Modern Operative Orthopaedics
现代骨科手术学

主　编　赵定麟

副主编　陈德玉　袁　文　赵　杰
（按姓氏拼音顺序）

各卷主编（按姓氏拼音顺序）

第一卷	骨科手术总论	林　研	卢旭华	王成才
第二卷	四肢骨与关节损伤	李增春	吴海山	阎作勤
第三卷	脊柱与骨盆损伤	倪　斌	严力生	袁　文
第四卷	退变性疾患	陈德玉	侯铁胜	赵　杰
第五卷	骨科范围肿瘤	蔡郑东	李也白	邵增务
第六卷	先天性畸形	戴力扬	邱　勇	沈　强
第七卷	炎症及特症	池永龙	王新伟	吴德升
第八卷	骨科其他伤患	侯春林	刘大雄	周天健

世界图书出版公司

上海·西安·北京·广州

图书在版编目(CIP)数据

现代骨科手术学 / 赵定麟主编. —上海: 上海世界图书出版公司, 2012.5
 ISBN 978-7-5100-4157-0

Ⅰ.①现… Ⅱ.①赵… Ⅲ.①骨科学—外科手术 Ⅳ.①R687

中国版本图书馆CIP数据核字（2011）第276461号

现代骨科手术学

赵定麟　主编

上海世界图书出版公司 出版发行
上海市广中路88号
邮政编码　200083
上海市印刷七厂有限公司印刷
如发现印装质量问题，请与印刷厂联系
（质检科电话：021-59110729）
各地新华书店经销
开本：889×1194　1/16　印张：254　字数：6 300 000
2012年5月第1版　2012年5月第1次印刷
ISBN 978-7-5100-4157-0 / R·279
定价：1498.00元
http://www.wpcsh.com
http://www.wpcsh.com.cn

现代骨科手术学

编者（按姓名拼音排序）

鲍宏伟	蔡俊丰	蔡郑东	陈爱民	陈德玉	陈利宁	陈斑	陈天国	陈宇	池永龙	川原范夫
党耕町	丁浩	冯莉	富田胜廊	Giovanni Alessi		郝跃东	海涌	何志敏	洪光祥	侯春林
侯铁胜	胡玉华	胡志前	黄建华	黄其杉	黄文铎	黄宇峰	范善均	纪方	季伟琴	姜宏
江华	金舜瑢	康皓	Kenji Hanai		匡勇	李宝俊	李兵	李国东	李国栋	李国风
李华	李雷	李立钧	李建军	李娟	李起鸿	李旭	李也白	李悦	李增春	林浩东
林研	林炎	林焱	刘宝戈	刘斌	刘大雄	刘菲	刘宏建	刘洪奎	刘林	刘希胜
刘晓光	刘洋	刘雁冰	刘志诚	刘忠汉	Luc F. De Waele		卢旭华	罗卓荆	罗旭耀	吕国华
吕士才	马敏	倪斌	倪春鸿	牛惠燕	彭庄	亓东铎	钱齐荣	邱勇	饶志涛	邵钦
邵云潮	邵增务	沈彬	沈海敏	沈强	孙荣华	唐伦先	田晓滨	万年宇	王冰	王长纯
王成才	王继芳	王建东	王靖	王良意	王清秀	王秋根	王晓	王义生	王向阳	王新伟
王拥军	王予彬	吴德升	吴海山	吴苏稼	吴小峰	吴晓峰	席秉勇	夏江	许建中	徐成福
徐华梓	徐晖	谢幼专	徐燕	严力生	阎作勤	杨操	杨庚	杨海松	杨建伟	杨立利
杨胜武	杨述华	杨维权	于彬	袁文	俞光荣	臧鸿生	藏磊	战峰	张继东	张明珠
张秋林	张世民	张文林	张文明	张彦男	张盈帆	张玉发	张振	张志才	章祖成	赵长清
赵定麟	赵辉	赵杰	赵黎	赵鑫	赵卫东	钟贵彬	周呈文	周晖	周进	周天建
朱海波	朱炯	朱丽华	朱宗昊	祝云利						

主编助理 卢旭华 马敏 刘忠汉 于彬

打　印 刘忠汉 庄妮

校　对 沈强 严力生 卢旭华 张振 于彬 等

序　言

随着世界科学技术的进步，医学领域，尤其是其中最能体现高科技发展的矫形外科专业，其进展速度之猛令世人惊讶！这当然造福于病人。但对于学子们，特别是从事本专业不久的临床医师将会带来诸多困惑与紧迫感；一方面要面对大量基本知识、基本技术和基本功的培训与熟练；另一方面，每日还要学习日新月异的新知识、新理论和新技术。在众多的推荐声中要选择何者用于您负责诊治的病人身上，常会举棋不定。而当前的各级医师（包括诸位上级医师）其专业技术范围也愈来愈专，分工也愈来愈细；常常难以全面指导下级医师作出正确的选择。因此，一本能与当代科技水平同步进展的"现代骨科手术学"作为案边书，更为大家所渴望与期待。这就是本书企图早日问世的首要目的。为此，本书已将同道们、弟子们及我本人近年来所开展的新技术、新理念融入文中，以求抛砖引玉。

其次，从近年发生的世界性经济危机中显现世界各国和各地区发展的不平衡性，先进与落后差距巨大，我国各地区亦然。而且富有阶层身价升降之快、甚至贫富倒置等也屡见不鲜。此种巨大的差别既可以为富有地区（国家）的富有人群患者带来世界一流的先进技术，这当然无可非议；但也会使临床一线的骨科医师对处于贫困地区、灾区，尤其是其中的低收入或无收入人群的重症伤患者感到矛盾重重无从下手。因此，我们认为：各位骨科学者在教学中介绍世界先进技术的同时，切不可忽视、或忘记在既往数十年间行之有效的传统技术和经验，虽然术时稍（较）长，操作难度大，恢复慢，付出的时间和精力较多；但疗效稳定，开支较低；可以有效地缓解数以千计、万计那些无力支付巨额"现代化治疗技术"开支患者的燃眉之急。当然，在此前提下，也要尽力做到使传统技术水平在原有基础上螺旋式提升；做到创新不忘旧，前进不忘根。因此，本书内容力争贯彻"贫富兼顾"的理念、技术和愿望来处理各种状态下的伤病患者，殊途同归；力争在保质的前提下获得类同疗效；这也是"和谐社会"的具体体现。此乃本书问世的另一目的。

既然本书为"手术学"，图和照片是必不可少的。本书许多重要章节的线条图大多源自第二军医大学绘图室宋石清、张大年等大师们的作品。他们都是在上世纪40年代毕业于上海美术学校(院),自1949年后一直在第二军医大学绘图室常年从事各种教学、专著与论文用图和其他各种与医学专业相关图表的绘制与创作。每幅图不仅线条细腻流畅,落笔有序,而且人体组织器官和骨与关节之解剖比例十分精确、逼真,几乎分毫不差。否则怎能以"标准图示"来指导学生正确理解与让临床医师实施手术操作呢?此种严格的科学态度是一般绘图者难以做到的,他们用其毕生精力与时间作到在真实的前提下对人体组织和手术程序进行美学的表达。每幅图画都是一张难得的作品,今天再去找这些能将"真"与"美"合而为一的人才几乎不可能。目前尽管他们都是八十多岁的老翁,但仍对往事记忆犹新;每张图片的产生,从绘制草图、翻书核对和到解剖室看尸体标本等都非常认真;甚至亲临手术现场,在耀眼的无影灯下细心观察、提问和质疑才算初有眉目;而后再进行线条的表达和美学加工,并不断加以修正。由于我深知此过程的艰辛与漫长,因此我一直将这些图谱像是对待画家的作品那样珍惜;并通过本书,选其中至今仍不失临床实用价值者予以保存,以期为后人在获取知识的同时,也欣赏(或赞美)和学习他们一丝不苟、精益求精的精神。这是本书出版的又一目的。

作为老一代的骨科医师,由于当年历史条件所限,专科医师奇缺,基本上处于大外科状态。我上世纪五十年代中期进入骨科临床,师从屠开元教授,当时上海许多大医院(即今日的三甲医院)都无骨科专业存在。因此于上世纪六十年代初我即兼任上海多家医院的骨科顾问,包括目前我担任首席骨科教授的上海同济大学附属东方医院(原名上海浦东中心医院,当年是第二军医大学的临床教学医院)。

数十年的一线工作,经历过大跃进年代所特有的各种创伤之救治,包括101%面积的烧伤;双下肢如脱裤状的撕脱伤,双手或上肢手套式皮肤剥脱伤和各种复杂、多发骨折等。当1965年邢台大地震发生时,当日即奉命乘专机飞往石家庄,落地后立刻奔赴现场处理伤员,并转战于邢台、隆尧、邯郸、宁晋和石家庄之间的驻地(军)医院作专科处理和手术。由于当地居民的住宅多为华北平原上的"干打擂"式,当日拂晓在野外宿营一夜未见动静、拖着疲惫身躯刚刚回屋上床不久,突然发生强震。随着房屋倒塌而被从屋顶落下的大樑(长方形巨木)砸伤。因此,四肢、骨盆及面部骨折为多,其次是胸腰椎骨折。由于骨科专业医生甚少,几乎所有一线骨科手术大多由我这个"青年医师"主刀,甚至包括非骨科的眼眶骨折、鼻骨骨折、尿道损伤和多段下颌骨骨折等;平时几乎看不到的肩关节后脱位居然有多例发生(均伴有肱骨颈骨折,需经肩后入路手术);好在一切顺利,均获疗效。

十年后的唐山大地震再次出入生死一线,首先是在金昌屿金矿井下抢救被巨石砸伤(扁)头部伤员时,在矿下掌子面处险被松动、随之落下的巨石击中(当时还有赵君武护士长同去执行任务)。数天后转至地震中心区,在无基本设备的情况下作出诊断与处理,包括手术。由于丰富的一线临床实践经历,不仅学习到许多书本上毫无记载的知识,更培育了骨科医师必需具备的应变能力与就地取材处理伤员之灵活而可行的诊治技术。在此种情况下干(更确切地说是"逼")出来的骨科医生自然是全面发展,什么都要亲临一线"主治";创新性和悟性也自然而然地在实践中成长、壮大。而今日分科精细到难以想象程度的"专家",尽管对确诊后的病人治疗十分专业;但从教学、战备或是继续教育角度来看,深感美中不足,存在的问题较多,尤其是想要组织一部能够较全面反映本专业诊治技术的专著时,必然会感到力不从心;还是需要具有骨科全面知识的老医生来完成这一任务,以免让分科过细的"后生"无从下手。好在本人虽已高龄,从医60年,不仅仍在出席国内、外各种学术会议,保持对新生事物的接触和实践;而且至今眼不花、手不抖,每日仍保持8小时以上的临床一线工作,并在实践中处理各种难题,包括对高风险、高难度手术的实施。因此趁我人健在、脑未衰之际,继续发挥余热,对社会多做点贡献也是应该的;这也是争取赶在2011年末前后出版本书的第四个目的。

当然本书的出版还有其他许多原因,包括回顾过去和展望未来。正确的说,一个优秀的外科医师必然是一个具有坚实理论基础、心灵手巧、富有仁心、并善于创新和钻研的人体修理工(程师)。在此观念下,不断完善自己,尽多地造福于病人。

但做一个真正合格的人体修理专家并非易事,首先需要在实践中不断学习、积累和发现!在掌握基本知识、基本理论和基本技能的基础上力争不断创新。长征医院骨科是恩师屠开元教授所开创、发展,以创伤为主;培养了一大批著名的骨科专家,并一再鼓励大家深入临床,不断创新。在他的支持和帮助下,于上世纪七十年代中期我们首次提出了以切除致压骨为目的的颈椎前路扩大性减压术以及其后的潜式减压术、开槽式(椎体次全切)减压术、局部旋转植骨术、胸腰椎次全环状减压术、新型Cage(CHTF)及人工椎体等首创性课题;既奠定了本院脊柱外科的基础,又向全国推广,并通过其后出版的"脊柱外科学"一书详尽介绍各种新理念、新设计及新技术。4年后又率先提出颈椎非融合技术及相关理论研究等,促使我国脊柱外科上升至世界先进之行列。目前国外大力宣扬的非融合技术,早在三十年前我们即已从理论和设计上解决了这一消除椎节融合后副作用的临床前沿课题,并有随访三十年之久的病例健在;可见中国人的智慧和创新性不亚于欧美各国。当上世纪九十年代中期上海市提出创建临床医学领先学科时,作者两次(间隔三年)登台竞选,两届均被评为上海市领先学科 —— 脊柱外科及首席学术带头人。因此要想做一个有所作为与创新型人体修理师(工),必需耐得住寂寞,足踏实地、一步一个脚印泡在临床上;决不可急于求成。无论你年资多高,如果对基本问题不求甚解,一问三不知,手术操作时必然层次不清,在手术台上也就会找不到椎管;甚至接二连三地将轻型病人致残,把不全性脊髓受压者变成完全性瘫痪……这怎不让病人、家人痛心和伤心呢?每位有良知的中国医师均应以此为鉴,树正气、讲医德,认真踏实地学习真本事,精益求精地练就手上功夫;把毕生精力用于发展学术和创新的正道上。坚决反对假大空和专走旁门不走正道的伪学者。因此一个合格的人体修理工想要有所做为,要先学会做人,强调人品、人格的养成和精神魅力;并引导年轻一代做正直、诚实和勇于创新之人。对强者无惧,对弱者无欺。既要言教,更要身教,并带领年青一代使我国的骨科水平再创辉煌。因此,通过本书与大家共同归纳既往、探索新起点,并展望未来,力争再上一层楼;这是本书问世的第五个目的。

  应该说上世纪五、六十年代毕业的老医生都是苦出身,在漫长、动荡和每天都存在变数的岁月中,饱尝要做一个富有责任心、事业心、同情心和又有真本事医生的艰辛。不仅要全身心地投入,还要有智有勇,任劳任怨,避开各种运动的锋芒保存自己,而后才能学到真本事为病人服务。当我稍能独挡一面处理病人时(也就是毕业后七、八年吧!)几乎天天泡在病房里。当年老同济医院(文革中改名长征医院)的大病房是24张床,由我带领一位刚从大学毕业的小医生负责;每天有2~4个病人的进出,每例新病人要书写不少于三张纸的正规病历,不少于二张纸的讨论和分析,以及病程记录、出院小结等,还有血、尿、便常规及应急措施均需在当日完成;次晨上级医师查房后再决定处理。需要手术的病人,上级会问:"你能做吗?"如能做你就自己去做;如说不行,则由上级医师示范,你当第一助手。因此,每天除了处理病人,就是看书;解剖学和手术学是必不可少的"天天读",以免术中出错;万一出错也很简单,走人!所以当年老同济是"天才、地才和人才"呆的地方。为了不出错,每天除了吃饭(每顿不超过10分钟)和睡觉外(住在6人一间的医院宿舍,周末回家一天)几乎全天候泡在病房里,而且还要高效和专注,否则24张床的病人怎能处理得过来。我的三无精神(no holiday、no Sunday、no birthday)就是从此时开始的,而且持续至今。在此期间我和吕士才医师共同分担了三年住院总医师(每人半年,从我开始)。但说也奇怪,一般说"积劳成疾",我反而"积劳成精"了,不知是爹妈给的基因在起作用,还是苦炼的结果?!难怪2010年4月12日,即周一中午飞往美国,14日,即周三晚从旧金山返回浦东机场,来回全程54小时并无倦意。次晨,即15日上午8时半至下午3时半做了一例急症手术(第二颈椎椎体及椎弓肿瘤,伴剧痛及不全性瘫痪,一次性前后路根治性手术),顺利完成,病人疼痛消失,症状改善;再次日(16日、周五)又是难度较大的胸腰椎翻修性手术;接着周末继续赶写书稿。因此,我相信每个人都有一定的潜力,应该在不伤元气的前提下加以发掘。过度的保护反会降低自己潜能的适应性,久而久之则会退化。一般性享受我不反对,而过度地享受生活则是自暴自弃,不应该提倡,至少在你精力旺盛之年要多做些有益于社会之事。相信年轻的一代比老一代更加明智,也更会全面发展,包括撰写专著的能力;在有成就的前提下,留到最后再慢慢地去安享晚年。老者将逝,未来世界是属于你们的,2012年的预言是无稽之谈,好好地、有质量地继续生活在这个小小地球上吧!

由于当前社会上浮躁情绪和追求短、平、快之风气盛行,且已波及学术界;对专著的组稿工作颇受影响,深感今非昔比!以致有些章节受邀人让其学生、或下级代笔,如此则苦了主编,要用不少时间帮助修改和补充,因经验所限总感美中不足,不是原汁原味;在此仅向读者们致歉。幸好有一大批老朋友和同道们的支持,保质、保量、按时完成书稿的撰写,方使数百万字的巨本手术学能够早日脱稿。特别是老一代专家治学严谨和一字不苟的精神令人钦佩,也应了"姜愈老愈辣"的谚语,这当然与不同时代背景不同成长里程所形成的个性与作风有关。

以上是有关本书出版的一些认识和概况。下面想趁本书出版之际,谈谈设立"骨科学术专著资助基金"之事。

作为老一代的骨科医师,从青年到老年经历了数十年的风风雨雨,成长不易;而点滴的成长和进步均源自社会。知恩图报是中华民族的优秀美德,点滴所获均应回报社会。老一代骨科医生也深知当前年轻人向前发展面临的问题更多,需要社会各方面的帮助和支持。在此基础上设立骨科基金的念头油然而生。

一个基金会的诞生也非易事,虽然近年来一直在咨询、探索,包括挂靠单位,最低金额,运作方式和其他相关事宜等都在进行中。但我坚信:只要认准方向,对学科发展有益,就应该坚持到底,最后总可兑现;并期望同道们和有识之士给予支持、指教和帮助。

谢谢各位作者在百忙中为本书撰稿,并谢谢你们的夫人(或先生)和家人对你们工作的支持、理解和尊重。

本书临床资料主要源自第二军医大学长征医院、长海医院,交通大学附属第九人民医院,海军411医院及上海建工医院和各位参编作者所在单位;最后终稿于同济大学附属东方医院(包括临床资料)。中间转赴东方医院目的除继续学术发展外,主要是准备在原计划的国际医学园区(又名:上海医谷及SIMZ)中组建"国际骨科医院",并已纳入园区规划设计图中,位于中德医院之旁,占地100亩(允许扩大至200亩);在与东方医院所签协议初稿中即以SICOT学会和国际骨科医院(筹)之名义。由于当今社会诸多费解原因、复杂多变的人际关系和特定时期的医患关系,加之在"非典"后国际医学园区整体计划因人事调整而变动和延后(计划中的综合性医院未能如期实现);尽管中、外投资方均强调短期不计收益,但个人的健康、心情与精力消耗之代价太大,最后还是婉言中止。此期间除出版专著两本及编写本书、完成医疗教学工作、解决临床难题和出席各种会议外,曾于去年9月应陈香梅女士邀请赴美(华盛顿)至她家中作客,商讨在中国举办创伤急救(Trauma care)中心之事;尽管不存在经费问题,但实非容易,方方面面的问题太多,深感心有余而力不足。2010年8月底应邀赴瑞典哥德堡出席第五届SICOT/SIROT大会,被授予学术成就与贡献奖(奖章见本书1908页)。真是活到老,干到老,累到老;好在我心态好。

由于种种原因本书出版周期较长,可能与当前出版业转型、改制和创新而出现的新情况新问题有关,仅向读者们致歉。

再次谢谢各位前辈、同道、同事和弟子们!并愿继续得到各位的帮助和指正!

赵定麟
二〇一一年十月于上海

目 录

第一卷　骨科手术总论

第一篇
骨科手术学基础　003

第一章　骨科学发展史　004
　第一节　世界骨科发展史　004
　　一、西医骨科的渊源　004
　　二、近代外科学与骨科学的里程碑　006
　　三、两次世界大战对骨科的推动　007
　　四、现代骨科学的发展　010
　第二节　我国20世纪前的骨科发展史　021
　　一、远古及奴隶社会时期的骨科概况　021
　　二、明朝前封建社会时期骨科的进展　021
　　三、明清时代骨科辨证论治得以发展　023
　第三节　我国20世纪后骨科的发展史　023
　　一、新中国成立前　023
　　二、新中国成立后　024
　第四节　骨科发展前景展望　030
　　一、概述　030
　　二、创伤骨科　030
　　三、其他方面　030
　　　　　　　　　　　　　　　（张继东）

第二章　骨科手术室要求　033
　第一节　一般手术室的布局　033
　　一、手术室布局的基本概况　033
　　二、手术室内部布局　034
　第二节　净化手术室的基本设施　035
　　一、基本要求　035
　　二、全空气系统　035
　　三、温湿度要求　036
　　四、气流的合理流向　036
　　五、净度要求　036
　　六、其他方面　036
　第三节　战现场手术室　037
　　一、战现场手术室的基本要求　037
　　二、战地手术室的展开　038
　　三、舰船医院　038
　　　　　　　　　　　（林　研　刘忠汉）

第三章　骨科消毒、无菌与骨科手术铺单　040
　第一节　消毒史、消毒剂及实施　040
　　一、消毒史　040
　　二、骨科消毒剂分类　041
　　三、骨科消毒的实施　043
　第二节　手术室无菌要求与操作　047
　　一、手术室工作人员无菌要求与操作　047
　　二、手术室环境和器械无菌要求与操作　047
　　三、手术进行中的无菌原则　048
　第三节　骨科铺单基本要求与种类　048
　　一、手术铺单的基本要求　048

二、手术铺巾的注意事项　049
第四节　上肢术野铺单　049
　　一、肩部和上臂中上段手术　049
　　二、上臂中下段、肘部和前臂中上段手术　051
　　三、前臂中下段、腕部手术　052
　　四、手和手指手术　052
第五节　下肢术野铺单　053
　　一、髋部、大腿中上段手术　053
　　二、大腿中下段、膝关节和小腿近段手术　053
　　三、小腿中下段、踝部手术　056
　　四、足与足趾手术　056
第六节　脊柱术野铺单　057
　　一、颈椎手术仰卧、俯卧及侧卧位铺单　057
　　二、胸腰椎手术仰卧、俯卧及侧卧位铺单　059
第七节　战伤与批量手术时铺单要求与特点　060
　　一、概述　060
　　二、评估后统一安排　060
　　三、严格术野消毒　060
　　四、酌情选用一次性消毒敷料包　060

（林　研　马　敏　刘忠汉）

第四章　骨科手术用具及专科器械　062
第一节　止血带与驱血带　062
　　一、止血带常见类型和特点　062
　　二、止血带的衍生产品　064
　　三、电动止血带　064
　　四、止血带的正确使用　065
　　五、驱血带的正确使用　065
　　六、使用止血带和驱血带的注意事项　066
　　七、使用止血带后常见的并发症和处理　066
第二节　骨科手术床与牵引床（铁马）　067
　　一、骨科手术床的总体要求　067
　　二、多功能骨科手术床　068
第三节　常用骨科手术器械　069
　　一、常用的骨科手术器械　069
　　二、用于四肢手术的显微外科手术器械　070
　　三、脊柱手术中常规器械　070
　　四、经胸、经腹、或经胸腰联合入路手术应备的全套胸、腹腔施术器械　070
第四节　特种手术器械和仪器的准备　070
　　一、动力工具　071
　　二、各种光学镜子　071
　　三、C-臂X光机　071
　　四、手术导航仪　072
　　五、其他配套用具　072

（林　研　张　振）

第五章　术前及术中采血与输血和输血反应　074
第一节　术前与术中采血　074
　　一、术前采血　074
　　二、术中采血　075
第二节　术中与术后自体输血　076
　　一、术中与术后自体输血的概况　076
　　二、术中与术后自体输血技术的使用　076
　　三、术中与术后自体输血的优劣　078
　　四、术中与术后自体输血的注意事项　078
第三节　输血反应及处理　079
　　一、发热反应　079
　　二、过敏反应　080
　　三、溶血反应　080
　　四、大量输血后反应　081
　　五、其他如空气栓塞、细菌污染反应　081

（张　振　林　研）

第六章　与手术相关的问题　082
第一节　手术室内的X线应用　082
　　一、概述　082
　　二、X线设施的应用方式　082
　　三、X线使用的原则　083

第二节　术中患者的体位、术野准备及消毒　085
　　一、患者的体位　085
　　二、施术局部的准备　086
　　三、铺单　087
第三节　骨科植骨术　088
　　一、概述　088
　　二、植骨的适应证　088
　　三、移植骨来源　088
　　四、各种植骨技术的病例选择　090
　　五、常用植骨手术方式　091

（沈彬　刘林　赵定麟）

第四节　骨科植入材料 OsteoSet 的临床应用　095
　　一、概述　095
　　二、作用原理　096
　　三、临床病例选择　096
　　四、使用方法　097
　　五、包装　097
　　六、注意事项　098

（郭永飞　陈宇　刘忠汉　赵定麟）

第二篇
骨科麻醉学与围手术期处理　099

第一章　麻醉用药　100
第一节　静脉麻醉和吸入麻醉药的进展与特点　100
　　一、静脉全身麻醉药　100
　　二、吸入性全身麻醉药　102
第二节　局部阻滞麻醉用药　103
　　一、局部阻滞麻醉药的一般特性　103
　　二、骨科手术常用的局部阻滞麻醉药品　104
第三节　麻醉性镇痛药　105
　　一、麻醉性镇痛药的分型　105
　　二、阿片受体激动药　106
　　三、阿片受体激动-拮抗药　106
　　四、阿片受体拮抗药　107
　　五、非阿片类中枢性镇痛药　108
第四节　其他麻醉药及肌肉松弛剂　108
　　一、安定镇静类药　108
　　二、骨骼肌松弛药　109

（王成才　王清秀）

第二章　骨科麻醉基本要求、特点及实施　111
第一节　骨科麻醉的基本要求　111
　　一、注意骨科麻醉特点　111
　　二、按要求进行基本监测　111
第二节　骨科麻醉的特点及注意事项　111
　　一、深部静脉血栓形成和肺栓塞　111
　　二、部分患者术前已存在呼吸与循环功能障碍　111
　　三、截瘫患者对去极化肌松药的特殊反应　112
　　四、重复麻醉　112
　　五、气管插管困难　112
　　六、手术体位　112
　　七、肢体止血带的应用　112
　　八、神经功能监测　112
　　九、骨黏合剂的应用　112
第三节　麻醉前检查与全身准备　113
　　一、麻醉前检查　113
　　二、麻醉前全身准备　115

（王成才　刘正美）

第三章　四肢伤患病例麻醉　121
第一节　上肢手术麻醉　121
　　一、臂丛神经阻滞麻醉　121
　　二、上肢周围神经阻滞麻醉　122
　　三、全身麻醉　123
第二节　下肢手术麻醉　123
　　一、椎管内麻醉　123
　　二、下肢周围神经阻滞麻醉　124
　　三、全身麻醉　124
第三节　断肢（指、趾）伤员麻醉　124

一、断肢（或断指、趾）再植术的
　　　　特点及问题　124
　　二、足趾移植再造拇指术的麻醉特点　125
第四节　关节置换术麻醉特点、
　　　　选择与实施　126
　　一、关节置换术的麻醉特点　126
　　二、麻醉选择与实施　127

（王成才　刘正美）

第四章　脊柱与骨盆伤患病例麻醉　130
第一节　脊柱麻醉特点与基本要求　130
　　一、病情差异较大　130
　　二、手术体位对麻醉的影响大　130
　　三、出血量大　130
第二节　颈椎手术麻醉　131
　　一、麻醉选择　131
　　二、麻醉方法　131
　　三、术中管理　132
　　四、正确掌握拔管时机　132
　　五、术后并发症　133
第三节　胸腰椎手术麻醉　134
　　一、胸椎手术麻醉　134
　　二、腰椎手术麻醉　134
第四节　脊柱侧凸纠正术的麻醉　135
　　一、术前常规心肺功能检查　135
　　二、备血与输血　135
　　三、麻醉选择　135
　　四、控制性降压的应用　135
　　五、术中脊髓功能的监测　136
　　六、术后镇痛　138
第五节　颈椎伤患者的气道处理　138
　　一、各种气道处理方法对颈椎损伤
　　　　的影响　138
　　二、颈椎损伤患者气管插管方式的
　　　　选择　139
第六节　骨盆伤患麻醉　139
　　一、骨盆手术及麻醉的特点　139
　　二、骨盆疾病手术麻醉　139
　　三、骨盆损伤手术麻醉　140

（王成才）

第五章　小儿骨科伤患麻醉及其他
　　　　特殊病例麻醉及术中监测　143
第一节　小儿骨科伤患麻醉特点
　　　　及要求　143
　　一、小儿解剖、生理及药理特点　143
　　二、小儿骨科麻醉特点与要求　143
第二节　小儿四肢伤患的麻醉　144
　　一、麻醉选择　144
　　二、术前准备　144
　　三、麻醉前用药　144
　　四、麻醉方法　145
　　五、麻醉期间监测和管理　147
第三节　小儿脊柱伤患麻醉需重点注
　　　　意的问题　148
　　一、预防恶性高热　149
　　二、预防高钾血症　149
第四节　重危与垂危骨科病例麻醉　150
　　一、全面观察　150
　　二、重点问题　150
第五节　批量伤员的麻醉特点　151
　　一、先行分类　151
　　二、具体注意的问题　151
第六节　复杂性与复合性创伤的
　　　　麻醉处理　151
　　一、复杂性创伤的临床特点　151
　　二、麻醉前评估　151
　　三、呼吸道及循环管理的特殊问题　152
　　四、麻醉处理　153
第七节　骨科麻醉时术中各项指标
　　　　监测　154
　　一、麻醉期间循环功能监测　154
　　二、呼吸功能监测　155
　　三、控制性低血压时的监测　156
　　四、体温监测　157
　　五、骨科手术中的诱发电位监测　157

六、肌松药监测　　157
第八节　骨科患者术后疼痛的处理　　158
　　一、术后疼痛对机体的危害　　158
　　二、术后急性疼痛的治疗　　159
　　三、术后镇痛的并发症和预防　　162
　　四、术后镇痛效果的评价　　164
（王成才　王清秀）

第六章　骨科手术术中（麻醉中）各种并发症处理　　166
第一节　出血　　166
　　一、概述　　166
　　二、失血程度的分级　　166
　　三、积极补充血容量　　167
　　四、加强观察患者并采取有效措施　　167
第二节　术中大量输血　　167
　　一、大量输血的概念　　167
　　二、大量输血可能发生的问题　　167
第三节　止血带并发症　　169
　　一、止血带麻醉　　169
　　二、止血带疼痛　　169
　　三、止血带休克　　169
　　四、止血带坏死　　169
第四节　骨黏合剂并发症　　170
　　一、概述　　170
　　二、重视对重要脏器的毒性作用　　170
　　三、术中应加强监测与观察　　170
第五节　体位改变及不当所致并发症　　171
　　一、呼吸系统并发症　　171
　　二、循环系统并发症　　171
　　三、神经及眼部损伤并发症　　171
（王成才　刘正美）

第七章　骨科围手术期监护处理　　173
第一节　心功能的评估　　173
　　一、术前心功能的检测　　173
　　二、术中心功能的维持　　176
　　三、术后心功能的监测　　176
第二节　呼吸功能的评估　　177
　　一、术前呼吸功能的检测　　177
　　二、术中呼吸功能的维持　　177
　　三、术后呼吸功能的维持　　178
　　四、呼吸衰竭患者术后机械通气的使用　　178
第三节　围手术期营养支持与水、电解质平衡　　181
　　一、围手术期营养支持　　181
　　二、围手术期的水、电解质平衡　　183
第四节　围手术期抗生素的应用　　184
　　一、概述　　184
　　二、骨科抗菌素应用的基本原则　　184
　　三、骨科预防性用药　　184
　　四、骨科感染治疗性用药　　185
第五节　骨科围手术期镇痛镇静管理　　186
　　一、镇痛药物治疗　　186
　　二、非药物治疗　　187
　　三、镇痛治疗期间对器官功能的监测　　187
　　四、骨科术后危重患者的ICU镇静管理　　188
第六节　围手术期深静脉血栓和致死性肺栓塞　　190
　　一、骨科围手术期PE的发病特点　　191
　　二、根据临床情况判断的可能性　　191
　　三、结合心电图、胸部X线片、动脉血气分析等基本检查做出初步判断　　191
　　四、对可疑PE患者合理安排进一步检查以明确或除外诊断　　191
　　五、治疗　　192
（牛惠燕　唐伦先）

第八章　骨科手术患者的围手术期护理　　194
第一节　骨科创伤患者的围手术期护理　　194
　　一、术前护理　　194
　　二、术后护理　　195
第二节　脊柱手术患者围手术期护理　　200

一、颈椎伤病的围手术期护理 200
二、腰椎伤病的围手术期护理 204
第三节 人工关节置换术的围手术期护理 206
一、人工全髋关节置换术围手术期护理 207
二、人工膝关节置换围手术期护理 212
三、全膝关节置换术后并发症的观察与预防 214

（徐 燕 李 娟 季伟琴）

第三篇

骨科伤患治疗的基本技术与相关问题 217

第一章 石膏绷带技术 218
第一节 石膏绷带技术概述 218
一、石膏术的临床疗效及优点 218
二、适应证与禁忌证 219
三、准备工作 219
四、石膏技术操作的分类 220
五、石膏包绕患肢的类型 220
六、石膏固定部位的分类 220
七、包扎石膏的注意事项 220
八、石膏固定患者的护理 222
九、石膏绷带的一般包扎方法 222
第二节 石膏技术实施 224
一、常用的石膏技术 224
二、特殊类型石膏 227
三、其他石膏操作 232
四、石膏代用品及新型石膏 234
五、交代石膏固定后注意事项 235

（卢旭华 钱齐荣 赵定麟）

第二章 现代支具技术 237
第一节 支具的基本概念 237
一、定义与概述 237
二、支具的历史及国内应用概况 237
三、支具的基本作用 239
四、支具的分类 239
五、支具的命名 239
六、支具室的基本设施 240
第二节 支具技师的工作模式与支具处方 243
一、支具处方 243
二、支具技师的工作模式 243
第三节 四肢关节常用支具 244
一、上肢支具 244
二、下肢支具 246
第四节 脊柱支具的应用及支具使用不当 249
一、脊柱支具 249
二、其他支具 251
三、支具佩戴的常见问题及处理 252

（王予彬 战 峰 郝跃东 刘大雄）

第三章 骨科牵引术 254
第一节 牵引疗法的原理、用具与分类 254
一、牵引疗法的原理 254
二、牵引所需用具 255
三、牵引的分类 258
第二节 皮肤牵引 258
一、适应证与禁忌证 258
二、牵引的实施 259
三、特殊的皮肤牵引 260
第三节 骨骼牵引 262
一、适应证与禁忌证 262
二、牵引的实施 262
三、特殊的骨牵引 266
第四节 其他牵引方式 267
一、指（趾）甲牵引 267
二、藤网手指牵引 267
三、吊带牵引 267
第五节 牵引患者的观察、护理及功能锻炼 270
一、对牵引患者的观察 270

二、功能锻炼 272
三、护理 272

（姜宏　钱齐荣　卢旭华）

第四章　四肢主要关节穿刺术 274

第一节　关节穿刺术基本概念、适应证与注意事项 274
一、关节穿刺术基本概念 274
二、关节穿刺术适应证 274
三、麻醉方法 275
四、注意事项 275

第二节　四肢主要关节穿刺途径及穿刺法 275
一、肩关节穿刺术 275
二、肘关节穿刺术 276
三、腕关节穿刺术 277
四、髋关节穿刺术 277
五、膝关节穿刺术 277
六、踝关节穿刺术 278

（李悦　卢旭华　赵定麟）

第五章　四肢清创术及大面积剥脱伤的处理 280

第一节　清创术概述、创口分区及相关的基本问题 280
一、概述 280
二、开放性伤口的分区及其特点 280
三、清创的时机 281
四、清创术的术前准备 281

第二节　清创术的实施及要求 282
一、麻醉与止血带备用 282
二、局部消毒 282
三、切除创口皮缘及已坏死的组织 282
四、清除深部失活组织 283
五、对特殊组织的清创 284
六、清创术毕处理 285

第三节　几种特殊清创术创口的处理 286
一、深在创口的处理 286
二、已感染伤口的处理 286
三、皮肤缺损的修复 286
四、开放性骨折的治疗 287
五、创口的延期缝合与二期缝合 287

第四节　特殊部位的清创术之一——血管伤的处理 289
一、血管伤处理的基本原则 289
二、血管伤修复的手术方式 289
三、对血管伤手术的要求 290
四、血管吻合技术 291
五、术后处理 295

第五节　特殊部位的清创术之二——神经和肌腱的处理 295
一、神经伤的清创及手术治疗 295
二、肌腱伤的清创及手术治疗 297

（卢旭华　姜宏　沈海敏　赵定麟）

第六节　大面积剥脱性损伤的处理 299
一、大面积剥脱伤的特点及全身处理 299
二、创面局部及肢体处理 301
三、多发性创伤的临床特点及急救 303
四、多发伤的检查与诊断 306
五、对伴有多发伤者的治疗 309

（沈海敏　朱炯　赵杰　赵定麟）

第六章　骨科关节镜外科技术 313

第一节　关节镜外科概况及基本设备 313
一、关节镜外科历史 313
二、关节镜外科在中国的发展 314
三、关节镜外科的学术组织与出版物 315
四、关节镜外科领域的进展 316
五、关节镜的基本设备 316

第二节　关节镜施术的器械、要求与保养 320
一、概述 320
二、各种常用器械 320
三、电动刨削、电切割及激光操作系统 322
四、关节镜手术的配套设施、环境要求和保养 324

第三节　膝关节镜外科的基本知识与
　　　　应用解剖　　　　　　　　　327
　　一、概述　　　　　　　　　　　327
　　二、膝关节镜外科应用解剖　　　327
第四节　关节镜手术的病例选择、特
　　　　点、并发症及技术培训　　　331
　　一、关节镜手术适应证　　　　　331
　　二、关节镜的禁忌证　　　　　　332
　　三、关节镜手术的特点　　　　　332
　　四、关节镜术的并发症及其预防　333
　　五、膝关节镜技术的培训　　　　335

（赵辉　祝云利）

第七章　与骨科手术相关的技术　　339
第一节　骨科植皮术　　　　　　　　339
　　一、解剖复习　　　　　　　　　339
　　二、植皮术分类　　　　　　　　339
　　三、皮片的种类　　　　　　　　340
　　四、各类皮片临床应用的优缺点及
　　　　适应证　　　　　　　　　　340
　　五、操作技术　　　　　　　　　341
　　六、供皮区创面的处理　　　　　344
　　七、皮片固定及术后处理　　　　344
第二节　显微外科技术　　　　　　　345
　　一、显微外科的基本器械　　　　345
　　二、显微外科技术的训练　　　　347
　　三、显微血管修复术　　　　　　348
第三节　外固定架的应用　　　　　　351
　　一、骨外固定架的组成与分类　　351
　　二、骨外固定架的应用范围、
　　　　适应证及禁忌证　　　　　　352
　　三、术前准备　　　　　　　　　352
　　四、外固定架的具体操作　　　　352
　　五、骨外固定架的并发症及其防治　353
　　六、骨外固定架的优点　　　　　354
　　七、长管状骨骨折的骨外固定架应
　　　　用概况　　　　　　　　　　355

第四节　骨科应急性（类）手术　　　358
　　一、静脉切开术　　　　　　　　358
　　二、中心静脉压测定　　　　　　359
　　三、动脉输血　　　　　　　　　360
　　四、气管切开术　　　　　　　　361
　　五、特种情况下的气管切开术　　363
　　六、胸内心脏按摩术　　　　　　364

（刘忠汉　张振　马敏
　刘林　卢旭华　赵定麟）

第八章　骨科伤患与消化道应激性
　　　　溃疡　　　　　　　　　　　368
第一节　概述与流行病学　　　　　　368
　　一、概述　　　　　　　　　　　368
　　二、流行病学　　　　　　　　　368
第二节　应激性溃疡的发病机制　　　370
　　一、神经-内分泌失调　　　　　　370
　　二、胃黏膜微循环障碍　　　　　370
　　三、胃黏液-碳酸氢根屏障受损　　371
　　四、胃腔内H^+向黏膜内反向弥散　371
　　五、组织内保护性物质含量减少　371
　　六、氧自由基的作用　　　　　　372
　　七、其他体液因子的作用　　　　372
　　八、上消化道运动功能障碍　　　372
第三节　病理改变特点与临床表现　　372
　　一、病理特点　　　　　　　　　372
　　二、临床症状特点　　　　　　　373
第四节　诊断与治疗　　　　　　　　374
　　一、诊断　　　　　　　　　　　374
　　二、治疗　　　　　　　　　　　374
第五节　与脊柱骨折相关的应激性
　　　　溃疡　　　　　　　　　　　376
　　一、发病情况　　　　　　　　　376
　　二、发病机制　　　　　　　　　376
　　三、临床特点及诊断　　　　　　377
　　四、预防措施　　　　　　　　　377
　　五、糖皮质激素在急性脊髓损伤中
　　　　的应用　　　　　　　　　　378

（卢旭华　张盈帆　江华　陈爱民　赵定麟）

第六节　护理与预防　378
　　一、护理　378
　　二、预防　379
（刘　菲　刘雁冰）

第九章　神经电生理检查　382
第一节　诱发电位　382
　　一、概述　382
　　二、躯体感觉诱发电位　382
　　三、视觉诱发电位　385
　　四、脑干听觉诱发电位　387
第二节　肌电位　388
　　一、概述　388
　　二、肌电图记录分析　388
　　三、正常肌电图　389
　　四、异常肌电图　390
第三节　神经传导速度测定　391
　　一、概述　391
　　二、运动神经传导速度测定　391
　　三、感觉神经传导速度测定　392
　　四、神经传导速度异常　393
　　五、脊神经刺激　394
　　六、F-波　394
　　七、H-反射　395
（周　晖）

第二卷　四肢骨与关节损伤

第一篇　骨折的基本概念与上肢骨折　399

第一章　骨折之基本概念　400
第一节　骨折的定义、致伤机制与分类　400
　　一、骨折的定义　400
　　二、骨折的致伤机制　400
　　三、骨折的分类　402
第二节　骨折的临床表现与诊断　407
　　一、骨折的临床特点　407
　　二、骨折的诊断　408
第三节　骨折治疗的基本原则与要求　412
　　一、骨折治疗的基本原则　412
　　二、骨折的复位　412
　　三、骨折的固定　417
　　四、四肢骨关节火器损伤　427
第四节　骨折的愈合与康复（功能恢复）　428
　　一、骨折的愈合　428
　　二、骨折患者的康复（功能锻炼）　435
（赵　杰　严力生　卢旭华　陈德玉　赵定麟）

第二章　肩部骨折　439
第一节　肩部解剖及肩胛骨骨折　439
　　一、解剖复习　439
　　二、肩胛骨骨折概况　441
　　三、肩胛体骨折　441
　　四、肩胛颈骨折　442
　　五、肩胛盂骨折　442
　　六、肩峰骨折　443
　　七、喙突骨折　444
　　八、肩胛冈骨折　444
第二节　锁骨骨折与肩锁、胸锁关节脱位　444
　　一、锁骨骨折　444
　　二、肩锁关节脱位　448
　　三、胸锁关节脱位　451
（彭　庄　蔡俊丰　马　敏　赵定麟）

第三节　肱骨上端骨折	452
一、肱骨大结节骨折	452
二、肱骨小结节撕脱骨折	453
三、肱骨头骨折	453
四、肱骨上端骨骺分离	454
五、肱骨外科颈骨折	455
第四节　肩关节脱位	461
一、创伤性肩关节前脱位	461
二、创伤性肩关节后脱位	467
三、复发性（习惯性）肩关节前脱位	468
四、复发性肩关节后脱位	473
五、其他类型肩关节脱位	473

（彭　庄　蔡俊丰　马　敏　赵定麟）

第三章　肱骨干骨折及肘部损伤　475

第一节　肱骨干骨折的概述、发生机制、分型、诊断及治疗概况	475
一、概述	475
二、致伤机制	476
三、骨折断端的移位	476
四、分类及分型	477
五、诊断	477
六、治疗	478
第二节　肱骨干骨折的手术疗法	479
一、手术适应证与术前准备	479
二、手术步骤	479
三、并发症的治疗	484
第三节　肘关节解剖特点与肘部关节脱位	486
一、肘关节解剖特点	486
二、肘关节脱位	487
三、桡骨（小）头半脱位	489
四、桡骨头脱位	489
第四节　肘部骨折	490
一、肱骨髁上骨折	490
二、肱骨髁间骨折	492
三、肱骨外髁骨折	493
四、肱骨外上髁骨折	494

五、肱骨内髁骨折	495
六、肱骨内上髁骨折	496
七、肱骨小头骨折	497
八、肱骨远端全骨骺分离	498
九、尺骨鹰嘴骨折	499
十、尺骨冠状突骨折	501
十一、桡骨头骨折	501
十二、桡骨头骨骺分离	504
十三、肘关节复杂性骨折	504

（马　敏　李　旭　李国风）

第五节　肘关节损伤后遗症的手术治疗	506
一、肘内翻畸形	506
二、肘外翻畸形	508
三、迟发性尺神经炎	508
四、肘关节骨化性肌炎	509
五、肘关节强直	509
六、创伤性肘关节炎	510

（李国风　李　旭　赵定麟）

第四章　前臂骨折　512

第一节　解剖复习及尺桡骨上端骨折	512
一、概述	512
二、前臂的解剖复习	512
三、桡骨颈骨折	513
四、孟氏（Monteggia）骨折	514
第二节　尺桡骨骨干骨折	516
一、概述	516
二、桡骨干骨折	516
三、尺骨干骨折	518
四、尺桡骨骨干双骨折	518
第三节　尺桡骨远端骨折概况	523
一、概述	523
二、盖氏（Galeazzi）骨折	523
三、科利斯（Colles）骨折	524
四、史密斯（Smith）骨折	529
五、巴顿（Barton）骨折	530
六、桡骨远端骨骺分离	531

七、桡骨茎突骨折 532
八、尺骨茎突骨折 534
九、恰佛（Ghauffeur）骨折 534
（卢旭华 张振 李旭 于彬 赵定麟）

第四节 桡骨远端骨折的处理 535
一、概述 535
二、解剖复习 535
三、分型 535
四、辅助检查 536
五、治疗的基本要求 537
六、闭合复位外固定 537
七、经皮穿针术 538
八、外固定支架治疗 539
九、切开复位接骨板内固定术 540
十、并发症的治疗与预防 543
（王秋根）

第五章 手腕部外伤 546
第一节 手腕部骨折脱位 546
一、月骨脱位 546
二、经舟骨月骨周围脱位的手术治疗 549
三、舟骨骨折 552
四、第一掌骨基底部骨折脱位 554
五、拇指掌指关节脱位 556
六、掌骨骨折 558
七、指骨骨折及指间关节脱位 561

第二节 拇指掌指关节侧副韧带损伤的手术 568
一、概述 568
二、手术疗法适应证 568
三、麻醉和体位 569
四、拇指掌指关节侧副韧带损伤修复术 569
五、肌腱移植拇指掌指关节侧副韧带重建术操作步骤 570

第三节 手部肌腱损伤的手术 570
一、概述 570
二、屈指肌腱的分区 570
三、Ⅱ区屈指肌腱损伤的一期修复 571

四、屈指肌腱固定术 572
五、游离肌腱移植术 573
六、屈指肌腱粘连松解术 577
七、伸肌腱损伤的8区分区法 578
八、拇指伸肌腱的5区分区法 579
九、伸指肌腱5区分区法 579
十、伸指肌腱损伤处理原则 579
十一、锤状指的手术治疗 579
十二、远侧指间关节融合术 580
十三、中央腱束损伤的修复 581
十四、伸肌腱帽损伤 582
十五、手、腕及前臂伸肌腱损伤的修复 584
十六、拇长伸肌腱损伤的修复 585

第四节 手部皮肤损伤的手术 586
一、皮肤直接缝合术 586
二、游离皮肤移植术 586
三、皮瓣移植术基本概况 588
四、局部转移皮瓣 588
五、邻指皮瓣转移术 589
六、手部带血管蒂的岛状皮瓣 589
七、骨间背侧动脉逆行岛状皮瓣 592
八、远位交叉皮瓣 593
九、吻合血管的游离皮瓣 595
十、其他修复创面的术式 596
（洪光祥 康皓）

第二篇
下肢骨折 599

第一章 髋部损伤 600
第一节 解剖复习及髋关节脱位 600
一、髋部骨骼解剖特点 600
二、髋关节囊 601
三、髋部肌肉 601
四、髋部血液供应 602
五、髋部损伤因素 602
六、髋关节脱位概况 603

七、髋关节脱位治疗 605
八、髋关节损伤并发症 607
第二节　髋臼骨折 608
　　一、概述 608
　　二、损伤机制 608
　　三、诊断 608
　　四、髋臼骨折的分类 609
　　五、髋臼骨折的非手术治疗 609
　　六、髋臼骨折的手术治疗 609
　　七、髋臼骨折的并发症 610
第三节　股骨头骨折 611
　　一、损伤机制 611
　　二、诊断 612
　　三、分类 612
　　四、非手术治疗 613
　　五、手术治疗 613
　　六、并发症 613
　　　　（李增春　李国风　张振　赵定麟）
第四节　股骨颈骨折 614
　　一、概述 614
　　二、损伤机制 614
　　三、诊断 614
　　四、分类 615
　　五、非手术疗法 615
　　六、闭合复位内固定 616
　　七、其他术式 617
　　八、并发症 621
　　　　（黄宇峰　李国风　刘忠汉　彭庄）
第五节　股骨粗隆（转子）间骨折 623
　　一、概述 623
　　二、损伤机制 623
　　三、诊断 624
　　四、分类 624
　　五、Evans第一类型骨折的治疗 625
　　六、Evans第二类型骨折的治疗 629
　　七、股骨粗隆部骨折并发症 630
　　　　（卢旭华　彭庄　马敏　刘忠汉　赵定麟）

第六节　粗隆（转子）下骨折及大
　　　　小粗隆骨折 632
　　一、粗隆（转子）下骨折损伤机制 632
　　二、粗隆下骨折分类（型） 632
　　三、粗隆下骨折诊断 632
　　四、粗隆下骨折治疗 632
　　五、粗隆下骨折并发症 635
　　六、大粗隆、小粗隆骨折 635
　　　　（彭庄　蔡俊丰　刘林　赵定麟）

第二章　股骨干骨折 637
第一节　股骨干骨折的应用解剖、致
　　　　伤机制、临床表现及诊断 637
　　一、股骨干之应用解剖特点 637
　　二、致伤机制 639
　　三、临床表现 640
　　四、诊断 640
　　　　（李增春　李国风　刘忠汉　赵定麟）
第二节　股骨干骨折的治疗 641
　　一、概述 641
　　二、股骨干骨折的非手术治疗 641
　　三、股骨干骨折的手术治疗原则 642
　　四、髓内钉固定术 642
　　五、接骨板螺钉内固定术 650
　　六、Ender钉技术 652
　　七、外固定支架固定术 652
　　　　（卢旭华　张振　沈彬　赵定麟）

第三章　膝部创伤 654
第一节　股骨髁部骨折 654
　　一、概述 654
　　二、股骨髁上骨折 655
　　三、股骨髁部骨折 656
第二节　创伤性膝关节脱位、骨折脱
　　　　位及上胫腓关节脱位 659
　　一、膝关节脱位的致伤机制 659
　　二、膝关节脱位的分类 659
　　三、膝关节脱位的治疗 661
　　四、上胫腓关节脱位与半脱位 661

第三节　髌骨脱位　662
　　一、致伤机制　662
　　二、分类　662
　　三、急性髌骨脱位的治疗　663
　　四、复发性髌骨脱位的成因与表现　663
　　五、复发性髌骨脱位的治疗　664
第四节　髌骨骨折与伸膝装置损伤　666
　　一、概述　666
　　二、髌骨骨折　667
　　三、股四头肌腱断裂　672
　　四、髌腱断裂　673
第五节　膝部韧带、软骨及半月板损伤　674
　　一、股四头肌肌腱断裂　674
　　二、髌腱断裂　674
　　三、膝关节韧带损伤　674
　　四、膝关节不稳定　678
　　五、膝关节骨软骨损伤　682
　　六、半月板与盘状软骨损伤　684
第六节　胫骨平台骨折　693
　　一、胫骨平台骨折的分类（型）　693
　　二、胫骨平台骨折治疗前的评价　695
　　三、胫骨平台骨折处理的基本要求　695
　　四、非手术疗法　695
　　五、手术疗法　696

（吴海山　钱齐荣　黄宇峰
李国风　张振　赵定麟）

第四章　胫腓骨骨干骨折　703

第一节　小腿应用解剖及胫腓骨骨折致伤机制、分型和诊断　703
　　一、小腿应用解剖　703
　　二、致伤机制　705
　　三、分型　706
　　四、诊断　708
第二节　胫腓骨骨干骨折的治疗　709
　　一、基本要求　709
　　二、稳定型骨折的治疗　709
　　三、不稳定型骨折的治疗　710

　　四、开放性胫腓骨骨折的处理　715

（蔡俊丰　张振　卢旭华　于彬　赵定麟）

第三节　复杂性胫腓骨骨干骨折的治疗　716
　　一、软组织的评估　716
　　二、骨折的分型　717
　　三、非手术治疗　717
　　四、手术治疗　717
　　五、总结　729

（王秋根　王建东）

第四节　胫骨下端Pilon骨折的治疗　730
　　一、概述　730
　　二、致伤机制　730
　　三、创伤分类　730
　　四、治疗原则　732
　　五、非手术治疗　732
　　六、手术治疗　732

（黄建华　吴小峰　王秋根）

第五节　小腿创伤的并发症和合并伤　738
　　一、延迟愈合　738
　　二、不愈合　739
　　三、畸形愈合　740
　　四、小腿筋膜间隙（室）综合征　741
　　五、神经血管损伤　742

（张振　于彬　赵定麟）

第五章　踝关节损伤　744

第一节　踝关节损伤的检查与分类　744
　　一、踝关节的检查　744
　　二、踝关节损伤分类　746
　　三、Danis-Weber分类　749
　　四、按人名命名的踝关节骨折分类　750

（马敏　黄宇峰　刘忠汉　赵定麟）

第二节　踝关节骨折及胫腓下关节脱位　751
　　一、旋后（内翻）内收损伤　751
　　二、旋后（内翻）外旋损伤　752
　　三、旋前（外翻）外旋损伤　755
　　四、旋前（外翻）外展损伤　756

五、胫骨后唇骨折 758
六、胫骨前唇骨折 760
七、胫骨下端爆裂骨折(垂直压缩骨折) 760
八、胫腓下联合前部分离 761
九、胫腓下联合完全分离 763
十、儿童胫腓骨分离 764

(李增春 李国风 马 敏 刘忠汉 于 彬)

第三节 踝关节脱位 764
一、应用解剖 764
二、损伤机制和分型 765
三、术前准备 766
四、手术治疗 766
五、术后处理 768
六、术后评估 768
七、并发症及处理 768

(俞光荣 夏 江 李国风)

第四节 踝关节三角韧带及外侧韧带损伤 769
一、三角韧带损伤机制 769
二、三角韧带损伤的临床表现 769
三、三角韧带损伤的治疗方法 769
四、外侧韧带损伤机制 770
五、外侧副韧带损伤的诊断 770
六、外侧副韧带损伤的分类(度) 770
七、外侧副韧带损伤的治疗 771

第五节 踝关节某些特殊损伤及跟腱断裂 771
一、腓骨骨折移位交锁 771
二、腓骨撕脱骨折 772
三、腓骨近端骨折 773
四、双踝骨折 773
五、三踝骨折 774
六、外踝或腓骨功能不全 775
七、跟腱断裂 775

第六节 陈旧性踝关节骨折脱位及其治疗 776
一、陈旧性踝关节骨折脱位 776
二、踝关节融合术 777
三、踝关节成形术 778

(匡 勇 陈利宁)

第六章 足部损伤 780

第一节 足部损伤概述及距骨骨折脱位 780
一、概述 780
二、距骨骨折 780
三、距骨脱位 783
四、距骨骨折、脱位的并发症及其治疗 784

(彭 庄 蔡俊丰 席秉勇 于 彬 赵定麟)

第二节 距下关节脱位及距骨全脱位 785
一、距下关节应用解剖 785
二、距下关节脱位概况与致伤机制 785
三、距下关节手术疗法 786
四、距骨全脱位的手术治疗 788

(俞光荣 李 兵)

第三节 跟骨骨折 791
一、概述 791
二、跟骨的解剖特点复习 792
三、致伤机制 792
四、诊断 792
五、分型 793
六、跟骨骨折的治疗概况 794
七、不波及跟骨关节面骨折的治疗 794
八、波及关节面跟骨骨折的治疗 794
九、跟骨骨折并发症的处理 796

(蔡俊丰 李国风)

第四节 跖跗关节脱位 797
一、解剖学和生物力学特点 797
二、分型 798
三、诊断 798
四、手术疗法 800

五、陈旧性跖跗关节脱位的治疗　802
　　六、并发症及其防治　803
（俞光荣　张明珠）
第五节　跗中关节及跖趾关节脱位　803
　　一、跗中关节脱位概述　803
　　二、应用解剖　804
　　三、跗中关节手术疗法　805
　　四、跖趾关节脱位概述及应用解剖　806
　　五、跖趾关节脱位手术疗法　807
（李兵　饶志涛　俞光荣）
第六节　足部其他损伤　810
　　一、足舟骨骨折　810
　　二、楔骨及骰骨骨折　811
　　三、跖、趾及籽骨骨折等　811
　　四、趾间关节脱位　815
　　五、陈旧性损伤　815
（刘忠汉　于彬　赵定麟）

第三篇

四肢骨折的微创技术　817

第一章　微创技术在创伤骨科中的应用　818

第一节　微创的基本理念　818
　　一、微创理念与生物学固定（BO）　818
　　二、正确理解"AO"和"BO"　818
　　三、展望未来　819

第二节　微创技术在创伤骨科领域中的应用　819
　　一、关节镜技术　819
　　二、骨外固定支架技术　820
　　三、闭合复位髓内钉技术　821
　　四、钛板螺钉接骨技术　821
　　五、闭合复位经皮穿针技术　821
　　六、椎体成形术与椎体后凸成形术　822
　　七、结论　822

第三节　微创技术在创伤骨科领域中的发展前景与临床意义　823
　　一、实时影像导航技术的发展前景　823
　　二、计算机辅助远程手术的发展前景　823
　　三、数字化虚拟人体技术的发展前景　824
　　四、微创技术在创伤骨科的临床意义　825
　　五、微创技术提高了骨科疾病的治疗效果　826
　　六、微创技术的发展与手术设备器械的改进是两者相互促进必然结果　826
（张秋林　纪方　王秋根）

第二章　微创稳定固定系统　829

第一节　概述及原理　829
　　一、概述　829
　　二、内固定治疗原则　829
　　三、LISS技术的设计原理特点概述　830
　　四、LISS锁定螺钉与螺纹孔洞钛板体现钉板的完美结合　830
　　五、LISS特殊的角度设计可增加螺钉握持力　831
　　六、LISS设计可穿透射线的手柄便于插入及导向　831
　　七、LISS设计有多种类型螺钉　832

第二节　微创稳固系统的临床应用及病例选择　833
　　一、概述　833
　　二、LISS的主要部件　833
　　三、病例选择　834
　　四、LISS-DF在股骨远端骨折中的临床应用　835
　　五、LISS-DF在股骨髁上骨折中的临床应用　835
　　六、LISS-DF在全膝关节置换（TKR）术后人工假体周围的股骨骨折中的临床应用　835
　　七、LISS-PT在胫骨近端骨折中的临床应用　836

第三节　LISS微创骨科中的具体实施与相关问题　837

一、股骨远端微创稳固系统
　　　　（LISS-DF）的临床应用　　837
　　二、胫骨近端微创稳固系统
　　　　（LISS-PLT）的临床应用　　841
　　三、临床应用中可能遇到的问题　　843
　　四、LISS固定失败及可能原因分析　　845
　　五、小结　　846
　　六、临床举例　　847
　　　　　　　　（张秋林　纪方　王秋根）

第三章　关节镜下处理骨关节损伤的微创技术　　851
第一节　关节镜技术回顾、病例选择、并发症及操作技术　　851
　　一、历史回顾　　851
　　二、病例选择　　852
　　三、并发症　　852
　　四、关节内骨折治疗的具体操作与技术　　853
第二节　临床常见关节内骨折的关节镜下处理技术　　854
　　一、桡骨远端关节内骨折　　854
　　二、腕舟骨骨折　　858
　　三、膝关节髌骨骨折经皮空心螺纹钉固定　　859
　　四、膝部胫骨平台骨折　　861
　　五、膝部股骨髁骨折　　864
　　六、膝部胫骨髁间嵴骨折　　865
　　七、踝关节骨折　　869
　　　　　　　　（张秋林　纪方　王秋根）

第四章　X线导航技术在创伤骨科微创中的应用　　876
第一节　X线导航用于骨关节损伤微创的概况、开发前景与操作原理　　876
　　一、概述（况）　　876
　　二、开发前景　　876
　　三、操作原理与技术　　877
　　四、手术流程　　878

第二节　X线导航技术在骨科微创中的实际应用　　879
　　一、经皮空心螺钉固定股骨颈骨折　　879
　　二、带锁髓内钉治疗股骨骨折　　880
　　三、转子间骨折的髓内固定　　880
　　四、经皮固定骶髂关节骨折脱位　　881
　　五、经皮髂翼骨折固定　　881
　　六、通过牵引方式可以使髋臼骨折复位并便于经皮固定　　881
　　七、复合型关节骨折固定　　882
　　八、按照同一原则操作进行需要X线透视镜协助的其他经皮手术　　882

第三节　导航手术的评价、图像导航、发展前景及结论　　883
　　一、对导航手术的评价　　883
　　二、透视图像手术导航系统　　884
　　三、未来发展前途　　884
　　四、结论　　885
　　　　　　　　（张秋林　纪方　王秋根）

第五章　经皮穿针撬拨复位技术　　886
第一节　经皮穿针撬拨技术　　886
　　一、经皮撬拨技术撬抬法操作手法　　886
　　二、经皮撬拨技术杠杆法操作手术　　886
　　三、经皮撬拨法操作技术　　887
　　四、操作注意事项　　887
第二节　经皮撬拨技术在上肢关节周围损伤治疗中的应用　　888
　　一、肩关节附近骨折脱位　　888
　　二、肘部肱骨小头骨折　　891
　　三、肘部肱骨内上髁骨折　　892
　　四、肘部桡骨近端骨折的撬拨复位　　893
　　五、腕部桡骨远端骨折的撬拨复位　　894
　　六、腕部经舟骨月骨周围脱位　　896
　　七、第一掌骨基部骨折脱位　　897
第三节　经皮撬拨技术在下肢关节周围损伤治疗中的应用　　898

一、髂前上嵴撕脱骨折	898
二、股骨大粗隆骨折	898
三、股骨单髁骨折	899
四、胫骨结节骨折	900
五、胫骨平台骨折	900
六、踝关节骨折	901
七、跟骨骨折撬拨复位	902
八、经皮撬拨固定技术在骨骺损伤中的应用	904
九、经皮撬拨术在其他损伤的应用	905

（张秋林　纪方　王秋根）

第四篇 运动训练伤及骨折并发症　909

第一章　运动与训练损伤　910
第一节　运动与训练损伤之基本概念　910
- 一、概述　910
- 二、致伤内在因素　910
- 三、致伤外在因素　911
- 四、损伤分类　911
- 五、预防原则　912

第二节　使用过度的应力骨折　913
- 一、概述　913
- 二、流行病学　913
- 三、发病机制　913
- 四、病理改变　914
- 五、临床表现　914
- 六、辅助检查　914
- 七、诊断　915
- 八、鉴别诊断　915
- 九、治疗原则　915

第三节　临床上常见应力骨折及预防　915
- 一、跖骨应力骨折　915
- 二、胫骨应力骨折和应力性骨膜炎　916
- 三、股骨干应力骨折　917
- 四、应力骨折的预防　917

第四节　肱骨干投掷骨折　918
- 一、基本概念　918
- 二、发病机制　919
- 三、临床特征　919
- 四、诊断　919
- 五、治疗基本原则　920
- 六、悬垂石膏固定复位疗法　920
- 七、手术疗法　922

第五节　投掷性肩、肘部损伤　922
- 一、肩峰撞击综合征　922
- 二、Bennett病　923
- 三、投掷肘（肘部损伤）　923

第六节　关节软骨损伤　923
- 一、概述　923
- 二、髌股关节软骨损伤的基本概念及生物力学特点　923
- 三、髌-股关节软骨损伤的病因及病理　924
- 四、髌-股软骨伤的临床表现与诊断　925
- 五、髌骨软骨伤的治疗　926
- 六、踝关节软骨损伤概述　927
- 七、踝关节软骨损伤的发病机理与病理　927
- 八、踝关节软骨伤的诊断　927
- 九、踝关节软骨伤的治疗　928

（刘大雄　孙荣华）

第二章　四肢骨与关节损伤早期并发症　929
第一节　创伤性休克　929
- 一、病因　929
- 二、临床症状　930
- 三、诊断　930
- 四、预防及治疗　931

第二节　脂肪栓塞综合征　932
- 一、发病机制　932
- 二、临床表现及诊断依据　933
- 三、鉴别诊断　933
- 四、治疗　934
- 五、预防　934

第三节　坠积性肺炎、静脉栓塞及褥疮　934
一、坠积性肺炎　934
二、静脉血栓形成　935
三、褥疮及石膏压迫疮　935
四、其他并发症　937

第四节　局部并发症　937
一、血管损伤　937
二、神经损伤　939
三、缺血性挛缩（又名Volkmann's contracture）　940
四、感染　941
五、合并伤　942

（王晓　邵钦　刘林　赵定麟）

第三章　四肢骨关节损伤晚期并发症　943

第一节　延迟愈合或不愈合　943
一、定义　943
二、原因　943
三、诊断　944
四、治疗　945

第二节　畸形愈合　946
一、定义　946
二、原因　946
三、骨折畸形愈合的后果　948
四、畸形愈合分类处理的基本概念　948
五、四肢长管骨畸形愈合　948
六、关节内及籽骨骨折　949
七、儿童骨骺损伤　949
八、数种畸形并存　949

第三节　关节僵硬及骨化性肌炎　950
一、关节僵硬相关术语及定义　950
二、关节僵硬原因　950
三、关节僵硬的临床表现　951
四、关节僵硬的治疗　951
五、创伤性骨化肌炎概况及病因　951
六、骨化性肌炎临床表现与诊断　951
七、骨化性肌炎的治疗　952

（臧鸿生　王晓　赵定麟）

第五篇　四肢骨关节置换术　953

第一章　四肢人工关节置换术概论　954

第一节　人工关节置换术基本概念　954
一、概述　954
二、全髋关节置换术的优势　954
三、设计与技术上的不断进步与突破　954
四、人工全膝关节置换术的发展　955
五、临床举例　955

第二节　处于不断发展中的人工关节置换技术及股骨头钽棒技术　964
一、人工肩关节迅速发展　964
二、踝关节人工关节已从研究进入临床　965
三、其他部位人工关节的研发　965
四、股骨头坏死钽棒植入疗法　965

第三节　人工关节置换术的并发症　969
一、假体松动　969
二、感染　970
三、骨缺损　970
四、其他　970
五、临床举例　970

（田晓滨）

第二章　人工肩关节置换　978

第一节　人工肩关节置换术的基本概念　978
一、概述　978
二、假体的类型　978

第二节　人工肱骨头置换术实施　979
一、手术病例选择　979
二、手术实施　979
三、术后处理　980

第三节　人工全肩关节置换术　981
一、非制约型全肩人工关节置换术　981

二、半制约型全肩关节置换术 982
三、制约型全肩关节置换术 982
（阎作勤　邵云潮）

第三章　人工肘关节及人工桡骨头置换术 984
第一节　人工肘关节置换术的基本概念 984
一、概述 984
二、解剖及生物力学 984
三、关节置换术的分类 985
第二节　人工肘关节置换术实施 987
一、病例选择 987
二、麻醉 987
三、手术实施 987
四、术后处理 988
五、疗效评价 988
第三节　人工桡骨头置换术 988
一、概述 988
二、手术方法 988
三、术后处理 989
四、并发症及处理 989
（阎作勤　邵云潮）

第四章　全腕及手部人工关节置换术 991
第一节　全腕人工关节置换术 991
一、基本概念 991
二、全腕人工关节置换术的实施 991
三、并发症 992
四、术后处理 992
第二节　手部人工关节置换术 992
一、概述 992
二、病例选择 993
三、手术操作实施 993
四、并发症 993
五、术后处理 993
（阎作勤　邵云潮）

第五章　全髋关节置换术 995
第一节　病例选择及术前准备 995
一、全髋关节置换术的适应证 995
二、全髋关节置换术的禁忌证 996
三、手术前准备 996
第二节　全髋关节置换手术的准备与入路 997
一、手术室条件 997
二、麻醉与体位 997
三、入路和手术显露 997
第三节　全髋关节置换术的基本步骤与骨水泥技术 999
一、概述 999
二、手术要领与实施 999
三、骨水泥固定基本原则和技术 1001
（祝云利　吴海山）

第六章　膝关节置换手术 1004
第一节　初次全膝关节置换术 1004
一、手术适应证和患者的选择 1004
二、手术禁忌证 1004
三、术前准备 1004
四、手术入路 1005
五、全膝关节置换术的导向器械使用 1007
第二节　单髁置换术 1008
一、患者的选择 1008
二、手术过程 1008
第三节　类风湿性关节炎患者的全膝关节置换术 1009
一、术前评估 1009
二、技术方面的考虑 1009
第四节　导航技术在人工膝关节外科中的应用 1010
一、计算机辅助导航在全膝关节置换术中的应用 1010
二、手术技术 1010
第五节　膝关节置换的微创技术 1012
一、微创全膝置换术的适应证 1012
二、微创全膝置换术的手术技术 1012
三、微创单髁置换术术前准备 1014

四、微创单髁置换术的手术技术　1015

（祝云利　吴海山）

第七章　全踝关节置换　1020
第一节　全踝关节置换之基本概念　1020
一、概述　1020
二、解剖学　1020
三、生物力学特点　1021
第二节　踝关节假体设计　1022
一、第一代TAR假体　1022
二、第二代全踝关节置换假体　1023
三、其他新设计　1025
第三节　全踝关节置换术的实施　1026
一、手术适应证与禁忌证　1026
二、术前准备　1026
三、选择合乎要求的踝关节置入　1026
四、全踝关节置换术后护理　1026
五、踝关节Kofoed评分　1026
六、结束语　1026

（阎作勤　邵云潮）

第六篇
四肢关节融合术与成形术　1029

第一章　上肢关节融合术　1030
第一节　肩关节融合术　1030
一、病例选择　1030
二、术前准备　1030
三、麻醉　1030
四、手术步骤　1030
五、术后处理　1031
第二节　肘关节融合术　1032
一、病例选择　1032
二、术前准备　1032
三、麻醉　1032
四、手术步骤　1032
五、术后处理　1033
第三节　腕关节融合术　1033
一、病例选择　1033
二、术前准备　1033
三、麻醉　1033
四、手术步骤　1033
五、术后处理　1034

（张振　林研）

第二章　下肢关节融合术　1036
第一节　髋关节融合术　1036
一、病例选择　1036
二、术前准备　1036
三、麻醉　1036
四、手术步骤　1036
五、术后处理　1037
第二节　膝关节融合术　1038
一、病例选择　1038
二、术前准备　1038
三、麻醉　1038
四、手术步骤　1038
五、术后处理　1039
第三节　踝关节融合术　1040
一、病例选择　1040
二、术前准备　1040
三、麻醉　1040
四、手术步骤　1040
五、术后处理　1040
第四节　足部三关节融合术　1041
一、病例选择　1041
二、术前准备　1041
三、麻醉　1041
四、手术步骤　1041
五、儿童内翻足畸形矫形术　1043
六、术后处理　1043
第五节　舟楔关节融合术　1043
一、病例选择　1043
二、术前准备　1043
三、麻醉　1044
四、手术步骤　1044

五、术后处理	1044

（钱齐荣　吴海山　赵定麟）

第三章　四肢常用关节成形术　1046
第一节　肘关节成形术　1046
一、手术适应证　1046
二、手术步骤　1046
三、术后处理　1048
第二节　髋关节成形术　1049
一、适应证　1049
二、手术步骤　1049
三、术后处理　1051
第三节　第一跖趾关节成形术　1051
一、适应证　1051
二、手术种类　1051
三、术后处理　1052

（钱齐荣　吴海山　赵定麟）

第三卷　脊柱与骨盆损伤

第一篇　枕颈部与上颈椎损伤　1057

第一章　枕颈部骨折脱位　1058
第一节　枕寰部损伤　1058
一、概述　1058
二、致伤机制　1058
三、临床分型　1058
四、诊断　1059
五、治疗原则　1060
六、枕骨骨瓣翻转枕颈融合术　1060
七、枕颈内固定系统或枕颈鲁氏棒内固定术　1064
八、寰椎后弓切除加枕颈融合术　1064
九、枕颈（寰）关节损伤的预后　1065

第二节　寰椎骨折　1066
一、概述　1066
二、致伤机制　1066
三、临床表现　1066
四、诊断　1068
五、治疗　1068
六、预后　1070

第三节　枢椎齿状突骨折　1070
一、致伤机制　1070
二、分型　1071
三、临床表现　1072
四、诊断依据　1072
五、齿状突不连的判定　1072
六、非手术疗法　1072
七、手术疗法　1072

（倪斌　刘洪奎　袁文
陈德玉　赵杰　赵定麟）

第二章　寰枢椎骨折脱位　1078
第一节　单纯性寰枢椎脱位　1078
一、致伤机制　1078
二、临床表现　1079
三、诊断　1079
四、治疗　1081

第二节　伴齿状突骨折的寰枢椎前脱位　1087
一、致伤机制　1087
二、临床表现　1088
三、诊断　1088
四、治疗　1088

第三节　伴齿状突骨折的寰枢椎后脱位　1092
一、致伤机制　1092
二、临床表现　1093
三、诊断　1093
四、治疗　1093

（倪斌　刘洪奎　袁文
陈德玉　赵杰　赵定麟）

第四节 CT监测下经皮穿刺寰枢椎侧块关节植骨融合术 1094
一、概述 1094
二、局部解剖学复习与观测 1094
三、手术疗法 1094
四、临床举例 1096
五、本术式特点 1097

（刘晓光　党耕町）

第三章 枢椎椎弓骨折（Hangman骨折）等损伤及上颈椎微创手术 1100

第一节 枢椎椎弓根骨折 1100
一、致伤机制 1100
二、分型 1101
三、临床表现 1101
四、诊断依据 1102
五、绞刑架骨折之治疗 1102
六、枢椎其他部位损伤 1104

（倪　斌　刘洪奎　袁　文
陈德玉　赵　杰　赵定麟）

第二节 上颈椎前路颈动脉三角区的内镜微创技术 1105
一、概述 1105
二、病例选择及术前准备 1106
三、术前一般准备 1106
四、术前器械准备 1106
五、麻醉与体位 1107
六、具体操作步骤 1107
七、操作注意事项 1110
八、术后处理 1110
九、并发症防治 1111
十、临床举例 1111

第三节 经枕颈后外侧显微外科技术 1115
一、概述 1115
二、病例选择 1115
三、术前准备 1115
四、麻醉与体位 1116
五、具体操作步骤 1116
六、操作注意事项 1118
七、术后处理 1118
八、并发症防治 1118
九、临床举例 1119

（池永龙）

第四章 上颈椎术中及术后并发症及处理原则 1124

第一节 上颈椎手术术中并发症 1124
一、概述 1124
二、神经损伤 1124
三、血管损伤 1125
四、硬膜撕裂 1126
五、食道损伤 1126
六、其他损伤 1126

第二节 上颈椎手术术后并发症 1127
一、脑脊液漏 1127
二、高位脊髓神经损伤 1127
三、切口感染 1127
四、植骨融合术失败引起枕颈或C_1、C_2融合术失败骨不融合及假关节形成 1128
五、其他 1128

（倪　斌　陈德玉　袁　文　赵　杰　赵定麟）

第五章 上颈椎翻修术 1130

第一节 基本概念、原因、手术确认及一般原则 1130
一、基本概念 1130
二、上颈椎翻修手术的原因 1130
三、上颈椎翻修术原因的判定 1131
四、翻修术的确认 1131
五、翻修术的基本原则与要求 1132
六、翻修手术的要点 1133

第二节 枕颈融合（减压）术 1133
一、手术病例选择 1133
二、翻修融合术的一般要求 1134

三、融合术内固定方式的选择　1134
四、临床举例　1135

第三节　寰枢椎翻修融合术　1137
一、寰枢椎融合术融合失败的原因　1137
二、寰枢椎翻修手术的术前评价　1137
三、寰枢椎后路融合翻修术式　1138
四、齿突骨折前路齿突螺钉固定失败的翻修手术　1138
五、上颈椎翻修手术并发症　1141

（赵　杰　陈德玉　赵定麟）

第二篇　下颈椎损伤　1143

第一章　下颈椎损伤的分型及诊断与治疗　1144

第一节　下颈椎骨折之分型及诊断要点　1144
一、分型依据　1144
二、部分损伤（不全性损伤）　1146
三、完全损伤　1149
四、下颈椎损伤的诊断要点　1150

第二节　下颈椎各型骨折脱位的诊断与治疗　1152
一、颈椎椎体楔形、压缩性骨折　1152
二、椎体爆裂性骨折　1158
三、颈椎前方半脱位　1163
四、颈椎单侧及双侧小关节脱位　1164
五、颈椎后脱位　1167

第二章　颈椎过伸性损伤及其他损伤　1169

第一节　颈椎过伸性损伤　1169
一、致伤机制　1169
二、临床表现　1172
三、诊断　1172
四、鉴别诊断　1172
五、治疗原则　1173
六、急性期治疗　1173
七、手术疗法　1173
八、临床举例　1174
九、后期及晚期病例　1176

第二节　外伤性钩椎关节病（创伤性颈脑综合征）　1177
一、概述　1177
二、病因　1177
三、临床与影像学表现　1178
四、诊断　1178
五、鉴别诊断　1178
六、非手术疗法　1179
七、手术疗法　1179
八、预后　1179

第三节　下颈椎其他损伤　1180
一、颈椎棘突骨折　1180
二、颈椎横突骨折　1180
三、颈椎椎板骨折　1180
四、关节突骨折　1181
五、幸运性颈椎损伤　1181
六、无明显骨折脱位的脊髓损伤　1181
七、强直性脊柱炎合并颈椎骨折的诊治特点　1182
八、幼儿脊髓损伤的特点　1182
九、迟发性颈髓损伤　1182

第三章　下颈椎损伤的手术疗法　1184

第一节　术前准备、病例选择及手术入路　1184
一、术前准备　1184
二、病例及手术入路选择　1184
三、颈椎前方入路　1185
四、颈椎后方入路　1188

第二节　颈椎前路手术及各种术式　1191
一、颈前路手术病例的选择　1191
二、前路减压术实施中的要点　1192
三、髓核切除术　1193
四、开放复位椎节融合术　1194
五、颈椎椎体次全切除术　1195

六、颈椎椎体全切术 1197
七、颈椎椎节融合固定术 1197
第三节 颈椎后路手术及前后路同时（一次性）手术 1198
一、颈椎后路减压、复位固定术手术适应证 1198
二、颈椎后路减压术之手术种类 1199
三、颈椎后路内固定术的选择 1201
四、颈椎前后路同时减压及内固定术 1202
五、临床举例 1203
（袁 文 倪 斌 陈德玉 刘洪奎 赵定麟）

第四章 下颈椎创伤病例翻修术 1210
第一节 下颈椎创伤后前路翻修术之基本概念 1210
一、概述 1210
二、翻修手术的适应证 1210
三、翻修术前对病情需进行综合评价 1210
四、颈椎外伤翻修术之基本原则 1212
第二节 颈椎外伤前路及前后路翻修手术技术要求 1213
一、前路手术入路 1213
二、取出前次手术内植物 1213
三、前路减压操作 1214
四、植骨融合及内固定 1214
五、重建颈椎生理曲度 1214
六、术后处理 1215
七、下颈椎损伤病例后路或前后路同时翻修术 1215
（赵定麟 赵 杰 陈德玉 林 研 赵卫东）

第三篇
胸腰椎损伤 1219

第一章 胸、腰段脊柱脊髓伤基本概念及治疗原则 1220
第一节 胸腰椎损伤机制、分型及分类 1220
一、致伤机制 1220

二、暴力分型 1220
三、伤情分类 1223
四、损伤机制分类 1224
五、Wolter三级四等份分类法 1230
六、依据骨折稳定程度之分类 1230
七、涉及脊柱骨折稳定性之分类 1230
八、对不稳定型脊柱骨折的分度 1230
第二节 脊柱脊髓神经损伤的定位、分级及功能判定 1233
一、脊髓神经损伤的分类 1233
二、脊髓受损平面的临床判定 1238
三、脊髓损伤的神经功能分级 1239
四、各种神经损伤的鉴别 1240
五、脊髓反射功能的鉴别 1243
第三节 稳定型胸腰椎损伤的治疗原则 1244
一、胸腰椎椎体单纯性、楔形压缩性骨折 1244
二、横突骨折 1249
三、棘突骨折 1250
第四节 不稳定型胸腰椎损伤的治疗原则 1251
一、椎体爆（炸）裂性骨折 1251
二、椎体严重楔形压缩骨折、伴或不伴小关节半脱位者 1251
三、伸展型骨折 1253
四、Chance骨折 1253
五、椎体间关节脱位（或椎节骨折脱位） 1255
六、椎弓根峡部骨折 1257
第五节 合并脊髓损伤的胸腰椎骨折基本概念与治疗 1258
一、脊髓损伤之基本概念 1258
二、脊髓损伤部位 1259
三、脊髓损伤的临床表现 1259
四、脊髓损伤的临床经过及神经学特征 1263

五、脊髓损伤的治疗原则 1270
六、脊髓完全性损伤之治疗 1270
七、脊髓不全性损伤之治疗 1270

（赵 杰 陈德玉 林 研
赵长青 郭永飞 赵定麟）

第六节 当代脊柱脊髓伤治疗的进展 1272
一、概述 1272
二、脊髓再生策略 1272
三、未来的期望 1275

（李增春 刘忠汉 赵定麟）

第二章 胸腰椎骨折脱位之手术疗法 1278

第一节 胸腰椎骨折脱位手术的基本概念 1278
一、概述 1278
二、胸腰椎前路手术的特点 1278
三、前路手术病例的选择 1279
四、腰椎后路手术之特点 1280
五、后路手术病例选择 1280
六、前后路同时施术 1281
七、手术时机选择 1281
八、对老年胸腰椎骨折患者在治疗上应持积极态度 1281

第二节 胸腰椎前路手术入路 1283
一、前路经胸腔手术入路麻醉与体位 1283
二、经胸手术操作步骤及入路 1283
三、经胸入路显露施术椎节前侧方 1287
四、前路经腹膜外入路麻醉与体位 1287
五、前路腹膜外手术入路操作步骤 1288

第三节 胸腹前路手术常用术式 1292
一、开放复位及切骨减压术 1292
二、椎节内植骨及其他撑开固定技术 1293
三、界面固定植入物的应用 1298
四、闭合切口 1300

第四节 胸腰椎骨折脱位的后方手术入路 1304
一、胸腹后路手术之特点 1304
二、手术病例选择与手术时机 1304
三、后路手术内固定植入物之种类 1305
四、后入路操作步骤 1306

第五节 胸腰椎损伤后路常用术式及入路 1309
一、开放复位固定术 1309
二、保留棘突之胸腰椎后路常规椎板切除减压术 1311
三、扩大性椎板切除减压术 1314
四、蛛网膜下腔切开探查术 1314
五、胸腰椎椎弓根钉技术及新型国产椎弓根钉 1316
六、陈旧性骨折手术疗法 1327
七、胸腰椎侧后方椎管次环状减压术 1328
八、清洗术野闭合切口 1328
九、术后并发症 1329

第六节 人工椎体植入术与胸腰椎病理性骨折 1331
一、人工椎体植入术概况 1331
二、人工椎体构造 1331
三、人工椎体型号与配套工具 1332
四、人工椎体手术方法 1332
五、胸腰椎病理性骨折之病因 1334
六、胸腰椎病理骨折的临床症状与诊断 1335
七、胸腰椎病理性骨折的治疗 1335

（赵 杰 陈德玉 谢幼专 李 华
赵 鑫 杨建伟 赵定麟）

第七节 腰椎骨折后经皮椎体成形技术及球囊成形术 1338
一、腰椎经皮椎体成形术的病例选择与器械准备 1338
二、经皮成形术的手术方法与注意事项 1339
三、经皮成形的术后处理与并发症 1341
四、病例介绍 1342
五、球囊扩张椎体后凸成形技术 1344

六、病例介绍 1348

（徐华梓　王向阳）

第八节　胸椎骨折电视-胸腔镜下（VATS/EMI-VATS）减压、植骨及内固定术 1350
一、手术适应证 1351
二、手术禁忌证 1351
三、术前准备 1351
四、手术方法 1351
五、操作注意事项 1356
六、术后处理 1356
七、并发症防治 1357
八、临床举例 1357

（池永龙）

第九节　胸腰椎损伤晚期病例的处理与次全环状减压术 1360
一、概述 1360
二、病例解剖特点 1360
三、手术病例选择 1361
四、手术入路 1361
五、特种手术器械 1362
六、胸腰椎次全环状减压术的具体实施 1364
七、术后处理 1369
八、其他术式 1372

（赵定麟　万年宇　赵杰　陈德玉　林研）

第十节　脊髓损伤后膀胱功能重建技术现状 1372
一、历史回顾 1372
二、膀胱功能障碍对脊髓损伤患者的影响 1372
三、脊髓损伤膀胱功能障碍的类型 1373
四、脊髓损伤后膀胱功能重建的目标 1373
五、脊髓损伤后膀胱功能障碍的一般性治疗及膀胱、尿道的结构性手术 1374
六、选择性骶神经根切断术治疗脊髓损伤后痉挛性膀胱 1374
七、人工膀胱反射弧重建术 1376
八、骶神经前根电刺激排尿术 1381

（侯春林　林浩东）

第三章　胸腰椎爆裂型（性）骨折的处理 1386
第一节　概述、致伤机制与治疗原则 1386
一、概述 1386
二、致伤机转 1386
三、治疗原则 1388
四、非手术疗法 1388
五、手术疗法 1388

第二节　胸腰椎椎体爆裂骨折之手术疗法 1389
一、手术疗法的目的与临床要求 1389
二、减压愈早愈好，必须彻底 1389
三、恢复椎管高度与椎管形态 1390
四、有效的固定与制动 1390
五、手术疗法的实施 1390
六、并发症 1393
七、临床举例 1393

第三节　几种特殊类型椎体爆裂型（性）骨折及其特点与处理 1397
一、无神经损伤的爆裂型骨折 1397
二、儿童爆裂型骨折 1398
三、低位爆裂型骨折 1398
四、病理性爆裂型骨折 1400
五、跳跃式胸腰段爆裂骨折 1401
六、合并椎间盘突出之爆裂性骨折 1402

（赵杰　谢幼专　李华　赵鑫　杨建伟　赵长青　赵定麟）

第四章　胸腰椎损伤并发症及翻修术 1405
第一节　胸腰椎损伤术后并发症及翻修手术基本概念 1405
一、概述 1405

二、原因 1405
三、初步判定 1406
四、术前评价指标 1406

第二节　再手术的目的、基本原则及病例选择 1407
一、手术目的 1407
二、基本原则 1408
三、病例选择 1409

第三节　手术操作要点及术后处理 1409
一、一般操作要点 1409
二、重建腰椎生理曲度 1410
三、术后处理 1410
四、加强康复治疗 1410

第四节　临床病例举例 1410

（赵定麟　赵 杰　陈德玉　林 研　倪春鸿　赵卫东）

第四篇 脊柱创伤经皮微创内固定技术 1421

第一章　颈段创伤经皮微创内固定技术 1423

第一节　经皮后路C_1、C_2关节突螺钉内固定术 1423
一、概述 1423
二、病例选择、手术器械及术前准备 1423
三、手术方法 1424
四、术后处理 1429
五、并发症防治 1429
六、临床举例 1430

第二节　经皮前路C_1、C_2关节突螺钉内固定术 1432
一、概述 1432
二、病例选择 1432
三、器械及术前准备 1432
四、手术方法 1434

五、术后处理 1439
六、并发症防治 1439
七、临床举例 1440

第三节　经皮齿状突螺钉内固定术 1443
一、病例选择 1443
二、手术器械及术前准备 1443
三、手术方法 1444
四、术后处理 1447
五、并发症防治 1447
六、临床举例 1448

第四节　经皮颈椎椎弓根螺钉内固定术 1451
一、概述 1451
二、病例选择及手术器械 1451
三、术前准备 1451
四、手术方法 1452
五、术后处理 1456
六、并发症防治 1456
七、临床举例 1457

（池永龙）

第二章　胸腰段创伤经皮微创技术 1460

第一节　胸腰段创伤前路微创外科技术 1460
一、概述 1460
二、病例选择 1460
三、手术方法 1460
四、术后处理 1462
五、防治并发症 1462
六、临床举例 1463

第二节　腹腔镜下腰椎骨折手术技术 1464
一、概述 1464
二、病例选择 1464
三、术前准备 1464
四、手术步骤 1464
五、术后处理 1467
六、并发症防治 1467

七、临床举例　1468

第三节　经皮胸腰椎骨折椎弓根螺钉内固定术　1470
一、概述　1470
二、病例选择　1470
三、手术器械　1470
四、术前准备　1471
五、手术方法　1472
六、术后处理　1477
七、并发症防治　1477
八、临床举例　1480

（池永龙）

第五篇

骨盆骨折　1485

第一章　骨盆骨折　1486

第一节　骨盆骨折之基本概念　1486
一、概述　1486
二、骨盆的功能　1486
三、骨盆的骨性结构　1487
四、骨盆的生物力学　1487
五、盆腔脏器　1488
六、盆腔内血管　1488
七、盆腔内神经　1488
八、骨盆骨折的分类　1489
九、骨盆骨折的诊断　1489
十、骨盆骨折合并伤的判定　1490

第二节　骨盆骨折的治疗　1491
一、骨盆骨折的治疗要点　1491
二、骨盆环稳定或基本稳定的骨折（A型）治疗　1492
三、骨盆环旋转不稳定纵向稳定型骨折（B型）的治疗　1494
四、骨盆环旋转与纵向均不稳定型骨折（C型）的治疗　1496

（李增春　李　旭　马　敏
刘忠汉　赵定麟）

第三节　骨盆骨折的外固定支架治疗技术　1499
一、依据骨盆骨折的特点选择外固定架的合理性　1499
二、外固定支架治疗骨盆骨折的原理　1500
三、骨盆骨折外固定支架病例选择　1500
四、外固定支架操作技术　1501
五、外固定支架治疗的优缺点　1503
六、术后处理及并发症　1504
七、临床举例　1504

（张秋林）

第四节　经骶髂关节拉力螺钉固定骨盆后环及骶髂关节损伤　1506
一、概述　1506
二、骶髂拉力螺钉固定的解剖学基础　1506
三、骨折复位　1507
四、骶髂拉力螺钉的置入　1508
五、手术并发症　1510
六、临床举例　1510

（张秋林　纪　方　王秋根）

第五节　骶骨骨折合并神经损伤的微创治疗技术　1511
一、概述　1511
二、骶骨骨折类型与神经损伤的关系　1511
三、骶骨骨折合并神经损伤的病理分型与解剖　1512
四、骶骨骨折复位固定方式对神经损伤修复的影响　1513
五、骶骨骨折合并神经损伤的手术减压治疗　1515

（张秋林　纪　方　王秋根）

第六节　骨盆骨折之合并伤及开放性骨折的治疗　1516
一、并发大出血与休克　1516
二、合并脏器损伤　1517
三、开放性骨盆骨折的处理　1518
四、尿道损伤修补术与尿道会师术　1518

五、后尿道损伤修补术　　　　　　1521

　　　　（张秋林　纪　方　王秋根　赵定麟）

第二章　骶髂关节及骶尾部损伤　　1524

第一节　骶髂关节损伤　　　　　　1524
　　一、概述　　　　　　　　　　　　1524
　　二、骶髂关节应用解剖　　　　　　1524
　　三、致伤机理　　　　　　　　　　1524
　　四、骶髂关节扭伤或半脱位之临床
　　　　表现　　　　　　　　　　　　1524
　　五、诊断　　　　　　　　　　　　1525
　　六、非手术疗法　　　　　　　　　1525
　　七、手术治疗　　　　　　　　　　1526

第二节　骶骨骨折　　　　　　　　1528
　　一、致伤机制　　　　　　　　　　1528
　　二、类型及特点　　　　　　　　　1528
　　三、临床表现　　　　　　　　　　1529
　　四、诊断　　　　　　　　　　　　1530
　　五、一般治疗原则　　　　　　　　1531
　　六、几种特殊类型骨折及其处理　　1531
　　七、预后　　　　　　　　　　　　1532

第二节　尾骨骨折、脱位与尾痛症　　1532
　　一、尾骨骨折与脱位的致伤机制
　　　　与分类　　　　　　　　　　　1532
　　二、临床表现　　　　　　　　　　1533
　　三、诊断　　　　　　　　　　　　1533
　　四、非手术疗法治疗　　　　　　　1533
　　五、手术疗法　　　　　　　　　　1534
　　六、预后　　　　　　　　　　　　1535
　　七、尾痛症　　　　　　　　　　　1535

　　　　（严力生　朱海波　于　彬　赵定麟）

第六篇
其他损伤　　　　　　　　　　1537

第一章　小儿、老人及无骨折损伤　　1538

第一节　小儿脊髓损伤　　　　　　1538
　　一、概述　　　　　　　　　　　　1538
　　二、特点与发生率　　　　　　　　1538
　　三、致伤原因　　　　　　　　　　1539
　　四、诊断　　　　　　　　　　　　1539
　　五、治疗　　　　　　　　　　　　1540

　　　　（李也白　李　雷　陈利宁　赵定麟）

第二节　高龄者脊髓损伤　　　　　1540
　　一、概述　　　　　　　　　　　　1540
　　二、高龄脊柱脊髓损伤者特点　　　1540
　　三、年轻脊髓损伤者同样可以进入
　　　　老龄化社会　　　　　　　　　1542
　　四、并发症　　　　　　　　　　　1542
　　五、诊断　　　　　　　　　　　　1542
　　六、治疗　　　　　　　　　　　　1543

　　　　（陈利宁　李也白　李　雷　赵定麟）

第三节　无骨折脱位型颈髓损伤　　1543
　　一、概述　　　　　　　　　　　　1543
　　二、发生机制　　　　　　　　　　1543
　　三、临床表现　　　　　　　　　　1545
　　四、临床经过　　　　　　　　　　1545
　　五、基础疾患　　　　　　　　　　1546
　　六、诊断　　　　　　　　　　　　1546
　　七、治疗　　　　　　　　　　　　1546

　　　　（李也白　李　雷　陈利宁　赵定麟）

第二章　特殊性脊髓及脊髓血管
　　　　　损伤　　　　　　　　　　1548

第一节　触电性脊髓损伤　　　　　1548
　　一、概述　　　　　　　　　　　　1548
　　二、症状　　　　　　　　　　　　1548
　　三、诊断　　　　　　　　　　　　1548
　　四、治疗　　　　　　　　　　　　1549

　　　　（李　雷　李也白　陈利宁　赵定麟）

第二节　医源性脊髓损伤　　　　　1549
　　一、概述　　　　　　　　　　　　1549
　　二、诊断过程中发生的原因　　　　1549
　　三、源于麻醉过程中脊髓损伤原因　　1550
　　四、术中发生脊髓损伤原因　　　　1550
　　五、术后发生的脊髓损伤　　　　　1551
　　六、结束语　　　　　　　　　　　1552

七、治疗 1552
（严力生　陈利宁　罗旭耀　赵定麟）

第三节　脊柱脊髓火器伤 1552
一、概述 1552
二、发生率与死亡率 1552
三、损伤特点 1552
四、诊断 1553
五、治疗要求 1554
六、脊柱脊髓清创术的要点及术后处理 1555
七、特殊情况处理 1555
八、主要并发症及处理 1556
（郭永飞　王新伟　陈宇　赵定麟）

第四节　椎动脉损伤 1557
一、与椎动脉相关局部解剖复习 1557
二、致伤原因 1558
三、症状及发生机制 1558
四、诊断 1558
五、治疗 1559
六、病例介绍 1560

第五节　脊髓梗死与颈性心绞痛 1560
一、脊髓梗死概述 1560
二、脊髓梗死病因与特点 1560
三、脊髓梗死MR所见 1561
四、脊髓梗死的治疗 1561
五、颈性心绞痛基本概念 1561
六、颈性心绞痛的诊断要点 1561
七、颈性心绞痛的治疗 1561
八、典型病例介绍 1561
（周天健）

第三章　老年骨质疏松症伴脊柱骨折的手术疗法 1563
第一节　老年骨质疏松症的概述、分型、临床特点与检测 1563
一、概述 1563
二、分型 1563
三、临床表现 1563
四、骨量的检测 1564

第二节　老年骨质疏松的预防和治疗原则 1564
一、预防为主 1564
二、药物治疗 1565
三、手术治疗 1565

第三节　老年骨质疏松椎体压缩骨折的经皮椎体后凸成形术（PKP） 1567
一、概述 1567
二、手术适应证、禁忌证和手术时机选择 1567
三、手术方法 1568
四、术后处理 1569
五、有关技术问题的讨论 1569
六、椎体后凸成形术的应用前景 1571
（刘大雄　杨维权）

第四章　颈部软组织损伤 1573
第一节　颈部软组织损伤之基本概念 1573
一、概述 1573
二、颈部分区 1573
三、损伤分类 1574

第二节　颈部常见的软组织损伤 1574
一、基本概念 1574
二、急性颈部软组织损伤 1574
三、慢性颈部软组织损伤 1575
四、颈部勒伤 1575

第三节　严重型颈部创伤 1577
一、颈部创伤的临床表现与特点 1577
二、颈部创伤的诊断 1577
三、颈部创伤急救与疗法 1578

第四节　颈部血管损伤 1582
一、概述 1582
二、颈部动脉损伤的处理 1582
三、颈椎根部或胸廓处的血管伤 1584
四、颈部静脉损伤 1584
五、术后处理 1584
（胡志前）

第四卷　退变性疾患

第一篇
四肢退变性疾患　1589

第一章　上肢退变性疾患　1590
第一节　肩关节周围炎　1590
　一、概述　1590
　二、大体解剖　1590
　三、诸型肩关节周围炎　1592
　四、冻结肩　1592
　五、肱二头肌长头腱炎和腱鞘炎
　　（Biceps tenosynovitis）　1593
　六、冈上肌腱炎　1593
　七、肩锁关节病变（disorder of
　　the acronio-clavicular）　1594
　八、喙突炎（coracoiditis）　1594

第二节　肩袖损伤及肩袖间隙分裂症　1595
　一、肩袖的解剖与功能　1595
　二、病因学　1595
　三、病理改变、临床特点及体征　1596
　四、影像学检查　1597
　五、关节镜诊断　1598
　六、肩袖损伤的非手术疗法　1598
　七、肩袖损伤的手术疗法　1598
　八、肩袖间隙分裂（tear of the
　　rotator interval）　1601

第三节　肩峰下撞击征（症）　1602
　一、概述　1602
　二、肩部肩峰下解剖复习　1602
　三、临床表现　1603
　四、病理学特点　1604
　五、影像学表现　1604
　六、关节镜检查　1605
　七、超声诊断法　1605
　八、分期　1605
　九、非手术治疗　1606
　十、手术治疗　1606

第四节　冈上肌腱钙化　1609
　一、概况　1609
　二、病因和病理　1609
　三、症状与体征　1609
　四、影像学检查　1610
　五、非手术疗法　1610
　六、手术方法　1611

第五节　肩关节不稳定　1611
　一、概述　1611
　二、解剖特点　1611
　三、病因及分型　1612
　四、诊断　1612
　五、非手术治疗　1613
　六、手术治疗　1614

第六节　弹响肩与肩胛综合征　1615
　一、弹响肩胛概述　1615
　二、弹响肩胛的病因　1615
　三、弹响肩胛的临床表现　1615
　四、弹响肩胛的治疗　1615
　五、肩胛肋综合征概述　1615
　六、肩胛肋骨征的临床表现　1615
　七、肩胛肋骨征的治疗　1616

（李增春　李国风　赵定麟）

第七节　肘关节紊乱　1616
　一、肘关节解剖复习　1616
　二、概述及病因　1617

三、肱骨外上髁炎之临床表现　1617
四、肱骨外上髁炎之治疗　1617
五、肱骨内上髁炎　1618
六、其他肘部疾患　1618

（周呈文　张振　赵定麟）

第二章　下肢退变性疾患　1620

第一节　弹响髋　1620
一、概述　1620
二、病因　1620
三、髂胫束所致弹响髋　1620
四、髂腰肌腱弹响　1621
五、股二头肌弹响　1621

第二节　髌骨不稳定　1621
一、髌股关节的解剖特点　1621
二、髌骨的功能与活动　1622
三、影响髌骨稳定性的因素　1624
四、病因分类　1624
五、髌股关节的生物力学　1624
六、临床表现　1625
七、X线检查　1627
八、CT或MR检查　1630
九、关节镜检查　1630
十、非手术治疗　1630
十一、手术治疗　1631

第三节　退变性踝部疾患　1634
一、踝部的解剖复习　1634
二、跟骨高压症　1634
三、踝部退行性骨关节炎　1635

第四节　足部解剖复习及退变性足部疾患　1635
一、足之骨性结构　1635
二、足弓的构成　1636
三、韧带与腱膜　1637
四、跗管及跗骨窦　1637
五、足的血供与神经　1638
六、足底跖痛　1639
七、踇外翻　1640

八、平底足　1644

（刘大雄　张振　赵定麟）

第二篇
脊柱退变性疾患　1649

第一章　颈椎病的基本概念　1650

第一节　颈椎病的定义、自然史与发病机制　1650
一、颈椎病的定义　1650
二、颈椎病的自然转归史　1650
三、颈椎病的病因学　1651
四、颈椎的退行性变　1651
五、发育性颈椎椎管狭窄　1653
六、慢性劳损　1653
七、头颈部外伤、咽喉部感染及畸形等　1654
八、颈椎病的发病机制　1654

第二节　颈椎病的简易分型之一——颈型颈椎病及其基本概念　1657
一、诊断标准　1657
二、发病机理　1657
三、临床特点　1658
四、影像学检查　1658
五、鉴别诊断　1658
六、治疗原则　1660
七、预后　1660

第三节　颈椎病简易分型之二——神经根型颈椎病及其基本概念　1660
一、诊断标准（2008）　1660
二、发病机理　1661
三、临床特点　1661
四、影像学检查　1663
五、鉴别诊断　1664
六、治疗原则　1668
七、预后　1670

第四节　颈椎病简易分型之三
　　——脊髓型颈椎病及其基本概念　1671
　一、诊断标准（2008）　1671
　二、发病机制　1671
　三、临床特点　1672
　四、影像学改变　1674
　五、鉴别诊断　1675
　六、治疗原则　1680
　七、预后　1683

第五节　颈椎简易分型之四
　　——椎动脉型颈椎病及其基本概念　1683
　一、椎动脉型颈椎病诊断标准（2008）　1683
　二、发病机理　1684
　三、临床特点　1686
　四、影像学改变　1689
　五、鉴别诊断　1690
　六、治疗原则　1691
　七、预后　1691

第六节　颈椎病简易分型之五
　　——食道压迫型颈椎病与混合型颈椎病及其基本概念　1692
　一、食道压迫型颈椎病诊断标准（2008）　1692
　二、食道型颈椎病的发病机理　1692
　三、食道型颈椎病的临床特点　1692
　四、食道型颈椎病的影像学改变　1692
　五、食道型颈椎病的鉴别诊断　1693
　六、食道型颈椎病的治疗原则　1694
　七、食道型颈椎病的预后　1694
　八、混合型颈椎病的诊断标准（2008）　1694
　九、混合型颈椎病特点　1694
　十、混合型颈椎病的鉴别诊断　1696
　十一、混合型颈椎病的治疗特点　1696

第七节　其他类型颈椎病的争论、共议与共识　1697
　一、关于交感型颈椎病　1697
　二、关于其他两型（颈椎失稳型与脊髓前中央动脉受压型）颈椎病　1698
　三、其他型颈椎病的手术治疗问题　1701

第八节　影像学显示颈椎退变而无临床症状者型如何判断　1701
　一、基本认识　1701
　二、此组病例影像显示颈椎退变的特点　1701
　三、长期随访结果　1702
　四、对此组病例在处理时应注意的问题　1702

（赵定麟　侯铁胜　李国栋
　　陈德玉　赵　杰）

第二章　颈椎病的非手术疗法及预防　1704

第一节　非手术疗法的基本概念　1704
　一、临床意义　1704
　二、基本要求　1705
　三、常用的非手术方法　1706
　四、"第三届全国颈椎病专题座谈会纪要"（2008）关于"颈椎病非手术治疗问题"内容　1707

第二节　颈椎应保持良好的睡眠、工作与生活体位　1707
　一、改善与调整睡眠体位具有重要意义　1707
　二、重视枕头　1707
　三、重视睡眠姿势　1709
　四、注意对床铺的选择　1709
　五、消除其他影响睡眠的因素　1709
　六、纠正与改变工作中的不良体位　1709
　七、注意纠正在日常生活与家务劳动中的不良体位　1710

第三节　颈部的制动与固定　1711

一、概述 1711
二、基本原理 1711
三、临床意义 1711
四、制动与固定方式之一
　　——牵引疗法 1712
五、制动与固定方式之二
　　——颈围与支架 1714
六、制动与固定方式之三
　　——颈部石膏 1714
第四节　颈椎病的康复疗法及心理
　　　　疗法 1716
一、康复治疗概况 1716
二、康复疗法对颈椎病治疗作用的
　　原理 1716
三、治疗颈椎病的手法与物理疗法 1717
四、颈椎病的运动疗法 1719
五、心理治疗 1719
第五节　颈椎病的预防 1720
一、家庭生活与工作岗位中的预防 1720
二、重视并注意预防头颈部外伤 1721
三、积极开展科普教育 1722
四、积极治疗咽喉部炎症 1723
（陈德玉　袁文　赵杰　匡勇　吴德升
臧鸿生　朱海波　姜宏　赵定麟）

第三章　颈椎病的手术疗法 1725
第一节　颈椎病手术疗法的概述、
　　　　病例选择、麻醉、入路、
　　　　体位、病节显露及定位 1725
一、概述 1725
二、手术病例选择 1726
三、麻醉 1728
四、手术入路 1729
五、体位 1730
六、颈椎前路手术切口选择 1731
七、显露椎体前方 1732
八、施术椎节定位 1736
第二节　颈椎间盘切除术 1737

一、常规之颈椎间盘切除术病例
　　选择 1737
二、常规椎间盘切除术操作程序 1737
三、前路经皮颈椎椎间盘切除术
　　概述及病例选择 1742
四、经皮颈椎间盘切除术操作程序 1742
第三节　颈椎椎体间关节融合术 1743
一、概述 1743
二、手术适应证 1743
三、特种器械 1743
四、术式之一——带深度指示器的
　　直角凿切骨+局部旋转植骨术 1744
五、术式之二——环锯切骨及柱状
　　植骨法 1746
六、术式之三——U形凿法 1749
七、术式之四——钻头法 1749
八、界面固定融合术 1749
九、术后处理 1751
（赵定麟　张文明　吕士才　侯铁胜　范善钧
张文林　臧鸿生　陈德玉　赵杰　严力生）
第四节　颈椎前路直视下切骨减压
　　　　术、椎体（次）全切除术
　　　　及多节段开槽减压术 1751
一、概述 1751
二、手术适应证 1752
三、术式及操作步骤 1753
四、环锯切骨减压法 1753
五、凿刮法扩大减压术 1755
六、磨钻减压术 1759
七、椎体次全切除术 1759
八、椎体全切术 1763
九、多椎节开槽减压术 1763
十、对各种术式的选择与判定 1765
第五节　颈椎前路侧前方减压术 1766
一、手术病例选择 1766
二、手术体位、显露与特种器械 1766
三、手术步骤 1766

四、闭合切口　1770
　　五、术后处理　1770
第六节　颈椎前路潜式切骨减压术　1770
　　一、概述　1770
　　二、经椎间隙潜行切骨减压术　1770
　　三、经一个椎节同时行双椎节或三椎节的潜式减压术　1773
　　四、经椎体中部的Y形潜式切骨减压术　1778
第七节　颈椎前路手术施术要求及术中对各种技术难题处理与应变措施　1782
　　一、对施术病节处理上的基本要求　1783
　　二、增加植入物的稳定性，避免Cage的滑出　1787
　　三、对跳跃式致压病变可酌情处理　1790
　　四、对脊髓有液化灶者应及早处理　1792
　　五、颈椎前路减压数年后对椎管后方致压病变的影响　1793

（赵定麟　陈德玉　袁　文　李国栋　范善钧　赵　杰　张玉发　林　研）

第八节　下颈椎不稳症的治疗　1794
　　一、概述　1794
　　二、下颈椎不稳症之解剖学基础　1794
　　三、致病因素　1794
　　四、临床特点　1795
　　五、影像学特点　1796
　　六、诊断与鉴别诊断　1796
　　七、治疗　1796
　　八、预后　1799

（赵　杰　陈德玉　侯铁胜　赵卫东　赵定麟）

第九节　脊髓前中央动脉症候群的治疗　1800
　　一、概述　1800
　　二、脊髓前中央动脉之解剖学特点　1800
　　三、累及脊髓前中央动脉的诸病理解剖和病理生理因素　1802

　　四、临床特点　1802
　　五、诊断　1803
　　六、鉴别诊断　1804
　　七、治疗　1805
　　八、临床病例介绍　1806

（赵定麟　陈德玉　严力生　李立钧　林　研　张玉发　倪春鸿　赵卫东　杨立利　于　彬　刘忠汉）

第十节　介导微创治疗颈椎外科技术　1812
　　一、概述　1812
　　二、经皮激光颈椎间盘汽化减压术　1812
　　三、经皮颈椎间盘髓核成形术　1814

（王向阳　林　焱）

第十一节　MED颈前路减压植骨内固定术　1816
　　一、概述　1816
　　二、病例选择、器械及术前准备　1816
　　三、手术方法　1817
　　四、操作注意事项　1820
　　五、术后处理　1821
　　六、并发症防治　1821
　　七、病例介绍　1821

（池永龙）

第十二节　脊髓显微外科　1823
　　一、显微镜手术的基本操作与临床应用　1823
　　二、显微镜手术的临床应用　1825
　　三、婴、幼儿时期脊椎脊髓疾病的显微外科　1826
　　四、青少年脊髓疾病的显微外科　1828
　　五、青壮年期脊椎脊髓疾病的显微外科　1831
　　六、脊椎脊髓显微外科有关技术　1833

（周天健）

第四章　颈椎的融合与非融合技术　1839
第一节　颈椎前路传统之融合技术　1840
　　一、取自体髂骨的颈椎融合术技术　1840

二、自体胫骨或自体腓骨取骨用于颈椎融合术	1841
三、颈椎手术中局部骨块利用技术	1842
四、其他方式的椎节融合术	1844
第二节　颈椎前路界面内固定融合术	1844
一、界面内固定用于脊柱外科的基本原理	1844
二、用于颈椎前路手术界面内固定的材料与形状	1845
三、界面内固定的临床应用	1847
四、注意事项	1850
五、界面内固定技术的特点	1850
六、界面内固定的临床病例选择	1851
七、临床举例	1852
第三节　颈椎人工椎体	1857
一、颈椎人工椎体的设计	1857
二、病例选择	1858
三、术前准备与手术步骤	1858
四、术后处理	1861
五、其他人工椎体设计	1861
第四节　颈椎椎节非融合技术之一 记忆合金、颈椎椎体间人工关节	1862
一、材料选择	1862
二、形状设计	1863
三、病例选择	1864
四、施术过程	1864
五、术后观察	1866
六、并发症	1868
七、本设计的特点	1868
第五节　颈椎椎节非融和技术之二 记忆合金颈椎人工椎间盘	1869
一、椎间盘的材料与设计	1869
二、病例选择	1869
三、施术过程	1870
四、术后	1872
五、并发症	1872

六、讨论	1874
（赵定麟　张文明　吕士才　张文林　万年宇 刘大雄　王义生　陈德玉　袁 文　赵 杰）	
第六节　颈椎人工椎间盘现状	1875
一、概述	1875
二、适用人工椎间盘的病例选择	1875
三、不宜选择或需慎重选择者	1877
四、施术步骤	1877
五、定期随访观察	1881
六、并发症	1888
（赵定麟　严力生　林 研　陈天国 罗旭耀　张 振　刘忠汉）	
第七节　对颈椎融合与非融合技术的认识	1889
一、概述	1889
二、共识的观念	1889
三、争议的焦点	1890
四、笔者个人观点	1891
（赵定麟）	

第三篇

胸腰椎退变性疾患　1913

第一章　胸椎椎间盘突出症	1914
第一节　胸椎椎间盘突出症的基本概念	1914
一、概述	1914
二、病因	1914
三、分型	1915
四、临床症状特点	1916
五、诊断	1916
六、鉴别诊断	1917
（罗卓荆）	
第二节　胸椎椎间盘突出症的治疗	1917
一、非手术疗法	1917
二、重视手术疗法	1917
三、手术适应证	1918
四、术式选择	1918

五、预后 1919
　　六、临床举例 1919
（罗卓荆　陈德玉　陈　宇　王良意　何志敏）
第三节　胸腔镜下VATS/EMI-VATS
　　　　胸椎间盘摘除术 1921
　　一、概述 1921
　　二、病例选择及术前准备 1921
　　三、手术步骤 1922
　　四、操作注意事项 1924
　　五、术后处理 1924
　　六、并发症防治 1924
　　七、临床举例 1924
（池永龙）

第二章　腰椎间盘突（脱）出症 1928
　第一节　腰椎间盘突（脱）出症的
　　　　基本概念、病理与分型 1928
　　一、定义 1928
　　二、发病主要因素 1928
　　三、发病诱发因素 1929
　　四、病理改变 1930
　　五、分型 1932
　　六、脱（突）出髓核之转归 1936
　　七、髓核突出之形态 1937
　第二节　腰椎间盘突出症的临床表
　　　　现、诊断与鉴别诊断 1938
　　一、临床症状学特点 1938
　　二、一般体征 1939
　　三、特殊体征 1940
　　四、影像学检查 1943
　　五、其他检查 1946
　　六、诊断 1947
　　七、鉴别诊断基本要领 1949
　　八、与各相关疾病鉴别 1949
　第三节　腰椎间盘突（脱）
　　　　出症之治疗 1953
　　一、非手术疗法病例选择 1953
　　二、非手术疗法具体措施 1953

　　三、手术疗法病例选择 1954
　　四、麻醉、体位与定位 1955
　　五、腰椎后路手术 1956
　　六、腰椎前路手术 1970
　第四节　极外侧型腰椎间盘突出症 1972
　　一、概述 1972
　　二、临床解剖特点 1973
　　三、临床症状和体征 1973
　　四、影像学检查 1974
　　五、诊断与鉴别诊断 1975
　　六、非手术治疗 1975
　　七、手术治疗 1975
（赵　杰　谢幼专　杨建伟　赵长青　赵　鑫
　朱海波　匡　勇　李　华　赵定麟）
　第五节　腰椎后路显微外科技术 1977
　　一、概述 1977
　　二、病例选择、术前准备、麻醉与
　　　　体位 1977
　　三、手术步骤 1978
　　四、术后处理 1982
　　五、并发症防治 1982
　　六、临床举例 1984
　第六节　脊髓镜的应用 1985
　　一、概述 1985
　　二、脊髓镜检查的适应证 1985
　　三、检查方法与临床应用 1985
　　四、临床应用时病变判定 1985
　　五、优点 1986
　　六、存在的问题 1986
（周天健）

第三章　椎间盘源性腰痛 1989
　第一节　椎间盘源性腰痛的基本概念 1989
　　一、概述 1989
　　二、下腰部的解剖与生理特点 1989
　　三、下腰部生物力学特点 1994
　　四、诊断 1997
　　五、鉴别诊断 1997

六、非手术疗法 1997
七、预防 1997
第二节 腰椎椎间盘源性腰痛的前路
非融合手术治疗 2004
一、手术病例选择 2004
二、麻醉、体位与切口 2006
三、术野显露 2007
四、退变间隙的处理——切除椎间
隙组织 2007
五、人工假体的置放 2008
六、术后处理 2009
七、并发症 2009
八、对腰椎椎间盘源性腰痛手术疗
法的认识 2010
（刘宝戈 Giovanni Lue F.De Waele）
第三节 腰椎经皮椎间盘内电热疗法 2011
一、概述 2011
二、病例选择及器械 2011
三、手术步骤 2012
四、术后处理 2013
五、并发症防治 2013
（王向阳）
第四节 人工髓核置换术治疗腰椎间
盘突出症及相关问题 2014
一、概述 2014
二、人工髓核的构造与型号 2015
三、人工髓核置换术的实施 2016
四、预后及相关问题分析 2018
（周进 徐建中）

第四章 退变性下腰椎不稳症及骶髂关节类 2021

第一节 腰椎不稳症的基本概念 2021
一、概述 2021
二、腰椎退变、不稳与不稳症三
者之关系 2021
三、发病机理与病理改变 2022
四、临床表现 2023
五、腰椎不稳症的影像学特点 2024
六、诊断 2026
第二节 腰椎不稳症的治疗 2027
一、非手术疗法 2027
二、手术疗法 2027
三、腰椎后路手术 2027
四、腰椎前路手术 2036
（赵杰 李华 赵鑫
谢幼专 赵长青 赵定麟）
第三节 腹腔镜下腰椎间融合技术 2043
一、腹腔镜微创脊柱外科技术简介 2043
二、腹腔镜前路腰椎融合术病例
选择及术前准备 2044
三、手术方法之一——经腹腹腔镜
腰椎体间BAK融合术（L_5~S_1） 2044
四、手术方法之二——经腹膜后腹腔
镜腰椎椎体间BAK融合术（L_4~
L_5以上椎间隙） 2046
五、术后处理 2048
六、并发症防治 2048
七、临床举例 2049
（吕国华 王冰）
第四节 退变性骶髂关节炎 2050
一、概述 2050
二、临床表现 2051
三、诊断 2052
四、鉴别诊断 2052
五、非手术治疗 2052
六、手术疗法 2052
（李国栋 严力生 罗旭耀 鲍宏伟）

第五章 退变性腰椎峡部崩裂和脊椎滑脱 2054

第一节 退变性腰椎峡部崩裂和
脊椎滑脱之基本概念 2054
一、概述与定义 2054

二、解剖学特征 2054
三、致病因素 2054
四、病理学特征 2055
五、临床表现 2056
六、影像学改变 2056
七、诊断 2058

第二节 腰椎退变性滑脱的治疗 2058
一、非手术治疗 2058
二、对手术疗法的基本认识 2058
三、后路复位减压及固定(融合)术 2059
四、前路椎体间融合术 2062
五、前后联合入路手术 2064
六、双节段椎弓根钉技术 2064
七、其他技术 2064
八、术后处理 2066

第三节 临床病例举例 2066
（赵 杰 吴德升 陈德玉 林 研 谢幼专 严力生 张玉发 李立钧 赵定麟）

第六章 胸腰段经皮外科技术 2074
第一节 经皮腰椎间盘髓核成形术 2074
一、病例选择及基本器械 2074
二、手术步骤 2074
三、操作细节及程序 2075
四、操作注意事项 2078
五、术后处理 2078
六、并发症防治 2078
七、临床举例 2078
（王向阳 林 炎）

第二节 经皮激光腰椎间盘汽化减压术 2079
一、病例选择及器材 2079
二、操作步骤 2079
三、术后处理 2081
四、并发症防治 2081
五、临床举例 2081
（王向阳 黄其杉）

第四篇 颈胸段后纵韧带与黄韧带骨化症 2085

第一章 颈段后纵韧带及黄韧带骨化症 2086

第一节 颈椎后纵韧带骨化症（OPLL） 2086
一、概述 2086
二、一般特点 2086
三、发病率 2087
四、病因学 2087
五、病理解剖特点 2087
六、临床症状特点 2088
七、分型 2089
八、诊断 2089
九、鉴别诊断 2091
十、治疗 2092
十一、手术并发症 2094
十二、疗效及预后 2094
十三、临床举例 2094

第二节 颈椎黄韧带骨化症 2108
一、概述 2108
二、解剖与生理功能 2108
三、病因 2109
四、病理 2109
五、临床表现 2109
六、影像学检查 2109
七、鉴别诊断 2110
八、治疗原则 2111
九、具体手术步骤 2111
十、临床举例 2112
（陈德玉 倪 斌 沈 强 赵定麟）

第二章 胸段后纵韧带及黄韧带骨化症 2118

第一节 胸椎后纵韧带骨化症 2118

一、概述　2118
　　二、发病机理　2118
　　三、临床表现　2118
　　四、诊断　2118
　　五、治疗原则　2119
　　六、后路手术　2119
　　七、前路手术　2120
　　八、注意事项　2120
　　九、临床举例　2121
第二节　胸椎黄韧带骨化症　2123
　　一、概述　2123
　　二、发病机制　2123
　　三、临床表现　2123
　　四、影像学检查　2124
　　五、病理学检查　2125
　　六、诊断　2125
　　七、鉴别诊断　2126
　　八、治疗　2126
　　九、手术并发症　2126
　　十、临床举例　2127

（Kenji Hanai　沈强　侯铁胜
陈德玉　赵杰　赵定麟）

第五篇
脊椎手术并发症与翻修术　2133

第一章　颈椎前路手术并发症及处理　2134
第一节　颈椎前路手术术前及手术暴露过程中并发症（伤）及防治　2134
　　一、概述　2134
　　二、颈椎手术前损伤概况及防治措施　2134
　　三、术前损伤的防治措施　2135
　　四、颈椎手术暴露过程中损伤概况　2136
第二节　颈前路减压清除病变及内固定时的并发症（伤）及其防治　2139

　　一、概述　2139
　　二、减压过程中引起损伤的概况　2139
第三节　颈椎前路手术后早期并发症及其防治　2147
　　一、喉头痉挛　2147
　　二、颈深部血肿　2148
　　三、食道瘘　2149
　　四、植骨块滑脱或植入过深　2150
　　五、植骨块骨折　2152
　　六、脑脊液漏　2152
第四节　颈椎前路手术后后（晚）期并发症　2152
　　一、概述　2152
　　二、颈椎前路钛（钢）板的松动、断裂与滑脱　2153
　　三、界面内固定器所致并发症　2155
　　四、人工椎体所致并发症　2156
　　五、人工椎间盘滑出　2156
　　六、骨愈合不良、假关节形成及成角畸形　2156
　　七、颈部切口感染　2157
　　八、髂嵴取骨部残留痛　2158
　　九、邻近椎节的退变问题　2159
　　十、颈前部皮肤疤痕直线性挛缩　2160
第五节　颈椎前路手术疗效不佳和变坏原因分析及处理对策　2161
　　一、诊断因素　2161
　　二、手术入路与术式选择不当　2161
　　三、手术因素　2162
　　四、术后因素　2163
　　五、其他因素　2164
　　六、处理对策　2165

（赵定麟　沈强　陈德玉
倪斌　赵杰　谢幼专）

第二章　颈椎病术后病例翻修术　2167
第一节　颈椎病翻修术之基本概念　2167
　　一、概述　2167

二、影响颈椎病前路手术疗效诸因
　　素概况　2167
三、减压不充分为主要原因　2167
四、植骨块位移或不融合　2168
五、Cage技术使用不当为另一原因　2168
六、其他原因　2168

第二节　颈椎病翻修术的原因、指
　　　　征、术前准备及处理原则　2168
一、术后翻修原因　2168
二、翻修术指征　2169
三、翻修术术前准备　2169
四、再手术病例处理的基本原则　2170
五、临床举例　2170

第三节　颈椎病翻修术术式选择与
　　　　相关问题　2172
一、脊髓或神经根受残留组织压迫　2172
二、假关节形成　2173
三、相邻节段的退变　2174
四、术后不稳或后凸畸形　2175
五、临床举例　2176

（陈德玉　赵杰　沈强　赵定麟）

第三章　腰椎手术并发症　2181

第一节　腰椎手术并发症基本概况　2181
一、概述　2181
二、发生率　2181

第二节　腰椎手术过程中所致并发
　　　　症及预防　2182
一、定位错误　2182
二、术中神经根的损伤　2182
三、脊髓或马尾伤　2183
四、血管脏器伤　2183
五、硬膜损伤　2184
六、压迫疮与褥疮　2184
七、体位性失血（休克）　2184

第三节　腰椎手术术后并发症　2184
一、内固定失败　2184
二、髂骨取骨所致并发症　2185

三、发热反应及感染　2185
四、椎间盘炎　2186
五、肠梗阻　2187
六、脑脊液漏及囊肿形成　2187
七、马尾综合征　2187
八、继发性蛛网膜炎　2188
九、椎节不稳　2188
十、异物反应　2188

（赵杰　沈强　谢幼专　赵鑫
杨建伟　赵长青　李华　赵定麟）

第四章　腰椎翻修术　2191

第一节　腰椎翻修术基本概况　2191
一、概述　2191
二、术前需详细询问病史　2191
三、术前全面体格检查　2192
四、术前针对性影像学检查　2192
五、判定手术失败原因　2192

第二节　翻修手术方案选择及
　　　　并发症处理　2193
一、手术指征　2193
二、手术入路的选择　2193
三、术中应遵循的原则　2193
四、并发症处理　2193

第三节　腰椎间盘疾患及腰椎管狭
　　　　窄症再手术病例临床举例　2194
一、再发性椎间盘突出症　2194
二、邻节退变加剧而引发类同病变　2196
三、溶核手术后复发者　2196
四、植骨及内植物操作不当致失败
　　的翻修　2197
五、因继发性不稳症的翻修　2198
六、术后血肿或碎骨块致压的翻修　2199
七、腰椎人工髓核植入术后再手术　2199
八、腰椎椎管狭窄症再手术病例　2201

第四节　腰椎退行性疾患术后翻修
　　　　手术　2202
一、影响因素　2202

二、翻修原因 2203
三、术前准备 2204
四、处理的基本原则 2204
五、手术指征 2205
六、术式选择 2205
七、临床举例 2207

第五节　腰椎畸形和（或）滑脱症
　　　　术后病例翻修手术 2212
一、早期翻修术指征 2212
二、晚期翻修手术指征 2213
三、翻修术前重视影像学检查 2214
四、翻修术前准备 2214
五、后路翻修手术的手术技巧 2214
六、后路翻修手术的并发症 2215
七、临床举例 2215

（赵杰　陈德玉　袁文　倪斌　谢幼专　赵鑫　赵长青　杨建伟　李华　赵定麟）

第五章　脊柱脊髓手术术中与术后各种反应和并发症及其防治 2223

第一节　颈椎手术后常见的咽喉部
　　　　水肿、出血和声音嘶哑及
　　　　其预防 2223
一、颈椎病颈前路减压固定术 2223
二、伴椎管狭窄之颈椎病则行颈后
　　路减压术 2224
三、后纵韧带骨化 2225
四、寰枢椎脱位 2226

第二节　颈椎前路手术并发食管
　　　　损伤 2226
一、食管损伤的基本概念 2226
二、常见的致伤原因 2227
三、发生机制 2227
四、防治措施 2227
五、食管瘘的锁骨骨膜及胸锁乳突
　　肌肌瓣修补术 2227

第三节　脊椎手术后脑脊液漏及其
　　　　治疗 2229

一、概述 2229
二、发生率 2229
三、局部解剖复习 2230
四、容易并发脑脊液漏的手术操作
　　及其预防措施 2230
五、术后的早期诊断及治疗 2231
六、术后脊液漏经皮蛛网膜下腔引
　　流术的病例选择 2231
七、经皮蛛网膜下腔引流术实际操
　　作技术 2232

第四节　胸椎手术术后并发气胸和
　　　　乳糜胸及其预防 2233
一、气胸的病理形态 2233
二、气胸的症状与判定 2234
三、气胸的治疗 2234
四、乳糜胸相关解剖和生理 2234
五、乳糜胸的病理特点 2235
六、乳糜胸的症状与诊断 2235
七、乳糜胸的治疗 2235
八、胸导管损伤致乳糜胸典型病例
　　介绍 2236

第五节　术中血管、神经并发症及
　　　　其对策 2236
一、概述 2236
二、脊柱畸形后路内置物手术的术
　　中并发症 2236
三、脊柱先天性侧弯矫正术中并
　　发症 2237
四、颈椎手术前路进入术中
　　并发症 2238
五、颈椎后侧入路术中并发症 2238
六、腰椎后方入路手术术中并发症 2239
七、胸椎前路固定术中并发症 2240
八、胸腰段脊柱前路手术的术中并
　　发症 2240

第六节　术后深部静脉血栓并发症
　　　　的防治 2240

一、概述及发生率	2240	三、呼吸道并发症	2252
二、发生DVT的危险因素	2241	**第十一节 脊柱术后泌尿系统并发症及其对策**	**2253**
三、诊断	2241	一、与留置导尿管有关的问题	2253
四、DVT的预防方法	2241	二、排尿障碍及其对策	2253
五、治疗	2242	三、尿失禁及其对策	2253
第七节 脊椎固定术对相邻椎节的不良影响	**2242**	四、尿路结石	2253
一、概述	2242	**第十二节 术后精神并发症的处理**	**2254**
二、颈椎固定术后对邻接椎体的影响	2242	一、概述	2254
三、腰椎固定术后对邻接椎体的影响	2243	二、术后精神紊乱的分类	2254
四、发生机制及处理对策	2243	三、精神症状的处理	2256
第八节 髂骨取骨部位并发长期疼痛的病因及防治	**2244**	**第十三节 脊柱脊髓手术后的术后感染及其对策**	**2256**
一、概述	2244	一、概述	2256
二、髂骨前部取骨后取骨部位的疼痛概况及原因	2244	二、术后感染的发生率	2256
三、取骨处疼痛的预防和治疗	2245	三、术后感染的分类	2258
四、髂骨后部取骨后的疼痛概况与原因	2246	四、诊断	2259
五、髂骨后部取骨后疼痛的预防和治疗	2246	五、预防	2259
第九节 腰椎退行性病变器械内固定并发症的防治	**2247**	六、治疗	2260
一、概述	2247	七、脊柱术后感染时的高压氧疗法	2261
二、并发症的分类	2247	八、脊柱金属内置物术后感染的持续灌洗术	2261
三、并发症之发生率	2248	九、腰椎后方金属内置物术后创口感染的开放砂糖疗法	2263
四、并发症与术式之相关性	2248	**第十四节 术后并发肺栓塞及早期治疗**	**2265**
五、并发症预防对策之一——明确手术适应证	2249	一、概述	2265
六、并发症预防对策之二——明确引发术中并发症的诸因素	2249	二、急性肺血栓栓塞的治疗方法分类	2265
七、积极防治术后各种并发症	2249	三、呼吸循环的管理	2265
八、注意其他并发症	2251	四、抗凝疗法	2265
第十节 脊柱术后消化及呼吸系统并发症及其防治	**2251**	五、溶栓疗法	2266
一、概述	2251	六、下腔静脉支架	2266
二、消化道并发症	2251	**第十五节 脊椎固定术后并发症及其防治对策（移植骨和内固定置入物的滑脱与位移）**	**2267**
		一、概述	2267

二、移植骨的滑脱移位概况	2267	四、骨盆钉与头颅钉的并发症	2274
三、颈椎前路固定术	2267	五、其他并发症	2274
四、经前路腰椎固定术概况	2268	第十八节 颈椎手术后C_5神经麻痹	2275
五、腰前路施术术中对策	2268	一、概述	2275
六、腰前路手术术后处理与外固定	2268	二、临床症状	2275
七、腰椎经后路进入的椎体固定术（PLIF）	2268	三、前方手术C_5神经根损伤的机制	2275
八、内固定器械的滑脱移位	2268	四、后方减压术C_5神经根损伤的机制	2276
第十六节 脊髓动静脉畸形及髓内肿瘤的手术并发症	2269	五、症状特点	2276
一、概述	2269	六、预防	2276
二、脊髓动静脉畸形的并发症概况	2270	七、治疗	2277
三、人工栓塞的并发症	2270	第十九节 脊柱脊髓手术体位的并发症及其对策	2277
四、脊髓血管畸形术中并发症	2270	一、概述	2277
五、髓内肿瘤的并发症概况与术前诊断	2270	二、手术体位及其并发症基本概况	2277
六、髓内肿瘤手术并发症	2271	三、颈椎后路手术	2277
第十七节 头-盆牵引的并发症	2271	四、颈椎前路手术	2278
一、概述	2271	五、胸椎后路手术	2278
二、头-盆牵引的优点及其适应证	2271	六、胸椎前路手术	2279
三、头-盆牵引器械脊柱牵引的并发症	2272	七、腰椎后路手术	2279
		八、腰椎前路手术	2280

（周天健　李建军）

第五卷　骨科范围肿瘤

第一篇 四肢肿瘤　2285

第一章 常见良性骨肿瘤	2286	六、诊断	2287
第一节 软骨瘤	2286	七、治疗	2287
一、概述	2286	第二节 骨软骨瘤	2289
二、好发部位	2286	一、概述	2289
三、病理特点	2286	二、好发部位	2289
四、临床表现	2286	三、病理改变	2289
五、辅助检查	2287	四、临床表现	2290
		五、辅助检查	2290
		六、诊断	2291
		七、治疗	2291

第三节　成软骨细胞瘤（良性软骨母细胞瘤） 2291
　　一、概述 2291
　　二、好发部位 2292
　　三、病理改变 2292
　　四、临床表现 2292
　　五、辅助检查 2292
　　六、鉴别诊断 2292
　　七、治疗 2293

第四节　软骨黏液纤维瘤 2293
　　一、概述 2293
　　二、好发部位 2293
　　三、病理改变 2293
　　四、临床表现 2294
　　五、辅助检查 2294
　　六、鉴别诊断 2294
　　七、治疗 2294

第五节　骨样骨瘤 2295
　　一、概述 2295
　　二、好发部位 2295
　　三、病理改变 2295
　　四、临床表现 2295
　　五、辅助检查 2296
　　六、鉴别诊断 2296
　　七、治疗 2296

（邵增务　张彦男）

　　八、附：巨型骨样骨瘤手术切除一年半完全修复病例介绍 2297

（刘志诚）

第六节　骨巨细胞瘤 2298
　　一、概述 2298
　　二、好发部位 2298
　　三、病理改变 2298
　　四、临床表现 2298
　　五、辅助检查 2298
　　六、治疗 2299

第七节　骨母细胞瘤 2300
　　一、概述 2300
　　二、好发部位 2300
　　三、病理改变 2300
　　四、临床表现 2301
　　五、辅助检查 2301
　　六、鉴别诊断 2301
　　七、治疗基本原则 2301
　　八、治疗方法 2302

第八节　骨纤维结构不良 2302
　　一、概述 2302
　　二、分型 2302
　　三、好发部位 2302
　　四、病理改变 2303
　　五、临床表现 2303
　　六、辅助检查 2303
　　七、鉴别诊断 2304
　　八、治疗 2304

第九节　孤立性骨囊肿 2305
　　一、概述 2305
　　二、好发部位 2305
　　三、病理特点 2305
　　四、临床表现 2305
　　五、辅助检查 2306
　　六、治疗 2306

第十节　动脉瘤样骨囊肿 2306
　　一、概述 2306
　　二、好发部位 2306
　　三、病理特点 2307
　　四、临床表现 2307
　　五、辅助检查 2307
　　六、治疗 2307

第十一节　干骺端纤维缺损 2308
　　一、概述 2308
　　二、好发部位 2308
　　三、病理改变 2308
　　四、临床表现 2309
　　五、辅助检查 2309

六、治疗 2309
第十二节 嗜酸性肉芽肿 2310
　一、概述 2310
　二、好发部位 2310
　三、病理改变 2310
　四、临床表现 2310
　五、辅助检查 2310
　六、治疗 2310

（邵增务　张彦男）

第十三节 骨巨细胞瘤术后复发并两肺转移自愈病例 2311
　一、概述 2311
　二、病情简介 2311

（刘志诚）

第二章 四肢恶性骨肿瘤的发展史、分期与治疗现状 2316

第一节 恶性骨肿瘤治疗的发现史与各种疗法发展史 2316
　一、肿瘤发现史 2316
　二、外科治疗发展史 2316
　三、化学治疗发展史 2317
　四、放射治疗发展史 2317
　五、免疫治疗发展史 2317

第二节 恶性骨肿瘤的外科分级与分期 2318
　一、概述 2318
　二、外科分级（grade, G） 2318
　三、外科区域（territory, T） 2319
　四、转移（metastasis, M） 2319
　五、外科分期 2319

第三节 骨肉瘤的外科治疗原则与现状 2320
　一、概述 2320
　二、截肢术 2320
　三、保肢手术 2320

（邵增务　张志才）

第三章 四肢常见恶性骨肿瘤的基本概念与治疗 2323

第一节 原发性恶性骨肉瘤 2323
　一、概述 2323
　二、病因学 2323
　三、骨肉瘤的分类 2323
　四、临床表现 2324
　五、影像学检查 2324
　六、实验室检查 2326
　七、病理检查 2326
　八、治疗 2326

第二节 原发性软骨肉瘤 2327
　一、概述 2327
　二、好发部位 2327
　三、病理表现 2327
　四、临床表现 2327
　五、辅助检查 2328
　六、鉴别诊断 2328
　七、手术治疗 2328
　八、放射治疗 2329
　九、化疗 2329

第三节 尤文氏肉瘤 2329
　一、概述 2329
　二、好发部位 2329
　三、病理表现 2329
　四、临床表现 2330
　五、辅助检查 2330
　六、鉴别诊断 2330
　七、治疗原则 2331
　八、手术治疗 2331
　九、放疗 2331
　十、化疗 2331

第四节 骨的恶性淋巴瘤 2332
　一、概述 2332
　二、好发部位 2332
　三、病理表现 2332

四、临床表现	2332
五、辅助检查	2332
六、治疗	2333
第五节　多发性骨髓瘤	2334
一、概述	2334
二、病理表现	2334
三、临床表现	2334
四、辅助检查	2334
五、治疗原则	2335
六、化疗	2335
七、全身支持疗法	2335

（邵增务　张志才）

第六节　下肢横纹肌肉瘤	2335
一、概述	2335
二、病情简介	2336

（王义生　刘宏建）

第七节　下肢恶性黑色素瘤	2337
一、概述	2337
二、病情简介	2338

（王义生　刘宏建）

第八节　四肢转移性骨肿瘤	2340
一、概述	2340
二、转移途径	2340
三、好发部位	2340
四、临床表现	2341
五、辅助检查	2341
六、治疗原则	2342
七、非手术方法	2342
八、手术治疗	2342

（邵增务　张志才）

第四章　保肢治疗的进展	2345
第一节　现状、争论、评价与前景	2345
一、概述	2345
二、保留骨骺的保肢手术在儿童四肢骨肿瘤保肢治疗中的应用	2345
三、可延长假体在儿童四肢骨肿瘤保肢治疗中的应用	2346

四、新辅助化疗在恶性骨肿瘤治疗中的地位	2346
五、动脉灌注化疗的效果及评价	2347
六、放射粒子植入在恶性骨肿瘤治疗中的应用前景	2347
第二节　骨肉瘤基因治疗研究进展	2348
一、免疫基因治疗	2348
二、反义核苷酸治疗	2348
三、抑癌基因的相关治疗	2349
四、自杀基因导入治疗	2349
五、联合基因治疗	2349
第三节　恶性骨肿瘤免疫治疗的进展及发展趋势	2350
一、过继细胞免疫治疗	2350
二、单克隆抗体治疗	2350
三、肿瘤疫苗	2350
四、现代治疗的发展趋势	2350

（邵增务　张志才）

第二篇

脊柱肿瘤　2353

第一章　原发性脊柱肿瘤	2354
第一节　原发性脊柱肿瘤之基本概念	2354
一、概述	2354
二、分类	2354
三、临床表现	2356
四、辅助检查	2356
第二节　脊柱肿瘤的治疗原则	2356
一、概述	2356
二、脊柱原发性良性肿瘤和瘤样病变的治疗原则	2356
三、脊柱原发恶性肿瘤的治疗原则	2357
四、脊柱转移瘤的治疗原则	2357
五、药物治疗	2357
六、放射治疗	2358
七、微创治疗	2358
八、手术治疗	2358

第三节 脊柱肿瘤的手术分期与全
　　　　脊椎（体）切除术　2359
　　一、Enneking 外科分期　2359
　　二、三个国际性肿瘤机构提出的
　　　　脊柱肿瘤的WBB手术分期法
　　　　（1996）　2359
　　三、全脊椎（体）切除术　2360
　　四、手术相关并发症　2360
　　五、脊柱稳定性的重建　2360

（邵增务　张彦男）

第二章　骶骨肿瘤　2363
第一节　概述、术前准备与出血控制
　　　　2363
　　一、概述　2363
　　二、术前准备　2363
　　三、骨肿瘤手术出血控制的重要性　2363
　　四、阻断局部血供为减少出血的可
　　　　行措施　2364
　　五、腹主动脉硅胶管临时套扎血流
　　　　阻断术　2365
　　六、球囊导管置入一过性腹主动脉
　　　　血流阻断术　2366
第二节　骶骨肿瘤的切除术　2367
　　一、麻醉、体位与切口　2367
　　二、手术具体步骤之一——前路
　　　　操作方法　2367
　　三、手术具体步骤之二——后路
　　　　操作方法　2367
　　四、术后处理　2368
　　五、骶骨肿瘤切除时应注意的几个
　　　　问题　2368
第三节　高位骶骨肿瘤切除后稳定
　　　　性重建　2369
　　一、ISOLA 钉棒系统固定　2370
　　二、改良的 Galveston 技术　2370
　　三、前后路联合重建　2370
　　四、定制型假体重建　2370
　　五、异体骨重建　2370
　　六、术式的优点　2370

（邵增务　张志才）

第三章　脊柱转移性肿瘤　2372
第一节　脊柱转移肿瘤的基本概念
　　　　与检查　2372
　　一、基本概念　2372
　　二、临床症状特点　2372
　　三、其他症状　2373
　　四、影像学X线检查　2373
　　五、其他影像学检查　2373
　　六、实验室检查　2374
　　七、病理检查　2375
第二节　脊柱转移瘤的诊断与非外
　　　　科手术治疗　2375
　　一、诊断　2375
　　二、鉴别诊断　2375
　　三、化疗　2376
　　四、放射治疗　2376
　　五、免疫治疗　2376
　　六、激素及内分泌治疗　2376
第三节　脊柱转移癌的外科手术
　　　　疗法　2377
　　一、外科治疗的基本要求　2377
　　二、手术适应证　2377
　　三、手术目的　2377
　　四、受累神经组织分型　2378
　　五、分型与治疗要求　2378
　　六、治疗转移性肿瘤的新理念　2378

（邵增务　张志才）

第四章　脊髓肿瘤、椎管内肿瘤及
　　　　脊柱肿瘤临床举例等　2380
第一节　基本概念　2380
　　一、概述　2380
　　二、充分认识翻修术的特殊性与难度　2380
　　三、脊椎肿瘤翻修手术的基本原则
　　　　与要求　2381

第二节　翻修手术病例选择与术前
　　　　准备　　　　　　　　　　2381
　　一、手术病例选择　　　　　　2381
　　二、术前全面了解病情　　　　2381
　　三、术前自身状况评估　　　　2382
　　四、术前影像学评估　　　　　2382
　　五、其他评估　　　　　　　　2383
第三节　肿瘤翻修术的实施与术式
　　　　选择　　　　　　　　　　2383
　　一、肿瘤复发合并神经功能损害　2383
　　二、颈椎肿瘤切除术后不稳或反
　　　　曲畸形　　　　　　　　　2383
　　三、颈椎肿瘤翻修术　　　　　2384
　　四、胸、腰段肿瘤翻修术　　　2384
　　五、骶椎肿瘤翻修术　　　　　2384
　　六、临床举例　　　　　　　　2384
（陈德玉　卢旭华）

第三篇

骨盆肿瘤　　　　　　　　2389

第一章　骨盆（含骶骨）肿瘤的基本概念　2390

第一节　骨盆肿瘤概述、特点、诊
　　　　断、治疗原则及分区　　　2390
　　一、概述　　　　　　　　　　2390
　　二、骨盆环解剖学特点　　　　2390
　　三、流行病学概况　　　　　　2391
　　四、发生率　　　　　　　　　2391
　　五、诊断要点　　　　　　　　2391
　　六、临床症状特点　　　　　　2391
　　七、影像学特点　　　　　　　2392
　　八、病理学检查　　　　　　　2393
　　九、治疗原则　　　　　　　　2393
　　十、外科分区　　　　　　　　2394
第二节　髂骨、耻骨及坐骨骨盆环
　　　　肿瘤切除及重建术　　　　2395
　　一、病例选择　　　　　　　　2395

　　二、术前准备　　　　　　　　2395
　　三、手术方式　　　　　　　　2395
　　四、髋臼部髂骨切除术　　　　2395
　　五、耻、坐骨部分切除术　　　2396
（蔡郑东　李国东）

第二章　骨盆及骶尾部肿瘤切除与
　　　　重建术　　　　　　　　　2398

第一节　半骨盆切除及骨盆重建术　2398
　　一、半骨盆切除术基本概念　　2398
　　二、King-Steelquist半骨盆切除术　2398
　　三、Sarondo-Ferre半骨盆切除术　2399
　　四、术后处理　　　　　　　　2402
　　五、骨盆重建常用方法概述　　2402
　　六、分区骨盆重建术　　　　　2402
　　七、半骨盆切除、计算机辅助人工
　　　　半骨盆及全髋关节置换术　　2405
　　八、并发症的防治　　　　　　2407
第二节　骶尾部肿瘤的切除重建术　2408
　　一、概述　　　　　　　　　　2408
　　二、病例选择　　　　　　　　2408
　　三、术前准备　　　　　　　　2408
　　四、麻醉　　　　　　　　　　2409
　　五、具体操作步骤　　　　　　2409
　　六、骶髂关节稳定性和骶骨重建　2410
　　七、高位骶骨肿瘤切除术中的骶
　　　　神经保护问题　　　　　　2411
（蔡郑东　李国东）

第四篇

脊髓肿瘤、椎管内肿瘤及其脊柱肿瘤临床举例等　　2413

第一章　脊髓肿瘤的基本概念　2414

第一节　脊髓肿瘤的分布与病理特点　2414
　　一、概述　　　　　　　　　　2414
　　二、发生率　　　　　　　　　2414
　　三、脊髓外硬脊膜内肿瘤　　　2415
　　四、硬脊膜外肿瘤　　　　　　2415

五、脊髓内肿瘤　2416
第二节　脊髓肿瘤的分类与发病机制　2417
　　一、根据脊髓肿瘤起源分类　2417
　　二、按肿瘤病理特点分类　2417
　　三、按肿瘤生长的部位及与脊髓、硬脊膜和脊柱的关系分类　2418
　　四、按肿瘤在脊髓的高度或平面分类　2418
　　五、发病机制　2418
第三节　脊髓肿瘤的临床表现与辅助检查　2419
　　一、临床表现概述　2419
　　二、神经刺激期临床所见　2419
　　三、脊髓部分受压期临床表现　2419
　　四、脊髓性瘫痪期临床表现　2421
　　五、辅助检查之一——脑脊液检查　2421
　　六、辅助检查之二——放射性同位素扫描　2422
第四节　脊髓肿瘤的影像学检查　2422
　　一、X线平片检查　2422
　　二、脊髓造影检查　2423
　　三、选择性脊髓动脉造影检查　2424
　　四、CT扫描检查　2424
　　五、MR检查　2424
第五节　脊髓肿瘤的诊断、鉴别诊断与预后判定　2427
　　一、脊髓肿瘤概况　2427
　　二、平面诊断（纵位诊断）　2428
　　三、横位诊断　2429
　　四、鉴别诊断　2430
　　五、预后　2430

（李也白　徐华梓　杨胜武）

第二章　常见的椎管内肿瘤　2432
第一节　神经鞘瘤　2432
　　一、概述　2432
　　二、发生机理　2432
　　三、病理变化　2433
　　四、临床表现　2433
　　五、辅助检查　2434
　　六、诊断　2435
　　七、鉴别诊断　2435
　　八、治疗基本原则　2436
　　九、手术疗法　2436
第二节　脊膜瘤　2437
　　一、概述　2437
　　二、病因　2437
　　三、演变过程　2437
　　四、病理　2441
　　五、影像学检查　2441
　　六、诊断　2441
　　七、鉴别诊断　2442
　　八、治疗　2442
第三节　神经胶质瘤　2443
　　一、概述　2443
　　二、病因　2443
　　三、病理　2443
　　四、临床表现　2443
　　五、影像学检查　2444
　　六、诊断　2445
　　七、鉴别诊断　2445
　　八、治疗　2446
　　九、临床举例　2446
第四节　脊椎血管瘤　2447
　　一、概述　2447
　　二、发病比率及发病部位　2447
　　三、病理　2447
　　四、临床表现　2448
　　五、影像学检查　2448
　　六、诊断和鉴别诊断　2449
　　七、治疗　2449
　　八、临床举例　2449
第五节　转移性肿瘤　2450
　　一、概述　2450

二、病理特点 2450
三、临床特点 2450
四、临床症状和体征 2451
五、实验室与影像学检查 2451
六、诊断 2452
七、鉴别诊断 2452
八、预后评估 2453
九、治疗 2453
十、临床举例 2453
（徐华梓 李也白 徐晖 王靖
杨胜武 陈德玉 赵定麟）

第三章 脊柱肿瘤临床手术病例举例 2456
第一节 椎管内肿瘤 2456
一、神经鞘瘤 2456
二、脊膜瘤 2465
三、其他肿瘤 2470
第二节 椎体肿瘤 2476
一、原发性椎体肿瘤基本概念 2476
二、原发性椎体肿瘤临床举例 2476
三、附件肿瘤基本概念 2497
四、附件肿瘤临床举例 2497
第三节 脊柱转移瘤 2500
一、基本概念 2500
二、临床举例 2500
（陈德玉 陈宇 郭永飞 赵杰
林研 刘忠汉 赵定麟）

第五篇
脊柱肿瘤的动脉栓塞、全椎体切除及临床手术病例举例 2509

第一章 胸腰段恶性肿瘤的动脉栓塞 2510
第一节 选择性动脉栓塞技术 2510
一、脊髓与脊椎的血运供应 2510
二、原发脊柱骨肿瘤的发病情况 2510
三、继发脊柱骨肿瘤发病情况 2511
四、栓塞经皮选择性动脉血管内栓塞技术简介 2511
五、导管及栓塞材料 2512
六、血管内栓塞技术操作方法 2513
第二节 选择性节段性动脉栓塞在脊柱肿瘤治疗中的应用 2513
一、治疗目的 2513
二、栓塞技术分类 2514
三、治疗方式选择之一——良性骨肿瘤的终极治疗（definitive procedure） 2514
四、治疗方式选择之二——姑息治疗 2515
五、治疗方式选择之三——脊柱肿瘤栓塞后全椎体切除术 2516
（章祖成 王继芳 赵定麟）

第二章 后路大块全脊椎切除术治疗孤立性脊椎转移癌（或原发肿瘤） 2518
第一节 椎体全切术的基本概念 2518
一、概述 2518
二、脊柱肿瘤的外科分期（VST） 2518
三、手术适应证 2520
第二节 根治性大块脊椎切除的手术技术 2520
一、施术步骤概述 2520
二、第一步，椎板大块切除，后路脊柱固定 2520
三、第二步，椎体大块切除，脊椎假体置换（脊柱重建） 2521
四、全脊椎切除的历史背景 2522
五、大块全脊椎切除的概念与技术 2523
六、结论 2523
（富田胜廊 川原范夫 徐成福 赵定麟）

第六篇
神经纤维瘤病　2525

第一章　神经纤维瘤的基本概念　2526
　第一节　神经纤维瘤病的基本概念　2526
　　一、分型　2526
　　二、发生于椎管内的神经纤维瘤　2526
　　　　（严力生　罗旭耀　鲍宏伟　陈德玉）
　第二节　皮下浅在病变型神经纤
　　　　　维瘤　2527
　　一、概述　2527
　　二、典型病例病情简介　2527
　第三节　肢体型神经纤维瘤　2529
　　一、概述　2529
　　二、治疗　2529
　　三、典型病例　2529
　第四节　肢体型神经纤维瘤　2530
　　一、概述　2530
　　二、典型病例　2530

第二章　侵及脊柱之神经纤维瘤　2535
　第一节　早发型侵及脊柱之神经
　　　　　纤维瘤　2535
　　一、概述　2535
　　二、典型病例　2535
　　　　（刘志诚　刘忠汉　亓东铎）
　第二节　神经纤维瘤病伴发脊柱侧
　　　　　凸（NFI）之手术治疗　2536
　　一、概述　2536
　　二、典型病例一　2536
　　三、典型病例二　2537
　　　　（邱勇　朱丽华）
　第三节　神经纤维瘤病性颈椎后凸
　　　　　畸形的外科治疗　2538
　　一、概述　2538
　　二、神经纤维瘤病合并颈椎后凸畸
　　　　形发病率　2538
　　三、病因学　2538
　　四、神经纤维瘤病颈椎后凸畸形的
　　　　临床表现　2539
　　五、神经纤维瘤病合并颈椎后凸畸
　　　　形的手术指征　2539
　　六、颈椎截骨术的应用　2539
　　七、典型病例图　2540
　　　　（刘洋　袁文　陈德玉）

第六卷　先天性畸形

第一篇
畸形概论与四肢畸形　2545

**第一章　先天性发育性和遗传性畸
　　　　　形概论**　2546
　第一节　先天发育性畸形的概述　2546
　　一、概述　2546
　　二、胚胎发生学分类　2546
　　三、分类与治疗和预后的关系　2547
　第二节　先天发育性畸形的发生　2548
　　一、概述　2548
　　二、发生机理概况　2548
　　三、在致畸机制方面　2548
　　四、在胚胎发育方面　2548
　　五、发病原因的遗传因素　2549
　　六、发病原因的环境因素　2549
　　七、发病原因的发育性因素　2550
　第三节　先天发育性畸形的预防和
　　　　　治疗原则　2550
　　一、遗传咨询　2550

二、产前诊断 2550
三、产前诊断的步骤 2551
四、基因治疗的基本概念 2551
五、基因治疗的过程与前景 2551
六、骨科治疗基本要求与治疗方案 2552
七、手术治疗 2552

（张世民　刘大雄）

第二章　先天发育性上肢畸形　2554

第一节　先天发育性高位肩胛骨　2554
一、概述 2554
二、病因 2554
三、病理 2554
四、临床表现 2555
五、影像学改变 2555
六、诊断与鉴别诊断 2556
七、治疗 2556

第二节　先天发育性锁骨假关节及肩关节脱位　2558
一、先天发育性锁骨假关节的病因 2558
二、先天性锁骨假关节的临床表现与诊断 2558
三、先天性锁骨假关节的治疗 2558
四、先天发育性肩关节脱位的病因 2558
五、先天性肩关节脱位的诊断与治疗 2558

第三节　先天发育性桡骨缺如　2559
一、概述 2559
二、病因 2559
三、临床表现 2559
四、X线与诊断 2559
五、治疗原则 2559
六、手术疗法 2560

第四节　先天发育性尺骨缺如与先天性裂手　2560
一、先天发育性尺骨缺如的基本概念 2560
二、先天发育性尺骨缺如的治疗 2561

三、先天发育性裂手的分类 2561
四、先天发育性裂手的治疗 2562

第五节　先天发育性尺桡骨骨性连接与桡骨头脱位　2562
一、先天发育性尺桡骨骨性连接的概况、病因与分类 2562
二、先天尺桡骨连接的临床表现与诊断 2562
三、先天性尺桡骨连接的治疗 2563
四、先天发育性桡骨头脱位 2563

第六节　先天发育性下尺桡关节半脱位　2563
一、概述 2563
二、病因 2563
三、类型 2564
四、临床表现 2564
五、X线检查 2564
六、鉴别诊断 2564
七、治疗 2564

第七节　先天发育性手部畸形　2565
一、基本概念 2565
二、拇指发育不良 2565
三、复拇畸形 2567
四、多指畸形 2568
五、并指畸形 2571
六、其他畸形 2572

（张世民　刘大雄　陈斑
赵黎　戴力扬　赵定麟）

第三章　先天发育性下肢畸形　2574

第一节　先天发育性髋关节脱位及髋发育不良　2574
一、概述 2574
二、流行病学 2574
三、病因学 2575
四、病理改变 2577
五、临床表现及影像学所见 2578
六、诊断 2581

七、治疗的基本原则 2581
八、出生至6个月龄患儿的治疗 2581
九、6个月龄至3岁患儿的治疗 2584
十、3~5岁儿童发育性髋关节脱位的治疗 2585
十一、手术疗法 2585
十二、其他矫治方法 2591
十三、其他常用的术式 2592
十四、疗效评定 2596

第二节 先天发育性髋内翻 2597
一、概述 2597
二、病因与病理 2597
三、临床表现及影像学所见 2598
四、诊断 2598
五、鉴别诊断 2598
六、治疗原则 2599
七、手术疗法 2599

第三节 先天发育性髋关节外展挛缩和骨盆倾斜 2600
一、概述及病理 2600
二、临床表现及影像学所见 2600
三、诊断 2601
四、治疗 2601

（吴苏稼）

第四节 先天发育性股骨扭转畸形 2601
一、概述 2601
二、临床表现 2601
三、治疗 2601

第五节 先天发育性膝关节脱位 2602
一、病因 2602
二、病理 2602
三、临床表现 2602
四、X线表现 2602
五、治疗 2602

第六节 先天发育性膝关节过伸及多髌骨畸形 2603
一、先天发育性膝关节过伸概述 2603
二、先天膝过伸的病因与病理 2603
三、先天膝过伸的临床表现 2604
四、先天膝过伸的治疗 2604
五、先天发育性多髌骨畸形 2604

第七节 先天发育性胫骨假关节 2605
一、概述 2605
二、病因 2605
三、病理 2605
四、分类 2605
五、临床特点 2606
六、影像学所见 2606
七、诊断 2606
八、治疗学概况 2606
九、几种常用之手术 2607

第八节 先天发育性胫骨弯曲 2608
一、基本概念 2608
二、治疗 2609

第九节 先天发育性胫骨缺如 2609
一、分类 2609
二、临床表现 2609
三、治疗基本原则 2609
四、Putti手术方法 2609

第十节 先天发育性腓骨缺如 2610
一、病因 2610
二、分型 2610
三、临床表现 2610
四、治疗 2611

（孙荣华 刘大雄）

第十一节 先天发育性足部畸形 2611
一、先天发育性马蹄内翻足 2611
二、先天发育性马蹄外翻足、先天发育性内翻足与外翻足 2614
三、先天发育性踇内翻 2615
四、先天发育性垂直距骨 2617
五、高弓足 2618

六、先天发育性跖骨内收畸形	2620
七、先天发育性平足症	2621
八、其他足部畸形	2621

（刘大雄　吴晓峰）

第十二节　先天发育性多发性关节挛缩症　2623
一、概述　2623
二、病因　2623
三、临床表现　2624
四、X线表现　2624
五、治疗　2624

第二篇

脊柱骨关节畸形　2627

第一章　枕颈部畸形　2628

第一节　枕颈部畸形的概况与治疗原则　2628
一、概述　2628
二、发生学及其分类　2628
三、畸形种类　2629
四、治疗基本原则　2630
五、临床举例　2630

第二节　颅底凹陷症　2632
一、概述　2632
二、病因　2633
三、临床症状　2633
四、影像学检查　2633
五、鉴别诊断　2635
六、治疗　2635

第三节　寰-枢关节先天发育性畸形　2637
一、概述　2637
二、病因　2637
三、诊断　2638
四、治疗原则　2638
五、经口腔或切开下颌骨的上颈椎前路手术　2644

第四节　寰椎沟环畸形　2647
一、概述　2647
二、病因及病理解剖学改变　2647
三、临床特点　2648
四、诊断　2648
五、鉴别诊断　2649
六、治疗原则　2649
七、沟环切除（开）术　2649

（沈　强　赵卫东　丁　浩　朱宗昊　赵定麟）

第二章　颈部畸形　2651

第一节　颈椎先天融合（短颈）畸形　2651
一、概述　2651
二、致病原因　2651
三、临床特点　2651
四、影像学特点　2652
五、诊断　2653
六、治疗　2653
七、预后　2655

第二节　先天性斜颈　2655
一、概述　2655
二、发病原因　2656
三、临床特点　2656
四、诊断　2657
五、鉴别诊断　2657
六、治疗原则与要求　2658
七、胸锁乳突肌腱切断术及其他术式　2658

（范善钧　沈　强　赵定麟）

第三节　颈肋畸形及胸廓出口综合征　2660
一、概述　2660
二、病理解剖特点　2660
三、临床特点　2662
四、诊断　2663
五、鉴别诊断　2663
六、治疗原则　2664
七、颈肋切除和（或）斜角肌切断减压术　2664
八、经腋下第一肋骨切除术　2667

第四节　颈椎半椎体及其他畸形　2669

一、颈椎半椎体畸形概述 2669
二、颈椎半椎体畸形诊断 2670
三、颈椎半椎体畸形治疗 2670
四、颈椎半椎体畸形预后 2670
五、颈椎脊椎裂 2670
六、颈椎椎弓不连接 2671
（沈 强 丁 浩 陈德玉 赵定麟）

第五节 经口腔枕颈部显微技术 2672
一、概述 2672
二、病例选择及术前准备 2672
三、手术方法 2673
四、术后处理 2676
五、并发症防治 2676
六、临床举例 2677
（池永龙）

第三章 胸、腰及腰骶部畸形 2681
第一节 椎体畸形 2681
一、半椎体畸形与分型 2681
二、半椎体畸形临床症状特点 2682
三、半椎体畸形诊断 2682
四、半椎体畸形治疗 2683
五、椎体纵裂畸形 2684
六、蝴蝶椎体畸形 2685

第二节 移行（脊）椎 2685
一、基本概念 2685
二、移行椎体的发生 2685
三、分型 2685
四、症状学及其发生原理 2686
五、鉴别诊断 2686
六、治疗 2686

第三节 短腰畸形 2687
一、病理解剖特点 2687
二、检查 2687
三、诊断 2687
四、治疗 2687

第四节 脊椎裂 2688
一、概述 2688

二、病因学 2688
三、分类 2688
四、显性脊椎裂的诊断与治疗 2690
五、隐性脊椎裂的诊断与治疗 2691

第五节 椎骨附件畸形 2692
一、第三腰椎横突过长畸形 2692
二、关节突畸形 2693
三、棘突畸形 2693
四、椎板畸形 2694

第六节 其他腰骶部畸形 2694
一、椎骨融合畸形 2694
二、腰骶椎不发育 2694
三、骶椎发育不良 2694
四、先天性发育性腰椎椎管狭窄症 2694
（沈 强 赵 杰 丁 浩 赵定麟）

第三篇
脊髓畸形 2697

第一章 脊髓血管畸形 2698
第一节 脊髓血管畸形的概述及分类 2698
一、概述 2698
二、分类及分型基本原则 2698
三、按部位不同的分类 2699
四、按照病理组织学分类 2699
五、依照选择性血管造影之分类 2699

第二节 脊髓血管畸形基本概念与治疗原则 2700
一、临床症状特点 2700
二、发病方式 2701
三、诊断 2701
四、鉴别诊断 2702
五、治疗原则 2702

第三节 第Ⅰ型脊髓血管畸形—脊髓硬膜动静脉血管畸形 2703
一、概述 2703
二、病因学 2703
三、病理生理与病理解剖特点 2703

四、临床特点	2703
五、诊断	2704
六、治疗原则	2704
第四节 第Ⅱ、Ⅲ型脊髓血管畸形	2705
一、概述	2705
二、临床特点	2705
三、诊断	2706
四、治疗原则	2706
五、显微外科治疗	2706
第五节 第Ⅳ型脊髓血管畸形	2707
一、概述	2707
二、分型	2707
三、临床特点	2707
四、影像学特点	2707
五、诊断	2707
六、治疗	2707
第六节 脊髓海绵状血管畸形（瘤）	2708
一、概述	2708
二、临床特点	2708
三、影像学特征	2708
四、诊断	2708
五、治疗	2708

（沈强 丁浩 朱宗昊）

第二章 脊髓其他畸形	**2710**
第一节 脊髓圆锥栓系综合征	2710
一、概述	2710
二、病因学	2710
三、诊断	2711
四、鉴别诊断	2714
五、治疗原则	2714
六、终丝切断术等	2714
第二节 脊髓蛛网膜囊肿	2715
一、概述	2715
二、病因及类型	2715
三、病理	2716
四、临床表现	2717
五、辅助检查	2717

六、诊断	2718
七、鉴别诊断	2718
八、治疗原则	2719
第三节 脊髓肠源性囊肿	2719
一、概述	2719
二、病因	2719
三、病理及分类	2719
四、临床特点	2720
五、辅助检查	2720
六、诊断与鉴别诊断	2721
七、鉴别诊断	2721
八、治疗	2721

（杨胜武 徐华梓 徐辉）

第四节 脊髓延髓空洞症	2722
一、概述	2722
二、病因与病理	2722
三、分型	2722
四、临床特点	2723
五、诊断	2723
六、鉴别诊断	2724
七、治疗原则	2725
八、脊髓空洞引流术	2725
九、临床举例	2726

（赵杰 陈德玉 李悦 赵定麟）

第四篇

发育性椎管狭窄及颈腰综合征　2729

第一章 先天发育性与继发性颈椎椎管狭窄症	**2730**
第一节 先天发育性与继发性颈椎椎管狭窄症的基本概念	2730
一、概述	2730
二、病因学	2730
三、国人颈椎椎管矢状径的标准值	2732
四、临床症状特点	2732
五、诊断	2733

第二节　颈椎椎管狭窄症的鉴别诊断与治疗原则　2734
一、与颈椎病的鉴别　2734
二、原发性（发育性）颈椎椎管狭窄症与继发性颈椎椎管狭窄症鉴别　2735
三、与脊髓侧索硬化症的鉴别　2735
四、与其他疾患鉴别　2735
五、治疗原则　2735
六、非手术疗法　2736
七、手术疗法之基本原则　2736

第三节　颈椎椎管狭窄症手术疗法之实施　2738
一、概述　2738
二、病例选择　2738
三、颈椎后路手术实施的体位与切口　2738
四、暴露棘突及椎板　2740
五、定位　2741
六、颈椎半椎板切除术　2741
七、半椎板切除椎管成形术　2743
八、颈椎常规双侧椎板切除（减压）探查术　2744
九、颈椎后路扩大性椎板切除（减压）术　2747
十、单（侧方）开门式椎管成形术　2748
十一、双（正中）开门式椎管成形术　2750
十二、颈椎后路Z字成形术　2751
十三、棘突漂浮（悬吊式）及黄韧带椎管成形术　2752
十四、笔者建议　2752

第四节　先天发育性与继发性颈椎椎管狭窄症临床手术病例举例及施术要点　2752
一、严重型颈椎椎管狭窄症前路减压+融合术者临床举例　2752
二、颈前路切骨手术技巧与施术要点　2761
三、颈椎椎管狭窄症后路减压+固定术者　2762
四、颈椎椎管狭窄症前、后路施减压术者　2764

第五节　颈后路翻修手术　2766
一、概述　2766
二、早期翻修术病例选择与手术指征　2766
三、晚期翻修术病例选择与手术指征　2767
四、翻修术前必要的影像学资料　2768
五、手术疗法　2769
六、后路翻修手术的并发症　2769
七、临床举例　2769

（赵　杰　沈　强　丁　浩
陈德玉　林　研　赵定麟）

第二章　先天发育性与继发性胸椎椎管狭窄症　2774

第一节　胸椎椎管狭窄症之基本概念　2774
一、概述　2774
二、病理解剖特点　2774
三、发病机理　2775
四、临床表现　2775
五、影像学检查　2776

第二节　胸椎椎管狭窄症之诊断、鉴别诊断及非手术疗法　2777
一、诊断　2777
二、分型　2778
三、鉴别诊断　2778
四、非手术疗法　2779

第三节　胸椎椎管狭窄症的手术疗法　2779
一、基本原则　2779
二、术式简介　2779
三、胸椎椎板切除及椎管扩大减压术的麻醉与体位　2779
四、减压术的手术步骤　2779
五、蛛网膜下腔探查术　2781
六、椎节固定及植骨融合　2782
七、闭合切口　2782
八、术后处理　2783

九、临床举例　2783

（陈德玉　赵　杰）

第三章　先天发育性及继发性腰椎椎管狭窄症　2785

第一节　腰椎椎管狭窄症之基本概念　2785
　一、定义　2785
　二、概述　2785
　三、发病机制　2786
　四、三大临床症状及其病理生理学基础　2788
　五、其他症状　2789

第二节　腰椎椎管狭窄症的诊断与鉴别诊断及非手术疗法　2790
　一、诊断　2790
　二、鉴别诊断　2794
　三、腰椎管狭窄症的非手术疗法　2794

第三节　腰椎椎管狭窄症的手术疗法　2795
　一、手术病例选择　2795
　二、临床上常用术式及其选择　2795
　三、手术指征　2797
　四、麻醉、体位、切口及显露　2797
　五、手术步骤　2797
　六、非融合技术的应用　2800
　七、术后处理　2800
　八、注意事项　2800
　九、临床举例　2800

第四节　多次复发、多次翻修的严重型腰椎管狭窄症处理　2808
　一、基本概况　2808
　二、复发因素　2808
　三、再手术治疗原则　2808
　四、典型病例举例　2809

（赵　杰　沈　强　朱宗昊　陈德玉　赵定麟）

第四章　先天发育性与继发性颈腰综合征　2813

第一节　先天发育性与继发性颈腰综合征基本概念　2813
　一、概述　2813
　二、发病机理　2814
　三、临床特点　2815
　四、影像学特点　2816
　五、其他　2816

第二节　颈腰综合征的诊断、鉴别诊断与非手术疗法　2817
　一、诊断　2817
　二、鉴别诊断　2818
　三、非手术疗法　2819

第三节　颈腰综合征的手术疗法与临床病例举例　2819
　一、手术病例选择　2819
　二、手术部位与方法选择　2820
　三、术后处理　2820
　四、预后　2820
　五、临床举例　2820

（赵　杰　沈　强　陈德玉　赵定麟）

第五篇
脊柱侧凸、后凸畸形及其手术疗法　2831

第一章　青少年特发性脊柱侧凸的治疗　2832

第一节　青少年特发性脊柱侧凸的概述　2832
　一、特发性脊柱侧凸的临床分类　2832
　二、特发性脊柱侧凸的自然史　2838
　三、特发性脊柱侧凸的治疗　2841

第二节　青少年特发性脊柱侧凸后路矫形术　2843
　一、概述　2843
　二、手术步骤　2844

第三节　胸椎侧凸前路矫正术　2848

一、传统开放前路后凸矫形手术 2849
二、胸腔镜下胸椎侧凸前路矫形术 2849
三、胸腔镜辅助下小切口胸椎侧凸前路矫形术 2859
（邱勇）

第四节 胸腰段和腰椎侧凸的前路矫形术 2860
一、前路矫形手术（传统）的生物力学原理 2861
二、胸腰段和腰椎侧凸前路矫形手术要点 2861
三、胸腰和腰段侧凸前路矫形手术的优缺点 2862
四、保护膈肌的小切口下胸腰椎侧凸前路矫形技术 2864
（邱勇）

第五节 电视-胸腔镜下（VATS/EMI-VATS）胸椎侧弯松解、矫正及内固定术 2866
一、概述 2866
二、病例选择及术前准备 2866
三、手术方法 2868
四、术后处理 2874
五、并发症防治 2874
六、病例介绍 2874
（池永龙）

第二章 成人脊柱后凸畸形矫正术 2880
第一节 脊柱侧凸前路松解术 2880
一、应用解剖 2880
二、病例选择 2881
三、术前准备与麻醉 2882
四、手术步骤 2882
五、手术可能发生的意外 2884
六、临床经验简介 2884
（海涌 藏磊）
第二节 胸椎脊柱侧凸前路松解术 2885

一、手术入路应用解剖 2885
二、体位与节段入路择 2886
三、手术入路 2886
四、临床经验简介 2888
第三节 腰椎脊柱侧凸前路松解术 2889
一、腰椎入路应用解剖 2889
二、体位 2889
三、手术入路过程 2889
四、避免手术入路意外损伤 2890
五、手术经验简介 2890
（海涌 李宝俊）
第四节 胸腰椎脊柱侧凸前路松解术 2891
一、手术入路应用解剖 2891
二、体位 2891
三、手术入路过程 2891
四、手术入路意外 2893
五、手术经验简介 2893
第五节 脊柱侧凸前后路联合松解矫形术 2894
一、体位 2894
二、手术入路过程 2894
三、手术经验简介 2898
（海涌 藏磊）

第三章 发育性脊柱畸形及其治疗原则 2900
第一节 特发性脊柱侧凸的病理解剖、力学特点与分型 2900
一、病理解剖 2900
二、脊柱侧凸的三维畸形（矫形）概念 2901
三、King分型 2903
四、Lenke分型 2906
（杨述华 杨操）
第二节 脊柱侧凸手术病例选择与治疗概况 2907

一、脊柱侧凸手术适应证　2907
　　二、脊柱侧凸外科治疗概况　2908
　　三、术前设计　2909
　　四、内固定的植入　2911
　　五、各型侧凸手术设计　2913
第三节　先天性脊柱侧凸畸形的治疗原则　2917
　　一、概述　2917
　　二、分类　2917
　　三、治疗原则　2918
第四节　先天性脊柱后凸畸形　2922
　　一、概述　2922
　　二、分型　2922
　　三、手术治疗　2922
第五节　颈椎后凸畸形的治疗　2924
　　一、概述　2924
　　二、柔软性畸形　2925
　　三、固定性畸形　2925
（杨操　杨述华）

第四章　严重及复杂性侧凸手术治疗　2927
第一节　严重复杂脊柱侧凸之手术治疗　2927
　　一、概述　2927
　　二、临床举例　2927
（邱勇　朱丽华）
第二节　一期实施3种手术治疗重度僵直性脊柱侧后凸成角畸形　2936
　　一、概述　2936
　　二、临床举例　2936
　　三、注意事项　2938
　　四、对本术式的认识　2939
　　五、术式优点及缺点　2939
　　六、结论　2939
（刘祖德　张清港）

第六篇
其他畸形　2941

第一章　骨发育不良　2942
第一节　成骨不全　2942
　　一、概述　2942
　　二、病因及病理　2942
　　三、分类　2943
　　四、临床表现及其他检查　2943
　　五、实验室与影像学检查　2944
　　六、诊断　2944
　　七、治疗　2944
　　八、预后　2945
第二节　进行性骨干发育不良　2945
　　一、概述　2945
　　二、病因及病理　2945
　　三、临床表现及其他检查　2945
　　四、诊断　2945
　　五、治疗　2946
第三节　致密性骨发育障碍　2946
　　一、概述　2946
　　二、病因及病理　2946
　　三、临床表现及其他检查　2946
　　四、诊断　2947
　　五、治疗　2947
（戴力扬　沈强　丁浩　赵定麟）

第二章　软骨组织生长障碍及干骺端发育不良性疾病　2948
第一节　软骨发育不全（侏儒畸形）　2948
　　一、概述　2948
　　二、病因　2948
　　三、病理　2948
　　四、临床表现及其他检查　2948
　　五、诊断　2949
　　六、治疗　2949
第二节　软骨外胚层发育不全　2950

一、概述	2950
二、病因	2950
三、临床表现	2950
四、诊断	2950
五、治疗	2950
六、预后	2950
第三节 骨骺点状发育不良	2951
一、概述、病因与病理	2951
二、症状与体征	2951
三、影像学特征	2951
四、诊断	2951
五、治疗	2951
六、预后	2951
第四节 多发性骨骺发育不良	2952
一、概述与病理	2952
二、症状和体征	2952
三、影像学检查	2952
四、诊断	2952
五、治疗	2952

（戴力扬　沈　强　赵定麟）

第三章 其他少见之畸形	2954
第一节 先天性半侧肥大	2954
一、概述	2954
二、病因	2954
三、分类	2954
四、临床表现	2954
五、诊断与鉴别诊断	2955
六、治疗	2955
第二节 先天性环状束带	2955
一、概述	2955
二、病因与病理	2955
三、临床表现	2955
四、诊断	2956
五、治疗	2956
第三节 先天性肌缺如	2957
一、概述	2957
二、病因	2957
三、临床表现	2957
四、诊断	2957
五、治疗	2957
第四节 指甲髌骨综合征	2958
一、概述	2958
二、病因	2958
三、临床表现	2958
四、X线检查	2958
五、诊断	2958
六、治疗	2959
七、预后	2959

（沈　强　戴力扬　丁　浩
　　朱宗昊　赵定麟）

第七卷　炎症及特症

第一篇
四肢感染性疾患　2963

第一章 四肢骨与关节结核	2964
第一节 骨与关节结核基本概况	2964
一、概述	2964
二、病理学	2964
三、临床表现	2965
四、影像学检查	2966
五、全身治疗	2966
六、局部治疗	2967
第二节 上肢结核	2968
一、肩关节结核	2968
二、肘关节结核	2969
三、腕关节结核	2970
四、指骨结核	2971

第三节　下肢结核　2972
　　一、髋关节结核　2972
　　二、膝关节结核　2974
　　三、踝关节结核　2976
　　四、跗骨与周围关节结核　2977
第四节　骨干结核　2978
　　一、概述　2978
　　二、长骨骨干结核病理改变特点　2978
　　三、长骨骨干结核的临床表现　2979
　　四、长骨骨干结核的影像学检查　2979
　　五、长骨骨干结核的诊断及鉴别
　　　　诊断　2979
　　六、长骨骨干结核的治疗　2979
　　七、短骨骨干结核病理解剖特点　2979
　　八、短骨骨干结核的临床表现　2980
　　九、短骨骨干结核的影像学改变　2980
　　十、短骨骨干结核的诊断和鉴别
　　　　诊断　2980
　　十一、短骨骨干结核的治疗　2980
第五节　四肢骨、关节结核病灶清
　　　　除术　2981
　　一、概述　2981
　　二、适应证　2981
　　三、术前准备　2981
　　四、麻醉　2981
　　五、肘关节结核病灶清除术操作
　　　　步骤　2981
　　六、腕关节结核病灶清除术操作
　　　　步骤　2982
　　七、髋关节结核病灶清除术操作
　　　　步骤　2983
　　八、膝关节结核病灶清除术和加
　　　　压固定术操作步骤　2985
　　九、踝关节结核病灶清除术操作
　　　　步骤　2986

（陈利宁　李也白　李　悦）

第二章　四肢骨与关节化脓性感染　2988
第一节　急性化脓性骨髓炎的基本
　　　　概念　2988
　　一、概述　2988
　　二、病因学　2988
　　三、病理学特点　2989
　　四、临床表现　2990
　　五、实验室与影像学检查　2990
　　六、诊断　2991
　　七、鉴别诊断　2991
　　八、治疗　2992
　　九、胫骨上部骨髓炎为例开窗减
　　　　压术　2994
第二节　慢性血源性骨髓炎　2996
　　一、病因学　2996
　　二、病理解剖　2996
　　三、细菌种类　2996
　　四、临床表现　2996
　　五、影像学变化　2996
　　六、诊断　2997
　　七、治疗原则　2997
　　八、清除病灶　2997
　　九、死骨摘除术　2998
　　十、碟形手术　2999
　　十一、带蒂肌瓣填充术　3000

（钱齐荣　张　振　王新伟　吴海山　赵定麟）

第三节　创伤性骨髓炎　3001
　　一、概述　3001
　　二、病因学　3001
　　三、临床表现及影像学所见　3001
　　四、治疗　3001
　　五、胫骨创伤后骨髓炎　3002
第四节　其他类型骨髓炎（局限性、
　　　　硬化性、伤寒性及梅毒性
　　　　骨髓炎）　3003
　　一、局限性骨脓肿　3003

二、硬化性骨髓炎　3004
三、伤寒性骨髓炎　3005
四、梅毒性骨感染　3005

第五节　化脓性关节炎　3006
一、病因　3006
二、细菌侵入关节的途径　3006
三、病理　3006
四、临床表现　3007
五、临床检验与影像学所见　3007
六、诊断　3007
七、鉴别诊断　3007
八、治疗原则与要求　3008
九、肩关节切开排脓术　3009
十、肘关节切口排脓术　3009
十一、腕关节切口排脓术操作步骤　3010
十二、髋关节切开排脓术操作步骤　3010
十三、膝关节切开排脓术操作步骤　3011
十四、踝关节切开排脓术操作步骤　3011

（王新伟　钱齐荣　吴海山　赵定麟）

第六节　手部感染的手术　3012
一、手部感染的特点　3012
二、手部感染的治疗原则　3013
三、表皮下脓肿　3013
四、甲沟炎　3014
五、脓性指头炎（瘭疽）　3015
六、手指近、中节皮下脓肿　3016
七、化脓性腱鞘炎　3016
八、尺侧和桡侧滑囊炎　3017
九、手部间隙感染　3017

第七节　脊柱化脓性感染　3019
一、化脓性脊柱炎　3020
二、感染性椎间盘炎　3022

（康皓　洪光祥）

第三章　四肢慢性非化脓性或其他因素所致关节炎　3025

第一节　多发性慢性少年期关节炎（Still氏病）　3025
一、概述　3025
二、病因学　3025
三、症状和体征　3025
四、影像学表现　3026
五、诊断标准　3026
六、鉴别诊断　3027
七、治疗　3027
八、各种常见手术　3028

（张振　陈天国　赵定麟）

第二节　增生性骨关节病　3028
一、概述　3028
二、病因学　3029
三、病理解剖　3029
四、临床表现　3030
五、实验室与检查　3030
六、影像学检查　3030
七、诊断　3030
八、治疗　3030

（沈强　丁浩　朱宗昊　赵定麟）

第三节　血友病性骨关节病　3031
一、病因学　3031
二、病理　3031
三、症状和体征　3031
四、实验室检查　3031
五、影像学改变　3032
六、诊断与鉴别诊断　3032
七、治疗　3032

（冯莉　赵杰）

第四节　神经性关节病　3033
一、概述　3033
二、病因学　3033
三、病理解剖　3033
四、症状和体征　3033
五、影像学检查　3034
六、诊断　3034
七、治疗　3034

（徐华梓　赵定麟）

第五节　大骨节病　3034
　　一、概述　3034
　　二、病因　3035
　　三、病理　3035
　　四、临床表现　3036
　　五、分期　3036
　　六、影像学表现　3036
　　七、诊断　3037
　　八、大骨节病之预防　3037
　　九、治疗　3037
　　　　　　　　（王长纯　赵定麟）

第六节　骨骺炎（骨软骨病）　3037
　　一、骨骺炎之基本概念　3037
　　二、肱骨小头骨软骨病（骨骺炎）　3038
　　三、跖骨头骨软骨病　3038
　　四、股骨头骨骺骨软骨病　3039
　　五、跗-舟骨骨软骨病　3043
　　六、腕月骨骨软骨病　3043
　　七、幼年椎体骨软骨病　3044
　　八、剥脱性骨软骨病　3044
　　九、胫骨结节骨软骨病（骨骺炎）　3044
　　十、髌骨骨软骨病　3047
　　十一、股骨大转子骨软骨病　3048
　　十二、肱骨内上髁骨软骨病　3049
　　十三、跟骨骨骺骨软骨病　3049
　　十四、胫骨内髁骨软骨病（骺板骨骺炎）　3050
　　十五、少年期椎体骺板骨软骨病（骨骺炎）　3051
　　　　　　　　（钱齐荣　刘大雄）

第七节　成人骨坏死　3051
　　一、概述　3051
　　二、病因　3051
　　三、病理改变　3052
　　四、诊断　3053
　　五、鉴别诊断　3053
　　六、治疗　3054

第八节　类风湿性关节炎　3054
　　一、概述　3054
　　二、临床表现　3054
　　三、化验检查　3055
　　四、影像学检查　3055
　　五、诊断　3055
　　　　　　　（沈强　钱齐荣　赵定麟）

第九节　剥脱性骨软骨炎　3056
　　一、原因　3056
　　二、临床表现与诊断　3056
　　三、治疗　3057
　　四、距骨剥脱性骨软骨炎临床举例　3057
　　　　　　　　　　　　（彭庄）

第十节　跟腱钙化症及骨关节雅司　3059
　　一、跟腱钙（骨）化症　3059
　　二、骨关节雅司　3060
　　　　　　　　（李增春　赵定麟）

第十一节　松毛虫性骨关节炎　3061
　　一、概况　3061
　　二、病因学　3061
　　三、发病机理　3061
　　四、病理特点　3062
　　五、症状和体征　3062
　　六、实验室检查　3063
　　七、影像学改变　3063
　　八、诊断　3063
　　九、预防　3063
　　十、治疗　3064
　　　　　　　　（张玉发　赵定麟）

第二篇
脊柱感染性与其他炎性疾患　3065

第一章　脊柱结核　3066
第一节　脊柱结核的基本概念　3066
　　一、概述　3066
　　二、病因学　3066
　　三、病理改变　3066

四、症状与体征 3069
五、实验室检查与影像学改变 3070
六、诊断 3072
七、鉴别诊断 3072
第二节 脊柱结核的基本治疗 3073
一、非手术疗法 3073
二、手术治疗的指征与准备 3075
（张振 于彬 赵定麟）
第三节 脊柱结核常见手术种类 3076
一、脊柱椎节前路病灶清除术 3076
二、脊柱后路病灶清除及融合术 3087
三、脊柱前路融合术 3087
四、脊髓减压术 3087
五、联合手术 3087
六、手术后处理 3088
七、康复治疗 3088
八、脊柱结核的治愈标准 3088
九、预后 3088
（张玉发 沈强 王晓 赵定麟）
第四节 胸腰段结核前路显微外科技术 3089
一、前言 3089
二、病例选择 3089
三、手术步骤方法 3089
四、术后处理 3091
五、防治并发症 3091
六、临床举例 3092
（池永龙）
第五节 腹腔镜下腰椎结核前路手术技术 3093
一、前言 3093
二、病例选择及术前准备 3093
三、手术步骤 3094
四、术后处理 3096
五、并发症防治 3096
六、临床举例 3096
（吕国华 王冰）

第二章 脊柱化脓性感染 3100
第一节 化脓性脊柱炎 3100
一、概述 3100
二、病因学 3100
三、病理解剖特点 3101
四、临床症状特点 3101
五、分型 3102
六、影像学检查 3102
七、诊断 3103
八、鉴别诊断 3103
九、治疗 3104
第二节 感染性椎间盘炎 3104
一、病因学 3104
二、病理解剖与临床特点 3105
三、影像学改变 3106
四、诊断 3106
五、鉴别诊断 3106
六、治疗 3106
七、预后 3108
（吴德升 林研 王新伟 赵卫东 赵定麟）

第三章 脊柱非化脓性炎症及原因不明性脊柱疾患 3109
第一节 强直性脊柱炎 3109
一、概述 3109
二、流行病学 3109
三、发病机制与病理改变 3109
四、临床特点 3110
五、实验室检查 3112
六、影像学改变 3112
七、诊断 3114
八、鉴别诊断 3114
九、治疗原则 3115
十、非手术治疗 3115
十一、手术治疗基本概念 3116
十二、楔形截骨术 3118
十三、多节段椎弓楔形截骨术 3120
十四、经椎间孔的楔形脊柱截骨术 3120

十五、经椎弓根的椎弓椎体楔形脊
柱截骨术 3121
十六、近年来对截骨矫正术式的
改良 3122
十七、临床举例 3123
（赵 杰 陈德玉 谢幼专 赵 鑫
杨建伟 赵定麟）

第二节 肥大性（增生性）脊椎炎 3128
一、定义 3128
二、病因学 3128
三、临床特点 3129
四、体征特点 3129
五、影像学特点 3130
六、诊断 3131
七、鉴别诊断 3131
八、治疗目的与要求 3133
九、非手术疗法的选择与实施 3133
十、手术疗法 3134

第三节 舒尔曼（休门、Scheuermann）
氏病 3135
一、概述 3135
二、自然史 3135
三、临床表现 3135
四、影像学特征 3136
五、诊断 3136
六、非手术治疗 3136
七、手术治疗 3137
八、前路松解及融合术 3139
九、后路手术 3139
十、复合手术 3141
十一、术后处理 3141
十二、手术并发症 3141
（王新伟 赵定麟）

第四节 继发性粘连性蛛网膜炎 3141
一、概述 3141
二、继发性粘连性蛛网膜炎之病
理学及病因 3142

三、分型 3144
四、诊断 3145
五、鉴别诊断 3146
六、治疗 3146
七、预后 3146
（赵定麟 陈德玉）

第五节 腰椎小关节炎性不稳症及
小关节囊肿 3147
一、概述 3147
二、病因学 3147
三、临床症状与体征 3147
四、影像学检查 3148
五、诊断 3148
六、治疗 3148
七、小关节囊肿 3149
（李国栋 严力生）

第六节 慢性劳损性颈背部筋膜纤
维织炎 3150
一、概述 3150
二、发病机理 3150
三、病理解剖特点 3150
四、临床特点 3151
五、本病的诊断 3151
六、鉴别诊断 3151
七、治疗 3152

第七节 髂骨致密性骨炎、耻骨
炎及腰骶部脂肪疝 3153
一、髂骨致密性骨炎 3153
二、耻骨炎 3153
三、腰骶部脂肪疝 3154
（王新伟 赵定麟）

第三篇
脊髓前角灰质炎后遗症及痉挛性脑瘫的外科治疗 3157

第一章 脊髓前角灰质炎后遗症 3158
第一节 脊髓前角灰质炎之基本概念 3158

一、概述	3158
二、病因学	3158
三、病理特点	3158

第二节　脊髓前角灰质炎的临床表现　3160
一、潜伏期	3160
二、病变发展期	3160
三、恢复期	3161
四、后遗症期	3161

第三节　脊髓前角灰质炎诊断与治疗原则　3162
一、诊断	3162
二、防治原则	3162
三、手术疗法之目的、常用手术及注意要点	3162

第四节　脊髓前角灰质炎后遗症常用之术式　3163
一、肌腱、筋膜切断及延长术	3163
二、肌或肌腱移植术	3167
三、关节固定术	3175
四、截骨术	3177
五、骨阻挡（滞）术（Bone Block Operation）	3177

（沈　强　金舜瑢　卢旭华
丁　浩　朱宗昊　赵定麟）

第二章　痉挛性脑瘫的基本概念、病因及临床特点　3179

第一节　脑瘫的基本概念　3179
一、概述	3179
二、病因	3179
三、临床类型	3180

第二节　痉挛性脑瘫的选择性脊神经后根切断术　3182
一、概述	3182
二、手术适应证与禁忌证	3183
三、手术要点	3184
四、手术并发症	3185
五、出院后的康复训练	3185

（章祖成　王秋根）

第四篇
特症（病）篇　3187

第一章　氟骨症及石骨症　3188

第一节　氟骨症　3188
一、病因学	3188
二、氟骨症形成机制	3188
三、临床表现及血氟测定	3189
四、X线表现	3189
五、诊断	3190
六、鉴别诊断	3191
七、预防	3192
八、内科治疗	3192
九、外科手术治疗	3192

（黄宇峰　刘忠汉　林　研）

第二节　石骨症　3193
一、概述	3193
二、病因	3193
三、临床表现	3193
四、实验室检查	3193
五、放射线表现	3193
六、诊断与鉴别诊断	3194
七、治疗	3194
八、典型病例	3194

（刘志诚　亓东铎　刘忠汉）

第二章　骨斑点症、甲状旁腺功能亢进性骨质疏松症及通风症　3198

第一节　骨斑点症　3198
一、概述	3198
二、病理与临床特点	3198
三、诊断	3198
四、鉴别诊断	3199
五、处理	3199
六、预后	3199

七、合并症 3199
八、临床举例 3199
（刘志诚　亓东铎　刘忠汉）
第二节　甲状旁腺功能亢进(HPT)
　　　　性骨质疏松症 3201
一、概述 3201
二、患病率 3201
三、临床表现 3201
四、实验室检查 3202
五、X线表现 3203
六、诊断 3203
七、治疗 3203

八、临床举例 3204
（陈宇　王良意　杨立利　何志敏　杨海松　陈德玉）
第三节　痛风的外科处理 3205
一、病因 3205
二、嘌呤合成与代谢 3205
三、病理改变 3206
四、临床症状 3206
五、实验室及X线检查 3207
六、诊断和鉴别诊断 3207
七、非手术治疗 3207
八、痛风石的手术摘除治疗 3208
（严力生　罗旭耀　鲍宏伟）

第八卷　骨科其他伤患

第一篇 截肢术 3213

第一章　截肢术的基本概念 3214
第一节　截肢术的基本概念与操作
　　　　原则 3214
一、基本概念 3214
二、截肢术的分类 3214
三、止血带的使用—操作原则之一 3214
四、截肢平面—操作原则之二 3215
五、皮瓣的设计—操作原则之三 3215
第二节　截肢术的麻醉与局部处理 3217
一、麻醉 3217
二、切皮 3217
三、肌肉的处理 3217
四、骨端的处理 3218
五、血管的处理 3218
六、神经的处理 3218
七、切口的缝合 3218

第二章　上肢截肢术 3220
第一节　肩关节及上臂截肢术操作
　　　　步骤 3220
一、体位与麻醉 3220
二、肩关节离断术 3220
三、上臂截肢术 3221
第二节　前臂截肢术 3221
一、体位与麻醉 3221
二、上止血带后切开诸层 3221
三、截骨及处理血管神经 3222
四、彻底止血后缝合诸层 3222

第三章　下肢截肢术 3224
第一节　大腿截肢术 3224
一、体位与麻醉 3224
二、大腿上部扎止血带，作大腿中、
　　下1/3截肢术 3224
三、切断肌肉及截骨 3224
四、处理残端 3225
五、放松止血带后彻底止血 3225
六、半骨盆切除术与髋关节离断术 3225
第二节　小腿截肢术 3226

一、体位与麻醉	3226
二、环切软组织	3226
三、截骨	3226
四、残端处理	3226
五、彻底止血后依序缝合诸层	3227

（张 振 黄宇峰 赵定麟）

第四章 开放截肢术 3228

第一节 开放性环形截肢术 3228
一、体位与麻醉 3228
二、环切软组织 3228
三、分层处理 3228
四、处理残端 3228

第二节 开放性皮瓣截肢术 3229
一、体位与麻醉 3229
二、术前设计 3229
三、V形切除 3229
四、闭合切口 3229
五、术后处理 3229

（刘大雄 胡玉华 赵定麟）

第二篇
下肢肢体与前臂、手指长度矫正术 3231

第一章 肢体长度矫正术之基本概念与肢体短缩术 3232

第一节 肢体长度矫正术基本概念 3232
一、概况 3232
二、肢体长度矫正术基本术式 3232
三、临床病例选择 3233
四、务必重视术前的准备工作，尤其是术前对肢体的测量与评估 3233

第二节 健侧肢体缩短术 3233
一、基本概念 3233
二、术式选择及其理论基础 3233
三、骨骺钉阻止骨骺生长术 3235
四、骨骺植骨封闭（融合）术 3237

第三节 股骨缩短术 3238
一、概述 3238
二、麻醉和体位 3238
三、具体操作步骤 3238
四、术后处理 3239

第二章 患肢延长术 3240

第一节 患肢延长术之基本概念 3240
一、概述 3240
二、并发症概况 3240
三、常见的并发症 3240
四、技术要求 3241

第二节 胫骨延长术 3243
一、概述 3243
二、适应证 3244
三、特殊器械 3244
四、骨骺牵伸小腿延长术 3245
五、胫骨干骺端截骨延长术 3247
六、皮质骨切开小腿延长术 3248

第三节 股骨延长术 3249
一、概述 3249
二、股骨延长术之手术适应证 3250
三、股骨延长术之术前准备、麻醉与体位 3250
四、股骨延长术之具体操作步骤 3250

第四节 髂骨截骨延长术 3252
一、概述 3252
二、髂骨截骨延长术之手术适应证 3252
三、髂骨截骨延长术之术前准备、麻醉和体位 3252
四、髂骨截骨延长术之具体操作步骤 3252
五、髂骨截骨延长术之术后处理 3253
六、髂骨截骨延长术之并发症 3254

（李起鸿 许建中）

第三章 前臂及手残指延长术 3255

第一节 用缓慢延伸法治疗前臂短缩畸形 3255

一、手术适应证	3255
二、手术原理	3255
三、注意事项	3255
四、临床举例	3256
第二节 手残指延长术	**3257**
一、概述	3257
二、手术适应证	3257
三、手术原理	3257
四、手术方法	3258
五、注意事项	3258
六、临床举例	3259

（侯春林 钟贵彬）

第三篇
四肢（周围）血管损伤　3263

第一章 周围血管伤总论　3264
第一节 周围血管损伤之基本概念与处理原则　3264
- 一、发生率　3264
- 二、周围血管损伤的特点　3265
- 三、周围血管伤院前急救　3265
- 四、周围血管伤之分类　3266
- 五、手术探查适应证　3267
- 六、手术中注意点　3268
- 七、术后处理　3269

第二节 四肢血管损伤的诊断与手术技术　3269
- 一、血管损伤的诊断　3269
- 二、清创术　3270
- 三、确认血管状态　3270
- 四、处理血管　3271

（胡玉华 黄文铎 赵定麟）

第二章 上肢血管损伤　3272
第一节 锁骨下动脉与腋动脉损伤　3272
- 一、锁骨下动脉损伤致伤机制　3272
- 二、锁骨下动脉损伤临床表现　3272
- 三、锁骨下动脉损伤诊断　3272
- 四、锁骨下动脉损伤治疗　3272
- 五、锁骨下动脉的预后　3273
- 六、腋动脉损伤致伤机制　3273
- 七、腋动脉损伤临床表现　3273
- 八、腋动脉损伤诊断　3273
- 九、腋动脉损伤治疗　3273
- 十、腋动脉损伤的预后　3273

第二节 肱动脉损伤　3273
- 一、大体解剖与致伤机制　3273
- 二、临床表现　3274
- 三、诊断　3274
- 四、治疗　3274
- 五、预后　3275

第三节 前臂动脉损伤　3275
- 一、致伤机转　3275
- 二、临床表现　3275
- 三、诊断　3275
- 四、治疗　3275
- 五、预后　3276

（黄文铎 胡玉华 赵定麟）

第三章 下肢血管损伤　3277
第一节 股动脉损伤　3277
- 一、致伤机制　3277
- 二、临床表现　3277
- 三、诊断　3278
- 四、治疗　3278
- 五、预后　3278

第二节 腘动脉损伤　3279
- 一、致伤机制　3279
- 二、临床表现　3279
- 三、诊断　3279
- 四、治疗　3280

第三节 小腿动脉损伤　3280
- 一、致伤机制　3280
- 二、临床表现　3280
- 三、诊断　3281
- 四、治疗　3281

五、预后　3282

（王　晓　王义生　赵定麟）

第四章　医源性血管损伤与四肢静脉损伤　3283

第一节　医源性血管损伤　3283
　　一、穿刺性损伤　3283
　　二、刀剪割切伤　3284
　　三、血管误被结扎　3284
　　四、导管头部或引导器断入血管　3285

第二节　四肢静脉损伤　3285
　　一、致伤机制　3286
　　二、临床表现　3286
　　三、诊断　3286
　　四、治疗　3286
　　五、预后　3287

（张　振　刘志诚　陈德玉　赵定麟）

第四篇　四肢周围神经卡压症　3289

第一章　上肢周围神经卡压症　3290

第一节　肩胛背神经卡压症　3290
　　一、概述　3290
　　二、应用解剖　3290
　　三、临床表现　3291
　　四、诊断　3292
　　五、保守治疗　3292
　　六、手术治疗　3292
　　七、疗效观察　3293

第二节　胸长神经卡压症　3294
　　一、概述　3294
　　二、应用解剖　3294
　　三、胸长神经卡压症之临床表现　3295
　　四、诊断　3295
　　五、鉴别诊断　3295
　　六、治疗　3295
　　七、疗效观察　3295
　　八、对本病的认识　3295

第三节　肩胛上神经卡压症　3296
　　一、概述　3296
　　二、应用解剖　3296
　　三、病因和病理　3297
　　四、临床表现　3297
　　五、诊断　3297
　　六、鉴别诊断　3298
　　七、治疗基本要求　3298
　　八、手术疗法　3298
　　九、特殊类型的肩胛上神经卡压症　3299

第四节　高位正中神经卡压症　3299
　　一、概述　3299
　　二、应用解剖　3300
　　三、正中神经及分支卡压　3301
　　四、旋前圆肌综合征　3302
　　五、前骨间神经卡压综合征　3304

（侯春林　张长青）

第五节　肘管综合征　3306
　　一、概述　3306
　　二、应用解剖　3307
　　三、病因　3307
　　四、临床表现　3308
　　五、辅助检查　3308
　　六、鉴别诊断　3308
　　七、治疗　3309

（陈峥嵘）

第六节　桡管综合征　3309
　　一、概述　3309
　　二、应用解剖　3310
　　三、病因　3311
　　四、桡管综合征与骨间后神经卡压综合征　3312
　　五、临床表现　3312
　　六、鉴别诊断　3312
　　七、治疗　3313

（侯春林　张长青）

第七节　腕管综合征　3313

一、概述 3313
二、应用解剖 3313
三、病因 3314
四、临床表现 3314
五、特殊检查 3315
六、诊断和鉴别诊断 3315
七、治疗 3315
（陈峥嵘　刘忠汉）

第八节　尺管综合征 3316
一、概述 3316
二、应用解剖 3317
三、病因 3318
四、诊断 3318
五、鉴别诊断 3319
六、治疗 3319

第九节　上肢其他神经卡压症 3319
一、副神经损伤与卡压 3319
二、四边间隙（孔）综合征 3320
三、肋间臂神经卡压 3320
四、桡神经感觉支卡压 3321
五、前臂内侧皮神经卡压 3322
六、肌皮神经损伤与卡压 3322
七、正中神经返支卡压 3322
八、指神经卡压 3323
（侯春林　张长青）

第二章　下肢周围神经卡压症 3324

第一节　腓总神经卡压 3324
一、临床解剖 3324
二、病因 3324
三、临床表现 3325
四、检查 3325
五、鉴别诊断 3326
六、治疗 3326
（陈峥嵘）

第二节　坐骨神经盆腔出口狭窄症
　　　　及梨状肌症候群 3326

一、概述 3326
二、解剖 3326
三、出口狭窄症病理解剖及发病机制 3331
四、梨状肌症候群病理解剖特点与发病机制 3331
五、临床特点 3332
六、诊断 3333
七、鉴别诊断 3333
八、治疗原则 3333
九、坐骨神经盆腔出口扩大减压术 3334
十、梨状肌切断（除）术 3336
（陈峥嵘　赵定麟）

第三节　跗管综合征 3337
一、概述 3337
二、临床解剖 3338
三、病因 3339
四、临床表现 3339
五、辅助检查 3339
六、鉴别诊断 3339
七、治疗 3340

第四节　Morton跖头痛 3340
一、概述 3340
二、临床解剖 3340
三、病因及发病机制 3341
四、临床表现 3341
五、辅助检查 3341
六、鉴别诊断 3341
七、治疗 3342
（陈峥嵘）

第五节　下肢其他神经卡压症 3342
一、股神经卡压综合征 3342
二、股外侧皮神经卡压综合征 3343
三、腓浅神经卡压 3345
四、足背皮神经卡压 3345
五、腓深神经卡压 3345

六、胫神经比目鱼肌腱弓处卡压 3345
七、腓肠神经卡压 3346

（侯春林　张长青）

第三章　周围神经损伤的各种修复术式 3347

第一节　神经外膜的修复 3347
一、神经修复的时机 3347
二、手术显露与切口缝合 3348
三、止血带的应用 3348
四、神经断端的修整 3349
五、神经松解术 3350
六、神经外膜的修复 3351

第二节　神经束的修复 3352
一、概述 3352
二、神经束的定向 3353
三、神经束缝合技术 3354
四、神经张力与后遗症 3356
五、近年来的进展 3358

第三节　神经移植的适应证、方法和预后 3358
一、概述 3358
二、移植神经的存活 3359
三、游离神经移植概述 3361
四、移植神经的选择与切取 3361
五、游离神经移植的缝合技术 3362
六、游离神经移植后的二期神经松解术 3362

第四节　自体静脉套接修复神经缺损 3363
一、概述 3363
二、实验性研究 3364

第五节　神经黏合剂修复神经损伤 3366
一、概述 3366
二、黏合剂修复神经损伤的方法 3368

第六节　神经再生过程中的神经营养、神经诱向与特异性再生 3369
一、神经细胞体和靶细胞之间的关系 3369
二、神经营养与神经诱向（trophism vs tropism） 3370
三、神经营养因子与促神经轴索生长因子（eurotrophic factors vs neurite-out growth promoting factors） 3370
四、损伤神经远侧节段处的神经营养机制 3371
五、神经再生的特异性 3371
六、临床应用前景 3374

第七节　雪旺细胞在周围神经再生中的作用 3374
一、雪旺细胞的形态结构和生理功能 3374
二、神经损伤后雪旺细胞的反应 3375
三、影响雪旺细胞分裂增殖的因素 3375
四、雪旺细胞在神经再生中的作用 3376

（陈峥嵘）

第四章　周围神经缺损的治疗 3379

第一节　周围神经缺损处理的基本原则 3379
一、概述 3379
二、周围神经缺损的基本闭合方法 3379

第二节　上肢周围神经缺损的治疗 3382
一、正中神经 3382
二、尺神经 3383
三、桡神经 3384

第三节　下肢周围神经缺损的治疗 3384
一、股神经 3384
二、坐骨神经 3385
三、胫后神经 3385
四、腓总神经 3385

（陈峥嵘）

第五篇
脊髓血管畸形与病变　3387

第一章　脊髓缺血综合征　3388
第一节　脊髓缺血问题　3388
一、概述　3388
二、脊髓血管的解剖及循环动态　3388
三、脊髓缺血的监测　3389
四、脊髓缺血时的代谢　3389
第二节　脊髓前动脉综合征　3390
一、概述　3390
二、发病原因　3390
三、临床特征　3391
四、MR所见　3392
五、病理　3393
六、诊断　3393
七、治疗　3395
第三节　脊髓后动脉综合征　3395
一、概述　3395
二、脊髓的血管　3395
三、脊髓后动脉综合征　3397
四、临床举例　3398
五、后索障碍问题　3399

第二章　脊髓出血　3400
第一节　脊髓出血的基本概念与MR诊断　3400
一、概述　3400
二、出血MR信号的经时变化　3400
三、髓内出血　3401
四、治疗　3403
五、临床举例　3403
第二节　蛛网膜下出血　3404
一、概述　3404
二、脊髓动静脉畸形的分类及发病频率　3404
三、症状　3405
四、诊断　3405
五、影像学诊断　3405
六、治疗原则　3406
七、人工栓塞术　3406
八、手术疗法　3407
第三节　脊髓硬膜外出血　3407
一、概述　3407
二、流行病学　3408
三、发病原因　3408
四、病理改变　3409
五、临床症状　3409
六、一般诊断　3409
七、影像学诊断　3410
八、治疗　3410
九、临床举例　3412

第三章　脊髓动静脉畸形　3414
第一节　脊髓血管解剖复习与发病机制　3414
一、脊髓的血循系统概况　3414
二、动脉系　3414
三、静脉系　3416
四、发病机制　3417
第二节　脊髓动静脉畸形的分类与诊断　3418
一、历史背景　3418
二、血管解剖与AVM分类　3418
三、当前临床对AVM的分类　3418
四、诊断　3421
第三节　脊髓血管畸形的治疗　3422
一、脊髓动静脉畸形的手术治疗　3422
二、脊髓动静脉畸形的人工栓塞术　3423
三、脊髓AVM外科手术病例的选择　3424
四、脊髓AVM血管内手术适应证的界定　3426
五、并发症的预防及早期发现　3427

第四章　脊椎、脊髓的栓塞术　3429
第一节　栓塞术的基本概念与临床应用　3429

一、概述	3429
二、临床应用	3429
第二节 脊椎、脊髓栓塞术的手术技巧	3430
一、概况	3430
二、栓塞术的效果	3431
三、手术要点	3431
四、临床举例	3432
五、临床判定	3433

（周天健　李建军）

第六篇

矫形外科常用之一般手术　3435

第一章　腱鞘炎、腱鞘囊肿与滑囊炎　3436

第一节　腱鞘炎	3436
一、基本概念	3436
二、桡骨茎突部狭窄性腱鞘炎（de Quervain病）	3437
三、手指屈肌腱鞘炎	3438
四、肱二头肌长头腱鞘炎	3440
五、踝部腱鞘炎	3441
第二节　腱鞘囊肿	3441
一、病因病理	3441
二、一般症状	3442
三、局部症状	3442
四、治疗	3442
第三节　滑囊炎	3443
一、概述	3443
二、病因病理	3443
三、临床诊断	3444
四、治疗原则	3444
五、肩峰下滑囊炎	3444
六、鹰嘴滑囊炎	3445
七、腰大肌滑囊炎	3446
八、坐骨结节滑囊炎	3446
九、大粗隆滑囊炎	3446
十、髌前滑囊炎	3446
十一、鹅足滑囊炎	3447
十二、跟后滑囊炎	3447

（马　敏　李增春）

第二章　手（足）指（趾）端手术　3449

第一节　甲部手术	3449
一、拔甲术	3449
二、甲沟炎切开术	3450
三、甲下异物取出术	3451
四、甲下积血引流术	3451
五、嵌甲切除术	3452
第二节　化脓性指头炎切开引流术	3453
一、应用解剖	3453
二、适应证	3453
三、麻醉	3453
四、手术步骤	3453
五、术后处理	3454
第三节　足部槌状趾、爪形趾、嵌甲、鸡眼与胼胝	3454
一、槌状趾	3454
二、爪形趾	3454
三、嵌甲	3454
四、鸡眼	3455
五、胼胝	3455
第四节　平底足手术疗法	3456
一、足弓的解剖复习	3456
二、足弓的检测	3457
三、平底足之病因	3457
四、分类	3458
五、临床表现	3458
六、X线检查	3458
七、诊断	3458
八、非手术疗法	3458
九、手术疗法	3459
第五节　马蹄爪形足的手术治疗	3459
一、概述	3459
二、手术疗法	3460

三、术后处理　3460

　　　　（胡玉华　万年宇　赵定麟）

第三章　其他手术　3462

第一节　股四头肌成形术　3462
　　一、手术适应证　3462
　　二、麻醉　3462
　　三、手术步骤　3462
　　四、术后处理　3465

第二节　改善髋关节功能的其他肌腱手术　3465
　　一、股内收肌腱切断术　3465
　　二、缝匠肌和股直肌腱切断术　3466

第三节　臀深部断针存留取出术　3466
　　一、概述　3466
　　二、局部解剖分区定位法　3466
　　三、手术方法　3467
　　四、临床举例　3468
　　五、提示：切勿将断针取出术视为小手术　3468

第四节　杵臼截骨术　3469
　　一、概述　3469
　　二、病例选择　3469
　　三、截骨技术　3469
　　四、术后处理　3470
　　五、手术注意事项　3471
　　六、目前临床上常用的截骨术　3471
　　七、杵臼截骨术的特点　3471

第五节　髌-股关节炎与胫骨结节升高术　3472
　　一、概述　3472
　　二、胫骨结节升高术的原理　3472
　　三、髌-股关节炎的判断与手术适应证　3473
　　四、手术方法　3474
　　五、本术式特点　3475

第六节　足踝部痛风、风湿及退变性关节炎，及其手术疗法　3475
　　一、痛风性关节炎　3475
　　二、踝、足部类风湿性关节炎　3476
　　三、足踝部退行性骨关节炎　3477

　　　　（万年宇　胡玉华　赵定麟）

第七篇
特殊情况下的骨关节损伤及其诊治要点　3479

第一章　儿童骨关节损伤诊治特点与要求　3480

第一节　儿童骨与关节损伤的基本概念　3480
　　一、儿童骨与关节解剖特点　3480
　　二、损伤特点　3480
　　三、临床特点　3481
　　四、儿童特有的骨折类型　3482
　　五、诊断　3483
　　六、其他特点　3483

第二节　骨骺损伤的分型与儿童骨折的诊断　3484
　　一、骨骺损伤的分型　3484
　　二、儿童骨骺损伤的诊断　3485

第三节　儿童骨骺损伤的治疗原则　3486
　　一、以非手术疗法为主　3486
　　二、手术疗法的基本原则　3487
　　三、认识儿童骨骺损伤的特殊并发症　3487

　　　　（吴德升　林研　赵卫东）

第二章　伴有骨质疏松症及高龄患者骨与关节损伤诊治特点　3489

第一节　骨质疏松症的骨学特征与治疗要求　3489
　　一、概述　3489
　　二、具体的骨学特征　3489
　　三、骨与关节损伤的临床特点　3489
　　四、原发骨质疏松症在治疗上的基本要求　3490

五、伴骨与关节损伤时的治疗要求
　　　　与生物力学问题　　　　　　3490
第二节　高龄患者骨关节损伤的临
　　　　床特点与处理原则　　　　3491
　　一、老年人的骨关节结构特点　　3491
　　二、老年人骨关节创伤特点　　　3491
　　三、老年人骨关节损伤的处理原则　3492
　　四、防治术后并发症　　　　　　3492

第三章　伴有糖尿病患者骨与关节
　　　　损伤的诊治　　　　　　　3494
第一节　糖尿病的流行病学与临床
　　　　特点　　　　　　　　　　3494
　　一、概述　　　　　　　　　　　3494
　　二、糖尿病的流行病学　　　　　3494
　　三、糖尿病与骨关节损伤的相互影
　　　　响　　　　　　　　　　　　3495
　　四、临床特点　　　　　　　　　3495
第二节　伴糖尿病患者围手术期及
　　　　创伤期的处理　　　　　　3496
　　一、急性期的处理　　　　　　　3496
　　二、非手术治疗期的诊断　　　　3496
　　三、治疗　　　　　　　　　　　3496
第三节　围手术期处理及影响骨科
　　　　手术疗效诸因素　　　　　3497
　　一、手术前处理　　　　　　　　3497
　　二、手术日处理　　　　　　　　3497
　　三、手术后处理　　　　　　　　3498
　　四、其他特殊情况处理　　　　　3498
　　五、影响糖尿病患者骨科手术预后
　　　　的因素　　　　　　　　　　3499

（王新伟　赵定麟）

第四章　血液病状态下的骨与关节
　　　　损伤诊治特点　　　　　　3500
第一节　概述、致病机制与分类　　3500
　　一、概述　　　　　　　　　　　3500
　　二、致病机制　　　　　　　　　3500
　　三、分类　　　　　　　　　　　3500

第二节　引起骨与关节损伤常见的
　　　　血液病　　　　　　　　　3501
　　一、多发性骨髓瘤　　　　　　　3501
　　二、白血病　　　　　　　　　　3501
　　三、恶性淋巴瘤　　　　　　　　3501
　　四、血液病骨与关节损伤的临床
　　　　要点和处理原则　　　　　　3502

（冯莉　赵杰）

第八篇
带血管蒂皮瓣及筋膜皮瓣移位术　3503

第一章　筋膜皮瓣移位术在骨科的
　　　　应用　　　　　　　　　　3504
第一节　筋膜皮瓣的发现、发展与
　　　　定义　　　　　　　　　　3504
　　一、筋膜皮瓣的发现　　　　　　3504
　　二、筋膜皮瓣的发展　　　　　　3505
　　三、筋膜皮瓣的定义　　　　　　3506
第二节　筋膜皮瓣的解剖学研究　　3507
　　一、概述　　　　　　　　　　　3507
　　二、筋膜的结构特点与分布　　　3508
　　三、筋膜皮瓣的动脉血供　　　　3509
　　四、筋膜皮瓣的静脉回流　　　　3515
第三节　筋膜皮瓣的实验研究　　　3516
　　一、筋膜皮瓣实验动物的筛选　　3516
　　二、筋膜皮瓣血供能力的实验研究　3517
　　三、筋膜皮瓣抗感染能力实验研究　3517
　　四、筋膜皮瓣耐压能力的实验研究　3518
第四节　筋膜皮瓣的分类　　　　　3519
　　一、概述　　　　　　　　　　　3519
　　二、筋膜皮瓣的血管解剖学分类　3520
　　三、筋膜皮瓣的外科分类　　　　3522
第五节　远端蒂筋膜皮瓣与逆行
　　　　岛状皮瓣　　　　　　　　3523
　　一、定义与实验研究　　　　　　3523
　　二、远端蒂筋膜皮瓣　　　　　　3524

三、逆行岛状皮瓣	3528
四、浅静脉干的作用	3530
五、临床注意点	3531

第六节　筋膜瓣、皮下组织瓣与筋膜皮下组织瓣　3533
　一、前言　3533
　二、定义　3534
　三、应用解剖　3534
　四、适应证　3535
　五、随意型筋膜皮下组织瓣的临床应用　3535
　六、筋膜皮下组织瓣的优点　3539

第七节　带皮神经营养血管（丛）的皮瓣　3539
　一、前言　3539
　二、皮神经的血供形式　3540
　三、皮神经营养血管与皮肤血供的关系　3541
　四、带皮神经营养血管皮瓣的临床应用原则　3541
　五、常用的带皮神经营养血管的皮瓣　3543
　六、评价　3546

第八节　桡动脉茎突部穿支筋膜皮瓣　3549
　一、应用解剖　3549
　二、适应证　3550
　三、皮瓣设计　3550
　四、手术步骤　3550
　五、注意事项　3551

第九节　尺动脉腕上穿支筋膜皮瓣　3552
　一、应用解剖　3552
　二、适应证　3552
　三、皮瓣设计　3553
　四、手术步骤　3553
　五、注意事项　3553

第十节　胫后动脉肌间隔穿支筋膜皮瓣　3554
　一、应用解剖　3554

　二、适应证　3555
　三、皮瓣设计　3555
　四、手术步骤　3555
　五、注意事项　3556

第十一节　腓动脉外踝上筋膜皮瓣　3557
　一、概述　3557
　二、应用解剖　3557
　三、适应证　3558
　四、皮瓣设计　3558
　五、手术步骤　3558
　六、注意事项　3559

第十二节　小腿后侧筋膜皮瓣　3560
　一、概述　3560
　二、应用解剖　3561
　三、小腿后侧近端蒂筋膜皮瓣　3563
　四、小腿后侧远端蒂筋膜皮瓣　3564

（张世民　侯春林）

第二章　带血管蒂组织瓣移位术在骨科领域的应用　3566

第一节　组织瓣的血供特点及类型　3566
　一、皮瓣　3566
　二、肌（皮）瓣　3567
　三、筋膜（皮）瓣　3570
　四、骨瓣　3572

第二节　组织瓣移位术的一般原则　3573
　一、适应证　3573
　二、组织瓣的选择原则　3573
　三、受区准备　3573
　四、组织瓣设计　3574
　五、组织瓣切取　3574
　六、组织瓣转移　3575

第三节　组织瓣移位术注意事项　3576
　一、掌握供区组织的应用解剖　3576
　二、供区要求　3576
　三、正确估计所需皮瓣大小　3576
　四、皮瓣设计合理　3576
　五、保护肌皮动脉穿支　3576

六、必要时包括完整的深筋膜	3576
七、术中仔细止血	3576
八、切除受区的疤痕组织	3576
九、隧道应宽敞	3576
十、肌皮瓣移位后应固定	3576
十一、口内组织瓣缝合应可靠	3577
十二、术后观察血运	3577
十三、各种设计	3577

(侯春林)

第九篇

骨科手术病人的术后康复　3585

第一章　骨科康复学基础　3586

第一节　骨科医师与康复及康复的生物学基础　3586
- 一、骨科医师与康复　3586
- 二、骨科康复的生物学基础概述　3587
- 三、制动对各组织的影响　3587
- 四、被动运动的意义　3589
- 五、间歇自动运动对韧带修复的影响　3590
- 六、物理刺激对组织修复的影响　3591

第二节　骨科康复的基本知识　3592
- 一、运动疗法（therapeutic exercise）　3592
- 二、CPM在骨科康复中的应用　3595

(周天健)

第二章　重要关节及手部康复　3599

第一节　髋关节术后康复　3599
- 一、髋关节骨关节病基本概念　3599
- 二、髋关节骨关节病的康复治疗　3599
- 三、髋关节骨关节病手术方法与术后康复流程　3600
- 四、股骨颈骨折康复治疗的重要性　3600
- 五、股骨颈骨折的康复及术后康复流程　3601

第二节　膝关节术后康复　3603
- 一、膝关节之正常功能　3603
- 二、术后应强调康复训练　3603
- 三、维持关节活动度的训练　3603
- 四、增强肌力的训练　3606
- 五、增加柔软度的训练　3608
- 六、肢体负重训练　3609
- 七、神经肌肉本体感训练　3609
- 八、平衡、协调训练　3609
- 九、适应性训练　3609
- 十、灵活性训练　3609
- 十一、心肺耐力训练　3610
- 十二、健腿的训练　3610
- 十三、膝关节全关节置换术后的康复　3610
- 十四、膝关节韧带损伤术后的康复治疗　3611

第三节　手部康复　3616
- 一、肌腱损伤术后康复的评定　3616
- 二、早期运动开始法与3周固定法的适应证与方法　3617
- 三、肌腱损伤部挛缩的处理对策　3619
- 四、颈髓损伤上肢与手功能重建术后的康复　3620

(周天健)

第三章　截肢术后康复　3624

第一节　截肢前有关康复的准备工作与截肢后的基础教育　3624
- 一、心理康复　3624
- 二、截肢康复治疗小组　3624
- 三、截肢者术前的训练　3625
- 四、截肢者术后的基础教育　3625

第二节　截肢术后的康复训练　3628
- 一、残肢的压迫包扎　3628
- 二、术后康复训练日程　3628
- 三、术后康复训练中避免事项　3631
- 四、残端训练和其他训练　3632
- 五、临时性假肢的装配　3632

第三节　装配假肢前后的康复训练　3634
- 一、装配临时性假肢前的康复训练　3634

二、装配临时性假肢后的康复训练　3635
　　三、上肢截肢者的康复训练　3635
　　四、装配永久性假肢后的康复训练　3636
　　　　　　　　　　　　　　　（周天健）

第四章　神经系统伤患的术后康复　3643
第一节　周围神经损伤术后的康复治疗　3643
　　一、运动疗法（Kinesiotherapy, exercise therapy）　3643
　　二、物理疗法（physical therapy）　3644
　　三、作业疗法（Occupational therapy）　3644
　　四、支具、夹板等矫形器的应用　3645
　　五、臂丛神经损伤及其功能重建术后康复　3645
　　六、感觉康复训练　3649
第二节　脊髓灰质炎后遗症术后康复　3653
　　一、概述　3653
　　二、儿麻矫治的术后康复　3654
　　三、儿麻后期综合征的康复问题概况　3654
　　四、儿麻后期综合征的临床表现　3654
　　五、儿麻后期综合征的康复计划与措施　3656
第三节　脑瘫的术后康复　3659
　　一、脑瘫患儿的手术前康复　3659
　　二、脑瘫的类型与手术方法的评估　3659
　　三、脑瘫术后康复　3663
第四节　脊椎裂及脊髓拴系术后康复　3664
　　一、脊椎裂术后康复概况　3664
　　二、运动障碍的康复与治疗（以步行问题为中心）　3665
　　三、排尿障碍的康复与治疗　3665
　　四、脑积水的治疗与康复　3666
　　五、脊椎裂儿童的教育康复　3666
　　六、脊髓栓系综合征术后康复　3667
第五节　脊髓损伤的术后康复　3667
　　一、概述　3667
　　二、脊髓损伤功能恢复训练中的物理治疗　3667
　　三、脊髓损伤功能恢复训练中的作业治疗　3674
　　四、脊髓损伤功能训练中的动作训练　3677
　　　　　　　　　　　　　　　（周天健）

第十篇　中医药在骨科围手术期的应用　3697

第一章　中医基础理论概述　3698
第一节　阴阳、五行理论　3698
　　一、阴阳学说　3698
　　二、五行学说　3698
　　三、阴阳与五行的关系　3698
第二节　气血、经络、脏腑理论　3699
　　一、气血的生理功能　3699
　　二、损伤后气血的病机　3699
　　三、经络与损伤的关系　3700
　　四、脏腑与损伤的关系　3700
第三节　八纲辨证与舌诊　3701
　　一、八纲辨证　3701
　　二、舌诊　3702
　　　　　　　　　　　　　　　（王拥军）

第二章　骨科围手术期中医药辨证施治　3703
第一节　中医骨伤科三期分治概述及中医辨证施治原则　3703
　　一、三期分治　3703
　　二、辨证施治原则　3703
第二节　脊柱病围手术期治疗　3704
　　一、概述　3704
　　二、手术前期特征（术前7天）与治疗　3704
　　三、手术后，近期的特征（手术后3天至手术后14天）与治疗　3705
　　四、手术后，中远期（手术后14天至3个月）与治疗　3705

五、手术后，远期（术后30天~
　　3年）的中医辨证论治　　3706
　　　　　　　　　　　　　　（王拥军）
第三章　骨肿瘤围手术期治疗　3707
　第一节　概述、原则及术前术后治疗　3707
　　一、概述　3707
　　二、处理原则　3707
　　三、骨肿瘤"围手术期"术前治疗　3708
　　四、围手术期　3708
　第二节　骨肿瘤"围手术期"辨证
　　　　　分型论治　3708

　　一、邪实证（以祛邪为主的治疗）　3708
　　二、正虚证（以扶正为主的治疗）　3709
　第三节　骨肿瘤"围手术期"辨病
　　　　　治疗　3709
　　一、骨巨细胞瘤　3709
　　二、骨肉瘤　3710
　　三、尤文肉瘤　3711
　　四、软骨肉瘤　3711
　　五、骨纤维肉瘤　3712
　　六、脊索瘤　3712
　　　　　　　　　　　　　　（王拥军）

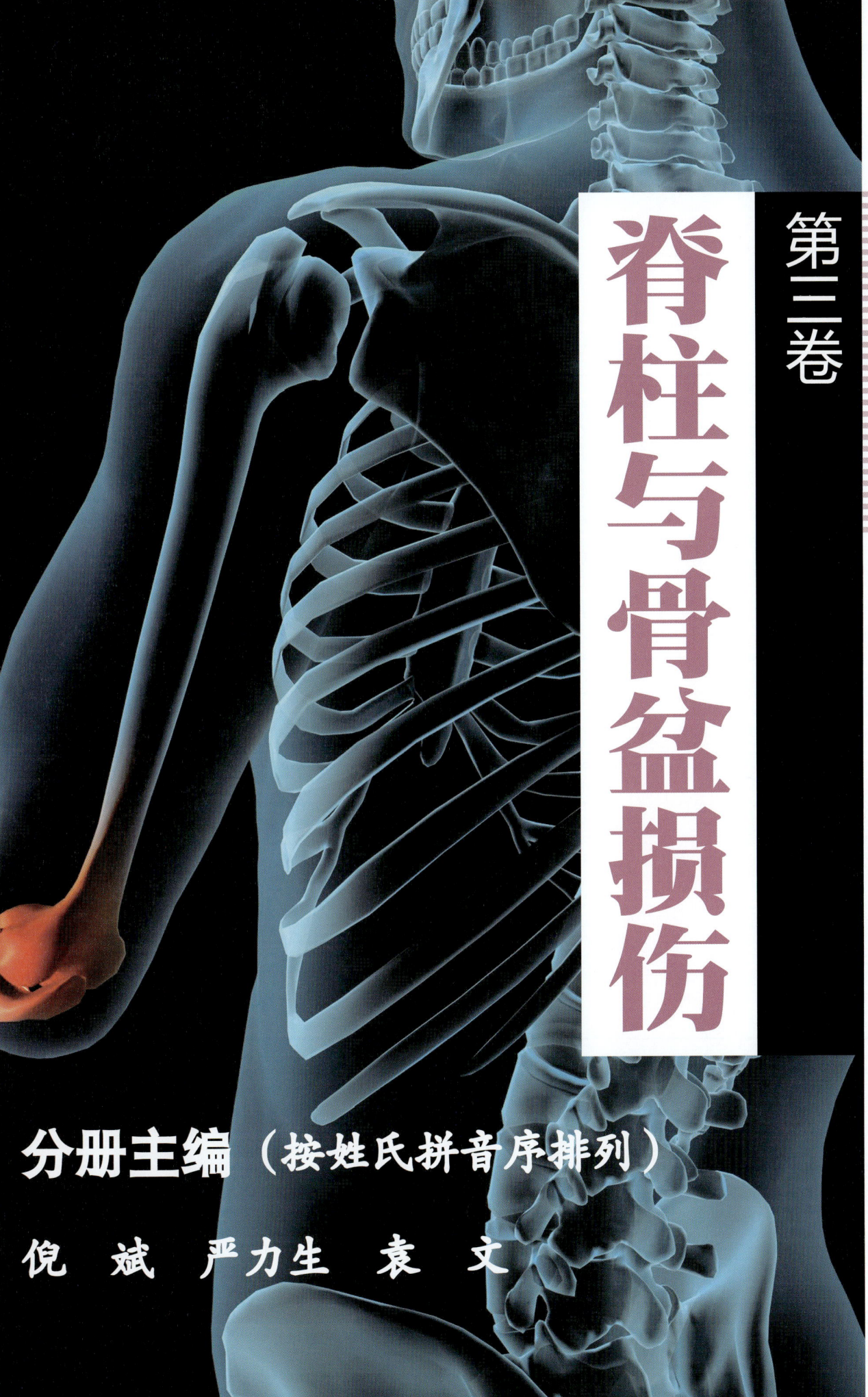

第三卷

脊柱与骨盆损伤

分册主编（按姓氏拼音序排列）

倪 斌 严力生 袁 文

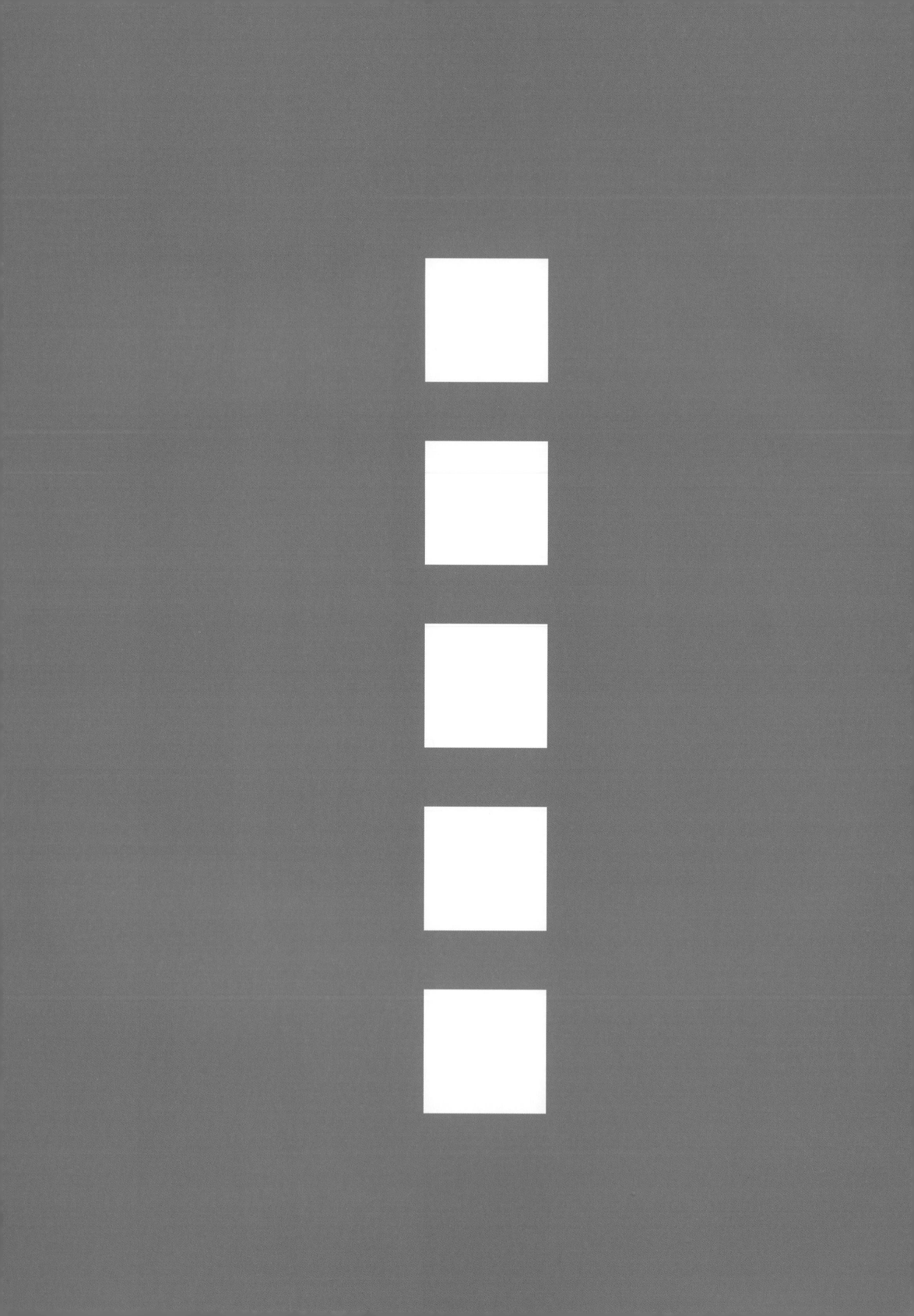

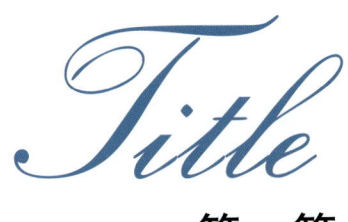

第一篇

枕颈部与上颈椎损伤

第一章 枕颈部骨折脱位 /1058
   第一节 枕寰部损伤 /1058
   第二节 寰椎骨折 /1066
   第三节 枢椎齿状突骨折 /1070

第二章 寰枢椎骨折脱位 /1078
   第一节 单纯性寰枢椎脱位 /1078
   第二节 伴齿状突骨折的寰枢椎前脱位 /1087
   第三节 伴齿状突骨折的寰枢椎后脱位 /1092
   第四节 CT监测下经皮穿刺寰枢椎侧块关节植骨融合术 /1094

第三章 枢椎椎弓骨折（Hangman骨折）等损伤及上颈椎微创手术 /1100
   第一节 枢椎椎弓根骨折 /1100
   第二节 上颈椎前路颈动脉三角区的内镜微创技术 /1105
   第三节 经枕颈后外侧显微外科技术 /1115

第四章 上颈椎术中及术后并发症及处理原则 /1124
   第一节 上颈椎手术术中并发症 /1124
   第二节 上颈椎手术术后并发症 /1127

第五章 上颈椎翻修术 /1130
   第一节 基本概念、原因、手术确认及一般原则 /1130
   第二节 枕颈融合（减压）术 /1133
   第三节 寰枢椎翻修融合术 /1137

第一章　枕颈部骨折脱位

第一节　枕寰部损伤

一、概述

枕颈（寰）关节损伤在临床上十分罕见，1981年以前全世界的文献报告仅8例，几乎没有存活者。因其中大多数易在现场立即死亡，少数伤者于数天内死亡，存活的多属幸运者骨折（损伤）类型，其占骨科损伤死亡率首位。治疗主要是轻重量（1~1.5kg）骨牵引。目的是维持其位置，并警示大家小心，这是重型颈椎损伤，常伴随神经损伤，包括脑损伤、脑干损伤或高位颈髓损伤。上述神经损伤时多伴有意识丧失及自主呼吸消失，需要做永久的人工呼吸。此种损伤常与颅底骨折或上颈椎骨折伴发。X线平片难以诊断，当发现硬膜外与枕下有血肿出现时，应考虑这种损伤的存在。MR及CTM可以确诊。

二、致伤机制

枕颈关节呈水平状而易引起脱位，但其周围不仅有多条坚强的韧带组织，而且周围肌群亦甚发达，因此，在一般情况下，造成此处骨折脱位的机会并不多见。相反，下一椎节的寰-枢关节却极易引起损伤。但如果作用于头颅部的横向暴力来得突然而迅猛，以致这股剪应力集中至枕颈关节处时，则亦可引起这一对椭圆形关节的移位。以交通事故为多见，好发于步行者与汽车相撞之交通意外中，头部易最先受到暴力而引起枕寰急性脱位，且大多死于事故发生地。如仅仅引起半脱位，尚未对延髓造成致命性压迫，患者则有可能存活下来。此种侥幸者毕竟十分少见（图3-1-1-1-1）。引起上颈椎损伤最为多见的直接原因是交通事故，其次是高处坠落伤及运动伤，包括潜泳和高台跳水。

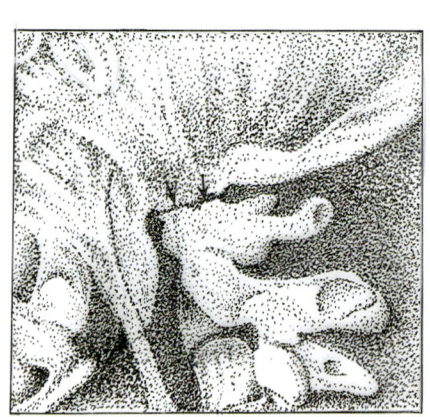

图3-1-1-1-1　寰枕关节脱位X线投影素描图

三、临床分型

主要是以下两型（图3-1-1-1-2）。

（一）完全脱位型

主要引起四肢瘫及生命中枢危象，多伴有脑干损伤，并在受伤当时或短期内死亡。其死亡原因主要是由于自主呼吸消失，引起呼吸及循环系统功能

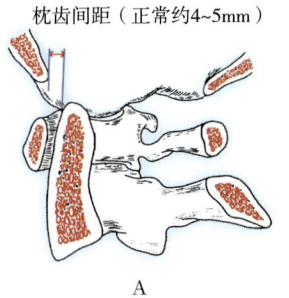
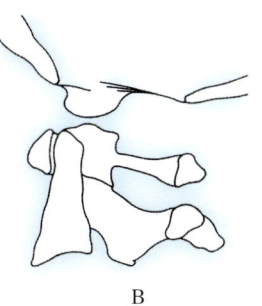
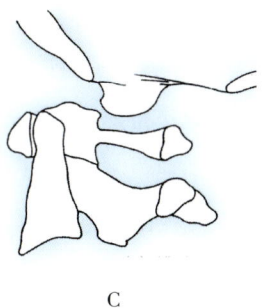

图3-1-1-1-2　寰枕脱位分型及枕齿间距测量示意图（A~C）
A.枕齿间距测量；B.寰枕失稳型；C.完全脱位型

衰竭。而伤后立即死亡系因伤及脑干或延髓生命中枢之故。此种病例亦可合并枕骨髁骨折。笔者曾遇到5例，存活最长不超过1个月（见图3-1-1-1-2C）。

（二）枕寰失稳型

即外伤仅引起部分韧带及肌群受损。主要表现为颈痛、颈部活动受限、被迫体位及枕颈交界处压痛等。严重者可能有四肢电击感（多在体位不正时出现）或突发性四肢瘫。此种类型亦可见于先天性颈椎融合病（Klippel-Feil syndrome）等因代偿作用而致应力增加所出现的枕颈不稳（见图3-1-1-1-2B）。

四、诊断

主要依据以下条件。

（一）病史与症状

1. 病史　均有较明确的外伤史。

2. 临床症状　主为枕颈段局部的损伤症状，并伴有颈髓以上的神经功能障碍，轻重不一。轻型表现脊髓刺激症状与体征，重型出现意识丧失和自主呼吸消失，并有永久性人工呼吸机依赖现象。

（二）影像学检查

X线平片除显示椎前阴影增宽外，主要是用于除外其他类型之上颈段损伤及对枕齿间距的测量（见图3-1-1-1-2A）。在正常情况下，成年人的枕齿间距为4~5mm，超过6mm则表明枕寰关节半脱位或脱位。CT或MR对诊断具有决定作用，并可显示枕骨髁骨折征（图3-1-1-1-3）。

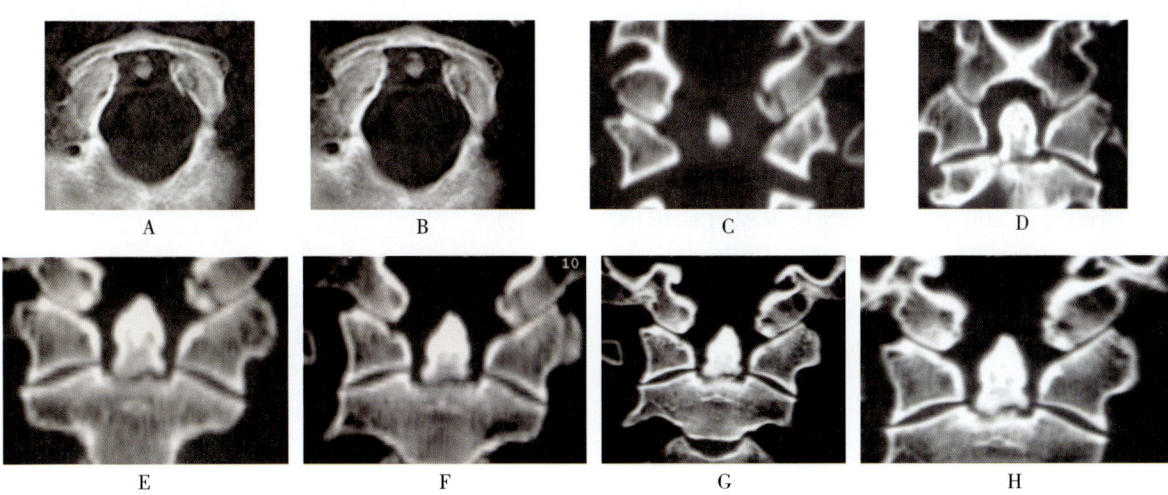

图3-1-1-1-3　临床举例　枕骨髁骨折（A~H）
A~D.受伤后CT扫描不同层面所见；E~H.牵引6周后，CT扫描不同层面所见，齿状突骨折复位，枕骨髁部骨折呈愈合状

五、治疗原则

(一)基本疗法

1. 早期病例

(1)头颅固定与制动 一旦怀疑此种损伤,应立即采用最稳妥的办法将头颈部确实固定,其中以 Halo(颅骨)-Vest 牵引装置最为常用(图3-1-1-1-4)。

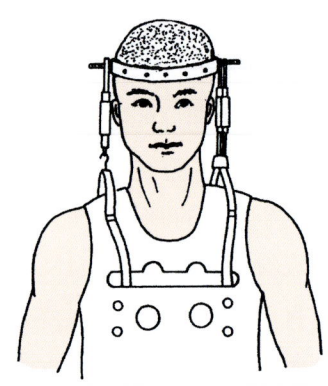

图3-1-1-1-4 Halo-Vest支架固定示意图

(2)呼吸机应用 伴脊髓损伤者,多需立即用呼吸机控制呼吸,并对心脏、血压及全身状态进行监护。

(3)脱水剂 用量稍大于一般颈髓损伤,持续时间亦不应少于5天;并注意胃肠道应激性溃疡等并发症。

(4)其他 包括气管切开,预防褥疮、尿路感染及坠积性肺炎等并发症。

2. 后期病例
指伤后3月以上者,如寰枕不稳,可行后路植骨融合术。常用的术式有:枕骨骨瓣翻转枕颈融合术及枕颈钢板或鲁氏棒内固定术。对伴有神经压迫症状者,尚应切除寰椎后弓。

(二)酌情选择手术疗法

术式种类较多,主要为减压术与椎节融合固定术,多需借助复杂之技术与设备,在选择时应注意。现按不同术式分段阐述于后。

六、枕骨骨瓣翻转枕颈融合术

(一)手术适应证

主要用于各种原因所引起、一般不伴有神经受压症状的枕颈不稳者,因本术式影响颈椎的旋转功能,因此不宜用于寰枢椎不稳者。

(二)特种用品准备

1. 器械 除一般颈后路器械外,应准备各种规格锋利骨凿数把。

2. 上下石膏床备用 如图3-1-1-1-5所示,分为前面(上方)石膏床和背部(下方)石膏床,使用时(搬动及翻身等)可将上下两片石膏床合拢在一起,再用绷带缠扎,既安全又方便(图3-1-1-1-6)。

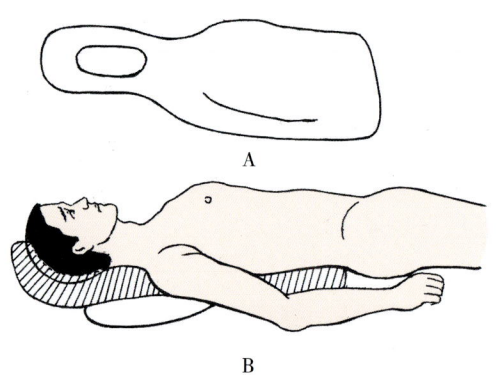

图3-1-1-1-5 上下石膏床示意图(A、B)
A.前方石膏床;B.背部石膏床

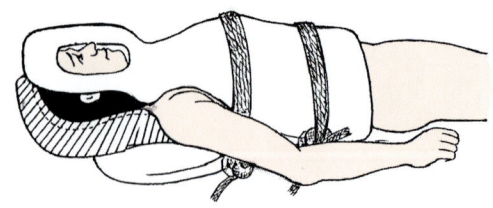

图3-1-1-1-6 上下两片石膏床用绷带缠扎后状态示意图

(三)手术步骤

现将临床上常用的术式操作程序介绍如下。

1. 麻醉及体位 一般取俯卧位,头部固

定于特定的制式或自制式头颈固定架上(图 3-1-1-1-7)。可选用局部浸润麻醉(沿手术区分层注射,图 3-1-1-1-8)、气管插管麻醉或清醒插管加局麻。

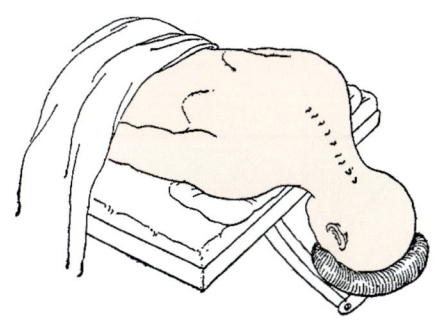

图3-1-1-1-7　体位示意图

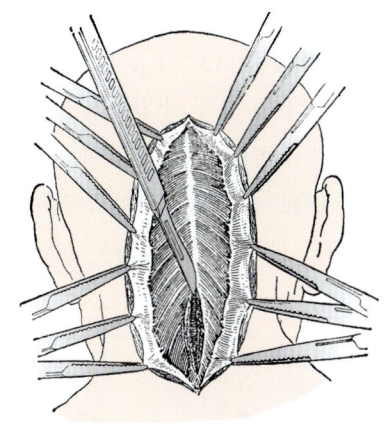

图3-1-1-1-9　显露术野示意图

沿后枕部及项部正中切口切开皮肤、皮下组织,止血后再由中线向外剥离椎旁肌,自枕骨粗隆部达C_3棘间韧带处

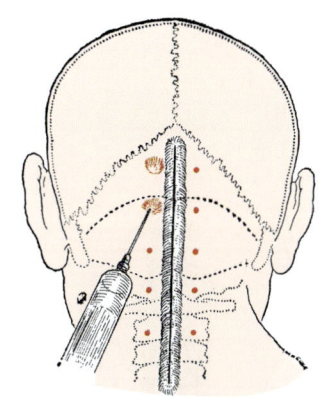

图3-1-1-1-8　局部浸润麻醉示意图

于切口线皮内、皮下和椎旁肌内分层注入加有肾上腺素的 0.5~1.0%普鲁卡因,总量<1g

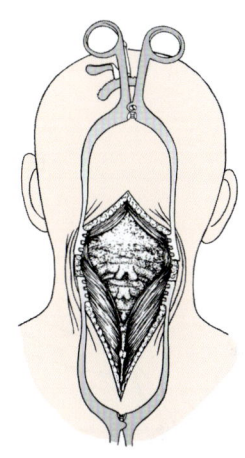

图3-1-1-1-10　暴露枕骨粗隆至C_3棘突示意图

2. **切取髂骨条**　先切取髂骨块备用。一般以长条状为宜,其大小(宽×长度)为 1cm×7cm~1.5cm×12cm,并将其自中央部劈开分成两片,或选用人造骨代。

3. **显露术野**　按一般颈后路术式,但应偏上方达枕骨粗隆部。此处出血甚多,可采用皮肤夹止血,或使用梳式拉钩快速将其牵开止血。锐性剥离两侧椎旁肌,首先暴露C_2、C_3棘突,并用纱布条填充止血。之后向上分离,显露枕骨粗隆部,达枕大孔后缘1cm处(图 3-1-1-1-9)。在此过程中应保留粗隆外层骨膜和部分肌纤维及其血供,尤其在中部(图 3-1-1-1-10)。

4. **凿取带骨膜瓣之枕骨骨片**　先用尖刀片于枕骨粗隆部呈条状切开骨膜,其宽度为 2~2.5cm,长 4~5cm,而后按此大小用锋利的骨凿由上而下将枕骨粗隆部外板呈片状凿下。操作时应边凿边将骨片向下翻转,并务必保持骨片的完整性与连续性;止于枕骨大孔后缘 1~1.5 cm 处,并与局部骨膜和肌瓣相连。翻下之骨片其粗糙面向外,顶端达C_2棘突处(图 3-1-1-1-11)。

5. **翻转骨片至C_2棘突缺口处并固定植骨片**　用骨剪或三关节咬骨钳将C_2棘突上方自基底部呈V形剪除,保留其下方完整,并使其与下一椎节的棘间韧带相连(图 3-1-1-1-12);

之后将枕骨片向下翻转,并嵌于C_2棘突上方之缺口处(图3-1-1-1-13、14);与此同时另组医师切除髂骨,骨块多呈片状(图3-1-1-1-15、16),之后将骨片置于枕骨骨瓣外方,其顶端与枕骨缺损处相抵住,下方嵌在C_2棘突上方(图3-1-1-1-17)。植骨片左右各一,亦可用同种异体长骨条取代,包括肋骨条(图3-1-1-1-18)。用钛缆或一般的10号尼龙线将植骨片及翻转的枕骨粗隆骨片一并结扎,该线应穿过植骨片上方之圆孔,以防滑脱。此后检查植骨块是否稳定,对不稳定者,可用同一材料线将骨块与C_2棘突下方的棘间韧带缝合。

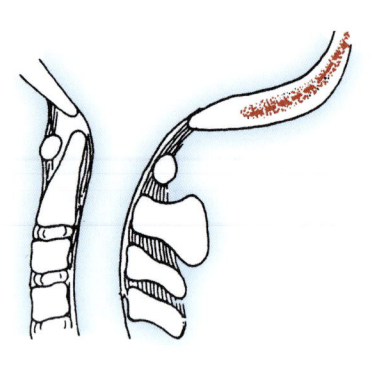

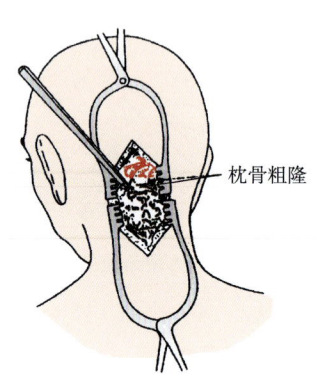

图3-1-1-1-11 枕骨瓣的凿取示意图（A、B）
A.枕骨瓣凿取范围侧面观；B.枕骨瓣已凿下（后方观）

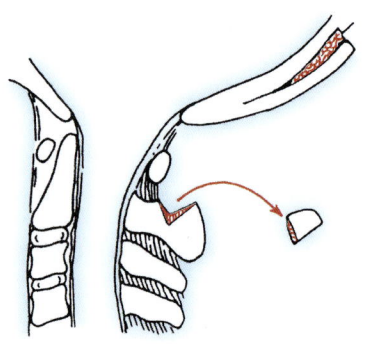

图3-1-1-1-12 枢椎棘突上缘骨质作楔形切除示意图

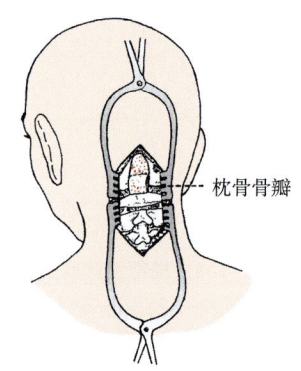

图3-1-1-1-13 将凿下之枕骨瓣翻下示意图（后面观）

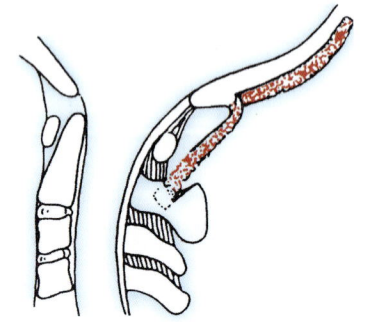

图3-1-1-1-14 枕骨骨瓣翻下插至枢椎棘突上方缺口示意图

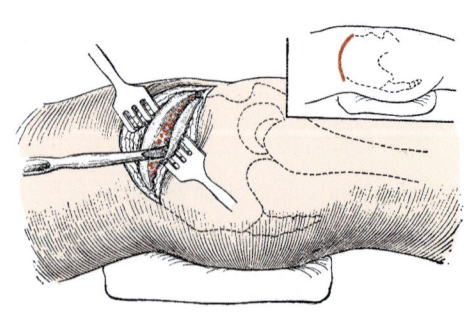

图3-1-1-1-15 髂骨取骨术示意图
患者取仰卧位,术侧骨盆垫高,沿髂峭切开皮肤、皮下、骨膜和髂骨两侧肌肉附着处。对髂骨外板在骨膜下进行锐性剥离,纱布填塞止血

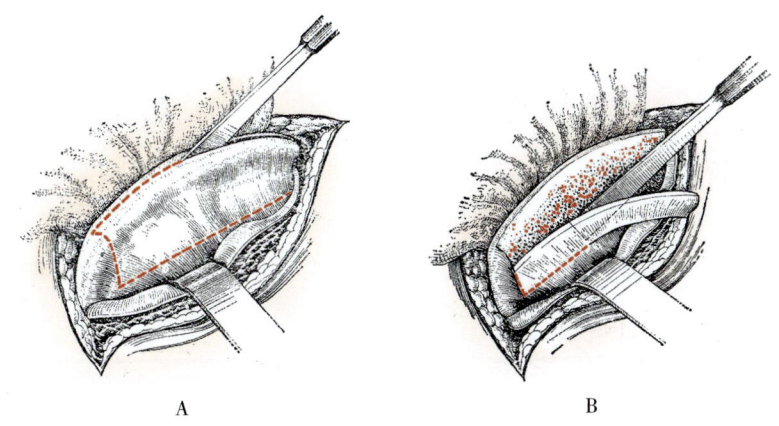

图3-1-1-1-16 髂骨骨片切取术示意图（A、B）
A.按所需骨块的长度、宽度，在髂骨上作好标志，用平骨凿沿髂嵴在内侧骨板处自上而下劈开，并凿断；
B.亦可根据需要，分次从髂骨外侧凿取骨片或骨块

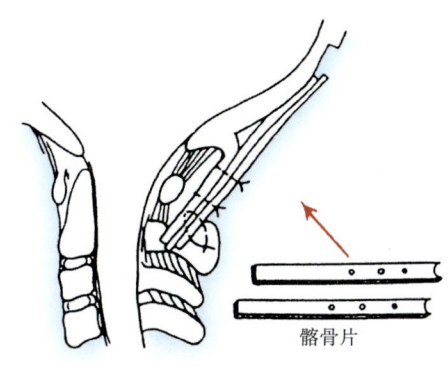

图3-1-1-1-17 髂骨片植骨示意图
将植骨片置于枕骨瓣上方，用粗丝线、钛镜或钢丝结扎

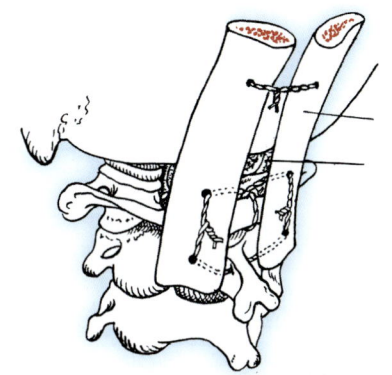

图3-1-1-1-18 采用义骨示意图
亦可选用义骨（肋骨等）代替自体髂骨

6. 手术注意要点　除一般问题外，主要是在对寰椎或枕寰关节显露或操作时，一定要避免伤及椎动脉（Ⅴ-Ⅲ段），该动脉距寰椎后弓中线约16~20mm，切记！

（四）术后处理

除按一般颈后路手术要求处理外，对此类患者翻身时必须十分小心，以防骨块滑动而通过C_1上方或下方刺伤或压迫脊髓，或影响骨性融合。一般在术后3~6周内采用上、下石膏床翻身。3~6周后可上头—颈—胸石膏起床活动（图3-1-1-1-19）。

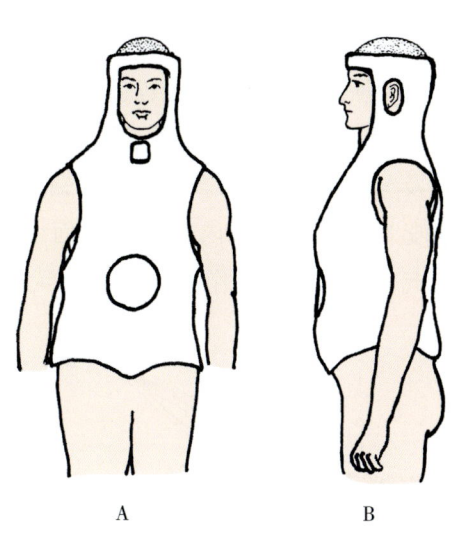

图3-1-1-1-19 头、颈、胸石膏示意图（A、B）
A.正面观；B.侧面观

七、枕颈内固定系统或枕颈鲁氏棒内固定术

即用目前临床上较多选用的钉-棒技术将枕颈融合或如图3-1-1-1-20所示,将预制成与枕颈部曲度相似的鲁氏棒固定至枕骨粗隆、C_1后弓及C_2椎板处。上述操作应细心,包括贯穿钢丝或钻入螺钉等应特别小心,切勿伤及神经及血管等组织。

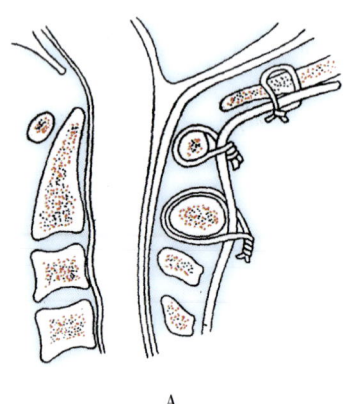
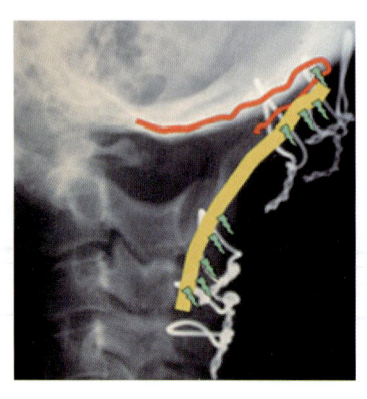

图3-1-1-1-20 鲁氏棒技术枕颈融合固定术(A、B)
A.示意图;B.临床病例侧位X片

八、寰椎后弓切除加枕颈融合术

(一)手术适应证

寰椎后弓切除加枕颈融合术主要用于枕-颈(寰)或寰-枢脱位病例,尤其是寰椎后弓直接压迫脊髓引起症状、甚至瘫痪,并经保守疗法无效者。

(二)手术特种器械

除前者所需器械外,尚应包括分离、显露及切除寰椎后弓的各种器械(用于寰椎后弓前缘的松解及分离等)及三关节尖头咬骨钳(又名第1颈椎咬骨钳),其咬口内侧为齿状面,使其在咬骨时起到持住和防滑作用(图3-1-1-1-21)。

(三)手术步骤

1. **显露、游离后弓** 按前法依序切开,分离诸层组织,充分暴露枕骨粗隆至C_3节段。用尖刀于寰椎后弓中部横向切开骨膜,再用特种剥离子将其向上下两侧剥离,直达后弓前方。其宽度一般为1.8~2.0cm,操作时切勿过深过宽,以防误伤深部生命中枢所在的延髓及椎动脉Ⅲ段(图3-1-1-1-22)。

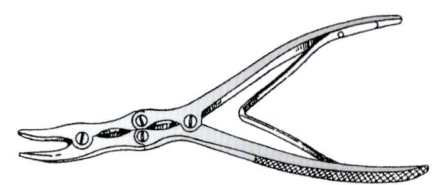

图3-1-1-1-21 C_1后弓咬骨钳
(又名三关节咬骨钳)示意图

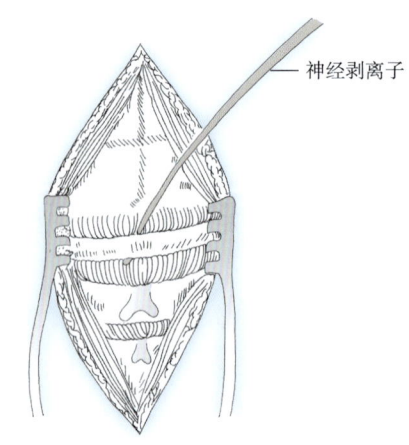

图3-1-1-1-22 松解C_1后弓前方示意图
显露寰椎后弓,用薄型神经剥离子器将后弓前方松解、分离

2. 切除后弓后部骨质　先用三关节尖头咬骨钳将后弓背侧骨质切除（后断面的 1/2~1/3），宽度在 1.5cm 左右。操作不便时可用手巾钳将后弓轻轻提起（切勿突然松手，更不可向前方加压），再行切除后弓外层骨质（图 3-1-1-1-23、24）。

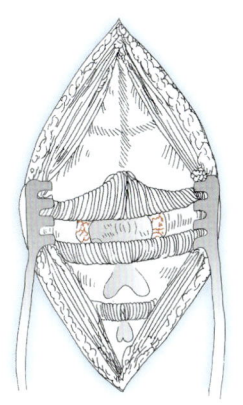

图3-1-1-1-23　寰椎后弓开槽示意图
于寰椎后弓两端将外侧骨质呈槽状切除

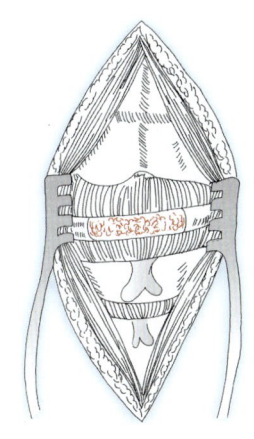

图3-1-1-1-24　切除寰椎后板示意图
再将余下的后弓外层骨质切除

3. 切除后弓前部骨质　先用薄型寰椎后弓剥离器再次对后弓前方进行分离，确认与硬膜囊壁无粘连后用特种薄型椎板咬骨钳逐小块地将其切除，每次咬骨之前仍需先行分离，总宽度达 1.5~2.0cm 即可，不宜超过 2.2cm，以防误伤椎动脉。之后将残端修平，切勿残留骨刺（图 3-1-1-1-25）。

4. 切取枕骨骨瓣及植骨　按前法进行。切取前应将 C_1 后弓缺损处加以保护，一般多采用明胶海棉及带线脑棉覆盖其表面。操作时务必小心，防止各种器械突然坠落该处而发生意外。

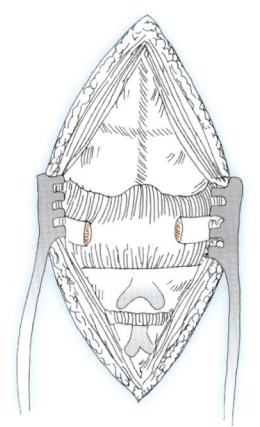

图3-1-1-1-25　寰椎后弓全切除示意图
最后再逐块切除前方骨质

（四）术后处理

与前者基本相同。此外，尚需注意以下方面。

1. 一般处理

（1）术后使用脱水剂：一般持续 3~5 天。

（2）翻动身体时应小心：翻身时需用前后两片石膏床固定或在颅骨牵引下（Halo-Vest 装置亦可）进行（见图 3-1-1-1-4）。

2. 特别注意防止对手术处震动　切忌对上颈部引起震动的动作，亦应避免对头颈部的扭曲及侧向暴力（或较一般为重的外力），稍有不慎即会引起死亡。笔者曾遇一例术后 15 天、其神经功能恢复良好的患者，其妻在替他洗下肢时两人发生口角，妻子用力将大腿向上（头侧）一推，患者当即呼吸心跳停止，经急救无效死亡。

九、枕颈（寰）关节损伤的预后

此种损伤预后大多较差，尤以损伤严重及初期处理不当者，除现场或在急救中死亡者外，一般多伴有程度不同之残留症状，包括脊髓神经刺激症状及枕颈部症状等，其中最令人头痛的是永久性人工呼吸机依赖。

第二节 寰椎骨折

一、概述

寰椎如图3-1-1-2-1所示,其呈环状与枢椎之齿状突(图3-1-1-2-2)呈叠状构成活动自如的寰枢关节,其为颈椎生理活动的主要节段,如果此环形的寰椎遭受轴向压缩和头部向后、下转伸,经枕骨髁作用于 C_1 侧块,并引起 C_1 骨环爆裂(散)骨折。C_1 之前弓与后弓双侧骨折,以致侧块被挤压而向四周分离。此种损伤在临床上虽较少见,但如处理不当可发生严重意外,实际上其属于枕颈损伤范畴,属于高危、高死亡率一族损伤,应高度重视。

寰椎骨折又名Jefferson骨折,由该作者1920年首次报道,故以此命名。

二、致伤机制

寰椎损伤的机制为轴向压缩—后伸,其并非一种模式。其中大多系来自头顶部纵(轴)向挤压暴力所引起,除高处重物坠落引起外,高台跳水时头顶直接撞击池底为其另一多发原因,且后者易当场死亡(图3-1-1-2-3)。此类伤者多伴有脑外伤。由于受伤时垂直暴力通过枕骨髁向下传导,使两侧寰椎侧块多呈分离状,因之其骨折线一般好发于结构薄弱的前后弓与侧块的衔接处(图3-1-1-2-4),视 C_1 侧块移位的程度不同,其对椎节的稳定性影响也不同,当侧块向两侧方移位大于7mm时,表明横韧带断裂(图3-1-1-2-5),并加重了 $C_1 \sim C_2$ 间不稳定和 C_1 向前的移位,间距愈大稳定性愈差,尤其是当头颈处于仰伸位时,骨折块多向四周移位,致使该处椎管扩大,故少有神经症状者。当头颈处于屈曲状态时,则易引起寰椎前弓粉碎性骨折。由于致伤物先作用于头顶部,因而齿状突及其后方的寰椎横韧带亦易伴有损伤。如横韧带完全断裂,齿状突后移并压迫脊髓,可立即引起死亡或出现四肢瘫后果。

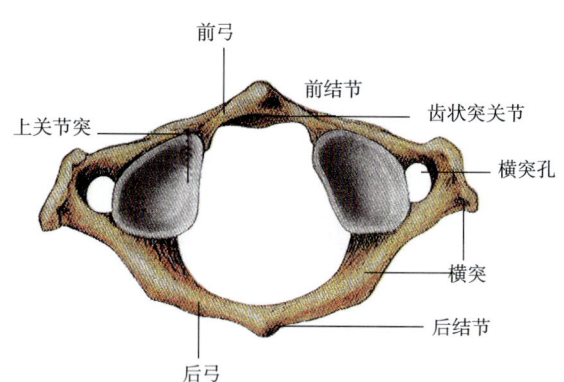

图3-1-1-2-1 寰椎示意图(上面观)

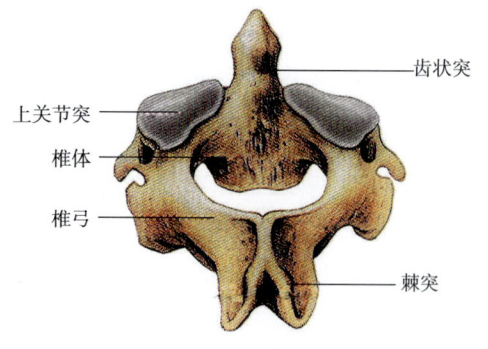

图3-1-1-2-2 枢椎示意图(上面观)

三、临床表现

(一)一般症状

1. 颈痛 较为局限,可通过枕大神经向后枕部放射,活动及加压时加剧,而在休息及牵引下则减轻;

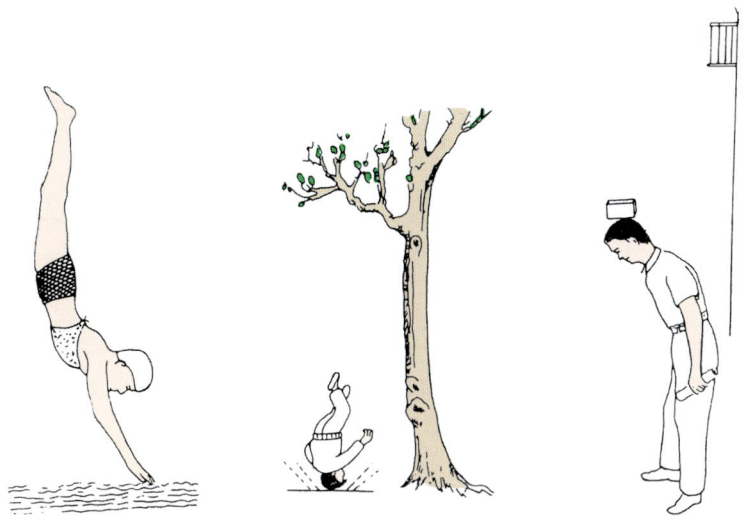

图3-1-1-2-3　寰椎骨折常见致伤机制示意图

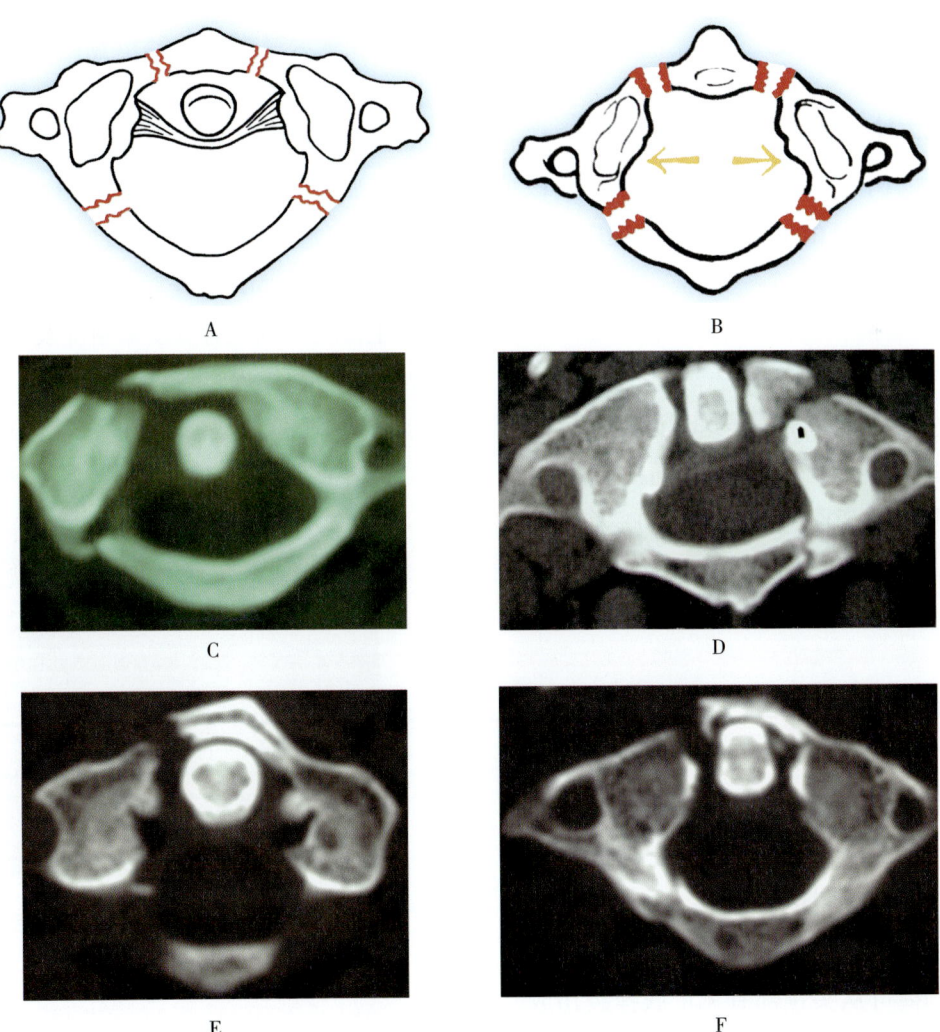

图3-1-1-2-4　寰椎骨折（A~F）

A.B.示意图，骨折好发部位及椎管内径呈扩大状态；C~F.临床举例：C.侧块（前后弓）骨折；D.侧块及后弓粉碎骨折；E.侧块骨折，椎管明显扩大；F.前弓双侧+后弓骨折

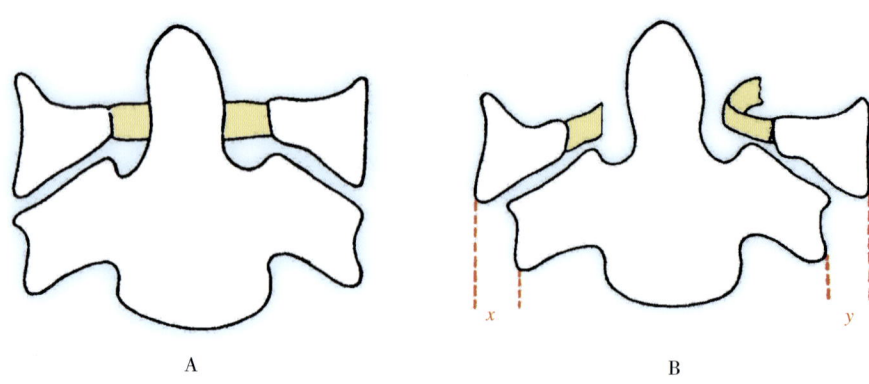

图3-1-1-2-5 寰椎开口位X线片投影示意图（A、B）
A.正常状态；B.骨折后状态，同时横韧带断裂（$x+y \geq 7mm$）

2. **压痛** 于枕颈部均有明显的压痛，颈后肌群亦多呈痉挛状；

3. **活动受限** 因疼痛而使头颈部活动明显受限，尤以旋转动作为甚。

（二）枕大神经症状

约半数病例可有枕大神经放射痛及沿该神经的压痛，此主要是由于局部外伤性反应及血肿压迫与刺激所致。

（三）脊髓症状

在经过现场处理及分类送至医院治疗的患者中，约10%~15%伴有完全性脊髓损伤，不完全性脊髓伤占15%~20%，另有60%~70%病例可无脊髓症状，但常伴有颈椎不稳现象，患者喜双手托头。

四、诊断

主要依据以下两大特点。

（一）外伤史与临床症状

1. **外伤史** 除直接从询问中获取外伤史外，对昏迷病例尚可从头颈部有无皮肤挫裂伤或头部皮下血肿及颅脑损伤等特点推断之。

2. **临床特点** 见前所述，除脊髓受损症状外，主要是后方枕颈处的颈椎局部症状。

（二）影像学检查

X线平片应包括正、侧位及张口位，于侧位片上可显示寰椎前后径增宽；张口位亦可发现寰椎左右增宽，且与齿状突距离双侧常呈不对称状。如双侧侧方移位总和超过7mm，则表示寰椎横韧带断裂，易引起意外（图3-1-1-2-6）。CT扫描时可清晰地显示骨折线的数量、走向及骨块移位等情况。MR检查对骨折的观察不如前者清晰，主要用于判定脊髓受累情况及对寰椎横韧带断裂的判定。

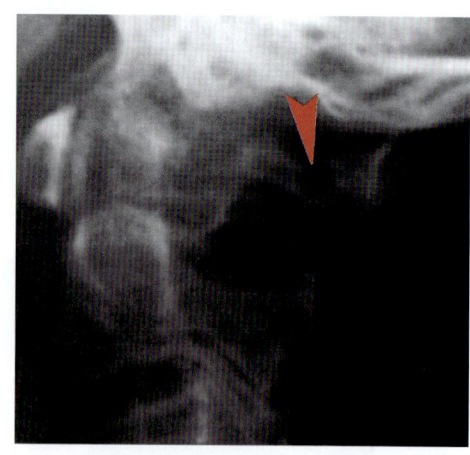

图3-1-1-2-6 侧位片显示寰椎前后径增宽

五、治疗

一旦拟诊寰椎骨折，应先将头颈部制动，并力求在牵引下对其进行各种检查与处置。诊明确者,可按以下两型选择相应治疗措施。

(一)单纯型

指不伴有颅脑损伤及脊髓神经症状者,一般应用Glisson带,以维持重量(1.5~2.0kg)牵引5~10天,再以头-颈-胸石膏固定10~12周(见图3-1-1-1-19)。

(二)复杂型

1. 伴有脊髓神经症状者 需采用颅骨牵引,观察神经症状的恢复情况,并注意保持呼吸道通畅。对此类病例,一般均需行气管切开,俟病情稳定、神经症状基本消失后再按前法治疗。卧床牵引时间一般不少于3周。

2. 伴有颅脑等其他损伤者 优先处理危及生命等更为严重的损伤,但应注意对颈部的制动与固定,以防听之任之而引起意外。

3. 对手术疗法应慎重 此种损伤早期阶段一般不应采取手术疗法,以防由于过多的搬动引起或加重颈髓损伤。俟病情稳定后可选择相应的内固定技术,目前以椎弓根钉(图3-1-1-2-7)或枕颈融合术(图3-1-1-2-8)为多用。对晚期病例,尤其是当神经症状恢复到一定程度即停滞不前的不全性脊髓损伤,如影像学上显示有致压物者,可行减压+枕颈融合术。骨折较为稳定,亦可选用颈后路椎弓根螺钉固定技术。

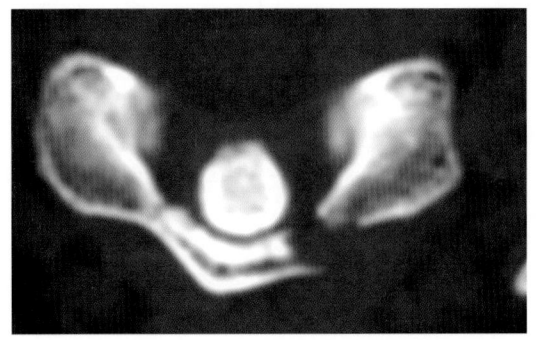

图3-1-1-2-7 寰枢椎后路椎弓根钉技术
A.术前CT扫描;B.术后X线侧位片

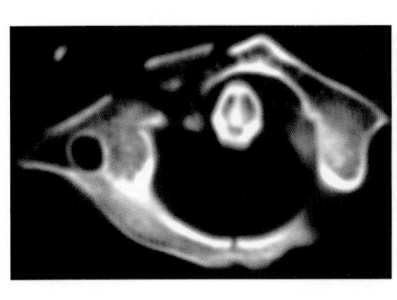
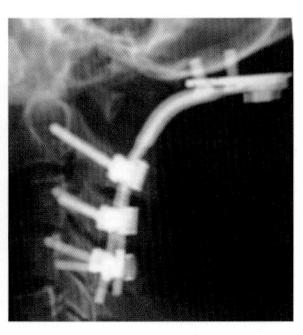

图3-1-1-2-8 临床举例(A~C)
寰椎骨折及寰枕不稳定行枕-颈融合术 A.术前CT扫描,显示粉碎骨折;
B.CT三维重建;C.枕-C_{2-4}椎弓根钉固定融合术后侧位X线片

4. 操作要细致、精心 寰枢椎椎弓根钉为近年来开展的新技术,由于该处解剖部位不仅深在,且为延髓及高位颈髓和椎动脉所在地,易发生意外。因此,作为椎弓根钉技术的关键点是进钉部位、方向和角度,需认真对待。

寰椎的进钉点位于后弓两侧,与C_2、C_3侧块的中轴线相对应(图3-1-1-2-9),从此点呈水平位向侧块中轴线方向对准寰椎前结节的中点钻入,一般为 2.8~3.0cm(图 3-1-1-2-10)。操作时先用开孔器开洞,再用可控制深度的手摇钻钻出隧道,用探针确认无误后再用丝锥攻丝及旋入长 2.8~3.0cm 螺钉即可。

5. 精确选择进钉点　枢椎椎弓根钉的进针点位于枢椎下关节根部中点,即在椎弓根峡部纵轴的延长线上(见图 3-1-1-2-9),之后向前、向头侧成 25°角度钻入,深度为 2.2~2.5cm(图 3-1-1-2-11)。操作方式同前,即开孔、钻洞、探针确认、攻丝及旋入螺钉。螺钉长度较前者为短,一般为 2.2~2.5cm。术中应反复使用 C-臂 X 光透视机观测,并确认和矫正钉道的方向与深度。

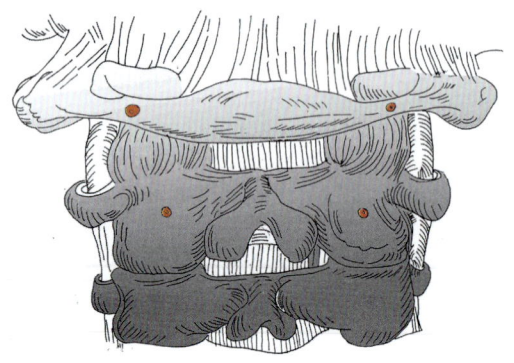

图 3-1-1-2-9　寰枢椎椎弓根后路进钉点(后方观)示意图

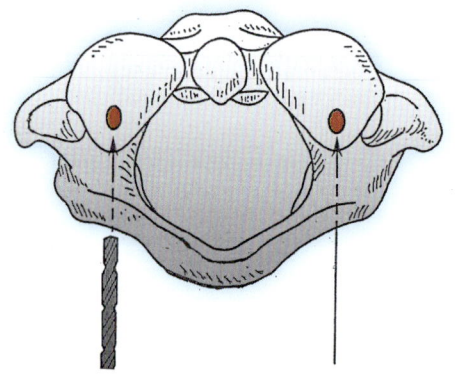

图 3-1-1-2-10　寰椎椎弓根后路进钉点(水平位观)示意图

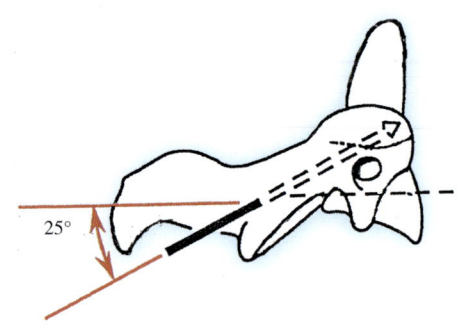

图 3-1-1-2-11　枢椎椎弓根后路进钉点方向与角度示意图

六、预后

单纯型者预后均较好,仅个别病例因继发枕大神经痛而需作进一步治疗。伴有颅脑等并发伤者,易漏诊而影响及时治疗,常有后遗症。伴有脊髓完全性损伤者,多于伤后早期死亡。而不全性损伤者,恢复率较高。

第三节　枢椎齿状突骨折

枢椎齿突骨折及脱位等损伤将在下章(第二章)详加阐述,但因齿突位于枢椎环内前方,并构成关节性联结,且其与枕颈部外伤密切相关,也可视为寰椎椎节的一部分。因此,在本章内另列一节,专对寰椎损伤相关的齿状突骨折加以阐述。

一、致伤机制

引起齿突骨折的外力以头颈部屈曲性暴力最为多见,而仰伸及旋转所引起的枢椎齿状突骨折多伴有寰枢关节脱位,在此过程中由于暴力突然中止所引起的单纯性齿状突骨折则相对少见，约占颈椎骨折总数的8%左右。因此，在临床上应注意观察，以防漏诊。

二、分型

单纯性齿状突骨折一般分为以下三型或四型（图3-1-1-3-1）。

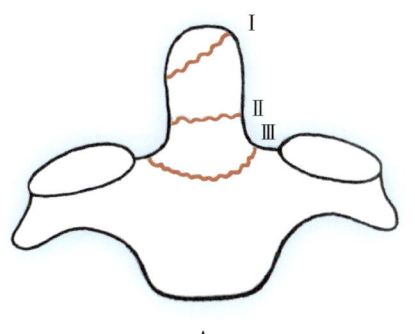
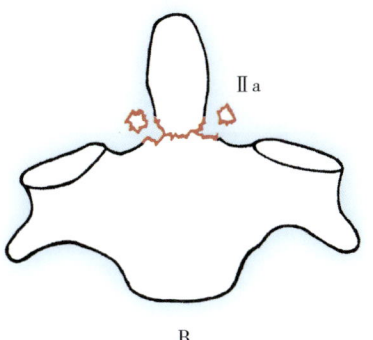

图3-1-1-3-1　齿状突骨折分型示意图（A、B）
A.Ⅰ、Ⅱ、Ⅲ型示意图；B.Ⅱa型示意图

Ⅰ型　本型为齿突尖部骨折，并不常见，其可能是翼状韧带撕脱的结果。因为齿突尖韧带与两个斜行的翼状韧带附着于齿突的尖部，这一部位的骨折大多是稳定的。骨折线多呈斜形撕裂状，其发生率约为5%，其稳定性可从伸屈动力性侧位X线片上得到证实。由于本型大多无移位，因而并发症少，预后较佳。

Ⅱ型　为齿状突腰部骨折，多见，占本型骨折中的70%左右，大多因头部侧屈暴力所致，此型骨折亦可因后伸力所致，而仰伸暴力甚少。因该处血供不佳，愈合率约为本型之1/4左右，因此需要手术的比例较高。

Ⅱa型　即Ⅱ型骨折线处呈粉碎状，又称Ⅱ型的亚型。此型稳定性差，治疗上难度较大，预后欠理想。

Ⅲ型　骨折线位于齿状突基底部，其发生率约为25%左右；主要为头颈部遭受屈曲暴力所致，骨折线常延及枢椎椎体上部骨质及寰枢关节。此型骨折较为稳定，如无愈合不良，预后一般较好（图3-1-1-3-2）。

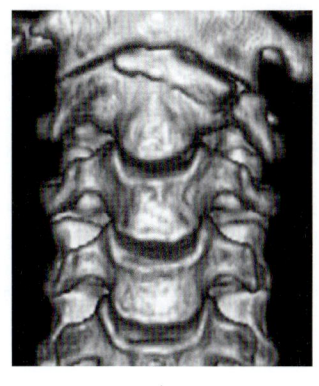
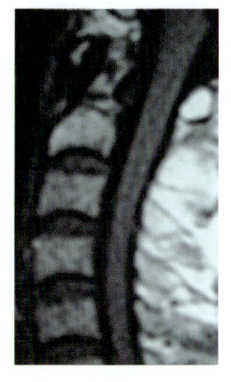

图3-1-1-3-2　临床举例（A~C）
A.齿突Ⅲ型CT三维重建冠状位，显示侧块及横突骨折；B.齿突基部骨折，伴齿突Ⅲ型骨折二维CT扫描所见；C.齿突骨折Ⅲ型MR所见

但在临床上可遇到伴有相邻部位或椎节的其他损伤，应注意观察，以防漏诊、误治（图3-1-1-3-3）。

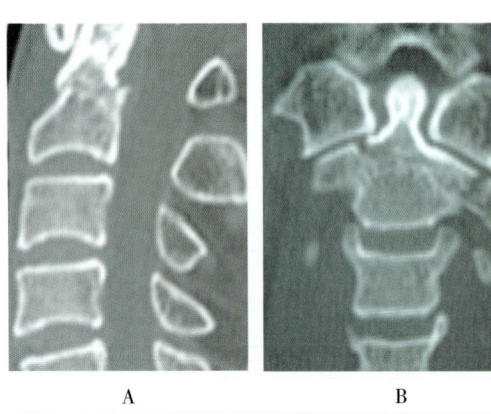

图3-1-1-3-3　伴有侧块骨折的齿状突骨折（A、B）
A. CT扫描矢状位观；B. CT扫描冠状位显示伴有侧块骨折

三、临床表现

与前者轻型病例的临床症状及体征基本相似，以颈部疼痛、局部压痛、活动受限（尤其是旋颈活动）及双手托头被迫体位等为主。应注意有无伴发脑震荡及其他损伤。不伴有寰枢脱位的病例，一般无颈髓受压症状，但在搬动及诊治过程中，如操作不当亦可能引起不良后果，应注意。

四、诊断依据

（一）外伤史与临床

1. 外伤史　应详细询问；
2. 临床表现　主要是颈部症状，并注意头颈被迫体位。

（二）影像学检查

对确诊及分型具有重要作用。常规X线平片及断层摄影可获得清晰的图像（开口位尤为重要）。CT及MR检查不仅有助于显示骨折线，且对寰椎横韧带的状态便于观察。读片时应注意骨折移位程度，移位超过5mm者，愈合多延迟。此外，急性期尚可依据颈咽间隙增宽（即咽后壁与第三颈椎椎体之间的距离，正常在4mm以内）。在观片时应注意与先天性齿状突发育不全相鉴别。

五、齿状突不连的判定

在临床上齿突不连是齿状突骨折后期最易发生的并发症。尤好发于骨折线通过齿突腰部的Ⅱ型骨折，该型骨折易发生错位，多因齿突尖韧带与翼状韧带的牵拉使骨折分离所致，也可因后方的横韧带推挤而移位。此外，附着于齿状突腰部之前方的两条副韧带，易使骨折的头端与C_2椎体端之间呈现分离状态，加之，C_1、C_2关节的伸屈旋转活动传至骨折部位等均是构成骨不连的因素。

六、非手术疗法

主用于Ⅰ型、Ⅲ型及Ⅱ型中的无移位者。较为安全，操作亦简便。一般采用颅骨或格氏带牵引，重量以1.5~2kg为宜，切勿过重，以防引起愈合延迟。牵引1~2周时，床边摄片观察骨折线对位情况。持续牵引3~4周后，更换头-颈-胸石膏或Halo-vest装置，而后逐渐起床活动。

七、手术疗法

（一）适应证

主要用于伴有移位之Ⅱ型骨折或假关节形成及骨折愈合延迟之第Ⅲ型者，前者占绝大多数。其中伴有寰椎骨折或横韧带损伤者，应先行牵引疗法，俟对位满意后方可施术，操作时应在上、下石膏床上进行。

（二）具体操作

多在全麻下采用经口腔或经颈部的前

路术式。

骨科医师大多选择经颈入路,较为方便、安全。术中先暴露 C_{2-3} 椎间隙,用手摇钻或电动钻呈斜位向上方钻孔(图 3-1-1-3-4),同时不断用 C- 臂 X 线机透视,纠正钻头方向,而后旋入螺钉(图 3-1-1-3-5、6)。

对新鲜骨折者,如操作方便,亦可旋入两根细长的螺钉(图 3-1-1-3-7)。伴有粉碎性骨折及陈旧性骨折不愈合者,可行寰枢椎融合术,前路或后路均可,其中在齿状突中下段呈粉碎性骨折的病例,由于椎节不稳,应先予以颅骨牵引,在病情稳定的情况下方可施术,此时若行前路螺钉固定术,不仅难以成功,且易发生意外。笔者建议在此情况下用传统的颈椎后路复位固定术较为安全有效(图 3-1-1-3-8、9),目前亦有学者探索采取侧前方入路施融合术。

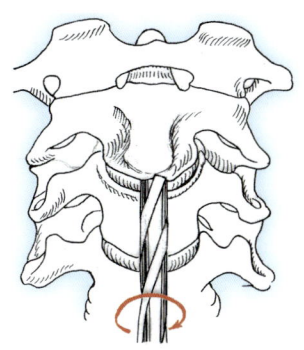

图3-1-1-3-4　钻孔示意图
从C_2椎体下缘向齿突处钻孔(20°~30°角度)

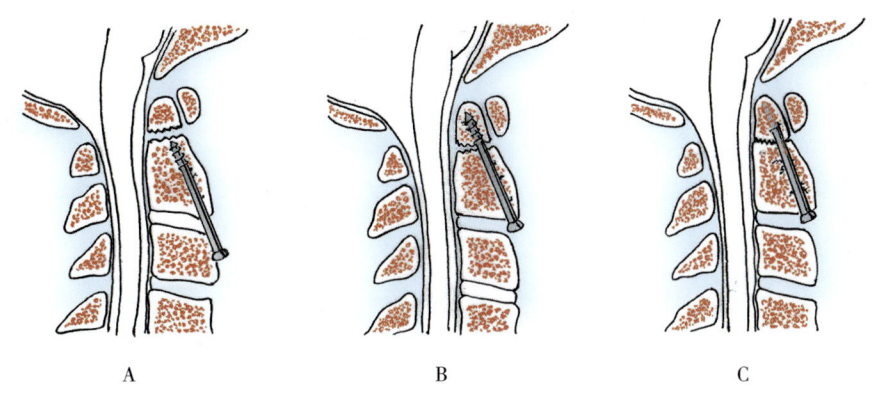

图3-1-1-3-5　按钻孔方向旋入拉力螺钉示意图(A~C)
A.螺钉旋至骨折线处;B.螺纹末端超过骨折线;C.旋紧,使骨折端靠拢

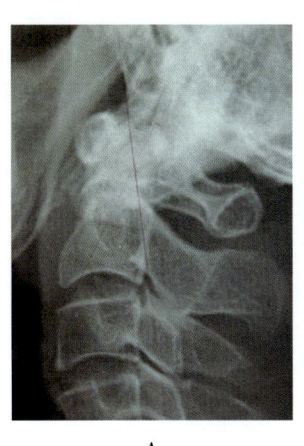 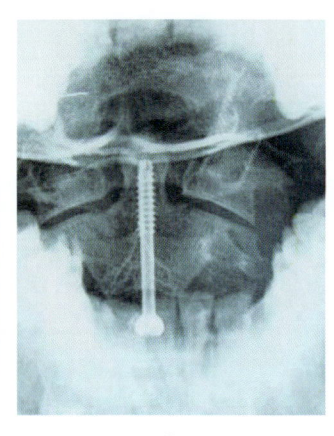 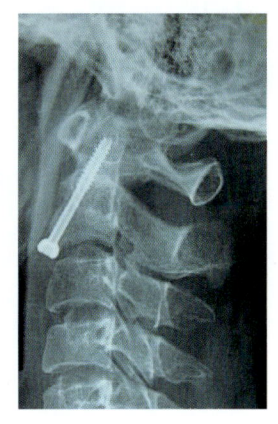

图3-1-1-3-6　临床举例(A~C)
齿突骨折单螺钉内固定术　A.CT扫描显示齿状突骨折(Ⅲ型);B.螺钉固定后正位X线片;C.同前,侧位观

A　　　　B

图3-1-1-3-7　齿突骨折双螺钉内固定术示意图（A、B）

A. 正面观；B. 侧方观

A　　B　　C

D　　E　　F

G　　H

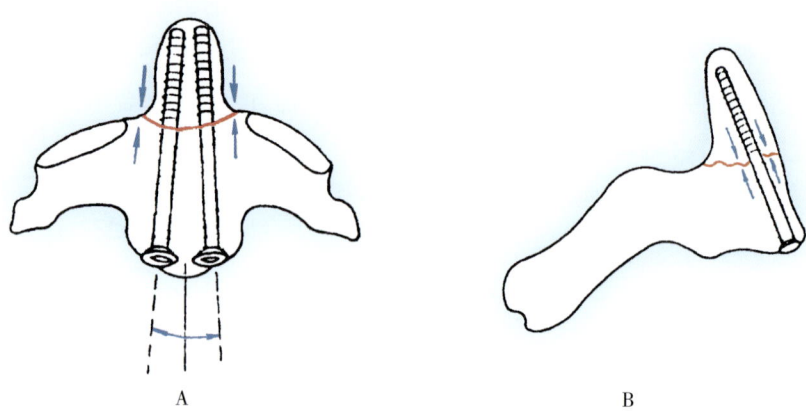

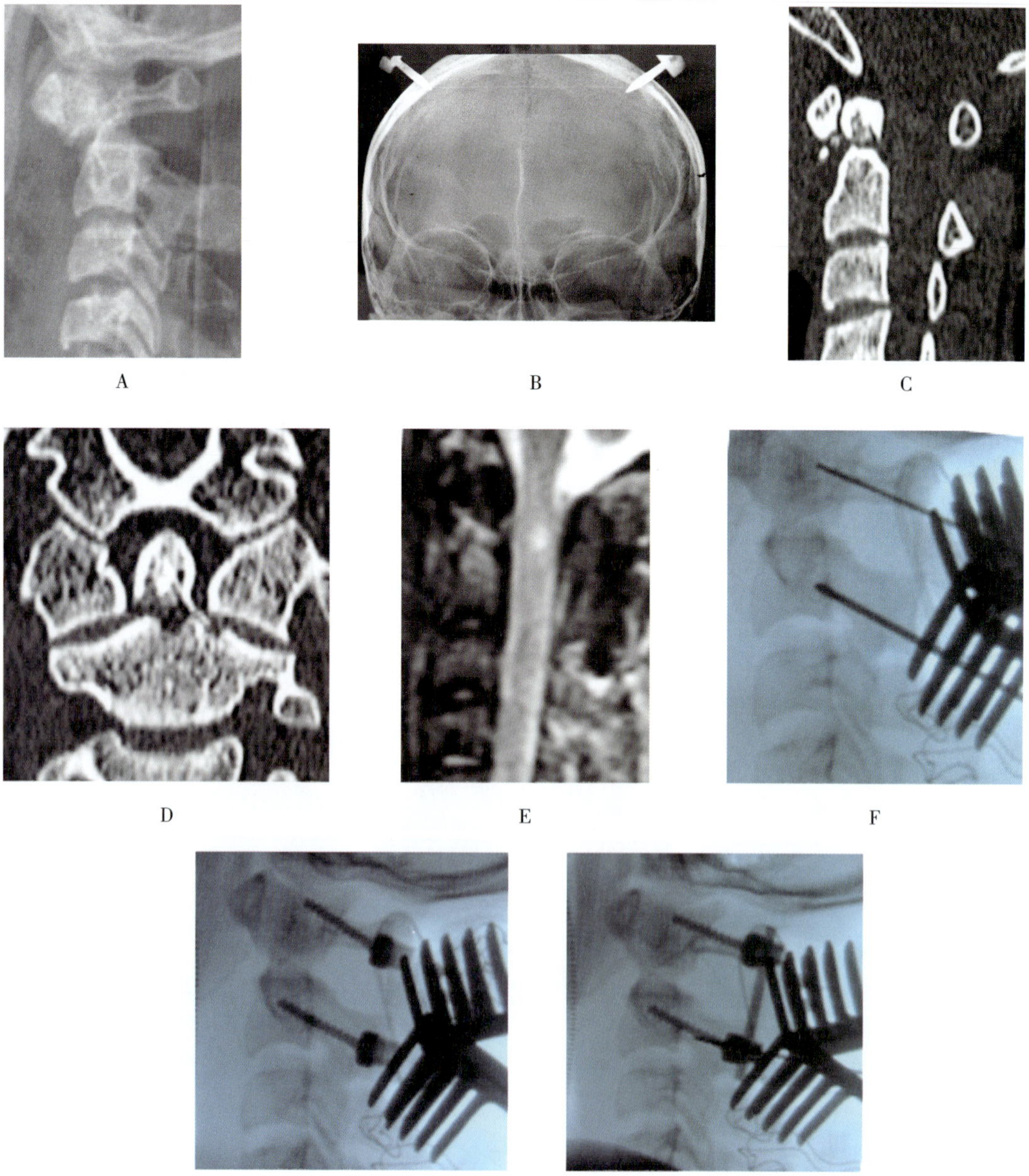

I
J
K

L
M
N

O
P

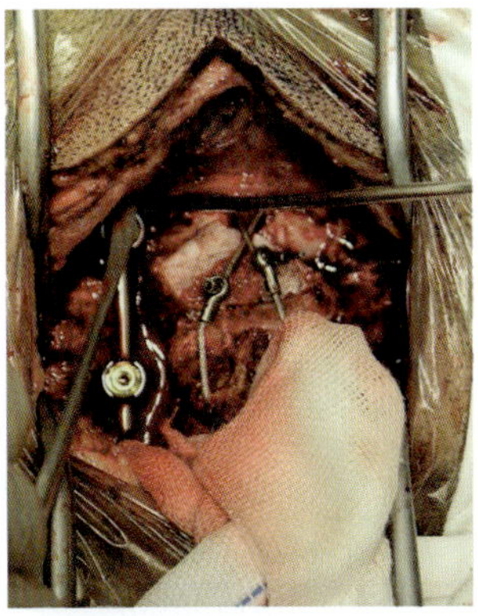

图3-1-1-3-8 临床举例（A~P）

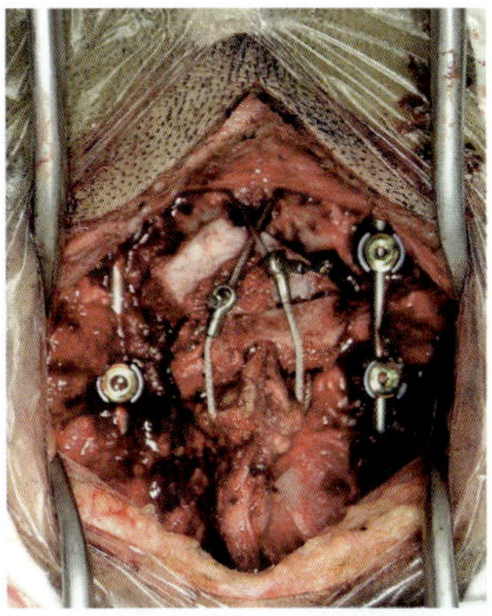

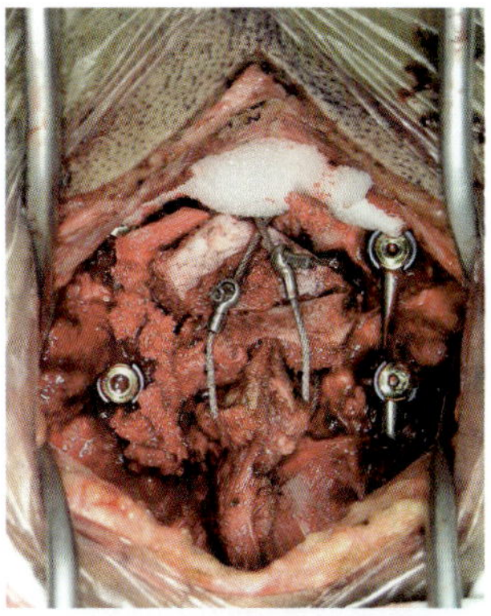

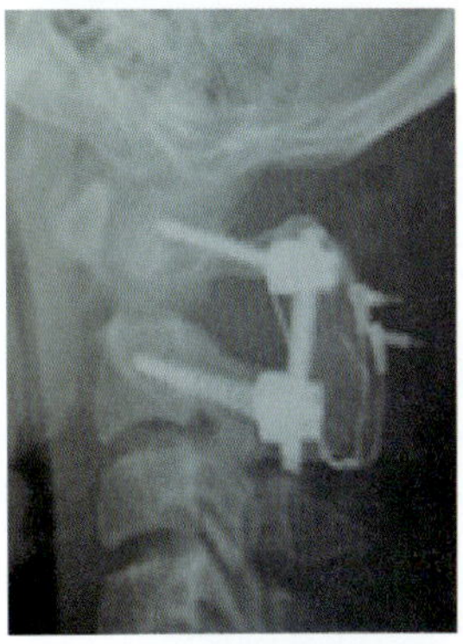

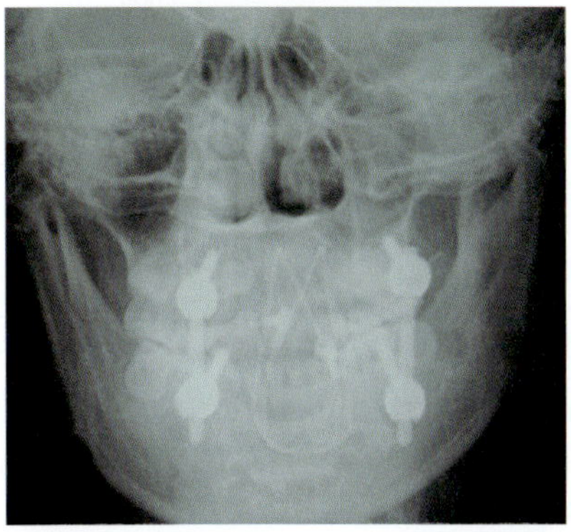

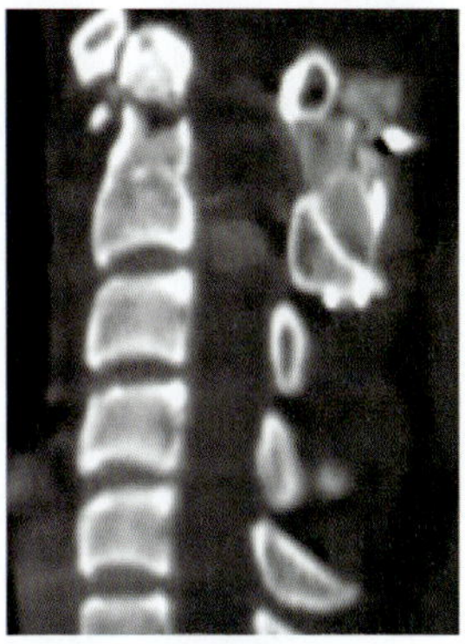

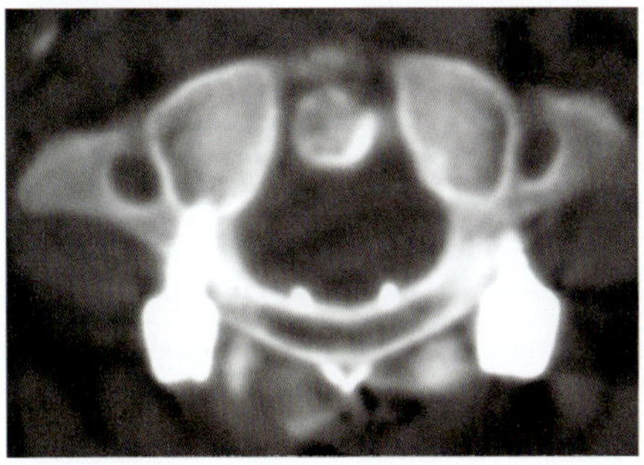

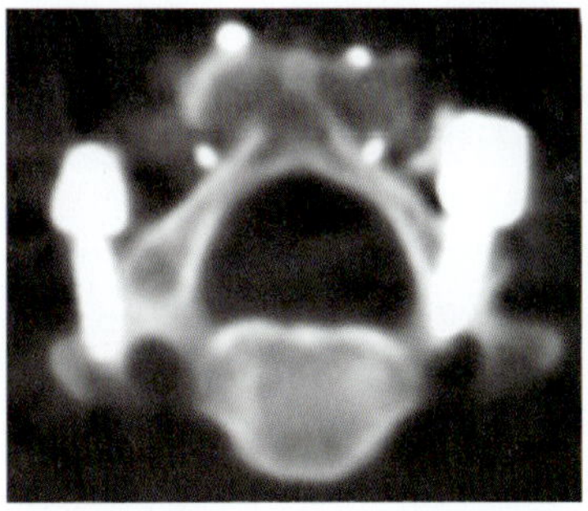

男性，18岁，因齿状突粉碎骨折行后路复位及椎弓根钉内固定术 A. 术前侧位X线片；B. 先行颅骨牵引3天；C.D. 术前CT扫描所见；E. MR矢状位，显示脊髓受累；F.G. 术中定位及进钉；H. 进钉后透视；I. 装置连接杆；J.K. 用钛缆穿过寰椎及C_2棘突根部+植骨块，收紧钛缆结扎固定；L.M. 透视复位及固定概况，并可随时纠正；N~P. 术后CT扫描复查对位及固定情况，螺钉切不可过深进入横突孔而伤及椎动脉

A
B

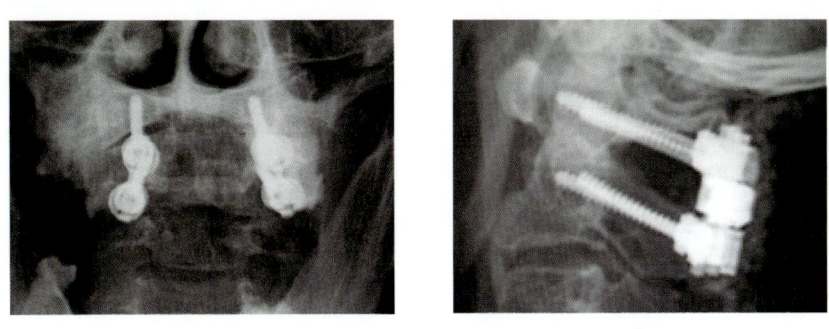

图3-1-1-3-9 临床举例（A、B）

另例齿状突骨折行颈后路椎弓根钉内固定术 A. 正位观；B. 侧位观

（倪 斌 刘洪奎 袁 文 陈德玉 赵 杰 赵定麟）

参 考 文 献

1. 陈德玉. 颈椎伤病诊治新技术, 北京: 科学技术文献出版社, 2003
2. 戴力扬. 枕颈部损伤的诊断与治疗 [J]. 中华创伤杂志, 2009, 25 (5)
3. 郜玉军, 贺石生, 侯铁胜. 钛合金枕颈CD对枕颈融合术后患者MRI成像的影响 [J]. 中国煤炭工业医学杂志, 2008, 11 (11)
4. 郭翔, 倪斌, 陶春生等. 寰椎Jefferson骨折伴横韧带损伤的诊治 [J]. 中华创伤骨科杂志, 2006, 8 (4)
5. 郭永飞, 王新伟, 陈德玉等. 伴齿状突及寰椎骨折的枕骨髁骨折1例报告 [J]. 中国脊柱脊髓杂志, 2005, 15 (1)
6. 卢旭华, 陈德玉, 袁文等. 钉棒系统在寰枢椎骨折脱位中的应用 [J]. 中华创伤骨科杂志, 2006, 8 (2)
7. 倪斌, 沈强, 刘祖德. 齿突游离小骨的影像学测量与手术治疗. 中国矫形外科杂志, 2002年10卷21期
8. 倪斌. 齿状突游离小骨研究新进展, 中国脊柱脊髓杂志, 2008年18卷4期
9. 倪斌. 双侧寰椎椎板挂钩及经寰枢椎关节间隙螺钉固定术, 中华外科杂志, 2005年43卷20期
10. 倪斌. 关节间隙螺钉加寰椎挂钩治疗齿状突游离小骨, 中国骨科临床与基础研究杂志, 2009年1卷1期
11. 倪斌. 寰枢椎后路融合角度与下位颈椎曲度的相关性研究, 中华创伤骨科杂志, 2008年10卷11期
12. 倪斌. 三种后路寰枢椎融合术的离体生物力学研究, 中国骨与关节损伤杂志, 2009年24卷1期
13. 倪文飞, 徐华梓, 林焱等. 老年上颈椎损伤的临床特点与治疗 [J]. 中华创伤杂志, 2009, 25 (5)
14. 邱勇, 钱邦平, 王斌等. Hangman骨折的稳定性评价及疗效分析 [J]. 中华创伤杂志, 2007, 23 (1)
15. 任中武, 倪斌, 陶春生. 寰枢椎后路经关节螺钉固定术 [J]. 中华创伤骨科杂志, 2007, 9 (3)
16. 沈晓龙, 王新伟, 袁文. 寰椎骨折的手术治疗进展 [J]. 中华创伤杂志, 2009, 25 (5)
17. 陶春生, 倪斌, 王健. 陈旧性齿状突骨折伴迟发性脊髓损伤的临床研究 [J]. 中华创伤骨科杂志, 2006, 8 (12)
18. 陶春生, 倪斌, 王健等. 急性外伤性寰椎横韧带损伤程度的评价与治疗探讨 [J]. 中华创伤骨科杂志, 2006, 8 (1)
19. 王新伟, 袁文, 陈德玉等. 严重颈椎脱位手术治疗策略探讨 [J]. 中华外科杂志, 2007, 45 (6)
20. 严望军, 周许辉, 张咏. 后路经寰枕关节螺钉内固定的解剖学研究 [J]. 中华骨科杂志, 2006, 26 (1)
21. 赵定麟, 李增春, 刘大雄, 王新伟. 骨科临床诊疗手册. 上海, 北京: 世界图书出版公司, 2008
22. 赵定麟, 赵杰, 王义生. 骨与关节损伤. 北京: 科学出版社, 2007
23. 赵定麟, 赵杰. 实用创伤骨科学及进展. 上海科学技术文献出版社. 2000
24. 赵定麟. 现代骨科学, 北京: 科学出版社, 2004
25. 赵定麟. 现代脊柱外科学, 上海: 上海世界图书出版社公司, 2006
26. Agrillo A, Russo N, Marotta N, Delfini R. Treatment of remote type ii axis fractures in the elderly: feasibility of anterior odontoid screw fixation. Neurosurgery. 2008 Dec; 63 (6): 1145-50.
27. Blondel B, Metellus P, Fuentes S. Single anterior procedure for stabilization of a three-part fracture of the axis (odontoid dens and hangman fracture): case report. Spine (Phila Pa 1976). 2009 Apr 1; 34 (7): E255-7.
28. Bono CM, Vaccaro AR, Fehlings M. Measurement techniques for upper cervical spine injuries: consensus statement. Spine (Phila Pa 1976). 2007 Mar 1; 32 (5): 593-600.
29. Hong-Hui Sun, Bao-An Ma, Yong Zhou, Atlas lateral mass screw fixation for atlantoaxial instability. SICOT Shanghai Congress 2007.
30. Ivancic PC, Beauchman NN, Mo F, Lawrence BD. Biomechanics of halo-vest and dens screw fixation for type II odontoid fracture. Spine (Phila Pa 1976). 2009 Mar 1; 34 (5): 484-90.
31. Jin-Tang Wang, Xiao-Wei Zhang, Kang-Ping Yang, Application of posterior surgical technique for upper cervical spine instability. SICOT Shanghai Congress 2007.
32. Jun Tan, Li-Jun Li, Chun-Hong Ni, etal. C1 lateral mass-c2 pedicle screws with crosslink compression fixation for unstable atlas fractures. SICOT Shanghai Congress 2007
33. Kai-Wu Lu, Da-Di Jin, Jian-Ting Chen, etal. The diagnosis and surgical treatment of traumatic upper cervical instability. SICOT Shanghai Congress 2007
34. Magee W, Hettwer W, Badra M. Biomechanical comparison of a fully threaded, variable pitch screw and a partially threaded lag screw for internal fixation of Type II dens fractures. Spine (Phila Pa 1976). 2007 Aug 1; 32 (17): E475-9.
35. Ming-Sheng Tan, Guang-Bo Zhang, Wen-Jun Wang, etal.

The pilot study of clinical classification for atlantoaxial dislocation. SICOT Shanghai Congress 2007

36. Nagaria J, Kelleher MO, McEvoy L. C1-C2 transarticular screw fixation for atlantoaxial instability due to rheumatoid arthritis: a seven-year analysis of outcome. Spine (Phila Pa 1976). 2009 Dec 15; 34 (26): 2880-5.

37. Platzer P, Thalhammer G, Oberleitner G. Surgical treatment of dens fractures in elderly patients. J Bone Joint Surg Am. 2007 Aug; 89 (8): 1716-22.

38. Rong-Ming Xu, Wei-Hu Ma, Qing Wang. The freehand technique of pedicle (lateral mass) screws implantation in the treatment of c1-2 instability. SICOT Shanghai Congress 2007

39. Uribe JS, Ramos E, Baaj A. Occipital cervical stabilization using occipital condyles for cranial fixation: technical case report. Neurosurgery. 2009 Dec; 65 (6): E1216-7; discussion E1217.

40. Xiang Guo, Bin Ni. Bilateral atlas laminar hook combined with transarticular screwfixation for an unstable bursting atlantal fracture. Arch Orthop Trauma Surg. 2009 Sep; 129: 1203 – 1209.

41. Xiang Guo, Bin Ni. Biomechanical Assessment of Bilateral C1 Laminar Hook and C1-2 Transarticular Screws and Bone Graft for Atlantoaxial Instability. J Spinal Disord Tech. 2009 Dec; 22 (8) 201-211.

42. Xun Ma, Jian-Jun Chang, Bin Zhao, etal. Anatomical study of screw fixation through lateral mass of atlas. SICOT Shanghai Congress 2007

43. Xun Ma, Jian-Jun Chang, Bin Zhao, etal. Anatomical study of screw fixation through lateral mass of atlas. SICOT Shanghai Congress 2007

44. Xun Ma, Yan-Nan Zhang, Jian-Peng Niu. The application of internal fixation for the operation on upper cervical spine. sicot Shanghai Congress 2007

第二章　寰枢椎骨折脱位

第一节　单纯性寰枢椎脱位

一、致伤机制

单纯性寰枢椎脱位属于旋转半脱位，是C_1的侧块在C_2侧块上方发生移位，因多无明显症状而易被忽视而漏诊。其致伤机制主要有两方面。

1. **外伤型**　寰枢关节除周围具有坚强的韧带外，于寰椎中部尚有同样坚强的寰椎横韧带连接于两侧块之间，并将前方的齿状突紧紧包绕，起约束寰椎向前滑动的作用。凡作用于头颈后部的外力均有可能致寰椎横韧带断裂而引起寰椎向前滑出的前脱位（且多伴有侧向及旋转），包括重手法推拿时用力过猛，其中以屈曲型损伤所引起的寰椎前脱位为多见。如移位程度超过椎管之有效间隙时，则可造成高位颈髓损伤（图 3-1-2-1-1、2），严重者多死于现场或搬运途中。因此横韧带断裂所引起寰椎脱位时的颈髓损伤，较之齿状突骨折者为重，死亡率高。

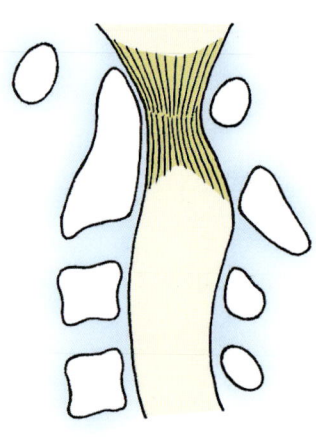

图 3-1-2-1-1　严重寰椎前脱位易致颈髓受压示意图

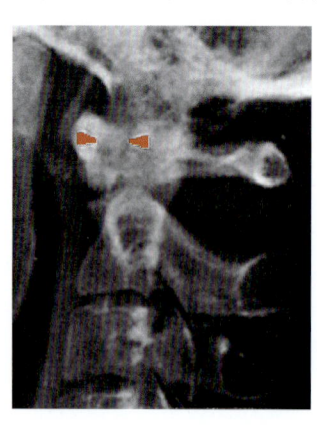

图 3-1-2-1-2　临床病例X线侧位观（A、B）

A. 中度寰椎前脱位；B. 重度寰椎前脱位

2. **病理性** 尤多见于儿童,主因为咽后部慢性炎症造成局部肌肉、韧带及关节囊的水肿、松弛及局部骨质脱钙而引起横韧带的松动、撕脱,并逐渐引起寰椎向前脱位;神经症状一般较轻,但如附加外伤因素,则易招致意外。此外侵及颈段的类风湿性关节炎患者,亦有 20% 左右病例可能出现此种后果。

此外,伴发各种齿状突畸形者更易引起寰枢椎脱位,常见的畸形分类见图 3-1-2-1-3。

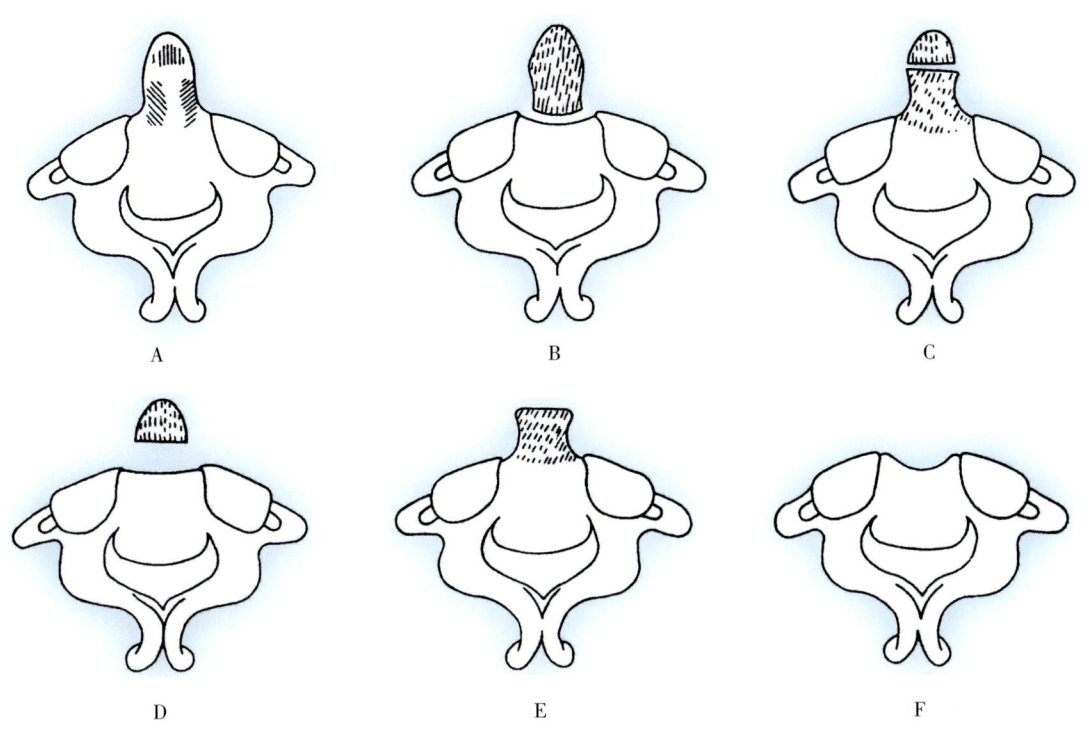

图3-1-2-1-3　齿状突发育畸形分型示意图（A~F）
A. 正常；B. 齿状突基底分离；C. 齿状突尖分离；D. 齿状突体分离；E. 齿状突尖缺如；F. 齿状突缺如

二、临床表现

视移位程度及致伤机制不同临床症状悬殊甚大,其特点如下。

1. **重型死亡率高**　如暴力较强、迅猛,易因颈髓高位损伤而死于现场或运送途中。即使不全性脊髓损伤者,亦易死于各种并发症。

2. **颈部不稳感及被迫体位**　自觉头颈部被一分为二似的不稳定感,以致不敢坐起或站立(自发性者则较轻)。平时喜用双手托扶头部,从而加重了活动受限的程度,包括张口困难等。

3. **颈痛、斜颈、肌肉痉挛及活动受限**　外伤性者较剧烈,尤以伤后数天内头颈部呈歪斜状,并拒绝任何方位的活动,严重者张口亦感困难。病理性者较轻,颈部活动受限亦不明显。

三、诊断

主要依据:

1. **外伤史、病史及临床表现**　除头颈部外伤外,儿童病例主要了解咽喉部有无慢性炎症等病史。临床表现以头颈部不稳为主,并常规检查有无神经症状。

2. **影像学检查**　X线平片除以 C_1、C_2 为中心的正侧位片外,尚应摄开口位片;观察颈椎椎体前阴影是否增宽和关节脱位的程度和方向,并加以测量,以便诊断及对比观察。寰齿关节间隙正常为2~3mm（图3-1-2-1-4），超过4mm者则为寰椎横韧带断裂，超过7mm者可能伴有翼状韧带、齿尖韧带及副韧带断裂（图3-1-2-1-5）。酌情加拍左右各15°的斜位开口位片，并加以对比观察（图3-1-2-1-6）。此外，普通CT及CTM和MR检查将有助于对此种损伤及对脊髓受累情况的判定（图3-1-2-1-7、8）。在寰枢脱位情况下，第三段椎动脉亦受波及，尤其是移位较多时，从寰椎上方走出的椎动脉（Ⅴ-Ⅲ）可随寰椎位移的方向与程度而引发相同后果（图3-1-2-1-9），当寰椎复位，Ⅴ-Ⅲ段椎动脉亦随之复原。

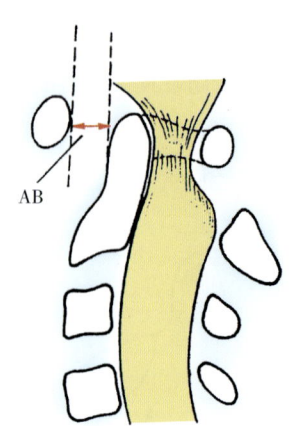

图3-1-2-1-5　寰齿间距判定示意图
（AB）大于4mm提示寰枢椎脱位

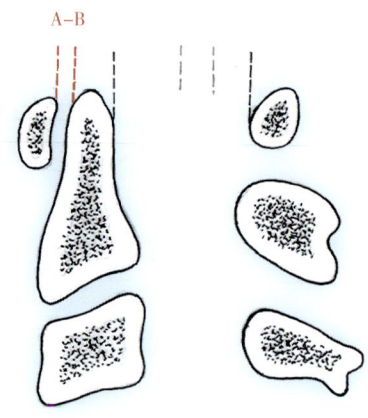

图3-1-2-1-4　寰齿间距测量示意图
寰椎后缘与齿状突前缘所构成的寰齿间隙（A-B）正常2~3mm

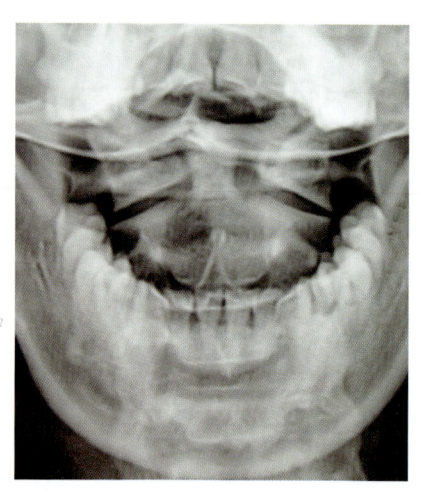

图3-1-2-1-6　开口位X线正位片
显示侧方间距不对称状

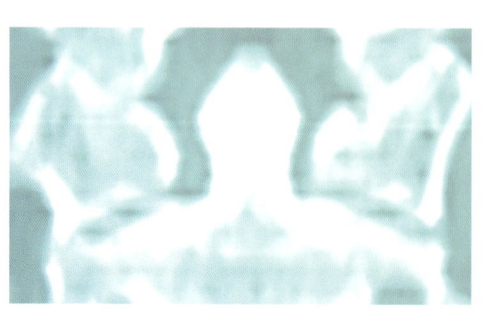

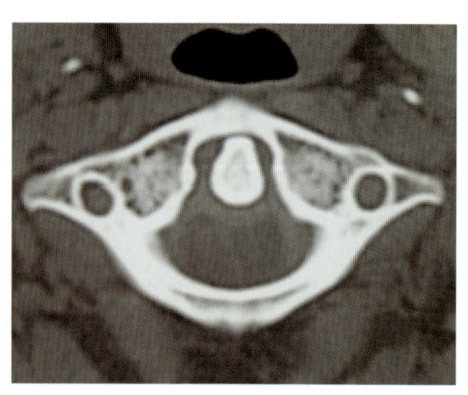

A　　　　　　　　　　　　B

图3-1-2-1-7　CT扫描显示齿状突侧方间距变异（A、B）
A. 冠状位观；B. 水平位观

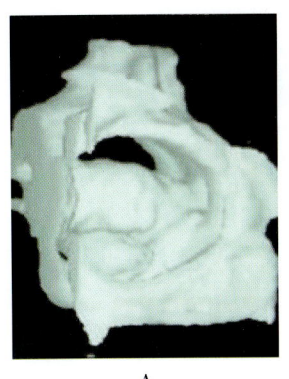
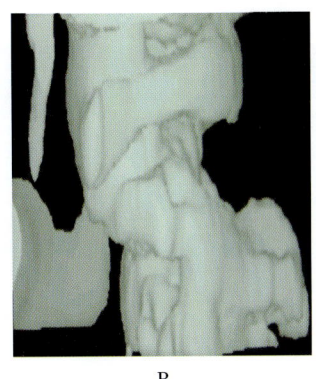
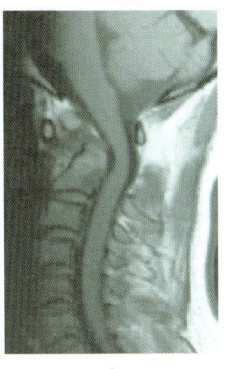

图3-1-2-1-8 临床举例（A~C）

寰枢椎脱位CT三维重建及MR所见 A.横断面重建图显示间距不等，寰齿间距增大；
B.侧方重建图；C.MR矢状位显示移位程度及脊髓受压情况

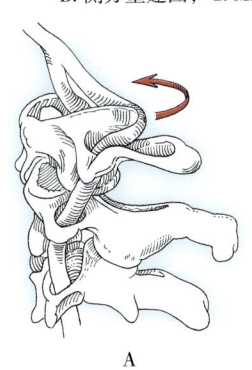
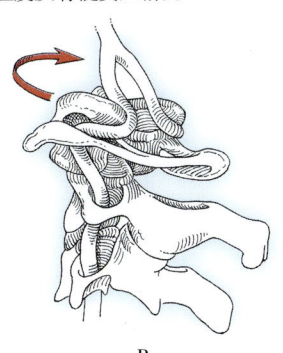

图3-1-2-1-9 波及椎动脉示意图（A、B）

寰椎脱位后，波及V-Ⅲ段椎动脉，产生移位

四、治疗

（一）基本原则

1. 按危重病例处理 无论是否伴有脊髓损伤，均按危重患者处理，包括各项急救措施的准备，同时向院方及家属发出病危通知。

2. 严格制动 因该椎节处于不稳状态，异常及过度的活动易引起颈髓受压，因此务必保持局部的稳定，尤其是卧床状态下，在不牵引情况下颈部应予以制动（图3-1-2-1-10）。在牵引下可帮助患者作正常的定期翻身活动。

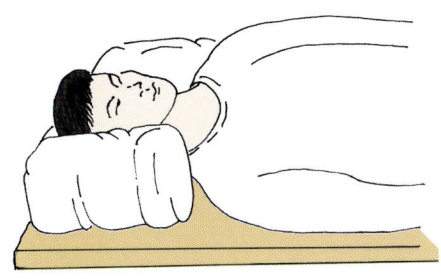

图3-1-2-1-10 颈部损伤时制动方法示意图

（二）非手术疗法

1. 牵引与颈部制动 常用的方式为颅骨骨牵引及Glisson带牵引（图3-1-2-1-11），后者主要用于轻型及小儿病例。此种牵引十分有效，唯需卧床时间较长。此外，病情稍重者亦可采用Halo头环－骨盆固定装置牵引，或是选用头－颈－胸石膏（见图3-1-1-1-19），石膏固定适用于后期病例。

2. 脱水及气管切开

（1）脊髓脱水疗法 凡有脊髓刺激或受压症状者，均应予以脱水疗法；

（2）保持呼吸道通畅 尤其是脊髓有受压或刺激症状者，应及早行气管切开术。

3. 预防并发症及功能锻炼 包括褥疮、血栓塞性静脉炎、坠积性肺炎及尿路感染等。在治疗全过程中鼓励患者作以四肢为主的功能锻炼。

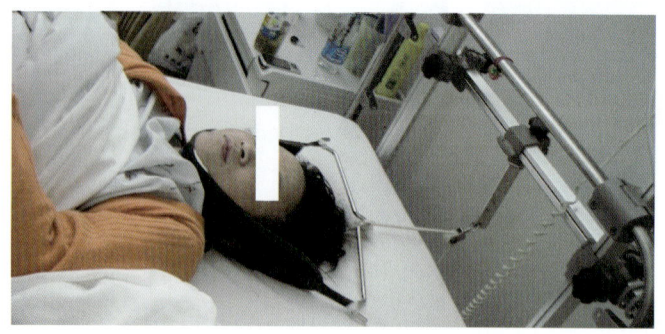
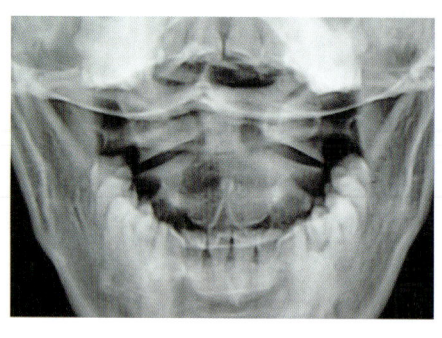
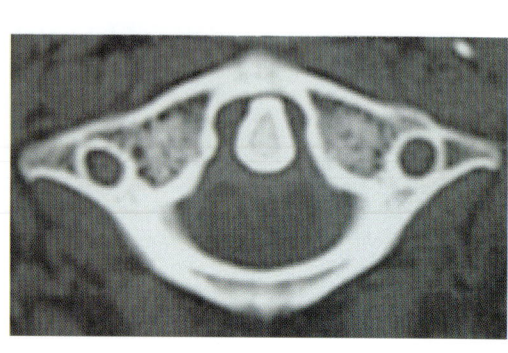

图3-1-2-1-11 临床举例（A~C）

中年女性，卧床1.5kg轻重量持续牵引　A.牵引状态；B.牵引前开口位X线片所见；C.牵引4周后CT扫描，明显改善

（三）手术疗法

1. 概述　急性期施术应持慎重态度，主要是由于颈髓受压症在早期多可通过牵引等而获得改善，在此处手术十分危险，不仅术中易引起意外，在搬运过程中稍有疏忽即可出现严重后果。

2. 术式　临床上可供选择的术式主要有以下几种。

（1）单纯性寰椎复位加内固定术　即从后路暴露术野，将寰椎向后方牵出，并用中粗钛缆或钢丝将其固定至C_2及C_3棘突根部（图3-1-2-1-12），并酌情于C_1、C_2之间放置植骨块（图3-1-2-1-13）。但此种方法易因钛缆或钢丝固定力度欠佳易引起骨折而失败。

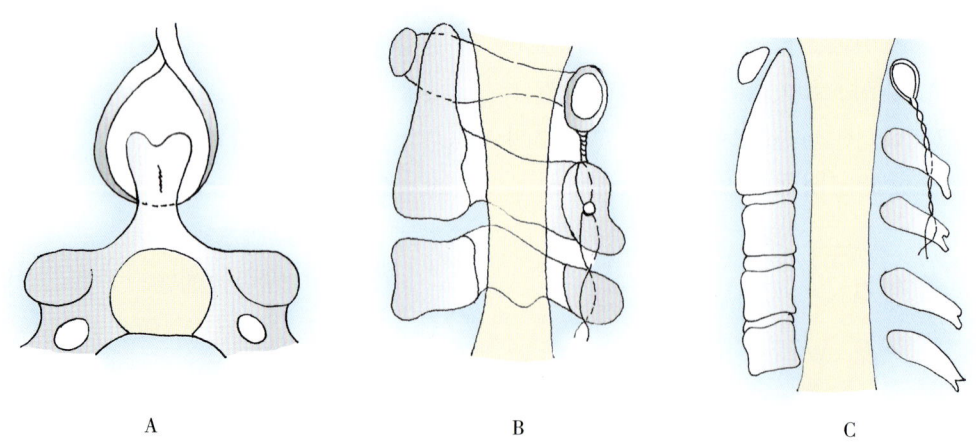

图3-1-2-1-12 单纯性寰椎复位钛缆固定示意图（A~C）

A.棘突穿孔；B.用钛缆或钢丝将寰椎固定至下方棘突（穿孔）处、扎紧；C.如棘突分叉较大，亦可直接用钛缆结扎

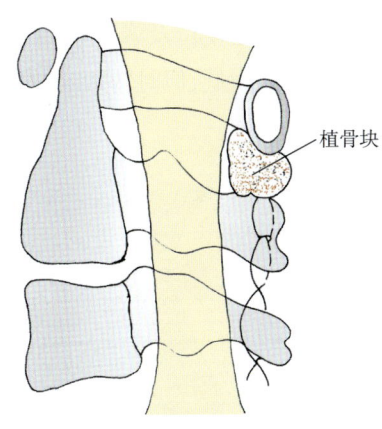

图3-1-2-1-13 钛缆+植骨术式示意图
在钛缆（钢丝）固定+C_1和C_2间放置植骨块

（2）Brook 手术 多用于勿需进行复位的单纯性寰枢不稳者，将钛缆或钢丝穿过植骨片、并使之与枢椎靠拢（植骨块下方中央有一缺口，可骑至枢椎棘突上）、收紧钛缆或钢丝即达固定融合目的，尤适合于年幼之病人（图3-1-2-1-14、15）。其具体操作如下：

① 准备术野及骨块 即将寰椎后弓及枢椎椎板分别加以暴露，并除去软组织。再从髂骨（或义骨）切取两块 1.25cm×3.5cm 左右之长方形骨块备用。

② 穿过钢丝或钛缆 一般用双股 18 号钢丝穿过寰椎后弓和枢椎椎板，亦可选用带固定扣之钛丝（缆），不仅柔软、安全，且其固定强度高、抗疲劳性强。

③ 结扎骨块 将备用之骨块修剪后，置于寰枢椎之间（两侧），并将其打结扎紧。在此过程中应防止颈椎过度仰伸及 $C_1\sim C_2$ 之间的移位，除非需要借此复位者。

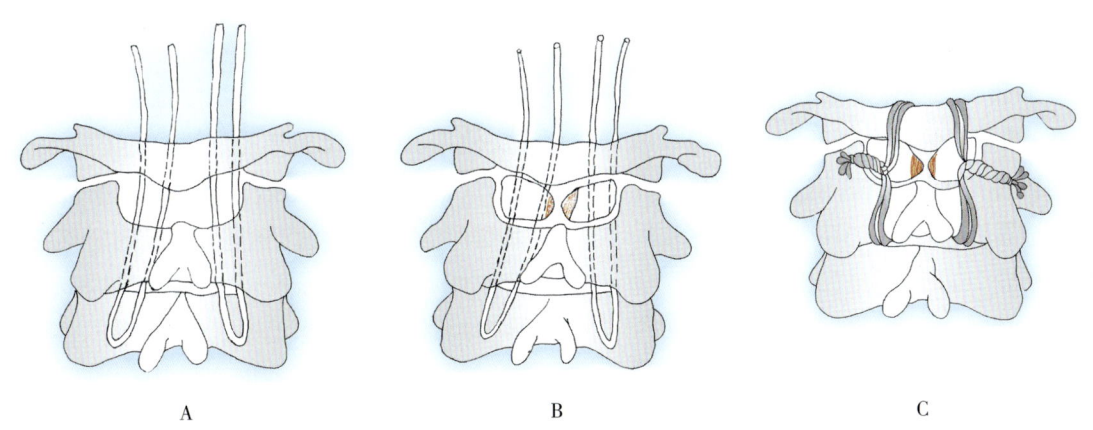

图3-1-2-1-14 Brook手术示意图（A~C）
A.椎板下穿钛缆；B.在C_1和C_2间隙处放置植骨块；C.收紧钛缆，固定植骨块

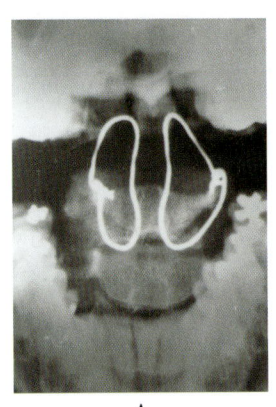 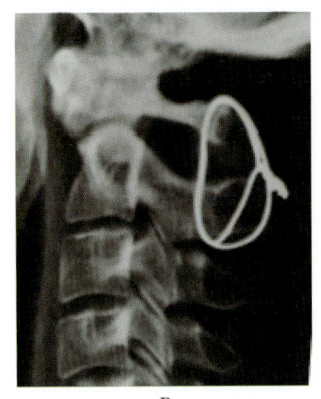

图3-1-2-1-15 临床举例（A、B）
单纯性寰椎横韧带断裂行后路钢丝或钛缆内固定术后X线正侧位片

(3) Gallie 手术 多用于寰枢脱位明显者,如图3-1-2-1-16所示,先切取植骨块将其修成相应大小及所需之形状,之后将钢丝穿过寰椎后弓,再穿过枢椎两侧椎板下方,收紧钢丝,使骨块嵌于C_1、C_2棘突之间即达复位及融合目的。本法之骨融合成功率较前者为低,但对转颈活动影响较少。

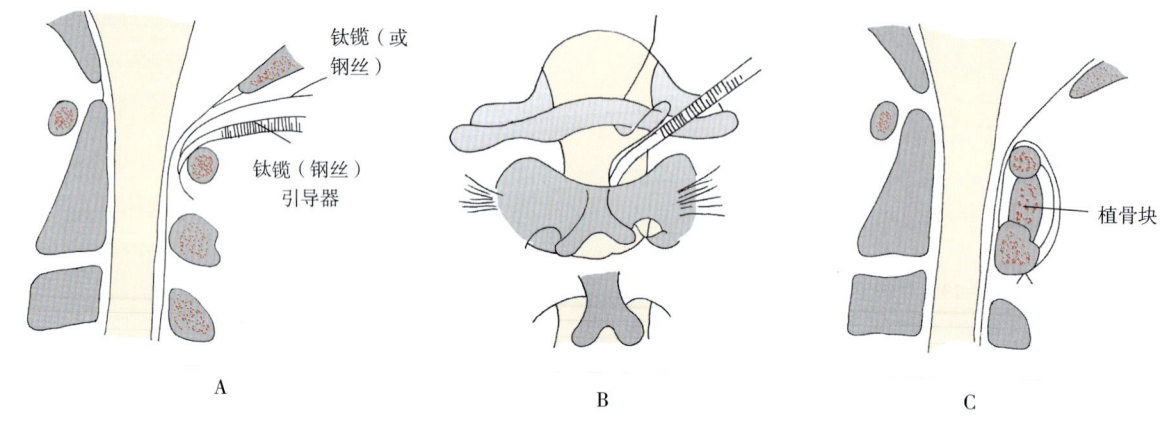

图3-1-2-1-16 Gallie手术示意图(A~C)
A.引导钛缆(或钢丝)穿过寰椎后弓;B.钛缆穿过寰椎及枢椎;C.在寰椎和枢椎之间放置骨块后收紧钛缆或钢丝

(4) 改良的Gallie术式 近年来Mah及其同事提出改良技术的特点是在C_2棘突基底部穿过一枚较粗、且带螺纹之金属杆(图3-1-2-1-17)。在棘突两侧各留1cm长度,使固定钢丝(或钛丝)向下绕过金属杆的两端后,在中线处拧紧。

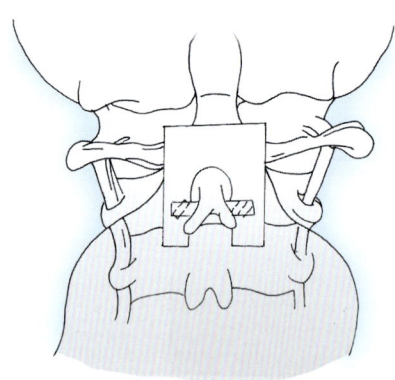

图3-1-2-1-17 改良的Gallie技术示意图
将带螺纹的金属棒穿入枢椎的棘突基底部,植骨块尾端被修成缺口处,再用钛缆穿过寰椎后弓并绕过下方打结

临床上亦可采取单钛缆(或钢丝)+植骨之术式,即先将第二颈椎棘突上方后缘骨质切除,再从寰椎下缘穿过钛缆,将修剪后成缺口状之髂骨块嵌至C_1、C_2之间,收紧、结扎(图3-1-2-1-18)。

(5) 椎板夹复位固定法 椎板夹为钛金属制成,使用时先将椎板夹的一侧钩住第一颈椎后弓上方,再将另侧钩住第二颈椎下缘椎板,通过旋紧螺丝(或收紧钢索)达到复位及固定目的;目前对椎板夹有多种设计,可根据病情选择相应之型号及规格(图3-1-2-1-19、20)。

(6) 后路经寰-枢椎椎弓根螺钉技术 为近年来新开展之术式,寰椎置钉时螺钉既可经由寰椎后弓和后弓峡部(相当于椎弓根部)至寰椎侧块内,亦可经寰椎后弓下缘与寰椎侧块后缘的移行处直接沿寰椎侧块纵轴置入,螺钉长度一般为24mm左右,螺钉应内斜0°~5°,上斜5°,避免损伤椎动脉第三段及伴行静脉。枢椎置钉选择椎弓根方向植入,长度为28mm左右。应强调的是寰枢椎钉棒系统术中复位作用有限,术前必须进行有效之颅骨牵引,达到良好复位(见图3-1-2-2-7)。亦可按Magerl法,螺钉从C_2小关节,经C_1~C_2小关节及椎间隙斜向寰椎,后方再行植骨+钛缆固定(图3-1-2-1-21)。对稳定性欠佳者,亦可辅加侧块螺钉及棘突钛板螺钉(图3-1-2-1-22)。

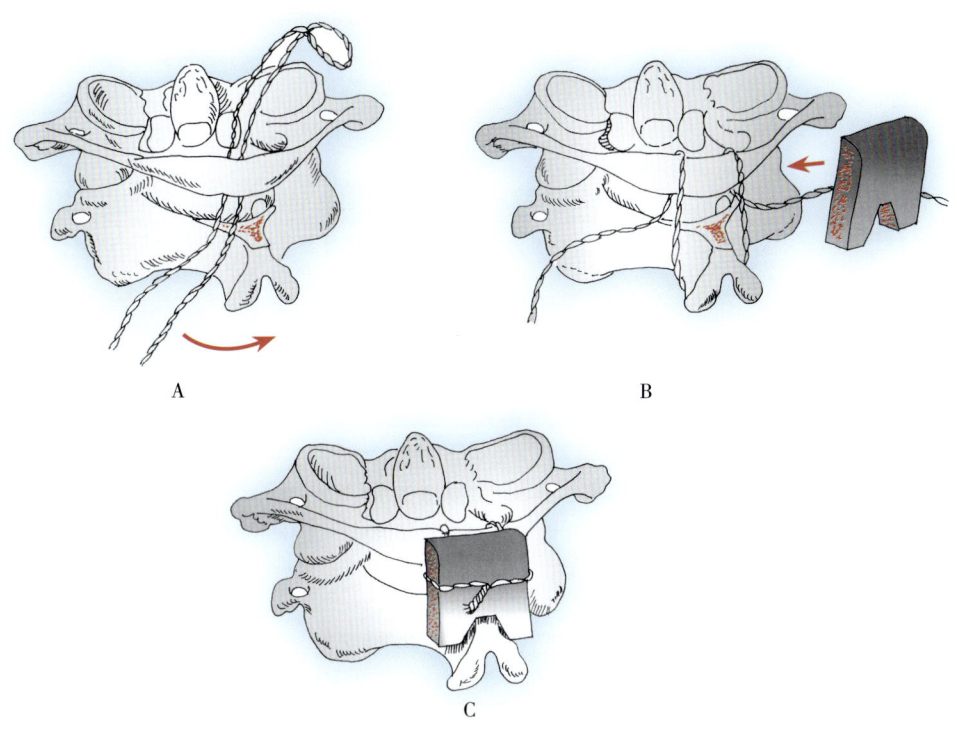

图3-1-2-1-18 C_{1-2}后路钛镂+髂骨块融合术示意图（A~C）

A.咬除C_2后上缘骨质，从C_1下方穿过钛镂；B.将钛镂挂至C_2棘突下方；C.将髂骨块放在C_{1-2}之间扎紧

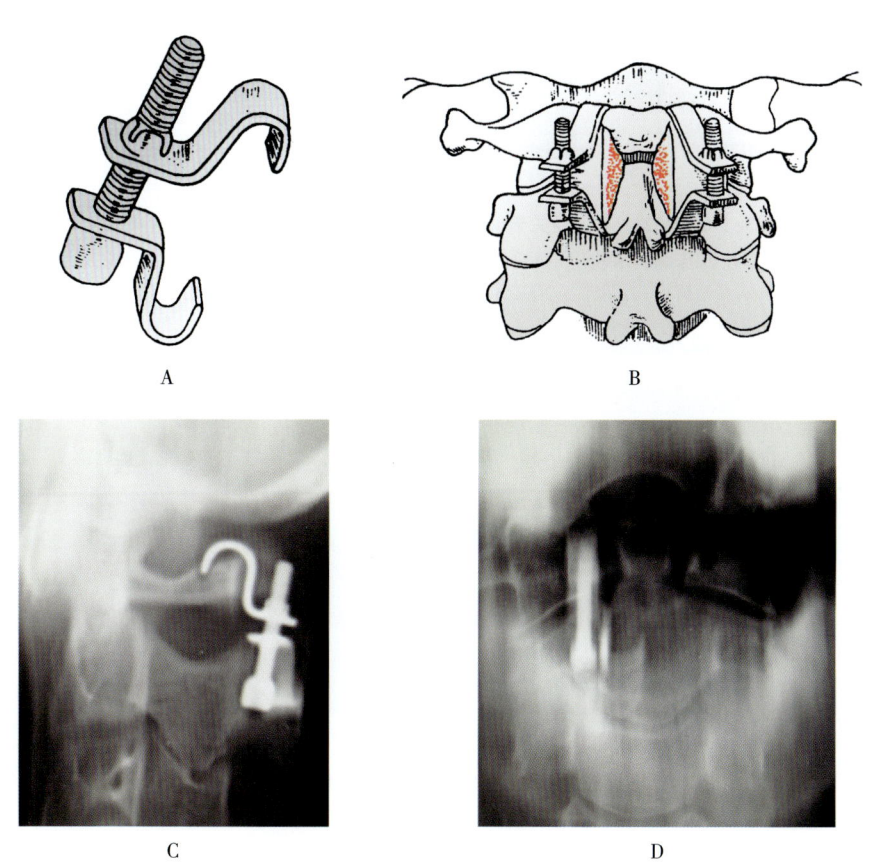

图3-1-2-1-19 原创椎板夹（A~D）

A.B.示意图；C.D.临床应用，单侧固定

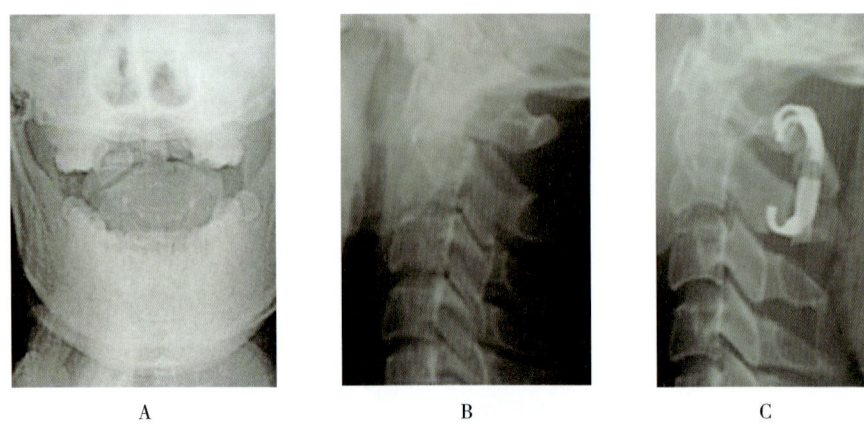

图3-1-2-1-20 临床举例（A~C）

寰枢椎脱位用椎板夹双侧固定　A.B.术前正侧位X线片；C.术后侧位X线片

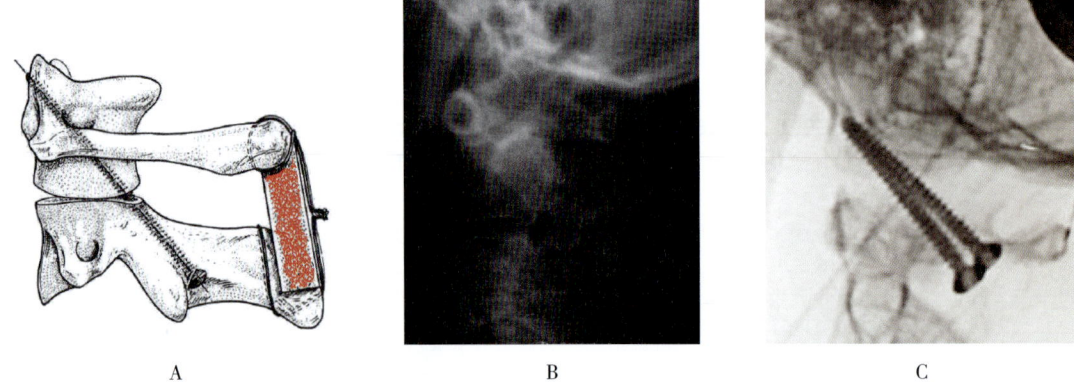

图3-1-2-1-21　$C_{1~2}$经关节间隙螺钉内固定术（Magerl法）（A~C）

A.示意图；B.临床病例术前X线侧位片，显示C_{1-2}脱位；C.术后侧位片，复位及固定满意

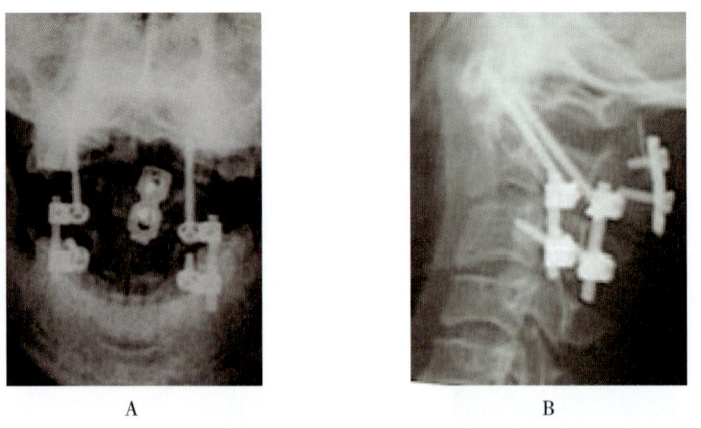

图3-1-2-1-22　临床举例（A、B）

C_1、C_2椎体间螺钉+棘突植骨及钛板螺钉+C_{1-2}侧块钛板螺钉固定术后X线正侧位观

（7）前路融合术　从前路显露，侧方入路达 C_1、C_2 椎间关节侧方，以开槽植骨或旋转植骨等方式将其融合之（图 3-1-2-1-23）。此种入路手术难度较大，初学者不宜选用。

（8）其他术式　包括前述用于枕颈不稳诸术式，亦可酌情用于此类损伤病例。

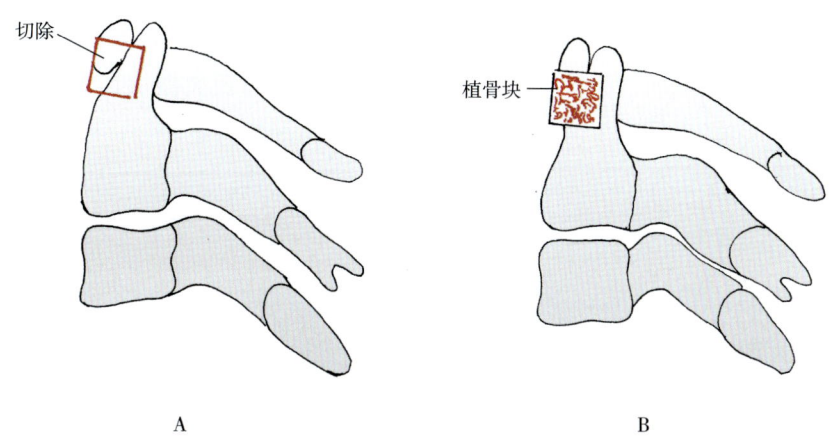

图3-1-2-1-23　寰枢椎前路植骨融合术示意图（侧方观）
A. 切骨范围；B. 植骨融合

第二节　伴齿状突骨折的寰枢椎前脱位

一、致伤机制

齿状突上方附有至枕骨大粗隆前缘的齿突尖韧带，两侧有附向枕骨髁内侧缘的翼状韧带，其与寰椎横韧带协调、维持枕颈及寰枢关节间的稳定与活动。但如果头颈向前极度屈曲或向后极度仰伸或向左右剧烈旋转时，由于此组韧带处于高度紧张状态可引起齿状突骨折，并随着暴力的惯性作用，致使继发寰枢关节脱位。其中以头颈向前屈曲所致的前脱位为多见，后脱位则相对为少，但随着高速公路的发展、车速的提高和行驶车辆的日益剧增，这种损伤将越来越多。

齿状突骨折后，由于其与寰椎同时向前移位（图 3-1-2-2-1），使齿状突上端后缘至寰椎后弓前缘的距离仍保持原状，但下端则减少，因此与后脱位相比，其对颈髓致压的机会相对为少，加之寰椎内径较宽大，使脊髓有退让余地（图 3-1-2-2-2）。

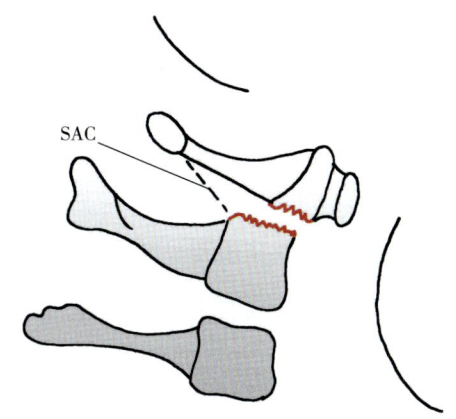

图3-1-2-2-1　伴齿状突骨折的寰枢椎前脱位示意图

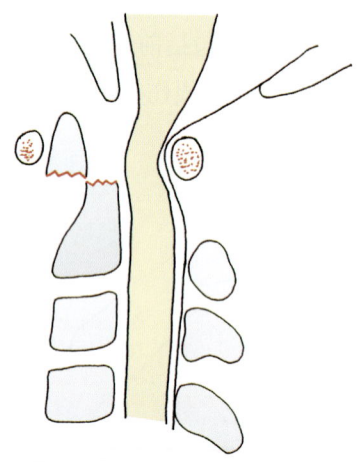

图3-1-2-2-2　齿状突骨折前移位脊髓受损较轻示意图

合并脱位的齿状突骨折大多见于齿状突基底部,少有在上方发生骨折者。如齿状突发育不全,包括齿状突缺损、愈合不良及假关节形成等,则易发生损伤。齿状突骨骺闭合时间一般是在7~8岁之间,在此之前亦易引起此种损伤,即为齿状突骨骺分离。

二、临床表现

与单纯性寰枢关节脱位基本相似,唯其脊髓神经受压发生率相对为低,且程度较轻。但如暴力过猛,仍可造成颈髓完全性损伤而出现后果严重的四肢瘫痪,甚至引起呼吸肌麻痹而招致死亡。

三、诊断

主要依据:临床表现与检查。

(一)外伤史与临床表现

1. **外伤史**　多为促使头颈突然前屈的暴力,包括来自头颈后方的打击、屈颈位自高处跌下及撞车时头颈部的突然前屈等。

2. **临床表现**　如前所述,以颈椎局部及神经症状为主,应注意检查。

(二)影像学检查

主要依据X线平片所见,包括正位、侧位及张口位,但在急诊骨折情况下摄片,难以获得理想的张口位片。CT、CTM及MR等亦可选用,主要用来对骨折类型、齿状突先天发育状态及脊髓受压情况的判定。

四、治疗

其基本原则、要求及具体实施与前者相似,亦应注意早期的急救措施,包括维持呼吸道通畅等。此外,尚应注意以下几点。

(一)复位要求

以使齿状突骨折及早解剖复位为原则,如此方可获得良好的功能及脊髓症状的缓解与恢复。尽量选用颅骨牵引(小儿用Glisson带)复位。除非有把握,一般不宜选用徒手复位,以防意外。

(二)固定方式

对轻度移位、复位后对位稳定或无移位的齿状突骨折者可采用颅骨牵引的方式,待局部纤维愈合后(4~6周),再以头-颈-胸石膏固定6~8周。对移位明显、复位后仍不稳定及陈旧性者,多需采用开放复位及内固定术。除传统的后路融合术外,当前多主张自颈前路暴露C_{1-2}椎节、行齿状突骨折复位加螺钉内固定术,单枚螺钉操作较易。选用双枚螺钉虽较稳妥,固定后无旋转变位之虑,但操作上难度较大,宜选用稍细之螺钉固定(图3-1-2-2-3、4)。

临床上某些学者更喜欢选用双侧寰枢椎间关节植骨融合术(图3-1-2-2-5),但齿状突螺钉内固定时,由于齿状突较细小,如操作不当,或是术后遇有头顶部外伤,或平地跌倒等,易引起齿状突粉碎性骨折或螺钉断裂,以致手术失败,应注意避免(图3-1-2-2-6)。

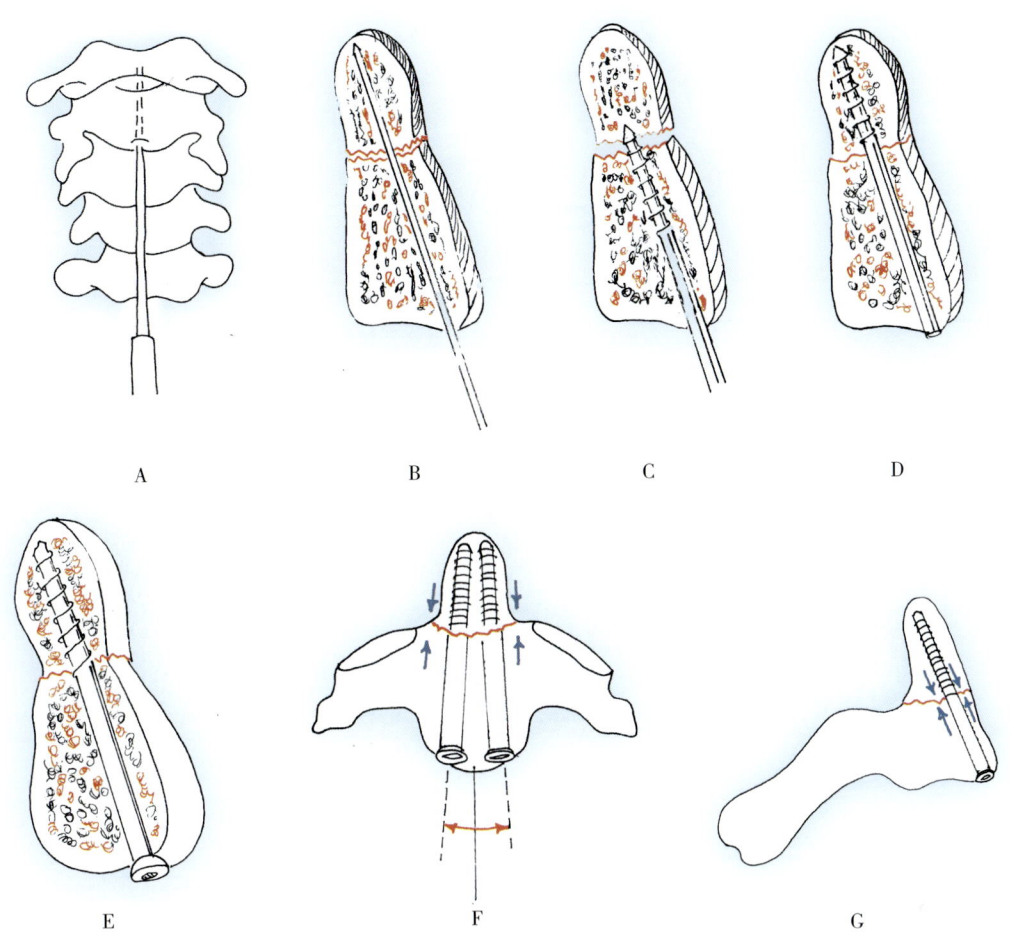

图3-1-2-2-3 齿状突螺钉内固定示意图（A~G）
A.B.沿枢椎前下方钻孔正侧位观；C.丝锥攻至骨折线处；D.攻丝螺钉越过骨折线达齿突尖；
E.旋紧加压（张力）螺钉，完成固定；F.双侧螺钉正面观；G.同前，侧方观

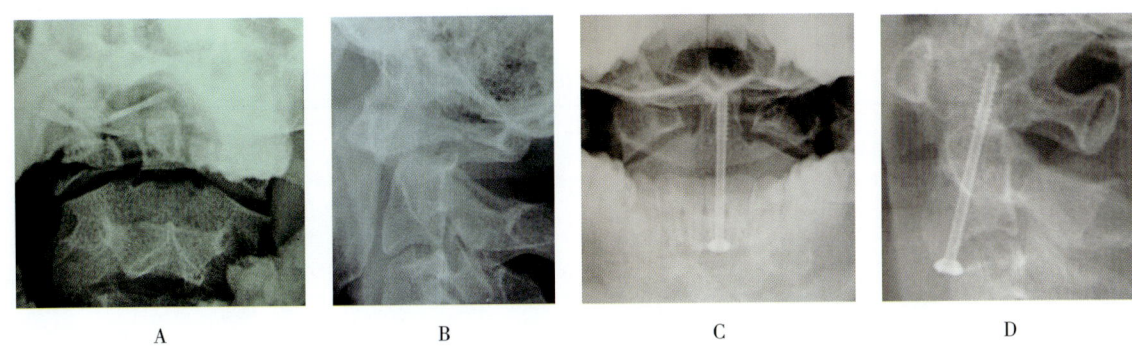

图3-1-2-2-4 临床举例（A~D）
A.B.术前正侧位片显示齿突基底部骨折及寰枢椎前脱位；C.D.牵引复位后以单枚齿突螺钉固定后正侧位X线片

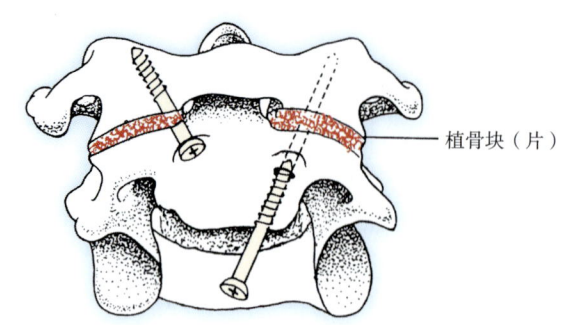

图3-1-2-2-5 双侧C_{1-2}椎间关节植骨融合及螺钉内固定示意图

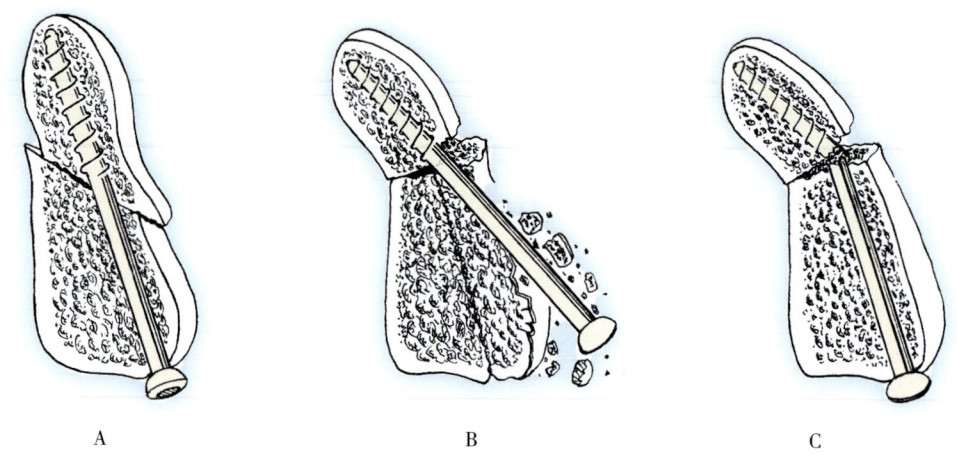

图3-1-2-2-6 齿状突螺钉并发症示意图（A~C）
操作不当或受到外力时，可因齿突内螺钉折断而致失败：A.骨折线呈斜形时，加压会使骨折移位加剧；B.螺钉角度不合适时，有可能使齿突再骨折；C.螺钉的螺纹根部未完全穿越骨折线时，则易引起螺钉断裂

近年来已逐渐开展从颈后路施术的寰枢椎椎弓根内固定技术，亦获得良好疗效（图3-1-2-2-7）。当然，传统的颈后路Gallie手术技术仍可选用（图 3-1-2-2-8），且钛缆较钢丝更具优点。

对于经济条件欠佳的地区或患者，环绕的髂骨块植骨融合固定术仍可选用，唯手术较大（图3-1-2-2-9）。

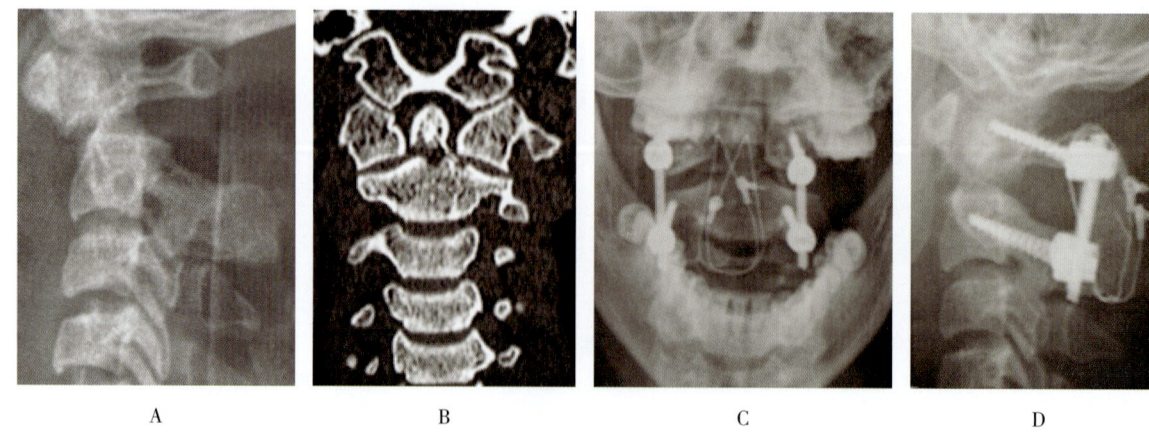

图3-1-2-2-7 临床举例（A~D）
寰枢椎椎弓根钉棒固定系统治疗病例 A.术前X线侧位片；B.术前CT重建；C.D.术后X线正侧位片（自卢旭华）

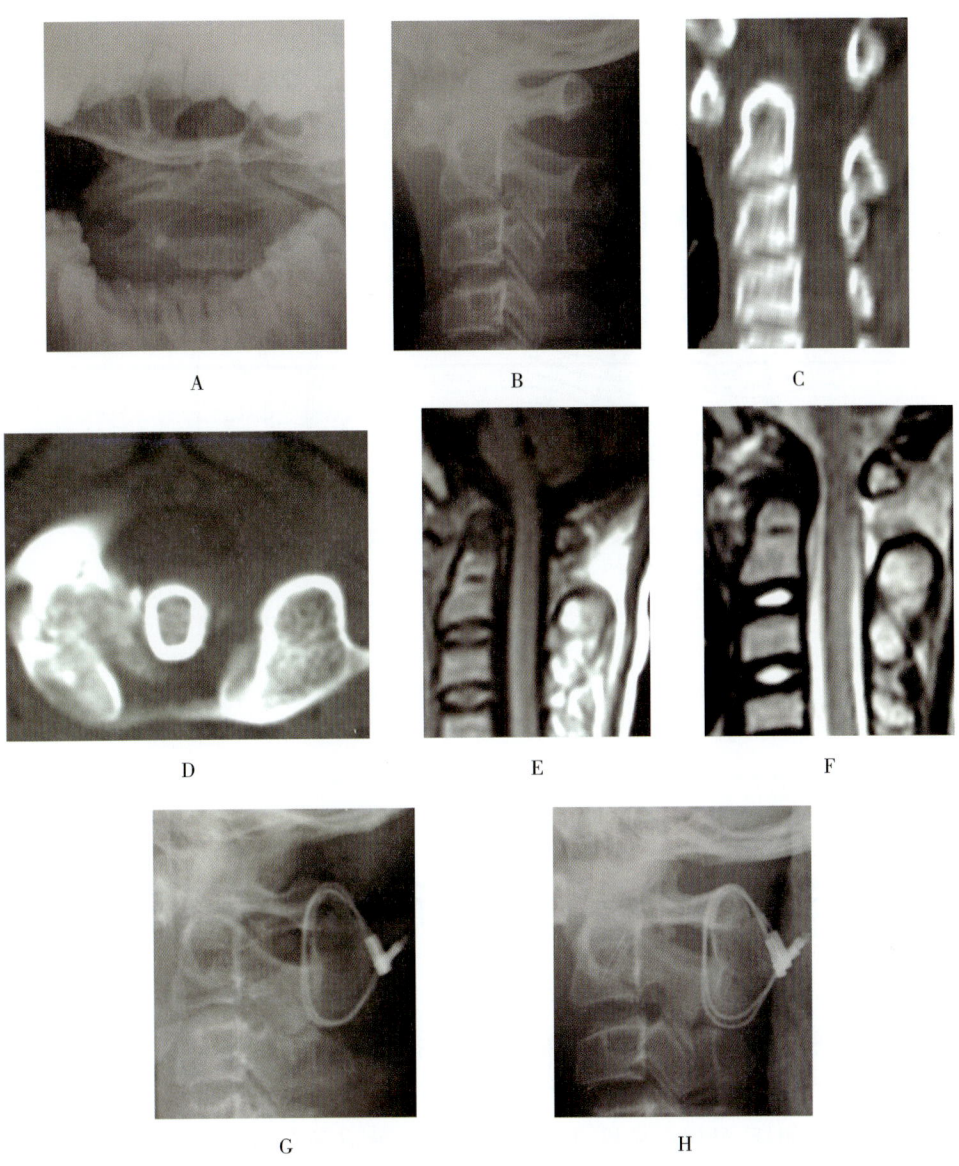

图3-1-2-2-8 临床举例（A~H）

齿状突骨折伴寰枢前脱位　A.B. 术前正侧位X线片；C.D. CT矢状位及水平位扫描；
E.F. 术前MR矢状位观，T_1、T_2加权；G. 术后侧位X线片，显示复位及钛镄固定满意；H. 3个月后已骨性融合

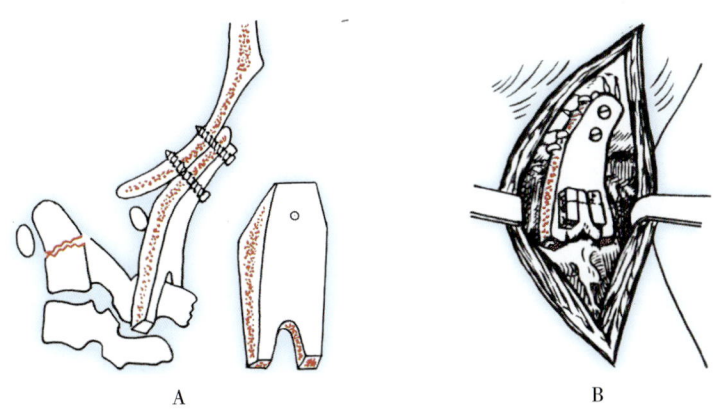

图3-1-2-2-9 颈后路髂骨块嵌入术示意图（A、B）

A. 髂骨块嵌入术术中侧方观；B. 术毕后方观

(三)愈合时间

由于齿状突的血供特殊,其愈合时间较长,除小儿骨骺分离可在6~8周内愈合外,一般病例多需3~4月左右。因此,对其制动时间不宜过短,以防不愈合。

如出现此种后果,可行前路或后路植骨融合术。

陈旧性寰枢脱位及稳定性欠佳之病例,亦可采取钛缆分别穿过枕骨钻孔、寰椎及棘突根部将髂骨块结扎固定之术式(图3-1-2-2-10),虽较复杂,但复位及固定确实,融合率高。

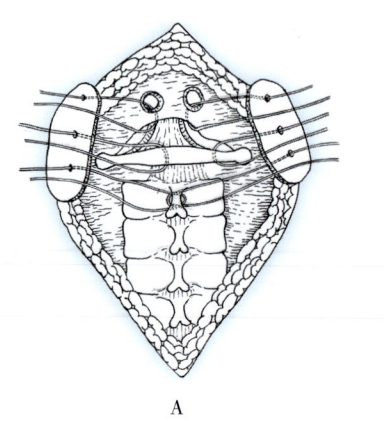 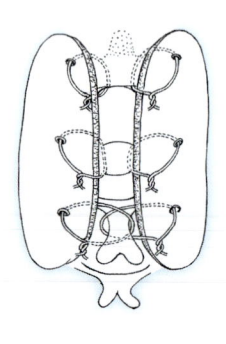

A　　　　　　　　　B

图3-1-2-2-10　钛缆、骨块、棘突结扎固定示意图(A、B)

钛缆(或钢丝)同时穿过枕骨、寰椎和枢椎棘突+髂骨块植骨融合固定术　A.穿过钛缆;B.将髂骨块结扎固定

第三节　伴齿状突骨折的寰枢椎后脱位

一、致伤机制

其发生机制与前者相反,是属于颈椎过伸性损伤的一种。将随着交通工具的高速化、猛刹车或撞车所造成者日渐增多,但与前者相比,其发生率仍明显为少。

由于齿状突骨折后多向后移位,以致脊髓后方的有效间隙明显减少而使位于其中的颈髓神经易遭受挤压损伤,因此死亡率及四肢瘫痪率远较前者高(图3-1-2-3-1、2)。

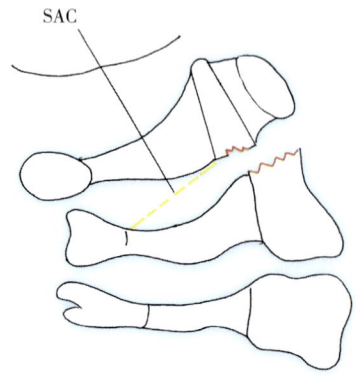 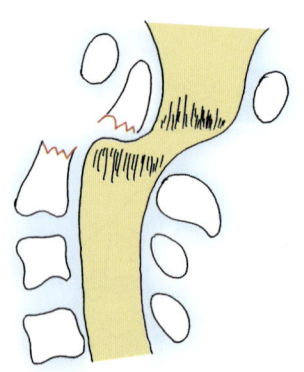

图3-1-2-3-1　齿状突骨折示意图

伴齿突骨折的寰枢椎轻度后脱位者脊髓有效间隙(SAC)缩小

图3-1-2-3-2　齿状突骨折伴后脱位示意图

齿状突骨折致寰枢后脱位伴脊髓受压,因有效间隙明显减少;被嵌压于齿状突与枢椎后弓之间的脊髓受损严重

二、临床表现

与前者颈部症状及体征基本相似,但患者头颈部体位与前者方向相反,呈仰面状外观。

三、诊断

主要依据以下条件:

1. **外伤史** 除从病史中追问外,亦可从额、面及颊部皮肤损伤情况推断;
2. **临床表现** 与前者基本相似;
3. **影像学检查** X线正位、侧位及张口位片均可显示齿状突骨折及其移位情况,CT及MR检查亦有助于诊断及对脊髓损伤的判定。

四、治疗

1. **非手术疗法** 与单纯性寰椎脱位治疗要求一致。对骨折脱位应先试以非手术疗法,即将颅骨前屈位牵引下先使齿状突复位,而后在略向前屈状态下轻重量持续牵引3~5周,再改用头-颈-胸石膏(前屈位)固定2~3月。
2. **手术疗法** 少数闭合复位失败者,可行开放复位及寰枢椎内固定术,但在技术操作上较为困难,必要时可行枕颈融合术。
3. **陈旧性病例处理** 对陈旧性病例如果因齿状突骨折移位已造成颈髓受压时,可自前方、经口腔将齿状突复位,植骨融合(图3-1-2-3-3)。如将致压的齿状突切除手术难度较大,亦可采取刮匙切除致压骨,或采取经口切除寰枢椎前弓及齿突,用I形钛板螺钉固定(图3-1-2-3-4)。

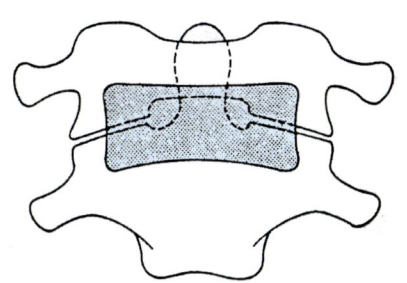

图3-1-2-3-3 植骨融合示意图
经口腔入路寰枢关节前方复位、植骨融合术

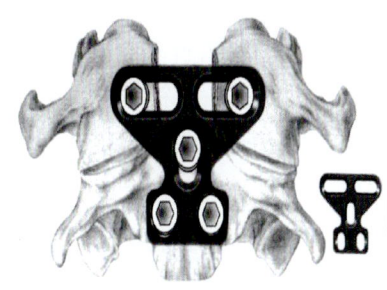

图3-1-2-3-4 寰枢前弓及齿突切除钢板内固定术示意图

另外对椎节稳定的陈旧性损伤者,亦可选择经上颈椎侧前方入路切口进行减压及植骨融合术。手术难度同样较大,且血管、神经密集,在操作时应注意(图3-1-2-3-5)。

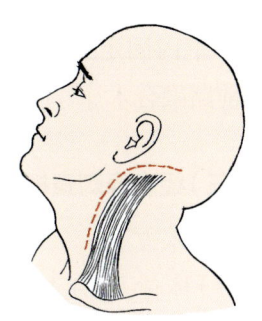
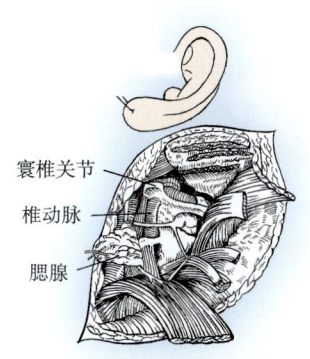

图3-1-2-3-5 上颈椎侧前方入路示意图(A、B)
A.寰枢椎侧前方入路切口;B.将颈动脉牵向前内侧,切断胸锁乳突肌上端并牵向外侧,牵开内侧组织,即显露寰枢关节

(倪 斌 刘洪奎 袁 文 陈德玉 赵 杰 赵定麟)

第四节 CT监测下经皮穿刺寰枢椎侧块关节植骨融合术

一、概述

寰枢椎不稳定的手术治疗文献报道多数采用后方入路植骨融合术,通过在寰枢椎椎板或枕颈之间植入骨块,并辅以钢丝、关节突螺钉或椎板夹等内固定或Halo-vest架外固定来维持稳定,达到植骨融合。本手术为我们创新设计,在使脱位的寰枢椎关节尽可能复位及固定后,采用CT监测下经皮穿刺的方法将寰枢椎侧块关节后外侧的关节囊、关节软骨去除,并植入自体髂骨松质骨骨柱,使寰枢椎侧块关节间形成骨性融合。目前国内外尚未见报道,此微创手术,对患者损伤小,出血少,缩短了融合时间,提高了融合率。

二、局部解剖学复习与观测

(一)材料与方法

56具成人寰枢椎干燥骨标本,无缺损及畸形,采用精度为0.02mm的游标卡尺进行测量。分别测量其侧块后外侧自椎动脉至椎管侧壁的距离,即穿刺套管走行路径的最宽径线。测量寰枢椎侧块后外侧至前内侧的最长径线,此径线值提供了穿刺器械允许进入侧块的进针深度。

(二)结果

寰椎侧块后外侧最宽径线为 11.74 ± 1.80 mm,范围10.21~14.00mm。枢椎侧块后外侧最宽径线为 9.45 ± 2.21 mm,范围8.48~11.98mm。以上径线允许外径8.00mm的穿刺套管通过。寰椎侧块后外侧至前内侧的最长径线为 18.85 ± 2.42 mm,范围17.10~22.56mm。枢椎侧块后外侧至前内侧的最长径线为 18.18 ± 2.26 mm,范围16.10~22.34mm。此径线值提供了穿刺器械进入侧块的进针深度。

三、手术疗法

(一)施术病例选择

1. 先天性齿突不连,可同时伴有Chiari畸形、寰枕融合、颅底凹陷及脊髓空洞症;
2. 陈旧性齿突骨折;
3. 寰枢椎侧块关节发育异常致寰枢椎旋转固定性脱位。

上述病例大多伴有寰椎前脱位及颈脊髓病,呈现为上运动神经元损害,亦可有延髓损害等。

(二)术前准备

1. Halo环颅骨牵引　经牵引后拍片示寰枢椎复位,包括寰枢椎旋转固定性脱位,之后行Halo-vest架外固定。

2. 先行颈前路寰枢椎侧块螺钉内固定术　对寰枢椎脱位需极度过伸位方可复位者,因后路手术内固定加植骨融合难以维持对位而应先行前路融合术。

(三)经皮穿刺寰枢椎侧块关节植骨融合术

1. 手术方法

(1)体位及CT扫描定位　患者于CT室进行手术,侧卧位,首先做寰枢椎的薄层常规扫描,层厚2mm,层距2mm,通过扫描找到固定后的寰枢椎侧块关节的平面,了解侧块的对应关系,并在CT监视屏上定好穿刺的皮肤进针点,进针方向及深度。选择的进针点在后外侧,位于椎动脉后方,方向指向前内侧,重点要辨清椎动脉,防止误伤。

（2）穿刺　在体表定点后,常规消毒、铺单、以1%利多卡因从皮肤至侧块关节表面做局部浸润麻醉,在穿刺点用小刀将皮肤及深筋膜做长1.0cm切口。用Cooke骨穿刺针,按预定方向,沿侧块关节后外至前内轴向将穿刺针插入寰枢椎侧块关节间隙中,经CT复扫证实。

（3）插入套管扩张(大)穿刺孔　将一直径0.5mm克氏针沿骨穿刺针插入作为导针,将自制的穿刺套管依次插入扩张,最后插入内径6.0mm的套管为工作套管,此时工作套管被固定于寰枢椎侧块关节间的后外侧。

（4）钻取骨质　先将其他套管取出,但保留工作套管,并通过工作套管将外径6.0mm、内径5.0mm的T状环形手锯插入开始钻取,进锯深度1.2cm,将侧块关节后外侧的关节囊、关节软骨及部分骨质钻取出。略改变方向,再次用手锯钻取,尽可能将关节软骨取出,必要时辅以微型刮匙和间盘钳使植骨床面粗糙。通过CT证实植骨床面积约10mm²。

（5）切取髂骨植入　在髂嵴处用手锯钻取直径0.5cm、长2.0cm髂骨松质骨柱6~8块,将其中一半在CT监视下通过套管植于侧块关节面的植骨床处,复扫CT证实植骨柱嵌满关节间隙。

（6）闭合切口　确定植骨满意,无活动性出血后,取出工作套管,皮肤缝合1针即可。

（7）同法处理对侧　依同样方法再做另一侧的寰枢椎侧块关节植骨融合(图3-1-2-4-1)。

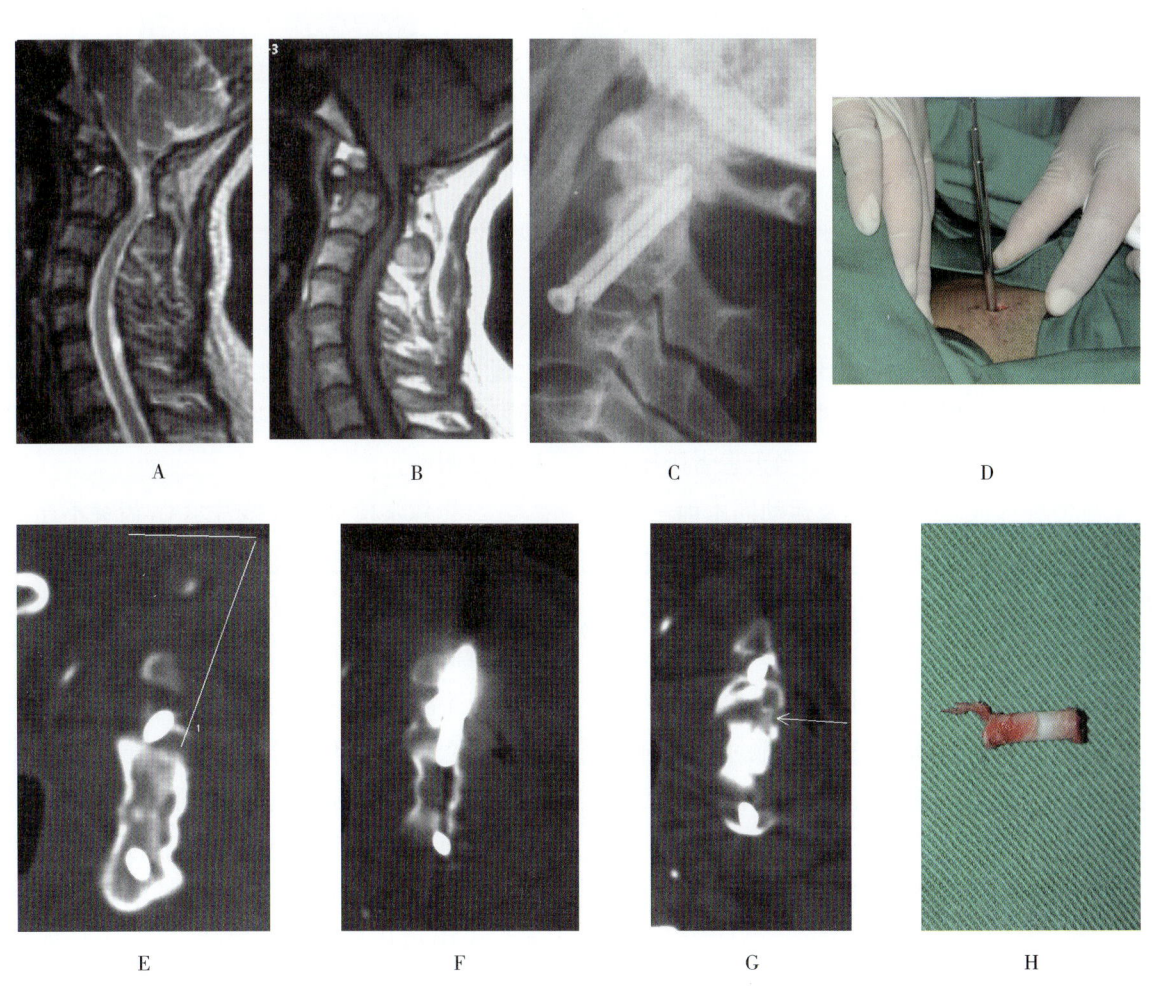

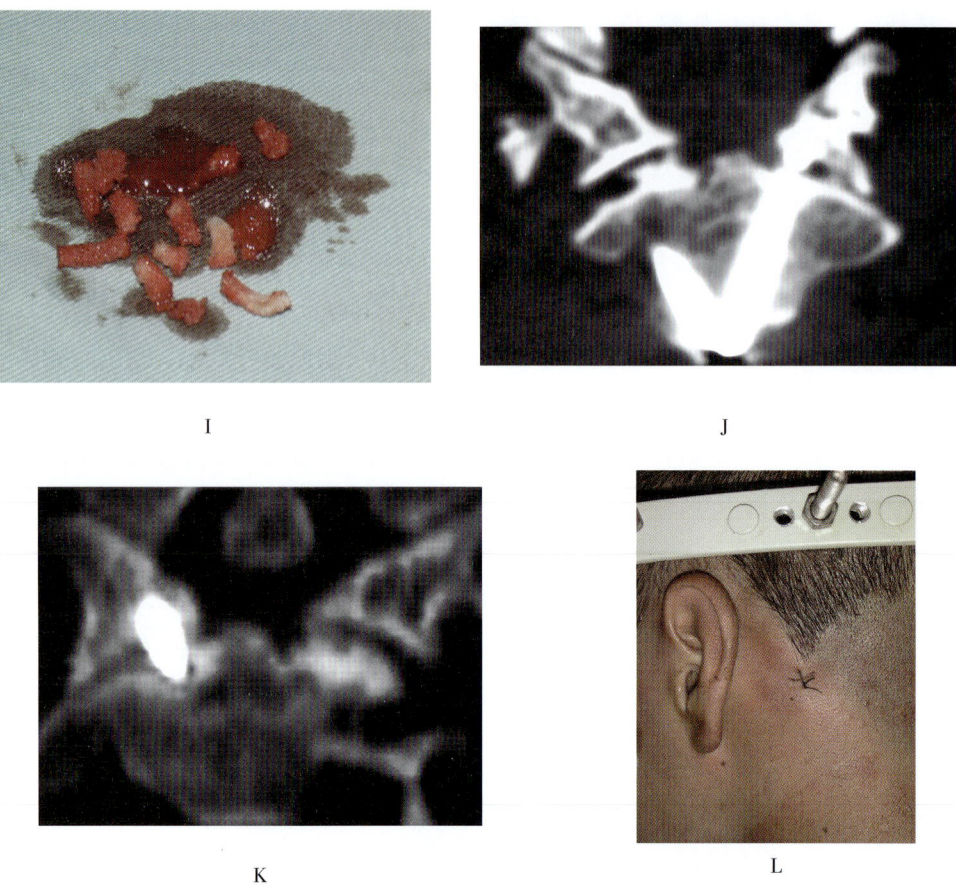

图3-1-2-4-1 临床举例（A~L）

经皮穿刺寰枢椎侧块关节植骨融合术：A.B.术前MR矢状面T_2、T_1加权像；C.术前X线侧位片，已行C_{1-2}内固定术；D.术中插入导管及扩张管；E~G.术中操作CT扫描（横断面观）；H.I.切取髂骨条；J.K.术中操作CT扫描观（冠状位）；L.闭合伤口

2. 结果及随访

（1）手术结果 本组患者手术均顺利完成，术中未见脊髓、神经根及椎动脉损伤。术中出血约35ml。手术时间80~140min，术后当天患者卧床观察，未见血肿形成，四肢感觉及运动同术前一致。术后患者感觉颈项部有轻微疼痛，勿需处理，术后次日患者即恢复术前的所有活动，术后7~10天拆线出院。

（2）随访概况 经6个月以上随访复查，X光片及CT扫描均证实植骨融合，3月后拆除Halo-vest架并摄过伸过屈位X线侧位片，未发现有再脱位者。

四、临床举例

1. 病例概况 男性，56岁。因进行性四肢麻木14年，伴大小便失禁1年入院。入院查体躯干胸骨柄以下四肢针刺觉减退，四肢肌张力高，折刀征阳性，提肩胛肌以下各肌肌力Ⅲ级，四肢病理征阳性。

2. 影像学检查 X线片示C_2齿突不连，C_1、C_2脱位，MR示齿突从前方对脊髓构成压迫。

3. 诊断 先天性齿突不连，寰枢椎不稳，高位颈脊髓病。

4. 治疗 原拟从前方经口腔行齿突切除术，但经行Halo环颅骨牵引，复查过伸过屈侧位X光片，发现极度过伸位时寰枢椎能复位，为减少前方经口腔行齿突切除的风险和并发症，即于全麻下行经枢椎体寰椎侧块螺钉固定术。术中拍片见寰枢椎复位良好，术后四肢肌力有恢复。但于术后第二天患者出现四肢肌力下降,呼吸困难,经复查 MR 见齿突后方有一软组织团块与枢椎椎板一同构成了脊髓的"钳式"压迫。即急诊行气管切开,枢椎椎板切除,解除了脊髓压迫,术后四肢肌力恢复。因 C_2 椎板已切除,再行后方植骨要在寰椎后弓和 C_3 椎板之间,植骨跨度大,操作困难,不易融合。故行 CT 监测下经皮穿刺寰枢椎侧块关节植骨融合术。术后 3 个月随访时,伸屈侧位 X 光片示 C_1、C_2 位置正常。

五、本术式特点

(一) 寰枢椎伤患治疗概况

寰枢椎脱位或不稳定常常由于寰、枢椎骨与关节的先天性畸形、创伤、肿瘤、结核、类风湿关节炎等病变所造成。由于寰枢椎的解剖结构复杂,部位深在,周围毗邻脊髓、椎动静脉、颈内动静脉等重要结构,所以其外科治疗一直是脊柱外科的难题。但是寰枢椎脱位可以造成患者严重的脊髓损害,出现四肢瘫痪,甚至累及延髓,影响呼吸功能。一般均采用手术治疗,故其临床治疗成为脊柱外科的重点攻关课题。

复位、固定、减压和植骨融合是治疗寰枢椎脱位的基本方法。自 1910 年 Mixter 用丝线完成世界上第一例寰枢椎固定术后,出现了 Gaillie、Brook 和 McGraw 术式及后来应用的椎板夹 (halifax clamp) 固定融合术等多种后侧复位和固定及寰枢椎融合术式以及 Cone、Robinson 等枕颈融合术,其融合率在 74.0%~93.3%。20 世纪 80 年代来又采用 Halo-Vest 架外固定,我科采用 Halo-Vest 架外固定加颗粒状植骨,融合率达到 93.5%。另外有些患者在过伸位时才能复位,使后方的植骨固定术操作困难,故我们报道了前路经枢椎体寰椎侧块关节螺钉内固定术,效果较好,并采用后方颗粒状松质骨植骨融合术。与此同时一些学者曾尝试从前路经口腔做寰枢椎侧块关节植骨融合术,但手术过大,需气管切开,且感染率高,故例数少,报道不多。

(二) 既往术式不足之处

尽管有如此多的术式,但是因为畸形和脱位复杂多样,已有的术式存在着以下各种不足:

1. 手术暴露复杂,创伤大,出血多;
2. 椎板下穿钢丝风险大,有可能伤及脊髓,钢丝断裂,植骨块易松动;
3. 寰椎后弓切除、寰枕融合或需行枕大孔开大者,植骨块跨度大,融合时间延长,不融合率高;
4. 枕颈融合术丧失颈椎运动节段多,不符合生物力学要求;
5. 操作复杂,技术要求高,费用大。

(三) 对植骨技术的改进

不论何种内固定还是外固定术,其目的均是为植骨融合创造条件,在有限的固定期间尽快使植骨融合,这取决于植骨的类型、植骨块的大小、植骨所在的位置及植骨块的稳定性。以往的病例报道中可见后方植骨融合中,钢丝断裂、植骨块松动造成植骨不融合。采用 Halo-vest 架固定及经枢椎体寰枢椎侧块螺钉固定后的患者,前者外固定时间不能太长,一旦松动将影响融合。后者尚需再次手术,而且无论何种后路融合方式,若因减压需要,做了枢椎椎板切除,或后颅窝减压范围要足够大时,都将使植骨跨度加大,新生骨"爬行替代"时间延长,融合难度大,甚至不融合。因此,寰枢椎融合的最终目的是使寰枢椎的侧块关节之间获得稳定。这样,合理的融合应在关节面上,从而解除后路融合时植骨块承受的张力,而且关节间隙处做好植骨床时,间距也在 1cm 以内,植入松质骨即可满足需要,还可以充分发挥松质骨的优点。而采用手术切开暴露寰枢椎侧块关节由于解剖因素,十分困难,故而我们设计了这种 CT 监测下的经皮穿刺方法。

(四)本术式的解剖学基础

本手术方法基于对 56 具成人寰枢椎干燥骨标本解剖学研究基础之上,分别测量寰椎侧块后外侧最宽径线(侧块后外侧自椎动脉至椎管侧壁的距离)为 11.74±1.80mm,范围 10.21~14.00mm。枢椎侧块后外侧最宽径线为 9.45±2.21mm,范围 8.48~11.98mm,即穿刺套管走行路径的最宽径线,以上径线值允许外径 8.00mm 的穿刺套管通过。测量寰椎侧块后外侧至前内侧的最长径线为 18.85±2.42mm,范围 17.10~22.56mm。枢椎侧块后外侧至前内侧的最长径线为 18.18±2.26mm,范围 16.10~22.34mm。以上径线值提供了穿刺器械进入侧块的进针深度。

(五)本术式优点

本手术方法经文献查新,国内外尚未见报道,属微创手术。局麻下操作,费用少,操作及植骨均在 CT 监测下进行,安全、精确。每例出血平均仅 35ml,手术切口长 1.0cm,术后仅缝合 1 针。进针的途径为枕项部后外侧肌肉,对其他组织损伤极小。术中用 CT 监测随时避开椎动脉,安全性高。术后第二天患者即恢复术前的各项活动,因而有明显的优点,属创新设计,在寰枢椎的植骨融合手术上是一种突破。本组的 9 例患者,均属采用后方植骨融合较难的病例。本术式对于一般的病例也能适用。

(六)操作时注意要点

在操作时应注意以下两点,其一:必须保证寰枢椎侧块关节已恢复正常或基本正常的位置,并有良好的稳定性;其二:术者必须熟悉寰枢椎的解剖及 CT 断层的解剖,避免发生意外。有关此术式的融合率将随着病例数的增加做进一步的报道。

(刘晓光 党耕町)

参 考 文 献

1. 郭永飞,王新伟,陈德玉,袁文,赵定麟. 伴齿状突及寰椎骨折的枕骨髁骨折1例报告 中国脊柱脊髓杂志 2005年15卷1期
2. 黄师,侯铁胜. 无齿状突骨折的创伤性寰枢关节后脱位一例[J]. 中华创伤杂志,2009,25(7)
3. 卢旭华,陈德玉,王新伟. 后路椎弓根螺钉治疗齿状突骨折伴可复性寰枢椎脱位 中华创伤杂志 2008年24卷8期
4. 卢旭华,陈德玉,袁文,倪斌,郭永飞,何志敏,赵定麟. 钉棒系统在寰枢椎骨折脱位中的应用 中华创伤骨科杂志 2006年8卷2期
5. 卢旭华,陈德玉,袁文等. 钉棒系统在寰枢椎骨折脱位中的应用[J]. 中华创伤骨科杂志,2006,8(2)
6. 倪斌 贾连顺 刘洪奎. 创伤性寰枢椎不稳的手术治疗 中华创伤杂志 2000年16卷1期
7. 倪斌. 齿状突游离小骨研究新进展, 中国脊柱脊髓杂志 2008年18卷4期
8. 倪斌. 老年人Ⅱ型齿状突骨折的手术治疗, 中华老年医学杂志 2007年26卷3期
9. 倪斌. 双侧寰椎椎板挂钩及经寰枢椎关节间隙螺钉固定术,中华外科杂志 2005年43卷20期
10. 倪斌. 外伤性寰椎横韧带断裂的治疗策略,脊柱外科杂志 2006年4卷6期
11. 倪斌. 三种后路寰枢椎融合术的离体生物力学研究,中国骨与关节损伤杂志 2009年24卷1期
12. 倪文飞,池永龙,徐华梓等. 经皮前路螺钉内固定治疗齿状突骨折的疗效与并发症分析[J]. 中华医学杂志,2006,86(43)
13. 孙荣华,杨海涛,杨维权等. 军事训练致寰枢椎半脱位损伤20例[J]. 人民军医,2007,50(10)
14. 陶春生,倪斌,王健. 小儿寰枢关节旋转固定或脱位的治疗[J]. 中华骨科杂志,2006,26(7)
15. 王新伟,袁文,陈德玉等. Gallie植骨联合钛缆固定与Harms C1,2侧块/椎弓根螺钉固定植骨融合治疗齿状突骨折的比较[J]. 中华创伤杂志,2009,25(5)
16. 王新伟,袁文,陈德玉等. 严重颈椎脱位手术治疗策略探讨[J]. 中华外科杂志,2007,45(6)

17. Bin Ni, Zhuangchen Zhu, Bilateral C1 laminar hooks combined with C2 pedicle screws fixation for treatment of C1‑C2 instability not suitable for placement of transarticular screws. Eur Spine J. 2010 Aug; 19（8）: 1378–82.
18. Chittiboina P, Wylen E, Ogden AJ. Traumatic spondylolisthesis of the axis: a biomechanical comparison of clinically relevant anterior and posterior fusion techniques. Neurosurg Spine. 2009 Oct; 11（4）: 379–87.
19. Conroy E, Laing A, Kenneally R, Poynton AR. C1 lateral mass screw-induced occipital neuralgia: a report of two cases. Eur Spine J. 2010 Mar; 19（3）: 474–6.
20. Daentzer D, Flörkemeier T. Conservative treatment of upper cervical spine injuries with the halo vest: an appropriate option for all patients independent of their age? J Neurosurg Spine. 2009 Jun; 10（6）: 543–50.
21. Guo X, Ni B, Zhao W, Wang M, Zhou F, Li S, Ren Z. Biomechanical assessment of bilateral C1 laminar hook and C1-2 transarticular screws and bone graft for atlantoaxial instability. J Spinal Disord Tech. 2009 Dec; 22（8）: 578–85.
22. Hillard VH, Fassett DR, Finn MA, Apfelbaum RI. Use of allograft bone for posterior C1-2 fusion. J Neurosurg Spine. 2009 Oct; 11（4）: 396–401.
23. Li LB, Shen YX, Fan ZH, Zhang P, Wang LL. Surgical management of traumatic injury of upper cervical spine. Zhongguo Gu Shang. 2009 May; 22（5）: 387–8.
24. Marbacher S, Lukes A, Vajtai I, Ozdoba C. Surgical approach for synovial cyst of the atlantoaxial joint: a case report and review of the literature. Spine（Phila Pa 1976）. 2009 Jul 1; 34（15）: E528–33.
25. Qin W, Quan Z, Ou Y, Jiang D, Liu Y, Tang K. Transpedicle screw fixation in upper cervical spine for treating atlantoaxial instability and dislocation. Zhongguo Xiu Fu Chong Jian Wai Ke Za Zhi. 2010 Feb; 24（2）: 202–5.
26. Songkai Li, Bin Ni, Biomechanical Evaluation of an Atlantoaxial Lateral Mass Fusion Cage With C1‑C2 Pedicle Fixation. Spine. 2010 Jun; 35（14）: E624–32.
27. Tan J, Li L, Sun G, Qian L. C1 lateral mass–C2 pedicle screws and crosslink compression fixation for unstable atlas fracture. Spine（Phila Pa 1976）. 2009 Nov 1; 34（23）: 2505–9.
28. Vilela MD, Peterson EC. Atlantal fracture with transverse ligament disruption in a child. Case report. J Neurosurg Pediatr. 2009 Sep; 4（3）: 196–8.
29. Wang S, Wang C, Yan M, Zhou H, Jiang L. Syringomyelia with irreducible atlantoaxial dislocation, basilar invagination and Chiari I malformation. Eur Spine J. 2010 Mar; 19（3）: 361–6.
30. Wei-Hu Ma, Rong-Ming Xu, Lei Huang, etal. Surgical strategy of the posterior approach for atlantoaxial instability. SICOT Shanghai Congress 2007
31. Xiang Guo, Bin Ni. Bilateral atlas laminar hook combined with transarticular screwfixation for an unstable bursting atlantal fracture. Arch Orthop Trauma Surg. 2009 Sep; 129: 1203‑1209.
32. Xiang Guo, Bin Ni. Biomechanical Assessment of Bilateral C1 Laminar Hookand C1-2 Transarticular Screws and Bone Graft for Atlantoaxial Instability. J Spinal Disord Tech. 2009 Dec; 22（8）201–211.
33. Xin-Wei Wang, Wen Yuan, De-Yu Chen, etal. The surgical strategy for treating severe cervical dislocation. SICOT Shanghai Congress 2007
34. Xu XM, Zheng CF, Liu XB, Liu JH. Application of spiral CT reconstruction in the forensic identification of atlantoaxial injuries. Fa Yi Xue Za Zhi. 2010 Feb; 26（1）: 40–2.
35. Xu-Hua Lu, De-Yu Chen, Wen Yuan, etal. Posterior c1‑c2 fusion with pedicle screw and rod fixation in traumatic atlantoaxial instability. SICOT Shanghai Congress 2007
36. Xun Ma, Yu-Min Feng, Bin Zhao, etal. Measurements of anterior transarticular screw fixation of atlantoaxia. SICOT Shanghai Congress 2007
37. Yong-Long Chi, Hua-Zi Xu, Yan Lin, etal. Percutaneous microendoscopic anterior release, fixation and fusion for irreducible atlantoaxial dislocation. SICOT Shanghai Congress 2007

第三章 枢椎椎弓骨折（Hangman骨折）等损伤及上颈椎微创手术

第一节 枢椎椎弓根骨折

一、致伤机制

绞刑架骨折系指发生于第二颈椎椎弓峡部之骨折，既往多见于被施绞刑者，故又名绞刑架骨折。此种损伤在临床上并非少见，在民间被视为不祥之兆，因此患者常有精神方面之压力。此型骨折之暴力方向多来自下颌部，以致引起颈椎仰伸，颅骨可因直接撞击第一颈椎后弓，并传递至第二颈椎后弓而在第二颈椎椎弓根部形成强大的剪应力，当其超过局部骨质承载负荷时，则引起该处骨折。此时如果仰伸暴力继续作用下去，将会相继造成C_{2-3}椎节前纵韧带断裂、椎间隙前方分离，以致寰椎压应力增加出现骨折，并可引起高位颈髓损伤，波及生命中枢而迅速死亡；此乃绞刑所引起的全过程。当然，套于颈部的绳索造成的窒息及颈动脉窦反射，是其死亡的另一主要原因。目前，此种骨折主要见于高速公路上的交通事故（急刹车时的颈部过伸）及高台跳水意外（图3-1-3-1-1）。其发生机制与绞刑者所不同的是：前者在致伤过程中除头颈部的仰伸暴力外，尚伴有椎节后方的压缩暴力，而后者则为分离暴力。

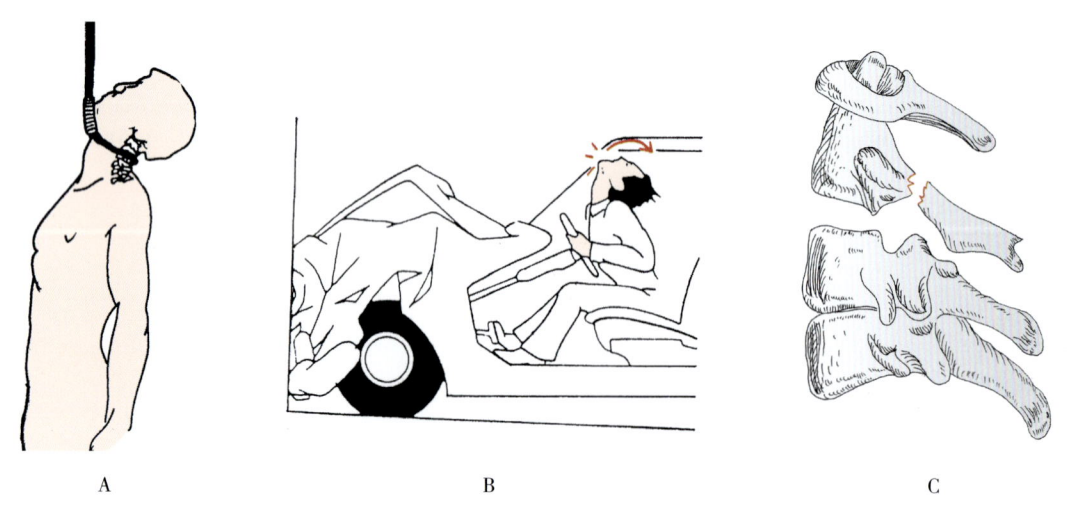

图3-1-3-1-1　Hangman骨折发生机制示意图（A~C）
A.B.致伤机制；C.骨折部位

二、分型

本型骨折仍沿用 Levine & Edwards（1985）所提出分型，分为以下三型（图 3-1-3-1-2）。

Ⅰ型（度） 系双侧椎弓根骨折，骨折线位于关节突关节之前方，主要引起第二颈椎椎体与后方的关节突、椎板与棘突之间的分离；两者间距约 2mm 左右（1~3 mm）。此对椎管内的脊髓组织一般不形成压力，因而少有同时伴发脊髓损伤者。

Ⅱ型（度） 为在前者基础上暴力进一步加大，不仅骨折呈分离状，且多伴有成角畸形。前纵韧带或后纵韧带或是两者同时断裂，C_2 椎体后下缘可被后纵韧带撕脱出现撕脱性骨折。且骨折端分离程度较前者为大，一般超过 3mm，或成角大于 11°。

Ⅲ型（度） 较Ⅱ型损伤为重，不仅前纵韧带和后纵韧带可同时断裂，且双侧关节突前方骨折的错位程度更为明显，甚至呈现椎节脱位状。此时，一般伴有椎间盘及纤维环断裂，并在 C_2 有 3 个部位受损，即椎弓根或椎板骨折、双侧关节突半脱位或脱位及前纵韧带或后纵韧带断裂，致使 C_2 椎体半脱位或脱位。

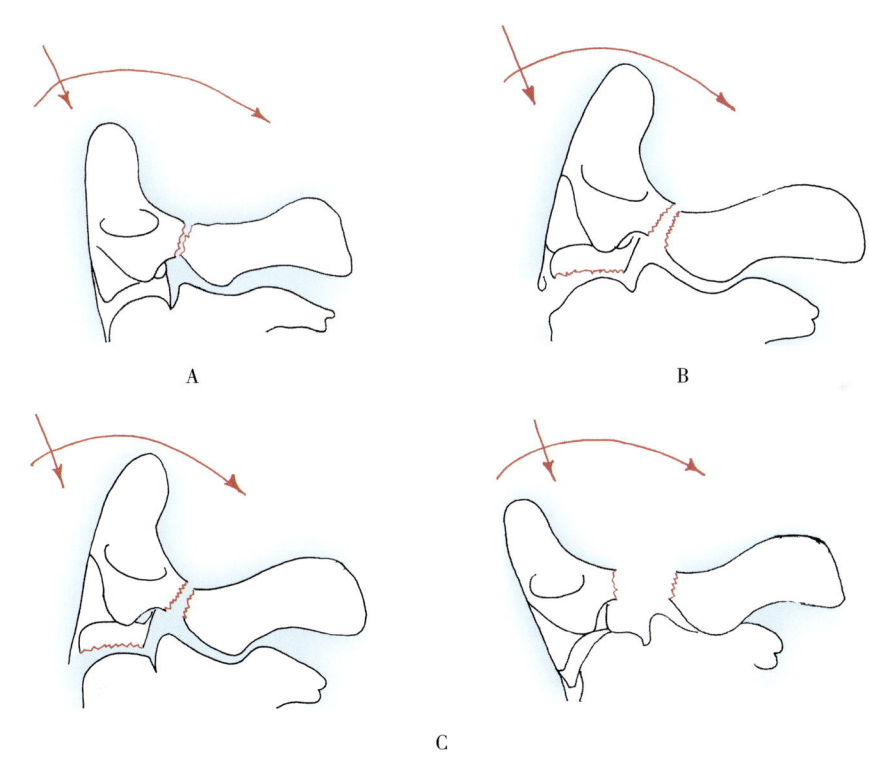

图3-1-3-1-2　Hangman骨折分型示意图（A~C）
A. Ⅰ型；B. Ⅱ型；C. Ⅲ型

三、临床表现

与一般颈椎骨折脱位的临床表现基本相似，包括颈部疼痛、压痛、活动受限、吞咽不便、头颈不稳需用双手托扶，以及颈肌痉挛等。除约有 15% 的病例伴颈髓完全性（多见）或不全性损伤外，大多数病例无脊髓刺激或受压症状。从临床的角度来看，一般是根据椎节的稳定与否将其分为稳定型及不稳定型。前述Ⅰ型属于稳定型，Ⅲ型为不稳定型，Ⅱ型中除少数韧带损伤较轻者外，一般亦多属不稳定型一组。

四、诊断依据

(一) 外伤史与临床表现

1. **外伤史** 多为是来自下颌部朝后上方向之暴力,并可从局部皮肤擦、挫伤等情况推断之。

2. **临床表现** 以颈部症状为主,有头颈分离感,患者喜用手托头,并注意约有15%的病例可以有脊髓症状。

(二) 影像学检查

X线侧位及斜位片上可获得清晰的影像,如图3-1-3-1-3所示。对骨折线显示不清的无移位者,可加摄断层片或CT片。伴有脊髓神经症状者之病例,则应行MR检查。影像上显示骨折线在3mm以内且无成角变形者,多属稳定型;超过3mm且伴有向前或向后成角变形者,则为不稳定型。严重者,此时亦可出现成角畸形。

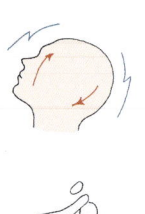
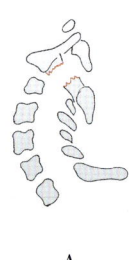
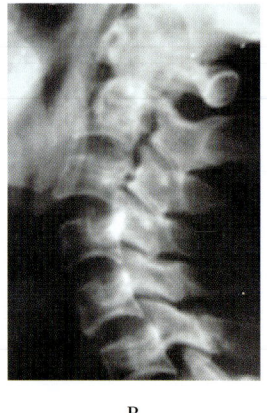
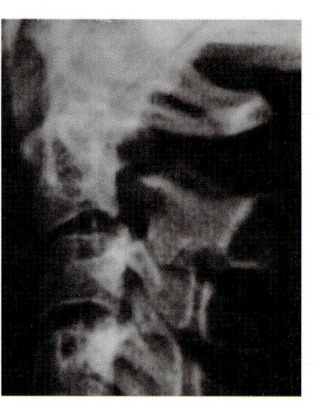

图3-1-3-1-3 Hangman骨折(A~C)
A. 发生机制示意图;B.C. 临床病例:B. 例1,侧位X线平片显示C_2及C_3双折;
C. 例2,侧位X线片见Hangman骨折伴C_{2-3}半脱位

五、绞刑架骨折之治疗

(一) 一般病例

指骨折无明显移位或易于复位者(多属稳定的Ⅰ型),可卧床牵引2~3周后行头-颈-胸石膏固定6~10周。

牵引时应按颈椎受损的生物力学特点,上颈椎损伤时头颈应取前屈位,而下颈椎损伤多采取仰伸位(图3-1-3-1-4)。已形成前屈成角者,则应先行水平位牵引,而后略加仰伸。亦可选用头环支具固定。

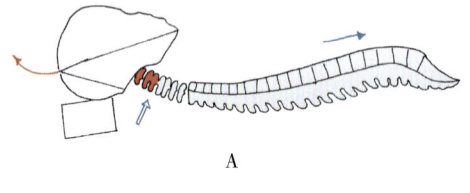
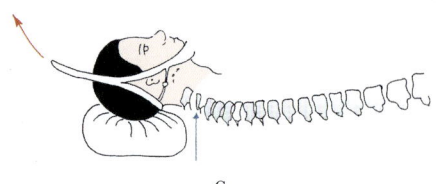
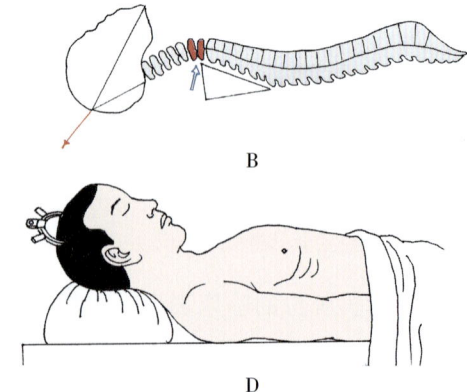

图3-1-3-1-4 按颈椎致伤机制调整牵引方向示意图(A~D)
A. 上颈椎损伤时多取前屈位;B. 下颈椎则选用伸仰位;C. 轻型可用颌枕带牵引;D. 重型则需颅骨牵引

(二)骨折移位明显者

先行复位,而多取后路直视下开放复位,并行后路椎弓根钉内固定术,适用于明显移位者(图3-1-3-1-5),如骨折端呈分离状,不宜选用。亦可先行颈前路开放复位及$C_{2~3}$椎体间融合术,其术式包括CHTF固定术、颈椎钛板螺钉固定术及髂骨块植骨融合术等(图3-1-3-1-6~8)。术后视内固定物制动效果不同而采取C_2椎弓根螺钉内固定术(图3-1-3-1-9)或其他相应的保护措施,但植骨术者,仍需颌-胸石膏保护6~8周。

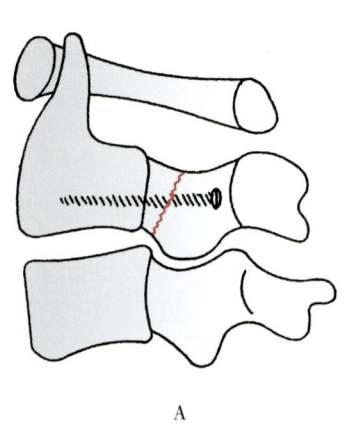
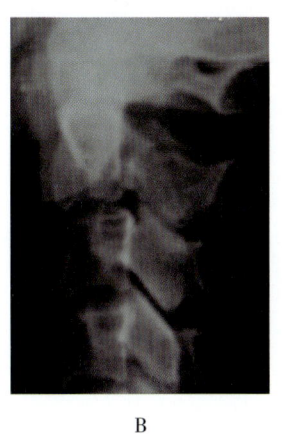
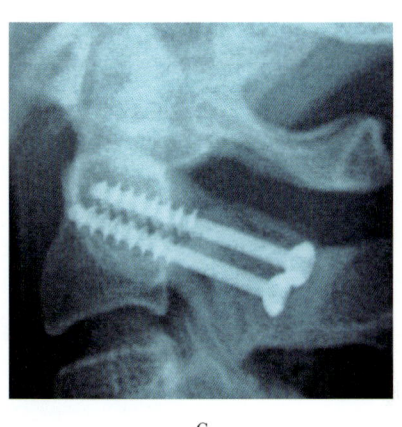

图3-1-3-1-5 C_2椎弓根骨折后路内固定术(A~C)
A.示意图;B.C.临床举例;术前及术后X线侧位片

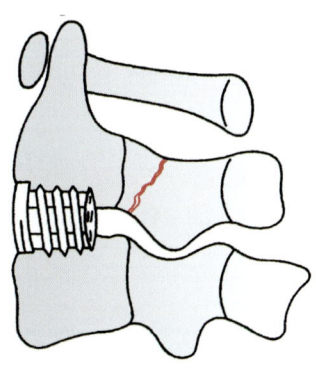

图3-1-3-1-6 CHTF(颈椎前路鸟笼式植骨融合器)固定术示意图

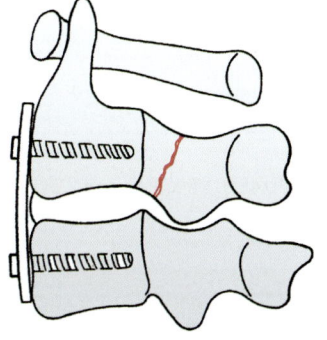

图3-1-3-1-7 颈椎前路钛板螺钉内固定术示意图

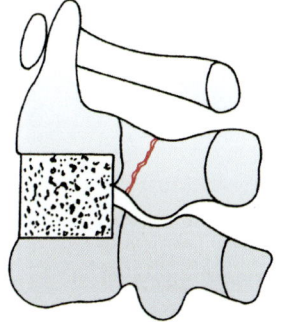

图3-1-3-1-8 髂骨块植骨融合术示意图

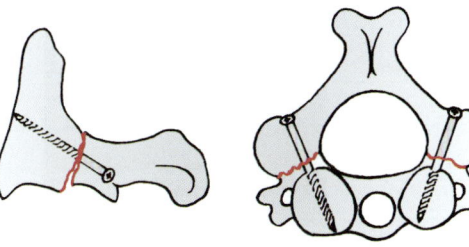

图3-1-3-1-9 C_2椎弓根螺钉固定示意图(A、B)
A.侧方观;B.水平位观

（三）过度牵引者

此种病例十分少见（图3-1-3-1-10），实质上，此是脊髓牵拉性断裂前临界状态。在治疗上，早期病例可放松牵引使其恢复原位，超过3月以上者，应采取减压+原位固定融合术。

（四）伴有脊髓损伤者

多系合并脊髓前中央动脉症候群之病例，可按此种损伤处理，详见后面章节。

六、枢椎其他部位损伤

枢椎除齿状突及椎弓根骨折外，其他损伤较为少见。临床上偶可发现颈椎椎体骨折、侧块骨折及椎板骨折（图3-1-3-1-11），在治疗上大多无需手术，尤其是无脊髓神经症状者。个别病例如需早日下地活动，亦可予以内固定术（图3-1-3-1-12）。

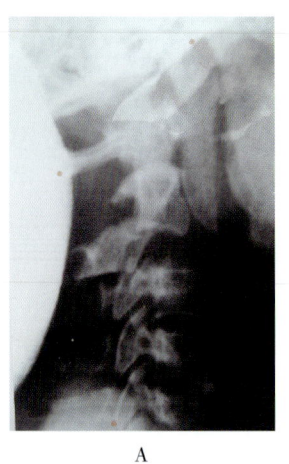
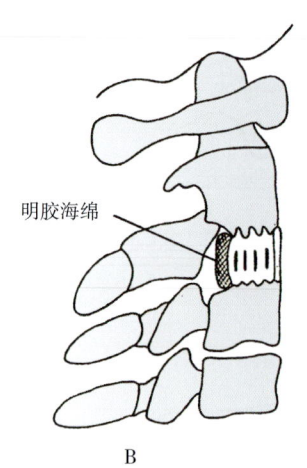

图3-1-3-1-10　Hangman骨折过度牵引后（A、B）
A.临床病例，经大重量牵引后出现C_2、C_3椎体间关节纵向脱位，患者伴脊髓神经刺激症状，立即放松牵引；
B.建议在颈椎稳定情况下行前路减压+界面内固定术，示意图

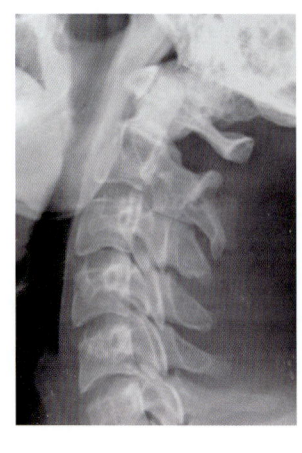
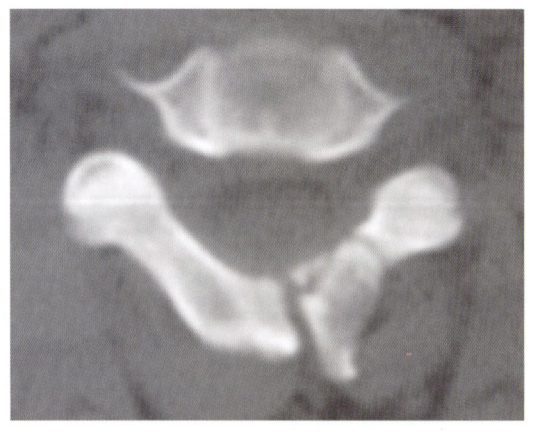

图3-1-3-1-11　枢椎椎板骨折（A、B）
A.侧位X线片观；B.CT扫描

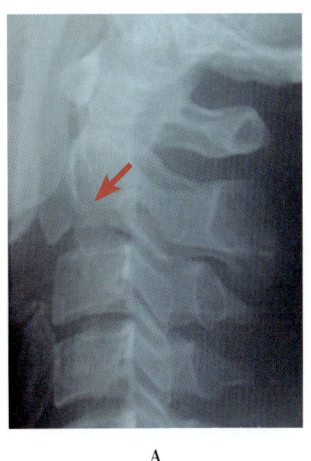 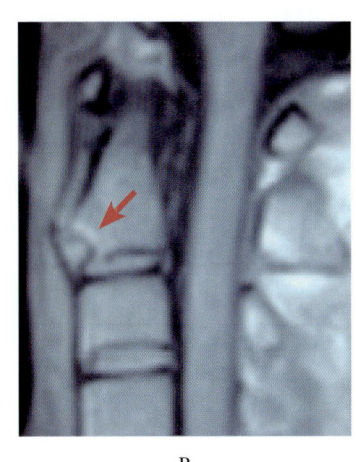 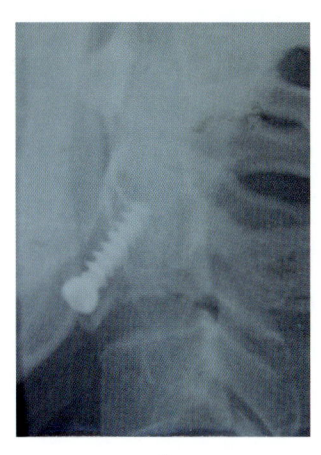

图3-1-3-1-12 临床举例（A~C）

枢椎椎体前下缘骨折影像学所见及手术：A.侧位X线片；B.MR所见；C.螺钉内固定术后侧位X线片观

（倪 斌 刘洪奎 袁 文 陈德玉 赵 杰 赵定麟）

第二节 上颈椎前路颈动脉三角区的内镜微创技术

一、概述

脊柱内镜技术已经发展经历了近一个世纪的漫长时间。早在20世纪30年代Burman等（1931）首先介绍了可直接观察椎管的脊髓内镜，随后Pool等报道了脊髓内窥镜检查马尾神经背根。从上世纪70年代开始脊髓内窥镜系统得到不断的发展。Kambin和Hijika等改进经皮髓核摘除术的器械，通过套管系统插入针、光源、手动椎间盘切削器，这种配套器械不但创伤小，能直接观察病变组织，且便于微创手术操作，此为内镜技术的重大进步。至80年代，Schreiben和Leu等推出了经皮椎间盘内镜，采用双通道后外侧入路在直视观察下椎间盘切除。随后Onik等（1985）又改进了经皮椎间盘切除的器械，采用有吸引孔的电动刨削器，从而使手术切削器变为电动切削器，大大提高手术效率。之后Mathews等（1991）报道了脊柱内镜下使用激光行椎间盘减压术，从而使手术更加微创化。此外随着脊柱内镜系统的发展，柔软的纤维光导技术在脊柱微创技术领域也得到充分发展。至1993年，Mathews和Stoll等完善了柔软可调脊柱内镜技术并不断改进，可对极外侧或游走的椎间盘突出以椎间孔入路的内镜技术取得良好的效果。2003年吕国华运用内镜辅助经颈动脉三角前路松解后路内固定融合治疗难复性寰枢椎关节脱位12例。一年后池永龙采用经皮穿刺内镜辅助下咽后颈前松解、复位，经皮侧块关节螺钉固定植骨治疗难复性寰枢关节脱位14例。两位学者均取得较满意的治疗效果，认为上颈椎内镜微创技术方法可行，且组织创伤小、出血少、入路安全、术野清楚、精确度高、效果显著。

本章节主要讨论内镜在上颈椎手术中的应用。众所周知，因外伤、炎症或先天畸形等因素造成的难复性寰枢关节脱位,在外科治疗上是当前临床骨科难题之一。经口腔入路松解、结合后路内固定融合或前路 Harms 钢板内固定融合均取得良好临床效果,但手术入路的相关问题也同样引人关注。例如经口咽手术感染率高达 31.6%,容易合并颅内感染、脓毒血症、神经损伤,甚至出现瘫痪或呼吸衰竭。常规经颈动脉三角入路,难以达到寰枢椎的广泛暴露及彻底手术,而内镜下经颈动脉前路手术,可避免经口入路的诸多并发症,不必广泛组织分离或切断,镜下操作视野广阔、清晰、精确度高、安全性强、操作有的放矢。

二、病例选择及术前准备

(一)手术适应证

1. 上颈椎骨折、脱位不稳;
2. 颅底凹陷症及其他先天性畸形者;
3. 上颈椎类风湿性关节炎、肿瘤及结核伴脊髓受压症等。

(二)手术禁忌证

1. 明显后部结构所致的脊髓压迫症;
2. 术区有活动性感染性病灶存在;
3. 硬膜内病变及不能耐受手术者。

三、术前一般准备

(一)术前呼吸功能的检测和训练

术前必须作肺功能测定,检测肺功能对于手术安全性的评估价值尚有争议,但对于患者肺功能状态的筛选性检查是简单、实用的。多数学者认为第一秒用力呼气量(FEV1)应超过 1500ml,最大通气量(MVV)应超过 35%,才有手术指征。颈前路手术均需对气管有牵拉,气管移位可以引起呼吸通气受阻、呛咳,长时期压迫可以引起喉头急性水肿等。所以术前必须做气管推移训练,使患者术后出现最小的反应和损害。

(二)围手术期抗生素应用

术前一天开始应用广谱抗生素。术中带药在麻醉生效后滴注抗生素,严格控制,以保证围手术期用药的安全性和抗耐药性。

(三)诱发电位仪器监测脊髓功能

C_1、C_2 手术操作难度大,术中减压可对脊髓压迫引发神经损伤症状,因此风险大,术中必须做脊髓诱发电位监测,以保证脊髓与脑干处于生理状态,达到手术安全性。

(四)C- 臂 X 线机定位

麻醉生效后,必须做 C- 臂 X 线机定位 C_1、C_2 侧位和张口位投照,并设定 C- 臂 X 线机的投照角度、球管距离和照射剂量,得到良好 C_1、C_2 张口位和侧位像后,术中不得随意改变标准,以避免术中妨碍操作,影响手术质量及其并发症发生。

(五)内镜准备

术前要检查和调试内镜的光亮度、清晰度及各部伴匹配情况,认真检查各项器械准备情况,以保证手术操作顺利实施。

四、术前器械准备

见图 3-1-3-2-1。

1. SOFAMOR、DANEK 公司生产的 METRX 镜和专用通道扩张器及连接器;
2. 成像监视系统;
3. 电凝系统;
4. 特制镜下刮匙、髓核钳和枪状咬骨钳;
5. 抽吸灌洗设备,专用高速磨钻。

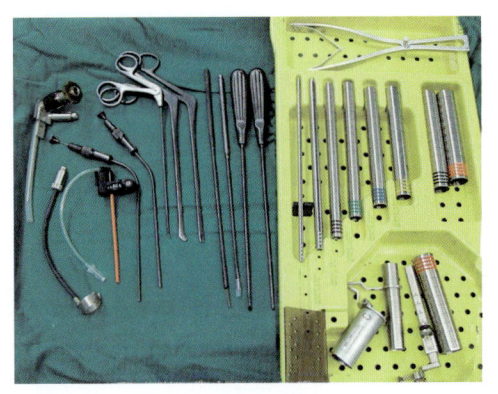
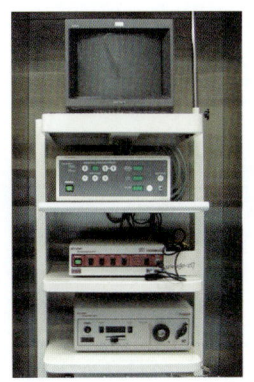

图3-1-3-2-1 MED器械结构（A、B）

A. MED专用器械；B. MED主机成像系统

五、麻醉与体位

1. 麻醉 经鼻或经口腔气管插管麻醉。
2. 体位 头颅牵引下仰卧位，头部中立，颈部轻度后伸，胶布固定头部，以防术中因活动头部影响手术操作，及引起 C-臂 X 线定位失误。床头降低 10°，利于 C_1、C_2 的显露和操作（图 3-1-3-2-2）。

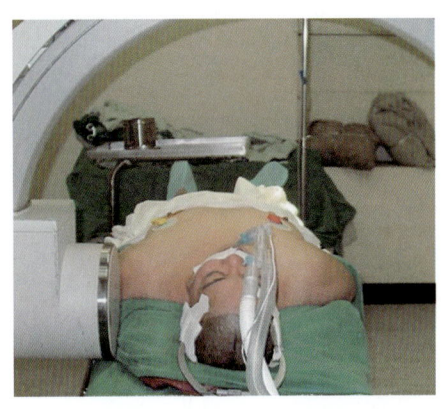
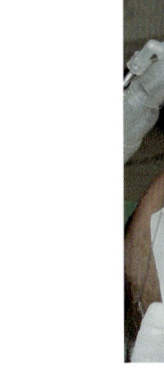
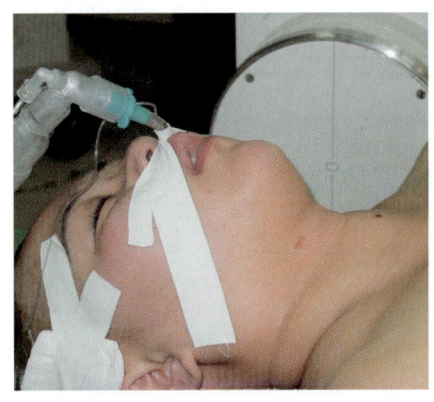

图3-1-3-2-2 麻醉与体位（A、B）

A. 仰卧位；B. 经鼻气管插管

六、具体操作步骤

（一）切口与显露

1. 切口 右侧或左侧甲状软骨上角水平做 16~20mm 横切口（图 3-1-3-2-3）。
2. 显露椎体前方

（1）切开皮肤、浅筋膜和颈阔肌；

（2）沿胸锁乳突肌前缘切开颈深筋膜，暴露颈动脉鞘；

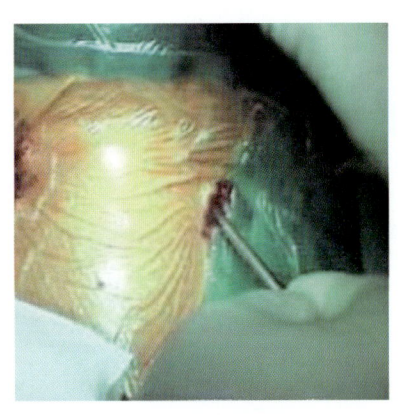

图3-1-3-2-3 切口

(3）在颈动脉鞘内侧与脏筋膜、喉与咽的前外侧分离、解剖，到达椎前筋膜（图3-1-3-2-4）。

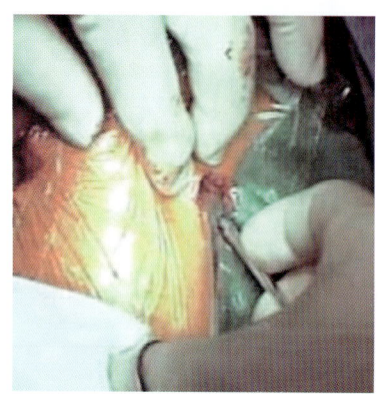

图3-1-3-2-4　局部分离

（二）引入内镜

通过手术切口将内镜专用通道扩张器导入，逐级扩大后（图3-1-3-2-5），置入内镜工作套管，固定工作套管。在内镜引导下，观察与认定寰椎前弓、枢椎椎体及C_2、C_3椎间盘（图3-1-3-2-6）。

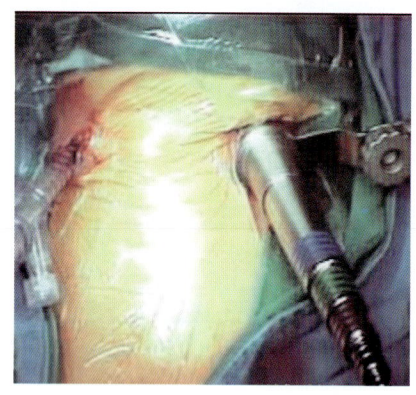

图3-1-3-2-5　逐级扩张

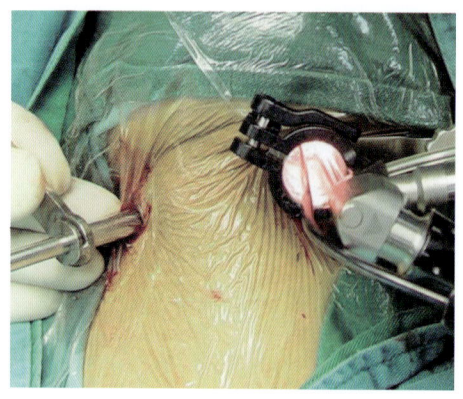

图3-1-3-2-6　连接内窥镜

（三）处理颈前肌

用电凝切断附着在C_1前结节的颈长肌并将其剥离，充分暴露寰椎前弓及枢椎椎体（图3-1-3-2-7）。

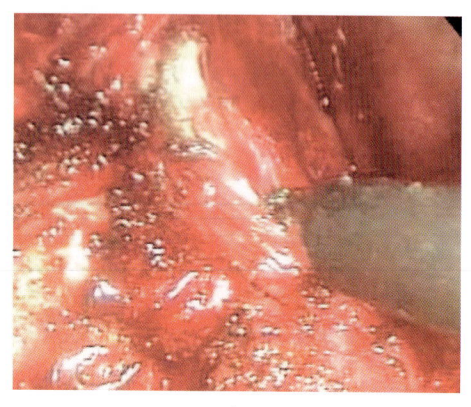

A

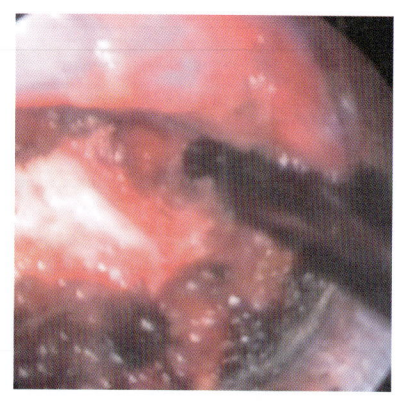

B

图3-1-3-2-7　电灼剥离暴露C_1、C_2（A、B）
A.切断C_1前结节颈长肌；B.暴露寰椎前弓与枢椎椎体

（四）切开寰枢关节囊

用电凝钩、角度刮匙、高速磨头彻底地清除寰枢椎间的瘢痕组织、异常骨化组织，显露齿突畸形骨面（图3-1-3-2-8）。

（五）用高速磨钻磨除寰椎前弓

注意两侧不得超过1.5cm，磨除齿突尖部或压向脊髓的枢椎椎体，充分减压脊髓（图3-1-3-2-9）。

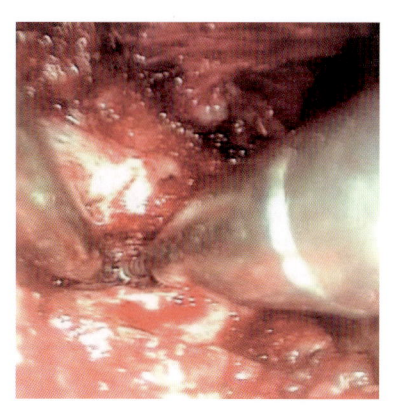 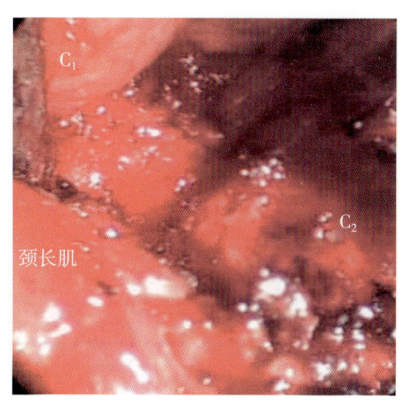

图3-1-3-2-8 寰枢关节疤痕切除及暴露（A、B）

A. 切除寰枢关节的瘢痕组织；B. 暴露寰枢椎关节和齿突畸形骨面

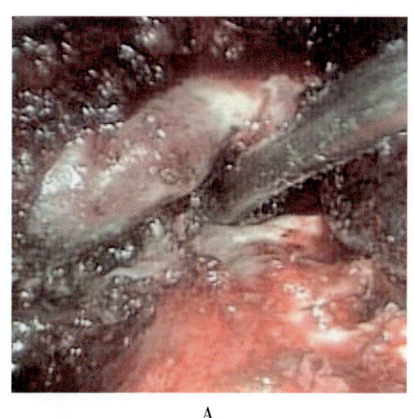 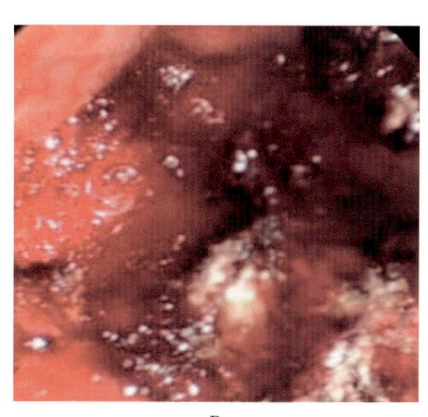

图3-1-3-2-9 充分减压脊髓（A、B）

A. 磨出寰枢前弓及齿突尖部；B. 充分减压脊髓

（六）固定及闭合切口

恢复 C_0、C_1、C_2 的生理解剖位置，然后经皮做 C_1、C_2 侧块关节前路螺钉固定或二期做颈后路固定（图3-1-3-2-10）。根据手术需要，做进一步减压或前路 C_1、C_2 间植骨融合，最后闭合创口（图3-1-3-2-11）。

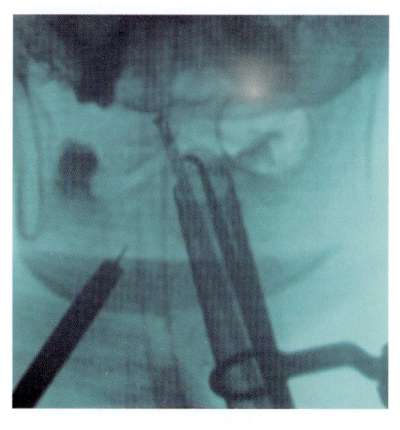 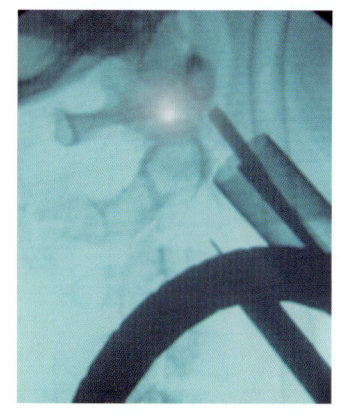

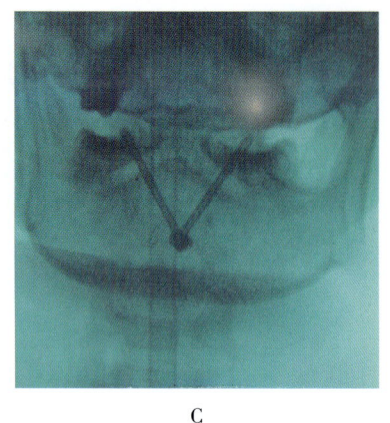 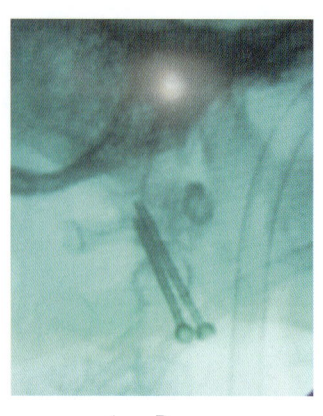

C　　　　　　　　　　　　　D

图3-1-3-2-10　上颈椎前路经皮侧块固定（A~D）

A.正位像下侧块固定位置及C_1~C_2间隙瘢痕清楚；B.侧位像侧块固定位置及C_1~C_2间隙疤痕清楚；
C.经皮侧块螺钉固定正位观；D.经皮侧块螺钉固定侧位像

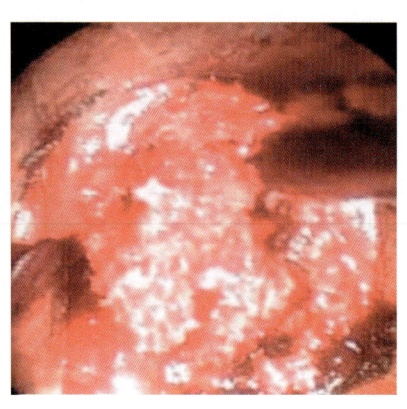 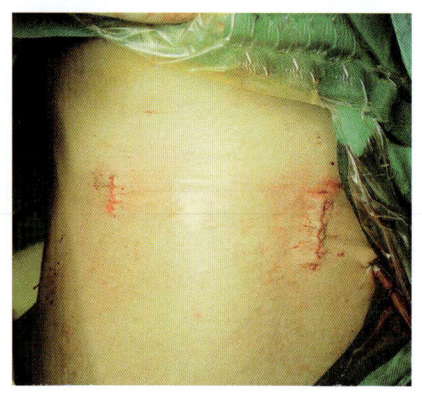

A　　　　　　　　　　　　　B

图3-1-3-2-11　植骨融合与闭合创口（A、B）

A.内镜下C_1~C_2前路植骨融合；B.术后创口长度

七、操作注意事项

1. 分离深筋膜后,应仔细保护面神经的下颌支,此支损伤可以导致面瘫,应正规施行逐级扩张操作。

2. 当置入工作套管后,必须在C-臂X线机监视下,将工作套管口置于C_1、C_2关节前方,套管后方与连接杆固定。

3. 内镜下应熟悉镜下解剖和镜下操作技巧。认定两颈长肌会合点为正中线,中线向外剥离不得超过1.5cm,以避免损伤椎动脉。

4. 高速磨钻切除C_1前结节和齿突尖时,切勿下压,以防脊髓和脑干损伤。

5. C_1、C_2前侧软组织和骨性组织切除松解后,此时对C_1、C_2解剖复位应严格操作程序,严密观察脊髓或脑干神经监测之波形,复位应在C-臂连续透视下观察施行。一旦解剖复位即刻稳定C_1、C_2做前路侧块螺钉固定。

八、术后处理

1. 麻醉清醒后,应持续监测肺通气功能、血氧饱和度。重复测试脊髓诱发电位,行神经学检查;

2. 维持颅骨牵引,佩戴颈围或头颈胸支具或Halo-vest架固定;

3. 气管插管可以根据肺通气情况保留24~48h,如果72h内不能拔管可以做气管切开术;

4. 严密观察引流量、引流液颜色,如有脑脊液漏存在,必需及时处理;

5. 积极选用广谱、敏感的抗生素治疗。

九、并发症防治

(一)颈部血肿

C_1、C_2 解剖位置高而深,颈动脉三角区和 C_1、C_2 周围血管神经密布,暴露切口,常需结扎舌动静脉、面动静脉、舌下动静脉、下颌动静脉及喉上动静脉。由于操作时缝合线不坚固,电凝结痂不坚实,或因电灼面积过广,常因术后强烈咳嗽、局部组织水肿以及血压回升,导致缝扎线滑脱、结痂脱落,造成急性颈部出血、血肿形成,严重者可以导致气管和咽喉部受压窒息,甚至死亡。一旦出现颈部血肿,应急诊施行探查,清除血肿,寻找出血点,重行止血。

(二)神经损伤

颈动脉三角区入路最常见的神经损伤是面神经下颌支受到长时间牵拉或压迫导致面瘫。术后一旦发现面瘫,应尽早应用神经营养药、激素冲击治疗或物理治疗。一般面瘫于3~6个月内恢复,也有造成永久性瘫痪者。其次是喉上神经损伤,主要症状是声门感觉迟钝而造成误吸。其他神经损伤较为少见,也偶尔发生舌下神经、交感神经、膈神经和迷走神经损伤。

(三)咽喉壁损伤

咽喉壁是厌氧菌高度污染区域,组织较薄,长时间手术操作牵拉或受压可以产生局部水肿,手术医生操作不慎极易损伤咽喉壁。一旦打开了咽喉壁,应认真探查和修补损伤裂口,由麻醉医师插入一根鼻饲管,术后常规应用抗厌氧菌的抗生素。

(四)急性咽喉水肿

咽喉壁、气管、食管及周围组织围手术时受牵拉、压迫和局部刺激,术后咽喉部水肿剧烈,容易导致通气障碍,甚至窒息。术后应严密观察血氧饱和度及保持呼吸道通畅,尽早应用类固醇类药物以减轻水肿。应尽量减轻和减少咽后壁刺激。一旦出现急性咽喉水肿导致窒息应即刻做气管切开及延长插管留置时间,待水肿消退后再拔管或封闭气管套管。

(五)脊髓神经损伤

手术操作粗暴或解剖不熟悉,可以导致脊髓神经损伤。当高速磨钻磨除 C_1 前弓和 C_2 椎体时,应掌握磨除深度和磨钻速度,齿突尖部或椎体后缘磨除后,菲薄的骨壳不得下压,以免脊髓受压损伤。当 C_1、C_2 关节面瘢痕组织切除后或 C_1 前弓及齿突切除后,C_2 椎体即有明显移动感,过度过多整复可能损伤脊髓。一旦脊髓神经损伤,术中立即应用甲基强的松龙冲击疗法,术后继续应用神经营养药物。

(六)脑脊液漏

未留意之神经根袖或硬膜撕裂伤均可导致脑脊液漏出。术中发现后应给予修复。术后创口有渗出者,应采用局部加密缝合外加沙袋压迫,仍有渗漏者,采用腰部穿刺留置管引流脑脊液,以 10~15ml/h 速度引出,待颈部脑脊液痊愈后一周,将腰椎留置管拔除。如果仍不能控制,需做腰腹膜分流术。

(七)感染

浅表感染较易控制,深部感染较为严重,大多需要切开引流冲洗,波及蛛网膜下隙的炎症,应按化脓性脑膜炎给予处理。

十、临床举例

[例1] 患者吴某某,女性,34岁。两年前因高处坠落伤致颈项部疼痛,当时无明显两上肢和下肢运动及感觉障碍,经保守治疗,症状消失。外伤两个月后,恢复原有工作。4个月前出现颈

部酸痛,旋转活动受限,两手指麻木感、握持力减退、两下肢乏力、行走步态正常,但有踏棉花感。症状逐渐加重入院。专科检查有颈椎旋转活动受限,C_2 棘突压痛,两上肢肌力 V 级,Hoffman 征(+)。两下肢肌力 Ⅳ 级,膝反射亢进,巴氏征(-)。辅助检查:X 线片提示 C_2 齿状突骨折寰枢椎脱位,动力位 X 线片示 C_1~C_2 不稳定。MR 提示 C_2 齿状突骨折移位,颈髓受压,局部信号改变。入院后行头颅骨钉牵引,择期施行经颈动脉三角入路内镜下切除瘢痕及 C_2 齿状突端和横韧带,减压脊髓。术中做经皮 C_1、C_2 侧块螺钉内固定,C_1~C_2 前方植骨融合。术后 1 年复查,内固定无松脱,自由步态,两下肢肌力恢复正常(图 3-1-3-2-12)。

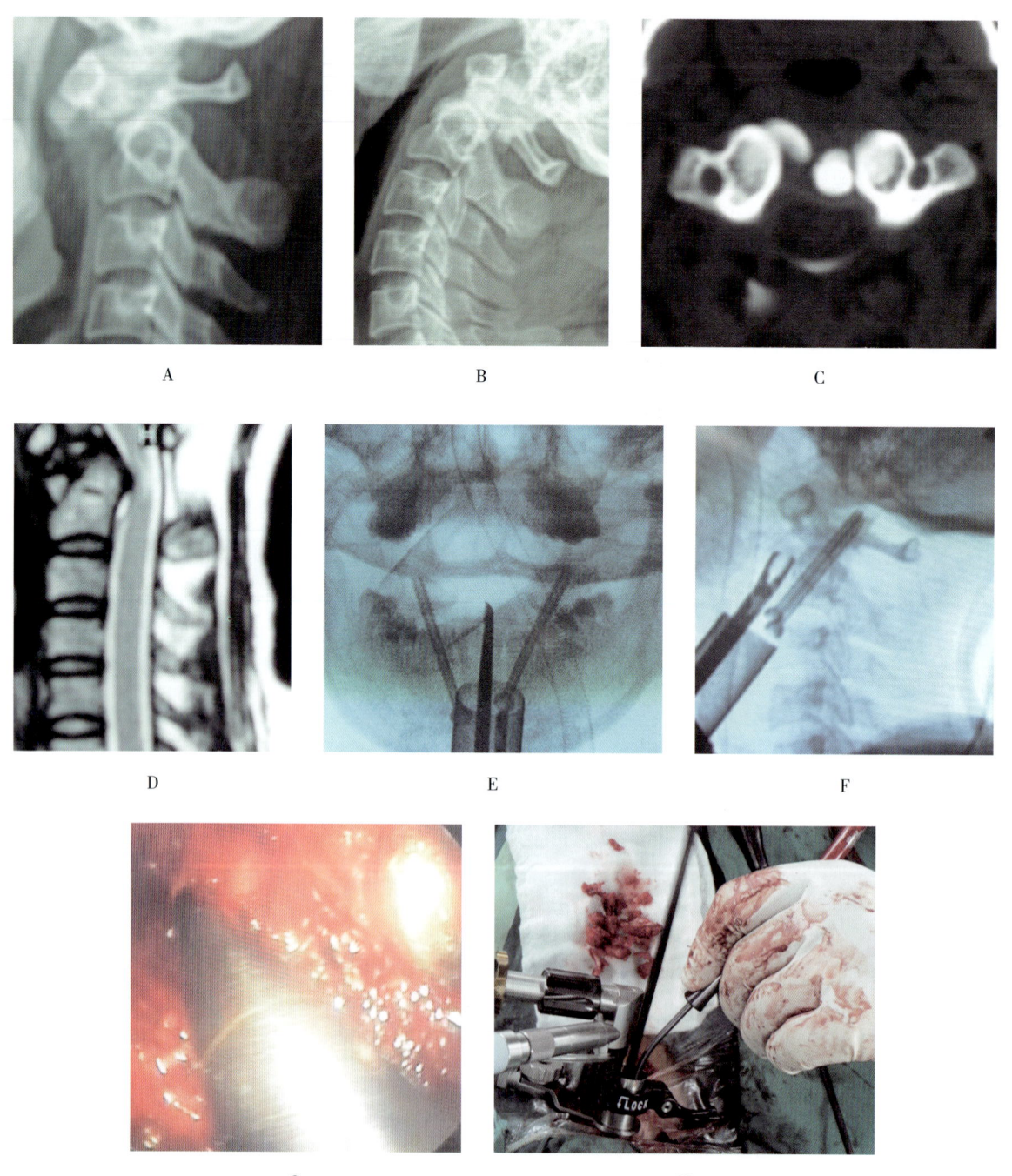

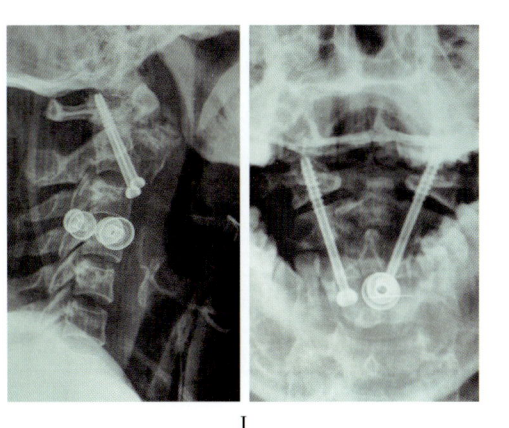
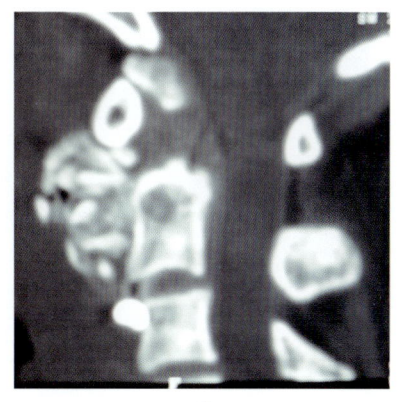

图3-1-3-2-12　临床举例　例1（A~J）

C_2齿突骨折移位经颈动脉三角入路内窥镜下手术：A. 过屈位X片示C_1~C_2前脱位；B. 过伸位X片示C_1~C_2复位；C. CT片示C_1~C_2侧方移位；D. MR扫描示C_1~C_2脱位，脊髓受压；E. 经皮侧块螺钉固定，MEDC_1~C_2前方疤痕切除；F. MEDC_1~C_2前方疤痕切除侧位像；G. MED镜下观察C_1~C_2前方疤痕切除；H. MED镜下C_1~C_2前方植骨融合；I. 术后X片示螺钉位置良好，植骨块充足；J. 术后CT扫描示C_1~C_2解剖复位，植骨块充足

[例2]　患者冯某某，女性，32岁。颈部疼痛伴旋转活动障碍，两下肢行走不稳两个月。经当地医院颈椎牵引治疗1个月，两下肢麻木消失，颈部疼痛缓解，但旋转仍障碍。逐渐成斜颈畸形。入院查体有斜颈畸形，颈椎旋转受限，C_2棘突压痛，纵轴叩击痛阳性。两上肢肌力Ⅳ级，Hoffman征（±），感觉正常。两下肢肌力Ⅳ级，腱反射亢进。X线片示C_1左侧侧块破坏，已破入软组织。CT二维重建示C_1左侧侧块破坏，寰齿关节轻度移位，软组织肿胀不明显。入院后经头颅牵引两周，C_1、C_2解剖位置良好，C_1侧块破坏无明显增大。活检诊断C_1侧块结核。择期施行经颈动脉三角入路内镜下病灶清除，植骨融合术，经皮做右侧C_1、C_2侧块螺钉内固定，术后Halo-vest架固定3个月（3-1-3-2-13）。

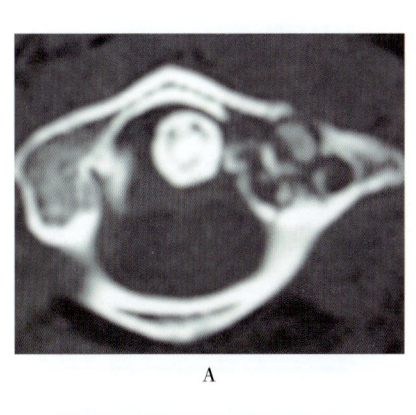

A

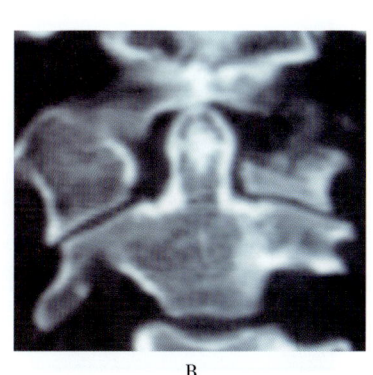

B

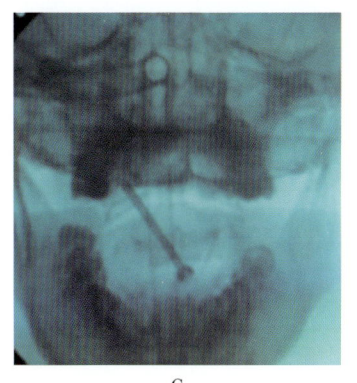

C

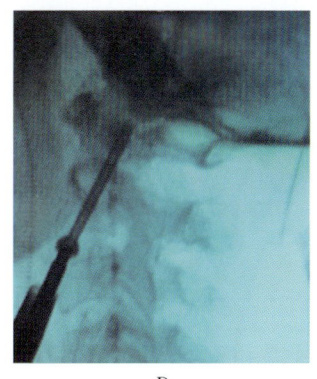

D

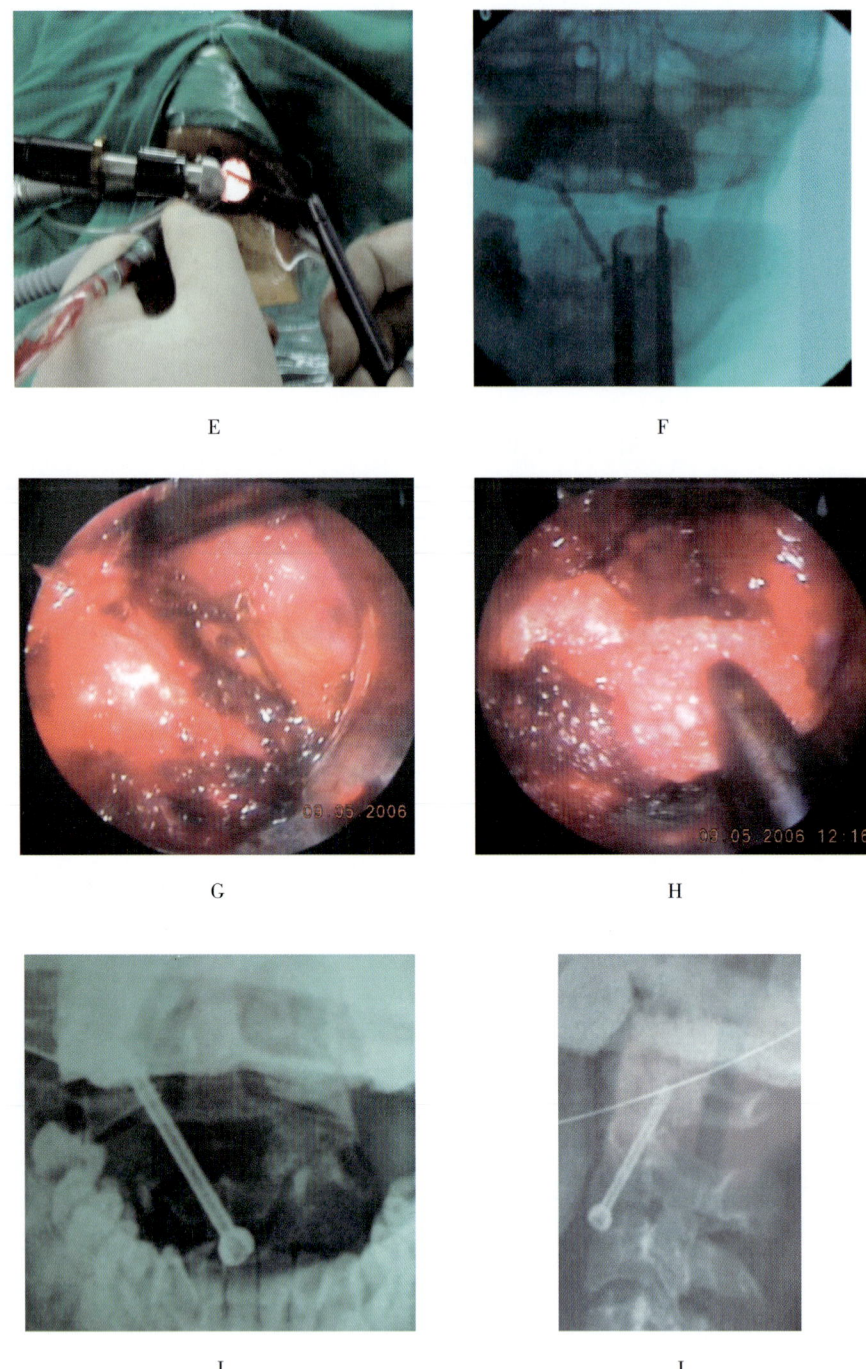

图3-1-3-2-13　临床举例　例2（A~J）

C_1侧块结核经皮螺钉固定MED下病灶清除植骨融合术：A. CT示C_1左侧侧块破坏；B. CT示左侧侧块破坏，寰齿旋转移位；C. 术中经皮右侧C_1~C_2侧块螺钉固定正位观；D. 术中经皮右侧C_1~C_2侧块螺钉固定侧位观；E. MED下左侧侧块病灶清除；F. 透视下观察侧块清除情况；G. 镜下视侧块病灶彻底清除情况；H. 取髂骨作C_1、C_2侧块融合；I. 术后Halo-vest架固定3个月正位观；J. 术后Halo-vest架固定3个月侧位观

第三节 经枕颈后外侧显微外科技术

一、概述

由于后正中入路对脊髓和神经根前侧病变暴露不佳,且有危险性,如果有骨赘、移位骨块、碎块椎间盘向椎管内突出,减压则不充分。后正中入路对项韧带、棘间韧带、椎旁肌肉和小关节突关节的破坏,可以导致长期脊柱不稳定和严重的颈部畸形。1999 年华西医科大学宋跃明根据解剖学研究设计经枕后外侧入路治疗枕颈畸形。2003 年笔者开始做枕颈后外侧入路,在手术显微镜下做 C_1 后弓部分切除,枕骨大孔扩大减压,做齿突远端切除和 C_1、C_2 后外侧植骨融合,经 C_2 椎弓根侧块螺钉内固定术,取得良好临床效果。经枕颈后外侧入路一次手术可以解决枕骨大孔扩大,寰椎后弓切除,使脊髓后方减压,可彻底切除齿突或 C_2 椎体后上缘,达到脊髓前方减压,可一期重建枕颈部稳定性。手术视野开阔,较经口腔入路浅,齿突后外侧显露清楚。后外侧入路手术区内无重要结构,并发切口和颅内感染率低,操作简单、安全,值得推崇。

二、病例选择

(一)手术适应证

1. 陈旧性齿状突骨折移位压迫脊髓者;
2. 侧方椎间盘突出压迫神经根产生相应临床症状者;
3. 骨赘压迫椎间孔处神经根产生相应临床症状者;
4. 颅底凹陷压迫脊髓者。

(二)手术禁忌证

1. 明显脊髓及神经根两侧同时受压者;
2. 有活动性感染病灶存在者;
3. 不能耐受手术者。

三、术前准备

(一)正确颅骨牵引或 Halo-vest 架固定

由于颈后路手术患者需俯卧位或侧卧位,头颅必须牵引下或安装 Halo-vest 架固定位置,以避免术中操作导致头部位置改变产生脊髓损伤,同时也便于麻醉管理。

(二)监测与 C- 臂 X 光机定位

1. 监测 术前常规安装脑干或脊髓诱发电位监测,同时调整预测诱发电位波型,确保手术安全性。

2. C- 臂 X 线机定位 由于术中需作后路 C_1、C_2 侧块螺钉固定,所以术前必须做 C_1、C_2 张口位和侧位及椎弓根轴心位的透视。术前获得良好投照像,C- 臂 X 线机调整确定距离、高度、角度及各个参数,以免术中改变位置,影响操作。

(三)术前围手术期处理

严格控制使用抗生素,以保证围手术期用药的安全性和抗耐药性。并在术前做卧床排便功能训练。

四、麻醉与体位

(一)麻醉

经口腔或鼻咽气管内插管麻醉或局部神经阻滞麻醉。

(二)体位

1. 俯卧位 头颅牵引下固定在可调节的颈椎牵引架上,使颈椎处于轻度屈曲以更充分暴露椎板间隙。同时防止眼睛及其他敏感面部器官的压迫,胸腹部悬空,保持胸部有足够通气量和腹部减低腹压(图3-1-3-3-1)。

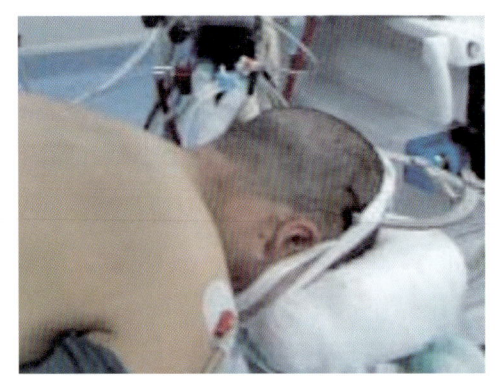

图3-1-3-3-1 颅骨牵引下俯卧位固定

2. 侧卧位 病态肥胖或伴有通气量减少的病人采用侧卧位。颈椎保持轻度屈曲,头颅牵引下保持颈椎水平力线,下方上肢腋部垫软枕以防肢体血流受阻。头部用胶带固定(图3-1-3-3-2)。

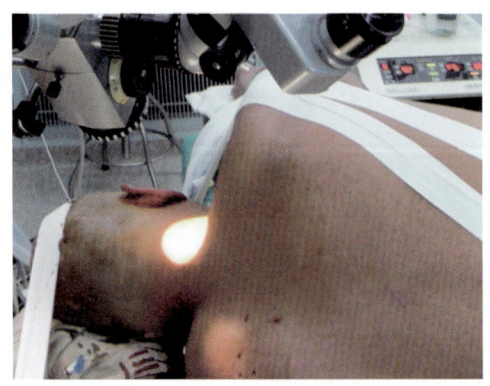

图3-1-3-3-2 头、肩部用胶带固定

五、具体操作步骤

(一)切口与显露

1. 自后乳突至枕外侧粗隆做一水平连线,在此线中点做纵行垂直向下切口10cm(图3-1-3-3-3)。

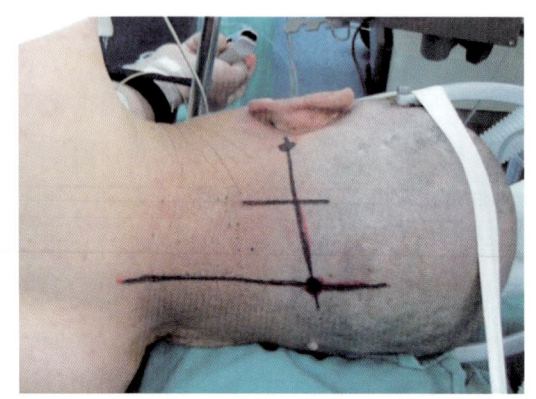

图3-1-3-3-3 体表切口标志

2. 切开皮肤、皮下组织,沿切口纵行切开分离斜方肌、头夹肌、头半棘肌,切断或掀开头下斜肌等颈后侧方肌肉(或沿肌肉于枕骨附着点向远侧掀起)并用双极电凝止血,锐性剥离骨膜即可充分暴露枕外粗隆、枕骨大孔、寰椎后弓、C_2~C_3棘突及同侧椎板和C_1~C_2侧块(图3-1-3-3-4、5)。

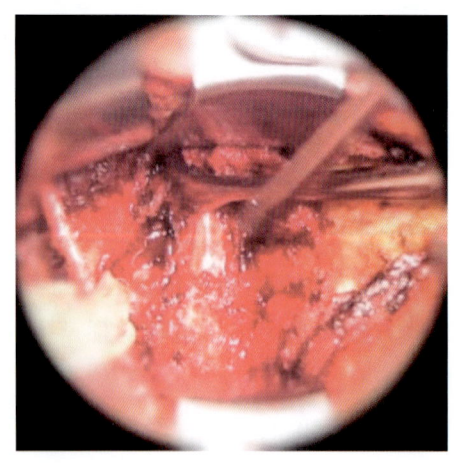

图3-1-3-3-4 显露枕外隆突及寰椎后弓

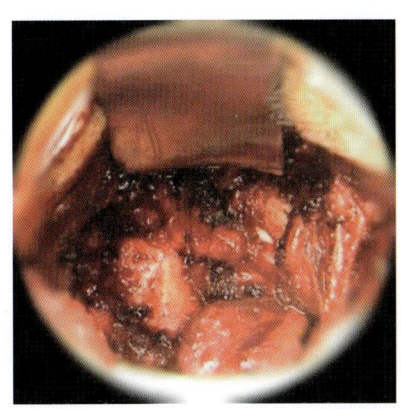

图3-1-3-3-5　暴露寰椎后弓及C_2、C_3棘突

（二）解除压迫

1. 对枕骨大孔狭窄、后缘凹陷者，先用开颅钻或高速磨钻在枕骨大孔侧后方开窗，用尖嘴咬骨钳或薄型冲击式咬骨钳咬除枕骨大孔后缘和寰椎后弓以解除后方骨性压迫。

2. 在双人双目手术显微镜下，将增厚的硬脊膜做Y形或筛网状切开，使枕寰后区充分减压（图3-1-3-3-6）。

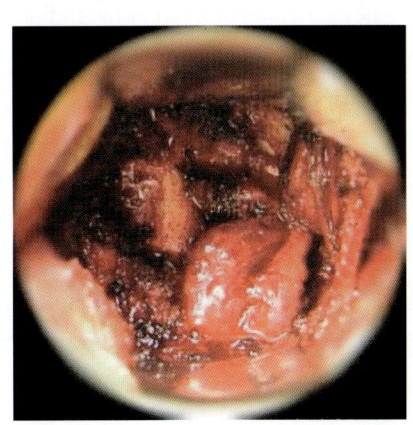

图3-1-3-3-6　充分减压
咬除枕骨大孔后缘和寰椎后弓，解除后方骨性压迫

3. 寰椎后弓向前切除到横突后方，从C_2椎板由后向前剥离至横突及术侧寰枢椎关节，此时可见由C_2横突孔出来的椎动脉向上走行经枕寰区硬膜侧方。

4. 用神经拉钩轻柔地将硬脊膜向后牵开，将椎动脉和C_2神经根向前牵开，若C_2神经根无法牵开时，可用锐刀片将其切断，即可显露C_2椎体、齿状突后方和颅底斜坡（图3-1-3-3-7）。

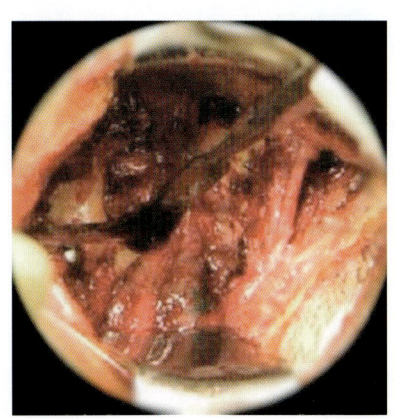

图3-1-3-3-7　显露C_2椎体齿突后方和颅底斜坡

（三）切除齿状突、侧块螺钉固定

在手术显微镜下，用4mm直径磨头在无级变速运转下，磨除C_2齿状突。如无寰枢椎脱位，可只磨掉突入颅内部分的齿状突，这样仍可保持寰枢椎的稳定性（图3-1-3-3-8）。对寰枢椎有脱位的，在枕骨大孔扩大的基础上，从后方做侧块螺钉内固定，并做后方植骨融合术（图3-1-3-3-9），术后Halo-vest架固定。

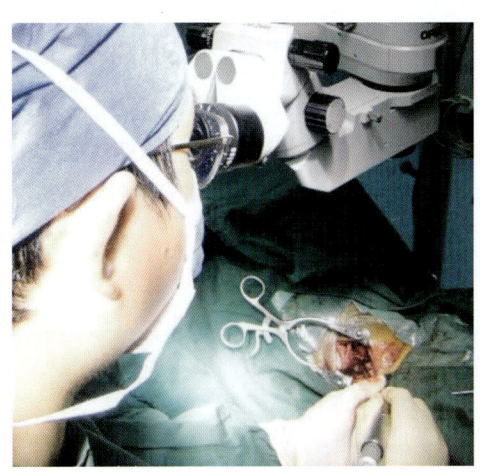

图3-1-3-3-8　显微镜下磨除C_2齿状突

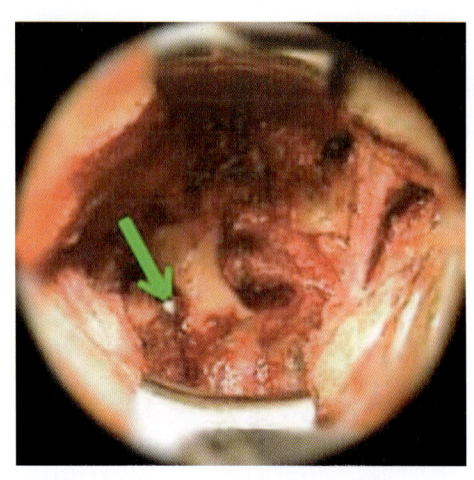

图3-1-3-3-9 经后方C_1、C_2侧块螺钉固定（箭头处）

六、操作注意事项

1. 暴露寰枕和寰枢间隙时，切勿误入椎管损伤脊髓；

2. 暴露脊髓和神经根时，对椎间孔周围的神经旁静脉丛或椎管外侧硬膜外静脉丛出血禁用单极电凝止血；

3. 寰椎后弓切除时，应注意椎动脉走行方向和位置，切勿损伤寰椎侧块后方椎动脉横段；

4. 显露C_2椎体时，C_2神经根挡道不能牵开，可切断C_2神经根，即可暴露C_2椎体、齿状突后方和颅底斜坡；

5. 后路$C_1 \sim C_2$侧块螺钉固定时，进针点应在C_2下关节突外下象限，向内夹角$10° \sim 15°$，向上夹角$35° \sim 45°$；

6. 无级变速磨钻运转以中低速为佳，以克氏针在C-臂X线机定位准确后，方才磨除凸入颅内的齿状突或C_2椎体后缘。

七、术后处理

1. 保证麻醉苏醒后呼吸道通畅及维持血氧饱和度；

2. 重复监测脑干或脊髓诱发电位的波形，以及行神经学检查，确定脊髓神经及神经根是否有损伤可疑；

3. 继续维持头颅牵引或佩戴颈围、支具、Halo-vest架8~12周；

4. 严密观察创口引流量、引流液颜色，如有脑脊液漏应及时处理；

5. 积极抗炎治疗。

八、并发症防治

（一）椎动脉损伤

当C_1后方向外剥离超过中线向外2.0mm时，容易损伤从C_1后方绕过的椎动脉，或当后外入路暴露C_2和C_1横突孔时损伤椎动脉。一旦发生椎动脉损伤，则应将其暴露修复或结扎，以控制出血。单侧结扎椎动脉，一般不导致功能障碍。但也有报道脑干及大脑梗塞并出现Wallenberg综合征，患者表现为吞咽、舌头活动及其他颅神经和小脑的功能障碍，其预后不一。Fang报道2例椎动脉损伤，1例死于脑脊液漏继发中枢感染。Golfinos等报道发生率为0.3%。Keiper等报道107例枕颈结合部手术有5例出现硬膜窦出血。枕颈结合部插管内有较多静脉丛相互交错成窦，尤其是陈旧性损伤或炎性、肿瘤病灶进行减压时可出现静脉丛或静脉窦撕裂，此时切勿企图缝扎，这不但不能止血，反而增加新的出血点，用明胶海绵填塞止血效果最佳。预防方法是熟悉该部的解剖，特别血管走向与骨的解剖关系。手术暴露不宜过大。术前行椎动脉造影、栓塞或结扎术，术中可以做椎动脉球囊阻塞试验（BTO）评定脑血流储备。手术操作谨慎小心，避免误伤。

（二）脊髓损伤

后路减压必须避免直接损伤脊髓神经，一旦暴露硬膜，就应该十分谨慎手术操作，损伤原因有操作失误、手术器械损伤、解剖知识缺乏、止血时压迫损伤及长时间牵拉压迫损伤。

(三)硬膜外血肿

老年患者动脉硬化、严重椎管狭窄,常遇到难以控制的硬膜外静脉丛出血,寰枕区域常遇到静脉窦出血。当术中止血不充分,术后引流不通畅,易导致硬膜外血肿。术后迟发性神经功能障碍必须排除硬膜外血肿存在,可立即行 MR 或脊髓造影以确诊。一旦诊断明确,需急诊清除血肿。

(四)神经根损伤

切除椎间盘或骨赘时,过度牵拉神经根可以造成损伤。硬膜外静脉丛出血用电凝止血时,热量和电流过大可以灼伤神经根。当神经根或硬膜处有严重粘连,分离时可以撕裂神经根。最为严重的是误切神经根,一旦发生神经根损伤,最佳方法是对损伤的神经根行一期修复。术后应用恢复神经药物及物理辅助治疗,并严密观察神经恢复情况。

(五)后凸畸形

经后路手术,破坏了后部肌肉、韧带附着部,或过多切除椎板破坏小关节突关节,或术后未能修复肌肉、韧带的附着点,或术中减压后未能做植骨融合,术后长期出现脊髓神经继发损伤。所以颈椎手术的复位、减压、融合、固定四项基本原则不能违背。

九、临床举例

[例1] 患者陈某某,男性,61岁。颈部外伤3年,四肢乏力1年,行走困难1个月入院。3年前因车祸致伤颈部,当即颈项疼痛,四肢稍有麻木,经保守治疗症状消失,恢复原工作。一年前两上肢出现麻木,两下肢乏力,上下楼梯时乏力,平地行走步态正常,有轻飘感。近1个月症状加重,尤其表现为下肢乏力,易跌倒,需扶拐行走。影像学检查 CT、MR 及 X 线,提示 C_2 齿突陈旧性骨折伴移位,颈髓受压。专科检查颈椎无畸形,C_2 棘突稍后凸,压痛、叩击痛。两上肢肌力 V 级,痛温感觉正常。两下肢肌力 IV 级,髌、踝阵挛(+)。择期施行颈后外侧入路手术显微镜下切除 C_2 后弓,经后外侧磨除 C_2 齿突,脊髓减压。经皮后路 $C_1 \sim C_2$ 侧块螺钉内固定,后方植骨融合术。术后佩带 Halo-vest 架8周。术后12个月复查,颈部伸屈旋转活动受限,两上肢肌力正常,两下肢步态稳定,肌力 IV ~ V 级(图 3-1-3-3-10)。

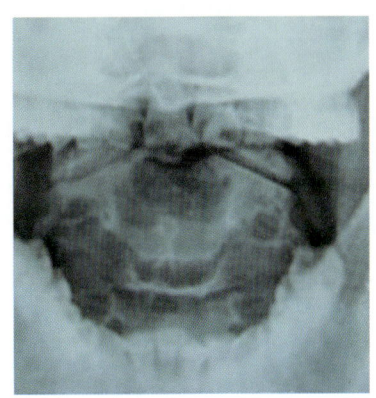

A

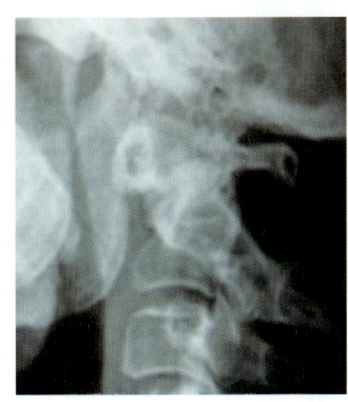

B

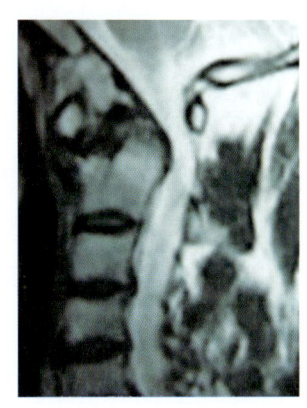

C

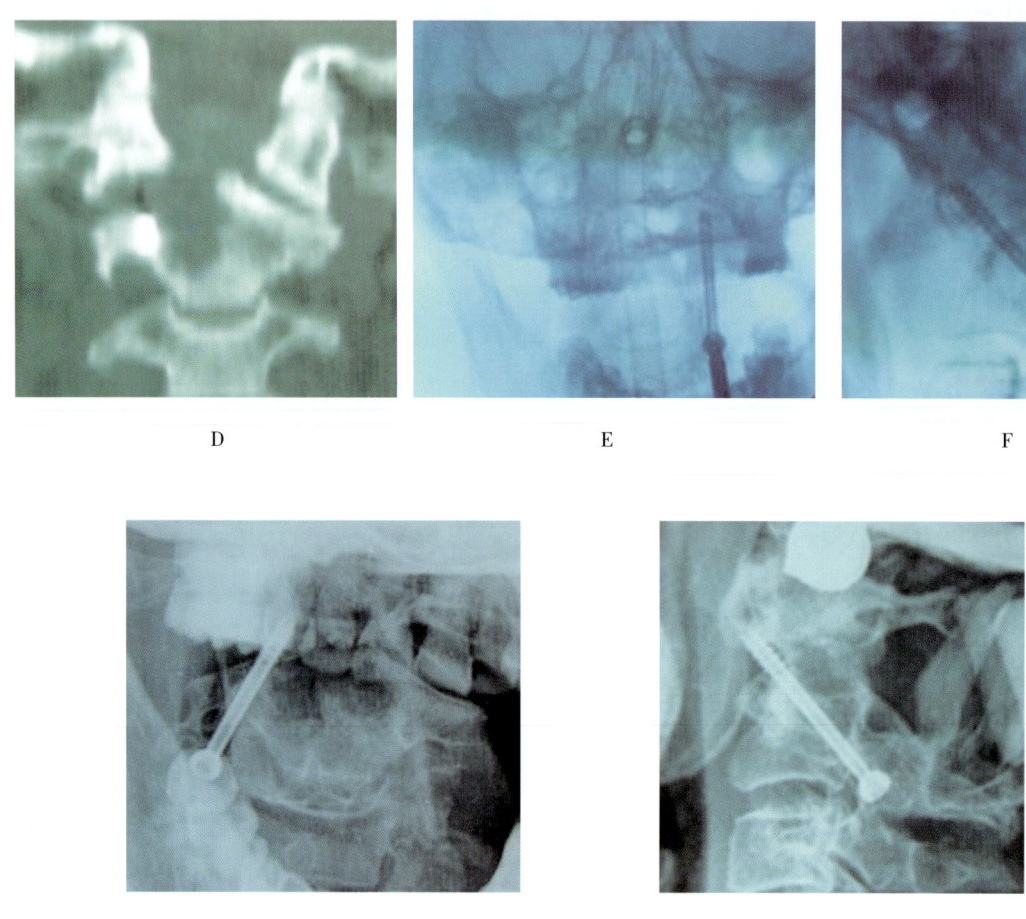

图3-1-3-3-10 临床举例 例1（A~H）

陈旧性齿突骨折伴寰椎脱位颈后外侧显微手术 A. 陈旧性齿突骨折；B. 齿突陈旧性骨折寰椎前脱位；C. MR示C_2椎体后缘压迫脊髓；D. 颈后外侧磨除C_2椎体后缘CT扫描；E. 术中后路侧块螺钉固定正位像；F. 术中后路侧块螺钉固定侧位像；G. 术后3个月复查螺钉固定正位像；H. 术后3个月复查后路侧块螺钉固定侧位像

[例2] 患者黄某某，女性，36岁。双上肢乏力伴麻木，行走不稳5年。影像学诊断为陈旧性 C_2 齿突骨折移位。曾做过颈后路 C_1 后弓切除枕骨大孔减压，钢板螺钉做枕颈融合术。术后两下肢恢复行走，步态稳定。一年来，出现两下肢乏力，逐渐不能行走，以轮椅代步。专科检查两上肢肌力Ⅴ级，两下肢Ⅲ~Ⅳ级，髌阵挛、踝阵挛（＋），痛温觉良好。择期施行颈后外侧入路，齿突磨除脊髓减压术。术后头颈胸支具佩带两个月。一年半复查，两上肢肌力Ⅴ级，两下肢扶拐行走，步态稳定（图3-1-3-3-11）。

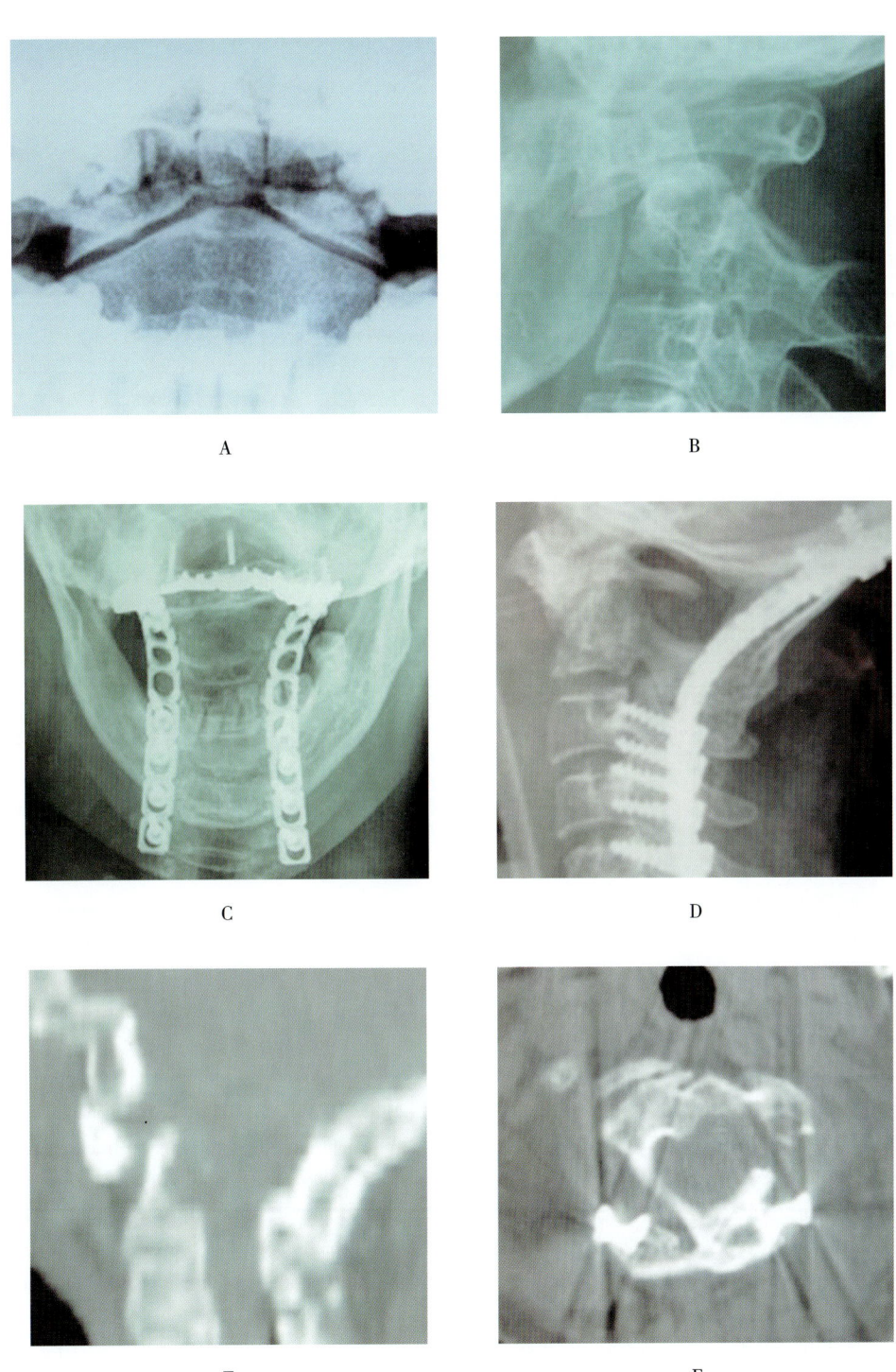

图3-1-3-3-11 临床举例 例2（A~F）

陈旧齿突骨折伴脱位颈后外侧入路显微手术：A.陈旧性齿突骨折；B.齿突陈旧性骨折寰椎前脱位；C.后枕颈融合3年；D.枕颈融合，内固定良好；E.颈后外侧入路磨除齿突CT矢状位扫描像；F.颈后外侧入路磨除齿突CT水平位扫描像

（池永龙）

参考文献

1. 池永龙, 徐华梓, 林焱等. 经皮显微脊柱内窥镜下松解复位植骨内固定治疗难复性寰枢关节脱位 [J]. 中华外科杂志, 2007, 45 (6)
2. 何海龙, 叶晓健, 谭俊铭等. 前路撑开复位治疗双侧颈椎关节突关节脱位 [J]. 中华医学杂志, 2007, 87 (24)
3. 黄师, 侯铁胜. C1侧块C2椎板螺钉固定与C1～2关节螺钉固定的生物力学性能比较 [J]. 中华实验外科杂志, 2008, 25 (12)
4. 李松凯, 倪斌, 王明飞等. 寰椎椎板钩联合枢椎椎弓根螺钉内固定的力学稳定性评价 [J]. 中华创伤骨科杂志, 2010, 12 (1)
5. 李忠海, 赵杰, 竺伟等. 前路减压植骨融合及钛板固定治疗Hangman骨折 [J]. 中华创伤骨科杂志, 2010, 12 (1)
6. 林焱, 倪文飞, 池永龙等. 微创内固定手术治疗齿状突骨折伴脱位 [J]. 中华创伤杂志, 2006, 22 (2)
7. 卢旭华, 陈德玉, 袁文等. 钉棒系统在寰枢椎骨折脱位中的应用 [J]. 中华创伤骨科杂志, 2006, 8 (2)
8. 罗亚平, 沈强, 王勤业等. Zephir锁定型钢板在颈椎前路融合术的应用 [J]. 中国骨与关节损伤杂志, 2006, 21 (4)
9. 倪文飞, 池永龙, 徐华梓等. 经皮前路螺钉内固定治疗齿状突骨折的疗效与并发症分析 [J]. 中华医学杂志, 2006, 86 (43)
10. 任中武, 倪斌, 宋海涛等. 双侧经寰枢关节螺钉及寰椎椎板钩内固定系统的三维有限元研究 [J]. 中华外科杂志, 2008, 46 (9)
11. 任中武, 倪斌, 陶春生. 寰枢椎后路经关节螺钉固定术 [J]. 中华创伤杂志, 2007, 9 (3)
12. 邵增务, 杨述华, 杜靖远等. Cervifix内固定系统在寰椎骨折合并Hangman骨折中的应用 [J]. 中华创伤骨科杂志, 2006, 8 (10)
13. 王雷, 刘诚祎, 田纪伟等. 复杂性枢椎骨折合并相邻节段不稳的外科治疗 [J]. 中华创伤杂志, 2010, 26 (6)
14. 王新伟, 袁文, 陈德玉等. Gallie植骨联合钛缆固定与Harms C1～2侧块/椎弓根螺钉固定植骨融合治疗齿状突骨折的比较 [J]. 中华创伤杂志, 2009, 25 (5)
15. 王新伟, 袁文, 陈德玉等. 严重颈椎脱位手术治疗策略探讨 [J]. 中华外科杂志, 2007, 45 (6)
16. 翁益民, XU Hua-zi, 水小龙等. 经皮C2椎弓根拉力螺钉微创治疗Hangman骨折 [J]. 中华创伤杂志, 2008, 24 (8)
17. 谢宁, 倪斌, 陈德玉等. 第2、3颈椎前路融合联合第2颈椎椎弓根固定治疗不稳定Hangman骨折 [J]. 中华外科杂志, 2008, 46 (4)
18. 谢宁, 倪斌, 袁文等. 前路C2～3复位融合治疗Hangman骨折 [J]. 中华骨科杂志, 2008, 28 (8)
19. 俞杨, 邱勇, 王斌等. 上颈椎不稳的内固定术式选择 [J]. 中华创伤杂志, 2007, 23 (6)
20. 赵必增, 倪斌. Hangman骨折伤情特点及前路手术方式的选择 [J]. 中华创伤杂志, 2008, 24 (7)
21. 赵定麟, 李增春, 刘大雄, 王新伟. 骨科临床诊疗手册. 上海, 北京: 世界图书出版公司, 2008
22. 赵定麟, 赵杰, 王义生. 骨与关节损伤. 北京: 科学出版社, 2007
23. 赵定麟. 现代脊柱外科学, 上海: 上海世界图书出版社公司, 2006
24. Bin Ni, Zhuangchen Zhu, Bilateral C1 laminar hooks combined with C2 pedicle screws fixation for treatment of C1-C2 instability not suitable for placement of transarticular screws. Eur Spine J. 2010 Aug; 19 (8): 1378-82.
25. Blondel B, Metellus P, Fuentes S, . Single anterior procedure for stabilization of a three-part fracture of the axis (odontoid dens and hangman fracture): case report. Spine (Phila Pa 1976). 2009 Apr 1; 34 (7): E255-7.
26. Chang BG, Xu CJ, Song JF. Operative strategy of atlantoaxial instability. Zhongguo Gu Shang. 2008 Jan; 21 (1): 25-7.
27. Guo-Hua Lv, Bing Wang, Ze-Min Ma, etal. Clinical primary research of video-assisted anterior release and reduction through anterior upper cervical procedure. SICOT Shanghai Congress 2007
28. Hu Y, Ma WH, Xu RM, Ruan YP. Pedicle lag screw for the treatment of indicated Hangman fractures. Zhongguo Gu Shang. 2008 Sep; 21 (9): 678-80.
29. Hua Q, Ma WH, Zhao LJ, Fang Y. Clinical application of multi-spiral CT thinner scanning and reconstruction in the diagnosis of atlantoaxial fracture and dislocation. Zhongguo Gu Shang. 2009 May; 22 (5): 349-52.
30. Jian Wang, Yue Zhou, et al. Report for two cases of microendoscopically assisted anterior screw fixation for the type ii odontoid fracture. SICOT Shanghai Congress 2007
31. Jun Tan, Lian-Shun Jia, Tie-Sheng Hou, etal. Direct transpedicle osteosynthesis with lag screws in the treatment of indicated hangman's fractures. SICOT Shanghai Congress 2007
32. Nakanishi K, Tanaka M, Sugimoto Y, Ozaki T. Posterior

cervical spine arthrodesis with laminar screws: a report of two cases. Acta Med Okayama. 2007 Apr; 61（2）: 115-9.
33. Ning Xie, Bin Ni, Combined Anterior C2 - C3 Fusion and C2 Pedicle Screw Fixation for the Treatment of Unstable Hangman's Fracture. Spine. 2010 March; 35（6）: 613 - 619.
34. Rajasekaran S, Vidyadhara S, Shetty AP. Iso-C3D fluoroscopy-based navigation in direct pedicle screw fixation of Hangman fracture: a case report. J Spinal Disord Tech. 2007 Dec; 20（8）: 616-9.
35. Wen-Fei Ni, Yong-Long Chi, Hua-Zi Xu, etal. The therapeutic effect and complications of percutaneous anterior screw fixation for odontoid fractures. SICOT Shanghai Congress 2007

第四章 上颈椎术中及术后并发症及处理原则

第一节 上颈椎手术术中并发症

一、概述

由于上颈椎区域的解剖特点，手术危险性较高，所以使枕颈区伤患的手术治疗开展受到一定的限制。近30年来我们对上颈椎病变，包括各种伤患引起的枕颈脱位、寰枢椎骨折脱位、齿状突Ⅱ型骨折、枕颈部畸形等施以各种外科治疗，手术的方式根据患者的具体病情而定。术中及术后虽可出现各种并发症，但其发生率约在4%以内，下颈椎手术并发症发生率为3.6%，两者基本相似，可能与对上颈椎施术时更为重视和慎重相关。本节将较为常见的术中并发症分述于后。

二、神经损伤

神经损伤是上颈椎手术治疗较为常见的并发症。脊髓损伤的后果较严重，尤其是高位、邻近延髓处误伤，由于此处为呼吸、血压及心跳中枢，损伤部位愈高，危及生命的危险愈大。

（一）发生原因

其发生原因，除术中由于手术器械直接误伤外，尚应注意在全麻下，颈后肌肉松弛，当摆放体位时较一般病例更有可能引起寰枢间的移位而致使脊髓损伤。器械损伤以磨钻及椎板咬骨钳为多见，次为吸引器误伤。另外在对患者搬运途中亦有可能不慎从推床上摔下，致高位颈髓损伤。

（二）损伤部位

脊髓损伤轻重不一，后果差别甚大，除现场死亡外，全瘫、不全瘫均有可能。大多见于颈椎后路手术。在前路手术时除误伤脊髓外，亦可引发喉上神经、舌下神经及脊神经根损伤，此在文献上均有所报道。

（三）处理

重点在于预防，要求在术中仔细操作，对任何环节均应高度重视。减少上颈椎手术中的神经损伤并发症的关键在于对应用解剖的熟练掌握，同时还需要对患者病情及手术局部病理解剖有充分的了解。

上颈椎手术，由于其解剖结构的特点，手术的危险性较大，特别是需要内固定的手术。加之上颈部疾患常伴有解剖结构的变异，更增加了上颈椎手术的风险与难度，因此术者在术前均应制定多套施术方案，以防术中出现意外而有所准备。

开展上颈椎手术必须具备一定的医疗设备，除C-臂X光机是最起码的条件外，术中诱发电位监护，利用CT、CTM图像及计算机辅助定位技术，上颈椎手术中的导航亦可酌情应用，均可使手术的安全性大大提高。

对于经口入路者应注意预防感染,充分的术前准备及妥善的术后处理甚为重要。

三、血管损伤

(一)椎动脉损伤

1. 概况 此是上颈部手术的另一较易发生的并发症。在颈部血管损伤中,以椎动脉损伤最为严重,大多发生于 V-Ⅱ段上方及 V-Ⅲ段。据美国神经外科医师协会所进行的一项调查,1318例患者进行了2492枚 C_{1-2} 螺钉内固定术,其中31例(2.4%)出现明确的椎动脉损伤,23例(1.7%)怀疑椎动脉损伤。此54例中只有2例出现神经损伤症状。另有1例由于双侧椎动脉遭受损伤而引起死亡。我们曾处理1例因陈旧性齿突骨折伴寰枢椎陈旧性脱位及脊髓受压18年而行同期后路寰椎后弓切除、枕颈内固定植骨融合及经口前路寰椎前弓、枢椎齿状突切除减压术的病例。术中在对 C_2 椎弓根螺钉操作中,因感左侧的螺钉位置欠佳而将螺钉旋出时,螺钉孔中大量血液涌出,随即将螺钉原孔旋入并拧紧,观察患者无生命体征变化,而继续进行手术。术后螺旋CT复查,见左侧螺钉进入 C_2 的椎动脉孔,并触及椎动脉,但无损伤及明显挤压征(图3-1-4-1-1)。目前已随访两年半,病情较术前明显缓解。

2. 处理要求 主要是术中发生,因此手术中一旦出现椎动脉或其他动脉损伤时,需根据具体原因紧急处理。

(1)压迫止血 立即予以压迫止血,并用骨蜡封闭骨孔试行止血,无效时可以明胶海绵或止血纱布压迫止血。如仍不能有效止血,则应在纠正休克的情况下通过DSA予以血管栓塞,这是目前公认较为可行有效的方法。

(2)中止内固定 如对侧还未行螺钉固定,则应停止继续行内固定,或改变手术方案及进钉方向等。

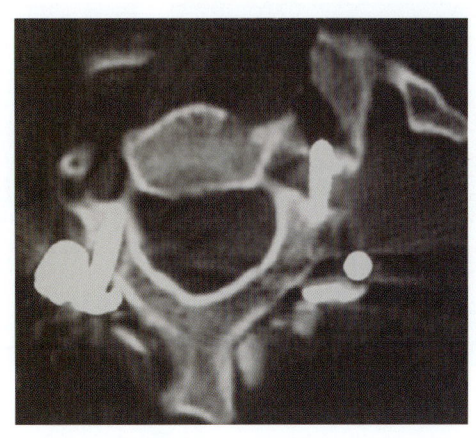

图3-1-4-1-1 螺钉误入椎动脉孔临床举例
男性患者,陈旧性寰枢椎脱位,行经口前路寰椎前弓及齿突切除+后路枕颈Cervifix内固定植骨融合术。术中发生左侧螺钉位置不佳旋出重上时,自钉孔有大量血液涌出,即将螺钉拧紧。此图示 C_2 椎弓根螺钉固定平面后CT扫描图,可见左侧螺钉的方向偏外进入椎动脉孔

(3)旋紧螺孔 如为螺钉孔内出血,先将螺钉拧入,并在病情稳定情况下用C-臂X线机观察内固定情况,再决定下步操作。

(4)结扎止血 虽有对损伤的椎动脉予以修补的报道,但由于椎动脉的解剖特点,操作起来相当困难。非不得已而行的单侧椎动脉结扎,也是处理椎动脉损伤的方法之一。

(二)其他血管损伤

上颈部血管丰富,细小血管均有损伤的可能,尤以内固定时误伤居多,例如一例患者在行后路枕颈CD内固定植骨融合术及经口前路枢椎椎体上半切除减压术时,可伤及咽升动脉,此处临近心脏,出血大多凶猛,需立即压迫止血。此时常误认为是椎动脉,多需行DSA检查并行血管栓塞,如果来不及或条件不具备,可先行明胶海绵填塞,局部双层缝合,观察患者生命体征是否平稳,伤口局部有无出血,再作进一步检查。如患者脊髓受压症状减轻,全身情况平稳,但切口仍有出血,可予以DSA检查,确定出血部位,立即予以栓塞,包括咽升动脉等处损伤者(图3-1-4-1-2)。此处血管损伤均应及时处理,切勿拖延,以防由于缺血较久,引起脑及脊髓功能受损。

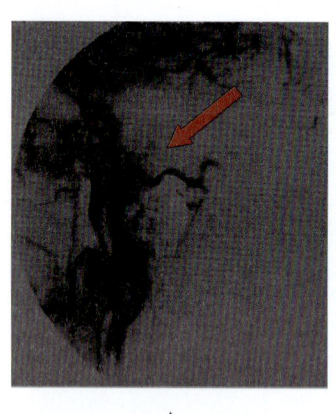 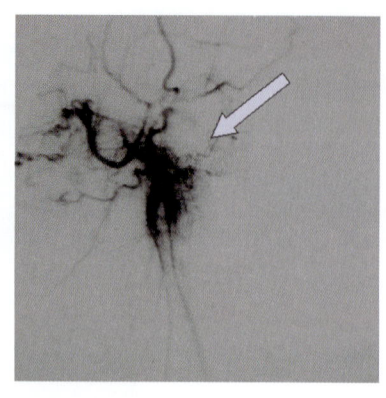 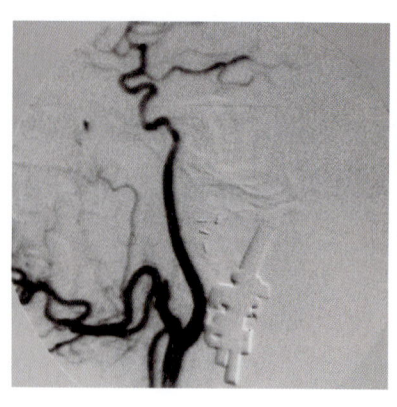

图3-1-4-1-2　DSA检查及栓塞临床病例（A~C）

陈旧性寰枢椎脱位，行后路枕颈CD内固定+经口前路寰椎前弓切除术；术中误伤咽升动脉予以DSA栓塞；A.左侧颈总动脉造影侧位相，箭头所示出血处有造影剂渗出；B.左侧颈外动脉造影，箭头处可见咽升动脉供血区有造影剂渗出；C.栓塞后左侧颈总动脉造影显示出血区造影剂渗出停止

四、硬膜撕裂

（一）概况

临床上亦较多见，可因多种原因所致，包括颈前路螺丝钉内固定术误伤，齿状突Ⅱ型骨折导针过深误伤，曾有旋入空心螺钉后从螺钉内流出脑脊液的报道，后路螺钉内固定术中如螺钉方向与深度掌握不当，亦可发生。

（二）处理

对上颈部手术引起脑脊液漏仍强调预防为主的原则，其处理原则包括以下几点：

1. **对症处理**　一旦发生，应予以螺钉末端骨蜡封堵，并在病情稳定情况下C-臂X线机透视判定，并作相应处理；

2. **腹侧手术出现脑脊液漏**　术后嘱患者于仰卧位休息，可用250g重沙袋压在切口处；

3. **后路手术出现脑脊液漏**　患者亦可仰卧，并在枕后放置沙袋，嘱其少讲话、少咳嗽，一般3~5天即可愈合；

4. **注意预防感染**　选择合适的抗生素，并加大剂量，以防蛛网膜下腔的感染。

五、食道损伤

是颈前路手术较常见的并发症之一，其原因主要是由于上颈椎前路手术时常因显露困难而助手拉钩用力过猛，或拉钩边角处较锐，或因手术中操作粗糙等所致，亦可见内固定物刺伤。只要术中仔细操作，大多可以避免。如一旦出现食道瘘，则应予以充分引流，经胃管给予营养，同时予以有效的抗生素治疗，待局部炎症控制后再行食道修补。

六、其他损伤

术中尚可发生其他多种损伤，处理与下颈椎手术大致相似，请参阅本书第四卷第二篇第五章诸节。

第二节 上颈椎手术术后并发症

上颈椎术后并发症以前路手术为多见,后路手术相对较为少见,除严重的神经损伤外,主要是局部感染、植骨融合失败、内固定滑落断裂及畸形形成等,尽管发生率日益降低,但仍强调预防为主。

一、脑脊液漏

(一)发生原因

前路和后路手术均可发生脑脊液漏,主要由于减压术涉及硬膜囊壁时,即便术中未发生硬膜撕裂,术后亦有可能发生,我们曾遇到多例。主要是由于病程较久,其硬膜囊常有缺损和粘连,以致术后遇有胸、腹腔高压(剧烈咳嗽和便秘多见)时,即可从薄弱处破裂引发脑脊液漏。

(二)处理

在处理上主要是局部加压,使开口处闭合,具体操作如下。

1. 沙袋加压 主要用于前方术后发生者,可用250g重的沙袋在切口外方持续加压,一般不少于6h,无效者则继续加压,直至脑脊液停止流出为止;

2. 卧位加压 用于后路术后发生者,可嘱患者采取仰卧位,下方垫稍厚的消毒棉垫,平卧6~8h即可。

二、高位脊髓神经损伤

(一)发生原因

较为少见,但对 C_1 及 C_2 处减压、局部无效的内固定者有可能发生,尤其是在15年前的手术病例。笔者30年前曾遇一例 C_1 后弓切除行枕颈融合术,术后恢复满意;第十天左右其妻在洗足时两人发生口角,突然将患者小腿用力向头侧一推,患者当即呼吸停止,抢救无效而死亡。估计伤及延髓,因未尸解,难以肯定。此外,在搬动时如对患者头部未行确实制动措施,亦易引起此种意外,大多为不全性脊髓损伤。

(二)预防为主

避免的方法主要是确实有效的内固定,如内固定不确实,则需附加有效的外固定,包括头-颈-胸石膏、Halo支具及绝对卧床休息等,持续轻重量牵引亦有防治作用。

三、切口感染

(一)发生原因

前路手术少见,而后路手术由于枕部毛发较多,尤其是术前有毛囊炎者感染的概率较高,其中以浅部感染为多见,仅个别患者可出现深部感染。

对浅部感染,经局部换药、引流及局部碘剂消毒等处理大多可以消退,而深部感染多需拆除缝线,予以引流。如波及内固定时,则酌情决定是否除去内固定物,一旦有深部脓肿形成,则后果复杂,不仅影响疗效,甚至使病情恶化。

但经口上颈椎手术术后感染发生率仍较高,可达30%左右,术时如不切开软腭,感染率可降低一半。

(二)处理要求

对其感染主要是预防,包括以下措施:

1. 术前进行口咽部净化处理 积极检查治疗口

咽部炎症,以含漱液清洗口腔,抗生素雾化吸入呼吸道,给手术提供一个无炎性病灶的安全、洁净环境。

2. 术前气管切开　主用于颈椎高位伤病患者(瘫痪病例居多),其目的是建立口咽外气道,使气道与切口避开,并可减少死腔。术野严密消毒,术中细致规范操作,减少局部创伤。

3. 术后注意呼吸道护理　主要是术后24h内应有专人负责吸痰及拍打背部,使肺泡扩张。

4. 其他

(1)术后鼻饲管营养5~7天;

(2)注意全身营养及能量支持,维持水电解质平衡;

(3)适当应用抗生素。

四、植骨融合术失败引起枕颈或 C_1、C_2 融合术失败骨不融合及假关节形成

(一)发生原因

发生概率从10%~40%不等,与手术种类、术者操作经验等相关,加之由于此处骨质血供欠佳,活动度难以完全控制,因此植骨后延迟愈合、不愈合及假关节形成者的概率明显高于下方诸椎节。其中后方施术高于前方施术者,枕颈段高于寰枢段。

(二)处理要求

此组并发症应从手术前即开始预防,选择有利于骨性融合的术式与植骨材料(当然以自身髂骨最佳),充足的植骨量、椎节的确实固定和补足失血量等均至关重要。内固定不确实者术后3个月至半年内应附加相应的外固定。

五、其他

(一)睡眠性窒息

主见于后路手术,发生机制不详,凡波及 C_4 以上的手术均应注意,表现为体位性低血压与呼吸机能不全,予以安静、减少药物等刺激因素大多可获得恢复。

(二)颈椎成角畸形

大多因骨折不愈合所致,关键是预防。

(三)颈深部血肿

偶可遇到,与术中止血欠佳、体质差等诸多因素相关。一旦发生则应及早消除,以免形成感染源而病情加重,后期则可出现脊髓神经受压或刺激症状。

(四)内固定失效

亦与诸多因素相关,除与内固定本身设计及材料相关外,与术者操作经验和患者体质等因素相关。

(倪　斌　陈德玉　袁　文　赵　杰　赵定麟)

参 考 文 献

1. 陈德玉. 颈椎伤病诊治新技术,北京:科学技术文献出版社,2003
2. 栗景峰,侯铁胜,李明等. 颈椎前路术后硬膜外血肿形成的原因和预防[J]. 中华骨科杂志,2008,28(6)
3. 卢旭华,陈德玉,王新伟. 后路椎弓根螺钉治疗齿状突骨折伴可复性寰枢椎脱位 中华创伤杂志 2008年24卷8期
4. 卢旭华,陈德玉,袁文,倪斌,郭永飞,何志敏,赵定麟. 钉棒系统在寰枢椎骨折脱位中的应用 中华创伤骨科杂志 2006年8卷2期
5. 倪斌. 双侧寰椎椎板挂钩及经寰枢椎关节间隙螺钉固定术,中华外科杂志 2005年43卷20期
6. 王新伟,袁文,陈德玉等. 颈椎病术后早期神经功能严重恶化原因分析[J]. 中华骨科杂志,2009,29(12)
7. 赵定麟. 现代脊柱外科学,上海:上海世界图书出版社公司,2006
8. 赵定麟,李增春,刘大雄,王新伟. 骨科临床诊疗手册. 上

海, 北京: 世界图书出版公司, 2008
9. 赵定麟, 赵杰, 王义生. 骨与关节损伤. 北京: 科学出版社, 2007
10. Choi D, Melcher R, Harms J, Crockard A. Outcome of 132 operations in 97 patients with chordomas of the craniocervical junction and upper cervical spine. Neurosurgery. 2010 Jan; 66（1）: 59–65
11. De Iure F, Donthineni R, Boriani S. Outcomes of C1 and C2 posterior screw fixation for upper cervical spine fusion. Eur Spine J. 2009 Jun; 18 Suppl 1: 2–6.
12. Kau RL, Kim N, Hinni ML, Patel NP. Repair of esophageal perforation due to anterior cervical spine instrumentation. Laryngoscope. 2010 Apr; 120（4）: 739–42.
13. Phommachanh V, Patil YJ, McCaffrey TV. Otolaryngologic management of delayed pharyngoesophageal perforation following anterior cervical spine surgery. Laryngoscope. 2010 May; 120（5）: 930–6. Review.
14. Xu XM, Zheng CF, Liu XB, Liu JH. Application of spiral CT reconstruction in the forensic identification of atlantoaxial injuries. Fa Yi Xue Za Zhi. 2010 Feb; 26（1）: 40–2.

第五章　上颈椎翻修术

第一节　基本概念、原因、手术确认及一般原则

一、基本概念

上颈椎是指枕骨大孔区下方至第二颈椎（C_{0-2}）的解剖段，是颅骨与颈椎连接的枢纽，其解剖形态和功能均具特殊性，该区域所包容的脊髓结构与延髓相邻，因此，手术风险远远大于脊柱其他节段。上颈椎手术开始于19世纪，此后随着对枕颈部疾患认识的提高，手术入路的不断拓展，新型内固定器材的设计和应用，近20年来上颈椎手术数量逐渐增加。在各种术式应用和改进的过程中人们逐渐观察到以往手术存在的不足，部分手术残留的不足和出现的新问题需要再次手术来解决，从而提出了上颈椎翻修手术的概念，希望通过翻修手术改善患者的生存质量和工作能力。

二、上颈椎翻修手术的原因

（一）疾病认识的不足

人类对疾病的认识和治疗是一个不断进步的过程，随着时间的推移，人们会发现以往对疾病的诊断和治疗是不足的，有时甚至可能是错误的，以致原手术未能解决问题，从而导致此后再次手术翻修。

（二）当时或当地的医疗水平和医疗条件

主要表现在对疾病的复杂性和严重性认识不足，治疗方案的设计不全面，内固定器材的应用不当，手术方法的局限性等。

（三）手术并发症或效果不理想

诸多因素可以导致手术并发症发生或手术效果不满意。上颈椎及枕颈部手术较为常见的是畸形无改善并继续加重，枕颈部持续性疼痛，脊髓损害程度加重，术后很多原因亦可导致枕颈部出现新的疼痛、畸形或脊髓损害等，为改善患者的生存质量和工作能力，需要对上颈椎和颈椎枕颈部再次手术，以纠正或弥补存在的不足或处理新出现的病变，解除脊髓压迫，重建上颈椎和枕颈部的稳定结构和生物力学功能。临床上经常遇到的手术失败或疗效不满意的原因有以下几方面：

1. 手术病例选择不当；
2. 疾病诊断错误；
3. 手术适应证选择不当；
4. 术式选择错误、手术技巧问题等引起；
5. 原先手术有不可避免的并发症；
6. 疾病本身的继续发展；
7. 同一部位出现新的病变。

三、上颈椎翻修术原因的判定

（一）注意患者术后症状与手术的关系

Kostuik 强调注意手术后患者的主诉与手术的关系，如果手术后患者症状没有立即改善，应该考虑是否诊断有误或手术操作失误。如果手术后患者症状缓解，几周或数月后症状再次出现，应该考虑有新的病理变化或为手术并发症。如果患者症状缓解数月至数年后再次出现症状，应该考虑假关节形成、新的病变或手术邻近部位退行性改变过程中产生的症状。

（二）注意是否为手术失败

上颈椎翻修手术并不一定意味以往手术是失败和错误的。上颈椎手术是一种极其复杂和危险的手术，由于不同时期受不同医疗条件限制，对上颈椎手术的评价应以当时的历史条件下医学对疾病的认识程度、内固定器械的发展状况、手术操作的技术水准为基础，当时一例成功的上颈椎手术，现在看来可能是错误的或不完善的，这反映了上颈椎外科的迅猛发展，尤其当前内固定器材改进速度的加快丰富了上颈椎稳定所需的固定方式，大大拓宽了上颈椎的手术领域，使原先不能手术或手术后不能固定的上颈椎部位可以进行手术并固定，很多以往无法按预想方案实施而不得不进行的临时性手术，现在均有条件通过翻修手术加以完善。一般认为，患者在以往手术后出现残留颈椎畸形、疼痛、神经症状加重或无改善以及内固定植入物位置选择或安放错误等情况，均需考虑再次手术治疗以改善症状。

四、翻修术的确认

（一）概述

翻修手术的确认是依据对原先手术未达到最佳结果或原症状再现的原因进行全面、理性的分析与评估；如果原先手术结果欠佳是由于最初手术方案错误或手术技术缺陷所致，则翻修手术有可能使其改善症状的机会较多。如果手术的失败是由于当初诊断或病例选择的错误，则翻修手术有可能使其改善。如果是伤患本身问题，再次手术则可能使现状进一步变坏。因此翻修术的指征掌握应非常严格。全面的病史分析、系统的体格检查和详尽的影像学资料是重新认识原有疾患并发现原先手术所存在问题的关键。

（二）患者自我评估

如果患者在上次上颈椎手术后，手术疗效不满意，必须对患者的病史进行全面回顾和认真分析。关键在于了解患者手术前疾病的性质、病程持续时间，以及患者在手术后近期和远期手术疗效的自我评价，尤其重要的是手术后一段时间内症状是否减轻或消失。患者的术前症状是否仅为根性症状、脊髓症状，或仅为影像学异常，还是兼而有之。如果有神经症状，手术后是改善、变坏，还是维持不变。详细的病史资料包括患者对原先手术的反应、手术前后的影像学资料，所有相关资料都要收集完整并重新作全面评价。同时应综合考虑患者的精神状况，患者和家属对治疗效果的期望值，患者当前的工作状态，同样要考虑可能的医疗诉讼和医疗赔偿等社会和法律问题。患者的不良生活嗜好也是影响手术效果的因素，尤其是吸烟可导致植骨融合失败和加速椎间盘退变，因此在任何上颈椎翻修手术前后都必须戒烟。

（三）体格检查

除枕颈部局部外观、活动范围外，更为主要的是全身的神经系统检查，以排除可能伴随的神经系统的其他疾病，如颅内疾患、脊柱其他部位疾患或神经内科疾患（包括脊髓本身病变）等。此外应注意排除某些外周神经卡压症的可能，如腕管综合征、胸廓出口综合征等。神经系统检查内容一般包括上肢、下肢和躯干的运动、感觉、反射功能以及病理反射，判断其表现是否与上颈椎伤病相符合。特殊部位的肌肉萎缩往往是恢复不好的预兆，如手内在肌萎缩一般难以恢复，手部功能将因此受限。

（四）影像学检查

仔细分析患者先前的影像资料，并与患者临床症状相互对照，了解两者是否相符。

1. X线片检查　X线平片可以从宏观上显示患者枕颈区骨性结构的全貌、病变的范围和性质、原手术减压的范围、植骨块部位、内固定器材的安放情况、脊柱畸形变化和原手术邻近部位脊柱的退变情况。过伸、过屈位动力片可以了解上颈椎的稳定程度、脱位的可复性、手术后的稳定程度以及是否有假关节形成，植骨不愈者可在植骨块与受区间观察到透亮区，动力位摄片时间隙变大。因上颈椎解剖结构拍摄正位X线片时容易被下颌骨遮挡，故断层摄片在观察齿突损伤、畸形以及寰枢椎侧块关节的变化时具有重要价值，而侧位断层可以去除很多重叠的伪影，使致病因素的判断更加准确。

2. CT扫描　上颈椎的CT扫描是进一步观察以往手术后局部状况的良好影像学手段，尤其是局部存有内植物不允许行MR检查时，CT检查可以显示手术部位骨和软组织状态、内植物与骨结构和神经组织的关系等，对翻修手术中再次减压、植骨和内固定物选择的决策具有重要的参考价值，CT重建技术可从不同角度立体地观察上颈椎病变，有条件时应加以利用。

3. MR检查　MR仅在前次手术未使用金属内植物或仅采用钛制内植物患者中可以实施，只要没有禁忌症，翻修术前必须行MR检查，这是目前显示脊髓病理变化最为直观的影像学手段，可以根据脊髓大小、脊髓信号改变和脊髓相邻骨结构和软组织变化了解目前的病变并制定相应的对策。脊髓肿瘤、水肿和空洞将导致脊髓增大，而脊髓萎缩、脊髓软化则使脊髓变细。T_2加权上脊髓信号的增高，意味着脊髓内组织存在某种程度的病损，这种病变往往是症状长期存在而不能缓解的原因，通过翻修手术也很难使其得到恢复，在选择翻修手术前必须有清醒的认识。当然脊髓存在骨纤维结构致压物与临床症状体征相符是再次减压手术实施的最基本要求。

4. 骨扫描检查　骨扫描对手术后疗效的评估意义不大，但对诊断感染、假关节或邻近节段的退变十分有用。

5. 电生理检查　包括肌电图、脊髓诱发电位、体感诱发电位和F波等，用于鉴别运动障碍是肌原性或神经原性，是周围神经损害或中枢神经损害，在临床鉴别有困难时可采用。

五、翻修术的基本原则与要求

（一）基本原则

上颈椎翻修手术实施前必须遵循以下基本原则。

1. 确认以往诊断无误；
2. 核实前次手术存在的问题或出现的新问题；
3. 制定翻修术的术式，充分考虑翻修术中可能遇到的困难和特殊情况；
4. 明确手术的目的和适应证，并确认自身水平与补救措施。

（二）上颈椎翻修术的要求

1. 充分而有效的减压　既要解除原手术未能除去的神经致压物，又要免除再手术后可能出现的脊髓和神经根的压迫等新问题。

2. 椎节稳定　亦为脊柱手术基本要求，尤其是前次手术由于融合术失败导致持续性疼痛、畸形加重和因椎节不稳所致的神经功能障碍者。

3. 尽可能利用尖端技术，减少椎节制动范围　近十年来上颈椎手术技术和内固定方法不断改进，精良的器械和合理的内固定器材不断涌现，使以往大范围固定得到局限化，也可对以往手术不足处加以补充和纠正，从而增加了翻修手术新的技术手段。

六、翻修手术的要点

上颈椎翻修手术术前、术中及术后应遵循的一般原则与要点包含以下内容：

（一）术前准备与决定术式

1. 充分的术前准备　包括详细的病史采集及手术计划的制订，以及充分的手术器械准备等，另外翻修手术的创伤要较首次手术大，术前应准备充足的血源；

2. 选择有效的手术方式　在目的明确前提下，选择最佳入路、确定减压范围和有效的融合固定方式，手术器械的准备应尽可能充分，宁多勿缺。

（二）对神经减压要彻底

无论是原先手术残留的或新出现的问题，只要有脊髓受压表现就应该实施彻底而有效的减压，并在减压后确保椎节稳定，以求保持手术效果。

（三）最大限度、合理的骨融合

改善患者局部及全身的情况，采取有效方法，在合理范围内使融合获得最佳效果。为改善患者手术部位的血供，多选用高质量植骨块（自体骨最好），同时应予以内固定术，以确保植骨块的稳定性。

（四）外固定与康复

1. 合理的外固定　凡内固定欠稳定者，可采取外固定措施，包括头颈胸石膏、Halo 支具等。

2. 功能康复　翻修手术的术后功能康复是一个漫长而又关键的过程，对患者神经功能的改善有着重要意义，应注意加强手术后的功能康复训练。

总之，全面的术前准备、最佳术式的选择、内固定器材的合理选用、认真的手术操作、合理的术后管理和康复治疗、对于减少手术并发症、获得满意疗效均有重要意义。

第二节　枕颈融合（减压）术

一、手术病例选择

枕颈融合术是在枕骨和颈椎间植骨使其达到融合稳定的一种手术方法，大多用于各种上颈椎手术后失效而需将枕颈段融合固定的病例。

（一）一般病例选择

1. 各种上颈部手术后引起枕颈关节失稳、并产生各种症状者；

2. 创伤性上颈椎脱位或不稳引起枕颈部症状者；

3. 上颈椎肿瘤及先天畸形和枕颈不稳非手术疗法无效者；

4. 类风湿性关节炎继发的颈椎畸形使枕颈功能丧失者。

（二）需同时行枕颈段减压术者

临床报道枕颈融合术的融合率在 90% 左右。在翻修复杂性枕颈畸形及不稳且同时伴脊髓压迫症和 C_1、C_2 假关节形成及伴脊髓压迫病例时，枕颈部减压与融合术也是一种可供选择的翻修术式。即使是枕颈部已愈合，但如寰椎后弓减压不充分,脊髓压迫症状逐渐加重,则可先去除原有植骨,行寰椎后弓充分减压后再恢复原有枕颈融合(见临床举例1)。

二、翻修融合术的一般要求

(一)基本要领

枕颈部融合术最基本的要领是在枕骨和颈椎间行植骨术,为维持植骨块与植骨床之间的稳定性,应选择合适、可靠的内固定方式及器材。

(二)应考虑诸多因素

坚强的内固定并不代表植骨愈合,内固定只是用于植骨愈合前的临时支撑,如果植骨因某些原因发生不愈合,内固定最终必然发生松动和移位。因此,枕颈翻修融合术的最佳术式必须因人而异,其选择取决于多种因素,如疾病本身的性质、骨质量、原先手术对手术部位的破坏程度、内固定器材选用的合理性、患者本人对手术后颈椎活动度的期望值高低以及患者对术后外固定忍受程度的评估等。对原枕颈融合失败者行翻修手术时选用坚强的内固定术式可能对植骨愈合更为有利;如系寰枢椎融合失败出现脊髓压迫需行寰椎后弓切除减压枕颈植骨融合时,内固定使用与否可根据不同情况而定。

三、融合术内固定方式的选择

(一)枕颈翻修融合术内固定的术式

固定方式多种多样。主要有以下几种。

1. 单纯植骨融合 + 坚强外固定;
2. 钛缆(钢丝)固定 + 辅助性外固定;
3. 棒 – 钛缆固定 + 外固定;
4. 斯氏钉框和Luque棒框固定;
5. 钛板螺钉固定等,目前以CD内固定系统等较为多用(图3-1-5-2-1、2)。

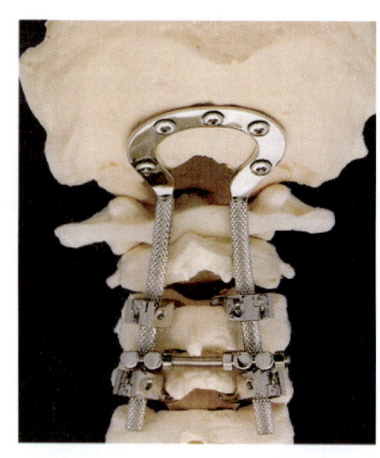

图3-1-5-2-1 枕颈CD内固定系统示意图

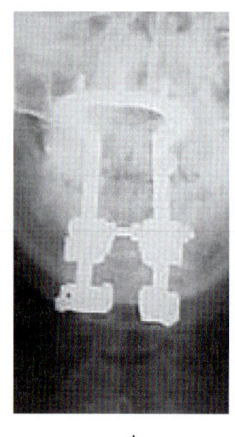 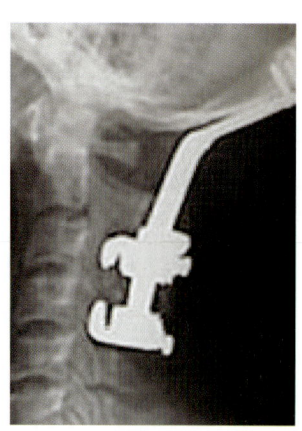

A   B

图3-1-5-2-2 临床举例(A、B)

陈旧性横韧带损伤伴寰椎前脱位,用CD内固定系统行枕颈融合术后正侧位X线片

(二)不同内固定方式的固定强度

生物力学研究表明,钛板螺钉固定除在屈曲稳定性方面与棒-钛缆(钢丝)固定相当外,其他方面稳定性均强于棒-钛缆(钢丝)固定。单纯植骨+长时间外固定枕颈融合术临床应用成功率并不低(包括儿童患病例),其优点是并发症较少见,避免了内植物对正常骨结构的损害。如果患者能够耐受外固定或颈椎后部有足够的骨质用于钛缆(钢丝)固定,则钛缆和植骨结合同样能够完成枕颈融合。棒-钛缆(钢丝)结构是为了手术后即可获得颈椎稳定性而临时

性设计的术式,长期固定则有可能出现松动。钉板结构是为了克服棒-钢丝(钛缆)结构的局限性而设计的,用于颈椎后部结构缺如或骨折、复杂性颈椎不稳或畸形、骨质疏松或需要轴性支持固定的病例。其最重要的优点是固定后不需要外固定,其强度是钛缆(钢丝)固定的10倍。

四、临床举例

[例1] 图3-1-5-2-3 男性,26岁,游离齿突畸形伴寰枢椎脱位,后路寰椎后弓切除减压,枕颈植骨钢丝固定融合术后6年,植骨牢固愈合,近3个月来脊髓压迫症状逐渐加重,出现行走困难来院行翻修术(A~E)。

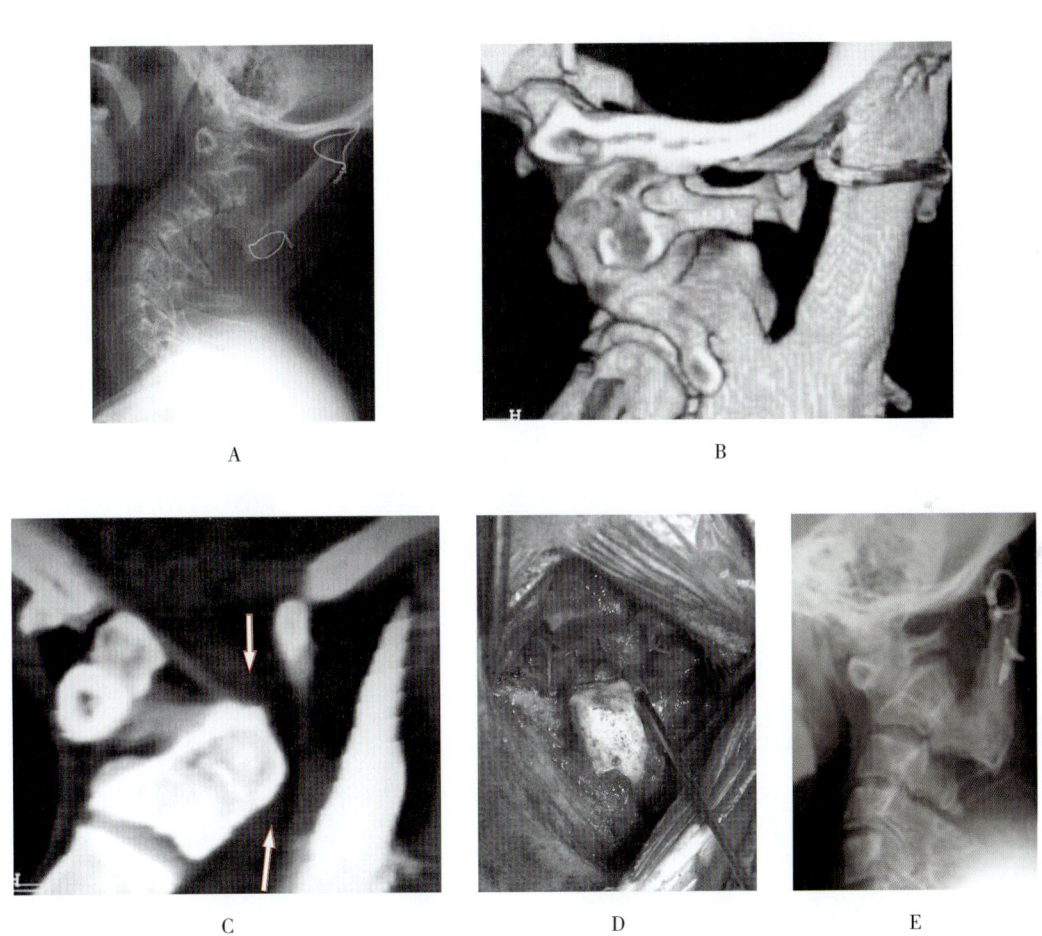

图3-1-5-2-3 临床举例 例1(A~E)

A.翻修术前侧位X线片;B.CT三维重建发现右侧寰椎后弓残留;C.CT重建图像见残留的寰椎后弓与枢椎齿突及基底部间构成对脊髓压迫的狭窄带(箭头所指处),由于原先的枕颈融合术使颈椎后仰受限,前路齿突及基底部切除困难,翻修手术选择后弓残留部分的切除;D.手术取出钢丝后,采用线锯切下部原有植骨块,显露寰椎后弓,切除寰椎后弓右侧残留部分;E.完成减压后将切下的骨块放回原处,采用钛缆固定植骨块,术后患者神经症状明显改善

[例2] 图3-1-5-2-4 女性,60岁,术后寰枢椎不融合行翻修术(A~H)。

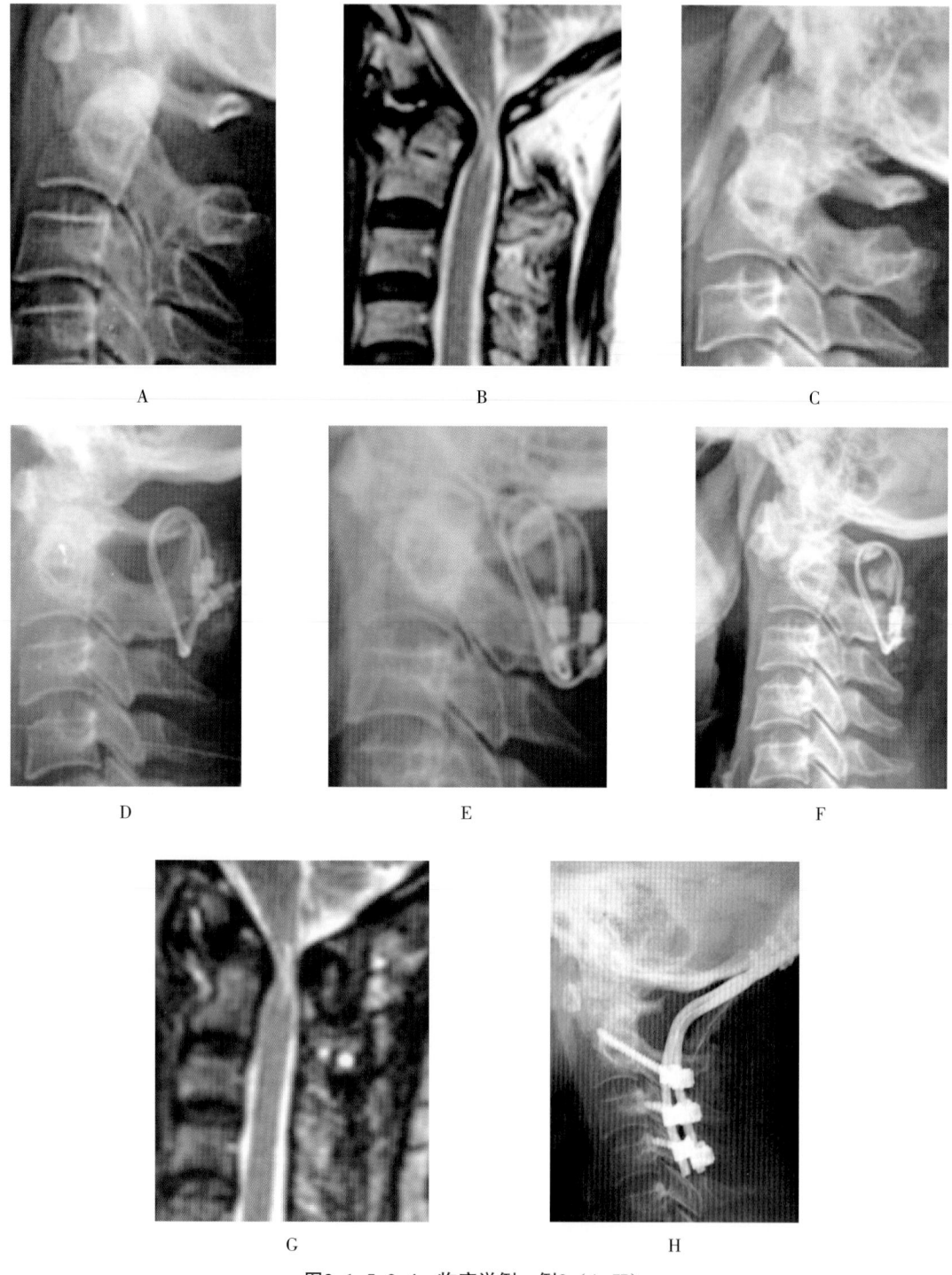

图3-1-5-2-4 临床举例 例2(A~H)

A. 颈椎侧位X线片,清晰显示游离齿突畸形和寰枢椎脱位,表现为枕颈部疼痛和脊髓压迫症;B. MR检查显示脊髓受压,脊髓信号增强;C. 经颅骨牵引术后寰枢椎脱位复位,脊髓受压症状改善;D.行后路寰枢椎植骨Gallie融合术,复位情况良好;E. 术后颌-胸石膏固定3个月后发现植骨块未愈合,两端均有吸收,寰枢椎再度表现脱位,脊髓压迫症状和枕颈部疼痛逐渐加重;F. 继续外固定7个月后,植骨块周围吸收更为明显,假关节形成,诊断为植骨不愈合;G. 术后7个月,MR检查显示脊髓压迫明显,脊髓信号明显增强;H. 再次行颅骨牵引,虽可使寰枢椎部分复位,但神经症状仍无改善,因此翻修术时采取寰椎后弓切除及枕颈融合术,并辅以Cervifix固定,术后脊髓压迫症状和枕颈疼痛消失

第三节 寰枢椎翻修融合术

一、寰枢椎融合术融合失败的原因

(一)寰枢椎融合失败的发生率

与枕颈融合术的高融合率相反,寰枢椎后路融合术的假关节形成率在20%~40%之间,创伤性寰枢椎融合术的融合率相对较高,而类风湿性关节炎、Down氏综合征的寰枢椎融合率比较低。假关节常发生在C_1后弓的植骨面上,很少单独发生在C_2椎板的植骨面上。内固定失败包括钛镟或钢丝断裂、钢丝对植骨块的侵蚀及松动。

非手术疗法及晚期来诊患者亦属此组病例范围,因其治疗与新鲜骨折脱位差别甚大,难度也高。

(二)寰枢关节融合失败的原因

寰枢关节融合失败的原因主要由于以下诸因素:

1. **代谢性因素** 包括营养不良、维生素缺乏、骨质疏松等,值得注意的是,在骨质疏松时,使用钛镟固定C_1、C_2时要十分注意,因为钢镟会加大对植骨块的侵蚀,此种情况下,建议使用钛镟或保留植骨块的皮质,或者钢丝张力低于20磅;

2. **病理性因素** 主要包括类风湿性关节炎、肿瘤等;

3. **药源性因素** 如类固醇、抗生素、细胞毒性药物等;

4. **机械性因素** 主要由于在寰枢融合过程中没有有效控制寰枢椎的活动及由于手术技术因素等,后者包括没有使用自体骨移植、没有植骨、没有将骨块加压固定在寰枢椎后弓之间、植骨床准备不充分(尤其是没有将C_1后弓去皮质)、内固定不坚强或骨质疏松者和没有使用外固定等。

二、寰枢椎翻修手术的术前评价

对原先寰枢椎手术后有持续性症状的患者进行翻修手术前,必须进行全面物理检查和影像学检查,影像学检查包括X线平片(应该包括过伸过屈位)、CT扫描和MR等。术前影像学评价应明确4个重要问题,即寰椎-枢椎的屈度、寰椎后弓的状况、骨结构情况以及枕颈关节状况。

(一)寰枢椎活动度

最重要的是评价寰椎-枢椎的关系,寰枢椎位置是良好还是半脱位,如果有半脱位表现,明确脱位是位置性脱位或是经牵引后可复位性脱位,还是固定性半脱位。固定性寰枢椎半脱位是使用椎板下钢丝或钛镟固定手术的禁忌证,通常需要行寰椎后弓切除术和枕颈融合术。

(二)明确寰椎后弓的状况

如果寰椎后弓不存在,行经关节突螺钉内固定或行枕骨-枢椎融合术+内固定。

(三)寰枢椎后部骨性结构状况

寰枢椎后部骨性结构状况必须明确,原先的后路手术会导致寰枢椎后部骨性结构瘢痕化和骨萎缩,如果寰椎后弓只残留下薄而硬化的骨质,则钢丝固定寰枢椎很难达到融合的目的。如考虑行经关节突螺钉固定术,手术前CT检查明确螺钉钉道状况,明确螺钉是否能安全置入而不损伤椎动脉,是否有足够的骨质使螺钉坚强固定,这对防止螺钉拔出是必要的。

(四)明确枕骨-寰椎解剖状况

是否有颅底凹陷和少见的枕骨-寰椎不稳,这些都需要将融合范围扩大到枕骨。

三、寰枢椎后路融合翻修术式

(一)再次钛缆或钢丝固定融合术

适用于寰椎后弓完整,患者无脊髓受压症状、不需要行寰椎后弓切除术者;可复性寰枢椎半脱位可安全进行椎板下穿钢丝操作者;椎动脉走行异常、无法行经关节突螺钉固定者。

(二)经关节突间隙侧块螺钉固定

是需要行寰椎后弓切除术者寰枢椎翻修融合的首选术式,但对寰枢关节明显脱位者,该法的应用受到明显限制。

(三)枕骨-枢椎融合术+寰椎后弓切除术

适用于颅底扁平、颅底凹陷,寰椎后弓不完整,多次后路手术失败,枕骨-寰椎间不稳,寰枢椎脱位无法复位或复位不完全仍有寰椎后弓部所致的脊髓压迫者。

四、齿突骨折前路齿突螺钉固定失败的翻修手术

(一)翻修手术的适应证

1. 概况　齿突螺钉固定多用于治疗Ⅰ型和Ⅲ型齿突骨折,其复位和固定系采用拉力螺钉的原理,但由于骨折移位程度不同、骨质疏松、骨折块成角、复位不完善以及制动时间太短均可导致固定失败,从而需要手术翻修。齿状突螺钉固定失败需翻修的指征包括以下情况:

(1)骨折不愈合有假关节形成者;
(2)螺钉前方 C_2 椎体薄弱致使螺钉滑出者;
(3)螺钉在骨折线部位承受太大的应力致使螺钉折断者;
(4)螺钉移位或断裂后伤及相邻组织者。

2. 处理方式:

(1)首先行后路寰枢椎 Brook 或 Gallie 融合术使椎节稳定再处理前方;
(2)争取通过颈前路切口行 C_1、C_2 经关节间隙显露螺钉固定处将致伤螺钉取出;
(3)对于单纯骨折不愈而无内植物并发症者可直接采取后路寰枢椎融合术;
(4)当前有学者认为最为有效的方式是行前路经 C_1、C_2 关节间隙植骨融合术(加侧块螺钉固定)。

(二)齿突螺钉固定失败翻修方式的选择

主要是 C_1 和 C_2 关节融合术术式,有多种。

1. 植骨 +Halo 环外固定;
2. 植骨 + 钢丝(或钛缆)内固定,以 Gallie 术式(图 3-1-5-3-1)和 Brook 术式(图 3-1-5-3-2)为多用,必要时可加以辅助性外固定;
3. 植骨 + 椎板夹固定(图 3-1-5-3-3、4);
4. 植骨 + 经关节间隙侧块螺钉内固定等。

(三)寰枢椎内固定方式的选择

在寰枢关节融合翻修术中,首选经关节突间隙侧块螺钉固定术,如果残留的骨性结构能够满足固定需要,不需要进行寰椎后弓切除术,患者能够忍受长期的外固定。Brook 钢丝或钛缆固定术也是可选的术式。如果缺乏寰枢椎后部结构、严重的骨质疏松或者患者不能忍受长期的外固定,经关节间隙侧块螺钉固定术仍为最佳选择。如果术前显示螺钉无法安全置入,应该将融合范围扩大,行枕骨-枢椎融合术。必要时,可加行 C_2 和 C_3 融合术。

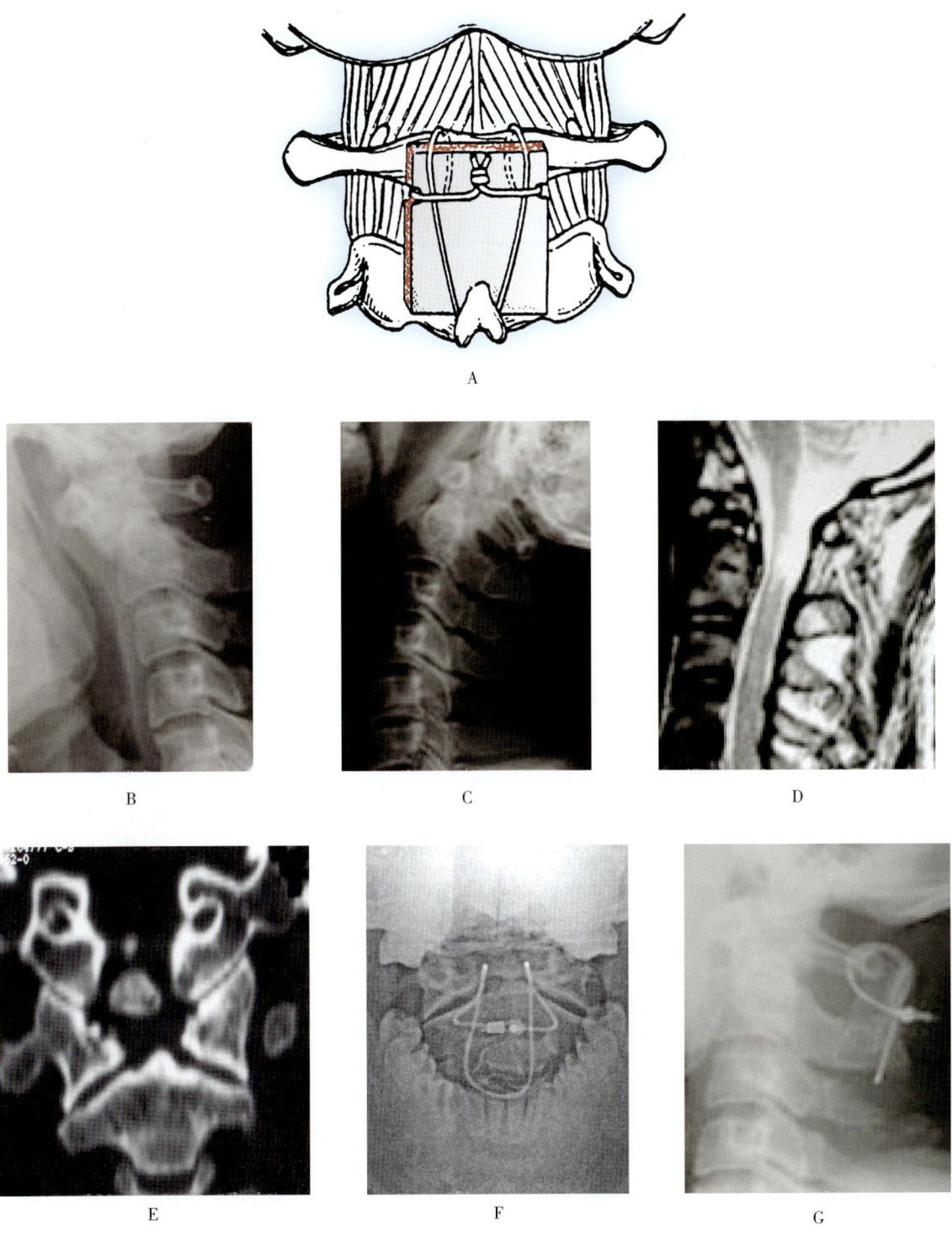

图3-1-5-3-1 临床举例（A~G）

寰枢椎融合Gallie法固定术：A. 示意图；B~G. 临床病例：B.C. 术前X线侧位X线片显示寰枢椎不稳伴寰椎前脱位；D. MR矢状位显示局部高位颈髓神经组织变性；E. CT冠状面重建显示齿状突游离小骨畸形；F.G. 术后正侧位X线片显示行颈后路寰枢椎植骨融合Gallie法内固定

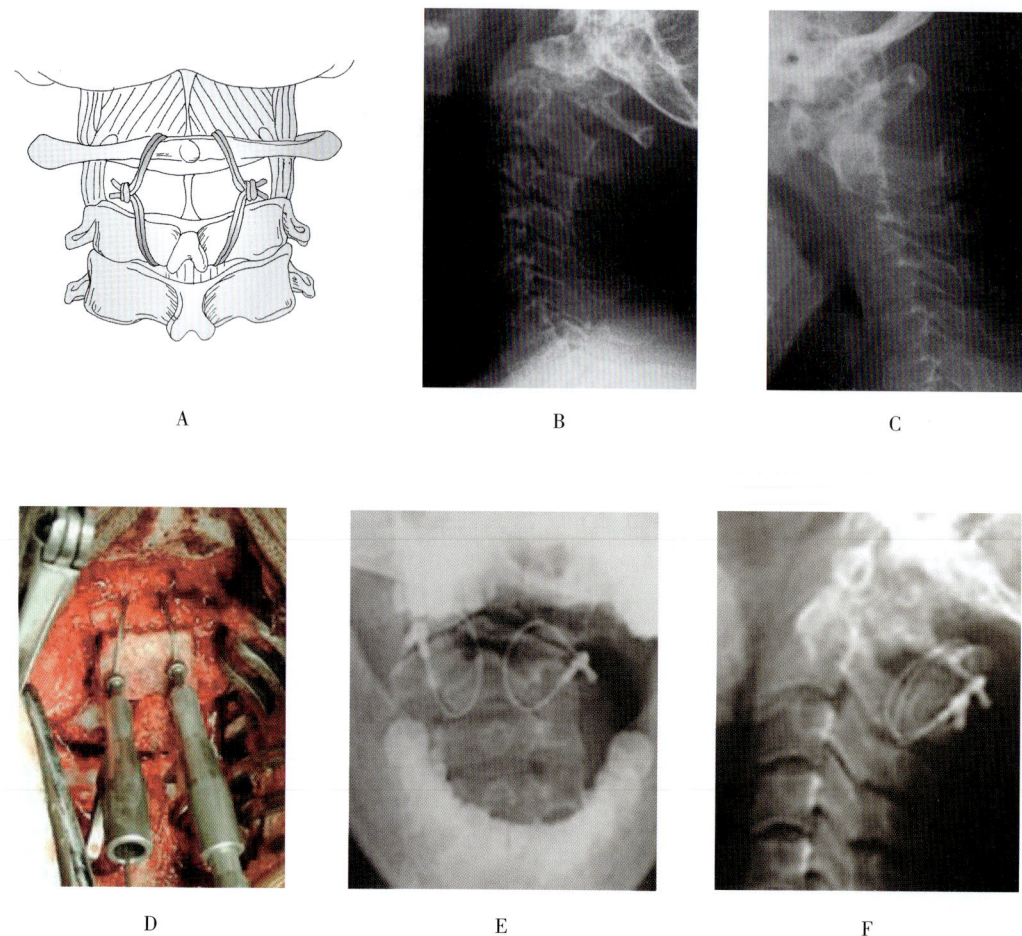

图3-1-5-3-2 临床举例（A~F）

寰枢椎融合Brook法固定术：A. 示意图；B~F. 临床病例：B.C. 术前颈椎X线过伸过屈侧位片显示寰枢椎不稳伴寰椎脱位；D. 术中照片显示在寰椎后弓与枢椎椎板间植骨，对钛缆进行加压缠紧打结情景；E.F. 术后正侧位X线片，显示行颈后路寰枢椎植骨融合Brook法内固定

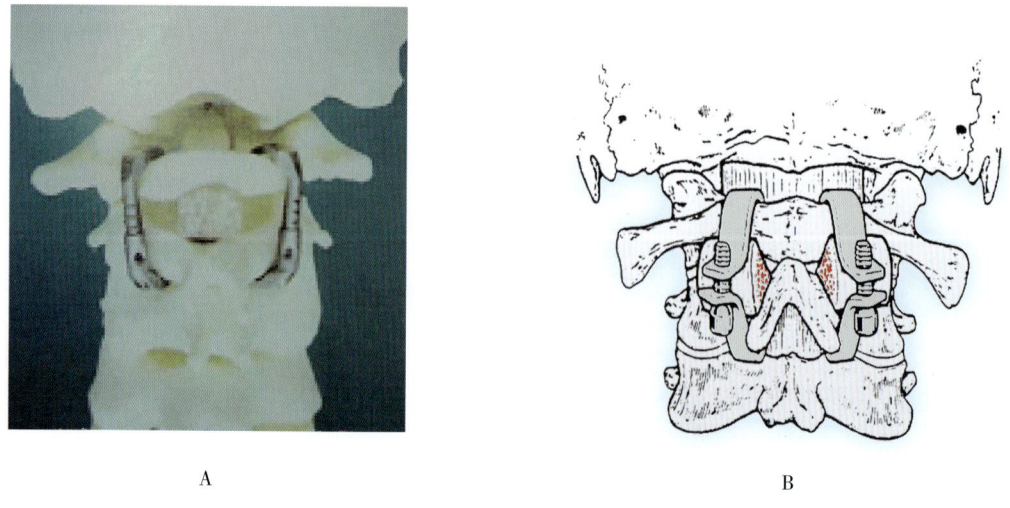

图3-1-5-3-3 Apofix及Halifix椎板夹模型及示意图（A、B）

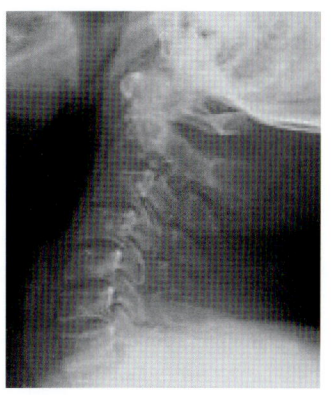 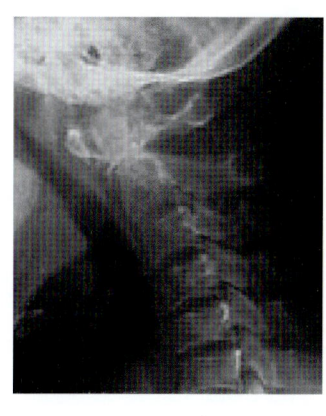 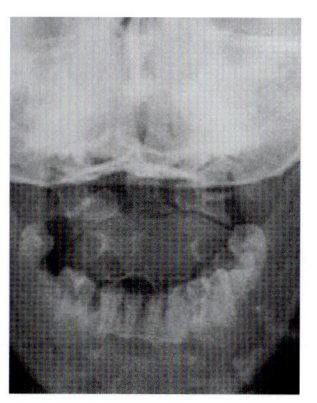

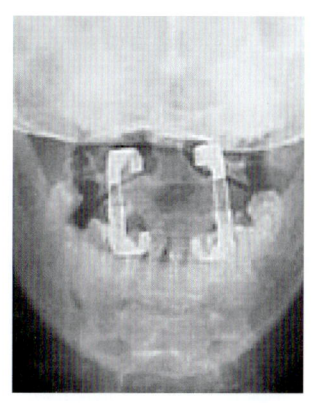 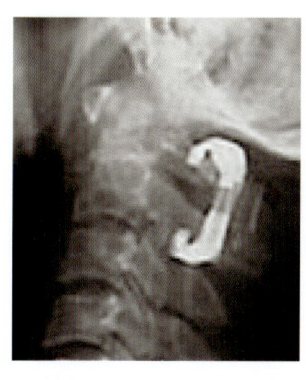

图3-1-5-3-4 临床举例（A~E）
A~C.术前过伸、过屈侧位及张口位X线片显示齿突陈旧性骨折伴寰枢椎不稳；
D.E.术后X线片显示行颈后路寰枢椎植骨融合及Apofix固定状态

五、上颈椎翻修手术并发症

（一）脑脊液漏

任何翻修手术均应从正常硬膜囊处向有瘢痕组织的硬膜囊分离，否则易损伤硬脊膜而误入蛛网膜下腔。如果出现硬膜囊破裂，应扩大手术视野，修补硬膜囊。

（二）神经功能恶化

任何翻修手术都有使神经功能继续恶化的可能，手术中应该小心操作，减少对脊髓的人为骚扰和器械所致的损伤，尤其是因为吸引器误吸致伤者。

（三）内植物和植骨块断裂、移位

选择合适的手术术式和内固定器材，仔细准备植骨床，牢固内固定，如无法实现牢固的内固定，可使用外固定限制颈部的活动，直至完全融合。

（四）植骨不愈合或延迟愈合

为减少不愈合率，应认真准备植骨床，注意去皮质处理。植骨块以自体骨为首选，植骨块与植骨床之间贴附应尽可能密紧，在连接处可放置质量较好的松质骨颗粒。

（五）感染

应该加强术中的无菌操作，增强抗感染措施。

（赵 杰 陈德玉 赵定麟）

参 考 文 献

1. 陈德玉. 颈椎伤病诊治新技术, 北京: 科学技术文献出版社, 2003
2. 池永龙, 徐华梓, 林焱等. 经皮显微脊柱内窥镜下松解复位植骨内固定治疗难复性寰枢关节脱位 [J]. 中华外科杂志, 2007, 45 (6)
3. 郜玉军, 贺石生, 侯铁胜. 钛合金枕颈CD对枕颈融合术后患者MRI成像的影响 [J]. 中国煤炭工业医学杂志, 2008, 11 (11)
4. 卢旭华, 陈德玉, 袁文等. 钉棒系统在寰枢椎骨折脱位中的应用 [J]. 中华创伤骨科杂志, 2006, 8 (2)
5. 倪斌. 双侧寰椎椎板挂钩及经寰枢椎关节间隙螺钉固定术, 中华外科杂志 2005年43卷20期
6. 倪文飞, 池永龙, 徐华梓. 经皮前路螺钉内固定治疗齿状突骨折的疗效与并发症分析 [J]. 中华医学杂志, 2006, 86 (43)
7. 王新伟, 袁文, 陈德玉等. 严重颈椎脱位手术治疗策略探讨 [J]. 中华外科杂志, 2007, 45 (6)
8. 俞杨, 邱勇, 王斌等. 上颈椎不稳的内固定术式选择 [J]. 中华创伤杂志, 2007, 23 (6)
9. 赵定麟, 李增春, 刘大雄, 王新伟. 骨科临床诊疗手册. 上海, 北京: 世界图书出版公司, 2008
10. 赵定麟, 王义生. 疑难骨科学. 北京: 科学技术文献出版社, 2008
11. 赵定麟, 赵杰, 王义生. 骨与关节损伤. 北京: 科学出版社, 2007
12. 赵定麟. 现代脊柱外科学, 上海: 上海世界图书出版社公司, 2006
13. Cabraja M, Abbushi A, Koeppen D. Comparison between anterior and posterior decompression with instrumentation for cervical spondylotic myelopathy: sagittal alignment and clinical outcome. Neurosurg Focus. 2010 Mar; 28 (3): E15.
14. Eleraky MA, Masferrer R, Sonntag VK. Posterior atlantoaxial facet screw fixation in rheumatoid arthritis. J Neurosurg. 1998 Jul; 89 (1): 8-12.
15. Garcia R Jr, Gorin S. Failure of posterior titanium atlantoaxial cable fixation. Spine J. 2003 Mar-Apr; 3 (2): 166-70.
16. Ito H, Neo M, Fujibayashi S, Miyata M, Yoshitomi H, Nakamura T. Atlantoaxial transarticular screw fixation with posterior wiring using polyethylene cable: facet fusion despite posterior graft resorption in rheumatoid patients. Spine (Phila Pa 1976). 2008 Jul 1; 33 (15): 1655-61.
17. Sudo H, Abumi K, Ito M, Kotani Y, Minami A. Spinal cord compression by multistrand cables after solid posterior atlantoaxial fusion. Report of three cases. J Neurosurg. 2002 Oct; 97 (3 Suppl): 359-61.

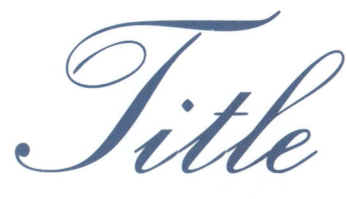

第二篇

下颈椎损伤

第一章 下颈椎损伤的分型及诊断与治疗 /1144
    第一节 下颈椎骨折之分型及诊断要点 /1144
    第二节 下颈椎各型骨折脱位的诊断与治疗 /1152

第二章 颈椎过伸性损伤及其他损伤 /1169
    第一节 颈椎过伸性损伤 /1169
    第二节 外伤性钩椎关节病（创伤性颈脑综合征）/1177
    第三节 下颈椎其他损伤 /1180

第三章 下颈椎损伤的手术疗法 /1184
    第一节 术前准备、病例选择及手术入路 /1184
    第二节 颈椎前路手术及各种术式 /1191
    第三节 颈椎后路手术及前后路同时（一次性）手术 /1198

第四章 下颈椎创伤病例翻修术 /1210
    第一节 下颈椎创伤后前路翻修术之基本概念 /1210
    第二节 颈椎外伤前路及前后路翻修手术技术要求 /1213

第一章　下颈椎损伤的分型及诊断与治疗

由于下颈段节段较多而更易遭受外伤引起骨折,骨折脱位类型亦多,几乎每节均可出现损伤(图3-2-1-1-1);其中约有70%的病例合并有脊髓及脊神经根等受压或刺激症状。其发生率高低除与伤情相关外,亦与初期处理是否正确、及时相关。

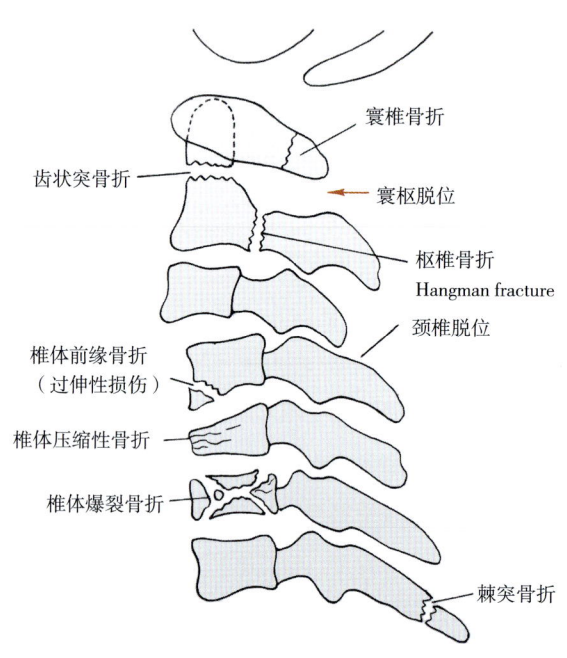

图3-2-1-1-1　颈椎损伤类型与部位示意图

第一节　下颈椎骨折之分型及诊断要点

一、分型依据

下颈椎($C_{3\sim7}$)诸节的解剖状态基本相似,与C_1、C_2椎节之形状明显不同,除C_7棘突较粗大,$C_{3\sim6}$诸节椎骨形态基本相似(图3-2-1-1-2)。

视颈部损伤具体情况不同、机制不同及受伤场合不同等,下颈椎损伤伤情差别也较大,既往临床上大多见于高处坠落、重物砸下及潜水损伤(图3-2-1-1-3),近年来已被交通意外所取代,尤以撞车、急刹车及追尾等。

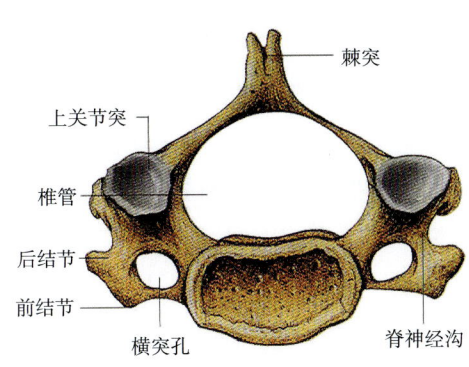

图3-2-1-1-2 下颈椎形态上方观示意图

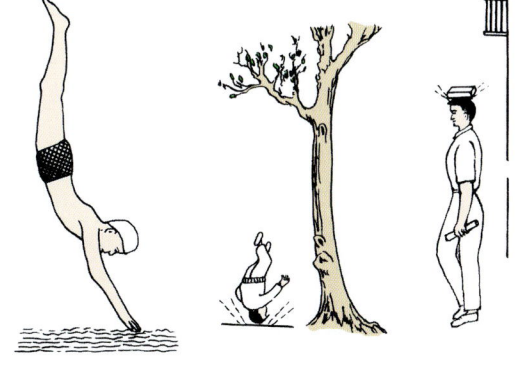

图3-2-1-1-3 颈椎常见暴力致伤机制及场合示意图

作用于颈椎椎节的暴力方式主要为纵向暴力、横向暴力、角状暴力和旋转暴力（图3-2-1-1-4），但在临床上以两种以上的复合暴力更为多见，并引发各种损伤，呈现不同类型的骨折、脱位及脊髓损伤（图3-2-1-1-5）。

当前对颈椎损伤的分型各家主张不一，有的学者强调应依据伤后椎节是否稳定分为稳定型与非稳定型骨折。有的学者视致伤机制不同可分为屈曲型、伸展型、垂直压缩型和直接暴力型等。根据有无脊髓损伤又可分为单纯性颈椎损伤和

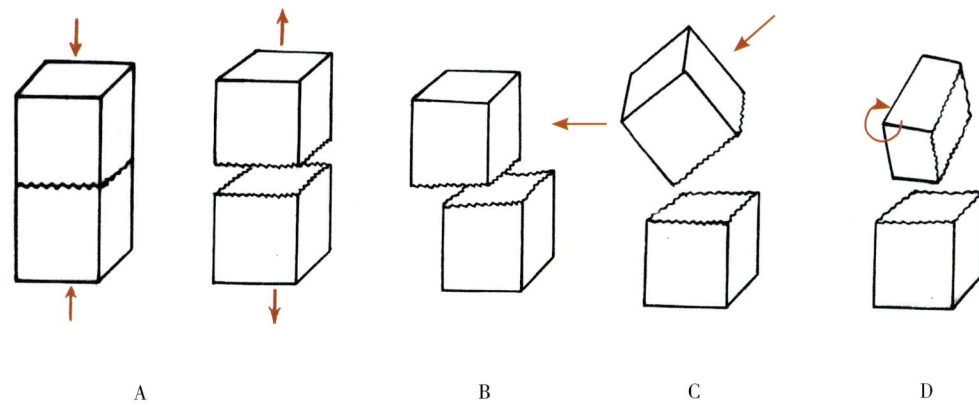

图3-2-1-1-4 作用于脊柱上暴力方式示意图（A~D）
A.纵向暴力；B.横向暴力；C.角状暴力；D.旋转暴力

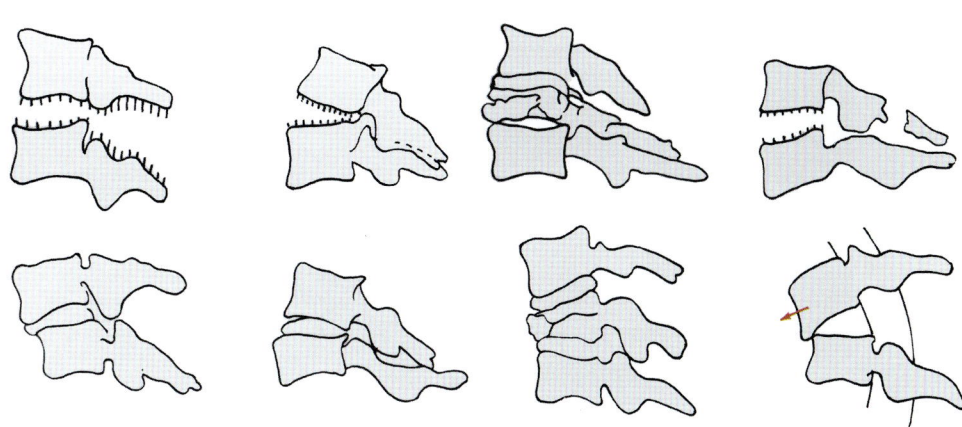

图3-2-1-1-5 外伤后颈椎骨折脱位常见类型示意图

合并有脊髓伤之颈椎骨折脱位等。上述分型虽各有特点,但与脊柱损伤时的病理解剖特点结合并不密切。因此,建议依据外伤后脊柱的病理解剖状态不同而分为以下两大类型。

二、部分损伤(不全性损伤)

指脊柱本身的连续性尚未遭完全破坏者,临床上视脊柱的稳定与否而分为两型。

(一)稳定型

指脊柱的稳定性完整者。其骨折的类型与部位包括横突骨折、棘突骨折、椎体边缘骨折及椎体单纯性压缩骨折(椎体前缘压缩小于1/3者)(图3-2-1-1-6)。

(二)不稳定型

指椎节的稳定性虽已受波及,但脊柱的连续性尚未完全中断者,包括以下4种情况。

1. **椎体压缩性骨折** 多见于下颈椎,主要因颈椎前屈时遭受传导暴力所致,除椎体压缩(楔形)变外,椎间盘亦多有受累。表现为髓核的突出、脱出或整个纤维环破裂。其中部分病例可伴有脊髓硬膜囊受压性改变而出现瘫痪,多为不全性者。由于椎体前方压缩,后方的小关节则势必出现程度不一的咬合变异而形成半脱位状,以致破坏了椎节的稳定性。此时当椎体前缘压缩1/2时,颈椎有18°的成角;压缩2/3时则有25°成角;如完全压缩,其所形成之成角畸形可达40°左右;此表明:颈椎成角愈大,对脊柱的稳定性影响也愈大,并引发小关节半脱位(图3-2-1-1-7、8)。

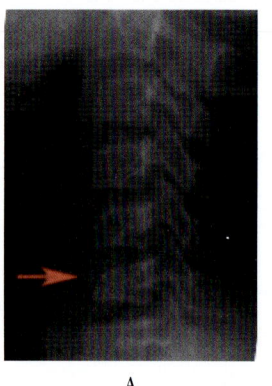
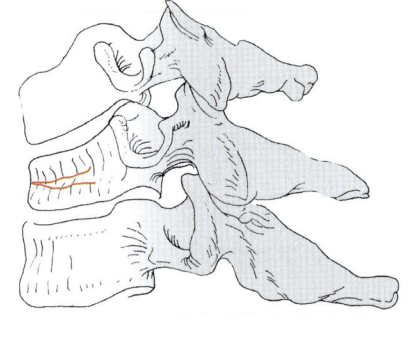

图3-2-1-1-6 轻度压缩性骨折(A、B)
A.X线侧位片;B.示意图,多呈稳定状

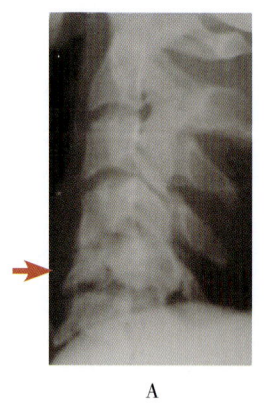
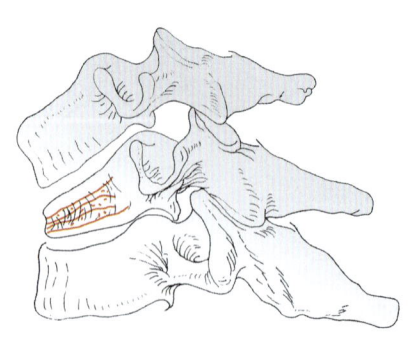

图3-2-1-1-7 严重型压缩性骨折(A、B)
A.X线侧位片;B.示意图,多呈不稳定状

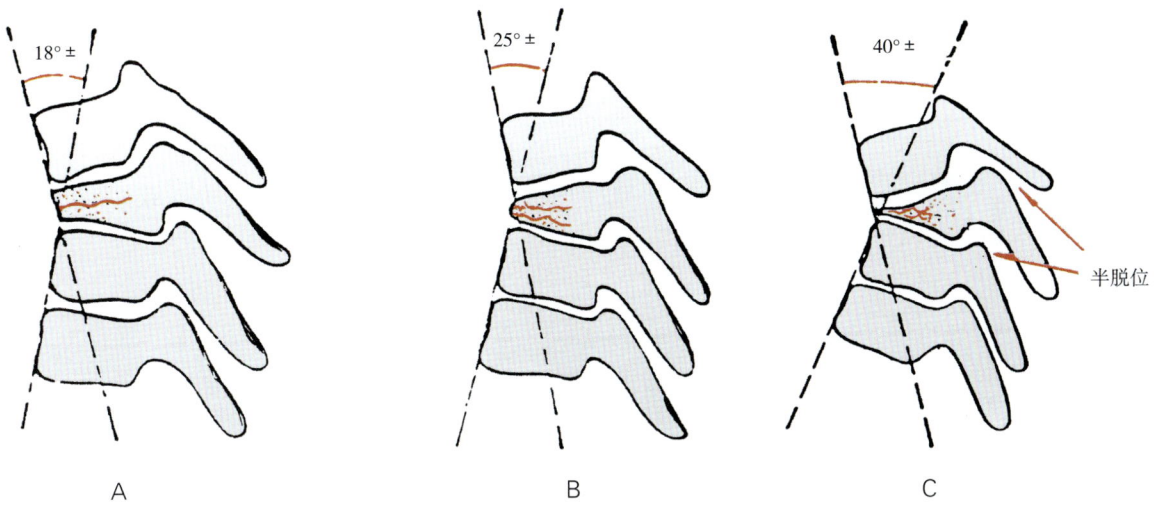

图3-2-1-1-8 椎体楔形压缩与椎节成角之程度示意图（A~C）
A.椎体前缘压缩1/2时，成角18°；B.压缩2/3时，则为25°；C.完全压缩时，可达40°

2. 椎体爆裂性（粉碎性）骨折 系垂直纵向暴力所致。当椎体爆裂时，由于前方及侧前方均有坚强的前纵韧带阻挡，因此，碎裂的椎体骨折片易向较为空虚的椎管方向发生位移，以致易引起脊髓损伤，其发生率明显高于前者。在椎体碎裂的同时，由于椎体的高度迅速缩小，以致上下椎节立即出现松动及位移，从而加剧了椎节的不稳。如暴力持续下去，则出现脊柱完全性损伤（图3-2-1-1-9）。

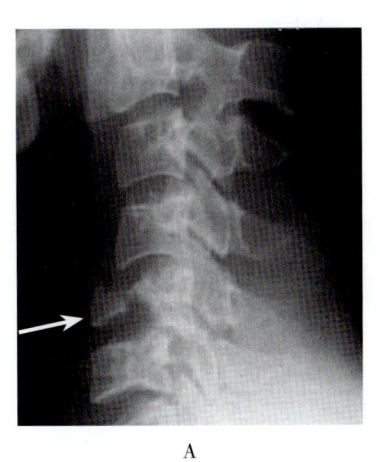
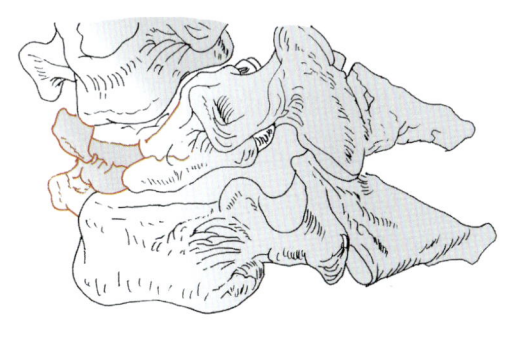

图3-2-1-1-9 C_5椎体爆裂性骨折及C_{5-6}半脱位（A、B）
A. X线平片侧位观；B.示意图

3. 急性椎间盘突出症 亦为较严重之颈椎损伤，尤其髓核脱向椎管方向者，大多伴有脊髓、脊髓前中央动脉和（或）脊神经根受压症状，如屈曲暴力继续作用于头颈部，则由于椎节的完整性已遭受破坏而易发生椎节脱位或半脱位（图3-2-1-1-10）。需尽早手术，恢复椎节的形态与高度，并同时施以椎节融合或椎间关节置换术。视病变的病理解剖特点酌情选择前路（多用）或后路手术，或前后联合施术（图3-2-1-1-11）。

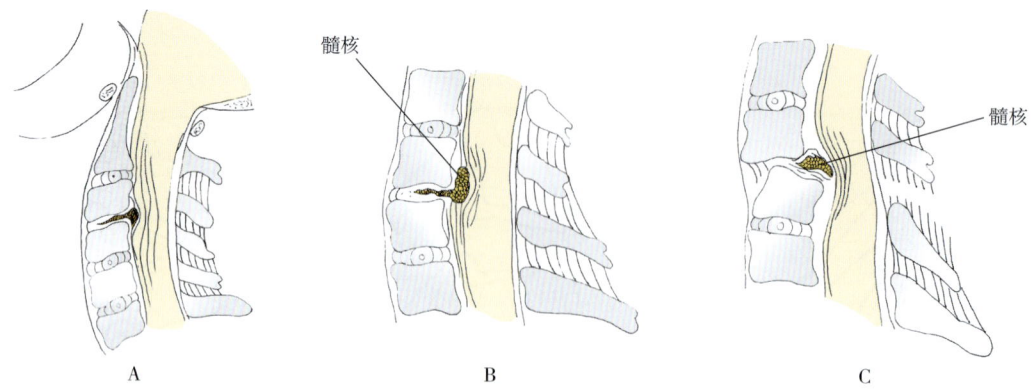

图3-2-1-1-10　急性、外伤性颈椎间盘突出症示意图（A~C）

A. 轻型髓核后突；B. 严重型髓核脱出；C. 前屈暴力继续，髓核突出之同时可引发椎节脱位

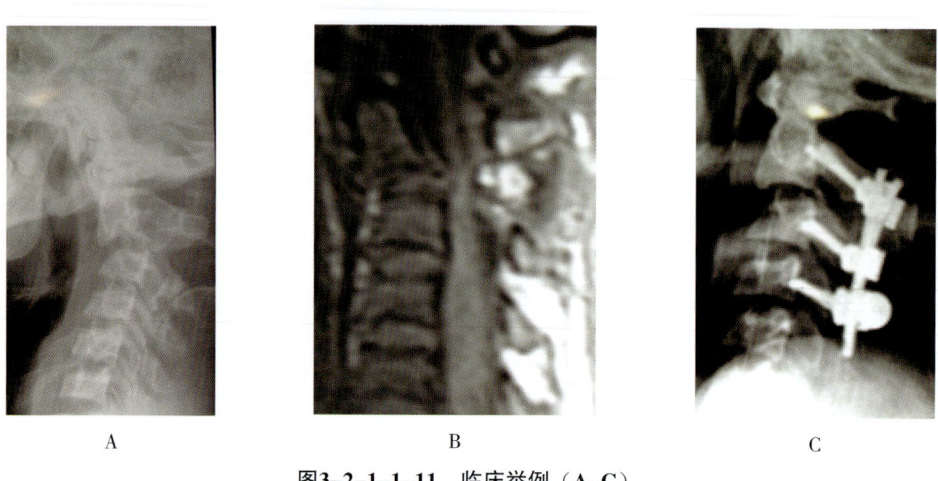

图3-2-1-1-11　临床举例（A~C）

$C_{2~3}$急性椎间盘突出症，行颈前路髓核摘除术+后路固定术　A. 术前侧位X线片；B. 术前MR所见；C. 术后X线侧位片

4. **小关节突骨折**　以下颈椎为多见，大多在头颈处于前屈状时突然遭受伴有水平或斜向暴力所致。如暴力持续下去，则引起关节脱位（交锁），此属脊柱完全性损伤，多合并脊髓受压或刺激症状（图3-2-1-1-12）。

5. **轻型过伸性损伤**　指作用力较轻，仅仅引起前纵韧带撕裂、部分椎节分离松弛者。此时椎节虽不稳定，但未造成颈椎椎节的连续性中断者。一般多伴有较轻的脊髓刺激症状（图3-2-1-1-13）。

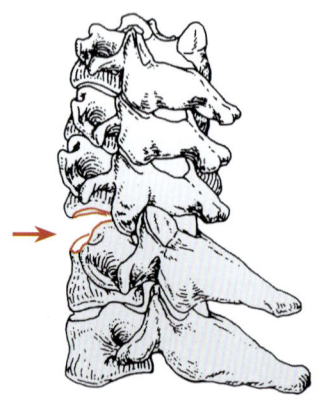

图3-2-1-1-12　单侧小关节损伤致旋转性脱位示意图

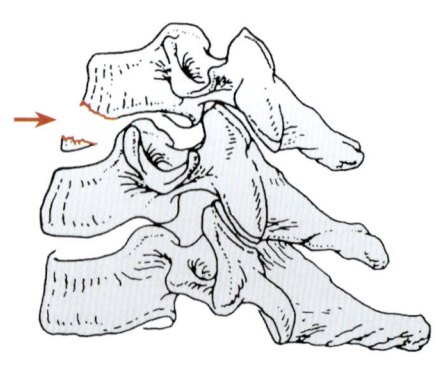

图3-2-1-1-13　伸展型骨折脱位示意图

三、完全损伤

指颈椎椎节之间的连续性完全中断者。多因强暴力所致,或暴力持续时间较长,以致发生脊柱不完全性损伤,并随着暴力的持续而使受损椎节的位移及破裂范围逐渐增大,最后使椎节的骨骼、韧带及椎管内的脊髓组织等完全受累,此时表现为小关节松动、移位或交锁,以致颈椎的连续性中断(图3-2-1-1-14)。此种损伤的病理改变视受累时椎节的体位、损伤机制的差异及暴力的持续时间等不同而轻重不一。轻者,仅表现为椎节的半脱位(多伴有脊髓损伤,个别不伴有脊髓损伤者称之为"幸运损伤",罕见)。重者不仅椎节局部呈现毁灭性破坏,且易合并其他损伤,以致患者全身情况危急。此类损伤包括颈椎椎节骨折脱位,重型过伸性损伤,椎体粉碎性、爆裂性骨折以及幸运性骨折脱位等。

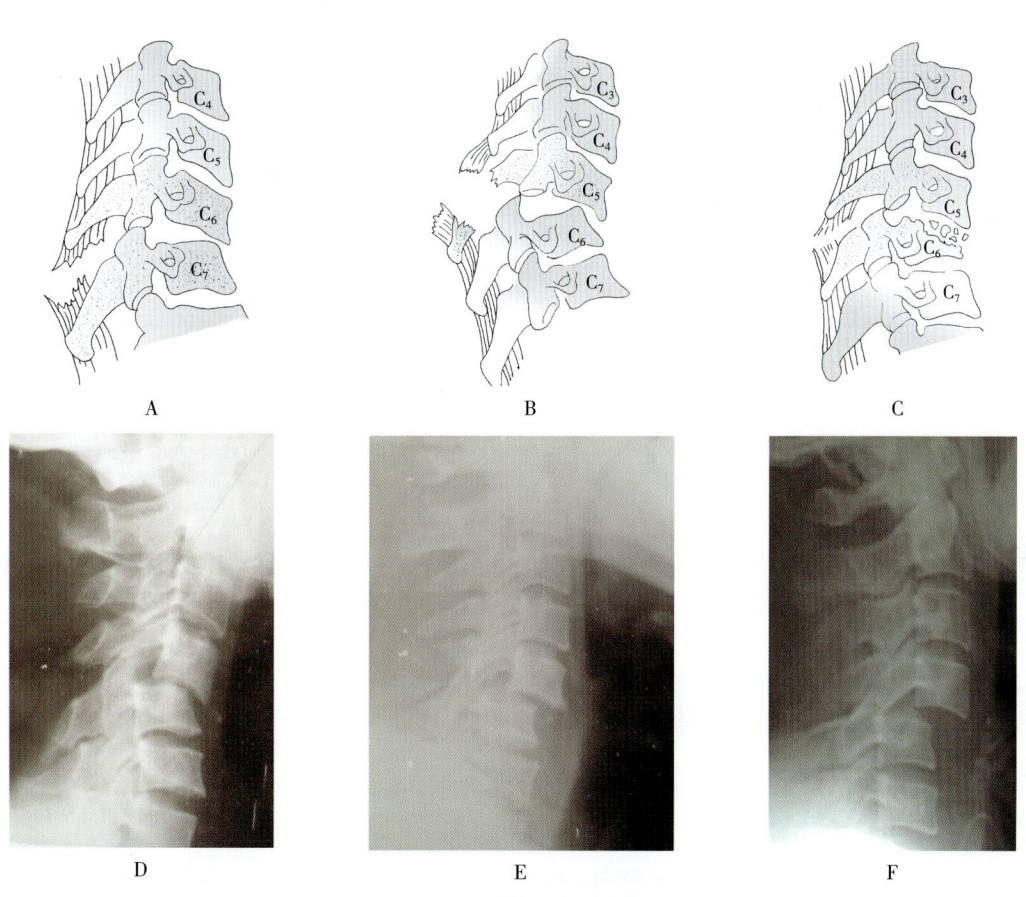

图3-2-1-1-14 完全性屈曲型损伤(A~F)

A~C.示意图:A.椎节韧带及关节囊完全撕裂,椎节半脱位;B.棘突平面骨折及椎节脱位,小关节交锁;C.同A,唯椎体呈粉碎、压缩及爆裂状骨折;D~F.临床病例:D.临床病例1:C_4~C_5小关节半脱位状;E.临床病例2:C_5~C_6椎节完全性脱位伴小关节交锁;F.临床病例3:C_4~C_5小关节完全交锁

在屈曲暴力作用的同时,如再加上垂直暴力,则可在引发屈曲型损伤同时,椎体出现爆裂性骨折(图3-2-1-1-15),从而增加了治疗上的难度。在屈曲型损伤过程中,如附加水平位暴力(多来自后方),则易引发一过性脱位(或半脱位)而伤及脊髓(图3-2-1-1-16)。此两种类型颈椎完全性损伤临床上并非少见,应注意。此外,临床上偶尔可遇到屈曲暴力,加上垂直暴力及水平位暴力,三者作用下可致使颈椎严重的骨折脱位及脊髓损伤(图3-2-1-1-17),此多见于恶性交通事故中,死亡概率较高。

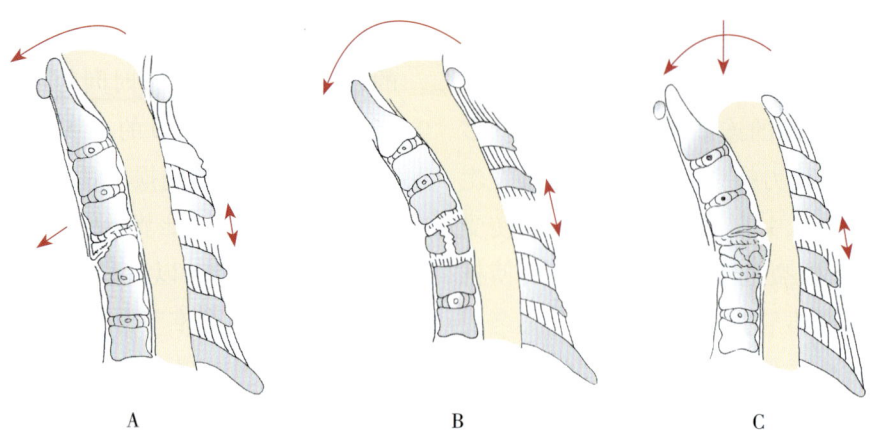

图3-2-1-1-15　颈椎屈曲+垂直暴力损伤示意图（A~C）

A.颈椎突遭受屈曲性暴力，可伤及椎骨及后方韧带；B.暴力加剧，则伤情更重；
C.如附加垂直暴力，则椎体可同时出现爆裂骨折

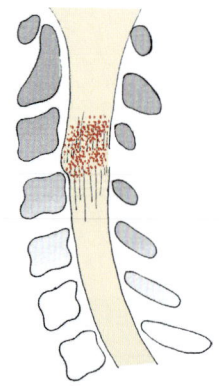

图3-2-1-1-16　屈曲加水平暴力易引发椎节半脱位或全脱位而伤及脊髓示意图

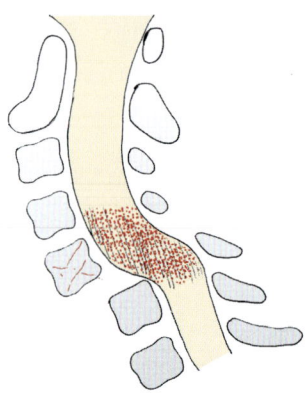

图3-2-1-1-17　屈曲、垂直及水平暴力三者同时发力则颈椎及颈髓损伤严重，死亡概率高示意图

四、下颈椎损伤的诊断要点

（一）重视临床

颈椎外伤机制可能比较简单，但每一具体病例可能十分复杂，尤其是涉及交通意外、高处坠落和运动伤等，对其病史必需详细了解，并从其复合伤、头颈部状态、面额部皮肤擦伤等加以综合判定。对伴有昏迷之病例，应对其同伴及现场人员尽多地了解其致伤机制。同时应按神经科病例进行全身性体检，以防遗漏。凡患者诉说屈颈时全身自上而下有电击感者务必注意（图3-2-1-1-18），此为颈髓受压或受刺激的首发症状，笔者曾发现多例，应全面作影像学检查。

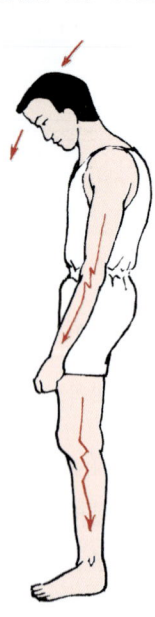

图3-2-1-1-18　突然屈颈电击感示意图

颈部外伤后有自上而下的电击感（手、足），尤其在突然屈颈时，表明颈髓已受波及示意图

(二)有目的的选用影像学技术

常规的颈椎正侧位片是必不可少的,除可立即判定骨折脱位等明显损伤外,椎前阴影的厚度及椎节前缘撕脱骨折等则为颈椎过伸性损伤的诊断提供有力的证据。对患者主诉强烈而普通X线平片上无特殊发现者,则需行CT或MR检查（图3-2-1-1-19）。有条件的病例及单位,CT和CTM不妨作为颈椎外伤者的常规检查项目,以确保诊断的可靠性和对今后治疗措施的选择。在影像学检查时,凡发现颈椎中柱受损的病例应高度重视(图3-2-1-1-20),此处骨折脱位甚易同时伤及脊髓、脊神经根及椎动脉,且可破坏椎节的稳定性。

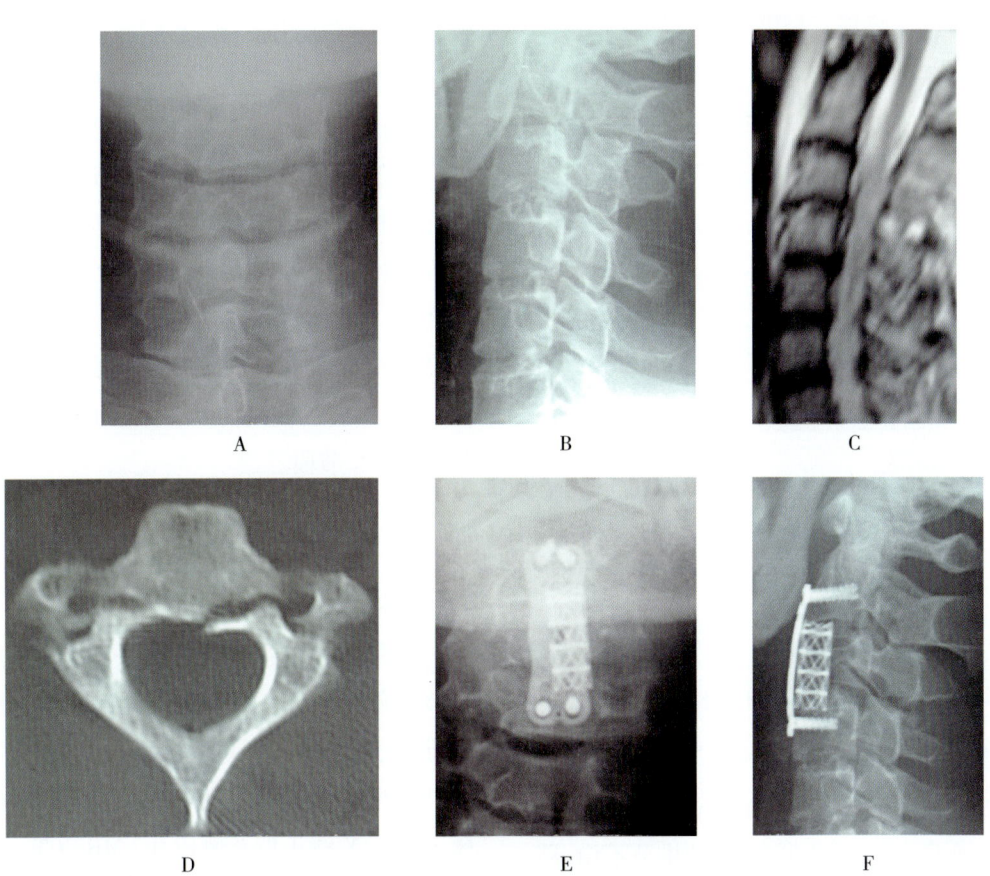

图3-2-1-1-19　临床举例（A~F）

男性,31岁,C3椎体后缘横形骨折　A.B.伤后X线正侧位片无明显发现；C.MR矢状位无明显改变；D.CT扫描在C3水平位显示椎体后缘横形骨折；E.F.行C3椎体次全切除+钛网+钛板内固定术X线正侧位片

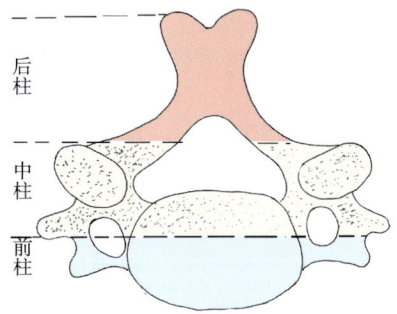

图3-2-1-1-20　三柱理论示意图

颈椎三柱中的中柱不仅是椎节稳定性的主要解剖部位,且是颈髓、颈神经根和椎动脉的骨性保护伞,外伤时应认真检查此区是否波及

第二节 下颈椎各型骨折脱位的诊断与治疗

一、颈椎椎体楔形、压缩性骨折

(一)概况

颈椎椎体楔形压缩性骨折临床上多见,症状轻,暴力主要波及椎节前柱(图3-2-1-2-1),因此其大多属稳定型。

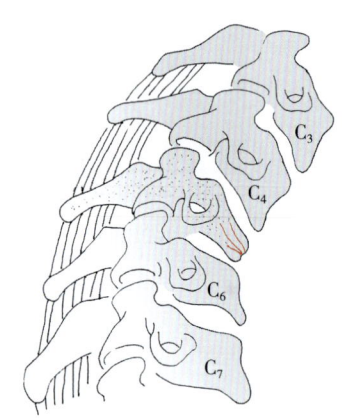

图3-2-1-2-1 颈椎椎体压缩性骨折示意图

但如果椎体压缩过多,伤椎上下椎体前缘延长线所形成的夹角达40°左右或超过40°时,后方小关节咬合变异,甚至呈半脱位状,使椎节不稳,易引发脊髓损伤(图3-2-1-2-2),在处理上应注意。

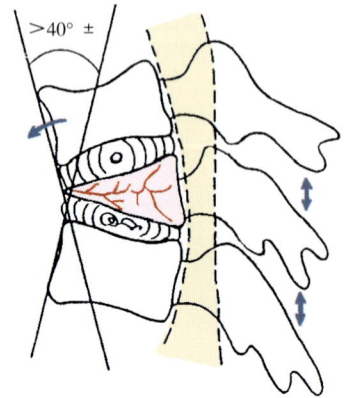

图3-2-1-2-2 椎体严重楔形变可危及脊髓示意图
颈椎椎体严重楔形压缩,可致椎节后方小关节咬合变异,甚至半脱位,并易伤及脊髓

本型致伤机制主要由纵向前屈压缩暴力所致,视椎体前缘压缩程度不同,所引起的局部病理解剖改变亦不一样。60%~70%之病例属于轻型,少有继发性改变,少数椎体严重压缩者,由于棘突间隙呈楔形增宽及椎体的楔形压缩,可引起明显的椎节不稳,包括椎管延长、椎管矢状径减少及椎间盘后突,甚至继发椎节后方小关节咬合变异(半脱位)及脊髓受牵拉,可出现脊髓前中央动脉症候群。此时已从单纯的前柱而波及中柱及后柱,属三柱损伤。多见于C_5、C_6椎节,其次是C_4及C_7节段。

(二)临床表现与诊断

此种损伤的临床表现除颈椎损伤一般症状外,主要为屈颈被迫体位,抬头困难,并于后方小关节处伴有压痛。如压缩严重或椎管狭窄,或颈椎椎节已有明显退行性变,则可出现严重脊髓或脊神经根受累症状。其诊断主要依据外伤史、临床表现及X线正位及侧位片,MR、CT及CTM等检查有助于进一步确诊。

(三)治疗

视损伤程度不同而有所区别。对大多数属于前柱受累的轻型病例治疗较为简单。但少数严重型者,由于为三柱同时受累,在决定治疗方法选择时,包括手术疗法等均需全面考虑。

1. **单纯稳定型** 一般稳定型压缩性骨折是指椎体前缘纵向压缩小于1/3者(25%~30%),位移小于3mm及成角小于10°者。此种损伤少有累及中柱及后柱者,因此归属稳定型。

对早期急诊病例,可先试以仰伸位复

位,即利用头颅自重改善骨折错位状态(图3-2-1-2-3),或是采用卧床持续牵引2~3周后再行头-颈-胸石膏固定4~6周。牵引重量一般为1.5~2kg;牵引力线早期呈平行状,1~2天后改为略向后方仰伸,以有利于压缩性骨折的复位。牵引1~3周后,视病情不同可上头-颈-胸石膏下床活动(图3-2-1-2-4),个别轻型病例,或恢复期者亦可选用充气式颈围(图3-2-1-2-5)。

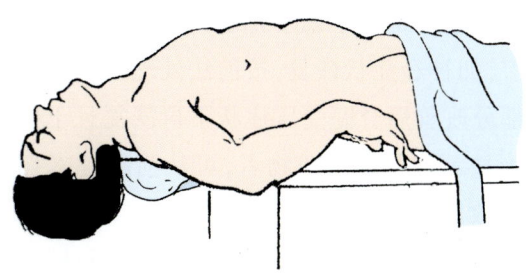

图3-2-1-2-3　头部自重复位示意图
颈椎屈曲性损伤早期病例可在密切观察下先试以仰颈(头颅)自重复位,持续3~5min后拍颈椎侧位片观察复位情况,复位后改为平卧位,不宜多次重复进行

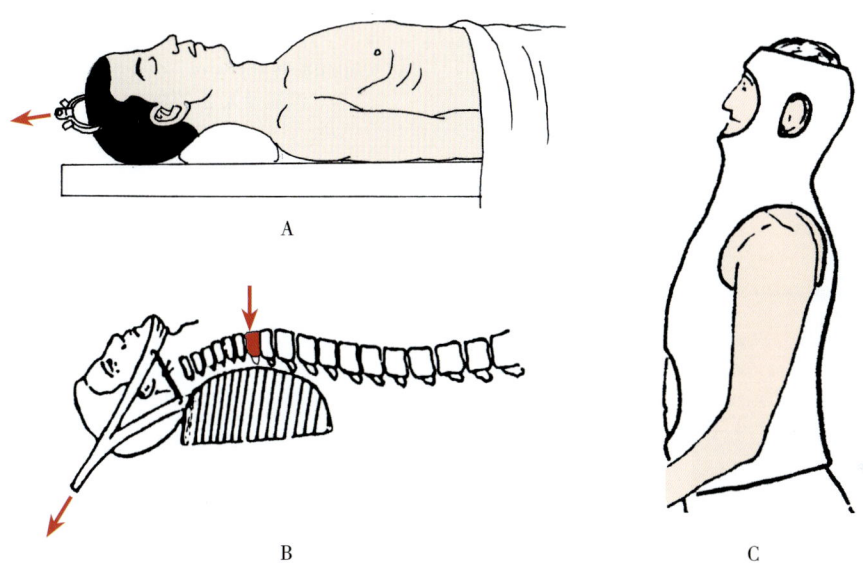

图3-2-1-2-4　下颈椎压缩性骨折时的牵引体位及头颈胸石膏示意图(A~C)
A.水平位牵引;B.仰伸位牵引;C.头颈胸石膏

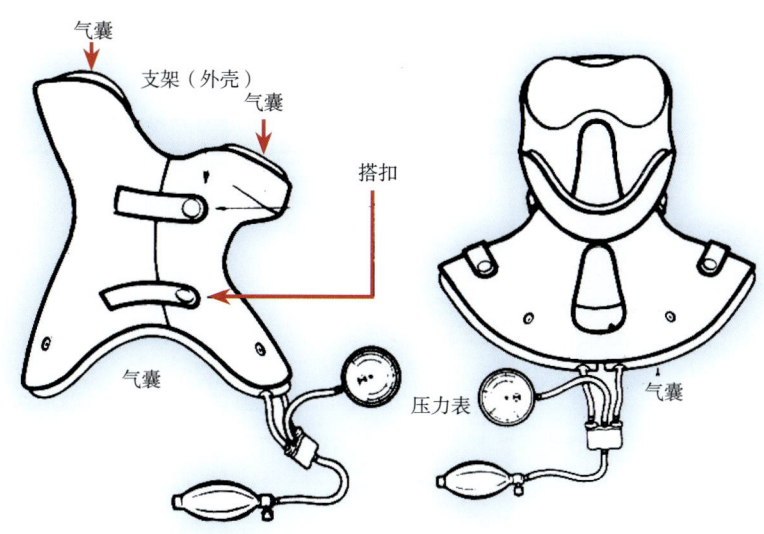

图3-2-1-2-5　颌胸充气颈围示意图

2. **合并椎节不稳及脊髓损伤者** 先行颅骨牵引,如神经症状恢复,按前法处理。症状加剧或部分改善后脊髓受压症状不再恢复且于椎体后缘显示有骨性致压物者,可从前路施术切除骨性致压物(多为椎体后缘之部分或大部分),并行植骨融合或内固定术。大多数骨科医师都选用颈椎前路钛网+锁定钛板、人工椎体或界面固定术(图3-2-1-2-6)。对致压物来自前方者,则需从前方减压+钛板内固定术,亦可酌情选用钛网、髂骨块或人工椎体等,在恢复椎节高度的同时,恢复椎管矢径及椎节稳定性(图3-2-1-2-7、8),术中切勿伤及血管及迷走神经等重要组织。

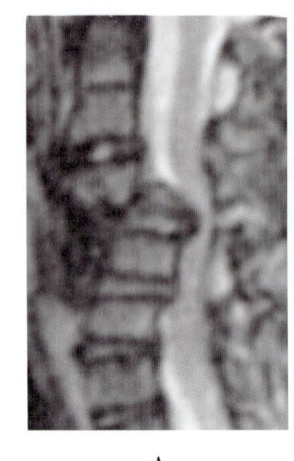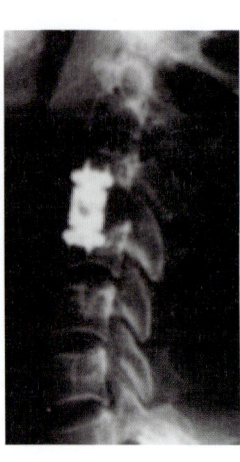

A   B

图3-2-1-2-6 临床举例(A、B)

A. 术前MR检查所见:C_4、C_5骨折脱位;B. 同一病例,开放复位、减压及人工椎体植入术后X线侧位平片所见

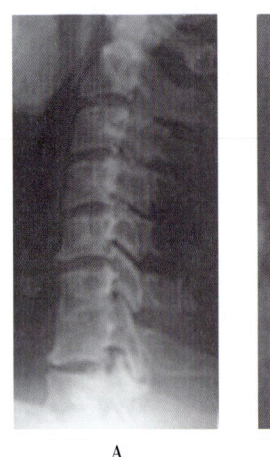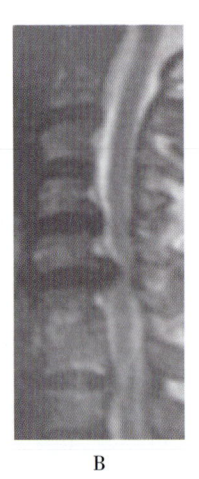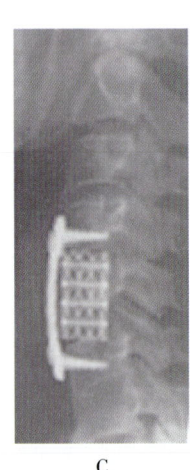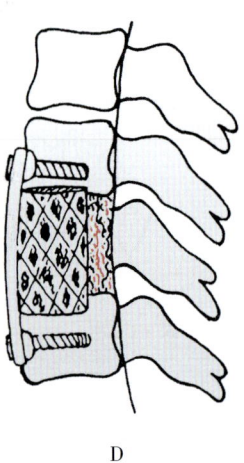

A   B   C   D

图3-2-1-2-7 临床举例(A~D)

钛网加钛板螺钉固定用于治疗颈椎椎节不稳定 A. 外伤性椎间盘突出合并颈椎不稳;B. MR矢状位观;C. 行C_5椎体次全切除减压+钛网植骨+钛板固定术;D. 手术示意图

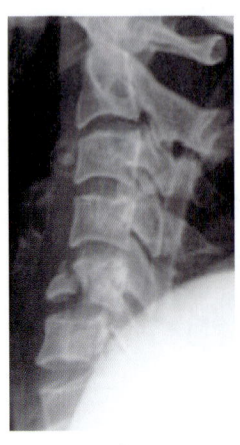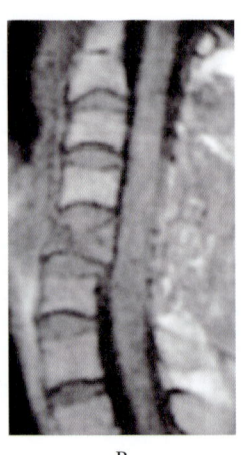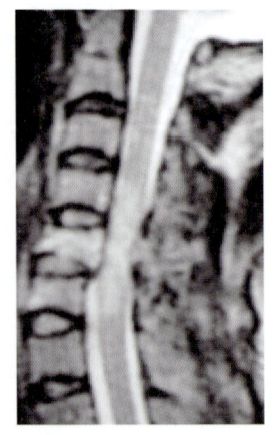

A   B   C

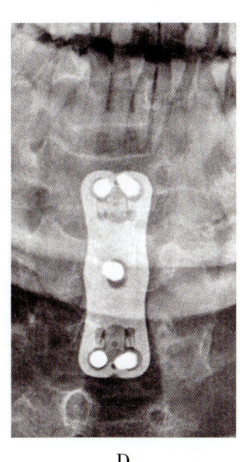 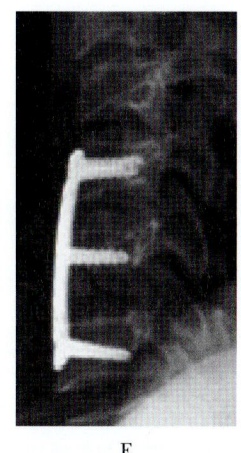 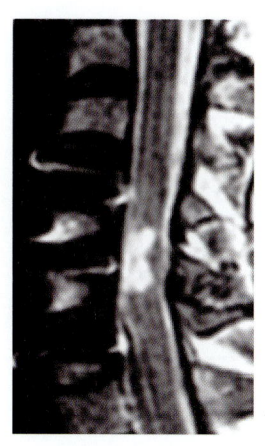

D   E   F

图3-2-1-2-8　临床举例（A～F）

A. 车祸致C_5椎体压缩及爆裂性骨折X线侧位片；B.C. 同前，MR矢状位所见；
D.E. 行C_5椎体次全切除减压+髂骨块植骨+钛板内固定术后X线正侧位片；F. 术后半年MR检查所见，显示椎管形态已恢复

对需同时后路减压或椎管探查者，亦可选择后路术式，包括椎板切除减压术、扩大性（根治性）椎板切除减压术（图3-2-1-2-9），颈椎后路H型（形）植骨块撑开植骨术及钛缆固定术（图3-2-1-2-10），椎板扩大切除减压＋根管减压术（图3-2-1-2-11），术后均可辅以侧块螺钉或椎弓根螺钉技术（图3-2-1-2-12）等，使施术椎节获得稳定与撑开效果。对于仅仅需要行融合术者，不妨采用Dewar技术（或改良的Dewar技术），或采用侧块钢板螺钉技术等，其术式分述于后。

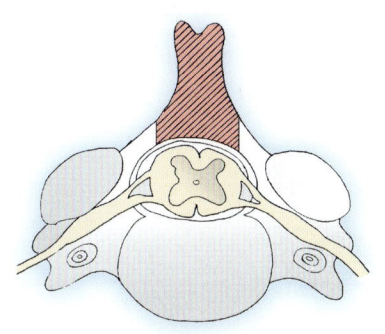

图3-2-1-2-9　颈后路减压术示意图（A、B）

A. 常规颈椎椎板切除减压术；B. 扩大性颈椎椎板切除减压术

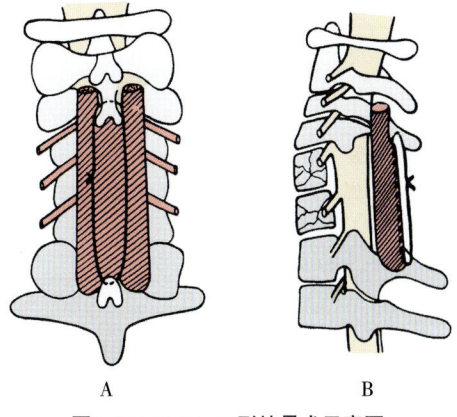

图3-2-1-2-10　H形植骨术示意图

A. H形植骨块撑开植骨+钛缆固定术后方观；B. 同前，侧方观

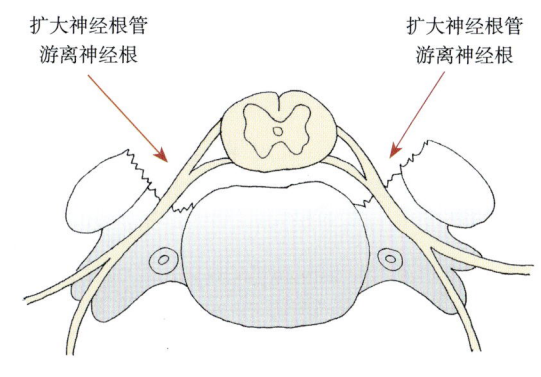

图3-2-1-2-11　椎板扩大减压+根管减压术示意图

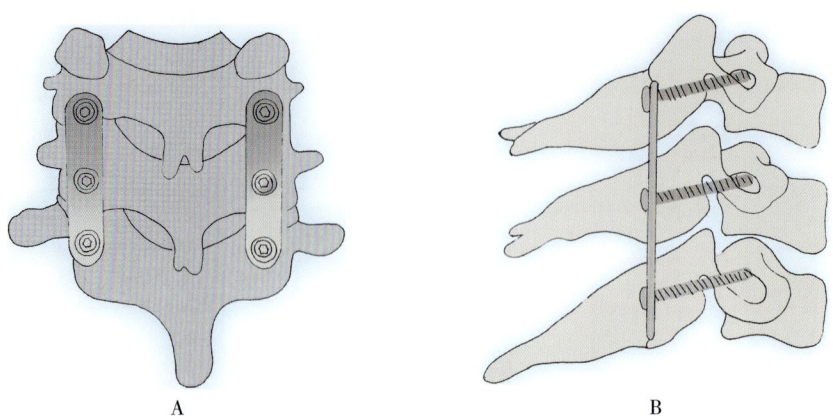

图3-2-1-2-12　颈后路椎弓根钛板加螺钉内固定术示意图
A.后面观；B.侧面观

（1）Dewar技术：

① 暴露术节：按常规暴露棘突、椎板及关节突之后，并用C-臂X线定位。

② 切取髂骨：自髂嵴取骨，修剪成相应大小，并将骨块的松质骨面修整为脊椎两侧各放置一块大小与脊椎相同形状、相符合的骨块。

③ 棘突基底部钻孔、钢丝固定：在融合节段通过骨块与棘突基底部钻孔。与改良的Gallie手术相似，也可用带螺纹克氏针经皮穿刺通植骨块钻入棘突。剪短克氏针，使其在棘突两侧各外露1cm。然后用18号钢丝绕过克氏针（见前章第四节），如图3-2-1-2-13A、B所示，于中线处拧紧。经这种方式，植骨块被固定到位，棘突间得到稳定。

（2）改良的Dewar技术　即采用垫纽结构代替带螺纹克氏针，此种用于脊柱侧弯节段固定之垫纽为直径8mm的不锈钢圆盘，其与配套的18号不锈钢丝（图3-2-1-2-13C）。

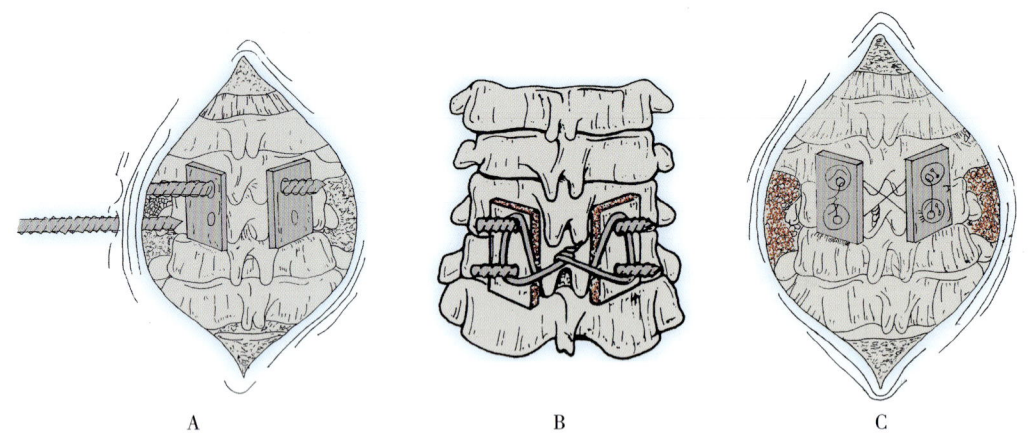

图3-2-1-2-13　下颈椎融合的Dewar技术示意图（A~C）
A.将被修剪成形的皮质-松质骨块贴附于需融合节段脊椎棘突的两侧，用螺纹克氏针插入棘突基底部固定；
B.再用钛缆（钢丝）8字形结扎固定，使受损椎节变为稳定状态；C.改良式Dewar融合术

（3）侧块钛板螺钉技术　目前有各种设计，其原理是通过颈椎侧块螺钉将钛板（或棒）固定至颈椎侧后方，以达到伤椎稳定，并酌情辅以撑开（或压缩）作用而获得复位效果（图3-2-1-2-14）。

（4）对于损伤严重、椎节极度不稳者　根据经验应同时施以前后路减压融合固定术（图3-2-1-2-15）。

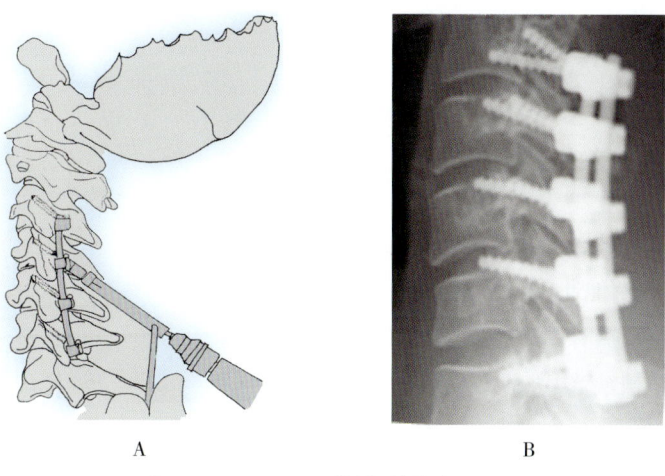

图3-2-1-2-14　侧块钉棒技术（A、B）

A.示意图；B.X线平片侧位观

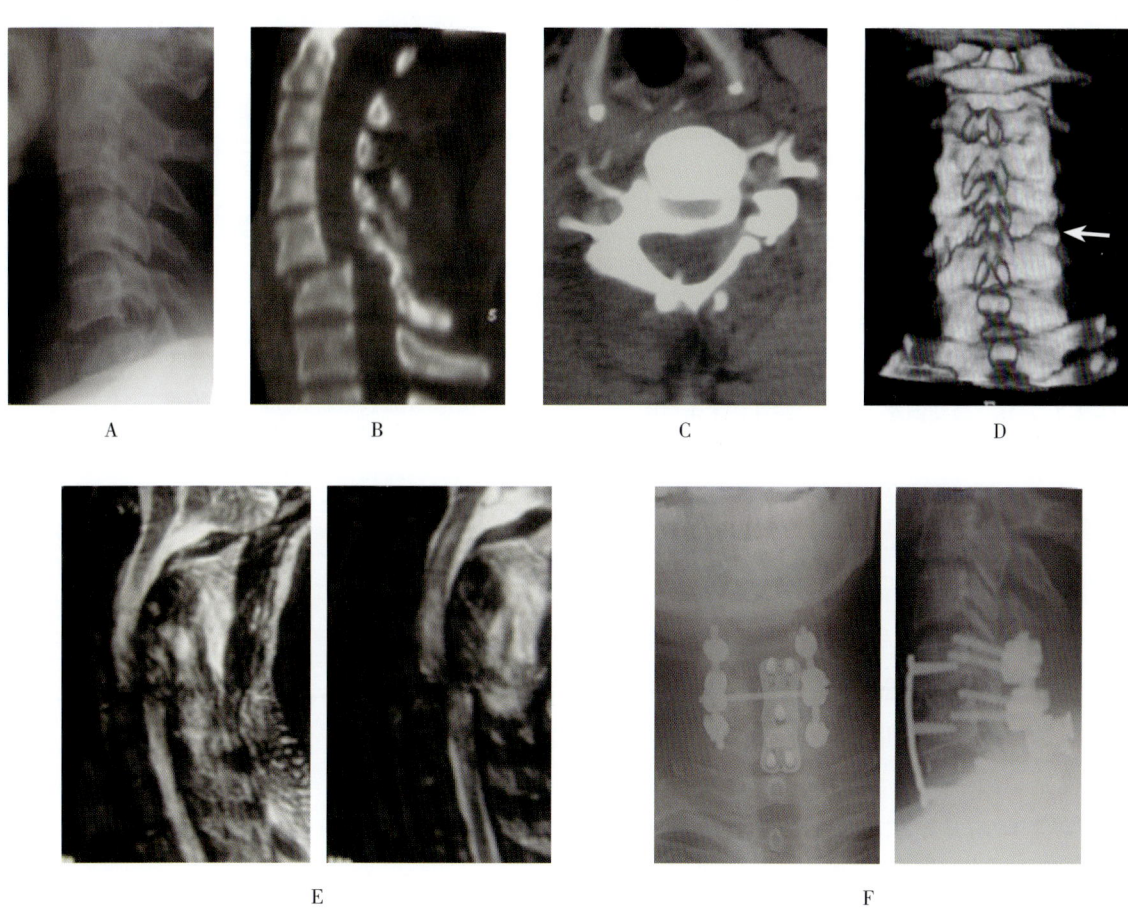

图3-2-1-2-15　临床举例（A~F）

A.车祸致$C_{5~6}$脱位，X线片侧位观；B~D.同前，CT扫描及重建；E.同前，MR影像所见；
F.同一病例，行前路复位+钛板固定+颈后路椎弓根钉（或用侧块螺钉）固定术后正侧位X线平片

（5）合并钩椎关节损伤者 主要见于侧方压缩楔形变之病例，绝大多数患者可通过牵引疗法获得矫正，并缓解对脊神经根或椎动脉的压迫。仅个别病例需行侧前方切骨减压术（术式见第三卷第二篇第二章第二节）。

（6）紧急状态处置 在战争或灾害情况下，对颈椎不稳，又需送转他地处理，加之手术材料缺乏情况下，亦可在对颈椎复位前提下，用医用钢丝作颈椎棘突结扎固定术（图3-2-1-2-16）。上椎节处钢丝需穿过棘突根部骨质，以防滑脱。

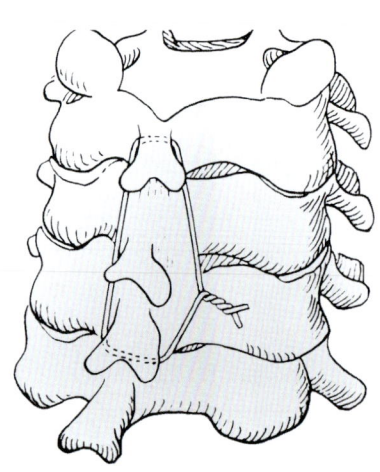

图3-2-1-2-16 棘突钢丝（钛镜）结扎技术示意图

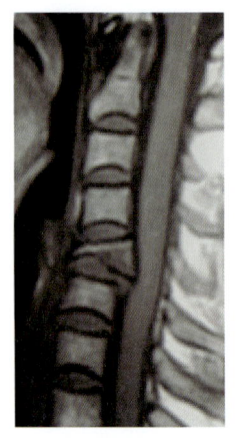
A

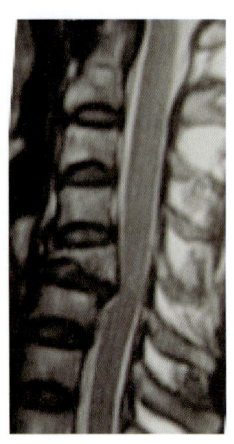
B

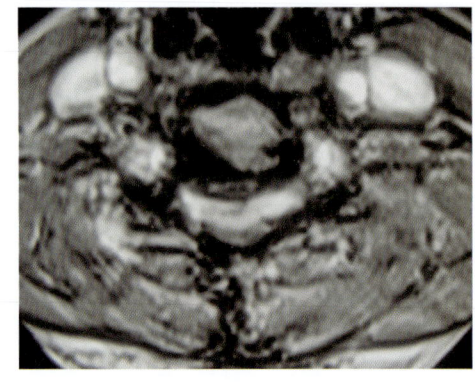

C

图3-2-1-2-17 临床举例（A~C）

椎体爆裂性骨折，易引起脊髓损伤及椎节不稳 A.B. MR矢状位T_1、T_2加权像显示C_5椎体屈曲+爆裂骨折征，椎体后方碎骨块已侵入椎管；C.MR横切面，见碎骨块侵及椎管

二、椎体爆裂性骨折

（一）概况

椎体爆裂性骨折又称之垂直型压缩性骨折，其较前者少见，多属不稳定型。因骨折片易侵入椎管，故截瘫发生率高，应重视（图3-2-1-2-17）。其致伤机制是因纵向垂直压缩暴力所致，因此多发生于施工现场及坑道作业时。以C_5、C_6椎体多见，其次为C_4、C_7椎体。此时后纵韧带易同时受损常致骨折片突至椎管而伤及脊髓或脊神经根。同时伴有严重前屈者，其损伤更为严重（图3-2-1-2-18）。部分病例椎弓可同时受累并表现粉碎骨折状，由于前、中、后三柱连续性丧失而显示椎节不稳定。

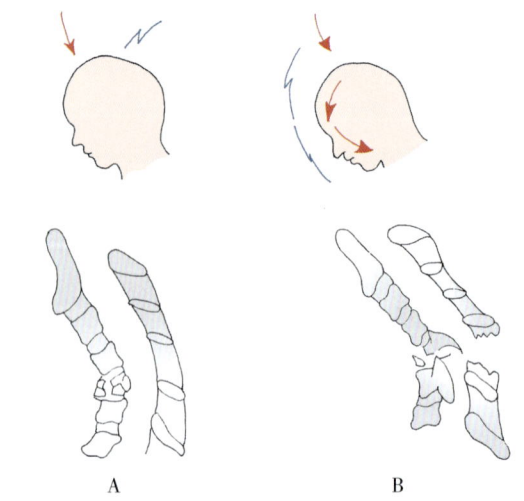

图3-2-1-2-18 椎体爆裂性骨折致伤机制示意图（A、B）
A. 以垂直暴力为主者伤情相对较轻；
B. 垂直+前屈暴力所致损伤较前者严重

（二）临床表现与诊断

临床表现除一般颈椎外伤症状外，其主要特征是伤情较重、瘫痪发生率高及颈部和上肢症状明显。依据外伤史、临床表现及影像学检查可以明确诊断。

在读片时应注意，如果后纵韧带连续性中断，而骨折片又与断裂的后纵韧带相连时，牵引疗法则无法使骨折碎片还纳，多需手术处理（图3-2-1-2-19）。

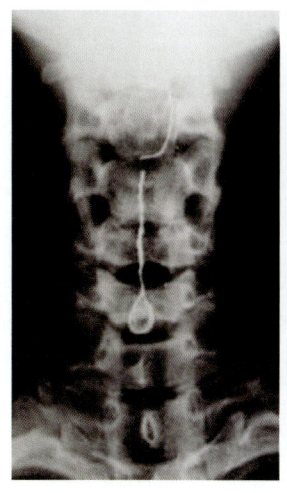
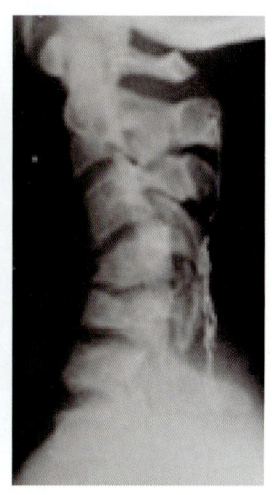

图3-2-1-2-20 临床举例（A、B）
颈椎后路钢丝内固定易引起断裂而使椎节固定失败
A.X线正位片；B.X线侧位片

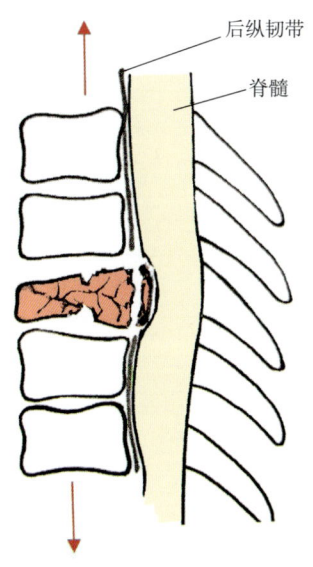

图3-2-1-2-19 后纵韧带断裂影响骨片还纳示意图
爆裂骨折后方碎骨片如与断裂之后纵韧带相连，牵引时由于力的传导中断而无法使该骨折片还纳示意图

（三）治疗

1. **一般原则** 除一般性急救及治疗措施外，应依据具体伤情进行处理。既往认为后路固定融合的认识已受到挑战。因为后路手术并不易获得有效的减压和固定而使治疗失败，多需附加另外的手术。因此，目前多主张采取前路减压、融合及钛板螺钉固定术。对损伤严重者可同时行颈后路减压及后方固定术，但不应选用单纯的钢丝（或钛缆）结扎固定术，因其强度不足以对抗颈部肌肉，以致引起钢丝断裂而失效（图3-2-1-2-20）。

2. **各型病例的治疗**

（1）无脊髓损伤者 宜选用颅骨持续牵引3~5周，而后更换头－颈－胸石膏固定4~6周。亦可采用Halo支具进行牵引与固定。为早日重返社会，也可选择手术疗法。

（2）伴不全性脊髓损伤者 在综合疗法（脱水、保持呼吸道通畅等）实施下，予以牵引。如神经症状明显减退或消失，按前法处理。如加重、无改善或恢复到一定程度即停滞不前时，应采取前路手术切骨减压术，并辅以植骨融合或内固定术（图3-2-1-2-21~23）。在手术操作时务必小心，切勿使骨片进一步向椎管方向位移，以防由不全性瘫痪转变成完全性瘫痪。对椎体（椎节）压（短）缩明显者，亦可在切骨减压基础上选用人工椎体撑开（图3-2-1-2-24）。

（3）伴完全性脊髓损伤者 其多属颈椎完全性损伤，若无更为严重的并发伤，应待病情稳定后尽早施术（前路为佳），切除碎骨片、减压及固定术，并恢复颈椎的稳定有利于患者的根性症状恢复（改善上肢及手部功能），早期活动、护理及康复。

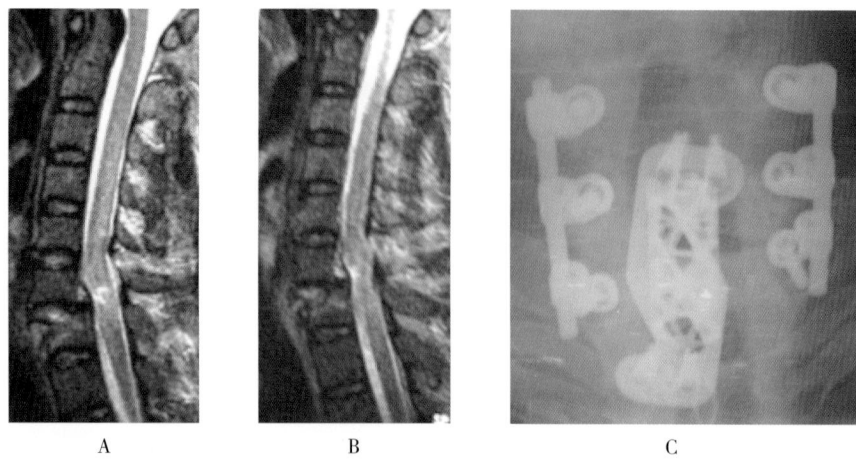

图3-2-1-2-21　临床举例（A~C）

C_7椎体爆裂骨折：A.B. 术前MR所见，显示C_7椎体爆裂性骨折、$C_{6~7}$半脱位及脊髓内液化灶；C. 前后路减压术后正位X线片

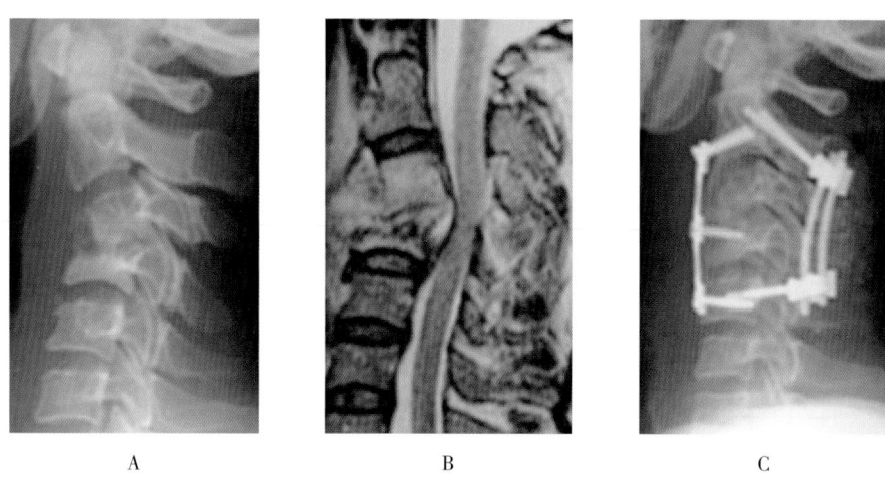

图3-2-1-2-22　临床举例（A~C）

C_4椎体爆裂性骨折伴$C_{3~4}$脱位：A. 术前X线侧位片；B. 术前MR侧位观；C. 开放复位、减压及前后路内固定术后X线侧位片

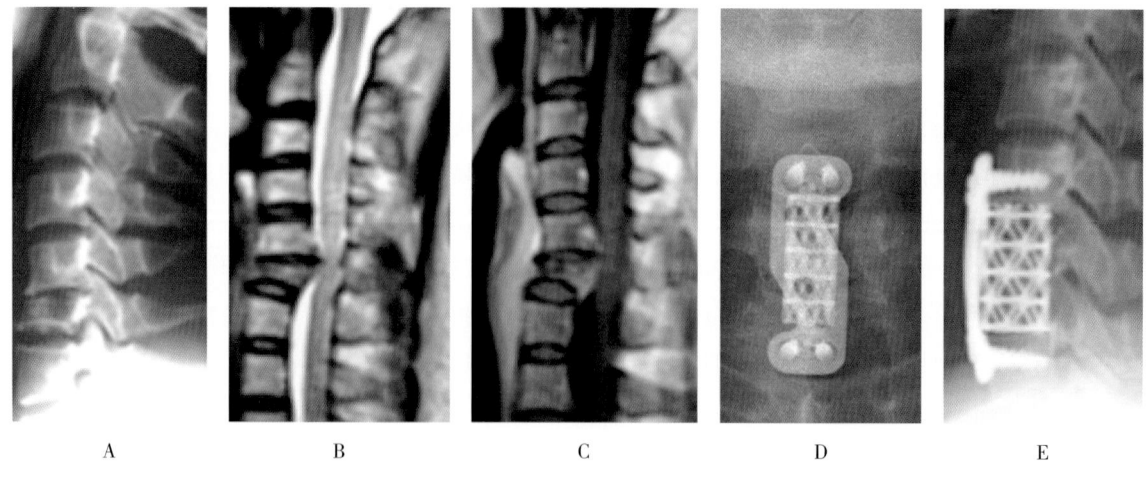

图3-2-1-2-23　临床举例（A~E）

C_6椎体爆裂性骨折致不全瘫：A. 术前X线侧位片；B.C. 术前MR所见；
D.E. 前路椎体次全切除+钛网植骨+钛板固定术后X线片正侧位片

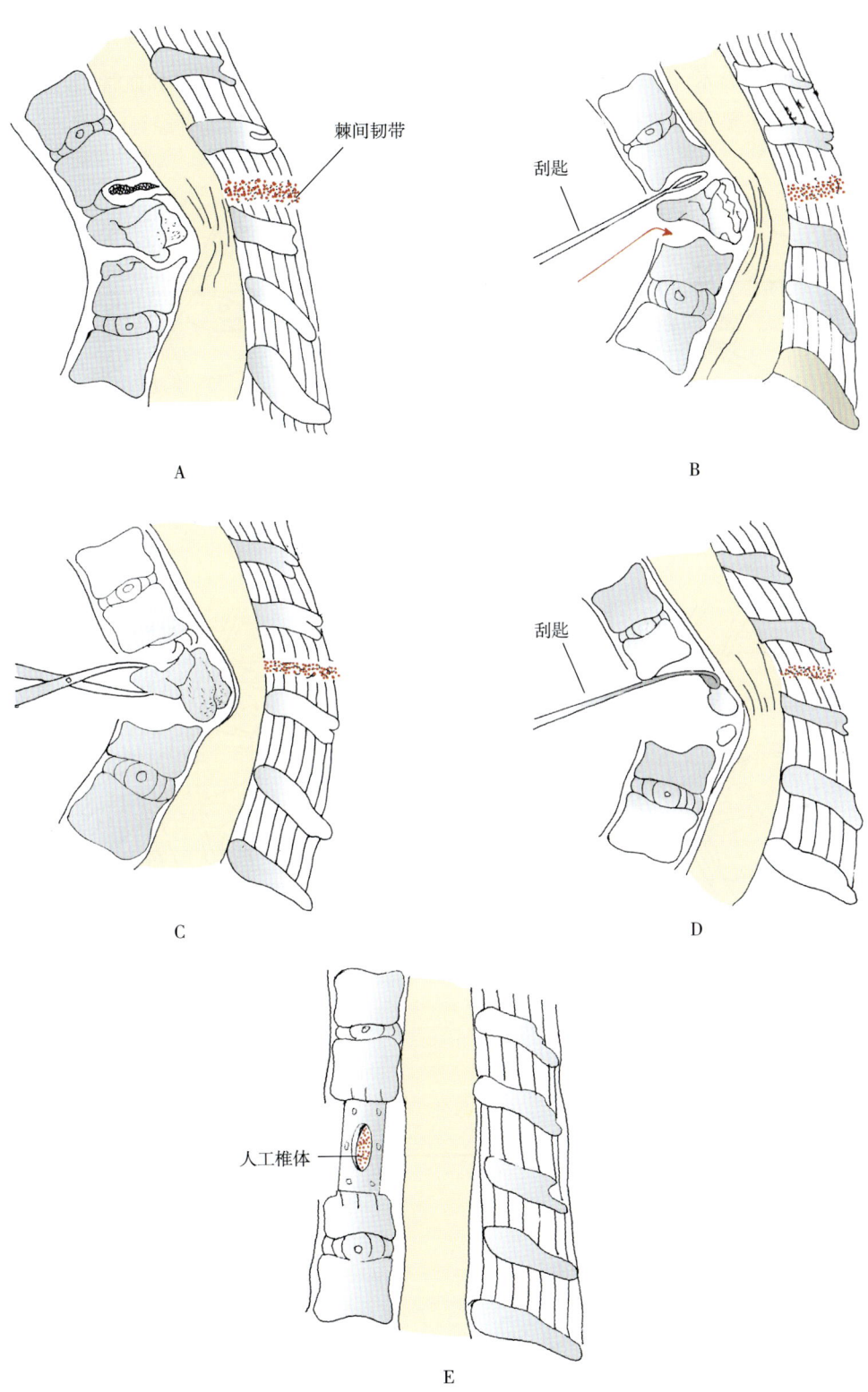

图3-2-1-2-24　人工椎体置入术式示意图（A~E）

颈椎压缩+垂直暴力所致压缩、爆裂骨折手术：A.致伤状态；B.切开上下椎间隙，刮除髓核；C.摘除碎骨块；
D.刮除椎管前方骨块；E.放置人工椎体，撑开、恢复椎节高度和曲度

（4）晚期病例　对椎节失稳者，宜行椎节融合术。其中伴有不全性脊髓伤的患者，多需行前路切骨减压及撑开植骨融合术（图3-2-1-2-25、26）。对完全性瘫痪病例，主要是通过根性减压及上肢手术重建手腕部功能。此类病例操作时手术难度较大，尤其病程久者，因此操作时务必细心、耐心，切不可伤及邻近的神经和血管，并熟悉局部解剖，包括喉返神经和迷走神经等（图3-2-1-2-27）。

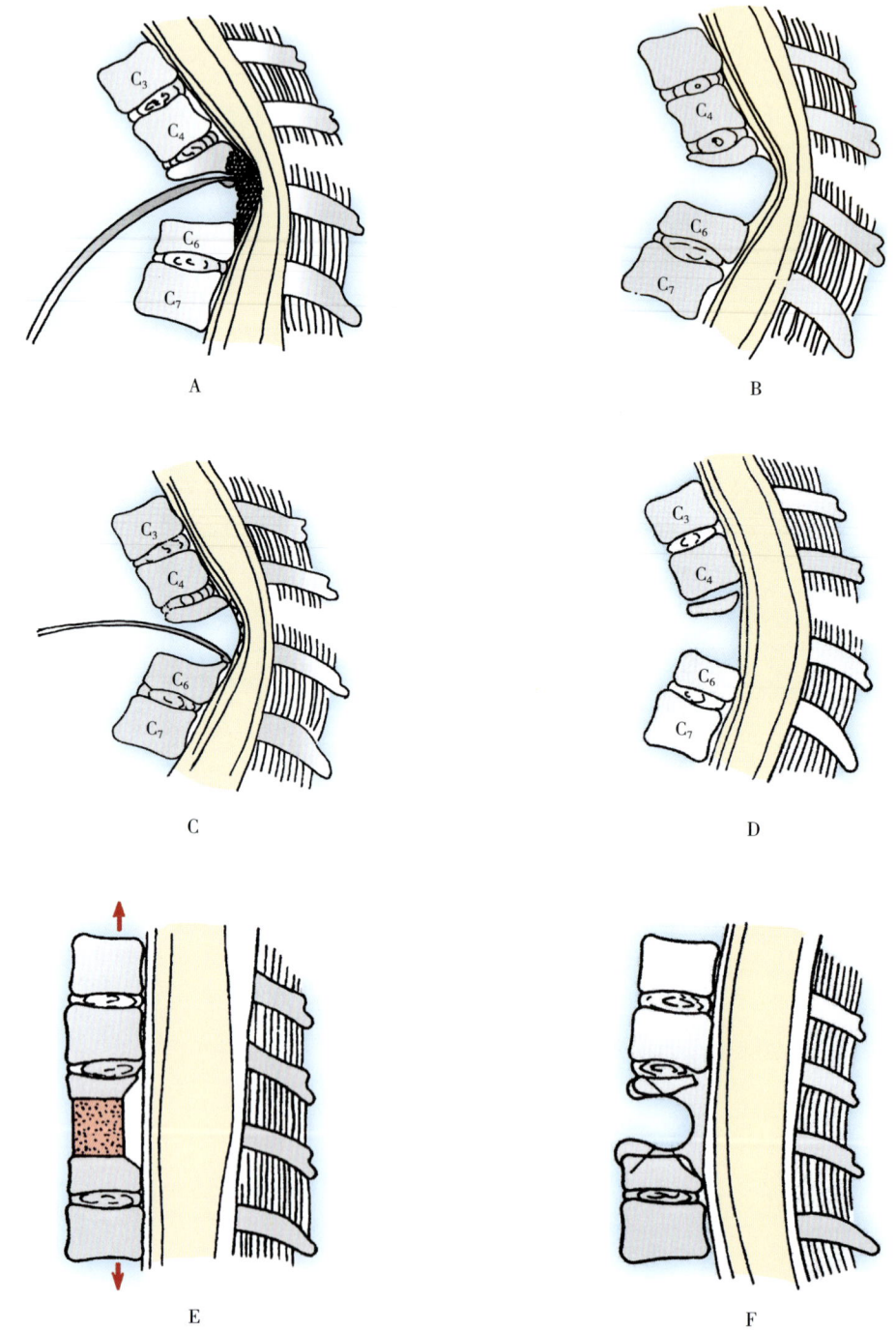

图3-2-1-2-25　晚期病例术式示意图（A~F）

下颈椎椎体爆裂骨折晚期病例前路减压：A. 凿骨开窗并切除骨性致压物前方的骨质与椎间盘；B. 已将骨性致压物前方的骨质与椎间盘切除完毕；C. 在骨性致压物薄壁上开窗后再分段全部切除；D. 彻底减压后，后纵韧带立即向前方膨出；E. 在牵引下将骨块（或钛网+钛板）植入，矫正成角畸形；F. 对椎节压缩明显者也可选用颈椎椎体间人工关节

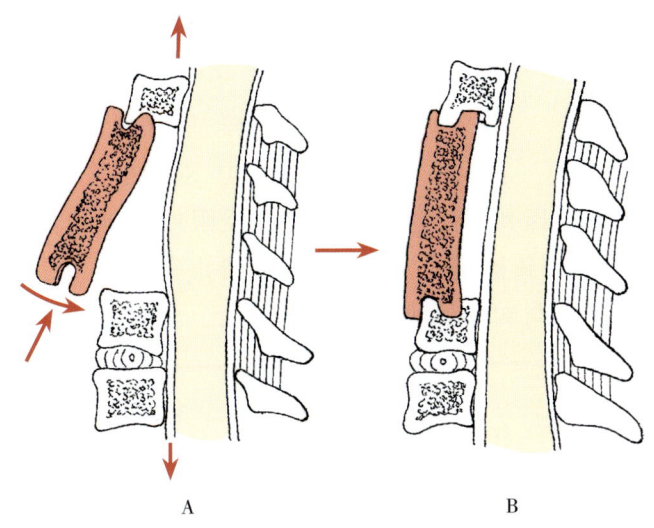

图3-2-1-2-26　髂骨条撑开植骨术示意图（A、B）
A.对双节段椎体切除者，在牵引下取髂骨块修成上下双槽状嵌入椎节；B.髂骨条已嵌入椎节

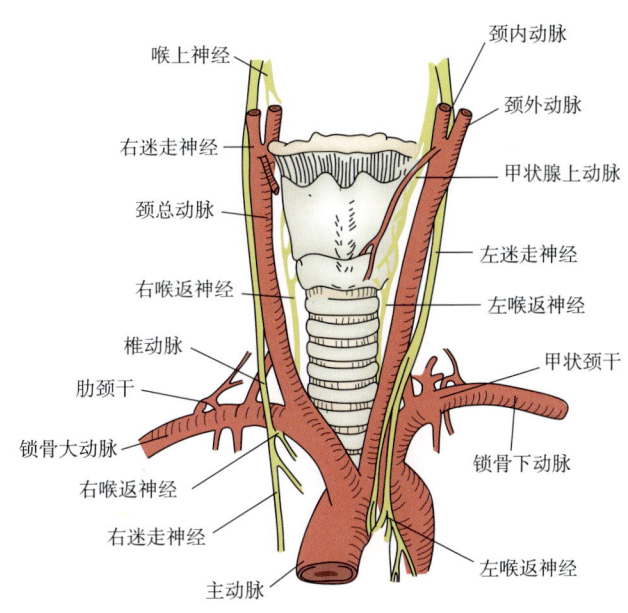

图3-2-1-2-27　颈部局部解剖示意图
术中操作时务必注意血管、喉返神经及迷走神经走行，切勿损伤

应注意防治各种并发症，主要是肺部坠积性肺炎、深静脉栓塞及褥疮等。

（三）预后

其预后较前者明显为差，尤以颈椎椎管狭窄合并严重脊髓损伤之病例，多难以获得完全恢复。脊髓横断性损伤者，主要是预防并发症、重建上肢功能及康复疗法。

三、颈椎前方半脱位

（一）概况

此种不稳定性损伤实质上是在头颈过屈情况下，引起双侧小关节囊及棘间韧带断裂，上一椎体下方小关节在下一椎体上方小关节面上向前活动，但又未完全交锁，故称之为半脱位，亦可称之为颈椎前方半脱位，以便与后面所述的后脱位相区别。其多见于头屈位高台跳水及作用于后枕部的其他暴力等。

(二) 临床特点

此种损伤临床上不易诊断,因其不稳定,可随着头颈的仰伸而立即复位,以致被误诊为颈部扭伤等。事实上,颈椎小关节与胸椎、腰椎小关节的解剖状态不同,其角度仅45°(胸椎60°,腰椎90°),从而构成其容易脱位和前后滑动的解剖学基础(图3-2-1-2-28)。此时除可根据外伤史、双侧小关节及棘间韧带处压痛和颈椎前屈受限外,MR可显示小关节受损的肿胀、出血及渗出等特征。图3-2-1-2-29为典型的X线所见。

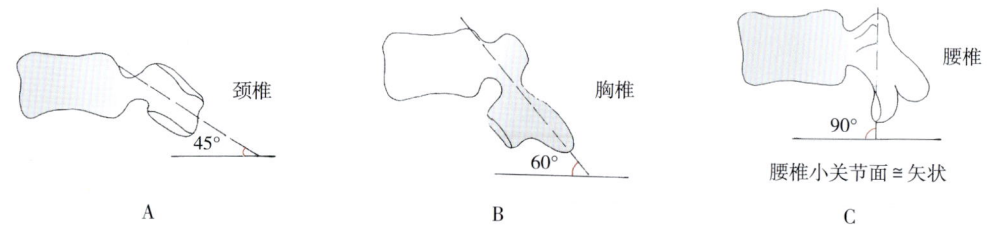

图3-2-1-2-28 颈椎后方小关节解剖特点示意图 (A~C)
A. 颈椎后方小关节成45°; B. 胸椎为60°; C. 腰椎为90°; 由于颈椎小关节角度, 小于胸、腰椎, 故容易脱位

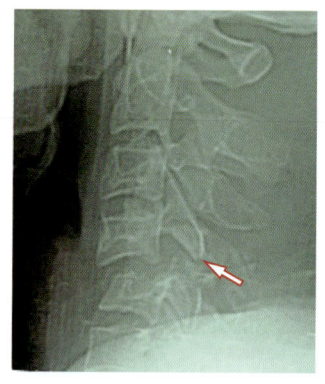

图3-2-1-2-29 C_{4-5}脱位侧位X线片
X线侧位片显示C_4、C_5椎节半脱位(箭头所指处)伴椎体楔形变,其后方小关节已分离、移位,但尚未完全交锁

(三) 视伤情采取相应治疗措施

此种损伤的临床症状及预后差别甚大,可以从颈后部局限性疼痛到完全瘫痪(后者多见于椎管严重狭窄病例),因此在治疗上应酌情采取相应的措施。对无神经症状者,采用仰颈位颌-胸石膏即可,个别病例亦可选择手术方式将受累椎节融合,以求早日恢复工作(多用Cage融合技术)。切忌采用手法操作,以防引起严重后果。合并脊髓损伤者,应酌情施以减压及内固定术。对后期不伴有脊髓症状的病例,可按颈椎不稳症处理,实际上其属于外伤性不稳症一类。

四、颈椎单侧及双侧小关节脱位

(一) 概况

无论有或无骨折之关节突脱位均属严重损伤,由于其引起椎管骨纤维管道变形,势必构成对其中神经组织的压迫。脊髓受累引起瘫痪的发生率均超过70%以上,亦有90%的报道,尤以双侧关节同时脱位之病例;因此,对此组病例必需高度重视。其致伤机制是当颈椎微屈情况下遭受来自后方的暴力引起双侧颈椎小关节交锁(跳跃),属于完全性损伤。屈曲加旋转时则多引起一侧性小关节脱位,此在临床上相对少见,亦属不稳定性损伤。视关节脱位后暴力是否继续而对脊髓神经产生程度不同的损伤,椎管宽大者可能不受累,此即所谓的"幸运关节脱位"。关节脱位好发于C_4~C_5及C_5~C_6椎节。其病理解剖所见除关节脱位(交锁)外,关节周围的韧带及其他软组织亦同时受累。其中尤以关节囊韧带损伤最重,大部或全部断裂,而前纵韧带及后纵韧带次之,棘间及棘上韧带等亦可有程度不同的损伤。脊髓受损之发生率约在80%左右,双侧脱位发生率比单侧者高8个百分点。前者55%为完全性颈髓损伤,后者为40%的病例。

（二）临床表现

其临床表现主要为：

1. 颈部症状

（1）被迫体位　由于小关节交锁，患者自感头颈被"折断"而呈被迫前屈位，需双手托头，并有弹力性固定征。一侧交锁者则头颈转向对侧伴前屈状体位。

（2）颈部剧痛　由于关节处于脱位状态，局部拉应力及张应力骤升，以致引起难以忍受的疼痛。单侧者患侧为重，另侧亦因关节咬合变异而有症状。

（3）颈肌痉挛　多较明显，除因关节脱位所致外，与其本身在外伤时肌纤维同时遭受撕裂亦有直接关系。单侧者多为患侧颈旁肌痉挛。

2. 其他症状　包括颈部损伤的一般症状与体征，合并脊髓和（或）脊髓神经根损伤者，应注意定位及程度判定，并应保持颈部之稳定。

（三）诊断

此类损伤的诊断主要依据外伤史、临床表现及影像学所见，包括X线平片（正位、侧位及斜位）（图3-2-1-2-30）、CT及CTM扫描更为清晰。伴有脊髓损伤者需作MR检查明确脊髓受损情况（图3-2-1-2-31）。

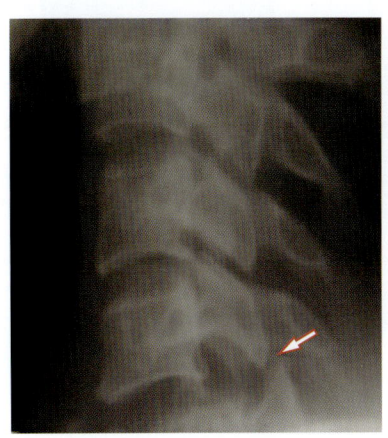

图3-2-1-2-30　临床举例

X线侧位片显示颈椎C_5~C_6椎节脱位，双侧小关节已交锁，椎节呈完全分离状

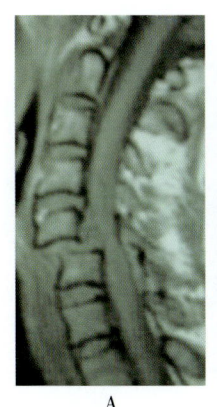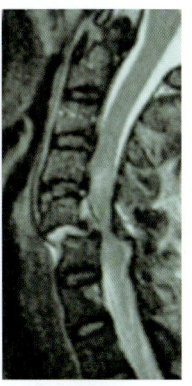

　　　　A　　　　　　　　　B

图3-2-1-2-31　临床举例（A、B）

急性外伤性C_5~C_6脱位+C_5~C_6椎间盘突出+小关节交锁等致颈椎完全性损伤，伴脊髓损伤MR侧位观；A、B分别为（T_1及T_2加权像）

（四）治疗

1. 单纯性双侧脱位　除损伤早期可在急诊室内进行复位外，尤其是在5h以内来诊者。伤后超过8h，因局部肿胀、肌肉痉挛及关节囊水肿等难以复位，因此多需在ICU病房内进行。复位前应先行颅骨牵引，按脱位机制在略微前屈状态下持续牵引，并通过床边透视或摄片确定交锁的小关节是否已解除。如已经还纳则应将牵引改为仰伸位，以维持重量（1.5~2kg）持续牵引3~4周，而后更换头－颈－胸石膏再固定3~4周，或是采取手术内固定方式。

（1）牵引复位　麻醉下先行颅骨牵引（小儿用Glisson带），呈前屈位（或呈中立位，再逐渐前屈）持续牵引，重量1.5kg，每30min加0.5kg，并透视观察复位情况，总重量不超过10kg，持续牵引5~8h，切勿操之过急。按上述处理多可自行还纳复位。经透视证实后再用维持牵引重量1~1.5kg即可。

（2）手术疗法　少数未能复位者（多为陈旧性病例）应行开放复位。术中复位仍困难时，可将上关节突切除而后行植骨融合或侧块内固定术。酌情选择后路或前后路分别施术。

2. 单侧脱位　一般复位较易，多先采用牵引复位，当牵引无效时，亦可辅以手法复位，此时脱位的上、下关节突尖部多处于"对顶"状态。全麻下更易操作，并选择前路施以减压+内固定术（图3-2-1-2-32）。

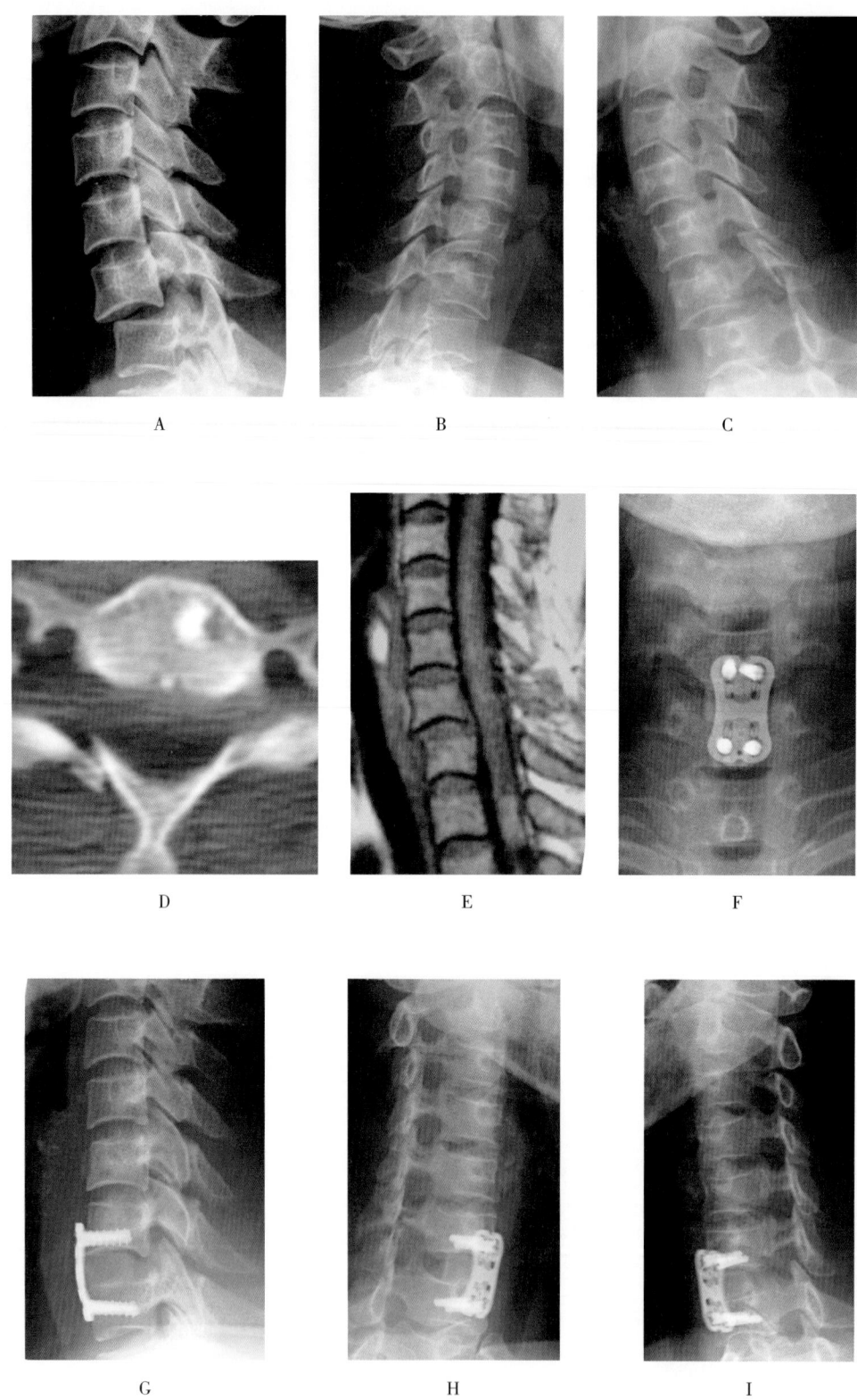

图3-2-1-2-32 临床举例（A~I）

男性，37岁，外伤后双手麻木、过敏，右侧为重，影像学显示C_6~C_7脱位，伴右侧小关节交锁，予以前路减压+撑开复位+内固定 A~C.术前X线侧位及左右斜位；D.CT平扫所见；E.术前MR矢状位，显示C_6~C_7半脱位、椎间盘突出及硬膜囊受压征；F~I.颈前路开放复位+内固定术后正、侧及斜位X线片，显示复位满意

3. 其他伤情者

（1）伴随脊髓损伤　原则上行后路切开复位、减压、椎管探查及内固定术；

（2）伴有小关节明显骨折者　手法复位多较困难，原则上以手术疗法为首选；

（3）晚期病例　伤后3周以上者，基本上以开放复位为主；勉强行牵引复位有加重损伤之虑，徒手复位更易发生意外。术式选择视病情而定，可后路，亦可前路。

4. 注意要点

（1）安全第一　无论是手法或手术复位，均不可加重损伤，以防意外；

（2）手法轻柔　在手法复位全程中各种动作一定要轻柔，切忌暴力；

（3）伴有呼吸机能不全者　应密切观察，并忌用具有呼吸抑制作用的西地黄等药物作为肌肉松弛剂。

五、颈椎后脱位

（一）概况

在临床上典型的颈椎后脱位十分少见，为严重过伸性损伤类型之一，属完全损伤，其多伴有脊髓受损及软组织的广泛性损伤，故预后欠佳（图3-2-1-2-33）。其致伤机制多来自作用于面、额及颏部之暴力，如引起头颈部过度仰伸、当其强度超过前纵韧带的张应力时，则该韧带首先断裂。随着暴力的持续，可引起椎间隙破裂、后方小关节仰伸、关节囊撕裂，以致上节椎体下缘在下节椎体上缘向后滑动而出现典型的颈椎后脱位。临床表现主要为额面部或颏部损伤、颈部损伤一般症状及脊髓损伤症状等。约80%以上病例伴有脊髓中央管症候群或脊髓前中央动脉受压症候群等临床症状，前者表现为上肢重于下肢的四肢瘫痪、感觉分离及反射异常，而后者则表现四肢痉挛性瘫痪等。

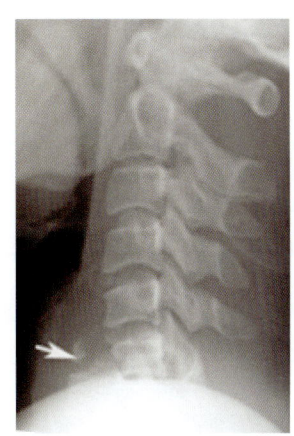

图3-2-1-2-33　临床举例
颈椎后脱位合并截瘫患者X线侧位片所见

（二）诊断

后脱位的诊断主要根据外伤史、临床表现及影像学检查等。

（三）治疗

1. 伴有中央管症候群者　先以非手术疗法为主，2~3周后视恢复情况及影像学检查结果再决定需否手术。

2. 对有明确致压物者　应视病情而定，有脊髓受压症状者应酌情及早施行手术切除致压物，或通过恢复椎管列线达到减压目的。对无脊髓受损症状者，可先行非手术疗法，待病情稳定后再决定手术切除致压物及椎节融合。

3. 椎节严重不稳伴有发作性神经症状者　应先行牵引疗法，待病情稳定后，可酌情行前路或后路植骨融合术或内固定术（钛板或Cage）。

4. 不伴有神经症状者　应卧床，略前屈位牵引2~3周，然后再以头-颈-胸石膏固定3~4周。亦可选择手术疗法。

参 考 文 献

1. 水小龙, 徐华梓, 池永龙等. 颈椎单侧关节突交锁的治疗选择[J]. 中华创伤杂志, 2009, 25（5）
2. 唐勇, 王新伟, 袁文. 挥鞭样损伤及其治疗的研究进展[J]. 中华外科杂志, 2007, 45（6）
3. 叶晓健, 袁红斌, 何海龙等. 地震后四肢瘫伤员在野外环境下的急诊救治[J]. 第二军医大学学报, 2008, 29（6）
4. 赵定麟, 李增春, 刘大雄, 王新伟. 骨科临床诊疗手册. 上海, 北京: 世界图书出版公司, 2008
5. 赵定麟, 王义生. 疑难骨科学. 北京: 科学技术文献出版社, 2008
6. 赵定麟, 赵杰, 王义生. 骨与关节损伤. 北京: 科学出版社, 2007
7. 赵定麟. 现代骨科学, 北京: 科学出版社, 2004
8. 赵定麟. 现代脊柱外科学, 上海: 上海世界图书出版社公司, 2006
9. Aebi M. Surgical treatment of upper, middle and lower cervical injuries and non-unions by anterior procedures. Eur Spine J. 2010 Mar; 19 Suppl 1: S33-9. Epub 2009 Oct 14.
10. Bransford RJ, Stevens DW, Uyeji S, Bellabarba C, Chapman JR. Halo vest treatment of cervical spine injuries: a success and survivorship analysis. Spine（Phila Pa 1976）. 2009 Jul 1; 34（15）: 1561-6.
11. Feng-Dong Zhao, Jian Chen, Xian-Jun Ding, etal. The distribution of modic changes of cervical endplate in patients suffering neck pain and its related factors. SICOT Shanghai Congress 2007
12. Harris MB, Reichmann WM, Bono CM, Bouchard K, Corbett KL, Warholic N, Simon JB, Schoenfeld AJ, Maciolek L, Corsello P, Losina E, Katz JN. Mortality in elderly patients after cervical spine fractures. J Bone Joint Surg Am. 2010 Mar; 92（3）: 567-74.
13. Kim HJ, Lee KY, Kim WC. Treatment outcome of cervical tear drop fracture. Asian Spine J. 2009 Dec; 3（2）: 73-9.
14. Molinari R, Molinari WJ 3rd. Cervical fracture with transient tetraplegia in a youth football player: case report and review of the literature. J Spinal Cord Med. 2010; 33（2）: 163-7.
15. Zhou F, Zou J, Gan M, Zhu R, Yang H. Management of fracture-dislocation of the lower cervical spine with the cervical pedicle screw system. Ann R Coll Surg Engl. 2010 May 19.

第二章 颈椎过伸性损伤及其他损伤

第一节 颈椎过伸性损伤

颈椎过伸性损伤又称之为"挥鞭性损伤",随着高速公路的扩延及车速的提高,近年来此类损伤日渐增多,临床经验不足的临床医师易将其漏诊、误诊,应引起重视。伤情较重者大多残留后遗症,尤其是对手部功能的影响较大。因此,早期诊断、及时处理是降低残废率及死亡率唯一有效手段。

一、致伤机制

其发生机制大多见于高速行驶之车辆急刹车或撞车时(以车辆追尾事故为多见)。此时,由于惯性力的作用,面、颌、额等部遭受来自正前方的撞击(多为挡风玻璃或前方坐椅的靠背),而使头颈向后过度仰伸(图3-2-2-1-1);其次是运动意外和生活中高处跌下(面朝下)所致。当外力作用于额部或下颌时均可引起前纵韧带及椎间隙撕裂伤(图3-2-2-1-2);其主要病理解剖改变位于脊髓中央管处(图3-2-2-1-3),故又名"脊髓中央管症候群"。

在受伤瞬间,如仰伸力量不大,头颈则可向前屈曲,因此,亦可出现屈曲压缩性损伤(图3-2-2-1-4)。此外,由于来自前方的其他暴力在仰颈位自高处跌下,以及颈部被向上、向后方向的暴力牵拉等均可产生同样后果。

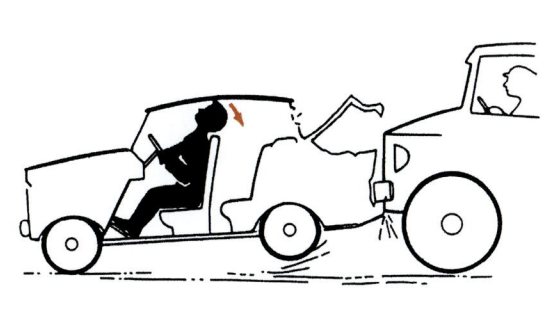
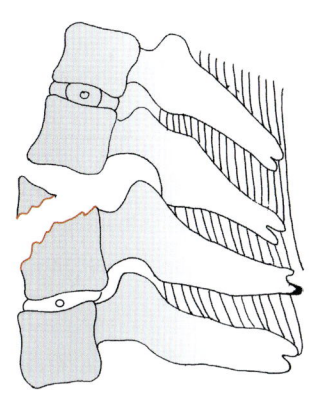

A B

图3-2-2-1-1 颈部过伸性损伤发生机制示意图(A、B)
A.常见的致伤情形之一;B.X线侧位片典型所见

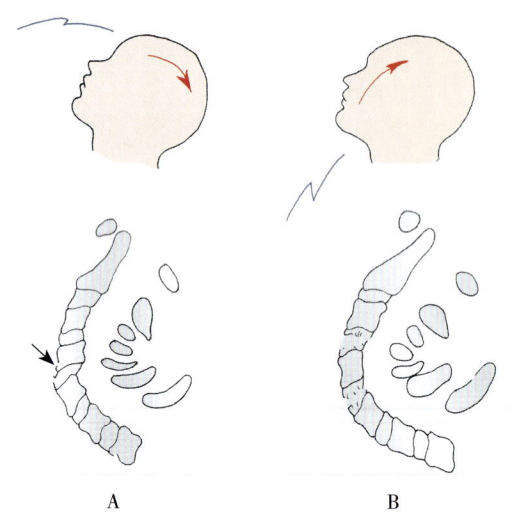

图3-2-2-1-2　颈椎过伸性损伤示意图（A、B）

外力作用于额部或下颌部均可引起颈椎过伸性损伤
A.轻度，仅前纵韧带断裂；B.重度，多伴有椎间隙撕裂伤

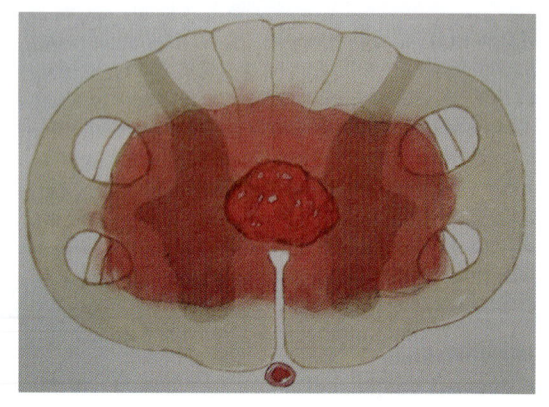

图3-2-2-1-3　脊髓中央管症候群示意模型图

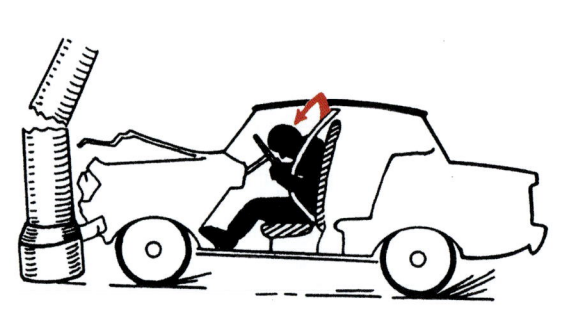

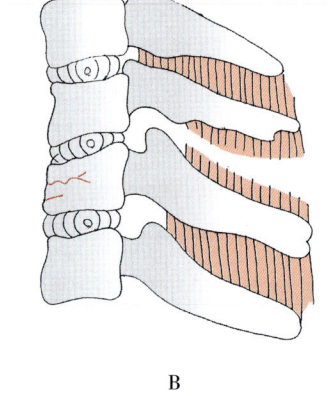

图3-2-2-1-4　屈曲压缩性损伤示意图（A、B）

颈部仰伸后随之屈曲，易引发屈曲压缩性损伤　A.致伤机制；B.X线侧位片观

此种暴力视其着力点不同，除可造成前节所提及的颈椎后脱位、Hangman骨折、下颈椎椎弓根骨折（图3-2-2-1-5）、齿状突骨折伴寰枢后脱位等。如图3-2-2-1-6所示，在撞车的瞬间，头颈部突然仰伸，如伤者原有骨赘增生（颈椎病）或椎管狭窄，则可因对冲性暴力而伤及脊髓（挤压），也可因暴力持续作用而加大仰伸，加剧颈椎前柱撕裂而使脊髓拉伤。最严重的后果是暴力再持续作用或反复出现（多见于连续多个车辆追尾事故时），不仅直接伤及脊髓，而且可引起椎板及棘突等颈椎后柱骨折，患者大多呈现全瘫或严重之不全瘫（图3-2-2-1-7）。

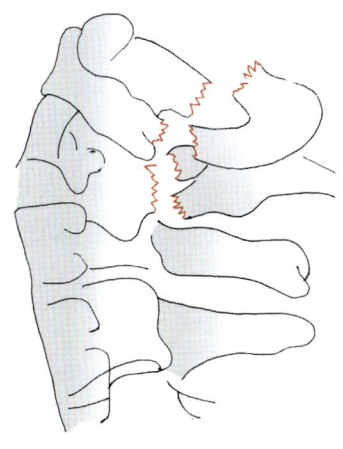 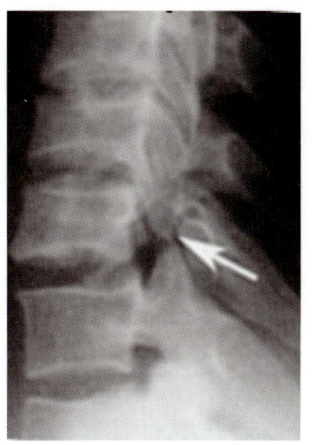

图3-2-2-1-5　过度仰伸易引发颈椎椎弓根骨折（A、B）
A.寰椎与枢椎伸展性椎弓骨折示意图；B.C$_6$椎弓根骨折侧位片

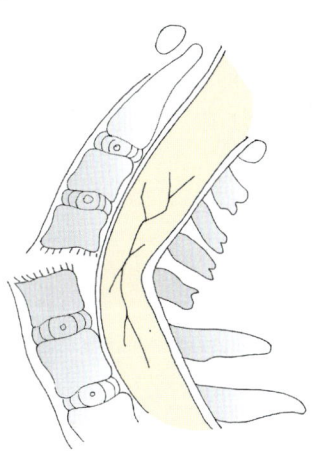

图3-2-2-1-6　暴力强度及椎节原有病变均可影响伤情示意图（A、B）
猛刹车时视瞬间暴力变化和伤椎状态不同而出现不同损伤
A.颈椎原有病变（骨赘、黄韧带内陷等）易引发脊髓受损；B.过度仰伸亦可引起脊髓牵拉伤

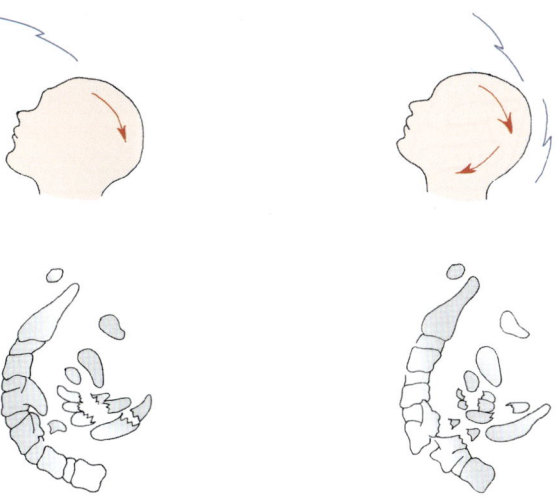

图3-2-2-1-7　极度过伸伤示意图（A、B）
A.持续、反复加强的过伸性损伤最后可致椎板及棘突骨折；
B.暴力再继续则使整个椎节损伤，包括后结构骨折、甚至颈椎全离断伤

二、临床表现

(一)颈部症状

除颈后部疼痛外,因前纵韧带的受累,亦多伴有颈前部的疼痛及吞咽困难,颈部活动明显受限,尤以仰伸(切勿重复检查),于颈部周围有明显之压痛。

(二)脊髓受损症状

因病理改变位于中央管周围,愈靠近中央管处病变愈严重,因此锥体束深部最先受累。临床上表现为上肢瘫痪症状重于下肢,手部功能障碍重于肩肘部。在感觉功能受累方面,临床上表现为温觉与痛觉消失,而位置觉及深感觉存在,此种现象称之为感觉分离。严重者可伴有大便失禁及小便潴留等。

三、诊断

主要依据以下3点。

(一)外伤史

其发生情况如前所述,多系来自面颌方向之暴力。如患者对事故当时情况记不清,可从患者面颌部有无表皮及皮下损伤判定之。

(二)临床表现

主要是上肢重于下肢的四肢瘫、感觉分离及颈部症状,额、面部可有擦伤、裂伤及皮下血肿等表现。

(三)影像学特点

外伤初期X线侧位片对临床诊断的意义最大,应争取获得一张清晰的平片。典型病例在X线片上主要显示:椎前阴影增宽(图3-2-2-1-8);椎间隙增宽及在受损椎节前上缘有小骨片撕下(约占15%~20%)等。此外,MR、CT及CTM检查对骨骼损伤及髓核脱出的判定亦有作用,可酌情选用。

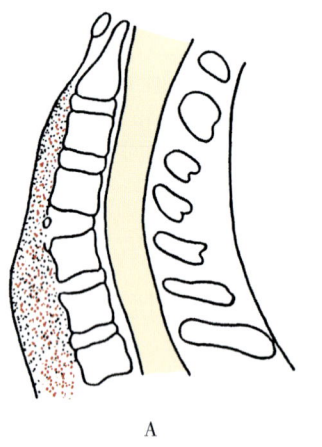 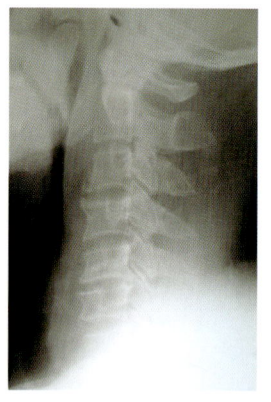

图3-2-2-1-8 颈椎过伸性损伤(A、B)
A.伤后椎前阴影示意图;B.临床病例

四、鉴别诊断

(一)脊髓前中央动脉症候群

因两者可在完全相类似的外伤情况下(例如在急刹车时发生)也均出现瘫痪,因而易混淆。对其鉴别见表3-2-2-1-1。

(二)脊髓空洞症

两者病理解剖相似,症状类同,易混淆。但本病一般无外伤史,且X线平片上椎体前阴影无增宽征,MR检查显示脊髓中央有空洞形成。

表3-2-2-1-1　颈椎过伸性损伤与脊髓前中央动脉症候群鉴别诊断表

项　目	颈椎过伸性损伤	脊髓前中央动脉症候群
外伤机制	脊髓中央管周围损伤	脊髓前中央动脉受阻
瘫痪特点	上肢瘫痪重于下肢	下肢瘫痪重于上肢
感觉障碍	感觉分离	较轻、一般无感觉分离
椎前阴影	明显增宽	一般正常
骨刺形成	可有、一般较轻	均较明显

（三）急性椎间盘脱出症

多突然发生于外伤后，且伴有脊髓症状，故需鉴别。但本病外伤并不一定严重，脊髓受累以锥体束为主，少有感觉分离现象，MR 检查可确诊。

五、治疗原则

对本病的治疗，早年（约 20 年前）都不主张手术，强调以非手术治疗为主；数年后则认为当脊髓神经功能恢复到一定程度停滞不前时可考虑施术；但目前则主张及早手术减压，恢复椎节的稳定、高度和椎管形态，从而获得良好疗效。

六、急性期治疗

（一）颈部的制动、牵引与固定

应尽早采用颅骨或 Glisson 带行持续牵引，牵引力线略向前屈，一般为 5°~10°，切勿仰伸。牵引重量不宜过重，1.0~1.5kg 即可。对伴有小关节脱位者，亦可予以颅骨屈颈牵引复位，在密切观察下，牵引重量以 5kg 左右为宜（图 3-2-2-1-9），并随时 C-臂 X 线机透视观察，一旦复位满意即减轻重量，在水平位上牵引 2~3 周后换头–颈–胸石膏固定。

（二）脱水疗法等

1. 脊髓脱水疗法　临床上多以地塞米松及高渗葡萄糖液为主；

2. 保持呼吸道通畅　尤其是对损伤平面较高者，应酌情吸入氧气或气管切开。

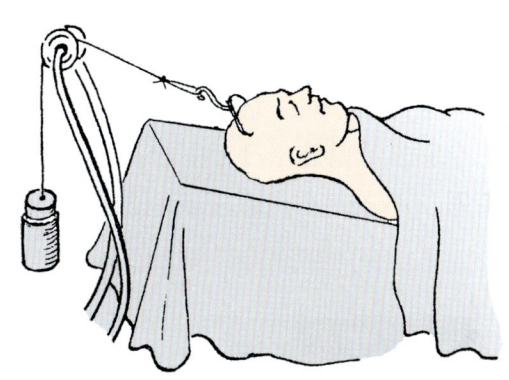

图3-2-2-1-9　颅骨牵引疗法示意图
伴小节脱位之过伸性损伤可先试以屈颈位颅骨牵引复位

（三）预防并发症及肢体功能锻炼

应注意预防坠积性肺炎、尿路结石及褥疮等并发症，加强以手部为主的双上肢功能锻炼与康复。

七、手术疗法

（一）手术适应证

主要是在以下两种病情者，可在病情稳定情况下及早手术。

1. 椎管内有致压物者　如 X 平片、CT、MR 证实有骨片或髓核已陷入椎管，或伴有黄韧带肥厚、内陷并对脊髓形成压迫时，则需行手术切除；

2. 伴椎管狭窄者　如椎管明显狭窄，则需及早减压，以免影响脊髓功能恢复。

（二）术式选择

可分为前路及后路两种减压术式。对椎管内有骨性致压物者，应视致压骨所在位置而决定前路或后路切除之。伴有椎节不稳及椎体后缘骨刺形成者,多选择前路术式;在切除致压骨、恢复椎节高度与椎管列线之同时,可选用颈椎前路锁定钛板或 Cage 内固定而使椎节恢复稳定。椎管狭窄及黄韧带病变者应行颈椎后路减压,扩大椎管矢径,并酌情选用椎板固定夹、颈后路侧块螺钉及钛板或椎弓根钉固定。

(三)手术注意事项

1. 术中切勿仰伸　一般颈椎手术均不宜过度仰伸,尤其是此种因过伸所引发的损伤更不可仰伸,包括麻醉及施术过程中均不可使颈椎过伸,否则,不仅易加重病情,甚至引发呼吸障碍而发生意外。

2. 避免牵拉硬膜囊　在后路施术时,对硬膜囊切勿牵拉以防脊髓再次损伤。

3. 冰水降温保护脊髓　术中,包括颈椎前路及后路减压术时,可用 5°~10℃冰冷的等渗氯化钠注射液冲洗术野,以达到局部降温保护脊髓的作用。

八、临床举例

[例1]图 3-2-2-1-10　男性,53岁,颈椎过伸性损伤伴不全性瘫痪(A~E)。

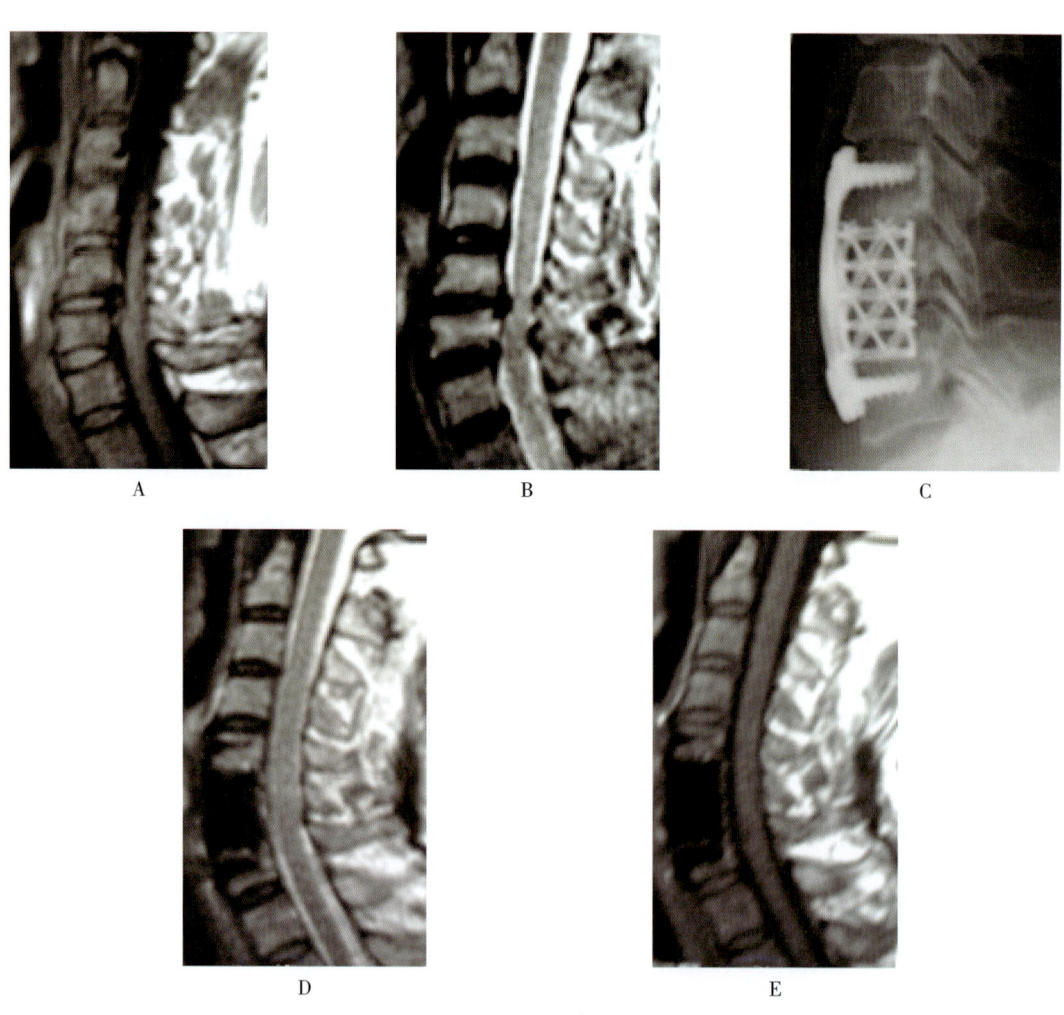

图 3-2-2-1-10　临床举例　例1(A~E)
A.B. 术前MR矢状位,T_1、T_2加权像显示脊髓变性改变;C. 行C_6椎体次全切除+钛网+钛板固定术,术后侧位X线片;
D~E. 术后MR显示局部减压彻底,瘫痪症状改善

[例2] 图3-2-2-1-11　男性,56岁,颈椎过伸性损伤(A~C)。

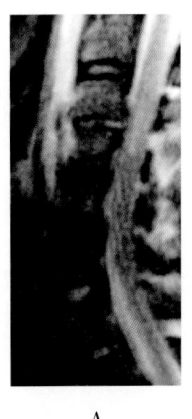
A

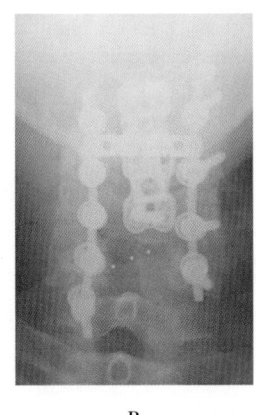
B

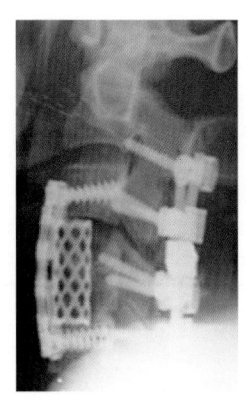
C

图3-2-2-1-11　临床举例　例2（A~C）
A.术前MR显示颈椎前后方均有压迫,椎前软组织阴影增厚；B.对患者行前路C₄椎体次全切除＋钛网植骨＋钛板内固定术,同时行后路减压及侧块钉棒内固定术,X线正位平片所见；C.同前,侧位X线平片所见

[例3] 图3-2-2-1-12　颈椎过伸性损伤致 C₃~C₄ 颈髓挤压伤(A~E)。

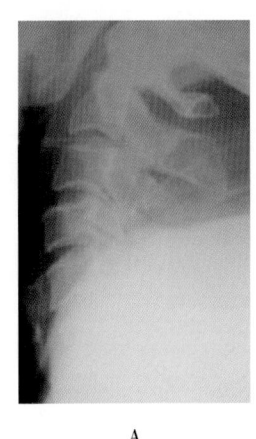
A

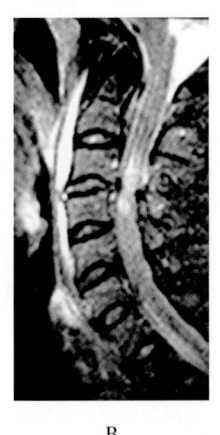
B

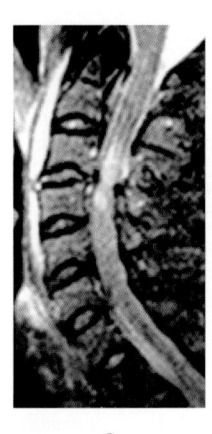
C

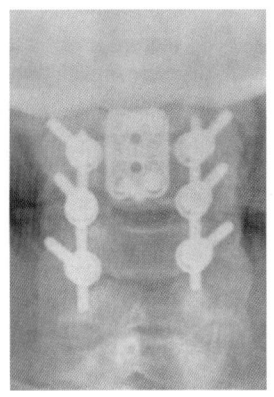
D

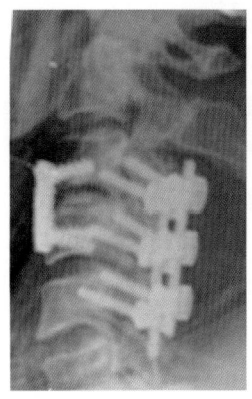
E

图3-2-2-1-12　临床举例　例3（A~E）
A.术前X线侧位片,显示椎前软组织阴影增宽；B.C.术前MR所见,椎前阴影增厚,C₃~C₄椎间盘突出,C₃~C₄段硬膜囊明显受压,呈嵌夹状,且中央区有液化灶；D.E.前后路减压、植骨及内固定后X线片（自张　振）

[例4] 图 3-2-2-1-13　男性，53岁，C_{5-6}过伸性损伤（A~H）。

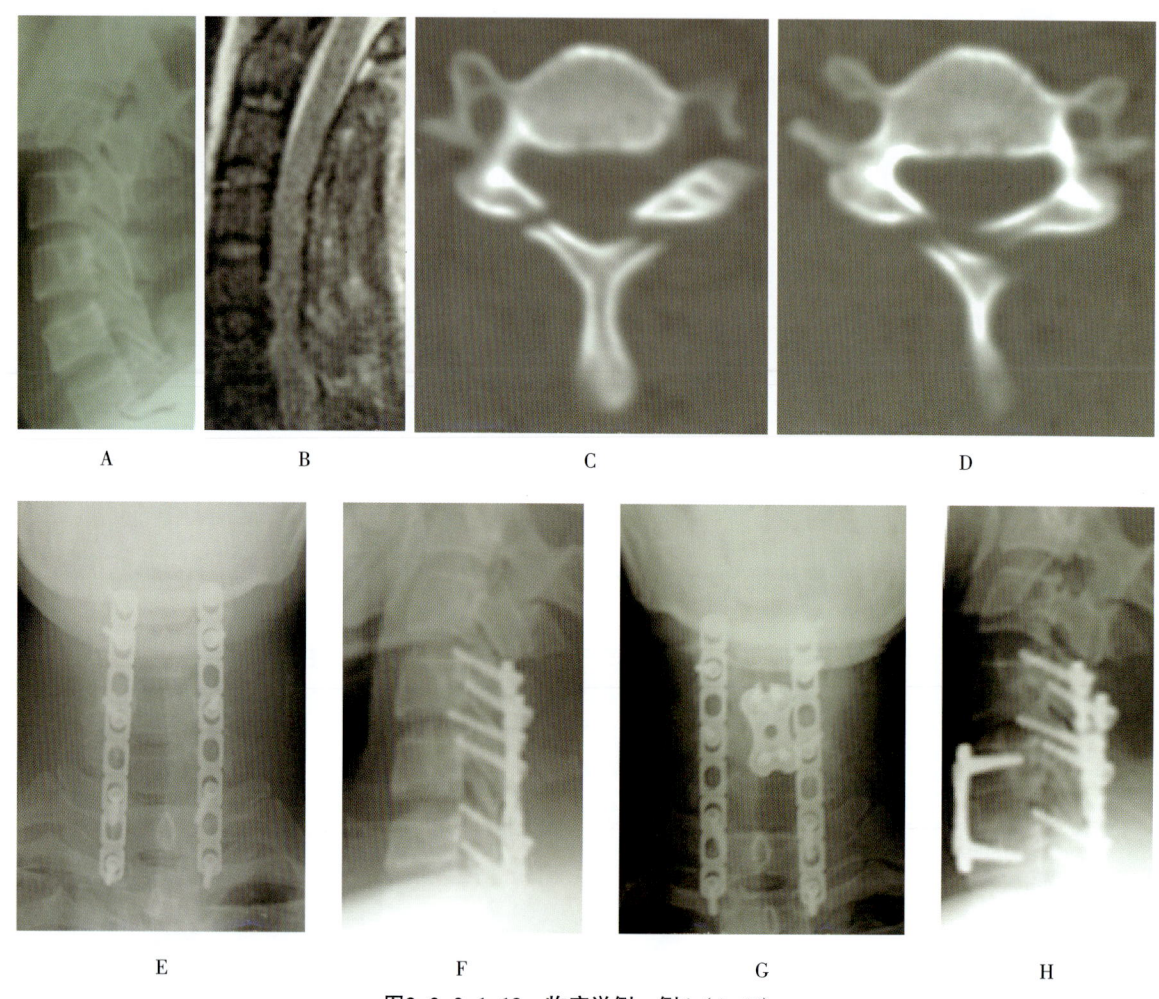

图3-2-2-1-13　临床举例　例4（A~H）

A. 术前X线侧位片，显示椎前阴影增厚，C_5、C_6前方椎间隙增宽及椎板骨折；B. MR矢状位观；C.D. CT扫描显示C_6椎板骨折；E.F. 先行颈后路减压+侧块螺钉钛板固定术后正侧位X线片；G.H. 再行颈前路减压+髂骨块植入C_5、C_6椎间隙+钛板螺钉固定术后正侧位X线片

九、后期及晚期病例

后期病例系指伤后3周至3月时来诊者，此时主要是对伤椎的保护、制动及一般疗法，有手术适应证者需施术切除致压物及扩大椎管矢状径。伤后3月以上者为晚期病例，除有致压物或椎管明显狭窄需行手术疗法外，一般以肢体（尤以手部）功能重建及康复为主。

第二节 外伤性钩椎关节病（创伤性颈脑综合征）

一、概述

所谓外伤性钩椎关节病（创伤后颈脑综合征）是指在头颈部外伤后，由于钩椎关节受损及/或创伤反应造成椎动脉痉挛、狭窄或折曲而引起颅脑症状（椎-基底动脉供血不全症状）者。由于表现为头颅症状，包括头痛、头晕、视力和听力障碍等颈部以上症状，故又称谓"上行性颈椎病"。另一方面，由于此组病例发生于头颈部外伤后，以往多将此种情况误以为是脑外伤所致而归之到脑外伤后遗症之列，并按此治疗，以致延误病情；实质上其各种症状主要系因椎动脉和窦椎神经等受累所致，因此本病亦称谓外伤性椎动脉型颈椎病，需要另节专题讨论。

二、病因

钩椎关节是颈椎最早出现退行性变的部位，因而成为薄弱环节，以致在外伤发生时更易引发本病，包括平时头颈部突然撞击、运动意外，尤其是好发于交通事故时，因此在颅脑外伤之同时颈椎既可发生骨折、脱位而与脑外伤同时处理；也可单独引起钩椎关节受累而出现各种创伤性反应（即后期形成的创伤性关节炎）。但在受伤早期常规检查时（包括X线片），却难以发现阳性所见而漏诊。在此情况下，可因各种机械性因素（早期的水肿、渗出及充血，后期结缔组织增生、钙化与骨化）与动力性因素（钩椎关节的松动与移位），而使椎动脉受压、变细或折曲，并引起椎-基底动脉供血不全症状。

椎动脉分为四段，即V-Ⅰ、V-Ⅱ、V-Ⅲ和V-Ⅳ，钩椎关节病变及外伤主要波及第二段椎动脉，并可引发一系列症状（图3-2-2-2-1）。从病理解剖学观察，椎动脉与钩椎关节密切接触（图3-2-2-2-2），因此当钩椎骨折、增生及钩椎关节水肿、位移等均可影响椎动脉血供和刺激椎动脉周壁上的交感神经节后纤维而产生一系列症状。

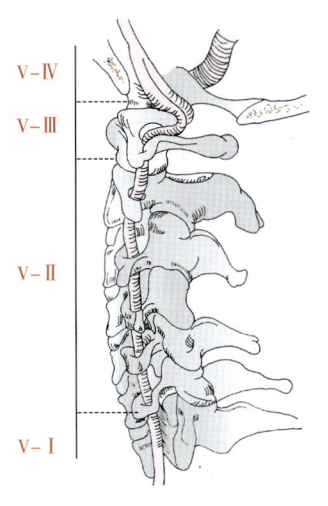
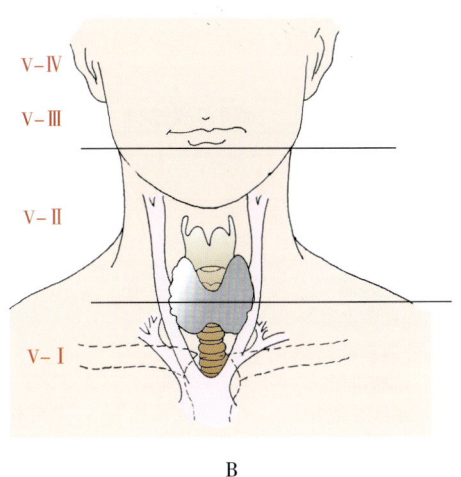

图3-2-2-2-1　椎动脉分段示意图（A、B）
A.侧位观；B.正面观；钩椎关节伤患主要波及V-Ⅱ椎动脉

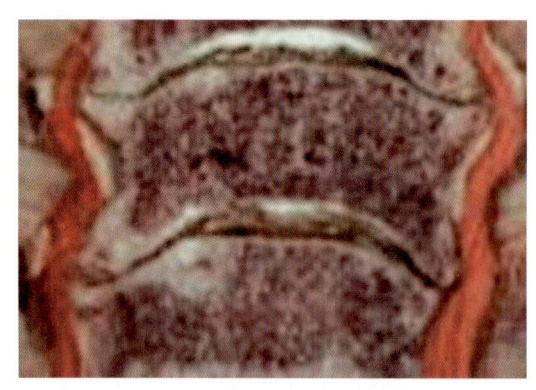

图3-2-2-2-2　椎动脉与钩椎关节之关系
颈椎冠状面标本剖示图

三、临床与影像学表现

（一）临床表现

在临床上主要表现与椎动脉型颈椎病相似的各种症状，颈椎受伤椎节处可有压痛、间接叩痛及活动受限等局部症状，在受伤当时也可能伴有短暂的昏迷、逆行性遗忘、恶心、呕吐及头痛等轻度脑外伤症状。

（二）影像学表现

常规的 X 线片上可显示颈椎生理曲线消失及椎节不稳征，应注意观察钩突有无骨折，急性期椎前阴影有可能增宽。CT 及 MR 检查均有助于对局部损伤状态的判定，并可酌情行 MRA（椎动脉磁共振）检查。

四、诊断

早期诊断较为困难，尤其是缺乏临床经验的年轻医师；根据作者经验，主要依据以下两点进行诊断：

1. 基底动脉供血不全症状　此组症状出现于头颈部外伤后，间隔期甚短。

2. 除外脑外伤后遗症　因两者甚易伴存，应加以区别。主要根据以下表现。

（1）旋颈试验　多为阳性，单纯脑外伤者阴性；

（2）一侧性偏头痛　最为多见，而脑外伤者多呈放射状、弥漫性；

（3）颈痛　多伴有，脑外伤者则无；

（4）颈源性眼球震颤试验　多为阳性，脑外伤者则阴性；

（5）高渗（或低渗）液静脉内注射试验　均为阴性，脑外伤者则为阳性（诱发头痛）；

（6）脑电图　无特殊所见，脑外伤者则有相应之改变；

（7）其他检查　必要时可行椎动脉造影、MRA 或采用数字减影技术确诊。

五、鉴别诊断

除一般性颅脑疾患外，本病主要与脑外伤后遗症相鉴别，其鉴别要点见表 3-2-2-2-1。

表3-2-2-2-1　创伤后颈脑综合征与脑外伤后遗症鉴别

鉴别要点	创伤后颈脑综合征	脑外伤后遗症
旋颈试验	阳性	阴性
头痛特点	偏头痛，多为一侧	放射状，弥漫性
颈痛	多存在	无
眼球震颤试验	颈源性阳性	阴性
不等渗液试验	阴性	阳性
脑电图	阴性	可有阳性所见
颈椎 X 线片	可有阳性发现	多阴性
MRA 或椎动脉造影	阳性所见	阴性

六、非手术疗法

以保守疗法为主，多可好转或痊愈。经保守疗法无效，并经 MRA、数字减影技术或椎动脉造影证实者，可根据病情不同选择相应的手术，对合并有脑外伤后遗症者应一并处理，现分述于后。

（一）病例选择

主要为早期、轻型病例。

1. **轻型病例** 疗效最为明显，尤以外伤后即获确诊者，大多可治愈；

2. **合并严重颅脑损伤者** 需要优先处理颅脑损伤，而对颈部损伤可先行非手术疗法；

3. **诊断不明确者** 对头、颈损伤判定不清时，可先试以非手术疗法。

（二）具体实施

1. **颈部制动** 视病情不同可选用一般颈围、颌-胸石膏、颈部支具或其他可以限制颈部活动范围的用具；

2. **牵引疗法** 用于头颈部症状较为明显、并影响生活工作者，以格氏带轻重量持续牵引为简便有效；

3. **药物** 可选用对血管有扩张作用的药物，作者发现丹参片（或注射液）及凯时静脉注射疗效较佳；

4. **其他** 根据其并发伤情况及病情的轻重和病程的长短而选择相应的疗法，包括理疗、针灸、中草药外用或口服等均可。

七、手术疗法

（一）手术病例选择

主要有以下几类情况可选择手术疗法：

1. **诊断明确非手术疗法无效者** 约占30%左右的病例属此种情况，应尽早选择手术治疗；

2. **伴有外伤性颈椎病者** 指同时伴有椎节髓核脱出及颈椎不稳且出现脊髓或脊神经根症状者；

3. **其他** 视具体情况而定，包括病情虽轻，但影响正常工作及生活质量者，职业要求颈部活动较多者及常年外勤工作者等均可酌情决定施术。

（二）术式选择

1. **椎节撑开融合术** 最为多用，对诊断明确，以椎节松动、不稳及症状时好时坏为主者，可用 Cage 将椎节撑开融合之。此时不仅扩大了椎管及根管的矢状径，且可使折曲的椎动脉恢复原有曲度及张力，笔者发现其有效率可达95%以上。

2. **椎动脉侧前方减压术** 对单纯性椎动脉受压或刺激并经影像学证实者，可从前路行横突孔扩大术，即在颈长肌后方将横突孔前壁切除即可。

3. **复合手术** 指对同时伴有椎节骨刺增生、钩椎关节变形及椎动脉病变者，可根据病变的特点，同时施以椎节减压、撑开及融合术或颈椎侧前方减压术，其术式及操作步骤请参阅本书第四卷，第二篇，第三章，第五节内容。

八、预后

单纯型、早期治疗及时者预后大多较好。伴有脑外伤、其他并发伤以及治疗延误者，则影响预后。

第三节 下颈椎其他损伤

除前述各种损伤外,由于颈椎诸椎节均有相应之解剖特点,加之不同年龄致伤特点和机体状态等差异,临床上亦可遇到其他各种损伤,现分述预后。

一、颈椎棘突骨折

在临床上单纯之颈椎棘突骨折十分少见,主要因为颈椎棘突较小,深在,且纵向肌群相对为弱,因此除非暴力集中于此,一般少有骨折发生者。但 C_7 棘突长而浅在,可因直接暴力发生骨折,易伴有椎板损伤,应注意检查(图 3-2-2-3-1)。

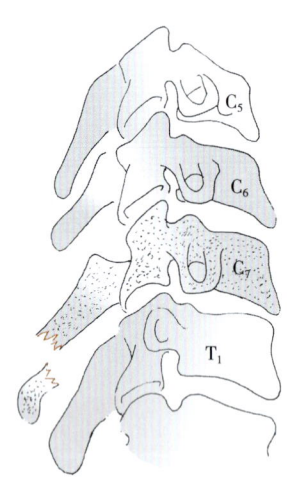

图3-2-2-3-1　第七颈椎棘突骨折示意图

棘突骨折之诊断,除依据临床检查时发现骨折局部疼痛及活动受限等颈部损伤共性症状外,主要依据颈椎侧位 X 线平片或 CT 扫描检查。

此种损伤的治疗主要是颈部固定与制动,一般选用颌-胸石膏,除非伴有脊髓症状的椎板骨折需行减压术外,一般勿需开放复位及内固定。

二、颈椎横突骨折

较前者更为罕见,主要因为颈部侧方之暴力所致,一般多与颈丛神经损伤伴发。

此种损伤易漏诊,常于行颈丛手术探查或 CT 扫描检查时发现(图 3-2-2-3-2)。

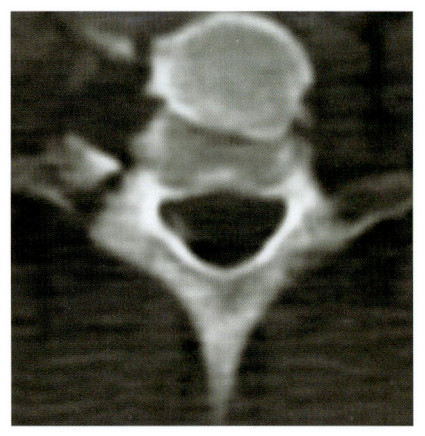

图3-2-2-3-2　C_7横突骨折CT扫描

三、颈椎椎板骨折

多为颈椎过伸性损伤或垂直暴力状态下的伴发伤,罕有单独发生者。需根据 X 线平片及 CT 扫描确诊(图 3-2-2-3-3~5)。其中椎板内陷压迫颈髓者,需及早施术减压。不伴有脊髓损伤者,仅采取一般卧床及 Glison 氏带牵引,以 1~1.5kg 重量维持 1~3 周后行颌-胸石膏固定 3~6 周即可。

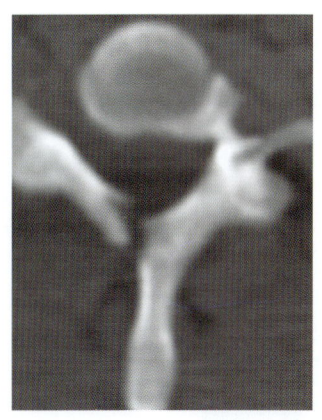

图3-2-2-3-3　C_7椎板骨折CT扫描

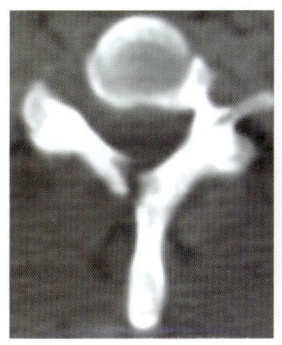 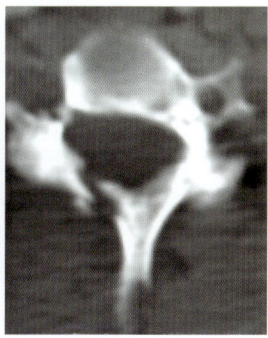

图3-2-2-3-4　C_6椎板骨折CT扫描

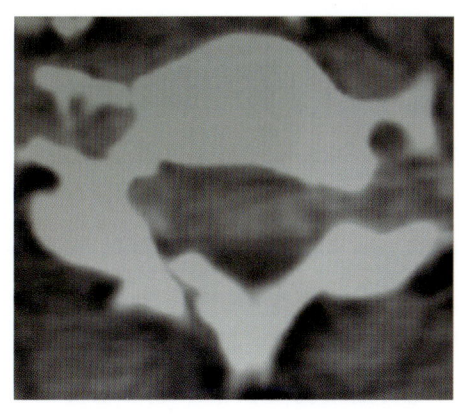

图3-2-2-3-5　C_5椎板骨折CT扫描

四、关节突骨折

单发者较少见（图3-2-2-3-6），大多与颈椎脱位、半脱位或一过性脱位时发生，且伴有脊髓或脊神经根症状。对此种病例务必小心，其椎节大多欠稳定，易发生意外，应嘱其卧床休息数日后再作进一步检查。

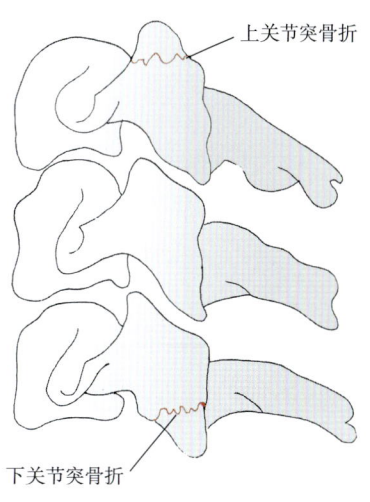

图3-2-2-3-6　关节突骨折示意图

五、幸运性颈椎损伤

指颈椎骨折和（或）脱位较为严重、但却无脊髓受累症状或症状十分轻微者（图3-2-2-3-7）。此除与致伤机制有关（外力中途停止，未再持续下去）外，最多见的原因是患者的椎管较宽（矢状径多超过14mm，个别病例可达20mm以上），使椎管内的脊髓有更宽的活动余地。此外尚与患者全身情况、机体所处的状态及伤后运送过程中的方式、方法等均有着直接关系。

对此类损伤的治疗应小心谨慎，因其易诱发脊髓症状；所以，每采取一种操作或手法都应绝对正确、轻柔、合乎要领，否则易引起意外。

六、无明显骨折脱位的脊髓损伤

众所周知，脊柱的骨性结构除支撑与活动作用外，主要是对脊髓的保护作用。除了锐器损伤外，无论何种暴力，不引起骨质或关节损伤而仅仅引起脊髓损伤，这在理论上是难以解释的。实际上主要由于颈椎椎节的一过性脱位或半脱位后立即还纳，而难以从一般的X线平片上找到依据之故。此种情况更多见于椎管狭窄之病例。对这种损伤仍应采取有效的检查手段加以确诊，MR的出现及其显像清晰度的不断提高，有望能

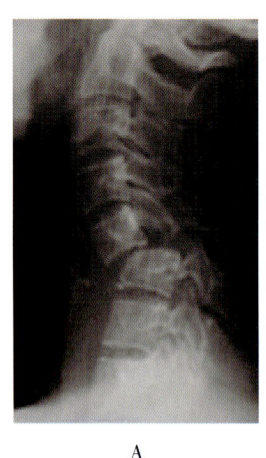 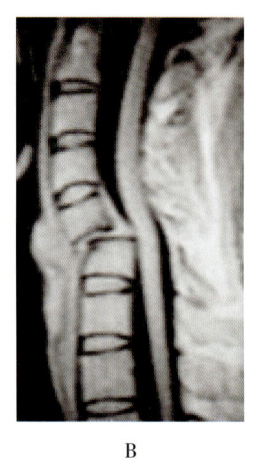 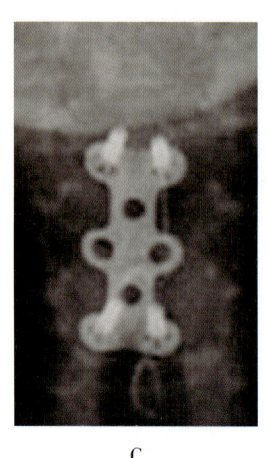 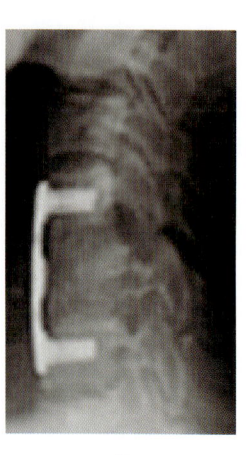

图3-2-2-3-7 临床举例（A~D）

颈椎幸运骨折脱位典型病例 A.术前侧位X线片，仅有轻度感觉障碍；B.术前MR所见；C.D.术后正侧位X线片

使部分或大部分患者找到病因。一旦明确病因后，当然应按其病理解剖特点进行积极治疗。根据作者的经验，绝大多数病例都伴有椎节不稳及髓核变性（或同时有突出），因此几乎80%以上病例需要手术疗法。

七、强直性脊柱炎合并颈椎骨折的诊治特点

由于强直性脊柱炎已非少见，当头颈部外伤时，常因四肢不灵活及反应迟钝而增加外力的强度，以致易引起颈椎骨折，并多伴有脊髓损伤。其致伤机转多见于平地跌倒，此时大多面部朝地以致易出现过伸性损伤，以$C_{6~7}$节段多发，轻者前纵韧带及纤维环断裂，重者则出现髓核破裂及后纵韧带断裂，以致引起脊髓受损。其中以颈髓挥鞭性损伤及前脊髓综合征最多见，占70%以上。全瘫发生率亦较高，且易伴有较严重的硬膜外出血，以致增加死亡率。

本病的诊断容易，在治疗上需依据颈椎及脊柱其他部位畸形的程度而酌情选择牵引疗法或手术治疗。牵引时务必按照畸形原来的角度进行，切不可按正常人进行，否则将加剧脊髓受损程度，甚至引起死亡。

对手术疗法持慎重态度，不仅手术难度较大，术中出血多，且由于颈椎处于强直状态而使手术操作复杂化。因此每位术者不仅需要细心、小心、冷静，更应该有足够的耐心处理每一步操作。

八、幼儿脊髓损伤的特点

由于幼儿脊柱处于发育阶段，椎体多呈楔形，椎节的弹性大，沿脊柱纵轴可延伸3~5cm，但脊髓仅可延伸0.3~0.5cm，加之椎节韧带松弛，因此当遇到可引起脊柱牵张性损伤（可同时伴有前屈或仰伸），则易引起脊髓牵拉性损伤，其中好发于C_{3-4}节段。年龄愈幼，受累椎节愈高，愈易引起延髓-脊髓损伤而引起死亡。

幼儿脊髓损伤受损椎节定位主要依据临床病理学检查，常规X线平片有助于诊断，但MR可以从软组织改变中发现或推断受损椎节。

本病之治疗以非手术疗法为主，疗效一般较成年人为佳。

九、迟发性颈髓损伤

指颈椎损伤当时无脊髓症状，于数日、数周或数月后出现脊髓受损症状。早期主因血管因

素及骨折片或椎节位移,后期则多因骨痂增生或其他继发性病理改变(如蛛网膜粘连及囊性变等)所致。

诊断除依据临床表现外,尚需参考 MR、CT 扫描或脊髓造影,必要时可行选择性脊髓动脉造影。本病的治疗与前述原则基本一致。

参 考 文 献

1. 陈德玉. 颈椎伤病诊治新技术, 北京: 科学技术文献出版社, 2003
2. 陈强, 侯铁胜, 赵杰等. 颈髓挥鞭样损伤的前路手术治疗 [J]. 中华创伤杂志, 2006, 22(4)
3. 陈强. 挥鞭样损伤的生物力学和防护措施研究进展 [J]. 颈腰痛杂志, 2006, 27(4)
4. 陈强. 挥鞭样损伤研究概况 [J]. 中国矫形外科杂志, 2006, 14(8)
5. 陈志明, 赵杰, 连小峰等. 颈椎过伸性损伤的手术治疗 [J]. 中国脊柱脊髓杂志, 2006, 16(2)
6. 荆鑫, 赵剑, 贾连顺, 沈强. 颈椎创伤性单侧小关节脱位的前路手术复位与固定 山西医科大学学报 2001年32卷6期
7. 李明豹, 卢旭华, 吴强. 颈椎过伸致颈髓损伤的前路治疗效果分析 [J]. 中国实用医药, 2009, 4(27)
8. 李新锋, 刘祖德, 戴力扬等. 不同载荷条件下颈脊髓过伸损伤的应力分布特征 [J]. 中华创伤骨科杂志, 2010, 12(5)
9. 连小峰. 组织工程技术治疗脊髓损伤的研究进展 [J]. 中华外科杂志, 2007, 45(6)
10. 刘忠汉, 于彬. 脊髓损伤再生的研究进展 [J]. 中华创伤杂志, 2009, 25(3)
11. 唐勇, 王新伟, 袁文. 挥鞭样损伤及其治疗的研究进展 [J]. 中华外科杂志, 2007, 45(6)
12. 陶春生, 倪斌, 王明飞. 外伤性高位脊髓损伤的治疗策略与临床评价 [J]. 中华外科杂志, 2008, 46(2)
13. 王新伟 袁文 赵定麟. 复杂性下颈椎损伤的手术方案选择 中国骨与关节损伤杂志 2005年20卷9期
14. 王新伟, 袁文, 陈德玉等. 复杂性下颈椎损伤的手术方案选择 [J]. 中国骨与关节损伤杂志, 2005, 20(9)
15. 西永明, 贾连顺, 周许辉等. 颈椎过伸性脊髓损伤保守和手术治疗疗效分析 [J]. 中华创伤骨科杂志, 2007, 9(11)
16. 叶添文, 贾连顺, 陈雄生等. 颈椎间盘与纵韧带损伤的诊断及治疗 [J]. 中华外科杂志, 2006, 44(12)
17. 赵定麟, 李增春, 刘大雄, 王新伟. 骨科临床诊疗手册. 上海, 北京: 世界图书出版公司, 2008
18. 赵定麟, 王义生. 疑难骨科学. 北京: 科学技术文献出版社, 2008
19. 赵定麟, 赵杰, 王义生. 骨与关节损伤. 北京: 科学出版社, 2007
20. 赵定麟. 现代骨科学, 北京: 科学出版社, 2004
21. 赵定麟. 现代脊柱外科学, 上海: 上海世界图书出版社公司, 2006
22. 赵卫东, 林研, 李立均等. 88例颈椎过伸性损伤手术疗效分析 [J]. 中华创伤杂志, 2008, 24(8)
23. Birnbaum K, Maus U, Tacke J. Functional cervical MRI within the scope of whiplash injuries: presentation of a new motion device for the cervical spine. Surg Radiol Anat. 2010 Feb; 32(2): 181-8.
24. Cobo EP, Mesquida ME, Fanegas EP, Atanasio EM, Pastor MB, Pont CP, Prieto CM, Gómez GR, Cano LG. What factors have influence on persistence of neck pain after a whiplash? Spine (Phila Pa 1976). 2010 Apr 20; 35(9): E338-43.
25. Hendershot TL, Leclercq TA, Chirico P. Slit fracture through two adjacent cervical vertebrae: case report and review of the literature. W V Med J. 2010 Jan-Feb; 106(1): 25-8.
26. Kasch H, Stengaard-Pedersen K, Arendt-Nielsen L, Staehelin Jensen T. Headache, neck pain, and neck mobility after acute whiplash injury: a prospective study. Spine (Phila Pa 1976). 2001 Jun 1; 26(11): 1246-51.
27. Pedram H, Reza ZM, Reza RM. Spinal fractures resulting from traumatic injuries. , Chin J Traumatol. 2010 Feb; 13(1): 3-9.
28. Silva CT, Doria AS, Traubici J. Do additional views improve the diagnostic performance of cervical spine radiography in pediatric trauma? AJR Am J Roentgenol. 2010 Feb; 194(2): 500-8.
29. Wei-Dong Wang, Xian-Jun Ren, Fang-Rui Mei. Classification of traumatic cervical disc herniation by clinical feature and treatment. SICOT Shanghai Congress 2007
30. Yoganandan N, Pintar FA, Klienberger M. Cervical spine vertebral and facet joint kinematics under whiplash. J Biomech Eng. 1998 Apr; 120(2): 305-7.

第三章　下颈椎损伤的手术疗法

第一节　术前准备、病例选择及手术入路

一、术前准备

颈椎手术是骨科手术中难度最高、风险最大和变化莫测之尖端手术，因此在术前均应对每个病例（包括颈椎外伤者），均应加以全面评估，包括伤情、目前状态及后果等，需要采取何种疗法、何种手术入路、何种术式等，以求提高手术之安全程度及有效性。从外科干预的角度来看，对每例伤者均应了解与掌握以下问题：

1. 颈椎损伤所致的骨折是否稳定。

2. 如果不稳，如何才能使其稳定，是前路手术还是后路手术或前后路并用。何者更为有效。

3. 由于椎节不稳，搬运时及术中体位存在哪些潜在危险，会否引发或加重脊髓损伤。由于体位不当而出现并发症者，文献中已有多篇报告，必须细心地监测与防范。尤其易发生在损伤后伴有广泛退变的颈椎病或已有椎间盘突出而尚未被发现的病例。不完全脊髓损伤者，在手术台上头颈置于过度仰伸时，脊髓前部及脊髓前中央动脉易遭受硬膜外压迫而加重脊髓损伤。此外，椎体后缘骨刺可与椎板之间钙化的黄韧带等夹挤脊髓。为防止此类损伤，术中需要脊髓功能监测，如脊髓诱发电位仪等，或是采用唤醒试验。

4. 需要减压及融合多少节段？如果选用内固定，拟选择何种材料、哪种设计等；这些都需要依据患者伤（病）情、医生习惯及患者经济条件等而定。如选用植骨，材料来自何处，以自体髂骨最佳。

5. 手术有何难度？除患者损伤严重、伤情复杂及稳定性不佳等自身因素外，尚需全面考虑手术组及相关学科之水平及应变能力，以备一旦发生意外时可迅速化险为夷。

二、病例及手术入路选择

（一）手术适应证

1. 绝对手术适应证　凡伤后诊断明确、全身状态较好、伴有明显致压物致脊髓或脊神经受压者。

2. 相对手术适应证　诊断明确，但全身状态欠佳，或有伴发伤需先行或同时处理者，则需短期观察及术前准备的病例。

3. 暂缓手术病例　对诊断不明，尤其伴发伤主次难分、全身状态欠佳的老年患者，应与相关学科会诊，经过进一步检查，待诊断明确及全身情况改善后方可施术。

（二）手术入路选择

手术入路分为颈前路、颈后路及侧路，以前

两者为多用；由于颈椎损伤所出现的致压物大多位于椎管前方，因此多选择颈前入路。对仰伸类损伤，或是伴有椎管狭窄之病例，或致压物大多位于椎管后方，则需考虑后路施术。

三、颈椎前方入路

(一) 解剖复习

在颈前路手术时，多选用右路入口，因为从解剖上来看，右侧喉返神经于颈部的基底水平；在右侧锁骨下动脉前方走出迷走神经，绕过该动脉之下后方经颈总动脉后面斜向上升、达气管侧方时位于气管与食管之间，伴甲状腺下动脉分支；其末梢神经纤维分布于气管、食管和咽部，并支配喉部的声带肌、环杓肌、甲杓肌等。在左侧，喉返神经在主动脉弓前方由迷走神经分出、绕过动脉弓之下后方，在动脉韧带外侧及颈旁动脉根后方斜行向上进入气管与食管之间，其末梢神经纤维与右侧喉返神经相一致。由于左侧喉返神经行程较长，且较右侧分支低，尽管他与周围结构并没有固定，但仍易于牵拉损伤。同样，右侧喉上神经位于颈外动脉后方也容易损伤。大多数外科医生喜欢右侧途径，其原因在于他们多为右利手，操作方便。术中首先应注意主要血管支，包括甲状腺上动脉、下动脉及伴行静脉，以及甲状腺中静脉等（图3-2-3-1-1、2）。许多学者认为左、右两侧有所不同，主要是考虑喉返神经的安全性。但作者认为两者基本相似，只要不去特意解剖、分离和牵拉，只要不在气管与食管之间进行操作，一般不会出现受损症状，作者数千例均告平安。至于迷走神经及从该神经下节下方分出喉上神经，在颈内、外动脉之后走向喉部（见图3-2-3-1-2），并在入喉前分出内侧支达甲状软骨上缘（与喉上动脉伴行），与外侧支至甲状软骨下缘，终于环甲肌，其内、外支末梢主要分布于喉部的黏膜。

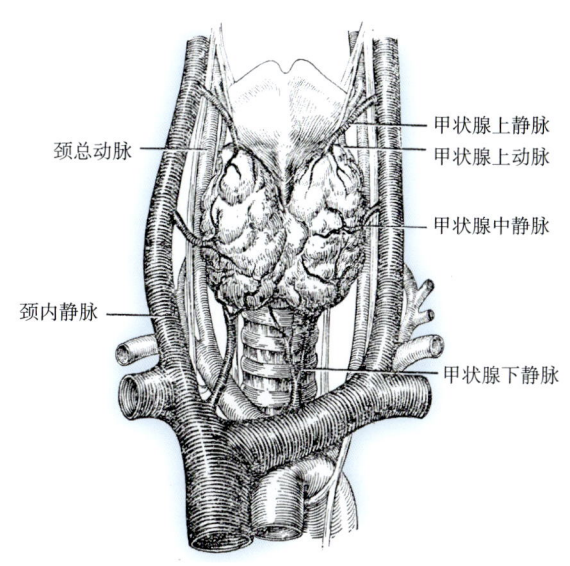

图3-2-3-1-1　颈深部血管分支及走行示意图

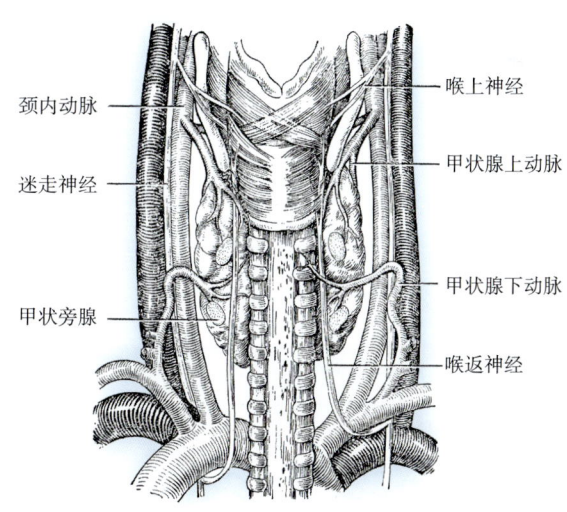

图3-2-3-1-2　颈深部迷走神经与喉返神经走行示意图

在手术操作中左右侧基本相似，采用在神经血管鞘与内脏鞘之间进入椎节前方一般不易发生误伤。

(二) 确定致压物厚度

侵及椎管之致压物大多为骨性（骨块）、软骨性（髓核）或后纵韧带等，术前需反复阅读影像学材料，尤其是矢状位CT扫描，并予以测量，判定其厚度及范围，以便术中切取时有所依据，其测量方法见图3-2-3-1-3。

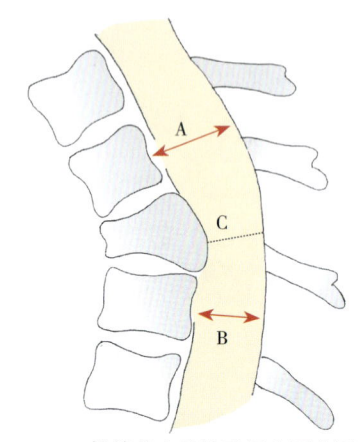

图3-2-3-1-3　椎管前方骨性致压物厚度测量示意图
（A+B）/2=X　X−C=厚度

（三）体位及麻醉

1. **体位**　取自然平卧位，上胸背部垫以5~6cm厚之中单或软垫，其上方（即颈后部）垫以沙袋使颈部自然仰伸，切勿让头颈向侧方倾斜，以防减压及固定时偏向一侧而引发意外或减压方向偏失影响疗效，双侧颞下至后颈部左右各放置小沙袋一个（图3-2-3-1-4），在麻醉及术中操作时切勿使颈椎过度仰伸以防意外。

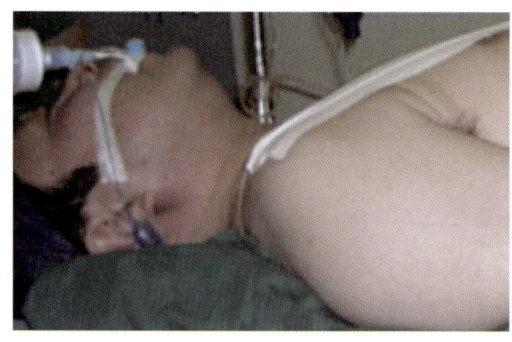

图3-2-3-1-4　颞部放置沙袋保持颈部稳定

2. **麻醉**　全麻或颈丛麻醉，目前以前者多用，安全性好。对全身状态欠佳者则选择高位颈丛封闭+局部浸润麻醉。

（四）牵引双肩、消毒铺单

为使下颈椎显露清晰，消毒前先用宽胶布从双侧肩部后方起向下、并斜向对侧骨盆处进行牵引；之后再依序消毒及铺单（图3-2-3-1-5、6）。

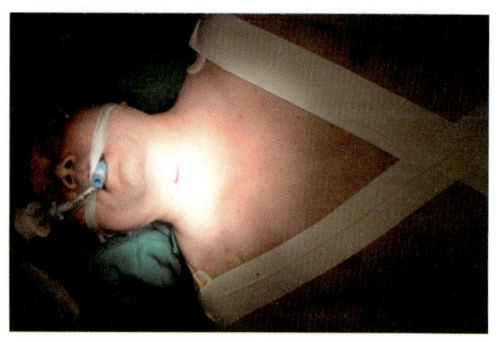

图3-2-3-1-5　胶布牵拉
对颈部短、粗之病例，可用两条宽胶布从双肩斜向对侧髂部牵拉

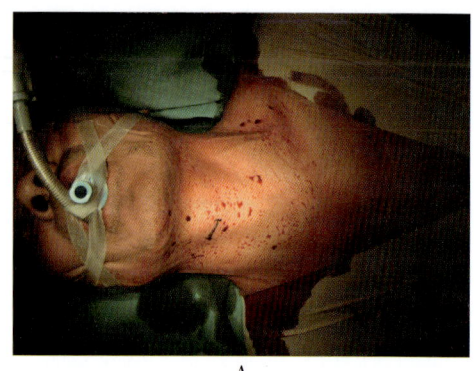

A

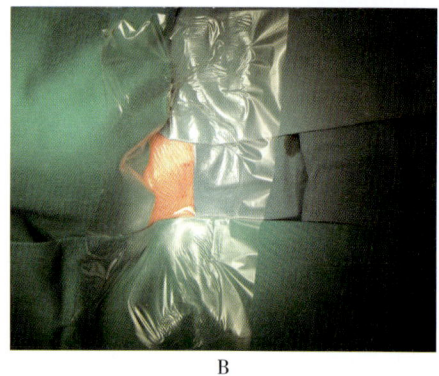

B

图3-2-3-1-6　颈前路手术消毒及铺单（A、B）
A.颈前路手术消毒范围；B.铺单

（五）切口及显露椎节前方

1. **切口**　一般多取颈前偏右横切口，长度视伤情而定，一般为2~4cm，经验丰富者切口愈短愈好，属微创概念（<3cm）；病变节段多而又缺乏经验者，可适度延长，或选择斜形切口（图3-2-3-1-7）。切口高度取决于手术椎节的高低，胸骨柄上方两横指多为C_5~C_6椎节，短颈者则可能为C_4~C_5椎节，或是用手指在颈部触摸受损椎节特点决定切口高低（图3-2-3-1-8）。

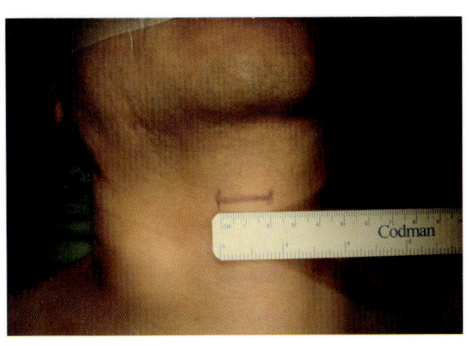

图3-2-3-1-7　微创切口
颈前路切口多为右侧横切口，约2~3cm

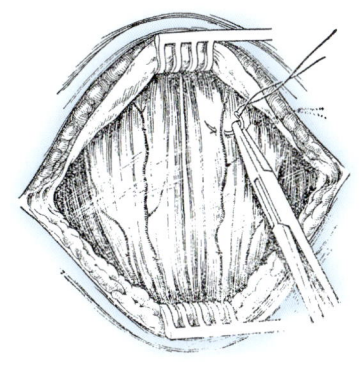

图3-2-3-1-10　切口止血示意图
对颈前静脉妨碍操作时可电凝或在上下端用细线各缝扎切断

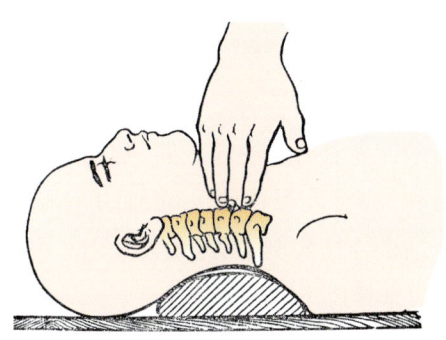

图3-2-3-1-8　触摸定位示意图
用手指于体外触摸受伤椎节特点判定切口高低

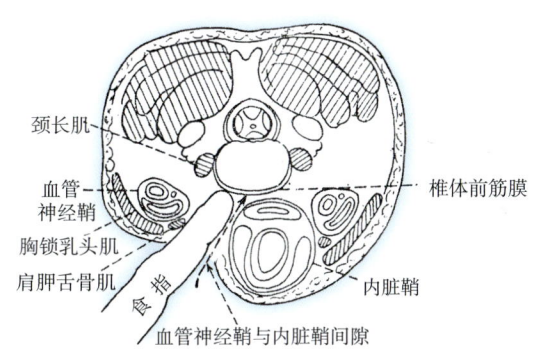

图3-2-3-1-11　进入椎体前方示意图
用手指沿内脏鞘与血管神经鞘间隙向深部分离直达椎体前方

2. 显露椎节前方　切开皮肤、皮下组织及颈阔肌（图3-2-3-1-9），即见颈深筋膜覆盖下方组织；对颈部前方之静脉等可电凝或缝扎切断（图3-2-3-1-10）。于胸锁乳突肌内侧，自疏松的内脏鞘（即甲状腺、气管、食道）及血管鞘间隙用术者手指钝性分离，直达椎体前方（图3-2-3-1-11），显示两侧的颈长肌及中央的前纵韧带。在向深部分离时，如遇甲状腺中静脉或甲状腺下动脉妨碍操作时，可将其结扎剪断（图3-2-3-1-12、13）。之后用S形拉钩牵开，充分显露施术椎节。操作时切勿用力，以免损伤食管、气管等重要结构。

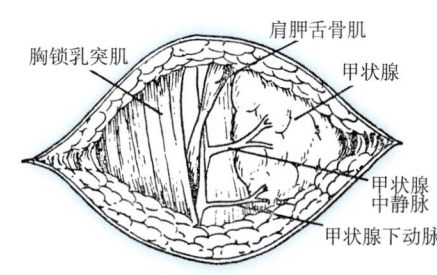

图3-2-3-1-12　酌情处理椎前血管示意图
术中遇到甲状腺中静脉或甲状腺下动脉妨碍继续操作时，可将其结扎后切断或仅牵开

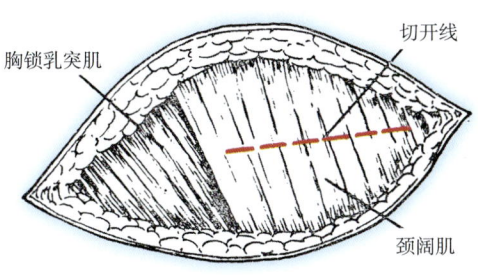

图3-2-3-1-9　切开颈阔肌示意图

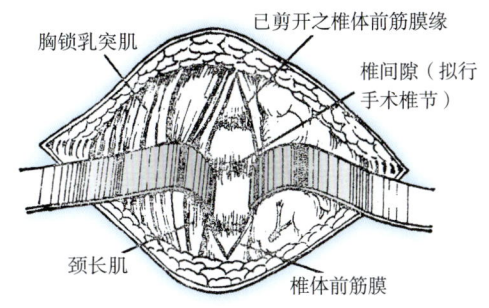

图3-2-3-1-13　显露椎体前方示意图
分离、松解椎体前筋膜即显示受损椎节

(六)定位

一般可以依据受损椎节局部血肿、畸形和前纵韧带撕裂等加以判定,但如可视性特征不明确,则需予以术中定位,其定位方式常用的有以下3种:

1. C臂X线机透视 即通过C-臂X线透视判定椎节部位,此为目前最为通用之方式,简便准确(图3-2-3-1-14)。C-臂透视后打印存档,以备术中复查及术后核查。

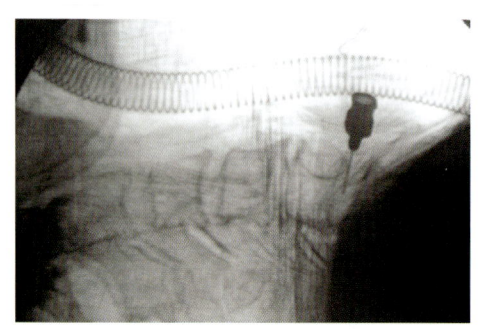

图3-2-3-1-14　C-臂X线机术中定位所见

2. 术中X线拍片定位 在无C臂X线透视机时可选用此种方式,亦精确,唯需等待洗片,且放射线量较大,不宜多次拍摄。

3. 根据伤患节椎体及颈胸角等解剖状态进行定位 仅具参考意义,绝对不可依此决定施术椎节,以免发生错误;此在临床上时可遇到。

(七)确定受损椎节

定位后确认施术椎节,第一助手用颈椎S拉钩将术野下方内脏鞘组织牵向左侧,术者用左手(右力者)持钝性软组织剥离器将血管鞘及胸锁乳突肌等组织牵向外(右)侧;依据肉眼所见及X线定位确认受损及施术椎节,并用尖刀在椎间隙处十形切开作出标记。颈椎自动牵开器虽有节省人力的优点,除非在战争及群发性灾难等特殊情况下,一般不宜选用,以免增加气管、食道损伤的概率。

四、颈椎后方入路

(一)概述

颈椎后方与头颅相延续之项部血管十分丰富,从切皮开始即可大量鲜血涌出,因此应采取有效措施减少失血量。另一方面,发际处毛囊密集,易有污物、毛囊炎及细菌存留,因此感染的概率远较颈椎前路手术为高。颈后路手术本身的并发症及风险性并不比颈前路手术为低,因此手术医师和患者均应有所思想准备。

(二)体位

临床上多取后方中线入路,常用的体位主要是俯卧位,亦有人习惯侧卧位,而坐位施术绝对不适合颈椎外伤病例,因此无人采用。视患者伤情不同可选择以下两种方式之一。

1. 俯卧位 为最常用之体位,多用于以下两类伤者。

(1)一般颈椎外伤者 可让其直接俯卧于手术床上。于手术床之头侧另加一向外延伸的头圈固定头颈部(图3-2-3-1-15)。该头圈用钢元制成,或是制式产品,外方包以海绵及棉垫等,不用时可以取下,使用时将其直接插于手术床的头板处,患者前额及面部置于头圈上,患者双眼、鼻、口及面部处于暴露状态以便于麻醉师从台下观察(可在下方置一面镜子更为方便),并保持呼吸道通畅及氧气供给。该头圈下部有1~2个可控制的杵臼状关节,可使其上下升降、旋转及向侧方倾斜。在术中使用时,将其放置略低于手术台平面位置,以使头颈部略向前屈,如此则有利于手术操作和椎板之暴露;但手术床整体呈上高下低、约10°~15°倾斜状态。在缺乏特制头架时,亦可选用石膏床取代,即术前预制石膏床以便术中使用,其有上下两面(详见本书第一卷第三篇第一章《石膏绷带技术》内容)。实际上此种方式最为安全、实用(图3-2-3-1-16)。

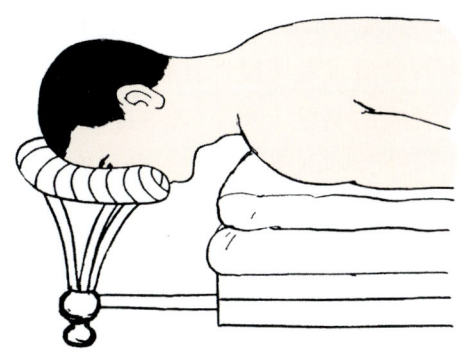

图3-2-3-1-15 固定头架示意图
颈椎后路手术常用体位及头架

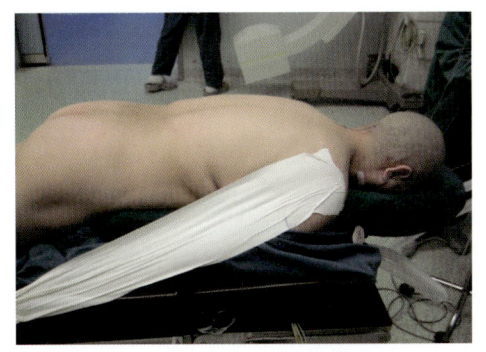

图3-2-3-1-16 预制石膏床固定头部
患者俯卧于预制石膏床上，用宽胶布将双肩牵向下方固定至手术台上

（2）涉及高位颈椎损伤或颈椎椎节不稳者　为防止术中意外，应在颅骨牵引下搬运及翻身置于手术床上，或是让患者卧于预制的石膏床上下两壳之中搬动，至手术台上再取掉前壳；该石膏床颜面部呈敞开状，以便于观察及必要时采用气管插管及供氧，颈部亦应略向前屈（见图3-2-3-1-16）。对颈椎严重不稳定及完全脱位者，再加颅骨牵引。

2. **侧卧位**　即让患者侧卧于手术床上，多为伤情较稳定、手术亦较简便之病例，术式多以半侧椎板切除减压术、单纯根性减压开孔（钥匙孔–Keyhole）及融合术等为主。

（二）消毒、铺单及切口

常规消毒、铺单，并用合格、有效之薄膜保护皮肤（图 3-2-3-1-17、18），一般多取后路正中切口，长度视减压范围而定。上方起自枕骨粗隆部，或略高于粗隆部，下端止于 $C_7\sim T_1$ 棘突，长约 10~14cm。少数病例如病情需要亦可采有正中旁切口，或 S 形纵向切口、L 形切口或横切口等（图 3-2-3-1-19）。

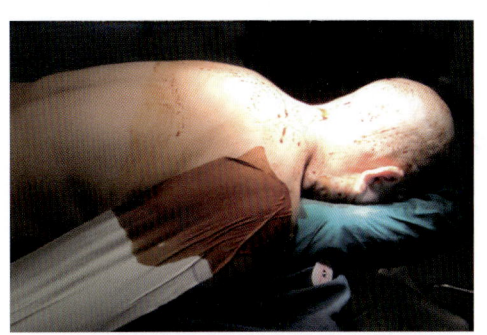

图3-2-3-1-17 消毒范围

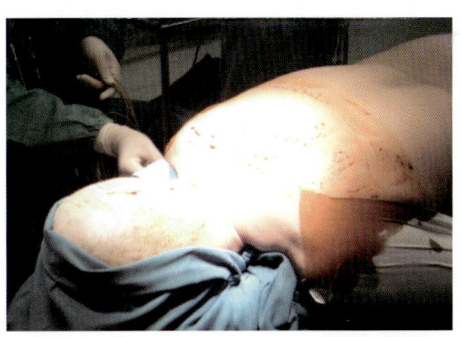

图3-2-3-1-18 逐渐铺单，贴保护皮肤薄膜

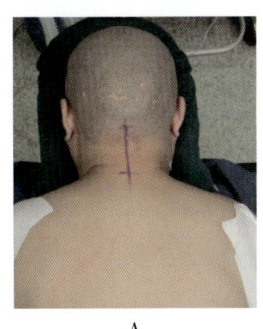
A

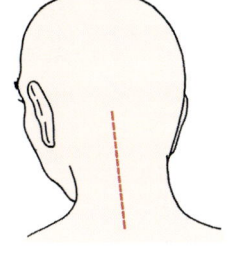
B

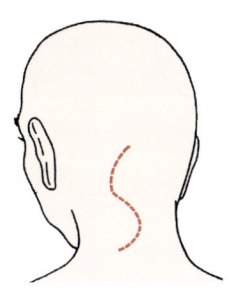
C

图3-2-3-1-19 颈后路正中切口（A~C）
A. 临床病例；B.C. 示意图、正中切口及S形切口

(三)暴露棘突、椎板及术野

1. 切开皮肤及皮下组织　麻醉生效后选用锐刀(片)快速全层切开皮肤及皮下组织,在切开过程中,术者和助手用手掌尺侧压住切口两侧以减少出血量(图 3-2-3-1-20)。或对深层组织可选用电刀切开减少出血,并配用电凝止血(以双极电凝为佳)但操作时切勿深及椎板下方及外侧脊神经根部。

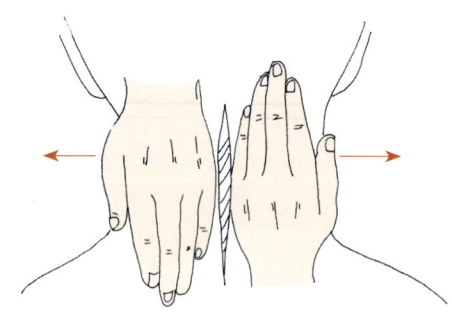

图3-2-3-1-20　切开皮肤示意图
术者与助手用手掌尺侧压住切口两侧以减少出血

2. 快速撑开　当确认皮肤及皮下全层切开后,用锐性梳式自动拉钩迅速将切口撑开,因拉钩本身对局部皮缘有一定压力而起止血作用(图 3-2-3-1-21)。对明显之出血点可钳夹结扎,或用电凝止血。

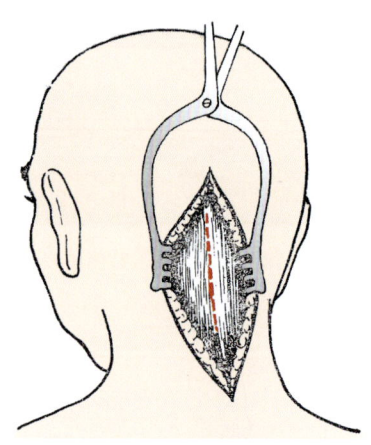

图3-2-3-1-21　撑开切口示意图
后正中切口切开皮肤、皮下深部组织后用梳式拉钩迅速撑开

3. 切开椎旁筋膜、分离椎旁肌　根据手术需要可切开及分离一侧或双侧椎旁肌。操作时先用锐刀片在切口中部自棘突向两侧,按棘突形态先切开一侧椎旁筋膜(一节一节地进行操作以减少出血);之后术者用锐性骨膜剥离器将同侧椎旁肌自棘突的侧壁上剥下(图 3-2-3-1-22);助手则用钝性骨膜剥离器将止血纱条塞至深部起止血作用(纱布条尾部留于切口外方)。按此法依序向上、向下进行,其范围视减压固定手术需要而定,一般手术自 C_{2-7} 段,仅行枕颈及寰枢椎手术者为枕骨粗隆至 C_3、C_4 椎节处。完成一侧后再按同样步骤切开剥离对侧椎旁肌,并按同法纱条充填止血。

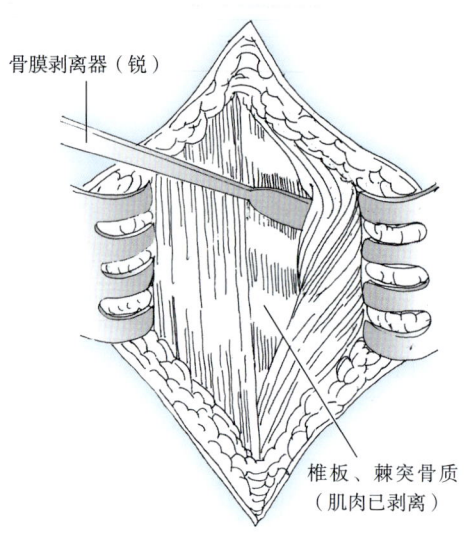

图3-2-3-1-22　剥离一侧椎旁肌示意图
骨膜剥离器将椎旁肌自棘突上剥离示意图

4. 暴露椎板　将先填塞的纱条分两条一组向外抽出,与此同时用深部拉钩牵开椎旁肌群,并继续用尖刀或锐性骨膜剥离器将残留的椎旁肌向侧方剥离,以充分显示椎板(必要时可达小关节外侧)。一侧完毕后再用止血纱条充填另侧,并根据需要将对侧按同法操作之(图 3-2-3-1-23)。双侧完成后即可迅速拔出止血纱条,并用深部椎板自动拉钩将双侧椎旁肌牵开以显露椎板及棘突。如仅需暴露一侧椎板时,则可用单椎板拉钩牵开之,如仅需显露枕颈段则多止于 C_3 下缘(图 3-2-3-1-24)。操作中如局部出血较多,除采用纱条充填及自动拉钩牵拉外,尚可用冰盐水冲洗,或以双极电凝止血。

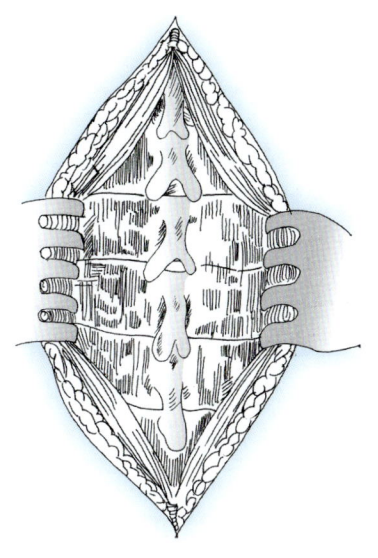

图3-2-3-1-23 充分暴露椎板示意图

(四)定位

主要有以下两种方式。

1. 根据棘突特点定位　颈椎各节棘突多不相同,寰椎仅有后弓而无明显的棘突可见;第二颈椎棘突呈分叉状,既大又宽,可以此定位。$C_{3\sim5}$棘突亦均呈分叉状,但较C_2明显为小,尤以C_3;C_6棘突大多无分叉,为单棘突状。第七颈椎之所以称为隆椎,主要因其棘突既大又长,亦作为体表及术中定位的标志之一。

2. X线定位　一般勿需选用此种方式,唯对发育畸形或第二次以后施术者则需通过术中X线定位拍片或C-臂放射线机透视加以确认,以防判断失误(临床上此种错误并非罕见)。

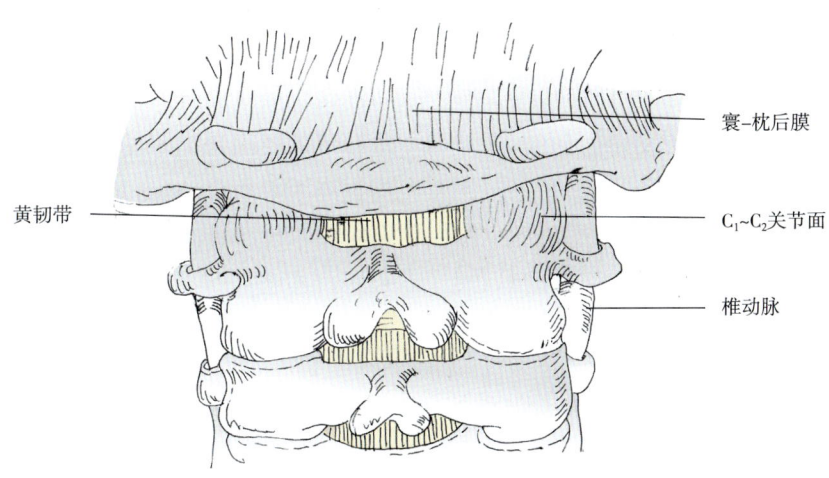

图3-2-3-1-24 上颈椎后路显露范围示意图

第二节　颈椎前路手术及各种术式

一、颈前路手术病例的选择

(一)手术适应证

在临床上一般将下列情况视为颈椎前路减压及/或内固定的最佳选择:

1. 颈椎爆裂性骨折　由于碎裂之骨折片(块)从前方侵及椎管,并对脊髓、脊神经根和(或)椎动脉形成压迫;

2. 颈椎骨折伴椎体间脱位　不伴小关节交锁者,均需从前方减压复位。伴有小关节交锁者,

在后路手术复位后,如前方仍有致压物者,则再行前路手术;

3. 颈椎急性椎间盘突(脱)出者　均应从前路摘除椎间盘,并予以固定;

4. 椎体压缩性骨折　对椎体前缘直径缺失1/3以上之压缩性骨折,由于楔形变可影响颈椎力线,需从前方恢复椎节高度,以防引发颈椎继发性改变。

(二)不宜颈前路施术病例

1. 前方有创口感染者　应避开前路,或俟皮肤恢复正常状态后再行手术;

2. 前路已施术者　尤其是已多次手术病例,其解剖状态多有变异,深部多有粘连等,再手术时易误伤;

3. 致压病变以后方为主者　尤其致压物位于椎管后方者,前路施术难以获得有效减压及固定,除非有后路施术特殊不宜原因者。

二、前路减压术实施中的要点

颈椎外伤不同于颈椎病,因此对颈椎椎体骨折脱位病例在操作中应注意以下要点:

(一)小心搬动,宜在牵引下施术

因急症病例制作用于伤者搬动之石膏床不易操作,为保证患者安全,除在搬动时要十分小心外,术中应保持颅骨持续牵引状态,以1.5~2.0kg维持重量即可。

(二)避免向椎管方向加压

由于椎体骨折大多呈粉碎状,加之椎节松动不稳,骨块易向较为空虚的椎管方向移位,尤其是在减压术中所使用之工具选择不当,或操作不慎失误,则可反而加重伤情。因此,对于伤后两月以内之骨折,尤其是急诊病例,切忌使用骨凿向后方凿骨,切忌以环锯向下锯骨,切忌刮匙向深部加压刮骨等,一切有向后方加压之工具及操作均应避免。

(三)提升(出)骨块减压

对椎管前方致压骨块可通过采用不同规格之髓核钳等器械将其碎裂之骨块挟住、并向外提出。对椎体前缘无破碎裂开之椎节可用尖刀将其上缘或下缘之前纵韧带平行状切开,使椎间隙敞开,便于通过上、下椎间隙挟持碎骨块(片)、摘除髓核等组织。亦可通过椎间隙用特制小号刮匙由深向浅部刮除碎骨。

(四)尽可能多地保留正常骨质

对致压骨必须尽可能完全地切除。为刮除致压骨对经过路上的骨质亦需切除;其范围视每位术者技术水平而定;在不妨碍减压彻底的前提下,切除范围越少越好,此对其后内固定的选择及术后椎节的稳定提供了基础;因此每位手术医师均应提高手上功夫(hand work)的水平,必要时在业余时间不妨多做些雕刻手艺。笔者发现国外有不少骨科医师的业余活动是干木工活,家中地下室有木工车间,这与提高手术工艺水平不无关系。

(五)保持椎节韧带的完整

应该提醒每位外科医生,操作中切断前纵韧带,或已因创伤而断裂,都会引起椎节的不稳。此外,术中颅骨牵引使颈椎过度分离、术中又未处理及内固定者,均易引发椎节不稳,因此在处理上应全面加以考虑,包括术后辅加颈围制动措施等。

(六)对后纵韧带的处理

对已破碎并构成致压物者应将其小心切除,注意与硬膜囊壁之间有无粘连及需否松解。对完整之后纵韧带应加以保护,切勿随意切除,因其对硬膜囊具有保护带作用。对后纵韧带状态判定困难者,除术中观察外,应仔细阅读MR影像资料。

三、髓核切除术

（一）病例选择、麻醉及体位

1. 病例选择　主用于急性椎间盘突出或脱出，已引起脊髓或脊神经根压迫症状，经非手术疗法无效者。

2. 麻醉与体位　目前大多选用全麻或高位颈丛+局麻；取平卧位，颈部自然仰伸（图3-2-3-2-1）。

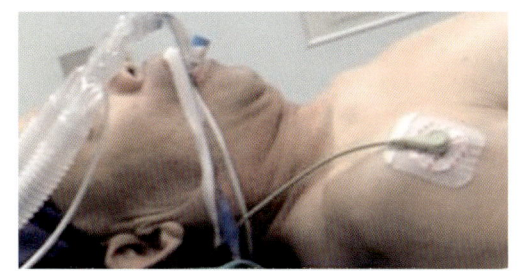

图3-2-3-2-1　麻醉与体位
全麻+气管插管，取平卧位，颈部自然仰伸

（二）摘除髓核

与颈椎病时的髓核切除术基本相似，口字形、十字形或Z形切开前纵韧带和纤维环，将其翻开后，用特制薄形髓核钳将碎裂之髓核摘除（图3-2-3-2-2~3），之后再用其他较大规格髓核钳由浅及深分次、逐块摘除余下之髓核及纤维环组织。在操作时切忌向椎管方向加压，以免加重脊髓损伤。选用刮匙切骨时，尽量取水平位或提升状刮除碎骨，接近椎管前壁时，可选用钝角、薄型椎板咬骨钳切除椎体后缘骨片（图3-2-3-2-4）。直角及锐角咬骨钳（图3-2-3-2-5、6）仅用于直视下不会触及硬膜囊（或后纵韧带）时，以确保施术安全。

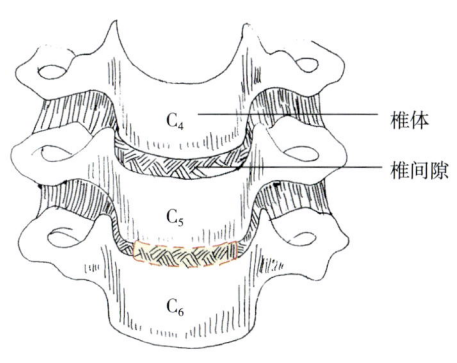

图3-2-3-2-2　口字形切口示意图

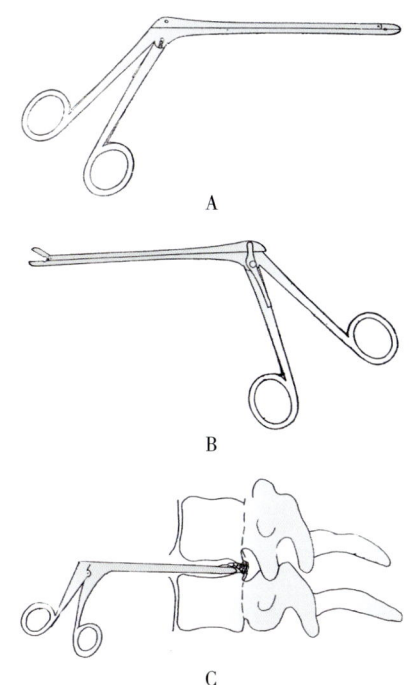

图3-2-3-2-3　特种薄型髓核钳示意图（A~C）
A. 特种薄型髓核钳，头部闭合状态；B. 同前，头部开口状；C. 用各种规格（由薄至厚）髓核钳逐块地摘除变性后突之髓核（矢状观）示意图

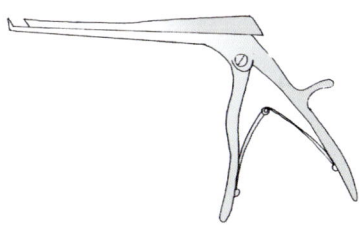

图3-2-3-2-4　钝角椎板咬骨钳示意图

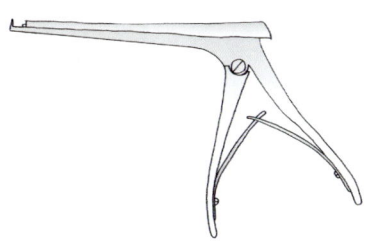

图3-2-3-2-5　直角椎板咬骨钳示意图

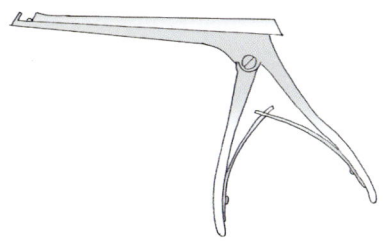

图3-2-3-2-6　锐角椎板咬骨钳示意图

(三)手术椎节处理

主要为融合和非融合技术,前者包括自体髂骨植骨,cage植入等,后者则为人工椎间盘植入。具体操作是在减压术毕,切取自体髂骨植入(图3-2-3-2-7),或是选用扁形cage植入,目前多选择Peek材料制成带倒刺的防滑出产品(图3-2-3-2-8),将切下之骨块(片)填于中空处;对单节段、椎间稳定及经济条件允许者,也可植入人工椎间盘(图3-2-3-2-9、10)。

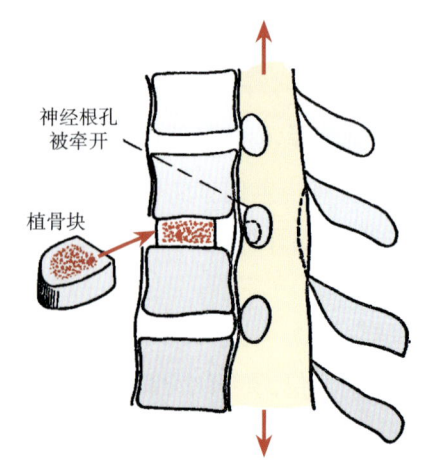

图3-2-3-2-7 在牵引下植入骨块融合示意图

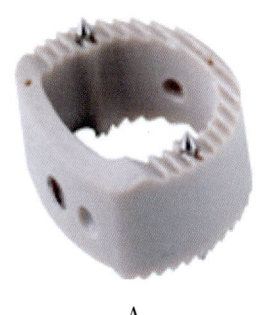

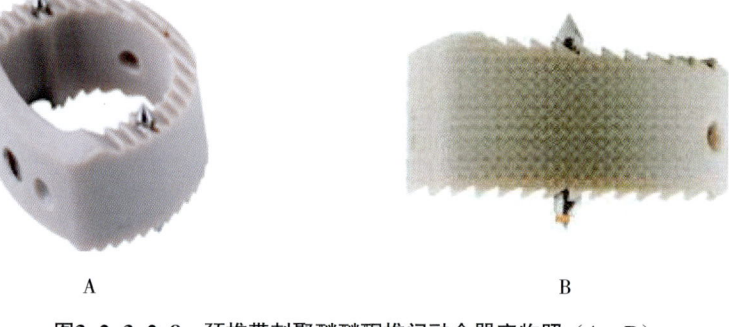

图3-2-3-2-8 颈椎带刺聚醚醚酮椎间融合器实物照(A、B)
A.前上方观; B.侧方观

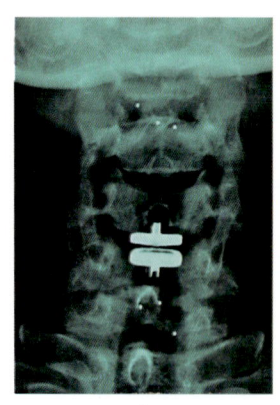

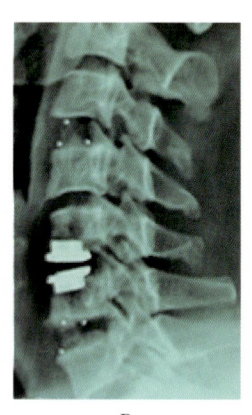

图3-2-3-2-9 C_{5-6}间隙人工椎间盘植入术后正侧位X线片(A、B)

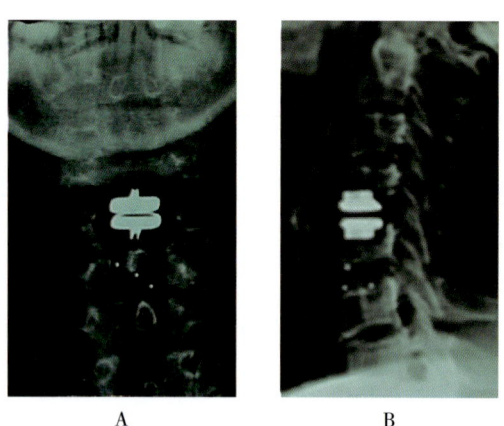

图3-2-3-2-10 C_{4-5}间隙人工椎间盘植入术后正侧位X线片(A、B)

四、开放复位椎节融合术

(一)病例选择

主用于颈椎骨折脱位者,尤以椎节严重楔形变、椎节前后向脱位、颈椎过伸性损伤所致前纵韧带撕裂伴椎体前方边缘骨折者等。

(二)复位及椎节融合

1. <u>显露施术椎节</u> 按前法显露受损椎节,除根据血肿、骨折等外观判定外,主要依据C-臂X

线透视确认致伤部位、程度及特点。

2. 切开受损椎间隙、予以复位　口字形、Z形或十字形切开受损节段前纵韧带，用髓核钳全部切除伤节椎间盘组织，并将错位之椎节予以复位（前后），或用撑开器恢复椎节前方高度，并使后方半脱位之小关节复位（图3-2-3-2-11）。

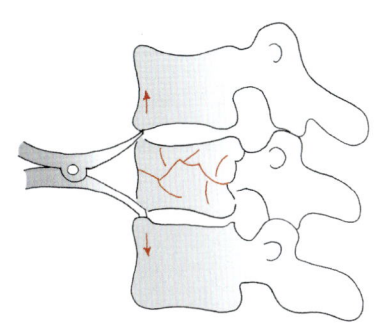

图3-2-3-2-11　单节段椎节撑开示意图

3. 切除椎管前方致压骨　对椎节后方致压性骨块（片）或椎间盘应将其彻底摘除。操作时切忌向后方加压，并注意保持后纵韧带的完整；已破裂者可酌情切除，以不形成致压物为原则。

（三）椎节固定

视减压复位术之方式不同，可酌情选用自体髂骨块+钛板、钛网+钛板、圆形cage、人工椎体及异体骨块+钛板等予以固定，并恢复椎节原有高度，撑开长度不超过原有椎节高度的1/10，否则术后易出现轴向痛。

五、颈椎椎体次全切除术

（一）病例选择

当椎体因爆裂性骨折引起粉碎骨折块（片）向后方或四周突出并引发脊髓、脊神经根及椎动脉等受压时，一般需将该碎裂的椎体切除，以求获得彻底减压。

（二）切除椎体

1. 显露损伤椎节　确定受损椎节后，在牵引下先将椎节上方及下方椎间隙横形切开，达椎节中部，椎节侧方切勿超过椎体边缘以防伤及横突孔内的椎动脉，之后用髓核钳摘除受损的髓核及纤维环等组织。

2. 切除椎体前部　如椎体已碎裂，可用髓核钳直接取出，或用钝角薄型椎板咬骨钳或尖头咬骨钳咬除椎体前方及中部骨质；其要领是持钳要稳，深度每次进入3~4mm，以椎体中央部分为主，直达椎体后缘骨皮层前方，并用冰冷之生理盐水反复冲洗及明胶海绵止血。

3. 切除椎体后缘致压骨　在对椎体前、中部切除的基础上，再对后方碎裂的致压性骨块逐块地切除，且要充分减压，包括突向硬膜囊的椎体后缘及压向根管和压迫椎动脉之侧后方及侧方骨块（片）。此时应注意保持颈椎处于牵引状态，必要时可辅以椎节撑开器维持椎节高度（见图3-2-3-2-11）。

（三）撑开植骨

先将施术节段的上、下椎体前缘骨刺清除，修成平面；并切除上下椎骨软骨板达骨面为止。之后用两脚规测量切除区上下椎体间的距离，依据测量数据修正植骨块的长度。在牵引下，将修整后的植骨块（其上下长度可以不同，但深度均为8~10mm，切勿超过11mm，以防误伤深部脊髓神经）插入椎间隙，其深度比颈椎表面骨皮质略低1~2mm。在置入骨块时可适度加大颅骨牵引重量，使椎间隙增宽，以便使植骨块嵌入。

由于植骨块嵌入椎节过深风险太大，作者建议选用骨块嵌入器轻轻敲打使植骨块嵌入椎节，如此既可达到满意的位置，也不会过深。当植骨完成后，多附加颈椎钛板螺钉固定（图3-2-3-2-12），并去除牵引。

亦可利用切下之碎骨块（片）放入相应型号之钛网中，在牵引及撑开下植入椎间隙（图3-2-3-2-13）。当然，颈椎人工椎体疗效更佳，椎节高度易于恢复及维持（图3-2-3-2-14）。

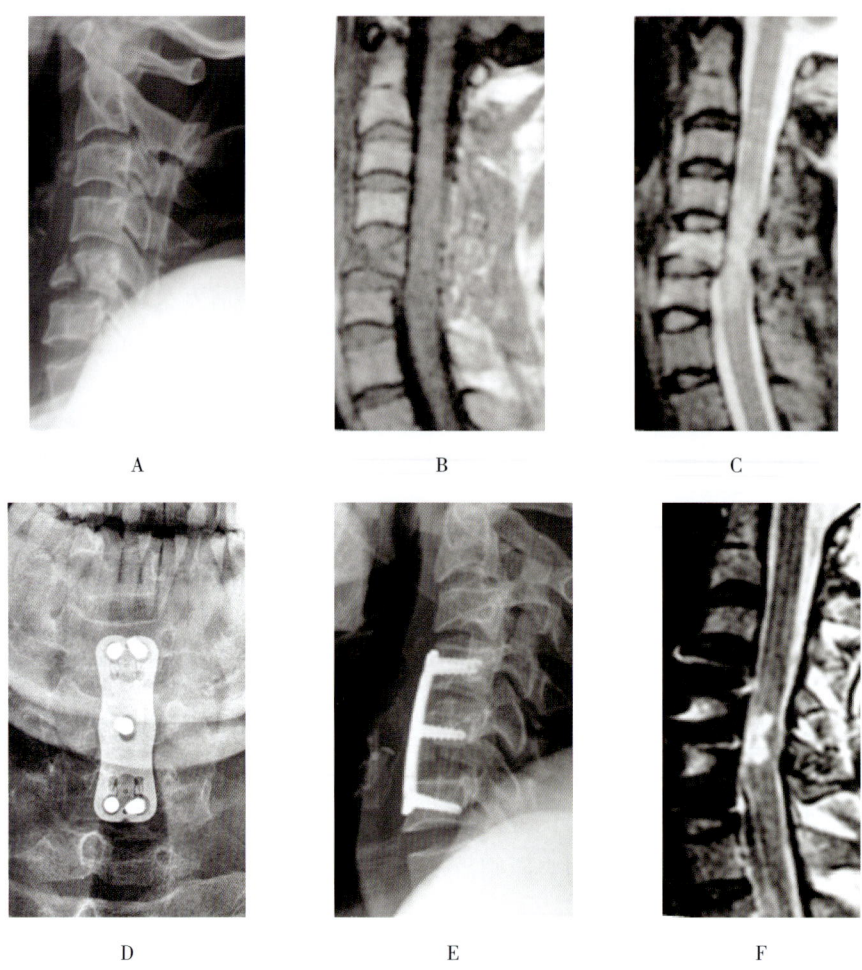

图3-2-3-2-12 临床举例（A~F）

31岁，男性，车祸致C_5爆裂骨折，行颈椎前路减压术　A. 术前X线侧位片；B.C. 术前MR矢状位，T_1、T_2加权所见；D.E. 颈椎前路C_5椎体次全切除减压+自体髂骨块植入+钛板内固定术后正侧位X线片；F. 术后一年MR所见，功能恢复满意

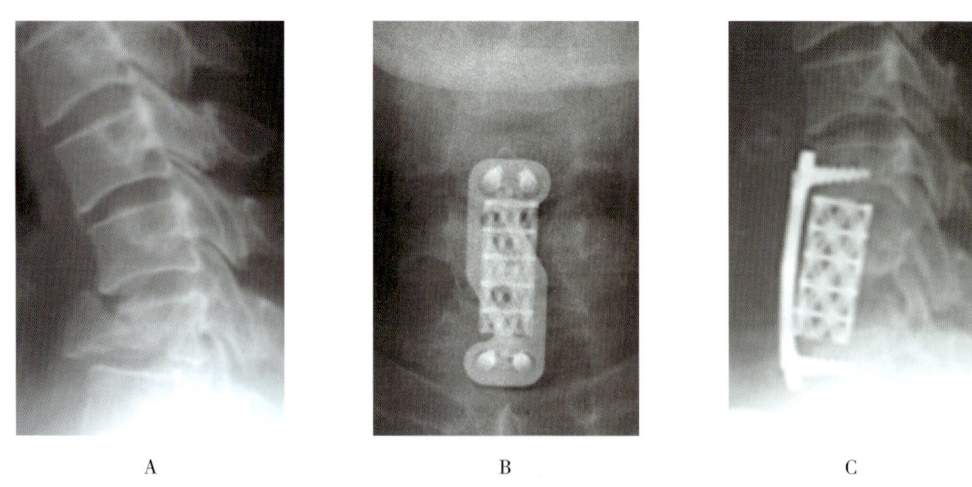

图3-2-3-2-13 临床举例（A~C）

男性，外伤后致C_6椎体屈曲爆裂性骨折及C_6~C_7半脱位+脊髓不全性损伤　A. 术前X线侧位片，显示C_6椎体爆裂状骨折及C_6~C_7半脱位；B.C. 行颈前路C_6椎体次全切除+钛网植骨及撑开+钛板固定，术后正侧位X线片，功能恢复满意

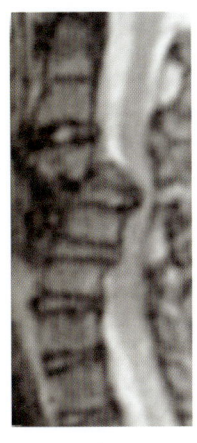
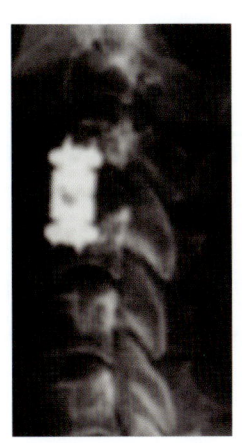

图3-2-3-2-14 临床举例（A、B）

C_{4-5}骨折脱位伴严重不全性瘫痪：A. 术前MR所见，显示椎节脱位、骨折，高度不稳及脊髓重度受压征；B. 同一病例，行开放复位、C_4切除减压及钛合金中空可调式人工椎体植入术后X线侧位片，功能恢复理想

六、颈椎椎体全切术

对于颈椎骨折脱位病例，采取开放复位、减压及椎体次全切除术即可，但对于颈椎椎体肿瘤等患者，尤其是恶性肿瘤，则需行更为彻底的椎体全切术，甚至包括椎骨附件及软组织等。详见相关章节，本处不赘述。

七、颈椎椎节融合固定术

颈椎开放复位及减压术毕均需辅以内固定；如无内固定则需外固定，包括绝对卧床、头颈胸石膏及头－胸支具等。但患者与临床医师大多乐于采取内固定技术。

（一）颈椎内固定之种类

视切骨范围大小不同选择相应之内固定物，临床上常用的有以下三类：

1. **钛网＋钛板** 为颈椎外伤病例选用最多之内固定方式，不同规格及长短之钛网取材与剪接容易，局部切下之骨块（片）可被同时利用，因此手术者乐于选择长度及周径相当的钛网＋锁定钛板（见图3-2-1-2-7）。

2. **人工椎体** 精巧的颈椎人工椎体更适用于椎节切除范围较大、而又需要椎节撑开之病例。一般用于单节段椎体次全切除或多节段减压术者。

3. **界面固定** 可用单枚鸟笼式cage充填碎骨块后植入，亦可用双枚或多枚扁平Cage叠加式植入。

（二）注意事项

1. **术中需透视或拍片** 减压术毕应常规以C-臂透视或拍片观察与判定施术椎节状态，特别是内固定物植入后应判定其位置与深度等有无不当之处，并及时加以修正。有记忆功能或拍片功能的C-臂机应及时打印摄片，或将术中资料输入数据库内存，以便今后查阅。

2. **内固定应以安全稳定为主** 在选择内固定物时，除注意长度、厚度及工艺精细外，其设计是否合理更为重要，包括螺钉的旋入与旋出，钛板的形状、厚度和曲度与颈椎是否匹配，螺孔间距与椎节高度是否一致；合理的设计是保证植入物安全与稳定的基本前提。

3. **重视辅加外固定** 术后早期，特别是70岁以上高龄患者，因骨质疏松，钛板螺钉容易滑出，尤其螺纹较浅及螺钉长度较短者。如果术后未正确及时使用颌－胸石膏（或颈围）、或不能合作的患者，术后则甚易滑出。

第三节 颈椎后路手术及前后路同时(一次性)手术

一、颈椎后路减压、复位固定术手术适应证

(一)概况

颈椎后路手术为骨科传统性手术,各大医院及市地等中等医院均能开展,包括神经外科医师亦习惯这一手术途径。但近年来发现颈后路手术之风险性与并发症并不比颈前路手术少见,且易引发截瘫或四肢瘫后果,尤其是颈椎椎管前方有致压物时(包括急性椎间盘突出、骨折块、后纵韧带骨化症等伤患),其发生概率更高。因此在颈椎外伤手术病例选择时更应持慎重态度。

(二)病例选择

目前主要用于以下病例。

1. 后方骨性致压物累及神经者

(1)椎弓骨折伴有神经受压者 指后方暴力致颈椎后柱损伤,例如椎板塌陷性骨折及椎弓断裂者等;其诊断主要依靠 CT 或 MR,对伴神经症状者大多需后路减压及融合术(图 3-2-3-3-1)。

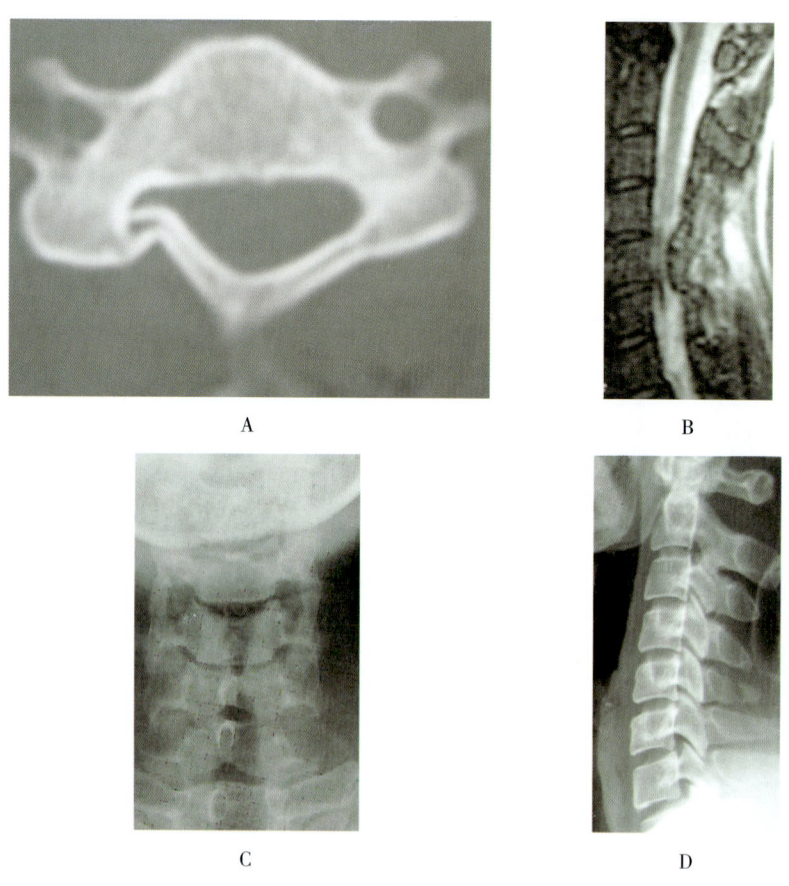

图3-2-3-3-1 临床举例（A~D）

C_5椎板骨折CT扫描、MR及平片所见：A.CT扫描显示左侧椎板外侧骨折；
B.MR见C_5段硬膜囊明显受压；C.D.正侧位X线片无明确发现

（2）小关节单侧或双侧交锁需行开放复位或关节突切除者　主要是下颈椎骨折脱位致使后方小关节交锁、手法复位未成功之病例，无论有无神经损伤，均应开放复位，以求消除椎节不稳因素。

2. 椎节严重不稳需后路探查者

（1）椎节（管）严重不稳定者　当颈椎椎节三柱均受累，仅行前路减压及内固定尚不足以恢复椎节稳定者，亦可同时行颈后路内固定术，大多选椎弓根钉技术以确保椎节的复位及稳定。

（2）脊髓损伤需行后路椎管探查及减压术者　因骨折片（块）、血肿等对硬膜囊内形成致压性改变时，大多需从后路切开椎管对硬膜囊、或蛛网膜下腔进行探查及异物摘（清）除术。

3. 其他病例

（1）前后路联合手术　即颈椎前后方均需减压及内固定者，当前方已施术完毕则需对后路施术，或先行后路手术再行前路手术。

（2）其他　此外，对疑有外伤后继发性蛛网膜炎、伴有黄韧带钙（骨）化症构成致压因素之一、且有减压指征者，以及其他因素引发颈椎后方致压性伤患均需考虑后路探查及减压之病例。

4. 下列情况应视为非手术适应证

（1）不可俯卧位者　主因心肺机能不全等因素患者不能俯卧，又不可全麻及气管插管之病例。

（2）致压物位于椎管前方或以前方为主者　此时应先行前路减压，切勿因为不熟悉前方入路而随意按个人习惯反过来后路操作，此不仅无效，且会引发严重后果。

（3）局部皮肤状态不佳者　包括局部有疖、痈及开放性创口等，均应先行处理局部，俟无感染风险时方可从后路施术。

二、颈椎后路减压术之手术种类

（一）常规颈后路开放复位、椎管探查术

此种传统之颈椎后路减压术主要是在直视下对交锁的小关节以复位，或小关节切除（陈旧性关节交锁复位困难者），并视病情需要将椎板及棘突常规切除或是扩大椎板切除两种减压术式（图3-2-3-3-2）。主要用于一般颈椎外伤病例，操作简便，疗效稳定，一般中年骨科医师均可操作。术后内固定大多选择侧块钛板螺钉内固定术及后路植骨融合术等（图3-2-3-3-3）。均有一定疗效，适用于一般病例。

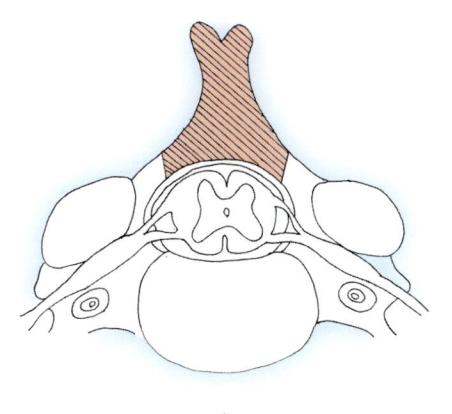
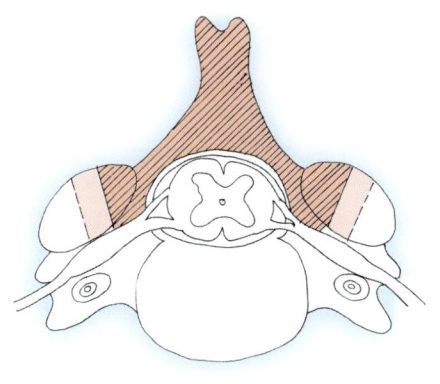

图3-2-3-3-2　椎板常规及扩大切除减压术示意图（A、B）
A.椎板常规切除减压术；B.扩大性椎板切除减压术

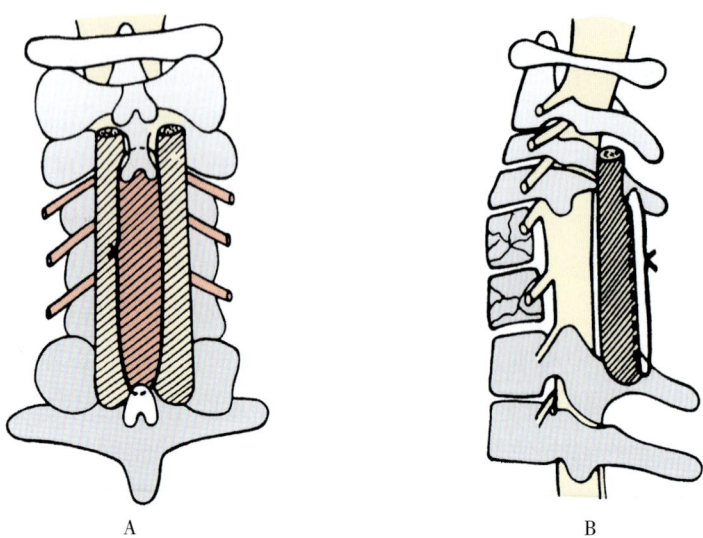

图3-2-3-3-3　H形骨块撑开植骨+钢丝固定术示意图（A、B）

A.后方观；B.侧方观

（二）椎板扩大减压 + 根管减压术

为前者基础上更进一步扩大至根管的减压术（图 3-2-3-3-4），主要用于兼具脊髓及根性受压明显的病例。多用于颈椎骨折脱位的病例，因损伤广泛而需同时对椎管和根管进行减压。对于后方结构完整者，亦可选择椎管成形术（图 3-2-3-3-5）。

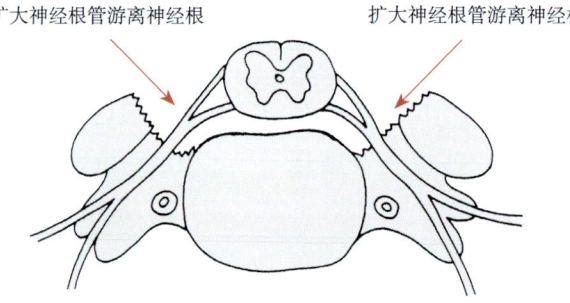

图3-2-3-3-4　椎板扩大减压+根管减压术示意图

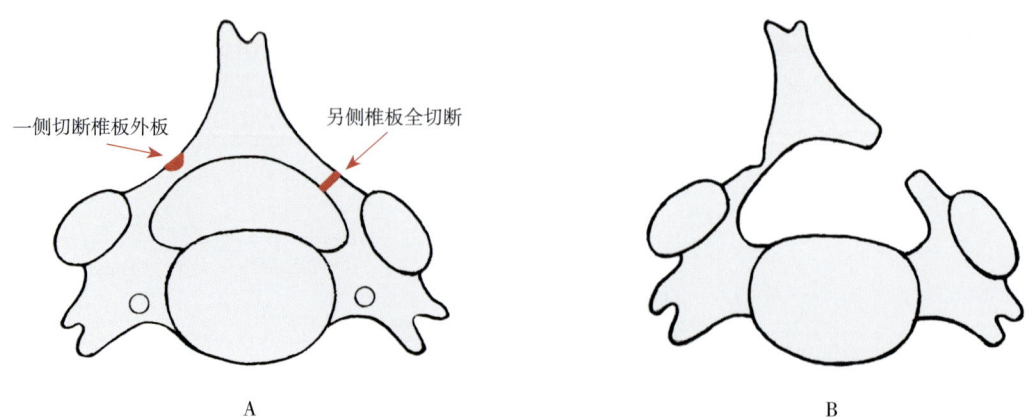

图3-2-3-3-5　椎管成形术示意图（A、B）

A.术前；B.术毕，椎管矢径增宽

(三)蛛网膜下腔探查术

凡疑蛛网膜下腔内有血肿、异物及粘连等病变者均应先切开硬膜,通过蛛网膜观察下方有无异常及受累的部位和范围,之后再切开蛛网膜进行直接观察及操作,包括粘连松解、血块或异物摘除等。主要用于脊髓完全性损伤者,尤其是火器性损伤,几乎100%需要对蛛网膜下腔进行探查及清创处理。

(四)其他术式

用于颈后路术式甚多,视病情不同而加以选择,包括 Key 孔手术、单开门术、双开门术、椎管成形术、短节段 Luque 固定术、棘突根部结扎+棒固定术等,均可对不同病情需要而具体掌握;其大多用于颈椎病及颈椎椎管狭窄病时,详情参阅相关章节。

三、颈椎后路内固定术的选择

(一)颈椎侧块及椎弓根技术

1. 概述 为近年来新开展之技术,即通过颈椎椎板两侧之侧块骨质,或将椎节的后柱用螺钉通过椎弓根同时将后柱、中柱及前柱三者进行复位与固定,疗效较为理想。前者适用于一般性损伤病例,后者多用于骨折脱位之严重损伤者。但由于局部解剖上的特点,在操作上其风险性与技术复杂性方面明显高于腰椎,因此应严格手术适应证,并在施术前应作充分的准备,选择最佳的固定器材与植入物,术中应在 C- 臂 X 线机透视及诱发电位监视下进行,以防意外。

2. 进钉点及角度方向

(1)椎弓根钉 椎弓根的进钉点及方向与角度至关重要,如图 3-2-3-3-6 所示,正确的操作方可获得理想的固定;各个椎节方向与角度有所差异,深度以 2cm 为宜,透视后再酌情调整(角度与深度),现将各常用椎节进钉点及角度介绍如下。

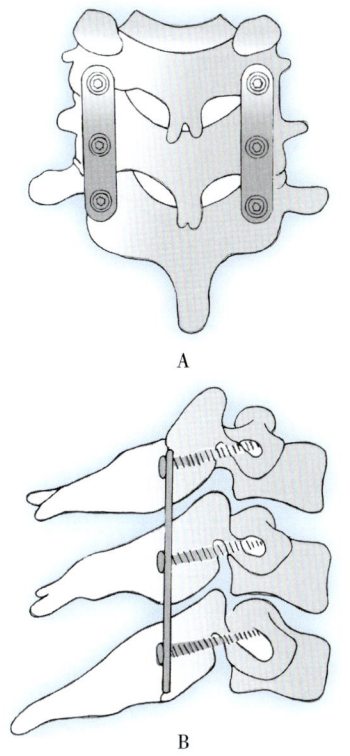

图3-2-3-3-6 颈后路钉板技术示意图(A、B)
颈后路椎弓根钛板加螺钉内固定术
A.后方观;B.侧方观

① C_3 椎节:进钉点偏外,在椎板横突外后方,即横突后结节前方 1~2mm(椎间孔后方)呈 46° 角度斜向前内方(图 3-2-3-3-7);操作时避开从椎间孔向外走行的脊神经根与血管。

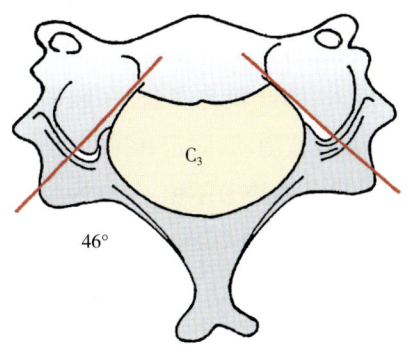

图3-2-3-3-7 C_3进钉点示意图
在椎板外后方成46°角度斜向前内方

② C_4 椎节:进钉点较前者稍后,位于后结节后方与椎板交角处(图 3-2-3-3-8),呈 48° 角斜向前内方。C_5、C_6 椎节进钉点及角度与前者相似,唯角度稍小。

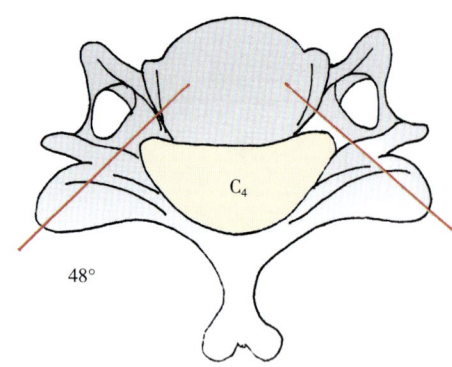

图3-2-3-3-8　C_4进钉点示意图

与C_3相似，稍偏内（椎板角中点）呈48°角度斜向椎体前内方

③C_7椎节：进钉点偏向椎板中部隆突，进钉角度为36°，呈平行状、斜向前内方（图3-2-3-3-9）。

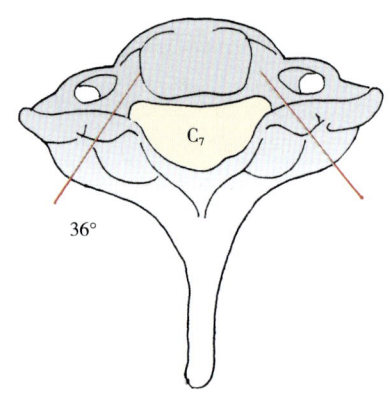

图3-2-3-3-9　C_7进钉点示意图

位于椎板中部隆突处，呈36°角度斜向前内方

（2）颈椎侧块螺钉　颈椎侧块螺钉临床使用较多，由于其进钉位置在椎板外侧小关节处，并向上向外旋入，因此较为安全；一般不会进入椎管，且具有使椎节制动、固定和撑开之作用，因此多用于外伤性颈椎椎节不稳、骨折脱位复位后及椎管狭窄症等（图3-2-3-3-10）。

（二）椎板夹技术

临床实践表明，对单节段颈椎椎节脱位及滑脱之病例，椎板夹具有良好的复位与固定作用。在操作上应注意切勿对椎管内组织形成压迫；对椎管狭窄者，为防止增加椎管内压力，可用刮匙或椎板咬骨钳将椎板内层作部分切除，或更换其他固定物。

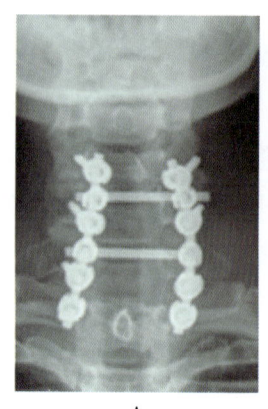 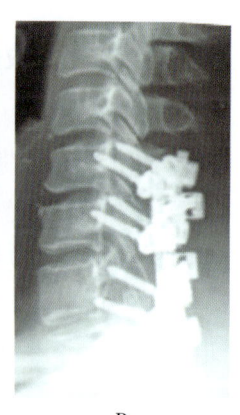

图3-2-3-3-10　颈椎后路侧块螺钉（A、B）

A.正位X线片；B.侧位片

（三）其他内固定技术

传统用于颈椎后路的技术甚多，包括一般钛（钢）板螺钉棘突固定术，H形骨块撑开植骨术（多取自自体髂骨），椎板、小关节植骨融合术及钛缆棘突结扎术等，视伤情不同而灵活选择。由于各种新型固定术的设计与材料更新，目前对传统性颈椎后路固定术已少有问津者。单纯钢丝结扎术虽较方便，但疗效多欠满意，易折断，我们曾收治多例此类患者（见图3-2-1-2-17）。

四、颈椎前后路同时减压及内固定术

此为目前逐年增多之术式，尤其是对于前、中、后三柱同时受累的颈椎骨折脱位病例，在患者全身情况和施术条件允许的前提下亦可一次性前、后路施术。

（一）病例选择

1.手术适应证

（1）颈椎前、中、后三柱同时受累者　随着高速公路的发展，此类病例日益增多，大多为交通事故和急刹车等因素所致。对一般病例，选择主要受损、致压处施术即可，但三柱均有变位致压及构成不稳定因素者，则多需前后同时手术。

（2）椎管前后方均有致压物者 如从一侧可以切除或复位后消除致压物时,则勿需行另路手术;否则,则应从另侧切除致压物,以求达到彻底减压之目的。

（3）椎节损伤严重,单侧固定不牢固者 大多为伤情严重的椎节骨折脱位,仅从一侧减压固定,其稳定性及牢固程度大多欠佳,因此,此种损伤多需前后同时或分期施术。

2. 不宜同时施术病例

（1）全身情况欠佳者 主指心肺功能欠佳的老年病例,当一次性前后施术时易在术中发生意外,大多出现在翻身、体位变动时血压骤降,因其代偿力较差,在纠正时十分困难。

（2）伤情较重者 除颈部外伤外,如伴有颅脑、胸腹等实质性脏器损伤,对其应尽量减少搬动及翻身频率。病情确实需进一步处理者,需俟病情稳定后再行手术为宜。

（3）施术条件欠完善者 包括技术条件、设备条件和拟选用复位及固定用材不齐全者,切勿勉强施术,尤其注意血源的供应,颈椎手术失血量较大,且止血困难,因此,对血供问题切不可忽视。

（二）具体实施

1. 前后路先后顺序的选择

（1）依据病情 一般选择病理改变最重的一侧先施术,可从影像学材料及临床检查加以判定。手术前,术者务必详细阅读相关材料及全身体检。

（2）依据伤情 视损伤机制不同,与手术入路亦有直接关系;过伸性损伤多选择前路,主因前方首先受暴力作用而最先断裂,伤情亦多较为严重,需及早减压、修复和重建;而强屈暴力所致的小关节脱位骨折等损伤,则应先从后路施术。

（3）依据术者技术优势 习惯前路手术者,由于在操作经验上较为丰富,尤其是伤节高度与形态重建的经验较多,分寸亦易于掌控,则可在病情允许情况下,优先选择前路。反之对颈后路经验较多者,亦可以后路手术为优先选择。

2. 手术步骤 按前二节所述手术操作步骤进行即可。

五、临床举例

[例1] 图3-2-3-3-11 C_7椎体压缩及棘突骨折伴C_6~C_7脱位(A~F)。

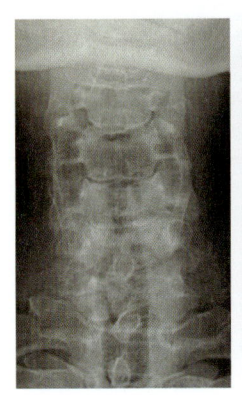 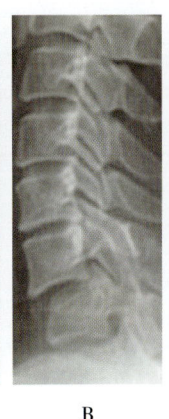 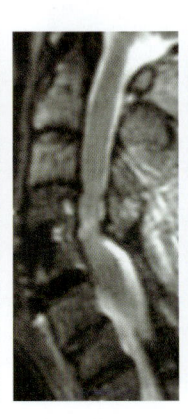 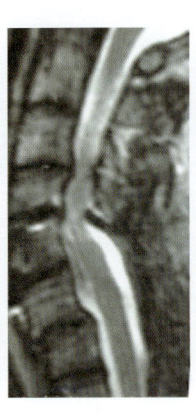 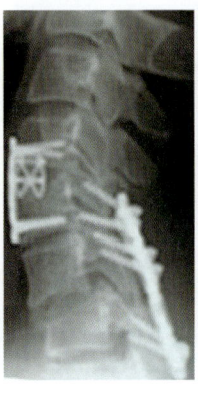 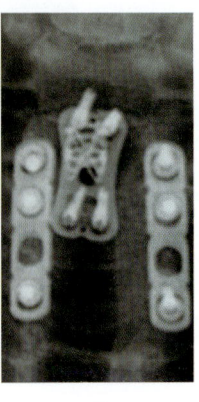

A B C D E F

图3-2-3-3-11 临床举例之一

A.B. 术前正侧位X线片;C.D. 术前MR所见(T_1、T_2加权),显示硬膜囊前后受压,颈髓受累及C_6~C_7半脱位状态;E.F. 已行前后路减压及内固定术(前路C_4~C_5切骨减压+钛网+钛板螺钉,后路为$C_{5~7}$颈椎侧块螺钉固定)术后正侧位X线片

[例2]图3-2-3-3-12 男性,40岁,C_7骨折伴 C_6~C_7 脱位及严重脊髓损伤(A~H)。

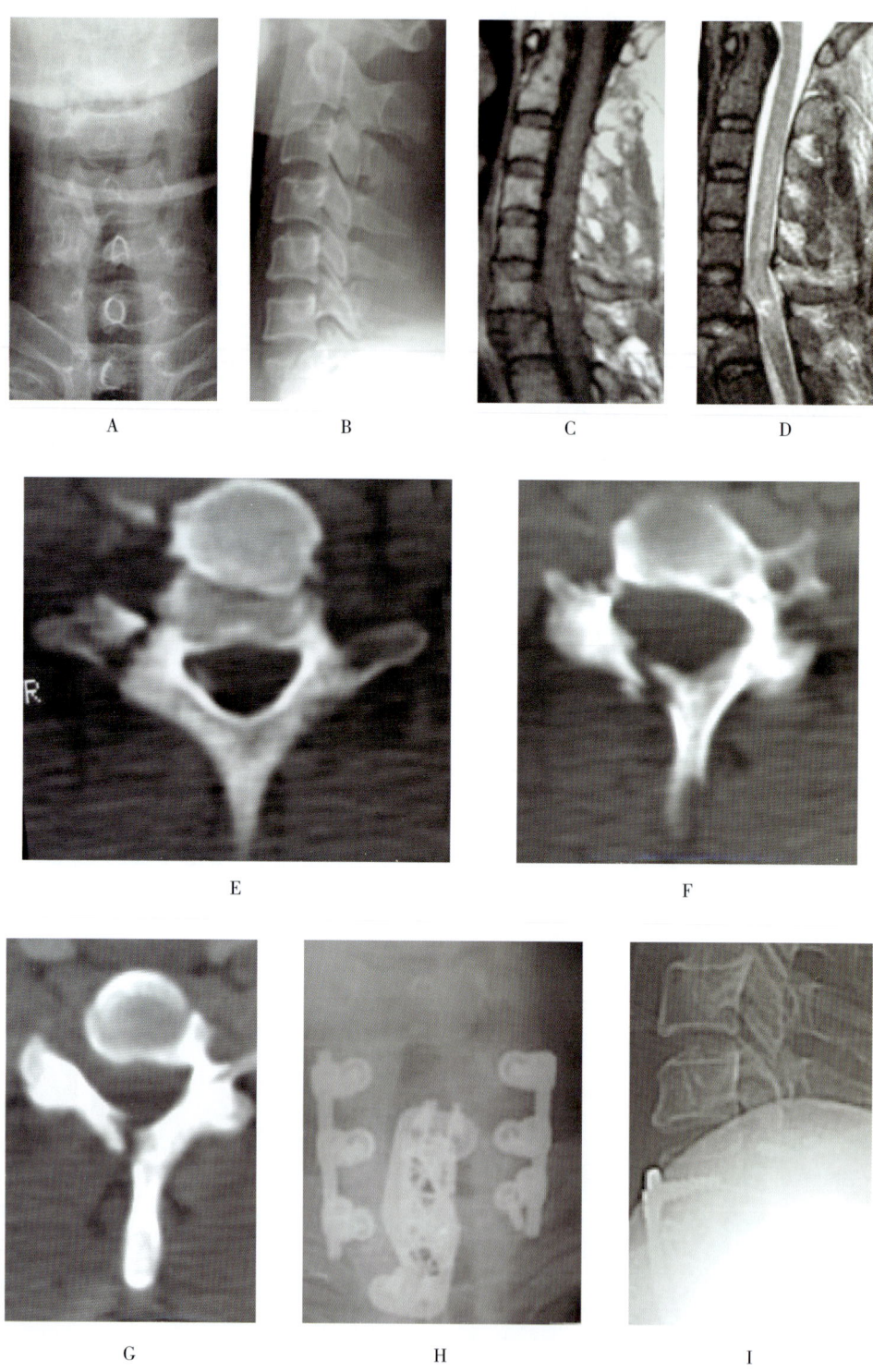

图3-2-3-3-12 临床举例之二

A.B. 术前正侧位X线片；C.D. MR矢状位，T_1、T_2加权；E.F.G. C_6、C_7CT扫描水平位所见骨折脱位概况；H.I. 先行颈前路C_7椎体次全切除减压+钛网+钛板固定；再行颈后路减压及侧块螺钉固定术；术后正侧位所见（因人较胖，颈短粗，侧位片欠理想）

[例3]图3-2-3-3-13 男性,36岁,$C_3 \sim C_4$一过性半脱位伴$C_3 \sim C_4$椎间盘突出、C_{3-4}嵌压及严重型不全性四肢瘫(A~D)。

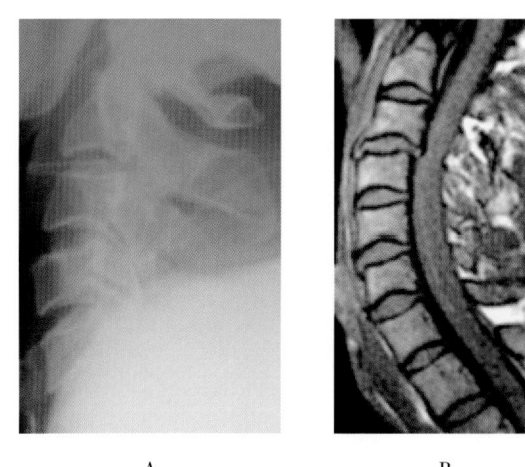
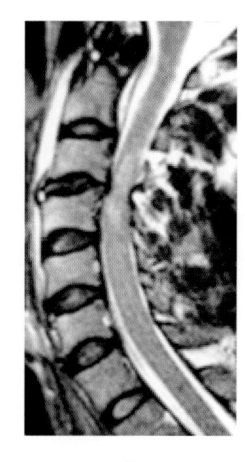
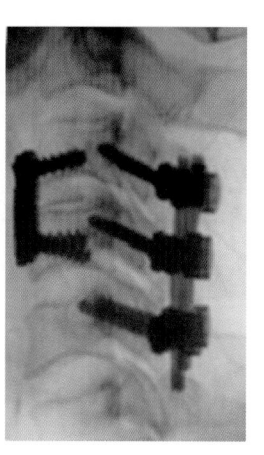

图3-2-3-3-13 临床举例之三

A. 术前X线侧位片,显示椎前阴影增厚,$C_3 \sim C_4$椎间隙增宽及滑移;B.C. MR矢状位观,T_1、T_2加权,见$C_3 \sim C_4$硬膜囊及颈髓呈嵌压状;D. 先行颈椎前路$C_3 \sim C_4$髓核摘除+植骨+钛板固定术;再行颈后路$C_3 \sim C_5$减压及侧块螺钉固定,术后X线侧位片显示对位满意,临床症状改善

[例4]图3-2-3-3-14 男性,60岁,急性外伤性$C_5 \sim C_6$髓核突出伴颈髓受累(A~D)。

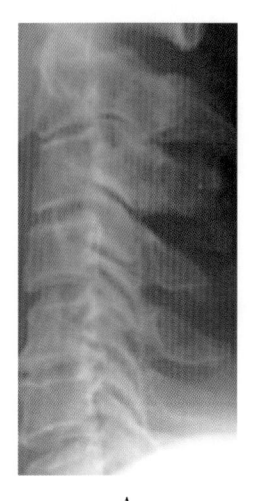
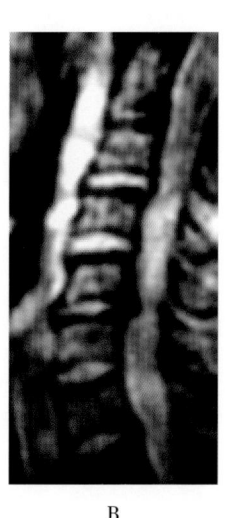
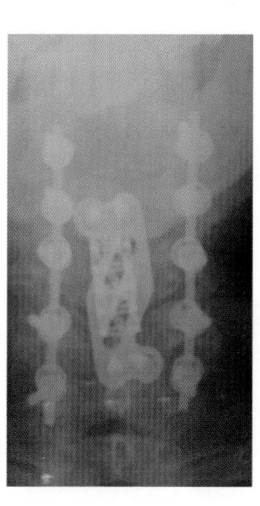
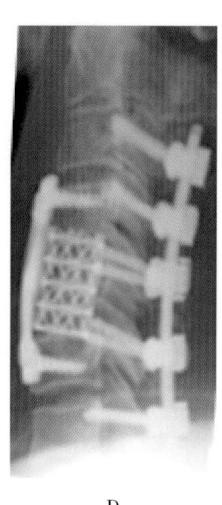

图3-2-3-3-14 临床举例之四

A. 术前X线侧位观;B. MR矢状位观,显示多发性髓核突出,以$C_5 \sim C_6$为明显,且$C_4 \sim C_5$段脊髓有液化灶;C.D. 先行颈前路C_5椎体切除+钛网+钛板固定,再行颈椎后路C_{3-7}椎板切除减压及侧块螺钉固定术

[例5]图3-2-3-3-15　男性,44岁,高速公路上翻车致颈椎、颈髓损伤,四肢软瘫,仅残留位置觉,伴脑外伤(A~X)。

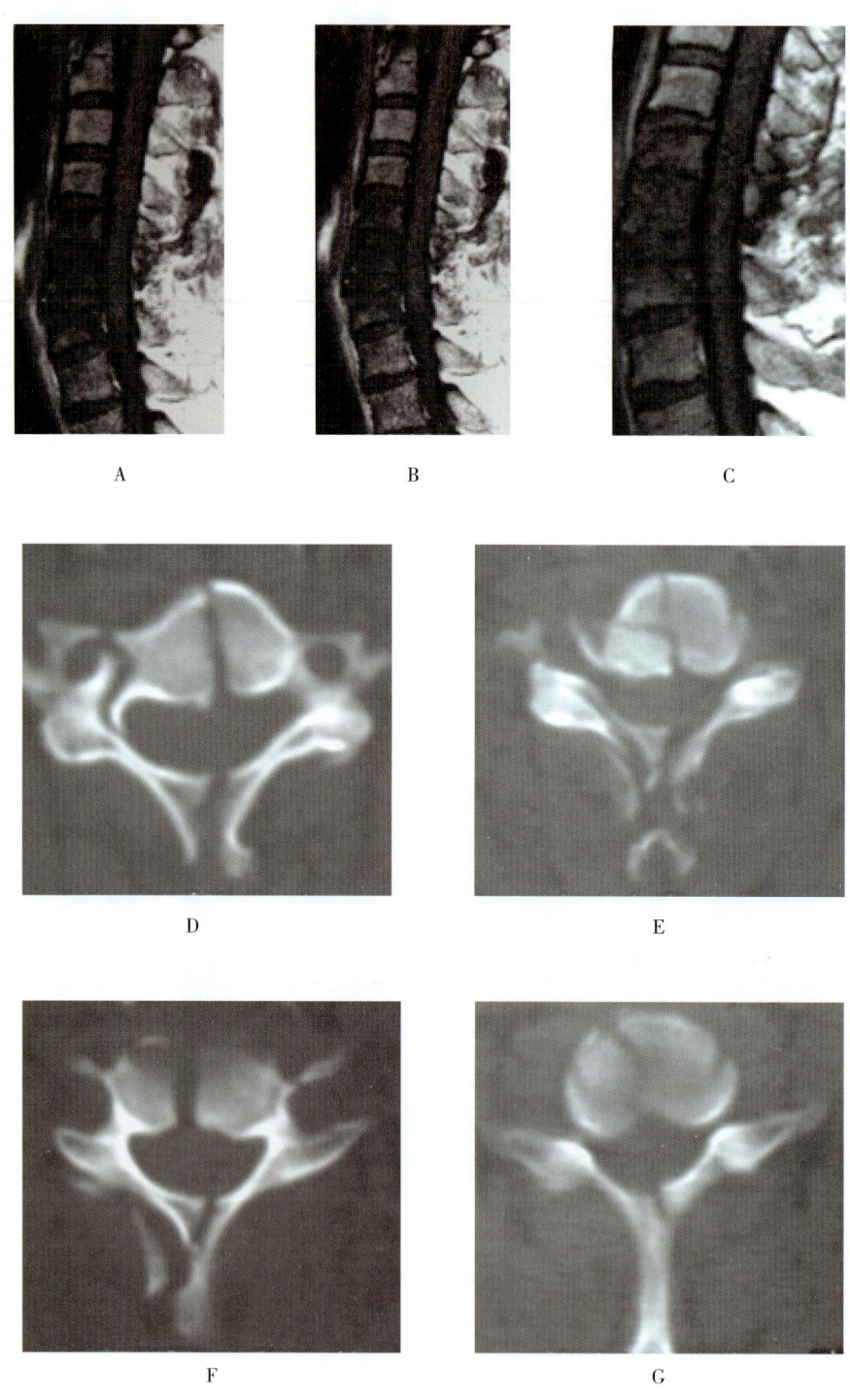

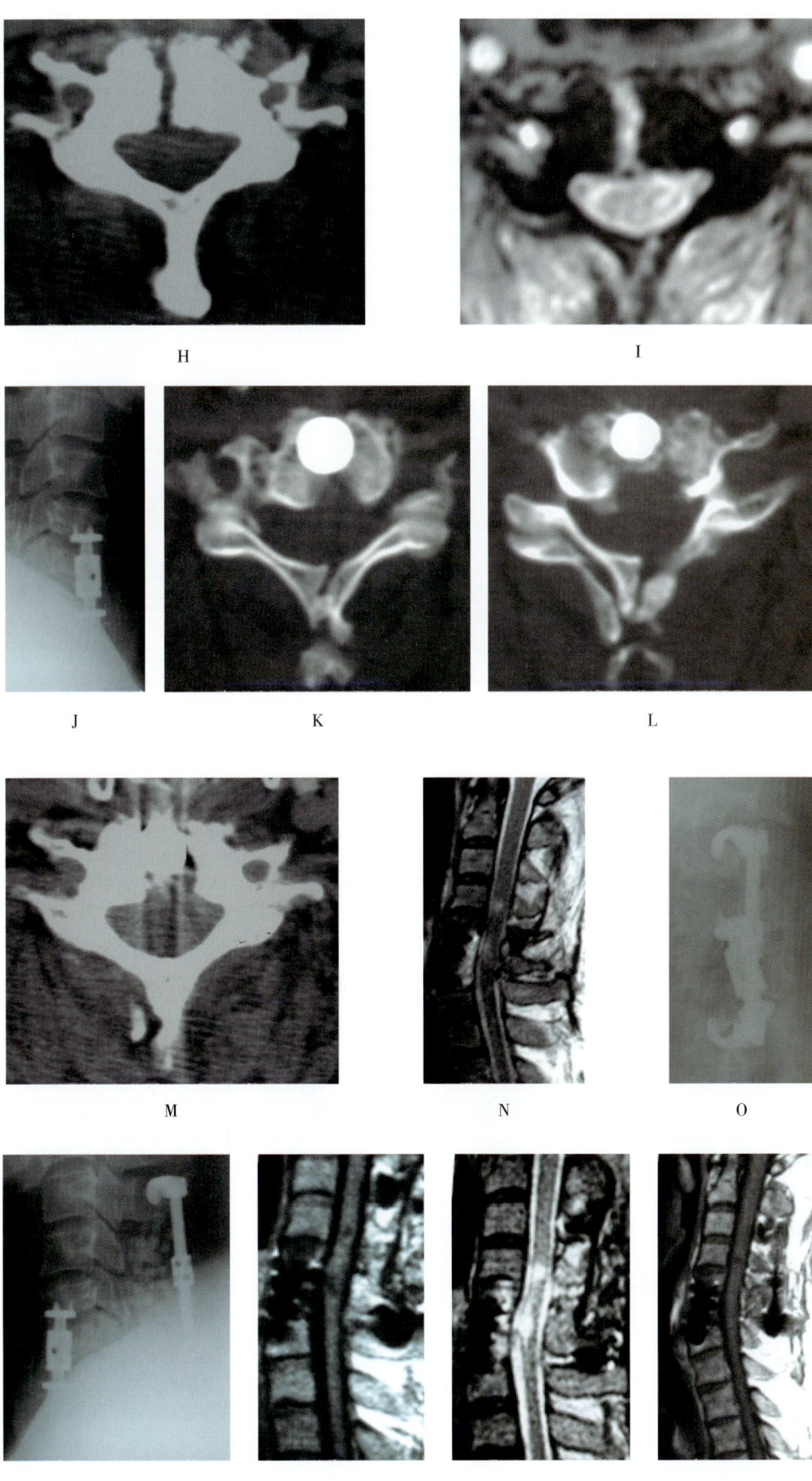

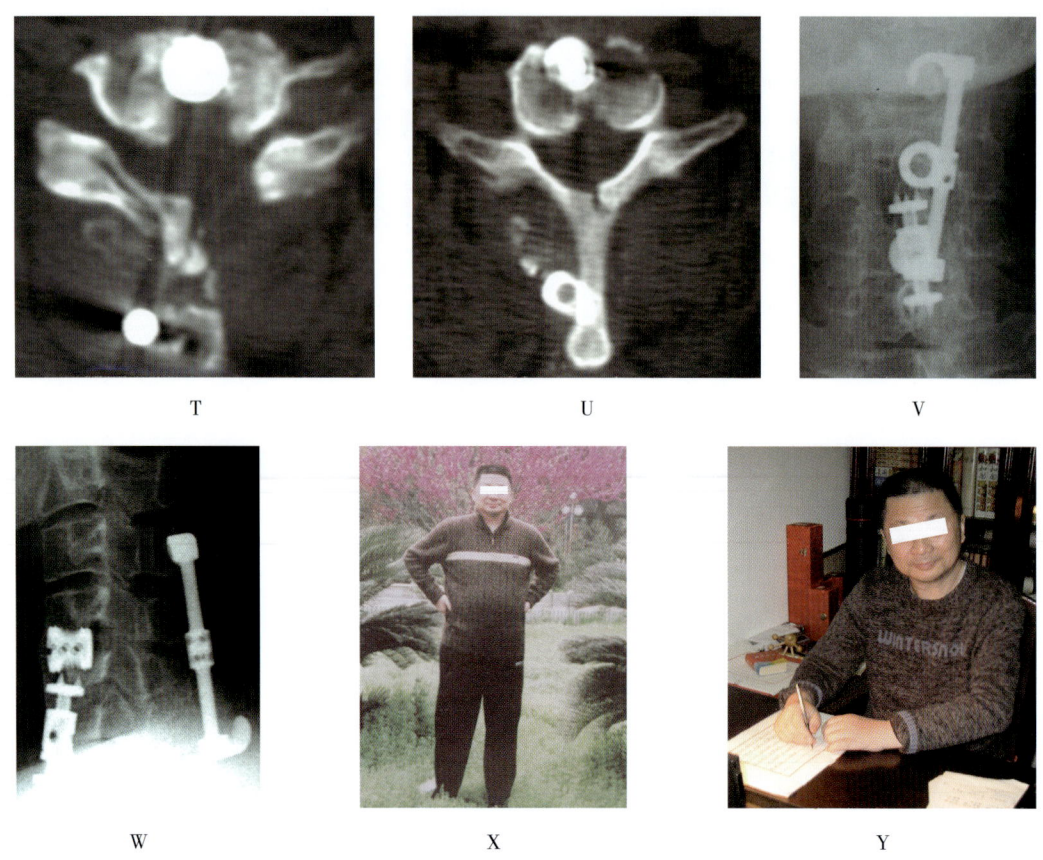

图3-2-3-3-15 临床举例之五

A~C. 术前MR矢状位，显示C_5~C_6椎体爆裂骨折，C_4~C_5髓核后突；D~G. CT扫描，水平位见椎体、椎弓及椎板多处骨折；H. I. CT及MR水平位显示椎体纵裂；J. 病情稳定后（伤后6周，即2000年6月17日）先行颈前路减压，C_6椎体次全切除，置入人工椎体，撑开后椎节达原有高度；K~M. CT水平位扫描及MR横切位显示椎体减压范围及人工椎体位置良好；N. MR矢状位显示伤节前方减压满意，椎节稳定，唯椎管后方致压物仍存；O.P. 6周后又行颈后路减压+椎板夹撑开固定术，正侧位X线片显示前方人工椎体与后方椎板夹位置满意；Q~S. 两次术后MR矢状位显示减压满意及植入物位置；T.U. CT水平位扫描显示植入物位置及减压范围；V.W. 一年后X线侧位片显示C_4~C_5椎节退变，随行C_4~C_5环锯减压+Cage置入；X. 随访8年，恢复满意，已可工作及正常行走；Y. 手部功能恢复满意，书写规范

（袁 文　倪 斌　陈德玉　刘洪奎　赵定麟）

参 考 文 献

1. 陈德玉. 颈椎伤病诊治新技术, 北京: 科学技术文献出版社, 2003
2. 陈国富, 徐华梓, 池永龙等. 经前路颈椎单侧关节突交锁撑开复位机制的实验研究［J］. 中华创伤杂志, 2006, 22（2）
3. 陈华江, 倪斌, 袁文等. 颈胸段严重骨折及脱位的前路外科治疗［J］. 中华创伤杂志, 2008, 24（3）
4. 陈强, 侯铁胜, 赵杰等. 颈髓挥鞭样损伤的前路手术治疗［J］. 中华创伤杂志, 2006, 22（4）
5. 陈志明, 赵杰, 连小峰等. 颈椎过伸性损伤的手术治疗［J］. 中国脊柱脊髓杂志, 2006, 16（2）
6. 戴力扬. 下颈椎损伤的诊断与治疗［J］. 中华外科杂志, 2007, 45（6）
7. 侯铁胜, 李宁, 杜远立. 人工椎间盘的起源、发展和现状［J］. 实用医学进修杂志, 2006, 34（2）
8. 侯铁胜. 颈椎前路钢板固定的价值［J］. 中国脊柱脊髓杂志, 2009, 19（7）
9. 梁磊, 王新伟, 袁文. 颈椎人工间盘手术相关问题的共

识与争议[J].中华外科杂志,2010,48(9)
10. 刘洋,袁文,王新伟等.严重下颈椎骨折脱位的延期外科治疗策略[J].中华创伤杂志,2007,23(9)
11. 水小龙,徐华梓,池永龙等.颈椎单侧关节突交锁的治疗选择[J].中华创伤杂志,2009,25(5)
12. 倪斌.钛网在脊柱外科的应用及钛网下陷的诊治,脊柱外科杂志2008年6卷6期
13. 王新伟 袁文 赵定麟.复杂性下颈椎损伤的手术方案选择 中国骨与关节损伤杂志2005年20卷9期
14. 王新伟,邓明高,陈德玉等.三种方法恢复颈椎生理曲度及椎间高度的比较[J].颈腰痛杂志,2004,25(1)
15. 王新伟,袁文,陈德玉等.复杂性下颈椎损伤的手术方案选择[J].中国骨与关节损伤杂志,2005,20(9)
16. 袁文,刘洋,陈德玉等.重度颈椎后凸畸形的手术治疗[J].中华骨科杂志,2007,27(9)
17. 王新伟,袁文,陈德玉等.严重颈椎脱位手术治疗策略探讨[J].中华外科杂志,2007,45(6)
18. 肖建如,李文平,邵擎东,戴力扬,陈德玉,袁文,包聚良,贾连顺,赵定麟.颈胸段脊柱损伤前路减压和内固定术的作用评价 第二军医大学学报2000年21卷7期
19. 肖建如,李文平,魏海峰,陈德玉,袁文,倪斌,贾连顺,赵定麟.颈胸段脊柱损伤的临床特点及其前路手术疗效探讨[J].中华创伤杂志2001年17卷11期
20. 谢宁,倪斌,叶晓健.合并颈椎先天性畸形的下颈椎损伤的治疗策略[J].中华创伤骨科杂志,2008,10(5)
21. 谢宁,谭军,叶晓健等.经关节突螺钉固定治疗下颈椎脱位[J].中华创伤杂志,2006,22(2)
22. 袁文,张颖,王新伟等.保留椎体后壁的椎体次全切除术治疗多节段颈椎病的前瞻性研究[J].中华外科杂志,2006,44(16)
23. 张海龙,傅强,葛星野等.双钢板在颈前路手术中的应用[J].中国矫形外科杂志,2008,16(5)
24. 赵必增,袁文,徐建广.单纯前路手术治疗无明显后方压迫的陈旧性颈椎半脱位[J].中华创伤骨科杂志,2008,10(8)
25. 赵定麟,赵杰.实用创伤骨科学及进展.上海科学技术文献出版社.2000
26. 赵定麟,赵杰,王义生.骨与关节损伤.北京:科学出版社,2007
27. 赵定麟,王义生.疑难骨科学.北京:科学技术文献出版社,2008
28. 赵定麟,李增春,刘大雄,王新伟.骨科临床诊疗手册.上海,北京:世界图书出版公司,2008
29. 赵定麟.现代骨科学,北京:科学出版社,2004
30. 赵定麟.现代脊柱外科学,上海:上海世界图书出版社公司,2006
31. 赵卫东,林研,李立均等.88例颈椎过伸性损伤手术疗效分析[J].中华创伤杂志,2008,24(8)
32. 周许辉,方加虎,袁文等.严重创伤性颈椎后凸畸形的治疗策略[J].中华创伤杂志,2007,23(9)
33. 朱庄臣,倪斌,卢旭华.颈前路手术治疗下颈椎骨折脱位30例疗效观察[J].中国矫形外科杂志,2009,17(12)
34. Chuan-Yi Bai, Kun-Zheng Wang, Xiao-Qian Dang, etal. Design and biomechanical study of cervical titanium plate-interbody fusion cage. SICOT Shanghai Congress 2007
35. Gui-You Feng. Cervical instrumentation with pedicle screws. SICOT Shanghai Congress 2007
36. Guo-Hua Lu, Bing Wang, Jing Li. Clinical study of combined anterior and posterior stabilisation for treating cervical fracture-dislocation with ankylosing spondylitis. SICOT Shanghai Congress 2007
37. Guo-Lin Meng, Zuo-Jing Luo, Xin-Kui Li. Treatment strategy of upper cervical spine fracture with spinal compression. SICOT Shanghai Congress 2007
38. Karikari IO, Powers CJ, Isaacs RE. Simple method for determining the need for sternotomy/manubriotomy with the anterior approach to the cervicothoracic junction. Neurosurgery. 2009 Dec; 65 (6 Suppl): E165-6.
39. Li-Xin Xu, Gang Liu, Tian-Dong Yu, etal. Clinical application of the posterior fixation of cervical spine. SICOT Shanghai Congress 2007
40. Li-Xue Yang, Xiao-Qun Li, Zhi-Ping Sun, etal. treatment with radiofrequency hot congeal target puncture for lumbar intervertebral disc herniation. SICOT Shanghai Congress 2007
41. Mulligan RP, Friedman JA, Mahabir RC A nationwide review of the associations among cervical spine injuries, head injuries, and facial fractures. J Trauma. 2010 Mar; 68 (3): 587-92.
42. Rong-Ming Xu, Wei-Hu Ma, Bai-Ping Xiao, etal. The clinical study of freehand technique of pedicle screw implantation in lower cervical spine.
43. Theocharopoulos N, Chatzakis G, Damilakis J. Is radiography justified for the evaluation of patients presenting with cervical spine trauma?Med Phys. 2009 Oct; 36 (10): 4461-70.
44. Wei-Dong Wang, Xian-Jun Ren, Xia Zhang, etal. Anterolateral decompression and stabilization in the cervical injury incorporating vertebral artery injury. SICOT Shanghai Congress 2007
45. Xin-Wei Wang, Wen Yuan, De-Yu Chen, etal. The surgical strategy for treating severe cervical dislocation. SICOT Shanghai Congress 2007
46. Yi-Sheng Wang. An analysis of the long-term outcome of cervical spinal cord injury. SICOT Shanghai Congress 2007
47. Zhuo-Jing Luo, Bing Lu, Ming-Quan Li, etal. Biomechanics of anterior decompression, bone grafting and instrumentation. SICOT Shanghai Congress 2007

第四章　下颈椎创伤病例翻修术

第一节　下颈椎创伤后前路翻修术之基本概念

一、概述

外科手术干预是治疗颈椎创伤的最有效和最重要的手段之一，前路或后路减压、植骨和（或）内固定已成为手术治疗颈椎创伤最基本的内容。在取得良好疗效的同时，一些并发症诸如骨不连、假关节形成，内植物松动、滑脱、甚至断裂以及减压不彻底、复位不佳或后凸畸形等的出现又影响了神经功能的恢复，其中有些病例需要再次手术翻修。

二、翻修手术的适应证

现代颈椎创伤治疗的基本原则是彻底减压（去除致压物），恢复颈椎正常的生理曲度和椎间高度，坚强的固定或设计合理的人工关节等均能使损伤节段获得即刻稳定或正常活动，促使患者早期活动。在采用了外科干预手段之后未达到上述目的并出现疗效不佳甚至恶化者，可考虑行翻修手术，其具体手术指征包括：

1. 减压不彻底，神经根或脊髓压迫症状持续存在或加重者；
2. 颈椎排列未获满意纠正或存在颈椎不稳定有进展趋势者；
3. 植骨不融合、假关节形成或后凸畸形者；
4. 内植物有松脱或断裂等并发症出现者。

三、翻修术前对病情需进行综合评价

（一）病史及体检

颈椎外伤前路手术后翻修患者病史十分重要，手术者应全面掌握患者上次术前情况、术后效果，重点了解术后脊髓损伤的功能恢复情况。全面仔细的神经系统检查，注意排除有无合并性损伤，比如臂丛神经损伤或单一神经损伤的可能。对脊髓伤比较严重及仅有上肢部分功能保留者，要注意手功能的评价，以明确再次手术减压对根性损害的恢复作用。在有些情况下，减压对完全性脊髓损伤无效，但根性减压后，可改善手部功能，对提高患者生存质量亦有重要意义。因此，强调全面收集病史和细致的神经系统检查，以明确损伤的程度、残留功能及原损伤与目前神经功能障碍的关系。

（二）影像学检查

在做翻修决定时，影像学检查对方案的确定至关重要。手术者不但要认真研究目前的影像学检查结果，还要结合患者现在的临床症状重新阅读以前的各种影像学资料，了解上次手术的范围、节段及类型，诸如椎体及椎板切除范围、融合程度、内固定类型、有无畸形、手术邻近节段的退变程度等情况。

1. X线片检查　颈椎的过伸过屈位片对于判断术后颈椎不稳或假关节形成有诊断意义（图

3-2-4-1-1)。可测量需要融合节段的棘突间距离来判断融合是否完全,未完全融合节段在过伸过屈位棘突间距的增减变化大于2mm。当怀疑颈前路植骨块滑出、钢板脱出造成食管损伤以及术中操作直接损伤食管时可行食管X线钡餐检查。

3. CT检查　CT检查对颈椎骨性结构和内植物的了解优于MR,可作为补充的检查手段,除可判定植入物的位置是否滑动及滑出(图3-2-4-1-3)外,对术后椎管状态,尤其是CT三维重建图像的了解,对判定椎管内径大小更具指导意义(图3-2-4-1-4)。

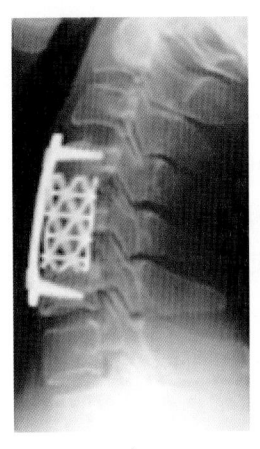 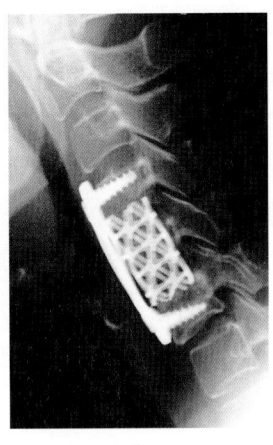

图3-2-4-1-1　临床举例(A、B)

患者男性,36岁,车祸致C₅椎体粉碎性骨折,行颈前路C₅椎体次全切除、钛网植骨+钛板固定、术后1年半。颈椎伸、屈侧位示棘突间距无变化,椎间融合好;A.仰伸位X线片;B.屈曲位X线片

2. MR检查　MR对于显示脊髓信号的变化具有优越性,也可显示相关的骨和软组织变化。尤其是脊髓组织,不但可显示脊髓的形态,如增粗或变细,或信号强度变化,还可观察到脊髓损伤后液化和囊性变(图3-2-4-1-2)。MR检查的不足之处在于原手术部位的金属内植物会影响图像质量,造成伪影,尤其是内植物如为非钛金属类者。

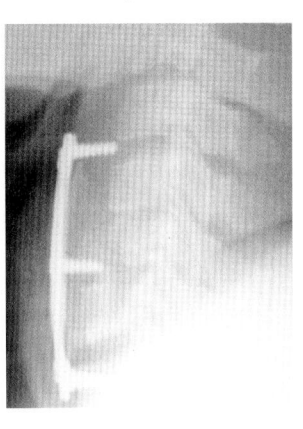

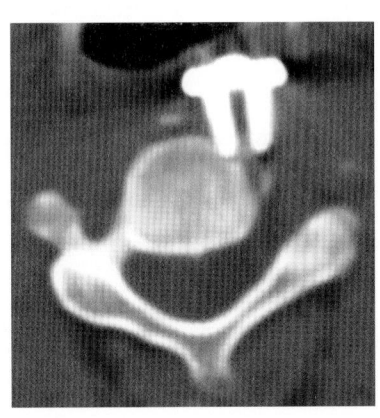

图3-2-4-1-3　颈前路术后内固定钛板脱出(A、B)

A.颈椎侧位X线片;B.CT水平位扫描

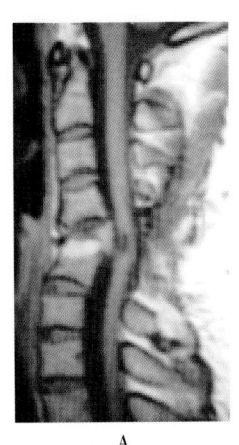 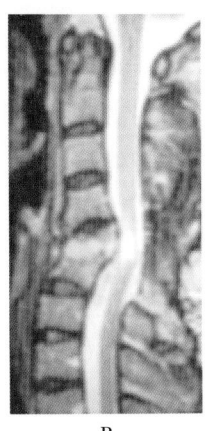

图3-2-4-1-2　脊髓损伤后囊性变MR表现(A、B)

A.T₁加权像;B.T₂加权像

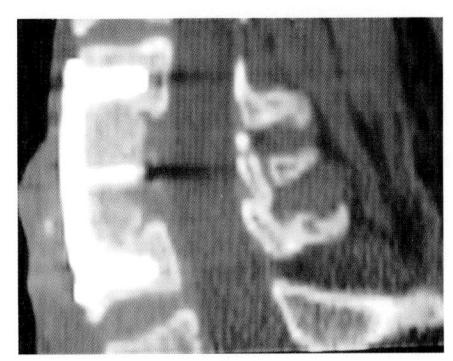

图3-2-4-1-4　CT扫描判定椎管减压状态

颈前路术后CT三维重建图像,显示椎管减压彻底,内固定确实,椎管矢径已恢复正常

四、颈椎外伤翻修术之基本原则

需翻修病例之病情常比较复杂,手术难度大,而再手术效果受很多因素影响,根据临床经验,遵循以下原则常可获较好的疗效。

(一)直接、彻底地去除颈脊髓致压物,恢复有效的椎管容积

减压手术能够促进神经功能的恢复已是共识,导致减压不充分的一个常见原因是没有准确判断椎体中线位置,致使减压成偏心性,从而残留一部分致压物。这种情况多发生在解剖标志不清楚时,例如肥大性脊柱炎、强直性脊柱炎等。减压术中拍摄颈椎X线前后位片或透视定位,术后水溶性造影剂造影以了解减压范围,确保减压彻底。为达此目的,术前手术医师应通过MR、CT检查结果判断减压部位和范围。在严重的颈椎外伤后神经压迫情况未被发现或未经治疗,或者神经压迫症状因颈椎骨折术后继发的持续性不稳、假关节形成、颈椎畸形等的出现而加重,遇到这些情况,手术医师应具体情况具体分析,并采取相应措施。对于颈椎骨折伴脊髓完全损伤的患者,前路减压不能恢复脊髓受伤节段以远的神经功能,但减压可能恢复受损节段脊髓的运动神经元功能,或某单一颈神经的功能,也将有助于患者进一步康复。

颈椎外伤术后可能会出现各种畸形,导致有效椎管容积减小,脊髓受压。出现的原因可能为术前检查忽略,或由不恰当的治疗措施引起。椎板切除减压、椎体爆裂骨折伴后部韧带结构损伤或是前路植骨后未行内固定均可能出现颈椎畸形,这种情况需要前路椎体次全切除、钢板内固定,或前后路联合手术治疗,纠正畸形,重建颈椎生理前凸,最大限度恢复椎管有效容积,为神经功能的康复创造条件。

(二)采用自体骨充分有效植骨,促进骨性融合

最容易引起前路融合失败的原因是植骨块的塌陷和脱出,这些情况在应用前路钢板后虽已明显改善,但钢板固定并不能代替正确的植骨融合技术。植骨块的质量、形状对整个固定节段的稳定性有重要影响,故通常选用自体三面皮质骨的髂骨块,除具良好支撑作用外,尚含较多松质骨,融合能力强而塌陷相对较少。Tribus报道了在颈前路单间隙融合失败的患者中应用前路翻修、自体骨植骨、钢板固定,术后93%的患者获得了满意的融合效果。有些病例也可用钛网加自体髂骨植骨或加切除椎体的松质骨植骨。钛网的优点在于能够灵活切取,更好地适应椎体切除后所需的植骨长度,减少供骨区的并发症,比髂骨或腓骨植骨的强度更好。此外,钛网提高了整个植骨体的抗扭转强度,上下缘锐利的齿增强了抗剪力作用。钛网的缺点在于价格昂贵,有向上下椎体沉陷现象,需要翻修时会遇到取出困难等情况。

植骨移位、骨折,植骨块大小不合适,植骨部位准备不充分,术后外固定时间不够等均易造成早期植骨塌陷。如果仅仅是前路植骨块的轻度移位,补救的办法为立即行有效的外固定。如果植骨块移位、骨折明显,要尽早手术取出植骨块,重新植骨,并行颈前路钢板固定。翻修时注意避免植骨块的高度过高,否则会造成椎间过牵,易致植骨再脱出和骨折。植骨融合失败并伴有后凸畸形者可采取前路邻近椎体的半椎体切除、纠正畸形、充分减压、自体髂骨移植、钢板固定。如果伴有明显的后凸、脊髓压迫或相邻节段的假关节形成,则需要行椎体次全切除,充分减压。在1或2个椎体被切除后,应用髂骨块植骨,而当切除两个以上椎体时,可用腓骨植骨融合。但如果翻修手术时减压、融合的节段多于两个,建议最好行前后路联合手术,而后路融合加侧块钢板螺钉固定的方法较为可靠。

(三)合理选用钢(钛)板内固定,重建即刻稳定

我院骨科在严格遵循手术适应证的基础上

应用颈前路内固定系统治疗颈椎伤病多年,认为其不但具有良好的即刻复位、稳定效应,经长期随访,疗效确实。术后随访 X 线片提示,颈椎生理曲度及椎间高度丢失少见。前路固定的目的是提供翻修术后的即刻稳定性,恢复颈椎的生理曲度,防止植骨块脱出,承载应力,以防止植骨塌陷。最初设计的螺钉为双皮质螺钉,要求术者经验丰富,且并发症较高,需在 X 线透视监视下进行,以防螺钉损伤脊髓。目前应用的自锁螺钉则无需贯穿椎体后缘骨皮质,大大减低了进钉时神经损伤的可能性。

在后路椎板切除术后畸形再手术时,前路植骨后一定要采用前路钢板固定,以避免植骨块脱出,维持畸形的矫正,提高融合率。前路钢板系统的应用可减少对术后外固定的依赖,有时可免除外固定,大大方便了术后护理。

(四)维持颈椎前凸和椎间高度的意义

Breig 对颈椎生理前凸的重要性进行了研究,发现颈椎前凸消失,尤其转变为后凸时,随着颈椎后凸成角的增加,脊髓内张力也相应增加。颈椎后凸节段的脊髓受到来自前方压迫导致功能障碍。Zdeblick 等的研究发现,在出现颈椎成角后凸时,后路椎板减压对于缓解脊髓压迫、张力以及缺血并无作用,而纠正后凸、恢复颈椎前柱高度对扩大椎管有效容积具有重要作用。因此,维持或重建颈椎生理前凸以及恢复颈椎前柱高度至关重要,在手术方式的选择及手术操作中都必须高度重视。术中可借助于颈椎撑开器,结合椎体深部撑开器重建颈椎前柱高度的生理前凸,采用可靠的植骨和内固定来维持之。

第二节　颈椎外伤前路及前后路翻修手术技术要求

一、前路手术入路

可根据个人习惯选择颈前左侧或右侧入路。对于翻修手术,考虑到美观,应尽量从原切口入路。但仍以彻底减压及便于植骨融合及内固定等操作为优先考虑,为此可适当延长切口或另选入路。

笔者本人多选择颈前右侧横行切口,如减压范围较大,亦可选用胸锁乳突肌前斜行切口。切开皮肤、皮下组织及颈阔肌,松解颈深筋膜,分离内脏鞘与颈动脉鞘间隙。内脏鞘指甲状腺、气管与食管三者外方的纤维包膜,其与外方的颈动脉鞘(其内为颈内静脉、颈总动脉、迷走神经)之间有一层疏松结缔组织。当颈深筋膜被充分松解后,将胸锁乳突肌与肩胛舌骨肌牵向外侧,沿颈动脉鞘内缘用手指朝椎体前缘方向钝性分离即达椎体前方。但是,颈前路术后翻修患者因瘢痕增生或与周围组织粘连严重,解剖层次往往不清楚,则该界线不易寻找。此时更应耐心细致地寻找突破口,切不可动作粗暴、鲁莽行事,以免误伤重要血管、神经及食管等结构。

二、取出前次手术内植物

将内脏鞘牵向内侧,颈动脉鞘牵向外侧,暴露椎体前方,通常即可见前次手术内固定物,如钢板等多位于椎体前方,但要注意其位置是否居中,钢板、植骨块有无移位,螺钉有无松动、脱出。钢板前方可能覆盖一层坚韧的假膜,显露钢板时,应在假膜下操作。分离颈长肌不应过宽,以免减压范围过大造成副损伤。务必事先与前次内植物生产厂家联系,备好特殊内固定取出工具,逐个拧出螺钉,完整取出钢板等内植物。如前次手术未应用内固定,则可直接到达待翻修部位。

观察植骨块与上下椎体是否已融合,有无假关节形成。如为钛网植骨融合,应注意钛网有无外露,钛网内是否有骨长入。根据术前应评价并结合术中观察,决定是否需要取出植骨块或钛网,在某些翻修情况下,如植骨块或钛网已获牢固融合而临床症状确由相邻节段的继发性退变引起者,则无需取出。未获骨性融合的植骨块较易取出,但应注意轻柔操作,切忌向椎管方向推挤,以防损伤脊髓。钛网的取出则十分困难,即使未获牢固骨性融合,其增生的纤维、瘢痕组织仍然坚韧。应充分松解钛网周围组织后方能将其完整取出。这需要术者经验丰富,术野暴露充分,操作视野清晰,同时要备有精巧而耐用的手术器械。

三、前路减压操作

根据术前影像学检查及术中所见决定减压节段,定位无误后,分别于待减压节段上下椎体中央放置撑开器螺钉,安放撑开器并适当撑开。病变椎间隙往往变窄,操作难度较大,除要备有精细工具外,术野要有足够照明,保证在直视下操作,以防误伤。减压过程中不但要注意骨性致压因素,还应注意有无椎间盘突出,尤其是有无髓核脱出到后纵韧带下,对硬膜囊和脊髓及神经根形成压迫。切除椎间盘后,用髓核钳摘除残余髓核,再以刮匙及冲击式咬骨钳切除椎体后缘骨赘。务必完整切除骨性和非骨性致压物,此为手术成败之关键。有时要切除后纵韧带,此项操作应保持在硬膜囊表面及后纵韧带之间,切勿伤及硬膜囊。切除后纵韧带后如出血较多,可用明胶海绵止血。再以薄型冲击式咬骨钳彻底咬除椎体后缘残留骨赘,见到硬膜囊恢复正常搏动。椎体切除要有足够宽度,以使脊髓获得充分减压,但也不应过宽,以免损伤椎动脉。

四、植骨融合及内固定

目前广泛采用 Smith-Robinson 椎体间融合术,因其与其他方法相比更符合生物力学原则并具较高的临床融合率。通常沿左侧髂嵴做斜行切口,切开皮肤、皮下组织,沿髂嵴切开骨膜,剥离髂骨内外板后,凿取合适大小全厚三面皮质髂骨骨块,修剪后留用。适当牵开椎体间隙,将所取髂骨精心修剪后嵌入骨槽内,椎体前方重新放置钢板,逐个拧入固定螺钉,临时固定。透视钢板位置理想后,方可锁定螺钉。冲洗见无活动性出血,放置明胶海绵及负压引流管,逐层缝合伤口。

五、重建颈椎生理曲度

在植骨固定融合过程中,要注意重建颈椎生理曲度,为达到此目的,以下关键步骤不容忽视:

(一)应用椎体撑开器

通过应用椎体牵开器,可以在完成减压的前提下,调节牵开器张力,使得骨折脱位之节段的椎间高度恢复,重建生理曲度。对于部分单侧关节突关节绞锁病例还可直接复位。另外,由于操作视野的扩大,便于彻底减压和植骨块或钛质网等内植物的放置。在拆除牵开器后植入物便可紧密嵌合于上下终板间,安放钢板可获即刻稳定。

(二)应用椎体后缘撑开器

为避免单独应用 Caspar 牵开器可能造成的

在撑开椎体前缘的同时,椎体后缘椎间隙反而变窄的情况,可同时应用椎体后缘撑开器,使得椎体后缘的椎间隙同时扩大,以便于复位及减压等操作。

(三)精确修整植骨块

宜选用自体三面皮质髂骨植骨融合,因其具有较强的支撑能力。植骨块的修整也很重要,最好根据颈椎生理曲度修整为前方略高的近长方形的植骨块。

(四)预弯钢(钛)板

钢(钛)板可根据需要预弯成合适角度,以适应并维持颈椎生理曲度,减少应力遮挡。带锁钢板固定确实,具有支撑作用,可有效防止植骨块的塌陷。

六、术后处理

(一)一般处理

除按一般颈椎前路手术的术后处理外,翻修病例因瘢痕增生、解剖不清而渗血较一般颈椎前路为多,最好采用负压球引流。术后24h内嘱患者卧床休息,不戴围领,以便观察切口渗血、引流情况,特别要注意患者呼吸是否困难,发现异常要及时处理。根据引流量,于术后24~48h拔除负压引流管。

(二)必要的外固定

牢固的内固定可有效地限制病变节段活动,促进骨融合,恢复及维持颈椎生理曲度。故术后24h,患者可仅在颈托保护下行日常活动,6~8周后逐步去除颈托。应尽量减少不必要的外固定,如 Halo 环等。

使用颈椎支具的目的是维持颈椎翻修术后的稳定和制动。软性颈围仅可限制下颈部屈曲活动的25%,但不能控制旋转,故仅具有限稳定作用。颈托支具可限制颈椎大部分的屈伸和旋转活动,尤其是单个取模后制作的垫塑颈托支具效果更为可靠,佩带也较为舒适。

(三)系统的康复治疗

事实上,颈椎创伤患者往往合并四肢的不全瘫,甚至高位截瘫。术后系统康复治疗在很大程度上影响着患者的功能恢复及健康状况。系统康复治疗包括评估、计划、实施和评价等阶段,是一个有的放矢、循环往复的过程。康复治疗方法有物理治疗、运动疗法、作业疗法、支具和辅助用具的训练等,需根据患者个体情况加以选择。

七、下颈椎损伤病例后路或前后路同时翻修术

颈椎创伤病例术后需翻修术者大多取前路施术,但个别严重病例尚需后路施术,或前后路同时施术。早期大多先行前路翻修术,或在前路手术完成后,椎节仍有压迫,可在椎节较为稳定状态下再翻身行颈后路手术(多需要利用上、下石膏床翻身处理),仅少数病例先行后路减压固定后再行前路手术,或是已行前后路手术仍存在致压物时,需再次手术。总之,一切操作顺序需依据伤情而定,对此组病例再手术时务必小心、认真、全面考虑,并向患者及其家属反复说明可能出现的各种情况和意外(图3-2-4-2-1、2)。

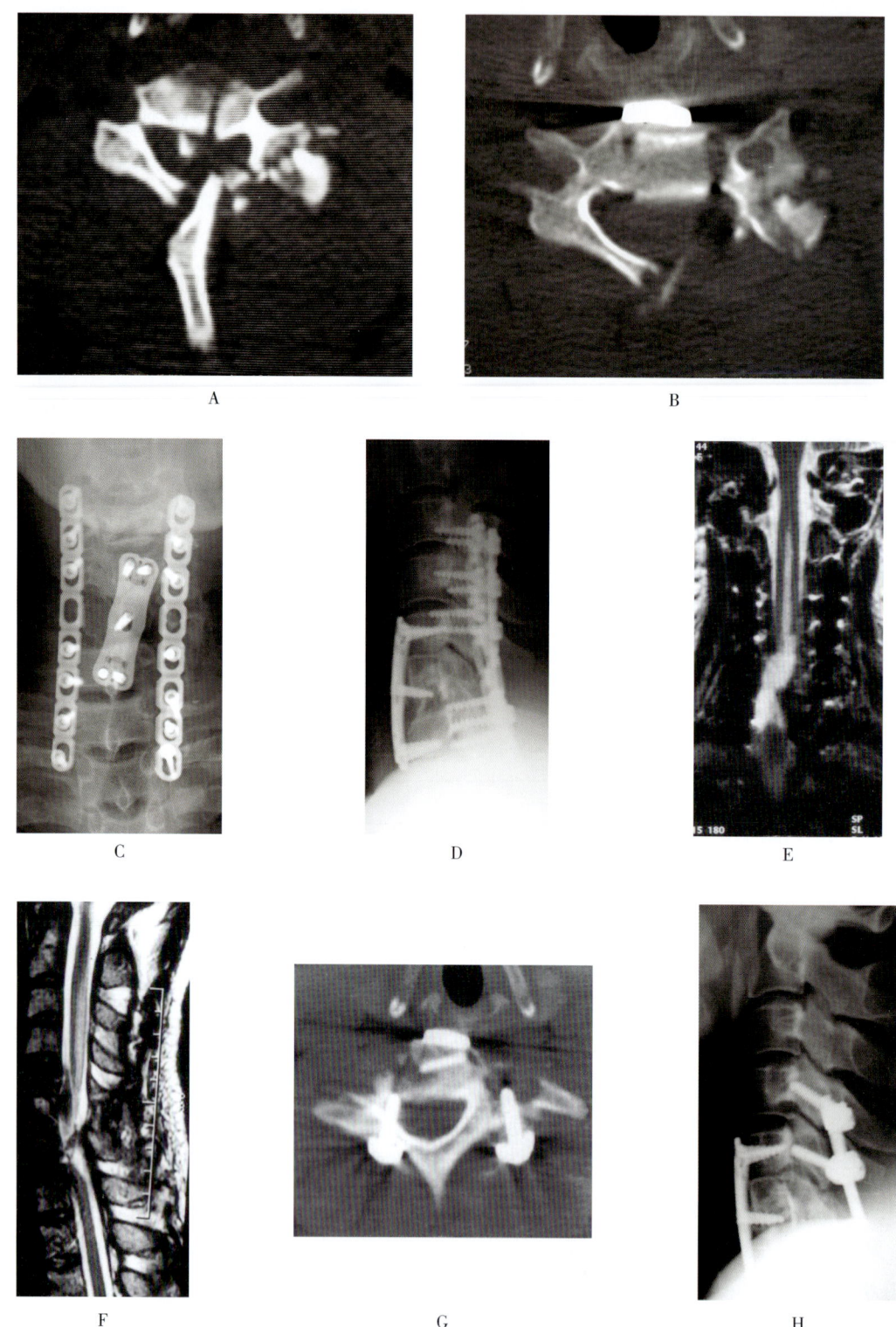

图3-2-4-2-1 临床举例（A~H）

男性，29岁，车祸致椎体爆裂骨折，先行前路减压植骨固定术后症状无改善，又行后路减压固定，但因螺钉进入椎管及症状恢复不理想，再次行后路翻修手术　A. 术前CT扫描显示椎体爆裂骨折，椎管内有占位之骨折片；B. 第一次术后CT扫描示植骨块过深；C.D. 再行后路减压，侧块螺钉及钛板固定术后颈椎X线正侧位片；E. 第二次术后冠状MR T_2加权像；F. 第二次术后矢状位MR T_2加权像；G. 第二次术后CT扫描见螺钉进入椎管；H. 再次行后路翻修术依序去除原固定钛板、改用螺钉及Cervifix固定

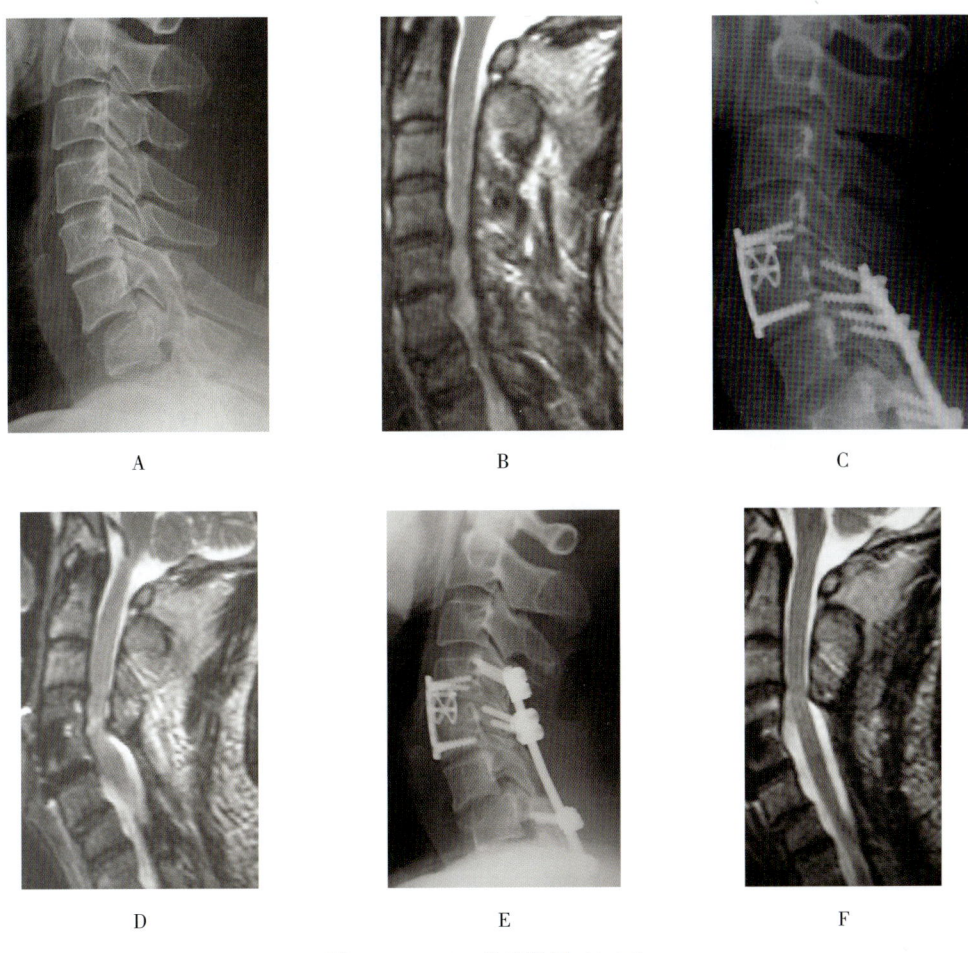

图3-2-4-2-2 临床举例（A~F）

颈椎病伴$C_{6~7}$骨折脱位前后路减压术后，椎板切除范围上方不够而再次手术翻修 A.术前X线片示C_6~C_7骨折脱位；B.术前MR矢状位检查示C_6~C_7骨折脱位并C_4~C_5及C_5~C_6椎间盘突出；C.颈椎前后路联合手术减压固定术后X线侧位片；D.术后MR矢状位、T_2加权像显示后路椎板切除上极处理不佳（够），仍形成致压状；E.再次后路翻修切骨减压+内固定术后X线侧位片；F.再次术后MR检查显示脊髓受压有所改善

（赵定麟 赵 杰 陈德玉 林 研 赵卫东）

参 考 文 献

1. 陈德玉.颈椎伤病诊治新技术,北京:科学技术文献出版社,2003
2. 李新锋,刘祖德,戴力扬等.不同载荷条件下颈脊髓过伸损伤的应力分布特征［J］.中华创伤骨科杂志,2010,12（5）
3. 倪斌.钛网在脊柱外科的应用及钛网下陷的诊治,脊柱外科杂志2008年6卷6期
4. 王新伟,袁文,陈德玉等.复杂性下颈椎损伤的手术方案选择［J］.中国骨与关节损伤杂志,2005,20（9）
5. 袁文,刘洋,陈德玉等.重度颈椎后凸畸形的手术治疗［J］.中华骨科杂志,2007,27（9）
6. 赵定麟,李增春,刘大雄,王新伟.骨科临床诊疗手册.上海,北京:世界图书出版公司,2008
7. 赵定麟,王义生.疑难骨科学.北京:科学技术文献出版

社, 2008
8. 赵定麟, 赵杰, 王义生. 骨与关节损伤. 北京: 科学出版社, 2007
9. 赵定麟. 现代骨科学, 北京: 科学出版社, 2004
10. 赵定麟. 现代脊柱外科学, 上海: 上海世界图书出版社公司, 2006
11. Daffner SD, Wang JC. Anterior cervical fusion: the role of anterior plating. Instr Course Lect. 2009; 58: 689-98.
12. Gok B, Sciubba DM, McLoughlin GS, McGirt M, Ayhan S, Wolinsky JP, Bydon A, Gokaslan ZL, Witham TF. Revision surgery for cervical spondylotic myelopathy: surgical results and outcome. Neurosurgery. 2008 Aug; 63（2）: 292-8;
13. Lambiris E, Kasimatis GB, Tyllianakis M, Zouboulis P, Panagiotopoulos E. Treatment of unstable lower cervical spine injuries by anterior instrumented fusion alone. J Spinal Disord Tech. 2008 Oct; 21（7）: 500-7.
14. Ning X, Wen Y, Xiao-Jian Y, Bin N, De-Yu C, Jian-Ru X, Lian-Shun J. Anterior cervical locking plate-related complications; prevention and treatment recommendations. Int Orthop. 2008 Oct; 32（5）: 649-55.
15. Thongtrangan I, Balabhadra RS, Kim DH. Management of strut graft failure in anterior cervical spine surgery. Neurosurg Focus. 2003 Sep 15; 15（3）: E4.

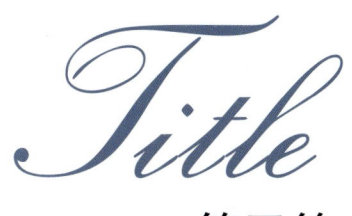

第三篇 胸腰椎损伤

第一章 胸、腰段脊柱脊髓伤基本概念及治疗原则 /1220

第一节 胸腰椎损伤机制、分型及分类 /1220

第二节 脊柱脊髓神经损伤的定位、分级及功能判定 /1233

第三节 稳定型胸腰椎损伤的治疗原则 /1244

第四节 不稳定型胸腰椎损伤的治疗原则 /1251

第五节 合并脊髓损伤的胸腰椎骨折基本概念与治疗 /1258

第六节 当代脊柱脊髓伤治疗的进展 /1272

第二章 胸腰椎骨折脱位之手术疗法 /1278

第一节 胸腰椎骨折脱位手术的基本概念 /1278

第二节 胸腰椎前路手术入路 /1283

第三节 胸腹前路手术常用术式 /1292

第四节 胸腰椎骨折脱位的后方手术入路 /1304

第五节 胸腰椎损伤后路常用术式及入路 /1309

第六节 人工椎体植入术与胸腰椎病理性骨折 /1331

第七节 腰椎骨折后经皮椎体成形技术及球囊成形术 /1338

第八节 胸椎骨折电视-胸腔镜下（VATS/EMI-VATS）减压、植骨及内固定术 /1350

第九节 胸腰椎损伤晚期病例的处理与次全环状减压术 /1360

第十节 脊髓损伤后膀胱功能重建技术现状 /1372

第三章 胸腰椎爆裂型（性）骨折的处理 /1386

第一节 概述、致伤机制与治疗原则 /1386

第二节 胸腰椎椎体爆裂骨折之手术疗法 /1389

第三节 几种特殊类型椎体爆裂型（性）骨折及其特点与处理 /1397

第四章 胸腰椎损伤并发症及翻修术 /1405

第一节 胸腰椎损伤术后并发症及翻修手术基本概念 /1405

第二节 再手术的目的、基本原则及病例选择 /1407

第三节 手术操作要点及术后处理 /1409

第四节 临床病例举例 /1410

第一章 胸、腰段脊柱脊髓伤基本概念及治疗原则

第一节 胸腰椎损伤机制、分型及分类

一、致伤机制

大多数脊柱骨折脱位容易发生在脊柱活动度大或活动度大与活动度小的交界部位。因此，上颈椎、颈胸交界段、胸腰段及下腰椎等部位所发生的脊柱骨折脱位占总数的90%。暴力的质量和机制也可影响脊柱受损的部位。患者由高处坠下或滑倒向后坐地，其冲击力主要由下向上传递到脊柱，故骨折脱位多发生在腰椎上部或胸椎下部。重物由高处落下，砸在患者头部、肩部或背部，其暴力传递由上向下，故骨折、脱位多发生在颈椎或上胸椎，重量愈大，损伤愈重。暴力的作用方向及其与脊柱所形成的角度可影响脊柱骨折、脱位的病理改变。根据力学原理，作用的外力均可分解为两个分力，一为由上向下或由下向上的垂直分力，其作用可使脊柱屈曲，对椎体有压缩作用；另为由前向后或由后向前的水平分力，其作用可使脊柱前后脱位。如作用的外力与脊柱形成的角度越小，其垂直分力则越大，所致的脊柱损伤以椎体压缩为主。反之，暴力与脊柱形成的角度越大，其垂直分力越小，而其水平分力越大所致的脊柱损伤可能以脱位为明显（图3-3-1-1-1）。但在实际致伤过程中作用外力比较复杂，往往非单一外力，而是两个或多种损伤机制所致，如跌落着地时，地面倾斜度，患者脊柱所处的扭转或倾斜程度等不同，以致形成了脊柱骨折、脱位的多样性。

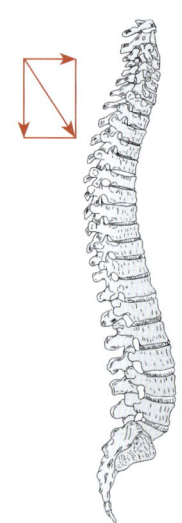

图3-3-1-1-1 致伤力学原理示意图
脊柱损伤力学原理（分力与合力的关系）

二、暴力分型

依据暴力对脊柱作用主要方向和损伤机制，将暴力分为以下类型。

（一）压缩暴力

又称垂直暴力，最为多发，即暴力使脊柱产生轴向压缩应力的作用下，椎体发生爆裂样骨折，骨折块可向前后左右散裂，纵向嵌压及分离

状;若骨折块向后突出进入椎管,可造成不同程度的脊髓神经损伤(图 3-3-1-1-2)。

(三)旋转暴力

多与前两种暴力(压缩及分离)伴发,在身体左右平衡失调状态下,可使损伤脊柱发生旋转,并产生骨折脱位,大多同时伴有压缩、粉碎或分离性损伤,如此则构成脊椎骨折的多样性改变(图 3-3-1-1-4)。

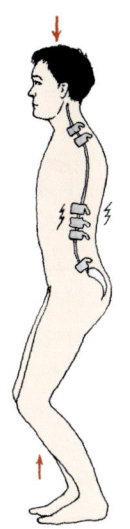

图3-3-1-1-2　垂直压缩暴力示意图
垂直压缩暴力引起胸椎爆裂骨折

(二)屈曲暴力

亦较多发,属人体高处落下时防御性反应,致使暴力对脊柱产生极度屈曲作用,脊柱前部承受压应力,而脊柱后部承受张应力,在暴力作用的瞬间,椎体前缘承受的压应力远大于后部韧带复合结构所承受的张应力,故主要产生椎体前缘压缩骨折(图 3-3-1-1-3)。

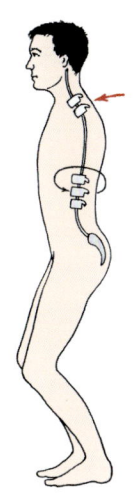

图3-3-1-1-4　屈曲+旋转暴力示意图
屈曲+旋转暴力较之单纯屈曲暴力更易引起脊髓伤,
且多伴有椎节韧带、关节囊、椎间盘及椎体斜折

(四)侧屈暴力

该暴力对脊柱损伤的机制与屈曲暴力相似,只是当人体向侧方倾斜时所致;由于作用力的方向不同而引发,椎体侧方压缩或破碎(图 3-3-1-1-5)。

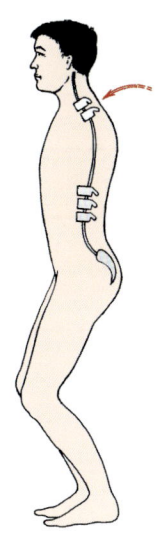

图3-3-1-1-3　前屈暴力示意图
前屈暴力主要引起椎体压缩性骨折,如外力持续,
则可引起后纵韧带断裂

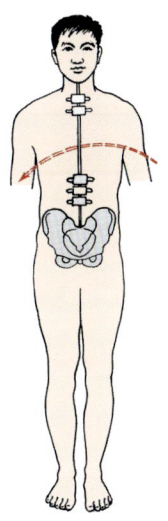

图3-3-1-1-5　侧向弯曲暴力示意图
侧向弯曲暴力引起椎体侧方损伤,易伴后纵韧带损伤

(五)分离暴力

一般分为屈曲分离暴力和伸展分离暴力两种，前者造成脊柱后部结构承受过大的张力而撕裂，后者则造成脊柱前部张力性损伤(图 3-3-1-1-6)。

力。此时如暴力大,可造成脊柱骨折脱位,并伴有严重脊髓神经受损及脊柱稳定结构破坏;而轻度外力则引起椎节韧带及椎间盘损伤(图 3-3-1-1-7)。

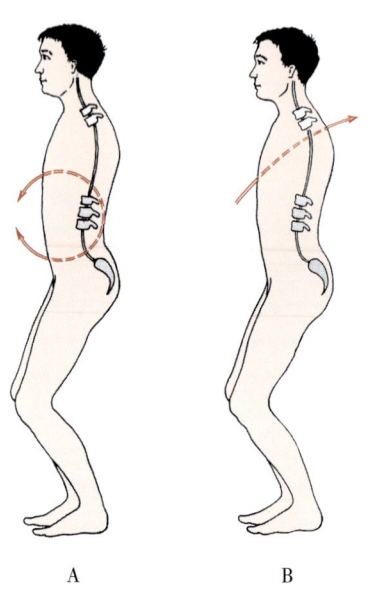

图 3-3-1-1-6　屈曲-分离暴力示意图
A. 屈曲—分离暴力可引起典型之安全带损伤(压缩暴力通过前柱,分裂暴力通过中后柱);B. 仰伸性暴力损伤,则呈现前方紧张、后方压缩,多属于稳定型,除非上位椎体在下位椎体上有反向滑移

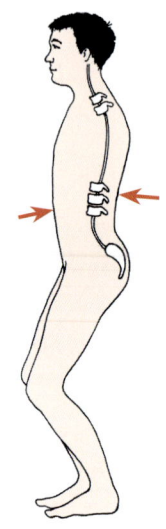

图 3-3-1-1-7　不同平面对冲性暴力示意图

以上是人为的分类,但在临床上真正典型之病例十分少见,因此有的学者将其分之又分,以求尽善尽全,但临床上并不实用,尤其是一线工作的骨科医师,难得有时间去按图对照。现将 AO 学者们所提出的分类介绍于后,供参考(表 3-3-1-1-1)。

(六)平行暴力

又称水平暴力,即来自椎节水平位之外

表 3-3-1-1-1　脊柱损伤分类

类　型	亚型群	次　亚　型
压缩暴力(A)	嵌压(A1)	1. 终板 2. 椎体(上、下缘及侧方) 3. 椎体塌陷
	分离(A2)	1. 矢状 2. 冠状 3. 钳夹状(Pincer)
	爆裂(A3)	1. 不全爆裂 2. 分离爆裂 3. 完全分离

(续表)

类型	亚型群	次亚型
分离暴力（B）	屈曲-分离和经骨（B1）	1. 后方韧带损伤 2. 后方骨质损伤 3. 经椎间盘损伤
	牵张损伤（B2）（后方骨性结构伤）	1. 两柱横贯骨折 2. 伴椎间盘伤，通过椎间盘及峡部 3. 伴有 A 型椎体骨折 　①通过椎间盘及椎弓根； 　②通过椎间盘及峡部
	经椎间盘前方伤（B3）（过伸剪力伤）	1. 过伸半脱位 　①不伴后柱； 　②伴有后柱 2. 过伸-峡部伤 3. 后脱位
旋转暴力（C）	伴压缩（C1）（A 伴旋转）	1. 楔形旋转 2. 分离旋转
	伴分离（C2）（B 伴旋转）	1. 分离（B1）+旋转 2. 分离（B2）+旋转 3. 剪切+旋转
	特殊类型（C3）剪切伴旋转	1. 切片样骨折（Holdsworth） 2. 斜形骨折

从表 3-3-1-1-1 可以看出，根据损伤机制可将胸腰椎骨折分为压缩、分离和旋转三大类型，在此基础上分成群（分型）和亚群（Ⅱ分型）。但即便是按此分类也难以将所有临床病例纳入其中。因此作为一位临床医生必须认真观察患者，以求从本质上了解和掌握伤者病理解剖及病理生理状态而选择最佳疗法。

三、伤情分类

目前常用的分类有多种，包括 Denis 分类、按伤情分类及 Wolten 三级四等分等，现将 Denis 三柱分类分述于后。

1. **前柱**　包括脊柱前纵韧带、椎体及椎间盘的前 1/2 部分。

2. **中柱**　由椎体及椎间盘后 1/2 和后纵韧带组成。

3. **后柱**　由椎弓、椎板、附件及黄韧带、棘间及棘上韧带组成。根据损伤累及的范围分为前、中、后柱损伤（图 3-3-1-1-8）。其与 Ferguson 的三柱概念略有差别（图 3-3-1-1-9）。

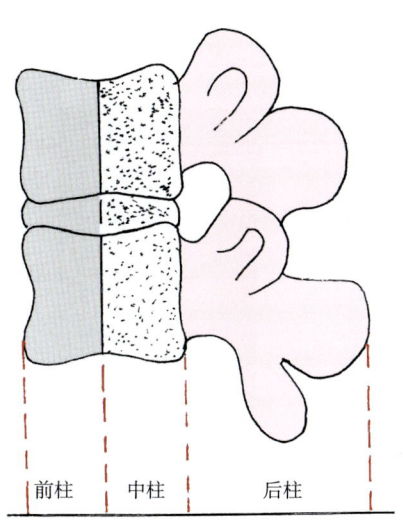

图 3-3-1-1-8　Denis 三柱概念示意图

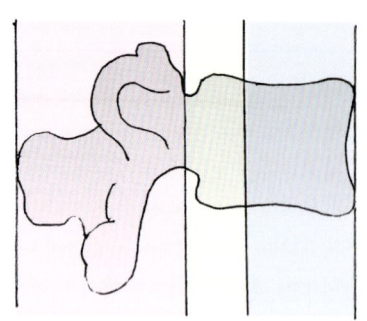

图3-3-1-1-9 Ferguson 三柱概念示意图

四、损伤机制分类

依据 Denis 三柱理论按其致伤机制概括以下四型。

（一）屈曲压缩型骨折

此型损伤主要是屈曲压缩暴力所致，根据压缩的方向可分为屈曲压缩和侧向压缩，前者多见，表现为脊柱的前柱承受压应力，致椎体前部高度压缩，若压缩小于原椎体高度的50%，前纵韧带大多完整，X线像显示椎体后侧皮质完整，其高度不变，椎弓根间距正常，棘突无分离；后柱承受张应力，后柱的棘上、棘间韧带在张力较大时可断裂，棘突分离（图3-3-1-1-10）。中柱作为支点或枢纽，而未受累或少受累。此型骨折常见于胸椎，多属稳定型，很少有神经或脊髓损伤，除非屈曲暴力持续，则有可能将碎裂的骨块压向椎管（见图3-3-1-1-10C、D）。如果此型骨折波及相邻之椎间盘而引发髓核后突，亦可伤及脊髓，尤其在胸段，因此处椎管较细，而腰椎椎管矢径较大，且为马尾神经所在，损伤概率较低（图3-3-1-1-11）。在极少数情况下，亦可伴发椎体后缘骨折，多在一过性前屈状态下，引发与 Chance 骨折相似的损伤（图3-3-1-1-12）。Denis 将该类骨折分为上下终板破坏、上终板破坏、下终板破坏及终板完整等4型（图3-3-1-1-13）。

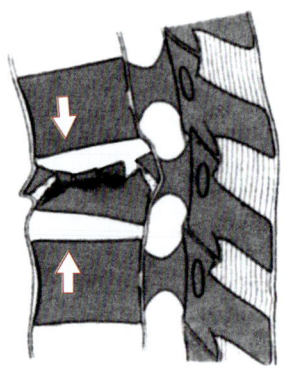

A

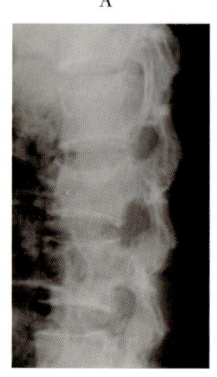

B

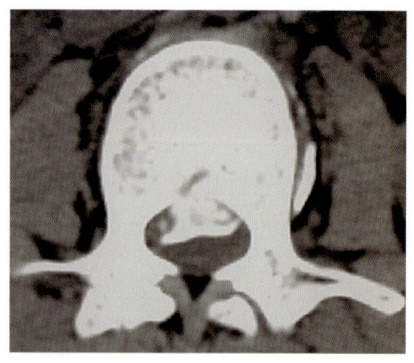

C D

图3-3-1-1-10 屈曲压缩型骨折（A~D）

屈曲压缩性骨折以前柱受损为主、亦可涉及后柱和棘上韧带 A.B. 示意图；C.D. 临床检查；如X线片难以判定（C），可行CT或MR检查，常有阳性发现（D），此例主要由于极度过屈暴力所致

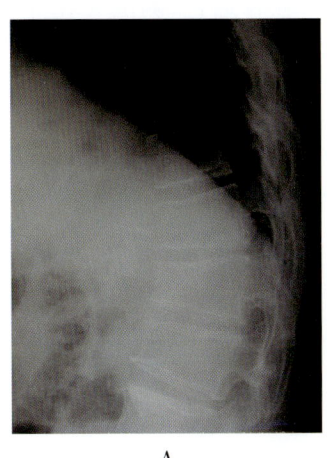
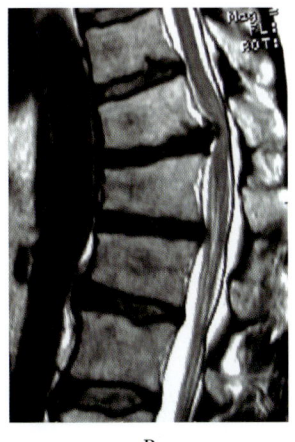

图3-3-1-1-11 临床举例（A、B）
A. T_{11}、T_{12}椎体压缩骨折（侧位）X线片；B.同前MR矢状位，显示T_{11-12}髓核突出压迫脊髓，多需及早手术

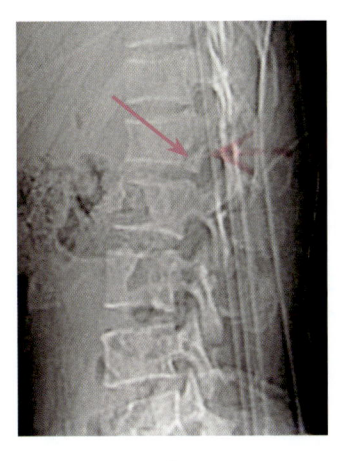
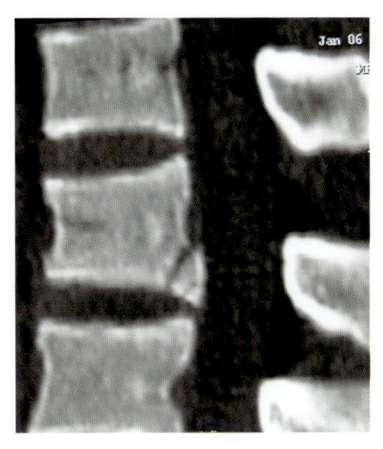

图3-3-1-1-12 屈曲暴力引发L_1椎体后缘骨折（A、B）
A.矢状位断层片显示L_1后下缘撕脱骨折（箭头所指处）；B.同前，CT二维重建图像

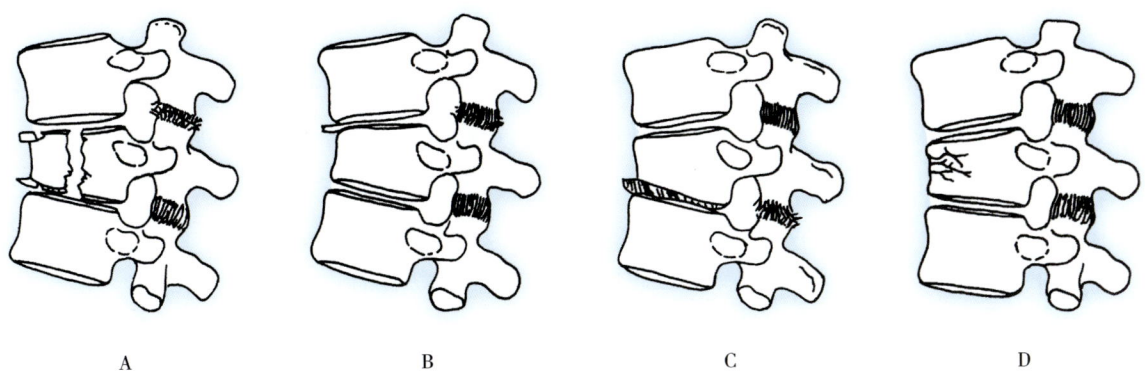

图3-3-1-1-13 Denis屈曲压缩性骨折分类示意图（A~D）
A.上、下终板破坏；B.上终板破坏；C.下终板破坏；D.上、下终板均完整

（二）爆裂型骨折

既往常将此型骨折归属于压缩型骨折。该型损伤的特点是脊柱中柱受累，在轴向应力或压缩暴力伴屈曲力的作用下，使椎体呈爆裂样裂开，椎体后侧骨折片常连同其椎间盘组织突入椎管，引起椎管狭窄，致脊髓或马尾神经损伤。该型骨折在普通正、侧位X光片可见椎体前、后及侧方高度均有不同程度的减少，椎间盘高度可能减小或不变，两椎弓根间距增宽，CT扫描出现后不仅准确观察到上述病理解剖特点，而且对此类损伤诊断价值最大。且此型多需手术治疗。Denis依据暴力垂直程度及损伤部位不同，将其分为5个亚型（图3-3-1-1-14）。

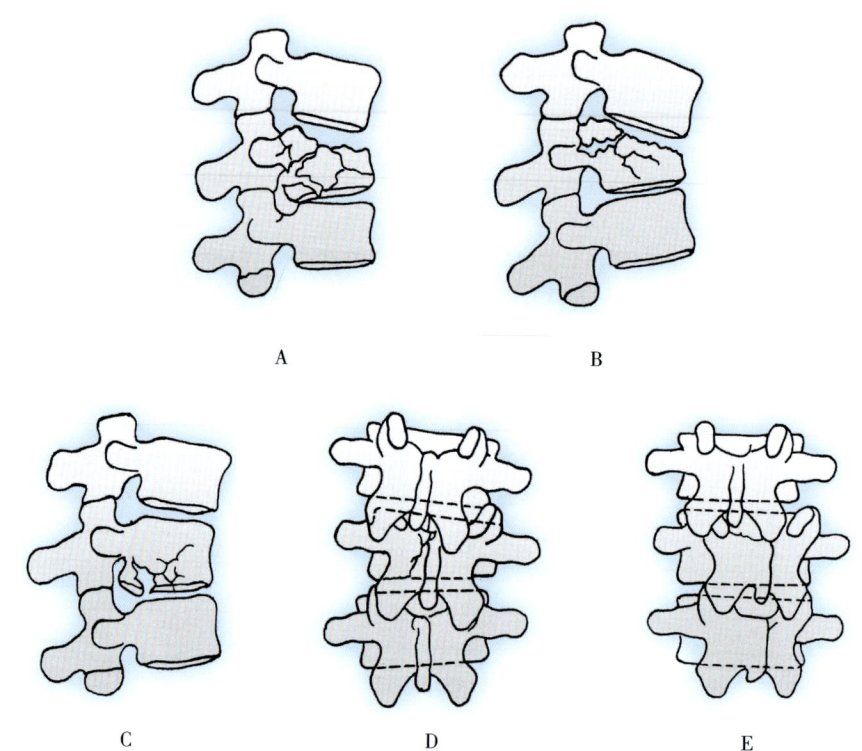

图3-3-1-1-14 爆裂性骨折Denis分型示意图（A~E）
A型：上下终板均破坏；B型：上终板破坏；C型：下终板坏；D型：粉碎性骨折椎弓根间距增宽；
E型：粉碎性骨折椎弓根间距增宽，同时压缩侧有骨块突入椎管

A型 是指在严重的完全纵向垂直暴力下所致上、下终板均呈破裂样的骨折；该型骨折一般不引起后凸成角，以下腰椎多见。

B型 为不全性纵向垂直（或略带前屈）暴力所致的上终板损伤；该型损伤可导致脊柱急性或后期向后成角，其是胸腰椎爆裂骨折中最常见的一型。

C型 作用机制与前者相似，但此型引起下终板损伤，比前型少见。

D型 为轴向暴力，并伴有旋转暴力所致，常见于腰椎；该型可造成骨折脱位，但与屈曲旋转型骨折脱位不同，椎体多为粉碎骨折，极不稳定；椎弓根间距大多增宽，椎体后壁可突入椎管，椎板常显示纵向骨折。

E型 为轴向暴力伴有侧向屈曲暴力所致，该型除椎弓根间距增宽外，压缩侧可有骨块挤入椎管（图3-3-1-1-15）。

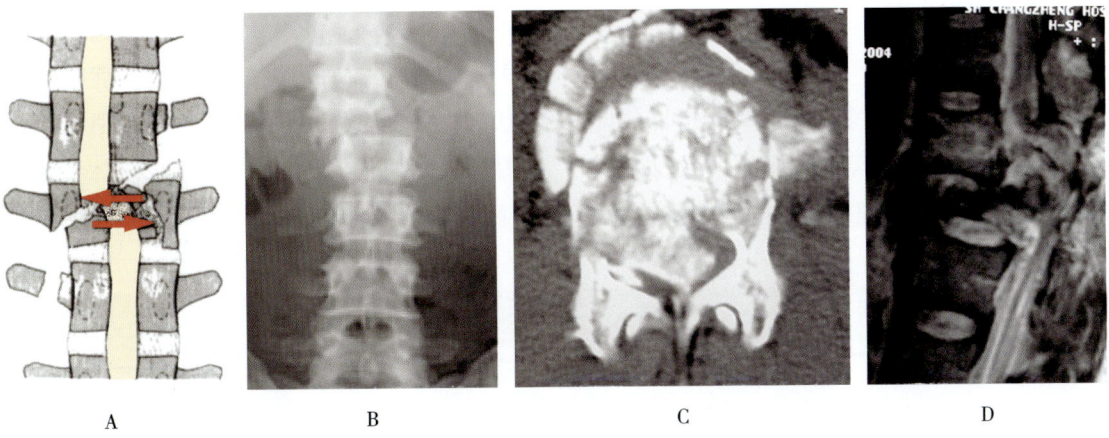

图3-3-1-1-15 伴有侧向暴力所致骨折脱位型（A~D）
A.示意图；B.正位X线片；C.CT水平位扫描；D.MR矢状位所见

（三）骨折脱位型

骨折脱位型损伤亦非少见，大多为多种外力同时作用所致，且暴力往往较为严重，损伤机制比较复杂，可由屈曲、剪力、牵张或旋转等复合暴力造成；故过去依据暴力不同将骨折脱位分为屈曲旋转型、剪力型及牵张型等。该型损伤均累及三柱，在引起椎节不稳之同时，大多伴有程度不同的脊髓或神经根损伤，尤以椎体间关节滑移脱位者明显者（图3-3-1-1-16）。

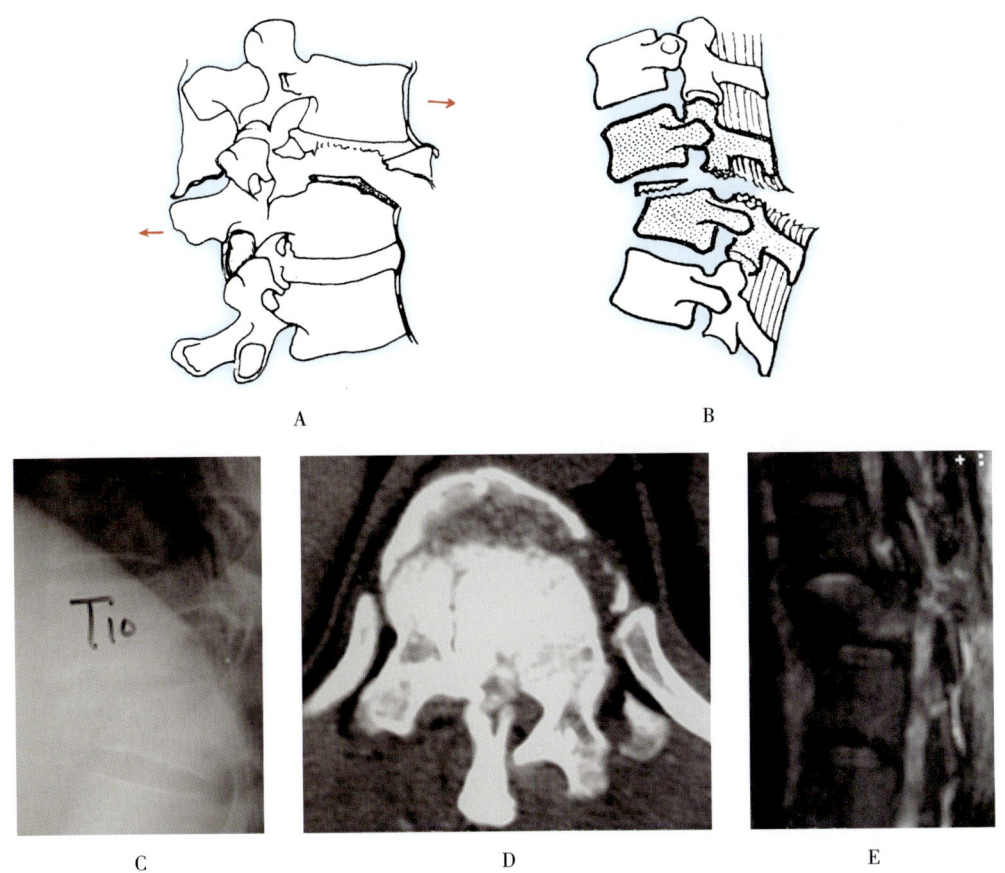

图3-3-1-1-16 胸腰椎骨折脱位型（A~E）
A.B.示意图；C~E.临床病例：C.X线侧位片；D.CT水平扫描；E.MR矢状位所见，如椎间关节移位严重更易引起脊髓损伤

(四)伸展型骨折

随着高空作业的增多,此型骨折亦非罕见,多系高空坠落时中途遇障碍物阻挡所致,损伤部位好发于椎体后柱,即椎板损伤多见,因此局部体征比较明显;由于骨片可向椎管方向侵入,易引发以感觉障碍为主的脊髓神经症状。在过伸状态,如力点集中下腰或腰骶部,则易引起峡部骨折,此种过伸剪力骨折尤多见于体操类运动伤(图 3-3-1-1-17)。

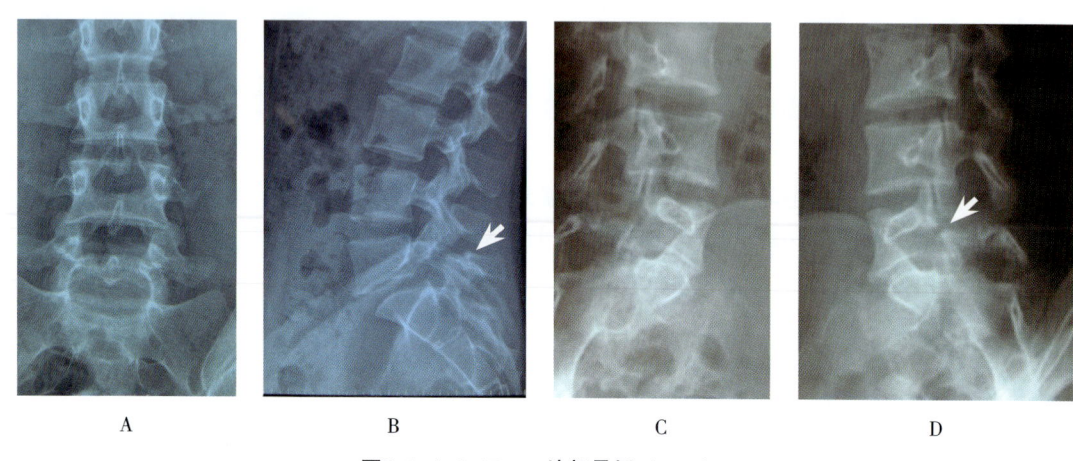

图 3-3-1-1-17　L_5 峡部骨折(A~D)

女性,21 岁,外伤后致 L_5 峡部骨折,伴滑脱　A.B. 腰骶部正侧位片;C.D. 左右斜位片,箭头所指处为骨折线及椎体滑脱

(五)安全带型损伤

又称之为 Chance 骨折,随着高速公路的快速发展,此类损伤日益增多。其发生机制主要为屈曲分离暴力所致;即后柱和中柱承受牵张性剪力,而前柱承受轴向前屈暴力。该型损伤常见于车祸,即在高速行驶的机动车发生撞车时,由于安全带的作用,下肢和躯干下部保持不动,而车辆高速行驶的惯性作用致使安全带以上的躯干上部仍高速前移以致造成脊椎后部承受过大的张力,使棘上韧带、棘间韧带及黄韧带、甚至后纵韧带断裂,再向前经椎间盘或经椎体产生横向切片样裂开;由于脊柱前柱呈轴向前屈,可发生压缩,也可因绞链作用而不受损伤。此种屈曲牵张型损伤轻度者属稳定型,严重者椎体可呈切片样裂开,椎弓根断裂,加之伴有平移暴力可同时产生水平移位;骨折属不稳定型,脊髓损伤也较严重,临床上常见的屈曲牵张型损伤如图 3-3-1-1-18 所示。Denis 分类法与前者基本相似(图 3-3-1-1-19)。

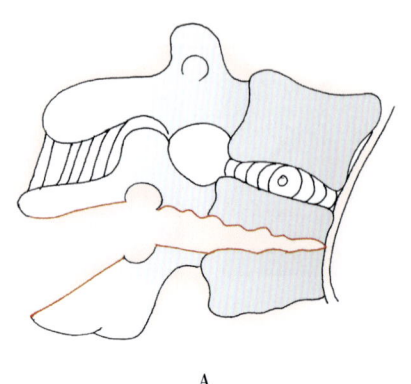
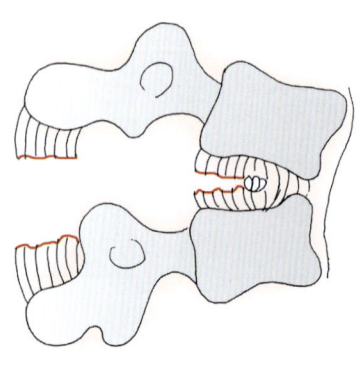

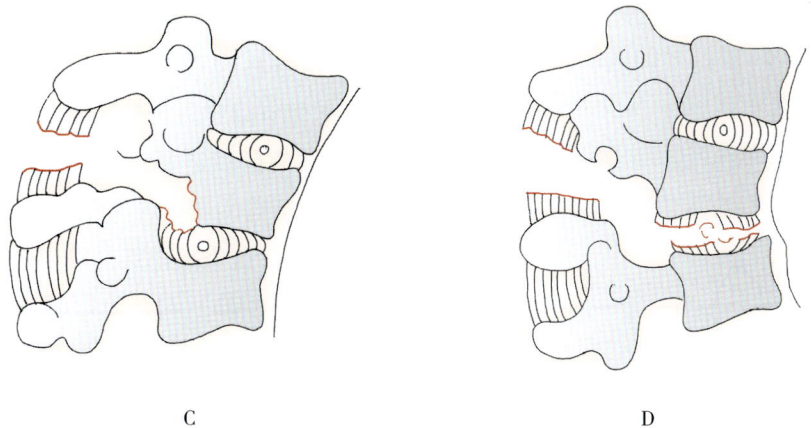

图3-3-1-1-18 屈曲牵张型损伤示意图（A~D）

A.经骨型chance骨折；B.韧带断裂型；C.骨折韧带共伤型；D.同前，伴椎节脱位

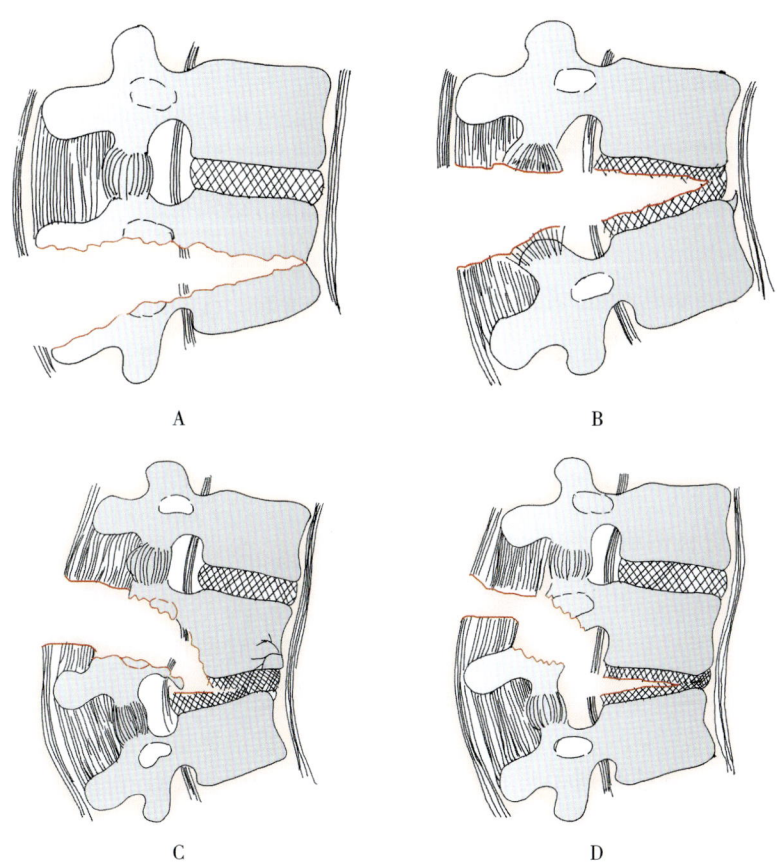

图3-3-1-1-19 Denis 屈曲-牵张损伤分类示意图（A~D）

A型：单平面损伤穿越骨折；B型：单平面损伤穿越韧带及椎间盘；C型：双平面损伤，骨折线穿越中柱；
D型：双平面损伤，骨折线穿越韧带及椎间盘

五、Wolter 三级四等份分类法

Wolter 将椎管经 CT 扫描的横断面分成三等分,并用 0、1、2、3 表示其狭窄及受堵的指数(图3-3-1-1-20)。此法对外科治疗的选择具有参考意义,指数在 2 以上者,多需手术减压。

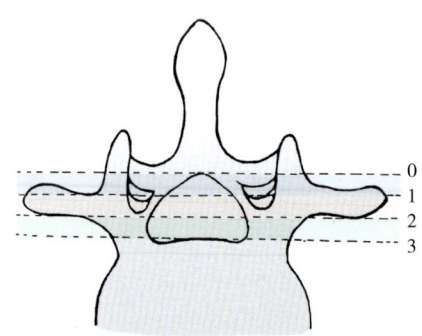

图3-3-1-1-20　Wolter 椎管横断面CT扫描分度指数示意图

1. 椎管无狭窄或无受堵者指数为 0;
2. 椎管受压或狭窄占椎管横断面 1/3 者,指数为 1;
3. 椎管受压或狭窄占横断面 2/3 者,指数为 2;
4. 椎管完全受压或完全受堵者为 3。

六、依据骨折稳定程度之分类

根据脊柱骨折后脊柱的稳定性可分为稳定性骨折与非稳定性骨折,此对治疗方式和方法的选择具有重要意义。

(一)稳定型骨折

此型骨折较为单纯,脊柱排列无明显改变,一般不合并附件骨折或韧带撕裂,如单纯压缩型骨折、轻度的安全带型骨折或无移位之爆裂骨折等。对此型骨折在搬运或稍许活动一般无移位趋向,因此大多可采用保守治疗或单纯内固定术,如椎弓根钉技术等,此有利患者早日下床活动。

(二)不稳定型骨折

指脊柱遭受严重暴力后,除椎体本身骨折外,常伴有附件骨折和韧带断裂等复合损伤。由于脊柱的诸稳定要素大部被破坏,如骨折脱位、爆裂骨折等均属此种类型。因此,在搬运中或脊柱活动时,此类损伤甚易发生骨折再移位或加重脊髓神经损伤。对其治疗时常需予以复位及内固定,以求获得脊柱稳定性重建。

七、涉及脊柱骨折稳定性之分类

(一)脊柱骨折后的稳定与否主要因素

1. 骨折后椎体完整与否;
2. 后部结构是否受损;
3. 脊椎列线排列是否有改变。

(二)结果判定

以上 3 个因素中有两个因素受累被视为不稳定骨折。Denis 认为含有椎体后壁的中柱骨折对脊椎骨折的不稳定及脊髓损伤有较大的意义。一般认为三柱结构中有两柱或两柱以上的结构受累,应判定为不稳定性损伤,需手术固定。

八、对不稳定型脊柱骨折的分度

对于脊椎骨折不稳定性损伤,又可进一步分为三度。

Ⅰ度　属机械性不稳定,包括前柱与后柱受累,若处理不当脊柱可逐渐发生后凸畸形;

Ⅱ度　属神经性不稳定,主指前、中柱受累的爆裂骨折,因波及椎管内神经组织,如处理不当,椎体可进一步塌陷而加剧椎管狭窄,可使原无神经症状者发生神经损害,亦可使原来的轻症变为重症;

Ⅲ度 系机械性及神经性不稳定两者并存之病例，一般多为三柱同时受累，如骨折脱位等。

到目前为止有关脊柱骨折脱位分类各家意见仍不一致，虽然 Denis 的骨折合并脱位的分类较为合理、实用和简便（图 3-3-1-1-21）。但临床医师大多选用更为简单的四型分类：即压缩型、爆裂型、骨折脱位型和 Chance 骨折（图 3-3-1-1-22）。

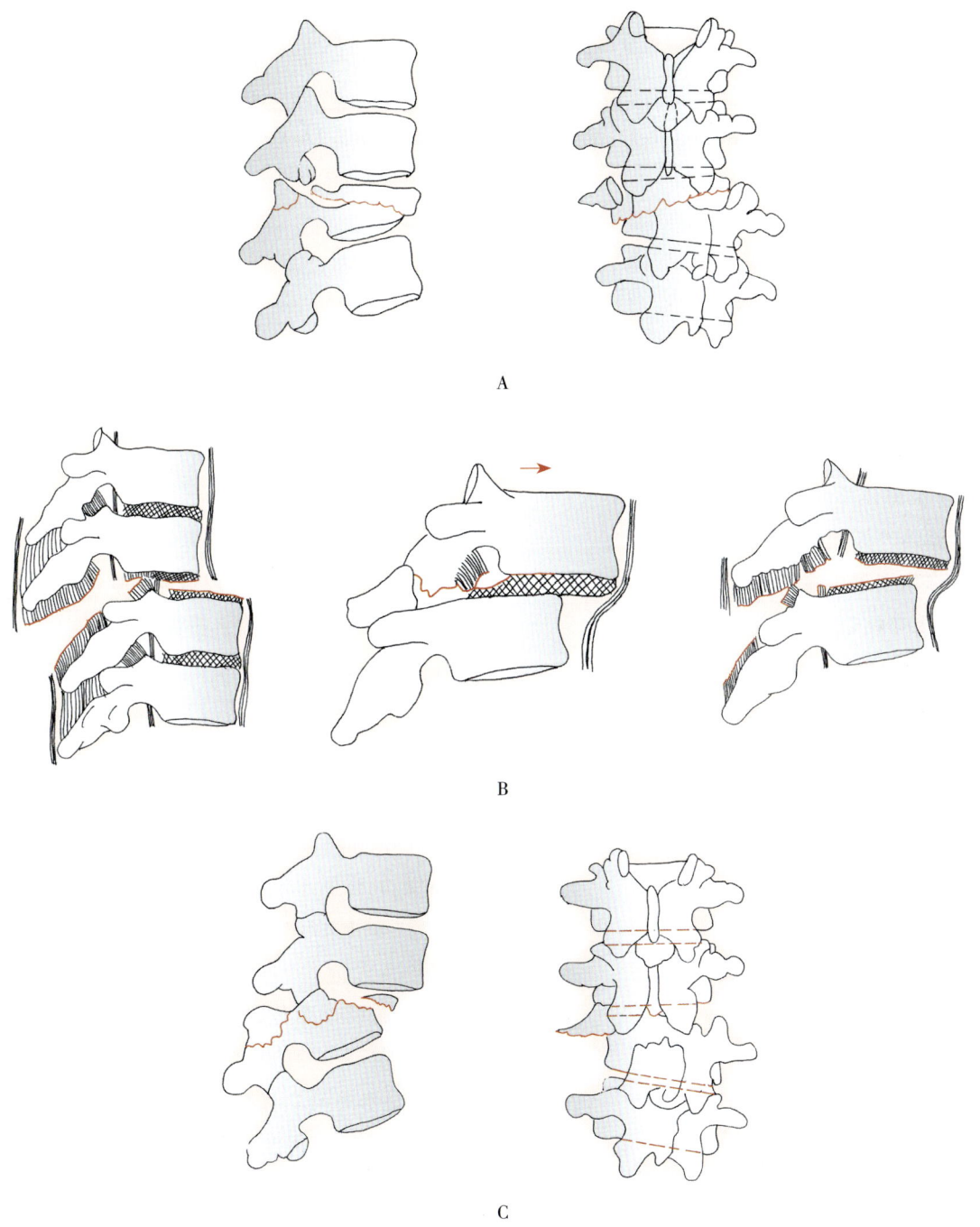

图3-3-1-1-21 Denis 脊椎骨折合并脱位的分类（A~C）
A型：屈曲旋转损伤，暴力可穿越骨和椎间盘；B型：剪切损伤，上一椎体向后滑脱时上位椎体小关节常不损伤；或向前滑脱时，常伴有上位椎板的骨折，三柱均有损伤；C型：双侧小关节脱位型，屈曲牵张型损伤，同时伴有前柱的撕脱骨折

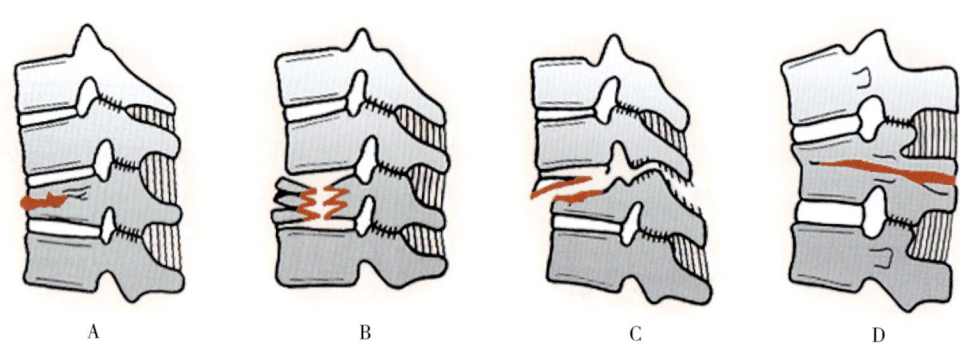

图3-3-1-1-22　脊柱骨折简易实用分型示意图（A~D）
A.压缩型；B.爆裂型；C.骨折脱位型；D.Chance骨折

附：AO 的综合分类法

AO 学者将胸、腰椎骨折依据抗压、抗拉及抗旋转能力的丧失程度，按表3-3-1-1-1的模式具体分类，因过于繁琐，难以为忙于临床工作之外科医师所熟记，谨列表于后供参考。

A. 类型 A- 椎体压缩骨折

1. A1 型椎体压缩性骨折
（1）椎体终板骨折
（2）椎体楔形压缩骨折
① 体上部楔形骨折
② 椎体侧方楔形骨折
③ 椎体下部楔形骨折
2. A2 椎体劈裂性骨折
（1）椎体矢状面劈裂骨折
（2）椎体冠状面劈裂骨折
（3）椎体钳形劈裂骨折
3. A3 椎体爆裂性骨折
（1）不完全性爆裂骨折
① 椎体上部爆裂骨折
② 椎体侧方爆裂骨折
③ 椎体下部爆裂骨折
（2）椎体爆裂性骨折
① 椎体上部爆裂劈裂性骨折
② 椎体侧方爆裂劈裂性骨折
③ 椎体下部爆裂劈裂骨折
（3）完全爆裂性骨折
① 椎体钳形爆裂骨折
② 完全屈曲爆裂骨折
③ 完全轴向爆裂骨折

B. 类型 B- 前后结构牵伸损伤

1. 屈曲性牵伸损伤（以后部韧带损坏为主）
（1）合并有椎间盘水平撕裂：
① 屈曲不稳
② 前脱位
③ 合并关节突骨折屈曲不稳或前脱位
（2）合并 A 类椎体骨折
① 屈曲不稳 +A 类椎体骨折
② 前脱位 +A 类椎体骨折
③ 合并关节突骨折屈曲不稳或前脱位＋A 类椎体骨折
2. 屈曲性牵伸损伤（以后部骨性结构损坏为主）
（1）水平的二柱损伤
（2）合并椎间盘水平撕裂
① 撕裂通过椎弓根和椎间盘
② 撕裂通过椎弓峡部和椎间盘
（3）合并 A 类椎体骨折
① 骨折通过椎弓根＋A 类椎体骨折
② 骨折通过椎弓峡部＋A 类椎体骨折

3. 伸展性剪切损伤（通过椎间盘的前部结构）

（1）伸展性不稳

① 不合并后部结构损伤

② 合并后部结构损伤

（2）后向过伸性滑脱

（3）后脱位

C. 类型 C- 旋转暴力所致的前后结构损伤

1. A 类骨折合并旋转暴力（屈曲旋转损伤）

（1）旋转楔形骨折

（2）旋转劈裂性骨折

① 旋转矢状面劈裂骨折

② 旋转冠状面劈裂骨折

③ 旋转钳形劈裂骨折

④ 椎体分离

2. B 类骨折合并旋转暴力损伤

（1）B1 类损伤合并旋转暴力（屈曲分离损伤合并旋转）

① 旋转屈曲不稳

② 旋转屈曲不稳合并单侧关节突骨折

③ 单侧关节突脱位

④ 旋转前脱位合并或不合并关节突骨折

⑤ 旋转屈曲不稳合并或不合并关节突骨折 +A 类骨折

⑥ 单侧关节突脱位 +A 类骨折

⑦ 旋转前脱位有 / 无关节突骨折 +A 类骨折

（2）B2 类损伤合并旋转

① 旋转水平暴力所致的二柱骨折

② 单侧屈曲滑脱合并椎间盘撕裂

③ 单侧屈曲滑脱 +A 类骨折

（3）B3 类损伤合并旋转（伸展剪切损伤合并旋转）

① 旋转过伸性不稳有 / 无后部结构损伤

② 单侧过伸性滑脱

③ 旋转后脱位

2. 旋转剪切损伤

（1）片状骨折

（2）斜形骨折

AO 综合分类每过数年修正一次，请注意修改稿。过于微细的分类，因操作不便而难以为临床医师所接受。

第二节　脊柱脊髓神经损伤的定位、分级及功能判定

一、脊髓神经损伤的分类

（一）按脊髓受损的程度分类

1. 脊髓震荡　临床表现为脊髓休克，是脊髓损伤后出现的暂时性功能障碍。到目前为止，对其具体机制仍不十分明了，伤后早期表现为全瘫或严重的不全瘫，但恢复较快、完全，在病理上无实质性改变（图 3-3-1-2-1）。MR 显示脊髓形态正常，MR 信号多无异常改变。

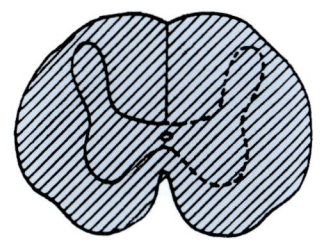

图 3-3-1-2-1　脊髓震荡瞬时改变示意图

2. 不完全性脊髓损伤　脊髓连续性基本完好，脊髓损伤平面以下为程度不同的部分功能丧

失,呈不完全性截瘫。早期脊髓可出现水肿改变,MR 主要表现为脊髓弥散性增粗,T_1WI(T_1 加权)信号正常或低信号,T_2WI(T_2 加权)为高信号。并可出现以下 4 种不全瘫的类型。

（1）脊髓半侧损伤（Brown sequard syndrome） 损伤平面以下表现伤侧肢体本体感觉和运动丧失,对侧肢体痛、温觉丧失（图 3-3-1-2-2）。

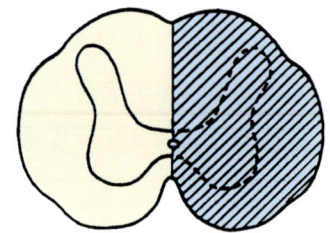

图 3-3-1-2-2　脊髓半切损害示意图

（2）前脊髓损伤（syndrome of anterior spinal cord injury）　损伤后出现程度不同的运动和痛、温觉丧失,而本体觉存在（图 3-3-1-2-3）。

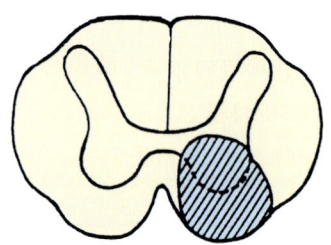

图 3-3-1-2-3　脊髓前角及前根损害示意图

（3）后脊髓损伤（syndrome of posterior spinal cord injury）　损伤平面以下出现深感觉障碍,但很少有锥体束体征（图 3-3-1-2-4、5）。

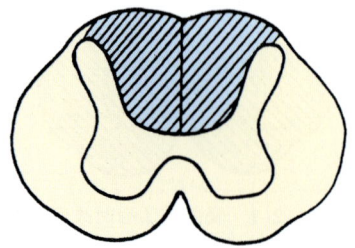

图 3-3-1-2-4　脊髓后索损害示意图

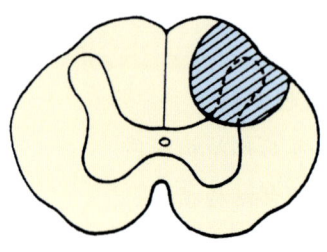

图 3-3-1-2-5　脊髓后根及后角损害示意图

（4）中央型脊髓损伤（syndrome of central spinal cord injury）　该型多见于颈段,上肢运动功能障碍明显重于下肢,感觉障碍重于运动障碍（图 3-3-1-2-6）。

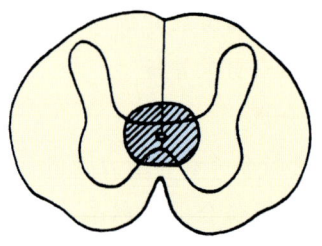

图 3-3-1-2-6　脊髓中央管损害示意图

（5）脊髓侧索损伤（syndrome of lateral spinal cord injury）　主要引起侧索中锥体束受累而出现上神经元性瘫痪（图 3-3-1-2-7）;但临床上常与前角或后角同时受累,因此可伴有下神经元性瘫痪。

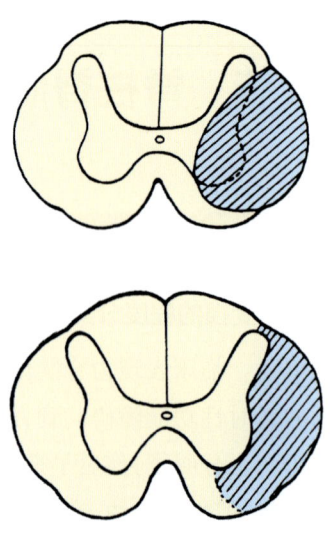

图 3-3-1-2-7　脊髓前角及侧索损害示意图

3. 完全性脊髓损伤　可以是脊髓横断或挫伤，或是脊髓解剖学上保持连续但生理功能完全丧失，表现为损伤平面以下运动、感觉、反射及括约肌功能完全障碍，包括肛门括约肌自主收缩消失。在 MR 检查时显示横断征，但如为挫伤性质，脊髓内可有血肿、坏死、液化等改变，因此在最初 1~3 天内，血肿在 T_1WI 为等或低信号，T_2WI 为典型短 T_2 低信号。4~7 天后，在 T_1WI 病灶周围出现短 T_1 高信号，T_2WI 为短 T_2 低信号；1 周至数月后所有序列均为高信号；数月至 1 年后在 T_1WI 和 T_2WI 伤均为低信号。早期合并水肿时，在 T_2WI 上病灶中央为低信号，周围有一圈模糊的高信号阴影环绕。此种挫伤在急性期常难以与脊髓休克相鉴别，临床上可通过观察及在后期出现以下 3 个原始反射中之一可作为脊髓休克末期的判定标准：

（1）肛门反射出现　即针刺肛门周围皮肤与粘膜交界处，肛门括约肌出现收缩（图 3-3-1-2-8）。

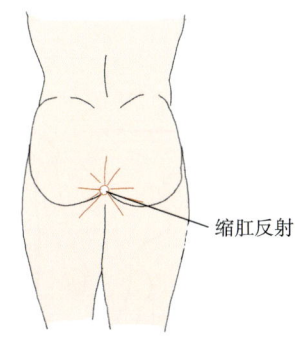

图3-3-1-2-8　有缩肛反射示意图
多提示为不全性脊髓伤

（2）球海绵体反射出现　即用手指轻捏阴茎或阴蒂时，另一手（戴手套）的食指置于肛门内感到肛门括约肌有收缩（图 3-3-1-2-9）。

（3）足底反射出现　即针刺足底时，踇趾伸屈（图 3-3-1-2-10）。

当然，如果足趾出现微动，足趾有残留的位置觉，在鞍区有感觉或肛门指诊括约肌有收缩等，有以上任何一项存在，均可认为是不完全性瘫痪。

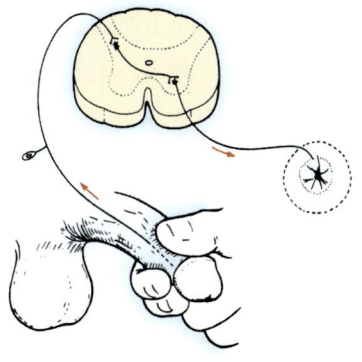

图3-3-1-2-9　球海绵体反射示意图

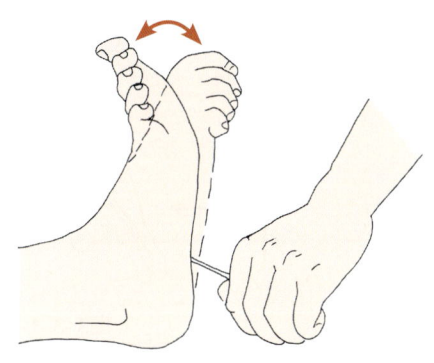

图3-3-1-2-10　足底反射示意图
刺激足底，足趾缓慢屈伸，多为不完全性瘫痪

（4）肛门口感觉残留　具有临床意义，即便是一侧残留亦有恢复之可能，作者曾遇多例（图 3-3-1-2-11）。

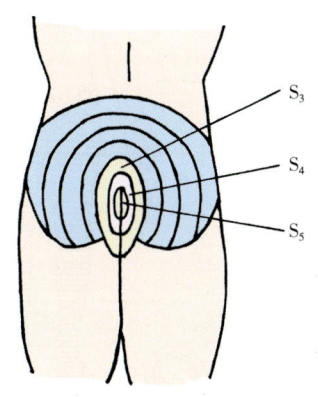

图3-3-1-2-11　肛门周围感觉示意图
感觉存在者为不全性瘫痪

（二）按受损脊髓神经的解剖部位分类

1. 胸腰髓损伤　此节段较长，一般可分

为胸段（$T_1\sim T_{10}$）、胸腰段（$T_{11}\sim L_2$）及腰骶膨大段，此时损伤平面以下的运动、感觉、膀胱和直肠功能障碍，下肢迟缓性瘫痪，反射减弱或消失。由于圆锥未受影响，其原始反射如肛门反射、球海绵体反射可仍然存在（图3-3-1-2-12~14）。

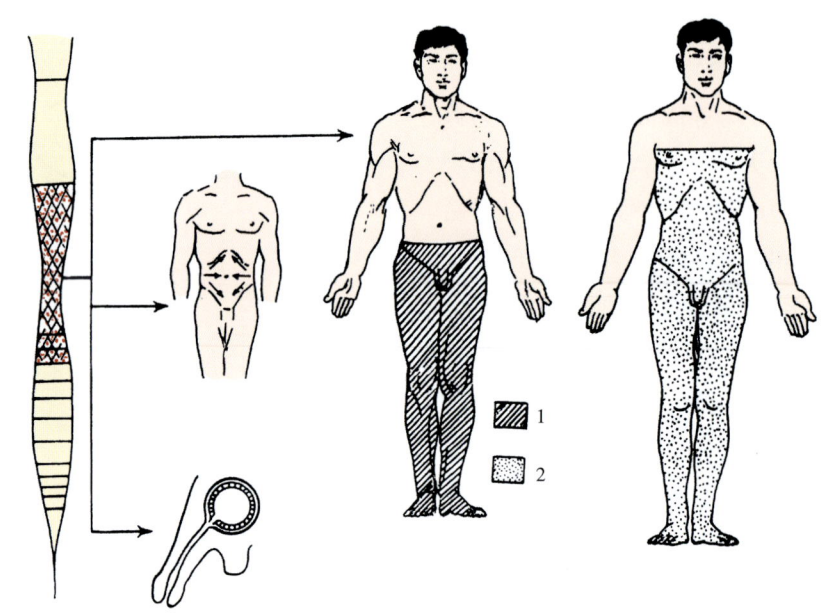

图3-3-1-2-12 胸髓段受损综合征示意图
1.中枢性瘫；2.浅感觉障碍

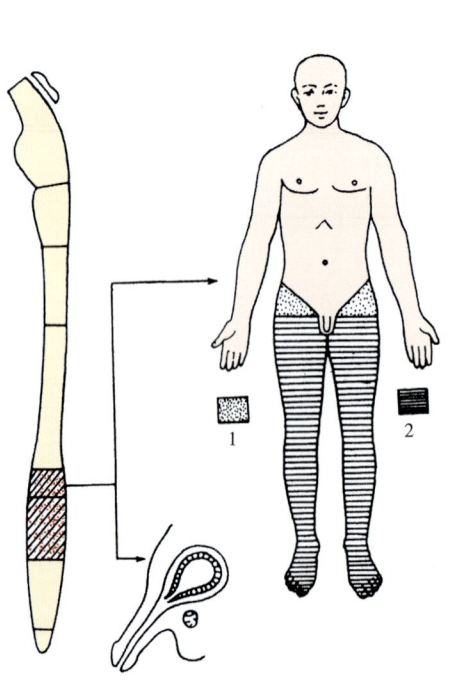

图3-3-1-2-13 胸腰髓段受损综合征示意图
1.浅感觉障碍；2.周围性瘫

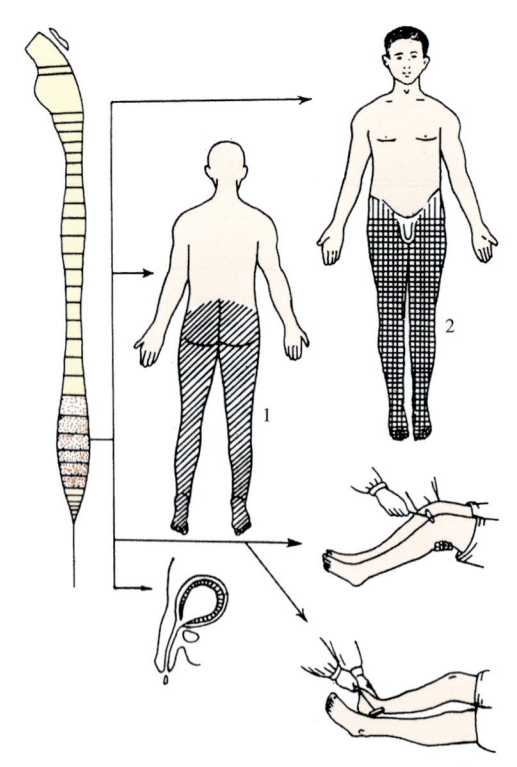

图3-3-1-2-14 腰骶膨大脊髓段受损综合征示意图
1.浅感觉障碍；2.周围性瘫

2. 圆锥损伤　单纯圆锥损伤,其损伤区为 S_{2-5} 节段,可有骨盆肌的麻痹,鞍区、会阴部感觉障碍,膀胱直肠功能失控。肛门反射及球海绵体反射阴性者,则为完全性圆锥损伤;否则为不完全性圆锥损伤。圆锥损伤者其步态基本正常(图3-3-1-2-15)。

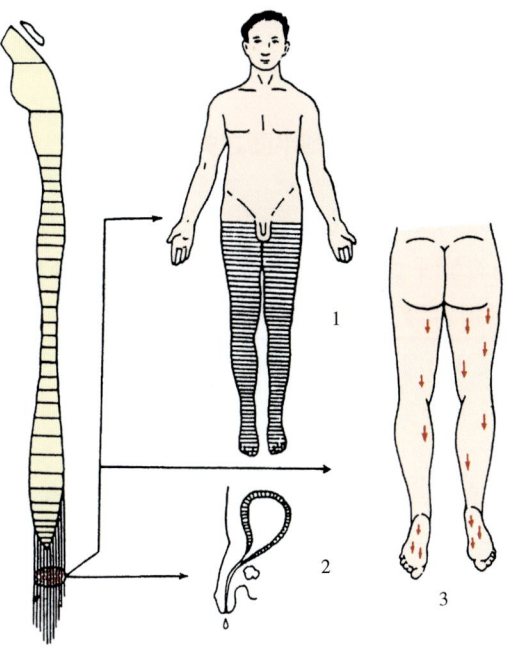

图3-3-1-2-16　马尾神经损伤综合征示意图
1. 周围性瘫;2. 周围性排尿障碍;3. 疼痛部位

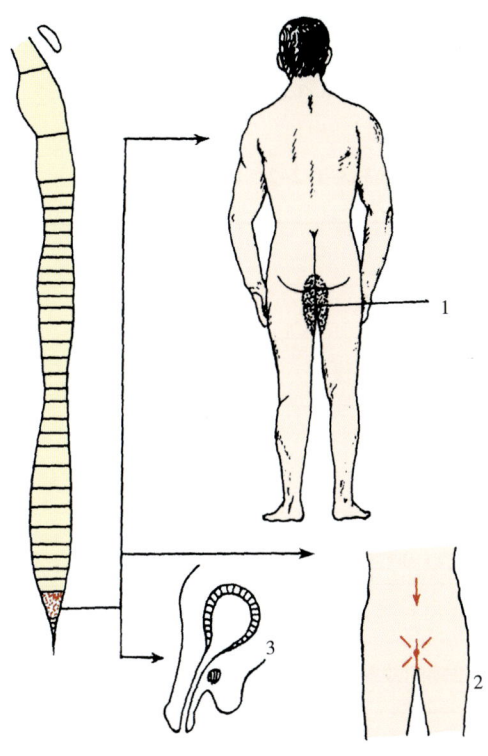

图3-3-1-2-15　脊髓圆锥病变综合征示意图
1. 感觉障碍;2. 肛门反射消失;3. 周围性排尿障碍

3. 马尾神经损伤　为椎管内的腰骶神经根受损,大腿、小腿、足部会阴部及鞍区皮肤感觉减退或消失,两侧的皮肤感觉对称或不对称。股四头肌以下的肌肉及括约肌肌力减弱或消失,患者行走正常或摇摆步态(图3-3-1-2-16)。

在临床上所见到的脊髓损伤可为单纯的脊髓、圆锥或马尾损伤,也可为脊髓圆锥损伤或圆锥马尾损伤。各节段损伤对膀胱功能均有影响,并可出现排尿障碍;但不同平面损伤,其排尿障碍特点各异,可见图 3-3-1-2-17 及其说明。

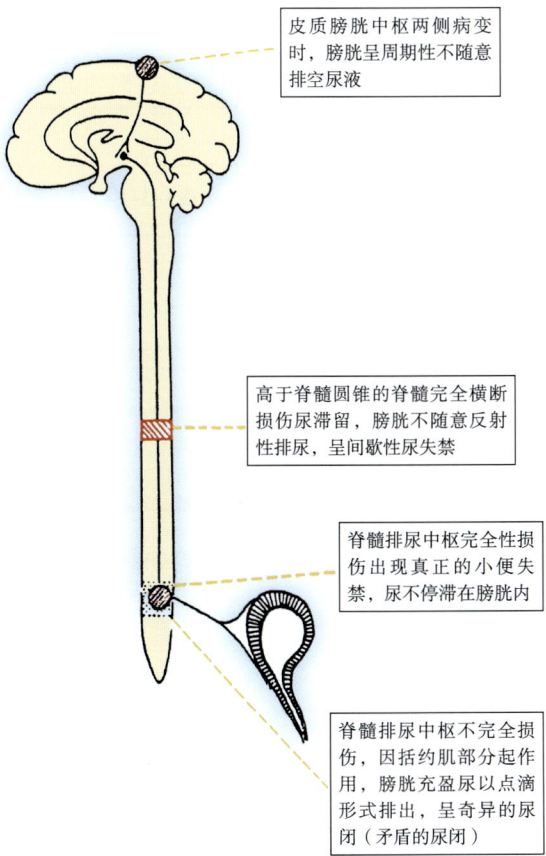

图3-3-1-2-17　不同平面神经损伤时的膀胱功能障碍特点示意图

二、脊髓受损平面的临床判定

(一)椎节与脊髓平面之关系

为判定脊髓受损平面,常先确认受损脊柱椎节与脊髓平面之关系。因胎生后椎节发育快,而脊髓相对滞后,因此椎节数大于脊髓平面节段数,表3-3-1-2-1表明棘突、椎体与脊髓平面之关系;而棘突的标志见表3-3-1-2-2。

(二)脊髓神经之感觉平面

主要是从脊神经根受累时所辐射的部位判定,现将神经根序数与其放射部位以表3-3-1-2-3表示。

(三)运动功能障碍

由于感觉障碍定位欠精确,因此临床医师更喜欢根据受累肌肉的部位来推断脊髓神经根受损平面,详见表3-3-1-2-4及图3-3-1-2-18。

表3-3-1-2-1 棘突、椎体与脊髓节段的关系

棘突	椎体	脊髓
C_4	C_4	C_5
C_6	C_6	C_8
T_1	T_1	T_2
T_6	T_7	T_8
T_9	T_{10}	T_{12}
T_{12}	L_1	L_4、L_5、S_1
L_1	L_2	S_{2-5}

表3-3-1-2-2 棘突的表现标志

体表标志	棘突位置
下颈椎最高之棘突	C_7棘突
两侧肩胛下角联线	T_7棘突
脐平线	L_3椎体
两髂嵴最高点联线	L_4棘突
两髂后上嵴联线	L_5棘突

表3-3-1-2-3 脊神经根受累时根性痛的放射部位

神经根序数	根性放射部位	神经根序数	根性放射部位
C_1、C_2	后枕部	T_{10}	脐部带状区
C_3	耳部	L_1	腹股沟部
C_4	肩部及上臂外侧	L_2	大腿前部
C_5	前臂外侧至虎口部	L_3	膝部
C_6	前臂桡侧至拇指	L_4	小腿内下、踝及足踇趾
C_7	前臂掌侧远端及中指	L_5	足背及1~5趾
C_8	前臂尺侧远端及小指	S_1	足跟及跖底部
T_1	前臂尺侧	S_2	下肢后侧
T_2	上臂内侧	S_3	大腿内侧
T_5	乳头区	S_4	外生殖器处
T_6	乳头下带状区	S_5	肛门周围

表3-3-1-2-4 脊髓各脊神经根支配的主要肌肉

脊神经根节段	所支配的主要肌肉	脊神经根节段	所支配的主要肌肉
颈髓$_5$	三角肌(C_5、C_6)	腰髓$_2$	髂腰肌(L_2、L_3) 股四头肌(L_{2-4})
颈髓$_6$	肱二头肌(C_6、C_7)	腰髓$_3$	股四头肌(L_{2-4})
颈髓$_7$	肱三头肌(C_7、C_8)	腰髓$_4$	胫前肌(L_4~S_1)
颈髓$_8$	手内在肌及伸屈肌群	腰髓$_5$	伸𝐑长肌(L_4~S_1)
胸髓$_{1-12}$	按节段分布躯干诸肌(略)	骶髓$_1$	腓肠肌(L_4~S_2)
腰髓$_1$	提睾肌(L_1)	骶髓$_2$	括约肌及屈趾肌(S_2、S_3)

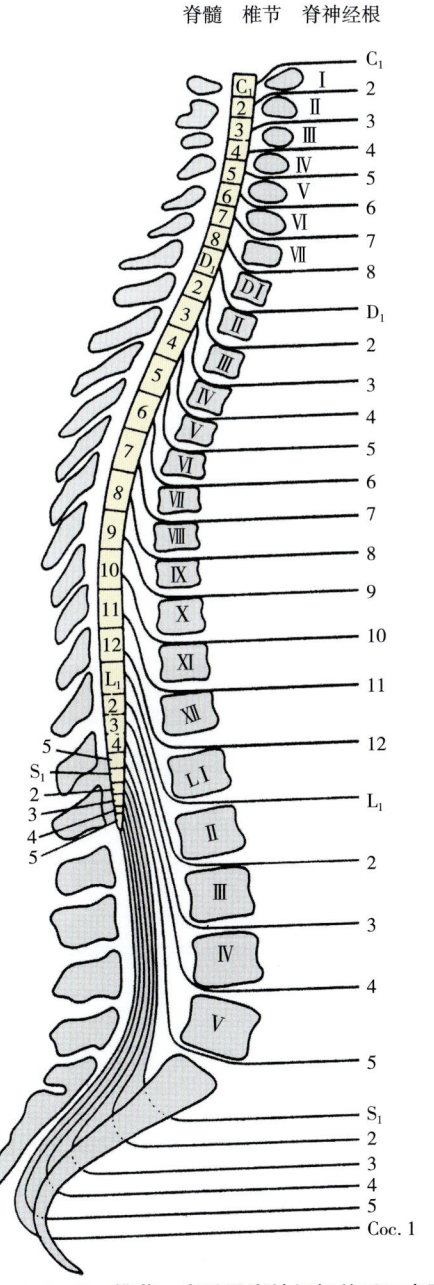

图3-3-1-2-18 椎节、脊髓及脊神经根关系示意图

三、脊髓损伤的神经功能分级

(一)美国脊髓损伤学会(ASIA)分级

根据Frankel多次修订的分级标准分为以下五级。

A级 脊髓完全性损害,在损伤平面以下(包括骶段)无任何感觉和运动功能;

B级 为不完全性损害。在受损平面以下(包括骶段)有感觉功能存在,但无运动功能;

C级 亦属不完全性损害,在损伤平面以后感觉和运动功能存在,但肌力在3级以下;

D级 不完全性损害,损伤平面以下存在感觉和运动功能,肌力等于或大于3级;

E级 感觉和运动功能正常。

(二)根据2008年上海举办的"第三届全国颈椎病研讨会"所定之标准为24分制

Ⅰ.上肢运动功能(左右分别评定,每侧5分,共10分)

0 无使用功能;

1 用匙进食困难;

2 用筷进食困难,不能持笔;

3 用筷进食较困难,勉强持笔;

4 可用匙进食,用筷稍困难,可持笔;

5 基本正常。

Ⅱ.躯干与下肢运动功能(左右不分,共6分)

0 不能端坐;

1 能坐轮椅(车),但不能站立;

2 能持拐站立,但不能移步;

3 持拐、搀扶下可平地行走；

4 可持拐、扶持上下楼；

5 基本正常,有跛行；

6 行走正常。

Ⅲ. 两便功能(共 4 分)

0 尿失禁或尿潴留；

1 排尿严重困难,但可控制；

2 排尿轻度困难,尿频,无溢尿；

3 排尿正常,有便秘；

4 完全正常。

Ⅳ. 四肢及躯干感觉(上下肢分别评定,共 4 分)

0 双腕以远、躯干、下肢无感觉；

1 上肢感觉障碍、麻、痛,下肢有位置觉存在；

2 上下肢感觉轻度障碍,躯干束带感明显；

3 上下肢感觉基本正常,有束带感或肢体轻度麻痛；

4 基本正常。

(三) 功能独立性评定

目前尚无统一标准,当前大多根据 Barthel 指数所修订的功能独立性测定标准(functional independence measure, FIM),此标准已在欧美等地区广泛应用。

1. 生活能力之分类 包括 6 个方面功能。

(1) 自我料理

　　A. 进食　B. 梳洗　C. 洗澡　D. 穿衣　E. 穿裤　F. 上厕所

(2) 大小便控制

　　G. 膀胱控制　H. 直肠肛门控制

(3) 转移能力

　　I. 床/椅/轮椅　J. 上厕所　K. 移动至浴室(盆浴或淋浴)

(4) 运动能力

　　L. 步行/轮椅　M. 上下楼梯

(5) 交流

　　N. 理解　O. 表达

(6) 社交

　　P. 社会关系　Q. 问题解决

2. 生活能力之分级 在生活的每个方面要评价两个或两个以上活动,总共 18 项,每项功能按独立能力加以评定,分为 7 级,依序排列于后,数字愈大,生活能力愈佳。

7 级完全独立　在规定的时间内能够平稳安全、规范的完成活动,且无需矫正,勿需借助辅助设备和帮助。

6 级独立性降低(减弱)　不能在规定时间内平稳地完成活动,且需要借助辅助设施。

5 级监护或示范　不需体力帮助,但需要提示或示范。

4 级最低限度接受帮助　给患者的帮助仅限于辅助性,或在活动中患者主动用力程度大于 75%。

3 级中等帮助　需要多于前者的辅助,患者在活动中用力程度为 50%~75%。

2 级最大帮助　患者活动量的 25%~50% 为主动用力。

1 级完全依赖　患者在活动中主动用力不足 25%。

四、各种神经损伤的鉴别

(一) 上神经元与下神经元所致瘫痪的鉴别

为脊髓神经损害部位的基本常识,每位骨科医师均应熟悉,详见表 3-3-1-2-5。

(二) 不同部位损伤运动受累特点

从脑至脊髓圆锥以下,不同断面受损后其运动障碍之表现各异,详见表 3-3-1-2-6。

(三) 完全性与不全性脊髓损伤之鉴别

此亦为脊髓损伤之基本鉴别要点,其对伤者预后判定、治疗原则及手术方式选择均具重要意义,详见表 3-3-1-2-7。

表 3-3-1-2-5　上神经元与下神经元瘫痪之鉴别

鉴别项目	上 神 经 元	下 神 经 元
受累部位	大脑皮质运动区及锥体束	脊髓前角,脊神经根及周围神经干(支)
病理生理特点	脊髓呈现失大脑控制,脊髓节间反射增强,肌组织本身正常	肌肉失神经支配,呈现萎缩,脊髓节
临床特点	硬瘫(痉挛性) 肌张力增高 腱反射亢进 肛门反射存在 阴茎反射勃起 肌肉无萎缩 有病理反射 可有剧烈反射 反射性膀胱	软瘫(弛缓性) 肌张力减低 腱反射降低 肛门反射消失 阴茎无勃起 肌肉萎缩 无病理反射 无剧烈反射 无张力性或自主膀胱
肌电图	无变性反应	变性反应

表3-3-1-2-6　不同部位损伤的运动受累表现

受损运动区部位	瘫痪特点
大脑皮层	单肢瘫痪,多伴有面瘫
内囊	偏瘫
脑干	交叉性偏瘫
颈髓	四肢瘫痪,平面以下硬瘫
胸髓	截瘫,平面以下硬瘫
胸腰段	大腿软瘫,足踝部硬瘫
圆锥以下	软瘫

表 3-3-1-2-7　不完全性与完全性脊髓损伤鉴别表

项目	瘫痪类型 不完全性	完全性
运动障碍	不完全、不对称	完全、对称
感觉障碍	可保留部分感觉	完全丧失
括约肌障碍	较轻	完全
脊髓休克期	短、不超过一周	多在3周以上
反射障碍	不对称、不完全	完全、对称
病理反射	可有可无	多有

(四)胸腰段下位脊髓、圆锥及马尾神经损伤之临床鉴别

由于在临床上脊柱骨折多发于 T_{12}~L_2 处,而此段神经组织视平面高低及种族差异等不同而有一定差距,其直接影响治疗方法选择及预后。为使临床医师易于判定,现以图表形式表达,详见解剖分段示意图(图 3-3-1-2-19、20)及临床症状鉴别表(表 3-3-1-2-8)。

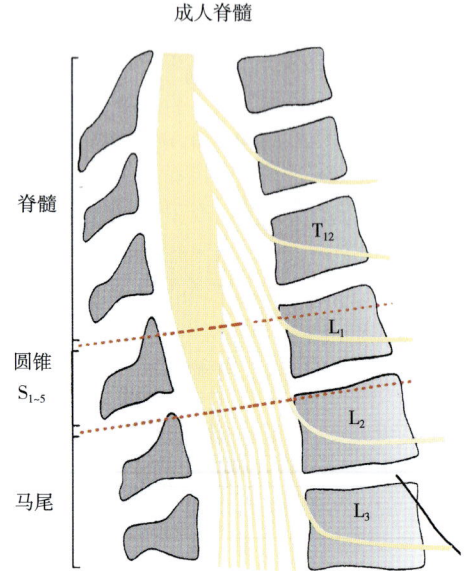

图3-3-1-2-19 胸腰段神经解剖关系示意图

本图显示脊髓、圆锥、马尾与脊柱骨性解剖的立体关系。圆锥和骶髓同时跨越单一椎体节段（通常是L_1椎体节段），胸腰段脊柱损伤可导致上运动神经元损伤，或下运动神经元损伤，或两者同时损伤

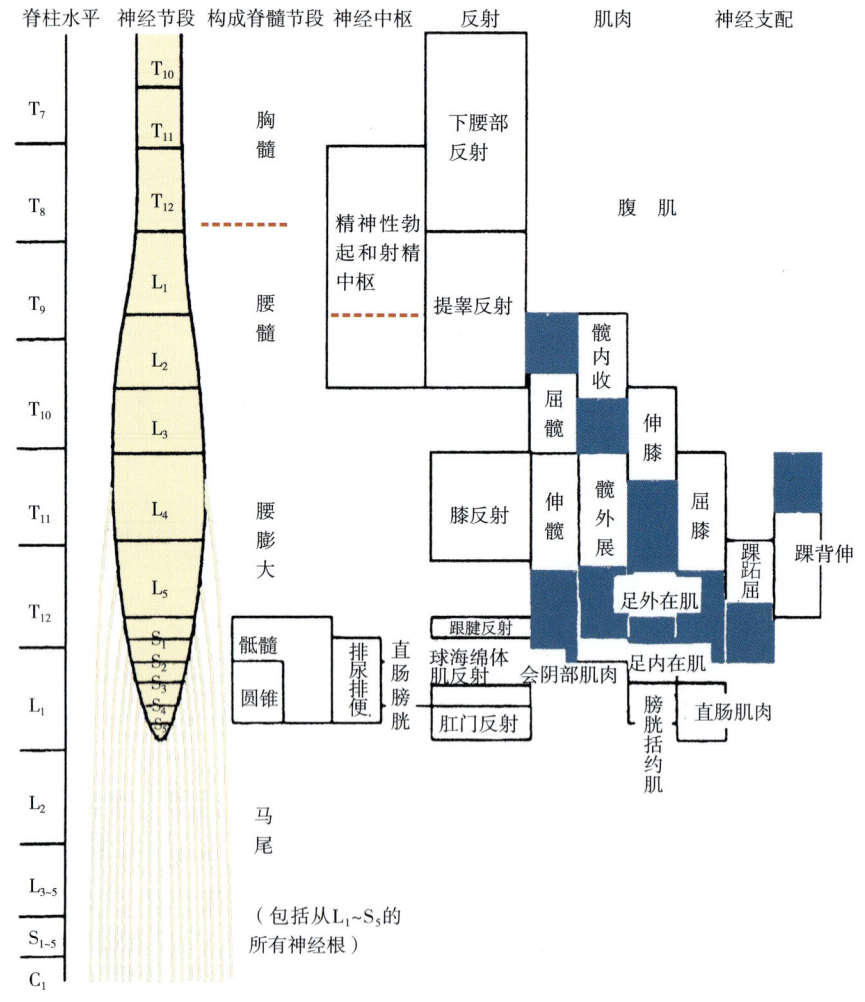

图3-3-1-2-20 脊柱、脊髓的结构和神经功能示意图

显示不同平面的椎体损伤可能出现的神经症状；图中列出骨折相应水平的神经损伤、反射和运动丧失

表 3-3-1-2-8 下腰段脊髓、圆锥和马尾损伤临床鉴别表

节段症状	下腰段脊髓(圆锥上)	圆锥	马尾神经根
运动功能	损伤平面弛缓性瘫痪,平面以下为痉挛瘫痪	神经根、固有肌及会阴部肌肉对称弛缓性瘫痪	神经根性分布区非对称性(或对称性)弛缓性瘫痪
感觉功能	损伤平面以下障碍	S_{3-5} 分布区障碍	鞍区或根性分布区膀胱感觉丧失
两便功能	肛门括约肌收缩 逼尿肌与括约肌协同失调性痉挛	肛门括约肌松弛 弛缓性膀胱及充溢性尿失禁	肛门括约肌松弛 弛缓性膀胱及充溢性尿失禁
性功能	高位损伤,功能正常,低位伤可无心源性勃起、排精及生育	反射性及心源性勃起丧失 无射精及性高潮,亦无生育	反射性勃起丧失 心源性勃起存在 可能排精、射精、性高潮及生育
反射改变	球海绵体(+) 肛门收缩(+) 踝反射(++)	无肛门收缩 无球海绵体反射	受损根区无深反射或生理反射
病理反射	Babinski 征(+)	无	无

五、脊髓反射功能的鉴别

此亦为脊髓神经及脊神经根受损后的定位标志之一,对临床诊断及伤节判定具有重要意义,详见表 3-3-1-2-9。

表 3-3-1-2-9 主要脊髓反射一览表

	反射名称	传入及传出神经	效应器	脊髓节段
上肢	肱二头肌反射	肌皮神经	肱二头肌	C_5、C_6
	肱三头肌反射	桡神经	肱三头肌	C_6、C_7
	腕桡反射	正中神经	旋前圆肌	C_{5-8}
		桡神经	旋前方肌	
		肌皮神经	指屈肌	
			肱桡肌	
			肱二头肌	
躯干	上腹壁浅反射	T_7、T_8 神经	腹横肌	T_7、T_8
			腹斜肌	
			腹直肌	
	中腹壁浅反射	T_9、T_{10} 神经	同上	T_9、T_{10}
	下腹壁浅反射	T_{11}、T_{12} 神经	同上	T_{11}、T_{12}
	提睾反射	生殖股神经	提睾肌	L_1、L_2
	跖反射	胫神经	趾屈肌	S_1、S_2
	肛门反射	肛下神经	肛门括约肌	S_4、S_5
	排便反射	传入:含在盆神经、腹下神经的感觉纤维	乙状结肠 直肠	腰骶段
		传出:盆神经	肛门内、外括约肌	
	排尿反射	盆神经	膀胱内括约肌	腰骶段
		腹下神经	膀胱逼尿肌	(L_1、L_2)
		阴部神经	膀胱外括约肌	(S_{2-4})
下肢	膝反射	股神经	股四头肌	L_{2-4}
	跟腱反射	胫神经	腓肠肌	S_1、S_2

第三节 稳定型胸腰椎损伤的治疗原则

由于胸腰椎骨折的类型复杂,因此对其治疗亦难以统一。稳定型胸腰椎骨折较为多见,本节仅就常见的各型稳定型胸腰段骨折的基本治疗原则加以阐述。

胸腰椎稳定型骨折较之不稳定性骨折更为多发,尤其在老龄化社会的今日,因骨质疏松症引起的椎体压缩性骨折日益增多,但脊髓损伤的伴发率相对为低。临床上常见的有以下3种类型,现分述于后。

一、胸腰椎椎体单纯性、楔形压缩性骨折

最为多见,多由高处坠落臀部或足跟部着地所致,故易伴发跟骨或胫腓骨骨折。好发于 $T_{11}\sim L_2$ 之间,尤多见于 $T_{12}\sim L_1$。

(一)致伤机制、临床表现及诊断

1. **致伤机制** 主因屈曲纵向暴力所致,前柱呈压缩楔形,中柱及后柱多无明显改变。老年人多因一般性交通意外(以猛刹车最为多见)及平地跌倒(滑倒臀部着地)等所致(图3-3-1-3-1)。

2. **临床表现** 主要为伤处疼痛、压痛、棘突隆起及叩痛等。因局部出血及防御性反射作用,双侧腰肌多呈痉挛状,且伴有腰部活动受限等症状。

3. **诊断** 主要依据以下内容。

(1)外伤史 轻重不一,尤以更年期及老龄女性多见,轻轻地下一坐即可引起。

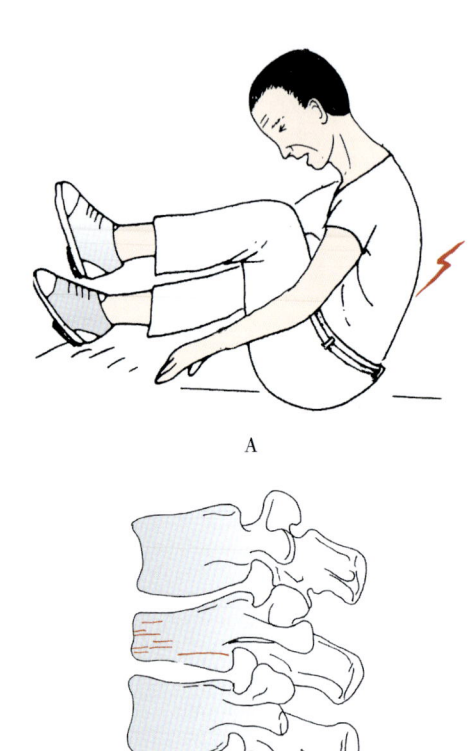

图3-3-1-3-1 老年人易骨折示意图(A、B)
老年人平地跌倒即可引起胸腰椎骨折
A.平地滑倒坐地;B.X线平片常显示椎体骨折征

(2)临床特点 除骨折共性症状外,在临床检查患者时尤应注意局部的轻叩击痛和传导叩痛具有诊断意义,两者相加阳性率在98%以上,此对群发性灾害时具有重要性,笔者在邢台地震、唐山地震时通过批量性病例证明其有效性(图3-3-1-3-2、3)。凡此种病例均应平卧搬运,否则有发生脊髓损伤之风险。

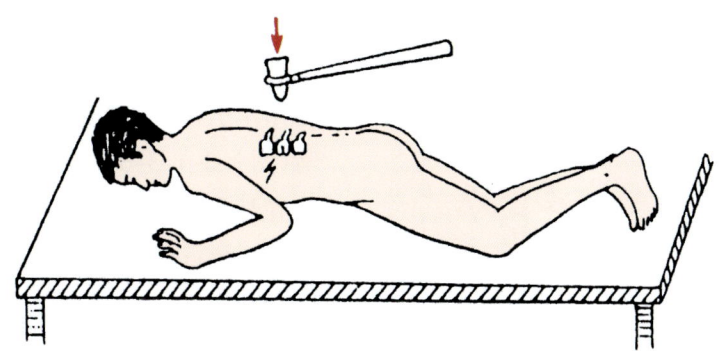

图3-3-1-3-2　直接叩痛示意图

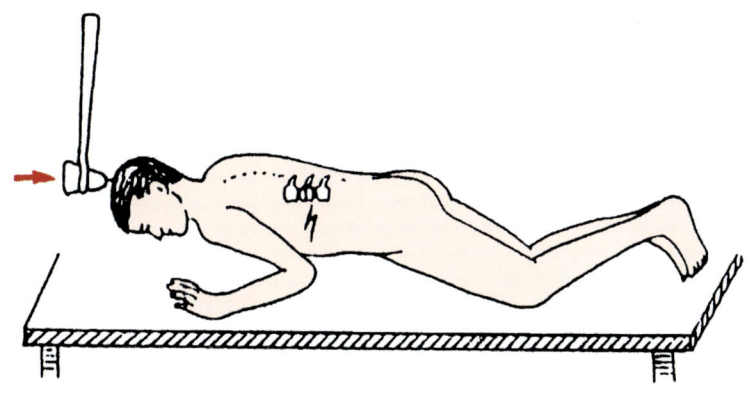

图3-3-1-3-3　间接叩痛示意图

（3）影像学检查　于X线平片上可清晰显示椎体压缩性改变及其压缩程度。椎体前缘压缩多为1/4左右，一般不超过2/4，因此，后方小关节多无明显脱位。如压缩超过椎体的2/4，椎节后方小关节则呈半脱位状，此归属不稳定型中。

（二）急救与治疗

1. 急诊病例　首先是安全搬动，如图3-3-1-3-4所示，需3~4人平台式搬动，或用床垫平放拖出再平放至抬架上（图3-3-1-3-4），切忌两人或一个抱起状搬运（图3-3-1-3-5）。

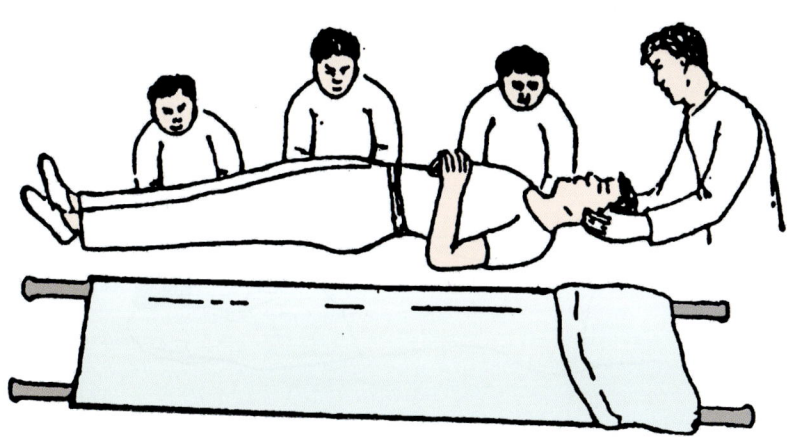

图3-3-1-3-4　脊柱损伤时的四人搬运法示意图

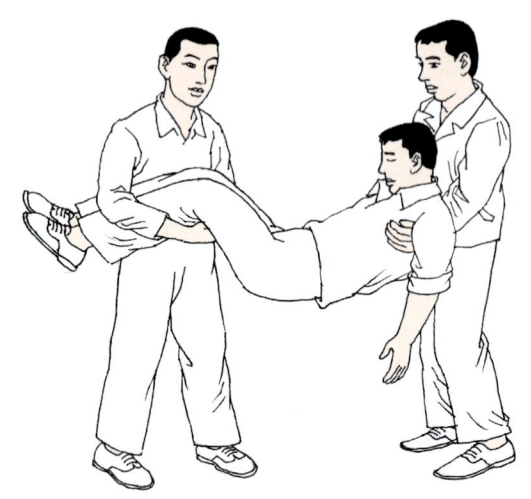

图3-3-1-3-5 脊柱损伤错误搬运法示意图

在治疗方面,如系轻中度压缩性骨折,原则上以非手术疗法为主,包括卧木板床、腰下垫软枕或悬吊牵引促使骨折复位,并在牵引下行功能疗法等(图3-3-1-3-6)。5~7天后,位于胸腰段骨折者,可在悬吊状态下上石膏背心,即在石膏室于悬吊牵引下行石膏背心固定(图3-3-1-3-7),并要求3点制动之固定原则,之后按常规进行腰背肌锻炼(图3-3-1-3-8)。对下腰段骨折,则用腰围固定8~10周即可,并按常规进行腰背肌锻炼。

Bohler等学者认为,凡属稳定型胸腰段骨折均可在石膏背心下锻炼腰背肌,疗效均较满意(图3-3-1-3-9)。

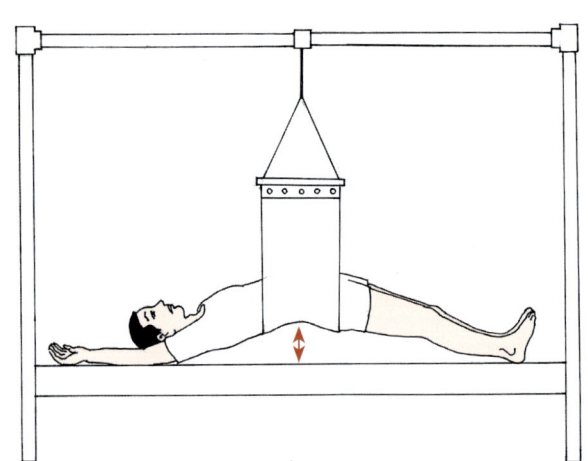

图3-3-1-3-6 床上牵引下功能锻炼示意图

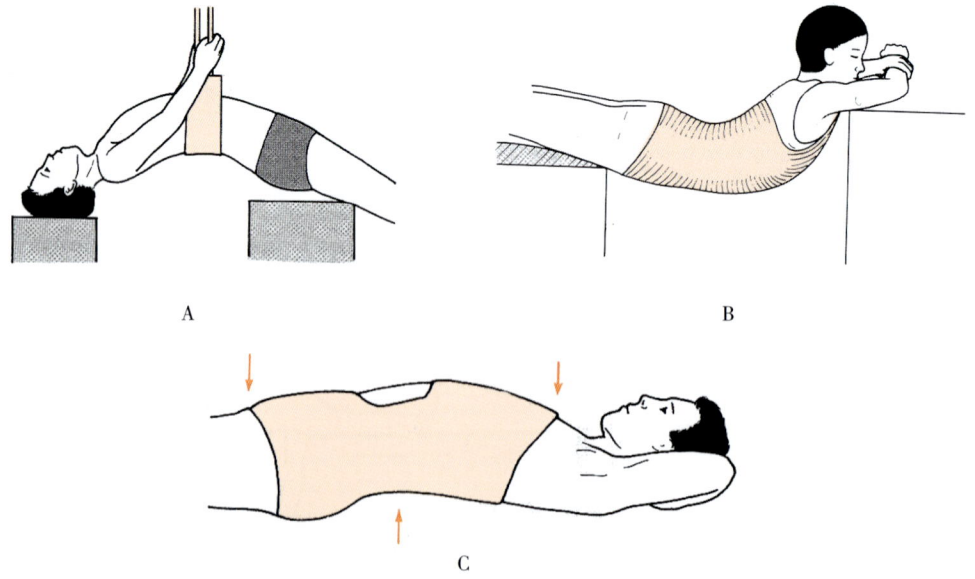

图3-3-1-3-7 仰伸位石膏背心固定示意图(A~C)
A.悬吊下状态;B.或高低台状态;C.石膏背心固定

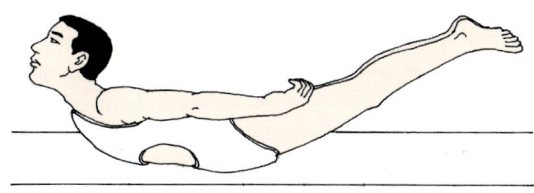
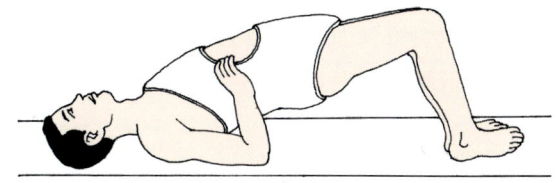

图3-3-1-3-8　石膏背心固定后腰背肌锻炼示意图（A、B）

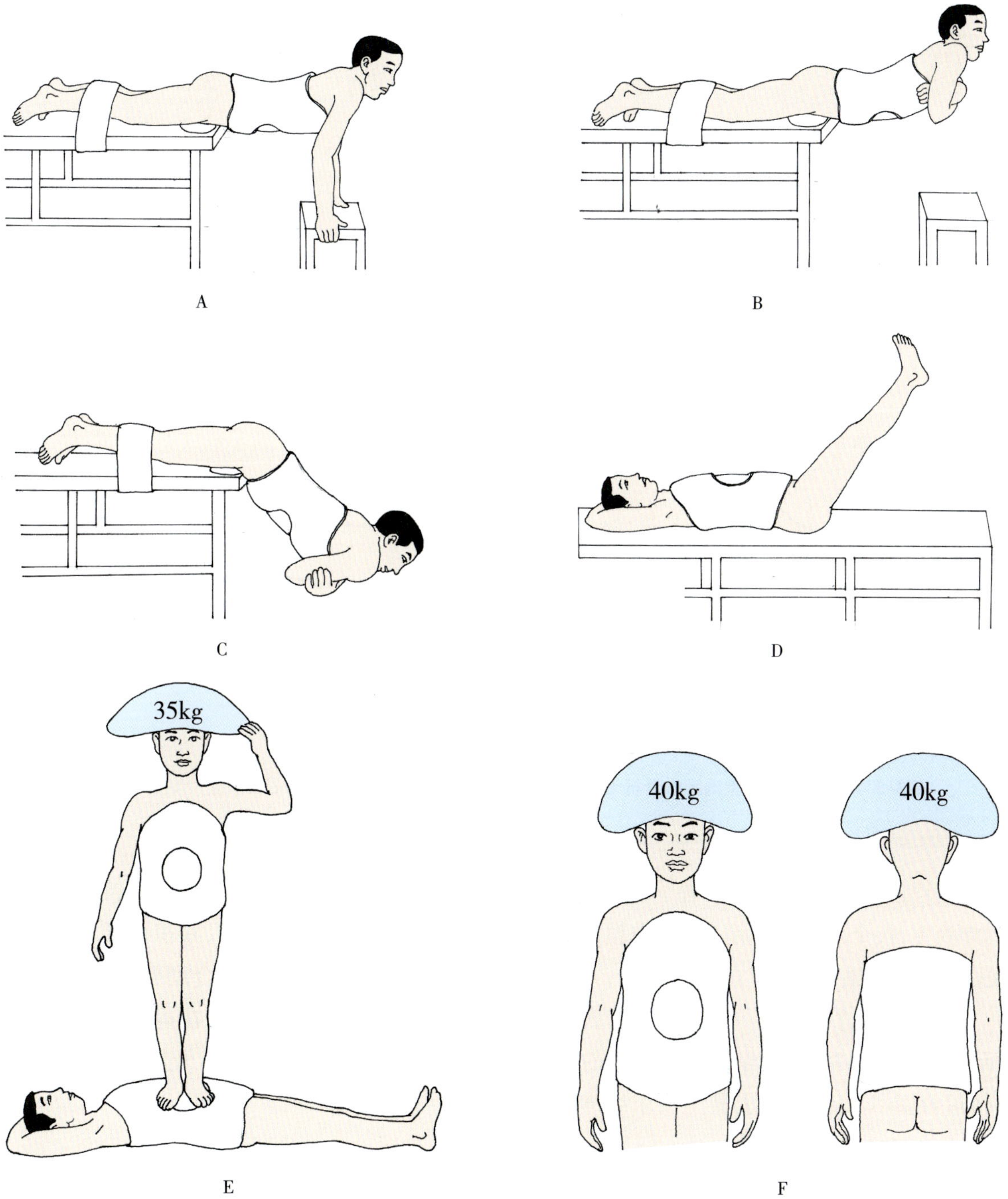

图3-3-1-3-9　稳定型胸腰椎骨折石膏背心后腰背肌锻炼示意图（Böhler体操，A~F）

2. 年迈者 超过65岁以上、尤其是伴有肺部功能不全及合并复合伤不适宜于石膏固定者,应在床上进行腰背肌锻炼(图3-3-1-3-10);并于骨折椎节处垫一软枕,以达到使其慢性复位目的,或选择手术内固定术以促使其早日下床活动。亦可选用预制式钢架简易石膏背心代替全石膏背心。

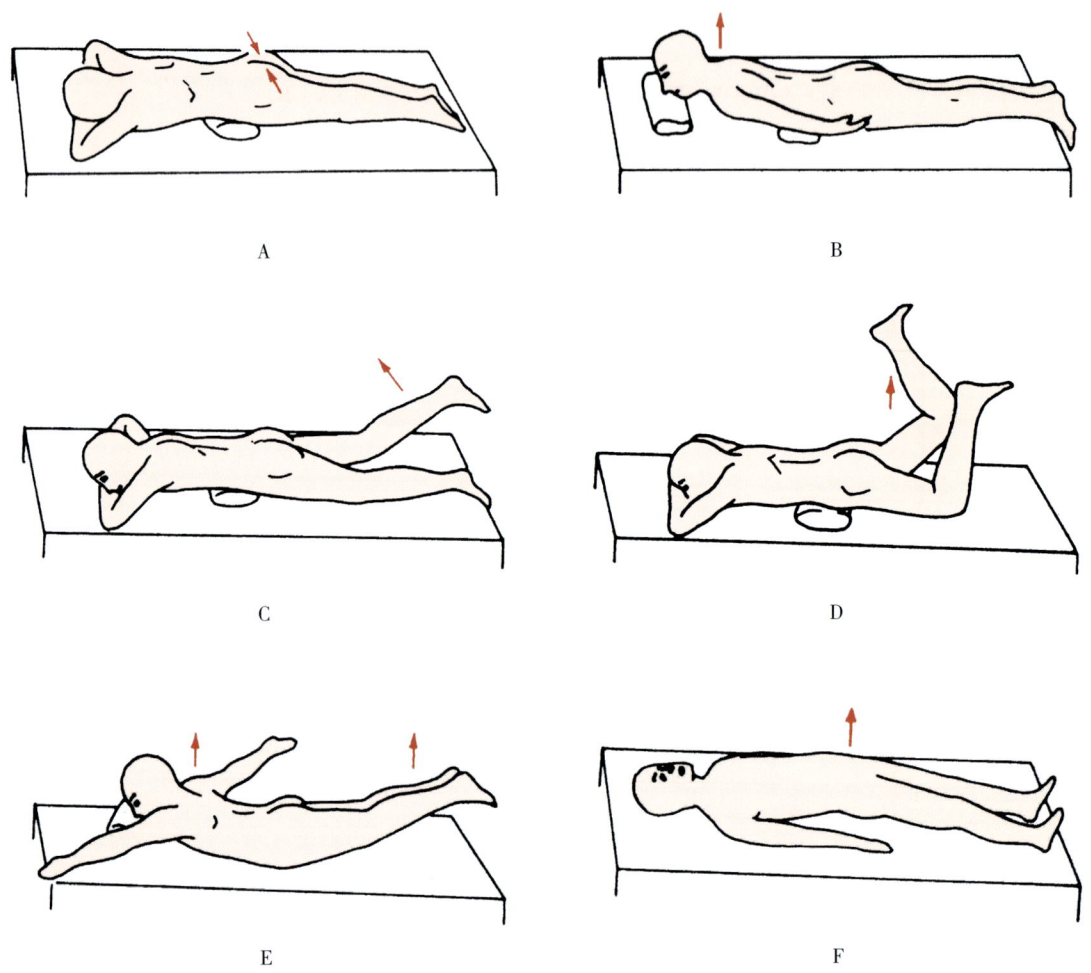

图3-3-1-3-10　稳定型胸腰椎骨折无石膏背心腰背肌功能锻炼示意图（Böhler体操，A~F）

3. 陈旧性损伤、骨折未行复位者 以功能锻炼及理疗为主,仅个别患者因后方小关节损伤性关节炎需行小关节融合术治疗。

4. 当今治疗理念的转变 近年来随着人们对生活质量要求的提高和当代治疗技术的进步,外伤后希望尽早下床活动,甚至要求继续参与社会生活与工作,或是为了减少长期卧床而引发的家庭与社会问题,以致积极要求手术者日益增多。笔者认同这一合理要求,凡具有手术指征及施术条件者,不妨在确保安全的前提下采取开放复位及内固定术,包括高龄患者(图3-3-1-3-11)。

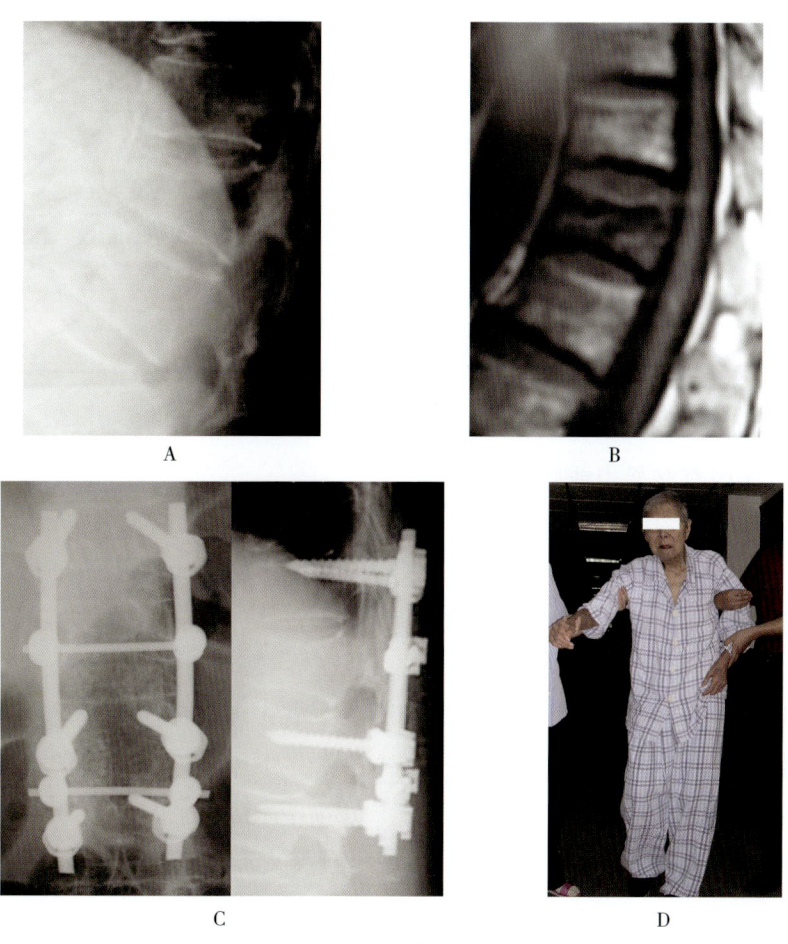

图3-3-1-3-11 临床举例（A~D）

A. 74岁老年患者，L_1压缩性骨折X线侧位片；B. MR所见，硬膜囊轻度受压征；C. 开放复位及内固定后X线正侧位平片；D. 术后三日可佩戴腰围、搀扶下下床活动

二、横突骨折

多见于腰椎，一般为一侧性，可单发或多发。胸椎由于两侧肋骨所构成的胸廓起固定与制动作用而使其活动度明显减少，因而，除了直接外伤外，少有横突骨折的发生。

（一）致伤机制、临床表现及诊断

1. **致伤机制** 多因腰部突然侧屈致伤，自楼上滚下或跌下时常见。此时由于附着其上的肌肉强烈收缩而将横突撕裂。一般位移较轻，以第三腰椎横突为多发，因该横突较长，附着肌肉较多，受力面积及强度较大之故。

2. **临床表现与诊断** 主要为腰椎患侧局部压痛及向健侧弯腰活动受限。肿胀大多轻微，不仔细观察难以发现，且不易与对侧比较。传导叩痛大多阴性或轻度。对其诊断主要依据外伤病史及临床检查所见。清晰的X线正位片可显示骨折部位及移位情况（图3-3-1-3-12）。

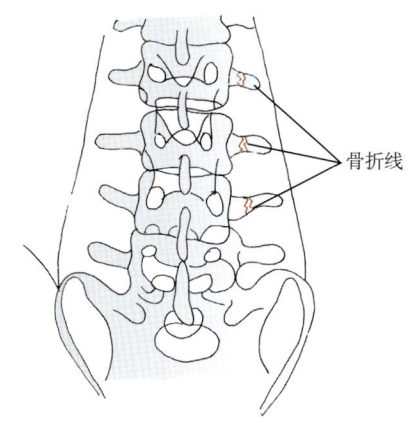

图3-3-1-3-12 脊柱横突骨折示意图

(二)治疗

卧木板床休息 3~4 周,带支具或上石膏腰围逐渐下地活动。疼痛消失后,加强腰背肌锻炼。移位者多可自动复位,一般不需手术复位及内固定,除非伴有外伤性神经卡压而需行松解术。

三、棘突骨折

(一)致伤机制、临床表现及诊断

1. 致伤机制　多因直接暴力或腰椎过猛前屈或突然仰伸所致,后者大多伴有前纵韧带及椎间隙裂开征,多属强暴力所致。

2. 临床表现与诊断　患者多呈直立状体位,拒弯腰。棘突处显示肿胀,压痛明显,却少有传导叩痛。腰部前屈明显受限,但后伸尚可,或轻度受限(仰伸状致伤者不应作此项检查,以防加剧损伤)。对其诊断除病史、临床症状及体征外,于 X 线侧位片上可显示出骨折线,但很少有移位(图 3-3-1-3-13),个别病例可选择 CT 扫描判定。

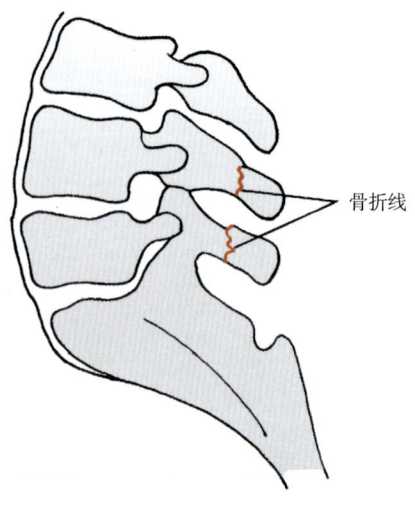

图 3-3-1-3-13　$L_{4、5}$ 棘突骨折示意图

(二)治疗

有多种选择,可卧木板床休息 3~4 周后上石膏腰围下床活动,并加强腰背肌锻炼,或配戴支具逐渐下床活动(图 3-3-1-3-14)。对骨折块移位明显者,可试以手法复位,或行开放复位及钛缆内固定术,亦可行棘突切除术,但应保留棘上韧带。

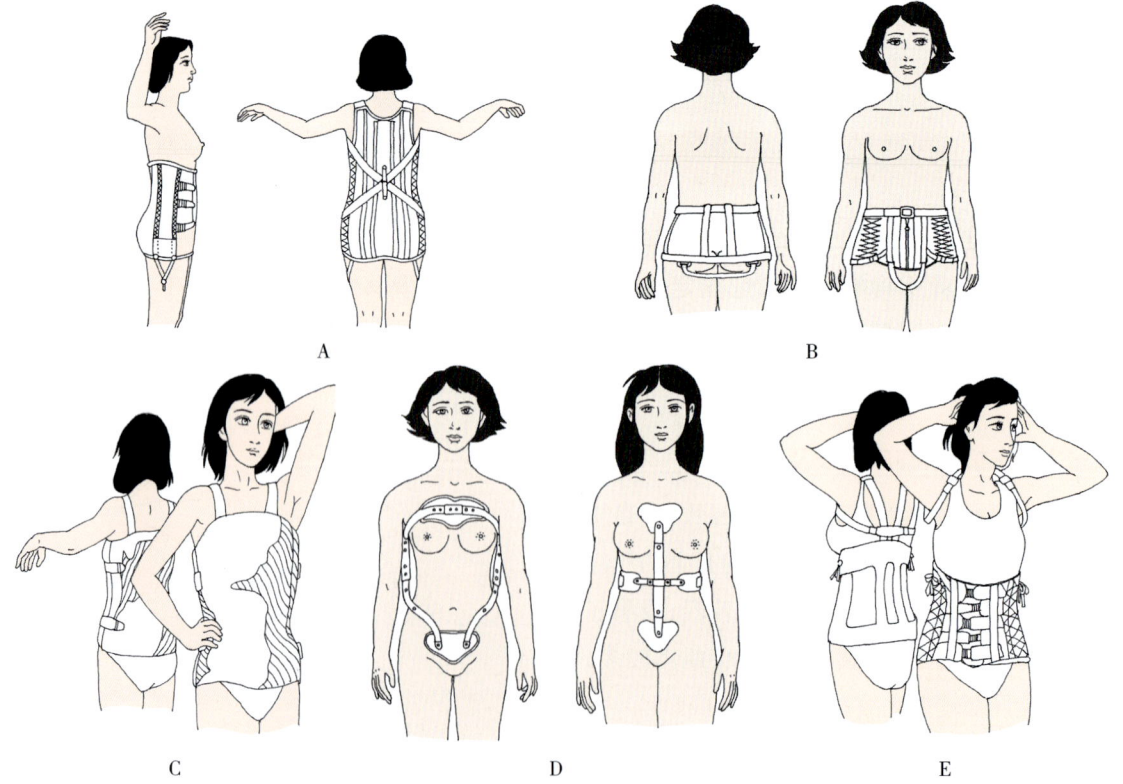

图 3-3-1-3-14　稳定型胸腰椎骨折各种支具固定示意图(A~E)

第四节 不稳定型胸腰椎损伤的治疗原则

既往认为不稳定型骨折在临床上虽较为少见,但随着高速公路意外频发和高空作业增多其发生率虽不如稳定性损伤为多,但其比率日益增加,由于此类伤者病情严重,治疗复杂,各型之间差异较大,易并发神经损伤,且多需手术治疗而应引起重视。

一、椎体爆(炸)裂性骨折

随着 CT、CTM 及 MR 的广泛应用,此种类型在胸腰椎骨折中的发生率与发现率日益增多,且其后果严重而为大家所重视;本型脊髓损伤伴发率最高,且易为完全性脊髓损伤。因此我们另列专节阐述与讨论,本段从略。

二、椎体严重楔形压缩骨折、伴或不伴小关节半脱位者

(一)致伤机制、临床表现及诊断

1. 致伤机制　本型又名屈曲(可伴旋转)型骨折脱位,其发生多因椎体突然遭受压缩暴力,为临床上较严重之类型,易伴有脊髓损伤。此种严重型者在屈曲暴力所致之楔形骨折中约占 7%~9%;按照 Denis 分类标准,此型分为以下 4 型,见图 3-3-1-1-10。

由于椎节前柱楔形变而使椎节的中部(柱)及后部(柱)受到牵张应力的作用而与上下相邻椎节呈现分离状,可达半脱位状态并可致三柱之平衡遭受破坏。如同时伴有旋转暴力,则椎节同时出现相应之轴向位移;尽管椎体后缘完整,但前纵韧带及后纵韧带多相继断裂,并引起脊髓损伤(图 3-3-1-4-1)。以 T_{11}~L_2 段为多发,尤其是 T_{12} 及 L_1 段发生概率最高,因此圆锥及马尾伤率特高。一般为前后径压缩,亦可侧向压缩(图 3-3-1-4-2),也可有部分病例遭受过大的垂直暴力而伴有椎体爆裂骨折,以致硬膜囊受累更为严重。

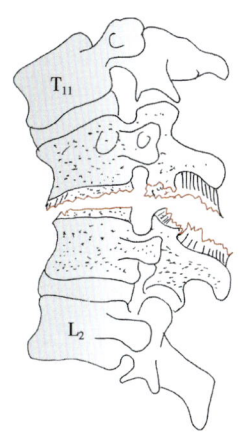

图3-3-1-4-1　屈曲+旋转暴力示意图
屈曲压缩暴力+旋转暴力可引起椎节韧带断裂及脱位+脊髓损伤

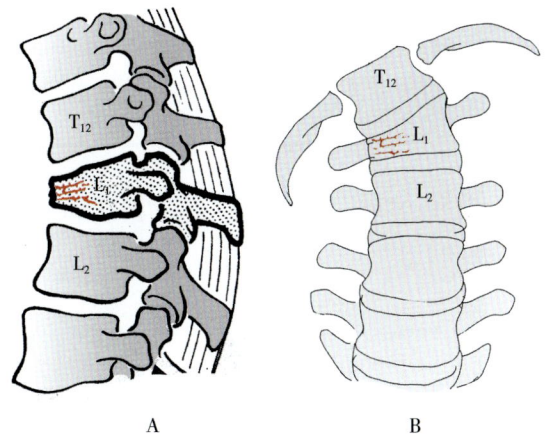

图3-3-1-4-2　直向或侧向压缩暴力示意图(A、B)
A.胸腰椎压缩性骨折,前方椎体受压呈楔形;
B.如为侧向压缩暴力,则呈侧方压缩型

2. 临床表现 与稳定型骨折主诉及检查基本相似,局部症状多较明显,且疼痛剧烈常难以忍受。如脊髓、圆锥或马尾损伤,则两便功能障碍,并伴有马鞍区感觉丧失。

3. 诊断 主要依据外伤史,临床所见及影像学检查,包括 X 线平片及 CT 扫描,后者主要是判定椎节位移的程度及方向。伴有神经症状者,应同时行 MR 检查,以确定椎体受累程度,有无伴发爆裂骨折,以及脊髓或脊神经根受累情况。

(二)治疗

1. 非手术疗法 对不伴有脊髓或根性症状者,应采用非手术疗法,基本原则与稳定型者相似,尽早卧木床板、腰部垫以软垫及功能锻炼,3~5 天后局麻下悬吊复位,拍片认为对位满意时,行石膏背心或石膏腰围固定 10~12 周,并加强腰背肌锻炼。

2. 手术疗法 对椎节明显不稳或伴有神经受压征之病例应及早施术,或在伤后 3~5 天行开放复位及内固定术。半脱位者以后路手术为主,多选用椎弓根钉固定复位技术;特别是伴有脊髓致压性改变者,术中 C-臂 X 线机观测复位是否满意,并酌情判定是否行前路手术。对青壮年体力活动量大及伴有椎体爆裂骨折者,则应前后路同时施术,以确保椎节之稳定性,尤其是伴有椎板或棘突骨折者,由于前后夹攻,脊髓或马尾甚易被嵌压或疝样突出,手术时务必小心(图 3-3-1-4-3、4)。

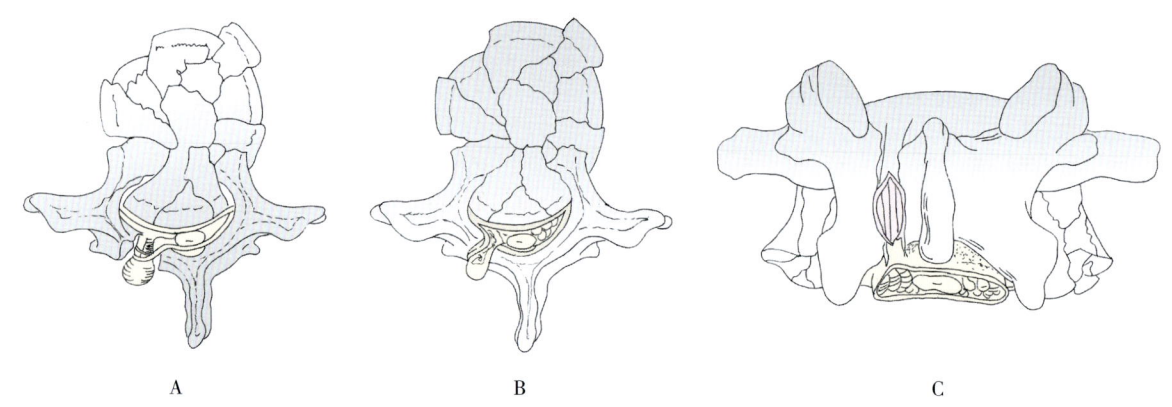

图3-3-1-4-3　严重型椎体爆裂性骨折多波及椎管示意图(A~C)
伴椎板骨折的椎体爆裂性骨折硬膜囊处于前后方嵌夹中,此时多需前后同时施术减压,在操作上务必小心,切勿伤及神经
A. 硬膜囊及神经根疝出;B. 硬膜囊疝出;C. 椎板骨折后方观

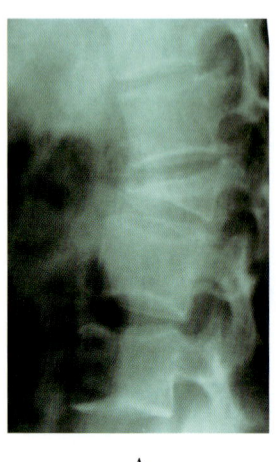

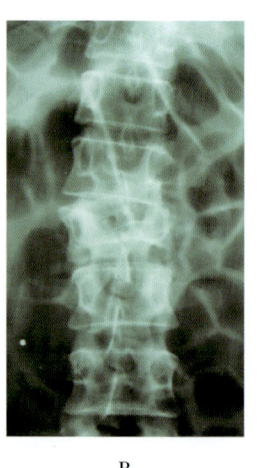

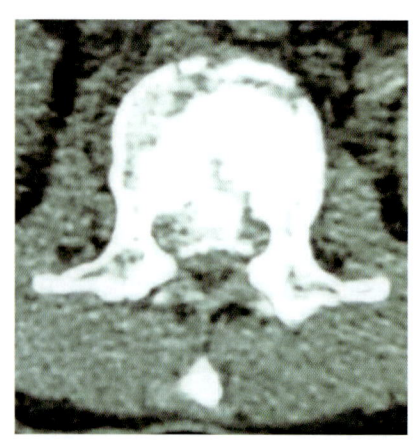

A　　　　　　　　B　　　　　　　　C

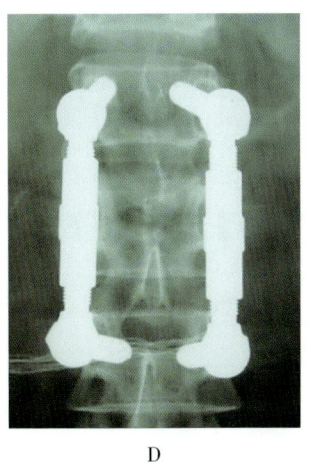 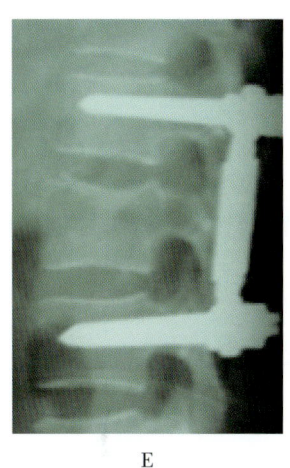 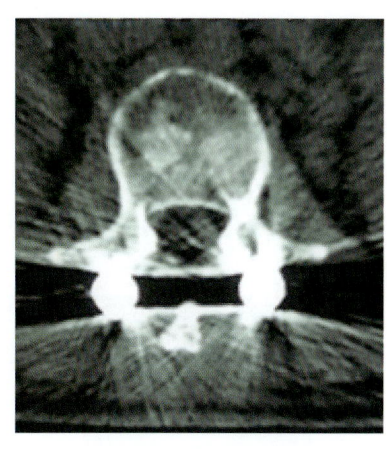

D　　　　　　　　　E　　　　　　　　　F

图3-3-1-4-4　临床举例（A~F）

女性，34岁，高处坠落致双下肢不全瘫　A.B. 术前正侧位片，显示L_2椎体严重楔形变伴小关节脱位；C. CT扫描示L_2椎体爆裂性骨折，骨折块突向椎管；D.E. L_2行腰后路撑开减压复位及椎弓根螺钉固定术后正侧位X线平片，显示椎体形态已恢复正常；F. 术后CT显示原椎管内骨折块已还纳

三、伸展型骨折

（一）致伤机制、临床表现及诊断

1. 致伤机制　此型又名后伸骨折，虽较屈曲型明显少见，但因其发生机转特殊，易误诊，早期如处理不当，或误将其作为屈曲型处理，则后果适得其反；除跳水运动意外损伤外，大多系高处跌下时中途遇有障碍物阻挡之故（图3-3-1-4-5）。应详细追问病史，一般均可获得致伤详情。

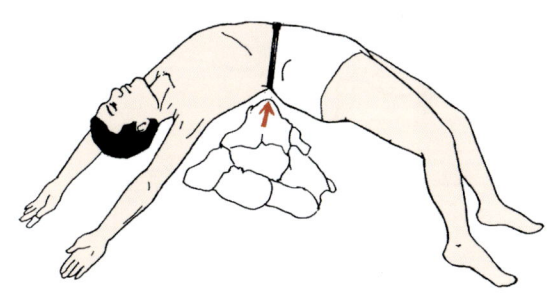

图3-3-1-4-5　胸腰椎伸展型骨折发生机制示意图

2. 临床表现　椎节局部疼痛及压痛十分明显，且多伴有脊髓刺激或受压症状，尤以感觉障碍为甚。受损椎节局部肿胀清晰可见，有些病例可发现皮下血肿或皮肤擦伤、挫伤等，应注意检查。

3. 诊断　主要依据仰伸状受伤机制、临床症状特点及影像学检查等作出判断。X线拍片除正侧位片外，应加拍左、右斜位片及点片，以判定骨折之特征及类型。对有脊髓神经刺激症状者，应及早行MR、CT及CTM检查。

（二）治疗

1. 非手术疗法　主用于无神经症状者，卧木板床休息5~7天后行石膏背心或高位腰围固定10~12周。

2. 手术疗法　椎节不稳、要求早日下床活动、伴有脊髓或脊神经根受压（或刺激）症状者，可视其具体情况酌情决定是否手术。一般多选择后路减压及椎弓根钉固定术。

四、Chance骨折

（一）致伤机制、临床表现及诊断

1. 致伤机制　又称为屈曲牵张性骨折，多见于高速公路系安全带遇急刹车时上身突然前屈所致。随着高速公路的快速发展，此种骨折发生率与日俱增。亦可将此种骨折视为屈曲型骨折的一个特殊类型，大多在撞车的瞬间乘员身体上部急剧向前位移及屈曲。此时以椎节的前方（柱）为枢纽，后柱韧带或棘突受牵张力作用而破裂，并延及中柱，亦可达前柱处。典型的 Chance 骨折时的骨折线是从后向前，由棘突开始，经椎板、椎弓根达椎体。非典型者，其损伤是通过棘突上韧带先破裂，而后棘间韧带、黄韧带、后纵韧带乃至椎间隙完全断裂（图 3-3-1-4-6）。在临床上常见的是经棘上、棘间韧带、再波及椎间盘的韧带椎节型（图 3-3-1-4-7），其次是通过棘突骨折再将椎体劈裂的椎体骨裂型（图 3-3-1-4-8）。

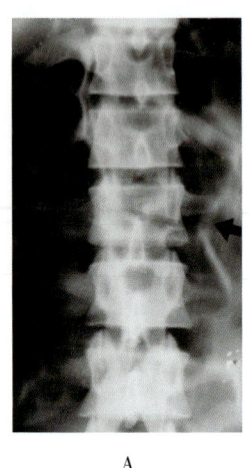 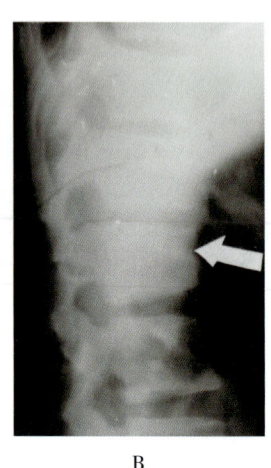 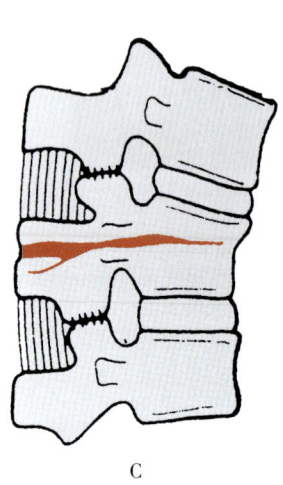

A B C

图 3-3-1-4-6　第一腰椎 Chance 骨折（A~C）
A.B. 临床病例正侧位片所见；C. 侧位片示意图

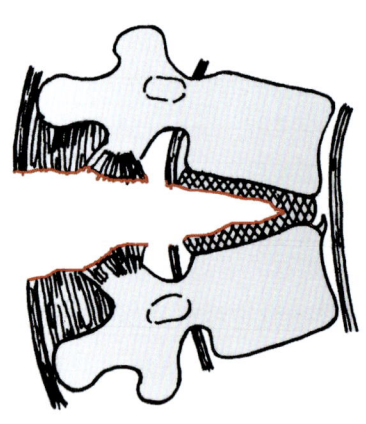

图 3-3-1-4-7　经椎节损伤示意图
经棘上、棘间韧带及椎间盘损伤

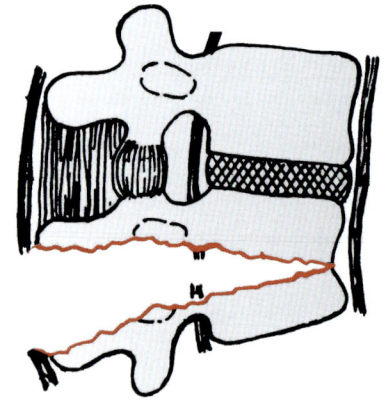

图 3-3-1-4-8　经椎体横向劈裂型示意图

2. **临床特点**　与一般胸腰椎屈曲型骨折相似，椎节局部症状明显，可伴有脊髓受累症状，但发生率较低，且程度较轻。

3. **诊断**　根据致伤场所及机转、临床特点和影像学所见等不难以作出诊断。对大多数病例，一张清晰的 X 线侧位片即可明确受损部位及椎节分裂程度。合并脊髓症状者，应行 CT、CTM 扫描和（或）MR 检查。

（二）治疗

1. **非手术疗法**　原则上凡是椎节失稳者，可按照椎体屈曲压缩性骨折处理，其方法见前节内容。

2. **手术疗法**　由于此型骨折之稳定性较差，手术率较一般屈曲性骨折明显为高，大多选择椎弓根钉内固定术,不仅操作方便、有效,对有神经症状亦可同时予以椎板切除减压及椎管探查术;非伤情需要,一般无需前后双向施术。

五、椎体间关节脱位(或椎节骨折脱位)

(一)致伤机制、临床表现及诊断

1. 致伤机制 本型又称剪力型脱位或小关节骨折伴椎节脱位。多为与脊柱纵轴垂直之强烈暴力所致,以矿山施工现场、高空作业、矿难、地震塌方及交通事故(碾压伤)为多见。由于暴力迅猛,以致椎节前后或侧向位移,其程度多在椎体矢状径或横径的30%以上,亦有100%、甚至超过100%之错位者;此时脊髓或马尾神经多被撕断,甚至硬膜囊断裂(图3-3-1-4-9)。但临床上更为多见的是通过椎体间关节受损后发生前后位移,并可伴有小关节骨折及椎体间爆裂脱位骨折(图3-3-1-4-10)。

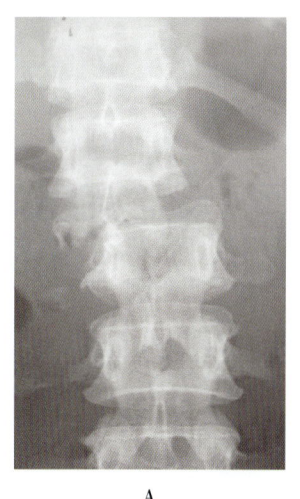
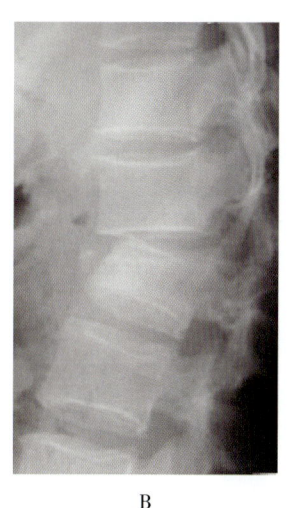
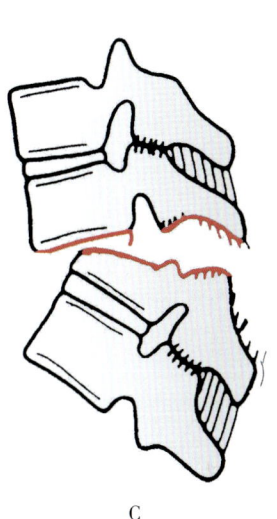

A   B   C

图3-3-1-4-9 $T_{12} \sim L_1$骨折脱位(A~C)
A.B.临床病例X线正侧位片所见;C.示意图

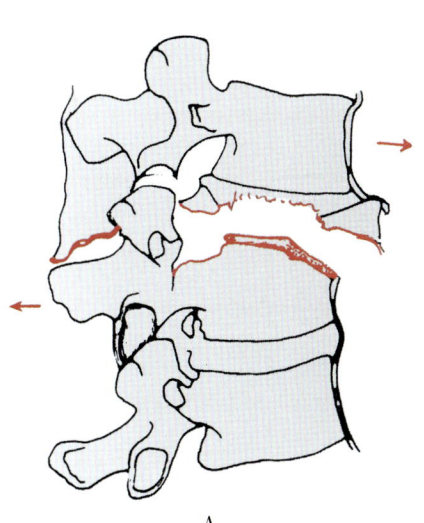
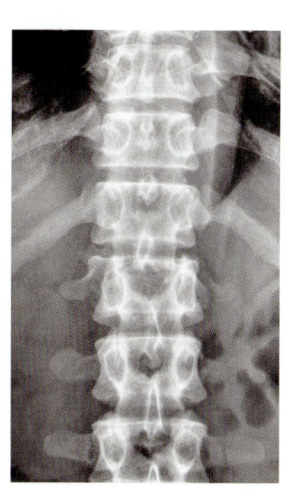
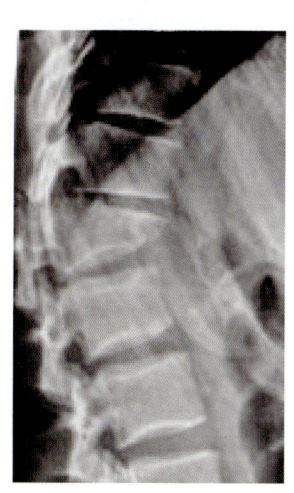

A   B   C

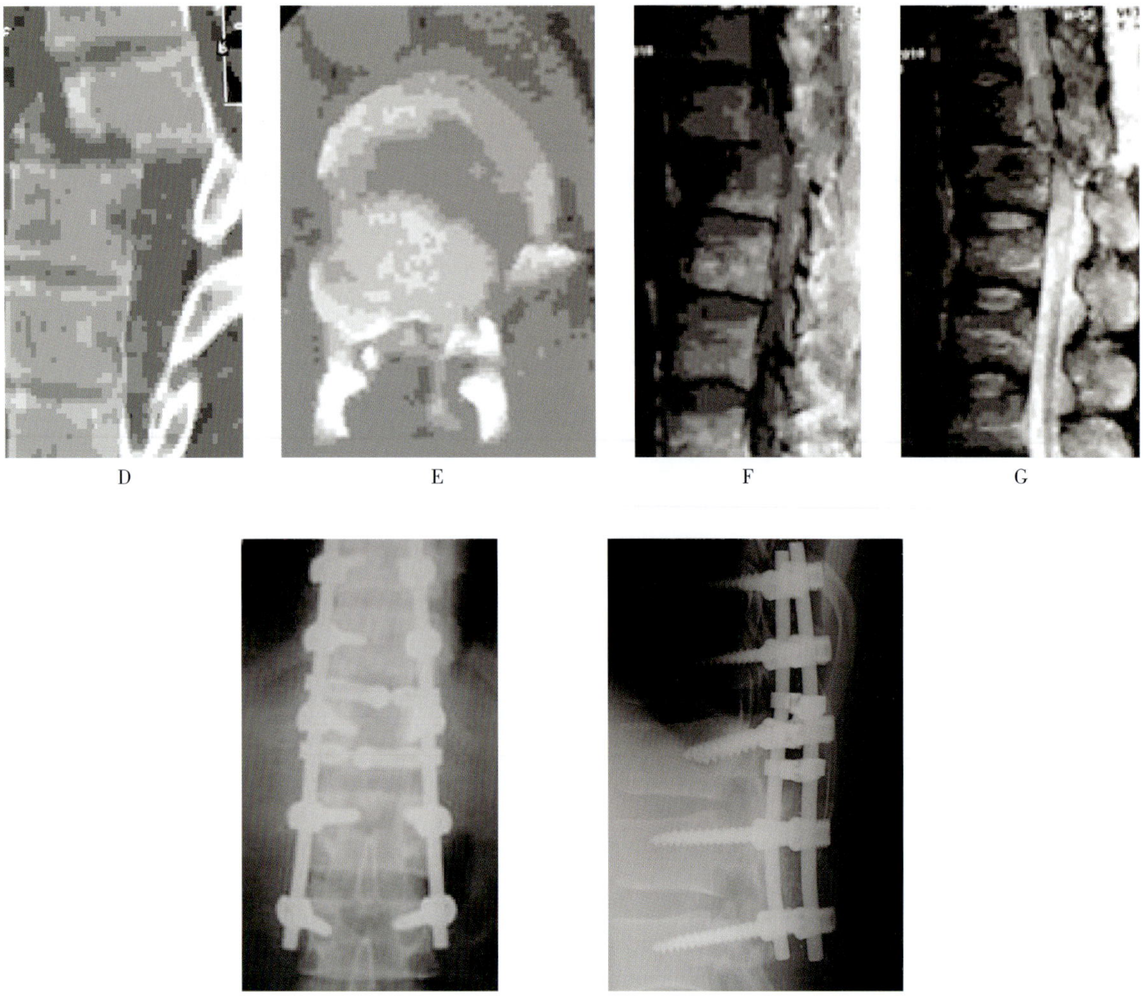

D	E	F	G

H	I

图3-3-1-4-10 经椎间隙骨折脱位型（A~I）

A.示意图；B~I.临床病例：伤者，男性，39岁，T_{12}~L_1骨折脱位，B.C.伤后正侧位X线片；D.E.伤后CT扫描，矢状位及水平位；F.G.MR矢状位，T_1、T_2加权，显示脊髓横断性损伤；H.I.后路开放复位、减压及椎弓根钉固定术后正侧位X线片

2. 临床特点　体检时可发现椎节位移，并于皮下可触及向浅部位移之椎节骨性突起，并多伴有较严重的脊髓或马尾损伤症状（图3-3-1-4-11）。胸腹或盆腔内脏损伤之伴发率高，因此全身情况及创伤反应较重，应注意病情变化，并作急诊手术准备。

3. 诊断　一般多无困难，应注意全面检查，对伴发伤要及早发现，并判定受损程度，同时应判定脊髓或马尾损伤的程度与部位。

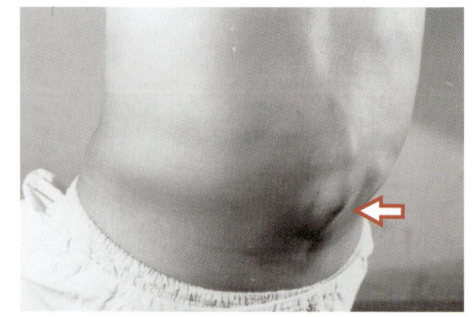

图3-3-1-4-11 严重胸、腰椎骨折脱位外观（陈旧性损伤病例）

（二）治疗

一般多需及早开放复位加内固定术,包括完全性脊髓损伤,为便于伤后的护理,亦应及早予以确实的内固定。此外尚应酌情对椎管施以减压术或椎管成形(重建)术。固定方式以椎弓根钉为首选。

六、椎弓根峡部骨折

（一）致伤机制、临床表现及诊断

1. 致伤机制　大多系慢性应力所致,先天性者少见,亦有突发于举重、肩部负荷过重或在突然跳跃情况下。多为双侧性,以负荷最大的下腰椎为多发,尤其是在进行超限活动量之训练和竞赛中更容易发生(图 3-3-1-4-12)。

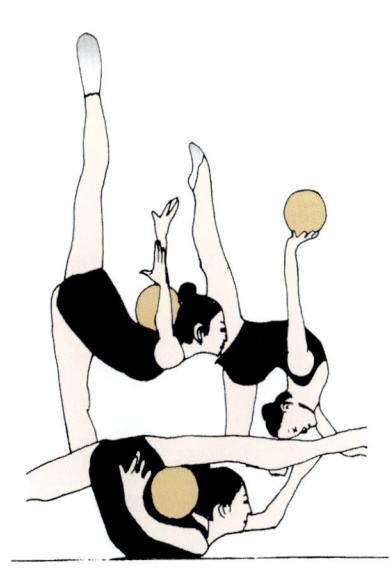

图3-3-1-4-12　超限活动示意图
超限活动量训练易发生椎弓根峡部骨折

2. 临床表现　主要见于下腰椎,以 L_4 及 L_5 为多发。急性期于棘突旁有压痛、叩痛及传导痛,且伴有明显的活动受限。合并有椎体滑脱者,则出现短腰畸形。

3. 诊断　除外伤史及临床特点外,主要依据 X 线平片确诊、并注意与非外伤性者鉴别。急性期在侧位片上显示骨折线,斜位片更为明显。后期则于斜位片上显示"狗颈部带项圈"征。椎体滑脱程度则需依据侧位片而定(图 3-3-1-4-13)。

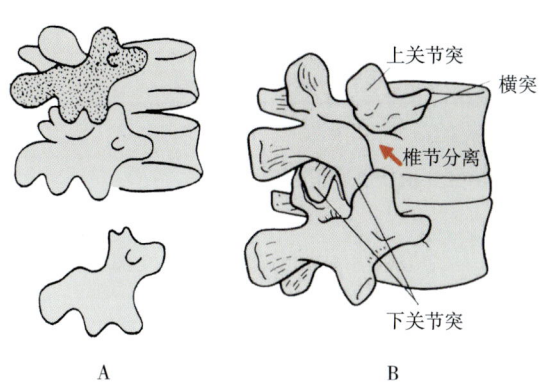

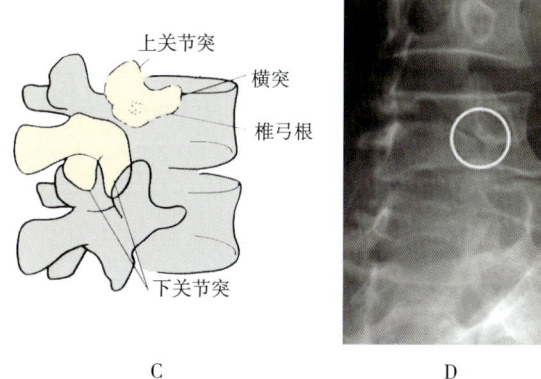

图3-3-1-4-13　椎弓根崩裂（A~D）
A~C.示意图：A.正常斜位示意图；B.C.病变时斜位及解剖定位示意图；D.斜位X线片示狗项圈征

（二）治疗

1. 非手术疗法　急性期时应卧床休息 2~4 周,而后上石膏裤固定 8~10 周。非急性期来诊者,原则上先采取非手术疗法,包括腰围(或支架)外用,腰背肌锻炼等。

2. 手术疗法　有椎体滑脱者,属不稳定型,多需闭合复位(牵引或悬吊)+内固定术。当前以界面固定+椎弓根钉两者并用最为理想(图 3-3-1-4-14)。

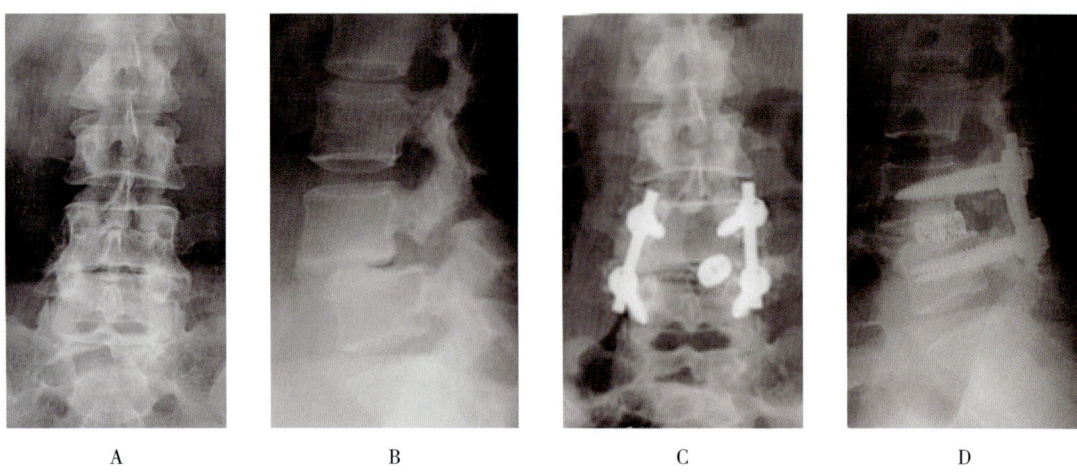

图3-3-1-4-14 临床举例（A~D）

A.患者男性，42岁，术前X线正位片；B.同前，侧位X线平片显示L₄椎弓根崩裂伴椎体滑脱（Ⅱ度）及椎间隙狭窄；C.D.已行椎弓根螺钉+椎间融合器植入，显示椎间隙已撑开及基本复位

第五节 合并脊髓损伤的胸腰椎骨折基本概念与治疗

合并截瘫损伤病例全国约在80万人以上，且每年以5~7万人的速度递增。因此，每位矫形外科、神经外科、泌尿外科及康复科等临床医师均应重视这一现实问题。

一、脊髓损伤之基本概念

（一）概述

尽管脊髓损伤是严重的外伤，也是治不好或难治好的外伤，但近年来由于医学尤其是康复医学的发展，脊髓损伤的康复治疗有了重大进展。和第一次世界大战（1914~1918）美军脊髓损伤者中20年后生存者仅一例相比较，第二次世界大战（1939~1945）中生存者达2000例以上，其中80%伤员经职业训练后恢复了工作。而今则生存率更高，如果排除伤后3个月内死亡者，其寿命可与正常人相比，而且可以回归家庭，走向社会，还可以结婚和生育，因此应强调早期治疗和全面康复。

（二）致伤原因

依时代、地区、文化习俗等不同而异，概括起来主要有以下原因：

1. **急性外伤** 包括交通事故、坠落、跌倒、火器、运动及地震伤等，医源性脊髓损伤亦非罕见。

2. **慢性外伤** 主因各种病变所致，如脊椎和脊髓肿瘤、血管畸形、炎症、压迫性病变（韧带骨化、椎间盘突出、退变性脊柱疾患等）及先天畸形、后天畸形、脱髓性变性疾病、代谢性疾病、脊椎结核等均属慢性致伤因素。

（三）致伤场所

随时代和社会的发展而不同，过去以战伤、煤矿事故为多，近年，由于以交通事故、灾害事故急剧增加，运动外伤亦引起了人们的注意。据统计，诸多原因中交通事故居于首位。其中，日本西部为42%，澳大利亚为50%，美国为56%，加拿大为 43%，台北为 45%，我国交通伤为 30.1%。体育事故亦呈增长趋势，澳大利亚为 18%，加拿大为 17%，以跳水、游泳为最多。

医源性脊髓损伤近年来在国内不断发生，诸如颈椎推拿、腰椎间盘突出全麻下手法推拿及大重量器械牵引，甚至以全身重量踩于患者腰背上"复位"，脊柱侧弯矫正皆有发生截瘫的可能。

（四）发生率

脊髓损伤的发生率依各国国情和年代及调查方法的不同而存在着明显的差异，但近十年来呈上升趋势，每万人中从 13 人到 60 人不等。脊髓损伤流行病学调查结果差别较大，每百万人中年发生率从 11 人（瑞士、捷克）到 60 人（我国北京）不等。

（五）年龄与性别

1. 年龄　从出生至 96 岁均可发生，新生儿以产伤为主。日本脊髓损伤平均年龄为 48.7 岁，美国和澳大利亚过去以 20 岁年龄组为最多，近年来则以 65 岁以上年龄组为最多，我国胡光宇统计最大者 77 岁，最小者 7 岁，平均年龄为 41.26 岁。逄其南统计平均年龄为 33.9 岁。

2. 性别　世界各国均以男性多见，男性为女性的 4 倍，但不同地区、不同年代可有所增减。

二、脊髓损伤部位

钝力所致的脊髓损伤多发于下位颈椎及胸腰椎移行部。交通事故、坠落事故所致的脊髓损伤，多见于颈椎及胸腰段。轻微外伤多见于高龄者，以 $T_{10}\sim L_2$ 为多见。体育运动所致的脊髓损伤多为青壮年。近年来颈髓损伤有增加的倾向。

由脊髓损伤而产生瘫痪（麻痹）的节段叫作"瘫痪（麻痹）平面"，其以功能正常的最下一个脊髓节段来判定，例如第一胸髓的功能正常而其下方瘫痪者，称为第一胸髓损伤（即 T_1 水平的脊髓损伤），并有相关肌肉检查作为标识（图 3-3-1-5-1）。

对于颈髓、腰髓、骶髓可由肌肉麻痹来判断其水平，也比较明确，但胸髓至腰髓上部的麻痹则因其对应的肌肉麻痹不十分明确，所以要以其感觉的麻痹来判断其水平（图 3-3-1-5-2），并应明确椎节损伤平面与相对应的脊髓平面两侧之关系（图 3-3-1-5-3）。从临床角度，简易判定损伤平面的方法更易为年轻医师接受，如图 3-3-1-5-4~6 所示。

四肢瘫（Tetraplegia, quadriplegia）是颈脊髓损伤所导致上肢和下肢均受累的瘫痪。截瘫（paraplegia）是指胸以下脊髓损伤所导致的躯干及下肢瘫痪，上肢无瘫痪。

三、脊髓损伤的临床表现

（一）概况

脊髓损伤后，受损伤以下呈瘫痪状态，均在损伤后立即出现，但也有伤后当时并无麻痹，而是逐渐出现，包括运动、感觉、排尿、排便以及自主神经等的功能障碍，此种迟（缓）发性瘫痪多与大根动脉受累相关。

脊髓损伤分为完全性脊髓损伤和不全性损伤，前者指脊髓全部受到挫伤，使感觉、运动及反射均呈障碍状态。脊髓不完全损伤可出现感觉分离现象及不全性瘫痪征，但刚受伤后脊髓完全损伤多难以与重型不全性损伤鉴别（图 3-3-1-5-7）。

（二）脊髓休克及其预后

1. 脊髓休克定义　脊髓重度损伤后出现损伤水平以下脊髓反射、感觉及运动消失，多伴血压明显下降的状态，称为脊髓休克。

2. 预后的预测　由于其机制尚不清楚，只有渡过脊髓休克期、通过脊髓功能的逐渐恢复才能判断，在诸反射中以肛门反射（anal wink）及阴茎海绵体反射（BCK）最早恢复。

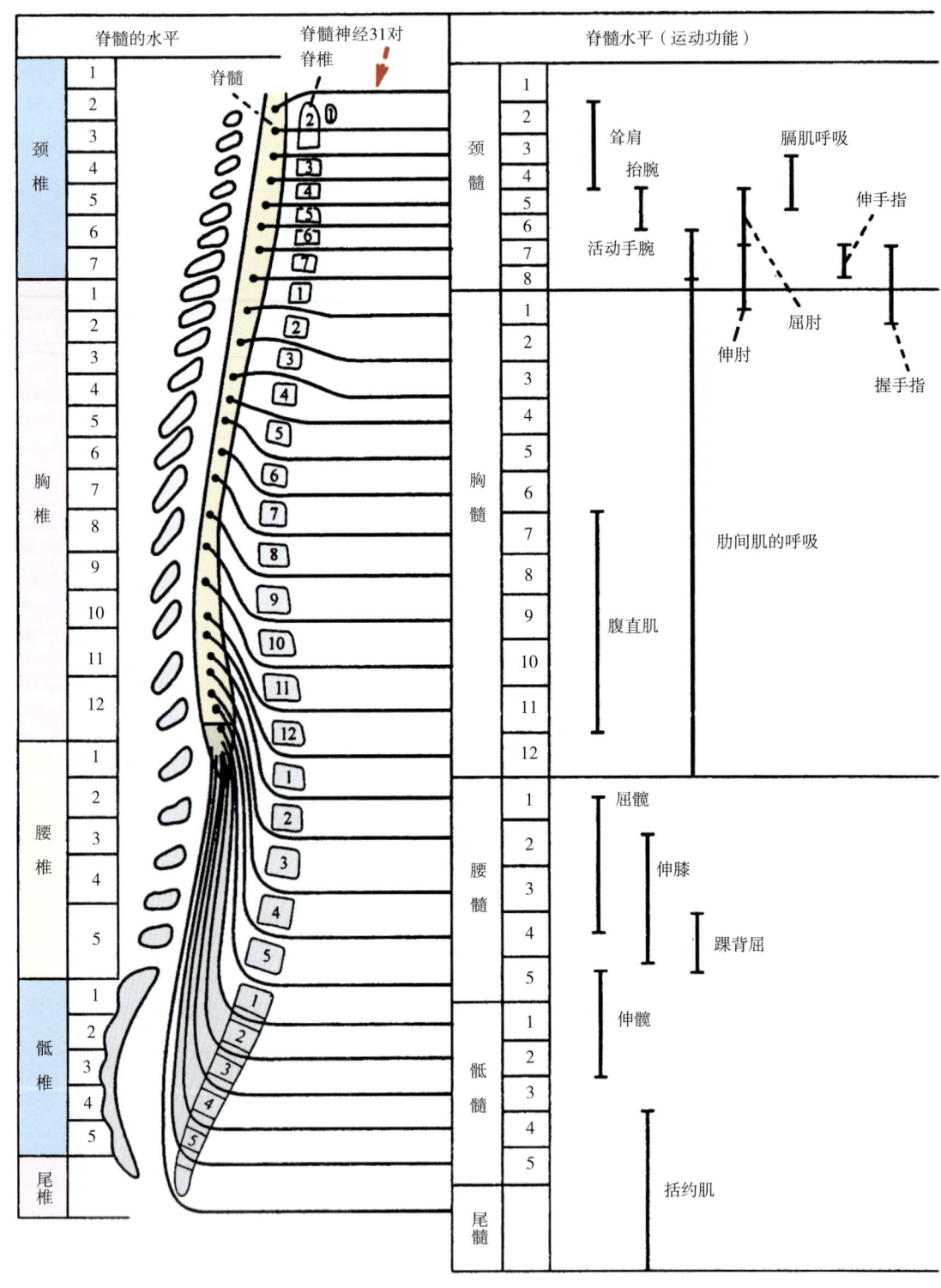

图3-3-1-5-1 脊椎及脊髓平面的关系与运动功能示意图

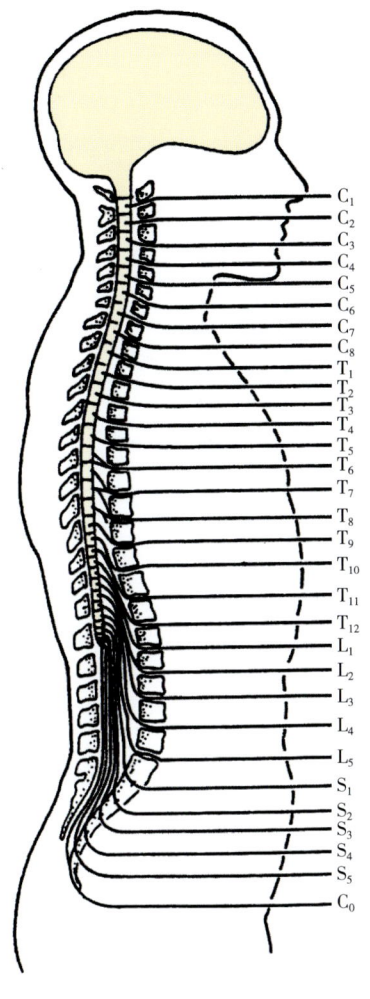

图3-3-1-5-2 脊髓与椎节平面关系示意图
脊髓损伤发生平面及脊柱的体位标志

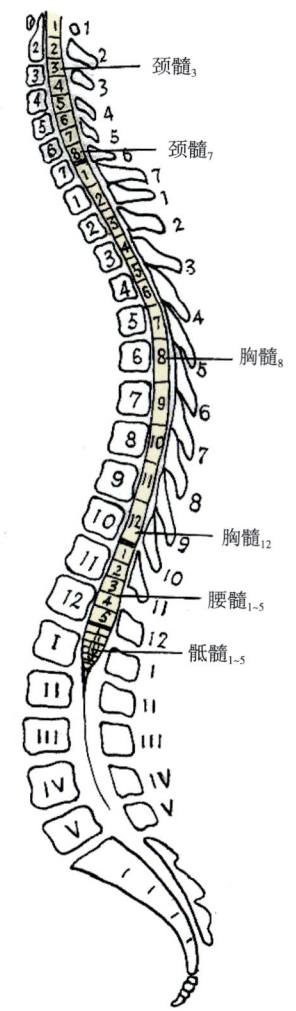

图3-3-1-5-3 椎节与脊髓平面关系示意图
椎骨损伤平面与脊髓受累节段之平面对比

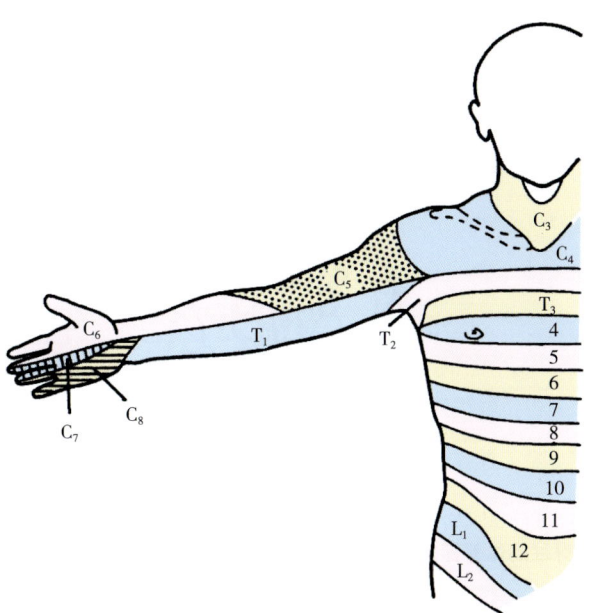

图3-3-1-5-4 上肢与躯干感觉分布区标志示意图

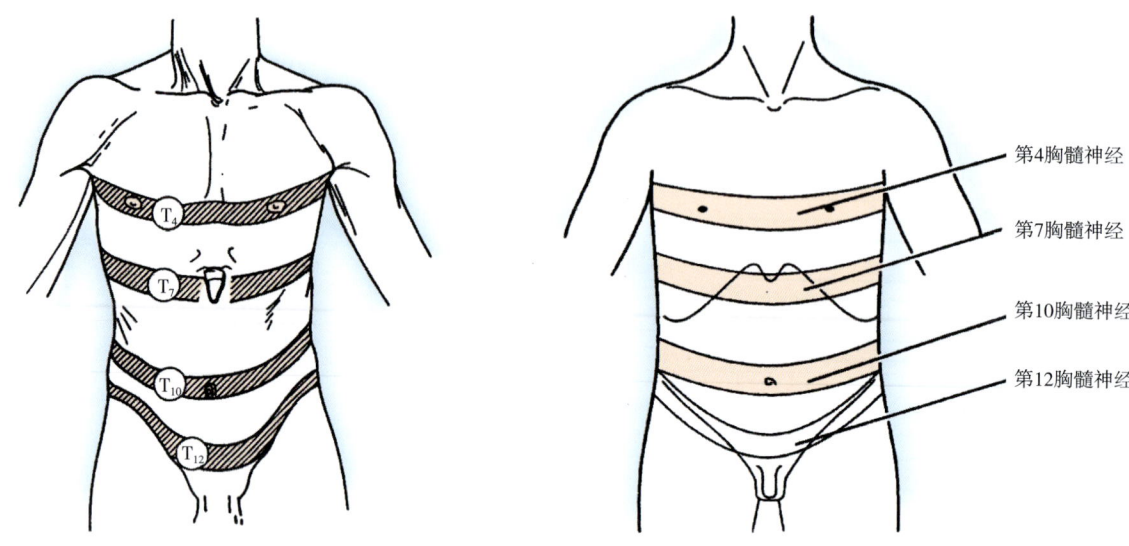

图3-3-1-5-5 躯干感觉节段性标志示意图

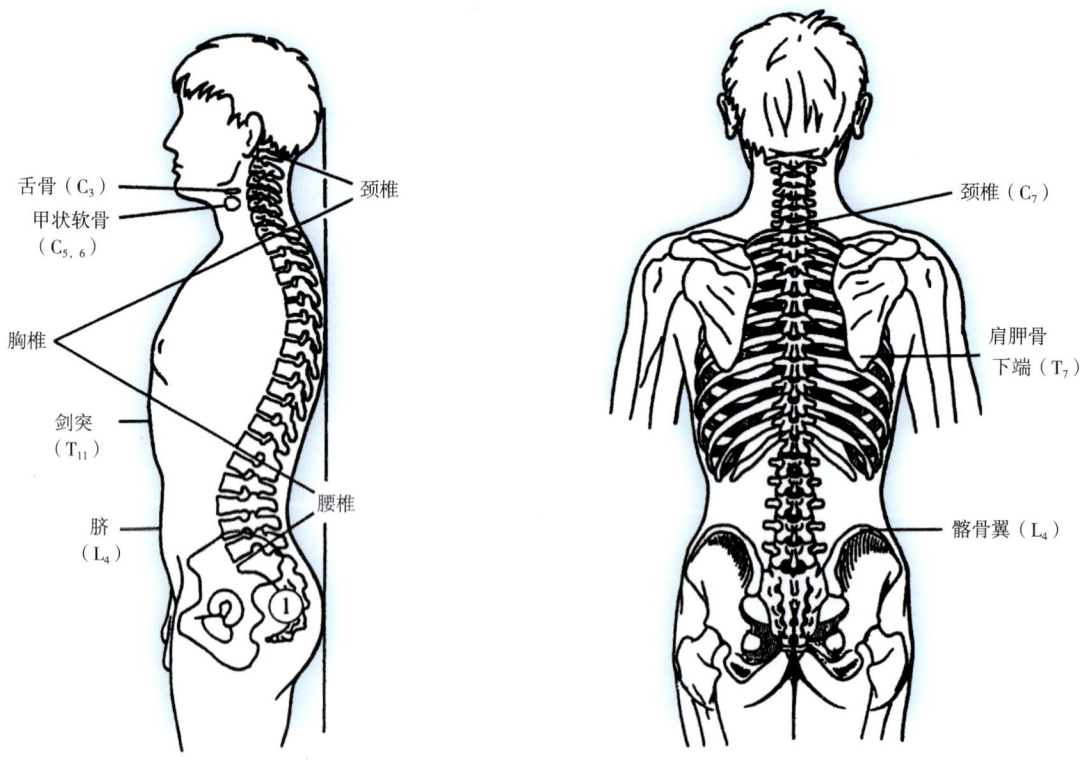

图3-3-1-5-6 脊柱的体外标志示意图

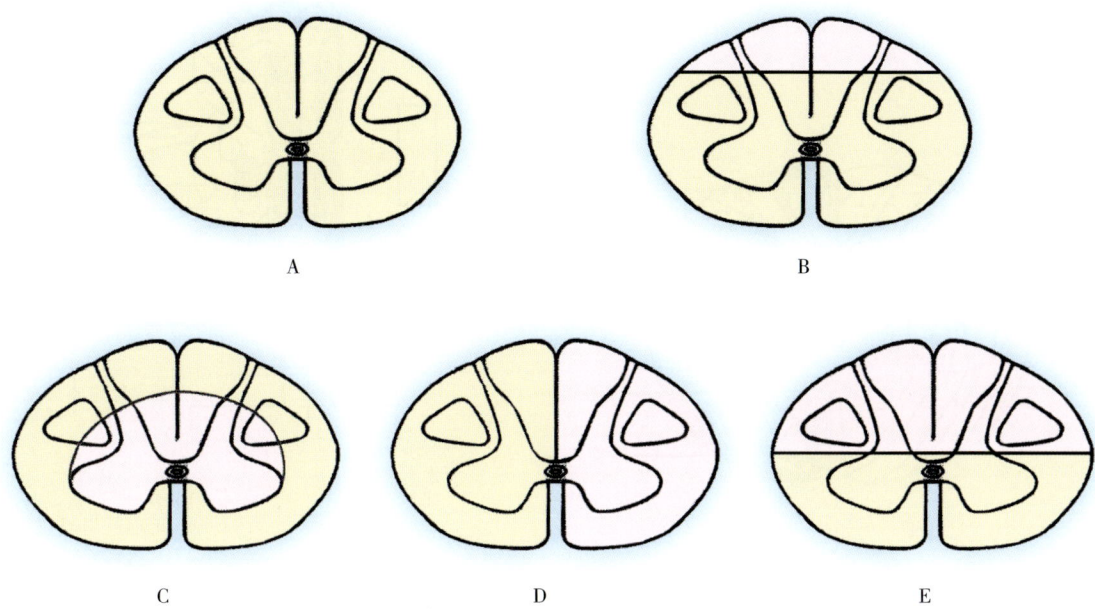

图3-3-1-5-7 脊髓损伤部位横断面观示意图（A~E）
A. 完全横断性损伤或脊髓休克；B. 脊髓前部损伤综合征；C. 脊髓中央管损伤综合征；
D. 脊髓半侧损伤综合征（Brown-Sequard sydrome）；E. 脊髓后部损伤综合征

关于脊髓损伤的预后与脊髓休克恢复的相关性，以反射恢复的时间至关重要，时期越短，脊髓损伤程度越轻，大多可以恢复，但瘫痪改善程度尚难肯定，与其后的处理等多种因素相关。

四、脊髓损伤的临床经过及神经学特征

（一）脊髓损伤的临床经过

1. 脊髓完全损伤　完全性脊髓损伤的经过是脊髓休克期、痉挛期、总体反射（mass reflex）期。现分述于后。

（1）脊髓休克期　麻痹区域的全部反射均消失或减弱，呈迟缓性瘫（即软瘫）。膀胱壁（膀胱逼尿肌）亦迟缓，膀胱被尿液充满状态（尿闭）伤后立即出现，并持续数日到4~6周。

（2）痉挛期　为逐渐出现痉挛的时期，此时下肢腱反射亢进，出现病理反射，膀胱壁亦出现痉挛（反射性尿失禁）。

（3）总体反射期　此期表现为因自律神经失调所致的自主神经反射亢进，亦称为自主神经过度紧张期，出现因膀胱壁、直肠壁的刺激或因麻痹肌的痉挛而引发的头痛、出汗、立毛、血压上升等改变。此总体反射对于训练排尿的自我管理非常重要。

2. 脊髓不全性损伤　因损伤类型、部位、程度和治疗方式不同差异甚大，难以全面阐述，需视伤情而分析而加以认识。

（二）脊髓损伤的神经学特征

1. 痉挛瘫

（1）脊髓（中枢神经）的锥体束受损伤后出现运动障碍（图3-3-1-5-8）；

（2）脊髓休克期呈迟缓性瘫；

（3）瘫痪平面腱反射亢进，出现病理反射。

2. 弛缓性瘫

（1）马尾神经（末梢神经）损伤时出现的运动障碍（图3-3-1-5-9、10）；

（2）脊髓休克期亦成弛缓性瘫；

（3）瘫痪区域的腱反射消失或减弱。

3. 呼吸功能障碍

（1）胸腰段以上脊髓损伤时，因肋间肌麻痹而呼吸功能低下；

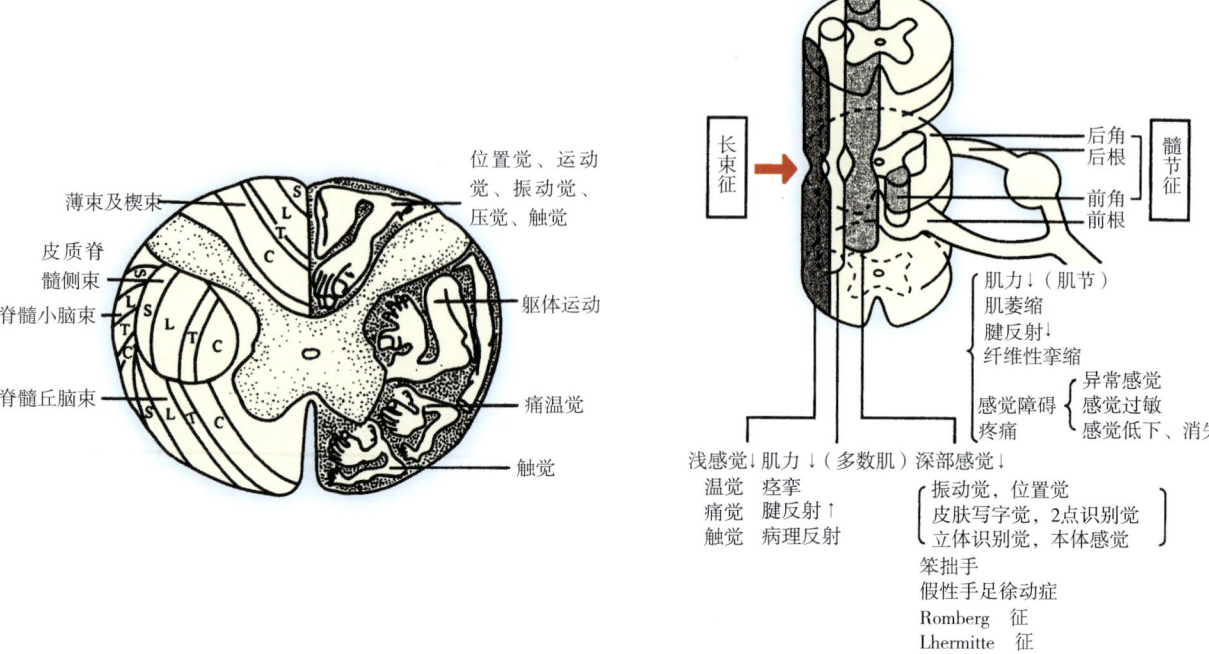

图3-3-1-5-8　锥体束功能定位（长束征及髓节征）示意图

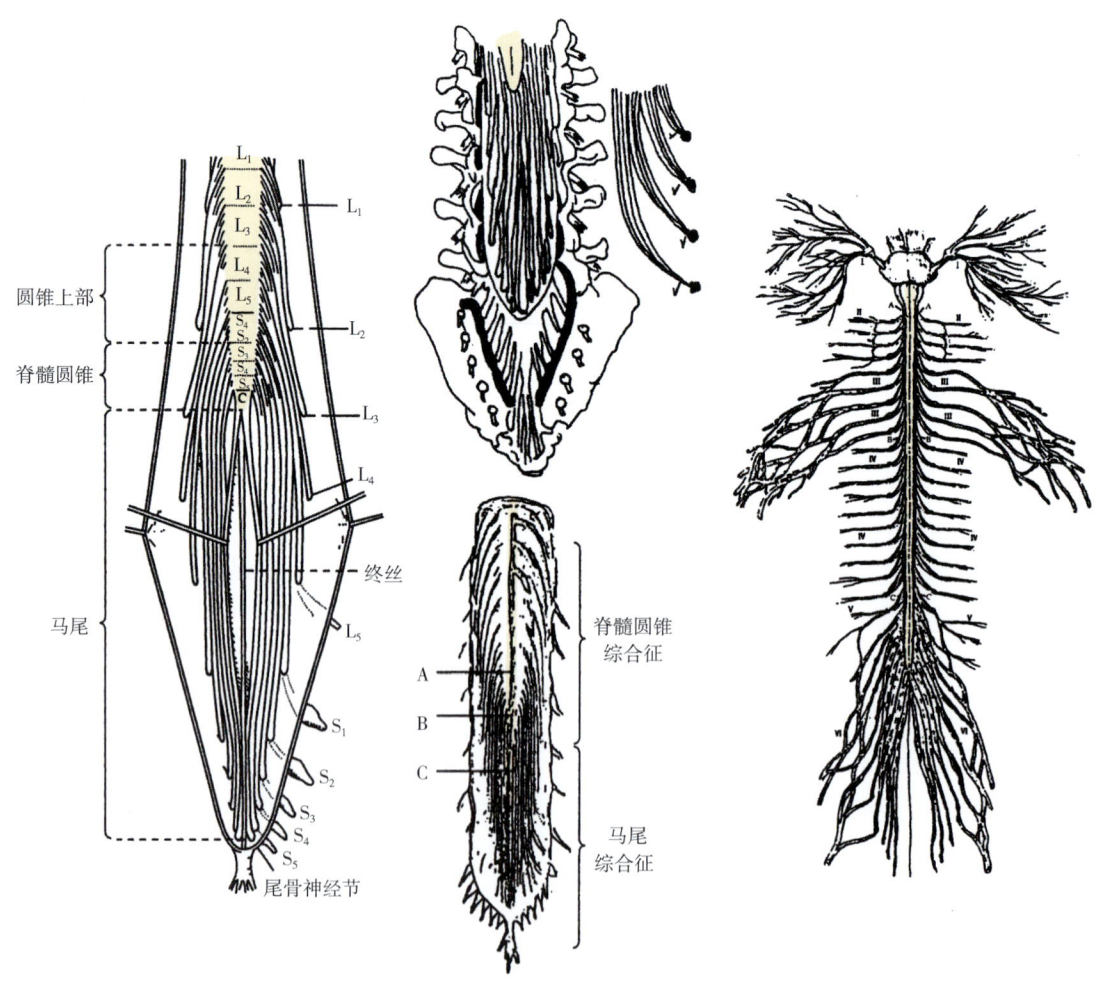

图3-3-1-5-9　脊髓、圆锥及马尾状态示意图

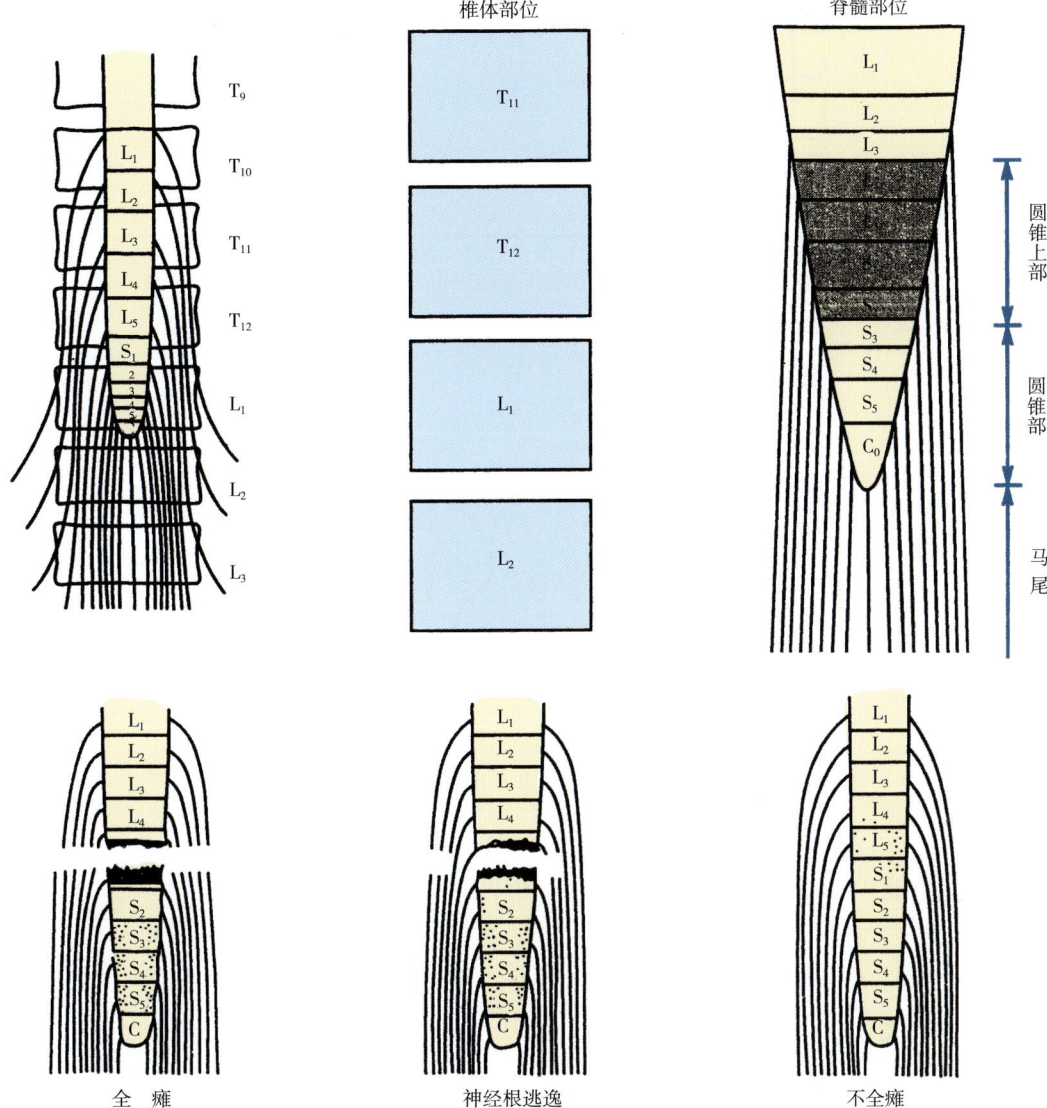

图3-3-1-5-10　圆锥、马尾区解剖关系及损伤麻痹的模式示意图

（2）上位颈髓损伤（第四颈髓以上），因膈肌运动同时麻痹而不能呼吸；

（3）胸髓损伤时常伴有胸椎损伤所引起的血胸，因而可引发呼吸困难。

4. 膀胱功能障碍

（1）排尿障碍可分为骶髓反射中枢部（第二至四骶髓）或胸腰椎移行部以下损伤的核型或核下型及骶髓反射中枢以上损伤（颈椎及胸椎损伤）的核上型。

（2）核型或核下型无排尿反射而出现尿失禁等，此状态称为自律性膀胱（图3-3-1-5-11）。

（3）于急性期（脊髓休克期）脊髓损伤（核上型）时，膀胱逼尿肌弛缓，膀胱充满尿液并有尿闭，此称为无紧张性膀胱。急性期之后，转为痉挛性，出现排尿反射性尿失禁，此为反射性膀胱。

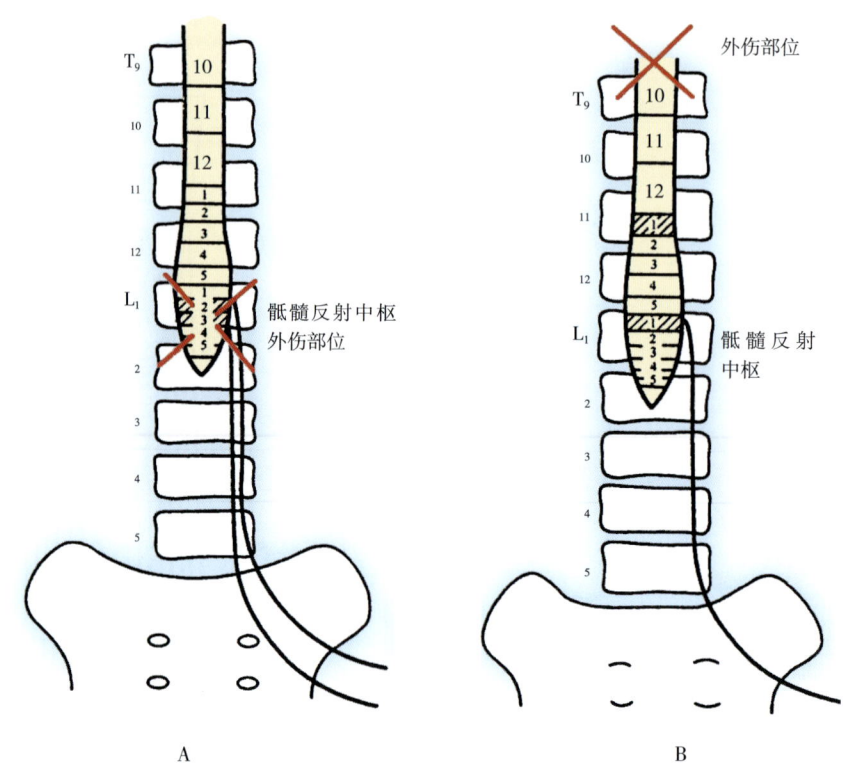

图3-3-1-5-11 脊髓损伤与腰骶反射中枢关系示意图（A、B）
A.核下型；B.核上型

附：膀胱功能

1. 与排尿有关的神经主要有骨盆神经（副交感神经）、下腹神经（交感神经）及阴部神经（随意神经），可参阅图3-3-1-5-12。

2. 骨盆神经的离心纤维由骶髓中枢（第二至四骶神经）发出而分布于膀胱、尿道、前列腺、阴茎等处。此神经于排尿时使膀胱逼尿肌（膀胱壁）收缩。

3. 向心性纤维由膀胱壁感受器发出，进入骶髓中枢，将膀胱充满感及尿意等传入大脑。

4. 下腹神经的离心性纤维由下位胸髓及上位腰髓发出，分布于膀胱等处，使逼尿肌弛缓。向心性纤维由膀胱壁感受器发出与离心性纤维于同一径路上行，而将感觉传入大脑。

5. 阴部神经为随意神经，其离心性纤维由第二至四骶髓发出，分布于外尿道括约肌及会阴肌处。其向心性纤维与离心纤维沿同一径路上行。排尿之所以能够按意识调节，即由于此神经的作用。

6. 注意只要有少许骶神经残存，尤其是支配两便的神经支存留，则两便功能有可能恢复（图3-3-1-5-13），在临床上应注意检查，并加以判定。

7. 排便障碍（图3-3-1-5-14）

（1）与膀胱相同，降结肠、乙状结肠、直肠均受骨盆神经（副交感神经）及下腹神经（交感神经）的支配；

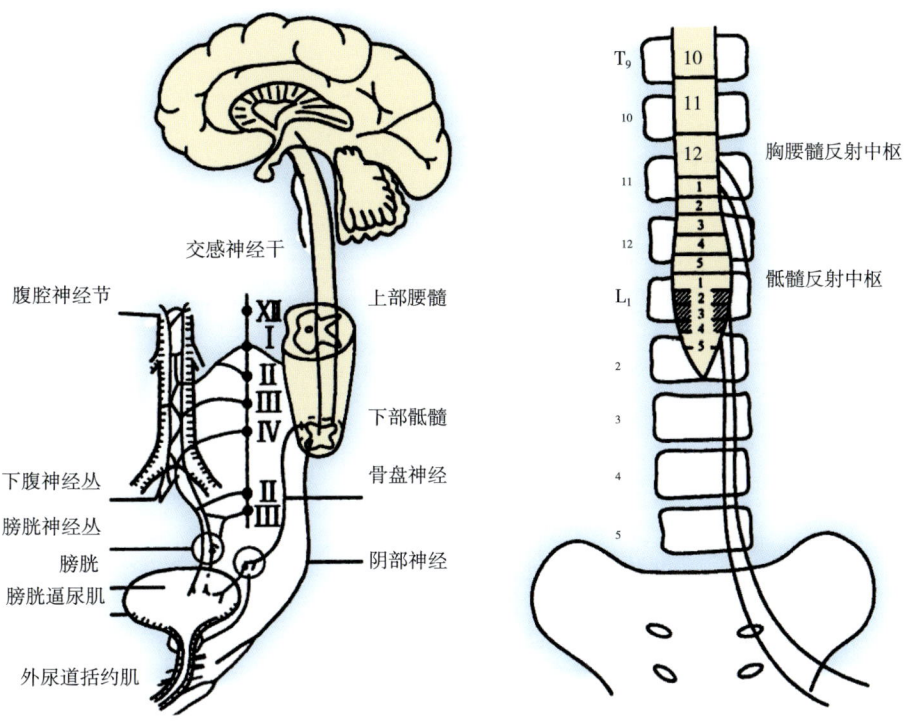

图3-3-1-5-12　膀胱神经支配示意图

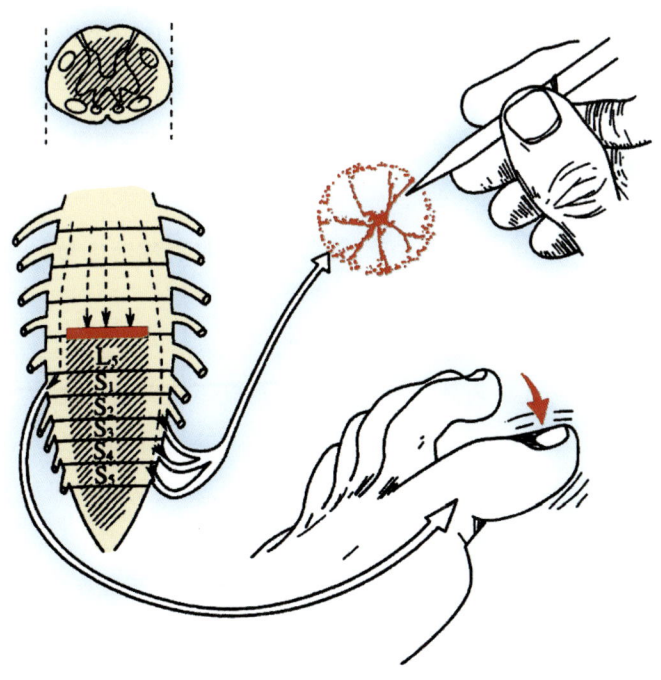

图3-3-1-5-13　骶部神经根逃逸的肛门检查示意图

骶髓的不完全损伤亦可引起不同程度的膀胱直肠障碍，只要踇趾能屈曲，肛门周围感觉正常，且肛门括约肌有随意收缩，则表示支配膀胱直肠的骶神经可能部分残存，其膀胱直肠功能有可能恢复

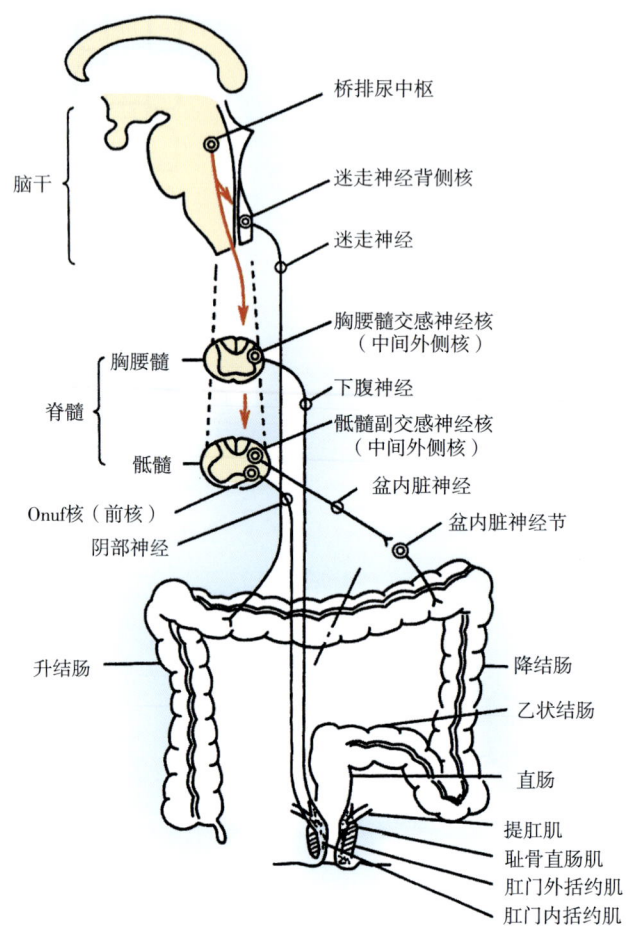

图3-3-1-5-14 大肠运动及排便的神经支配示意图

（2）副交感神经增强消化道的蠕动运动，交感神经则抑制蠕动运动；

（3）由于脊髓损伤而阻断了向脑的向心路而便意消失；

（4）因结肠、直肠的蠕动运动麻痹，而粪便变硬；

（5）因肛门括约肌麻痹，直肠内的粪便溢出而出现腹泻及大便失禁。

8. 反射改变 如图3-3-1-5-15、16所示，主要出现以下三方面改变。

（1）深反射：深反射包括桡骨反射、肱二头肌腱反射、髌腱反射及跟腱反射等。脊髓损伤后深反射可以表现为消失、低下或亢进；

（2）浅反射：脊髓损伤后，浅反射可以表现为减弱或低下，可检查角膜反射、腹壁反射、提睾反射（图3-3-1-5-17）及肛门反射（图3-3-1-5-18）等而确定；

（3）病理反射：可出现Hoffmann征及Babinski征阳性，重型者多伴有膝阵挛及踝阵挛等。

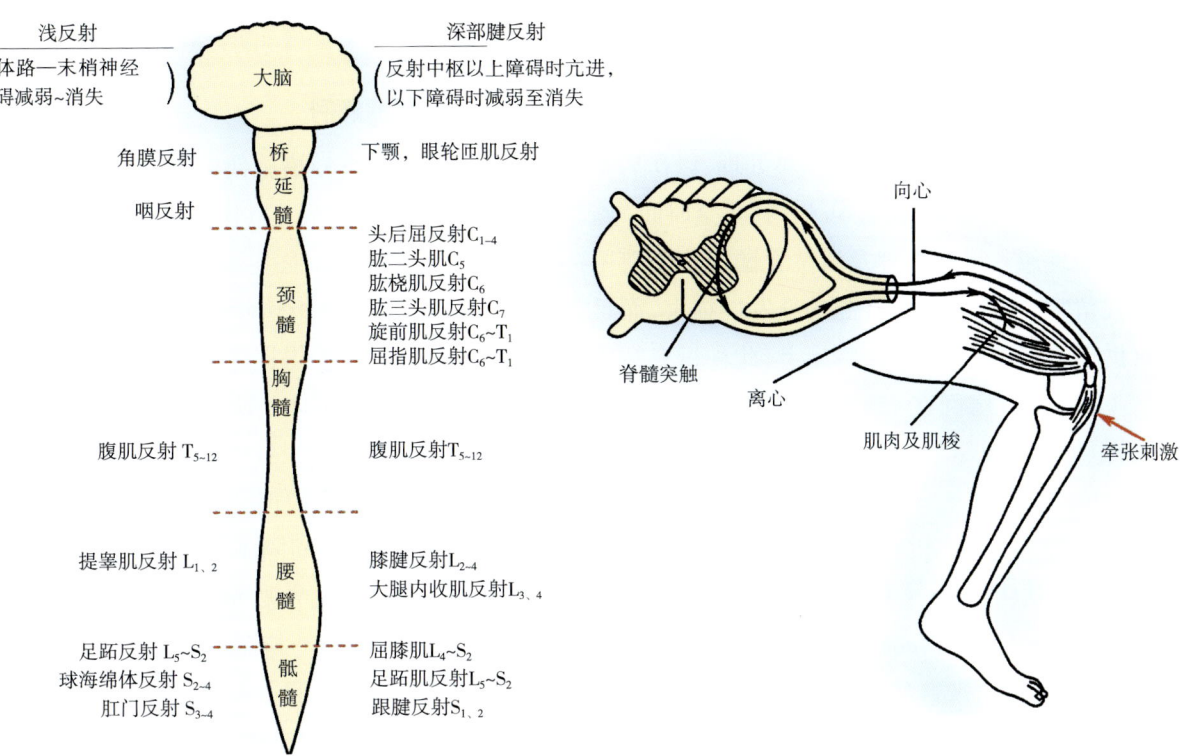

图3-3-1-5-15 反射中枢示意图
反射中枢及深部腱反射的牵张反射

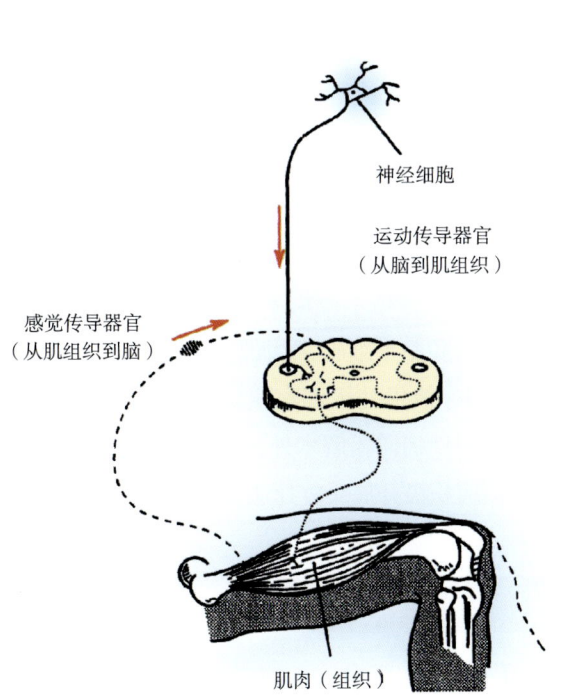

图3-3-1-5-16 反射通道示意图
肌肉与脊髓平面及大脑之间正常的信息传递通道

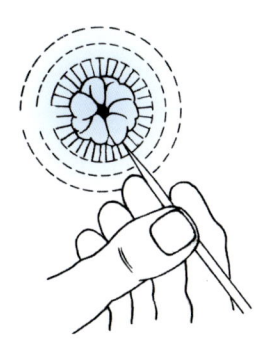

图3-3-1-5-17 缩肛反射示意图

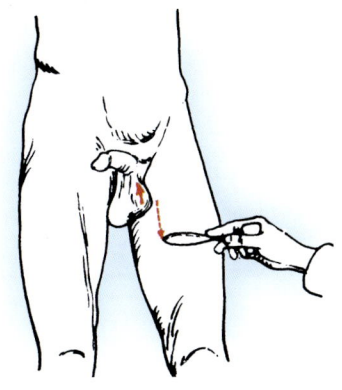

图3-3-1-5-18 提睾反射示意图

五、脊髓损伤的治疗原则

(一)尽早处理

对每例脊髓受损者均应尽早处理,以伤后不超过 3h(钻石时间)或在 6h 以内(黄金时间)施术最为理想。尽早处理及清洗脊髓损伤所遗留的残留物,不仅可减轻脊髓的继发性损害,而且有助于神经的康复,但在临床上,此种机遇甚为罕见,大多数病例在 12h 以后方能抵达施术医院,但仍应争取尽早施术,愈早愈好,力争不超过 48h。

(二)减压彻底、稳妥固定

对脊髓的任何轻微压迫均可引起严重的后果,应设法消除来自髓外的压力,之后采取有效之内固定术制动,并酌情选用相应之术式,包括前路及后路。近年来,国际上大多主张选用椎弓根钉+Cage 技术,笔者曾施术多例,疗效满意。病情严重者,亦可前后路同时施术。

(三)恢复椎管形态

早期通过闭合复位或手术疗法,晚期则多需以手术方式恢复与重建椎管的形态,如此既达到消除对脊髓压迫的目的,又符合解剖要求。可选择前述术式中一种或多种,一般可以获得这一标准。

(四)采取有效康复措施预防各种并发症

对并发症应强调预防为主的基本原则。专业的康复措施对全瘫患者至关重要,在专业病房内有专业医护人员处理是防治各种并发症的首要条件。无论是早期或晚期并发症均有可能引发严重后果,尤其是对因脊髓受损而容易发生各种并发症者更应设法积极预防,其中多见的有坠积性肺炎、褥疮、血栓性静脉炎、下腹部和髂部及双下肢深部血栓形成、尿路感染、膀胱结石、骨化性肌炎及关节畸形等。

六、脊髓完全性损伤之治疗

(一)早期病例

至今尚无有效措施使横断之脊髓获得恢复,因预后不佳,在处理上具体要求如下:

1. 施行减压及固定术　对早期病例应及早进行,可行后路椎板切除或前路减压术,手术中力求椎管及脊柱获得良好对位;并酌情采用椎弓根钉、钛板、人工椎体及钛网等内固定。

2. 加强护理

(1)截瘫常规护理　较之手术更为重要,包括定期翻身,每次间隔不得超过两小时,对骨突出部按摩、保护、关节被动活动及两便处理等。

(2)控制小便　应采取定期插导尿管排尿,并训练自动排尿。目前均反对导尿管持续引流,以求减少尿路感染及膀胱结石的发生率。

(二)后期病例

1. 迟来病例　指伤后 2~4 周来诊者,一般不需按急诊施术,可观察一段时间待全身情况及伤情稳定后再酌情处理,并反复检查判定脊髓受损平面、程度及范围。

2. 晚期病例　指伤后 3 月后来诊者,原则上以保守疗法为主。由于脊髓的再生问题至今尚未解决,近 20 年来,国内外曾开展过肋间神经-脊髓吻合术、肋间神经-脊神经吻合术、大网膜移植术及胎儿脑组织移植术等均未获得临床有效结果。目前探索的胚胎干细胞、嗅细胞等移植技术等略有进展,远期疗效仍处于观察随访中。因此,除非伴有剧烈的根性痛需松解术外,一般无必要行椎管内手术。但应积极开展康复疗法,预防各种并发症。

七、脊髓不全性损伤之治疗

(一)基本要求

视脊髓损伤的程度不同,在处理上亦差异较大。

1. 全面的影像学检查　判定椎管内有无骨

性致压物及其部位、大小、与脊髓或脊神经根之关系等。疑有致压物的病例，可选用多种影像学技术进行全方位检查，包括 X 线平片、CT 扫描及 MR 技术，并酌情辅加 CTM、MRS（脊髓磁共振，即水成像技术）及血管数字减影技术等，以便决定有无手术适应证及手术入路和术式选择等。

2. 先试以非手术疗法　尤其是受伤椎节较为稳定、且以脊髓刺激症状为主者。具体操作与无脊髓损伤者相似。但不宜选用悬吊牵引，以防加重损伤及引起意外；对一般病例，仅平卧硬板床即可，给予预防脊髓水肿的药物及脱水剂，并注意预防其他并发症。

3. 对椎节严重不稳者　根据病情特点尽早行减压、椎管重建及椎节稳定术，并选用相应之内固定技术。患者在获得确实内固定绝对卧床休息，切勿随意活动而加重病情或引起意外。

4. 晚期病例　由于椎节的骨折脱位已形成骨性愈合、患节较为稳定，此时应以功能锻炼及康复为主。如果该患者脊髓症状恢复到一定程度停滞不前，经 CT 扫描或核磁共振检查证明椎管内有骨性致压物者，则应行减压术。其中致压物 90% 以上病例位于椎管前方椎节处，故多需行胸腰椎椎管次全环状减压术或前路减压术。

（二）胸段骨折合并不全性脊髓损伤的处理特点

1. 易造成脊髓完全性损伤　由于胸椎椎管狭小，有效空间有限，椎节的稍许位移就会加剧脊髓受损程度，使严重的不全性脊髓损伤可引起完全性瘫痪。因此无论何种疗法，在操作时均应以维持椎节稳定为先决条件，包括椎弓根钉技术实施，应先行椎节（轻度撑开）固定再行减压术。

2. 胸椎椎间盘后突者并不少见　在胸椎外伤情况下，椎间盘后突及椎体后上缘骨折是引起脊髓损伤的主要原因，在诊断及手术疗法选择上应注意这一特点，凡疑有此种损伤病例均应常规行 CT 及 MR 检查，以防漏诊。

3. 不宜单纯选用后路减压术　由于致压物大多来自椎管前方，因此，传统的椎板切除减压术不仅难以奏效，且有加重脊髓损伤之可能。应从前路施术减压，或是采取通过椎管侧壁入口同时切除椎管侧方、前方及后方之骨性致压物，并注意在减压术前先对椎节固定。

（三）胸腰段骨折伴不全性脊髓损伤的处理特点

1. 维持椎节稳定为治疗的先决条件　胸腰段为圆锥所在地，在合并脊髓不全性损伤情况下，椎节稍许位移即可招致脊髓从不全性损伤变成完全损伤后果；因此减压术前首先要保证椎节的稳定。

2. 注意两便及性功能状态　该处脊髓损伤，对双下肢的功能影响较之圆锥以上明显为小，易被忽视，以致大、小便失禁及性功能障碍易忽视而漏诊。因此，应常规检查两便、性功能及马鞍区的感觉状态。

3. 在手术时强调固定与减压并重　在强调椎节稳定及减压的同时，尤应注意清除椎管前方的碎骨片。并尽可能在术中采用 C- 臂 X 线透视或拍片来观察椎管的形态，椎管内不应有任何致压物残留，否则不仅要进行二次手术，且会加重脊髓损伤程度。

（四）腰段骨折合并马尾损伤的处理特点

1. 重建椎节的稳定　腰段椎节下方衔接骶椎及骨盆，上端承接胸腰段以上的负载，因此该段的稳定具有重要意义，而且也是马尾功能恢复的基本条件。凡是不稳型骨折非手术疗法无效者，应尽早予以内固定，以尽早恢复椎节的稳定。

2. 酌情修复损伤的马尾神经　在减压术中发现马尾断裂者，因其介于脊髓神经与周围神经之间，因此可酌情将其缝合或交叉缝合，以求改善支配区功能。

（赵　杰　陈德玉　林　研　赵长青

郭永飞　赵定麟）

第六节 当代脊柱脊髓伤治疗的进展

一、概述

脊髓损伤（spine cord injury, SCI）早于公元前2500年在古埃及《Edwin Smith外科学手稿》中即有记载，并认为其是一种无法治疗的疾患。到公元前460~377年希波克拉底时代，已明确脊柱损伤与瘫痪之间的解剖关系。

1911年，R. Allen以重量坠落实验开创了脊髓损伤研究的新纪元。在第一次世界大战时，颈部脊髓损伤两周内死亡率高达80%。到二战时，S. L. Guttmann（1943）创办了"Stoke-Mandeville脊柱脊髓中心"，并首创脊髓损伤患者的康复疗法。尽管对脊髓损伤的病理解剖与病理生理学的认识不断提高，但至今仍未找到促使神经再通的方法。因此，世界各国都将脊髓神经再生和再通列为前沿课题。鉴于这一认识，笔者对2004年之后在脊髓损伤再生研究领域中的文献加以复习归纳。

脊髓损伤后如何减少神经组织自身破坏是神经保护和预防继发性损伤的首要措施。脊髓损伤的功能受损程度取决于损伤的平面和白质中神经传导通路的损伤范围。轴突与神经元胞体的分离会导致轴突及其髓鞘发生华伦变性及神经元母体坏死，尤其是当损伤靠近胞体时。为恢复功能，受损的神经元细胞必须促使轴突再生，并穿越或绕开损伤处形成有效的轴突连接。

尽管19世纪末Ramon y Cajal即提出受损脊髓轴突不能再生的观点。但20世纪80年代David等实验表明，在微环境（周围神经组织）条件许可情况下中枢神经轴突能够再生，但当与中枢神经组织相遇时即停止再生。随后的20年里，发现了几种成人中枢神经系统中抑制再生的机制，主要是受损神经细胞生长不足（失功能神经细胞）和神经细胞周围的环境中诸多抑制因素。

二、脊髓再生策略

主要是促进神经元自身再生能力和消除受损神经元生长环境中早期及中后期阻碍轴突生长的抑制因子。

（一）促进神经元自身再生能力

在正常情况下神经元具有并不活跃的自身再生程序，在损伤时将被激活，此时轴突如要恢复神经元再生能力必须先激活再生相关基因（regeneration association gene, RAG），给予恰当的生长因子方具有显著的激活作用。在20世纪60年代第一个确认的生长因子被命名为神经生长因子（nerve growth factor, NGF），其具有促进和维持神经元生长发育的作用。后来的研究显示，这个家族还包括脑源性神经营养因子（brain derived neurotrophy factor, BDNF）、神经营养因子-3（neurotrophy factor-3, NTF-3）和神经营养因子-4（neurotrophy factor-4, NTF-4）。这些有广泛活性的小分子物质在脊髓损伤时能激活受损的神经元存活和调节RAG的表达，从而增加受损轴突的再生能力。

生长因子在应用时仍有许多问题。包括其对神经组织和外周组织（如肌肉）的影响是否具有特异性等尚不清楚，且许多生长因子刺激受损轴突导致疼痛加剧。不同的生长因子在神经生长过程不同阶段可发挥促进作用，亦会相互拮抗。此外，生长因子不能透过血脑屏障，因此未来的任务就是如何挑选不同神经组织最匹配的生长因子和明确最佳投给时机及有效而又可调控的给药途径。

(二)消除受损神经元生长环境中早期阻碍轴突生长的抑制因子

轴突损伤后再生的早期即受到髓磷脂抑制剂和能加速神经细胞周围瘢痕形成因素的干扰。以下是几种对抗神经细胞周围早期抑制机制的主要策略。

1. 阻断轴突生长的抑制分子 健康人的脊髓存在有效阻碍轴突生长的物质,当轴突生长并连接到其他神经或肌肉细胞时,它能及时停止生长。创伤后这些分子则成为延迟或阻止再生的重要障碍。Schwab 等首次确定了一种髓磷脂生长抑制物,即 NOGO-A,这种髓磷脂蛋白由少突胶质细胞产生,通过阻断轴突表面特异性 NOGO-A 受体来发挥抑制作用。抗体 IN-1 可与 NOGO-A 结合或作为 NOGO-A 受体的拮抗剂来阻断这个抑制机制,从而间接促进轴突再生。除了 NOGO-A,其他轴突生长抑制蛋白,诸如髓鞘相关糖蛋白(MAG)和少突胶质细胞髓鞘糖蛋白(oligodendrocyte myelin glycoprotein, OMP)也是通过受体发挥作用。除了 NOGO-A 抗体 IN-1 外,对髓磷脂抑制分子的被动或主动免疫方法也已进入实验性研究阶段。用此法进行结构再生和功能恢复已有报道,但尚有争论。因为有研究表明被动或主动免疫会加剧脊髓损伤后的组织结构破坏和功能障碍。最新研究显示,提高受损轴突内环磷腺苷(cyclic adenosine monophosphate, cAMP)水平能够解除髓磷脂相关蛋白的生长抑制作用,可促进受损脊髓的轴突生长。

2. 以修复轴突细胞膜来恢复冲动传导 在脊髓损伤中以脊髓挫伤最为常见。完全性脊髓横断很少发生,许多脊髓伤患者会有部分轴突从急性期机械损伤和继发损伤机制中存活下来。在两种情形中,因细胞凋亡所引起的少突胶质细胞变性将导致脱髓鞘和冲动传导不稳定或完全不能传导。损伤后轴突脱髓鞘,大量的钾通道开放,钾离子漏出进入细胞外间隙,导致传导障碍。电压敏感性快钾通道阻滞剂可阻断钾通道,从而使脱髓鞘轴突传导动作电位成为可能。这些已通过二期临床试验证实的试剂正被应用到损伤的早期阶段。

3. 免疫调节 免疫调节是减轻损伤后炎症反应的一种潜在有效的策略,通过免疫调节能改善微环境,促进神经元存活和再生。脊髓损伤后炎症反应贯穿变性和修复过程。炎症细胞及其介质同时也参与瘢痕形成,形成的瘢痕会将受损区域和周围健康组织分隔开。在创伤和疾病时,单核细胞能快速转化为巨噬细胞,后者在炎症反应中发挥关键作用,包括受损周围神经的修复。当单核细胞进入变性的脊髓白质并转化为有活性的巨噬细胞,它能去除髓鞘相关抑制物,合成并释放生长因子,有利于促进组织的修复和轴突生长,但体循环中的单核细胞需要吸附在毛细血管内皮细胞上才能进入脊髓组织。另外,脊髓免疫细胞疗法(ProCord)即将从患者自身血液里分离出并通过特殊途径激活的巨噬细胞在脊髓伤后的 14 天内直接注入脊髓局部来治疗损伤,已显初效。

细胞间细胞黏附分子(intercellular cell adhesion molecule, ICAM)表达在内皮细胞的细胞膜上,也是巨噬细胞的一种配体,它在炎症反应的早期发挥显著作用。因而,调节 ICAM 的表达能调节脊髓损伤后单核细胞介导的炎症介质。细胞因子中的白介素(interleukin, IL)家族对各种细胞的生长和功能具有重要的作用,其中 IL-1、IL-6 和 IL-10 是重要的免疫和炎症反应调节剂,神经损伤可诱导其生成。IL-1、IL-6 是促炎症介质,而 IL-10 则能终止炎症反应,但具体的作用机制尚不明确。脊髓损伤后早期给予 IL-10 可减弱炎症反应和继发损伤。白介素的优势在于可全身给药,包括腹膜内。从实验中观察到,白介素能改善局部血流灌注,减轻水肿,减少继发损伤的范围。总之,ICAM 和白介素参与脊髓损伤后的炎症反应,其有望为治疗脊髓损伤的药物提供参考。

4. 软骨素酶 ABC——分子刀 脊髓损伤

后疤痕形成是正常反应,硫酸软骨素蛋白聚糖(chondroitin sulfate proteoglycans, CSPG)是疤痕形成的主要成分,其可阻碍轴突越过损伤平面。2002年首次发现能消化硫酸软骨素的细菌酶,Bradbury等人将细菌软骨素酶ABC(chondroitinase ABC, ChABC)鞘内注入后角受损的成年大鼠体内。ChABC消化了损伤平面的CSPG,减少了疤痕形成。此酶像一把分子刀,能消除妨碍神经再生的瘢痕组织。

5. RHO(rashomologue)拮抗剂 其是一种鸟苷三磷酸酶(guanosine triphosphatase, GTPase)相关的信号蛋白,可转导细胞外信号而引起肌动蛋白细胞骨架变更,从而影响细胞的运动性。中枢神经轴索损伤使Rho激活,导致细胞骨架塌陷,轴索退缩。在伤后早期给予Rho相关激酶拮抗剂,如补体C3能促进轴索延长,改善脊髓血流灌注和局部环境。目前在伤后两周内于鞘内注入Rho相关激酶拮抗剂cethrin的研究已在着手进行。

(三)克服受损神经元外环境迟发性抑制轴突生长机制

一旦瘢痕形成,迟发抑制机制随即启动。后期受损脊髓上下断端被瘢痕和液化组织分开。受损轴突不能穿过此区,只能通过生物合成的支撑结构越过或绕过它,且通常需要生长因子的联合作用。尽管支持性结构为轴突延伸提供了可行性,但生长的轴突无法重新长入受损脊髓的上或下方断面内。因此,支持结构仅仅是恢复功能连接方式之一。有望解决的措施是同时采用支撑性结构和植入细胞,后者来自移植胚胎神经或干细胞。

1. 支持结构 支持结构可通过为生长因子提供支架和作为再生轴突相互作用的培基来促进轴突生长。由于受损的中枢神经系统轴突在移植的周围神经组织中能够生长到较远距离,因而,周围神经或其组织成分是生长支持结构的理想材料。

(1)外周神经 在众多研究中最引人注目的外周神经移植实验是将肋间神经移植到脊髓横断端面的灰质或白质的上、下行传导束之间,并以纤维蛋白胶固定,同时从纤维蛋白胶内缓慢释放酸性成纤维细胞生长因子(aFGF)。实验证实轴突能再生,且可穿越受损处,下肢功能有恢复,还尚需临床证实。

(2)施万(雪旺)细胞 施万细胞是促进外周神经生长最重要的细胞,用离体施万细胞或施万细胞促生长分子来引导受损外周神经轴突生长是可行的。但在损伤处的星形细胞会对抗施万细胞,削弱其生成髓磷脂的能力。

(3)嗅鞘细胞(olfactory ensheathing cells, OECs) 嗅鞘细胞是一种有潜力的支持结构材料。它释放生长因子,能在再生的中枢神经内的轴索周围生成髓磷脂。局部移植OECs能刺激受损脊髓的轴索再生、穿越瘢痕及促进感觉功能恢复。其机制尚不清楚,似乎与其增加突触可塑性和移植嗅黏膜中的OEC干细胞促进结构及功能修复有关。OECs能完全聚集在中枢神经系统周边,并能穿越结缔组织,故而在支持受损脊髓轴索再生方面比施万细胞更合适。局部麻醉下可从人嗅黏膜上获得OECs,将其在试管中培养后用于移植。Brisbane已在临床上对完全性脊髓损伤者进行OECs移植试验,一年后证实其有效。

(4)人工支持结构 已有多种人工支持结构。Schneider等将多组成分聚合物移植入大鼠脊髓两断端。其内芯填充干细胞,外壳是适合损伤断面轴索生长的附着层。与对照组相比,移植组后肢功能恢复较好。

2. 移植术

(1)胚胎神经移植修复脊髓 神经胚胎组织含有未分化神经元,可进化为成熟神经元,并在脊髓中形成有功能突触连接。此外,神经胚胎还含有干细胞和非神经细胞,非神经细胞向移植的幼稚神经元和脊髓受损神经元提供营养和支持。由于上述特性,其在脊髓损伤研究中颇具前景。但伦理问题阻碍它在试验和临床上的应用。

（2）人体脊髓组织移植　实验证明，人体胚胎组织能防止受损脊髓空腔扩大，移植人体的胚胎组织前提是移植物能存活及观察会否引起排异反应，终极目标是胚胎组织能融入宿主脊髓，从大体结构和分子结构上来缩小空腔。目前胚胎组织移植的焦点并非功能恢复，而是可行性，由于其来源于流产的胎儿而会引发伦理问题。

（3）干细胞移植　干细胞研究为再生学创造了一条新路。干细胞能分化为具有不同功能的各类细胞，在整个生命周期中能无限度的分裂和替代其他细胞。1999年首次将干细胞用于脊髓损伤，将老鼠胚胎干细胞注入大鼠受损脊髓后分化成神经元、少突胶质细胞及星形胶质细胞而恢复部分功能。表明胚胎干细胞能在成熟的脊髓中存活并分化。但应注意的是移植的胚胎干细胞有形成肿瘤的风险。另外，成人干细胞可以增殖生成完全一样的复制品，但不分化。受外界特殊因子影响后可分化为与周围组织相似的功能细胞，亦能分化成与周围组织不同的细胞，这种特性称为可塑性。尚未证明成人干细胞具有多样性。目前有两种方式可将干细胞用于神经伤患。一是在试管中制备要用的细胞，使之适合用于移植；二是应用生长因子和其他分子刺激患者自身的干细胞来修复损伤。神经干细胞所致脊神经的形态和功能改善应归功于较为复杂的神经保护机制。试验表明干细胞移植能增加神经营养因子表达。

脊髓损伤后重要功能受损是因轴索连续性中断和少突胶质细胞变性及局部脱髓鞘引起。目前实验表明受损轴突修复脱髓鞘更为现实。因此，选用干细胞的目的主要是有足够髓磷脂细胞来替代丢失的少突胶质细胞，恢复冲动传导。Bradbury等和McDonald等用胚胎干细胞移植并激活其分裂成的星形胶质细胞、少突胶质细胞和神经元的原始细胞，其中部分能形成突触连接使得运动得到改善。但至今仍不清楚干细胞是怎样分裂成更多特异的细胞类型而不发生分化，这是否与基因改变有关？同样，在分化到什么水平进行移植最为合适亦无定论。

三、未来的期望

从上述内容可以看到近年来脊髓损伤再生研究方面的进展，主要是消除抑制因素和促进再生能力。尽管实验性脊髓功能恢复进展有限，但前途无限。病理学进程是脊髓损伤再生研究的首要条件。从临床治疗方面，应该对脊髓损伤在急性期即给予早期救治。伤后早期按重症对脊髓患者进行监护，以减少神经坏死，并及早行外科治疗。

在人工诱导再生的同时是否仍需行外科手术？何时才是联合治疗的最佳时机？需进一步研究。例如对颈脊髓损伤患者，可否先行减压和固定术，以求将脊髓外的血凝块和炎性物质冲洗干净。之后再用能对抗脊髓后方血块压迫的人工硬膜覆盖，并向硬膜内注入对抗疤痕形成和提高再生速度的因子。依照目前认识，此种鸡尾酒式疗法包含有神经生长因子、NOGO-A受体抗体、4-氨基吡啶、ICAM-1单克隆抗体以及软骨素酶ABC。治疗期通常是2~6周，即在疤痕形成前结束。当确定受损局部已清除掉受损的组织碎片后，亦可添加白介素消除炎症反应。与此同时，可根据受损平面及程度备制各种不同支架，切开人工硬脊膜囊，将吸附有施万细胞、神经营养因子和干细胞的支架用凝胶植入，让诸因子可以逐步释放。此外，OECs则以注射或作为细胞悬液方式给药。注射患者自身巨噬细胞浓缩液可减轻炎症反应，这是临床上一个令人满意的选择。

以上是依据现有研究结果对未来的期望，目前争论较多的问题如干细胞和胚胎组织等仍在探索。随着医学发展和伦理问题的解决，将来有可能创造干细胞组织库或从患者体内提取纯净的干细胞用于脊髓组织的置换，尤其是美国近年来开放对人体干细胞的研究，并提高到国家发展规划中的方针与政策，将会促使这项研究快速发展。

（李增春　刘忠汉　赵定麟）

参 考 文 献

1. 曹新峰,陈德玉,赵定麟等. 大鼠脊髓损伤后转化生长因子β1 mRNA表达变化及甲基强的松龙的干预作用［J］. 中国临床康复, 2006, 10（12）
2. 常小波, 林研, 谭军. 锂盐治疗大鼠脊髓损伤的实验研究［J］. 同济大学学报（医学版）, 2007, 28（6）
3. 戴力扬. 胸腰椎骨折的治疗原则［J］. 中华创伤杂志, 2007, 23（9）
4. 王朝阳, 袁文, 陈华江. 经后路器械固定间接减压与开放减压治疗胸腰椎骨折疗效比较分析［J］. 中华创伤骨科杂志, 2006, 8（6）
5. 王向阳, 戴力扬, 徐华梓等. 胸腰椎不同程度前中柱骨折内固定后的生物力学特征及前路重建的意义［J］. 中华创伤杂志, 2006, 22（3）
6. 严力生, 钱海平, 钮心刚等. 改良经后路椎体间融合术治疗腰椎滑脱症［J］. 中国骨与关节损伤杂志, 2007, 22（12）
7. 杨立利, 贾连顺, 苟三怀等. 大鼠急性脊髓损伤后外周血T淋巴细胞亚群的改变［J］. 中华创伤杂志, 2008, 24（4）
8. 杨维权. 应重视军事训练中的脊柱损伤［J］. 人民军医, 2007, 50（10）
9. 张颖, 樊骏, 唐勇等. 伴硬脊膜破损腰椎骨折的诊断与治疗［J］. 中华创伤杂志, 2008, 24（7）
10. 赵定麟, 李增春, 刘大雄, 王新伟. 骨科临床诊疗手册. 上海, 北京: 世界图书出版公司, 2008
11. 赵定麟, 王义生. 疑难骨科学. 北京: 科学技术文献出版社, 2008
12. 赵定麟, 赵杰, 王义生. 骨与关节损伤. 北京: 科学出版社, 2007
13. 赵定麟. 脊柱脊髓损伤研究的现状［J］. 中华创伤杂志, 2008, 24（10）
14. 赵定麟. 现代骨科学, 北京: 科学出版社, 2004
15. 赵定麟. 现代脊柱外科学, 上海: 上海世界图书出版社公司, 2006
16. Chun-Sheng Wang, Zhi-Bin Shi, An-Qing Liu, etal. The relationship of decubitus and serum albumin level in paraplegia patients induced by spinal cord injury. SICOT Shanghai Congress 2007
17. Fu-Guo Yang. Treatmet of 56 simple flexibility thoracic-lumbar vertebral body compression fractures with multifunction reduction tractor. SICOT Shanghai Congress 2007
18. Fu-Jang Cao, Shi-Qing Feng. The study on treatment of spinal cord injury by neurobiological membrane guided neural stem cells combined with schwann cells transplantation. SICOT Shanghai Congress 2007
19. Gan M, Yang H, Zhou F, Zou J. Kyphoplasty for the treatment of painful osteoporotic thoracolumbar burst fractures. Orthopedics. 2010 Feb 1; 33（2）: 88-92.
20. Gross EA. Computed tomographic screening for thoracic and lumbar fractures: is spine reformatting necessary? Am J Emerg Med. 2010 Jan; 28（1）: 73-5.
21. Hwang JH, Modi HN, Yang JH Short segment pedicle screw fixation for unstable T11-L2 fractures: with or without fusion? A three-year follow-up study. Acta Orthop Belg. 2009 Dec; 75（6）: 822-7.
22. Jie Xu, Tie-Sheng Hou. Effect of high dose methylprednisolone on heat shock protein 27kd mrna, epidermal fatty acid-binding protein mrna and tissue inhibitor of metalloproteinase-1 mrna expression after spinal cord injury. SICOT Shanghai Congress 2007
23. Jie Yu, Zhuo-Jing Luo, Xue-Fei Zhang, etal. Early morphological changes of spinal motor neurons after explosive injury of spinal cord. SICOT Shanghai Congress 2007
24. Li-Li Yang, Lian-Shun Jia, San-Huai Gou, etal. The expression and clinical significance of icam-1 on leukocytes in the patients with acute spinal cord injuries. SICOT Shanghai Congress 2007
25. Ma L, Liu H, Gong Q, Li T. ［Correlation between vertebral screw inserting angle and post-operative spinal lateral angulation in surgery via anterior approach for thoracolumbar fractures］Zhongguo Xiu Fu Chong Jian Wai Ke Za Zhi. 2009 Nov; 23（11）: 1329-33.
26. Ming-Yong Gao, Jian-De Xiao, Zhen-Yu Li, etal. Experimental research of rna interfere application of il-6 receptor expression suppression in the acute phase of spinal cord injury. SICOT Shanghai Congress 2007
27. Patel AA, Vaccaro AR. Thoracolumbar spine trauma classification. J Am Acad Orthop Surg. 2010 Feb; 18（2）: 63-71.
28. Rihn JA, Yang N, Fisher C. Using magnetic resonance imaging to accurately assess injury to the posterior ligamentous complex of the spine: a prospective comparison

of the surgeon and radiologist. J Neurosurg Spine. 2010 Apr; 12（4）: 391-6.
29. Se-Il Suk. Recent Research and Applications in Spinal Surgery. SICOT Shanghai Congress 2007
30. Shi-Qing Feng, Feng Jing, Jiang – Feng Ji, etal. Treatment of spinal cord injury with co-grafts of autologus activated schwann cells and embryonic neural stem cell in the rat. SICOT Shanghai Congress 2007
31. Shi-Qing Feng, Jiang -Feng Ji. Treatment of spinal cord injury with co-grafts of autologus activated schwann cells and lithium chloride in the rat. SICOT Shanghai Congress 2007
32. Shi-Qing Feng, Xian-Hu Zhou, Xiao-Hong Kong, et. al. A study on treatment of acute spinal cord injury by autologus activated schwann cells transplantation in the rat. SICOT Shanghai Congress 2007
33. Tian-Jian Zhou, Jian-Jun Li. Review of functional surgery in spinal cord. SICOT Shanghai Congress 2007
34. Van Herck B, Leirs G, Van Loon J. Transpedicular bone grafting as a supplement to posterior pedicle screw instrumentation in thoracolumbar burst fractures. Acta Orthop Belg. 2009 Dec; 75（6）: 815-21
35. Wei Hou, Shi-Qing Feng, Jia-Tong Chen, et al. Treatment of spinal cord injury using nogo antibodies combined with autologus activated schwann cells transplantation. SICOT Shanghai Congress 2007
36. Xiao-Bo Chang, Yan Lin, Jun Tan. The effect of lithium on the spine cord injury rats. SICOT Shanghai Congress 2007
37. Yang J, Huang K, Yang Z. [Comparative study on indirect decompression versus open decompression to vertebral canal in treating thoracolumbar burst fractures without neurologic deficit] Zhongguo Xiu Fu Chong Jian Wai Ke Za Zhi. 2010 Jan; 24（1）: 32-6. Chinese.
38. Zhan-Chun Li, Zu-De Liu, Guang-Yu Hu. Study of surgical treatment in multi-level non-continuous spinal fractures. SICOT Shanghai Congress 2007
39. Zheng-Feng Zhang 1, Yue Zhou1, Wei-Hong Liao. The effects of adenoviral cardiotrophin-1 gene transfer on the regeneration of rubrospinal neurons after spinal cord injury in adult rats. SICOT Shanghai Congress 2007
40. Zhuangchen Zhu, Bin Ni. NgR expression in macrophages promotes nerve regeneration after spinal cord injury in rats. Arch Orthop Trauma Surg. 2010; 130: 945‐951.

第二章 胸腰椎骨折脱位之手术疗法

第一节 胸腰椎骨折脱位手术的基本概念

一、概述

人体司承载的大梁——脊柱，不仅支撑体重，且保护胸腹内脏器官和维持人体的生理活动。当其不能承受载荷时，就必然带来一系列新的问题，首先是引发不稳，如脊柱的多处破坏，可使脊柱丧失承载生理载荷能力。因此，当脊柱损伤后是否需要处理，如何处理，主要取决于损伤的部位及其结构状态。因此，应对其有一全面了解，并判定脊柱各个结构在总的稳定性中所承受的比例，并以此为前提决定对损伤椎节的治疗。

虽然胸腰椎损伤也可以通过非手术疗法治愈，但对于解剖形态已遭破坏的大多数病例来说，需通过手术达到骨折脱位的还纳，恢复椎节原有高度及稳定性，并消除对脊髓或脊神经根的致压因素，恢复椎管原有形态，尤其是已探明脊髓损伤原因需要及时处理者。

用于胸腰椎骨折脱位的外科手术主要是前路、后路与前后联合入路三大类。前路手术系指通过椎体前方或侧前方进行处理椎节伤患的术式，因椎体解剖部位深在，技术上较为复杂，但前路手术可以直接切除致压物及充分解除对脊髓前方的压迫，因此其可以较好地恢复神经功能，即使晚期来诊病例的前路减压手术亦常有效。而后路则为骨科的传统术式，也是骨科医师乐意采用的手术入路，但在处理外伤病例时，由于致压物大多位于椎管前方，难以获得理想的疗效，因此，在选择上应全面考虑。对于少数伤情复杂者，亦可前后路同时（或分时）施术，以求尽早恢复椎管形态及椎节的稳定性，从而直接达到对脊髓减压之目的

二、胸腰椎前路手术的特点

胸腰段损伤前路手术为近年开展日益增多的手术途径，一方面是由于影像学可以清晰地显示致压物大多位于椎管前方，需从前路方可彻底切除；另一方面是材料学与工艺学进展，使脊柱前路减压术后的复位与内固定更为有效，现将其特点分述于后。

（一）可在直视下减压

从胸腰椎伤患的病理解剖特点，尤其是骨折脱位病例，发现引起脊髓损伤的致压物90%以上位于椎管前方，因此企图从椎节后方，绕过娇嫩的脊髓去切除骨性致压物，不仅技术操作难度大，且极易误伤脊髓而造成无法挽回的后果。因

此，直接从前方，通过前柱解剖结构切除位于中柱的致压物当然更为直接、方便和有效，也是最为彻底的途径。

（二）可重建中柱之生物力学结构、形态和构成椎管前部的解剖状态

在前路减压的同时必然采取相应措施来恢复前柱的形态和力学结构，包括选用内固定器材和块（条）状植骨块，因此，亦可同时消除该段椎节损伤前已存在的病理状态，例如椎节不稳、骨质增生、侧凸及椎间盘退行性变等。从而也直接地消除了对脊髓的致压因素。当然涉及椎管后方的病变及外伤等则难以全部顾及，好在来自椎管后方的致压物相对少见，必要时也可前后同时施术。

（三）操作上需有普通外科及胸外科基础

国外的骨科医师，尤其是脊柱外科医师，均需先接受与专业技术相关的诸学科培训和质证，我国亦已注意到这方面所存在的差距，因此，作为一名骨科医师，均需要有普通外科及胸外科的基础知识及操作经历，否则，在对经腹腔或经胸腔的手术操作上将会带来一定困难。准备进入骨科专业的临床医师均需学习或强化普外及胸外基础知识与技能。

（四）失血量多少不一，需注意备血

根据实验性研究与临床观察，脊柱血管的失血量多少相差甚大，可达 20 倍之巨，因此术前每位医师均需全面考虑，并超量备血，以防万一。笔者曾有过用血 16000ml 之经历（一位 17 岁脊柱肿瘤患者，从术前软瘫到术后 3 个月重新走入学校上课）。

三、前路手术病例的选择

（一）基本要求

前路手术病例选择的标准目前尚不统一，由于前入路对病变位于椎管前方者在处理上更为直接、方便，尤其是稳定性手术。因此前路手术适应用于胸腰椎骨折合并脊髓损伤之病例，尤其是致压物来自前方者，而无脊髓损伤症状者应以后路手术为简便。对合并完全性截瘫者是否进行前路手术仍有争议，多数人认为不管是否减压，预后均差，因而主张仅作后路固定融合术即可。

（二）手术适应证

根据笔者经验，建议选择以下病例：

1. **胸腰椎骨折伴不完全性脊髓损伤或前脊髓综合征者**　凡经放射线或 CT 扫描等影像学检查证明于椎管前方有致压物存在需行切除，而后方入路又难以进入椎管前方将致压骨切除者。

2. **前柱受损**　主要是胸腰椎压缩性骨折、爆裂性骨折等致胸腰椎前柱骨性连接中断或伴有骨缺损者。

3. **需再次施术或翻修术者**　除后路已施手术，因减压不彻底，并在椎管前方仍有致压物者外，其他各种翻修术病例亦大多需前路施术。

（三）不适宜前路手术的病例

1. **胸腰入路已施术者**　指因心肺或腹腔器官已施术而影响前路手术显露及操作者，尤其是手术显露过程中有误伤、误判及操作难度过大的病例。

2. **胸腰部有病变、妨碍手术者**　对胸腹腔内有某些疾患，例如肺部慢性炎症、胸腹腔大血管病变、盆腔炎及其他疾患易因前路手术入路而引起复发或发作者。

3. **全身情况及腹部情况无法承受手术者**　如患者全身状态不佳，或伴有并发症等不允许施术或麻醉者。此外，还包括过度肥胖、腹部脂肪过多难以暴露术野者。

四、腰椎后路手术之特点

(一)术式简便易于操作

由于脊柱位于躯干后方,较为表浅,手术全程易于显露及操作。尤其是骨科医师大多习惯这一延续多年的传统入路。近年来许多医学院校学生在毕业后直接分配到骨科而未经大外科轮转培训者,更易有恐惧前路手术而重于后路入路的心态。

(二)有利于对后柱伤患进行处理

前路手术难以达到椎节后方,因之当损伤以后柱为主时,只有选择后路方能直接接触受损组织进行有效的处理。主指椎板骨折、小关节损伤、黄韧带嵌压及其他椎管后方伤患为主者等。

(三)探查椎管及蛛网膜下腔

前路手术虽也能观察蛛网膜下腔情况,但视野小,操作上难度大,尤其是修复或缝合硬膜囊时,由于术野太深而难以满意,并易引起脑脊液漏。因此,几乎百分之百的医师采取后路。

(四)可直接观察脊髓受损程度及范围

这也是优于前路手术之处,尤其是对完全性、横断性脊髓损伤,期望能清除局部坏死组织时更为方便,且在直视下不会误伤正常神经组织。

(五)有利于椎弓根钉技术的实施

椎弓根技术为近30多年来在脊柱外科中应用最多的技术之一,尤其是对急性脊柱损伤可以立即获得理想的三柱固定而显示其优于其他术式疗效,此种技术入路只有通过椎节后方才可进行。

五、后路手术病例选择

(一)手术适应证

1. 胸腰椎不稳定型骨折　随着三柱理论的提出,近年来大家都认为三柱完全性损伤的不稳型胸腰椎损伤,为了使其复位及防止再移位,应尽早施以开放复位及内固定术,以求尽早恢复椎节的形态,重建脊柱稳定性及早日重返社会和工作岗位。

2. 合并脊髓损伤的胸腰椎骨折　此类病例较多,为避免过多搬动而加剧脊髓损伤程度,一般不是每例均需早期手术,但以下情况应酌情选择手术:

(1)完全性脊髓损伤　应尽早手术,尤其是伤后6h以内来诊者,可按急诊立即施以减压、复位及固定术,其目的是减少脊髓继发性损害。骨折复位固定后便于护理和对各种并发症的预防。

(2)进行性脊髓损害　指外伤后脊髓神经症状逐渐加重者,除血管受累因素外,与伤节病变不稳有关,需尽早解除病因,终止发展,并争取康复。

(3)恢复停滞不前者　指非手术疗法有效,但当脊髓神经功能恢复到一定程度即停滞不前,并于X线平片或CT扫描及MR显示椎管内有骨性致压物者,包括伤后3个月以上之陈旧性病例。

(4)其他　指椎管内有骨块(片)存留,或是伴有椎节严重不稳影响康复,以及伴有椎管狭窄之不全性瘫痪者等,均应尽早手术。

(二)不宜后路手术的病例

1. 致压物位于椎管前方的急诊患者　对此种病例,原则上以前路手术为首选,尤其上胸段;

2. 全身情况无法承受手术者　包括各种严重并发症、合并症,患者全身状态不允许搬动,麻醉及手术之危重病例;

3. 局部有炎症者　除深部感染者外,皮肤状态不佳者,包括创口未愈、褥疮等均应暂缓手术。

六、前后路同时施术

为前两种入路的最佳组合,主用于受伤早期病例,凡病情需要、身体情况良好、血源有保障者,均可酌情选择此种方式。笔者多年来曾施术多例,发现不仅有利于受损神经组织的恢复,且有利于患者尽早下床活动,在当前内固定技术高度发展的今天,一般均可同时完成。

前路与后路何者为先应视病情而定,以一次麻醉下先后行前－后或后－前施术、予以完成减压、畸形矫正及内固定术,并注意恢复椎管形态、椎节高度及椎节曲度。如病情不允许,或各种因素限制(包括血源无保障等),亦可分两次施术。间隔期以 7~10 天为宜,不应过久,以免影响神经功能的恢复。为了防止患者在搬动及术中翻身引起损伤,建议利用石膏床(上、下盖),可事先预制,分大、中、小三型用于不同病例。

七、手术时机选择

(一)脊髓完全性损伤者

伤后愈早愈好,一般以伤后 3h 以内最为理想,3~6h 以内者亦佳,12h 以内应争取,不超过 24h 亦属急诊手术范围。

(二)伴明显移位骨折脱位者

应争取在伤后一周内施术,以有利骨折及脱位的还纳,超过两周者,则难以复位,因此不宜超过此限。3 周以上应属难以复位之陈旧性病例。

(三)3 周以上虽属复位困难之陈旧性损伤

此种病例较之 3 月以上者椎节仍相当不稳定,因此在手术操作时应小心从事,并需辅以内固定技术。

(四)3 月以上需手术治疗者

此均属择期手术病例,应全面检查后选择相应之时间、入路、术式及内固定方式。脊髓神经功能究竟受压多少时间不能恢复,目前尚无定论,笔者曾遇一例于伤后 14 年作减压术后仍获得恢复的病例。

八、对老年胸腰椎骨折患者在治疗上应持积极态度

对 65 岁以上(女性应下浮 5~10 岁)之胸腰椎骨折病例,尤其是伴有骨质疏松及椎节不稳定者,除非全身状态不佳不适宜手术者,均应按一般成人予以手术治疗,以求早日下地活动,避免卧床所致各种并发症。图 3-3-2-1-1 表明,正常人脊柱侧位观,其人体力线呈垂直状态,如在腰椎或胸腰段发生压缩性骨折,在无代偿情况下,胸腰段以上必然呈前屈状而易向前倾倒,甚至跌倒,此时必需持拐行走(图 3-3-2-1-2)。在此状态下如为老年患者,由于脊柱及髋关节多伴有挛缩性病变,仅依靠膝关节屈曲来缓解胸腰段的前屈畸形程度(图 3-3-2-1-3),此种动作不仅效能较差,且易加重和引起损伤部位继发性病变。但年轻患者,由于其脊柱其他节段及髋关节等均处于正常状态,无明显挛缩现象,其代偿能力强,所引起的前屈畸形亦轻(图 3-3-2-1-4)。基于这一病理解剖与病理生理特点,对老年胸腰椎骨折伤者应尽早恢复其解剖状态,从根本上提高和恢复生活质量,也回避了因老年人代偿能力差所产生的不良后果,并可减少或杜绝因长期卧床所引发的各种并发症。

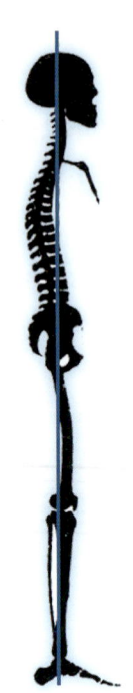

图3-3-2-1-1　正常人体力（中）线侧方观示意图

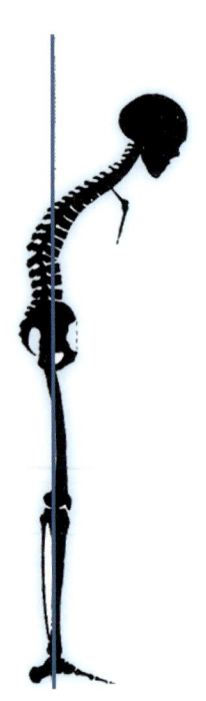

图3-3-2-1-2　胸腰椎骨折者人体力线侧方观示意图

胸腰椎骨折后人体力线呈自然前倾状，不稳定，易倾倒

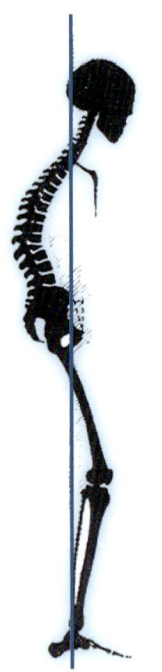

图3-3-2-1-3　年迈者人体力线侧方观示意图

老年伤者，由于胸腰椎及髋关节多呈僵硬状，代偿力差，主要依靠膝关节代偿，纠正前倾力线有限

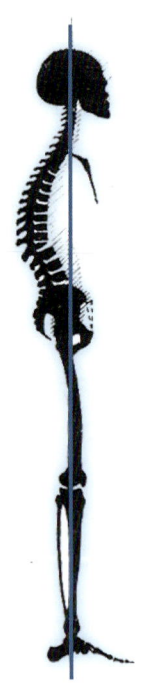

图3-3-2-1-4　年轻脊柱伤者人体力线侧方观示意图

年轻伤者由于脊柱及髋关节无挛缩、僵硬征，代偿力强，易于纠正前倾力线

第二节　胸腰椎前路手术入路

一、前路经胸腔手术入路麻醉与体位

（一）麻醉

一般均选择气管插管控制下之全身麻醉，不仅安全、有效，且术中可控制呼吸，对这类开胸施术病例，此为基本保证。

（二）体位

多取侧卧位或半侧（仰）卧位，并将床桥升高，可以获得良好的显露。术毕再将床桥摇平，以求降低切口缝合时之张应力（图3-3-2-2-1）。

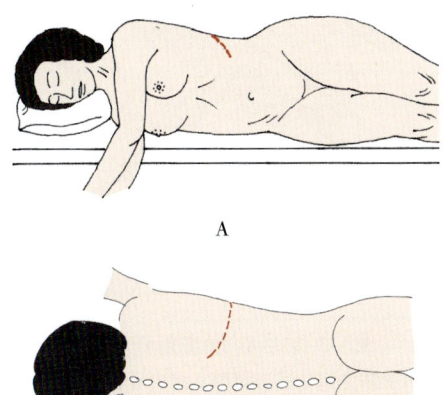

图3-3-2-2-1　经胸入路体位示意图（A、B）
经胸入路后外侧切口体位前后观　A.前面观；B.后面观

二、经胸手术操作步骤及入路

根据伤情不同、致伤部位不同及术式差异而选择相应之切口入路及操作步骤，常用的有以下3种术式：

（一）经胸外后侧切口

1.切断背阔肌和前锯肌　患者取侧卧位，双上肢置于特制木架上（图3-3-2-2-2、3），视施术椎节水平阶段高低选择相应之肋间隙，或沿肋骨走行自胸椎棘突侧方至前腋前线（或锁骨中线）切开皮肤及皮下组织，如系上胸椎则应先切断背阔肌和前锯肌而达胸壁处（图3-3-2-2-4）。

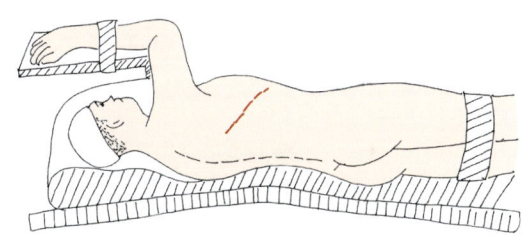

图3-3-2-2-2　经胸后外侧切口示意图
经胸入路后外侧切口，两臂向前置于特制的双层木架上；切口自第3~4胸椎、肩胛骨内缘与胸椎棘突间始，绕过肩胛下角下2~3cm至前胸为止

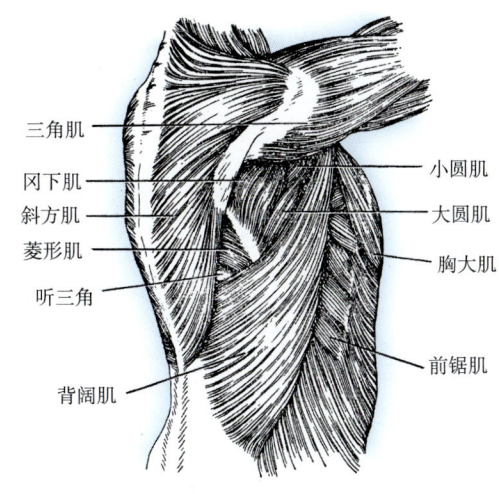

图3-3-2-2-3　胸部肌群示意图
显示胸部肌群侧面观（位置和关系），一般开胸后外斜切口所切断肌肉大多在此部位

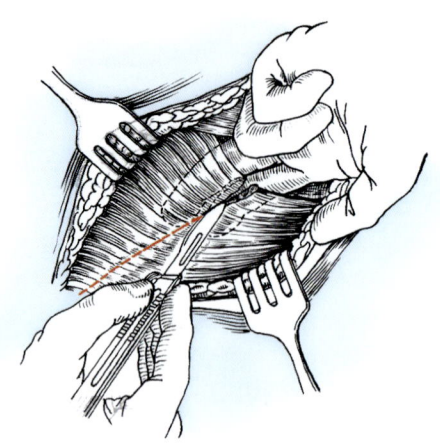

图3-3-2-2-4 切开肋骨浅层肌肉示意图
用食指与中指伸入肋骨浅面肌层向前分离，
切断背阔肌、前锯肌

2. 显露肋骨及肋间组织并切断（图 3-3-2-2-5~9）之后沿肋骨走行，于肋骨中线处切开肋骨骨膜，并用肋骨骨膜剥离器边分离，边从前方紧贴骨膜逐渐剥离肋骨后方之骨膜，使之呈游离状，再用肋骨剪将其自两端剪断（图 3-3-2-2-10）。

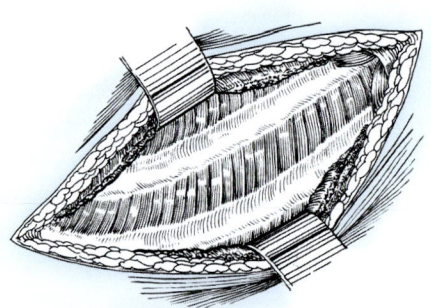

图3-3-2-2-5 显露肋骨及肋间组织示意图

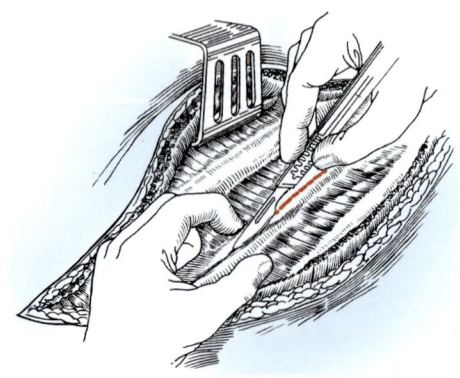

图3-3-2-2-6 切开肋骨骨膜示意图
用拉钩向上牵开肩胛骨，自骶棘（椎旁）肌边缘开始沿肋骨中线纵长切开肋骨骨膜，切忌切偏误伤肋间组织

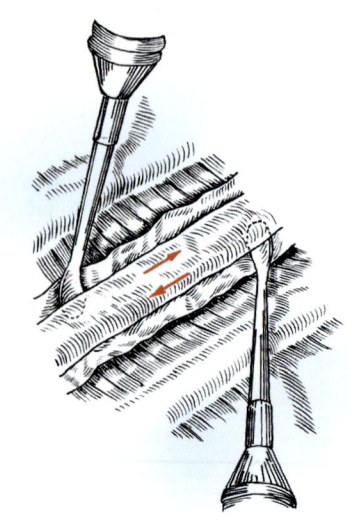

图3-3-2-2-7 分离肋骨膜示意图
先在肋骨中线锐性切开，用肋骨剥离器将上缘剥离，继续向深层剥离肋骨膜，再剥离下方肋骨膜直达下缘深部

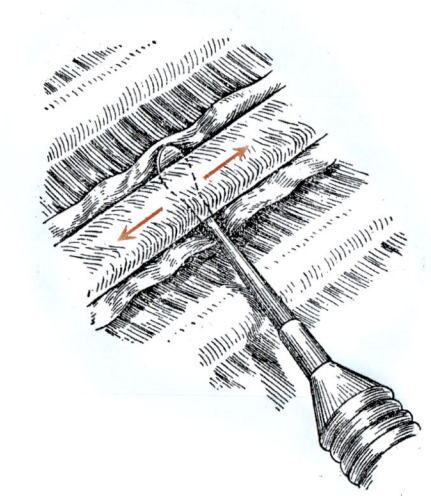

图3-3-2-2-8 分离肋骨示意图
将剥离器紧贴骨面分离至对侧，按预计范围全长游离肋骨

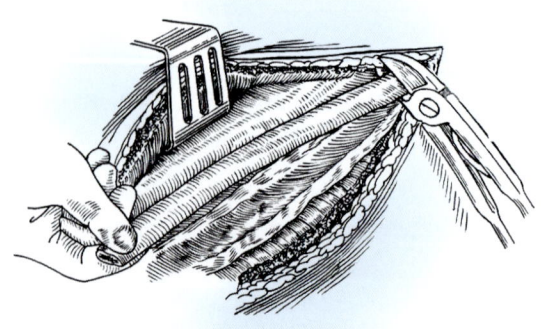

图3-3-2-2-9 剪取肋骨示意图
用肋骨剪先剪断肋骨的后端，再剪断其前端

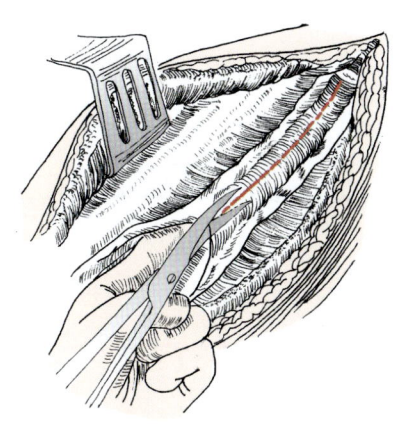

图3-3-2-2-10 进入胸腔示意图
在肋骨床中央切开一小口，肺稍萎陷后，
由前向后切开全长肋床

3. 进入椎体前方 在肋骨床处先剪一开口，使肺萎缩后再切开全部肋骨床，垫以沙垫后，再用肋骨牵开器将肋间隙撑开，显露椎体前方（图3-3-2-2-11），术者可将手伸入胸腔并探查受损椎节状态。本操作亦可不切除肋骨，而于肋间隙中线纵向切开肋间肌及壁层胸膜，使肺萎缩后，术者再将示指和中指伸入胸腔内全层剪开肋间组织，但应避开肋间神经和血管，其位于肋骨下缘、在外肋间肌和内肋间肌之间走行（图3-3-2-2-12）。从横断面观察肋间神经与肋间血管为伴行走向胸壁的侧方与前方，但实际上是肋间血管发自椎体前方胸主动脉及走向上腔静脉，位于前方，而肋间神经则来自椎旁之椎间孔处，位于后方（图3-3-2-2-13）。因此在暴露椎体前方施术时，应将两者分别游离至前方（血管）及后方（神经），并加以保护（图3-3-2-2-14）。

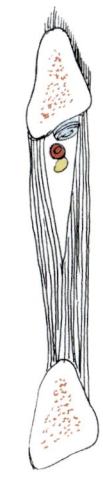

图3-3-2-2-12 肋间神经血管解剖位置示意图
肋间神经及血管位置，一般在肋骨下缘处

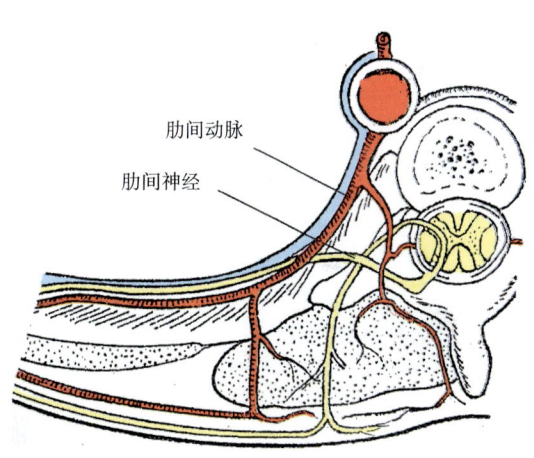

图3-3-2-2-13 肋间血管及肋间神经起源之解剖示意图

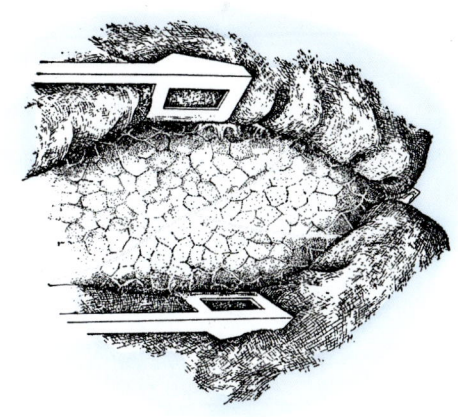

图3-3-2-2-11 牵开肋骨显露胸腔示意图
肋骨牵开器置于肋间，其下垫以纱垫，撑开肋间隙，
推开肺脏即达椎体前方

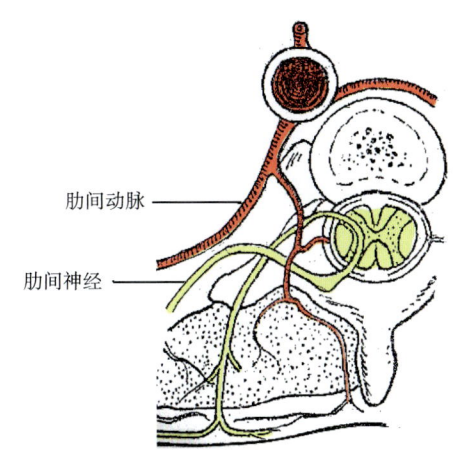

图3-3-2-2-14 分别分离肋间血管及神经示意图
肋间血管向前分离，肋间神经向后分离

(二)外前侧切口

患者取半侧(仰)卧位,切断前方部分胸大肌、胸小肌、前锯肌及后方部分背阔肌等,显露肋间肌及肋骨,而后按前法处理肋骨后自肋骨床处进入胸腔,或是切断肋间肌后进入胸腔(图3-3-2-2-15)。

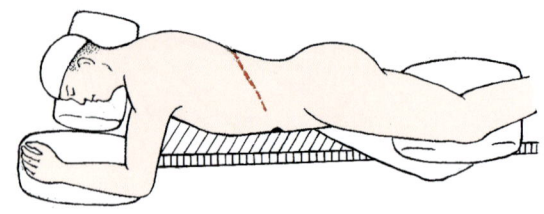

图3-3-2-2-16 胸腹联合切口常用体位示意图

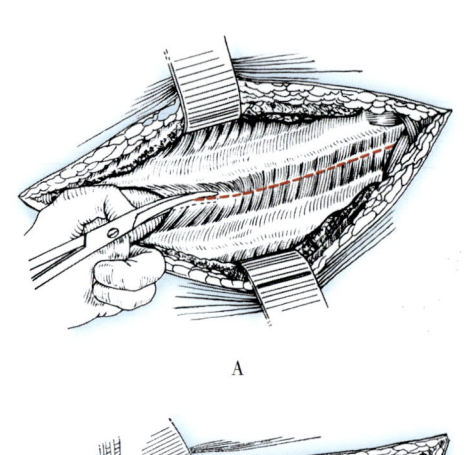

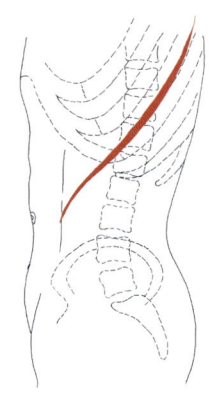

图3-3-2-2-17 胸腹联合切口投影示意图

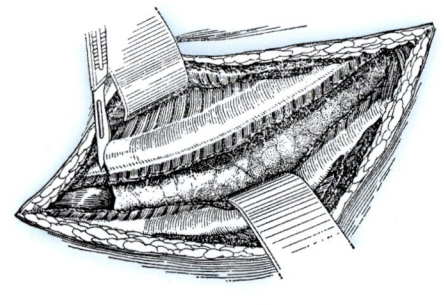

图3-3-2-2-15 经肋间隙进入胸腔示意图(A~B)
A. 切断胸大肌、部分胸小肌、前锯肌及背阔肌等,显露肋骨及肋间肌;在肋间隙中线纵行切开肋间肌和壁层胸膜,长约3~4cm,等肺萎缩后,将食指和中指伸入胸腔内,分别顶起其上、下的肋骨,以扩大肋间隙,剪开肋间肌;切勿伤及肋间血管、神经;B. 如切口显露不够满意,可将切口上或切口下或上下两根肋软骨在胸廓内动脉的外侧切断

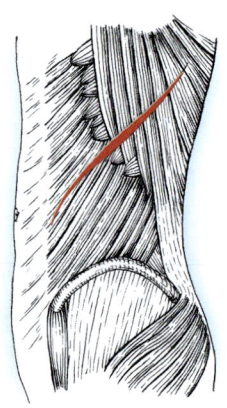

图3-3-2-2-18 胸腹联合切口下方肌群概况示意图

(三)胸腹联合切口

患者取侧卧位,大多沿第十或第十一肋骨进入胸腔及腹膜后处,膈肌亦同时剪开(图3-3-2-2-16、17)。如沿第十二肋骨以下施术,亦可不通过胸腔,而在胸膜外施术,膈肌暂不切断,或在显露腹腔后,再在控制呼吸状态下剪断膈肌进入胸腔,或开胸后剪(切)开膈肌显露胸腰椎前方(图3-3-2-2-18~25)。

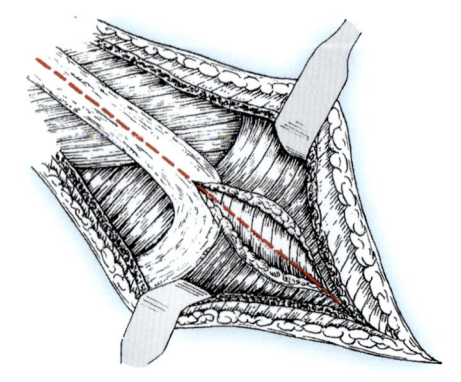

图3-3-2-2-19 切开肌群及肋骨膜示意图

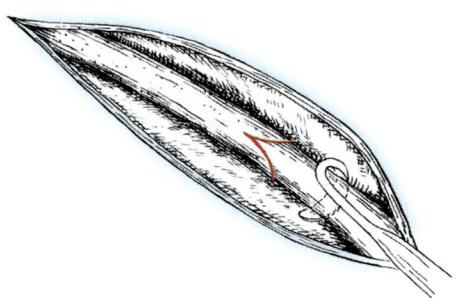

图3-3-2-2-20 切开骨膜后用肋骨骨膜分离器剥离骨膜示意图

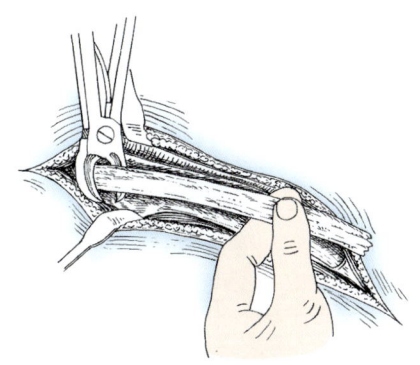

图3-3-2-2-21 两头切断肋骨、取出示意图

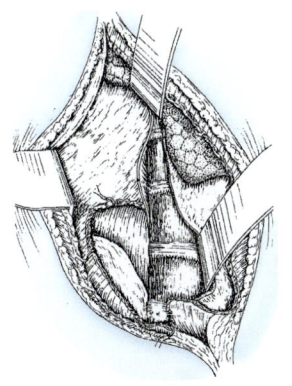

图3-3-2-2-22 切断肋骨后即进入胸腔示意图

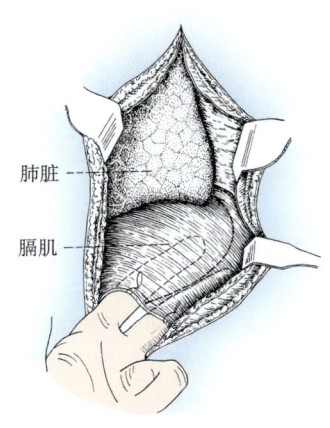

图3-3-2-2-23 再切断膈肌,即进入腹腔示意图

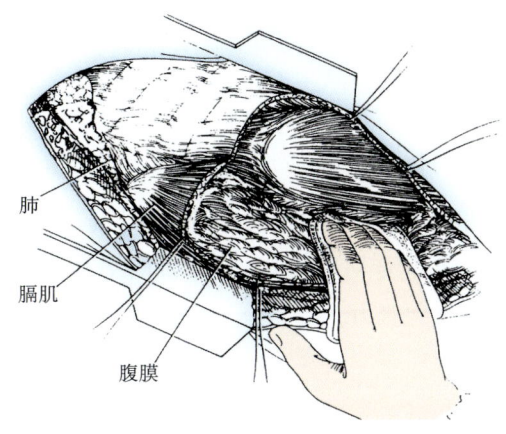

图3-3-2-2-24 胸腹联合切口局部解剖关系示意图
膈肌已横断,将腹膜向中线推开,注意位于腹膜后方的输尿管,应仔细确认

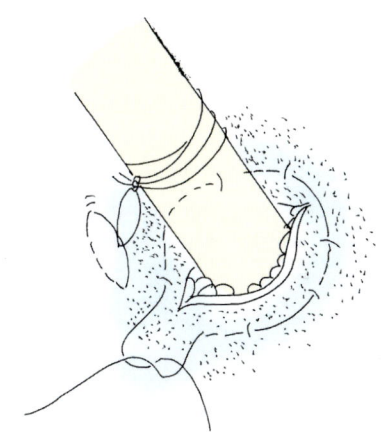

图3-3-2-2-25 留置胸腔引流管示意图
胸腔闭合前应在胸壁上开口,留置引流管

三、经胸入路显露施术椎节前侧方

进入胸腔后,先用胸腔牵开器扩大与固定切口,推开心肺组织后即暴露受损椎节,用盐水纱垫保护局部后将前纵韧带纵形或十字形切开显露韧带下受伤椎节病变,在充分显露情况下再决定进一步治疗措施。

四、前路经腹膜外入路麻醉与体位

(一)麻醉

多选用硬膜外持续麻醉或全身麻醉。对有膈

肌切开可能者,应选择气管插管全麻为宜,以便术中控制呼吸。

(二)体位

仰卧位,腰部略垫高,可通过升高床桥来完成,术毕(缝合切口前)再将床桥摇平,以减少缝合时腹壁之张力。

五、前路腹膜外手术入路操作步骤

(一)切口及入路

根据病情及施术者习惯及腹外专科培训程度等不同可酌情选择以下切口中之一种(图3-3-2-2-26)。

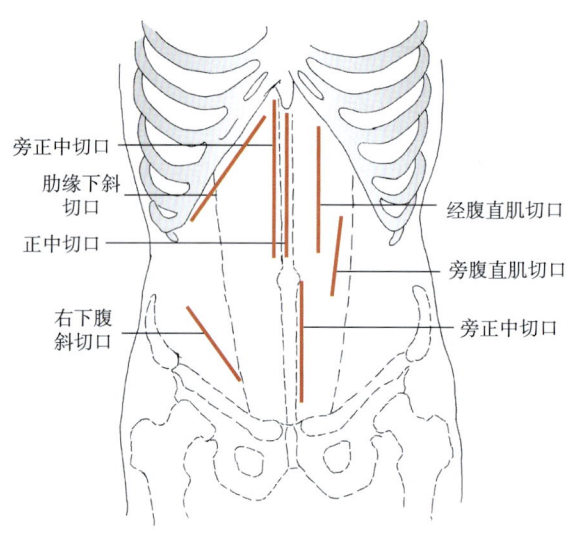

图3-3-2-2-26　常用的经腹手术切口示意图

1. 前正中切口　即沿中线切开,暴露腹膜外间隙,推开腹内脏器进入椎节前方(图3-3-2-2-27~31)。其高度视施术椎节高度而定。因此处肌层较薄或无,因此,进入腹腔程序较为简便,但切口处腹壁单位体积所承受的张应力明显为大,因而术后易引起腹壁裂开,以致骨科医师较少选用。

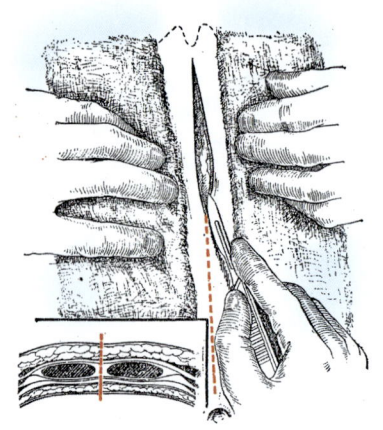

图3-3-2-2-27　前正中切口示意图
左下小图系从横断面显示切口入路

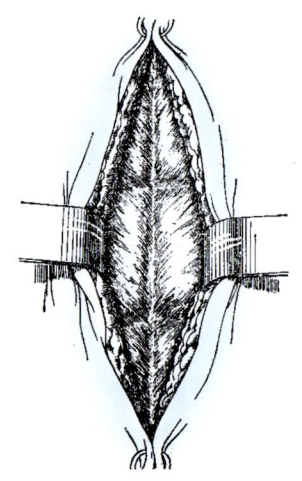

图3-3-2-2-28　显露白线示意图
皮下出血点止血后,两侧皮肤用灭菌治疗巾遮盖及巾钳固定,牵开创缘显露腹白线

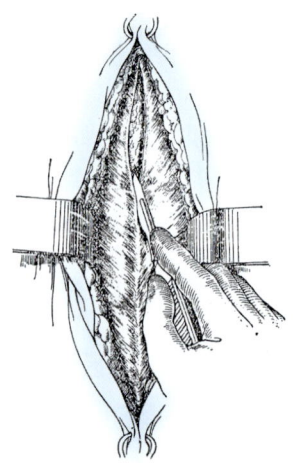

图3-3-2-2-29　切开白线示意图
沿正中线切开腹白线,注意勿将两侧的腹直肌前鞘切开

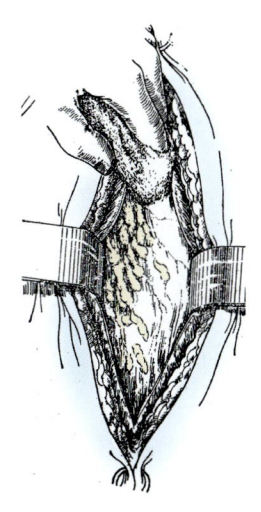

图3-3-2-2-30 显露腹膜示意图
用纱布或刀柄将腹膜前脂肪组织向两侧推开，露出腹膜

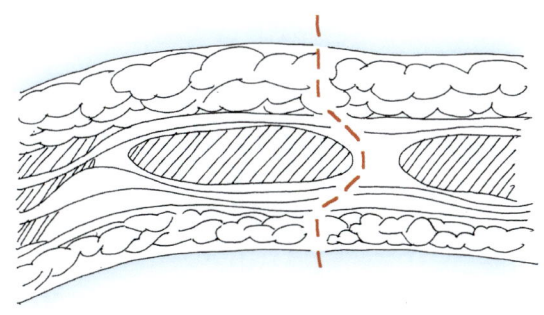

图3-3-2-2-32 正中旁（旁正中）切口横断面观示意图

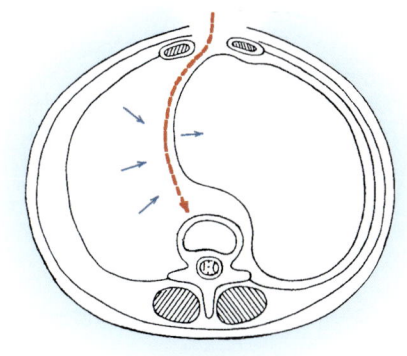

图3-3-2-2-31 从前路正中切口抵达椎节前方入路示意图

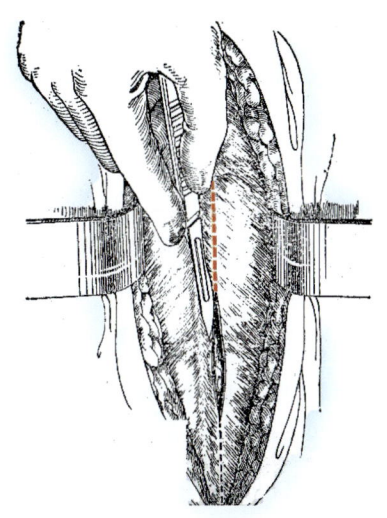

图3-3-2-2-33 显露、切开腹直肌前鞘示意图
于腹中线侧方约1~2cm处切开皮肤及皮下组织；显露腹直肌前鞘，并将其切开

2. 前正中旁切口 又称旁正中切口，主要用于体形较瘦者（图 3-3-2-2-32）。按常规消毒、铺单后，沿腹直肌鞘外缘（为避开下腹部大血管，多自左侧进入，但病变在右侧者仍以右侧进入为妥）切开皮肤、皮下，并用治疗巾缝合保护术野后，沿腹直肌鞘外侧缘内侧 0.5~1.0cm 处先纵向切开腹直肌前鞘（图 3-3-2-2-33），之后将腹直肌推向内侧，暴露腹直肌后鞘（其下方甚薄，在分离时应注意），并将其纵向切开即达腹膜外（图 3-3-2-2-34）。

亦有学者选用经腹直肌切口（图 3-3-2-2-35），愈合虽佳，但因损伤大，出血多，不为骨科医师们欢迎。

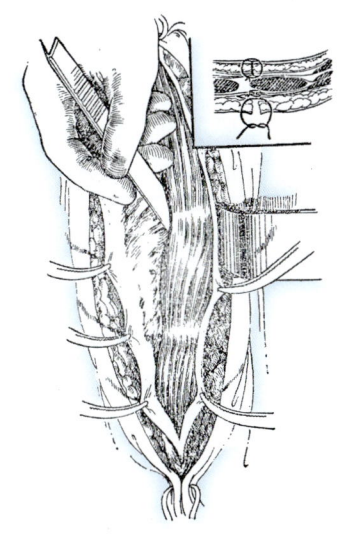

图3-3-2-2-34 剥离腹直肌，显露、切开后鞘示意图
提起腹直肌前鞘内侧缘，用刀柄将腹直肌内缘向外侧剥离；注意在腱划处宜用刀切，遇有小血管可钳夹、切断并结扎，显露腹直肌后鞘，并将其切开即达腹膜外

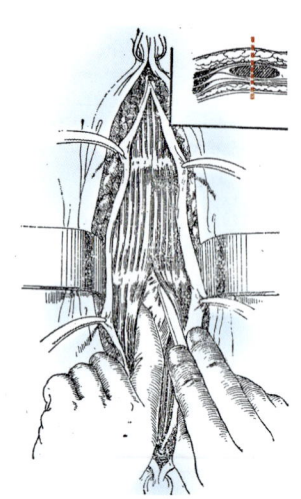

图3-3-2-2-35　经腹直肌切口示意图

此切口愈合较好，切口疝发生率低，但损伤较大、出血多

3. 斜形切口　系常规之下腹部（左侧）麦氏手术切口，视施术椎节部位不同而使切口偏向上方或下方（图3-3-2-2-36）。切开皮肤和皮下组织，并用治疗巾缝合保护切口，剪开腹外斜肌鞘膜及分离肌纤维后，用直血管钳头部穿过手术野中部的腹内斜肌及腹横肌（图3-3-2-2-37），并与助手所持之直血管钳相交替将肌肉向两侧分开达腹膜外方（切勿过深）。当可深入手指时，术者一手持刀柄，另手用手指（示指和中指）将腹内斜肌及腹横肌深部两组肌肉分别向患者头尾两侧分离，之后术者与助手各持一中弯血管钳在距裂口1.5cm处将该组肌肉对称钳夹、切断并缝合结扎之。如此反复多次达切口要求的长度为止。之后用手指将腹膜及内脏推向对侧（图3-3-2-2-38）。

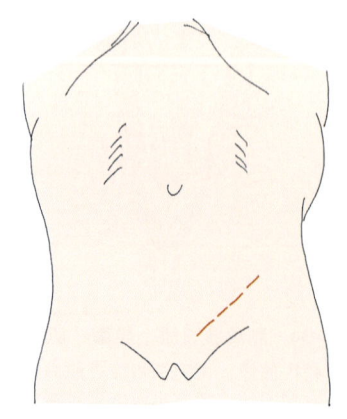

图3-3-2-2-36　斜形切口（左）示意图

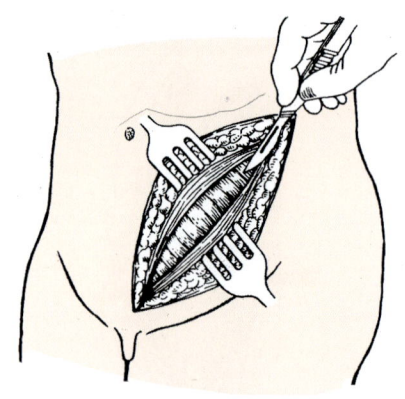

图3-3-2-2-37　依序切开、缝扎腹壁诸层肌肉示意图

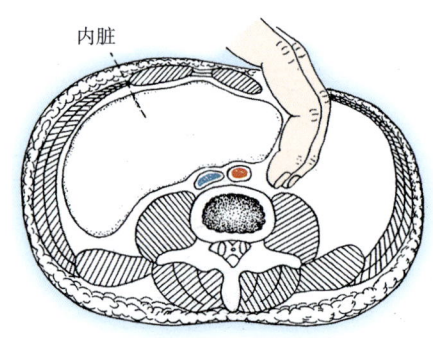

图3-3-2-2-38　将腹部及其内容物推向一侧示意图

下腰椎定位一般多无困难，主要根据腰骶角这一较为明确的解剖特点。为避免错误，术中尚应摄片或在C-臂X线透视下定位。

（二）保护或结扎邻近血管

由于我们提倡侧方（一般均系左侧）入路，因此无误伤对性功能起主导作用的骶中神经的机会。对两侧血管可用带线的棉片加以保护，如果腰动脉或静脉支（或其分支）妨碍手术操作时，则需在充分暴露的情况下，用长直角钳子将该血管游离后，用中号结扎线作双重结扎。当证明结扎线确实有效后，再将其剪断。操作时尽可能地选用手指尖部钝性分离，充分发挥指尖敏锐的感觉功能（图3-3-2-2-39）。之后用包以棉垫之大S拉钩将椎体前方的大血管轻轻牵向对侧；并充分暴露椎体侧方（图3-3-2-2-40）。

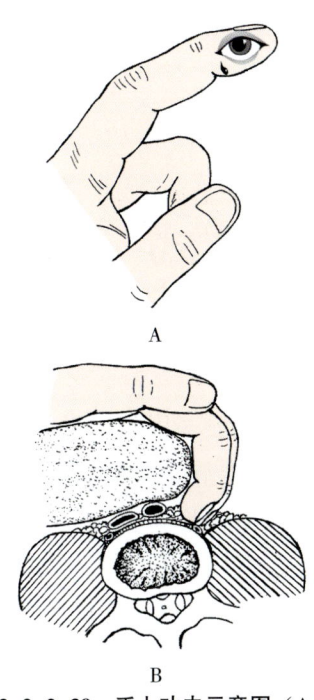

图3-3-2-2-39 手上功夫示意图（A、B）
操作时尽可能地用手指尖钝性分离，充分发挥指尖敏锐的感觉及钝性分离松解功能

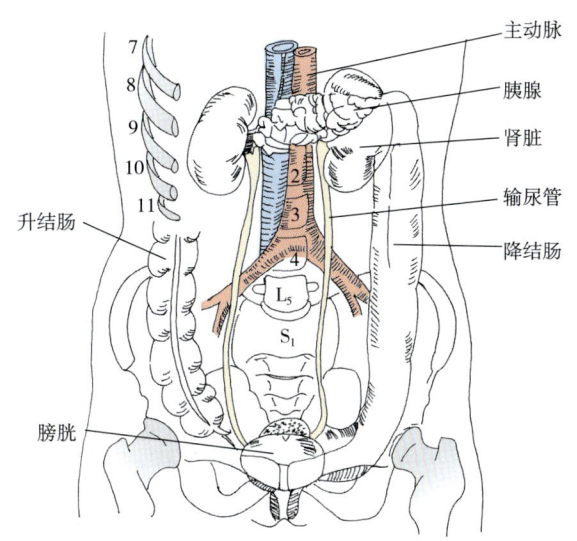

图3-3-2-2-41 腹膜后大体解剖示意图
下腹部手术术中务必注意避免双侧输尿道误伤

（三）切开前纵韧带显露施术椎节

以伤椎中心节段左侧为中点（相当椎体侧方中部，图3-3-2-2-42），用长柄尖刀将伤椎上节及下节（或两节以上）前纵韧带切开，长度约2cm×2cm，并将其向四周剥离，以显露出纤维环之外层纤维。

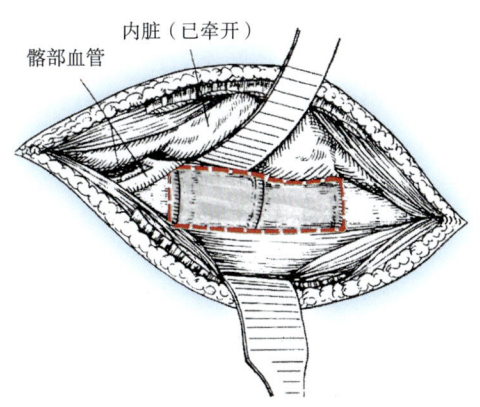

图3-3-2-2-40 充分暴露下腰椎侧前方示意图

术中应注意骶前静脉丛，当其远端受压后，由于静脉丛腔内空虚塌陷而呈闭合状，其外观与一般腹膜后韧带组织等十分相似，因此易在分离时将其撕破或切开（误认为前纵韧带等）而引起大出血。此种情况一般均可避免，万一发生，采用明胶海绵压迫即可达止血目的，并注意补充相应的血容量。同时注意双侧输尿管，尤其下腹部及骶髂部手术，易误伤，临床上有实例，术中需辨认（图3-3-2-2-41）。

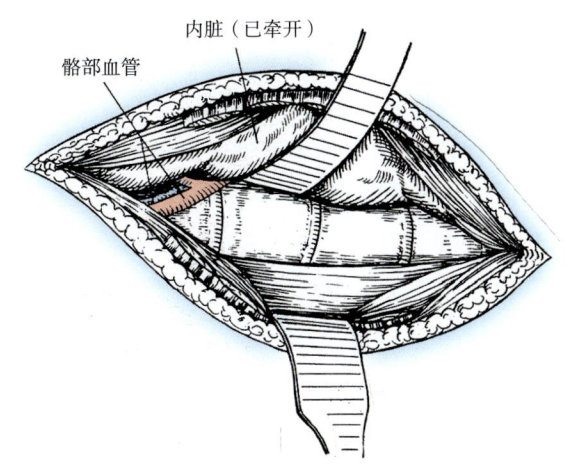

图3-3-2-2-42 切开前纵韧带示意图
显露施术椎节后可在拟切除椎节（一节或多节）上下椎节边缘切开前纵韧带

第三节　胸腹前路手术常用术式

一、开放复位及切骨减压术

为近数年来最为多用的术式,尤其 CT 及 MR 影像技术可清晰显示爆裂性骨折、重型压缩骨折致椎管前方占位性致压物后,胸腰椎前路手术病例明显增多。在直视下不仅便于使伤节撑开复位,且较容易地切除致压骨,尤其是碎裂状骨块(片)。切除受损椎节(体)后的植入物除传统的自体髂骨块外,近年来各种替代物大量出现如钛网及人工椎体的应用,更可增加椎节的强度和提高疗效,从而使伤者及早下床活动。现将诸相关技术分述如下。

(一)暴露伤(病)节椎体后切除椎管侧前方骨质

通过胸腹联合切口(或胸、腹部切口)显露伤(病)椎椎体及上下共3个椎节或超过3个椎节(视病情而定)。如系胸腹联合切口,尽量不要伤及膈肌及胸壁,并注意处理横向走行的腰部血管。而后于骨膜下将同侧椎弓根及横突切除,以求显露硬膜囊之侧前方,并可观察脊髓受压情况。将致压骨块小心取出,清理术野,并用冰盐水冲洗局部。

(二)椎管前方减压

在维持椎节正常高度,或用椎节撑开器将其撑开(图3-3-2-3-1)情况下,逐小块将椎管前方的骨质切除,一般多用髓核钳夹住提出,或用刮匙刮出。如果椎节的前壁或侧壁大部或少部尚完整,应尽可能地将其保留,仅切除碎裂的椎体即可。为防止伤及或加重脊髓受损程度,对已碎裂、且紧贴硬膜囊前壁的椎体后缘骨皮质应彻底地予以切除。在操作时对深在的致压骨多选用杠杆力学原理用刮匙将其撬出,对已脱离后纵韧带呈现游离的骨片(块),则用髓核钳夹出(图3-3-2-3-2)。对椎节完全碎裂之病例,宜做椎体全部切除或次全椎体切除术,并同时将上下两端之椎间盘切除,以便于放置植骨块或钛网。切除之骨块如无肿瘤及炎症等病变,应将其保留作植骨用。

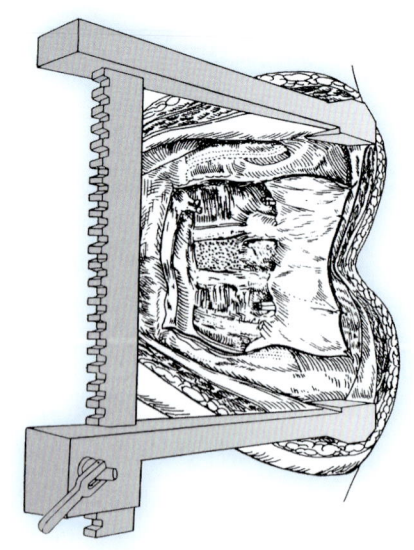

图3-3-2-3-1　用撑开器显露术野示意图
在直视下摘除碎骨块等致压组织

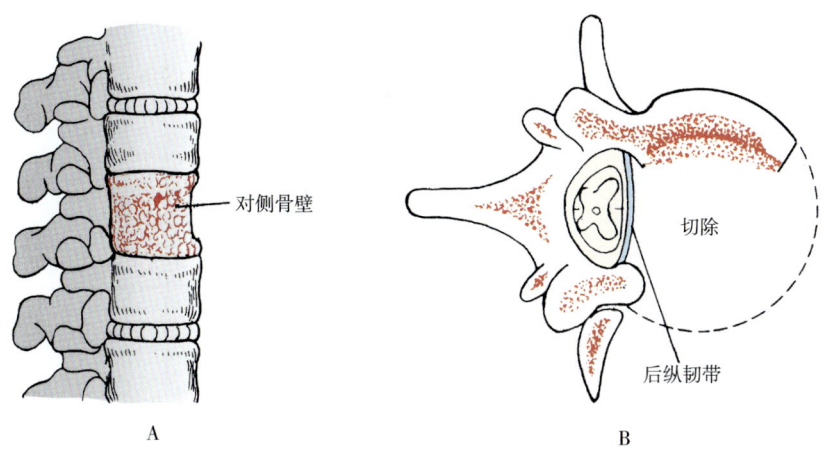

图3-3-2-3-2 清除病变组织、保存椎体周壁示意图（A、B）
切除致压物时尽可能保留较完整的骨质，尤其是椎体的周壁 A.侧方观；B.横断面观

二、椎节内植骨及其他撑开固定技术

（一）椎节植骨

对椎体有1/2以上完整或较为完整者，应尽量利用取出的碎骨充填至钛网或人工椎体中加以利用，一般无需另行取骨，但椎节大部缺损致椎体空虚者，应切取相应长度（根据椎节高度）之髂骨块，分别嵌至椎管前方椎节内（图3-3-2-3-3）。放置于椎管前方的骨块一定要确实、稳妥，有滑动危险时应辅以内固定，或在装置钛板时用螺钉将骨块一并固定。骨科医师必须明白，任何骨代用品都无法与自体骨相比，因此，切忌将自体骨丢弃。

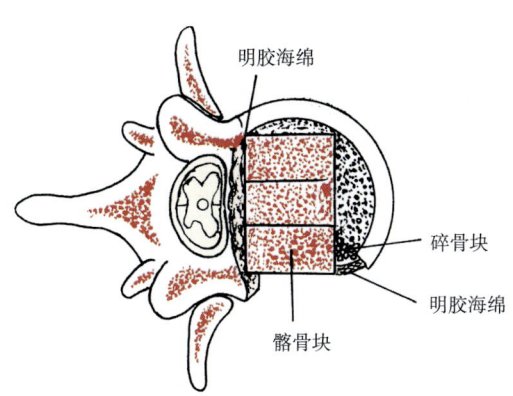

图3-3-2-3-3 椎节（体）植骨融合术示意图
将髂骨块置于椎节中央及前方，后方留置明胶海绵（横断面观）

（二）放置钛板

其目的主要是维持椎节的高度和对植骨块的固定（图3-3-2-3-4），可酌情选用相应之钛板。当前常用的有以下数种。

1. **Kaneda钛板+螺棒技术** 系Kaneda所设计，故名。其特点是采用有4个锐刺的钛板置于伤（病）椎上下椎体侧方，再各用两枚椎体螺钉斜向固定至椎体侧方及侧前方，之后以两根螺棒，通过椎体螺钉尾部的环行孔而将上、下两个钛板固定，并可获得撑开或压缩之效。于环行孔两侧配以螺帽将螺棒紧紧固定（图3-3-2-3-5）。

2. **AO钛板** 又名DCP钛板，亦属短节段固定物，其优点是操作简便，但螺钉有滑出之虑，因此，非万不得已（例如上下椎节侧壁同时伴有骨折）不应置于椎节前方，仍以侧方为宜，既便于安装，又可避开前方的大血管（图3-3-2-3-6）。

3. **I形钛板** 此种I形钛板为Yuan Syracus所设计，其特点是在上下各用两枚螺钉固定，两枚之间在同一平面上有不同角度（前钉斜向后方，而后钉斜向前方，呈交角状）以获得斜钉效应而可增加固定强度（图3-3-2-3-7）。

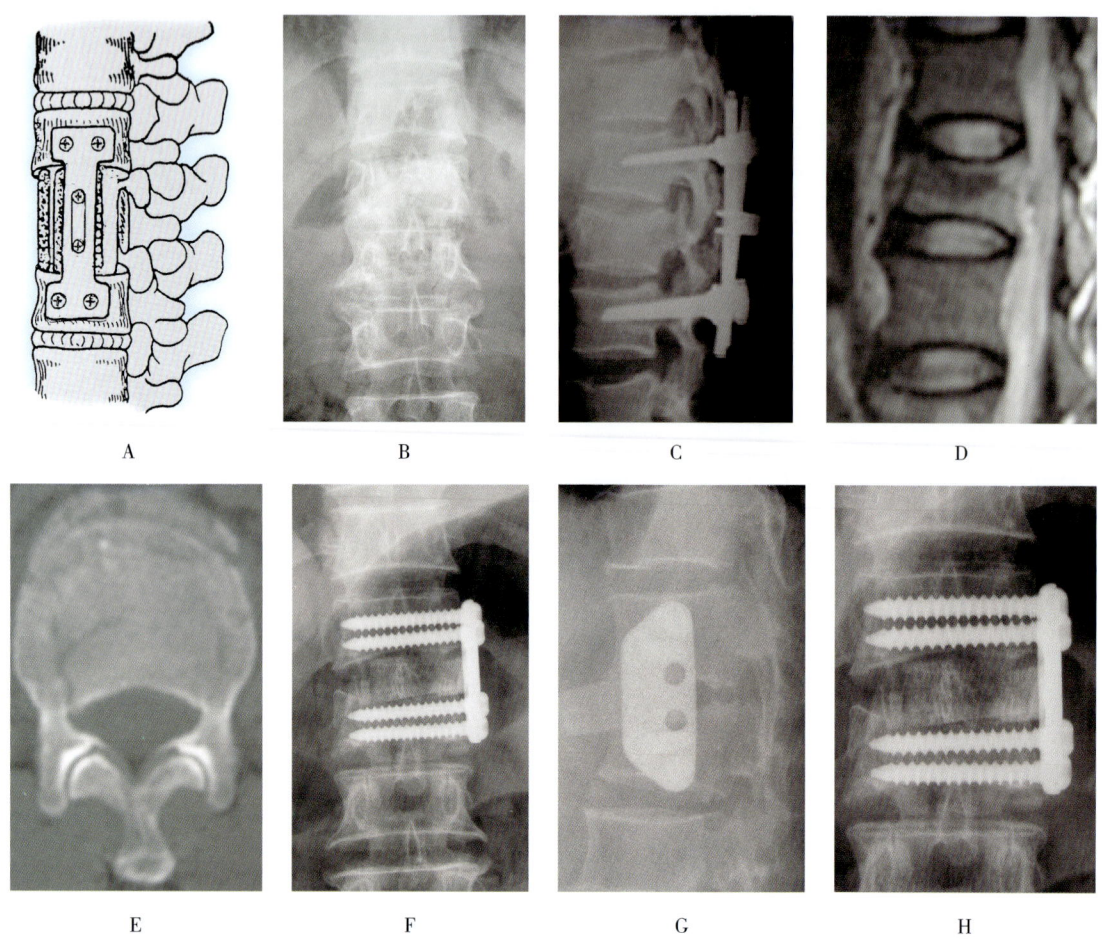

图3-3-2-3-4 临床举例（A~H）

减压、植骨术后椎节前方或侧方钛板固定术 A.示意图；B~H.临床病例；B.C.术前正侧位X线片，显示L_1压缩性骨折；D.E. MR矢状位及水平位显示L_1椎体爆裂性骨折，并波及硬膜囊；F~H.局部切骨减压保留椎体下缘（基本完整），切除T_{12}~L_1椎间盘及L_1上方碎骨块（片）+髂骨块植入+钛板固定，正侧位X线及点片H显示对位满意，对植骨块不稳定者需另加螺钉固定

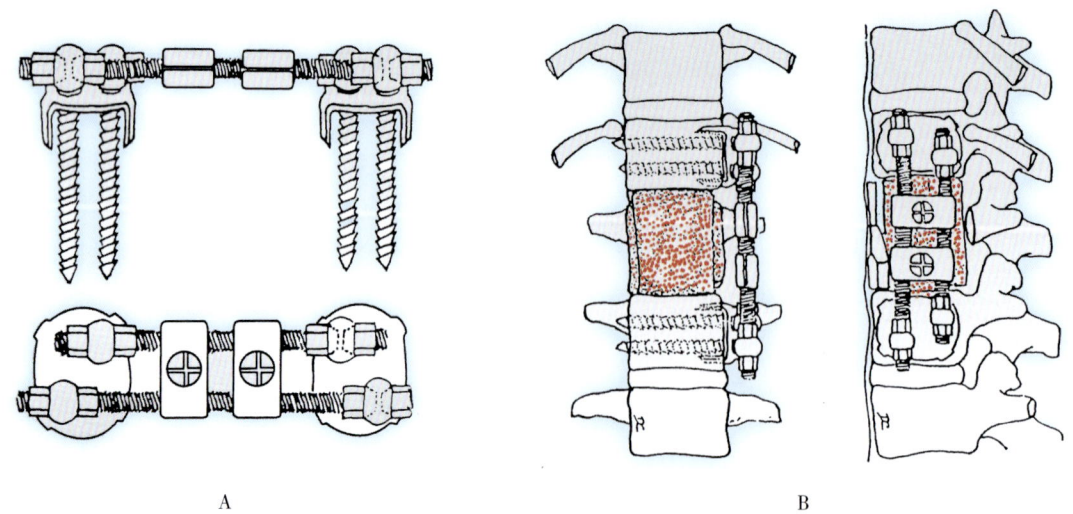

图3-3-2-3-5 Kaneda器械的设计与使用示意图

A.钛板—螺棒内固定设计外观；B.临床使用状态

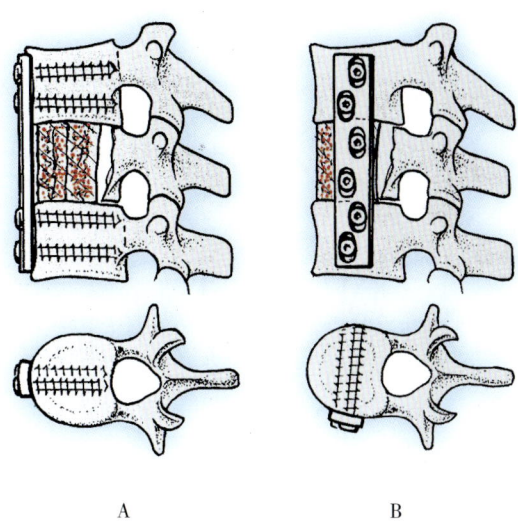

图3-3-2-3-6　AO胸腰椎钛板设计及应用示意图
A. DCP钛板置于椎体前方外观；B. DCP钛板置于椎体侧面外观

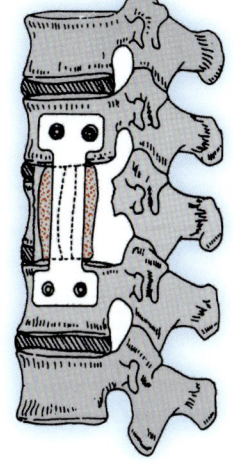

图3-3-2-3-7　Yuan Syracus I型钛板示意图

4. Armstrong 钛板　为 Armstrong 所设计，其与 Kaneda 装置基本相似，唯钛板上有多孔可供选择，并有螺钉钻孔引导器便于操作（图3-3-2-3-8）。

5. Dunn 型钛板　Dunn 的设计亦与 Kaneda 产品类同，唯其钛板较厚，强度高，且螺棒自身兼具撑开及压缩功能。

6. Z-plate　其问世较前者为晚，但为当前临床应用较多的一种，除可用于胸腰椎骨折外，亦可用于各种病变切除或矫形术后。其设计与临床应用见图 3-3-2-3-9、10。

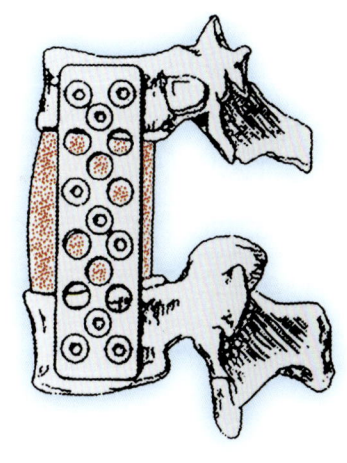

图3-3-2-3-8　Armstrong 钛板示意图

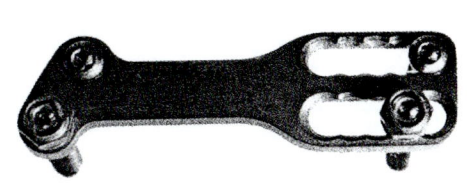
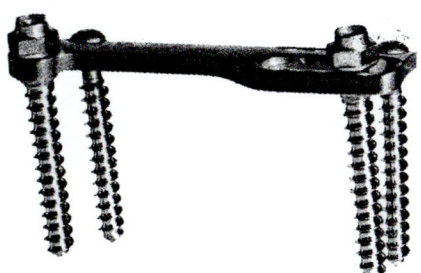

图3-3-2-3-9　Z-plate 钛板与螺栓、螺钉设计外形

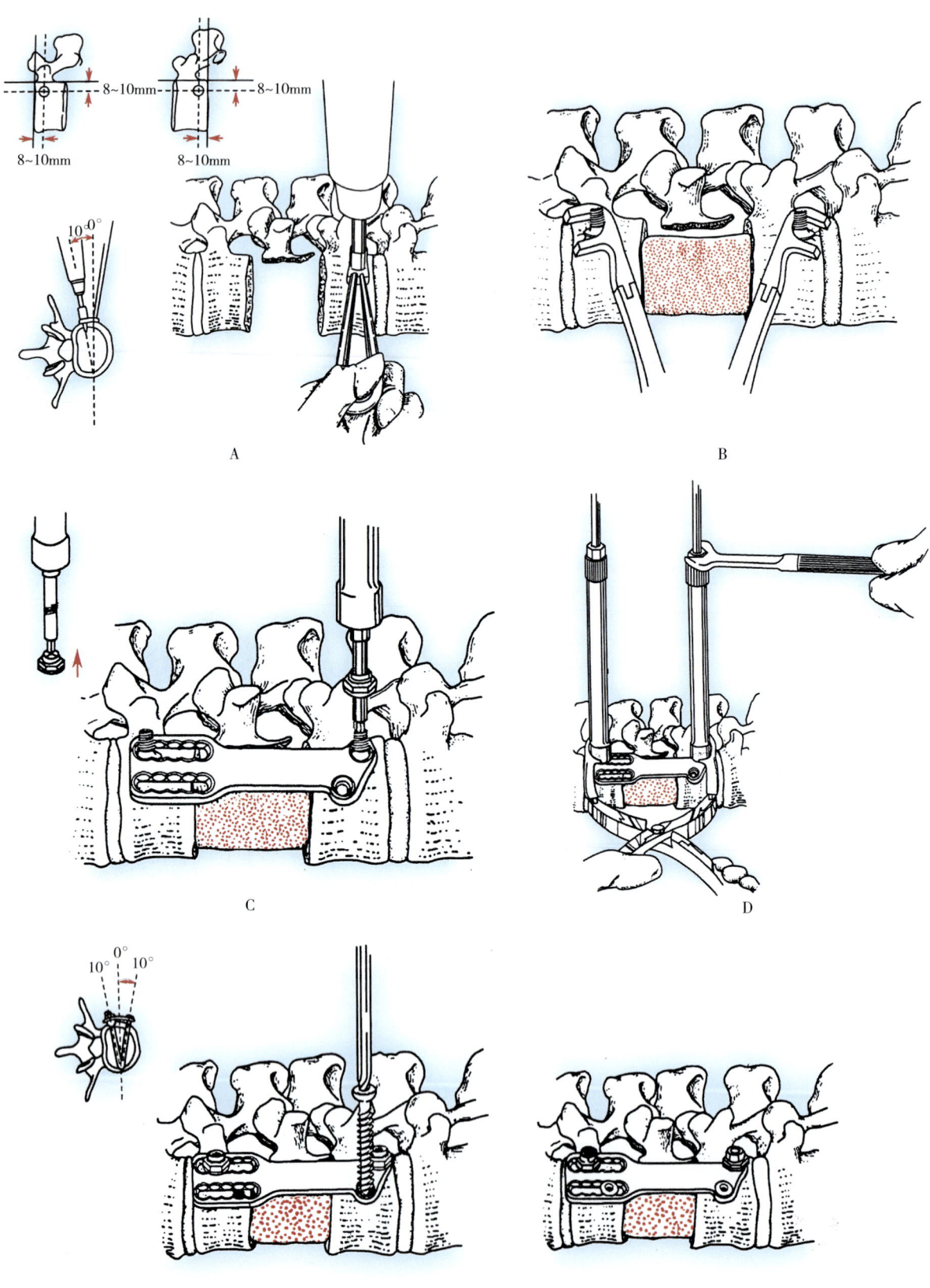

图3-3-2-3-10 Z-plate内固定技术的实施示意图（A~E）

A.螺栓置入的位置、方向与螺栓的置入；B.螺栓间纵向撑开与植骨；C.安放钛板与螺母并部分拧紧，预锁定螺栓；
D.螺栓间适当加压，并拧紧螺母固锁螺栓；E.旋入、拧紧螺钉，完成内固定

7. 普通钛板 在急诊情况下亦可选用一般四肢钛板取代，但应尽量选择强度高的加压钛板。螺钉要粗，宽度以不超过椎体横径为原则，亦应置于椎体侧方。钛板长度视伤（病）情而定，原则上宜短不宜长。

近年来不断有各种新型设计出现，尚需临床观察作出结论。

（三）钉棒固定物选择

亦为椎节固定的方式之一，国内外已有多种设计，并用于临床，常用的有以下各种：

1. **U形钉技术** Dwyer-Hall 及国内饶书城均有设计，国内多采用饶氏椎体间内固定钉。操作时需确保患者端正的侧卧位，并确认其解剖定位。U钉一定要与椎体横径呈平行状从侧方进入，并打（插）到对侧相应位置，切不可斜向前方伤及大血管，亦不可斜向后方伤及脊髓（图3-3-2-3-11~13）。U形钉插入椎体前可先用10mm宽的骨刀在入口处凿进1~1.5cm之深度，以便于U形钉顺利插入椎体。

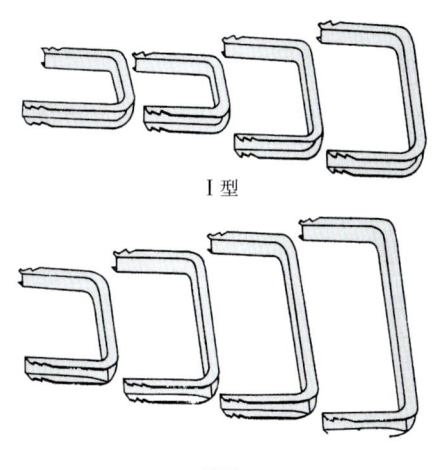

图3-3-2-3-11 椎体间U型内固定钉外观示意图

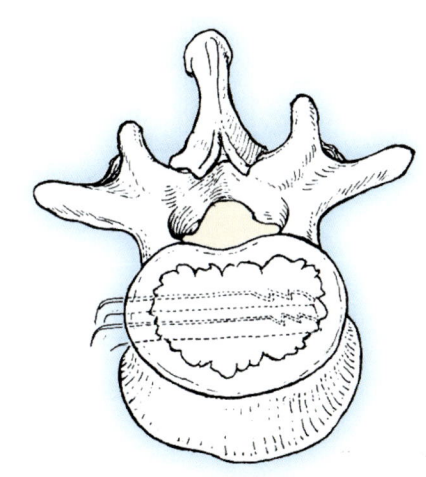

图3-3-2-3-12 理想位置示意图
椎体钉的上下钉叶横行穿过椎体中部为理想位置

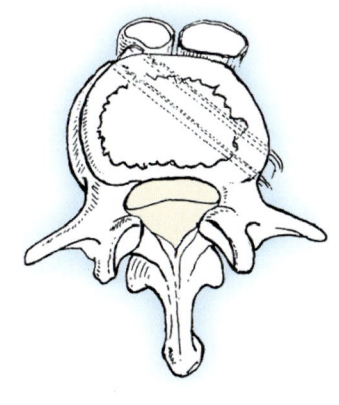
A

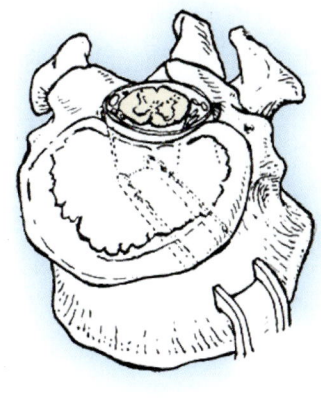
B

图3-3-2-3-13 U形钉技术操作不当示意图（A、B）
A.钉尖斜向穿出椎体前壁，易伤及主动脉；B.钉尖穿出斜向椎管后壁，则可能误伤脊髓；均应避免

2. 改良哈氏棒技术 又称之 Kostuik-Harrington 技术，其实际上是将哈氏棒的上、下钩改为螺钉，分别钻入椎体侧方，装上哈氏棒以后，可将椎节撑开以纠正后突畸形，如与前述之 Dwyer-Hall 系统合用，则具有增加控制旋转的能力（图 3-3-2-3-14）。

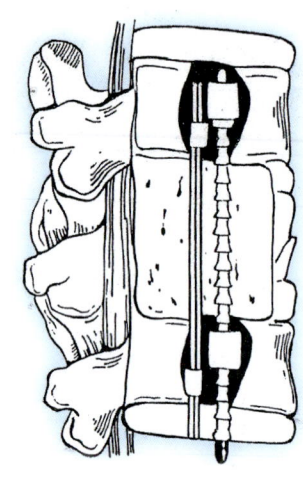

图 3-3-2-3-14
Kostuik-Harrington 钉棒系统示意图

3. 其他 诸如用于治疗脊柱侧弯的 Zielke 技术等，亦可酌情用于伴有侧弯或是后凸之胸腰椎损伤病例，包括后期来诊者。

三、界面固定植入物的应用

此一新技术对椎节的早期制动与后期的骨性融合具有良好的作用，对胸腰椎骨折中的某些类型亦可单独或是配合前路其他固定物或后路椎弓根技术等一并应用，现分述于后。

（一）手术病例选择

界面固定（interface fixation）植入物主要用于椎节不稳病例，包括椎节各种手术术后，尤多用于椎间盘突（脱）出症、椎体后缘骨刺切除术后等。但有胸腰椎骨折之病例亦可酌情选择，主要为：

1. 外伤性胸或腰椎椎间盘突（脱）出症 以腰椎为多见，以胸椎病情为重，无论是前路施术或后路、或侧后路、或窥镜下施术，均可完成界面内固定技术。

2. 椎体前柱压缩伴后缘（上角或下角）有骨折并对脊髓形成压迫者 此时亦可通过前路或侧后路切除致压骨，而后将受损椎节上下椎间隙以大号界面固定物撑开及固定之。

3. 椎节脱位或不稳定者

（1）椎节脱位者 以胸椎多见，此时多伴有脊髓完全性损伤，亦可在行减压术同时将界面固定物植入椎节内，必要时再辅以其他内固定物；

（2）外伤性椎节不稳症 临床上并非少见，主因外伤后松弛及椎间盘受损所致，以青壮年者多见，尤其是活动量大者。

4. 椎体滑脱者 对外伤性椎弓崩裂伴滑脱 I° 以上者，原则上不可单独选用，但如同时采用椎弓根技术时，亦可于椎节前方放置界面固定物，其疗效远优于单纯椎弓根钉技术者。笔者曾施术多例，发现这种术式可以明显提高疗效。本组有术后 3 周即重返原工作，4 周已可开始加班的病例。

（二）植入物的选择

当前世界发达国家均有不同产品设计用于脊柱外科，以 TFC、BAK 及 CHTF 等设计为多用，并有不同规格用于不同椎节。用于腰椎之植入体其直径一般为 16~18mm，长度 15~28mm。胸椎植入物较小，亦可以颈椎植入物代替，直径 14~16mm，长度 12~18mm 即可，尤其上胸椎，不宜过长。

1. 自侧前方切除椎间盘及椎体后缘致压物 根据病情不同，自椎节侧前方，先切开前纵韧带及纤维环，而后用髓核钳由浅及深分层切除椎节内病变之髓核及软骨板，并酌情清除椎体后缘的骨性致压物，直达后纵韧带，并向前方膨隆为止。在操作时切勿伤及后方脊髓及两侧神经根或马尾等。对椎节松动或是显露不佳者，亦可用撑开器将患节撑开，可采用不同植入物厂家所提供之撑开器(栓),以求增大椎间隙的高度。

2. **椎节切骨**　可选用第二代环锯(锯芯末端为锐刃,可插至椎节内);或是选用第三代环锯,即锯芯为舌状,可插入椎间隙内而不会偏斜的新品种。使用时需选用小于植入物直径 2~3mm 的环锯沿椎节横向(拟放置一枚植入物)或斜向(可放置两枚植入物)切除椎节两侧椎板下骨质,其深度以达对侧骨皮质内侧 2~3mm 为宜,或距椎体后缘 2~3mm(图 3-3-2-3-15)。切下之骨块留下备用(图 3-3-2-3-16)。

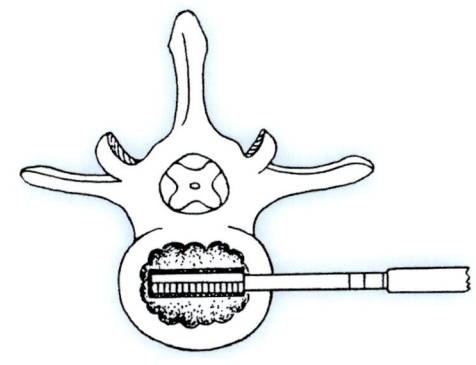

图3-3-2-3-17　用攻丝旋出椎节内阴槽示意图

(三)放置植入物(旋入椎节)

将切(刮)取下来的碎骨填塞界面固定器内腔,并将其压紧;如骨块不够,可从髂骨嵴切取(图 3-3-2-3-18)。之后将充满碎骨之植入物旋入椎间隙(1枚或2枚),并使其居中或对称状(图 3-3-2-3-19)。

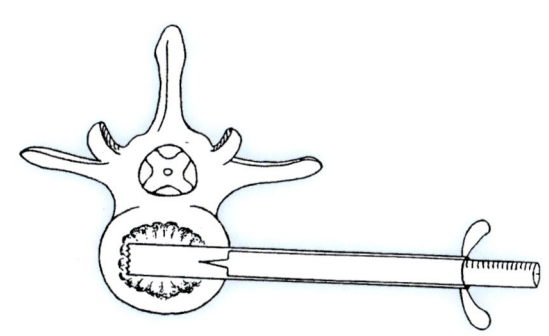

图3-3-2-3-15　环锯(第二代)钻孔取骨
(横断面观)示意图

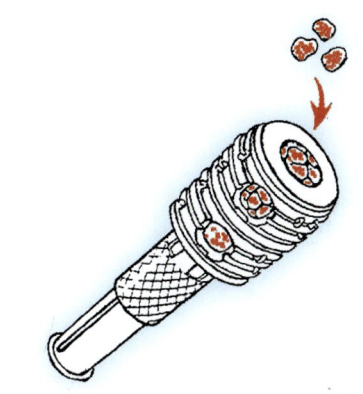

图3-3-2-3-18　将自体骨碎块塞入界面
融合器腔内示意图

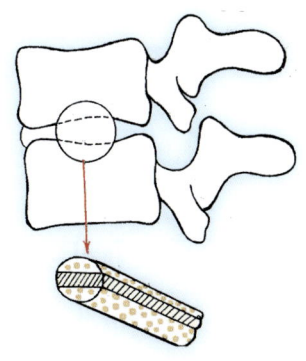

图3-3-2-3-16　将椎节及上下椎板等组织
呈环条状取出示意图

3. **攻丝及再次清理椎节**　采用与植入物型号相配之丝锥,沿环锯切骨方向向深部钻入,达预定深度而止(图 3-3-2-3-17),之后再用髓核钳清除椎间隙内残留之髓核及碎骨块等,并用冰盐水反复冲洗局部,底部放置明胶海绵一块。

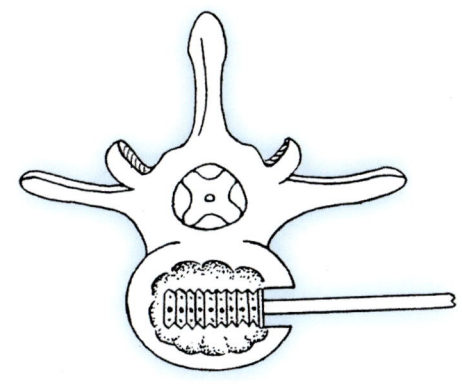

图3-3-2-3-19　将界面固定器旋入椎节内
(注意左右对称)示意图

四、闭合切口

当完成椎节切骨减压、恢复椎节高度与形态后，应冲洗创口，清除血块、碎骨等异物，留置引流条（管）后依序缝合诸层。胸腔及腹腔切口各不相同，分述于后。

（一）胸部切口闭合

1. 放置引流管，关闭肋骨切口

（1）放置胸腔引流管 在减压术毕，关闭肋间切口前应先放置胸腔引流装置，如图3-3-2-3-20~25所示，依序用尖刀在胸壁穿孔，再引出引流管，缝合胸壁诸层。

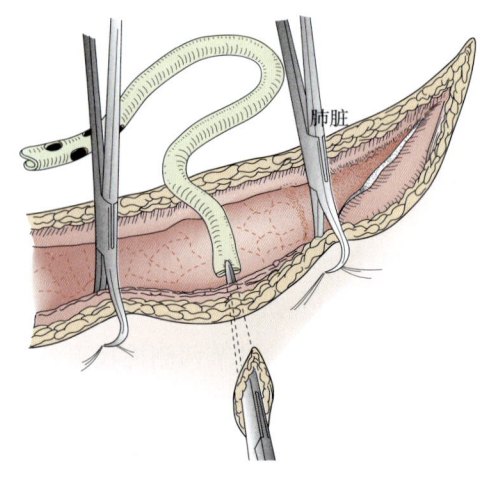

图3-3-2-3-22 引流管自胸腔内准备拉出示意图

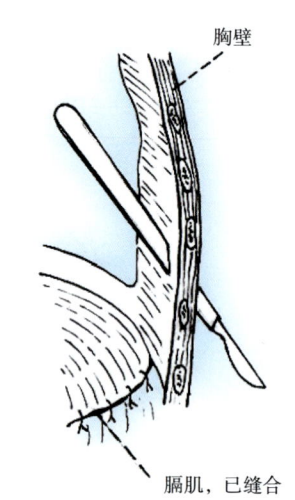

图3-3-2-3-20 用尖刀在胸壁上穿孔（避开血管）示意图

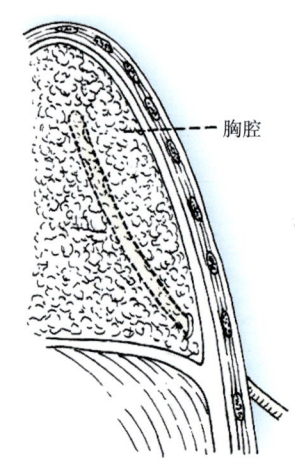

图3-3-2-3-23 引流管留于胸腔紧贴后壁或侧后壁处示意图

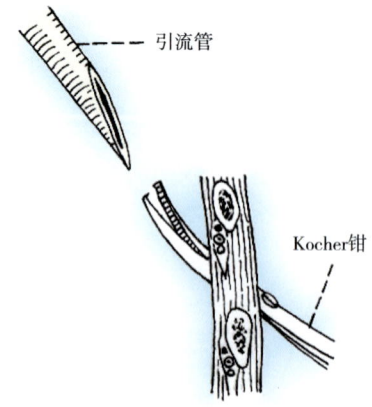

图3-3-2-3-21 通过刀刺小孔穿过Kocher钳将引流管拉出示意图

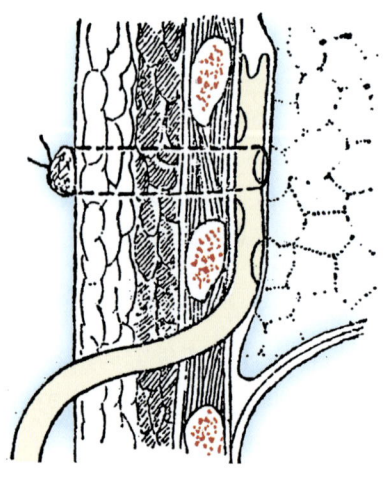

图3-3-2-3-24 同前，纵断面观示意图

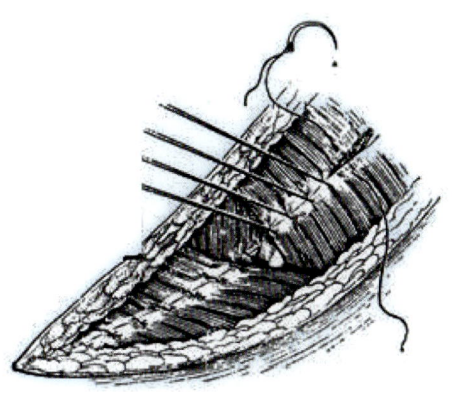

图3-3-2-3-25 引流管引出体外后缝合
切开肌群示意图

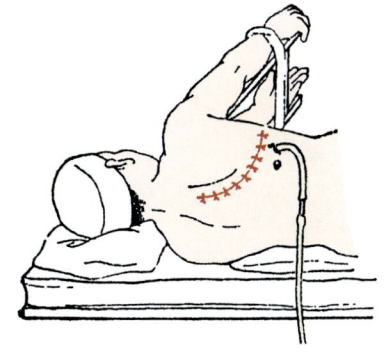

图3-3-2-3-27 切口已闭合，固定引流管示意图

（2）关闭肋间切口　椎节固定术毕，先用大量冰盐水冲洗胸腹腔及认真止血后，置肋骨合拢器于肋骨床切口上、下肋骨的肋骨缘处，使肋床切口靠拢。用粗丝线间断缝合肋床切口，暂不结扎，缝毕，用合拢器将切口合拢，并使肋床切口对齐，然后逐根结扎（图 3-3-2-3-26）。

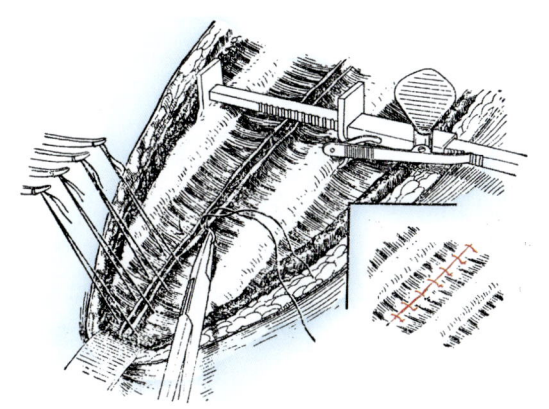

图3-3-2-3-26 用肋骨收紧器闭合
胸腔切口示意图

2. **双肺充气，接引流瓶**　用中号线按层间断缝合菱形肌、斜方肌、前锯肌及背阔肌等，最后缝合皮下组织及皮肤。引流管连接于水封瓶。通过伤、病员咳嗽，或用麻醉机使肺充气膨胀，排出胸膜腔内气体（图 3-3-2-3-27、28）。

3. **对未切肋骨者**　其切口闭合基本上与前者基本相似，主要是利用肋骨合拢器和粗丝线结扎即可，张力较小。见图 3-3-2-3-29、30。

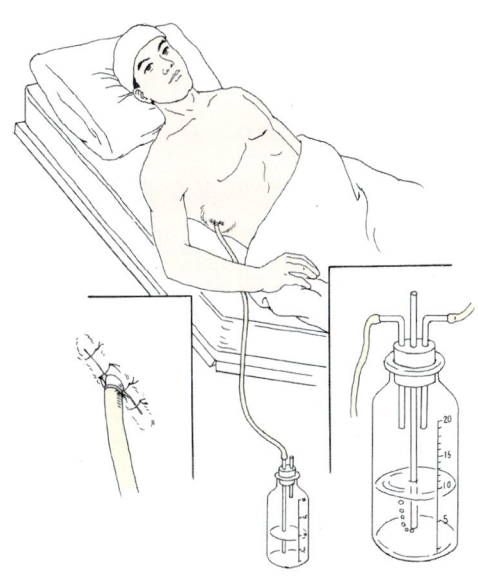

图3-3-2-3-28 接引流瓶示意图

将引流管尾端连接于水封瓶上，接头处必须密封状，以免漏气；切口缝合时留一缝线在引流管上绕两周后打结、扎紧固定于切口处

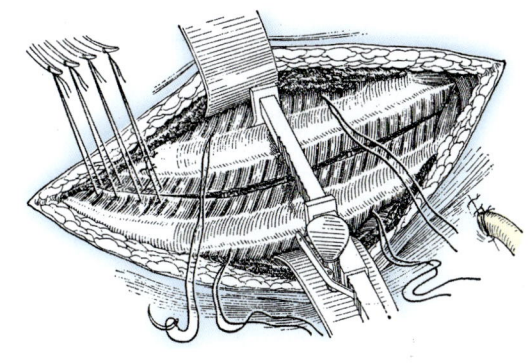

图3-3-2-3-29 闭合肋间隙示意图

术毕，冲洗胸膜腔，于腋中线放置闭式引流管后，在肋间切口上、下的肋间用双道铬制粗肠线缝合两端穿过肋骨的下缘、暂不结扎；再用肋骨合拢器合拢肋骨结扎缝线，进一步将肋骨合拢器合拢，之后用中号线间断缝合肋间肌

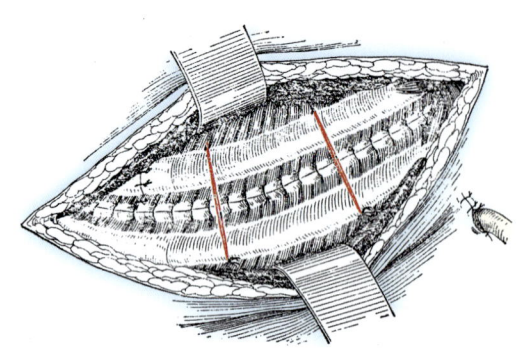

图3-3-2-3-30 缝扎切口示意图

在肋间切口减张后，将切口缝线逐个打结扎紧

(二) 闭合腹部切口

1. 一般切口状态

（1）纵向切口 主为腹直肌中线及正中旁等切口，关闭前务必清点，确认无纱布、器械遗留腹腔后依切开顺序关闭诸层组织（图3-3-2-3-31~33）。

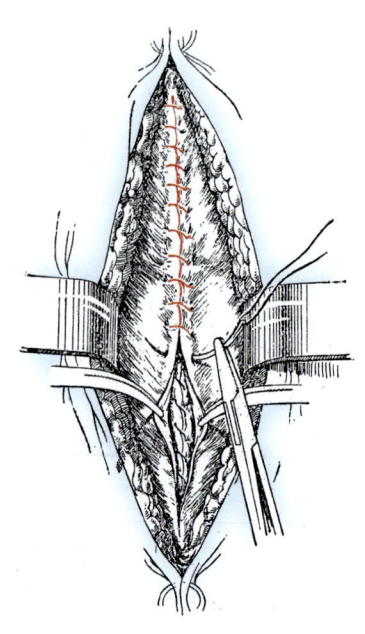

图3-3-2-3-32 缝合腹白线示意图

再用中号丝线间断或"8"字缝合腹白线

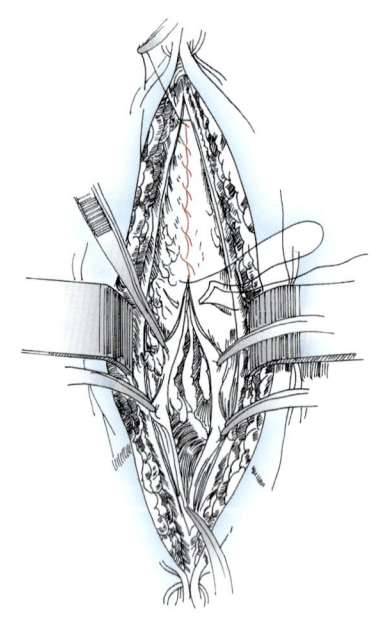

图3-3-2-3-31 闭合腹腔示意图

关闭腹膜前，应仔细检查腹内有无出血，并清点纱布和器械，以免遗留在腹腔内。先用弯止血钳夹住腹膜上、下角及两侧缘，由上向下用1~2号铬制肠线或中号丝线连续缝合腹膜。如切口较长或张力较大时，可在连续缝合线中加用中号丝线加几针间断缝合

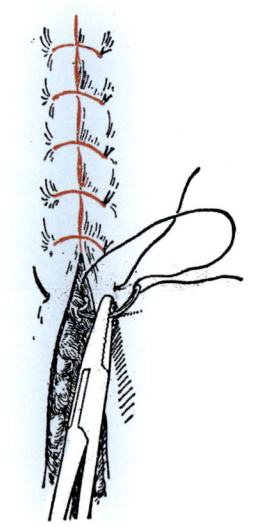

图3-3-2-3-33 对合、缝合皮缘示意图

去除保护切口的灭菌巾，周围皮肤用酒精擦净，用细丝线分别间断缝合皮下组织和皮肤；缝合完毕，挤出切口内积血，对好皮缘，以无菌创口贴覆盖切口

（2）斜形切口 肌层较多，按前法要求清理腹腔异物后依序缝合诸层（图3-3-2-3-34、35）。

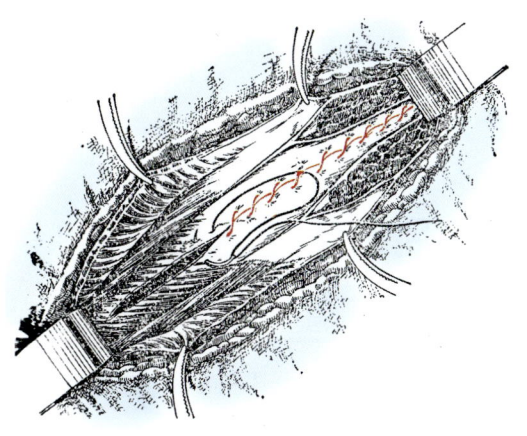

图3-3-2-3-34 关闭腹腔、缝合腹横肌和腹膜示意图
关闭腹腔时，先在切口内侧连续缝合（腹直肌后鞘）腹膜到达切口下方，将腹横肌和腹膜一并缝合

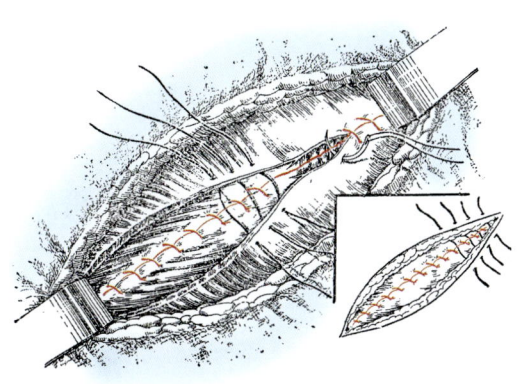

图3-3-2-3-35 缝合腹直肌鞘及腹内斜肌示意图
腹直肌前鞘及腹内斜肌肌膜间断缝合；腹外斜肌肌膜、皮下组织和皮肤分层间断缝合

2. 切口张力过大 此时可用减压缝合术式，以一般切口为例，简介如图 3-3-2-3-36~38 所示。对其操作务必认真，并需普通外科和腹部外科基本知识与技能，以免因张力过大而引发不良后果。

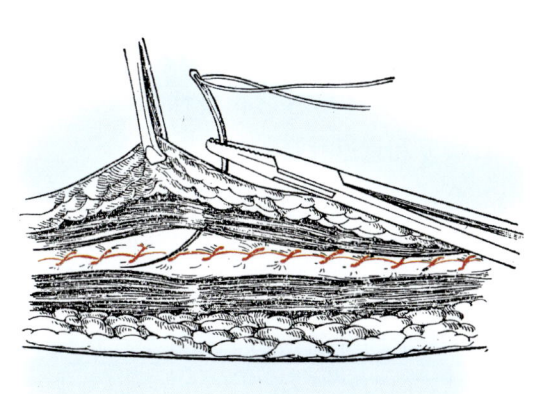

图3-3-2-3-36 减张缝合之一，示意图
腹膜和腹直肌后鞘并作一层连续缝合，用组织钳或有齿镊将腹壁提起，距切口约2~3cm处，用大弯三角针穿以粗丝线或不锈钢丝、自皮肤进针，从已经缝好的腹直肌后鞘前方穿出

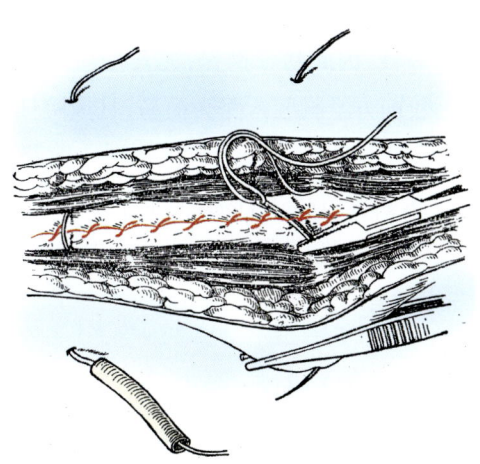

图3-3-2-3-37 减张缝合之二，示意图
缝针再从对侧相应部位穿出，然后将缝线穿过一段长约3~4cm的软橡皮管，以此为衬垫，防止缝线割裂皮肤；每间隔3~4cm缝合一针，暂不收紧打结

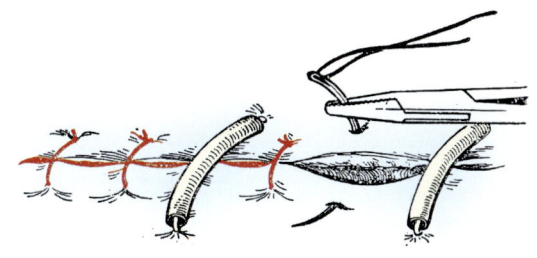

图3-3-2-3-38 减张缝合之三，示意图
用丝线按层间断缝合腹直肌前鞘和皮肤。最后将减张缝线收紧打结；减张缝线在术后二周以后拆除

第四节　胸腰椎骨折脱位的后方手术入路

胸腰椎伤患后方入路为骨科传统术式，由于显露方便，也是骨科医师乐意采用的术式，但对于某些外伤病例来说，由于致压物大多位于椎管前方，因此在选择上应全面考虑。

一、胸腹后路手术之特点

(一) 简便、直观、直接

1. 术式简便易操作　由于脊柱位于躯干后方，较为表浅，因此易于操作，尤其是对胸椎施术者，其远较前方经胸腔入路为简易，且风险性小。

2. 有利于对后柱伤患进行处理　前路手术者，难以达到椎节后方，因此当损伤以后柱为主时，只有选择后路，方能在直观下直接接触受损组织并进行有效的处理。

(二) 便于进入椎管

1. 可探查椎管及蛛网膜下腔　前路手术虽也能观察蛛网膜下腔情况，但视野深在，操作上难度大，尤其是修复或缝合硬膜囊时，由于术野太深而难以达到目的。

2. 可直接观察脊髓受损程度及范围　这也是优于前路手术之处，尤其是对完全性、横断性脊髓损伤，要求能够清除局部坏死组织时可在直视下操作更为方便，且不易误伤正常神经组织。

(三) 有利于椎弓根钉技术的实施

椎弓根钉技术为近30多年来脊柱外科运用最多的复位固定技术之一，尤其是对急性脊柱损伤，显示其疗效远优于其他术式，而此技术的入路只有通过椎节后方才可进行。

二、手术病例选择与手术时机

(一) 手术适应证

1. 胸腰椎不稳定型骨折　随着三柱理论的提出，近年来大家都认为三柱完全性损伤及中后柱或前中柱同时受损引发的不稳型胸腰椎骨折脱位，为使其尽早复位和防止再移位，需尽早施以开放复位及内固定术，及时恢复椎节与椎管的形态、高度及重建脊柱之稳定性，如此方可使伤者早日康复和重返社会与工作岗位。

2. 合并脊髓损伤的胸腰椎骨折　为避免过多搬动而加剧脊髓损伤程度，虽不是每例伴有脊髓损伤的病例均需早期手术，但以下情况，应尽早手术：

(1) 完全性脊髓损伤　尤其是在伤后3h内来诊的钻石时机或是6h以内的黄金时刻来诊者，应加急施以减压、复位及固定术，其目的是减少脊髓继发性损害。而且，当骨折复位固定后也便于护理和对各种并发症的预防。

(2) 进行性脊髓损害　指外伤后脊髓神经症状逐渐加重者，除血管受累因素外，与伤节病变不稳有关，需尽早解除病因，终止其发展，并争取康复。

(3) 神经功能恢复停滞不前者　指伤后非手术疗法有效，但当脊髓神经功能恢复到一定程度即停滞不前，并于X线平片或CT扫描及MR显示椎管内有骨性致压物者，包括伤后3个月以上的陈旧性病例。

(4) 其他　指椎管内有骨块(片)存留，或是伴有椎节严重不稳影响康复,以及伴有颈椎椎管狭窄的不全性瘫痪者等,均应尽早手术。

(二) 非手术适应证

下列情况不宜行后路手术。

1. 致压物位于椎管前方者　对此种病例,原则上以前路手术为首选,尤其上胸段椎体骨折的急性病例,均应从前路施术更为直观、方便。

2. 全身及局部条件差者

(1) 全身情况无法承受手术者　包括各种严重并发症、重型合并伤、患者全身状态不允许搬动及手术之危重病例。

(2) 局部有炎症者　除深部感染者外,皮肤状态不佳者亦应暂缓手术。

(三) 手术时机

(1) 脊髓完全性损伤者　以伤后3h、6h以内为首选,12h以内应争取,不超过24h亦属急诊手术范围。

(2) 伴明显移位骨折脱位者　应争取在伤后72h内施术,以有利骨折及脱位的还纳。超过两周者则难以复位,因此不宜超过此期限。

(3) 3周以上之陈旧性损伤　此时椎节仍不稳定,在手术操作时应小心从事,并需辅以内固定技术。

(4) 3月以上需手术治疗者　此属择期手术病例,应全面检查后选择相应时间、入路、术式及内固定方式。脊髓神经功能究竟受压多少不能恢复,目前尚无定论,笔者曾遇一例于伤后14年作减压术仍获得恢复的病例。

三、后路手术内固定植入物之种类

(一) 椎弓根螺钉固定系统

由于椎弓根是椎节诸结构中最为坚强的部分,因此,将内固定物通过它将可获得脊柱三柱的固定。术前对椎弓根与小关节、横突和椎板三维关系的详细了解与掌握将有助于正确安全放置螺钉。椎弓根的横径决定椎弓根螺钉的粗细,当然,螺钉愈粗其强度愈高。

(二) 可调式脊柱钛板系统

目前,经椎弓根内植物已在临床广泛应用,然而,通过椎板、棘突及小关节植入钛板,并附加螺钉固定同样可以调控和稳定每个节段,包括当前的棘突间非融合系统等。

(三) 螺钉+钛板固定系统

为前两者之结合,兼具其优点。此种被认为十分坚强的螺钉钛板固定系统,可发挥悬臂柱作用,通过增加椎弓根螺钉直径,可增加固定强度和抗拔出力,并允许患者早期活动。此种设计在操作上应使椎弓根螺钉在纵轴排列上必须一致,螺钉与钛板成角尽可能接近90°,以求增加其强度。此种螺钉+钛板的主要优点来自可调式脊柱钛板系统的坚强固定,融合节段少,容易恢复矢状面正常排列,从而获得椎节间的坚强固定。但其缺点是此种槽式钛板需椎弓根排列成一条直线,在实施上较为困难。因此多数脊柱骨折仍以椎弓根固定系统简便易行。

(四) CD器械

CD器械简称CDI,是通过旋转和屈曲偶联运动的关系来治疗脊柱侧弯。用CDI治疗骨折的不足之处是由于三点固定不坚强会导致矢状排列恢复欠佳。当存在移行椎时可因局部应力增加而引起椎板骨折。其虽可达到固定融合作用,但因其结构复杂,且不能直接提供前、中柱稳定性,加之椎板骨折发生概率高,因此,临床上少有应用。

(五) 其他设计

用于胸腰椎骨折脱位病例的后路内固定器械尚有许多,包括Vermont植入物、Texas

Scottish Rite Instrumentation 系统、AO 系统，RF、AF 系统及国人叶启彬等设计的产品，各有其优点及手术适应证。临床医师均可根据患者损伤情况、技术条件及社会保障体系要求等选择适用的植入物。

四、后入路操作步骤

（一）麻醉、体位与定位

1. 麻醉　局麻、硬膜外或全身麻醉均可，一般减压性手术局部浸润麻醉即可，但需牵引复位者，则应选用能使肌肉放松的椎管内阻滞或全身麻醉。

2. 体位　俯卧位为多选，于胸腹下方两侧可放置条状或 U 形棉卷以免胸腹部受压，简单易行，一般医院均可采用此种体位，勿需特殊工具（图 3-3-2-4-1~3）。亦可采用预制或市场供应之弓形支架（图 3-3-2-4-4、5）。个别医师或某些患者喜欢侧位施术时亦可取侧卧位，此时术式大多较为简便，术时较短（图 3-3-2-4-6）。

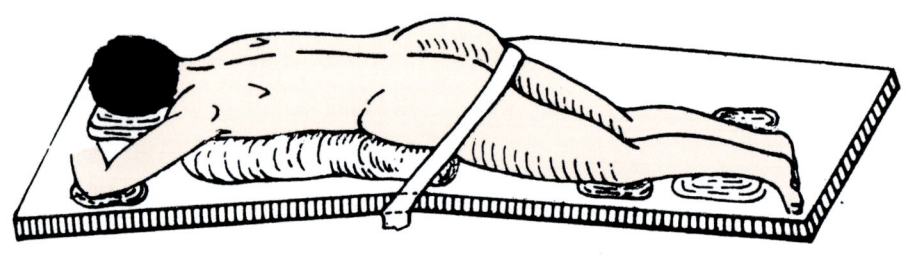

图 3-3-2-4-1　胸腰椎手术后俯卧位体位示意图

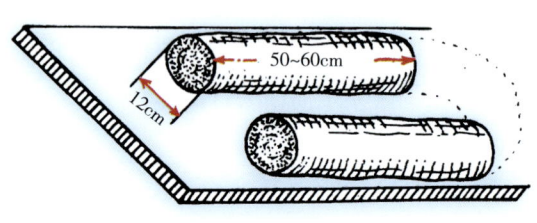

图 3-3-2-4-2　双根条形棉卷示意图

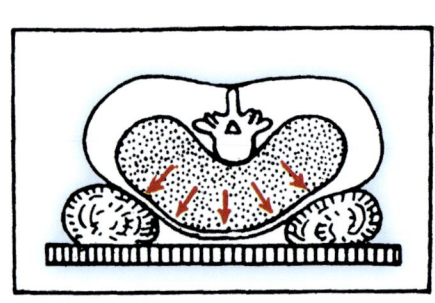

图 3-3-2-4-3　棉卷放置部位及其受力作用示意图

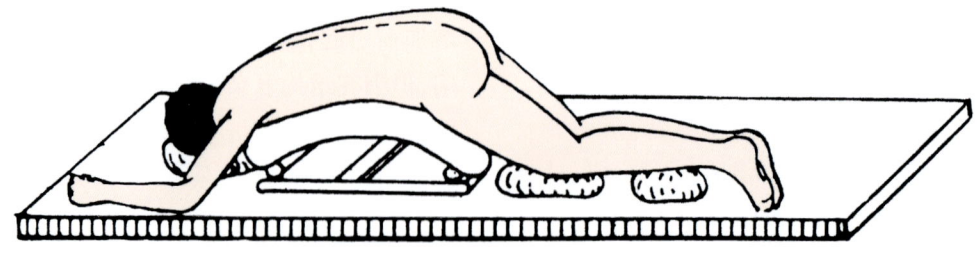

图 3-3-2-4-4　胸腹部亦可俯卧于自制或制式弓形架上示意图

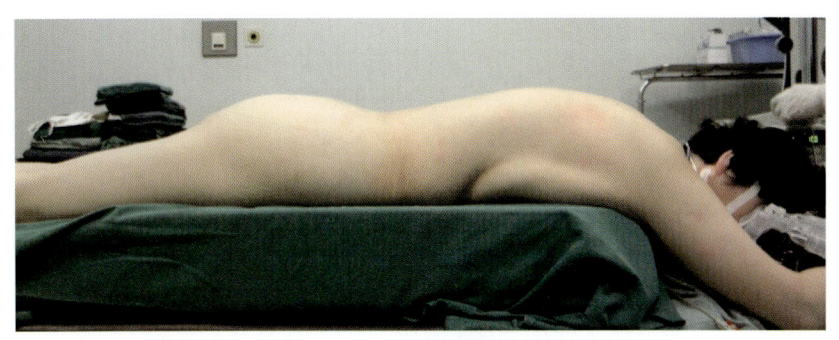

图3-3-2-4-5 胸腹部后路手术体位

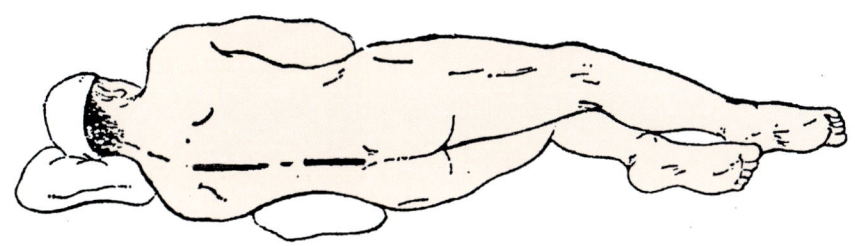

图3-3-2-4-6 侧卧位手术体位示意图

3. 定位

（1）依据解剖特点定位　即依据人体骨骼特点确定椎节位置,例如:肩胛骨下角与T_7椎节平齐,髂后上嵴与L_4~L_5间隙平齐,明显隆突的C_7之特征更为明显。

（2）术前拍片定位　即将不透光的回形针等固定于椎节棘突处,再用美蓝等标注,拍正侧位X线片后确认。

（3）术中C-臂X线机透视　目前最为多用,大多在术中进行,方便、准确,且可反复核查。

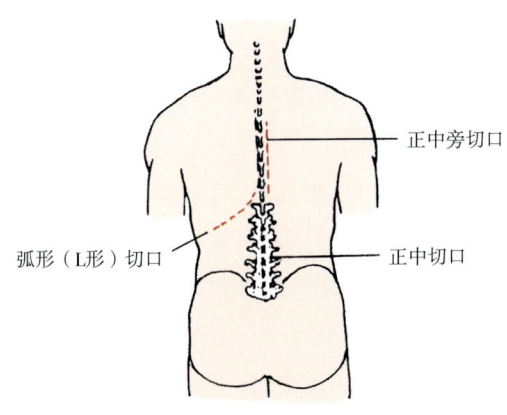

图3-3-2-4-7 胸腰段常用之后路切口示意图

（二）切口

以后路正中切口最为多用,次为正中旁入路及L形切口。

1. 后路正中切口　胸腰椎损伤时最为多用（图3-3-2-4-7）,长度视手术波及范围而定。腰部正中两侧骶棘肌肌群较为清晰,易辨认。要求显露棘突双侧椎板,双侧小关节等（图3-3-2-4-8）,而胸段肌群则相对复杂,术前应熟悉其解剖状态,以便术中操作,详见图3-3-2-4-9。

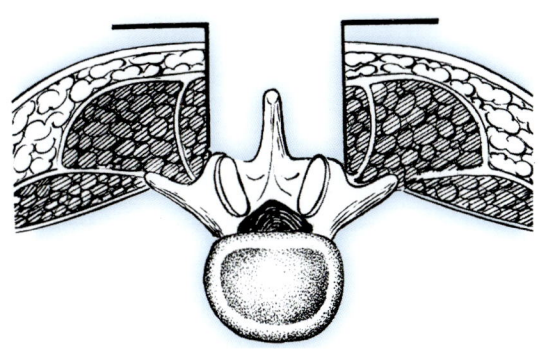

图3-3-2-4-8 后路显露之基本范围示意图

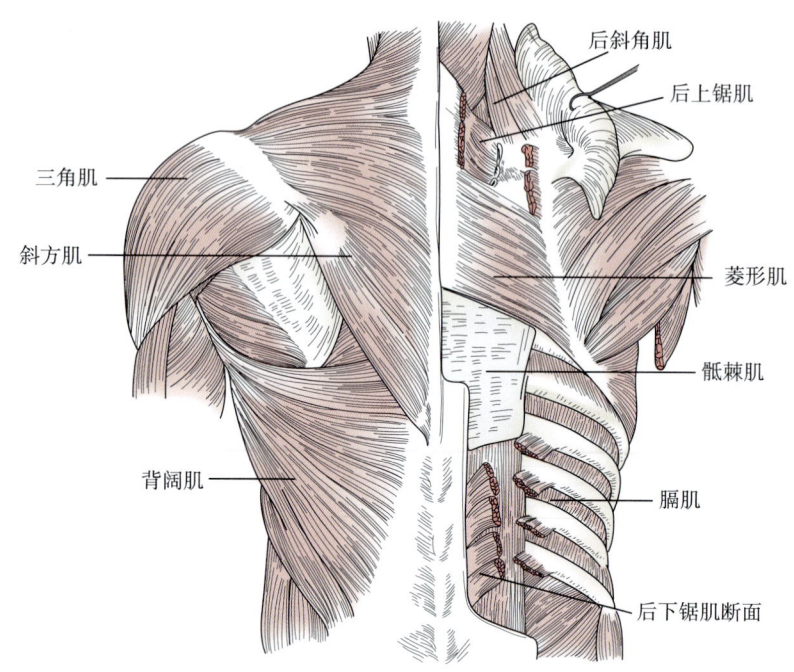

图3-3-2-4-9 胸后背部诸层肌肉组织示意图
胸后部局部解剖左侧显示胸壁背部浅层肌群的位置与关系；右侧则为深层肌群的位置与关系

2. **后路正中旁切口** 亦较多用,如仅需半椎板切除或单侧小关节复位。可通过切开一侧椎板间隙摘除髓核,半椎板融合术、一侧小关节融合术等多取此种切口(见图 3-3-2-4-9)。

3. **其他切口** 视伤情不同、术式要求不同和手术部位的深度差异等,可采取其他切口进入椎管前方与椎管的侧方和侧前方等。除选用正中旁切口外,亦可选用 L 形、弧形等切口。此时大多需要切除椎节的横突,甚至肋骨头等组织。

（三）暴露椎节

切开皮肤、皮下组织后,用锐刺梳式拉钩迅速将切口牵开。此种拉钩在显露术野同时,亦具有良好的压迫止血作用(图 3-3-2-4-10)。之后根据手术要求,锐性及钝性剥离两侧骶棘肌,充分暴露施术椎节;如需进入椎节前方,则应切除同侧一段肋骨(图 3-3-2-4-11)。

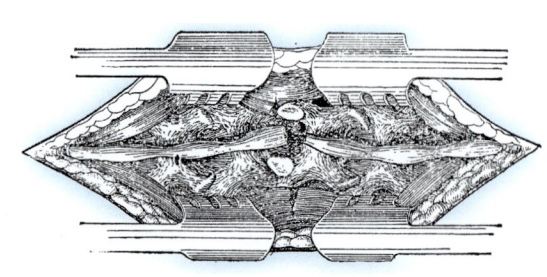

图3-3-2-4-10 显露椎节示意图
切开皮肤皮下诸层后,用脊椎自动拉钩或锐性梳式拉钩迅速牵开两侧椎旁肌,显露棘突、椎板和小关节,并仔细检查局部损伤情况

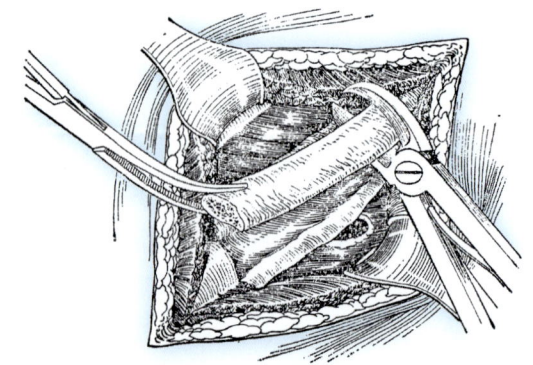

图3-3-2-4-11 切除肋骨示意图
如需通过侧后方进入椎体前方,酌情切除肋骨头及近端肋骨3~4cm

第五节　胸腰椎损伤后路常用术式及入路

后路术式种类较多,现仅就其中用于脊柱损伤具有代表性的术式加以阐述。

一、开放复位固定术

为骨科传统性手术之一,主要用于脊柱骨折脱位,尤其是一侧小关节或双侧小关节交锁需要在麻醉后直视下施以手法或切开复位者。

(一)特殊器械

除一般脊柱外科器械外,主要是四(狮)口钳及各种规格的骨凿、刮匙、薄型椎板咬骨钳及电动(或气动)微型磨钻等骨科器械。

(二)手术步骤

1. 定位　除可根据术前定位片外,术中主要依据损伤椎节棘突之变位特点及创伤反应的部位等来确定椎节及其序列数,必要时可行 C- 臂 X 线机透视或拍 X 线侧位片判定。

2. 显露施术椎节　按前节(本章第四节)要求施术。多取正中切口,切开皮肤及皮下组织后分离一侧骶棘肌,显露同侧椎板及棘突。如需双侧施术或双侧行椎弓根钉固定,则双侧暴露,并显示小关节达横突内侧缘,以便作为进钉入口定位的判定。

(三)直视下复位

1. 小关节交锁　对椎节后方小关节一侧、或双侧有明显椎节错位或完全交锁者,应将损伤椎节置于床桥处,轻轻将床桥稍许摇高。台下两位助手,一位双手置于腋部向头端牵拉,另位握住伤者双踝向远端牵引,在骨折节段被牵开状态下术者双手各持一把四口钳(又名狮口钳)向上提升,或一升一降对错位椎节复位(图 3-3-2-5-1)。当脱位椎节还纳至原位(或小关节恢复原位),可摇动床桥使受损椎节放平,或略呈仰伸状维持复位

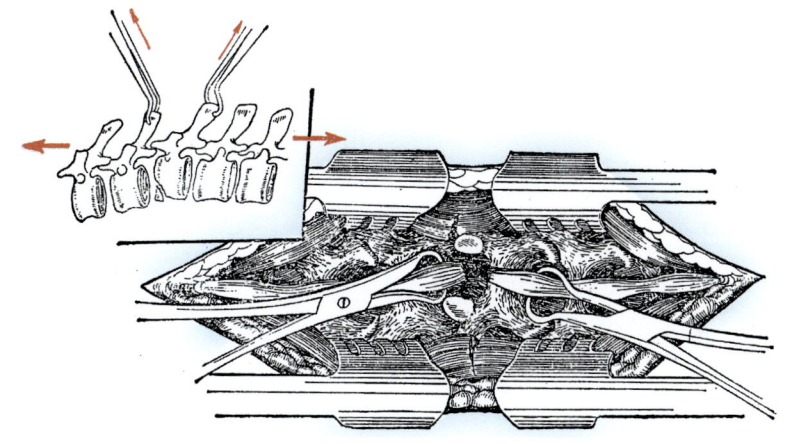

图3-3-2-5-1　直视下复位示意图

对明显椎节错位者,尤其小关节交错,可用四口钳夹住错位椎节上、下两个棘突向背侧轻轻提起,并调整手术台,使脊椎向前适当屈曲。台下两位助手一人握住伤员双踝,一人拉住腋部,分别向上、下持续牵引使椎节复位

后之对位,如此则可尽早消除硬膜囊受压状态(图 3-3-2-5-2)。在操作时,如后结构受损,尤其是小关节骨折或被咬除者,则不宜仰伸。对个别复位困难者,术者可用钝骨膜剥离器插至交锁之小关节间隙内,利用杠杆力学原理将上关节突撬向前方。观察交锁如已消失,再将床桥摇平即可。双侧小关节交锁复位时双侧用力一致,而单侧脱位者,则需增加屈向健侧的侧向力。

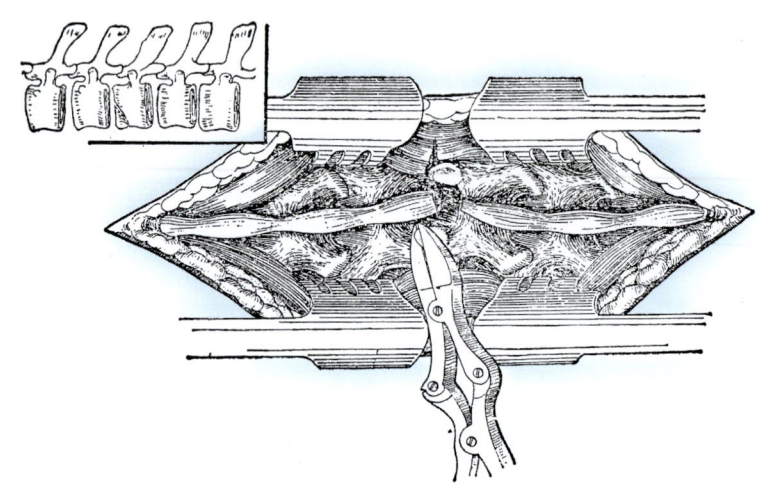

图3-3-2-5-2　摇平床桥示意图
复位后将床桥摇平,对小关节交锁复位困难者,可用骨剪咬除上关节突尖端的一小部分(不宜咬除过多)后再行整复,亦可用骨膜剥离器撬平

2. 前后(或侧向)脱位　在利用床桥之同时,主要依靠头足侧双向牵引,数分钟后,术者用狮口钳持住上下棘突,按脱位相反方向进行复位(见图 3-3-2-5-1)。

3. 小关节交锁复位失败者　进一步检查复位不成功原因并争取再试一次,如仍无法还纳,则可考虑将双侧关节突作部分、大部分或全部切除,然后再复位。

(四)酌情行椎板减压术

视病情需要,如椎管内有致压因素需消除,则按后法(本节第四段)操作。

(五)椎节固定

根据伤情需要和施术具体条件等不同可酌情选择。

1. 钛缆固定　首先用棘突打孔钳(图 3-3-2-5-3)按固定范围在棘突上打孔,再选用质软的粗钛缆穿过伤节上、下各一节或各两节棘突,为防止钛丝滑脱,在上节段,钛丝可穿过棘突上的钻孔,亦可采取交叉结扎技术(图 3-3-2-5-4)。本法简便、节约,但牢度较差,一般多用于胸椎,对活动度大的胸腰段及腰椎不宜选用。对选用钛缆者,在结扎时应将其锁定。

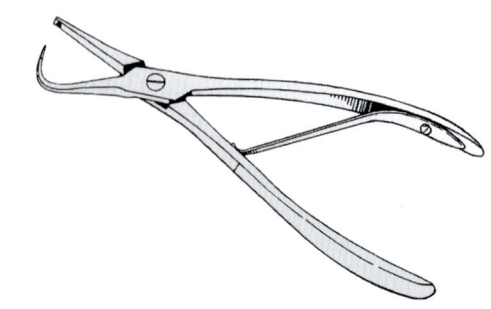

图3-3-2-5-3　棘突打孔钳(分大小3种规格)示意图

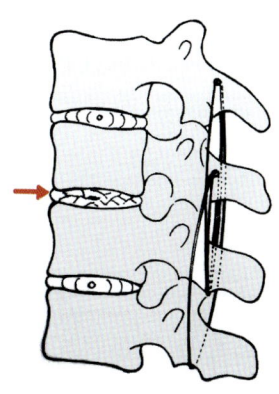

图3-3-2-5-4 棘突钛缆(钢丝)结扎示意图

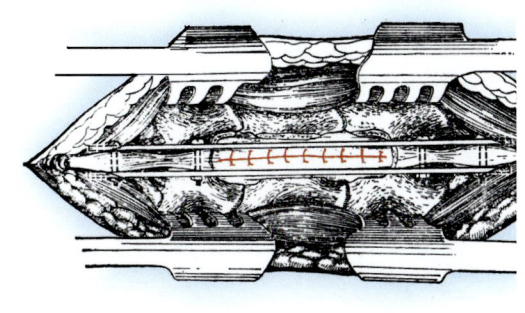

图3-3-2-5-5 棘突钛板(钢板)螺钉固定示意图

2. 脊柱钛板螺栓固定 即以伤节为中心将两片钛板置于棘突两侧,再以螺栓旋入、拧紧起固定作用(图3-3-2-5-5)。此技术通过30年的应用,发现其螺栓松动、滑出及钛板位移者较多而日益不被人们所接受。

3. Harrington棒及Luque棒钛缆(钢丝)固定 哈氏棒及鲁氏棒曾广为用于胸腰椎骨折,后来由于椎弓根钉的问世才使此类仅能固定后柱的方式逐年减少,目前尚有人主张选用,但因钛缆和挂钩需穿过椎板下方,风险较大,应慎重(图3-3-2-5-6)。

4. 椎弓根内固定技术 见本节第五段。

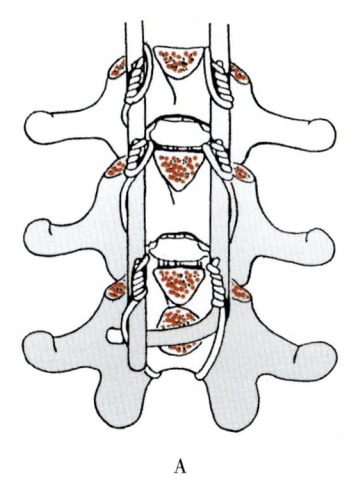

图3-3-2-5-6 Harrington棒及Luque固定示意图(A、B)
Harrington及Luque棒经椎板下(挂钩或钛缆)固定术

二、保留棘突之胸腰椎后路常规椎板切除减压术

(一)概述

为骨科常做手术,中年骨科医师大多可操作。除用于脊椎骨折脱位复位后进行椎管探查病例外,更多用于脊柱病变情况下,包括椎管内肿瘤、椎间盘突出、椎管内炎症时的探查与引流术等。因此工作十年以上的骨科临床医师均应熟悉此种术式。

(二)后路常规椎板切除减压术手术步骤

1. 截断、牵开棘突 如图3-3-2-5-7、8所示,用弧形骨凿于棘突根部将其截断,并用脊柱自动拉钩牵向对侧;操作时切勿过深而误入椎管。如果保留棘突妨碍操作,尤其是需要行椎弓根钉内固定手术者,也可采用将棘突切除的术式(图3-3-2-5-9)。

2. 凿骨开窗　先在椎板边缘用薄型咬骨钳或微型磨钻开一窗口,并从此扩大减压范围,如该节椎板已碎裂、游离,亦可将其一并切除(图3-3-2-5-10、11)。

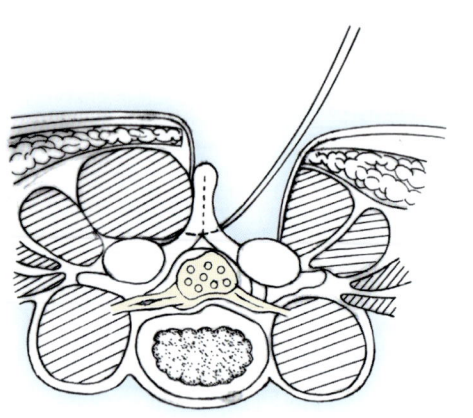

图3-3-2-5-7　凿断棘突示意图
显露一侧椎板及棘突,从基底部将棘突凿断

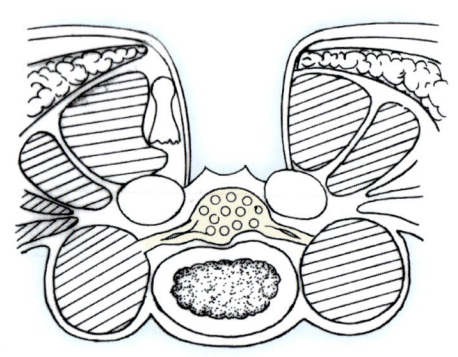

图3-3-2-5-8　将凿断之棘突牵向对侧示意图

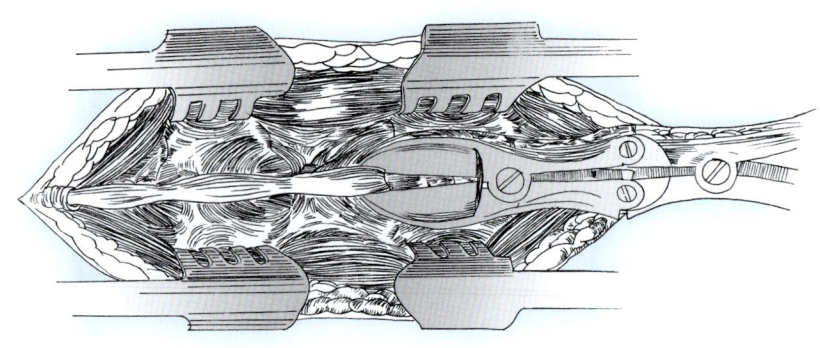

图3-3-2-5-9　咬除棘突示意图
可用咬骨钳或棘突咬骨钳咬除棘突

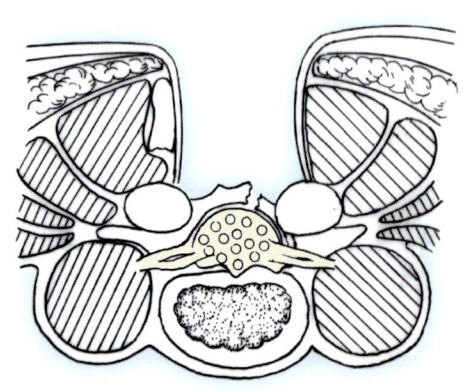

图3-3-2-5-10　椎板开窗示意图
在椎板一侧开窗,水平位观

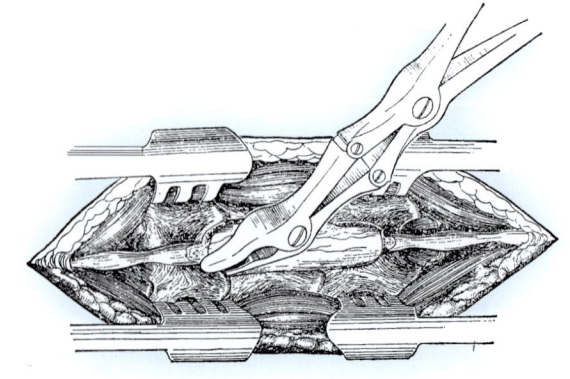

图3-3-2-5-11　凿(咬)骨开窗示意图
咬除或凿除棘突及破碎之椎板后,再咬除小关节下缘,形成窗口

3. 常规椎板切除减压 从双侧开窗处按预定范围向两侧切除椎板及黄韧带，充分暴露硬膜囊。每次切骨前，先用神经剥离子对周边进行松解分离，以防误伤硬膜囊。对伴有椎管狭窄者，可采用尖头四关节尖嘴咬骨钳与椎板成垂直咬除椎板。亦可选用磨钻。有经验者用刮匙切除椎板最为安全。冲击式咬骨钳易因其头部在进入椎管内占有一定空间而易引起对脊髓的压迫，使用时应注意。对椎板肥厚者，可先用骨凿小心凿除椎板外层骨质，而后再切（刮）除椎板内壁。任何操作均要细心、耐心，切勿失手误伤。一般性减压术仅切除双侧椎板，达小关节内侧壁即可（图3-3-2-5-12、13），但对受压范围广泛，尤其是致压物波及神经根者，则需行扩大减压术（图3-3-2-5-14）。

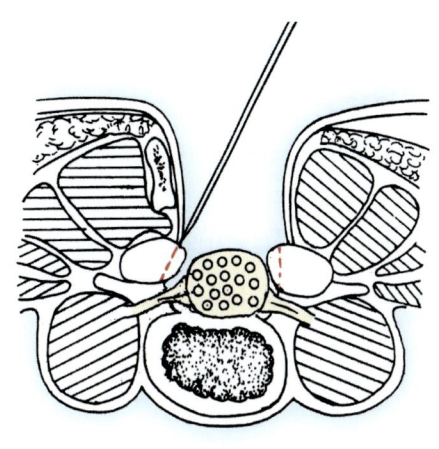

图3-3-2-5-14 凿除部分小关节示意图
在前者基础上，凿除小关节内侧壁呈扩大减压状态

本手术主要目的是对椎节损伤后因各种因素所引起之病理改变予以处理，除前述骨折复位外应彻底清除椎管内凝血块、骨片、破裂韧带及髓核等。减压完毕需予以冰盐水冲洗干净，留置明胶海绵后闭合诸层（图3-3-2-5-15）。术中是否探查蛛网膜下腔应视病情而定。

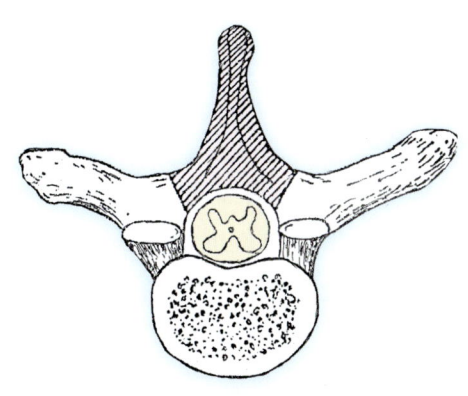

图3-3-2-5-12 常规椎板切除示意图
常规胸腰椎椎板切除术切骨范围

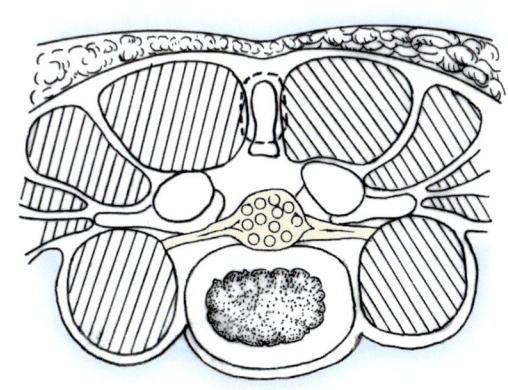

图3-3-2-5-15 减压术后状态示意图

（三）椎节固定

为确保椎节的稳定性，大多选择两侧椎弓根钉固定技术，辅以椎节侧后方植骨融合术（利用减压术取下碎骨片即可）。之后依序缝合诸层，留置引流片（条）24~48h。

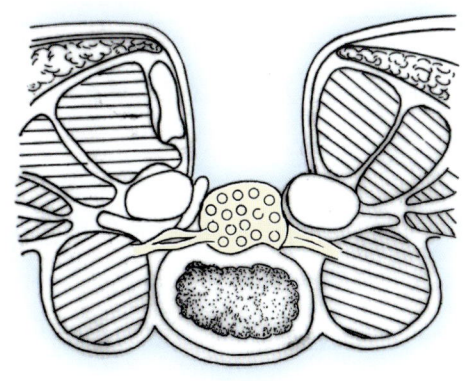

图3-3-2-5-13 双侧椎板已切除水平位观示意图

三、扩大性椎板切除减压术

(一)概述

为在常规椎板切除减压术基础上向两侧扩大减压范围,达到同时对硬膜囊及双侧根管彻底减压的目的。此手术范围较大,难度亦高,并发症及误伤概率也更多,每步操作均应注意。

(二)手术步骤

1. **显露硬膜囊壁,清理术野** 在前者常规椎管减压术基础上,先用冰盐水反复冲洗,清除积血,将脑棉覆盖于硬膜囊外后方,再用神经剥离子于两侧椎板及小关节下方小心松解之,以防因粘连引起误伤。

2. **小心切除两侧小关节内侧壁** 先用薄型冲击式咬骨钳或鹰嘴钳或微型电钻等器械,并配合骨凿逐块切除两侧小关节内侧壁,以求达到扩大减压范围(图3-3-2-5-16)。此时如椎管前方有致压物或椎管狭窄时,硬膜囊与双侧脊神经根连同根袖可向后膨出。应视病情需要与技术条件酌情实施椎管前壁切骨减压或髓核摘除(多为外侧型者)术(或是选择前路椎管减压术实施)。操作要轻柔,尤其是在牵动硬膜囊时,切勿加压。马尾区相对安全,但也需小心。术毕清除碎骨片、破裂之髓核、异物及凝血块后,摘除棉片,再次用冰盐水反复冲洗术野局部,硬膜囊周壁上敷以明胶海绵数片。

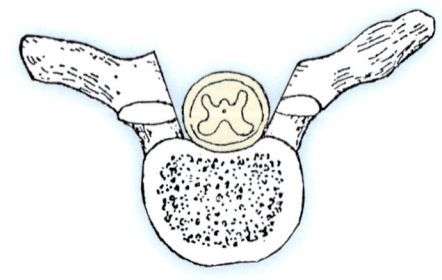

图3-3-2-5-16 扩大减压术示意图
扩大椎板切除减压后充分显露硬脊膜囊

(三)椎节固定

与前者相似,目前多选择固定较为确实的双侧椎弓根钉固定技术,双节段以上者均应加以横连接增强稳定性,并视椎弓根钉后椎节的稳定性而行内固定。如稳定性仍欠佳者,可辅以椎节内界面内固定术,可选用斜向长方形cage植入。个别病例亦可行前路手术,施以前柱内固定术。

四、蛛网膜下腔切开探查术

(一)概述

此为脊柱外科基本术式之一,骨科医师均应全面了解,一旦遇到急诊病例或是突发性意外事件来临,当病情需要即应施术。

硬膜囊(或蛛网膜下腔)探查术的手术适应证较宽,除脊柱损伤引起脊髓损伤者外,凡蛛网膜下腔有化脓性炎症、肿瘤、异物存留或各种原因所致的蛛网膜粘连等均需要行蛛网膜下腔探查术,并酌情作进一步处理。

(二)病例选择

1. **早期病例** 伤后3~6h以内脊柱脊髓损伤伴完全性瘫痪者,为减轻继发性损伤应尽早行探查与冲洗。超过6h亦应争取在24h内施术,原则上愈早愈好。

2. **术中发现有血肿者** 一般性脊柱脊髓伤行后路减压术时发现椎管内有血肿等时,亦应切开硬膜囊通过蛛网膜观察判定,决定进一步处理。

3. **需清除异物者** 完全性脊髓损伤,尤其是火器性损伤,怀疑椎管内有弹片等异物存留者,也需切开硬膜引流并行椎管内探查术。

(三)手术程序

术者双手用消毒水冲洗,再取冰盐水冲洗干净,充分显露椎板切除术后之术野,之后将脑棉放置于拟施行切开探查的硬膜囊四周加以保护,仅中央留一条状切开探查区(宽×长为1cm×3cm)。先用尖刀切开硬脊膜(避开血管支),通过透明的蛛网膜视察蛛网膜下腔有无病变及异常（图 3-3-2-5-17）。之后用细针细线缝合两侧硬膜作定点牵引（各 1~4 针）。对下方显示异常者，即将蛛网膜切一小口，用一干净小棉片放置硬膜囊内，再用脑膜剪向上、向下剪开硬膜及蛛网膜，长约 2~3cm（图 3-3-2-5-18）。溢出之脑脊液吸引之，但吸引器头要远离切口，更不可进入硬膜囊内，以防负压吸引误伤。周边渗血也不可流入硬膜囊内，以防引起继发性蛛网膜下腔粘连。之后酌情处理局部病变，有异物者应将其全部取出。最后缝合硬膜囊，一般以两针间隔 1.5~2mm，距切口边缘约 1mm 左右（图 3-3-2-5-19）。缝合完毕后，在硬膜囊外放置明胶海绵或可防粘连的生物膜保护，并起止血作用。

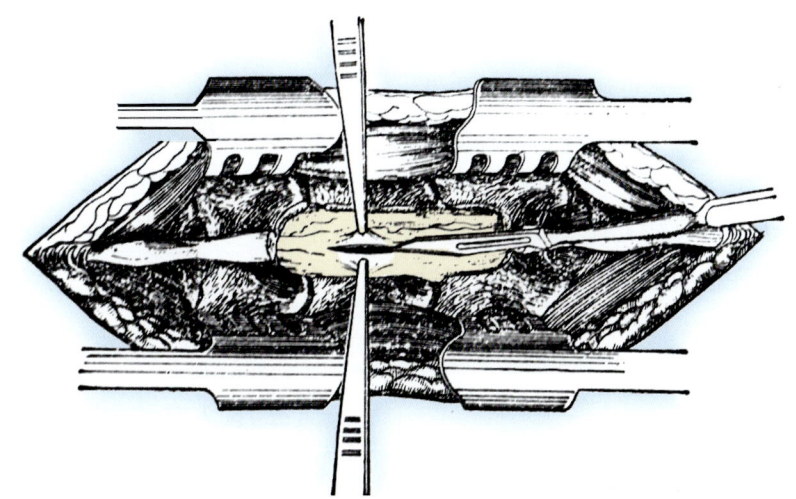

图 3-3-2-5-17 切开硬膜示意图

决定进行硬脊膜腔探查后，用有齿胸膜镊或脑膜钩提起硬脊膜，以尖刀纵行切开一个小口，随即用盐水棉片充填、保护蛛网膜，边塞入棉片边剪开硬脊膜；通过蛛网膜观察蛛网膜下腔有无异常，操作时切勿损伤脊髓

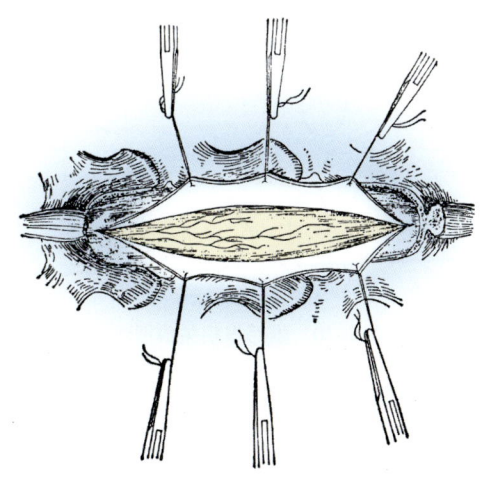

图 3-3-2-5-18 蛛网膜下腔探查示意图

对蛛网膜下腔有异常者，则剪开蛛网膜；之后在硬脊膜两边每隔 1.5cm 各缝一针牵引线，充分显露脊髓和脊神经根，仔细清除积血、异物和脊髓挫、裂伤后的坏死部分。一般出血可用盐水棉片敷压止血，必要时用明胶海绵止血，出血停止后取出；对搏动性出血，也可用银夹止血，禁用电凝

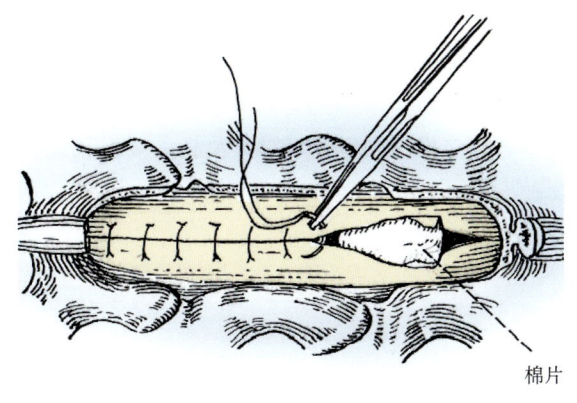

图 3-3-2-5-19 闭合硬膜示意图

用冰冷盐水轻轻冲洗后，用 5/0~9/0 丝线间断缝合硬脊膜，为避免损伤脊髓，应于缝合前在硬脊膜下垫以盐水棉片，边缝边向外抽出

(四)几种情况的处理

1. 血块及碎骨片(块)存留　应将其取出,操作时手法要轻,可用精细的髓核钳或无齿长镊子由内向外提出,并随时准备盐水脑棉对神经组织加以保护;

2. 粘连束带　多见于陈旧性损伤病例,对在蛛网膜下腔已形成束带状者,可用脑膜剪剪断,松解之,但不宜过多或过度牵拉;

3. 挫灭液化脊髓组织　可通过用脑棉置于失功能脊髓上方低压、细心吸引,或用脑棉轻轻将其粘出;

4. 两侧齿状韧带张力过大时　多见于脊髓前方有致压物时,可用尖刀将其切断,在操作过程中,脊髓本身及其血管不可牵拉,以防误伤。

(五)酌情固定椎节

视原发伤患不同,可选用相应之内固定技术将施术椎节固定之。当前以椎弓根钉技术为多用,施术时避开受伤椎节,可在上下各1、2个椎节进钉。有经验者,多选择在减压术前先行椎弓根钉固定,并适度撑开制动,而后再行减压术更为理想。对经济条件一般,且病情仅需一般固定者可对棘突采取钢丝(或钛镴)结扎固定术(见图3-3-2-5-3),亦可选用棘突钢(钛)板螺钉固定术(见图3-3-2-5-4)。此两者较之椎弓根钉技术撑开及制动效果较差,且失败率较高,目前较少应用。

五、胸腰椎椎弓根钉技术及新型国产椎弓根钉

(一)概述

自从King于1944年报道了用螺钉固定关节突关节以达到脊椎融合术后,Magerl和Andrew分别于1984及1986年报道对下腰痛患者作脊柱融合术时将螺钉经关节面钉入横突根部的内固定。此种经关节斜行钉入螺钉有损伤神经根的危险,因此效果欠佳。至1970年Roy-Camille提出采用接骨板将螺钉平行于矢状面经椎弓根钉入椎体。7年后Cobot又加以改进并取得良好效果。此后近30年来椎弓根技术在脊柱外科中已成为应用最多的临床手术技术之一,由于其可以同时对脊柱的前柱、中柱和后柱制动与固定,适用于脊柱各型损伤,尤其是病情严重的骨折脱位、爆裂性骨折和严重型压缩性骨折,当然对于脊柱侧凸、肿瘤及各种退变性疾患亦被广泛应用。

(二)应用解剖

手术的关键是使螺钉经过椎弓根中心区进入椎体,因此,术者需熟悉椎弓根的应用解剖,初学者先在脊柱标本上练习手术操作而后再用于临床。

(三)国人椎弓根的宽度与高度

其测量位置如图3-3-2-5-20,其高度与宽度数据见表3-3-2-5-1。

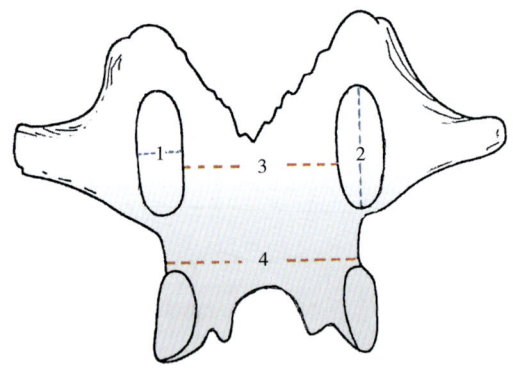

图3-3-2-5-20　椎弓根相关数据测量示意图
1.椎弓根宽度;2.椎弓根高(长)度;
3.双侧椎弓根内侧缘间距;4.椎板宽度

通过成人标本等相关研究,表明椎弓根的相关数据差别较大,其概述如下。

1. 横径(椎弓根宽度)　绝大多数(占95%)大于5mm。其中≥5~6.9mm者占22%,>7mm者占75%,<5mm者仅占3%(见下表3-3-2-6-1)。

表 3-3-2-5-1 国人椎弓根的宽度和高度（mm）

项目 椎节	椎弓根宽度			椎弓根宽度		
	平均值	标准差	实测范围	平均值	标准差	实测范围
T_6	5.80	2.03	29~12.1	12.1	2.10	3.2~18.0
T_7	6.25	2.10	3.8~146	13.0	2.21	3.6~19.0
T_8	6.68	2.20	4.0~17.0	13.6	2.37	4.0~20.0
T_9	7.38	2.02	4.0~16.0	15.10	2.27	8.0~22.0
T_{10}	8.23	2.28	5.0~19.5	16.98	2.65	7.0~21.0
T_{11}	9.67	3.03	6.0~22.5	19.16	2.39	7.5~23.0
T_{12}	10.07	3.25	6.0~23.5	18.60	2.75	7.0~23.5
L_1	7.05	2.80	4.0~21.0	16.40	2.42	6.5~24.0
L_2	7.19	2.63	3.5~19.0	15.23	2.42	6.0~26.0
L_3	8.67	2.43	3.0~17.0	15.40	2.03	8.0~22.0
L_4	10.07	2.17	6.5~17.0	15.63	3.40	9.0~36.5
L_5	12.76	2.61	9.5~22.0	20.93	3.30	11.0~27.5

2. 上下径（椎弓根高度） 绝大多数受测者均值在15mm以上，其范围在7~22mm之间。

3. 双侧椎弓根间距 从T_8~L_5由15.15mm开始，逐渐向下节椎体递增至30.20mm。

4. 椎板宽度 T_{8-11}为22~34mm，T_{12}均值为27.82mm，L_{1-5}逐渐增宽，从26.23~44.20mm，其宽度与小关节内聚程度成反比。

5. 椎弓根到椎体后上缘距离 平均为2.5（1.85~3.20）mm。

6. 椎弓根到椎体后下缘距离 平均为9.5（8.40~10.05）mm。

7. 夹角 即小关节及椎弓角度与椎体纵轴形成的夹角为7.5°（5°~10°）。因此当进针时应向前并向内倾斜。

8. 长度 从进针点到椎体前方骨皮质的钉道长度视椎节大小而长短不一，在T_6~L_5为32~69mm，40mm以上者＞97%，小于40mm者＜3%。T_{6-8}段长度小，最短者仅28mm。

9. 骶骨的应用解剖 骶骨的椎弓根和骶翼相融合，故宽度难以确定，S_1平均高度为21.0mm，最小值为16.00mm，向内偏斜角度平均17.3°。S_2则为13.00mm，最小值为9.00mm。

（四）椎弓根钉棒（板）技术的特点

1. 椎弓根钉技术的主要优点

（1）固定确实 螺钉可固定脊柱的前、中、后三柱，并对椎间盘及两侧小关节等活动部分具有固定作用。

（2）误伤概率低 正确操作螺钉等器械一般不会侵入椎管，因此难以伤及脊髓和脊神经根。

（3）用途广泛 除对脊柱损伤早期，椎弓根钉系统可以矫正脊柱的前后、压缩、成角及侧方移位等，亦可矫正病理性脊柱的椎节畸形，尤以侧凸及后凸等。

（4）属短节段固定 仅固定必须固定制动的节段，从而避免了长段脊柱融合之不良后果。

（5）可在术中同时安全地处理固定段内的伤病 在椎弓根固定状态下，可同时作一节或多节椎板切除术、椎管探查术及减压术等。

附：国产椎弓根钉的创新

世界各国均在对椎弓根钉技术及结构进行改进，以求更坚强、更易操作和便捷。国内不少厂家都跃跃欲试，其中上海浦卫医疗器械厂的"钉棒Ⅲ型"产品，除按国际标准采用板材为原料，用数码程控激光机床切割、加工出元件（椎弓根钉），使其强度达到最高，而且创新设计"T六型内六角螺丝批锁卡套螺钉"，可以更为方便地将卡套螺钉锁紧（图3-3-2-5-21、22）。

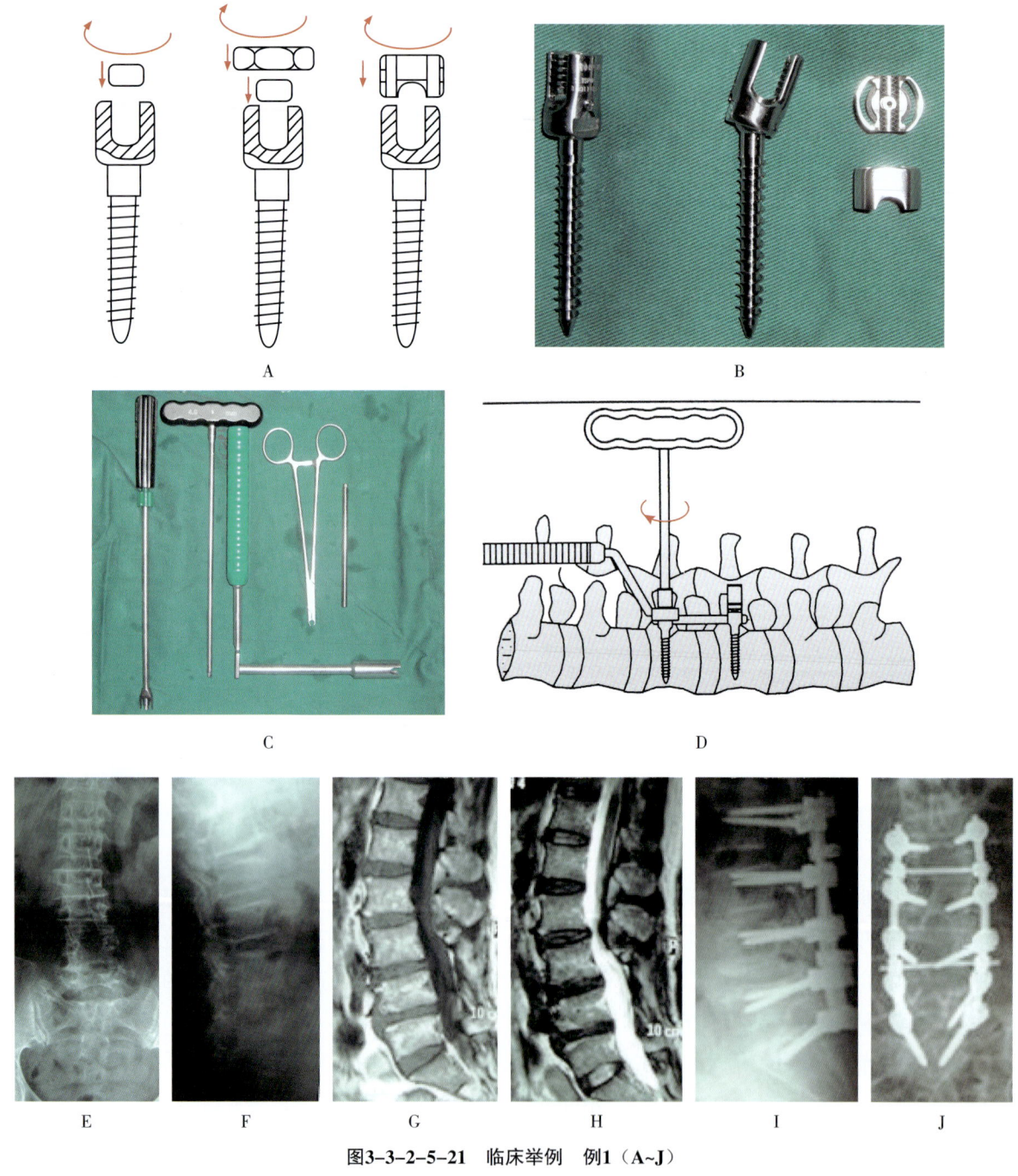

图3-3-2-5-21 临床举例 例1（A~J）

国产创新型椎弓根螺钉—钉棒Ⅲ型（浦卫） A~D. 为设计元件、工具及临床应用示意图，其改进点为：在钉尾部设计为"盖帽式"，使帽中内外螺纹连为一体，既方便操作，又增强其稳固性能 A. 为盖帽式基本结构；B. 为实物照片：螺钉及盖帽上方和侧方观；C. 为全套工具；D. 使用中；临床病例（E~J）E.F. 术前正侧位X线片；G.H. 术前MR矢状位，T_1、T_2加权；I.J. 术后正侧位X线片

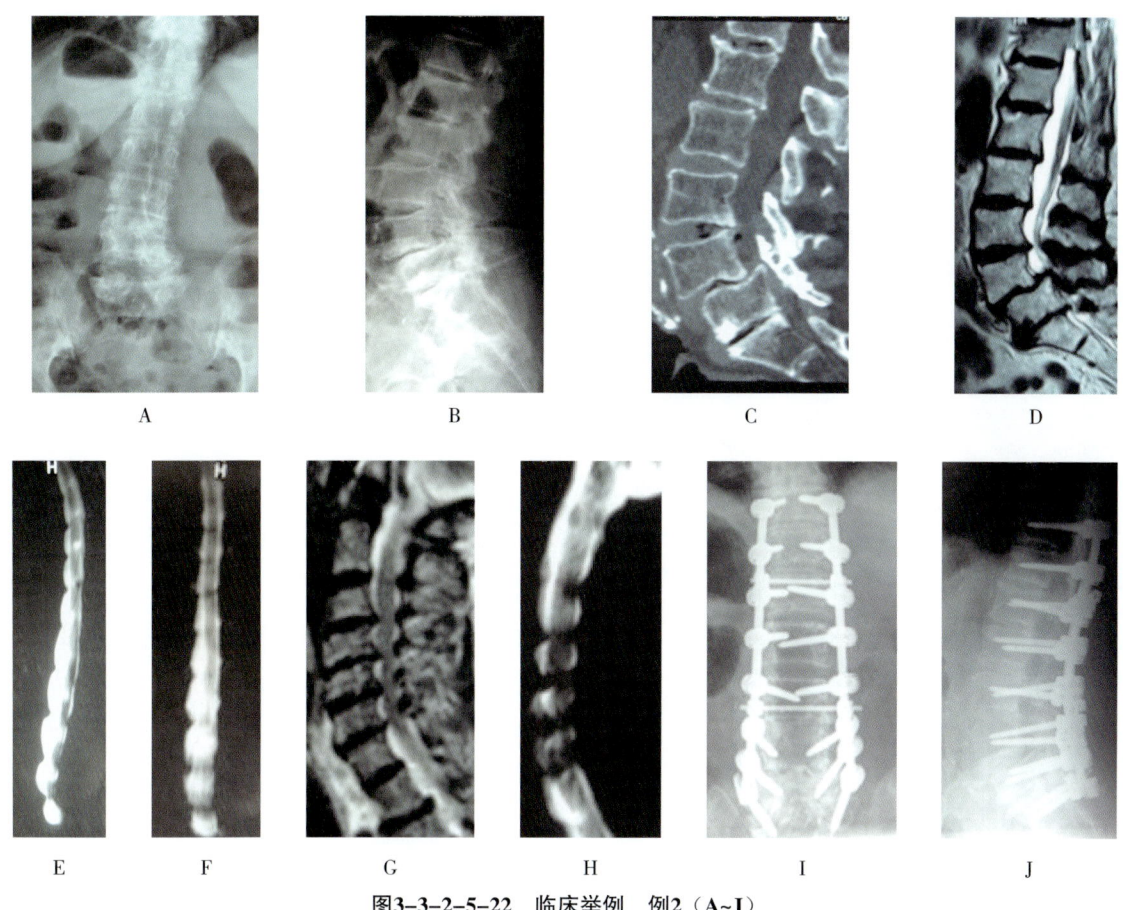

图3-3-2-5-22 临床举例 例2（A~J）

女性，85岁，严重型颈腰综合征已3年，伴不全性瘫痪行手术治疗（A~J） A.B. 术前正侧位胸腰椎X线片；C. 术前CT矢状位扫描显示L_4、L_5滑脱，Ⅱ°；D~F. 术前MR胸腰段矢状位，T_2加权（D）及正侧位水成像外观；G. H. 颈椎MR矢状位及水成像观；I. J. 鉴于腰椎及下胸段症状明显，先行T_{11}~S_1椎弓根钉固定，适度撑开+L_4椎弓根钉提升+后路减压术后正侧位X线片；显示复位、固定满意；术后一周下地，术后十日可步行，半年后行走自如

2. 椎弓根钉技术不足之处

（1）技术要求高 使用椎弓根螺钉的技术入门要求较高，尤其是精确地熟悉局部解剖学知识。

（2）需相应设施 术中均需C-臂X线透视机或多次拍片，监测引导进针及螺钉的位置与方向。

（3）亦可误伤 若操作不当，螺钉穿到椎弓根内侧致神经根、硬脊膜和脊髓损伤。穿过椎弓根外侧则固定不牢，若螺钉穿通椎体前缘，有可能造成大出血和腹膜后结构及胸膜损伤（图3-3-2-5-23）。

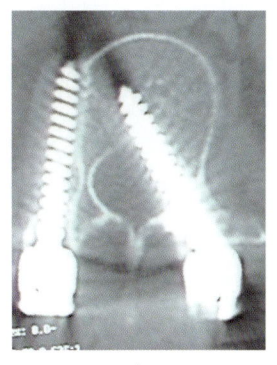
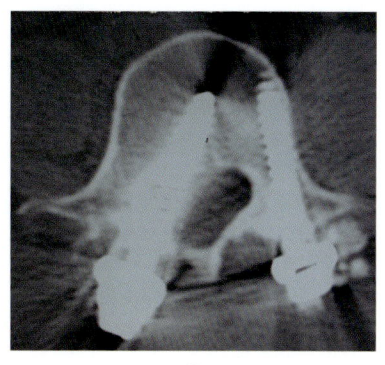

图3-3-2-5-23 椎弓根钉误入椎管CT扫描（A、B）

A. CT扫描显示右侧椎弓根钉误入椎管；B. 另一例左侧椎弓根钉侵入椎管

（4）其他　包括椎节选择不当、撑开力过大及产品设计不合理等均可引发不同后果，应加注意（图3-3-2-5-24）。

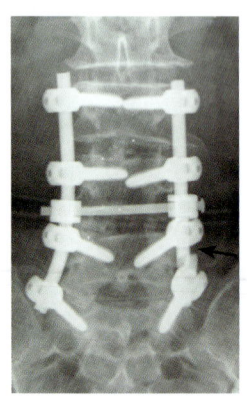
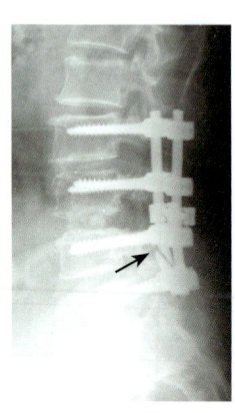

图3-3-2-5-24　临床举例（A、B）
患者，女性，腰椎椎弓根钉术后三月正侧位X线片显示右侧下方固定杆断裂并轻度移位（箭头所指处）

（五）手术病例选择

手术使用范围较广，主要用于以下各种伤患。

1. 脊柱损伤

（1）急性骨折脱位　颈、胸、腰椎骨折脱位大多可以选椎弓根技术，尤以胸腰段病例，可作为首选治疗手段。颈椎骨折脱位近年来亦逐渐开展，唯风险性较大，易伤及脊髓、脊神经根和血管，应加注意。

（2）陈旧性脊柱骨折脱位　如致压物来自椎节后方，大多选择椎弓根技术，或视病情需要同时固定三柱的病例。

2. 胸腰椎病变

（1）退行性变　随着老龄社会的来临，此组病例日益增多，且大多从后路施术，因此主要选择椎弓根技术，先将椎节固定、撑开，后再对椎管施以椎板切除减压术，髓核摘除术及椎间隙融合术等。

（2）脊柱肿瘤　此组病例手术率日益增加，且在行肿瘤切除术前大多先将病节上、下以椎弓根钉固定后再实施肿瘤根治术较为安全。

（3）脊柱畸形　无论是先天性、特发性或继发性畸形，椎弓根钉之矫正作用、维持矫正术后体位等均具有其他技术无法取代的作用。

（4）其他　椎弓根固定技术尚可用于脊柱外科其他疾患。总之，凡是需对脊柱进行复位、固定之各种疾患均可选择，包括炎性疾患等，当然，进钉位置应避开炎性椎节。

（六）椎弓根钉选择

目前有多种设计产品可供选择，从早期的Dick技术、Roy-Camille技术等至今日各种设计，均可酌情择优选用。目前以美国Stryker产品为多用（图3-3-2-5-25），其次为法国LDR（图3-3-2-5-26），国产亦有"浦卫"等类似品牌用于临床。

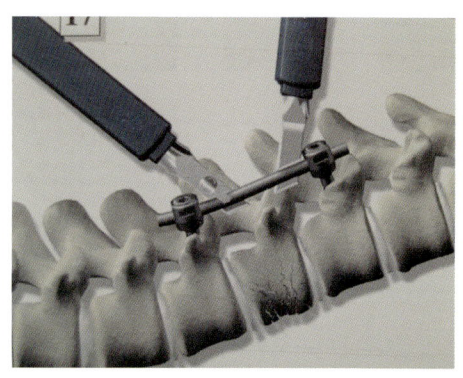

图3-3-2-5-25　史塞克公司之椎弓根棒系统

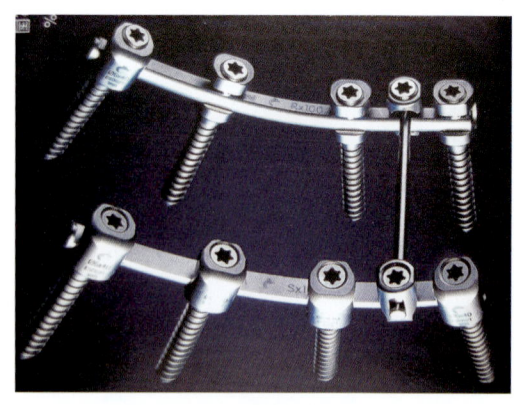

图3-3-2-5-26　法国LDR之椎弓根钉棒系统

对上胸椎及人体瘦小者,为避免椎弓根钉直径较粗易引发损伤风险,亦可选用侧块螺钉取代,尤适用于江浙地区女性及老年病例(见病例 7)。

(七)椎弓根钉技术的实施

1. 定位及显露损伤椎节

(1)定位　同前节,以术中 C-臂 X 线机透视为主。

(2)显露损伤椎节　如前所述,多采用切除棘突之术式,且需显露两侧小关节及横突。

2. 椎弓根钻孔点的定位　椎弓根的横断面较小,因此,术者显露椎板以后,必须选择正确的钻孔点,方可令螺钉准确贯穿椎弓根直达椎体。胸椎的钻入点在下关节突下缘,恰在横突中心线上。在下胸椎可切除横突尖端少许骨质,断面的下内方即为合适钻入点。腰椎的理想钻孔点是横突中心的水平线与上下关节突关节面纵向连线的交点,恰在下关节突下缘,沿椎体矢状轴、水平轴直线钻入。由于脊柱生理曲线之故,在 L_1 处,导针应向上倾斜 $5°\sim15°$,而 L_5 则向下倾,S_1 倾斜角度可达 $40°\sim50°$。当然尚应计算各种病变性畸形所造成的异常角度与椎节旋转等。

3. 伤椎可否进钉　意见不一,主要视伤椎情况而定,对于前柱、中柱完全粉碎性骨折及大量碎骨块(片)进入椎管者不宜再对伤椎进钉,以防加剧脊髓损伤的程度,但对于椎体较为完整或下方椎体较为完整者,伤椎亦可近钉,钉的长度以长钉(即抵达椎体前缘)或短钉(刚好超过椎弓根)为宜(图 3-3-2-5-27)。

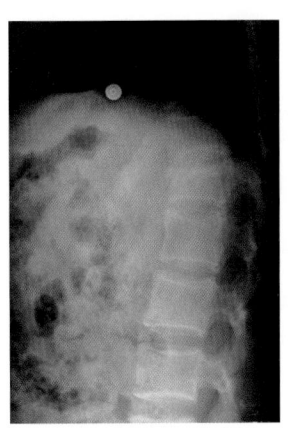 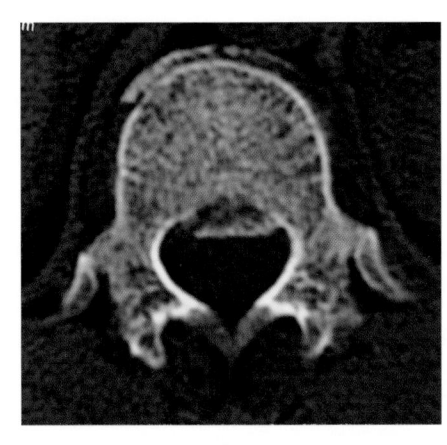 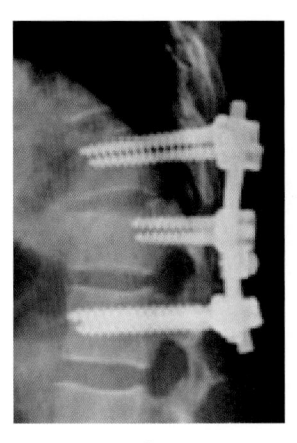

A　　　　　　　　　　　　B　　　　　　　　　　　　C

图 3-3-2-5-27　临床举例

A. T_{12} 压缩性及爆裂骨折侧位 X 线片；B. 同前,CT 扫描显示骨块已进入椎管；
C. 同前,行椎弓根钉技术后,显示椎体骨折已复位,伤椎以短钉固定即可(自严厉生)

(八)临床举例

[例1]图 3-3-2-5-28　女性,53 岁,L_1 椎体压缩性骨折以椎弓根钉技术治疗(A~E)。

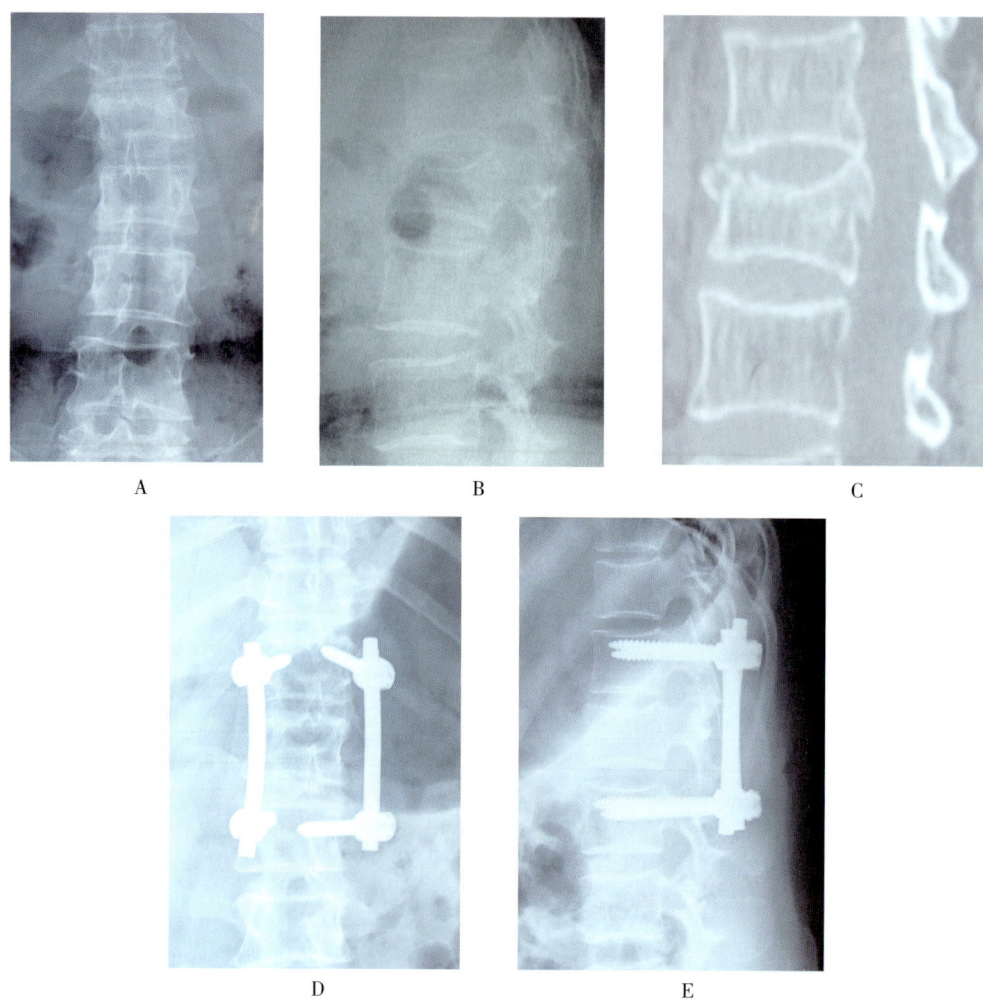

图3-3-2-5-28 临床举例 例1（A~E）
A.B. 术前正侧位X线片；C. CT扫描矢状位观，显示椎体压缩及爆裂性骨折状；
D.E. 利用椎弓根钉技术复位后固定X线正侧位片，显示椎节复位满意

［例2］图3-3-2-5-29 男性，45岁，T_{11}压缩性骨折（A~D）。

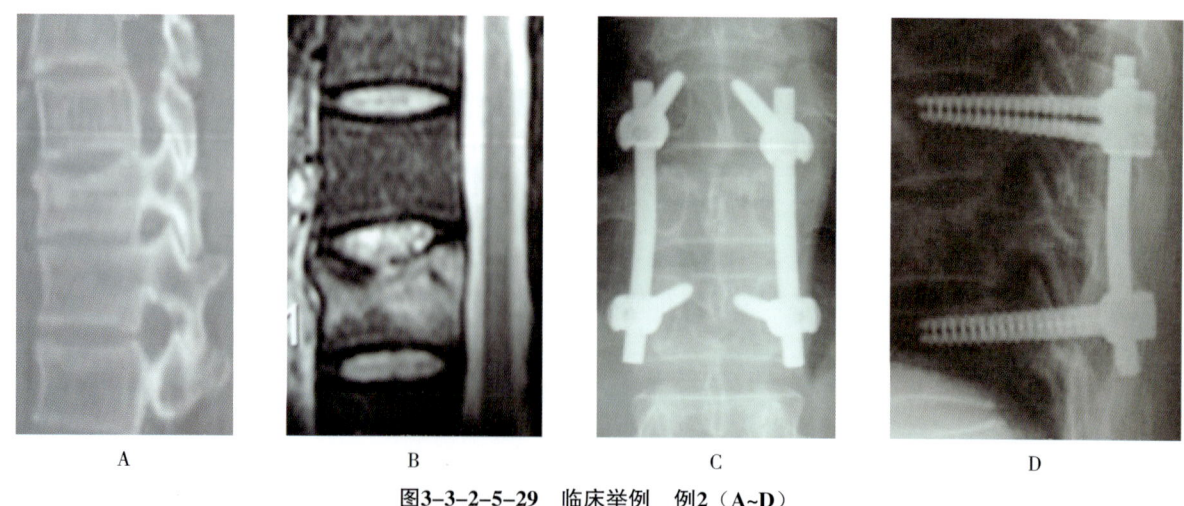

图3-3-2-5-29 临床举例 例2（A~D）
A. 术前CT矢状位扫描；B. 术前MR矢状位显示T_{11}椎体呈压缩状，伴轻度爆裂；C.D. 以椎弓根钉技术复位固定后X线正侧位片

[例3]图3-3-2-5-30　男性,71岁,T_{12}椎体压缩性骨折伴腰椎椎管狭窄及多发性髓核突出(A~G)。

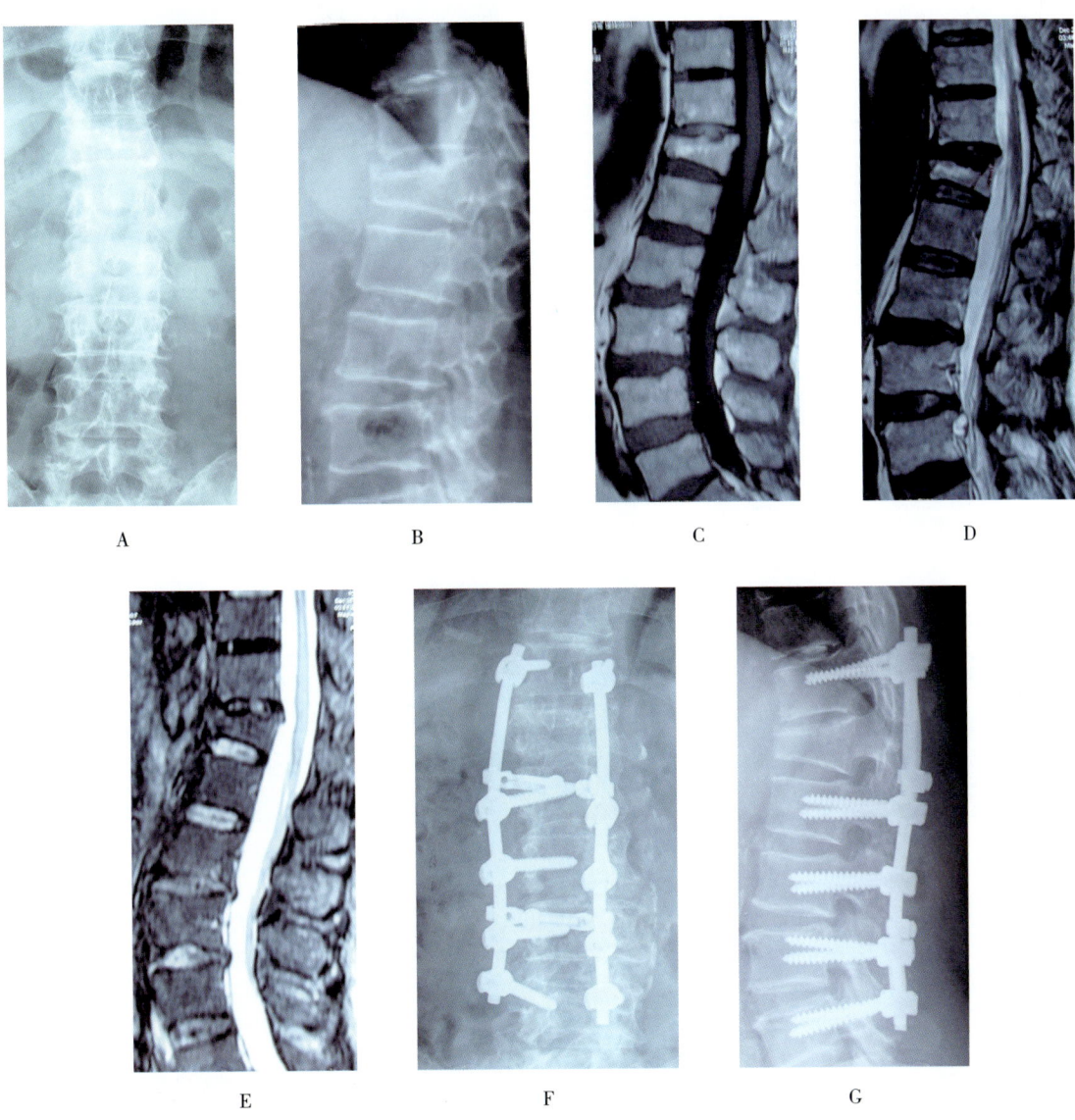

图3-3-2-5-30　临床举例　例3（A~G）

A.B. 术前胸腰段正侧位X线片；C.D.E. 术前MR矢状位显示T_{12}椎体压缩，T_{11}、T_{12}髓核后突及下腰段椎管狭窄和髓核突出；F.G. 选用椎弓根钉技术，自T_{11}~L_4置入椎弓根钉，撑开+后路减压+髓核摘除+装置横杆，正侧位X线片显示局部改观，临床症状明显改善

[例4] 图 3-3-2-5-31　男性,38 岁,L_1 压缩性骨折(A~G)。

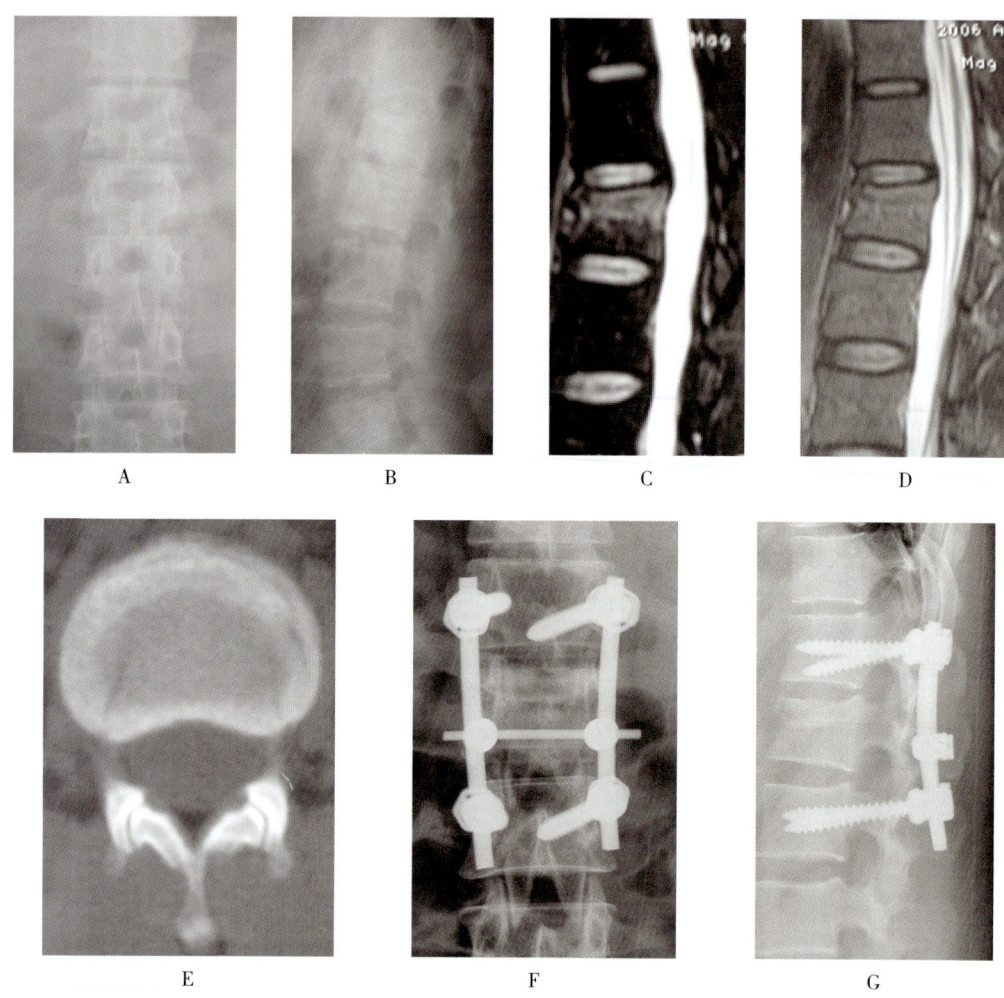

图 3-3-2-5-31　临床举例　例4（A~G）
A.B. 术前正侧位X线片；C.D.E. 术前MR矢状位及水平位片,显示L_1压缩性骨折征；
F.G. T_{12}~L_2椎弓根钉置入,撑开及减压,术后正侧位X线片显示复位固定满意

[例5] 图 3-3-2-5-32　女性,75 岁,T_9 及 T_{12} 骨折伴驼背畸形,行椎弓根钉复位固定(A~G)。

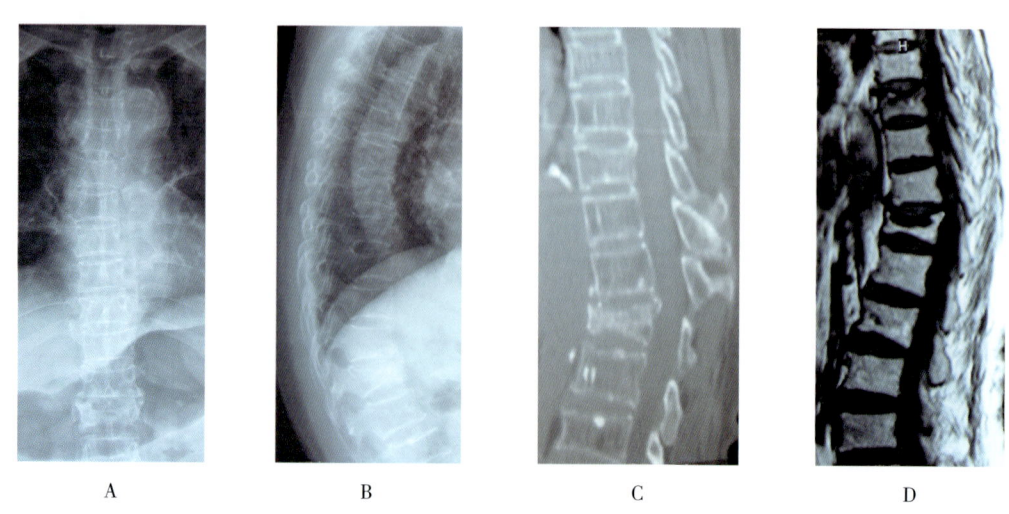

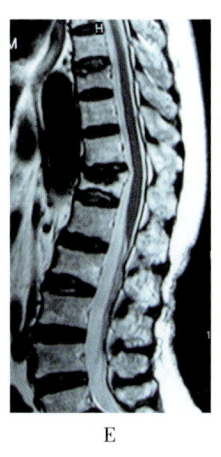 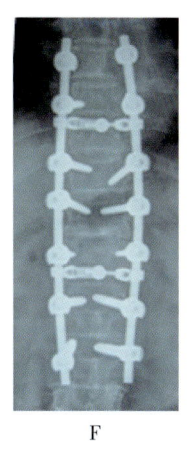 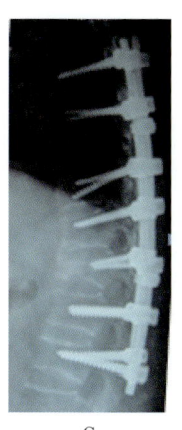

图3-3-2-5-32 临床举例 例5（A~G）

A.B. 正侧位X线片；C. CT扫描侧位观；D.E. MR矢状位观，T_1、T_2加权；F.G. T_2~L_2椎弓根钉固定（T_{12}伤椎为30mm短钉），适度撑开及伸直后X线正侧位片，显示伤椎前屈改善，胸腰段脊椎诸节段稳定，术后次日即下地步行，恢复满意

[例6] 图3-3-2-5-33 女性，67岁，T_{11}楔形压缩性骨折（A~E）。

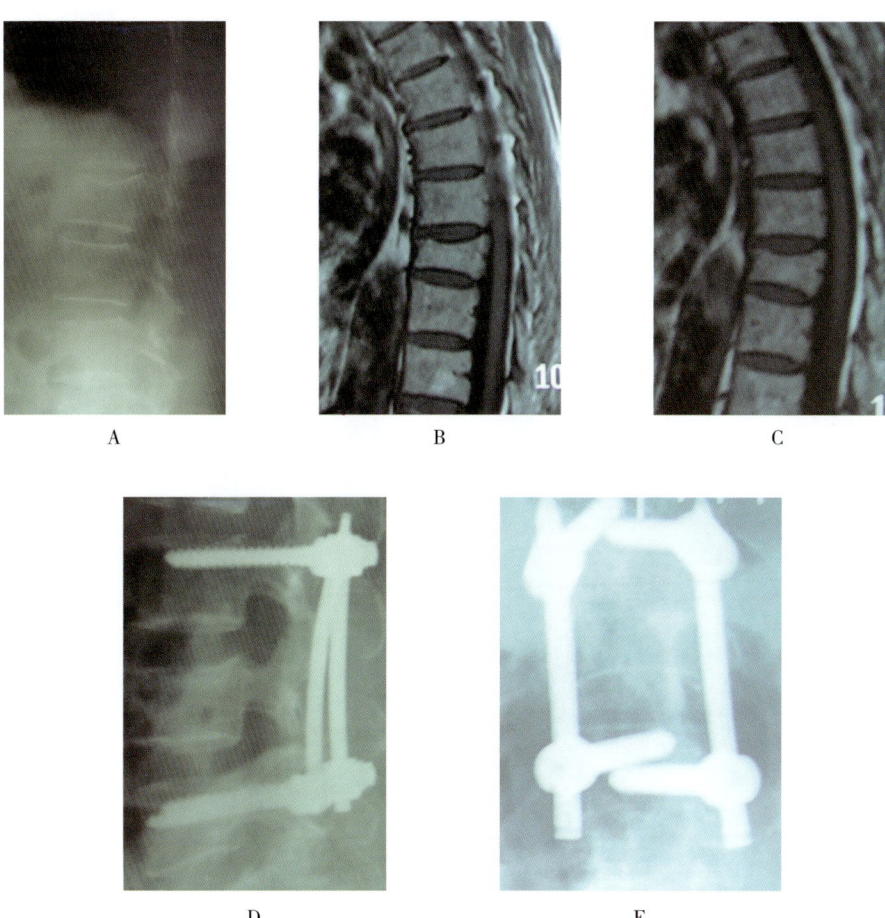

图3-3-2-5-33 临床举例 例6（A~E）

A. 术前X线侧位片；B.C. 术前MR矢状位观显示T_{11}椎体压缩性骨折；
D.E. 伤节上下椎弓根钉固定、撑开复位后X线片正侧位片，见椎体复位满意

[例7]图3-3-2-5-34 女性,64岁,T_7及T_{12}骨折(A~K)。

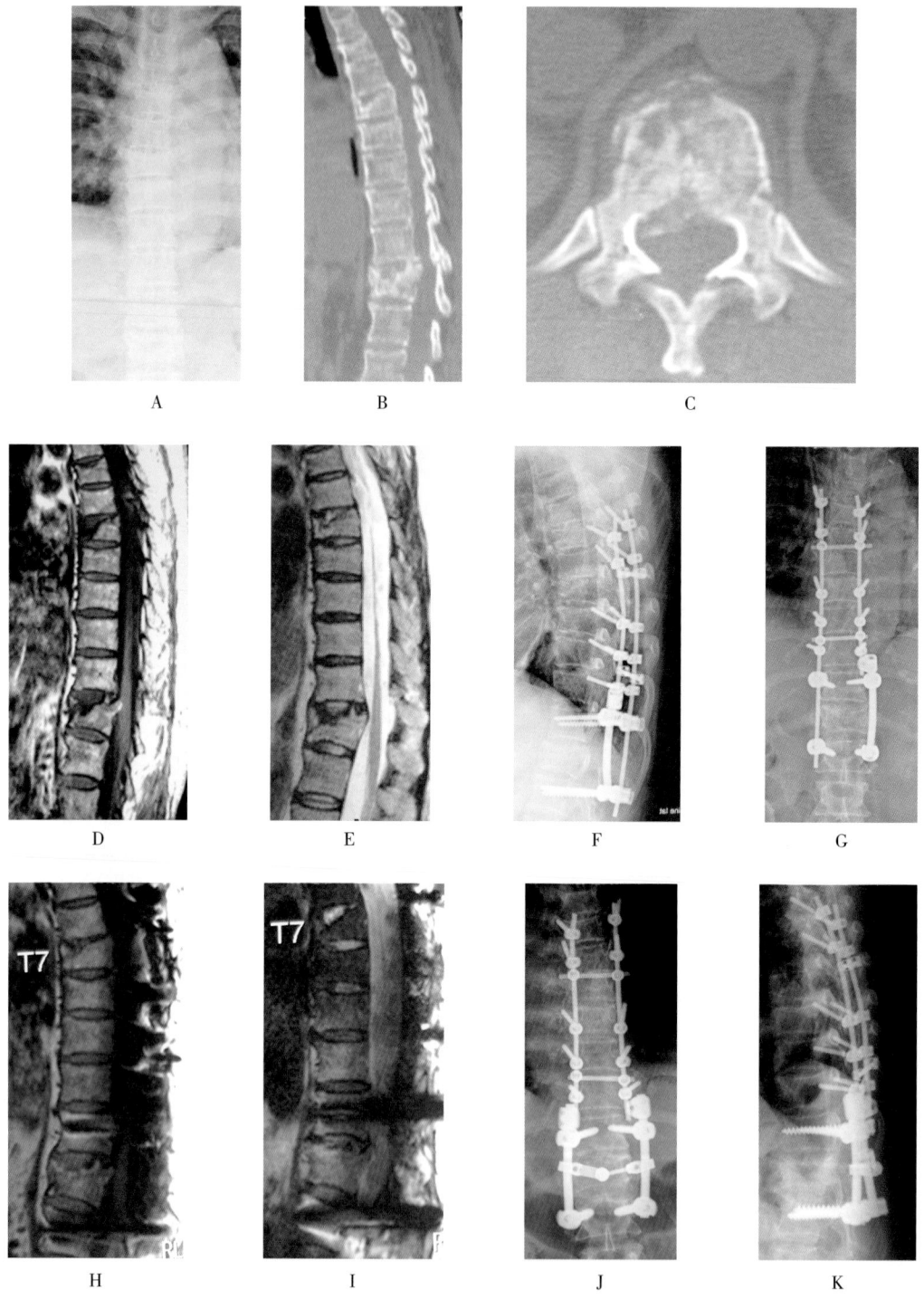

图3-3-2-5-34 临床举例 例7（A~K）

A.B. 正位X线片及侧位CT扫描显示T_7及T_{12}压缩性骨折；C. T_{12}CT水平位扫描呈爆裂性骨折，骨折片已侵入椎管；D.E. MR矢状位观，T_1、T_2加权；F.G. $T_{5~10}$行侧块螺钉，T_{11}~L_1行椎弓根钉固定+撑开，术后正侧位X线片显示固定满意，次日已下地步行。本例因患者瘦小，故T_{10}以上选用侧块螺钉较为安全，且强度可以支撑患者躯体，H.I. 术后3个月即恢复正常生活状态。术后一年原症状有复显趋势，MR及CT扫描显示原来切骨减压处有新生骨刺形成，而行次环状减压术，术后又恢复原状；J.K. 第二次术后正侧位X线片

六、陈旧性骨折手术疗法

(一)病例选择

凡陈旧性骨折已对脊髓或脊神经根形成压迫或刺激并伴有症状者,应尽早施术减压及内固定。已全瘫者视具体情况处理。

(二)术式

依据病情而定,因属陈旧性骨折,主要强调减压,恢复椎管和椎节形态及高度。必要时可放置人工椎体、钛网、椎弓根钉等,亦可选择"蛋壳"手术,尤以椎体边缘完整者(图3-3-2-5-35、36)。

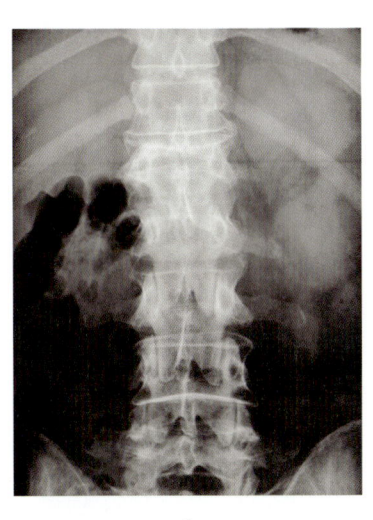

A

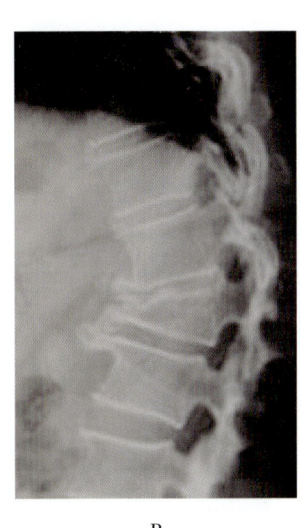

B

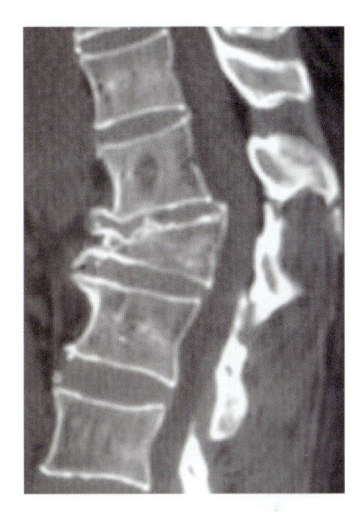

C

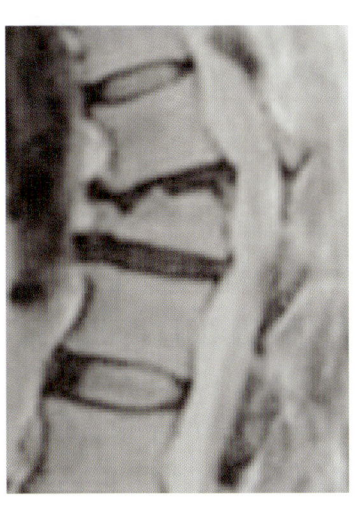

D

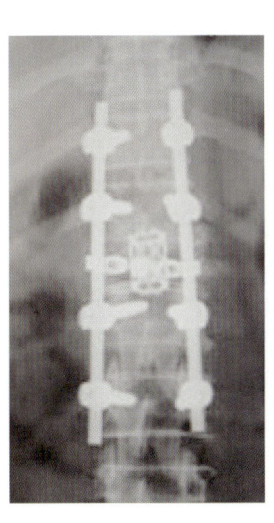

E

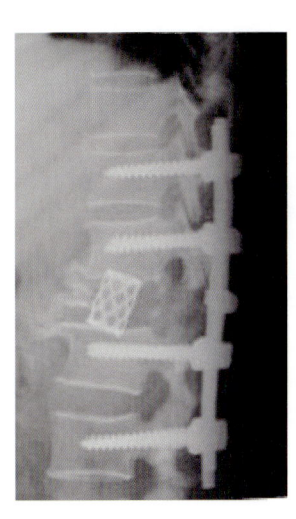

F

图3-3-2-5-35　临床举例（A~F）

女性,54岁,L_1骨折伴后凸畸形已半年行T_{12}、L_1前后路减压矫正术　A.B. 术前正侧位X线片；C.D. 术前CT及MR矢状位观,显示椎节不稳及椎管狭窄；E.F. 前后路减压+前路钛网植入+后路T_{11}~L_2椎弓根钉植入后X线正侧位观

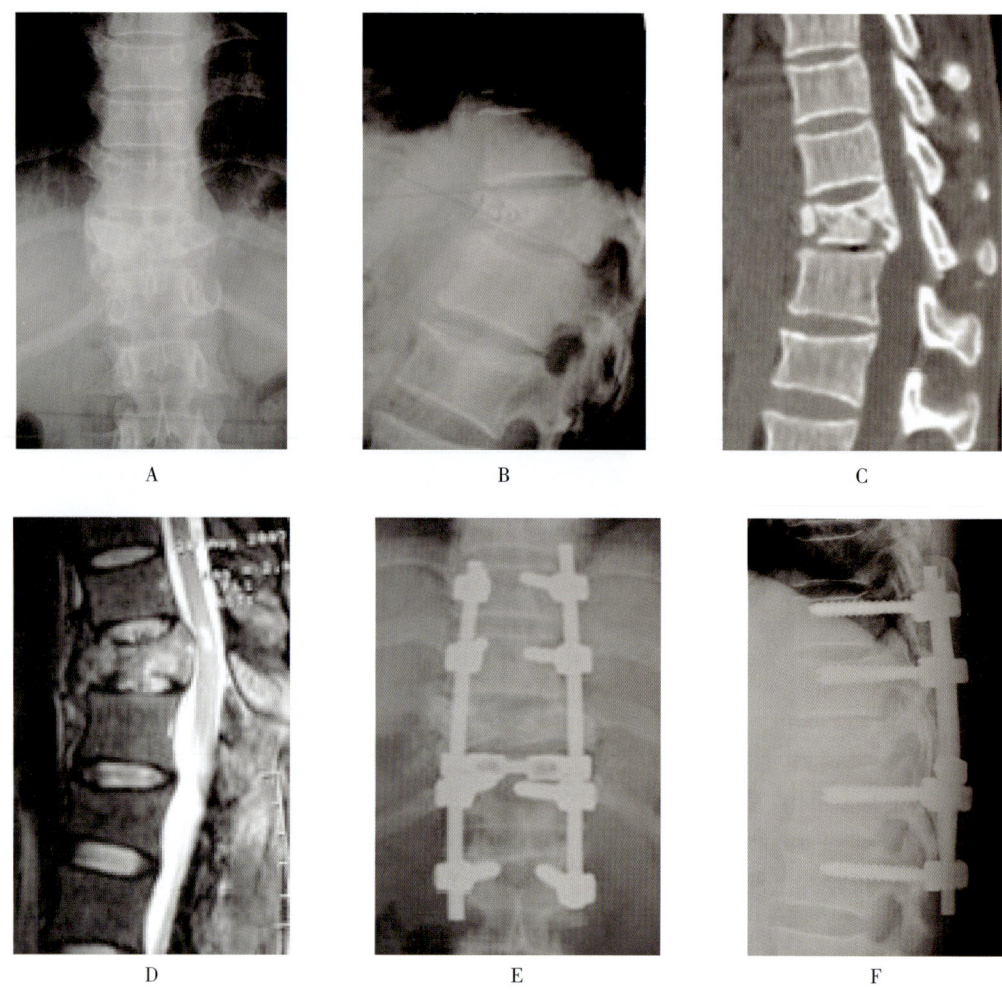

图 3-3-2-5-36　临床举例（A~F）

男性，39岁，T_{11}陈旧性骨折伴脊髓受压征8月入院行减压+椎弓根钉固定术　A.B. 术前正侧位X线片；C.D. 术前CT及MR矢状位观；E.F. 后路减压+椎弓根钉内固定术后正侧位X线片，术后症状消失

七、胸腰椎侧后方椎管次环状减压术

见本章第九节内容。

八、清洗术野闭合切口

（一）彻底清洗术野放置引流

1. 清洗术野

（1）清除异物　术毕立即清除所有异物，除纱布、棉片外，对失活肌肉组织、凝血块等全部摘除之。

（2）冰冷生理盐水反复冲洗术野　既可清除碎骨块（粒），又可止血及保护神经组织，尤其是对早期脊髓损伤病例，可减少与降低其继发性反应。

2. 放置引流

（1）酌情选择引流方式　视切口深浅及长度不同选用皮片、皮管、烟卷或负压引流装置等，原则上，对术后出血较多者选用负压引流，一般病例采用半管引流即可，引流持续24~48h，少有超过60h者。

（2）正确装置引流管（条）　引流管头部应置于渗血较多的深部，切勿因过浅或过短而起不到引流作用。

（二）闭合切口

1. 一般切口

（1）按一般切口缝合切开诸层　90%以上病

例可以依次缝合切开诸层,包括骶棘肌筋膜、腰深筋膜、皮下及皮肤诸层。

（2）注意对引流条（管）缝扎固定　无论何种引流方式,引流管（片、条）穿出皮肤切口（或另切一小口）时均应用缝线结扎固定（图3-3-2-5-37）,以防滑出脱落,或是掉至切口深部,成为切口经久不愈的原因,此在临床上并非少见。

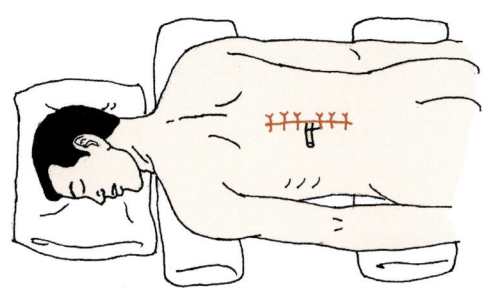

图3-3-2-5-37　放置引流条示意图
闭合切口时放置皮片（管）引流,并予以结扎固定

2. 张力较大切口

（1）对切口张力稍许过大者　可选用双根10号线从切口深部贯穿缝合3~4针,并同时按层缝合,之后先对贯穿缝合线打结,再对按层缝合线打结。一般多无困难,切口闭合良好。

（2）减张切开　对皮肤缺损或翻修性手术时瘢痕组织切除过多无法闭合切口时,可在切口一侧或两侧5~10cm处作5~10cm长的减张切口,皮下松解后先缝合切口,再缝合减张切口。

（3）皮瓣转移等　如因切口缺损较多、减张切开不足以弥补缺损时,亦可选择局部皮瓣转移术等,力争术时一次闭合切口。此种情况临床上较为少见,数十年来笔者仅遇两例,其中一例为已施术5次,且体型较胖。

九、术后并发症

主要有以下并发症。

1. 误伤脊髓、脊神经根或马尾
主因为椎弓根钉进入椎管或根管所致（图3-3-2-5-38）,此在临床上并不少见,主要是此组病例易伴有椎节侧弯和旋转,以致在进钉时出现判断失误所致。

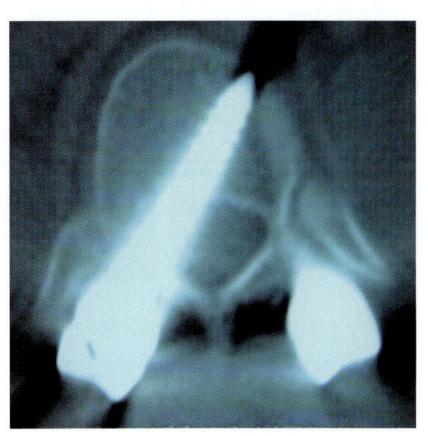

图3-3-2-5-38　临床举例
CT横断面显示椎弓根钉误入椎管伤及脊髓

2. 误伤血管
如钉子过长旋至椎体前方时,则有伤及大血管的可能。亦可因在植入椎节融合器前切除前方椎间盘时,如锐性切除器过深,亦可伤及大血管而发生意外,此种现象几乎每年都有所闻。

3. 其他误伤

（1）误入椎节间隙　椎弓根钉误入椎间隙亦非少见,可因此而使内固定失效,甚至向后退出而影响固定作用（图3-3-2-5-39）;

（2）误伤腰大肌或髂腰肌　主因为椎弓根钉过长,又向外偏斜进入腰大肌内,此时出现托马斯征（Thomas sign）,患者无法直腰站立或行走。

4. 钉子滑出与折断

（1）螺钉滑出　如患者骨质疏松、选钉不当（过细过短）或位置不对等,钉子均有滑出之可能,横连接可降低滑出概率。

（2）螺钉折断　如用钉过细,尤其对体力强壮的运动员等和未采取增强措施（如前路或椎间隙补充融合）者亦易折断（图3-3-2-5-40、41）。后者即属此种情况,青壮年人短节段固定如术后不加以保护和限制活动量,则易出现这一后果,以致不得不再次手术,增强内固定。

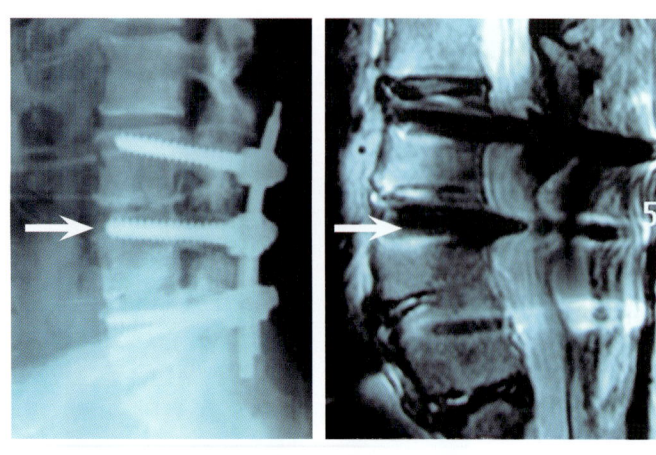

图3-3-2-5-39 临床举例（A、B）
X线侧位片及MR矢状显示椎弓根钉误入椎间隙（箭头所指处）

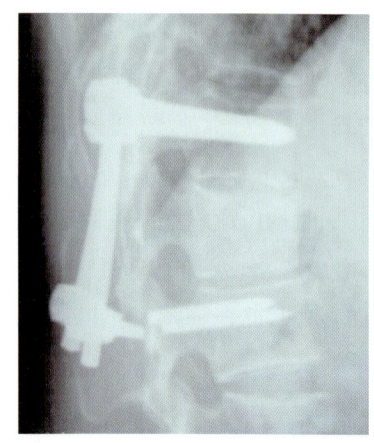

图3-3-2-5-40 临床举例
患者，男性，65岁，腰椎骨折单纯后路固定术后3个月，X线侧位片示椎弓根钉根部断裂

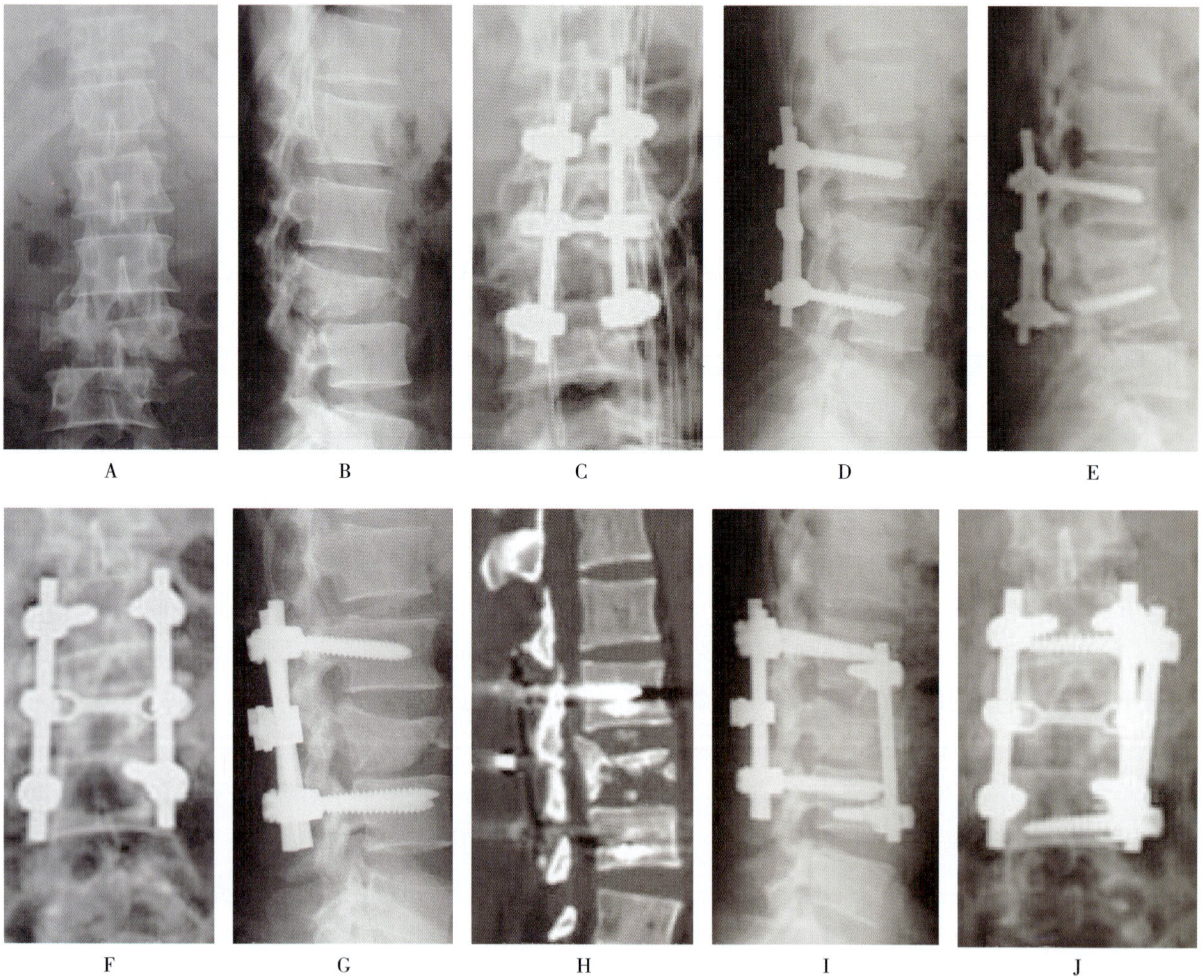

图3-3-2-5-41 临床举例（A~J）
男性，30岁，因L₅骨折在外院行短节段椎弓根钉固定+撑开复位，8月后复查时发现下方 双钉均断裂而行翻修术
A.B. 伤后X线正侧位片；C.D. 第一次术后正侧位X线片；E.F. 8月后复查显示双侧下方椎弓根钉自根部完全断裂；G.H. 将断钉取出，更换新钉固定，术后侧位X线片及CT矢状位，显示椎体前柱空虚，无支撑，易再次失败；I.J. 侧前方入路，髂骨块植入+单棒椎体固定后正侧位X线片

第六节　人工椎体植入术与胸腰椎病理性骨折

一、人工椎体植入术概况

严重的爆裂性骨折,当碎骨清除后整节空隙(腔)可用髂骨充填,对拒绝自体取骨的伤者,不妨用人工椎体取代;或者某些病例在行病变骨(多为肿瘤)切除术或致压骨广泛切除术(椎体次全切除或全切除术)后,由于局部骨质缺损较多或椎节短缩明显,采取一般术式(包括植骨术等)无法达到满意效果者,可酌情选用人工椎体置(植)入。新型钛制可调式中空人工椎体为兼具支撑、牵开、充填及植骨等多种功能的植入物。此外,各大医疗器械公司均有不同产品设计,但大多相似,术者在选择时可酌情选用。

二、人工椎体构造

由医用钛金属制成,其对人体组织无毒、不致畸、不致癌、无刺激、磁性微弱,且生物组织相容性良好,为当前首选的人体植入材料。其构造主要由两端带刺之固定调节装置及中央体部两个部分构成(图3-3-2-6-1)。

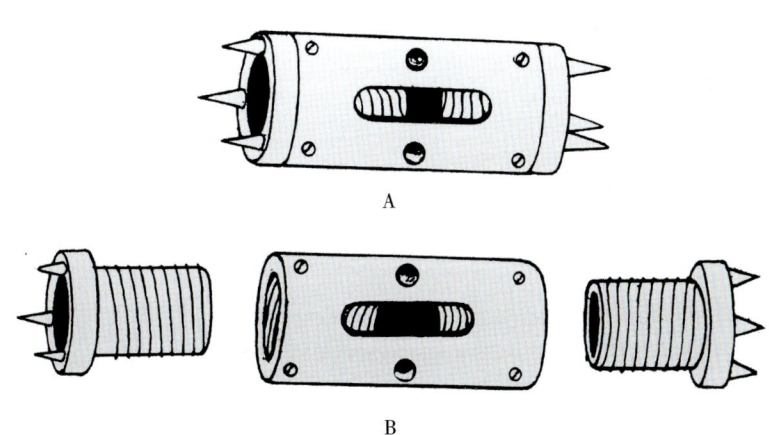

图3-3-2-6-1　人工椎体构造示意图
A.可调式人工椎体组合状态；B.分解状态

(一)体部

为中空、周边多孔的圆柱状,是人工椎体的主要支撑和承重结构。周边有三个长条形孔隙,为植骨块充填的入口。在长条形开口之间,有螺旋调节杆的支撑孔,可通过调节来增加椎体长度。体部内腔两端为同向螺纹,用作人工椎体的延伸及回缩。

(二)固定调节装置

位于人工椎体的两端。其上方为圆形平台,台面上有三根锐刺,呈圆锥形等边排列,术中将其刺入施术椎节的上下椎体断面可起固定作用。平台下方有螺丝杆(柄)与体部内腔的螺母相嵌合。螺丝杆的长度为体部长度的2/5~3/7,以保证在撑开时具有相应的延伸度。

(三) 固定螺丝

体部两端的螺孔均匀排列,螺孔的中心点距体部边缘2~3mm,视规格不同而有所差别,螺丝旋紧后起固定螺旋调节杆的作用。

三、人工椎体型号与配套工具

(一) 型号与规格

此种人工椎体适用于颈椎、胸椎、胸腰段、腰椎及腰骶段等,并依此设计为小、中、大及加大四种型号,每种型号又有三种不同长度,因此共有十二种规格,可根据病情需要而选择。

(二) 置入工具

置入工具除外科手术时各种一般器械外,另有一种两用刀杆式调节器为专用工具,其主要用于调节人工椎体的长度,并可将固定螺丝旋紧;外形为一带螺丝刀之锥形杆。

四、人工椎体手术方法

(一) 显露与切除病变椎节

首先按常规对病变椎节进行显露(图3-3-2-6-2),之后将其切除(图3-3-2-6-3),以求达到根除病变、减压及矫正畸形等目的。在此操作过程中,既要手术彻底,又应注意切勿伤及椎体后方的后纵韧带(除非因肿瘤波及需手术切除者)、硬膜囊及两侧脊神经根。

(二) 安装人工椎体

按以下步骤进行。

1. **选择相应型号和规格的人工椎体** 对施术椎节切除术后缺损范围加以测量,主要是长度、矢状径及宽度,根据测量结果选择相应尺寸的人工椎体。

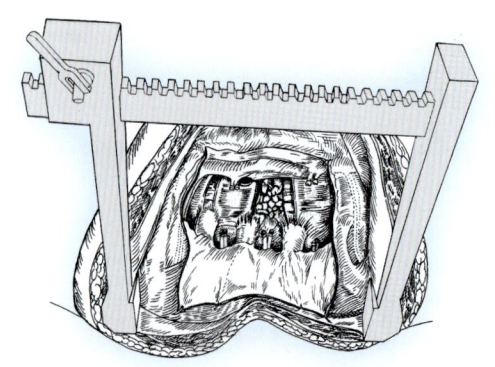

图3-3-2-6-2　显露施术椎节示意图
用深部自动拉钩充分暴露术野

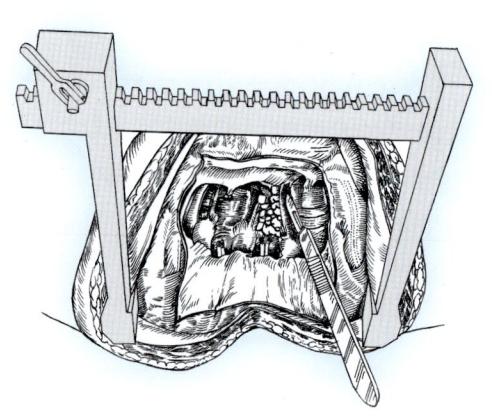

图3-3-2-6-3　切除病变组织示意图
用骨凿、骨刀、刮匙及髓核钳等切除病变组织

2. **人工椎体置入** 先将人工椎体的一端插入椎节中部或中前部,并轻轻叩击,使锥形刺嵌入骨质。而后再将另一端置入,如因锥形刺阻挡难以达到预定位置时,可用小锤子轻轻叩向深部,达到预定位置。用C-臂X线机进行透视,以明确人工椎体在病变施术椎节的位置,对位置欠佳者,应酌情加以矫正。

3. **人工椎体撑开** 在确定人工椎体置入位置满意后,用两用刀杆式调节器将人工椎体按延长方向旋转,以达到使椎节撑开的目的。其长度以恢复椎节原有的高度为限,为防止骨质塌陷所引起的回缩,可适度"矫枉过正",但其长度应控制在10%以内(图3-3-2-6-4、5)。此种设计为由中央为调节支撑螺旋,两端为调控延长螺旋式结构,受力面积较为均匀。

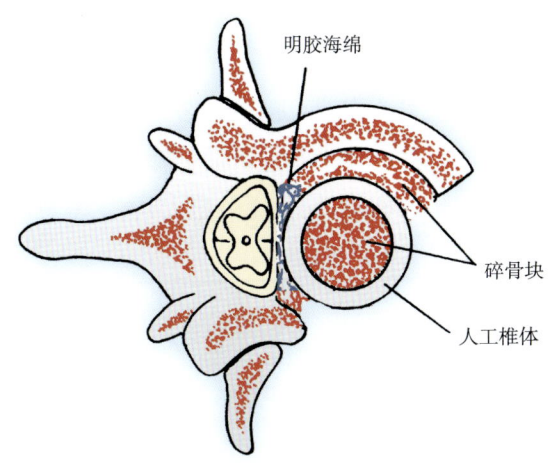

图3-3-2-6-4 人工椎体置入示意图
置入人工椎体并将椎节撑开，水平位观

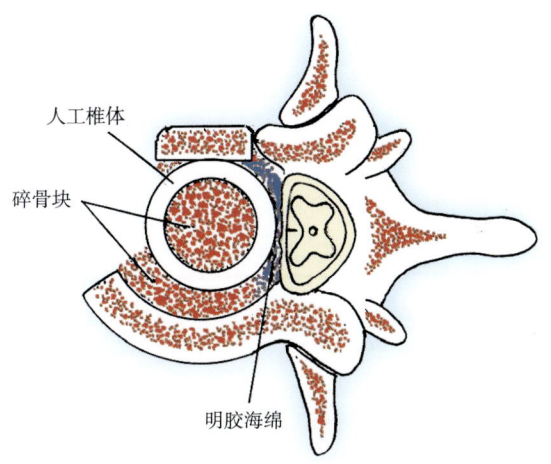

图3-3-2-6-6 放置骨片示意图
选用较完整之骨片（椎体周壁）置于人工椎体外方，再用多层明胶海绵或止血纱布保护

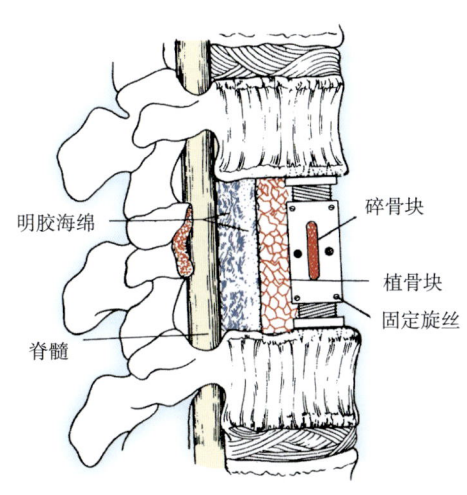

图3-3-2-6-5 植入人工椎体后侧方观示意图

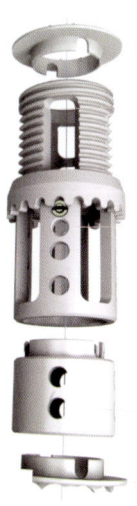

图3-3-2-6-7 双节式人工椎体之分解状态模型图

4. **旋紧固定螺丝** 当人工椎体达到预定高度后，为防止其回缩，应将椎体两端之固定螺丝旋紧。

5. **植骨** 切取正常骨质成细条状，通过体部的槽式孔填至体部中央，直到嵌紧为止。如系椎体爆裂性骨折病例，可将较完整之周壁骨片置于人工椎体外方促进愈合（图3-3-2-6-6）；为防滑落可用明胶海绵或止血纱布保护。另外亦有双节调控设计产品，如图3-3-2-6-7所示，其原件之分解状态，而其组合及使用状态见图3-3-2-6-8、9）。

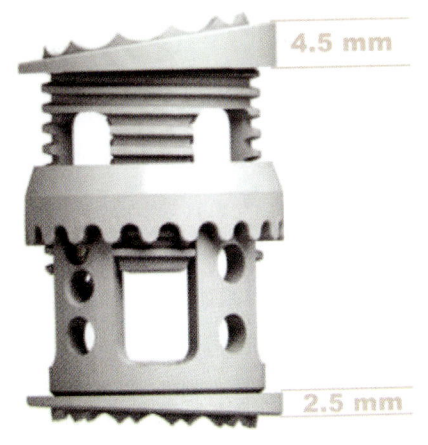

图3-3-2-6-8 双节式人工椎体之组合状态模型图

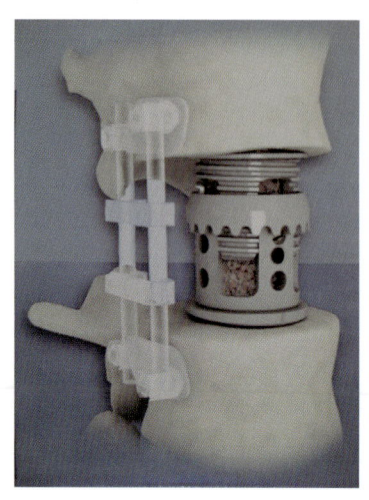

图 3-3-2-6-9　双节式人工椎体之使用状态标本模型图

(三) 闭合切口

依序缝合切开诸层,开胸者应放置闭式引流,经腹切口者需留置烟卷引流条或负压吸引。

(四) 术后处理

酌情按胸部或腹部手术后常规处理。

(五) 注意事项

主要是重视人工椎体的稳定性。此点十分重要,由于人工椎体两端均有锐刺,一旦滑脱,很容易伤及周围组织,尤其是后面的脊髓和前面的脏器,以致造成严重后果。因此,在安装人工椎体时,一定要小心谨慎,尤其是选择两端刺入点时更应稳妥,使人工椎体在撑开的同时,进一步增加假体的稳定性;安装后一定要反复检查,以保证人工椎体无滑出之虞。

五、胸腰椎病理性骨折之病因

随着老龄社会的来临,胸腰椎病理性骨折日益多见,稍许外伤即可引发高龄者胸腰椎变形、后凸和疼痛等症状体征,此时应首先考虑病理性骨折。凡具有以下情况者均易发生:

(一) 骨质疏松症

临床上最为多见,尤以65岁以上女性及70岁以上的男性。由于骨的质量下降,稍许外伤即可引起胸腰段椎体骨折,年龄愈大,发生率愈高,椎体压缩程度也愈重。

(二) 椎体肿瘤

无论是原发性(少见)或转移性(多见)椎体肿瘤,当椎体骨质破坏严重时,病变椎体甚易发生骨折;尤以溶骨性为主的转移瘤(癌)等病例,发生率更高,而且可能是首先发现肿瘤的原因。

(三) 椎体其他病变

凡引起椎体完整性破坏或椎体强度减弱者,均可造成椎体病理性骨折,甚至可多次反复发生而使病变加剧;包括嗜酸性肉芽肿(图 3-3-2-6-10)、脊索瘤(图 3-3-2-6-11)等病变。

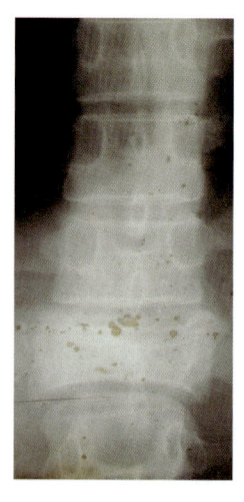 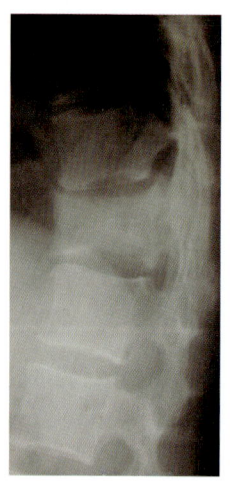

A　　　　　　　　　　B

图 3-3-2-6-10　临床病例(A、B)

74岁老年女性,原发病为嗜酸性肉芽肿,在轻度外伤后引起腰椎后凸畸形　A.B. 正侧位X线片显示T_{12}椎体压缩性骨折

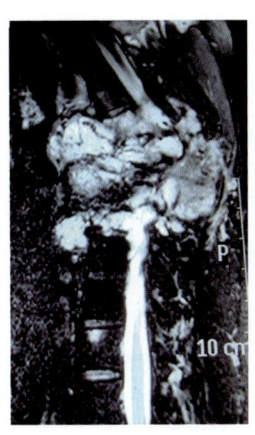
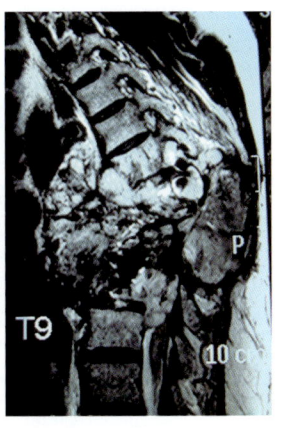

图3-3-2-6-11 临床病例（A、B）
男性，62岁，T_9脊索瘤，外伤后病变及畸形日益加剧，并致双下肢全瘫 A.T_2加权；B.T_1加权

六、胸腰椎病理骨折的临床症状与诊断

（一）临床表现

视外伤强度不同，骨质结构移位程度不同及致伤机制差异，患者的临床症状差别较大，常见的症状主要有以下两类：

1. 椎节局部症状

（1）胸腰段后凸畸形　可于伤后立即出现，以胸腰段多发，主要表现为棘突后凸，多为单节，二节以上者较为少见。后凸之椎节即为椎体骨折的部位。

（2）痛、压痛及传导叩痛　除自诉脊柱后凸处疼痛外，压痛及间接叩击痛均较为明显；检查时可就地在病床（或担架）上进行，切勿坐起或站立，手法需轻柔，忌粗暴，以免加重伤情。

2. 神经症状
除严重暴力可引起脊髓症状外，一般多为根性刺激症状。如双下肢运动、感觉严重障碍，则表明损伤已波及椎管及脊髓神经，应按神经系统伤患、依照神经科常规作进一步检查。

（二）诊断

主要根据临床表现及影像学检查，除常规的正侧位X线片外，每个病例均应争取行CT及MR检查，以确定椎体骨质损伤程度、范围、移位情况及对脊髓或/及脊神经根的波及程度与范围。

七、胸腰椎病理性骨折的治疗

（一）非手术疗法

视病情不同而选择各种有效方法。临床上主要强调以下措施，并酌情加以调整。

1. 绝对卧床休息　对轻型、高龄、原发病严重等伤者，先采取卧床休息，包括大小便、进餐等均应在床上进行，切勿随意下床，更不可步行。并在观察病情过程中决定下步治疗。

2. 药物及对症治疗

（1）药物治疗　除止痛药物外，对骨质疏松症者，可选择有效增加骨密度之药物改善原发病状态；

（2）对症处理　视病情需要予以相应的疗法，包括外敷中药、护腰外用及其他对症措施等。

（二）手术疗法

凡伴有脊髓或马尾神经症状者，均应及早施术，手术目的主要为减压、恢复椎节高度与曲度，并予以有效的固定。

其手术操作与外伤性骨折病例相似，唯要求在处理脊柱骨折脱位之同时，对原发病予以相应处理，包括肿瘤切除等。

对固定方式的选择视病情而定，椎体肿瘤大多在肿瘤切除后选择髂骨块嵌入（另组人员取骨为妥）（图3-3-2-6-12）。亦可选用人工椎体植入，唯费用较高（图3-3-2-6-13、14）；而骨质疏松症或椎体陈旧性病变者，则多选择后路椎弓根钉复位及固定技术（图3-3-2-6-15、16），必要时亦可同时予以球囊扩张。由于原发病变不固定，变数较大，在处理上务必酌情处理。

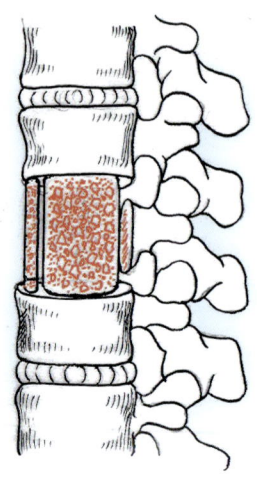
图3-3-2-6-12　髂骨块植入示意图

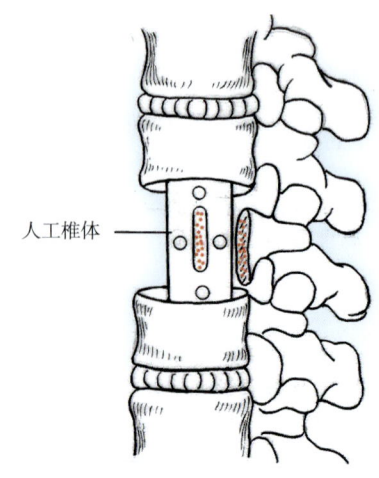
图3-3-2-6-13　人工椎体植入病变椎节示意图

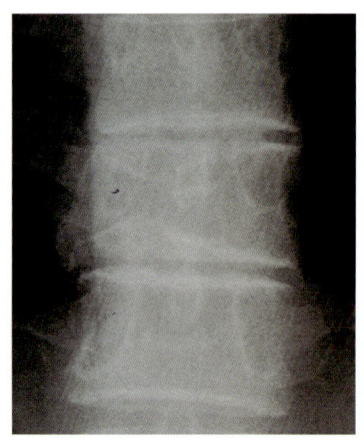

A

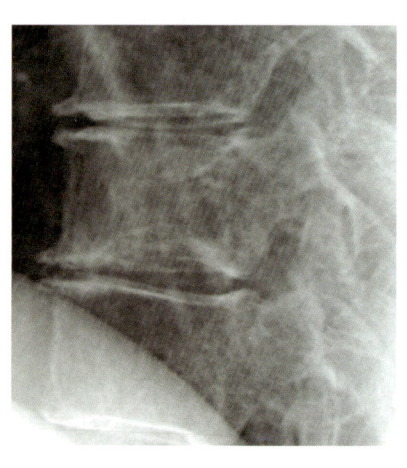

B

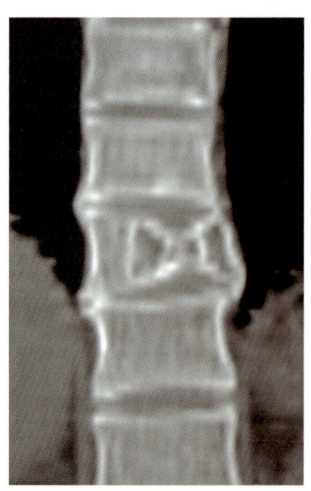

C

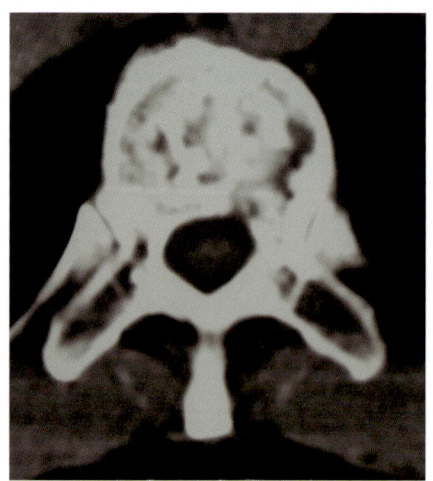

D　　　　　　　　　　　E

F　　G　　H

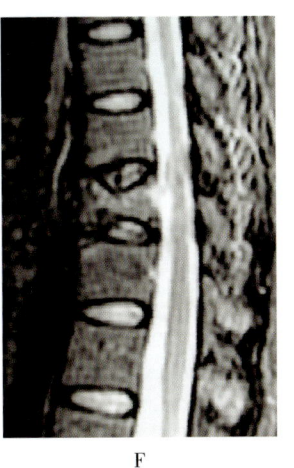

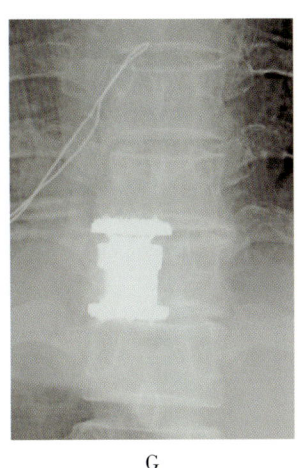

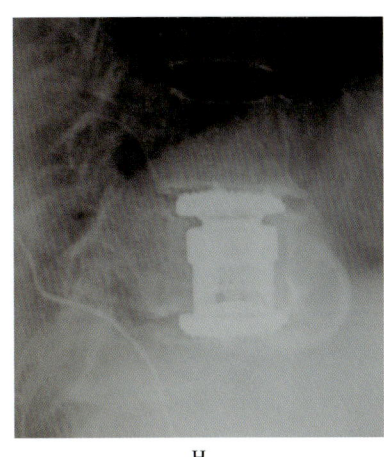

图3-3-2-6-14　临床举例（A~H）

女性，37岁，T_{11}椎体血管瘤致病理性骨折　A.B. X线正侧位观；C.D. CT扫描正位及水平位观；E.F. MR矢状位观；G. H. 前路切除T_{11}椎体、植入人工椎体后X线正侧位片

A　　B　　C　　D

E　　F　　G

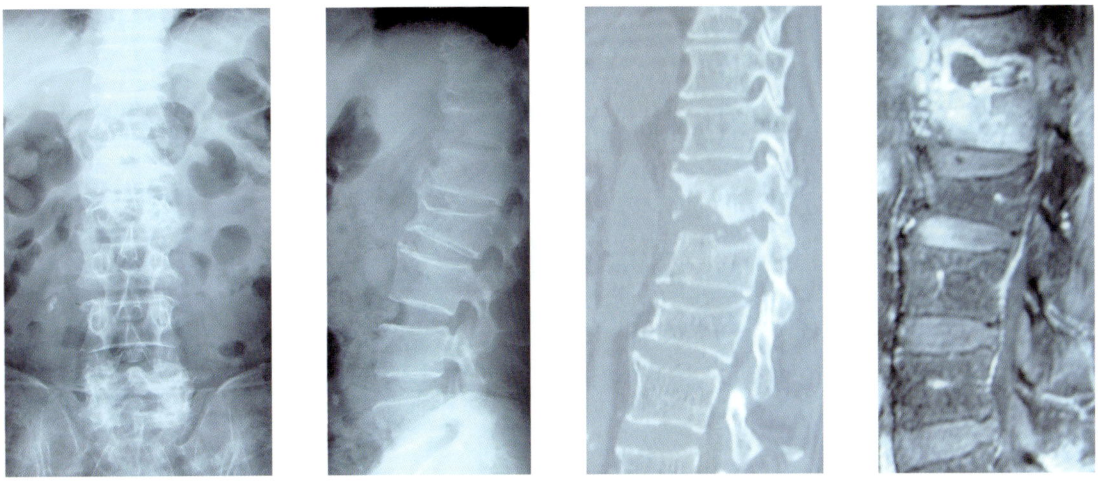

图3-3-2-6-15　临床举例（A~G）

男性，68岁，L_2病理性骨折及T_{12}椎体陈旧性病变　A.B. 术前正侧位X线片；C. CT扫描矢状位观；D.E. MR矢状位及冠状位观；F.G. T_{11}~L_2椎弓根钉固定+复位术后正侧位X线片

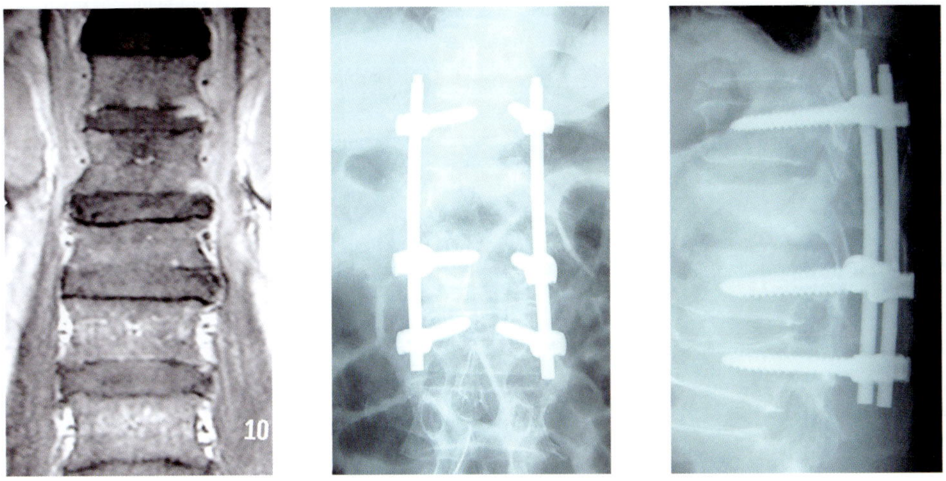

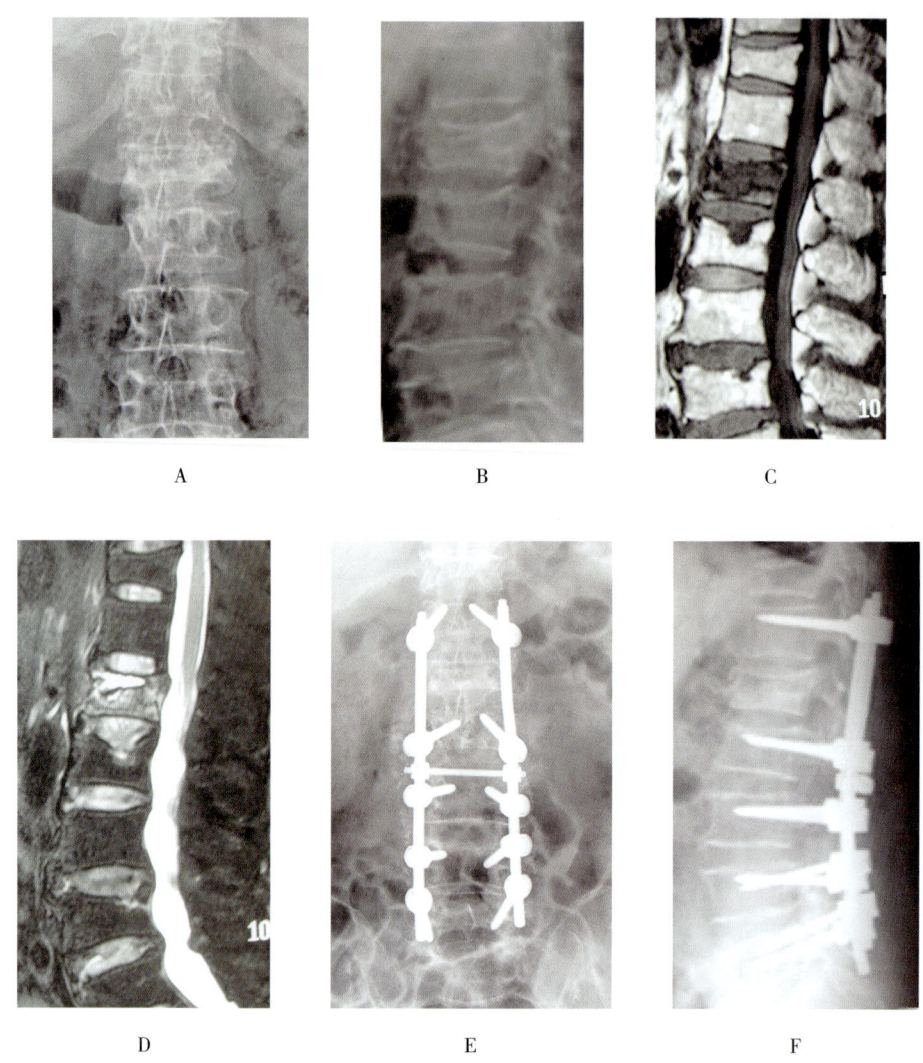

图3-3-2-6-16 临床举例（A~F）

女性，74岁，L_1椎体病理性（骨质疏松症）骨折
A.B. 术前正侧位X线片；C.D. 术前MR矢状位（T_1、T_2加权）；E.F. 后路椎弓根钉固定+复位术后X线正侧位片

（赵 杰 陈德玉 谢幼专 李 华 赵 鑫 杨建伟 赵定麟）

第七节 腰椎骨折后经皮椎体成形技术及球囊成形术

一、腰椎经皮椎体成形术的病例选择与器械准备

为近年来开展较多的技术。主要用于老年脊柱压缩性骨折患者。

(一)病例选择

1. 手术适应证

（1）难治性骨质疏松伴椎体压缩性骨折所致的疼痛。口服止痛药不能或仅轻微缓解，或虽能缓解但药物的副作用太大,影响行走等日常生活。

(2)疼痛性的椎体骨折伴有骨坏死(Kümmell病)。

(3)不稳定性压缩骨折及多节段椎体压缩性骨折,已造成心、肺功能障碍及胃肠道功能紊乱者。

(4)骨折后不愈合或囊性变。

(5)疼痛性椎体良性或恶性骨肿瘤(如血管瘤、骨髓瘤和转移性肿瘤)并伴有骨质破坏、存在骨折危险者。

2. 手术绝对禁忌证

(1)无症状的稳定性骨折;

(2)其他治疗方法有效的脊柱骨折;

(3)对骨量减少但无急性骨折迹象者的预防性应用;

(4)椎体骨髓炎;

(5)无骨质疏松症的急性创伤性椎体骨折;

(6)患者凝血障碍性疾病者;

(7)对PVP器械或材料过敏者。

3. 手术相对禁忌证

(1)与椎体压缩无关的神经压迫引起的根性痛,如在治疗过程中会影响脊柱稳定性,可考虑术前行PVP;

(2)脊柱骨折造成椎管容积变小者;

(3)肿瘤侵入硬膜外腔造成椎管容积变小者;

(4)严重椎体骨折者;

(5)稳定性骨折无疼痛超过两年者;

(6)需同时治疗3个以上节段者。

(二)手术器械准备

包括穿刺针和注射器。根据病变椎体水平和椎弓根大小选用不同长度和直径的带芯穿刺针,颈椎一般用14G或15G、7~10cm长穿刺针,胸、腰椎一般用10G、10~15cm长穿刺针,前端呈斜坡形(图3-3-2-7-1)。可选用1ml的注射器。由于PMMA需在调配的第二阶段内注入,其黏稠度大,可使用旋扭加压式注射器。

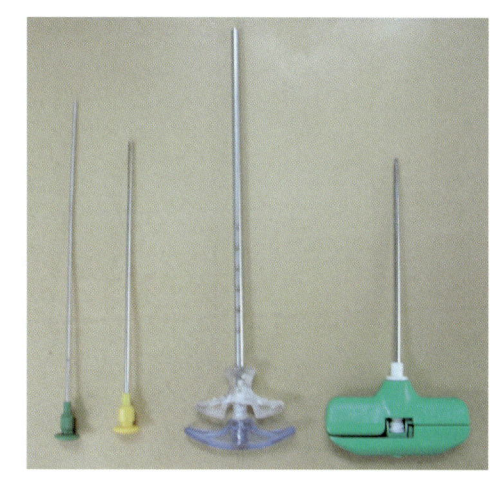

图3-3-2-7-1　器械实物图

二、经皮成形术的手术方法与注意事项

(一)体位及麻醉

1. 体位　根据患病种类和部位不同采取不同体位,一般取俯卧位。

2. 麻醉　术前给予镇静药和止痛药,局部消毒后局麻或全麻。局麻常规使用1%利多卡因;很少需全麻,只在极度疼痛,不能忍受俯卧位的患者或有心理障碍不能在清醒状态下进行手术的患者使用。

(二)操作步骤

1. 入路　在透视导向下经皮穿刺病变椎体(图3-3-2-7-2~4)。穿刺路径取决于病变椎体水平,颈椎取前侧路(C_2取开口位),胸、腰椎为后侧路,而S_1取经髂骨路径,若椎弓根未受破坏,在透视下显示清楚者则尽可能选用经椎弓根途径。

2. 进针　常规消毒铺单,将穿刺针针尖置于椎弓根影的外上缘,通常在2点或10点位置。将C臂机调至侧位,钻入带芯穿刺针,当针尖至椎弓根的1/2时,透视正位,如针尖位于"眼睛状"椎弓根影的中线处,则说明进针正确,可在侧位透视下继续钻入。当侧位显示针尖到达椎体前中1/3处时后停止。

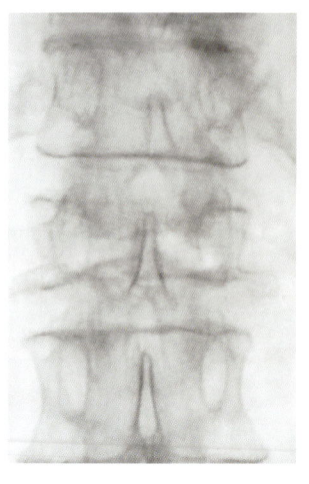 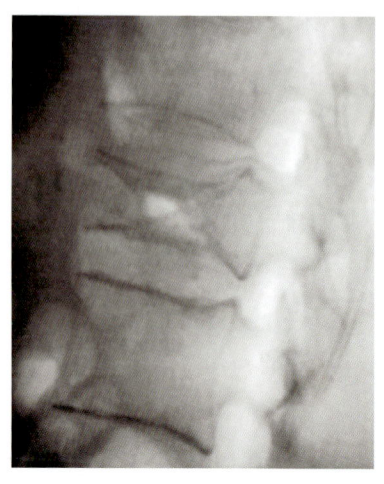

A B

图3-3-2-7-2　临床举例（A、B）

X线正侧位片示L_1压缩骨折伴骨质疏松　A.正位X片示L_1高度下降；B.侧位片示L_1高度下降，前后径增宽

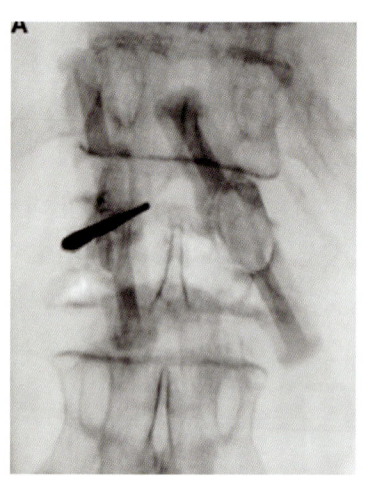

图3-3-2-7-3　置入穿刺针X线正位观

3. 注入　针尖到达病变预定部位后，可注射3~5ml造影剂明确位置后，用注射器吸入事先配好的PMMA复合物，在透视下注入椎体（图3-3-2-7-5），至有阻力感或骨水泥已扩展至椎体后缘时，应停止注射。若术中发现PMMA复合物漏入椎间孔、椎静脉丛时，应立即停止注射。若单次注射充填范围小于50%，可将穿刺针退至皮下，行同一椎体对侧椎弓根穿刺（图3-3-2-7-6）。根据病变性质及椎体病变水平注入3~6ml PMMP复合物。PVP操作时间取决于椎体充填情况。一般单个椎体需45~60min。

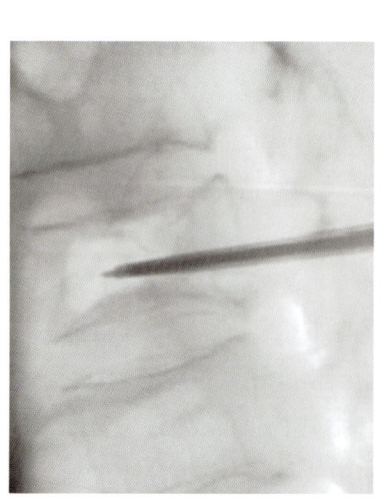

图3-3-2-7-4　针头刺入椎体X线侧位观

X线侧位片示穿刺针尖位于椎体前中1/3处

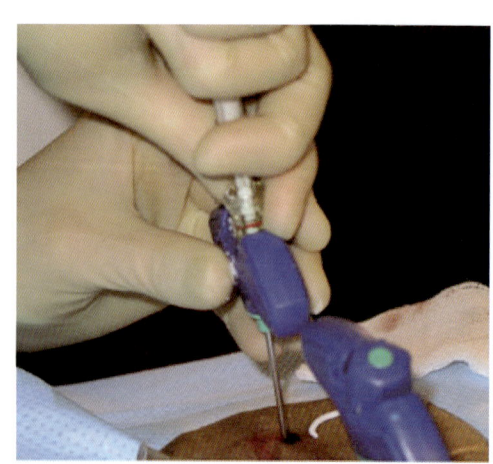

图3-3-2-7-5　注入骨水泥

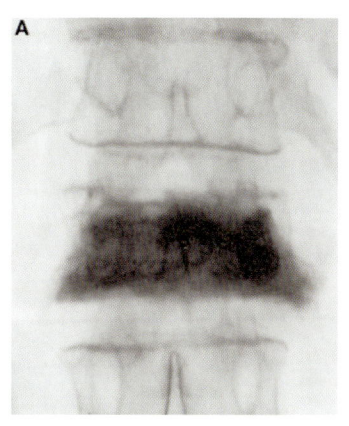 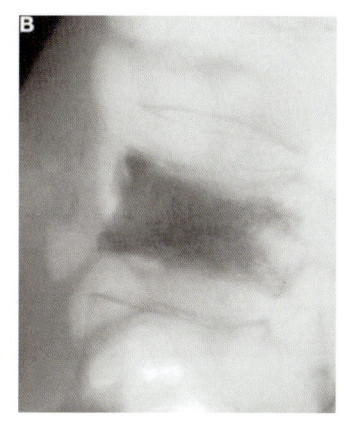

图3-3-2-7-6　骨水泥填充满L_1椎体（A、B）

A.正位X线片示骨水泥充盈良好；B.侧位X线片示椎体高度恢复

（三）操作注意事项

（1）要求术者有熟练的脊柱外科技术；

（2）穿刺针进入时必须位于椎体前中部，注射过程必须做好术中监测；

（3）术前根据影像学确认伤椎椎弓根有无断裂，正位片上观察那一侧压缩明显，骨水泥先从压缩明显侧椎弓根注入，如发现填充不够，则最好通过双侧注入骨水泥；

（4）要注意骨水泥的调配比例，不能过稠或过稀，过稠无法注入椎体，过稀容易发生骨水泥渗漏或引起肺栓塞等并发症；

（5）一次手术最好不要超过3个椎体。

三、经皮成形术的术后处理与并发症

（一）术后处理

（1）严密观察生命体征，观察运动、感觉及括约肌功能变化；

（2）患者卧床休息1h，PMMA通常在1h内达到最大强度的90%，如无不适，患者可坐起并在2h后下地行走；

（3）经皮椎体成形术后疼痛的减轻通常在4~48h后出现，因此在这段时间可根据患者疼痛情况给予解热镇痛药物。

（二）并发症防治

1. **骨水泥渗漏**　漏入椎体周围毗邻结构而引起的脊髓、神经根压迫（图3-3-2-7-7）。椎体后缘骨质破坏、穿刺针道及肿瘤播散均可引起骨水泥外漏。通常骨水泥外漏部位主要有：硬膜外、椎间孔、椎间盘、椎旁软组织以及椎静脉丛等。骨水泥外漏入椎间孔及硬膜外常引起神经根损伤、脊髓受压，需急诊椎板切除减压；并取出渗漏的骨水泥。漏入椎旁软组织骨水泥可引起肋间神经、坐骨神经痛，但经抗炎或神经阻滞治疗均可有效缓解；骨水泥可漏入椎间盘但并不影响疼痛缓解。只要病例选择合适，使用高质量透视设备，骨水泥调配恰当，注射时严密监视，就可避免该类并发症。

2. **肺栓塞**　加压注射时脂肪、骨髓、骨水泥进入静脉系统引起肺栓塞。然而目前PVP引起的小的、一过性的并发症发生率在骨质疏松患者为1%~3%，在椎体肿瘤患者最高为10%。严重或永久的并发症极少见。

3. **其他并发症**

（1）一过性发热和疼痛　多由骨水泥聚合产热引起炎症反应所致，术后2~4天给予抗炎药物可有效缓解；

（2）脊柱感染　骨水泥单体与粉聚合时产生高热，因此发生脊柱感染的机会少见；

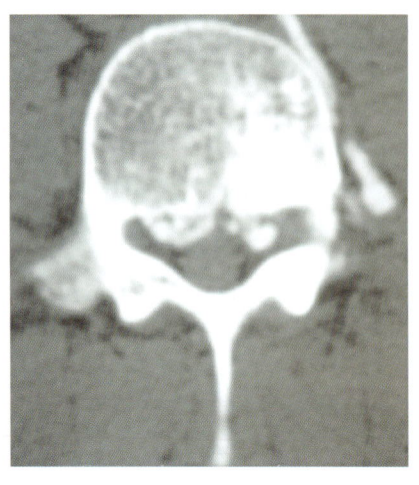 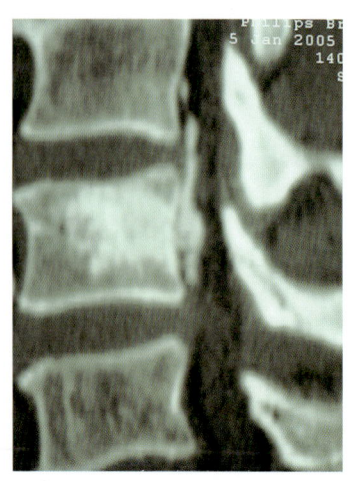

图3-3-2-7-7　临床举例（A、B）
PVP手术骨水泥从椎体后方椎静脉丛渗漏
A. CT水平位扫描是骨水泥从椎体后缘静脉丛（孔隙）渗漏至椎管；B. CT二维重建见骨水泥渗漏至椎管前方

（3）局部出血和血肿　见于多次穿刺患者或有出、凝血性疾病的患者；

（4）肋骨骨折　多见于重度骨质疏松患者。

四、病例介绍

[例1]　患者，女性，72岁，因"抬重物后腰痛1周"来院就诊，既往高血压病史5年，有规律服药，血压维持在19.3~21.3/10.3~12kPa（145~160/78~90mmHg）。入院查体：神志清楚，精神疲软，呼吸平顺，两侧肺部呼吸音清，未闻及干、湿罗音，未闻及心杂音。腹部平软，无压痛，肝脾无肿大。专科检查：脊柱畸形不明显，无压痛，L_1棘突有明显叩击痛，双下肢肌力、感觉正常，肌张力正常。入院后行胸腰椎X线检查，提示L_1椎体楔形变，椎弓根及附件完整。QCT检查提示椎体骨密度普遍性下降。诊断：L_1骨质疏松性压缩性骨折。入院后经充分术前准备，于全麻下行PVP手术，麻醉后先行体位复位，然后经双侧椎弓根穿刺，注入PMMA约4ml。术后第2天患者腰痛即明显缓解，术后第3天能在陪护帮助下起床活动。术后CT复查提示椎体高度有恢复，病椎骨水泥分布较好，椎前少量骨水泥渗漏。术后1年电话随访，患者日常生活能自理，偶有轻微腰痛，无需服用止痛药物（图3-3-2-7-8）。

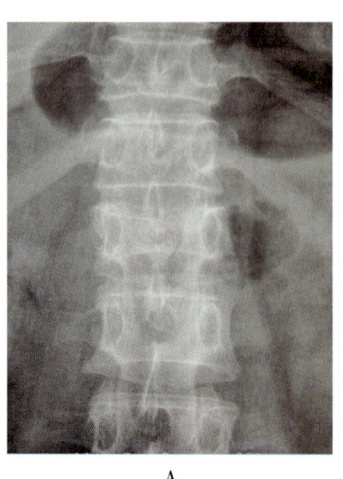 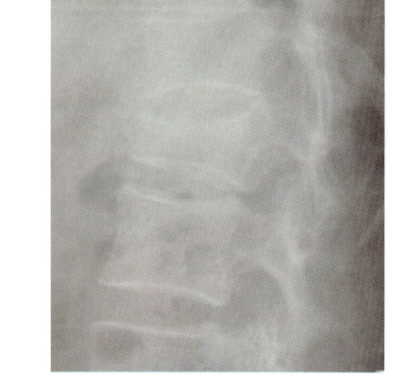

A　　　　　　　　　　　B

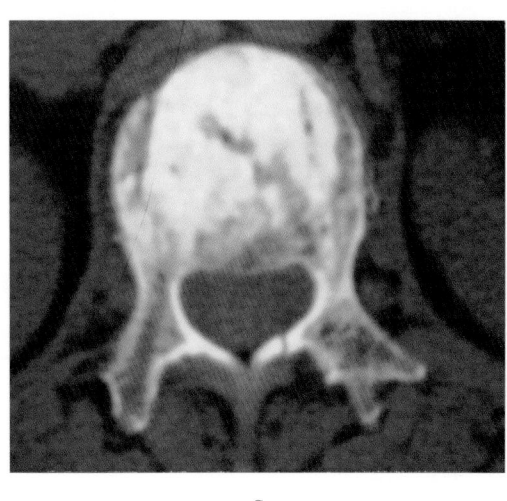 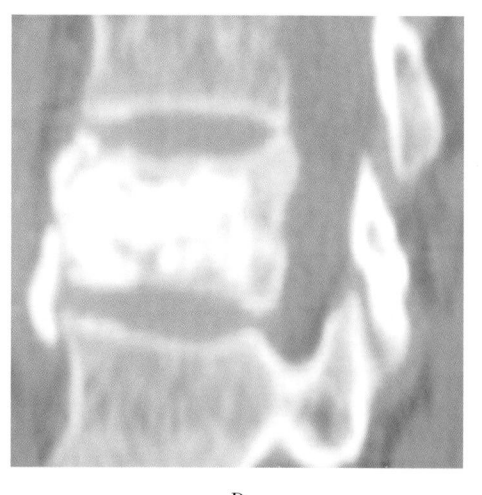

图3-3-2-7-8 临床举例 例1（A~D）

L_1骨质疏松骨折PVP手术 A.B. 术前正侧位片示L_1骨折；C.D. PVP术后CT扫描所见；显示椎体前方少量骨水泥渗漏

[例2] 患者，男性，65岁，因"跌伤致腰痛1周"来院就诊，既往高血压病史10年余，平时规律服药，血压控制较好。入院查体：血压20/11.5kPa（150/86mmHg），脉搏：72次/min，神志清楚，精神疲软，痛苦面容，呼吸平顺，两侧肺部呼吸音粗，未闻及干、湿罗音，未闻及心杂音。腹部平软，无压痛，肝脾无肿大。专科检查：脊柱畸形不明显，L_1棘突有压痛及叩击痛，双下肢肌力、感觉正常，肌张力正常。入院后行胸腰椎X线检查，提示L_1椎体楔形变，椎弓根及附件完整。CT检查提示L_1椎体骨折。诊断：L_1骨质疏松性压缩性骨折。入院后经充分术前准备，于全麻下行PVP手术，术中经双侧椎弓根穿刺，注入PMMA约5ml。术后第3天患者腰痛明显缓解，术后1周能在陪护帮助下起床活动。术后X线及CT复查提示病椎骨水泥分布较好，无渗漏，椎体高度有恢复。术后一年半电话随访，患者行走无障碍，劳累后感轻微腰痛，无需服用止痛药物（图3-3-2-7-9）。

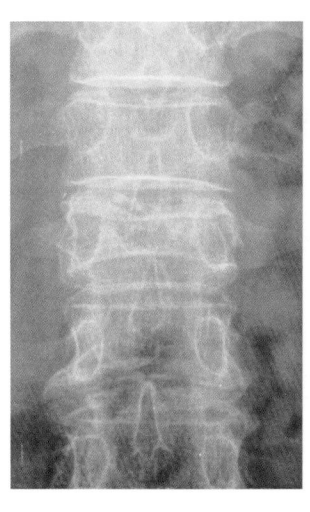 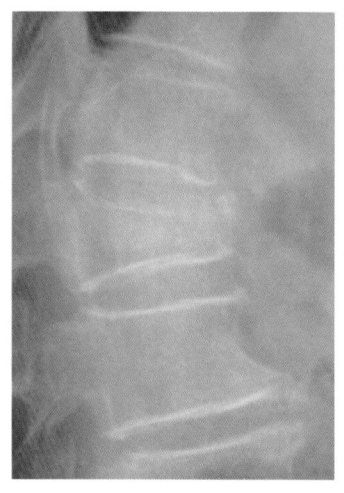 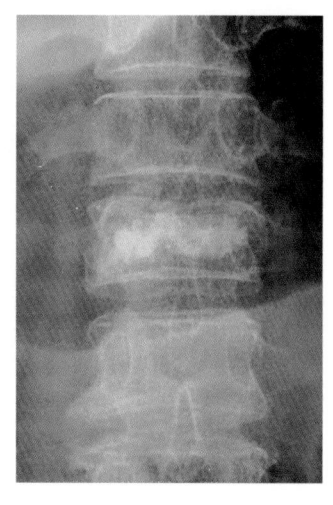

A   B   C

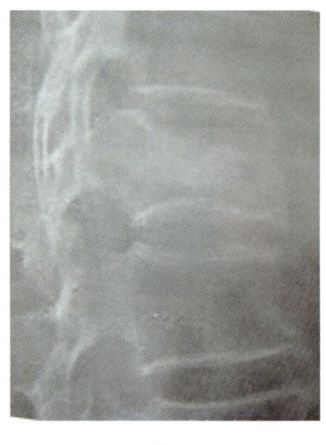 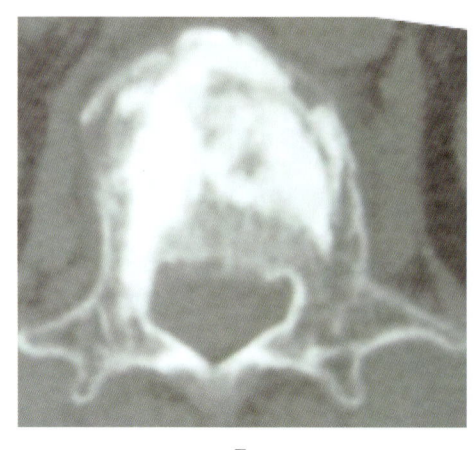 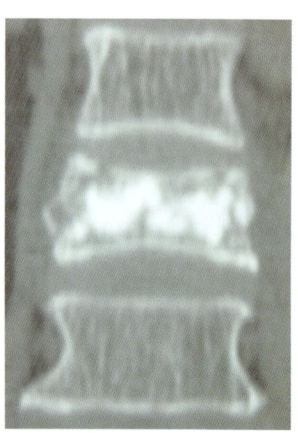

图3-3-2-7-9 临床举例 例2（A~F）

L_1骨质疏松性骨折PVP手术

A.B. 术前正侧位X线片示L_1骨折及高度丢失；C.D. PVP术后正侧位X线片观；E.F. PVP术后CT扫描所见

五、球囊扩张椎体后凸成形技术

（一）病例选择及器械

1. 手术适应证 同经皮椎体成形术，主要用于因骨质疏松和肿瘤引起的疼痛性椎体压缩骨折，还可以用于胸腰椎爆裂性骨折的治疗。

2. 手术禁忌证

（1）绝对禁忌证

① 稳定性骨折无症状者或其他治疗方法有效；

② 无骨质疏松症的急性创伤性椎体骨折；

③ 对骨量减少但无急性骨折迹象者的预防性应用；

④ 患者凝血障碍性疾病者及椎体骨髓炎者；

⑤ 对PVP器械或材料过敏者。

（2）相对禁忌证

① 与椎体压缩无关的神经压迫引起的根性痛。如在治疗过程中会影响脊柱稳定性，可考虑术前行PVP；

② 脊柱骨折造成椎管容积变小及严重椎体骨折者；

③ 肿瘤侵入硬膜外腔造成椎管容积变小；

④ 稳定性骨折无疼痛超过两年；

⑤ 需同时治疗3个以上节段者。

3. 手术器械 球囊扩张器主要包括可扩张球囊、穿刺针、手动骨钻、导针、套管和带有压力传感器的注射装置（图3-3-2-7-10）。

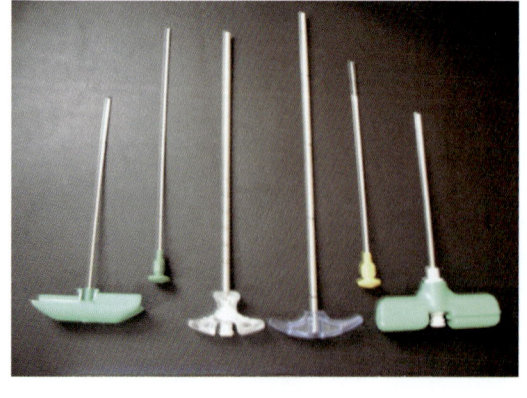 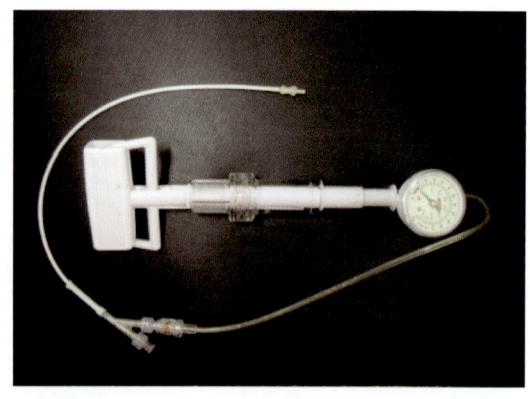

图3-3-2-7-10 器械实物图

A. 穿刺针及套管；B. 注射装置及球囊

（二）手术方法

麻醉与体位

（1）麻醉 术前给予镇静剂和止痛剂，局部消毒后局麻或全麻。局麻常规使用1%利多卡因；若难以俯卧位时，应给予全麻。

（2）体位 根据伤病种类（图3-3-2-7-11）和部位不同采取不同体位，一般取俯卧位。

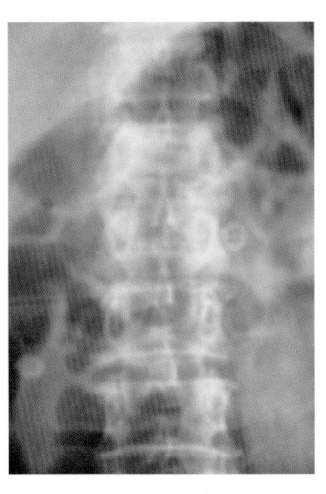
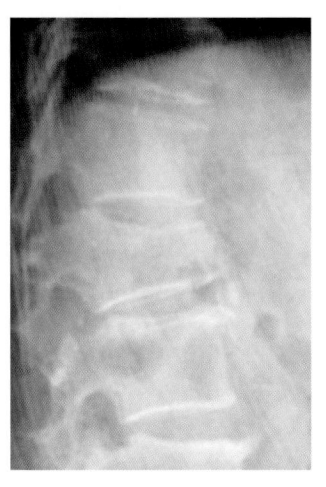

图3-3-2-7-11 临床举例（A、B）

X线片示L_1压缩骨折：A. 正位X线片；B. 侧位X线片

（三）具体操作步骤

1. 定位及引入导针

（1）透视定位 调整透视装置至监视器显示病椎无"双边影"，即该椎体终板与X线完全平行而使其终板成像为一线影；同时两侧椎弓根的形状必须对称并与棘突的间距相同。

（2）引入导针 常规消毒铺单，将穿刺针针尖置于椎弓根影的外上缘将C-臂X线机调至侧位，钻入带芯穿刺针，当针尖至椎弓根的1/2时，透视正位，如针尖位于"眼睛状"椎弓根影的中线处，则说明进针正确，可在侧位透视下继续钻入。当侧位显示针尖到达椎体后壁时，需透视正位，如显示针尖位于椎弓根影的内侧缘，说明进针方向正确，可继续钻入2~3mm后停止（图3-3-2-7-12）。

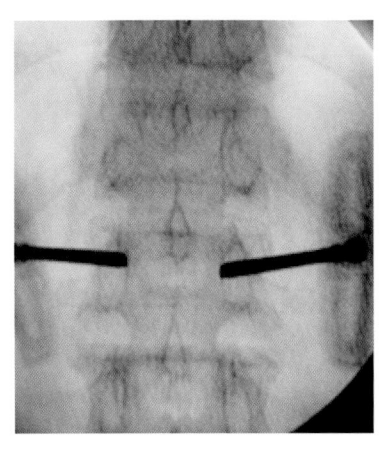
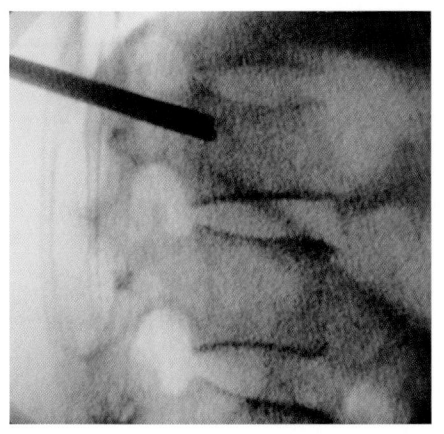

图3-3-2-7-12 穿刺针位置（投影观）（A、B）

A. 正位X线片显示针尖位于椎弓根影的内侧缘；B. 侧位片显示针尖到达椎体后壁

2. 放入球囊 抽出穿刺针的内芯，置入导针拔出穿刺针，按序沿导针置入扩张套管和工作套管，使工作套管的前端位于椎体后缘皮质前方2~3mm处。将精细钻经工作套管用手指的力量缓缓钻入。当侧位显示钻头尖到达椎体1/2处时，正位应显示钻头尖不超过椎弓根影与棘突连线1/2处；当侧位显示钻头尖到达椎体前缘时，正位应显示钻头尖靠近棘突边缘（图3-3-2-7-13）。采用与钻入时相同的旋转方向边旋边取出精细钻，用带芯的骨水泥推入管核实椎体前缘皮质未破裂后，放入可扩张球囊（图3-3-2-7-14），其理想位置是在侧位显示位于病椎的前3/4处，由后上向前下倾斜。同样方法完成另一侧的穿刺和球囊的放置。

3. 连接注射装置，同时扩张两侧球囊（图3-3-2-7-15） 当压力达到50psi时，取出球囊的内芯导丝，逐渐增加压力至球囊扩张满意，一般不超过300psi，同时C-臂X线机监视球囊扩张情况。当球囊已扩张达终板或预计的椎体复位效果或椎体四周皮质时即停止增加压力。

4. 调制骨水泥将其灌入骨水泥推入管 抽出球囊内液体，取出球囊。当骨水泥处于团状期时，将骨水泥缓慢推入椎体的空腔内（图3-3-2-7-16）。如果是双侧套管注入，必须充填完另一侧时才把该侧拔出，否则可能会在注射另一侧时出现骨水泥漏出椎弓根。

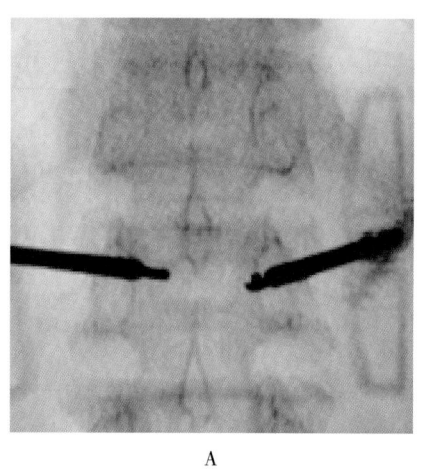

A

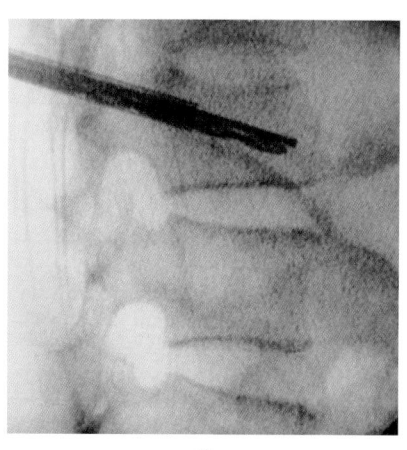

B

图3-3-2-7-13　术中钻头位置（投影观）（A、B）

A.正位X线片见钻头尖靠近棘突边缘；B.侧位片钻头尖到达椎体前缘

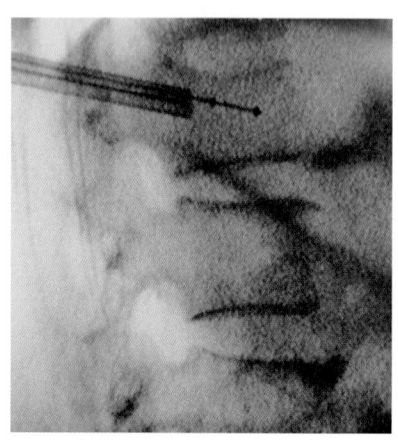

图3-3-2-7-14　放入球囊

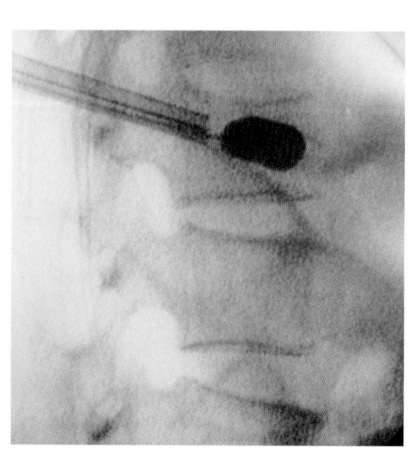

图3-3-2-7-15　球囊扩张中

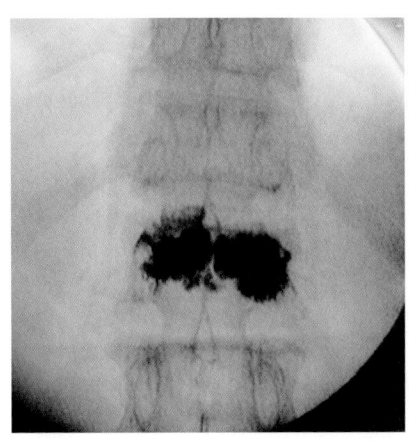
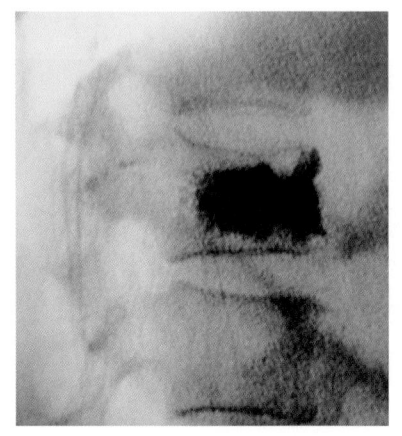

图3-3-2-7-16　L₁椎体骨水泥填充满意（A、B）

A. 正位X线片显示骨水泥充盈良好；B. 侧位片示椎体高度已大部恢复

（四）操作注意事项

除了经皮椎体成形术相同的注意事项外，尚要注意以下几点。

1. 球囊扩张椎体后凸成形术时应采用两侧椎弓根穿刺灌注，这样可以有效均衡地恢复椎体高度，避免其发生倾斜。

2. 扩张球囊时应两侧同时加压，这样可使塌陷的终板有效地抬升复位，并可避免椎体倾斜；同时压力不要超过300psi，防止球囊破裂。

3. 缓慢、逐步扩张球囊，每次增加0.5ml，并经常检查球囊内压力是否降低，如果存在骨质疏松，可出现压力迅速下降。

4. 整个扩张过程必须在术者的视觉和双手感觉控制下，在扩张致终点后，记录球囊所用液体量，这个容量可作为注入骨水泥量的估计值。

（五）术后处理

同前。

（六）并发症防治

基本同经皮椎体成形术。但由于PKP在椎体内形成空腔，同时向椎体内空腔注射较黏稠的骨水泥，注射骨水泥的压力较少，因此骨水泥渗漏等并发症发病率较PVP低，文献报道PVP骨水泥渗漏率为40%，PKP为8%（图3-3-2-7-17~19）。

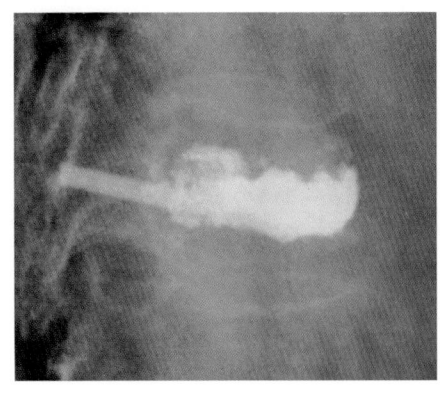
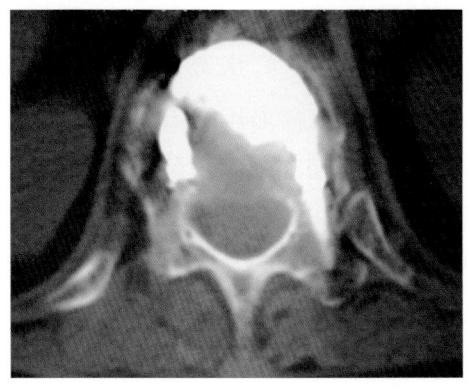

图3-3-2-7-17　骨水泥渗出病例之一（A、B）

PKP骨水泥分布不均，左侧穿刺套管在骨水泥固化前即已取出，致骨水泥沿椎弓根渗漏

A. X线侧位片见骨水泥沿椎弓根渗漏；B. CT扫描证实渗漏于椎弓根

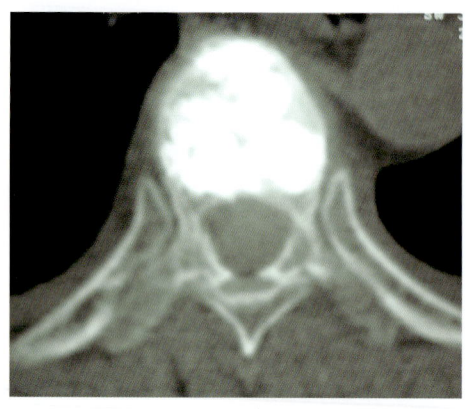
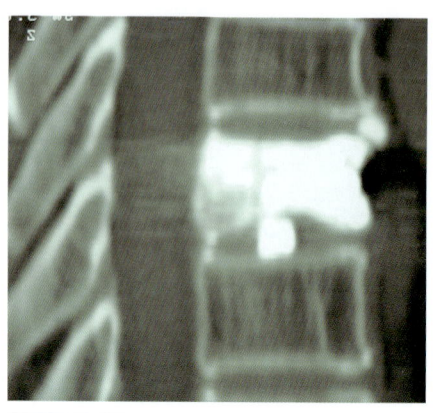

图3-3-2-7-18　骨水泥渗出病例之二（A、B）

T_8骨质疏松性骨折PKP术骨水泥充填过多渗漏至椎间隙

A. PKP术中骨水泥注射量6ml，充填过多；B. CT示骨水泥渗入椎间隙，没有症状

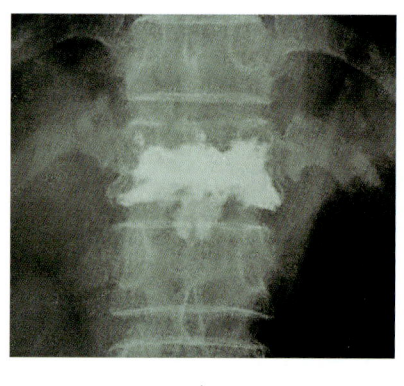
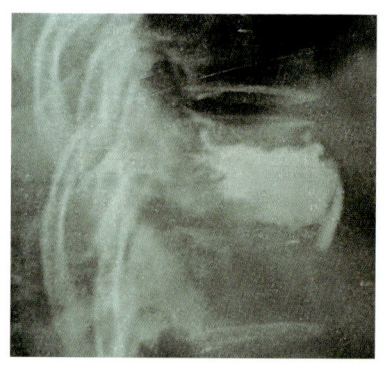

图3-3-2-7-19　骨水泥渗出病例之三（A、B）

T_{12}骨质疏松骨折PKP术骨水泥椎体前方渗漏

A. X线正位片见PKP手术后椎体高度恢复；B. 但侧位X片显示骨水泥从椎体前方渗漏

六、病例介绍

[例1]　患者，男性，76岁，因"胸背痛2个月"来院就诊，既往高血压病史20余年。入院查体：血压21.3/13.96kPa（160/105mmHg），脉搏75次/min，神志清楚，精神差，呼吸平顺，两侧肺部呼吸音清，未闻及干、湿罗音，未闻及心杂音。腹部平软，无压痛，肝脾无肿大。专科检查脊柱畸形不明显，T_8棘突有叩击痛，双下肢肌力、感觉正常，肌张力正常。入院后行胸腰椎X线检查，提示T_8椎体楔形变，椎弓根及附件完整。MR检查提示T_8椎体信号改变，椎体楔形变，椎间盘及附件完整。骨扫描提示T_8椎体核素浓聚现象。诊断：T_8椎体病变，首先考虑骨质疏松性压缩性骨折，肿瘤待排。入院后经充分术前准备，于全麻下行球囊后凸成形术，术中先行椎体活检术，取得足够椎体骨量后行双侧球囊扩张，注入PMMA共约6ml。术后第二天患者背痛明显缓解，术后第三天能在陪护帮助下起床活动。术后CT检查提示病椎骨水泥分布好，椎体高度恢复较好。术后病理结果符合骨质疏松改变（图3-3-2-7-20）。

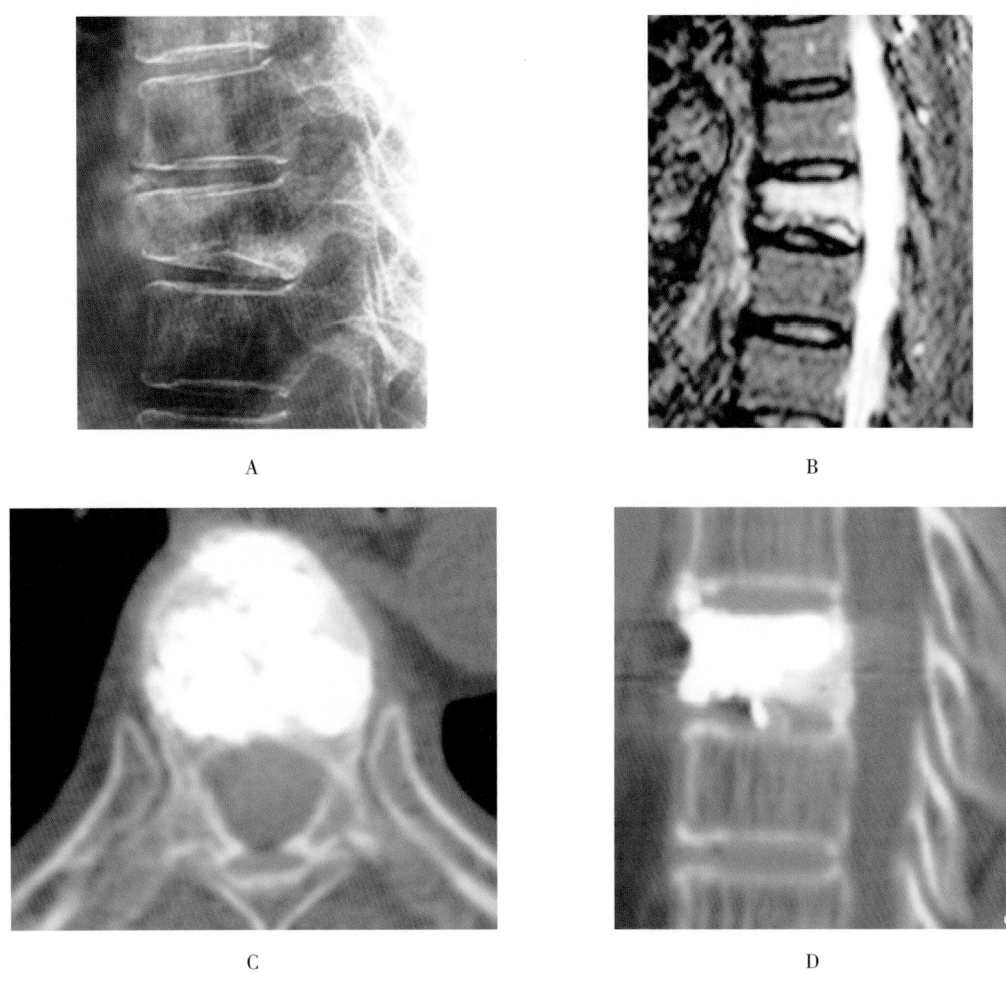

图3-3-2-7-20 临床举例 例1（A~D）

T$_8$骨质疏松骨折PKP手术 A. 术前侧位片示T$_8$骨折；B. 术前MR示T$_8$高信号压缩改变；C. PKP术后CT；
D. PKP术后椎体高度恢复，骨水泥充填良好，有椎间隙渗漏

[例2] 患者，女性，63岁，因"跌伤致腰痛1天"来院就诊，既往体健。入院查体血压为15/9.3kPa（115/70mmHg），脉搏75次/min，神志清楚，精神差，痛苦面容，呼吸平顺，两侧肺部呼吸音清，未闻及干、湿罗音，未闻及心杂音。腹部平软，无压痛，肝脾无肿大。专科检查脊柱畸形不明显，L$_1$棘突有叩击痛，双下肢肌力、感觉正常，肌张力正常。CT检查提示L$_1$椎体骨折。QCT检查提示椎体骨密度普遍性下降。诊断为L$_1$骨质疏松性压缩性骨折。入院后经充分术前准备，于全麻下行球囊后凸成形术，术中经双侧椎弓根穿刺，单球囊双侧扩张，注入PMMA共约6ml。术后第二天患者腰痛明显缓解，术后第三天能在陪护帮助下起床活动。术后CT复查提示病椎骨水泥分布较好，椎体高度及后凸角均有恢复。术后8个月门诊随访，患者无诉背痛，无需扶拐行走（图3-3-2-7-21）。

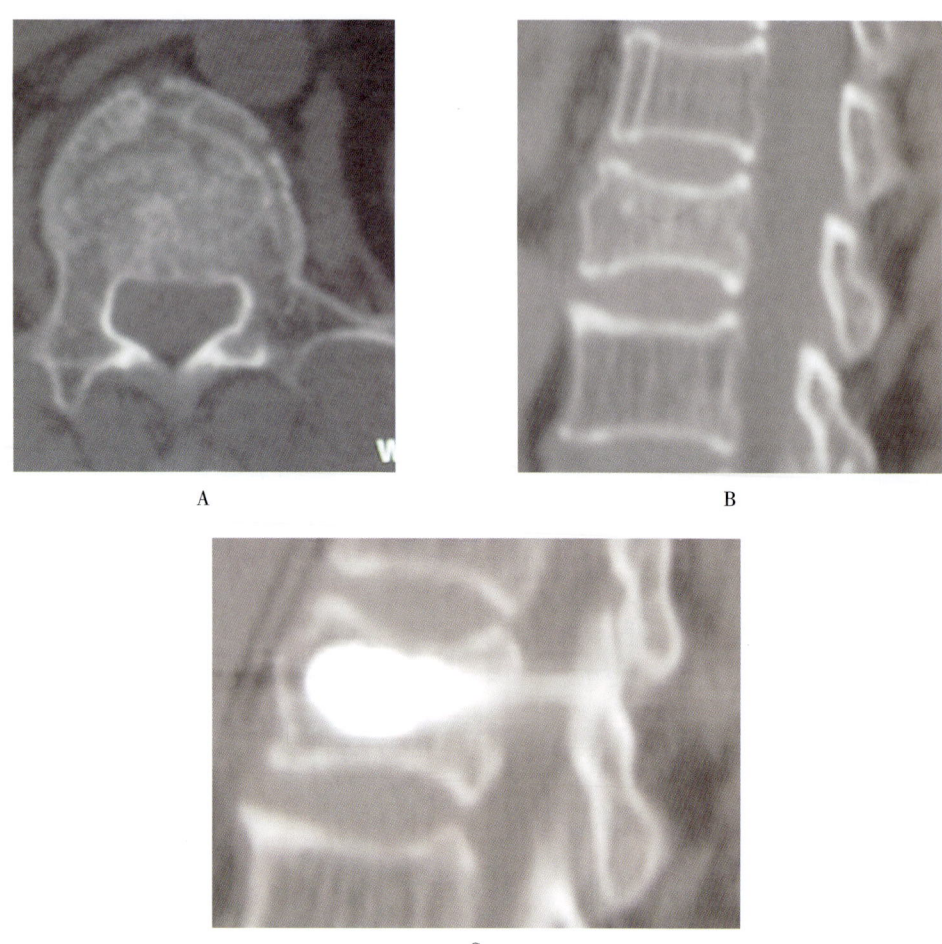

图3-3-2-7-21 临床举例 例2（A~C）

L_1骨质疏松性骨折PKP手术 A.术前CT片横断面观；B.术前CT矢状位片示L_1椎体骨折；C.术后CT片示骨水泥已充填

（徐华梓 王向阳）

第八节 胸椎骨折电视-胸腔镜下（VATS/EMI-VATS）减压、植骨及内固定术

微创外科的目的是减少组织创伤，减轻术后疼痛，尽快恢复功能，电视辅助的胸腔镜手术（video-assisted thoracoscopic surgery，VATS）是脊柱前方手术的一种新方法。脊柱前方椎体的结构是轴向负重的主要因素，当脊柱畸形和椎体压缩时需恢复脊柱正常生理曲线和维持脊柱稳定固定结构以及解除脊髓腹侧受压，VATS手术和 EMI-VATS（enlarged manipulation incision of video-assisted thoracoscopic surgery）手术是一种较为理想前路手术方式。

胸腔镜下前路手术优点在于肋间切口小，不需要切除肋骨和使用肋骨牵开器械。利用高清晰度30°或0°胸腔镜可提供手术区优良的成像质量和视感效果，达到有效、安全的椎管前方减压，失血少,术后伤口疼痛轻,加速康复过程,降低围手术期及其术后并发症。但其缺点是手术麻醉要求高;手术操作难,术者及助手既要有传统开胸手术技巧,又要有镜下操作的技能,要经过长期学习培训;手术时间长。应用此项技术应严格掌握手术适应证,充分术前准备,规范术中操作,认真术后处理,才能达到预期目的。

一、手术适应证

1. 不完全性胸段脊髓损伤,经影像学检查证实椎管前方有致压物,而后方无致压物者;
2. 有明显的脊髓前方压迫症状者;
3. 前柱损伤严重或爆裂骨折,而后部结构未完全破坏的不全瘫者;
4. 逐渐发生瘫痪的晚期病例或陈旧性爆裂骨折者;
5. 进行性后凸畸形者;
6. 前、中柱不连者;
7. 已行后路减压但前方仍有压迫者。

二、手术禁忌证

1. 严重骨折脱位者;
2. 不完全性胸段脊髓损伤,影像学检查证实椎管后方有致压物,而前方无致压物者;
3. 后部结构破坏而无前方受压的不全瘫者;
4. 同 VATS/EMI-VATS 技术手术禁忌证。

三、术前准备

1. 根据影像学检查分析确定骨折类型椎体破裂程度损伤范围和椎管堵塞状况;
2. 仔细检查受伤平面及其相应神经支配功能;
3. 仔细检查胸椎创伤有否并发气胸、血胸及连枷胸;
4. 仔细检查胸椎创伤有否并发腹部脏器损伤;
5. 全面检查心、肺、肝、肾及出凝血功能;
6. 作好 VATS/EMI-VATS 的常规准备工作;
7. 告知患者和家属实施此项技术的优点和缺点,以及术中可能发生脊髓神经、交感神经、腔静脉、奇静脉、胸导管、输尿管(胸腰段)直接或间接损伤,有可能转为开胸手术。以及交代清楚术后可能发生并发症,征得患方同意和支持。

四、手术方法

(一)VATS 技术

1. 手术操作器械(图 3-3-2-8-1)

(1)常规手术器械;

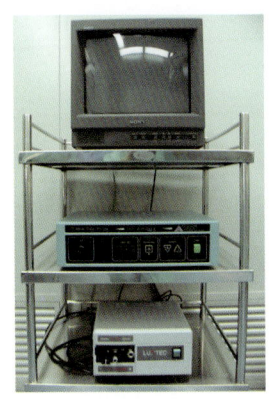 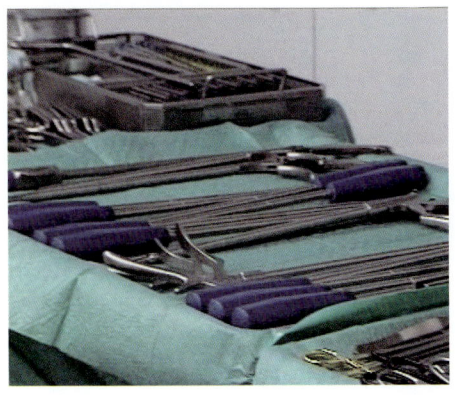

图3-3-2-8-1　胸腔镜及骨折操作器械（A、B）
A.内镜系统；B.特殊器械

（2）视频内窥镜　三芯片摄像头，30°硬端头，氙灯光源，图像逆转监视器，图像记录仪，打印机，光谱仪等；

（3）胸腔镜下器械　骨凿，拉钩，探针，咬骨钳，髓核钳，刮匙，把持器，锤子，起子等。

2. 麻醉与体位

（1）麻醉：双腔导管插管单肺通气麻醉。

（2）体位：左侧或右侧卧位（图3-3-2-8-2）。

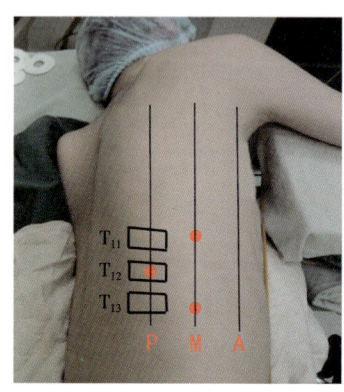

图3-3-2-8-2　体位

3. 定位　在X线透视下确定病变椎体在皮肤上标出骨折椎体边界，工作通道位于目标的中心，内窥镜通道于脊柱轴线距离目标椎体头端2~3个肋间隙处。吸引或灌洗通道和牵开通道于工作通道及内窥镜通道前方大约5~10cm处（图3-3-2-8-3）。

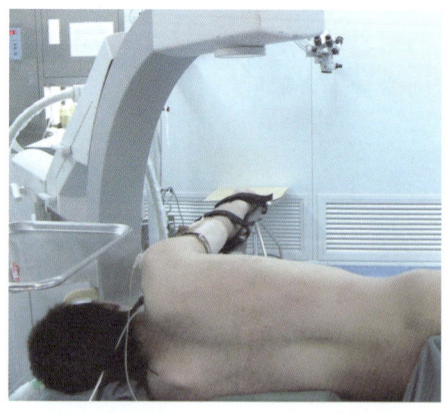

图3-3-2-8-3　定位

4. 入路　手术切口开始于内窥镜通道，在肋间隙切开皮肤，钝性分离胸壁肌肉，暴露胸膜，切口胸壁，开始单肺通气，插入套管（Trocar），沿套管成30°插入透镜，然后在内窥镜监视下，将2、3、4个套管插入胸腔（图3-3-2-8-4）。

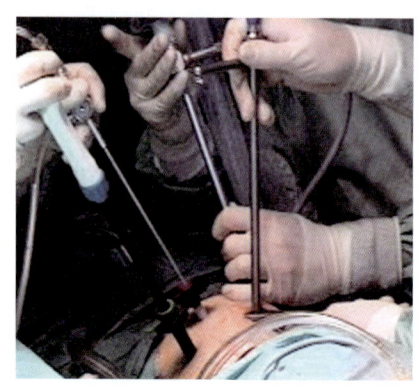

图3-3-2-8-4　锁孔技术

5. 分离、显露

（1）分离　以T_{12}、L_1为例：通过前方通道插入扇状牵开器暴露病变区。利用牵开器向下牵拉膈肌，暴露其在脊柱的附着点，以单极电凝标记出膈肌切开线，然后沿此用内镜剪切开膈肌，保留距脊柱附着处1cm边缘，以便术后闭合膈肌。

（2）暴露　切开膈肌，腹膜后脂肪就暴露出来，将其自腰大肌附着点前方推开，自椎体处解剖腰大肌附着处，小心隐藏在腰大肌下方的节段血管，给予分离结扎。暴露T_{12}、L_1、L_2椎体（图3-3-2-8-5）。

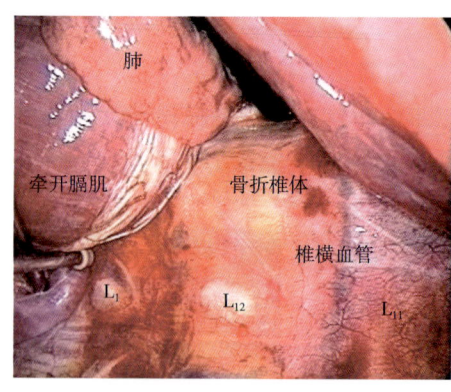

图3-3-2-8-5　暴露膈肌

6. 切除、减压

（1）切除　用骨凿打开压缩椎体上终板或下终板处的椎间隙，切除椎间盘和破裂的骨性终板。小心取出椎体骨折的骨块，注意不要去掉脊柱非骨折部（图3-3-2-8-6）。

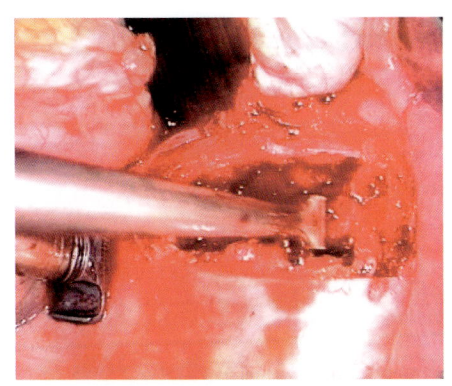

图3-3-2-8-6　切除椎间盘与碎骨块

（2）减压　需要作椎管内减压者,应将邻近椎管的部分骨质以高速磨钻去除。先以钝性探子找到椎弓根下缘,然后用Kerrison咬骨钳或高速磨钻自上向下去除椎弓根基底部直至显露出硬膜囊,这样就可以摘除压迫椎管的骨折碎块（图3-3-2-8-7）。

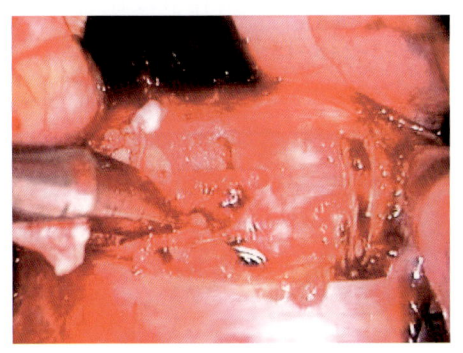

图3-3-2-8-7　椎管减压

7. 植骨、闭合

（1）植骨　准备植骨床,以双角规测量植骨床长度和深度,自髂嵴取下三面皮质骨块植入骨缺损部,或用钛网重建脊柱生理曲度（图3-3-2-8-8）。

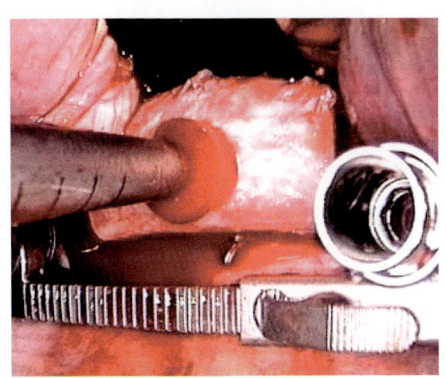

图3-3-2-8-8　植骨融合

（2）固定　在C-臂X线机监透下,在椎体侧方、肋骨头外缘处植入椎体螺钉,置入钢板,锁紧螺帽,完成钢板螺钉内固定（图3-3-2-8-9）。

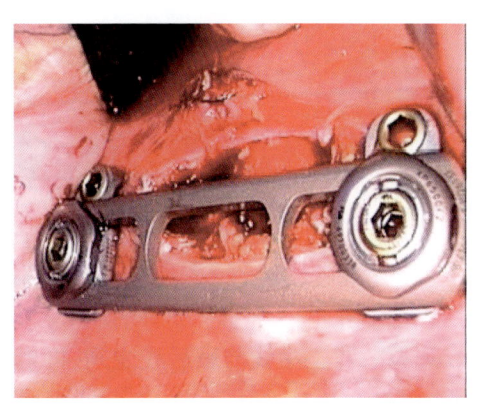

A

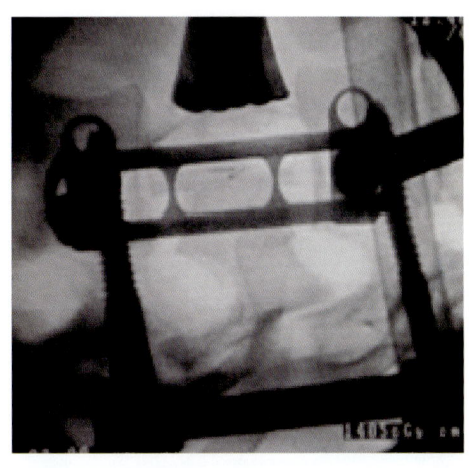

B

图3-3-2-8-9　完成钢板螺钉内固定（A、B）
A.腔镜下钢板固定完毕；B.透视下钢板位置良好

8. **闭合切口**　内窥镜下常规缝合膈肌裂孔,冲洗胸腔,去除血凝块,于肋膈角最下方处放置胸腔引流管。取出套管,缝合所有通道（图3-3-2-8-10）。

（二）EMI-VATS技术

1. 麻醉、定位

（1）麻醉、体位　同VATS技术。

（2）定位　C-臂X线机透视下绘出骨折椎体在体表的投影及相应肋间隙和肋骨位置。

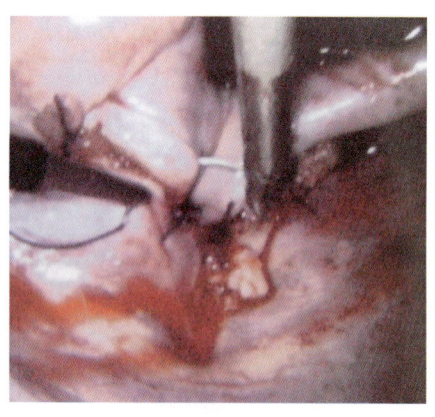
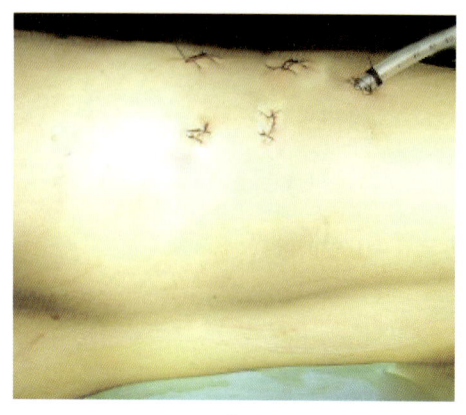

图3-3-2-8-10 闭合创口（A、B）
A.缝合膈肌；B.术后膈下引流

2. 入路　背正中线与腋后线之间，即骶棘肌外侧缘，以骨折椎体为中心，沿相应肋间隙或肋骨作5~7cm长皮肤切开（图3-3-2-8-11）。切开肋间肌，暴露肋骨并将肋骨切除5~6cm，取下备作植骨材料备用。在肋骨床上切开胸膜，让肺脏逐渐塌陷。在相应腋后线上作胸腔镜光源切口，插入Trocar安装胸腔镜。并安装显微窥视器撑开操作切口（图3-3-2-8-12）。

3. 暴露术野　以T_{12}、L_1为例，牵开膈肌，在距离椎体附着点1cm处切开膈肌脚，此时可暴露腹膜后脂肪及腰大肌。推开腰大肌附着点暴露椎体及节段血管，电凝或结扎节段血管，暴露骨折椎体（图3-3-2-8-13）。

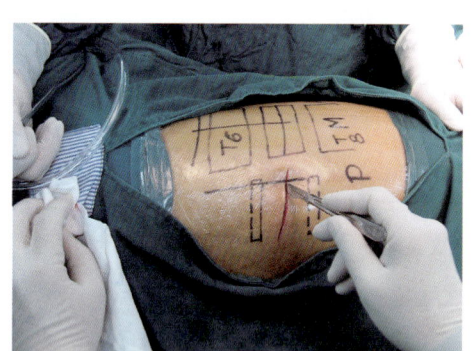

图3-3-2-8-11 皮肤切口

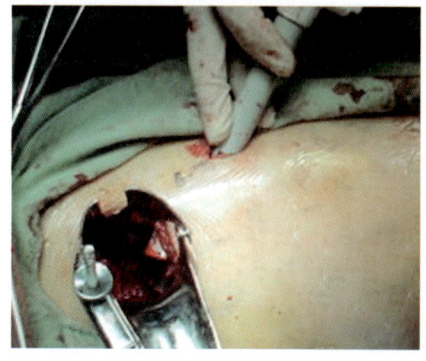

图3-3-2-8-12 安装光源与创口扩大器

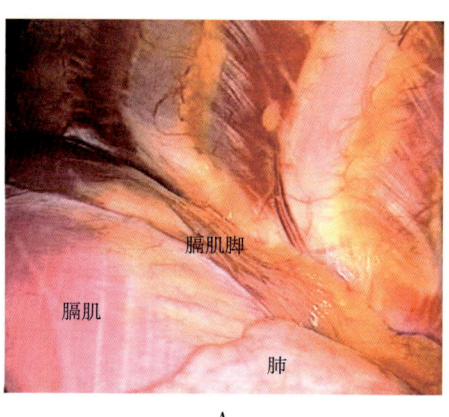
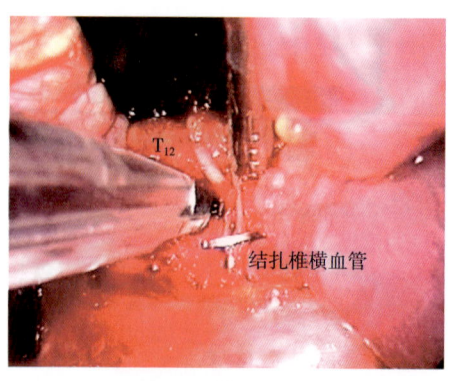

图3-3-2-8-13 结扎节段血管，暴露骨折椎体（A、B）
A.暴露与切开膈肌脚；B.结扎椎横血管

4. 切除致压物 电刀切开压缩椎体上下椎间盘纤维环,摘除椎间盘和破裂的终板软骨。小心摘除向椎管移位的骨碎块,注意摘除时不要破坏非压缩骨折部分(图3-3-2-8-14)。当去除骨碎块时,椎体有大量渗血,可用骨蜡涂封。当脊髓硬膜外静脉丛出血时可用双极电凝止血。

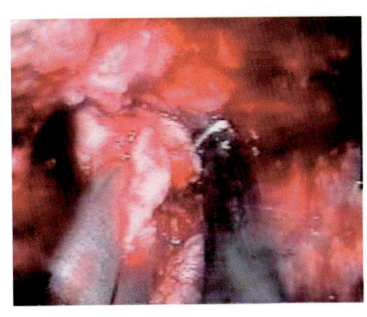 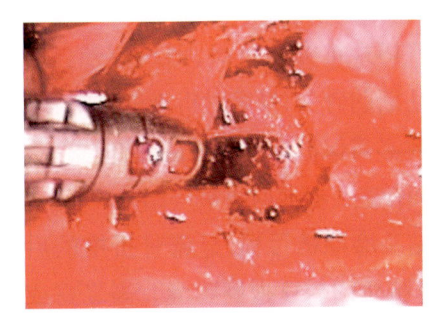

图3-3-2-8-14 切除椎间盘和碎骨块,脊髓减压(A、B)

A.切除椎间盘和终板软骨;B.摘除向椎管移位的骨碎块

5. 植骨固定闭合切口

(1)植骨及内固定 脊髓充分减压后,可在压缩椎体的上下椎作凹槽,取三面皮质骨之髂骨块或肋骨嵌入骨缺损部,再以侧方钢(钛)板重建脊柱稳定性,或用钛网、钛板重建(图3-3-2-8-15)。

(2)缝合膈肌后冲洗创口,肋膈角最低处置胸腔引流管(图3-3-2-8-16)。

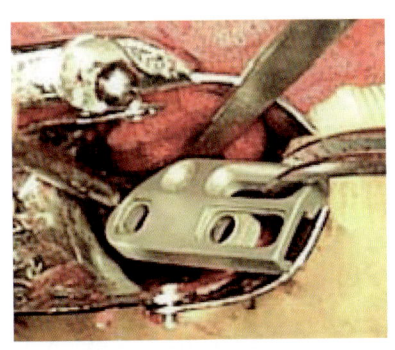 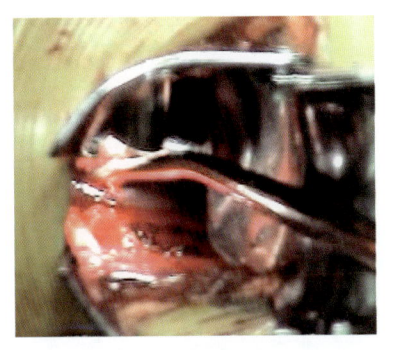

图3-3-2-8-15 减压与重建(A、B)

A.充分减压脊髓;B.前方钢板重建

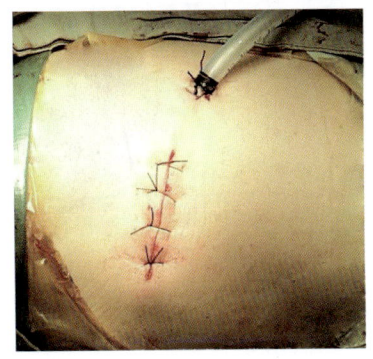 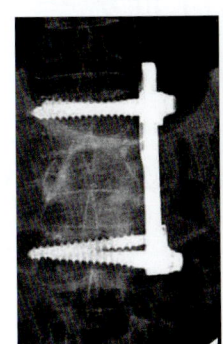 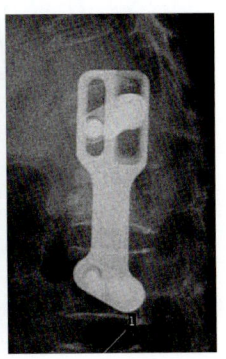

图3-3-2-8-16 术后创口与钢(钛)板重建X片(A、B)

A.术后创口及引流管位置;B.术后X线片示钢(钛)板螺钉位置

五、操作注意事项

（1）定位结扎骨折椎体及上下椎体的椎横血管（图3-3-2-8-17A）。

（2）用电刀切开椎旁软组织，剥离牵开。用骨刀或磨钻头切断肋骨头，暴露骨折椎的椎弓根。在切除肋骨头时必需保护交感神经链、胸导管、肋间动静脉及肋间神经。必要时可一一结扎。

（3）用磨钻头磨除椎弓根，显露骨折椎的后缘，此时可见骨折块向后压迫硬膜囊。当暴露或切除压迫硬膜囊的骨折块时，出现椎体渗血较多，可以用骨蜡填封。硬膜囊外血管出血，采用双极电凝止血或蛋白胶海绵止血。禁用单极电凝止血（图3-3-2-8-17B）。

（4）仔细用骨刀或咬骨钳将压迫脊髓的骨块切除，彻底减压脊髓。在椎体缺损部位填塞髂骨块、异体骨或自固化磷酸钙等补缺（图3-3-2-8-17C）。

（5）在减压椎的上、下椎体外侧方钻孔，穿透对侧皮质骨，必须在C-臂X线机监视下进行，以免损伤椎体周围的重要组织。见钻孔定位位置良好，然而按步骤扩大钉道，拧入螺钉，安装钉板系统或钉棒系统，进行椎体前缘撑开（图3-3-2-8-17D）。

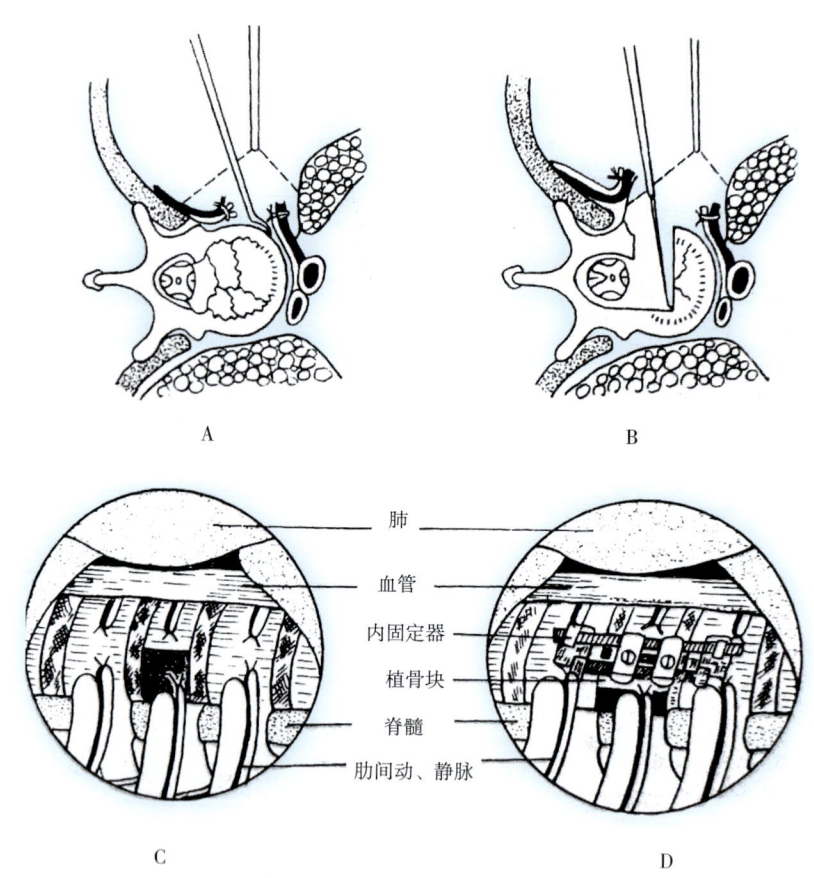

图3-3-2-8-17　椎体骨折内固定示意图（A~D）
A. 切断椎横血管；B. 切除椎体后缘骨块；C. 脊髓充分减压；D. 椎间植骨，安装内固定器

六、术后处理

（1）严密观察术后生命体征，对于阻塞性肺病、心血管疾病及高龄患者需术后24h保持人工通气。术后给予小剂量低分子肝素预防血管栓塞；

（2）麻醉清醒后严密观察感觉、运动及括约肌功能变化，并作详细检查和记录；

（3）严密观察胸腔引流瓶的水柱变化、引流量

及颜色变化,通常术后 24~48h 后拔除引流管;

(4)术后应用抗生素及神经营养药物;

(5)术后摄片观察内固定物情况,分别于术后 3 天、1 个月、6 个月及 12 个月复查内固定物情况;

(6)术后第二天开始物理治疗,1h/d;术后第三周起行强化理疗,2~3h/d;术后 4~6 周下地负重。

七、并发症防治

(1)出血 当切断椎弓根或切取椎体后缘骨块时,椎体出血很多,操作视野模糊,最佳的方法用蜡涂封椎体创面止血。但要注意术后血压升高,有时骨蜡会漂浮继发出血。

(2)螺钉定位错误 最常见螺钉打破上或下终板,部分钉体进入椎间隙,或螺钉位置偏后进入椎管。主要原因在于操作者凭临床经验确定螺钉位置而忽视术中拍片或 C-臂机透视。

(3)脊髓神经损伤 切取椎体后缘骨块时,操作过于粗暴,或过度牵开脊髓而导致脊髓损伤;或因椎体出血错误地用单极电凝止血,导致脊髓损伤;或因切除椎弓根时误伤神经根。

(4)硬膜撕裂伤 切取椎体后缘骨块时,将硬膜撕裂伤,很难给予修复,可以使用明胶海绵覆盖,等待硬膜自动愈合;或采用游离肌肉片,筋膜片胶水固定。

(5)内固定物松脱 骨质疏松患者,螺钉内固定欠稳定,易产生内固定物松动,或因螺钉位置偏前、偏上或螺钉未穿透对侧皮质,均易导致术后内固定松脱。骨疏松者术中可作椎体强化或钉道强化。螺钉位置可以在 C-臂机监视下进行调整。

(6)暂时性肋间神经痛、肺不张、肺脏损伤、感染及乳糜胸等并发症,见 VATS/EMI-VATS 技术的并发症防治。

八、临床举例

[例 1] 患者,男性,35 岁,因"高处坠落后胸腰背部疼痛伴左下肢无力 8h"来院就诊,入院查体:一般情况可,心、肺、腹(-)。专科检查:胸腰椎交界处稍后凸,L_2 棘突轻压痛,左下肢肌力Ⅲ级,感觉麻木,右下肢肌力正常,鞍区感觉稍减退,大小便不能自解。辅助检查:X 线提示 L_2 椎体楔形变,椎体前高压缩约 1/2,后高压缩约 1/3;CT 提示椎体后方骨块侵入椎管内约 1/2。诊断为 L_2 椎体爆裂性骨折伴不完全性瘫痪。入院后经充分术前准备,于第三天在全麻下行扩大操作口腔镜辅助下骨折减压、复位、植骨内固定手术。术中取髂骨植骨、池氏钉固定,过程顺利。术后 3 个月复查 X 线提示骨折复位、固定良好,左下肢肌力、感觉逐渐好转(图 3-3-2-8-18)。

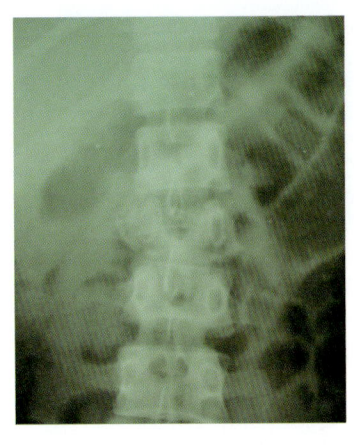

A

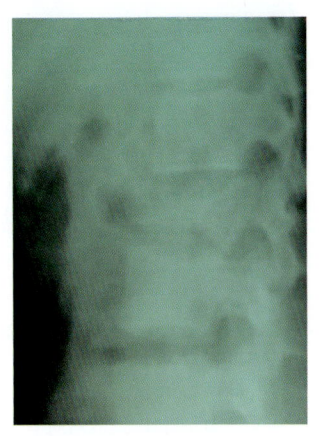

B

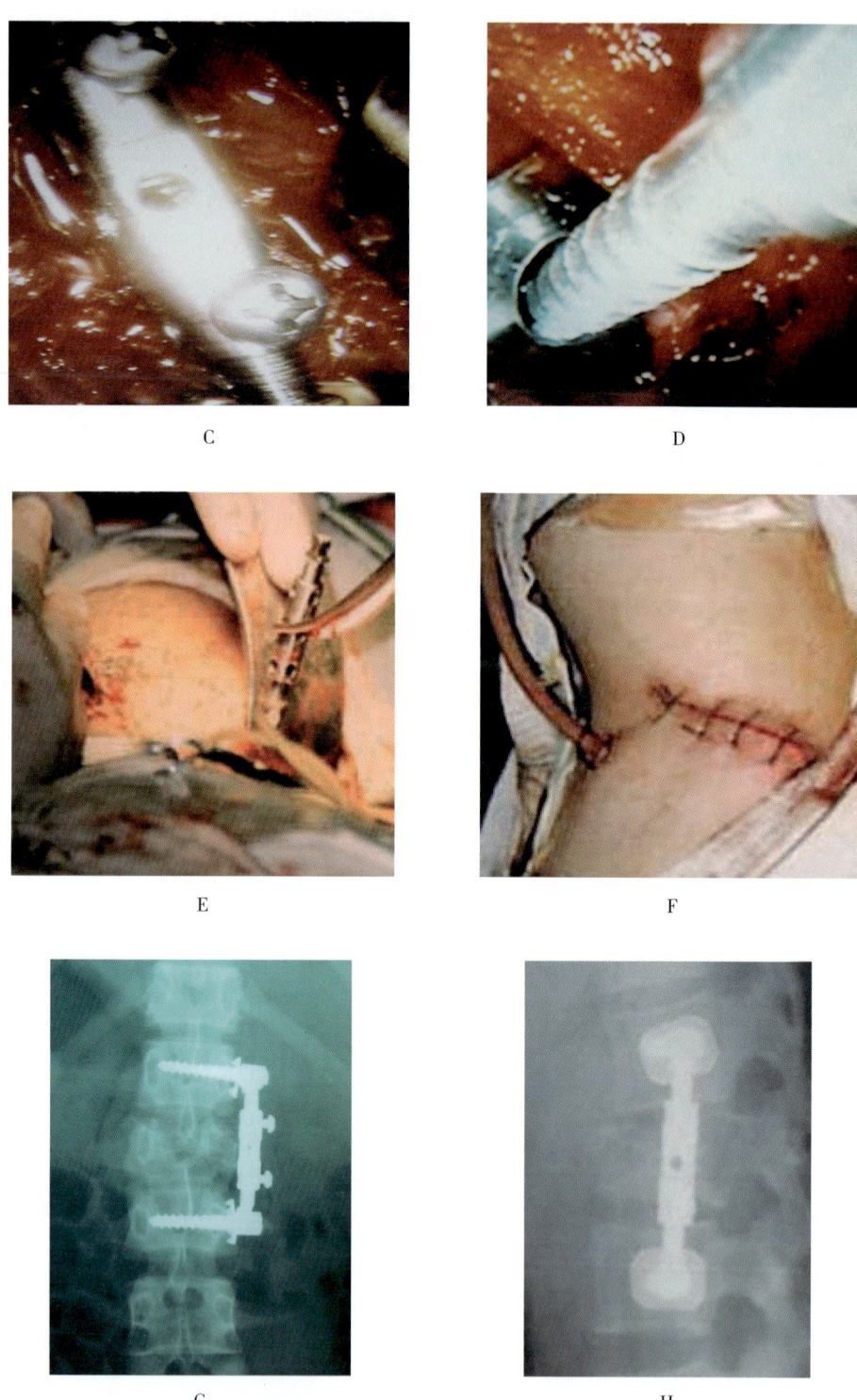

图3-3-2-8-18 临床举例 例1（A~H）

L_2爆裂性骨折小切口、腔镜辅助下前路脊髓减压内固定术

A. L_2椎体爆裂，椎弓根增宽；B. L_2前缘压缩，后缘骨块进入椎管；C. 小切口胸镜辅助下脊髓减压；D. 小切口胸镜辅助下安装内固定；E. 内固定安装术实况；F. 手术切口；G. 术后3月复查内固定良好；H. 椎体高度恢复

[例2] 患者蔡某某，女性，46岁。车祸致胸背剧痛10h入院。入院时一般情况佳。专科检查：胸腰椎畸形不明显，T_8棘突压痛，叩击痛，左下肢痛感觉迟钝，两大腿伸肌群肌力Ⅳ级，屈肌群Ⅳ级，踝关节背伸障碍。辅助检查：X线提示T_8椎体压缩，前缘高度<1/2，后缘高度正常，附件无骨折。CT提示T_8椎体中后柱骨折，骨块堵塞椎管<1/3。入院后2天施行胸腔镜下骨折减压、复位、后路经皮椎弓根螺钉内固定。术后椎体前缘高度椎间隙恢复正常。术后半年复查，X线提示内固定无松脱，椎体高度椎间隙无改变，两下肢肌力恢复正常。术后两年CT复查椎管无骨块堵塞，内固定良好；无腰背酸痛，参与正常工作（图3-3-2-8-19）。

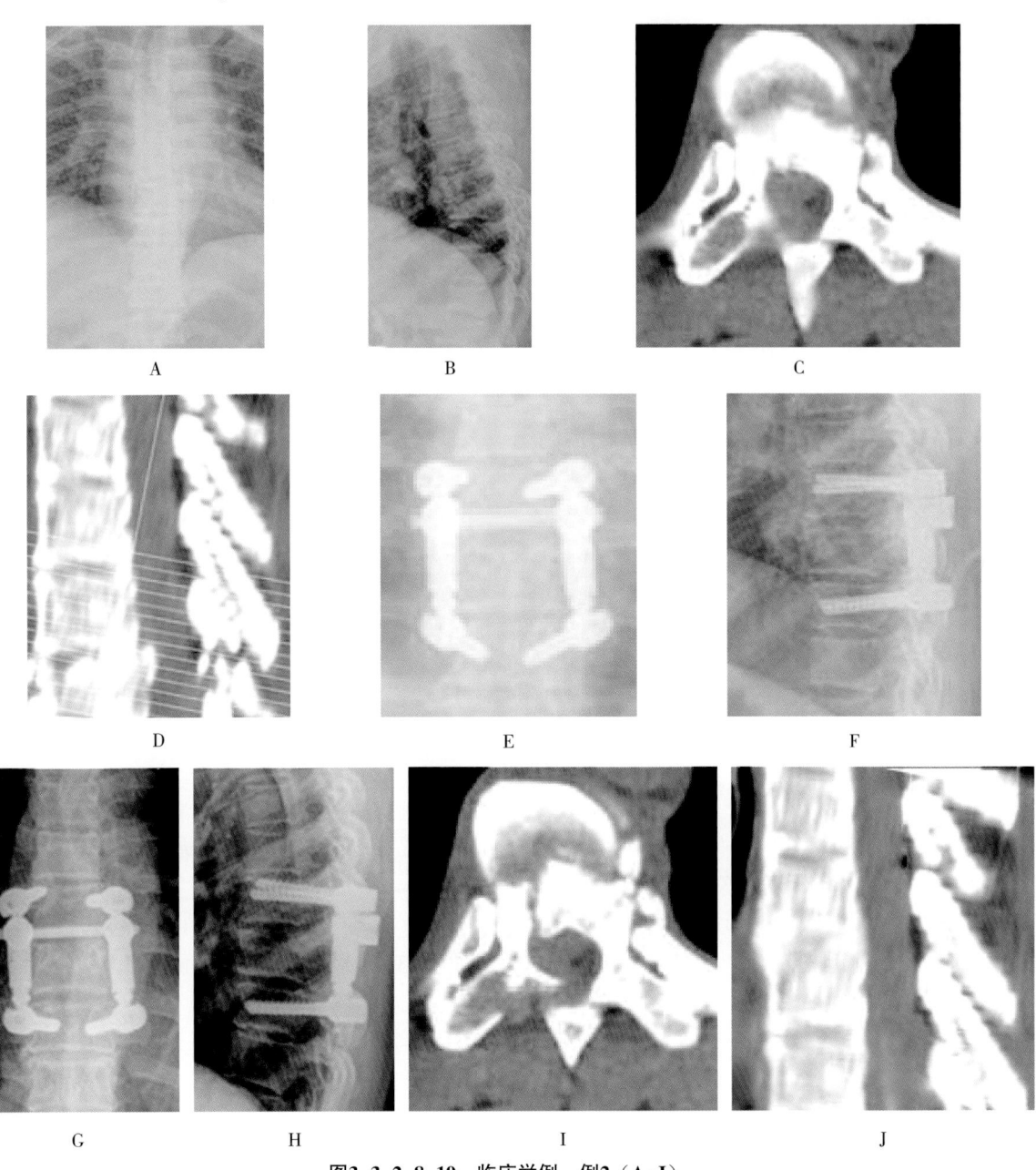

图3-3-2-8-19 临床举例 例2（A~J）

T_8压缩性骨折前路胸腔镜下减压后路经皮椎弓根螺钉内固定术 A. 术前X片示T_8骨折；B. 术前胸椎无后凸畸形，T_8压缩；C. CT扫描T_8中后柱骨折，椎管内骨片；D. 矢状面示骨块向椎管移位1/3；E. 胸腔镜下前路减压后路固定；F. 螺钉位置良好，椎体高度恢复正常；G. 术后半年X片复查螺钉位置良好；H. 术后半年复查椎体与椎间隙高度无丢失；I. 术后2年CT扫描椎管内径正常；J. 矢状面扫描脊髓无压迫，椎管正常

（池永龙）

第九节　胸腰椎损伤晚期病例的处理与次全环状减压术

一、概述

临床上十分多见的胸腰椎骨折易同时伴有脊髓损伤,尤其是爆裂性骨折、严重的椎体压缩性骨折及骨折脱位的病例等。其中某些患者由于种种原因在早期失去治疗时机,或是治疗不当等,以至于伤后晚期来诊。笔者发现,其中不少病例,特别是不全性脊髓损伤者,多于椎管前方有骨性致压物残留,并构成脊髓功能进一步恢复的障碍。为此作者所设计的次全环状椎管减压术具有减压彻底、损伤小及对脊椎稳定性影响少的三大优点。

二、病例解剖特点

胸腰椎损伤晚期病例,当神经功能恢复到一定程度不再继续恢复时,主要是在其周围存在骨性或软骨性致压物,此种致压物大多位于椎管前方。根据笔者临床经验,发生率达95%以上;其病理解剖形态特点主要有以下几种:

1. **椎缘型**　最多见,占42%;即椎节骨折脱位后,椎体上缘(或下缘)未完全复位,或由于压缩骨折所残留骨性后突致压物(图3-3-2-9-1)。

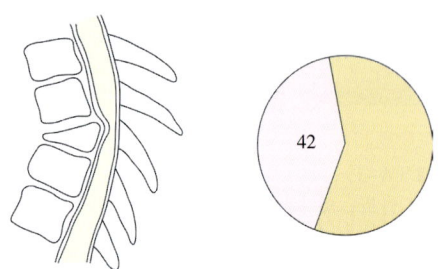

图3-3-2-9-1　椎缘型椎管前壁致压物示意图

2. **山丘型**　较为多见,占39%;主要位于椎节中段,多因爆裂性骨折所致椎体后方骨块残留(图3-3-2-9-2)。

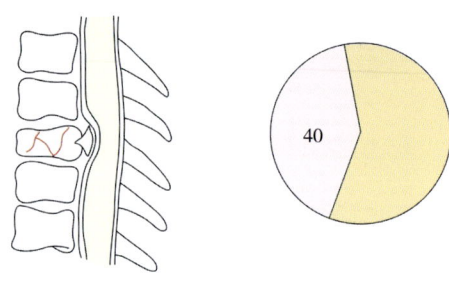

图3-3-2-9-2　山丘型椎管前壁致压物示意图

3. **髓核后突型**　约占9%左右,主因外伤时椎间髓核后突致压引起脊髓症状(图3-3-2-9-3)。

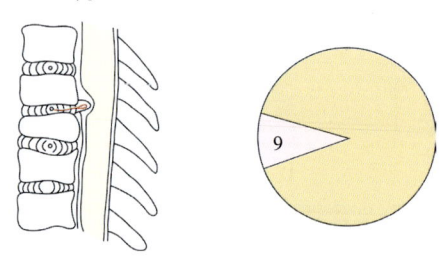

图3-3-2-9-3　髓核后突型椎管前壁致压物示意图

4. **血肿型**　主见于椎管前方,约占5%左右(图3-3-2-9-4),大多已机化。

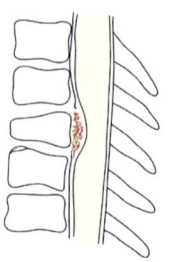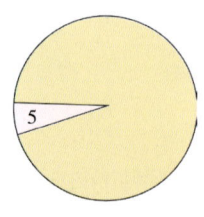

图3-3-2-9-4　血肿型椎管前壁致压物示意图

5. **箍环型** 即椎管全般性狭窄,大多在发育性管狭窄基础上因椎管内广泛血肿所致,约占 4%(图 3-3-2-9-5)。

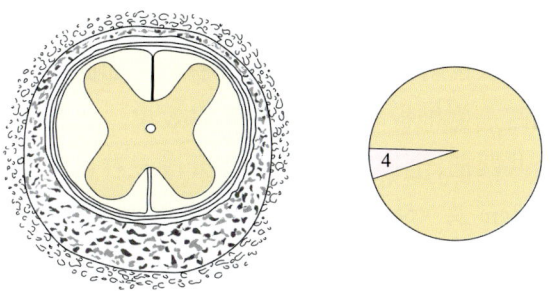

图3-3-2-9-5 箍环型椎管前壁致压物示意图

6. **蕈状型** 多因椎体爆裂型骨折残留骨块未还纳所致,较为少见,占 1% 左右(图 3-3-2-9-6)。

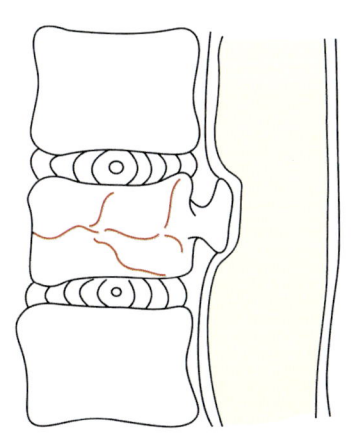

图3-3-2-9-6 蕈状型椎管前壁致压物示意图

三、手术病例选择

(一)最佳施术病例

主要用于胸腰椎骨折脱位合并不全性截瘫,当其神经功能恢复到一定程度即停滞不前,于 X 线片、CT 片或 MR 片上显示椎管前方或侧前方有骨性致压物者。

(二)酌情施术病例

对胸腰椎骨折合并完全性瘫痪伴有根性疼痛剧烈者,亦可酌情选用。术前应向患者及家属告知手术疗效的不确定性。

(三)不宜手术病例

全身情况不佳、主要脏器病变不能承担手术者或伴有严重并发症者,包括褥疮、下肢血栓性静脉炎及坠积性肺炎等在矫正前不宜施术。

四、手术入路

晚期病例与急诊病例基本相似,两者的病理解剖状态,尤其是致压骨部位、椎节稳定状态等大体类同,因此手术入路基本一致。具体手术方式的选择主要视致压物部位、范围及复杂程度等不同,可酌情选择以下 3 种手术入路之一或两者兼顾之。此 3 种术式如下:

(一)传统之后路术式

指致压物位于椎管后方或侧后方需从椎节后方切骨减压者(图 3-3-2-9-7),但对前方致压物,由于达不到直接减压的目的,其效果较差。具体术式及操作程序详见本章第六节内容。

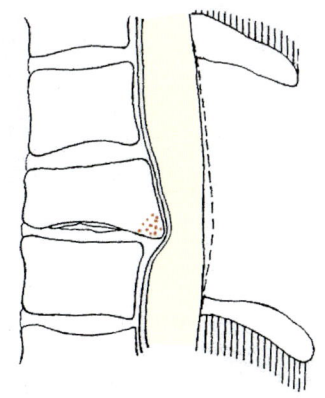

图3-3-2-9-7 传统术式示意图
致压物位于椎管后方或侧后方需从椎节后方减压之传统术式

(二)前路术式

当致压物位于椎管前方、范围较大,且前柱稳定性较差者,可选前方入路(图 3-3-2-9-8)。

笔者亦开展多年，尤以急诊病例。但对晚期病例，经胸腹腔施术损伤大，失血多，在选择上需慎重。其具体操作步骤等见本章第四节内容。

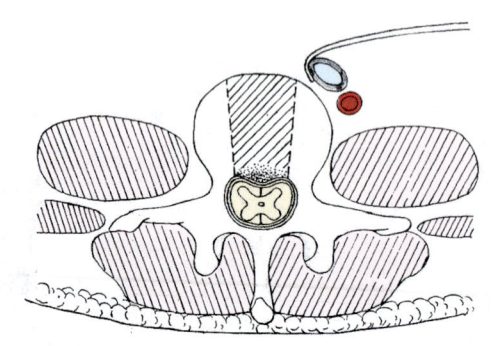

图3-3-2-9-8　前方入路示意图
当致压物位于椎管前方、范围较大，且前柱稳定性较差者，可选择前方入路

（三）经胸腰椎侧后方的椎管次全环状减压术

此为本节主要内容，即通过胸腰椎后方正中旁切口，先显露椎节侧方、凿骨开窗、侧壁切骨减压，再对椎管后方切骨减压（图3-3-2-9-9），最后轻轻牵开硬膜囊对椎管前方切骨减压，从而获得整个椎管的次全环状减压效果。

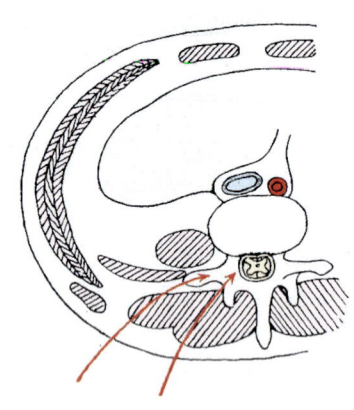

图3-3-2-9-9　侧后方入路选择示意图
通过胸腰椎后方正中旁切口，先显露椎节侧方、凿骨开窗、侧壁切骨减压，再对椎管后方切骨减压

五、特种手术器械

除脊柱常规性器械外，为椎管次全环状减压术实施特别设计的器械有以下数种。

（一）手术显露器械

1. 拉钩

（1）不对称梳式拉钩（切口牵开器）　如图3-3-2-9-10所示，前端为用于切口深部牵开的弧形梳状锐刺，左右两侧呈不对称状。如此便于在暴露一侧椎板时达到理想暴露效果。此器械一套共两把，全长29cm，头部撑开段左右长度分别为8cm及7.5cm；左侧8cm长者其刺长为3cm，右侧7.5cm长者其刺长2cm；另一把则相反，左侧7.5cm长者其刺长为3cm，右侧8cm长者其刺长为2cm。手术时，短刺侧牵向内侧棘突一侧，长刺者牵向切口外方肌群处。

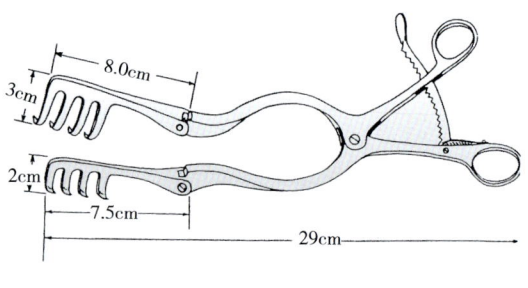

A

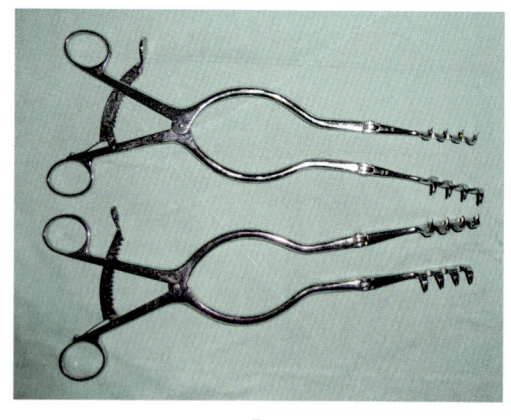

B

图3-3-2-9-10　不对称式梳式切口牵开器（A、B）
A.示意图；B.实物影像图

（2）单杆拉钩　又名Gelpi，为深部定点拉钩，对局部暴露较清晰，临床上多用（图3-3-2-9-11）。

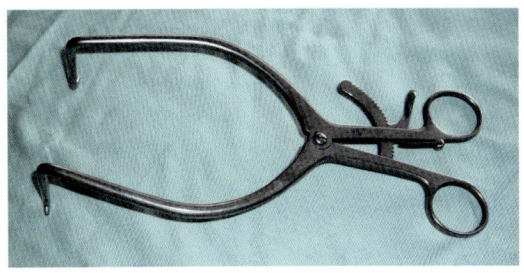

图3-3-2-9-11　单杆拉钩

(二)切骨器械

1. 骨凿　有3种类型(图 3-3-2-9-12)。

(1)平凿　全长17.5cm,扁平长条状,刃宽分别为0.8cm、1.0cm 及 1.2cm 三种规格,采用优质钢制成。

(2)弯凿　亦为优质钢制成,长18cm,弧形,刃薄,宽度分别为 0.8cm、1.0cm 及 1.2cm 三种规格。

(3)梯形凿　于刀刃部上方1.2cm处有一梯形弯曲,便于进入椎管切除椎管前方骨性致压物,刃宽分 0.8cm 及 1.0cm 两种规格。

2. 梯形铲　与梯形凿相似,唯其刃处更薄,似铲形,尾部有一横柄。宽度分别为 0.8cm 及 1.0cm,便于操纵。用于切除椎管前方骨质(图3-3-2-9-13)。

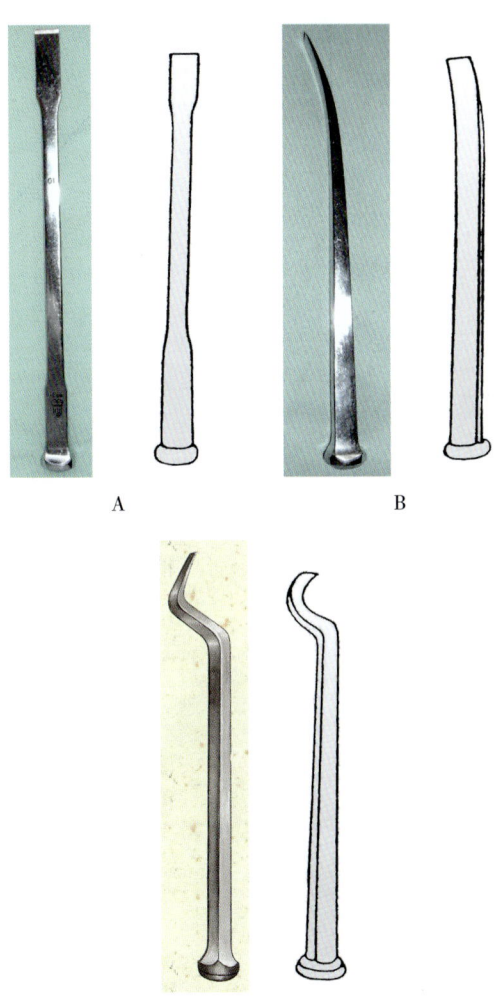

图3-3-2-9-12　三种切骨骨凿实物及示意图（A~C）
A.直凿；B.弧形凿；C.梯形凿

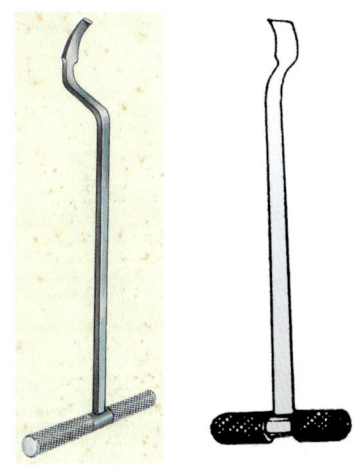

图3-3-2-9-13　梯形铲实物及示意图

(三)其他

1. 反弓状刮匙　长24cm,尖端为卵圆形,口径为 0.5cm×0.7cm,深 0.3cm;其前方与一般刮匙的方向相反,故名。主要用于刮除椎管前方残存骨质(图 3-3-2-9-14)。

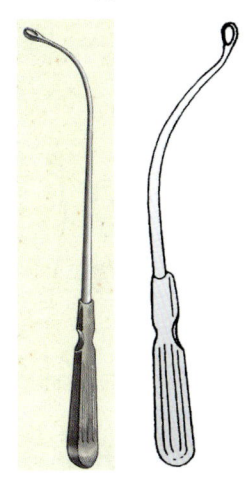

图3-3-2-9-14　反弓形刮匙实物及示意图

2. 椎管锉刀 头部呈丁字形,为一扁圆形并与椎管弧度相一致的扁薄锉刀,内壁光滑,长22cm;主要用于对椎管前壁切骨处锉平(图3-3-2-9-15)。

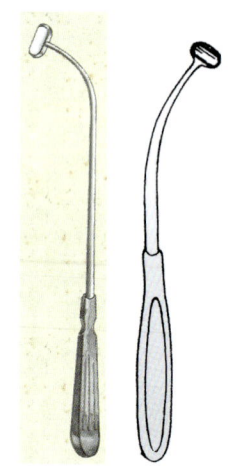

图3-3-2-9-15 椎管锉刀实物及示意图

六、胸腰椎次全环状减压术的具体实施

(一)麻醉、体位及切口

1. 麻醉 多选择气管插管全身麻醉,局部浸润麻醉亦可,但有时需辅以静脉麻醉。

2. 体位 多取俯卧位,患侧(手术入路侧)可略垫高。

3. 切口 脊柱的中线旁1cm切口、长约10~12cm,切开皮肤和皮下,钳夹、电凝或结扎止血,治疗巾保护术野(图3-3-2-9-16)。

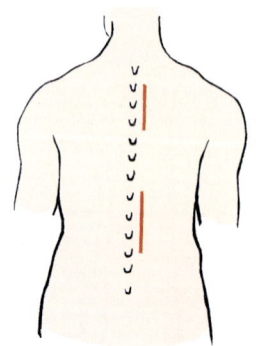

图3-3-2-9-16 后路正中旁切口示意图

(二)局部显露与凿骨开窗

1. 分离与切断骶棘肌 距棘突1cm处纵向切开骶棘筋膜,垂直向下分离达小关节外缘与横突交界处,用梳式自动拉钩牵开,并将其附着点剥离。如张力过大,可将骶棘肌外侧缘部横形切断(图3-3-2-9-17)。范围视病情而定,一般为2~3个椎间隙,充分暴露椎板外侧至小关节部骨质(图3-3-2-9-18)。

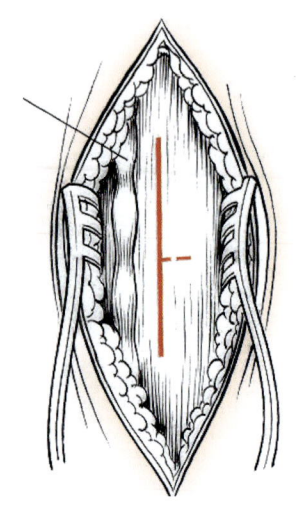

图3-3-2-9-17 显露、切开骶棘肌筋膜,必要时中间横形切开示意图

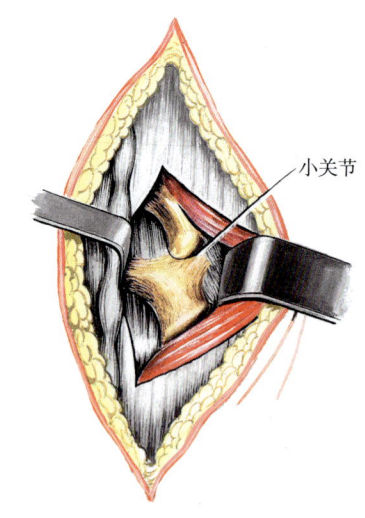

图3-3-2-9-18 分离椎旁肌后显露一侧小关节示意图

2. 楔形切除小关节处骨质 如图3-3-2-9-19所示进入椎管之部位、角度与方向,为了避免误伤脊髓,选用平凿或弯凿,先在横突根部与小关节内侧缘之间处进凿,稍向内斜,达1~1.2cm深度后将凿拔出,再在稍内方进

凿 1~1.2cm，使凿刃在深部相交，取出凿下的楔形骨片。此 V 形骨片顶宽 0.6~1.0cm，边长 1~1.2cm（见图 3-3-2-9-19）。之后继续用平凿或弯凿将内侧壁骨质分层凿除（图 3-3-2-9-20），每层 1mm 左右。

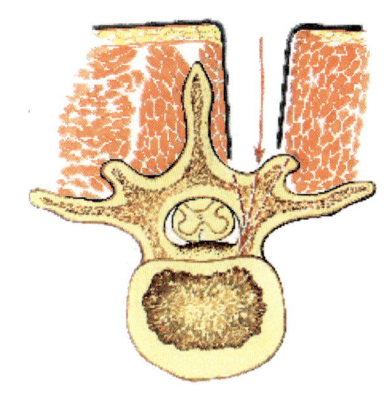

图 3-3-2-9-19　楔形切骨范围示意图（横断面观）

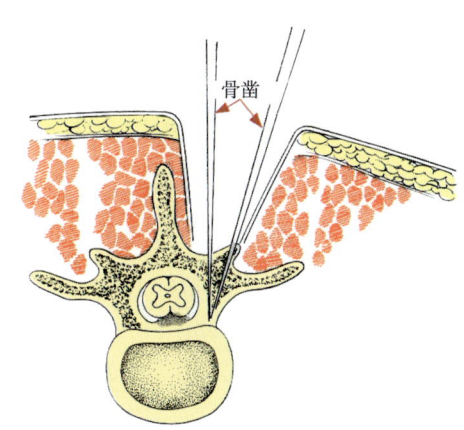

图 3-3-2-9-20　楔形切骨示意图
于小关节内侧楔形切骨范围、深度与角度

3. **凿骨开窗**　每凿除一片骨质后，观察内侧壁，如其呈密质骨状，表明将达到或已达椎管管壁，可将骨凿斜形（用凿尖处）完全凿穿管壁。当椎管壁凿穿或接近凿穿时，可改用小刮匙开窗或将窗口扩大（图 3-3-2-9-21），并确认椎管的部位，再用神经剥离子在椎管壁与硬膜囊之间进行松解。对椎弓根底部上、下两端的脊神经根及血管应加以保护，切忌误伤（尤其是根动脉）。

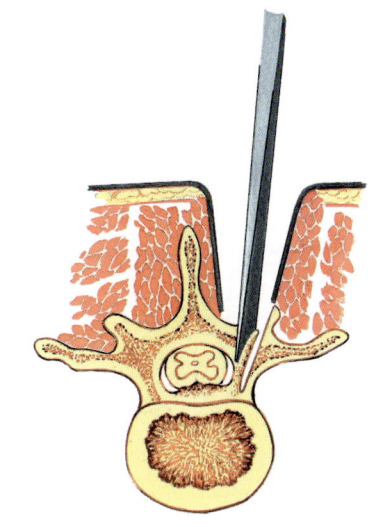

图 3-3-2-9-21　凿骨开窗示意图
楔形切骨后，再逐片地切除椎管侧壁骨质

（三）切除致压骨（椎管次全环状减压）

1. **侧壁减压**　用钝角（120°左右）薄型冲击式咬骨钳自窗口伸入，先纵后横分段咬除椎管侧壁骨质，暴露出硬膜囊；不断用神经剥离子向椎管上、下分离，并选用不同角度椎板咬骨钳或刮匙将椎管上下之侧壁骨质逐块切除（图 3-3-2-9-22）。不断以冰等渗氯化钠注射液冲洗术野。

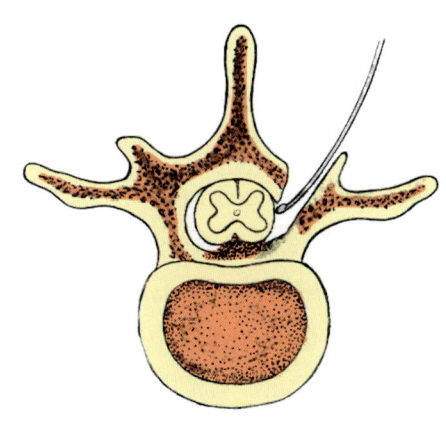

图 3-3-2-9-22　用小刮匙扩大侧壁开口示意图

2. **切除后壁骨质**　在侧壁切除的基础上，先调整自动拉钩，在已咬开椎管侧壁处用棉片加以保护之，顺硬膜后方用神经分离子加以松解后，再用薄型咬骨钳将椎管侧后方、后方及对侧后方骨质切除，直达椎板咬骨钳打滑为止（图 3-3-2-9-23）。

3-3-2-9-32），最后用冰等渗氯化钠注射液反复冲洗局部，清除杂物及血块（图3-3-2-9-33）。如伴有粘连性蛛网膜炎，则酌情进行粘连松解术，并辅以其他疗法。

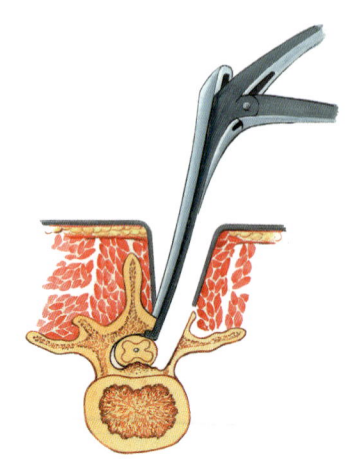

图3-3-2-9-23 切除椎管后壁示意图
选用不同角度薄型椎板咬骨钳、或用各种角度刮匙切除椎骨侧方骨质

3. 切除椎管前壁骨质 在对椎管侧壁、后壁减压基础上用神经剥离子顺椎管前壁轻轻地纵向滑动，仔细检查与判定骨性后突（骨性台阶）及其范围与程度。一般多为一个椎体或一个椎间隙，两个椎体及以上者较少。

椎管前方骨性致压物多呈梯形（图3-3-2-9-24）、山丘形（图3-3-2-9-25）和骨折脱位形（图3-3-2-9-26）。从CT扫描片上易于判定，在切除前应明确。当切除时，应于病变上、下正常椎管处的椎体后缘与硬膜之间放置棉片，起分界及保护作用（图3-3-2-9-27、28）。然后分别用不同尺寸的弯凿及梯形铲迅速而准确地将椎管前方多余之骨质凿除（图3-3-2-9-29、30）。此步操作十分关键，需谨慎仔细，切不可失手。进凿应按椎管前壁的弧度，从边缘到中部逐步前进。其上、下范围视病变而定。对范围较宽者，可用2~3个弯凿同时并进。（最后进凿）深度达椎管对侧后方，之后将骨凿轻轻撬起，使凿下之骨片在根部折断取出。如进凿较深，凿下骨片无法取出时，切勿硬取，可将弧形凿平行状（按原入路曲线）拔出，再旋转180°，即弧度凹侧向下将骨片在根部凿断取出。而后再用反弓状刮匙除去残留之骨片及软骨样组织（或椎间盘等）（图3-3-2-9-31），并用椎管锉刀顺椎管前壁方向将其锉平（图

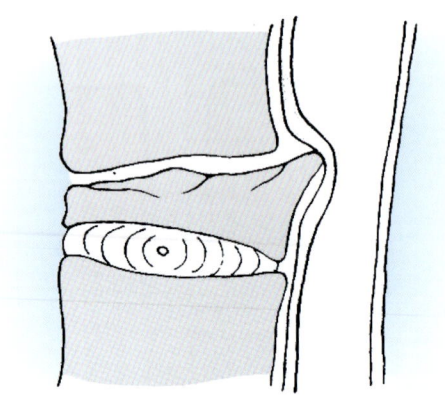

图3-3-2-9-24 椎管前壁梯形致压骨示意图

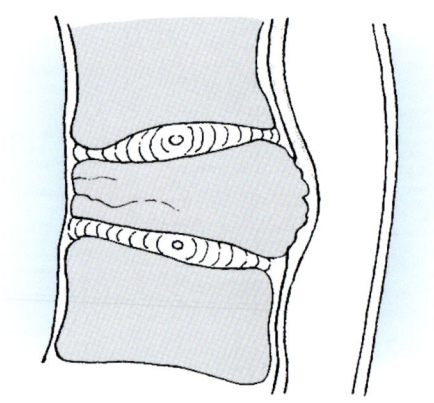

图3-3-2-9-25 椎管前壁致山丘型压骨质示意图

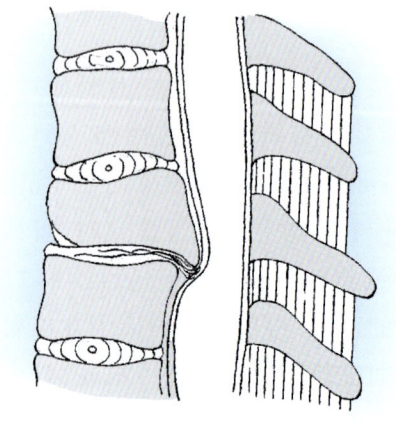

图3-3-2-9-26 椎管前壁骨折脱位型致压骨示意图

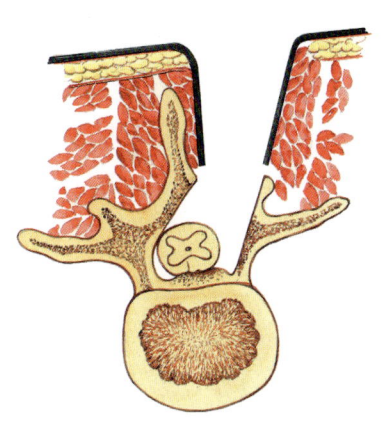

图3-3-2-9-27 椎管后壁已切骨减压完毕（横断面观）示意图

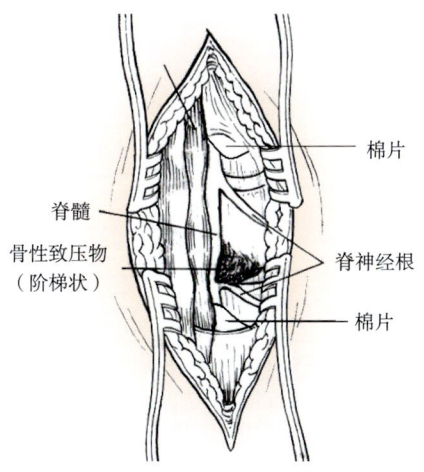

图3-3-2-9-28 同前，后方观示意图
椎管侧壁及后壁已切骨减压完毕（后面观），于上、下神经根处用脑棉片加以保护

标注：脊髓、骨性致压物（阶梯状）、棉片、脊神经根、棉片

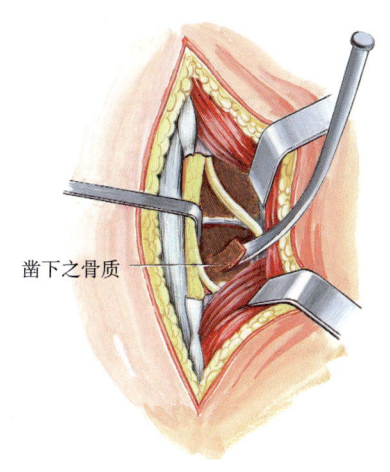

图3-3-2-9-29 切除椎管前方骨性致压物后方观，示意图
轻轻牵开硬膜囊，用弧形凿切除椎管前方致压骨，后面观

标注：凿下之骨质

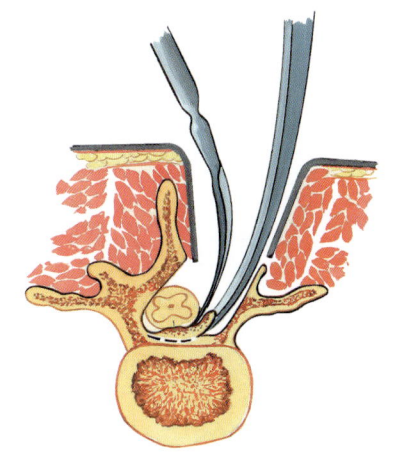

图3-3-2-9-30 切除椎管前方致压物示意图
牵开硬膜囊，用弧形凿切除椎管前方致压骨，横断面观

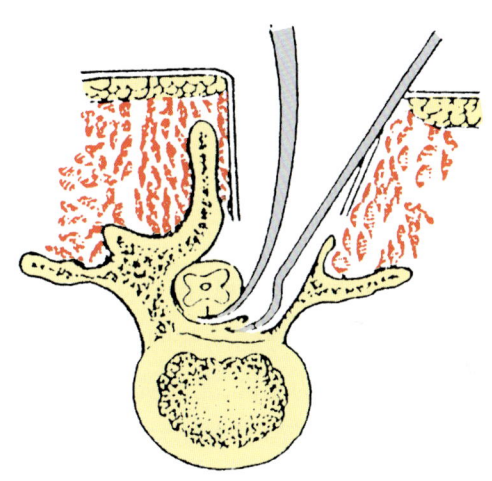

图3-3-2-9-31 同前，刮除残余致压物示意图
用反弓状刮匙刮除椎管前方残余致压物

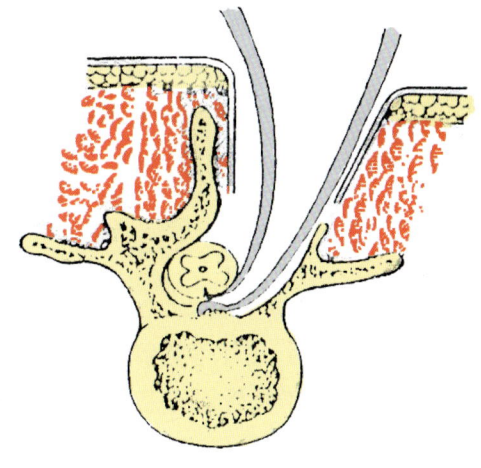

图3-3-2-9-32 用椎管锉刀锉平椎管前壁示意图

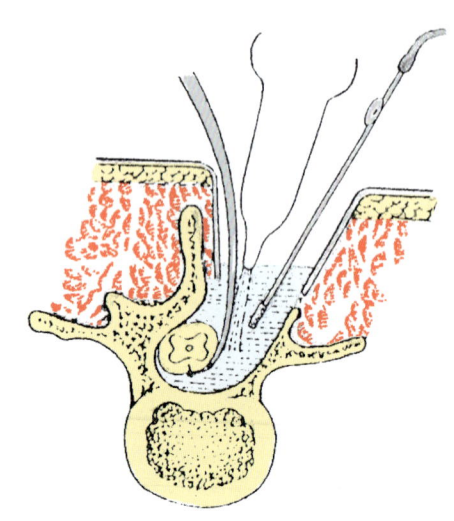

图3-3-2-9-33　冲洗术野示意图
用低温等渗氯化钠注射液冲洗术野，清除凝血块、小骨块等

（四）注意事项

此处血管主要来自腰动脉或肋间动脉的椎骨支，呈网状分布于椎弓根、横突、椎体中部、小关节和棘突处，并与脊髓动脉的同名分支相吻合。因此处血供较为丰富，尤以横突之下方与椎间孔处（和神经根伴行）常有较大之动脉支经过，在操作时应小心避开。椎体后方血供虽较差，但椎体后面中心的滋养血管多较粗大，且受骨性椎孔的限制，失血量大，止血困难。因此，当凿除椎体后面突向椎管内的骨质时，一定要在保证血容量的前提下，以迅速、敏捷和准确的手法进行，并备明胶海绵或可吸收之止血纱布快速充填止血。在我院实施此类手术中，至今尚未遇到不可控制的大出血，术后亦未发现血肿形成。因此，只要小心谨慎，仍较安全。

（五）闭合切口

在彻底减压术后，用冰等渗氯化钠注射液冲洗局部，取出棉片，于椎管前方及侧后方留置明胶海绵1~2片。依序缝合切开诸层。术区置橡皮片（管）一根，24~48h后拔除（图3-3-2-9-34、35）。此种术式不仅可用于伤后早期未施术之病例，亦可用于已行后路减压术者；两者减压范围如图3-3-2-9-36、37所示。

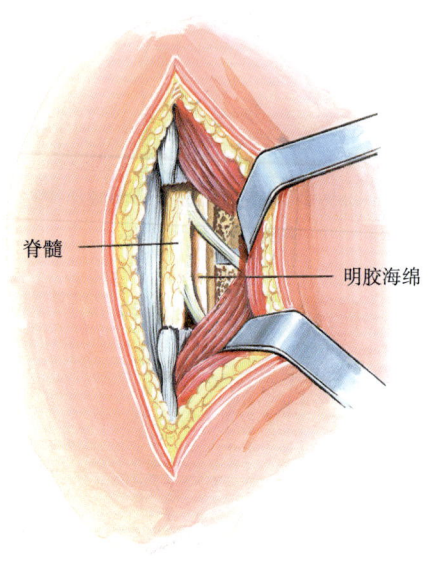

图3-3-2-9-34　留置明胶海绵示意图
手术完毕，先在椎管前方垫以明胶海绵起止血和保护作用，后面观

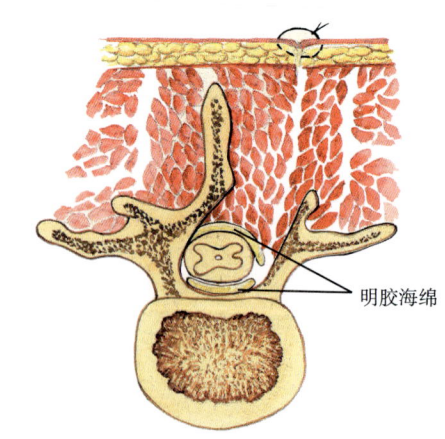

图3-3-2-9-35　同前，闭合切口示意图
硬膜囊减压处上下各垫以明胶海绵保护、止血，闭合切口横断面观

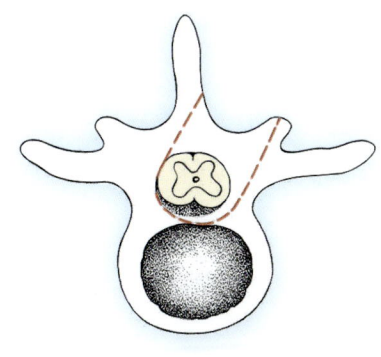

图3-3-2-9-36 伤后未施术病例的减压范围横断面观示意图

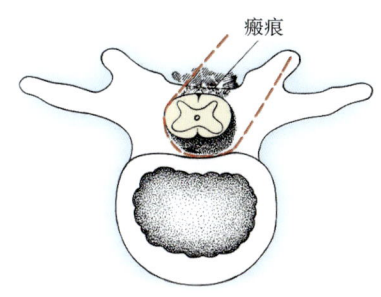

图3-3-2-9-37 已施后路减压术者之减压范围横断面观示意图

七、术后处理

1. 卧床休息 术后应绝对卧床休息7~10天，拆线后可上胸腰段石膏（或高位腰围）下床活动（图3-3-2-9-38、39）；或根据原发伤情况酌情延缓起床下地时间。

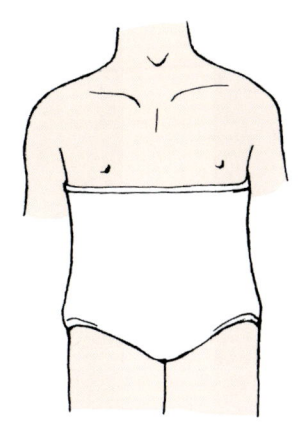

图3-3-2-9-38 对胸腰段施术者恢复期可用石膏背心或高位石膏腰围固定示意图

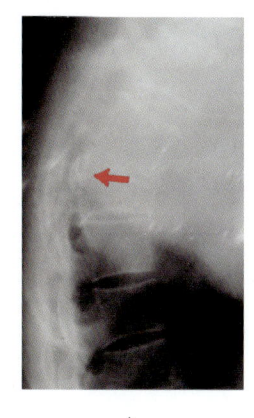 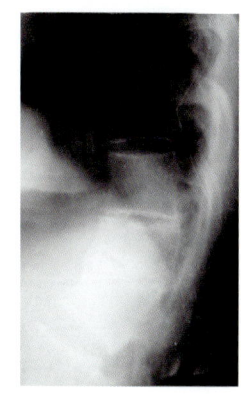

A₁　　　　　　　　B₁

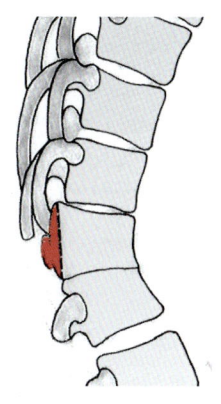 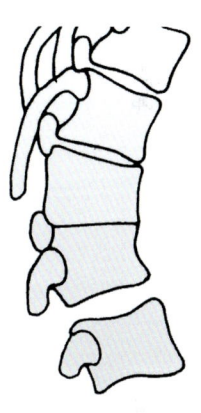

A₂　　　　　　　　B₂

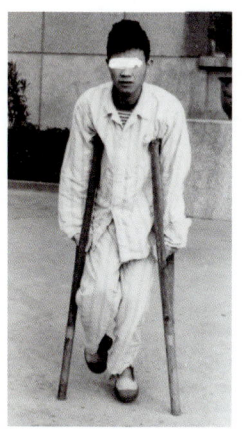 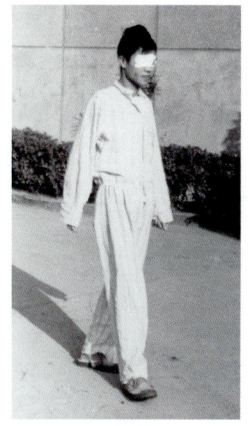

A₃　　　　　　　　B₃

图3-3-2-9-39 临床举例之一（A、B）

L₁陈旧性骨折菌状骨赘形成致双下肢不全瘫 A. 术前：A₁X线片箭头所指显示蘑菇状致压物；A₂投影图；A₃术前架拐行走；B. 行次全环状减压术后：B₁X线片显示骨性致压物已切除；B₂投影图；B₃术后出院前行石膏背心固定后下地行走，显示疗效满意

2. 脱水疗法 术后地塞米松 5~10mg,每日 2 次静滴,3~5 天后减半,6~8 天停止。同时静脉推注 50% 葡萄糖注射液 40~60ml,每 6h 1 次,共 5 天。

3. 预防感染及各种并发症 给予预防量广谱抗生素,以青霉素为多用。并注意预防胸腰椎术后各种并发症。

4. 康复与功能锻炼 视病情不同,术后尽早进行康复活动,必要时配合理疗或体疗促进神经功能康复(图 3-3-2-9-40)。

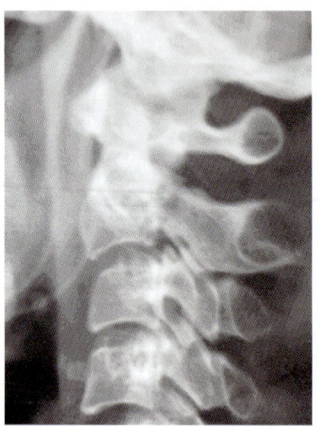
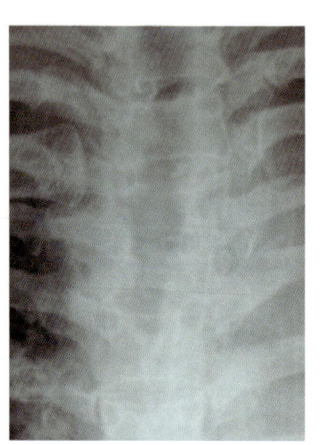

A

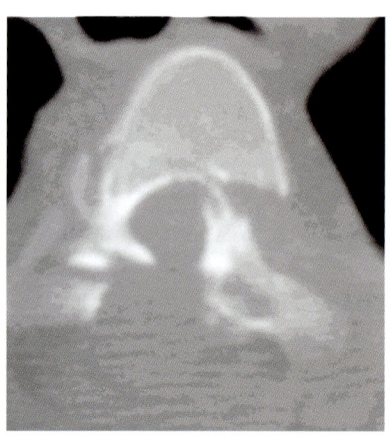
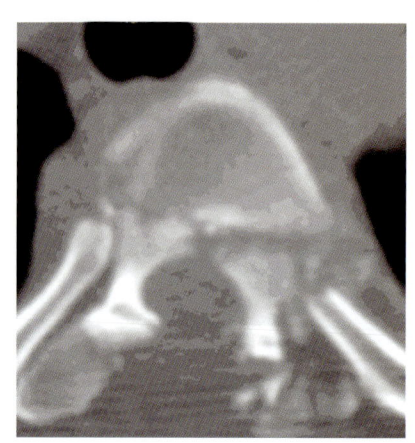

B

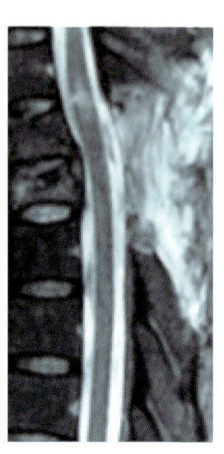
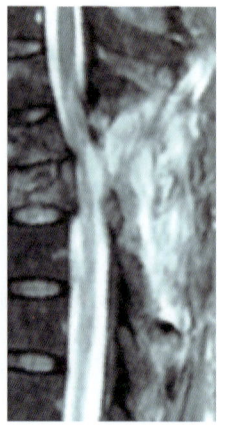
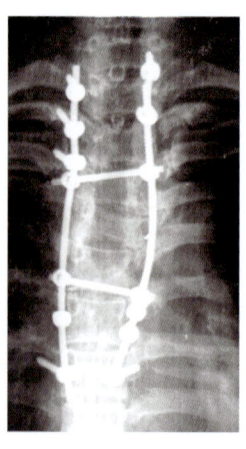
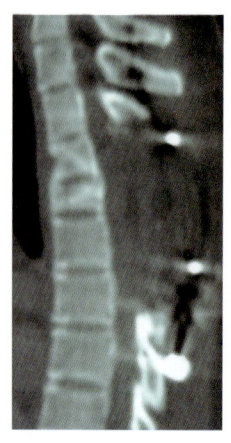

C D_1 D_2

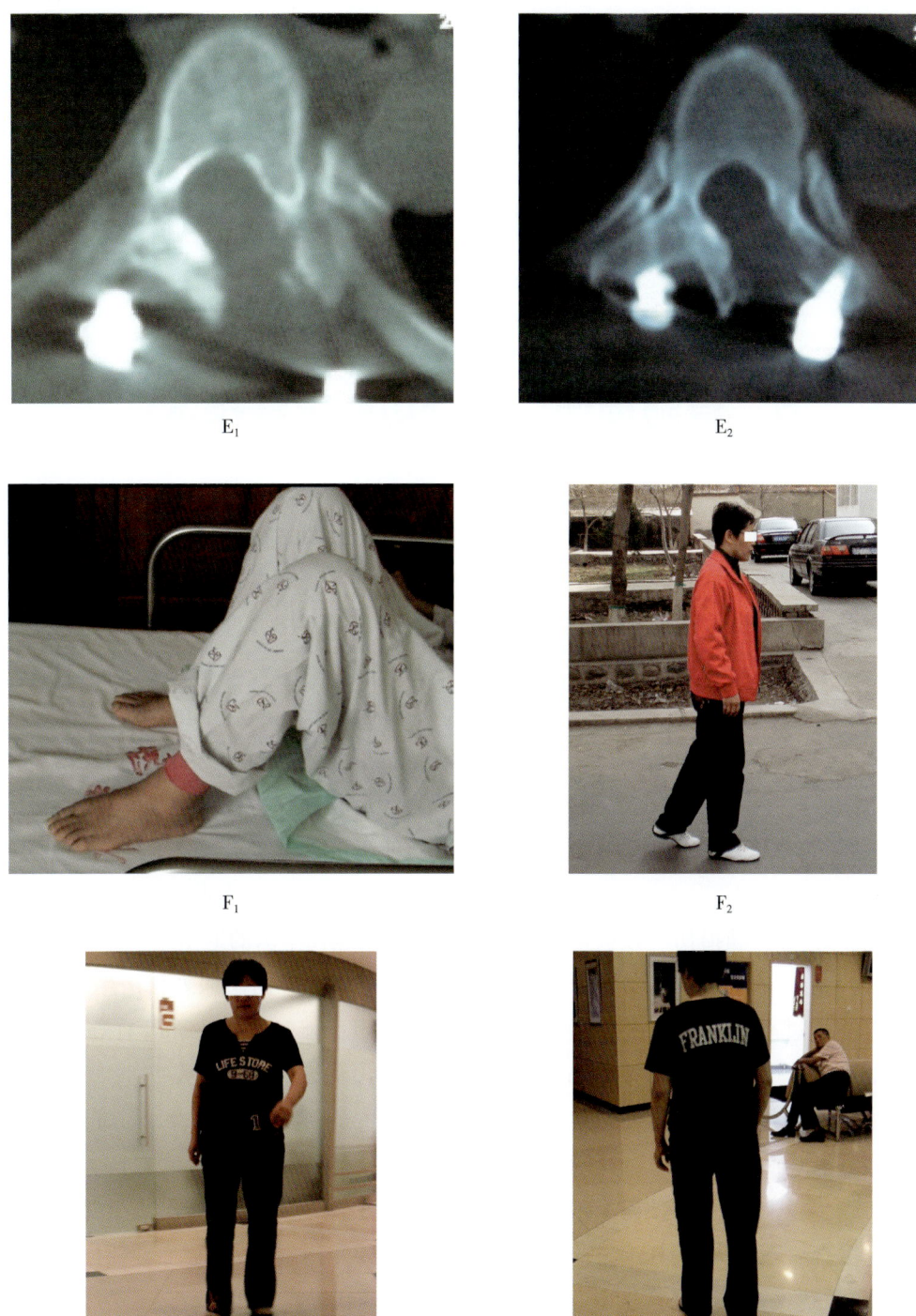

图3-3-2-9-40 临床举例之二（A~G）

女性，41岁，车祸致C_2Hangman骨折及T_3、T_4椎体压缩及爆裂骨折伴脱位，已在外院急诊施胸椎后路减压术，来院时右下肢微动，左下肢仅残留深（位置）感觉 A. 第二次施术前颈椎侧位X线片显示C_2Hangman骨折，上胸椎正位X线片显示胸椎后方椎板切除减压范围与部位；B. 同前，CT扫描显示椎管形态破坏，骨块自左侧侵入椎管，椎体后缘破碎；C. 术前MR检查显示脊髓受压状态及脊髓中央区之液化灶；D.E. 采用胸椎次全环状减压+侧块螺钉固定术治疗，术后CT显示已清除椎管内骨性致压物，三维形态恢复；F. 术后患者恢复好，二周后双下肢可伸屈（左，F_1），二月后可在陪护下下地步行，术后百日可单独步行（右，F_2）；G. 术后八月步态基本正常，二年后随访已正常生活、工作

八、其他术式

主要为脊柱后路与脊柱前路（经胸、经腹或胸腹联合切口）切骨减压及内固定术，详见本章第三至六节内容，不另赘述。但由于系陈旧性损伤晚期病例，尽管在准备上时间较为充分，但仍应持慎重态度，因为伤后所建立的暂时性平衡需全面评估，保留有效的后果，改变不稳定状态，消除致压因素，确保最大限度地清除各种病理解剖因素，重建与恢复正常之解剖状态。

（赵定麟　万年宇　赵　杰　陈德玉　林　研）

第十节　脊髓损伤后膀胱功能重建技术现状

脊髓损伤（spinal cord injury，SCI）不仅严重损害患者的躯体运动和感觉功能，而且使损伤平面以下的内脏器官失去高级中枢（大脑和/或脊髓）的调节与支配，引起神经性器官功能紊乱，以脊髓终末支配的盆底器官（膀胱尿道、直肠肛门）和性功能障碍最为常见。

一、历史回顾

在人类的医学史上，脊髓损伤一致被认为是一种不可治愈、毫无希望的疾病。古希腊医学鼻祖Hippocrates曾描述过一个慢性截瘫患者的临床表现和并发症，并第一次注意到脊髓损伤失去了对膀胱和直肠功能的控制。直到第一次世界大战，在导尿术发明以前，脊髓损伤后几周之内的死亡率仍高达95%以上，原因主要是尿液潴留和泌尿系感染引起的脓毒血症，仅有少数不完全性SCI和早期出现反射性排尿的伤员得以存活。

在第二次世界大战中，在处理SCI伤员的尿液问题上获得了巨大进步。前线医生对脊髓损伤休克期的膀胱进行插管导尿，显著降低了急性期死于尿路感染的患者比例。这期间，由德国移居英国的犹太裔神经外科医生Ludwig Guttmann，在国家军人抚恤局的支持下，于伦敦西部的Stoke Mandeville医院，建立了世界上第一个专门收治脊髓损伤患者的集中化、多学科的英国国立脊髓损伤中心。Guttmann一生共收治了4000多例脊髓损伤患者，为现代脊髓损伤治疗康复的许多重大进展作出了巨大贡献。Guttmann于1961年创立了国际截瘫医学会（international medical society of paraplegia，IMSOP），并长期担任主席，开展、推广并普及脊髓损伤患者的轮椅运动、间歇导尿、康复训练及重返社会等工作，被公认为"现代脊髓损伤之父"。第二次世界大战中，美国的退伍军人事务局也在全国的退伍军人医院中建立了8个脊髓损伤中心。由泌尿外科医生Earnest Bors领导的加州长滩（Long Beach）脊髓损伤中心是其中的杰出代表。另外，从20世纪30年代起，美国Boston的神经外科医生Donald Munro在间歇性导尿、膀胱去神经及脊髓损伤患者的功能康复和回归社会等方面，也作出了重要贡献。这些先驱人物的开拓工作，奠定了脊髓损伤后膀胱功能障碍的现代处理原则。

二、膀胱功能障碍对脊髓损伤患者的影响

（一）降低生活质量

正常人每天排尿约1500~2000ml，约排尿4~6次。脊髓损伤后患者膀胱的排尿或兼有贮尿功能

障碍,而且下肢或兼有上肢功能障碍,使患者自我处理排尿的能力更为降低,严重影响患者的生活质量。圆锥以上脊髓损伤造成的痉挛性膀胱,不仅造成患者频繁的反射性尿失禁,而且残余尿多,尿路感染常见。尿失禁使患者衣裤充满尿味,影响患者的社交活动,造成心理抑郁。许多患者只能待在家里,不敢参加户外活动和社交生活。尿液浸渍骶尾部皮肤,是脊髓损伤患者发生压疮的主要危险因素之一。因此,消除脊髓损伤患者的尿失禁,获得较好的贮尿功能,是膀胱功能重建的基础。

(二)降低生存寿命

脊髓损伤存活1年以上死亡者为后期死亡,根据美军的资料,与肾功能损害有关的脊髓损伤死亡原因,在参加第一次世界大战者中占80%以上,在参加第二次世界大战者中占37%(伤后25年,Donnelly,1972),在参加朝鲜战争者中占46%(伤后20年,Donnelly,1972),在参加越南战争者中占22%(伤后15年,Borges,1982)。Frankel(1998)总结1943~1990年英国两个脊髓损伤中心3179名脊髓损伤患者的后期死亡原因发现,1972年以前泌尿系并发症列第1位,占22%;其后依次是心脏疾病(20%)、呼吸系统疾病(19%)和癌症(11%);而1973~1990年间泌尿系并发症列第4位,占9%,排在呼吸系统疾病(34%)、心血管系统疾病(12%)和意外伤害(包括自杀)(10%)之后。男性死于泌尿系并发症的可能性比女性高75%。发达国家脊髓损伤患者泌尿系并发症死亡率下降的原因,除了社会保障因素外,在医学上主要是普及了清洁性间歇导尿(CIC)和神经药物学治疗。

我国的情况并不乐观。1976年的唐山大地震造成了许多脊髓损伤患者,我国在唐山市建立了多个截瘫疗养院,据唐山市截瘫疗养院郭友仁等在地震后15年的死亡原因调查,49%~66%与肾衰竭尿毒症有关。1999年对唐山两个康复单位105名地震脊髓损伤患者进行了伤后23年的现况调查,发现存活者96%为脊髓圆锥损伤的弛缓性膀胱,而已死亡者绝大多数与尿毒症有关。可见,圆锥上脊髓损伤导致的痉挛性膀胱,对患者的寿命影响最大。目前泌尿系并发症仍是我国脊髓损伤患者后期死亡的主要原因。

三、脊髓损伤膀胱功能障碍的类型

(一)概况

正常的膀胱功能包括贮尿和排尿两方面,是由膀胱逼尿肌和尿道括约肌的相互协同而完成的。膀胱、尿道的神经支配包括交感神经(T_{12}~L_3)、副交感神经(S_{2-4})和躯体神经(S_{2-4})三方面,并受脊髓、脑桥的调节和大脑皮质的意识控制。

(二)分类

脊髓损伤后膀胱功能障碍的分类方法众多,总体上可根据脊髓损伤平面分为两大类:

1. **圆锥上脊髓损伤** 指发生在骶段脊髓以上的损伤,对盆底器官而言属上运动神经元损伤,膀胱的脊髓反射弧完整,在脊髓休克恢复后,多发展成高张力、高反射的痉挛性膀胱,患者贮尿与排尿功能双重障碍。一方面,残余尿多,尿路感染常见。另一方面,反射性的膀胱收缩,不仅造成频繁的反射性尿失禁,影响患者的生活质量,而且尿路感染和膀胱内高压引起的膀胱输尿管反流,可逆向损害肾脏功能,影响患者的生存寿命。脊髓损伤后的痉挛性膀胱对患者危害最大。圆锥上脊髓损伤多伴逼尿肌与括约肌不协调。

2. **圆锥部脊髓损伤** 指累及骶髓的损伤,对盆底器官而言属下运动神经元损伤,膀胱的脊髓反射弧被破坏,多发展成低张力、无反射的弛缓性膀胱,患者贮尿功能良好而排尿功能障碍,残余尿多,尿路感染常见。

四、脊髓损伤后膀胱功能重建的目标

国外(Hanson,1976)曾对截瘫患者最希望恢复的功能作过调查,相对于站立、行走、排便、勃起等功能而言,患者最希望恢复的是对排尿功能的控制。脊髓损伤后膀胱功能障碍不仅可引起尿失禁,而且残余尿多,尿路感染常见。而泌尿系并发症是脊髓损伤患者后期死亡的第一原因。脊髓损伤后膀胱功能重建的主要目标是恢复膀胱的正常容量,增加膀胱的顺应性,恢复低压贮尿功能,以减少膀胱-输尿管返流,保护上泌尿道,减少尿失禁,不用导尿管,恢复膀胱的可控制性排尿。

五、脊髓损伤后膀胱功能障碍的一般性治疗及膀胱、尿道的结构性手术

脊髓损伤后膀胱功能障碍的治疗方法很多,主要可分为以下几类。

(一)一般性治疗

1. 导尿术　包括耻骨上膀胱造瘘、持续导尿、清洁性间歇导尿(clean intermittent catheterization,CIC)等。目前对贮尿功能良好的弛缓性膀胱,多主张采用 CIC 法引流膀胱。

2. 加压排尿和扳机点排尿　Crede 手法、腹部加压器具,叩击下腹部、牵拉阴毛等。这些方法有引起膀胱输尿管反流的可能,应监测膀胱内压不超过 3.92kPa(40cmH$_2$O)。

3. 神经药物学治疗　可使用包括作用于膀胱逼尿肌的拟胆碱能、抗胆碱能药物,作用于尿道括约肌的 α 或 β 肾上腺素能兴奋剂、阻滞剂,减少膀胱传入冲动的神经毒性药物等。目前对痉挛性膀胱多主张在服用药物增加贮尿功能的基础上,用 CIC 引流膀胱。

(二)膀胱尿道的结构性手术

1. 概况　涉及的方面包括膀胱容量、膀胱出口、膀胱动力等,如膀胱抬高扩大术、利用肠段的膀胱成形术、尿道外括约肌切开术、尿道支架扩张术、带蒂横纹肌移植术、小肠平滑肌移植术等。近年研究较多的是逼尿肌成形术(detrusor myoplasty)排尿。

2. 逼尿肌成形术　北京友谊医院张玉海教授设计的膀胱腹直肌间置术将腹直肌内侧半近耻骨联合处切断转位缝合于膀胱的侧后位,利用腹直肌的收缩和前鞘的向后压迫作用,增强膀胱的排尿功能。此术式使用手压迫膀胱协助排尿也很方便,临床疗效满意。Van Savage 利用腹直肌瓣局部转移包裹膀胱,在邻近支配相应肌肉的神经分支周围埋置刺激电极,利用电刺激增加膀胱内压排尿。Stenzl 等利用带血管、神经的背阔肌肌瓣游离移植包裹膀胱,实验结果证实带神经支配的背阔肌可以替代无功能的逼尿肌,临床应用 11 例,10 例患者在 9 个月后可随意排尿,其中 8 例不再需要导尿。

六、选择性骶神经根切断术治疗脊髓损伤后痉挛性膀胱

(一)概况

圆锥以上脊髓损伤所致的痉挛性膀胱,由于膀胱逼尿肌反射亢进,膀胱容量明显缩小,贮尿功能下降,多数情况下由于尿道括约肌同时痉挛可造成尿道压力上升,出口阻力增加,不利于排尿,而且易引起膀胱压力升高,造成尿液返流,导致肾脏损害。根据脊髓损伤后膀胱痉挛的具体情况,选择性切断与痉挛区功能相对应的神经根,期望通过阻断部分神经通路,减少恶性传入的机会,来达到改善膀胱功能的目的,以降低泌尿系统的并发症,提高患者生存质量。

(二)手术指征与手术方法

1. 手术指征　适用于圆锥以上脊髓损伤导致的高张力、高反射的痉挛性膀胱,膀胱贮尿和排尿功能均障碍,通过选择性骶神经根切断达到部分缓解膀胱痉挛,改善排尿和贮尿功能。

2. 手术方法　采用常规腰骶部后正中手术切口,切开皮肤皮下组织,切开棘上韧带,分离棘突两侧肌肉显露腰骶椎双侧椎板进行腰骶椎解剖定位,切除 L_5~S_1 双侧椎板,显露硬膜囊及囊外神经根,以 L_5~S_1 椎间隙为标志从硬膜外定出 S_1 神经根后打开硬膜囊显露马尾神经,参照囊外 S_1 神经根定出囊内 S_1 神经根后,再依次向下定出 S_{2-4} 神经根(图 3-3-2-10-1),以解剖特征分辨前后根并将其分开,一般前根位于腹侧较细,后根位于背侧较粗,依次用 Cantada 2000 型肌电刺激仪以相同强度(20mV,30Hz,5~10s)分别电刺激 S_{2-4} 神经根前根观察膀胱逼尿肌、尿道括约肌、收缩状况及反应,确定对逼尿肌括约肌最敏感的神经根并将其切断并切除 0.5cm。也可采用水柱式尿动力学检测仪连接膀胱内管通过观察水柱压力的变化来确定膀胱逼尿肌的收缩状况,以此确定对逼尿肌、括约肌最敏感的骶神经根。

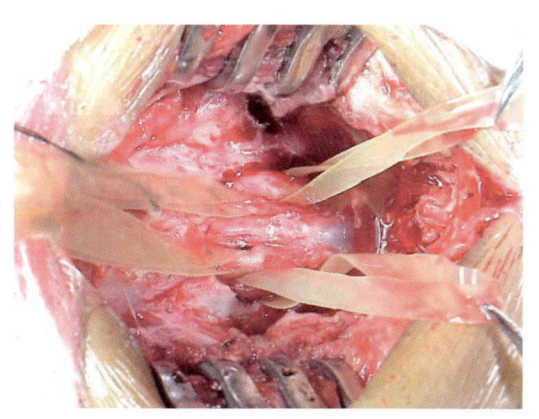

图 3-3-2-10-1　术中骶神经根定位

(三)典型病例介绍

患者男性,21 岁,T_3 脊髓完全损伤,截瘫 4 个月,临床表现为:无意识频繁排尿,排尿间隔短,每次排尿量仅在 100ml 左右,有时肢体的被动活动即可引发排尿,始终需用尿袋盛接尿液,患者排尿前均有植物神经反射亢进症状,即头痛、头晕、大汗、面色苍白、血压升高等。术前尿动力学检测结果显示为痉挛性膀胱,顺应性较差,逼尿肌反射亢进,同时尿道压力升高。肌电图显示逼尿肌与括约肌协同功能失调,膀胱容量仅为 110ml,而尿道压力则高达 0.98kPa(100cmH$_2$O)。

患者于 1998 年 9 月 22 日进行选择性骶神经根前根切断术。术后第二天,膀胱贮尿量增加至 250ml,排尿量增加至 200ml,较术前明显改善。术后一个月检测结果显示,患者排尿量已增至 350ml 左右。排尿次数降至每天 4~5 次,排尿间隔明显延长,尿失禁消失。其排尿前的植物神经反射障碍症状明显缓解。其膀胱容积压力曲线明显右移,且较平稳,膀胱容量已升至 350ml 左右,同时尿道压力已降至 6.68kpa(70cmH$_2$O)左右。括约肌肌电图显示,逼尿肌反射性收缩时括约肌肌电活动减低,表明两者协同功能失调的状况得到明显改善,尿道压力分布曲线已正常,患者的贮尿及排尿功能均已达到或接近正常水平。另外,患者的阴茎勃起功能与术前相比未受到任何影响。

目前已观察随访两年,经检测患者的贮尿、排尿及其他各功能性指标与术后一个月的检测结果基本相同。现经训练患者已建立自律性膀胱(即扳机点排尿),让患者大量饮水后,感膀胱涨满时,叩击下腹部即能引发主动排尿,排尿有力、迅速,呈流线状,排尿量 420ml,排尿完毕插管残余尿量为 50ml,阴茎仍可勃起,自感与术前无任何差别。

(四)注意事项

1. 如何进行病例选择及术前准备　如果患者对抗碱能药物或抗痉挛无效,逼尿肌痉挛严重,或伴有肾功能损害则应考虑手术治疗。一般情况下若不考虑患者有膀胱挛缩或有器质性病变的情况下可直接进行手术治疗,否则作此种破坏性手术前,应在脊椎麻醉前、后进行膀胱压力容积测定,证明麻醉后膀胱容量可以增加一倍方可手术治疗。

2. 如何进行术中骶神经根定位　术中通过硬膜外标记定出双侧 S_1 脊神经根出硬膜处,向

下顺延定出 S_{2-4} 神经根，仔细分离骶神经前根和后根，腹侧为前根、背侧为后根，以橡皮条牵出双侧骶神经根前根。操作时应轻柔小心，注意勿损伤神经。Cantada 2000 型肌电刺激仪以相同强度（20mV，30Hz，5~10s）分别电刺激 S_{2-4} 神经根前根，同时观察记录水柱式尿动力学测压计所测数据，数据最高者为膀胱逼尿肌的主要支配神经，手术切断并切除该神经 0.5~1.0cm。

3. 如何确定骶神经根切断的数量　主要是根据术前进行的尿动力学检测结果，若患者为较严重的逼尿肌痉挛，且症状严重则应适当的多切除骶神经根，一般为双侧单根或双侧单根半。若症状不甚严重，则应视具体情况而定，一般为双侧半根或双侧单根。骶神经根切断过多则易引起尿潴留，切断过少则达不到手术预期结果，且术后易复发。

4. 对于男性患者　由于 S_2 神经后根支配勃起功能，故切断 S_2 神经前根时应注意勿损伤 S_2 神经后根，以免影响患者勃起功能。

5. 何谓"人为控制性排尿"（即扳机点排尿）　目前大多数学者认为的"人为控制性排尿"的概念是当膀胱充盈时，患者可通过刺激躯体的某一部位（如牵拉阴茎、龟头、阴毛，叩击下腹部或肢体等）来激发逼尿肌的收缩，实现膀胱的主动性排尿。那么建立自律性膀胱，实现"人为控制性排尿"所必须具备的条件则是膀胱具有接近正常的贮尿容量和顺应性，逼尿肌的低张力和较少的无抑制性收缩，逼尿肌具有较好的收缩能力，正确的"扳机点排尿"训练。因此骶神经根选择性切断术所要达到的目的，就是使膀胱符合上述条件。而如何正确进行"扳机点排尿"训练，则应根据每个患者的具体情况而定。每个患者一般均有特殊的叩击或牵拉敏感部位来引发排尿，而训练的目的则是强化这些部位的敏感性及特定性，当膀胱胀满时叩、拉这些部位即可引发排尿，从而使患者的排尿接近正常生理性排尿，并以此提高患者生活质量。

七、人工膀胱反射弧重建术

（一）概况

近一个世纪以来，许多相关研究围绕着混合神经根、脊神经根、盆腔神经、闭孔神经、下腹神经丛、迷走神经及肋间神经、肢体神经等，通过神经吻合、神经移植、神经种植等方法来重建膀胱的神经支配，虽取得一些进展，但尚未达到临床应用要求。1994 年肖传国与 Godec 将大鼠 L_4 前根中枢端与支配膀胱的 L_6 前根周围端吻合，保留 L_4 后根的完整。经轴突再生后，成功建立了"皮肤 – 脊髓中枢 – 膀胱"的神经反射通路。

笔者根据脊髓损伤所致膀胱功能障碍的类型不同，探索利用 SCI 平面以下健存的深反射（膝腱反射、跟腱反射），建立"腱 – 脊髓 – 膀胱"人工反射弧重建脊髓圆锥以上损伤所致痉挛性膀胱的神经再支配。利用 SCI 平面以上正常的体反射（腹壁反射）建立"腹壁 – 脊髓 – 膀胱"人工反射弧重建脊髓圆锥损伤所致弛缓性膀胱的神经再支配，在实验及临床研究方面均取得较好效果。对于脊髓损伤后膀胱功能障碍而下肢运动功能存在的患者，则利用其健存的支配下肢运动功能的神经根来重建膀胱排尿功能。

（二）腱 – 脊髓 – 膀胱人工反射弧重建脊髓圆锥以上损伤所致痉挛性膀胱功能

圆锥以上脊髓损伤后下肢的膝和跟腱反射均存在，对于此类膀胱功能障碍患者，可利用脊髓损伤平面以下健存的深反射（膝反射或跟腱反射），建立"腱 – 脊髓 – 膀胱"人工反射弧重建膀胱功能。

1. 手术指征　适用于脊髓圆锥以上损伤所致的痉挛性膀胱，患者下肢跟（膝）腱反射存在，利用支配跟（膝）腱反射的神经根来重建膀胱人工反射弧，实现自控排尿。

2. 手术方法　以利用跟腱反射为例。患者术前需留置导尿，并将导尿管通过三通管与输液管及测压管相连,以备术中测试膀胱压力用。患者取俯卧位,作 L_5~S_2 后正中切口,以 L_5~S_1 椎间隙为标志从硬膜外定出 S_1 神经根后,打开硬膜暴露马尾神经。参照硬膜外 S_1 神经根定出硬膜内 S_1 神经根后,再依次向下定出 S_{2-4} 神经根。在出硬膜孔处以解剖特征确定前后根,并将其小心分开,分别用橡皮片标记。一般前根位于腹内侧,单根,较细;后根位于背外侧,由数根合在一起。用电刺激仪依次对两侧 S_{2-4} 前根进行电刺激(参数:20V,30Hz,5~10s),通过测压管刻度观测膀胱收缩时的内压变化。压力上升快及最高者为支配膀胱的最强神经根。在同一平面切断双侧 S_1 前根及支配膀胱的最强神经根(一般为 S_2 或 S_3),用 9/0 线进行显微吻合。

3. 病例介绍　患者男性,20 岁。因车祸致 T_2、T_3 骨折脱位伴完全性截瘫,于 1998 年 8 月 18 日入院。在转移左臀大肌下部肌皮瓣修复骶部压疮后,考虑进行膀胱功能重建术。患者术前尿失禁,无尿感,使用阴茎套集尿袋。平均每天排尿 8~10 次,每次 100~150ml。排尿时需按压下腹部。残余尿量 120ml。下肢双侧膝、踝反射和足趾反射亢进,Babinski 征(+),肛门反射、球海绵体反射存在,提睾反射消失。尿流动力学检测:膀胱顺应性低,压力容积曲线明显左移,在灌注至 150ml 时膀胱压力显著上升,并出现尿液沿导尿管向外滴漏。诊断为 SCI 后痉挛性膀胱,逼尿肌-括约肌不协调。

于 1998 年 9 月 22 日在麻醉监护下行人工膀胱反射弧建立术。术中电刺激两侧 S_{2-4} 神经根,膀胱压力分别为:左 S_2 5.4kpa(55cmH_2O)、S_3 4.6kpa(47cmH_2O)、S_4 0.49kpa(5cmH_2O),右 S_2 6.2kpa(63cmH_2O)、S_3 4.4kpa(45cmH_2O)、S_4 0.98kpa(10cmH_2O),因此,两侧 S_2 为支配膀胱逼尿肌的最强神经根。将两侧 L_5 前根中枢端(近端)与 S_2 前根周围端(远端)以 9/0 无创针线行显微吻合,保留 L_5 后根的完整。

术后 30 个月随访,患者已完全不用尿袋,每天排尿 4~5 次,每次排尿 300~450ml。查见两侧膝反射亢进,踝反射减弱,但仍存在。肛门反射和球海绵体反射存在。扳动右踝关节,可引出右侧提睾反射。让患者大量饮水,感到膀胱涨满时扳动踝关节,能引发主动排尿,排尿有力、迅速,呈线状,排尿量 420ml,排尿完毕插管测残余尿量为 90ml。阴茎仍可勃起,自感与术前无任何差别。肾功能正常。尿流动力学示与术前无明显差异。(图 3-3-2-10-2、3)。

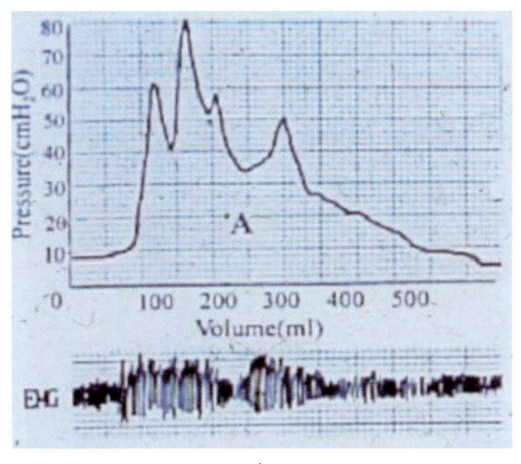
A

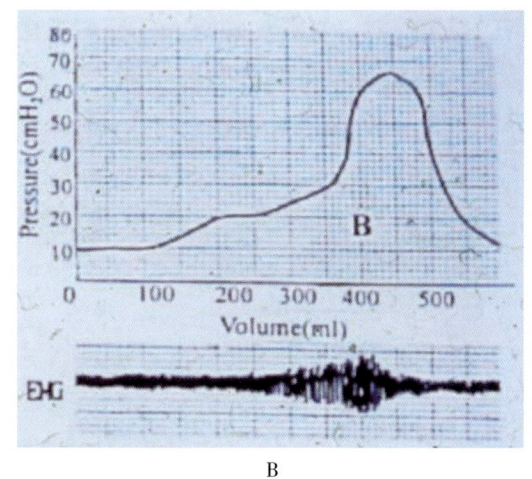
B

图 3-3-2-10-2　手术前后尿流动力学检测(A、B)
A. 术前;B. 术后

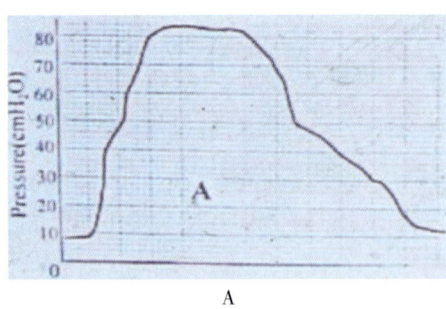
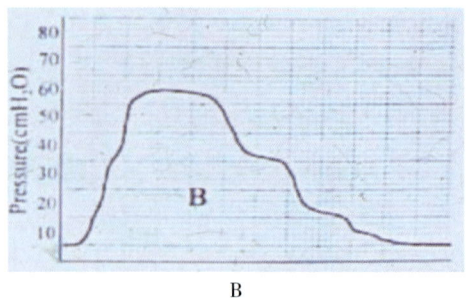

图3-3-2-10-3 手术前后尿道压力检测（A、B）
A. 术前；B. 术后

4. 注意事项

（1）本法仅适用于圆锥平面以上脊髓损伤所致痉挛性膀胱、跟（膝）腱反射存在的病人；

（2）术中神经定位要准确，先在硬膜外辨清神经根位置，再追踪至硬膜内相应神经位置，在神经根出硬膜孔时，辨清前根和后根位置，两者切忌弄错；

（3）对术中已辨认的神经根，采用电刺激来观察引起的膀胱收缩压，以确定引起膀胱收缩最强的神经根，作为选用的神经；

（4）马尾神经外膜较周围神经薄，缝合困难，应采用手术放大镜或显微镜进行显微吻合，以确保缝合质量；

（5）术后要进行新的反射弧训练，即每次排尿时，可扳动踝（膝）关节来刺激排尿。

（三）腹壁反射－脊髓－膀胱人工反射弧重建脊髓圆锥部损伤后弛缓性膀胱功能

针对在我国 SCI 患者中以胸腰段骨折伴圆锥损伤后的弛缓性膀胱居多，课题组进行利用 SCI 平面上的躯体神经如 T_{10} 神经前根通过神经移植和支配膀胱的 S_2 神经前根进行吻合，希望建立腹壁反射－脊髓－膀胱人工反射弧，重新建立膀胱的神经再支配。

1. 手术指证 适用于脊髓圆椎损伤所致弛缓性膀胱，利用损伤平面以上的腹壁反射重建膀胱人工反射弧。

2. 手术方法 患者取俯卧位，作 T_{11}~T_{12} 后正中切口，以 T_{11}~T_{12} 椎间隙为标志从硬膜外定出 T_{11} 神经根，同时作 L_5~S_2 后正中切口，以 L_5~S_1 椎间隙为标志从硬膜外定出 S_1 神经根后，再依次向下定出 S_2、S_3、S_4 神经根。在出硬膜孔处以解剖特征确定前后根，并将其小心分开，分别用橡皮片标记。然后根据 T_{11} 与 S_2 距离，术中切取长约 30cm 的腓肠内侧皮神经，将右侧 T_{11} 前根中枢端（近端）与腓肠神经以 9/0 无创针线行显微吻合；S_2 前根周围端（远端）与腓肠神经另一端吻合，保留左侧神经根的完整性（图 3-3-2-10-4）。

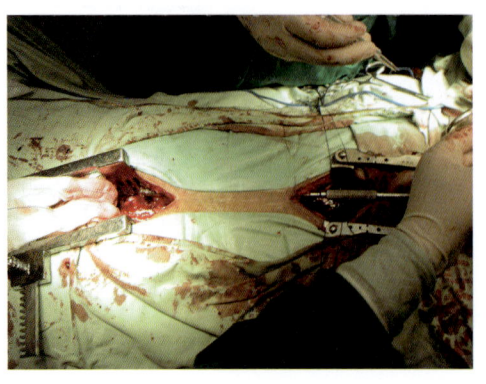
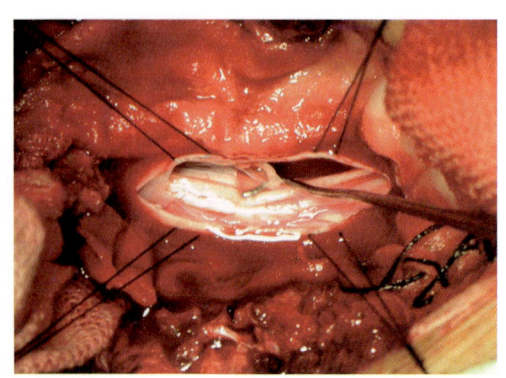

A　　　　　　　　　　B

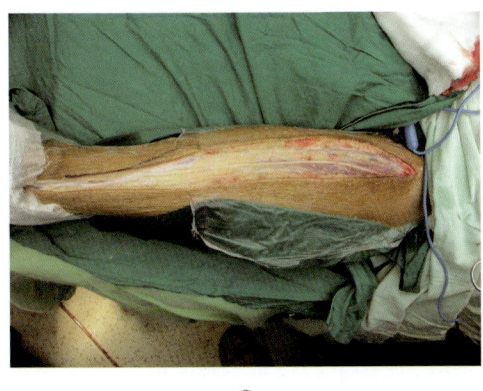
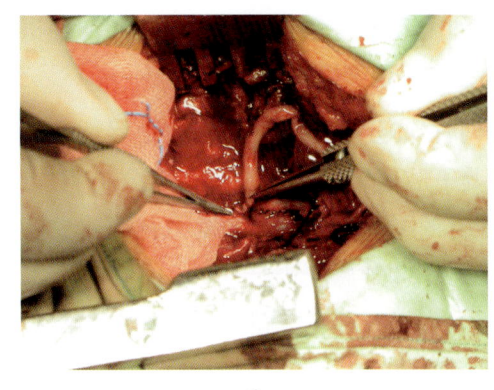

图3-3-2-10-4 手术步骤（A~D）

腹壁反射-脊髓-膀胱人工发射弧重建术手术步骤：A.切口；B.分离S_2神经根；C.切取腓肠内侧皮神经；D.吻合神经

3. 病例介绍　潘某某，女性，43岁，因2000年7月5日劳作时不慎从高处摔伤，经CT、MRI及临床检查诊断：L_1压缩性骨折伴完全性截瘫痪。于当地医院行腰椎减压内固定术，术后表现为尿潴留，无尿感，需导尿管留置导尿，经常出现严重的尿路感染；脓尿、尿液混浊、发热及体温升高，需行抗生素静脉滴入缓解。肾功能检查：尿酸、尿素氮、肌酐多次检查均异常，尿检白细胞阳性。于2000年11月18日行人工膀胱反射弧重建术，术中切取长约30cm的腓肠内侧皮神经，桥接吻合右侧T_{11}前根中枢端（近端）与S_2前根周围端（远端）。

术后效果：术后一年半开始间隙性导尿，排尿功能好转。术后55个月随访，患者已经完全不需留置导尿等辅助方法排尿，可控性排尿，每天排尿4~5次，排尿量500~800ml/次。查体时见，让患者大量饮水后，自诉能感到膀胱胀满，此时搔刮腹壁，可引发患者主动排尿，排尿有力、迅速，呈线状，获得满意的排尿功能。尿流动力学检查：最大尿流率38ml/s，排尿量为596ml，残余尿30ml，膀胱压14.2kpa（145cmH_2O），腹压3.04kpa（31cmH_2O），逼尿肌压力11.2kpa（114 cmH_2O），膀胱逼尿肌有反射，尿道外括约肌去神经改变（图3-3-2-10-5）。

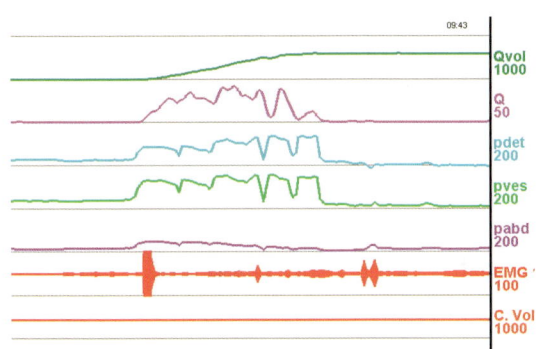

图3-3-2-10-5　尿流动力学压力流率图

注图：Ovol：排尿量；Q50：尿流率；Pdet：逼尿肌压；Pves：膀胱压；Padb：腹压；EMG：括约肌肌电图3-3-2-10；Cvol：膀胱容量

4. 注意事项

（1）本法仅适用于脊髓圆锥损伤所致弛缓性膀胱，腹壁反射存在的患者；

（2）根据膀胱平滑肌神经肌肉接头退变规律，对此类患者一般应在脊髓损伤后一年半以内进行膀胱人工反射弧重建术；

（3）马尾神经外膜较周围神经薄，缝合困难，应采用手术放大镜或显微镜进行显微吻合，以确保缝合质量；

（4）术后要进行新的反射弧训练，即每次排尿时，可划下腹壁来刺激排尿。

（四）利用支配健存下肢运动功能的神经根重建脊髓损伤后弛缓性膀胱功能

临床上有部分脊髓圆锥损伤致弛缓性膀胱的病人，其下肢运动功能正常或有部分功能，可利用其正常的腰骶神经根作为动力神经建立膀胱人工反射弧，重建膀胱功能。

1. **手术指征** 对于脊髓损伤后膀胱功能障碍而下肢运动功能正常或部分存在的患者，选用支配下肢健存运动功能的神经根重建膀胱人工反射弧。

2. **手术方法** 以利用S_1神经根为例。患者取俯卧位，作L_5~S_2后正中切口，以L_5~S_1椎间隙为标志从硬膜外定出S_1神经根后，打开硬膜暴露马尾神经。参照硬膜外S_1神经根定出硬膜内S_1神经根后，再依次向下定出S_2、S_3、S_4神经根。在出硬膜孔处以解剖特征确定前后根，并将其小心分开，分别用橡皮片标记。一般前根位于腹内侧，单根，较细；后根位于背外侧，由数根合在一起。用电刺激仪依次对两侧S_1前根进行电刺激，观察下肢反应，确定神经根为正常神经根。在同一平面切断一侧S_1前根及支配膀胱的最强神经根（S_2或S_3），用9/0线进行显微吻合（图3-3-2-10-6）。

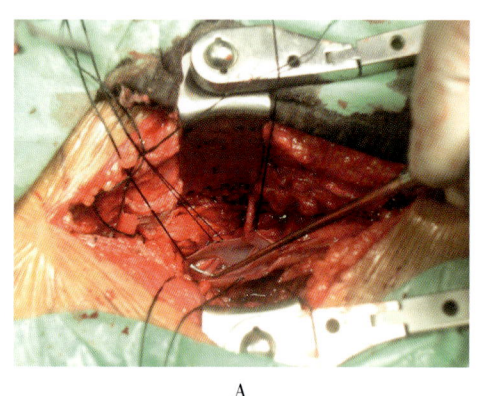 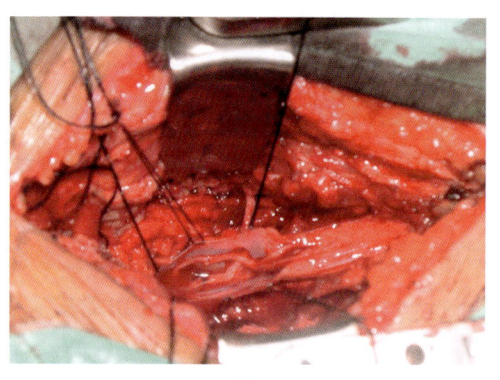

图3-3-2-10-6 术中S_1与S_3神经根吻合（A、B）
A.箭头示S_1神经根；B.箭头示S_1~S_3神经根吻合口

3. **病例介绍** 患者吴某某，男性，32岁，2007年2月因劳作时不慎从高处摔伤致L_1压缩性骨折，伤后大小便功能障碍而下肢运动功能基本正常。于当地医院行腰椎减压内固定术，术后表现为尿潴留，无尿感，经常出现严重的尿路感染、脓尿、尿液混浊，发热及体温升高，因此行膀胱造瘘。转至我院就诊，查尿流动力学提示：弛缓性膀胱，逼尿肌无力。双下肢的主要肌力为5级，屈伸趾肌力稍差。于2007年9月在我院行膀胱功能重建术。术中将右侧S_1与右S_2+左S_3前根吻合。术后3个月随访，患者已拔除膀胱造瘘，自行解小便，白天200~400ml/次，小便呈线状，流速较快，夜间小便量偏少。术后一年随访，患者基本上恢复了自主排尿。尿流动力学检查，逼尿肌有收缩功能，无残余尿。术后下肢运动感觉无明显障碍（图3-3-2-10-7）。

4. **注意事项**

（1）本法仅适用于脊髓损伤后膀胱功能障碍而下肢运动功能存在的病人，脊髓损伤时间一般应在一年半以内。

（2）对术中已辨认的神经根，采用电刺激来观察引起的下肢肌肉收缩，以确定引起肌肉收缩最强的神经根，作为选用的神经。考虑神经根的代偿因素，所选用神经根的上下相邻神经根应为正常神经根。

（3）术后要进行新的反射弧训练，即每次排尿时，可扳动踝（膝）关节来刺激排尿。

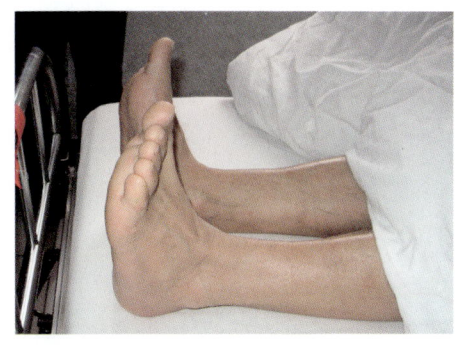
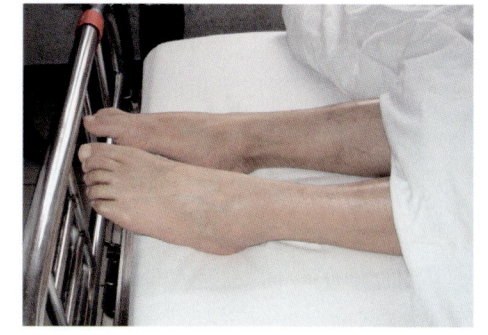
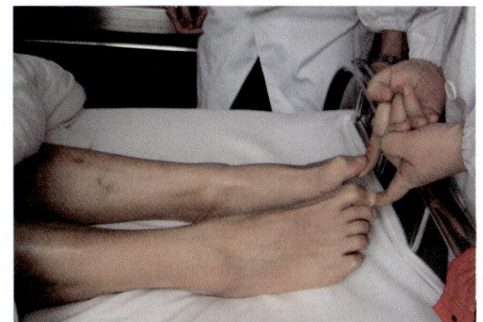
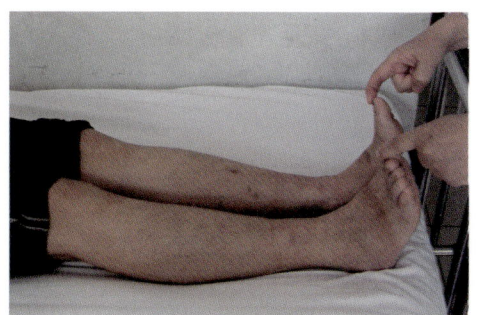

图3-3-2-10-7　术后随访（A~D）

患者术后3个月下肢足部功能良好　A.足背伸；B.足跖屈；C.屈踇；D.伸踇

八、骶神经前根电刺激排尿术

（一）概况

通过骶神经前根电刺激重建膀胱的排尿功能，国外已进行了50多年的实验与临床研究。包括体外皮肤电极和体内植入电极，以及不同的植入部位，如膀胱壁、盆神经、骶神经根（前根、总根）和圆锥。但目前临床应用疗效肯定的是1976年Brindley发明的骶神经前根电刺激器，但开始效果并不理想，第一例骶神经前根电刺激器植入手术后，患者并不能用电极控制排尿。1977年停顿了1年。1978年进行了两例临床手术，这两例均完全成功。至1992年已开展了500例，绝大多数为硬膜内骶神经前根电极。随着对后根切断去传入认识的提高和对刺激部位的新认识，发现在硬膜外对骶神经根进行刺激，膀胱的反应相同，又发展出骶管内硬膜外（extrathecal）骶神经（sacral nerve）电极，手术简单而安全。Brindley电刺激排尿至2000年已在全世界开展了2000多例，效果良好，配合进行骶神经后根切断去传入，能完全满足脊髓损伤后膀胱功能重建的主要目标。

（二）手术指征与术式

1. 手术指征

进行骶神经根电刺激排尿必须具备两个先决条件。

（1）患者的骶髓-盆腔副交感传出通路完整；

（2）患者的膀胱未发生纤维化，具有较好的收缩功能。

因此骶神经前根电刺激排尿仅适用于圆锥以上脊髓损伤所致痉挛性膀胱，对于圆锥部位脊髓损伤造成弛缓性膀胱，由于支配膀胱的脊髓中枢损伤，无法采用刺激骶神经进行排尿，故不适合本法。

2. 手术方法 手术体位：患者俯卧位，垫空腹部和膀胱，防止受压。将皮下接收器安放在腋前线的侧胸部，可免除术中翻身的麻烦。对右力手的患者，以左侧胸部为好，患者自己操作方便。暴露及安放电极，从 L_5 到 S_3 作切口，长 8~10 cm。向两侧剥离皮肤后，咬除 L_5、S_1、S_2 椎板，显露硬膜的末端及骶神经根。按解剖特征先初步确定 S_1 神经根，再向下依次定出 S_{2-4} 神经根。按前述参数进行电刺激，作膀胱测压，并记录下肢肌肉反应。将一 2 导型膀胱刺激器植入。将一根导线的两个电极分别固定在左、右 S_2 神经根上，另一根导线的两个电极，分别与左 S_3、S_4 和右 S_3、S_4 神经根固定在一起。放置皮下接收器：在侧胸部肋缘上作一 5cm 长切口。用皮下隧道开通器将腰骶切口与侧胸切口打通。将导线引入。通过导线再次电刺激测试。将皮下接收器与导线接通，并用液体硅胶封闭。因体外刺激器与此皮下接收器是靠电磁感应而起作用的，因此接收器表面不应有过厚的脂肪。一般保留 1.0~1.5cm 厚，多余的脂肪予以切除。将接收器安放在皮下组织与深筋膜之间，并缝合固定在深筋膜上。最后关闭切口，放置引流。

完全性骶部去传入神经：做 T_{12}~L_2 椎板切开，打开硬膜，见到脊髓终末段。脊髓表面布满血管，而神经束表面没有血管。此处很难确定哪些后根小束属于何神经根，但前侧传出神经束（运动）与后侧传入神经束（感觉）分界明显，在两侧方有明显的界限。用玻璃剥离子从侧方将前后侧神经束分开，用尺子从脊髓终末的最远端向上测量，切除圆锥背侧最远段的 2.5cm，即能保证完全性的骶部去传入。如果累及了部分或全部 S_1 的后根小束，对完全性 SCI 的患者而言，亦并无害处（图 3-3-2-10-8）。

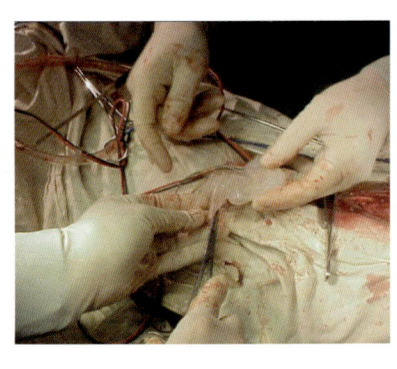 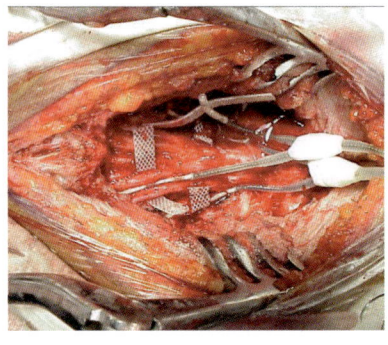 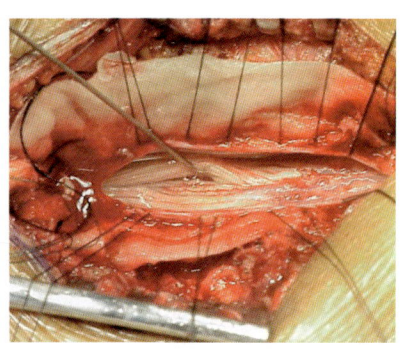

A   B   C

图 3-3-2-10-8　手术步骤（A~D）

骶神经前根电刺激排尿术手术步骤：A. 电极植入；B. 植入体内接收器；C. 圆锥部去传入术

（三）病例介绍

女性患者，25 岁。1996 年 5 月因车祸致 T_7、T_8 骨折脱位伴完全性截瘫。曾行骨折复位内固定和大网膜移植等手术。脊髓功能无恢复。患者双下肢痉挛，膝反射、踝反射亢进及肛门反射存在。经常发生尿路感染。尿失禁，使用尿布，每日更换 10 余块，患者非常痛苦。尿流动力学检测膀胱灌注 30ml 时压力开始急剧上升。至 45ml 时达 13.7kpa（140cmH$_2$O），出现沿导尿管周围的滴漏，同时尿道压力也急剧上升。诊断为 SCI 后痉挛性膀胱，逼尿肌与括约肌不协调。于 1999 年 5 月 27 日在全麻下经骶管内硬膜外进行 SARS 刺激器安装手术，同时经 T_{12}、L_1 椎板切开完成完全性骶部去传入手术。经水柱测压计观测膀胱收缩的压力变化：左、右 S_2 均为 0kpa

（0cmH$_2$O）；左 S$_3$ 为 5.4kpa（55cmH$_2$O），右 S$_3$ 为 5.9kpa（60cmH$_2$O），左 S$_4$ 为 4.4kpa（45cmH$_2$O），右 S$_4$ 为 4.4kpa（45cmH$_2$O）。患者术后恢复好。术后第三天开始使用 SARS 体外刺激器控制排尿，膀胱容量扩大至 400ml 以上，尿失禁被彻底根除。随访 24 个月，效果良好。经尿流动力学检测，膀胱最大容量达 422.9ml 时，膀胱内压仅 1.56kpa（15.9cmH$_2$O），膀胱顺应性恢复正常，测残余尿仅 5ml。患者非常满意。

（四）注意事项

1. 本法仅适用于脊髓损伤后痉挛性膀胱，膀胱壁未发生纤维化，收缩功能良好者。

2. 术中通过电刺激器确定支配膀胱的最强神经根，在此神经根上安放电极。

3. 术中应同时行完全去传入手术，解决膀胱贮尿功能。

（侯春林　林浩东）

参 考 文 献

1. 常小波, 林研, 谭军. 锂盐治疗大鼠脊髓损伤的实验研究[J]. 同济大学学报（医学版），2007, 28（6）
2. 陈华江, 倪斌, 袁文等. 颈胸段严重骨折及脱位的前路外科治疗[J]. 中华创伤杂志，2008, 24（3）
3. 陈宇, 陈德玉, 杨立利等. 前路减压Synex人工椎体重建治疗陈旧性胸腰椎骨折[J]. 脊柱外科杂志，2008, 6（1）
4. 戴力扬. 胸腰椎骨折的治疗原则[J]. 中华创伤杂志，2007, 23（9）
5. 黄其杉, 池永龙, 王向阳等. 经皮与开放椎弓根螺钉固定治疗胸腰椎骨折的比较研究[J]. 中华外科杂志，2008, 46（2）
6. 李驰, 徐华梓, 王向阳等. 经皮与开放椎弓根螺钉内固定治疗胸腰椎骨折对椎旁肌影响的比较[J]. 中华外科杂志，2007, 45（14）
7. 马辉, 赵杰, 侯铁胜等. 腰椎滑脱后路融合术式有限元模型的建立[J]. 脊柱外科杂志，2008, 6（3）
8. 倪斌. 钛网在脊柱外科的应用及钛网下陷的诊治，脊柱外科杂志 2008年6卷6期
9. 孙建忠, 傅强, 何大为等. 两种评分系统评价置入物及骨水泥注入椎体成形治疗胸腰椎骨折效果的比较[J]. 中国组织工程研究与临床康复，2009, 13（35）
10. 田海军, 陈德玉, 卢旭华等. 两种融合手术治疗腰椎滑脱症的影像学及临床疗效比较[J]. 中华骨科杂志，2009, 29（5）
11. 田海军, 陈德玉, 卢旭华等. 腰椎融合手术方式的比较研究[J]. 脊柱外科杂志，2008, 6（2）
12. 王朝阳, 袁文, 陈华江. 经后路器械固定间接减压与开放减压治疗胸腰椎骨折疗效比较分析[J]. 中华创伤骨科杂志，2006, 8（6）
13. 王向阳, 戴力扬, 徐华梓等. 胸腰椎不同程度前中柱骨折内固定后的生物力学特征及前路重建的意义[J]. 中华创伤杂志，2006, 22（3）
14. 王新伟, 陈德玉, 赵定麟等. 人工椎体置换行脊柱重建术[J]. 中国矫形外科杂志，2004, 12（7）
15. 王新伟, 赵定麟, 陈德玉等. 人工椎体植入位置的生物力学研究[J]. 中华创伤杂志，2004, 20（2）
16. 王玉, 邱勇, 王斌. 影响腰椎滑脱手术复位的影像学预测因素及其临床意义[J]. 中华外科杂志，2009, 47（4）
17. 徐海栋, 孙建忠, 侯铁胜等. 后路内固定复位术和椎体后凸成形术治疗中老年稳定型胸腰段骨折的比较研究[J]. 中国矫形外科杂志，2009, 17（12）
18. 徐镇, 侯春林, 张伟, 等. 利用正常腰骶神经根重建膀胱反射弧对下肢功能影响的临床观察. 中华外科杂志，2008, 46（3）: 221-223
19. 杨维权, 刘大雄, 孙荣华. 胸腰段脊柱骨折的手术适应证和术式选择[J]. 中国骨与关节损伤杂志，2006, 21（12）
20. 叶晓健, 何海龙, 谢宁等. 腰椎多节段椎弓根及椎体骨折伴腰椎滑脱的治疗[J]. 中华创伤杂志，2009, 25（8）
21. 袁文. 胸腰椎骨折外科治疗相关问题探讨[J]. 中华创伤杂志，2006, 22（1）
22. 赵定麟, 赵杰, 王义生. 骨与关节损伤. 北京: 科学出版社，2007
23. 赵定麟. 脊柱脊髓损伤研究的现状[J]. 中华创伤杂志，2008, 24（10）
24. Arhinful E, Rosenthal A. Comminuted lumbar vertebral fracture with spinal cord compromise in an adolescent female after a minor fall. Pediatr Emerg Care. 2009 Nov; 25（11）: 764-8.

25. Bailey CS, Dvorak MF, Thomas KC, B. Comparison of thoracolumbosacral orthosis and no orthosis for the treatment of thoracolumbar burst fractures: interim analysis of a multicenter randomized clinical equivalence trial. J Neurosurg Spine. 2009 Sep; 11（3）: 295-303.
26. Castellon AT, Meves R, Avanzi O. Intraoperative neurophysiologic spinal cord monitoring in thoracolumbar burst fractures. Spine （Phila Pa 1976）. 2009 Nov 15; 34（24）: 2662-8.
27. Castellon AT, Meves R, Avanzi O. Intraoperative neurophysiologic spinal cord monitoring in thoracolumbar burst fractures. Spine （Phila Pa 1976）. 2009 Nov 15; 34（24）: 2662-8.
28. Chen ZQ, Xie JT, Gu XM.［Posterior short-segment pedicle screw fixation combined with vertebroplasty for the treatment of thoracolumbar burst fractures］Zhongguo Gu Shang. 2010 Feb; 23（2）: 102-6. Chinese.
29. Da-Di Jin. Thoracolumbar fracture management: anterior approach. SICOT Shanghai Congress 2007
30. De-Qiang Chen. "sky" vertebroplasty for the therapy of vertebral compression fracture. SICOT Shanghai Congress 2007
31. Fu CG, Liu GH, Song ZC.［Damage control orthopaedics of thoracolumbar burst fracture complicated with severe polytrauma］Zhongguo Gu Shang. 2009 Jul; 22（7）: 499-500.
32. Gu YJ, Hu Y, Xu RM, Ma WH.［Surgical treatment and classification of multiple-level noncontignous thoracolumbar fractures］Zhongguo Gu Shang. 2009 Nov; 22（11）: 838-40.
33. Hua-Zi Xu, Chi Li, Xiang-Yang Wang, etal. Percutaneous versus open pedicle screw fixation in the treatment of thoracolumbar fractures: a comparison of the paraspinal muscle change. SICOT Shanghai Congress 2007
34. Jing-Tang Wang, Xiao-Wei Zhang, Xin-You Li, etal. Surgical treatment of thoracolumbar fractures with spinal cord injure using af fixation system. SICOT Shanghai Congress 2007
35. Lin H, Hou C, Zhen X, et al. Clinical study of reconstructed bladder innervation below the level of spinal cord injury to produce urination by Achilles tendon to bladder reflex contractions. J Neurosurg Spine. 2009, 10: 452-457.
36. Lin H, Hou C, Zhen X. Bypassing spinal cord injury: surgical reconstruction of afferent and efferent pathways to the urinary bladder after conus medullaris injury in a rat model. J Reconstr Microsurg, 2008, 24（8）: 575-581.
37. Lin H, Hou C, Zhong G, et al. Reconstruction of reflex pathways to the atonic bladder after conus medullaris injury: Preliminary clinical results. Microsurgery, 2008, 28（6）: 429-435.
38. Luo J, Daines L, Charalambous A. Vertebroplasty: only small cement volumes are required to normalize stress distributions on the vertebral bodies. Spine （Phila Pa 1976）. 2009 Dec 15; 34（26）: 2865-73.
39. Ma L, Liu H, Gong Q, Li T.［Correlation between vertebral screw inserting angle and post-operative spinal lateral angulation in surgery via anterior approach for thoracolumbar fractures］Zhongguo Xiu Fu Chong Jian Wai Ke Za Zhi. 2009 Nov; 23（11）: 1329-33.
40. Nouda S, Tomita S, Kin A. Adjacent vertebral body fracture following vertebroplasty with polymethylmethacrylate or calcium phosphate cement: biomechanical evaluation of the cadaveric spine. Spine （Phila Pa 1976）. 2009 Nov 15; 34（24）: 2613-8.
41. Park WM, Park YS, Kim K, Kim YH. Biomechanical comparison of instrumentation techniques in treatment of thoracolumbar burst fractures: a finite element analysis. J Orthop Sci. 2009 Jul; 14（4）: 443-9.
42. Peng J, Xu J.［Research progress in surgical treatment of thoracolumbar fracture］Zhongguo Xiu Fu Chong Jian Wai Ke Za Zhi. 2009 Dec; 23（12）: 1506-9.
43. Qi XC, Miao CB.［Treatment of thoracolumbar fracture through posterior approach with screw-rod system］Zhongguo Gu Shang. 2009 Jul; 22（7）: 501-2.
44. Ruan DK.［Fixation for the thoracolumbar spine fracture: long-segment versus short-segment］Zhongguo Gu Shang. 2009 Jul; 22（7）: 483-4.
45. Sola S., Hebecker R., Mann S., Piek J. Intervertebral fusion and vertebral body replacement with peek cages in spinal fractures. SICOT Shanghai Congress 2007
46. Sundararaj GD, Venkatesh K, Babu PN. Extended posterior circumferential approach to thoracic and thoracolumbar spine. Oper Orthop Traumatol. 2009 Sep; 21（3）: 323-34.
47. Van Herck B, Leirs G, Van Loon J. Transpedicular bone grafting as a supplement to posterior pedicle screw instrumentation in thoracolumbar burst fractures. Acta Orthop Belg. 2009 Dec; 75（6）: 815-21.
48. Wei-Zhou, Jun-Tan, Li-Jun Li. Ballon kyphoplasty: a new method of treatment for traumatic fractures of the thoracolumbar junction. SICOT Shanghai Congress 2007
49. Xin-Wen Meng, Bin-Ang Wang, Qing-Hai Fu, etal. treatment using af internal fixation and percutaneous reduction by leverage and artificial bone graft for fresh thoracic and lumbar vertebrae fractures. SICOT Shanghai

Congress 2007
50. Xun Ma, Jian-Jun Niu, Bin Zhao. Anatomical study of transarticular screw fixation in chinese population. SICOT Shanghai Congress 2007
51. Yang J, Huang K, Yang Z. [Comparative study on indirect decompression versus open decompression to vertebral canal in treating thoracolumbar burst fractures without neurologic deficit] Zhongguo Xiu Fu Chong Jian Wai Ke Za Zhi. 2010 Jan; 24（1）: 32-6.
52. Yong Kuang, Zhong-Xiang Yu, Yue-Wen Chang, etal. Clinical application of percutaneous vertebroplasty and kyphoplasty in the treatment of thoracolumbar compression fractures. SICOT Shanghai Congress 2007
53. Yong-Jun Wen, Feng Wang, Chuan-Dao Shi. Analyse loss of vertebral body height after dick screw fixation. SICOT Shanghai Congress 2007
54. Yun-Sheng Teng, Yong-Ming Guo, Zhao Zhang, etal. Pedicle screw fixation and posterolateral fusion for unstable thoracolunbar fractures. SICOT Shanghai Congress 2007
55. Zhan-Chun Li, Zu-De Liu, Guang-Yu Hu. Study of surgical treatment in multi-level non-continuous spinal fractures. SICOT Shanghai Congress 2007
56. Zhuo-Jing Luo, Liang Wang, Ming-Quan Li, etal. The effect of pedical screw insertion on the growth of the immature canine vertebra. SICOT Shanghai Congress 2007

第三章 胸腰椎爆裂型（性）骨折的处理

第一节 概述、致伤机制与治疗原则

一、概述

由多个节段组成的脊柱在遭受超限运动或外力时即可引起损伤，包括过度的前屈、后伸、挤压、分离、剪切和旋转力等，凡超过生理极限即可引起损伤。按照 Denis 三柱模式，爆裂型（性）骨折已成为脊柱骨折中具有重要临床意义的一型，尤其是 CT 与 MR 已被广泛应用的今天，其发生率与发现率与日俱增；此种损伤除其本身极易引发意外，如处理不当则更易加剧损伤，甚至出现永久性的全瘫后果。

从理论上讲，中柱的骨-韧带复合体因外伤挤压遭到破坏而后部结构保持完整时，此种损伤属于稳定性范畴，当伴有后柱破坏时则属于不稳定性。可事实上前柱或与中柱如因结构发生爆裂，由于高度的丢失必然会使椎体后壁张应力破坏和失稳，加之椎体的后缘，尤其多见的后上缘被挤入椎管，从而形成不稳定后果。因此，大多数爆裂型骨折属于不稳定型。

既往对爆裂性骨折的诊断主要依据常规的 X 线正、侧位片所见，从普通 X 线片上发现和确认爆裂型损伤仅占脊柱骨折中的 2% 左右，但通过 CT 扫描发现在爆裂型骨折在脊椎骨折中占 14%。其中有 40%~60% 的病例累及神经。如果损伤位于胸腰段，平均有 60% 以上病例伴有神经损伤。因此，随着影像学的发展与进步，爆裂性骨折的发现率将更加增多。

二、致伤机转

爆裂型骨折的发生与高速创伤有关，多见于车祸和坠落伤。80% 以上发生在 T_{10}~L_2 节段，尤其是 T_{12}、L_1 和 L_2 更易受累。当轴向载荷作用于脊柱并不断增加，当载荷超过其抵抗压缩能力时，则发生机械性破坏，椎骨呈放射状地爆裂，以致造成垂直高度较为均匀地降低和轴径增加（图 3-3-3-1-1、2）。与此同时，骨和软组织的碎片易向后方位移，最后进入较为空虚、压力相对较低的椎管。椎体骨折的严重程度与轴向载荷量直接相关。由于椎体骨性结构的破坏而使脊柱缩短，并破坏了椎节原有的稳定与平衡。

椎体后壁破坏是鉴别爆裂型骨折与压缩型骨折的主要标准。椎体后壁不仅对脊柱的结构和生物力学非常重要，且对神经的保护也具有重要意义。完整的椎体后壁可防止脊柱的后凸，进而保护椎管内神经免受外来损伤。在复位时，完整的椎体后壁可以作为支撑点而易于复位。如果连接相邻上下椎体的韧带结构遭到破坏，即使后壁完整，也易发生脊椎节段的排列不齐，这个屏障的丧失，不论在受伤的当时，还是在以后的位移和失稳的过程中，都容易造成对神经组织的损伤。但在临床上，爆裂性骨折合并椎体压缩性骨折者并不少见，约占全部爆裂性骨折之 15% 左右，且脊髓神经受损更为严重，治疗上也更为复杂（图 3-3-3-1-3、4）。

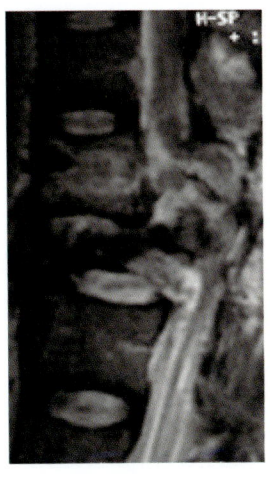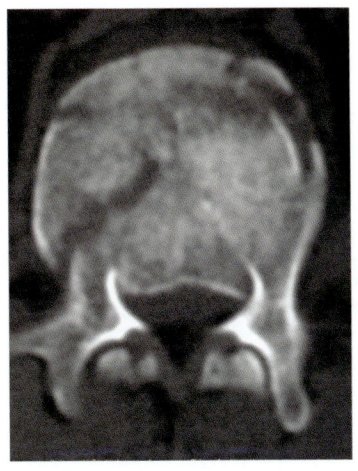

图3-3-3-1-1　T₁₁椎体爆裂性骨折（A、B）
A. MR矢状位显示椎节高度均匀地缩短，而周径增加；B. MR水平位显示空虚的椎管充满碎裂的骨块

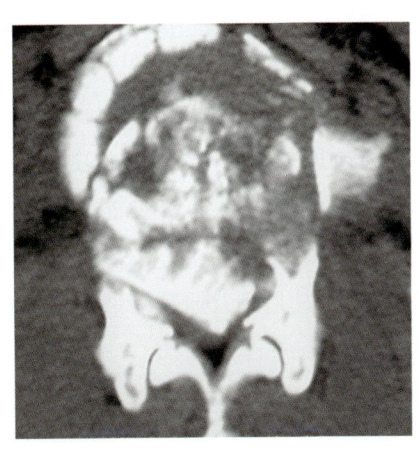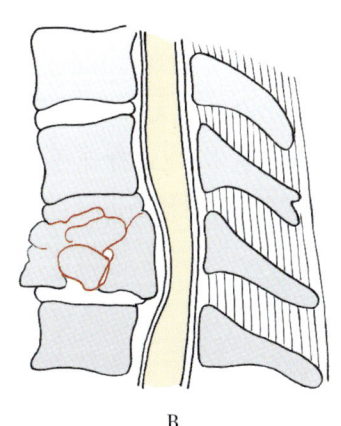

A　　　　　　　　　　　　　　B

图3-3-3-1-2　L₁椎体爆裂性骨折（A、B）
A. MR显示椎节周径增加，大量碎骨块涌入椎管致使硬膜囊受挤压，呈弓状向后位移，
占据椎管内径大于2/3，已完全瘫痪；B. 示意图

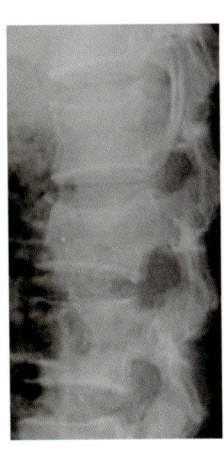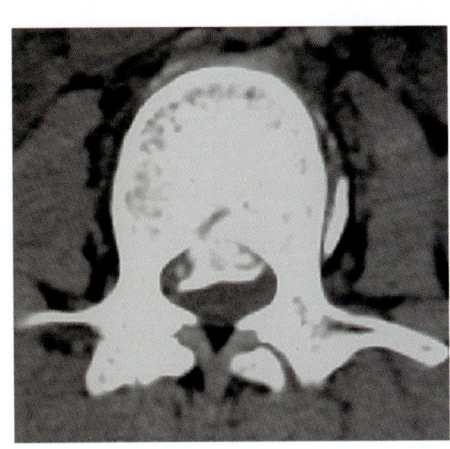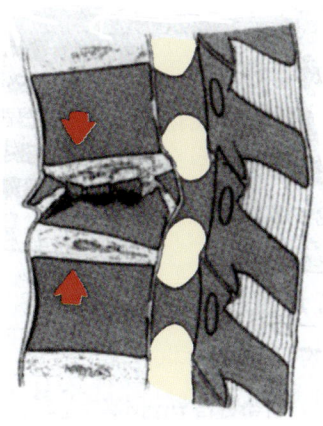

A　　　　　　　　B　　　　　　　　C

图3-3-3-1-3　临床举例（A~C）
伴有椎体压缩的爆裂性骨折　A. 伤后X线侧位片，显示椎体楔形变及前后径增加；
B. CT扫描、横断面显示骨折片已侵入椎管；C. 示意图

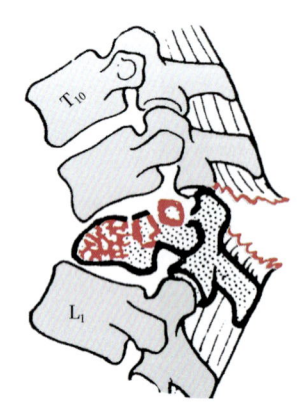

图3-3-3-1-4　严重之屈曲压缩暴力亦可引起椎节全脱位示意图

三、治疗原则

视受损程度不同、临床表现差异而决定非手术疗法或手术疗法。原则上无脊髓或马尾神经症状及仅有一过性症状者，应选择非手术疗法，反之，脊髓神经症状明显，尤其是进行性加重者，应尽早手术。

四、非手术疗法

（一）概述

仅适用于脊髓神经未受损伤的伤者。从生物力学角度观测，此类病例基本上属于稳定性骨折。经非手术疗法治疗的患者，约20%病例可有严重疼痛及神经损伤加重现象，另有46%伤者后凸畸形加重。因此对受损椎节应认真检查，尤其是CT扫描对判定伤情至关重要。如果误将不稳定型给予保守疗法，则必然会产生此种不良后果。

（二）具体措施

爆裂型骨折的非手术疗法种类较多，按伤后早期与后期有所不同。

1. 早期处理

（1）卧床及牵引　绝对卧床休息，利用仰卧位的姿势复位（损伤节段下方可垫一薄枕，或用吊带将受损节段抬高一拳，起牵引复位效果），骨盆牵引适用于伴有压缩性骨折之病例；

（2）康复与体疗　视伤者具体情况选择不同的康复治疗，包括支具外用、体疗和理疗等，但非稳定型者不宜选用；

（3）石膏背心　为传统之治疗技术，目前除一般石膏背心外，亦可选用软石膏一次塑形，更具优越性，后者主要优点是服帖、安全、质轻和耐久。

2. 后期疗法　以支架固定等为主，同时可配合理疗和中药外敷等。支架固定的时间通常为3个月，直到X线平片上见到骨折愈合为止。在治疗过程中应加强腰背肌锻炼，既往治疗的某些病例之所以疗效欠佳，大多是由于长期固定和卧床休息致使胸背部肌群萎缩、肌力减弱，以致引发继发性畸形等。因此，在治疗的全程中均需配合体疗，尤其是腰背肌功能锻炼更为重要。

五、手术疗法

由于外科手术治疗可以明显提高疗效，尤其是可尽早下地活动。因此，目前国内外学者们对爆裂型骨折均主张手术治疗。其标准是凡在CT上显示椎管已部分或大部被骨块阻塞及伴有神经损伤症状者，即为手术适应证。我们认为，即使没有明显之神经学症状，但已属于不稳定性骨折，为防止因椎节不稳引起继发性病变，亦应选择手术疗法，而且有利于患者的尽早走向社会和工作。

手术的优点主要是缩短住院日，最大限度改善神经功能，并易于术后护理和防止畸形等。

手术治疗的目的主要是对神经组织减压和对不稳定节段恢复其稳定性，或两者兼有之。

第二节　胸腰椎椎体爆裂骨折之手术疗法

一、手术疗法的目的与临床要求

手术疗法的目的主要是彻底减压、矫正畸形、恢复椎管形态与椎节高度及有效固定。但近年来随着非融合技术的出现，亦有人主张采用弹力撑开技术，在恢复椎节高度与形态之同时，椎节仍有相当于正常幅度的微动功能，似乎更符合生物学原则，但不仅产品价格昂贵，且远期疗效尚有待长期观察。现分段对手术疗法的主要目的阐述之。

二、减压愈早愈好，必须彻底

（一）概述

爆裂型骨折的手术指征主要是脊髓或马尾受压所引发的不全性神经损伤。因此，尽早对受压的脊髓和（或）马尾神经进行减压均可改善神经功能。如致压因素持续过久，即超过神经组织最大忍受限度与强度，神经受损达到不可逆转阶段，则难以恢复。因此必须争取在伤后钻石3h、黄金6h内施术，但临床上难以操作，因此争取在24h以内施术即可。此外，伤后的低血压可加剧伤情和影响术后恢复，应尽早纠正。

常规的正侧位X线片、CT及CTM扫描等检查均有助于对椎管内组织受累程度的判定。但影像学所见只是一项静止状态，不可能充分反映脊柱和神经组织的位移和在损伤瞬间所遭受伤害，因此在判定时应结合受伤机制全面加以考虑。

（二）减压方式与要求

减压方式主要有直接切骨减压，或是通过矫正椎节列线、高度和恢复椎管形态与内径而获得间接减压目的。减压要求有效，务必彻底。

1. 直接减压　即在直视下取出椎管内致压物，此种直接消除压迫的减压方式最为有效，结果清楚，易于判定。直接减压一般是通过前方入路从受损节段椎体内取出碎裂的骨块和椎间盘等组织来完成。由于是在直视下完成操作，因而无需牵拉硬脊膜囊，不会加重损伤程度。但手术过程较为复杂，且需要来回搬动，对椎节欠稳定者亦有加重之风险，因此患者应在确实制动状态下搬运，在麻醉状态下翻动及施术。

2. 间接减压　即通过对脊柱整复，尽可能地使椎节及椎管恢复原位，从而间接地达到减压目的；其具体方式是通过后路或前路利用牵引用具或器械使骨折复位和恢复椎管形态来完成的。在恢复椎体的高度的同时，也可使处于松散和炸开状态的椎管前方骨折片（块）得以复位，尤其是骨折片与韧带相连者，当后纵韧带复原张力时，使附着其上的骨折片亦可随之复位。这种操作应在受伤后早期进行，以48h以内最佳，至少在96h内完成。此是闭合复位的最佳时间。

3. 直接+间接减压　即在直视下行椎板切除术，再（或同时，或提前）行椎弓根钉固定+撑开术，使椎管前方骨折片随着后纵韧带恢复原有张力时而复位。

完全性截瘫的患者不应该立即手术，一般要等到脊髓休克期过后施术为妥。急诊手术（或加急手术）的主要指征是不全性神经损害的进一步恶化，并经影像学证实有致压物存在者。对神经损害恶化的判定，最好由同一检查者通过一致性神经学检查来证实。

三、恢复椎管高度与椎管形态

(一) 概述

实质上此与前者是同一个基本概念,将致伤的椎节恢复高度,将变形之椎管恢复原状,即获减压目的。但作为手术要求必须明确,在胸腰椎骨折时,尤其是爆裂性骨折,由于椎体破碎,椎管变形,必然引起脊柱短缩、变形和不稳定,因此治疗的目的和要求必然强调尽早地恢复椎节的高度和椎管形态的完整。

(二) 具体方法与要求

主要强调以下3点:

1. 恢复椎节正常解剖状态以提供利于神经组织恢复的有效空间　无论是手术疗法或是非手术疗法,其目的主要是追求椎节的解剖复位和正常的列线。当脊柱恢复良好的三维形态时,椎管及椎间孔的空间也最大,从而也降低了因慢性神经受压可能造成的蛛网膜炎、脊髓囊性变、脊髓空洞和迟发性血管损伤等不良后果的发生率。

2. 预防爆裂型骨折侧凸畸形的进一步发展　临床经验表明:大于12°的节段性侧凸和后凸具有临床意义,应防止其进一步发展。对椎节损伤严重而有明显椎节不稳和爆裂骨折者骨块分散面过大及椎节高度丢失较多的病例更应注意,必要时增加内固定强度或辅加外固定,以求满意地恢复与保持椎节的高度与形态。

3. 及时矫正节段性后凸畸形　主要包括以下三方面。

(1) 恢复椎管原有形态　此有助于使脊髓和马尾神经恢复一个较理想的生物力学环境,不仅矫正畸形,且可减少各种并发症的发生。

(2) 防止假关节　节段后凸畸形最小时,作用于脊柱后方结构之张力也最小;因张力最小,后路融合后出现假关节的可能性也就最小,因此强调解剖复位。

(3) 避免远达效应　骨折节段局部的畸形可引起骨折两端脊柱的代偿性弯曲。由于局部畸形所产生的代偿性弯曲,亦会影响较远的节段,此种情况不仅增加能量支出,改变人体负重生物力线和功能活动,且易导致步态改变。

四、有效的固定与制动

(一) 概述

此是维持复位和巩固减压效果的必然步骤,受损椎节的稳定和固定亦可使神经症状获得持续性恢复,因此每个病例,无论是否施术均需采取有效的内固定或外固定措施来保证椎节的制动,而且要确实,否则将会前功尽弃。

(二) 稳定阶段要求

受损椎节的稳定性主要来自早期与晚期两个阶段。

1. 早期稳定　指伤后早期阶段,其具体措施,包括各种有效的内固定和外固定,具体操作见后述内容;

2. 后期稳定　来自良好的椎节骨性融合。

(三) 固定方式与要求

当前内固定方法很多,但其目的均相似,即应最大限度地增加神经恢复的可能性。其措施包括保护神经组织免受异常活动而损害,减少畸形,恢复相应的三维空间结构及生物力学状态,对骨折节段进行力学支持直到骨折愈合,尽量减少融合节段(尤其在腰椎),防止矫正术后期的丢失。恢复和保持脊柱原有解剖列线是实现这一目的的最好方法。

五、手术疗法的实施

(一) 概述

手术的目的和重点是神经减压、椎节融合和内固定。当前国内外认为,凡因爆裂型骨折引起完全性与不完全性神经损害者,均需手术治疗。由于爆裂型骨折时致压物均源自椎管前方,因此,手术必须从前方切除致压物和恢复椎管形态,尤其是不全性脊髓损伤者。而对于完全性脊髓损伤则视伤情而定,如仅为术后便于护理和椎管内探查,选择后路椎管探查及内固定术亦可。

临床上某些不全性瘫痪病例中,如发现同时伴有硬脊膜和神经根来自后方的压迫时,如系轻型病例不妨先试以牵引复位,如有效,则先行后路探查,术中酌情处理,包括松解马尾神经组织和修补硬脊膜裂口等,或前后路同时,或分期手术。

(二) 前路手术

前路手术包括经胸、经腹膜外或胸腹联合前外侧入路,均可提供一个完善和彻底减压途径。此种术式可以获得椎管前方较为彻底的减压,而且避免了直接触碰处于水肿、充血状态下的神经组织。控制性低血压麻醉有助于减少术中失血,便于减压和缩短手术时间。在暴露受损椎节时,应尽少结扎血管,以防伤及大根动脉。术中可在直视下仔细观察,认真止血。

手术入路及具体操作步骤见前面章节(第二章第四、五节)内容。

在减压术前要对爆裂型骨折的上方和下方椎节定位,必要时可摄X线片或C-臂X线机透视定位。一旦确定,在后纵韧带前方将上、下椎间盘完整地切除,显露出骨折椎体全貌。由于椎体后缘为致压骨,必须切除,而椎体的前方及侧壁,除非碎裂非常严重,应尽可能地保留。操作时可在椎体前方或侧方上下垂直状开一骨槽,用刮匙除去后方的碎骨块(片)进行减压。术中避免刺激或挤压硬膜或脊髓。必要时可用髓核钳或椎板咬骨钳等除去压迫脊髓的骨片、环状纤维或其他致压组织。当椎管减压完成后,硬膜囊将会自然膨出,并有搏动出现。如选择前路支撑植骨或放置其他植入物时,应使椎节保持正常的生理曲度,可设计一个骨槽,将植入物嵌入此骨槽内,一般采用自体髂骨、腓骨或肋骨来加强稳定,以三面皮质骨的髂骨最好,其弹性模量与椎骨相似,具有较为理想的骨性结构强度,且易融合。骨性植入物可提供支撑基底,无需破坏损伤节段上下之终板。目前在临床上更多采用的是钛网+碎骨块及钛板螺钉固定(图3-3-3-2-1)。

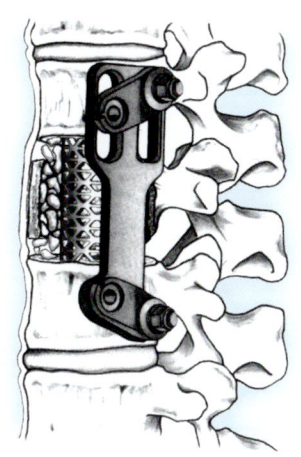

图3-3-3-2-1 前路重建术示意图
胸腰椎爆裂骨折前路病椎切除+钛网植骨重建+钛板螺钉内固定

(三) 后路手术

传统的后路手术包括后外侧减压术和一般后路椎板切除减压术两种,目前以前者为多用,或两者兼顾,在椎板减压之同时亦需切除横突和大部分的关节突、峡部和椎弓根(详见本章第六节内容)。

后路手术的另一特点是可以充分发挥椎弓根钉的复位作用,当将椎节撑开后,利用杠杆原理而使前方压缩之椎节恢复原有高度(图3-3-3-2-2)。

(四) 前后路同时手术

包括急诊时同时施行前路及后路(或先后路,再前路)手术,或是分期施以前、后路手术。主要用于病情复杂,尤其是需要重建椎管形态的病例,因为某些病例仅从一个方向难以获得理想减压与重建效果。

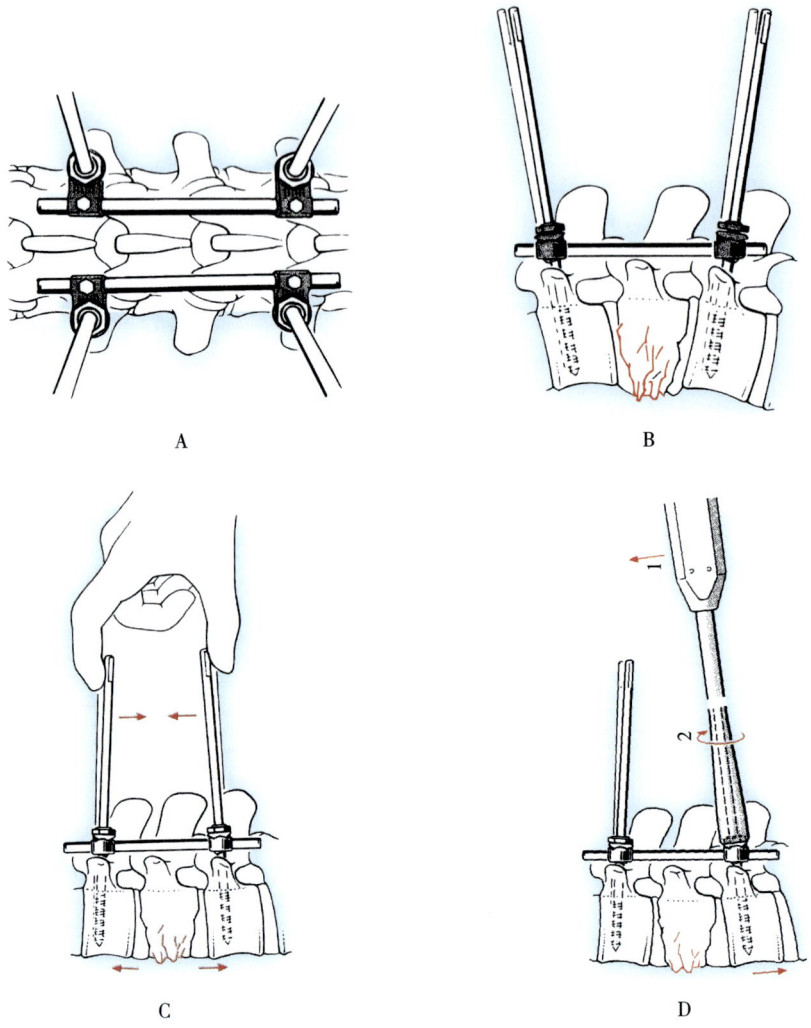

图3-3-3-2-2　椎弓根钉复位原理示意图（A~D）
A.在受损椎体上下椎节行椎弓根钉固定；B.先纵向撑开恢复椎节高度；
C.再利用杠杆原理在椎弓根钉尾部加压而获得对椎节前方复位；D.锁定螺母固定

（五）器械固定

视患者伤情可在减压前、减压中与减压后予以确实内固定术。目前仍以后方的椎弓根钉和前方椎节内不同内植入物为多选，其中以人工椎体、含碎骨块的钛网或自体髂骨块为多用。前路椎体钛板＋植骨块等亦较多用，前路植骨＋钉棒系统相对少用，主因其力学强度欠佳。对于全身状态不允许前后路施术者，则应选择最为有效之减压术为着眼点，在此基础上再配合相应之内固定技术，并注意术后椎节的稳定性。

（六）术中监护

尽管新鲜骨折复位造成神经损伤的机会相对为少，但为预防意外，术中持续SSEP监护是必要的。尤其在对椎管周围组织切除减压时，或是对椎节复位前、中、后装置内固定时，包括通过后路对椎体前方骨块的复位，或是后方复位（对于新鲜骨折，椎管前方的致压迫骨亦可通过韧带复原而获得复位，其前提是骨折块与后纵韧带相连）等均需予以监护，或是术中进行唤醒试验，以确保手术全程的安全，尤其是伤情严重者。

六、并发症

(一)损伤本身并发症

除颅脑、胸腹各种并发伤外,爆裂性骨折最严重的并发症是脊髓神经损伤和休克,后者可在伤后及术中引起意外而死亡,虽较少见,但应高度重视。术中的神经损伤大多由于神经组织遭受过度牵拉或压迫和(或)神经组织血供破坏,以及器械(椎弓根螺钉、椎板下钩或钛镊)或骨折片对神经的直接损伤引起,这些均有可能导致永久性的感觉或运动障碍。

决定神经损伤程度的最大危险期是受伤瞬间,其次是现场救护及在搬运途中。而在手术中发生意外的概率相对为低,包括骨折复位、内植物放置和前路植骨均有可能发生硬脊膜撕裂等并发症,应注意。

(二)术中并发症

无论何种术式,均属大手术,术中应予以SSEP监护,或给予唤醒试验。由于术中和术后有大量的液体转换,必须注意维持液体及电解质平衡。由于术中处理不当,或其他客观原因,包括患者不合作等致使术后发生植骨块松脱、器械移位、神经根或硬膜内血肿等均可引起或加重神经损伤。一旦证实即是再手术的指征。

因为经胸或经胸腹联合入路可以从前方获得直接减压和内固定,具有明显的优点。不仅可为骨折局部提供整体直视效果,且与后路减压比较,前路减压的质量更好,范围更彻底,而神经损伤的危险性也更小。事实上,在前路减压手术中,很少需要像后路减压那样对神经组织进行操作处理,因此,手术并发症较少。Riska等报道79例前路手术无一例发生手术并发症。因此前路减压术比后路更安全、更彻底,同时前路植骨和内固定也较方便。笔者的经验亦证明这种术式的有效性,尤其是并用人工椎体(或钛网)+钛板固定疗效更佳,术后一周左右即可下地行走。

(三)后期并发症

大多与融合失败有关,包括器械松动和断裂,一旦形成假关节,其发生率更高。假关节可以导致畸形和神经损害的进一步发展。

七、临床举例

[例1]图 3-3-3-2-3 男性,51岁,L_3椎体爆裂性骨折后路椎弓根钉撑开、减压、固定及复位术(A~F)。

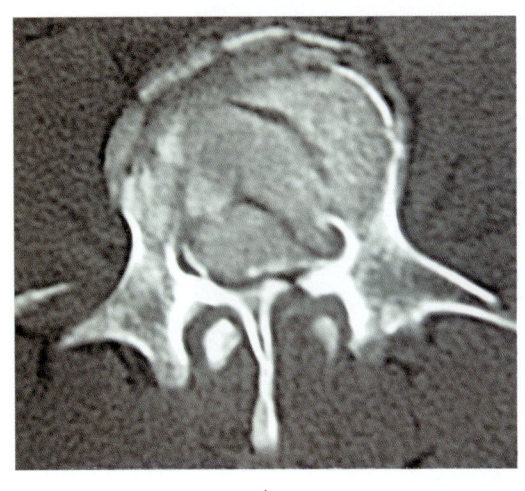
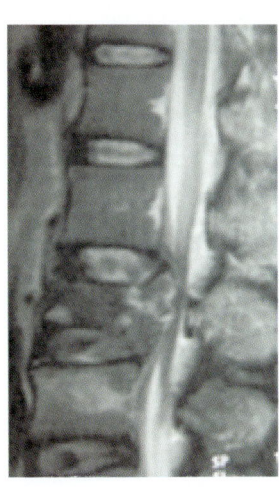
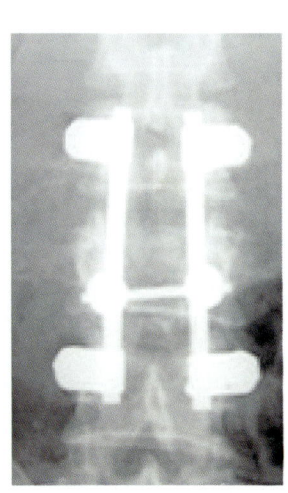

A　　　　　　　　　　B　　　　　　　　　　C

D　　E　　F

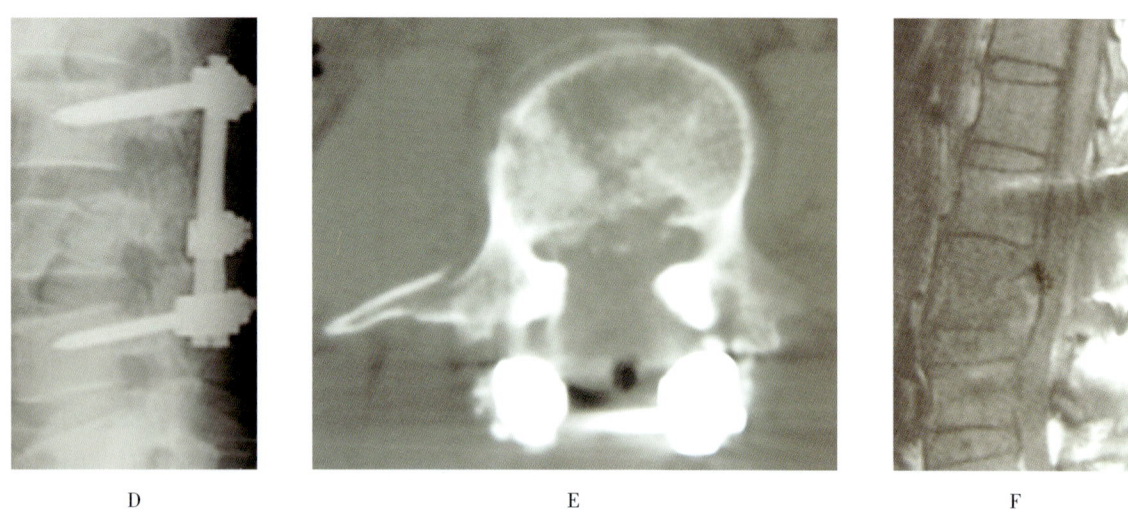

图3-3-3-2-3　临床举例　例1（A~F）

A.B. 术前CT扫描及MR矢状位观，示骨折块侵入椎管；C.D. 后路椎弓根钉固定及减压复位后X线正侧位片；
E.F. 术后MR显示骨块消失（切除及还纳），椎节高度恢复

［例 2］图 3-3-3-2-4　女性，38 岁，L_1 爆裂性骨折行后路椎弓根钉固定撑开复位术（A~E）。

A　　B　　C

D　　E

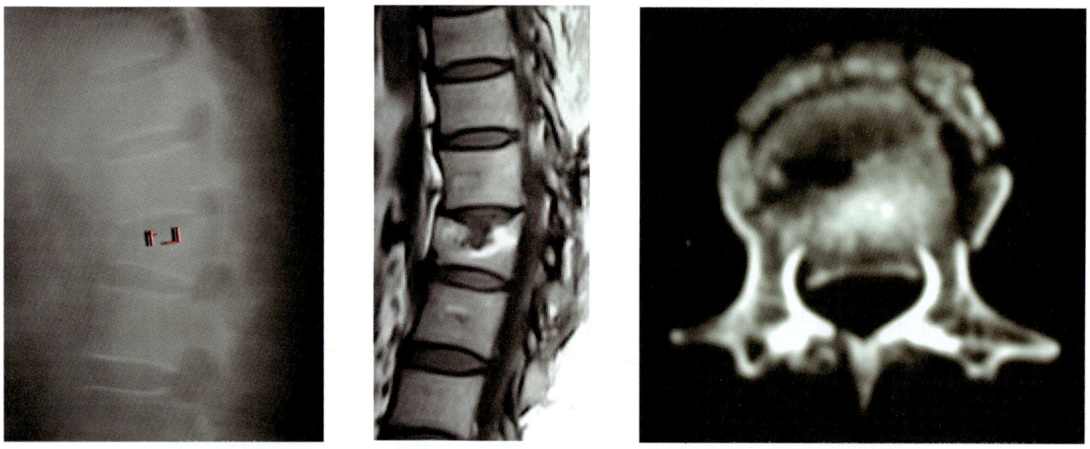

图3-3-3-2-4　临床举例　例2（A~E）

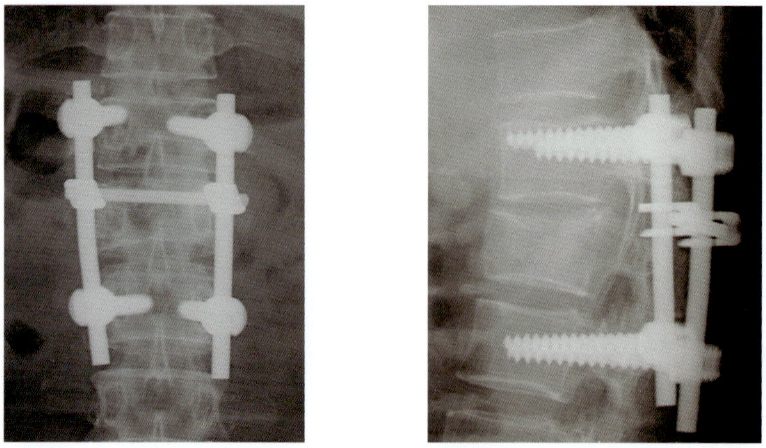

A. 术前X线侧位片；B.C. MR矢状位及水平位所见；D.E. 后路T_{12}~L_2椎弓根钉置入、撑开、固定后正侧位X线片，显示复位满意

[例 3]图 3-3-3-2-5　男性，51 岁，T_{11} 爆裂性骨折行后路椎弓根钉固定撑开复位术(A~F)。

A

B

C

D

E

F

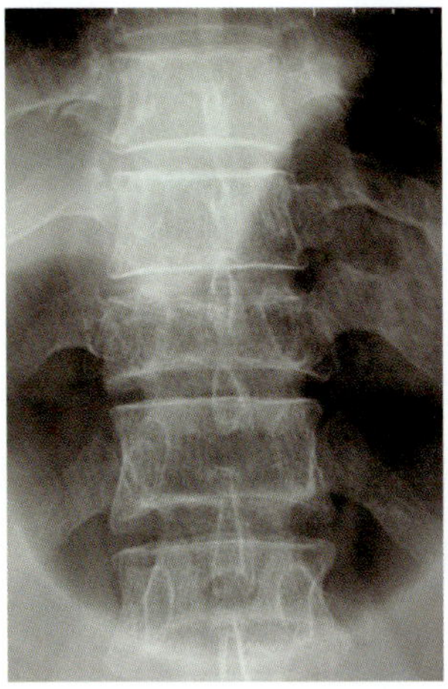

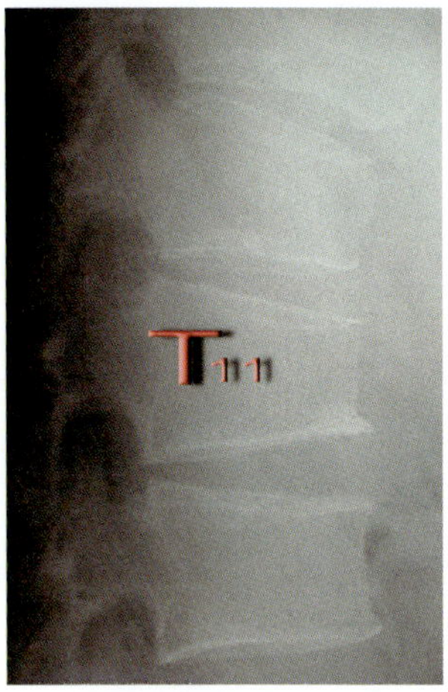

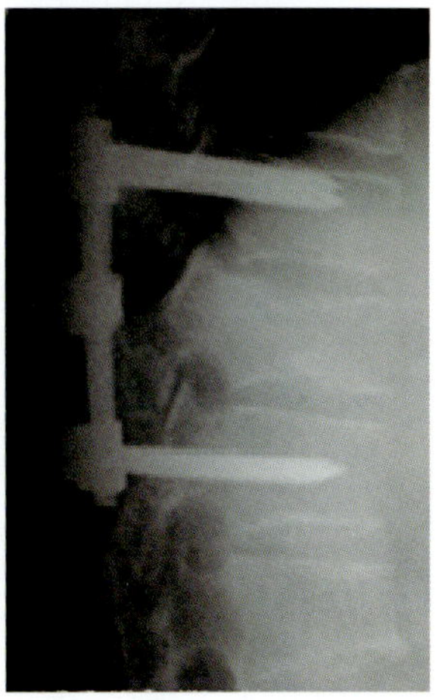

图3-3-3-2-5　临床举例　例3（A~F）

A.B. 术前正侧位X线片，T_{11}椎体新鲜楔形压缩骨折；C.D. 术前MR矢状位及水平位所见；
E.F. 后路T_{10-12}椎弓根钉置入+撑开复位+横连接固定后正侧位X线片显示复位满意

[例 4]图 3-3-3-2-6　腰 $_1$ 椎体压缩及爆裂骨折、脱位，行前后路一次复位减压及固定术(A~E)。

A

B

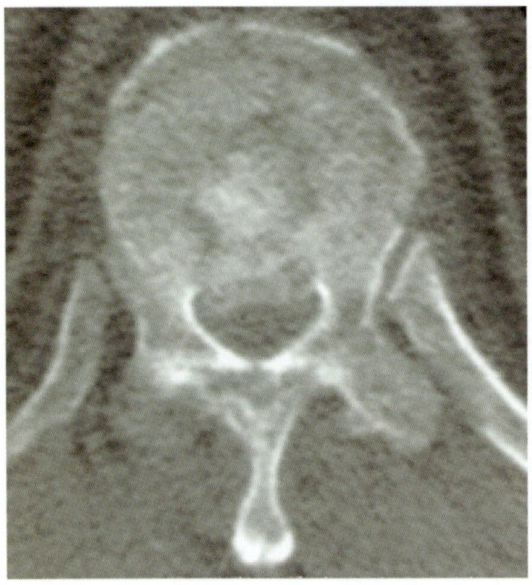

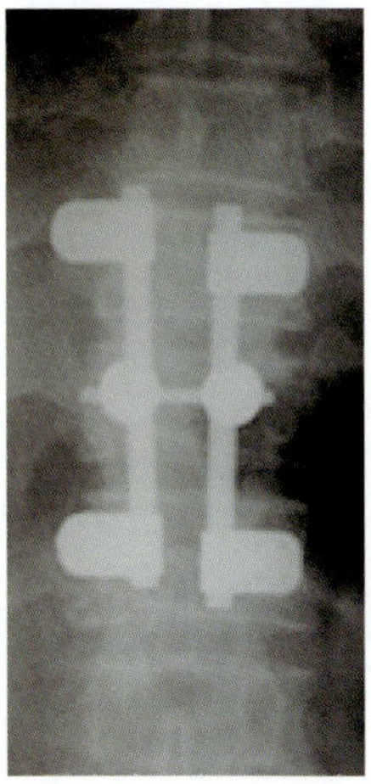

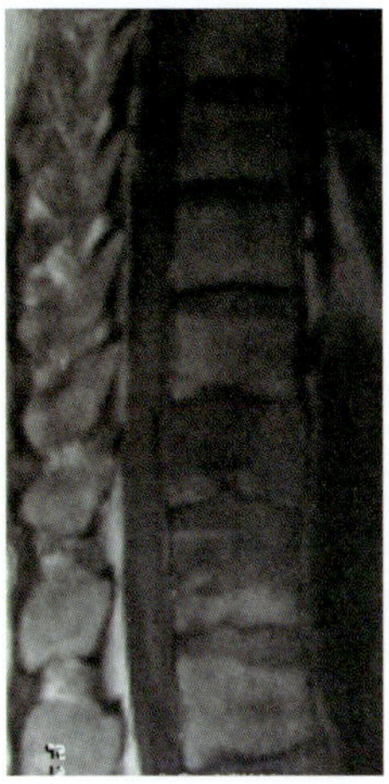

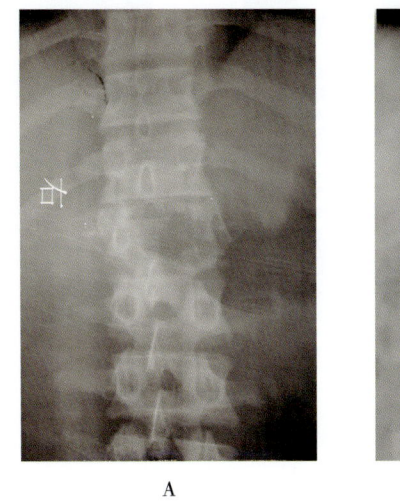

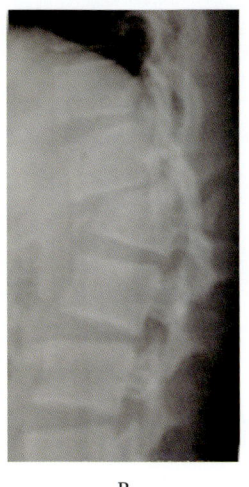

C D E

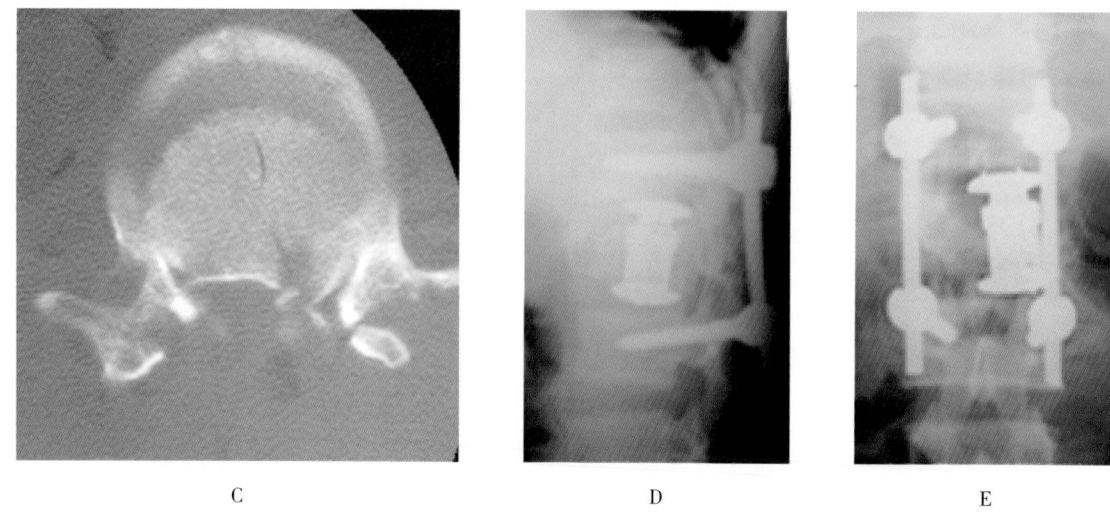

图3-3-3-2-6 临床举例 例4（A~E）

A.B. 术前X线正侧位片，显示椎体楔形变、碎裂及半脱位；C. 术前CT水平位扫描显示椎骨后缘已侵入椎管；D.E. 先前路、再后路行减压术，并置入人工椎体及椎弓根钉固定，术后X线正侧位片，显示复位满意

［例 5］图 3-3-3-2-7 男性，44 岁，L_3 椎体爆裂性骨折前后路减压复位及固定术（A~I）。

A B C D

E F

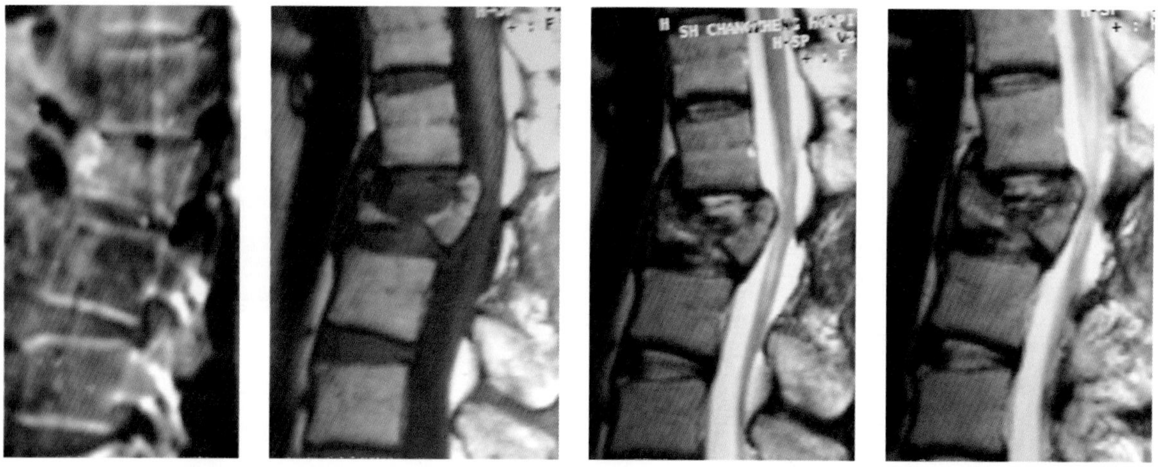

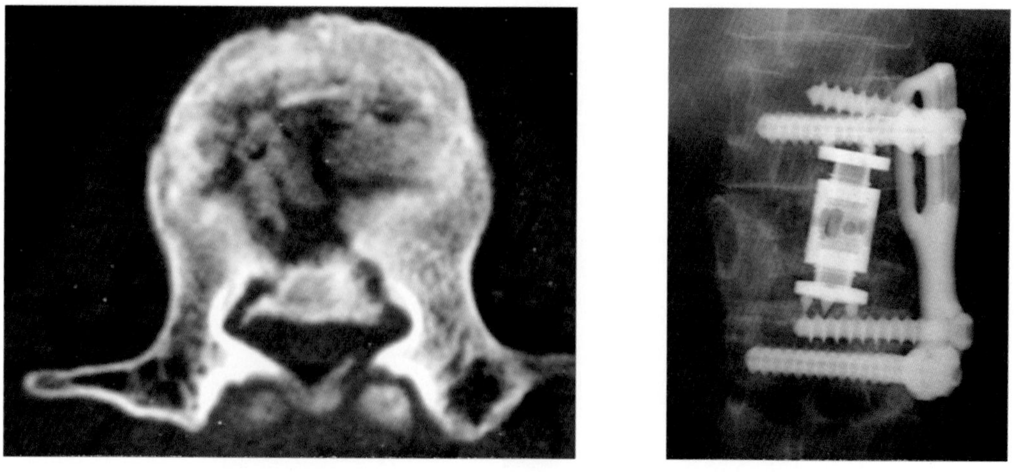

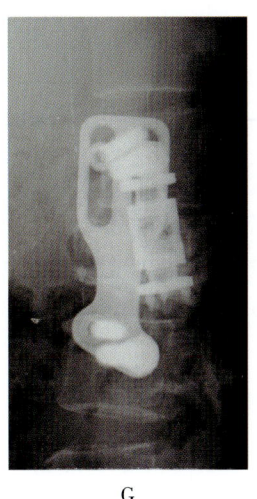 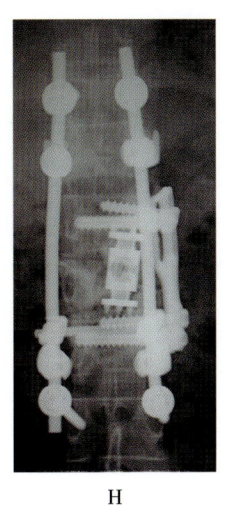 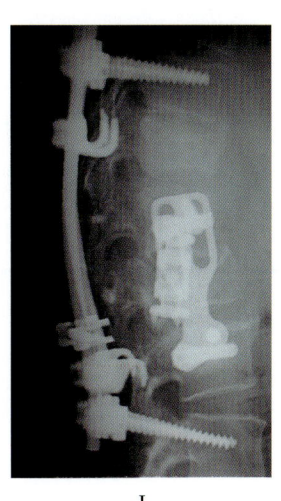

图3-3-3-2-7 临床举例 例5（A~I）

A. 术前侧位X线片；B.C.D. 术前MR矢状位观；E. 术前MR水平位观；F.G. 胸腰前方入路，开放复位+人工椎体置入+钛板螺钉固定后正侧位X线片；H.I. 再辅以后路椎弓根钉+撑开内固定术后正侧位X线片，显示对位满意

第三节 几种特殊类型椎体爆裂型（性）骨折及其特点与处理

一、无神经损伤的爆裂型骨折

无神经损伤之爆裂型骨折并非罕见，大多与伤情较轻、患者椎管矢状径较宽等有关，对其确诊后应高度重视，切勿引发神经症状。其治疗主要是预防畸形发展、消除疼痛和防止出现神经系统并发症。需否手术目前意见仍不一致，因为大多数畸形并不影响功能。在伴有畸形的情况下，前方椎体的自发性融合可能更好。手术治疗和非手术治疗结果并无明显差别。畸形可能有所进展，后期神经功能障碍的发生率较低。

（一）临床特点

这种损伤可视为幸运骨折，但其前途未卜，最困难之处是缺少预测骨折移位进展的参数。大多数学者认为当椎管内容积低于35%时，则无手术指征。但如果椎管内径受累超过50%，并伴有高度下降和局部后凸畸形，预后欠佳，大多需要手术。

（二）手术病例选择

对以下两种类型的爆裂型骨折应选择手术治疗：

1. 椎体粉碎性骨折　上下终板之间的后凸成角大于15°，并且椎体的后壁碎骨块向椎管内突入超过4mm者；

2. 后凸畸形大于25°矫正困难者　如果经非手术疗法复位不能将其纠正到小于20°时，亦需施术。

二、儿童爆裂型骨折

(一) 特点

儿童爆裂型骨折十分少见。主因儿童脊柱柔韧性大,水分与胶质含量高,其可承受较大的应力变形,并将能量分散给周围组织而不易引起骨骼碎裂。加之周围韧带较厚,弹性与韧性强,亦不易向四周位移(包括椎管)。

小儿骨折骨质破坏时容易波及骺板,因为增生带和临时钙化区是生物力学上的弱点,一旦遭受压力和剪切力时,即易造成破坏。

(二) 病理解剖与病理生理特点

在对儿童爆裂性骨折处理上,应明确对生长期的儿童恢复其脊柱的正常形态是最为重要的,残留的成角畸形将会随着生长发育而逐渐加剧。儿童中不完全性神经损害较成人少见,要么其极轻微,要么是完全损伤。主因儿童脊柱的弹性较大,在外伤时可以发生较大的移位,这种状态下,脊髓要么严重受损,要么不受损害。此外,由于弹性较大,脊柱在发生较大的位移时可以导致对脊髓的过度牵拉,从而引起机械性损伤和血管缺血。此时并无 X 线异常,但 MR 检查时可借助于对局部血肿或椎间盘移位予以判断。

(三) 治疗

在处理上,对儿童爆裂型骨折总的治疗与成人相似,但要恰如其分,尤其是需要手术之病例,切勿过度治疗。

三、低位爆裂型骨折

(一) 概述

发生于 L_3、L_4 和 L_5 爆裂型骨折称之低位型爆裂性骨折,其在临床上相对少见,约占胸腰椎爆裂型骨折的 3%~5%。此主要由于 L_4、L_5 位置相对深在,并有骨盆保护使其免受损伤暴力的冲击。因而这种骨折造成椎体高度丧失和脊柱后凸畸形大多较轻,对脊髓实质性损伤较少,其中 L_3 椎体骨折相对较多;由于 L_3 以下的马尾神经具有逃逸功能,其损伤程度大多随之减轻,伤后经一般治疗多可获得满意疗效。

(二) 临床表现特点

从病理解剖上来看,L_4、L_5 爆裂型骨折其生理前凸和椎体高度丢失相对较少。因此其临床症状大多较轻,马尾神经因其游离范围大,易逃逸,因此损伤程度亦较轻,神经症状明显为少。

(三) 治疗

对椎体高度丢失少、成角畸形较轻和神经未受损伤的患者,大多采取非手术疗法。可采用带一侧大腿的石膏腰围(裤)或支具。经非手术疗法治疗后仍有神经根压迫性疼痛者,可择期行减压及融合术。

对有神经损害者,手术减压和椎弓根螺钉固定比非手术疗法更为有效,或仅行椎弓根钉椎节撑开固定即可。Harrington 棒可恢复高度,但易引起后凸畸形,而 Luque 棒又不能恢复高度。因此,如需手术,仍以短节段椎弓根钉固定较为理想,并辅以椎节间植骨术,既可保持椎体的高度,又可恢复生理前凸,且融合长度最短,从而避免了各种后遗症。

(四) 临床举例

[例 1] 图 3-3-3-3-1　低位 L_4 爆裂性骨折 (A~D)。

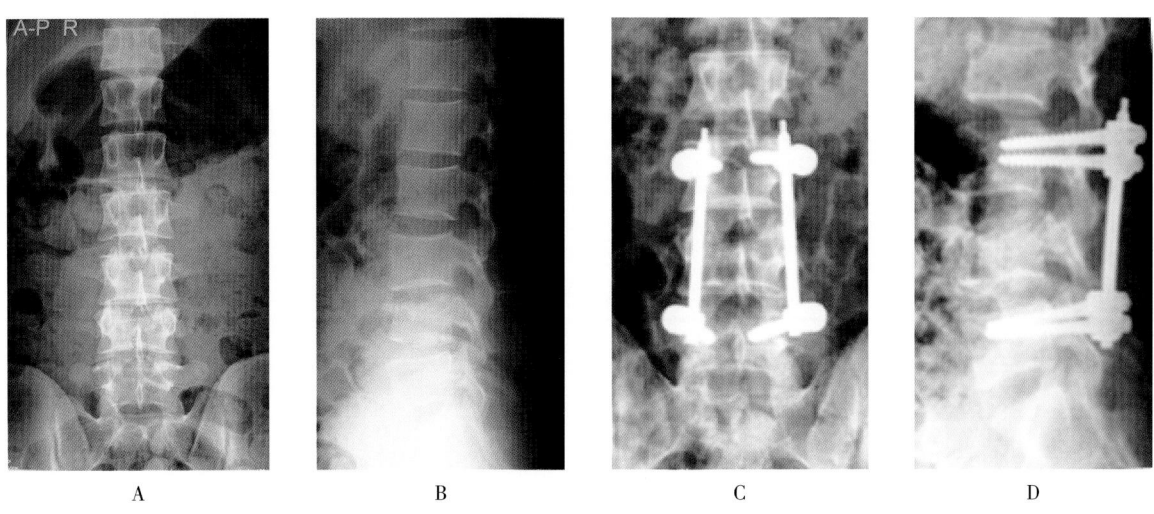

图3-3-3-3-1 临床举例 例1（A~D）

A.B. 术前X线正侧位片，显示L₄椎体爆裂性骨折；C.D. 椎弓根钉撑开、复位及固定术后正侧位X线片

[例2] 图3-3-3-3-2 L₃椎体爆裂性骨折（A~F）。

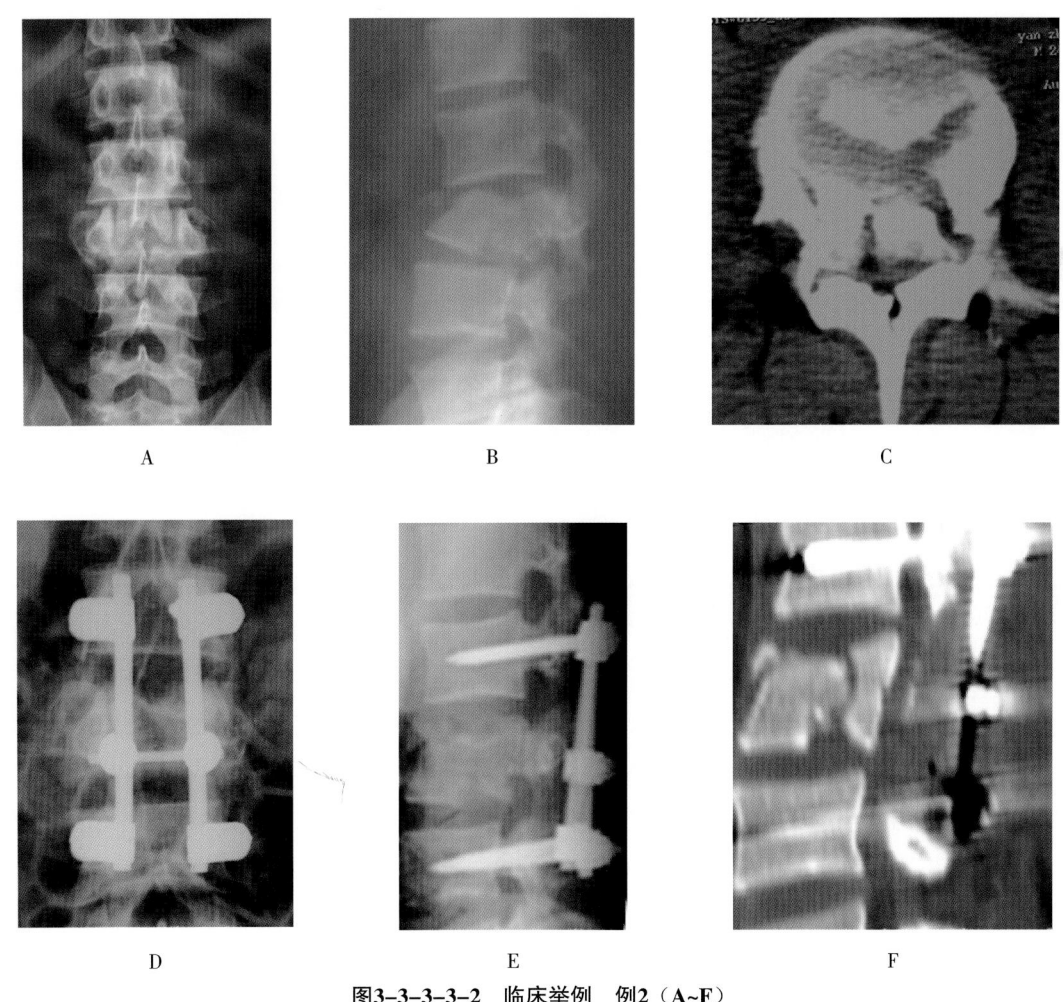

图3-3-3-3-2 临床举例 例2（A~F）

A.B. 术前正侧位X线片；C. L₃CT扫描水平位观，显示骨块已入侵椎管达80%以上；D.E. L₂及L₄椎弓根钉置入、撑开、复位及后路减压术后正侧位X线片表明椎节外形及高度已基本恢复；F. 术后CT矢状位扫描显示爆裂之骨块已还纳，椎体形态亦基本恢复

[例3] 图 3-3-3-3-3 男性,37岁,L₃椎体爆裂性骨折(A~G)。

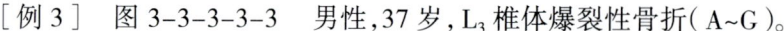

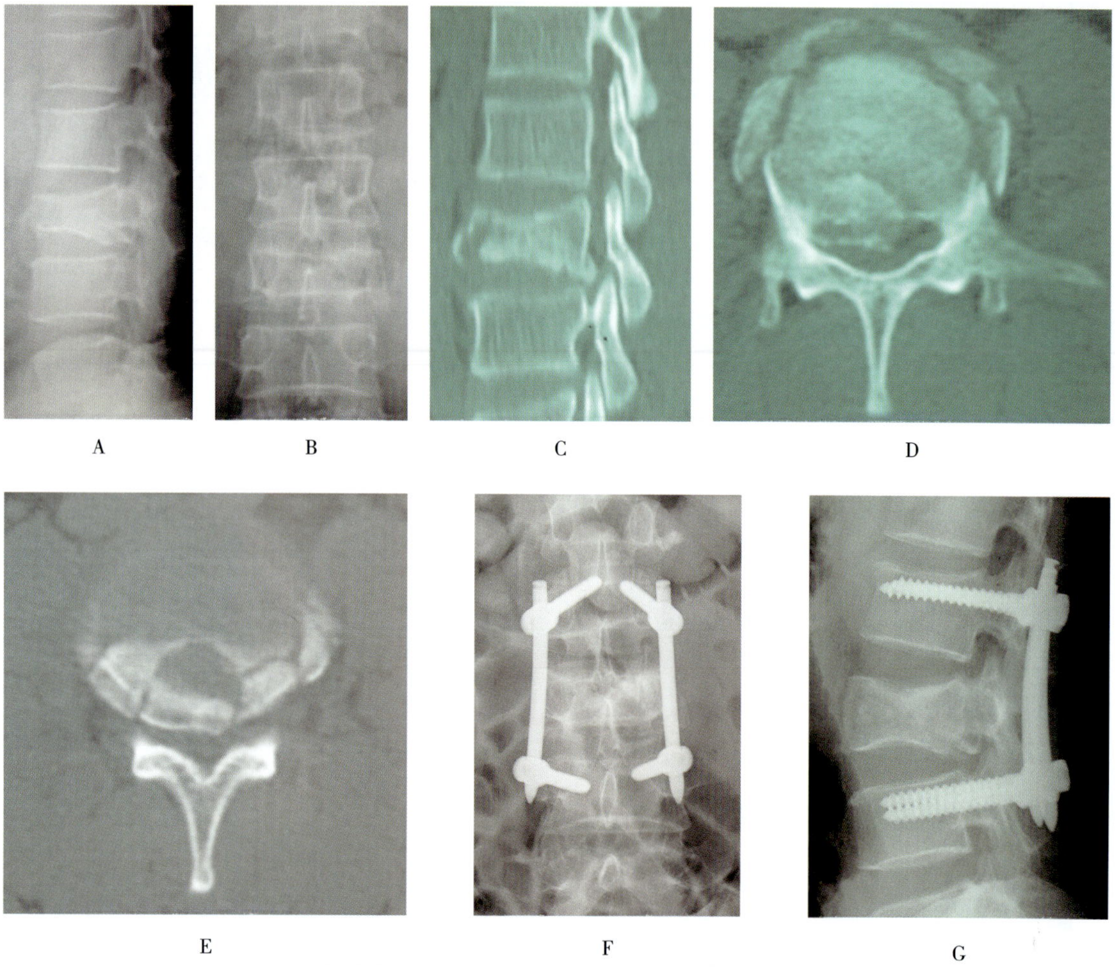

图3-3-3-3-3 临床举例 例3（A~G）
A.B. 术前正侧位X线片；C~E. 术前CT扫描矢状位及水平位所见；
F.G. L₂₋₄椎弓根钉固定、撑开及减压术后正侧位X线片,见椎节高度及生理弧度已恢复正常

四、病理性爆裂型骨折

爆裂型骨折偶尔也可见于椎节骨的病理状态,尤以骨质疏松或代谢性骨病为多发。尽管在骨质疏松症时压缩性骨折多见,但亦可以发生爆裂型骨折。对此类病例的处理,主要是针对脊髓或马尾神经有无压迫,可同时对疏松骨进行内固定,并促使其在术后早期活动,预防长期卧床的并发症。而且早期活动也有利于减少废用性骨质疏松的发生。文献上曾有严重骨质疏松患者外伤后迟发性圆锥损害的报道。对此种病例应采用前路减压和人工椎体植入固定(见图3-3-2-4-8)。当然采用经椎弓根复位和内固定亦可,可能较前路减压术失血为少,但对前路致压征的减压作用不一定满意。对骨质疏松病例,尤其是老年患者进行手术时,特别要注意缩短手术时间,以求减少失血量和因金属植入物对脱钙骨切割之危害。

后部椎弓根具有完整的皮质骨,相对来讲,其对内固定植入物最为坚固,使用螺钉和棒(或钢板),可在较短时间内完成手术操作。但前路植入具有撑开作用的人工椎体,可以立即提供椎节的稳定,并可早期活动。

总之,此类病例的处理主要依据原发病的性质、程度与范围,并加以全面考虑,尽力做到一次性根治,并能两者兼顾。

五、跳跃式胸腰段爆裂骨折

(一)概述

此在临床上较为少见,且易漏诊,因此应引起注意、并予以重视。其发生机转可在一次暴力中形成,亦可在受损过程中二次受损,大多相隔一个椎节,亦可多个椎节。

此种损伤的诊断关键是临床检查,注意患者主诉及体征,对主诉范围较广泛者,在影像学检查时应扩大受检区范围,一般均可发现。

治疗上应按伤情、患者要求及具体情况而决定手术或非手术疗法(图3-3-3-3-4、5)。

(二)临床举例

[例1]图3-3-3-3-4 胸腰椎跳跃式爆裂骨折(A~F)。

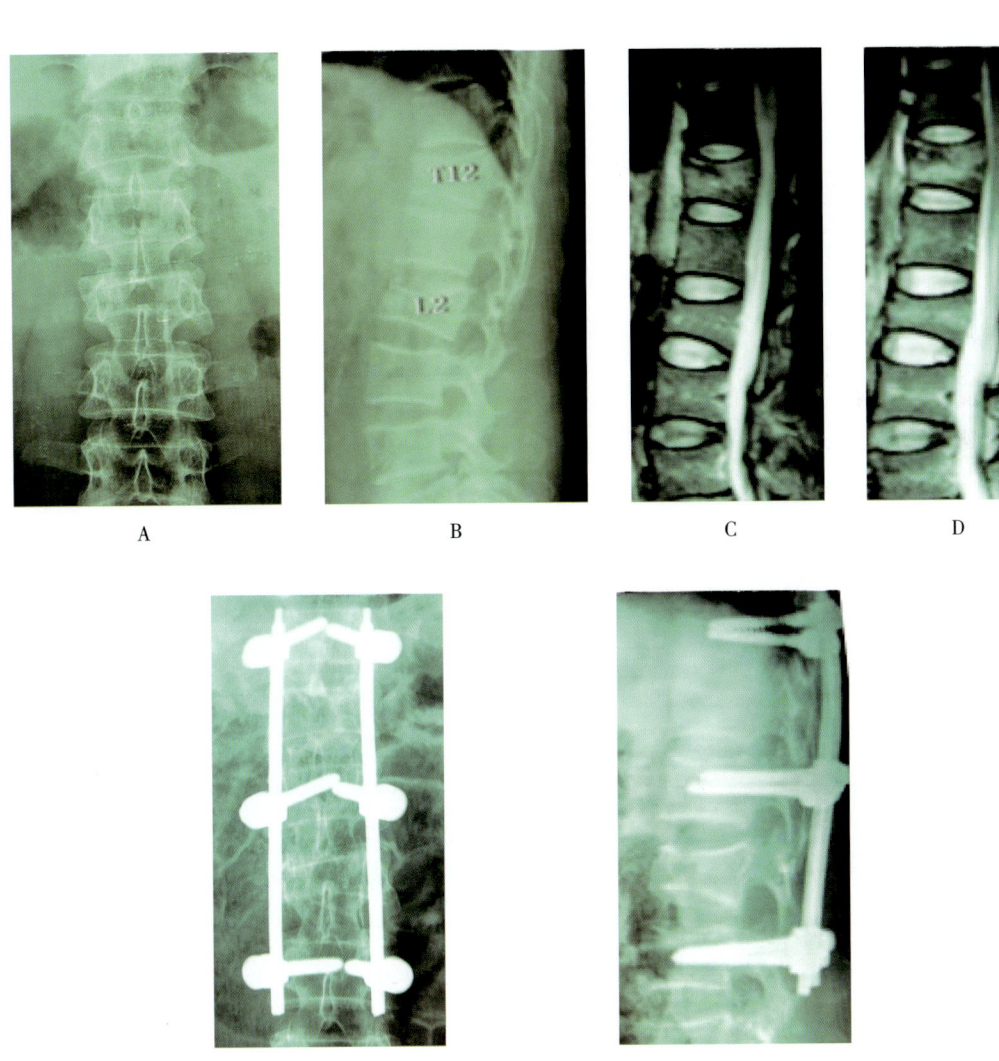

图3-3-3-3-4 临床举例 例1(A~F)
A.B. 术前正侧位X线片,显示T_{12}及L_2椎体爆裂骨折;C.D. MR矢状位观,T_1、T_2加权;
E.F. T_{11}、L_1及L_3椎弓根钉置入、撑开、减压及固定后正侧位X线片,显示椎节高度及胸腰段生理曲度已恢复

［例2］图3-3-3-3-5 胸腰椎跳跃式爆裂骨折（A~G）。

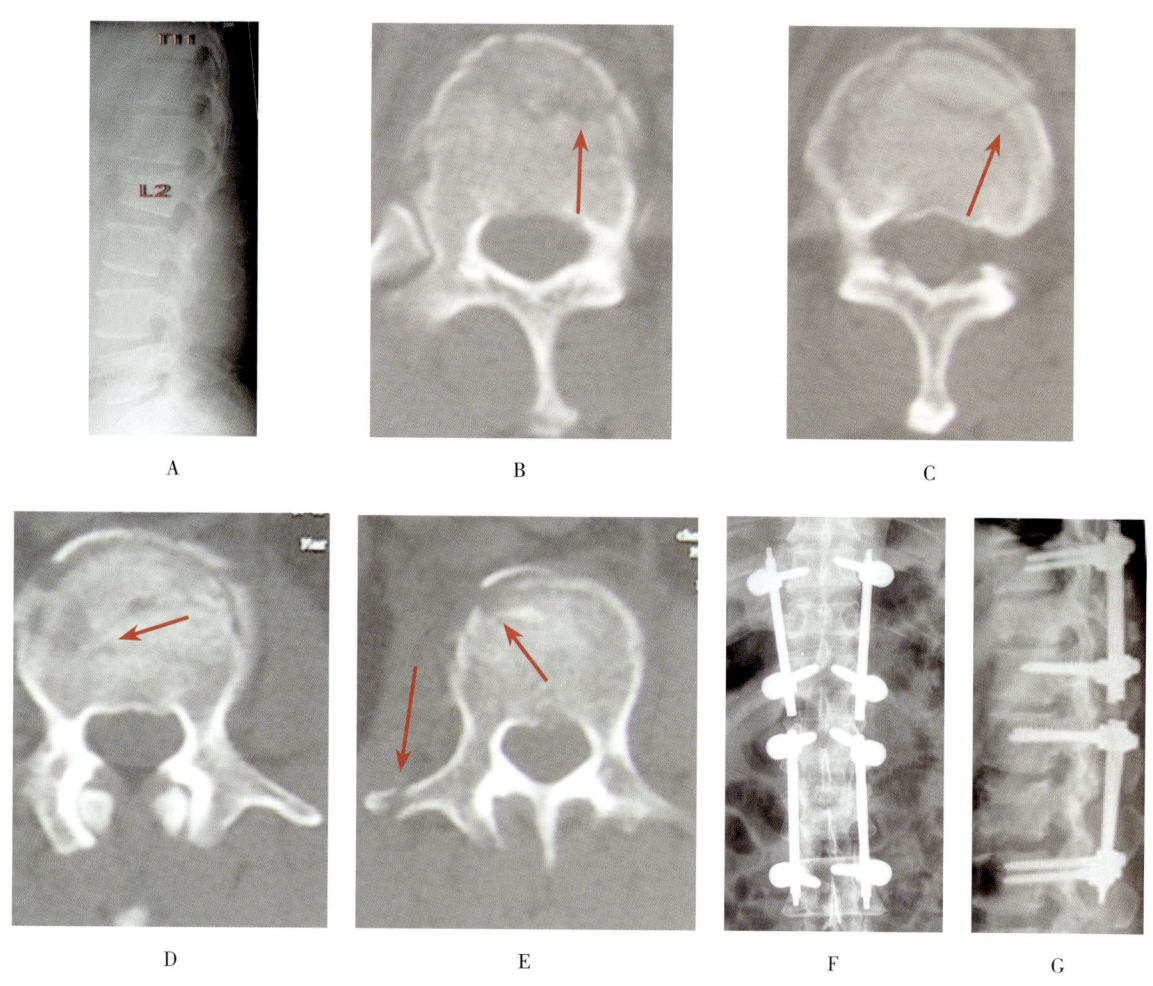

图3-3-3-3-5 临床举例 例2（A~G）
A. 术前侧位X线片；B.C. 术前T_{11} CT扫描，水平位显示轻度爆裂骨折；D.E. 术前L_2 CT扫描水平位观；
F.G. 予以T_{10}、T_{12}及L_1、L_3双节段椎弓根钉置入、撑开及固定，正侧位X线显示复位满意

六、合并椎间盘突出之爆裂性骨折

此型骨折在临床上相对少见，在骨折之同时发生髓核后突（或脱出）。既可能是椎节本身已存在髓核后突病变，也有可能损伤时椎节两次受损所致。原发性两者同时受累机会更为罕见。

此种损伤易漏诊，尤其是无MR检查时不易被发现，因此，凡有条件者对脊柱骨折伤者均应行X线、CT和MR三者同时检查，以防误诊或漏诊。在治疗上需两者兼顾，尤其是选择手术疗法时应一并处理。

［例3］图3-3-3-3-6 男性，41岁，L_3爆裂骨折伴L_{2-3}椎间盘突出手术治疗（A~G）。

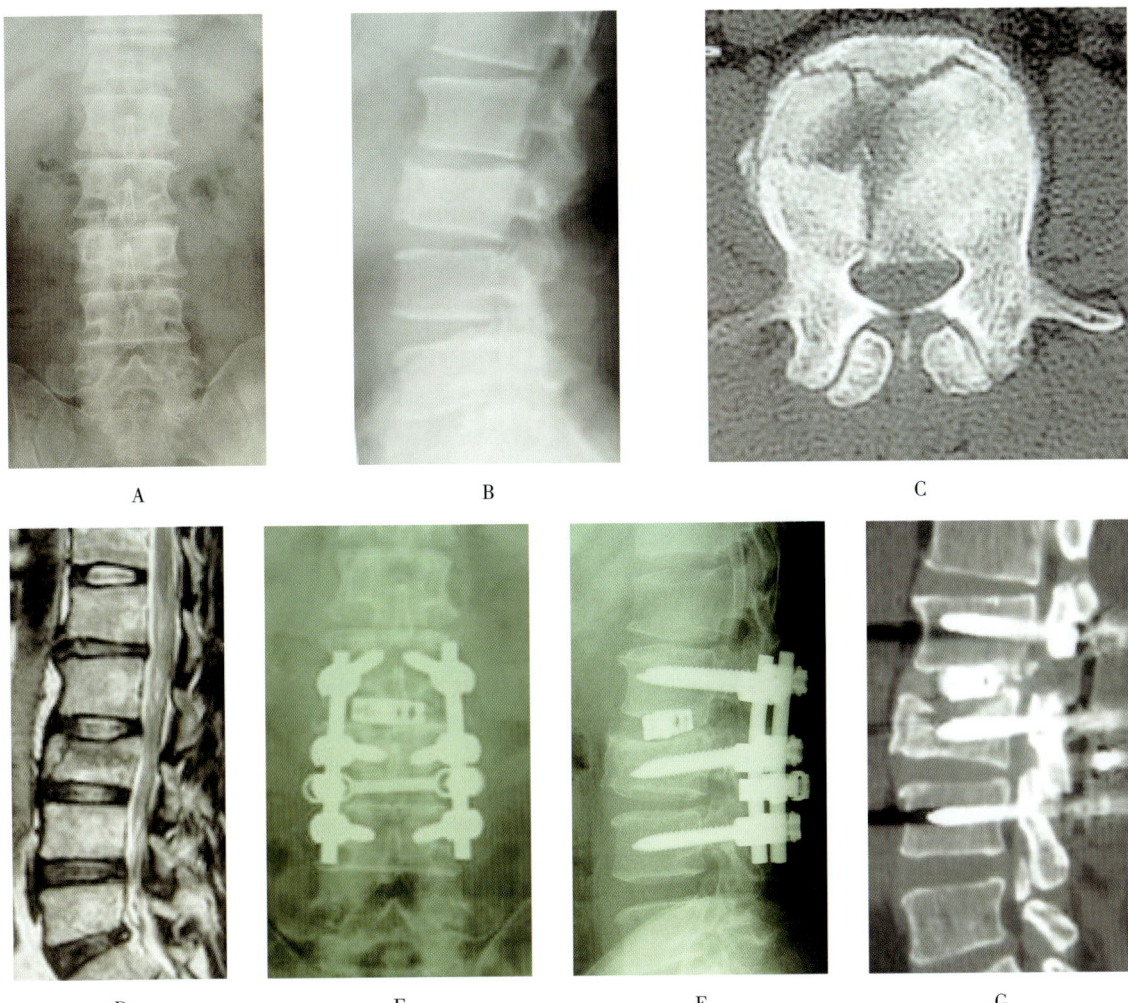

图3-3-3-3-6 临床举例 例3（A~G）
A.B. 正侧位X线片；C. CT水平扫描，示L_3爆裂骨折；D. MR矢状位，示L_3椎体骨折及L_{2-3}髓核后突；
E.F. L_{2-4}后路椎弓根钉置入、撑开+椎间融合器，术后正侧位X线片；G. 术后CT矢状位观

（赵 杰 谢幼专 李 华 赵 鑫 杨建伟 赵长青 赵定麟）

参 考 文 献

1. 何海龙, 叶晓健, 袁文等. 经伤椎椎弓根钉固定治疗重度胸腰椎爆裂性骨折的临床疗效研究［J］. 脊柱外科杂志, 2009, 7（3）
2. 华莹奇, 张治宇, 蔡郑东. 快速康复外科理念在骨科的应用现状与展望［J］. 中华外科杂志, 2009, 47（19）
3. 倪斌. 腰椎后路手术致脑脊液漏的病因分析及其处理, 中国现代手术学杂志 2008年10卷12期
4. 钱邦平, 邱勇, 王斌等. 后外侧融合对胸腰椎爆裂型骨折疗效的影响［J］. 中华创伤杂志, 2006, 22（2）
5. 钱邦平, 邱勇, 王斌等. 下腰椎爆裂骨折后路固定后前路支撑融合术的适应证选择与疗效分析［J］. 中华创伤杂志, 2007, 23（12）

6. 谭俊铭, 史建刚, 袁文等. 手术治疗下腰椎爆裂性骨折伴不全性马尾神经损伤［J］. 中华创伤杂志, 2007, 23（12）
7. 王向阳. 胸腰椎爆裂性骨折的生物力学研究进展［J］. 中华骨科杂志, 2006, 26（7）
8. 吴卫平, 孙业青. 胸腰椎椎弓根骨折分型及螺钉固定安全性研究［J］. 同济大学学报（医学版）, 2010, 31（1）
9. 严力生, 钱海平, 钮心刚等. 三种PLIF手术治疗崩裂性腰椎滑脱症的疗效比较［J］. 颈腰痛杂志, 2007, 28（6）
10. 严望军, 周许辉, 张咏. 后路经寰枕关节螺钉内固定的解剖学研究［J］. 中华骨科杂志, 2006, 26（1）
11. 赵定麟, 李增春, 刘大雄, 王新伟. 骨科临床诊疗手册. 上海, 北京: 世界图书出版公司, 2008
12. 赵定麟, 王义生. 疑难骨科学. 北京: 科学技术文献出版社, 2008
13. 赵定麟, 赵杰, 王义生. 骨与关节损伤. 北京: 科学出版社, 2007
14. 赵定麟. 现代骨科学, 北京: 科学出版社, 2004
15. 赵定麟. 现代脊柱外科学, 上海: 上海世界图书出版社公司, 2006
16. Dai LY, Jiang LS, Jiang SD. Posterior short-segment fixation with or without fusion for thoracolumbar burst fractures. a five to seven-year prospective randomized study. J Bone Joint Surg Am. 2009 May; 91（5）: 1033-41.
17. Fuentes S, Blondel B, Metellus P. Open kyphoplasty for management of severe osteoporotic spinal fractures. Neurosurgery. 2009 May; 64（5 Suppl 2）: 350-4; discussion 354-5.
18. Giele BM, Wiertsema SH, Beelen A, . No evidence for the effectiveness of bracing in patients with thoracolumbar fractures. Acta Orthop. 2009 Apr; 80（2）: 226-32. Review.
19. Harris MB, Shi LL, Vacarro AR. Nonsurgical treatment of thoracolumbar spinal fractures. Instr Course Lect. 2009; 58: 629-37.
20. Knop C, Kranabetter T, Reinhold M, Blauth M. Combined posterior-anterior stabilisation of thoracolumbar injuries utilising a vertebral body replacing implant. Eur Spine J. 2009 Jul; 18（7）: 949-63.
21. Lee JH, Kim KT, Suk KS. Avascular necrosis of the spine in solid posterior fusion segments. Spine（Phila Pa 1976）. 2009 Feb 15; 34（4）: E158-61.
22. Lian XF, Zhao J, Hou TS, Yuan JD, Jin GY, Li ZH. The treatment for multilevel noncontiguous spinal fractures. Int Orthop, 2007; 31: 647-652.
23. Ning-Ya Shong, Lie Liu, Chun-Guang Zuo. Treatment of severe thoracolumbar burst fractures in with af screw system and autogenous bone graft by posterior approach. SICOT Shanghai Congress 2007
24. Xiang-Yang Wang, Hua-Zi Xu, Yong-Long Chi, Li-Yang Dai, etal. The mechanism of kyphosis recurrence after posterior short-segment fixation in thoracolumbar burst fractures. SICOT Shanghai Congress 2007
25. Yan-Hai Chang, Hong-Hai Xu, Shi-Zhang Liu, etal. The treatment of the thoracolumbar burst fractures with vertebroplasy. SICOT Shanghai Congress 2007
26. Ye M, Li JQ, Zou Y, Wang JG. ［One stage anterior and posterior fusion and posterior fixation for the treatment of thoracic and lumbar spinal tuberculosis］Zhongguo Gu Shang. 2009 Jan; 22（1）: 23-5.
27. Zhang Q, He XJ, Wang D. ［Application of GSS-II internal fixation system for the treatment of thoracolumbar fracture］ Zhongguo Gu Shang. 2009 Jan; 22（1）: 40-1.
28. Zi-Ping Wang, Yao-Gang Lu, Pei-Rong Wu. Mid- to long-term follow-up study of thoracolumbar burst fractures treated with rf fixator. SICOT Shanghai Congress 2007

第四章　胸腰椎损伤并发症及翻修术

第一节　胸腰椎损伤术后并发症及翻修手术基本概念

一、概述

胸腰椎创伤最常发生于胸腰段，该部位是稳定的胸椎与活动的腰椎连接的枢纽，随着对胸腰椎损伤认识的提高，手术入路的不断拓展及内固定器材的设计和应用等，其手术数量逐渐增加。在各种术式应用和改进的过程中人们逐渐观察到以往手术存在的不足，部分手术可以出现各种并发症，或是残留各种不足之处（以椎体后缘骨块为多）和出现的新问题需要再次手术来解决，从而提出了胸腰椎翻修手术的观念，希望通过翻修手术改善患者的生存质量和工作能力。

二、原因

（一）疾病认识的局限性

人类对疾病的认识和治疗是一个不断进步的过程，随着时间的推移，人们会发现以往对疾病的诊断和治疗是不足的，有时甚至可能是错误的，从而导致以后的再次手术翻修。例如椎体后缘碎骨块，大多在椎节撑开之同时还纳原处，但如果后纵韧带断裂，此骨块可能无法还归椎体后缘原处，对此情况如术前认识或估计不足，术后CT或MR检查则可发现该骨块仍留在椎管内而不得不再次施术。

（二）当时或当地的医疗水平和医疗条件

主要表现在对疾病的复杂性和严重性认识不足、治疗方案设计不全面、内固定器材应用不当、手术方法的局限等。

（三）手术并发症或效果不理想

诸多因素可以导致手术并发症发生或手术效果不理想，腰椎创伤手术较为常见的是减压不彻底、远期出现腰椎后凸畸形、腰椎不稳致腰部持续性疼痛、脊髓损害程度加重等，术后很多原因可导致上述症状的发生，为改善患者的生存质量和工作能力，需要对腰椎再次手术以纠正或弥补存在的不足或处理新出现病变，解除脊髓压迫、重建腰椎稳定性和生物力学功能。临床上经常遇到失败或疗效不满意的原因有以下情况。

1. 手术病例选择不当；
2. 手术适应证选择不当；
3. 术式选择错误、手术技巧欠佳等引起；
4. 疾病诊断错误。

三、初步判定

(一)注意患者术后症状与手术的关系

Kostuik 强调注意手术后患者的主诉与手术的关系,如果患者症状手术后没有立即改善,应该考虑是否诊断有误或手术操作失误。如果手术后患者症状缓解,几周或数月后症状再次出现,应该考虑有新的病理变化或为手术并发症;如果患者症状缓解数月至数年后再次出现症状,应该考虑假关节形成、新的病变,或手术邻近部位退行性过程产生的症状

(二)注意是否为手术失败或术前判定欠周全

胸腰椎翻修手术并不一定意味着前次手术失败或错误,此外手术是一种极其复杂和危险的操作,不同时期受不同医疗条件限制。因此,对胸腰椎手术的评价应根据当时历史条件下医学对疾病的认识程度、内固定器械的发展状况、手术操作的技术水准为基础,当时成功的手术,现在看来可能是欠周全或不完善的,这反映了脊柱外科的迅猛发展,尤其当前内固定器材改进速度的加快,丰富了腰椎稳定所需的固定方式,大大拓宽了腰椎的手术领域,使原先不能手术或手术后不能固定的腰椎部位可以进行手术并固定,很多以往无法按预想方案实施而不得不进行的临时性手术,现在均有条件通过翻修手术加以完善。一般认为,患者前次手术后出现残留腰椎畸形、疼痛、神经症状加重或无改善,内固定植入物位置选择或安放错误,以及骨块残留等情况,应考虑再次手术治疗以改善症状。

四、术前评价指标

(一)概况

决定是否采取翻修手术前必须对导致前次手术未达到最佳结果的所有原因进行全面理性的评估,如果原先手术结果欠佳,是由于最初手术方案错误或手术技术缺陷所致,则翻修手术改善症状的机会较多;如果手术的失败是由于当初诊断或病例选择错误,则翻修手术只能使现状进一步变坏。因此,腰椎翻修术的指征掌握应非常慎重。全面的病史分析、系统的体格检查和详尽的影像学资料是重新认识原有疾患并发现原先手术所存在问题的关键,也是纠正原有不足或解决新问题的必要基础。

(二)患者自我评估

如果患者在上次腰椎手术后,疗效不满意,必须对患者的病史进行全面回顾和认真分析。关键在于了解患者术前受伤机制、症状持续时间,以及患者在术后近期和远期疗效的自我评价,尤其重要的是手术后一段时间症状是否减轻或消失,患者的术前症状是否仅为根性症状、脊髓症状或影像学异常,还是兼而有之。如果有神经症状,术后是改善、变坏,还是维持不变。详细的病史资料包括患者对原先手术的反应,手术前后的影像学资料,所有相关资料都要收集完整并重新作全面评价。同时应综合考虑患者的精神状况,患者和家属对治疗效果的期望值,患者当前的工作状态,同样要考虑可能的医疗诉讼和医疗赔偿等社会和法律问题。患者的不良生活嗜好也是影响手术效果的因素,尤其是吸烟可导致植骨融合失败和加速椎间盘进行性退变,因此在任何腰椎翻修手术前后都必须戒烟。

(三)物理检查

除腰部局部外观、活动范围外,更主要的是全身神经系统检查,以除外可能伴随的其他神经系统疾病,如颅内疾患、脊柱其他部位疾患或神经内科疾患(包括脊髓本身病变)等。此外应注意排除某些外周神经卡压症的可能,神经系统检查的内容一般包括上、下肢和躯干运动、感觉、反射功能以及病理反射,判断其表现是否与腰椎创

伤及相应神经损伤相符合。特殊部位肌肉的萎缩往往是恢复不好的预兆。

（四）影像学检查

仔细分析患者先前的影像资料，并与患者临床症状相互对照，了解两者是否相符。

1. **X 线片检查** X 线平片可以从宏观上显示患者腰椎骨性结构的全貌、病变的范围和性质、原手术减压的范围、植骨块部位、内固定器材的安放情况、脊柱畸形变化和原手术邻近部位脊柱退变情况。过伸-过屈位动力片可以了解腰椎术后的稳定程度以及是否有假关节形成，植骨不愈者可在植骨块与受区间观察到透亮区，动力位片时可见椎间隙变大。

2. **CT 扫描** 腰椎的 CT 扫描是进一步观察以往手术后局部状况的良好影像学手段，尤其是局部有内植物不允许行 MR 检查时，CT 检查可以显示手术部位骨和软组织状态、内植入物与骨结构（包括骨块残留）和神经组织的关系等，对翻修手术中再次减压、植骨和内固定物选择具有重要的参考价值，CT 重建技术可从不同角度立体地观察腰椎病变，有条件时应加以利用。

3. **MR 检查** MR 仅在前次手术未使用金属内植物或仅采用钛制内植物患者中实施，只要没有禁忌证，翻修术前必须行 MR 检查，这是目前显示脊髓病理变化最为直观的影像学手段，可以根据脊髓大小、脊髓信号改变和脊髓相邻骨结构和软组织变化了解目前的病变并制定相应的对策。

T_2 加权上脊髓信号增高意味着髓内组织存在某种程度的病损，这种病变往往是症状长期存在而不能缓解的原因，通过翻修手术也很难使其得到恢复，在选择翻修手术前必须有清醒的认识。当然脊髓存在骨纤维结构致压物与临床症状体征相符是再次实施减压手术的最基本要求。

4. **骨扫描检查** 骨扫描对术后疗效评估意义不大，但对诊断肿瘤、感染、假关节或邻近节段退变十分有用。

（五）电生理检查

包括肌电图、脊髓诱发电位、体感诱发电位和 F 波等，用于鉴别运动障碍是肌源性或神经源性，是周围神经损害或中枢神经损害，在临床鉴别有困难时可采用。

第二节 再手术的目的、基本原则及病例选择

腰椎创伤翻修术前应遵循以下原则：确认以往诊断无误，了解前次手术存在的问题或出现的新问题，制定翻修术的术式，充分考虑翻修术中可能的困难和特殊情况。手术应有明确的目的和指征。

一、手术目的

胸腰椎翻修术主要目的不外乎再次减压和再次稳定，同时亦应恢复椎节的形态，包括椎节的高度和椎管的矢径。

（一）减压

在于解除原先手术未能去除的神经致压物或手术后新出现的脊髓和神经根致压物，前者易于发现和判定，而后者则需通过各种检查方可确定，约占临床病例的 1/10~1/20，尤其是增生性体质者（即瘢痕体质）见图 3-3-4-2-1。

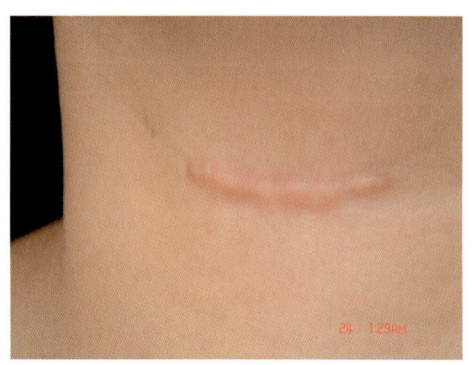 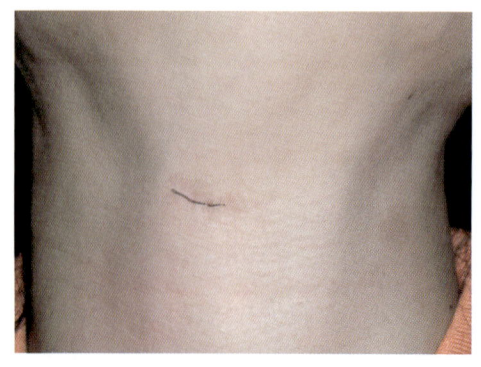

图3-3-4-2-1 瘢痕体质对比（A、B）

A.瘢痕（增生）体质者；B.为正常人，其颈椎手术皮肤切口外观对比明显差异（黑线为画痕）

（二）加强稳定

在于重建腰椎的生理解剖,维持其功能所需的稳定性。适用于因以往融合术失败导致的持续性疼痛、畸形进行性加重或因骨结构不稳致神经功能障碍加重。近来腰椎手术技术和内固定方法不断改进,精良的器械和合理的内固定器材辈出,使以往无法解决的问题可以得到处理,对于以往手术的不足也可加以修正和补充。当今的手术技术发展明显拓展了病例选择的范围,并增加翻修术可以采用的手段。

二、基本原则

腰椎创伤翻修术前、术中及术后应遵循的一般原则包括以下几方面。

（一）充分的术前准备

包括详细的病史采集、手术计划的制订,以及充分的手术器械准备等。另外翻修手术的创伤较前次手术大,术前应准备充足的血源。

（二）恢复或改善腰椎解剖关系,最大限度争取骨融合

改善患者局部及全身的情况,采取有效方法使融合获得最佳效果,如改善患者手术部位的血供,使用高质量植骨块（最好为自体骨）以及注意患者全身状况

（三）选择合理的手术方式

翻修手术前应仔细考虑病变的各相关影响因素、解决办法、手术入路、减压范围,融合内固定方法的选择仍应遵循简单有效的原则,手术器械的准备应尽可能充分,手术后应指导患者如何休息。

（四）神经减压

无论是原先手术残留的或新出现的,只要有脊髓受压的表现就应该实施减压术,减压后稳定性的重建是维持手术效果的关键。

（五）其他

1. 采用合理的内固定加植骨术　两者的有机结合是维持腰椎术后即刻和远期稳定性的重要措施;

2. 合理的外固定　与植骨融合术要求相对应的手术后制动,对局部的稳定和保证植骨融合具有重要意义;

3. 功能康复　翻修手术的术后功能康复是一个漫长而又关键的过程,对患者神经功能的改善有着重要意义,应注意加强手术后的功能康复训练。

总之,全面的术前准备、最佳的术式选择、内固定器材的合理选用、认真的手术操作、合理的术后管理和康复对于减少手术并发症和获得满意疗效均有重要意义。

三、病例选择

现代脊柱创伤治疗的基本原则是恢复脊椎的正常排列,有效的减压,彻底去除致压物,恢复脊椎正常的生理曲度和椎间高度,坚强的固定使损伤节段获得即刻稳定性,促进植骨融合并使患者早期活动。

在采用了外科干预手段未能达到上述目的并出现下列情况者,则可考虑再手术翻修。

1. 减压不彻底,神经根或脊髓压迫症状持续存在或加重者;

2. 胸腰椎排列未获满意纠正或存在椎节不稳定,并有进展趋势者;

3. 碎骨块残留、植骨不融合、假关节形成或后凸畸形者;

4. 内植物并发症引起椎节松脱或断裂,以致椎节失稳者。

第三节　手术操作要点及术后处理

一、一般操作要点

(一)手术入路

可根据病情需要及个人习惯选择前入路或后入路。另外,对于翻修手术,考虑到美观,应尽量从原切口入路。但仍以彻底减压、远期效果、便于植骨融合及内固定操作等作为优先考虑,为此可适当延长切口或另选入路。

笔者认为对于胸腰段爆裂骨折施行后路手术者,考虑到减压的彻底性及远期效果,应从前路翻修。对于从后路翻修者,一般沿原切口进入,但因患者瘢痕增生或与周围组织粘连严重,解剖层次往往不清楚,易损伤硬膜囊及神经根,此时应耐心细致地寻找突破口,切不可动作粗暴、鲁莽行事,以免误伤硬膜囊、神经根,甚至脊髓。

(二)酌情取出前次手术内植物

术前仔细阅读腰椎平片,根据经验识别前次手术所用内固定物,最好能找到前次手术记录,事先务必与前次内植物生产厂家联系,备好特殊内固定取出工具。翻修时应注意内固定位置是否居中,棒或钢板、植骨块有无移位,螺钉有无松动、脱出。术中要确保完整取出内植物。如前次手术未应用内固定,则可直接进入待翻修部位。

(三)减压操作

根据术前影像学检查及术中所见决定减压节段,定位无误后,首先遵循正常组织减压原则。病变处椎管、神经根管往往因瘢痕粘连变窄,操作难度较大,因此,除有精细工具外,术野要有足够照明,保证在直视下操作,以防误伤。减压过程中不但要注意骨性致压物,还应注意有无椎间盘突出,尤其是有无髓核脱出到神经根管内,务必完整切除骨性和非骨性致压物,此为手术成败之关键。

(四)植骨融合及内固定

对于腰椎创伤翻修手术,除彻底减压外,一般都需给予植骨融合及内固定。目前无论前路内固定器械还是后路内固定器械,种类繁多,但基本原理与目的相似,可根据患者的病情、经济状况及术者的经验酌情选用,既要保证施术椎节的稳定,又不可过度固定。

二、重建腰椎生理曲度

在植骨固定融合过程中,要注意重建腰椎生理曲度,为达到此目的,注意以下关键步骤。

(一)恢复伤节高度及列线

应用椎体撑开器使骨折脱位之节段间高度恢复,并恢复或重建生理曲度。一般通过预弯棒,即根据需要预弯成合适角度,以求维持胸腰椎之生理曲度,减少应力遮挡。但对于陈旧性骨折复位可能不理想,多需采取其他措施。

(二)精确修整植骨块

前路手术用植骨块融合内固定时,宜选用自体三面皮质髂骨植骨块进行融合,其具有较强的支撑能力。对骨块的修整应依照复位撑开高度,不可太短,最好根据腰椎生理曲度修整为前方略高的楔状长方形植骨块。

三、术后处理

(一)一般处理

除按一般胸腰椎手术的术后处理外,翻修病例因瘢痕增生,解剖不清,渗血较一般胸腰椎手术为多,最好采用负压球引流。术后嘱患者卧床休息,观察切口渗血、引流情况,特别要注意患者有无下肢神经症状,发现异常要及时处理。根据引流量,术后24~48h拔除负压引流管。

(二)必要的外固定

牢固的内固定可有效地限制病变节段活动,促进骨融合,恢复及维持腰椎生理曲度。术后一般1~4周带腰围下床活动,是否给予石膏或其他支具固定,应根据术中患者伤椎及内固定的稳定性给予具体指导。

四、加强康复治疗

事实上,胸腰椎创伤患者往往合并下肢的不全瘫,甚至大小便功能障碍。术后系统康复治疗在很大程度上影响着患者的功能恢复及健康状况。

系统康复治疗包括评估、计划、实施和评价等阶段,是一个有的放矢、循环往复的过程。康复治疗方法有物理治疗、运动疗法、作业疗法、支具和辅助用具的训练等,需根据患者个体情况加以选择。尤为重要的是要指导患者行腰背肌功能锻炼。

第四节　临床病例举例

[例1]图3-3-4-4-1　男性,51岁,L_1爆裂性骨折,后路复位固定术后神经症状加重,复查CT及MR后显示骨折骨块复位不佳,仍在椎管内占位,予以腰椎前路手术,切除致压骨块减压,人工椎体置入恢复椎节高度,患者症状好转。提示:胸腰椎骨折行后路手术时一定注意椎管前方占位骨块的复位、减压,如果不能较好地复位,有可能会造成患者神经症状的加重(A~H)。

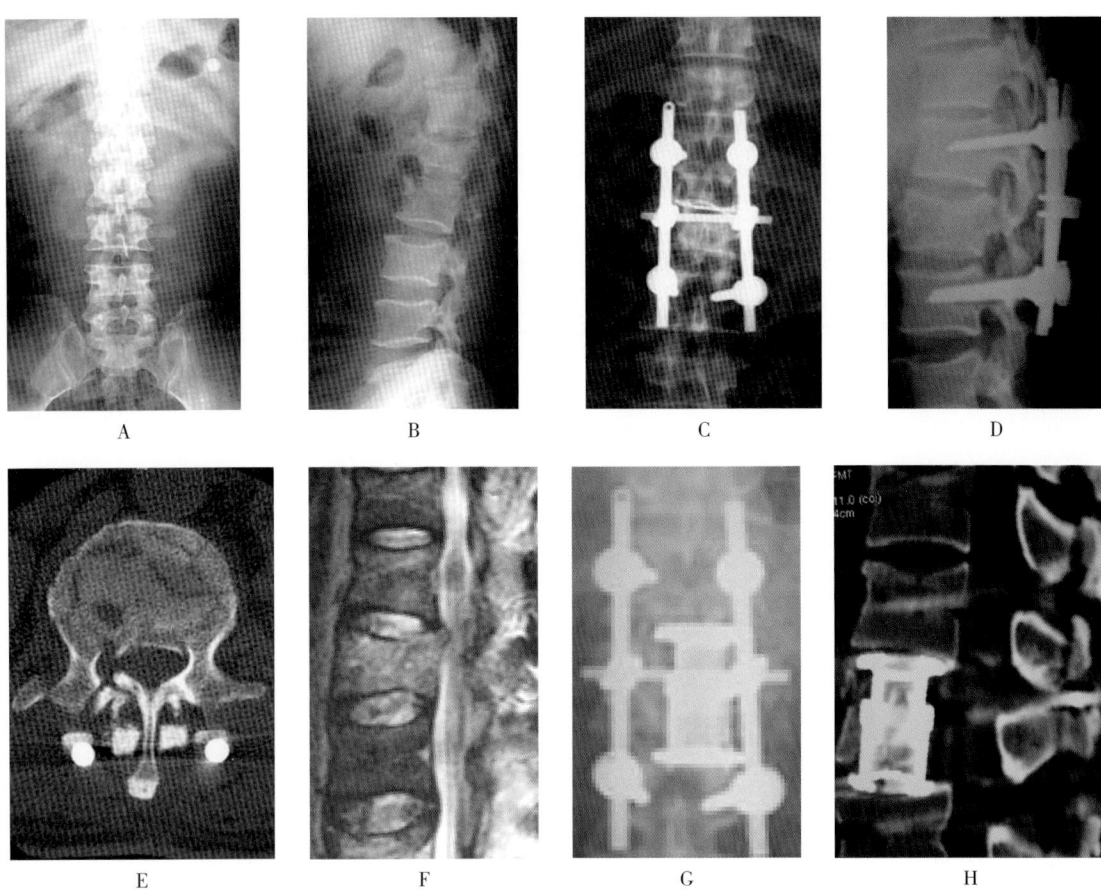

图3-3-4-4-1 临床举例 例1（A~H）

A.B. 术前X线正侧位片；C.D. 首次后路减压+椎弓根钉内固定术后X线正侧位片；E. 后路减压内固定术后伤椎CT水平扫横断面示椎管内仍有骨块存留；F. 同前，MR矢状位T$_2$加权示伤椎后上方骨性突起呈椎管内占位状，脊髓有信号改变；G.H. 再次手术，行前路翻修、减压及人工椎体置入术后腰椎X线正位及CT侧位片，显示椎体后部骨块已彻底切除，椎节高度恢复

［例2］图3-3-4-4-2 男性，35岁，L$_1$爆裂骨折，属C3型，行胸腰段前路减压复位固定术后4个月开始出现内固定钛板及螺钉松动，术后12个月钛板及螺钉松动明显，伤椎塌陷，胸腰段呈后凸畸形。行前后路联合翻修；前路取出钛板、螺钉，伤椎切除减压、钛网塞骨后置入，并行单棒固定。后路行椎弓根螺钉固定、减压及融合术。提示：胸腰椎骨折仅行前路手术，而不将伤椎切除，也不采用钛网、人工椎体等坚强支撑物置入，在应力作用下容易发生内固定失败；因此对于严重型胸腰椎骨折单纯选用前路手术时要慎重（A~H）。

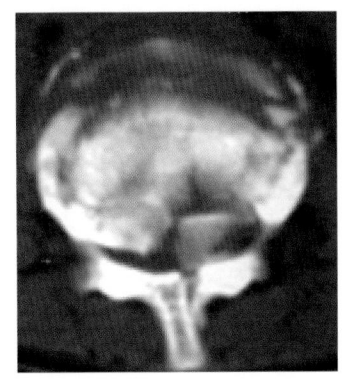
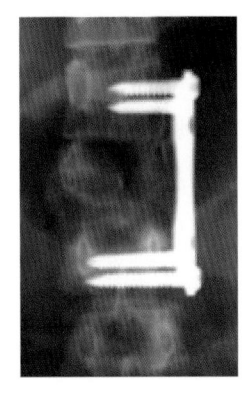
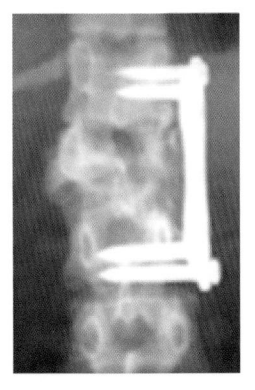
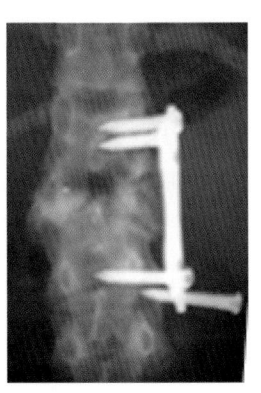

A　　　　　　B　　　　　　C　　　　　　D

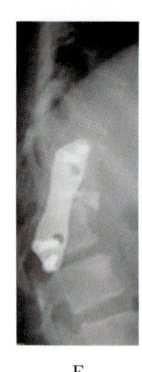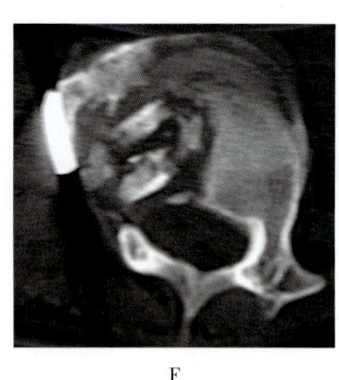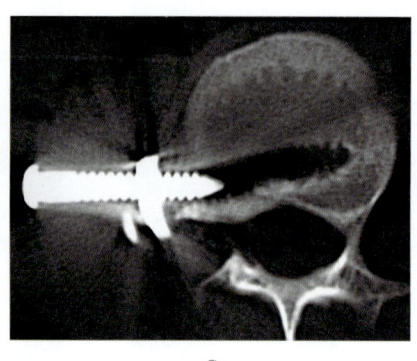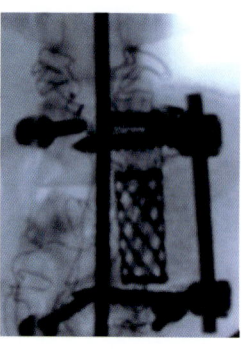

图3-3-4-4-2 临床举例 例2（A~H）

A. 术前CT水平扫描示椎管内骨块占位明显；B.C. 前路减压术后4月胸腰段X线正位片，示螺钉有松动迹象；D.E. 术后12月胸腰段X线正位片示螺钉松动、滑移；侧位X线片尚显示L₃椎体塌陷及胸腰段后凸畸形；F.G. CT扫描水平位示伤椎植骨块未愈合及螺钉滑出；H. 行前后路联合翻修术，术中胸腰段X线正位片

[例3] 图 3-3-4-4-3 男性，30岁，因高处坠落伤致 L_3 骨折、颅脑外伤、昏迷及右侧颧弓骨折、左手第五掌骨骨折等多发伤在外院首诊。待患者清醒、生命体征平稳于伤后40余天行"L_3椎体骨折后路切开减压融合、钉棒系统内固定术"。术后复查片示 L_3 椎体压缩基本复位，内固定螺钉位置好。患者出院后3个月开始下地锻炼，术后8月患者出现腰部疼痛，活动受限，且左侧大腿内侧皮肤感觉麻木，有疼痛感。复查腰椎正侧位X线片，发现 L_4 椎体椎弓根钉断裂。腰椎生理弯曲消失，胸腰段可见后凸畸形。

先行后路翻修，手术中见 L_4 两侧的椎弓根螺钉均断裂，取出 L_2 两侧椎弓根螺钉及连接棒、L_4 椎弓根螺钉断裂头部，探查 L_2 两侧椎弓根钉道均完好，沿原钉道打入直径7.0mm、长度45mm椎弓根万向螺钉。再暴露出两侧 L_4 横突后用刮匙将椎弓根周围增生组织刮除，显露椎弓根入口，X线透视定位确认椎弓根螺钉断钉位置，用小弧形凿将椎弓根螺钉的四周骨壁稍去除，尖嘴咬骨钳将椎弓根螺钉断钉尾部夹紧后小心拧出。探查 L_4 两侧椎弓根钉道均完好，沿原钉道打入直径7.0mm、长度45mm万向椎弓根螺钉，并安装两侧椎弓根螺钉连接棒。切取三面皮质骨髂骨块，刮匙挖取大量髂骨松质骨。所取骨质修剪成火柴棒状，再将 $L_{2\sim4}$ 两侧横突表面去皮质，创造植骨面，将植骨条及松质骨置入两侧横突间，并在 L_4 椎弓根螺钉周围置入松质骨。

再行前路减压、植骨及内固定术；经左侧腹膜外途径，显露 $L_{2\sim4}$ 椎体，见 L_3 椎体变形，骨折块间为瘢痕连接，$L_{3\sim4}$ 椎间盘破碎变形、变薄；切除 $L_{2\sim4}$ 椎间盘组织，处理 L_2 下终板及 L_4 上终板，创造植骨面，用骨凿和咬骨钳去除 L_3 椎体、骨折碎块及瘢痕组织，保留 L_3 椎体后侧及对侧骨皮质，切取三面皮质骨髂骨块置入，并充填大量髂骨松质骨。于 L_2、L_4 椎体行单棒螺钉固定。经随访，愈合良好。

此病例提示：胸腰椎骨折，特别是陈旧性胸腰椎骨折，行后路减压及伤椎上下各一个椎体的固定时，一定要注意植骨融合的重要性；此患者因伤椎不愈合及后外侧融合的失败而发生断钉、胸腰段后凸畸形。在断钉翻修时注意不要将钉道周围的骨质去除过多，能暴露出断钉尾部即可。而翻修螺钉的直径增大比长度增加更重要。此类翻修术最为重要的是确保植骨融合的成功，因此行前、后路充分的植骨以防止再次断钉（A~J）。

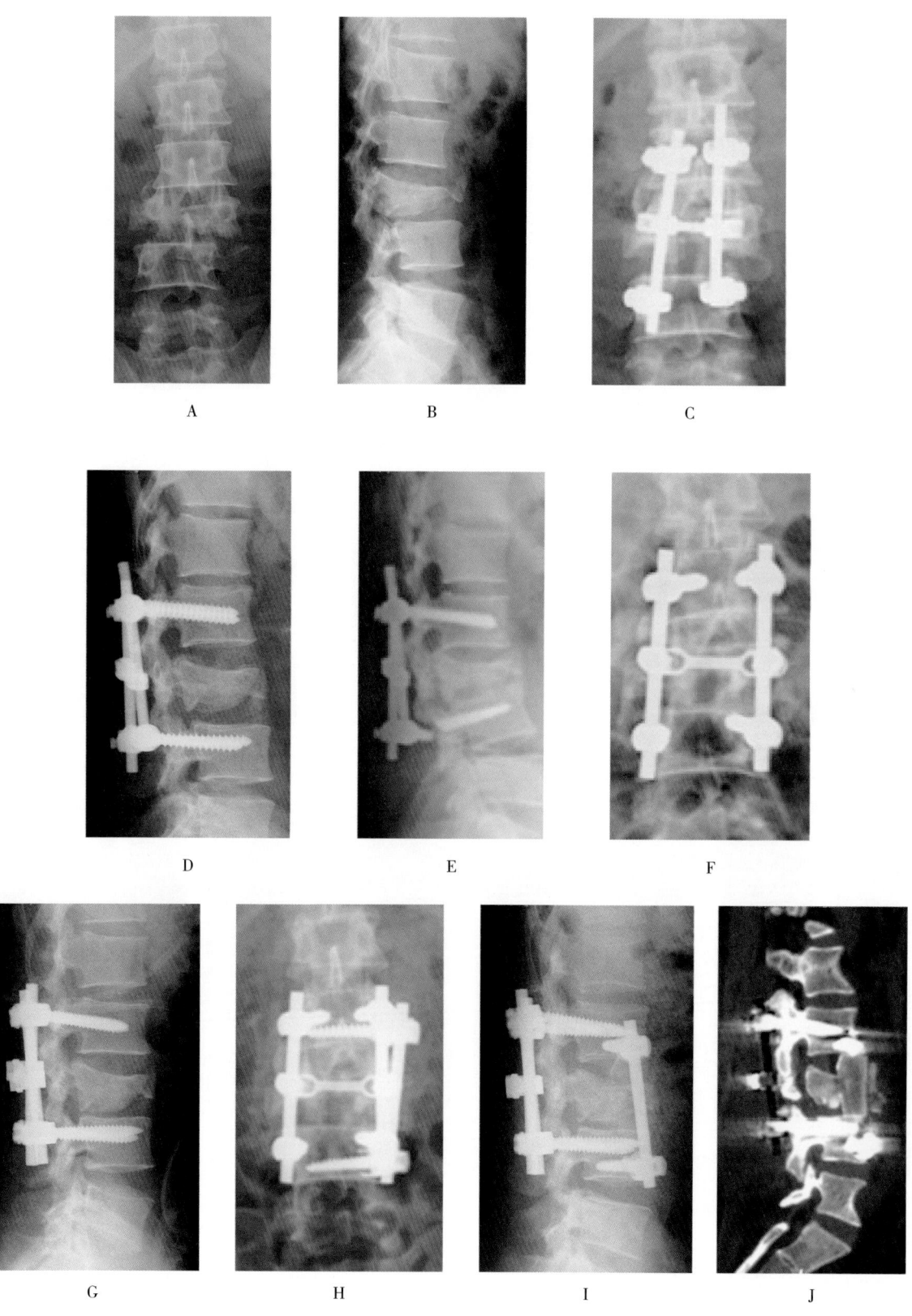

图3-3-4-4-3 临床举例 例3（A~J）

A.B. 术前腰椎X线正侧位片；C.D. 后路初次手术后6月腰椎X线正侧位片；E. 后路初次术后8月腰椎X线侧位片，显示螺钉断裂及变位；F.G. 后路翻修术后腰椎X线正侧位片；H.I. 前路翻修术后腰椎X线正侧位片；J. 前路翻修术后腰椎CT三维重建示植骨块位置良好

[例4]图3-3-4-4-4 男性,34岁,高处坠落伤致 L_4 椎体爆裂性骨折,属 A_3 型,外院行腰椎后路减压及椎弓根螺钉固定术;术后5个月X线片复查示椎弓根螺钉断裂、伤椎未愈合。行腰椎后路翻修手术,取出椎弓根螺钉及断钉,重新旋入直径7.0mm、长45mm万向椎弓根钉。应用改良PLIF途径,切除 L_3 下关节突、L_4 上下关节突、L_5 部分上关节突,并行 $L_{3\sim4}$ 及 $L_{4\sim5}$ 椎间融合手术;以期提高术后融合的成功率。对于此类陈旧性腰椎骨折行后外侧入路的椎间融合手术临床报道较少;术中硬膜囊周围有粘连,分离及牵开均较困难;对融合间隙上下终板及骨面的处理需谨慎,否则一方面可能会因为椎间盘组织遗留过多造成再次不融合;另一方面也可因为终板、骨面刮除过度而植骨支撑力度不足造成融合器的塌陷与翻转(A~G)。

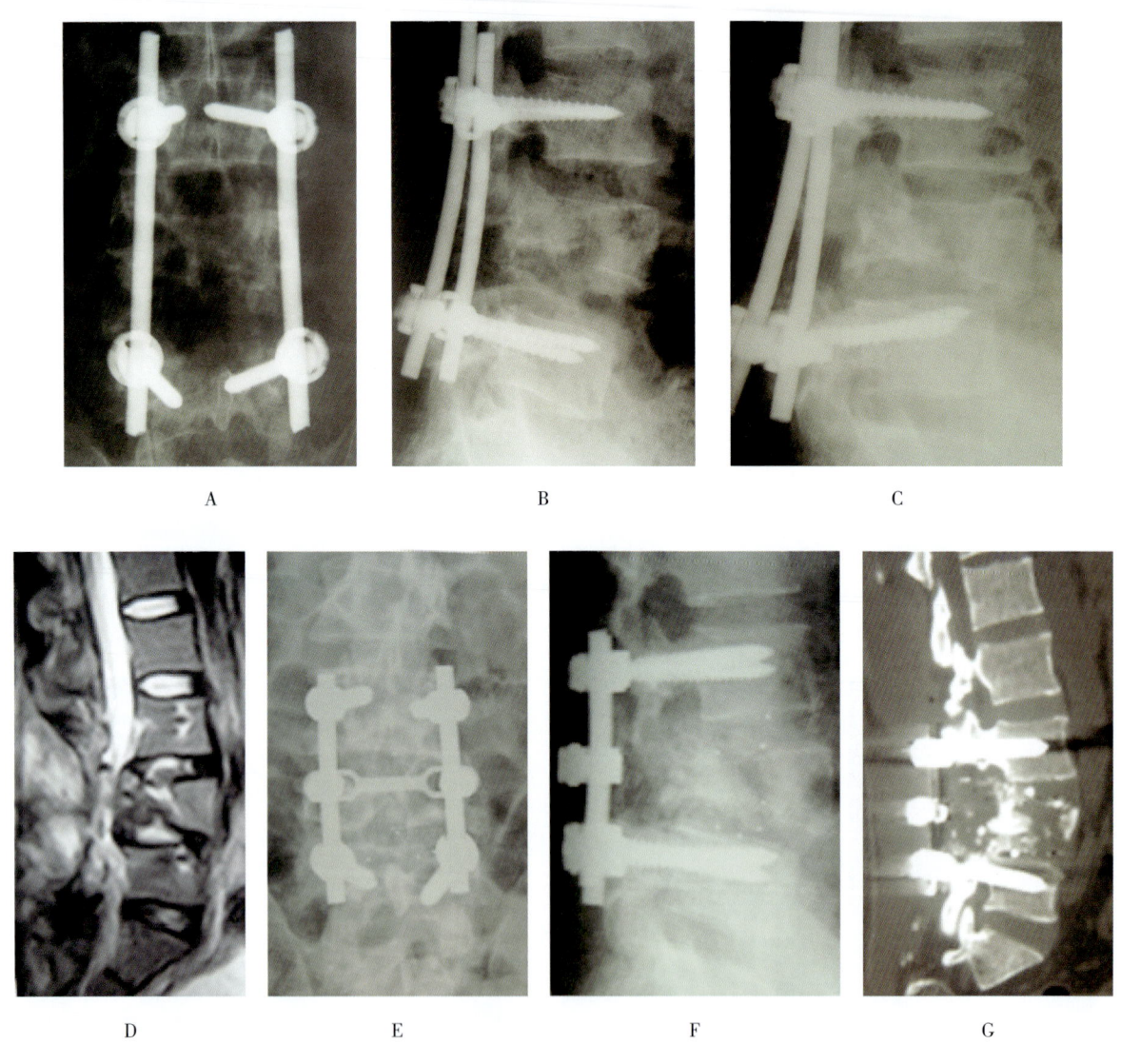

图3-3-4-4-4 临床举例 例4(A~G)

A.B. L_4 体爆裂性骨折行后路减压、内固定术后X线正侧位片;C. 术后5个月X线侧位片;D. 术后5个月MR示伤椎未愈合,硬膜囊前方仍有压迫;E.F. 行后路翻修及 $L_3\sim L_4$ 和 $L_4\sim L_5$ 椎体间融合术,术后X线正侧位片;G. 翻修术后CT三维重建矢状位观

[例5]图3-3-4-4-5 男性,42岁,L_3骨折,C2型,外院行腰后路减压、$L_2\sim L_4$椎弓根螺钉内固定术。术后9个月X线片复查提示椎弓根螺钉松动、滑出,固定失败。先行后路翻修术,取出内固定螺钉,再次L_2、L_3椎弓根螺钉固定,但L_3骨折侧方移位未能完全纠正。复查MR示L_2、L_3椎间盘损伤,椎间隙塌陷。经侧前方入路行$L_2\sim L_3$椎间融合器置入术(A~G)。

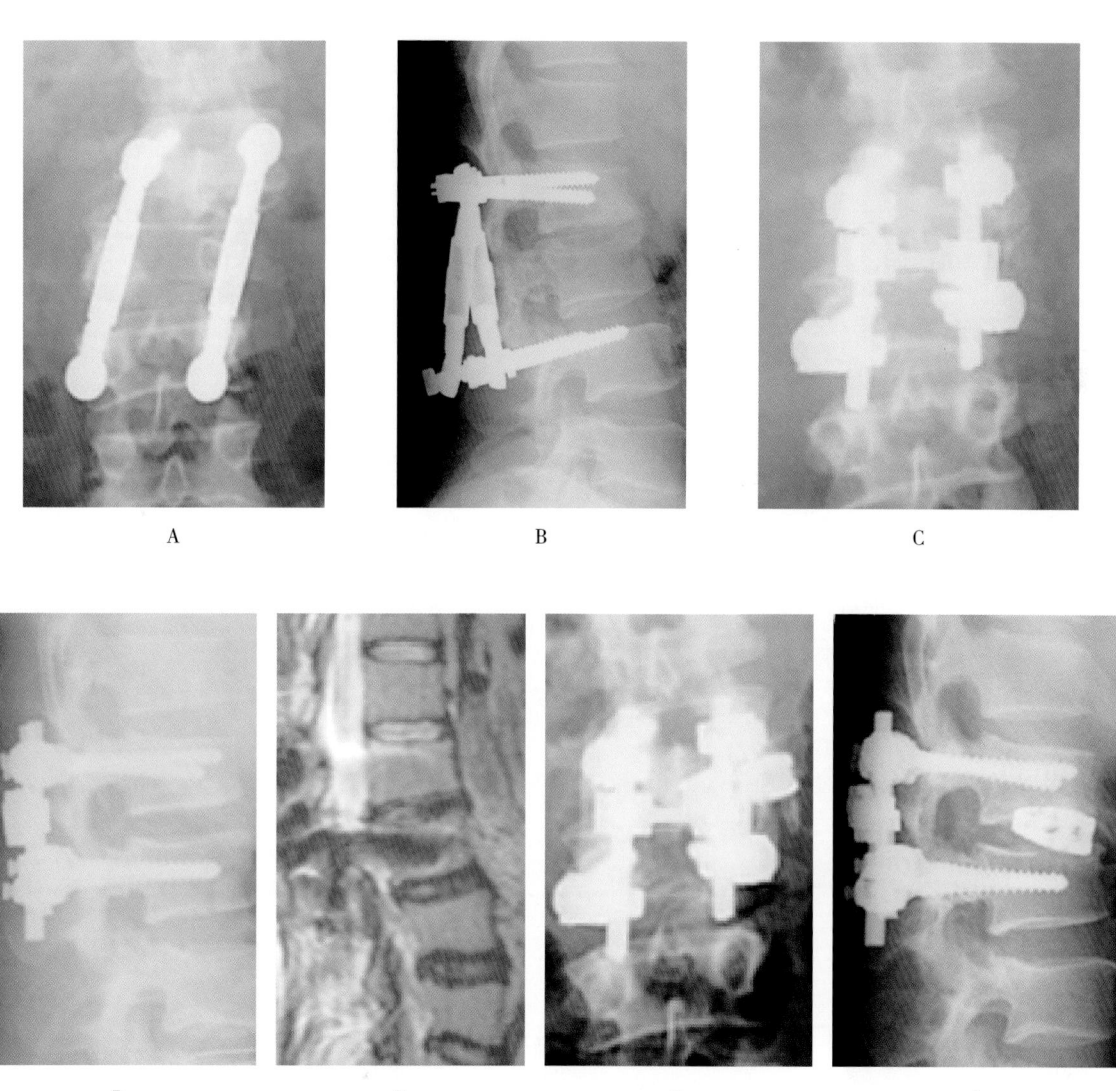

图3-3-4-4-5 临床举例 例5(A~G)
A.B. L_3椎体骨折行后路减压、内固定术后9个月X线正侧位片;C.D. 行后路翻修术,L_2、L_3椎弓根螺钉固定术后X线正侧位片;
E. 翻修术后腰椎MR矢状位T_2加权像;F.G. 行前路$L_{2\sim 3}$椎体间融合器植入术后X线正侧位片

［例6］图3-3-4-4-6　男性,28岁,L_4椎体爆裂型骨折在外院行短节段椎弓根钉固定后断钉转来行翻修术(A~N)。

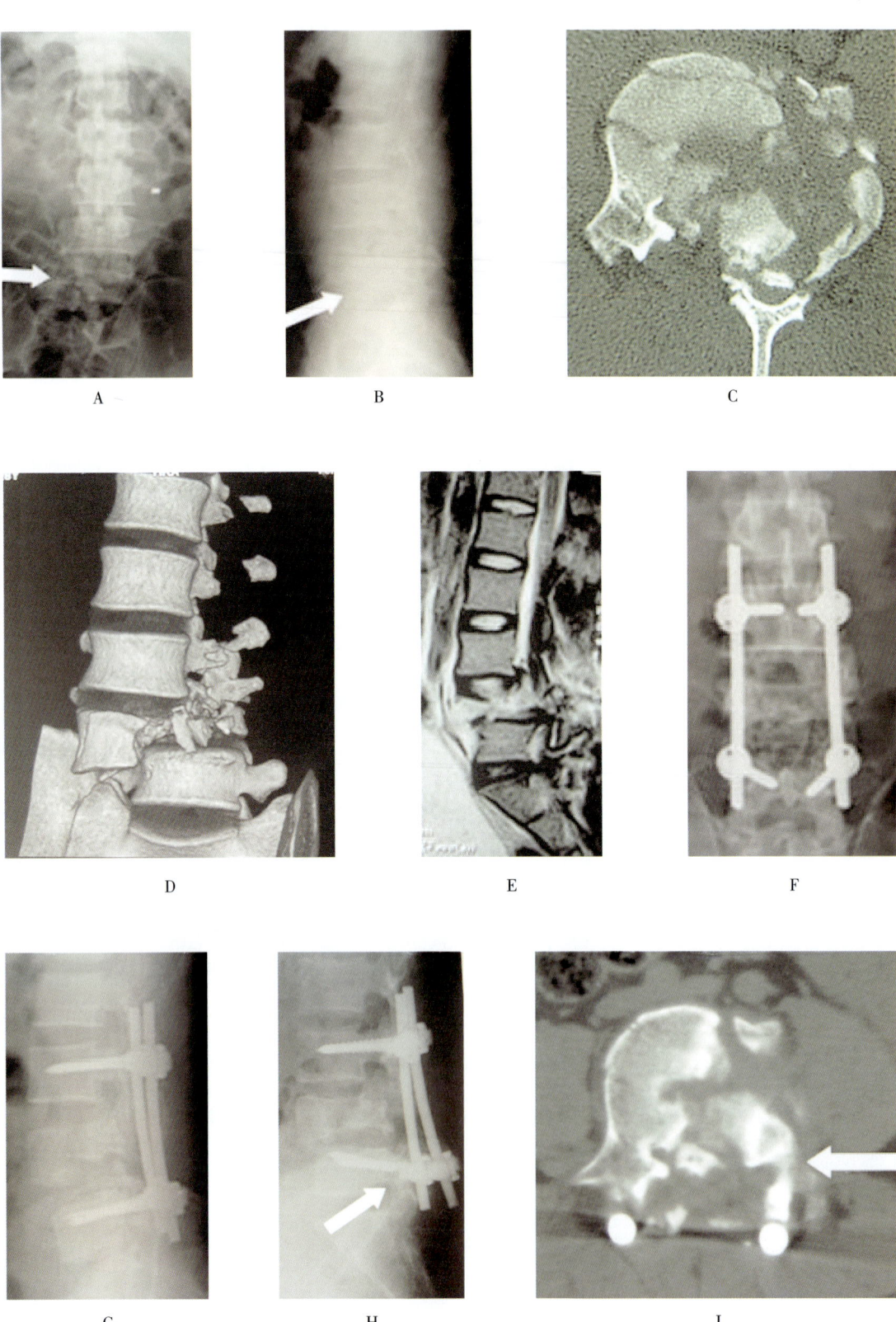

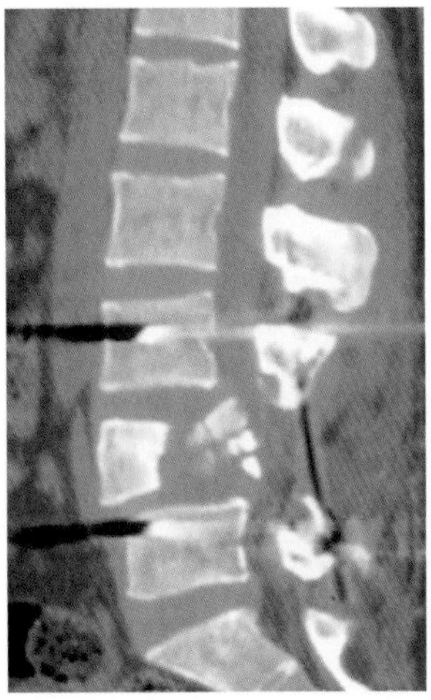

J 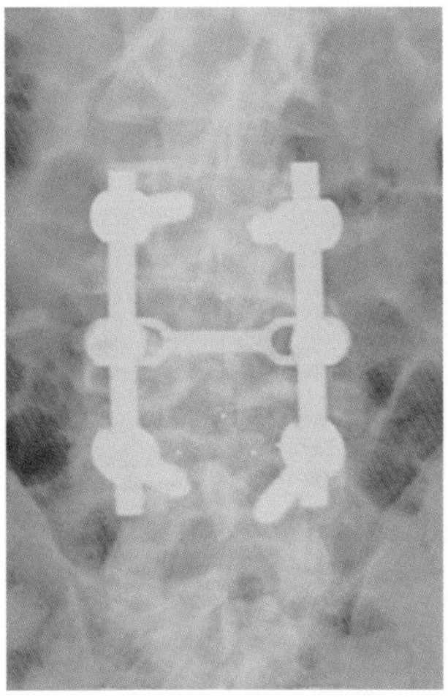　　　　　　　　　　K 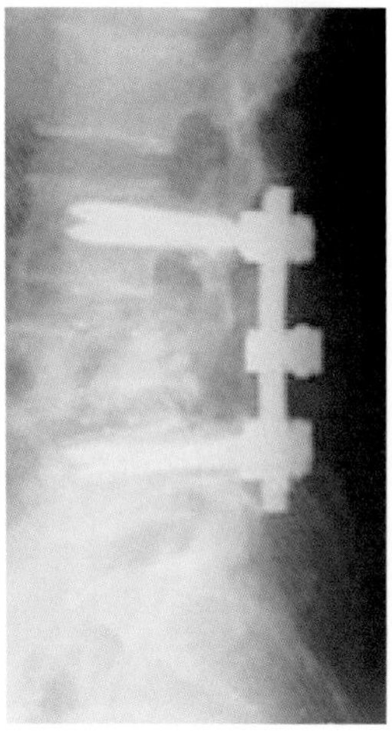　　　　　　　　　　L

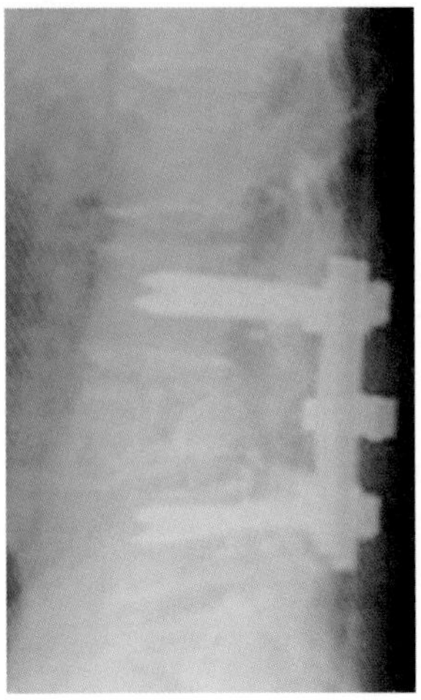

M 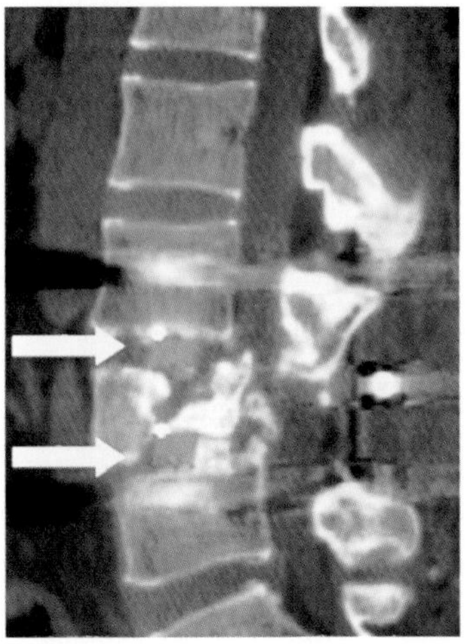　　　　　　　　　　　　　　N

图3-3-4-4-6　临床举例　例6（A~N）

A.B. 伤后正侧位X线片；C.D. 水平位CT扫描及CTM；E. 伤后MR矢状位，T_2加权；F.G. 首次手术后正侧位X线片；H~J. 术后一年随访X线及CT显示下方椎弓根钉折断，骨折未愈合；K.L. 行翻修术+椎间融合器植入后正侧位X线片；M.N. 半年后随访X线及CT片

［例7］图3-3-4-4-7　男性，28岁，L_3椎体骨折后路手术后发现硬膜囊受压而行前路翻修术（A~G）。

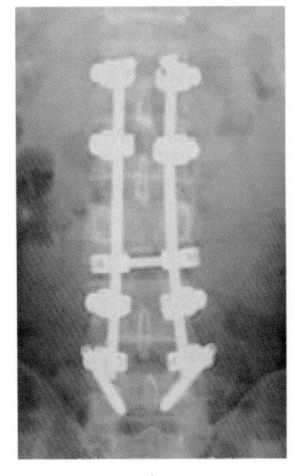

A

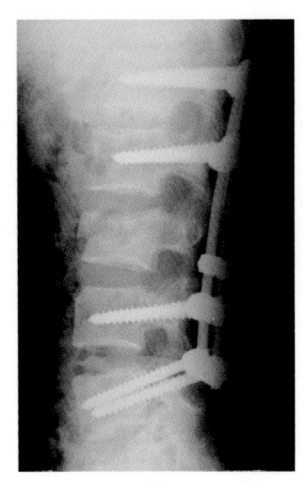

B

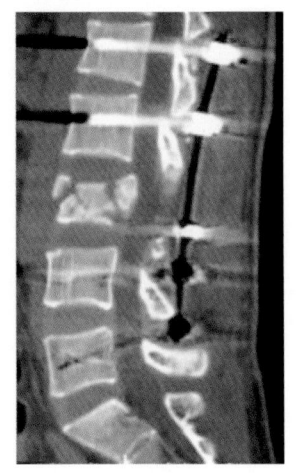

C

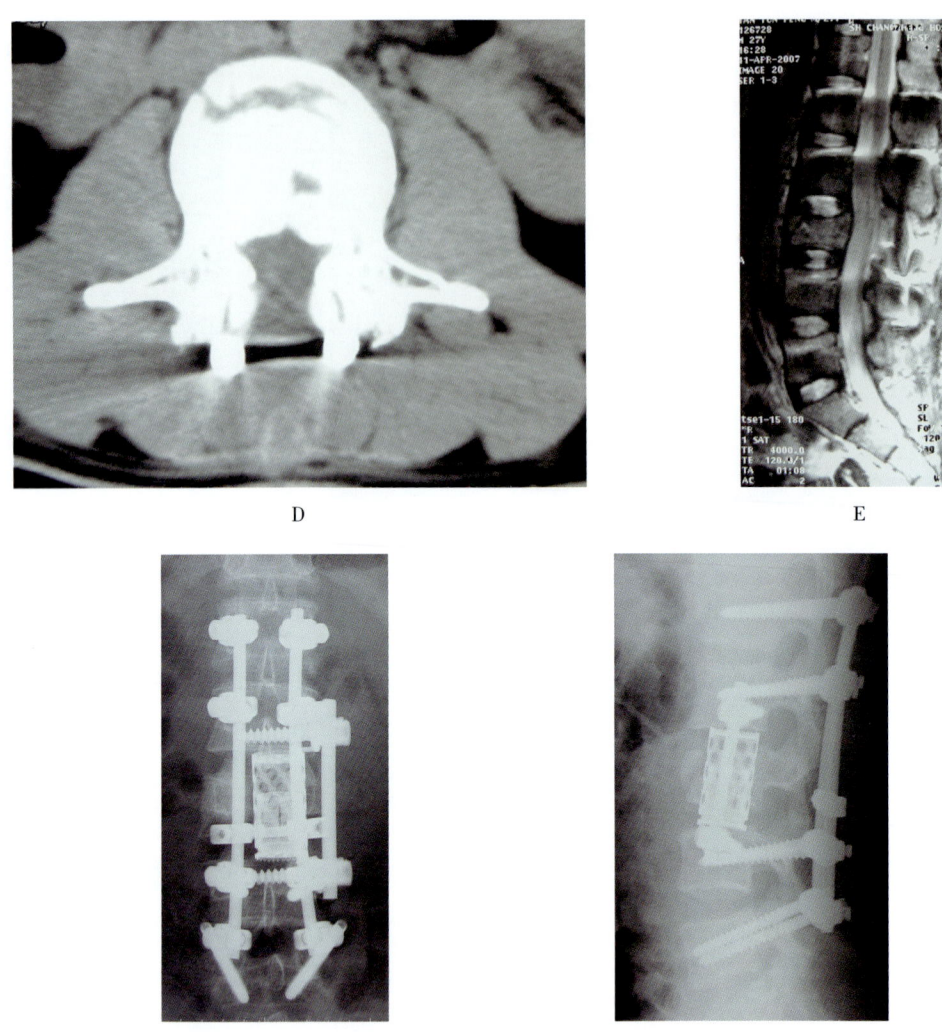

图3-3-4-4-7 临床举例 例7（A~G）

A.B.初次术后正侧位X线片；C.D.CT矢状位及水平位显示伤椎椎体后方骨折块仍在椎管前方；E.MR矢状位显示硬膜囊受压征；F.G.行腰椎前路翻修术，切骨减压后植入钛网+撑开术后正侧位X线片

[例8]图3-3-4-4-8 男性，38岁，L₂骨折术后椎管内致压物仍在，行前路人工椎体植入术（A~F）。

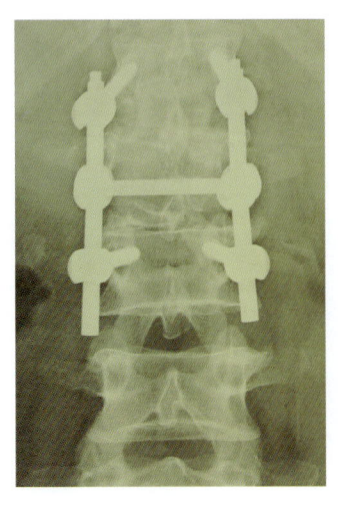

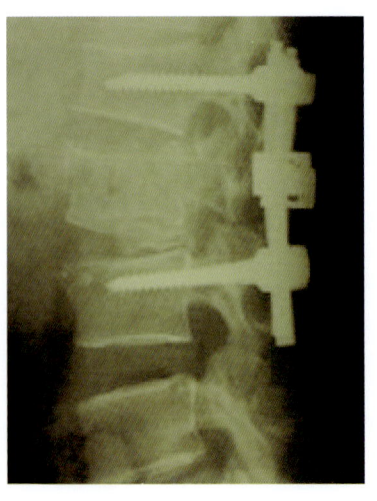

A

B

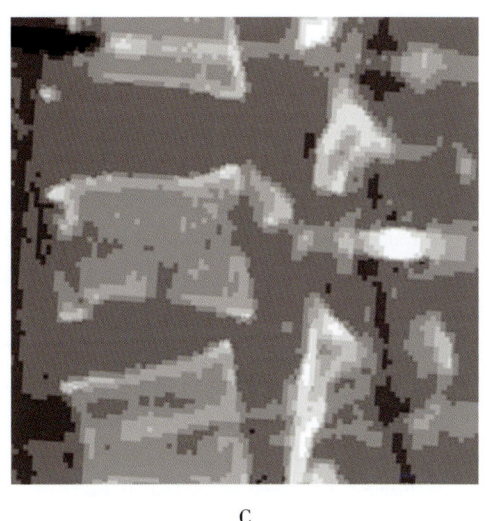
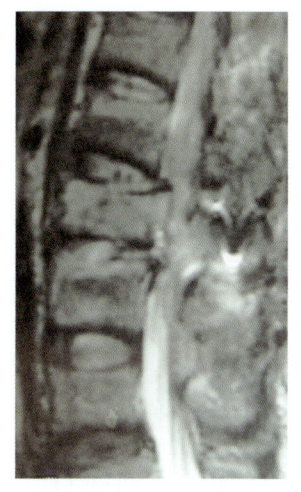

C　　　　　　　　　　　　　　D

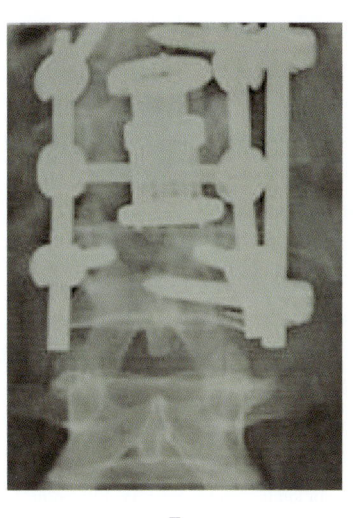
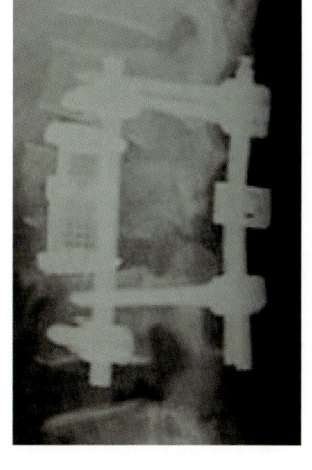

E　　　　　　　　　　　　　　F

图3-3-4-4-8　临床举例　例8（A~F）
A.B.第一次手术后正侧位X线片；C.D.术后CT及MR矢状位，见椎管前方致压性骨块仍在（疑后纵韧带断裂）；
E.F.前路切骨减压+人工椎体植入后正侧位X线片

（赵定麟　赵　杰　陈德玉　林　研　倪春鸿　赵卫东）

参 考 文 献

1. 华莹奇,张治宇,蔡郑东.快速康复外科理念在骨科的应用现状与展望[J].中华外科杂志,2009,47（19）
2. 黄爱兵,邱勇,钱邦平等.L2~3骨折脱位合并空肠疝入椎间隙一例报告[J].中华骨科杂志,2009,29（7）
3. 刘铁龙,严望军,袁文等.胸腰椎内固定术后脊髓硬膜外血肿原因分析及其诊治[J].中华创伤杂志,2006,22（1）
4. 倪斌.腰椎后路手术致脑脊液漏的病因分析及其处理.中国现代手术学杂志2008年10卷12期
5. 吴卫平,孙业青.胸腰椎椎弓根骨折分型及螺钉固定安全性研究[J].同济大学学报（医学版）,2010,31（1）
6. Altiok H, Mekhail A, Vogel LC, Herman JE, Lubicky JP. Issues in surgical treatment of thoraco-lumbar injuries associated with spinal cord injuries in children and

adolescents. Am J Orthop（Belle Mead NJ）. 2002 Nov; 31（11）: 647-51.
7. Bjurlin MA, Rousseau LA, Vidal PP, Hollowell CM. Iatrogenic ureteral injury secondary to a thoracolumbar lateral revision instrumentation and fusion. Spine J. 2009 Jun; 9（6）: e13-5.
8. Bono CM, Heary RF. Gunshot wounds to the spine. Spine J. 2004 Mar-Apr; 4（2）: 230-40.
9. Freslon M, Bouaka D, Coipeau P, Defossez G, Leclercq N, Nebout J, Marteau E, Poilbout N, Prebet R. Thoracolumbar fractures. Rev Chir Orthop Reparatrice Appar Mot. 2008 Jun; 94（4 Suppl）: S22-35.
10. Gahr P, Tschöke SK, Haschtmann D, Heyde CE. Multiple revisions of a L2 burst fracture in a suicide jumper: a retrospective analysis of what went wrong. Eur Spine J. 2009 Jul; 18（7）: 927-34; discussion 935-7. Epub 2009 Jun 3.
11. Grigorean VT, Sandu AM, Popescu M, Iacobini MA, Stoian R, Neascu C, Strambu V, Popa F. Cardiac dysfunctions following spinal cord injury. J Med Life. 2009 Apr-Jun; 2（2）: 133-45.
12. Heary RF, Salas S, Bono CM, Kumar S. Complication avoidance: thoracolumbar and lumbar burst fractures. Neurosurg Clin N Am. 2006 Jul; 17（3）: 377-88, viii. Review.
13. Herkowitz HN, Dvorak J, Bell G, Nordin M, Grob D. The lumbar spine, Philadelphia: Lippincott Williams & Wilkins, 2004.
14. Herkowitz HN, Garfin SR, Eismont FJ, Bell GR, Balderston RA. Rothman-Simeone The Spine, Pennsylvania: Saunders Elsevier, 2006.
15. Inamasu J, Guiot BH. Vascular injury and complication in neurosurgical spine surgery. Acta Neurochir（Wien）. 2006 Apr; 148（4）: 375-87. Review.
16. Kairinos N, Nicol A, Navsaria P. Pneumocephalus following gunshot injury to the thoracic vertebral column: a case report. Ulus Travma Acil Cerrahi Derg. 2009 Nov; 15（6）: 614-6.
17. Knop C, Bastian L, Lange U, Oeser M, Zdichavsky M, Blauth M. Complications in surgical treatment of thoracolumbar injuries. Eur Spine J. 2002 Jun; 11（3）: 214-26. Epub 2002 Feb 19.
18. Knop C, Bastian L, Lange U, Oeser M, Zdichavsky M, Blauth M. Complications in surgical treatment of thoracolumbar injuries. Eur Spine J. 2002 Jun; 11（3）: 214-26.
19. Konstantinidis L, Mayer E, Strohm PC, Hirschmüller A, Südkamp NP, Helwig P. Early surgery-related complications after anteroposterior stabilization of vertebral body fractures in the thoracolumbar region. J Orthop Sci. 2010 Mar; 15（2）: 178-84.
20. McLain RF, Burkus JK, Benson DR. Segmental instrumentation for thoracic and thoracolumbar fractures: prospective analysis of construct survival and five-year follow-up. Spine J. 2001 Sep-Oct; 1（5）: 310-23.
21. Melton LJ 3rd, Kallmes DF. Epidemiology of vertebral fractures: implications for vertebral augmentation. Acad Radiol. 2006 May; 13（5）: 538-45. Review.
22. O'Brien JR, Krushinski E, Zarro CM, Sciadini M, Gelb D, Ludwig S. Esophageal injury from thoracic pedicle screw placement in a polytrauma patient: a case report and literature review. J Orthop Trauma. 2006 Jul; 20（6）: 431-4. Review.
23. O'Leary PT, Bridwell KH, Lenke LG, Good CR, Pichelmann MA, Buchowski JM, Kim YJ, Flynn J. Risk factors and outcomes for catastrophic failures at the top of long pedicle screw constructs: a matched cohort analysis performed at a single center. Spine（Phila Pa 1976）. 2009 Sep 15; 34（20）: 2134-9.
24. Reinhold M, Knop C, Beisse R, Audigé L, Kandziora F, Pizanis A, Pranzl R, Gercek E, Schultheiss M, Weckbach A, Bühren V, Blauth M. Operative treatment of 733 patients with acute thoracolumbar spinal injuries: comprehensive results from the second, prospective, internet-based multicenter study of the Spine Study Group of the German Association of Trauma Surgery. Eur Spine J. 2010 May 25.
25. Verlaan JJ, Diekerhof CH, Buskens E, van der Tweel I, Verbout AJ, Dhert WJ, Oner FC. Surgical treatment of traumatic fractures of the thoracic and lumbar spine: a systematic review of the literature on techniques, complications, and outcome. Spine（Phila Pa 1976）. 2004 Apr 1; 29（7）: 803-14.
26. Wei-Dong Zhao, Yong Rui, Fan Liu, et al. Analysis of height loss after thoracolumbar spine fracture surgery. SICOT Shanghai Congress 2007
27. Whitecloud TS 3rd, Butler JC, Cohen JL, Candelora PD. Complications with the variable spinal plating system. Spine（Phila Pa 1976）. 1989 Apr; 14（4）: 472-6.
28. Yun-Chao Shi, Yu-Long Jia. Complications in the treatment of the fractures in thoracic and lumbar vertebra with af system. SICOT shanghai congress 2007

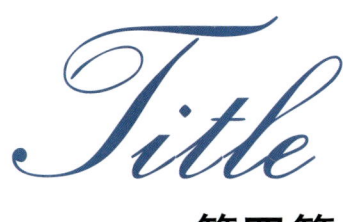

第四篇

脊柱创伤经皮微创内固定技术

第一章　颈段创伤经皮微创内固定技术 /1423

　　第一节　经皮后路C_1、C_2关节突螺钉内固定术 /1423

　　第二节　经皮前路C_1、C_2关节突螺钉内固定术 /1432

　　第三节　经皮齿状突螺钉内固定术 /1443

　　第四节　经皮颈椎椎弓根螺钉内固定术 /1451

第二章　胸腰段创伤经皮微创技术 /1460

　　第一节　胸腰段创伤前路微创外科技术 /1460

　　第二节　腹腔镜下腰椎骨折手术技术 /1464

　　第三节　经皮胸腰椎骨折椎弓根螺钉内固定术 /1470

现代外科的重要发展趋势之一是手术的有限化、微创化和智能化。随着医用手术器械高精技术、生物计算机技术、数码成像技术及电脑智能化技术的迅猛发展，微创脊柱外科的时代已经到来。医学家们预计此项新技术的临床应用比例将高达 75%。

微创脊柱外科技术不断应用和拓展，微创脊柱内固定技术也随之出现。微创脊柱内固定手术意味着在一定医疗风险下避免大切口入路，采用微小切口，运用引导器械或光导纤维装置通过小通道，在影像仪器监视下，从正常解剖结构到达病变处，使用各种微型手动或电动器械，在可视条件和连续监视、确认及记录下，完成整个手术过程。微创脊柱内固定术具有组织损伤小，出血少，脊柱稳定性能破坏小，术后疼痛轻，住院和功能康复时间缩短等优点。

尽管微创脊柱内固定技术取得令人瞩目的新进展，但仍有很大的局限性，术者不能直接触摸病变，失去手感对手术进程的判断与决策作用。因此不能期望完全用微创脊柱内固定术代替传统和标准的脊柱内固定手术。

我国微创脊柱内固定手术起步缓慢，主要对该手术的认识较晚，加之微创脊柱内固定手术适应证有限，操作器械未尽完善，治疗方法仍有争议。相信微创脊柱内固定手术随着现代外科发展、临床经验的积累及操作技术的提高，会在我国逐步得到推广。

本章根据笔者经验，同时吸取国外大量新资料，介绍微创脊柱内固定手术适应证、禁忌证、手术步骤、操作要点及并发症防治。

第一章 颈段创伤经皮微创内固定技术

第一节 经皮后路 C_1、C_2 关节突螺钉内固定术

一、概述

C_1、C_2 关节呈水平状，椎间无间盘结构，主要依靠韧带维护稳定。寰枢椎关节不稳定的治疗有很多经典方法，如 Gallie（1937）与 Brooks（1978年）固定技术，Halifax（1991）椎板夹固定技术及 Magerl（1987）关节突螺钉固定技术。

Alexander R.Vaccaro（1994）设计一套经皮穿刺 C_1、C_2 关节突螺钉固定器械并应用于临床。McGuire 和 Harkey（1995）在 Magerl 技术基础上作了改良，亦应用经皮穿刺技术进行 C_1、C_2 关节突螺钉固定，他们为微创脊柱内固定技术奠定了可信的临床应用和手术器械研究。笔者（2001）在 Vaccaro 的基础上设计了一套经皮操作手术器械，并成功应用 14 例经皮 C_1、C_2 后路关节螺钉内固定加植骨术，取得了良好效果。

二、病例选择、手术器械及术前准备

（一）手术适应证

1. 寰椎前弓或后弓骨折；
2. 寰椎前后弓双骨折（Jefferson 骨折）；
3. 合并齿突尖部骨折的寰枢脱位；
4. 寰椎横韧带、翼状韧带撕裂；
5. 创伤性寰枢椎旋转半脱位；
6. 齿突发育不全寰枢椎脱位或半脱位；
7. 先天性寰椎后弓缺如。

（二）手术禁忌证

1. 椎动脉解剖结构变异；
2. 螺钉植入处骨折；
3. 术前薄层 CT 扫描证实 C_1、C_2 解剖变异；
4. 其他疾病不能耐受手术者。

（三）手术器械

1. 中空穿刺针　内径为 1.2mm，针尾带有 10ml 针筒；

2. 扩大套管　内径为 1.2mm，外径为 5.8mm，长 150mm；

3. 保护套管　内径为 6.0mm，外径为 7.0mm，长 70mm；

4. 中空钻头　内径为 1.2mm，外径为 3.0mm，长 150mm；

5. 中空六角起子　内径为 1.2mm，外径为 5.8mm，长 250mm；

6. 中空拉力螺钉　内径为 1.2mm，外径为 3.5mm，螺纹长为 10mm（图 3-4-1-1-1）。

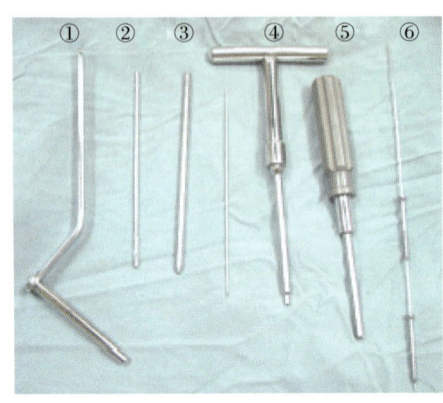

图3-4-1-1-1　器械结构
①中空保护套管　②中空穿刺针　③中空扩大套管　④中空钻头及导针（克氏针）　⑤中空六角起子　⑥中空拉力螺钉

（四）术前准备

1. 颅骨牵引　术前认真做好颅骨牵引，颅骨牵引针位置必须正确，不得偏斜、过前或过后，避免牵引力线不正而致牵引复位失败。牵引重量根据病情而定，不得过重和长时间牵引，以免出现牵引所致脊髓损伤。

2. 心、肺、肝、肾功能及出凝血等项目检测　上颈椎骨折脱位合并脊髓损伤，病情较重。术前强调心、肺、肝、肾以及有关项目检测，根据检测结果，确定手术指征。或术前给予积极调整治疗来创造手术条件。

3. 围手术期治疗　围手术期治疗非常重要，对于伴有脊髓损伤的治疗，应根据病情轻重，酌情制定出相应围手术期治疗措施。如早期类固醇激素冲击疗法、抗休克治疗、水电解质平衡治疗以及围手术期抗生素治疗。

4. 诱发电位监测　上颈椎手术风险大，术前术中均有损伤脊髓或脑干的可能，所以术前必须作脑干或脊髓诱发电位检测，术中必须在监测下进行，以达到手术安全性。

5. C-臂X线光机定位　由于经皮手术具有盲目性，因此术前影像学资料必须齐全，并及时作各种位置的投照，以得到良好影像效果。术前必须设定C-臂X线光机的投照角度、球管距离和照射剂量，专人负责以使术中不要重复动作，减少照射剂量，保证手术质量，防止其他并发症产生。

6. 经皮器械准备　术前认真检查经皮手术器械是否准备齐全，各种规格内固定物是否齐全，确保手术顺利实施。

7. 术前病情告知　经皮穿刺内固定是一种新开展脊柱微创手术，其疗效可靠，安全性强，但毕竟是一种新术式，术中不免碰到各种难以预料的改变，因此术前应如实告知家属和患者本人，说明该术式优缺点以及术中所产生各种变化，并具体安排各种预防措施，征得患者同意并施行签字，以防产生医患医疗技术上或法律程序上的纠纷。

8. 手术者辐射防护　参加手术的医师护士和麻醉师，均应穿戴射线防护衣、围领、头帽、眼镜等。如防护衣等不够，除主刀和助手必须穿戴，其他人员在透视时，可以暂时性回避，以保证医护人员的健康。

三、手术方法

（一）麻醉与体位

1. 麻醉　经鼻或经口气管插管麻醉或局部神经阻滞麻醉。患者上、下磨牙间填入牙垫，使口腔处于张口位置（图3-4-1-1-2、3）。

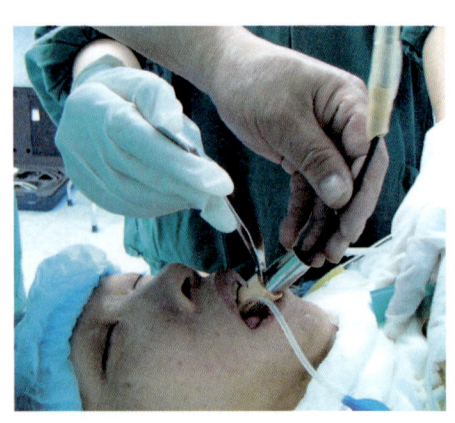

图3-4-1-1-2　经口气管插管麻醉

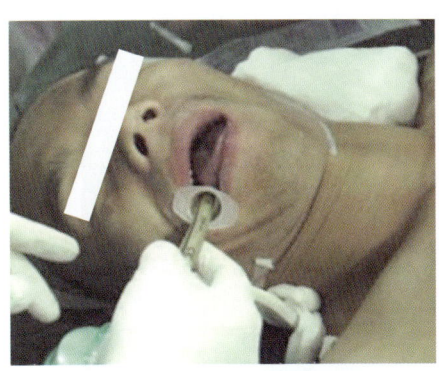

图3-4-1-1-3 张口垫入牙垫

2. **体位** 俯卧位。头部经头颅骨钉牵引或Halo架固定下,颈部保持正中并稍屈曲位。在单或双C-臂X线光机监测下,通过牵引复位后见C_1、C_2关节处于正常解剖结构位置,以布胶带固定头部(图3-4-1-1-4)。

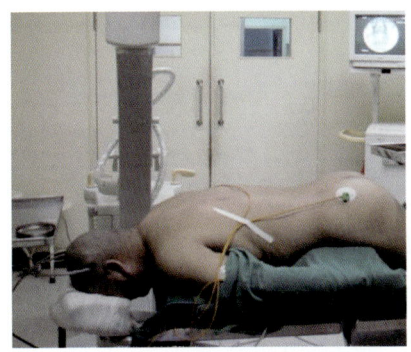

图3-4-1-1-4 体位及头部固定

(二)具体操作步骤

1. 定位、导入套管

(1)定位 在C_2棘突旁开2cm处将皮肤切开5mm深达皮下筋膜,经切口刺入直径为1.2mm的克氏导针(图3-4-1-1-5),C-臂X线光机监视下,证实该穿刺导针位于C_2侧块下缘、外下象限(图3-4-1-1-6)。

(2)导入套管 以克氏针为基准,导入内径为1.2mm、外径为5.8mm的扩大套管(图3-4-1-1-7)。

2. 透视判定
克氏针在扩大套管保护下,用低速电钻将克氏针穿过关节突中心钻入寰椎侧块达前缘皮质处(图3-4-1-1-8),在C-臂X线光机监视下,正位透视,见克氏针通过C_1、C_2关节突中心点,向内与中线交角15°~20°(图3-4-1-1-9)。侧位投照相上,克氏针向上交角35°~45°,向上角度对准寰椎前弓上缘。

3. 扩大套管引入钻头

(1)扩大套管 通过扩大套管,经皮导入保护套筒,将保护套筒尖部顶在C_2侧块下缘(图3-4-1-1-10、11)。

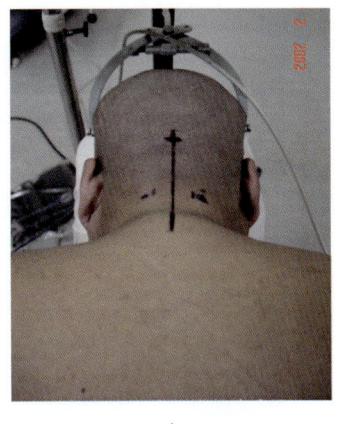
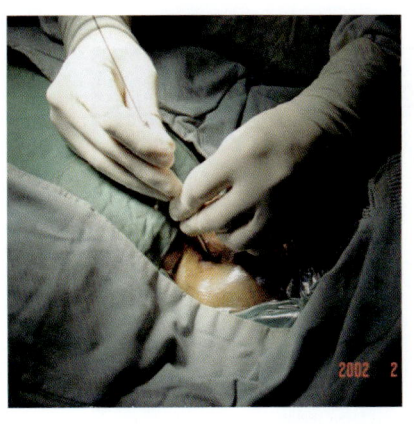

A   B

图3-4-1-1-5 进针点与穿刺示意图(A、B)

A.体表标志上穿刺点位于C_2棘突旁2cm;B.经切口刺入直径1.2mm克氏导针

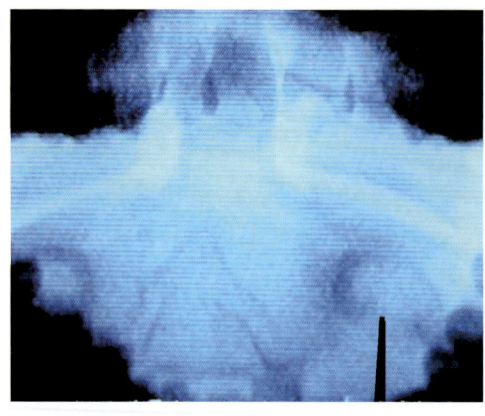
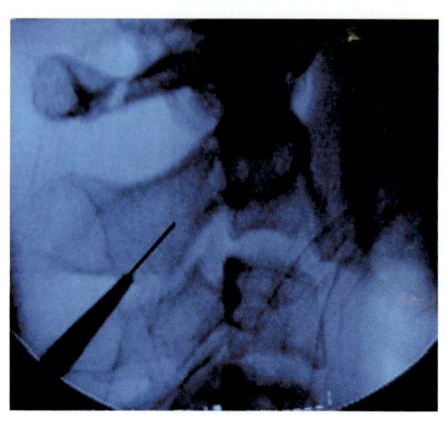

图3-4-1-1-6 定位（A、B）
C-臂X线机监透下穿刺针位于C_2侧块外下象限处　A.张口位克氏定位针在侧块外下象限；B.侧位克氏定位针在侧块外下象限

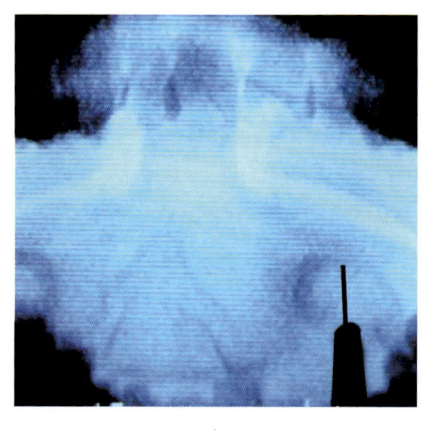
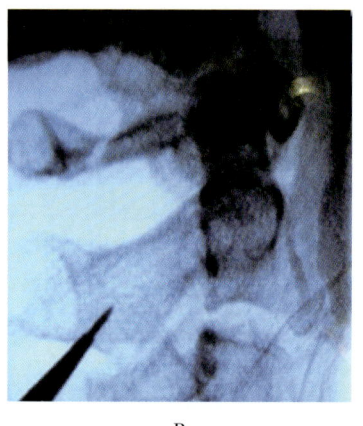

图3-4-1-1-7 导入套管示意图（A、B）
沿穿刺针置入扩大套管　A.张口位扩大管与克氏定位针的位置；B.侧位扩大管与克氏定位针的位置

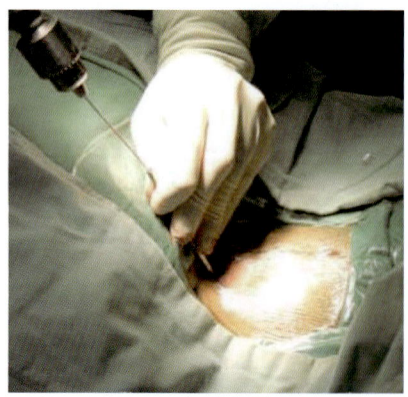
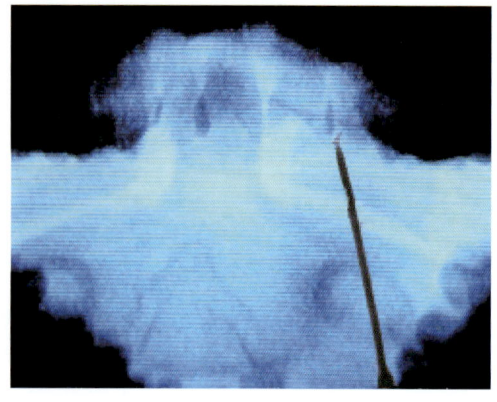

图3-4-1-1-8 钻入克氏针
在扩大套管维持标准角度下以低速电钻将克氏定位针钻入C_1、C_2侧块

图3-4-1-1-9 透视判定
定位针通过C_1、C_2关节突中心向内与中线交角15°~20°

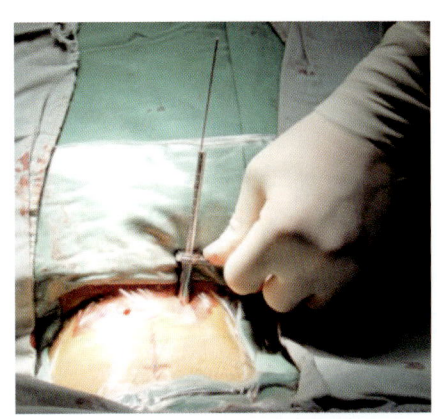

图3-4-1-1-10 引入扩大套管
通过扩大套管置入操作保护套筒

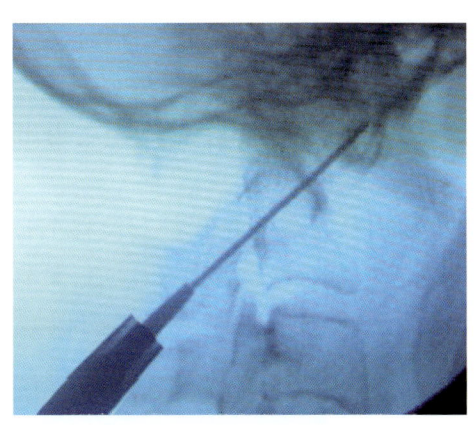

图3-4-1-1-11 透视判定
C-臂透视下扩大管及保护套管的位置

（2）引入钻头　退出扩大套管，在保护套筒内沿导针置入扩大钻头。此时，应在C-臂X线监视下，钻头扩大螺钉孔道，孔道深度要适宜，钻头穿过C_1、C_2关节面即可停止钻入，不得钻穿寰椎侧块前皮质。

4. 旋入螺钉　退出钻头，测量钉道深度选择适合长度螺钉，沿钻孔道置入中空直径3.5mm拉力螺钉或4.0mm皮质螺钉（图3-4-1-1-12）。

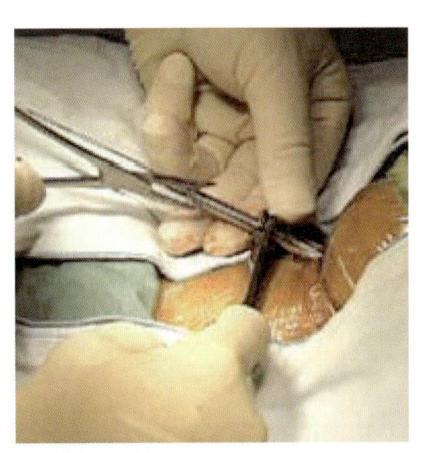

A

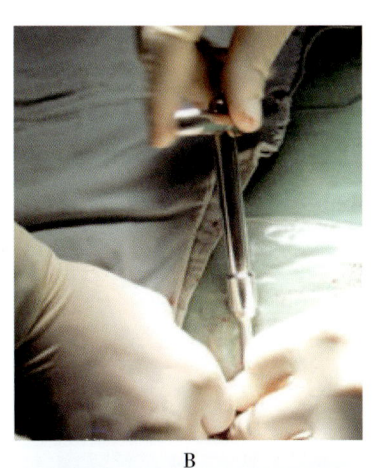

B

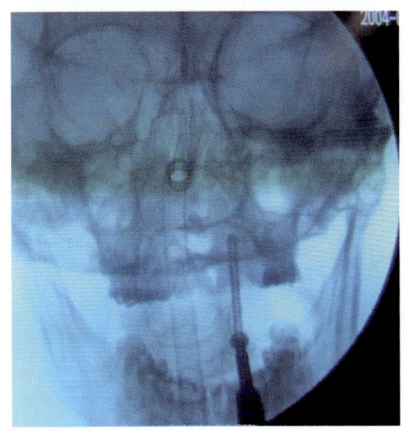

C

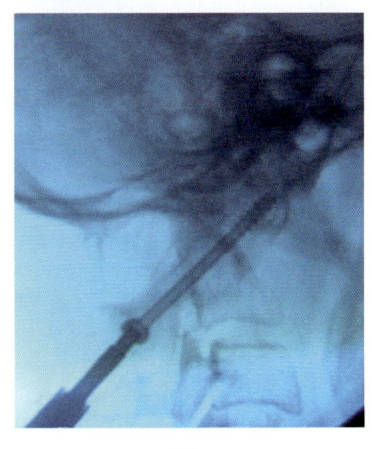

D

图3-4-1-1-12 旋入螺钉操作示意图（A~D）
A.退出扩大套管，测量螺钉长度；B.旋入中空拉力螺钉；C.张口位螺钉位置；D.侧位螺钉位置

5. 同法对侧施术

（1）同法处理对侧，最后拍摄 C_1、C_2 正侧位片，确定两关节突固定螺针准确无误，退出穿刺导针（图 3-4-1-1-13）。

（2）将内径为 6mm 的保护套筒移至 C_1、C_2 关节突关节处，用绝缘电刀烧灼 C_1、C_2 关节突后部软组织（图 3-4-1-1-14），再用刮匙刮除已烧灼的软组织，暴露 C_1、C_2 关节突，在 C-臂 X 线光机监视下将已取髂骨松质骨通过保护套筒植入 C_1、C_2 关节突后方（图 3-4-1-1-15）。

（3）术毕，创口缝合一针或用创口敷粘贴胶覆盖即可（图 3-4-1-1-16）。根据内固定稳定状况，给予患者佩带颈围、支具或安装 Halo 架固定。

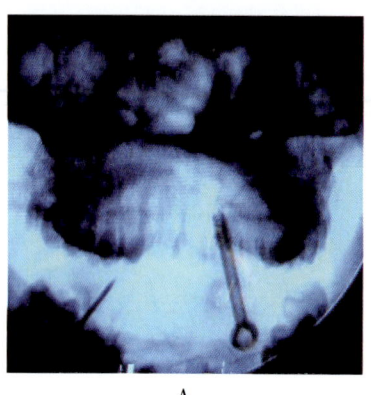 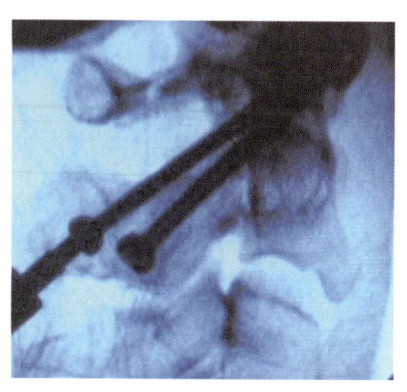

图 3-4-1-1-13 置入第二钉（A、B）
同法置入第二枚螺钉正侧位X线片：A.正面观；B.侧位观

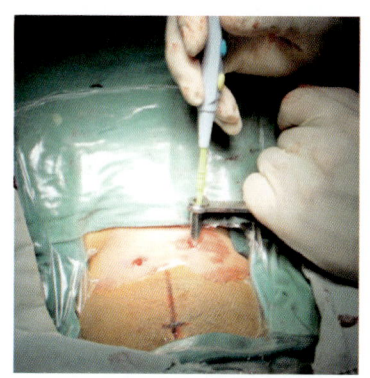 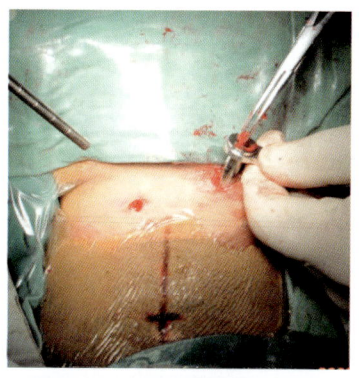

图 3-4-1-1-14 绝缘电刀烧灼 C_{1-2} 关节囊   **图 3-4-1-1-15 通过套管 C_{1-2} 植骨融合**

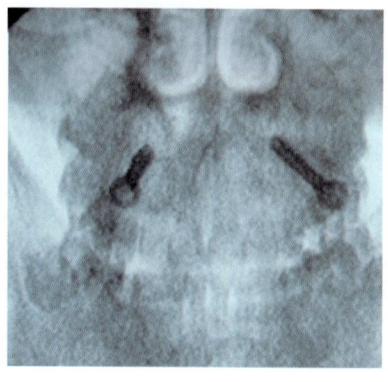 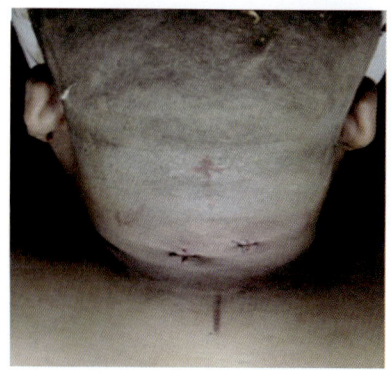

图 3-4-1-1-16 术毕螺钉位置及切口处理（A、B）
A.正位X线透视像提示螺钉位置正确；B.左右手术切口各缝合一针

(三)操作注意事项

1. 术前充分牵引,要恢复 C_1、C_2 解剖结构。

2. 摆体位要小心谨慎,需使寰枕关节屈曲,而保持下颈椎伸展位,头部始终保持中立位,牵引固定或牵引下布胶带固定。

3. 术中 C- 臂 X 线光机监测,必须投照正位和侧位 C_1、C_2 关节突像。不能放弃其中一位置投照,否则将导致手术失败。

4. 严格掌握穿针角度,C_2 侧块外下限象向内 15°~20°,向上 35°~45°。穿刺点不能太靠外,以免穿刺针或钻头滑移伤及椎动脉,穿刺点太偏内易损伤脊髓神经。

5. 穿刺导针成功后,所有操作必须在保护套管内进行。

6. 严格选择螺钉长度、直径和类型。

四、术后处理

1. 严密观察呼吸、脉搏、血压、血氧饱和度及四肢活动情况;

2. 严密观察创口局部有否血肿形成,一旦出现血肿,即刻处理;

3. 术后佩带颈围或支具,或根据病情需要安装 halo 架固定,维持 8~12 周;

4. 术后抗感染治疗 3~5 天;

5. 术后 3~5 天,嘱病员起坐,或下床进行功能练习。

五、并发症防治

(一)牵引出现脊髓病征

由于牵引重量过大,牵引力线不正确及牵引时体位改变,未能获得寰枢关节的稳定性,反而加重导致脊髓受压,出现脊髓病的体征。所以,一旦通过牵引获得复位或稳定,即可改用可调式 Halo 架固定或施行寰枢关节突螺钉内固定手术。

(二)椎动脉损伤

由于解剖不熟悉,操作没有严格按照程序,穿刺导针或扩大钻或螺钉偏外损伤椎动脉(图 3-4-1-1-17)。传统开放手术椎动脉损伤或中转为开放手术处理椎动脉损伤的发生率约 3.7%。Wright 等报道 1 318 例患者中肯定有椎动脉损伤的 31 例,占 2.4%;23 例可疑损伤占 1.7%。Madawi 总结 61 例,其中 5 例损伤椎动脉,占 8.2%。一旦发生椎动脉损伤,应即刻停止操作,采取应急措施,填塞或结扎止血,或中转为开放手术处理椎动脉损伤。

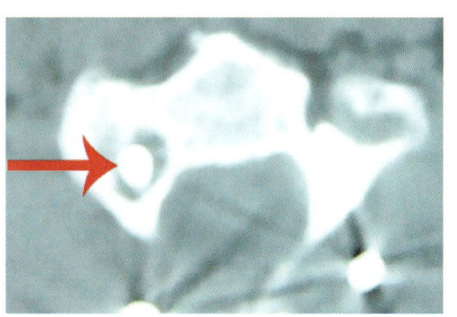

图3-4-1-1-17　螺钉进入椎动脉管CT水平位观

(三)脊髓损伤

穿刺导针或螺钉拧入,操作角度偏内侧,容易穿破椎弓内侧皮质,损伤脊髓时有脑脊液漏出,必须停止操作,同时用骨蜡封闭钻孔道。术后严密观察脊髓神经症状的改变。

(四)螺钉折弯或折断

经寰枢关节突内固定术后没有制动,过早活动颈部,或复位后固定不稳,增加螺钉应力,导致内固定螺钉弯曲,甚至折断。术后一旦发现螺钉折弯,必须严格制动,佩戴颈围、石膏头盔或 Halo 架,直至骨愈合方才解除。

(五)感染

由于无菌操作不严密或患者术前有感染性

病灶存在,导致术后感染。一旦发现感染,必要时需切开引流,加用大量敏感抗生素。

六、临床举例

[例1] 患者,男性,41岁,因"高处坠落致颈项部疼痛12h"入院。入院查体:神志清,呼吸平稳,心、肺、腹检查无异常。专科情况:上颈椎后方压痛,四肢肌力正常,肌张力正常,腱反射对称。入院后检查:颈椎X片及CT提示Jefferson骨折,骨折端分离移位。处理:入院后第3天选择全麻下经皮后路侧块螺钉内固定术,手术过程顺利,术中透视及术后X线检查均提示螺钉位置好。术后佩戴头颈胸支具两个月,术后1年随访时主诉颈部稍活动,查体发现颈椎伸屈活动减少约25°,旋转活动减少约35°,左右侧屈无明显影响。X线复查提示螺钉位置佳,寰枢关节无移位(图3-4-1-1-18)。

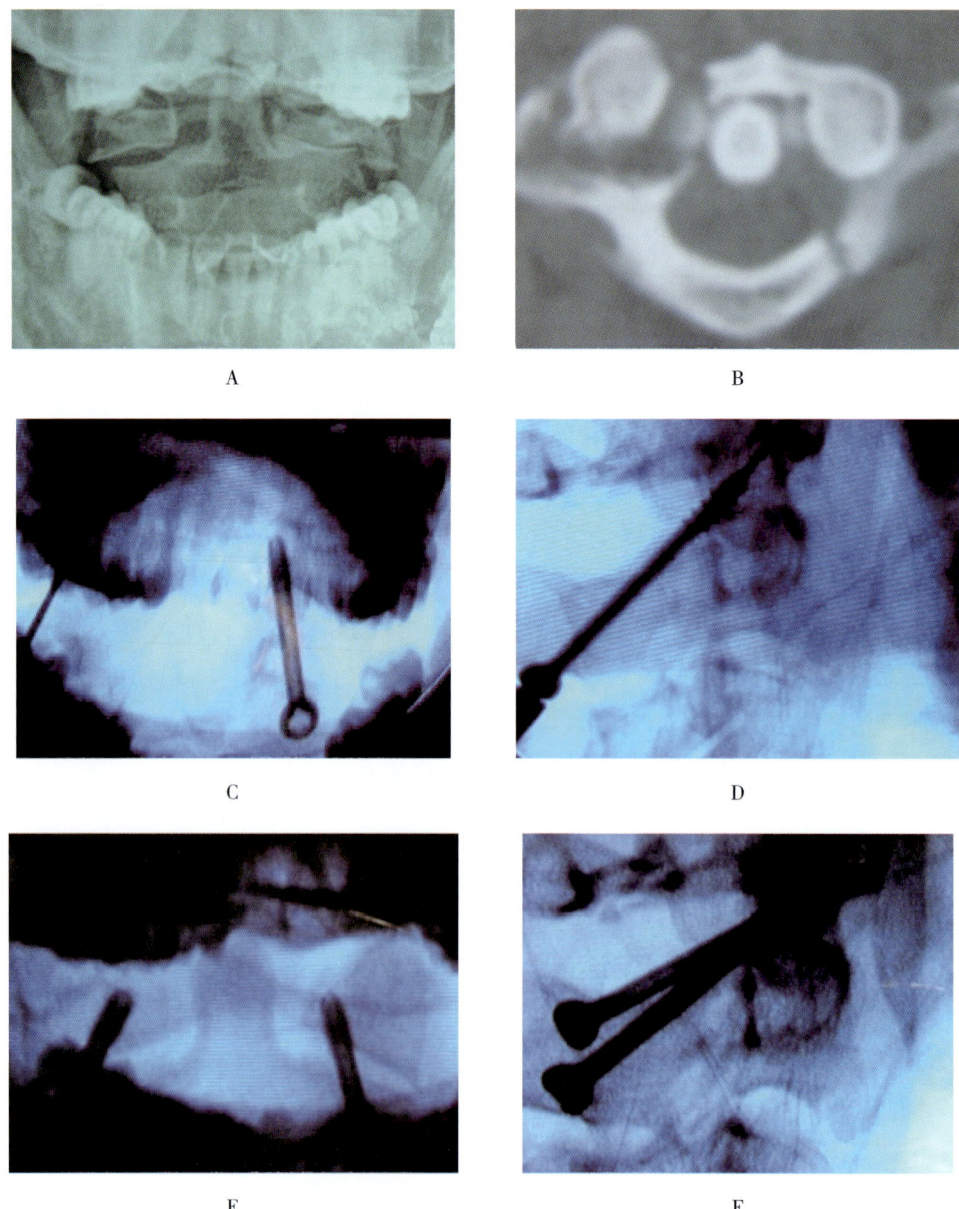

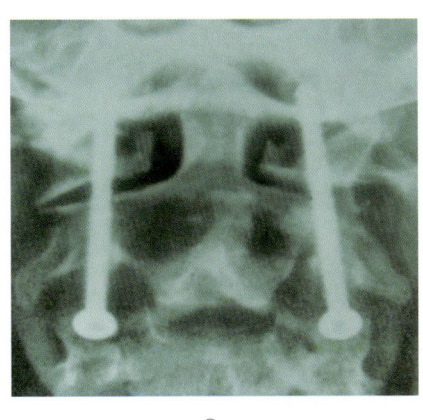
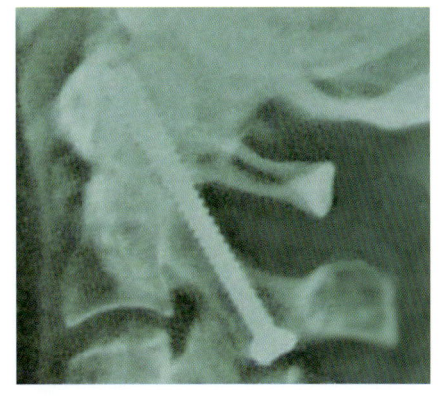

图3-4-1-1-18 临床举例 （A~H）

例1 Jefferson'骨折经皮后路侧块螺钉内固定 A.正位X线片提示寰椎侧块向两侧移位；B.CT扫描见寰椎前后弓骨折伴移位；C.术中正位C_1、C_2侧块固定螺钉位置；D.术中后路经皮C_1、C_2侧块螺钉侧位位置；E.F.术后正侧位X线像；G.H.术后半年随访X线正侧位观

[例2] 患者王某某，男性，60岁。因车祸伤致颈部疼痛2周入院。入院时神志清，呼吸平稳，心、肺、胸、腹检查无异常。专科检查：C_1、C_2后方压痛，颈椎伸屈活动受限，四肢肌力正常，两肩痛感过敏，腱反射正常。入院后检查：颈椎X线片提示C_2椎体骨折伴轻度前移。经头颅骨钉牵引3天，C_1、C_2恢复正常解剖结构，后路经皮做C_1、C_2侧块螺钉内固定，经皮做C_1、C_2关节突关节表面植骨融合。术后佩带颈围8周（图3-4-1-1-19）。

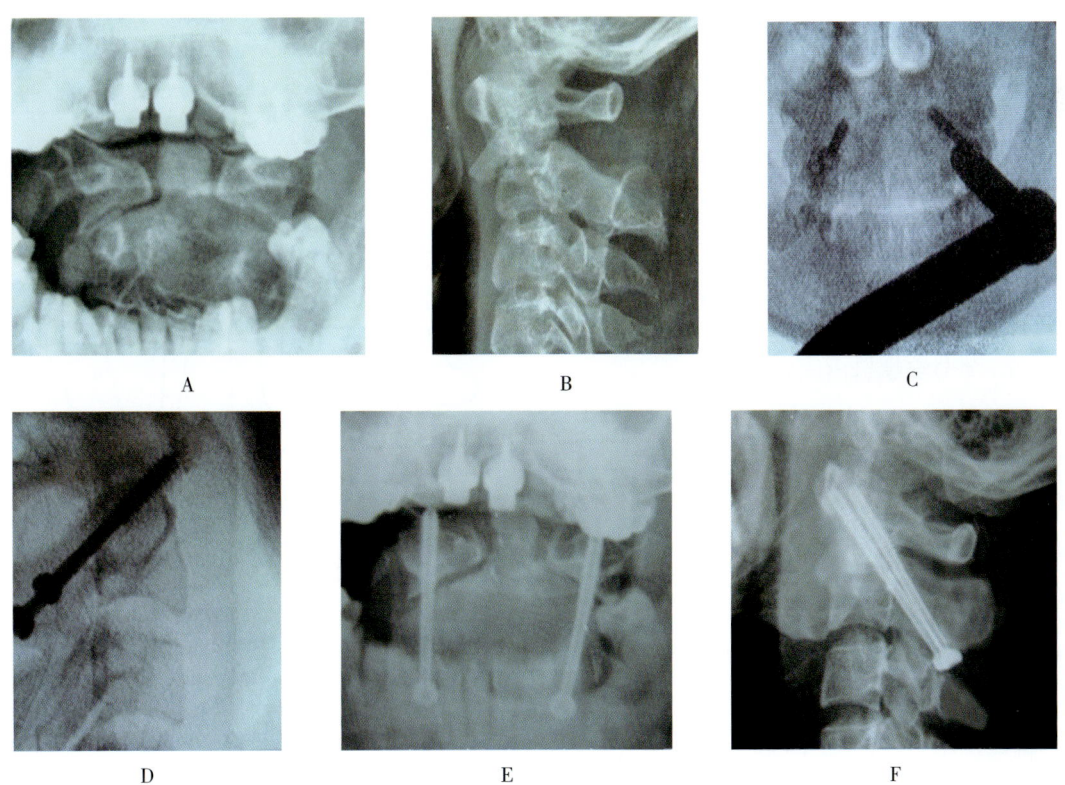

图3-4-1-1-19 临床举例 例2（A~F）

C_2椎体骨折经皮后路侧块螺钉内固定 A.张口位提示C_2椎体侧方移位；B.侧位提示C_2椎体前方骨片分离，并向前移位；C.术中正位C_1、C_2侧块固定螺钉位置良好；D.术中侧位观螺钉位置良好；E.术后6个月复查螺钉无移位；F.侧位X线片示，C_1~C_2解剖结构良好，骨折愈合

第二节 经皮前路 C_1、C_2 关节突螺钉内固定术

一、概述

1987 年 Magerl 报道后路关节突螺钉固定 C_1、C_2 不稳定以来,被许多学者不断采用。Alexander R.Vaccaro(1994)、McGuire、Harkey(1995 年)以及笔者(2001)陆续应用了后路经皮穿刺进行 C_1、C_2 关节突螺钉内固定技术。由于相当一部分病例寰枢椎向下方移位时间较长,下颈椎代偿性前凸,颈椎后方软组织(项韧带、棘上韧带及黄韧带)挛缩,使下颈椎不能屈曲,手术野不能暴露,给后路内固定操作带来极大困难,甚至失败。王超和党耕町(1999)首先从前路暴露经 C_1、C_2 关节突螺钉内固定,二期 C_1、C_2 后路寰椎后部结构植骨融合。由于后路侧块螺钉固定,螺钉钉道在枢椎椎弓根通过,所以穿钉技术要求相对严格,操作要求高,且具有一定风险。因此,笔者(2002)首先从前路经皮穿刺做 C_1、C_2 螺钉内固定并在前部行结构植骨融合术。现介绍经皮前路 C_1、C_2 关节突螺钉内固定技术。

二、病例选择

(一)手术适应证

1. 寰椎前弓或后弓骨折;
2. 寰椎前后弓双骨折(Jefferson F);
3. 合并齿突尖部骨折寰枢脱位;
4. 寰椎横韧带、翼状韧带撕裂;
5. 创伤性寰枢椎旋转半脱位;
6. 齿突发育不全寰枢椎脱位或半脱位;
7. 先天性寰椎后弓缺如。

(二)手术禁忌证

1. 椎动脉解剖结构变异;
2. 螺钉植入处骨折;
3. 术前薄层 CT 扫描证实 C_1、C_2 解剖变异;
4. 其他疾病不能耐受手术者。

三、器械及术前准备

(一)手术器械准备(见图 3-4-1-2-1)

1. 中空穿刺针;
2. 中空扩大器;
3. 中空操作保护套筒;
4. 角度定位器;
5. 中空六角起子及中空拉力螺钉。

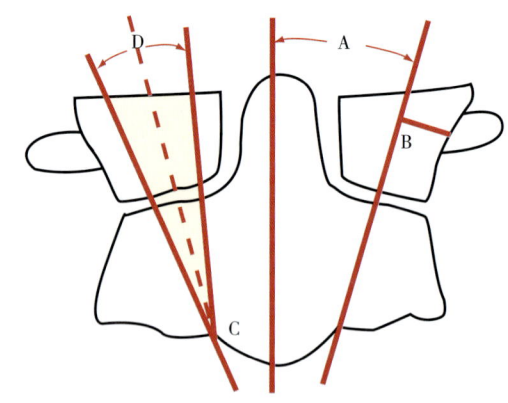

图 3-4-1-2-1 寰枢椎正位测量安全角示意图

(二)术前准备

1. **头颅牵引或 Halo-vest 架固定** 上颈椎损伤后,头颅牵引是一项不可缺少的抢救和治疗措

施。牵引角度、重量、时间应按病情而定。牵引目的是控制颈椎和脊髓损伤的进一步恶化及再度移位,恢复正常的上颈椎解剖位置。为进一步治疗提供条件,达到理想牵引效果后,再根据病情的进展情况及早期功能锻炼或手术操作要求,可以改为持续牵引或 Halo-vest 架固定。

2. **围手术期治疗** 上颈椎损伤的病情危笃,尤其伴有脊髓损伤而产生临床症状者,应及时制定出相应围手术期治疗措施,如抗休克治疗,调节水电解质平衡,早期类固醇激素冲击治疗以及围手术期抗生素治疗等。

3. **常规功能检查** 术前常规作心、肺、肝、肾及出凝血功能检查。术前必需的 X 线片、CT 和 MRI 扫描或超声影像学检查。根据检查结果,确定手术方案或为术前抢救创造条件。

4. **术前有关功能训练** 颈前路手术均需牵拉气管和食道,长时间手术给颈前组织带来并发伤,术后引出多种并发症。为更有利于手术安全性和提早功能训练,因此术前应做 3 或 4 天的气管推移训练,每次推移气管过中线,每天 3 次,每次训练 10~15min。同时要作卧床排便训练,正确使用便盆的方法,以及上、下肢主被动功能练习。

5. **必要器械准备** 术中需要做 C- 臂 X 线光机定位、脊髓诱发电位监测及微创手术器械应用等。所以术前必须严格按照要求进行预照和预测。C- 臂 X 线光机定位像要清晰可靠,脊髓诱发电位波型稳定可信,防止其他因素干扰,确保手术安全和顺利实施。

6. **患者知情同意书** 患者最担心是术后偏瘫或截瘫。所以要如实说明开展微创手术的安全性、科学性、实用性及手术优缺点;术中有关相应的并发症,如出血、声音嘶哑、肢体活动障碍、内固定物变形和断裂,以及预防的措施和术中更换手术方式等。征得患者和家属同意后并签字,以免术后医患之间发生纠纷。

7. **影像学测量资料** 笔者取 40 例正常 C_1、C_2 CT 扫描片及 X 线片测量有关项目。

（1）正位像上测量

① 寰椎侧块上缘中点和下缘中点连线与中心轴的夹角称标准角（A）；

② 寰椎椎动脉内壁至寰椎侧块下缘中点连接的距离（B）；

③ 寰椎侧块上下缘中点连线在枢椎下缘交点至基点的距离（C）；

④ 寰椎侧块上缘的外 1/4 和内 1/4 至枢椎下缘进针点的连线与中线的夹角,称安全角（D）,（见图 3-4-1-2-1）。

（2）侧位像上测量

① 枢椎前结节中心点至寰椎侧块上缘中点连线与 C_3 椎体前缘垂线的夹角称标准角（E）；

② 枢椎侧块上缘的前 1/4 和后 1/4 至枢前结节中心点连线与 C_3 椎体前缘垂直线的夹角,称安全角（F）（图 3-4-1-2-2）。

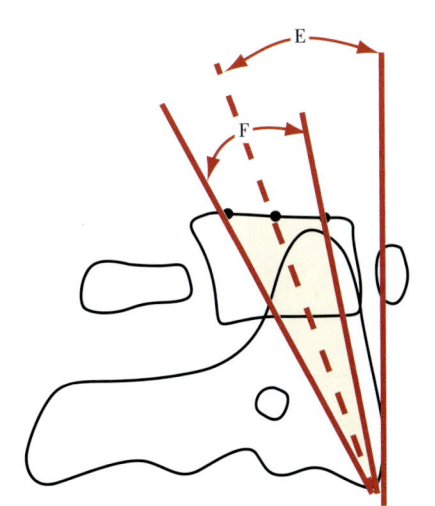

图 3-4-1-2-2　寰枢椎侧位测量安全角示意图

测量结果数据见表 3-4-1-2-1。术前必须严格根据每个病例的影像照片测定正位和侧位的特定标准角、安全角、中线至穿刺前距离,供术中参考。

表3-4-1-2-1 40例正常C_1、C_2影像学资料测量数据

	$\overline{x} \pm S$	范　围
A（°）	24.0 ± 3.7（右）	20.5~28.5°
	23.8 ± 1.8（左）	20.0~28.2°
B（mm）	5.6 ± 2.2（右）	4.5~8.5°
	5.8 ± 1.9（左）	4.5~8.7°
C（mm）	10.1 ± 2.5（右）	9.8~12.8°
	9.5 ± 1.8（左）	8.5~12.0°
D（°）	25.1 ± 1.6（右）	15.2~30.3°
	24.8 ± 1.5（左）	14.8~32.1°
E（°）	24.1 ± 1.8	20.5~28.5°
F（°）	18.6 ± 1.5	12.6~26.8°

四、手术方法

（一）麻醉与体位

1. **麻醉** 经鼻或经口气管插管麻醉或局部神经阻滞麻醉。麻醉完成后，上下牙齿间置入牙垫，使口腔成张口位（图3-4-1-2-3）。

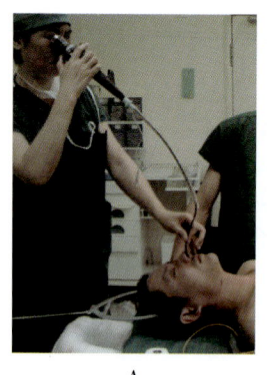
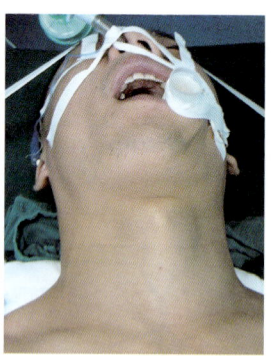

　　　　A　　　　　　　　　B

图3-4-1-2-3　经鼻气管插管麻醉（A、B）
A. 头颅牵引下经鼻支气管镜下气管内插管；
B. 垫入牙垫使口腔呈张口位

2. **体位** 仰卧位（图3-4-1-2-4）。颅骨牵引下用半圆形填充物将颈项部垫高，头稍后伸。在C-臂X线光机监视下，通过牵引复位后见C_1、C_2关节处于正常解剖结构位置，以布胶带固定头部，正位投照C-臂X线光机由头侧向尾侧倾斜15°~20°，得到良好的张口位像（图3-4-1-2-5）。

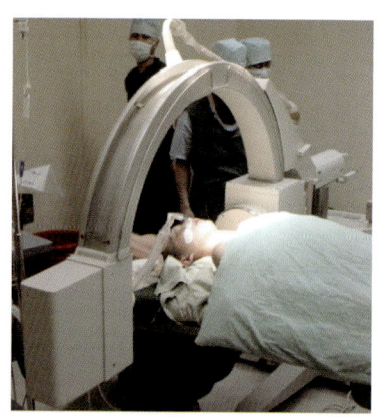

图3-4-1-2-4　体位及C臂X线机侧位投照

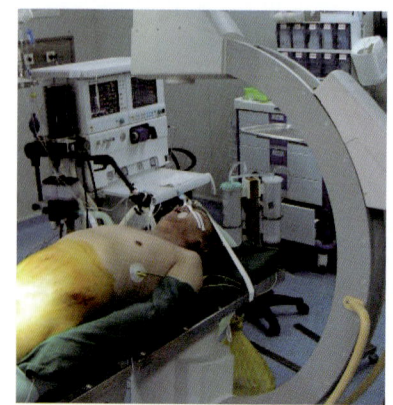

图3-4-1-2-5　C臂X线机正位投照

(二)具体操作步骤

1. 在C_4、C_5水平右侧胸锁乳头肌内侧缘,用尖刀片切开皮肤约5mm,切开浅筋膜,用直血管钳沿胸锁乳突肌内侧边缘钝性分离皮下组织及深部组织直达椎前筋膜。将内径为1.2mm,外径为5.8mm的扩大管沿已分离的通道导入椎前部位(图3-4-1-2-6)。

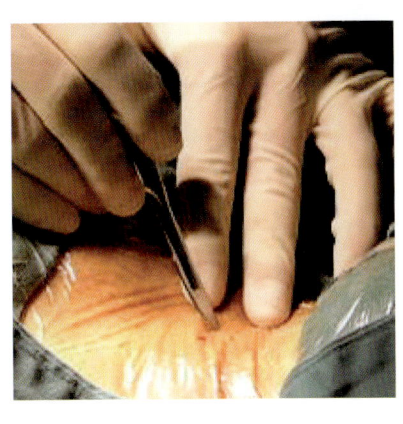
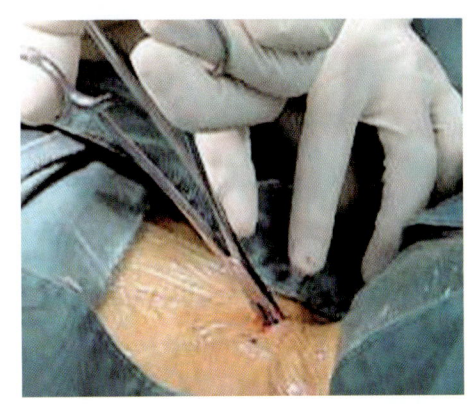

A　　　　　　　　　　　　　　　B

图3-4-1-2-6　位于C_4、C_5右侧胸锁乳突肌内侧做切口与分离(A、B)
A. C_4、C_5水平右侧胸锁乳突肌内侧作5mm切口;B. 以直止血钳子钝性分离组织

2. 在C臂X线光机监视下,将扩大套管沿颈动脉内缘上下钝性分离组织,将扩大套管头部,正确到达C_2椎体左下限,距C_2椎体中线的左侧5mm处(图3-4-1-2-7)。然后将直径为1.2mm的克氏针通过扩大管的内管径,将针尖导入C_2椎体下缘中线旁开5mm处。

3. 用电钻将克氏针向外交角20°~25°,正位观察克氏针通过C_1、C_2侧块的中心部为最佳位置。侧位观察克氏针向上交角35°~45°,沿枢椎体对准寰椎侧块后上方穿入寰枢侧块中部(图3-4-1-2-8)。允许导针在正、侧两个安全三角区内。

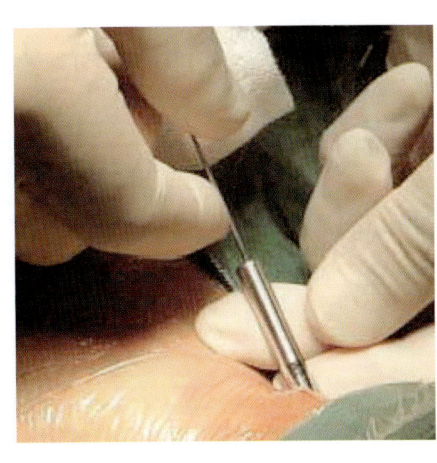
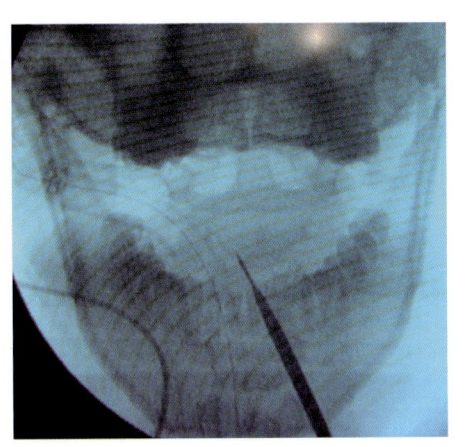

A　　　　　　　　　　　　　　　B

图3-4-1-2-7　导针与套管置入操作(A、B)
A. 克氏定位针置入扩大套管;B. 针尖位于C_2下缘中线旁开5mm

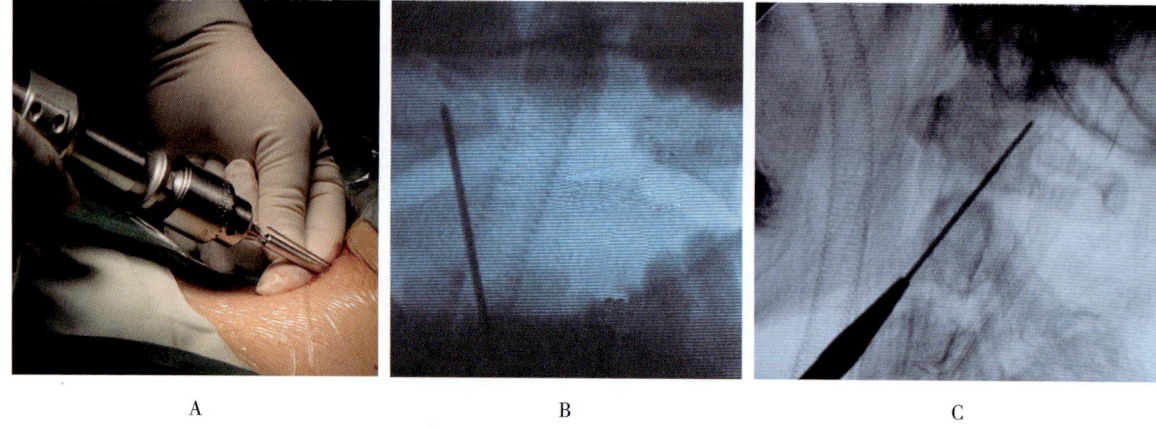

图3-4-1-2-8　在安全三角区内置入导针（A~C）

A. 用电钻将克氏定位针钻入C_1、C_2侧块；B. 克氏定位针位于C_1、C_2侧块安全三角区内，向外交角20~25°；
C. 克氏定位针针尖对准C_1侧块后上缘，位于安全三角区内，向上交角35~45°

4. 再次投照正、侧位像，见克氏定位针位置良好；沿扩大套管导入保护套筒。将保护套管脚尖顶在C_2椎体下缘距中线约5mm处（图3-4-1-2-9）。

5. 退出扩大器，将一根与克氏定位针同样长度的克氏针通过保护套管抵达C_2椎体下缘，测量选择螺钉的实际长度。采用中空直径为3mm钻头经克氏定位针制造螺钉孔道（图3-4-1-2-10）。

6. 退出中空钻头，沿已钻的螺钉孔道置入直径为3.5~4.0mm中空拉力螺钉（图3-4-1-2-11）。

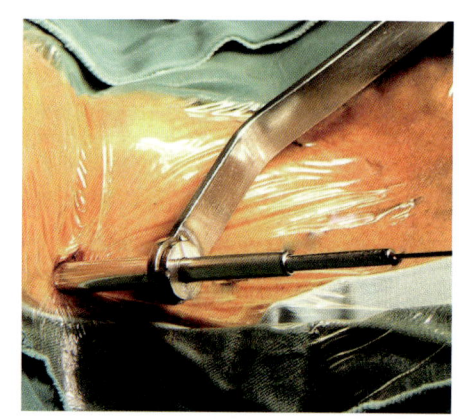

图3-4-1-2-9　沿扩大管导入保护套筒

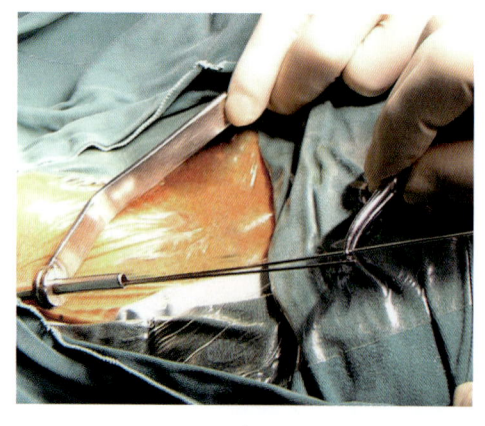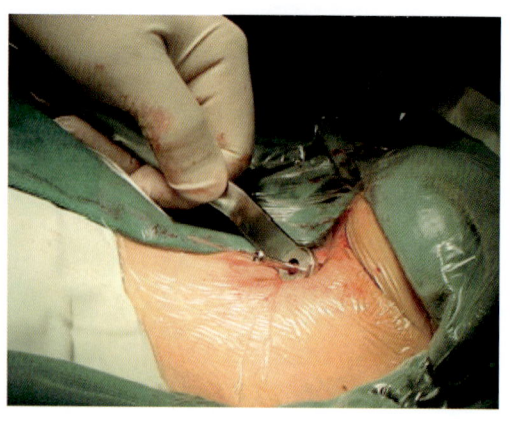

图3-4-1-2-10　测量螺钉长度制造螺钉孔道（A、B）

A. 测量螺钉长度；B. 退出扩大管

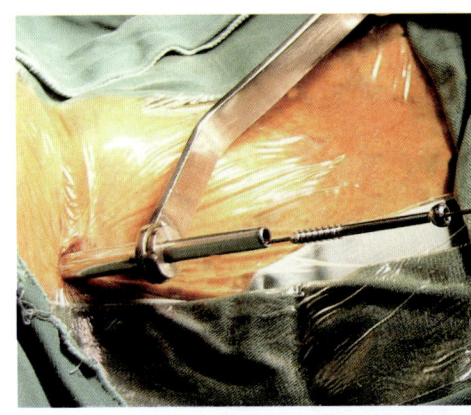 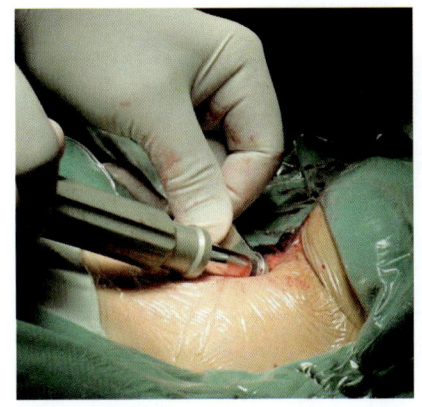

图3-4-1-2-11　沿保护套筒置入空心螺钉（A、B）

A.置入空心拉力螺钉；B.旋入螺钉

7. C-臂X线光机透视下,确定C_1、C_2关节突固定螺钉正确无误,退出克氏固定针(图3-4-1-2-12)。

8. 同法处理右侧(图3-4-1-2-13)。

9. 将内径为6mm的保护套筒送至C_1、C_2关节突处,用电刀烧灼C_1、C_2关节突前部软组织,再用刮匙刮除C_1、C_2关节突软组织,暴露骨质。在同侧髂骨前嵴上做5mm切口,用颈椎前路刮匙刮取足够的松质骨,再将已取髂骨松质骨通过保护套筒植入C_1、C_2关节突前方(图3-4-1-2-14)。

10. 同法完成对侧植骨后,退出保护套管,创口缝合各一针,手术完成(图3-4-1-2-15)。

（三）操作注意事项

1. 皮肤穿刺点不能过高或过低　穿刺点必须在C_4、C_5水平胸锁乳头肌内侧缘,皮肤穿刺点过高或过低均难完成良好的螺钉固定。因为穿刺点的过高,克氏定位针和扩大管与C_2椎体的夹角过大,很难与寰枢侧块后上缘达成一条直线,勉强施行,克氏定位针变形,针尖易刺出侧块后方损伤脊髓和椎动脉。穿刺点过低,克氏定位针和扩大管与C_2椎体的夹角虽然很容易达到理想要求,但针尾部紧贴胸骨,术者不能完成操作步骤,甚至手术失败。

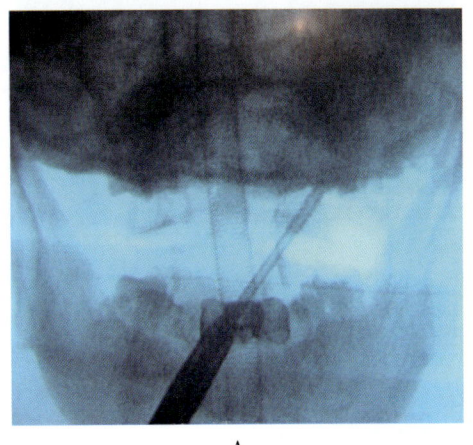 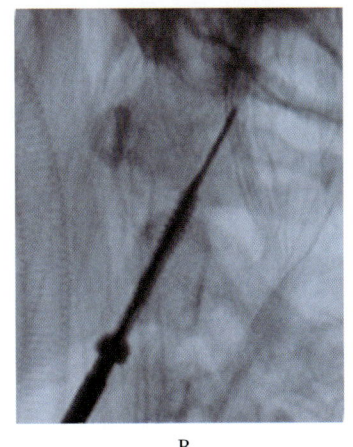

图3-4-1-2-12　C-臂X线机正位侧位透视像（A、B）

A.正位像显示螺钉位置佳；B.侧位像显示螺钉位置佳

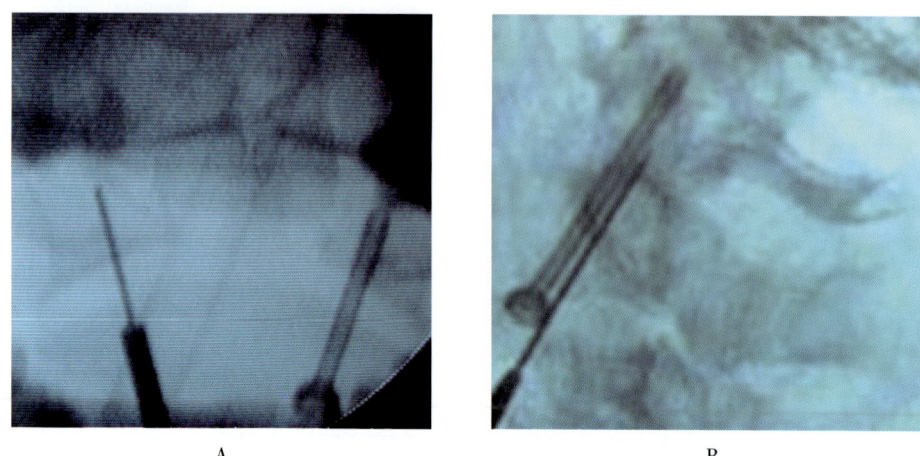

图3-4-1-2-13　同样方法置入第2枚螺钉（A、B）

A.正位像示第2枚螺钉位置良好；B.侧位像示螺钉位置良好

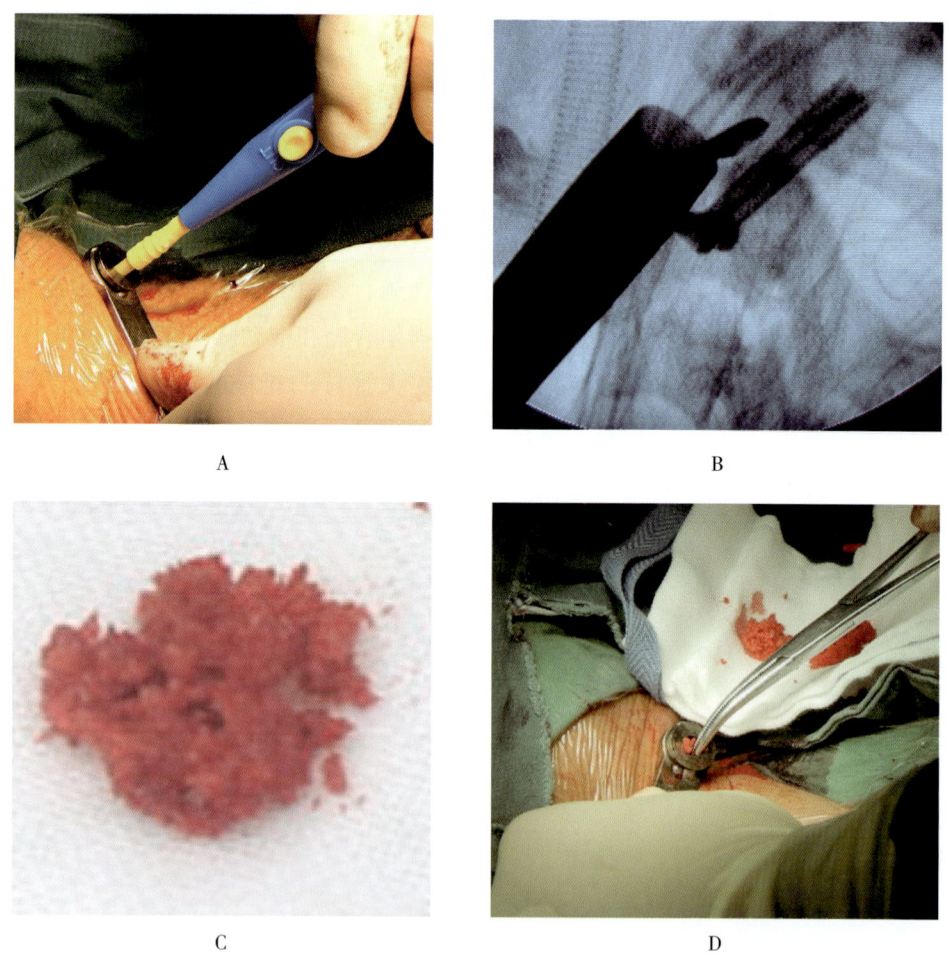

图3-4-1-2-14　C_1、C_2关节突前方植骨（A~D）

A.电刀烧灼C_1、C_2关节突前方软组织；B.保护套筒下刮除C_1、C_2突前方软组织；
C.用刮匙取出自体髂骨部松质骨；D.通过保护套管透视下将骨置入C_1、C_2前方

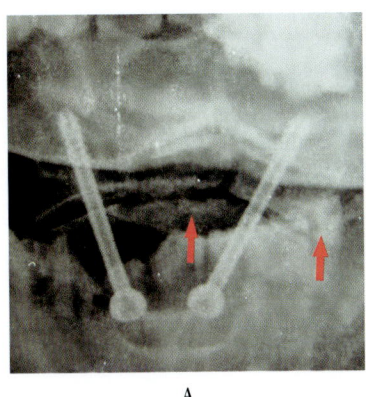 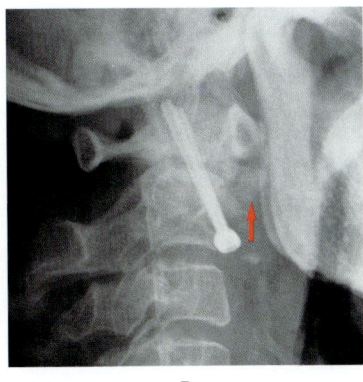 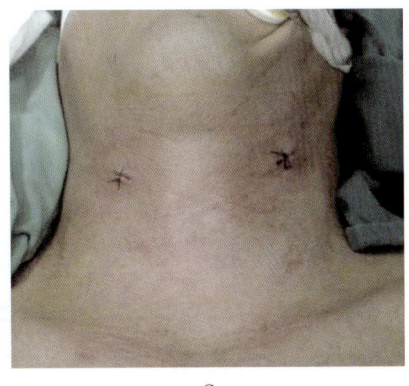

图3-4-1-2-15 术后正侧位X线片及术后创口（A~C）
A.术后张口位观察螺钉位置及植骨片（箭头所指处）；B.术后侧位像螺钉位置及植骨片（箭头所指处）；
C.术毕手术创口左右各缝合一针

2.穿刺针从动脉鞘内侧缘进入 术者手指应紧压胸锁乳突肌内侧缘，直至触及横突，此时穿刺针进入不易损伤颈动脉。当克氏定位针和扩大管进入血管鞘筋膜与椎前筋膜之间后，不要急于将扩大管推向中线，这样会将食管壁形成皱褶，克氏针易误伤食管。正确操作应在间隙沿血管鞘内壁上、下划动，分离使扩大管尖部在监透下达到C_2椎体右下缘，此位置正为咽后壁，有足够厚的软组织覆盖，咽喉部无重要神经血管，这时将克氏针和扩大管移过中线，到达指定位置。

3.克氏定位针必须通过C_1、C_2关节突中点，偏内易损伤脊髓，偏外易损伤椎动脉。进针点应该在C_2椎体下缘，离中线5mm为佳。向外20°~25°，向上35°~40°。

4.右侧入路行左侧螺钉固定，左侧入路行右侧螺钉固定，否则强行牵拉气管和食管，长时间手术操作，易损伤颈前组织，导致术中或术后并发症。

五、术后处理

1.术后严密观察生命体征，同时注意喉头有否水肿，严密观察血氧饱和度；

2.术后严密观察有否出血倾向，一旦发生颈前血肿，及时作血肿处理；

3.术后严格制动，佩带颈围或支具，或根据病情需要安装Halo架固定8~12周；

4.术后5~7天可以在颈围保护下，开始坐立，逐渐下地行走并做功能练习；

5.术后抗炎治疗3~5天。

六、并发症防治

（一）颈动脉穿刺伤

经皮穿刺时，容易误伤颈动脉(回抽有动脉血)，即刻退出穿刺针，手指压迫颈动脉数分钟，无再出血，再行穿刺。

（二）食管穿刺伤

穿刺针太偏中线，易损伤食管，必须引起注意。当穿刺针达到椎体边缘后，不要急于移至中线，这样容易刺伤紧贴椎前的食管，应将穿刺针在扩大管的保护下，沿颈动脉鞘内侧上下滑动分离组织，针尖到达C_2椎体下缘后，慢慢移过中线就可避免损伤食管。

（三）椎动脉损伤

固定螺钉走向太偏外，角度过大，易损伤椎动脉。一旦发生椎动脉损伤，不要轻易退出螺钉，以免发生大量出血，导致血肿压迫脊髓及软骨组织。应在C_6、C_7横突处局部压迫止血，观察没有再出血,无软组织血肿即可。若出血仍不止,应即刻停止操作,开放创口采取应急手术措施,压迫伤侧椎动脉,伤处填塞明胶海绵及止血纱布或结扎椎动脉止血。

(四)脊髓损伤

穿刺导针或螺钉拧入,操作角度偏内侧,容易穿破椎弓内侧皮质损伤脊髓。笔者固定37例病例有2例发现螺钉进入椎管,占5.4%(2/37),幸运的是术后未发现脊髓损伤症状。术后X线和CT复查,确定螺钉与脊髓位置有关数据,再次手术将螺钉退出重行固定(图3-4-1-2-16)。术前术中应实行脊髓神经诱发电位监测脊髓功能。一旦发生波形改变,立即停止手术。明确脊髓损伤,术后应行脊髓损伤常规治疗。

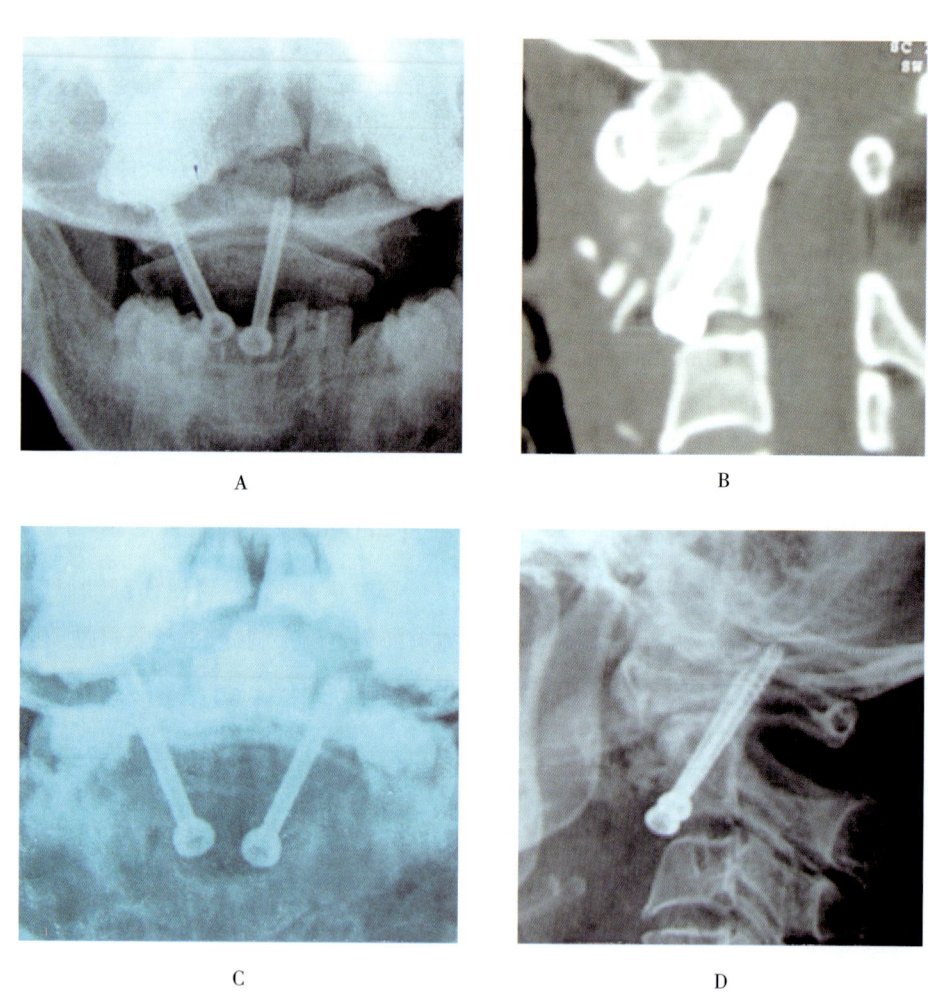

图3-4-1-2-16 螺钉进入椎管及调整螺钉(A~D)
A.右侧螺钉进入椎管;B.CT扫描证实螺钉进入椎管;C.右侧螺钉调整后位置良好;D.调整后侧位片螺钉位置良好

七、临床举例

[例1] 患者,男性,33岁,因"高处坠落致颈项部疼痛4h"入院。入院查体:神志清,呼吸稍促,右侧"熊猫眼"征,心、肺、腹检查无异常。专科情况:脊柱畸形不明显,上颈椎后方有压痛,四肢肌力正常,肌张力正常,腱反射对称,右足跟部肿胀明显,有压痛及骨摩擦感。入院后予系列检查:头颅CT提示颅底骨折,蛛网膜下腔出血。颈椎X片及CT提示寰椎前后弓骨折,有分离移位。右跟骨

X片提示跟骨粉碎性骨折。处理：入院后急诊行颅骨牵引术，入院后7天脑部情况已基本稳定，选择全麻下经皮前路侧块螺钉内固定术，手术过程顺利，术中透视及术后X线检查均提示螺钉位置好。术后佩戴头颈胸支具2个月，术后1年随访时主诉轻微颈部酸痛，颈椎伸屈活动减少约20°，旋转活动减少约30°，左右侧屈无影响。X线复查提示螺钉位置佳，寰枢关节无移位（图3-4-1-2-17）。

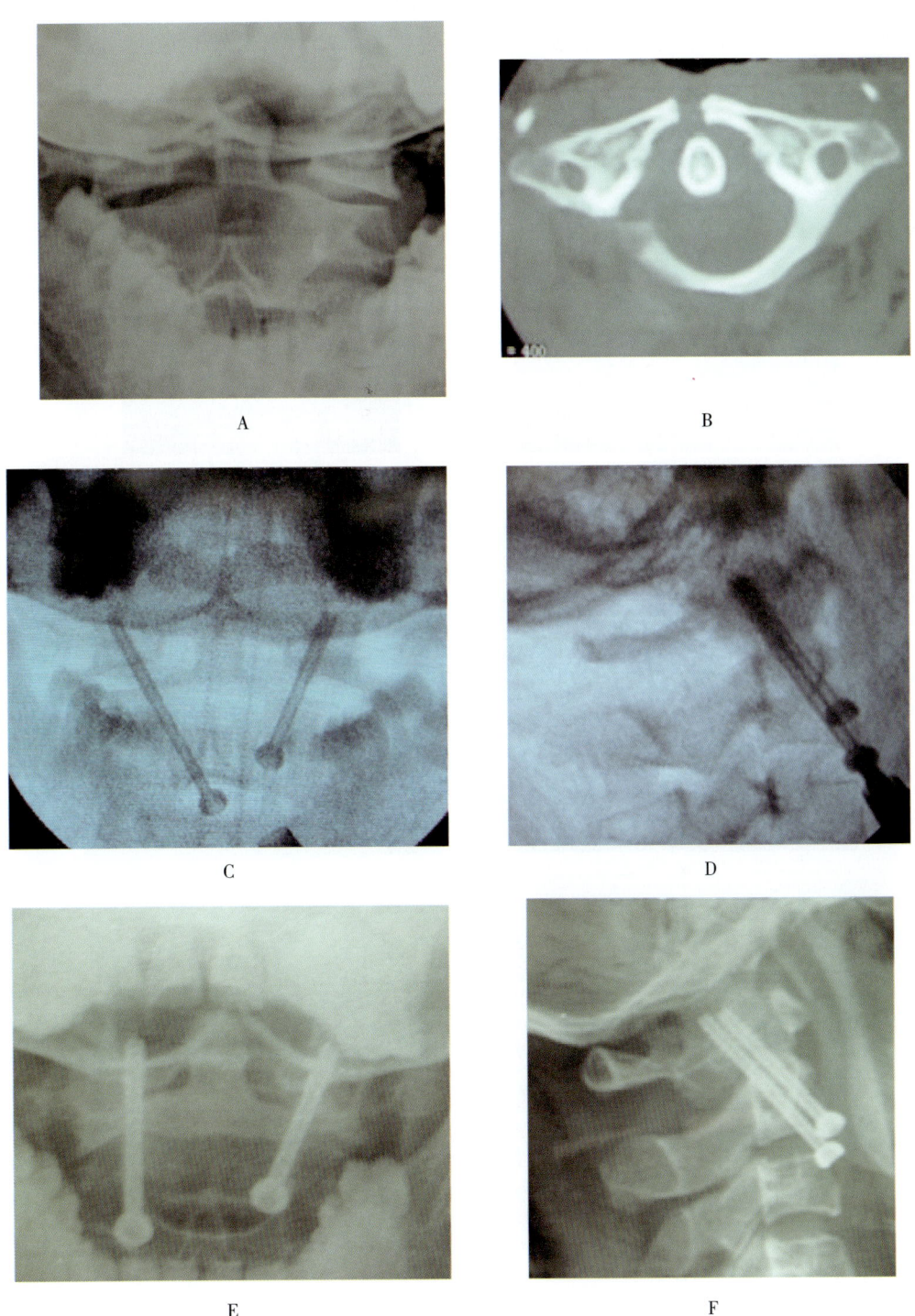

图3-4-1-2-17　临床举例　例1（A~F）

Jefferson骨折经皮前路侧块螺钉内固定　A.正位X线片示寰齿间隙增宽；B.CT扫描示寰椎前后弓骨折；C.术中正位透视螺钉外向角良好；D.术中侧位透视螺钉后倾角良好；E.术后1年张口位示螺钉无移位、断裂；F.术后1年侧位示骨折愈合

[例2] 患者 女性，38岁。高处坠落伤致颈部疼痛活动受限24h入院。入院时，神志清，生命体征正常。专科检查：颈部强直，C_1、C_2棘突压痛，纵向叩击痛阳性，四肢肌力正常，肌张力正常，腱反射无异常。X线片提示C_2齿突骨折伴寰椎前脱位。入院后颅骨牵引，重量4kg，持续牵引5天，复查X线片，C_1、C_2脱位恢复解剖结构。全麻下做经皮前路C_1、C_2侧块螺钉固定，侧块关节及齿状突骨折部作植骨融合。术后头颈胸支具佩带8周，1年半复查：恢复正常工作，伸屈、侧屈活动无障碍，左右旋转减少20°，X线复查螺钉位置良好，寰枢关节正常，齿状突骨折已愈合（图3-4-1-2-18）。

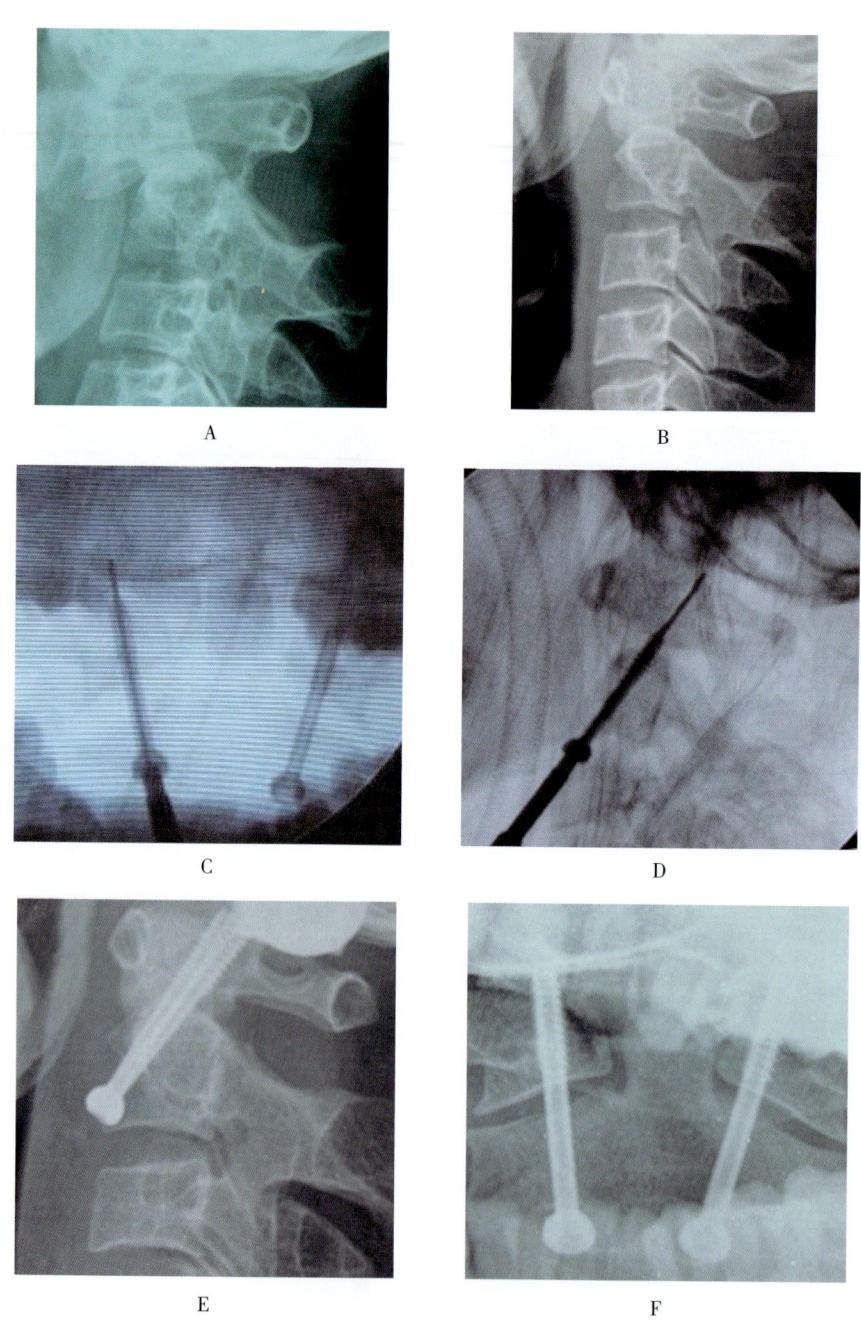

图3-4-1-2-18　临床举例　例2（A~F）

齿突骨折伴移位经皮前路侧块螺钉内固定　A.齿状突骨折，伴寰椎前脱位；B.颅骨牵引8天，示寰椎前脱位已复位；C.术中透视张口位C_1、C_2侧块螺钉固定位置良好；D.侧位透视下见螺钉位置良好；E.术后佩带Halo-vest架10周复查见螺钉位置良好；F.张口位复查见骨折线消失，齿突骨折愈合无移位，骨折线模糊

第三节 经皮齿状突螺钉内固定术

齿状突骨折是一种常见损伤，占颈椎骨折的 8%~15%。Anderson 将齿突骨折分为三型，Ⅰ型骨折少见，只有有症状时才需要治疗。Ⅲ型发生于椎体，进行闭合复位与固定治疗，96% 可获得愈合。Ⅱ型骨折发生于齿突腰部预后较差，不愈合率在 15%~85%。

对于Ⅱ型齿突骨折，一些学者主张早期 C_1、C_2 关节后融合术，后融合使枢间旋转活动减少 47° 左右，伸屈减少 10° 左右。Nakanishi（1978）首先报道了前路齿突螺钉内固定术，12 例病例中 10 例获得愈合。Magerl（1978）与 Nakanishi 同时在瑞典采用同样技术并报道治疗结果。Böhler（1982）报道融合率为 100%，他主张应采用前和后部融合术。此后不断报道前路齿突螺钉加压内固定术，方法可靠，并发症少。国内许多学者亦开展了齿突螺钉内固定术，并在其方法上作了一些改进。笔者（2001）在此手术技术上进一步改进，采用经皮齿突螺钉内固定术 50 余例。经随访其愈合率和功能恢复与国内外学者报道相同。经皮内固定术具有创伤小、出血少、疼痛轻、功能恢复快的特点。

一、病例选择

（一）手术适应证

1. 经齿突颈部横型骨折（Ⅱ型）；
2. 经齿突基底部横型骨折（Ⅲ型）；
3. 齿突骨折不愈合。

（二）手术禁忌证

1. 齿突粉碎骨折；
2. 伴有 C_2 椎体骨折；
3. 齿突斜形骨折；
4. 严重骨质疏松者；
5. 短颈畸形者；
6. 颈反曲畸形者。

二、手术器械及术前准备

（一）手术器械

1. 内固定器械 自行设计的经皮齿状突螺钉内固定器械，包括穿刺针、扩大管、操作保护套筒及中空六角起子（图 3-4-1-3-1）。

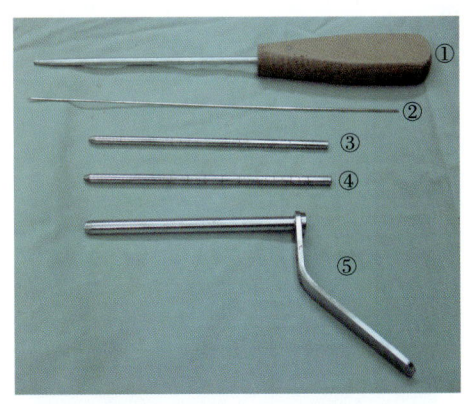

图 3-4-1-3-1　内固定器械
① 中空起子　② 克氏定位针　③ 中空扩大管
④ 中空钻头　⑤ 中空保护套筒

2. 穿刺套管导向器 笔者利用直角坐标和球坐标相结合的复合型坐标系统设计导向定位，定位器为不锈钢材料，由支座、向心关节轴承、调节块、导管导入芯、固定螺钉和手柄组成（图 3-4-1-3-2）。

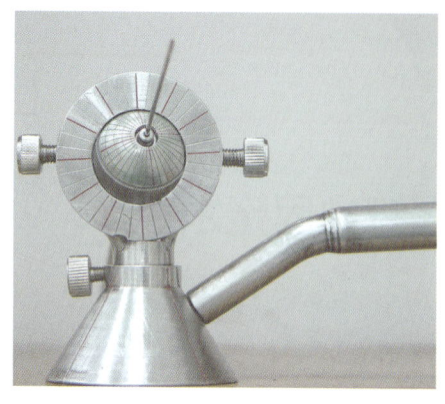
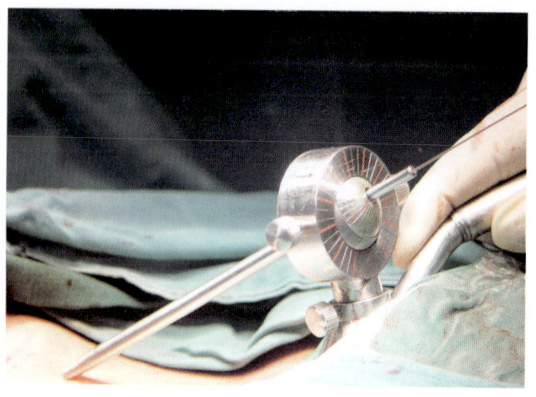

图3-4-1-3-2 穿刺套管导向器（A、B）
A.穿刺套管导向器结构；B.穿刺套管导向器术中应用

（二）术前准备

同前节。

三、手术方法

（一）麻醉及体位

1. 麻醉 经鼻气管插管麻醉或局部神经阻滞麻醉，上、下牙间填入牙垫，使口腔成张口位（图3-4-1-3-3）。

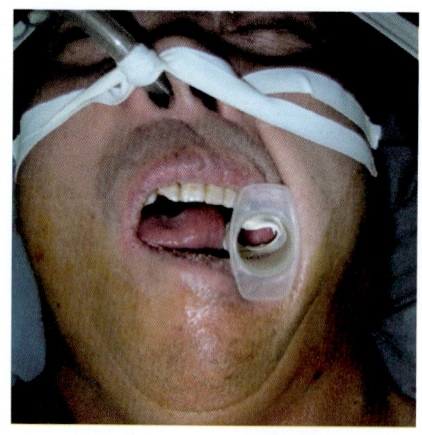

图3-4-1-3-3 放置牙垫
经鼻气管插管麻醉，口腔上下磨牙间垫入牙垫呈张口位

2. 体位 仰卧位。颅骨牵引下，肩部垫薄枕，头稍后伸，在C-臂X线光机监测下，通过牵引复位后，使齿突位置处于解剖位置后以布胶带固定头部（图3-4-1-3-4）。

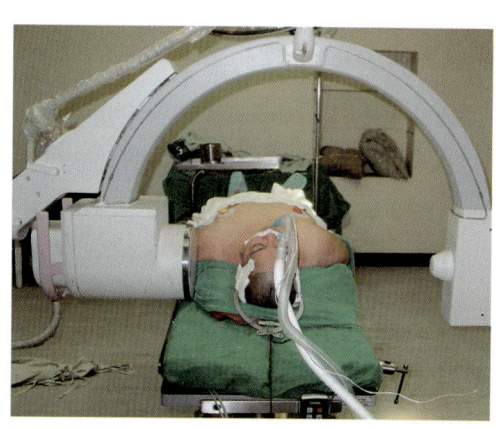
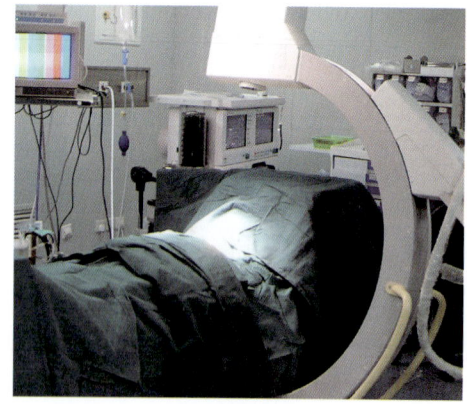

图3-4-1-3-4 体位与C臂X线机位置（A、B）
A.头颅牵引下仰卧位，C-臂X线术前定位；
B.C臂X线机头侧向尾侧倾斜15°~20°

（二）具体操作步骤

1. 在C_4、C_5水平右侧胸锁乳突肌内侧缘，用尖刀片切开皮肤5mm，用直止血钳沿胸锁乳突肌内侧象钝性分离皮下组织及深部组织直达椎前筋膜。在C-臂X线光机监测下,将内径为1.2mm、外径为5.8mm的扩大管沿已分离的间隙插入,到达C_4、C_5椎前筋膜(图3-4-1-3-5)。

2. 然后将内径为1.2mm、外径为5.8mm的扩大套管,沿血管鞘内侧缘之疏松筋膜间隙上下滑动,将扩大管尖端在C-臂X线光机监测下正确达到C_2下缘,将直径为1.2mm克氏针通过扩大管内管道插入,正位居中,侧位在齿突轴心线上(图3-4-1-3-6)。

3. 用电钻将克氏定位针置入齿突。确定克氏定位针正位X线像上居中,侧位X像上通过齿突轴心线(图3-4-1-3-7)。

4. 再沿扩大套管,送入操作保护套筒,退出扩大套管(图3-4-1-3-8)。测量精确的齿突螺钉长度后,用3.0cm中空钻头沿克氏定位针作螺钉孔道扩大,深度不超过骨折线,然后退出中空钻头,将直径为3.5mm中空齿突加压螺钉,通过克氏定位针在保护套筒内拧入齿突(图3-4-1-3-9)。

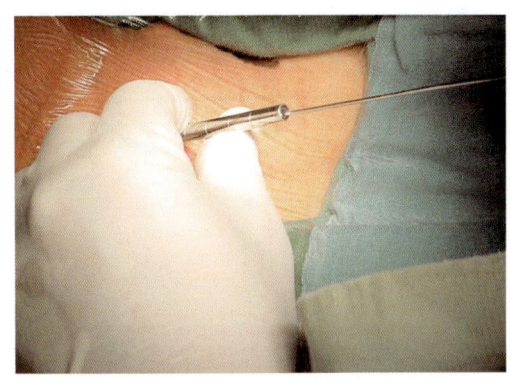

图3-4-1-3-5 穿刺

克氏定位针通过穿刺针内径,在C-臂X线机监测下于C_4、C_5水平右侧胸锁乳突肌内侧穿刺

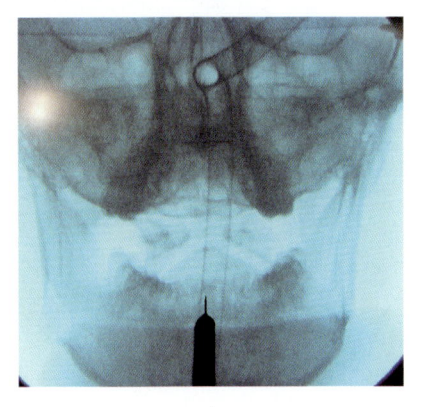

图3-4-1-3-6 透视下扩大管定位穿刺(A、B)

A.透视下扩大管定位穿刺到达C_2下缘,正位居中;B.侧位在齿状突轴线上

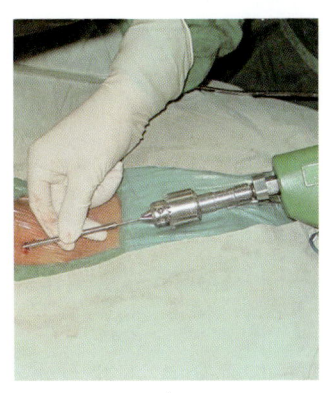 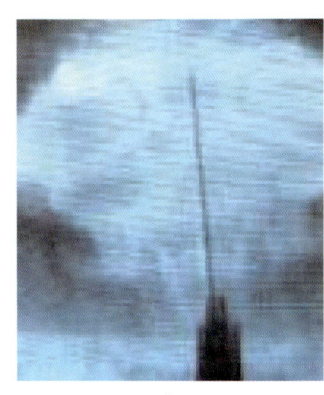 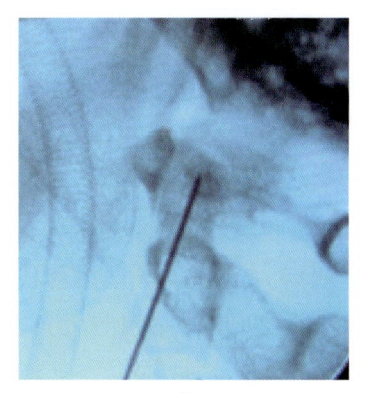

A　　　　　　　　　　　B　　　　　　　　　　　C

图3-4-1-3-7 克氏定位针置入齿状突(A~C)

A.用电钻将克氏定位针置入齿突;B.正位像克氏针居中;C.侧位像克氏定针在齿突轴线上

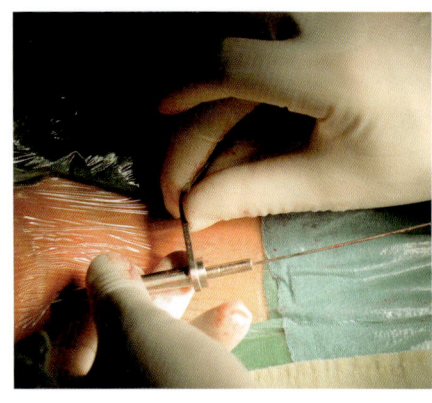 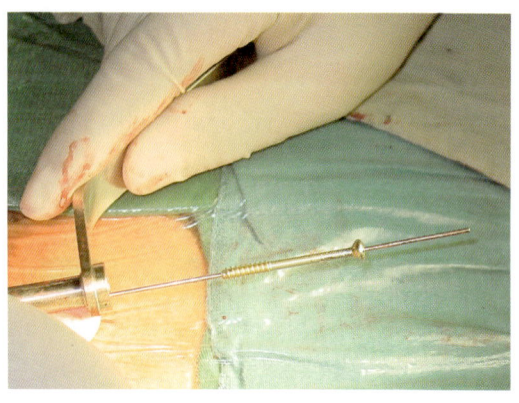

图3-4-1-3-8　保护套筒下操作（A、B）

A.沿扩大管送入保护套筒；B.退出扩大管，送进螺钉

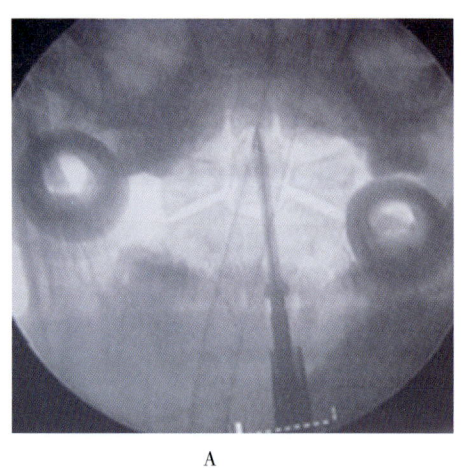 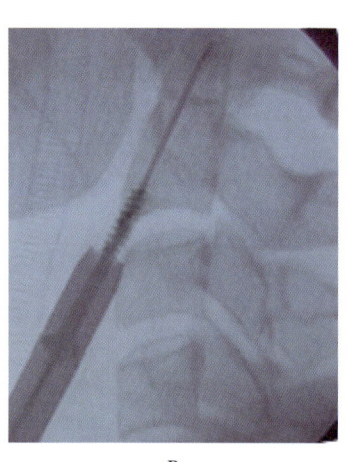

图3-4-1-3-9　拧入齿突螺钉操作（A、B）

A.张口位螺钉导入位置；B.在保护套筒内，透视下拧入齿突螺钉

5. 经X线透视或摄片后，正侧位片显示螺钉位置良好，退出保护套筒及克氏定位针（图3-4-1-3-10）。

6. 术毕勿置引流条或管，缝合创口一针，术后佩带支具或颈围（图3-4-1-3-11）。

（三）操作注意事项

1. 皮肤穿刺点不能过高或过低，穿刺针到达C_2下缘后，必须与齿突尖部连成一线，这时穿刺方向与C_2下缘有一角度为20°~25°，如皮肤穿刺点过高或过低均难达到这个夹角。

2. 穿刺针进入时，必须从胸锁乳突肌内侧缓慢进入，避免损伤颈动脉，所以在穿刺过程中要回抽针筒，明确是否有回血。如发现快速回血现象，则提示损伤颈动、静脉。一旦发现颈动脉穿刺伤，应立刻退出穿刺针，用手指压迫颈动脉数分钟，即可止血，见无再出血后，重行穿刺。

3. 穿刺针进入不能过急偏向正中线，以防穿刺针误伤食管。

4. 穿刺针从颈动脉鞘内侧缘进入到达C_2椎体下缘偏右，然后紧贴C_2下缘慢慢移向正中线，将食管、气管推向左侧。保证下一步操作不伤任何重要组织。

5. 克氏定位针必须从C_2下缘终板边缘1~2mm处进针，如进针点太偏向齿突前侧皮质，置入螺钉时会造成C_2前缘皮质劈裂骨折。

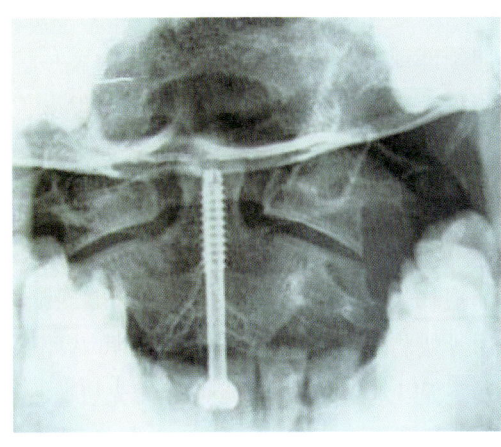 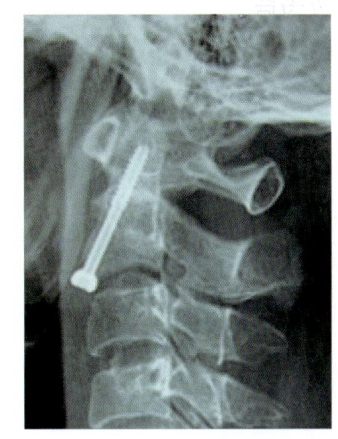

图3-4-1-3-10　手术完毕正侧位片显示螺钉位置满意（A、B）

A.正位X线片；B.侧位X线片

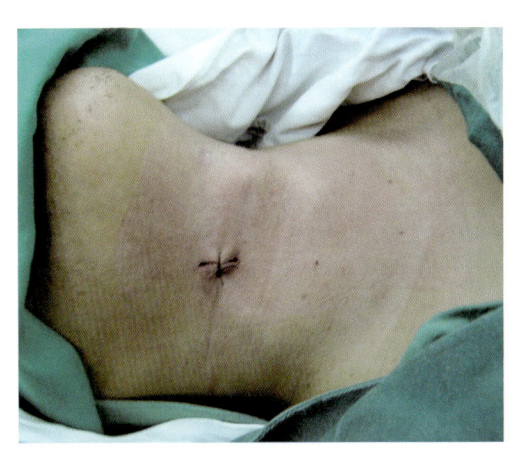 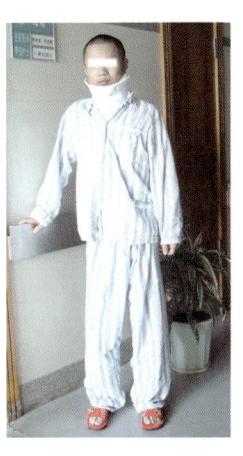

图3-4-1-3-11　术毕情况（A、B）

A.术毕缝合创口；B.术后佩带颈围下地行走

四、术后处理

1. 严密观察呼吸、血压、脉搏、血氧饱和度，尤其需加强对喉头水肿的观察；

2. 严密观察局部创口处是否有血肿形成，一旦出现血肿，即刻进行处理；

3. 术后抗炎治疗3~5天，防止感染；

4. 术后佩带颈围或安装支具固定8~12周，或根据病情需要安装Halo-vest架固定；术后5~7天起坐及下床功能练习。

五、并发症防治

1. 血管损伤　如穿刺误伤颈动脉，即刻退出穿刺针，手指压迫颈动脉数分钟，见无出血，再行穿刺。Daentzer等报道了前路齿状突螺钉损伤椎动脉导致术后4天出现致命性大出血病例。

2. 食管穿刺伤　穿刺针偏内，易损伤食管，虽然我们没有遇到，但必须引起注意。

3. C_2椎体前部劈裂　发现螺钉拧入时，如C_2椎体前部皮质劈裂，应退出螺钉，停止前路齿突螺钉固定手术,改为后路 C_1、C_2 融合术或前路 C_1、C_2 侧块螺钉固定术(图 3-4-1-3-12)。

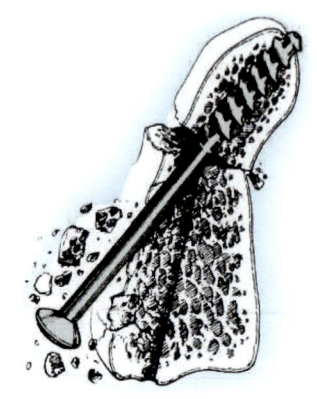

图3-4-1-3-12　C_2椎体前部劈裂示意图

4. 中空螺钉折断　术后没有佩带颈围及过度过早功能活动颈部均可导致螺钉折断。所以术后需颈围固定 3~4 周,功能锻炼颈部时,活动度不能过大(图 3-4-1-3-13)。

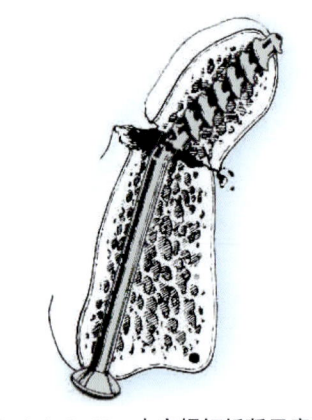

图3-4-1-3-13　中空螺钉折断示意图

5. 脊髓神经损伤　在术前或术中整复时,过伸颈部或操作时用力过猛,导致齿突移位损伤脊髓。术前、术中最好以脊髓神经诱发电位监测脊髓功能。一旦发生波形改变,立即停止手术。波形恢复正常后再手术。

6. 脑脊液漏　克氏定位针或螺钉穿透齿突尖部损伤硬膜导致脑脊液漏,一旦出现脑脊液漏,用骨蜡将中空螺钉孔道封闭,即可堵闭脑脊液渗漏。所以术中必须在 C-臂 X 线光机监视下操作,以防损伤硬膜。

六、临床举例

[例1]　患者,男性,39岁,因"交通意外伤后颈项部疼痛 2 天"来院就诊。入院查体:神志清,精神尚可,心、肺、腹检查无异常。专科情况:颈椎畸形不明显,上颈椎后方有压痛,四肢肌力正常,肌张力正常,腱反射对称。入院后行颈椎侧位片及张口位片检查,提示Ⅲ型齿突骨折,移位不明显。处理:入院后急诊行颅骨牵引术以维持骨折位置,术后 3 天于全麻下行经皮前路齿突螺钉内固定术,手术过程顺利,术后复查 X 线提示内固定螺钉位置佳,骨折无移位。术后佩戴颈围 2 个月。术后 5 个月随访时行 CT 扫描及二维重建,提示骨折完全愈合,螺钉无断裂或移位等。患者颈椎活动基本正常(图 3-4-1-3-14)。

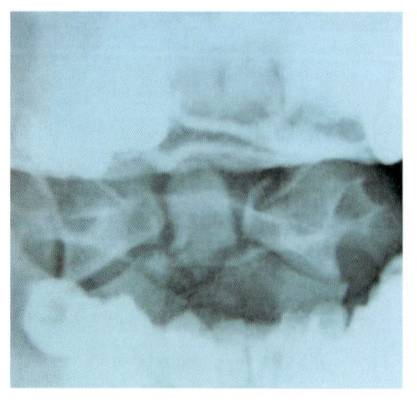

A

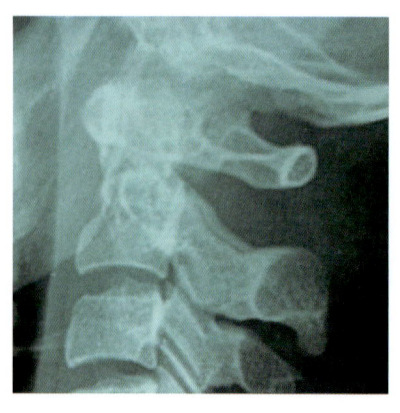

B

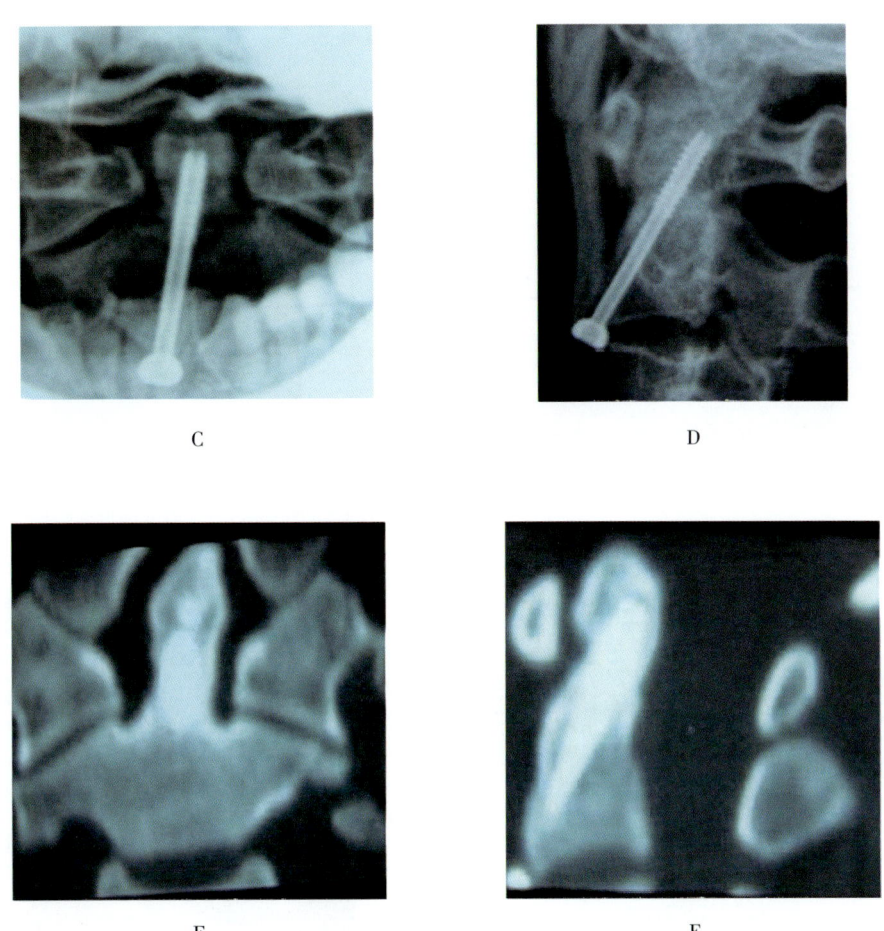

图3-4-1-3-14 临床举例 例1（A~F）
Ⅲ型齿突骨折经皮螺钉内固定 A.张口位片Ⅲ型齿突骨折；B.侧位片示Ⅲ型齿状突骨折；
C.术后颈椎张口位片螺钉位置佳；D.术后颈椎侧位片螺钉位置佳；E.F.术后5月CT冠状位及矢状位扫描骨折愈合良好

[例2] 患者，女性，63岁，因"高处坠落伤后颈痛伴颈部活动受限6h"来院急诊。入院查体：神志清，痛苦貌，心、肺、腹检查无异常。专科情况：颈椎畸形不明显，上颈椎后方有压痛，四肢肌力正常，肌张力正常，腱反射对称。右踝明显肿胀、青紫，压痛剧。入院后行颈椎侧位片及张口位片检查，提示齿突骨折伴寰椎前脱位，右踝Pilon骨折。处理：入院后急诊行颅骨牵引术，牵引重量5kg，术后1周X线复查提示寰椎前脱位已纠正，复位后2天于全麻下行经皮前路齿突螺钉内固定术，手术过程顺利，术后复查X线提示螺钉及骨折位置良好。术后佩戴头颈胸支具2个月。术后1年随访时行CT扫描及二维重建，提示骨折完全愈合，螺钉无断裂或移位等。患者颈椎伸屈、旋转活动基本正常（图3-4-1-3-15）。

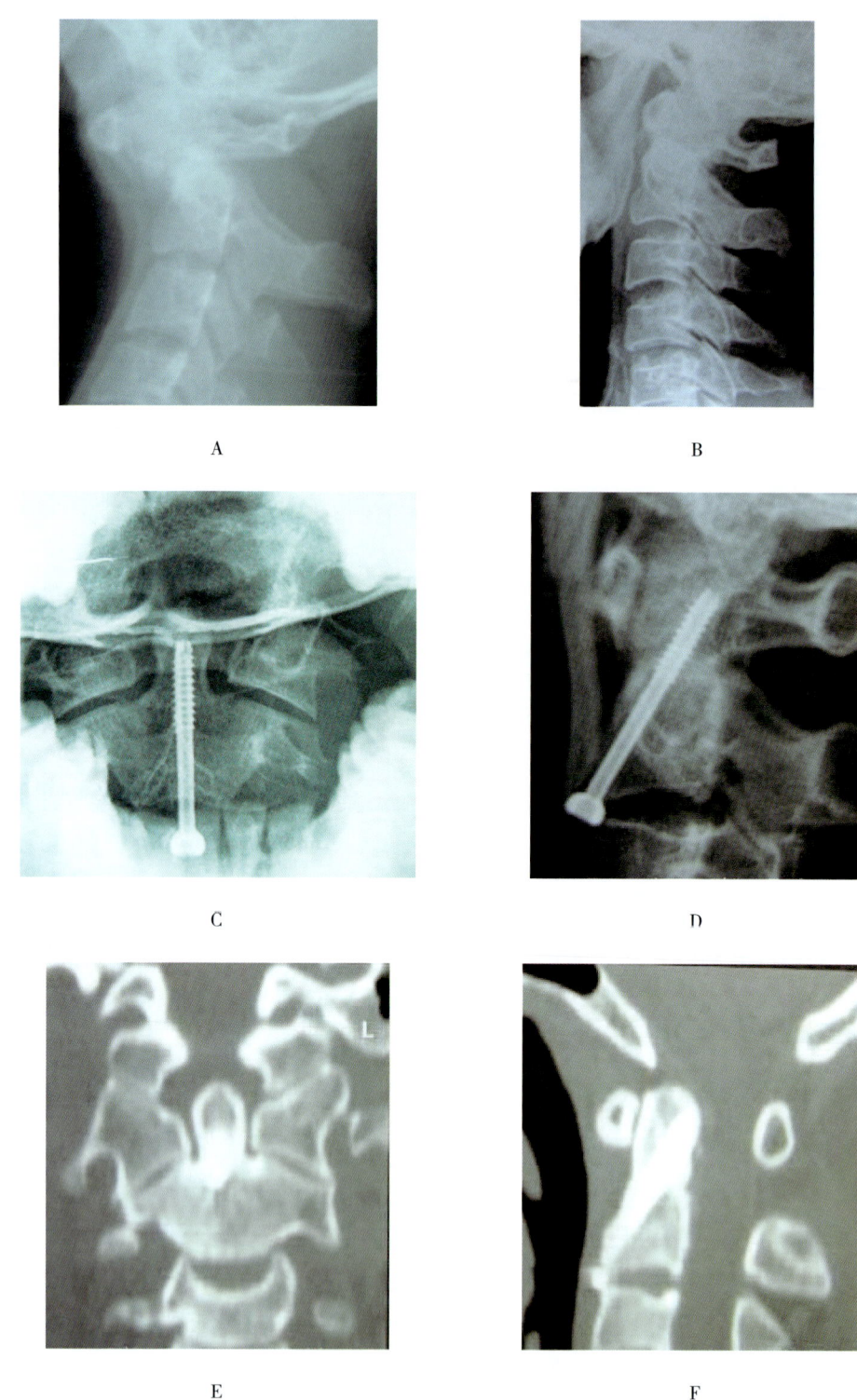

图3-4-1-3-15　临床举例　例2（A~F）

齿状突骨折伴寰椎前脱位经皮螺钉内固定　A.侧位片示Ⅱ型齿状突骨折，伴寰椎前脱位；B.牵引后1周示寰椎前脱位已复位；C.术后第1周复查正位片示螺钉位置好；D.术后第1周复查侧位片示螺钉位置好；E.术后1年CT扫描示骨折愈合；F.寰枢关节维持良好的对位关系

第四节 经皮颈椎椎弓根螺钉内固定术

一、概述

椎弓根螺钉内固定技术早已在胸腰段脊柱疾患中得到应用,1989年池永龙率先开展上胸椎椎弓根螺钉内固定技术。1994年Abumi等和Jeanneret等分别报道了用颈椎椎弓根内固定技术治疗颈椎损伤。1993年孙宇等报道颈椎椎弓根观测以及临床意义。1994年高雨仁等做过颈椎后路关节突椎弓根联合内固定的解剖学研究。1998年王东来等首次报道了应用椎弓根螺钉治疗颈椎损伤和肿瘤。1999年国内瞿东滨等测量了100个枢椎标本的椎弓根中部宽度,结果为右侧($6.0±1.6$)mm,左侧($5.9±1.6$)mm。2001年Howington等应用10具标本行CT检查测量了枢椎椎弓根的高度、宽度以及长度,其平均值分别为9.1mm,9.7mm和16.6mm,椎弓根向内成角平均为35.2°,向头端成角为38.8°。

2001年傅一山和陈正形选用7具标本做$C_{1\sim7}$的颈椎椎弓根X线及CT断层测量椎弓根外径、高度、宽度及其进针的角度,并认为任何一个形态学测量数据在颈椎弓根临床实际置钉时只能作为参考。每例手术均应根据每个椎弓根的实际测量结果来置钉才能提高手术的成功率。2002年闫德强等通过40具成人颈椎($C_{1\sim7}$)干燥标本的观测,认为颈椎弓根完全可以接受直径3.5mm、长2.8mm螺钉内固定。2002年谭军报道8例C_2椎弓根拉力螺钉治疗Hangman骨折,取得满意疗效。此后,不断有学者报道颈椎椎弓根螺钉内固定的病例。2004年笔者率先开展经皮做颈椎弓根螺钉固定Hangman骨折和颈椎峡部骨折。

二、病例选择及手术器械

(一)手术适应证

1. C_2椎弓根断端骨折线与固定螺钉的方向垂直者,经牵引可复位,但不稳定的Hangman骨折;
2. $C_{3\sim7}$椎弓根螺钉固定重建或矫形者。

(二)手术器械

同本章第一节。

三、术前准备

(以枢椎椎弓根断裂为例)。

(一)头颅牵引

枢椎椎弓根骨折后,轻重量的牵引可以解除肌肉痉挛,减少颈部疼痛,加快软组织修复,达到解剖复位。术前牵引是必要的,但是必须注意$C_{2\sim3}$纤维环和韧带已有断裂时,过重牵引导致$C_{2\sim3}$分离引发继发性脊髓损伤。

(二)影像学检查

术前X线片、CT片和MR检查是必要的。X线片强调侧位及左右斜位片,从中了解骨折类型、移位情况及椎间孔形态。CT断层扫描显示枢椎椎弓根横断面、骨折线方向、椎弓宽度及横突孔改变等。在CT水平断层上精确测量出C_2棘突中线至椎弓轴心线之夹角的度数和体表距离(图3-4-1-4-1)。手术操作应严格按照此参数执行。MRI扫描了解脊髓损伤情况,术前认真分析制订治疗方案。

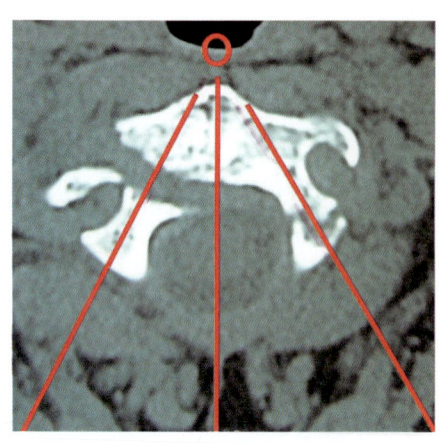

图3-4-1-4-1　CT水平扫描及定位

(三)术前定位

术前 C-臂 X 线光机做张口位、正位、侧位及左右斜位的投照获得正确准确的术前定位是手术成败的关键,亦是减少或杜绝术中并发重要组织损伤的关键。所以必须设定 C-臂 X 线光机的投照角度、球管距离、照射剂量,以及因各个部位不同而对投照方向进行相应改变,这些均必须在术前做好标志,术中严格按术前设定标准实施,可以获得统一投照成像,避免影响术中操作及手术质量,并可减少并发症的发生。

(四)脊髓功能监测

由于经皮颈椎弓根穿刺操作具有一定盲目性和危险性,为确保脊髓和神经根的安全,术前必须做脊髓诱发电位监测,以保证脊髓神经的正常生理状态,取到手术成功。

(五)手术器械准备

经皮穿刺椎弓根螺钉内固定技术,术前必需准备好穿刺操作的所用工具和内固定器械。各种工具的规格和匹配术前应该严格检查,以免术中不匹配,影响手术操作。

(六)病人知情同意书

由于颈椎弓根周围结构复杂,操作口具有一定风险性和不可预料的并发症,所以要如实将此项技术的安全性、科学性、实用性及相关的并发症告知病员及病员家属,取得患方同意和支持,才能安全开展手术,减少术后医疗纠纷和法律纠纷。

四、手术方法

(一)麻醉与体位

1. **麻醉**　经鼻或口腔气管内插管麻醉或局部神经阻滞麻醉。上下磨牙间置入牙垫,使口腔处于张口位。

2. **体位**　头颅骨牵引下俯卧位,颈部稍屈曲,以布胶固定在 U 形牵引架上,必须注意保护患者眼睛,切勿受压,以避免术后导致眼球出血或瘀血影响视力(图 3-4-1-4-2)。

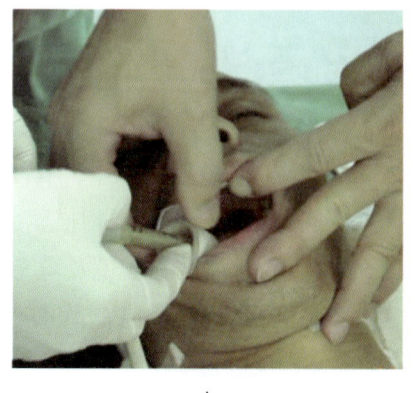
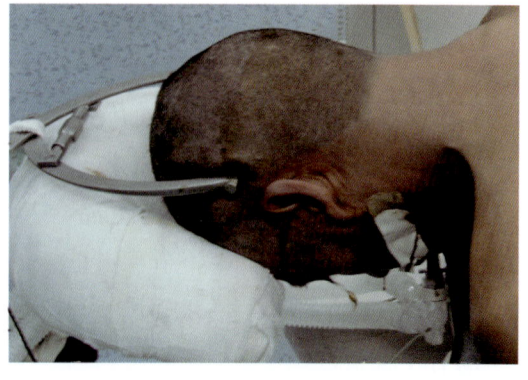

A　　　　　　　　　　　B

图3-4-1-4-2　麻醉与体位示意图(A、B)

A.经口腔插管全麻;B.牵引下俯卧位,头部固定

（二）手术方法及操作步骤

1. 根据术前的X线片准确标定固定的部位所在,应用CT断层扫描片显示颈椎椎弓根轴心线延长线在颈后皮肤交点至颈中线的距离,测量结果,根据此数据作皮肤穿刺,在C臂X线光机监透下将克氏定位针送达所需固定之进针点（图3-4-1-4-3）。

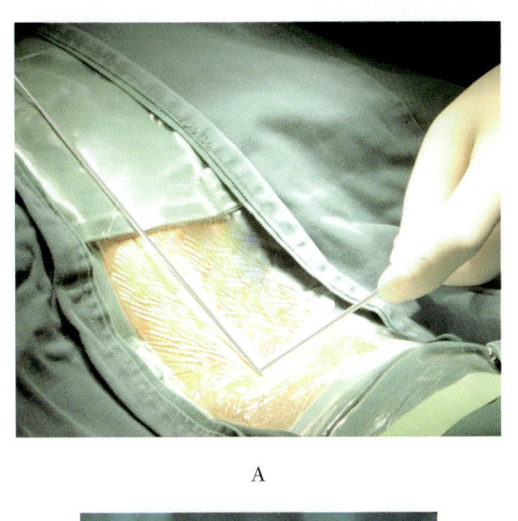

A

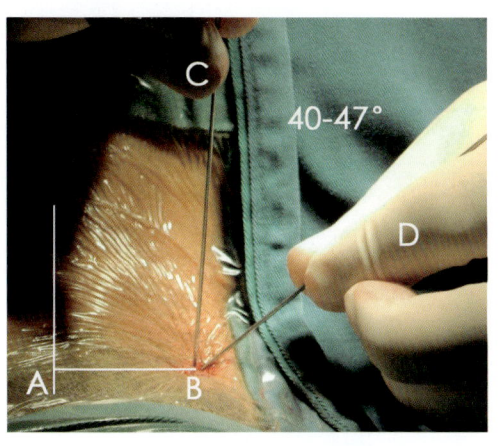

B

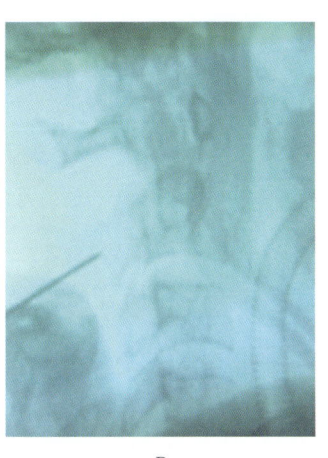

C   D

图3-4-1-4-3　体表进针点（A~D）
A. 术前X线准确标定固定部位；B. AB为中线至进针点距离，DBC为中线与椎弓根轴心线夹角；
C. 正位钉点C_2外下象限；D. 侧位上夹角平行上终板

2. 以克氏定位针为基准,导入内径为1.2mm、外径为5.8mm的扩大管,使扩大管尖部处于正确的进针点位置上。C-臂X线光机监视下,正位投照,克氏定位针向内40°~47°,侧位投照,向上夹角平行于上终板。用低速电钻将克氏定位针穿过椎弓根轴心达椎体前缘皮质（图3-4-1-4-4）。

3. 沿着扩大管,导入保护套管并退出扩大管。在保护套管内沿克氏定位针导入外径为3.2mm中空钻头制造螺钉孔道（图3-4-1-4-5）。

4. 退出中空钻头,测量螺钉孔道深度,选择合适直径和长度的拉力螺钉,沿克氏定位针拧入螺钉,螺钉头部螺纹必须过骨折线,再拧紧使骨折断端紧密接触（图3-4-1-4-6）。

5. 同样方法处理对侧。

6. 术毕创口缝合一针,根据内固定稳定状态,选择不同的外固定架佩戴,保护颈部,确保处于制动位。

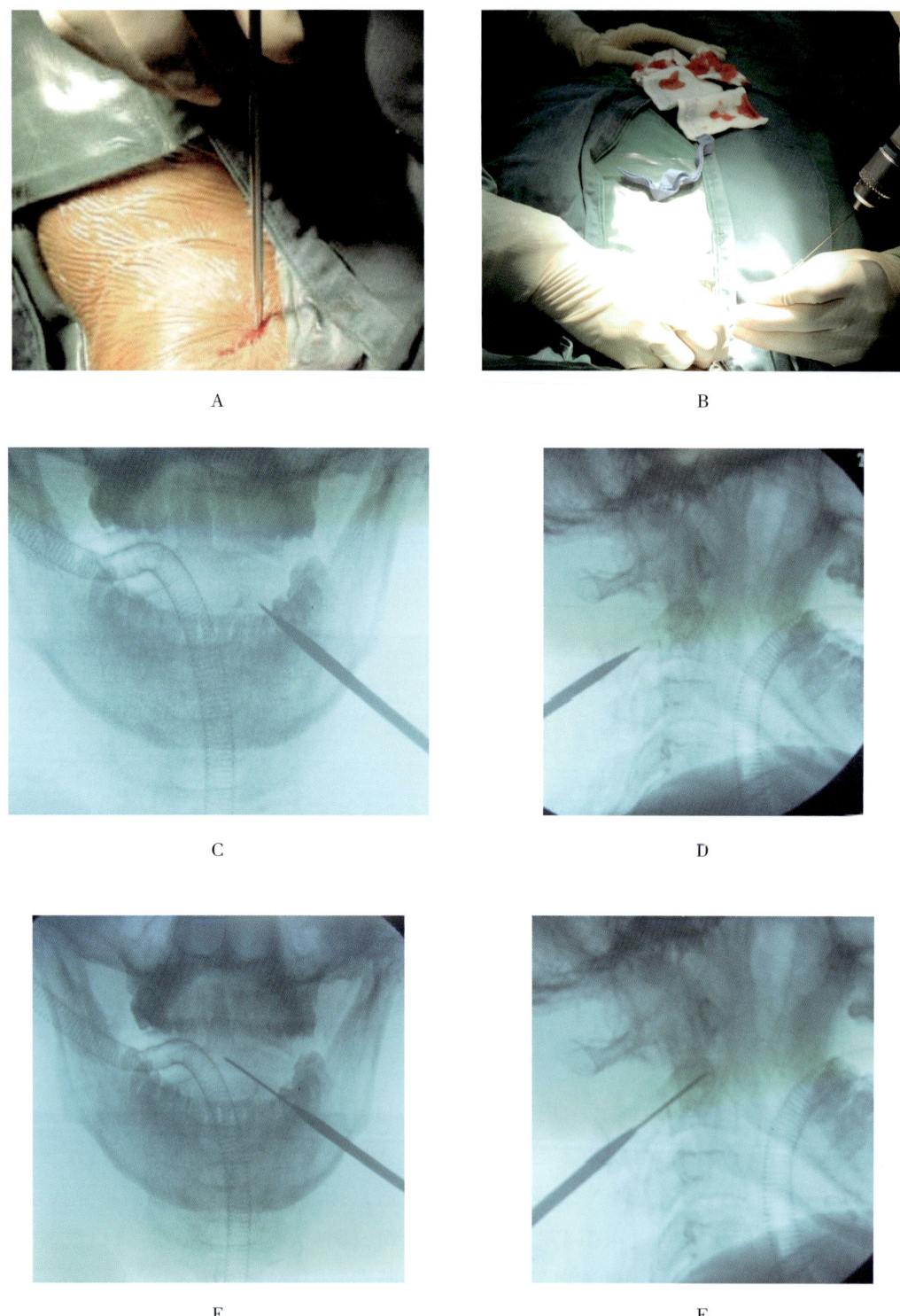

图3-4-1-4-4　克氏针进入椎弓根定位操作（A~F）
A.沿克氏针导入扩大套管；B.低速电钻导入克氏针；C.透视下观察扩大管正确位置；
D.侧位观察扩大管正确位置；E.正位克氏针与中线夹角40°~47°；F.侧位克氏针向上20°

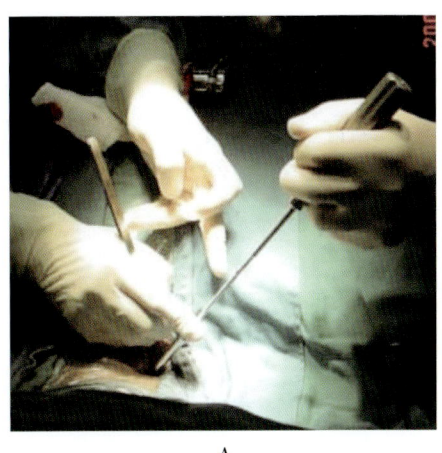 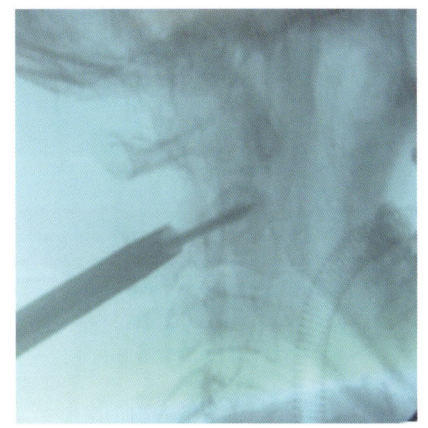

图3-4-1-4-5　制造螺钉孔道（A、B）
A.制造螺钉孔道；B.透视显示钉道位置正确

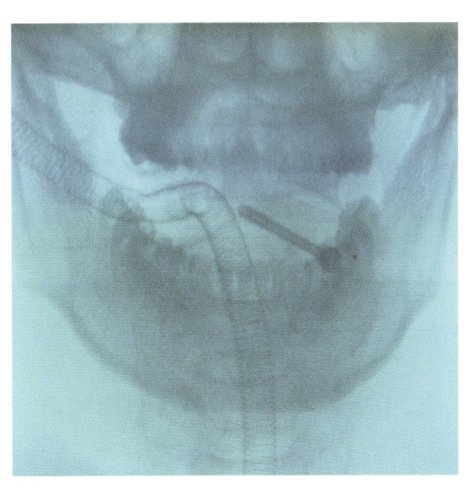 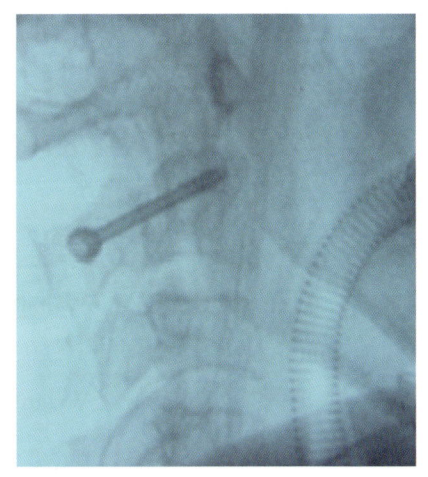

图3-4-1-4-6　旋入螺钉（A、B）
A.张口位螺钉位置；B.侧位螺钉位置

（三）操作注意事项

1. 术前应做充分头颅牵引，尽量恢复颈部解剖结构。

2. 术中C-臂X线光机监透是十分必要的，确定进钉点，要严格按标准角度进行，然后在进钉点的基础上再进行定向。

（1）寰椎椎弓根进钉点：寰椎的上关节后上缘突尖的垂线与寰椎后弓线的交点。进钉角度向中线夹角 10°~20°，向上倾斜 5°。

（2）枢椎椎弓根进钉点：枢椎椎弓根外缘矢状线与下关节突上缘水平线的交点。亦可以 C_2 侧块中点为进钉点。进钉角度一般向头端倾斜 25°~30°，向内倾斜 30°~35°。

（3）下颈椎椎弓根进针点：垂直于关节突后平面的椎弓后上缘水平线与上下关节突间侧凹外缘的矢状线的交点。进针夹角 $C_{3\sim5}$ 向中线夹角约 47°，C_6、C_7 分别为 42°、40°。

3.颈椎弓根螺钉进钉时应始终保持与上终板平行,尽量向内侧钻孔及置钉,这样不仅可以避免椎动脉损伤,而且螺钉切入内侧皮质骨增加抗拔出力。

五、术后处理

1.严密观察生命体征变化情况,重复观测脊髓诱发电位;

2.严密观察创口局部有否出血或血肿形成,一旦出现即刻处理;

3.术后佩带颈围 8~12 周;

4.术后继续抗感染治疗 3~5 天;

5.术后 3~5 天嘱病人起床或下床做功能练习。

六、并发症防治

(一)椎动脉损伤

颈椎椎弓根螺钉置钉过程中,最大的危险是脊髓、神经根和椎动脉损伤。而置钉中出现方向偏差是主要原因。Abumi 对 180 例颈椎椎弓根螺钉病人回顾性分析,1 例损伤椎动脉。Wright 报道颈椎椎弓根置钉椎动脉损伤率为 2.4%,Madami 报道椎动脉损伤为 8.2%,吴战勇报道椎动脉损伤率为 3.3%。所以防止椎动脉损伤的关键是提高颈椎弓根置钉准确率。既要有高精仪器如导航系统、三维 CT 或 C-臂 X 线光机等,又要过硬的操作技巧。椎弓根置钉点和方向由于颈椎弓根形态学变异很大,所以每例椎弓根置钉均应根据每个椎弓根实际 X 线和 CT 测量结果来决定进针点和方向,这样才能提高手术成功率。一旦发生椎动脉损伤,应严密观察,根据椎动脉出血流量和硬膜外血肿有否形成的情况来决定处理的方案。如果是克氏针定位损伤,由于克氏定位针直径较细,贯穿损伤椎动脉后,当时即有喷射性动脉出血,可以用骨蜡堵封进针孔,严密观察出血情况,如无再出血,可以重新改变进针点和方向,以达到良好正确进针点和方向。如属椎弓根螺钉拧入时损伤,这种情况不能急于退出螺钉,否则会导致不可收拾的局面。应观察出血量和椎管内有否形成血肿而决定处理方案(图 3-4-1-4-7)。如继续出血,可在下位椎间孔结扎椎动脉。

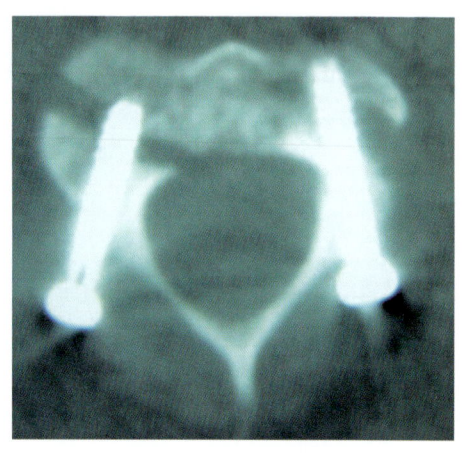

图 3-4-1-4-7 螺钉进入椎动脉孔

(二)脊髓、神经根损伤

由于椎弓根螺钉进针方向偏内,易引起脊髓和神经根损伤。吴战勇报道 30 例颈椎椎弓根螺钉置钉方向偏差者有 14 例,其中进入椎间盘 4 例,偏外 3 例,偏下 2 例,偏内 5 例。偏内 5 例均未引起脊髓、神经根损伤,但椎弓根内侧皮质均已破坏。Delamarter 报道神经根损伤占 0.7%。作者报道 1 例 C_6 椎弓根峡部骨折,经皮穿刺椎弓根螺钉个体化内固定,术中 C 臂 X 线光机监视下位置良好,术后病人无脊髓与神经根损伤症状,术后第 4 天进行 CT 扫描检查发现,两侧椎弓根螺钉均进入椎管,但硬膜囊未受压,一年半拔除内固定,无神经损伤症状,一旦损伤脊髓,其后果不堪设想。所以颈椎椎弓根螺钉置入"宁上勿下,宁外勿内",以避免脊髓与神经根损伤(图 3-4-1-4-8)。

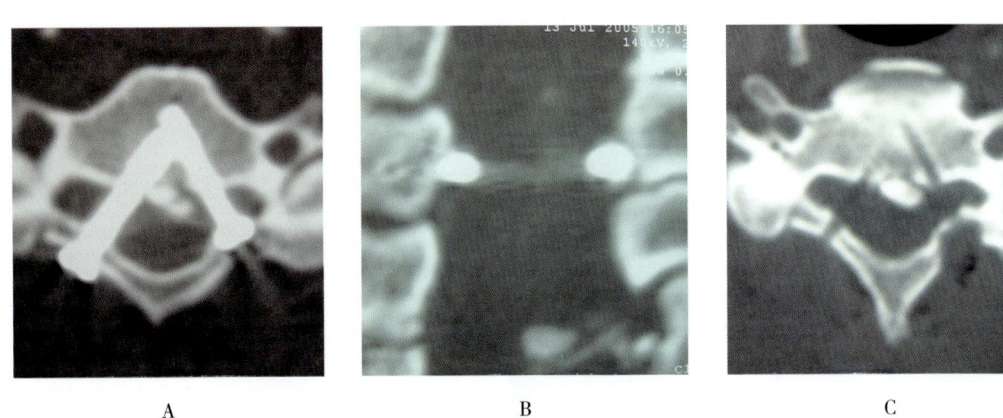

图3-4-1-4-8　螺钉进入椎管，经CT扫描像证实（A~C）

A. CT水平位显示螺钉进入椎管；B. CT冠状位亦显示螺钉进入椎管；C. 一年半后拔除螺钉，钉道仍在

七、临床举例

［例1］ 患者，男性，29岁，因"交通伤后颈项部疼痛1天"来院就诊。入院查体：神志清，精神可，心、肺、腹检查无异常。专科情况：颈椎畸形不明显，颈椎后方压痛，四肢肌力正常，肌张力正常，腱反射对称。入院后行颈椎X线及CT检查，提示枢椎椎弓根骨折，伴分离移位。处理：入院后急诊行颅骨牵引术以维持骨折位置，入院后第4天于全麻下行经皮颈椎椎弓根螺钉内固定术，手术过程顺利，术后复查X线提示内固定螺钉位置可，分离移位基本纠正。术后佩戴颈围2个月。术后9个月随访时行颈椎动力位X线检查，上颈椎稳定性好，螺钉无断裂或移位等。患者颈椎活动基本正常（图3-4-1-4-9）。

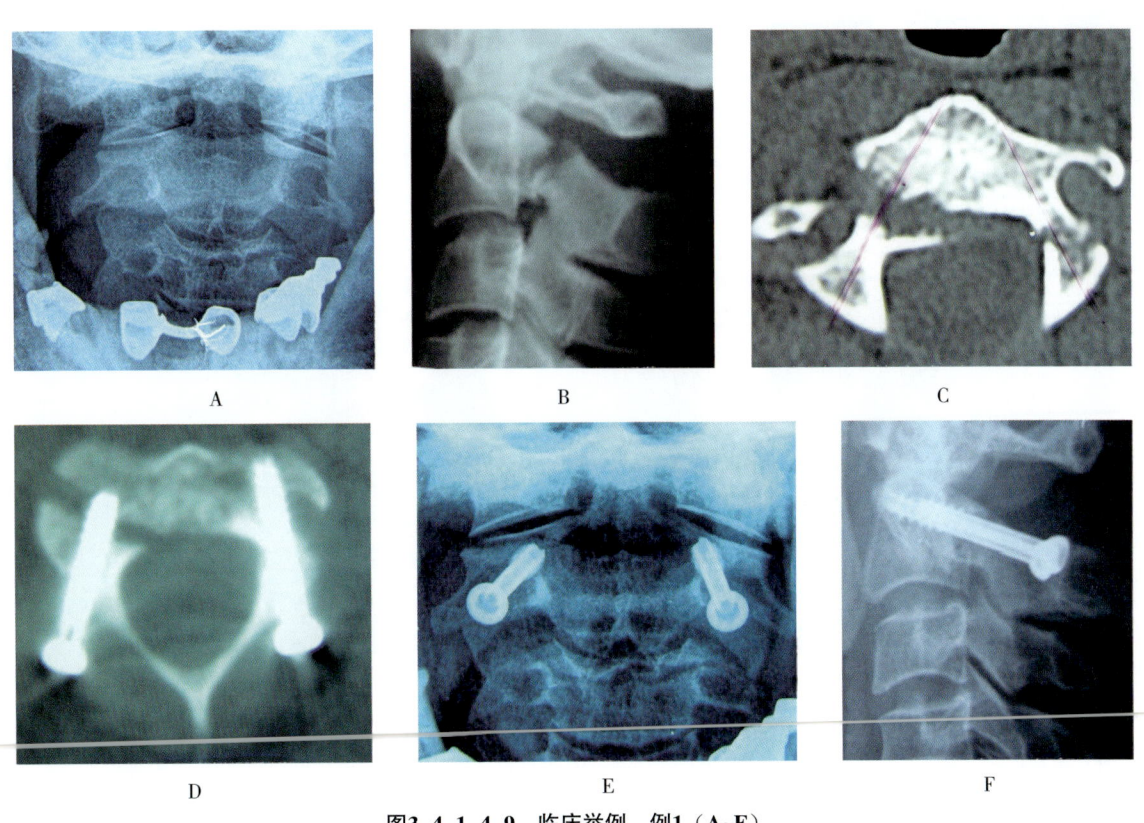

图3-4-1-4-9　临床举例　例1（A~F）

C_2椎弓根骨折经皮椎弓根螺钉内固定　A. 张口位$C_{1,2}$结构未见明显异常；B. 侧位见C_2椎弓根骨折伴分离；C. CT扫描提示C_2椎弓根骨折；D. 术后CT扫描见螺钉位置良好；E. 术后9个月复查张口位螺钉位置良好；F. 术后9个月复查侧位螺钉位置良好

[例2] 患者,女性,章某某,35岁。交通事故伤致颈部疼痛2天入院,入院时神志清,生命体征稳定,心、肺、胸、腹检查无异常。专科检查:颈椎无畸形,颈椎前屈后伸和侧屈时颈部疼痛剧烈,两手无名指及小指麻木,两上肢肌力正常,反射正常。入院后X线检查示C_7椎弓根骨折伴分离。行颈椎四头带牵引,重量3kg。伤后第4天全麻下行颈后路经皮椎弓根螺钉内固定术。术后佩带颈围8周。1年半复查:颈椎活动正常,椎弓根CT扫描骨折愈合(图3-4-1-4-10)。

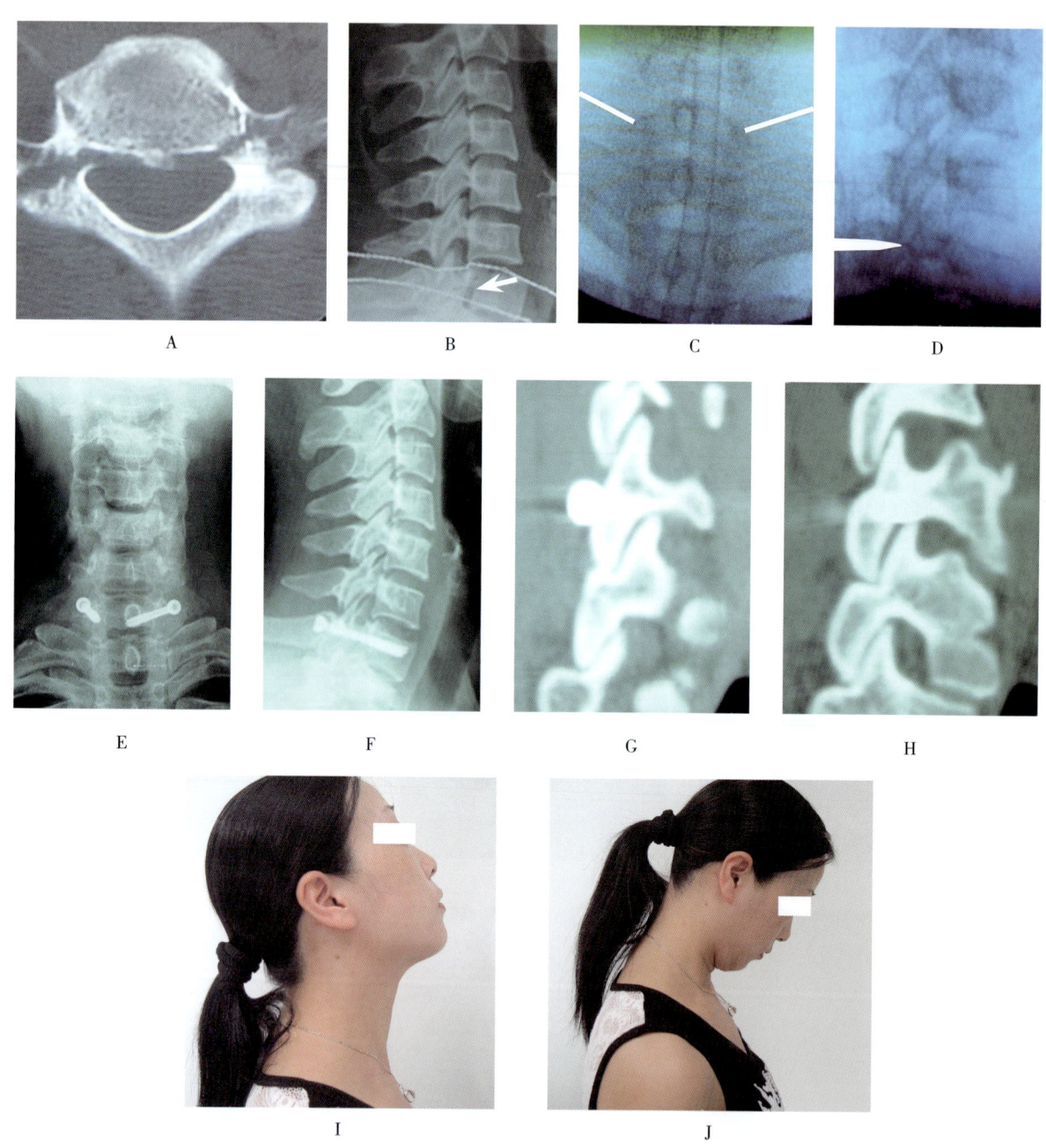

图3-4-1-4-10 临床举例 例2(A~J)

C_7椎弓根骨折经皮椎弓根螺钉内固定 A. 术前CT扫描提示C_7椎弓根骨折;B. 术前侧位X线提示C_7椎弓根骨折(箭头所指);C. 术中正位克氏针位置良好;D. 术中侧位克氏针位置良好;E. 术后正位椎弓根螺钉位置良好;F. 术后侧位椎弓根螺钉位置良好;G.H. 术后一年及一年半复查CT扫描示两侧骨折已愈合;I.J. 术后颈椎后伸及前屈功能佳

(池永龙)

参 考 文 献

1. 池永龙. 脊柱微创外科学. 北京: 人民军医出版社, 2006
2. 池永龙. 开展微创骨科技术之我见［J］. 中华医学杂志, 2006, 86（43）
3. 侯春林. 我国对世界显微外科发展的贡献［J］. 中华显微外科杂志, 2007, 30（4）
4. Finn MA, Apfelbaum RI. Atlantoaxial transarticular screw fixation: update on technique and outcomes in 269 patients. Neurosurgery. 2010 Mar; 66（3 Suppl）: 184–92.
5. Holly LT, Isaacs RE, Frempong-Boadu AK. Minimally invasive atlantoaxial fusion. Neurosurgery. 2010 Mar; 66（3 Suppl）: 193–7.
6. Lu DC, Gupta N, Mummaneni PV. Minimally invasive decompression of a suboccipital osseous prominence causing rotational vertebral artery occlusion. Case report. J Neurosurg Pediatr. 2009 Sep; 4（3）: 191–5.
7. Minamide A, Yoshida M, Yamada H. Clinical outcomes of microendoscopic decompression surgery for cervical myelopathy. Eur Spine J. 2010 Mar; 19（3）: 487–93. Epub 2009 Dec 3.
8. Oppenheimer JH, DeCastro I, McDonnell DE. Minimally invasive spine technology and minimally invasive spine surgery: a historical review. Neurosurg Focus. 2009 Sep; 27（3）: E9.
9. Powell MF, DiNobile D, Reddy AS. C-arm fluoroscopic cone beam CT for guidance of minimally invasive spine interventions. Pain Physician. 2010 Jan; 13（1）: 51–9.
10. Yanni DS, Perin NI. Fixation of the axis. Neurosurgery. 2010 Mar; 66（3 Suppl）: 147–52.

第二章 胸腰段创伤经皮微创技术

第一节 胸腰段创伤前路微创外科技术

一、概述

胸腰段前方入路是目前脊柱入路中创伤较大的术式。它包括切除一条肋骨,切断或剥离胸髂腰段肌群,环形剥离或切开横膈,分离推开内脏、主动脉、胸导管和迷走神经等,暴露 $T_{11}~L_2$ 椎体。

自 1997 年 Mayer 首次完成前路胸腰连接部($T_{11}~L_2$)显微外科手术以来,此项技术逐渐被许多学者所接受。其具有切口小,出血少,手术野照明和放大作用好,安全分离椎前组织及重症监护时间短等优点。但此项技术仍存在手术显微镜下暴露节段少,对运动节段整复作用差及器械选择余地少等缺点,需酌情选用。

二、病例选择

(一)手术适应证

1. $T_{10}~L_2$ 椎体骨折;
2. $T_{10}~L_2$ 椎间盘突出;
3. $T_{10}~L_2$ 脊椎结核或局限性肿瘤及需对病变活检者。

(二)手术禁忌证

1. 严重心、肺功能不全者,不能耐受单肺通气者;

2. 曾行横膈或其附近手术,或左侧腹膜后手术,或胸廓切开,或胸腔镜手术者;
3. 胸腔积脓者。

三、手术方法

(一)麻醉与体位

双腔导管气管内插管,全身麻醉,多取右侧卧位,使 $T_{10}~L_2$ 段向左侧凸出,右腋窝处垫软枕,勿使右上肢受压,手术台稍后倾 20°。

(二)操作步骤

1. 定位 以 C-臂 X 线机透视目标节段,确定相应皮肤切口。

2. 切口

(1)小切口开胸入路

其操作程序如下:

① 在目标区域做 4~6cm 长皮肤切口,暴露前锯肌下部和腹外斜肌上部,沿肌纤维方向将其劈开,暴露其下的肋骨或肋间隙(图 3-4-2-1-1)。

② 应首先行肋间隙入路,因为胸腰结合部的肋骨廓,即使为老年人亦很富有弹性。沿下方肋骨上缘劈开肋间肌及脏层胸膜进入胸腔。

③ 应用肋骨撑开器充分扩大切口,即可见横膈。

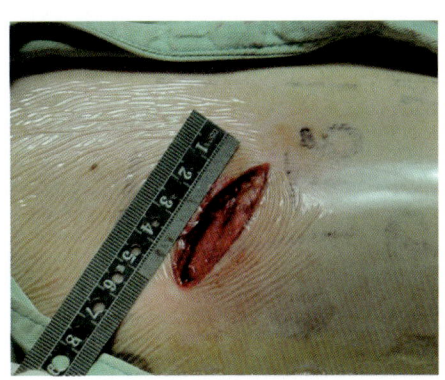

图3-4-2-1-1 切口
胸腰段4~6cm皮肤切口

④膈肌在肋骨下部的附着点有解剖变异,有时需将其附着点从下方紧邻的肋骨上剥离,但大多数胸廓切口位于横膈下部附着点的上方。当撑开肋间隙时,应注意保护胸廓切口前方肋膈窦内膈肌附着点。若强力牵开,窦内的膈肌可能被撕裂。牵开横膈基底及下胸椎节段的前外半。

⑤在手术显微镜或内镜帮助下继续手术。首先在横膈基底上方、T_{11}和T_{12}肋骨头之前纵向切开壁层胸膜,用花生拭子钝性分离椎体前外侧部分。

⑥从基底开始分离横膈,应小心从骨膜下将外侧脚从椎体上剥离,随后抬起膈肌脚并距椎体3~4cm处垂直切断或以双极电凝烧灼断端以免出血(图3-4-2-1-2)。一旦看到腹膜后脂肪,改用花生拭子继续剥离。此时可暴露T_{12}、L_1的前外侧半及L_2的上半部。

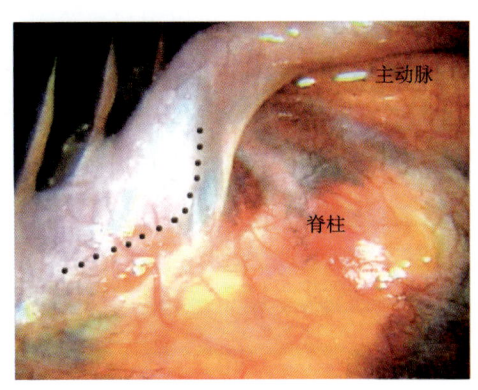

图3-4-2-1-2 切开膈肌
虚线为膈肌切开位置

⑦被暴露的节段血管用剥离子钝性分离、钳夹、切断、电凝或结扎,切勿损伤胸导管。暴露L_1、L_2者,需将左侧髂腰肌近侧抵止点从椎体上分离。

⑧目标区域下方的椎体显示清楚后,置入横膈拉钩,横膈拉钩上有U形克氏针,利用U形克氏针固定在椎体上,充分暴露需操作的椎体。

(2)小切口胸膜外入路

其操作步骤如下:

① C臂X线机透视下确定病灶位置,在病椎区域做4~6cm斜形皮肤切口,沿前锯肌和腹外斜肌肌纤维分开,暴露其下肋骨或肋间隙。

②沿肋骨床切开肋骨上方肌间肌在壁脏层胸膜之间分离,暴露该区域椎体和附着在椎体上的膈肌脚。

③从基底开始分离膈肌附着点,骨膜下剥离,由后外逐渐向前外推开,继续向病椎上下椎剥离。

④将髂腰肌附着点从椎体近侧向远侧剥离,逐渐暴露出椎体凹槽部的椎横血管,分离、钳夹、电凝或结扎椎横血管,充分暴露椎体和椎间盘(图3-4-2-1-3)。

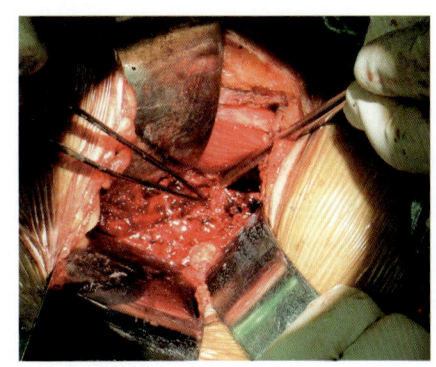

图3-4-2-1-3 显露椎节
结扎椎横血管,暴露椎体和椎间盘

(3)伤情或病灶处理 根据不同的伤情或病变,做相应的椎体或椎间盘处理,仔细游离和保护脊髓和神经根。

①骨折减压和固定 镜下定位,并结扎骨折椎的椎横血管,暴露骨折椎体的前外侧。骨折位于T_{10-12}时,需将肋骨头切取后暴露椎弓根,用骨刀或高速磨钻切除椎弓根,即可暴露压迫脊髓的

椎体和后缘移位的骨块,小心切除移位骨块,彻底减压脊髓。椎体空缺部位以自体三面皮质髂骨块填缺后,用钉棒系统或钉板系统固定。

② 椎间盘病变切除　根据 T_{11}、T_{12} 肋骨位置相应确定椎间隙位置,最好应用 C 臂 X 线机透视下,确定椎间隙位置,以防定位失误。用尖刀切开椎体上下终板缘的纤维环,用髓核钳夹除椎间盘。根据病变清除的需要,相应给予椎间植骨融合或 Cage 置入,视椎体稳定程度而作侧方或侧前方钉板系统或钉棒系统内固定。

③ 结核病灶清除　确定病变的椎体和椎间隙,正确辨认结核性椎旁脓肿,在手术显微镜或内镜下,对脓肿壁上的椎横血管依次结扎。纵行切开脓肿壁,吸除结核性脓液、坏死组织及干酪样组织。脓肿壁下剥离暴露病椎椎体,用骨刀、刮匙或磨钻清除死骨、死腔。仔细并充分暴露脊髓和神经根,并给予保护。彻底病灶清除后,在病椎的上、下椎体外侧或前外侧做植骨、钉板系统或钉棒系统内固定。

④ 肿瘤切除和椎体稳定性重建　肿瘤病椎准确定位后,在镜下分离病椎及上下椎的椎横血管,并给予结扎切断。沿病椎上下终板缘切开纤维环,将上下椎间盘切除,让肿瘤椎体游离。在病椎的肿瘤外膜逐渐向前外侧、前侧及对侧分离。用骨刀或高速磨钻切断两侧椎弓根,将肿瘤椎体完整取出,然后将钛网或骨水泥填补空间,最后用钉板系统或钉棒系统作侧方固定。

3. 操作注意事项

(1) 手术椎体节段在体表皮肤上的投影定位必须准确无误。透视必须垂直于手术椎体,带有角度透视投影均会导致切口位置的偏差,而影响手术操作。

(2) 不管采用"肋间入路"、"开窗入路"、"开门入路"还是"滑动入路",都应注意保护肋间动静脉及神经,同时进入胸腔时要避免损伤肺组织,当安放撑开器时,防止叶片滑动,用叶片安全牵开肺组织。注意当单肺通气时不得时间过长,严密观察 SPO_2 变化。

(3) 开切横膈附着点后,应从基底开始小心从骨膜下将外侧脚剥离,抬起膈肌脚并距离椎体 3~4cm 处切断。牵拉横膈切勿用暴力,以免膈肌撕裂。

(4) 剥离膈脚时切勿损伤胸导管。胸导管起自腹膜后 Pacque 乳糜池,左右膈脚分别将乳糜池与半奇静脉、内脏神经和奇静脉隔开。一旦损伤胸导管,操作时可见乳糜溢出,应及时修补胸导管或给予结扎。

(5) 暴露节段血管,用神经剥离器钝性游离节段血管,钳夹并切断结扎。占据椎管内的骨块,应用高速磨钻磨除骨块至仅剩一薄层骨板。然后用曲棍球柄形解剖器小心将骨板去除,切防脊髓损伤。

(6) 在椎体上作钉板固定或钉棒固定时,螺钉拧入椎体前,虽然可以根据解剖特点定位,为了完全正确定位必须在 X 线机监视下进行。

五、术后处理

1. 严密观察创口　包括引流量及颜色,当 48~72h 内引流量少于 100ml/24h,可以拔除引流管。当引流量增加呈血性时,应考虑是否有活动性出血,必要时作探查,及时处理。当引流液为澄清液,即考虑为脑脊液,可以提早拔除引流管,局部创口加压处理。

2. 预防感染　术后必须选用足量敏感抗生素应用 3 天,严格执行抗生素应用原则。

3. 加强功能锻炼　预防术后并发症产生。

六、防治并发症

1. 定位错误　导致手术暴露困难或误切,应强调术前、术中 C- 臂 X 线机监透下正确定位。

2. 活动性出血　常因节段血管结扎不牢固或因电凝结痂脱离发生出血。发现活动性出血应及时处理,必要时中转扩大切口止血。

3. **神经根或脊髓损伤** 当切除椎体后缘骨赘或凸入椎管的骨块时易损伤神经根或脊髓。操作时切勿太靠近脊髓,动作要轻柔,解剖要熟悉。术中应用脊髓诱发电位监测,一旦波形改变超过50%,即停止手术。术后以甲基强的松龙冲击疗法。

4. **感染** 感染的因素诸多,一旦发生感染,必须进行有效引流,选用敏感足量抗生素,加强支持疗法。

5. **内固定物松脱** 常因内固定物位置不正、螺钉过短或因螺钉道扩大导致内固定物松脱。

七、临床举例

患者施某某,男性,26岁,因高处坠落伤致胸腰部疼痛伴左下肢活动受限12h入院。入院查体:痛楚貌,脊柱胸腰段后凸,T_{11}棘突压痛,叩击痛(+),左腹股沟以下感觉减退,肌力Ⅱ~Ⅲ级。右下肢活动正常,排尿困难。X线片提示T_{11}爆裂性骨折,CT扫描示T_{11}爆裂骨折,骨块椎管内移位,脊髓受压。化验室指标正常。在手术显微镜下施行小切口胸腰椎减压、钛网、钛(钢)板螺钉内固定术。术后3个月左下肢肌力改善,感觉恢复,排尿恢复(图3-4-2-1-4)。

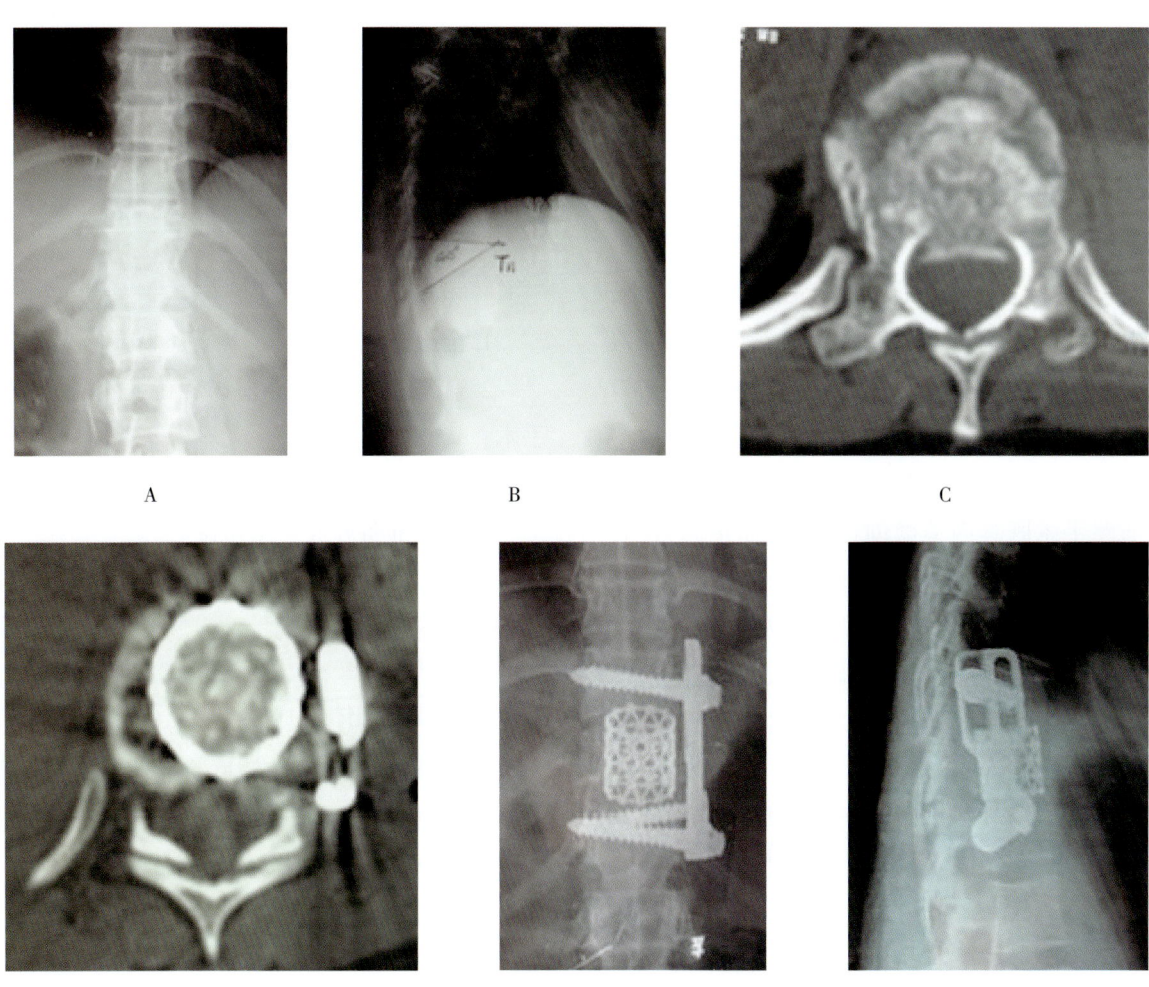

图3-4-2-1-4 临床举例(A~F)

T_{11}爆裂性骨折前路显微减压重建内固定术 A. X线正位片示T_{11}椎体高度降低;B. X线侧位片示局部后凸畸形;C. CT扫描示椎体后方骨块突入椎管; D. 术后CT扫描示钛网位置良好;E. 术后X线正位片示钛网及内固定器位置良好;F. 术后X线侧位片示钛网及内固定器位置良好

第二节　腹腔镜下腰椎骨折手术技术

一、概述

胸腰椎骨折截瘫前路减压手术疗效确切,但传统前路手术所带来的较大创伤和与较多并发症引人关注。如何在保证疗效的同时减少手术创伤乃是现代脊柱外科有待解决的问题。内镜外科技术在许多外科领域应用的成功同样激发了脊柱外科界探索脊柱微创手术的热情。自20世纪90年代胸腔镜和腹腔镜技术开始在胸、腰椎各种疾病的前路手术治疗中应用。大量研究结果表明,内镜辅助脊柱前路手术,其术野清晰,并有局部放大作用,不仅能安全、有效地达到与开放手术同样目的,且软组织损伤少,对脏器的干扰小,术中出血量、引流量和伤口疼痛持续时间明显减少。近年来,国内亦有学者应用内镜辅助小切口技术完成胸腰段脊椎疾患外科治疗,证明可以有效地解决了闭合式内镜手术存在的问题,使胸腰椎前路手术既具内镜微创特点,又简单易行,有较大的手术适应范围,且因出现血管损伤时的处理较为便利,避免了转为开腹手术带来的时间耽搁。因此,胸、腹腔镜辅助前路减压,内固定能达到常规手术目的,值得进一步研究探讨。

二、病例选择

(一)手术适应证

1. 椎体骨折伴不完全脊髓损伤,影像学示前方有致压物,后方无骨折块嵌入椎管者;
2. 前柱损伤严重或爆裂骨折,而后部结构未完全破坏的不全性瘫痪者;
3. 迟发、逐渐瘫痪或陈旧性爆裂骨折影像学证实前方致压物存在者;
4. 疼痛性进行性后突畸形,伴有或不伴有神经功能障碍者;
5. 后路手术后,前方仍有致压物存在者。

(二)手术禁忌证

1. 全身情况不佳,重要脏器功能障碍者;
2. 合并严重血气胸、多发肋骨骨折者;
3. 明显出血倾向及严重骨质疏松者;
4. 骨折脱位伴后方关节结构明显不稳定者。

三、术前准备

1. 全身系统检查,排除重要脏器损伤或疾患;
2. 伴颅脑和胸腹部损伤者待病情稳定方可手术;
3. 术前静脉抗生素应用;
4. 常规准备开放手术器械。

四、手术步骤

(一)麻醉和体位

L_1骨折行胸-腹腔镜联合手术的病例采取单肺通气全麻,L_2以下手术采取普通气管插管全麻。侧卧体位,手术床头、尾侧各放低15°~20°,使手术侧得到更好显露。

(二)手术入路和手术通道

1. 充气式经腹膜后腹腔镜手术　应用于L_{2-4}椎体骨折前路手术。其手术通道建立和腹膜后结构的分离显露。

2. 胸-腹腔镜联合骨折减压复位内固定术 应用于腰椎体骨折前路手术。首先在胸壁腋前线第7~8肋间做一10mm的胸腔镜观察孔，再在T_{11}~T_{12}椎体对应胸壁做一20mm切口达胸腔，作为下胸椎固定的手术操作口。在12肋下缘、第1腰椎相应腹壁表面做一3~4cm的斜切口，作为显露L_{1-2}椎体的通道。胸腔镜监视下用长柄组织钳在膈肌上做一孔道，以通过胸腔镜观察腰椎手术，并可经此通过安装胸腰椎内固定连接棒或板。

3. 腹腔镜辅助腹膜后小切口前路椎体切除和重建手术适于L_{2-4}椎体前路手术。沿12肋尖与耻骨结节连线做一3~4cm切口，逐层切开皮肤、皮下组织、腹外斜肌筋膜，分离腹内斜肌、腹横肌至腹膜，经该切口在腹膜后间隙置入腹膜分离气囊，并注入生理盐水300ml，以向腹侧分离、推开腹膜，经腹腔镜观察腹膜后间隙，充分显露后，将分离气囊排水取出，沿该切口放置微创腹壁牵开器，可通过牵开器进行手术操作和腹腔镜观察。也可另在小切口前侧3cm处做一10mm切口，插入10mm套管作为腹腔镜观察通道（图3-4-2-2-1）。

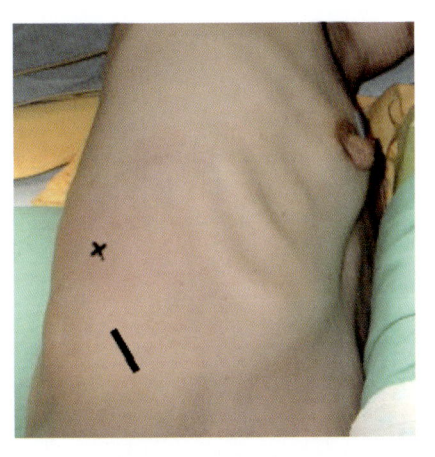
A

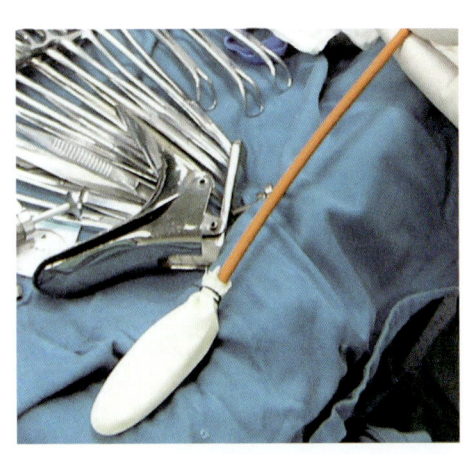
B

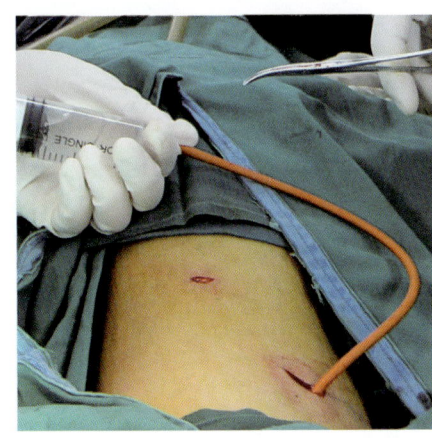
C

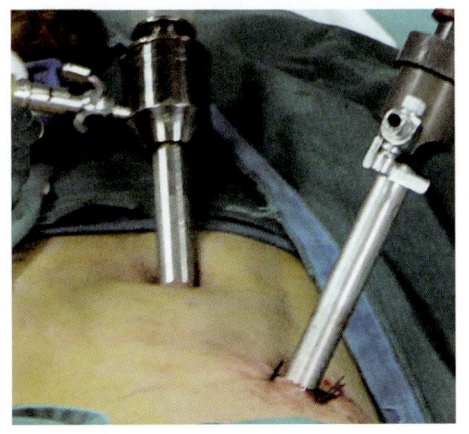
D

图3-4-2-2-1 腹腔镜辅助腹膜后分离步骤（A~D）
A.腹腔镜辅助下小切口体表标志；B.制作分离气囊；C.灌入生理盐水分离腹膜后间隙；D.插入腹腔镜

（三）椎体切除减压和前路重建

1. **椎体显露** L_1椎体骨折手术时，首先通过胸壁操作孔，在胸腔镜监视下，将T_{12}表面壁层胸膜用电凝钩切开，游离T_{12}椎体表面节段性血管，在血管结扎钛夹远、近端双重结扎后，用电凝剪切断,切断的节段性血管向椎体前后推开,充分显露 T_{12} 椎体,以备内固定(图 3-4-2-2-2)。腰椎椎体,无论伤椎或固定椎则通过腹壁切口显露。内镜监视下,首先在欲手术切除椎体连接的椎间盘,插入克氏针,电视 X 光机进一步确定手术目标椎体。选择椎间盘无血管区,将腰大肌自前缘向后牵开向背侧牵开,在腰椎中央凹陷处,将节段性腰动静脉游离、双重结扎、切断,切开椎体表面骨膜,并向前、后方推开,将椎体及其前、后缘充分显露(图 3-4-2-2-3)。

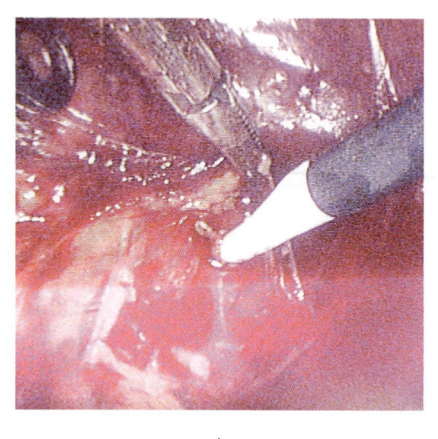
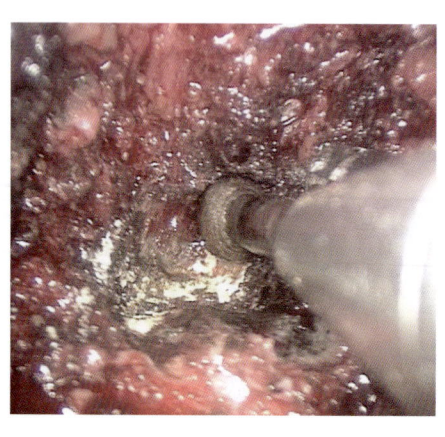

图3-4-2-2-2　显露椎体(A、B)
暴露伤椎椎体并磨除骨折块与椎间盘　A.镜下游离病椎椎体,结扎节段血管；B.磨除骨折块与连接的椎间盘

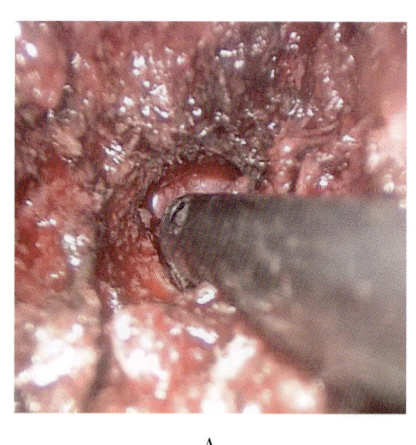
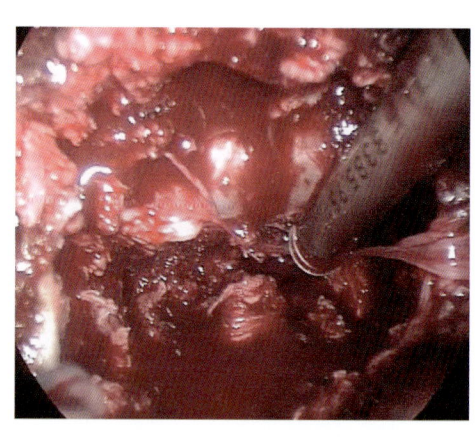

图3-4-2-2-3　脊髓减压(A、B)
A.咬除椎体后缘骨块；B.充分去除压迫脊髓的骨块与软组织

2. **椎体切除和硬脊膜前方减压**　彻底切除向后移位的骨折块和椎间盘碎片是解除硬脊膜前方压迫的关键。新鲜骨折的骨折块和椎间盘碎片,用组织钳或腰椎刮匙较易取出。而对于陈旧性骨折则需应用锐利骨刀或电动钻仔细逐步切除硬脊膜前方致压物。陈旧性骨折前方减压,首先在椎体侧方用骨刀做大块骨切除,然后逐层向后切除,当剩薄层椎体后壁时,则以电动钻将后壁磨穿。在内镜监视下,用咬骨钳或刮匙进一步扩大窗口,并彻底去除压迫硬脊膜的骨折块和椎间盘碎片。为同时进行椎间植骨、内固定,在减压同时一并切除于骨折椎体连接的上、下椎间盘和软骨组织(图 3-4-2-2-4)。

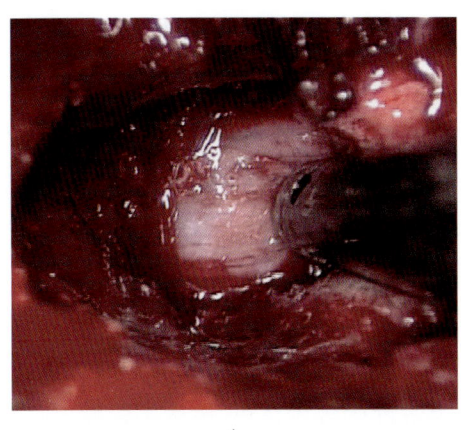
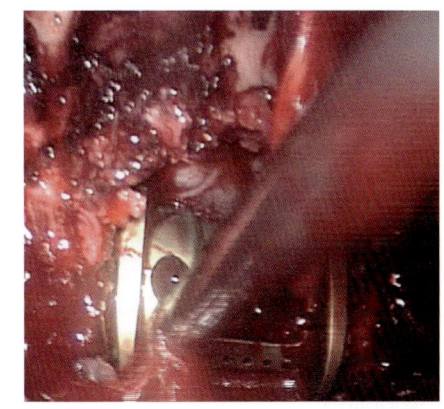

图3-4-2-2-4 植骨融合内固定（A、B）
A. 切除后纵韧带暴露硬膜；B. 安装椎间融合器

3. **椎体复位和矫形** 手术中可通过背侧体外推压、椎体间撑开器或椎体螺钉撑开器应用，完成成角畸形矫正和椎间高度恢复。

4. **椎体间植骨和内固定** 在手术同侧髂嵴取与椎间缺损相应长度的三面皮质骨，内镜监视和引导下通过腹壁小切口，将移植骨块嵌入椎体间。如移植骨块前方骨缺损，用碎骨块填充。内固定采用钉棒或钉板前路椎体内固定装置，内固定器装于椎体侧方。电视X线机监视下将椎体螺钉安装侧方中央部位，注意螺钉入椎管勿偏前或偏后，以免损伤大血管和椎管内神经组织。L_1椎体骨折前路内固定螺钉连接装置通过膈肌孔道安装。术毕经电视X线机透视证实植骨和内固定位置良好，无活动性出血，则冲洗伤口，放置引流管，逐层缝合伤口。胸腹腔镜联合手术，则需从原胸腔镜观察孔放置闭式胸腔负压引流管。

（四）操作注意事项

控制出血是腰椎骨折前路手术操作特别需要注意的问题。创伤造成的应激反应，凝血机制异常，局部软组织损伤，切除椎体后壁时损伤硬脊膜前方静脉窦，以及手术时间过长、不断负压抽吸和腹部受压等诸多因素，可以导致大量失血，严重时可危及生命。因此，切除椎体前，尽量将椎体周围解剖结构显露清楚，尽可能缩短手术时间；硬脊膜前方静脉窦出血可以采取止血纱布压迫和双极电凝止血，必要时术中静脉应用止血药，及时补充血容量。避免腹部压迫。如闭式腹腔镜手术或小切口手术止血困难，则应立即转为常规开放手术止血。

五、术后处理

1. 术后48h床旁监护仪密切观察血压、脉搏。注意伤口引流血量，必要时输血。腹部引流管术后48h拔除；

2. 术后常规应用抗生素1周，地塞米松3~4天；

3. 术后禁食1~2天，待胃肠功能恢复后开始进食易消化食物，处理可能发生的肠胀气；

4. 胸腹腔镜联合手术患者，术后鼓励呼吸和咳嗽，促进肺复张和呼吸功能恢复；

5. 术后卧床时间视患者术后脊柱稳定性决定。后柱完整和已进行前路内固定重建，术后两周可起坐，否则需卧床3个月。外固定支架保护6个月；

6. 术后两周和术后3、6、12个月复查X线片，观察内固定稳定及骨融合情况。

六、并发症防治

（一）腹主动脉或下腔静脉损伤

主要由于椎体显露分离时器械误伤、靠近

大血管进行节段性腰动静脉的分离结扎所致大血管撕裂或椎体钉固定时方向错误损伤大血管。因此,椎体显露分离须从椎体中央开始,骨膜下前后方向小心进行椎体显露。在椎体中央进行腰动静脉的分离、结扎和切断。术中电视X线机监视、引导椎体螺钉在正确方向和合适长度固定。

(二)脊髓损伤

椎管减压时手术器械损伤和内固定螺钉误入椎管为常见原因。因此,去除椎管后壁骨、椎间盘对脊髓的压迫前,需显露椎弓根,椎体侧方骨刀切除大块骨,仅剩薄层椎体后壁时,用咬骨钳或刮匙,由椎体后壁向前去除硬脊膜前方损伤骨和椎间盘致压物。在椎体螺钉固定前,将患者维持标准侧卧位,选择正确的椎体螺钉进入部位、方向,并在电视X线机监视、引导下进行椎体螺钉固定。

(三)椎体切除时大出血

椎体中央静脉向后引流,由椎体后壁中部穿出,汇入硬脊膜前方静脉窦,切除椎体后壁时难免硬脊膜前方静脉窦出血。手术时间过长、不断负压抽吸、腹部受压等可导致大量失血,严重时可危及生命。因此,切除椎体前,将椎体周围解剖结构显露清楚,尽量缩短手术时间;硬脊膜前方静脉窦出血采取压迫止血。避免腹部压迫。如闭式腹腔镜手术或小切口手术止血困难,则应立即转为常规开放手术止血。

(四)植骨吸收及假关节

植骨量不足或骨块嵌入不好、植骨块质量差,常可发生骨吸收和假关节形成。所以,须有足够长度的自体髂骨的三面皮质骨作为植骨材料,应有足够长度。

(五)内固定失败

固定椎体骨质疏松、椎体固定螺钉反复操作和植入骨吸收及假关节等,可导致椎体固定螺钉松动、脱出和断裂。因此,骨质疏松患者不宜内固定。椎体螺钉固定力求一次成功,用足够坚强和合适长度自体骨嵌入椎间植骨。

七、临床举例

[例1] 患者,男性,42岁 因"高处坠落伤后胸腰背部疼痛伴双下肢活动障碍48h"入院。查体:一般情况可,胸廓挤压征(-),心、肺、腹无异常。专科情况:胸腰交接处后凸,L_1棘突明显压痛,右下肢肌力Ⅰ级,左下肢肌力Ⅲ级,双侧腹股沟以下感觉减退,两便困难,马鞍区感觉迟钝。辅助检查:X线提示L_1椎体前高压缩2/3,后高压缩1/2;CT显示椎体后壁有明显碎骨块突入椎管,前后及左右径增加。入院诊断:L_1爆裂性骨折伴脊髓受压征。手术名称:前路L_1椎体切除、椎管减压、Ventrofix内固定、人工椎体植骨融合,术后复查X线提示骨折复位、固定良好,双下肢肌力、感觉好转(图3-4-2-2-5)。

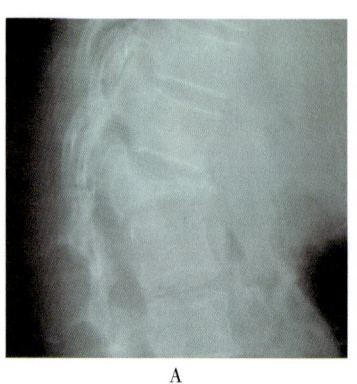

A

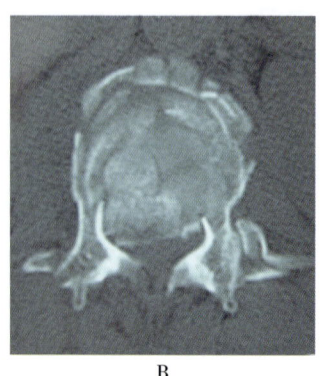

B

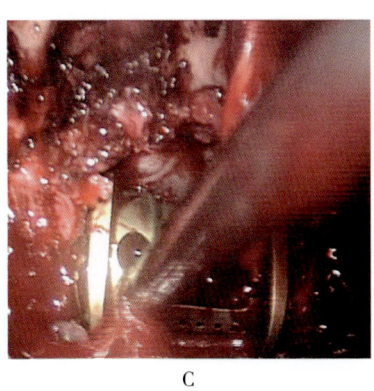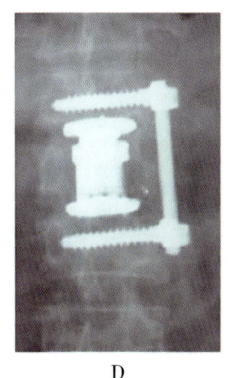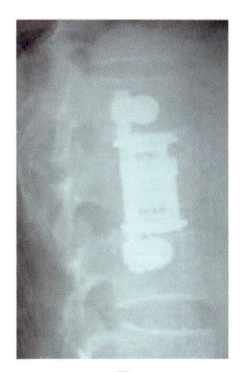

图3-4-2-2-5 临床举例 例1（A~D）

L_1爆裂性骨折经腹膜后腹腔镜前路切除减压融合内固定术 A.L_1爆裂性骨折椎体后缘后移；B.CT扫描示椎管内径受堵面积达3/5容积；C.前路减压后椎间融合器+植骨融合；D.E.术后X线正侧位片显示内固定位置良好

[例2] 患者，女性，34岁 因"车祸伤后胸腰背部疼痛伴双下肢活动障碍12h"入院。查体：一般情况可，心、肺、腹（-）。专科情况：胸腰交接处后凸，T_{12}棘突明显压痛，右下肢肌力Ⅲ级，左下肢肌力Ⅳ级，双侧膝以下感觉减退，马鞍区感觉消失，伴两便困难。辅助检查：X线提示T_{12}椎体前高压缩>3/5，后高压缩1/3；CT椎体后壁有碎骨块突入椎管，前后左右径增加。入院诊断为T_{12}爆裂性骨折并不全瘫。手术名称为后路USS内固定、前路内镜辅助T_{12}椎体切除、椎管减压植骨融合，术后复查X线提示骨折复位、固定良好，双下肢肌力、感觉好转（图3-4-2-2-6）。

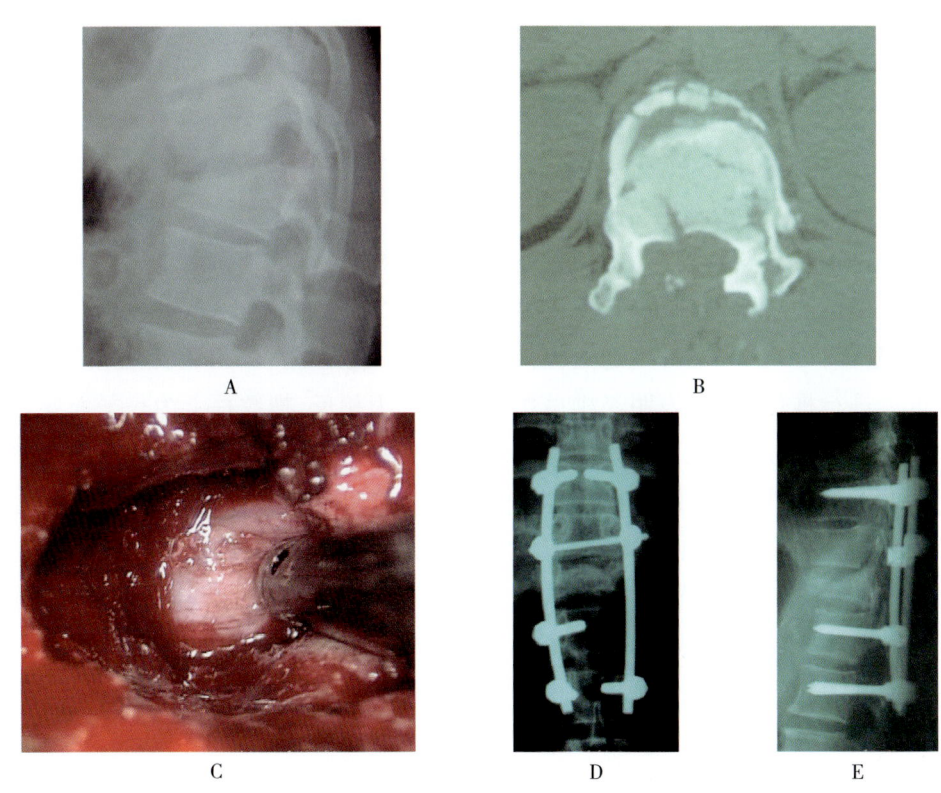

图3-4-2-2-6 临床举例 例2（A~D）

T_{12}爆裂骨折伴不全瘫经腹膜后腹腔镜辅助下前路减压后路内固定重建术 A.T_{12}爆裂性骨折前缘压缩>3/5；B.CT扫描示椎管内径受堵面积达2/5； C.腹腔镜下前路脊髓充分减压；D.E.经后路椎弓根螺钉固定后X线正、侧位片

第三节　经皮胸腰椎骨折椎弓根螺钉内固定术

一、概述

椎弓根螺钉内固定能抗衡各个方向上的脊柱运动,在治疗胸腰椎骨折上已越来越普遍。但是,常规椎弓根螺钉系统内固定需要广泛的组织切开进行螺钉置入和棒安装。切开操作的椎弓根螺钉内固定的组织创伤大、失血量大、住院时间长、费用高。1982年Magerl最早使用腰椎经皮穿刺固定术,但使用的是外固定器。1995年Mathews报道使用板作为纵向连接器,2000年Lowery介绍了使用棒的同类技术。但上述病例中纵向连接器不是外置就是紧贴在皮肤下的浅表位置,这就易导致浅表的内植物产生刺激,需要较长的螺钉,导致了较长的力臂,生物力学稳定性差。脊柱骨折经椎弓根螺钉复位后载荷大部分作用在后路的器械上,而椎体强化能增加骨折椎体的稳定性,减少后路器械应力,促进骨折愈合。Mermelstein等通过离体模拟脊柱骨折后进行椎体强化,表明经椎弓根向骨折椎体内注入磷酸钙骨水泥可以增强爆裂性骨折模型的前柱稳定性,减少后路内固定的应力。Wilson等通过离体实验也得出相似的结论。因此,对于脊柱前中柱较严重的骨折,有必要行闭合穿刺注射磷酸钙骨水泥强化。笔者(2002)自行设计配套器械,采用透视下经皮穿刺椎弓根螺钉内固定,闭合复位治疗胸腰段骨折150例,将最小组织创伤和符合生物力学的脊柱内固定相结合,取得满意的疗效。

二、病例选择

(一)手术适应证

1. T_{10}~L_2单纯压缩性骨折,前缘压缩大于50%者;
2. T_{10}~L_2爆裂性骨折,伴椎管内骨块占位,脊髓(硬膜囊)受压少于50%者;
3. T_{10}~L_2骨质疏松性骨折无神经症状者。

(二)手术禁忌证

1. 严重骨折脱位;
2. 严重心肺疾病及凝血功能障碍。

三、手术器械

(一)经皮椎弓根螺钉内固定器(图3-4-2-3-1)

1. 固定部件　正、反螺柱角度钉座,螺柱的螺纹互为相反,螺纹柱上为一平面导轨,供紧固螺纹控制钉座,防止旋转活动。正、反螺柱角度钉座外侧端为6°、12°的斜面,此角度供开口椎弓根螺钉,将椎体前缘恢复正常生理屈度。

2. 握持部件　椎弓螺钉内柱为锥形结构,中心部为1.2mm直径的中空管,供经皮穿刺的克氏定位针通过。外径分别为6.0mm、5.5mm、5.0mm供不同年龄和不同部位选用。螺钉尾部为单侧"U"型开口结构,与角度钉座相匹配,紧固螺母将螺钉与钉座扣锁。

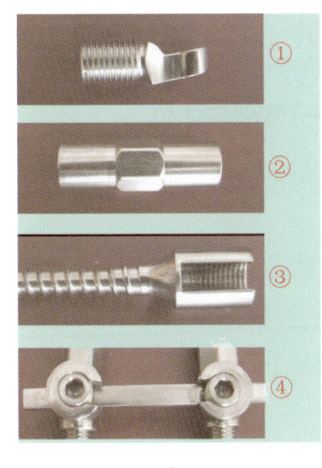 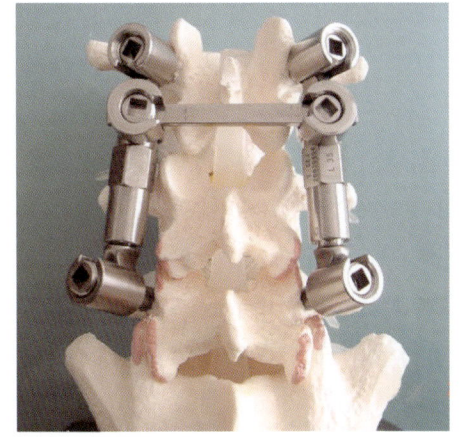

图3-4-2-3-1　经皮椎弓根螺钉内固定器械（A、B）
A.器械结构①固定部件；②伸缩部件；③握持部件；④连接部件；B.内固定器械安装结构模型

3. 伸缩部件　为一正反内螺纹套管，长度分别为35mm、40mm、45mm和55mm，与正反螺纹柱角度钉座相接洽，套管上有一六面体，供六角扳手转动套管，套管顺、逆时针转动，可使正反螺柱角度钉座将椎弓螺钉撑开或压缩，在纵轴位产生强大撑、压综合力。

4. 连接部件　为一扁平的长形横杆和两个连接横杆的杆座，横杆杆座套在正反内螺纹套管上，以紧固螺母控制连接横杆，使整个内固定器形成H形结构，处于极为稳定的工作态度。

（二）经皮椎弓根螺钉内固定器配套器械（图3-4-2-3-2）

此配套器械包括：T型手钻、T型开路器、T型中空起子、T型中空深攻、T型中空持钉器、中空扩大管、中空工作通道以及直、弯六角扳手等。

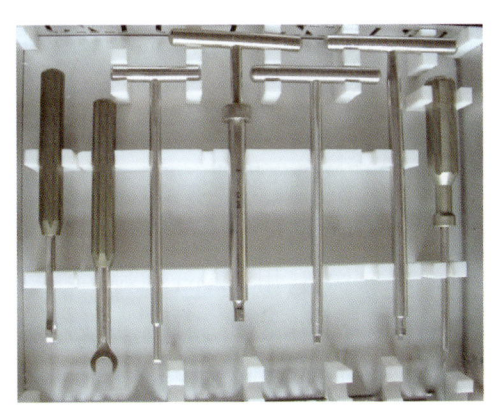 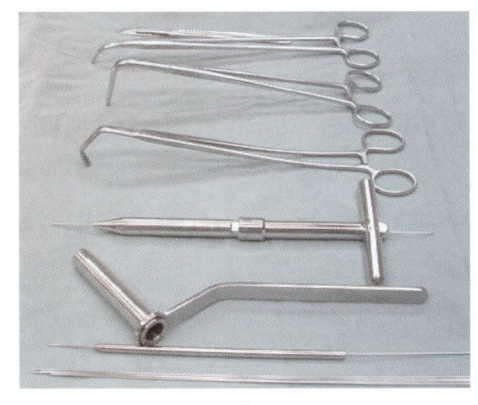

图3-4-2-3-2　经皮椎弓根螺钉内固定装配器械（A、B）

四、术前准备

（一）影像学检查

脊柱X线摄片为常规检查，其临床意义比CT和MR检查更为重要。X片可以明确外伤部位、范围、程度和分型，是治疗前和治疗后疗效对比的客观手段之一，并有助于预后的判断。阴性结果亦有助于诊断和鉴别诊断。CT扫描可以更明确地获取椎体、椎管和根管的直径和横径等有关数据；可判断椎管内有否占位性损伤以及范围与性质；可观察骨折块移位情况，尤其是椎体后缘、上下终板的损伤；配合使用造影剂（CTM）可观察骨赘和韧带骨化等变化，CT扫描可以重建二维或三维损伤组织，更加逼真反映脊柱的解剖结构。MR成像可以同时从矢状面、冠状面和横断面来观察椎管内外的解剖结构，更有意义的是早期发现脊髓组织本身的病理和生化改变，以及椎间盘和软组织的损伤变化。因此X线片、CT和MR检查是确定治疗胸腰椎损伤的最佳方案。

（二）脊髓继发损伤的药物应用

脊柱脊髓损伤的治疗，应注重于脊髓损伤的治疗。脊髓损伤的二大基本策略，一是减轻受伤脊髓的继发损伤，二是促进脊髓神经的再生。当前最为多用的措施是通过药物拮抗继发性损伤因子来达到治疗目的，主要药物有甲基强的松龙、阿片受体拮抗剂、钙离子通道阻滞剂、NMDA受体拮抗剂等。同时应用神经营养因子、神经节苷脂等，促使脊髓神经恢复。

（三）围手术期事宜

脊柱损伤病人术前必须作肝、肾、心、肺功能检测，如有肝、肾、心、肺功能不全，应在术前给予纠正，达到正常的检查值方可施行手术。术前还需做血常规及出凝血时间检查。术前及术中使用抗生素，严格控制以保证抗生素使用的有效性和抗耐药性。

（四）术前定位

术前使用C-臂X线光机做正位与侧位透视，在体表以标号笔绘出伤椎和上下椎体的投影，供手术时参考。同时要做好C-臂X线光机位置、高度、角度投照设置，简化术中操作以及减少X线辐射量和操作意外。

五、手术方法

（一）麻醉与体位

1. 麻醉　气管插管麻醉或局部神经阻滞麻醉。
2. 体位　俯卧位，胸部及两髂嵴部垫软枕，腹部悬空，根据骨折部位，调整手术床的伸屈度。术前做徒手按压伤椎施行整复（图3-4-2-3-3）。

（二）术中定位

1. 池永龙定位法　主张进针点在上位椎体的下关节突尖部作垂线与横突上缘水平连线之交点。向内倾斜5°~10°，向下倾斜10°~15°（图3-4-2-3-4）。
2. 将C-臂X线光机正位投照　在伤椎上、下椎体的椎弓部位，即透视像的"眼睛部位"各置1枚克氏针，垂直棘突连线，使克氏针投影线通过"眼睛"的中心线，再各置2枚克氏针平行于棘突连线，使克氏针投影通过"眼睛"的外侧缘，两投影线交点，即为进椎弓根点。亦可做椎弓根轴心位投照法，C-臂X线光机投照方向与椎弓根轴心线一致，将克氏针的轴心线与椎弓根轴心线吻合，成为透视像的"眼睛"中心点（图3-4-2-3-5）。

（三）具体操作步骤

1. 穿刺椎弓定位　在棘突旁开2cm左右做1.5cm纵向切口，用1.2mm穿刺针到达进椎弓根点，即"眼睛"中心外侧缘。向内10°~15°（图3-4-2-3-6），缓慢均匀钻入，侧位C-臂X线光机投照像上穿刺针通过椎弓根中心轴与终板平行。正位投照像上针尖距离棘突连线约1~1.5cm，距离终板线约1cm为佳（图3-4-2-3-7）。或者将C-臂X线光机做正位垂直椎弓根轴心位投影，穿刺针应位于"眼睛"的中心位置，针尖不能超越"眼睛"边界（图3-4-2-3-8）。用同样方法将4枚穿刺针置入病椎上、下椎的椎弓根。

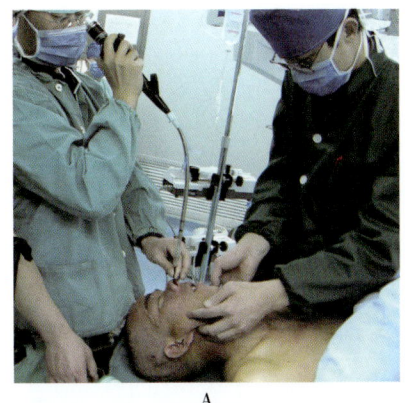
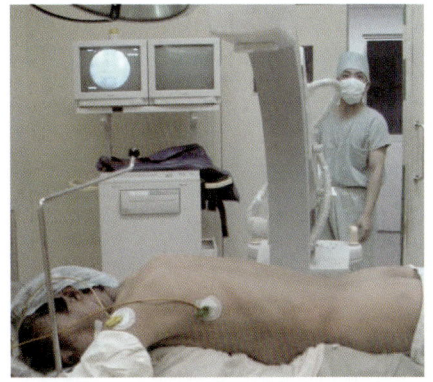
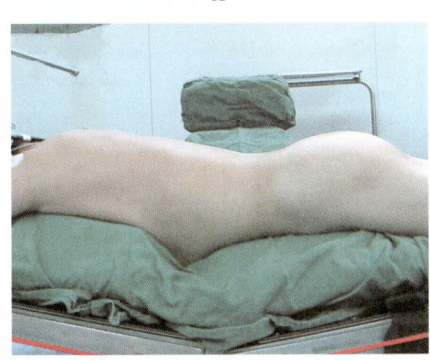
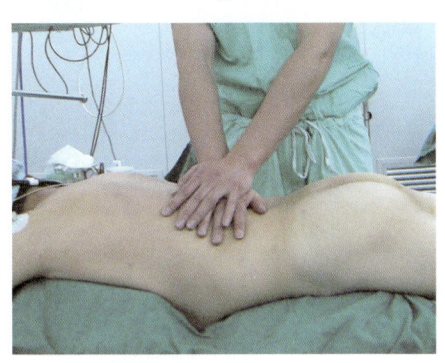

图3-4-2-3-3 体位、手术床调整及术前整复（A~D）

A.全麻插管；B.俯卧位，腹部悬空；C.调整手术床的伸屈度；D.徒手按压伤椎施行整复

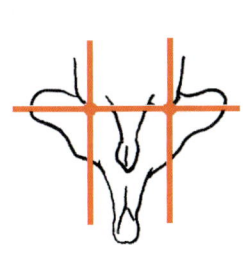
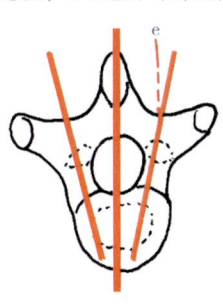
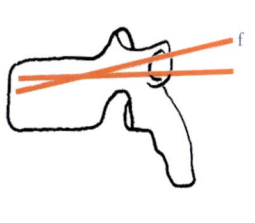

图3-4-2-3-4 池永龙胸椎椎弓根钻孔定位法示意图

A.后方观；B.水平位观；C.侧方观

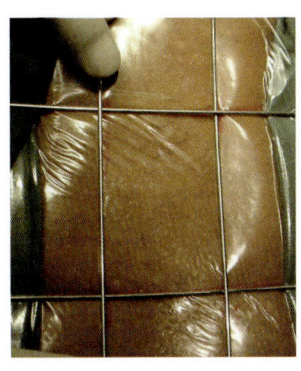
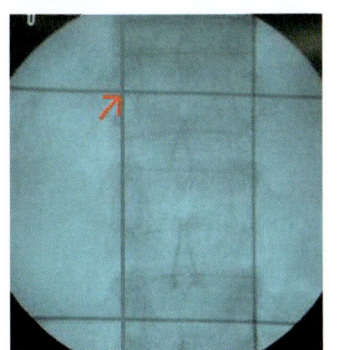

图3-4-2-3-5 C-臂机X线机术前定位（A、B）

A.体外定位；B.C-臂X线机正位投照定位

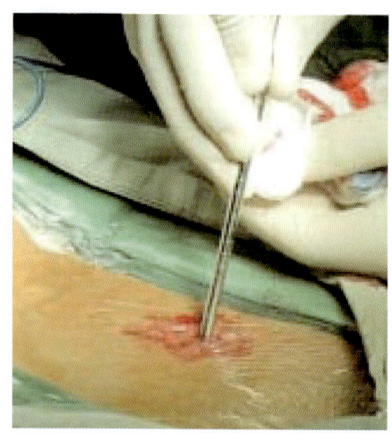
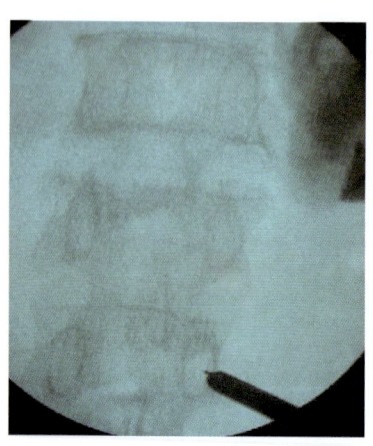

图3-4-2-3-6 穿刺定位（A、B）

A.棘突旁开2cm穿刺；B.C臂X线正位投照穿刺针达"眼睛"中心外缘

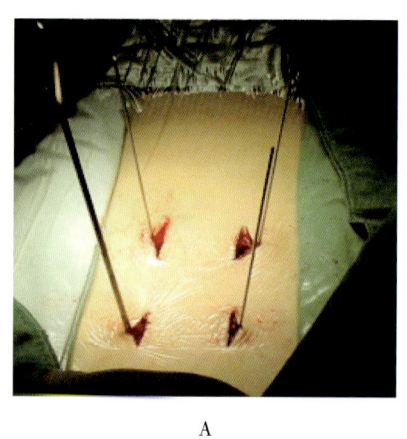
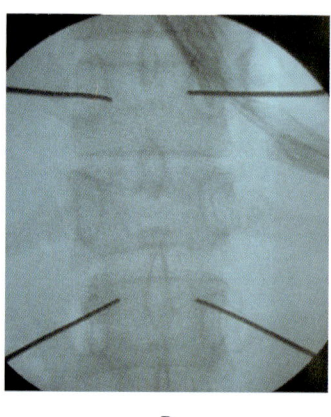
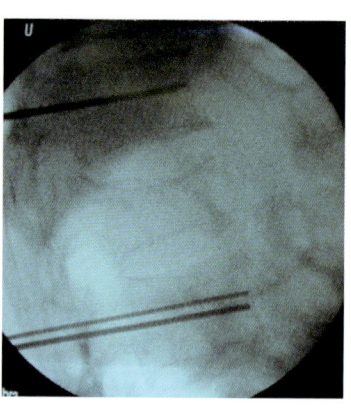

图3-4-2-3-7 4枚穿刺针进入伤椎上下椎弓根内（A~C）

A.4枚穿刺针体表观有10°~15°向内倾斜角（E角）；B.C-臂X线正位像4枚穿刺针距离终板1cm，距离中线1~1.5cm；
C.C-臂X线侧位像4枚穿刺针通过椎弓根中心平行终板

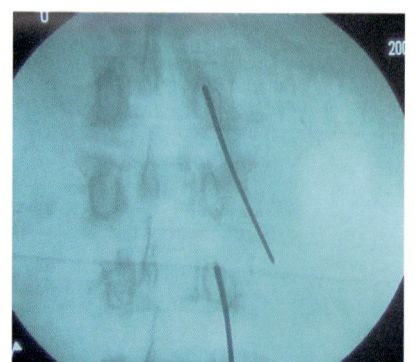

图3-4-2-3-8 正位透视

椎弓根轴心位投照，穿刺针尖位于椎弓根中心，不超越椎弓根边界

2.**椎弓螺钉植入** 用中空扩大管通过穿刺导引针，扩大钉道后，置入保护套管，退出扩大管。通过穿刺导引针，用空心丝攻扩大钉道后，中空椎弓根螺钉通过穿刺导引针，在保护套管内用中空起子，将椎弓根螺钉拧入椎弓根，C-臂X线光机透视下，位置良好（图3-4-2-3-9）。

3.**固定棒植入** 取相应长短固定棒，经预弯、转向孔朝上，通过皮下肌肉隧道，去旋转后固定钉棒。或用CYL钉伸缩套管直接安装撑开，手术完成（图3-4-2-3-10）。

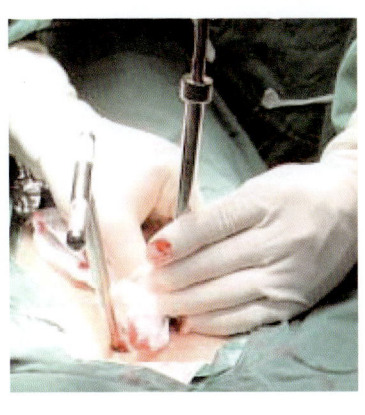 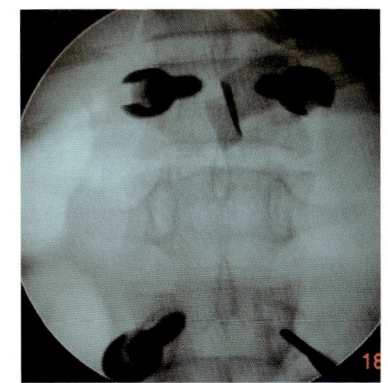

图3-4-2-3-9　置入椎弓根螺钉（A、B）
A.置入椎弓根螺钉术中照片；B.C-臂X线正位像见椎弓根螺钉位置良好

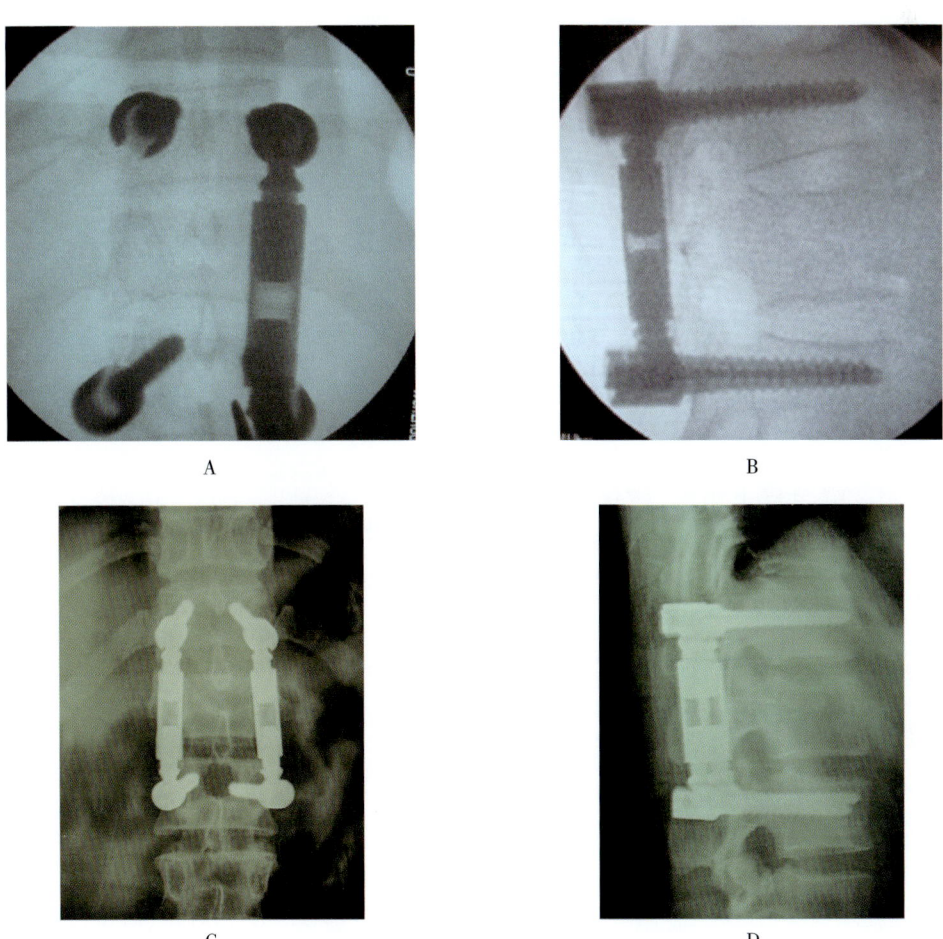

图3-4-2-3-10　手术后X线正侧位片（A~D）
A.C-臂X线透视下正位安装内固定器；B.C-臂X线透视下侧位安装内固定器；
C.术后正位X线片示内固定位置良好，椎间隙高度正常；D.术后侧位X线片示内固定角度良好，病椎前后高度及椎间隙恢复正常

4. 小切口减压 如脊柱爆裂骨折严重，一侧撑开复位后，对侧经皮椎弓根螺钉固定。另一侧小切口做半椎板切除，保留小关节突关节，运用特制脊柱花刀前方骨块推挤减压（图3-4-2-3-11）。

5. 伤椎强化 如椎体前方压缩较严重，经内固定器械复位固定后，再经伤椎的椎弓根，闭合穿刺将穿刺道扩大至6mm，通过器械将伤椎塌陷椎体终板复位，同时向伤椎前中柱部注入自固化磷酸钙骨水泥等以稳定骨结构，促进骨愈合（图3-4-2-3-12）。

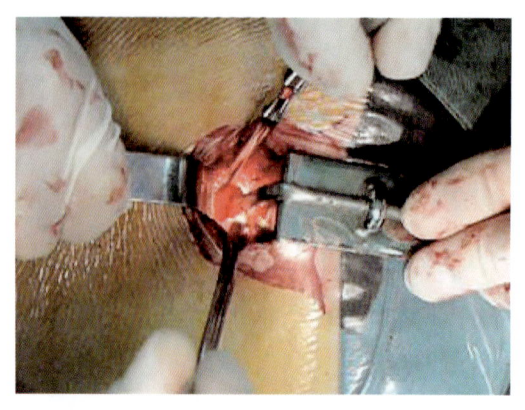

图3-4-2-3-11 小切口减压

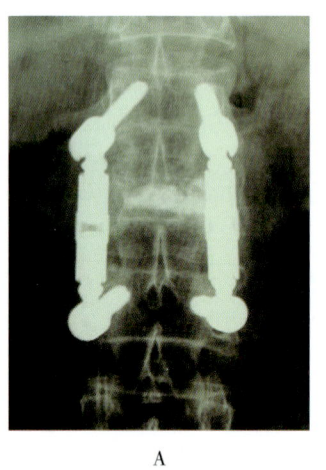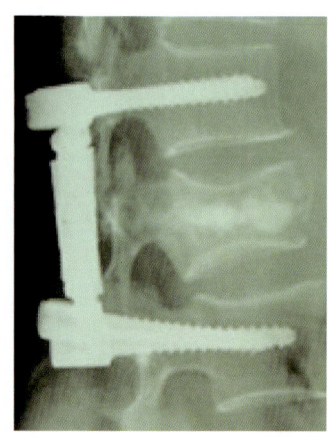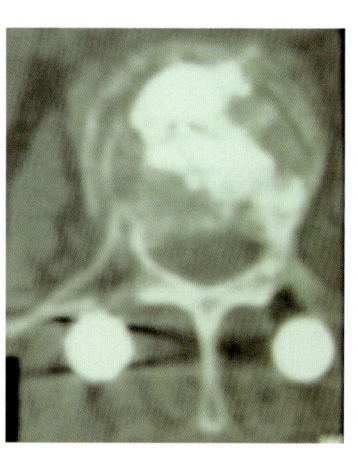

A　　　　　　　　　　B　　　　　　　　　　C

图3-4-2-3-12 伤椎强化（A~C）
通过病椎椎弓根作椎体CPC或骨水泥强化　A. X线正位片；B. X线侧位片；C. CT扫描所见

6. 闭合创口 缝合皮下组织，做椎管减压及椎体强化者，术毕置管引流，闭合创口（图3-4-2-3-13）。

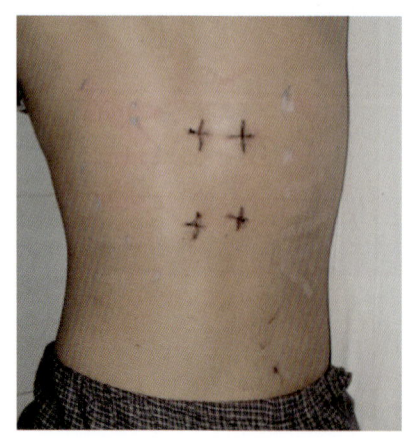

图3-4-2-3-13 术后创口缝合状

（四）操作注意事项

1. 注意定位

（1）准确定位　准确定位椎弓根进入点是手术成败关键，C-臂X线机正位投照像上进针点必须在"眼睛"的中心点偏外侧缘。胸椎进行进钉时，内外成角5°~10°，腰椎为10°~15°，钉尖距离椎体中心轴线1.0~1.5cm。侧位投照像上，螺钉需与椎体终板平行。

（2）透视　必须有正、侧位投照，球管投影面必须与椎体垂直，不能倾斜、旋转及过度放大，以免误导进针方向。

2. 其他

（1）对骨质疏松患者，椎弓根皮质扩大不宜

过宽,攻丝道不能过深,以免椎弓螺钉固定不稳,易松动拔出;

（2）强化伤椎　灌注自固化磷酸钙骨水泥,粉液配比要适合,灌注压力不得过大,以免进入椎管;

（3）任何操作均在套管中进行。严格选择螺钉直径、长度及类型。

六、术后处理

1. 严密观察生命体征,观察运动感觉及括约肌功能变化;

2. 严密观察局部有否血肿,引流管是否通畅,有否脑脊液引出,引流物之颜色、数量等;

3. 术后抗感染治疗 3~5 天;

4. 术后 3~5 天,嘱病人功能锻炼,5~14 天可以逐渐起坐,14 天后可下地扶拐行走;

5. 对有神经症状病员,应特别注意翻身护理及膀胱、直肠功能护理,防止并发症发生。

七、并发症防治

（一）脊髓神经损伤

进钉点太偏斜中线、夹角大于15°,以及正位投照像钉尖接近或超越中线时,螺钉可能进入椎管,如退出螺钉或导引针,有脑脊液溢出,说明已损伤硬膜或脊髓,此时需在钉道填塞明胶海绵与骨蜡,同时重新调整角度。术后密切观察运动感觉及括约肌功能(图 3-4-2-3-14)。

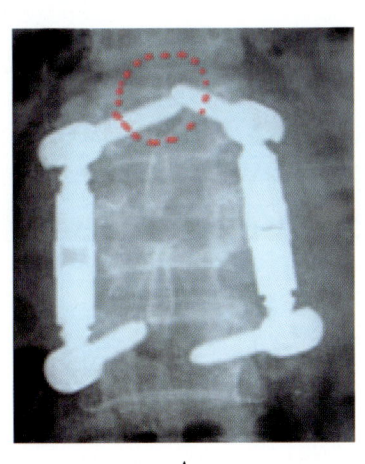 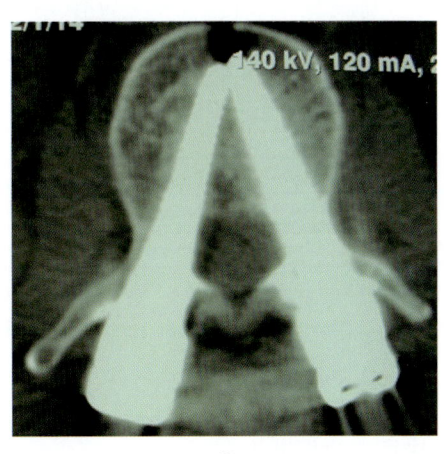

图3-4-2-3-14　钉道偏斜（A、B）
两枚螺钉穿破椎弓根内壁，伤及脊髓　A.正位X线示上钉角度过大穿破椎弓根内侧壁;
B.CT证实上钉穿破椎管内侧壁,挤压脊髓

（二）神经根损伤

椎弓根螺钉方向偏外侧及下侧,螺钉靠近或部分通过椎间孔时,必须调整椎弓根螺钉位置,并辅助药物治疗,必要时需行神经根探查并修复（图 3-4-2-3-15）。

（三）椎弓根螺钉松脱

严重骨质疏松症患者,或伤椎上下椎椎弓根或外侧壁有破损,椎弓根螺钉难以锚状固定,易产生松脱。遇此现象,需在椎弓根内植入条状皮质骨或注入骨水泥,作椎弓根强化后再行螺钉固定(图 3-4-2-3-16）。

（四）导针损伤内脏或大血管

由于操作者只在正位投照像上操作,而又不做侧位投照像观察,导针穿刺椎体前缘皮质内脏或大血管。此时即刻停止手术,必要时做开腹(开胸)探查或修复。

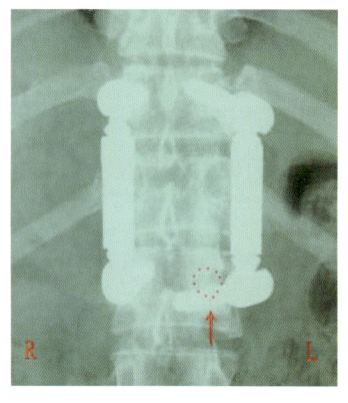 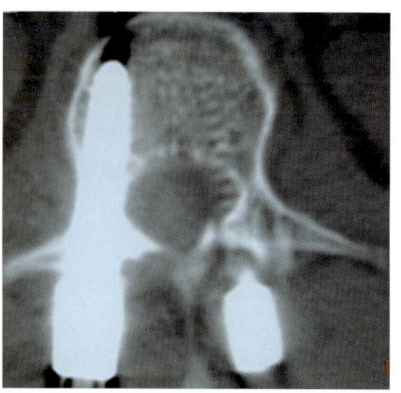

图3-4-2-3-15　钉道偏下（A、B）

左侧螺钉穿破椎弓根下壁，位于椎间孔处损伤神经根

A.左下钉进入椎间孔；B.CT证实左下钉位于椎间孔

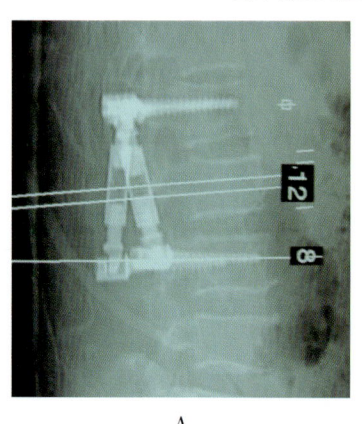 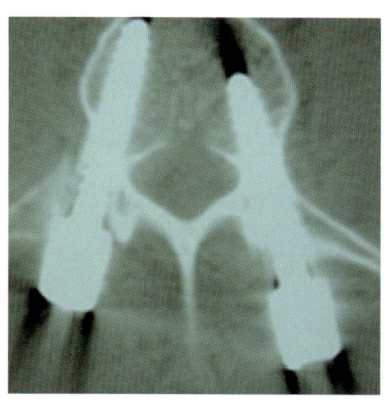

图3-4-2-3-16　螺钉松脱（A、B）

A.X线侧位观；B.CT水平位观

（五）内固定物折断

术后过早负重活动，或内固定质量问题（材料与工艺）可以导致内固定物断裂。一旦出现，根据术后时间、复位及愈合情况决定是否取出内固定物（图3-4-2-3-17）。

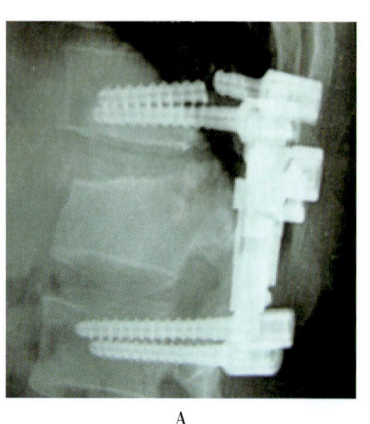 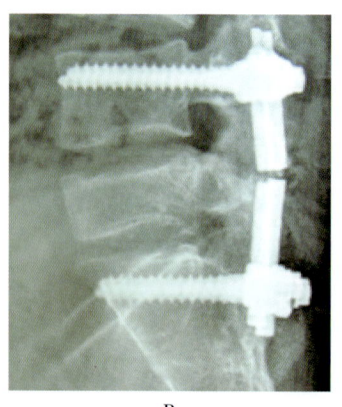

图3-4-2-3-17　内固定物折断举例（A、B）

A.例1　椎弓根螺钉折断；B.例2　连接棒折断

（六）骨水泥渗漏

伤椎强化时，由于椎体后壁破裂，或注射骨水泥压力过大，或骨水泥过稀，均易在操作时渗漏。有的向椎体前缘渗漏，有的向椎间孔部渗漏，有的向椎间盘渗漏，有的向椎管内渗漏（图3-4-2-3-18）。若有压迫神经根和脊髓，术后产生临床症状者必须再次手术取出渗漏骨水泥（图3-4-2-3-19）。

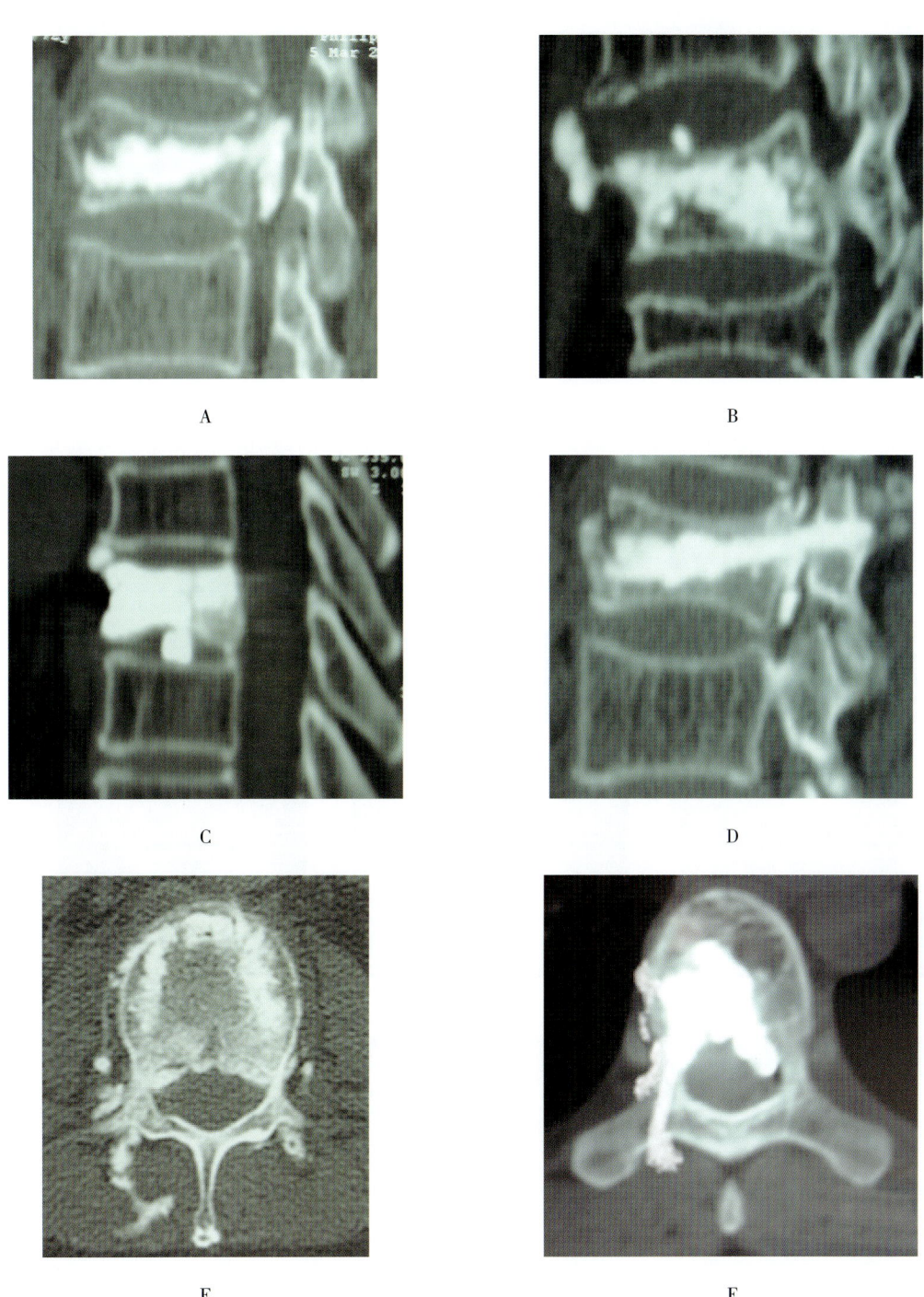

图3-4-2-3-18　骨水泥强化渗漏类型诸病例（A~F）
A.骨水泥渗漏至椎管；B.骨水泥渗漏至椎体前缘；C.骨水泥渗漏至椎间盘内；
D.骨水泥渗漏至椎间孔；E.骨水泥渗漏至周围软组织；F.骨水泥渗漏至椎管后壁

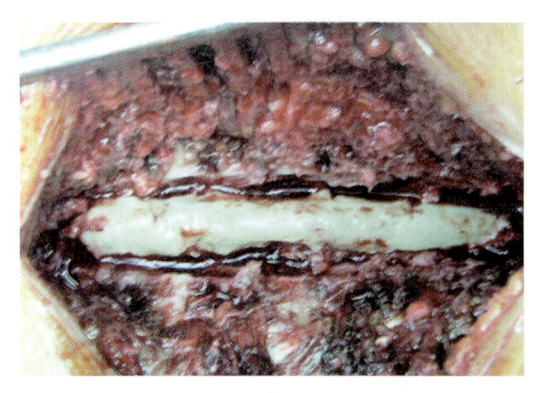
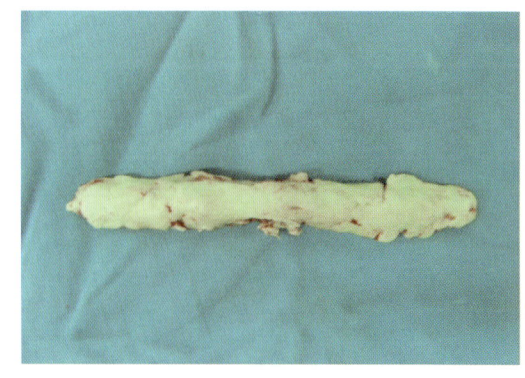

图3-4-2-3-19　骨水泥渗漏至椎管内（A、B）
A.术中可见椎管内骨水泥渗漏；B.取出完整的渗漏骨水泥

八、临床举例

[例1]　患者,男性,31岁,因高处坠落后腰背部疼痛1天入院。入院查体：一般情况可,心、肺、腹(一)。专科情况：胸腰椎畸形不明显,L_1棘突轻压痛,下肢肌力、感觉正常,大小便功能无障碍。辅助检查：X线提示L_1椎体压缩性骨折,椎体前高压缩约1/2,后高基本正常；CT提示椎体后方骨块侵入椎管内少于1/2。入院后第2天在全麻下行经皮胸腰椎骨折复位内固定术。术后X片复查提示骨折高度恢复良好,内固定器位置良好。术后3个月复查X线片提示病椎维持良好高度,内固定器无断裂。术后1年半随访患者主诉久坐后出现腰部酸痛,能忍受,复查CT提示病椎愈合好,予拔除内固定器(图3-4-2-3-20)。

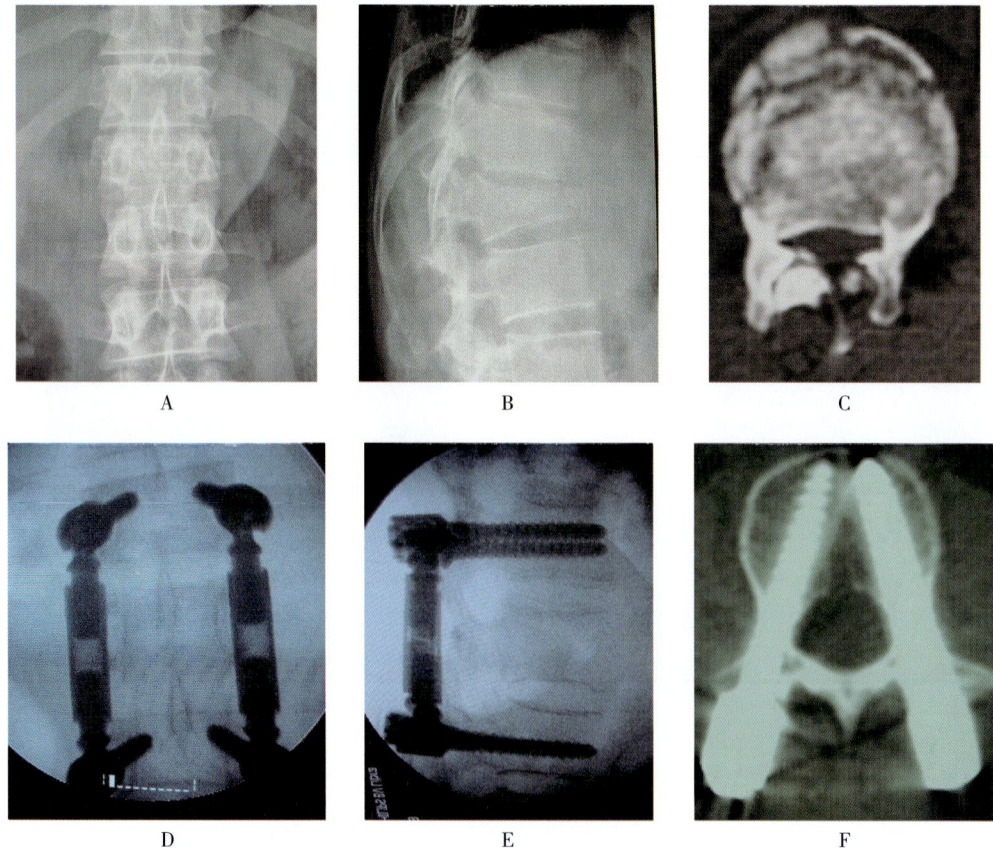

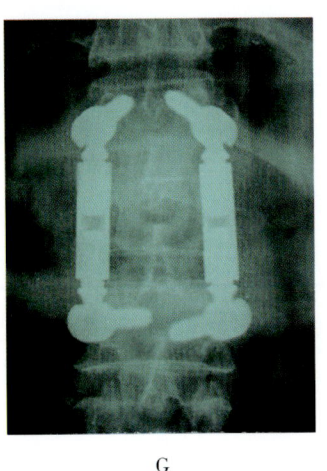 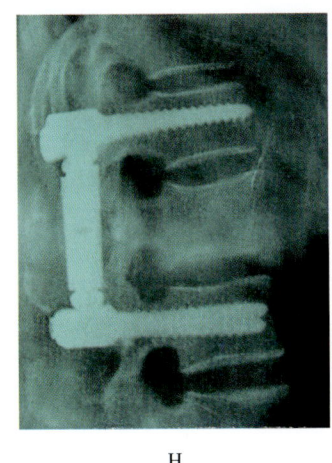 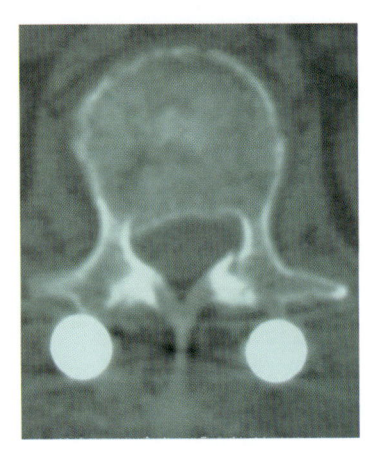

G　　　　　　　　　　　　　H　　　　　　　　　　　　　I

图3-4-2-3-20　例1（A~I）

L_1椎体压缩性骨折经皮椎弓根螺钉内固定　A. 术前正位X线片示L_1椎节高度变狭，椎间隙高度无改变；B. 术前侧位X线片示L_1椎体前缘高度压缩1/2，前后径增宽；C. CT扫描示L_1椎体爆裂骨折，椎管内腔被骨块堵塞1/3；D. 术中正位X线片示L_1椎体恢复正常，螺钉位置佳；E. 术中侧位X线片示L_1椎体与椎间隙高度恢复正常；F. CT扫描螺钉位置佳；G. 术后正位X线片示椎体与椎间隙高度恢复正常，内固定物位置良好；H. 侧位X线片示椎体与椎间隙高度正常，内固定物位置佳；I. CT扫描，椎体恢复正常

［例2］　患者，男性，47岁，因摔伤后腰背部疼痛3天入院。入院查体：一般情况可，心、肺、腹检查(−)。专科情况：胸腰椎交界处稍后凸，L_1棘突轻压痛，下肢肌力、感觉正常，大小便功能无障碍。辅助检查：X线提示L_1椎体压缩性骨折，椎体前高压缩超过1/2，后高基本正常；CT提示椎管内骨块突入超过1/3。入院后第3天在全麻下行经皮胸腰椎骨折复位内固定、病椎磷酸钙骨水泥强化术。术后X线片复查提示骨折复位良好，内固定器位置良好，骨水泥分布均匀。术后3个月复查X线片提示病椎维持良好高度，内固定器无断裂。术后两年复查提示病椎愈合好，高度未见丢失，予拔除内固定物（图3-4-2-3-21）。

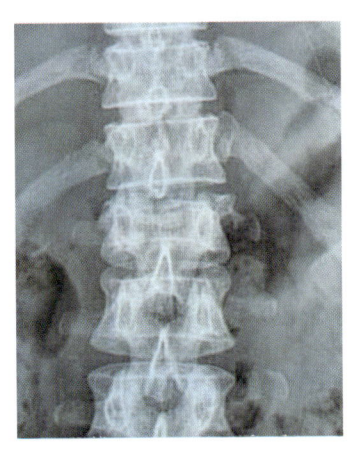 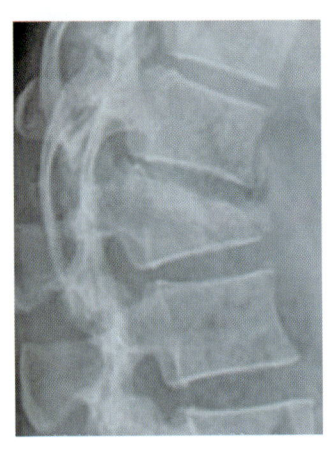 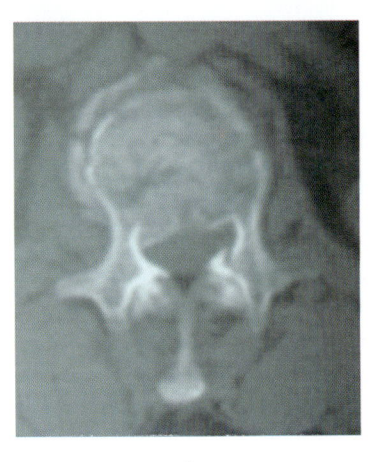

A　　　　　　　　　　　　　B　　　　　　　　　　　　　C

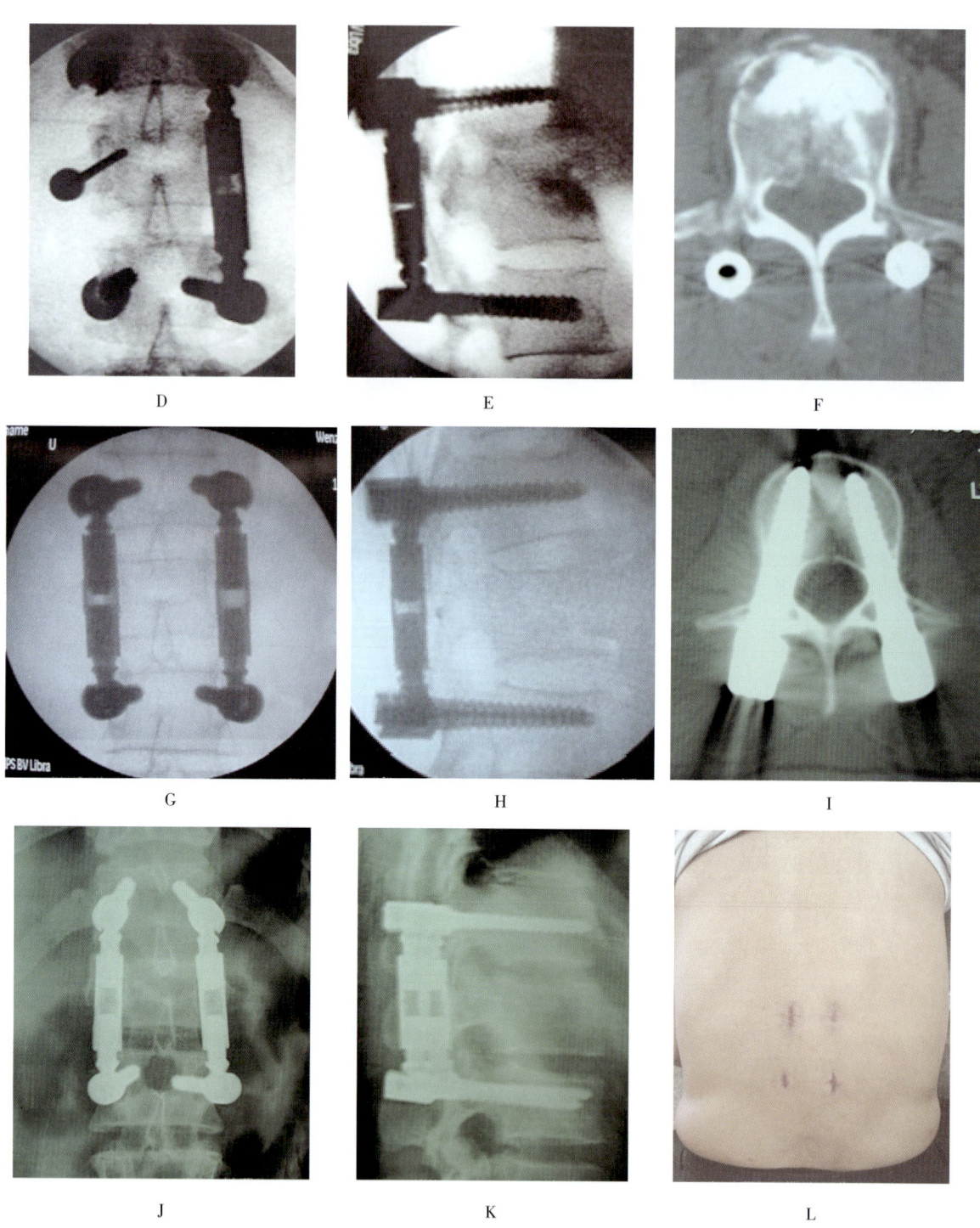

图3-4-2-3-21 例2（A~L）

L_1椎体压缩性骨折经皮椎弓根螺钉内固定 A. 术前正位X线片示L_1右侧高度压缩，T_{12}、L_1间隙狭窄；B. 术前侧位X线片示L_1椎体缘压缩>1/2，T_{12}、L_1棘间增宽；C. CT扫描示L_1椎体爆裂，椎管内骨块堵塞>1/3；D. 经皮椎弓螺钉撑开复位固定，伤椎作CPC强化；E. 术中侧位见椎体与椎间隙高度恢复正常，CPC强化无渗漏；F. 术后CT扫描示强化位置佳，CPC分布均匀；G. 经皮内固定椎间隙恢复高度；H. L_1椎体高度恢复正常；I. CT示螺钉长度、位置良好；J~L. 术后2年X线复查示位置良好，正侧位椎体高度无丢失，脊柱活动功能良好

（池永龙）

参 考 文 献

1. 池永龙. 脊柱微创外科学. 北京: 人民军医出版社, 2006
2. 池永龙. 开展微创骨科技术之我见[J]. 中华医学杂志, 2006, 86(43)
3. 侯春林, 钟贵彬, 谢庆平等. 人工反射弧重建脊髓损伤后弛缓性膀胱排尿功能的临床初步报告[J]. 中华显微外科杂志, 2006, 29(2)
4. 侯春林. 我国对世界显微外科发展的贡献[J]. 中华显微外科杂志, 2007, 30(4)
5. 王冰, 吕国华, 马泽民, 等. 胸腹腔镜联合应用治疗胸腰段结核并腰大肌脓肿. 中国脊柱脊髓杂志, 2002, 12(4): P314
6. 徐华梓, 池永龙, 林焱, 等. 胸腔镜或头灯光源辅助的小切口胸腰椎前路手术. 中国脊柱脊髓杂志, 2005, 521-523
7. 徐华梓, 池永龙, 倪文飞等. 胸腰椎骨折的微创手术策略[J]. 中华骨科杂志, 2009, 29(5)
8. 赵凯, 黄悦, 张剑, 等. 胸腔镜下胸腰段疾病的前路手术及内固定. 中华外科杂志, 2005, 8: 491-494
9. Keith H. Bridwell, Ronald L. Dewald. The Text Book of Spine Surgery. 2 nd ed. 北京: 人民卫生出版社. 2000: 2181-2209, 2022-2030
10. Hawy N. Herkowitz, Jiri Dvorak, et al. The Lumbar Spine. 济南: 山东科学技术出版社, 2004: 235-246
11. Dakwar E, Cardona RF, Smith DA. Early outcomes and safety of the minimally invasive, lateral retroperitoneal transpsoas approach for adult degenerative scoliosis. Neurosurg Focus. 2010 Mar; 28(3): E8.
12. Disch AC, Knop C, Schaser KD. Angular stable anterior plating following thoracolumbar corpectomy reveals superior segmental stability compared to conventional polyaxial plate fixation. Spine (Phila Pa 1976). 2008 Jun 1; 33(13): 1429-37.
13. Hong-Jian Liu, Yi-Sheng Wang. Percutaneous vertebroplasty for the treatment of osteoporotic thoracolumbar vertebral compression fractures by filling auto-solidification calcium phosphate cement. SICOT Shanghai Congress 2007
14. Hua-Zi Xu, Chi Li, Xiang-Yang Wang, etal. Percutaneous versus open pedicle screw fixation in the treatment of thoracolumbar fractures: a comparison of the paraspinal muscle change. SICOT Shanghai Congress 2007
15. Kim DH, Jaikumar S, Kam AC, Minimally invasive spine strumentation. Neurosrugery, 2002, 51(5 supp) 15-25
16. Liu G, Zhao JN, Dezawa A. Clinical study of a new approach to thoracolumbar surgery. Chin J Traumatol. 2008 Jun; 11(3): 148-51.
17. Logroscino CA, Proietti L, Tamburrelli FC. Minimally invasive spine stabilisation with long implants. Eur Spine J. 2009 Jun; 18 Suppl 1: 75-81. Epub 2009 Apr 28.
18. Mayer HM. A new microsurgical technique for minimally invasive anterior lumbar interbody fusion. Spine, 1997, 22: 697-700
19. Mayer HM. Microsurical anterior approaches for anterior interbody fusion of the lumbar spine. In: Mc Culloch JA. Young PH (eds) Essentials of spinal microsurgery. Lippincott. Raven. Philadelphia, 1998, 99: 633-649
20. Moskowitz RM, Young JL, Box GN. Retroperitoneal transdiaphragmatic robotic-assisted laparoscopic resection of a left thoracolumbar neurofibroma. JSLS. 2009 Jan-Mar; 13(1): 64-8.
21. O'Brien JR, Matteini L, Yu WD. Feasibility of minimally invasive sacropelvic fixation: percutaneous S2 alar iliac fixation. Spine (Phila Pa 1976). 2010 Feb 15; 35(4): 460-4.
22. Palmisani M, Gasbarrini A, Brodano GB. Minimally invasive percutaneous fixation in the treatment of thoracic and lumbar spine fractures. Eur Spine J. 2009 Jun; 18 Suppl 1: 71-4. Epub 2009 Apr 28.
23. Payer M, Sottas C. Mini-open anterior approach for corpectomy in the thoracolumbar spine. Surg Neurol. 2008 Jan; 69(1): 25-31; discussion 31-2.
24. Peng J, Xu J. [Research progress in surgical treatment of thoracolumbar fracture] Zhongguo Xiu Fu Chong Jian Wai Ke Za Zhi. 2009 Dec; 23(12): 1506-9. Chinese.
25. Regan JP, Cattey RP, Henry LG, Robbins S. Laparoscopically assisted retroperitoneal spinal surgery. JSLS. 2006 Oct-Dec; 10(4): 493-5.
26. Tormenti MJ, Maserati MB, Bonfield CM. Complications and radiographic correction in adult scoliosis following combined transpsoas extreme lateral interbody fusion and posterior pedicle screw instrumentation. Neurosurg Focus. 2010 Mar; 28(3): E7.
27. Wang MY, Mummaneni PV. Minimally invasive surgery for thoracolumbar spinal deformity: initial clinical experience

with clinical and radiographic outcomes. Neurosurg Focus. 2010 Mar; 28（3）: E9.
28. Xin-Gang Niu, Hong-Mei Zhang, Li-Sheng Yan. Treatment with limited incision for posterior edge separation of lumbar vertebral body. SICOT Shanghai Congress 2007
29. Yong Kuang, Zhong-Xiang Yu, Yue-Wen Chang, etal. Clinical application of percutaneous vertebroplasty and kyphoplasty in the treatment of thoracolumbar compression fractures. SICOT Shanghai Congress 2007

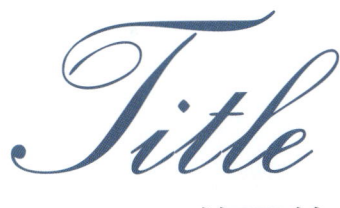

第五篇

骨盆骨折

第一章　骨盆骨折 /1486

　　第一节　骨盆骨折之基本概念 /1486

　　第二节　骨盆骨折的治疗 /1491

　　第三节　骨盆骨折的外固定支架治疗技术 /1499

　　第四节　经骶髂关节拉力螺钉固定骨盆后环及骶髂关节损伤 /1506

　　第五节　骶骨骨折合并神经损伤的微创治疗技术 /1511

　　第六节　骨盆骨折之合并伤及开放性骨盆骨折的治疗 /1516

第二章　骶髂关节及骶尾部损伤 /1524

　　第一节　骶髂关节损伤 /1524

　　第二节　骶骨骨折 /1528

　　第二节　尾骨骨折、脱位与尾痛症 /1532

第一章 骨盆骨折

第一节 骨盆骨折之基本概念

一、概述

引发骨盆骨折多为强大的外力所致。由于骨性结构坚厚，盆腔内含有脏器、血管与神经等重要结构，因此骨盆骨折时失血量多，并发伤复杂，以致死亡率较高。既往每10万人群中的发生率大约为20~37人。近年来随着高速公路的迅猛发展和汽车的增加，此种损伤所占比例成上升趋势。其死亡率与伤情相关，未合并软组织或内脏器官损伤的骨盆骨折之死亡率为10%左右，复杂的骨盆创伤死亡率高达30%，为前者之3倍。

骨盆骨折多为直接暴力撞击、挤压骨盆、地震时的塌方，或从高处坠落冲撞所致。运动时突然用力过猛，起于骨盆的肌肉突然猛烈收缩，亦可造成其起点处的骨盆撕脱骨折。低能量损伤所致的骨折大多不破坏环的稳定，治疗上相对容易。但是，中、高能量损伤，特别是塌方挤压及机动车交通伤多不仅限于骨盆，在骨盆环受到破坏的同时常合并广泛的软组织伤、盆内脏器伤或其他骨骼及内脏伤。因此，骨盆骨折常为多发伤中的一个损伤。多发伤中有骨盆骨折者为20%，塌方时占20%，机动车创伤有骨盆骨折者为30%。骨盆骨折是机动车事故死亡的三大原因之一，仅次于颅脑伤和胸部损伤。损伤后的早期死亡主要是由于大量出血、休克、多器官衰竭与感染等。在严重的骨盆创伤的救治中，防止危及生命的出血和及时诊断治疗合并伤是降低死亡率的关键。

二、骨盆的功能

骨盆位于脊柱与双髋之间，除承接头颅-胸腹、通过脊柱所传递的应力抵达骨盆，再将其分散和传导至双下肢的力学功能外（图3-5-1-1-1），尚具有保护盆内脏器、血管与神经等结构的重要功能。因此了解骨盆局部的功能和应用解剖，有助于对骨盆损伤的诊断、治疗及预后判定。

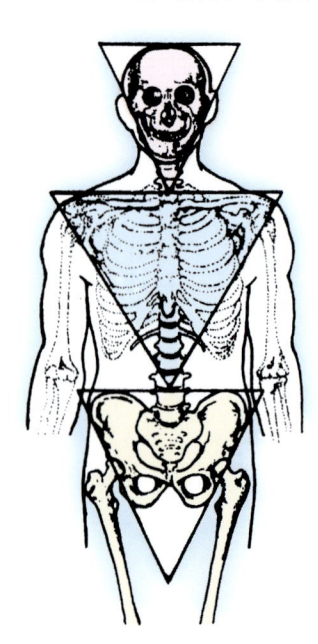

图3-5-1-1-1　人体应力传递示意图

三、骨盆的骨性结构

骨盆为一个完整的闭合骨环结构，由两侧的髋骨和骶尾骨组成，并借助坚强有力的韧带将诸盆骨连接成为一个整体。髋骨包括髂骨、坐骨与耻骨，三块骨初为软骨连接，16~18 岁左右形成骨性连接，三块骨融合处的外侧即髋臼，后者与股骨头构成髋关节。骶骨位于骨盆的后正中部，上 3 个骶椎两侧的耳状关节面和两侧髂骨的耳状关节面连接构成骶髂关节。骶髂关节属真正的滑膜关节，但一般只能作上下的微动。关节周围主要的韧带有骶髂前韧带、骶髂后韧带、骶髂间韧带及骶结节韧带等（图 3-5-1-1-2）。两侧的耻骨体在骨盆前正中线连接形成耻骨联合，关节面覆以透明软骨，其间的纤维软骨盘具有真正的连接作用。关节周围还有前、后、上、下 4 条韧带以助耻骨体的连接。正常的耻骨联合间距为 0.2~0.6cm，平均为 0.5cm。骨盆骨主要由血运丰富的松骨质构成，骨折后断端极易渗血，其出血量与骨折部位及严重程度成正相关。

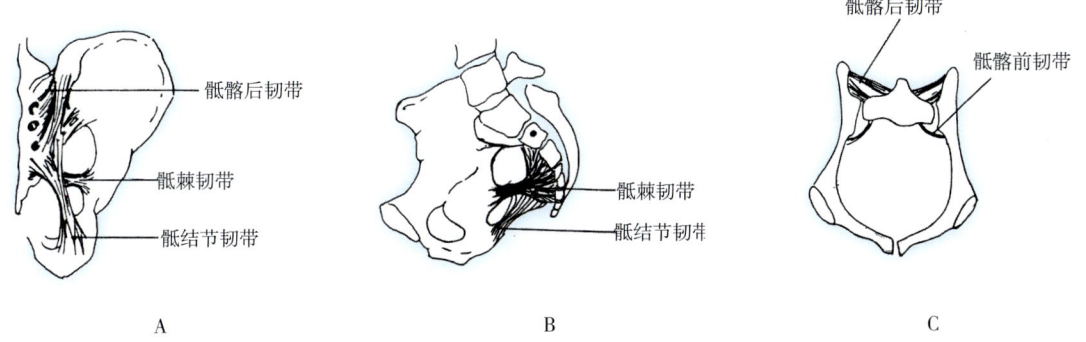

图3-5-1-1-2　骶髂关节周围主要韧带示意图（A~C）
A.前面观；B.侧面观；C.上面观

四、骨盆的生物力学

位于人体中部的骨盆是躯干和下肢的桥梁，躯干重力是通过骨性骨盆结构向下肢传递。以髋臼为界可将骨盆环分为前后两部分。骨盆后部是承重的主要部分，故称承重弓或主弓。骨盆承接和向下传递躯干重力是通过两个承重弓来完成的，骨盆传递应力部位的骨小梁呈弧形排列，主要集中于骶骨翼、弓状线、髋臼上部及坐骨结节。立位时躯干重力是通过两侧骶髂关节、髂骨后部及髋臼至股骨，该承重弓称为骶股弓。坐位时重力经髂骨后部及坐骨上支抵坐骨结节，称为骶坐弓（图 3-5-1-1-3）。

骨盆前部由两侧耻骨上、下支与耻骨联合构成的弓形结构称为联结弓（或称副弓）。联结弓有两个，一个经耻骨体及其水平支连接骶股弓，另一个经耻骨体及其下支与坐骨支连接骶坐弓。副弓的力学作用是稳定和加强主弓。

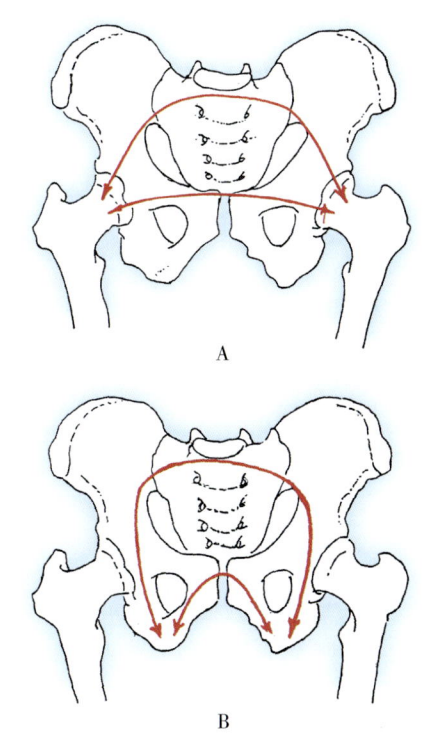

图3-5-1-1-3　骨盆承重弓示意图
A.骶股弓与联结弓（站立位）；B.骶坐弓与联结弓（坐位时）

骨盆骨骼在力线经过的部位,骨质增厚,骨小梁亦按应力线排列。主弓骨质粗厚坚实,副弓则较薄弱。因此,骨盆受损时副弓常先折断,而主弓骨折时副弓常多同时骨折。承重弓骨折将破坏骨盆环的稳定性,影响承重功能。有关骨盆环稳定性结构的认识,是对这类损伤评估和治疗的基础。

五、盆腔脏器

盆腔是指小骨盆上下口之间的腔隙。前壁为耻骨联合及耻骨支部分,后壁为骶尾骨与髂肌及腰大肌,侧壁为髋臼、坐骨上支与闭孔内肌及梨状肌。就腹膜、盆筋膜及内容脏器的连续性而言,盆腔可分为盆腹膜腔、盆腹膜下腔及盆皮下腔。

(一)盆腹膜腔

这是腹膜腔的延续部,相当于大盆腔部位,其内有进入盆腔的小肠、结肠及腹膜内直肠。

(二)盆腹膜下腔

此腔大体上相当于小盆腔,其上界为腹膜,下面为盆筋膜。腔内有膀胱、直肠的腹膜外部分,输尿管的盆部、前列腺、输精管盆部与输精管壶腹。女性还有子宫颈与阴道的上部。腹膜下腔内还有血管、神经、淋巴管及淋巴结。

(三)盆皮下腔

此腔位于盆筋膜和会阴部皮肤之间,前为尿生殖器官,后为直肠末端。

六、盆腔内血管

盆腔内血管主要为髂内动、静脉及其分支。髂内动脉在髂骶关节部从髂总动脉分出后,在坐骨大孔上缘分支供给盆腔脏器、盆壁及外生殖器。壁动脉支是贴盆壁而行,主要有髂腰动脉、骶外侧动脉、臀上与臀下动脉及阴部内动脉。脏动脉支较小,其分支有膀胱上、下动脉和直肠动脉,在女性另有子宫与阴道动脉。此外,还有直接来自腹主动脉的骶中动脉,以及来自肠系膜下动脉和痔上动脉。贴盆壁而行的血管,在前、后和两侧相互吻合成环,并和腹主动脉、髂外动脉及股动脉的分支相通连,形成丰富的侧支循环(图3-5-1-1-4)。

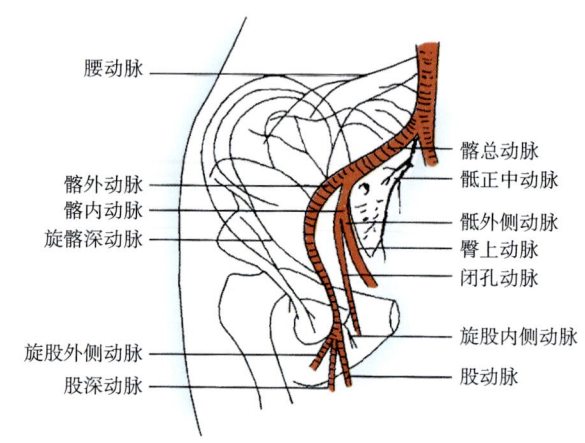

图3-5-1-1-4 盆腔内血管示意图

盆腔内还有和动脉伴行的静脉及异常丰富的静脉丛,后者之面积约为动脉的10~15倍,且相互通连,由于盆腔内外有密布的血管,而动脉支及静脉丛又多围绕盆腔内壁,骨盆骨折时极易损伤邻近的血管引起大量出血,除形成盆腔血肿外,出血量大者还将沿腹膜后间隙向上扩展,形成巨大的腹膜后血肿,引起腹膜刺激症状及低血容量性休克。

七、盆腔内神经

盆腹下腔的神经非常丰富,主要为骶神经丛和植物神经系统的骶支。骶丛为腰骶干(由L_4神经下部和L_5神经组成)和S_{1-3}前支与S_4前支的一半构成,贴于骨盆后壁,分支有坐骨神经、阴部神经,臀上、下神经等。坐骨神经由坐骨大孔出盆。阴部神经由梨状肌下缘出盆,并由坐骨小孔回到盆内进入坐骨直肠窝。上述神经在盆内的移动性小,骨盆骨折移位时可因牵拉致伤,骶骨骨折与骶髂关节损伤合并神经损伤的发生率特别高。盆内脏器由盆内脏神经支配。

八、骨盆骨折的分类

由于骨盆环解剖学的复杂性,以及骨折的多样性和严重程度不一,为判断伤情和指导治疗,大多根据骨折的位置、稳定性或是否涉及骨盆后环的承重部分、损伤机制和暴力方向以及是否为开放性进行分类,分类方法较多。由于目前分类的重点都放在损伤机制及骨折后骨盆的稳定性上,将出现相应的分类,但损伤机制常常难以确认,因此在操作上带来困难。Tile 将 Pannal 等人的分类改良,按 A、B、C 三级分类法将骨折分为稳定、旋转不稳定和旋转与纵向均不稳定三型,是目前被广为认可的骨盆环骨折分类法(表3-5-1-1-1)。

表3-5-1-1-1　Tile骨盆骨折分类法

类型	表现
A	稳定
A1	未涉及骨盆环骨折
A2	稳定,骨盆环骨折轻度移位
B	旋转不稳定,纵向稳定
B1	"开书型"骨折
B2	侧方压缩骨折,同侧
B3	侧方压缩骨折,对侧(桶柄型)
C	旋转与纵向均不稳定
C1	单侧
C2	双侧
C3	伴有髋臼骨折

Tile 资料中稳定占54%,不稳定型46%(B与C型)。Gansslen 等报道 2551 例骨盆环骨折,A 型占54.8%,其中95.3%为非手术治疗;B 型为24.7%,非手术治疗者占64.8%;C 型为20.5%,其中非手术治疗者占53.3%。在2551例中同时至少有两个附加部位损伤者占61.7%,骨盆损伤常仅为多发伤中的一个损伤。

九、骨盆骨折的诊断

骨盆骨折多系高能量外力所致,常并发低血容量休克和脏器伤。临床检查首先要对患者全身情况做出判断,尤其要注意有无威胁生命的出血和呼吸及神智状态变化;其次要确定骨盆有无骨折和骨盆环是否稳定,同时必须明确有无合并伤。

(一)骨盆骨折的临床诊断

一般认为根据病史、体格检查和骨盆正位 X 片即可明确有无骨盆骨折。询问外伤史时应了解外力性质、方向及外力大小,以便于估计伤势轻重,判断骨折部位与骨折类型。骨盆环连续性未受损害的骨盆边缘骨折,主要表现是局部疼痛与压痛,骨盆挤压与分离试验(图 3-5-1-1-5、6)阴性,骨盆环单处骨折者为阳性。骨盆环前后联合骨折或骨折脱位,则骨盆不稳定并多有骨盆变形,疼痛也广泛。在急诊室,初步诊断骨盆骨折的依据是骨盆部有受暴力冲击或挤压的外伤史,有较广泛的局部疼痛或肿胀,活动下肢时骨盆部疼痛加重,局部压痛显著,骨盆挤压与分离试验阳性。不稳定骨盆骨折者有下列表现:

1. 下肢不等长或有明显的旋转畸形;
2. 两侧的脐-髂前上嵴间距不等;

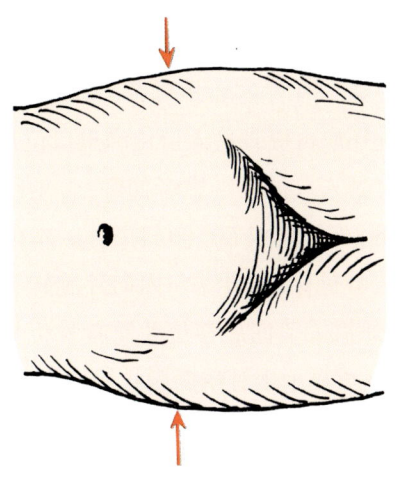

图3-5-1-1-5　骨盆挤压试验示意图

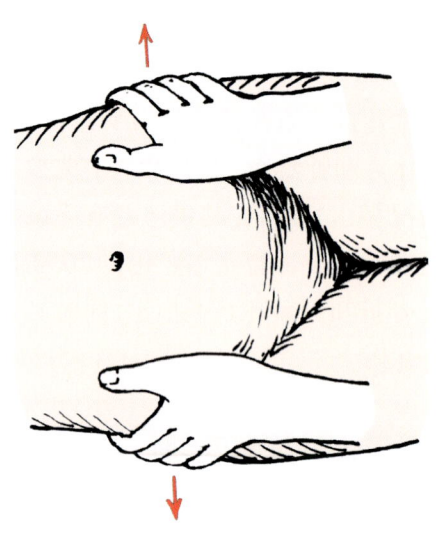

图3-5-1-1-6　骨盆分离试验示意图

3. 耻骨联合间隙显著变宽或变形；
4. 伤侧髂后上嵴较健侧明显向后凸起；
5. 骨盆有明显可见的变形。

对疑有骨盆骨折而血流动力学不稳定的患者，检查要轻柔，外伤史和视诊是最基本的。骨盆分离、挤压及伸屈髋关节检查应尽量避免，以免加重出血和疼痛。

（二）骨盆骨折的影像学检查

1. **骨盆前后位X线片**　X线平片检查一般可明确骨折部位、骨折类型及其移位情况，亦常能提示可能发生的并发症。全骨盆前后位X线片可显示骨盆全貌，对疑有骨盆骨折者应常规拍摄全骨盆前后位X线片，以防漏诊。对骨盆前后位X线片上显示有骨盆环骨折者，为明确了解骨折移位情况还应再摄骨盆入口位和出口位片。

2. **骨盆入口位片**　患者仰卧，X射线从颅侧投向尾侧，与片盒成60°倾斜摄片。本位片可显示耻骨段骨折移位，骨盆向内向外旋转和向内移位程度，骶髂关节向后移位及骶骨骨折是否侵犯椎管，同样可显示坐骨嵴撕脱骨折。

3. **骨盆出口位片**　X线是从尾侧投向颅侧，与片盒成45°角。本片可显示桶柄型损伤与耻骨体骨折，对确定半骨盆有无向上旋转移位是很有用的，在本片上同样可显示骶骨或髂骨骨折移位情况。

CT片检查对骨盆骨折虽不属常规，但它可在多个平面上清晰显示骶髂关节及其周围骨折或髋臼骨折移位情况，因此凡涉及后环和髋臼的骨折应作CT检查。骨盆三维重建CT扫描或螺旋CT更能从整体显示骨盆损伤后的全貌，对指导骨折治疗颇有助益。但应铭记，对血流动力学不稳定和多发伤患者，前后位全骨盆X线平片是最基本和最重要的放射学检查，不要在拍摄特殊X线上花费时间，更为重要的是尽快复苏。

十、骨盆骨折合并伤的判定

骨盆骨折的合并伤发生率较高，而且常比骨折本身更为重要，应及时进行全面而仔细的检查和做出正确诊断。常见的合并伤有以下几种：

（一）中枢神经系统损伤

此种创伤常以颅脑或脊髓伤的症状与体征为主要临床表现。诊断主要是根据不同程度的意识障碍或脊髓损伤的表现，以及X线学检查包括CT扫描检查迅速进行诊断。应注意的是，颅脑伤患者常不能详述受伤史，或因自觉症状与骨盆骨折体征不明显，而将骨盆骨折漏诊，要注意检查骨盆部。

（二）腹内脏器伤

造成骨盆骨折的坠落伤、挤压及交通事故伤常伴有腹内脏器伤及脊柱骨折。腹内脏器损伤出血或消化道内容物外溢，可刺激腹膜引起疼痛及导致出血性休克。腹痛是腹部创伤的主要症状，但骨盆或脊柱骨折可造成腹膜后血肿而出现腹痛、腹胀、压痛、肠蠕动减弱等腹膜刺激症状，有时易与腹内脏器损伤出血相混淆，需仔细鉴别。两者主要鉴别点是腹膜后血肿引起的腹膜刺激征较轻,且多为偏侧性,实质性脏器的浊音存在,无移动性浊音,腹腔穿刺阴性或为少量淡红血水,腹腔灌洗的回流液中红细胞计数远少于10万/m³,腹部X线平片示腰大肌阴影模糊。腹腔内出血或脏器损伤的临床表现,基本上与上述表现相反。B型超声检查对腹腔内出血、实质性脏器破裂的诊断有相当高的准确性,有助于对腹内脏器伤快速做出诊断。

(三)尿道及膀胱伤

骨盆骨折合并尿道或膀胱伤尤为多见。后尿道(膜部)损伤时血液和尿液多限于耻骨后及膀胱周围,会阴部的"骑跨伤"易造成前尿道的球部伤,外渗的尿液及血液主要限于会阴部,根据排尿困难和尿道口有血液,会阴部有血肿及尿外渗现象,不难对尿道损伤作出诊断。膀胱伤可根据膀胱注水试验明确诊断膀胱是腹膜内伤或腹膜外破裂。

(四)直肠伤

合并直肠损伤的患者,骨盆骨折一般都相当严重,且有休克。患者常有里急后重感。肛门流血是直肠肛管伤的重要标志。直肠指检可了解直肠有无压痛、肿胀或移动骨片。直肠破裂时或可摸到破裂口。指套染有血迹可判定有直肠伤的存在。如尿液从肛门排出,则可确诊同时合并膀胱伤。

伴有软组织和内脏器官损伤的复杂骨盆骨折,伤情复杂而严重,早期死亡率可高达31%。快速而准确的诊断是有效救治的关键。

第二节 骨盆骨折的治疗

一、骨盆骨折的治疗要点

骨盆骨折的治疗首先要取决于骨折的类型和严重程度,并尽快采取各种有效措施。具体治疗方法的选择主要依据骨盆环是否断裂和有无内脏合并伤。其治疗原则既要防治威胁生命的大出血与内脏器官损伤,也要对不稳定的骨盆骨折进行早期复位和固定,以利控制出血,减轻疼痛和减少脂肪栓塞综合征(FES)、弥散性血管内凝血(DIC)、急性呼吸窘迫综合征(ARDS)等严重并发症的发生概率。为了能及时优先保证处理危及生命的合并伤和并发症,McMurtry提出一个A~F处理顺序方案,其内容如下:

A(airway气道) 通畅呼吸道,给氧;注意胸部伤,气管插管,闭式引流等;

B(bleeding出血) 控制外出血,输血、输液(包括输血小板)和监测凝血指标;

C(CNS中枢神经系统) 颅脑损伤的判定与处理;

D(digestive消化系统) 腹内脏器损伤的判定与处理;

E(excretory排泄) 尿道、膀胱损伤的判定与处理;

F(fracture骨折) 其他部位骨折的判定与处理。

此方案的特点是从患者的整体治疗出发,首先抢救威胁患者生命的损伤,保持呼吸道通畅和防治大量出血,恢复血流动力学稳定。研究发明:骨折早期固定可减少FES、DIC、ARDS等严重并发症,因此应在处理方案B中增加骨盆不稳定骨折复位和固定,包括用外固定器固定骨盆前环,或用Ganz抗休克及C形骨盆钳固定。

二、骨盆环稳定或基本稳定的骨折（A型）治疗

（一）骨盆边缘撕脱骨折

这类骨折多因肌肉突然猛烈收缩将其起点处的骨质撕脱所造成，骨折发生在骨盆边缘，未累及骨盆环，如缝匠肌撕脱髂前上棘，股直肌撕脱髂前下棘，及腘绳肌撕脱坐骨结节等（图3-5-1-2-1）。局部有疼痛、肿胀及压痛，进行与肌肉作用相反动作时疼痛加重。骨折片可有轻度移位。

这类骨折不论有无移位，一般不需特殊治疗，骨折愈合后对功能无影响。治疗只需对症处理、卧床休息，使骨折免受肌肉收缩牵拉，如髂前上棘或髂前下棘撕脱骨折卧床期间，用一软枕将膝垫高，保持适当的屈髋位以减轻疼痛，待疼痛消失后即可下地负重活动。坐骨结节撕脱骨折，卧床休息时应置大腿于伸直、外旋位。

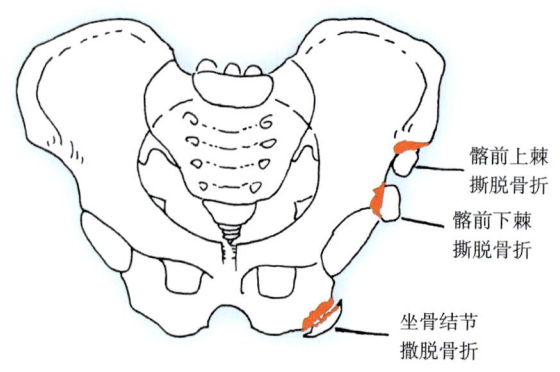

图3-5-1-2-1　骨盆边缘撕脱骨折示意图

（二）髂骨翼骨折

多为直接暴力所致，骨折发生在骨盆边缘，未破坏骨盆环的边缘与完整性（图3-5-1-2-2）。由于骨折部的内侧与外侧有骨膜及厚实的肌肉覆盖保护，骨折大多无明显的移位。如软组织损伤严重，骨折块移位显著，可伴有较大的血肿，伤侧腹壁强直与压痛。X线片能明确诊断。

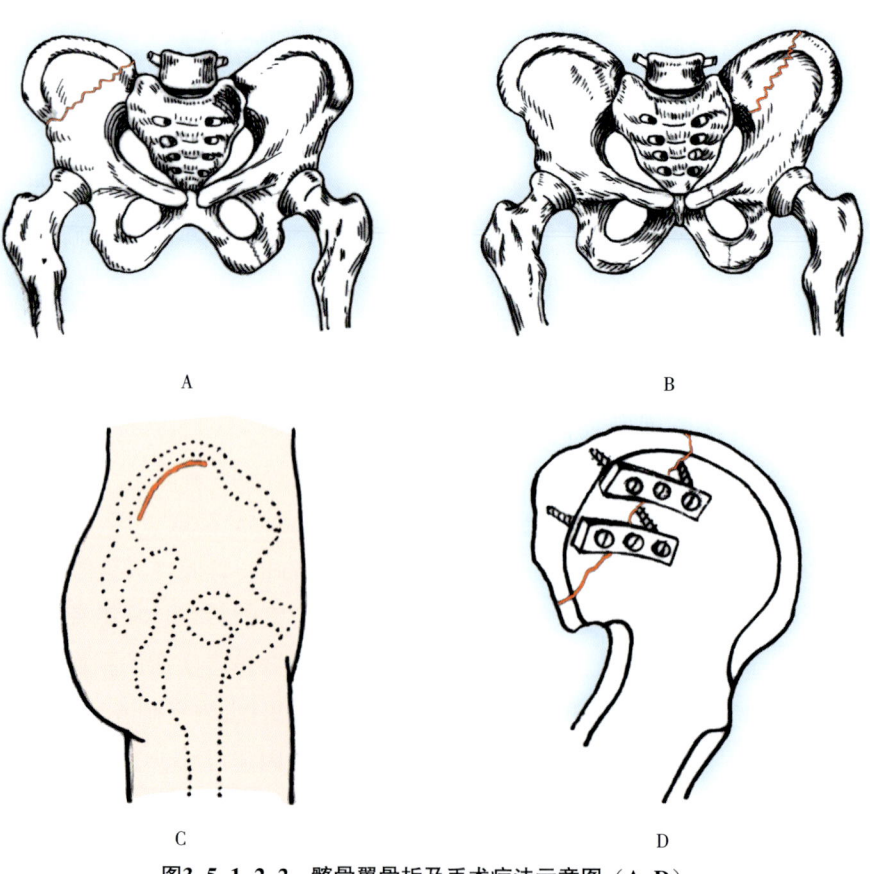

图3-5-1-2-2　髂骨翼骨折及手术疗法示意图（A~D）
A.B.髂骨翼骨折；C.切口；D.复位后钛板螺钉内固定

单纯髂骨翼骨折无需复位与固定,只需卧床休息 3~4 周,疼痛消失后即可下地活动。如骨折块大且有严重移位,为保证骨折顺利愈合和早期下地活动,则须考虑切开复位和用松质骨螺钉或钛(钢)板螺钉内固定。

(三)单一的耻骨水平支或下支骨折

一侧或两侧单一的耻骨支骨折多由侧方挤压所致。骨折端常有轻度移位,但不影响骨盆环的稳定性与负重功能(图 3-5-1-2-3)。局部有肿胀与压痛,伤侧髋关节外展与过伸时可使疼痛加剧,骨盆分离及挤压试验阳性。X 线检查可确定诊断。

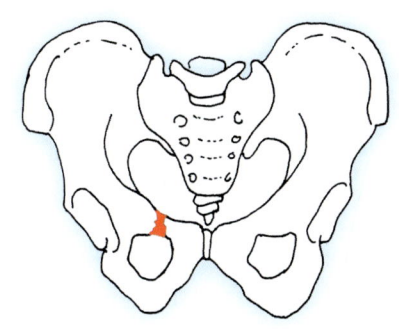

图 3-5-1-2-3　单一的耻骨支水平骨折示意图

由于单一的耻骨支或坐骨支骨折无损于骨盆环的完整与稳定,一般卧床休息 2~3 周即可下地活动。卧床时在膝下置一软枕,保持髋关节于屈曲位以减轻疼痛。

(四)骶椎 2~3 以下的横断骨折

多由于后仰坐倒时直接撞击所致。骨折发生在两骶髂关节下缘连线以下(图 3-5-1-2-4),多成横行裂隙或向前轻度移位,严重移位少见。临床表现为骶部疼痛,局部微肿和明显压痛,患者多不能坐立。合并神经损伤者有马鞍区感觉障碍或大小便失常,侧位 X 线片可显示骶骨横断骨折。

无移位或移位轻微者,只需卧床休息,避免压碰,疼痛于数周后即可消退。完全错位者,从肛门用手指向后压多难以复位,且有损伤直肠的危险,可考虑切开复位。

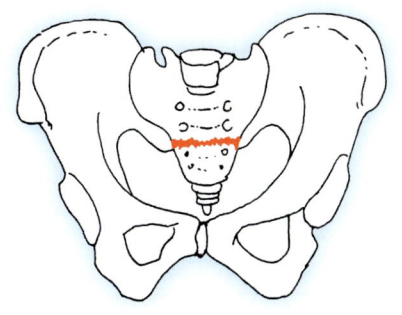

图 3-5-1-2-4　骶椎 2~3 以下的横断骨折示意图

(五)单侧耻骨上下支骨折

多由侧方挤压损伤所致。骨折未累及承重弓(主弓),对骨盆环的稳定性无明显影响,骨折移位不严重(图 3-5-1-2-5)。临床表现主要骨折局部明显疼痛与肿胀,患者多不能站立与行走,髋关节活动受限。骨盆挤压与分离试验阳性。X 线片可确定诊断。

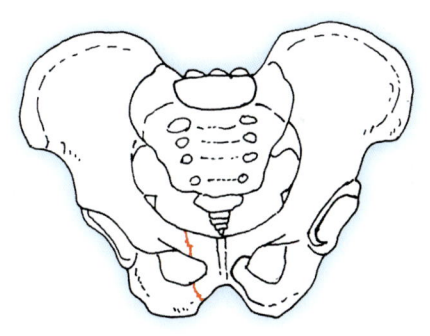

图 3-5-1-2-5　单侧耻骨上、下支骨折示意图

因骨折多无明显移位,骨盆后环仍保持完整,骨折愈合后对负重功能无影响,故只需对症治疗,卧床休息,保持髋关节适当屈曲,疼痛消失后即可下地活动。

(六)耻骨联合轻度分离

孤立的耻骨联合分离少见。轻度分离是指其间隙小于 2cm(图 3-5-1-2-6),如分离间隙大于 2.5cm,则应考虑因骨盆外旋而有造成后环部结构损伤的可能性,如骶髂关节前部韧带损伤,因此要仔细检查有无骶髂关节损伤,以免漏诊造成永久性疼痛。耻骨联合分离引起的疼痛较集中在耻骨联合处,用手指可摸到有不甚明显的沟隙。骨盆分离试验阳性。X线片可以显示耻骨联合间隙增宽。

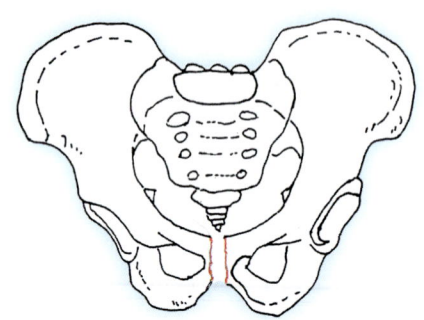

图3-5-1-2-6　耻骨联合轻度分离示意图

治疗是用手法挤压两侧骨盆,使耻骨联合对合后用骨盆束带固定,可减轻疼痛和使患者感到舒服。卧床休息4~6周。一般来说,即便复位不完全,亦很少遗留永久性功能障碍。合并有尿道或膀胱伤的患者,手术后用骨外固定器行骨盆前环外固定,有利于术后护理和早期下地活动。

(七)骶髂关节半脱位

此种损伤虽属骨盆环一处损伤,但损伤是位于骨盆承重弓主要的承重部位,如未完全整复脱位,恢复骶髂关节的稳定,则将后遗永久性腰背痛与无力。骶髂关节半脱位者有局部疼痛和肿胀,坐、立及翻身活动加剧疼痛。骨盆分离、挤压试验及"4"字试验均为阳性。X线片上可见伤侧髂骨向上向后移位比健侧更接近中线,与骶骨有阴影重叠。

传统疗法是手法复位和用双侧石膏裤固定3个月。为减少长期卧床的许多并发症,有的学者主张手法整复半脱位后经皮穿入加压螺钉固定骶髂关节。对有持续疼痛的陈旧性半脱位,宜行骶髂关节融合术。

(八)双侧耻骨上下支骨折

多由于侧方挤压所致。此种损伤虽有骨盆前环两处断裂,但骨盆后侧仍保持完整,骨折移位不大,对盆环的稳定性及承重功能无大的影响(图3-5-1-2-7)。耻骨骨折移位常造成后尿道损伤,表现排尿困难或尿潴留,尿道口流血或有血迹。双侧耻骨上下支骨折的局部症状较单侧骨折者重。X线检查可明确诊断。

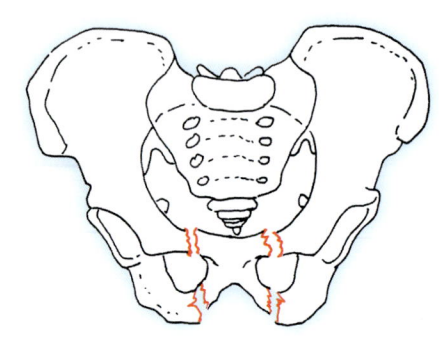

图3-5-1-2-7　双侧耻骨上、下支骨折示意图

治疗与单侧耻骨上下支骨折相同,卧床休息即可。卧床期间,膝下垫一软枕,保持髋关节适当屈曲以减轻疼痛。未并发尿道或膀胱损伤者,一般不需行骨盆外固定治疗。

三、骨盆环旋转不稳定纵向稳定型骨折(B型)的治疗

这类骨折是由于较大的暴力从前后方向或从侧方挤压骨折所致。这种外力不仅造成骨盆前环部骨折或耻骨分离,伤侧骨盆同时绕纵轴旋转而使骶髂关节受到损伤,使骨盆发生旋转不稳定,骨盆变形,且有较高的并发症发生率。根据外力作用方向不同,可将旋转不稳定的骨盆环骨折分为以下两型:

(一)分离型

此型又称"开书"型或外旋型,多由于骨盆遭受来自前后方向挤压所致(图3-5-1-2-8)。外力先作用于髂骨翼致使耻骨支、坐骨支骨折或耻骨联合分离。如外力继续作用,髂骨翼乃向外翻外

旋，犹如打开书本一样，结果使一侧或两侧（多为伤侧）骶髂间韧带及骨间韧带撕裂或完全断裂，骶骨翼后侧部骨质压缩，骨盆前后位 X 线片显示骶髂关节间隙增宽，髂骨翼变宽，闭孔变小及骨盆前部骨折端分离。

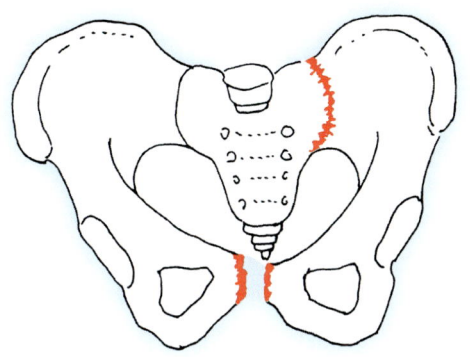

图3-5-1-2-8 骨盆骨折分离型示意图

（二）压缩型（内旋型）骨折

当骨盆受到侧方冲挤时，同样由于骨盆前环较后环薄弱而先骨折，骨折端重叠移位。挤压力继续作用，使受力的髂骨翼内翻内旋，致使骶髂后韧带部分撕裂，骨间韧带损伤及骶骨翼前部骨质压缩，结果使骶髂关节稳定性降低（图3-5-1-2-9）。骨盆前后位 X 线片显示骶髂关节间隙后面变宽和前侧压缩，伤侧髂骨翼变窄，闭孔变大和骨折端重叠移位。

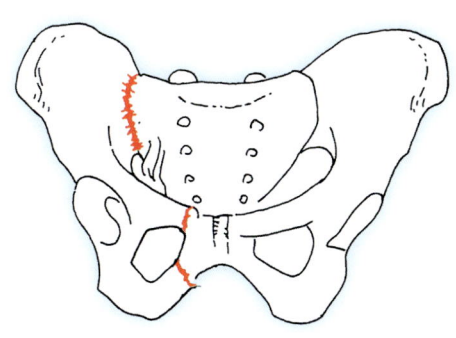

图3-5-1-2-9 骨盆骨折压缩型示意图

骨盆骨折旋转不稳定型常合并有盆内大出血与内脏损伤，伤势较重。治疗首先是稳定血流动力学和处理内脏合并伤，但同时要尽快将骨折复位与固定，因为这是控制出血的必要措施。持续稳定的固定，能防止骨折端活动导致已凝固的血块脱落和再出血。骨盆旋转不稳定骨折（纵向稳定）特别适应用骨外固定器行骨外固定，有控制骨断端出血、迅速减轻疼痛和便于护理的优点，并可作为最终的确定性治疗。

目前使用的骨外固定器虽有多种类型，但在骨盆骨折使用的方法基本相同。常用的外固定器为 AO 式与 Hoffmann 外固定器（图3-5-1-2-10），由针、针夹和连接杆三部分组成。其方法是在髂前上嵴后方 2cm 处，在每侧髂嵴皮肤作出 2~3 个标记，其间距为 2~3cm。局部麻醉后，依次在标记处经皮在髂骨内外板之间拧入固定针。进针角度保持与躯干矢状面构成 15°~20° 角。采用直径 5mm 螺纹针者钻入深度为 5cm，若用直径 2.5 或 3mm 骨圆针，进针深度为 7cm。进针要有明确的阻力感，以放置后无晃动和不易拔出为标准。用针夹分别将针尾固定，再连接于连接杆上组装成骨外固定（图3-5-1-2-11）。通过横杆伸缩进行加压（分离型）或撑开（压缩型），纠正骨盆的分离外旋或内翻内旋畸形。X 线片证实复位满意后，拧紧各固定夹以保持骨外固定的固定作用。术后可在床上活动，4 周后鼓励下床扶拐活动，注意检查各固定夹是否紧固。根据骨折类型（稳定性）于术后 8~12 周拆除外固定。

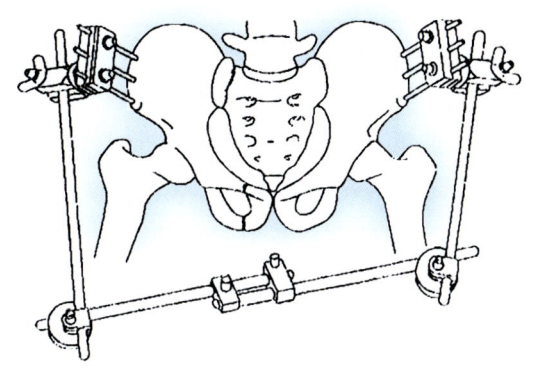

图3-5-1-2-10 骨盆外固定器示意图
骨盆骨折Hoffmann外固定器临床使用

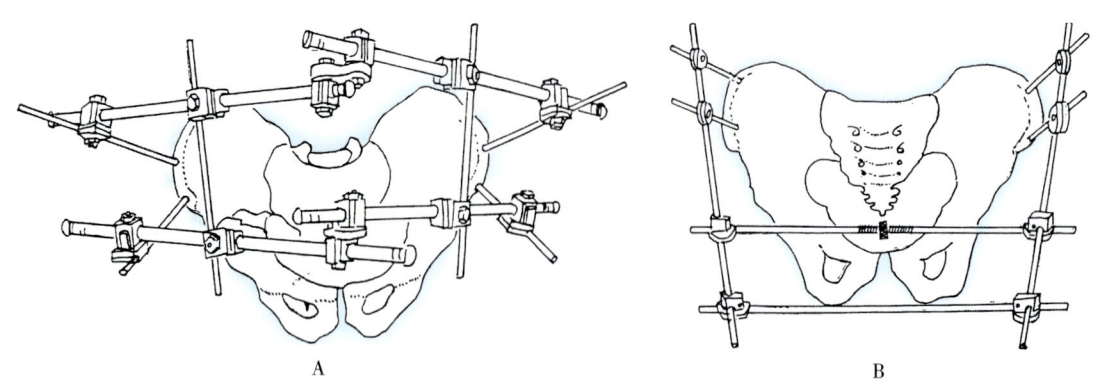

图3-5-1-2-11 另两种骨盆外固定示意图（A、B）
A.腹前式；B.腹下式

四、骨盆环旋转与纵向均不稳定型骨折（C型）的治疗

骨盆遭受前后方向或侧方挤压时不仅可造成B型损伤，如外翻外旋或内翻内旋的外力继续作用，则发生骶髂关节脱位或关节附近骶骨或髂骨骨折（C型）。从高处坠落单足着地，身体向下的重力和足落地时向上的反作用力汇合于骨盆，这种巨大的剪力同样可造成骨盆前后环完全断裂（垂直剪力型）。骨盆前环断裂可为耻骨上下支骨折或耻骨联合分离，后环断裂可为骶髂关节脱位、关节附近的骶骨或髂骨骨折（图3-5-1-2-12）。

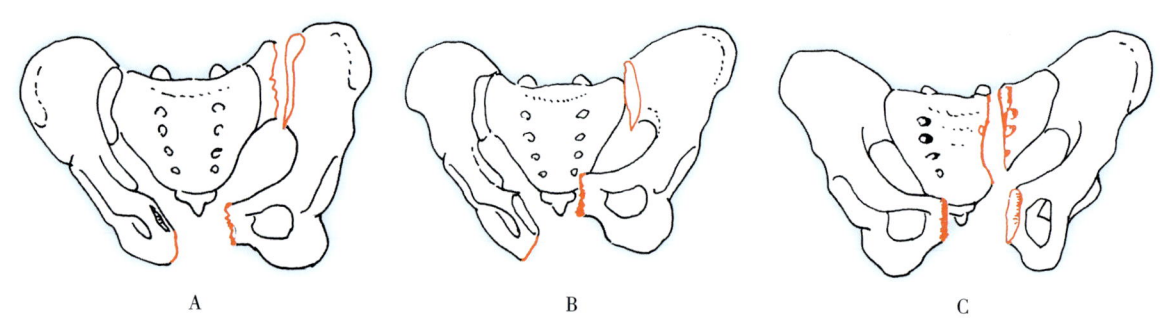

图3-5-1-2-12 骨盆环旋转与纵向均不稳定型骨折示意图（A~C）
A.髂骨骨折型；B.骶髂关节脱位型；C.骶骨骨折型

如骨性结构损伤不严重，但存在坐骨嵴撕脱骨折（骶结节韧带）、骶骨会阴游离缘撕脱骨折（骶棘韧带）或第五腰椎横突撕脱骨折（髂腰韧带），这常提示可能有严重的骨盆不稳定。

骨盆前后环完全断裂，骨折极不稳定，骨盆有明显变形，伤侧半个骨盆连同下肢常向上移位，髂骨嵴升高，下肢短缩，骨盆部及会阴部可出现瘀血斑或血肿等。患者的全身情况多很严重，常合并大量出血、内脏损伤或其他部位骨折等，致伤势严重而复杂。为快速而准确地诊断和及时进行救治，要放宽各项检查指征，直接用确诊率高的先进诊断方法。骨盆前后位X线片可初步判定骨盆环是否稳定，对疑有其他部位骨骼损伤时应同时摄片检查，以避免重复分次摄片而延误诊断时机。颅脑伤可直接用CT扫描，腹内损伤宜选用B超或腹腔灌洗等常规方法进行检查和诊断。

由于骨盆不稳定骨折常多有其他部位损伤存在，其治疗在原则上应按McMurtry制定的ABCDEF方案顺序进行。在治疗威胁患者生命的损伤后,应尽快恢复骨盆环承重结构的稳定性。如何有效维持骨盆环骨折的稳定是选择固定方法的基础。在有大量出血和患者全身情况尚不稳定而难以承受内固定手术时,可在手术治疗脏器损伤的同时对有移位的耻骨联合行内固定,或应用外固定装置。这虽不能达到完全整复固定后环的骨折脱位,但可减少不稳定骨盆骨折断端的活动,有益于控制出血和预防严重并发症。为救治血流动力学不稳的严重骨盆骨折,Ganz抗休克骨盆钳对固定骨盆后环和控制出血更为简捷有效(图3-5-1-2-13)。

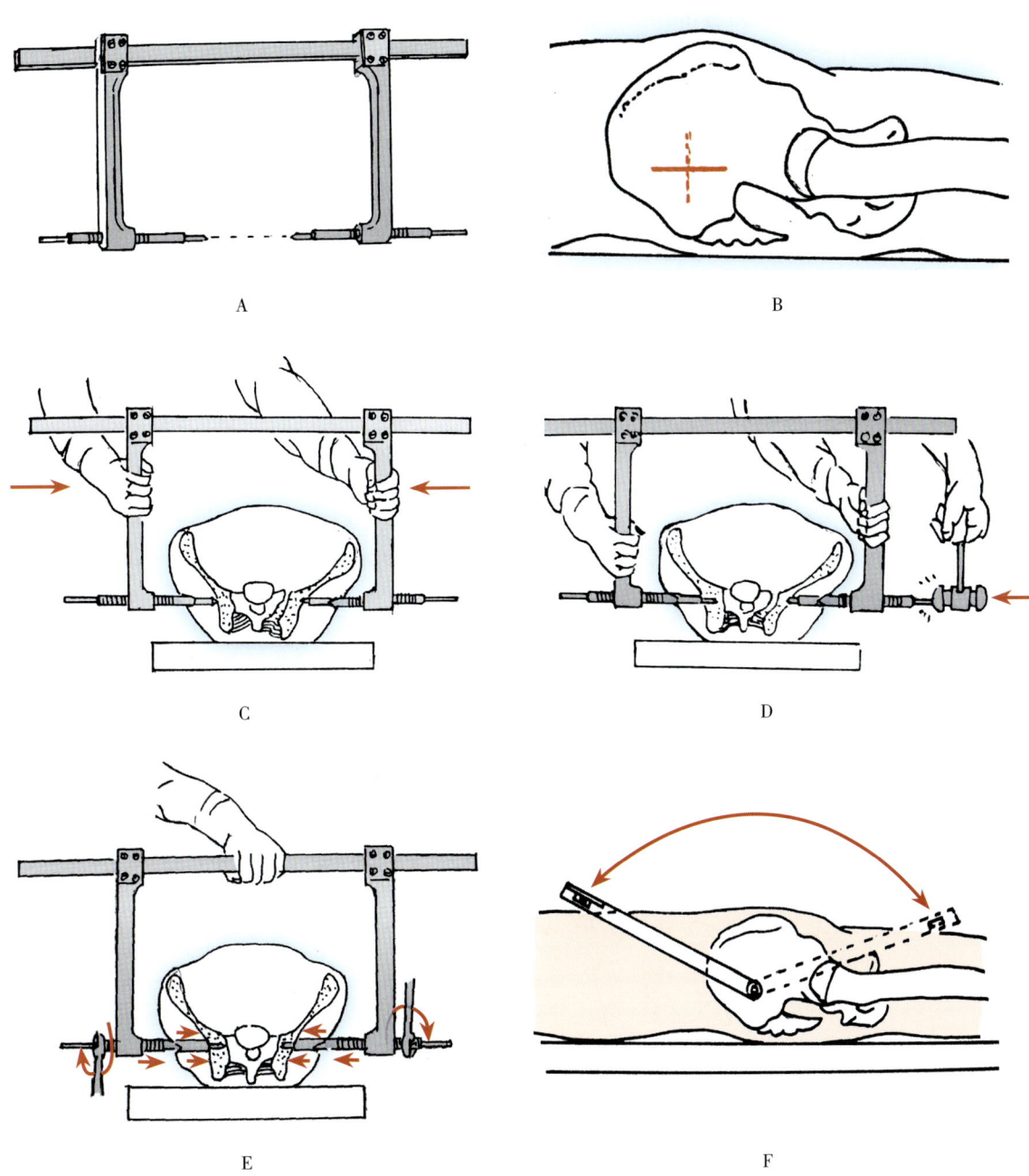

图3-5-1-2-13　Ganz抗休克骨盆钳及其操作步骤示意图（A~F）
A. Ganz钳外形；B. 穿钉点；C~F. 临床操作步骤及术后外观

Ganz骨盆C形钳的构件包括1根方形横杆和套接于横杆的2根侧方支柱(臂)，后者能在横杆上平行滑动，根据骨盆宽度调整其间距。侧柱下端有的开口，供安置有史氏钉的螺纹管。骨盆C形钳可在急诊室或放射检查台上于局麻下安放。患者取仰卧位。在髂前与髂后上棘之间划一连线，于股骨纵轴线交点处用尖刀片戳一小口，将钉端锤达髂骨翼，此时牵伸下肢将骨折复位，然后拧放螺纹管向后骨盆环加压和牢固固定。钉的位置亦可放在髋臼上部，其目的是使骨盆前后环受到一致的加压固定。骨盆C形钳可绕轴向下或向上旋转，以便显露腹部或股部。骨盆C形钳可留置3~7天，待患者情况稳定及行骶髂关节内固定后去除。目前对骨盆骨折切开复位内固定的适应证尚无一致认识，但对不稳定骨盆骨折主张早期应用手术固定者日渐增多。恢复骨盆环的解剖和稳定，可明显降低后遗症，诸如腰背痛、步态异常、下肢不等长、脊柱侧弯、坐位困难等。由于骨盆骨折形式多种多样，患者全身伤情不同，以及术者对内固定方法的选择，因而内固定方法也较多。对于旋转与纵向均不稳的骨盆骨折，固定骶髂关节脱位可用前入路盆内钢板或骶髂螺钉，后入路骶骨棒、拉力螺钉或中空松质骨螺钉经皮穿入固定等方法(图3-5-1-2-14，15)。不稳定骨盆骨折手术最适当的时间是在伤后早期，但必须在患者得到充分复苏和全身情况稳定的条件下施行。为增加骨盆后侧内固定的稳定性，骨盆前环骨折或耻骨联合分离大于2.5cm者，可考虑同时使用钛板或钢板内固定或骨外固定。髂骨翼骨折可酌情用拉力螺钉或钛(钢)板重建髂骨的稳定性。

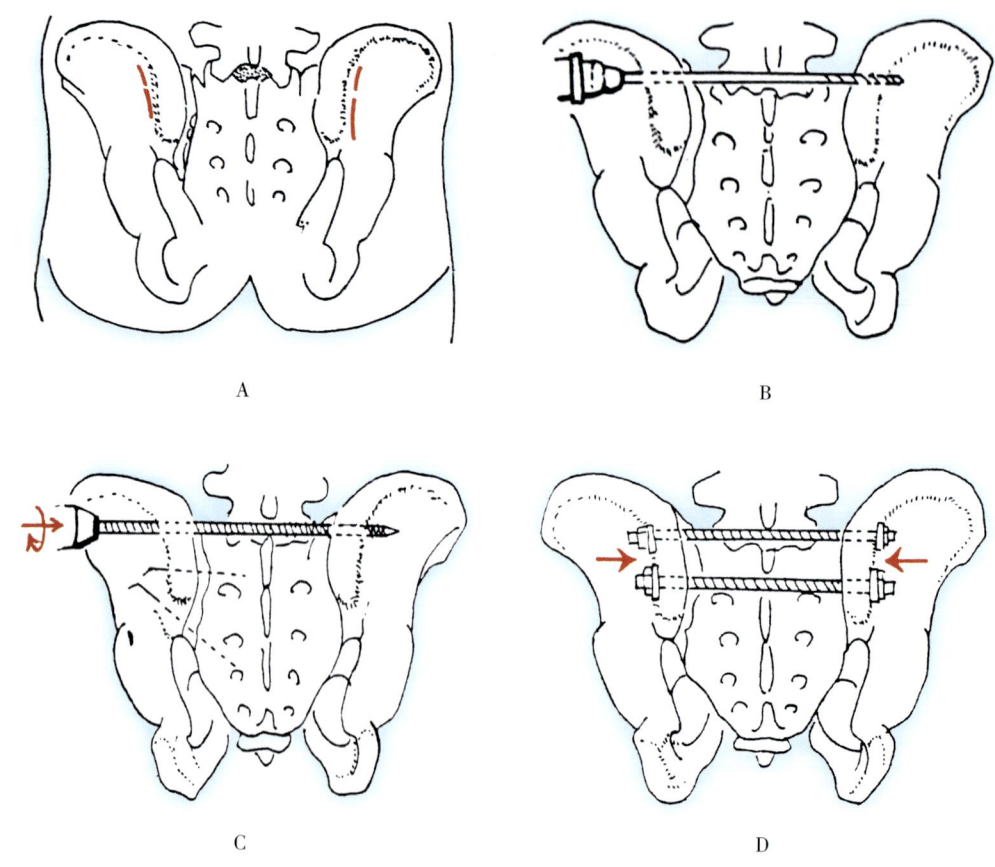

图3-5-1-2-14　骨盆后侧骶骨棒固定示意图（A~D）
A. 切口；B. 钻孔；C. D. 旋入骶骨棒

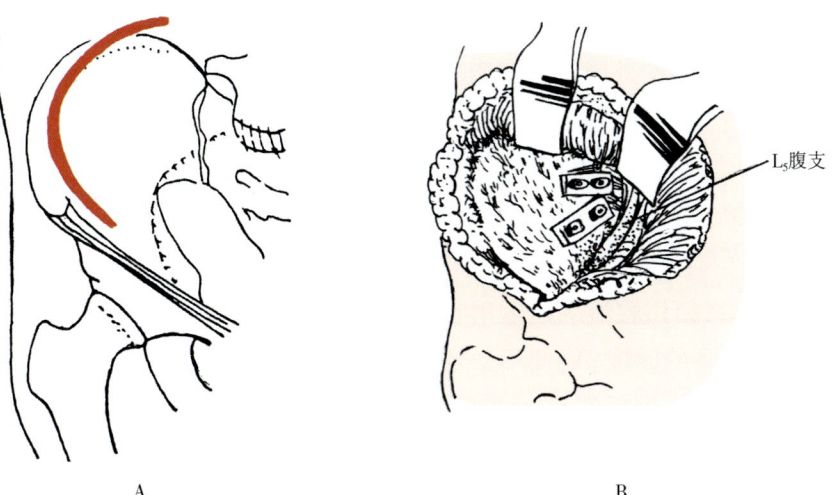

图3-5-1-2-15 骶髂关节前侧钛板固定示意图（A、B）
A.切口；B.钛板固定

（李增春 李 旭 马 敏 刘忠汉 赵定麟）

第三节 骨盆骨折的外固定支架治疗技术

一、依据骨盆骨折的特点选择外固定架的合理性

骨盆大出血是骨盆骨折早期的主要问题，其原因是由于骨折后骨盆内部体积的增大（特别是在B1型和C型骨折），降低了压迫止血效果（图3-5-1-3-1）。只有当骨盆周围骨折稳定后，循环系统才有可能稳定。如果把骨盆腔看作一个球的话，很显然，减少骨盆腔体积的一个有效的方法就是减少它的半径。

近20年来，对严重骨盆骨折的治疗获得较大进展，疗效得以不断提高。除了抗休克治疗和多学科协同救治的发展外，创伤早期应用骨盆外固定支架在重度骨盆骨折急诊处置中发挥了极为重要的作用。Mucha等认为骨盆骨折高死亡率主要与患者血液动力学不稳定有关。除了抗休克治疗外，早期运用使骨盆稳定的措施，如外固定支架，将有利于缓解疼痛、控制大出血、减轻休克程度，减少脂肪栓塞综合征、DIC、多脏器功能不全综合征、甚至死亡等严重并发症。

骨盆创伤的出血90%来源于骶前和膀胱旁静脉丛及骨折的松质骨面，经动脉造影或尸检证实骨盆骨折大出血来自动脉者仅14%~18%。因此，尽管有基础研究表明骨盆外固定只能控制静脉出血而对动脉源性出血没有作用，但许多学者仍认为骨盆外固定支架能通过限制骨盆的容

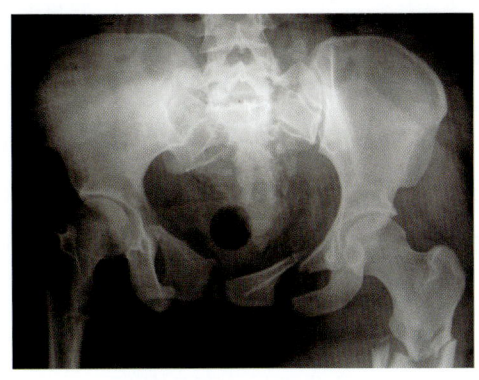

图3-5-1-3-1 盆腔扩大
骨盆骨折后正位X线片显示骨盆腔容积增大，失血量增多

积、稳定骨盆腔压力及骨折复位来减少出血。虽然还没有前瞻性的研究证明外固定支架能有效降低严重骨盆创伤的死亡率，但其早期应用能明显改善临床预后。Gylling 等发现创伤早期运用骨盆外固定支架技术，能将不稳定性骨盆创伤的死亡率降低到与稳定性骨盆骨折相同水平。Riemer 等发现，在创伤救治早期运用骨盆外固定支架及进行必要的锻炼，能使不稳定性骨盆骨折的死亡率从 26% 降低到 6%。对于伴有肺挫裂伤或需开颅手术的患者，运用骨盆外固定不能降低死亡率，而对那些入院时收缩压低于 13.3kPa(100 mmHg) 的患者，运用骨盆外固定，能使死亡率从 41% 降低到 21%。对血流动力学不稳定的病例，因其操作简便、快速，可作为一简单的标准化技术用以防治大出血。此外，骨盆外固定还可用于垂直稳定而旋转不稳定骨盆骨折的治疗以及垂直不稳定性骨盆骨折的骨盆前环固定。

二、外固定支架治疗骨盆骨折的原理

骨盆的稳定主要依赖骨及其周围韧带的相互作用。有实验表明，单纯切断耻骨联合，骨盆仅产生小于 2.5cm 的耻骨联合分离，进一步分离将受到骶棘韧带和骶髂前韧带的限制。大于 2.5cm 分离说明上述韧带损伤，骨盆出现向外旋转不稳定，但其最终旋转移位的总量受到后髂嵴与骶骨相互对抗的限制，且骶髂关节后韧带群保持完整，骨盆无垂直不稳定。此种损伤为 Tile B1 开书样骨折，在骨盆前环穿针行外固定术，形成双侧半骨盆向内翻转的关书样作用力并充分利用骶髂后韧带群作骨盆稳定的张力带，可完全恢复骨盆环的整体稳定性。当骨折表现为向内旋转不稳定的 Tile B2 关书样骨折时，骶髂关节前侧结构为压缩性改变，骶髂后韧带群完整。骨盆前环穿针后双侧半骨盆向外翻转，利用开书样作用力进行固定。髂骨翼压缩明显者，复位后利用中和力固定。由于后侧韧带群的协同作用，骨折可获得较可靠的稳定。骶髂关节后韧带群同时被损伤，将造成骶骨相对应的半骨盆不仅存在旋转不稳定，而且产生骨盆向后方和(或)上方的移位，形成骨盆垂直方向不稳定，即 Tile C 型骨折。骨盆的韧带稳定性完全丧失后，伤侧骨盆除表现出纵向不稳定和水平方向不稳定外，尚出现骨盆屈曲移位，即矢状位的旋转移位。此时半盆表现为漂浮状态，即漂浮半盆。此种严重损伤单纯依靠前环外固定支架，效果不肯定。若同时利用内固定术稳定骶髂关节可获得可靠固定，亦可利用患侧骨牵引对抗垂直方向移位，加强外固定的可靠性。此种损伤为骨盆的严重创伤，常存有合并伤，早期大量失血致血流动力学极不稳定。所以，在处理此种创伤时不应拘于骨折复位及其固定方式如何，而是应该尽早稳定骨折，减少骨盆骨移位和再损伤，控制或减少失血，尽早稳定血流动力学，缩短抢救复苏期，提高生存率。Riemertal 等报道，创伤早期应用外固定术，使复苏期死亡率从 22% 降到 8%。

三、骨盆骨折外固定支架病例选择

(一)适应证

外固定支架在骨盆环不稳定骨折的急诊治疗中有很重要的地位，在有些类型的骨折，如旋转不稳定、开书样损伤中，外固定支架可作为重要的辅助固定方式。在多发伤、颅脑损伤需长时间卧床，手术区域污染、造瘘及患者全身状况无法耐受切开复位手术等特定情况下，外固定支架也可作为确定性的治疗措施。但在一般情况下，外固定支架能否作为最终的治疗方式目前仍存在争议。因此，应采用"互补"而非"并行"的观点来对待外固定和内固定在骨盆损伤中的应用，正确掌握骨盆外固定支架治疗的适应证。

1. 各种类型的骨盆内部大出血　急诊复苏期任何不稳定型骨盆骨折均可行外固定术，目的是稳定骨折、减少出血、稳定血流动力学。待病情稳定后,必要时再行内固定术。

2. 对 B1 型开书样骨折　是比较理想的适应证,也适用于其他类型的 B 型骨折。

3. 预弯　如果钉子事先进行了预弯,可能的话,再加上后部的辅助内固定,就可用于 C 型骨折的治疗。

4. 骨盆环骨折　伴随髋臼非移位骨折。

5. 畸形明显的稳定性骨盆骨折　往往造成骨盆腔容积的明显减小,尤其年轻未育女性,是比较好的手术指征。

(二)相对禁忌证

骨盆环骨折伴随髋臼移位骨折;手术区域皮肤感染时,比较容易发生穿针的并发症。

四、外固定支架操作技术

(一)概况

骨盆骨折的骨外固定治疗技术难度较大,在选用外固定支架治疗时除要注意穿针技术外,还要认真分析各种类型骨折的力学特点,采用相应的构形和结合相关技术才能获得满意的效果,应用得当不仅能挽救生命,且能恢复良好的骨盆形态。下面介绍外固定支架的具体操作技术。

(二)进针部位及复位

1. 进针部位(图 3-5-1-3-2)　髂嵴、髂前下嵴到髋臼上缘区域、耻骨支、耻骨体。髂嵴部位穿针最方便,髂前下嵴区骨皮质厚且致密,其固定最稳定。

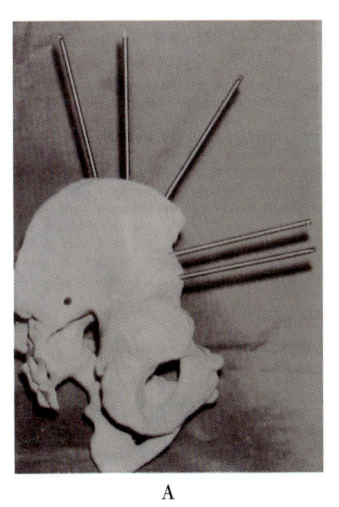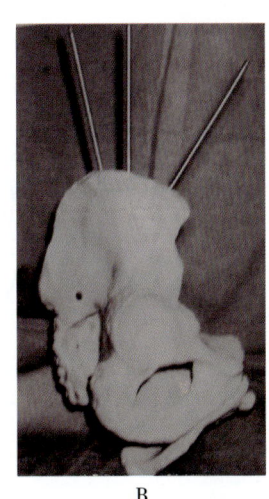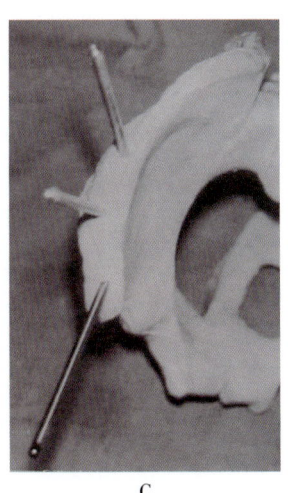

图3-5-1-3-2　标本示骨盆骨折外固定针进针部位（A~C）

2. 复位方法　骨折处取短切口,显露骨折端,耻骨部位复位较容易,髂翼后侧及髋臼区复位有时较困难,需要借助一定的器械及一定的复位方式。复位后于各部位穿针固定。然而,只有当后部的骨盆环有部分保留(B 型骨折),单一的外固定才能提供足够的腹侧稳定性。钉子进行适当的预弯,使骨盆前后都受到适当的压缩(图 3-5-1-3-3)。

(三)穿针技术

用直径 2.5mm 左右钻头钻开皮质骨,不扩孔,

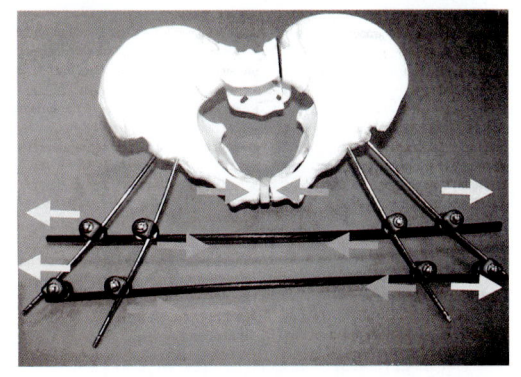

图3-5-1-3-3　标本示通过固定钉对骨折进行复位

直接拧入直径 4.0mm 半针螺纹。髂嵴区进针时应与矢状面成 15°~20° 角,以适应骨盆壁倾斜度穿入(图 3-5-1-3-4)。若判断进针方向有困难,可利用克氏针引导(图 3-5-1-3-5),以保证钢针穿入内外层皮质之间。深 5~6cm,针数 2~4 枚。髂前下棘区软组织厚,皮肤切开后,利用血管钳钝性顺肌纤维方向分离,形成皮下软组织豁口,置保护套管,朝骶髂关节方向拧入,此豁口还有利于术后髋关节活动。髂前下棘区进针时不要穿入髋关节,耻骨区操作应注意保护好股部血管神经及腹股沟管内的精索。伤侧耻骨支无法穿针时,可利用对侧耻骨固定。人工对针进行预弯(图 3-5-1-3-6)以达到对后部加压的效果(在骶骨垂直骨折时,不能这样做,否则,有损伤神经根的可能)。

(四)固定形式(图 3-5-1-3-7)

伤侧髂嵴钢针组用短连接杆固定,髂前下棘区与耻骨区钢针连接,再将上述两组钢针于伤侧骨盆形成半骨盆环式固定。根据骨折类型于腹壁前与对侧骨盆用组合式外固定支架,以适当的作用力,适当的组合方式连接固定。可直接连接,腹部膨隆或需要进行腹部、骨盆区其他操作时,可"A"形、"∧"形及多层等形式连接。如组合复杂,则重量大,不便于穿衣及早期活动。

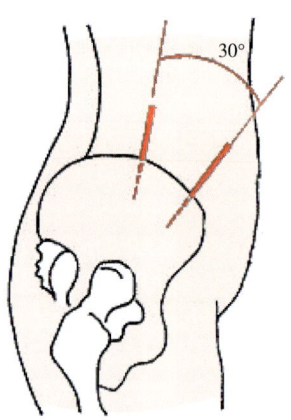
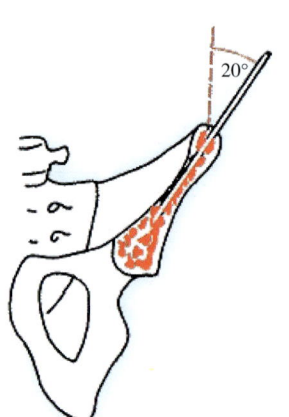

图3-5-1-3-4　骨盆骨折固定针穿针角度示意图(A、B)
A. 侧方观;B. 剖面观

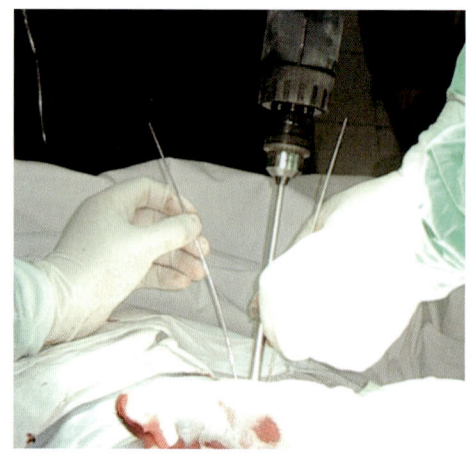

图3-5-1-3-5　用克氏针引导固定针插入

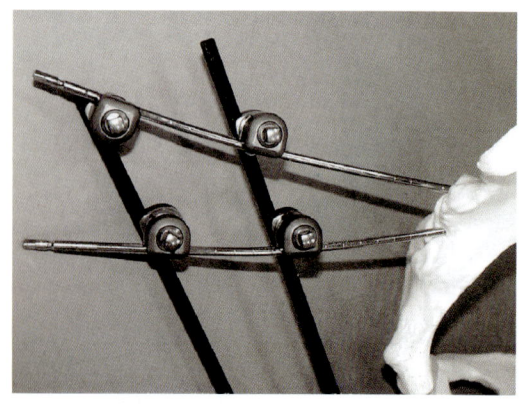

图3-5-1-3-6　预弯示意图
对固定针进行预弯,可加大作用力

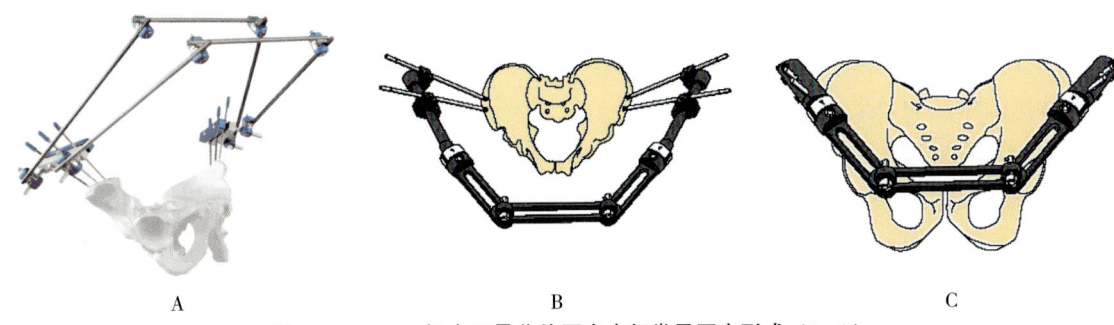

图3-5-1-3-7 标本示骨盆外固定支架常见固定形式（A~C）

（五）固定原则

1. Tile B1 型骨折 即开书样骨折，骶髂关节后侧有完整的"张力带"，依靠复位后的关书样作用力固定，稳定可靠，是前环架治疗不稳定型骨盆骨折的良好适应证。

2. Tile B2 型骨折 即关书样骨折，髂骨翼完整复位后行开书样固定。髂骨翼压缩明显，复位后中和位固定且应辅以患侧下肢牵引。利用骶髂关节后完整韧带群的协同作用，骨盆环亦可获得满意固定。

3. Tile C1 型骨折 骨盆后侧稳定结构遭到破坏，伤侧半骨盆完全不稳定，无法依靠关书或开书样作用力进行固定，应视具体情况而定。Tile C1 型骨折骨盆环仅单侧旋转和垂直不稳定，骨折复位后可利用健侧骨盆来维持伤侧的稳定。当伤侧骨盆表现为开书样损伤的 C1 型骨折时，将两侧半骨盆髂嵴区钢针于腹壁前用可调节连接杆连接固定后，利用对向牵伸力将两侧髂骨翼向内牵拉固定，以消除伤侧半骨盆向后外上方移位。健侧耻骨区髂前下嵴区钢针与伤侧髂骨翼区钢针连接，并向内下（健侧）牵拉固定，以对抗伤侧半骨盆的向上向外移位。最后将两侧半骨盆的髂嵴、髂前下棘区与耻骨区钢针分别连接固定，并于耻骨联合前将两侧半骨盆连接形成全骨盆环式，从而加强骨盆的整体稳定性。当伤侧骨盆表现为压缩性损伤的 C1 型骨折时，此时骨盆腔容积减少，复位后应用外翻力固定，以消除半盆的内翻移位趋势，扩大盆腔容量。伤侧耻骨、髂前下棘钢针与健侧半盆髂骨翼钢针连接，利用反向牵伸力借助健侧骨盆稳定力推移伤侧半盆向下复位，从而形成健侧对抗伤侧半盆的向上移位。最后亦将各组钢针连接成骨盆环状，减少向内的移位趋势，维持足够的骨盆腔容积。

4. Tile C2 型骨折 为一侧半盆旋转和垂直不稳定，另一侧仅为旋转不稳定。骨折复位后亦可利用仅有旋转不稳定的半盆来相对稳定存在旋转和垂直不稳定的另半盆。但此时存在明显再移位倾向，所以，应于存在垂直不稳定侧下肢行骨牵引。

5. Tile C3 型骨折 双侧半盆均表现为旋转和垂直不稳定，因而无法利用一侧半盆来稳定另一侧。但为了减少骨折的再移位、出血，稳定血流动力学，可暂时行骨盆前环外固定术，同时辅助下肢牵引。有条件时，再考虑内固定治疗。

（六）注意事项

1. 必须有下腹部的手术入路；

2. 针的长度不要过短，留长一点，便于以后进一步调整位置；

3. 要预防术后肠麻痹的发生（框架应离皮肤5cm）；

4. 不要把针放的太靠内侧（易伤及股神经），应给股动脉外侧留出足够的空间；

5. 若骨折类型复杂，应在透视下进针。

五、外固定支架治疗的优缺点

（一）优点

创伤小，操作简单，不加重骨盆损伤，不增加出血,安全性好。在抢救室就可使用。可以随时调整位置(在ICU病房)。原则上,不需要更换就能一次性达到痊愈的效果。

(二)缺点

使用依赖于骨折类型,在C型骨折中后部压力不够,后部可能需要辅以内固定。在肥胖患者中使用受限(由于支架离骨盆环较远,因此稳定性较差)。针道感染/软组织刺激(取决于针的护理以及软组织覆盖层的厚度)。针的松动(取决于针插入的位置和针的型号)。

六、术后处理及并发症

(一)术后功能锻炼

Tile B型骨折固定后,由于有骨盆后侧完整的韧带结构作张力,协助外固定支架稳定骨盆,所以病情平稳后可由平卧位渐渐到坐位。此时有利于各脏器功能的康复。术后2~3周可带架拐下地活动,10~12周拆架。Tile C型骨折较复杂,下地及负重时间均应视具体情况而定。

(二)术后并发症及处理

骨盆外固定支架固定后,若钢针松动将直接影响外固定强度,且增加针道感染机会。为防止钢针松动,应注意以下几点。

1. 用细钻头钻开髂骨皮质后,直接拧入直径4mm螺纹钢针;

2. 一次穿针成功,不反复进出;

3. 有足够的进针深度,不出内板或外板;

4. 固定钢针时避免单针集中受力。此外,应将两侧半盆各钢针组成全骨盆环状,即使少数钢针松动,也不至于直接影响外固定的整体稳定性,其他如针道感染等并发症的原因及处理与外固定支架用于其他部位者类似。

七、临床举例

[例1] 放置平行针:男性,30岁,开书样损伤合并骶髂关节处的不完全损伤,由于骶髂后韧带部分仍保持完整,合上书,足够恢复骨盆环的完整性,不需要进行固定针的预弯(图3-5-1-3-8)。

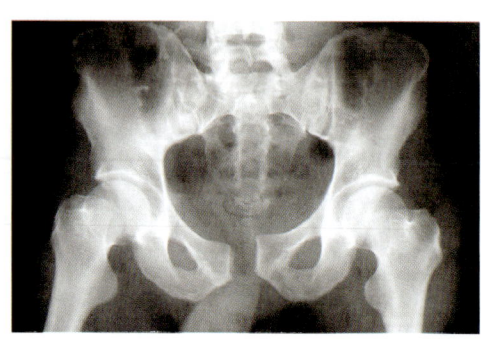

A

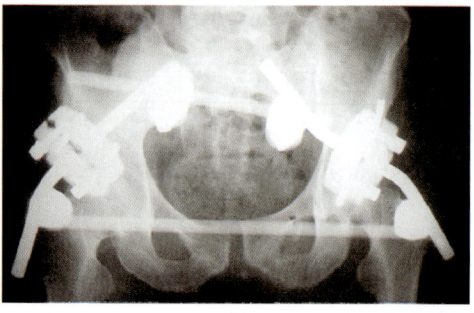

B

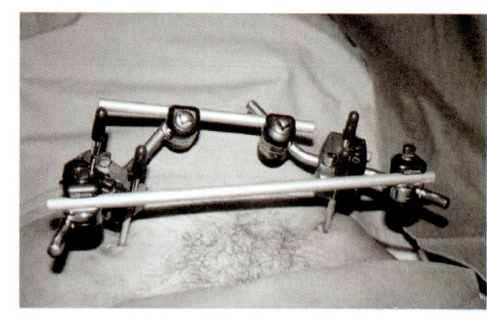

C

图3-5-1-3-8 临床举例 例1(A~C)
开书样骨折的外固定支架治疗
A.术前X片;B.术后X片;C.术后大体观

[例2] 合并髋臼骨折的处理:女性,26岁,左前骨盆环骨折,骶髂关节的不完全损伤。左侧的耻骨支骨折波及髋臼,如髋臼的水平骨折(图3-5-1-3-9)。

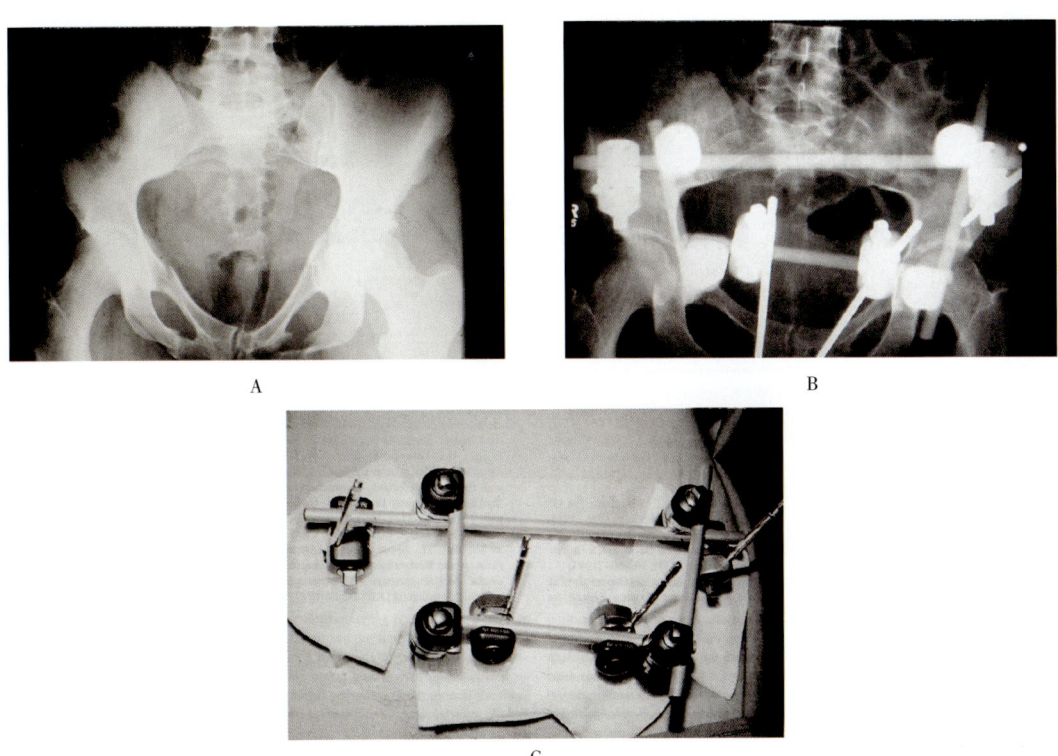

图3-5-1-3-9 临床举例 例2（A~C）
合并髋臼骨折的外固定支架治疗 A.术前X片；B.术后X片；C.术后大体观

［例3］ 合书样损伤的处理：男性，53岁；见图3-5-1-3-10。

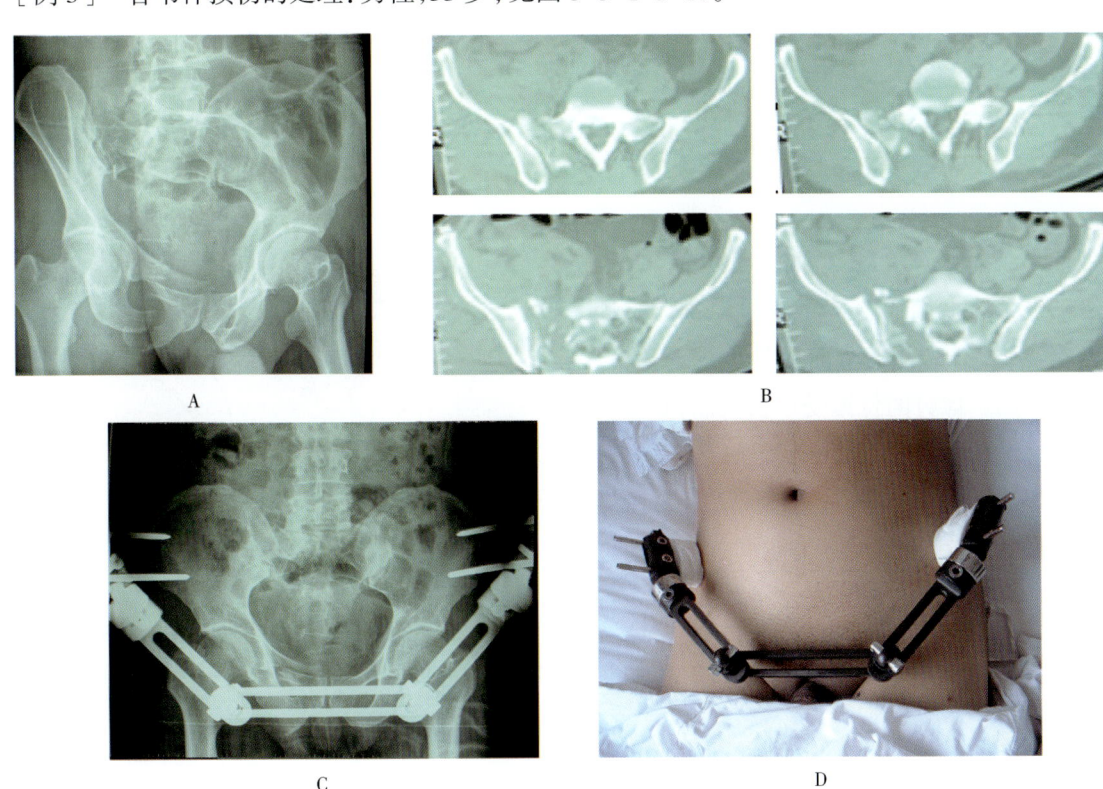

图3-5-1-3-10 临床举例 例3（A~D）
双侧耻骨骨折，骶骨右侧粉碎骨折 A.术前X片；B.术前CT；C.术后X片；D.术后大体现

（张秋林）

第四节　经骶髂关节拉力螺钉固定骨盆后环及骶髂关节损伤

一、概述

骨盆骨折多由于高能量损伤引起，早期切开复位内固定能减少伤残率和感染率。但由于手术会导致腹膜后再次出血、医源性感染、腹膜后间隙感染及术者对骨盆解剖不熟悉而造成皮肤剥脱性坏死和医源性神经损伤，长期以来使切开复位内固定治疗骨盆骨折的技术发展较慢。在 C-臂机影像监视器尤其是计算机导航手术系统的应用带动下，对不稳定的骶髂关节脱位和骶骨骨折采用空心螺钉固定，采用闭合或有限切开复位，可经皮置入内固定，有效地减少了手术创伤。采用经骶髂关节拉力螺钉固定的技术为骨盆骨折的微创治疗提供了新的路径。

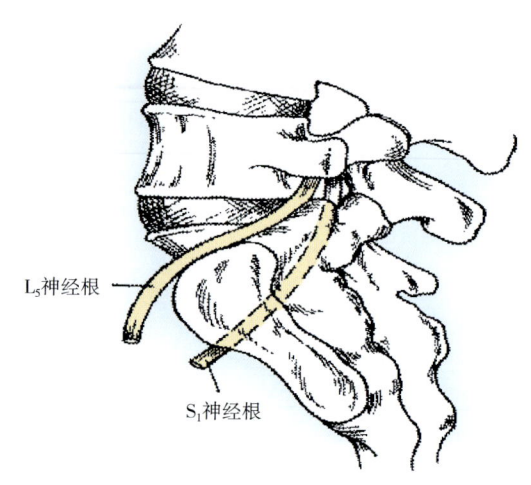

图3-5-1-4-1　骶骨翼斜坡示意图
显示L_5神经根和S_1神经根位置及其与骶骨翼的关系

二、骶髂拉力螺钉固定的解剖学基础

位于坐骨体上方的髂骨部分和S_1椎体是固定的两个点，螺钉应与关节面或骨折线垂直，以产生加压作用。螺钉的位置受严格限制，必须自S_1的侧块打入S_1椎体，完全位于骨质内。

Routt等指出在正常骶骨翼前上方有一倾斜面，骶骨翼的斜坡由近端的后方走向远端的前方（图3-5-1-4-1）。在这一区域，骶骨翼前方走行的是L_5神经根和髂血管。骶骨翼倾斜的皮质是"安全区"的前界，供骶髂螺丝钉进入S_1椎体，安全区的后缘是S_1神经根孔。置入S_1螺钉的理想位置（图3-5-1-4-2），一个位置接近S_1上终板，位于骶骨体中部，另一个位置较低，位于骶骨体的前部。

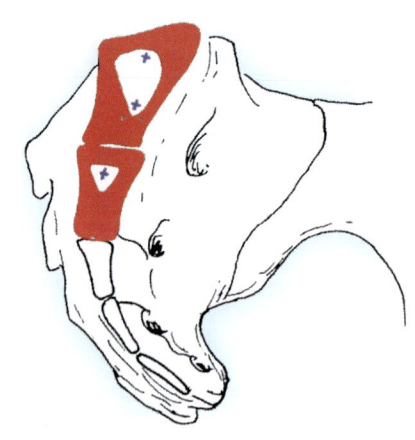

图3-5-1-4-2　进钉位置示意图
骶骨的正中矢状剖面图，白色区域为螺钉置入的安全范围，不可将螺钉置入黑色区域，"+"处为螺钉置入的理想位置

骶骨翼斜坡可由骶骨的真实侧位X线片上的髂骨皮质的致密影（ICD）估计出来，ICD将骶髂关节髂骨前方增厚的皮质划分出来（图3-5-1-4-3）。

骶骨翼斜坡在骶骨发育异常时倾斜更为明显,使螺丝钉经过的安全区变窄。Routt 等发现 80 例患者中 35% 有骶骨发育异常,在 94% 正常的和所有发育异常的骶骨上段,髂骨皮质致密影(ICD)与骶骨翼斜坡一致,或投影于真实骶骨侧位像的后方。这一特征成为决定安全区前缘的有用的放射线标志,但 6% 无骶骨翼发育异常者在轴位 X 线图像上表现为前方凹陷或隐窝,在真正的侧位像上髂骨皮质致密影(ICD)投影于骶骨翼斜坡的前方。术前 CT 扫描对于确定安全区的三维结构和确认骶骨翼的凹陷是有益的。凹陷的骶骨翼使螺丝钉在"进-出-进"过程中易引起 L_5 神经根损伤。Routt 强调骨盆后部必须准确地复位,以便坐骨大切迹和双侧髂骨皮质致密影(ICD)投影于真实的侧位像上。以此作为螺丝钉拧入通道的必要标准,他依靠髂骨皮质致密影(ICD)作为安全区的前标志和对骶前凹陷的了解,在连续的 51 例患者中未发生螺丝钉安放错误。

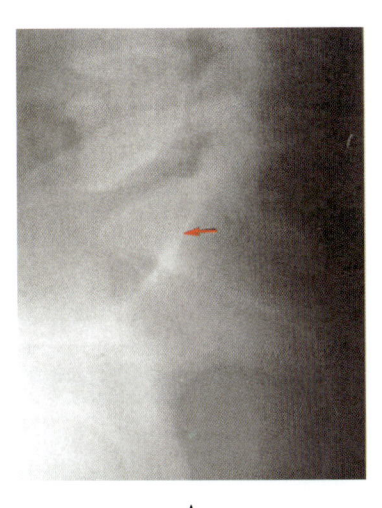
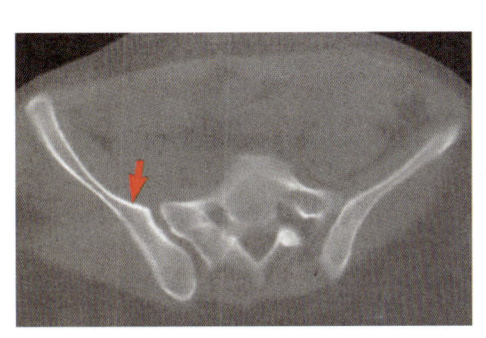

图3-5-1-4-3　对比观察(A、B)
作为估计骶骨翼倾斜度的髂骨皮质致密影(ICD)可从侧位X线片和CT扫描像上获得鉴别

三、骨折复位

由于骶髂螺钉固定本身不具备骨折复位的作用,在置入螺钉以前,骨折或脱位必须先复位,若闭合复位失败,可行有限切开复位。无论采取何种复位方式,均可经皮行螺钉置入。复位需在可投 X 线的专用骨科手术台上进行,一般采取仰卧位,若复位失败,可改为俯卧位更利于复位。若前方已行外固定,需将外固定支架及固定针取下,待后环复位固定成功后,再重新安放。在伤后几天内,闭合复位的成功率较高。复位措施包括牵引,多采用股骨牵引,牵引时患侧髋关节屈曲位并内收,若复位情况经透视观察满意后,可在仰卧位置入螺钉。若复位不成功,可先将骨盆前环行钢板固定,改为俯卧位再次闭合或切开复位。为保证术中透视的效果,术前应行肠道准备,以免肠腔内积气影响骶孔的观察定位。术前应检查 C 臂机,以确证术中能透照骨盆前后位、入口位、出口位(图3-5-1-4-4)。

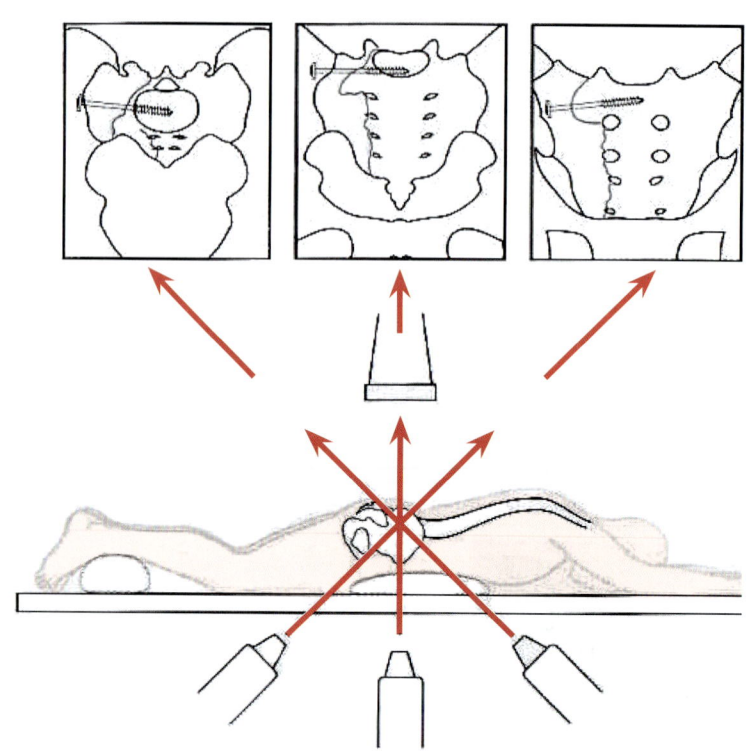

图3-5-1-4-4 多角度定位示意图
通过骨盆前后位、入口位、出口位透视观察螺钉置入的位置及长度

四、骶髂拉力螺钉的置入

(一) 病例选择

骶髂螺钉技术是一种由患侧髂后嵴经骶髂关节固定到骶骨体的手术方法,具有操作简单、固定可靠、创伤小、失血少等优点。随着术中透视技术的发展,在骨盆后环损伤固定中逐渐显示其优势。Denis Ⅰ型患者是骶髂螺钉固定的最佳适应证,而在Denis Ⅱ、Denis Ⅲ型骨折及骨折粉碎严重的病例则受到一定限制。

骶髂拉力螺钉固定的最佳手术病例为以下伤情。

1. 骶髂关节损伤、脱位,明确的骶髂韧带损伤致骨盆不稳者;
2. 经骶孔处的骶骨骨折不稳定,有移位倾向,可能继发骶神经损伤者;
3. 骶髂关节脱位伴骶骨或髂骨侧部分骨折,合并骶髂韧带损伤不稳者。

对一些特殊类型的骶髂复合体结构损伤患者,能否采用此技术固定,应视具体情况而定。对双侧骶髂复合结构损伤者可采用双侧骶髂拉力螺钉固定同时固定,或一侧采用骶髂关节拉力螺钉固定后再辅以其他固定方式(如可采用骨盆外固定支架稳定损伤相对较轻的一侧)。对经髂骨翼骨折的骶髂关节损伤者,在行髂骨翼骨折钢板螺钉固定后,再对脱位的骶髂关节行拉力螺钉固定。对C_1、C_3型骶髂复合结构损伤者,如果骨折波及骶骨体范围较大,单纯采用骶髂拉力螺钉固定稳定性不够理想,需辅以其他固定方式。对合并严重骨盆前环损伤的骶骨骨折患者,因骶骨骨折块可能发生移位,应早期对后环进行可靠固定。如能同时对前环进行固定,则可获最大稳定。单纯的骶骨骨折无移位者是否需要手术治疗,目前意见尚不统一。

(二) 操作步骤

1. 进针点 当骶骨或骶髂关节获得良好复位后,可在C-臂机下置入螺钉。导针进针点在髂后上、下棘之间,注意进针的部位和角度。骶髂螺钉的入钉点为臀肌止点前方15mm处连线的内侧1/3(图3-5-1-4-5),在后前位透视中,导针尖部应在S_1椎体阴影范围内。螺丝钉在用于固定骶髂关节撕裂时,应垂直进入关节,而用于固定骶骨骨折时,则宜横向进入,以使螺钉进入对侧的骶骨翼。

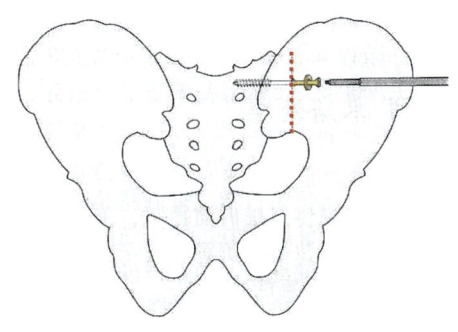

图3-5-1-4-5 骶髂螺钉的进针点示意图

2.手术方法

(1)俯卧位手术 患者俯卧于可透视的长手术台上,对于骶髂关节脱位、骨折脱位或骶骨骨折患者,采用标准的棘突外侧2cm的后方垂直切口。自髂骨翼后部牵开臀肌后部,自骶骨掀开臀大肌起点,显露坐骨大切迹,检查复位情况。对于骶骨骨折,应提起多裂肌,显露骶骨板后方的骨折。

对于骶髂关节脱位,自骶骨至髂骨翼用尖的复位钳复位。通过坐骨大切迹以手触摸和直接观察,检查复位情况。透视下将螺钉指向第一骶椎椎体,垂直于髂骨翼经骶髂关节拧入骶骨翼。在前后位、头斜位、尾斜位上多次透视调整钻头和螺钉的方向。

以同样方法复位骶骨骨折,通过手摸和直视观察骶骨后方,检查复位情况。自髂骨翼外侧面拧入一至两枚螺钉至第一骶椎椎体中。必要时于坐骨大切迹稍上方自髂骨经骶骨后部至对侧髂骨安放一薄的可塑形钢板作张力带。常规放置引流后关闭切口。

(2)仰卧位手术 患者仰卧于可透视手术台上,足部位于手术台的尾端,以利于必要时摄取双下肢的整个X线像。于腰骶椎下方垫一软枕,将患者稍抬离手术台(图3-5-1-4-6)。将C-臂机放在损伤的半侧骨盆的对侧,以利于手术者观察,用双向透视模拟骨盆的进口位和出口位X线像。由于腰椎前凸程度存在个体差异,所以不同患者应有不同的投照角度,通过标明重复这些图像所需C-臂倾斜的角度,可完成快速透视,摄取骶骨侧位像证实腰骶椎的骨赘或其他畸形。

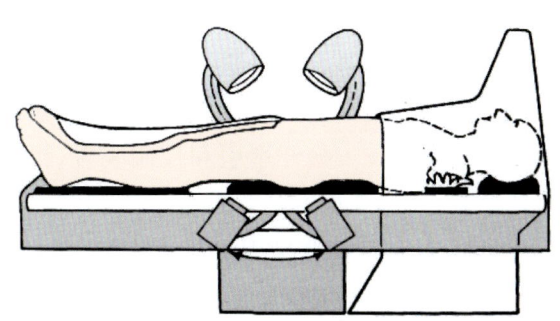

图3-5-1-4-6 术中体位示意图

术前确定应使用的螺丝钉数目和位置。复位后,应用一枚直径为0.45mm的克氏针经皮穿过外展肌群,在入口和出口双平面X线透视引导下,确定侧方髂骨的进针位置。进针的位置和方向应自髂骨垂直进入骶髂关节(或骶骨骨折)处,在第一骶神经孔上方及第五腰椎、第一骶骨椎间盘尾端,终止在第一骶骨椎体或对侧骶骨翼内。由于有骶骨前方斜坡,螺丝钉的位置应避开髂骨翼前部。用直径为0.45mm导针帮助矫正方向,做一个以克氏针为中心的1cm长手术切口。沿克氏针以钝头的直径为2mm空心钻头袖套抵在髂骨外侧,撤去克氏针,代之以末端直径为2mm长的螺纹针,使其刚好穿过髂骨外侧的致密皮质骨。以钻头袖套为引导,进行间断双平面透视证实固定位置,驱动导针恰好到达同侧第一骶神经孔的外侧水平。摄侧位骶骨像判断针尖与骶骨翼斜坡的关系及前后位上与第一骶椎的关系。针尖应位于骶骨翼斜坡下方且安全进入椎体;对于骶髂关节分离者,针应直接进入第一骶椎中线;对于骶骨骨折,针应超过中线,以改善内侧的固定。针进入对侧骶骨翼时,应摄侧位像保证针尖位于对侧骶骨翼斜坡的下方。

用专用反标尺或另一等长克氏针测量导针的正确深度,用空心钻和攻丝锥准备螺钉道,通过导针安上空心螺钉,加垫圈拧紧,垫圈会稍改变螺钉长度。如因骨折形状无法加压时(如经骶孔的骨折),可用全螺纹的直径为 6.5mm 松质骨螺钉。钻入、攻丝和拧入螺钉期间,均应随时行两个平面透视,以保证克氏针不致因固定变紧而过度前进。手法去除导针,防止导针尖端接触空心螺尾端时折断。拧紧螺钉,透视下检查复位情况。如已行神经监测,应最后检查一次体感诱发电位。松开牵引和控制装置,再检查骨盆像,确保其稳定性。然后手法调整髂骨上的控制针,透视下收紧固定环,必要时打入附加固定。冲洗切口,移去经皮控制针,闭合皮肤。记录整个透视时间,摄永久性骨盆出口位、入口位和侧位骶骨 X 线片。

五、手术并发症

采用空心螺钉技术固定骨盆,后方损伤是一种创伤小、直接而可靠的固定方法。但当置钉不当时可出现马尾神经及骶神经损伤等严重并发症。应熟悉局部的解剖知识,准确掌握定位和操作方法。通过术中反复透视可减少这种并发症的发生,但术中患者和操作者暴露于 X 线的时间也将大大增加。计算机导航技术可有效减少 X 线暴露时间,并有助于提高手术的精度和安全性。

骶髂螺钉固定在垂直方向上的稳定性欠佳,且随着术后功能锻炼的进行,可出现松动退钉。通过置入双侧螺钉可以增进固定并可防止固定物松动,亦有在同侧分别向 S_1 和 S_2 椎体内各置入一枚螺钉的方法,但因技术难度高,一般只在 S_1 椎体畸形或骨质破坏时采用。

体感诱发电位可用于术中监测术前有不全神经损伤或经骶孔骨折的患者。有条件的单位,可在神经科医师指导下放置电极并记录基础曲线。必要时在皮肤消毒铺单后应用无菌电极。手法复位或内固定植入期间出现幅度或信号变化时需对手术作出相应的调整。

六、临床举例

52 岁,男性,骨盆 C2 型骨折,以骶髂螺钉+前环重建钛板固定(图 3-5-1-4-7)。

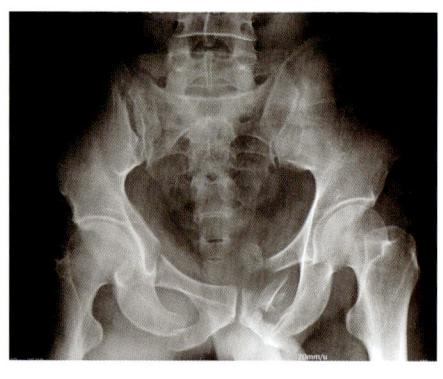

A

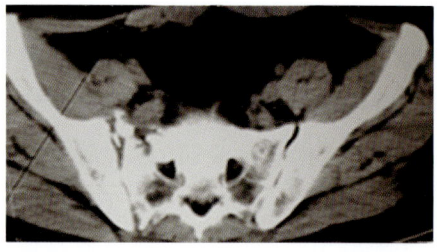

B

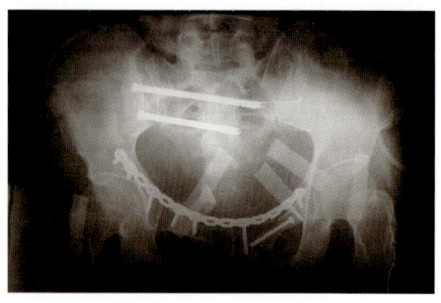

C

图3-5-1-4-7 临床举例(A~C)
A.术前骨盆正位片;B.术前骨盆CT扫描;C.术后骨盆正位片

(张秋林 纪方 王秋根)

第五节　骶骨骨折合并神经损伤的微创治疗技术

一、概述

骶骨骨折在骨盆环损伤中的发生率较高，多伴有不同程度的神经损伤。由于解剖位置隐蔽、结构特殊，并常合并其他器官严重损伤或其他部位的严重骨折，在临床诊治中很容易被忽视。通过骨盆入口位平片和 CT 扫描对骶骨骨折进行 Denis 分型，结合查体可早期评估合并神经损伤的类型与程度，后期采用电生理诊断，可大大提高神经损伤的检出率。统计表明，Denis Ⅰ 型骶骨骨折常引起 L_5 神经的不全损伤，Ⅱ 型骨折可造成 L_5、S_1、S_2 腹侧神经根损伤，而 Ⅲ 型骨折常累及植物神经，影响直肠、膀胱及性功能。

骶骨骨折治疗方案的选择主要应考虑两方面的因素，即骨盆的稳定性和神经系统受累程度。骶骨复位率与合并神经损伤恢复程度相关，但关键取决于神经受损的类型。

骶骨骨折微创手术干预的意义在于通过较少的创伤，使骨盆环的解剖得以恢复并稳定骨折部位。在重建骨盆的稳定性，恢复骶骨的解剖关系后，大多数不全损伤的神经功能可得以恢复。对于神经损伤症状明显的病例，CT 或 MR 显示骶管或骶前孔破坏并有压迫骶神经可能时，应在内固定的同时进行骶神经探查，早期解除骨折块对神经的压迫，亦有较满意的临床疗效。

二、骶骨骨折类型与神经损伤的关系

骶骨是骨盆环的组成部分，除了单纯的骶骨横行损伤外，骶骨骨折的大部分类型都与骨盆环分离损伤有密切关系。对于骶骨骨折的患者，应首先对骨折移位情况以及骨折的稳定性情况进行正确评估，综合考虑骨折移位与稳定性情况后对骨盆环损伤进行分型。正确的分型对判断神经损伤很有意义。

Denis 等将骶骨分为 3 个不同区（图 3-5-1-5-1）。

Ⅰ 区骨折　骶骨翼骨折，不波及骶前孔和骶管；

Ⅱ 区骨折　骨折波及骶孔，但不累及骶管；

Ⅲ 区骨折　波及骶管。

在这个分类中，横贯骶骨全部三个区的横行骨折被归属于 Ⅲ 区骨折。Gibbons 进一步发展了 Denis 分类系统，将涉及骶管的 Ⅲ 区骨折根据骨折线走向进一步划分为两种类型，即纵行和横行，后者通常是通过 S_2~S_3 区域的严重损伤。与纵行骨折相比，横行骨折不破坏骨盆环的稳定性，但其横贯骶骨，造成骶骨椎体损伤及马尾神经的损伤，纵行骨折则可能破坏骨盆环的完整性，造成骨盆环的不稳定。Roy Camille 等进一步将具有两条通过骶孔的纵向骨折线和一条将骶骨分为上下两部分的横行骨折线（S_1 和 S_2，或 S_2 和 S_3）的骶骨骨折称为 U 形骨折。在这种骨折脱位中，根据横向骨折线的位置，一侧或两侧的骶骨体中部仍然和头端相连。骨折后的两翼部分与下方的骶骨和尾骨相连。根据骨折的类型，不稳定的头端部分可能屈曲（更常见）或者伸直位与稳定的尾端部分连接。在 U 形骨折中可以看到典型的骶骨后凸畸形。骨盆环其他部分有撕裂者可能会出现 H 形或 Y 形损伤。这两种损伤包括腰椎 - 骶骨上端不稳定性 U 形骨折和合并的不稳定性骨盆环撕裂。

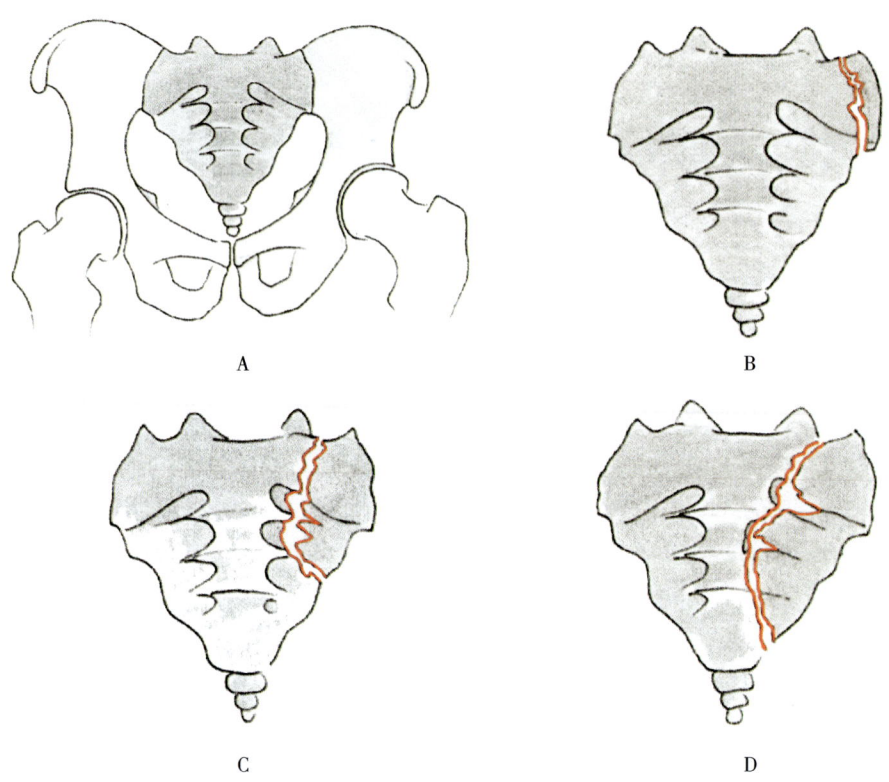

图3-5-1-5-1 骶骨骨折的Denis分区示意图（A~D）
A.骨盆正位；B.Ⅰ区骨折；C.Ⅱ区骨折；D.Ⅲ区骨折

骶骨骨折的类型与合并神经损伤的种类及发生几率密切相关。Denis等按骶骨骨折分区进行统计，Ⅰ区骨折易造成L_5神经根损伤，发生率为5.9%；Ⅱ区骨折易损伤L_5、S_1、S_2腹侧神经根，发生率为28.4%；Ⅲ区骨折易伤及骶神经，发生率为56.8%，80%影响直肠、膀胱或性功能。按类似方法，Gibbons得到的结论是Ⅰ区为24%，Ⅱ区为29%，所有的神经损伤均为L_5或S_1神经根损伤。Pohlemann等报道骶骨骨折377例，神经损伤率为15.1%。认为神经损伤发生率与骨盆的不稳定程度联系密切，远大于与骶骨骨折类型的关系；Tile B型骨折神经损伤发生率为10%，在Tile C型骨折中，Denis Ⅰ区骨折神经损伤发生率为32.6%，Denis Ⅱ区为42.9%，Denis Ⅲ区为63.6%。Nork等研究发现U形骨折其神经系统损伤发生率高达85%。骶神经根损伤引起的马尾综合征的症状和体征并不少见。

三、骶骨骨折合并神经损伤的病理分型与解剖

Huittinen以腰骶神经为例，根据受伤机制把骨盆骨折神经损伤分为3型，即牵拉伤、撕裂伤和压迫伤。

牵拉伤在腰骶神经损伤中占50%，大多是由于半骨盆移位神经走行改变而牵拉了神经干。解剖时发现整段神经的张力较大，且随半骨盆移位、下肢牵拉而加剧。在组织学检查中可见神经内、外和神经周围血肿形成，轴索-髓磷脂柱断裂，神经内膜周围组织挤入断裂的神经纤维残端和半透明的神经内膜腔。动物实验发现，强有力的牵拉足以引起神经发生组织学变化，如轴突、脊髓部分断裂或串珠状改变，神经外膜神经束膜血肿形成，随后断裂纤维发生Waller变性。人坐骨神经牵拉损伤时轴突柱和髓磷脂最易受损，神

经的组织学变化与作用在神经上的张力负荷有关。轴突在神经内膜鞘内拉长一定长度开始断裂，随后出现神经周围撕裂，通过脊索疝出。随着牵引力度的加大，脊索撕裂，显示完全性神经损伤。一些伴行血管在脊索前已被撕断，表现为神经内外的出血，随后引起脊髓变化和组织修复时形成神经内瘫痪，可致永久性功能障碍。

撕裂伤常见于马尾神经、臀上神经、闭孔神经、L_5前主支和上三位骶神经的相关神经根，频率依次减低。肉眼可以见到神经连续性全部断裂，撕脱的硬膜内神经根自远端滑出椎间孔或骶孔到腰骶区。椎板切除术时可以发现神经断端近节和硬膜囊空洞。组织学检查可见轴突、神经膜等所有组织的连续性中断。Chin 等报道了1955~1997 年间 35 例腰骶区神经根撕裂伤，3 例腰椎管造影显示特殊的假性脑脊膜膨出。

压迫伤主要见于骶丛，尤其在骶孔走行阶段。合并骶骨骨折引起的骶孔狭窄是主要原因。肉眼可以见到神经外膜血肿、神经束膜撕裂和神经干挤压。组织学可以见到神经束内、神经周围和神经外血肿，因为压迫对神经纤维的揉捏使之分开，其间隙可被血肿充填而增宽。

骶骨的解剖结构特点决定了其合并神经损伤的类型与骨折部位及类型密切相关。S_1、S_2 神经根的直径是相应骶孔直径的 1/3，而在 S_3、S_4 神经根则为相应骶孔直径的 1/6，提示 S_1、S_2 神经根在骶骨骨折时更易受伤。终池在 S_1~S_2 交界处结束，故骶神经损伤多在有神经根袖包绕处，而少有在终池内的马尾神经损伤。侧方压缩性（Tile B2）骨盆骨折，尤其是通过骶孔的骨折（Denis Ⅱ），神经有可能被卡压在骨折线内，虽然骨折是稳定性的，但神经仍受到卡压，临床症状很明显。C 形骨折属不稳定的纵行骶骨骨折，骨折块处于张力状态，神经根更多的是受到牵拉而不是卡压，在许多病例中，神经甚至被完全撕脱，这类撕脱性损伤较挤压伤更难以恢复。另外，骶骨骨折内固定治疗时也可能导致医源性神经损伤。

四、骶骨骨折复位固定方式对神经损伤修复的影响

骶骨是躯体中轴骨的机械中心，为脊柱椎体的基础和骨盆环的楔石（图 3-5-1-5-2）。在骨盆损伤的患者中有 17%~30% 会发生不稳定性骶骨骨折。骶骨骨折治疗方案的选择主要应考虑两方面的因素，即骨盆的稳定性和神经系统受累程度。恢复骨盆环的稳定性，可防止继续持续牵拉已受损伤并有张力的腰骶丛神经根，使受骨折嵌压的神经减压。良好复位，牢固内固定可减少骨痂形成，避免因骨痂或纤维化所致的晚期神经损伤。

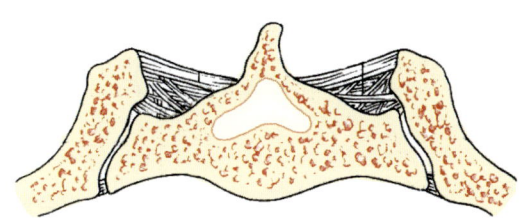

图3-5-1-5-2　骶骨作用示意图
骶骨在骨盆环中发挥楔石样作用

当前对于 Denis Ⅰ 型骶骨骨折的手术治疗可采用后路骶骨棒或骶髂螺钉、前路骶髂钛板加压固定，而对于 Denis Ⅱ、Denis Ⅲ 型骨折以及严重粉碎的骶骨骨折，横向加压作用可能引起或加重骶神经损伤，可采用包括垂直和水平构件的三角式固定，或使用 π 棒及 T 形钛板进行固定。每一种方法都允许患者在术后 6~12 周进行部分负重。然而，由于这类患者常为多发性损伤，并且因为伴发损伤（例如上肢），使用拐杖的早期活动常受到限制。此外，患者不配合，无意中的完全负重，骨质条件差，约 26% 的患者可能出现延迟愈合，发生复位丢失而产生畸形愈合。

骶骨棒是在骶骨后方，经两髂骨进行固定，通过横向加压作用的方式，多适用于 Denis Ⅰ 型骨折（图 3-5-1-5-3）。由于骶骨棒的横向加压作用，用于 Ⅱ、Ⅲ 型骨折可能引起或加重骶神经

损伤。这是由于骶骨棒的原理是横向压缩固定。骶骨棒被认为是一种相对安全的固定方法,然而在骨折移位时,其固定的"安全区"很窄。Leggon等报道一例骨盆后方内固定时骶骨棒无意中穿入马尾神经的病例。在固定前将骨折复位,术中除触诊骨折复位情况以外,使用包括入口位和骶骨侧位透视,可有效避免这种并发症的发生。对于内植物植入失误的病例,即便是延期的压迫,直视下取出固定物也可以减轻根性症状和较少影响运动功能。Fang等认为,对于AO分型系统的C型不稳定性骨盆骨折,除涉及髂骨损伤而无法使用外固定支架和骶骨棒者,采用手术方法置入后方骶骨棒和前方外固定支架者即可以获得良好的影像学结果,并且手术并发症很少。对于大多数亚裔和其他一些体格较小的患者,这种方法值得推荐。

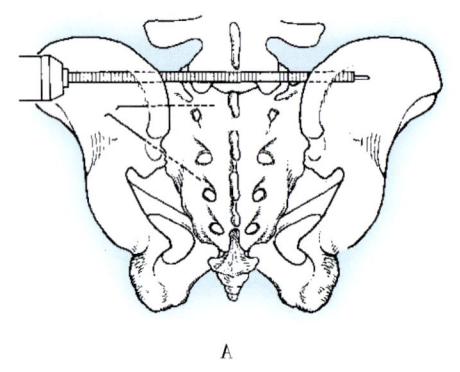 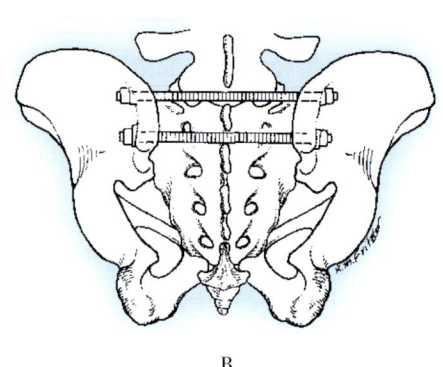

图3-5-1-5-3 骶骨骨折经髂骨螺栓固定示意图(A、B)

A. 粗史氏针(10mm)由一侧髂骨的外侧面钻至对侧髂骨外侧面;B. 第二根螺栓平行于第一根螺栓并固定于其远侧约1.5cm

由于骶骨骨质的菲薄和外形的复杂,且当合并有髂骨翼粉碎时,稳固固定具有挑战性。Chirugische等于2003年报道采用LCP(锁定加压钛板)系统,获得了骶骨充分而稳固的固定。术后6周,患者获得无痛和不受限制的日常生活与运动。由于LCP系统采用自锁螺钉,对骨折块无加压作用,且由于其内支架的固定原理,旋转稳定性亦优于骶骨棒的固定方式。上海长海医院通过皮下潜行置入LCP钛板的方式,采用微创方式治疗伴髂骨翼粉碎的骨盆后环骨折,获得较好效果(图3-5-1-5-4)。LCP系统在骨质疏松或菲薄骨质骨折固定中有一系列的优点,但是临床经验和技巧以及仔细的术前计划至关重要。

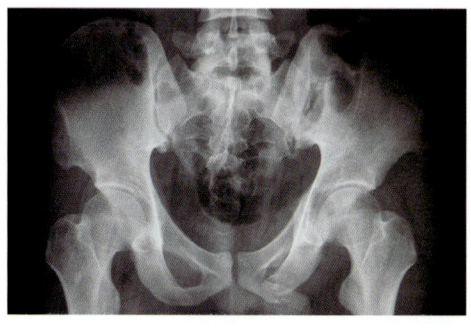 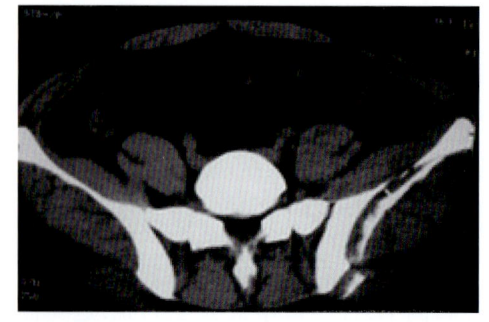

A B

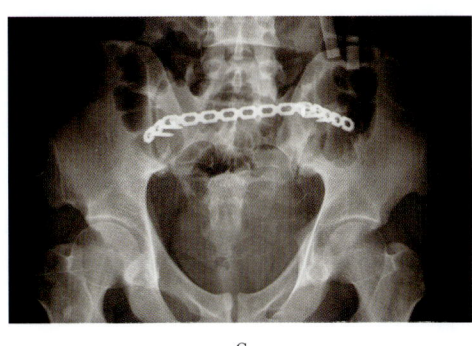
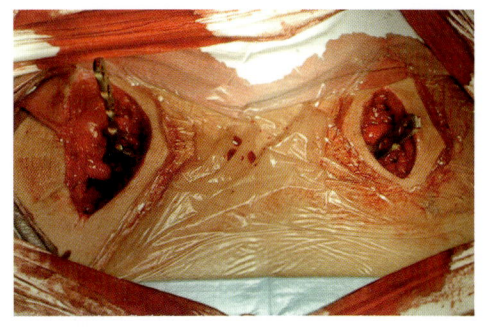

图3-5-1-5-4 皮下潜行植入钛板（A~D）

A.术前正位片；B.术前CT提示髂骨翼粉碎骨折；C.术后正位片；D.术中通过皮下潜行置入钛板，减小手术损伤

五、骶骨骨折合并神经损伤的手术减压治疗

骶骨骨折合并神经损伤的治疗，目前多数学者仍主张非手术治疗，部分学者主张手术治疗。一般认为，对于CT或MR显示骨性嵌压一个或多个神经根，而单纯骨折复位不可能解除神经根的嵌压时，可行后路骶骨椎板切除减压、神经根减压术。对于探查明确的神经根断裂可行神经缝合或移植术，但手术效果较差。

对于骶骨翼区的骨折（Ⅰ区）经骨盆骨折的复位内外固定等处理后，骶神经的压迫多会自动解除，而对于另两区的骨折合并的神经卡压从解剖学角度和临床观察看很难以非手术治疗得到解除。

Denis等在对大量病例的回顾性研究后提出，骶骨骨折合并神经损伤表现为足下垂者，应早期手术探查减压。有膀胱直肠功能障碍者，及时行椎板减压较非手术治疗效果好。对坐骨神经损伤者，手术减压或神经修复成功率较低。股神经行程较坐骨神经为短，若神经撕裂，可以行神经修复。对于骶骨横行骨折合并神经损伤者（A2及A3型），此处神经支配直肠及膀胱，因此是手术复位及后路骶骨椎板减压的绝对适应证。Denis、Gibbons、Fischer等的研究都显示，这一类型的骨折减压术后，神经功能的恢复率均大为增加。

笔者认为对于伴有神经损伤症状的病例，经CT或MR显示骶管或骶前孔破坏有压迫骶神经可能时，在条件允许时应在内固定的同时进行骶神经探查，解除骨折块对神经的压迫。早期的骶骨减压可能会进一步增加神经恢复的程度。而临床上由于合并伤的存在，以及对骶骨骨折合并神经损伤的认识不足，常导致延误治疗。对于Ⅱ区骨折伴随神经症状，经6~8周非手术治疗疗效不明显，且CT扫描发现骶孔面积仅为正常的50%者，仍应给予减压，以免骶管内的纤维疤痕形成，影响手术的疗效。

合并神经损伤的骶骨骨折手术探查入路。Aramburo报道腹膜外与腹膜内入路显露腰骶丛，常用腹肌旁侧切口，经腹膜后分离显露腰丛，经腹切口分离显露骶丛。Linarte和Gilbert报道经骶骨入路显露骶丛，患者取俯卧位，像揭盖子一样提起骶骨以显露骶丛，同时可经旁切口探查修复臀区的坐骨神经与闭孔神经。

后路骶神经管扩大减压术是最近提出一种新的针对骶神经损伤的手术方式。经骶后孔向前下外侧咬除部分骨质扩大骶前孔，达到对骶前孔处神经损伤的针对性松解及减压。骶孔的典型结构为"喇叭形"或"漏斗形"结构，骶后孔孔径小，偏内侧，骶前孔孔径大，且偏向外下，所以在向前外下方向扩大骶后孔的同时也扩大了骶前孔，因此后路骶神经管扩大减压术是可行的。经后路骶神经管扩大减压术虽然避开了直接通过骶骨前方的重要结构，但却无法直视骶前区，在从后路减压至骶前孔处,有损伤重要血管的可能,而骶前血管一旦损伤,将引起难以制止的出血。S_3、S_4 前孔外侧骨质较薄,手术简单,而 S_1、S_2 前孔外侧骨质厚,手术范围较大且深,损伤骶前血管的几率较大。Liu 等对 26 具(52 侧)成人尸体进行骶前孔区血管、神经走行特点的观察,对具有临床意义的数据进行解剖学测量后,认为后路骶神经管扩大减压术是相对安全的,因为骶前区的主要血管大都走行于骶神经和梨状肌前方,如果手术限于神经及梨状肌背侧,不易损伤这些血管。但仍有一些血管相对较易损伤,危险性依次为:①可能存在的骶外侧静脉与臀上静脉及出骶前孔的静脉吻合支;②骶外侧动脉的骶前孔分支;③臀上血管穿过骶丛之后;④ S_1 前孔区走行的髂内静脉(前属支)及臀上动脉或髂内动脉后干。

在行后路骶神经管扩大减压术时应注意以下几点,即减压应按神经走行方向进行,这样可降低损伤血管的几率;在臀上血管穿骶丛点内侧减压是相对安全的;手术减压至梨状肌上缘时即可。

对于骶骨骨折后的灼性神经痛的处理是很棘手的问题,L_5、S_1 神经根或坐骨神经损伤所致的灼性神经痛,无论早期或晚期,药物难于控制疼痛,腰段交感神经阻滞有一定效果,也可行交感神经丛切断。

（张秋林　纪方　王秋根）

第六节　骨盆骨折之合并伤及开放性骨盆骨折的治疗

骨盆骨折之合并伤在诸骨折中最为多见,除大出血引发的休克外,盆腔内脏及神经性损伤亦相当多见,并成为临床治疗上的难点。开放性骨盆骨折由于直接与外界交通,使失血量骤增而更具风险,甚易因大出血而死于现场或转运途中。现对其中的重点问题分述于后。

一、并发大出血与休克

（一）出血机制

大量出血与创伤性休克是骨盆不稳定骨折最常见和最严重的并发症,亦为造成骨盆骨折死亡的重要原因。出血来源包括骨折断端、盆腔静脉丛、盆内血管及内脏器官。紧贴盆腔内壁的动脉与静脉丛极易因骨折被撕破而出血(见图 3-5-1-1-4)。因为盆壁的血管和骨盆环的关系密切,不同部位的骨折,可累及特定的血管而引起出血,如位于骨盆后壁的血管襻,则易因骶髂关节骨折脱位引起大出血。骨盆骨折的大量出血除形成盆腔血肿外,可在腹膜后间隙向上扩散形成巨大的腹膜后血肿。在此种情况下防治骨盆骨折大量出血与休克的措施主要包括两个方面,一是补充和增加血容量,二是控制出血。

（二）立即、快速、足量输血输液

对于严重休克患者,首先是快速补充血容量,以维持有效血循环的稳定血压。用粗针头建立两条上肢静脉通道,在最初 1~2h 内快速输入 2000~3000ml 平衡液、右旋糖酐-40 及葡萄糖液。静脉推注 7.5% 高渗盐水 400ml 的抗休克作用优于等渗溶液。但也要大量补充全血,以维持红细胞比积在 35%~45% 为宜。在得到交叉配血之前给予 2 个单位 O 阴性细胞。输注晶体液超过 5000ml 时,应参照凝血检查给予 2~3 个单位新鲜冻干血浆和 7~8 个单位血小板,并监测血氧饱和度。一般认为腹膜后腔隙容纳4000ml血液所产生的压力，才能对盆腔内小血管的出血起到填塞止血作用。后腹膜完整者，若补充了足够的血液和液体，有2/3患者可以获得血流动力学的稳定。

（三）尽快应用压力褥套或抗休克裤

其抗休克机理在于缩小血管裂口，固定骨盆，减少失血量，同时可将下肢血液转移供应生命器官。穿用抗休克裤应包括两下肢和躯干下部，若应用2h后仍不能获得血液动力学的稳定，则提示有大动脉损伤，需考虑剖腹结扎血管止血。抗休克裤的主要问题是限制了对身体可能损伤部位的检查，使肺扩张减少，可能导致呼吸功能损害，对灌注不足的肢体还可能产生筋膜间室综合征。

（四）骨外固定

骨盆骨折使用外固定法固定不稳定骨折，其作用是可迅速稳定骨折端，防止已凝固的血块移动和再出血，减少失血和减轻疼痛而利于复苏，对旋转不稳定但纵向稳定的骨盆骨折可作为最终的治疗手段，但固定的作用主要在骨盆前部。对同时有纵向不稳定者，需附加骨牵引。为稳定骨盆后部的骨折，可应用前述之外固定支架或Hoffman外固定器（见图3-5-1-2-10）或用Ganz抗休克骨盆钳直接对骶髂关节横向加压固定（见图3-5-1-2-13）。之后方可迅速采取进一步的诊断检查和治疗措施。临床经验表明，骨外固定是急诊处理严重骨盆骨折时最为恰当的措施。

（五）血管造影及动脉内栓塞止血

在大量输血输液和行骨盆外固定后仍继续出血不止、病情仍不见好转时，可在局麻下经股动脉穿刺插管，在X线电视监控下于髂总动脉分叉处造影以显示血管，再根据造影剂血管外溢观察，对出血部位做出判断，然后再对分支动脉做选择性造影和动脉栓塞术。栓塞物可采用自身血凝块、明胶海绵及钛丝圈等。对骨盆骨折的大出血不宜选用永久性栓塞剂，以明胶海绵为好，因明胶海绵是一种暂时性栓塞物质，被栓塞的血管一般在3周内再通。操作时可将明胶海绵剪切成颗粒状，其规格应略大于所栓塞动脉的直径，加入少量造影剂混匀后注入。如显示造影剂血管外溢现象消失，则表示已达到止血目的。

（六）手术止血

通常情况下在补充足够量的血液及液体和及时将骨折固定后，血液动力学即能稳定。如输血输液达3000ml以上又无腹内脏器损伤或其他部位的出血而仍不能稳定血压时，则应考虑行剖腹探查术，手术的目的主要是对骨盆骨折合并不能控制大出血的血管行髂内动脉结扎，以控制来源广泛的出血。此种手术的价值仍有争议，主因单侧髂内动脉结扎止血的效果并不确实，对侧有丰富的交通支，而且手术破坏了腹膜后血肿的填塞止血作用，并增加了创伤处出血。结扎双侧髂内动脉止血的效果虽好，但有文献报道整个髂内动脉结扎后可能产生某些严重并发症，如臀部坏死、坐骨神经与股神经麻痹及膀胱壁坏死等，选择时务必慎重。

二、合并脏器损伤

（一）尿道损伤

临床上较为多见，尤其是骨盆的耻骨支损伤时。当疑有尿道损伤，应尽早留置尿管，防止自动排尿及避免尿外渗和蜂窝织炎的发生。如尿管不能插入，则应尽早行尿道修复或早期膀胱造瘘，后者简化了早期处理，对危重患者尤为适宜。在行耻骨上膀胱造口术时，膀胱前间隙需放置卷烟引流条或负压吸引球。详见本节四（尿道损伤修补术与尿道会师术）。

膀胱破裂相对少见，但诊断一经确定，应紧

急手术探查修补,临床上大多采取尿道会师术。在无泌尿专科医师时,骨科医师亦可以应急处理。对尿道损伤严重难以缝合之病例,可行耻骨上膀胱造瘘(见前图)及膀胱前间隙引流术。如膀胱腹膜内破裂,则需打开腹腔,吸净腹腔内尿液及血液后缝合破裂口,并同时行耻骨上膀胱造瘘术。腹腔内不放置引流,可将引流放置于膀胱造口处。

(二)直肠损伤

波及骶尾部的骨盆骨折有可能合并直肠损伤,虽不多见,但可导致严重感染,后果严重。直肠损伤不论在腹膜内或腹膜外,皆应尽早手术;清除污染,修整创缘后双层横向缝合裂口,并常规施行近端结肠造口术,使粪流改道。这是减少感染死亡的重要措施。骶骨前充分引流和彻底清除造口远侧肠腔内粪块,可更有效地预防伤口感染。对严重的肛管伤也应用结肠造口术,改变粪流方向,有利于伤口愈合。

(三)神经损伤

在各种类型的骨盆骨折中,合并神经损伤者的发生率为5%左右。神经创伤的发生率和骨折的部位及致伤严重程度有关。骶骨骨折和骶髂关节脱位合并神经损伤的发生率特别高,包括腰神经撕裂,臀上神经、坐骨神经、闭孔神经及阴部神经损伤均有人报道。骶丛神经($骶_{1-4}$神经根)损伤有可能造成排尿困难及性功能障碍。最常见的损伤性质为挫伤或牵拉伤,常有多个神经根受损。神经受损程度不一,从暂时性的麻痹到运动和感觉完全丧失,常和骨折脱位的严重程度有关。但神经损伤在早期常被骨折及软组织损伤所掩盖,到病情稳定后始受到注意。因此,患者在受到复苏和病情稳定后均应进行仔细的神经学检查。

骨盆骨折并发的神经损伤,一般不主张手术,多采用非手术治疗方法,主要是尽早将骨折充分复位和固定,以解除骨折或脱位对神经的牵拉和压迫。

三、开放性骨盆骨折的处理

开发性骨盆骨折是指骨折端和直肠、阴道、会阴部或皮肤撕裂伤口有直接交通,或骨折端与为原发伤治疗放置的引流或填塞物之间有持久通连的病例。由于伤口开放,出血量远比闭合性骨盆骨折大,且更难控制,常合并严重的失血性休克。在临床上开放性骨盆骨折并不多见,但病情严重,尤其是伤口受到粪、尿污染时,其严重感染发生率更高,从而直接增加了死亡率和致残率。开放性骨盆骨折的死亡率已从20年前的50%下降至30%左右,且仍呈下降趋势。

对伤口有大量出血的开放性骨盆骨折,诊断并不困难。但直肠或阴道的小裂伤易被忽视。因此,对骨盆骨折患者必须常规检查直肠及阴道,以防漏诊。减少死亡率和致残率的关键在于控制出血,改变粪便流出方向和尽可能修复阴道裂伤。结肠造瘘时要彻底冲洗远端,骶骨前充分引流。尽早开始应用高效广谱抗生素,可根据肠道及泌尿系统细菌特点,应用针对革兰阴性杆菌为主的抗生素,并在治疗中根据细菌的药敏试验及时地加以调整。骨盆环骨折必须迅速予以固定。骨盆外固定或结合下肢骨牵引可控制出血,同样可便于进一步处理头、胸和腹内损伤。骨外固定也可结合有限的内固定。对无法控制的出血和需切除坏死组织的患者,特别是软组织严重挫压伤的患者,有些学者建议进行彻底清创或截肢,甚至用半骨盆切除术,以挽救患者生命。

四、尿道损伤修补术与尿道会师术

(一)概述

男性尿道以三角韧带(尿生殖隔)为界,分为前后两部。后尿道包括前列腺部和膜部,位于三角韧带之上。前尿道包括球部和海绵体部。骨盆骨折易使后尿道损伤,会阴部骑跨伤常使球部尿道损伤。后尿道破裂因受三角韧带的限制,尿液与血液外渗多限于耻骨后和膀胱周围间隙和膀胱直肠之间。前尿道破裂时,如布克氏筋膜完整,尿液和血液限于会阴部和阴茎部分。如布克氏筋膜破裂,则尿液和血液沿克莱氏筋膜向会阴、阴囊及阴茎浸润,严重的可以扩展到施卡巴筋膜下,向上蔓延到腹前壁(图3-5-1-6-1)。

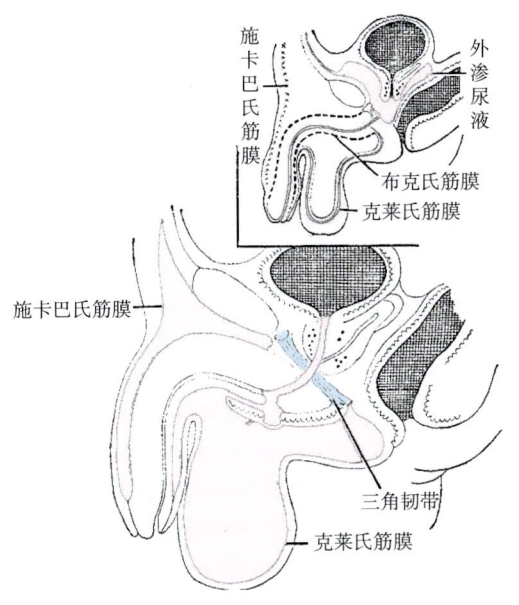

图3-5-1-6-1　男性尿道及解剖结构示意图

(二)前尿道损伤修补术

1. 适应证及麻醉

(1)适应证　球部尿道损伤引起尿潴留及导尿管不能插入膀胱者;

(2)麻醉　腰麻或硬膜外麻醉,个别病例需全麻。

2. **体位及显露**　取截石位,手术前再次试插导尿管,如在麻醉下能使导尿管通过尿道的损伤部分,即将导尿管留置两周,这样就可以免除手术。

导尿管不能插入膀胱内者,从尿道内插入金属尿道扩张器,在会阴部向外顶出。自阴囊与会阴连接处开始至肛门前两横指处上,作会阴正中切口,长约4~6cm。切开皮肤、皮下组织和球海绵体肌,清除血块后,可以在尿道破裂处看到外露的金属尿道扩张器头,显露尿道损伤部位(图3-5-1-6-2)。

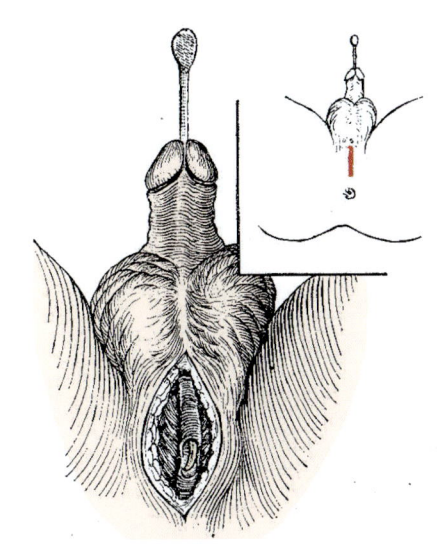

图3-5-1-6-2　前尿道损伤修补切口及显露示意图

3. **穿过破裂处**　先自尿道外口插入金属尿道扩张器,之后换插普通导尿管,通过破裂的尿道两端,插入膀胱(图3-5-1-6-3)。

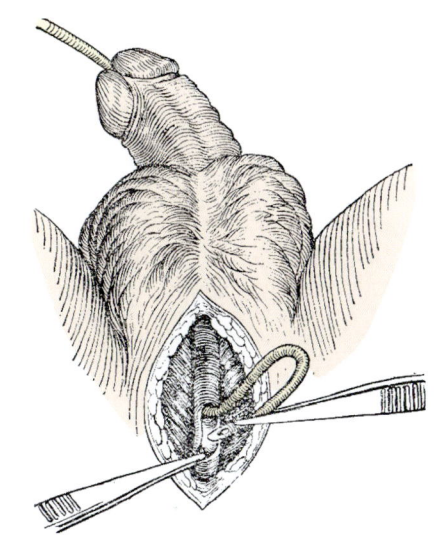

图3-5-1-6-3　前尿道损伤修补时导尿管贯通尿道两断端示意图

4. **缝合破口留置引流条**

(1)缝合诸层　将尿道断裂边缘修剪整齐

后，以导尿管为支架，用000号铬制肠线作端对端间断全层外翻缝合。一般缝3针即可。海绵体浆膜层亦可用细丝线加缝2或3针，遮盖肠线缝合处（图3-5-1-6-4）。

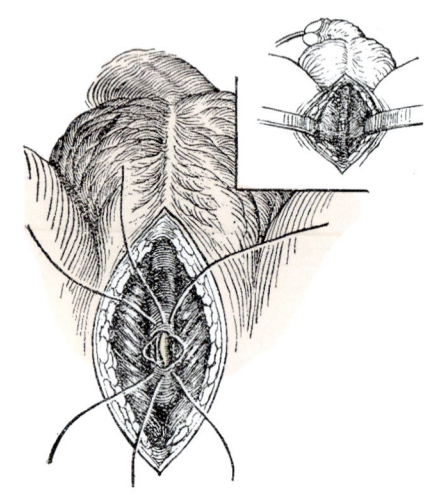

图3-5-1-6-4　缝合尿道破口示意图

（2）放置引流条（片）　局部放置橡皮片引流　用细丝线缝合球海绵体肌及皮下组织。皮肤作垂直褥式间断缝合。橡皮片固定于皮肤缝线上（图3-5-1-6-5）。

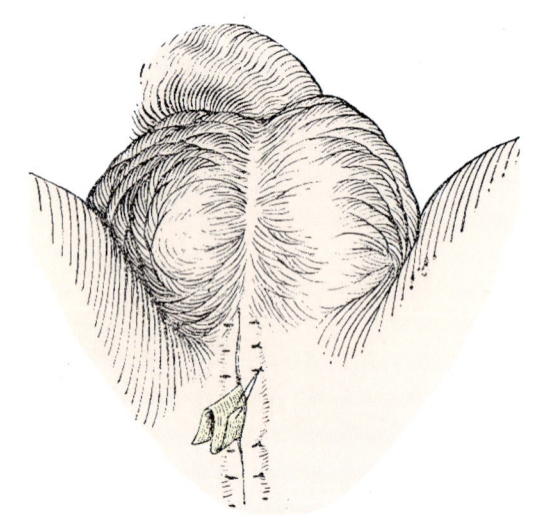

图3-5-1-6-5　留置引流皮条示意图

（三）尿道会师术

1. **确定会师点**　如尿道完全断裂伤，则近端尿道常回缩向上而难以找到，可采用"会师"修补法。即在耻骨上切开膀胱，经膀胱从尿道内口插入一根导尿管（上管），再经尿道外口向膀胱方向插入另一根导尿管（下管）。上、下两导尿管在会阴部切开处"会师"。然后沿导尿管找到上、下两个尿道断端（图3-5-1-6-6）。

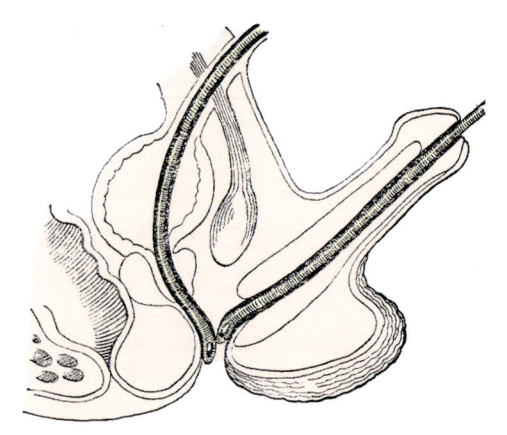

图3-5-1-6-6　尿道会师术示意图

2. **导尿管引入膀胱**　将上、下两导尿管头用粗丝线缝接在一起（图3-5-1-6-7），缓缓地将上导尿管从膀胱内拔出，下导尿管即随之被引入并留置在膀胱内。取去上管，改放蕈头导尿管，暂不缝合膀胱。在会阴切口处尽可能地将断裂尿道作端对端吻合。放置引流条，缝合会阴切口。清洗膀胱后，作耻骨上高位膀胱造口术。膀胱前间隙放置卷烟引流条，或负压吸引管。缝合耻骨上切口。

3. **增加引流**　除对断裂尿道进行处理外，如有外渗尿液和血肿，必须同时进行多处切开，直达外渗区域，并放置橡皮片引流，以免发生严重感染（图3-5-1-6-8）。尿道内留置的导尿管，以胶布妥善固定于阴茎上，以免脱出（如术后早期脱出，常造成修补手术失败）。

4. **术后处理**　同后尿道损伤修补术。

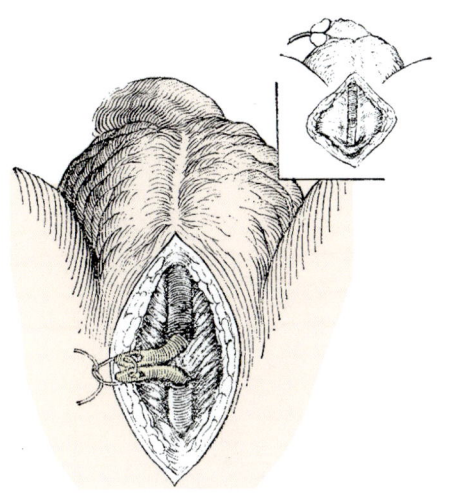

图3-5-1-6-7 导尿管引入膀胱示意图

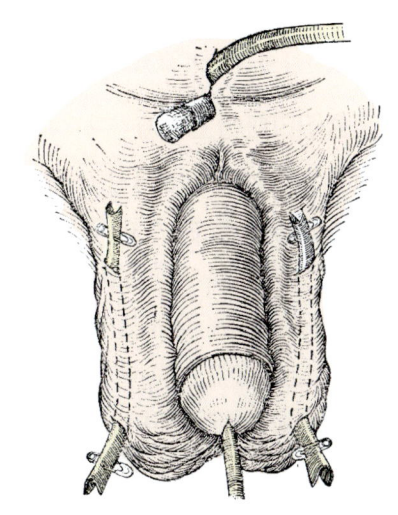

图3-5-1-6-8 留置引流皮条及固定导尿管示意图

五、后尿道损伤修补术

后尿道损伤不能进行缝合时,仅能使断裂的尿道两端对齐或接近,在导尿管作支架的情况下使尿道逐渐愈合。

(一)适应证及麻醉

1. 适应证 骨盆骨折和火器伤常伤及后尿道的前列腺部与膜部连接处的尿道,如不能插入导尿管,必须立即进行急症手术。

2. 麻醉 腰麻或硬膜外麻醉,个别伤者可选择全麻。

(二)在耻骨上显露膀胱

将膀胱周围和耻骨后间隙存积的尿液和血块吸尽。仔细检查膀胱前壁有无合并撕裂。切开膀胱后仔细检查膀胱内有无其他损伤。用金属导尿管从尿道外口插入尿道,用金属尿道扩张器经膀胱插入尿道(图3-5-1-6-9)。

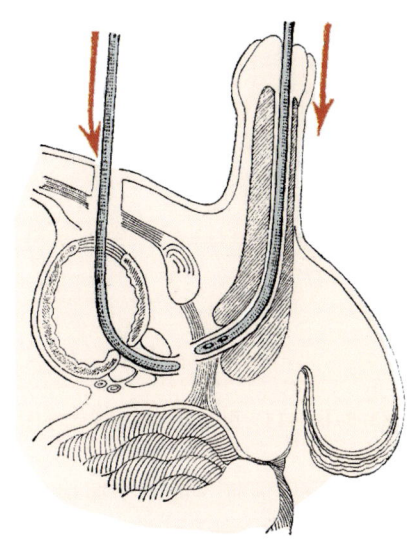

图3-5-1-6-9 后尿道损伤修补时在耻骨上显露膀胱示意图

(三)会师

术者一手执金属尿道扩张器,一手执金属导尿管,轻轻向中间移动,使扩张器和金属导尿管的顶端在后尿道断裂处相遇,让两端尿道的破裂口相对接(图3-5-1-6-10)。

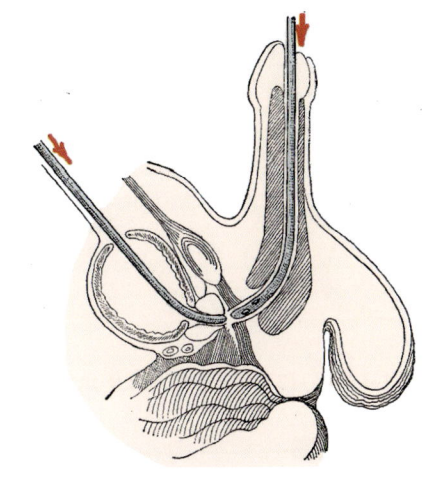

图3-5-1-6-10 尿道会师示意图(后尿道损伤修补)

(四)分别引入金属和橡皮导尿管

1. 引入金属导尿管 将金属尿道扩张器慢慢从膀胱内退出,与此同时,金属导尿管即跟随而进入膀胱(图3-5-1-6-11)。

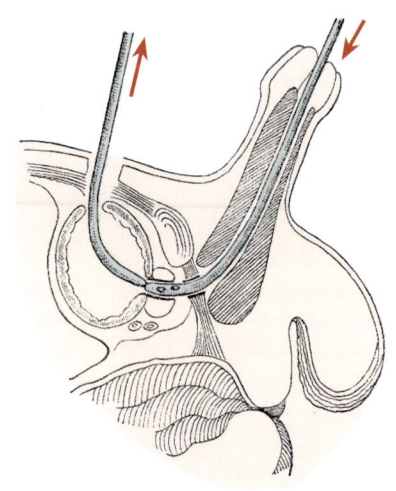

图3-5-1-6-11 引入金属导尿管示意图

2. 引入橡胶导尿管 取出金属尿道扩张器。将橡胶导尿管的尖端用粗丝线牢固缝扎固定在金属导尿管尖端上,然后将金属导尿管退出尿道,将硅胶导尿管或橡皮导尿管随之引至尿道,拉出尿道外口。然后剪除缝线,取去金属导尿管(图3-5-1-6-12)。

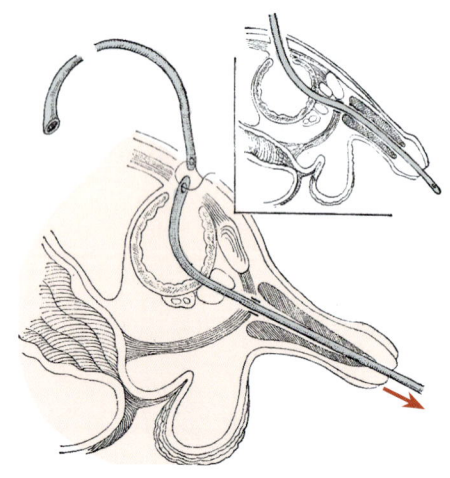

图3-5-1-6-12 引入橡胶导尿管示意图

(五)扩张气囊

将硅胶导尿管尖端和气囊导尿管尖端用粗丝线牢固缝扎固定,硅胶导尿管再从膀胱内拉出,而将气囊导尿管带入膀胱内(图3-5-1-6-13)。

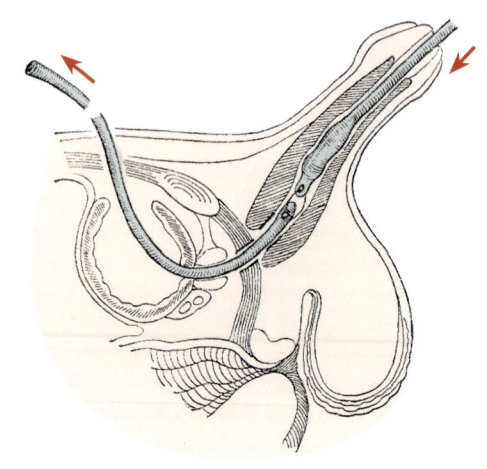

图3-5-1-6-13 扩张气囊示意图

(六)闭合切口耻骨上引流

用消毒生理盐水5~10ml注入气囊导尿管的气囊内,并将导尿管向外轻拉持续牵引,这样使尿道断裂部两端靠拢,以利愈合。清除膀胱内血块,耻骨上膀胱内放置蕈头导尿管(图3-5-1-6-14),缝合膀胱和腹壁切口。耻骨后间隙放置卷烟引流或负压吸引球。

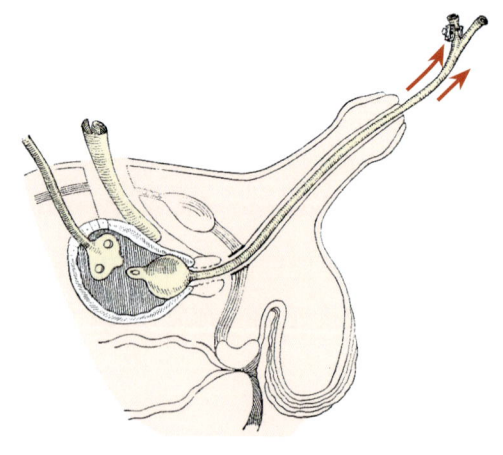

图3-5-1-6-14 引入橡胶导尿管示意图

(七)术后处理

1. 耻骨后间隙和会阴部切口处引流物于术后48h左右拔去。切口缝线一般于手术后7天拆除。

2. 后尿道断裂伤员插入的气囊导尿管连接牵

引线,以 15°~20° 倾斜向上、向前轻度持续牵引。

3. 尿道内留置导尿管,一般可在两周左右拔除,如尿道吻合不满意或未作吻合者,可留置 2~3 周后再拔除。术后 1~2 天内,每 4~6h 冲洗导尿管一次,防止血块堵塞,以后每日冲洗 1~2 次。

4. 耻骨上膀胱造口导管,待尿道通畅无疑后,再行拔除。

5. 应用抗菌药物控制感染。

6. 留置导尿管拔除后,自第 1~2 周开始定期扩张尿道。开始时每 1~2 周 1 次,以后逐渐延长间隔时间,预防尿道狭窄。

(张秋林　纪　方　王秋根　赵定麟)

参 考 文 献

1. 郭晓山,池永龙. 经皮闭合内固定治疗骨盆环损伤[J]. 中华外科杂志,2006,44(4)
2. 饶书诚,宋跃明. 脊柱外科手术学(第三版). 北京:人民卫生出版社,2006
3. 项大业,池永龙,郑安祥等. 经皮空心螺钉固定治疗垂直不稳定型骨盆骨折的临床应用[J]. 中华医学杂志,2007,87(9)
4. 赵定麟,李增春,刘大雄,王新伟. 骨科临床诊疗手册. 上海,北京:世界图书出版公司,2008
5. 赵定麟,王义生. 疑难骨科学. 北京:科学技术文献出版社,2008
6. 赵定麟,赵杰,王义生. 骨与关节损伤. 北京:科学出版社,2007
7. 赵定麟. 现代骨科学. 北京:科学出版社,2004
8. Dormagen JB, Tötterman A, Røise O. Efficacy of plain radiography and computer tomography in localizing the site of pelvic arterial bleeding in trauma patients. Acta Radiol. 2010 Feb; 51(1):107-16.
9. Duchesne JC, Bharmal HM, Dini AA. Open-book pelvic fractures with perineal open wounds: a significant morbid combination. Am Surg. 2009 Dec; 75(12):1227-33.
10. Elabjer E, Nikolić V, Matejcić A. Analysis of muscle forces acting on fragments in pelvic fractures. Coll Antropol. 2009 Dec; 33(4):1095-101.
11. Elabjer E, Nikolić V, Matejcić A. Morphometry of the pelvic ring in definition of biomechanical factors influencing the type of pelvic fracture. Coll Antropol. 2009 Dec; 33(4):1087-94.
12. Gardner MJ, Osgood G, Molnar R. Percutaneous pelvic fixation using working portals in a circumferential pelvic antishock sheet. J Orthop Trauma. 2009 Oct; 23(9):668-74.
13. Hong X, Zhu YL, Bao CS. [Study on pelvic injury mechanisms in road traffic fatalities according to Young-Burgess classification] Fa Yi Xue Za Zhi. 2009 Aug; 25(4):260-2, 266.
14. Lee MC, Campbell R, Born C. Guillain-Barré syndrome after failed pelvic fracture fixation. J Trauma. 2009 Oct; 67(4):E132-5.
15. Li-Ming Cheng, Yong-Wei Jia, Guang-Rong Yu, et al. Development and validating of a three-dimensional finite element model of total human pelvis. SICOT Shanghai Congress 2007
16. Li FP, Li M, Hua Q, Zhao LJ, Luo JN. [Study on the spiral CT reconstruction in the diagnosis and treatment of pelvic ring fractures] Zhongguo Gu Shang. 2010 Mar; 23(3):204-7.
17. Martinelli T, Thony F, Decléty P. Intra-aortic balloon occlusion to salvage patients with life-threatening hemorrhagic shocks from pelvic fractures. J Trauma. 2010 Apr; 68(4):942-8.
18. Rong-Ming Xu, Wei-Hu Ma, Shao-Hua Sun, et al. Anterior ring fixation combined with posterior ring fixation used tsrh treat c type pelvic fracture. SICOT Shanghai Congress 2007
19. Sathy AK, Starr AJ, Smith WR. The effect of pelvic fracture on mortality after trauma: an analysis of 63,000 trauma patients. J Bone Joint Surg Am. 2009 Dec; 91(12):2803-10.
20. Schmeler KM, Jhingran A, Iyer RB. Pelvic fractures after radiotherapy for cervical cancer: implications for survivors. Cancer. 2010 Feb 1; 116(3):625-30.
21. Wang HZ, Wu WY, Wei JD. [Analysis of treatment on rotately and vertically unstable pelvic fractures] Zhongguo Gu Shang. 2010 Jan; 23(1):56-7.
22. Wei-Hu Ma, Rong-Ming Xu, Lei Huang, etal. Surgical strategy of c-type unstable pelvic fractures. SICOT Shanghai Congress 2007
23. Xiao-Shan Guo, Yong-Long Chi. Percutaneous fixation of pelvic ring disruptions. SICOT Shanghai Congress 2007
24. Zhang YZ, Gao HW, Zhang GB. [Prevention and treatment of deep vein thrombosis after pelvic fractures] Zhongguo Gu Shang. 2010 Mar; 23(3):215-6.

第二章 骶髂关节及骶尾部损伤

第一节 骶髂关节损伤

一、概述

在日常生活、运动与旅游中,骶髂部损伤并不少见,尤以女性为多,此与女性骨盆特点,尤其是骶骨的后凸等解剖状态有关。骶髂关节病变亦以女性为多见,与女性妊娠及分娩等相关,发病后轻者对工作及日常生活带来影响,重者需卧床休息。本病在诊断上较易漏诊或误诊,需认真检查。

二、骶髂关节应用解剖

骶髂关节系由骶骨与髂骨的耳状面组合而成,其关节面凹凸不平,两者之间结合十分紧密。骶髂关节之关节囊呈紧张状,骶髂关节前、后及两骨之间有骶髂前韧带、骶髂后韧带、骶结节韧带与骶棘韧带等,且此组韧带坚强,因而几乎不能活动。骶髂关节在构造上属于滑膜关节,仅有微小的活动,此在妊娠和分娩时起重要作用。

三、致伤机理

严重骶髂关节损伤,例如完全性骶髂关节脱位等,多与骨盆骨折同时发生,并归属于该节。而一般性骶髂关节损伤的发病原因大多与急性扭伤或长时间在不良体位下劳动有关。

当人体直立时,重力中线经骶髂关节前方对其产生一定扭力,当前屈弯腰时,脊柱则前倾,骨盆因腘绳肌牵拉固定或后旋,易造成骶髂关节扭伤或劳损。骶髂关节扭伤是因外力作用使该关节周围韧带被牵拉而引起的损伤,由于韧带松动可引起关节位移,并出现程度不同的疼痛,此种情况在临床上称为骶髂关节半脱位。本症多呈急性发作状,症状严重者常无法站立,甚至卧床不敢移动。少数也可转为慢性病程,迁延可达数月之久。此外,妊娠期因黄体酮的分泌使韧带松弛及体重增加,致使骨盆向前下方倾斜而引起。医源性损伤的原因主要是在对髂后部取骨做植骨手术时,如范围过大,破坏了髂腰韧带而引起骶髂关节不稳。

四、骶髂关节扭伤或半脱位之临床表现

患者大多见于剧烈体育活动、外伤或久坐后。少数患者可无明显外伤史。急性发作期,于下腰部一侧可出现疼痛,大多较为严重,可放射至臀部或腹股沟区。但一般不会放射到坐骨神经的小腿分布区。患者常取侧卧位或俯卧位,翻身时疼痛加剧,拒绝站立,或是下肢取屈曲姿势。步行时,患侧常呈臀沟下垂状跛行步态。

体格检查时，骶髂关节处可有局限性压痛，直腿抬高患侧受限，并有骶部疼痛。骨盆挤压试验(图3-5-2-1-1)、骨盆分离试验(图3-5-2-1-2)、"4"字(Feber征)试验(图3-5-2-1-3)、髋关节过伸试验(Yeoman征)(图3-5-2-1-4)、床边试验(Palrick征)(图3-5-2-1-5)等均有参考价值，其他凡可促使髂骨旋转的活动均可引起患肢疼痛，但无神经根性放射痛。X线检查早期常无特异性改变，但后期可出现骶髂关节炎症。

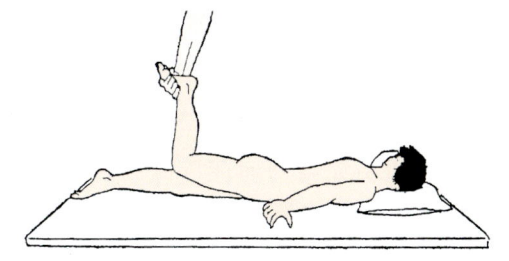

图3-5-2-1-4　髋关节过伸试验（Yeoman征）示意图

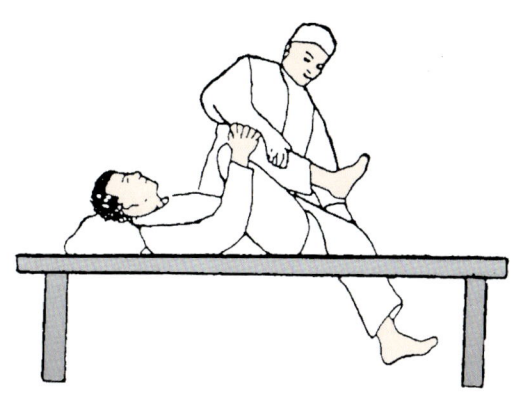

图3-5-2-1-5　床边试验示意图

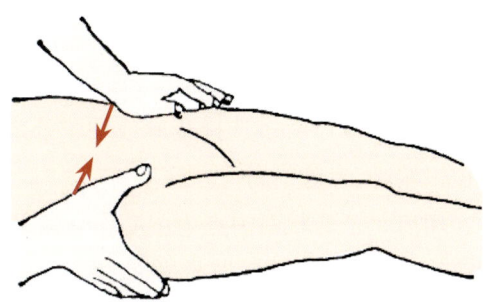

图3-5-2-1-1　骨盆挤压试验示意图

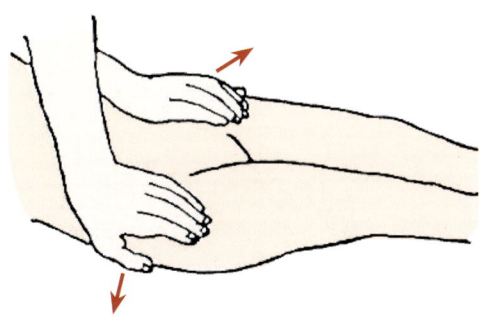

图3-5-2-1-2　骨盆分离试验示意图

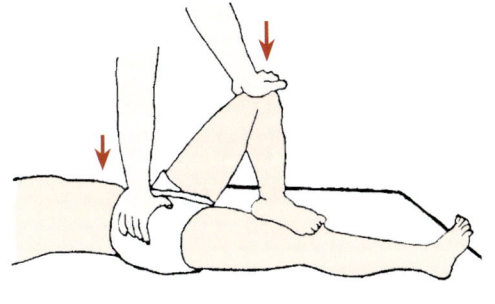

图3-5-2-1-3　4字试验示意图

五、诊断

本病主要依靠病史、症状、体征及相关试验作出判定，尤其是涉及骶髂关节试验阳性结果对诊断及定位意义重大，急性损伤者不宜重复进行。X线摄片检查既可用于诊断，亦可排除其他疾病。但应注意，骶髂关节处疼痛也可因腰椎间盘突出以及腰骶关节本身的炎症、退变及增生而表现相似的症状。因此，本病应与腰骶髂关节炎等疾患相鉴别。

六、非手术疗法

一般病例均可采取非手术疗法，如卧硬板床休息、理疗、局部按摩、膏药外敷及局部封闭等方法，其症状大多数可缓解。对同时伴有腰椎或腰骶关节退变或椎间盘突出者，需加以相应处理。

（一）局部封闭

一般用1% Novocain 10~20ml（可酌情加入

1.5~2ml 醋酸氢化可的松）局封。操作者手持长针头注射针管，在压痛最重处注射于骶髂后韧带及骶棘肌附着压痛范围内。注射针头应深达骨膜下，并可沿髂骨内面深入骶髂关节。注射后数分钟，疼痛大多消失。一般每周注射一次，3~4次为一疗程，但不宜多用。同时可用弹性骨盆带作骨盆制动。加强腹肌、背肌和臀肌锻炼。避免弯腰、扭腰及举重物等活动。对有骶髂关节退行性变的患者及分娩后的产妇，尤应特别注意。

（二）手法按摩

患者俯卧，助手固定骨盆，手术者按正规按摩手法由轻至重，由点及面对骶髂关节局部及周边肌肉韧带进行手术按摩。在操作过程中，患者在感到舒服的同时，亦可有骶髂关节复位感。但切不可推拿或推搬，以防加剧损伤。

（三）其他疗法

包括外敷药膏、理疗、针灸及护腰＋骨盆带外用。

七、手术治疗

（一）概述

除骶髂关节损伤外，其他骶髂关节病变在临床上并非少见，其中有些病例，如肿瘤、结核等多需手术治疗，骶髂关节损伤病例中有少数经非手术疗法久治无效，或已形成骶髂关节慢性或外伤性炎症时也应考虑手术治疗。由于其解剖上的特殊性，需认真操作。

（二）病例选择

对反复发作症状严重者，可经后暴露行骶髂关节融合术；此术式在操作上并不困难，但有误伤臀上动脉之可能，仍属高风险手术，在术中必须严加防范。现将本术式简介如下，并对其他疾患处理要点等一并阐述之。

1. 骶髂关节不稳症　指骶髂部外伤后期或其他原因所引发者，如产后性关节松弛及髂骨致密性骨炎等所致者；

2. 骶髂关节结核　其在全身骨结核发病率中约占1.9%，但由于关节的负重功能要求，其中80%以上病例需及早手术［病灶清除和（或）骶髂关节融合术］；

3. 骶髂部肿瘤　十分少见，多为骶骨肿瘤波及此处者；

4. 化脓性骶髂关节炎　亦较为少见。

（三）麻醉、体位及切口

1. 麻醉及体位　多选择全麻或硬膜外麻醉。其体位以俯卧、患侧垫高为方便。

2. 切口　于耳状面中点为中心作一弧形或S形切口，以求暴露骶髂关节投影面的髂后上嵴后下方骨质设计开窗部位，但要避开臀上血管（图3-5-2-1-6）。

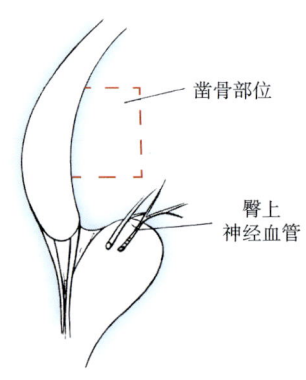

图3-5-2-1-6　切口示意图
骶髂关节融合术时凿骨开窗部位应避开臀上动脉

（四）凿骨开窗

切开皮肤、皮下后，锐性分离髂嵴后（下）方附着之肌肉，压迫止血后确定耳状面投影范围无误，取中号平凿于其上、下及外方三个骨质面凿进骶髂关节，其范围约为2cm×3cm（宽×长）。因其内侧由韧带及关节囊与骶骨相连，故可将此骨块向后似开门状翻开（图3-5-2-1-7）。

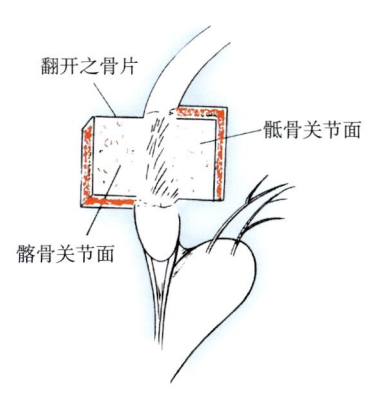

图3-5-2-1-7 凿骨开窗示意图
将骶髂关节三面凿开后翻开髂骨骨瓣，暴露骶髂关节

（五）处理骶髂关节间隙

当骶髂关节后方骨片翻开后即清晰显示关节内病变，在送检冰冻切片之同时可酌情切除或刮除关节内的滑膜及病变组织（图 3-5-2-1-8）。

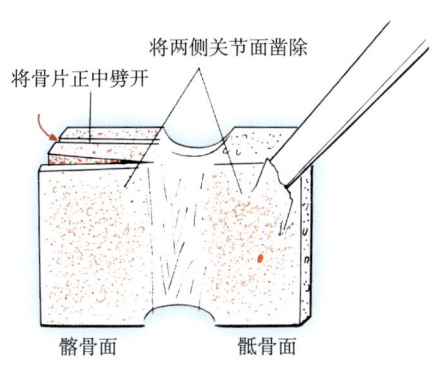

图3-5-2-1-8 切除病变示意图
切除关节滑膜，凿除两侧关节面之骨质，并将髂骨骨瓣自中部劈开

1. 切除病变之关节面滑膜 对本组病例之关节滑膜（双侧）应一并切除，使双侧松质骨相接而有利于关节融合。

2. 结核性患者 多为干酪样物，可伴有数量不等的小米汁样分泌物及通向不同部位的窦道。应尽可能彻底地刮除结核性肉芽组织、窦道周壁、死骨及其他炎性物。但应注意切勿超过骶髂关节下缘，以免误伤臀上动、静脉及神经。一旦误伤，其可迅速缩回盆腔并引起致命的大出血，即使立即开腹结扎，也少有救活者。对进入盆腔内之窦道，切勿盲目用刮匙等锐性器械搔刮，以免引起误伤而造成严重后果。

3. 对肿瘤病变 应酌情尽可能彻底地切除，以降低复发率。对骶髂关节下缘处臀上动脉等亦应小心避开，切勿误伤。

4. 对化脓性患者 除清除病灶、摘出死骨外，对硬化骨应尽可能多地切除，并设法消灭死腔。

（六）植骨融合

可凿取周边处松质骨植入关节内。或将翻转的骨瓣自中部剖开，将植骨片嵌于其中（使其变厚而增加骨面之接触范围），之后将其翻回原处，即达植骨融合目的（图 3-5-2-1-9）。

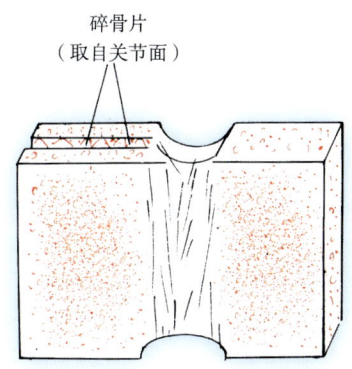

图3-5-2-1-9 植骨融合示意图
两侧关节面已凿除，将凿下之骨质碎片嵌于劈开之髂骨骨片中

（七）放回骨瓣

闭合切口术毕，用冰盐水将局部冲洗干净后，再将骨瓣放回原位，并轻轻加压以使双侧骨面接触，亦可酌情辅加内固定。而后依序缝合切开诸层。对炎性病变者留置橡皮片引流条或负压引流管一根（24~48h后拔出）（图 3-5-2-1-10）。

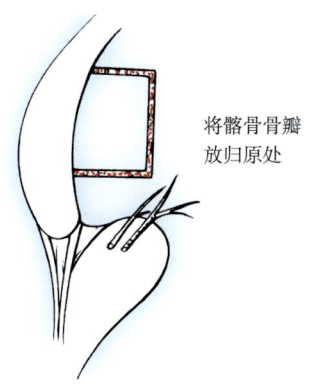

图3-5-2-1-10 将髂骨骨瓣放归原位示意图

(八)术后

除按常规处理外,视病变性质配合使用药物疗法等。局部病变稳定后(一般在术后 8~10 周),可上石膏短裤(或三角裤)下地活动。

第二节 骶骨骨折

骶骨骨折多与骨盆损伤同时发生,亦可单独出现,但后者少见。前者在骨盆骨折中约占 30%~40%,因此,其绝对发生率远较单发者为高,且以男性多见;在治疗上亦较复杂,需与骨盆骨折的治疗一并考虑。

一、致伤机制

与骨盆骨折伴发骶骨骨折其发生机制与骨盆骨折相一致,多因骨盆前后向同时受挤压所致(请参阅骨盆骨折章节)。此处仅对单发之骶骨骨折加以讨论。

1. 直接暴力 以从高处跌下、滑下或滚下时骶部着地为多见,其次为被重物击中,或是车辆等直接撞击局部所致。

2. 间接暴力 以从下方(骶尾椎远端)向上传导暴力较多见,而从上向下传导则机会甚少。亦可因韧带牵拉引起撕脱性骨折。

在多见的合并损伤中,多系骨盆骨折时所致,大多属直接暴力引起,而骶骨骨折的并发伤主要涉及直肠肛门。

二、类型及特点

一般分为以下 4 型(图 3-5-2-2-1)。

(一)横型骨折

可见于骶骨的各个平面,但以中下段为多见,此处恰巧是骶髂关节的下缘(相当于 S_4、S_5 处)。当患者仰面摔倒时,骶椎着地,以致骶骨的下方易因直接撞击暴力而折断(见图 3-5-2-2-1)。其中多系裂缝骨折,裂缝长短不一,多由一侧延伸至中部,亦可贯穿整个骶骨,少有错位者,但如果暴力过猛,则可引起骶椎上部随腰椎而向前位移,或是下部骨折片向前移位。并因骶管狭窄可引起骶神经损伤,以致出现马鞍区症状。如果 S_2、S_3 神经受累,则大小便功能可能出现障碍。有时远端骨折片亦可受到提肛肌作用而向前移位,同样可引起骶神经症状。本病最严重的并发症是直肠破裂、脑脊液漏及腹膜后血肿等。对横型骨折判定除 CT 扫描外,一般 X 线平片亦可显示,尤以侧位片较为清晰。此时应注意观察骶骨前缘形态,正常骶骨前缘光滑、平整、锐利,在骨折时则出现前缘皮质中断、折褶、凸凹不平及重叠等异常所见。

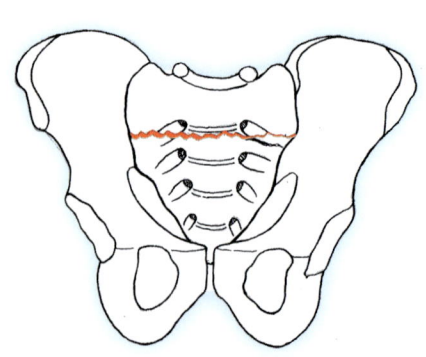

图3-5-2-2-1 骶骨横型骨折示意图

(二)纵型骨折

较前者少见,均为强烈暴力所致,因多与骨

盆骨折同时发生，或是出现一侧性骶髂关节分离（图3-5-2-2-2）。一般情况下骨折线好发于侧方骶孔处，因该处解剖结构较薄弱，其移位方向及程度与整个骨盆骨折一致，因此，亦可将其视为骨盆骨折的一部分。而单独发生者则较少见。该处有骶神经支穿出，故神经症状较多见。其局部及肢体症状视整个骨盆骨折状态而轻重不一，严重者伤侧半个骨盆及同侧下肢向上移位，并可能出现膀胱直肠症状和腹膜后血肿。

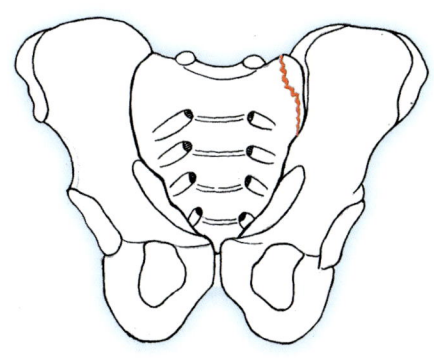

图3-5-2-2-4　骶骨撕脱型骨折示意图

（五）Denis 分为三区

Denis 依据骨折部位不同，将骶骨骨折分为三区（图3-5-2-2-5）。

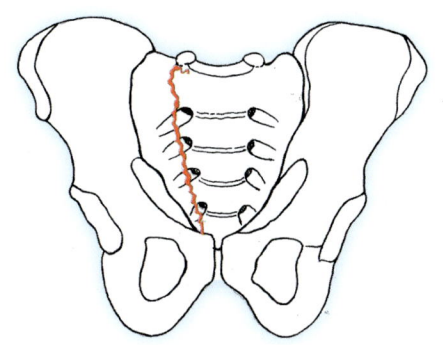

图3-5-2-2-2　骶骨纵型骨折示意图

（三）粉碎型骨折

多系直接暴力作用于局部而引起星状或不规则状的粉碎型骨折（图3-5-2-2-3），移位多不明显，临床上如不注意检查，则易漏诊，并应注意观察X线片。

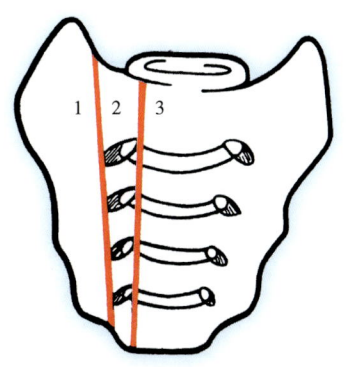

图3-5-2-2-5　骶骨骨折Denis分区示意图
1. Ⅰ区骨折：骨折位于骶骨翼；2. Ⅱ区骨折：骨折累及骶孔；
3. Ⅲ区骨折：骨折累及椎管

Ⅰ区骨折　骨折线位于骶骨翼内，骶孔及骶管未受累；

Ⅱ区骨折　骨折累及一个或多个骶孔但骶管未受累；

Ⅲ区骨折　骨折累及骶管，骨折线多呈横形。

一般来讲，Ⅰ区骨折较少有神经损伤，Ⅱ区骨折中骨折有移位时，可有神经根损伤，发生于Ⅲ区的骨折则常伴有严重的神经功能障碍。

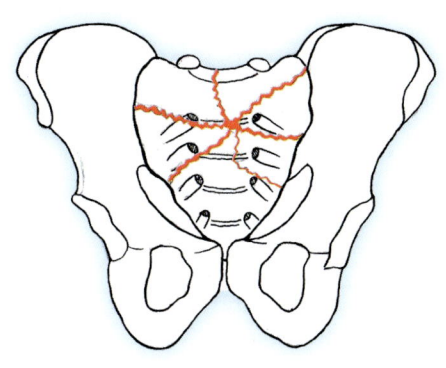

图3-5-2-2-3　骶骨粉碎型骨折示意图

（四）撕脱型骨折

即由于骶结节韧带所致的骶骨侧下缘附着点处撕脱性骨折（图3-5-2-2-4）。亦易漏诊，应注意。

三、临床表现

视受损程度不同，症状差别较大，检查时应注意以下几点。

（一）局部症状

1. 疼痛　外伤后主诉骶骨处持续性疼痛者，应详细检查。清晰的条状压痛大多因骨折所致，可沿压痛的走向来判定骨折线。传导叩痛较腰椎骨折为轻，尤其是在站立位检查时。

2. 惧坐　坐位时重力直接作用于骶尾处而引起疼痛，因此患者来就诊时喜取站位，或是一侧臀部就座。

3. 皮下瘀血　因骶骨浅在，深部损伤易显露于皮下，因此在体检时可发现骨折处之血肿、皮下瘀血或皮肤挫伤、擦伤等。

（二）肛诊及马鞍区感觉障碍

1. 肛诊　肛诊时可根据压痛部位、骨折处移位及有无出血，来推测骨折线走行、有无明显错位及是否为开放性骨折等（图 3-5-2-2-6）。

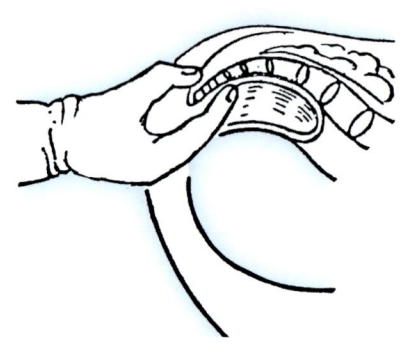

图 3-5-2-2-6　示意图
肛门指诊，判定有无骨折

2. 马鞍区感觉障碍　波及骶孔之骨折可刺激骶神经支（图 3-5-2-2-7）而出现马鞍区过敏、刺痛、麻木及感觉减退等各种异常现象。

（三）其他

波及第一、第二骶椎之骨折，可出现类似坐骨神经痛症状（S_1、S_2 神经构成坐骨神经之一部分），包括感觉、运动及跟腱反射障碍等。合并骨盆骨折者，应注意全身情况，有无休克、脂肪栓塞等并发症，并注意有无合并直肠、膀胱损伤等。

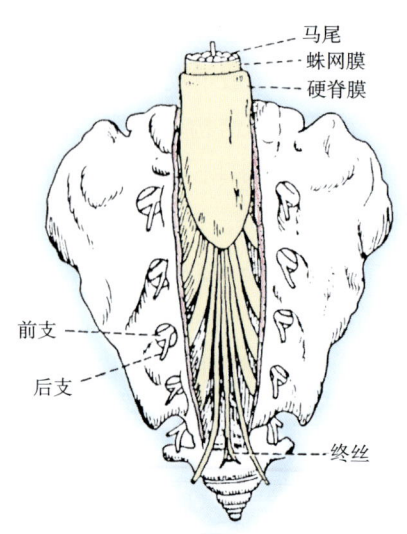

图 3-5-2-2-7　骶管内神经密集示意图
骶管管内（剖开）神经分布丰富，沿骶孔走行（背面观）

四、诊断

（一）外伤史及临床表现

1. 外伤史　注意外伤时骶部所处的位置及暴力方向，绝大多数患者在外伤后立即出现明显的局部症状，常主诉臀部着地跌倒后即不敢坐下的特殊病史。

2. 临床表现　应仔细检查，一般不难诊断。笔者在邢台地震现场时曾遇到多例此种伤员，经手指触诊即拟诊为骶骨骨折，并可确定骨折线及骨折类型（例如横型、粉碎型等），后均经 X 线片证实。因此，对此种损伤只要认真按常规进行触诊，大多可获得及时诊断。应同时予以肛诊，以判定有无直肠损伤。

（二）影像学检查

1. X 线平片　同时拍摄正位及侧位片，疑骶髂关节受累者，应加拍斜位片。除观察骨折线外，需以此进行分型并决定治疗。该处肠内容物较多，拍片前应常规清洁灌肠。

2. CT 扫描及 MR 检查　CT 扫描较 X 线平片更为清晰，尤其判定骨折线及其移位方向较为理想。对周围软组织的观察，则以 MR 为清晰。

五、一般治疗原则

1. **无移位者** 卧木板床休息3~4周后上石膏短裤起床活动。坐位时,应垫以气垫或海绵等保护局部、缓解压力。

2. **轻度移位者** 局麻后通过肛门指诊将其逐渐复位,2~3天后再重复1次,以维持对位。

3. **重度移位** 局麻后通过肛门指诊先施以手法复位,无法还纳,或不能维持对位者,可酌情行开放复位及内固定术。

4. **合并骨盆骨折者** 应以骨盆骨折为主进行治疗,包括卧床(蛙式卧位)、双下肢胫骨结节牵引、开放复位及内固定术等。

5. **骶神经受压者** 可先行局部封闭疗法,无效时,需行手术减压。

六、几种特殊类型骨折及其处理

(一)伴有骶髂关节分离的骶骨纵行骨折

此种类型骨折或单侧骶髂关节分离通常是骨盆环的前后部双重骨折的一部分,为前后向同时遭受强大的挤压暴力或车祸所致。一般均伴有明显移位,因此其治疗较为复杂。除少数病例可行开放复位及内固定外,大多数病例按以下顺序行非手术治疗:

1. **牵引复位** 即在移位侧行股骨髁部骨牵引,重量按体重的1/7~1/13,持续牵引5~10天。在牵引3~5天时应摄片观察复位情况,并调节牵引重量及床脚抬高高度,以保持人体平衡为原则。

2. **骨盆兜带悬吊牵引** 当X线片显示骨折(或脱位)完全复位后即用兜带将骨盆悬吊,以使骨折靠拢。其牵引重量以使骨盆离开床面5~10cm距离为标准。

3. **石膏短裤固定** 骨盆兜带牵引5~7天,X线平片显示分离的骨折端(或关节间隙)已恢复原位时,即可在石膏铁架上行短裤石膏固定。

(二)骶骨上段横行骨折

此种大多由直接暴力所致的骶骨高位横行骨折,多见于S_1、S_2和S_3、S_4处,其发生率在骶骨骨折中约占5%,在骨盆骨折中约为2%。其发生机转大多见于躯干及髋关节屈曲而膝关节伸直、双侧腘绳肌紧张、骨盆处于固定而不能向前旋转时,如果骶骨上部被重物打击,即可造成骶骨横行骨折。如果骨折线经过S_1、S_2交界处,则S_1和腰椎同时向前移位,一般称为"创伤性骶骨滑脱"。由于骨折移位及骶管狭窄而可引起骶神经损伤,以致马鞍区感觉障碍和部分臀肌瘫痪;如S_2、S_3神经受损,则出现大小便功能障碍。由于此种病例常伴有腰椎横突骨折(多为受伤时腰方肌剧烈收缩所致);如L_5横突骨折则说明髂腰韧带断裂。其他合并症包括腹膜后血肿、直肠破裂、皮肤挫伤坏死及脑脊液瘘等。

此种损伤的治疗视骨折移位情况及骶神经是否受损而定,对伴发骶神经根损伤或明显移位的骶椎骨折,多需行手术治疗,术中切除骶骨椎板,以求获得神经减压,并酌情予以相应的内固定。非手术疗法适用于无移位或是可以手法复位的轻度移位之病例。

(三)骶骨下段(S_4、S_5)横骨折

此处骨折大多由于直接暴力打击或后仰跌倒坐于石块或水泥板缘上所致。因为暴力通常来自后方,因此远端骨折块大多向前移位。

本型骨折的治疗:①无移位的骨折:只需取蛙式位卧床休息2~3周,必要时可采用封闭疗法止痛或服用长效止痛剂;②有移位骨折:一般在局麻下按肛门指检的方法,用示指将骨折块轻轻向后推压而使骨折端复位。对手法复位失败者,可考虑行切开复位和克氏针内固定术。

(四)合并腰骶关节脱位的骶骨横骨折

此种损伤甚为少见,主要表现为L_5椎板及

腰骶小关节骨折，L_5 以上向前移位。骶骨横断骨折可见于各个节段，上段横折，伴有两侧骶髂关节韧带损伤者，则引起骶骨上部松动并向前倾倒。S_3、S_4 骨折如伴有明显之向后凸成角时，则称之为极不稳定型损伤，饶书城称之为"浮骶"（图3-5-2-2-8）。

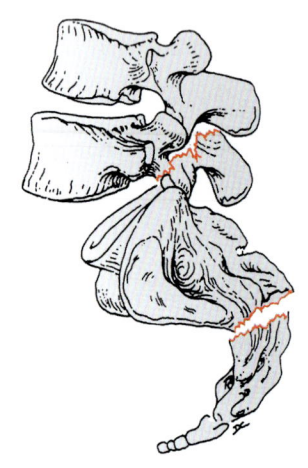

图3-5-2-2-8　浮骶示意图

本型治疗较困难，大多需开放复位及内固定术，可酌情选择椎弓根钉技术+钛镜固定结扎术。

（五）单纯性腰骶关节脱位

此种损伤亦多因下腰段遭受来自后方的撞击所致，且多较猛烈。此时除腰骶椎之间脱位（L_5 椎体前移）外，大多伴有第五腰椎之关节突及椎弓根骨折；L_5、S_1 椎节之椎间盘亦同时撕裂。此种情况称之为急性创伤性腰骶椎节滑脱，可伴有马尾神经损伤。

本型损伤的治疗应按"脊柱滑脱"施以手术疗法，大多选用后路椎弓根螺钉固定+椎节间Cage 内固定术。

（六）合并骶骨骨折之双侧骶髂关节脱位

本型损伤亦由于来自后方的直接强大暴力打击所致，一般多伴有程度不同的骶骨骨折，甚至可有骨盆环断裂。此时受累之骶骨整块向前下方移位。于正位 X 线片上可见到双侧髂骨升高而腰骶椎向下移位。对平片模糊不清难以判定者，CT 扫描可清晰地显示骶骨向前移位的方向及程度。

本型损伤轻者仅需卧床休息数日后（蛙式位）以石膏短裤固定即可。但对移位明显且手法复位失败者则需开放复位及双侧骶髂关节融合术，见本章第四节内容。

七、预后

骶骨骨折的预后视损伤类型不同差异甚大，单纯性无移位骶骨骨折预后均好，少有后遗症。但伴有内脏或神经损伤者，则易残留后遗症，以局部残留痛为多见。此外，伴有骶髂关节脱位及腰骶椎节脱位者，视治疗情况而定。

第二节　尾骨骨折、脱位与尾痛症

一、尾骨骨折与脱位的致伤机制与分类

尾骨骨折与脱位较前者的致伤机制与分类明显多见，尤以女性为多，常见于生活及运动意外时。

（一）致伤机制

尾骨骨折与脱位多系跌倒后臀部着地受地面突出物的反作用力直接撞击所致（图3-5-2-3-1、2）。由于尾骨肌的收缩，加之外力作用方向

多来自后下方,易使骨折远端向前上方移位,以致在 X 线片上尾骨多显示向前弯曲呈钩状。但尾椎解剖变异较大,骶尾骨所形成之骶尾角可以从直立位置到 90° 以上,差距甚大。因此,在判定时需慎重,必须结合临床检查及详细的病史。

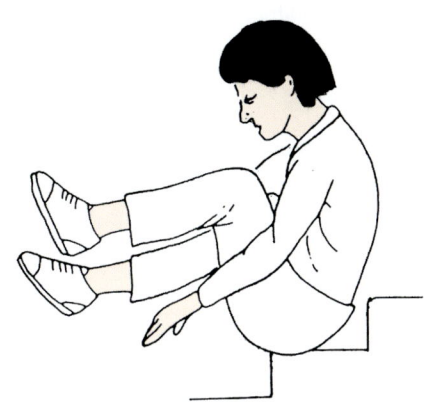

图3-5-2-3-1　尾骨骨折受伤机制示意图

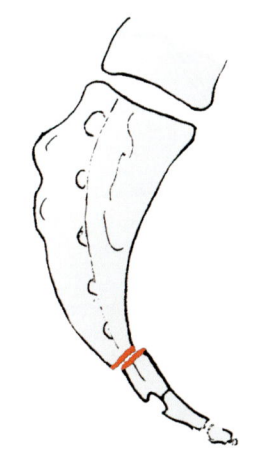

图3-5-2-3-2　骶尾骨脱位示意图

(二)分类

一般将尾骨骨折与脱位分为以下两类。

1. 尾骨骨折　单纯性尾骨骨折者少见,大多伴有脱位,此时骨折块可呈撕裂状,下方骨折块易向前移位。

2. 尾骶关节脱位　较多见。由于部分女性的尾椎先天发育时即呈钩状,似半脱位,在判定是否属于新鲜损伤需以临床症状为主予以判定,尤其是涉及民事或刑事纠纷时更为必要,早期肛门指诊有助于鉴别。

二、临床表现

1. 尾部痛　疼痛程度多可忍受,并伴有明显的直接或间接压痛,严重者可影响大便通过。患者常因尾部疼痛而不喜欢坐姿,甚至拒坐,愿侧身卧床休息。

2. 局部瘀血　伤后早期多不明显,仅见于暴力直接作用于局部者,但伤后数日反而清楚可见。

3. 肛门指诊　除直接压痛外,触及尾椎末端时,可出现剧烈的间接压痛及张力性疼痛,此对诊断帮助较大,尤其是伤后早期,并以此判定是否为新鲜骨折。

三、诊断

1. 外伤史　应注意询问,尤其是初诊者,特别是涉及纠纷事故时。

2. 临床表现　如前所述,以局部症状为主,并应常规进行肛门指诊检查,此既可明确诊断,又可判定有无直肠伴发伤。

3. X线平片　正、侧位均需拍片,以判定损伤的情况及程度。X线片有畸形、变位而无临床症状者,多系先天畸形或陈旧性损伤,一般无需诊断。

四、非手术疗法治疗

(一)急性期

卧床休息 3~5 天后逐渐下床活动,坐位时垫以充气物或海绵垫。有移位者,局麻下通过肛门指诊行手法复位(采取上下滑动、加压,以使远折端还纳原位);3 天后再重复 1 次。由于肛周的提肛肌牵拉作用常难以获得理想复位。

(二)慢性期

可行理疗、坐浴等疗法,并注意局部勿多受

压。病重者,可行骶管封闭疗法,每周1次,3~4次为1疗程。症状顽固者,可酌情行尾骨切除术。

组织压迫骶神经所致。术前应除外骶骨肿瘤、炎症及腰椎间盘突出等。

五、手术疗法

主要为尾骨切除术,现简述于后。

(一)手术病例选择

主要是尾骨损伤后长期疼痛且无法缓解者的病例。其具体原因多不明确,可能是由于瘢痕组织压迫骶神经所致。术前应除外骶骨肿瘤、炎症及腰椎间盘突出等。

(二)术前准备

于术前1~2天行清洁灌肠,手术当日早晨排空大便,并口服预防胃肠道感染的抗生素。

(三)手术步骤

1. **体位** 患者取膝胸位、侧卧位或俯卧位,并用2~3个枕头垫高骨盆(图3-5-2-3-3);

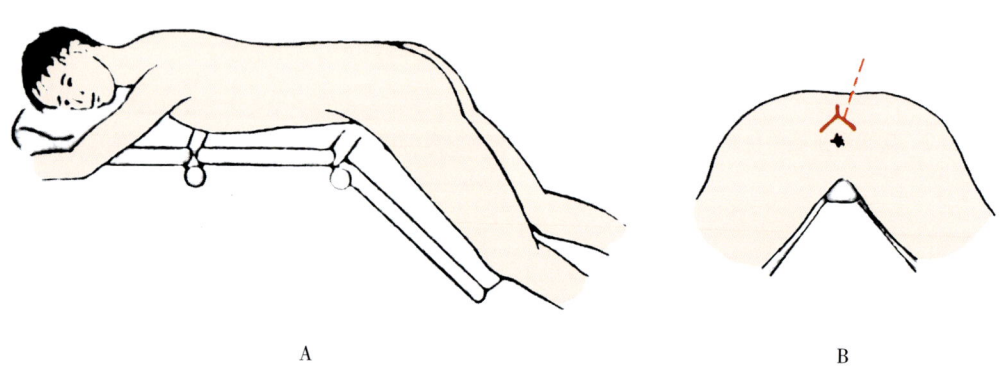

图3-5-2-3-3 尾骨切除术体位示意图(A、B)
A. 膝胸位;B. Y形切口

2. **麻醉** 多选用硬膜外麻醉或全麻;
3. **切口** 以骶尾关节为中心作纵形或S形切口,长约5cm(图3-5-2-3-4);

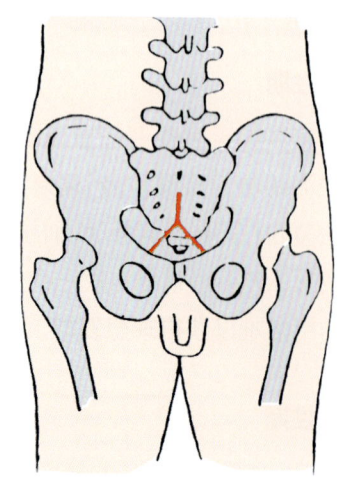

图3-5-2-3-4 尾骨切除术切口示意图

4. **显露术野牵开尾骨** 先显露骶尾关节,切开关节囊,将尾骨牵向后下方(图3-5-2-3-5);

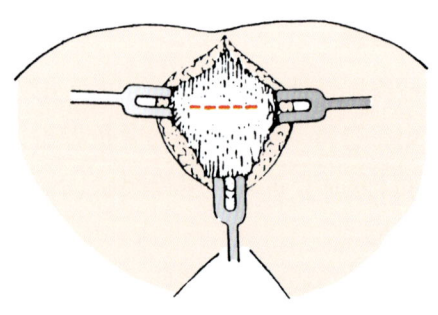

图3-5-2-3-5 显示骶尾韧带示意图

5. **切除尾骨** 由尾骨上端向尾骨尖解剖,用锐刀紧贴尾骨两侧切下附着于其上的提肛肌,完整切除尾骨(图3-5-2-3-6);

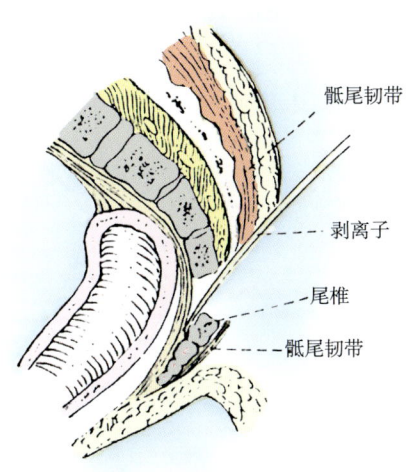

图3-5-2-3-6　骨膜下切除尾骨示意图

6. 缝合肌组　清理术野后依序将提肛肌缝合,并分层缝合切口。

(四)术后处理

按肛肠外科手术术后常规处理,主要是防止伤口污染及感染,并注意控制饮食。

六、预后

除尾部残留病者外,大多预后较好,但开放性、伴有感染或提肛肌受损者,则影响预后。

七、尾痛症

(一)概述

在临床上时常可以见到的尾痛症(coccygodynia)多见于女性,尤以中年,其主要表现为尾骨及其周围肌肉韧带等软组织疼痛。由于其解剖部位特殊,临床上主要表现为坐位困难,其预后大多良好。

(二)发病机理

尾痛症发病详细机理尚不明了,根据临床资料分析,与下列因素相关。

1. 外伤　最为多见,包括尾骨骨折、脱位或一般性外伤均可引起,除作为外伤早期症状外,晚期病例亦可残留局部疼痛并达数月之久;

2. 畸形　先天性尾椎畸形大多呈钩状,此种体位必然引起周围肌肉韧带的高张力状态,以致使这些组织过早地出现退行性变而引起疼痛。此种因素致病者,较前为少见;

3. 其他　有多种因素均可引起本病,包括中央型腰椎间盘突出症、骶部肿瘤或囊肿、椎弓根崩裂伴滑脱及其他诸多因素。

(三)临床表现

视病因不同差异较大,因尾骨骨折脱位所致者,由于骨折远断端受尾骨肌及肛提肌牵拉而向前或侧方移位而出现疼痛。在立位不动时或卧位时疼痛较轻,坐位或大便用力时疼痛则加重,且局部多有压痛。肛门指诊可有尾骨压痛及异常活动,有时可触及骨折断端和移位(详情请参阅前节)。其他原因所致者,其症状大多较轻,尤以先天性及病程较久之病例。

X线平片检查需结合临床,因尾骨本身可有前屈畸形。正位片上主要观察有无骨折线及侧方移位,侧位时可发现尾骨骨折、骶骨关节(或尾骨本身)呈锐角弯曲或脱位状。一般无需CT及MR检查。

(四)治疗

视尾痛症具体病因不同选择相应之疗法。

1. 外伤性者　对伴有骨折脱位之病例按前节疗法处理。

2. 慢性劳损所致者　可取俯卧位或侧位休息2~3周,尾骨炎痛者仰卧亦可。坐位时垫气圈,每天热水坐浴2~3次,可减轻肛部肌肉痉挛。大多1~3月内痊愈,但亦有拖延时间较长者,需经3~6个月不用尾骨承重的治疗,压之无痛方可承重坐位。过早的尾骨承重,症状可易复发,病程要重新开始。

3. 疼痛严重、痛点明确者　此类病例可选择1%~2% Novocain 3~5ml,局部封闭,1次/周,3~4次为一疗程。

4. 顽固性尾骨痛者 可行尾骨切除术,术前常规封闭试验,止痛效果好,手术效果亦好。否则应考虑有无腰骶部疾患压迫神经根而引起尾骨痛。手术前需清洁灌肠,骶管麻醉。术式见前。

(严力生 朱海波 于 彬 赵定麟)

参 考 文 献

1. 赵定麟,李增春,刘大雄,王新伟. 骨科临床诊疗手册. 上海,北京:世界图书出版公司,2008
2. 赵定麟,王义生. 疑难骨科学. 北京:科学技术文献出版社,2008
3. 赵定麟,赵杰,王义生. 骨与关节损伤. 北京:科学出版社,2007
4. 赵定麟. 现代骨科学. 北京:科学出版社,2004
5. Baskin KM, Cahill AM, Kaye RD, Born CT, Grudziak JS, Towbin RB. Closed reduction with CT-guided screw fixation for unstable sacroiliac joint fracture-dislocation. Pediatr Radiol. 2004 Dec; 34(12):963-9. Epub 2004 Sep 9.
6. Boury J, Hoogmartens M. Bilateral fracture-dislocation of the sacrum. Acta Orthop Belg. 1991; 57(3):320-2.
7. Hak DJ, Baran S, Stahel P. Sacral fractures: current strategies in diagnosis and management. Orthopedics. 2009 Oct; 32(10).
8. Jian Wang, Yue Zhou, Tong-Wei Chu, et al. Computed tomography-guided percutaneous screws fixation of sacroiliac joint fracture-dislocation. SICOT Shanghai Congress 2007
9. Jian Wang, Yue Zhou, Tong-Wei Chu. Computed tomography-guided percutaneous screws fixation of sacroiliac joint fracture-dislocation. SICOT Shanghai Congress 2007
10. Mirghasemi A, Mohamadi A, Ara AM. Completely displaced S-1/S-2 growth plate fracture in an adolescent: case report and review of literature. J Orthop Trauma. 2009 Nov-Dec; 23(10):734-8. Review.
11. Sener M, Karapinar H, Kazimoglu C, Yagdi S, Akgun U. Fracture dislocation of sacroiliac joint associated with triradiate cartilage injury in a child: a case report. J Pediatr Orthop B. 2008 Mar; 17(2):65-8.
12. Silva JC, Braga EF. Bilateral sacroiliac fracture-dislocation. Injury. 1993 Mar; 24(3):199-201.
13. Stevens KJ, Preston BJ, Hahn DM. Bilateral fracture dislocation of the sacroiliac joint. Skeletal Radiol. 1997 Sep; 26(9):556-8.
14. Toth L, Balogh Z. Isolated unilateral sacroiliac dislocation without anterior pelvic ring disruption. J Trauma. 2010 Mar; 68(3):E83-6.

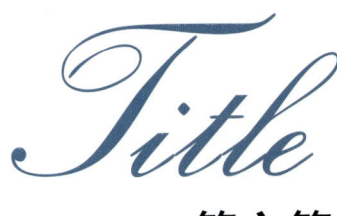

第六篇

其他损伤

第一章　小儿、老人及无骨折损伤 /1538

　　第一节　小儿脊髓损伤　/1538

　　第二节　高龄者脊髓损伤　/1540

　　第三节　无骨折脱位型颈髓损伤　/1543

第二章　特殊性脊髓及脊髓血管损伤 /1548

　　第一节　触电性脊髓损伤　/1548

　　第二节　医源性脊髓损伤　/1549

　　第三节　脊柱脊髓火器伤　/1552

　　第四节　椎动脉损伤　/1557

　　第五节　脊髓梗死与颈性心绞痛　/1560

第三章　老年骨质疏松症伴脊柱骨折的手术疗法 /1563

　　第一节　老年骨质疏松症的概述、分型、临床特点与检测　/1563

　　第二节　老年骨质疏松的预防和治疗原则　/1564

　　第三节　老年骨质疏松椎体压缩骨折的经皮椎体后凸成形术（PKP）　/1567

第四章　颈部软组织损伤 /1573

　　第一节　颈部软组织损伤之基本概念　/1573

　　第二节　颈部常见的软组织损伤　/1574

　　第三节　严重型颈部创伤　/1577

　　第四节　颈部血管损伤　/1582

第一章 小儿、老人及无骨折损伤

第一节 小儿脊髓损伤

一、概述

小儿脊髓疾患引起两下肢瘫者大多为外伤性,占50%以上,其次为脊椎裂、脊髓肿瘤。10~19岁年龄段的脊髓损伤与成人大致相同,但10岁以下则有很大差异,如X线上多无骨损伤的全瘫,感觉障碍的程度与部位等很难发现或作出正确判定。近年来由于MR的广泛应用,在诊断方面已有显著进步。

二、特点与发生率

(一)小儿脊髓损伤的特征

小儿因系软骨性脊柱及韧带组织具有弹性,X线片上半数以上为无骨折脱位型脊髓损伤。小儿外伤时纵有脱位,多自然复位,X线片上可无改变,所以伴有头部外伤意识障碍时,要注意神经学检查。脊柱损伤多在下颈椎及上部胸椎(图3-6-1-1-1)。10岁以下小儿,上部颈髓损伤时,多易出现严重的四肢瘫,此年龄段很难见到椎间盘突出。病变多局限于脊椎成长部的软骨板。

(二)发生率

与成人相比,颈髓损伤较为少见,占脊髓损

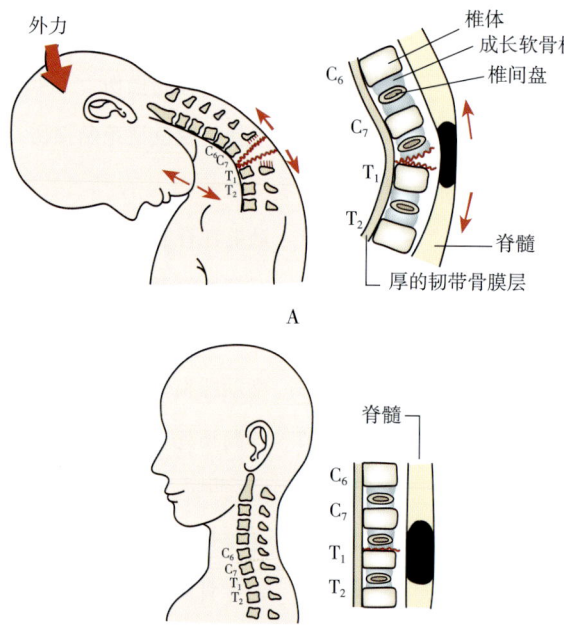

图3-6-1-1-1 小儿脊髓损伤发生机制模式图
A.受伤时:头部受强大外力致颈椎前屈,下颌与胸壁相撞,屈曲外力以此为支点集中于下位颈椎至上位胸椎,使后方韧带断裂,椎体与成长软骨板连接处断裂,椎体前方因有前纵韧带及骨膜而不发生脱位,但同部位的脊髓局部因过度牵拉而易损伤;B.复位后:因外力已消除,仰卧中间位即可复位,X线片上无明显骨损伤,此种状态数日后小儿断裂部即可愈合并稳定

伤中的2.0%左右。明显外伤所致的颈髓损伤,10岁以下更为少见,Burke报道700例中为13例(1.8%),Melzak报道14岁以下4470例中为24例(0.6%),Cheshir等13岁以下328例中为4例(1.2%)。小儿受伤时外力较大,多为头部受

到严重打击,因而有相当多病例现场及途中即已死亡。

三、致伤原因

交通事故占50%,尤以被汽车撞倒而受伤者为多。其次为运动伤,占35%。

没有骨损伤而出现全瘫又集中于颈胸椎移行部位,实验表明,脊椎延长5.08cm,并无损伤,脊髓延长1.27cm即出现损伤,证明脊椎的弹性大于脊髓。进一步研究发现脊髓易因屈曲及扭曲而损伤。此外小儿的脊髓血运尚在发育阶段,易出现血行障碍,加之上部胸髓是因为该部处于被臂丛固定的颈髓膨大部而易受累。

为什么不出现脱位?小儿头部较大而颈部肌肉不够发达,当屈曲外力集中作用于细的颈部与躯干连接部的颈胸椎移行部,引起后纵韧带断裂,下颌与胸部接触并以此为支点,屈曲力更进一步作用时则棘突间开大,并作用于脊髓局部而引起损伤,但无脱位,之后颈椎后屈而恢复原来状态,因X线上见不到椎节损伤。

四、诊断

主要依据以下检查。

(一)神经学检查

因患儿的协作较为困难。主要依据客观观察(手动脚不动,对痛觉有无皱眉反应)及反射检查。应注意损伤平面的判定,上胸髓损伤多,上肢正常而双下肢瘫,注意勿与成人胸腰椎部损伤混同。有无腹壁反射、腹肌活动是很重要的一点。车祸及强外力伤后意识障碍的小儿常合并脊髓损伤,必须高度重视。

因外伤后当时并无瘫痪,经过2~4h后方出现下肢瘫者,部位多在下胸椎至上腰椎,其原因可能与流入的Adamkiewicz大根动脉有关,此动脉闭塞则可导致脊髓梗死,在无骨折、脱位的脊髓损伤中,占近半数。

小儿脊髓损伤时的症状与成人相似,但新生儿、乳幼儿的脊髓完全损伤时也可出现成人时的各种反射消失,完全瘫也可因疼痛或刺激而出现下肢缩回的动作,因而有时将其认为不完全损伤,对此要予以注意。

小儿脊髓损伤,多同时有头部外伤,有意识障碍时则可漏掉脊髓损伤,要仔细听取受伤的情况,了解有无外力作用,有无脊柱过伸、过屈,外力是否为旋转性等。上颈椎的不全脱位可致斜颈,运动受限。

(二)影像学检查

主要依据MR所见。

1. **X线检查** 除通常的X线拍片外,还要进行正、侧位断层摄影等,儿童脊柱中成长软骨多,是骨折还是骨性未愈合,有时正确判断困难,尤其高位颈椎部、寰椎、齿突的骨化核在3~5岁还是软骨性结合,在10~13岁时与成人类同。小儿椎体边缘发钝呈楔状,诊断楔形压缩骨折时要注意。遇上交通事故,小儿虽无瘫痪但诉有项部疼痛时,要慎重进行运动超限与半脱位的鉴别,必要时可观察一段时间。颈椎椎体前方软组织阴影,特别是咽腔、后气管腔的扩大为重要所见。

X线上无骨损伤是小儿脊髓损伤的一大特征,Melzak报道22例中为16例,占55%,Burke等37例中为33例,占86%为无骨损伤或损伤轻微。虽无骨损伤但全瘫却很多,Burke报道24例中22例,为92%;Cheshire报告4例中3例,75%为全瘫,日本脊髓损伤中心5例均为全瘫。

2. **脊髓造影** 脊髓造影梗阻之处可判定为损伤的部位,但尚不能判断系由脊髓肿胀或压迫所致,待急性期过后,肿胀消退则梗阻亦消失,即失去了造影的意义。

3. MR MR上的改变与成人相同，损伤部脊髓内为低信号，即表现为脊髓软化、脊髓萎缩，值得注意的是其部位均集中在C_7、T_1、T_2的颈胸椎移行部位，对小儿的下肢瘫，应注意颈胸椎移行部，不可忘记对该部进行MR检查。

急性期T_2加权像上因周围部位水分增加而出现高强度，高信号（high intensity）部分即为责任病灶。

五、治疗

（一）非手术疗法

应为首选，主要是让患儿安静、休息、脱水疗法，对学龄期能够合作的儿童，可予以静卧石膏床，以求减少椎节的异常活动而有利于脊髓功能的恢复，并密切观察病情的变化。

（二）手术疗法

对影像学片上显示有明确致压性病理改变者，则可选择手术清除术，患节给予固定，但在材料选择上以反应轻者为主。尽管年龄与手术选择无绝对关系，但仍应侧重年长之少年患者。年龄愈小，其自愈的概率愈高，应先观察一段时间，无需过早施术，完全性脊髓损伤则难以实现，不宜选择手术疗法。

（李也白　李雷　陈利宁　赵定麟）

第二节　高龄者脊髓损伤

一、概述

70岁以上的高龄人群占社会群体中19%~20%。统计材料表明70岁以上老人中的26%，大多在死亡前经过一年以上的卧床状态。

高龄脊髓损伤患者较一般病例更为严重，越是高龄者，在外伤时脊髓受损的倾向性越大。且自觉、他觉症状易呈非典型型，因而发现、诊断及治疗均被拖延。且恢复更费时间，在治疗经过中易合并压疮、肺炎、肾功能衰竭。所以高龄脊髓损伤患者，尤其高位高龄损伤者的疾患易重症化，复杂化。此外，老年人的循环、呼吸、心脏、肾脏等均呈老年状态，再加有其他问题，如高龄血清总蛋白及白蛋白减少，使压疮难以治愈。压疮不仅限制了活动，使体力低下，更可成为脓毒血症等重症感染的原因。总之、高龄脊髓损伤者，上述问题往往是连锁式加重，以致易形成恶性循环而使疾病复杂化。因此务必早期确诊，并尽早进行治疗。

二、高龄脊柱脊髓损伤者特点

高龄者可因其增龄性脊椎病变或脊椎骨质疏松等而使脊髓更易受损，在此基础上更有胸、腹部疾患，包括神经障碍在内的多种多样并发症，以致造成治疗及出院和回归社会发生种种困难。

高龄者如伴有椎间盘后突、OPLL或黄韧带骨化等，在外伤时均易引发颈椎损伤，尤其屈曲外力作用下（图3-6-1-2-1），临床上较为多见。颈椎过伸性损伤，老年患者亦非少见，尤其在交通意外时。如颈椎椎节已老化，其脊髓受损概率亦高（图3-6-1-2-2）。同样颈椎不稳定者亦易伤及脊髓（图3-6-1-2-3）。

对脊髓损伤的治疗与青、壮年大体一致，但有些需要特殊注意之处，特别是高龄者脊柱、脊髓损伤的急性期处理。

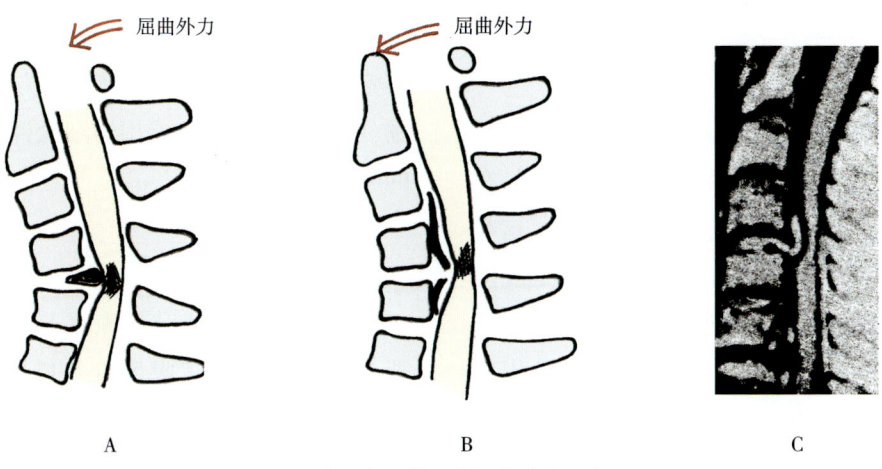

图3-6-1-2-1　高龄者颈椎屈曲损伤特点示意图（A~C）

颈椎间盘、后纵韧带骨化等可因屈曲外力致使颈髓损伤加剧；A.B.示意图；C.临床病例MR所见

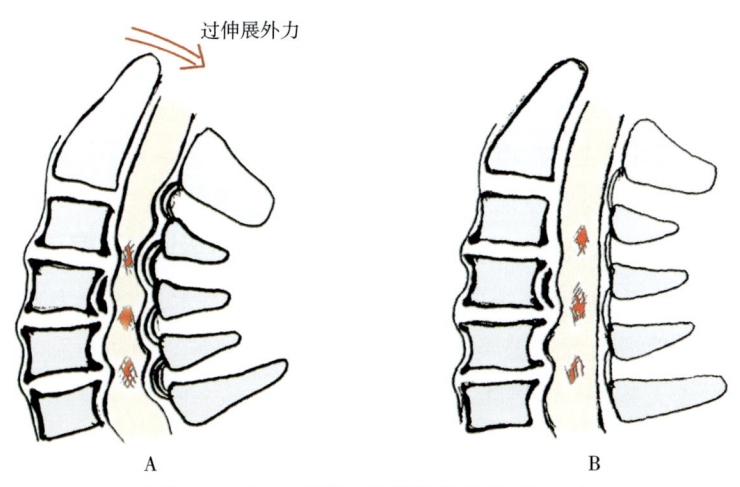

图3-6-1-2-2　同前，仰伸损伤特点（A、B）

高龄颈椎病患者的过伸损伤，可因局部骨刺形成、后纵韧带骨化及黄韧带肥厚而加重伤情，易引发脊髓损伤

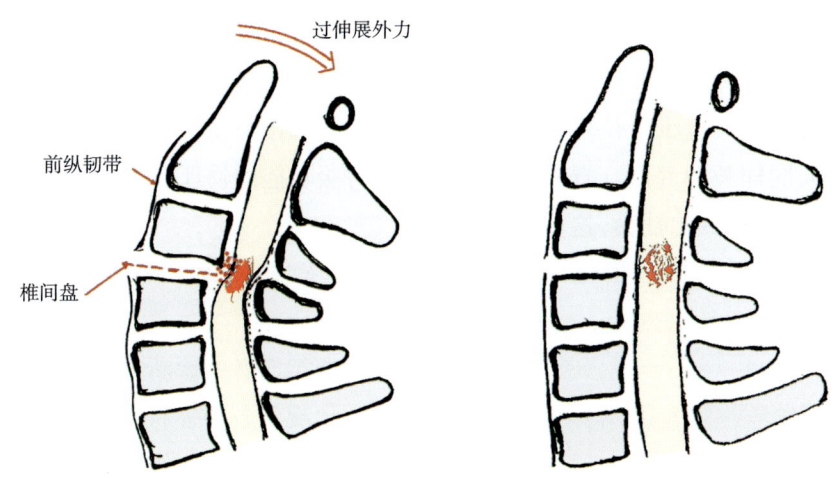

图3-6-1-2-3　同前，不稳定状态损伤特点（A、B）

在椎节不稳定情况下，过度仰伸亦易引发或加重颈髓损伤

三、年轻脊髓损伤者同样可以进入老龄化社会

近来,随着进入高龄化社会的同时,因颈髓不全损伤回归社会的高龄者也在增加。同时,在成年期受到损伤者也正在进入老年人行列,这与我国人平均寿命的延长有关,同时也体现了我国在急救及有关医疗技术的进步。国外报道亦类同,例如日本国立康复中心众多病例中,20岁年龄组从受伤到目前进入60岁以上年龄组者39例,其中72%为不完全损伤,内有10例伤后已50年。日本国立箱根疗养院住院观察50年以上、已70岁以上高龄组中,由于健康管理做得好,其增龄与健康者相似,他们呼吸、循环系统疾病的情况与70岁以上的正常人相同。

高龄化中最大的问题涉及死因,由于尿路护理进步的同时,因人工透析的普及而使死亡明显减少。此外,由于诊断仪器及技术的普及,抗生素的广泛应用,使消化系、呼吸系统的死亡率亦降低,但应加强对脊髓损伤者的健康管理,以减少一般健康人的成人疾病(如肥胖、高血压、高血脂、糖尿病等)。美国 Samsa 等报道,对 16~29 岁受伤者进行调查的结果,有半数存活 45 年以上,即 1948 年以前受伤者现仍有半数存活,并进入了高龄阶段。这一数值提示,对脊髓损伤者进行完善的健康管理,即护理好,健康状态即好,只要初期能达到全面治疗和早期康复,并进行适当的健康管理,至少下位颈髓损伤者亦可获得与健康人同样长的寿命。脊髓损伤者能与健康人为伍,加入高龄化社会,这即是医学和社会的进步,也是社会出现高龄化而必然的现象与结果。

四、并发症

(一)术后精神失常

常在术后两天左右的清醒期之后出现精神错乱、谵妄、幻觉等,发生率约是老年伤者的10%左右。应设法杜绝外界刺激、选用能缩短ICU观察室停留及长期卧床的术式,扩大日常活动范围,由家人护理及术前用详细的说明来增强患者的应激能力等。

(二)深部静脉血栓

多在术后由静卧起床或步行等时发病,出现急剧的进行性呼吸困难及口唇发绀等,甚至发生休克。因此要求手术应限制在最小范围内,并在短时间内完成,减少对下腹部及髂部血管的牵拉,更应避免对深部静脉的损伤,防止瘀血。术后应利用深呼吸促进静脉血还流,少使用下肢静脉导管,抬高患肢,穿弹性袜子,在床上做下肢自动运动或被动运动,尽可能早日下床活动。

(三)呼吸道并发症

老年人术后常并发肺不张、支气管炎、肺炎、血气胸等。为防止肺功能失调,要求注意以下几点。

1. 胸椎手术尽可能自胸膜外进行;
2. 术中应多次扩张肺部;
3. 关闭胸腔时应留置导管;
4. 术后胸部 X 线照相证实肺扩张状态;
5. 积极施行以深呼吸为主的肺功能康复法;
6. 经常为患者变换体位;
7. 对肺活量及 PaO_2 低下明显者,术前应进行增加呼吸功能的物理疗法。

五、诊断

对老年伤者的诊断并无难处,主要是根据外伤后所出现的各种症状予以早期诊断,由于高龄者反应迟钝,表达能力欠佳,因此切勿大意引起漏诊,并争取在第一时间内进行影像学检查,包括 CT 及 MR 等。

六、治疗

(一)非手术疗法

每例患者均应先施以正规之非手术疗法,包括绝对卧床休息、脱水疗法、头颈部牵引等,并注意全身处理,包括以下措施。

1. 输液　越是上位脊髓损伤越容易出现低血压及心动过缓,更因肠管麻痹而易出现高钠、低钾血症。因此首先要求及早输液,并根据失血量进行相应输血。要考虑到加重脊髓水肿及对心脏功能的影响;输液量要包括高张利尿剂,以2000ml以内为宜,使其呈轻度脱水的状态为佳。

2. 呼吸处理　对腹胀肠鼓者需留置胃管及肛门插管,同时原则上用面罩或口罩吸氧。定时测定血气,动脉血 PaO_2 在8kPa(60mmHg)以下或 $PaCO_2$ 达6.5kPa(49mmHg)以上时,要进行气管内插管或气管切开,进行间断正压呼吸(IPPB)或持续性正压呼吸(CPPB)。同时要考虑到呼吸性碱中毒,氧气浓度适当。

3. 其他　要对高龄者易伴有动脉硬化性高血压、慢性呼吸器疾患或糖尿病等均应进行处理。前列腺肥大对尿路通畅的影响较大,可请专科医师协同处理。

(二)手术疗法

1. 术前全面了解全身状态　在确定手术前,需全面了解伤者全身状态,尤应注意心脏、血压、糖尿病及肝肾状态,有无手术及麻醉禁忌证;

2. 及早施术　一旦确定手术应及早进行,由于老年人多伴有骨质疏松症,对内固定选择要全面加以注意;

3. 手术减压彻底,术时短而有效　手术要求减压彻底,术时不应过长,术后应早日起床(笔者主张术后次晨即下地站立及行走);

4. 术后注意防治并发症　术后务必注意各种并发症,包括坠积性肺炎、深静脉栓塞及尿路感染等,早期起床是最为有效的措施。

(陈利宁　李也白　李雷　赵定麟)

第三节　无骨折脱位型颈髓损伤

一、概述

无骨折脱位型颈髓损伤,即所谓的"无骨损伤的颈髓损伤",按字义即X线片上不能确定有骨折、脱位存在的一群外伤性颈髓损伤,当然其中包含着各种病理改变,但这一类损伤却与有骨损伤的颈髓损伤之间有着显著不同的特点,在多年前就已被注意。

由于这一损伤的定义不够明确,加之各报道者收治对象有所不同,评定方法亦不一致。因对象不同,结果当然亦不会相同,加之评定方法的差异,其最终结果亦难以认可,因此有必要明确"无骨折脱位颈髓损伤"的定义。

定义如下:凡在一般影像学检查(X线)时无明显骨折、脱位及关节交锁等改变,却有明显之颈髓受损症状者谓之无骨折脱位型颈髓损伤。

但近年来由于CT、MR等广泛应用,对颈椎损伤的观察与判定更为清晰,因此对此组病例的认识将会出现新的见解。

二、发生机制

颈椎椎骨有损伤而脊髓却免于损伤,称之幸运骨折,反之,骨损伤不明显,却引起脊髓损伤,以及骨损伤与脊髓损伤的程度不平行已早有记载。早于 1854 年由 Bennett 对无骨损伤的脊髓损伤者进行了解剖学观察，其解剖对象是一例被丈夫踢伤头部后而四肢瘫的妇人，脊椎骨未发现异常，但观察到延髓之下的脊髓中央部有凝血块。在 Rotgen（1895）发现 X 线之前 36 年，无骨损伤的颈髓损伤已被注意到，并相继有许多报道。对此种损伤的发生的机制有以下诸种学说。

（一）反冲（recoil）说

长期以来人们都相信了 Bennet 的"反冲（recoil）"说法，即由于颈椎的强制性屈曲产生前方脱位，压挫了脊髓，而由于拮抗肌的挛缩，在一瞬间脱位又复原。

（二）椎间盘损伤说

Cramer & Mc Gowen 于 1944 年根据一尸检所见，提出了所谓"反冲（recoil）"现象，是从解剖学方面推测而实际上是难以发生的。他认为脊髓损伤的原因是由于椎间盘急剧向后方突出所致。

（三）脊髓牵引说

Barnes（1948）以向尸体硬膜腔内注入造影剂所做实验的结果，表明了若无椎间关节脱位，不致发生脊髓绞窄，而一旦脱位，若不经手法操作（manipulation）也不能自然复位。他强调过伸损伤容易在颈椎病基础上（高龄者胸椎后凸增强，颈椎被固定于代偿性前凸增强位），因此受到外伤时，由于颈椎失去活动而容易使前纵韧带及椎间盘断裂，若再过伸牵（拉）引，将会引发脊髓损伤。

（四）黄韧带向椎管内突出说

Taylor 及 Blackwood（1948）认为脊髓损伤多因颈椎过伸所致颈髓损伤，具体发生机制为：①椎间盘急性脱出；②过伸所致脊椎后方脱位，并自然复位。

Taylor（1951）以后从尸检及尸体实验得出下述结论，原来提出的后方脱位和自然复位并非本病发生的主要原因，而以黄韧带在伸展时的前凸更为重要。如前方有骨刺等因素时，脊髓受到来自后方的压迫危险更大。因高龄者已有变性的椎间盘突出、膨隆、骨刺等前方突出物，因而更易受到前方及后方的夹击而受损伤。

（五）后方滑脱说

Pening（1962）提出由于颈椎病性变化或椎管狭窄使脊髓周围的空隙消失，在过伸时黄韧带的前凸会导致椎体后方滑脱，脊髓被绞压在滑脱椎体的后下缘与下一位椎弓的前上缘之间，此时轻微的外力即可成为脊髓损伤的原因，这种看法现已被广泛认同。

（六）椎管狭窄说

Arnold（1955）指出与颈椎病同样，椎管狭窄对急性脊髓损伤的发生也具有重要意义，Epstein（1980）发现在椎管前后径 13mm 以下的颈髓损伤病例，尤其是在 10mm 以下高度狭窄者，更容易发生脊髓损伤，且其程度也重。

（七）椎体后方脱位引起不稳定说

Ueta 提出颈椎过伸外力作用时，与棘突或椎间关节等后方组织相撞而成为杠杆的支点，其牵伸外力作用于前纵韧带及椎间盘，当继续过伸时，上位椎体向后方移动，后纵韧带从下位椎体后方撕脱，向后方脱位的椎体下缘与下位椎弓上缘或与膨出的黄韧带之间夹击脊髓而产生脊髓损伤。过伸展外力消失后，颈椎又回到中间位时则椎体后方脱位消失或减轻，因而 X 线上判断不清损伤部位。此损伤与前方脱位同样，多出现于一个椎间关节。但目前尚属疑问的是如何解释损伤的部位以颈$_3$、颈$_4$ 为最多，根据中老年人多见这一事实，推测前纵韧带及椎间盘等因增龄、弹性降低而易损伤。此种椎体后方脱位引起的不稳定产生的损伤甚多,有的病例并无前纵韧带损伤,也无椎体后方脱位。

(八)小结

总之,本病发生的机制概括起来是以其特有的过伸损伤形式出现,并占损伤的大部分,其主要机制为过伸时黄韧带向前方凸出及椎体向后方滑脱,前纵韧带可断裂,并伴有椎间关节前方开口(断裂)和后方脱位,之后立即复位。而过屈所致的椎间盘急剧后突再自然复位也是另一种发病机制。

三、临床表现

(一)临床特点

1. 常见于有颈椎病变化的高龄者;
2. 多由较轻微的外伤迫使颈椎过伸所引起;
3. 以中心性颈髓损伤者为多;
4. 有椎管狭小的病理解剖状态;
5. 预后大多较好;
6. X线上无骨损伤,却有颈髓受损的神经症状。

(二)年龄、性别

1. 年龄　平均59岁,以60~69岁为高峰,而Hardy、木村等报道为50岁,亦有报道以50~59岁为高峰。

2. 性别　男性占绝对多数,约占85%以上。

(三)致伤原因及危险因素

1. 致伤原因　多数为交通事故、坠落、酒后跌倒时过伸,但外力作用似乎不甚强大,也有不少在走廊、公共汽车中摔倒,或步行中跌落沟中轻微外伤所致。以颈椎病的存在为主要背景,以过伸展时产生前后方向的脊髓绞窄为主要致伤机制,而前纵韧带及椎间盘损伤致椎间前方裂开和后方脱位与自然复位等也是其发病机制的另一环节。

2. 危险因素　多发于有颈椎病改变或后纵韧带骨化、椎间盘突出、黄韧带肥厚等,及致伤前有椎管狭窄(椎管前后径小于13mm)等颈椎异常的高龄者;或有发育性椎管狭窄者,其硬膜外缓冲间隙减小或者丧失。因此检查有无椎管狭窄及椎管内病变甚为重要。

(四)瘫痪类型

多为完全性四肢瘫型或为不全性四肢瘫型,后者上肢较下肢瘫痪严重,且下肢无瘫痪仅上肢瘫者亦较多。上肢瘫较重的原因可能是首先脊髓中心部有出血、坏死等不可逆性变化,继之水肿向周边部扩散,皮质脊髓束中向骶髓的纤维位于最外侧,由外向内依次为腰髓、胸髓、颈髓的纤维排列关系。

在中心性颈髓损伤中下肢可全无症状,临床上仅出现上肢神经学症状者称为上肢型,其不同于传统的以四肢症状并存的颈髓中心性损伤之四肢瘫。对上肢型,由于病变以水肿为主且病变部位局限于灰白质,预后良好。四肢型中,依受伤时颈髓损伤程度不同,其恢复过程及预后各不相同,有从急性期不全瘫(Frankel分类B、C、D)快速恢复的病例。亦有在急性期因脊髓休克发生完全瘫(Frankel A)而缓慢恢复的病例,而且ADL恢复的速度和程度亦因病例不同而异,与年龄、体力及有无并发症等相关。

四、临床经过

本损伤中大部分瘫痪为上肢重于下肢,尤其上肢远端更重,且可伴有膀胱、直肠的功能障碍。瘫痪改善的顺序是从下肢、膀胱直肠、上肢近端至远端。因为颈髓膨大大部切面上白质的锥体束、脊髓丘脑束、后索等神经纤维排列是从外向中心依次为骶髓、腰髓、胸髓及颈髓之顺序,并由脊髓前动脉供应脊髓前2/3的血液,后1/3则由脊髓后动脉供应,白质主要从包围其周围的软膜层接受营养,灰白质则由中心动脉接受营养。故在前后方受压后脊髓前动脉系统缺血而明显影响灰白质,再加上灰白质结构上的脆弱性使其压迫的应力集中,并影响其氧的消耗量,使颈髓中心部的灰白质易于产生损伤。颈髓横断面的标本中灰白质的出血及坏死变化较明显,且白质内侧亦有破坏、出血、水肿,越接近中心部则越严重。在头尾侧方向会波及数个节段,其范围随离开主病变部而逐渐缩小。

五、基础疾患

椎间盘高度退变后的颈椎病、并发 OPLL 或先天性椎管狭窄等原有病变对无骨损伤性颈髓损伤具有重要作用,例如椎管狭窄而使对外力起缓冲作用的蛛网膜下腔容积减少而丧失作用,并易出现颈髓损伤。Epstein、米山等报道中亦指出椎管前后径越小,损伤程度越严重。Hughens 等指出颈椎病时颈椎过伸易因颈椎活动丧失,而使外力集中于活动的椎间隙,致该水平的脊髓受到巨大负荷(压应力)。在此情况下,OPLL 具有同样作用,此外椎间盘突出亦为发病基础疾患之一。

六、诊断

(一)神经影像学检查

依据前述之临床症状对本损伤的判定多无困难。

(二)影像学检查

颈椎平片及动力侧位像确定颈椎有无椎节损伤征,再由 MR 确定责任病灶及脊髓受压(损)状态,CTM(CT 脊髓造影)亦可选用,但检查中易使难以保持颈部安静的高龄者之症状加重。

七、治疗

过去对无骨损伤的颈髓损伤多采取保守治疗,而现在对 MR 上有明确脊髓压迫及颈椎动态拍片中有不稳定者则主张进行积极的外科治疗。影像学上发现前纵韧带断裂则为不稳定因素,混有前方脱位而自然复位的病例亦明显存有不稳定,术中见前纵韧带断裂者多合并间盘破裂。MR 有助于了解包括前纵韧带在内的软组织损伤,Royarigi 等报道 57% 存有椎管软组织损伤。由于过伸可致前纵韧带信号异常,而屈曲损伤可引起颈后部信号异常,由此证明 MR 对本损伤诊断的重要性。颈髓损伤急性期行颈椎动态摄影也会使症状恶化,但在确定颈椎不稳定性的有无及决定治疗方针时颈椎动态摄影又是必须检查的项目。因此,强调做此项检查时必须有医师陪同,并在前后屈伸颈部时要特别慎重。现在在专科医院则将颈椎动态摄影定为常规检查项目之一。

影像学发现颈椎不稳定及有脊髓压迫时,为防止迟发性神经障碍及脊柱变形,或以早期离床重返社会为目的时,可选择手术治疗。

单纯 X 线拍片上无骨损伤而有颈髓损伤的情况并不少见,尤其日本文献。满足在颈髓损伤 142 例中发现有 60 例(42%),木村报道 147 例中 65 例(44%)。今井 189 例中 114 例(60%),即约半数病例为此类损伤。

(李也白 李 雷 陈利宁 赵定麟)

参 考 文 献

1. 饶书诚, 宋跃明. 脊柱外科手术学（第三版）. 北京: 人民卫生出版社, 2006
2. 沈强 赵定麟 Gunther SCHLAG. 颈髓段下行传导束诱发电位动物模型研究 第二军医大学学报 2000年21卷7期
3. 宋海涛, 贾连顺, 陈坚, 陈哲宇, 沈强. 大鼠脊髓损伤后腓肠肌GDNF基因表达及意义 中国骨伤 2001年14卷8期
4. 肖建如, 魏运栋, 陆永坚, 侯铁胜, 赵定麟. 血小板活化因子在颈髓损伤后线粒体功能损伤中的作用 中国病理生理杂志 1999年15卷8期
5. 张秋林, 赵定麟, 侯铁胜. 脊髓损伤后内源性保护和修复因子的研究进展 中国矫形外科杂志 2000年7卷1期
6. 张颖, 袁文. 急性脊髓损伤临床研究进展［J］. 中华创伤杂志, 2007, 23（10）
7. 赵定麟, 李增春, 刘大雄, 王新伟. 骨科临床诊疗手册. 上海, 北京: 世界图书出版公司, 2008
8. 赵定麟, 王义生. 疑难骨科学. 北京: 科学技术文献出版社, 2008
9. 赵定麟, 赵杰, 王义生. 骨与关节损伤. 北京: 科学出版社, 2007
10. 赵定麟. 脊柱脊髓损伤研究的现状［J］. 中华创伤杂志, 2008, 24（10）
11. 赵定麟. 正确对待无症状退变性颈脊髓受压［J］. 中国脊柱脊髓杂志, 2009, 19（1）
12. 周许辉, 贾连顺, 袁文等. 高位颈髓损伤后副神经移位膈神经后的膈肌组织学观察［J］. 中华创伤杂志, 2007, 23（10）
13. Akhaddar A, Boucetta M. Images in clinical medicine. Dislocation of the cervical spine. N Engl J Med. 2010 May 20; 362（20）: 1920.
14. Easter JS, Barkin R, Rosen CL, Ban K. Cervical spine injuries in children, part II: Management and special considerations. J Emerg Med. 2010 May 19.
15. Ginis KA, Latimer AE, Arbour-Nicitopoulos KP. Leisure time physical activity in a population-based sample of people with spinal cord injury part I: demographic and injury-related correlates. Arch Phys Med Rehabil. 2010 May; 91（5）: 722-8.
16. Gupta R, Bathen ME, Smith JS, Levi AD, Bhatia NN, Steward O. Advances in the management of spinal cord injury. J Am Acad Orthop Surg. 2010 Apr; 18（4）: 210-22.
17. Houghton PE, Campbell KE, Fraser CH. Electrical stimulation therapy increases rate of healing of pressure ulcers in community-dwelling people with spinal cord injury. Arch Phys Med Rehabil. 2010 May; 91（5）: 669-78.
18. Pooyania S, Ethans K, Szturm T. A randomized, double-blinded, crossover pilot study assessing the effect of nabilone on spasticity in persons with spinal cord injury. Arch Phys Med Rehabil. 2010 May; 91（5）: 703-7.
19. Tsai JC, Chang WY, Hsueh IH. In-patient medical resource utilization for high-level cervical spinal cord injury without bone fracture in Taiwan. Spinal Cord. 2005 Jul; 43（7）: 426-33.
20. Zidek K, Srinivasan R. Rehabilitation of a child with a spinal cord injury. Semin Pediatr Neurol. 2003 Jun; 10（2）: 140-50.

第二章　特殊性脊髓及脊髓血管损伤

第一节　触电性脊髓损伤

一、概述

随着文明社会的电力开发及电气化的普及，触电事故也在增加。机体受到高压电流后引起深部组织重度烧伤。脊髓与电流的传入、传出部位无直接关系，且亦可无脊柱损伤，但是却可以出现特异的脊髓损伤。

电流直接流入脊髓，因其产生的热可引起蛋白分子变化而出现组织坏死。电本身对细胞的影响如同放射线照射，同样可引起结构上、生物学上的变化，经过一定潜伏期后而出现脊髓受损症状及相应体征。电流通过部位的小血管破裂、血栓形成及继发之血行障碍等病理生理与病理解剖改变，目前认为此种变化具有重要意义。在脊髓之病理学上可发现脊髓肿胀、坏死、点状出血、前角细胞脱落、空泡变性及髓鞘变性等一系列改变。

二、症状

除触电的一般症状及心理障碍表现外，涉及脊髓损伤引起的症状可分为伤后即刻性及迟发性两种。

1. **伤后即刻性症状**　受伤后 24h 以内出现的肌力低下、异常感觉、站立困难及四肢无力等异常表现。大多在数小时内逐渐减轻，亦可持续数日缓慢消退。

2. **迟发性症状**　指触电后经过数日至两年的潜伏期才出现脊髓受累症状，其特征是运动障碍明显重于感觉障碍，并呈上行性截瘫，甚至四肢瘫。后期则出现肌萎缩性侧索硬化症，或呈现与横断性脊髓炎相类似的表现；一旦发展到此阶段，则难以恢复，多成永久性改变而丧失正常生活及工作能力。

三、诊断

触电后即出现于急性期的各种症状时，诊断多无困难，明确诊断主要依据以下特点。

1. **电击伤史**　包括各种场合与电接触史及被雷电击伤史等均应详细询问，电压愈高，致伤概率愈高，我国电压为 220V（国外多为 110V）。

2. **全身症状**　最早为精神及心理障碍所产生的情绪不稳、恐惧、焦虑等，视电压高低、持续时间长短及导电状态等不同全身可表现各种表象与器官受累症状等。

3. **神经症状**　伤及脊髓之病例，则出现脊髓受刺激及受损害所致的轻重不一症状，主要表现为肌力低下、四肢麻木及感觉异常等，重型者则可出现截瘫或四肢瘫等表现。

四、治疗

首先要脱离与电源接触，要求现场人员立即采取切断电源等有效措施，包括用绝缘工具挑开电线等。在中断受伤者与电源的接触前提下，采取相应之各种急救措施，包括对窒息者进行人工呼吸或口对口呼吸等。

因触电性脊髓损伤的病理解剖改变主要是脊髓实质受损后所产生的可逆性与不可逆性病理改变。对于前者，主要采取传统的非手术疗法，包括地塞米松、神经滋养剂及活血类药物等，均有疗效。但严重、不可逆转性损伤则难以恢复，除非伴有骨折等致压性改变，手术疗法一般无效。

（李 雷　李也白　陈利宁　赵定麟）

第二节　医源性脊髓损伤

一、概述

医源性脊髓损伤之关键是预防，一旦发生终将产生各种不良后果。首先是在临床上颈椎推拿或推搬所致的四肢瘫病例近年来不断发生。其次是全麻下对腰椎间盘突出疾患者的重手法推拿、大重量器械牵引，甚至有在机械牵引的同时，施术者以全身重量踩于患者腰背部等均可造成截瘫。第三是对胸椎椎管狭窄减压及脊柱侧弯矫正术后所发生的截瘫亦非少见。第四是脊柱脊髓外伤后不全性截瘫的患者在搬运或手术后由于体位不当、血管原因或手术技巧等因素致术后可发生脊髓损伤加重，麻痹平面上升，甚至变成完全性瘫痪。此外，颈椎椎管狭窄、颈椎后纵韧带骨化等手术造成脊髓损伤者亦屡见不鲜。因此，必须提高警惕，避免医源性脊髓损伤的发生。

针对颈椎病、后纵韧带钙化等脊髓受压症的减压手术已广泛开展，并在不断普及。要牢记这类手术会发生医源性脊髓损伤的危险。一旦发生，则会给患者带来严重后果，应了解并掌握何时发生，怎样发生及如何才能避免发生。

医源性脊髓损伤可以发生于疾病的诊断、治疗及术后诸多环节，但以手术中或手术后最为多见。因此在脊柱相关疾病的诊疗过程中要明确注意事项并做好危险因素的处理。

二、诊断过程中发生的原因

（一）脊髓造影术中

常见于以下两种情况。

1. 因强制于伸展位所引起　俯卧位下将颈部采取中立位至伸展位可以发生脊髓损伤。对因疼痛难以俯卧位的患者，如强行俯卧位并过伸颈部可使四肢瘫加重，亦有在盐酸氯胺酮麻醉造影醒后四肢瘫加重者。颈椎处于伸展而有强烈头痛时，即出现钳夹（Pincer）机制，此为受压颈髓的防御性信号，如无视这些信号而继续进行造影及麻醉，则非常危险。

2. 造影剂误入所致　在实施间盘造影时，因目测误差，进针深而直接刺入颈髓，如果患者清醒，则马上注意到异常感受，此时多为一过性轻瘫。亦有将下腰椎穿刺做成上腰椎穿刺，造影剂上行而引起截瘫者。

（二）因硬膜外腔操作所致

插入硬膜外腔的电极可致颈髓直接损伤。由于术中监控或者是出于各种目的植入到颈部硬膜外腔的电极，即使是管理人体安全系统人员操作也难以避免脊髓损伤。这种情况在椎管狭窄的情况下尤易于发生。另外，由椎板下穿钛镂、钢丝亦可致瘫痪，椎板成形术时插入线锯之钢丝也有同样的危险。

三、源于麻醉过程中脊髓损伤原因

（一）插管时颈椎过伸所致脊髓损伤

某些经验不足的麻醉科医师在施行颈部过伸气管插管常会发生脊髓损伤。因此术前术者应充分告知此类危险。在责任判定时，如果是腹部手术，不会认为是术者的责任，如果是颈椎手术，则无疑会归罪于术者，因此，术前必须向麻醉师说明要求。

（二）低血压所致脊髓损害

应反复强调，术中及术后的低血压会使脊髓，尤其是颈髓障碍加重。收缩期血压长期处于10.7kPa（80mmHg）状态的全身麻醉，会使局部受压脊髓出现血流障碍及病变加重，Homma曾报道过一例血压低未能及时采取措施而在术后出现四肢瘫的病例。

四、术中发生脊髓损伤原因

（一）前路手术

1. 移植骨插入过深或坠落　椎体的大小与植骨片的大小失衡时，特别是椎体较小或是切骨过多时，植骨片可因太小、太长、植入时倾斜及脱落而压迫脊髓，此在临床上最为多见，应予重视。

2. 在未减压情况下行植骨术　以前曾认为不解除压迫，仅进行固定，依靠致压骨的吸收而改善瘫痪，但实质上不解除颈髓压迫而行前路植骨固定术，尽管未在椎管内操作，仍可出现颈髓障碍。其发生机制可能与无骨折脱位而发生颈髓损伤的原理相同（术中操作时过伸或过屈），应予以避免。

3. 后纵韧带骨化灶摘出顺序错误　从前路摘出胸椎的钙化灶时应从水平方向进行，这是钙化灶前路摘出手术时安全操作要点之一。但如果前路减压是从骨化灶的尾侧摘出，由于减压处脊髓膨胀而遮挡住剩下的骨化灶，此时可因视觉不良及操作失误而造成。

4. 手术器具所致的脊髓损伤　不难想象，小心操作就可避免。前路减压植骨固定与后路减压虽有不同，盲角较大，许多地方需凭手感，因此必须注意手术器械所造成的损伤，特别是在脊髓表面进行气钻操作，用椎板咬骨钳深部切骨等均易误伤脊髓。

5. 术中颈椎过伸　有报道在俯卧位行下腰椎手术时发生颈髓损伤的个案，当术中如颈椎处于伸展位，在颈椎有后凸畸形时行前方减压时也会发生。后凸畸形下颈前部手术操作难以进行，最好先行矫正。全麻下颈椎已经伸展，由于钳夹（pincer）机制或椎体向后方滑动，在减压或矫正术中也可发生瘫痪。做白内障手术所发生的颈髓损伤病例即是典型的代表。有致压物之脊髓病时应先解除压迫，再进行畸形矫正术，同时施术时，需安排好手术的前后顺序。

（二）后路手术

1. 缺乏"同时减压"的概念　颈椎后路减压手术时用咬骨钳等切除椎板时，减压部位的脊髓由于膨出，并被尚未切除的椎弓所绞扼而出现瘫痪（图3-6-2-2-1）。为防止这一情况，采用高速气钻同时切开减压部位的全椎板，使减压部位的脊髓在同一时间全部膨胀而"同时减压"。目前仍有不了解或不重视"同时减压"这一基本概念的术者，如仍然采取逐个切除椎板的办法，将会再次发生这种瘫痪。

2. 器械直接损伤

（1）气钻杆前端的损伤　这是大家都熟知的危险因素，高速转动的不锈钢杆前端，易损伤硬膜、脊髓，虽然钻石杆可降低风险，但仍不能完全避免，碰撞到一定强度椎板时，仍会损伤脊髓。因此许多人都很小心仔细地操作使用其前端。如在将其移动过程中将周围软组织卷入的瞬间仍将会误伤脊髓。

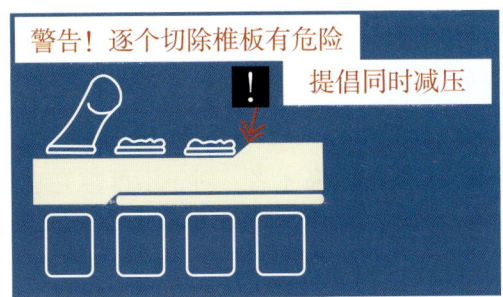

图 3-6-2-2-1 "同时减压"概念示意图
逐个切除椎板残留的椎弓缘可使减压部位膨出的脊髓绞扼而出现瘫痪，主张"同时减压"

（2）气钻杆前端脱落　即使注意到，有时亦会发生，气钻的手动部位正是右手握持拇指按压的部位，正在旋转的杆瞬间飞出，如正巧碰到暴露的脊髓，则必然误伤，此种情况常有发生。

（3）超声波骨刀　为避免上述高速旋转气钻所造成的危险，研发了超声波骨刀，它可切断骨组织，理论上切不断软组织，原理上为振动而不会有气钻样旋转和移动，不会将软组织卷入。但其与气钻不同是切骨速度慢，因此在使用时需对前端加以按压，此时会产生高热而烧焦软组织。前端平面沿直角方向活动不会损伤软组织，平行活动则会像剃须刀那样将软组织切断。在使用超声刀行棘突纵切椎管扩大成形术时要注意避免脊髓损伤。

3. 椎管扩大成形术时的脊髓嵌卡　已有报道，椎管扩大成形术将棘突纵形劈开时向后方移动的脊髓会出现嵌卡而致脊髓损伤。此种情况均发生在椎管前方有占位性致压物病例，尤多见于颈椎病患者。

4. 减压后脊髓缺血再灌注损伤　这不仅限于后路减压，前路减压也会发生。虽然顺利地完成手术并无造成颈髓损伤的失误，但清醒后却发现四肢瘫痪。其发生率不足 1%，立即行 MR 影像检查，可发现脊髓肿胀及脊髓内信号强度变化而无直接原因所见。有报道重症的术后四肢瘫恢复后成典型的 C_5 瘫痪症。其产生机制与上肢瘫同样为减压脊髓的再灌注性损伤，目前对此种现象尚未被广泛认识；其原因不清，无法完全预防。

五、术后发生的脊髓损伤

有些患者在麻醉清醒后并无颈髓损伤，但其后逐渐出现迟发性损伤，其原因可能有如下几个方面：

（一）血肿形成

前路手术会发生，后路椎板切除减压和椎管扩大成形术也会发生，多见于术后当夜（占 6% 以上）或几天内发生。由于诊断标准不够清晰，以致处理不及时而可延误治疗时机。对血肿应尽早清除，否则难以恢复。

（二）椎节不稳

对伴有局部不稳定的致压病例仅行减压术而未恢复椎节的稳定与高度，反会加重症状，因此，对颈椎病或 OPLL 患者在行减压术同时务必予以前路或后路固定。

（三）C_5 瘫痪

后路减压术后的患者约 7% 左右可发生上肢瘫痪。以往认为是神经根障碍，是因压迫解除后产生了自由基等有害物质所形成的再灌注性损伤。术后出现四肢瘫之轻度脊髓损伤病例近半数可自然恢复，预后相对好。但亦有 1/3 不能完全恢复者，因此前景不容乐观。

（四）扩大椎管的塌陷

颈后路椎管扩大椎管成形术术后，如开门（单开门或双开门）之椎板或人工遮挡材料整体塌陷至椎管内，即所谓的"再关门"，则会压迫颈髓，并出现脊髓损伤。Homma 报道，在颈椎后凸较重的手足徐动型脑瘫患者中，在椎管扩大成形术正常出院几个月后，有 3 例发生了四肢瘫。

（五）椎管扩大术后再次狭窄

除"再关门"外，利用陶瓷人工骨做椎管扩成形术几个月后的病例,有可能在术后脊髓症状曾有所缓解,但又重新出现症状,并加重之,这是由于充填的人工骨附着于棘突的前端被逐渐吸收而使椎管又重新狭窄;亦有可能因骨痂形成过多。此时应行 CTM 可确定诊断,MR 水平像上较难做出判断。

六、结束语

脊髓减压手术,特别是颈髓的减压手术已经司空见惯,医源性瘫痪的悲剧也正不断地上演。因此,要了解其发生的机制及发生的时机,尽量予以避免。脊髓监测的作用非常局限,术中手术显微镜的应用是预防脊髓损伤的措施之一。医务工作者应该经常不断地分析学习能够发生医源性脊髓损伤的种种原因,包括颈部姿势、麻醉、全身处理及手术技巧等,做到精益求精。在出现医源性脊髓损伤后,应多方面分析原因,汲取教训,不应一味地责备术者。对于不可避免地会发生脊髓损伤的病例,应事先做好沟通与协商,以避免麻烦及医疗纠纷。

七、治疗

主要依据致伤原因进行处理,请参阅本书相关章节。

（严力生　陈利宁　罗旭耀　赵定麟）

第三节　脊柱脊髓火器伤

一、概述

非战争时期火器伤十分少见,但近年来有散发,并逐年增多。因此作为外科医师,仍应对其全面了解,以备意外情况下的急需。

脊柱脊髓火器伤,是指子弹的洞穿伤或是弹片所致脊柱骨折,虽多属稳定性损伤,但伤情严重;主要由投射物直接损伤或其冲击压力波及高温所致损伤,极少发生骨折片直接致伤脊髓。其与因脊柱骨折或脱位导致脊髓直接受损之闭合性脊柱脊髓损伤完全不同,后者大多属于不稳定性损伤。因此,两种损伤类型的处理重点亦完全不同。

二、发生率与死亡率

（一）发生率

脊柱脊髓火器伤在既往历次战争中的发生率并不很高,为 1.9%~12%,但随着战争中大规模杀伤性武器的应用及社会上枪支管理的疏漏,不论战时还是平时,脊髓火器伤在日渐增多,逐渐上升至脊髓损伤发生原因的第三位甚至第二位。临床医师对此应有足够重视。

（二）死亡率

早年由于伤后截瘫合并症多,且常合并有胸腹部脏器损伤,病情较严重,加之当时救治水平有限,死亡率高达 47%~80%,后来由于救治措施改善、早期抗休克及应用抗生素等,死亡率降至 10% 以下。

三、损伤特点

由于脊柱脊髓火器伤的损伤机制与一般性脊柱脊髓损伤完全不同,故其损伤特点亦较特殊,分述于下。

（一）伤口及伤道

由于弹丸或弹片的穿透、震荡及挫伤作用，贯通伤一般可见有明确的进口与出口，其中弹丸伤者入口通常较小，可仅为1cm左右，而出口则可大数倍或十数倍之多，近距离伤者，入口处皮肤颜色有改变，呈黑色烟熏状。弹片伤则相反，入口很大，组织撕裂伤明显，因其穿透力弱而出口较小。临床医师可依据入口和出口之关系来推测伤道的方向，进而判断弹丸或弹片经过的软组织及损伤脊柱脊髓椎节的大致序列。如为盲管伤则无出口，异物常存留于体内，需通过拍摄X线片和CT来确定异物存留的位置，并推断椎节损伤水平（图3-6-2-3-1）。

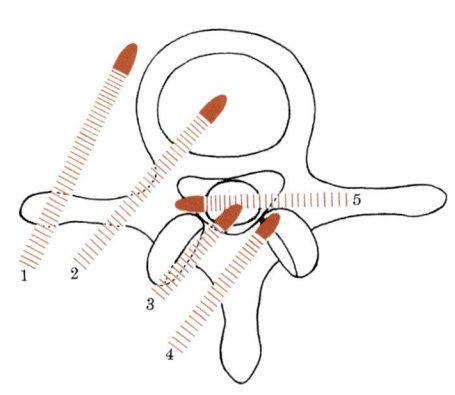

图3-6-2-3-1　弹丸伤弹道示意图

（二）各脊柱节段发生率与其长度相关

脊柱脊髓火器伤在颈、胸、腰椎发生率较一般闭合性损伤有所不同，主要与各脊柱节段的总长度相关。胸椎12个椎节，长度最大，故发生率亦最高，颈椎虽有7节，而腰椎只有5节，但颈椎椎体较小，其总长度短于腰椎，故发生率较腰椎为低，而骶椎的发生率最低。具体损伤部位无规律可言，多为同一或多个椎节的多处骨折，包括椎板、椎弓、椎体、关节突、棘突及横突等解剖部位均可发生，亦可仅为椎旁软组织损伤，而并不累及脊柱的骨性结构。

（三）脊柱稳定性相对较好

脊柱脊髓火器伤，一般无矢状位、冠状位或旋转脱位，椎体粉碎者也极少，脊柱稳定性维持较好，偶可发生后期不稳定者，可考虑行融合手术。

（四）完全截瘫发生率高

脊髓火器伤中完全截瘫多，近距离（10m内）射击实验表明，全瘫的发生率可高达80%左右。而实际战伤时虽不可能像试验模型那样近距离致伤，但完全截瘫率一般亦超过50%。实验观察结果表明，弹丸质量高者，造成完全截瘫比例亦较高，而远距离损伤，弹速减慢，多发生不全截瘫。脊髓震荡、四肢瘫等其他类型脊髓伤较为少见。

（五）伴发伤多

如前所述，由于脊柱脊髓火器伤多发生在胸椎与腰椎，而胸椎与腰椎分别被包围在胸腔及腹腔之中，故常伴发胸腔或腹腔脏器损伤，如血胸、气胸、肠穿孔、腹膜后血肿及实质脏器损伤等。此外还可伴发颅骨骨折、锁骨骨折、骨盆骨折或肩胛骨骨折等少见损伤。如为胸、腹脏器伤或颈部大血管伤，则需紧急处理。

四、诊断

（一）概况

根据伤者之明确受伤史，结合临床查体，脊柱脊髓火器伤诊断并无困难。但正如损伤特点中所述，其并发伤较多，且有些并发伤如张力性血气胸或气胸、腹部大血管损伤、空腔脏器损伤或实质脏器破裂出血等，情况较为紧急，需尽快处理，以挽救生命。由于脊髓损伤后需要尽快确定截瘫平面，以利早期采取相应措施，最大可能挽救残存之神经功能，因此强调要全面检查。

（二）快速全身查体

快速检查患者的神智、意识、呼吸、脉搏、血压等一般情况后，重点应放在颈、胸、腹等部位，观察有无颈内动脉、静脉及锁骨下动脉伤，伤口有无渗血,有无张力性气胸,心界是否扩大或缩小,有无腹痛、腹胀及板状腹等腹膜刺激症等,对于怀疑伴有腹部损伤者可行腹部穿刺检查。

(三)神经系统检查

对意识清楚、头颅等重要脏器无损伤者,重点应检查脊髓神经功能。

1. 感觉　主为痛触觉、温觉及深感觉,并依据减弱或消失的部位来确定截瘫平面,此外,肛周及会阴部痛触觉亦应详细检查。

2. 运动　仔细检查记录四肢所有肌群及肛门括约肌之肌力。

3. 反射　包括肱二、三头肌腱反射和桡骨膜反射、腹壁反射、提睾反射、膝跟腱反射及肛门反射、阴茎海绵体反射等。病理反射包括 Hoffman's 征、Babinski's 征及髌、踝阵挛等。

根据上述检查,以感觉减退、肌力Ⅲ级或以下者为截瘫平面。肛门周围无感觉,肛门括约肌无主动收缩者为完全脊髓损伤,肛门括约肌有收缩或有感觉者为不全脊髓损伤。

(四)影像学检查

1. X 线　应常规检查。在实施中可根据伤口位置、伤道走行、胸腹部症状及截瘫平面等确定 X 线检查的范围,由于伤道可能走行折曲,或只有入口而无出口,有异物存留,摄片范围应适当放大,以免遗漏。

2. CT 与 MR　有条件者应争取检查,CT 可显示胸腔脏器伤,亦可显示椎体伤,MR 可清楚显示脊髓损伤情况,对诊断及判断预后有重要参考价值。

五、治疗要求

尽早快速、有效救治。

(一)常规救治程序及措施

1. 急救　高位颈椎脊髓火器伤,常引起呼吸困难,需要进行辅助呼吸。有颈部血管、胸腹部脏器损伤者,根据实际情况,进行结扎止血、抗休克等急救处理。

2. 搬运　需采用担架搬运,火器性脊髓损伤发生截瘫的患者,搬运的方法与闭合性脊柱脊髓损伤相同,多数脊柱火器伤脊柱稳定性尚可,搬运时一般不会加重脊髓损伤。对脊髓火器伤患者,应迅速输送到有救治条件的医疗单位,并做好途中生命体征的监护。

3. 清创　火器性损伤伤口均为污染伤口,常有细菌带入,加之伤道中有挫灭坏死组织,更易于引起或加重感染,需早期予以清创。脊柱与脊髓的火器伤亦不例外,但由于脊柱及脊髓位置较深,伤道方向也不尽相同,因此,对不同情况,清创术要求亦有所差异。

(1)入口或出口位于背部脊椎者　伤道穿过脊椎或椎管的脊髓伤者,可选择背部切口,探查脊椎损伤情况,切口可经过伤口,同时切除创缘。如伤口离脊柱中线较远,则伤口行常规清创后,另选择正中切口探查脊椎损伤情况。

(2)椎管内有异物存留,伤口不在背部者　经X线检查证实椎管内有骨折片或异物存留于椎管中者,于背部选择切口探查椎管,伤口则另行清创。

(3)椎体骨折合并脏器损伤、伤口不在背部者　在行胸腔或腹腔清创及脏器处理同时,清除椎体骨折碎块及异物,火器伤口则另行清创。

(4)合并截瘫者　依据伤口位置、弹道方向及影像学检查,判断椎管、椎板及椎体有无骨折脱位等,如有明确之椎管内损伤,应彻底清创,伴有骨折脱位者,需予以复位并临时固定。如果仅为棘突骨折,弹道未直接穿过椎管,只行伤口清创即可,不必进行椎管内探查,以防止造成椎管内感染。

(5)弹道通过胸腔、经椎管外以冲击波形式损伤脊髓,但胸腔损伤不需要清创与探查者　此种情况视伤口软组织情况而定,如胸壁伤口有污染及撕伤较严重者,应予以胸壁软组织清创,如果伤口很小,撕裂较轻,可不清创,冲洗、消毒后直接缝合伤口即可。

六、脊柱脊髓清创术的要点及术后处理

软组织伤口的清创,与一般清创术要求相同,不再赘述,以下仅介绍脊椎及脊髓的清创术要点:

(一)脊椎骨折的清创

棘突、椎板或关节突的骨折,需通过后方切口施行清创。对于游离骨片,可予以摘除。而与软组织相连的较大骨片如来源于关节突者,应予保留;如来源于椎板,因复位后有下陷压迫脊髓之忧,则可以予以摘除。如有必要探查脊髓有无损伤时,需行椎板切除。而位于前方之椎体骨折块,后切口不能顾及,对于游离碎骨折块者,可通过胸腹腔脏器的探查切口予以取出,如胸腹腔本身不需探查,则椎体骨折块亦可任其留于原位,不必特殊处理。

(二)切除椎板探查椎管

原则上只要弹道累及椎管,和(或)椎管内有碎骨片或异物者,表明椎管已遭受污染,就应切除椎板行椎管探查并彻底清创,去除凝血块、碎骨片、异物及坏死组织。术前 X 线片证实椎体后缘存在骨折且骨折块进入椎管者,亦应切除椎板进行探查。不全截瘫进行性加重或伴有神经根疼痛,有受压症状者亦应予以椎板切除、探查椎管。

(三)切开硬膜探查脊髓

应根据硬膜是否破裂而定。凡硬膜破裂者,应予切开、探查脊髓,然后缝合硬膜。有硬膜缺损者,可取椎旁筋膜覆盖。如硬膜未破裂,则不必切开硬膜,以免将椎管内污染带入蛛网膜下腔,发生脑脊膜炎,甚至脊髓炎。需要强调的是,对脊髓损伤的处理,应仅限于清除已液化、坏死、游离或脱落的脊髓组织,不能将正常的脊髓组织去除。

(四)马尾损伤的处理

马尾不完全损伤者,可清除血块及碎裂的马尾,缝合硬膜。如马尾完全断裂,其处理则比较困难,对于闭合性断裂,伤后早期应争取予以缝合或进行马尾移植。但在火器性损伤,处理则较棘手,因为伤口污染严重,缝合或修复马尾有感染之可能,但如留待以后处理,又恐造成粘连,处理更加困难。较安全而积极的办法为清创缝合硬膜,同时应用大量有效抗生素,伤口延期缝合,7~10 日后再次手术修复马尾,此时马尾粘连尚不严重,修复可能性较大。

(五)异物的处理

椎板外及椎管内异物,可于清创的同时予以取出。留在椎体中的异物,如手术摘除需要进入或干扰椎管时,多可将异物留置于椎体内,不必取出。

(六)术后处理

1. 防治感染 根据伤口污染细菌情况,应用有效之广谱抗生素防治感染,特别是硬脊膜破裂者,需应用有效、足够量的抗生素,以防治脑脊膜或脊髓发生感染。

2. 卧床休息 视脊椎损伤情况不同而异。对于棘突骨折、关节突骨折或椎体骨折无脱位者,需卧床 4~8 周,至骨折愈合。对椎体洞穿伤,椎板骨折已行椎板切除、无关节突骨折者,卧床 3 周软组织愈合即可。

3. 伤口处理 除硬膜缝合外,伤口开放引流 1~2 周,再视伤口清洁程度,行延期缝合或二期缝合,关闭伤口。

七、特殊情况处理

(一)火器性脊髓损伤的处理

经手术探查,证明脊髓已完全断裂者,其神

经功能恢复希望渺茫，重点应放在后期康复治疗。而如果脊髓尚完整或椎管未受损，但临床及CEP检查为完全性截瘫者，应针对脊髓损伤进行积极有效治疗。如无创面渗血及内出血，可注射东莨菪碱类药物，有条件及伤者全身情况允许时，应及时予以高压氧及脱水治疗。脊髓切开并局部冷疗虽是有效的治疗方法，但清创手术未探查椎管时，不宜采用，即使已探查椎管，又因成为开放伤口，亦不适用。如待伤口愈合后再采取上述措施，则为时已晚。因此，这些治疗方法的应用，常受到伤后当时条件的限制。此外，激素的应用，需视伤口及全身情况，无加重感染可能时，可予以应用。

（二）不完全性脊髓损伤的处理

此类脊髓损伤，多系冲击波震伤，椎节稳定，无持续致压物存在，一般不必进行椎管探查。其神经功能多可逐步得以恢复，而非进行性加重。而对较重的不全截瘫，仍可按照完全截瘫使用药物进行治疗。

（三）药物治疗

主要为稳定神经细胞，减轻神经水肿，保护并促进脊髓功能恢复的药物如甲强龙（MP）等的应用，其具体用法可参照本书脊髓损伤的相关章节。但是，也有研究表明大剂量MP治疗脊髓火器性损伤较未用者并无明显疗效。

（四）椎管异物存留的处理

椎管内存留之子弹或弹片异物是否取出应当根据脊髓功能是否可恢复而定，胸椎段损伤常导致完全截瘫，子弹取出意义不大，而在胸腰段特别是胸12以下已无脊髓存在，主要是马尾及神经根，不论全瘫或不全瘫，均有望改善神经功能，所有异物均应取出。由于脊髓火器伤后3~10天中水肿最为严重，即使有取出异物指证，亦应选择在48h内或2周之后，如神经损伤症状进行性加重或有感染迹象，则应及时手术探查。取异物手术之前，应静脉给予抗生素预防感染。

八、主要并发症及处理

脊柱脊髓火器伤的并发症包括火器伤相关并发症和截瘫后相关并发症，后者如肺部感染、泌尿系感染、压疮等，与闭合性脊髓损伤者相同，本节不再赘述，以下重点论述与火器伤有关的主要并发症的处理。

（一）感染

1. 伤口一般性感染　由于火器伤的伤口本身均为污染伤口，如果清创时未完全清除挫伤区的缺血组织、伤口内残存坏死组织或者术后引流不畅等，常容易造成伤口感染，其治疗措施主要为全身应用有效抗生素，并改善营养；局部保持通畅之引流。

2. 波及脊椎之感染　如背部伤口引流充分，则棘突、椎板、关节突的感染发生并不多。引流不畅，则增加了脊椎感染的可能，棘突或椎板感染者，应予充分引流，形成死骨者，应予以摘除。椎体或椎间盘感染多因椎体骨折或异物存留，清创不彻底所致。表现为脊椎疼痛剧烈，不敢翻身活动，即使轻轻触动患者床铺亦可激发剧烈疼痛，可伴有神经根刺激之放射样痛。局部叩击痛明显，体温不恒定。实验室检查白细胞总数及中性粒细胞均增加，血沉增快。治疗上注意卧床休息，如脊髓功能有恢复，臀骶部恢复知觉者，可行石膏固定，同时应用有效抗生素3~4周以上。

3. 深及椎管内之感染　椎管内坏死组织或异物未完全清除者，有椎管内感染的可能，椎板及关节突骨髓炎亦可能将感染带入椎管内。椎管内感染可成为硬膜周围炎或脓肿，其特征表现为神经疼痛，如在截瘫平面以上出现根性痛，则应考虑椎管内硬膜外感染之可能。其治疗为椎板切除，充分引流及全身应用有效抗生素。

(二)脑脊液漏

脊髓火器伤致硬膜、蛛网膜破损者,可发生脑脊液漏,常于伤后数小时或数日出现。早期流出液体常为血性,晚期则为透明清亮液体。伤者表现为头痛、恶心、呕吐、血压偏低等低颅压综合征。应早期予以探查修补,并预防感染。对漏孔较小者可直接缝合破口,漏孔较大无法直接缝合者,可用附近筋膜修补。

(三)其他并发症(伤)

脊柱脊髓火器伤伤员常并有胸腹脏器伤或其他损伤,伤情严重,失血量大,其并发症也比闭合性脊髓损伤为多,且严重,在治疗上需依据具体伤情及病情而定。对此类伤员的治疗应特别强调以下几点:

1. 全面查体 及时发现重要脏器伴发伤,早期急救,可降低死亡率;

2. 重视对残留之脊髓功能的保护 避免因搬动或后送过程中进一步加重脊髓损伤;

3. 抗感染与支持疗法 早期全身应用抗生素并营养支持治疗,有效预防感染,特别是椎管内感染;

4. 早期彻底清创 认真处理创口,要充分引流,必要时延期或二期缝合;

5. 密切观察 及时发现并发症,并予以有效处理。

(郭永飞 王新伟 陈宇 赵定麟)

第四节 椎动脉损伤

一、与椎动脉相关局部解剖复习

(一)椎动脉的有关解剖

椎动脉的走行与静脉丛:椎动脉从左右锁骨下动脉分出后进入 C_6 横突的横突孔,沿椎体侧方上行,在 C_2 稍向前外侧改变角度,出寰椎横突孔后,转向后方,绕外侧块走行后,贯穿硬膜进入颅内(图3-6-2-4-1)。此椎动脉的周围有发达的静脉丛包绕其全周,与硬膜外腔的静脉丛相交通。解剖图上仅描绘动脉而无静脉,实际展开时最费力的处置是控制静脉出血,从解剖图上难以想象手术的进程。

(二)其他方面解剖

1. 横突的解剖 横突在椎体的侧方,横突基部有横突孔,从椎间孔走行的脊神经从横突前端过来,此沟为脊神经沟。横突前端部分为前结节

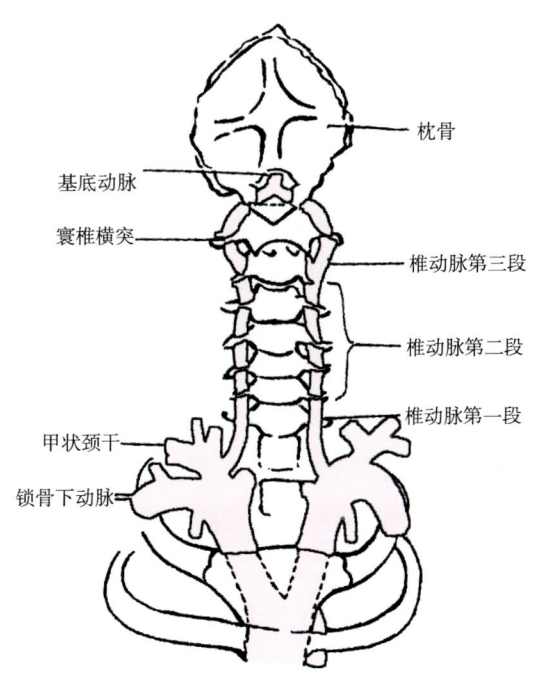

图3-6-2-4-1 椎动脉行程、分段示意图

与后结节，C_6 前结节特称为颈动脉结节。

2. 附着于横突的肌肉　椎动脉的展开要从横突间开始，在进入横突间之前，有横突间肌，前方有前横突间肌联结上下横突，后方有后横突间肌联结后方。颈长肌有上斜部、下斜部及头长肌等三个肌层。颈长肌下斜部从 T_1~T_3 椎体起，止于 $C_{5~6}$ 横突的前结节。前斜角肌附着于横突前端的前结节，中斜角肌附着于后结节。另有头长肌起于枕骨底部下面，止于 C_3~C_6 横突的前结节。

二、致伤原因

1. 颈椎损伤伴发椎动脉损伤　近年来对颈椎颈髓损伤中椎动脉损伤的前瞻性研究中，对颈椎损伤的形态、程度、脑缺血的发生率与椎动脉损伤的关系等已被阐明。Briffl 在 7205 例闭合性颈髓损伤中发现 38 例椎动脉损伤，Giacobetti、Vaccaro 等发现某些椎体、椎弓、横突损伤的 61 例中有 12 例并发椎动脉损伤，有横突骨折脱位、骨片移位的病例中，24%~75% 有椎动脉损伤，可见横突损伤的病例中，合并椎动脉损伤者多。

2. 颈椎外科手术时椎动脉损伤　颈椎外科手术时，多因摘出哑铃形神经鞘瘤时遇到椎动脉损伤，而在行颈椎椎体手术时，由于偏外接近横突亦有时损伤。术中突然发生这一情况，多令人手忙脚乱，且临床上有出血 10000ml 以上的实例；此时此刻处理这一严重情况的秘诀是按压 1h 或 2h，等待帮助。

三、症状及发生机制

椎动脉损伤的症状有椎动脉闭塞致脑缺血的症状以及假性动脉瘤，动静脉瘘等。Briffl 等报导 38 例椎动脉损伤中 9 例为椎基底动脉区出现缺血症状。Weller 报导 3 例中有 1 例，Giacobetti、Vaccaro 报导 12 例中有 3 例出现椎基底动脉缺血症状，Fridman 报道 1 例因此而死亡，椎动脉损伤多出现脑缺血症状。

脑缺血的原因有椎动脉闭塞致脑干部、小脑缺血及椎动脉损伤部形成栓塞致脑干部、小脑的栓塞。对椎动脉直接损伤，骨折移位致动脉拉长、扭转等，均可引起动脉内膜出现损伤、剥脱，局部形成血栓。由损伤致薄弱处形成假性动脉瘤，从而成为栓塞的源头，使血栓闭塞椎动脉，或栓子脱落引起脑干、小脑梗死。

脑缺血的症状有脑干部、小脑的缺血状态（椎基底动脉供血不足）与脑干部、小脑局部梗死的症状，表现为视野障碍、偏瘫、温痛觉障碍与失调、注视障碍、眼震、吞咽障碍及眩晕等。一侧椎动脉闭塞时，多由对侧椎动脉供血而缺少严重的神经症状，但如非优势侧椎动脉的延髓交通支梗死时则出现 Wallenberg 综合征，如闭塞的椎动脉在优势侧及两侧椎动脉闭塞时，多出现缺血症状，严重时会有意识障碍。椎动脉损伤部位及假性动脉瘤破裂则形成动静脉瘘，此时则有脑缺血症状及血管杂音等。

四、诊断

不仅要注意脊髓症状，也要注意脑干、小脑症状，脑缺血症状多在伤后 8h 到 21 天之间出现，应予注意。在脊髓休克及多发性外伤致低血压、低换气状态改善后仍残留意识障碍等脑干部症状时，应考虑两侧椎动脉闭塞。优势侧椎动脉闭塞及基底动脉栓塞，要紧急治疗，并紧急进行以下检查。

X 线及 CT 见有横突骨折、脱位或明显移位时，即使无症状也要疑有椎动脉损伤，并进一步行超声检查，如此可在短时间内评定椎动脉有无闭塞、狭窄及损伤部血管内膜的情况。MR 可同时评定椎动脉闭塞及狭窄情况，CT 可评定骨损伤的情况，亦可血管造影检查，以诊断与评定椎动脉损伤。CT 由三维空间观察骨损伤与椎动脉的关系，可供复位、固定时参考。脑血管造影可评定血运状况，可根据脑血管造影所见，进行血管内治疗。

五、治疗

(一)显露椎动脉的方法

多采用垂直进入椎动脉术式，临床上通常采取颈椎前方入路。为接近椎间孔可用斜向 45° 的进入法，从胸锁乳突肌的外侧进入。从前纵韧带的侧方开始剥离，展开时切断切除妨碍的部分上下横突间附着有颈长肌的上斜部及下斜部、头长肌及前横突间肌，将这些用电刀一点点从横突剥离切除。深入到横突间时易伤及覆于椎动脉周围的静脉丛而出血。前斜角肌附于横突前端，此肌下方的脊神经沟内走行有脊神经，要小心剥离横突前缘的肌层，进入肌层后改变角度，进入横突间之后不可使用电刀。用刮匙剥离肌层附着部，进入软组织后开始出血。

显露椎动脉的根本在于不是直接暴露椎动脉，而是保存好其周围的静脉丛，并将其一同展开，这样则不会出血太多。但在最初进入横突间时，由于软组织多，出血中难以看清静脉丛的表面。用气钻使横突保留骨膜，有骨膜存在则可保护静脉丛而不损伤静脉，易于看出静脉丛覆盖的椎动脉，按已知椎动脉的走行，依此沿静脉丛表面进入横突间易于剥离，并展开静脉丛与软组织的边界。

(二)椎动、静脉出血的处理

1. 椎动脉周围的静脉丛出血　用双极电凝也难以止血，仅触及静脉丛表面难以凝固，不夹住静脉丛就不会凝固，反复 2~3 次凝固仍不能止血时，用镊子夹小米粒至米粒大小氧化棉于出血点，再按上 3~4 层带线棉片，一边浇水一边吸棉，行压迫止血。从出血静脉丛的穿孔部插入氧化棉，采取填塞方式可确切止血。压迫止血无效时，可直接凝固静脉丛，仅凝固静脉丛表面则无法凝固，用双极镊子插到动脉壁再夹住静脉丛予以凝固，逐次进行，显露椎动脉。

2. 椎动脉的处理　如需紧急夹住或结扎椎动脉时，要先削去横突下端，确认椎动脉的走行及进入横突间，并确认椎动脉的全周覆有静脉丛之后，向上方夹起予以夹闭，椎动脉后方的脊神经被软组织所包裹，夹子可用血管夹或动脉瘤夹，结扎会更确切。椎动脉裂伤时可予以缝合，但因钻或钳子使动脉壁开孔时，缝合后会产生狭窄，可用肌片按在穿孔部，长时间压迫，止血后使肌片不动，从周围将肌片固定住，此法在椎动脉开孔时可用，但不确实，小的肌片还有可能被卷入动脉内而产生脑干栓塞。

3. 椎动脉闭塞试验　手术侧椎动脉能否闭塞，事前做好检查可增强术者的信心。用球囊导管闭塞椎动脉 10~20min，观察有无意识状态的下降及神经症状的出现，还可行脑电图记录。但在膨胀的球囊周围，血液隔绝，有可能形成血栓，解除球囊后血栓可飞向脑而产生脑干梗死，为此需在超过球囊的远侧另置入一个较细的导管，在闭塞期间持续注入肝素加生理盐水，这些相当细致的操作对术侧椎动脉存有大血管左右不同的情况下，术前有必要进行此项检查。

(三)椎动脉损伤致脑缺血的治疗

治疗目的是为了改善椎动脉损伤后脑血运状态，以预防栓塞与梗死。两侧椎动脉闭塞或优势侧椎动脉闭塞时，为改善血运状态，可行骨折及移位骨片的复位与固定，此时也要顾及栓塞。两侧椎动脉、优势侧椎动脉、基底动脉栓塞时行溶栓(导管溶栓)，这些治疗在脑干、小脑不可逆性栓塞之前进行(在发病 6~12h 内)。

防止栓塞的方法有抗凝疗法及抗血小板凝集的药物治疗。适应于主诉脑干部、小脑症状出现时或认为栓塞源为椎动脉内膜损伤存在时。颈椎、颈髓损伤急性期可有全身多发外伤、出血倾向以及外科治疗中因出血而产生的诸多问题,因此在预防使用抗凝、抗血小板药物时必须慎重,要个案对待。Briffl 认为绝对禁忌病例(其他脏器有出血及出血倾向时)不用抗凝、抗血小板治疗,但不进行抗凝治疗的病例,其他脏器的障碍多严重,预后有显著差异。故对急性期的椎动脉损伤,只要全身状态许可,在外科处置(复位、内固定及损伤脏器的外科处置等)结束后,为预防出现新的栓塞,应尽快开始抗凝治疗。急性期予以肝素,必要时慢性期给予华法林及阿司匹林。Briffl 等对椎动脉损伤患者用肝素组比不用肝素组的脑缺血症状出现者少(出血性梗死为 10%)。对假性动脉瘤,损伤的椎动脉闭塞可行的话,可由手术闭塞椎动脉或血管内栓塞治疗。脑缺血症状根据闭塞部位,行超早期治疗可获得迅速改善。

六、病例介绍

男性,55 岁,哑铃形神经鞘瘤,后路手术之后二期行前路手术,在展开肿瘤周围时忽略了横突内的椎动脉。用咬骨钳顺利地削薄横突时,突然血液喷出,染红了手术显微镜的镜头,此时想到椎动脉损伤而反射性地用手指压住出血部位,松开手指血又喷出,压迫止血 30min,手指慢慢离开后已止血,为凝固出血点将双极镊子插入骨的下边,发现为动脉性出血,想放入氧化棉或肌肉片,又反复出血几次,放弃损伤部止血。为夹闭椎动脉干,进入近心端的横突间,但静脉出血多,椎动脉深,难以观察清楚,用气钻削去横突缘,显露出一部分椎动脉,沿其走行分离进入横突间软组织的椎动脉,用血管夹双重夹闭,椎动脉的远侧在肿瘤上方,易于找出。术前行椎动脉闭塞试验,确认闭塞后不致产生脑缺血,方决定行此椎动脉夹闭手术。

第五节　脊髓梗死与颈性心绞痛

一、脊髓梗死概述

有报道称本症较脑栓塞更为罕见,但很少有正确的流行病学信息。其原因是确诊梗死部位较难。因为主干前根动脉等脊髓外血管的变异多,很难判断血管结构,脊髓血管摄影困难,伴随壁间动脉瘤或主动脉手术后发生者可据其症状较易诊断。一般多在除外肿瘤之后方能做出诊断。自 MR 应用后,本症又受到重视。

二、脊髓梗死病因与特点

(一)病因

梗死原因可分为髓内及髓外,有外伤、肿瘤、炎症、椎间盘突出等。最近的报道以髓外血管性较多,即并发于壁间主动脉瘤、主动脉硬化、心肌梗死。主动脉溃疡性粥样变斑块栓子、主动脉外科暂时血行阻断者等。动脉硬化性血栓为脑梗死的最常见原因,而在脊髓梗死的原因中并不多见。

(二)特点

脊髓血管与脑部血管不同,有以下特点:

1. 缺血时间　实验上制成脊髓缺血时,15min 以内的缺血只引起生理性改变,20min 以上缺血方出现神经细胞的永久性变化;

2. 供血量　脊髓较脑的血管供应丰富,脊髓内外的血管吻合网亦较脑部多;

3. 低血压反应　收缩压降至 9.33kPa(70mmHg)

以下时引起脑改变,而降至 5.33~6.67kPa（40~50mmHg）时方引起脊髓缺血改变;

4. 血管硬化　脊髓表面及髓内血管较脑动脉的硬化性变化少见;

5. 梗死率低　肋间动脉由主动脉的分支近于直角且细,来自主动脉的栓子很难流入,即脊髓较脑对低血压、缺氧的抵抗强,很少出现血流减少,所以梗死较少,这与临床上的特征一致。

三、脊髓梗死 MR 所见

影像诊断目前以 MR 为佳,其特点如下。

1. 发病 1 周以内的急性期,T_2 增强像上有高强度信号,T_1 上有脊髓肿胀,不出现 Gd-DTPA 增强效果;

2. 发病 1 周以上时出现 T_1 增强效果;

3. 慢性期时,T_1 出现的高强度区缩小,T_2 显示低强度信号;

4. 非常重要的是观察其经过时间的变化;

5. 基本类似脑梗死的 MR 所见;

6. 多发性脊髓炎等脊髓疾患时,从急性期即出现增强效果,这是鉴别的要点。

四、脊髓梗死的治疗

本病有明确原因者可按病因治疗,包括处理外伤、切除突出的髓核等。而无明确病因者,则无特殊治疗。对血栓所致者行抗凝治疗或抗血小板治疗。合并高血压、心源疾患及糖尿病等患者当对原发病进行治疗。

五、颈性心绞痛基本概念

1948 年 Darins 等详细报道 43 例胸前痛病例,在颈、胸椎水平找到疼痛发生的部位,故而提出颈性心绞痛这一概念。

颈性心绞痛的病因一般由颈椎病及颈椎间盘突出所致,就其发病机制有前根刺激的肌痛、神经根痛、牵连痛及交感神经系统异常等。责任(病灶)椎间水平多为 C_5、C_6、C_7 神经根的前根刺激所致的牵连痛。

六、颈性心绞痛的诊断要点

突发胸前区痛的原因有心绞痛、心梗、主动脉瘤、肺梗死,也有脊椎脊髓疾病所致的颈性心绞痛。首先 ECG 除外内科疾病,由于感觉障碍的存在,上肢放射痛,深部腱反射异常,颈部被动运动致疼痛加剧等为颈性心绞痛的临床表现,遇到原因不明的胸前区疼痛时,除进行神经学检查外,有必要行颈髓的 MR 检查。颈髓 MR 以发现髓内有异常信号为其特点。

七、颈性心绞痛的治疗

予以非类固醇类消炎、止痛药镇痛后症状减轻而出院。

此类疼痛与颈性心绞痛的表现相似,并且在颈髓 MR 上发现髓内有左右对称、圆形的异常信号点为其特征,同样影像所见的脊髓梗死病例已有数例的散在报道。本例发病急剧,结合颈髓 MR 所见诊断为脊髓梗死。

Pullicino 报道椎动脉解离性动脉瘤致同样影像所见者一例,推测为分水岭梗死。本例血管造影表明一侧椎动脉无功能,因此,本例亦如 Pullicino 所指出的,系分水岭梗死。

八、典型病例介绍

男性,41 岁,主诉前胸痛。现病史:入院前,工作中突发前胸部束缚样剧痛,向两上肢放散。在某院急救中心就诊,ECG 未见异常,因剧烈胸痛而疑于心梗、剥离性主动脉瘤等。舌下含硝酸甘油,静注盐酸吗啡后,行心脏超声、胸部 CT 等检查未见异常。

入院时检查：血压 20.3/12kPa（152/90mmHg），脉搏 64 次/min，律齐，胸腹部无异常，无水肿，神志清，脑神经无异常，运动系统未见异常，胸$_1$、胸$_2$节段有束缚感，除肱三头肌外四肢腱反射亢进，无病理反射，无运动协调障碍，无膀胱、直肠功能障碍。

各项检查结果：血、尿、纤溶凝固因子生化检查未见异常。脑脊液初压 12.3kPa（125mmH$_2$O），细胞数 1/mm^3（淋巴细胞），蛋白 31mg/dl，头部 CT、MR 未见异常，颈髓 MR C$_6$ 水平见脊髓内左右对称圆形异常信号，T$_1$ 见低信号，T$_2$ 为高信号。胸髓 MR 未见异常。血管造影：主动脉、颈动脉、右椎动脉均未见异常，左椎动脉未显影，亦未见右椎动脉来的逆行性显影。

（周天健）

参 考 文 献

1. 刘洋, 袁文, 王新伟等. 严重下颈椎骨折脱位的延期外科治疗策略[J]. 中华创伤杂志, 2007, 23（9）
2. 刘忠汉, 于彬. 脊髓损伤再生的研究进展[J]. 中华创伤杂志, 2009, 25（3）
3. 饶书诚, 宋跃明. 脊柱外科手术学（第三版）. 北京: 人民卫生出版社, 2006
4. 赵定麟, 赵杰, 王义生. 骨与关节损伤. 北京: 科学出版社, 2007
5. 赵定麟. 脊柱脊髓损伤研究的现状[J]. 中华创伤杂志, 2008, 24（10）
6. Deinsberger R, Regatschnig R, Ungersböck K. Intraoperative evaluation of bone decompression in anterior cervical spine surgery by three-dimensional fluoroscopy. Eur Spine J. 2005 Sep; 14（7）: 671-6. Epub 2005 Mar 1.
7. Frisbie JH. Breathing and the support of blood pressure after spinal cord injury. Spinal Cord. 2005 Jul; 43（7）: 406-7.
8. Miko I, Gould R, Wolf S, Afifi S. Acute spinal cord injury. Int Anesthesiol Clin. 2009 Winter; 47（1）: 37-54.
9. Neumann CR, Brasil AV, Albers F. Risk factors for mortality in traumatic cervical spinal cord injury: Brazilian data. J Trauma. 2009 Jul; 67（1）: 67-70.
10. Richmond TS, Lemaire J. Years of life lost because of gunshot injury to the brain and spinal cord. Am J Phys Med Rehabil. 2008 Aug; 87（8）: 609-15.
11. Rosenfeld JV. Gunshot injury to the head and spine. J Clin Neurosci. 2002 Jan; 9（1）: 9-16.
12. Smith W, Simmonds JO, Alam ZS, Grant RE. Spinal cord injury caused by gunshot wounds: the cost of rehabilitation. Clin Orthop Relat Res. 2003 Mar; （408）: 145-51.
13. Thakar C, Harish S, Saifuddin A, Allibone J. Displaced fracture through the anterior atlantal synchondrosis. Skeletal Radiol. 2005 Sep; 34（9）: 547-9.
14. Tonetti J, Potton L, Riboud R. Morphological cervical disc analysis applied to traumatic and degenerative lesions. Surg Radiol Anat. 2005 Aug; 27（3）: 192-200. Epub 2005 Jan 29.
15. Vitale MG, Goss JM, Matsumoto H. Epidemiology of pediatric spinal cord injury in the United States: years 1997 and 2000. J Pediatr Orthop. 2006 Nov-Dec; 26（6）: 745-9.

第三章 老年骨质疏松症伴脊柱骨折的手术疗法

第一节 老年骨质疏松症的概述、分型、临床特点与检测

一、概述

骨质疏松症（Osteoporosis，OP）是一种以骨量减少、骨组织微观结构退化导致骨脆性增加、骨强度降低和骨折危险度增高为特征的全身性代谢性骨骼疾病。该病已跃居世界各种疾病的第七位。据1994年巴黎OP防治会议资料，西方55岁以上妇女有1/3患此病。同时，OP及OP性骨折造成了数以千计人的残废及早逝。有关资料表明，在美国椎骨骨折和髋骨骨折的老年人中，20%在1年内死去，而生存达1年以上者，仅半数可以自由活动，21%需扶拐杖方可行走，25%丧失活动能力。可见，OP和OP性骨折给患者及其家庭造成的肉体上和精神上的痛苦是不言而喻的。

在我国，随着社会人口的老龄化，OP已被政府列为老年性疾病三大重点攻关项目之一。据专家估计，我国的老年OP患者约为6000~8000万人之多。由OP及OP性骨折所造成的高额医疗费用支出问题、健康问题、生活质量问题，也成为政府、医院及中老年人及其家属共同的沉重负担。OP虽然是一种全身性疾病，但已成为骨科医生经常遇到的问题。除了对OP性骨折进行正确处理外，骨科医生应该对OP有一个全面的了解，以利于患者的更好康复。

二、分型

骨是一个生活着的器官，在其生长、发育和衰老的过程中，不断地新陈代谢。人体在30岁左右，骨量达到峰值，40~50岁开始减少。老年人随着年龄的增高，成骨细胞活性减弱，骨形成不足，骨吸收大于骨形成，骨小梁变细。同时，随着老龄化肾功能减退，1α-羟化酶活性减低，维生素D受体合成减少，肠对钙的吸收减少，而PTH分泌增加及降钙素分泌减少。加上老年期性腺分泌减少，钙摄取减少，户外锻炼活动减少，维生素D合成不足，骨骼内血循环减少，骨骼的钙容易被吸收和移出，使老年人易发生低转换型OP。

Ⅰ型 原发性OP 为高转换型OP，起因于女性绝经后的雌激素缺乏，失去了对破骨细胞骨吸收的抑制作用。发病年龄可在50岁左右开始，易发生椎体、髋部和腕部骨折。另有约10%的OP患者继发于其他疾病。

Ⅱ型 原发性OP 此型多为70岁以上老人，易发生椎体和髋部骨折。

三、临床表现

OP的主要症状是骨痛与继发骨折。当骨量丢失12%以上时即可出现骨痛，以腰背部最为常

见。若发生在胸椎和腰椎上则呈现压缩变形,出现身长缩短和驼背畸形。OP 患者可在轻微外伤,甚至咳嗽、打喷嚏等不经意间发生骨折,骨折部位常见股骨颈、桡骨远端和椎体。椎体骨折好发于胸腰段,多为单发,但多个椎体骨折也不少见。

四、骨量的检测

(一)骨量的 X 线及超声检测

1. X 线测定　经典 X 线摄片仅在骨量低于 30% 才显示骨质疏松的改变。20 世纪 80 年代之后发展了单光子、双光子、双能 X 线骨吸收仪(DXA)及定量计算机成像(QCT)等多种方法测定骨量。其中以双能 X 线测量法(Dual X-ray Absorptiometry, DXA)为目前国际公认的诊断骨质疏松最准确可靠的方法。它具有高能与低能两种光源,可测定不同厚度的软组织,在测定腰椎、股骨时可去除软组织的影响。常用测量部位为腰椎 $L_2 \sim L_4$ 前后位、股骨大转子、Wards 三角、股骨颈及粗隆间等。测定结果与同性别正常人的骨峰均值比较用 T-score 表示,低于峰值骨量的 2.5 个标准差,即 T-score 小于 -2.5 SD 即诊断骨质疏松,此时骨折危险度高。以上部位只要有一个部位出现明显的骨量低下达诊断值,即可诊断骨质疏松。

2. 超声测定　定量超声测量(QUS)可通过测定骨的传递速度(SOS)和声幅衰减(BUA)来衡量骨矿含量及骨的质量。SOS 受骨的质量、结构影响大,而 BUA 受骨弹性及骨密度影响。两者相关性 γ 在 0.81~0.83 之间。但其和骨质量、弹性之间关系不明确,受软组织厚薄影响,至今尚无确定的骨质疏松诊断标准。故骨量的超声测定仅适合于骨质疏松症的筛选普查,或患者治疗前后的自身对照,以及对孕妇的检查。

(二)生化检测

骨质疏松症的生化检测临床不常用,仅作简单介绍。骨吸收与骨形成指标增高时提示骨转换率增高。

1. 成骨功能指标　血清骨碱性磷酸酶(B-ALP),参考值 8~35U/L。骨钙素(BGP),常用 RIA 法:成人 3~9μg/L。血清Ⅰ型前胶原 D 端肽(CPICP),RIA 法:成人参考值 69~147μg/L。

2. 破骨细胞功能指标　血抗酒石酸酸性磷酸酶(TRACP),成人参考值为 2.9~4.8μg/L。尿羟脯氨酸(Hyp),参考值为 14.3 ± 5.7nmol/mMcr。尿吡啶啉(Pyd),参考值:男 13~26 nmol/mMcr,女 16~37nmol/mMcr。脱氧吡啶啉(DPD),参考值:男 2.3~5.4nmol/mMcr,女 3.0~7.0nmol/mMcr。Ⅰ型胶原 N 末端肽(NTX),ELISA 法:大于 60 岁,男 33.9 ± 20.6 nmolBCE/mMcr;女 52.3 ± 39.1 nmolBCE/mMcr。尿钙/肌酐(Ca/Cr),参考值范围:男 0.25~0.34,女 0.30~0.54。

第二节　老年骨质疏松的预防和治疗原则

一、预防为主

预防对 OP 的重要性是不言而喻的。尤其对更年后和中老龄的易发人群尤为重要。

(一)运动

在日常生活中,负荷使骨产生应变。骨细胞可检测应变的大小,反馈调整骨局部的强度与骨量。由此可以理解:肢体失用造成骨量丢失,运动锻炼和肌肉用力收缩可增加骨量和骨强度。经常适当的运动对健康的老年人和骨质疏松患者的另一个好处是提高应变性、灵活性、肌肉强度和协调能力，从而减少了跌倒致伤的危险性。

(二)补充钙和营养

摄入足量的钙对正常骨代谢和维持骨强度是非常必要的，钙的摄入量不足可降低骨峰值和增加随老龄而来的骨丢失，因此必须保证每日足够的饮食钙的摄入，才能有效地预防OP。一般每日补钙量800~1000mg。根据有无肾结石史、消化道疾病等选择不同的钙剂，常用的有磺酸钙、乳酸钙、氨基酸螯和钙、柠檬酸钙等。

(三)维生素D的补充

活性维生素D用于治疗老年性骨质疏松能刺激胃肠道内钙的吸收，促进成骨细胞合成和分泌骨钙素，促进骨形成。并增强肌肉的力量，提高患者的骨密度。临床常用的有阿法迪三（α-D3）0.25~0.5μg，每日1次；罗钙全0.25μg，每日1次。

二、药物治疗

(一)雌激素

雌激素是骨吸收抑制剂，可防止绝经后骨量快速丢失，对骨的各部位，包括好发骨折的脊柱、前臂和股骨颈等都有保护作用，因此对于Ⅰ型OP患者可采用雌激素替代治疗（HRT）。普通的妇女可用利维爱（Livial），此药兼有孕激素、雌激素和雄激素性质，对乳腺和子宫内膜安全性较好，用法为1.5~2.5mg/d。对子宫切除的妇女可用倍美力0.625mg/d，雌二醇1.5~2mg/d，尼尔雌醇1~2mg/d。另外，还可用激素受体调节剂，如三苯氧胺、雷诺昔芬等。

(二)降钙素

一种骨吸收抑制剂，并可增加内啡肽及抑制神经肽的释放而起到止痛作用，还能降低由骨质疏松引起的骨折。此药有肌肉注射和鼻喷剂两种，包括鲑鱼降钙素和鳗鱼降钙素，每周肌注2~3次，鼻喷每日1~2次。比如，密盖息（鲑鱼降钙素），50~100U，每周肌注2~3次；鼻喷200U/d或隔日。金尔力（国产鲑鱼降钙素），鼻喷200U/d。益盖宁（鳗鱼降钙素），20U，肌注，1次/周。依降钙素（国产鳗鱼降钙素）10U，肌注，2~3次/周。

(三)双磷酸盐

是一种高效的抑制骨吸收药物。常用的有福善美（国产药名为固邦）10mg/片，每日1片；或70mg/片，每周1片。主要副作用是对食道黏膜的刺激，故需晨起空腹用200~300ml水口服，半小时内不平卧及进食。

(四)中成药

有促进骨生长提高骨密度的作用，可用于OP的一般治疗和预防。目前临床较多应用的有骨松宝冲剂、仙灵骨葆胶囊等。

(五)维生素D及钙补充

老年骨质疏松症骨折的患者，特别是必须卧床休息的患者，骨的流失加重了骨质疏松的发展，应及时给予活性维生素D及适当的钙补充。骨折后产生大量的破骨细胞，为不影响破骨细胞的吸收及骨的修复功能，建议待急性期过后给予双磷酸盐或降钙素治疗，以利于骨折的愈合。

三、手术治疗

骨质疏松症所引起的骨折已经是骨科医师经常遇到的临床问题，常见的有脊柱压缩性骨折、桡骨远端骨折和股骨上端骨折。股骨上端骨折包括股骨颈骨折和粗隆间骨折，其治疗可见本书相关章节。桡骨远端骨折一般可采用非手术治疗。

随着人口的老龄化,骨质疏松性脊柱压缩性骨折(osteoporotic vertebral compression fracture,OVCF)日益多见。患者常因疼痛、不能站立和坐起,而不得不长期卧床,致使生活质量明显下降,骨量进一步丢失,并可引发多种并发症,对老年人危害极大。以往对OVCF除了卧床休息和对症药物处理外,比较积极的做法只是在卧床一段时间后尽早在支具保护下离床活动,此外没有合适的外科干预手段。20世纪80年代,国外开始应用在X线引导下经皮穿刺、经椎弓根向病变椎体注入骨水泥的技术,用来治疗椎体骨肿瘤和骨质疏松椎体压缩性骨折所致疼痛,被称为椎体成形术(percutaneous vertebroplasty, PVP),后国内不少医院也陆续引进开展了此项技术,使相当一部分OVCF患者得到了康复。但PVP虽有明显的止痛效果,但椎体高度的恢复不甚理想,更有骨水泥渗漏出椎体的潜在危险。为此,不少学者在PVP的基础上做了研究和改进,如先经皮穿刺置入球囊对椎体进行扩张以恢复椎体高度,再在球囊扩张形成的空腔内注入骨水泥,即椎体后凸成形术(percutaneous kyphoplasty, PKP)(图3-6-3-2-1),也有人采用膨胀式机械性扩张的方法来达到这一目的。PKP与PVP的止痛效果都很好,但PKP对椎体高度的恢复和脊柱后凸畸形的矫正更满意,而且更为安全,目前正在国内逐步推广应用。

但是,PVP和PKP仅适用于无脊髓神经合并伤的OVCF,对在一定暴力(甚至是轻微暴力)所致老年人椎体爆裂骨折,椎体压缩超过3/4,骨块明显突入椎管者也不能达到治疗目的,往往需要通过前路手术解决脊髓神经受压的问题,具体手术方法可参考本书相关章节。

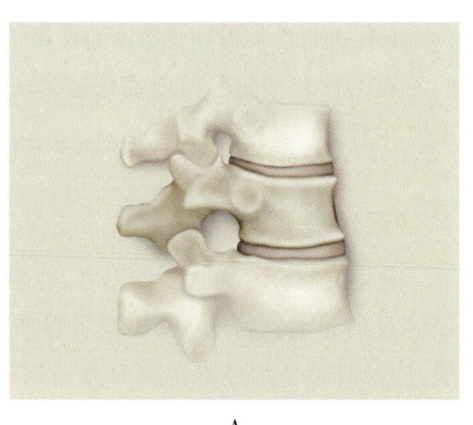

A

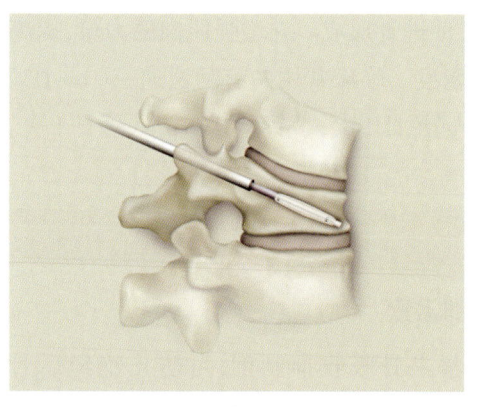

B

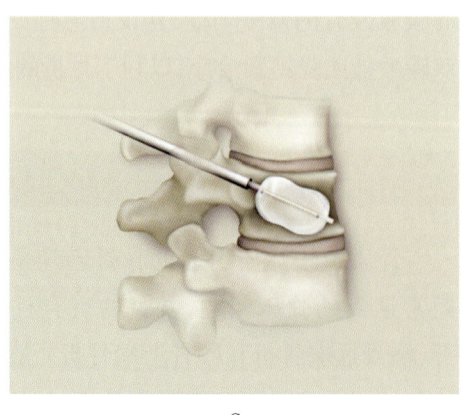

C

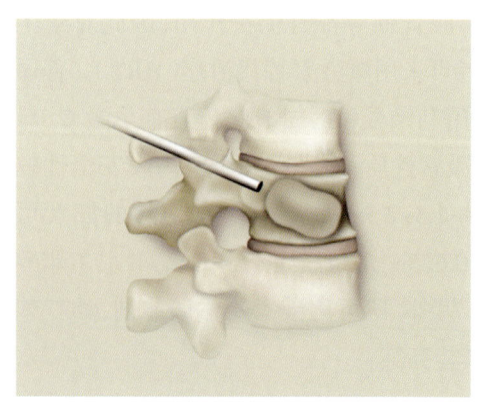

D

图3-6-3-2-1 椎体压缩性骨折经皮椎体后凸成形术复位示意图(自Kyphon)(A~D)
A.正常椎节;B.经皮自椎弓根穿刺送入球囊;C.扩张球囊,骨折复位;D.退出穿刺导管

第三节　老年骨质疏松椎体压缩骨折的经皮椎体后凸成形术（PKP）

一、概述

1984年法国Galibert首次应用经皮椎体成形术治疗椎体血管瘤，此后有学者用此方法治疗骨质疏松椎体压缩骨折，获得疼痛缓解及早期活动的疗效。椎体成形术是在高压下将流动的骨水泥注入椎体，不能恢复椎体的高度及矫正后凸畸形，而且有较高的骨水泥渗漏率，造成脊髓神经受压，严重时发生肺栓塞而危及生命，使应用受到一定的限制。1998年，美国Kyphon公司在椎体成形术的基础上研制出一种可膨胀的球囊，先经皮经椎弓根将球囊置入椎体，将球囊加压膨胀使椎体复位，退出球囊后在椎体内留下一空腔，在低压下将骨水泥填充到空腔内。该手术能够矫正后凸畸形，减轻术后疼痛，尤其是避免了骨水泥渗漏等并发症。椎体后凸成形术是一项新的技术，国内近年有陆续报道。笔者于2002年12月开始采用本技术治疗老年骨质疏松脊柱骨折，术后疼痛缓解率100%，患者24h均能离床活动，椎体高度基本恢复，且无骨水泥渗漏等并发症，临床效果满意。

二、手术适应证、禁忌证和手术时机选择

（一）手术适应证

椎体后凸成形术主要手术适应证为老年骨质疏松疼痛性椎体压缩性骨折。具体包括以下情况：

1. 年龄　中老年人（50岁以上）为主；
2. 有轻微外伤或没有明显的外伤史；
3. 临床表现为背部胸腰段疼痛，不能站立及行走，体检压痛部位与椎体骨折部位一致；
4. 无脊髓神经损伤的表现；
5. X线示椎体压缩性骨折呈楔形变；
6. CT示椎体后壁完整；
7. MR示脊髓无严重压迫；
8. 骨密度测定为中度以上骨质疏松；
9. 凝血功能正常；
10. （造影剂）碘过敏试验阴性。

（二）手术禁忌证

1. 绝对禁忌证

（1）伴有脊髓神经损伤的脊柱骨折；
（2）凝血功能障碍；
（3）全身情况差，不能耐受手术；
（4）局部或全身有感染灶。

2. 相对禁忌证

（1）CT示椎体后缘骨折　球囊扩张挤压周围组织，可能使骨块移位，从而导致或加重压迫的危险。但如果操作中球囊靠椎体的前、中部，撑开椎体前中部，减少对后方的挤压。我们认为只要骨块突入椎管不严重（椎管前方占位少于30%），无脊髓神经损伤症状，还是可采用椎体后凸成形术。

（2）椎体严重骨折（压缩>70%）　主要是骨穿刺针穿刺过程困难，但如果采用较细的穿刺针可精确到达椎体内。

（3）年轻人（50岁以下）　正常骨密度，外伤引起的椎体压缩性骨折不主张用椎体后凸成形术，但如果长期使用激素致骨质疏松，或女性绝经期后也可考虑本手术。

(三)手术时机选择

急诊做椎体后凸成形术比较少见,多选择在骨折 3~5 天以后。急性骨折手术后疼痛缓解率可达 90% 以上。如果骨折数月或数年后手术,其临床效果不理想。

三、手术方法

目前多采用美国 Kyphon 公司提供的器械,包括骨穿针、导针、扩张管、工作通道、填充器、特制球囊及装有压力表的注射器。近年有国产替代品陆续出现。

(一)麻醉与体位

1. 麻醉　全麻或局麻均可。如采用局麻,需加静脉辅助麻醉,减少患者的紧张情绪和减轻因体位造成的不适。

2. 体位　多采取俯卧位,用自制枕头垫在胸部及骨盆,使腹部悬空,胸腰段稍过伸。

(二)手术步骤

1. 定位　先用 C-臂 X 线机拍或透视标准的正侧位片,包括椎体上下终板平行,正位上双侧椎弓根的形状对称,并与棘突间距相等(椎体无旋转)。之后每步操作均在 C-臂机监视下完成。

2. 插入导针　均采用经皮穿刺经椎弓根入路,进针点在椎弓根眼的外上方(图 3-6-3-3-1),右侧时钟 10 点位或左侧在 2 点位。进针方向依据终板状态而定,上终板压缩,进针向尾侧;下终板压缩,进针向头侧;双向压缩,进针方向水平;骨穿刺针进入椎体后壁 2mm 后,取出骨穿刺针芯,插入导针。

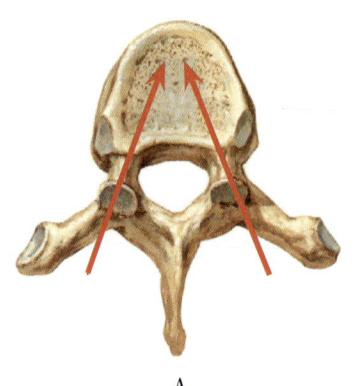 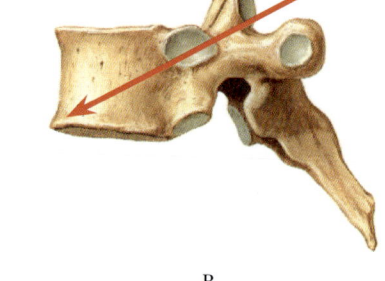

图 3-6-3-3-1　经椎弓根穿刺入路示意图(A、B)

3. 插入工作套管　当导针进入椎体前下方后,取出骨穿刺针,插入扩张器及工作套管,进椎体后壁 2mm,拔出扩张器,留下工作管道,完成经皮穿刺过程。

4. 椎体钻孔　按顺时针方向进入及顺时针方向退出,取骨组织留送病理检查。

5. 通道成型　用填充器来回进出捣几下,使工作通道内壁光滑以免刺破球囊。

6. 放置球囊　插入球囊,调整球囊上 2 个金属标志的位置。

7. 球囊加压　推动注射器加压到 50psi,以防止其移位,拔出球囊导针,继续缓慢加压直到终板抬高,椎体高度恢复满意后,计压、计量,抽出造影剂,使球囊回缩至真空最小体积后从工作通道中抽出。同样做另一侧,如有双球囊,可双侧同时加压。

8. 填充骨水泥　搅拌骨水泥,用注射器注射到填充器内,待骨水泥拉丝期,再将填充器内的骨水泥推挤到椎体内,把椎体内腔填实(图 3-6-3-3-2、3)。

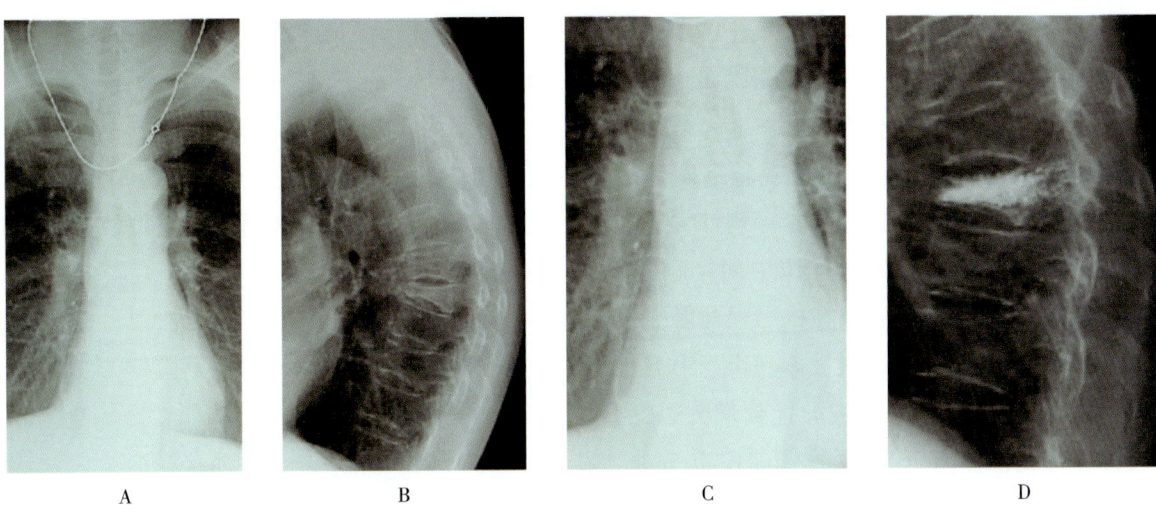

图3-6-3-3-2　临床举例　例1（A~D）

患者女性，78岁，T_8椎体骨折　A.B. 术前正侧位X线片；C.D. 经皮椎体后路成形术术后正侧位X线片

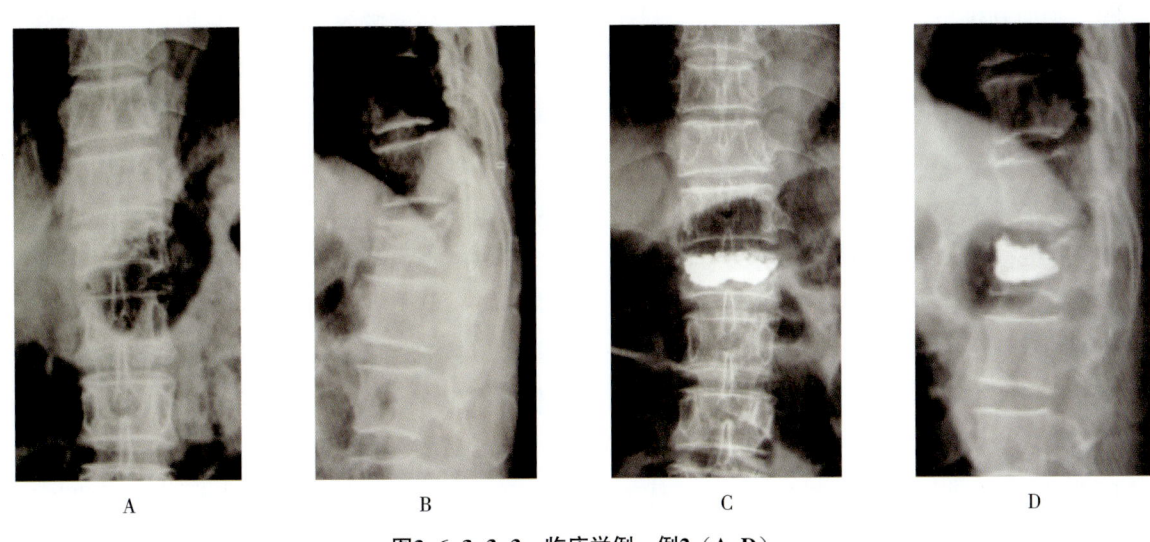

图3-6-3-3-3　临床举例　例2（A~D）

患者男性，81岁，L_1椎体骨折　A.B. 术前正侧位X线片；C.D. 经皮椎体后路成形术术后正侧位X线片

四、术后处理

术后常规应用抗生素3天，24h后在腰围保护下离床站立、行走。

五、有关技术问题的讨论

（一）经皮椎弓根穿刺技术

经皮穿刺技术是椎体后凸成形术的关键。经椎弓根穿刺是临床上最常用的方法，该入路能为手术医生穿刺定位提供一个清晰的解剖标志，而且只要维持穿刺针于椎弓根内，就不会损伤邻近结构，所以，该入路是十分安全的。其他方法有椎弓根旁入路、椎体后外侧入路（仅用于腰椎）、前外侧入路（仅用于颈椎）等。经皮椎弓根穿刺法是让患者俯卧位，在正位及侧位X线透视监视下，穿刺针从椎弓根的外上缘穿至内下缘。具体分为5步：第一步骨穿刺针开始位置：正位透视骨穿刺针尖在椎弓根眼的外上缘（左侧10点或右侧2点钟），侧位透视骨穿刺针尖在椎弓根后方皮质上。第二步骨穿刺针进入椎弓根中间：正位透视骨穿刺针尖在椎弓根眼的一半，侧位透视骨穿刺针尖进入椎弓根一半。第三步骨穿刺针进入椎体后壁：正位透视骨穿刺针尖进入椎弓根眼内下缘，侧位透视骨穿刺针尖进入椎体后壁。第四步导针进入椎体中间：正位透视骨穿刺针尖穿出椎弓根眼，在椎弓根与棘突之间，侧位透视骨穿刺针尖进入椎体一半。第五步导针进入最终位置：正位透视导针到棘突边，侧位透视导针到椎体前下方，距椎体前皮质5mm。在穿刺过程中要及时调整穿刺针的内倾角和矢状角，以保证穿刺方向的正确与安全性。如侧位穿刺针到达椎弓根的一半，正位穿刺针超过椎弓根眼的一半而到椎弓根眼的内下缘，说明穿刺针内倾角过大，有穿入椎管的危险；如穿刺针未到达椎弓根的一半，说明穿刺针的内倾角过小，有穿出椎体侧壁的可能。笔者认为，在穿刺过程中还应注意以下细节：

1. 皮肤进针点距椎弓根眼外上缘旁5mm处；
2. 使用小槌比旋转加压穿刺进针更好控制；
3. 调整穿刺针角度时不必每次都退到皮下，可直接改变角度；
4. 在插入导针或工作套管时，要始终控制导针的近端，以免刺破椎体前缘皮质，损伤椎体前大血管及内脏等。

（二）椎体复位球囊扩张技术

1. 目的　经皮椎体成形术可使大多数VCFS达到止痛的目的，但是，VCFS不但引起疼痛，还有以下其他的临床问题。

（1）脊柱后凸使患者的负重中心前移，以致患者失去平衡，增加摔倒的危险性，从而使受伤的可能性增加。

（2）患者负重中心改变也加大了椎体所承受的负荷，使椎体容易发生骨折。

（3）胸椎后凸畸形使肺容量减少可致限制性呼吸疾病等。

（4）腰椎后凸畸形使腹部容量减少致食欲下降、营养不良等。

（5）Kado报道，死亡率增加23%~34%。所以，恢复椎体的高度和减轻后凸畸形也是治疗目的。获得较满意的复位是利用体位复位使胸腰段过伸和球囊扩张复位。

2. 停止球囊扩张指标
（1）骨折已复位；
（2）球囊已扩张到终板；
（3）球囊与椎体一侧皮质接触；
（4）扩张时球囊压力不再下降；
（5）球囊达到最大压力300psi；
（6）球囊达到最大容积（4ml）。

发生球囊破裂少见，也有报道高达43%，大多在球囊膨胀最大时被骨刺刺破，一般不造成危害（造影剂试验阴性）。

3. 预防球囊破裂　因为球囊价值昂贵，所以要预防球囊破裂，具体措施为：

（1）通道成型，清除骨碎片使通道内壁光滑，如果球囊进入椎体有阻挡，可能是小骨片引起，再次使用钻头或填充器，使球囊顺利进入椎体。

（2）缓慢加压而不是快速扩张　即加压→刻度下降→再加压。可以观察到，由于球囊周围骨组织骨密度不同，使球囊不均匀扩张，当特别不对称时，扩张后球囊成一边大一边小，球囊在交界处较易被刺破。

（三）骨水泥灌注技术

1. 基本体积

骨水泥的剂量是根据球囊在椎体内形成的空腔大小而定，记录注射器加压时注入多少毫升的造影剂，骨水泥量一般比造影剂的量多1~2ml。有人认为骨水泥的量与疼痛缓解程度不成比例，骨水泥过多注入易导致并发症，但骨水泥4~6ml才能恢复椎体的刚度和强度，所以在不发生骨水泥渗漏的前提下，尽可能多填入骨水泥。椎体后凸成形术骨水泥渗漏比椎体成形术少，有报道发生率1.1%~18.6%，主要是球囊内壁不完整，有裂口，同时没有掌握好骨水泥的填充时机及压力。

2. 预防措施

（1）球囊放在椎体的前半部扩张，因椎体后半部有很多静脉交汇，且直接与硬膜外静脉丛相通。

（2）标准的椎弓根入路，使球囊扩张限制在椎体侧方，导致骨水泥填充时不能使骨水泥越过中线。

（3）骨水泥填充器经工作通道进入椎体空腔的前部，用逐步后退的方式向空腔内注入骨水泥，同时持续地侧位X线透视，监视骨水泥是否向椎管、椎旁静脉、椎间隙等渗透，如有渗漏，立即停止填充骨水泥。退出骨水泥填充器之前，将骨水泥在椎体空腔内夯实。

（4）骨水泥开始硬化后，旋转工作管道后再退出，才能使骨水泥不带入软组织内。

六、椎体后凸成形术的应用前景

椎体后凸成形术也存在一些缺点。除手术并发症外，多量骨水泥注入后可能造成相邻节段间的力学失衡，使邻近椎体骨折可能性增加。骨水泥充填部位已无新骨生长可能。所以，应该探索开发更接近骨的刚度和弹性模量，更好的生物相容性和生物降解力的替代材料。另外，虽然已有国产替代品陆续出现，但费用仍然偏高，使本手术的推广应用受到一定限制。

在目前情况下，椎体后凸成形术的疗效优势还是比较明显的，由于能在一定程度上恢复受损椎体的高度，增加其承载能力，术后迅速解除疼痛和早期离床活动，受到老年患者的欢迎；只要掌握好适应证和手术要点，治疗效果是满意的，目前仍不失为老年骨质疏松性椎体骨折的一种积极和可靠的治疗手段。

（刘大雄　杨维权）

参 考 文 献

1. 池永龙. 脊柱微创外科学. 北京: 人民军医出版社, 2006
2. 倪文飞, 池永龙, 林焱等. 经皮椎体强化术并发骨水泥渗漏的类型及其临床意义［J］. 中华外科杂志, 2006, 44（4）
3. 饶书诚, 宋跃明. 脊柱外科手术学（第三版）. 北京: 人民卫生出版社, 2006
4. 杨维权. 老年骨质疏松椎体压缩骨折的经皮后凸成形术. 中国骨与关节损伤杂志 2005年20卷7期
5. 赵定麟, 李增春, 刘大雄, 王新伟. 骨科临床诊疗手册. 上海, 北京: 世界图书出版公司, 2008
6. 赵定麟, 王义生. 疑难骨科学. 北京: 科学技术文献出版社, 2008
7. Buchbinder R, Kallmes DF. Vertebroplasty: when randomized placebo-controlled trial results clash with common belief. Spine J. 2010 Mar; 10（3）: 241-3.
8. Carragee EJ. The vertebroplasty affair: the mysterious case of the disappearing effect size. Spine J. 2010 Mar; 10（3）: 191-2.
9. Cummings SR, Ensrud K, Delmas PD. Lasofoxifene in postmenopausal women with osteoporosis, PEARL Study Investigators. N Engl J Med. 2010 Feb 25; 362（8）: 686-96.
10. Fu-Ge Sui. Clinical application of balloon kyphoplasty on treating spine metastatic tumor and old-age osteoporosis vertebral compression fracture. SICOT Shanghai Congress 2007
11. Fu-Ge Sui. Clinical application of vertebroplasty combined with radiofrequency nucleoplasty for treating compression fractures of vertabral body with lumbar disc herniation. SICOT Shanghai Congress 2007
12. Gan M, Yang H, Zhou F. Kyphoplasty for the treatment of painful osteoporotic thoracolumbar burst fractures. Orthopedics. 2010 Feb 1; 33（2）: 88-92.
13. Harvey N, Dennison E, Cooper C. Osteoporosis: impact on

health and economics. Nat Rev Rheumatol. 2010 Feb; 6（2）: 99-105.
14. Hong-Jian Liu, Yi-Sheng Wang. Percutaneous vertebroplasty for the treatment of osteoporotic thoracolumbar vertebral compression fractures by filling auto-solidification calcium phosphate cement. SICOT Shanghai Congress 2007
15. Lewiecki EM. Bone Densitometry and Vertebral Fracture Assessment. Curr Osteoporos Rep. 2010 Jun 17.
16. Ping-Chung Leung. Oseteoporosis. SICOT Shanghai Congress 2007
17. Shepherd AJ, Cass AR, Ray L. Determining risk of vertebral osteoporosis in men: validation of the male osteoporosis risk estimation score. J Am Board Fam Med. 2010 Mar-Apr; 23（2）: 186-94.
18. Xin Ma, Jian-Yuan Jiang, Fei-Zhou Lv, etal. Fluoroscopic and 3-D navigation guidance for single needle percutaneous vertebroplasty in lumbar and thoracic vertebra. SICOT Shanghai Congress 2007
19. Yamana K, Tanaka M, Sugimoto Y, Takigawa T, Ozaki T, Konishi H. Clinical application of a pedicle nail system with polymethylmethacrylate for osteoporotic vertebral fracture. Eur Spine J. 2010 Apr 23.
20. Yu Liang. Percutaneous augmentation for osteoporotic vertebral fractures. SICOT Shanghai Congress 2007
21. Zhan-Chun Li, Zu-De Liu, Guang-Yu Hu. Percutaneous kyphoplasty in the treatment of osteoporotic vertebral compression fractures of the elderly patients with kyphosis. SICOT Shanghai Congress 2007
22. Zhao-Min Zheng, Guan-Ming Kuang, William. W, etal. Lu. An experimental study of vertebral augmentation with a novel vessel-x bone void filling container system by polymethyl methacrylate injection. SICOT Shanghai Congress 2007
23. Zhao-Min Zheng, Guan-Ming Kuang, Zhi-Yong Dong, etal. A comparison of clinical application between balloon percutaneous kyphoplasty and "sky-bone expander" percutaneous kyphoplasty. SICOT Shanghai Congress 2007
24. Zhao-Min Zheng, Guan-Ming Kuang, Zhi-Yong Dong, etal. One-stage single balloon multiple expansions percutaneous kyphoplasty. SICOT Shanghai Congress 2007

第四章 颈部软组织损伤

第一节 颈部软组织损伤之基本概念

一、概述

近年来发现颈部软组织损伤并非少见,除严重的颈椎及颈髓损伤外,软组织损伤亦占一定比例,临床医师应有所认识。

颈部软组织损伤的范围上界为下颌骨的下缘,乳突尖和上项线至枕外粗隆的连线,下界为胸骨上切迹、胸锁关节、锁骨、肩峰和第七颈椎棘突的连线。其处于上接头颅、下连躯干的特殊位置,是机体中枢连接全身的桥梁与纽带。虽然颈部损伤不像身体其他部位的损伤那么常见,约占全部创伤的 5%~10%。但此部位多为重要结构,一旦损伤,常累及颜面、颅内和上胸部的重要器官,导致危及生命的大血管损伤、颈神经损伤、颈段脊髓神经等损伤,死亡率高。因此,对颈部损伤及时的抢救、准确的诊断和正确的治疗就显得极为重要。

二、颈部分区

为便于检查、记录、估计伤情和决定治疗,颈部划分为上、中、下三区(图 3-6-4-1-1)。

(一)颈上区

下颌角以上为颈上区(Ⅲ区),该部外伤常损伤脑动脉、颈内动脉的海绵状部,颈外动脉、上颌中动脉深部分支及面动脉、舌动脉、椎体旁静脉等。

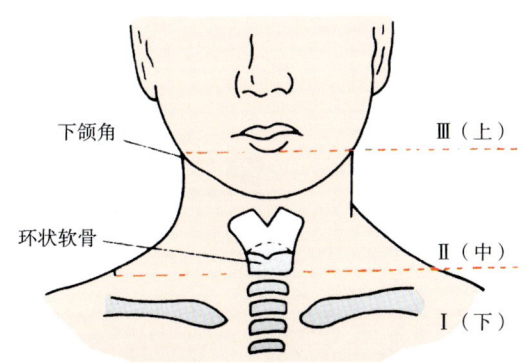

图 3-6-4-3-1 颈部分区示意图

(二)颈中区

下颌角至环状软骨水平之间为颈中区(Ⅱ区),易伤及颈静脉、颈总动脉、颈内动脉和颈外动脉的近端及其分支及喉、气管、食管、甲状腺、颈部交感神经以及喉返神经、面神经及肺神经等。

(三)颈下区

环状软骨以下为颈下区(Ⅰ区),此区易伤及胸动脉、颈动脉、椎动脉、颈静脉、臂丛神经、副神经、胸导管等。

三、损伤分类

近年来，由于车祸增多，颈部损伤亦随之增加。颈部损伤可由较大的钝性外力引起，其可致相对轻微的软组织损伤。而大多严重的颈部损伤发生于高速车祸或枪弹伤。颈部损伤常伴头部、颌面和胸部等处多发伤，有报道颈部穿通伤手术时亦可见血管及腺体损伤，发生率高达60%，气管、食管损伤者占23%，颈神经损伤或高位截瘫者占12%。其中伴有其他部位多发伤者占30%。

一般将颈部损伤分为闭合性和开放性两种。

（一）闭合性颈部损伤

又称颈部钝性伤，可见打斗、拳击、勒缢或其他钝性伤。强大的钝性外力除可使颈组织和大血管受伤外，也可同时导致喉和气管损伤，喉或气管的钝性伤，常引起喉头水肿，如合并有皮下气肿，即应想到有气管破裂的可能，严重皮下气肿可迅速向纵隔扩展形成纵隔气肿，引起急性血循环障碍。颈动脉窦受刺激可导致意识丧失、脉搏缓慢、血压下降及声门痉挛等。

（二）开放性颈部损伤

又称颈部穿透伤，多见于投射物（如枪弹、弹片、铁片和玻璃片等）损伤、工业意外损伤、车祸及颈自杀与凶杀等，造成颈部血管、气管、食管穿透或切断，甚或伤及神经偶有开放伤后异物存留而致迟发性损伤者，开放性损伤常导致大出血并发休克、死亡，或者引起窒息、气栓等致命性后果。

另外，按损伤组织部位可分为软组织伤、动静脉损伤、食道损伤、气管损伤、神经损伤等。

第二节　颈部常见的软组织损伤

一、基本概念

颈部软组织损伤是指颈部肌肉、韧带和筋膜等软组织的损伤性病变，可分为急性与慢性两种。慢性病变多为急性病变未得到及时、彻底的治疗而致，少数一开始即为慢性，其往往与颈椎间盘的退行性改变有关。

二、急性颈部软组织损伤

（一）概述

人们在工作或日常生活中，由于某种原因突然头颈扭闪，肌肉无准备地强烈收缩或被牵拉，导致颈纤维或韧带等组织发生撕裂。也有在乘坐高速行驶的汽车中突然急刹车而致颈椎快速前后摆动造成损伤。还有少数睡觉姿势不当所致（俗称"落枕"）。

（二）病理

受累的肌肉多为斜方肌、提肩胛肌及胸锁乳突肌，或颈部筋膜和韧带组织等。在这些肌肉的起点、止点或肌腹部分纤维被撕裂，受伤的组织肿胀、瘀血、出血，刺激相应的神经末梢，产生局部疼痛，引起颈肌痉挛，并通过神经传导引起头部、背部，甚至同侧上肢的放射痛。少数严重的患者亦可有神经根的刺激症状。

（三）临床表现

大多表现为单侧，男性略多于女性。主要症状为颈部疼痛及活动受限，轻者为针刺痛，重者如刀割样或撕裂样疼痛。疼痛主要在颈部,也可以模糊地放射至头、背和上肢。任何活动均可加重疼痛,以致转头时两肩亦随之转动。皮肤无任何损伤,查体可在斜方肌等受损肌肉处有明显压痛,范围广泛,有时压痛可多个,局部轻度肿胀,患者的头常偏于一侧,故又称"外伤性斜颈"。神经系统检查无阳性发现。

X线检查无明显异常,少数患者侧位片可见颈椎生理性前突减小或变直,关节突间隙增宽等。

(四) 诊断

根据突然起病的病史,轻度的外伤史及局部体征,诊断可确定。但应除外第1~2颈椎半脱位,颈椎结核等病变。因此,必要时需做X线摄片。

(五) 治疗

本病病程不长,一般经数天的休息即可自愈。但有少数患者症状严重,需给予治疗。方法有局部膏药外敷、理疗、针灸、推拿以及压痛点的醋酸氢化可的松局部封闭等。推拿时应注意手法轻柔,避免用强烈快速的旋转手法,以防加重损伤或造成颈椎脱位。用颈围暂时性外固定亦可减轻症状。

三、慢性颈部软组织损伤

(一) 概述

慢性损伤是指超过正常生理活动范围最大限度或局部所能耐受时值的各种超限活动的损伤。本病多见于从事打字、财务、雕刻、刺绣等需长期低头工作的人员。由于颈部肌肉过度疲劳,造成少量肌肉纤维的撕裂,发展到一定程度后就会引起病状。也可由于肌肉无力,使重力直接转到筋膜或韧带上而造成筋膜或韧带的牵拉撕裂伤;又可起源于急性颈部软组织损伤未得到良好治疗而导致局部软组织纤维化及疤痕形成,使组织失去弹性,易发生进一步的损伤。因此,长期低头工作,头经常处于前屈的姿势,使颈椎间盘前方受压,髓核后移,刺激纤维环及后纵韧带,从而产生不适症状。

(二) 临床表现

部分患者有急性颈软组织损伤史,在急性期症状消退后,仍有反复发作的颈部疼痛和不适。疼痛可向背、肩甚至上肢放射。在颈根部斜方肌及风池穴处有压痛点,范围常较广,而软组织无明显肿胀。颈部活动轻度受限,有时可伴头痛,甚至视力模糊等症状,神经系统无异常发现。

颈椎平片一般无异常,但也可发现颈椎生理性前突减轻或消失,颈椎僵直,个别人有颈椎椎间隙狭窄和轻度骨质增生等。

本病应与颈椎病鉴别,其症状常为颈椎病的早期表现,鉴别诊断主要依赖X线平片。

(三) 治疗

本病治疗原则是及时纠正不良的工作姿势。对长期低头工作台的人,应告诫他们要定时适当地改变颈部姿势,建议做颈椎体操以维持颈部活动度和增加颈肌肌力,避免肌纤维撕裂,减少对筋膜及韧带的应力,对已有症状的患者,主要的治疗方法同急性颈部软组织损伤,但疗效常不满意,疗程又长。对颈椎已有退行性病变的患者,则可按颈椎病治疗,如固定、牵引等。

四、颈部勒伤

(一) 概述

将绳索状物环绕颈部,用手或其他机械力,使该物在颈部绞紧,引起颈部软组织的损伤并伴有严重缺氧,甚至窒息而死亡。此种死亡称为勒死或绞死。

勒死常用的工具有绳索、电线、铁链、皮带、布带和长袜等,用这些工具勒紧颈部并打结固定，或再插入棍棒扭转，绷紧绳索以达到勒（绞）死的目的。

（二）病理

勒死与缢死的死亡机理基本相似，两者都是借助于绳索持续性压迫颈部呼吸道和血管，引起脑循环和呼吸功能严重障碍，致机体严重缺氧窒息死亡；或通过刺激颈动脉窦、迷走神经反射性引起呼吸心搏骤停而死亡。所不同的是两者机械作用力的方式、大小和作用部位不一。近年认为静脉受压在勒伤致死中可能起重要作用。

（三）临床表现

单纯性勒伤，除颈部受伤的局部遗留有皮肤擦伤、皮下瘀血及皮肤青紫，勒伤再大可出现索沟外，临床并无其他特殊表现，但勒伤常可因缺氧而死亡。勒伤一般有下列特征：

1. 受伤史　勒伤如未导致死亡，伤员可提供受伤史。多为他杀，自杀少见，根据其绞勒的手段和方式可鉴别两者。

2. 颈部索沟　索沟常位于甲状软骨或其以下部位，很少位于甲状软骨上方，即较缢死位置低。索沟一般呈水平环形，深度均匀，其颜色与绳索质地有关。粗糙而坚硬的绳索绞勒，常伴有表皮剥脱，皮下出血，颜色为褐色或深褐色。

3. 颜面部征象　扼勒时颈静脉淤血，压力升高，小静脉可破裂出血，形成结膜下出血斑，但勒死者颜面部多呈紫绀、肿胀，且多伴点状出血，眼球向外微突，舌尖外露等。

4. 声音嘶哑　扼勒引起的喉和声门上组织水肿，使伤员声音嘶哑，甚或不能发音，呼吸时可有喉鸣音。喉头、气管的出血、水肿可在解除扼勒后一段时间才变得明显或加重，故在受伤后24小时内需密切观察。

5. 吞咽困难　吞咽时疼痛为扼勒后最明显的症状。

6. 肺水肿或支气管肺炎　扼勒至濒死的伤员，解除扼勒后，最多死于肺水肿、支气管肺炎或ARDS，其原因可能系误吸或中枢神经损害。

7. 中枢神经损害　扼勒时脑组织缺氧，伤员往往有明显的中枢神经损害，甚至昏迷。脑缺血缺氧的时间长短决定预后。短者可能完全恢复正常，长者虽扼勒去除，但由于脑实质的损害，脑血流恢复后脑水肿加重。颅内压上升，反过来又造成脑缺血，形成恶性循环。存活伤员可能遗留精神神经症状，从健忘症至植物人状态。

8. 骨折　甲状软骨、环状软骨和舌骨大角均可发生骨折，以甲状软骨骨折为多见。若勒颈暴力较大时，颈椎棘突可发生骨折，颈部 X 线摄片有助诊断。

9. 血气分析　有呼吸困难或发生心跳停止的伤员，可有呼吸性酸中毒和代谢性酸中毒，应作血气分析，若伤员血 pH 值小于 2 时，预后很差。

（四）治疗

尽早急救至关重要：

1. 立即解除扼勒。对一过性的、尚未因缺氧而造成的窒息，一经解除压迫，一般不会造成严重损害，无需特殊治疗。但需密切观察 24h；

2. 立即开放气道，进行心肺复苏术，静脉输注脱水剂；

3. 待初步复苏后，应作全面细致的体检及辅助检查；

4. 到有条件医院进行正规心肺脑复苏术。

第三节 严重型颈部创伤

严重型颈部创伤主指涉及范围较广的开放性损伤和穿通伤（枪伤及刀伤为多），不仅危险性大，且致死率较高，应加以重视。其临床表现、诊断及治疗均有其特殊性。

一、颈部创伤的临床表现与特点

（一）呼吸道梗阻

颈部创伤时呼吸道梗阻是常见的，有以下原因：

1. **呼吸道受压** 主要为颈部血管损伤形成大的血肿，严重的纵隔气肿或颈部组织的炎性水肿等，以上诸因素均可造成气管受压而导致呼吸困难。

2. **误吸** 颈部气管或喉部破裂，致使局部的血液（血块）、口腔分泌物、食物等误吸入呼吸道而引起下呼吸道梗阻或窒息。

（二）大出血

颈部有多条大血管，易损伤发生大出血，以两侧的颈总动脉损伤最为常见。出血非常迅速，往往来不及救治，伤者即于短时间内死亡。颈内或颈总动脉破裂可造成同侧大脑供血不足，脑组织缺氧，发生偏瘫、昏迷，需注意与颅脑外伤相鉴别。另外，应引起注意的是，在多发伤伤员存在严重休克时，可暂时使出血减少或停止，易将严重血管伤忽视，而待复苏血压上升后，血管伤的症状才显著。大的颈静脉出血也很严重，但其主要危险是空气栓塞。

（三）伤道易变位

颈部组织疏松，器官易于移位，常致伤口变化表里不一。往往在血管破裂后，仅有少量或甚至完全没有外出血，而在深部形成大血肿，造成气管受压致呼吸困难。故对颈部创伤严重性的判断，不能只注意伤口的大小和组织受伤的范围，关键要探明伤口和弹道的深浅和方向，弄清血管和脏器是否受伤。临床常发现一侧颈部小的盲管伤，表面看似乎很轻微，但穿入的弹片可能在存留的对侧造成严重的创伤。

（四）感染率高

颈部穿通伤时，常存在喉、气管和食道的损伤，含有大量需氧菌和厌氧菌的口咽部分泌物，可以直接进入伤口或误吸入肺部，或沿颈深筋膜下间隙进入纵隔，从而引起颈部蜂窝组织炎、肺炎、纵隔炎或脓肿。如未得到及时诊断与治疗，可导致全身感染。

二、颈部创伤的诊断

颈部创伤诊断的关键在于判明有无大血管和重要组织器官的损伤。诊断的方法主要是依据受伤史、受伤的部位、临床表现及必要的辅助检查。而对一些特征性临床症状及体征的细心观察与检查，有助于早期诊断。

（一）特征性临床表现

1. **血管损伤**

（1）伤口大出血，可迅速发生失血性休克；

（2）受伤部位有进行性的扩张性血肿或搏动性血肿；

（3）受伤部位有血管杂音和震颤；

（4）伤侧远端动脉搏动减弱或消失，如颞浅动脉、眼动脉等；

（5）偏瘫、偏侧不全麻痹、失语、单侧眼失明等；

（6）可有空气栓塞症状，以致出现恐惧感及胸痛等。

2. 喉和气管损伤

（1）呼吸困难和喘鸣；

（2）口唇及甲下紫绀；

（3）颈部伤口漏气、皮下气肿；

（4）咳血、鼻出血；

（5）声音嘶哑。

3. 咽和颈段食管损伤

（1）吞咽困难；

（2）颈部伤口漏出涎液和吞食的液体；

（3）血性胃内吸出物；

（4）皮下气肿及炎性浸润。

4. 颈部神经损伤

（1）舌偏斜；

（2）口角下垂；

（3）Horner 综合征（上眼睑下垂，瞳孔缩小，无汗）；

（4）颈部感觉消失。

（二）诊断性辅助检查

对颈部创伤的诊断性辅助检查，必须根据伤员的全身情况结合临床观察和体格检查的结果，酌情选择性地应用。

1. 颈部影像学检查　当伤员伤情稳定后，常规作颈部前后位和侧位的 X 线摄片，以明确有无颈椎骨折、金属异物存留和气管横断（气管的空气柱中断）等情况，并酌情行 CT、MR 等检查。

2. 多普勒超声检查　主要应用多普勒超声血管显像仪，这是一种应用多普勒效应原理研制的新型血管诊断仪，可显示血管阻塞、通畅或管腔狭窄等变化，可测出血管内径横断面，精确地计算出血流量，对血管损伤的诊断有一定的参考价值。

3. 颈部血管造影　对颈部创伤无外出血的复杂血管伤的诊断价值较大。血管造影有以下指征和条件。

（1）怀疑血管损伤以及伤口邻近颈动脉时，即使无明显的外出血，也是造影的指证；

（2）对多发伤经抢救原则处理后，待血液动力学稳定再进行；

（3）血管造影技术熟练，决不能因检查而延误急诊手术时间；

（4）对颈上、下两区的诊断应优先进行。

其主要价值是对颈上区有助于估计颈内和颅内动脉的状况，以便决定是手术修补，抑或结扎及其可能性。对颈下区则有助于了解有无大血管损伤及帮助选择最佳手术切口。对颈中区损伤，原则上不作血管造影，因手术容易显露，并易判断伤情。

4. 内窥镜检查　颈部伤口位于颈前中线附近，又有气管或食管破裂的临床表现，应作气管或食管镜检查，以确定破裂的部位和范围。作气管镜检查，必须在已行气管切开或已作好充分准备的情况方可施行。对检查阴性者，不可轻易否定；尤其是食管损伤，必须结合临床。

5. 食管造影　食管伤大多为开放伤，且与喉及气管开放伤同时存在，根据伤口流出涎液与吞食的液体，或造影检查时造影剂流出咽或食管外即可确诊。对食管伤需定位，最好用水溶性造影剂，不用钡剂。但应注意食管破口过小时，易误诊和漏诊。

三、颈部创伤急救与疗法

（一）颈部创伤急救中的处理次序

颈部创伤的救治必须分清轻重缓急，尤其是在大批伤员来到时，否则会贻误抢救时机。

1. 威胁生命的颈部创伤　如喉、气管伤引起呼吸梗阻，血管损伤导致大出血，均需优先处理。

2. **严重损伤** 但无立即致命的危险,如颈段食管破裂伤,应列为第二类,作下一步处理。

3. **颈部大血肿、但并不压迫气管造成通气障碍者** 需进一步检查才能确定治疗的伤员,可列为第三类。

4. **颈部表浅的撕裂伤或挫伤** 此种一般性浅表损伤应列为第四类,可最后处理。

(二)急救

颈部创伤,无论是闭合伤,还是开放伤,其最大的危险是上呼吸道梗阻引起的窒息,颈部大血管破裂所致的大出血,颈椎损伤的高位截瘫。现场救治正确与及时可降低死亡率,为后一步治疗创造条件。

1. **颈部制动** 对所有颈部严重创伤都要想到颈椎骨折可能。颈两侧置沙袋固定,防止伤员头部向两侧摆动,以免加重颈椎脊髓损伤。

2. **保持呼吸道通畅** 在处理颈部严重创伤时,保持呼吸道通畅必须放在最优先地位。其原则是:

(1)气管内插管:对伤员神志不清或伴有颅脑外伤而昏迷者,及时清除口腔呕吐物、痰、分泌物及各种异物,即刻行气管内插管,予以人工呼吸。

(2)气管切开术:对颈部刺伤涉及喉外伤或伴有颌面部外伤引起咽部水肿、血肿等不能作气管插管者,应早期作环甲膜切开术或气管切开术。其指征为:

1)喉部或上呼吸道严重损伤(喉骨骨折、破裂)造成呼吸道梗阻;

2)喉及气管分离;

3)气管断离或撕裂;

4)伴有严重颌面外伤,尤其是位于口底部或舌根部伴有水肿或血肿者;

5)对颈椎外伤不稳定的伤员,不能从口腔及鼻腔内盲目地作气管插管。

3. **环甲膜穿刺或切开术** 对颈部严重创伤或伴有口腔损伤、颌面外伤,不能进行气管插管或因伤情严重来不及作气管切开时,可采用此法,以确保呼吸道通畅。此法简单、迅速、安全。

1. **大血管出血的急救**

(1)动脉性出血

① 指压止血法:在颈部大动脉出血的紧急情况下,可用指压法止血。方法为:伤员侧卧,头转向健侧。左侧损伤时,术者用右手指,反之则用左手指。先用拇指置于胸锁乳突肌中点,环状软骨平面(此处可探及搏动的颈总动脉),而后垂直压迫到第六颈椎横突上,可减少出血,但每次不可超过10min。

② 填塞加压止血法 即用无菌纱布直接填塞伤口内,紧紧压住出血的血管,然后在健侧用铁丝头板或将伤员健侧上臂垂直举起,作为支架施行单侧加压包扎(图3-6-4-3-1)。填塞的敷料应在3~5min后取出,取出时应作好充分准备,以防无法控制的大出血。切忌用绷带环颈部包扎。对于创口内疑有锐利异物(如玻璃片、弹片),则应以整体加压包扎为宜,不能行局部填塞,以防造成二次损伤。

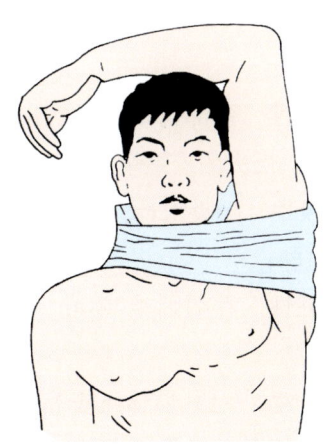

图3-6-4-3-1 颈部大出血急救示意图
颈部大出血急救时的单侧加压包扎法

(2)大静脉出血 应立即用无菌纱布填塞压迫伤口,杜绝空气进入静脉。如出血不多而心脏出现骤停,应疑大量空气进入心脏,立即行右心房穿刺将空气抽出,有时可能转危为安。

对颈部大血管出血,不能用止血钳、弯钳钳夹出血处,因易损伤其他重要器官。也切忌用探针试探伤口的深度,否则可能将暂时堵住血管壁裂口的血凝块刺破,引起无法控制的致命性大出血。

2. 抗休克 颈部创伤休克发生率高达40%,必须及时按创伤性或失血性休克的抢救原则输液、输血、应用血管活性药等,同时需查有无多发伤,多发伤的部位和脏器损伤情况,按各部位伤,安排先后抢救顺序。

3. 外伤性血气胸的急救 颈部刀刺伤常伴开放性血气胸或张力性气胸,可引起急性严重呼吸循环障碍。用物理学检查及胸腔穿刺确诊后要紧急处理,不能等待胸部X线的结果,否则贻误抢救时机。对开放性气胸应立即用凡士林油纱布密封伤口,紧密包扎。对血气胸者做胸腔闭式引流,对胸内大出血者,应立即开胸探查止血。

(三)颈部创伤手术指征与探查原则(表3-6-4-3-2)

1. 手术探查的指征 主要根据是受伤时间、伤口位置和方向、现场原因、生命体征和体检发现等情况来决定。Massac等提出,下列颈部创伤是立即手术探查的指征。

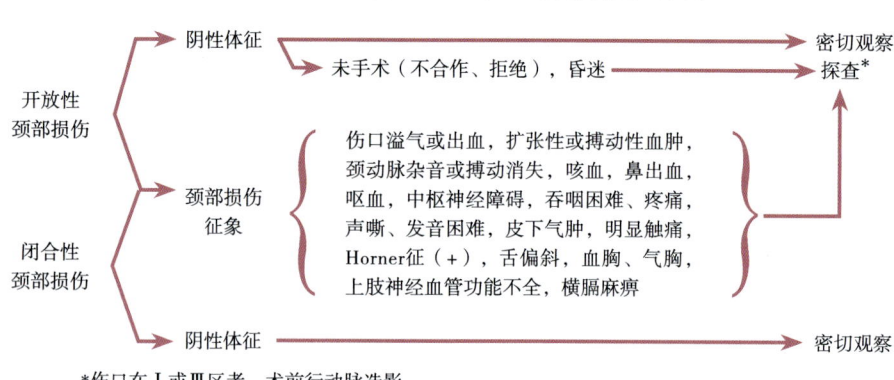

表3-6-4-3-2 闭合性和开放性颈部损伤的处理原则

*伤口在Ⅰ或Ⅲ区者,术前行动脉造影

(1)血管性 颈部伤口持续性出血,动脉波动消失或减弱,巨大的或继续扩展性的血肿;

(2)呼吸性 呼吸困难,声嘶,伤口中有气体漏出,皮下血肿;

(3)内脏性 吞咽困难,呕吐,咳血,伤口中有涎液溢出;

(4)神经性 失语、肢体瘫痪等;

(5)其他情况 指伤口在前三角,或枪弹伤对组织损伤重,伤情复杂、变化快者。

凡无上述情况者,如果伤员生命体征平稳,体检无重要异常发现,均可在严密观察下行非手术治疗。在观察中对其可疑者,可作辅助性诊断检查,一旦有手术指征,则应立即手术探查。

2. 颈部创伤术前准备及探查原则

(1)皮肤准备 范围要大,在伤侧自发际上约9~10cm起下至乳突部,前过中线至对侧胸锁乳突肌后缘,后过中线。如系颈下区伤最好胸部连同腹脐部一起准备,以备万一需要纵裂胸骨显露无名动脉或右颈总动脉根部控制出血,便于对其修补。

(2)麻醉 均采用全身麻醉,气管内插管为安全。

(3)切口选择 以良好的暴露为原则。一般选用胸锁乳突肌前缘切口,既有良好的暴露,又便于切口延长。切开颈筋膜将胸锁乳突肌向外拉开即可暴露动脉的全程。切断胸骨舌骨肌、胸骨甲状肌,即能暴露甲状腺、气管、食管及颈部神经。如系颈下区损伤,可作直达第三肋间向水平的胸骨纵剖术或离断胸锁关节并切除1~3肋软骨,将其掀起,以暴露无名动脉、左颈总动脉、锁骨下动脉极其椎动脉的起始部,便于对颈部重要结构损伤的处理。

（4）补充有效循环血量　维持血循环稳定。

（5）大剂量广谱抗生素的应用　尤其在火器伤或车祸致多发伤时。术前常规大剂量静脉滴入,以防术后感染并发症。

（6）异物的清除　对异物处有搏动时,不要随意拔除,以免引起大出血。应先找出异物所在处的颈动脉,用橡皮条或无损伤血管钳阻断该血管的近、远端,然后去除异物。

（四）颈部各组织器官损伤的处理

1. 血管损伤的处理,详见本章第四节；
2. 喉和气管损伤的处理,详见有关专科书籍；
3. 咽和颈段食道损伤的处理,详见有关专科著作；
4. 颈部神经损伤的处理。

在平时,颈部神经损伤以手术时损伤较多见,由意外刺伤或枪弹伤引起较少见。在战时,火器伤所致之神经损伤多与颈部血管或其他器官伤口合并存在,因此常只注意严重的血管或器官伤而忽略了神经伤,以致造成以后诊治上的困难。故应引起高度警惕,注意对可能受伤的神经作较为简单的感觉和运动检查,可防止漏诊。

颈部神经损伤的处理与一般周围神经损伤相同,但除舌下神经和面神经下颌支外,其他颈神经损伤后吻合很少能成功。

臂丛神经(由 C_{5-8} 神经、第一胸神经前支合并组成)损伤,如系闭合伤,除有机械压迫需解除外,通常采用非手术治疗,将肢体固定于功能位置,早期物理疗法和针刺疗法,并给予维生素 B_1、B_{12} 等促进神经功能恢复；如系开放伤,在清创时,发现损伤范围又小,回缩不多时,应争取一期神经吻合；而伤口感染重,软组织损伤广泛,皮肤缺损多,无论神经有无大的缺损,只能将断端缝合一针,防止回缩,不作一期修复,待伤后3~12周期再作神经吻合术。

1. 颈部腺体损伤的处理

（1）甲状腺损伤　由于其血运丰富,损伤后可引起大量出血,流入同时受损的喉或气管,或形成血肿压迫气管。实际引起大出血者较少,多可在密切观察下择期手术。对甲状腺下极止血时,应注意不要损伤喉返神经。对于腺体较大的出血点需用丝线缝合结扎。小的出血点,经严密缝合腺体后,即可自动止血。清创时,对于失活的腺体组织可以清除。在失活的甲状腺组织囊或伤口内,发现甲状旁腺(黄褐色绿豆大的小体),应将其切成小片埋入附近的肌肉组织中,以防甲状旁腺功能不全。

（2）下颌下腺损伤　下颌下腺是在颈部深肌膜浅层用囊包裹腺体,在下颌骨骨折时可伴下颌下腺损伤,损伤严重时可以全部切除。但需注意勿损伤与其并行的面动脉下颌支。

（3）唾液腺损伤　一般的处理是清创、止血及引流。

2. 胸导管损伤　左侧锁骨上方颈根部穿通伤时,有时可伴有胸导管伤。其特点是从伤口内不断有乳白色乳糜流出,24h可达1000ml以上,引起伤员严重脱水和消耗。根据外伤史,结合伤口有乳糜流出即可诊断。

小的胸导管破裂经用无菌纱布压迫后,可望愈合,无效时,可手术结扎胸导管。具体方法是：在左侧锁骨上方延长切口或另作一横切口,向前越过颈中线,向后止于胸锁乳突肌后缘,切开颈阔肌和颈深肌膜,显露颈动脉鞘,将胸锁乳突肌的锁骨头和颈动脉鞘向内外两侧牵开,分开深层的脂肪垫,从颈动脉鞘的后外方及颈内静脉和锁骨下静脉的汇合处附近找出胸导管的断端,以丝线结扎两断端,伤口内置乳胶片引流24~48h。

（五）颈部创伤密切观察下的非手术疗法

20世纪70年代以来,颈部创伤采用选择性手术探查,据报道约 40%~50% 伤员使用非手术观察疗法。

本法多适用于轻度创伤伤员。对生命体征平稳,无明显临床症状,且体检未发现明显重要器官损伤,可在严密观察下行非手术治疗。

1. 定时观察生命体征变化,注意有无进行性呼吸困难、声音嘶哑、咳血、意识不清、喘鸣等。

2. 检查伤口周围有无血肿及皮下气肿,如原有的血肿成进行性扩大,伤口内有气体喷出或流出吞食的液体等,均提示血管、气管或食管等器官损伤。

3. 注意胸部检查,以便尽早发现血气胸、纵隔气肿等。

4. 对观察可疑的伤员应进行 X 线检查、血管造影、内窥镜等检查,必要时可重复进行。

5. 观察期间,伤员一旦出现生命体征变化或其他器官损伤的临床征象时,应当机立断、毫不犹豫地决定手术。

6. 早期给予大量抗生素预防感染,并加强全身支持疗法。

7. 伤员应卧床休息,进流质,必要时鼻饲,吸氧,雾化吸入。喉部疼痛难忍时可用 1% 地卡因喷雾治疗,注意勿过量。观察期间不得使用吗啡衍生物止痛。

第四节 颈部血管损伤

一、概述

颈部血管损伤发生率和死亡率是颈部损伤中最高的,主要因颈部大血管均较表浅,易受伤,且临近心脏,压力高,以致易引发致命性大出血,加之外压性气道阻塞,空气栓塞和脑卒中等更增加死亡概率,需高度重视。

临床上常见的刀伤(包括自刎)、枪伤、刺伤、爆炸伤等均可引起颈动脉和(或)颈静脉损伤。损伤的类型有侧壁伤、撕裂伤或断裂伤,还可发生动静脉瘘。颈部血管伤常由于血肿压迫呼吸道及血管而致中枢神经缺血、缺氧,治疗必须及时、有效,采用合理的术式保持呼吸道通畅,如血管的修补吻合或移植等。

二、颈部动脉损伤的处理

(一)概述

颈部大动脉损伤常引起凶猛的出血,在短时间内伤员尚未得到救治即死亡。如果伤道狭窄,血液不能向外流出,则引起大的血肿,不但压迫气管,往往还可形成假性动脉瘤。如果同时损及颈部的静脉,则在颈动静脉间形成动静脉瘘。

对颈部动脉损伤的处理原则是彻底清创,根据血管损伤情况来决定修复方法,但修复时机尚有不同的看法。Inni 等报道,许多颈动脉损伤后立即结扎或修复的,都发生了死亡或偏瘫。故笔者主张采取延期修复,在紧急手术中,只做清创术,预防感染,观察有无搏动性血肿的继续扩大。在出血已停止或血肿已局限化的病例中,可等到已形成动脉瘤或静脉瘘后再做修复手术。笔者认为,即使伤后 1 天仍有出血,只要不影响呼吸,仍以延迟手术为宜。但大多数学者主张尽早行颈动脉修复术。

(二)血管伤口缝合术

对于血管创伤较小的撕裂伤,直径不超过血管直径 1/3 者,清创后,可以直接采用横形缝合术,一般不会造成动脉血管腔的狭窄。

(三)颈总动脉或颈内动脉对端吻合术

只要动脉缺损不大,无明显感染者,都应尽量争取作此术。将动脉断端上下各游离出一段距离,断端修剪齐,切除已坏死的管壁,除去血栓,用肝素冲洗管腔,静脉滴注低分子右旋糖酐500ml。在吻合过程中,为了防止阻断血流的时间过久,影响大脑的血供,可采用内转(分)流术,即在损伤动脉两端内放入一略小于血管腔的硅胶管,以便于保持颈总动脉血流通畅,待血管吻合达3/4时,再把硅胶管取出。需注意的是在开通"内分流"时,必须排尽"内分流"管内的气体,以免发生脑气栓。

(四)颈静脉移植术

对颈总动脉或颈内动脉纵行长的撕裂伤及血管吻合张力大时,可作此术。移植的静脉直径应尽量与损伤动脉的直径接近,一般多选用股上部的大隐静脉。因静脉瓣膜及向心开放,故移植时应将静脉倒置,使其远端吻合在动脉的近端上。

(五)颈内-颈外动脉吻合术

若颈内动脉撕裂严重,无法作修补或对端吻合时,可牺牲颈外动脉以代替颈内动脉,恢复颅内血液供应。即将颈内动脉撕裂部分切除,近端结扎,将颈外动脉切断,远端结扎,再将颈外动脉的近端与颈内动脉的远端行对端吻合术(图3-6-4-4-1)。

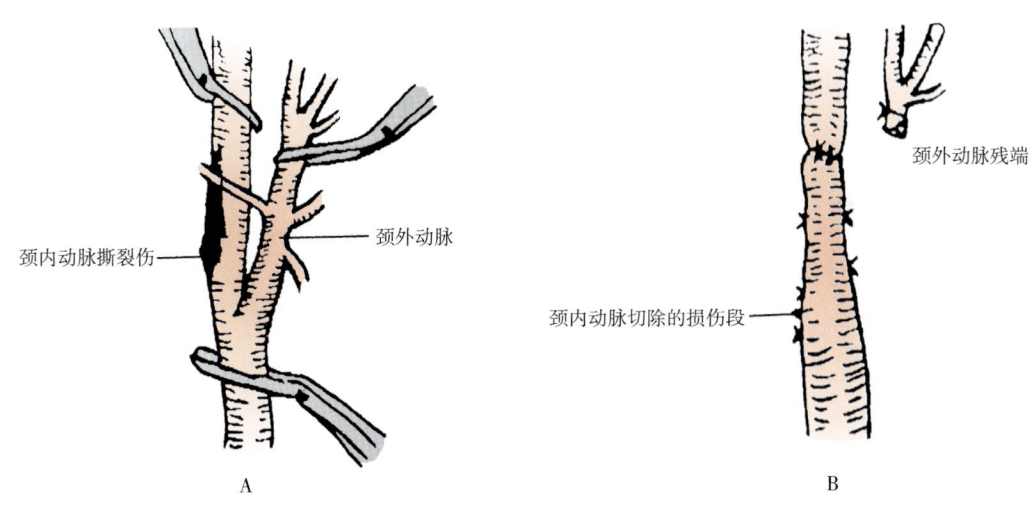

图3-6-4-4-1 颈内颈外动脉端-端吻合术示意图(A、B)
A.受损概况; B.吻合术后

(六)颈动脉结扎术

1. **颈总动脉和颈内动脉损伤** 原则上力求避免结扎,以免引起同侧大脑严重的血液循环障碍,造成偏瘫、失语或死亡。40岁以上者发生率约50%,而年轻者,因颅内两侧颈内动脉间经动脉环的侧支循环尚充分,结扎颈总颈内动脉后多不发生严重后果。对已行结扎的伤员,应保持呼吸道通畅,稳定血压(收缩压在13.3kPa以上),充足给氧。若颈动脉造影显示造影剂流向中断,同时伤员出现昏迷,应做颈内动脉结扎,以免发生脑栓塞区血流开通,使原有的缺血性梗塞变为出血性梗塞,加速伤员死亡。

2. **锁骨下动脉损伤** 结扎后可有10%病例引起上肢坏死,故仍以动脉修补、对端吻合为治疗原则。

3. **颈外动脉** 修补困难者可以结扎,一般多无不良后果。

（七）颈动静脉瘘

先控制颈总动脉近端和颈内静脉远心端后，再修复动静脉瘘。大多数可择期手术处理。在颈动脉损伤手术中，若需放置引流，应避开血管修补处，以免影响其愈合及诱发感染或继发出血。

三、颈椎根部或胸廓处的血管伤

该部位的穿通伤、刺伤或钝性损伤均能使主动脉弓分支血管损伤，如无名动脉、锁骨下动脉、颈总动脉及其伴行静脉。该处损伤的潜在危险在于早期症状模糊，不易诊断。约有 1/3 病例无明显临床征象。局部可能有大出血或内在血肿，或可扪及震颤，远端动脉搏动减弱或消失。如血肿压迫食管，可出现吞咽困难；如有皮下气肿，则提示有气管、肺或食道的损伤。必要时可做主动脉造影术。锁骨下动脉、椎动脉损伤往往伴有肩关节脱位、骨折、臂丛神经损伤，应仔细检查，避免误诊、漏诊。

一旦明确诊断，尽早手术探查，修复损伤血管。在胸出口处修复大血管，由于解剖学关系，暴露较为困难、复杂。为控制受伤血管的出血，首先要暴露其近侧的血管，腋动脉损伤可经锁骨下暴露，但其第一段损伤或锁骨下动脉损伤，需先行锁骨上切口，用以控制锁骨下动脉，切除锁骨近侧段，然后延长切口由锁骨下暴露腋动脉。锁骨下动脉近端，无名动脉或颈总动脉损伤，可做第三肋间隙与锁骨上联合切口，切除锁骨近段和胸骨，亦可做锁骨上与胸骨联合切合，切除胸骨。

四、颈部静脉损伤

颈部大静脉的开放伤时，由于静脉壁薄而软弱并与周围筋膜黏着（尤其是颈根部），加上胸腔负压，静脉不易塌陷而呈张口状。因此，颈静脉损伤最危险的并发症是空气栓塞，其次才是出血。若大量空气进入心脏，可导致心搏骤停；进入肺动脉则可出现胸痛、呼吸急促、恐惧感。进入脑内可引起意识障碍、抽搐及瞳孔改变等。

对颈部大静脉损伤在急救的同时应尽早手术，手术时应采用头低位，防止脑部空气栓塞，同时给予加压呼吸。对一侧颈内静脉、颈外静脉及锁骨下静脉的严重破裂均可予以结扎，一般不致发生严重后果，但颈内静脉小的裂口仍应争取修补缝合，因为少数伤员（约 3%~10%）未受伤侧颈内静脉发育不全，由于颅内静脉回流受到障碍而死亡。若双侧颈内静脉都损伤时，至少应保持一侧颈内静脉通畅；对缺损过多两侧都无法吻合或修补者，则应选留一侧损伤较轻的血管，将对侧静脉游离结扎致下段，移植于选留的一侧，若一侧颈内静脉已结扎，另侧作了血管移植时，应注意保持移植血管不受压，并预防栓塞。

五、术后处理

术后处理的好坏至关重要，若发生感染、血管痉挛、血栓形成等，可导致严重不良后果。

（一）广谱抗生素

术后予以广谱抗生素防治感染，并注射破伤风抗毒素。

（二）术后制动

血管修复后，有人用不同程度的制动，有人则鼓励自动或被动性运动。比较一致的意见是合并骨折者，术后要上石膏管型，将管型剖为两半，再用绷带包扎。对没有骨折的病例，可只用石膏托固定两周。

（三）血管痉挛的处理

因挫伤、挤压或撕裂伤引起的血管痉挛，手术暴露后可见管径明显变细，甚至呈白色条索状，血流量明显减少，或完全闭塞使血流中断。一般可采用温水、2.5% 罂粟碱及 1%~2% 普鲁卡因湿敷或外膜剥离等方法解除之。对有些顽固性动脉痉挛上法失败者,陈中伟等应用节段性加压扩张术获得了良好的效果。

节段性加压扩张术具体方法是将痉挛血管的外膜剥离后,从近端开始,在间距5cm处夹住,并将其分支亦夹住,用较细的针头,将温热的肝素盐水溶液(肝素65mg稀释于生理盐水1000ml中),由管壁穿刺加压注入,扩张后,逐段将血管夹下移,使痉挛血管逐渐扩张。

另外,交感神经节阻滞、针刺相关穴位及耳针(交感、内分泌等穴)对解除血管痉挛也有良好的效果。

(四)防治血栓

血栓形成是手术失败的重要原因之一。由于受伤修复后的血管极易发生血栓形成,故术后应常规使用抗凝剂。常用的抗凝剂有肝素和低分子右旋糖酐等。

1. 肝素　其发生作用迅速(10~15min),作用消失也很快(2~6h)。一般静脉注射每日用量为200~300mg,加于5%葡萄糖液1000ml内静脉滴注;亦可每4~6h静脉注射50~100mg。用后如有出血征象,可用鱼精蛋白中和。

2. 右旋糖酐　多用10%低分子右旋糖酐,一般每日用量为500~1000ml,静脉滴入,可连续用数天,无毒性反应。对休克伤员,可用至休克恢复以后。

使用低分子右旋糖酐的禁忌证是血小板减少症、充血性心力衰竭和肾脏疾患。少数可发生出血和过敏反应,并在使用中须注意电解质的调整。

3. 双香豆素　主要是抑制肝脏产生凝血酶原。用药后在24~48h后才起作用。但维持时间较长。宜口服,开始用量为每日150~200mg,2天后,减为每日25~50mg,在服药期间,每日要检查凝血酶原时间,若凝血酶原时间减至正常人的10%~20%,服药量应减半,减至10%以下时,应立即停药。

使用双香豆素的合并症是凝血酶原过低,引起血尿和粘膜出血。发生后,除停药外,应立即静脉注射维生素K_1或输新鲜血浆。

4. 阿斯匹林　有减少血小板黏附聚集和血细胞集结的作用。每日剂量1.5~3.0g,分3次服用。

以上抗凝药物,以肝素和右旋糖酐作用快,但维持时间短,故适于在短期内(3~6天)使用。对血管挫伤较重,常要长时间抗凝者,则宜用双香豆素,一般可用至2~3周。

(胡志前)

参 考 文 献

1. 叶添文,陈雄生,贾连顺等. 颈椎前纵韧带损伤的诊断与治疗[J]. 中华创伤骨科杂志, 2008, 10(7)
2. 赵定麟,李增春,刘大雄,王新伟. 骨科临床诊疗手册. 上海,北京:世界图书出版公司, 2008
3. 赵定麟,赵杰,王义生. 骨与关节损伤. 北京:科学出版社, 2007
4. 赵定麟. 现代骨科学. 北京:科学出版社, 2004
5. Bell RB, Osborn T, Dierks EJ, Potter BE, Long WB. Management of penetrating neck injuries: a new paradigm for civilian trauma. J Oral Maxillofac Surg. 2007 Apr; 65(4): 691-705.
6. Green ND. Acute soft tissue neck injury from unexpected acceleration. Aviat Space Environ Med. 2003 Oct; 74(10): 1085-90.
7. Irish JC, Hekkenberg R, Gullane PJ, Brown DH, Rotstein LE, Neligan P, Ali J. Penetrating and blunt neck trauma: 10-year review of a Canadian experience. Can J Surg. 1997 Feb; 40(1): 33-8.
8. Miller RH, Duplechain JK. Penetrating wounds of the neck. Otolaryngol Clin North Am. 1991 Feb; 24(1): 15-29.
9. Ursic C, Curtis K. Thoracic and neck trauma. Part three. Int Emerg Nurs. 2010 Jul; 18(3): 158-65.

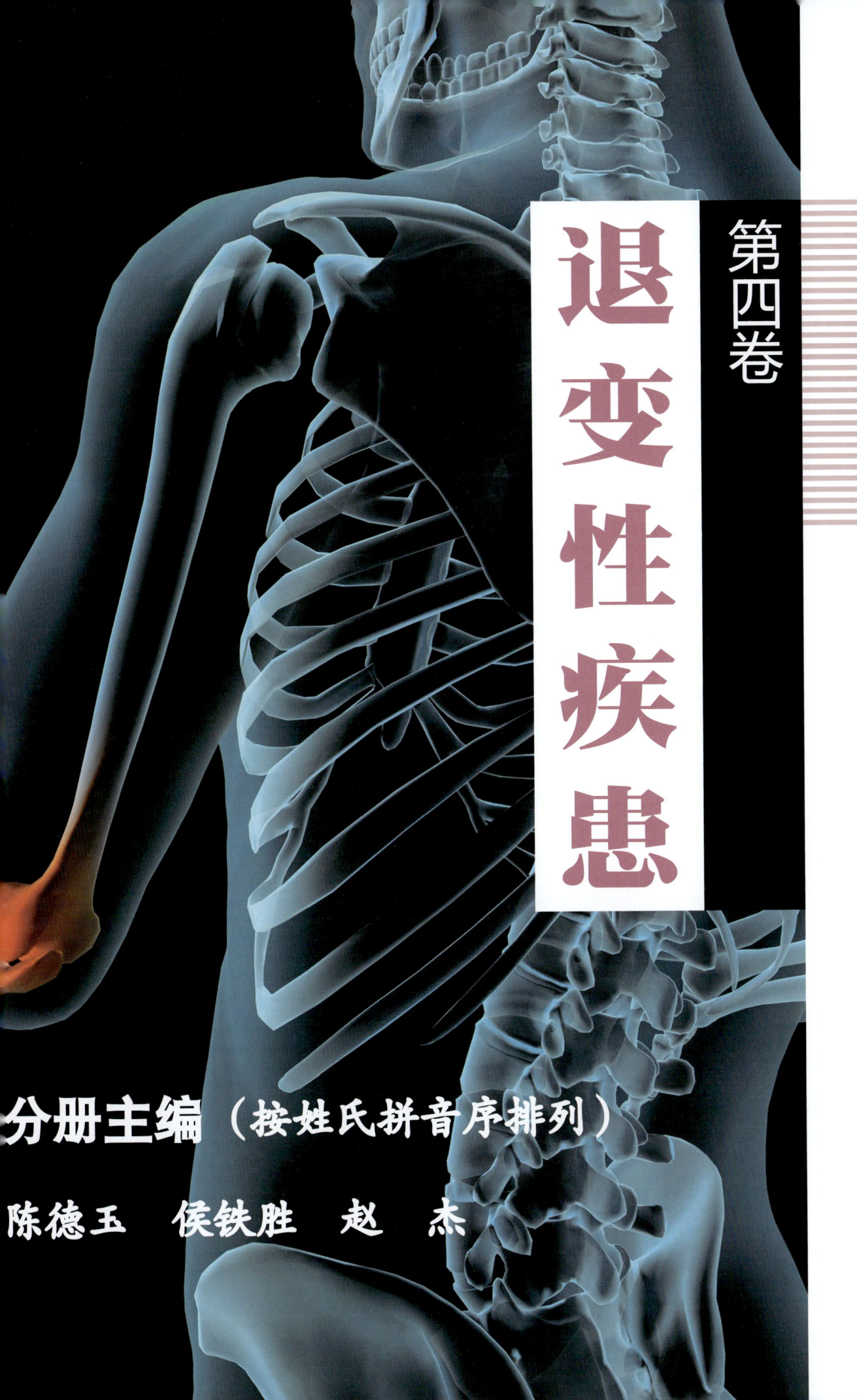

退变性疾患

第四卷

分册主编（按姓氏拼音序排列）

陈德玉　侯铁胜　赵　杰

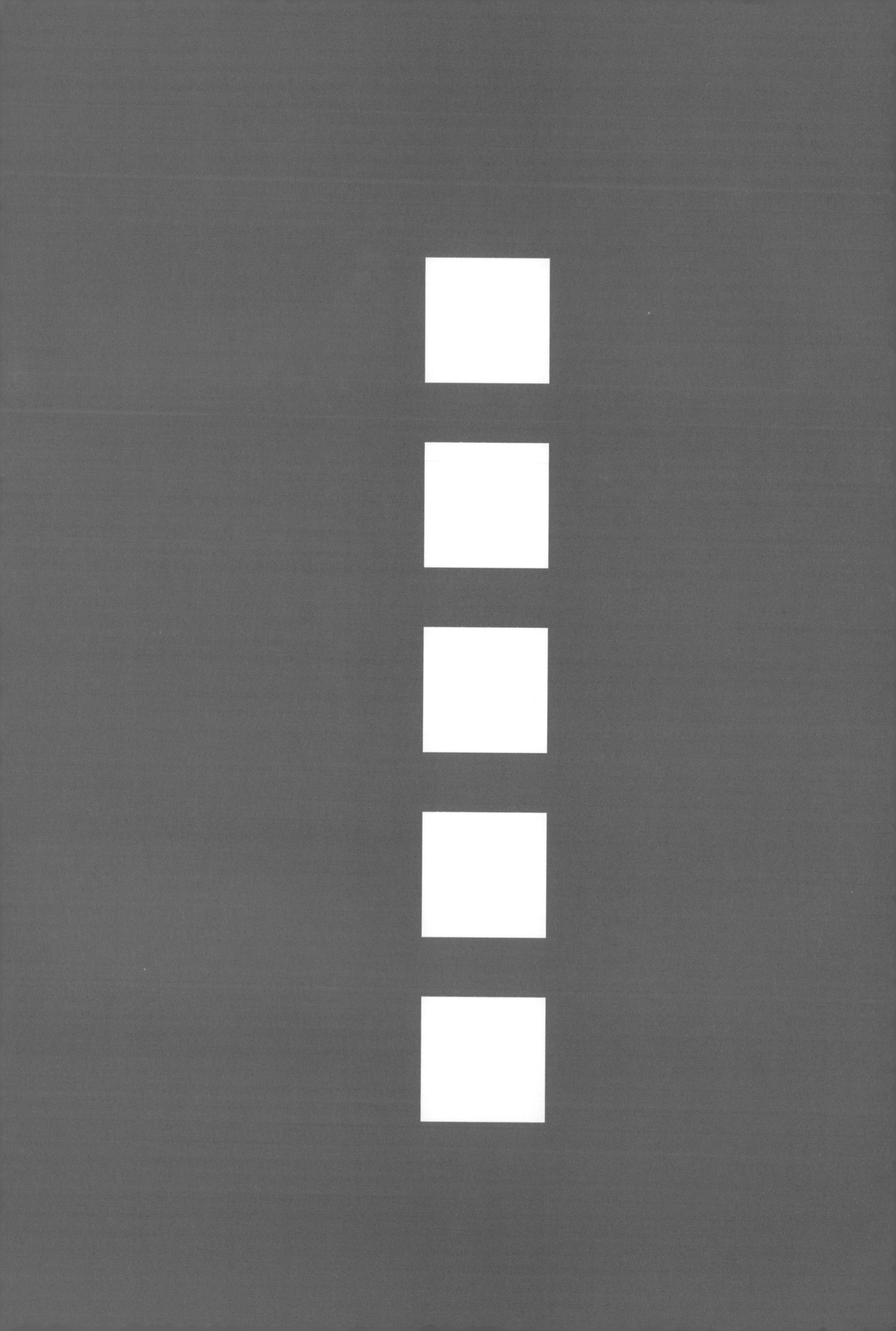

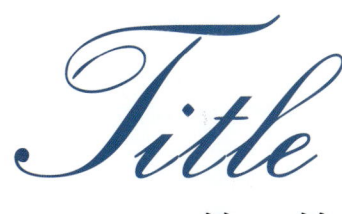

第一篇 四肢退变性疾患

第一章　上肢退变性疾患 /1590

　　第一节　肩关节周围炎 /1590

　　第二节　肩袖损伤及肩袖间隙分裂症 /1595

　　第三节　肩峰下撞击征（症） /1602

　　第四节　冈上肌腱钙化 /1609

　　第五节　肩关节不稳定 /1611

　　第六节　弹响肩与肩肋综合征 /1615

　　第七节　肘关节紊乱 /1616

第二章　下肢退变性疾患 /1620

　　第一节　弹响髋 /1620

　　第二节　髌骨不稳定 /1621

　　第三节　退变性踝部疾患 /1634

　　第四节　足部解剖复习及退变性足部疾患 /1635

第一章 上肢退变性疾患

第一节 肩关节周围炎

一、概述

所谓"肩关节周围炎"是指肩峰下滑囊、冈上肌腱、肱二头肌长头腱及其腱鞘、肩肱关节囊等不同部位创伤性或反应性炎症的总称。本病好发于中、老年人，其高峰年龄在 50 岁左右，故又称"五十肩"。

肩关节是人体具有最大活动范围的关节。它是由肩肱关节（第一肩关节）、肩峰下结构（第二肩关节）、肩锁关节、肩峰-喙突间联结、肩胛-胸壁间联结及胸锁关节等六部分组成的肩关节复合体（shoulder complex）。在复合体周围分布着 13 个滑囊以及众多的肌肉、韧带，使肩关节保持了最大限度的运动功能。上述这些结构中又以肩肱关节、肩峰下结构（第二肩关节）及肱二头肌长头腱滑动装置等解剖构造最为重要，与肩关节周围炎的发生、发展关系密切，具有重要的临床意义，并将在下面分段讨论。

肩周围炎的病理可以分成以下 3 种类型。①肱骨头的上滑动结构病变（suprahumeral gliding mechanism）；②肱二头肌长头腱滑动结构病变（bicipital mechanism）；③"冻结肩"（frozen shoulder）。

以下将对肩部复合体中的重要结构的特性加以介绍。

二、大体解剖

（一）第一肩关节（肩肱关节）

又名肩肱关节的第一关节，是由肩盂与肱骨头组成的杵臼关节。肱骨头关节面较大，呈圆形，但呈卵圆形的肩盂仅为肱骨头关节面面积的 1/3。由于肩盂小而浅，加之关节囊较松弛，富有弹性，在使肱骨头具有最大活动范围的同时，肩肱关节也是人体大关节中最不稳定的关节。

肩肱关节的滑膜关节囊在腋部形成皱襞，具有较大的面积，可使肩肱关节能充分的外展及上举。当发生"冻结肩"时，因滑膜腔粘连、皱襞消失、关节容量明显减少及关节僵硬而使活动范围明显受限。

正常情况下，肩肱关节滑膜腔与肱二头肌长头腱腱鞘相通，并通过关节囊前壁的肩肱上韧带和中韧带之间的 Weitbrecht 孔与肩胛下肌下滑囊相通。"冻结肩"常常是多滑囊病变，肩肱关节滑膜粘连，关节腔容量明显减少，可由正常 20~35ml 降至 5~15ml，滑膜皱襞闭锁，肱二头肌长头腱鞘充盈不良或闭锁，肩胛下肌下滑囊因炎症粘连及 Weitbrecht 孔闭锁，造影时肩胛下肌下滑囊不显影。这些都是"冻结肩"的典型特征，也是诊断的主要依据。

(二)第二肩关节(肩峰下结构)

1. 组成 1947年Deseze和Robinson等提出,把肩肱关节称为"第一肩关节",而肩峰下的解剖结构具有近似典型滑膜关节的构造,并参与肩部运动,因此主张以"第二肩关节"命名。其构成(图4-1-1-1-1)包括以下部分:

(1)喙突 肩峰及肩喙韧带所组成的穹隆状结构,类似关节的臼盖部分,起关节盂作用。

(2)肱骨大结节 类似杵臼关节的髁突部分,大结节在肩关节前举及后伸活动时,是在肩峰下方弓状结构下呈弧形轨迹运动。

(3)肩峰下滑(液)囊 位于肩峰下及冈上肌腱的表面,其能缓冲大结节对肩峰的压力和减少岗上肌腱在肩峰下的摩擦,具关节滑囊作用。

(4)冈上肌腱和肱二头肌长头 前者在肩与大结节之间通过,后者位于关节囊内,在肩喙韧带下移动。

2. 临床意义 第二肩关节之临床意义主要是参与肩部运动,因此肩峰下结构易受损伤、退变和炎症反应。肩峰撞击综合征和肩峰下滑囊炎是肩关节周围炎诸病变中的重要组成部分,在临床诊断和治疗方面不可忽视。现将两者分述于后。

(1)撞击综合征 多见于老年人,主因肩峰外侧端退变及增生,肱骨大结节硬化及骨赘形成,使位于两者之间的肩峰下滑囊、冈上肌腱、肱二头肌长头腱,因上臂的上举、外展,造成大结节和肩峰反复挤压,肌腱及滑囊经常受到碰撞,以致发生损伤、炎症及退行性变。此种使肩关节外展及上举受限,伴肩痛及肩峰下间隙压痛者,临床上称为"撞击综合征"(impigement syndrome)。

冈上肌腱可因外伤或退变发生断裂,患肩在上举60°~120°时出现疼痛,此称"疼痛弧综合征"(pain arch syndrome)。完全性断裂使肩肱关节腔经冈上肌腱的破裂口与肩峰下滑囊相通。造影时可显示造影剂经破孔溢入肩峰下滑囊内。

(2)肩峰下滑囊炎 在肩峰下滑囊炎急性期,因滑囊内积水,穿刺可抽得积液。慢性期滑膜壁层粘连,甚至囊壁层钙盐沉着而影响冈上肌的滑动。冈上肌腱炎常因反复损伤或随年龄增长而加速退变,且急性期冈上肌腱水肿,渐而钙盐沉着,并形成钙化性肌腱炎。临床表现为肩三角肌周围剧烈疼痛,上举、外展及旋转均受限。X线摄片见肩峰下区域有致密的钙化影。

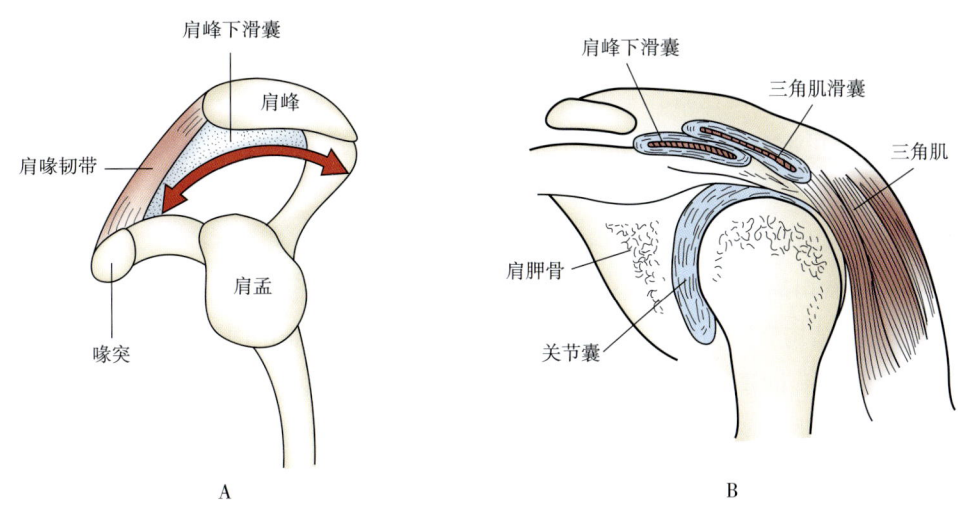

图4-1-1-1-1 第二肩关节示意图(A、B)
A. 箭头显示第二肩关节及肱骨大结节的运动轨迹;B. 肩峰下滑囊

(三)肱二头肌长头腱的滑动结构

肱二头肌长头腱起始于肩盂上方的粗隆部,当上臂自然下垂位时,该腱在肱骨头的外侧成直角走向肱骨上部的大、小结节间沟,该沟构成了肌腱内、外、后侧壁,而前壁则由坚韧的纤维组织——横韧带所覆盖,并在此骨-纤维鞘管中滑动。肱二头肌长头腱自起点至骨纤维鞘管道入口的近侧段,称为关节内段,其中位于鞘内的部分称为鞘内段,并随上肢的外展、上举或下垂使肱二头肌长头腱不断滑动,鞘内段和关节内段不断转变长度。从下垂位至最大上举位鞘内滑动达4cm。上臂自然下垂位,关节内段和鞘内段成90°角(图4-1-1-1-2、3)。

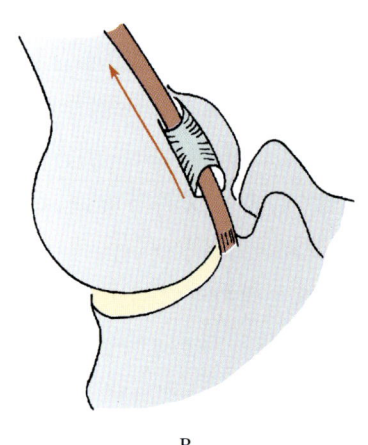

图4-1-1-1-2 肱二头肌长头腱解剖示意图

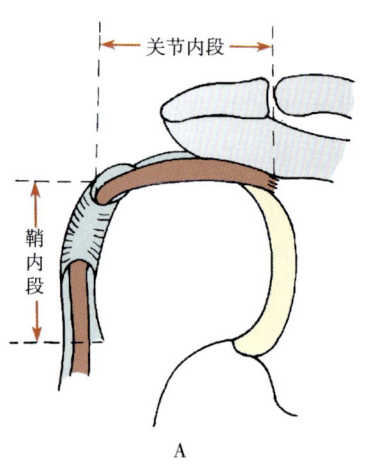

图4-1-1-1-3 肱二头肌长头腱的滑动机制示意图(A、B)
A.上肢下垂位;B.上肢上举时

肱二头肌长头腱炎或腱鞘炎是肩周炎中较常见的病变,在肩周炎中占15%左右。主因该肌腱易发生劳损、变性,亦可部分断裂或全断裂。当肌腱和腱鞘发生粘连或鞘管狭窄时,肌腱的滑动机能会丧失以致肩的外展、上举及旋转等功能均受限。

综上所述可以看出肩关节周围炎的病变部位、发病特点与解剖结构有密切的关系。对肩关节解剖及功能的了解有助于更深入地探讨肩关节周围炎的发病规律、临床特点及防治方法。

三、诸型肩关节周围炎

为便于阐述,现将诸型肩关节周围炎,按其病理解剖特点及临床诊断分专题分段述于后,并提出治疗方案。

四、冻结肩

(一)基本概念

冻结肩(frozen shoulder)又称五十肩,指中年以后,大约在50岁左右突发性肩关节痛及挛缩。病变范围波及冈上肌腱、肱二头肌长头腱及腱鞘、肩峰下滑囊、肩喙韧带及肩肱上韧带等,亦可累及肩肱关节腔;本病为一种多滑囊及多部位病变。

在急性期,即冻结进行期,主要表现剧烈疼痛及肌肉痉挛,尤以夜间为剧;关节镜下可见滑膜充血及绒毛肥厚增殖,并充满关节间隙以致关节腔狭窄和容量减少,肌腱关节内段表面为血管翳覆盖。

2~4周后,即转入慢性期,此时疼痛减轻,关节囊增厚及纤维化,滑膜粘连,皱襞间隙闭锁及容量明显减少,以致关节挛缩及运动障碍日渐加重。由于肩的各方向活动度明显受限,可呈"冻结"状态,故名。此时梳头、穿衣、举臂、后伸及系带解带均感困难。压痛范围广泛,如喙突、肩峰下、结节间沟及四边孔(间隙)部位,且三角肌、冈上肌和冈下肌出现萎缩。关节镜下可发现关节内有小碎片漂浮于关节腔内。

普通X片可显示肩峰和大结节骨质稀疏及囊样变,关节造影显示肩胛下滑囊消失、盂下滑膜皱襞闭锁及长头腱鞘充盈不全,关节腔内压力增高,但容量降至5~15ml(正常之1/3)。

本病主要与根型或混合型颈椎病鉴别,临床上有1/4~1/3的类肩周炎表现是因C_3~C_4、C_4~C_5脊神经根受压所致。

(二)治疗

1. 非手术疗法 主要目的是缓解疼痛和恢复功能两大主题。

(1)急性期 患肢休息、制动、局部封闭或理疗、针灸以及药物治疗使症状缓解;

(2)慢性期 以促进功能恢复为主,按摩、针灸、体疗或在麻醉下行粘连松解术等,均有利于肩关节功能恢复;

(3)自愈 本病有自愈倾向,自然病程长达6个月至3年,合理的治疗使肩关节功能提早得到康复。

2. 手术疗法 主要是第二肩关节松解术。

(1)手术病例选择 适用于少数粘连和挛缩严重、经正规保守治疗无效的病例。术前务必与颈椎病鉴别,笔者曾遇到多例误诊者,甚至已行关节镜或手术松解者。

(2)术式 多在关节镜下行粘连松解术,切断束带样组织,操作仔细,反复用冰盐水冲洗,减少和避免出血与渗血。

五、肱二头肌长头腱炎和腱鞘炎(Biceps tenosynovitis)

(一)基本概念

肱二头肌长头腱炎常和腱鞘炎并存,二者难以区分。临床上较为多见,主要表现为肩前方疼痛及结节间沟压痛,在外展90°或外旋肩关节时加重。屈肘90°使前臂屈曲抗阻力收缩,肩关节被动外旋,长头腱因收缩并在外旋位受到牵拉而在结节间沟出现疼痛,此为Yergason试验阳性,具有诊断意义。此外用力向后作摆臂运动出现肩前方结节间沟部疼痛,也是肱二头肌长头腱及腱鞘炎的特征。

X线摄片偶可发现结节间沟的钙化影。结节间沟切线位片可以了解沟的深度及有否骨赘形成。关节造影能显示腱鞘的充盈情况而有助于诊断。

(二)治疗

1. 非手术疗法 对急性期病例,以休息、制动为主,鞘内封闭及物理疗法等均可使症状减轻或缓解。对慢性期者可作按摩和体疗,促使功能早期康复。

2. 手术疗法 可采用肱二头肌长头腱结节间沟内固定术,或肌腱移植到喙突之术式。但此手术的疗效及是否必要尚存争论。

六、冈上肌腱炎

(一)基本概念

冈上肌对上臂外展、上举的启动及稳定肩肱关节等具有重要作用。由于冈上肌腱的力臂短,使冈上肌在上肢外展和上举时以肱骨头中心点作为旋转轴心,需发出巨大的力方能完成,以致冈上肌腱易发生劳损、变性及损伤。

当臂上举时,冈上肌被夹挤于肱骨大结节和肩峰之间,反复冲撞易使变性的肌腱发生破裂。冈上肌腱炎(tendinitis of supraspinatus)又常常和其表面的肩峰下滑囊炎并存。肩峰下滑囊急性炎症可发生肿胀、渗出和积液。如有钙盐沉积则形成钙化性冈上肌腱炎或钙化性肩峰下滑囊炎。退变的冈上肌腱与肩峰反复碰撞(impingement)则易发生完全(或不完全性)破裂。临床上出现肩痛、冈上肌萎缩,大结节内侧压痛,被动伸展运动可扪及肩峰下区摩擦音,上举及外展受限,在上举 60°~120° 范围内出现疼痛(疼痛弧综合征)。臂坠落征(drop arm sign)阳性。

肩肱关节或肩峰下滑囊造影可发现冈上肌腱破裂。本病之诊断除依据临床特点外,关节镜观察亦有助于冈上肌腱病变的确认。B超和CT扫描等无创性方法也被引用于本病的诊断。注意除外肩峰下撞击症。

(二)治疗

1. **非手术疗法**　对单纯性冈上肌腱炎多采用休息、制动、理疗、局部封闭及口服消炎镇痛剂等使症状缓解。急性期滑囊炎亦可行穿刺抽吸或行冲洗疗法以缓解疼痛。可疑冈上肌腱破裂,可行"零度位"(zero position)皮肤牵引或肩人字形石膏固定。

2. **手术疗法**　对保守治疗无效病例或有广泛撕裂者应行手术修补术,常用方法为 Melaughlin 修复法,对小型撕裂也可行关节镜内缝合法。对钙化性肌腱炎也可手术摘除钙化斑块。

七、肩锁关节病变(disorder of the acronio-clavicular)

(一)基本概念

肩锁关节在剪式应力作用下最易使关节软骨面损伤。职业性反复劳损或运动损伤喙锁韧带引起松弛或撕裂,肩锁关节可出现松动和不稳定(又称半脱位)。微小累积性损伤、职业体位性劳损、运动损伤及退变性骨性病变是肩锁关节炎的病因。

早期,关节的不稳定导致关节软骨面损伤和退变,由于软骨面磨损及软骨下骨硬化,渐而在肩锁关节的上方或前方边缘形成骨赘。锁骨端和肩峰侧均可被累及,但锁骨端更为明显。疼痛常局限于肩锁关节顶部两侧,不放射,患者能指出疼痛部位。肩锁关节肿胀,局部压痛,上举达 120° 以上疼痛加重。当上肢高举超过 150° 出现的肩上方疼痛者,称为肩锁关节疼痛弧(A-C pain arc)。肩关节被动极度内收时也使疼痛加重。

根据上述的症状和体征即可诊断。X线拍片应以肩锁关节为中心,球管由垂直位向尾端旋转 20°~25°,由下往上投照。摄片可显示关节面不规整、边缘骨质增生及硬化,关节面下骨吸收或囊性变,以及半脱位等变化。

(二)治疗

1. **非手术疗法**　减轻患肢负荷及活动频度,肩峰关节封闭、超声波及短波透热均可使症状减轻或缓解。

2. **手术疗法**　对肩锁关节不稳定及顽固性疼痛经保守治疗无效者,可采用锁骨外侧端切除术。术对半脱位者亦可用人造韧带或阔筋膜张肌筋膜对肩锁关节行8字形缝合术,笔者曾行多例,效果良好。

八、喙突炎(coracoiditis)

(一)基本概念

喙突是肩部肌腱和韧带的重要附着点,包括喙锁韧带、肩喙韧带、喙肱韧带、肱二头肌短头、喙肱肌及胸小肌均附着于喙突。喙突与肌腱间有滑囊组织。附着其上的肌腱、韧带、滑囊的损伤、炎症和退变均可累及喙突。喙突炎常见的原因是肱二头肌短头的肌腱炎、喙突部滑囊炎或喙肱韧带炎。除局部疼痛、压痛及肩外旋受限,上举和内旋功能一般正常。

(二)治疗

首先应减少患臂的活动,局部封闭疗法有显效,针灸、理疗和按摩亦有疗效。一般预后良好。

第二节　肩袖损伤及肩袖间隙分裂症

一、肩袖的解剖与功能

(一)肩袖的解剖

肩袖(rotator cuff)是由冈上肌、冈下肌、肩胛下肌、小圆肌的肌腱在肱骨头前、上、后方形成的袖套状结构,因在肩部,故称"肩袖"。肩袖肌群在近肱骨大结节止点处融合为一。喙肱韧带在冈上肌、冈下肌之间的深浅两面使肩袖的连接得以加强。

冈上肌起自肩胛骨冈上窝,经盂肱关节上方止于肱骨大结节近侧,由肩胛上神经支配,主要功能是上臂外展并固定肱骨头于肩胛盂上,使盂肱关节保持稳定;此外冈上肌还能防止三角肌收缩时肱骨头的向上移位。

冈下肌起自肩胛骨冈下窝,经盂肱关节后方止于肱骨大结节外侧中部,也属肩胛上神经支配,其功能在上臂下垂位时使上臂外旋。

肩胛下肌起自肩胛下窝,经盂肱关节前方止于肱骨小结节前内侧,受肩胛下神经支配,在臂下垂位时具有内旋肩关节功能。

小圆肌起自肩胛骨外侧缘后面,经盂肱关节后方止于肱骨大结节后下方,由腋神经支配,功能是使臂外旋。

(二)肩袖之功能

肩袖的功能是在运动或静止状态使肱骨头与肩胛盂保持稳定,使盂肱关节成为运动的轴心和支点,维持上臂各种姿势和完成各种运动功能。其中冈上肌和肩胛下肌的肌腱位于第二肩关节(肩峰下关节)的肩喙穹下,司肩关节的内收、外展、上举及后伸等活动,此二组肌肉在肩喙穹下往复移动,易受夹挤、冲撞而受损;冈上肌及冈下肌肌腱在止点近侧末段 1~1.5cm 处为无血管区(又称危险区,critical zone),是肌腱退化变性和断裂的好发部位。

二、病因学

对肩袖损伤的病因与发生机制尚有争议,目前主要有以下 4 种学说与论点。

(一)创伤说

目前公认创伤是肩袖损伤的重要病因,包括劳动作业时劳损性损伤、运动伤、生活伤及交通事故意外伤等均构成肩袖创伤的常见原因。在临床上,凡盂肱关节前脱位复位后患肩仍不能外展者,100% 为肩袖损伤,并有 7% 左右伴腋神经损伤。在老年人中,无骨折或脱位的外伤也可以引起肩袖撕裂。任何移位的大结节骨折都表明存在肩袖撕脱性骨折。反复的微小创伤在肩袖损伤发生病因更为重要,包括日常生活、运动中反复微小损伤所致肌腱内肌纤维之微断裂(microtear),如无足够时间修复,则将发展为大部或全层肌腱撕裂。此病理过程尤多见于从事投掷运动的职业运动员和军人。

急性损伤常见的暴力作用形式如下：

1. 上臂直接牵拉　可致冈上肌腱损伤；
2. 上臂突然极度内收　使冈上肌腱受到过度牵拉；
3. 关节盂下方受到自下方的对冲性损伤　使冈上肌腱受到相对牵拉，并在喙肩穹下受到冲击而致伤；
4. 肩部外上方直接暴力　对肱骨上端产生向下的冲击力而使肩袖成牵拉性损伤；
5. 锐器刺伤及火器伤　较为少见。

（二）退变学说

因本病多发生于中年以后，因此大家认为退变为其另一主要病因。病变的肌腱组织表现为肩袖内细胞变形、坏死、钙盐沉积、纤维蛋白样增厚、玻璃样变性和部分肌纤维断裂，以及小动脉增殖和肌腱内软骨样细胞出现。尤以肩袖止点（enthesis）处退化更为明显，局部原有的四层结构（固有肌腱、潮线、矿化的纤维软骨和骨）呈不规则状或消失，甚至可出现肉芽样变。并随年龄增长成逐渐加重趋势。

因肌腱的退化、变性至肌腱部分断裂，甚至完全性断裂，是老年患者常见的病因。

（三）血运学说

Codman发现缺血的"危险区"（critical zone），其位于冈上肌腱远端1cm内，这一无血管区域是肩袖撕裂最常发生的部位。尸体标本亦证实了"危险区"的存在，滑囊面血供比关节面侧好，与关节面撕裂高于滑囊面侧相一致。Brooks发现冈下肌腱远端1.5cm内也存在乏血管区。但冈上肌的撕裂发生率远高于冈下肌腱，因此除了血供因素外，应当还存在其他因素。

（四）撞击学说

1972年NeerⅡ提出肩撞击征（impingement syndrome of the shoulder）的概念，他认为肩袖损伤是由于肩峰下发生撞击所致。这种撞击大多发生在肩峰前1/3部位和肩锁关节下面喙肩穹下方。NeerⅡ依据撞击征发生的解剖部位分为"冈上肌腱出口撞击征（outlet impingement syndrome）和非出口部撞击征（non outlet impingement syndrome）。NeerⅡ认为95%肩袖断裂由于撞击征引起。临床研究表明肩袖撕裂的病例中有相当部分与肩峰下的撞击无关，单纯由于损伤或肌腱退化所致，此外存在肩峰下撞击的解剖异常的病例中也并非都会发生肩袖破裂。因此，撞击征是肩袖损伤的一个重要病因，但不是唯一的因素。

三、病理改变、临床特点及体征

（一）病理改变

视受损情况不同一般为局部挫伤、不全性断裂及完全断裂（图4-1-1-2-1、2）；当暴力迅猛、强度过大时则引起肩袖完全断裂，小于此种暴力则引起浅层断裂、深层断裂或肌纤维撕裂。

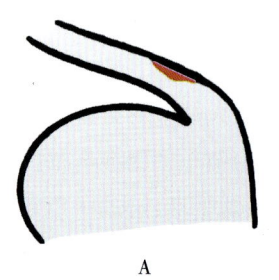 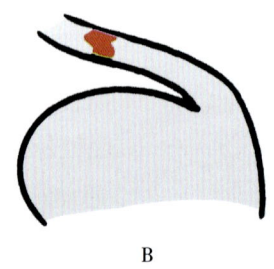 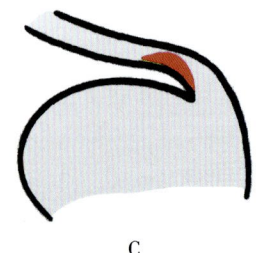

图4-1-1-2-1　肩袖不全性损伤示意图（A~C）
A.滑囊侧撕裂；B.腱内损伤；C.关节缘撕裂

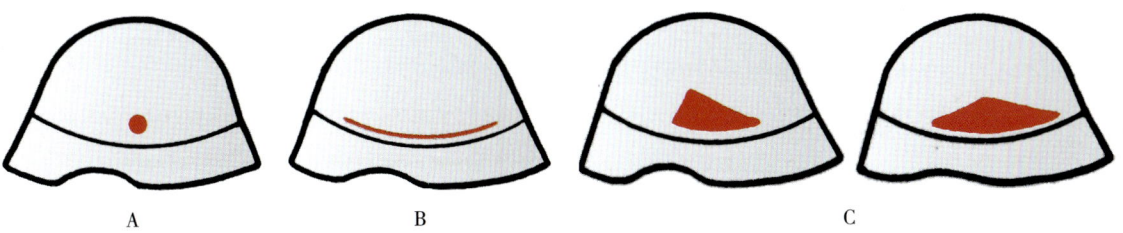

图4-1-1-2-2 肩袖完全损伤示意图（A~C）
A.穿孔撕裂；B.中度全层撕裂；C.广泛撕裂

（二）临床特点

1.一般症状

（1）外伤史 有急性损伤史、重复性或累积性损伤史者，均对本病的诊断有参考意义。

（2）疼痛与压痛 常见部位是肩部三角肌前方及外侧，尤以急性期为甚，多呈持续性，慢性期则呈钝痛。肩痛可在肩部活动后或增加负荷后加重，肩关节被动外旋或内收过度也会加重。夜间症状加重是临床特殊表现之一。压痛多见于肱骨大结节近侧或肩峰下方间隙处。

2.活动受限、肌肉萎缩及关节挛缩
肩袖断裂者肩上举及外展功能均受限，其活动范围多小于45°。病史持续3周以上者，肩周肌肉可有不同程度的萎缩，尤以三角肌、冈上肌及冈下肌较常见。病程持续超过3个月者，肩关节活动范围可有程度不同的受限，并继发关节挛缩征。其中尤以外展、外旋及上举更为明显。

（三）特殊体征

1. 疼痛弧征（pain arc syndrome） 几乎80%以上病例均为阳性，即当患臂上举60°~120°时出现肩前方或肩峰下区疼痛。此对肩袖挫伤和部分撕裂者有一定诊断意义。

2. 盂肱关节内摩擦音 在肩关节主动或被动活动中，盂肱关节可出现摩擦声或轧砾音，此常由肩袖断端的瘢痕组织引起。

3. 撞击试验（impingement test） 在向下压迫肩峰，并被动上举患臂，如肩峰下间隙出现疼痛或上举不能时则为阳性。

4. 肩坠落试验（arm drop sign） 将患臂被动上举至90°~120°范围时撤除支持，如患臂不能自主支撑而发生坠落和疼痛即为阳性，因其可引起患者痛苦，诊断明确者无需做此检查。

四、影像学检查

（一）X线摄片

1. 常规X线平片检查 对本病诊断无特异性，但有助于鉴别和排除肩关节骨折、脱位及其他骨、关节疾患。平片上可显示肩峰下间隙狭窄；部分病例大结节部皮质骨硬化，表面不规则或骨疣形成，松质骨呈现骨质萎缩和疏松。此外存在肩峰位置过低、钩状肩峰、肩峰下关节面硬化、不规则等X线表现，此均提供了存在撞击因素的依据。

2. 其他体位拍片 在1.5m距离水平投照时肩峰与肱骨头顶部间距应不少于12mm，如少于10mm，一般提示存在大型肩袖撕裂。

在三角肌牵引下，可促使肱骨头上移。在患臂上举运动的动态拍片观察中，可以发现大结节与肩峰相对关系，并确认是否存在肩峰下撞击征。

（二）关节造影

盂肱关节腔的造影对肩袖完全断裂诊断是一种十分可靠的方法。因为肩胛下肌下滑液囊与肱二头肌长头腱腱鞘相通，但与肩峰下滑囊或三角肌下滑囊不相交通。若其隔断结构——肩袖已发生破裂，则会导致盂肱关节腔内的造影剂通过

破裂口外溢,并进入了肩峰下滑囊或三角肌下滑囊内(图4-1-1-2-3)。但对于肩袖部分性断裂者,因隔断结构仍存在而不能作出确诊。

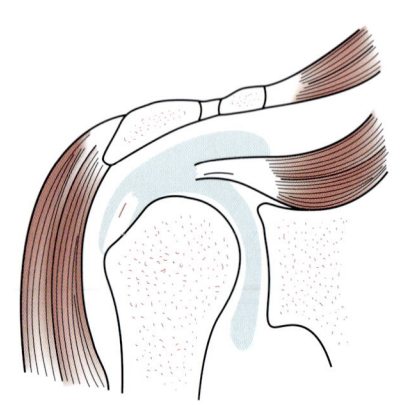

图4-1-1-2-3 关节造影示意图
肩袖破裂时,盂肱关节造影时造影剂流入三角肌滑囊

在做盂肱关节造影术前应先做碘过敏试验。

1. CT及CTM 单独使用CT扫描对肩袖病变的诊断意义不大。目前多采用CTM或选择CT与关节造影合并使用,其对肩胛下肌及冈下肌的破裂以及并存的病理变化发现有一定意义。

2. 磁共振成像 对肩袖损伤的诊断也是一种有效的方法。其优点是非侵入性检查方法,具有可重复性,而且对软组织损伤的反应灵敏,有很高的敏感性(达95%以上)。其能依据受损肌腱在水肿、充血、断裂以及钙盐沉积等方面的不同信号显示肌腱组织的病理变化。缺点是假阳性率较高,尚需进一步提高诊断的特异性。

3. 超声检查 超声诊断属于非侵入性诊断方法,简便、可靠,能重复检查。不仅对完全性断裂能显示断端和肌腱缺损范围,且对部分断裂的诊断也优于关节造影。采取高分辨率的探头能显示出肩袖水肿、增厚等改变,当肩袖部分断裂则显示肩袖缺损、萎缩或变薄。

五、关节镜诊断

此种微创性检查方法,多用于疑诊为肩袖损伤、盂唇病变、肱二头肌长头腱止点撕裂(SLAP)病变以及盂肱关节不稳定的病例。

六、肩袖损伤的非手术疗法

依据肩袖损伤的类型及时间等不同,在治疗上差别较大。除手术适应证明确者外,对一般病例,包括肩袖挫伤及部分性断裂,大多采用非手术疗法。

非手术疗法主要包括休息、三角巾悬吊(制动2~3周)、中药外敷及局部物理疗法等,以求消除肿胀及止痛。局部疼痛剧烈者可采用1%利多卡因加皮质激素做肩峰下滑囊或/与盂肱关节腔内注射,或痛点封闭,疼痛缓解之后做肩关节功能康复训练。对于肩袖断裂急性期,则多采取卧位上肢零度位(zero position)牵引,其方法如下:平卧位,上肢于外展160°左右,肩下垫软枕成前屈30°~45°状,皮肤牵引,持续时间3周左右。

牵引同时做床旁物理治疗,两周后,每日间断解除牵引2~3次,做肩、肘部功能练习,防止关节僵硬。也可在卧床牵引1周后改用零位肩人字形石膏或支具固定,便于下地活动。零位牵引有助于肩袖肌腱在低张力下得到修复和愈合。在去除牵引之后也有利于利用肢体重力促进盂肱关节功能的康复。

七、肩袖损伤的手术疗法

(一)手术适应证

影响肩袖自行愈合的主要因素是断端分离、缺损、残端缺血、关节液漏及存在肩峰下撞击等因素。因此凡具有此类病理解剖状态者,则应考虑施术。

1. 肩袖大范围撕裂 肩袖大片撕裂一般对非手术治疗无效,尤以合并肩峰下撞击症者。

2. 非手术治疗无效者 经正规非手术疗法3~4周无效,当肩袖急性炎症及水肿消退,未愈合的肌腱残端形成瘢痕组织时，则需行肌腱修复和终（止）点重建。

（二）术式

肩袖修复的术式较多，需酌情选择。

1. Mclaughlin 术式　多用，即在肩袖原止点部位－大结节近侧凿一骨槽，于患臂外展位使肩袖近侧断端植于该骨槽内（图4-1-1-2-4）。其手术适应证较广，主为大型、广泛的肩袖撕裂。为防止术后肩峰下间隙的粘连和撞击，肩袖修复同时应切断喙肩韧带，并做肩峰前外侧部分切除成形术。

2. 前肩峰成形术　主用于肩峰下撞击征。术式同一般关节成形术，以清除多余组织为主，减少渗血（图4-1-1-2-5）。

3. 肩胛下肌肌瓣上移术　对于冈上肌腱和冈下肌腱广泛撕裂造成的肩袖缺损，可将肩胛下肌上2/3自小结节附着部位游离，固定于冈上肌腱和冈下肌腱的联合缺损部位（图4-1-1-2-6）。

4. 冈上肌的推移修复法　用于冈上肌腱巨大缺损者，即在冈上窝游离冈上肌，保留肩胛上神经冈上肌支及伴行血管束，使整块冈上肌向外侧推移，覆盖肌腱缺损部位，并使冈上肌重新固定在冈上窝内（图4-1-1-2-7）。此种术式较为合理。

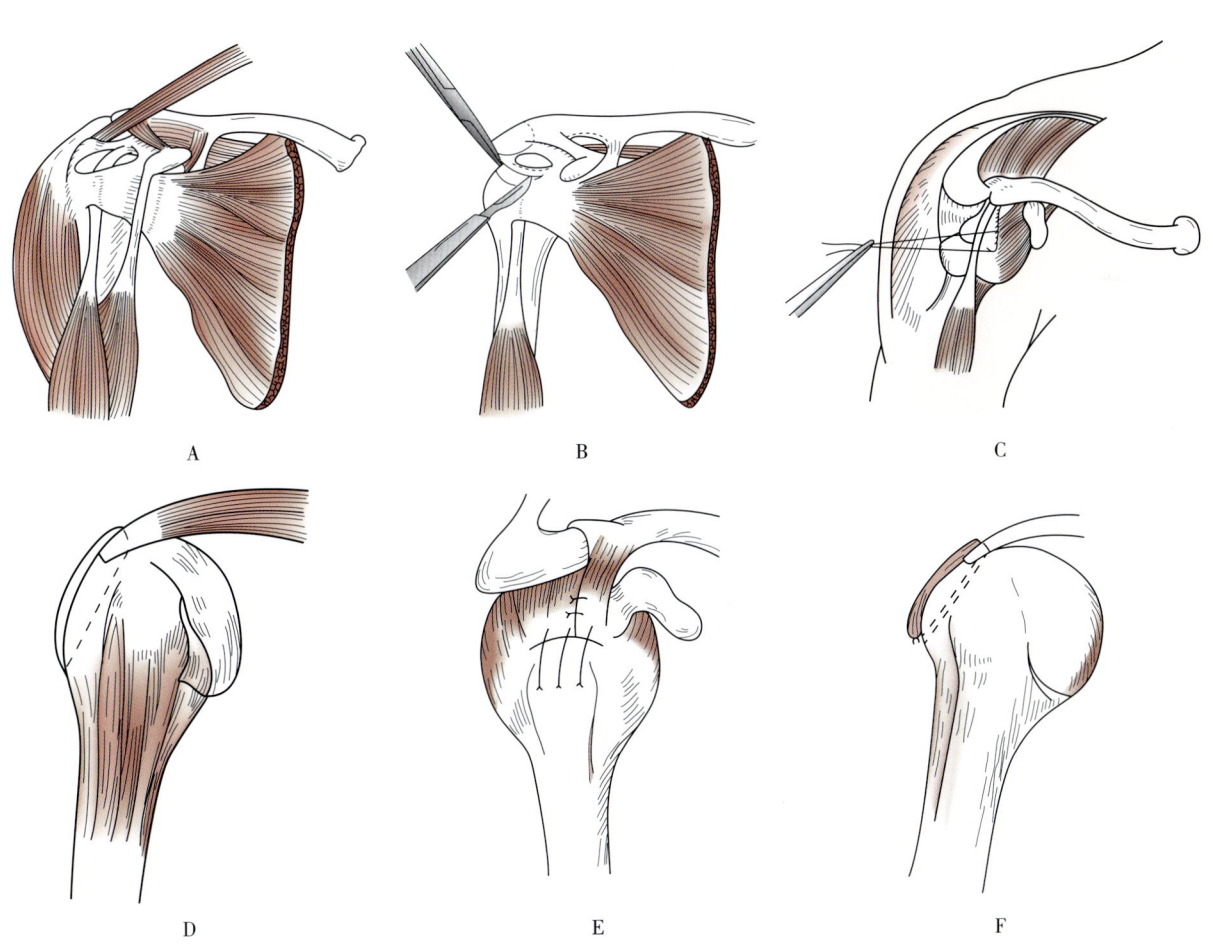

图4-1-1-2-4　Mclaughlin 术式示意图（A~F）
A. 肩袖大面积撕裂；B. 修整断端；C. 内旋患臂，探查关节腔；D. 肌腱断端植于大结节近侧骨沟内的术式；
E. 三角形肩袖断裂的倒T形缝合修复法；F. 肩袖断端经大结节钻孔，重新缝合固定至骨与骨膜的表面

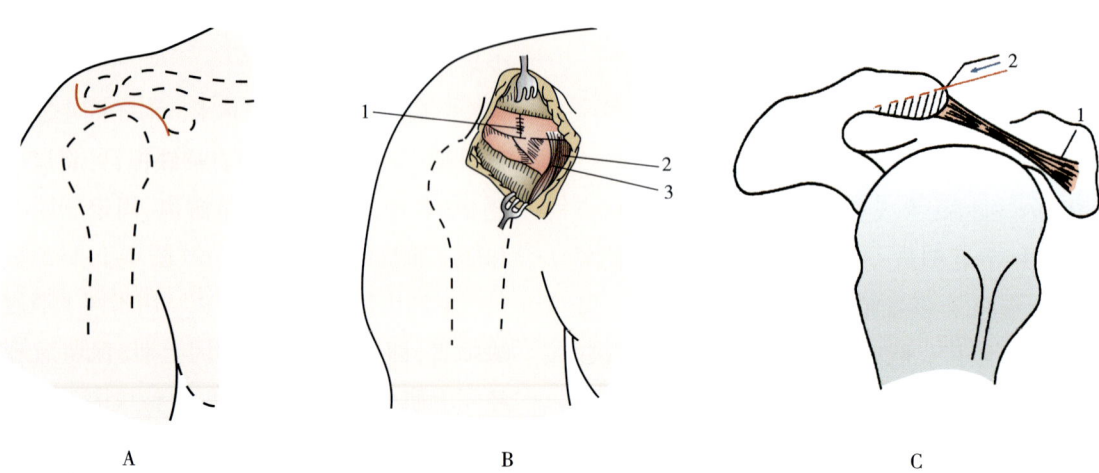

图4-1-1-2-5 前肩峰成形术示意图（A~C）

A.肩部S形切口；B.手术显露：1.肩峰；2.喙肩韧带；3.喙突；C.前肩峰成形：1.切断喙肩韧带；2.切除肩峰前下部

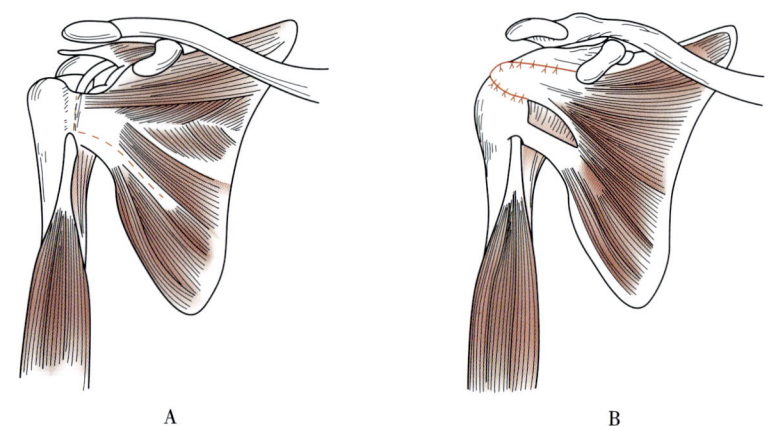

图4-1-1-2-6 肩胛下肌转移修复术（Neer法）示意图（A、B）

A.上2/3肩胛下肌切断形成肌瓣；B.用肩胛下肌肌瓣覆盖，并修复冈上肌、冈下肌缺损

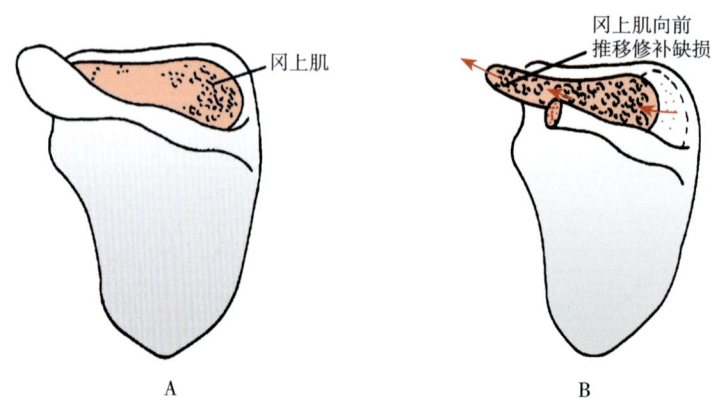

图4-1-1-2-7 Debeyre 冈上肌推进修复法示意图（A、B）

A.推进前外观；B.推进后状态

5. 合成织物移植修复术　主用于大型肩袖缺损者。术后再配合物理疗法及康复训练,可使肩关节功能大部恢复,疼痛缓解,日常生活近于常人。

日本信原病院报道1148例肩袖修补手术病例,共1235个肩(双侧者占7.6%),平均随访6.73年,其中活动范围能满足日常生活需要者达94%。70.1%患者的疼痛完全消除,肌力恢复达到5级者占79.4%。

总之,正确诊断,尽早处理及术后良好的康复治疗是取得满意疗效的基本条件。反之,若不进行修复,顺其自然,最终会导致肩袖性关节病,可因关节不稳定或继发关节挛缩症而导致肩关节病废。

八、肩袖间隙分裂(tear of the rotator interval)

喙突外侧、肩胛下肌和冈上肌之间的肌间隙称肩袖间隙(rotator interval)(图4-1-1-2-8)。内有疏松结缔组织,连接冈上肌和肩胛下肌,前方有喙肱韧带使之得到加强。在正常人群中有9%肩袖间隙呈开口状。在复发性肩关节半脱位患者中有半数肩袖间隙为开口状,两者具有相关性。本症多见于青壮年,肩袖间隙是肩袖结构的薄弱部位,如果发生分裂,冈上肌与肩胛下肌在上臂上举过程中的合力作用减弱,肱骨头在肩盂上的固定力量下降,易使盂肱关节发生松弛与滑脱。盂肱关节不稳定又可造成肩胛下滑囊的炎症和粘连,进一步可继发关节挛缩。

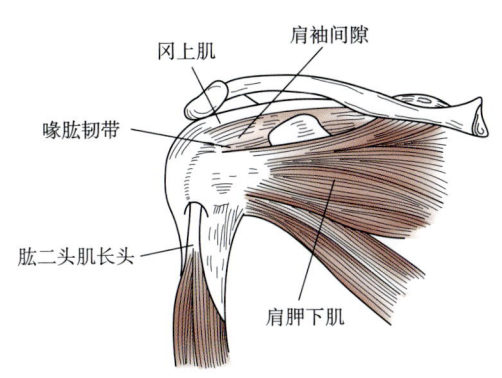

图4-1-1-2-8　肩袖间隙示意图

(一)病因

多因劳动作业损伤、运动损伤或多次重复的累积性损伤引起。投掷运动引起肩袖间隙分裂的损伤机制是由上臂的外旋、外展状态急速转变为内收、内旋状态,导致肌间隙疏松结缔组织破裂,冈上肌腱与肩胛下肌腱分裂。盂肱关节囊前壁可自该间隙疝出或同时发生撕裂。

(二)临床表现

1. 疼痛位于肩前方,为持续性钝痛,肩关节运动后症状加重,在喙突外侧肩袖间隙部位有局限性压痛;

2. 肩关节不稳、乏力或松弛感;

3. 关节内弹响。

(三)影像学所见

1. X线摄片　显示患臂最大上举位,有时出现盂肱间滑脱现象;

2. 盂肱关节造影　显示出肩袖间隙部位造影剂溢出,在喙突外侧形成带状、乳头状或小片状不规则影;

3. 关节镜检查　可见肩袖间隙部位充血、渗出。

(四)诊断

1. 肩部外伤史;

2. 肩前痛及肩部乏力、疲劳感;

3. 喙突外侧局限压痛;

4. 盂肱关节不稳定;

5. 臂上举的前后位X线片存在盂肱关节滑脱现象,关节造影出现肩袖间隙异常显影。

(五)治疗

1. 概述　新鲜损伤首先采用非手术治疗,如制动,口服消炎镇痛剂及物理疗法。也可采取卧床休息臂零位牵引3周,或牵引1周后改用肩人字形石膏或支具继续作零位固定。零位时肩胛冈和肱骨处于同一轴线,并在同一平面上,达到解剖轴与生理轴的一致性,肩袖处于松弛的休息状态,肌电位最低。低应力状态下有利于新鲜的裂隙重新愈合。固定期内可作物理治疗,去除固定后开始关节功能康复训练。

2. 病例选择　手术治疗的指征如下。

(1)经两个月以上正规之非手术疗法无效;

(2)盂肱关节明显不稳定或已有关节挛缩的陈旧性肩袖间隙分裂;

(3)并存肩峰下撞击因素者。

3. 术式　手术采用经肩峰前方入路,分离三角肌,切开肩蜂下滑囊,显露喙突及其外侧的冈上肌、肩胛下肌间隙,并在内旋位及外旋位分别向下牵引患者。检查关节盂内是否松动。观察肩袖间隙部位有否撕裂或出现指腹大小的凹陷。如前关节囊壁亦已破裂,切断肱韧带,适当扩大裂口,探查关节腔,包括关节软骨、滑膜、盂唇等。如关节囊前壁尚完整,则以7号丝线行冈上肌腱与肩胛下肌腱边对边的间断缝合3~4针,修补完毕,应在内旋位与外旋位重复向下牵引,若肩袖间隙的凹陷不复出现,则修补已告完成。肩韧带切除及肩峰下间隙粘连的松解,有利于术后肩关节功能的康复。术后一般均能获得较满意的疗效。

第三节　肩峰下撞击征(症)

一、概述

早于1972年Neer Ⅱ提出"肩撞击症"(impingement syndrome of the shoulder),依据撞击征发生的解剖部位分成冈上肌腱出口狭窄引起的"出口撞击征"(oulet impingement syndrome)和"非出口部位撞击综合征"(non outlet impingement syndrome)。亦可称为:肩峰下撞击征。

撞击征的定义是指肩峰下关节由于解剖结构原因或动力学原因,在肩的上举、外展运动中,因与肩峰下组织发生撞击而产生的临床症状。

从病因学角度可把撞击征分成"解剖学"和"动力学"两类,前者主要指冈上肌出口部因骨或软组织结构异常,造成出口部狭窄而发生的撞击征,又可称为"结构性撞击征"。后者主要指肩关节稳定结构破坏或动力装置失衡而导致的肩峰下撞击征,又称"功能性撞击征",临床上常见的原因以图4-1-1-3-1表示。

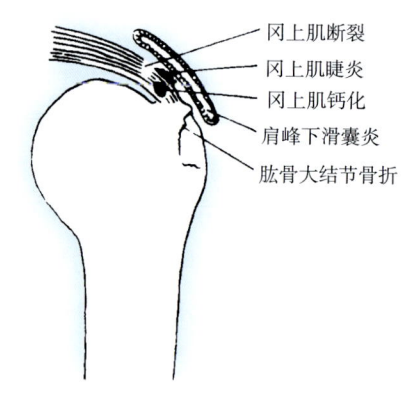

图4-1-1-3-1　发生肩部撞击的病因示意图

二、肩部肩峰下解剖复习

肩峰下为近似典型滑膜关节的结构。其主要解剖包括以下内容。

1. 喙突-喙肩韧带-肩峰　三者构成穹隆状结构,类似关节的臼窝部分,并起关节作用。

2. 肱骨大结节　形成杵臼关节的髁状突部

分。肩关节前举、后伸及内收、外展运动中,位于喙肩穹下的大结节做矢状面或冠状面的弧形轨迹运动。

3. **肩峰下滑囊** 位于肩峰和喙肩韧带下方,滑囊下壁紧贴冈上肌腱表面,具有缓冲大结节对肩峰的压力,减少冈上肌腱在肩峰下的摩擦,起类似关节滑囊的作用。

4. **冈上肌腱** 在肩峰与大结节之间通过。肱二头肌长头位于冈上肌深面,越过肱骨头上方止于盂唇顶部或肩盂上粗隆。肩关节运动时,这两个肌腱在喙肩穹下移动。

对肩峰下的特殊构造可称之"第二肩关节",亦可称之"肩峰下关节",其组成见图4-1-1-3-2。

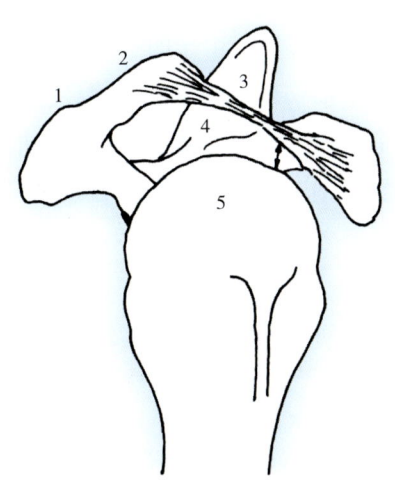

图4-1-1-3-2 肩峰下关节组成示意图
1. 喙突;2. 肩峰;3. 喙肩韧带;4. 肩峰下间隙;5. 肱骨头

三、临床表现

(一)概述

撞击征可发生于自学龄期儿童至老年期的任何年龄段。部分患者有肩部外伤史,更多的人群与长期过度使用肩关节有关。因肩袖、滑囊受到反复损伤,组织水肿、出血、变性乃至肌腱断裂等而引起各组症状。早期的肩袖出血、水肿与肩袖断裂的临床表现相似,易使诊断发生混淆。应当把撞击征与其他原因引起的肩痛进行鉴别,并区分出是撞击征的哪一期,此对本病的诊断和治疗是至关重要的。

(二)各期撞击征共同症状

1. **一般症状**

(1)肩部前方钝痛 肩前方钝痛较为多见,尤以上举或外展时加重。

(2)撞击试验 检查者一手向下压迫患侧肩胛骨,另手使患臂上举,当肱骨大结节与肩峰撞击而出现疼痛即为撞击试验阳性。此检查对鉴别撞击征具有较大的临床价值;操作时手法不可过重(图4-1-1-3-3)。

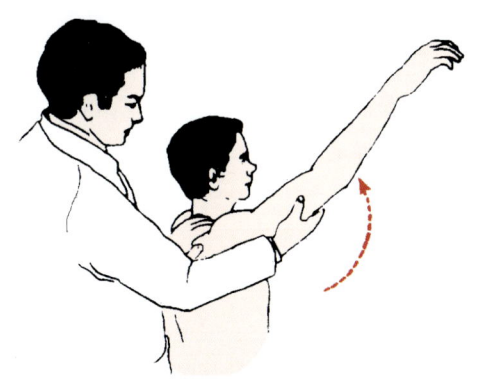

图4-1-1-3-3 肩部撞击试验检查示意图

(3)肌力减弱 在肩袖撕裂早期,因疼痛可致使肩外展和外旋力量减弱。如果肌力明显减弱则与肩袖广泛性撕裂之晚期撞击征密切相关。

2. **疼痛弧征** 有部分患者当患臂上举60°~120°范围出现疼痛或症状加重。此种疼痛弧征亦可见于其他伤患,可能与撞击征并无直接关系(图4-1-1-3-4)。

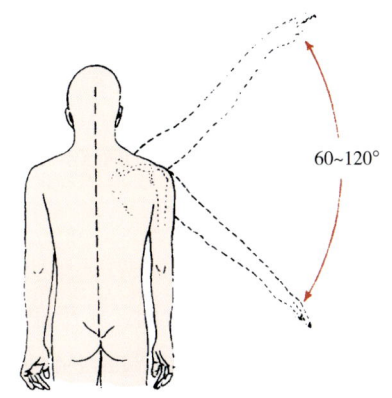

图4-1-1-3-4 肩关节外展活动时疼痛弧示意图

3. **砾轧音** 一手握持肩峰前、后缘，另手将上臂做内、外旋转及前屈、后伸运动，如扣及砾轧声（用听诊器听诊更清晰）则为阳性，此征多见于撞击征Ⅱ期，尤其是伴有完全性肩袖断裂者。

4. **注射试验** 以0.5%~1%利多卡因10~20ml于肩峰下方注入肩峰下滑囊。注射后肩痛症状得到暂时性消失，撞击征则可以确立。如注射后疼痛仅有部分缓解，且仍有关节功能障碍，则冻结肩的可能性较大。本方法对非撞击征引起的肩痛症可以做出鉴别诊断。

四、病理学特点

依据撞击征的病理学表现，可以分成三期，并用下图表示（图4-1-1-3-5）。

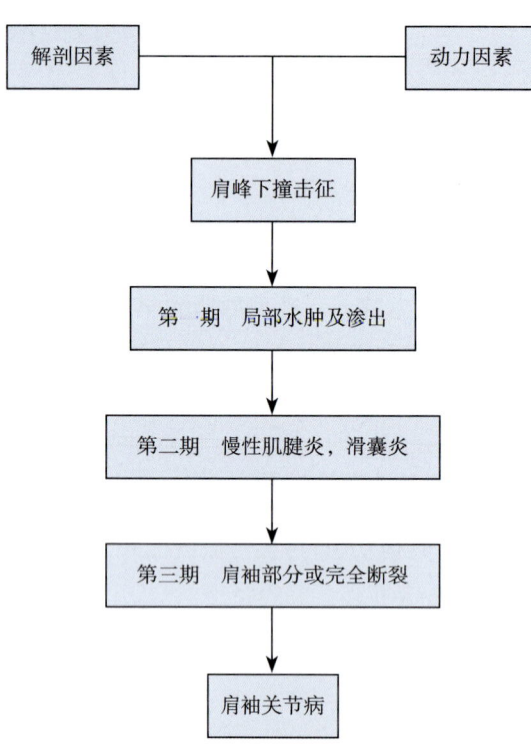

图4-1-1-3-5　撞击征的病理学分期

（一）第一期

又称水肿、渗出及出血期。见于任何年龄，凡从事手臂上举过头的劳作，包括各种运动，如体操、游泳、网球及棒球投手等竞技运动项目以及板壁油漆、绘壁画及装饰工作等，凡肩关节过度使用和累积性劳损是常见原因。此外，一次性单纯的肩部损伤史，如体躯遭遇撞击性剧烈运动或严重摔伤后，均可造成冈上肌腱、肱二头肌长头腱和肩峰下滑囊的水肿、渗出与出血。

（二）第二期

为慢性肌腱炎及滑囊纤维变性期。多见于壮年患者，因肩峰下反复撞击使滑囊逐渐纤维化，以致囊壁增厚，加之肌腱反复损伤而呈现慢性肌腱炎；由于损伤持续，因此通常是水肿与纤维化并存。

（三）第三期

为肌腱断裂期。由于冈上肌腱、肱二头肌长头腱在反复损伤、退变的基础上引发肌腱的主要病变已呈现部分性或完全性断裂。肩袖出口部撞击征并发肩袖断裂的好发年龄多在50岁后。完全性断裂者之平均年龄为59岁。

五、影像学表现

（一）常规X线检查

常规X线摄片应包括上臂中立位、内旋、外旋位的前后（正）位投照及轴位投照，显示肩峰、肱骨头、肩盂及肩锁关节。X线平片可以显示肩峰下钙盐沉积，肱骨大结节硬化（图4-1-1-3-6），盂肱关节炎，肩锁关节炎，肩峰骨骺发育异常和其他骨关节疾患。

（二）造影术检查

目前仍为诊断完全性肩袖断裂最实用、简便的方法。肩关节造影的指征如下：

1. 年龄超过40岁，临床表现拟诊撞击征，合并肩袖损伤者；

2. 肩峰下冲撞性损伤伴突发性外展、外旋功能不全，或完全丧失者；

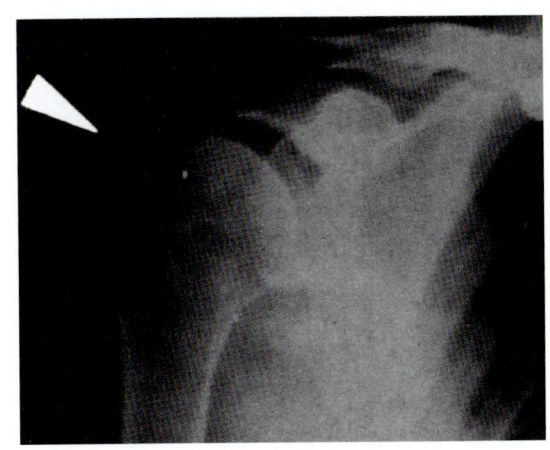

图4-1-1-3-6　肱骨大结节硬化

3.慢性持续性肩前痛伴肱二头肌长头腱断裂可能者；

4.顽固性肩痛，伴盂肱关节失稳，经非手术疗法3个月以上无效者。

碘过敏试验阴性者方可施造影术。

肩关节造影若发现造影剂自盂肱关节溢入肩峰下滑囊或三角肌下滑囊，即可诊断肩袖完全性破裂。并观察肱二头肌长头腱形态及腱鞘的充盈度判断长头肌腱有否断裂。

轻型的肩袖断裂及不完全性肩袖断裂时，造影难以显示和判定。肩峰下滑囊造影也有助于对完全性肩袖撕裂做出诊断，但由于肩峰下滑囊形态变异，易使显影重叠致其真实性受到质疑。

（三）CT扫描及MR检查

目前已广泛用于本病的检查，CTM及MR检查均可补充X线检查的不足，尤其是对软组织（包括关节囊病变）的判定。

六、关节镜检查

这是一种直观的诊断方法，不仅能发现肌腱断裂，且对其受损的范围、大小和形态均一目了然，并对冈上肌腱关节面侧的部分断裂及肱二头肌长头腱病变得诊断也有价值，并且能从肩峰下滑囊内观察滑囊病变及冈上肌腱滑囊面的断裂。

在诊断的同时亦可进行治疗，如肩峰下间隙的刨（切）削减压、病灶清除和前肩峰骨赘切除，亦可进行前肩峰成形术。

关节镜检查是损伤性方法，需在麻醉下进行，需具备一定的经验和技术设备，因此在开展上受到一定限制。

七、超声诊断法

此种非损伤性检查具有可重复性，其对肩袖水肿、出血，腱内断裂及完全性断裂的诊断具有一定价值，并可进行治疗前后的对比观察，也许是今后诊断的一个方向。

八、分期

依据病理学表现，撞击症主要发生在肩峰的前1/3处，即喙肩韧带和肩锁关节的前下部（图4-1-1-3-7），根据病理学及临床特点，撞击症分为三期。

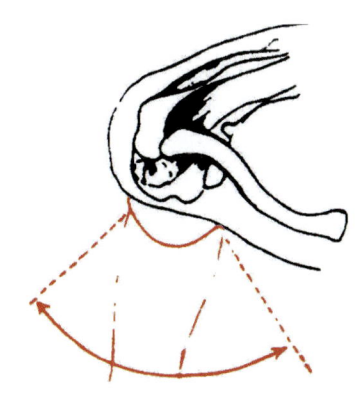

图4-1-1-3-7　撞击征发生部位示意图

肩部撞击位于肩峰前1/3，喙肩韧带及肩锁关节前下部

Ⅰ期　局部表现为水肿、渗出及出血，故又可称为水肿、出血期；

Ⅱ期　为慢性肌腱炎及滑囊变性期；

Ⅲ期　为发展的最终阶段——肌腱断裂期。

九、非手术治疗

非手术治疗适用于Ⅰ期、Ⅱ期较轻的患者，其措施包括口服非甾体类消炎药，三角巾或吊带制动，肩峰下封闭疗法（图4-1-1-3-8）等，均能促进水肿消退，缓解疼痛。可同时行针灸和理疗。

两周后开始功能锻炼，主为钟摆运动。3周后练习抬举上臂，6~8周后逐渐恢复体力活动。

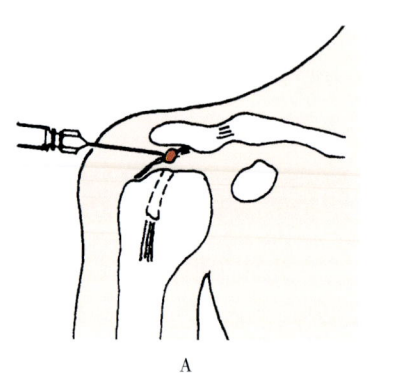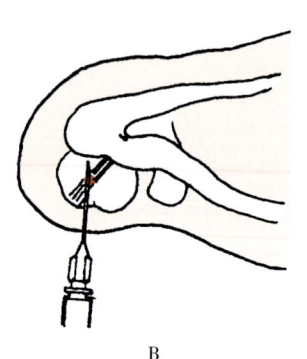

图4-1-1-3-8 肩胛下间隙内封闭方法示意图（A、B）
A.侧方进针法；B.前方进针法

十、手术治疗

（一）手术适应证

凡非手术治疗失败的Ⅱ期和Ⅲ期肩峰下撞击症患者可酌情选择手术。

（二）术式

手术包括肩峰下减压和肩袖修复两部分，即同时对肩部上下两个方向同步进行减压为宜（图4-1-1-3-9）。

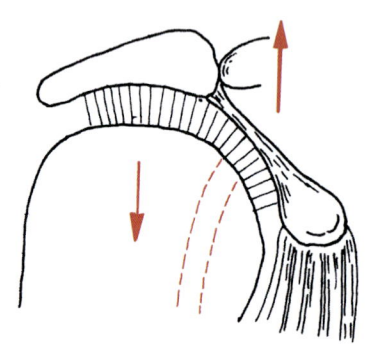

图4-1-1-3-9 肩部撞击症，通过上下两个方向进行减压示意图

肩峰下减压术是首选，它包括清理有炎性反应及增殖的肩峰下滑囊，切除喙肩韧带、肩峰的前下部分和肩锁关节的骨赘等，甚或整个关节。临床上常用的方法有：

1. **喙肩韧带切断术或切除术** 自肩锁关节向下作6~8cm长的纵切口，纵行劈开三角肌纤维，显露喙肩韧带，将其切断，或在靠近肩峰附着处将其切除。手术操作简单，适用于保守治疗无效的Ⅱ期病变，由于减压不够充分，一般与其他手术同时进行。

2. **肩峰切除术** 手术切除全部肩峰可同时减压3个间隙，减压充分。但手术破坏了肩锁关节，失去了三角肌和斜方肌肩峰附着处，使肱二头肌肌力减退。由于失去喙肩穹，若肩袖弱者，可发生肱骨头向上半脱位，且术后因肩峰缺失而引起肩部外观缺陷，现已少用。

3. **外侧肩峰成形术** 切除肩峰外侧2/3，并切除喙肩韧带可使肩峰下间隙前部得到充分减压。若对留下的肩峰和肩锁关节前下部分亦予切除，可使中部亦得到充分减压（图4-1-1-3-10）。本法保留肩锁关节是其优点,但术后仍将丧失三角肌部分止点,并造成肩部外观缺陷。

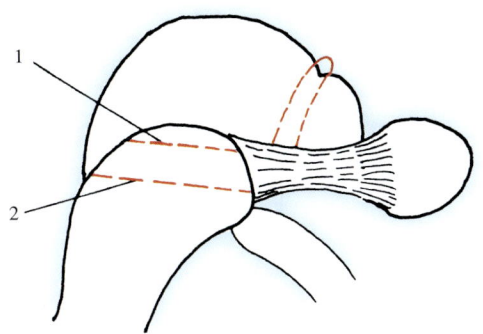

图4-1-1-3-10　外侧肩峰成形术示意图
1. 肩峰外侧1/3切骨线；2. 肩峰外侧2/3切骨线

4. 前肩峰成形术　鉴于肩部撞击症病变部位主要在肩峰前1/3及肩锁关节前下部的病理解剖特点,Neer提出部分切除肩峰前上缘的前肩峰成形术,既消除了撞击因素,又保留了三角肌肩峰附着部,避免了肩峰外端切除或全肩峰切除所造成的肩部外观缺陷及对三角肌肌力的损害。手术创伤小,功能恢复快是目前较为理想的治疗方法。

（1）手术适应证

① 40岁以上肩部撞击症患者,经半年以上保守治疗症状不减轻,且日益加重者；

② 肩关节造影显示肩袖完全撕裂,做肩袖修复术同时行前肩峰成形术；

③ 因肩部撞击症造成肱二头肌长头腱病理性断裂者,在将断裂肌腱固定的结节间沟同时行前肩峰成形术；

④ 年龄在40岁以下的肩部撞击症Ⅱ期患者,切除肩峰下滑囊时,发现肩峰前缘及其下表面前部有明显增生病变者；

⑤ 伴有喙肱韧带挛缩的冰冻肩患者,经半年以上锻炼,功能无效者,在切断喙肱韧带同时作前肩峰成形术。

（2）手术方法

① 麻醉:选用高位臂丛麻醉或全麻；

② 体位:患者取平卧位,术侧肩部垫高；

③ 切口:患侧上肢消毒后无菌巾包裹,以备术中活动上肢。皮肤切口自肩峰后侧绕过肩峰至喙突呈S形,约长10cm；

④ 部分切断三角肌:切开皮下组织和深筋膜即见三角肌。将三角肌前部纤维在离锁骨和肩峰附着处0.5cm的地方切断,向外下方牵开,即显露喙突和喙肩韧带；

⑤ 活动肢体:探查局部活动上肢观察肱骨大结节与喙肩弓撞击情况。向下牵引上肢,检查肩峰下滑囊及冈上肌腱有无病变。用手指探查肩峰下缘有无骨赘或突起,并估计肩峰厚度,决定切除范围；

⑥ 切除肩峰前下部:先在靠喙突处切断喙肩韧带,然后用薄形骨刀从前上向后下方将肩峰前下部突出部分连同附着之喙肩韧带一起楔形切除（图4-1-1-3-11）。切骨时,术者一手扶持骨刀,一手扶持肩峰,由助手敲击骨刀,以防肩峰上部损伤。通常切除肩峰前下1/3以保留三角肌肩峰附着部。切骨面要光滑平整,切下之碎骨片要清除干净,以免残留形成骨刺,影响手术效果。进一步检查肩峰下间隙内组织。伴有慢性肩峰下滑囊炎者,切除肿大、增厚的滑囊；肩袖撕裂者,作相应修复；肱二头肌长头腱鞘炎或病理性断裂者,将长头腱固定在肱骨结节间沟或移至喙突；肱骨大结节有骨赘突起或其他不规则者,应切除或修整；冈上肌有钙盐沉积者,应予清除。

5. 肩锁关节切除术

（1）手术病例选择　在探查肩锁关节时,如有下列情况应考虑作肩锁关节切除:

① 术前X线片证实肩锁关节明显退行性变性并有临床症状者；

② 术中探查见肩锁关节下表面有骨刺,磨损冈上肌腱者；

③ 需要更大范围显露冈上肌腱,以修补广泛撕裂的肩袖者。

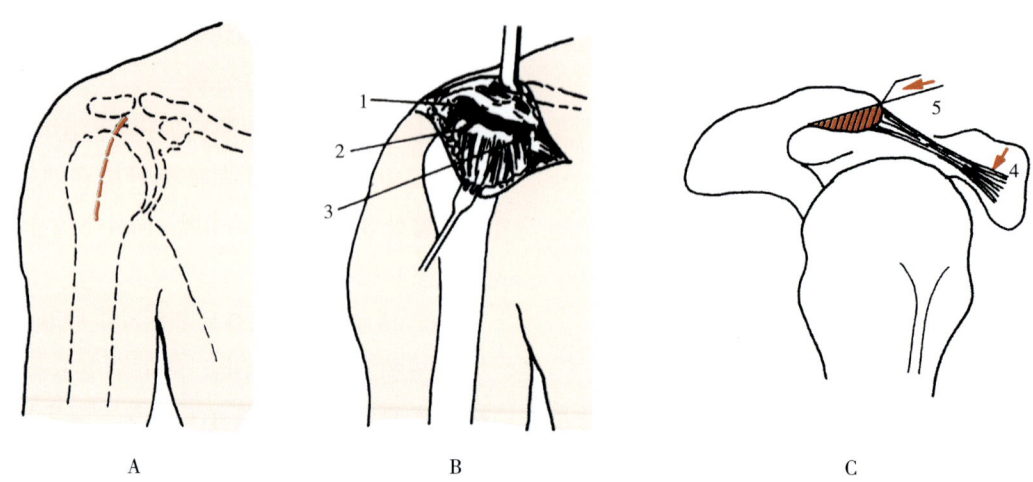

图4-1-1-3-11 前肩峰成形术示意图（A~C）

A.切口；B.手术显露；C.前肩峰成形术；图解：1.肩峰；2.喙肩韧带；3.喙突；4.切断喙肩韧带；5.切除肩峰前下部

（2）术式 一般是将锁骨外端切除，切除范围从其外端到喙肩韧带附着处，长2.5cm左右。当出现第二种情况时，仅将骨刺切除或斜形切除肩锁关节下半部，以扩大肩峰下间隙，便于冈上肌滑动。术毕再次活动上肢，检查肩部撞击情况是否解除。对于术前肩关节活动受限者，应采用轻柔手术逐渐活动肩关节，松解粘连，增加肩关节活动范围。最后缝合三角肌，切口内放置负压引流。

（3）术后处理 用三角巾悬吊上肢，每天被动活动肩关节1~2次，3周后开始肩关节主动功能练习，并辅以理疗。

6. 肩峰下滑囊切除术 肩峰下滑囊位于肩袖与喙肩穹之间，邻近肩峰下间隙区。当滑液囊发生炎症而肿大、增厚时，将明显增加肩峰下间隙内压力而产生肩部撞击症。手术切除病变的滑液囊，可减少肩峰下间隙的内容物，相对增加了肩峰下间隙，避免了肩峰下撞击。本法主要用于因肩峰下滑囊炎而造成的肩部撞击症。

7. 肩胛盂缘切骨下移术 Slamm主张作肩胛盂缘切骨下移，使盂肱关节下移，达到增大肩峰下间隙的目的（图4-1-1-3-12）。手术方法：沿肩胛冈作后切口，向下牵开冈下肌暴露肩关节后面，确定盂缘上下界限，辨清肩胛盂关节面，在离盂缘1cm处，将肩胛颈斜行切断，牵拉上肢，使其向前、内、下滑移，在其上方插入一枚骨钉，以阻止其向上移位，该手术可使肩关节向下移动1.5cm，术后不用外固定，可早期活动锻炼，功能恢复满意。

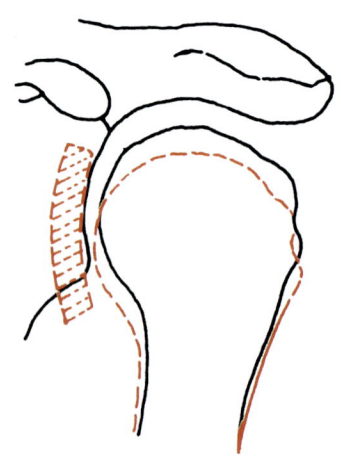

图4-1-1-3-12 肩胛盂缘切骨下移术示意图

第四节 冈上肌腱钙化

一、概况

冈上肌腱钙化是引起肩部疼痛和僵直的常见原因，好发于40~50岁从事轻微劳动的患者。本病可发生在肩袖组织任何部位，但其中90%发生在冈上肌腱。

二、病因和病理

冈上肌腱位于冈上肌外侧附着处，上方及外侧有肩胛下滑囊及三角肌下滑囊保护，一般不易外伤（图4-1-1-4-1）。引发冈上肌腱钙化的病因至今不清，一般认为是在冈上肌腱退变的基础上，由于局部异常钙盐代谢，发生钙盐沉积，形成钙盐性肌腱炎。临床观察发现肱骨大结节上方1cm处冈上肌腱最易发生退行性变，也是最易发生冈上肌钙化的部位。肉眼观察钙化物为白色或淡黄色，泥沙样或牙膏样沉积物。显微镜下可见碎裂的纤维之间有坏死组织和钙盐沉着。位于冈上肌纤维内小而分散的钙化物可不引起任何临床症状。通常在拍X线片时偶然发现。当钙化物缓缓增大而造成对肩峰下滑液囊的刺激时，即出现症状。此时，当上臂外展活动时可因钙化物撞击喙肩穹而引起肩部撞击症。如钙化物直接位于滑囊底面，滑囊被钙化物顶起而发生急性炎症反应，临床上呈急性发病，症状严重。一旦穿破滑囊，由于压力骤减，炎症反应减轻，症状亦随之缓解（图4-1-1-4-2）。

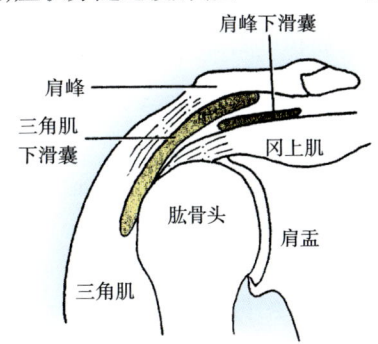

图4-1-1-4-1 冈上肌腱处大体解剖示意图

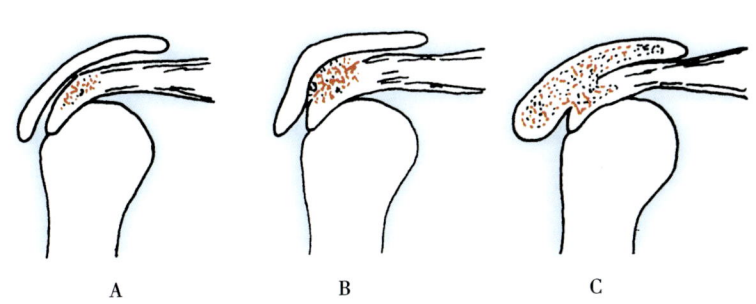

图4-1-1-4-2 冈上肌腱钙化示意图（A~C）
A.钙化物位于冈上肌肌腱内；B.钙化物位于冈上肌腱与滑囊间；C.钙化物穿破滑囊

三、症状与体征

冈上肌腱钙化临床表现可分为慢性、亚急性、急性3种类型。

（一）慢性期

症状轻微，仅主诉在上臂抬起和内旋时有轻度针刺样感，无肌痉挛和肩关节活动受限。由于肩关节过多活动或受到创伤可使症状加剧,呈现亚急性或急性临床表现。患者肩部针刺样疼痛逐渐加剧,有肌痉挛,冈上肌、冈下肌和三角肌有不同程度萎缩。肩关节活动范围逐渐减少,肩外侧严重疼痛,可放射到三角肌止点、前臂,甚至手指。轻微活动可使疼痛加剧。

(二)急性期

发病突然,患者肩部持续剧痛,局部红肿,皮温增高,压痛明显,压痛点主要位于大结节处,肌肉痉挛明显,肩关节外展活动受到严重限制。由于肩部剧痛影响睡眠和饮食,服止痛片或镇静剂均不能达到止痛作用。急性期病程约持续 1~2 周,然后逐渐减轻、消退。但肩部肌肉痉挛,运动受限仍较明显,需继续练习肩部活动,直至肩关节功能恢复,但症状可以复发。

(三)亚急性期

介于两者之间为亚急性期,病情较急性期相对缓和,但较慢性期为明显。

四、影像学检查

(一)X 线检查

在肱骨大结节附近可见不同类型的钙化阴影(图 4-1-1-4-3),常见的有如下几种。

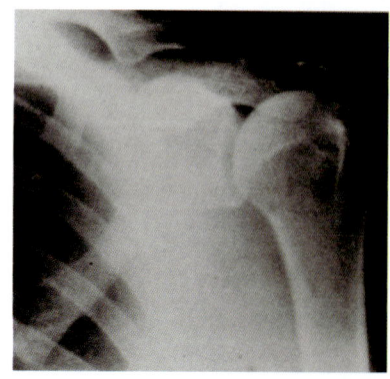

图 4-1-1-4-3　冈上肌钙化正位 X 线片所见

1. **绒毛型**　边缘粗糙不齐,好似卷曲的绒毛,密度深浅不均,沿冈上肌腱长袖分布;

2. **长条型**　边缘整齐,密度高,沿肌腱长袖分布;

3. **球块型**　边缘整齐,呈圆形或椭圆形,密度高,多分布在冈上肌腱附着部。

(二)MR 及 CT 检查

MR 及 CT 已广泛用于各种伤患,其对病情的深入了解与观察具有重要意义。

五、非手术疗法

急性发作者,应先止痛,卧床休息,患肢置于外展约 30°位并以枕头垫起,以减轻肩部肌肉痉挛,局部冷敷及口服止痛类药物。若症状不缓解,可用下述方法治疗。

(一)冲洗法

在严格无菌操作下,将一粗针头刺入压痛区下部,另一针头刺入压痛区上部,从上位针头注入 0.25% 普鲁卡因液,可见乳白色液体自下位针孔流出。反复冲洗直到流出液清晰为止。拔去针头前,局部注入 1% 普鲁卡因 5ml 和醋酸氢化可的松 25mg,必要时 1 周后可重复 1 次。

(二)可的松局部封闭法

用 8 号针头经皮穿入钙化物,穿入时有针刺沙粒样感,然后拔出针头,改变方向反复穿刺 3~4 次,最后注入上述可的松普鲁卡因溶液,每周 1 次,一般 3~4 次可或良好效果(图 4-1-1-4-4)。

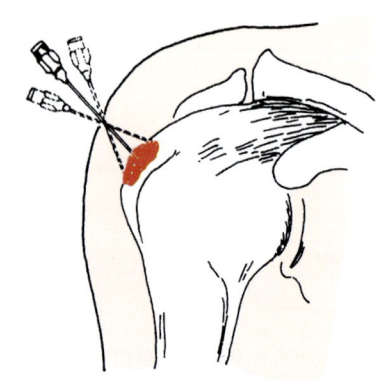

图 4-1-1-4-4　冈上肌腱钙化局部封闭疗法示意图

(三)捣碎法

对较硬化的钙化物,用上述方法不能清除时,可在局麻下先用针将钙化物捣碎,造成局部急性充血,然后注入上述药物,促进钙化物吸收,使疼痛缓解。

六、手术方法

有下列情况时应考虑手术治疗。

(一)手术适应证

1. 急性期病例　于急性期有钙质沉着,且范围较大或钙质较硬,并经局封、冲洗和捣碎法等治疗后效果不满意者;

2. 反复发作者　主指疾病反复发作,非手术方法治疗无效者;

3. 嵌阻者　钙质块机械地影响肩关节运动并有疼痛者。

(二)手术方法

自肩锁关节向下作6~8cm纵切口,沿切口方向纵形分开三角肌,显露并切除喙肩韧带以扩大肩峰下间隙。除非肩峰前下方有骨刺形成影响肩袖通过者,一般不作前肩峰成形术。旋转上臂,在大结节上方冈上肌腱内容易找到钙化块,将其切除或刮除(图4-1-1-4-5)。用生理盐水反复冲洗,正确闭合冈上肌。

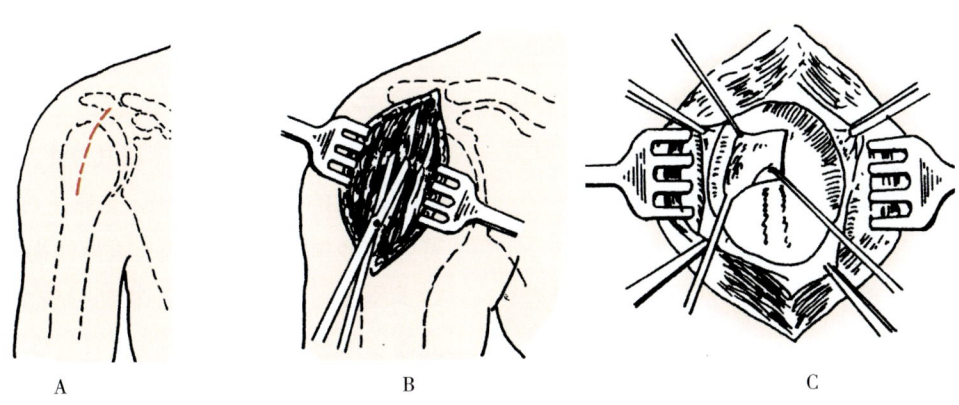

图4-1-1-4-5　冈上肌腱钙化搔刮术示意图(A~C)
A.切口；B.分开三角肌；C.刮除钙化物

第五节　肩关节不稳定

一、概述

肩关节是人体稳定性相对较低,但活动范围最大的关节。无论何种原因所致的骨结构缺损、变异、盂唇病变、关节囊或韧带过度松弛,以及肩周肌肉麻痹等均可导致肩关节的不稳定。

二、解剖特点

广义的肩关节是由以下6部分组成,即第一肩关节(肩肱关节),第二肩关节(肩峰下关节),肩肋胸壁间联结,喙锁间联结,肩锁关节及胸锁关节；此关节复合体中的前3者是肩关节的主要运动部分，后3者为微动部分。

狭义的肩关节是指第一肩关节，即肩肱关节。其是由肩胛盂与肱骨头组成的杵臼关节；近似球形的肱骨头较大，而近似卵圆形的肩盂关节面较小，其面积仅为肱骨头关节面的1/3。加之关节盂较浅，呈碟状，周边有纤维软骨环绕形成盂唇，以致关节囊壁较松弛且富有弹性，在前、后部及腋部形成皱襞，使肩关节保持了最大限度的活动范围，但也增加了肩关节的不稳定性。肩关节不稳定通常是指肩肱关节的失稳。

肩关节的稳定性主要依靠其韧带组织、关节囊以及周围的肌肉保持，包括纤维关节囊，肩肱韧带，喙肱韧带，肩袖肌群（冈上肌，冈下肌，肩胛下肌及小圆肌），三角肌，肱二头肌，肱三头肌，及连接躯干和肩关节的肩胛带肌群（胸大肌，胸小肌，菱形肌，肩胛提肌，背阔肌，斜方肌．前锯肌等）以及盂唇等。肩袖肌群及盂唇属于肩肱关节内稳定装置，其对肩肱关节的稳定性具有重要作用。这些肌肉既是肩关节的稳定结构，又是肩关节运动的动力装置。

三、病因及分型

引起肩关节不稳定的病因主要分为以下4类，同因同型，其分型亦为4型。

（一）外伤性（型）

肩袖广泛撕裂可使肩肱关节前、后、上、下等全方面出现不稳定。老年患者发生肩关节脱位时，常合并肩袖损伤，以至日后出现肩关节不稳定。

此外，青壮年的外伤性肩脱位所造成关节囊的撕脱，盂唇剥离以及肩肱中、下韧带损伤和松弛，也是导致复发性肩关节脱位和半脱位的常见原因。盂唇撕脱很难重新愈合，前下方盂唇撕脱可造成复发性肩脱位，较轻的前方盂唇剥离则易形成复发性肩肱关节半脱位。

肩袖间隙分裂（tear of rotator interval）是肩袖损伤的一种特殊类型。冈上肌腱与肩胛下肌的肌间隙分裂使完成臂上举时二肌肉协同作用及肱骨头固定于肩盂上的合力作用明显减弱，从而造成关节失稳，在上举过程中肩肱关节出现滑脱（slipping）现象。

（二）先天发育型

1. 骨骼因素　如果肱骨头发育异常，例如后上方缺损（呈洋斧状）、肱骨逆向扭转畸形（使肱骨头前倾角过大）等是肩关节复发性脱位的基础。此外，如果肩盂发育过小、臼面过深、肩盂过度后倾（后张角过大）及肩盂后下缘缺损等均是肩肱关节不稳定的重要因素。

2. 软组织因素　于中胚层发育缺陷（messodermal）所致全身性关节囊及韧带松弛症（Ehlers-Danlos syndrome），亦加重不稳定性。

（三）肌肉麻痹型

肩关节四周主要肌肉或其支配肌肉的神经麻痹等所致的肩关节不稳定，临床上亦非少见。如臂丛神经损伤（包括产伤）、腋神经损伤、肩胛上神经卡压症、儿麻后遗症、副神经损伤及婴儿瘫后遗症等均可造成肌肉瘫痪，发生肩关节不稳定。

（四）特发性（型）

指无明确原因的肩关节多向性不稳定，可见于单侧或双侧。但有些学者认为本症肩盂后下缘有缺损及后张角过大，严格讲，其是一种局限于肩肱关节内的不稳定。

四、诊断

主要依据以下特点。

（一）全身因素及病史

指全身性关节及韧带松弛征或有麻痹性病变使肩关节不稳定的病史，同时注意有无在儿童或青少年时期即出现的先天性或发育性肩关节不稳定症状,有无肩肱关节松弛所致的半脱位及特发性肩松动症(loose shoulder),后者多见于20岁左右的女性,同龄男性较少。

(二)临床症状与体征

以肩部钝痛为主,活动或持重时加剧,并伴有关节失稳及弹响征,发生率为70%,并常在上举或外展到某一角度时有失稳感,持重时更为明显。此外,有半数患者患肩有疲劳及乏力感,不能较长时间提重物。约1/3患者有肩周围麻木感。检查时,其主要体征为:

1. 肌肉萎缩　肩部较健侧为小,各肌组包括三角肌、冈上肌、冈下肌及小圆肌等均有萎缩征。

2. 肩部压痛　在肩盂前方、前下方及肩袖部可有压痛,并在外旋时加重。但在先天性及麻痹性病例多无固定性压痛。

3. 活动受限　肩关节活动范围明显受限,尤以急性期,包括肩关节上举、外展、后伸及内外旋。检查时,可与健侧对比。

4. 稳定性差　可前后向推压肱骨头,看有否过度松动现象;并在内旋位及外旋位分别向下牵引上臂,如肱骨头明显下移,肩峰与肱骨头之间出现明显凹陷则说明向下方向失稳(loosening)。

(三)影像学改变

1. X线检查　前后位如发现肱骨头后上方有缺损(西洋斧状畸形),则支持习惯性肩脱位的诊断。患臂上举前后位X线片若显示肱骨头有滑脱现象则说明有侧方不稳征。向下牵引患臂见肱骨头明显下移现象,表明是肩关节下方不稳定。

轴位X线片有助于发现肩盂形成(发育)不良或后下缘缺损,并以此判定肱骨头与肩盂的关系,同时测量肩盂后张角(posterior opering angle)及肩盂倾斜角(glenoid tilting angle),此对肩关节不稳定的病因诊断有参考意义。

2. 关节造影　是诊断肩袖撕裂及肩袖间隙分裂可靠的方法。前者可见造影剂自肩肱关节腔经肩袖破裂口溢入肩峰下滑液囊,后者则在喙突外侧冈上肌和肩胛下肌之间溢出形成乳头状或带状的异常影。习惯性关节脱位与半脱位所致的关节囊松弛及特发性肩松动症,内旋位向下牵引患臂可见造影剂积聚于肱骨头上方形成"雪帽征"(snow cap shadow)。

3. 特殊检查　CT、CTM等均对本病的诊断有所帮助,CT扫描可发现肩袖损伤以及肱骨干旋转不正常所致的肱骨头前倾角过大。

(四)其他检查

1. 关节镜检查　对关节内不稳定的一些病理因素,如肩袖损伤,盂唇撕脱(Bankart lesion)及肩肱韧带松弛,关节囊壁弛张和肱骨头软骨剥脱等不失为一种直观的诊断技术;

2. B超检查　对完全性肩袖断裂及重度撕裂诊断有帮助;

3. 肌电图检查及肩关节运动解析方法　主要用于神经麻痹所致的肩关节不稳定的诊断。

五、非手术治疗

肩关节不稳定的治疗分为非手术疗法及手术疗法两类,以非手术疗法为主。

1. 对症治疗　根据具体症状,主要对于非外伤性的随意性及非随意性半脱位。可采取各种对症疗法,包括针灸、理疗及康复疗法等均有较好疗效,改善率可达到80%左右。

2. 消除病因　视致病原因不同,采取相应措施,包括避免重复劳动方式及工作习惯等。

3. 肌力锻炼　包括加强三角肌、冈上肌、胸大肌、肱二头肌及肱三头肌的肌力锻炼,以及应用肌肉运动生物反馈性复位的原理,进行长时间肌肉抗阻性康复训练亦能取得良好反应;其锻炼之方式同一般病例。

六、手术治疗

由于肩关节不稳定的多病因性,因此需从病史、临床检查入手,根据X线摄片及造影等有关肩关节不稳定的资料,明确病因及相关的病理特点,选择合理有效的治疗方法。目前临床上常用的手术方法有以下数种。

(一)神经手术

对神经损伤病例,可采取神经吻合、神经移植及神经松解等术式,主用于臂丛及副神经损伤、肩胛上神经卡压征等。

(二)加强前壁及关节囊紧缩术

1. 前关节囊紧缩及加强关节前壁的手术　如 Bankart、Putti-Plart 及 Magnuson 等方法,常用于习惯性肩前方脱位及特发性肩松动症(可参阅本书卷二肩关节脱位章节)。

2. 利用肌肉移植构筑防止肱骨头脱位的肌肉防线　如 Boythev 法、Bristow 法及 Nicola 法等。

3. 利用骨阻挡肱骨头脱位　如 Oudard 手术及其改良式,Eden-Hybbinette 法也是复发性肩脱位经常被采用的方法。

4. 肌腱修复术　继发于肩袖撕裂及肩袖间隙分裂的肩关节不稳定,在上述肌肉修复后其稳定性可以得到恢复,其中肱二头肌肌腱断裂后修复术在临床上较为多见,其修复技术见图 4-1-1-5-1。

5. 肌肉移植术　主要用于麻痹性肩关节不稳定。如以胸大肌或背阔肌及肩胛下角移位(植)治疗特发性肩关节松动症。

(三)肩盂及肱骨头下截骨术

1. 肩盂后下截骨术　用于治疗肩盂发育不良及特发性肩松动症能取得较好效果。

2. 肩盂水平方向旋转截骨或肱骨头下旋转截骨术　主要用于肱骨逆向旋转畸形(前倾角过大)病例的矫正术。

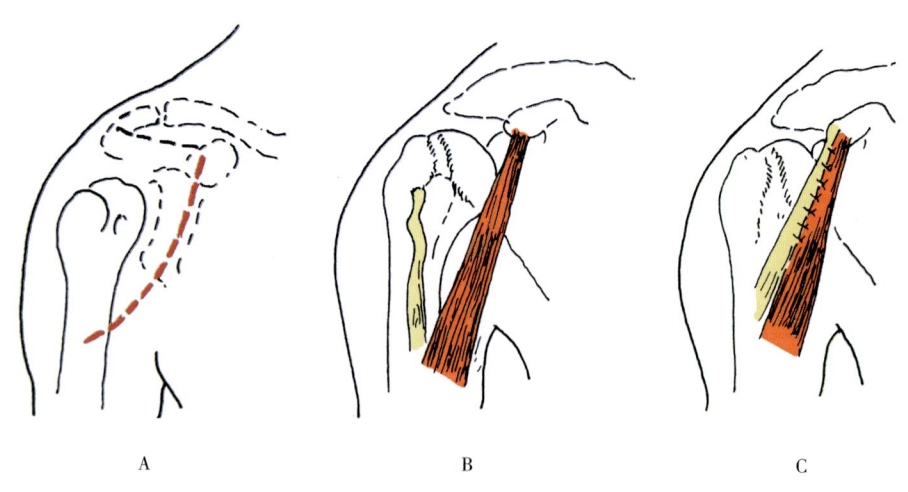

图4-1-1-5-1　肌腱修复术示意图(A~C)
肱二头肌长头肌腱断裂的手术修补　A.切口;B.断裂的肱二头肌长头腱呈回缩状;
C.将断裂的长头腱重新缝回,并附于喙突

第六节 弹响肩与肩肋综合征

一、弹响肩胛概述

具有此征象者在临床上并非少见,因为当胸肩连结运动时,所出现的任何异常摩擦,均能够产生可以听到或触及相应的声音和振动,此种声音称之为弹响肩胛(snopping scapula)。尽管不一定出现疼痛等症状,但可引起患者精神紧张或不愉快感,真正功能受限及疼痛者不足1/3人群。

二、弹响肩胛的病因

产生弹响肩胛的因素较多,包括发育性及后天性等,其中主要有以下几类:

1. 发育性因素 主要是肩胛骨内上角前屈较多,此种发育性因素可在斜位X线片上显示;
2. 异常增生 以肩胛内上角异常之纤维软骨结节(Luschka)为多见;
3. 滑囊炎 肩胛骨与胸壁之间滑囊有慢性炎症增殖与肥厚;
4. 肿瘤 肩胛骨与肩胛胸壁间骨软骨瘤,此处骨软骨瘤因受压常呈扁平状;
5. 其他 偶尔可在肩胛内角与颈椎间有异常骨纤维联结、肋骨肿瘤或其他发育性形态异常等。

三、弹响肩胛的临床表现

患者上肢在某种活动姿势(角度)下,可出现钝性或清脆的响声及弹跳感,此时可伴有不适感或疼痛等一般症状,其中约1/3病例在静止时亦有异常感觉,以致患者常故意活动肩胛骨而出现摩擦声。

四、弹响肩胛的治疗

1. 消除病因 本病之治疗主要是除去造成弹响肩胛的病理因素,因此,必须明确病因;
2. 对症处理 对病因不明者,可作局部封闭疗法、理疗及中草药外敷等,其中无效者需行进一步检查,包括CT扫描及MR检查,并与对侧对比;
3. 手术疗法 除病因明确行根治性手术外,对难以确诊者亦可在局麻下进行手术探查。

五、肩胛肋综合征概述

位于肩胛骨与胸壁之间的滑膜囊及软组织可因异常摩擦及挤压而出现肥厚与增生,以致当肩关节运动时产生疼痛,此种状态称之为肩肋综合征(scapulocostal syndrome),其是肩痛的常见病征之一。

此种症状的产生,主要是肩胸间组织及肩胛骨悬吊组织受到异常应力及磨损之故,包括姿势不良、过度劳损及肩部骨折与脱位等所造成异常应力改变等诸多因素。

六、肩胛肋骨征的临床表现

本病大多为隐性发生,开始痛在肩后,之后逐渐向颈部、前臂、三角肌止点、胸壁及手部放射。除疼痛外,患者常同时主诉麻木或刺痛,且反复发作。

临床检查可发现肩胛骨活动时疼痛及受限,在肩胛内侧缘与脊柱间有压痛点,以肩胛内上角及肩胛冈基底部为多见,轻压之即可诱发或加重疼痛,以1% Novocain 5ml局封可缓解。同时应注意临床及X线检查,以求排除颈椎病、胸壁肿瘤及胸内脏器疾病等。

七、肩胛肋骨征的治疗

1. 病因治疗 本病之治疗主要是明确病因消除病因,包括改善姿势等,同时予以对症处理,包括口服抗炎止痛药物等。

2. 封闭及锻炼疗法 病情较明显或病程较久者,应采用0.5%~1% Novocain+泼尼松龙痛点局封,每周1次,3~4次为一疗程。缓解期注意康复锻炼,肩关节僵硬者可做双手滑车牵拉活动锻炼(图4-1-1-6-1)。

3. 手术疗法 明确为滑囊增生或慢性滑囊炎症所致者,可将其切除,但手术部位较深在,操作时应予注意。

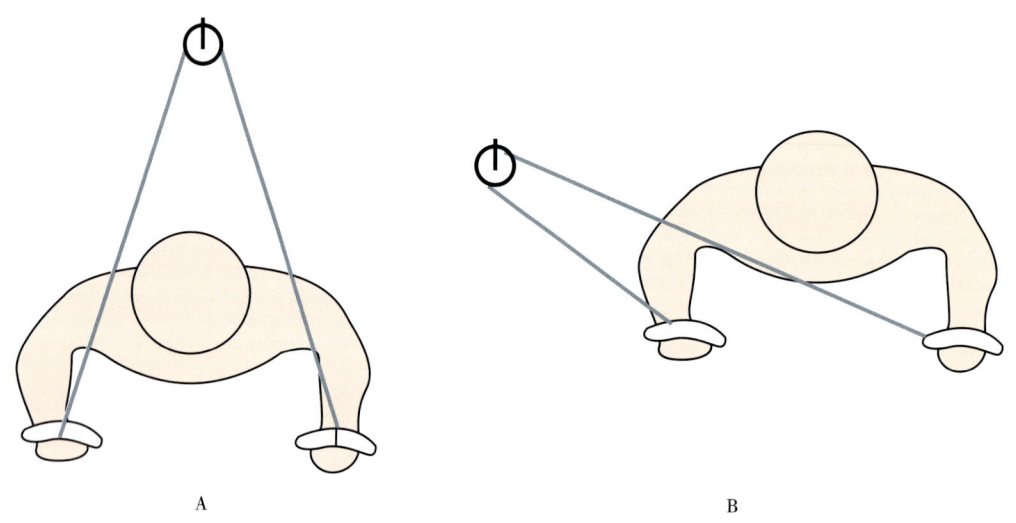

图4-1-1-6-1 双手滑轮牵拉活动锻炼示意图(A、B)

(李增春 李国风 赵定麟)

第七节 肘关节紊乱

肘关节退变所致的紊乱较之肩关节明显为少,且病情亦大多较轻,易于诊断及治疗。此种现象主要是由于肘关节表浅、持力较轻及结构较为简单之故。

一、肘关节解剖复习

肘关节系由肱骨的下端、尺骨及桡骨上端组成的复合关节。这一复合关节共包括肱尺关节(肱骨滑车和尺骨的半月切迹组成)、肱桡关节(由半球形的肱骨小头和圆凹的桡骨头组成)和近侧桡尺关节(以桡骨头的环状关节面和尺骨的半月切迹组成)三组关节。肱尺关节为仅能作屈伸运动的绞链关节;其运动范围自过伸10°至中立位0°,再屈曲达150°。近侧桡尺关节可自旋运动,范围为旋后80°至中立位0°,再旋前100°。3个关节由统一的关节囊包被,其内外侧有侧副韧带加强,近侧桡尺关节还有围绕桡骨头的环状韧带与尺骨连接(图4-1-1-7-1)。

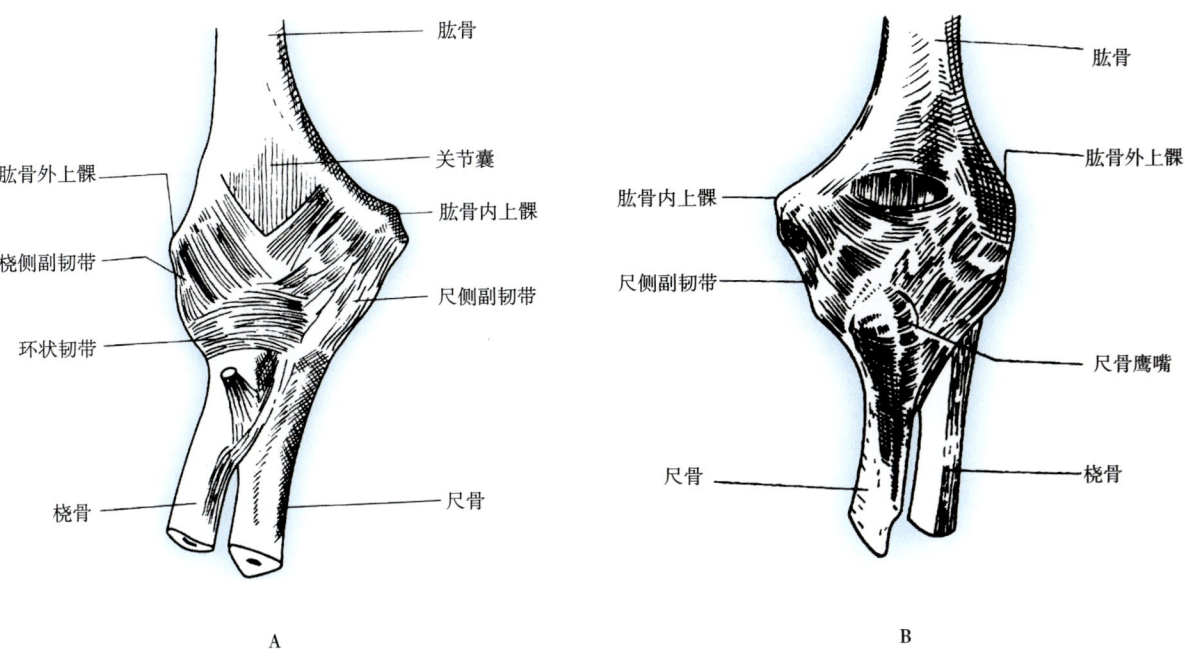

图4-1-1-7-1 肘关节解剖结构示意图（A、B）
A.前面观；B.后面观

二、概述及病因

（一）概述

肱骨外上髁炎在临床上十分多见，为骨科门诊就诊率最高的常见病之一。由于其易发生于网球运动员的肘部，因此，本病俗称之网球肘（tennis elbow）。

（二）病因

从解剖上观察，肱骨外上髁是前臂浅层伸肌群总腱的起点，手及前臂的反复用力，尤其是旋前动作，更易导致肌腱起点的劳损而产生无菌性炎症，此即所谓肌筋膜纤维织炎，加之此处尚有神经血管束经肌腱及筋膜穿出，可因卡压而产生疼痛。

三、肱骨外上髁炎之临床表现

主要表现为肘关节外髁处局限性疼痛，并向前臂放射，尤以内旋时。患者常主诉持物无力，偶尔可因剧痛而持物失落。静息后再活动或遇寒冷时疼痛加重。

临床检查时可发现肱骨外上髁处有压痛点，Mills征阳性，即屈腕并前臂旋前位伸肘可诱发疼痛。此外，抗阻力后旋前臂亦可引起疼痛。化验检查无异常所见。影像学检查一般均无明显阳性所见。

四、肱骨外上髁炎之治疗

（一）非手术疗法

1. 一般疗法　轻型病例可采取患臂休息，服抗炎止痛药物等治疗，服药无效者，可作局部封闭，每周1次，2~4次多可痊愈。

2. 病程较久者　可行上肢石膏托固定3周，80%以上患者可治愈；上肢支具亦可选用，但患者易随意解除而影响疗效，尽量不用。对已形成粘连性改变，又不愿施术者，不妨试以手法治疗（图4-1-1-7-2）。

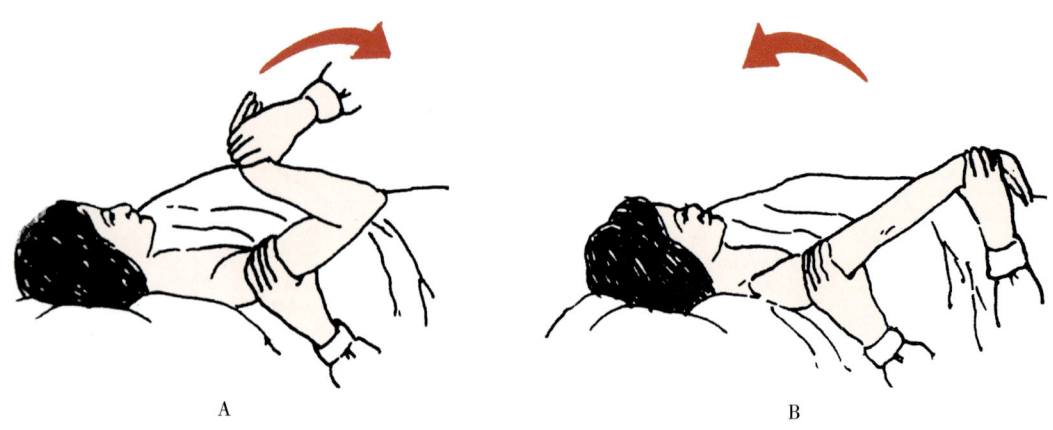

图4-1-1-7-2 肱骨外上髁炎的手法治疗示意图（A、B）

（二）手术疗法

对顽固性病例可在局麻下于肱骨外上髁处做弧形或S形切口，手术剥离或松解伸肌总腱，切断或松解血管神经束（图4-1-1-7-3）。亦有人认为顽固性病例大多由于桡侧腕短伸肌腱膜及旋后肌腱膜弓对桡神经深支的牵拉所致，需行该神经松解术方可使症状消失。

五、肱骨内上髁炎

病变位于前者解剖位置相对称之内上髁处，肱骨内上髁是前臂浅层屈肌总腱的起点，当因外伤或过劳而引起局部纤维织炎时，亦可引起局部疼痛。其性质与外上髁炎相同，当前臂被动旋后或抗阻力旋前，均可诱发疼痛。肱骨内上髁处可找到压痛点。

治疗方法与要点同网球肘，但手术时应注意避开及保护后方之尺神经。

六、其他肘部疾患

肘部其他疾患甚多，包括鹰嘴滑囊炎、桡管神经卡压征、肘内翻与肘外翻畸形等，均已在本书其他相关章节中阐明，本节不再赘述。

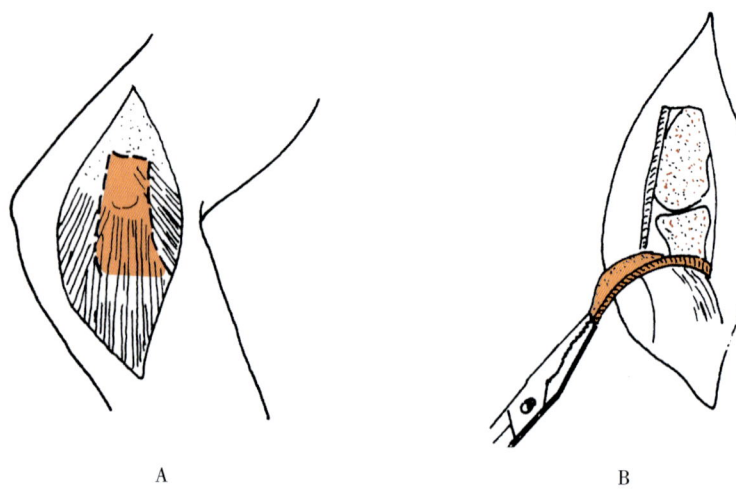

图4-1-1-7-3 肱骨外上髁肌腱松解术示意图（A、B）
A.显露病灶；B.肌腱术分离

（周呈文　张振　赵定麟）

参 考 文 献

1. 赵定麟,李增春,刘大雄,王新伟.骨科临床诊疗手册.上海,北京:世界图书出版公司,2008
2. 赵定麟.现代骨科学,北京:科学出版社,2004
3. Capone AC, Parikh PM, Gatti ME.Occupational injury in plastic surgeons. Plast Reconstr Surg. 2010 May;125（5）:1555–61.
4. Habib GS, Saliba W, Nashashibi M.Local effects of intra–articular corticosteroids.Clin Rheumatol. 2010 Apr;29（4）:347–56. Epub 2010 Jan 26.
5. Lee HJ, Lim KB, Kim DY, Lee KT.Randomized controlled trial for efficacy of intra–articular injection for adhesive capsulitis: ultrasonography–guided versus blind technique. Arch Phys Med Rehabil. 2009 Dec;90（12）:1997–2002.
6. Lien SB, Shen PH, Lee CH, Lin LC.The effect of endoscopic bursectomy with mini–open partial scapulectomy on snapping scapula syndrome.J Surg Res. 2008 Dec;150（2）:236–42. Epub 2008 Mar 26.
7. Lorbach O, Anagnostakos K, Scherf C.Nonoperative management of adhesive capsulitis of the shoulder: oral cortisone application versus intra–articular cortisone injections.J Shoulder Elbow Surg. 2010 Mar;19（2）:172–9. Epub 2009 Oct 1.
8. Metz JP.Helpful tips for performing musculoskeletal injections.Am Fam Physician. 2010 Jan 1; 81（1）:15.
9. Mintken PE, Cleland JA, Carpenter KJ.Some factors predict successful short–term outcomes in individuals with shoulder pain receiving cervicothoracic manipulation: a single–arm trial.Phys Ther. 2010 Jan; 90（1）:26–42.
10. Parratt MT, Donaldson JR, Flanagan AM.Elastofibroma dorsi: management, outcome and review of the literature.J Bone Joint Surg Br. 2010 Feb;92（2）:262–6. Review.
11. Peng PW, Wiley MJ, Liang J.Ultrasound–guided suprascapular nerve block: a correlation with fluoroscopic and cadaveric findings.Can J Anaesth. 2010 Feb; 57（2）:143–8. Epub 2010 Jan 6.
12. Sanal HT, Zor F, Kocaoğlu M, Bulakbaşi N.Atypical mycobacterial tenosynovitis and bursitis of the wrist.Diagn Interv Radiol. 2009 Dec;15（4）:266–8. Epub 2009 Oct 27.
13. Shi–Yi Chen.Diagnosis and treatment of slap lesions and biceps tendon disease. SICOT Shanghai Congress 2007
14. Yeh PC, Dodds SD, Smart LR.Distal triceps rupture.J Am Acad Orthop Surg. 2010 Jan; 18（1）:31–40.

（5）

第二章　下肢退变性疾患

第一节　弹响髋

一、概述

临床上较为常见的弹响髋（snapping hip）是指髋关节处有弹响或被束带卡住感，大多数患者并无明显疼痛，但因局部弹响及上坡不适等症状而深感心烦。

二、病因

引起髋部弹响的原因多为骨突部位肌腱滑脱（半脱位），亦可因狭窄性腱鞘炎或关节内病变，如游离体、髋臼盂唇病变及关节半脱位等病变引起。

临床病例表明，肌腱是引起髋关节周围弹响的主要原因，如髂胫束、臀大肌、髂腰肌及股二头肌的起点。每一种病变均有其特殊症状，它们各自由特殊的诱发方式而确定。下面将对各种部位各型弹响髋的特点及治疗分段加以阐述。

三、髂胫束所致弹响髋

（一）临床特点

在弹响髋中，最常见的原因系髂胫束在大转子上滑移，即半脱位引起，为典型的弹响髋病例。从解剖上来看，臀大肌筋膜与阔筋膜张肌在近端结合在一起，因此某些学者也把此归为臀大肌腱。弹响可在大转子表面触及，除心理障碍外，通常并无特别不适，故患者生活自如，步行并无障碍，且能自主地重复此种弹响。但如活动过多或剧烈活动后也可引起大转子部疼痛，尤多发生于上楼或爬山之后。

（二）诊断

主要依据主诉及临床所见。

1. 主诉　多主诉髋部不适及弹响声。
2. 临床症状　当髂胫束在大转子上半脱位时，髋关节屈曲内旋可很容易触及弹响感。确诊的方法可让患者的患肢采用髋关节内收和外旋位负重。

（三）治疗

1. 观察　大部分患者不需治疗，仅予以临床复诊观察即可。
2. 对症处理　如症状出现扰人，特别是影响休息则需治疗，治疗方法包括髂胫束牵拉运动，非类固醇消炎止痛药，或局部可的松封闭。用髋关节支具暂时制动能减少疼痛及由于此疼痛引起的髋部外倾。对极少存在持续症状者在非手术治疗失败后，可行手术治疗。

3. 手术方法　可行椭圆形髂胫束行 Z 字形延长术，或将大转子及滑囊等组织切除，症状可立即消失。

四、髂腰肌腱弹响

(一) 临床特点

此现象较髂胫束弹响的发病率要少得多。其典型症状是当髋关节从屈曲位到伸直位时，在腹股沟部可感觉到弹响。体检时，使仰卧患者的髋关节自屈曲、外展及外旋位伸直，在腹股沟部可触及弹响。

此现象的病理生理学亦由二项研究证实，他们应用对照剂注入髂腰肌鞘内，然后在荧光透视下观察髋关节运动，发现当屈曲的髋关节伸直时，髂腰肌腱在骨盆的髂耻隆起处产生弹响。Schaberg 等已报道 8 例，其中 2 例为芭蕾舞演员，1 例为拉拉队队长，3 例为长跑者，2 例为娱乐性运动员。其中 6 例行手术治疗，发现两例为髂腰肌在小转子隆起处弹响，4 例为髂腰肌全部或部分在髂耻隆起处弹响。

(二) 治疗

对其治疗类似髂胫束弹响的治疗，以非手术治疗为首选，包括休息、观察、药物、牵拉运动及局部激素注射等，如有需要，可手术治疗。手术方法包括腰大肌腱 Z 字形延长术。对在小转子隆起处引起弹响者，可行骨突或滑囊切除术。

五、股二头肌弹响

甚为罕见，仅有个别报道。当其弯腰时臀部出现疼痛性弹响。对非手术治疗失败或在手术探查时发现股二头肌起点处存有坐骨结节上半脱位时，可行残余肌腱切断术，术后症状基本消失。

第二节　髌骨不稳定

髌骨不稳定（unstable patella）是前膝疼的常见原因，是退变性髌股关节常见的疾病，是髌骨软骨软化或髌股关节骨关节炎的重要病因。由于生物力学及影像学技术的进步，随着临床检测手段的多样化，使人们逐渐认识到，髌股关节退行性改变多由于髌股关节适合不良或髌骨力线不正造成的髌骨不稳所致，如髌骨偏移、倾斜、高位及半脱位等，而髌股关节脱位不在本章介绍。

一、髌股关节的解剖特点

(一) 髌骨

髌骨是人体最大的籽骨，它是伸膝装置的重要组成部分。正面观似杏仁状，横断面近似三角形，尖端向下，它被包于股四头肌肌腱内，上缘为股四头肌腱的主要止点，下极为坚强的髌韧带附着，腹侧关节面与股骨内、外髁及滑车形成髌股关节，除下极外，腹侧均为关节软骨覆盖。关节面中央有一条纵形骨嵴，将髌骨关节面分为内、外两部分，内侧者较窄厚，外侧者较扁宽，因中央纵嵴一般偏于内侧，故外侧关节面大于内侧者。内侧关节面又有一条稍隆起的纵行内侧嵴，又将内侧关节面分为内侧面及内侧偏面，又称为余剩面（odd facet），外侧亦有一条横行的小嵴称横切嵴（图 4-1-2-2-1）。依据髌骨轴位 X 线相内侧关节面的不同形状，Wiberg 曾把髌骨形态分为三型。

Ⅰ型 髌骨内侧关节面呈凹面,与外侧关节面对称;

Ⅱ型 内侧关节面仍为凹面,但较外侧关节面窄;

Ⅲ型 内侧关节面为凸面,较外侧关节面狭窄。

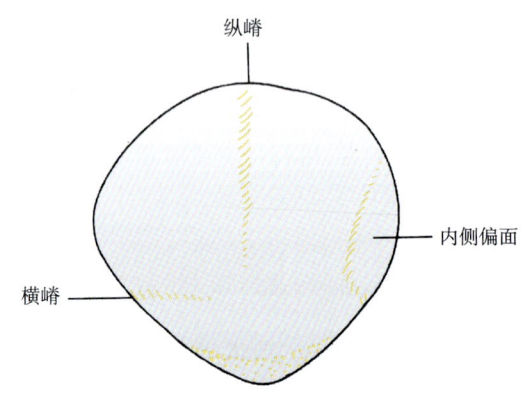

图4-1-2-2-1 髌骨关节面

Baumcartl将Wiberg分型作了补充,提出将内侧关节面较外侧关节面狭窄且扁平者为Ⅳ型(图4-1-2-2-2)。Ⅰ型和Ⅱ型髌骨为稳定型,Ⅱ型髌骨最常见。其他类型因髌骨两侧关节面受力不均,关节面比值(facet ratio)增大,面角(facet angle)变小,容易发生外侧偏移或半脱位。

(二)股骨

股骨远端的滑车沟及两侧髁的关节面与髌骨构成髌股关节,滑车的外侧髁高于内侧髁,滑车中心部关节软骨较厚,两侧逐渐变薄,滑车沟构成的夹角正常约为135°~140°,股骨远端这种特殊结构,为髌骨的滑动提供了稳定的轨道。

(三)肌肉与韧带

股四头肌及其肌腱附着于髌骨上缘,部分肌纤维经髌骨前面向下方移行为髌韧带,止于胫骨结节。髂胫束有一部分纤维连接于髌骨的外上方,它起稳定及约束髌骨的作用。股四头肌又分纵头及斜头,纵头肌纤维纵向止于髌骨上缘,斜头为水平位附着于髌骨内上缘,故股四头肌有稳定髌骨及牵拉髌骨向内上的作用。髌骨两侧有来自股内、外侧肌的纵行纤维与深层横行的关节囊纤维层共同形成髌骨内、外侧支持带,它具有稳定髌骨,限制其侧方活动的作用。

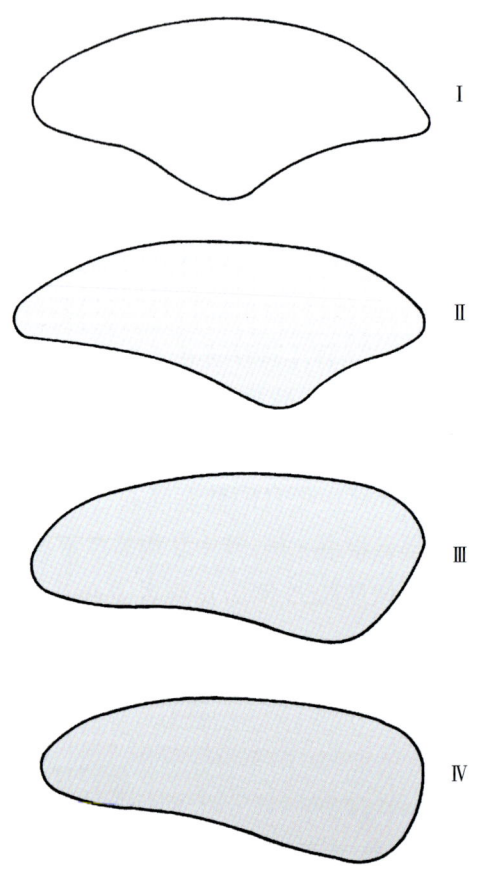

图4-1-2-2-2 Baumcartl氏髌骨形态分型示意图

二、髌骨的功能与活动

(一)髌骨功能

在膝关节髌骨有两个重要的生物力学功能。因髌骨是伸膝装置的中间结构,通过髌骨加长股四头肌的力臂,增大股四头肌的作用力矩,加强其机械效益,协助伸膝。另外通过髌骨在滑车沟的关节滑动,减少伸屈运动中肌腱及髌韧带与股骨髁的直接摩擦接触,并使股骨髁承受的压缩应力得以较均匀的分布。

（二）髌骨的活动

当膝关节屈伸活动时，髌骨除在股骨髁间滑车上的滑动外，还有在矢状面向后活动及在冠状面的内旋活动。

1. 髌骨的滑动　髌骨内、外侧关节面滑行于股骨髁间形成的滑车沟及两侧关节面上，当膝关节完全伸直，股四头肌放松时，髌骨关节面仅由下 1/3 与滑车关节面的上 1/3 相接触，髌骨大部分处在髁间沟较浅的滑车上凹。此位置股四头肌及膝内、外侧支持韧带也较松弛，故此位置髌股关节处于相对不稳定状态，髌骨易于外侧脱位。屈曲 45° 时两者的中央部分相接触，屈曲 90° 时，髌骨的上部紧压在滑车的下部，超过 90° 时，髌骨滑入滑车沟。当膝关节屈曲度增大，随着髌骨与滑车接触面的不断改变，加之伸膝肌张力作用的不断加强，可使原不稳定的髌骨或半脱位的髌骨位于髁间沟较深的中心部而复位，故随膝关节屈曲度增大，摄切位片观察髌骨不稳定的假阴性率明显增加。这是由于膝屈曲大于 40°，髌骨已处于相对稳定状态。当屈曲 135° 时，髌骨内侧偏面（odd facet）才与股骨内髁接触。膝完全屈曲时，整个髌骨关节面紧贴股骨髁间窝，此时髌骨最为稳定。髌股关节的接触面，在 0°~90° 位随着膝关节屈曲程度增加，其接触面也随之增加。两者成正相关（图 4-1-2-2-3）。

2. 髌骨矢状面位移　当膝关节由伸直位到屈曲位，髌骨以胫骨结节为圆心，髌韧带为半径，在矢状面发生由前向后的弧形位移（circular displacement）。伸直位时，髌骨中心点至胫骨结节的连线与胫骨纵轴之间形成向前的 15° 角，屈曲 60° 时，形成 0° 角；屈曲达到或超过 90° 时，髌骨达到最大的后移，形成向后的 20° 角（图 4-1-2-2-4）。

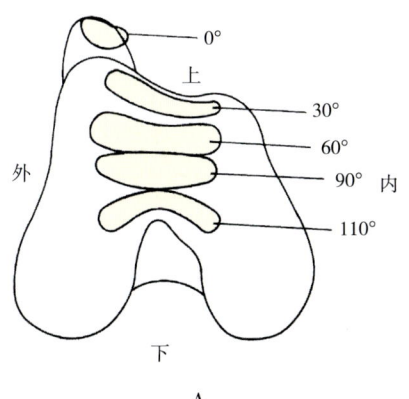
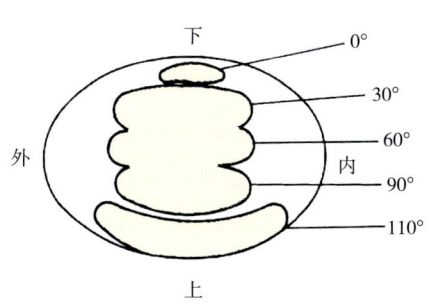

A

B

图 4-1-2-2-3　髌骨关节运动时的接触面示意图（A、B）

A. 股骨端；B. 髌骨面

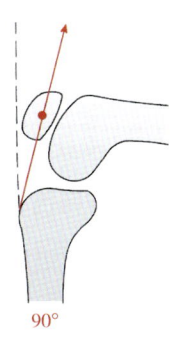
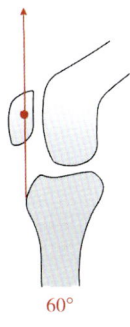
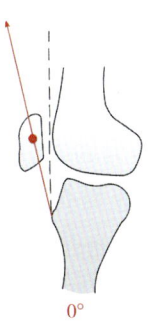

A　　　　　　　　B　　　　　　　　C

图 4-1-2-2-4　膝关节活动时髌骨矢状面移位示意图（A~C）

A. 后倾 20°；B. 两线平行；C. 前倾 15°

当膝关节屈伸过程中,股四头肌的力臂也随之发生改变,当膝完全屈曲时,力臂最短,当膝逐渐伸直到45°时,力臂逐渐变得最长,再进一步伸直时,力臂又变短。此时股四头肌须加大收缩力,才能维持膝关节的稳定。

3. 髌骨冠状面的旋转活动　膝关节屈曲超过90°以后,髌骨在冠状面发生内旋。其内侧关节面与股骨内髁关节接触,当屈曲至135°左右时,内侧偏面(剩余面)与股骨内髁接触。

三、影响髌骨稳定性的因素

(一)静力因素

主要包括髌韧带,内、外侧支持韧带,髂胫束,股骨内、外髁等。髌韧带主要限制髌骨上移,内、外侧支持韧带限制髌骨侧方移位,髂胫束也有加固髌骨外上方的作用。故髌骨外侧限制机制强于内侧,当膝伸直位,股四头肌放松时,髌骨稍有向外偏移。滑车沟的内、外侧壁有限制髌骨侧方滑移的作用,当沟角增大,即沟槽变浅或股骨髁发育不良时,髌骨失去这种限制作用,容易发生脱位。另外,正常人髌骨的纵轴长度与髌腱长度几乎相等,当髌腱长于髌骨时,为髌骨高位,亦为髌骨不稳定因素。

(二)动力因素

主要指股四头肌的作用。股内侧肌因其斜头肌纤维附着于髌骨内缘上处,当该肌收缩时有向内牵拉髌骨的作用,这是拮抗髌骨外移、稳定髌骨的重要动力因素。Q角(Quadriceps-angle),指髂前上嵴至髌骨中心点连线与髌骨中心至胫骨结节中心连线所形成的夹角。正常Q角为5°~10°。当Q角大于15°,股四头肌收缩时产生使髌骨向外移动的分力。随着Q角的增大,向外侧牵拉髌骨的分力逐渐增大,髌骨稳定性也越差。

四、病因分类

综上所述,引起髌股关节不稳定,髌骨偏移或半脱位的病因,实际上包括了膝前区每一结构的异常。概括分为4类。

1. 股四头肌及其扩张部的异常　包括股内侧肌的萎缩或发育不良,内侧支持韧带松弛、断裂或撕裂,外侧支持韧带的紧张和高位髌骨;

2. 膝关节力线异常　包括Q角增大,膝内、外翻和膝反屈;

3. 髌骨形状异常　如分裂髌骨(patella bipartite)、或多髌骨征(图4-1-2-2-5),异形髌骨(Ⅲ、Ⅳ型);

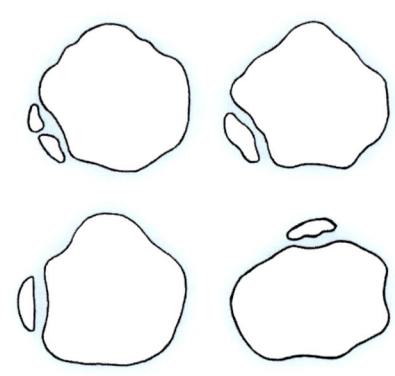

图4-1-2-2-5　髌骨畸形示意图

4. 先天因素　主指股骨髁的发育不良、继发变形,或股骨外髁形状异常等。

上述所有这些改变的共同特点是髌股关节失去正常的结构,导致作用于髌骨的拉应力异常,或出现髌骨运动轨迹异常,使髌骨处于不稳定状态。

五、髌股关节的生物力学

(一)髌股关节的载荷传导

髌股关节上的作用力(patello-femoral joint reaction force, PFJRF)是指与股四头肌及髌韧带组成的合力大小相等而方向相反的力,它通过髌骨传递产生。作用力的大小与膝关节屈曲度数及体重有直接关系。随膝关节屈曲度的增加而产生的作用力也就越大，因屈曲度加大，股四头肌与髌韧带之间的夹角随之减小，股骨和胫骨的作用力臂也减小，而需要更大的股四头肌肌力以抵抗体重对膝关节形成的屈曲力矩。平地行走时，所需膝关节屈曲度较小，在负重期只有 30° 左右，其作用力峰值相当于体重的 0.5 倍。上、下楼梯时，屈膝达 90°，髌股关节上作用力，可达体重的 3.3 倍，几乎是平地行走的 7 倍。站立位下蹲，当屈膝至 90° 时，作用力相当体重的 2.5 倍。排除体重的影响，由坐位主动伸膝，当膝完全伸直时，作用力为体重的 0.5 倍。伸膝至 30° 时，作用力最大为体重的 1.4 倍。髌股关节上的作用力可随下肢关节伸屈程度及姿势的不同而改变。

（二）髌骨不稳定的生物力学

1. 髌骨倾斜的生物力学　髌骨倾斜使正常髌股关节正常内外侧呈条带状的接触面，转变为髌股关节内侧接触面减少或失接触，倾斜角越大，失接触越明显，而髌股关节外侧接触面增加。同时，内侧面接触压力减少或消失，外侧面接触压力增加，呈现应力分布不均，即明显应力集中现象。以上改变，特别是当屈膝 30° 左右时最为显著。由于膝屈曲 45° 以内，为日常生活中膝关节最多的活动范围，而髌骨倾斜恰恰发生在此范围内，由于关节软骨面压应力不均，可使关节软骨细胞早期发生变性，诱发髌骨软骨软化或骨关节炎形成，而产生前膝疼。因此手术纠正髌骨倾斜，改善髌骨关节接触面积及接触面的压应力，是防治髌骨软骨软化及髌股关节骨关节炎的重要措施。

2. 髌骨偏移或半脱位的生物力学　当膝关节完全伸直位，股四头肌放松时，髌股关节仅由髌骨下 1/3 与滑车关节面上 1/3 相接触，髌骨大部分处在髁间沟较浅的滑车上凹易于滑脱的位置。当膝外翻角度增大，Q 角加大，小腿外旋，附着于髌骨外上方的髂胫束挛缩，膝外侧支持韧带紧缩，或股四头肌内侧肌的斜头肌力减弱，股骨外髁发育不良等均可导致髌骨外侧偏移或半脱位。即当膝关节在 30° 以内屈曲时，髌骨可外移，甚至隆于股骨外髁前方，加大屈膝时髌骨突然向内而复位到滑车沟内。在髌股关节屈曲 20° 或 30° 的轴位 X 线相，可清楚看到髌骨倾斜角加大或髌骨外移度增加。由于髌骨偏移或半脱位使髌股关节接触面及接触应力改变（图 4-1-2-2-6），甚至出现髌骨弹跳及局部摩擦加重，日久导致髌股关节面损伤及退变，因此其治疗原则应是消除髌骨不稳定因素，包括膝外侧结构如外侧支持韧带、髂胫束、外侧肌下端附着点的松解，内侧松弛结构包括内侧支持韧带、股内侧肌斜头的紧缩以及髌韧带远侧附着点内移和改善 Q 角过大等手术治疗。

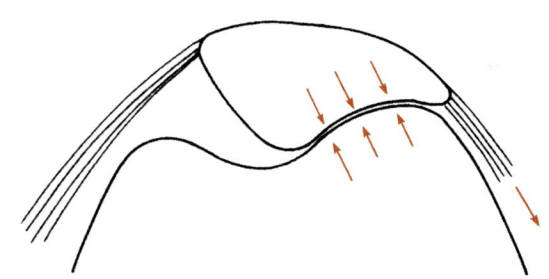

图 4-1-2-2-6　髌骨偏移示意图
髌骨偏移或半脱位，髌股关节内侧面接触压力减少，外侧面接触压力增加

六、临床表现

髌骨不稳定临床表现主要为髌股关节骨关节炎症状，与膝关节其他骨关节病症状极为相似，而独特的客观的体征较少，因此诊断需综合分析病史及体检，并依靠影像学及各项辅助检查来作判断。

（一）症状

1. 疼痛　为最常见的主要症状，通常其性质不恒定，但其位置均为膝前区，以膝前内侧为多见。疼痛可因活动过多而加重，特别是上下楼、登高或长时间屈伸活动时更为明显。

2. 打"软腿"（giving way）　当走路负重时，膝关节出现的瞬间软弱无力、不稳定感。有时甚至摔倒，此现象常由于股四头肌无力，或由于半脱位的髌骨滑出髁间沟所致。

3. 假性嵌顿（pseudolocking） 是指伸膝时出现的瞬间非主自性的限制障碍。当负重膝关节由屈至伸位，半脱位的髌骨滑入滑车沟时，常出现此结果，临床上常需与半月板撕裂或移位出现的交锁或游离体引起的真性嵌顿相鉴别。

（二）体征

1. 一般体征

（1）股四头肌萎缩 它是膝关节疾患的共同体征，当伸膝装置出现功能障碍时表现更为明显，以股内侧肌为重。

（2）肿胀 当髌骨不稳定的严重病例，股四头肌无力，导致滑膜炎，出现关节肿胀。浮髌试验阳性。

（3）髌骨"斜视"（squinting knee） 膝外翻、髌骨高位、股骨前倾角增大、胫骨外旋过大等膝部畸形和力线不正，为了维持正常步态而引起的髌骨向内侧倾斜，是髌骨不稳定常见因素。

（4）压痛 多分布在髌骨内缘及内侧支持带处。当检查者手掌压迫患者髌骨，并作伸屈试验，可诱发出髌下疼痛，临床上压痛点有时与患者主诉疼痛部位并不一致。

2. 轨迹试验
患者坐位于床边，双小腿下垂，膝屈曲90°，使膝关节慢慢伸直，观察髌骨运动轨迹是否成一直线，若有向外滑动，则为阳性，是髌骨不稳定的特异性体征。

3. 轧音（retropatellar crepitation）
膝关节伸直位，压迫髌骨并使其上、下、左、右移动，可感到或听到髌骨下面有压轧音，并伴有酸痛。主动伸屈活动时亦可感到或听到压轧音。

4. 恐惧征（apprehension sign）
膝轻度屈曲位，检查者向外推移髌骨诱发半脱位或脱位，患者产生恐惧不安和疼痛，使膝屈曲时可使疼痛加剧（图4-1-2-2-7）。恐惧征亦是髌骨不稳定的特异性体征。

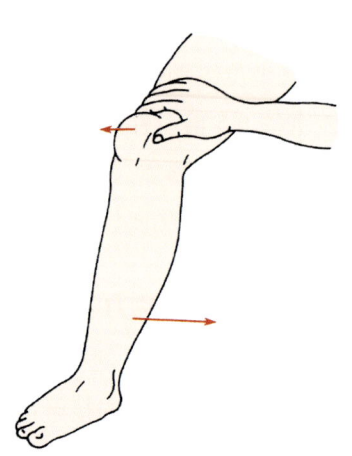

图4-1-2-2-7 恐惧症示意图

5. 髌骨外移度增加或关节松弛（laxity）
正常人膝关节在伸直位髌骨被动外移范围不超过它自身宽度的1/2，屈膝30°髌骨外移范围更小。如关节松弛，可按髌骨向外侧可移动程度分为三度：

Ⅰ度 髌骨中心在下肢轴线的内侧或轴线上；

Ⅱ度 髌骨中心位于轴线外侧；

Ⅲ度 髌骨内缘越过下肢的轴线（图4-1-2-2-8）。

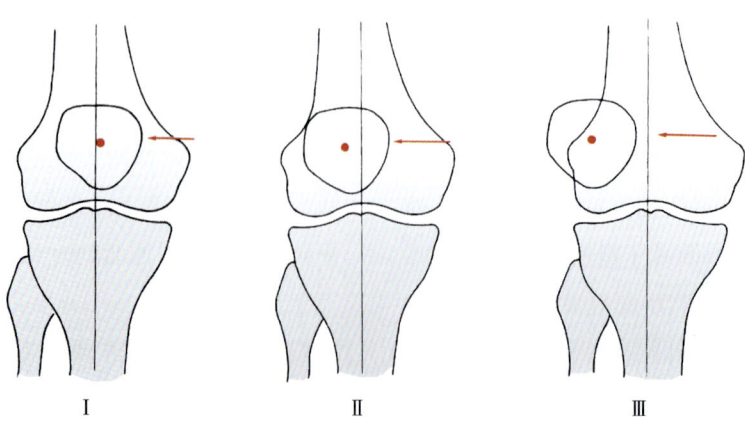

图4-1-2-2-8 髌骨外移度示意图（Ⅰ~Ⅲ）

6. Q角异常　Q角是衡量髌骨力线的重要指标，股骨内旋和胫骨外旋可使Q角增大，导致髌骨倾斜。

七、X线检查

髌股关节X线检查是诊断髌骨不稳定的常用手段，通常包括膝关节正位、侧位及髌股关节轴位像。后者在髌股关节疾病诊断中更有意义。

（一）正位

患者仰卧位，双足靠拢，足尖向上，使股四头肌完全放松，摄前后位片，观察髌骨以下状况：

1. 髌骨位置　正常髌骨中心点应位于下肢轴线上或稍内侧；

2. 髌骨高度　正常髌骨下极刚好位于两侧股骨髁最低点连线之上，若下极在该连线近侧，其距离大于20mm者为高位髌骨；

3. 髌骨及髁的外形　发育不良或畸形。

（二）侧位

可以显示有无髌骨软骨下骨质硬化和骨关节病的征象，常用于判断有无高位髌骨及髌骨高度的测量，不同学者采用的计测方法不尽相同。

1. Blumensaat法　膝屈曲30°，髁间窝顶部在侧位相所显示的三角形硬化线投影，称Ludloff三角，在其底边向前作延长线，正常髌骨下极应与该线相交。若髌骨下极位于该线近侧超过5mm，为高位髌骨（图4-1-2-2-9）。

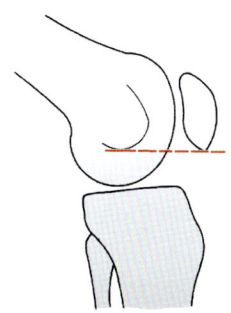

图4-1-2-2-9　Blumensaat法示意图

2. Labelle和Laurin法　屈膝90°，摄侧位相，沿股骨皮质前缘向远端引线，正常97%的髌骨上极通过此线，高于此线为高位髌骨，相反低于此线为低位髌骨（图4-1-2-2-10）。

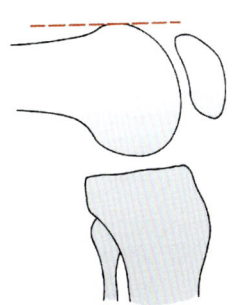

图4-1-2-2-10　Labelle-Laurin法示意图

3. Insall和Salvati法（比值法）　屈膝30°位侧位相，测量髌腱长度（Lt），即自髌骨下极至胫骨结节顶点上缘，再测量髌骨最长对角线的长度（Lp），两者之比Lt/Lp，其正常值为0.8~1.2。大于1.2为高位髌骨，小于0.8为低位髌骨（图4-1-2-2-11）。

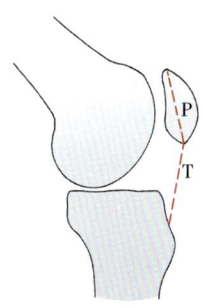

图4-1-2-2-11　比值法示意图

4. Blackburne-Peel法　膝屈30°侧位相，测髌骨关节面下缘至胫骨平台的垂直距离（A），再测髌骨关节面的长度（B），正常A/B比值为0.8，大于1.0为高位髌骨（图4-1-2-2-12）。

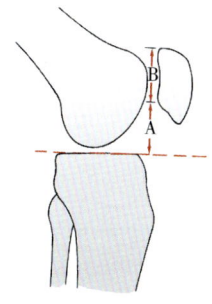

图4-1-2-2-12　Blackburne法示意图

5. 小儿髌骨高位测定法（中点法） 将侧位 X 线相找出股骨下端骺线的中点（F）、胫骨上端骺线的中点（T）及髌骨长轴对角线的中点（P）。正常膝屈曲 50°～150° 之间 PT 与 FT 之比值为 0.9～1.1，比值大于 1.2 以上者为髌骨高位，小于 0.8 者为低位（图 4-1-2-2-13）。

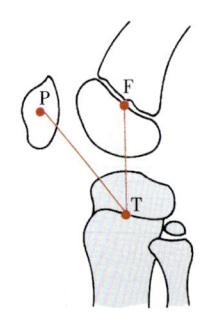

图 4-1-2-2-13　中点法示意图

（三）轴位（髌股关节切位）

轴位相对髌股关节稳定性的诊断更具有重要意义。不仅可了解髌股关系是否适合，也可判明髌骨外侧面骨小梁方向改变，有无外侧过度压力综合征（excessive lateral-pressure Syndrome）。

自 1921 年 Settegast 提出采用轴位相检测髌股关节之后，相继出现许多改良的检查方法和技术。但由于不同学者采用不同屈膝角度，因而其测量值不尽相同。笔者采用的方法是让患者仰卧位，用特制的体位架，保持和固定膝关节屈曲 30° 位，使股四头肌放松。将 X 线球管置于髌股关节远侧，使发出的射线光束平行髌骨长轴，胶片盒置于髌骨关节近侧，使胶片和 X 线光束及髌骨面成 90° 角（图 4-1-2-2-14）。检测项目及方法如下。

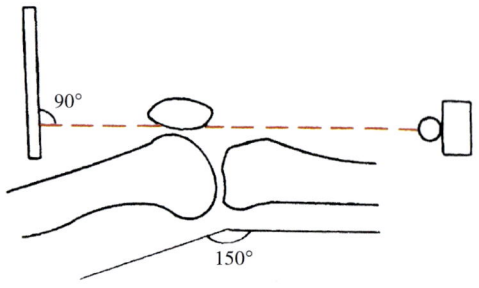

图 4-1-2-2-14　X 线投照髌股关节位置示意图

1. 沟角　在髌股关节切位 X 线片上，自股骨髁间沟的最低点分别向内、外髁的最高点划两直线，其夹角称沟角或称滑车面角（sulcus angle，SA）。沟角的大小代表股骨髁间沟的深浅和滑车发育的情况（图 4-1-2-2-15）。

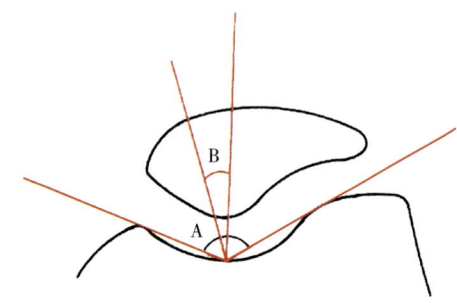

图 4-1-2-2-15　沟角（A）和适合角（B）示意图

2. 适合角（Congruence angle，CA）　沟角的角分线和沟角顶与髌骨下极连线形成的夹角称适合角。该角位于角分线内侧为负角，位于外侧为正角，该角代表髌骨与股骨的相对位置关系，通常髌骨下极位于角分线内侧，即适合角正常为负角（见图 4-1-2-2-15）。

3. 外侧髌股角　股骨内、外髁最高点连线与髌骨外侧关节面切线的夹角为外侧髌股角，正常该角开口向外，若开口向内或两线平行表示髌骨有外侧倾斜（图 4-1-2-2-16）。

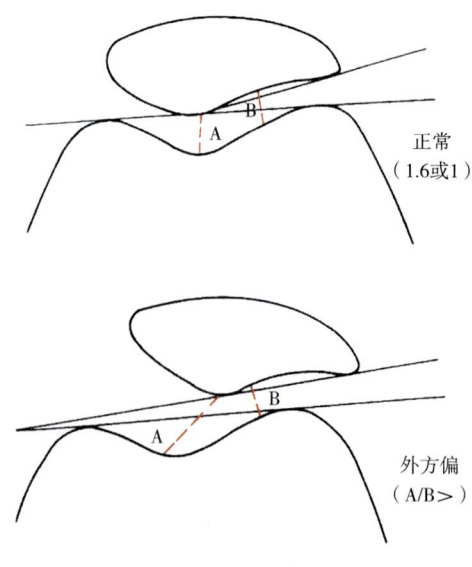

图 4-1-2-2-16　外侧髌股角示意图

4. 髌骨倾斜角　股骨内、外髁最高点连线与髌骨切位的最大横径延长线所形成的夹角。该角增大，表示髌骨的倾斜度增大（图4-1-2-2-17）。

5. 髌骨外移度　经股骨内髁最高点作股骨内、外髁最高点连线的垂直线。该垂线与髌骨内缘的距离为髌骨外移度，髌骨内缘靠近垂线，位于垂线上或越过垂线为正常，远离垂线表示髌骨有外移（图4-1-2-2-18）。

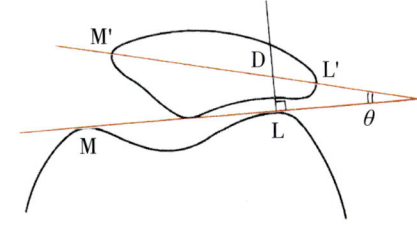

图4-1-2-2-17　髌骨倾斜角示意图

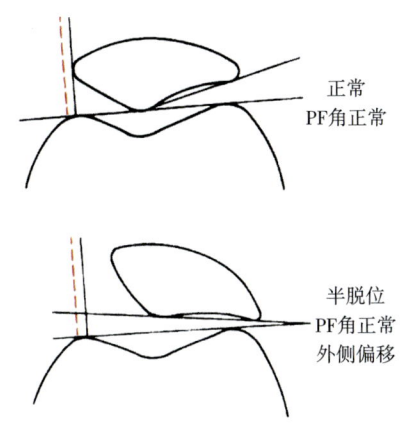 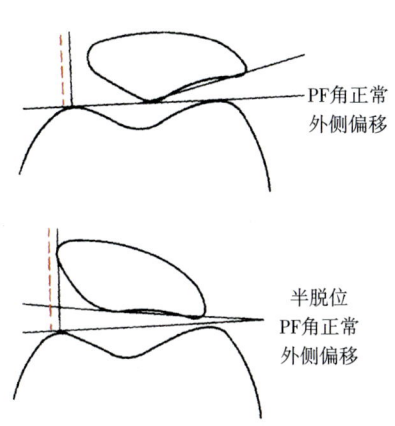

图4-1-2-2-18　髌骨外移角示意图

6. 深度指数（depth index）　髌骨横径长度与髌骨下极至横径轴线的垂直距离比为髌骨深度；股骨内、外髁最高点连线长度与由滑车沟最低点至连线的垂直距离比为滑车深度（图4-1-2-2-19）。根据 Ficat 测量髌骨深度指数正常为3.6~4.2，滑车深度指数为5.3±1.2。

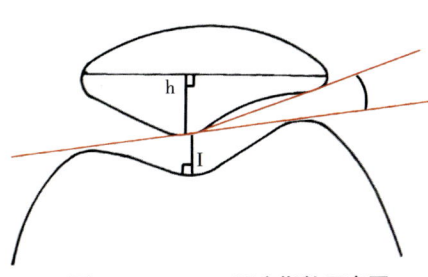

图4-1-2-2-19　深度指数示意图
h.髌骨深度；I.股骨滑车深度

根据笔者对80例（男35例，女45例）正常髌股关节（所有被测试者无膝痛病史，无阳性体征，年龄为18~40岁）测量的结果：沟角为138±6°（X±S），适合角为 -8±9°（X±S），外侧髌股角为7.8±3.1°（X±S），髌骨倾斜角为11±2.5°（X±S）。髌骨外移度，92%的髌骨内缘位于垂线内，或垂线上，8%位于垂线外侧，但距离不超过2mm。

髌股关节 X 线测量的目的在于确定髌股关节中髌骨与股骨相对位置关系，根据其不同改变对不同疾病作出判断，这些改变包括髌骨的偏移（髌骨外移度）；髌骨倾斜（外侧髌股角，髌骨倾斜角），髌骨、股骨髁间沟的解剖改变及发育情况（沟角、适合角、深度指数）。这些指标不同程度地反映了髌股关节的稳定性。根据作者对正常髌股关节测量认为：适合角测量标记清楚，它除反映髌骨偏移外，同时反映滑车沟深浅及沟角对髌骨适合性，另外外侧髌股角重复性更好，故在诊断不稳定髌骨中，适合角及外侧髌股角更为实用。

（四）关节造影

膝关节双重造影不仅能观察髌骨软骨的改变，还可对比检查髌骨两侧支持韧带以及诊断滑膜皱襞综合征，除外关节其他病变造影和 CT，对不稳定髌骨的诊断常需要与其他检查方法联合更为准确。

八、CT 或 MR 检查

计算机断层扫描或磁共振成像技术的应用，使髌股关节不稳定的诊断更加准确，避免了普通 X 线影像的重叠和失真。因髌股关节在 0°~20°位（伸直位），髌骨大部分处在髁间沟最浅的滑车上凹，此位置股四头肌及内、外侧支持韧带放松，髌股关节处于相对不稳定状态，故在膝屈曲 20°内的位置拍摄髌股关节切位相，诊断髌骨不稳定的阳性率最高。但实际上膝屈曲 20°位摄髌股关节切位相，存在投照技术困难。影像常显示不清，难于测量，而 CT 扫描或 MR 在膝关节伸直位，使四头肌放松，对髌骨关节中部作横断面扫描，图像清晰，重复性好，便于测量与计算，是髌骨不稳定有力的诊断手段。

九、关节镜检查

是一种侵入性检查方法。检查者可在镜下直接观察髌骨与股骨的位置关系，运动轨迹，髌骨与股骨关节软骨损伤的范围、程度和部位，有助于选择适当的手术方式，预测手术成功的可能性，更重要的是判明有无合并的其他关节内紊乱病变，如半月板撕裂、滑膜皱襞、滑膜炎、剥脱性软骨炎、游离体等，在明确病变的同时也可作相应的处理。Jackson 根据关节镜下关节软骨改变的程度，将其分为三型：

Ⅰ型 髌骨软骨面有局限性软化灶；

Ⅱ型 髌骨软骨面有龟裂和侵蚀破坏，而股骨髁关节面正常；

Ⅲ型 除Ⅱ型变化外，股骨髁关节面也有破坏改变。

十、非手术治疗

对大多数轻度髌骨不稳定常可经保守治疗取得一定疗效。主要内容包括以下 4 个方面。

（一）限制活动

限制患者日常生活中某些活动，如登高、爬坡等，可减轻髌股关节的负荷，减少髌股关节磨损，特别是当了解到某项活动与症状加重有明显关系时，采用限制某项活动的方式，以达到改善症状目的。

（二）股四头肌练习

对于亚急性或慢性病例，常伴有明显股四头肌萎缩，肌力减弱（特别是股内侧肌斜头肌力），进一步加重膝关节的不稳定，使关节肿胀，症状加重。加强股四头肌练习，改善股四头肌与腘绳肌的肌力比值，有助于股四头肌肌力的恢复。最初可行等长性训练（isometric exercise），第一步，先训练股四头肌收缩，即将患侧下肢伸直，用力收缩股四头肌，使髌骨上提，持续 5s，然后将肌肉完全放松 10s，再收缩肌肉，每回练 30~50 次，2~3 周后，可行直腿抬高训练，即先行股四头肌收缩，再将足跟抬高离床 15cm 左右，持续 10s（数 1，2，3……10），然后放下，使肌肉放松，这样算一次，每日练习三回，每回练 30 次。当肌肉有一定恢复后，使足部加一抵抗的负荷，作上述直腿抬高训练。重量可逐渐增加（1~3kg），以加强锻炼强度。

（三）支具治疗

髌骨支具有限制及稳定髌骨的作用，它用于急性患者，或参加某项运动，或活动较多时使用，因长期配戴患者感到局部不适并易导致股四头肌萎缩。

(四)药物治疗

非甾体类消炎止痛药物可减轻髌股关节骨性关节炎症状。有人实验研究证明关节液中有一定水平的水杨酸,可阻止关节软骨的纤维束改变,阻止软骨软化的发生,并建议长期服用阿斯匹林治疗髌股关节病,但也有学者认为该药除减轻髌股关节骨关节炎症状外,其他治疗意义不大。

十一、手术治疗

如患者症状较重,经上述保守治疗效果不显,多项检查证明其症状与髌股关节结构异常或髌骨力线不正相关,可考虑选用手术治疗。治疗髌骨不稳定的手术方法很多。应根据患者不同年龄、不稳定程度、不同的病理因素,选择不同的方法单独或联合的应用。其手术目的核心是改善髌骨力线,恢复髌股关节正常的适合关系,重建伸膝装置。

(一)单纯髌骨倾斜或伴有外移

髂胫束及后外侧支持韧带挛缩牵拉使髌骨产生倾斜和外移。检查患者可发现其髌骨面向前外侧,或骑跨于外侧滑车。髌股关节切位X线像可见外侧髌股角开口向内。由于倾斜髌骨的外侧关节面压应力增大,及膝关节运动时髌骨外侧关节面与外侧滑车的撞击,使外侧关节软骨受损。而压力减小的内侧,因废用直接影响软骨细胞的正常代谢,导致软骨细胞营养障碍及细胞变性。释放的软骨溶解酶使软骨基质破坏,并诱发关节滑膜炎及关节渗出,使关节产生疼痛。故髌骨倾斜或外移应早期积极治疗,以减少髌骨软骨发生变性。手术治疗的方法有以下几种。

1. 内侧松解术 髌骨力线不正与外侧软组织挛缩或紧张,常为其因果关系,当病变不严重不需要作较大手术时,单独髌股关节外侧软组织结构松解(包括内侧支持韧带和股内侧肌止点部松解)是最简单和最基本的手术(图4-1-2-2-20)。该式是从髌骨内侧作微弧形纵切口,远端沿髌韧带内侧向下至胫骨关节,近端至股骨内侧肌止点及股直肌腱连接处,充分松解,切开支持韧带及关节囊,但要保持关节滑膜的完整。术后2~3天可行关节主动练习。2~3周后恢复正常活动。轻型病例外侧松解术亦可在关节镜下操作,使术后创伤减小,以免术后遗留较大切口瘢痕,术后加压包扎1~2周,防止或减少关节血肿。

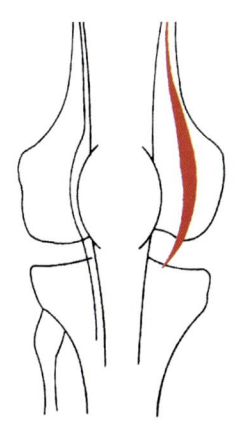

图4-1-2-2-20 内侧松解术示意图

2. 外侧松解,内侧紧缩术 如上所述,外侧广泛松解的同时,将内侧支持韧带及关节囊充分切开,向下至髌韧带,上至股内侧肌止点与股中间肌交界处,将切开的关节囊及支持带两边重叠缩紧缝合(图4-1-2-2-21)。此亦为矫正髌骨力线不正的基本方法。

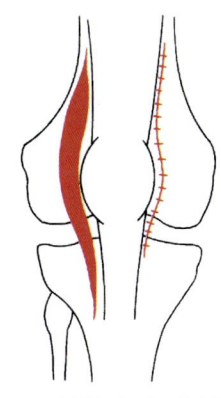

图4-1-2-2-21 外侧松解术+内侧紧缩术示意图

3. 股内侧肌前置术 将股内侧肌止点部稍作分离,将其止点切断并重建于髌骨前外侧。但通常的作法是在外侧松解、内侧紧缩的同时,行股内侧肌斜头前置术(图4-1-2-2-22)。

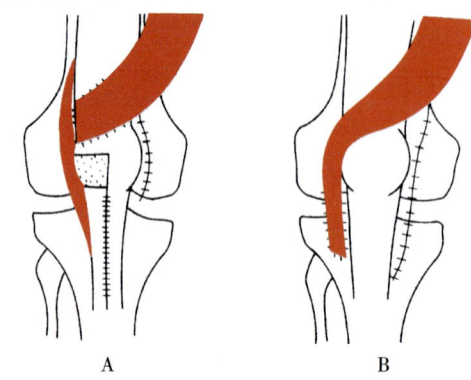

图4-1-2-2-22　股内侧肌前置术示意图(A、B)

(二)单纯髌骨半脱位

大多患者有一过性髌骨半脱位史,膝关节不稳定比疼痛更多见,髌骨被动外移度增大,髌骨轨迹试验及"恐惧征"常呈阳性,X线像显示适合角增大。不正常的髌骨轨迹或反复发生髌骨半脱位,如不及时进行处理,必定会导致髌股关节骨关节炎的发生。手术目的除增强髌骨的稳定性外,更主要是消除髌骨不稳定因素,如矫正膝外翻、减小过大的Q角、抬高外侧滑车等。常用的手术方法有:

1. Campbell法　在髌骨外侧松解的同时,自松解的内侧支持带及关节囊作一宽1cm以上的纽带,翻向近侧,将内侧切开的关节囊紧缩缝合后使纽带远端自股四头肌腱止点上方的内侧穿至外侧,再将纽带远端自外侧反折缝回至内侧(图4-1-2-2-23)。目的是改变股四头肌拉力方向,恢复正常的髌股适合性。

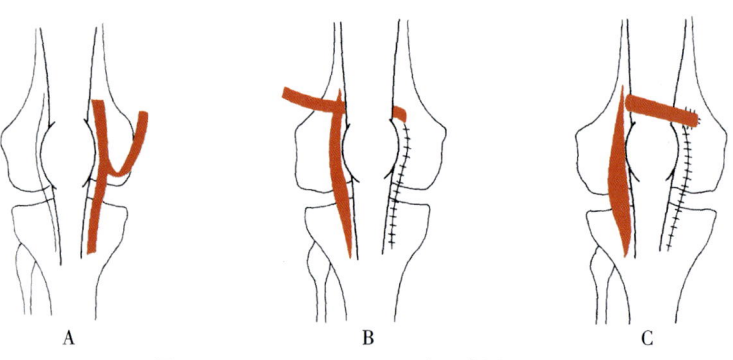

图4-1-2-2-23　Compbell法示意图(A~C)

2. 上崎法　在髌骨外侧松解、内侧紧缩的同时,将半腱肌自止点切断,向近侧游离,然后自髌骨内上方向外下方作隧道,将半腱肌腱断端自髌骨隧道由上向下穿出,断端反折缝回,同样目的是改变及加强股四头肌内侧拉力,恢复或改善髌股关节适合性(图4-1-2-2-24)。

3. Backer法　在髌骨外侧松解、内侧紧缩的基础上,将半腱肌距止点10~15cm腱部切断,将髌骨自内下向外上作隧道,将半腱肌的远侧断头自髌骨远侧穿过隧道,将腱拉紧,使腱断端反折缝回髌骨边缘,以矫正髌骨力线,减小Q角(图4-1-2-2-25)。

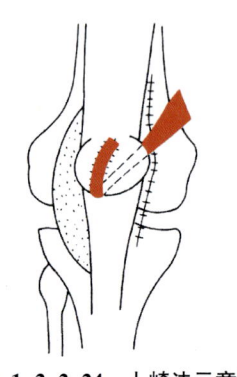

图4-1-2-2-24　上崎法示意图

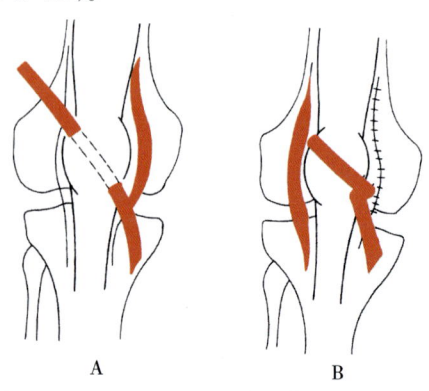

图4-1-2-2-25　Backer法示意图(A、B)

4. Roux-Goldthwait 法 是通过髌骨远端力线的改变，减小 Q 角，增加髌骨稳定性，治疗髌骨半脱位及膝前痛。将髌韧带外侧一半由止点切断，翻向内侧，将止点重新缝于内侧缝匠肌的止点鹅足部（图 4-1-2-2-26）。

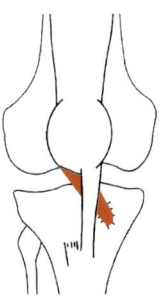

图4-1-2-2-26　Roux-Goldthwait 法示意图

5. Hauser 法 是将髌韧带在胫骨结节的止点，连同其附着的皮质骨向内侧及远端移行、固定，对骨骺已闭合患者的髌骨脱位、半脱位或不稳定有满意的效果，但其术后晚期髌股关节骨性关节炎的发生率较高，可能与髌韧带止点过多地向远侧移及髌股关节内压增高有关，故单纯 Hauser 法目前较少应用（图 4-1-2-2-27）。

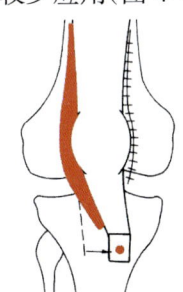

图4-1-2-2-27　Hauser 法示意图

（三）髌股关节骨关节炎

成人的髌骨不稳定大多伴有髌骨软骨软化或髌股关节骨性关节炎，其手术目的除矫正髌骨力线不正外，应同时治疗骨性关节炎，常用的手术有：

1. Maquet 手术 即将髌韧带止点连同胫骨结节及部分胫骨嵴掀起，尽可能保持远侧胫骨嵴皮质骨的连续性，小心地使胫骨结节抬高 0.8~1cm 左右，防止远侧皮质骨折断，在胫骨结节底面植骨，最后用螺钉固定（图 4-1-2-2-28），这样，由于髌韧带的前置，有效地降低了髌股关节病灶区域接触压应力，使髌骨软骨软化或髌股骨关节炎症状得到缓解。

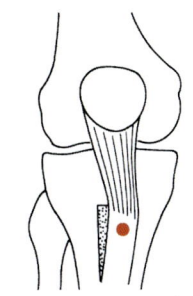

图4-1-2-2-28　Maquet 法示意图

2. 胫骨结节内移、前置术 单纯 Maquet 手术虽能减轻骨关节炎症状，但未能矫正髌骨力线，改善髌股关节适合关系。因而更多学者在采用外侧松解、内侧紧缩术的同时，将胫骨结节内移并前置（图 4-1-2-2-29）。

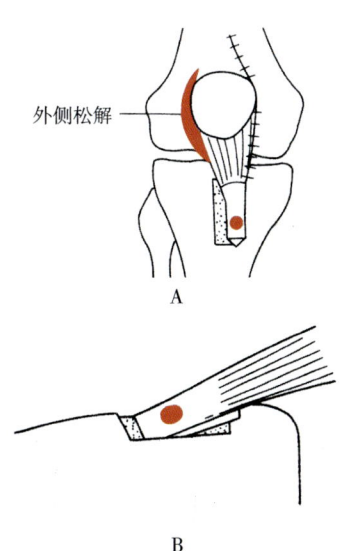

图4-1-2-2-29　胫骨结节内移前置术示意图（A、B）
A. 外侧松解，内侧紧缩，胫骨结节内移；B. 胫骨结节前置

3. 人工髌股关节置换术 有学者主张对单纯重度髌股关节骨关节炎施行人工关节置换术，尽管其近期手术效果尚可，但远期随诊发现问题较多，往往需要再次手术。与单纯髌骨置换不同的是，如人工髌股关节置换术失败的话，可采取的补救措施较少，只能行全膝关节置换术，因此人工髌股关节置换术不适合年轻患者，而在老年患者全膝关节置换术的效果远比髌股关节置换术、髌骨置换术或髌骨切除术效果为佳。

第三节 退变性踝部疾患

一、踝部的解剖复习

(一)踝关节的组成

踝关节是由胫腓骨下端和距骨滑车组成，属于屈戍关节，且成镶嵌状。其作用是供足的跖屈和背屈(伸)，由于距骨滑车前宽后窄，在跖屈位时，踝关节可作少许内、外翻运动。外方有关节囊包绕三骨端，并有胫侧及腓侧副韧带加强。

(二)踝部之韧带

1. 胫侧副韧带 又称三角韧带，起自内踝，向下分成三束，自前向后止于舟骨、距骨及跟骨，相互连成三角形。其前端纤维分深浅两层，深层止于距骨，以加强胫舟纤维束。

2. 腓侧副韧带 分成3个独立束，称为距腓前韧带、跟腓韧带、距腓后韧带。前两者间的夹角大于90°，当踝部内翻时限制力弱，容易产生踝关节损伤。

3. 胫腓韧带联合 其为另一个踝部稳定的韧带，位于胫腓下端，其他包括胫腓下端的骨间韧带，外踝前及外踝后韧带，还有起自胫骨后下缘斜向下外止于外踝内侧的胫腓横韧带，后者对保持踝关节的稳固性具有重要作用。

(三)踝部的肌组及其作用

足及踝部的运动呈互动状，背屈(伸)及跖屈主要见于踝关节，其他内收、外展、内翻及外翻则发生于距下、跗间及跗跖关节。其运动幅度及运动肌肉如表4-1-2-3-1所示。

表4-1-2-3-1 足踝部的运动及运动肌

运动方式	运动肌肉	运动幅度
跖 屈	小腿三头肌、胫骨后肌、踇长屈肌、趾长屈肌、腓骨长肌、腓骨短肌	40°
背 伸	胫骨前肌、踇长伸肌、趾长伸肌	25°
内 收	胫骨前肌、胫骨后肌	
外 展	腓骨长肌、腓骨短肌	
内 翻	胫骨前肌、胫骨后肌、踇长屈肌、趾长屈肌	35°~40°
外 翻	腓骨长肌、腓骨短肌	22°~25°

二、跟骨高压症

(一)病因

本病多见于中老年人，跟骨高压症的确切病因尚不清楚，与退行性变有直接关系，此外亦可能与跟骨髓腔内血液平衡失调相关，即静脉血回流障碍，造成髓腔内充血，压力上升而产生跟骨疼痛。

(二)临床表现

主要表现为跟部疼痛，影响行走，抬高下肢休息可使疼痛缓解。检查跟骨内外跖侧均有压痛、叩击痛，这与跟痛症相区别，后者为跟骨跖面压痛。

（三）治疗

早期抬高下肢休息，也可采用物理治疗，经保守治疗无效者可行手术治疗，手术目的是降低跟骨内压力。用跟骨钻孔减压术即经皮或切开皮肤后从内向外在跟骨上钻 6~8 孔，最好穿透对侧皮质，术后抬高患足，两周后下地活动。

三、踝部退行性骨关节炎

（一）病因

踝部的原发骨关节炎甚为罕见，而继发性多见于创伤和畸形。足部之退行性变则好发于跗趾的跖趾关节和第一跖骨基底部。前者尤多发生在运动员，因长期的关节超负荷和反复损伤，致使胫骨前缘、距骨颈以及内外踝增生形成骨赘而影响踝关节活动。如小腿下段骨折复位不佳而致力线不正，或内、外踝骨折后未达到解剖复位，都使踝关节应力分布不均而引发骨关节炎。再者，跗外翻及第二、三跖骨骺骨软骨炎，后期均可形成骨关节炎。

（二）临床表现

踝关节骨关节炎，患者诉踝关节疼痛，平时钝痛，走路加重。关节肿胀，炎症时发热，有积液时外踝前方可凸起，有囊样感。关节僵硬，各方活动均受限。跗趾关节增生，检查时可触及，跖跗关节在皮下，可有明显高起，有时因摩擦可发生滑囊炎，高起处有压痛，称足背隆凸症。

（三）X 线平片

X 线片多显示关节间隙狭窄，关节边缘骨赘增生，相邻关节面增生及硬化。

（四）治疗

踝关节骨关节炎疼痛轻者，可用非手术疗法，包括理疗，中药外敷，非甾体类抗炎止痛药物，普鲁卡因泼尼松龙局封，以绷带固定踝关节，限制活动等。对骨赘较大且影响关节活动负重者，可作骨赘切除术。顽固性疼痛者，应行踝关节融合或关节置换术。

第四节　足部解剖复习及退变性足部疾患

一、足之骨性结构

（一）大体结构

足部骨骼是由 7 块跗骨、5 块跖骨和 14 块趾骨组成，7 块跗骨分成前、后两排。后方为上下相叠的距骨和跟骨，前方则为舟骨及 3 块楔骨以及外侧的骰骨。两排间形成近似横行的关节间隙，称跗横关节（Chopart 关节），关节间隙的内侧前凸，外侧后突，两间隙并不相通。跖跗关节亦称 Lisfranc 关节，除第一跖楔关节外，其余诸关节的活动度很小。

（二）足骨的骨化

足的跗骨骨化较手腕骨为早，出生时跗骨中的距骨、跟骨及骰骨均于出生前已分别在胚胎第 7、8、9 月出现。出生后第三楔骨的骨化中心在 1 岁时出现，第一楔骨在 3 岁，第二楔骨及舟骨在 4 岁时出现。各骨骺的出现及融合年龄见图 4-1-2-4-1。其中跟骨 10 岁时才出现，约 13 岁融合，其余多在 18 岁左右融合。

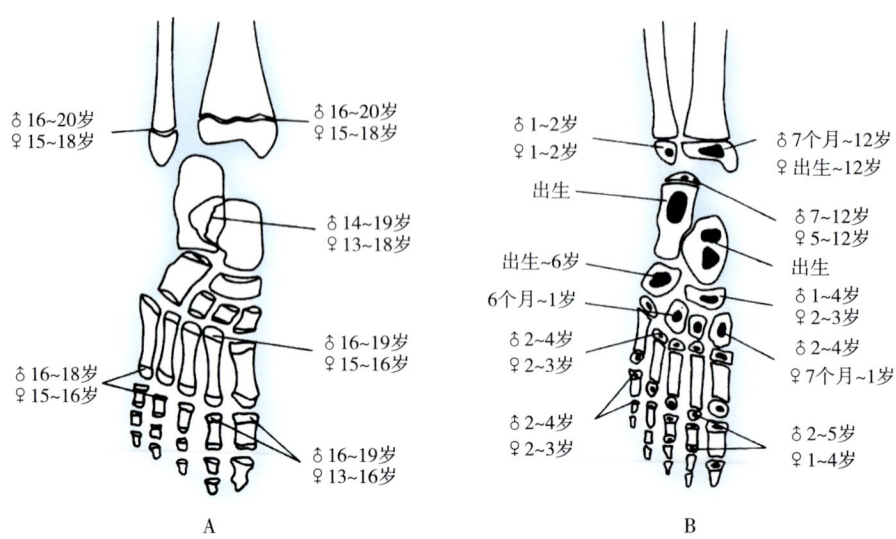

图4-1-2-4-1　骨骺的出现及融合年龄（A、B）
A.出现年龄；B.融合年龄

（三）副（附）小骨

亦称额外骨或附（加）骨，以足部出现最多，临床上易被误认为是骨折，常见的副（附）小骨有（图4-1-2-4-2）以下数种。

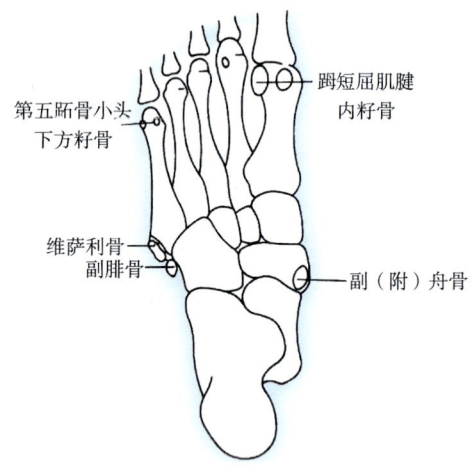

图4-1-2-4-2　足部常见副（附）小骨

1. 副（附）舟骨　临床上最为多见，其于舟骨粗隆处形成一个独立的骨块，称副舟骨、或副（附）-舟骨、或胫外侧骨，大多双侧对称。出现率为8%~12%，其形态、大小各不相同，常为锥形或四方形；有的不与舟骨相连，而与胫骨连接。存在副舟骨时，足内侧凸起，扁平足时尤为明显，可引起疼痛；但双侧发病常不在同一时间。

2. 其他副骨

（1）副腓骨　位于腓骨长肌腱绕过骰骨处，发生率约为6%~8%，大多呈卵圆形，亦可形成碎片；

（2）三角骨（ostrigonum）　是独立的距骨后突，其出现率约为6%~8%，一般两侧对称，X线侧位片见位于距骨的后下缘，呈三角形，与距骨间有窄的缝隙，大小不一，有的也可呈方形或圆形；

（3）维萨利骨（ossa Vesalianum）　系Vesalius首先描述故名，其位于第五跖骨底与骰骨的间隙处，发生率约在6%左右。其可与第五跖骨底融合；

（4）第二跟骨　位于跟骨前上缘，在跟、舟、骰三骨的结合处，出现率约为1%左右，呈三角形或四角形；

（5）距上骨　位于距骨前上缘，局部高起可触及，X线侧位片见一豌豆状骨块在距骨滑车突顶部，在距骨上可有一相应的凹陷。

二、足弓的构成

足弓的构成以跟骨结节、第一及第五跖骨头为支点的穹隆状结构，称足弓。足弓有纵弓及横弓，纵弓又分为内侧及外侧纵弓（图4-1-2-4-3）。

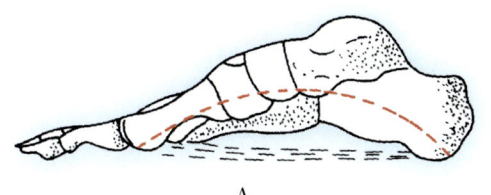
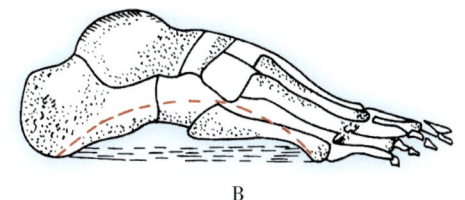

图4-1-2-4-3　足内侧纵弓及外侧纵弓示意图（A、B）
A.内侧纵弓；B.外侧纵弓

（一）内侧纵弓

其由跟骨结节、距骨、舟骨、3块楔骨及第一至三跖骨组成，其弓顶为距跟舟关节的距骨头，并有弓弦状的跟舟跖侧韧带加强。内侧纵弓高，弹性强，是跳跃和吸收震荡的主要部位。

（二）外侧纵弓

由跟骨结节、骰骨及第四、第五跖骨构成，骰骨为最高点。

（三）横弓

其后部由骰骨及3块楔骨组成，以第二楔骨为弓顶，除跖侧韧带加强外，横过足底的胫后肌腱、腓骨长肌起着重要作用。横弓的前部由第一至第五跖骨组成，各骨构成背宽跖窄，组成拱桥状（图4-1-2-4-4）。

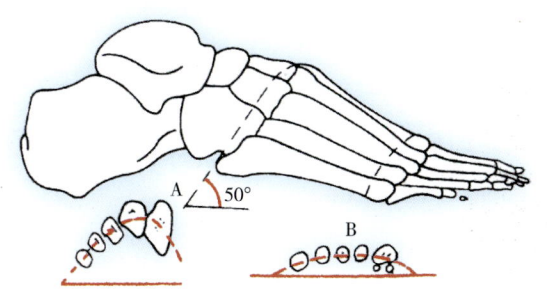

图4-1-2-4-4　足横弓示意图（A、B）
A.后部；B.前部

三、韧带与腱膜

（一）静力性结构

前述之各骨的楔形（不整四边形）结构是构成足弓的骨性基础，静力性维持结构则为韧带及腱膜。主要的有以下3种。

1. 跟舟跖侧韧带　位于内侧纵弓之顶部，为弹性纤维软骨组织，故又称弹簧韧带；

2. 跖短及跖长韧带　分层拉紧跟骰及跟跖三骨，支持外侧纵弓；

3. 跖腱膜　虽非韧带，但因其张于纵弓的两端，对维持纵弓有重要作用。

（二）动力性结构

上述由韧带构成的静力性结构并无弹性收缩作用，长期牵拉可逐渐延长，易致足弓塌陷。这就需要由肌肉肌腱组成的动力性结构来支持，包括通过踝关节的长肌腱，如胫前肌、拇长屈肌、趾长屈肌和腓骨长肌肌腱，以及足底的短肌如趾短屈肌、拇展肌、小趾展肌、跖方肌等维持纵弓；拇收肌横头横跨跖头，对横弓有支持作用。加强各肌肉的锻炼，可保持足弓高度并发挥其良好作用。

四、跗管及跗骨窦

（一）跗管

又称之为踝管，是踝关节内下方的骨筋膜通道。踝部的深筋膜自内踝向后下至跟骨增厚，形成屈肌支持带，亦称劈裂韧带，宽约5cm，厚近1mm。其下通过的组织，自上而下依次为：胫后肌腱、趾长屈肌腱、胫后血管及胫神经分出的足底内外侧神经血管束、拇长屈肌腱（图4-1-2-4-5），由劈裂韧带至跟骨有纤维隔分隔，使各组织处于相对固定的位置。当距骨、跟骨骨折、瘢痕增生，或管内的组织磨损肿胀或炎症，刺激或压迫其内经过的神经，则在足底的跖神经支配区产生灼性痛及麻木感，活动时重，休息时轻或消失，Tinel 征阳性。针刺跖底痛觉减退，称跗管综合征（tarsal tunnel syndrome）。因疼痛主要在前足，故有称跖管综合征者。

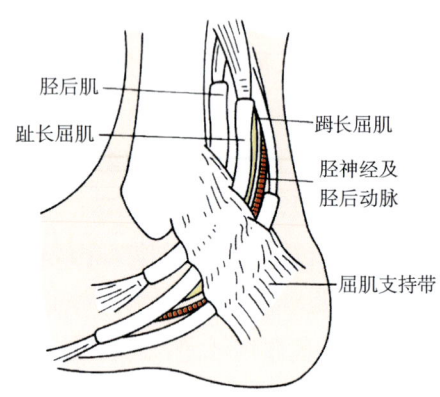

图4-1-2-4-5　跗（踝）管及管内结构示意图

（二）跗骨窦

跗骨窦为距骨和跟骨间的空隙，距骨以前端两个、后端一个关节面，呈拱桥状附于跟骨上面，在距骨颈与跟骨间形成一向外前开口的漏斗状间隙，称跗骨窦，窦的尖端有一通向后外的管道，称跗骨管。跗骨窦内有联结距骨和跟骨的距跟前韧带（亦称距跟骨间前韧带或颈韧带）以及距跟骨间韧带，两韧带间有脂肪填塞距骨的血液也通过此管道两端进入的跗骨窦动脉和跗骨管动脉供给（图4-1-2-4-6）。跗骨窦内的韧带劳损和软组织炎反应时，则可产生足后部疼痛，称跗骨窦综合征（sinus tarsi syndrome）。

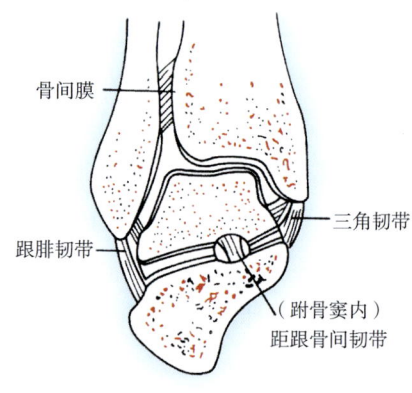

图4-1-2-4-6　跗骨窦及距跟骨间韧带示意图

（三）足踝部的肌组及其作用

足及踝部的运动呈互动状，背屈（伸）及跖屈主要见于踝关节，其他内收、外展、内翻及外翻则发生于距下、距间及跖跗关节。

五、足的血供与神经

（一）足的血供

足的血供来源有三，即胫前动脉的足背动脉、胫后动脉的足底内、外侧动脉和腓动脉的末梢支。

1. **足背动脉**　胫前动脉在内外踝平面下方，穿出小腿横韧带后改称足背动脉，在𧿹长伸肌与趾长伸肌间前行，至第一、第二跖跗关节处分出弓形动脉，外行并分支供各足趾。主支继续前行，至第一、第二跖骨间分为第一跖骨背动脉和足底深支，后者穿第一骨间背肌两头间至足底，与足底的动脉弓相吻合。足背动脉行程表浅，在足背容易摸到，又因其口径大而行程长，可用作足背带蒂皮瓣和游离趾骨移植。

2. **足底动脉**　胫后动脉在足底分为较小的足底内侧动脉和大的足底外侧动脉，后者在趾短屈肌深面外行，呈弓形分支至跖趾部组织。

3. **腓动脉**　在小腿下段沿腓骨内侧下行，在外踝上浅出，分支至外踝及跟骨的外侧。

（二）足的神经

足的神经也有3个来源，即腓总神经、胫神经及隐神经的末梢支。

1. **腓总神经的腓浅神经（S_1、S_2）**　在踝上分为足背外侧和足背中间皮神经，经足背十字韧带浅层至足背皮肤。其腓深神经末梢支（L_4、L_5）在踝前经小腿横韧带及十字韧带下，分支至内踝及第一趾间隙。

2. **胫神经（L_4~S_2）**　与胫后动脉伴行，经劈裂韧带下分为足底外侧及足底内侧神经，仍与动脉伴行分支至足底组织及皮肤。位于第四跖间隙的足底外侧神经分支的跖固有神经,与第三跖间隙的足底内侧神经分出的跖固有神经支间常有吻合支,此吻合支经趾短屈肌深面斜行至第三跖间隙,使跖固有神经相对固定,易受损伤或产生间质性神经炎,常产生神经痛,1893年Morton曾报道6例并加以描述,称Morton足。病理检查发现位于第三、四跖骨间隙的跖固有神经常有神经瘤,故称跖骨骨间神经瘤(inter metatarsal neuroma),上述改变被认为是导致跖痛的原因(图4-1-2-4-7)。

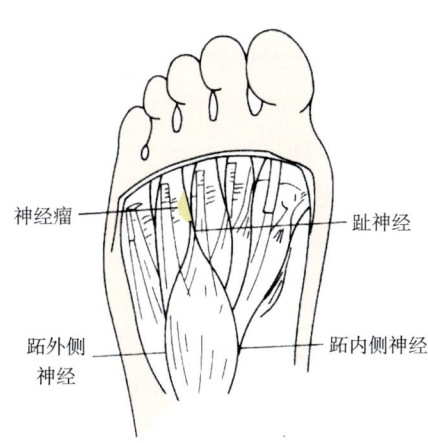

图4-1-2-4-7 Morton足及神经瘤示意图

3. 隐神经的末梢　分布到内踝及足内缘皮肤,其脊髓节段为L_3、L_4。由胫腓两神经分支的吻合支—腓肠神经则供应外踝、足跟外侧及足外缘(S_1)。

六、足底跖痛

足底跖痛症是指前足底跖骨头或跖骨干疼痛。按其病因可分为为松弛性跖痛症和压迫性跖痛症。

(一)松弛性跖痛症

1. 病因　多在先天性第一跖骨畸形基础上发生,如第一跖骨过短、内翻或异常频繁活动等,因第一跖骨不能有效负重,而需第二或第三跖骨替代。正常情况下,骨间肌收缩使跖骨头相互靠拢,若因体重增加、长途行走、剧烈运动、病后足软弱等因素,导致骨间肌萎缩虚弱,使跖骨头间稳定性下降,致足横弓下塌,跖骨头间横韧带松弛,则发生疼痛。

2. 临床表现　疼痛位于跖骨头跖面横韧带上,持续性灼痛,行走时加剧,可影响至小腿。跖骨头的跖侧及背侧均有压痛,跖面有胼胝,前足宽阔,骨间肌萎缩,呈现爪状趾。

3. 影像学表现　X线平片可见第一、第二两跖骨及两楔状骨间隙增宽;第二、第三两跖骨粗壮肥大,密度增加。第一跖骨短缩、内翻等畸形。一般无需CT扫描及MR检查。

4. 诊断　有典型临床表现,X线显示第一、二跖骨及两楔状骨间隙增宽即可诊断。

5. 治疗

(1)治疗目的　矫正畸形,恢复和维持前足的横弓,避免跖骨头横韧带继续受压。

(2)治疗方法

① 保守治疗　穿前足宽、合适的后跟、鞋底较硬的鞋,可避免或减少跖骨头负重等。

② 手术治疗　常用的方法:a.跖骨头悬吊术:以跖骨颈为中心,作一纵切口,在跖骨头近端颈部,钻一孔。将趾长伸肌腱在止点切断,将肌腱穿入孔中,拉紧缝合,借此肌力将跖骨头提起。b.跖骨截骨术:其方法为暴露跖骨颈后,由背侧斜向远侧跖侧,作斜形截骨,并咬除两端骨尖,使跖骨头自行向背侧滑移缩短,抬高跖骨头减轻压力。

(二)压迫性跖痛症

1. 病因　因第三、四两跖骨头之间的第四趾神经长期受压迫、牵扯形成间质性神经炎或神经瘤所致。

2. 临床表现　阵发性、局限性疼痛,向邻近两趾间放射。检查第三、四跖骨间,跖、背侧均有明显压痛,横向挤压、足趾背伸等动作均使疼痛加剧。相邻两趾有感觉消失或减退。

3. 诊断　根据其症状和体征即可诊断,X线一般无特殊征象。

4. 治疗

（1）基本原则　保守治疗无效,需手术切除趾神经瘤,术后穿大而宽松的鞋;

（2）趾神经瘤切除术　可选择第三、四跖骨间背侧或跖侧入路,以触痛点为中心,纵向切开皮肤,进入三、四跖骨头之间,切断横韧带,找到神经瘤,予以切除。

七、踇外翻

踇外翻系指踇趾向足外侧过度倾斜的一种畸形,是一种临床常见病,多发于女性。

（一）病因

踇外翻发生的确切原因尚不清,多发生于成年后,与骨关节退变有直接关系,并可能与下列因素有关:

1. 遗传因素　踇外翻是家族性的,特别是青少年发病者;

2. 穿鞋因素　尖头高跟鞋等可能是现代社会中发生踇外翻的主要因素;

3. 炎症　各种涉及跖趾关节炎,如风湿性关节炎等,引发关节面破坏而导致踇趾外翻。

（二）病理

1. 概述　正常情况下,第一跖趾关节外翻角为15°~22°。如果超过30°~35°,会导致踇趾旋前,使踇外展肌移向跖侧,此时,失去踇外展肌对抗的踇内收肌进一步牵拉并使其外翻,同时内侧关节韧带受到牵张而变薄,使第一跖骨头移向内侧。另外,踇短屈肌、踇内收肌和踇长伸肌增加了跖趾关节的外翻力矩,进一步加重踇外翻。踇趾外翻挤压第二趾使其成为锤状趾,第二趾趾间关节背侧受到鞋面挤压磨损产生鸡眼或胼胝。由于第一跖趾关节长期处于半脱位,在不正常应力作用下可产生关节间隙变窄,骨赘形成(第一跖趾关节骨关节炎)。

2. 主要病理改变　其病理改变包括以下内容。①踇外翻;②第一跖骨内翻;③踇囊炎;④锤状趾;⑤鸡眼、胼胝;⑥第一跖趾关节骨关节炎。

其中踇外翻与第一跖骨内翻两者之间哪种畸形是踇外翻的根本病变,一直存在争论。多数学者认为在大多数患者中踇外翻是始发畸形,随后才发生第一跖骨内翻畸形。

（三）临床表现

临床症状与踇外翻严重程度并不一致,主要表现为第一跖趾关节处疼痛。检查可见踇外翻,踇囊炎,第二、第三趾锤状趾和胼胝。

（四）影像学检查

踇外翻的X线表现为:

1. 踇跖趾关节向外侧半脱位,踇趾向中线移位,呈外翻状;

2. 第一跖骨内翻,第一、第二跖骨夹角大于9°;

3. 第一跖趾关节关节间隙狭窄,关节周缘骨唇。

（五）诊断

踇趾外翻超过25°,挤压第二趾;第一跖骨内翻,伴踇囊炎疼痛者,可诊断为踇外翻。

（六）治疗

1. 保守治疗　适用于畸形和疼痛轻者。包括理疗、口服非甾体类抗炎药、穿鞋头宽松的鞋等。

2. 手术治疗　适用于疼痛严重或保守治疗无效者。被推荐用于踇外翻治疗的手术多达130多种,可分为三类。

（1）软组织手术　如Mayo手术,改良Mayo手术,改良McBride手术等。

① Mayo手术:适应于畸形不严重,疼痛局限于第一跖骨头内侧者。手术包括切除第一跖骨头内侧的骨赘,将关节囊筋膜瓣向远侧拉紧,缝合。

② 改良Mayo手术:在Mayo手术基础上切断踇内收肌。

③ 改良 McBride 手术（图 4-1-2-4-8）：适应于青年及中年踇外翻者，手术主要步骤是第一切口为内侧皮肤切口，纵向切开关节囊，保留关节囊在跖骨颈附着处，切除第一跖骨头内侧骨赘。足背第二个切口应避开腓深神经第一趾蹬支，并显露第一跖间背侧动脉的终末部分，踇内收肌的显露和松解，用已松解的踇内收肌将第二跖趾关节内侧与第一跖趾关节囊外侧缝合在一起，切除关节囊内侧约 5~8mm，关节囊切除重叠缝合后踇趾应处于中立位或小于 5° 的内翻位。术后用 Mann 敷料包扎法：站立位看时，左足按顺时针包扎，右足按逆时针包扎，将跖骨头牢固地绑在一起，将踇趾旋转，以保证籽骨在跖骨头下。

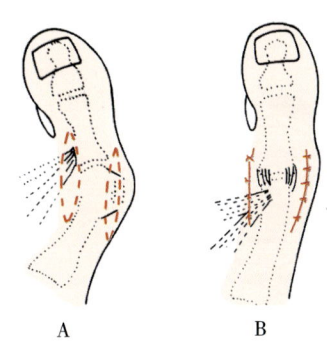

图4-1-2-4-8　改良 McBride 手术示意图（A、B）
A. 踇趾内、外侧切口；
B. 踇内收肌与第一跖趾关节囊外侧缝合

④ 术后处理：抬高患足 48~72h，术后 72h 下地行走。3 周拆线，夜晚可用足趾占位器或夹板保证踇趾的正确对线，至术后 3 个月。

软组织手术并发症有畸形复发，获得性踇内翻，爪状趾，趾间关节活动受限，踇过伸等。

（2）骨和软组织联合手术：

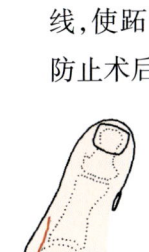

① 术式：如 Keller 手术（图 4-1-2-4-9），其适应于畸形严重并有骨关节病变者，踇趾僵硬者及老年踇外翻者。

② 具体操作：近节趾骨部分切除，第一跖骨头内侧骨赘切除，内收肌腱游离，克氏针固定第一跖趾关节并保持轻度分离。

③ 术后处理：前足厚敷料包扎，抬高患肢 72h，克氏针固定 3~4 周，拔除钢板后可穿宽松鞋子，一般 3~4 个月后才可穿普通鞋子。

④ 并发症：有翘踇、跖骨痛、第二至五跖骨的应力骨折等。

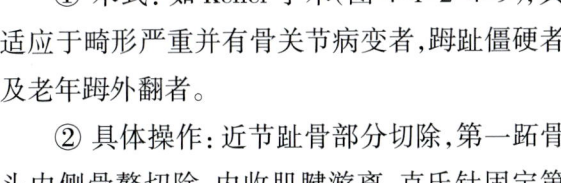

图4-1-2-4-9　Keller 手术示意图（A、B）
A. 切除近节趾骨近端及骨突；B. 以关节囊包被切除的骨端

（3）跖骨截骨术　如 Mitchell 截骨术。

① 主要手术步骤（图 4-1-2-4-10）：取内侧弧形（或 S 形）皮肤切口，Y 形切开关节囊，切除第一跖骨头内侧骨赘。第一跖骨干远端预定截骨处钻两偏心骨孔并穿线。双截骨，近侧完全截骨，远侧不完全截骨（保留外侧 1/4）。去除两截骨线间的骨质，跖骨头段向外侧移位并结扎过骨孔之线，使跖骨头段外侧皮质插入近段皮侧的外侧，防止术后跖骨头段向内移位。缝合内侧关节囊。

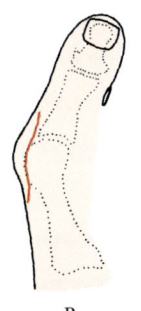
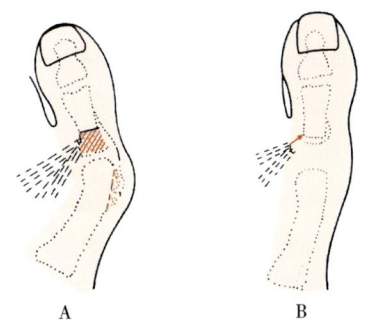
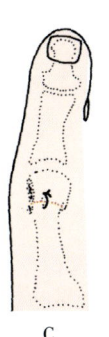

图4-1-2-4-10　Mitchell 截骨术设计及手术示意图（A~C）
A. 设计图；B. 内侧皮肤切口；C. 双截骨后结扎孔穿线固定

② 术后处理 抬高患肢72h,用少量敷料包扎后用带踇趾跖侧与背侧板的短腿石膏管型外固定直至骨愈合,约6~8周才允许扶拐行走。

（4）第一跖骨头下杵臼截骨术 大多数踇外翻均需将其从变形的外翻及外旋状态恢复常态（图4-1-2-4-11）。当前常用的术式,大多是切除跖趾或跖跗关节的一侧关节面（或两侧）及骨质。但此种术式易引起创伤性关节炎或疼痛及足趾短缩等后遗症。为了克服以上不足,赵定麟于20世纪80年代设计了一种新术式,即第一跖骨头下杵臼截骨及踇内收肌转移的术式治疗踇外翻。现将该术式介绍如下。

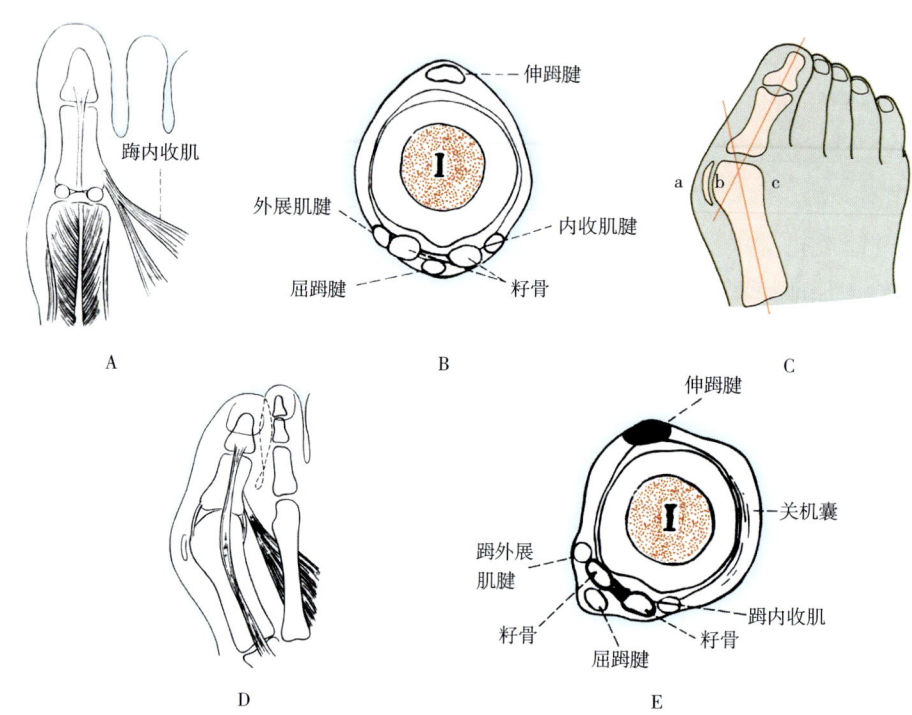

图4-1-2-4-11 正常踇趾与踇外翻畸形示意图（A~E）
A.B.正常足踇趾背侧观与截面观；C.解剖学特点（图解：a.滑囊,b.第一跖骨头变形,c.跖趾关节外翻）；
D.E.踇外翻畸形背侧观与截面观

① 切口：以跖趾关节为中心做S状切口,长约6~8cm,直达深筋膜,（图4-1-2-4-12）。

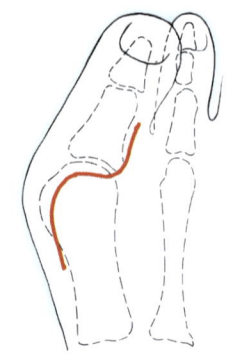

图4-1-2-4-12 手术切口示意图

② 切断踇内收肌：沿跖趾关节外侧向深部分离,于外侧籽骨边缘处即可找见踇内收肌斜头,将其于籽骨下方附着处切断（如操作困难,可先将外侧籽骨切除）,游离备用（图4-1-2-4-13）。

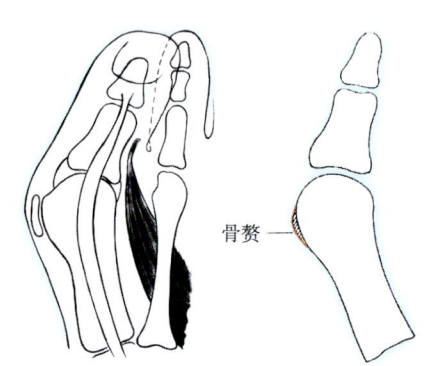

图4-1-2-4-13 切断踇内收肌及切除骨赘示意图

③ 切除第一跖骨头内侧增生之骨赘：弧形切开关节囊，暴露跖骨头内侧增生之骨赘，将其于骨膜下切除，包括肥厚之滑液囊一并摘除。骨质如无明显增生，则无需切除（见图4-1-2-4-13）。

④ 跖骨头下杵臼状截骨 将跖骨头行截骨部之关节囊与骨膜呈环状分离2/3左右（一般保留外下方）。在距关节面0.8~1.0cm处用弧形凿将该处骨质呈环状截断，但保留少许内下方骨质相连。再按跗外翻畸形之程度不同，呈半月形切除多余骨质（图4-1-2-4-14）。之后对跗趾远端稍许用力予以旋转（内旋），并将未凿断之骨皮质折断。此时，该处骨质仍有骨膜与关节囊相连。而后将跗趾按正常位置予以内旋及压缩对位，外翻畸形即获矫正（图4-1-2-4-15）。

⑤ 紧缩或重叠缝合关节囊：用3~4根中号线将切开之关节囊予以重叠或紧缩缝合（图4-1-2-4-16）。

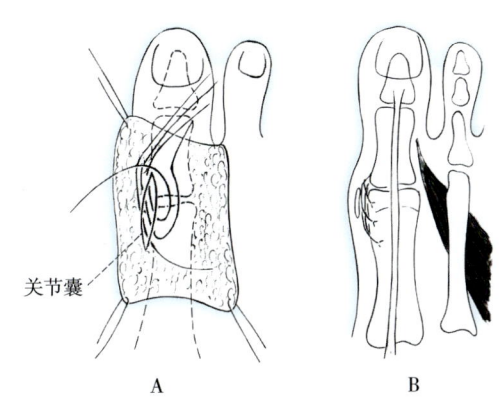

图4-1-2-4-16 紧缩缝合关节囊示意图（A、B）

⑥ 跗内收肌移位缝合：将跗内收肌腱贯穿缝合至跗趾关节内侧之近端关节囊壁上。如切下之跗内收肌较长，亦可先在跖骨头内侧骨质处钻一小孔，将跗内收肌腱贯穿此小孔内再缝合之，如此则更为牢固（图4-1-2-4-17）。

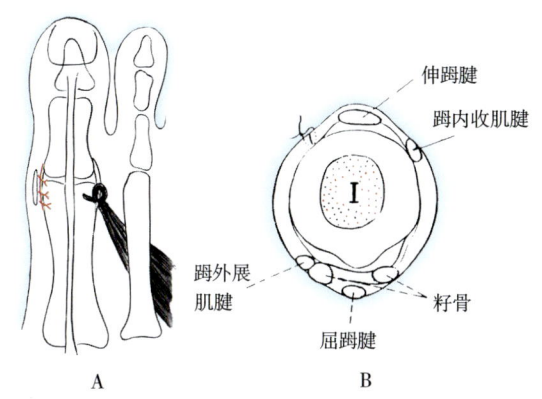

图4-1-2-4-17 最后缝合跗内收肌示意图（A、B）
A.跗内收肌腱贯穿缝合至关节囊；B.术毕第一跖骨头横面观

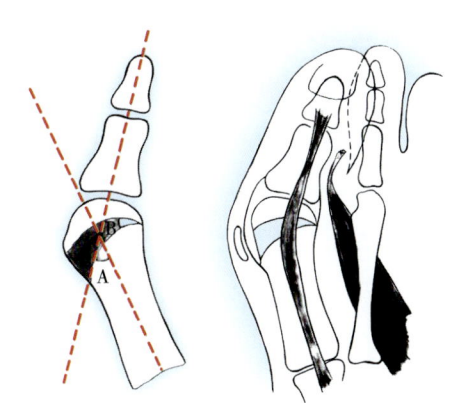

图4-1-2-4-14 第一跖骨头下杵臼截骨术示意图（A、B）
A.截骨角；B.截骨形状

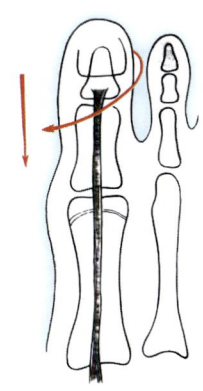

图4-1-2-4-15 跗趾远端内旋及压缩对位示意图

⑦ 术后处理：单纯跗外翻者局部石膏固定5~6周，合并扁平足者则应延长至10周。

⑧ 本术式特点：a.不涉及关节面：由于截骨部位选择干骺端，且距关节面有0.5~0.8cm距离，因此术后不仅不致引起损伤性关节炎，且于早期在截骨处愈合后即可早日负重步行而无痛感；b.易于矫正畸形：由于采取杵臼截骨之术式，可一次同时矫正外翻与外旋畸形，较之其他截骨

术式简便易行,且于术后观察过程中尚可作更进一步的纠正。c. 愈合快:因干骺端血运丰富,属松质骨,因此愈合较快。d. 不影响姆趾长度:由于本术式不截除骨质,因此仍可保持姆趾的原长度,尤其是当外翻畸形纠正后,有相对"增长"之感,故颇受患者欢迎(图4-1-2-4-18)。

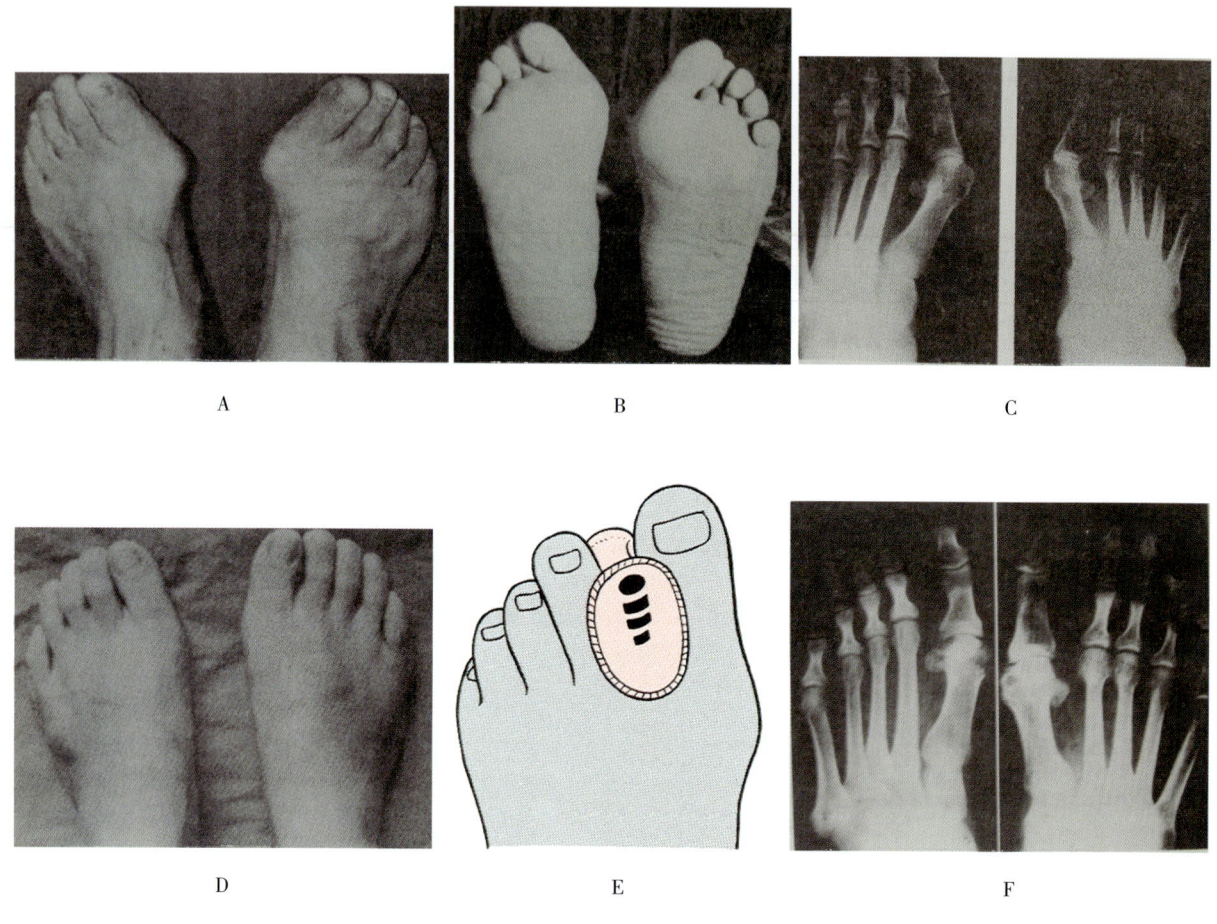

图4-1-2-4-18　临床举例(A~F)

患者男性,27岁,同侧姆外翻畸形行第一跖骨头下杵臼截骨术　A. 术前背面观;B. 术前跖面观;C. 术前X线片示双足姆外翻;D. 术后足外观正常,姆趾相对术前延长;E. 术后为防止姆外翻倾向,可在1、2趾间放置纱球等分开装置,示意图;F. 术后X线片示姆趾正常,截骨愈合

八、平底足

(一)足弓的形态与维持

1. 概述　足弓是人类特有的解剖结构,为适应长期站立及行走的需要演变而来。正常情况下,足弓可分为前后方向的纵弓和内外方向的横弓。纵弓自跟骨结节起,向前至跖骨小头止。又可分为内侧和外侧两个弓。横弓在足前部的横切面上,由跗骨和五个跖骨排列成弓形。纵弓较横弓尤为重要,纵弓塌陷,横弓随之消失,但横弓塌陷,纵弓仍可完全无恙。

2. 足弓形态的维持

(1)骨骼　足弓形态的维持主要依靠骨骼本身的形状,以及韧带及肌肉的坚强有力。足骨除籽骨和距骨外,都是背宽底窄,把它们并合起来,自然形成了弓形结构。内侧纵弓的后臂由跟骨和距骨组成,前臂为第一至三楔状骨和跖骨,其顶部是舟骨。内纵弓弓高,后臂、前臂长。距骨头的下方正压在仅有的跟舟韧带上，因此内纵弓的耐力较弱。外侧纵弓后臂是跟骨，顶部为骰骨，前臂为第四、五跖骨。外纵弓的跟骰关节面阔而平，站立时可平稳接触地平面，第四、五跖骨联系坚强，外纵弓也较低，所以足的外侧缘较内侧坚固。

（2）韧带　韧带是保持构成足弓各骨块间联系的重要组织。跖长韧带连接跟骨和骰骨，跖短韧带连接跟骨和跖骨。跟舟跖侧韧带连接跟骨载距突与舟骨底部，坚强而具有弹性，是防止距骨头下塌或内倾的重要结构。跖腱膜自跟骨结节起，向前分成五个腱条，屈肌腱鞘和跖骨横韧带，维持纵弓，犹如弓弦。踝关节内侧三角韧带的胫跟韧带连接内踝的跟骨，防止其外翻。

（3）肌肉　肌肉是维持足弓的第三道防线，亦是最主要的防线。足部肌肉分为内在肌与外在肌，在人类内在肌已退化，对足弓的维持只起辅助作用，故足弓的维护主要依靠外在肌。

① 胫前肌：通过踝关节前方止于第一跖骨基底和第一楔骨内侧。能使踝关节背伸，也提起足内缘，增高纵弓，足底内翻。

② 胫后肌：沿弹簧韧带的底部，止于舟骨结节、楔骨、骰骨和第二至四跖骨基底，但舟骨是其主要止点。其收缩时，舟骨接近内踝，紧紧地托住距骨头，加强弹簧韧带，防止距骨头下陷内倾，全足绕距骨头转为内收、内翻位置。

③ 腓肠肌：其作用使跟骨前端跖屈，纵弓下降，破坏足弓的结构，故腓肠肌挛缩或短缩者易患平足症。

④ 腓骨长肌：经外踝后外方，骰骨沟至足底，止于第一跖骨基底和第一楔骨跖侧与胫前肌平衡合作时，如两条坚强的悬带各自足的内、外侧绕过足底，将足弓向上提起。

（二）足弓的检测

足弓指数和足顶角可反映足弓的高低。足弓指数是足的高度与长度之比。正常为0.29~0.31。足长指从足跟后缘至最长趾的末端的长度；足高指跟骨后下角至第一跖骨头间的连线与舟骨结节间的距离。足顶角为第一跖骨头与内踝连线和跟骨结节与内踝连线之间的夹角，正常为95°（图4-1-2-4-19）。足印检查也可间接判断足弓的高低，具体方法是将患者两足跖面擦上白粉，在地面上行走，印在地面上的足印可知足弓是否正常。正常足弓所印足迹如月牙形，内侧缺损。平底足的足印完全着地，甚至还向内侧突出；弓形足的足印前后断开，或仅有少部分相连（图4-1-2-4-20）。

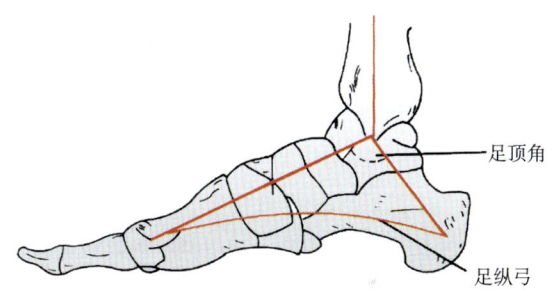

图4-1-2-4-19　足弓及足顶角示意图

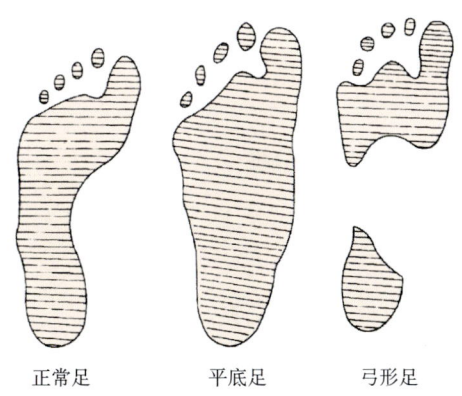

图4-1-2-4-20　扁平足足印检查示意图

但是人的足弓高低并不一致，也不能代表足部机能的强弱。足弓高低的形成与人们生活、习俗、职业等有关。足弓过高或过低并产生临床症状者，称弓形足或平底足。

(三)平底足之病因

平底足亦称扁平足、平足症,是指足部正常内侧纵弓的丧失(图4-1-2-4-21),在行走和站立时有足疼痛者,与以下因素有关。

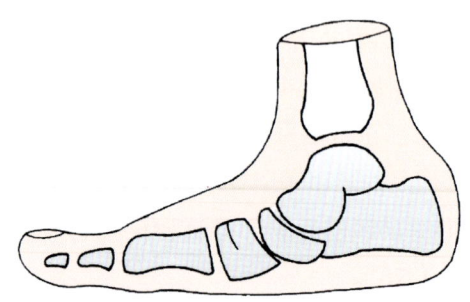

图4-1-2-4-21　扁平足侧面观示意图

1. 先天性因素

(1)先天性足部结构畸形　常见的畸形有舟骨结节畸形增大,副舟骨或舟骨结节骨骺分离,第一跖骨短,先天性跟距骨桥等;

(2)遗传因素　患者出生后即有平足和负重线不正,往往父母亲有平底足史。

2. 后天性因素　出生时足弓正常,后因外伤造成骨与软组织畸形,如足外展、足外翻或脊髓灰质炎足肌瘫痪、足部韧带不够坚强、足部肌力较弱等导致足弓下塌。

(四)平底足之分类

按病因可分为先天性平底足和后天性平底足。按临床表现可分为姿势性平底足、痉挛性平底足和强直性平底足三类。

(五)平底足之临床表现

1. 姿势性平底足　即发病初期,足弓外观无异常,仅在站立和行走过久后感足部疲乏、酸痛,足底和足背浮肿,一般经休息后可完全消失。

2. 痉挛性平底足　即发病中期,由姿势性平底足发展而致,主要表现为腓骨肌痉挛,足成外翻、外展及背伸位,足弓下塌,疼痛加重,行走和站立均不能持久,经休息后不能完全缓解。

3. 强直性平底足　即发病晚期,由以上两种类型处理不当发展而来。痉挛的腓骨肌发展为强直,足骨间韧带亦强直,使足固定在外翻、外展及背伸位,足弓消失,行走及站立困难,疼痛却减轻。由于足的正常功能消失,不能吸收震荡力,可出现腰及下肢其他关节创伤性关节炎而疼痛。

(六)平底足之X线检查

X片可显示以下骨关节畸形:

1. 第一楔骨和第一跖骨向中线分裂;

2. 距跟重叠,表现为横弓破坏;

3. 第一楔骨和第一跖骨的间隙消失,表现距骨内倾及跟骨外翻;

4. 跗骨间关节的半脱位;

5. 姆外翻;

6. 足顶角达105°~120°;

7. 足弓指数小于0.29,重者可小于0.25。

(七)平底足之诊断

根据临床症状体征及上述X片检查可确定诊断。足印检查表现为足印底完全着地,甚至还向内侧突出。

(八)平底足之治疗

平足症治疗方法较多,大多都有一定疗效,但尚无一种令人十分满意的治疗方法,故仍强调以预防为主的原则。

1. 姿势性平底足　一般以保守治疗为主,消除病因,给予理疗,按摩,锻炼足内、外在肌(如在沙滩上行走跳跃或用足趾抓握小球等),穿矫正鞋,使用足弓垫。

2. 痉挛性平底足　做足部理疗、按摩,严重者在麻醉下行手法矫正外翻、外展及背伸畸形,用短腿石膏固定在内翻内收位。待畸形矫正后(一般6~8周),拆除石膏改穿矫形鞋。经非手术治疗无效者可行手术治疗,如Miller手术、三关节融合术等。

(1) Miller 手术方法：

① 切口：从内踝下方 2cm 弧形向远侧延伸至足舟骨粗隆后，弯向跖侧，止于第一跖楔关节远侧 2cm。

② 骨-骨膜瓣：潜行分离皮肤和浅筋膜，显露出距舟关节，足舟-第一楔骨关节，第一楔骨-第一跖骨关节的外侧，用骨凿凿出骨-骨膜瓣的背侧、跖侧和远侧边界。

③ 第一跖骨-第一楔骨关节，第一足舟-第一楔骨关节融合：从这些关节上切除关节软骨和软骨下骨薄片，使关节间形成一个狭窄的 V 形楔状间隙，楔形间隙较宽的底部位于跖侧和内侧面。

④ 推进骨-骨膜瓣：将融合的关节面对合，在胫骨肌腱下方把骨-骨膜瓣牵向远侧，用 20 不吸收缝线将其缝于附近的软组织。如足舟骨粗隆突出非常明显，将其凿成与第一楔骨齐平。

⑤ 跟腱延长：如假如后足的外翻和前足的外展畸形被动矫正后，踝关节仍不能恢复至中立位，可能需要行跟腱延长术（图 4-1-2-4-22）。

（2）术后处理　术后采用长腿屈膝石膏管型分成前后两片，然后改用短腿步行石膏管型固定 6~8 周。术后 12~14 周开始使用踝足矫形支具 3~6 个月。

3. 强直性平底足　足弓完全塌陷，足骨变形，无痛者可不用治疗，疼痛者则行三关节融合术。

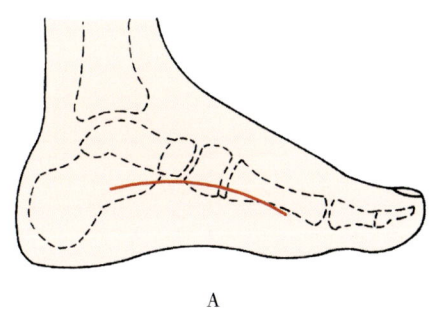 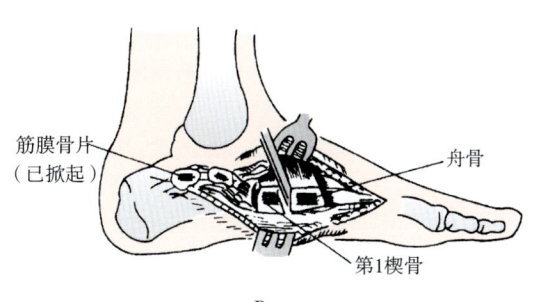

A　　　　　　　　　　B

图 4-1-2-4-22　Miller 手术示意图（A、B）
A. 切口；B. 凿出骨膜瓣并掀起，切除关节软骨，恢复足弓后以石膏塑形

（刘大雄　张振　赵定麟）

参 考 文 献

1. 赵定麟, 李增春, 刘大雄, 王新伟. 骨科临床诊疗手册. 上海：世界图书出版公司, 2008
2. 赵定麟. 现代骨科学, 北京:科学出版社, 2004
3. Arendt EA, Fithian DC, Cohen E. Current concepts of lateral patella dislocation. Clin Sports Med. 2002 Jul;21（3）:499–519.
4. Colvin AC, West RV. Patellar instability. J Bone Joint Surg Am. 2008 Dec;90（12）:2751-62.
5. Davies H, Zhaeentan S, Tavakkolizadeh A, Janes G.Surgical repair of chronic tears of the hip abductor mechanism.Hip Int. 2009 Oct-Dec;19（4）:372-6.
6. Petersson IF. Occurrence of osteoarthritis of the peripheral joints in European populations. Ann Rheum Dis. 1996 Sep;55（9）:659-61.
7. Pierre-Jerome C, Moncayo V, Terk MR.MRI of the Achilles tendon: a comprehensive review of the anatomy,biomechanics, and imaging of overuse tendinopathies.Acta Radiol. 2010 May;51（4）:438-54.
8. Smuts I, Potgieter D, van der Westhuizen FH.Combined tarsal and carpal tunnel syndrome in mucolipidosis type III. A case study and review.Ann N Y Acad Sci. 2009 Jan;1151:77-84.
9. van Dijk CN, Reilingh ML, Zengerink M, van Bergen CJ. The natural history of osteochondral lesions in the ankle. Instr Course Lect. 2010;59:375-86.
10. Wagner FW Jr. Ankle fusion for degenerative arthritis secondary to the collagen diseases. Foot Ankle. 1982 Jul-Aug;3（1）:24-31.

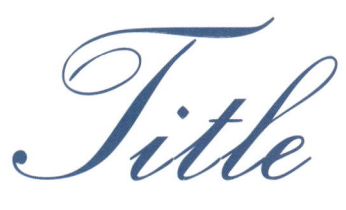

第二篇 脊柱退变性疾患

第一章 颈椎病的基本概念 /1650
    第一节 颈椎病的定义、自然史与发病机制 /1650
    第二节 颈椎病的简易分型之一——颈型颈椎病及其基本概念 /1657
    第三节 颈椎病简易分型之二——神经根型颈椎病及其基本概念 /1660
    第四节 颈椎病简易分型之三——脊髓型颈椎病及其基本概念 /1671
    第五节 颈椎简易分型之四——椎动脉型颈椎病及其基本概念 /1683
    第六节 颈椎病简易分型之五——食道压迫型颈椎病与混合型颈椎病及其基本概念 /1692
    第七节 其他类型颈椎病的争论、共议与共识 /1697
    第八节 影像学显示颈椎退变而无临床症状者型如何判断 /1701

第二章 颈椎病的非手术疗法及预防 /1704
    第一节 非手术疗法的基本概念 /1704
    第二节 颈椎应保持良好的睡眠、工作与生活体位 /1707
    第三节 颈部的制动与固定 /1711
    第四节 颈椎病的康复疗法及心理疗法 /1716
    第五节 颈椎病的预防 /1720

第三章 颈椎病的手术疗法 /1725
    第一节 颈椎病手术疗法的概述、病例选择、麻醉、入路、体位、病节显露及定位 /1725
    第二节 颈椎间盘切除术 /1737
    第三节 颈椎椎体间关节融合术 /1743
    第四节 颈椎前路直视下切骨减压术、椎体（次）全切除术及多节段开槽减压术 /1751
    第五节 颈椎前路侧前方减压术 /1766
    第六节 颈椎前路潜式切骨减压术 /1770
    第七节 颈椎前路手术施术要求及术中对各种技术难题处理与应变措施 /1782
    第八节 下颈椎不稳症的治疗 /1794
    第九节 脊髓前中央动脉症候群的治疗 /1800
    第十节 介导微创治疗颈椎外科技术 /1812
    第十一节 MED颈前路减压植骨内固定术 /1816
    第十二节 脊髓显微外科 /1823

第四章 颈椎的融合与非融合技术 /1839
    第一节 颈椎前路传统之融合技术 /1840
    第二节 颈椎前路界面内固定融合术 /1844
    第三节 颈椎人工椎体 /1857
    第四节 颈椎椎节非融合技术之一记忆合金、颈椎椎体间人工关节 /1862
    第五节 颈椎椎节非融和技术之二记忆合金颈椎人工椎间盘 /1869
    第六节 颈椎人工椎间盘现状 /1875
    第七节 对颈椎融合与非融合技术的认识 /1889

第一章　颈椎病的基本概念

第一节　颈椎病的定义、自然史与发病机制

一、颈椎病的定义

根据2008年在上海举办的"全国第三届颈椎病专题研讨会"纪要，明确了颈椎病的定义，即颈椎椎间盘组织退行性改变及其继发病理改变累及其周围组织结构（神经根、脊髓、椎动脉、交感神经及脊髓前中央动脉等），并出现与影像学改变相应的临床表现时，称为颈椎病。

当前在国际上颈椎病的概念较为含糊，常将多种颈椎疾患混在一起，例如，颈椎间盘症、颈椎间盘脱出、椎节肥大症等。因此在英文中，常有degenerative disc disease（退变性椎间盘症）、degenerative cervical spine（颈椎退变）等不同名词。但实际上其所阐述的病症基本相似。根据多数文献及专著来看，选用cervical spondylosis（颈椎病）更为大家所接受。

二、颈椎病的自然转归史

颈椎病是因颈椎椎节退变所致，而退变又受制于年龄，其发生率及程度随年龄增加而日益增多，并逐渐严重化。但颈椎退变并不等于颈椎病，同样即使是伴有症状的颈椎病者，亦可能随着岁月的流逝而自愈、治愈，当然，也可能加剧。但其转归究竟走向何方和各占多少比例，这就是近年来大家热衷于研究的"颈椎病转归（自然）史"。

早于20世纪70年代，笔者就从100例无颈椎病症状的志愿者对其进行临床检查及颈椎X线拍片。其中男、女各半，年龄自21岁至70岁不等，平均41.7岁。在100例中有81例显示异常所见，其中先天性畸形者6例，颈椎有生理曲线改变者10例，有44例共48节椎节显示不稳定（梯形变），47人中56个椎节有椎体后缘骨刺形成，另有24人、36个钩突骨刺形成，椎节韧带钙化或骨化者8例。国外亦有多位学者从事相似研究，于80年代Gore在观察一组无症状者颈椎X线片时，发现在60~65岁人群组，男性95%和女性70%者有退变性改变。Kelsey等人的研究基本相似，并发现40岁的人群更易患椎节（间盘）症，男女之比为1.4∶1，以C_{5-6}和C_{6-7}两节最为多见。并证明其发生率与多种生活习性相关，尤其是经常吸烟、跳水和手拎重物者发病率更高。

在前者基础上，笔者赵定麟、陈德玉等近30余年来曾对不同年龄组人群进行随访观察，于30岁前后初次发生颈椎病症状者，在之后的10年中约80%患者并无任何症状，仅20%患者有与颈椎病相关之主诉，其中持续2~3年左右者约占10%，而持续10年以上者不足1%。但40~50岁初次发病者，在随访时发现其再发率及持续10年左右之病例，则是前者的1.5倍以上，且需要住院

治疗者（包括手术）明显为多。Gore 研究亦表明类似结论，其在对 200 余例初发病者进行 10 年以上的随访观察，有近 80% 患者颈痛减轻，其中超半数病例疼痛消失。由此看来，初发颈椎病症状者的自愈率或治愈率占绝对多数，因此，一旦出现颈椎病症状时，大可不必过于紧张。不过我国是一个有近 14 亿多人口的大国，其绝对发病数仍然相当可观，应引起重视。

但近十年来，由于电脑、网络的普及，高速公路与汽车业的快速发展，埋头于电脑人群的年轻化和专业化，从而使颈椎病的初发年龄已提前 10~20 年，且自愈率明显降低，因此应引起重视。

三、颈椎病的病因学

颈椎处于头、胸与上肢之间脊柱中体积最小、但灵活性最大、活动频率最高之节段。因此，自出生后，随着人体的发育、生长与成熟，由于不断地随着各种负荷、劳损，甚至外伤而逐渐出现退行性病变。如果伴有发育性颈椎椎管狭窄，则更易发病。现就其致病因素按其主次分段阐述如下。

四、颈椎的退行性变

这是颈椎病发病的主要原因，被视为"罪魁祸首"，因此有人将本病称之为颈椎间盘病，可见其重要性。

（一）颈椎椎间盘退行性变

由髓核、纤维环和椎体上、下软骨板三者构成的椎间盘为一个完整的解剖和功能单元，使上、下两节椎体紧密相连结，在维持颈椎正常解剖状态的前提下，保证颈椎生理功能的正常进行。如其一旦开始出现变性，由于其形态的改变而失去正常的功能，将会影响或破坏颈椎结构的内在平衡，并直接涉及椎骨本身的力学结构。因此，将颈椎间盘的退行性变视为颈椎病发生与发展的主要因素。

1. **纤维环** 多从成年（18~20 岁）开始出现退变。早期为纤维组织的透明变性、纤维增粗和排列紊乱，渐而出现裂纹甚至完全断裂形成肉眼可见的裂隙。其病变程度和纤维断裂的方向与深度常和髓核的变性程度、压力的方向及强度相一致。纤维环断裂一般以后侧为多见，此除与该纤维环组织在前方较厚和髓核中心点位置偏后有关外，亦与目前的职业特点有关，当前白领职业的增加，由于需要埋头于屈颈位苦干，尤其是持续时间较长者，以致髓核被挤向后方而增加该处的压应力。对纤维环的早期变性如能及早消除致病因素，则有可能使其中止发展或恢复。反之，在压力持续作用下，一旦形成裂隙，由于局部缺乏良好的血供而难以恢复，从而为髓核的后突或脱出提供病理解剖基础。

2. **髓核** 此种富有水分与弹性的黏蛋白（proteoglosis，又译为蛋白多糖）组织多在前者变性的基础上而继发变性。一般多在 24 岁以后出现，亦有早发者。由于黏蛋白减少和椎间盘内水分含量之间具有线性关系（linear relationship），以致引起水分脱失和吸水功能减退，并使其体积相应减少，渐而其正常组织为纤维组织所取代，此时髓核变得僵硬，并进一步导致其生物力学性能的改变。在局部负荷大、外伤多和易劳损的情况下，由于椎间隙内压力的增高而使其变性速度加快。如此，一方面促使纤维环的裂隙加深，另一方面，变性的髓核有可能沿着纤维环所形成的裂隙而突向边缘。此时，如果纤维环完全断裂，则髓核可抵达后纵韧带或前纵韧带下方，并可形成韧带下骨膜分离、出血等一系列过程。变性与硬化的髓核也可穿过后纵韧带裂隙而进入椎管内。在早期，此种侵入椎管内之髓核为可逆性，可经有效的治疗而还纳，如一旦与椎管内组织形成粘连，则难以还纳。

3. **软骨板** 退变出现较晚。在变性早期先引起功能改变，以致作为体液营养物交换的半透明膜作用减少。当软骨板变薄已形成明显变性时，其滋养作用则进一步减退，甚至完全消失。如此，加剧了纤维环和髓核的变性与老化。

以上三者为一相互关联、相互制约的病理过程,当病变进入到一定阶段,则互为因果,并形成恶性循环而不利于本病的恢复。当前,随着电脑和网络系统在中学及大学生中广泛应用,发病年龄日益年轻化。

(二) 韧带－椎间盘间隙的出现与血肿形成

是在前者基础上发展到这一病理解剖状态,其对颈椎病的发生与发展至关重要,也是其从单纯性颈椎间盘症进入到颈椎不稳及骨源性颈椎病的病理解剖学基础。事实上,在颈椎病的早期阶段,是椎间盘的变性,由于间盘变性所引发的失水与硬化的髓核逐渐向椎节的后方或前方位移,最后突向韧带下方,以致在使韧带局部压力增高的同时引起韧带连同骨膜与椎体周边皮质骨间的分离,加上椎间盘变性本身造成椎体间关节的松动和异常活动更加使韧带与骨膜的撕裂加剧,以至加速韧带－椎间盘间隙的形成(图4-2-1-1-1)。

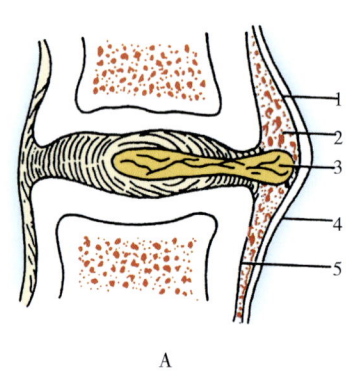
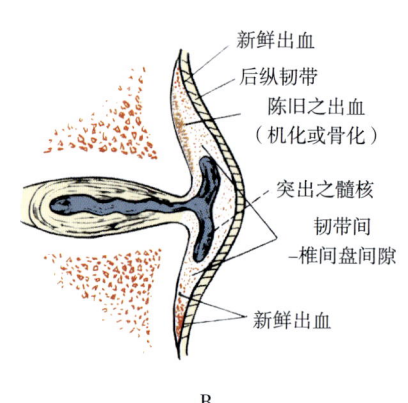

图4-2-1-1-1 颈椎后方韧带-椎间盘间隙形成示意图(A、B)

A. 1. 骨膜;2. 韧带-椎间盘间隙;3. 后突之髓核;4. 后纵韧带;5. 出血区;B. 韧带间-椎间盘间隙示意图

颈椎纵向韧带主要是前纵韧带、后纵韧带和黄韧带,三者处于平衡状态,当颈椎伸屈时其韧带亦出现舒缩(图4-2-1-1-2)。一旦椎间隙后方韧带下分离后所形成的间隙,因多同时伴有局部微血管的撕裂与出血而形成韧带－椎间隙血肿,并影响颈椎活动的生理曲线。此血肿既可直接刺激分布于后纵韧带上的窦－椎神经末梢而引起各种症状,又升高了韧带下压力,因而可出现颈部不适、酸痛、头颈部沉重感等一系列症状。此时,如果颈椎再继续处于异常活动和不良体位,则局部的压应力更大,并构成恶性循环,使病情日益加剧,并向下一阶段发展。

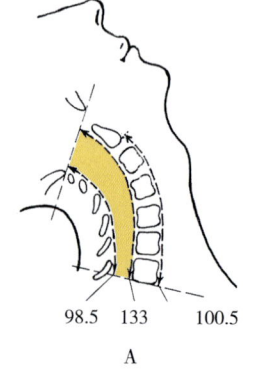
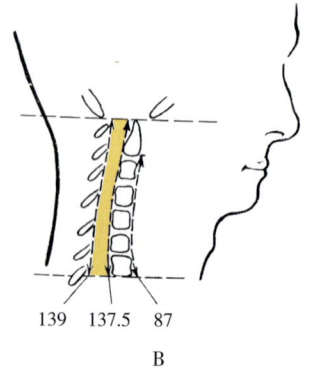

图4-2-1-1-2 颈椎伸屈时诸韧带长度变化示意图(A、B)

颈椎伸屈时前纵韧带、后纵韧带和黄韧带长度(mm)的变化 A. 仰颈时;B. 屈颈时

(三)椎体边缘骨刺形成

随着韧带下间隙的血肿形成,纤维母细胞即开始活跃,并逐渐长入血肿内,渐而以肉芽组织取代血肿。如在此间隙处不断有新的撕裂及新的血肿形成,则在同一椎节可显示新、老各种病变并存的镜下观。

随着血肿的机化、老化和钙盐沉积,最后形成突向椎管或突向椎体前缘的骨赘(俗称"骨刺")。此骨赘可因局部反复外伤、周围韧带持续牵拉和其他因素而不断通过出血、机化、钙化及骨化而逐渐增大,质地也愈变愈硬。因此,晚期病例骨赘十分坚硬,尤以多次外伤者,可如象牙般状,从而为手术切除增加了难度,当然也加大了手术的风险性(图4-2-1-1-3)。

骨赘的形成可见于任何椎节,但以$C_{5~6}$、$C_{6~7}$和$C_{3~4}$最为多见。从同一椎节来看,以钩突处先发居多,次为椎体后缘及椎体前缘。

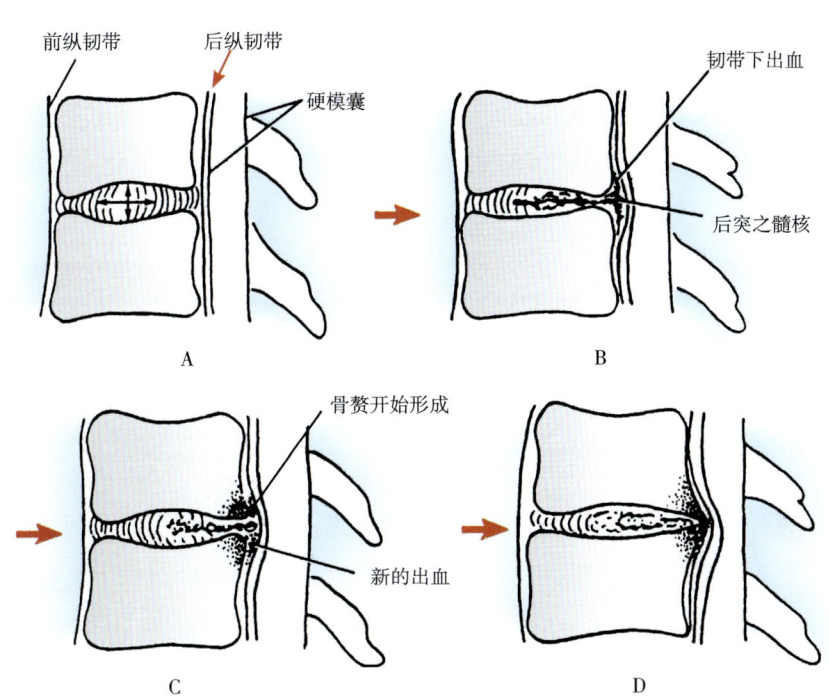

图4-2-1-1-3 颈椎后缘骨赘形成过程示意图（A~D）
A.椎节开始退变、松动；B.髓核后突、形成韧带一骨膜下出血（肿）；
C.血肿机化之同时不断有新的出血；D.血肿机化、软骨化、骨化并形成骨赘

(四)颈椎其他部位的退变

颈椎的退变并不局限于椎间盘以及相邻近的椎体边缘和钩椎关节,尚应包括小关节、黄韧带、前纵韧带及后纵韧带等均出现相应之退行性变,并与病变椎节相一致。

五、发育性颈椎椎管狭窄

颈椎病与颈椎椎管狭窄症,分属两种疾患,但实质上两者似是一对孪生兄弟。近年来大家已公认,伴有临床症状的颈椎椎管狭窄为一独立性疾患,本书将专章介绍。但从颈椎病的发病原理方面观察,颈椎椎管狭窄是颈椎病发病的解剖学基础。

六、慢性劳损

慢性劳损是指超过正常生理活动范围最大限度或局部所能耐受时值的各种超限活动。因

其有别于明显的外伤或生活、工作中的意外，因此易被忽视。但事实上，其是构成颈椎骨关节退变最为主要的因素，并对颈椎病的发生、发展、治疗及预后等都有着直接关系。包括不良的睡眠体位、不当的工作姿势及不适当的体育锻炼等。

七、头颈部外伤、咽喉部感染及畸形等

全身各种外伤对颈椎局部当然有所影响，但与颈椎病的发生与发展更有直接关系的是头颈部外伤。临床研究表明，颈椎病患者中约有半数病例与外伤有直接关系。Jackson 在颈椎综合征《the cervical syndrom》一书中曾统计了 8000 例颈椎病患者，其中高达 90% 的病例与外伤有关，尤以车祸居多。外伤的种类为交通意外、运动性损伤及其他。近年来，在临床上发现当咽喉及颈部有急性或慢性感染时，甚易诱发颈椎病的症状出现，或使病情加重。其次是颈椎的先天性畸形（图 4-2-1-1-4），亦可加剧颈椎的退行性变。

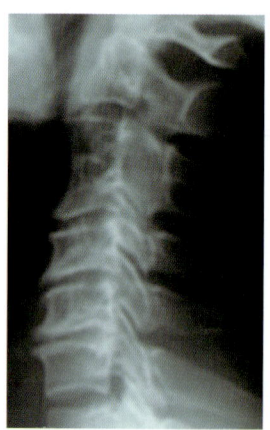

图4-2-1-1-4　椎体先天融合
C_3~C_4椎体先天性融合侧位X线所见，显示邻节退变明显

八、颈椎病的发病机制

（一）发病主要因素

目前公认颈椎病为一退变性疾患，因此，退变本身及其诸多相关因素就是颈椎病发病的主要因素。我们知道，当人体停止生长后，随即开始了退行性变，这也就意味着机体从发育到成熟，再由成熟走向衰老这一进程。颈椎病源于椎间盘退变，因此当这一退变过程一旦开始，即便是在早期病变十分轻微，甚至仅是局部的脱水，就有可能引起椎节的失稳，此时如再附加其他条件即可出现各种症状。当然，严重的颈椎退行性变，也可以无其他附加条件而出现颈椎病的一系列临床表现。因此，可以认为，颈椎病的发生，起根本作用的主要因素是颈椎间盘的退变，而发育性颈椎椎管狭窄则是其附加条件。当然还有其他次要因素。椎管内的颈髓如长期受压，则可因机械性致压因素、缺血和椎节畸形等继发性改变而导致脊髓逐渐出现变性、坏死和液化灶出现（图 4-2-1-1-5~7）；一旦发现此种情况，需及早处理，包括手术疗法。

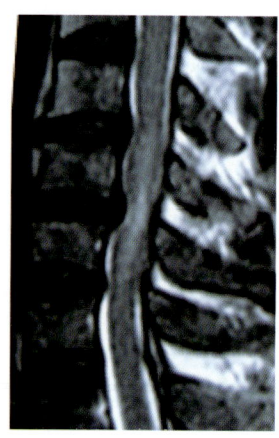

图4-2-1-1-5　脊髓受累MR所见
男性，36岁，C_5~C_6段颈髓因前方髓核后突等因素致长期受压而呈现变性改变（MR矢状位观）

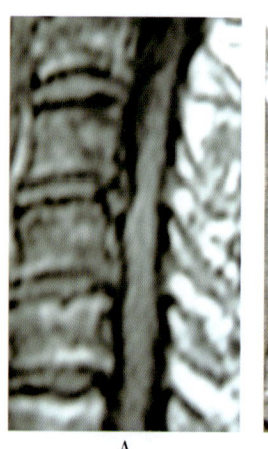 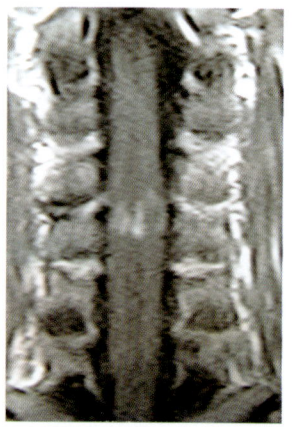

A　　　　　　　　　　B

图4-2-1-1-6　同前类似病例（A、B）
MR矢状位及冠状位显示C_4~C_5段颈髓受压后出现变性改变

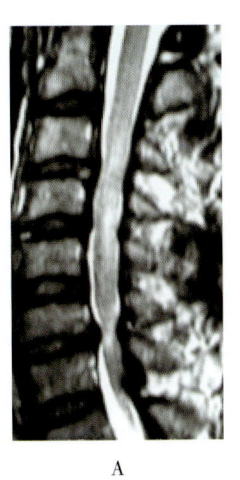 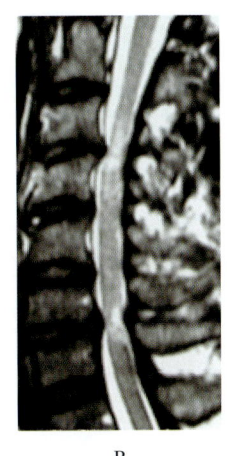 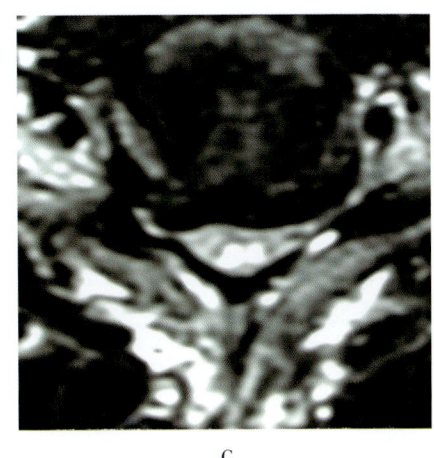

图4-2-1-1-7　多节段脊髓受累MR所见（A~C）

男性，39岁，多节段颈段脊髓液化灶　A.B. MR矢状位显示C_3~C_4、C_4~C_5及C_6~C_7 3个节段颈髓均有液化灶出现；C. MR水平位显示脊髓前中央管处（偏后）呈变性状

（二）发病的次要因素

前面已提及先天发育性颈椎椎管狭窄是颈椎病发生及发展的重要条件。因为在临床上还有许多病例在X线平片显示有明显的骨刺，但却不发病，也就是说是否发病则取决其他附加因素，也可将椎管的状态视为颈椎病发病的第二个因素。一个明显的发育性椎管狭窄者，既使退变的髓核略突入椎管，由于破坏了椎节局部维持多年的原有平衡，致使局部的窦-椎神经遭受刺激，则会立即出现症状。反之，一个大椎管者因为有充分的缓冲空间，就不易发病。为了进一步证实这一观点，分别对手术组和非手术组（正常人组）各选100例进行颈椎椎管矢状径测量，并绘成曲线图（图4-2-1-1-8、9）；结果表明，手术组患者矢状径明显小于正常人组。当然其后的过程，则取决于多种致病因素，包括椎体间关节失稳、血肿的纤维化和机化及黄韧带肥厚等。此外头颈部的劳损，局部的畸形等亦起加速作用，而外伤及咽喉部炎症则可随时诱发症状出现（图4-2-1-1-10）。总之，颈椎病的发生与发展主要取决于在先天性发育性椎管狭窄条件下的退行性变。其他因素，包括劳损、畸形、外伤与炎症等则可视为诱发因素或称之次要因素。对各种因素的判定除注意采集材料外，尚应认真阅读影像学所见，尤其是易被忽视的部位，例如在MR横切面上，除了注意脊髓（硬膜囊等）受累状态外，应注意横突孔、根管等处有无异常，双侧横突孔不对称者，需进一步检查，包括MRA等，可能会有意外发现（图4-2-1-1-11）。

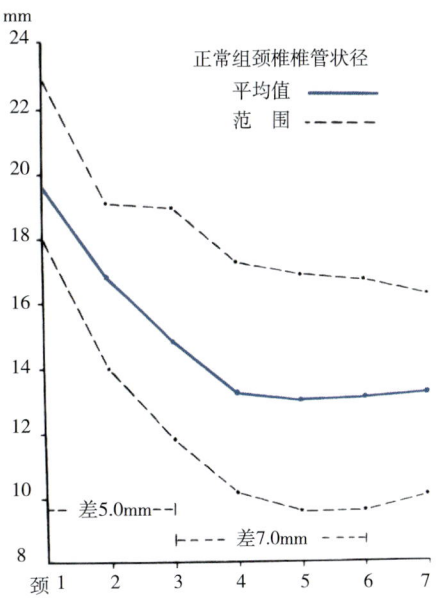

图4-2-1-1-8　正常人曲线图

正常组颈椎椎管矢状径平均值与范围曲线

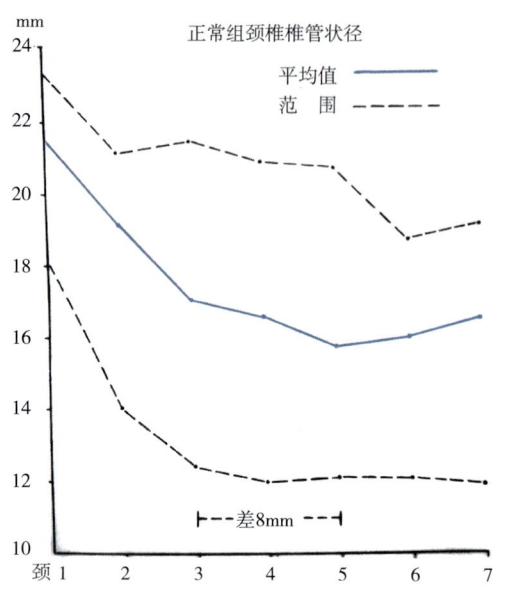

图4-2-1-1-9　手术组曲线图
手术组颈椎椎管矢状径平均值与范围曲线

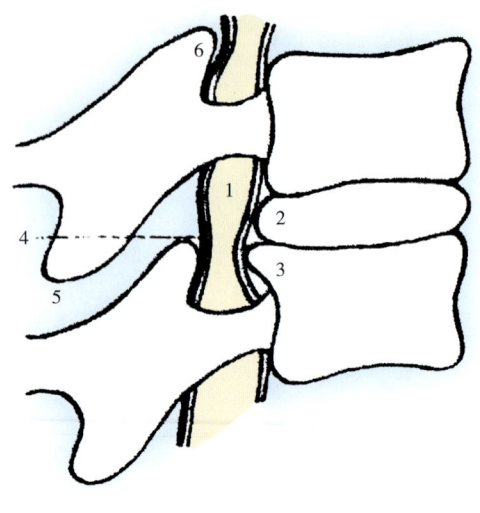

图4-2-1-1-10　挤压神经诸因素示意图
对椎管内神经造成压迫与刺激的诸因素　1.颈髓；2.椎间盘（突出或脱出）；3.椎体后缘骨刺；4.黄韧带肥厚；5.椎间关节松动与不稳；6.小关节增生

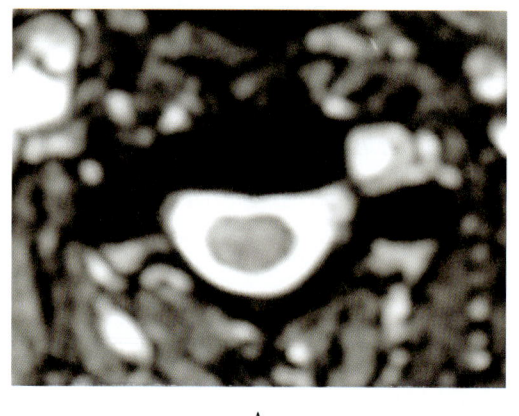

A

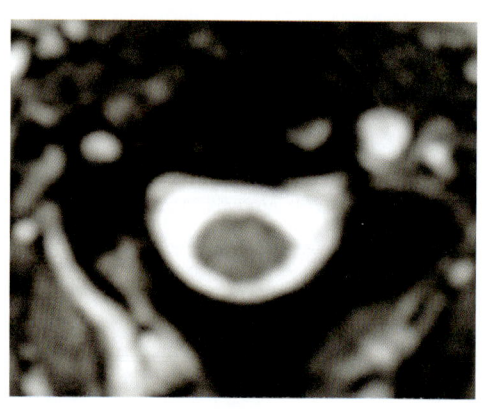

B

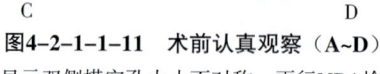

C　　　　　　　　　D

图4-2-1-1-11　术前认真观察（A~D）
女性，53岁，MR横切面显示双侧横突孔大小不对称，再行MRA检查，证实左侧椎动脉缺失
A.B. MR不同横断面显示左侧横突孔狭小、不清；C.D. MRA检查证实左侧椎动脉缺失

第二节 颈椎病的简易分型之一
——颈型颈椎病及其基本概念

对颈椎病的分型各家意见不一,由于其病理解剖及病理生理十分复杂、多变,视某一因素不同而可出现多种表现,因此,对临床医师在判定手术方式时,必然要回避复杂之分型,而以易为临床工作者和患者均能理解之分型加以阐述和沟通。

简易分型亦在不断修正中,从1983年在桂林召开的全国第一届颈椎病研讨会,1992年在青岛召开的第二届研讨会和2008年在上海召开的第三届全国专题研讨会上均有不同的认识,并加以修正。本章将根据2008年上海举办的"全国第三届颈椎病专题研讨会"会议纪要对颈椎病的分型、诊断标准及手术适应证等加以阐述,并在各型颈椎病中分述。

一、诊断标准

根据2008年"第三届全国颈椎病专题座谈会纪要的标准。下简称"2008"。

1. 主诉枕、颞、耳廓等下头部、颈、肩疼痛等异常感觉,并伴有相应的压痛点;
2. X线片上颈椎显示曲度改变及椎间关节不稳等表现;
3. 动力侧位X线或MR片显示椎节不稳或梯形变;
4. 应除外颈部其他疾患(落枕、肩周炎、风湿性肌纤维组织炎、神经衰弱、忧郁症及其他非椎间盘退行性变所致的肩背部疼痛)。

二、发病机理

本型实际上是各型颈椎病的早期阶段,大多处于颈椎椎节退行性变开始,通过窦-椎神经反射而引起颈部症状。但如处理不当,易发展成其他更为严重的类型。

本型初期主要表现为髓核与纤维环的脱水、变性与椎节局部张力降低,进而继发引起椎间隙的松动与不稳。常于晨起、过劳、姿势不正及寒冷刺激后突然加剧。椎节的失稳不仅引起颈椎局部的内外平衡失调及颈肌防御性痉挛,且同时直接刺激分布于后纵韧带及两侧根袖处的窦-椎神经末梢,以致出现颈部症状(图4-2-1-2-1)。此时大多表现为局部疼痛、颈部不适感及活动受限等。少数病例可因反射作用而有一过性上肢(或手部)症状,其范围与受累之椎节相一致。当机体通过调整及代偿作用,使颈部建立起新的平衡后,上述症状即逐渐消失。因此,大多数病例有可能自愈,或仅采取一般措施即可使症状缓解,甚至消失。对于发病时间较晚的大椎管者,其病理改变多较复杂,除上述病理生理改变外,尚可伴有椎节边缘骨质增生及骨赘形成等病理改变。

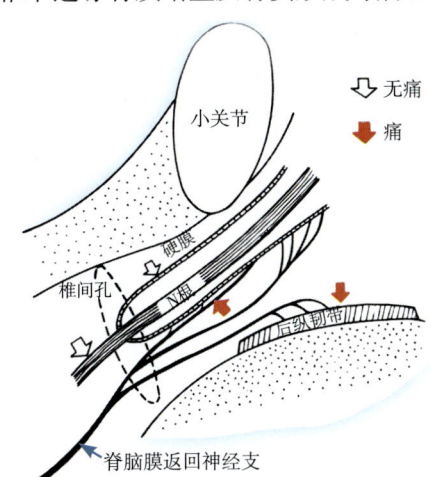

图4-2-1-2-1 窦椎神经组成及分布示意图

窦椎神经之组成,系由脊神经发出之脊脑膜返回神经支与交感神经节后纤维组成,其分布范围如黑箭头所示

三、临床特点

1. **发病年龄** 以青壮年者为多,但对椎管矢径较宽者,可在45岁以后首次发病。

2. **发病时间** 除晨起时多见(与枕头较高或睡眠姿势不当有关)外,亦常常见于长时间低头工作或学习后,此表明与椎间盘间隙内压力升高直接相关。

3. **常见症状** 以颈部酸、痛、胀等不适感为主,尤其是患者常诉说头颈不知放在何种位置为好,约半数患者颈部活动受限或被迫体位,个别病例上肢可有短暂的感觉异常。

4. **检查所见** 颈部多取"军人立正体位"(即颈部呈伸直状,生理曲度减弱或消失);患节棘突及棘突间可有压痛,一般较轻,屈颈时可诱发颈部症状(图4-2-1-2-2)。

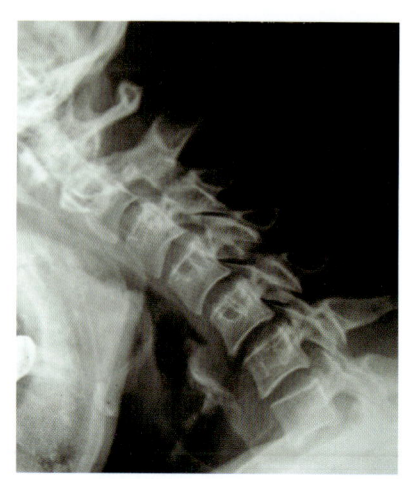

图4-2-1-2-3 屈颈位X线片所见
X线动力侧位片(前屈位)提示$C_{4\sim5}$椎间隙松动及位移

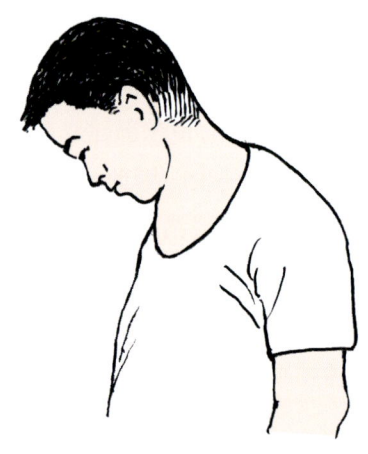

图4-2-1-2-2 屈颈可诱发颈部症状示意图

四、影像学检查

X线片上除颈椎生理曲度变直或消失外,在动力性侧位片上约有60%以上的病例患节椎间隙显示松动及梯形变(图4-2-1-2-3)。MR成像显示髓核可有早期变性征,尤以屈颈位为明显(图4-2-1-2-4),少数病例可发现髓核后突征。

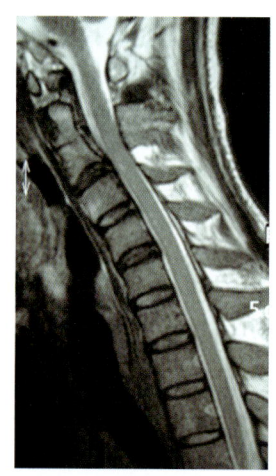

图4-2-1-2-4 屈颈位MR矢状位所见
屈颈位MR显示$C_4\sim C_5$椎节早期髓核变性,并向后突压向硬膜囊

五、鉴别诊断

颈型颈椎病易和多种病患相混淆,应引起重视,现分述于后。

(一)颈部扭伤

颈部扭伤俗称落枕,多于晨起时发病,因此两者易被混淆,甚至个别医师不恰当地将两者视为同一种疾患。其病因多由于睡眠时颈部体位不良,以致局部肌肉被扭拉引起,此完全不同于因椎间盘退变引起的颈型颈椎病。因此在治疗上,颈型颈椎病者以牵引疗法为主,而颈部扭伤者牵引不仅无效,且反而加剧。为此,两者应加以鉴别,其鉴别要点如下。

1. 压痛点　颈型者多见于棘突及两侧椎旁处,程度多较轻,用手压之患者可忍受,且与受累之神经根分布区一致。而落枕者则见于肌肉损伤局部,以两侧肩胛内上方处为多见,急性期疼痛剧烈,压之常无法忍受。

2. 肌肉痉挛　颈型颈椎病者一般不伴有颈部肌肉痉挛,而扭伤者则可触及伴有明显压痛之条索状肌束。

3. 对牵引试验反应　检查者用双手稍许用力将患者头颈部向上牵引起时(图4-2-1-2-5),颈型者有症状消失或缓解感,颈部肌肉损伤(含落枕)者则疼痛加剧。

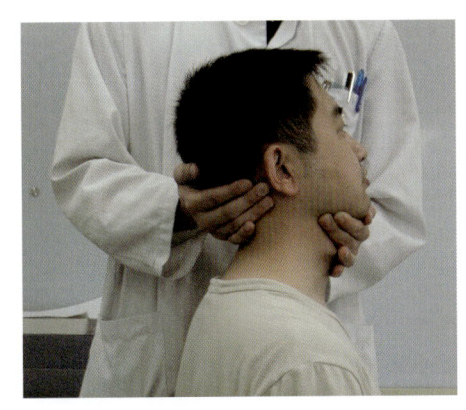

图4-2-1-2-5　徒手牵引大多使症状缓解

4. 对封闭疗法反应　用1%普鲁卡因5ml作痛点封闭,颈型者多无显效,扭伤者则症状立即消失或明显缓解。

综合以上内容,将两者鉴别列表4-2-1-2-1。

表4-2-1-2-1　颈型颈椎病与落枕的鉴别

鉴别要点	颈型	落枕
压痛点	颈棘突部	肌肉扭伤处,固定
对局部封闭疗法	无显效	明显
对牵引疗法	有显效	加重
肌肉痉挛	一般无	明显

(二)肩关节周围炎

肩关节周围炎又名冰冻肩,因其多在50岁前后发病,故又称之谓"五十肩"。其好发年龄与颈椎病者相似,C_{3-5}退变波及C_3及C_4神经根时可出现类似症状。由于两者易混淆,治疗方法却明显有别,故应加以鉴别,其鉴别要点如下。

1. 疼痛点　颈型者所引起之疼痛多以棘突及椎旁处为中心。而肩周围炎则多局限于肩关节局部或肩周处。

2. 肩关节活动范围　颈型者一般不影响肩部活动;而肩周炎患者其活动范围均明显受限,尤以外展时为甚,呈"冻结"状。

3. 对针灸疗法之反应　肩周炎者对针刺"肩三针穴"或"条口"透"承山"穴多可立即获得疗效(肩部酸痛减轻及活动范围增加),而颈型者对"阿是"穴有效。

4. 头颈牵引试验　轻轻向上牵引头颈部,如症状缓解则为颈型,反之则属颈部肌肉扭伤(包括落枕)。

5. 影像学检查　颈型者X线平片可显示颈椎之生理曲线消失,在动力性侧位片上可有梯形变,而肩周围炎者一般无此现象。必要时可参考MR成像检查。

(三)风湿性肌纤维组织炎

风湿性肌纤维组织炎为一慢性疾患,其多与风寒、潮湿等有关,除肩颈部外,全身各处均可发生,除肩颈部外,腰骶部亦多见。其鉴别要点如下。

1. 全身表现　具有风湿症之一般特征,如全身关节肌肉酸痛(可有游走性),咽部红肿,红细胞沉降率增快,类风湿因子阳性和抗"O"测定多在500单位以上。

2. 局部症状特点　风湿性者其局部症状多以酸痛感为主,范围较广,畏风寒,多无固定压痛,叩之有舒适感。

3. 其他　尚可根据患者发病情况、诱发因素、病史,既往抗风湿性药物治疗反应以及X线片所见等加以鉴别。

六、治疗原则

1. **以非手术疗法为主** 各种自我疗法均有疗效,尤以自我牵引、理疗、按摩、中草药外敷、颈围外用及间断性或持续性颈椎牵引等均可使症状缓解,轻重量(1~1.5kg)的牵引疗法应是最为安全也最有效的疗法。

2. **避免与消除各种诱发因素** 应注意睡眠及工作体位,避免长期屈颈、头颈部外伤、劳损及寒冷刺激等。

3. **手术疗法** 一般无需施术。但个别症状持续、非手术疗法久治无效、且已影响生活质量者,可酌情行椎节融合术。亦可选用人工椎间盘植入术(图4-2-1-2-6)。疗效均较满意,术中应注意安全,避免发生并发症。

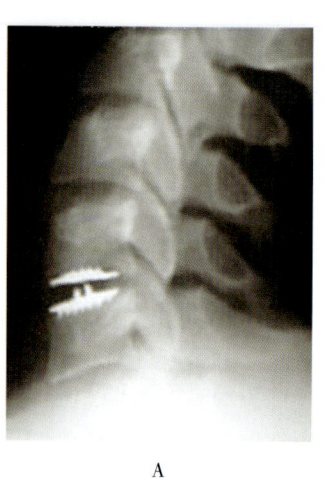 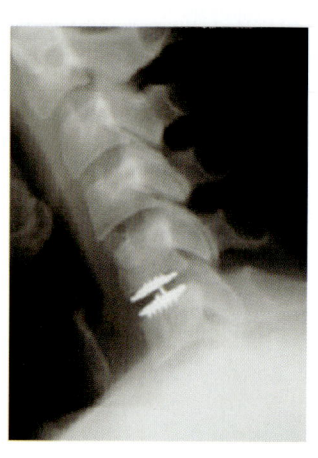

A　　　　　　　　　　　　　　　B

图4-2-1-2-6　术式之一(A、B)
反复发作影响生活、工作时亦可行椎节减压+人工椎间盘植入术　A.仰伸位X线侧位片；B.同前,屈颈位

4. **手术适应证(2008)** 原则上不需手术治疗。但对于长期非手术治疗无效,且严重地影响正常生活或工作的个别病例,亦可考虑采用手术治疗,包括椎间融合术或人工椎间盘植入术等其他术式。

七、预后

只要注意保护颈部,避免各种诱发因素,绝大多数病例均可痊愈。但如继续增加颈部负荷及各种诱发因素,则有可能使病程延长或进一步发展。

第三节　颈椎病简易分型之二
——神经根型颈椎病及其基本概念

一、诊断标准(2008)

1. 具有较典型的根性症状(手臂麻木、疼痛),其范围与颈脊神经所支配的区域相一致。

2. 压颈试验或臂丛牵拉试验阳性。

3. 影像学(X线、MR)所见与临床表现相符合。

4. 除外颈椎外病变,如胸廓出口综合征、网球肘、腕管综合征、肘管综合征、肩周炎和肱二头肌腱鞘炎等所致以上肢疼痛为主的疾患。

二、发病机理

本型亦较为多见,因单侧或双侧脊神经受刺激或受压所致,其表现为与脊神经根分布区相一致的感觉、运动及反射障碍,预后大多较好。

主要由于髓核的突出或脱出,钩椎关节的骨刺形成(图4-2-1-3-1),后方小关节的骨质增生或创伤性关节炎,以及其相邻的3个关节(椎体间关节、钩椎关节及后方小关节)的松动与位移等均可对脊神经根造成刺激与压迫。此外,根管的狭窄、根袖处的粘连性蛛网膜炎和周邻部位的炎症与肿瘤等亦可引起本病相类同的症状。

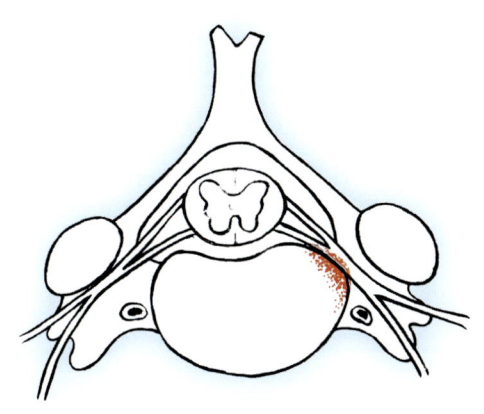

图4-2-1-3-1 钩椎致压示意图
钩椎关节松动或骨赘形成均可波及同侧脊神经根而产生症状

由于本型的发病因素较多,病理改变亦较复杂,因此,视脊神经根受累的部位及程度不同,其症状及临床体征各异。如果前根受压为主,则肌力改变(包括肌张力降低及肌萎缩等)较明显;以后根为主者,则感觉障碍症状较重。但在临床上两者多为并存,此主要由于在狭小的根管内,多种组织密集在一起,彼此都难有退缩的余地。因此当脊神经根的前侧受压,在根管相对应的后方亦同时出现受压现象。其发生机理,除了由于作用力的对冲作用外,也是由于在受压情况下局部血管的瘀血与充血所致,彼此均受影响。因此,感觉与运动障碍两者同时出现者居多。但由于感觉神经纤维较为敏感,因而感觉异常的症状会更早地表现出来。

引起各种临床症状的机理有三。一是各种致压物直接对脊神经根压迫、牵拉以及局部继发的反应性水肿等,此时表现为根性症状。二是通过根袖处硬膜囊壁上的窦-椎神经末梢支而表现出颈部症状。三是在前两者基础上引起颈椎内外平衡失调,以致椎节局部的韧带、肌肉及关节囊等组织遭受牵连所产生的症状(例如受累椎节局部及相互依附的颈长肌、前斜角肌和胸锁乳突肌等均参与构成整个病理过程的一个环节)。

三、临床特点

主要表现为以下5个方面。

(一)颈部症状

视引起根性受压的原因不同而可轻重不一。主因髓核突出所致者,由于局部窦-椎神经直接遭受刺激而多伴有明显的颈部痛,椎旁肌肉压痛、颈部立正式体位及颈椎棘突或棘突间直接压痛或叩痛多为阳性,尤以急性期为明显。如系单纯性钩椎关节退变及骨质增生所致者,则颈部症状较轻微,甚至可无特殊发现。

(二)根性痛

最为多见,其范围与受累椎节的脊神经分布区相一致(图4-2-1-3-2)。此时必须将其与干性痛(主要是桡神经干、尺神经干与正中神经干)和丛性痛(主要指颈丛、臂丛和腋丛)相区别。与根性痛相伴随的是该神经分布区的其他感觉障碍,其中以手指麻木、指尖过敏及皮肤感觉减退等为多见。

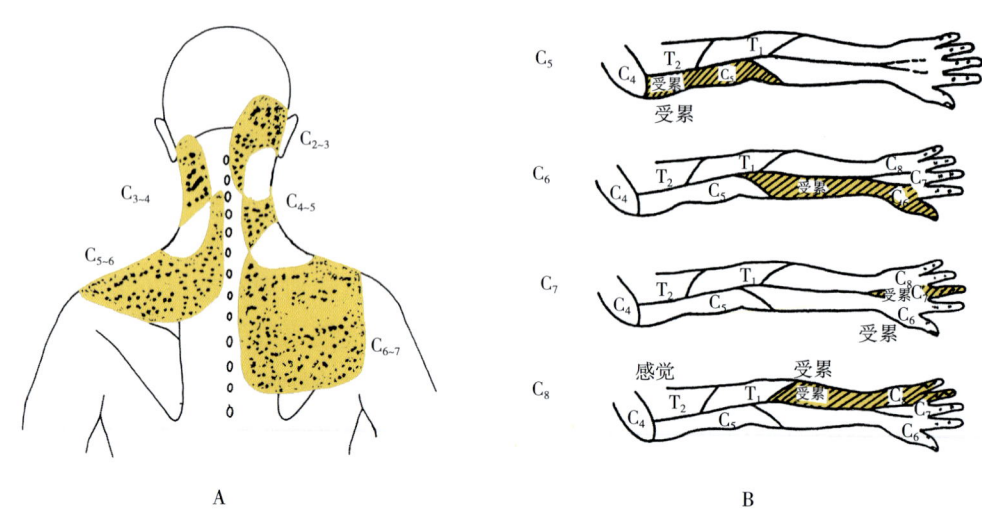

图4-2-1-3-2 颈脊神经分布区示意图（A、B）
颈脊神经受累不同椎节疼痛分布区 A.颈肩部表皮分布范围；B.上肢神经支分布区

（三）根性肌力障碍

以前根先受压者为明显，早期肌张力增高，但很快即减弱并出现肌萎缩征。其受累范围也仅局限于该脊神经所支配的肌组。在手部以大小鱼际肌及骨间肌为明显。亦需与干性及丛性肌萎缩相区别，并应与脊髓病变所引起的肌力改变相区别。必要时可行肌电图或皮层诱发电位等检查以资鉴别。

（四）腱反射改变

即该脊神经根所参与的反射弧出现异常（图4-2-1-3-3）。早期呈现活跃，而中、后期则减退或消失，检查时应与对侧相比较。单纯根性受累不应有病理反射，如伴有病理反射则表示脊髓同时受累。

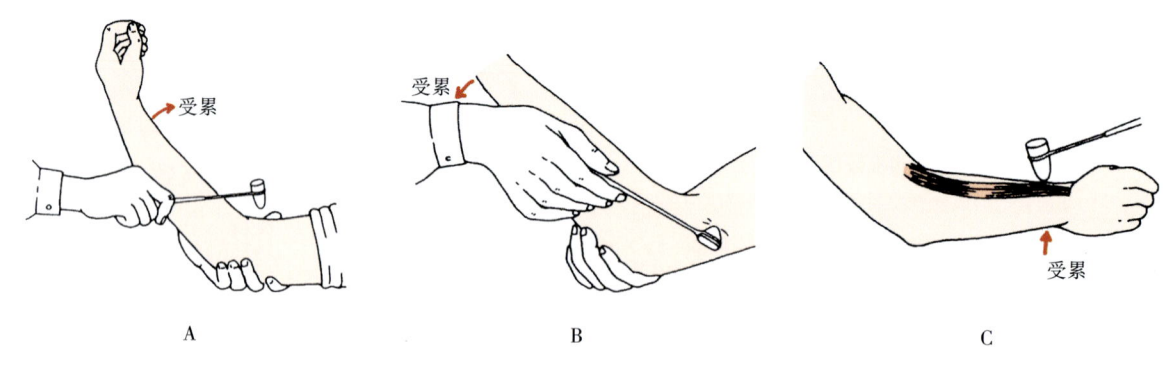

图4-2-1-3-3 腱反射示意图（A~C）
腱反射受累分布及表现 A.肱二头肌反射（C_5）；B.肱三头肌反射（C_7）；C.肱桡肌反射（C_6）

（五）特殊试验

凡增加脊神经根张力的牵拉试验大多阳性（图4-2-1-3-4~7），尤以急性期及后根受压为主者。颈椎挤压试验阳性者多见于以髓核突出、髓核脱出及椎节不稳为主的病例，而因钩椎增生所致者大多较轻，因椎管内占位性病变所引起，大为阴性。

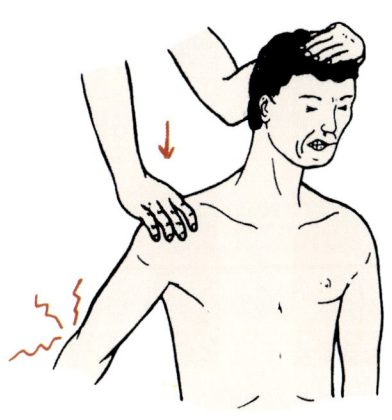

图4-2-1-3-4 Jackson征试验阳性示意图

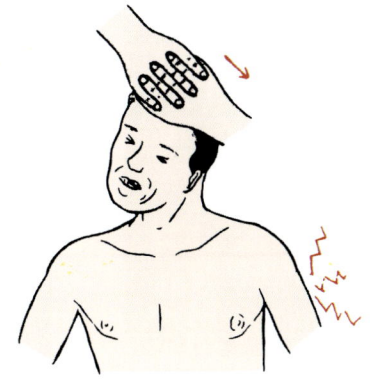

图4-2-1-3-5 Spurling征试验阳性示意图

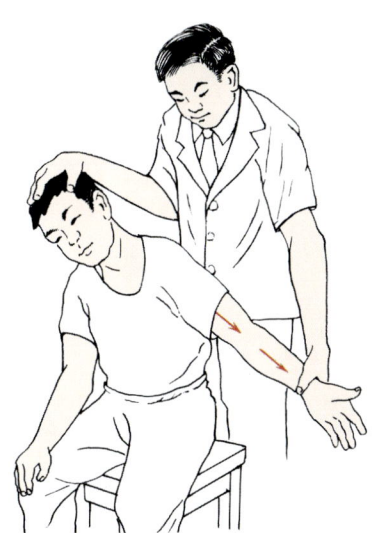

图4-2-1-3-6 颈脊神经根张力
试验阳性示意图

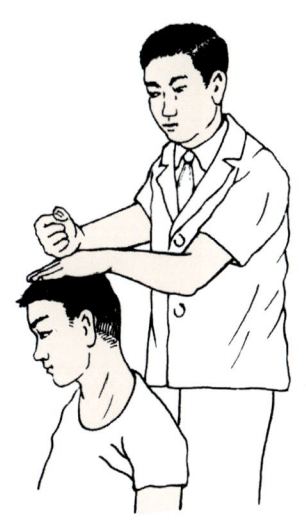

图4-2-1-3-7 头部叩击试验示意图
（前数项检查阳性之病例无需采用）

四、影像学检查

视病因不同X线平片所见各异，一般表现为椎节不稳（梯形变），颈椎生理曲线消失，椎间孔狭窄或钩椎增生等异常现象中的一种或数种（图4-2-1-3-8）。MR成像可显示椎间盘变性、髓核后突（甚至突向根管椎管内），且大多偏向患侧处（图4-2-1-3-9）。CT扫描对软组织显示欠清晰，一般多不选用，但CTM可供参考（图4-2-1-3-10）。

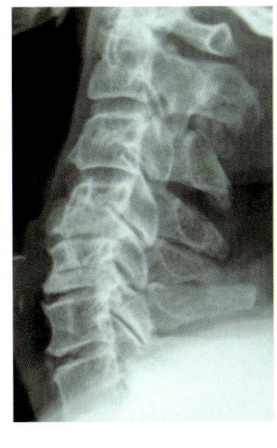

图4-2-1-3-8 X线片显示椎节增生及不稳

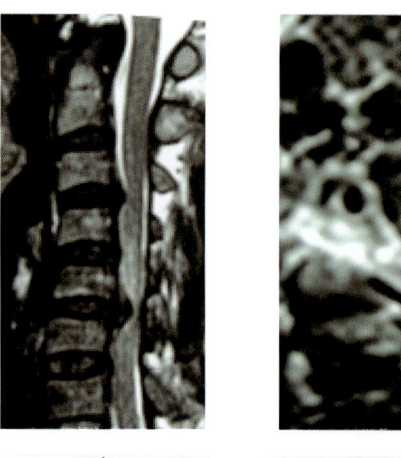
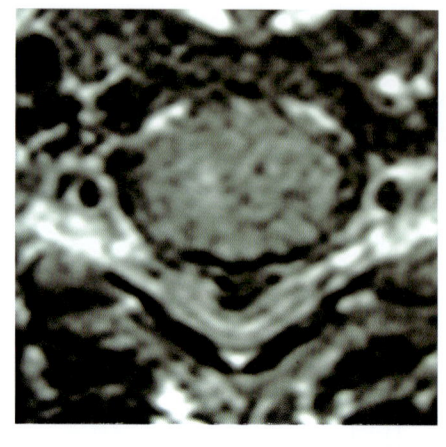
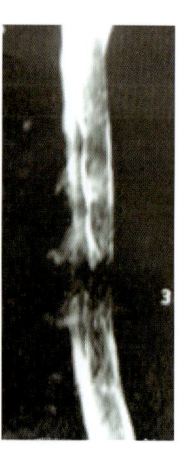

图4-2-1-3-9　MR显示椎间盘变性、突入椎管（A~C）

A. MRT_2加权侧片观；B. MR水平观；C. 水成像观

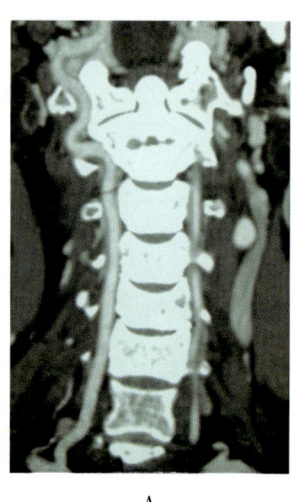
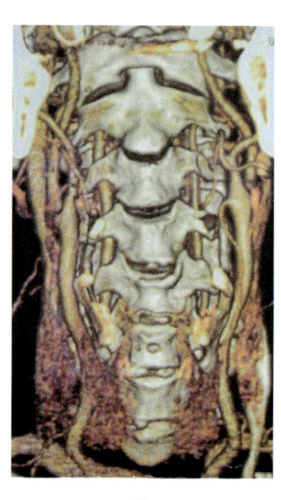

图4-2-1-3-10　CT三维重建（A、B）

五、鉴别诊断

八对颈脊神经，支配不同部位，当其受累时，视其受累部位不同而症状的分布区与差异较大。在临床上以C_5、C_6、C_7和C_8脊神经根受累较多，故以此为重点对易混淆的伤患提出鉴别。

（一）尺神经炎

尺神经由C_7、C_8和T_1脊神经参与组成。本病以高龄及肘部陈旧性损伤者为多见，其中伴有肘关节外翻畸形者发病率更高。本病易与C_8脊神经受累者相混淆（图4-2-1-3-11）。其鉴别要点如下：

1. <u>肘后尺神经沟压痛</u>　位于肘关节后内侧的尺神经沟处多有较明显之压痛，且可触及条索状变性之尺神经。

2. <u>感觉障碍</u>　其感觉障碍分布区较第八颈脊神经分布区为小，尺侧前臂处多不波及。

3. <u>对手部内在肌影响</u>　尺神经严重受累时，常呈典型的"爪形手"（图4-2-1-3-12），腕部尺神经管之Tinel's征多为阳性（图4-2-1-3-13）。主因骨间肌受累，使掌指关节过伸及指间关节屈曲所致，尤以环指及小指为明显。

4. <u>影像学改变</u>　可参考X线平片（本病时颈部拍片多属阴性，但肘关节部摄片，尤其是伴有畸形者可能有阳性所见）、病史及既往史等。

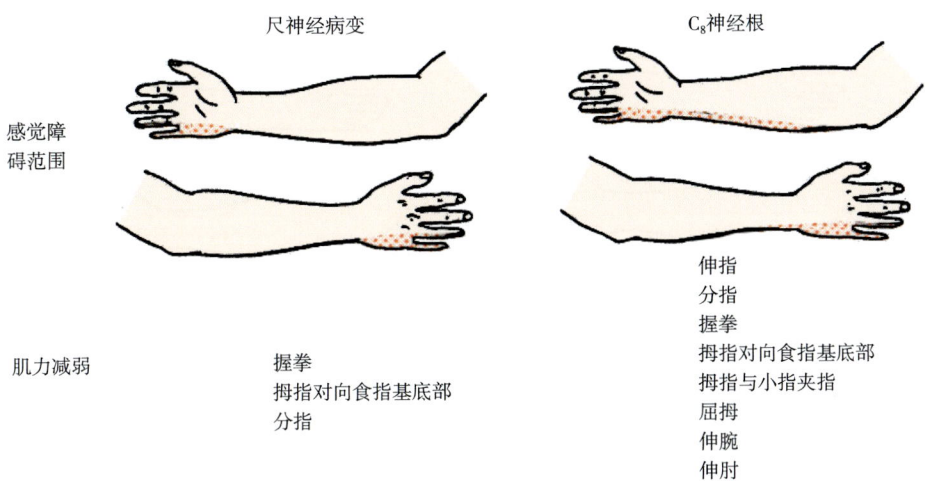

图4-2-1-3-11 尺神经病变与第八脊神经受累鉴别示意图

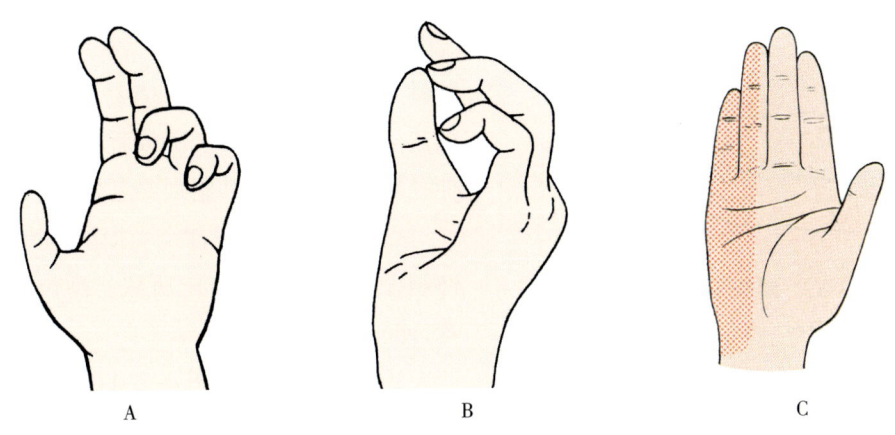

图4-2-1-3-12 尺神经损伤时典型表现示意图（A~C）
A.B. 爪形手外观；C. 感觉障碍范围

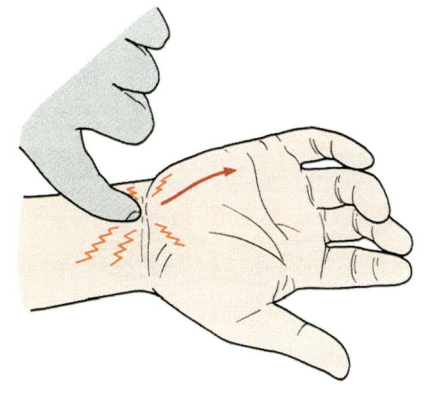

图4-2-1-3-13 Tinels'征示意图
尺神经管症候群时之Tinels's征多为阳性示意图

（二）正中神经受损

正中神经由 C_7 及 T_1 脊神经参与构成。其多因外伤或纤维管道受卡压所致，前一种因素在外伤当时即可诊断，而勿需鉴别，后者则易与第七颈脊神经根受压者相混淆，需认真鉴别。其鉴别要点如下：

1. **感觉障碍** 如图 4-2-1-3-14 所示，其感觉障碍分布区主为背侧指端及掌侧 1~3 指处，而前臂部则多不波及。

2. **肌力改变** 手部肌力减弱，外观呈"猿手"畸形，主因大鱼际肌萎缩所致（图 4-2-1-3-15）。

3. **植物神经症状** 因正中神经中混有大量交感神经纤维，因此手部血管、毛囊等多处于异常状态，表现为潮红、多汗等，且其疼痛常呈现"灼痛感"样。

4. **反射** 多无影响。而当 C_7 脊神经受累时，肱三头肌反射可减弱或消失。

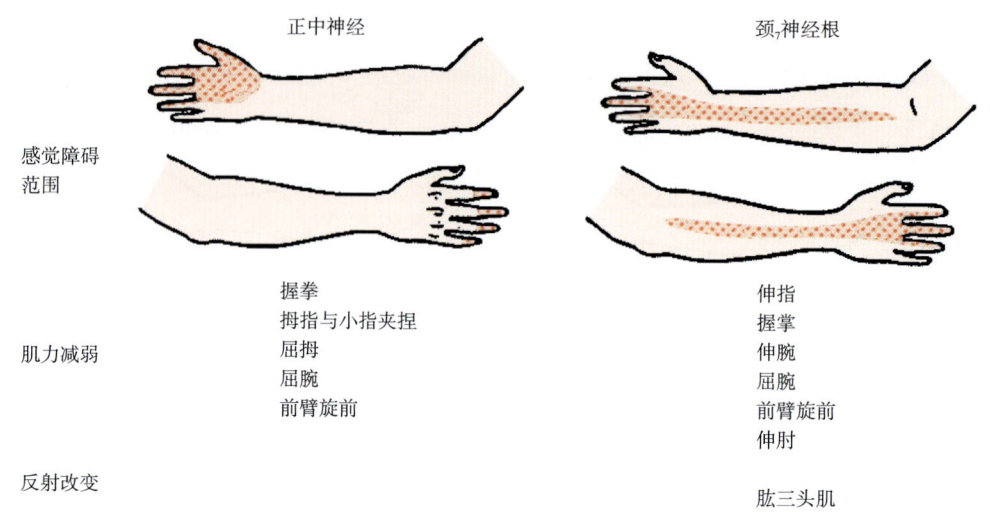

图4-2-1-3-14 正中神经与颈₇神经受累时鉴别示意图

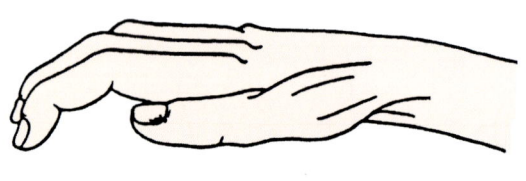

图4-2-1-3-15 猿手示意图
正中神经损伤时的"猿手"畸形

(三)桡神经受损

桡神经系由 $C_{5\sim7}$ 和 T_1 脊神经所组成。在上臂位于肱骨干桡神经沟内,紧贴骨面走行,易因肱骨干骨折而受累。外伤者易于鉴别,如系纤维粘连、局部卡压等因素所致者,则需与第六颈脊神经受累相区别。其鉴别要点如下:

1. **垂腕征** 为桡神经受损所特有症状,主因伸腕及伸指肌失去支配所致。高位桡神经受累者,伸肘功能亦受影响。

2. **感觉障碍** 如图 4-2-1-3-16 所示。其与第六颈神经不同的是,感觉障碍区主要表现为除指端外之手背侧(1~3指)及前臂背侧,而1、2指掌侧不应有障碍。

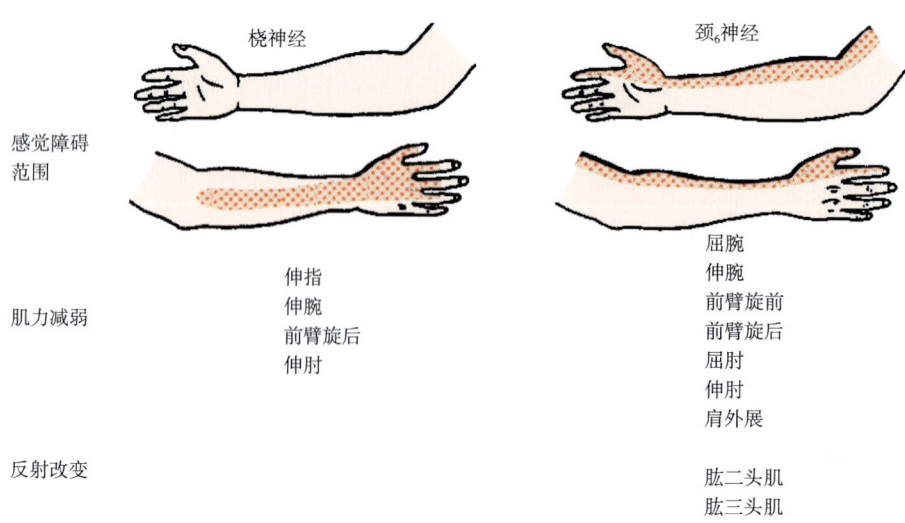

图4-2-1-3-16 桡神经与C₆神经受累时鉴别示意图

3. **反射改变** 多无明显影响。而 C_6 脊神经受累者则肱二头肌与肱三头肌反射均减弱或消失（早期亢进）。

4. **其他** 尚可参考病史、局部检查及 X 线平片所见等。

（四）胸腔出口综合征

胸腔出口综合征（TOS），又称胸腔出口狭窄症，在临床上较为多见，因其可直接压迫臂丛下干，或是由于前斜角肌挛缩、炎性刺激而使颈脊神经前支受累以致引起上肢症状，多以感觉障碍为主，并可引起手部肌肉萎缩及肌力减弱等。本病主要包括以下 3 种类型，即前斜角肌症候群、颈肋（或第七颈椎横突过长）综合征和肋锁综合征。此三者虽有区别，但均具有相似的特点，并以此与根型颈椎病相鉴别。主要依据如下。

1. **臂丛神经受累** 主为臂丛的下干，临床常表现为：自上臂之尺侧，向下延及前臂和手部尺侧的感觉障碍，以及尺侧屈腕肌、屈指浅肌和骨间肌受累（图 4-2-1-3-17）。

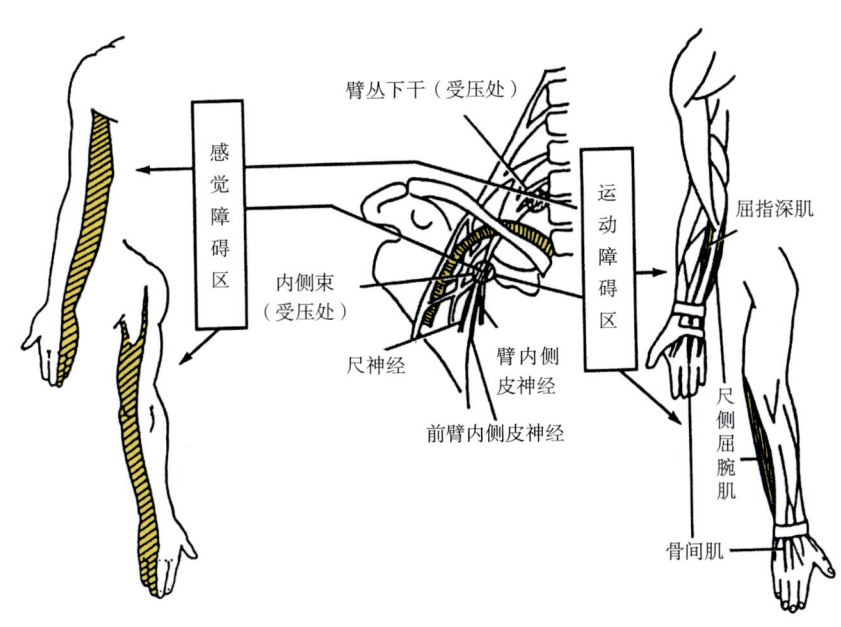

图 4-2-1-3-17 臂丛受累示意图
臂丛下干、内侧束受累后之神经功能障碍范围

2. **胸腔出口局部体征** 患侧锁骨上窝处多呈饱满状，检查时可触及条索状之前斜角肌或骨性颈肋，用拇指向深部加压时（或让患者作深吸气运动），可诱发或加剧症状。

3. **Adson 征** 多属阳性。即让患者端坐，头略向后仰，深吸气后屏住呼吸，将头转向患侧。检查者一手抵住患者下颌，略给阻力。另一手摸着患侧桡动脉，如脉搏减弱或消失，则为阳性。此为本病的特殊试验。

4. **其他** 包括影像学改变等，本病时，于 X 线平片多有阳性所见，必要时作 CT 扫描或 MR 成像技术等，均有助于两者之鉴别。此外，本病压颈试验阴性，棘突及颈椎旁多无压痛及其他体征，因此，两者不难以鉴别。

（五）腕管症候群

腕管症候群主要系正中神经通过腕管时受压所致。其在临床上亦较多见，尤以中、老年及腕部外伤后患者尤为多发。其鉴别要点如下。

1. **手腕中部加压试验（叩击腕管）阳性** 即检查者用手压迫或用中指叩击手腕（掌侧）中部，相当于腕横韧带的近侧端处如出现 1~3 指麻木或刺痛时，即属阳性，具有诊断意义（图 4-2-1-3-18）。

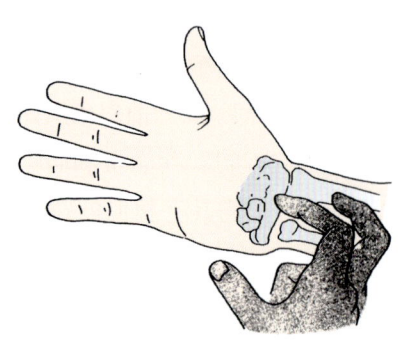

图4-2-1-3-18 腕管叩击试验示意图

2. 腕背屈试验阳性 即让患者将患侧腕关节向背侧屈曲持续0.5~1分钟，如出现上述症状，即属阳性，亦具有诊断意义。

3. 封闭试验 用1%普鲁卡因1~2ml对腕部痛点局封，如有效，则属阳性。

4. 其他 本病时具有远位正中神经末梢之感觉障碍症状（表现为1~3指指端麻木、过敏或刺痛），颈部X线片无相应改变，根型颈椎病诸试验均属阴性，必要时可参考MR成像技术等。

（六）肩关节周围炎及其他肩部疾患

1. 肩关节周围炎 不仅需与颈型颈椎病鉴别，亦应与根型颈椎病相区别。除前节中所述之特点外，本病不具有脊神经的根性症状，故易鉴别。但应注意，在临床上可遇到某些颈椎病病例同时伴有肩周围炎症状者，当治疗后（例如牵引或手术疗法），肩部症状可随颈椎病的其他症状一并消失，此主要由于由C_3、C_4脊神经受累所致。

2. 其他肩部疾患 包括肩关节撞击症、肩袖病变、肩关节退变及肩关节不稳症等均应与根型颈椎病相鉴别。主要依据临床检查及影像学结果，一般不难以鉴别。个别确诊困难者，可通过封闭疗法判定。

3. 椎管及根管处肿瘤 凡侵及脊神经根部及其附近之肿瘤，包括硬膜囊侧方、根管及其相邻组织（以骨组织为主）的肿瘤，均可引起根性痛。其中以转移性者为多见。且可同时波及脊神经根与颈丛或臂丛而引起形形色色的根性或丛性症状。

因此除常规对锁骨上窝及颈肩部进行视诊与触诊检查外，对有异样感者应以肩颈部为中心拍摄X线平片、CT扫描及MR检查，以防漏诊或误诊。

六、治疗原则

（一）非手术疗法

各种有目的有针对性的非手术疗法均有明显的疗效，其中尤以头颈轻重量之持续牵引、颈围制动及纠正不良体位更为重要。亦可选用气囊式、充气式或间断牵引，均有疗效。手法按摩选用时务必轻柔，切忌操作粗暴而引起意外。推拿及推搬不应选用。

（二）手术疗法

凡具有以下情况者可考虑手术。

1. 经正规非手术疗法3月以上无效者，临床表现、影像学所见及神经学定位相一致；

2. 有进行性肌肉萎缩及疼痛剧烈者；

3. 虽对非手术疗法有效，但由于症状反复发作影响工作、学习和生活者。

术式以颈前路侧前方减压术为宜，不仅疗效佳，且对颈椎的稳定性影响不大；伴有椎节不稳或根管狭窄者，亦可同时选用椎节间界面内固定术，将椎节撑开及固定融合（图4-2-1-3-19）。通过颈后路切开小关节达到减压目的颈后路术式（图4-2-1-3-20），或称之Key hole（钥匙孔）手术（图4-2-1-3-21），尤为神经外科医师采用。虽有疗效，但因颈后路手术术后易引起颈椎成角畸形，目前已逐渐为大家所放弃。亦可通过椎板切除、从后方切除或刮除椎体侧后方之骨性致压物（图4-2-1-3-22）；但此种术式难度较大，且易误伤，非有经验者不应选用。

对压迫来自前方或侧前方之骨性或软骨性致压物，仍以前方或侧前方入路施术为主，对病变广泛者亦可选择椎体（次）全切除术（图4-2-1-3-23）。

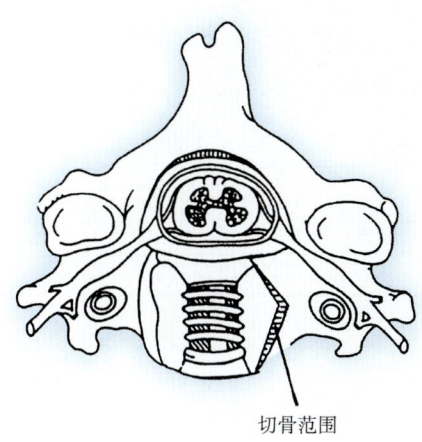

图4-2-1-3-19 界面固定示意图
颈前路切骨减压术后以界面技术融合施术椎节示意图

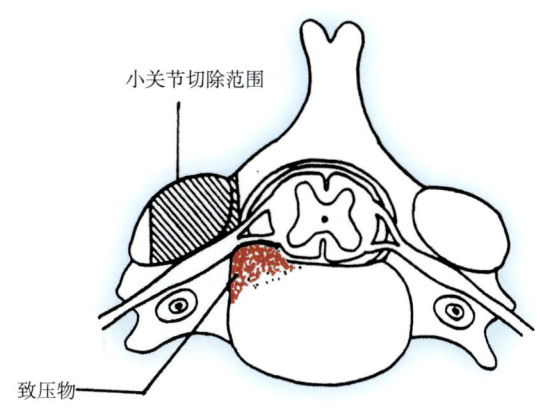

图4-2-1-3-20 小关节切除示意图
小关节切开减压治疗神经根型颈椎病

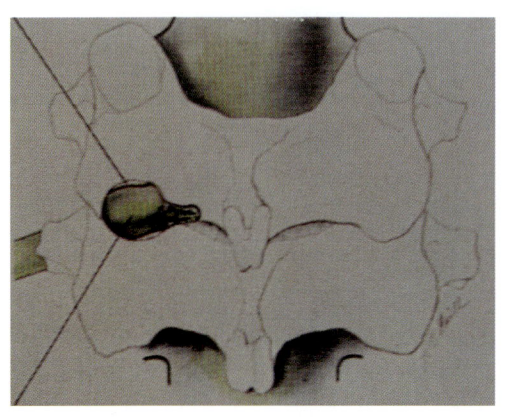

图4-2-1-3-21 颈后路钥匙孔（Key hole）手术示意图

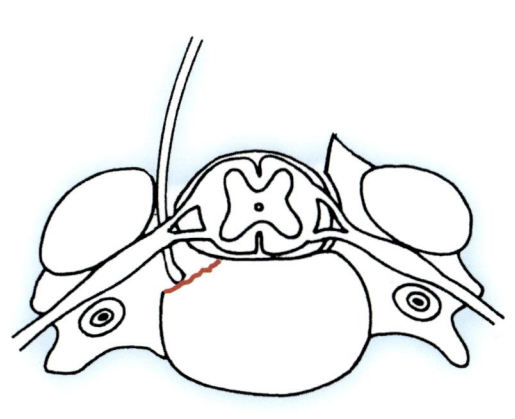

图4-2-1-3-22 后路切骨示意图
神经根型颈椎病后路刮除椎体骨性致压物示意图

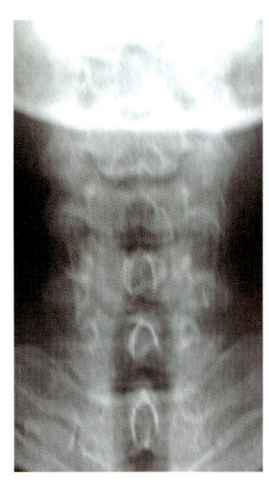
A

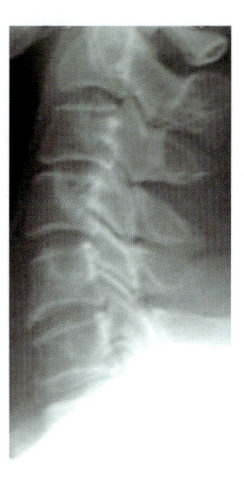
B

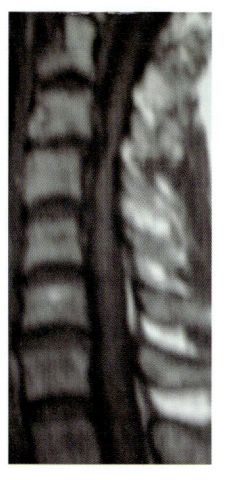
C

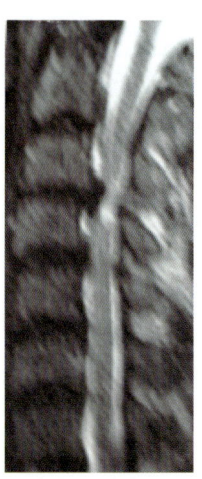
D

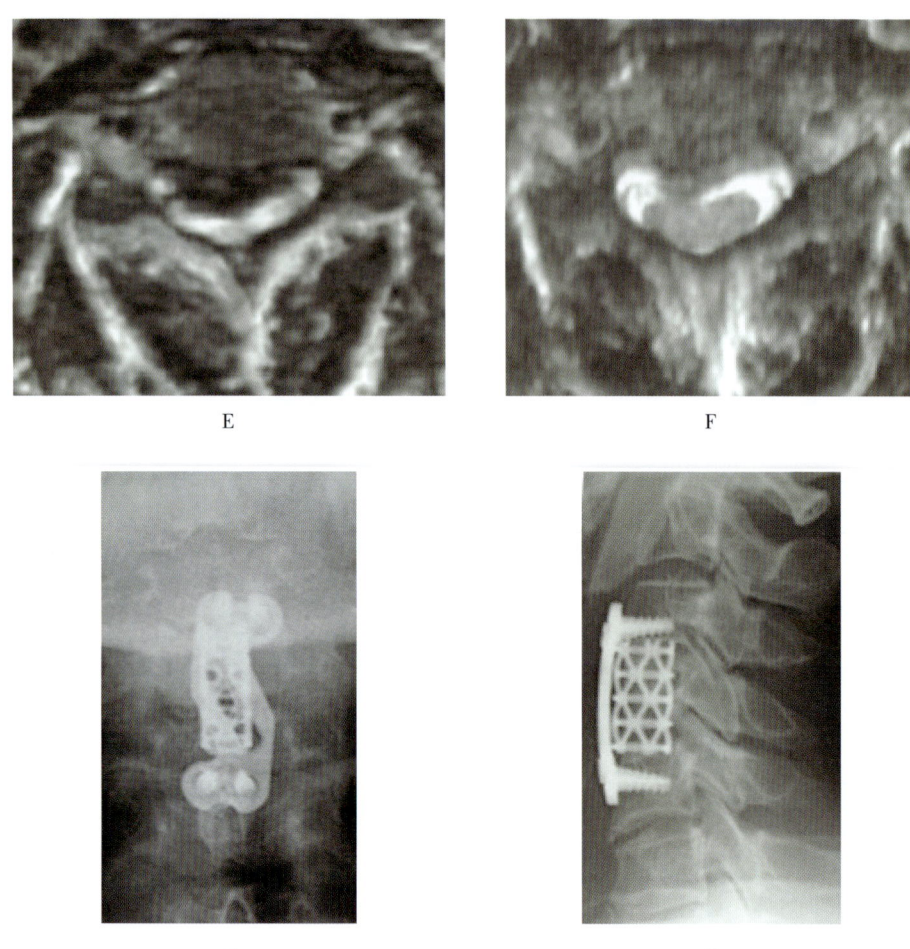

图4-2-1-3-23 临床举例（A~H）

男性，46岁，因侧前方骨赘及髓核突出致严重根性痛行椎体次全切除+撑开固定 A.B. 术前正侧位X线片；C.D. 术前MR矢状位，T_1、T_2加权，显示C_{3-4}、C_{4-5}有骨赘及椎间盘后突；E.F. MR水平位显示致压物偏向右侧，以致右上肢剧痛；G.H. 全麻下行C4椎体次全切除，用带骨块之钛网撑开植入+钛板固定，术后正侧位X线片显示固定满意，术后症状消失

手术适应证（2008） 原则上采取非手术治疗，具有下列情况之一者可行手术治疗：

1. 经3月以上正规、系统的非手术治疗无效，或非手术治疗虽然有效但反复发作且症状严重、影响生活质量或正常工作的患者；

2. 由于神经根受压病损导致所支配的肌肉进行性萎缩者；

3. 有明显的神经根压迫症状和持续性剧烈疼痛，严重影响睡眠与正常生活者。

七、预后

1. 因单纯性颈椎髓核突出所致者，预后大多良好，治愈后少有复发者；

2. 髓核脱出已形成粘连者则易残留症状；

3. 因钩椎关节增生引起者，早期及时治疗预后多较满意，如病程较长，根管处已形成蛛网膜下腔粘连时，则易因症状迁延而欠满意；

4. 因骨质广泛增生所致根性痛者，不仅治疗复杂，且预后较差。

第四节　颈椎病简易分型之三
——脊髓型颈椎病及其基本概念

一、诊断标准（2008）

1. 临床上出现颈脊髓损害的表现，以四肢运动、感觉及反射障碍为主；
2. 影像学所见证实脊髓受压，并与临床症状相吻合；
3. 除外肌萎缩性脊髓侧索硬化症、脊髓肿瘤、急性脊髓损伤、继发性粘连性蛛网膜炎、多发性末梢神经炎等。

二、发病机制

本型颈椎病虽较前两型少见，但症状严重，且多以"隐性侵袭"形式发展，易被患者忽视，更易误诊为其他疾患而延误治疗时机，因此其在诸型中处于重要地位。由于其主要压迫或刺激脊髓及伴行血管而出现脊髓神经的感觉、运动、反射与排便功能障碍，故称之谓脊髓型颈椎病。

属于颈椎病范畴，引起脊髓受压（或刺激）的病理解剖与病理生理机制主要有以下4类。

（一）先天性因素

主要指颈椎椎管发育性狭窄。从病因学角度来看，其是后三者的病理解剖学基础。除非占位性病变体积过大（例如骨赘、OPLL、肿瘤及碎骨片等），一个大椎管者发病率明显地较狭窄者为低，即使出现症状，也多较轻微，且易于治愈。

（二）动力性因素

主要是椎节的不稳与松动，其次是后纵韧带的膨隆与内陷、髓核的后突、黄韧带的前凸以及其他有可能突向椎管、对脊髓致压的病变，但这些病变又可因体位的改变而使此种病理解剖状态随着椎节稳定性恢复的同时也可消失或减轻。

（三）机械性因素

指因骨质增生、骨刺形成及髓核脱出等，包括局部或蛛网膜下腔形成的粘连无法还纳者亦属机械性因素。这些因素大多是在前者基础上而对脊髓形成持续压迫。

（四）血管因素

研究表明脊髓血管及其血供量像脑部血管一样，具有十分惊人的调节能力，以维持脊髓在各种复杂活动中的血供，其正常与异常状态的供血量可以相差20倍左右，如果某组血管遭受压迫或刺激时，则可出现痉挛、狭窄甚至血栓形成，以致减少或中断了对脊髓的血供。视缺血的部位不同，在其相应支配区表现脊髓各种缺血症状。严重者则有可能出现不可逆转的后果。在临床上具有代表性的部位包括脊髓前中央动脉受压引起的四肢瘫（下肢为重），沟动脉受压引起的脊髓中央管前方缺血而出现的上肢瘫（也可波及下肢），软脊膜缺血时引起的脊髓刺激症状，以及因大根动脉受阻所引起的脊髓变性等。其特点是发病速度较缓慢，这种在临床上难以被察觉的因素，实际上对脊髓的病理生理改变起着重要作用。例如在手术时仅仅摘除脱出的髓核，四肢瘫痪症状可迅速减轻，甚至消失，如此惊人的速度只能从血管因素来加以解释。因此在临床上应充分估计其重要作用，此对手术时机的选择与判定亦具有重要意义。

由于以上四方面因素而易使处于骨纤维管道中的脊髓组织遭受刺激与压迫。早期,多系在椎管狭窄的基础上由于动力性因素对脊髓本身或脊髓前动脉,或沟动脉等的刺激而出现肌张力升高、反射亢进及感觉过敏等症状,并具有较大的波动性。而后期,由于致压因素以机械性(髓核脱出及骨赘等)为主,对脊髓的压力持续不消,不仅症状与体征日渐加重,且可形成难以逆转的后果。

三、临床特点

脊髓型患者症状复杂,尤以病程长者常与神经内科疾患混淆,甚至长期在内科治疗,因此对其需要全面检查,其临床特点主要表现为以下6个方面。

(一)锥体束征

为脊髓型颈椎病的主要特点,其产生机理是由于致压物对锥体束(皮质脊髓束)的直接压迫或局部血供减少之故。临床上多先从下肢无力、双腿发紧(如缚绑腿)及抬步沉重感等开始,渐而出现足踏棉花、抬步打漂、跛行、易跪倒(或跌倒)、足尖不能离地、步态拙笨及束胸感等症状。检查时可发现反射亢进、踝和膝阵挛及肌肉萎缩等典型的锥体束症状。腹壁反射及提睾反射大多减退或消失,手部持物易坠落(此表示锥体束深部已受累),最后呈现为痉挛性瘫痪。因此,在门诊时对此类患者应先予以一般性肌力及反射检查(图4-2-1-4-1),并对阳性表现者作进一步检查。

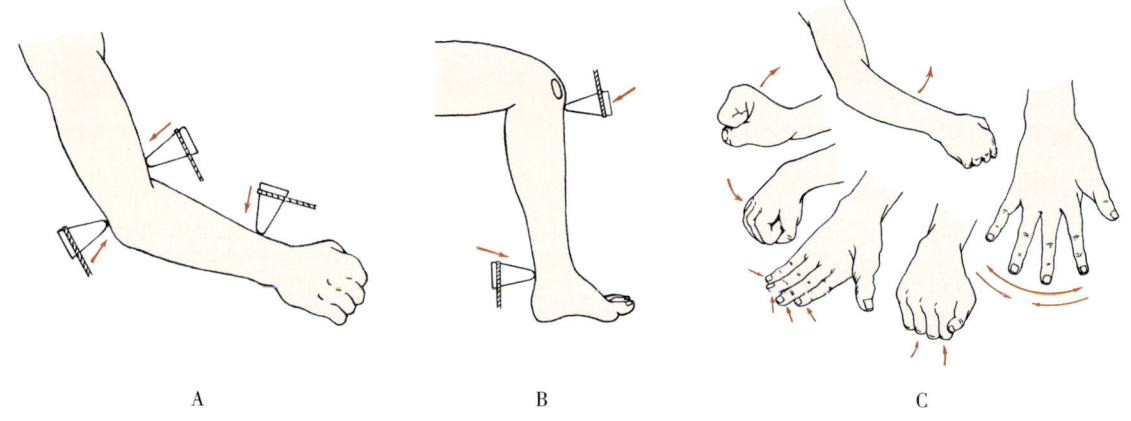

图4-2-1-4-1 门诊初步检查示意图(A~C)

凡疑似脊髓型颈椎病者,应先行四肢反射及手指肌力一般性检查,有阳性者,再深入检查:A.B.四肢反射;C.手部肌力

1. **分型** 锥体束在髓内的排列顺序,从内及外依序为颈、上肢、胸、腰、下肢及骶部的神经纤维,视该束纤维受累之部位不同可分为以下3种类型。

(1)中央型(又称上肢型) 是由于锥体束深部先被累及,因该神经纤维束靠近中央管处,故称为中央型。症状先从上肢开始之后方波及下肢。其病理改变主要是由于沟动脉受压或遭受刺激所致,如一侧受压,表现为一侧症状;双侧受压,则出现双侧症状。

(2)周围型(又称下肢型) 指压力先作用于锥体束表面而下肢先出现症状,当压力持续增加波及深部纤维时,则症状延及上肢,但其程度仍以下肢为重。其发生机理主要是椎管前方骨赘或脱出之髓核对硬膜囊前壁直接压迫的结果。

(3)前中央血管型(又称四肢型) 即上、下肢同时发病者。此主要由于脊髓前中央动脉受累所引起,通过该血管的支配区造成脊髓前部缺血而产生症状。该型特点是患病快,经治疗痊愈亦快,非手术疗法有效(图4-2-1-4-2、3)。

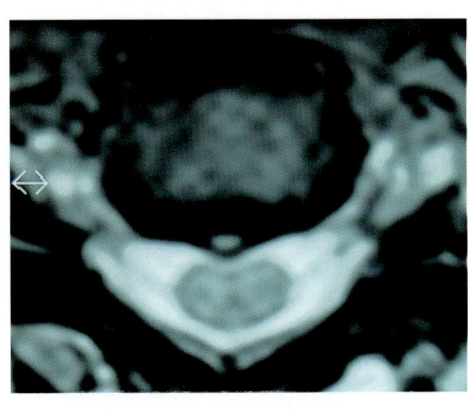

图4-2-1-4-2 MR所见之一
MR水平位显示脊髓前中央动脉受压征轻型所见

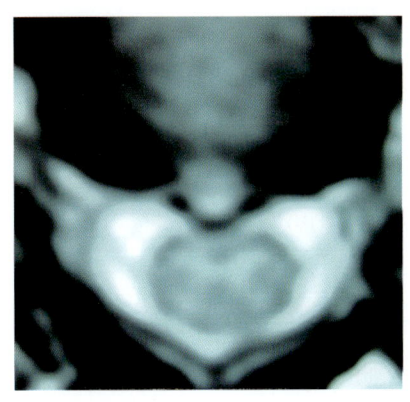

图4-2-1-4-3 MR所见之二
MR水平位显示脊髓前中央动脉受压征重型所见

2. 分度 以上3种类型又可根据症状轻重不同而分为轻、中、重三度。轻度指症状出现早期，虽有症状，但尚可坚持工作。中度指已失去工作能力，但个人生活仍可自理者；如已卧床休息，不能下地及失去生活自理能力者，则属重度。一般重度者如能及早除去致压物，仍有恢复希望。但如继续发展至脊髓出现变性，甚至空洞形成时，则脊髓功能难以获得逆转。

(二)肢体麻木

此主要由于脊髓丘脑束同时受累所致。该束纤维排列顺序与前者相似，自内向外为颈、上肢、胸、腰、下肢和骶部的神经纤维。因此其出现症状的部位及分型与前者相一致。

在脊髓丘脑束内的痛、温觉纤维与触觉纤维分布不同，因而受压迫的程度亦有所差异，即痛、温觉障碍明显，而触觉可能完全正常。此种分离性感觉障碍，易与脊髓空洞症相混淆，临床上应注意鉴别。

(三)反射障碍

1. **生理反射异常** 视病变波及脊髓的节段不同，各生理反射出现相应的改变，包括上肢的肱二头肌、肱三头肌和桡反射，下肢的膝反射和跟腱反射，多为亢进或活跃。此外腹壁反射、提睾反射和肛门反射可减弱或消失。

2. **出现病理反射** 以Hoffmann征(图4-2-1-4-4)及掌颏反射出现的阳性率为最高；病程后期，踝阵挛、髌阵挛及Babinski征等均可出现。

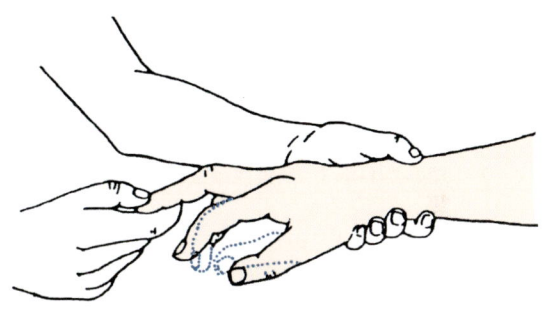

图4-2-1-4-4 Hoffmann征示意图

(四)植物神经症状

临床上并非少见，可涉及全身各系统，其中以胃肠、心血管及泌尿系统为多见，且许多患者是在减压术后当症状获得改善时，才追忆可能因颈椎病所致。可见术前如不详细询问，常难以发现。

(五)排便排尿功能障碍

多在后期出现，起初以尿急、排空不良、尿频及便秘为多见，渐而引起尿潴留或大小便失禁。

(六)屈颈试验

由于此组病例的椎管多处于临界状态，因此

其最怕屈颈动作,如将头颈前屈,由于椎管内有效间隙突然减少,致使脊髓处于容易遭受激惹的敏感状态,其双下肢或四肢可有"触电"样感觉(图4-2-1-4-5)。此主要由于在前屈情况下,不仅椎管容积缩小,且于椎管前方的骨性或软骨性致压物可直接"撞击"脊髓及其血管,与此同时,硬膜囊后壁向前方形成的张压力,亦加重了对脊髓的压应力。

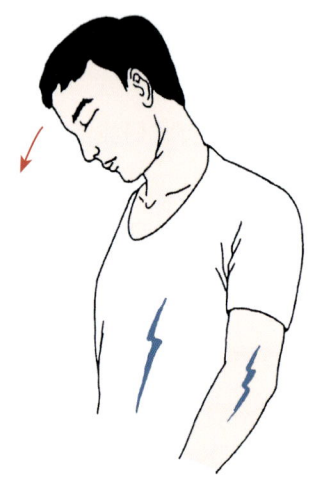

图4-2-1-4-5　颈椎屈颈试验示意图

四、影像学改变

(一)X线平片及动力性侧位片

主要表现为以下特点。

1. 椎节梯形变　病程较短之病例,大多因突出或脱出之髓核及椎节不稳所致。因此,在动力性侧位片上患节椎体间关节可显示明显之梯形变,其出现时间较MR成像技术检查阳性所见的时间为早。同样,已有骨刺形成的病例,其邻节在出现骨刺之前亦先从梯形变(椎节不稳)开始。

2. 骨刺形成　约80%左右病例于患节椎体后缘有较明显之骨刺形成,其矢径自1~6mm或更长,一般以3~5 mm者居多;骨刺的长短不一定与症状有直接关系,更多取决于椎管的矢状径。

3. 椎管矢状径大多小于正常　按比值计算,椎体与椎管矢状径比值大多小于1∶0.75;矢状径绝对值也多小于14mm,约半数病例在12mm以下。

4. 其他改变　某些病例可伴有后纵韧带钙化、先天性椎体融合(以 C_3、C_4 为多)及前纵韧带钙化等异常所见。此种异常与本型症状的发生与发展亦有密切关系。

(二)MR成像技术

对本病的诊断及治疗方法选择具有重要作用,因其如一幅脊髓及其周围组织的纵向剖面解剖图谱,对局部的病变一目了然,每个病例均应争取选用,特别是动力性MR成像技术更佳,其不仅对颈椎病的诊断、分型至关重要,且为手术的决定、手术部位的判定及术式的选择等都具有重要意义(图4-2-1-4-6)。

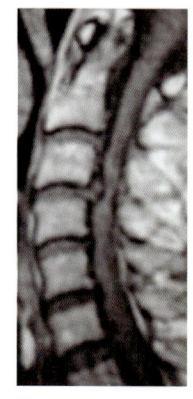
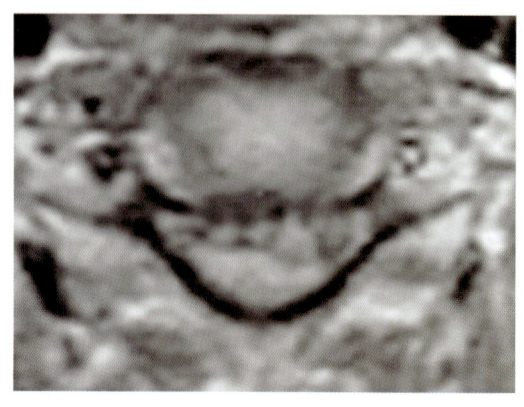

A_1　　　　　　　　　　A_2

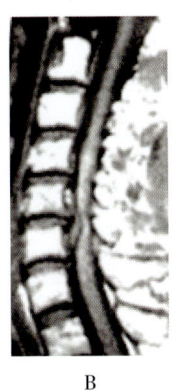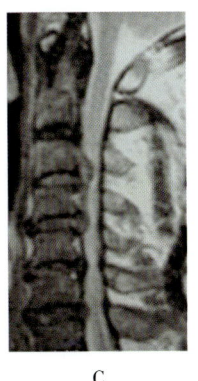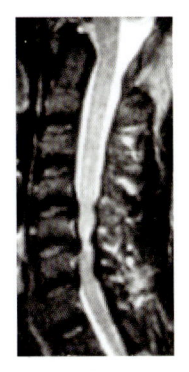

图4-2-1-4-6　各种脊髓型颈椎病MR特点举例（A~D）

A. $C_{3~4}$椎间盘突出（A_1矢状位观；A_2横断面观）；B. C_5~C_6椎间盘脱出，游离型；C. 多节段椎间盘突出+椎节不稳；
D. 多节段椎间盘突出、骨赘形成合并椎管狭窄（严重型）

此外，脊髓水成像技术（MRS）更可清晰显示脊髓全节段概况，包括受压部节段和程度，而且对其全貌也可一目了然（图4-2-1-4-7）。

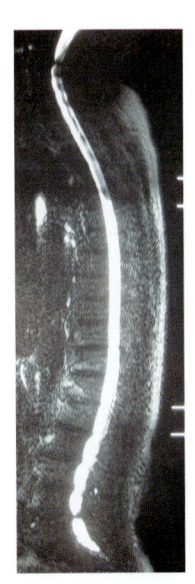

图4-2-1-4-7　脊髓全长水成像

（三）其他

包括CT扫描、CTM及脊髓造影等对本型的诊断均有作用，可酌情选择。

五、鉴别诊断

（一）肌萎缩型脊髓侧索硬化症

本病属于运动神经元疾患中的一种类型，其病因至今尚不明了。临床上主要引起以上肢为主或四肢性瘫痪，此易与脊髓型颈椎病相混淆。其鉴别要点如下。

1. 一般特点

（1）年龄较轻　脊髓型颈椎病多为45~50岁以上者，而本病发病年龄较早，常在40岁前后起病，年轻者甚至30岁左右。

（2）无感觉障碍　本病一般均无感觉障碍，仅部分病例可有感觉异常主诉。而颈椎病患者，当引起脊髓受压出现运动障碍时，则均伴有感觉障碍症状与体征。

（3）起病速度快　颈椎病者发病较慢，且多伴有一定诱因。而本病则多无任何原因突然发病，常先从肌无力开始，且病情发展快。

2. 肌萎缩情况

本病虽可发生于身体任何部位，但以上肢先发者为多，尤以手部小肌肉明显。大小鱼际、蚓状肌萎缩，掌骨间隙凹陷，双手可呈鹰爪状，并迅速向前臂、肘部及肩部发展，甚至引起颈部肌肉无力与萎缩。故对此类病例应常规检查胸锁乳突肌、提肩胛肌及颈部肌群，以判定有无萎缩征。而颈椎病者由于以$C_{5~6}$、$C_{6~7}$及$C_{4~5}$处多见，故肌肉受累水平罕有超过肩部以上者。

3. 其他症状

（1）植物神经症状　本病少有出现此症状者，而脊髓型颈椎病者常可遇到。

（2）发音障碍　当侧索硬化波及延髓时（可在起病时出现，但多见于本病后期），则出现发音含糊，渐而影响嚼肌及吞咽动作。而脊髓型颈椎病者则无此症状，只有当病变波及椎动脉时方有轻度发音障碍。

（3）椎管矢状径　本病时多属正常，而脊髓型颈椎病者则显示较明显之狭窄征。

（4）脑脊液检查　颈椎病者多为不全性阻塞及脑脊液生化检查异常等，而本病时则多属正常。

（5）其他　包括本病各期所特有的肌电图征、肌肉活组织检查以及CT扫描和核磁共振等，均有助于本病与脊髓型颈椎病之鉴别诊断，见表4-2-1-4-1。

表4-2-1-4-1　脊髓型颈椎病与肌萎缩型侧索硬化症之鉴别

鉴别要点	脊髓型颈椎病	侧索硬化症
发病年龄	多在40岁以上	多于40岁前后发病
感觉障碍	一般均有	无
起病发展速度慢	多有诱因	快，少有诱因
肌萎缩情况	轻，与病变椎节一致	重，可超过C_4平面
植物神经症状	多伴有	多无
发音、吞咽障碍	多无	多有
椎管矢状径	多有狭窄	多正常
脑脊液检查	呈不全阻塞征	多正常
MR及CTM检查	显示脊髓受压征	脊髓外形正常，无受压征

本病预后较差，目前尚无有效措施阻止本病的进展，多在起病后数年至十余年而死于各种并发症或呼吸障碍。

（二）原发性侧索硬化症

本病与前者相似，唯其运动神经元变性仅限于上神经元而不波及下神经元，较前者为少见。主要表现为进行性、强直性截瘫或四肢瘫，无感觉及膀胱症状。如病变波及皮层延髓束时则可出现假性球麻痹征象。鉴别要领与前者一致。

（三）进行性脊肌萎缩症

进行性脊肌萎缩症是指神经元变性限于脊髓前角细胞而不波及上神经元者。肌萎缩征先局限于一部分肌肉，渐而累及全身。表现为肌无力、肌萎缩及肌束颤动，强直征不明显。鉴别诊断要领亦与肌萎缩型者相似。

（四）脊髓空洞症

本病与延髓空洞症均属一慢性退行性病变，以髓内空洞形成及胶质增生为特点。其病程进展缓慢，早期影响上肢，呈节段性分布。当空洞逐渐扩大，由于压力或胶质增生不断加重，可使脊髓白质内的长传导束也被累及。临床上易与脊髓型颈椎病混淆。其鉴别要点如下。

1. 感觉障碍　本病早期为一侧性痛觉及温度障碍。当病变波及前连合时，则可有双侧手部、前臂尺侧及部分颈、胸部的痛、温觉丧失，而触觉及深感觉则基本正常，此现象称之为感觉分离性障碍。颈椎病患者则无此种现象。

2. 营养性障碍　由于痛觉障碍，不仅可在局部引起溃疡、烫伤、皮下组织增厚及排汗功能障碍等病变,且关节处可引起过度增生及磨损性改变,甚至出现超限活动,但无痛感,此称之为夏科氏关节。应注意与因脊髓痨所致者的鉴别(主要根据冶游史、病史及血清康华氏反应等)。

3. **其他**　尚可参考其他体征、年龄、颈椎X线平片、颈椎椎管矢状径测量及腰穿等检查。归纳上述内容,列表4-2-1-4-2,供参考。磁共振、CT扫描或脊髓造影等检查,有助于对本病的确诊。

表4-2-1-4-2　脊髓型颈椎病与脊髓空洞症之鉴别

鉴别要点	脊髓型颈椎病	脊髓空洞症
发病年龄	45岁以后多见	30~40岁者多见
感觉分离	少见	多见
肌萎缩征	轻,局限	明显,尤以手部
下肢锥体束征	多明显	多无
Hoffmann征	多阳性	多阴性
MR及CTM	显示脊髓变压征	见中央管扩大改变
X线平片	矢状径狭窄、骨刺形成等	无特殊

以往对本病不主张手术,但近年来笔者发现,采取脊髓后正中切开减压及硅胶管植入引流术可以减轻髓内压力,约半数病例其远期疗效可维持多年,我们曾遇到持续10年以上的病例。本病发展较慢,预后较前者为好。

(五)共济失调症

本病多有明显之遗传性,视其病变特点不同而分为少年脊髓型共济失调(又名Friedreich共济失调症)、脊小脑型、小脑型及周围型等数种,且亚型较多。

本病不难以与脊髓型颈椎病鉴别,关键是对本病要有一明确认识,在对患者查体时注意有无肢体共济失调、眼球震颤及肢体肌张力低下等症状,阳性者,有助于对本病的判定。

(六)颅底凹陷症

近年来发现本病并非罕见,因无特效疗法,该组病员常求治于各医院门诊之间。由于其可引起脊髓压迫症状,因此应与脊髓型颈椎病加以鉴别。其鉴别要点如下:

1. **短颈外观**　主因上颈椎凹入颅内所致。
2. **标志测量异常**　临床常采用的为以下两种。

(1)颅底角　所谓颅底角指蝶鞍和斜坡所形成之角度,取颅骨侧位片测量之,正常为132°,如超过145°则属扁平颅底。

(2)硬腭-枕大孔线　又名Chamberlain线,即硬腭后缘至枕大孔后上缘之连线。在正常情况下,枢椎之齿状突顶端低于此线,如高于此线则属扁平颅底。

(3)其他　本病发病年龄多较早,可在20~30岁开始发病;临床上多表现为四肢痉挛性瘫痪,且其部位较脊髓型者为高,程度较重。多伴有疼痛性斜颈畸形及颈椎骨骼其他畸形。病程后期如引起颅压升高,则可出现颅内症状。

(七)多发性硬化症

本病为一病因尚不十分明了的中枢神经脱髓鞘疾患,因可出现锥体束症状及感觉障碍,易与脊髓型颈椎病相混淆。本病虽在国内少见,但也非罕见,其可引起与脊髓型颈椎病相类同的感觉障碍及肢体痉挛性瘫痪,故在诊断上应想及此病。本病尚无特效疗法,手术可加剧病情甚至引起意外,因此切忌误诊。其鉴别要点如下:

1. 好发年龄　多在20~40岁之间,女性多于男性;

2. 精神症状　多有程度不同之精神症状,常呈欣快状,情绪易冲动;

3. 发音障碍　病变波及小脑者可出现发音不清,甚至声带瘫痪;

4. 颅神经症状　以视神经受累为多,其他颅神经亦可波及;

5. 共济失调症状　当病变波及小脑时则可出现。

(八)脊髓痨

脊髓痨为梅毒后期病征,其病理改变主要位于脊髓后根与后束,尤以腰骶部为多发。多于初次感染后10~30年发病。目前较少见,但某些地区仍可遇到。其鉴别要点如下:

1. 有冶游史　应详细反复询问;

2. 闪电样疼痛　以下肢多见,呈灼痛或撕痛状,疼痛消失后该处出现感觉过敏,这是由于后根躯体神经受刺激所致;

3. 共济失调　因深感觉障碍所致。主要表现为步态蹒跚,并呈跨阈状;患者常主诉步行时有踩棉花样感觉;

4. 视力障碍　由于视神经萎缩所引起。早期视力减退,视野呈向心性缩小,最后可致盲;

5. 阿－罗(Argyll-Robertson)瞳孔　即瞳孔的调节反应正常,而对光反应消失或延迟;

6. 肌力低下　尤以下肢为明显,膝跳反射甚至可消失;

7. 康华氏反应　血清康华氏反应阳性率约为70%,脑脊液之华氏反应阳性率约60%。

根据以上几点易与颈椎病相鉴别。此外尚可参考其他检查结果,包括X线平片、MR及CT扫描等,一般无需脊髓造影。

(九)周围神经炎

本病系由于中毒、感染及感染后之变态反应等所引起的周围神经病变,主要表现为对称性或非对称性(少见)的肢体运动、感觉及植物神经障碍。可单发或多发。其中因病毒感染或自体免疫功能低下急性发病者,称之为急性多发性神经根炎(即Guillain-Barre症候群)。其鉴别要点如下:

1. 对称性运动障碍　通常表现为以四肢远端为重的对称性弛缓性不全瘫痪,此不同于颈椎病时的不对称性痉挛性瘫痪;

2. 对称性感觉障碍　可出现上肢或下肢双侧对称性似手套-袜子型感觉减退,颈椎病者亦罕有此种改变;

3. 对称性植物神经功能障碍　主要表现为手足血管舒缩、出汗和营养性改变。

根据以上三点不难与脊髓型颈椎病区别。此外尚可参考病史、X线片、MR及CT扫描等其他有关检查。非病情特别需要,一般勿需脊髓造影。

(十)继发性粘连性脊蛛网膜炎

近年发现本病日渐增多,除由外伤、脊髓与脊神经根长期遭受压迫所致外,大多为椎管穿刺、椎管内或椎管外注药、腰麻及脊髓造影等所引起,因此,多属于医源性因素。本病可与颈椎病伴发,亦可单独存在。其鉴别要点如下。

1. 病史　主要根据既往多有椎管穿刺、注药或脊髓造影等病史,尤其某些刺激性较大的造影剂(目前已不再选用)更易引起。

2. 根性刺激症状　多较明显,尤以病程较长者,常表现为根性痛。其范围多较广泛,且成持续性,可有缓解期,但在增加腹压时加剧。

3. 影像学改变　既往曾行碘油造影者,于X线平片上显示椎管内有烛泪状阴影,多散布于两侧根袖处。此外,MR成像技术可以较清晰地显示蛛网膜下腔粘连的范围与程度,此有助于与脊髓型颈椎病者的鉴别,但有不少病例两者同时伴发。

(十一)肿瘤

本节所阐述肿瘤,主要是指颈髓本身及邻近可波及脊髓的肿瘤。后者除椎管内髓外肿瘤外,尚应注意颈椎椎骨局部的转移性或原发性肿瘤(以前者多见,约占90%以上),尤其病变早期,如不注意观察则易误诊或漏诊。其肿瘤之分类及其鉴别要点如下。

1. **髓内肿瘤** 较为少见,在脊髓肿瘤中不足1/10,与脊髓外病变(包括颈椎病及髓外肿瘤)的鉴别可参考下表(表4-2-1-4-3)。

表4-2-1-4-3 颈段髓内与髓外损害的临床鉴别

鉴别要点		髓内损害	髓外损害
运动障碍	痉挛性瘫痪	晚期发作,下肢多见	早期出现,远端更明显
	迟缓性瘫痪	早期出现,上肢多见	一般无
	肌肉萎缩	多明显,尤以上肢	除患节局部,少见
反射	骨骼肌反射	早期上肢↓,晚期下肢↑	早期↑,患节可能↓
	Babinski征	晚期出现	可能早出现
感觉	根性痛	多缺如	多有
	局部骨痛	一般无	多有
	感觉丧失	自上而下,可有感觉分离征	由远端开始呈向心性
其他	皮肤营养改变	常有	罕见
	膀胱功能	早期出现失禁	晚期失禁
	影像学改变	MR可有阳性发现	MR、CTM可发现致压物

除上述临床鉴别诸要点外,尚可参考X线平片及脑脊液动力学试验等。此外脊髓造影检查,在髓内肿瘤时显示脊髓呈梭形膨大,且不与椎节水平相一致,而髓外致压者,则呈杯口状充盈缺损征。

2. **髓外肿瘤** 椎管内髓外之肿瘤以神经鞘瘤为多见,几乎占脊髓肿瘤的半数。其次为脊膜瘤(10%~15%)和转移瘤(8%)等。现以神经鞘瘤为例,归纳其特点如下。

(1)年龄 好发于30~40岁之间,性别无明显差异。

(2)好发部位 以脊神经后根处为多发,可波及2~3个根。

(3)症状特点 因其发病缓慢,由于脊髓及脊神经根的代偿作用而使症状多逐渐发生。主要表现为根性放射痛、棘突旁叩痛及受累节段的反射与肌力改变。

(4)诊断 除上述特点外,一般均需通过磁共振、CT扫描或脊髓造影证实。

3. **脊髓血管瘤** 在脊髓肿瘤中发病率约占5%左右。实质上其大多属于脊髓血管畸形。由于其病变范围较广,程度轻重不一,因此临床症状差异较大,从仅有轻微症状到完全瘫痪表现不一。后者主要因脊髓血流动力学改变引起病理循环或血栓形成,以致脊髓因严重缺血而出现软化(后期纤维化)之故。

本病早期诊断不易,对有短暂性神经根痛者应注意是否本病。典型病例可以通过DSA或一般的脊髓造影及脊髓血管造影诊断,不典型者往往是在术中确诊。

本病与脊髓型颈椎病的鉴别除依据DSA及其他造影技术外,尚可根据颈椎病本身的诊断要点。如两者并发,预后不佳。

(十二)颈髓过伸性损伤

颈过伸性损伤属于颈部外伤中一种类型,易与在颈椎病基础上遭受过屈伤所造成的脊髓前中央动脉症候群相混淆。前者大多需要先采用保守疗法,之后再决定手术;后者则需及早施术,故两者的鉴别具有临床意义。其鉴别要点如下。

1. 损伤机制 两者均发病于头颈部外伤后。过伸性损伤者大多因高速行驶之车辆急刹车所引起,由于惯性力的作用,面、颌、颏部遭受正前方的撞击,而使头颈向后过度仰伸,此时已被拉长的脊髓(椎管亦变得相对狭窄)易突然被嵌夹于前突内陷的黄韧带与前方骨纤维性管壁之中而引起脊髓中央管周围损害。而脊髓前中央动脉症候群者则多系在椎体后缘骨刺或髓核突出的基础上,突然遭受使头颈前屈之暴力,以致脊髓前方被撞击到骨性或软骨性致压物上而引起脊髓前中央动脉的痉挛与狭窄,并出现供血不全症状。

2. 临床症状

(1)运动障碍 由于过伸性损伤的病理改变位于脊髓中央管周围,因此最先累及上肢的神经传导束而先出现上肢瘫痪,或是上肢重,下肢轻,尤以手部最为明显的瘫痪征。而脊髓前中央动脉症候群者则完全相反,其瘫痪是以下肢重而上肢轻。

(2)感觉障碍 脊髓前中央动脉症候群者感觉受累较轻。而过伸性损伤者不仅症状明显,且可出现感觉分离现象,即温、痛觉消失,而位置觉、深感觉存在;此主要是由于病变位于中央管附近所致。

3. 影像学改变 于X线平片上两者有明显差异。过伸性损伤者在侧位观上可以发现患节椎间隙前方呈增宽状,且椎体前阴影明显增宽,多超过正常值一倍以上。而脊髓前中央动脉症候群者由于多在骨刺形成的基础上发病,因此不仅多有骨赘存在,且椎管一般较狭窄(宽椎管者不易发病)。

4. 其他 尚可参考面颌部或后头部有无软组织损伤,并参考患者年龄及病史等加以区别。一般无需脊髓造影。

归纳以上诸点,列两者鉴别诊断表于后(表4-2-1-4-4)。

表4-2-1-4-4 脊髓前中央动脉症候群与过伸性损伤鉴别

鉴 别 要 点	脊髓前中央动脉症候群	过伸性损伤
致伤机制	见于颈部前屈状态下	颈部向后仰伸
瘫痪特点	突发性四肢瘫,下肢重	突发性瘫,上肢重
感觉障碍	较轻	明显,可有感觉分离
软组织损伤	后头部多见	面、额、颌及颏部多见
X线片特点	伤节多有明显骨赘及椎管狭窄	伤节椎间隙及椎体前阴影宽
磁共振检查	椎管前方有致压物	脊髓中央管处信号异常

六、治疗原则

(一)非手术疗法

仍为本型的基本疗法,尤以早期的中央型(上肢型)及前中央血管型(四肢型),约近半数病例可获得较明显疗效。但在进行中应密切观察病情,切忌任何粗暴操作及手法。一旦病情加剧,双下肢瘫痪者,则应及早施术,以防引起脊髓变性。对脊髓已有液化灶者,在警告切勿外伤(包括猛刹车)的同时,积极准备施术。

(二)手术疗法

1. 手术病例选择

(1)急性进行性颈脊髓受压症状明显、经临床检查或其他特种检查(核磁共振、CT 扫描等)证实者,应尽快手术;

(2)病程较长、症状持续加重且诊断明确者;

(3)脊髓已出现液化灶者应争取尽早手术,必要时可前后路一并施术;

(4)脊髓受压症状虽为中度或轻度,但经非手术疗法治疗 1~2 个疗程以上无改善而又影响工作者。

2. 手术入路及术式 视病情、患者全身状态、术者技术情况及手术操作习惯不同等而选择最为有效手术入路及术式。

(1)手术入路 以锥体束受压症状为主者,原则上采取前方入路。而以感觉障碍为主、伴有颈椎椎管狭窄者,则以颈后路手术为主。两种症状均较明显者,视术者习惯先选择前路或后路,1~3 个月后再根据恢复情况决定需否另一入路减压术。

(2)手术术式 因髓核突出或脱出者,先行髓核摘除术,之后酌情选择界面内固定术,或植骨融合术,或人工椎间盘植入术。因骨刺压迫脊髓者,可酌情选择相应术式切除骨赘。施术椎节范围视临床症状及 MR 而定,原则上应局限于受压之椎节(图 4-2-1-4-8~10)。后路手术目前以半椎板切除椎管成形术为理想(见手术章节),操作时应注意减压范围要充分,尽量减少对椎节稳定性的破坏。

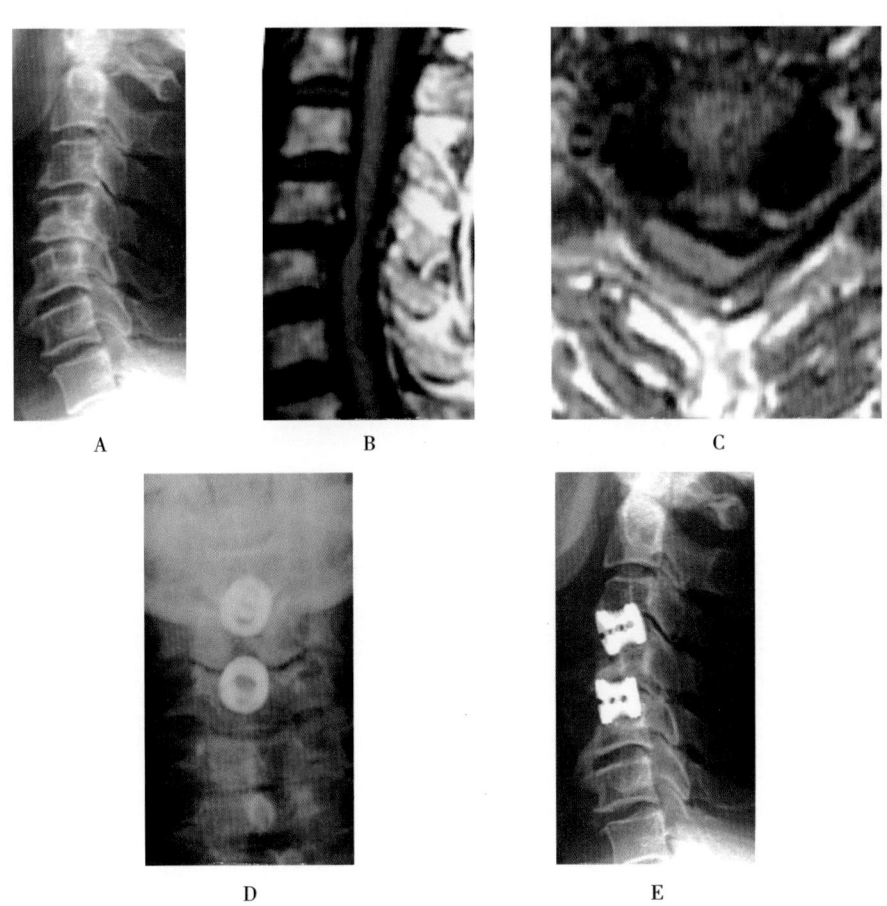

图 4-2-1-4-8 临床举例(A~E)

脊髓型颈椎病手术疗法:A. 侧位X线片显示C_3~C_4及C_4~C_5椎节不稳;B.C. MR矢状位及水平位见C_{4-5}双向受压;D.E. 鉴于C_{4-5}椎节双向受压,C_{3-4}椎节不稳,且与临床定位检查一致,故决定行C_{3-4}、$_{4-5}$环锯+扩大切骨减压+cage植入,术后症状消失,X线正侧位片显示已恢复椎节原有高度与曲度

A B

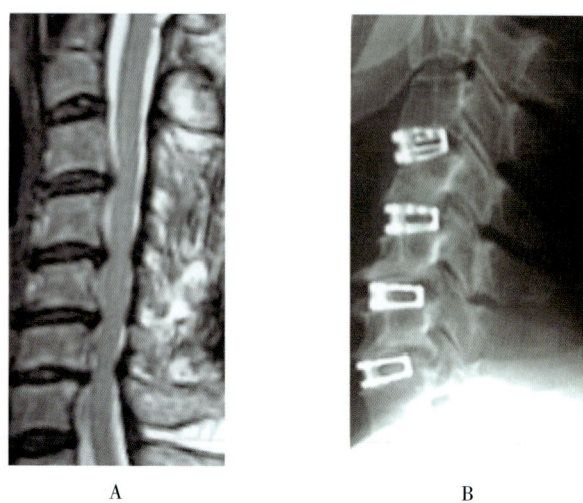

图4-2-1-4-9 多节段手术病例（A、B）

对多节段病变，则需依据临床检查及影像学所见施术 A. 术前MR矢状位显示$C_{3\sim4}$、$C_{4\sim5}$、$C_{5\sim6}$、$C_{6\sim7}$多节段椎节不稳及髓核后突；B. 多节段经椎间隙潜式减压及Cage内固定术后X线侧位观

A B C D

E F

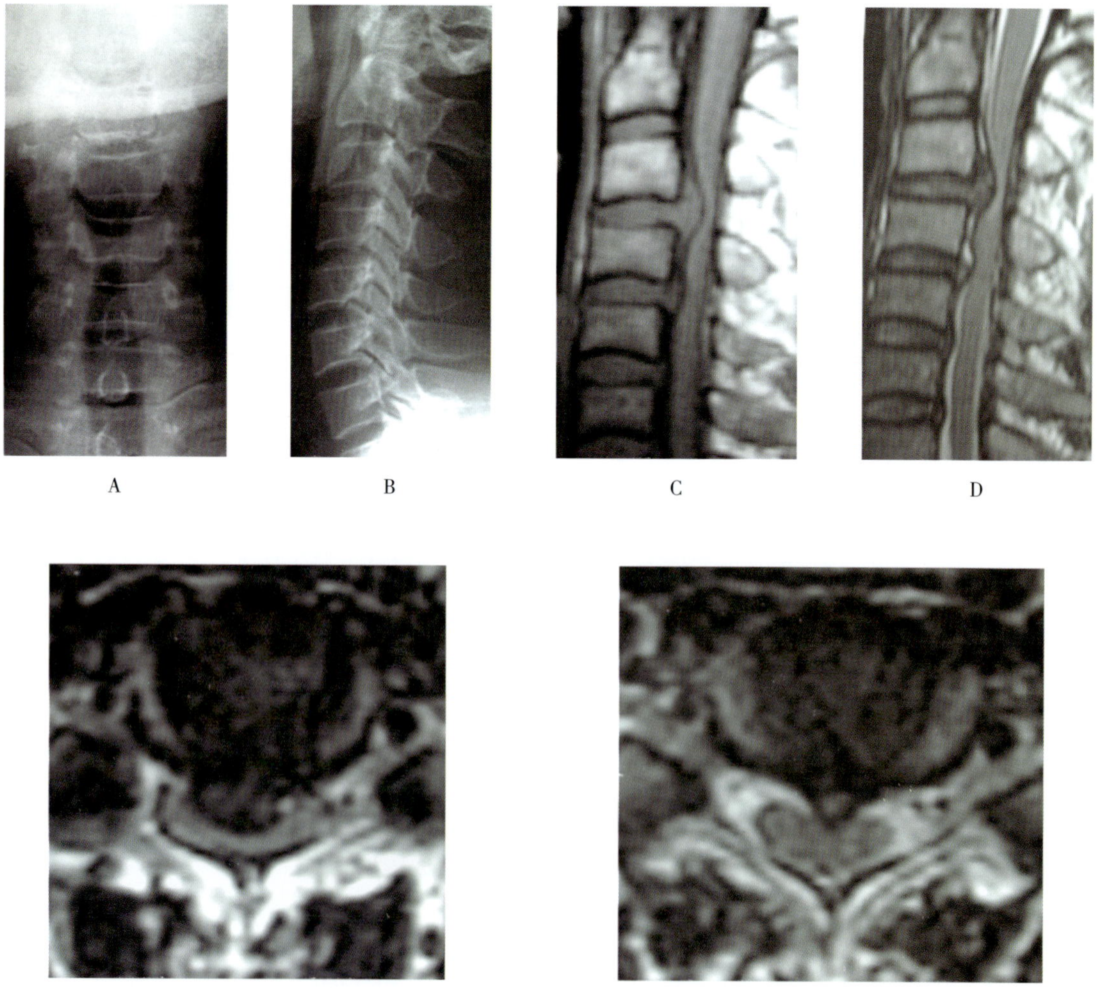

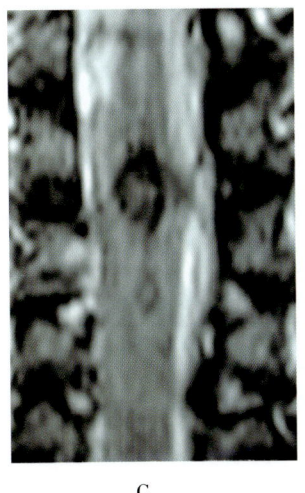 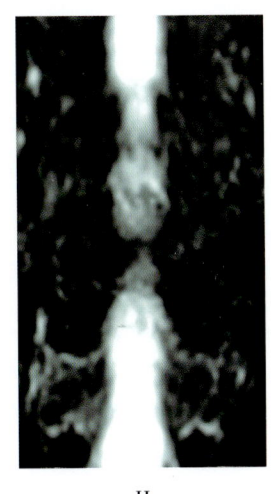 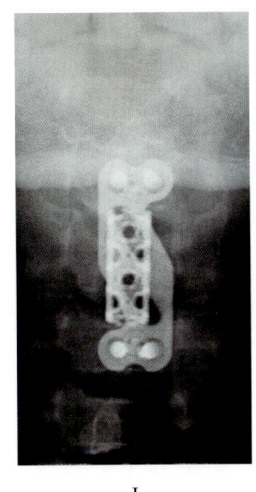 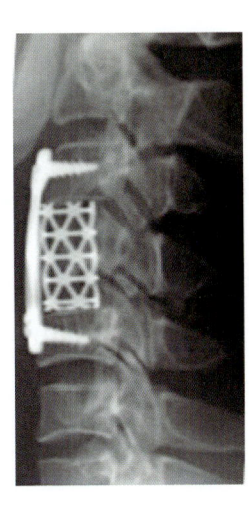

图4-2-1-4-10 临床举例（A~J）

又一施术病例：男性，38岁，C_{3-4}、$_{4-5}$椎间盘突出行颈前路手术 A.B. 术前X线正侧位片；C.D. MR矢状位观；E.F. C_{3-4}、$_{4-5}$MR水平位观，显示脊髓前方受压征；G. MR冠状位观，所见与前者一致；H. MR水成像（MRS）；I.J. 行前路C_4椎体次全切除+钛网+植骨+钛板

（3）视每例手术为第一次 对每位外科医师都应该如此，包括高年龄者，作者施术已近半个世纪仍然牢记恩师屠开元教授"视每次手术为第一次"的教诲。应尽全力提高疗效，并将手术并发症降低到最低点。

（4）重视手术后护理、后继治疗及康复措施 应像对待手术一样认真，切不可掉以轻心而发生意外。

3. 手术适应证（2008） 凡已确诊的脊髓型颈椎病患者，如无手术禁忌证，原则上应尽早手术治疗。但其中椎管较宽，且症状较轻者，亦可先采取有效的非手术疗法，并定期随访，无效或逐渐加重时则应及时手术。

七、预后

因椎间盘突出或脱出所致者预后较佳，痊愈后如能注意防护则少有复发。中央型者对各种疗法反应收效较快，预后亦多较满意。椎管矢状径明显狭小伴有较大骨刺或后纵韧带钙化者，预后较差。病程超过一年，病情严重，脊髓已有变性者，预后最差。高龄者，特别是全身伴有严重疾患或主要脏器（肝、心、肾等）功能不佳者，预后亦差。对前两者选择手术疗法时应持慎重态度，操作时更需特别小心。

第五节 颈椎简易分型之四——椎动脉型颈椎病及其基本概念

一、椎动脉型颈椎病诊断标准（2008）

1. 曾有猝倒发作，并伴有颈性眩晕；
2. 旋颈试验阳性；
3. 多伴有头颅症状，包括视力模糊、耳鸣及听力障碍等；
4. X线片显示节段性不稳定或钩椎关节骨质增生；
5. 除外眼源性、心源性、脑源性及耳源性眩晕；

6. MRA 或椎动脉彩超显示第二段椎动脉（Ⅴ-Ⅱ）有局限性狭窄或扭曲征；

7. 除外椎动脉第一段（Ⅴ-Ⅰ，即进入颈6横突孔以前的椎动脉段）和椎动脉第三段（Ⅴ-Ⅲ，即出颈椎进入颅内以前的椎动脉段）受压所引起的基底动脉供血不足；

8. 手术前需行 MRA 或数字减影椎动脉造影（DSA）有助于明确诊断。

二、发病机理

今年发现椎动脉型颈椎病日益增多，其主要发病原因是由于椎节不稳所致，而颈椎不稳又是颈椎病发病过程中伴发的病理生理改变，因此，其发现率明显为高。本病易为非手术疗法治愈或好转，故住院及施术者较少。由于此型主要引起头痛症状，故又称之为上行性颈椎病，并易与多种引起头痛的疾患相混淆，在椎动脉影像学检查前常难以确诊。因此，其诊断问题常成为各有关科室之间容易引起争议的问题。

本病病因系各种机械性与动力性因素致使椎动脉遭受刺激或压迫，引起血管狭窄、折曲造成以椎-基底动脉供血不全为主要症状的症候群。其发病的机制有三方面因素。

（一）动力性因素

为本病最为常见的原因，主要由于椎节失稳后钩椎关节松动、变位而波及两侧上下横突孔，以致出现轴向或侧向移位而刺激或压迫椎动脉，并引起痉挛、狭窄或折曲改变。此种因素大多属于早期轻型。此外，椎间隙间距改变对椎动脉亦产生影响，因为在椎间隙退变的同时，由于上下椎体之间的间距变短，致使同节段的椎动脉相对增长。此不仅直接破坏了椎动脉本身与颈椎骨骼之间原有的平衡，且易出现扭曲及口径变细等改变。只要恢复椎间隙高度（例如通过牵引），此现象即可迅速消失。

（二）机械性因素

大多见于本病中期，以椎节局部持续性压迫所致，临床上常见的原因有以下方面。

1. **钩椎关节囊创伤性反应** 钩突为颈椎退变过程最早出现退变的部位（图 4-2-1-5-1），并可使椎节侧后方关节囊产生创伤反应而影响脊神经根。而钩椎关节囊壁滑膜的肿胀、充血及渗出则直接减少了横突孔的横径（对椎动脉的影响较之矢状径更为重要），因而易波及椎动脉，可因局部的刺激或压迫而引起该动脉的痉挛、折曲或狭窄。

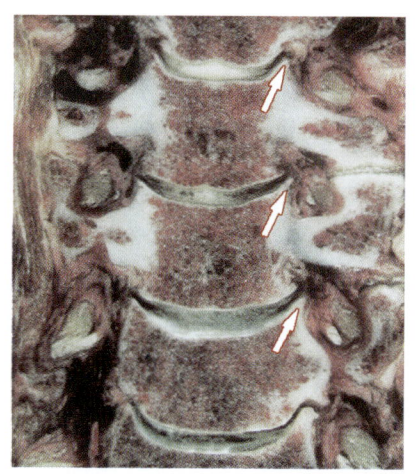

图4-2-1-5-1　钩突增生
钩突为颈椎退变最早发生的部位（箭头所指处）

2. **钩突骨质增生** 在颈椎诸关节中既然钩椎关节是最早退变的部位之一，因此骨质增生亦多较明显。增生的骨刺除直接压迫侧后方的脊神经外，椎动脉亦易受压；加之横突孔这一骨性管道使椎动脉失去退缩与回避的余地，从而构成其发病的病理解剖主要特点之一。其好发部位与颈椎退变的好发部位一致，多见于 C_{5-6}、C_{6-7} 及 C_{4-5}；但近年来发现 C_{3-4} 椎节亦非少见。

3. **髓核脱出** 由于椎体侧后方钩突的阻挡，椎间隙内的髓核不易从此处突出压迫脊神经或椎动脉，但当它一旦穿破椎体后缘侧方之后纵韧带进入椎管内时，则有可能突至椎间孔处，在压迫脊神经根的同时波及椎动脉。

(三)血管因素

不仅较为复杂,且易变性大,加之椎动脉周壁上有着丰富的交感神经节后纤维,因此许多复杂的颅脑及内脏症状大多由此引发。此种血管因素主要表现在以下三方面。

1. **血管动力学异常** 本病多见于中年以后,除因颈椎本身的退变因素外,血管亦出现老化,尤其是50岁以上的病例,主要出现血管本身之弹性回缩力减弱。此种现象与颈椎的活动量大有关,尤其是旋转、前屈等均使椎动脉处于被牵拉状态,从而也加速形成了血管的退变及老化,并可形成恶性循环。

2. **动脉硬化性改变** 是前种病理改变的结果,即便是正常人,50岁以后,其全身动脉均可出现程度不同的硬化性改变,椎动脉亦不例外,其程度与年龄成正比。如果于血管壁上再出现粥状斑(椎动脉为好发部位之一),则可以加速这一病变过程。

3. **血管变异** 解剖材料表明椎动脉及椎静脉(丛)易出现变异,除无椎动脉(多为一侧性)外,尚包括横突孔的分隔(可分成2~3个)、矢径及横径改变、血管数量的差异、两侧血管的不对称及口径大小不一等,其均与本病的发生及发展有一定的关系(图4-2-1-5-2~4)。

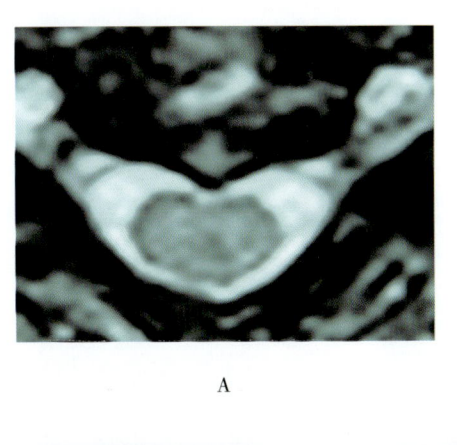
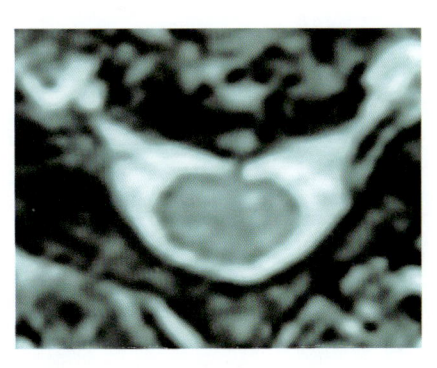
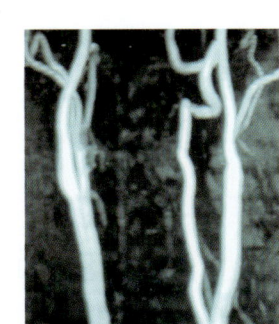
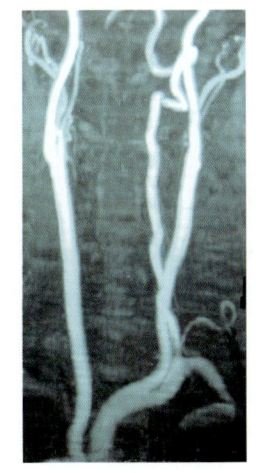

图4-2-1-5-2 临床举例之一(A~E)

女性,62岁,因脊髓前中央动脉症候群来院检查,行MRA检查时发现左侧椎动脉缺如
A.B. MR水平位显示脊髓前中央动脉症候群征象;C~E. MRA显示左侧椎动脉缺如(不同层面及角度摄片)

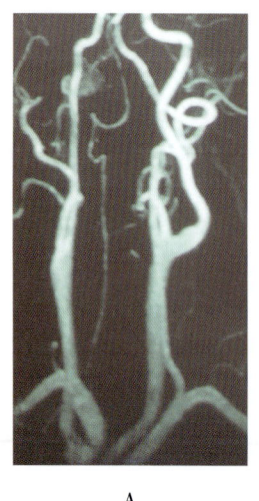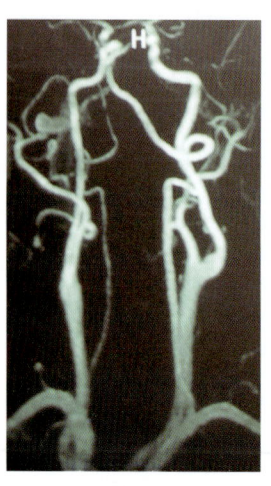

图4-2-1-5-3　临床举例之二（A、B）
男性，51岁，颈性眩晕行MRA检查，发现患者左侧椎动脉发育不全，呈细丝状上行

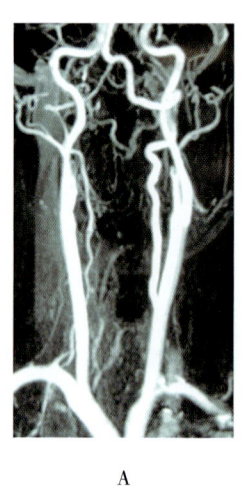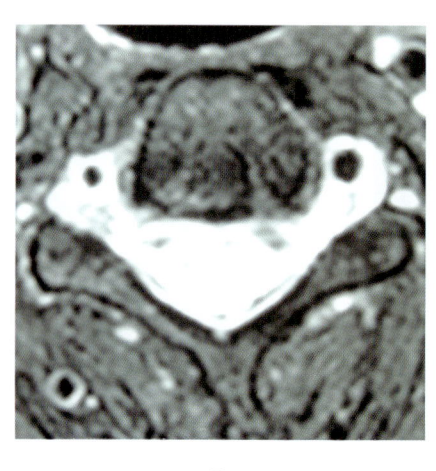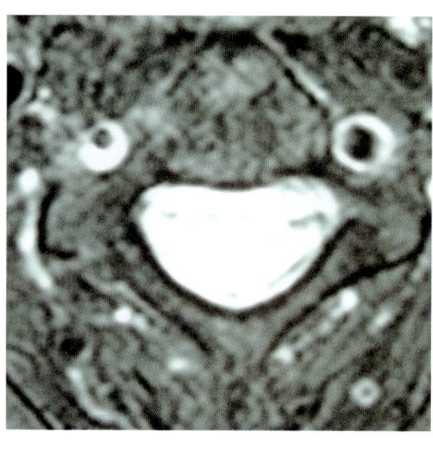

图4-2-1-5-4　临床举例之三（A~C）
女性，54岁，因颈椎病来院检查显示左侧椎动脉狭窄、折曲　A. MRA前后位观；B.C. MR水平位观

以上数种因素可同时出现，或以某一种为主。其中由于椎节不稳及局部创伤性反应所致者，易通过局部制动等有效措施而使症状消除，而因增生的骨刺等机械因素引起者则多为持续性。如在同一病例数种发病因素并存，当通过治疗后其中属于可逆性因素已经消除，而症状随之消失或明显减轻，则说明其他因素并非占主导地位，其预后多较佳。但如采取各种疗法后症状并无明显缓解，表明机械性致压物为本病例发病与发展的主要原因，在除外其他疾患基础上多需手术疗法。因此，对其病因、病理与发病机制如能全面加以了解，则有助于本病的诊断、治疗方法的选择及预后的判定。

三、临床特点

临床上除表现颈椎病一般性颈部症状外，主要为椎-基动脉供血不全所引发之颅脑症状及椎动脉周壁上交感神经节后纤维受刺激后所引起的交感神经症状。现分述于后：

(一)颈椎病一般症状

因其属于颈椎病中一型,因而其必然具有颈椎病的一般症状,如颈痛、后枕痛、颈部活动受限等。如病变同时波及脊髓或脊神经根时,则出现相应之症状。对颈部症状应注意检查,其是除外椎动脉第一段、第三段和第四段供血不全的主要根据之一。

(二)椎-基动脉供血不全症状

椎动脉分为4段(图4-2-1-5-5),其中任何一段病变引起缺血时,均可出现相类同之症状,本组病变主要位于Ⅴ-Ⅱ段,主要表现有以下特点。

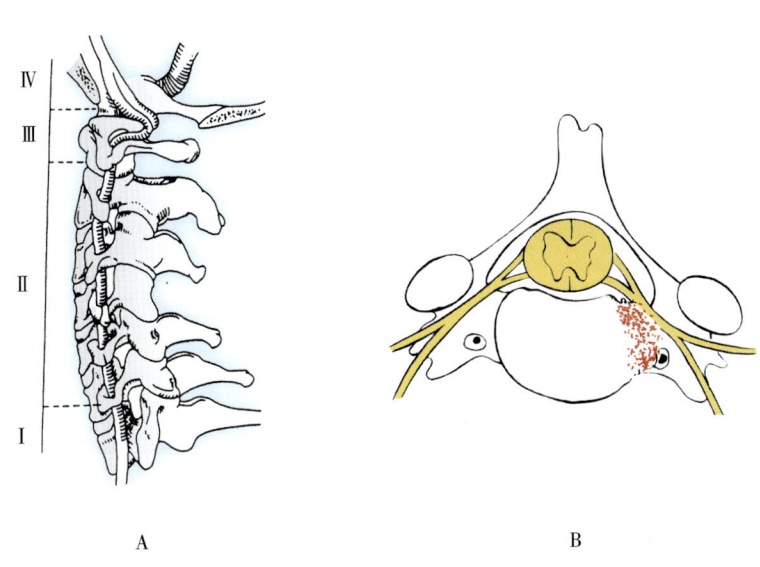

图4-2-1-5-5 椎动脉四段示意图(A、B)
椎动脉分段及钩椎增生波及椎动脉等组织 A.椎动脉分为4段图示;B.钩椎增生波及椎动脉及脊神经根

1. 头颅症状

(1)偏头痛 为多发症状,约在80%以上,常因头颈部突然旋转而诱发,以颞部为剧,多为跳痛或刺痛。一般均为单(患)侧,有定位意义;如双侧椎动脉受累,则表现双侧症状。

(2)迷路症状 亦较多发,主为耳鸣、听力减退及耳聋等症状。其发生率约为80%,主要由于内耳动脉血供不全所致。

(3)前庭症状 主要表现为眩晕,约占70%左右。其发生、发展及加剧与颈部旋转动作有直接关系。应注意与美尼尔病鉴别。

(4)记忆力减退 约60%的病例出现此种现象,往往在手术刚结束(椎动脉减压性手术),患者即主诉"头脑清楚了"。甚至发病多年因头痛及眩晕不能下棋的患者,椎动脉松解术后当日即可与病友对弈(本人卧床,凭记忆由他人代走棋)获胜。

(5)视力障碍 约有40%的病例出现视力减退、视力模糊、复视、幻视及短暂的失明等,此主要由于大脑枕叶视觉中枢和第三、四、六颅神经核(位于脑干内)及内侧束缺血所致。

(6)精神症状 以神经衰弱为主要表现,约占40%。其中精神神经抑郁较多,欣快者较少。多伴有近事健忘、失眠及多梦现象。

(7)发音障碍 较少见,约占20%。主要表现为发音不清、嘶哑及口唇麻木感等;严重者可出现发音困难,甚至影响吞咽。此主要由于延髓缺血及颅神经受累所致。此症状更多见于高位侧索硬化症患者,应注意鉴别。

2. 猝倒 系椎动脉痉挛引起锥体交叉处突然

缺血所致,多系突然发作,并有一定规律性。即当患者在某一体位头颈转动时,突感头昏、头痛,患者立即抱头,双下肢似失控状发软无力,随即跌(坐)倒在地。发作前多无任何征兆,在发作过程中因无意识障碍,跌倒后即可自行爬起。其发生率约在20%左右(图4-2-1-5-6)。

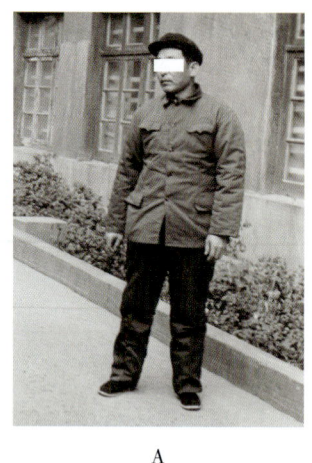
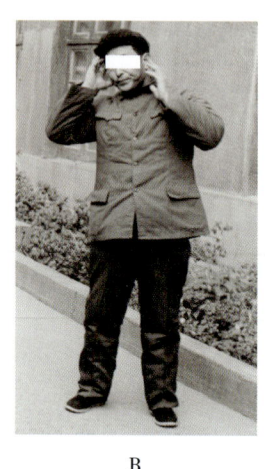
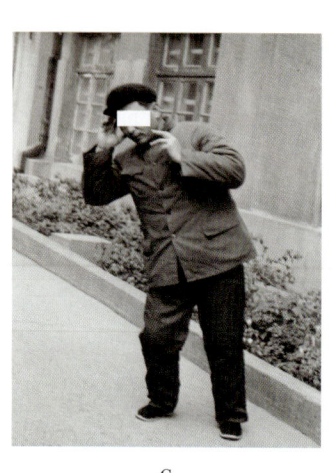

A B C

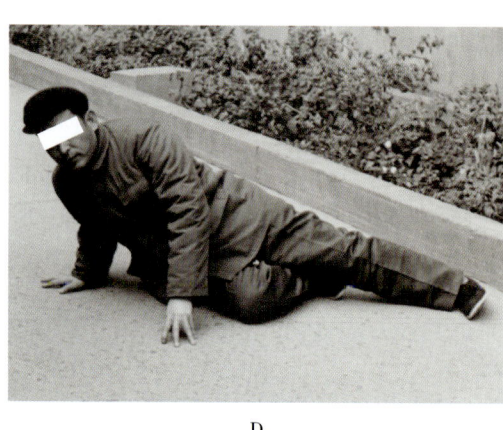
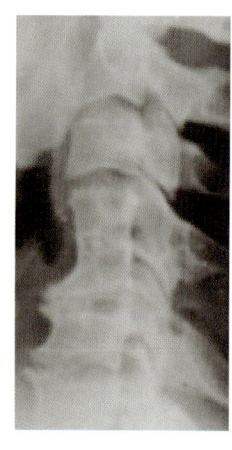
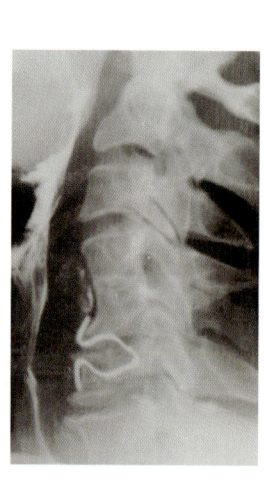

D E F

图4-2-1-5-6 猝倒发作典型病例(A~F)
A.行走中偶然旋颈即突感眩晕;B.立即停步、扶头;C.眩晕仍未停止;D.立即跌倒在地;
E.X线平片显示C_{4-5}椎体先天性融合,C_{5-6}椎间隙狭窄;F.行颈前路减压,NT2形状记忆合金人工关节置入;随访22年,无复发

(三)自主神经症状

由于椎动脉周围附有大量交感神经的节后纤维,因此当椎动脉受累时必然波及此处的交感神经而引起植物神经系统的平衡失调。临床上以胃肠、心血管及呼吸症状为多。个别病例可出现Horner征,表现为瞳孔缩小、眼睑下垂及眼球内陷等(图4-2-1-5-7)。由于人体组织的复杂性,尤其是中年以后的机体,各个器官可能患有各种疾患,难以将其统统归之椎动脉型来解释,只有那些检查阴性者方可考虑,但明确结论尚需通过治疗(包括手术)才可得到正确判断(图4-2-1-5-8)。

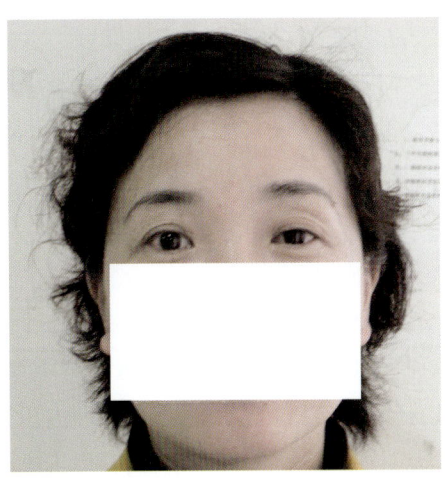

图4-2-1-5-7 Horner征临床病例及示意图（A、B）

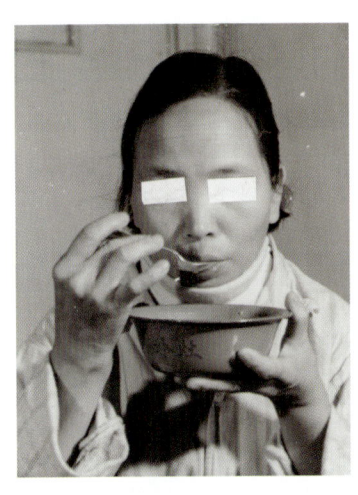

图4-2-1-5-8 临床举例

患者，女，47岁，椎动脉型颈椎病。患者因椎动脉受压刺激其周围的交感神经节后纤维而出现胃肠道症状，甚至进食稀饭后有喷射性呕吐，各种检查包括纤维胃镜检查的结果均为阴性，诊断为胃病而治疗无效。后经笔者检查，诊断为椎动脉型颈椎病而行颈前路侧前方减压术，术后胃肠道症状消失。次日即可进食稀饭，未再发生呕吐现象

四、影像学改变

（一）X线改变

除可发现颈型颈椎病特征（椎节不稳及列线改变）外，尚可发现钩椎增生、椎间孔狭小（斜位片）及椎骨畸形等异常。同时应注意观察有无其他异常（胸骨后甲状腺瘤或其他肿瘤时，可将气管压向一侧，虽少见，但后果严重，笔者曾发现2例），颅底与第一颈椎之间、第一与第二颈椎之间有无不稳（可从动力性侧位片上观察，前者表明椎动脉第三段受累），有无颅底凹陷症（椎动脉第三段可被累及），以上诸点对鉴别诊断具有重要意义，必须注意观察。

（二）DSA技术

此种通过股动脉穿刺与插入导管，注入少量造影剂，以数字减影成像技术获得清晰的椎动脉图像；不仅对诊断，且对手术部位的确定至关重要，应争取进行；但目前多被后者取代。

（三）MR成像及CT扫描技术

对判定脊髓状态及两侧横突孔有无变异、是否对称、内径有无差异等具有重要意义，尤其是无损伤的椎动脉MR成像技术（MRA），对椎动脉的判定既安全、又具有诊断价值，颇受病家欢迎（图4-2-1-5-9）；但其清晰度较DSA为差，从临床现状来看，90%以上患者愿意接受MRA，而不同意行DSA检查。CT扫描亦有助于对椎动脉形态的判定，尤其是CTM技术的发展，具有立体感的血管形象更有利于临床医生对病情的判定（图4-2-1-5-10）。

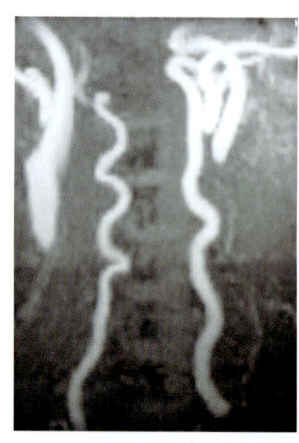

图4-2-1-5-9　MRA可显示椎动脉形态及走行

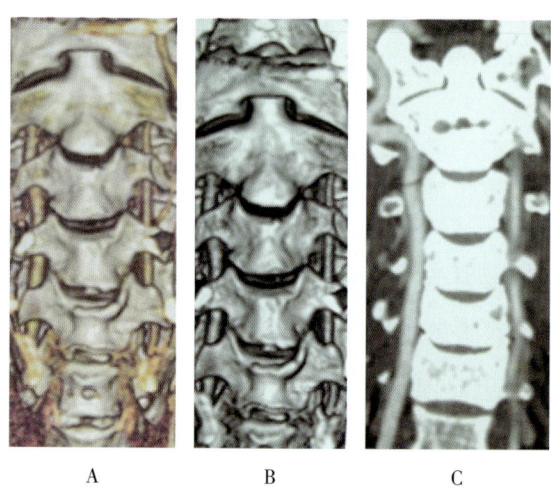

图4-2-1-5-10　CTM检查（A~C）
CTM可清晰地显示双侧椎动脉走行及血管直径差异

五、鉴别诊断

（一）内耳疾患

所谓内耳疾患，主指美尼尔病，其是由于内耳淋巴回流受阻引起局部水肿所致。本病在临床上具有以下三大特点：发作性眩晕，波动性、进行性和感音性听力减退，耳鸣。其鉴别要点是常规请耳科医师进行会诊，除外耳源性眩晕。此外，MRA及DSA等检查有助于两者之鉴别。

（二）眼源性眩晕

本病大多因眼肌麻痹及屈光不正（尤以散光）所致，其在青少年中发病率尤高，应注意加以鉴别。其鉴别要点如下。

1. 闭目难立征　多为阴性；
2. 眼源性眼震试验　多有异常反应；
3. 眼科检查　有屈光不正，其中以散光为多见；
4. 闭目转颈试验　阴性。

（三）颅内肿瘤

本病除因肿瘤组织直接对前庭神经或其中枢联结直接压迫外，多因颅内压升高所致。因此，在临床上除有眩晕症状外，多伴有颅内压升高等其他症状。临床上如能注意检查，一般不难以与颈源性眩晕相鉴别。个别困难者可行MR或CT扫描检查。

（四）动脉硬化症

本病主要由于在全身血管硬化之同时（多伴有高血压症），椎动脉本身亦出现硬化之故，其病理改变除管壁增厚、硬化及弹性减弱或消失外，可出现结节样变。因其所产生之症状可与颈源性椎动脉供血不全者完全相似，因此多需依据MRA、DSA或椎动脉造影确诊。当然，对长期有高血压病史者可作为参考依据之一。

（五）胸骨柄后方肿块

胸骨柄后肿块以肿瘤及胸骨后甲状腺肿者为多见，可直接压迫椎动脉第一段而引起椎动脉供血不全症状。除可依据有无颈椎骨质异常改变、颈性眩晕及其他颈椎病症状外，确诊仍需依据DSA、MRA或椎动脉造影。

（六）其他

除上述5种病变外，其他凡可引起头晕、头痛及眩晕症状者，均需加以鉴别，其中包括：

1. 药物中毒性眩晕　以链霉素中毒为多见；
2. 流行性眩晕　为群发性，与战争、天灾及意外突发事件有关，多为一过性，预后佳；
3. 体位性晕眩　多因贫血或长期卧床所引起；
4. 损伤性晕眩　外伤致内耳、听神经及中枢前庭核等受累者均可引起；

5. **神经官能症** 多因长期失眠所致。

以上诸病如能注意加以检查,则不难以诊断。

六、治疗原则

(一)非手术疗法

非手术疗法为本型颈椎病的基本疗法,90%以上病例可通过卧床牵引、颈椎制动等常规疗法而获得疗效,尤其是因颈椎不稳所致椎动脉痉挛及变形者,大多可痊愈而不留后遗症,约占5%~10%患者无显效。

(二)手术疗法

具有以下3种情况者方考虑施术,其术式见本书相关章节,主要为椎节固定术或颈椎侧前方减压术。

1. 有明显之颈性眩晕或猝倒发作且证明为颈椎病变所致;

2. 经正规非手术疗法治疗无效且又影响正常生活及工作者;

3. 经血管数字减影、椎动脉造影或 MRA 证实椎动脉有异常影像所见者;

4. 手术适应证(2008):符合下列情况者可手术治疗:①颈性眩晕伴有猝倒症状、经非手术治疗无效者;②经 MRA 或 DSA 证实者。

七、预后

本病预后大多良好,尤以因椎节不稳所致者。症状严重经手术治疗之病例预后亦多满意,笔者既往所施术数十例中,至今未见复发者(图4-2-1-5-11)。

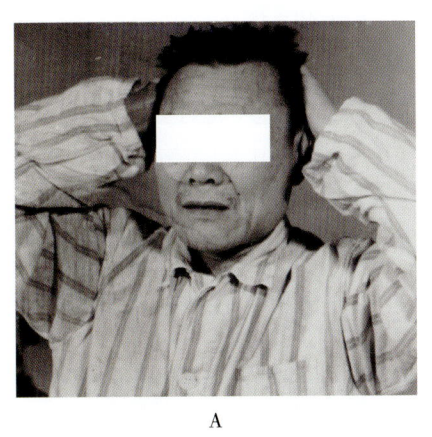
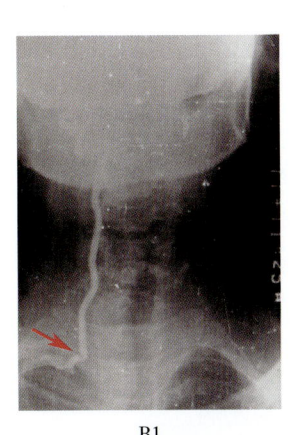
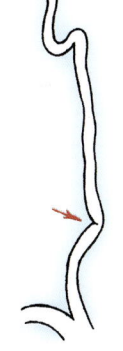
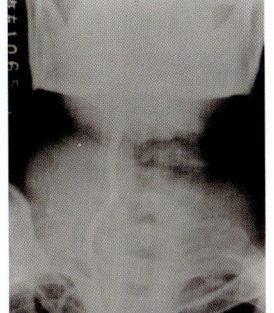
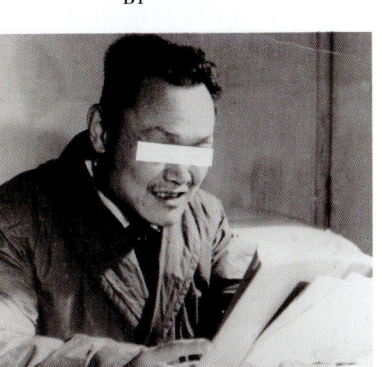

图4-2-1-5-11 椎动脉型颈椎病典型病例(A~D)

A. 患者,男,50岁,头晕、头痛7年,严重影响工作生活。多处求医未果,曾被诊断为"精神病"等,患者异常痛苦;B. 术前椎动脉造影示椎动脉有明显折曲处(B1为椎动脉造影;B2为X线片素描示意图);C. 经颈前路行侧前方减压术后椎动脉造影显示折曲消失;D. 患者术后当日头晕、头痛情况明显改善,术后5天,可轻松下棋、读书。随访22余年患者情况良好,无复发

第六节 颈椎病简易分型之五
——食道压迫型颈椎病与混合型颈椎病及其基本概念

一、食道压迫型颈椎病诊断标准（2008）

1. 吞咽困难，尤以仰颈时为甚；
2. X线平片显示椎节前方有明显之骨赘形成；
3. 钡餐检查显示食道受压征；
4. 多合并其他型颈椎病症状。

二、食道型颈椎病的发病机理

食道型颈椎病，又称吞咽困难型颈椎病，在临床上相对少见，正是因为其少见而易被误诊或漏诊。因此，应引起注意。

主要由于椎间盘退变、继发前纵韧带及骨膜下撕裂、出血、机化、钙化及骨刺形成。此种骨刺体积大小不一，以中、小者为多，矢状径多小于5mm。由于椎体前方为疏松的结缔组织和富于弹性的食道，其缓冲间隙较大，一般不至于出现症状，但如果出现下列情况时则易发病。

1. **骨刺过大** 如骨刺过大（笔者遇到超过1.5cm者），并超过椎体前间隙及食道本身所承受的缓冲与代偿能力时，则可出现食道受压症状。

2. **骨刺生成迅速** 如因外伤等因素致使椎体前缘骨刺迅速形成，其长度虽较前者为小，但由于该处软组织来不及适应而致使局部平衡失调，并出现症状。

3. **食道异常** 临床上可遇到仅4~5mm长的骨刺亦表现吞咽障碍症状的病例，此主要由于食道本身可能有炎症存在（或食道周围炎）；当然也与患者本人的精神因素，食道的活动度及局部反应程度等有直接关系。

4. **解剖部位特点** 症状是否出现、出现早晚及程度等均与食道的节段部位有密切关系。在环状软骨（相当第六颈椎处）与隔膜部的食道较为固定，因此较小的骨刺即可引起症状。

5. **体位影响** 当颈椎处于仰位时，由于食道同时被拉紧而易使食物通过障碍。在屈颈位时，食道处于松弛状态而易为食物所通过。

三、食道型颈椎病的临床特点

（一）吞咽障碍

早期主要为吞服硬质食物时有困难感及食后胸骨后的异常感（烧灼、刺痛等），渐而影响软食与流质饮食。按其吞咽障碍程度不同分为三度。

1. **轻度** 为早期症状，表现为仰颈时吞咽困难，屈颈时则消失；
2. **中度** 指可吞服软食或流质者，较多见、且来就诊者较多；
3. **重者** 仅可进水、汤者，但少见。

（二）其他颈椎病症状

单纯此型者少见，约80%病例尚伴有脊髓或脊神经根或椎动脉受压症状。因此，应对其进行全面检查以发现其他症状。

四、食道型颈椎病的影像学改变

1. **X线平片检查** 显示椎体前缘有骨刺形成，典型者呈鸟嘴状（图4-2-1-6-1）。其好发部位以C_{5-6}最多，次为C_{6-7}及C_{4-5}椎节。约半数病例其食道受压范围可达两个椎间隙。

2. **钡餐检查** 在钡餐吞服透视下（或摄片），可清晰地显示食道狭窄的部位与程度。食道的狭窄程度除与骨赘的大小成正比外，且与颈椎的体位有关。当屈颈时，食道处于松弛状态，钡剂容易通过，轻型者甚至不显示狭窄，但仰颈时，由于食道处于紧张与被拉长状态，致使钡剂通过障碍程度加剧（图4-2-1-6-2）。

3. **MR及CT检查** 均可显示椎节局部的病理改变，包括椎节前后骨刺生成情况及对食道的影响等。

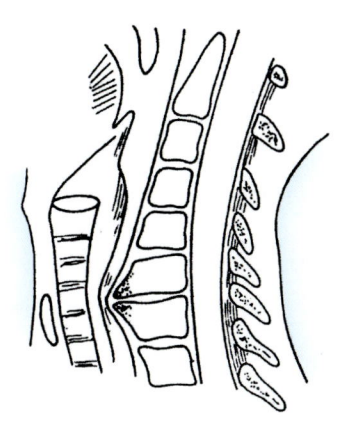

图4-2-1-6-1 食管压迫型颈椎病示意图

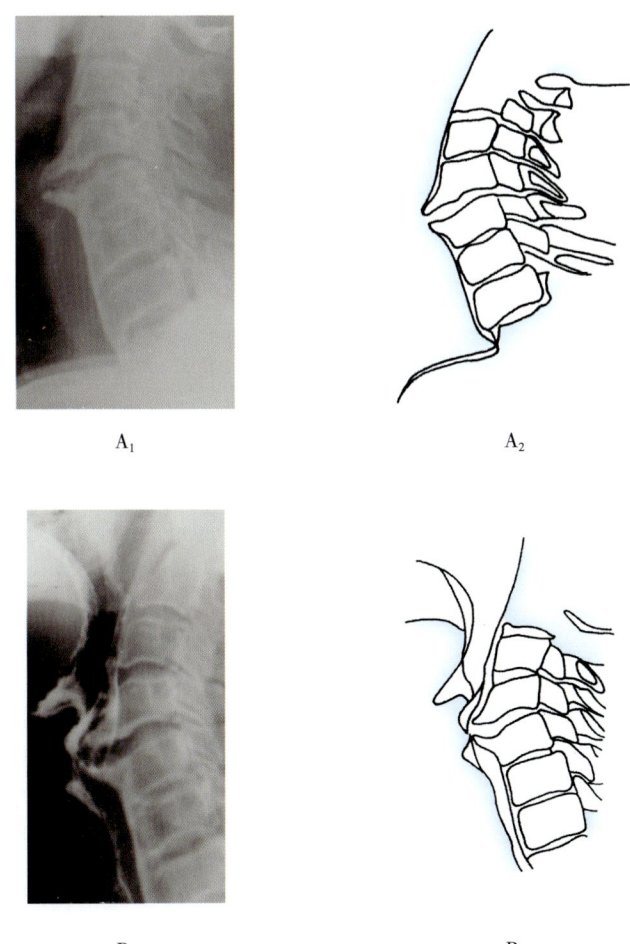

图4-2-1-6-2 临床举例（A、B）

食管压迫型颈椎病病例及素描图 A_{1-2}.侧位X线片显示椎节前方巨大骨赘形成；B_{1-2}.吞钡后侧位显示食管通过受阻

五、食道型颈椎病的鉴别诊断

1. **食道炎** 原发性少见，多由于吞咽时被鱼刺、肉骨等刺伤所致，因此易与因椎体前缘骨刺压迫者相鉴别。个别原因不清、诊断困难者，可在拍摄颈椎X线平片时吞服钡剂，以判定食道受阻原因，因此易于鉴别。

2. 食道癌 发病缓慢，以老年人多见，因而易与食道受压型颈椎病相混淆，X线钡餐检查及食道镜检查易于确诊。

六、食道型颈椎病的治疗原则

1. 以保守疗法为主 包括颈部制动，控制饮食（软食或流质），避免各种刺激性较大的食物及各种对症疗法。有低热、怀疑食道周围炎者，可给予广谱抗生素。

2. 伴有其他类型颈椎病需手术治疗者 可在术中将椎间隙前方骨赘一并切除。

3. 单纯型经保守疗法无效者 可考虑行手术切除，但对老年者施术应注意全身状况及术后处理，文献中曾有骨刺切除术后第3日，因咽喉处分泌物排出困难，引起窒息并继发心室纤维颤动经抢救无效死亡的报道。

4. 手术适应证（2008） 如因骨赘压迫与刺激食道引起吞咽困难，经非手术疗法无效者，应将骨赘手术切除。

七、食道型颈椎病的预后

单纯型者预后均较好（包括非手术治疗及手术切除者）。

八、混合型颈椎病的诊断标准（2008）

1. 具有前述诸型两种及两种以上颈椎病者，均属此型；
2. 多见于病程久、年龄较高者。

九、混合型颈椎病特点

本型在临床上较为多见，尤其病程较久的老年患者，常常是多型并发，因此在诊断上，尤其是治疗上，应主次分明，优先处理引起患者病苦及功能障碍的主要病变。本型的特点如下。

（一）一般特点

视原发各型之组合不同，症状与体征有明显之差异，此型症状复杂，故诊断常感困难，在鉴别诊断上应注意。治疗措施需全面考虑，以防顾此失彼，尤应注意此组患者年龄多较大，全身状态欠佳，任何粗暴操作及手术更易发生意外和并发症。本型之预后一般较单一型者为差。

（二）本型大多由以下两型或多型组成

按其发生率排列顺序于后。

1. 颈型+根型者 最为多见，约占本型之48%左右；
2. 颈型+椎动脉型者 次多见，约占25%；
3. 颈型+根型+椎动脉型者 约占12%左右；
4. 根型+脊髓型者 约占6%（图4-2-1-6-3）；
5. 脊髓型+椎动脉型者 约占4%（图4-2-1-6-4）；
6. 脊髓型+食道型者 约占2%；
7. 其他类型组合 约占3%。

除颈椎病诸型混合而外，伴有发育性椎管狭窄时，不仅病情复杂，且后果更为严重，在处理上十分棘手（图4-2-1-6-5）。

（三）年龄结构特点

以两头、（即年青组与老年组）为多见，前者主因颈椎椎节不稳，以致在引起颈椎局部遭受刺激与压力的同时，相邻的钩椎关节亦出现不稳，使脊神经根和椎动脉遭受激惹而同时出现二组或三组症状。老年组则主要由于椎节局部骨质广泛增生，以致使多处组织受侵犯所致。

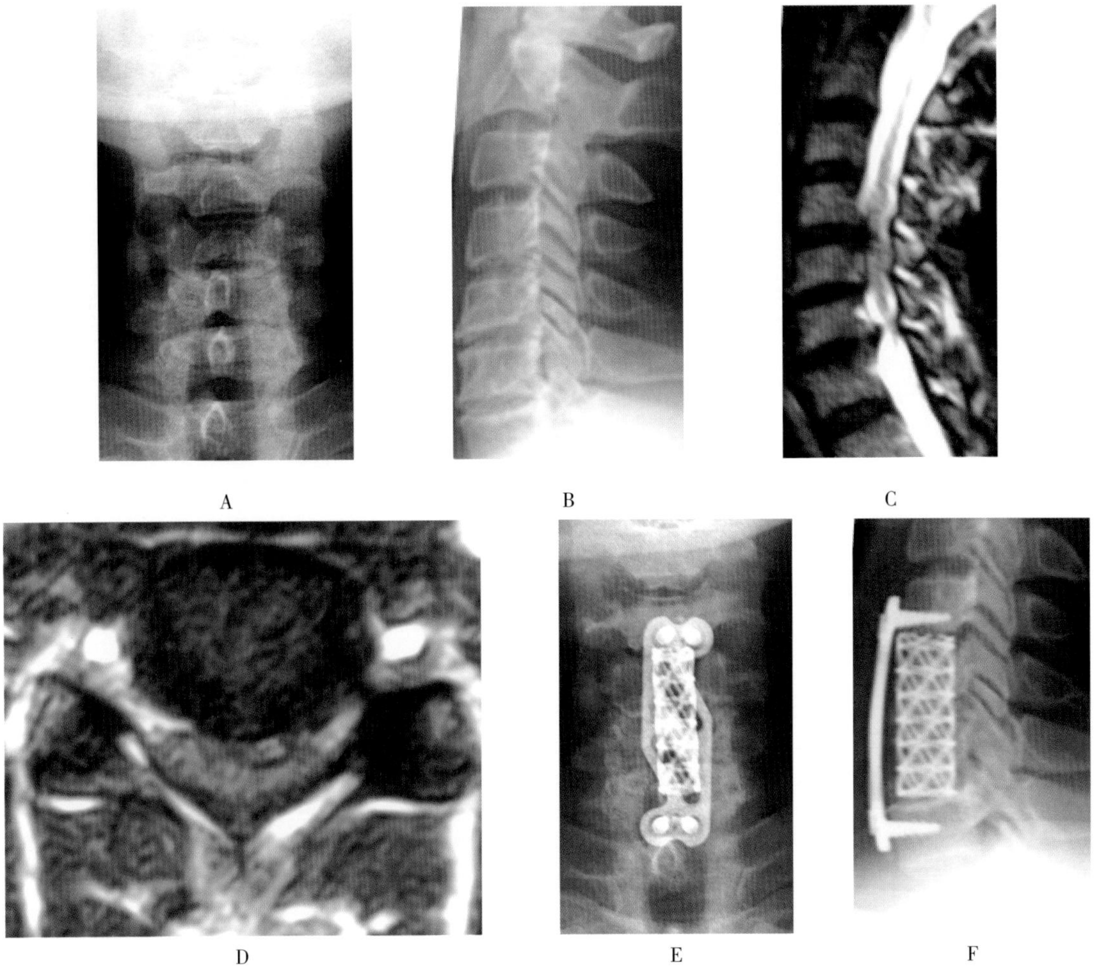

图4-2-1-6-3 临床举例之一（A~F）

男性，54岁，脊髓型+根型颈椎病 A.B. 正侧位X线片，于侧位片上显示$C_{4-5、5-6、6-7}$椎节后缘骨质增生；C.D. MR矢状位及水平位，显示$C_{4-5、5-6、6-7}$椎节后缘致压物已侵及椎管1/2空间，且水平位片上见右侧脊神经根明显受压（箭头所指处）；E.F. 对此种病变广泛。症状明显者，手术要求高，减压需彻底，因此施以C_5及C_6椎体次全切除，使$C_{4-5、5-6、6-7}$ 3个椎节均获减压，并用钛网+碎骨块将施术椎节撑开+钛板固定，使陷入前方之黄韧带回复原有张力（即复位），从而从前后双向直接消除了对硬膜囊压迫，术后正侧位X线片显示固定满意，术前脊髓及根性症状逐渐消失

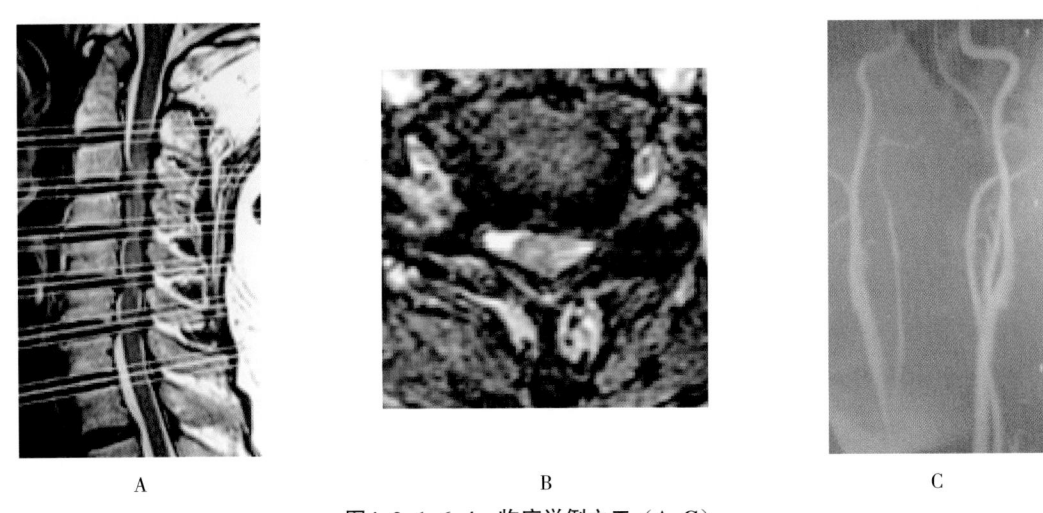

图4-2-1-6-4 临床举例之二（A~C）

脊髓型+椎动脉型颈椎病MR图像 A. MR矢状位见$C_{3-4、4-5、5-6}$及C_{6-7}椎间盘突出明显，压迫脊髓，且于C_{3-4}段脊髓有液化灶可见；B. 同前，横切位观，显示脊髓及脊神经根受压明显；C. 两侧椎动脉管径粗细不一

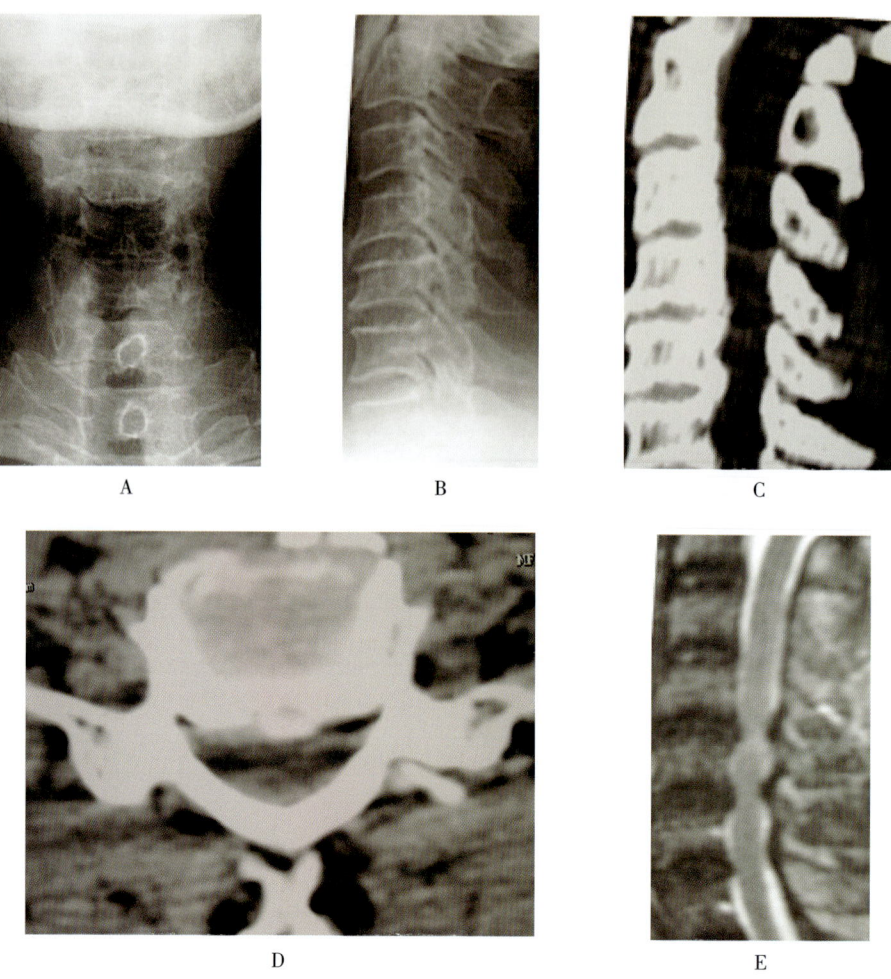

图4-2-1-6-5 临床举例之三（A~E）
男性，62岁，颈椎病伴发育性椎管狭窄
A.B. 正侧位颈椎X线片；C.D. CT扫描矢状位及水平位；E. MR矢状位，显示颈髓前后双向受压

（四）诊治复杂

此型不仅在诊断上较为复杂，需与多种疾患鉴别，就是在各型之间，亦需从病理上搞清前后顺序，主次有分，这样方可减轻治疗上的复杂性，按轻重缓急依序处理。

十、混合型颈椎病的鉴别诊断

由于混合型颈椎病各型之间搭配不一，因此所引起之症状悬殊较大，其中颈型与根型伴发者居多，在鉴别诊断上主要是与根型颈椎病相混淆的疾患进行区别。而脊髓型与椎动脉型两者伴发时，则其鉴别诊断就相当困难，如果再加上根型伴存，就更加困难。在此情况下，首先是分析其病理解剖与病理生理特点，抓住其病变的实质，以及由此而出现的主诉，一般也易于与诸相关伤病加以区别。问题的关键是必须强调对各个单型颈椎病的鉴别要点要有一全面的认识与掌握，如此，才更有利于各种伤患之间的鉴别。

十一、混合型颈椎病的治疗特点

主要有以下3点：

（一）按发病机理治疗

在混合型患者中，可能是一种病因引起多型症状；也可每种病因引起一型。前者代表是椎节不稳,视机体的状态不同可以同时引起颈型、根型与椎动脉型,在治疗上只要恢复椎节稳定(牵引、制动或手术)就从根本上得到治疗。后一种情况就多了,例如椎体后缘骨刺引起脊髓型,小关节增生引起根型,椎体前方骨刺出现食道受压型等,如此,在治疗前首先找出病因,按主次兼顾最好,不可能时,则应按轻重缓急依序处理。

(二)对手术持慎重态度

除了椎节不稳所引起二型以上混合型病例在治疗上较为明确、简单外,其他因素所致者病理改变错综复杂,且病程大多较久,因此在选择手术治疗时,应特别小心,需对其病情有一全面考虑和认识,在术前做好充分的准备工作,并告知患者。

(三)注意年龄特点

年轻病例在治疗上较为简单,收效亦快。而年迈者,除病程长、骨质增生广泛和病理改变复杂外,其全身状态大多欠佳,尤其是心肺机能,需注意检查,全面考虑方可。

(四)手术适应证(2008)

该型患者症状复杂,以高龄者居多,对手术治疗应持谨慎态度。对已影响工作、生活,经2~3个月非手术疗法无效者,应考虑手术治疗。

第七节 其他类型颈椎病的争论、共议与共识

在2008年4月上海举办的全国第三届颈椎病专题研讨会中,对许多问题进行了讨论,并在纪要中均有表述,其中有以下几段文字涉及颈椎病其他分型的诊断与治疗,先转录于后,再另加讨论。

一、关于交感型颈椎病

(一)共识与争议

对于颈椎病的临床分型及相应的诊断标准,讨论热烈,争议较多。特别是对于交感神经型颈椎病和其他型颈椎病。专家们提出了许多不同意见。

交感神经型颈椎病的争议焦点:许多专家认为仅靠症状而无特定的病理解剖部位、且交感神经症状散布于诸型之中,更无定位特征,难以明确诊断,亦难以设计治疗方案(含手术),因此建议取消此分型。也有专家认为临床上许多患者的症状难以用椎动脉型解释,而是仅表现为交感神经症状,因此应保留此分型。有专家提出,由于椎动脉和交感型颈椎病在临床症状方面有较显著的相似性,常常很难区分,因此建议统称为交感或椎动脉型。另有专家鉴于对伴有交感症状的脊髓型和(或)神经根型患者施以颈前路减压术后,其伴发的交感神经症状也随之消失,因此认为此种现象与后纵韧带上可能附着的交感神经节后纤维受刺激有关。

由于上述争议,在修订诊断标准时作出下述结论。

交感神经型颈椎病:由于对此分型的诊断标准尚有较多争议,尚待进一步讨论,因此暂不提出修订意见。当然在手术治疗的适应证方面对此型未作要求与阐述。

二、关于其他两型（颈椎失稳型与脊髓前中央动脉受压型）颈椎病

（一）共识与争议

其他型颈椎病的争议焦点：部分学者提出，这一分型中，除了食管受压型颈椎病之外，应当补充颈椎不稳定（失稳）型和脊髓前中央动脉受压型。

1. **颈椎不稳定（失稳）型** 提出颈椎不稳定（失稳）型的理由是颈椎与腰椎在结构上相似，既然在腰段有腰椎不稳定这一诊断，并有其独立的诊断标准和治疗措施（包括手术），那么对于颈椎有类同的病理解剖及病理生理表现者，亦应有此相类似的诊断。根据临床观察，这一分型的诊断标准可为：

（1）症状介于颈型、根型与椎动脉型之间；

（2）症状时隐时现，与体位不当、过劳和颈部过度活动（含推拿及练功等）相关；

（3）侧位X线动力片及MR检查显示椎节不稳（前后滑移＞2mm，见图4-2-1-7-1、2）及椎动脉曲折与狭窄；

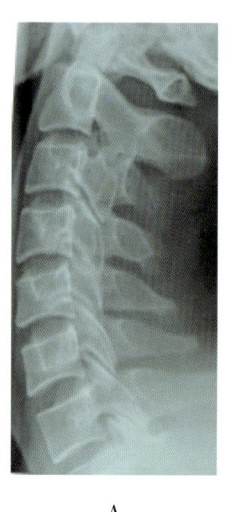 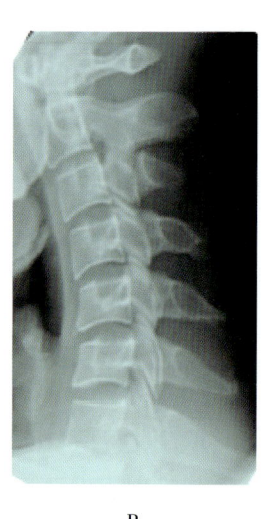 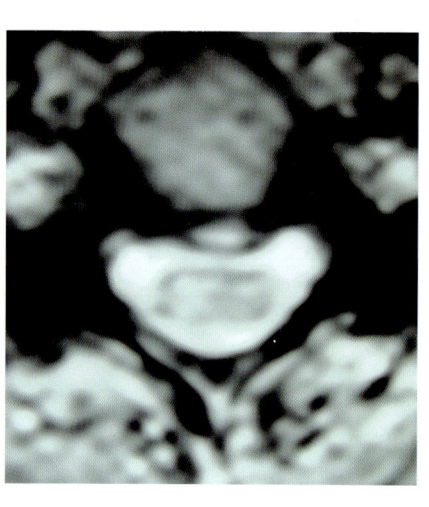

图4-2-1-7-1　临床举例（A~C）

女性，45岁，不稳型颈椎病影像学特点　A.B.颈椎伸屈动力性侧位片显示C_5~C_6位移2.2mm；C.MR水平位显示纤维环后突压向硬膜囊（可刺激窦-椎神经）

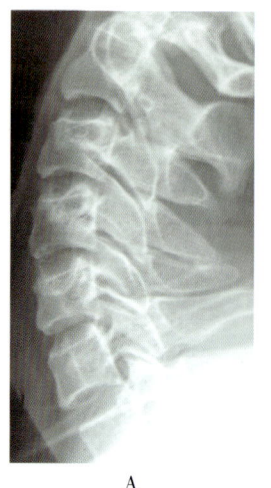 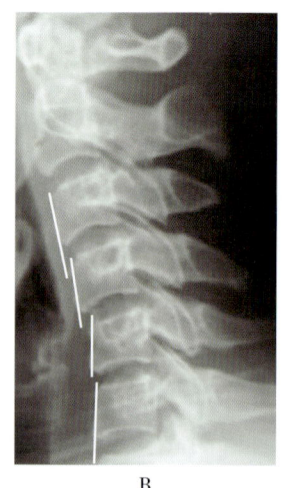

图4-2-1-7-2　临床举例（A、B）

女性，51岁，颈椎多节段椎节不稳定，尤以C_{3-4}、$_{4-5}$及C_{5-6}为明显，并引起脊髓前中央动脉缺血症　A.仰伸位；B.前屈位

(4)牵引及制动有效;

(5)个别病例可行椎节撑开融合术或人工髓核植入术。

2.脊髓前中央动脉受压型 提出脊髓前中央动脉受压型的理由是临床病例中,此种情况并非罕见,目前高清晰螺旋CT与MR技术已能发现和证实脊髓前中央动脉受累概况,而且随着影像学技术的提高,将被普遍确认,因此建议列为一种分型。这一分型的诊断标准为:

(1)以脊髓前方受压所致的运动障碍为主;

(2)多伴有头颅供血不全及交感神经症状,且波动性大,屈颈时加剧;

(3)MR所见为硬膜囊前方中部受压征(图4-2-1-7-3、4);

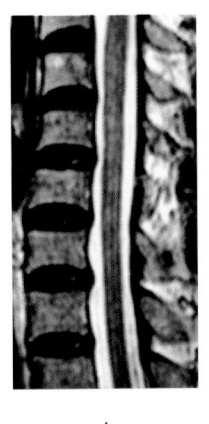 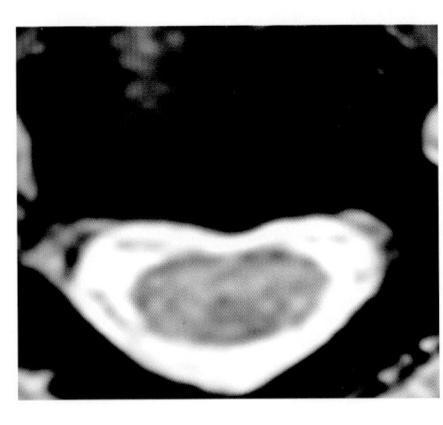 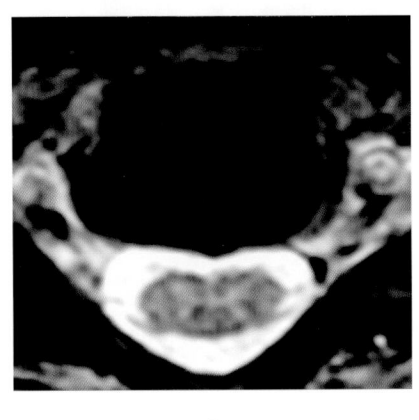

A　　　　　　　　　　　　B　　　　　　　　　　　　C

图4-2-1-7-3　临床举例之一(A~C)
女性,53岁,脊髓前中央动脉症候群MR早期影像学所见
A.MR矢状位,显示颈椎多节段退变;B.C.C_{5-6}及C_{6-7}节段水平位观,显示后突之髓核压向脊髓前中央动脉处

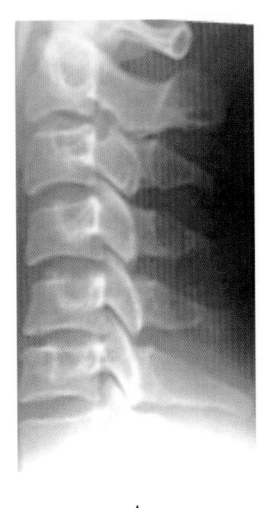 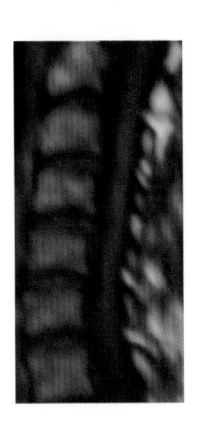 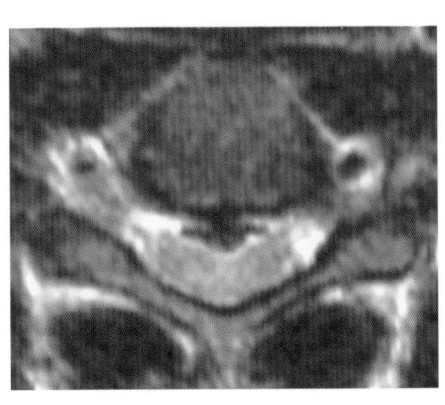

A　　　　　　　　　　　　B　　　　　　　　　　　　C

图4-2-1-7-4　临床举例之二(A~C)
脊髓前中央动脉症候群影像学所见　A.颈椎侧位屈颈片显示C_{4-5}椎节不稳;
B.MR矢状位,T_1加权显示C_{4-5}髓核后突;C.MR水平位见后突之髓核对脊髓前中央动脉处形成压迫症

(4)MRA及CTM显示脊髓前中央动脉受压征,包括变细、中断等,减压术后缓解,椎动脉亦多受波及(图4-2-1-7-5、6);

(5)牵引及制动疗法有效;

(6)非手术疗法无效或反复发作已影响生活质量或工作时,可行手术疗法。

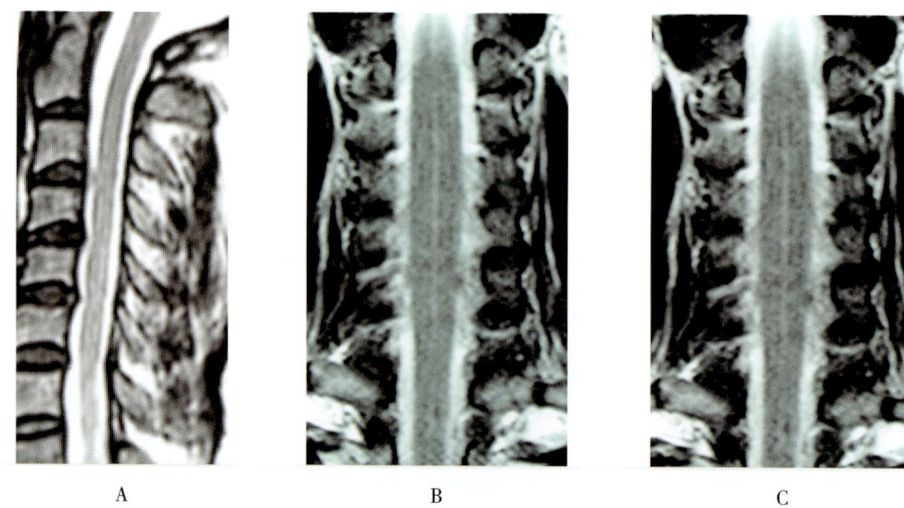

图4-2-1-7-5 临床举例之三（A~C）
男性，28岁，脊髓前中央动脉症候群　A. MR矢状位观；B.C. MR脊髓前中央动脉冠状位观

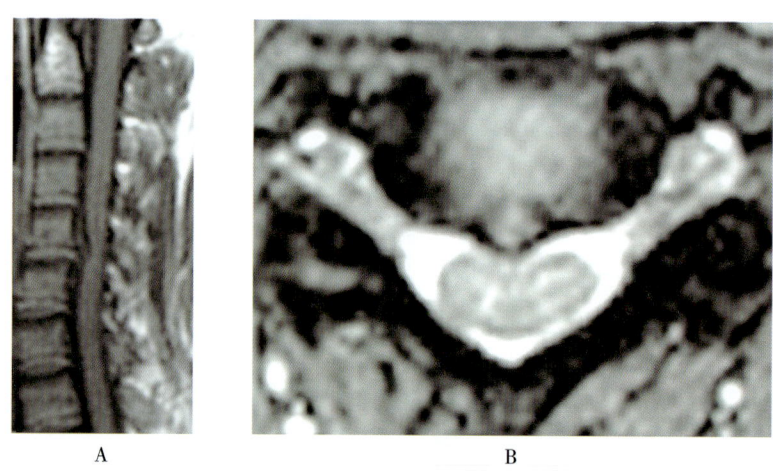

图4-2-1-7-6 临床举例之四（A、B）
女性，50岁，脊髓前中央动脉综合征　A. MR矢状位显示C_{5-6}髓核后突；B. MR水平位，显示后突髓核致压部位位于脊髓前方中央处

不赞成补充上述两种分型的专家认为：

（1）关于颈椎不稳定（失稳）型：尽管颈椎不稳定在颈椎病患者中十分常见，是一个值得重视的问题，但它是颈椎椎间关节减退过程中的一种病理现象，是椎间盘退变的继发改变。由于颈椎间盘突出症已经是一个独立诊断，因此颈椎不稳症不应成为另一分型。从另一方面看，颈椎不稳是颈椎病的一个并发症，已经成为一个独立的诊断，不必再作为独立分型。也有专家认为，这一分型与颈型颈椎病不好区分。

（2）关于脊髓前中央动脉受压型：脊髓前中央动脉难以获得明确的影像学特征。此种情况单独存在的机会很少，因此放在其他型中即可。也有专家认为，脊髓前中央动脉受压较难用客观检查证实，能否在脊髓型颈椎病的形成中强调前中央动脉的重要性。

（二）结论

根据上述争论后达成以下共识，其他型颈椎病尚有以下几型。

1. 食管受压型颈椎病　吞咽困难，尤以仰颈时为甚。X线平片显示椎节前方有明显之骨赘形

成;钡餐检查显示食道受压征,多合并其他型颈椎病症状;

2. 颈椎不稳定(失稳)型(暂列) 待进一步讨论;

3. 脊髓前中央动脉受压型(暂列) 待进一步讨论。

三、其他型颈椎病的手术治疗问题

对其他型颈椎病纪要中明确如下意见。

1. 食道受压型颈椎病 如因骨赘压迫与刺激食管引起吞咽困难,经非手术疗法无效者,应将骨赘手术切除;

2. 脊髓前中央动脉受压征 经1~2个月非手术疗法治疗无效,已严重影响正常工作、生活的患者,可考虑手术治疗;

3. 颈椎不稳定(失稳)型 因颈椎不稳引起头颈及肢体发作性脊髓、脊神经根或椎动脉症状,经较长时间保守治疗无效者,可行颈椎稳定手术。

第八节 影像学显示颈椎退变而无临床症状者型如何判断

一、基本认识

随着我国人民生活水平的提高及人民卫生保健事业的发展,在对各群体的体格检查时,发现单纯性颈椎退变,或称之无症状的单纯性颈椎退行性变在临床上并非少见,却无任何主诉与体征。既往,影像科医生在读片后容易提出"颈椎病"的报道,但近年来通过多学科会议的形式,包括1983年在广西桂林召开的第一届全国颈椎病座谈会,九年后在山东青岛举办的第二届颈椎病研讨会和2008年在上海举办的全国第三届颈椎病专题研讨会,以及全国性脊柱疾患研讨会等,会上除骨科医师外,尚有放射科、中医科及神经内外科等专家与会,并共同研讨有关颈椎病的命名、分型及诊治原则等,其中特别明确了"凡是在影像学上有改变、但无临床症状的颈椎增生性改变等,一律不称颈椎病,而仅仅对其阳性所见加以描述即可",这一观点也得到了与会的影像学专家们的共识。因此,有必要在此对这一情况向大家加以明确,以防对他人引起误导。

二、此组病例影像显示颈椎退变的特点

通过对数以千份的颈椎X线平片、动力性侧位片、CT扫描及MR成像图征的观察与分析,发现这一组无症状者具有以下特点。

1. 颈椎椎管矢状径较大 几乎所有症例其椎管矢状径均较宽大,不仅比值大于1:0.75,且其绝对值亦多在14mm以上,甚至有20mm者。因此当管壁上有占位性增生物时,除非十分巨大,超过其代偿间隙容量时,否则一般不会出现临床症状。

2. 无年龄特征 颈椎病以中老年为多见,但椎管矢状径宽大者,即便是到了老年,也仍无主诉,仅仅是在体检或作为志愿者受检时,方发现此种阳性所见。

3. 无性别特征 在观察过程中没有发现男女有别,其发生率基本相似。

4. 多无其他病理改变 此组病例在影像学所见中,除个别者外,一般无后纵韧带骨化(OPLL)及颈椎段先天畸形。

5. 腰椎椎管矢状径较宽大 此表示先天发育

过程中,颈、胸及腰部椎管处于同一胚胎组织结构状态下,因此其与颈椎椎管呈现一致性改变。

三、长期随访结果

通过临床长期观察其转至颈椎病的概率高于常人,国内外有不少学者对此类病例进行长期的随访,发现约10%~20%的病例在1~2年内发病,但10年以上仍未发病者占50%,其重要原因是椎管矢径的大小与平时的保健和养生之道,其中80%以上人群是无吸烟嗜好者。

四、对此组病例在处理时应注意的问题

(一)在诊断上

不应误导,切勿仅根据影像学所见即诊断"颈椎病",以防引起其精神负担和心理障碍,尤其是情绪变化较大和内向型者,更不可误导,否则,犹如"假孕"一样,会弄假成"真"。

(二)在处理上

以预防发病为主,可以明确告知影像学的变化已被"大椎管"所消化了,目前无需特别处理,但个人应注意保健、预防工作。

(三)在预防上

要落在实处,可通过科普教育形式,在宣传对全身骨关节伤患防治的同时,有目的地指出尤其注意预防颈椎伤患,包括对急刹车等特殊情况下的应急处理,以防万一发生意外时有所准备,因为有退变的节段对后方的脊髓毕竟存在一定的影响。在讲解过程中应特别注意分寸,并明确提出,过多的颈部运动将增加颈椎的负荷,更容易使脊椎老化,尤其是颈椎不提倡诸如颈部练功十八法之类的活动,不仅起不到保健作用,反而加剧颈椎的退变。总之既要提醒他(她)引起注意和重视,又不增加其精神与心理负担。

(赵定麟　侯铁胜　李国栋　陈德玉　赵杰)

参 考 文 献

1. 陈德玉.颈椎伤病诊治新技术,北京:科学技术文献出版社,2003
2. 胡玉华 王长峰 赵定麟.上颈椎不稳的病因和诊断 中国矫形外科杂志 2001年8卷1期
3. 祝建光,汪波,常时新等.脊髓型颈椎病颈椎MR测量与前路次全切除减压疗效的关系[J].上海交通大学学报(医学版),2006,26(9)
4. 李增春,陈德玉,吴德升等.第三届全国颈椎病专题座谈会纪要[J].中华外科杂志,2008,46(23)
5. 卢旭华 赵定麟 陈德玉.颈椎病患者颈椎间盘纤维环成纤维细胞成骨潜能的体外观察颈腰痛杂志 2006年27卷1期
6. 卢旭华 赵定麟 冯伟.转化生长因子β对退变颈椎间盘成纤维细胞的成骨诱导作用 脊柱外科杂志 2005年3卷5期
7. 卢旭华,陈德玉,刘士远.颈椎MRI T2WI像颈髓高信号对脊髓型颈椎病预后的影响[J].脊柱外科杂志,2007,5(5)
8. 卢旭华,陈德玉,袁文等.颈椎间盘纤维环组织的成骨潜能[J].中国组织工程研究与临床康复,2008,12(37)
9. 卢旭华,赵定麟,陈德玉.颈椎病患者颈椎间盘纤维环成纤维细胞成骨潜能的体外观察[J].颈腰痛杂志,2006,27(1)
10. 王新伟,陈德玉,袁文等.后纵韧带切除在颈前路减压中的作用[J].第二军医大学学报,2004,25(3)
11. 王新伟,顾韬,袁文等.伴交感神经症状颈椎病的治疗及其机制[J].中华外科杂志,2008,46(18)
12. 王新伟,顾韬,袁文等.伴交感神经症状颈椎病临床评价初步探讨[J].脊柱外科杂志,2007,5(4)
13. 吴德升,芮067,林研等.陆家嘴地区金融从业人员颈椎病现状的流行病学调查和预防对策的研究[J].脊柱外科杂志,2006,4(3)
14. 谢林,康然,施杞.骨密度与颈椎间盘退变关系的实验研究[J].实用老年医学,2008,22(4)

15. 杨海松,陈德玉,陈宇等.颈椎间盘突出致脊髓前动脉综合征的诊治［J］.中国矫形外科杂志,2009,17（9）
16. 杨海松,陈德玉,卢旭华等.颈椎间盘突出致脊髓半切综合征两例报告［J］.中华骨科杂志,2009,29（9）
17. 张大勇,李重茂,沈强.旁正中切口棘突重建颈椎管扩大成形术.颈腰痛杂志,2001年22卷4期
18. 张大勇,李重茂,沈强.改良颈椎管扩大连体棘突重建术.中国脊柱脊髓杂志,2002年12卷1期
19. 张大勇,李重茂,沈强.改良颈椎管扩大连体棘突重建术临床研究.中国骨伤,2003年16卷7期
20. 赵定麟.抛砖引玉--对修改颈椎病命名之我见.中国脊柱脊髓杂志,2003年13卷4期
21. 赵定麟.关于颈椎病若干临床问题的经验与建议［J］.中华外科杂志,2008,46（5）
22. 赵定麟.现代骨科学,北京:科学出版社,2 004
23. 赵定麟.现代脊柱外科学,上海:上海世界图书出版社公司,2006
24. 赵定麟.对颈椎病外科干预中几个问题的我见［J］.中国脊柱脊髓杂志,2007,17（2）
25. 赵定麟.关于颈椎病若干临床问题的经验与建议［J］.中华外科杂志,2008,46（5）
26. 赵定麟.如何进一步提高我国颈椎病的诊断与治疗水平［A］.第三届全国颈椎病专题学术会议论文集［C］.2008.
27. Chang-Qing Li, Yue Zhou, Gang Luo,etal.Effect on anabolism of nucleus pulposus cell cultured in vitro induced by chcs scaffold for nucleus pulposus tissue engineering. SICOT Shanghai Congress 2007
28. Chang-Qing Li, Yue Zhou, Gang Luo,etal.Effect on proliferation of nucleus pulposus cell cultured in vitro induced by chcs scaffold for nucleus pulposus tissue engineering. SICOT Shanghai Congress 2007
29. Chang-Qing Li, Yue Zhou, Gang Luo,etal.Study on performance of chcs scaffold for nucleus pulposus tissue engineering in vivo. SICOT Shanghai Congress 2007
30. Cheng BC, Burns P, Pirris S, Welch W.Load sharing and stabilization effects of anterior cervical devices.J Spinal Disord Tech. 2009 Dec;22（8）:571-7.
31. Fehlings MG, Gray R.Importance of sagittal balance in determining the outcome of anterior versus posterior surgery for cervical spondylotic myelopathy.J Neurosurg Spine. 2009 Nov;11（5）:518-9; discussion 519-20. No abstract
32. Feng-Dong Zhao, Jian Chen, Xian-Jun Ding, Wei Lin, Shun-Wu Fan.The distribution of modic changes of cervical endplate in patients suffering neck pain and its related factors. SICOT Shanghai Congress 2007
33. Kalichman L, Guermazi A, Li L, Hunter DJ.Association between age, sex, BMI and CT-evaluated spinal degeneration features.J Back Musculoskelet Rehabil. 2009;22（4）:189-95.
34. Kalichman L, Hunter DJ, Kim DH, Guermazi A.Association between disc degeneration and degenerative spondylolisthesis? Pilot study.J Back Musculoskelet Rehabil. 2009;22（1）:21-5.
35. Kato Y, Kojima T, Kataoka H.Selective laminoplasty after the preoperative diagnosis of the responsible level using spinal cord evoked potentials in elderly patients with cervical spondylotic myelopathy: a preliminary report.J Spinal Disord Tech. 2009 Dec;22（8）:586-92.
36. Lenehan B, Street J, O'Toole P.Central cord syndrome in Ireland: the effect of age on clinical outcome.Eur Spine J. 2009 Oct;18（10）:1458-63. Epub 2009 Aug 15.
37. Liu G, Buchowski JM, Bunmaprasert T.Revision surgery following cervical laminoplasty: etiology and treatment strategies.Spine（Phila Pa 1976）. 2009 Dec 1;34（25）:2760-8.
38. Morishita Y, Falakassa J, Naito M.The kinematic relationships of the upper cervical spine.Spine（Phila Pa 1976）. 2009 Nov 15;34（24）:2642-5.
39. Tanaka N, Nakanishi K, Fujimoto Y.Clinical results of cervical myelopathy in patients older than 80 years of age: evaluation of spinal function with motor evoked potentials.J Neurosurg Spine. 2009 Oct;11（4）:421-6.
40. Wei-dong Wang, Jian-Zhong Wang, Xian-Jun Ren. Etiological and Therapic Study on the Cervical Spondylosis with the Spinal Nerve Roots Type . SICOT Shanghai Congress 2007
41. Xu-Hua Lu, Ding-Lin Zhao, De-Yu Chen, etal.In vitro study on osteogenic potential of annulus fibrosus in the cervical intervertebral disc of cervical spondylosis myelopathy patients. SICOT Shanghai Congress 2007
42. Yong-Fei Guo, De-Yu Chen, Zhi-Min He,etal.Effect of cervical degeneration on the endplate gradient. SICOT Shanghai Congress 2007

第二章　颈椎病的非手术疗法及预防

通过全国第三届颈椎病研讨会，与会者一致认为：颈椎病中有90%以上病例可以通过非手术疗法治愈或明显好转，因此对每例颈椎病患者均应首选非手术疗法，只有当脊髓已严重受压并有液化灶者需尽早手术。

第一节　非手术疗法的基本概念

一、临床意义

对于各种类型颈椎病，非手术疗法均可起到以下作用。

（一）有利于纠正颈椎病的病理解剖与病理生理状态减轻创伤反应

通过各种非手术疗法，包括牵引、纠正不良体位及其他措施，使颈椎病及在此基础上各种损伤所引起的畸形得以矫正，从而改善了局部的病理解剖与病理生理状态，不仅有利于创伤的修复，且对各种疾患的痊愈亦起到积极作用，尤其是对病程较长的颈椎病更具有重要意义。

（二）停止或减缓病情的进展

除各种药物外，保持颈椎的制动与休息是非手术治疗的主要手段。在此情况下，不仅可减缓或停止颈椎病的发展，亦具有使其向正常状态逆转，尤其是处于颈椎病早期阶段者更为明显。

（三）是手术疗法的基础

凡是需行手术治疗的颈椎病例患者，也决不可忽视术前术后的非手术疗法。因为：

1. 是手术治疗前的必经阶段　也就是说，凡需手术者一般均先由非手术疗法开始，包括起病急骤的脊髓型病例。从形式上看，这部分病例对其并无显效，甚至根本无效，但这一过程至少具有以下作用。

（1）稳定病情及减缓发展速度，从而有利于手术的疗效；

（2）为术前准备提供了时间，包括前路手术的气管推移、床上大小便训练及术中体位训练等；

（3）只有通过临床治疗实践方能说明或更进一步证实，非手术治疗确实无效或无显效而需行手术治疗；

（4）增加了术者对诊断及手术适应证选择的可信性及充分的思考时间。

2. 有利于手术本身

（1）降低手术创伤反应　通过非手术疗法各项措施的实施，可使局部的可逆性病理生理改变，诸如颈椎椎节局部的创伤性反应、组织水肿、列线不正及反应性渗出等减轻或消退，从而有利于手术操作及提高疗效。

（2）有利于降低术中及术后并发症的发生率　经过充分的术前非手术疗法的各项准备与治疗措施，不仅使患者心理承受力增强，且有利于术中及术后的配合，特别是对发病较急的类型更为重要。

（3）非手术疗法是术后康复的主要措施从而增强疗效　手术本身仅仅是其治疗的一个断面，尽管其对疗效具有决定性作用，但如果没有非手术疗法作为术后康复的主要措施，不仅影响手术效果，且由于术中的操作以及在病变组织切除过程中，使局部的骨与韧带的完整性有遭到损伤而有发生意外的可能，尤其是某些对颈椎稳定性破坏较大的手术。

（4）有利于手术的组织工作及器械落实增强手术疗法安全性　当前颈椎手术术式日新月异，疗效亦有所差别。为获取最佳疗效，不仅要选用最先进的设计，而且在人力上亦需作最为合理的安排，包括邀请经验丰富的临床医师。因此任何一位外科医生都必须充分认识到非手术疗法对手术疗法的重要性，并在此时间内进行组织与落实工作；切忌单纯、盲目、急于手术的观点。

（四）预防颈椎病的复发

对已治愈的颈椎病患者，最为有效预防其复发的措施是平日注意经常性的自我保健与自我疗法，对有发作前兆者，应及早采取相应的非手术疗法进行处理。

二、基本要求

（一）选择正规的非手术疗法

1. 目的明确　对每例患者首先要根据诊断及其分型与分期确定其治疗所要达到的目的，再按此目的决定采取相应的措施。

2. 计划周密　对一般性病例诊断明确、且治疗措施较为简单者，当然勿需复杂的计划。但对于病情复杂，或已在基层采取某些疗法未见显效者，应该在充分估计其局部病理改变的基础上，筛选相应的治疗措施。在挑选各种治疗方法时，当然以措施简单、易于操作及收效快的方法为首选，但对损伤或病情复杂者则仍需对其作充分而全面地考虑，并按疗程进行，一旦无效则可及早转入手术疗法。

3. 按程序进行　由于颈椎病相当多见，病情严重者，一般病例大多在门诊进行，易形成"应付"状态。为了避免这一现象，每位患者应相对地由一位固定的医师接诊，并按其诊断及病情及时给予各种有效的措施。如此，既有利于病情的恢复，又可对其预后及转归有一充分的估计。切忌由不同医师在重复用同一种无效的疗法，不仅延误治疗时机，且易使患者失去信心。

4. 多种疗法并用的问题　某些疗法在并用时并无对抗作用，甚至起到相辅相成的作用。但某些作用强烈的疗法，如大重量牵引、重手法推拿、椎管内硬膜囊外腔封闭疗法等则不宜同时并用，尤其是伴有急性损伤病例。此时，应根据患者具体病情，尤其是在不同阶段，可酌情选择其中一种，而后可根据疗效再决定是继续同一疗法，抑或更换另一疗法，如此则更有利于病情的恢复。切忌盲目随意更换，特别是对那些见效慢、早期尚可能有反应的疗法，例如头颈持续牵引、颌-胸石膏、需长期服用的药物等，更应坚持观察一段时间证明确实无效时、方可考虑更换其他疗法，并按病变的转归规律选择最佳的治疗方案。

（二）尽力避免不良之非手术疗法

颈椎是人体诸组织中结构最为巧妙的部位之一，由于其解剖位置和生理功能的特殊性，亦要求在治疗上严格遵循这一原则，任何粗暴操作不仅无法达到预期效果,且容易造成以下不良后果。

1. 操作意外　由于某些操作者对这一问题认识不足,尤多见于重手法推拿操作时,此时患者可突然出现神经症状,甚至完全瘫痪,亦有立即死亡者。尽管较为罕见,但不少地区时有发生,尤其是对于椎管矢径狭窄、椎节不稳及伴有外伤的病例。此主要是由于手法太重或不得要领,以致超过颈部骨骼与韧带的正常强度,或是由于颈部遭外伤后椎节已形成失稳状态,稍许用力即出现脱位或骨折而压迫颈髓或脊神经根,后者多见于椎体伴有破坏性改变者。因此,在开始这些疗法前,应常规拍摄正侧位 X 线片,以判明局部骨关节状态而减少意外的发生率。

2. 加速病变进程　任何超过颈椎骨关节生理限度的操作,均可能引起局部创伤性反应。轻者局部水肿、渗出增加及粘连形成,重者韧带可撕裂,并出现韧带 – 骨膜下出血、血肿形成、机化、钙化,以致骨赘形成,从而加速了颈椎病的恶化过程。

3. 影响手术疗效　笔者发现,凡在术前进行过粗暴操作者,不仅术中出血多,疗效欠满意,且恢复时间长,植入物(骨块、钢板、界面内固定器、人工椎体及人工关节等)也易滑出或位移。这主要是由于局部创伤性反应较大,椎间关节韧带松弛,尤以大重量牵引者,此时椎间关节可能十分松弛,以致术后颈部稍许后仰,植入物即有向外位移或滑出的可能。因此,对此种病例手术时必须十分小心,准备工作更应充分。

三、常用的非手术方法

用于颈椎病的非手术疗法甚多,但当前临床上较为常用的方法主要有以下几种。

(一)良好的体位

1. 良好的睡眠休息体位　不仅正常人需要,颈椎病患者更应要求保持良好符合生理要求,更合乎患者病理解剖与病理生理状态的体位,这是治疗、康复与保健的先决条件之一。

2. 避免有害的工作体位　重型颈椎病大多停止工作,但 90% 以上的颈椎病患者病情较轻,可以参与大部或全部工作,尤其是以办公桌、电脑为活动范围的职业。因此,避免有害工作体位,换取具有保健功能的体位对颈椎病的康复至关重要。

(二)牵引与制动疗法

1. 牵引　为颈椎病治疗学中最常用的方法之一,适应证较为普遍,约占颈椎病全部病例的 30% 以上适用牵引疗法。除传统的重量牵引外,近年来,机械式及电动式牵引法已逐渐推广。

2. 制动　无论是何型颈椎病,颈椎椎节局部的制动是其恢复的基本要求之一。在颈椎继续活动情况下,不仅可使症状加重,甚至可导致瘫痪,因此,对需要固定与制动的颈椎伤患切勿大意。

(三)手法操作

颈部按摩有利于局部血循环的改善,且不易发生意外。而手法推拿及推搬除非诊断明确、无脊髓或脊神经根受损之可能,一般不应轻易实施。因其意外发生率高,应注意,尤其是诊断不明者。

(四)石膏技术与支具等

亦为颈椎病非手术疗法中常用的技术之一,大多采用颌 – 胸石膏,或石膏围领。由于其具有可塑性强、制作简便及价格低廉等优点,目前仍无法用其他材料完全取代。支架为近年来国内外广泛开展的技术之一,对颈椎病病情较轻者,尤其是无需确实固定的病例,各种不同制式的颈部支架有其轻便、舒适及美观等优点,但其可塑性较差,在选择时应注意。此外,尚可酌情选择其他疗法,包括理疗、封闭疗法、针灸及药物外敷等均可酌情选用。

四、"第三届全国颈椎病专题座谈会纪要"（2008）关于"颈椎病非手术治疗问题"内容

颈椎病的非手术治疗问题。

会议交流颈椎病非手术治疗的经验。会议就颈椎病非手术治疗问题形成的基本共识如下。

1. 颈椎病非手术疗法的临床应用价值是值得肯定的，非手术疗法应视为颈椎病的首选和基本疗法。强调以下几个方面：

（1）合乎生理要求的生活、工作体位是防治颈椎病的基本前提，包括避免高枕、埋（低）头、猛刹车和剧烈运动等；

（2）持续、轻重量（1.5~2.0kg）的头颈（颈椎）牵引应视为安全、有效的疗法，并在牵引下进行颈背肌锻炼；

（3）针灸、理疗、按摩及药物均可酌情选用，但不提倡推拿、推搬和颈部体操，以防加重颈椎的退变、不稳和损伤；

（4）游泳运动（尤其是蛙泳、仰泳）有利于颈椎康复，不提倡使颈椎过度活动及高强度的运动。

2. 建议加强颈椎病非手术治疗的相关研究，以求进一步规范化、科学化。

3. 大量长期使用类固醇类药物易引发骨缺血坏死和硬膜外粘连，因此应慎用。

4. 手法治疗颈椎病（特别是旋转手法）有引起急性脊髓损伤风险，应严格掌握适应证。

第二节　颈椎应保持良好的睡眠、工作与生活体位

良好的体位不仅对预防颈椎病至关重要，而且也是治疗颈椎病的首要措施，其中尤以睡眠工作及日常生活时的体位更为关键。

一、改善与调整睡眠体位具有重要意义

众所周知，每人每天至少有1/4~1/3的时间是在床上度过的。因此，如果睡眠姿势不当，必然会引起或加剧颈椎病。反之，如果注意改善与调整颈椎在睡眠中的体位和诸有关因素，亦可起到预防与治疗作用。因此，临床医生都应注意纠正和训练患者的不良睡眠状态。

二、重视枕头

（一）概述

枕头是维持头颈正常位置的主要工具。所谓"正常"位置，主要指维持头颈段本身生理曲线的体位，这种生理曲线，不仅是颈椎外在肌群平衡的保证，而且对保持椎管内的生理解剖状态也是必不可缺的条件。如果使用和选择不当，包括枕头的高低、形状与充填物的不同等，不仅破坏了颈椎椎管的外在平衡，而且也直接影响到椎管内容积的大小和局部组织的解剖状态。因此，必须给予应有的重视，尤其是枕头的高低、枕芯充填物的种类和枕头形状等更应注意，现分述于后。

（二）枕头的高低

俗话说的"高枕无忧"并非如此。正常状态下颈椎的生理前凸是维持椎管内外平衡的基本条件。如果让头颈部过度后仰，致使前凸曲度加大，不仅椎体前方的肌肉与前纵韧带易因张力过大而出现疲劳，而且可引起慢性损伤。与此同时，椎管后方的黄韧带则可向前突入椎

管,以致椎管增加了来自后方的压力。这种过伸状态,由于椎管被拉长而容积变小,脊髓及神经根反而变短,以致椎管处于饱和状态,易因各种附加因素(如髓核突出及骨刺形成等)而出现症状,严重者可直接压迫脊髓与两侧的脊神经根。与此相反,如果让头颈部过度前屈(枕头过高),则出现相反的结果,即颈椎后方的肌群与韧带易引起劳损,此时椎管内的硬膜囊后壁则被拉紧,并向前方移位而对颈髓形成压力(图4-2-2-2-1)。在一般情况下可能并无症状,但如果于椎体后缘有明显的突出物,包括突出、脱出的髓核及骨刺形成,特别是伴有椎管发育性狭窄者,此种占位性组织就很容易压迫脊髓,或压迫脊髓前中央动脉而出现症状。

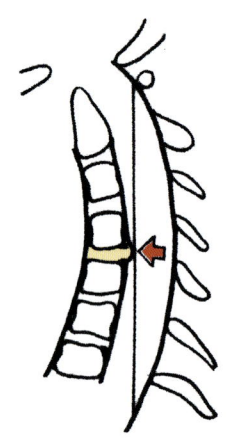

图4-2-2-2-1　为何避免高枕示意图
枕头过高,由于颈椎过度前屈而使硬膜囊后壁张力增高,以致易对脊髓前方组织、尤其是脊髓前中央动脉引起压迫

根据上述原理,不仅颈椎伤患者的枕头不宜过高或过低,即使健康人,亦应注意保持颈椎前凸的生理体位,以防引起或加速颈椎的退变。在对颈椎病患者的治疗过程中,应根据病情适当调整枕头的高度。

对以运动障碍为主,怀疑椎管前方有髓核脱出或突出,或在X线平片或其他影像学图像上显示椎体后缘有骨性致压物(骨刺及髓核等),可能构成对脊髓前方直接压迫者,枕头可稍低,以缓解椎管前方骨刺对脊髓的压迫。但也不可使头颈部过度仰伸,以防因椎管容积减少而加重症状。

对以四肢麻痛等感觉障碍症状为主、怀疑有椎管后方黄韧带肥厚、内陷并对脊髓后方形成压迫者,则枕头可稍高,此既可防止黄韧带的内陷,又可增加椎管有效空间容积而改善症状。

发育性颈椎椎管狭窄伴有椎体后缘骨刺形成者,表明椎管内容积无论是在前方或后方均达到饱和状态。因此枕头不宜过高或过低,以生理位为佳。

伴有外伤性的病例,应根据颈椎的三柱结构受损情况及程度而酌情掌握,诊断不明者以中立位为宜,颈椎结核及肿瘤致使椎体破坏者不可高枕。强直性脊柱炎早期应保持中立位,使其在功能位置上强直,以避免后期的矫形截骨术。

(三)枕芯充填物

应根据当地物产情况与个人习惯和经济条件筛选相应之充填物。其中常用的有以下几种。

1. 荞麦皮　价廉,透气性佳,在北方容易获得,可随需要而调整枕头的高低。

2. 蒲绒　质地柔软,透气较好,尤以新绒,并可随意调节高低。

3. 木棉　与前者相似,但价格略高,我国西南地区使用较多。

4. 绿豆壳　最适用于夏天,不仅通气性能良好,且有清凉解暑之作用,如加上适量的茶叶(价格较廉的一种或饮用过的茶叶晒干均可)或薄荷叶则效果更佳。

5. 鸭绒　由于其具有质轻、柔软、透气强等优点,当然最为理想,而且在使用时可以随意调节枕头高度,是比较理想的枕芯充填物。只不过其价格较高,夏天时较热,但有空调装置亦无碍。

6. 其他　此外尚可选用鸡毛、鸭毛与鹅毛等作为枕芯充填物,或是选用竹、藤编制成的枕头等均具有一定优点。市场上常见的海绵和塑料气枕,虽说质地柔软,因其透气性差,不宜选用,尤其是颈椎病及颈背部纤维织炎患者,切勿使用。

(四)枕头形状

以中间低、两端高之元宝形为佳。此种形态的优点是可利用中间凹陷部来维持颈椎的生理曲度,对头颈部可起到相对的制动与固定作用,以减少其在睡眠中的异常活动。对不习惯元宝形枕者,可用平枕,但不易采用中间高、两头低之山丘形,因头颈易向两端活动,不易保持头颈部体位。理想的枕头应该是质地柔软,透气性好,符合颈椎生理曲度要求,且造型美观的元宝形者(图4-2-2-2-2)。

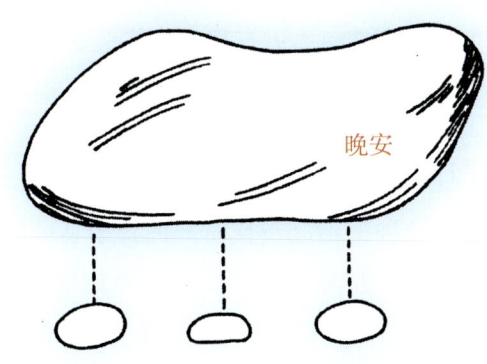

图4-2-2-2-2　枕头示意图
枕头以中间低、两边高、质地柔软、透气性好的元宝形为宜

三、重视睡眠姿势

良好的体位,既要保持整个脊柱的生理曲度,又使人感到舒适,方可使全身肌肉松弛,易于消除疲劳和调整关节生理状态的作用。理想的睡眠体位应该是使胸部及腰部保持自然曲度,双髋及双膝呈屈曲状,使全身肌肉自然放松。可是并非每个患者均能习惯此种体位,因此亦可根据其平日的习惯不同而采取侧卧或仰卧,但不宜俯卧,因其既不利于保持颈部的平衡,又影响呼吸,尤其是对病情严重的脊椎伤病者(请参阅图4-3-3-1-38)。

四、注意对床铺的选择

各种床铺各有其优缺点,并与居住地区的气候(温度和湿度)、个人生活习惯以及经济条件等密切相关。一般选择木板床+席梦思床垫,此种类似沙发结构的弹性床垫放在床板上,可随着脊柱的生理曲线而具有相应之调节作用。尤其目前国外已采用多规格弹簧结构,即根据人体各部位负荷大小的不同和人体曲线的特点,选用不同规格与弹性之弹簧合理排列组合,以达到维持人体生理曲线之作用。但对急性外伤病例则以木板床加一薄棉垫即可。从治疗及保健角度考虑,棕棚床、弹簧床及泡沫塑料床均不适宜。至于气垫床及水床国内亦已生产,此种采取在床垫内通过气体或水流的流动可以不断地调整患者躯体的负重点。其主要适用于瘫痪、瘦弱及高龄患者,亦可用于全身大面积烧伤者。但其价格昂贵,且要求住房条件较高,在选择上应全面考虑。

五、消除其他影响睡眠的因素

除以上直接影响睡眠的三大要素外,尚应注意消除一切妨碍患者入眠与睡眠中惊醒等诸因素,包括周围环境的选择(安静,空气清新及无空气污染的地区为理想)、最佳睡眠时机的选择(以晚9~10时至清晨6~7时为宜,中午小憩30~60min)及消除因疼痛影响睡眠的因素(对此在颈椎病患者中可投予止痛剂、利尿剂及局部冰敷等)。

六、纠正与改变工作中的不良体位

(一)概述

不良的工作体位,不仅仅影响患者的治疗与康复,而且是某些颈部疾患发生、发展与复发的主要原因之一,因此必须引起重视。在屈颈情况下，颈椎间盘内所承受的压力及对颈背部肌纤维组织的张应力较自然仰伸位为高。如果再加上扭转、侧屈与增加负载，局部的压应力更大，从而构成颈椎退变及纤维织炎等加剧的主要因素。这种状态虽可见于任何职业，尤多见于机关单位的工作人员、会计师、电脑操作员、网络工作(爱好)者、打字员、手术室护士、交通警、电子元件和钟表等流水作业线上的装备工等。因此，对各种不同职业与颈椎退变性或劳损性疾患的发病时间之关系，大家必须有一明确认识。

问题的另一方面是那些发病与职业关系密切的患者，企图通过改换职业或工种来获得疗效，这虽可行，但并非一种积极措施。因此，如能通过纠正与改变工作中的不良体位而获得效果则更为理想。根据这一前提，通过对各种不同职业工作体位的分析，认为关系最为密切而又直接相关的因素是颈椎长时间地处于屈曲位或某些特定的体位，以致易引起一系列问题。因此，以此为着重点，提出以下几种防治措施。

(一)定期远视

当长时间近距离、低头看物，既影响颈椎，又易引起视力疲劳，甚至诱发屈光不正，特别是在光线较差的状态。为此，每当俯案过久后，应抬头远视半分钟左右，待眼睛疲劳消退后再继续工作。根据这一要求，笔者建议，在条件允许情况下，办公桌应置放于临窗位置为最佳选择，尤以高层建筑，远眺不仅另有一番情趣，且有利于身心健康。笔者仅以此种要求治愈(或减轻)不少颈椎病早期病例。

(二)定期改变头颈部体位

即对某种职业需要头颈仅向某一个方向(以前屈及左右旋转为多)不断转动或相对固定者，除直接引起椎间隙内压改变外，也易使张力较大一侧的肌肉疲劳而加剧了患节的内外平衡的失调。为改变这一不良后果，应让其每头部向某一个方向停顿过久后，即再向另一相反方向转动，并在短短数秒钟内重复数次。其时间间隔不宜超过30min为宜。此既有利于颈椎保健，又可消除疲劳感，且易于掌握。

(三)调整桌面(或工作台)高度与倾斜度

如果桌面或工作台面过高，则使头颈部呈仰伸状，而过低则势必呈屈颈状。此两种位置均不利于颈椎的内外平衡，尤其是后者在日常最为多见，且最为有害，必须加以适当调整。原则上，以使头、颈、胸保持正常生理曲线为准，尤其是具有颈椎病症状者，切勿过屈，亦无必要过伸。为此，除了可采用升高或降低桌面与椅子加以调节外，对某些需长期俯案工作者，亦可制定一与桌面成$10°\sim30°$斜面的工作板(如绘图板)，此较之单纯升高坐椅或降低台面更有利于调整坐姿(包括胸腰椎等)。

(四)工间活动

任何工种都不应当长时间固定于某一种姿势，坐位亦然。除非工作情况不允许(例如手术台上、流水线操作工及交通警执勤等)，应该至少每2h能够全身活动5min左右。每人可根据自己情况采取相应的活动方式，包括各种工间体操、哑铃活动及散步等。此不仅对颈部，而且对整个脊柱及全身的骨关节系统均有利。

七、注意纠正在日常生活与家务劳动中的不良体位

占人生1/3时间的日常生活及家庭生活对预防颈椎病的发生和治疗亦具有重要作用。从晨起穿衣、刷牙、洗脸、扫地、取物以至打电话、炒菜、烧饭等，几乎每项活动均涉及脊柱的姿势是否正确，因文字难以阐述，将以线条图说明，对于不正确的姿势应注意纠正(可参阅图4-3-3-1-26~28)。

第三节 颈部的制动与固定

一、概述

广义地讲,颈部的固定与制动是指通过石膏、支架及颈围等于体外限制颈部的活动,或是通过手术方式使颈椎椎节完全融合的方式使颈椎获得制动与固定并达到治疗目的之措施。但在此处所提及的固定与制动,主要是指通过非手术手段获得的方式。

二、基本原理

(一)保持颈部安静

任何伤患的预防、治疗与康复,保持患者局部的安静是其首要条件。颈椎病亦然,无论是退变性或外伤性,均属这一范畴,因此,必须保持颈椎的安静。

(二)维持正常的生理体位

不良体位与颈椎病的发生及发展关系密切。以椎节退变为主者,前屈位将增加椎间隙内压,以致促进病情发展。而以椎管发育性狭窄及黄韧带松弛为主者,仰伸位由于引起椎管矢径的减少必然加重病情。因此,如果选择前后平衡的中立位,或是保持其他有利于病情的体位将颈部加以固定与制动,则有利于患者的康复。

(三)可避免或加重颈部外伤

任何外伤都不利于颈椎病的康复,尤其是当椎管内有效容积处于临界状态时,对颈部加以固定与保护使其免受外力作用当然十分必要,特别是既往曾有外伤史者更具重要意义。

(四)恢复颈椎的内外平衡

颈椎内外平衡失调是许多颈椎慢性疾患的后果,但又可反过来成为病变进一步发展的原因,并是构成恶性循环的直接因素。因此,固定与制动后的颈椎将可逐渐恢复颈椎的内外平衡,至少可起到避免进一步加剧之功效。

三、临床意义

(一)颈部的固定与制动为非手术疗法的首选

根据前述之原理,对任何典型之颈椎病患者,首先采取颈部的固定与制动是治疗的首要措施,不仅有效,而且可以防止病变的发展与突然加剧。

(二)手术前准备的需要

术前制动与固定除由于病情本身及术前的需要外,另一主要目的是为术后采取同样措施进行准备。例如特制的石膏床及支架等,均需在术前定制、试用及训练,否则术后如有不妥,则影响使用及术后治疗。

(三)术后康复的需要

任何一种手术对颈椎来说均是一种创伤。因此,局部的固定与制动当然也是其恢复的重要因素之一。如此既可减轻手术局部及邻近部位的创伤性反应,又为其创伤修复提供基本条件。

（四）其他作用

1. **报警及提示作用** 带有报警系统的颈围，如颈椎前屈过多，当其超过生理或规定的范围时，则会自动报警，提示患者应及时恢复颈椎的生理体位，因而有利于颈椎退变性疾患的预防及治疗；

2. **兼具牵引作用** 充气式颈围及气囊式（含分房气囊）颈围，在行使颈椎制动的同时，兼具牵引作用，从而有利于提高疗效与功效。

四、制动与固定方式之一——牵引疗法

（一）概述

颈椎的牵引疗法不外乎作用于骨骼外方皮肤的兜带牵引和直接通过颅骨外板的骨性结构牵引两种。前者简便、无痛，易为患者所接受，但作用力不大，适用于一般病例。而骨牵引是通过诸如头颅牵引弓或头环固定器等完成，因此需在麻醉下操作，易使患者产生恐惧心理，但其固定确实，具有可调式复位作用，且牵引力较大，故多用于颈椎损伤及骨质破坏较多引起颈椎严重不稳之病例。当然严重成角畸形者，在行矫正术术前及术中亦需采有，以有利于复位及保证手术术中的安全。

（二）作用于皮肤的兜带牵引

1. **Glisson 氏带牵引**

（1）用具 Glisson 带又名四头带，用 Glisson 带作为颈椎牵引的技术，是颈椎外科最常用的牵引技术，可在医院、家庭及单位进行，易于操作，在医院内多采用卧床牵引的方式；

（2）病例选择 主要用于症状较为明显的颈椎病者，此外需术前准备的手术病例及其他诊断不清或有其他特殊情况者均可选用；

（3）治疗原理 主要是对头颈部的制动与固定作用，可以恢复颈椎椎间关节的正常列线，可使颈部肌肉松弛、椎间孔牵开，从而有利于突出物的还纳，可使椎动脉第二、第三段的折曲缓解及减轻与消除颈椎局部的创伤性反应。

2. **牵引方法** 牵引方法较多，包括皮肤牵引、骨牵引、支具牵引及兜带牵引等，疗效也不尽相同。但用于家庭条件下的牵引，可选用的方式及方法主要有以下几类，并按其使用情况分述于后。

（1）按牵引时体位不同 可分为坐位牵引、卧床牵引和半卧位牵引；

（2）按照牵引时时间不同 分为间断性牵引、持续性牵引及半持续性牵引；

（3）根据牵引重量不同 分为轻重量牵引（1.0~2.0kg）、半体重量牵引（体重 1/2 之重量）及大重量牵引（体重 1/13~1/10 的重量）；

（4）根据牵引方式不同 分为四头带牵引（即 Glisson 氏带）、头颅牵引弓牵引、充气式支架牵引及机械牵引装置牵引等；

（5）牵引要领及注意点 注意牵引带间距、牵引力线，避免阻力，牵引重量不可过重（不应超过 2.0kg），保持牵引绳悬空状、牵引物的高度、每日牵引时间及疗程持续时间，并注意不良反应。对牵引后症状加重者应作进一步处理。

（三）头颈自我徒手牵引疗法

这是一项十分简单而又可立即见效的方式，尤其是在家庭中、出差、会议及其他各种执勤状态，如突感颈部酸痛，或肩背部及上肢有放射痛时，可立即采用之。具体手法如下：

双手十指交叉合拢，将其举过头顶置于枕颈部；然后将头后仰，双手逐渐用力向头顶方向持续牵引 5~10s，如此连续 3~4 次即可起到缓解椎间隙内压力之作用（图 4-2-2-3-1）。亦可请他人代为牵引，如图 4-2-2-3-2 所示，一手托住患者下颌，另手置于后枕部轻轻向上垂直方向牵引，切勿用力过猛，持续 5~8min 即可。

这种疗法的原理,是利用双手向上牵引之力,使椎节恢复生理曲线,并稍许使椎间隙牵开。如此既可使后突之髓核有可能轻微还纳,也可使椎间关节周围肌肉放松而起到症状缓解作用。但本法对于椎管狭小,尤其是伴有黄韧带肥厚者不适用,因其可加剧黄韧带突向椎管内的程度而使症状加重。

（四）支架式牵引

即采用放置在下颌至肩胸部的支架,利用上下两端的骨性结构作为力点进行牵引的技术。一般分为充气式（气囊式）及机械式（螺旋升降式）两种,此种用具当前已有多种商品设计,可酌情选用（图 4-2-2-3-3）。

（五）颅骨牵引

指通过对颅骨穿钉达到牵引目的之技术,对颈椎外伤病例较为常用,其次为某些颈椎严重不稳者,包括骨质破坏较广泛的肿瘤、炎症及继发性畸形等；颈椎病者较少选择,除非合并颈椎外伤时。

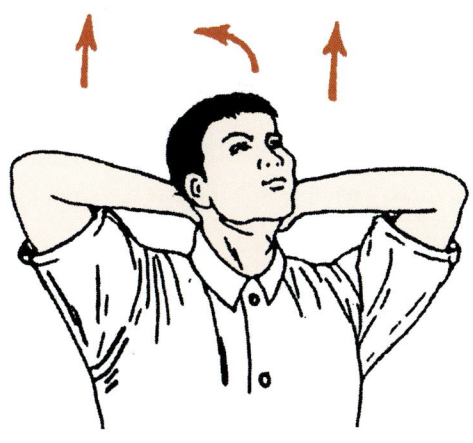

图4-2-2-3-1　颈椎自我牵引示意图

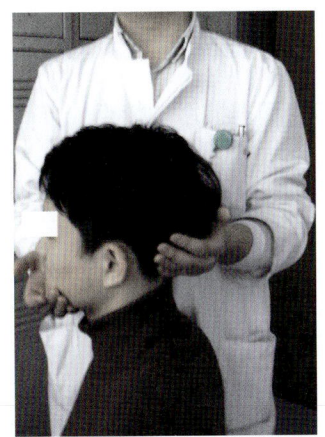

图4-2-2-3-2　他人操作之颈椎徒手牵引

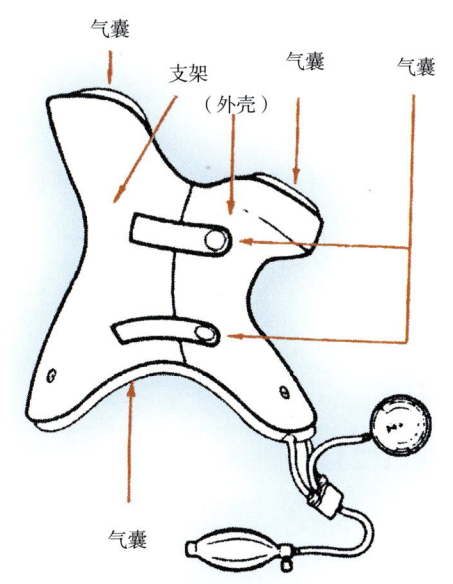

A

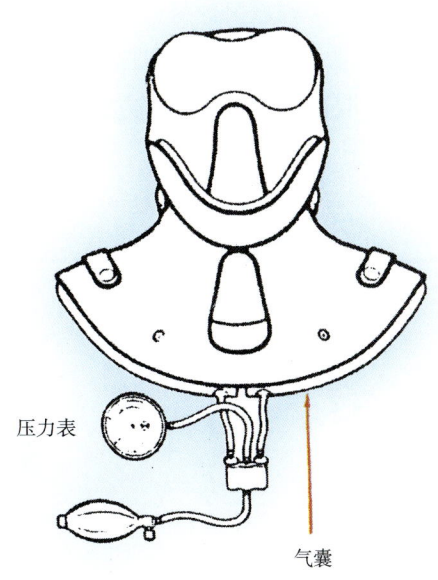

B

图4-2-2-3-3　气囊式支具示意图（A、B）

A. 侧方观；B. 正面观

1. 适应证　主要用于颈椎病合并颈椎损伤、枕颈不稳、颈椎肿瘤、颈椎畸形。

2. 牵引方法及注意事项　见本书第一卷第三篇第三章内容。

（六）头环 – 骨盆（或肩胸部）牵引装置

又称 Halo 装置的头环 – 骨盆（或胸部）牵引装置，系将一环状钢圈上之 4 根钉子分别从 4 个相等距离刺入颅骨外板处，再将头圈通过 4 根钢柱（螺旋调节杆）与骨盆上之钢钉（或胸部石膏）相联结而起固定作用。由于在 4 根钢柱上下两端分别为正反两种螺纹，旋动后起牵引撑开作用。此种装置的最大优点是患者可下地走动，且可在牵引下对颈部施术，并便于术后观察。故多用于颈椎骨折脱位、颈椎畸形、枕颈不稳及具有颅骨牵引适应证而又需下床活动者。

此套装置分为大、中、小等多种规格，每套亦有一定的调节范围，以便于对不同年龄及身材者选用。在操作时应注意进钉的深度，固定针的钉尖止于颅骨的外板与内板之间处。其他有关注意事项与颅骨牵引要求一致。

头环的下方 4 根螺旋调节杆与肩胸支架相连者用于治疗颈段伤患，而用于治疗胸腰段伤患的 Halo 装置，则是采取在髂骨翼穿钉的方式与 4 根螺旋调节杆相连（图 4-2-2-3-4）。

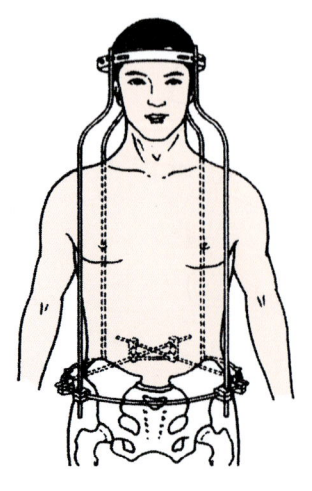

图 4-2-2-3-4　Halo 牵引装置示意图

五、制动与固定方式之二——颈围与支架

用于颈部的支架及颈围不外乎单纯制动型与牵引+固定型两大类。目前已商品化，可根据病情加以选择。

六、制动与固定方式之三——颈部石膏

由于石膏技术本身的特点，至今仍在临床上广泛应用。对颈部伤患的治疗也是如此，现就其特点及常用的颈部石膏绷带技术分述如下：

（一）石膏绷带技术的特点

在颈椎病时选用石膏技术具有以下优点。

1. 简便　凡有能力治疗颈椎病的科室，大多配备相应之石膏技术人员，因此易使此项技术得到应用。

2. 可塑性强　由于颈部的解剖学特点，一般用具（如木夹板、塑料板等）不易使其获得服贴、舒服而有效的制动效果。但石膏绷带则具有这一特性，更适用于颈部。

3. 透气性好　在当前塑料制品广泛应用的时代，石膏绷带的透气特性使其更受大家所欢迎，尤其是夏天。

4. 吸湿性佳　颈部多汗，散热面积亦较大，而石膏具有良好的吸湿作用，且易将所吸水分再挥发至大气空间。

5. 价格低廉　这是石膏受人欢迎的另一大优点。

（二）病例选择

临床应用石膏技术的范围较广，尤其是以下情况。

1. 需采取正规非手术疗法的颈椎病者　指症状已明显影响生活工作，但又无需立即施术者，一般在持续牵引 3 周后，以颌 – 胸石膏制动

6~8周;

2. **颈椎手术后病例** 除减压术后需采取石膏固定外,即使是内固定术者亦需辅加较为确实的外固定,故多选用石膏术;

3. **枕颈不稳** 无论是术前或术后,为防止局部进一步出现位移,尤其是对有神经刺激症状者,一般需以头-颈-胸石膏保护及维持对位;

4. **颈椎外伤解除牵引后** 除轻型外伤选用一般颈围或支架外,大多数病例为防止骨折处再变位,一般多选用石膏固定;

5. **颈椎结核等炎症** 包括活动期脊柱结核需卧石膏床,即使恢复期亦需采用各种类型石膏固定;

6. **其他** 凡颈椎伤病颈部需要较确实制动之病例,一般多可选用不同类型石膏;

7. **慎用者** 对长期卧床病例一般较少采用;年迈及心肺功能不佳者,由于怕影响呼吸,胸部不宜被石膏缠绕,亦不应选用。不能合作之病例亦应慎用。

(三)颈部常用的石膏

用于颈部伤患的石膏,主要有以下4种。

1. **石膏颈围** 将石膏绷带浸水后预制成长条状(6层左右),待其稍干后剪成与一般简易式颈围相似的长度与宽度(亦分为大、中、小3种规格,再根据颈部长度有胖瘦之分)。俟其完全烘干后,外方缝以纱套,并装以搭扣(塑料勾针式)。此种类型适用于一般轻型颈椎伤病,较之塑料及海绵颈围透气、舒适,但需要有石膏技术员的单位才有条件应用。

2. **颌-胸石膏** 指从下颌固定至肩部上方的石膏类型(图4-2-2-3-5)。经过测试,其可以限制颈椎正常活动量的50%~80%,因此适用于需要较确实固定的颈椎伤病。临床上多用于诊断明确的颈椎病及颈椎外伤后期等。

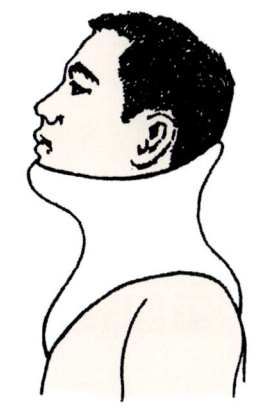

图4-2-2-3-5 颌-胸石膏示意图

3. **头-颈-胸石膏** 自头部经颈达胸廓之石膏,其制动范围广,可限制颈椎活动的90%以上。主要用于颈部需绝对固定的伤患,例如寰枢椎脱位、伴有神经症状的枕颈不稳、颅底凹陷症、颈椎骨折脱位、颈椎前路或后路广泛性减压术以及植骨块有滑出倾向者等。此外,其尚可用于斜颈矫正术后、强直性脊柱炎颈段截骨术后以及椎节破坏较严重的颈椎肿瘤、炎症等。这种石膏在包扎时技术要求较高,一般需在牵引下进行,并注意避免对骨突处的压迫,颈前部应开窗以防对气管压迫,万一发生意外时,便于在开窗处行气管切开术(图4-2-2-3-6)。

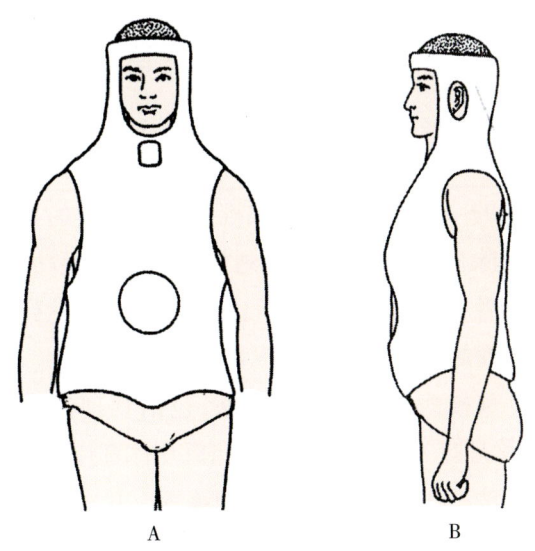

图4-2-2-3-6 头-颈-胸石膏示意图(A、B)
A.正位观;B.侧位观

4.石膏床 主要用于颈椎严重不稳伴有神经症状的枕颈脱位及寰枢脱位者。为便于患者平日的翻身、手术时的搬动及术后护理(翻身等),可采用上下双页式头-颈-胸-腹石膏床。如此既可以让患者俯卧,亦可仰卧。翻身时可将上下双页并拢、扎紧,而后再转动身体,以保证病变处的稳定及防止意外。

第四节　颈椎病的康复疗法及心理疗法

一、康复治疗概况

无论是颈椎病任何阶段,包括手术后,均应进行康复治疗。

在康复医学中,可将颈椎病引起的功能障碍分为三类,即功能不全或残损(Impairment)、残疾(Disability)和残障(Handicap)。功能不全是功能障碍的第一阶段,可以通过各种治疗,包括药物治疗、康复治疗及手术治疗等治愈。残疾是功能障碍的第二阶段,一般不可逆,需要医学工程的方法,例如应用辅助用具、支具、轮椅等配合适宜的训练,使之恢复一定功能。残障是功能障碍的第三阶段,此时残存的能力已经发挥,但仍不能适应生活及社会的需要。此时通过设法改变环境,创造对残疾人便利的生活环境和工作条件,使患者能过上正常或接近正常的生活。

以上3个阶段中,康复医学是恢复颈椎患者功能的一个重要手段。颈椎病康复医学的目的是消除症状体征,尽可能地恢复正常生理功能,使患者在身体、心理、生活、社会等各方面达到最大限度的恢复。

颈椎病的康复治疗方法,包括物理治疗法(简称理疗)、运动疗法(主要指医疗体育疗法)、作业疗法、支具和辅助用具的训练等。其中物理治疗和运动治疗是最常用的治疗方法。康复治疗的总原则是针对不同类型的颈椎患者,采用适当的综合治疗方法,要求患者积极配合,坚持足够疗程,并注意消除可能加重病情的因素。所选择的治疗方法应有助于调整和改善颈椎节段与周围各组织的相互关系,恢复颈椎各椎体之间对应的生物力学关系和改善颈椎的稳定性。康复治疗一般属于非创伤性的治疗方法,治疗时无痛苦,患者乐于接受,治疗效果也较明显。但对症状明显的脊髓型患者以及病情较重久治无效或反复发作的其他类型颈椎患者,手术治疗才是消除症状、恢复功能行之有效的治疗方法。

二、康复疗法对颈椎病治疗作用的原理

临床上,无论是应用天然的或人工的物理因子作用于人体,还是通过使用或不使用运动器具的运动,都可通过对局部的直接作用和通过人体神经、体液、内分泌等生理调节机制,达到预防、治疗和康复目的。合理选择具体的治疗方法可获得以下的治疗作用。

(一)消炎、消肿与止痛

某些物理治疗法具有一定的消炎、消肿及止痛作用,如低中频电疗法、高频电疗法、磁疗、紫外线或红外线疗法等有较明显的改善血液循环作用,适当的剂量可以增加组织的供养和营养,减少渗出,促进致炎致痛物质的排出,有助于充血的消退、水肿的吸收。中小剂量的高频电流还能提高机体的免疫力,即物理治疗法消炎消肿作用显著。

(二)缓解疼痛

疼痛是某些类型颈椎病的主要症状之一,表现在颈、肩等部位。针对产生疼痛的原因,选用适宜的物理治疗方法,祛除致痛因素,均可达到缓解和消除疼痛的目的。凡具有热作用的物理治疗法,通过改善局部血液循环、消炎、消肿缓解疼痛,也通过降低感觉神经的兴奋性,减少或干涉疼痛冲动的传入或改善局部组织的张力缓解疼痛。其他治疗方法,如临床上除广泛应用单纯的低中频电刺激疗法止痛外,还可以应用镇痛药物做直流电药物离子导入,如奴佛卡因、利多卡因导入,都有明显的止痛作用。

(三)缓解肌肉痉挛和降低纤维结缔组织张力

高频电流的内生热效应较深而且明显,能够降低骨骼肌及纤维结缔组织的张力,缓解肌肉痉挛,使肌腱、韧带、关节囊等组织的伸展性增大。在颈部适当应用其他的温热疗法,如红外线疗法、蜡疗、超声波疗法等,有明显的缓解肌肉痉挛和纤维结缔组织张力的作用。

(四)松解粘连和软化瘢痕

音频电流可以刺激粘连的纤维组织,包括神经纤维、肌纤维及结缔组织等,使其活动而逐渐松解,加之电流的刺激作用能促进局部的血液循环,改善组织的营养、代谢,因而使粘连松解、瘢痕软化。直流电碘离子导入、超声波疗法和按摩、推拿疗法也具有同样的治疗作用。适当选择应用,尤其是颈椎病手术后症状复发等情况,应用中频电疗法可达到粘连松解、瘢痕软化及止痛的目的。

(五)促进神经、肌肉和关节运动功能恢复

适当应用某种形式的电流刺激变性的神经、肌肉组织,使之兴奋,发生收缩反应,这种电刺激所致的节律收缩运动,可以促进病区的血液循环,改善组织营养,延缓肌肉萎缩。在电刺激所引起肌肉收缩运动的同时,也向中枢输入了传入性冲动,可以促进神经功能的恢复。另外,电刺激所引起肌肉收缩运动,也可达到锻炼肌肉、增强肌力、矫治脊柱畸形等作用。刺激电流的种类很多,如低频脉冲或中频脉冲电流等,应用中应根据神经、肌肉病变的性质,选择针对性强的治疗电流。除了应用电刺激来促进神经、肌肉和关节运动功能恢复外,还可通过使用运动器具或不使用运动器具进行的各种运动促进功能恢复,这种治疗方法称运动疗法。不使用运动器具所进行的运动,主要有徒手体操及各种主被动活动等;运动器具的运动是利用器械的重力、阻力、牵拉力、杠杆作用或惯性作用等,以达到增强肌力,改善关节活动度,松解组织粘连等。

三、治疗颈椎病的手法与物理疗法

颈椎病的康复除与各种预防措施直接相关外,亦与各种非手术疗法互为补充,尤其是颈椎的制动与固定,适时的轻重量牵引等直接相关,甚至包括正常体位及避免外伤等。均有利于颈椎病患者的恢复。现仅从理疗及体疗角度对其加以阐述。

(一)颈椎按摩

1. 临床意义　通过临床实验,证明按摩及推拿治疗颈椎病疗效明显。

(1)舒筋活络,减轻疼痛;
(2)缓解肌肉紧张及痉挛;
(3)通过手法牵引增长率扩大椎间隙和椎间孔;
(4)整复滑膜嵌顿和小关节半脱位;
(5)改善关节活动范围及松解粘连。

2. 手法操作　必须掌握"轻、稳、准"的原则,切忌暴力强行屈伸和旋转头颈。因手法不当造成颈椎骨折脱位损伤脊髓引起截瘫甚至猝死者已屡有报道,应吸取教训。按摩推拿每次约15min

左右,每日1~2次,10次为一疗程,一般对神经根型及椎动脉型颈椎病效果较好,对脊髓型颈椎病效果较差,最好不要应用或禁用。

(二)物理疗法

1. 概述　物理治疗如同颈牵引治疗一样都是临床上应用最多的一种治疗颈椎病的非损伤性治疗法。治疗时无痛苦,患者易于接受,对颈椎病有较好的治疗效果。常用的有电疗、光疗、超声治疗、磁疗等。通过物理治疗,能改善局部血液循环,放松痉挛的肌肉,消除炎症水肿和局部硬结,达到缓解症状的目的。但对已行颈椎内固定者不宜选用。

2. 方式

(1)电疗　有直流电和药物离子导入疗法、低频脉冲电疗、中频电疗、高频电疗等。种类较多,可酌情选用。

(2)光疗　包括红外线、可见光及激光治疗等。

(3)磁疗法　应用磁场作用于人体的穴位或患部治疗疾病的方法。磁场对人体的影响较复杂,临床应用表明,磁场具有镇痛镇静、消炎消肿等作用。磁疗的方法很多,如穴位磁片贴敷疗法、磁按摩法等。脉冲或脉动磁场法和交变磁场疗法临床应用最多。脉冲或脉动磁场法是在静磁疗法的基础上发展起来的,常用的有直流电脉冲感应磁疗机可产生脉冲或电动磁场,其电极有南北之分,两极可在同一磁头上,治疗时将磁头放于患部,或将患部置于两磁头之间进行。磁极表面强度可调,最高可达1000mT,视治疗需要进行选择。每次治疗20~30min。交变磁场疗法常采用电磁感应机产生频率为5~10Hz的低频交变磁场。治疗时选择适宜的磁头放置在患部或穴位,根据需要调节磁头的表面磁场强度,常用30~50mT,每次治疗20~30min,每日1次。

(4)超声治疗法　振动频率在20kHz以上,人耳不能听见,这种高频率的机械振动波称为超声波。医学上常用频率为800kHz。超声波是一种压缩和伸展交替的机械振动波,对细胞有微细的按摩作用,能软化瘢痕。另一方面,超声在传播过程中,当遇到密度较高的骨组织会发生反射,使周围组织的温度升高,有明显的热效应。治疗时,将超声治疗头作用于颈后及两侧颈部,采用接触移动法,在超声治疗头与人体皮肤之间需加油类接触剂,以免在超声治疗头与皮肤之间有空气间隙存在,产生反射。应用声强度为0.8~1.2w/cm^2,每日1次,每次6~12min。

(5)温热疗法　是指应用温热于治疗部位治疗疾病的方法。除高频透热疗法、红外线疗法、超声治疗等方法可产生热的治疗作用外,石蜡疗法、热敷袋、温浴、热蒸汽浴等亦是常用的温热治疗法,对消除疼痛、缓解肌肉痉挛以及改善局部循环有益。石蜡疗法是温热疗法中应用较多的一种。其主要作用为温热作用和机械压迫作用。因石蜡含水少,治疗时机体所受的温热作为强而持久,局部组织温度升高亦持久而明显;另一方面,石蜡在逐渐冷却过程中,体积将逐渐缩小,对皮肤及皮下组织产生机械压迫,具有良好的消炎、镇痛、缓解痉挛等作用。由于此疗法使组织受热作用强,作用深而持久,对神经根型和颈髓型颈椎病疗效较好。常采用蜡饼贴敷于后颈部,每次30min,每日1次。

(6)中药熏蒸疗法　应用药物被加热产生的蒸气作用于机体以治疗疾病。这种方法同时具有物理治疗和药物的双重作用,药物由皮肤吸收到达患部,渗透作用较强。方法是用适当的药物加水煮沸后产生的蒸气(40℃~50℃)熏蒸患部,也可将药物碾成粉末,采用自动控温加热器加热来产生蒸气,以提高药物疗效和治疗安全性。每次30~60min,每日1次。热蒸气湿度较高,应用时应注意控制温度,防止皮肤烫伤。

(7)中药电熨疗法　是近年来应用的一种中西医结合的物理治疗法。所谓"电熨",是指在中药热敷的基础上再叠加上直流电或低频脉冲电流而得名。因此,该疗法兼具有中药熏蒸、温热疗法和低频脉冲的治疗作用。治疗过程中患者既有持续的温热感又有明显的电刺激感。临床应用表明,其治疗作用远胜于单纯的温热治疗或单纯的低频电疗。电熨疗法对神经根型颈椎病的疗效较好,对其他类型的治疗效果不稳定。治疗方法为先将配置好的中药碾成细末,分装于两个布袋中并用细线将袋口缝牢,置药袋于蒸锅内加热,至热气透湿药袋为度,取出稍降温,即作为电极的衬垫,其上再放上铅板电极。将两电极分别置于颈后部位和患侧的肩臂或手背处,治疗操作按药物离子导入疗法。每次治疗15~30min,每日或隔日1次,15~20次为一疗程。

四、颈椎病的运动疗法

(一)基本概念

运动治疗是指利用人体肌肉、关节的活动,促进功能恢复的方法。运动治疗是提高和巩固疗效、防止复发的重要康复手段,必须给予足够的重视。颈椎病的运动治疗方法主要是医疗体操,包括徒手操和器械运动。医疗体操对本病的主要治疗作用是通过颈背部的肌肉锻炼,增强颈背部肌力量以保持颈椎的稳定性;通过颈部功能练习,可恢复及增进颈椎的活动功能,防止颈椎关节的僵硬;通过颈部主、被动活动可改善颈部血液循环,促进炎症的消退。颈部肌肉锻炼还可解除肌肉痉挛,减轻疼痛,防止肌肉萎缩。

(二)医疗体操的基本运动形式或治疗操作方法

1. 被动运动　是指患者完全放松,由他人或患者的健肢或运动器械的机械力量,使关节活动,以缓解肌肉痉挛,牵伸挛缩的肌腱、韧带,恢复保持关节的活动度。颈椎病被动运动治疗较多的是应用中医推拿按摩手法和西式手法治疗的一些手技,包括颈椎的被动屈伸、旋转、穴位推揉、棘突加压及弹拨、重压按摩和手法提升牵引等。旋转推拿对早期患者有效。操作者对颈椎的解剖、正常的生物力学运动及颈椎病的病理改变等应有充分的了解,操作中手法必须轻柔,使患者充分放松,防止发生意外。

2. 助力运动　为主动与被动相结合的运动方式。治疗操作时先由患者做主动运动,至最大限度时,再由治疗操作者给以助力,使动作完成或增大。适于关节功能障碍、肌肉不全麻痹、软组织粘连等患者。

3. 主动运动　即由患者的肌肉收缩完成的运动,这是医疗体操的主要运动形式。主动运动能够促进血液循环,增强颈部肌力,改善颈椎椎间关节功能,增加关节的活动范围,矫正不良体姿或脊柱畸形等。长期坚持,有助于促进肌肉、关节、肢体的功能康复。但对脊髓型颈椎病者不宜活动过多,以防引起意外,尤其是伴有椎管狭窄者。

4. 擦颈按摩　体位同前,两手轮流擦颈项、肩部各20~30次,并用两手拇指或中指点按有关穴位,如太阳、风池、井、曲池、手三里、内关、合谷等。

5. 抗阻运动　即患者作主动运动时,给以外加阻力,以提高肌肉收缩张力,促进肌肉功能的恢复。

五、心理治疗

由于本病的发生与发展与多种因素相关,尤其与颈椎的退行变化关系密切,这些变化随着年龄的增加而加重,一般不可逆转。在对本病缺乏充分的了解前,一旦得知患颈椎病后,自以为后果严重,情绪紧张,思想负担较重。如果再加上原治疗方法不正确,久治无效,患者将对本病的康复完全失去信心,而影响对该病的康复治疗。因此,在进行康复治疗的同时,对患者应进行心理治疗,使患者了解有关本病的一些基本概念及本病的发生、发展、转归,消除患者的顾虑,使患者积极、主动配合或参与治疗,这样才有利于疾病的康复。

第五节 颈椎病的预防

众所周知,颈椎病是由于机体退变为主要原因所引起的疾患,因此在今后相当长的时间内不仅难以根除,而且随着国人平均寿命的延长,其发病率将呈上升趋势。为此,在当前如能重视对颈椎病发病的预防工作,使有可能发病的人数保持在一个相对稳定的水平上。

一、家庭生活与工作岗位中的预防

(一)概述

每位成年人,除了属于大集体生活的年龄或某些特种职业者外,大约有 1/2~2/3 的时间是在家庭中渡过的,尤其是每日工作后的双休日更增加了家庭生活的时间与空间。因此,预防颈椎病,首先应从家庭生活开始。尽管家庭生活不如工作时间紧张,但由于持续时间长,加之人体处于较为松弛状态,随意性大,常在不自觉中由于头颈部的不良体位而构成颈椎病的致发原因或诱因。此外,众所周知,工作体位与颈椎病的发生和发展关系亦甚密切,尽管其时间不如在家庭中停留的时间长,但其强度大,尤其是患者每日处于高度紧张状态下,以致头颈部肌群多呈现工作所需要的被迫状态,因此易于疲劳和受损。

现将诸相关问题分述于后。

(二)避免不良的睡眠体位

睡眠体位在本书前面章节中曾对睡眠中有关问题加以讨论,但此处仍应强调占人生 1/3 时间的睡眠过程中颈部必须放在合适的位置上。主要应注意以下内容。

1. 保持良好的睡眠体位 在一般情况下,头颈保持自然仰伸位最为理想,腰背部平卧于木板(或以木板为底,上方垫以席梦思床垫亦可),使双膝、髋略屈曲。如此,可使全身肌肉、韧带及关节获得最大限度的放松与休息。对不习惯仰卧者,采取侧卧位亦可,但头颈部及双下肢仍以此种姿势为佳(请参阅图 4-3-3-1-38)。俯卧位无论从生物力学或从保持呼吸道通畅来看都是欠科学的,应加以矫正。

2. 注意枕头的位置 在非手术疗法一章中详细阐述对枕头质量及形态的要求,请参阅。除了强调理想的枕头应该是质软、透气和可随意调整外,在日常生活中尚应注意以下 3 点。

(1)切忌高枕 不仅在睡眠中不能高枕,即使是在休闲状态下,比如在床上看书、斜卧在沙发上等亦不可高枕,尤以中年以上者,以防使硬膜囊后方拉紧而对脊髓造成压迫,当然这样也增加了椎间盘内的压力,从而加剧椎节的退变。

(2)也不可无枕 不用枕头的习惯亦应克服,此种姿势必然使头颈部处于仰伸状态。在此种状态下,易使后方的黄韧带向椎管内陷入,以致压迫与刺激脊髓,尤其是椎管矢状径狭窄者,更易引起,应设法避免。

(3)枕头不宜放在头顶部 此点亦常不被人注意,事实上,维持头颈部最佳生理曲线是将枕头的主要部分放在颈后处,而头顶部仅为薄薄的一层,否则易形成"高枕"状态。

3. 注意日常生活体位 从生物力学角度来看,在日常生活中各种动作均在正确与不正确之分(见图 4-3-3-1-26~28),从中可以看出,诸如刷牙、饮汽水、接电话及日常的各种坐姿等,不良的体位在增加颈部劳损及椎间隙内压的同时,当然也增加颈椎病的发生率,而正确的姿势则可减轻颈部的疲劳程度,当然也有利于颈椎病的防治。同时,对腰椎退变及劳损性疾患的防治也是有良好作用。

4. 家庭中应避免潮湿及寒冷 低温及湿度亦与颈部疾患的发生与发展亦密切相关,因此在家庭中亦应避免此种不良刺激,尤应注意以下两点。

(1)气候变化时,防止受凉 除应注意在初夏或晚秋在户外休息时,由于气温多变,易受凉而引起颈部肌肉痉挛或风湿性改变外,更应避免在空调环境下冷风持续吹向身体,特别是头颈部,可以造成颈椎内外的平衡失调而诱发或加重症状。

(2)避免潮湿环境 室内环境过于潮湿,必然易引起排汗功能障碍,并易由此引起人体内外平衡失调而诱发颈椎病,以及其他骨关节疾患。因此,应设法避免,尤其是在梅雨季节更应注意。

(三)预防工作中的不良体位

1. 避免被迫体位 我们一再强调在平日工作时应避免在某一种体位持续过久,但由各种职业本身的要求。例如办公室秘书、刺绣工人、各种流水线的装配工、电脑操作者、打字员、外科医师及手术室护士等,这些长期低头工作者,由于颈椎的前屈,其椎间盘内压力随着时间的延长而可骤然升高,一旦超过其本身代偿限度则必然产生髓核后移,乃至后突。因此设法避免这一不良体位,但又必需保质保量完成工作。以下措施将有利于避免或减轻这一情况。

2. 改善工作条件 主要是工作场所与环境的条件,应该是随着我国四个现代化的高速发展而逐渐获得一定改善,但从每个人、每个工种来看并非都能尽善尽美。因此,每个单位或个人,在不影响工作的情况下应注意减少有害体位,并力争在与机体生理解剖要求相符的状态下从事智力与体力劳动。并应注意以下几点,即扩大视野,调节桌(工作台)椅高度,保持颈椎与腰椎生理曲度,以及酌情配备斜面台板或斜位阅读板。

3. 工间操(活动)有利于健康 工作 1.5~2.5h 以后来一段工间操,以全身活动为主,可使整个脊柱、全身内脏及四肢均获益,尤其是对长期固定在某一种体位工作者尤其重要。

(四)外伤后应及早治疗

像任何伤患者一样,凡外伤后病情明确者,均应尽早给予有效的治疗,其既是创伤本身的要求,也是预防引起或加重颈椎病的重要措施之一。其主要措施有以下下方面。

1. 局部制动 局部制动的方式与要求有多种,主要是以下几点。

(1)全身休息 其是局部制动的前提。

(2)头颈制动 除轻型颈椎病可用石膏颈围外,一般多需住院行牵引治疗(必要时行颅骨牵引)。此种强制性措施的主要目的是将颈椎受损局部的创伤反应程度降低到最低水平,也是其局部愈合与修复的基本条件。

2. 脱水剂的应用 凡外伤涉及椎管并有可能引起水肿、充血及渗出反应时,均应给予脱水剂,轻者一般口服利尿剂(双氢克脲噻唑等)或静脉推注高渗葡萄糖液。重者则应使用地塞米松等类固醇药物。对减轻神经受损程度及骨刺形成速度具有直接作用。

3. 其他相应的有效措施 视每种损伤的程度、部位与范围不同,酌情依据要求选择相应措施,包括各种手术与非手术疗法。

二、重视并注意预防头颈部外伤

(一)概述

头颈部外伤轻重不一,除直接撞击的明显外伤外,过度扭曲、牵拉或推搬性损伤亦不少见,包括高速公路上急刹车所引起的挥鞭性损伤等。总之,各种工伤、生活意外伤、交通事故以及运动伤等，均应予以重视，并注意预防。此外，尚应积极开展科普教育，并注意预防其他与颈椎病发病相关的因素，包括对咽喉部炎症的积极治疗等。现阐述于后。

（二）力求减少外伤的强度

在何时、何地发生何种强度的外伤是不依人们的意志为转移，但应想方设法降低外伤的强度。例如在高速行驶中的汽车如突然刹车（或与另外车辆相撞），除涉及交通、车辆及道路等各种因素外，如果乘员在平时具有这方面意识，注意预防，即便发生意外，其伤势也大多要轻。现将当前临床上行之有效之措施分述于后。

1. 安全带的重要性 在高速公路上行驶车辆驾驶员（及乘客），均按规定要求用安全带将自己固定在座位上，以防止或降低突然刹车时由于惯性力作用使人体产生向前冲力所造成的损伤。此无疑是一种有效措施，当然减轻了头颈部外伤的机会与程度。在安全带应用时应注意以下问题。

（1）固定确实　安全带的长度有一定范围，在使用时务必使其搭扣扣牢，在另侧固定扣上，且不可用手拉住固定搭扣，以防万一刹车时措手不及。

（2）松紧适度　固定带过紧不仅不舒服，一旦发生急刹车时反而易引起肠段损伤；当然更不可过松，因为这样起不到安全带的应有作用。

（3）后方座位亦应系安全带　在市内交通，由于车速多在40km/h以内，后方座位一般可以不系安全带，但在高速公路上，由于车速太快，特别是车速有可能超过100km/h以上时。笔者曾遇到多例因急刹车引起车辆后座乘客颈椎损伤之病例，甚至造成四肢瘫痪者。

2. 侧向坐姿有利于预防颈椎外伤的发生　实验与大量统计材料表明，当人面朝向前方座位时，一旦发生急刹车，甚易出现颈椎过伸性损伤等严重后果；而面孔朝向侧方者，由于颈椎两侧肌肉较强大，加之颈椎骨关节与韧带结构特点，使颈椎、尤其是椎管内外结构受损机会大大降低。因此，一位有经验的乘客往往采取面向侧方的坐姿，而不是面孔朝向前方（或朝后）。如果在面朝前坐时遇到意外的瞬间，能快速转换体位，亦可避免更为严重的损伤，但一般人的反应难以如此迅速。

3. 意外时立即缩颈　在高速路上一旦发现有急刹车可能时，乘员可采取立即快速头颈部回缩（双肩同时上举）的方式来减轻受损程度。经观察，此种方式确实有效。

（三）外伤后力争早期诊断

严重的外伤者易诊断，对不足以引起骨关节损伤之病例，应通过详细的临床观察与反复检查以确定颈椎局部有无软组织损伤，包括韧带的不全性撕裂或挫伤等。对此类损伤的检查主要应注意以下3点：

1. 椎旁处有无压痛　此是反映颈椎韧带是否损伤的主要依据之一，尤应对椎旁肌及颈长肌加以注意；

2. 椎体前阴影是否增宽　对颈椎X线片除注意骨关节改变外，尤应仔细观察椎体前阴影有无增宽的现象，阳性者表明局部有水肿、出血及创伤性反应，并与临床检查结果相对比；

3. 重复对比观察　对外伤当时不能确定者，可于伤后3~5日再重复检查一次，并酌情决定需否继续随访，在少数情况下，创伤反应可以迟发。

三、积极开展科普教育

（一）概述

当前国家大力提倡科普教育，不仅可以提高全民的文化素质与防病水平，而且亦有助于医疗工作的开展。目前，除了设法发行颈椎病的科普性小册子外，国内已有不少以医药、卫生、科技知识等为主的大众性杂志出版，如能加以利用刊登有关本病的基本知识，使大家对本病的特点有一全面了解，则至少可以获得早期就医、早期诊断与早期治疗之功效，当然也有利于本病的预防。

(二)科普教育的主要内容

1. 明确颈椎病多见 过去不认识的颈椎病,至今其发病率已超过下腰痛,成为骨科门诊最为多见的首发病,而且中年以后逐年增多,60岁左右者,约半数人可患有本病。

2. 明确颈椎病可以自我判定 通过科普宣传,采用通俗易懂的语言让患者知道颈椎病的主要症状及体征,特别是分型及各型的主要表现,这样患者也就可以综合自己的主要症状而自我诊断了。

3. 明确颈椎病可治愈、并不可怕 由于颈椎病轻重不一,重者甚至可引起瘫痪,因此、患有颈部症状的患者总是将自己往重型挂靠。在此情况下科普教育中应明确告诉大家颈椎病95%以上是可以自愈或治愈的颈型和根型,不要自己恐吓自己。

(三)科普教育的实施

1. 重视门诊科普宣传教育 由于各家医院门诊患者都较多,应对每位来诊的患者进行有关本病的卫生宣传教育,尤其是因颈椎病就诊者可以通过口头、板报或发小册子等方式对每位来诊者进行科普教育,则其影响面将会迅速扩大,从而提高对本病的认识。

2. 病房内的科普宣传 较前者更为直接,尤其是因为颈椎病或其他脊柱伤患住院者;不仅对患者本人,亦可通过其家庭或其他探视者扩大宣传教育。

3. 重视农村人口科普工作 近年来发现来自农村的颈椎病患者日益增多,但绝大多数患者对本病的认识较之城市居民明显为少。因此,在占我国人口80%以上的农村及边远地区,包括当地一般的医务工作者,都有必要同时对其认真地开展科普宣传教育。

四、积极治疗咽喉部炎症

咽喉部炎症不仅可引起上颈椎自发性脱位,而且也是诱发颈椎病的主要因素之一,应注意预防,其主要措施是明确咽喉部炎症的种类,尽早诊断与及时治疗。

(陈德玉 袁文 赵杰 匡勇 吴德升 臧鸿生 朱海波 姜宏 赵定麟)

参 考 文 献

1. 陈德玉. 颈椎伤病诊治新技术, 北京:科学技术文献出版社, 2003
2. 贺石生, 郜玉军, 侯铁胜等. V形牵引枕在颈椎病治疗中的临床初步研究[J]. 中国骨伤, 2009, 22(1)
3. 叶秀云, 董海欣, 李也白. 螺旋融合器治疗多节段颈椎间盘突出的长期疗效分析[J]. 温州医学院学报, 2008, 38(2)
4. 赵定麟, 李增春, 刘大雄, 王新伟. 骨科临床诊疗手册. 上海, 北京:世界图书出版公司, 2008
5. 赵定麟. 现代骨科学, 北京:科学出版社, 2004
6. 赵定麟. 现代脊柱外科学, 上海:上海世界图书出版社公司, 2006
7. 赵定麟. 老年颈椎病的特点及其防治[J]. 老年医学与保健, 2007, 13(6)
8. 赵定麟. 关于颈椎病若干临床问题的经验与建议[J]. 中华外科杂志, 2008, 46(5)
9. Cates JR, Soriano MM. Cervical spondylotic myelopathy. J Manipulative Physiol Ther. 1995 Sep; 18(7):471-5.
10. Holly LT, Matz PG, Anderson PA, Functional outcomes assessment for cervical degenerative disease. Joint Section on Disorders of the Spine and Peripheral Nerves of the American Association of Neurological Surgeons and Congress of Neurological Surgeons.J Neurosurg Spine. 2009 Aug;11(2):238-44.

11. Hong Jiang, Qi Shi, Yi-Jin Wang.Experimental study on the effect of cervical traction on cervical biomechanics .SICOT Shanghai Congress 2007
12. Hong Jiang, Qi Shi, Yi-Jin Wang.An experimental study of biomechanics on the stabilization of cervical vertebrae. SICOT Shanghai Congress 2007
13. Hong Jiang, Qi Shi, Yi-Jin Wang.Biomechanical study on stability of cervical spine by cervical traction. SICOT Shanghai Congress 2007Jezussek D, Schuh A, Hönle W, Janka M. Conservative therapeutic options in intervertebral disc disease. MMW Fortschr Med. 2010 Mar 25;152（12）: 36-9.
14. Tracy JA, Bartleson JD. Cervical spondylotic myelopathy. Neurologist. 2010 May;16（3）:176-87.
15. Tumialán LM, Dadashev V, Laborde DV, Gupta SK.Management of traumatic cervical spondyloptosis in a neurologically intact patient: case report.Spine （Phila Pa 1976）. 2009 Sep 1;34（19）:E703-8.
16. Yong-jun wang,Quan zhou,Xue-jun cui,etal.Muscone prevents endplate cartilage degeneration in a rat model of the surgery-induced cervical spinal instability. SICOT Shanghai Congress 2007

第三章 颈椎病的手术疗法

第一节 颈椎病手术疗法的概述、病例选择、麻醉、入路、体位、病节显露及定位

一、概述

自20世纪50年代手术开始，由Wiltberger首次对颈部慢性骨髓炎者行前路病灶清除与植骨术。至1955年由Robinson和Smith首次提出用于颈椎伤病及骨折脱位病例，从颈椎前方对脱出椎间盘进行摘除，并予以椎体间植骨融合。之后该作者以及Cloward又作了详细报道和随访观察。国内于20世纪60年代初开始先后由屠开元、朱诚、杨克勤及吴祖尧等相继开展，并以椎节融合术为主，期望通过融合固定后对骨性致压物的吸收来取得疗效，但近期疗效常难以令人满意。在此前提下，笔者（赵定麟）于1976年首次提出以切除脊髓前方骨刺为目的的颈前路扩大减压术获得成功后，近30多年来已在国内广泛开展与应用，包括许多县级医院均可实施此类手术，使数以万计的患者获得疗效，从而大大地提高了生活与工作质量（图4-2-3-1-1）。

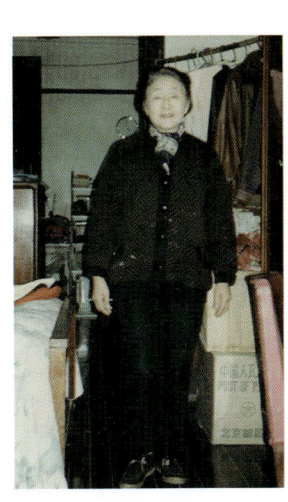
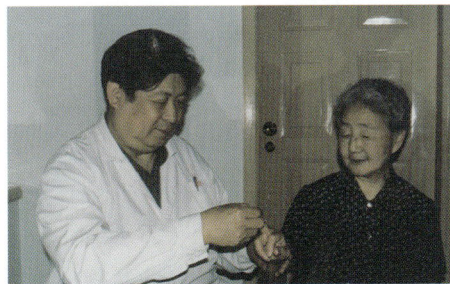
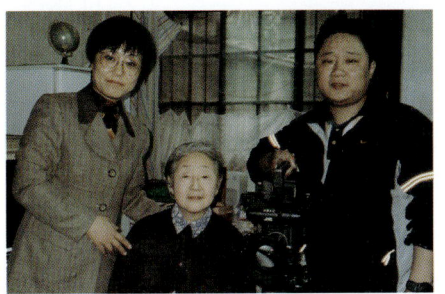
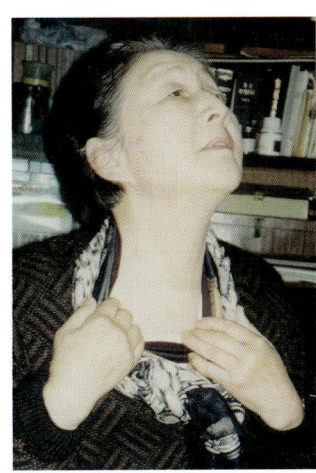

图4-2-3-1-1　临床首例（A~D）

1976年首例以切除骨赘为目的的颈前路减压术患者，术前患者呈严重不完全性瘫痪，伴大小便失禁，术后恢复正常；于85岁时因心脏病辞世　A. 术后两个月，已恢复正常生活；B. 术后20年随访，生活自理，无复发；C. 原切口已消失；D. 术后25年中央电视台采访中（科教片：颈椎病）

二、手术病例选择

主要用于诊断明确的颈椎病及其他需要从前方施术的伤患，现分述于后。

（一）颈椎病

1. 依据病理解剖特点选择
一般情况下多用于具有以下病理解剖特点者。

（1）颈椎髓核突（脱）出症　即以髓核脱出或突出为主，已压迫硬膜囊而致脊髓或脊髓前中央动脉受压时，则需行髓核摘除术。对伴有椎管狭窄者，尤其是多节段退变之病例应采取积极措施，以防起"定时炸弹"作用而引起或加重意外。

（2）椎体后缘骨质增生、并对硬膜囊致压及临床症状者　此在临床上最为多见，且需从前方切除致压物及内固定。

（3）颈椎椎节不稳症　指椎体间关节松动、不稳，以致引起椎动脉功能不全、窦-椎神经受激惹和脊髓前中央动脉症候群，经非手术疗法久治不愈且无法工作者。

（4）前方骨赘所致吞咽困难者　椎体前方骨刺巨大时，可压迫食道引起吞咽困难而需从前方切除者。

（5）髓核后突已形成钙化者　此不同于后纵韧带骨化症（OPLL），其是在髓核突出的基础上形成钙化或骨化，较为少见，机理不清，多为单节段。治疗上视病情而定，已构成致压物者，则应手术切除。

2. 依据颈椎病分型选择
2008年"第三届全国颈椎病专题座谈会"纪要，对各型颈椎病提出手术适应证及手术入路等相关意见，除手术疗法的基本原则在本节阐述，其余内容将在各节中阐述，并简称（2008），请参阅。

3. 颈椎病手术疗法的基本原则（2008）

（1）颈椎手术比较复杂，有一定风险，因此应从严掌握手术指征；

（2）颈椎病手术是以减压与重建稳定性为目的，对于脊髓本身不可逆转的病损没有治疗意义；

（3）在选择手术治疗者时，对于患者的职业、年龄、机体状况对手术的耐受性，以及患者对手术治疗的态度等应给予必要的考虑；

（4）颈椎病的病理机制及临床表现比较复杂，应根据不同的病情选择适当的手术方式；

（5）应根据患者的具体情况，酌情保留椎节的活动度。如选择椎节成形术，需视患者椎节稳定性、经济状态及受累节数而酌情选择，以单节段者为宜。注意避免医源性不稳。

（二）其他伤患

1. 后纵韧带骨化症（OPLL）
既往对此类病例大多采取椎管成形术治疗，虽有疗效，但对脊髓并非直接减压，加之脊髓两侧齿状韧带的牵拉与固定，从而明显地降低了疗效。近年来，随着外科手术技术水平的提高和各种先进手术器械的出现，前路切除前纵韧带，消除致压骨，已从既往之期望变成现实。我们发现前路 OPLL 切除术，不仅疗效佳，且可同时恢复椎节的高度与稳定，手术成功率高达95%左右，远比颈后路减压术为优。

2. 颈椎骨折脱位
凡对脊髓神经的压迫来自椎节前方者，应选前方入路切除。请参阅本书第三卷有关内容。

（1）外伤性颈椎间盘突（脱）出症　一般伴有神经症状经非手术疗法治疗无效者；

（2）椎体爆裂性骨折　骨折片向后方移位侵及椎管并压迫脊髓神经者；

（3）椎体压缩性骨折　指椎体压缩 1/2 以上，并引起椎体后缘成角，向椎管后突、压迫脊髓或脊髓前中央动脉需行减压和（或）复位者；

（4）颈椎脱位　包括伴或不伴有骨折之椎体间脱位引起脊髓刺激或压迫症状者；

（5）外伤性椎节不稳症　此种动力性椎节半脱位已影响基本生活需行融合者；

（6）新鲜齿状突骨折　亦可从前方行齿状突

内固定术。

3. **颈椎肿瘤** 主要为椎体原发性肿瘤，或继发性转移瘤，由于病变位于椎节前方，只能从椎节前方切除及减压术之病例，除椎体外，两侧横突及椎间孔处之肿瘤亦大多可从颈前路手术切除肿瘤，其中以哑铃型神经鞘瘤或脊膜瘤为多见。

4. **颈椎结核** 以下3种情况多需自椎节前方施术。

（1）单纯型颈椎结核 指结核早期阶段单纯骨结核或单纯椎间关节结核；

（2）全关节型颈椎结核 此时椎体及关节多同时遭受波及，并伴有椎旁脓疡形成者；

（3）结核性瘘管形成 即在前者基础上，流注脓疡穿过颈部皮肤与外界直接交通者。

5. **确诊或疑诊脑梗、帕金森氏病者** 作者发现在临床上有许多被确认或拟诊脑梗或帕金森病者，可能伴有颈椎病，或者根本就是颈椎病。其中以脊髓前中央动脉症候群及颈腰综合症者居多，作者曾治疗多例。例如一位60岁的银行家，临床及影像学均证明患有脑梗，但颈椎致压征明显，且双侧椎动脉受累，随即予以颈前路减压、固定，恢复椎节高度及曲度，术后次日不仅四肢症状明显改善，且兴奋地告诉术者，有一张巨额定期存单遗忘多年，现在想起来是夹在某某书内，已被找到！又如一位39岁的男性，长年被诊断为帕金森氏病，主要表现为四肢无力，尤以双手对掌功能障碍及肌力减弱；经作者体验及影像学检查认为以颈腰综合症为主，建议手术治疗。因该患者家属中有作者治愈病例，经全家商量后决定同时施以颈腰段减压、固定及恢复椎节高度手术，术后次日双手对掌功能恢复，肌力增加，并逐渐下地行走，恢复满意（图4-2-3-1-2）。

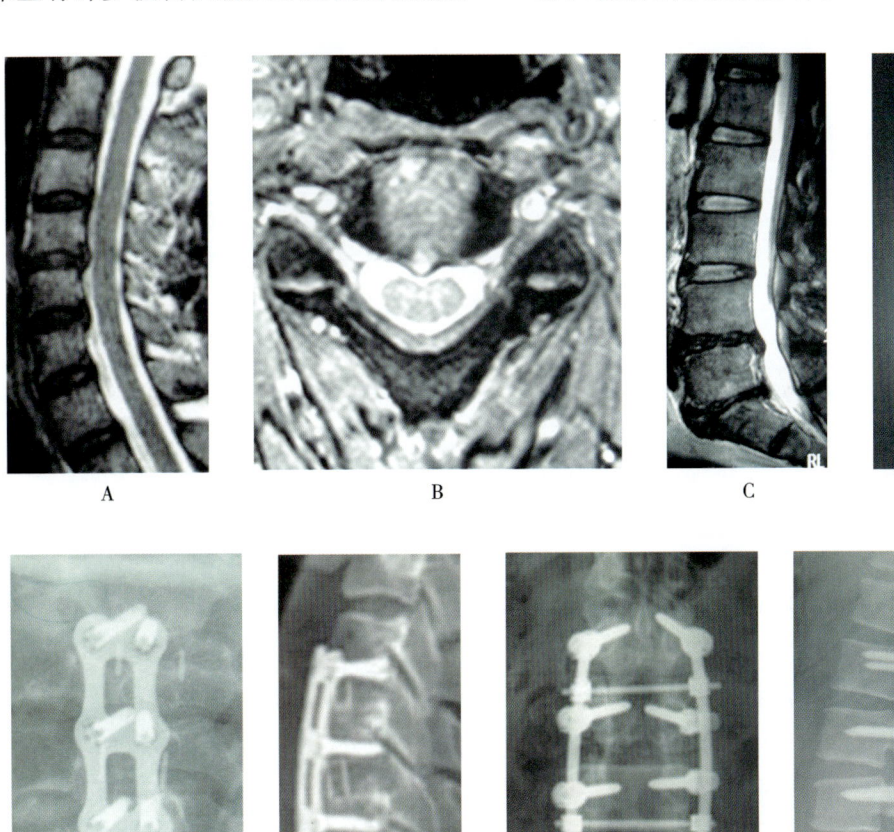

A　　　　　B　　　　　C　　　　　D

E　　　　　F　　　　　G　　　　　H

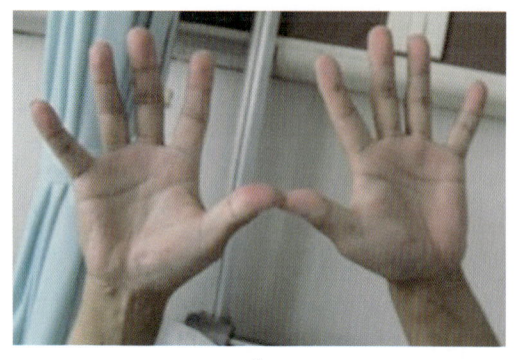
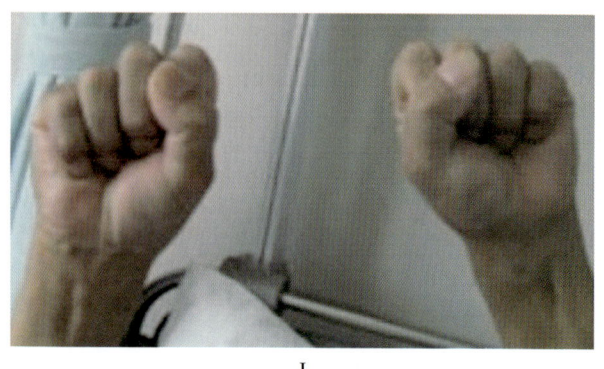
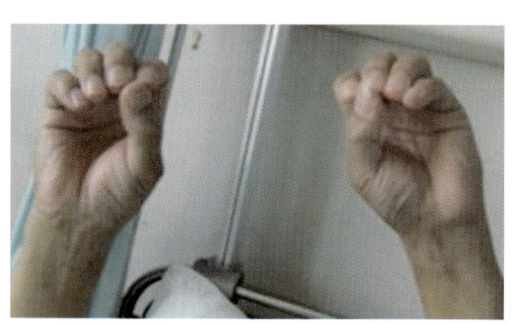
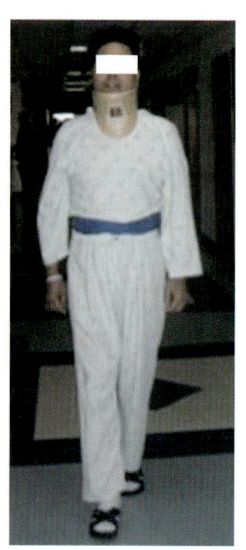

I J

K L

图4-2-3-1-2 临床举例（A~L）

男性，39岁，近十年被多家医院诊断为帕金森氏病，并予以药物治疗，未见疗效；后拟诊颈椎病及腰椎不稳、椎间盘突出（颈腰综合征）而行手术治疗　A.B. 术前颈椎MR矢状位及水平位，显示C_{3-4}、C_{4-5}及C_{5-6}椎节不稳，髓核后突及脊髓前中央动脉受压征；C.D. 腰椎MR矢状位及水成像，显示腰椎受累状态；E~H. 全麻下同时施以颈前路及腰后路切骨减压，椎节固定（适度撑开）术；I~L. 术后次日症状即明显改善，双手伸屈及对掌功能恢复正常，步态稳健

6. 翻修术　对因各种伤患施术（包括颈后路手术）疗效欠佳或发生各种病理性改变，需要从颈椎前方施术使致压因素消除及缓解者。

三、麻醉

（一）气管插管全身麻醉

临床上最为多用，术中较为安全，尤其是增生明显、需彻底切骨减压者，可减少术中躁动发生意外之概率。术前麻醉师需检视患者及读片，了解与测试颈椎仰伸耐受度，麻醉时尽可能采用细软管平卧位插入，切勿过度仰颈，以防发生颈髓损伤意外（图4-2-3-1-3）。

（二）颈丛封闭麻醉

亦较多用，安全，但如果麻醉效果不确实时可因患者躁动而发生意外；因此主要用于术式简单、术时较短的病例。

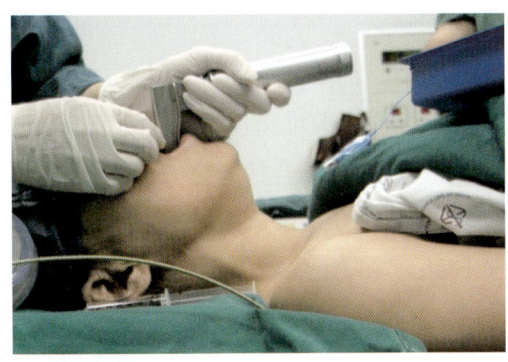
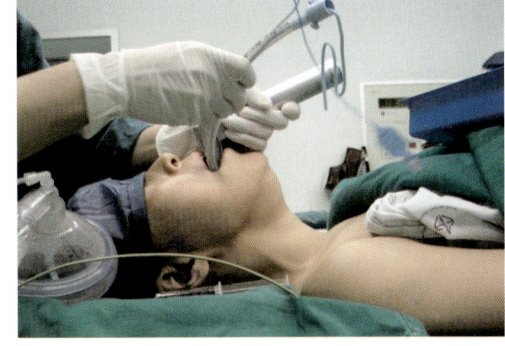
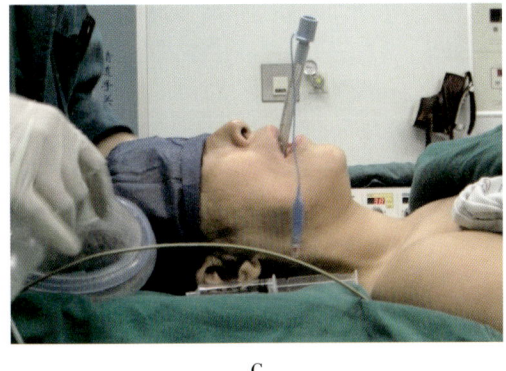

图4-2-3-1-3　气管插管麻醉时颈椎不可过度仰伸（A~D）
A. 插管开始；B. 已顺利插入；C. 完成插管；
D. 用沙袋固定颈部示意图（1.垫圈；2.沙袋；3.固定头部之沙袋；4.切口）

（三）其他麻醉

1. **针刺麻醉**　笔者施术数百例，不仅安全有效，且副作用小，但因耗费人力而不被麻醉科所选择；

2. **局麻**　包括局部浸润麻醉及静脉＋局部麻醉，均可酌情选用。

四、手术入路

在2008颈椎病会议纪要中对手术入路提出以下见解："关于手术入路选择的基本认识"。

（一）概述

一般情况下，对于致压物位于椎管前方者，应选择颈椎前入路。对于致压物位于椎管后方者，应选择颈椎后入路手术。但对于椎管前方致压物广泛，致压过重，前入路减压风险较大的病例（例如前后方均有严重压迫脊髓的病例），亦可适当选择后入路减压，或者前、后路分期手术，或者一期前、后路同时手术。

（二）前入路、后入路及前、后联合入路

1. **前入路**

（1）**优点**　前入路减压术的主要优点如下：
① 减压直接、彻底；
② 瞬时恢复椎节高度、生理曲度与椎管内径；
③ 椎节易稳定。

对于椎管无明显狭窄的脊髓型颈椎病，前入路减压术效果最理想，其次是各型颈椎病经非手术治疗后疗效无效或疗效不巩固者（含节段性不稳定）。

（2）**常用术式**　目前较为常用的术式为以下几种：

① 单纯性髓核摘除术；

② 椎间盘切除＋植骨融合术；

③ 髓核摘除＋人工椎间盘植入术；

④ 椎节减压＋cage植入术；

⑤ 椎体次全切除＋人工椎体、钛网与钛板、骨块与钛板植入术；

⑥ 潜式减压术、椎节撑开减压术及侧前方减压术等其他术式。

（3）讨论 有专家指出，"椎间盘切除＋植骨融合术"这一术式应包括"生物椎间盘移植术"。对于合并后纵韧带骨化（OPLL）的患者，多数专家认为，由于致压物来自前方，因此仍以前路术式为佳。对于单纯性颈椎病，即使节段较多（4个以上椎体）或者合并OPLL，仍应选择前路直接减压，这可降低发生脊神经损伤的概率。

2. 后入路 后路手术的目的是扩大椎管，解除脊髓后方的压迫，同时尽可能减少颈椎后部结构的损伤。专家们认为，后入路术式主要用于以原发性与继发性椎管狭窄症为主、同时伴有颈椎病或OPLL之病例。后路手术的范围应依据X线、CT及MRI等影像学所示及术中所见脊髓受压的节段来确定。术中应保持C_2和C_7棘突肌肉附着点的完整。

后入路减压术主要用于颈椎椎管狭窄症、单节段侧型髓核突出的患者，主要特点是对椎管狭窄者直接减压，对颈椎病或OPLL间接减压。目前较为常用的术式包括半椎板切除、单开门、双开门、全椎板切除，钛板＋侧块螺钉固定，钛板＋椎弓根螺钉固定等手术。

3. 前、后联合入路 主要应用于合并颈椎椎管狭窄、颈椎病和严重OPLL的患者。优点是可从前、后两个方向同时直接减压。

需要注意的是，前后联合入路术式风险较大，术中易发生意外，因此对于心肺功能不全以及高龄患者，不宜采用该术式。

我们对诊断为颈椎病或以颈椎病为主的病例均采取前方入路。

五、体位

患者仰卧于可通过X线的手术床上，双肩下方垫以软枕，头颈自然向后仰伸（图4-2-3-1-4A、B）。此时，于颈后部放置一中号沙袋，维持颈部的仰伸状态，并便于术中切骨操作。于后枕部垫以软圈，头部两侧各放置一小沙袋起固定作用；对下颈椎施术而体型较胖或头颈较短者，可用宽胶带将双肩牵向下方（图4-2-3-1-4C）。

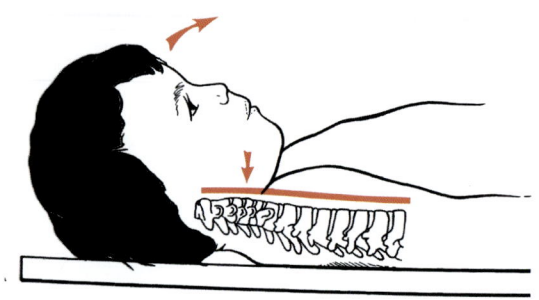

A

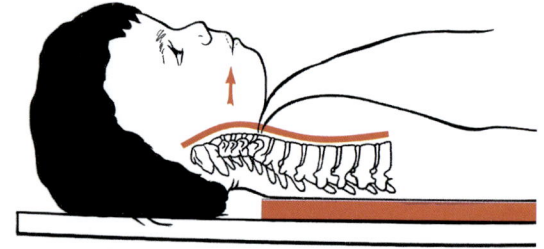

B

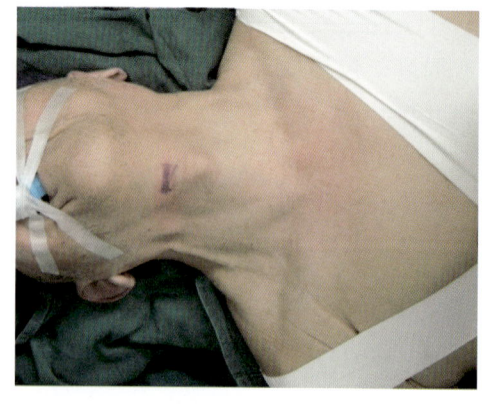

C

图4-2-3-1-4 仰颈措施（A~C）

为使颈椎处于自然仰伸状态，需采取相应措施：A.B.示意图：A.原状态；B.肩部垫高后颈椎呈现自然仰伸位；C.对体型较胖或颈较短者，在对颈椎施术时可用宽胶布条将双肩牵向下方，以便术中透视

六、颈椎前路手术切口选择

临床上用于颈部手术的切口有以下5种(图4-2-3-1-5),其中最为常用的是第一种,较少用的为第二及第三种,个别患者可酌情选用第四或第五种。

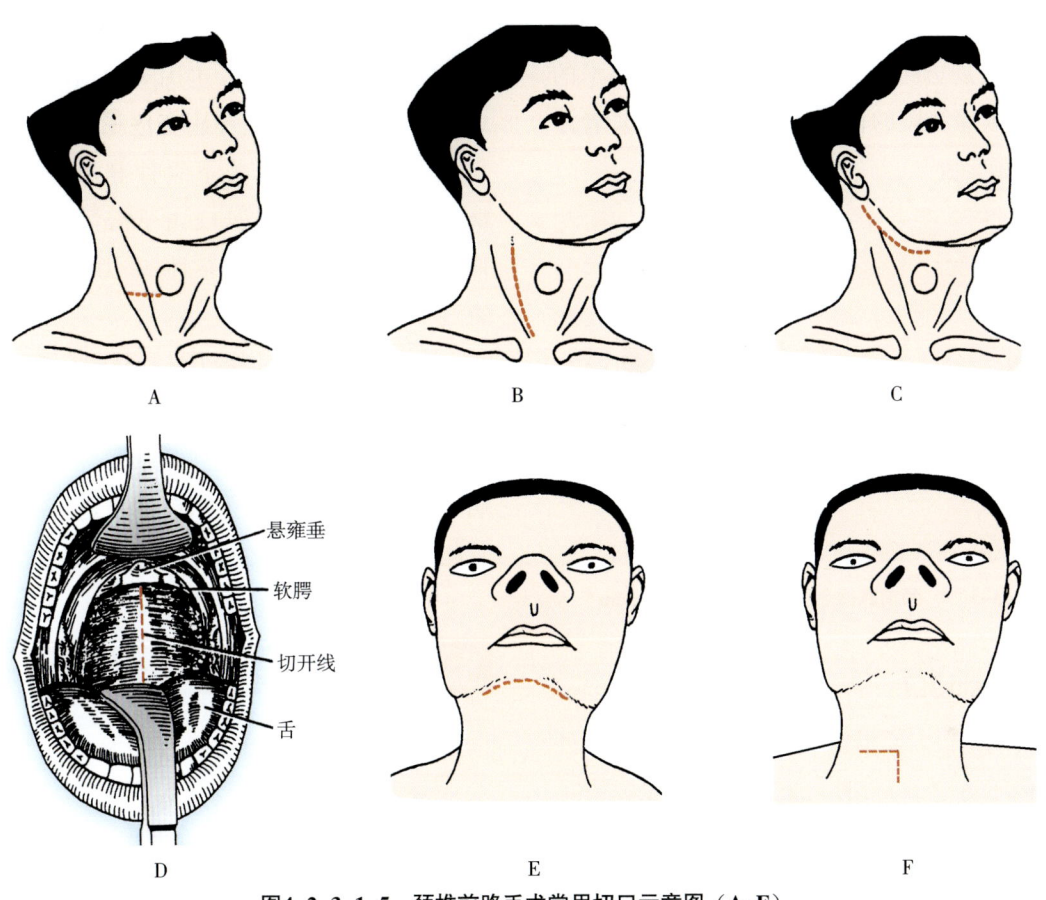

图4-2-3-1-5 颈椎前路手术常用切口示意图（A~F）

A.横切口；B.斜形切口；C.横+斜形切口；D.经口腔切口；E.经下颌骨切口；F.颈-胸切口

（一）横切口

1.一般横切口 即颈部的皮纹走行,横行切开皮肤自胸锁乳突肌中点至颈中线对侧1cm,全长约4~5cm（图4-2-3-1-6）。该切口术后不致引起挛缩,且切口瘢痕甚小,基本上不影响美观,因此临床上选用最多。切口水平高度视病变部位而异。对颈椎病患者,可于术前用手指在体外触及骨刺之突出部位而定。颈椎外伤者则不易判定,一般 C_6、C_7 和 C_5、C_6 椎节分别在胸骨柄上2~3cm 和3.5~4.5cm处。本切口虽较小,但如能充分游离颈深筋膜,一般可较满意地暴露 C_2 至 T_1 椎体前方。

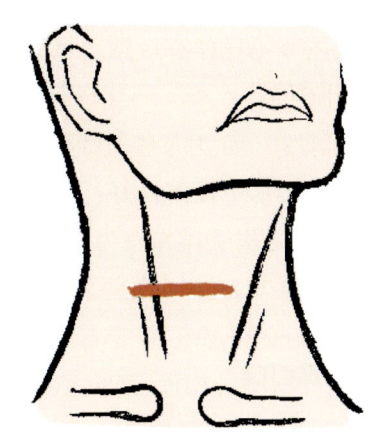

图4-2-3-1-6 颈前路手术一般切口示意图

多取右侧入路，长度4~5cm

2. **微创（less invasive）横切口** 与前者相似，唯切口长度仅为2~3cm（图4-2-3-1-7）。由于颈椎皮肤之弹性及延伸度较好，牵开后局部开口较大，可一次完成3~4个椎节减压及内固定术。但初学者不应选用，需在一般切口基础上练就手上功夫后方可逐渐缩短切口长度。手术的关键是对颈深筋膜的松解，需临床经验丰富者才可施术。

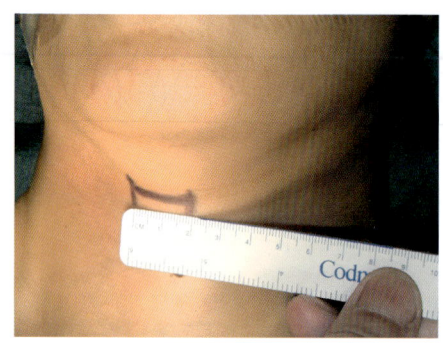

图4-2-3-1-7 颈前路微创横切口，长度2~2.5cm

（二）其他切口

1. **斜形切口** 系沿胸锁乳突肌肉内侧缘由外上方向内下方之斜行切口，虽对上颈椎暴露有一定优点，但其损伤较大，且术后易引起切口的直线挛缩而有碍美观。除非需安装长条钢板之多椎节减压病例，一般勿需选择此类切口。

2. **横+斜形切口** 对C_1、C_2高位施术者，可在高位横切口外缘向上延长。大多用于齿状突骨折、寰枢关节不稳伴有后路手术禁忌、肿瘤切除及脓肿引流等。

3. **纵向切口** 亦为某些医师所选用，大多见于国外施术者，术中显露良好，主要是对采取钛网+钛板固定之病例操作较为方便。但直线形挛缩有碍颈部美观，尤以女性患者不宜选择。

（三）特殊切口

1. **经口切口** 主要用于上颈椎伤患，包括咽后部脓肿（结核性为多见）、齿状突骨折及寰枢脱位等，其中以上颈椎脓肿引流为多。由于切口处于被污染状态，且换药等操作困难，因此在临床上非万不得已情况下，无菌性手术不宜选用此切口。

2. **经下颌骨切口** 主用于上颈段伤患，尤以颈1~2处畸形及肿瘤等病变范围较大，上颈部切口难以切除时，则需将下颌骨劈开施术，而颈椎病者一般勿需此种切口；由于需切断下颌骨，失血较多，且增加手术复杂性，非万不得已一般不宜选择。

3. **颈胸切口** 此切口大多用于T_1~T_3处病变，包括颈椎病合并上胸段胸椎间盘突（脱）出症及上胸椎病变，其中尤以上胸椎肿瘤需从前方切除病变椎体之病例。因手术范围已进入胸腔，应按开胸手术要求麻醉及控制呼吸。

七、显露椎体前方

手术入路见（图4-2-3-1-8）。

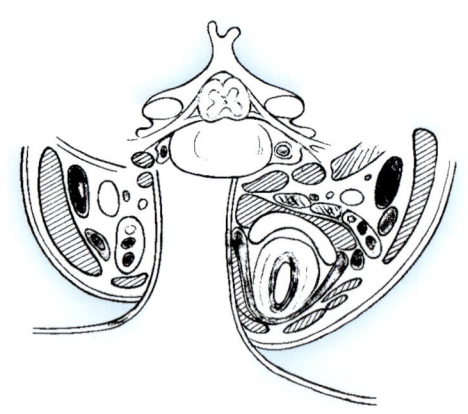

图4-2-3-1-8 手术入路示意图

（一）切开皮肤、皮下组织和颈阔肌

切开皮肤及皮下组织后，采取钳夹、电凝或结扎止血。浅静脉如妨碍操作可将其切断、结扎（图4-2-3-1-9~11）。

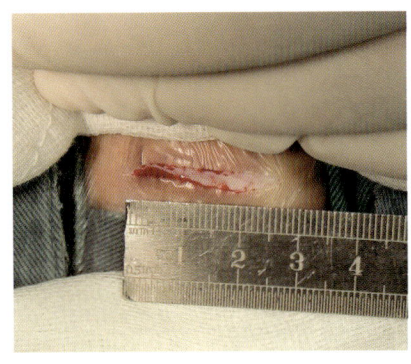
图4-2-3-1-9 切开皮肤

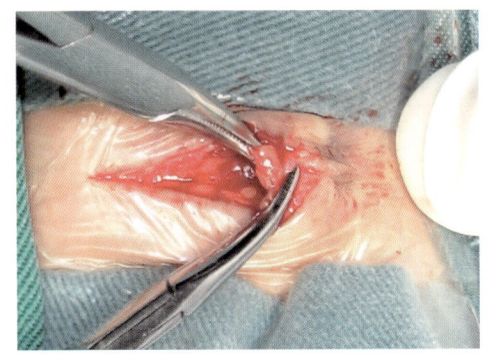
图4-2-3-1-10 锐性切开、分离皮下组织

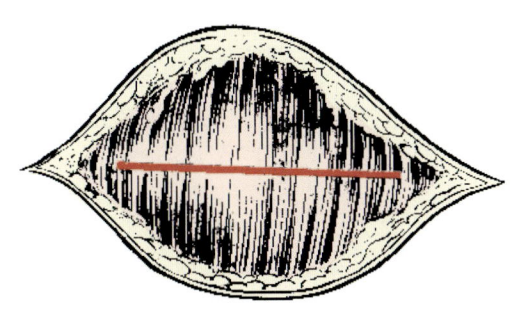

A

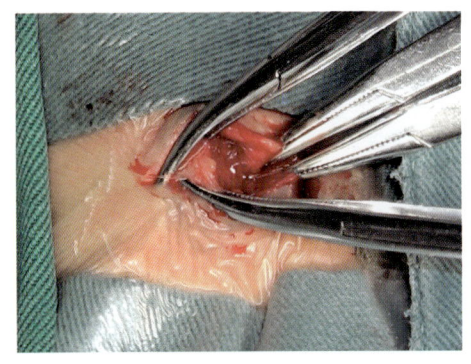

B

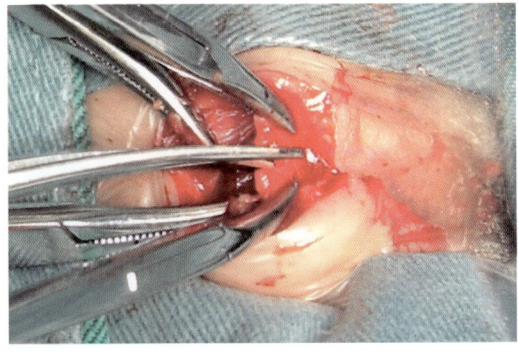

C

图4-2-3-1-11 切开颈阔肌（A~C）
A.示意图；B.术中操作：先用蚊式钳逐段分离、钳夹；C.逐段剪开

（二）松解颈深筋膜

该筋膜较致密，如松解范围不够则影响对椎体前方之暴露，因此应沿肌间隔对其作较广泛之锐性纵向松解，使切口呈松弛状（图4-2-3-1-12、13）；此步骤对椎体前方的显露至关重要，处置恰当，可较方便地显露 C_2 至 T_1 椎体前缘，体瘦者可达 T_2 椎节处。

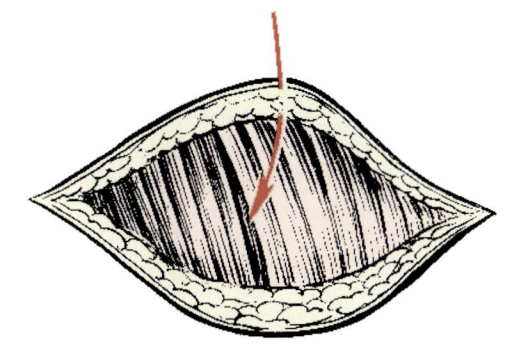
图4-2-3-1-12 自胸锁乳突肌内侧进入深部示意图

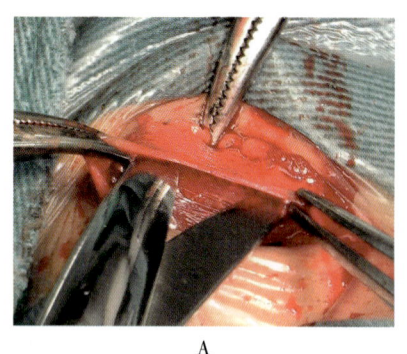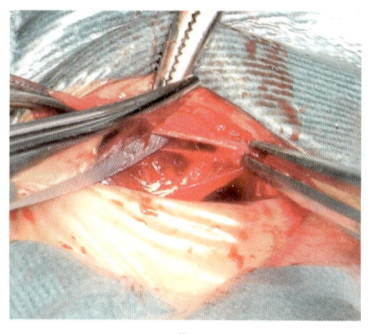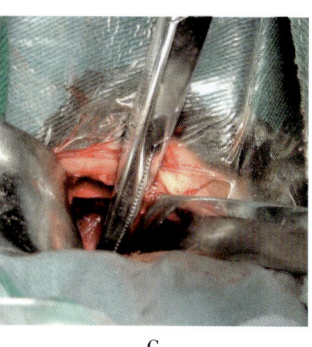

图4-2-3-1-13 显露、松解颈深筋膜（A~C）

A.用小弯血管钳从左右两侧将颈深筋膜提起；B.纵向剪开，边分离边剪开，遇血管支可结扎、电凝，直达病节上缘；C.再按同法剪开另侧颈深筋膜，达施术椎节下缘

（三）分离内脏鞘与血管神经鞘间隙

内脏鞘指甲状腺、气管与食道三者外方之纤维包膜，其与外侧的血管神经鞘之间有一层十分疏松的结缔组织。当颈深筋膜被充分松解后，将胸锁乳突肌与肩胛舌骨牵向外侧（上颈椎施术时将后者牵向内侧）；用手指朝椎体前缘正中方向轻轻分离即达椎体前方（图4-2-3-1-14）。操作熟练者，从切皮到暴露椎体前方大多在5min之内，最快仅50s。但对初学者切勿追求速度，仍以解剖层次清楚、安全、无副损伤为首要原则。

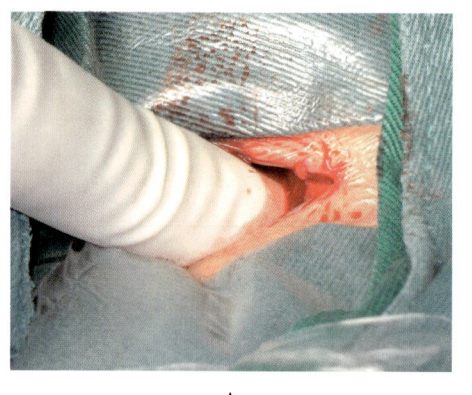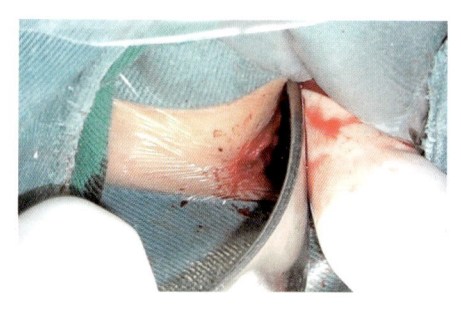

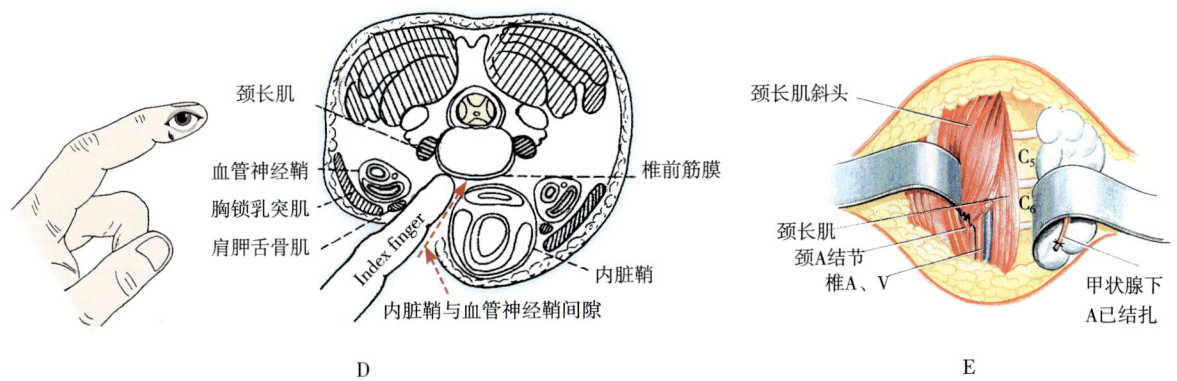

图4-2-3-1-14 显露椎节前方程序（A~E）
A. 剪开颈深筋膜后，术者用食指沿疏松的血管神经鞘与内脏鞘之间向深部分离，直达椎节前方；
B. 左侧用钝角S形拉钩牵开气管和食道；C. 右侧用钝性骨膜剥离器或小S拉钩牵开血管鞘，显露椎体前方；
D.E. 操作示意图（D. 右侧切口入路；E. 左侧切口入路）

（四）处理血管及避开喉返神经

在此经过中除遇到小出血点可予以结扎外，对甲状腺中静脉（可缺如）或甲状腺下动脉，如其不妨碍操作，仅将其牵开即可，勿需结扎。甲状腺下动脉参与椎管内之血供，如其影响向深部施术时，应在靠近主干处双重结扎切断。位于气管两侧内的喉返神经并不妨碍操作，因此勿需特意暴露（图4-2-3-1-15）；此神经十分娇嫩，任何牵拉动作都会在术后引起暂时性（2~4周）发音障碍。

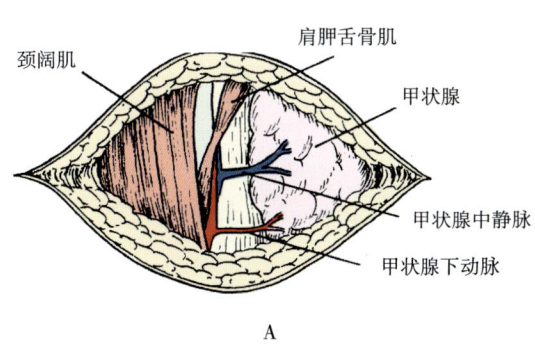 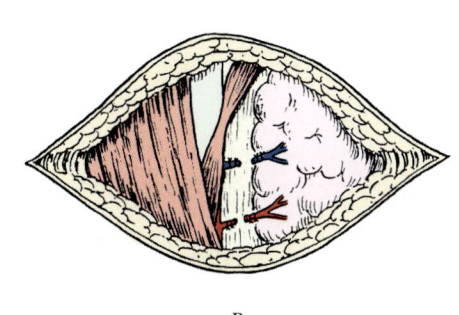

图4-2-3-1-15 处理血管示意图（A、B）
甲状腺中静脉或甲状腺下动脉妨碍操作时，可将其结扎后切断或牵开 A. 显示甲状腺中静脉与甲状腺下动脉；B. 酌情结扎切断

（五）分离松解椎体前筋膜

椎体前筋膜为2~3层疏松的膜样组织组成，当将内脏鞘等组织牵向对侧后即可清晰显示。手术者与助手分别用长柄爱迪森镊子将其逐层提起，先用尖刀在中部切开一小口，之后再用脑膜剪纵形剪开直达前纵韧带，并同时用锐性及钝性骨膜剥离器向上下左右分离松解（图4-2-3-1-16）。操作时应注意椎体前方横血管，妨碍操作时可将其电凝切断，亦可结扎剪断。

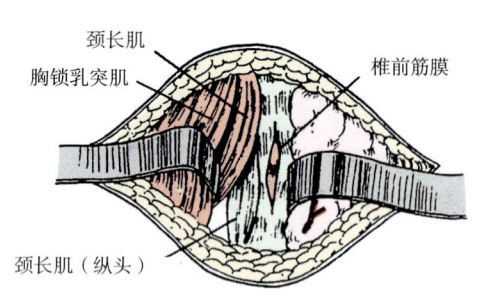

图4-2-3-1-16　切开前纵韧带示意图
用脑膜剪剪开椎体前筋膜暴露椎节前方，已自中线剪开；边延长切口；边向两侧牵开

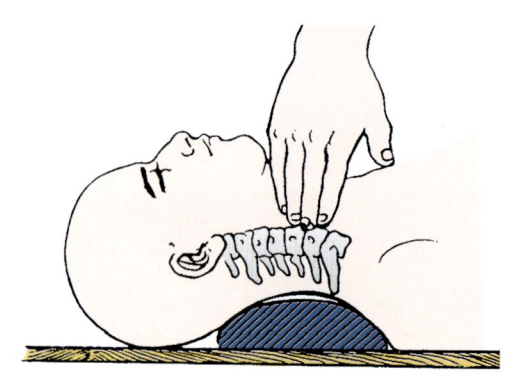

图4-2-3-1-17　定位方式之一示意图
术前及术中以手指触摸骨性标志

八、施术椎节定位

为准确地判定施术椎节，必须选用最为可靠之方法，以免失误。

（一）解剖与病理状态判定法

即根据术中触及颈胸角、骨刺的特点等与判定部位。此法仅有参考价值，不可取代后两者（图4-2-3-1-17）。

（二）X线定位

1. **X线摄片定位法**　将1cm长之注射针头插入假定之椎节后，拍摄侧位X线片判定之（图4-2-3-1-18）。为便于显示下段颈椎，在消毒前可用宽胶带将双肩牵向下方（见图4-2-3-1-4）。

2. **C-臂X线机透视**　较前者方便、准确、快速，目前大多数医院手术室均配备此种装置（图4-2-3-1-19）。

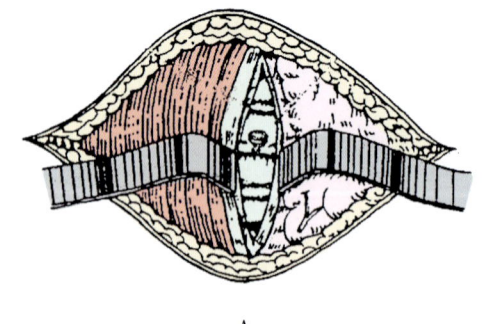

A

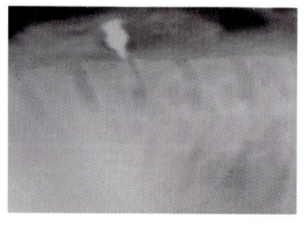

B

图4-2-3-1-18　定位方式之二（A、B）
A.在假定之椎间隙内插入剪断之注射针头摄定位片，示意图；B.术中摄片

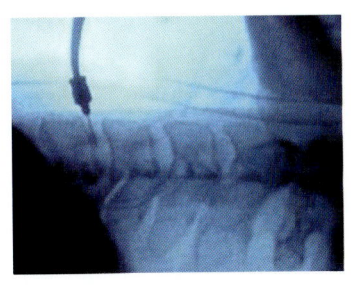
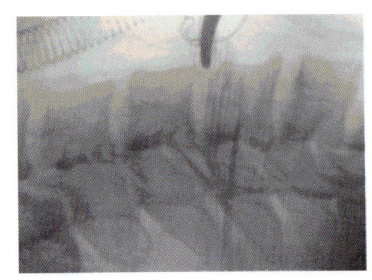

图4-2-3-1-19　术中C-臂X线机透视定位（A、B）
更为方便、省时：A.插入针头定位；B.血管钳定位

切记,辨认、确定病椎椎节为施术之第一步,必须认真。临床上判断错误、开错椎节者并非罕见,甚至在X线定位后仍有错误发生,以致需再次手术。笔者曾收治一例患者,第一次手术偏低一节,第二次手术另院又定高了一节。因此,术中不仅要定位,还应在定位同时做好清晰的标记,否则定位针一拔,切口再牵开时又没方向了。

第二节　颈椎间盘切除术

颈椎椎间盘切除术是颈椎前路手术诸术式中较为简单的术式,主要用于单纯性髓核后突出症及髓核脱出症,均可获得理想疗效。

一、常规之颈椎间盘切除术病例选择

1. 颈型颈椎病　主要是颈椎病早、中期的颈椎间盘突出症者,经非手术治疗无效者,或是此型中病程较长影响生活工作者,可酌情施术；

2. 颈椎不稳症　此种病理改变主要引起窦-椎神经受刺激的颈型颈椎病,或由于双侧椎动脉受刺激引起椎动脉型颈椎病,亦可激惹椎动脉周围交感神经引起各种植物神经症状,而认为系交感神经型颈椎病,大多表现为心脏及胃肠等异常等；

3. 外伤性急性髓核突（脱）出症　此种发生于外伤后的急性径颈椎间盘突出症大多见于高速公路意外,轻重不一,其中临床症状较重者可选择手术将其摘除；

4. 根型颈椎病　对其中发病早期、以髓核突出为主,经正规非手术疗法久治未愈者可酌情考虑施术；

5. 椎间隙感染　较为少见,其中结核性感染多于化脓者,亦可从前路施术清除炎症；

6. 髓核后突钙化者　对已形成脊髓或脊神经致压物者则应切除,多取前入路为宜。

二、常规椎间盘切除术操作程序

（一）特种器械

主要为薄型髓核钳,其宽度为2.0mm、2.5mm及3.0mm 3种（图4-2-3-2-1）。

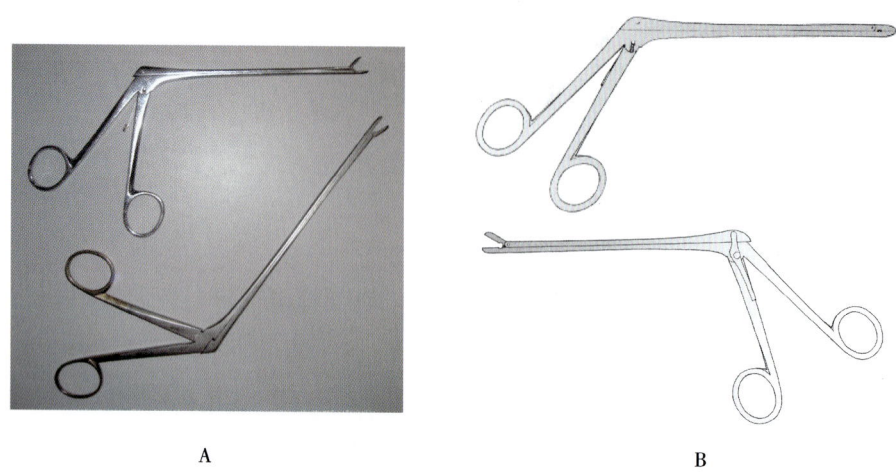

图4-2-3-2-1　薄型髓核钳实物及示意图（A、B）
A.实物照片；B.示意图

（二）具体步骤

1. **显露病变椎节、切开前纵韧带及纤维环**　前方横切口切开，通过血管神经鞘与内脏鞘间隙达椎节前方（图4-2-3-2-2、3）。目前多选用口字形、十字形或Z字形切开（除）椎节前纵韧带（图4-2-3-2-4），并向深部分离，之后再同等口径切开（除）纤维环，深度3~5mm。

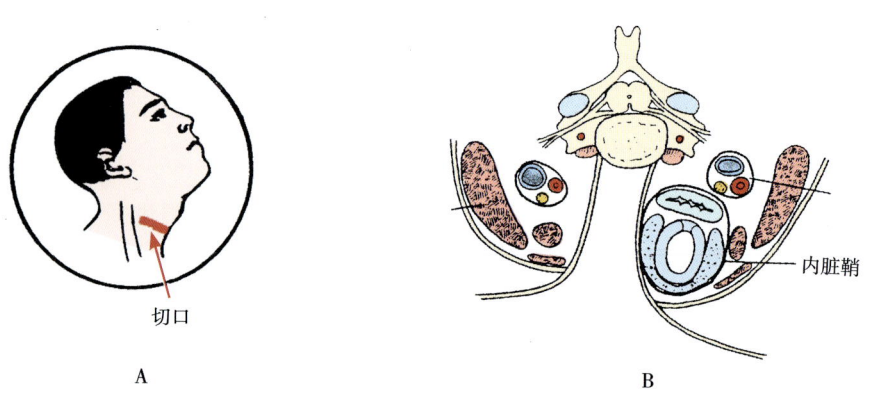

图4-2-3-2-2　切口及入路示意图（A、B）
A.手术切口，多选右侧；B.进入、显露椎体前缘手术入路

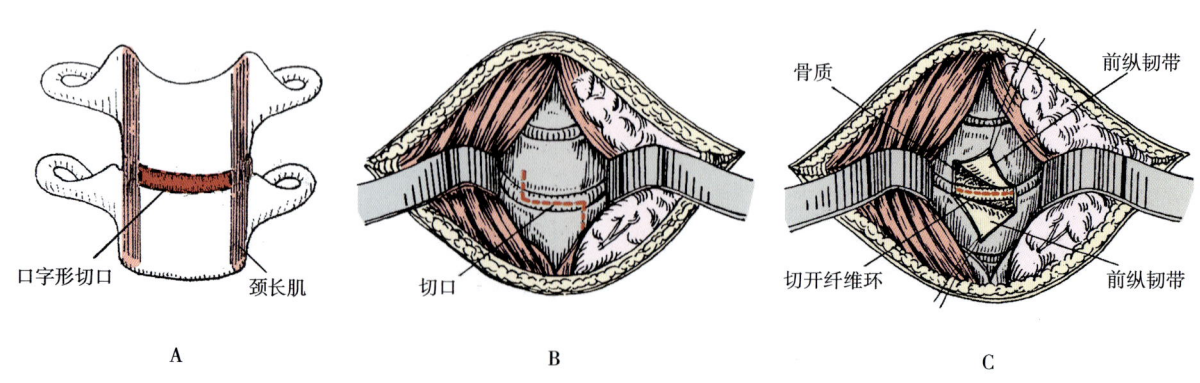

图4-2-3-2-3　切开前纵韧带示意图（A~C）
A.口字形切开（除）前纵韧带；B.前纵韧带处Z字形切口；C.翻开前纵韧带

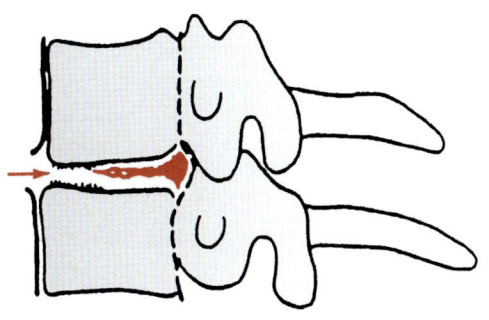

图4-2-3-2-4 切开纤维环，侧方观示意图

口字形切口是沿椎间隙前方上下及左右缘（颈长肌内侧缘）全层切取前纵韧带。其优点是便于组织学取材研究，如需放置椎节融合器或人工椎间盘时亦便于操作。

2. 摘除髓核 先将薄型髓核钳呈闭合状通过切口进入椎间隙，再将头部撑开，由浅及深，由一侧向另侧分次摘除髓核（图4-2-3-2-5）。术中应更换中号或大号颈椎髓核钳切取余下之髓核及纤维环组织。在操作中应掌握深度，切勿超过椎体后纵韧带。

3. 椎间隙处理 减压术毕，清除异物，并用冰盐水反复冲洗术野，之后酌情选用以下方式闭合椎间隙。

（1）明胶海绵充填 对椎节较为稳定者（多为中老年患者，周围韧带已钙化），可将明胶海绵塞入椎间隙内充填之，并缝合前纵韧带（图4-2-3-2-6）。椎节松动者不宜。

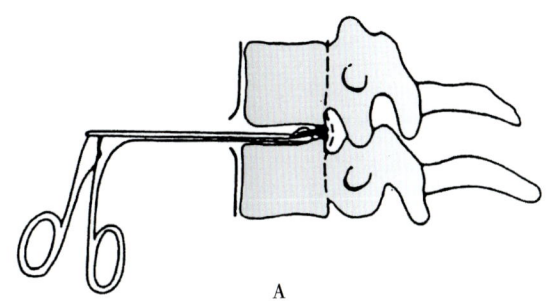
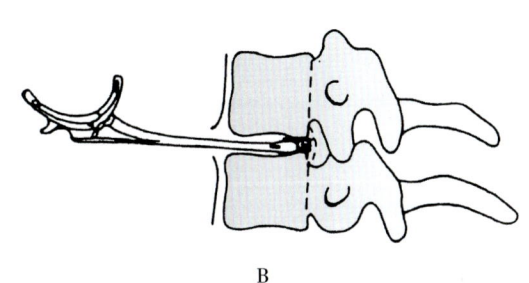

图4-2-3-2-5 摘除髓核示意图（A、B）
用不同规格之髓核钳，从不同方向摘除髓核 A.髓核钳呈纵向摘除髓核；B.髓核钳以平行状进入椎间隙为宜

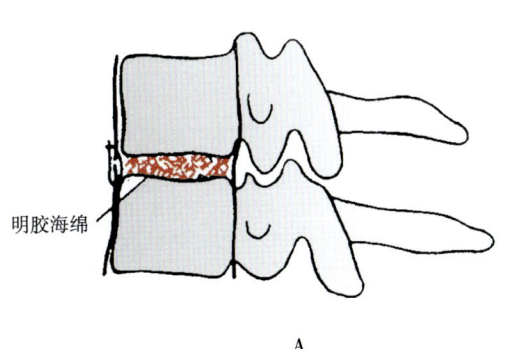
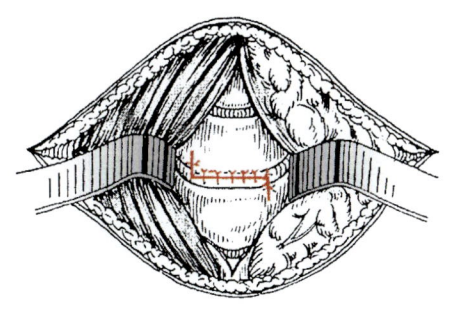

图4-2-3-2-6 闭合切口示意图（A、B）
A.突出的髓核摘除后，椎间隙内以明胶海绵充填；B.缝合前纵韧带

（2）植骨 如椎节较为松动，周边韧带仍保留近于正常弹性者，可将骨块嵌入（图4-2-3-2-7）；对植骨块欠稳定者，可附加钛板螺钉固定（图4-2-3-2-8），以及用钛合金、peek等材料制成的椎间融合器融合固定（图4-2-3-2-9）。

（3）人工椎间盘植入 对单节或两节椎间盘减压术后经济条件允许者，亦可放置人工椎间盘（图4-2-3-2-10、11）；此种植入物均需将椎节上下软骨板切除，必要时咬除椎节前方上缘骨赘。因炎症所致者则于术中需静滴抗生素。

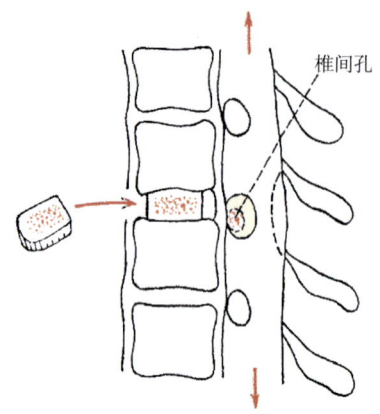

图4-2-3-2-7 撑开植骨示意图
牵引下植入骨块（自体髂骨最佳，或选用异体骨等），椎间孔随之增大

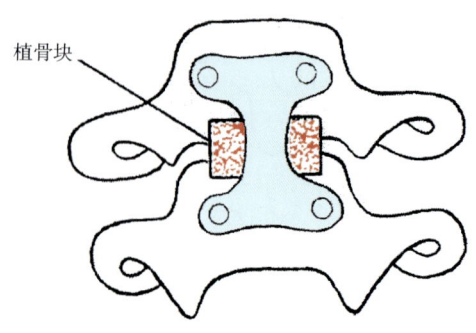

图4-2-3-2-8 酌情附加内固定示意图
植骨块欠稳定者，可附加钛板螺钉内固定

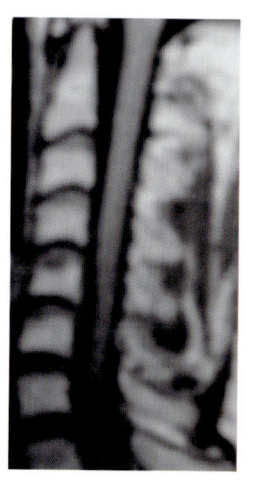
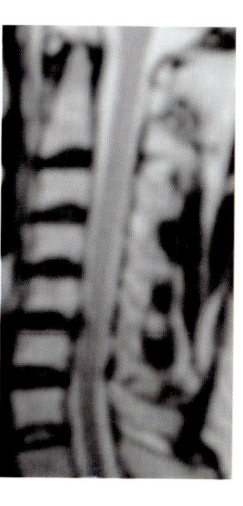
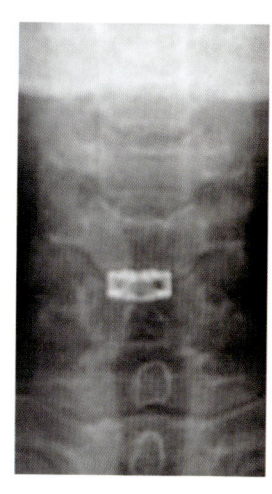
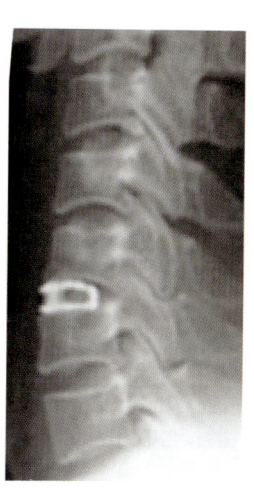

A　　　　　　B　　　　　　C　　　　　　D

图4-2-3-2-9 临床举例（A~D）
男性，45岁，A.B. MR T_1及T_2加权显示$C_{5~6}$髓核后突，临床诊断为$C_{5~6}$椎节根型颈椎病；
C.D. 行单节段减压及界面内固定后X线正侧位观

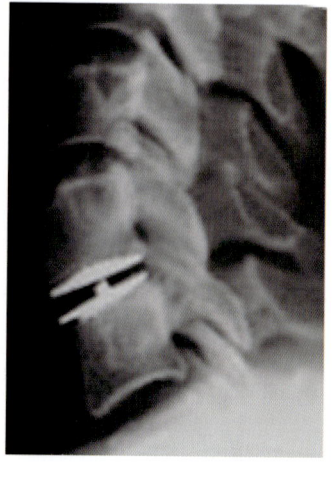

图4-2-3-2-10 减压完毕植入人工椎间盘

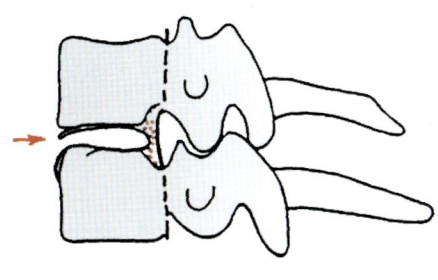
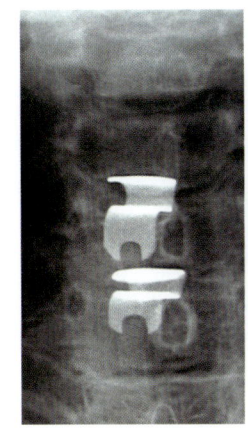
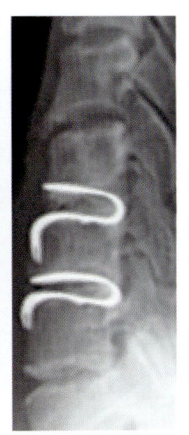

图4-2-3-2-11 另种设计之人工椎间盘（A~C）
A.示意图；B.C.临床病例术后正侧位X线片

4.人工椎间盘植入临床举例

[临床病例] 图 4-2-3-2-12 女性,36岁,单节段颈椎髓核突出症行人工椎间盘置换术（A~I）。

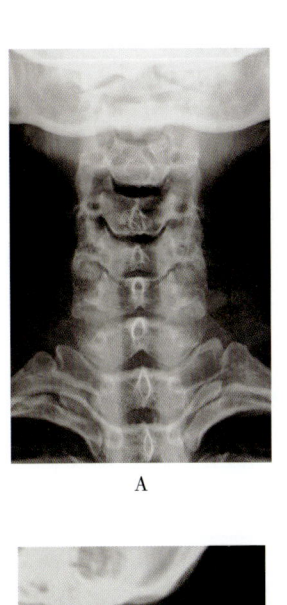
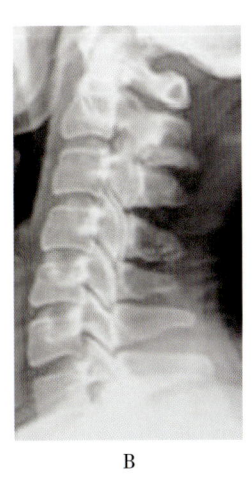
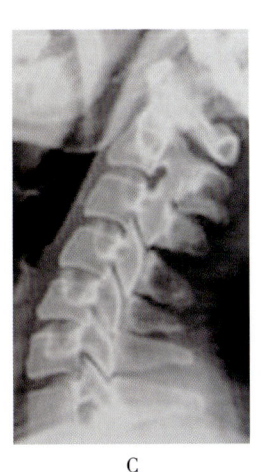

A   B   C

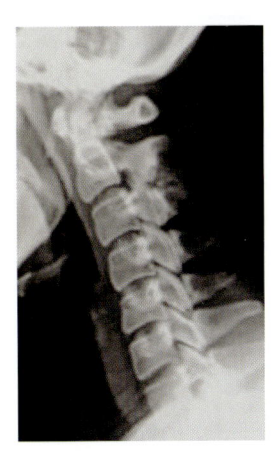
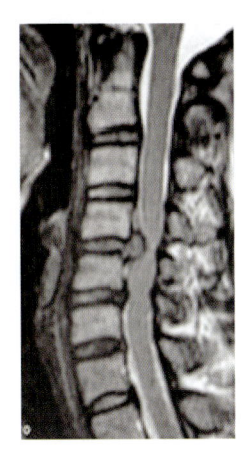
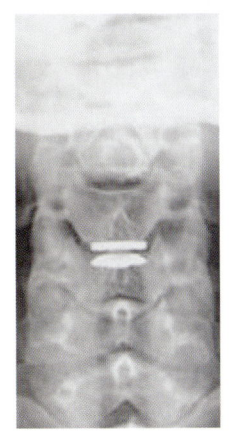

D   E   F

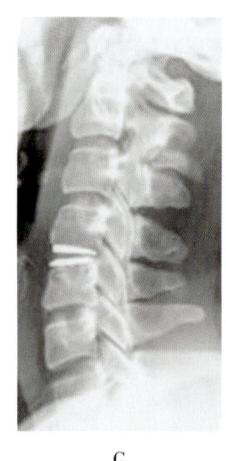
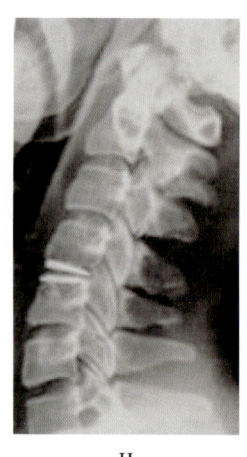
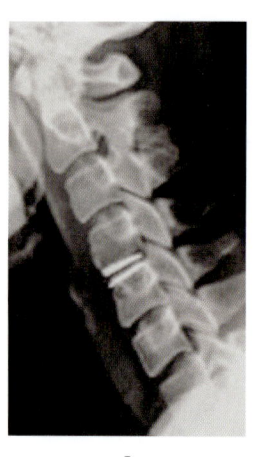

G　　　　　　　　　H　　　　　　　　　I

图4-2-3-2-12　临床举例（A~I）

A~D.术前正侧位及过伸过屈位X线片；E.术前MR矢状位，显示C_{4-5}髓核后突；
F~I.C_{4-5}髓核摘除+人工椎间盘植入后正侧位及屈伸位X线片

5.闭合切口　按常规依序缝合诸层，留置橡皮片（条）一根，24~48h 拔除。

（三）术后处理

术后次日即可坐起，并逐渐下床活动。对椎节松动、未行椎节植骨、椎间盘植入或炎性感染病例，为防止椎间隙狭窄及成角畸形，术后应卧床一周左右，并以颌–胸石膏制动 4~6 周。

三、前路经皮颈椎椎间盘切除术概述及病例选择

（一）概述

经皮椎间盘切除术之优点是切口小、损伤少、疼痛轻和恢复快等，但在操作时如不小心，则易发生意外。

本操作原理是利用穿刺针将椎间隙内突向椎管后方之髓核的一部、大部或几乎全部摘除，以求达到椎节内减压及缓解对神经的刺激而获得疗效。

（二）手术病例选择

主要是临床症状典型，经非手术疗法久治无效，以及经影像学检查显示髓核突出的部位、形态及程度，且有临床症状并要求施术者。

下列病例不宜手术：以椎间盘脱出为主，尤其是髓核与硬膜囊有粘连者，骨刺压迫脊髓或脊神经根者，伴有后纵韧带骨化及病变在 3 个节段以上者。

四、经皮颈椎间盘切除术操作程序

（一）特种器械

均为配套专用器械，各个生产厂家大同小异，包括穿刺针、小环锯、切割器及髓核组织摘出钳等。

（二）具体步骤

1.体位及麻醉　一般均采取平卧位，局部浸润麻醉即可，必要时辅以静脉麻醉。一般无需气管插管全麻。

2.穿刺患节椎间隙　患者颈后垫沙枕，将头颈固定后消毒及按颈前路手术铺治疗巾单。予以局部麻醉。术者用左示指指尖沿气食管与颈动脉间隙插入（一般为右侧），并将气管及食管推向左侧，使指尖触及病变的椎间盘。先行透视定位后，术者用右手持穿刺针芯，沿左示指尖朝椎间盘内刺入，然后将套管针套在穿刺针外方向深部插入抵达椎间隙。

3.摘除髓核　在电视屏幕监控下，将穿刺针

及套管针调整至椎间隙的前 1/3 处,随后即拔除针芯,并依序用微型的环锯、切割器、刮匙及切取钳等切除髓核。手术范围应抵达椎间隙的中后部,并以不刺破纤维环及后从韧带为准。切除之髓核重量一般约 1~3g 左右。

4. 术毕　拔针,局部指压 10~15min。穿刺局部用无菌敷料包扎,标本留送病理检查。

(三) 术后处理

围领制动,应用预防量抗生素及对症处理等。24~48h 后可戴颌胸石膏下床行走。

相关内容请参阅本章第七、第八节内容。

第三节　颈椎椎体间关节融合术

一、概述

单纯颈椎椎体间关节融合术早于 20 世纪 60 年代即已用于治疗颈椎病;其为颈前路诸多手术中较为安全和并发症较少的术式。其疗效主要来源于对病变椎节的融合与固定及对固定椎节致压骨的吸收。尽管从理论上讲是理想、安全的方法,但由于吸收的时间漫长,可拖延数月甚至数年之久,因此后果常难以令人满意;尤其是术后近期疗效常无法体现,以致骨性致压物继续对硬膜囊形成持续压迫、甚至可在此后促使脊髓液化灶的发生。因此,此种病例的手术术式已为其他术式所取代;但对无骨性致压物病理改变者仍可选择此种术式。

二、手术适应证

(一) 单纯性颈椎不稳症

指因椎间盘病变或外伤引起的颈椎椎节松动、移位,并伴有神经刺激症状者。其临床特点是工作或起床后出现症状,卧床或颈部制动后症状则缓解或消失。对伴有骨刺激等致压物者,不宜选择。

附:"纪要"2008 颈椎不稳定(失稳)型:因颈椎不稳引起头颈及肢体发作性脊髓或脊神经根或椎动脉症状,经较长时间保守治疗无效者,可行颈椎稳定术。

(二) 陈旧性颈椎骨折脱位

指外伤 12 周以后的陈旧性颈椎椎节外伤性骨折脱位、不伴有脊髓损伤及脊髓受压症状者(伴有脊髓受压时则应先行切骨减压术)。这种病例椎管大多较宽,故未造成脊髓受压,但其属于外伤性椎节不稳症范畴,易因稍许外力作用(例如急刹车、跌倒或剧烈运动等)而使脱位加剧,甚至有可能出现后果严重的脊髓完全损伤受压,这犹如患者身上带了一颗定时炸弹。

(三) 其他手术术后需要辅加植骨融合者

主要指颈椎局部因外伤、肿瘤、炎症或其他伤患在行病变骨质切除或减压术后(多为颈后路手术)需辅加植骨融合术者。包括第一、二颈椎伤患亦可从前路施以椎节融合术。

三、特种器械

常用特种器械除一般器械外,特种器械主要有带刻度直角凿(附有深度指示器)、U 形凿、环锯、电钻或气钻等。

四、术式之———带深度指示器的直角凿切骨 + 局部旋转植骨术

(一)进凿

取带深度指示器直角凿1把,呈横长竖短状,置于病变椎间隙前方正中,凿刃的长边与椎间关节上方椎体的下缘平行,距离0.3~0.4cm,而其短边则位于椎间隙左侧,即于颈长肌内侧跨越椎间隙。用小锤轻轻叩击凿柄,使凿刃逐渐进入骨质,并根据空心槽上的刻度了解深度,一般为1.5cm(瘦小者1.3cm,大骨骼者1.7cm)。此后再将另一配套的直角凿(不必再带凿芯)置于前者相对应的位置,即刃的长边在下一椎体的上缘,距椎体边缘的距离较前凿稍短,约0.25~0.35cm;刃的短边则于右侧跨越椎间隙。通过第一把凿的隆突与第二把凿的槽沟使两者呈嵌合状,并按前凿同一深度徐徐打入。此时前凿可能向外弹出,应稍许叩击以维持原深度(图4-2-3-3-1~4)。

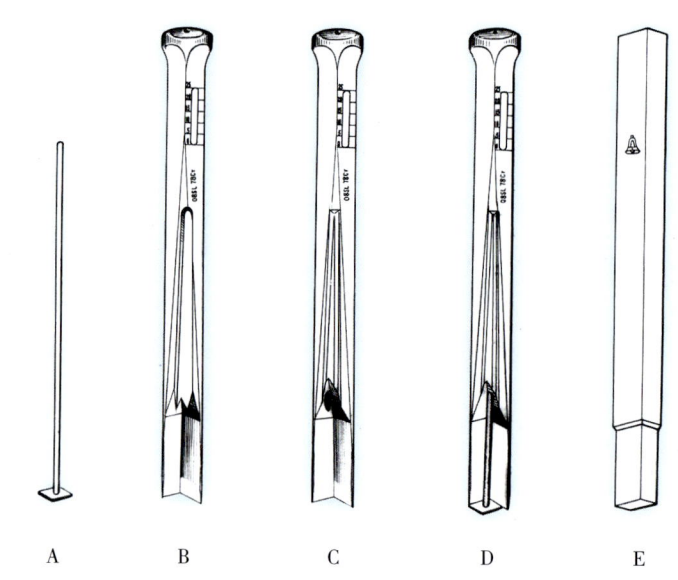

图4-2-3-3-1 带刻度直角凿示意图(A~E)
A.深度指示器;B.阴凿;C.阳凿;D.将深度指示器插入阳凿内状态;E.植骨块叩击器

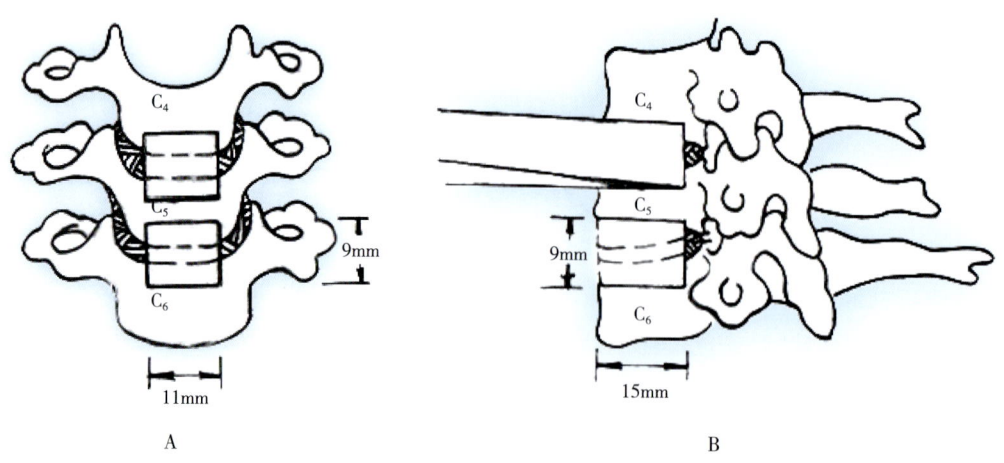

图4-2-3-3-2 进凿的部位与深度示意图(A、B)
A.正面观;B.矢状位观

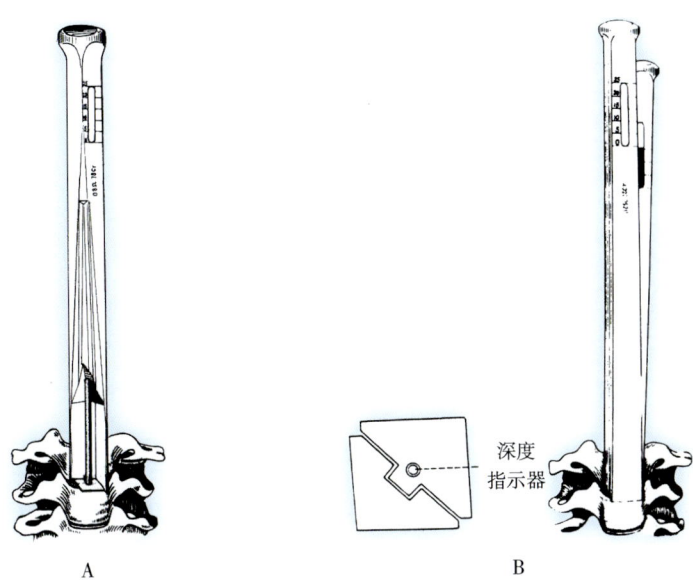

图4-2-3-3-3 进凿顺序与要求;示意图(A、B)
A.先将带凿芯的凿体置于手术椎节椎间隙中央,并稍许偏上、叩入椎节深部达1.5~1.8cm;
B.再将另一凿体置入前者相对应处,使其呈嵌合状

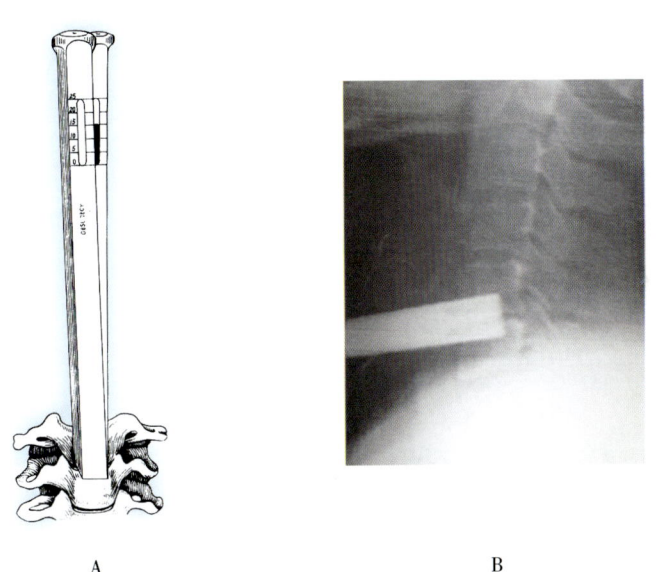

图4-2-3-3-4 防止第二凿弹出示意图(A、B)
A.将第二凿按前凿同一深度徐徐叩入,为防止弹出,应不断对双凿叩查;B.临床举例

(二)取骨

手术者将打入(进入椎节)的两凿稍许向外撬起,即可将凿下的长方形骨块取出备用。此骨块的体积一般为0.9cm×1.1cm×1.5cm。包括上一椎体的下缘、椎间盘和下一椎体上缘,由前纵韧带将此三层联结在一起(图4-2-3-3-5)。骨块取出后,由于局部系松质骨,可有不同程度的渗血,一般选用冰盐水反复冲洗,起止血作用;并同时以明胶海绵压迫止血。而后用刮匙或髓核钳等摘除椎间隙内残留或突出的髓核与骨质。

(三)椎节局部旋转植骨

一般选用颈椎椎节撑开器,或是由台下助手两人分别持续牵引头部和双足,使椎间隙拉开,之后再将取出备用的骨块旋转90°,即横取竖放。并将打骨器垂直状置于骨块表面,以小锤轻轻叩击嵌进椎间隙内,其深度以与椎体前缘平行或略微凹入0.1cm为理想(图4-2-3-3-6)。

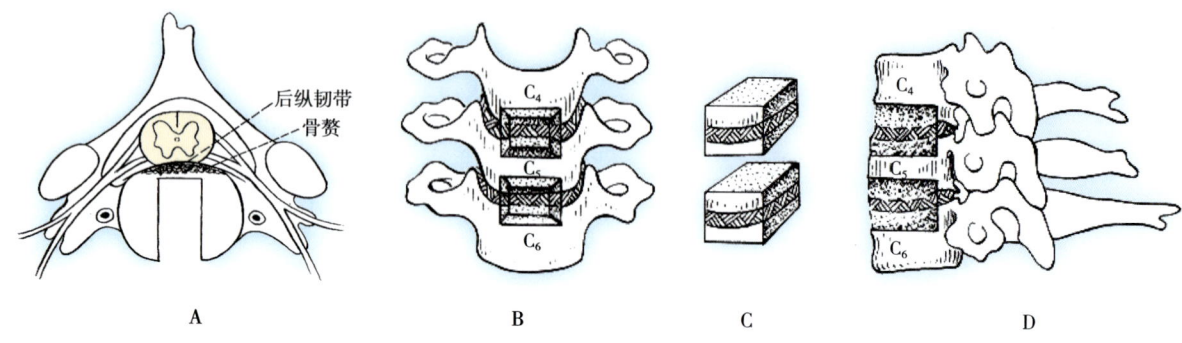

图4-2-3-3-5 取出骨块示意图（A~D）
A. 水平位观；B. 正面观；C. 取出之骨块；D. 侧面观

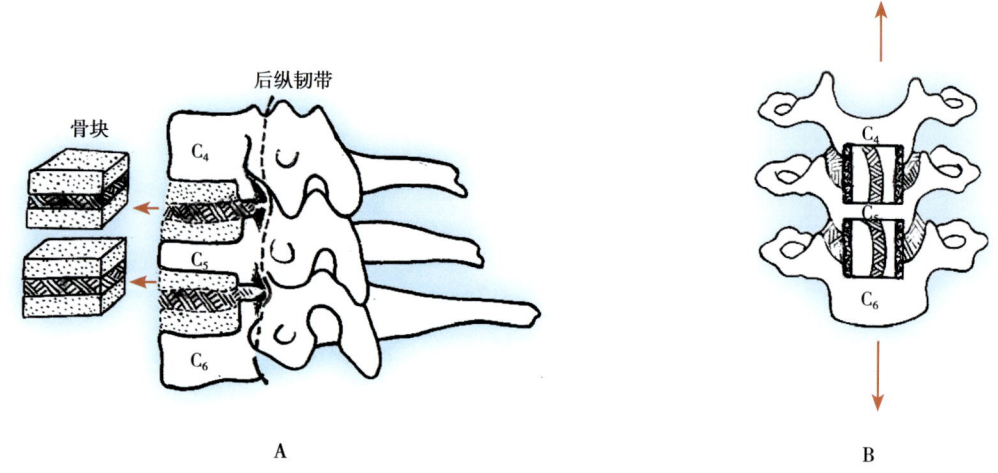

图4-2-3-3-6 旋转植骨示意图（A、B）
A. 将取下之骨块旋转90°，由横向变为竖向；B. 在牵引下，将旋转90°骨块植入椎节，正面观

（四）检查骨块及椎节的稳定性

患者任意活动颈部，观察植入骨块有无变位。对变位者应重新放置，必要时取自体髂骨植入局部，或选用相应之假体。

（五）本术式特点

本术式的最大优点是：

1. 减少患者痛苦　由于勿需自身他处取骨，因此减少了另一次手术的痛苦；

2. 术式简单安全　本术式在操作上简单易行，较为安全，由于骨块呈长方形，因此不易滑出，易愈合；

3. 震动感　多较明显，术前需向患者说明，以减少其恐惧心理。

五、术式之二——环锯切骨及柱状植骨法

（一）第三代环锯

第三代环锯如图4-2-3-3-7所示，锯芯头部为舌状，插入椎间隙后较为稳定，且位于髓核位置，呈居中状态。所切取的骨芯呈柱状，较为完整，可在减压后用于植骨。

（二）操作步骤

1.定位、放置锯心

（1）定位后切开椎间隙、摘除髓核　定位后即将椎节前纵韧带沿椎间隙横形切开，并用薄型髓核钳摘除变性的髓核组织。操作时注意深度，一般不应超过2cm。

（2）放置锯心　将新型第三代锯芯与椎间关节呈平行状插入椎间隙内；在插入时注意方向，一般居中，切勿偏离致压骨的范围（图4-2-3-3-8A、B）。

2.锯骨

取配套环锯套于钻心外方（图4-2-3-3-8C、D），按顺时针方向稍许加压向椎节深部钻入，当钻芯尾部与环锯上端平行时，表示已钻入15mm；体格较大者，可达18mm；瘦小者、13mm即可（图4-2-3-3-9）。如术前确定为单纯植骨融合术，此时仅将15mm长之骨块取出，并进行植骨即可。如尚需减压，则应再向深部切骨（图4-2-3-3-10）。

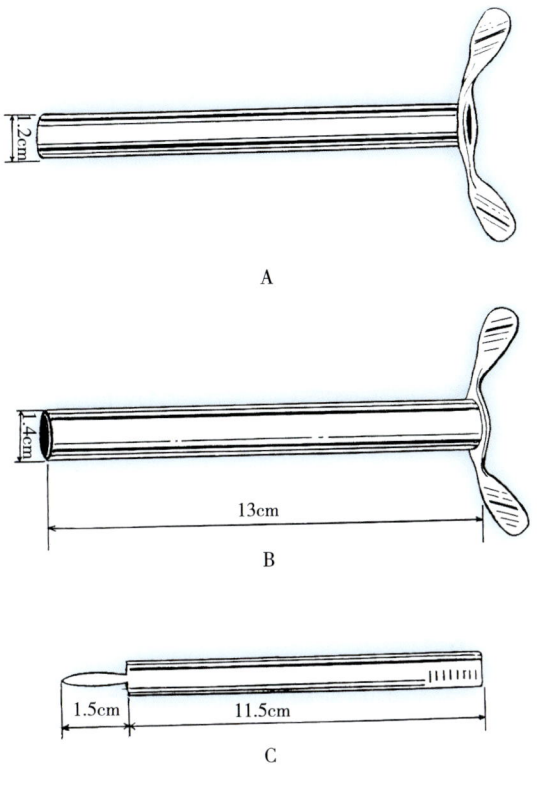

图4-2-3-3-7　第三代环锯示意图（A~C）
A.B.其外径分别为11mm、12mm和13mm；C.锯芯直径分别为9.5mm、10.5mm和11.5mm

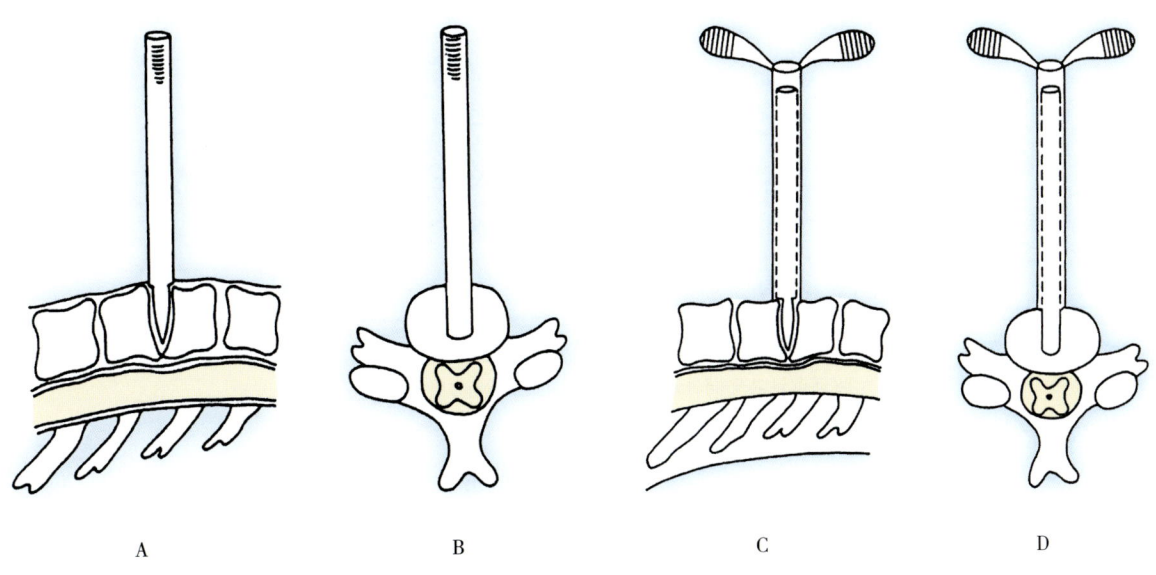

图4-2-3-3-8　环锯使用示意图（A~D）
A.将环锯钻芯插入椎间隙中央，其舌状头部与椎间隙平行，居中央部，矢状位观；
B.同前，横断面观；C.将环锯套至钻芯外方，矢状位观；D.同前，横断面观

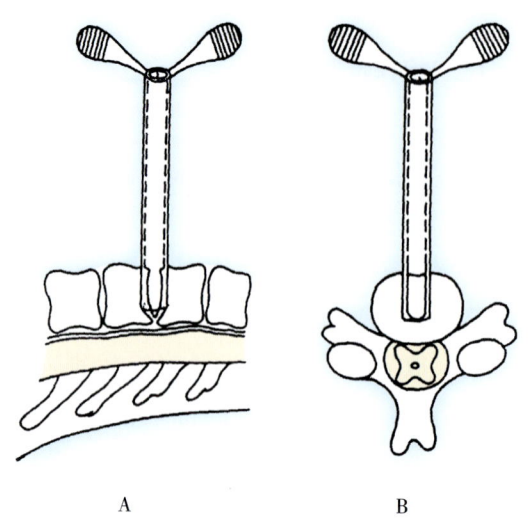 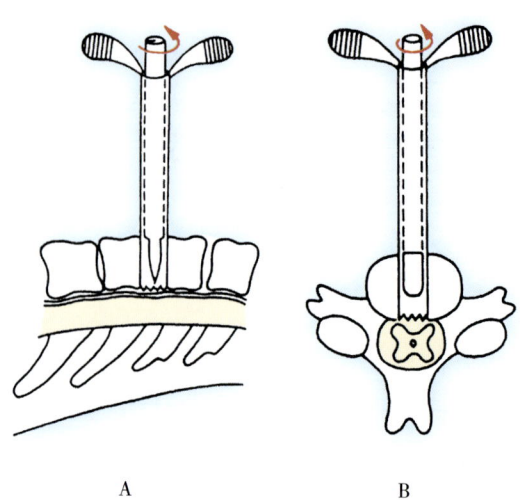

图4-2-3-3-9　锯骨中示意图（A、B）
当钻芯与环锯上端平齐，则表示环锯已钻入15mm
A.矢状位观；B.横断面观

图4-2-3-3-10　锯骨完成示意图（A、B）
当钻芯随环锯转动，则表示椎间隙已被锯穿，一般为20~24mm，此时切勿继续深入　A.侧方观；B.水平位观

3. 取出骨芯　将环锯连同钻芯及骨芯轻轻向上，呈顺时针方向旋出备用，同时将已卷成圆柱状之明胶海绵塞入深部止血，亦可先用冰盐水反复冲洗局部，起止血与清洁术野作用。此时视野下方为后纵韧带，如后纵韧带与椎体后缘粘连或骨化，则与骨块一并取出，其下方为硬膜囊，需小心（图4-2-3-3-11）。

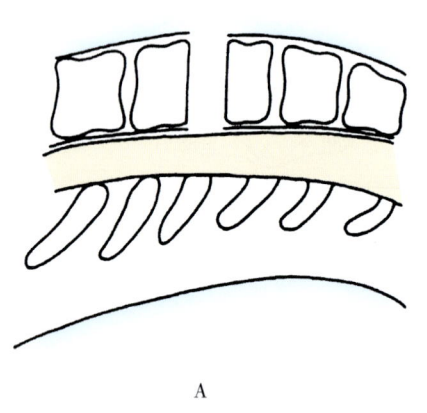 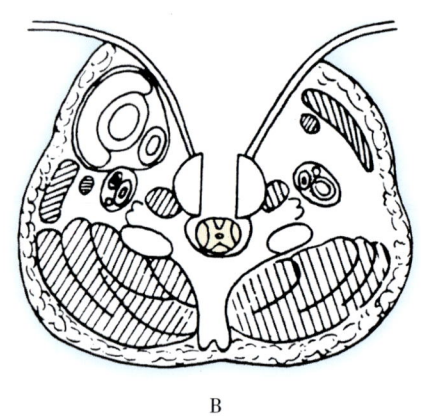

图4-2-3-3-11　取出骨芯后示意图（A、B）
将环锯钻芯连同骨块取出　A.取出环锯侧方观；B.水平位观

4. 植骨

（1）柱状植骨块　即利用取下之圆柱状骨芯，裁剪成长于施术椎节切骨开口高度（即上下径）2~3cm圆柱状骨块，在牵引下呈横向置入椎间隙处（图4-2-3-3-12）。

（2）自体髂骨植骨法　选用比颈椎椎节取骨大一号的环锯，在髂骨嵴处（或用另备之代用品及异体骨）取1.5~1.8cm长之髂骨一块，剪切成长度为1.2~1.3cm的骨块打入局部。

（3）Cage植入　可选用鸟笼式Cage植入，包括CHTF、TFC等，选用较入口大一号（直径大2~3mm）之Cage，使其具有撑开作用，其外缘与椎体前面骨质平行，千万不可过深（易下沉及伤及脊髓）（图4-2-3-3-13）。

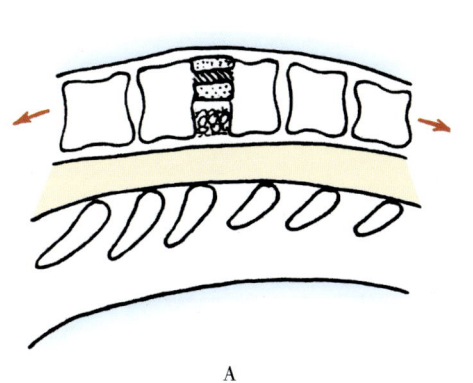
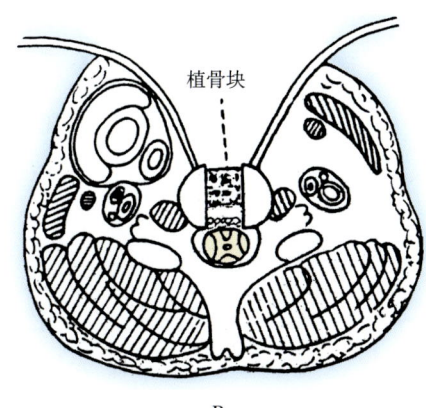

图4-2-3-3-12　牵引下植入骨块示意图（A、B）
A.矢状位观；B.横断面观

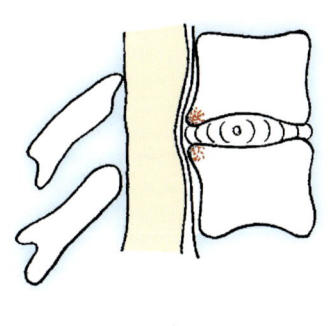
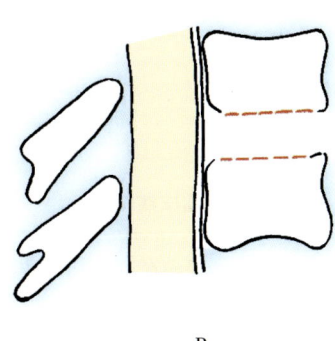
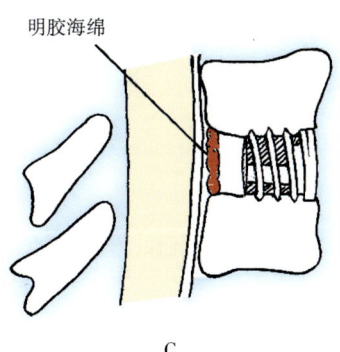

图4-2-3-3-13　植入椎节融合器（鸟笼式）示意图（A~C）
A.术前状态；B.用环锯旋入椎节后缘，潜形切除骨赘；C.旋入椎节融合器

5.本术式特点　本法最早由 Cloward 报道。国内乔若愚、徐印坎及赵定麟等均作了改进及定型。目前为第三代产品，头部呈舌状，不易偏离椎节。操作时钻芯切勿向两侧偏斜，以防伤及神经根及其伴行血管。其深度一般在 2.0cm 以内即可，无需过深及过偏，以防误伤。临床上曾有旋入过深、并偏向一侧将后方小关节锯断(超过4cm)并引起脊髓损伤的教训。

六、术式之三——U 形凿法

其操作与直角凿法相似，此种 U 形凿仅三面有刃，另一面呈开放状，使用时需加一平凿凿骨。减压术毕，再用髂骨或异体骨植入局部。操作时注意深度，一般以 1.5cm 为宜，切勿超过 1.8cm，否则易伤及深部组织。

七、术式之四——钻头法

系选用特种微型气(电)钻对椎节局部骨质切除，并同时切除椎间盘，而后取骨融合之。此法因在操作时钻头滑动易引起脊髓或脊神经根的误伤，故在临床上应用较少。

八、界面固定融合术

此项技术项技术为近十余年来开展的新技术之一，将在后节详细阐述。此项技术亦可用椎体间关节融合术,即将椎节内髓核及软骨板清除,显露深部骨质后植入椎体间融合器即可(图4-2-3-3-13~15)。当前产品较多,可视病情及手术要求不同选用相应产品。在特殊情况下两种设计亦可用在同一病例,但术前需向患者说明,征得同意后方可施术(图4-2-3-3-16)。作者认为非特殊情况下,仍应选择一种设计为妥。

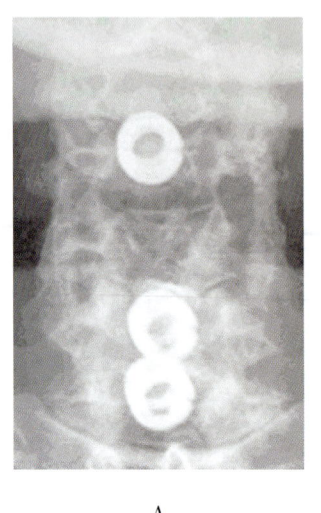
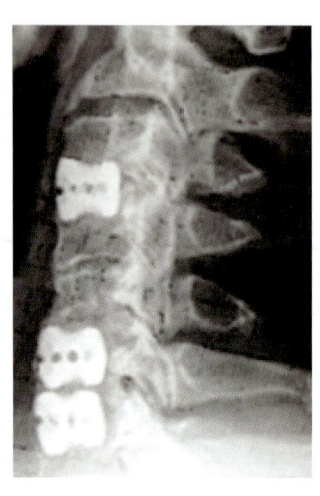

图4-2-3-3-14　临床病例（A、B）

男性,60岁,鸟笼式Cage植入5年余随访时X线正侧位片,显示Cage无下沉及椎节压缩,椎节生理曲度高度正常,疗效满意　A. 正位片；B. 侧位片

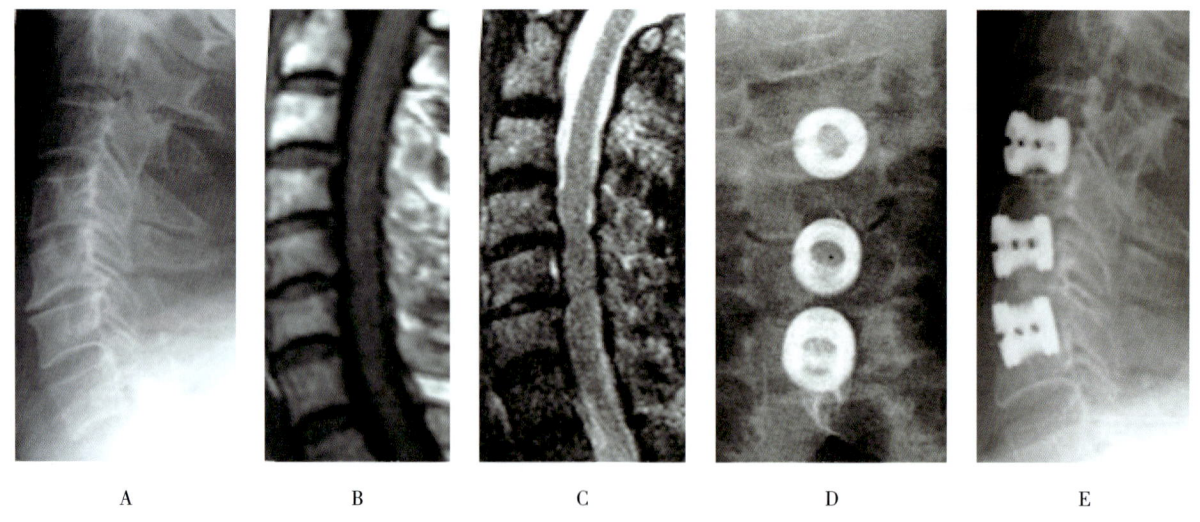

图4-2-3-3-15　临床病例（A~E）

男性,50岁,C$_{3-4}$、$_{4-5}$、$_{5-6}$多节段髓核后突行鸟笼式cage撑开、固定　A. 术前X线侧位观；B.C. 术前MR矢状位,T$_1$、T$_2$加权,显示C$_{3-4}$、$_{4-5}$、$_{5-6}$ 3个节段同髓核后突及椎间距（隙）变短（狭）；D.E. 环锯切骨减压,切除髓核,选用大一号cage旋入椎节获得撑开效果,X线片显示椎节高度及曲度已恢复正常

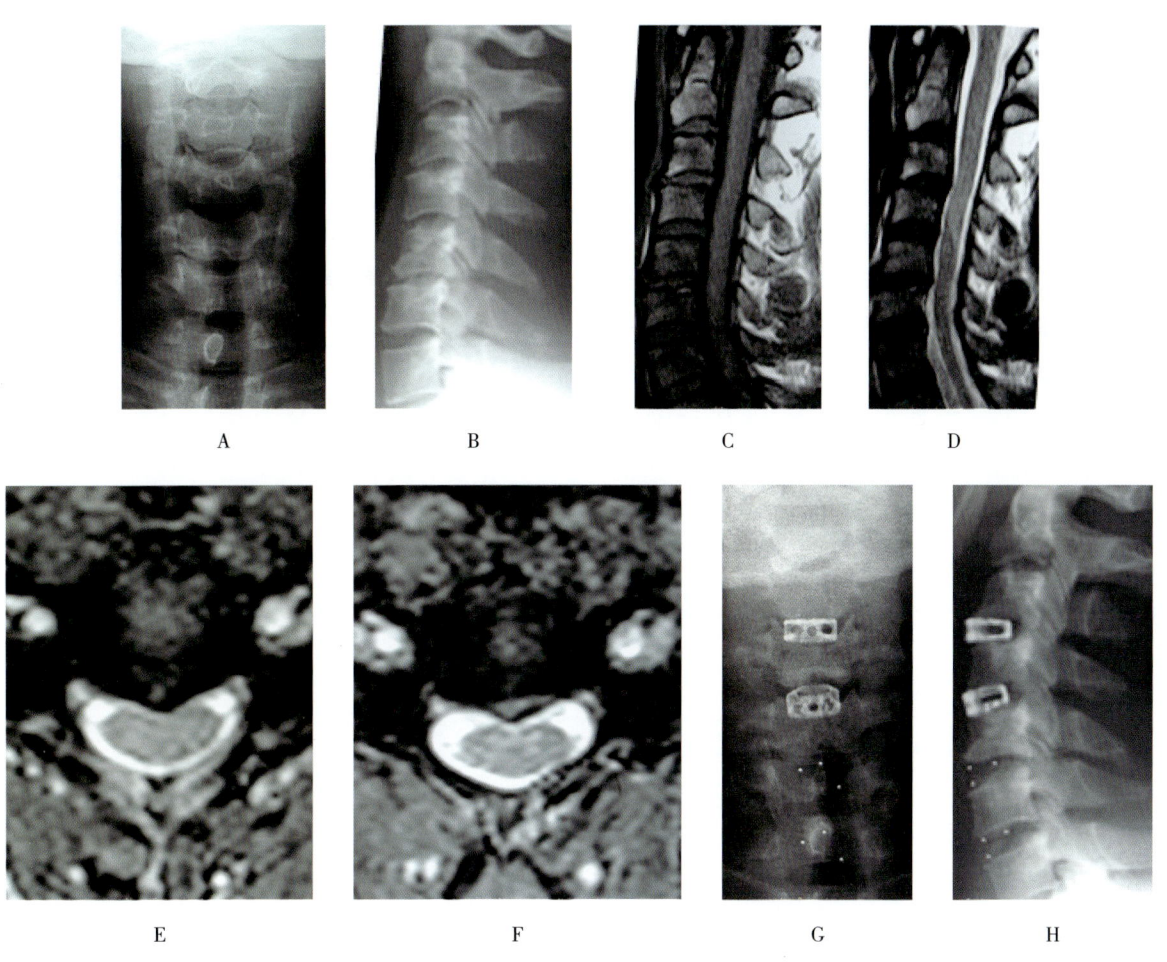

图4-2-3-3-16 临床病例（A~H）

双型cage混合植入 A.B. 术前X线正侧位片；C.D. 术前MR矢状位见C_3~C_7 4个节段退变；E.F. MR水平位观，显示脊髓前中央动脉受压为主；G.H. 多节段潜式减压+cage植入，术后X线正侧位片显示椎节高度与曲度已恢复正常，原症状逐渐消退

九、术后处理

同一般原则，术后颈部用颌－胸支具或石膏固定4~8周。但环锯切除的圆柱形骨块易向外滑出，因此颈部制动时间不应少于6周。

（赵定麟 张文明 吕士才 侯铁胜 范善钧 张文林 臧鸿生 陈德玉 赵杰 严力生）

第四节 颈椎前路直视下切骨减压术、椎体（次）全切除术及多节段开槽减压术

一、概述

颈椎前路直视下切骨减压术，为近年来在国内广泛开展，并为临床上最为常用的术式，尤其是当前有人工椎体、钛网及钛板的广泛应用而更具优势，尽管此种术式更多地用于颈椎外伤病例，但亦可作为颈椎病，尤其是伴有OPLL病例手术疗法的一种选择。此种不借助放大光学仪器、

术者在肉眼视力下直接进行操作获得减压目的术式，与依据手感完成切骨的"潜式减压术"相比，易为初学者掌握，也便于推广。

回顾历史，国内在20世纪70年代之前的颈椎前路手术，主要是对患病椎节行椎节融合术，以求通过Wolf定律使融合椎节处骨赘逐渐吸收而获得疗效，但此过程不仅漫长，而且不等到吸收，脊髓即可能已被压迫变性，甚至引起死亡。在此状态下，笔者于1976年12月15日首次选择以切除脊髓前方致压骨为目的的"颈椎前路根治性切骨减压术"治疗一位已近于全瘫的颈椎病伴严重型不全性瘫痪女性病例（已大小便失禁），并获得成功。从此开辟了颈椎前路切骨减压术。

二、手术适应证

除颈椎外伤，凡椎管前方有骨性或软骨性致压物并引起脊髓等组织受压而出现症状者均可选择本术式。

（一）颈椎病

主要有以下三型：

1. 脊髓型颈椎病　多系椎管前方骨性或软骨性致压物所致者，特别是椎节后缘有骨赘形成需在术中切除之病例（图4-2-3-4-1）；

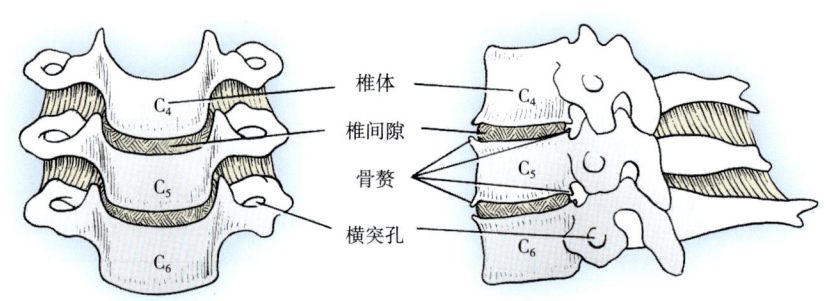

图4-2-3-4-1　椎体后缘骨赘形成示意图

2. 神经根型颈椎病　主为椎节髓核突（脱）出或骨赘引起根型颈椎病需将侧方（多为钩突）致压物切除者；

3. 混合型颈椎病　以脊髓型+根型（或+椎动脉型）为多，次为吞咽困难型+脊髓型，均因椎节局部广泛骨质增生，尤其在椎节后方有弥漫性骨赘之病例，大多需要加以彻底清除。

（二）其他伤患

1. 后纵韧带骨化症（OPLL）　主要是对其中的局限型，或范围较小的连续型者。对长节段OPLL病例，则需行椎体次全切除术或全椎体切除术。多节段者可行开槽减压术，亦可在此基础上辅以潜式减压术。

2. 颈椎椎体骨折、脱位　主要是急诊骨折脱位，伤后10周以上的晚期病例亦可选择本术式。

3. 颈椎肿瘤　凡椎体肿瘤压迫脊髓引起不全性瘫痪者，均应及早施术，多选择椎体切除术。视肿瘤生长部位与范围不同，大多超过单节椎体，附件亦多受累。

4. 髓核后突形成钙化、体积较大者　此种病例因钙化物较坚硬，一般颈椎间隙施术切除不仅困难且易发生意外，多取椎体次全切除或全切除术式。

5. 翻修术　对因前方有致压因素需行大范围切骨减压手术者。

三、术式及操作步骤

临床上常用的术式有以下多种,临床医师可根据个人习惯、设备条件及患者具体情况而酌情选择。现将临床常用术式分专题、专段阐述之。

四、环锯切骨减压法

(一)单纯切骨减压

即按本章前节植骨融合术"环锯法"一段中所述,当环锯将椎节全部锯穿、并将骨芯连同环锯一并取出时,已具有减压作用(图4-2-3-4-2)。

但此种减压范围较小,其底部直径等于环锯之直径,一般为9~11mm。此范围大多小于椎体间关节后方骨赘的大小,故尚需进一步扩大减压。

(二)扩大减压

当将环锯及骨芯取出后,其底部为后纵韧带或硬膜囊前壁,因此在对深部操作时需小心,尤其是后纵韧带(又称安全带)被同时切除者。之后再用角度刮匙沿椎骨后壁刮除增生之骨赘,其范围要求应超过MR或CT扫描所见1~2mm。但环锯呈圆环状,对角线较短,在使用刮匙时切勿急躁,应耐心、细心(见图4-2-3-4-2)。

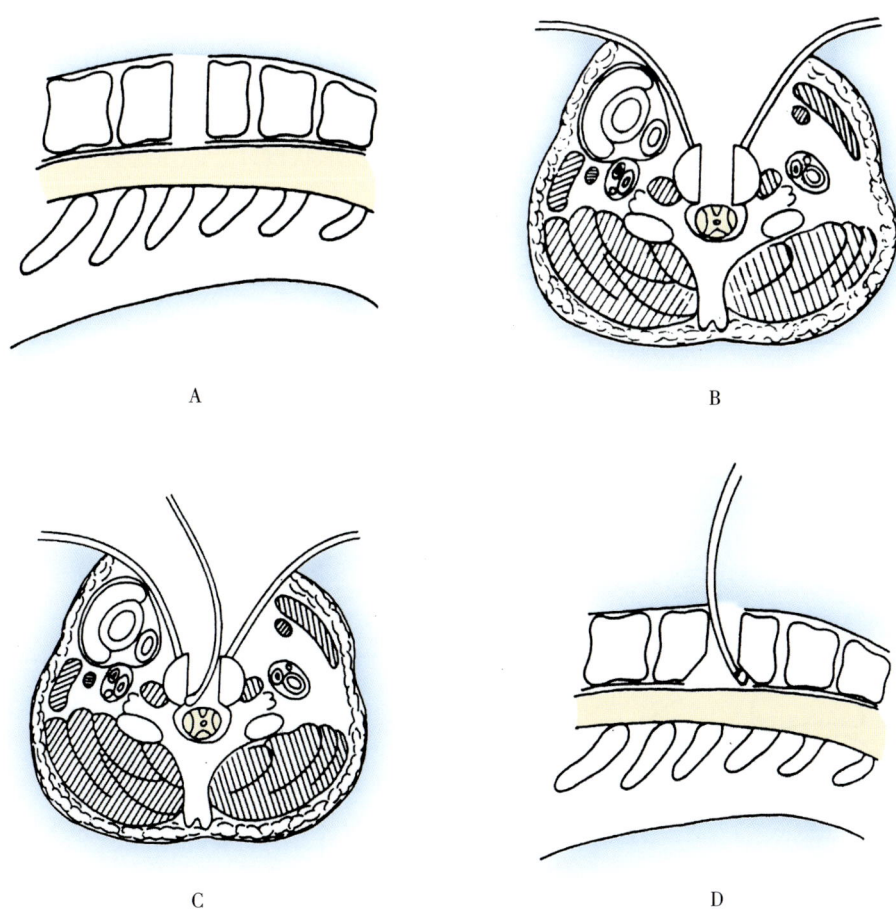

图4-2-3-4-2　环锯法减压术示意图(A~D)
A. 环锯法椎节单纯切骨减压术后矢状面;B. 同前,横断面;
C. 用不同角度刮匙对椎节底部扩大减压,横断面观;D. 同前,矢状位观

(三) 手术成败的关键

以下几点必须注意:

1. **减压范围应充分** 椎管前壁切除范围不应小于 1.5m×2.0cm。

2. **避免偏向一侧** 环锯钻入或刮匙切骨时易偏向一侧,应尽量避免,如有可能,尽量采用导向技术。

3. **对外伤性病例** 尤应小心,因骨折脱位时,上下椎节不在一个平面上,易在手术时被误伤。

4. **注意止血** 由于该处血管丰富,压力高,稍大的静脉丛或小动脉支破裂,即可鲜血涌出,如不沉着,盲目压迫止血,易误伤脊髓。可在吸引下先找到出血点,用一小块明胶海绵充填局部。

5. **对侧后型者避免误伤侧方的脊神经根** 在向一侧(或双侧)刮除,当达到神经根管内口时,一定要细心,手法轻柔,切勿伤及脊神经根。

(四) 闭合窗口及椎节稳定

常用的方式主要有以下几种:

1. **髂骨植骨** 即用较切骨环锯大一号之环锯于髂骨嵴处切取一 1.3~1.5cm 长圆柱状骨块,而后于牵引下将修整好的植骨块嵌入减压椎间隙(前段)。

2. **局部旋转植骨** 即将局部切取下来的骨块剪去多余部分,由纵向变成上下垂直状再植入局部椎间隙(图4-2-3-4-3A、B)。此仅适用于椎节已钙化、局部较为稳定者。

3. **人工椎体间关节或界面内固定物植入** 采用前者应将椎体中部稍许刮除,以适应"Ω"形人工关节的形态,且不易向外滑出(图4-2-3-4-3C、D)。后者更为简便、多用,有不同规格及形状设计产品供选择。

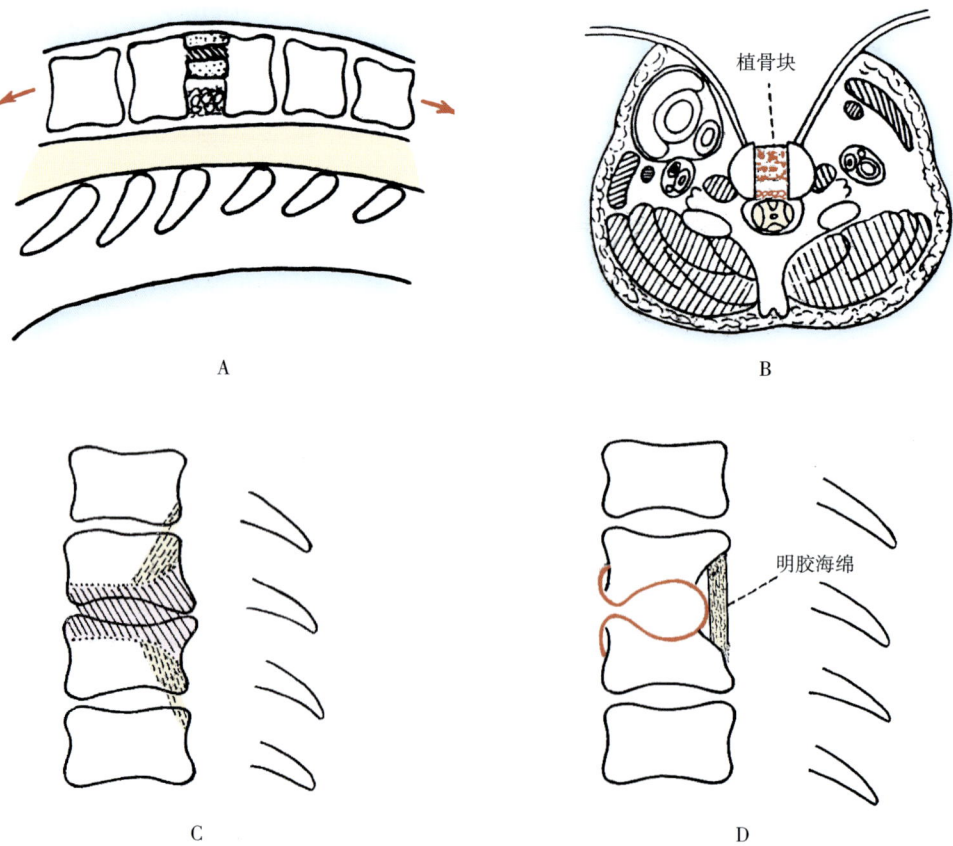

图4-2-3-4-3 闭合椎节窗口示意图(A~D)
牵引下植入骨芯骨块或选用人工椎体间关节 A.旋转植骨矢状观;B.同前,横断面观;C.切骨减压范围;D.人工椎体间关节植入

(五)术后处理

视内固定方式不同有所差异。界面内固定者,术后次日可起床活动,仅戴以颈围即可。其他固定方式一般需卧床3~7天,而后戴颈围或以上颌－胸石膏固定后起床活动。所有病例均应避免外伤。一般于6~8周后方可除去外固定。

(六)本法特点

此种术式主要强调对椎间隙后缘骨质作较广泛之切除,有利于患者脊髓神经功能的早期恢复,并为其术后早期的创伤反应与晚期手术局部的增生反应留有一定空间,从而保证了近期与远期的疗效。但此法在操作上最大的难点是对刮匙的使用不易掌握,可因失手而对脊髓或脊神经根造成误伤。但通过多年的临床实践,我们发现,只要手术者情绪稳定,细心、耐心地操作,视每个手术病例为第一例,再加上术前反复在离体状态下练习,并不难掌握。且本手术保留了被视为安全带的后纵韧带的完整性,既无造成硬膜外血肿之虑,又增加了施术椎节的稳定性。在切骨过程中如果骨芯突然断裂,则需将环锯取出,取出已折断之骨块,而后用角度刮匙由浅及深刮除剩余骨质及椎管前方骨赘。

五、凿刮法扩大减压术

即利用各种骨凿及刮匙等工具切除椎管前方骨质,并对椎管后壁减压。具体步骤介绍如下。

(一)开窗取骨

按前节介绍采用直角凿或U形凿先将椎间隙前方(约占椎体矢状径之3/4~4/5)骨质凿下取出,并留下备术毕再植回原处用(图4-2-3-4-4)。

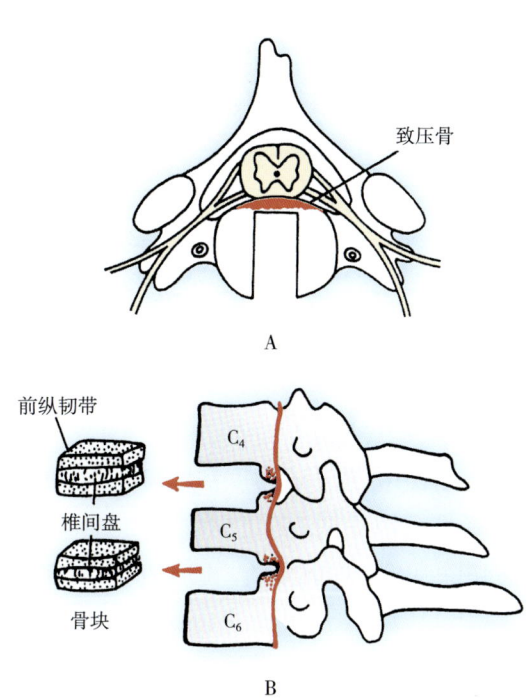

图4-2-3-4-4 凿骨开窗,取出骨块示意图(A、B)
A.横断面观;B.矢状观

(二)切除骨赘前骨质及椎间盘

将骨块取出后,先用一般刮匙、髓核钳或小号鱼鳞状弯凿等,将底部残留椎间盘及骨赘刮除,直达椎间隙后缘密质骨及骨赘处(图4-2-3-4-5);对局部渗血可用冰盐水冲洗,或明胶海绵填充。

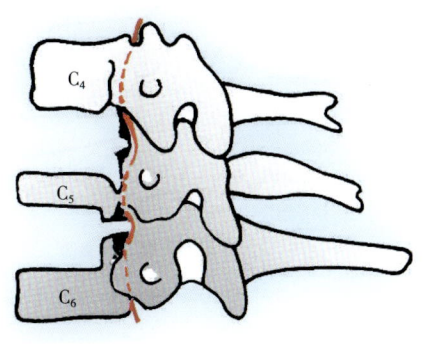

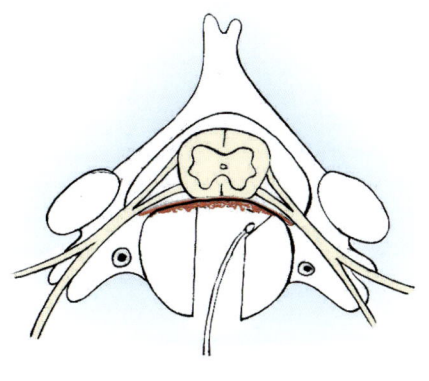

A B

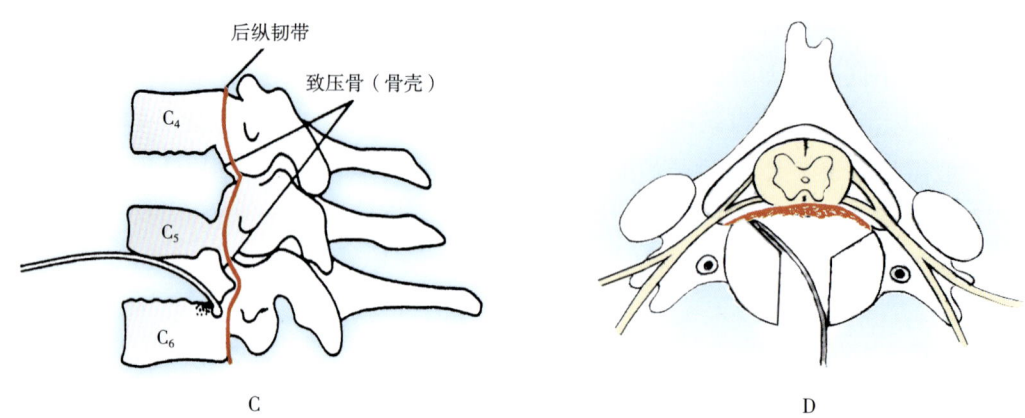

图4-2-3-4-5　依次切除骨赘前骨质示意图（A~D）
A.切除骨赘前骨质及椎间盘（矢状观）；B.同前，横断面观；
C.骨赘前骨质即将切完（矢状观）；D.同前，横断面观

（三）暴露椎管

先选用10°或15°角度刮匙，在直视下逐小块地将椎间隙中央（多用）（图4-2-3-4-6）的骨质切除，以形成裂隙状。再用细巧（头部直径1.5cm×1.5mm）长柄特制刮匙（图4-2-3-4-7）刮除裂隙两边坚硬的骨赘，操作时切勿将后纵韧带撕裂。开窗大小酌情而定，一般0.5cm×0.6cm即可。如骨质坚硬，亦可选择椎间隙两侧骨赘较轻处开窗（图4-2-3-4-8）。

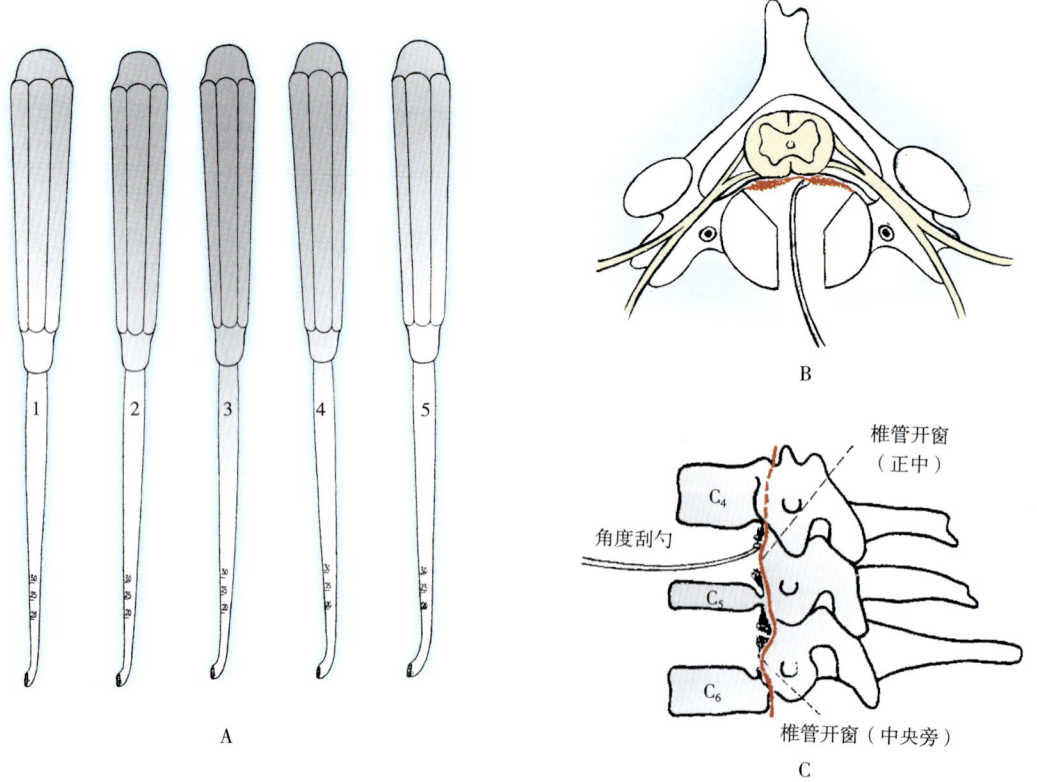

图4-2-3-4-6　自中央处开窗暴露椎管示意图（A~C）
A.特制角度（10°~30°）刮匙；B.刮骨横断面观；C.同前，矢状观

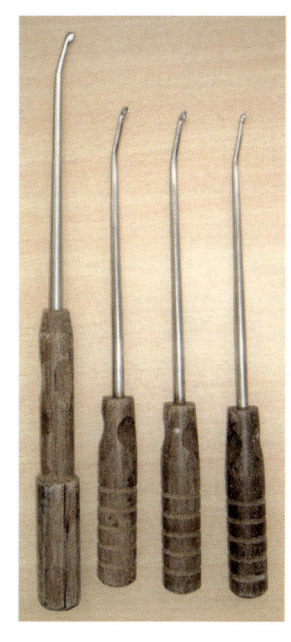

图4-2-3-4-7 特种长柄小头角度刮匙（实物照片）

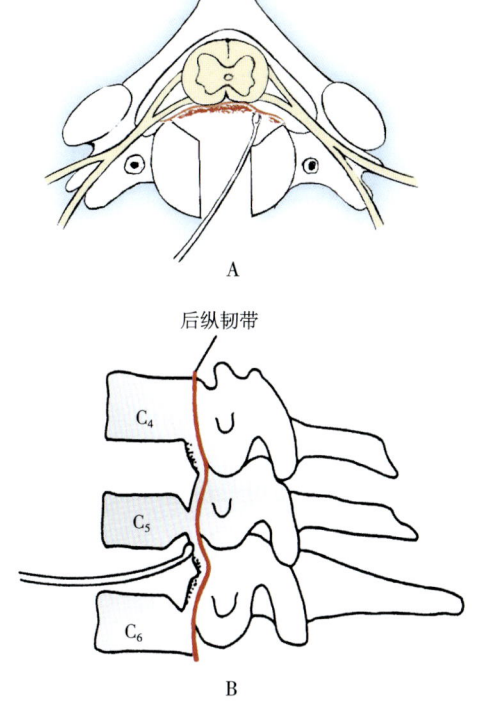

图4-2-3-4-8 自边缘处暴露椎管示意图（A、B）
A.横断面观；B.矢状观

（四）扩大减压术范围

用神经剥离子自开窗处向四周分离，包括后纵韧带，如有渗血可用冰盐水留置1~2min，或用明胶海绵充塞止血。俟术野清楚后，选用不同角度的刮匙在直视下，利用杠杆力学原理向四周切除致压的骨质。术中除非是可以明确判定后纵韧带与骨赘之间的界限，否则不宜使用冲击式咬骨钳，以防误伤。操作时切忌向椎管方向加压，以免误伤脊髓。对致压骨质的切除范围应大于X线片所见范围的2~3mm，或是大于MR及CT扫描1~2mm。术毕，后纵韧带向前膨出（图4-2-3-4-9、10）。术中可用碘剂纱条造影（碘过敏试验阴性），以判定减压范围，之后取出纱条，再用生理盐水反复冲洗局部，以防碘剂及碎骨块残留。

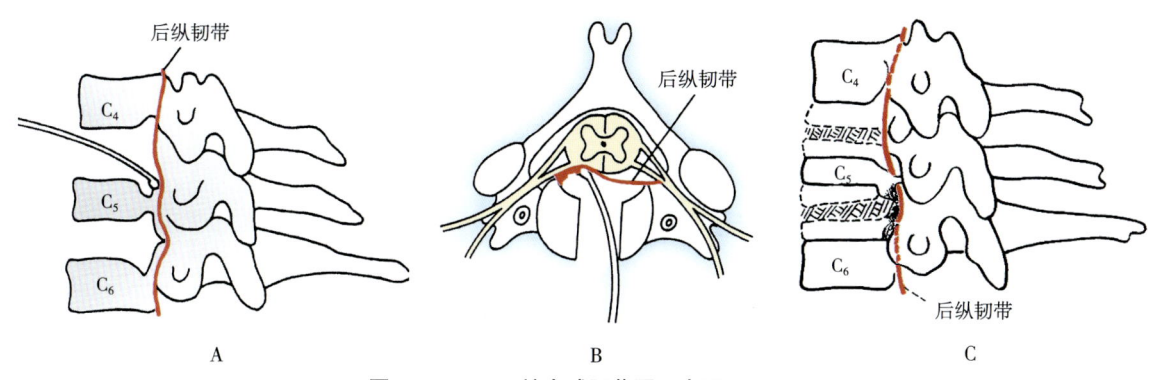

图4-2-3-4-9 扩大减压范围示意图（A~C）
A.采用杠杆力学原理切除椎体后壁（骨壳），注意保护后纵韧带（矢状观）；B.同前，水平位观；
C.同前，矢状位观，C_{4-5}已减压完毕，后纵韧带隆起

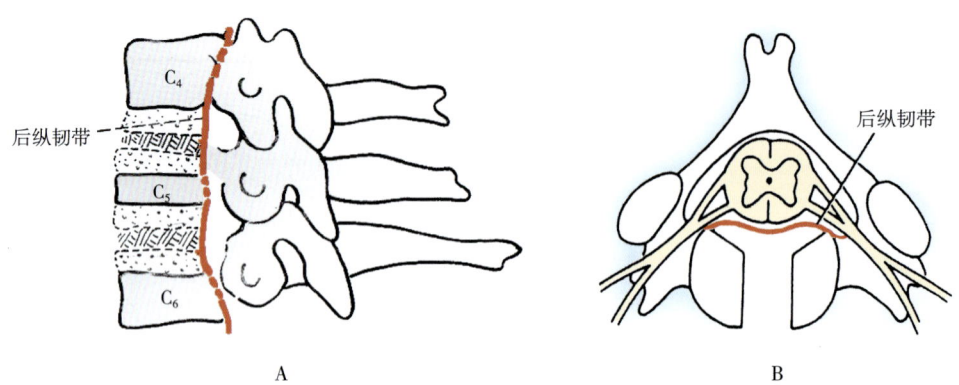

图4-2-3-4-10　减压完毕示意图（A、B）

彻底减压完毕，后纵韧带向前隆起　A.矢状位观；B.横断面观

（五）闭合窗口及椎节稳定

检查局部无出血及明显渗血时，可采用分述之4种方式闭合椎间隙前方之窗口：局部旋转植骨（图4-2-3-4-11）、自体（髂骨）植骨、人工关节植入（图4-2-3-4-12）及Cage植入等，需依据病情、患者及家属要求而定。但目前多采用界面内固定技术，最为简便。多节段、术后欠稳定者多附加钛板固定，但Cage+钛板费用较高，选用时应全面考虑。

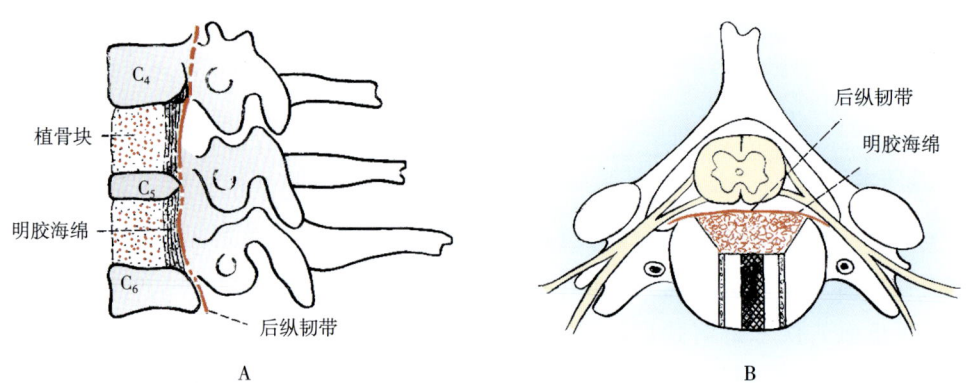

图4-2-3-4-11　局部旋转植骨示意图（A、B）

A.矢状位观；B.水平位观

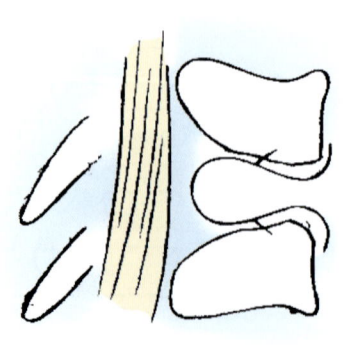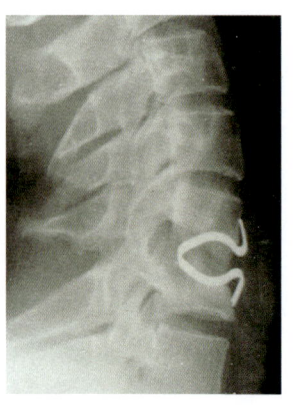

图4-2-3-4-12　人工椎体间关节植入术（A、B）

A.示意图；B.临床病例X线侧位片

(六)术后

同前述病例,节段较多者不宜过早离床下地,尤以无有效内固定者。Cage+ 钛板者,可在术后 24~48h 离床步行。

(七)本法特点

与前者相似,由于凿骨开口呈长方形,对角线较长,因此在用刮匙切骨等操作上较前者方便。即使如此,也仍需小心谨慎。

六、磨钻减压术

利用电动或气动钻,按预定深度,自椎间隙前方钻至后缘以达到减压目的。

(一)判定及切骨

1. 判定切骨深度　为颈前路手术所设计的各种钻头均有深度控制装置,为此应根据术中 C-臂 X 线机透视所测椎节矢径,以确定钻取深度。

2. 切骨　利用钻头刃面切除骨质,为消除高速钻动时所产生的高温,边钻边用冷水滴注,并吸除干净。当钻头达到预定深度时,即自动停止,或在原位移动。

(二)减压

用刮匙按前述要求小心谨慎地切除底部骨性致压物,并相应地扩大减压范围。亦有人采用小钻头电钻(一般牙科钻等)逐小块地将骨赘磨除,直达后纵韧带。但颈椎骨赘深在,此法易因突然滑动而失手,因此国外文献早期报道,先从中央部打开缺口,再向四周扩大减压范围,以致术中易并发脊髓损伤。后来改进从侧方打开缺口,再扩大减压范围,则又出现脊神经根受损增多的现象。使用时必须十分小心。

(三)闭合窗口、椎节稳定与术后

与前两者相类同。

以上 3 种术式主要用于单椎节或双椎节病变减压者,事实上大部分病例仅需 1~2 节,而需 3 节以上同时减压者较为少见。

七、椎体次全切除术

(一)特种器械

除前述之各种器械外,另备三关节咬骨钳,中、小号薄型髓核钳,各种角度刮匙及薄头椎板咬骨钳等。

(二)术式

1. 清除上下椎间隙　对施术椎体上下椎节先行口字形切除前纵韧带,再用各种薄型髓核钳和刮匙清除椎间隙内之髓核、纤维环和软骨板,直达后纵韧带前方,使椎间隙掏空,椎体呈孤立状态(图 4-2-3-4-13)。

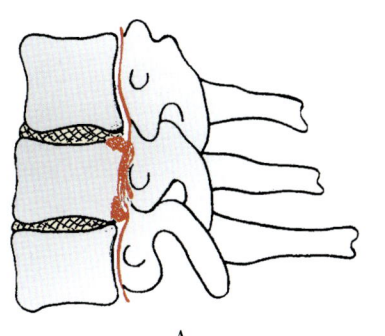 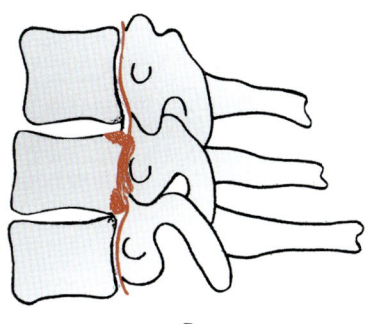

图 4-2-3-4-13　清除上、下椎间隙示意图(A、B)

切除椎体上下椎节内纤维环、髓核及软骨板　A. 切除前;B. 切除后(均矢状位观)

2. 切除椎体前 2/3 骨质 在前者基础上,可用三关节咬骨钳通过上下椎间隙挟持椎体前方之骨质逐块咬除,深度不少于椎体矢径 2/3(图 4-2-3-4-14);对局部渗血可用冰盐水或明胶海绵等止血。

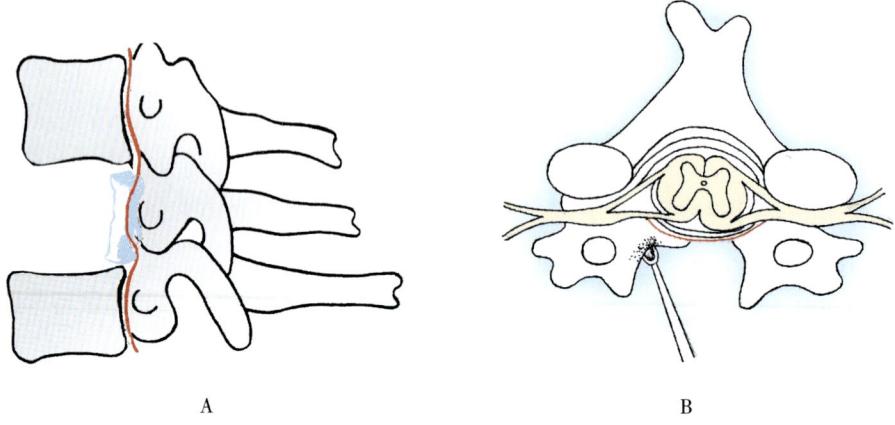

图4-2-3-4-14 切除椎体前方骨质示意图(A、B)
用三关节咬骨钳及刮匙切除椎体前方3/5~4/5骨质　A.矢状位观;B.水平位观

3. 切除椎体底部骨质 在清除前者基础上分别选用不同角度刮匙切除深部剩余椎体后方骨质,直达后纵韧带处(图 4-2-3-4-15)。用冰盐水冲洗后,在局部解剖清晰的状态下,对周边处用神经剥离子分离,再用薄型(前缘刃部厚度 1mm)椎板咬骨钳小心切除,原则上是边分离边切除,切勿操之过急。减压彻底后,可见后纵韧带从凹陷状态逐渐向前隆起(图 4-2-3-4-16、17)。

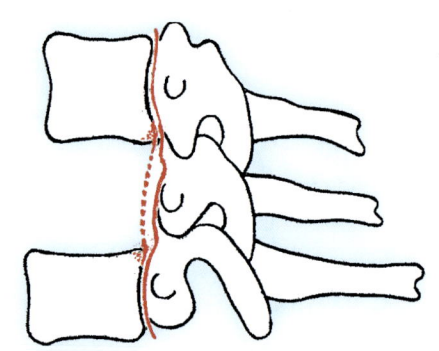

图4-2-3-4-15　清除底部骨质示意图
用刮匙、椎板咬骨钳等切除椎节后方致压骨,后纵韧带开始漂起

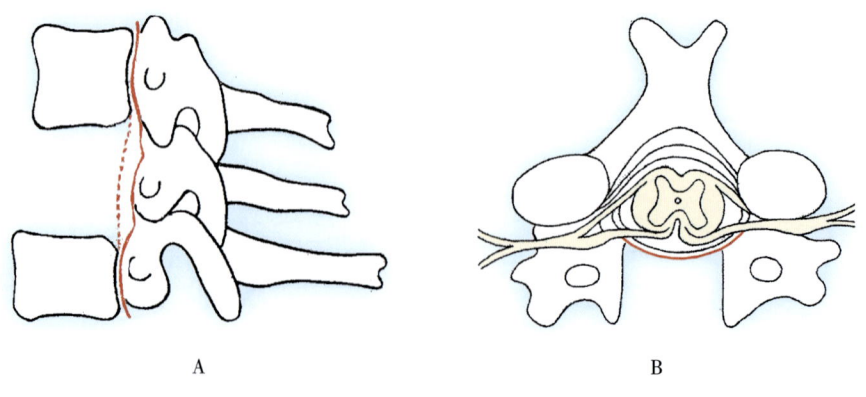

图4-2-3-4-16　切骨完毕示意图(A、B)
彻底切除相邻椎节边缘致压骨后后纵韧带呈向前漂起状态　A.矢状位观;B.水平位观

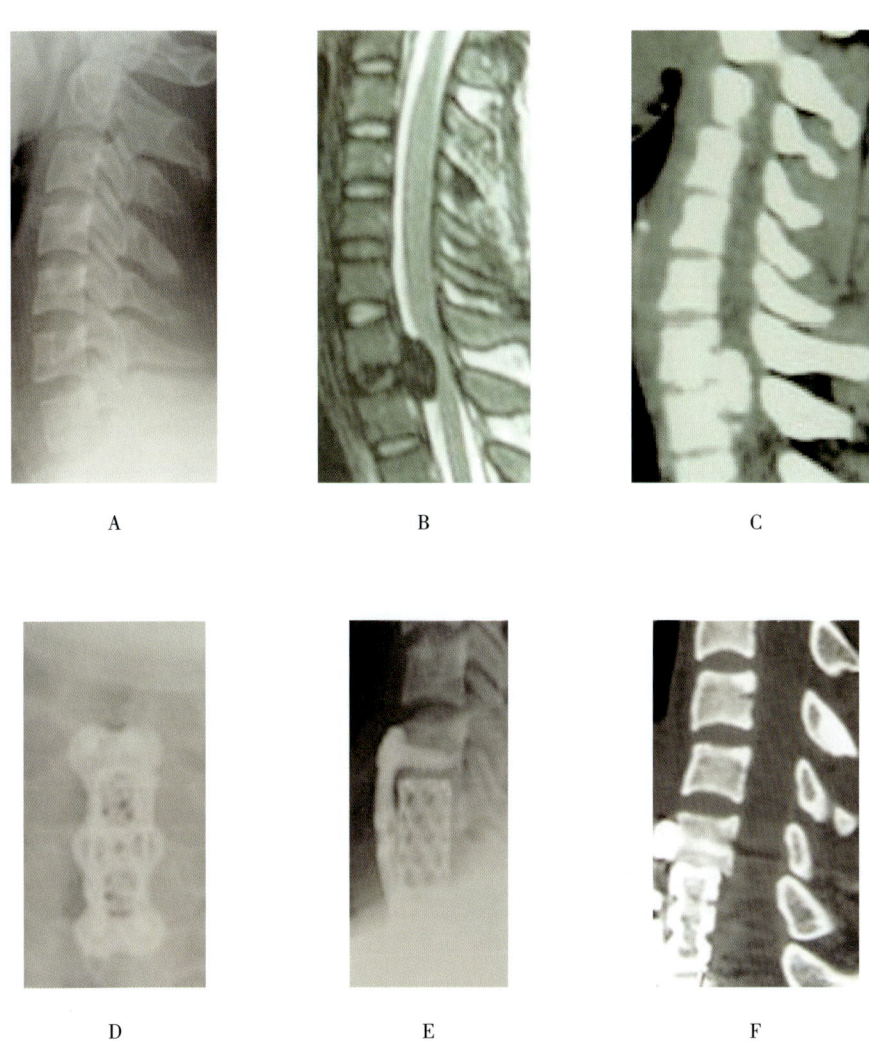

图4-2-3-4-17 临床举例之一（A~F）
男性，19岁，C_7~T_1髓核后突伴钙化，前路切除
A. 术前侧位X线片；B.C. 术前MR及CT矢状位，显示较大之钙化髓核；D.E. 行前路C_7椎体次全切除+骨块切除+钛网+植骨+钛板固定术后正侧位X线片；F. 术后CT矢状位扫描，显示致压骨块已消失，固定满意

4. 后纵韧带是否切除 后纵韧带是安全带，对脊髓的保护具有重要作用，在切骨减压后，处于正常状态下的后纵韧带应该均匀地膨起，并有搏动显现。但如果后纵韧带已有骨化形成OPLL，或外伤后后纵韧带-纤维瘢痕化，或伴有碎骨块粘连附着于后纵韧带，或钙化之髓核粘连至后纵韧带上等病理性改变，已对脊髓形成持续性压迫时，则应将其切除，但一般不应随意切除而使脊髓失去一个保护屏障，且可增加术后硬膜外血肿的发生概率。

5. 闭合切口 清除术野，用冰盐水反复冲洗创面后，可选择自体髂骨骨块、大号Cage、钛网+钛板或人工椎体闭合椎节前方开口，并保持椎节高度和生理曲度（图4-2-3-4-18、19）。

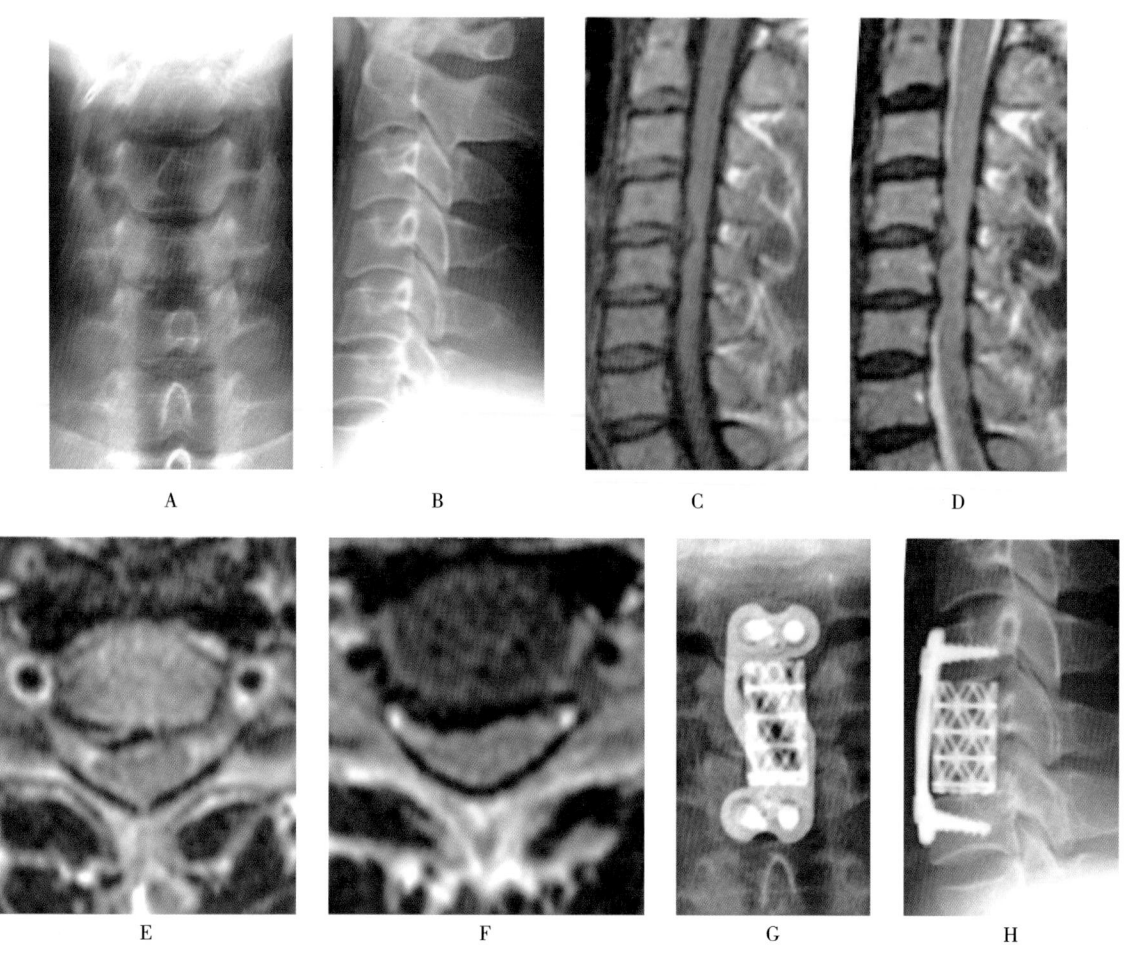

图4-2-3-4-18　临床举例之二（A~H）

男性，38岁，双椎节前方致压明显、行前路椎体次全切除减压+内固定

A.B. 术前X线正侧位片；C.D. MR矢状位，T_1、T_2加权，显示C_{4-5}及C_{5-6}双节后缘有致压物，尤其C_{4-5}为明显，硬膜囊矢径已被压缩至1/2；E.F. MR水平位显示椎管受累状态；G.H. C_5椎体次全切除+钛网植骨+钛板，术后X线正侧位片

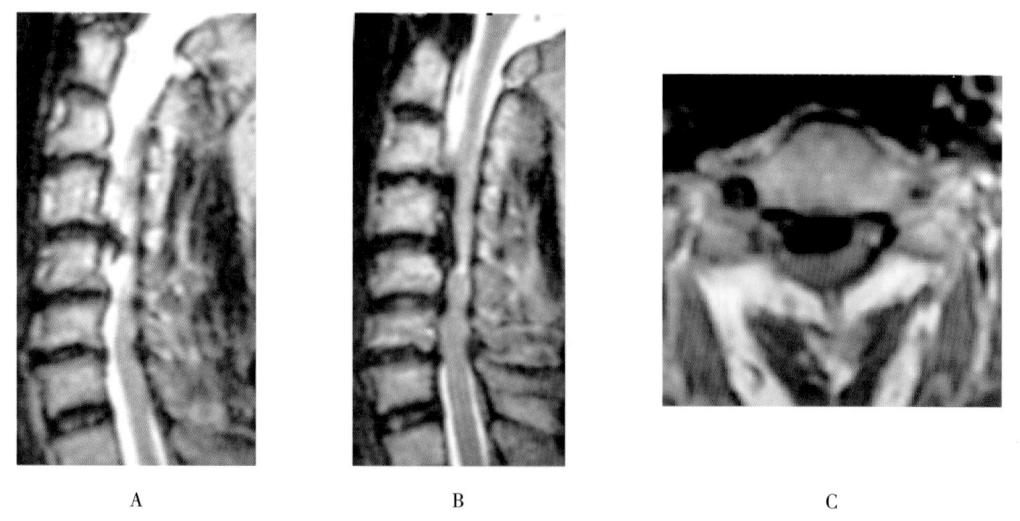

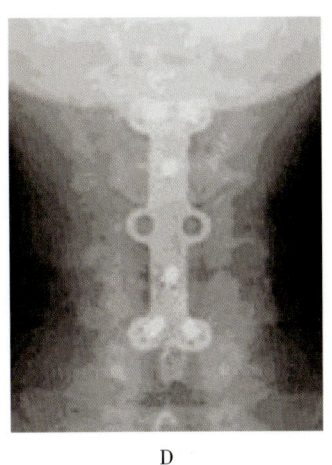
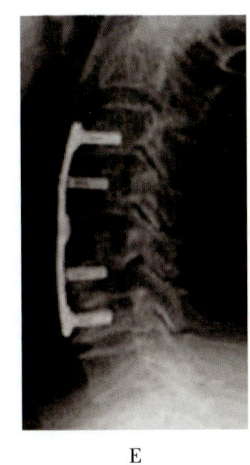
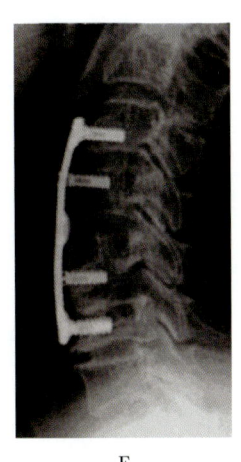

D　　　　　　　　E　　　　　　　　F

图4-2-3-4-19　临床举例之三（A~F）

颈前路C_4及C_5双节椎体次全切除+槽式减压+植骨内固定

A.B.C. 术前MR矢状位及横切位显示多节段颈椎病伴C_{4-5} OPLL；D.E. 颈前路C_4及C_5双节椎体次全切减压+植骨+钛板内固定术后正侧位X线观；F. 术后3月颈前路侧位X线片显示长条状植骨块已融合，无位移

八、椎体全切术

即在前者基础上再将椎体的剩余部分，主要是椎体两侧和侧后方与横突及椎弓根衔接的边缘部分切除。因该处与椎动脉和脊神经根紧密相连，稍有失手即可造成严重意外，因此在切除时务必千万小心，笔者建议此处尽可能采用刮匙术式较为安全（水平位，旋转手法）。由于此种术式多用于肿瘤病例，其切骨范围大大超过椎体，术前应充分考虑，术中既要彻底清除病变，又不伤及正常组织。术中遇到较大出血时，切勿紧张、恐慌，先用明胶海绵及纱条压迫，观察，酌情再作进一步止血处理。在其他办法无效时，局部用明胶海绵与纱条轻轻加压最为有效。此时千万要冷静，在恐慌时甚易伤及脊髓等重要组织。根据笔者50余年临床经验尚未遇到止不住出血的病例。

术后多采取闭合椎节前方创口。

九、多椎节开槽减压术

（一）概述

多椎节开槽减压术，系指对相连的两节或多个椎节后缘骨性增生。尤其是合并有椎管狭窄及后纵韧带骨化者，可以从前方作一长形相连的开槽式切除减压，以达到相对彻底减压及扩大椎管矢状径之目的。

（二）器械及术式

1. 常用器械　可选用前述数种器械中的一种或数种施术，临床上目前以环锯及磨钻切骨为多用，因此需准备环锯、三关节咬骨钳等器械。

2. 术式　临床上常用的术式为：

（1）环锯连续钻孔法　即按前述之环锯技术，对需减压节段（2~3节，个别可达4节）连续钻孔切除椎节及椎体中部骨质，一般每2个椎节钻3个孔，两孔之间可重叠1/4~1/3。对两孔之间相连之骨质或突向中线残留之骨赘，可用薄形咬骨钳切除，或用刮匙刮除。后者更为安全（图4-2-3-4-20），但需要技巧。

（2）其他术式　可选用骨凿、刮匙或磨钻等对病变椎节连续开窗，并用尖嘴咬骨钳及椎板咬骨钳等切除椎体后缘骨质及椎间盘。由于在直视下操作，且切骨范围广泛，手术难度不大。但出血量多，应注意止血及补充血容量。因在椎管前方施术，操作仍需十分小心（图4-2-3-4-21）。骨条稍长，因具有撑开作用被视为最佳选择，如植入困难，可请台下助手牵引。

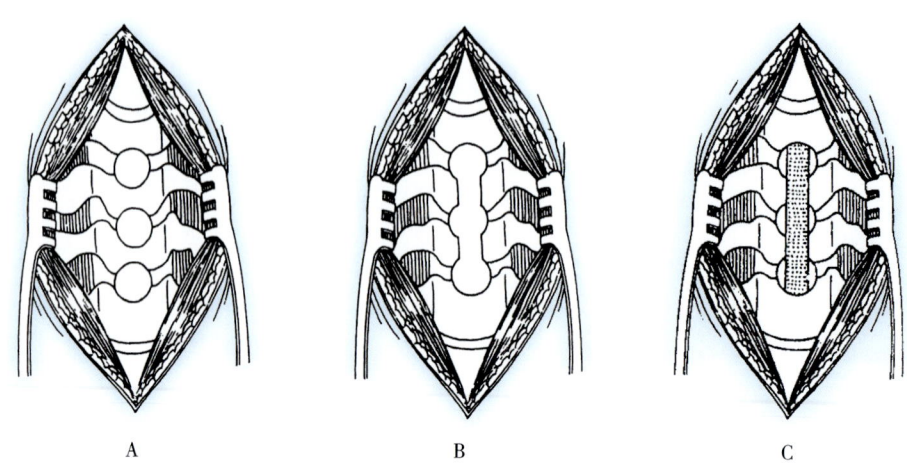

图4-2-3-4-20 环锯连续钻孔开槽术示意图（A~C）
A.用环锯将病变椎节连续钻孔开窗；B.将两孔之间的椎体骨质用三关节咬骨钳及刮匙等切除；C.取髂骨条植入

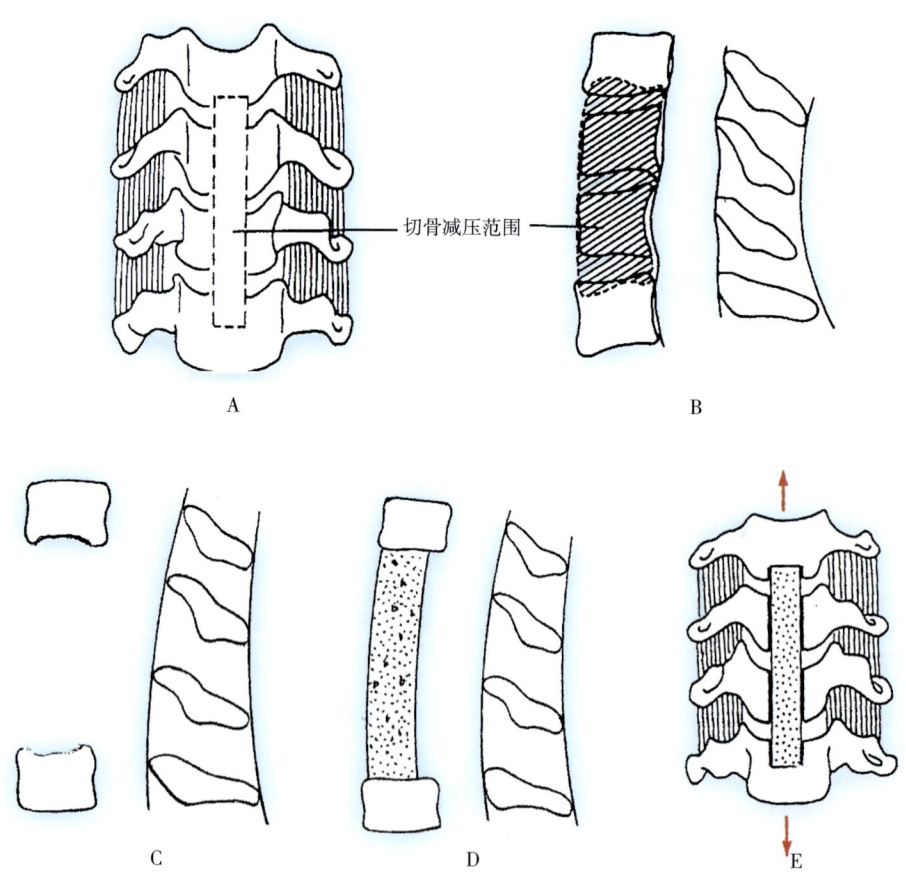

图4-2-3-4-21 条状切骨开槽减压术示意图（A~E）
A.B.切骨范围；C.减压范围；D.植入条形骨块；E.骨条稍长，可在牵引下植入

（三）闭合窗口、椎节固定

因椎体前方呈长槽状开（窗）口，多采用钛网（用从局部切除之碎骨充填其中）+钛板固定；或取髂骨、或腓骨融合固定；骨块长度略大于开槽之长度，以便在牵引下嵌入，或是将骨块作成嵌插式，使其不易滑出。厚度一般小于 1.2cm，以防突向椎管，必要时可酌情辅加钛板固定（见图 4-2-3-4-18、19）。亦可选用钛网＋植骨＋钛板之撑开固定术式（图 4-2-3-4-22），对节段钛网以直径 10~12mm 规格为宜，且应注意在椎节内位置，并应保持和恢复椎节之高度。

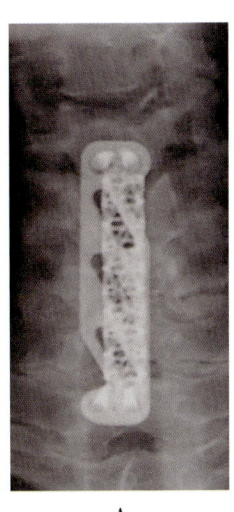 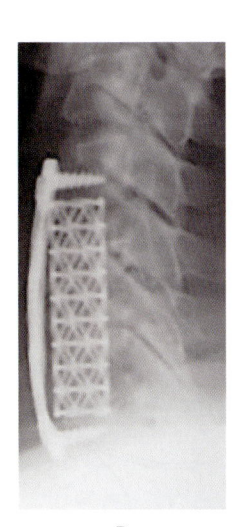

A　　　　　　B

图 4-2-3-4-22　临床举例（A、B）
C_5~C_7 开槽减压后钛网+植骨+钛板固定术，
正侧位 X 线片见位置满意

（四）术后

除一般要求外，如固定不确实时，头颈部需辅以确实的外固定，因上下椎节不同步活动，骨块甚易松动，以致最后引发滑脱。

（五）本术式特点及注意事项

此种术式减压范围广泛，又可扩大椎管矢状径，从减压角度来看较为彻底。但植骨块在术后 3 周内甚易滑出或完全脱出，主要由于颈椎各椎节之间的活动并非同步，以致使植骨块的一端先向外滑出，随之另端因失去固定作用而也会滑出。这不仅影响疗效，且易引起颈椎前屈畸形而增加对脊髓的压力。因此，目前多主张同时辅加钛板或钢板内固定。

十、对各种术式的选择与判定

以上诸术式各有优点及不当之处，关键是需要依据病情不同选择最佳术式。对单节段病变者，各种术式均可，唯要求对致压骨务必清除。初学者，环锯切骨较为简便，安全度高，除非误伤脊髓，一般不易发生意外。而凿刮法则需有手上功夫，尤其是使用刮匙时切勿失手，尽可能采用杠杆力学原理切除骨赘。磨钻似乎简便，但如失手亦可造成神经损伤，国内外均有报道，尤其是对椎节后壁即将磨穿时，一旦钻头向深部滑移，必然引发严重后果。

椎体次全切除虽安全，但将一个完整椎骨大部切除，不符合有限外科原则，除非在骨折脱位情况下，骨质破裂，已失去稳定性需将其摘除，或是局限性 OPLL，不切除椎体后缘无法获得满意减压时，权衡利弊只好切除。对颈椎病患者，即便是有严重骨赘形成，也无需选用此种损伤较大的术式。

开槽减压术损伤更大，仅适用较广泛之 OPLL 及严重椎管狭窄，需从前方扩大椎管的病例。

第五节　颈椎前路侧前方减压术

颈椎前路的侧前方减压术已开展多年,主要用于以颈脊神经根或与椎动脉受压症状为主者。本手术风险性高,难度较大,即使有经验者操作也仍需小心谨慎。

2. 弥漫型颈椎病　骨质广泛增生波及钩突、或钩椎关节,并引发脊神经根、椎动脉受压症状者,其中如合并有脊髓型症状时,亦可与颈前路正中扩大性减压术同时进行。

一、手术病例选择

1. 钩椎关节病　指由于钩突增生,或钩椎关节失稳、肥大、增生和创伤性关节等引起颈脊神经根型和/或椎动脉型颈椎病,经正规非手术疗法久治无效者。

二、手术体位、显露与特种器械

(一)体位、切口及显露椎体前方

同一般颈前路手术,横切口、显露施术椎节、定位,但手术切口有左右侧别的选择,需根据症状的侧别而定;本组图示均以左侧为例(图4-2-3-5-1)。

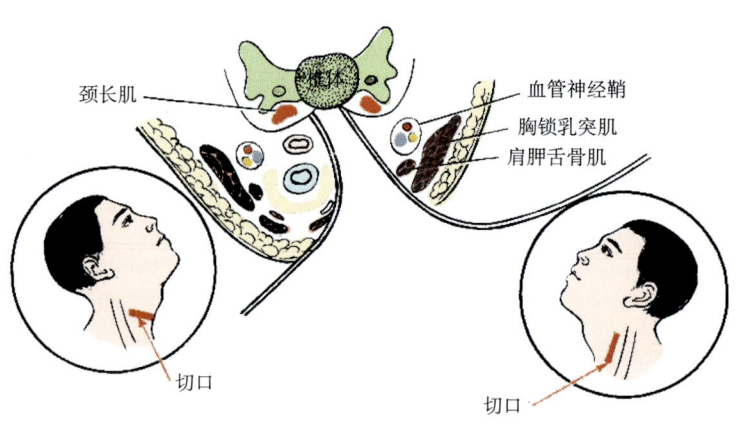

图4-2-3-5-1　手术入路示意图
多选择微创横切口

(二)特种器械

除一般颈椎器械外,主要有以下几种。

1. 双极电凝　主用于术中止血,尤其是对颈长肌切断及止血较为安全、方便。

2. 短粗针　如无双极电凝则需准备此针,主要用于缝合颈长肌。针的直径1.5mm、长12~15mm,呈弧形,3~4枚。可将一般之弧形针(左股疝修补术时所用之弧形针)剪短后磨制。

3. 小平凿　以细长之小平凿为宜,宽度分别为2mm、3mm、4mm(可用五官科器械代用),刃部较薄。

4. 特种刮匙　柄稍长,头部细巧。

三、手术步骤

(一)切断颈长肌

颈长肌为纵行肌群,沿椎体外侧缘及横突前

方走行，其后方为横突孔及其中的椎动脉和椎静脉；该肌之外侧为较细的上斜、下斜与长头肌群，起附于诸椎体的横突前结节，内侧为阔而长的纵行肌组（见图4-2-3-5-1）。在施术椎节段，先将其分离，再分为数束，用双极电凝切断、止血，或用短粗针缝合、结扎、切断（图4-2-3-5-2）。其范围可视病节多少而定，但不宜超过横突前结节外缘，以免误伤脊神经根与根部血管丛，并注意保护侧方的颈动脉（图4-2-3-5-3）。此处血管十分丰富，且压力较高，其出血量往往比估计的要多，因此必须小心仔细。缝合结扎后出血仍然不止者，可用双极电凝止血，或用明胶海绵、可吸收止血纱布压迫止血。在选择电凝止血及电刀时，应注意勿伤及邻近组织。

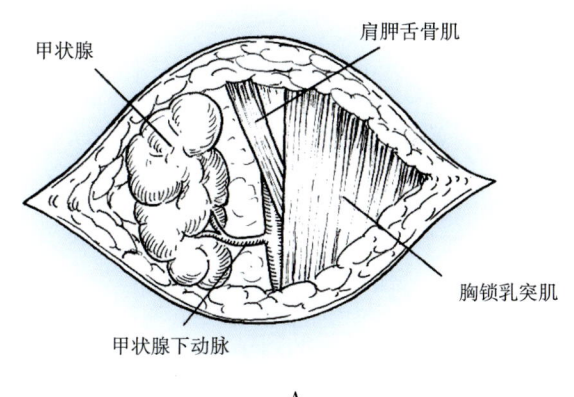 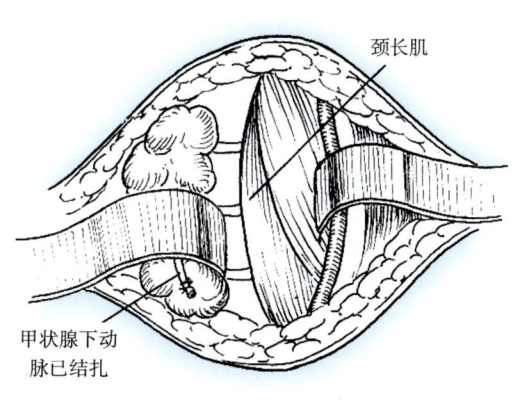

图4-2-3-5-2　显露椎体及手术椎节前方示意图（A、B）
A. 酌情结扎甲状腺下动脉；B. 显露椎节前（侧前）方

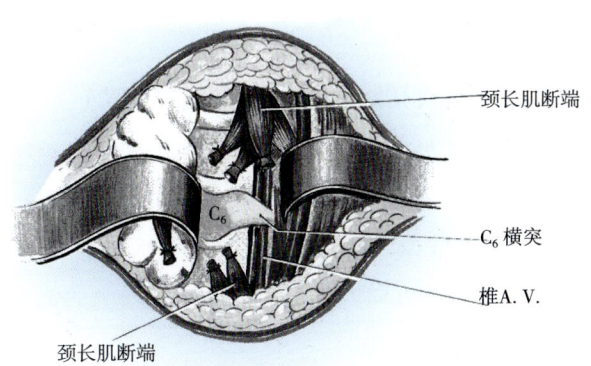

图4-2-3-5-3　颈长肌缝扎、切断完毕示意图

（二）切开横突孔前壁，暴露椎动脉

在正常解剖状态，椎动脉自 C_6 横突孔下端进入（可有变异，应注意；术前认真阅读 MRA 或 MR 水平面片）。暴露横突孔前方骨质，用带钩之神经剥离子确定横突孔位置后，用较细的神经剥离子将其上、下口游离，以防因椎动脉及椎静脉与椎孔前壁骨膜粘连而易误伤。

在直视下，用薄型手枪式咬骨钳咬除横突孔前壁，使其呈敞开状，以充分暴露椎动脉，并沿其走行向上、下稍许分离。对菲薄之横突孔前壁亦可用骨钩将其拉开，或用钝头髓核钳咬开。在咬除骨质时，有时渗血较多，可用明胶海绵止血（图4-2-3-5-4）。

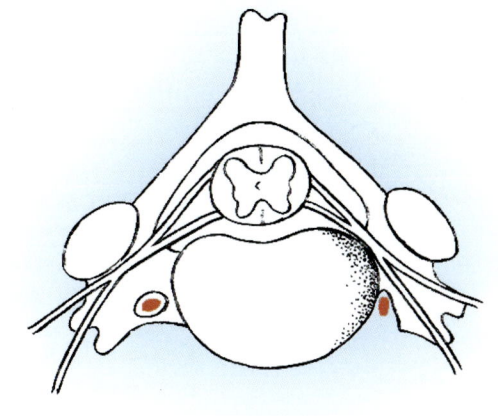

图4-2-3-5-4　切开横突孔前壁示意图
显露、松解椎动脉

与椎动脉伴行的椎静脉在第五颈椎以上多呈丛状,而 C_5 以下则为完整之静脉结构,一般有两根。因其壁较薄,易在游离时引起破裂,一般不需修补,用明胶海绵压迫即可达止血目的。

(三)椎体前外侧缘切除术

为便于清晰的暴露和深部操作,需先将椎体侧方前缘切除。操作时先将椎动脉轻轻向外侧牵开(图4-2-3-5-5),沿同节椎间隙上缘横行切断前纵韧带侧方部分,稍向后方剥离后,用小平凿将椎体上缘与横突孔相连的椎体前外方骨质凿除,扩大椎动脉和神经根显露范围(图4-2-3-5-6~8)。操作要小心,切勿失手伤及神经根及椎动脉。

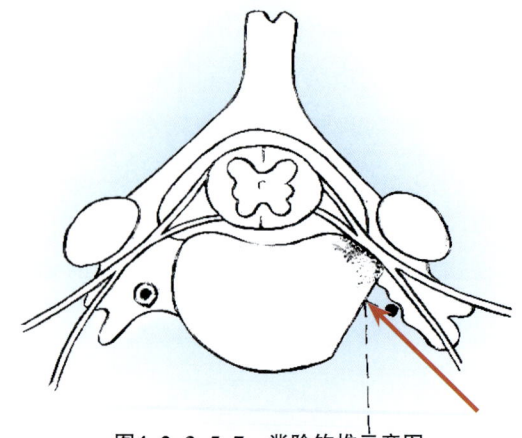

图4-2-3-5-7　凿除钩椎示意图
再凿除后方钩椎,向后内方成45°角,凿尖朝内

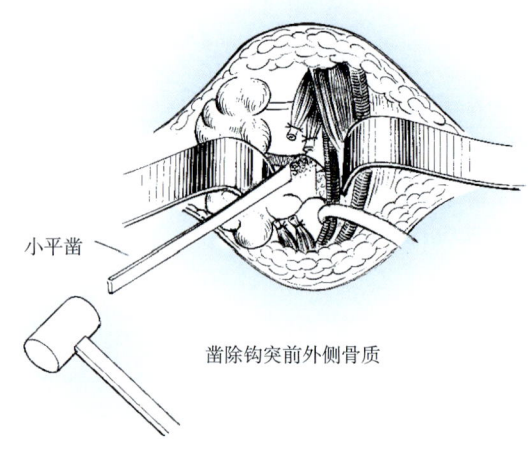

图4-2-3-5-5　切除椎体前外侧缘示意图
游离、松解椎动脉,并将其牵向外侧,成45°角凿除钩突外前方骨质

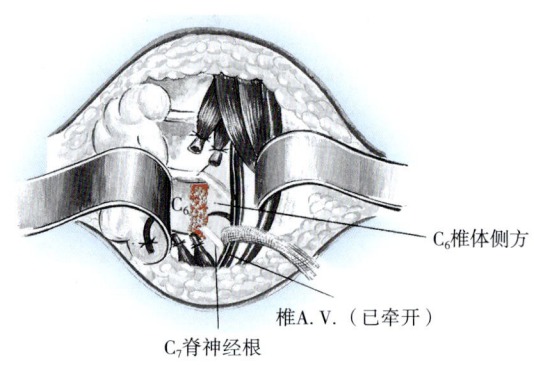

图4-2-3-5-8　同前,正面观示意图

(四)钩突切除术(钩椎关节孔扩大术)

将椎体外上方骨质切除后,先用明胶海绵止血。如仍渗血不止,则用骨蜡止血。之后选用小平凿,在与椎体冠状面及矢状径面各成45°角(即与神经根平行)向内、向后、向上凿除增生的钩突(图4-2-3-5-9、10)。

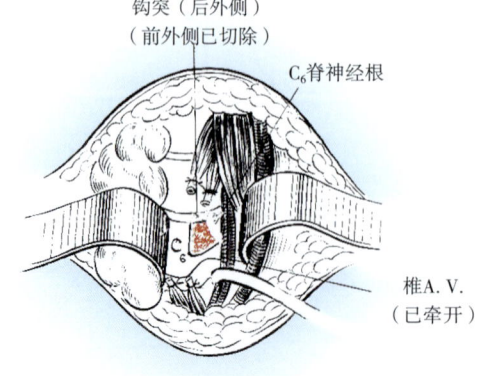

图4-2-3-5-6　显露椎节侧后方示意图
椎体前外侧缘及钩椎前方骨质已凿除,牵开椎动脉,显露侧后方;注意勿伤及脊神经根

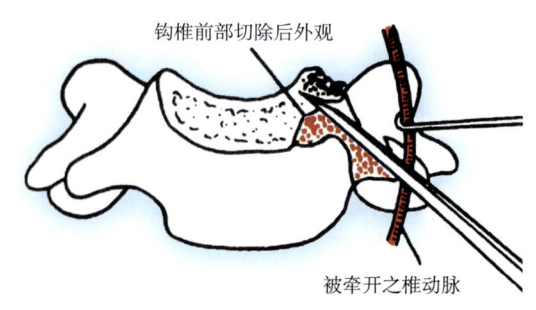

图4-2-3-5-9　同前,前面观示意图

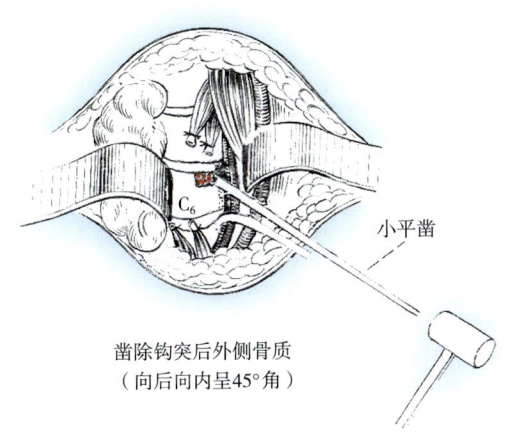

图4-2-3-5-10 凿除钩突后外侧骨质示意图

当凿至深部,为避免误伤神经组织等,可改用长柄小刮匙。开始多选用刮匙头部口径1~1.5mm,深1.2mm之微型刮匙,之后逐渐增大口径。操作时,一般由前外向内后轻轻刮除。对压迫症状严重者,刮除范围可相应扩大。减压完毕,显示脊神经根和椎动脉呈游离状(图4-2-3-5-11~13)。

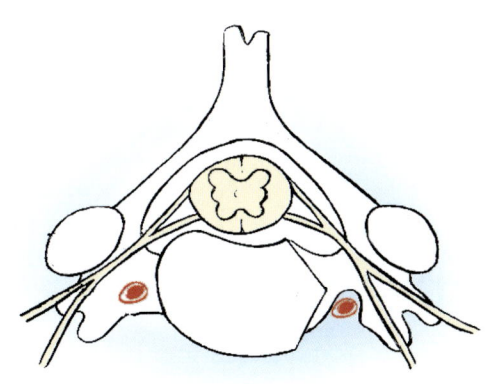

图4-2-3-5-11 减压完成示意图
侧前方及后方减压已完成,显示椎动脉及脊神经根呈游离状

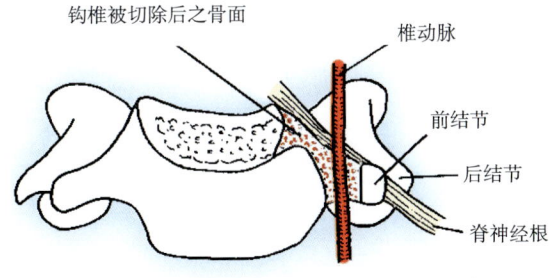

图4-2-3-5-12 同前,正面观示意图

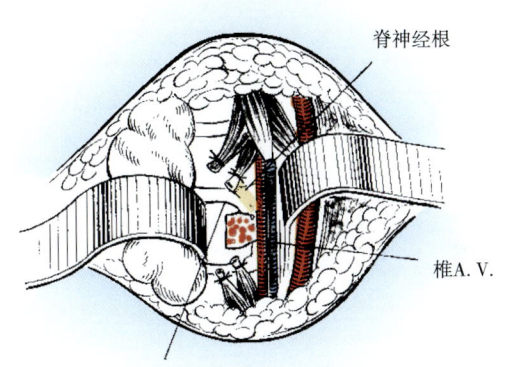

图4-2-3-5-13 同前,前方观示意图
钩突已切除,脊神经根与椎动脉已松解

此处为本手术最难操作之处,前外方有椎动脉,后外侧方系颈脊神经根,而后内侧则为脊髓。如果在操作时稍有不慎,即可产生严重后果。因此,国外Jung等人主张用长针头沿脊神经根处刺入蛛网膜下腔,见有脑脊液流出后再按此针方向平行凿去钩突侧后方骨质。此法虽有一定优点,但穿刺本身就易误伤神经组织,而且没有必要将蛛网膜下腔与外界交通。万一有血液流入蛛网膜下腔(或穿刺本身出血),则易继发粘连性蛛网膜炎。

D.Grob等学者亦主张用小骨凿切除钩椎关节(图4-2-3-5-14)。

视力不佳者,可借助手术显微镜或手术放大眼镜操作。

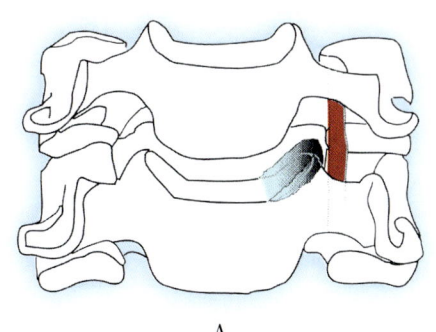

A

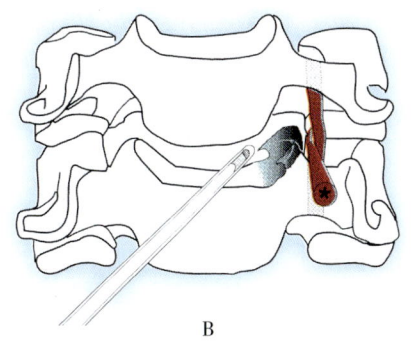

B

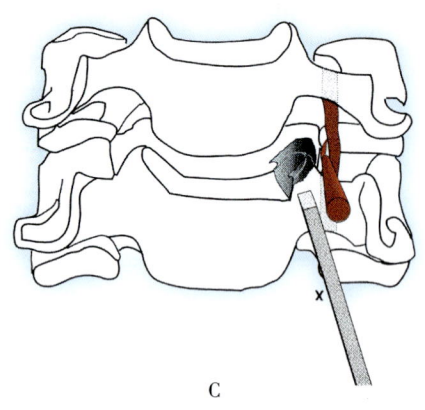
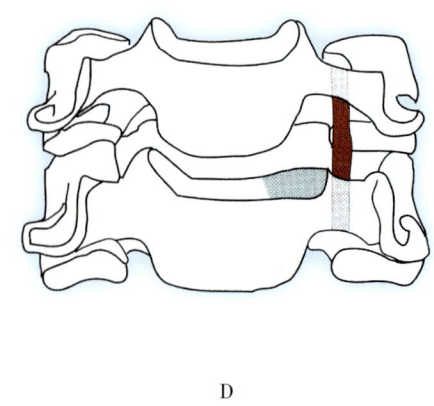

图4-2-3-5-14 D.Grob 切除钩椎之术式示意图（A~D）
A.术前；B.处理前外侧组织；C.凿除侧后方致压骨；D.术毕

四、闭合切口

按颈前路手术常规进行即可。节段少、渗血少之病例可选用皮片或半管引流；多节段、减压范围较大及渗血多者，多用负压吸引引流 24~48h。

五、术后处理

1. 单纯性侧前方减压术者　同一般颈前路手术，平卧位卧床休息 24h 后，可逐渐下床步行走动，予以预防量抗生素及脱水剂等。离床时应佩戴颌-胸石膏或支具（3~4 周），同时注意避免外伤。

2. 多节段广泛减压者　大多为混合型颈椎病患者，减压范围较广，节段较多。其术后处理基本原则同前，同时根据减压部位及内固定的稳定度等具体情况决定下床时间及辅助固定物的选择与要求。

第六节　颈椎前路潜式切骨减压术

一、概述

随着外科学的进展，各种技术亦在不断提高中，加之各种新型手术器械的设计与改进，在颈前路手术方法上，已逐渐进入有限外科范畴，即通过一个较小的损伤性途径，广泛地切除病变部位。从颈椎前路手术来讲，即通过一个椎间隙，不仅切除后方致压骨，而且可以同时切除相邻的一节或两节椎节后方的骨性致压物，这就是潜式减压术的基本概念。现就以下 3 种术式分述于后。

二、经椎间隙潜行切骨减压术

是指通过病变的椎间隙向深部切除椎体后缘骨赘，这样既可较多地保留椎节的形态与生理功能，又达到减压的目的。

（一）手术病例选择

1. 脊髓型颈椎病伴椎节后方骨刺形成的早期阶段　此种患者并不少见，既往大多采取非手术疗法，但随着人们观念的改变与医保改革，手术

2. **根型颈椎病伴有椎体侧后方边缘骨质增生者** 对其中经保守疗法久治无效者可酌情施术,尤其是早期病例。

3. **椎节不稳伴有椎体后缘有骨赘或脱出之髓核者** 此种病例临床上较为多见,单纯摘除髓核难以根治,而需将后方致压物一并切除。

4. **节段性 OPLL** 对单节段位于椎节后缘孤立性骨化灶者,亦可酌情选择。

(二) 手术步骤

即在椎间盘切除术的基础上再将椎体后方骨刺切除。其具体步骤如下:

1. **切开与分离前纵韧带** 首先以椎间隙为中心作一口字形或十字形切口,并将前纵韧带一并切除,或向两侧分离以完全暴露椎间隙及环状纤维结构。

2. **摘除髓核** 施术椎节之髓核大多已变性,呈碎裂状,用特制之薄型髓核钳由浅及深,由一侧向另侧,有步骤、有次序地全部摘除髓核,直达椎体后缘后纵韧带前方。

3. **切除椎体后缘骨赘** 先用小角度刮匙刮除椎体后缘浅部之骨赘,再依序选择角度较大者切除突向椎管方向深在之骨刺。其范围为(高 × 宽)14mm × 12 mm~18 mm × 16 mm。应严格掌握刮匙进入深度,一般为 2cm 左右,即紧贴后纵韧带前方操作。此时应双手持匙,以刮匙头部为力点,以椎间隙上、下缘前方为支点。左手握住匙柄,右手用力,逐小块地切除增生骨,尽量利用水平位旋转手法切骨,切忌向椎管方向加压(图4-2-3-6-1)。在操作时应循序渐进,先切除一侧骨赘,从表面到全部;之后再切除另侧骨赘(图4-2-3-6-2)。在术中应不断地用神经剥离子探查椎体后缘的切除范围,当估计减压范围已达到要求时,可用 C-臂 X 光机透视判定减压深度(图4-2-3-6-3)。如选用碘剂纱条,应预先做碘过敏试验。

4. **注意要点** 切骨为手术关键,必须严格操作程序,尤其在刮除较硬之骨刺时切勿急躁;尽量采用杠杆力学原理,使刮匙头部与骨赘呈水平方向逐小块地切除。两侧达钩椎关节内侧缘即可,无需过宽,以免误伤根部血管,并力求保持后纵韧带之完整。切骨之范围与方向视骨赘的大小与方向而定。

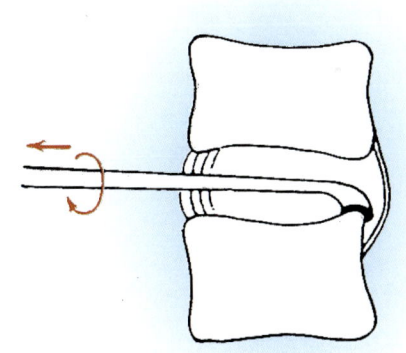

图4-2-3-6-1 旋转手法切骨示意图
选用刮匙切骨时,尽量采取水平位旋转手法较为安全

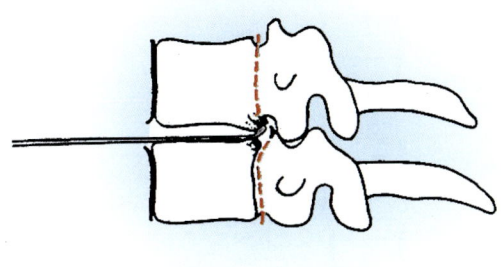

A

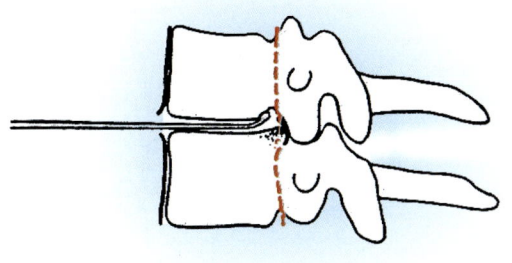

B

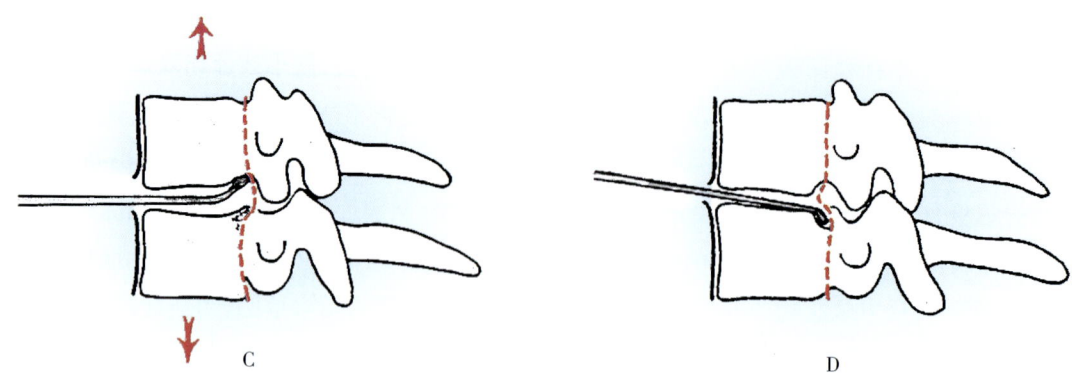

图4-2-3-6-2　切除椎体后缘骨赘过程示意图（A~D）

A.先用小角度刮匙切除椎间隙边缘骨赘，操作时尽量采取水平位旋转切骨手法；B.切除骨赘尖部后，再用不同角度刮匙扩大切骨范围；C.对椎间隙狭窄或操作不便者，亦可在牵引下施术（用椎节撑开器，或由助手、麻醉师台下协助）；D.一侧骨赘切除完毕，再切除另侧骨赘

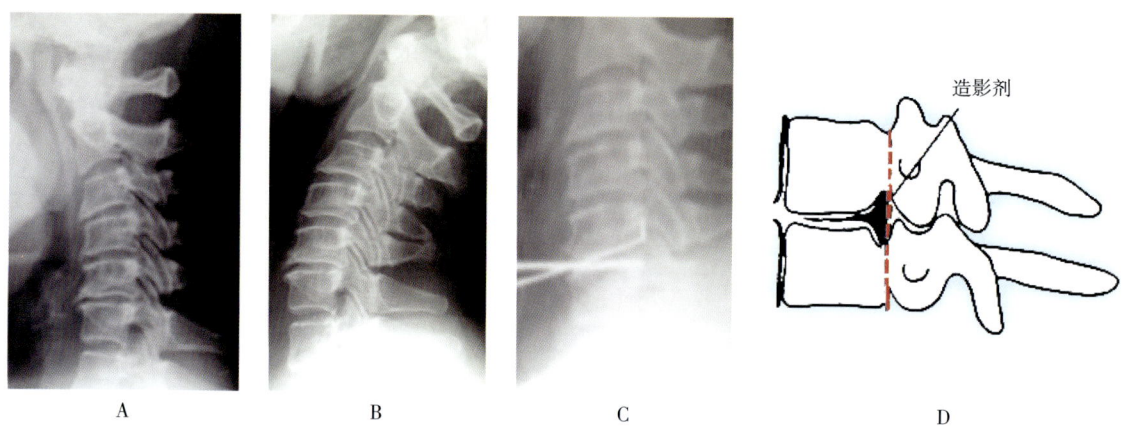

图4-2-3-6-3　椎节潜式减压术范围测定示意图（A~D）

A.B.中年男性因C_{5-6}椎节退变行椎节潜式减压术；C.术中在C-臂X线机透视下、用带钩之神经剥离子探查减压范围；D.亦可用碘纱条填塞拍片以显示减压范围

5. 闭合窗口、椎节固定或人工椎间盘植入　减压完毕后先用冰盐水冲洗局部，取明胶海绵充填至椎间隙深部；可用自体骨片，除髂骨片外，亦可从椎节局部或相邻椎节切取骨块嵌入椎节（图4-2-3-6-4），或采用扁平Cage融合之（图4-2-3-6-5）。对椎节稳定、经济条件允许者，亦可采用人工椎间盘植入术，以保持患节的活动功能（图4-2-3-6-6）。

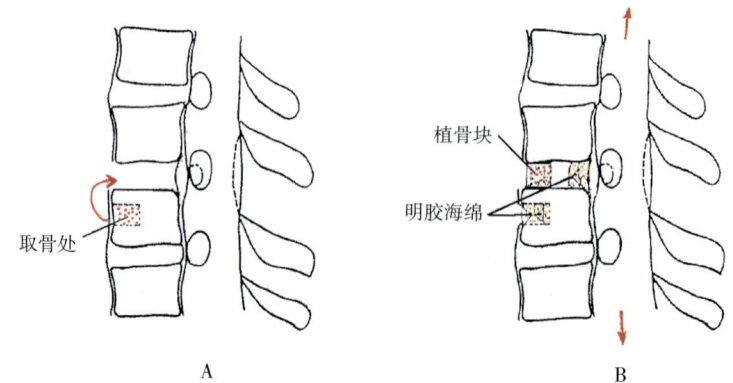

图4-2-3-6-4　邻节取骨闭合窗口示意图（A、B）

自相邻椎节切取骨块，在牵引下植入施术椎节　A.切骨部位（供区）；B.植入施术椎节

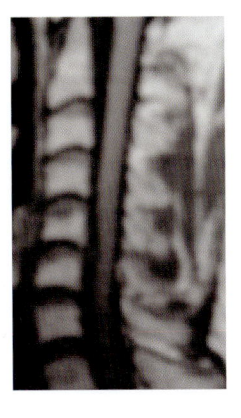 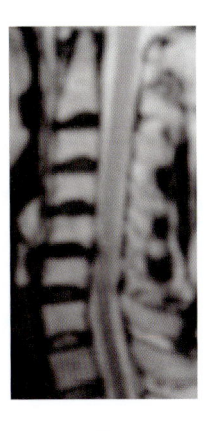 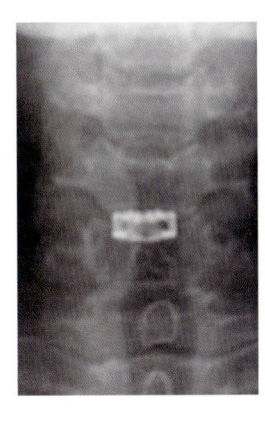 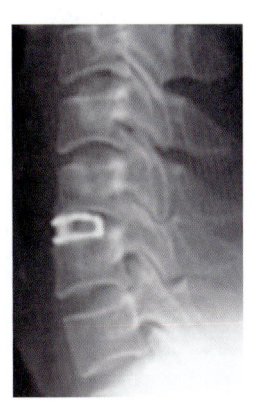

图4-2-3-6-5　临床举例（A~D）

男性，45岁，C$_{5-6}$神经根型颈椎病　A.B. 术前MR所见；
C.D. 行 C$_{5-6}$单节段减压术及扁形cage植入后X线正侧位片，术后次日根性症状消失

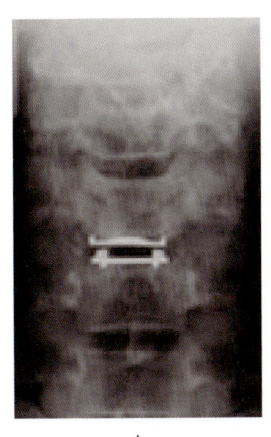 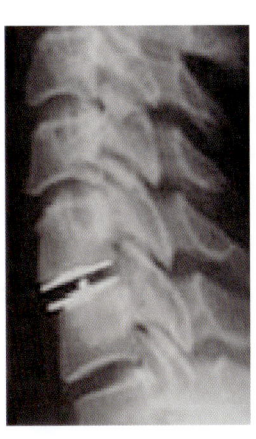

图4-2-3-6-6　植入人工椎间盘（A、B）

减压完毕后亦可酌情植入人工椎间盘
A.正位X线片；B.同前，侧位片

（三）术后处理

同一般颈前路手术，但对未植骨或是未放人工椎间盘者，应嘱其术后 6~8 周内，使头颈保持自然仰伸状，以求尽可能地维持原椎间隙宽度。

（四）本术式特点

此术式不仅损伤小、操作简便，且有利于维持施术椎节的功能。完全符合当前所倡导的"有限外科"之基本原则。但手术技术要求较高，手上功夫（hand work）需到位，初学者需持慎重态度，尤其是椎节后方骨赘较大者，选择椎次全切除可能更为安全。

三、经一个椎节同时行双椎节或三椎节的潜式减压术

（一）概述

即先行颈前路扩大减压术，再在此基础上，通过潜式切骨技术，进一步对相邻椎节的一节（单向）或两节（双向）椎间隙后缘致压物一并施以切除减压。如图 4-2-3-6-7 所示：其中仅将相邻一节同时施术后，因似 L 形，故又可称之为 L 形潜式减压术；同时对上下两节（双向）施术者，因其切骨范围呈 T 形状，故又可称为 T 形潜式减压术。本术式操作技术难度大，对于技术熟练者多无困难，但仍需小心、仔细、认真，其主要依靠刮匙的操作技术，是名副其实的手上功夫。但对初学者仍需临床实践，反复磨炼方可。当技术尚不成熟时，仍宜选择较为熟练的技术。

（二）手术适应证

本手术适用于两节以上相邻的以骨质增生为主的颈椎病者，尤其是一节增生明显，而上、下两节，或上、下只有一节伴有增生者。前者适合 T 形潜式减压术，后者则为 L 形减压术。对相邻两节均有巨大骨赘者，本术式不宜选用。

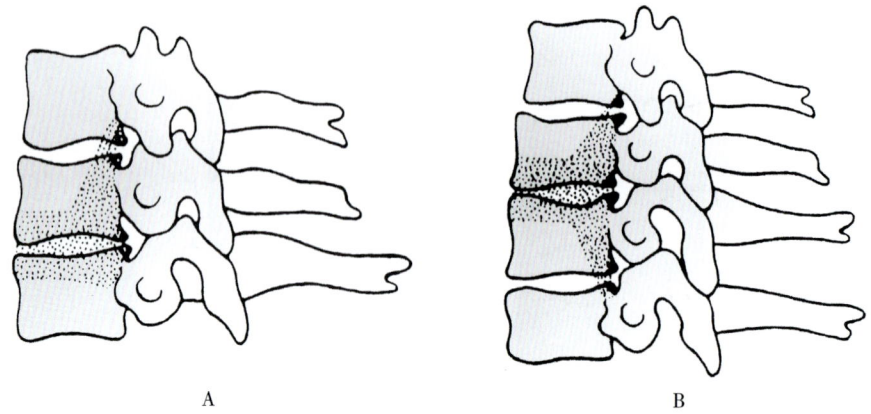

图4-2-3-6-7 L型、T型减压术示意图（A、B）
在颈前路扩大减压术之基础上，对相邻一节或上下两节行潜行减压术
A.相邻一节减节，呈L形，称之L形潜式潜式减压术；B.向双侧潜行切骨者，呈T形，故称之T形潜式切骨减压术

（三）手术步骤

其手术步骤与要领基本上与前节所述一致，唯难度更大，要求更高。

1. 决定施术椎节 术前应认真阅读影像学材料，尤其是CT扫描确定骨赘明显的椎节，并从此节进入。如选择不当，从骨质增生轻的椎节开窗，则潜行切除邻节骨赘则将十分困难，且易发生意外。

2. 凿骨开窗 口字形切除前纵韧带后将椎体间关节前方骨质凿除，宽度一般为1.5cm左右。之后用髓核钳与角度刮匙，将窗口底部的椎间盘、纤维软骨及松质骨一并切除，直达骨性致压物前方（图4-2-3-6-8）。亦可采用环锯切骨开窗，环锯旋至1.8cm处即可折断，无需锯穿骨皮质后缘。

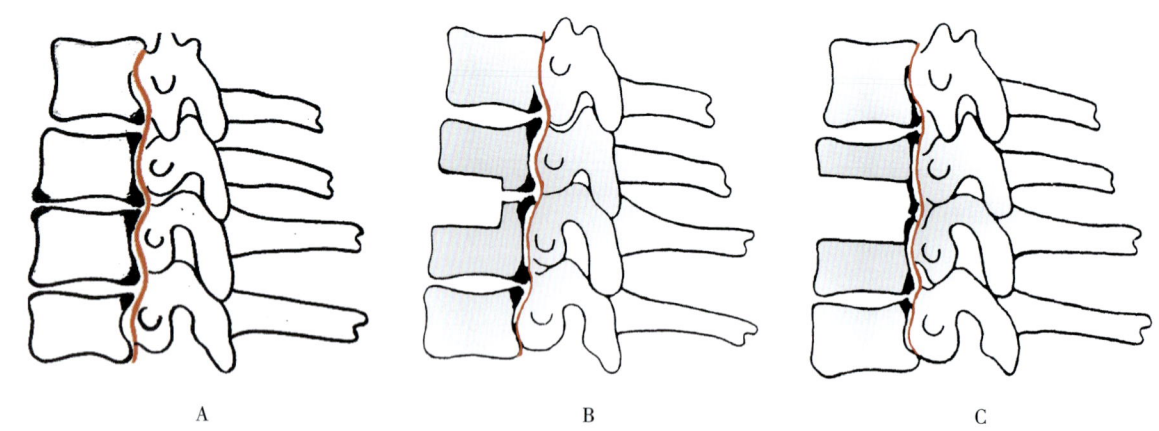

图4-2-3-6-8 凿骨开窗示意图（A~C）
A.术前椎节状态；B.先凿除椎节前方骨块；C.再切除底部骨质及椎间盘直达骨赘前方

3. 潜行切除邻节骨赘前组织 用冰盐水冲洗术野，清除碎骨及凝血块，先在直视下，再潜行切除邻节骨质。可选用不同弯度刮匙，按预定方向将同节椎体后方松质骨切除，再潜行切骨达邻近椎节，包括椎间盘及上下软骨板与松质骨一并切除。仅留一层1~3mm厚之骨壳、骨赘或骨折片等。骨赘前方的骨组织切除的愈多、愈深，下一步操作也愈容易（图4-2-3-6-9）。

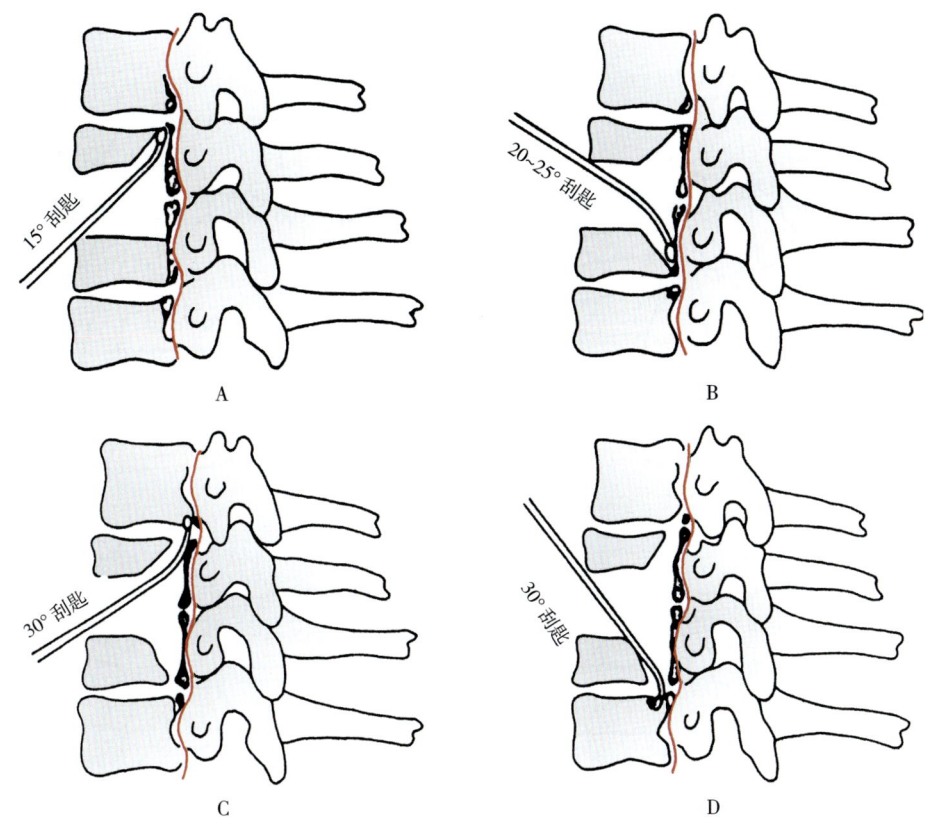

图4-2-3-6-9 潜行切除邻节骨赘前组织示意图（A~D）
A.向上扩大切骨范围；B.向下扩大切骨范围；C.向上达上一椎间隙潜行切骨；D.向下达下一椎间隙潜行切骨

4. 开窗 先在直视下用长柄、头部细巧、微型之小弯度刮匙在骨壳最薄弱处开一小口，再换大号刮匙扩大开口范围，开口一般选择同节椎间隙处；如该处骨质坚硬，可在周边部开口（图4-2-3-6-10）。由于对该骨赘层的深度难以判定，操作时甚易失手，术中透视有助于定位，但因椎体后缘呈弧形而难以判断深度。因此在操作时要求务必双手持匙，术者右手尺侧应紧贴患者颈胸部，万一落空，仅引起刺激反应，而不致造成脊髓损伤。

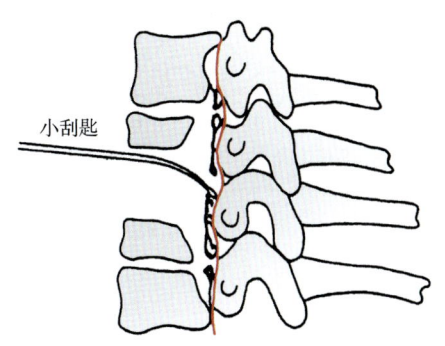

图4-2-3-6-10 开窗示意图
直视下，在椎间隙处刮除骨赘、开窗

5. 潜行切除邻近之骨性致压物 此为手术的关键所在。在前者基础上，用弯度稍大刮匙向上、向下逐片地切除紧贴于后纵韧带前方的骨壳，并清除基底部碎骨片及凝血块等。切除一侧邻节骨性致压物者，侧方观成L状，故称谓"L形潜式减压术"。切骨范围一般为（纵向×宽度）30mm×15mm~40mm×18mm。如同时对两侧邻节一并切除，则称为T形减压术，其椎管前壁切除范围为40mm×15mm~50mm×18mm（图4-2-3-6-11）。减压完后纵韧带大多向前隆起恢复自然状态（图4-2-3-6-12）。在此过程中，由于两侧（或单侧）切骨不在直视下进行，必须小心仔细，切忌使刮匙向后方加压而误伤脊髓，尤其是对陈旧性骨折病例，局部易有粘连及骨块等异常情况，易发生意外。切骨减压后可在局部留置含碘剂纱条透视或相片显示减压范围（图4-2-3-6-13），但由于纱条不敢硬性插入，显影范围受限，不妨以神经剥离子探查。本手术的关键如下。

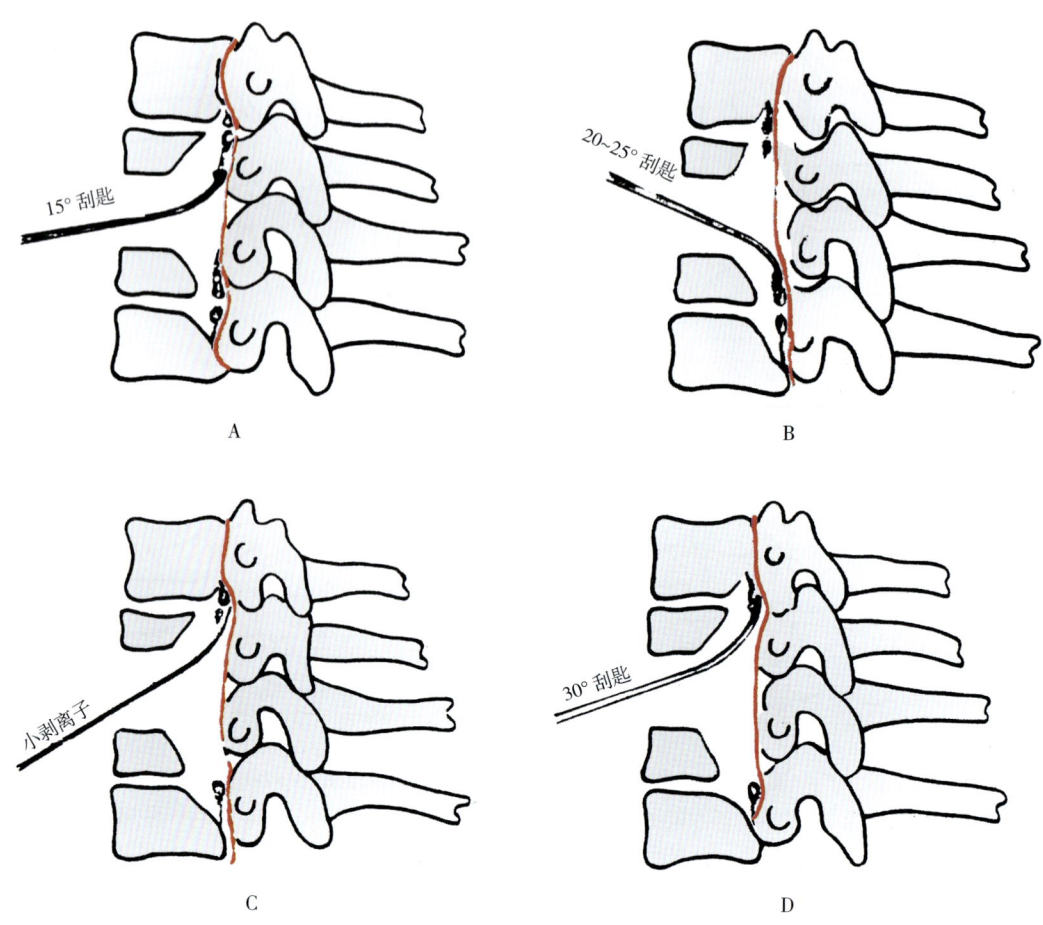

图4-2-3-6-11 潜行切除邻节骨性致压物过程示意图（A~D）
A. 于后纵韧带前方向上潜行切除骨赘；B. 于后纵韧带前方向下潜行切除骨赘；
C. 用薄型弯头剥离子插入骨赘与后纵韧带之间进行分离，切勿向深部加压；D. 用大角度刮匙潜行切除深部骨赘

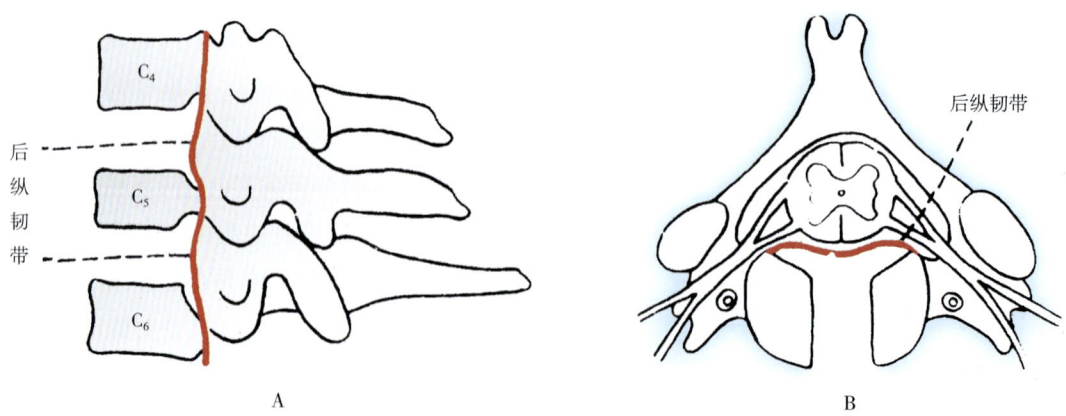

图4-2-3-6-12 减压术毕后纵韧带向前浮起（A、B）
减压后后纵韧带恢复自然状态示意图 A. 侧面观；B. 横断面观

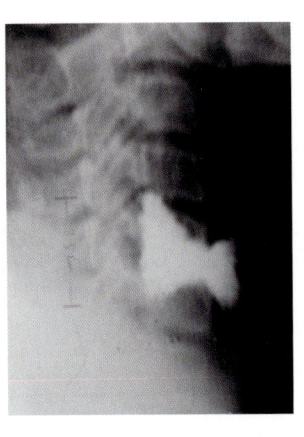

图4-2-3-6-13　术中拍片
术中可用碘纱条填塞摄片或透视观察减压范围

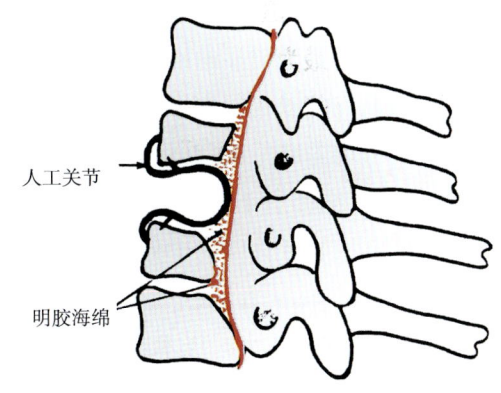

图4-2-3-6-15　减压术后用人工椎体间关节置入示意图

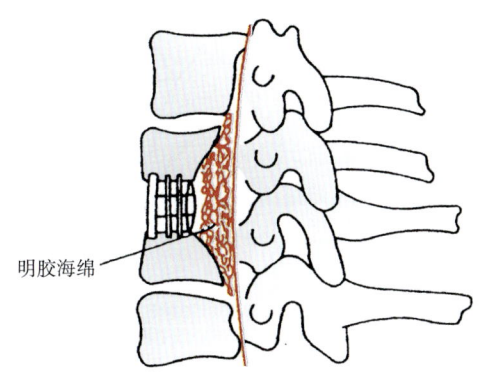

图4-2-3-6-16　减压术后用界面内固定置入示意图

1. **保持后纵韧带之完整**　因为后纵韧带是硬膜囊外的安全带，对预防硬膜外血肿具有积极作用，除非已有骨化、瘢痕等，一般无需切除。

2. **注意两侧宽度**　向两侧刮除时一般达椎管侧方钩突内侧缘即可，切勿超过钩椎关节中部，以防误伤椎动脉引起大出血。

3. **注意止血**　对局部松质骨内渗血与静脉丛出血，可用冰盐水冲洗，或明胶海绵充填，但不宜采用电凝止血，更不可加压。

4. **安全第一**　切记减压既要彻底，更要注意安全，尤其是椎节后方骨赘较厚又十分坚硬的骨刺，需一点点地刮除，切不可操之过急。

5. **闭合窗口及椎节稳定**　检查局部无出血后置入明胶海绵。闭合窗口方法：局部旋转植骨术、界面内固定物植入（目前多用）、人工椎体间关节植入及自体髂骨植入（图4-2-3-6-14~16）。

（四）本手术的特点

此种潜式减压术式不仅可同时切除相邻两节或一节椎节后缘致压骨，且可以尽多地保留了相邻椎节的组织和功能，从而有利于患者长远的利益。但这种手术尽管难度大，易发生意外，只要手术者每次手术都视为第一次，包括术前的充分准备，术中严格操作程序，特别是在切除椎体后缘骨质时，必须聚精会神，依照杠杆力学的原理，稳、准地逐块切除，一般不会发生意外。手术时务必保持后纵韧带的完整性，它是脊髓的安全带，一旦误伤，易因"硬膜外血肿"而影响疗效，尤其是椎管狭小者。在操作时务必要耐心，由于骨质增生严重，切骨难度较大，手术者不可急躁，当"手上功夫"疲劳时，宁可稍许休息（数分钟即可），万万不可使"猛劲"，一旦发生意外则后悔不及。

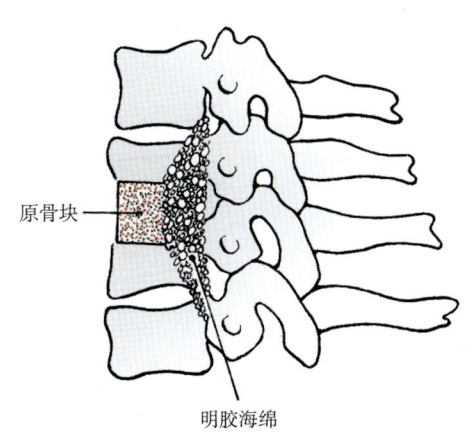

图4-2-3-6-14　减压后用自体旋转植骨闭合创口示意图

L形减压与T形减压术的入路，均应选择骨性致压物突向椎管最为明显的椎节进入，其潜行减压的范围目前只能以相邻之椎节为限。因此，如果同时有3节均需减压，而其骨赘最为严重的1节位于一端时，则需行L形减压，另节局部扩大减压。如2节相邻者骨质均十分明显（突向椎管的骨性突起大于4mm者），亦不宜采用L形减压术，仍以双椎节局部扩大减压术或采用经椎体中部的Y形减压术为宜（见下方"四"节内容）。

四、经椎体中部的Y形潜式切骨减压术

（一）手术适应证

对相邻两节椎体后缘均有明显骨性致压物需同时行切骨减压术时，可以采用通过椎体中央开窗，再分别向上下椎间关节后缘潜行切除骨性致压物的术式。因其从侧方观似Y形，故称之Y形减压术（图4-2-3-6-17）。

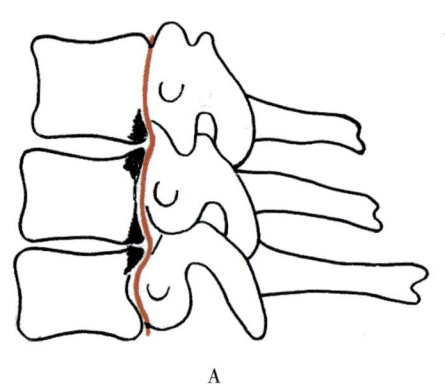
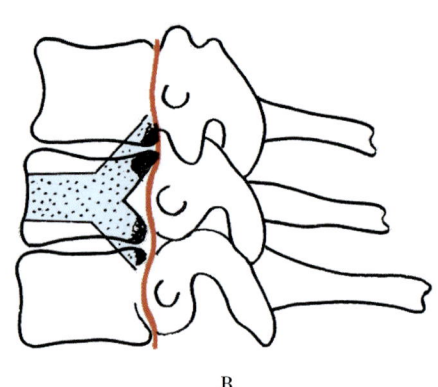

图4-2-3-6-17　Y形减压示意图（A、B）
A.术前骨赘部位；B.Y形切骨减压范围

（二）手术步骤

1. 椎体中央凿骨开窗、暴露椎体后部　确定施术椎节，并以C-臂X线机透视定位后，先口字形切开前纵韧带，并向两侧剥离达颈前肌内侧缘，充分暴露椎体前方。用直角凿或U形凿、平凿、磨钻于椎体正中开窗，窗口的大小：高×宽为9mm×11mm，深度为15mm，（图4-2-3-6-18）。达后缘骨皮质的前方。亦可采用环锯切骨，深度不超过18mm。

2. 切除上下椎间关节后缘椎间盘及松质骨　当椎体中部松质骨被刮除完毕后，用冰盐水止血，而后用弧形刮匙通过窗口，依序向上、向下分别刮除椎体后缘前方之松质骨、椎间盘及椎节后缘松质骨直达邻节。此时的椎管前方仅残留突向椎管的上、下椎节后缘的骨赘与髓核组织等（图4-2-3-6-19、20）。

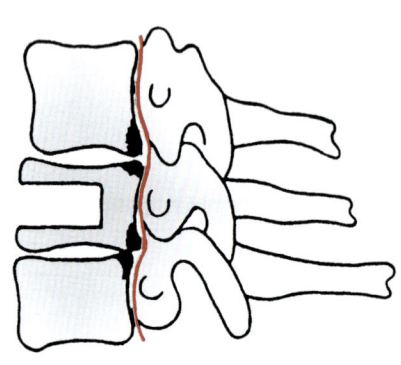

图4-2-3-6-18　凿骨开窗示意图

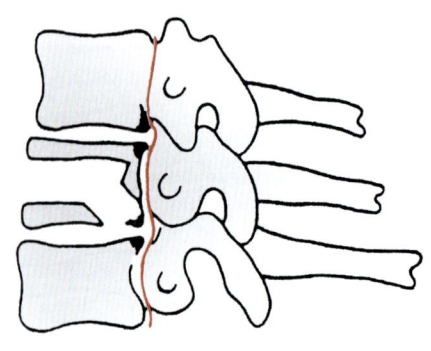

图4-2-3-6-19　切骨示意图
先切除一侧椎间关节后缘骨质

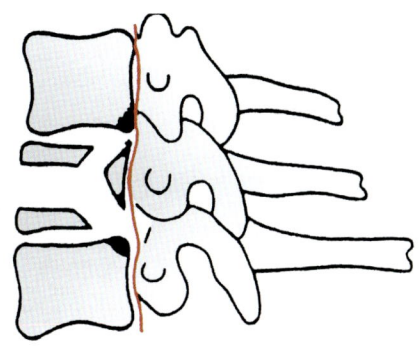

图4-2-3-6-20　再切除另侧骨质示意图

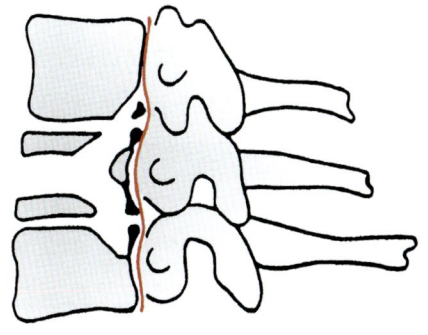

图4-2-3-6-22　扩大切骨范围示意图
于后纵韧带前方潜行切除上、下椎间关节后缘骨赘

3. **Y形潜行切骨减压**　冰盐水反复冲洗局部后,再用弯度稍大之刮匙分别对上、下椎节后缘骨赘逐小块、小块地切除。为避免误伤,操作时应双手持匙,并利用杠杆原理潜行切除骨赘。此步骤为本手术成败之关键,必须认真操作(图4-2-3-6-21、22)。

4. **闭合窗口**　减压彻底后再次用冰盐水反复冲洗局部,将开窗凿骨时取下之骨块再放归原处,骨块长度不足时,可将其旋转90°,即变纵长为竖长状(图4-2-3-6-23),或选用同种异体骨等。

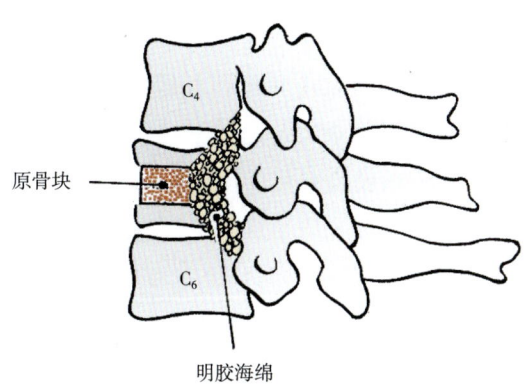

图4-2-3-6-23　减压术毕示意图
术毕将原骨块放归原处(或旋转180°)

(三) 本术式特点

本术式较前者容易操作,2/3范围可在直视下操作,因此其视野范围较大;但对相邻椎节后缘的切除仍需十分小心,在潜行切除致压骨时仍应按前述操作要点进行;术中如发现渗血较多,应注意处理。

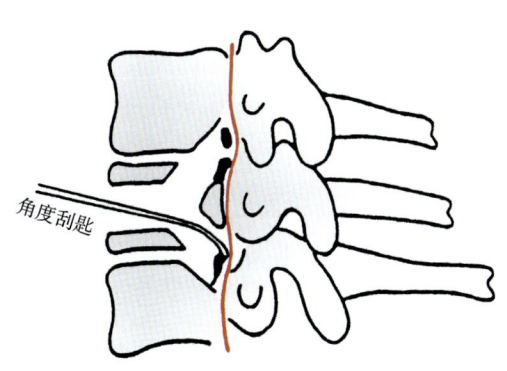

图4-2-3-6-21　潜形切骨示意图
潜行切除邻节椎体后缘骨质(骨赘前)

附:首例颈椎前路扩大性减压术是怎样开展起来的(禁区是怎么突破的)

1976年12月初,一位脊髓型颈椎病来院住院治疗,按照当时的常规疗法是颈椎持续牵引。尽管对大多数患者有效,但此例患者不仅无效,且症状日益加重,一周后患者突然出现四肢不全性瘫痪及大小便失禁;这表明她的脊髓已受到骨刺压迫而引起严重症状,并将会面临完全瘫痪、甚至死亡,其后果不堪设想。

对此例患者该怎么办呢,患者是一位妇产科老医生,在十年前上山下乡的高潮中,她到火车站去送自己的独养儿子到北大荒农场；由于人多，秩序混乱，以致在推挤中她跌倒在地，被来往的人群从头颈及身上踩过，从此引起了颈部症状，两侧上肢出现麻木、疼痛和无力。此时，她所在单位（妇婴保健院）下放到云南，她只好同行。大家知道，妇产科医生要经常出诊去接生或处理各种难题。开始她因上肢无力，已经背不动接生包了，改用双手抱住接生包走来走去，渐而抱也抱不住了，以致被他人误解为"到底是上海人，这么娇气……"等流言蜚语。处于动乱年代的知识分子，她又如何解释呢，40年前对颈椎病的认识水平并不像今天，当时要去照张X线片子都很困难（每个老医生每个月才配到两张X线申请单）。最后她倒下了，X线平片上显示颈椎5、椎6节段有一个骨刺压迫了脊髓，直到这时才有了颈椎病的诊断。

因为病情加重，她从云南回到上海，她的先生是公共卫生专家，儿子在北大荒，只有一个在校学习的女儿在身边。她本来尚能生活自理，渐而手脚不灵了，拿油瓶炒菜会突然坠落，瓶子打了，油也淌了一地（当时每人每个月只有4两油）；只好等女儿下班回家后由女儿炒菜，她端菜。从厨房到房间几步之遥，双手端菜的她在进门时想腾出一只手开门，结果菜盘又掉了下来……。可想当时她所遭受的精神与体力上的压力与痛苦。虽经多方求医，但由于当时的特殊情况，根本无法得到像今天的治疗条件，结果病情一直发展下去，最后通过在长征医院工作的心内科主任陈思聪教授找到赵医生就治。

住院后当日即按照正规的传统疗法进行治疗，但无效。患者本人及她女儿和先生一致要求手术治疗，当然他们也知道手术的风险与难度。但他们相信赵医生。说实话，她的确需要手术，否则压在脊髓上的骨刺如何能够消掉呢，经治医师正在犹豫时，她大小便失禁了，这在医学上称为脊髓全瘫的前兆。此时家属再次要求赶快手术，并写了要求手术保证书，又请陈思聪教授向赵医生表达家属强烈要求手术的决心，并一再声明，一切后果他们家庭都能理解，也可以承受。

当时已在临床上工作了20年的赵医生其内心能够平静吗？责任、职业道德和良心都要求他必须面对这样一个从未遇到过的临床难题。而迎接挑战也正是赵的个性特点和对事业上的追求。

经过日夜的思考，一个积极的手术方案逐渐形成，尽管这是一个从未遇到的棘手难题。但一个新的、合理的设计方案，从切口的长度到植骨块的来源等都力求使其具有科学性、创新性和可行性。

手术方案已定，但要完成这一方案并非易事，因为当年根本没有目前所用的各种手术工具。要在解剖复杂、血管密集，且有气管、食道及甲状腺等重要脏器的颈椎前部深处施术实属不易，尤为困难和令人生畏的是椎节后方直接压在脊髓上的骨刺，要想安全、彻底切除它，当时的骨科器械根本无法完成。怎么办呢？找工厂生产根本不可能，也来不及，计划经济下的生产相当复杂，只有从实际出发。赵多次到手术室器械柜中"寻宝"，从眼科、妇产科、耳鼻喉科和神经外科众多器械中挑选出一些有可能用得到的工具备用。当年手术室的护士长赵军武给予全力支持。

手术安排如下：

一、手术时期　1976年12月15日，上午8:00开始

二、手术组人员　手术者赵定麟，并请当年任副主任之一的某副教授协助及指导（后来临时改为张文明副主任），另有进修医师参加。

三、手术方案

1. 麻醉　针刺麻醉（当年国外均全麻）；

2. 切口　经皮纹横切口，长度 3~4cm，横、短、不影响美观（国外大多为 10cm 左右的斜长形切口）；

3. 减压　采取扩大减压术，即前方开口小，底部减压范围大，力争较彻底地切除致压骨赘（国内仅作椎节植骨融合术，并不切除前方致压骨）；

4. 标准　减压术毕显示后纵韧带向前方漂起（因不切除椎管前方骨质，无此标准）；

5. 植骨　局部旋转植骨，无需再从身体他处取骨（均取髂骨植骨，不仅多开一刀，且可有后遗症）。

手术当日清晨，赵上班前提早一小时赶到病房对患者进行术前准备，这毕竟是重大手术啊！正忙着，夜班护士跑来告知：某副主任来电说他心脏病犯了，不能前来参加手术了。意外消息需要立即作出决断，要么中止手术让患者病情继续恶化；要么另作安排。事不宜迟，赵立即找另位提前上班之同年资医师帮忙上台手术，可对方说太困难，风险太大，怕死人，无能为力。此时距正式上班（交班）还有 10min，当赵正在发愁时，突然看见骨科另位副主任张文明副教授乘交通车来到病房，赵立即将此情况向他报告。张听后犹豫了一会，很诚心地对赵讲："老赵，你有把握咱们就上，如果心里没数，就停掉，这手术风险实在太大"（原话如此）。赵回答："都已准备好了，应该说有一定的把握，而且患者已经大小便失禁了，错过今天也许再没有机会了……"张听后表示同意，于是就准时手术。

整个手术过程与原计划一样，针刺麻醉，横行小切口，显露喉返神经、并加以保护，用 S 拉钩牵开食道、气管及甲状腺，再将血管牵向另侧，显露椎体前方，术中拍片定位后用特别准备、带有深度标志的平面凿，呈长方形（横宽竖短）凿至椎节深部 2/3 处，并取出长方形骨块；用挑选出来的耳科小刮匙，一点一点、一片一片地将深部骨赘（刺）切（刮）除，至达后纵韧带（至少要刮 500 次以上），而且清晰地看到后纵韧带从受压状态逐渐向前方隆起；为了获得理想疗效，又向四周扩大减压范围。仍然是一匙一匙地刮，直到底部切骨范围超过椎节前方外口大小一倍以上，即口小底大的不整四边形，显示减压范围充分满意。之后用冰盐水冲洗术野，留置明胶海绵一小块止血；再将凿下来的竖短横长形条状骨块旋转 90°，即呈竖长横短状植入椎间隙；如此则可以在获得椎节植骨融合稳定的同时，椎间隙也可以被稍许撑开（即恢复或维持椎节的原有高度）。最后缝合切开诸层，术毕。

禁区突破了，患者平安无事。

术后第三天，奇迹出现了，患者的大小便恢复了。

第四天，两条腿可以动了。

第五天，双手双臂也不痛了。

两周后，可以下地行走了。

之后，一天比一天好（相关照片见本书 P.1725）。

但不尽如人意的地方是术后患者出现了声音嘶哑，半个多月才逐渐恢复。究其原因，可能是怕术中误伤喉返神经而将其暴露、牵开加以保护，实际上是怕误伤反而引起牵拉伤。此后手术时再也不去显露及"保护"该神经，结果再也没有发生过这一问题。

在这例手术获得成功后又连续做了 6 例，均平稳、有效。这时一位老医生讲："我原以为这个手术要死人的,结果倒没事……"

此后,颈前路手术开展起来了,吕士才、张文林、张副主任、徐副主任……都开始选择患者施术,而且也大多获得成功。之后,通过各种会议、讲学、协助手术及专著介绍,此手术已在全国各地开花结果。25年后长征医院已施术万例;全国将不会少于十个万例,但万里行始于足下。说白了,万事开头难,国父中山先生所宣扬的"知难行易"也正是此种观点。

突破禁区后的几件趣事:

1. 汪良能教授专访　一天晚上,赵刚吃过晚饭突然有人敲门,赵一开门发现是高学书教授,旁边还有一位穿军装的学者。高教授介绍说:"这位是汪良能教授、特意前来看你,感谢你给他的老同学夫人开了刀,瘫痪恢复了……。"此时汪教授紧紧握住赵的手,重复一句话"谢谢你救了我老同学一家,谢谢……。"后来他们谈了些有关手术的情况等。汪教授是我国著名的整形外科专家,在第四军医大学任教,使人深感50年代人们的情谊多么憨厚与真诚。

2. 陆裕朴教授坚持要请赵吃饭　1977年春节期间,陆裕朴教授特意从西安来看望南京中大老同学郝医生一家,听说是赵做的手术,就几次打电话一定要请赵吃饭以表示感谢。赵一再推辞,并向陆教授表明:"您是我老师一代人,已故的刘戴生教授是我的老师(他与陆教授同学),学生所做之事是完全应该的……。"但无论如何陆教授不答应,最后赵医生只好和陆教授及患者全家共进午餐。此后,陆与赵成了忘年交。

3. 你是否真的好了　首例患者恢复健康后特意去北京等地看望老同学和友人,其中包括当时在颈椎病方面做过大量工作的一位老教授,他见到郝医生(患者)第一问话就是问她:"你真的好了吗?……",患者立即笑着回答:"我不是走来看你们了吗?如果没好怎么可能走来呢?……。"哑然! 可见当时对这种"以切除致压骨为目的"的术式增加了许多神秘色彩。

4. 当时的条件　30多年前要拍张普通X线片需要预约等待,因为每个老医师每个月只配到2~3张X线片申请单,更不要说其他检查,脊髓造影剂是百分百引起蛛网膜下腔粘连的碘油!谁敢用!十多年后才有CT、MR和非离子碘造影剂,可想当年的诊断、手术等,全靠"真本事"、"硬功夫"。

5. 第一例和一万例　有了第一例当然就有一万例,第一个吃螃蟹的人是开拓者,其后则是跟随者。后者是对前者的肯定与继承,但愿每个继承者都能成为新课题的开拓者。新一代的中国人不再是某些作家笔下所称谓的"丑陋的"形象,而是反其道而行。

第七节　颈椎前路手术施术要求及术中对各种技术难题处理与应变措施

常年在临床一线工作的骨科医师,不仅面临诊断、鉴别诊断、治疗方法、方式的选择,而且在手术前和手术中也需认真考虑各种问题,包括手术的基本目的与要求,手术中如何操作更为合理,遇到各种技术难题如何解决,如何选择和使用内固定等,根据笔者的数十年临床经验,分述于后。

一、对施术病节处理上的基本要求

（一）恢复椎节的高度与曲度

由于椎节压缩，颈椎生理曲度改变，椎管狭窄，以致构成椎管内神经受压和产生各种症状的病理解剖学基础；其既是起自髓核突（脱）出的必然结果，又可反过来加剧病情的发展，并成为妨碍病情恢复的重要因素，其与骨赘或椎间盘突出所形成的压迫具有同等作用，甚至更为重要；术前采取颈部牵引有显效者更说明问题。

从病理解剖与病理生理的角度来看椎节的压（短）缩，在高度丢失的同时，首先是脊神经根及窦-椎神经受刺激或激惹。其次是后纵韧带、小关节囊及黄韧带自然突向椎管，在引起椎管狭窄及根管挤压的同时，硬脊膜及根管必然同时受压而引起脊髓和（或）脊神经根的症状与体征，因此在手术时应首先予以纠正（图4-2-3-7-1~4）。

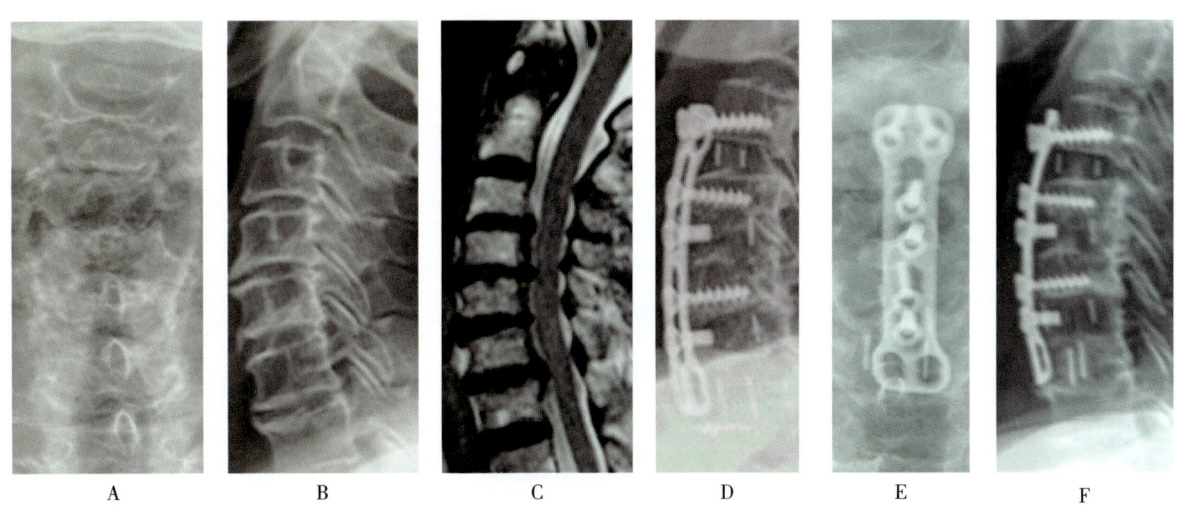

图4-2-3-7-1 恢复椎节高度举例之一（A~F）

79岁，女性，A.B. 术前X线正侧位片显示椎节退变、椎间隙狭窄及侧凸；C. MR矢状位所见；D. 椎节减压+Cage植入+IntorMed钛板固定，椎节高度明显恢复，术后疗效满意；E.F. 6月后随访，正侧位X线片显示侧凸改善，椎节仍维持原有高度

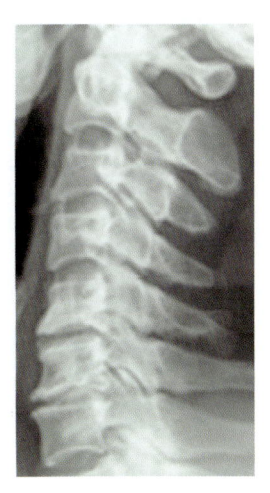 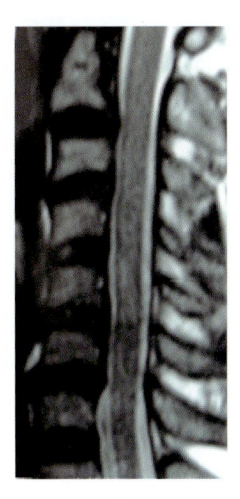 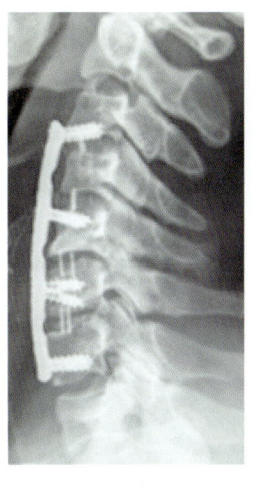

图4-2-3-7-2 恢复椎节高度举例之二（A~C）

女性，51岁，A.B. 术前X线及MR侧位观，显示椎节生理曲度减少，椎节狭窄，高度降低；C. $C_{3~7}$ 4节段减压及内固定术后，颈椎生理曲度及椎节高度均恢复正常，疗效满意

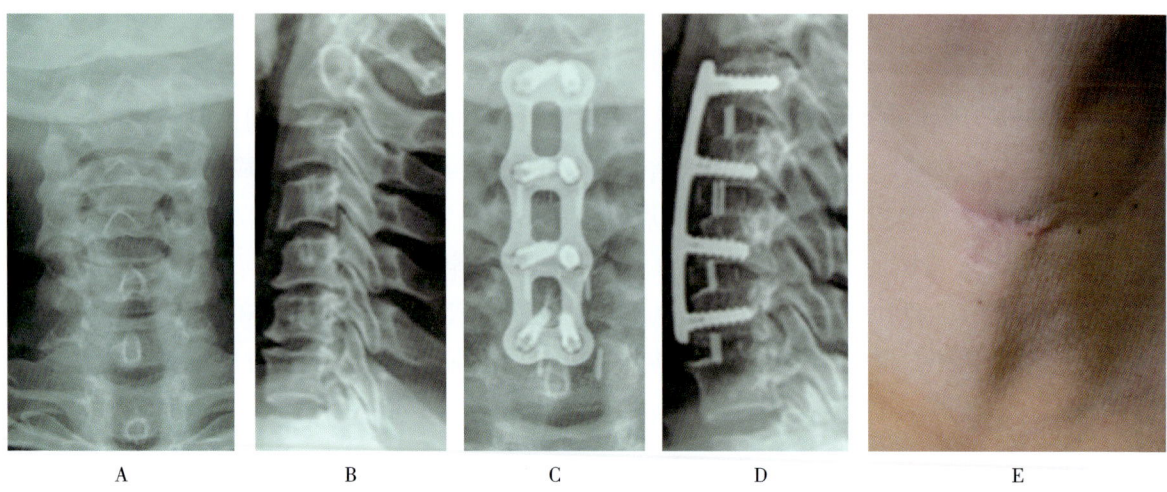

图4-2-3-7-3 恢复椎节高度与曲度举例之三（A~E）

A.B. 术前正侧位X线片示椎节狭窄及颈椎生理曲度消失伴椎节不稳；C.D. $C_{3~7}$ 4节段减压及内固定术后半年随访正侧位X线片显示椎节高度及曲度恢复正常，已恢复工作；E. 半年后切口已皮纹化

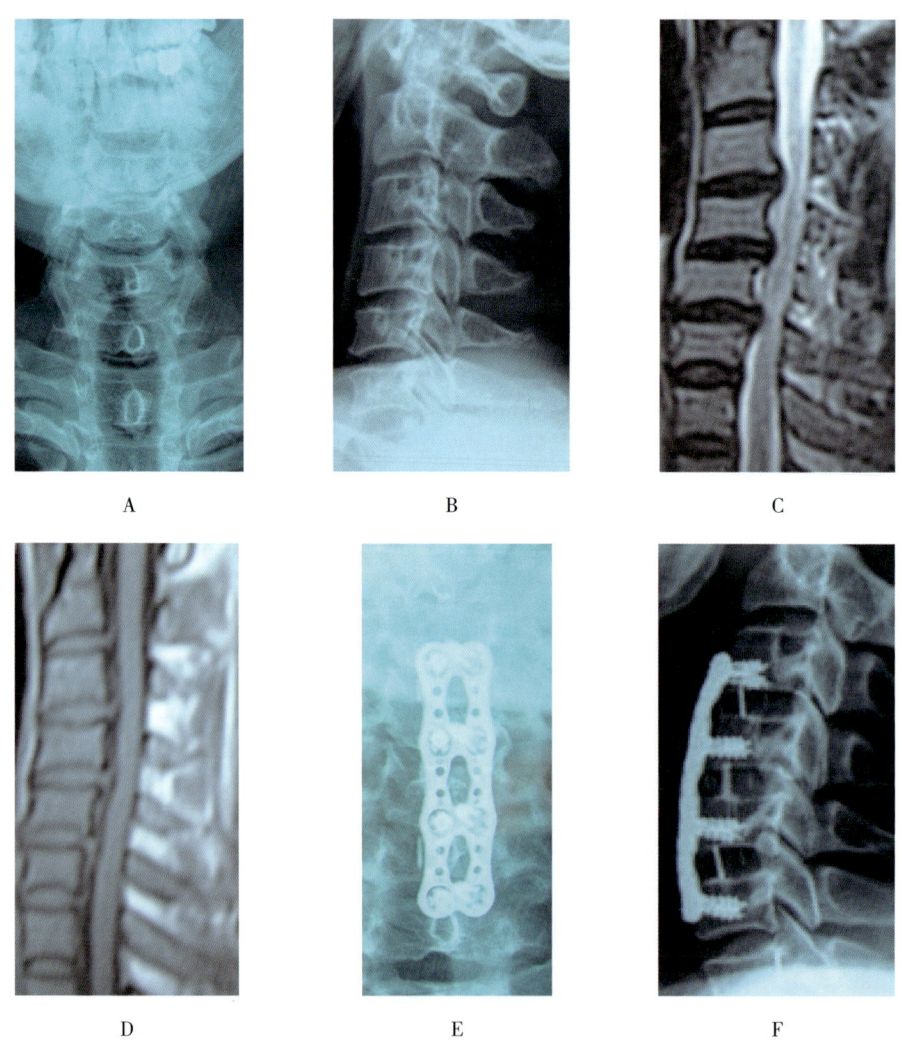

图4-2-3-7-4 恢复椎节曲度与高度举例之四（A~F）

A.B. 术前X线正侧位片显示椎节狭窄，颈椎正常曲度消失；C.D. MR矢状位显示颈椎反曲及硬模囊重度受压征；
E.F. 颈前路$C_{3-4、4-5、5-6}$ 3个椎节后缘潜式切骨减压+Cage植入+钛板固定，正侧位X线片显示椎节高度及曲线均恢复正常

(二) 减压彻底

颈椎病易合并椎管狭窄及后纵韧带骨化,此时必然加大手术的难度。对此种病例除一般减压术外,大多需选择椎体(次)全切术,并选用钛网或人工椎体恢复椎节高度与曲度。由于手术操作范围较大,失血多,应予注意(图4-2-3-7-5)。

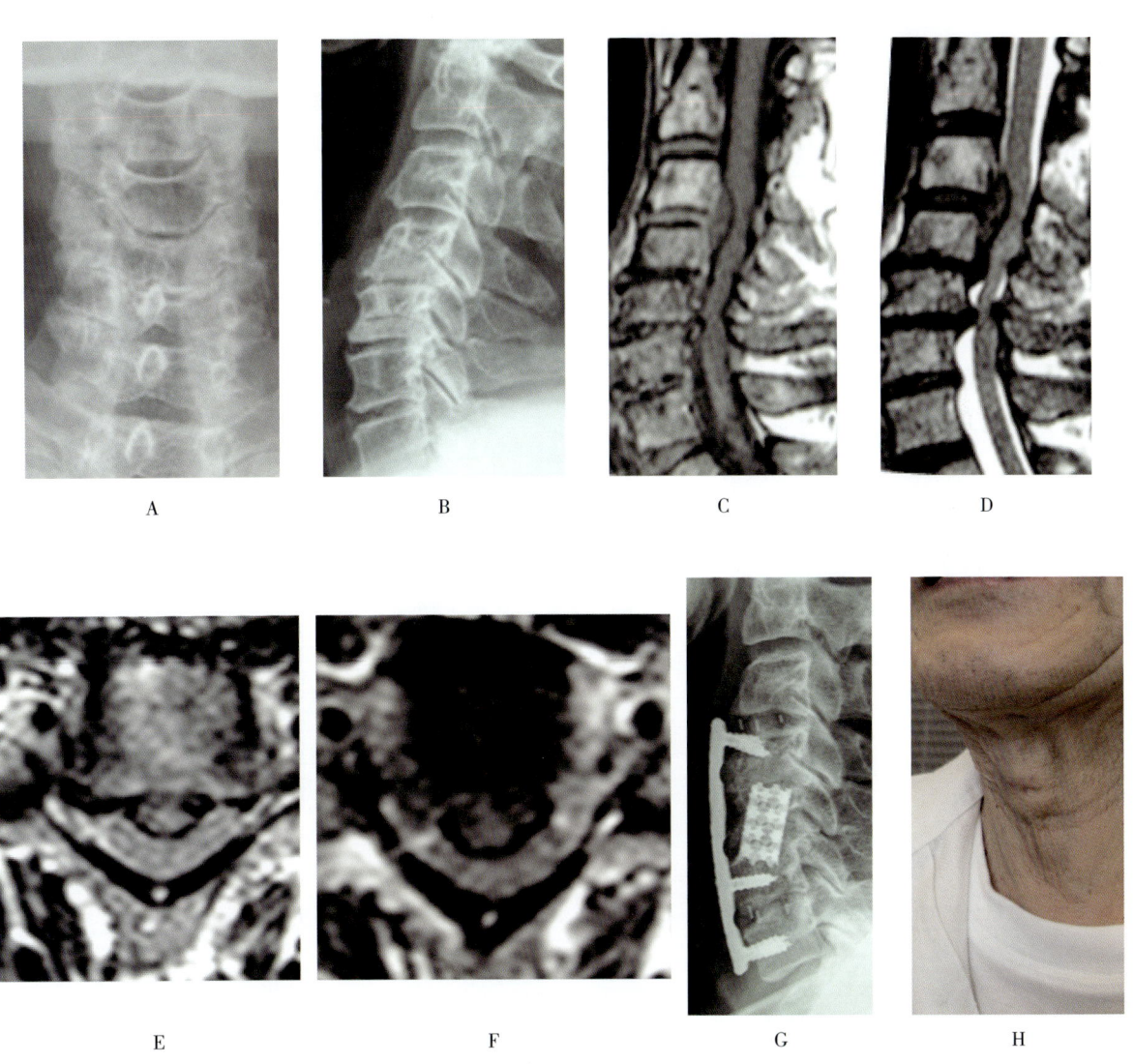

图4-2-3-7-5 临床举例(A~H)

男性,78岁,脊髓型颈椎病合并颈椎椎管狭窄及后纵韧带骨化症,行减压及固定术 A.B. 术前正侧位X线片,显示多节段椎节狭窄;C.D. 术前MR矢状位所见(T_1、T_2加权);E.F. 同前,水平位观;G. 行C_5椎体次全切除+C_3~C_4,C_6~C_7椎节潜式减压+钛网+Cage+钛板内固定术,术后半年X线侧位片;H. 半年后切口已皮纹化,原症状消失,恢复满意

对手技成熟者,亦可采取单椎节、经椎间隙的椎节后缘潜式切骨减压术,既可切除椎管后缘骨刺,又易恢复椎节高度,但在操作时务必小心,认真掌控刮匙,选择水平位旋转手法切骨最为安全(图4-2-3-7-6)。

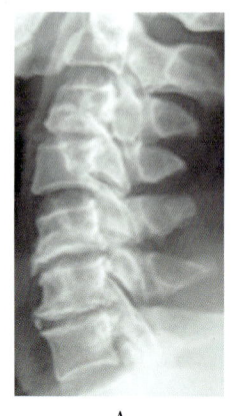
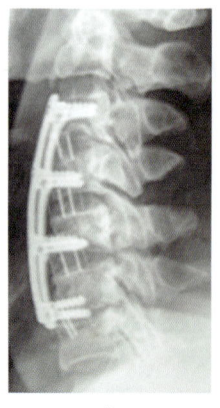

图4-2-3-7-6 临床举例（A、B）
多节段病变椎节潜式减压切骨术 A.术前X线侧位片显示C_{3-4}、C_{4-5}、C_{5-6}及C_{6-7}椎间隙狭窄及弥漫性骨质增生，C_4~C_5椎节呈现不稳症；B.经多个单节段椎节后缘潜式切骨减压+Cage置入+钛板固定后X线侧位片显示狭窄椎节已撑开，高度恢复

（三）切口微创化

从目前现有内固定材料来看，最长之钛板为60~70mm，微创切口似乎很短，长度仅20~25mm。但问题之关键是对颈深筋膜的松解是否充分，只要松解到位，加上颈部皮肤富有弹性，施术椎节可达4节，同时放置长度60~70mm钛板、人工椎体或钛网等，从C_2~C_3到C_7~T_1均无困难（图4-2-3-7-7、8，另见图4-2-3-7-3，图4-2-3-7-5）。笔者近年来基本上选择2~2.5cm长之微创切口，尚未遇到特别困难或失败之病例。

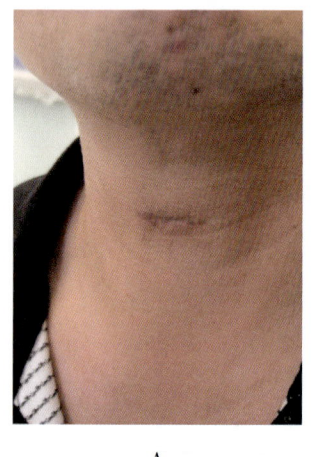
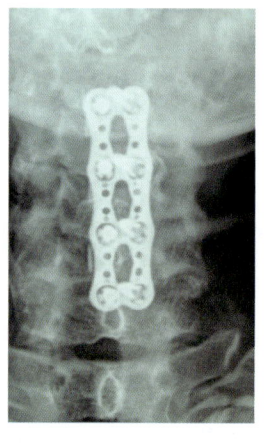
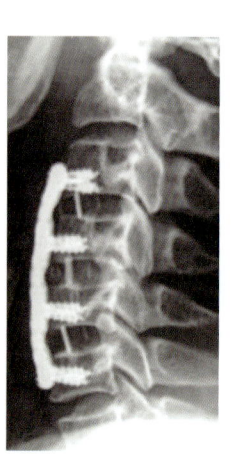

图4-2-3-7-7 微创切口之一（A~C）
微创切口行减压+Cage+钛板融合术 A.随访时（术后10个月）切口已皮纹化；B.C.术后正侧位X线片

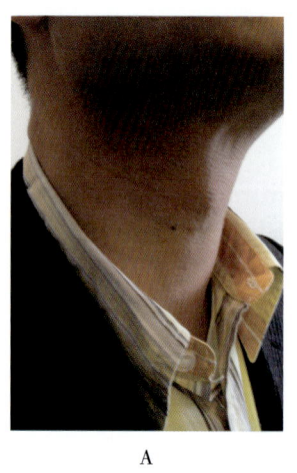
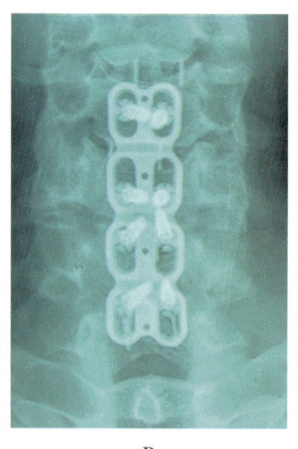
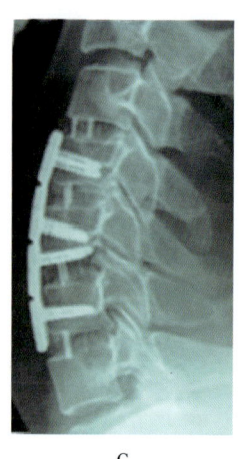

图4-2-3-7-8 微创化切口之二（A~C）
另一侧微创切口病例，C_{3-7}共四节段减压、Cage置入及钛板固定一年后复查，恢复满意
A.切口已不明显；B.C.X线正侧位片显示内固定部位及范围，疗效满意

二、增加植入物的稳定性，避免 Cage 的滑出

（一）选择防滑设计产品

由于钛板价格昂贵，对于因各种原因不用钛板者，应选择带刺防滑之Cage。当前市场上许多公司产品设计均要求在使用Cage之同时附加钛板，否则Cage容易滑出，这虽对公司有利，但患者经济负担加重，更有某些产品4孔钛板和6孔、8孔和10孔钛板的价格差距甚大，甚至可以翻倍。但在临床上由于各种实际而具体的原因，包括经济问题等常使植入物在选择上受制，如果患者仅能选用Cage者，则应选择较为安全稳定的产品，如Stryker之Cage上下两端有刺可以防止滑出（图4-2-3-7-9、10A、B）。当然鸟笼式旋入之CHTE或BAK等更为安全，但目前各医院大多实行令人难以理解的"招标制"，使许多优秀、价廉之产品无法进入临床。对不安全、有滑动可能的cage，为安全起见，仍应附加钛板固定，即便是单椎节病变也只好如此（见图4-2-3-7-10C、D），并争取患者理解。

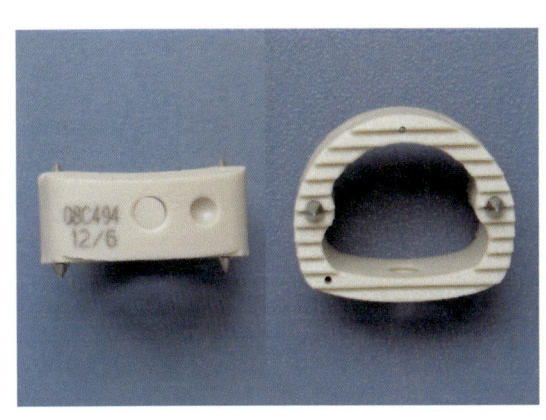 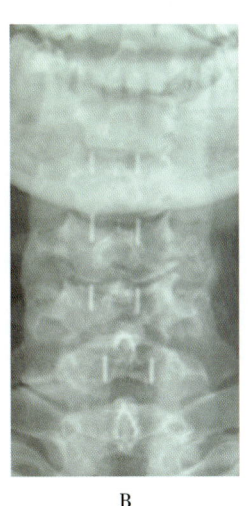 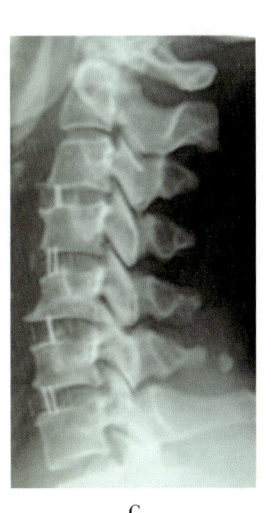

A   B   C

图4-2-3-7-9 Cage 的合理选择之一（A~C）
A. Stryker Cage 实物照片，箭头所指为Cage上下倒刺结构；B.C. C_{3-4}、C_{4-5}、C_{5-6}及C_{6-7}共4个节段内固定术后正侧位X线片，显示Cage稳定，无滑移征

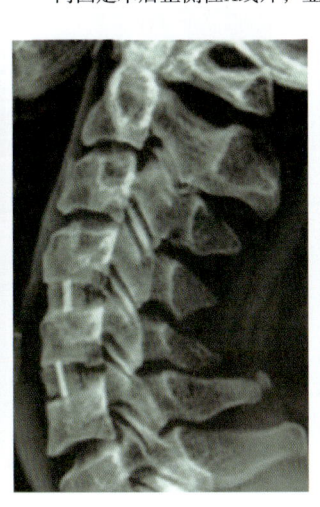 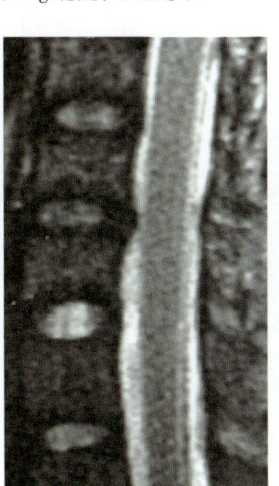 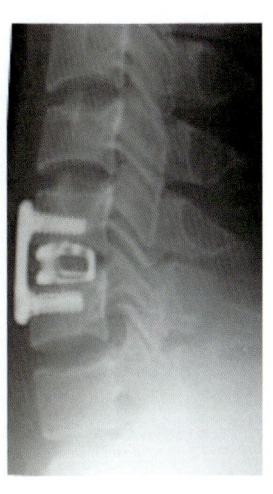

A   B   C   D

图4-2-3-7-10 Cage 的合理选择之二（A~D）
A. 术后早期X线侧位片显示 C_{4-5}、C_{5-6}双椎节Stryker Cage 植入；B. 半年后复查，Cage稳定，椎间隙仍保持撑开状态，椎节已骨化，原症状消失，恢复满意；但对不稳型Cage、为安全起见，可酌情附加钛板；C. 另例MR矢状位显示C_{5-6}退变；D. C_{5-6}减压+ Cage植入+钛板固定后X线侧位观

(二)术中发现钛板长度不足时的处理

国人施术病例大多在病程后期,不仅难度大,而且节段多。而进口钛板大多较短,此主要是由于外国病例施术椎节大多在一节或二节出现病变时即手术,因此其所设计和配置与选用的钛板大多为1~2节较短之钛板。当手术椎节多,台上发现现有钛板长度不足以遮盖所有施术椎节Cage时,笔者建议利用钛板上下两端之上下缘挡住Cage,必要时也可在Cage一端旋入钛板螺钉形成新的界面固定加强其稳定性(图4-2-3-7-11~13)。亦可因经济所限,有意选择短节段者,因为国外产品大多具有垄断性质,每增加两孔,价格相差甚大(图4-2-3-7-14)。

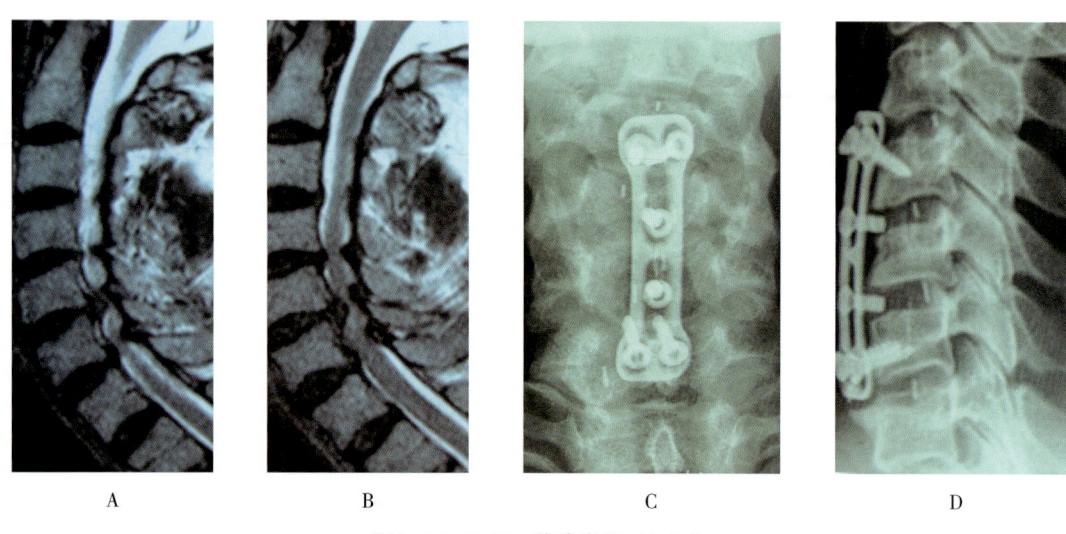

图4-2-3-7-11　临床举例（A~D）

当病变节段长,钛板长度不足时,可用钛板上下两端遮挡Cage　A.B. 术前MR矢状位观；C.D. 已行 $C_{3-4、4-5、5-6}$ 及 C_{6-7} 4个节段椎节减压,Cage植入及钛板固定；此为最长钛板,但不足以同时固定四个椎节,其上端以钛板上缘遮挡 C_{3-4} Cage, 而钛板下缘遮挡 C_{6-7} 椎节之Cage, 术后半年随访正侧位X片,显示固定满意

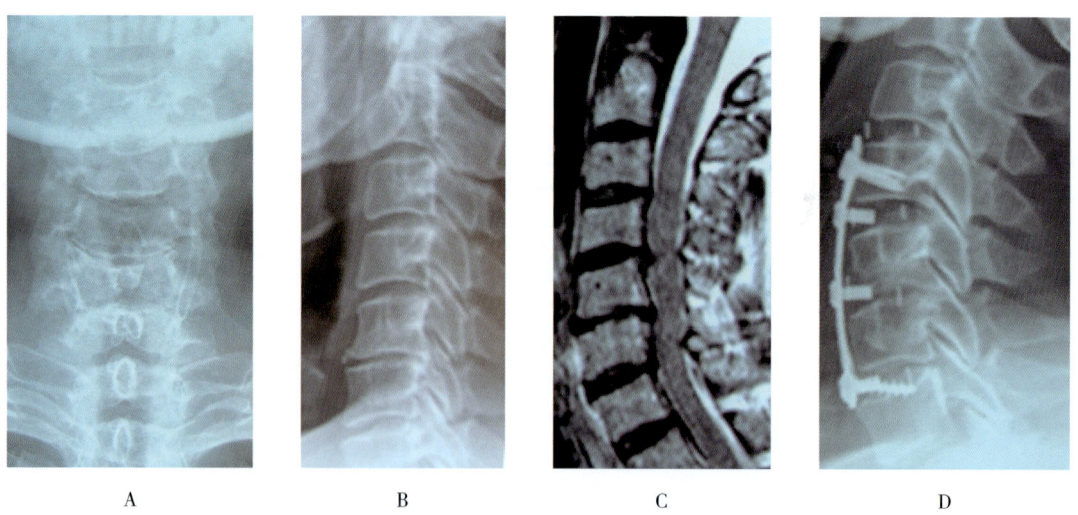

图4-2-3-7-12　临床举例（A~D）

多节段颈椎病（$C_{3-4、4-5、5-6}$ 及 C_{6-7}）减压、Cage置入及钛板固定,因钛板长度不足采取之应变措施A.B. 术前X线正侧位片；C. 术前MR矢状位；D. 减压+Cage置入+钛板固定,箭头所指为Cage下方界面固定螺钉,加强 C_{6-7} Cage的稳定性；C_{3-4} 之Cage亦为钛板上方边缘遮挡

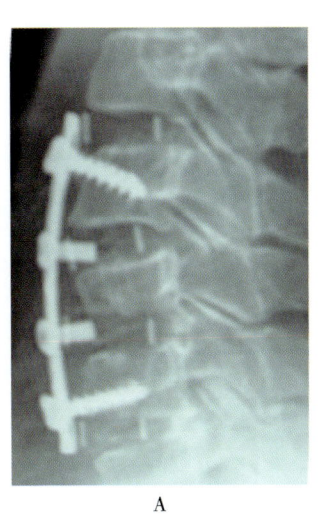 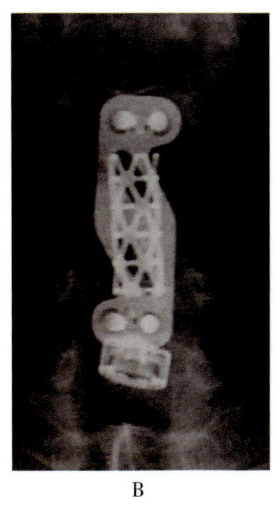 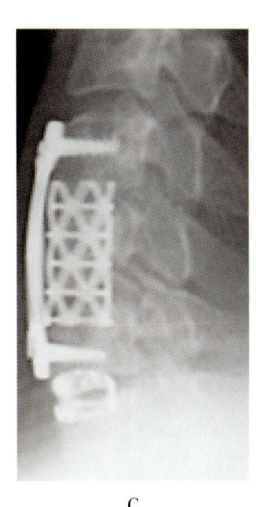

图4-2-3-7-13 临床举例（A~C）

A.利用钛板上下缘遮挡C_3~C_4及C_6~C_7 Cage，防止其滑出；B.C.亦可对附加之cage加以遮挡

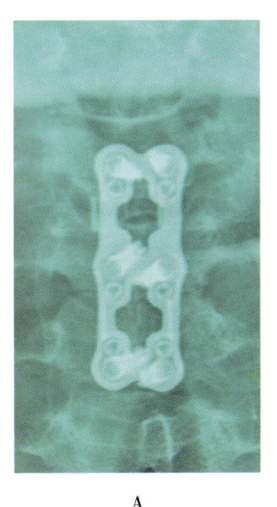 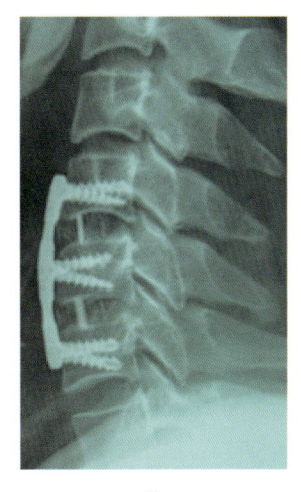

图4-2-3-7-14 临床举例（A、B）

对骨质疏松病例行Cage+钛板固定时，Cage应选择带刺防滑类型（Stryker等），钛板+螺钉可采取交叉固定方式增加其稳定性

A.B. 术后正侧位X线片

（三）对骨质疏松病例内固定尤应小心

由于颈椎病需手术病例以老年人为多，有骨质较疏松，尤以更年后的女性病例，为防止内固定滑出，除在操作上尽可能在有效减压前提下保留原有更多骨质外，在选择钛板螺钉固定时，应选择操作时可一步到位的产品，例如 IntroMed 等，其在钛板中部即已设计具有固定椎节间隙 Cage 之装置，无需对每节椎骨都行螺钉钻孔操作及旋入螺钉，这对骨质疏松的老年患者十分安全（图4-2-3-7-15）。此外，在螺钉选择上亦应注意，以粗螺纹为宜，其防滑出能力大于英制螺纹（图4-2-3-7-16）。

在现在医院招标制度情况下，对骨科医师提供的只有某家公司一种钛板时，无奈之下，只好从手术技术上加以改进，例如将钻入之螺钉采用交叉固定方式，以求增加滑出阻力。如系4孔钛板，亦可采用上下两端螺钉交叉固定方式（见图4-2-3-7-15）。

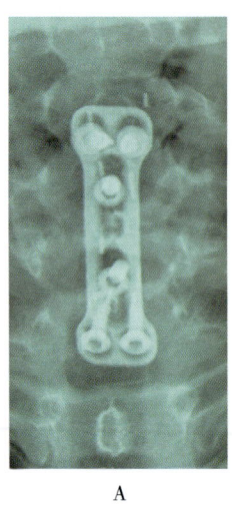
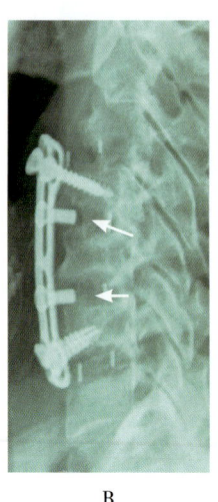
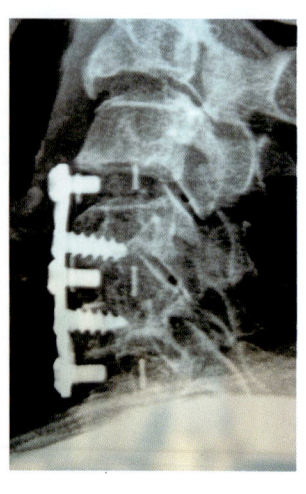

图4-2-3-7-15 临床举例（A、B）
对骨质疏松之老年病例尽量保留其原有骨质，本例因脊髓型颈椎病行 $C_{3-4、4-5、5-6}$ 及 C_{6-7} 4个椎节减压+Cage+钛板植入，在此状态下选择IntroMed钛板固定系统的优点是：在钛板上下两端将4枚螺钉斜位固定至椎体内，阻挡 $C_3～C_4$ 和 $C_6～C_7$ Cage滑出，而中间二节（$C_4～C_5$及$C_5～C_6$）两个Cage固定在钛板中央条形槽处（箭头所指处），从而减少了对椎骨钻洞所致的损伤

图4-2-3-7-16 临床举例
一位80岁高龄骨质疏松患者，为防止螺钉滑出，进入椎骨之螺钉均选用粗螺纹（公制）

（四）对椎节狭窄者可采取撑开措施

临床上骨质增生明显的病例，多伴有韧带硬化或钙化，在对椎节减压时常感困难，为此可采用椎节撑开器导入上下椎体中部予以撑开（图4-2-3-7-17）。撑开器插入时需仔细定位，切勿钻入椎间隙伤及脊髓，也不可撑开过度而引发骨折。

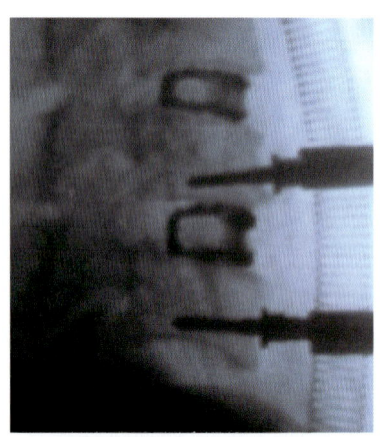

图4-2-3-7-17 撑开下施术
对椎体周边增生明显、椎间隙狭窄者可将其撑开减压，并植入cage

三、对跳跃式致压病变可酌情处理

对两个病椎椎节之中间间隔一节或两节的跳跃式病变，在处理上常有所争议；从病理解剖与病理生理角度考虑，如果对两端病变在切除减压术后行非融合技术，此中间一节或两节尚未构成手术指征者，则无需手术处理。如果病变椎节行融合技术，术后必然加重加快邻节退变，而不得不再于首次手术后数月至一年再次施术。此时，这类患者和家属常与医生争议较多。笔者建议根据这一现实情况，如果中间一节伴有椎节不稳，患者可以理解时，应同时施术，否则应采取积极的非手术疗法慎重处理，尤以经济条件困难者。术后注意加强保护，避免外伤及长时间屈颈体位，并与患者及家属沟通，并在术前手术谈话记录中加以说明（图4-2-3-7-18~20）。

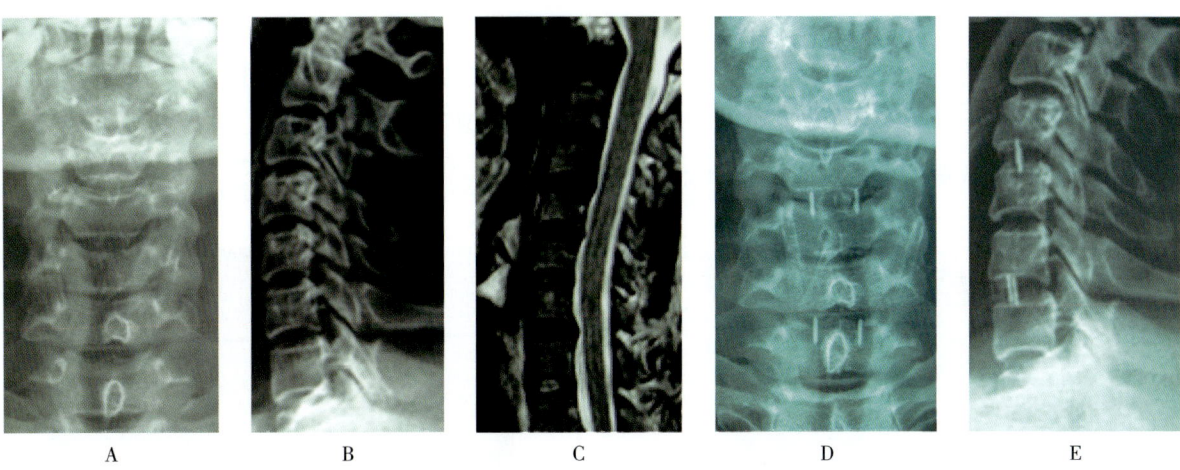

图4-2-3-7-18 跳跃式施术之一（A~E）
C_4~C_5及C_6~C_7跳跃式病变施术　A.B. 正侧位X线片；C. MR矢状位；
D.E. 已行椎节后缘潜式切骨减压+带刺之Stryker Cage内固定，术后X线正侧位片显示椎节高度与曲度恢复正常

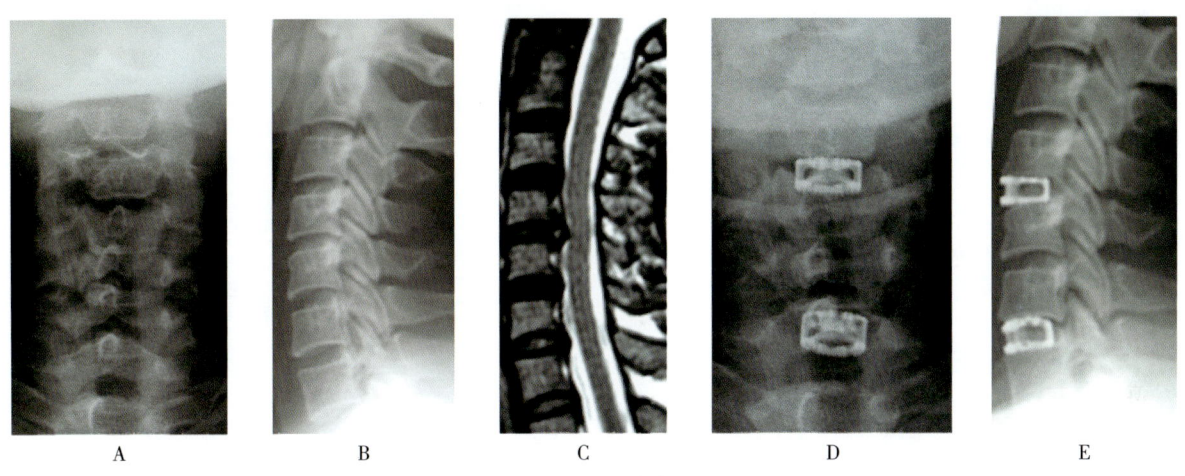

图4-2-3-7-19 跳跃式施术之二（A~E）
女性，52岁，脊髓型颈椎病跳跃式病变施术
A.B. 正侧位X线片；C. MR矢状位观显示C_4~C_5及C_{6-7}髓核后突明显；D.E. C_4~C_5及C_6~C_7椎节潜式减压+Cage植入，原症状消失

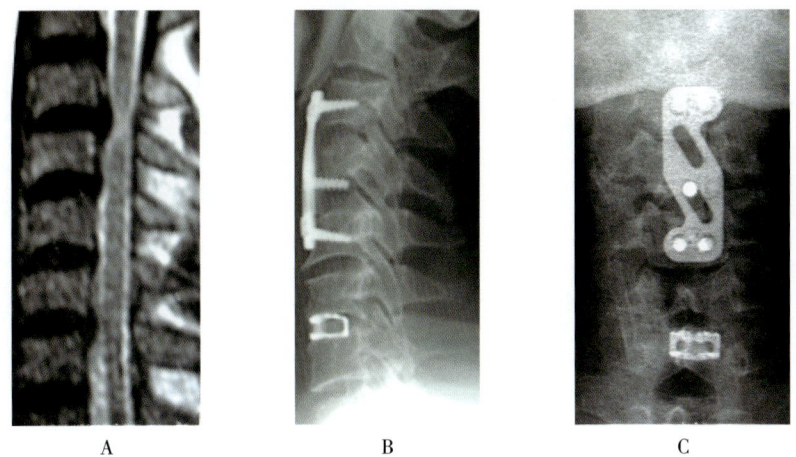

图4-2-3-7-20 跳跃式施术之三（A~C）
C_3~C_4、C_4~C_5及C_6~C_7跳跃式病变施术　A. MR矢状位显示C_3~C_4、C_4~C_5及C_6~C_7退变，以C_3~C_4为主，颈髓已受压变性；
B.C. 行C_4椎体切除+钛网+植骨+钛板及C_6~C_7椎节潜式减压+cage植入

四、对脊髓有液化灶者应及早处理

颈髓长期受压,尤以颈椎病后期由于后突之髓核及椎节不稳等均易致使脊髓变性,尤其在外伤后更易发生,并在 MR 出现液化灶(图 4-2-3-7-21),表明预后欠佳,应争取尽早处理,尽可能改善脊髓血供状态,也许尚有逆转可能,否则难以恢复(图 4-2-3-7-22~24)。

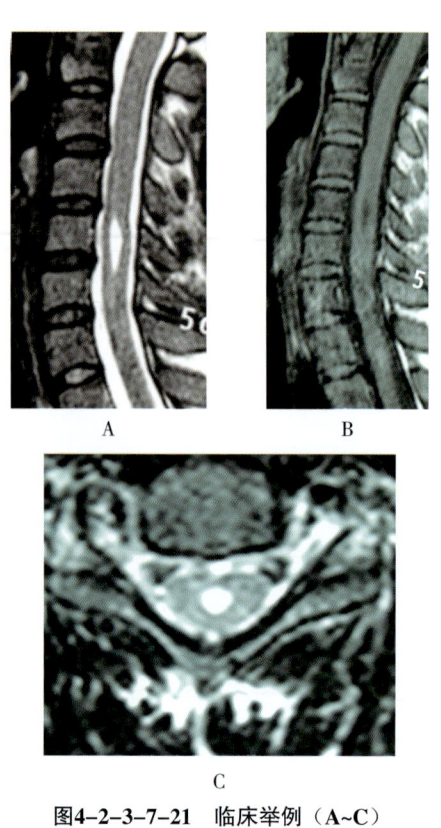

图 4-2-3-7-21 临床举例(A~C)
女性,29 岁,在颈椎病基础上遇急刹车致颈髓损伤引发变性及液化灶:
A.B. MR 矢状位所见(T_2、T_1 加权);C. MR 水平位观

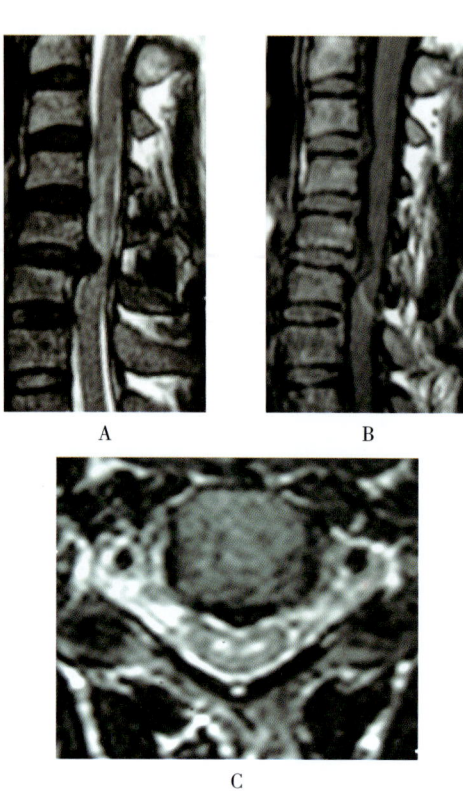

图 4-2-3-7-22 临床举例(A~C)
女性,60 岁,因 C_5~C_6 髓核急性脱出致脊髓受压而引起变性
A.B. MR 矢状位观(T_2、T_1 加权);
C. MR 横断面观,显示中央管处脊髓变性

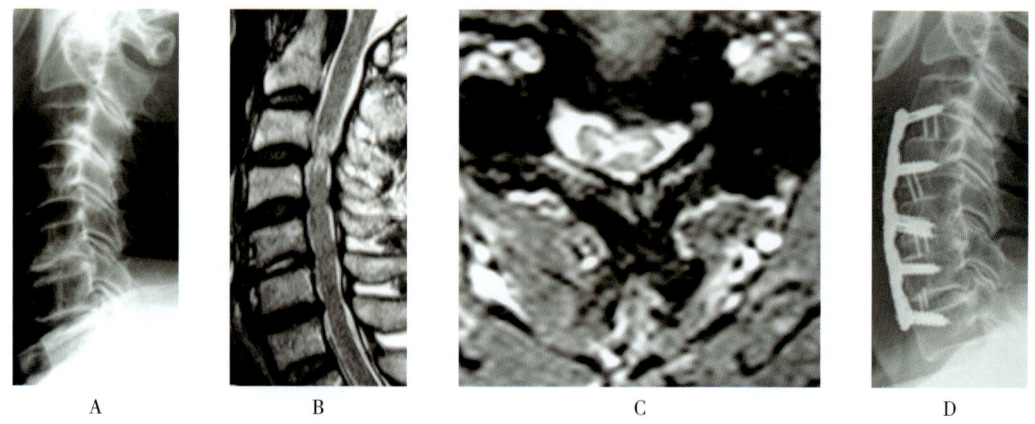

图 4-2-3-7-23 临床举例(A~D)
女性,56 岁,多节段颈椎病,C_3~C_4 椎节不稳及髓核后突而致使脊髓变性,C_4~C_5、C_5~C_6 及 C_6~C_7 处于致压状态,需立即手术
A. 术前 X 线片侧位片,显示 C_3~C_4 椎节不稳,C_5~C_6 椎节狭窄及骨质增生、后突;B. MR 矢状位观,显示 C_3~C_4 段脊髓已有液化灶改变;C. 颈$_{3-4}$ MR 水平位,证实局部颈髓液化状态;D. 因患者已出现严重之锥体束征,确诊后即予以 C_3~C_4、C_4~C_5、C_5~C_6 及 C_6~C_7 4 个椎节潜式切骨减压+Cage 植入+钛板固定

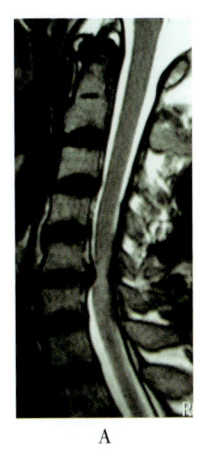 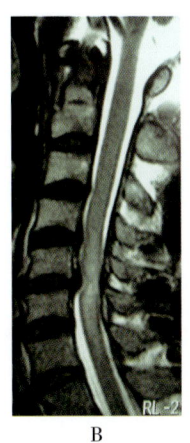 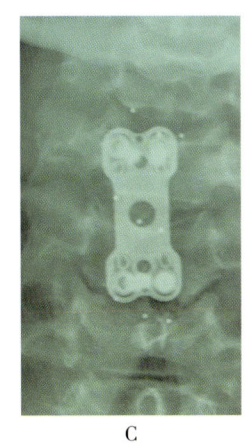 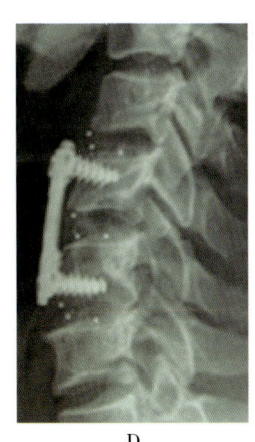

图4-2-3-7-24 临床举例（A~D）

颈椎病（C_3~C_4，C_4~C_5，C_5~C_6），伴脊髓液化灶（C_5~C_6段），短节四孔钛板固定三个椎节Cage
A.B. 术前MR（T_1T_2加权）所见，显示硬膜囊受压及脊髓内液化灶情况；C.D. 椎节潜式减压+Cage置入+钛板固定，用短钛板固定及遮挡$C_{3~6}$3个椎节Cage，原锥体束征半年后消失，术后一年随访时X线正侧位片

五、颈椎前路减压数年后对椎管后方致压病变的影响

颈椎病与椎管狭窄手术入路要求各异，临床上大多数病例是两者共存，在此情况下首选前路减压融合，或是首选后路需视病情而定，本书在多个章节将有所阐述。但选择前路施术者，其椎节后方致压物会产生何种改变，笔者通过多年观察发现，当颈椎前方按正规要求施以切骨减压，恢复椎节原有高度与曲度后，其后方致压性病理改变亦可以获得明显改善。因此，除非严重型病例，仍应先行前路（或后路）减压+融合术，观察数月后再决定是否需另侧施术，我们发现，只要前路（或后路）手术到位，尤其是恢复椎节的高度与曲度，其另侧致压状态及所引起之症状，大多可缓解。图4-2-3-7-25为一位62岁女性，因颈椎病伴椎管狭窄症（见图4-2-3-7-25A）于3年前行颈前路$C_{3~7}$多节段潜式减压+Cage植入+钛板固定术。术后症状改善，3年后再行MR检查，于矢状位上，不仅椎管前方致压物基本消失，且椎管后方受椎节前方高度恢复的作用，内陷的黄韧带亦随之返归原状（见图4-2-3-7-25B）。

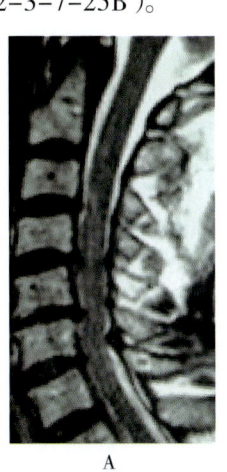 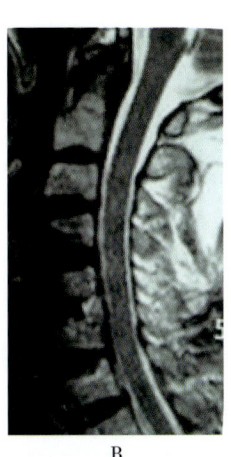

图4-2-3-7-25 临床举例（A、B）

A. 女性，62岁，3年前因颈椎病及颈椎管狭窄症行前路减压Cage植入+钛板固定术；B. 术后3年MR矢状位显示前方致压病变消失，椎节高度恢复，且椎管后方致压物亦基本消失

（赵定麟 陈德玉 袁 文 李国栋
范善钧 赵 杰 张玉发 林 研）

第八节 下颈椎不稳症的治疗

一、概述

位于 C_2、C_3 椎节以下的颈椎椎节不稳定者，统称之为下颈椎不稳症，此在临床上更为常见，且其病情相差甚大。其中伴有椎间盘（髓核）突出或脱出者不属本节讨论内容。本节主要涉及原发性，仅介绍椎节松动不稳者。

本病即可视为颈椎退变的一个过程，又因其具有一系列症状及客观所见，并有其相应的治疗措施，包括手术疗法，因此亦可作为一个独立性疾患提出讨论。

二、下颈椎不稳症之解剖学基础

容易引起下颈椎椎节不稳的因素较多，除多种致病因素外，也与颈椎椎节局部解剖特点密切相关。

（一）下颈椎的骨性结构

第三颈椎以下，除第七颈椎为隆椎外，均为普通颈椎。由于双侧小关节趋于水平状，因此易于活动，其活动度明显大于前者，而且也是构成颈椎脱位好发的解剖学基础。

（二）下颈椎椎骨之间的连接

下颈椎两个椎体之间主要有椎间盘使两者连接为一体，而其周边又有许多坚强韧带，使下颈椎诸节之间，以及与胸椎连为一个链条式结构。

三、致病因素

其发病原因与上颈椎不尽相似，前者以先天性因素为主，而在下颈椎以后天性因素起更为重要作用。其主要因素如下：

（一）退行性变

自机体生长发育停止后所开始的退行性变过程，即意味着各组织将朝着推动自身形态与机能衰退下颈椎向不稳的方向发展。尽管这一过程持续到生命停止，但在不同阶段所造成的病理解剖特点与后果并不一致。从颈椎失稳这一角度来看，其主要表现有以下特征：

1. **退变早期椎节呈现轻度不稳** 指纤维环及髓核刚刚开始脱水、体积变小及弹性降低的早期阶段，在此情况下，椎节必然出现松动。于侧位动力性 X 线片上，可以发现颈椎椎节出现轻度梯形变，此种病理生理改变易激惹后纵韧带及根管处的窦椎神经而引起局部症状。此期所引起的症状相当于颈型颈椎病或颈椎间盘症期颈椎病；同样，此期也是这种类型颈椎病的病理解剖与病理生理学基础。

2. **退变中期–椎节明显失稳** 指椎体间关节等退行性变进一步加剧，髓核明显脱水，并可出现纤维环的破裂及髓核移位，以及韧带骨膜下间隙形成。在此情况下可以引起椎节的明显松动及变位，严重者甚至出现半脱位样改变。在此情况下，视原发性或继发性椎管的矢状径不同而在临床表现上有所差异。

（1）**大椎管者** 指椎管矢状径在正常范围内，患者大多表现为窦椎神经受刺激所出现的颈部症状，少有脊髓或神经根受激惹之临床表现。

（2）**小椎管者** 椎管愈小，椎节位移所引起的脊髓、神经根或椎动脉受压征愈明显。因此，其不仅具有颈型颈椎病症状，尚有可能出现根型、椎动脉型或脊髓型颈椎病的主诉与体征。其特点是症状的变动幅度较大，与患者颈部的体位关系密切。

3. **退变后期–椎节失稳后恢复** 此主要由于前期的明显失稳引起椎间隙四周韧带骨膜下出血、机化、软骨化、钙盐沉积及骨化，从而使失稳的椎节逐渐恢复原有的稳定。尽管前纵韧带、后纵韧带以及周围的其他韧带为增生的骨赘所取代，并可对脊神经根、椎动脉或脊髓神经形成持续性压迫，但从椎节的稳定性来讲却获得恢复。此种人体的自然防御机制对小椎管者是有害的，而对大椎管者则十分有利，因为后者一般不引起神经组织的受压症状。

（二）外伤与劳损

在现代生活中，外伤的机会日益增多，尤其是高速公路与超速车辆的出现更加增多对脊柱的损伤机会。作用于头颈部的突发性外伤与颈部的慢性劳损均可引起椎节程度不同的松动与失稳，尤其是当外力引起椎节超限活动时，椎节韧带易出现撕裂征，并可直接引起与前者早期或中期相类似的后果，尤其是椎节位移明显及椎管狭窄者。

（三）咽喉部炎症

主要是咽喉局部及上呼吸道炎性反应，甚易招至椎节周围韧带及关节囊的松弛，以致加重椎旁肌肉受累及无力，从而可以更进一步加剧颈椎的不稳。

（四）其他

包括颈椎的先天性畸形，在治疗中过度的大重量持续牵引、不恰当的手法操作、不适当的颈部锻炼，以及其他凡是可以引起颈部肌肉萎缩的伤患等，均可引起或加重颈椎的失稳。

四、临床特点

（一）概况

下颈椎不稳症的临床表现差别较大，从轻度的颈部不适到根性放射症，甚至瘫痪等，此主要取决于颈椎不稳的程度、椎管矢状径大小的差异、受累椎节的高低、硬膜囊的矢径及发病速度快慢等不同，其临床特点及影像学表现有着明显的差别。因此，在X线片上显示典型的颈椎不稳，临床上可以毫无症状。而对于一位椎管明显狭小或是硬膜囊发育较大者，即便是少许的松动也可引起严重症状，甚至脊髓或脊髓前中央动脉受压（或刺激）而表现出神经症状。鉴于这一情况，对此类患者的临床与影像学特点必须全面考虑。

（二）常见症状

现就其在临床上较多见的症状阐述于后。

1. **颈部症状** 主要表现为颈部窦椎神经的刺激症状，包括颈部不适、僵硬感、活动不便及疼痛等较为多见。约有80%以上的患者感到头颈放在什么位置都不舒服。

2. **根性症状** 当不稳的椎节位移引起根管狭窄时，则由于脊神经根遭受刺激或压迫而引起轻重不一的根性症状。

3. **椎动脉供血不全症状** 主要是位于横突孔内的V-Ⅱ段椎动脉，在受到椎体间关节位移引起钩椎关节变位，以致刺激或压迫椎动脉所致。

4. **脊髓症状** 其原理与前者相似，主要是椎节位移后椎体边缘刺激或压迫脊髓前方或通过脊髓前中央动脉（或其分支沟动脉）所致。此组症状较前者少见，但后果严重，应引起注意。

五、影像学特点

(一) X 线平片

除常规的颈椎正位、侧位及斜位片外，主要拍摄过伸及过屈动力性侧位片，可清晰地显示出椎节位移的方向及程度，并应加以测量（图4-2-3-8-1）。此种改变最早出现，并明显早于MR影像所见。

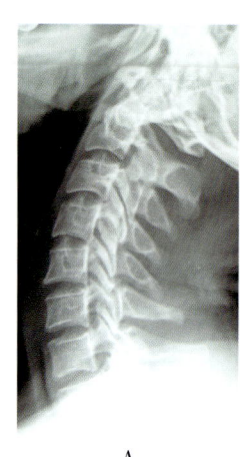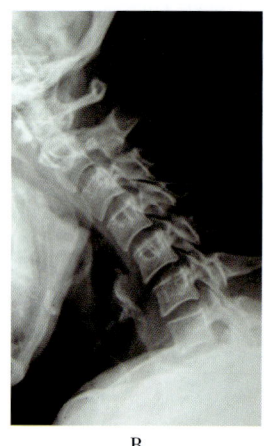

图4-2-3-8-1　颈椎侧位动力位片（A、B）
A. 仰伸状态各椎节处于均衡状态；B. 前屈时显示C_{3-4}、C_{4-5}及C_{5-6}动力性不稳征（梯形变）

(二) MR 检查

对伴有脊髓症状者，应争取同时行 MR 检查，以判定脊髓有无受累及其程度等。由于当前磁共振技术尚无法清晰地显示椎节内脱水性改变，当椎节病变发展到一定程度后方可显示，因此，MR 不能作为早期诊断的依据。

(三) 其他

对伴有明显椎动脉症状者，尤其是拟行正规治疗前应酌情行椎动脉磁共振（MRA）或 DSA 检查。一般无需 CT 扫描及脊髓造影检查。

六、诊断与鉴别诊断

如前所述，从病理解剖及病理生理角度来看，除外伤所引起的韧带及关节囊损伤以致椎节松动外，颈椎不稳症主要是颈椎椎间盘退变过程中的一个阶段，因此其与腰椎不稳症不同，当前少有学者将其视为一独立疾患加以诊断。但从今后发展的角度来观察，一旦将颈椎病的不同状态列为不同诊断命名，颈椎不稳症当然也是其诊断名称之一。

(一) 诊断

主要依据以下 3 点。

1. 病史与临床

（1）病史　除外伤史外，主要是颈椎长期处于过屈状态，过仰亦可；

（2）临床特点　以颈部症状为主，视受累组织不同，亦可有根性或脊髓症状，但较少见。

2. 影像学所见

表现为椎节的松动与不稳，尤其是颈椎 X 线侧位动力片上更为明显。MR 有助于诊断，亦有助于与颈椎间盘突出（脱出）症及骨质增生性颈椎病相区别。

(二) 鉴别诊断

主要与颈椎椎管狭窄症、急性颈椎髓核突（脱）出症及骨质增生性颈椎病等相区别。依据仔细的临床资料与影像学检查，鉴别诊断一般均无困难。

七、治疗

(一) 原发性者

先施以非手术疗法，包括轻重量卧床牵引、颈围、理疗及其他疗法，并注意预防各种诱发因素。对非手术疗法久治无效并已明显影响工作生活者，则可酌情行手术治疗。

1. 手术病例选择

（1）颈部症状明显者　主因颈椎不稳引起窦－椎神经刺激症状而影响正常工作生活者；

（2）中央脊髓动脉受压或受刺激者　因动力性不稳致脊髓前中央动脉间断性受压或受激惹并引起症状者；

（3）其他　凡因椎节不稳引发根性或椎动脉症状者均可考虑施术。

2. 术式选择

（1）椎节撑开、融合术　对一般病例可施以椎间盘切除+椎体间界面内固定或植骨融合术即可，并注意恢复椎节高度。疗效均较好，笔者曾施术多例，疗效满意，定期随访，均获恢复正常生活状态（图4-2-3-8-2~4）。

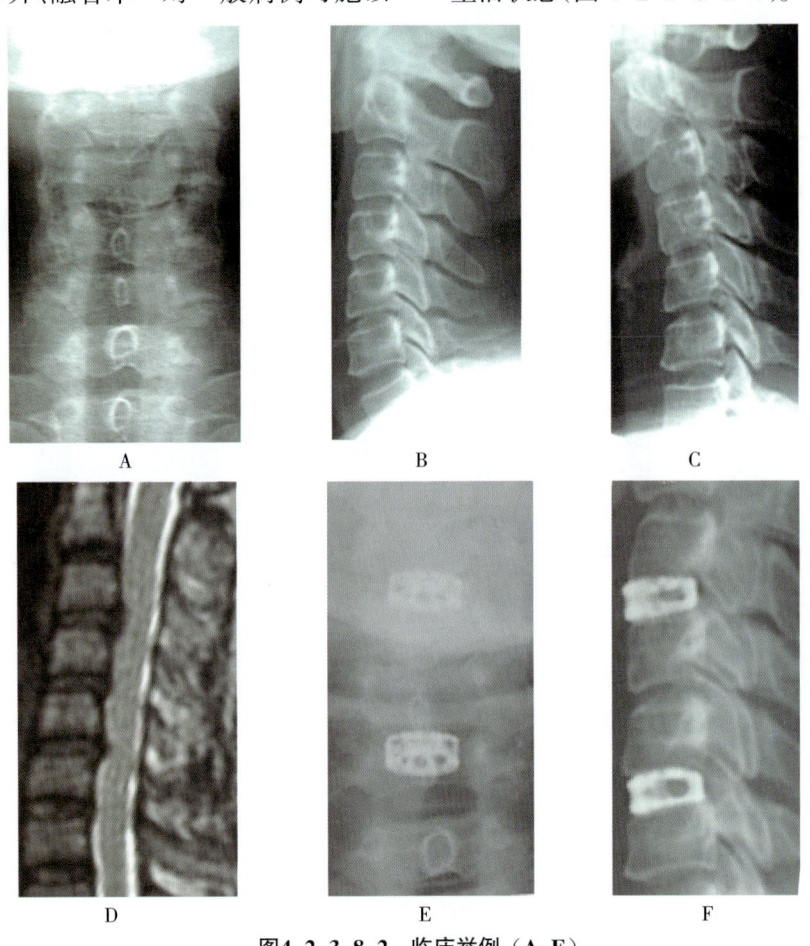

图4-2-3-8-2　临床举例（A~E）

女性，50岁，C_3~C_4、C_5~C_6跳跃式椎间盘突出，行椎节潜式减压、固定术
A.B. 术前正侧位X线片；C. 动力性侧位显示C_3~C_4及C_5~C_6椎节不稳；D. 术前MR矢状位观，显示C_3~C_4及C_5~C_6髓核后突；
E.F. 前路髓核摘除、并对椎节后缘潜式切骨减压+cage植入，术后正侧位X线片

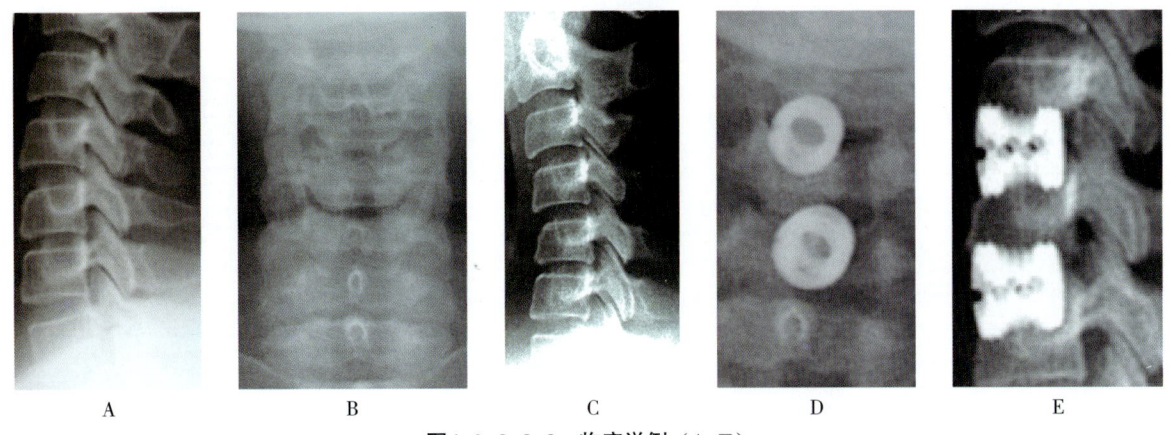

图4-2-3-8-3　临床举例（A~E）

颈椎椎节不稳（C_4~C_5）行椎节撑开固定术　A.B. 术前正侧位X线片；C. 术前过屈侧位显示C_4~C_5不稳及C_{5-6}椎节狭窄；
D.E. 全麻下行C_4~C_5及C_{5-6}椎节撑开、植骨、融合术，用鸟笼式cage植入，术后症状消失

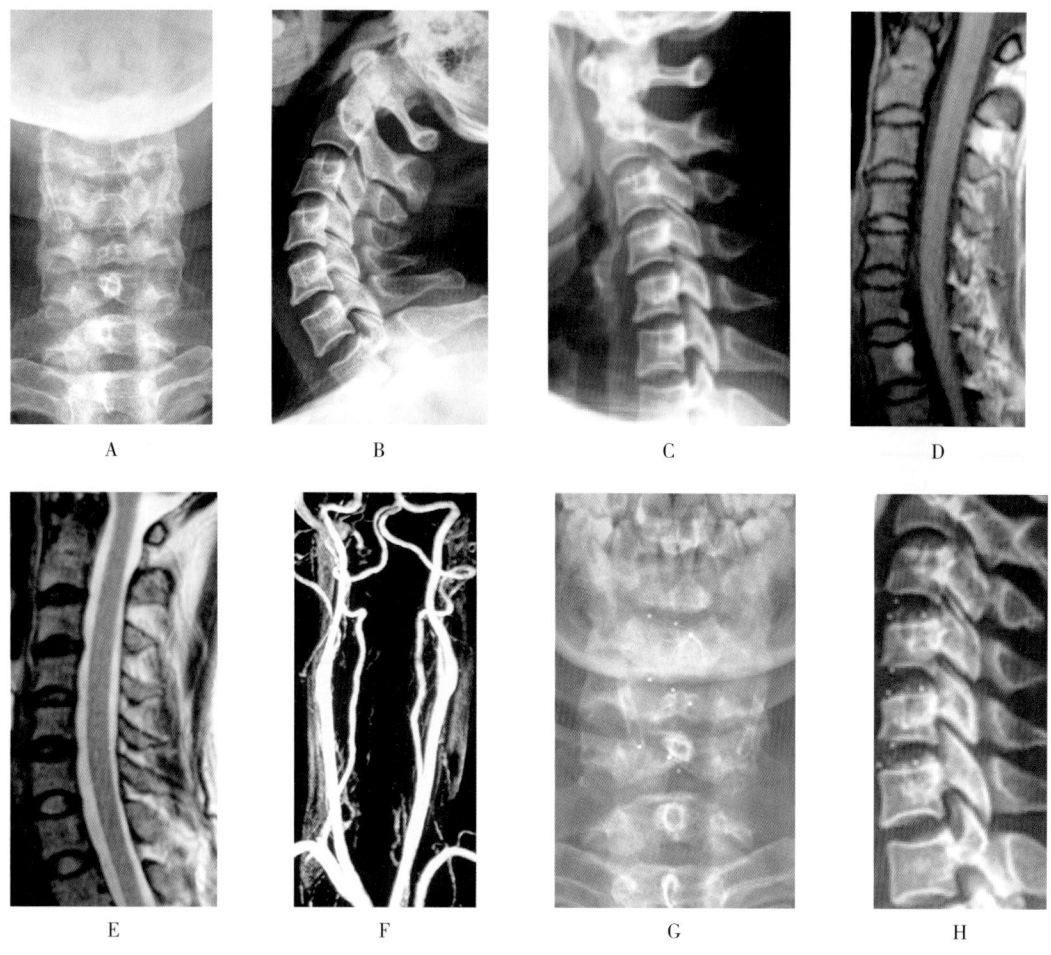

图4-2-3-8-4 临床举例（A~H）

女性，46岁，颈椎不稳症伴严重颈型及椎动脉供血不全症状 A.B.C. 术前正位及侧位伸屈位X线片，显示C_3~C_4、C_4~C_5及C_5~C_6椎节不稳；D.E. MR矢状位T_1、T_2加权显示硬膜囊无明显受压征；F. MRA显示双侧椎动脉属于正常状态；G.H. 行C_{3-6}三节段Cage植入术，术后症状迅速消失，X线正侧位片见椎节高度及曲度正常

（2）伴有髓核突（脱）出者 手术时，可一并处理，包括对突（脱）出的髓核摘除等（图4-2-3-8-5）。

（3）人工关节植入术 在切除病变组织基础上行人工椎间盘植入术亦可获得满意疗效，尤适用于伴有椎动脉及脊髓前中央动脉缺血症状者（图4-2-3-8-6）。

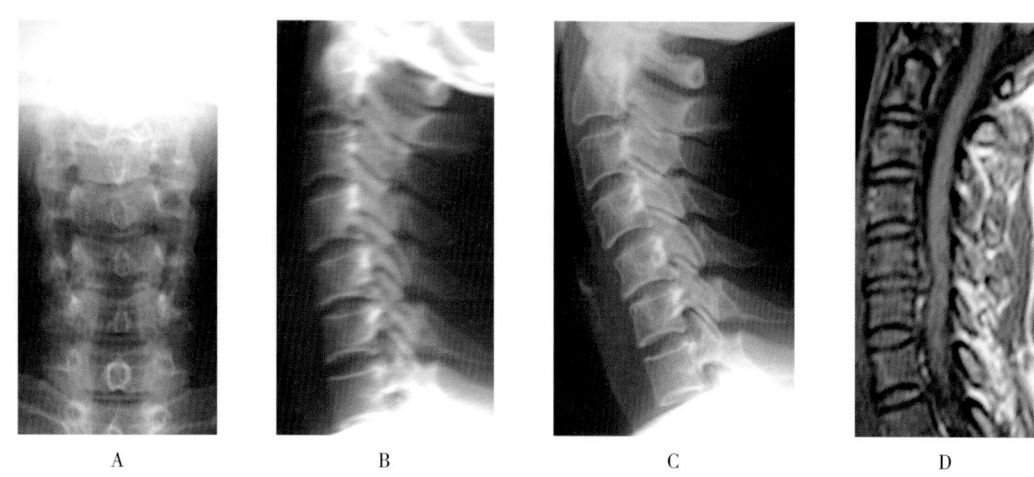

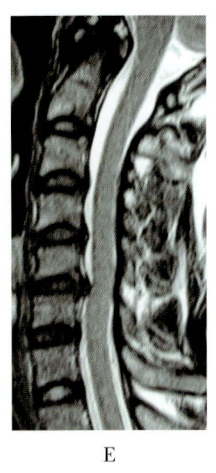 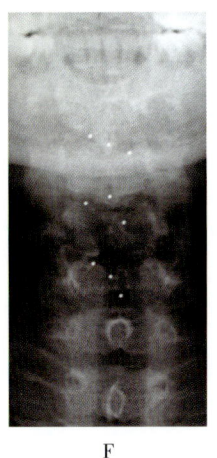 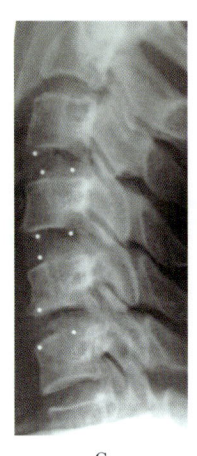

图4-2-3-8-5 临床举例（A~G）

女性，45岁，颈椎不稳症（C_3~C_4、C_4~C_5）及C_5~C_6髓核突出行手术治疗　A.B. 颈椎正侧位X线片；C. 颈椎过屈位显示C_3~C_4及C_4~C_5椎节不稳；D.E. 颈椎MR矢状位T_1、T_2加权；F.G. 行C_3~C_6椎间盘切除+Cage内固定术后正侧位X线片

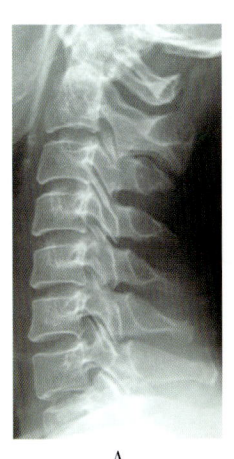 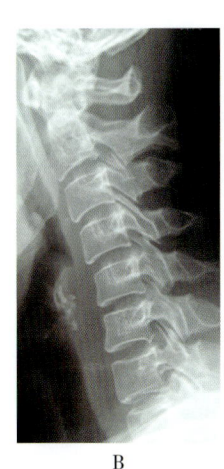 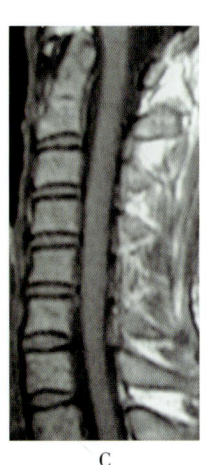 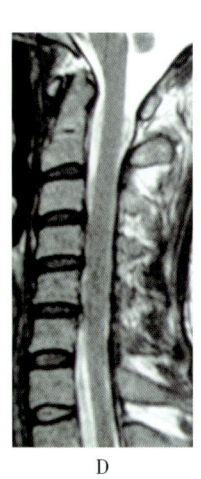 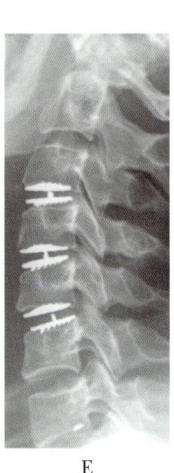

图4-2-3-8-6 临床举例（A~E）

女性，43岁颈椎不稳伴双手麻木及锥体束征阳性　A.B. 术前颈椎动力侧位X线片，显示C_3~C_4、C_4~C_5、C_5~C_6椎节不稳；C.D. MR矢状位，T_1、T_2加权显示硬膜囊轻度受压；E. 行C_3~C_4、C_4~C_5、C_5~C_6髓核摘除及人工椎间盘置入术，术后次日症状即消失

（二）继发性者

视原发病不同而采取相应治疗措施，其中属于颈椎病某一病理生理阶段者，仍应按颈椎病处理，包括非手术与手术疗法，一般均可在原发病得到治疗的同时，椎节亦恢复原有之稳定。

八、预后

单纯性或原发性椎节不稳者预后均佳。但继发性者，视其原发病而异，其中椎管矢状径明显狭窄者，预后较差。

（赵 杰　陈德玉　侯铁胜　赵卫东　赵定麟）

第九节 脊髓前中央动脉症候群的治疗

一、概述

随着对颈椎病的深入研究,各种类型及相关分型之颈椎病患者已日益增多,并为大家所重视。20多年前,笔者曾提出"脊髓前中央动脉症候群"这一基本概念。经长年的临床观察,已从临床表现、影像学特征及手术疗效等方面获得证实,并也逐渐为大家所认同,期望今后在实践中不断丰富其内涵与外延。

本病不仅多发,且日益年轻化,所引起症状既有脊髓缺血所致的双下肢无力、步态失稳等脊髓症状,又同时表现为颅神经和交感神经症状,而且较前者更为多发。因此患者往往就诊于其他专科,易被误诊或漏诊。在此前提下,不仅与此组症状相关的专科医师,而且作为基层的全科医师和各级保健医师均应对本病有所认识,并引起重视。

二、脊髓前中央动脉之解剖学特点

脊髓前中央动脉位于脊髓前方正中裂内,在发育过程中逐渐向椎体后缘靠拢,从而构成易受椎节后缘松动、增生和椎间盘后突等病理性致压因素对该血管形成刺激或压迫而产生一系列症状。该血管上方与双侧椎动脉所构成之基底动脉环相连,并迂曲下行供应脊髓全长;侧方则与第二段椎动脉(V-Ⅱ)相连接。该动脉粗细不一,在颈段(V-Ⅱ)较粗,直径约250μm;其分支有沟动脉和软脊膜动脉,主要向脊髓前2/3部供血。其生理功能远较其他单独营养脊髓的动脉更为重要,包括根最大动脉(adamkiesicz动脉)。

脊髓前中央动脉在正中裂底部,通过细小之沟动脉分布至两侧脊髓实质,以颈段最为丰富,在脊髓全长共200条细支中有80条分布至颈髓,为颈膨大的功能提供血运。其分支沟动脉多呈锐角状由脊髓前中央动脉发出,直径约200μm分布至脊髓前角(侧支)和灰质连合(中间支),深度在0.4~0.6cm之间,但在胸段较深在(图4-2-3-9-1)。

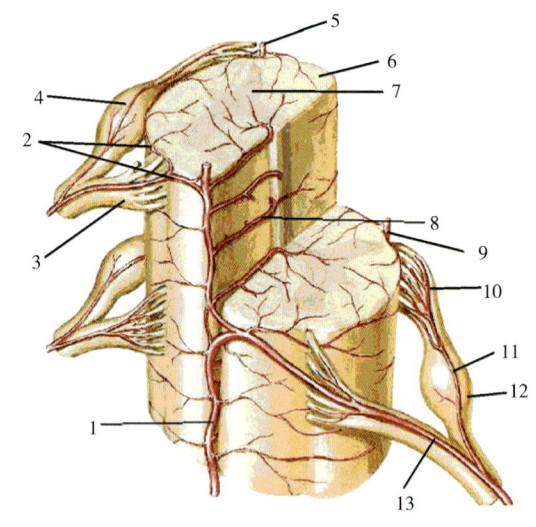

图4-2-3-9-1 脊髓前中央动脉血供范围示意图
1.脊髓前中央动脉 2.动脉冠 3.前根 4.后根 5.脊髓后动脉 6.白质 7.灰质 8.沟动脉 9.脊髓后动脉 10.脊神经后根 11.后根动脉 12.脊神经节 13.前根动脉

脊髓前中央动脉的另一种分支形式是从前中央动脉交替向两侧发出细支,围绕脊髓向后方与脊髓后动脉的分支(即软脊膜分支)连接,并和来自前根动脉的软脊膜支共同参与相互吻合形成动脉冠（图 4-2-3-9-2）。此组环状血管在脊髓表面上下吻合成软脊膜丛，尤其在颈膨大处十分密集，并沿软脊膜隔呈放射状垂直进入脊髓实质，主要向脊髓前柱、中间带及后柱的底部以及白质前索和外侧索深部供血。此外，V-Ⅱ段之椎动脉腹侧亦按节段向脊髓前中央动脉发出一个分支，从而增加了颈段脊髓前中央动脉血管的网孔结构，加之甲状颈干升支通过根动脉的参与，使脊髓前中央动脉的血供更加丰富。此外，Yoshizawa 等在其对脊髓血供的研究中亦证实脊髓前中央动脉的走行、变异及在脊髓内的供血概况，并以微血管造影加以说明（图 4-2-3-9-3）。

临床上脊髓前动脉显影可分为三型，即正常完全型、不完全型和不存在型，后两者均可构成颈髓受损的致病因素。

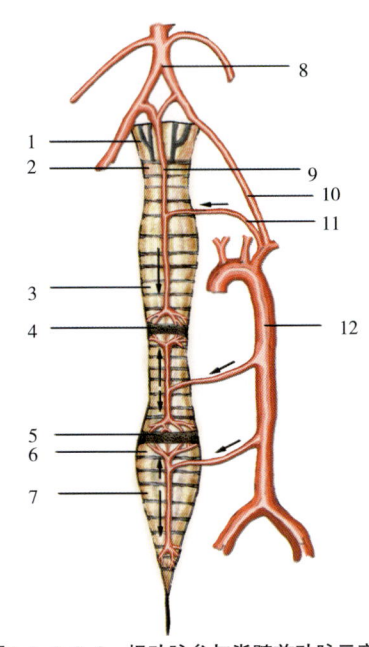

图4-2-3-9-2　根动脉参与脊髓前动脉示意图

脊髓主要根动脉参与脊髓前中央动脉血供　1. 延髓　2. 颈髓节　3. 第一胸髓节　4. 危险区　5. 危险区　6. 第二节腰椎节　7. 第五节腰椎节　8. 基底动脉　9. 脊柱前动脉　10. 椎动脉　11. 颈升动脉　12. 主动脉

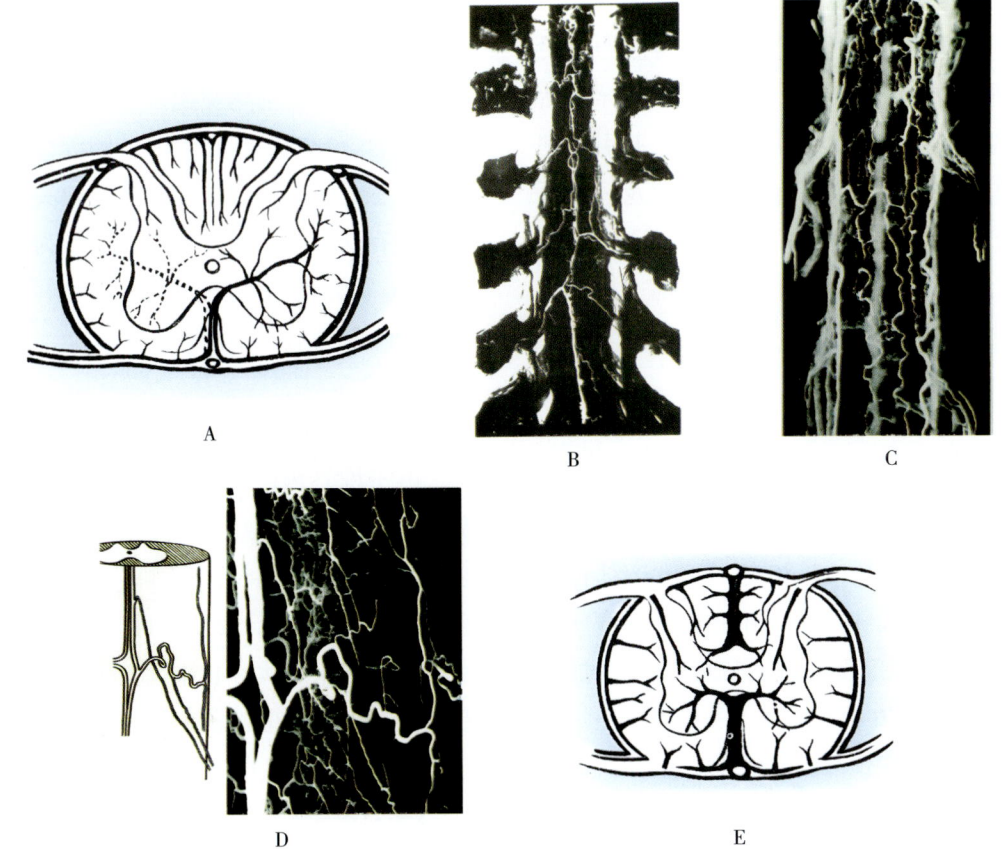

图4-2-3-9-3　脊髓前中央动脉之解剖与血供（自Yoshizawa）

A. 示意图，显示脊髓前中央动脉主要供血至脊髓前方前灰质柱（anterior gray column）；B. 脊髓前中央动脉之走行，并与多条根动脉汇合；C. 脊髓前方之血供分布，脊髓前中央动脉位于焦点前方；D. 脊髓前中央动脉呈双根状，在C_6处形成菱形图征；E. 为脊髓前后静脉分布状态示意图

三、累及脊髓前中央动脉的诸病理解剖和病理生理因素

临床上常见的因素主要有以下几类。

(一) 髓核后突

最为多见,当椎节退变到一定程度时,髓核受压应力作用易突向周边较为薄弱的部位,包括椎节后缘中部(有血管支穿通的裂隙处)。后突之髓核开始为膨隆状,渐而形成疝样突出,随着病变加剧,变性或硬化之髓核有可能穿过血管裂隙脱到椎管内形成"脱出";个别病例也有可能穿过硬膜进入蛛网膜下腔内。但临床上以"突出"为多见,此时则可刺激和压迫脊髓前中央动脉,尤多见于伴有先天发育性椎管狭窄的患者。

(二) 骨刺形成

颈椎椎体后缘骨质增生多起自两侧钩椎关节处,如同时伴有椎节不稳,则可因椎节异常活动而造成椎体后缘韧带与骨膜下撕裂,并引发韧带-骨膜下间隙血肿,之后再通过机化及钙化而形成骨赘。如果此骨赘恰好位于后方正中,或是呈条状波及椎节中部时,则构成脊髓前中央动脉持续受压的另一常见因素。

(三) 动力性因素

在颈椎退变过程中的椎节不稳亦构成脊髓前中央动脉受累的另一常见因素,此在临床上最为多见,且与椎管矢径狭窄正相关。因此,当体位变化时,脊髓前中央动脉可相继出现折曲、狭窄或复原等一系列病理生理改变,并可因此而诱发、加剧或减缓症状。在 MR 检查时由于颈椎处于正常状态而不易显现,但在颈椎侧位动力性拍片时,可以从椎节的梯形变而加以推断,并可予以判定。

(四) 其他因素

1. **外伤** 颈椎外伤,包括颈椎过伸性损伤等均有可能引起局部血肿、椎节半脱位、髓核位移、脊髓前中央动脉内膜受损及后期形成的骨赘等致使脊髓前中央动脉受累。

2. **肿瘤** 此种因素在胸段较多。颈椎少见;此时主要是由于椎体膨胀性肿瘤或椎管内肿瘤直接压迫该血管所致。

3. **血管本身疾患** 老年患者因心脏功能不全或动脉粥状化波及脊髓前中央动脉引发。此时患者全身状态大多欠佳,且局部体征不明显,多属伴发症状,临床意义不大。

四、临床特点

本组病例症状十分复杂,根据笔者多年经验可归纳以下四组表现。

(一) 脊髓受累症状

主因脊髓前中央动脉血流不畅波及一侧或两侧沟动脉脊髓前角支配区引发运动障碍,包括肢体无力、踏空感、步行偏向一侧等,下肢重于上肢。但感觉障碍较轻,以温、痛觉缺失为主,而深感觉少有受波及。反射改变大多较为明显,包括 Hoffman 征阳性,上、下肢肌腱反射增强或亢进及踝关节阵挛征阳性等。

(二) 交感神经症状

由于椎管内(尤其是脊髓表面和血管周围)有着丰富的交感神经节后纤维,当血流受阻一旦波及此组神经末梢时,则立即出现繁杂的交感神经症状,并在治疗后随血流再现而迅速消失。其中常见的临床症状有心悸、血压不稳、胃肠反应、四肢发冷及面色苍老感等。

(三) 颅脑症状

亦为本病多发症状,主要表现为头昏、头痛、眩晕、视力模糊、复视、耳鸣、听力障碍、恶心、呕吐及咽喉部敏感(甚至刷牙时都会感到恶心)等与颅

神经相关之症状,且与颈椎不当活动直接相关。

(四) 其他症状

病程长者常伴有精神方面症状,多因诊断未果、疗效欠佳及忧虑所引发的心理障碍,其中严重者可有焦虑症表现,尤以更年期女性为多发。病程愈长症状愈复杂,甚至可影响术后效果。此外,患者也可伴有因窦—椎神经受刺激所引发的颈部不适、疼痛及活动不便等症状。

五、诊断

本病的诊断主要依据以下特点。

(一) 临床症状及易变性特征

有前述两组以上症状并伴易变性特点者即具有临床意义,特别在本病早期,各种症状可随头颈部持续低头前屈而诱发或加重。

(二) 体征与主诉的不对称性

与前者特点一致,在发病早、中期,由于脊髓前中央动脉处于动力性狭窄状态,其症状可随颈椎椎节失稳致脊髓前中央动脉供血不全而引发症状,且主诉较多,但在就诊时由于待诊前的休息,以致阳性体征较少,且较轻。

(三) 影像学所见

除一般影像学所见外,更应注意颈椎侧位动力位 X 线梯形变,颈椎 CT、CTM 及颈椎 MR 横断面及矢状面上可显示脊髓前中央裂处受压及受阻征所见(图 4-2-3-9-4~8)。

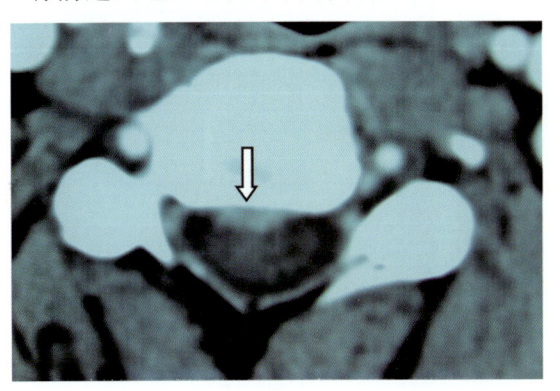
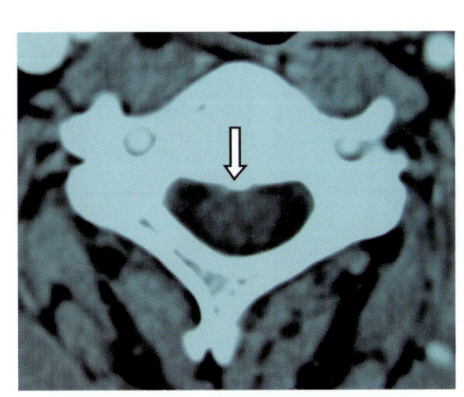

图4-2-3-9-4　CT扫描所见(A、B)
A.CT横切面扫描显示髓核后突; B.椎体后缘骨性致压物,致脊髓前中央动脉受压

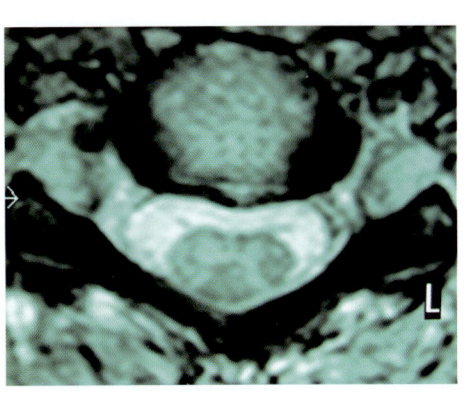

图4-2-3-9-5　MR所见
MR横断面显示髓核后突致脊髓前中央动脉受压症(轻度)

图4-2-3-9-6　CTM所见
CTM显示脊髓前中央动脉呈节段性受阻状

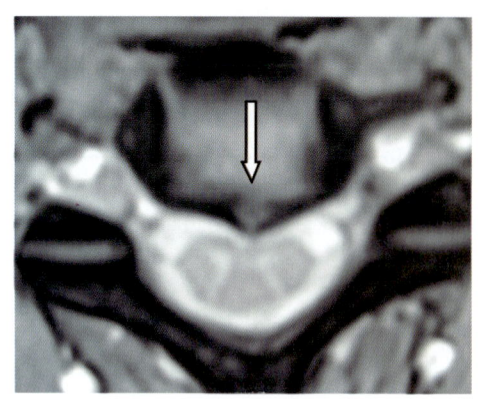
图4-2-3-9-7 MR所见
MR水平位显示髓核后突致脊髓前中央动脉中度受压

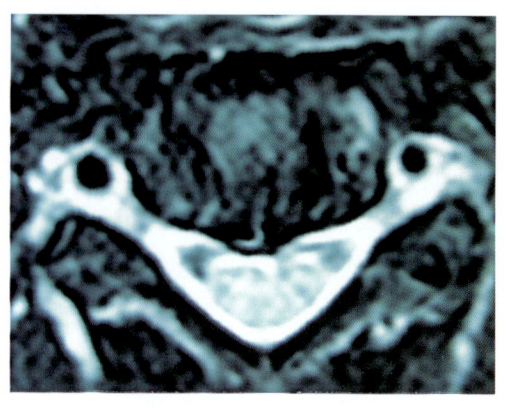
图4-2-3-9-8 MR所见
MR水平位显示髓核后突致脊髓前中央动脉重度受压

本病的影像学特点、临床症状之严重程度明显高于影像学所见,尤其是CT、MR等,以致临床医师不敢诊断。例如图4-2-3-9-9为严重锥体束征阳性患者,双下肢无力,MR矢状位所见并不严重,但MR横切面上显示脊髓前中央动脉直接受压征。在除外其他疾患的同时,可初步确诊为该病。

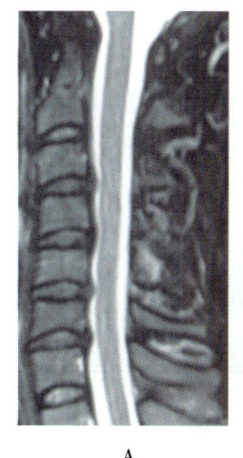
A

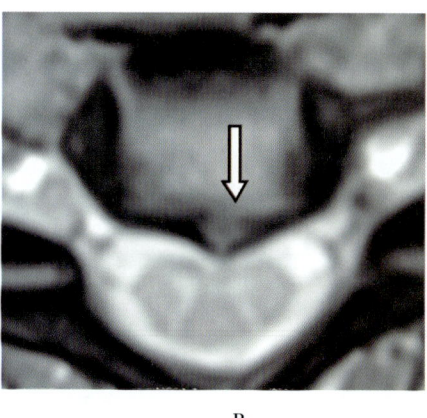
B

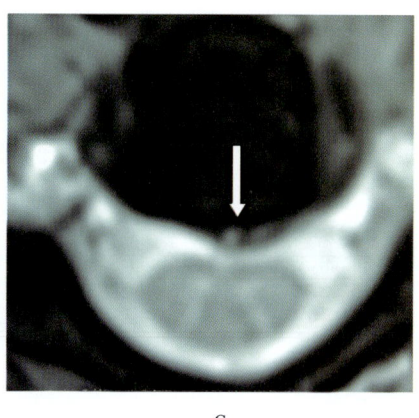
C

图4-2-3-9-9 临床病例(A~C)
女性,39岁 A.MR矢状位所示颈髓受压并不严重,但锥体束征明显;B.C.MR水平位显示脊髓前中央动脉受压征明显

(四)除外诊断

主要除外非本病所引起之颅脑与交感神经症状,应请五官及神经内科等专科医师会诊协助除外,尤其是头痛症状可因多种疾患所致,应全面考虑,以防误诊。

六、鉴别诊断

本病主要与以下3种疾患区别。

(一)脊髓型颈椎病

两者具有同源性,本病多因椎体后缘骨赘从前方直接压迫脊髓引起以运动障碍为主的锥体束征,多见于老年病例,一般不伴有交感神经及颅脑症状,症状多呈持续性,在颈椎侧位动力性片上一般无梯形变所见。CT及MR水平位可显示椎体后缘骨赘较宽,或髓核突(脱)出较宽。

（二）椎动脉型颈椎病

系钩椎关节病所引起之椎动脉型颈椎病，亦多伴有症状之易变性，并与颈部活动相关。但一般无脊髓症状，X 线片显示钩椎关节处有致压物，MR 检查可显示椎动脉异常；旋颈动作可诱发或加重症状。

（三）颅内病变

包括神经内科及众多疾患都可出现颅脑症状，均需加以鉴别，可请专科医师加以区别。

七、治疗

（一）以非手术疗法为主

每例均应先试以非手术疗法，尤其症状较轻的初发病例；以纠正不良之睡眠、生活及工作体位为主，轻重量持续牵引有效，但牵引角度以与颈椎平行为宜，不宜仰伸，可配合药物治疗。

（二）手术疗法

对重型，尤其是伴有脊髓症状、严重颅脑及交感症状、久治无效者可选择手术疗法。手术应切除致压物（骨赘或髓核），并恢复椎节高度和生理曲度。笔者曾施术 50 余例，疗效均较满意，至今尚未见有复发者。

1. 病例选择

（1）手术适应证：

① 非手术疗效无效者：凡诊断明确，经非手术疗法无效或虽有效但经常发作影响日常工作、生活者；

② 已出现锥体束征者：表明病情较重，尤其是步行踩棉花感、踝阵挛阳性者，可因突发性跌倒、急刹车等而引发瘫痪者；

③ 对牵引疗法有效者：凡对牵引疗法，包括徒手牵引有使症状缓解者，手术大多有效，表明牵引后使椎管矢径增宽而改善脊髓前中央动脉受压状态。

（2）手术禁忌证：

① 诊断未明确者：尤其是在同一地区或同一医院，主要医师诊断意见不一致者，切勿随意手术，以防术后引起人为麻烦；

② 无法除外侧索硬化症者：对锥体束征明显，但无感觉障碍者切勿施术；

③ 全身状态不佳者：对全身主要脏器无法忍受麻醉及手术者，应慎重；

④ 心理障碍征明显者：当今社会精神因素引发各种症状十分多见，尤其是客观检查（体检及影像学）不支持之病例，应先请相关科室医师会诊。

2. 麻醉与体位

（1）麻醉　目前以气管插管全麻为主，必要时亦可选择颈丛 + 局麻；

（2）体位　自然仰颈位。

3. 施术步骤

（1）切口　微创切口，2~2.5cm（图 4-2-3-9-10）。手术方便与否其关键是对颈深筋膜的松解，务必充分。

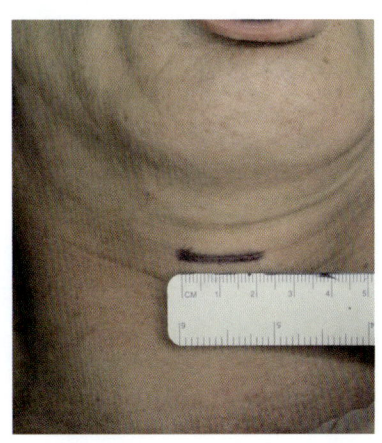

图4-2-3-9-10　微创切口，2~2.5cm

（2）显露施术椎节　通过疏松的内脏鞘与血管神经鞘间隙，术者用示指松解、分离即达椎节前方。左侧用钝角 S 形拉钩牵开，右侧以钝性骨膜分离器牵开即可。

（3）切骨减压　对施术椎节呈口字形切除

前纵韧带及纤维环,常规摘除髓核后切除椎体后缘骨赘或后突之髓核,必要时采取潜式减压术式。

(4)恢复椎节高度与曲度 对改善脊髓受压状态的首先是恢复椎管原有矢状径。为此,恢复椎节的高度与曲度具有直接作用,在此前提下切除致压物(髓核、骨赘等)才更有作用。因此对于脊柱手术强调首先恢复椎节的高度和生理曲度,除非有巨大致压物必须先清除者。

(5)人工椎间盘的应用 笔者早于20世纪80年代初即开展颈椎的非融合技术用于治疗各型颈椎病,并将自行设计的颈椎椎间盘及颈椎人工关节用于此类病例;但当年无MR技术,缺乏记录材料。目前由于MR的广泛应用,并对脊髓中央动脉症候群可以客观地加以确认,因此人工椎间盘亦已用于本病,详见临床病例4(图4-2-3-9-14)及本卷第四章内容。

一般情况下多选用扁形Cage,以上下带倒刺的Stryker Cage为理想,或是选用IntroMed可锁定之Cage+钛板(见下面所介绍的临床病例)。

4. 术后处理 同一般颈椎前路手术,不赘述。

八、临床病例介绍

[例1]图4-2-3-9-11 女性,54岁,脊髓前中央动脉症候群(A~N)。

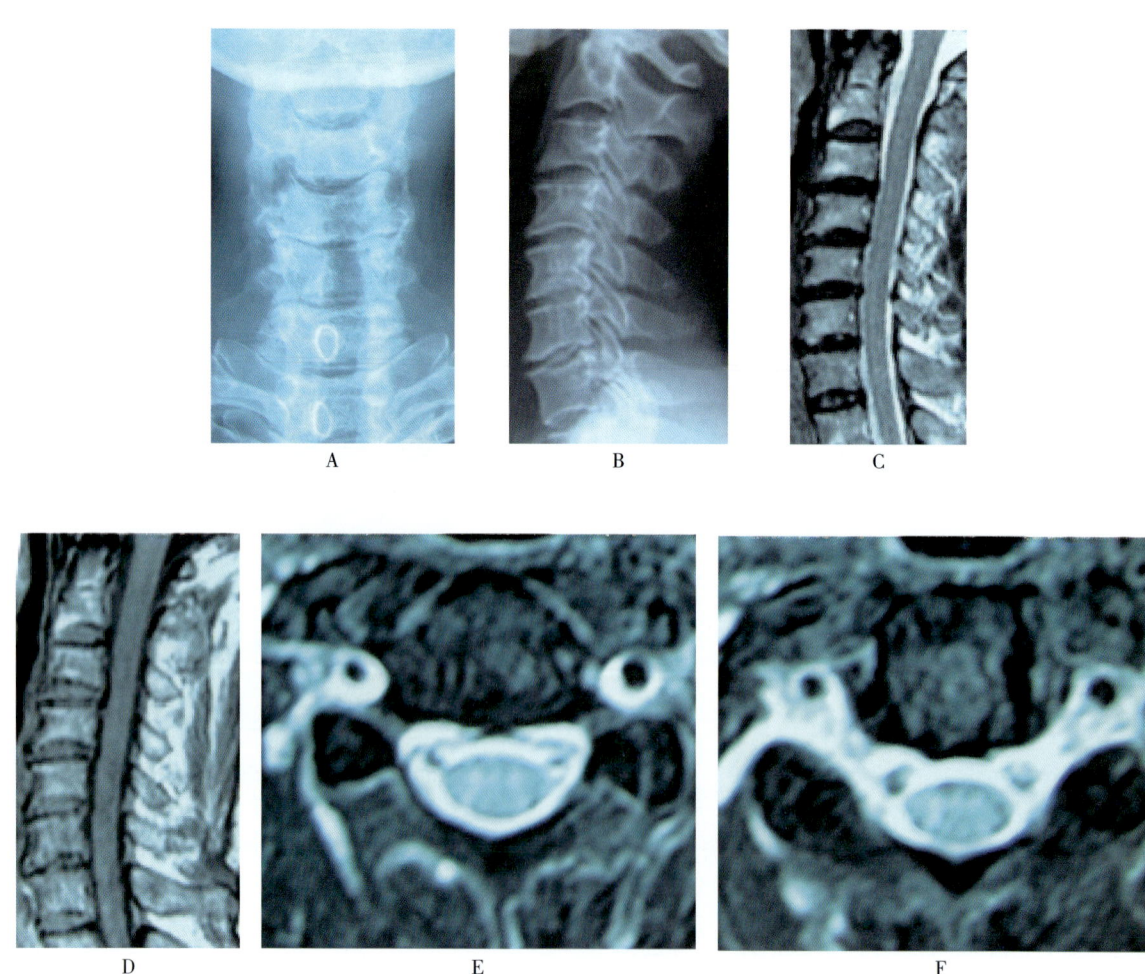

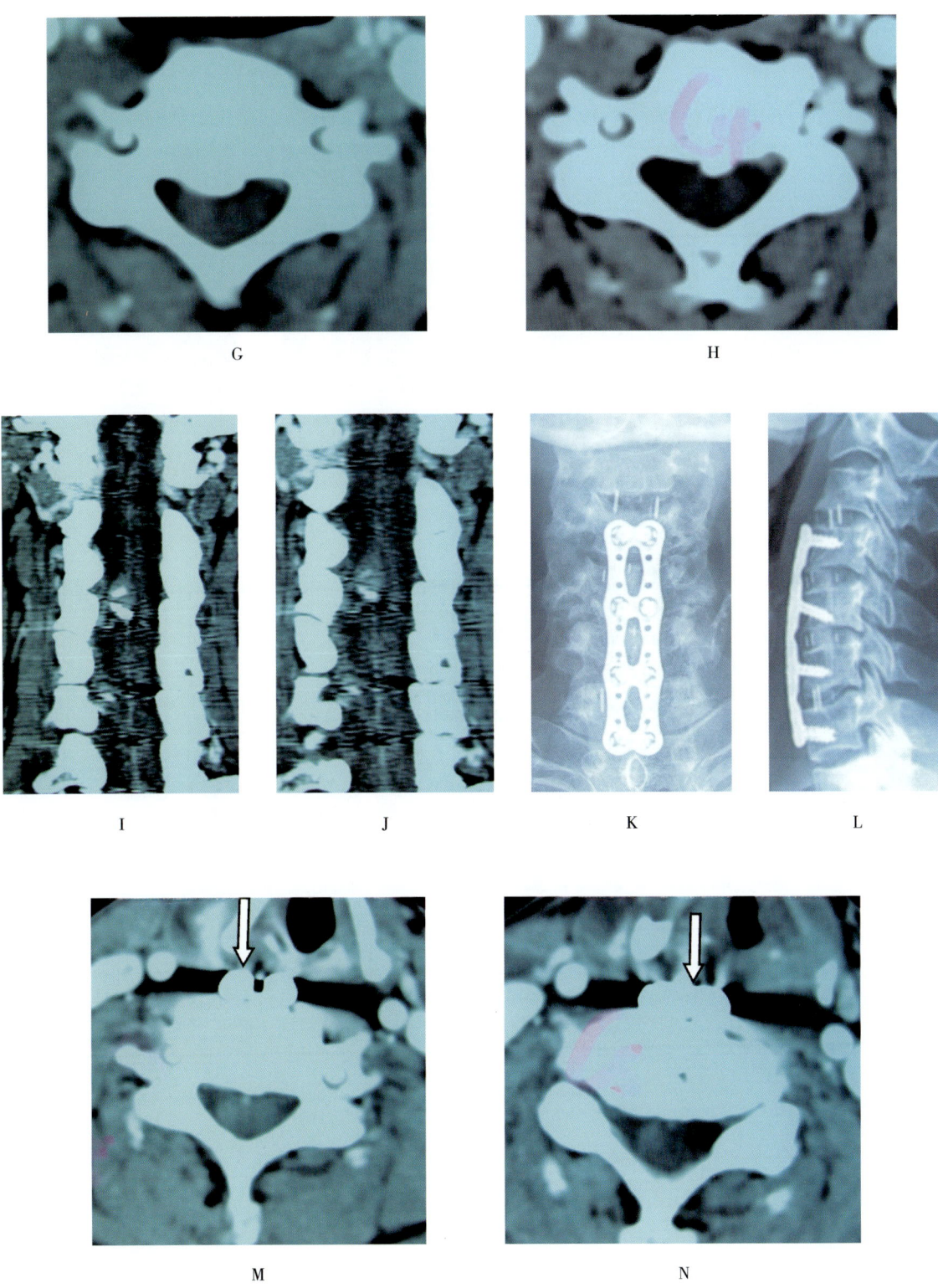

图4-2-3-9-11 临床举例1（A~N）

A.B. 术前X线正侧位片；C.D. MR矢状位观（T_2、T_1加权）；E.F. MR水平位观；G.H. CT扫描水平位观；I.J. CTM显示脊髓前中央动脉多节段受阻征；K.L. 按常规小切口行$C_{3-4、4-5、5-6}$及C_{6-7}4节段减压术，切除椎节后缘致压物，Stryker带刺之扁形Cage及钛板植入，二周后原症状消失；正侧位X线片显示椎节高度与曲度恢复如常；M.N. 两年后CT扫描显示椎节后缘致压骨已切除，箭头所指处为椎节钛板固定螺钉

[例2]图4-2-3-9-12　女性,48岁,因双下肢无力、跛行伴头昏、视力障碍来院,拟诊脊髓前中央动脉症候群(A~H)。

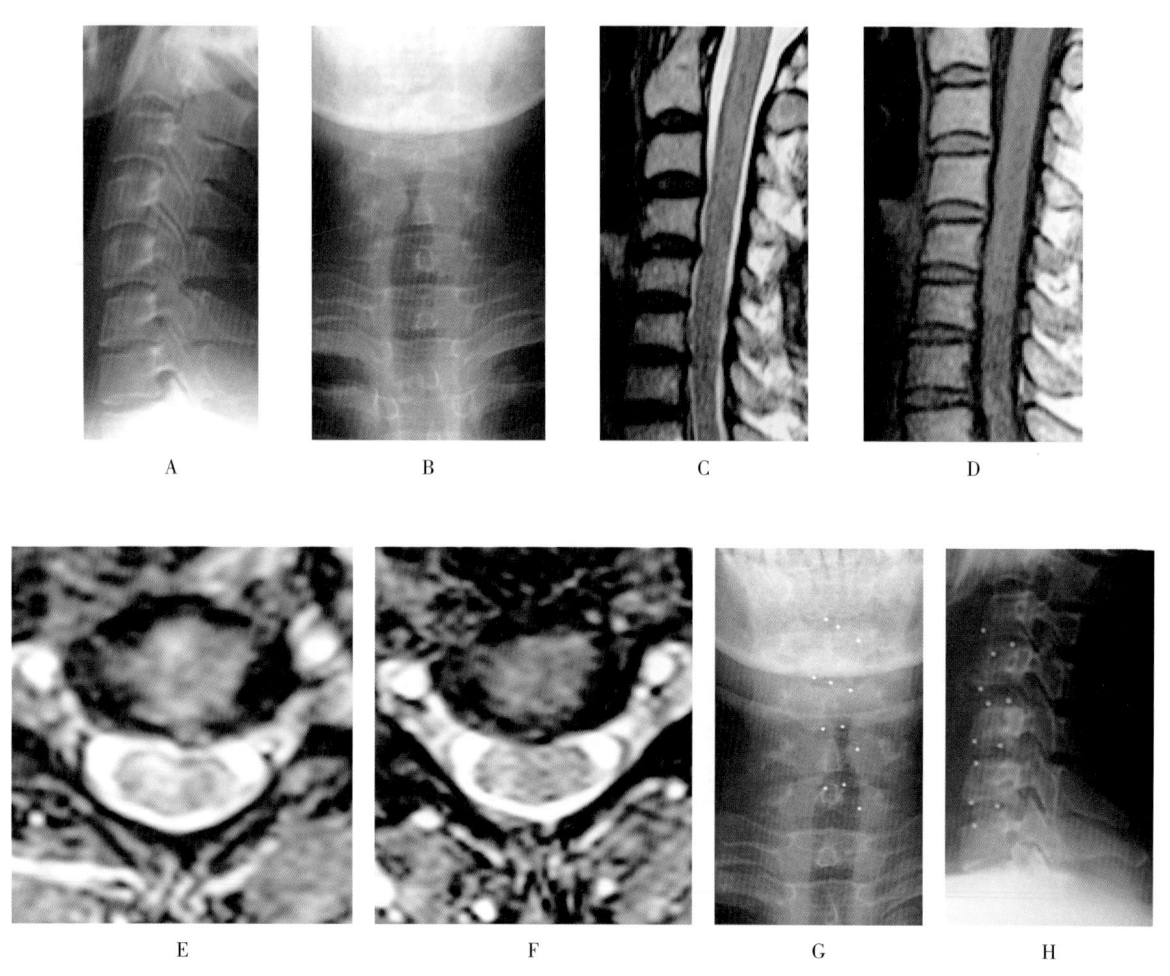

图4-2-3-9-12　临床举例2(A~H)

A.B. 术前X线正侧位观；C.D. MR矢状位显示多节段硬膜囊受压征；E.F. MR横断面,见后突之椎间盘对脊髓前中央动脉形成压迫征；G.H. 全麻下行C_{3-4}、$_{4-5}$、$_{5-6}$及C_{6-7} 4节段减压,切除后突之髓核,放置Cage,术后X线片显示椎节已恢复原有高度与曲度,次日即下地行走,随访5年余,未再复发

[例3]图4-2-3-9-13　女性,46岁,因脊髓前中央动脉症候群,经非手术疗法久治无效要求施术(A~J)。

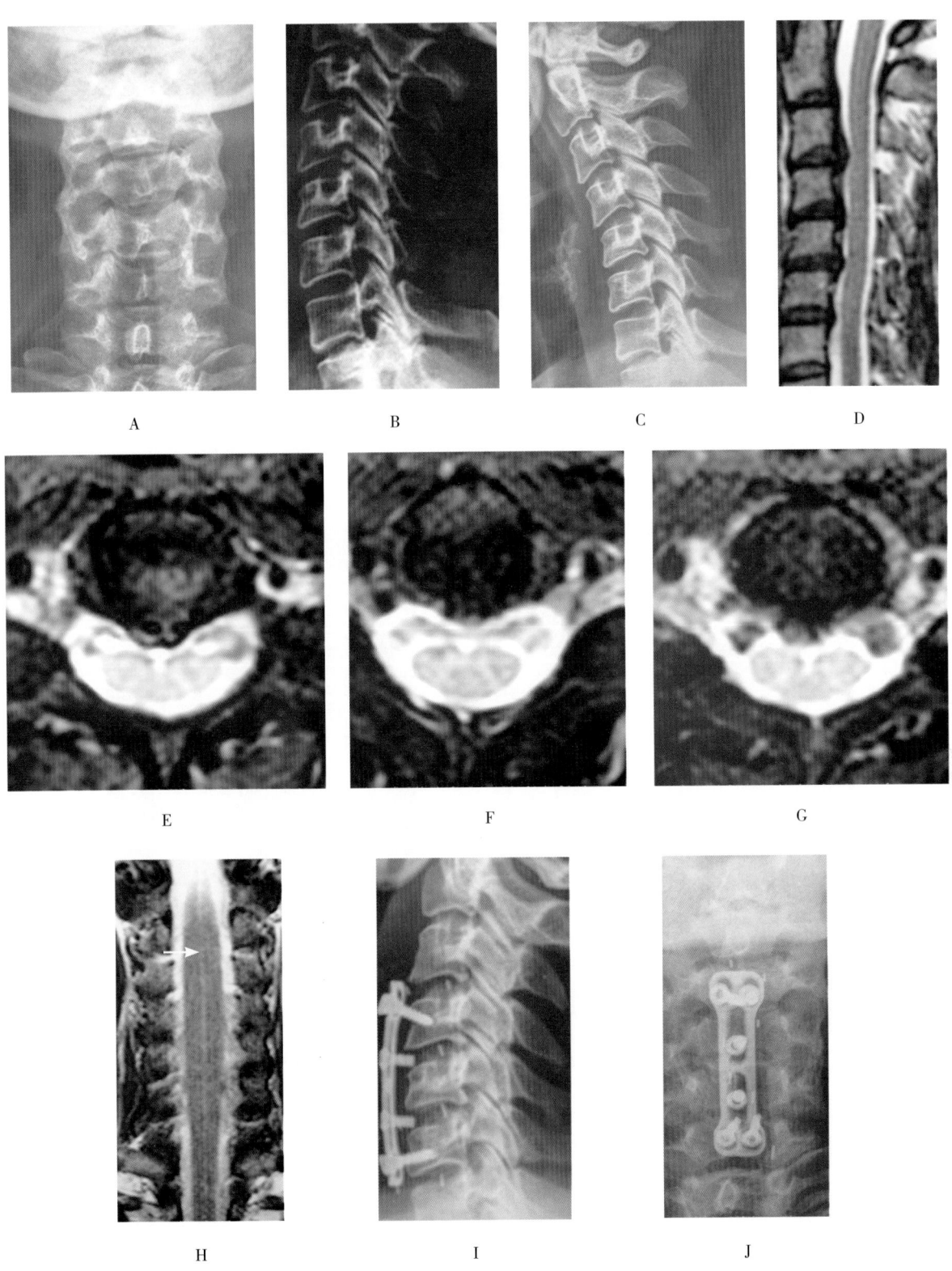

图4-2-3-9-13　临床举例3（A~J）

A.B. 术前正侧位X线片；C. 动力性前屈位显示多节段不稳征；D. MR矢状位见C_{3-7} 4个节段髓核后突征，以C_{3-4}最为明显；E.F.G. MR水平位显示脊髓前中央动脉受压征，尤以C_{3-4}（E）及C_{5-6}（G）为甚；H. 颈段CTM见脊髓前中央动脉受阻征，箭头所指处为C_{3-4}椎节；I.J. 颈前路减压，清除C_{3-7}之间4节段脱出之髓核及椎体后缘骨赘，以Cage+钛板固定（IntroMed），术后次日视力明显改善，复视征消失，双手肌力增加，随访3年余，无复发

[例4]图4-2-3-9-14　女性,44岁,脊髓前中央动脉症候群(A~R)。

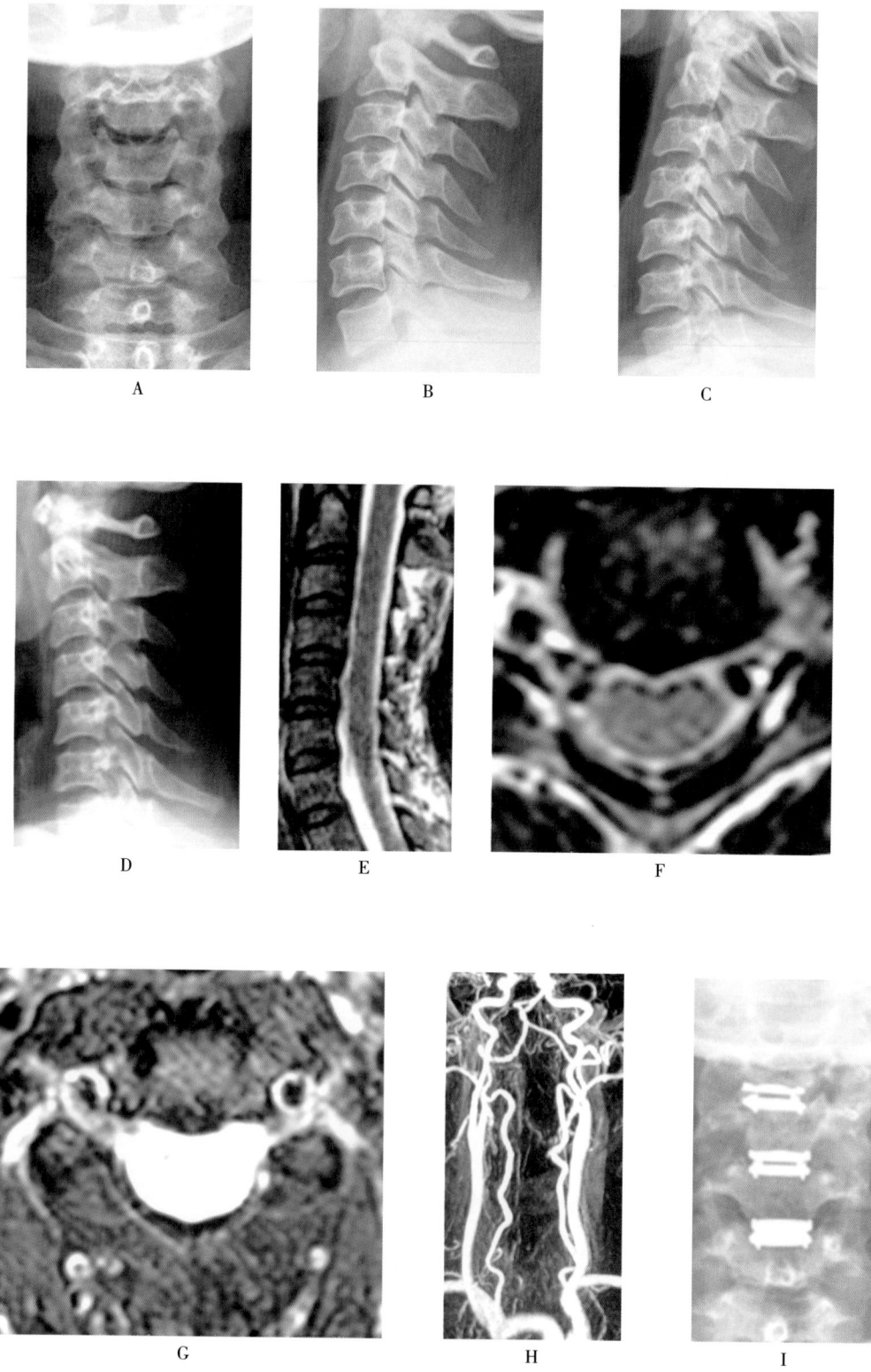

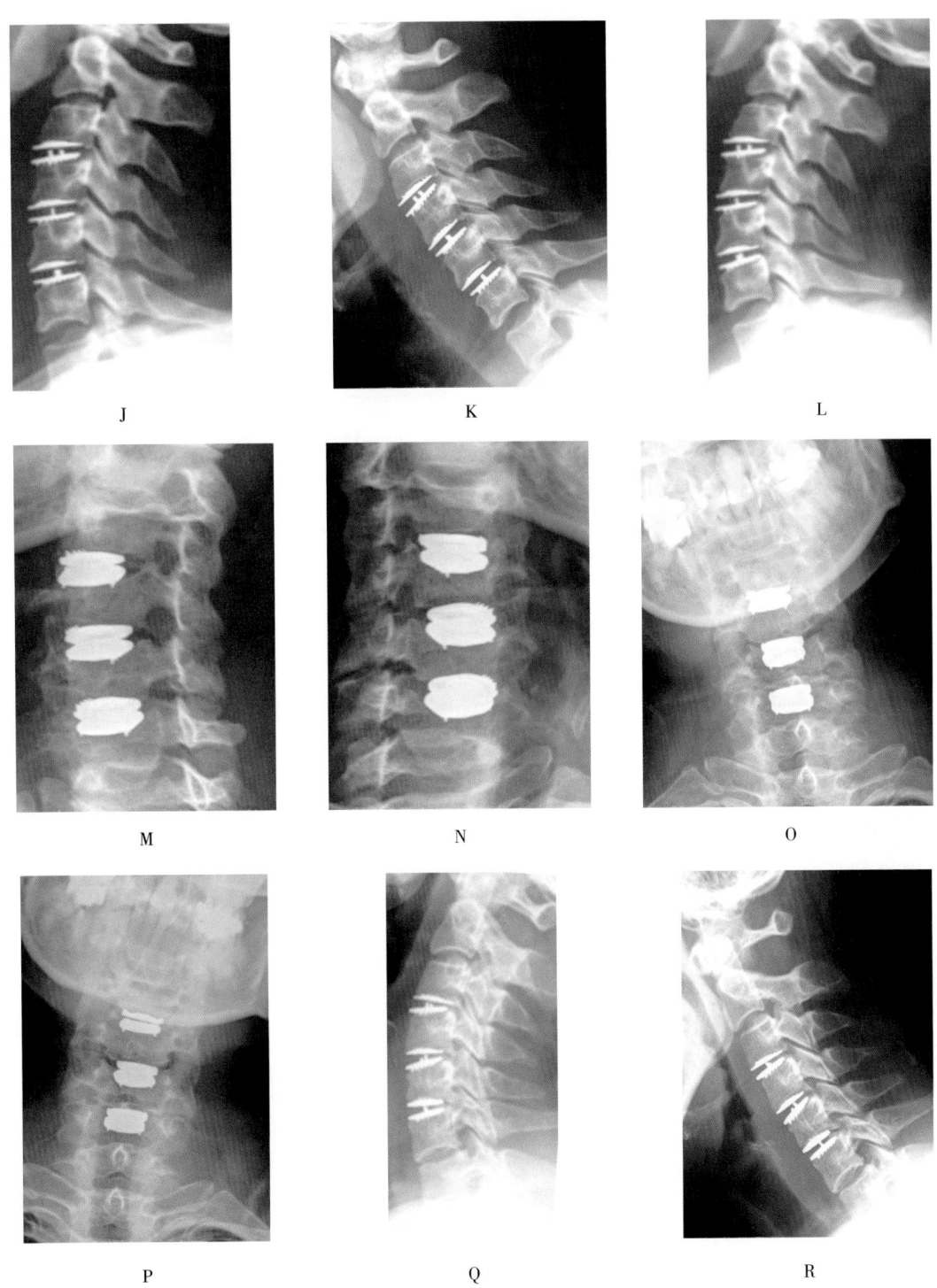

图4-2-3-9-14　临床举例4（A~R）

A.B. 术前正侧位X线片；C.D. 颈椎侧位动力位片，显示C_{3-4}、C_{4-5}、C_{5-6}椎节不稳；E. MR矢状位，显示椎管前方多节段轻度受压征；F.G. 见脊髓前中央动脉受压；H.椎动脉磁共振（MRA）显示双侧椎动脉多节段折曲及狭窄，尤以左侧为重；I.J. 全麻下行C_{3-4}、C_{4-5}、C_{5-6}三节段椎间盘切除+人工椎间盘植入术，术后正侧位X线片，见位置满意；K.L. 术后一周原颅脑症状基本消失，双肩及后背处已无痛感，颈部可随意活动，X线侧位伸屈片显示人工椎间盘稳定，椎节处于正常状态；M.N. 为颈椎斜位片；O~R. 为术后11天颈椎左右侧屈运动及伸屈活动；术后二年随访疗效满意

（赵定麟　陈德玉　严力生　李立钧　林研　张玉发　倪春鸿　赵卫东　杨立利　于彬　刘忠汉）

第十节 介导微创治疗颈椎外科技术

一、概述

椎间盘突出症（disc herniation，DH）是骨科常见病、多发病，是导致颈肩腰腿痛最常见的原因。常规开放手术摘除椎间盘，可达到神经根松解和减压之目的，但存在创伤大、恢复时间长、术后并发症多等缺点。微创介入技术治疗椎间盘这类疾病包括经皮化学髓核溶解术、经皮椎间盘切除术、经皮激光椎间盘汽化减压术、椎间盘髓核成形术等方法。这些方法具有操作简单、创伤小、恢复快和并发症少等优点，能克服开放手术带来的并发症。

椎间盘源性疼痛（discogenic pain，DP）是近年来随着精确脊柱注射技术和影像学诊断的进展而提出的概念。临床发现该类患者有时并不伴有髓核突出，推测其致痛原因可能是纤维环受损及其修复或盘内瘢痕组织压迫引起的神经激惹。椎间盘源性疼痛的治疗存在较大争议。保守治疗失败后，通常采取椎间融合术或长期止痛药物治疗。近年来发展的经皮髓核成形术（Nucleoplasty）和经皮椎间盘内电热疗术（intradiscal electrothermal annuloplasty，IDET），能修复和加强磨损脆弱的纤维环，灭活椎间盘内炎症因子、降解酶和盘内痛性细小神经，使疼痛缓解或消失。

目前治疗椎间盘疾病的微创技术开展非常活跃，如果对这些技术及其适应证没有一个正确的认识，则会影响治疗的效果和技术的发展。本章将主要介绍有关椎间盘退变性疾病的微创治疗技术与骨质疏松性骨折的椎体成形术和后凸成形术技术。

二、经皮激光颈椎间盘汽化减压术

（一）病例选择与器械

1. **手术适应证** 需同时符合以下几项。

（1）肩颈部疼痛，沉重伴上肢根性酸胀、灼痛、麻木等症状；

（2）颈椎间盘突出 单纯性髓核膨出、纤维环完整；

（3）临床症状和体征与 CT、MR 等影像学诊断相一致；

（4）保守治疗两个月无明显疗效。

2. **手术禁忌证**

（1）纤维环破裂，椎间盘脱出或游离至椎管内；

（2）骨性椎管狭窄，椎间盘钙化、骨赘或后纵韧带骨化压迫；

（3）脊髓受压严重；

（4）精神异常或心理障碍者；

（5）出血倾向，严重心脑血管疾病；

（6）严重脊髓受压者。

3. **所需器材** 主要由穿刺针和激光机及其附属设备组成（图 4-2-3-10-1）。

（1）激光器 1 台，目前国内多选用半导体激光治疗系统，波长 810nm，功率 15w；

（2）光导纤维 1 根，直径 400μm；

（3）观察镜 1 个，监视激光发光；

（4）直径 18G、长度 15cm 带芯穿刺针 1 根；

（5）"Y"型三通管 1 个。

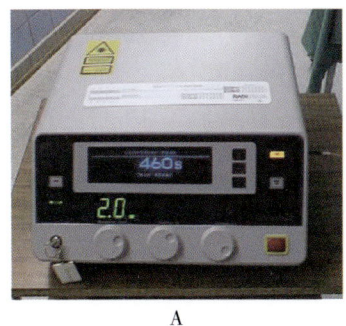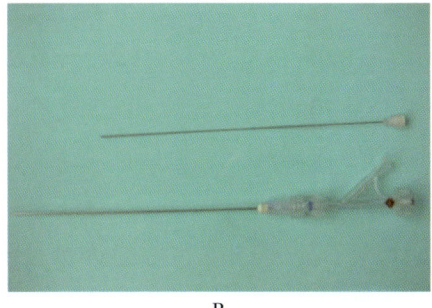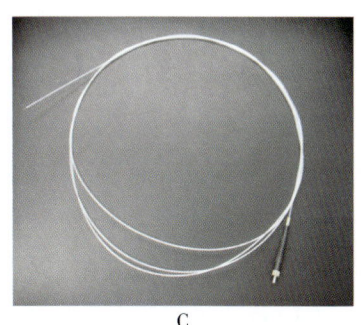

图4-2-3-10-1 半导体激光治疗系统（A~C）
A.半导体激光机；B.穿刺针；C.光导纤维

（二）体位与麻醉

1. 体位 仰卧位，颈肩部垫薄枕使头颈稍后伸。

2. 麻醉 2%利多卡因5ml经皮肤、皮下组织、肌筋膜直达椎前外侧进行局部浸润麻醉麻醉。

（三）操作步骤

1. 定位与穿刺 应用C-臂X线机，先在颈椎正位定位，调整X线机显示出最大病椎间隙，正位定位时应从C_7向上依次确定椎间隙，侧位定位时应从C_2向下依次确定椎间隙。采用右前方入路，在椎间盘平面取颈动脉鞘与内脏鞘之间为穿刺点。将气管和食管推向对侧，注意避开颈部血管、气管和食管。

2. 检查光纤（图4-2-3-10-2） 用穿刺针在X线透视或CT引导下取与躯干正矢状面约45°角进针，刺入病变椎间隙中心部，正位位于棘突附近，侧位位于椎间隙中央（图4-2-3-10-3）。

3. 连接激光器 正侧位透视证实穿刺针位置准确后，退出穿刺针芯，安装置入激光光纤，固定在穿刺针内。激光光导纤维经穿刺针腔置入到颈椎间盘髓核的适当位置。将光导纤维连接到激光器上，并打开和调试激光器的各参数。

4. 汽化髓核 以半导体激光器为例，将激光功率调至15W，脉冲持续时间1.0s，脉冲间隔时间5s，消融能量控制在600~1000J。

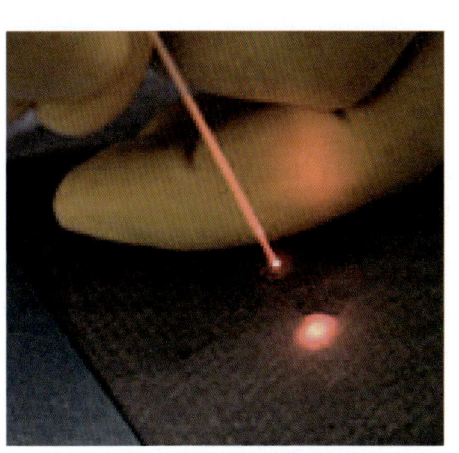

图4-2-3-10-2 检查光纤

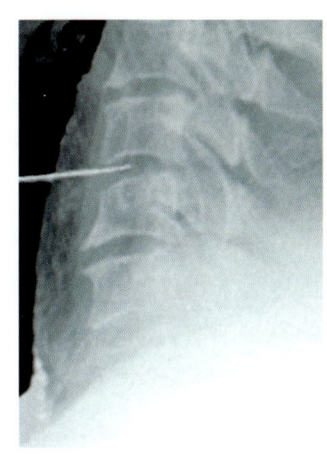

图4-2-3-10-3 透视下显示穿刺针的搁置部位

5. 逐步调整 汽化过程中要不断调整激光纤维的深度和角度，以便能在预设能量范围内扩大汽化腔，汽化深度1mm左右。

6. 闭合切口 达到治疗能量后退出光纤和穿刺针，按压针眼3min，包敷穿刺口。

7. 操作注意事项

（1）应从患侧穿刺,有利于突出椎间盘的汽化。

（2）局麻注射时要反复回抽,避免将药物注入血管。穿刺进针时,用手指在胸锁乳突肌和气管之间向椎体表面压紧,使气管和食管向中线移动,颈动脉向外侧移动,避免刺伤血管、食管。

（3）汽化过程要在 X 线透视下严密监视,防止意外灼伤。穿刺定位必须精确,穿刺针位于上下软骨板中央并与之平行,防止损伤软骨板。

（4）照射前应检查光导纤维尖端是否超出穿刺导针尖端 3mm 以上,否则激光导致金属穿刺针发热而灼伤针道周围组织。

（5）穿刺和汽化过程中应随时询问患者感觉,如有异常要查明原因后再继续操作。热效应是激光汽化髓核组织的热能扩散对周围组织的刺激反应,随着照射时间和剂量的递增,大多数患者有一个反应过程。当患者主诉颈、肩、臂有发热感、酸胀或微痛时,可暂停照射,拔出光纤,使椎间盘内散热,或用注射器抽吸间盘内液体及气体,或稍移动针尖位置再进行照射。当患者出现上肢热、疼痛或照射剂量接近 1000J,应终止照射。

（6）在汽化过程中可有稀薄的烟雾从针管或三通管冒出,术者可嗅到焦煳味。患者可胀痛感时应及时经三通管抽出气体,或通过延长脉冲间隔时间让气体自然向外弥散,以减低因气体积聚引起的椎间盘内压力骤升所造成的疼痛不适。

（7）每次调整针尖方向、位置时必须先拔出光导纤维,调整穿刺针并确认满意后再插入光纤,以避免折断光纤尖端。

（四）术后处理

1. 严密观察生命体征和肢体运动、感觉变化;
2. 卧床休息 1~2 天,起立时颈托保护 2~3 周;
3. 给予口服抗生素 3 天;
4. 如有神经根水肿症状,可静脉滴注七叶皂苷钠,共 3~5 天;
5. 如仍有症状,枕颌吊带行颈椎牵引 2~3 周。

（五）并发症防治

1. 颈动脉损伤　拔针后压迫 10min,如无出血后重新穿刺完成手术。

2. 脊髓神经灼伤　由穿刺位置不正确造成,要注意透视引导。如有损伤,术后给予营养神经药物治疗。

3. 脊髓压迫　极少发生,多为术中髓核气体排出不畅导致髓核突出加重所致。因此,术者应及时经三通管抽出气体,或通过延长脉冲间隔时间让气体自然向外弥散。

4. 术中疼痛　多由气体积聚或长时间烧灼,局部温度过高和（或）压力增加所致。若患者出现疼痛,应及时停止汽化并排气。

5. 颈部血肿　多为甲状腺出血。术前应检查出凝血时间,术中操作要轻柔,术后拔针后要按压以利止血。

6. 椎间盘炎　PLDD 为高温环境,发生率极小,病因不十分明确。预防手术包括术中注意无菌操作,术前和术后抗生素预防感染。

三、经皮颈椎间盘髓核成形术

（一）病例选择与器械

1. 手术适应证　需同时符合以下几项:

（1）肩颈部疼痛,沉重伴上肢根性酸胀、灼痛、麻木等症状;

（2）颈椎间盘突出　单纯性膨出,纤维环完整;

（3）临床症状和体征与 CT、MRI 等影像学诊断相一致;

（4）保守治疗两个月无明显疗效。

2. 手术禁忌证

（1）椎间盘脱出或游离至椎管内;

（2）骨性椎管狭窄,椎间盘钙化、骨赘或后纵韧带骨化压迫;

（3）颈椎不稳需要进行椎间融合者;

（4）严重脊髓受压；

（5）精神异常或心理障碍者；

（6）出血倾向，严重心脑血管疾病；

（7）严重脊髓受压。

3. **基本器械**　ArthroCare 2000射频消融仪及其工作棒（图4-2-3-10-4）。

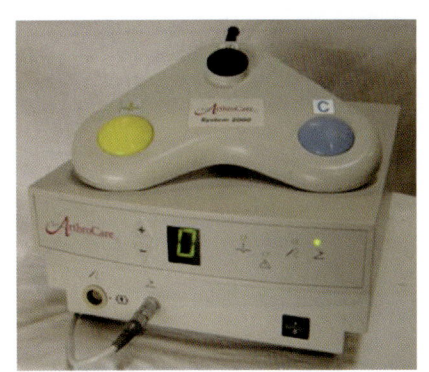

图4-2-3-10-4　ArthroCare 2000射频消融仪

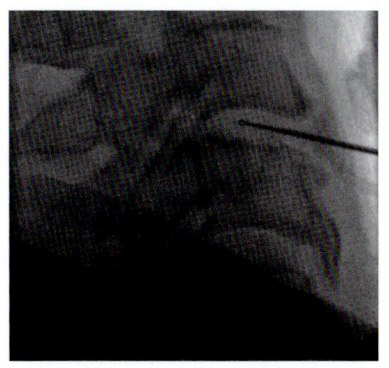

图4-2-3-10-5　透视下穿刺针的位置

（二）体位与麻醉

1. **体位**　仰卧位，颈肩部垫薄枕使头颈稍后伸；

2. **麻醉**　2%利多卡因5ml局麻。

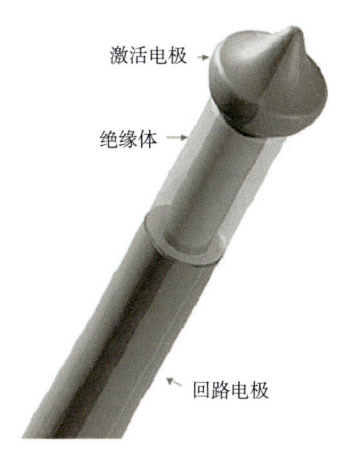

图4-2-3-10-6　工作棒结构

（三）具体操作步骤

1. **定位与穿刺**　透视下定位，采用右前方入路，在椎间盘平面取颈动脉鞘与内脏鞘之间为穿刺点。

2. **进入病变**　用穿刺针在X线透视或CT引导下取与躯干正矢状面约45°角进针，刺入病变椎间隙中心部，正位位于棘突附近，侧位位于椎间隙中央（图4-2-3-10-5）。

3. **汽化减压**　正侧位透视证实穿刺针位置准确后，拔出针芯，沿针套旋转旋入颈椎专用工作棒（图4-2-3-10-6）。工作棒尾部通过电缆线连接于ArthroCare 2000射频汽化仪。将能量设为2档（125Vrms）。在椎间盘内以较慢速度来回移动工作棒，并多次变换角度，对髓核组织进行气化和固化各约1min，直至在椎间盘内插入一根直径为0.8mm的克氏针，探测髓核腔内压力，觉得空虚无弹性感为止，说明椎间盘内已减压。

4. **闭合创口**　退出工作棒及穿刺针，局部压迫止血3分钟后，创可贴覆盖创口。

5. **操作注意事项**

（1）操作过程中，若患者突感剧烈疼痛或放电样麻木，应立即停止消融。然后C-臂X线机检查，确认导针或工作棒位置正确后方可继续操作。操作过程中，如患者多次出现疼痛，则要结束操作。

（2）术中透视下要清楚显示工作棒的工作头，并确认其有效工作深度，以免消融过深。

（3）确认工作棒有效深度过程中，若工作棒手柄到达了导针尾端，而此时工作头仍未达到最深工作深度时，工作棒的手柄即可作为最深深度标记。

（4）术中如遇工作棒移动困难，不可勉强，退针重新穿针。

（5）对肥胖的C_{3-4}椎间盘突出者，操作时下颌略上仰有利于穿刺。

（6）术后询问患者自主感觉，如缓解不显著，可调整穿刺针深度（范围不超过2mm），重复1次消融程序。

（7）椎间盘突出患者髓核均有不同程度退变，形成局部真空区，如果仅以C-臂X线机定位消融，可能会出现在真空区消融的无效操作，导致治疗失败。此时应适当调整针尖位置，避开真空区，再行消融治疗。

（四）术后处理

1. 严密观察生命体征和肢体运动、感觉变化；
2. 少数患者可出现颈部疼痛，可给予卧床休息及口服止痛药；
3. 给予口服抗生素3天；
4. 卧床休息2~3天，颈托保护两周；
5. 如症状缓解不明显，枕颌吊带行颈椎牵引2~3周。

（五）并发症防治

1. 脊髓神经损伤　若脊髓神经直接和汽化棒接触可能造成神经受损。因此术中要询问患者的感觉变化，若患者突感剧烈疼痛或放电样麻木，应立即停止消融，检查位置正确后继续操作。如有损伤，术后给予营养神经药物治疗。

2. 椎间盘炎　发生率极小，包括细菌性和化学性椎间盘炎。预防手术包括术中注意无菌操作，术前和术后抗生素预防感染。

（王向阳　林　焱）

第十一节　MED颈前路减压植骨内固定术

一、概述

MED（microedoscopic discectomy）是一种经后路椎板间隙腰椎内镜手术系统，在内窥镜辅助下，通过1.5cm的工作通道完成全部手术操作，被誉为微创与腔镜脊柱外科紧密结合。借助此项技术适用到颈椎前路减压植骨融合内固定，这是近年来颈椎外科工作者的一项新的创举。为此有不少学者努力探索采用显微镜下经颈椎前路手术（microsurgery of the cervical spine）并取得了非常好的手术效果。Roh and Buke等（2000）在4具尸体同一颈椎节段的两侧，分别采用MED技术和传统开放式手术，对颈椎板咬除的程度，神经根减压范围及小关节突切除进行比较，实验结果证明MED技术可行，可适用于颈神经孔狭窄和极外型颈椎间盘突出。Adamson等（2001）将MED后路颈神经孔减压成形术用于单侧神经孔狭窄或外侧颈椎间盘突出以致神经根性疼痛患者，临床应用结果令人满意。Pimenta等对接受METRX颈椎手术的65例患者的技术可行性、融合情况、再次手术率和手术结果进行前瞻性评估，临床结果表明后路METRX椎间孔切开减压术（36例）明显减少组织损伤和术后疼痛，患者所需强力止痛药和消炎药显著减少，康复时间相对缩短。前路METRX颈椎手术（29例）无融合器松动、沉降，损伤小，效果肯定。国内周跃（2001）、刘忠军（2003）、郑燕平（2004）等应用METRX技术做单节段颈椎前路减压植骨融合内固定术，取得良好临床效果。

二、病例选择、器械及术前准备

（一）手术适应证

1. C_{3-6}退行性颈椎疾病伴节段颈椎不稳者；

2. 单间隙的颈椎间盘突出压迫脊髓伴同节段的颈椎不稳者；

3. 创伤性颈椎半脱位或全脱位经闭合复位后需行颈椎稳定性重建者；

4. 创伤性单节段颈椎间盘突出压迫脊髓需手术减压或稳定性重建者。

（二）手术禁忌证

1. 需行双节段颈椎间盘减压者；

2. C_2、C_3 节段颈椎间盘突出或不稳者；

3. 需行颈椎体次全切除跨节段颈椎钛板内固定者；

4. 颈椎后纵韧带钙化或严重颈椎间盘钙化者；

5. 长期服用镇痛药物，凝血功能较差者；

6. 颈椎间隙严重狭窄而头颅牵引难以牵开者；

7. 常规颈前路手术的禁忌证。

（三）器械结构

1. 显示监视系统　由镜头、显示器、冷光源、摄像机和录像机组成；

2. 1.5cm 内径的圆形手术通道；

3. 专用配套手术器械　包括各种型号枪钳、髓核钳、刮匙、剥离器、神经拉钩及吸引管等。

（四）术前准备

1. 气管推移训练　Metrx 颈前路手术的术前准备与常规颈前路手术基本一致。尽管 Metrx 颈前路手术切口小，手术工作通道比较固定，对气管、食管牵拉少，但是术中因诸多原因而需转换手术方式，所以气管推移训练还是必须的。这能减少术后咽喉疼痛和吞咽困难，防止急性咽喉水肿和气管痉挛所致的呼吸困难。

2. 术前 C 臂 X 线机定位　精确的手术定位监视是保证手术安全成功的关键。为确保手术安全，术前头颅牵引并在 C-臂 X 线机下确定牵开程度，调整颈椎正常解剖序列和生理前曲度，并用布胶带固定好头部。Metrx 颈前路手术许多关键操作步骤都需在动态监控下进行和完成，术前应正确标定手术节段，工作通道位置是否得当（工作通道口与颈前缘影像正好相接）。

3. 认真选择内置物　Metrx 颈前路手术对内置物要求较高，术前应根据影像学资料，认真选择内置物，应充分准备各种型号规格、形态和不同材料的内置物，使术中有足够的选择余地，以便手术成功。

4. 主刀与助手默契配合　Metrx 颈前路手术视野小，操作空间狭窄和手眼分离的操作方式，要求手术者应具有丰富的颈前路手术操作经验和解剖知识，且应有较好的内镜手术经验。助手应认真掌握内镜下特殊手术设备和器械，确实作好镜下配合，这对完成 Metrx 手术是最为关键。

三、手术方法

（一）麻醉与体位

1. 麻醉　气管插管麻醉或局部神经阻滞麻醉；

2. 体位　仰卧位。

（二）具体操作步骤

1. 固定、切口

（1）头部固定　头颅牵引下，肩部垫薄垫，头稍后伸，术前以 C-臂 X 线机监测定位（图 4-2-3-11-1）。

（2）切口　取右侧胸锁乳突肌前缘横切口 1.5cm，切开皮肤、皮下组织、颈阔肌，双极电凝止血。沿胸锁乳突肌前缘钝性分离，将胸锁乳突肌和颈动脉压向外侧，气管、食管推向内侧，直至颈椎前面（图 4-2-3-11-2）。

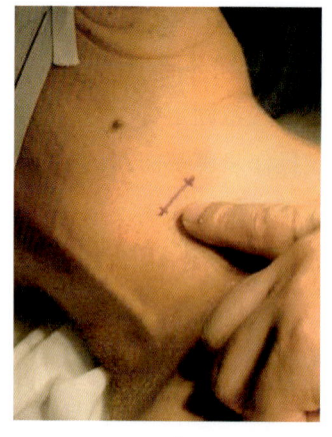
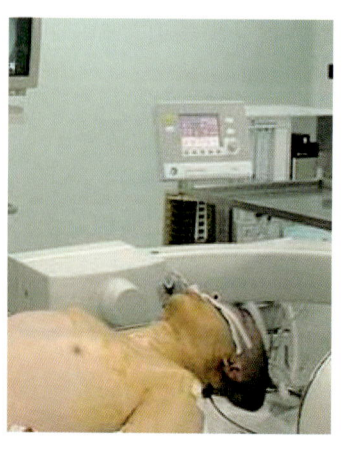

图4-2-3-11-1 体位与定位（A、B）
A.体位及切口标志；B.C-臂X线机透视下定位

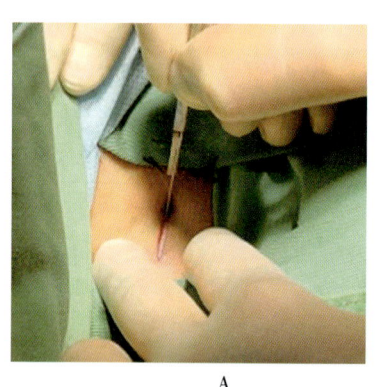
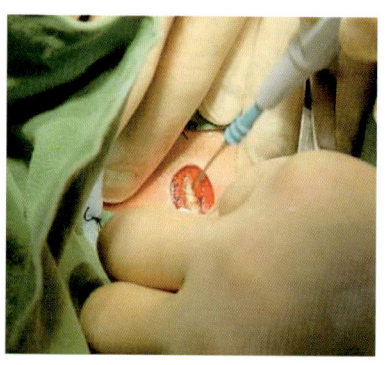

图4-2-3-11-2 切开与分离（A、B）
A.横形切口1.5cm；B.切开止血分离

2.将导针插入颈椎间隙 C-臂X线机定位 确定间隙后，沿导针逐级扩张套管，固定工作通道。连接显示及摄像系统，调整焦距及视野位置。长柄手术刀和剥离器剥离椎前软组织及前纵韧带，双极电凝止血，显露颈纤维环（图4-2-3-11-3）。

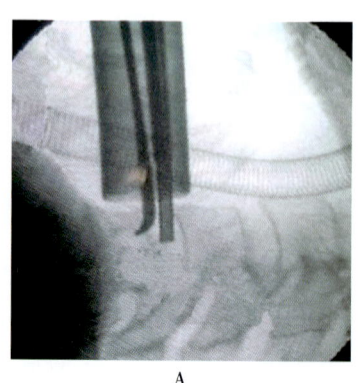
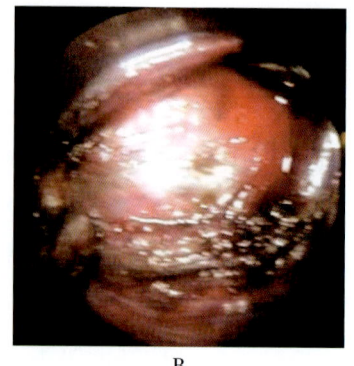

图4-2-3-11-3 定位及暴露椎间隙（A、B）
A.C-臂机定位示导针插入椎间隙；B.切开并分离颈前筋膜

3. 切除病变组织　用髓核钳咬除大部分颈椎间盘，用小咬骨钳或长柄小骨凿凿去上位椎体下缘唇状骨质以扩大病变间隙，用多种型号刮匙去除残余的椎间盘组织直至椎体后缘（图4-2-3-11-4）。用刮匙刮除相邻椎体软骨终板后，采用椎间融合器融合或固定。但注意保留软骨下骨性终板。

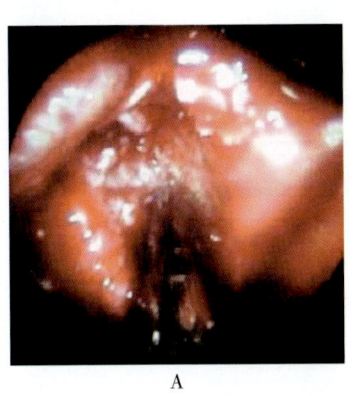 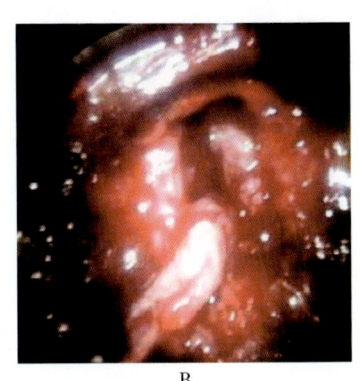

图4-2-3-11-4　切除颈椎间盘（A、B）
A. 摘除颈椎间盘；B. 刮除上下终板软骨

4. 撑开椎间隙　适度增加头颅牵引重量，或采用微型撑开器扩大病变椎间隙。用微型咬骨钳去除椎体后缘骨赘和致压物，必要时切除后纵韧带，彻底减压脊髓神经。

5. 植骨固定

（1）植骨　C-臂X线透视下测量和确定椎间隙高度，选择合适自体髂骨块做椎间植骨（图4-2-3-11-5）。

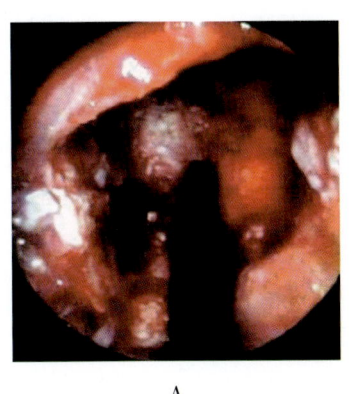 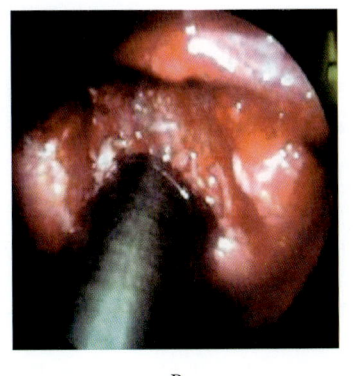

图4-2-3-11-5　椎间植骨（A、B）
A. 牵开椎间隙植入骨块；B. 椎间加压骨块稳定

（2）内固定　椎间植骨完成后，选用合适长度的钛板，7号缝线从钛板一侧螺孔贯穿，以防钛板滑脱。垂直将钛板送入操作套管内（图4-2-3-11-6）。钛板覆盖在椎间植骨处，C-臂X线机透视下，钛板居中，然后将螺钉拧入，完成钛板螺钉固定（图4-2-3-11-7）。

6. 闭合切口　冲洗创口，退出工作套管，放置引流管，缝合创口。

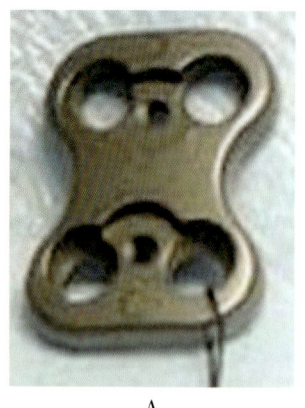 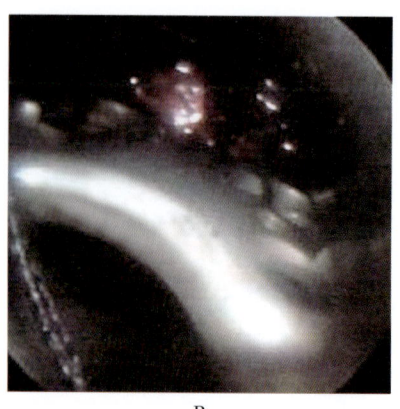

图4-2-3-11-6　钛板送入（A、B）
A.丝线吊住钛板；B.钛板送入操作套管

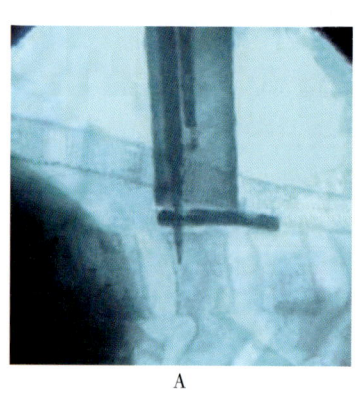 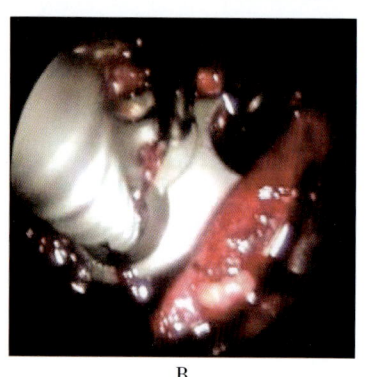

图4-2-3-11-7　固定钛板（A、B）
A.透视下钛板定位；B.旋入螺钉

四、操作注意事项

（一）一般注意事项

1. 术前定位　C-臂X线机术前作正位、侧位投照，准确定位手术节段，并给予标志；

2. 工作通道的位置　应避开颈动脉，在颈动脉鞘内侧上下划动，到达颈椎体后，逐渐向中线移，这样可以避免食管和气管的损伤；

3. C-臂X线机监控　确定工作通道口位于颈椎正前方，不得偏移，以防操作时损伤椎动脉，或内置物偏移。

（二）避免误伤

1. 刮匙和髓核钳来清除椎间盘和上下软骨终板时，注意不能破坏骨性终板，不能失手下压以免损伤脊髓神经。采用高速磨钻时，不能干磨，以免产生高温灼烧脊髓，及时用水冲洗降温。

2. 切除后纵韧带时需小心　注意分离与硬膜间的粘连，动作不得粗暴，以免撕破硬膜或损伤脊髓。如果粘连严重，不必强行剥离，仅作后纵韧带切开。

（三）其他

1. 注意止血　脊椎内有非常丰富的血管网，手术时常有出血，影响视野，必须采用双极电凝止血，严禁使用单极电凝。必要时用蛋白明胶海绵止血或"速凝纱"止血。

2. 钛板居中　颈前路钛板固定时，应注意钛板置入居中，长度合适螺钉角度正确，这些操作必须在C-臂X线机监控下进行，不得疏忽。

五、术后处理

1. 常规观察生命体征；
2. 注意呼吸通畅，如血氧饱和度监测，必要时吸痰给氧。维持氧饱和度在 96% 以上；
3. 颈椎佩带颈围制动，鼓励术后深呼吸，在床上功能锻炼；
4. 术后 2~3 周，佩带颈围下地活动。

六、并发症防治

1. **颈动脉穿刺伤** 穿刺针误伤颈动脉，即刻退出穿刺针，手指压迫颈动脉数分钟，见无出血，再行穿刺。

2. **食管穿刺伤** 穿刺针偏中线，易损伤食管，虽然我们没有遇到，但必须引起重视。

3. **椎动脉损伤** 摘除颈椎间隙偏向侧方，髓核钳夹钳太深太偏外，以至损伤椎动脉。一旦发生椎动脉损伤，必须立即停止手术，采取应急措施，压迫椎动脉，填塞明胶海绵及止血纱布，或结扎椎动脉。

4. **脊髓损伤** 由于操作失误下压，或切除后纵韧带时致伤，或螺钉过长，或过度牵拉撑开椎间隙，均可损伤脊髓神经。术前术中应实行脊髓神经诱发电位监测脊髓功能。一旦发生波形改变，立即停止手术，明确的脊髓损伤，术后应行脊髓损伤常规治疗。

七、病例介绍

[例1] 患者陈某某，女，48岁。左上肢放射痛1个月余伴左手持续麻木感5天入院。入院查体：头颈活动尚可，颈段棘突无明显压痛，压顶试验(+)，臂丛神经牵拉试验(+)。左侧肩胛提肌肌力Ⅳ级，三角肌肌力Ⅲ级，肱二、三头肌肌力Ⅴ级，左手握力Ⅴ级。肱二、三头肌腱反射(+)，双侧Hoffman征(-)，腹壁反射正常，鞍区感觉正常。双下肢肌力Ⅴ级，膝及跟腱反射(++)，双巴彬斯基征(-)。CR片示颈椎严重退行性改变。MR示C_{3-4}椎间盘突出，压迫颈髓。择期在全麻下行MED下颈前路C_{3-4}椎间盘切除、自体髂骨植骨、钛板螺钉内固定术。术程顺利，围手术期无并发症产生。切口Ⅰ/甲愈合。术后CR片示C_{3-4}椎间植骨块与内固定物位置良好。出院时左上肢疼痛及麻木感明显减轻。随访两年，内固定物无移位，植骨融合。右上肢症状完全消失（图4-2-3-11-8）。

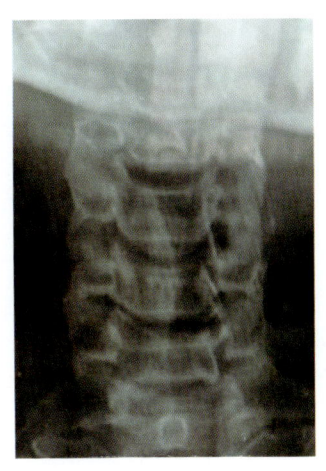

A

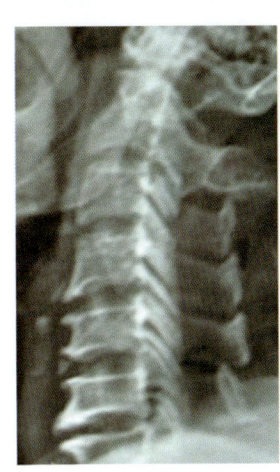

B

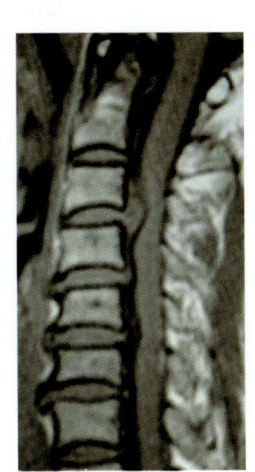

C

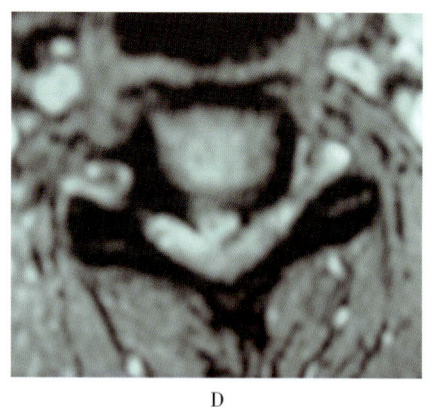
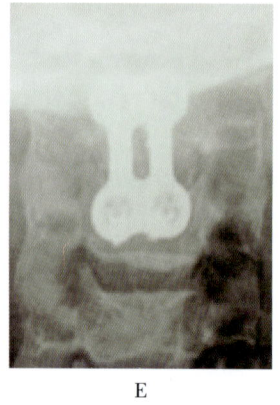
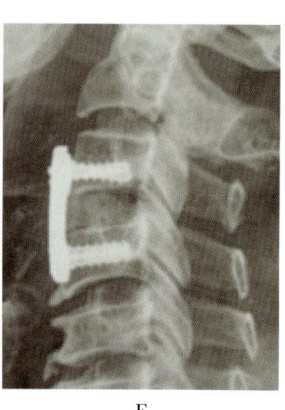

图4-2-3-11-8 临床病例 例1（A~F）

MED下作颈椎间盘摘除植骨融合内固定术 A.正位示颈椎椎钩关节变尖；B.侧位示颈椎前后缘骨赘增生；C.MR示C_3~C_4椎间盘突出，脊髓受压；D.水平位示髓核突出脊髓受压；E.术后正位片示螺钉位置居中；F.侧位片示椎间隙高度恢复正常

[例2] 患者姜某某，男性，56岁。颈项疼痛伴行走不稳半个月入院。入院查体：颈椎无畸形，伸屈旋转活动正常。两前臂痛感觉过敏，双侧Hoffman征(±)，握力正常。两下肢伸屈肌群肌力Ⅳ级，腱反射亢进，髌阵挛(-)，踝阵挛(+)，巴彬斯基征(-)。X线片示颈椎生理曲度正常，椎体退变，C_{4-5}后缘骨赘。MR示C_{4-5}、C_{5-6}椎间盘突出，C_{4-5}脊髓钳夹变细，黄韧带肥厚。入院后择期在MED下施行C_{5-6}椎间盘摘除，椎间植骨，钛板螺钉内固定术。术后2周，前臂痛觉过敏和踝阵挛消失。半年复查，两下肢行走稳定，椎间植骨融合，内固定物无松脱(图4-2-3-11-9)。

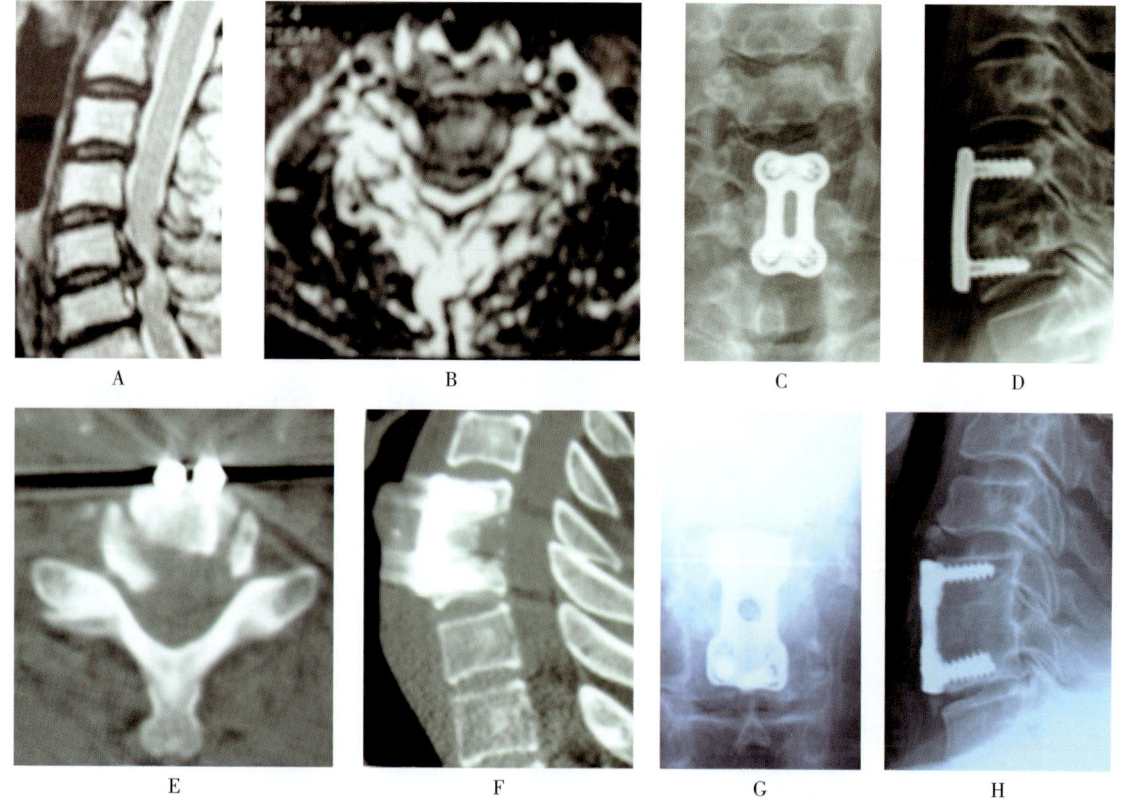

图4-2-3-11-9 临床病例 例2（A~H）

在MED下行C_5~C_6脊髓钳夹损伤显微手术 A.MR示C_4~C_5、C_5~C_6椎间盘突出及黄韧带骨化致脊髓钳夹损伤；B.MR示椎管截面堵塞1/3，脊髓受压；C.正位X片示钢板螺钉固定良好；D.椎间隙恢复正常高度；E.术后CT示椎管减压充分；F.矢状位CT扫描示脊髓无压迫；G.术后半年复查内固定无松脱；H.术后半年复查椎间骨性融合良好

（池永龙）

第十二节 脊髓显微外科

一、显微镜手术的基本操作与临床应用

(一)体位

脊髓在前屈位时伸展,在后伸位时弛缓。脊髓在伸展和紧张状态下进行手术操作,容易引起脊髓损伤。因此,脊髓手术时的体位应以使脊髓松弛为目的,要保持从中间位稍向后伸位的体位。为了把手术操作的损伤限制在最小限度,即使椎弓切除术不易施行,也要采取缓和脊髓紧张的体位。因此,在颈髓手术时要用颅3点固定器,在胸髓和腰髓手术时要使用4点支撑台。

(二)椎弓切除术

椎弓切除术可用一般的方法施行。在硬膜内脊髓外的肿瘤时,若将病灶一侧一直削入到椎弓根,就能获得较大的视野。显微镜下手术时,为了防止血液流入手术野,要仔细地进行肌层止血。对于来自棘突深处的出血使用止血棉填塞止血的操作,绝不可马虎从事。出血来源不明时可在显微镜下止血。

(三)硬膜外静脉丛的止血

彻底止住硬膜外静脉丛的出血是非常重要的。抬起椎弓时要用钝器剥离椎弓下面的硬膜外静脉丛,勉强剥离时就有静脉弥漫性出血。切除椎弓后,将硬膜外静脉丛和脂肪组织一起用双极电凝加以凝固。凝固后的血管和脂肪组织形成一层薄膜,沿着此膜将双极电凝插入到侧方的椎弓下面时,就能比较容易地将隐藏在深处的硬膜外静脉丛加以凝固。绝对不能使用单极电凝进行凝固,因为它能烧灼硬膜下的脊髓。对于破裂深处的静脉进行反复的、盲目的电凝也毫无用处。用湿棉片夹着赛璐玢或止血用海绵挤碎放上,这种5mm×5mm的小片压紧出血部位,充分加水的同时,间断地用棉片吸引,这是利用赛璐玢自身的止血效果,再加上赛璐玢膨胀后引起的压迫止血效果的方法。在凝固止血完后的一侧椎弓下面的硬膜外腔也插入2mm×20mm的赛璐玢长片。在切断的椎弓断端仔细地涂以骨蜡,即结束止血操作。

(四)硬膜的切开

用钩将硬膜提起,用13号的圆刃刀将硬膜纵向切开(图4-2-3-12-1)。如果使用红宝石刀(rubymes)等尖刃刀,就会同时把蛛网膜也给切开,所以必须使用圆刃的手术刀。由于硬膜是由二层构成,所以不能一次切开,用刀刃反复磨磳硬膜打开1个2~3mm的小孔时,就有透明的蛛网膜膨出。此时自硬膜缘有小的出血,助手要不断地加水冲洗。脊髓的硬膜是由纵走的纤维构成的,所以可用2根镊子夹住小孔的两边慢慢向左右拉开,每拉3~4cm,就用3号绢线圆针将硬膜缘固定在周围的肌层。硬膜的切开完成后用10cm×10cm的棉片将周围覆盖,如果肌层有小出血,血液就渗进棉片,就能知道出血点的所在。如果出血点不清楚,也可在手术显微镜下做彻底止血。

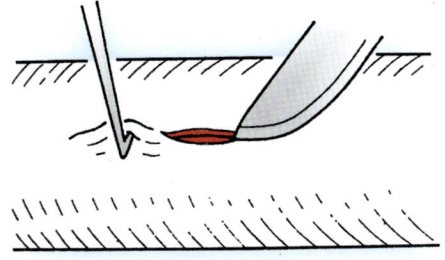

图4-2-3-12-1 硬膜切开示意图
用细钩提起硬膜后用刀尖切开

(五)蛛网膜的切开

自此即进入显微镜下操作。将蛛网膜提起用剪刀切开。仔细地将来自脊髓后静脉和后根与蛛网膜相连的中隔膜切断。勉强地牵拉时会使静脉破裂出血。将经由蛛网膜流向硬膜的静脉凝固后切断。将切开的蛛网膜缝合在左右两侧的硬膜切开缘上(图4-2-3-12-2)。当脊髓手术结束、缝合硬膜时,蛛网膜也就这样和硬膜一起缝合。由于能保存住蛛网膜下腔,可减少术后粘连。为了防止血液自术野流入正常侧的蛛网膜下腔,不可忘记在术野的头尾两侧的蛛网膜下腔内插入带有细长线的绵片。

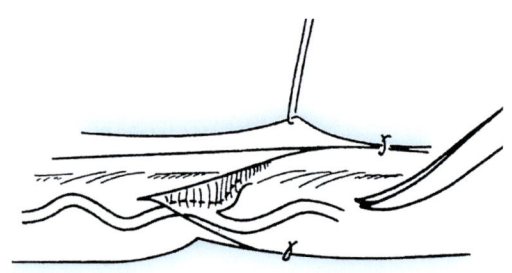

图4-2-3-12-2　切开蛛网膜示意图
将脊髓后静脉在与中隔膜相连处切开,再将切开的蛛网膜断面与硬膜缝合固定

(六)脊髓表面的止血操作

左手持吸引管,右手持双极电凝,将吸引管的负压降至0.98~1.96kPa(10~20mmH$_2$O)水柱,通过吸引管前端的5mm×5mm的带线棉片进行吸引,要助手不停地加水冲洗,在认清出血点的同时用最低凝固强度加以凝固(图4-2-3-12-3)。用MQA(特殊吸水纸)吸引并不妥当,因为它能使出血点不清楚。

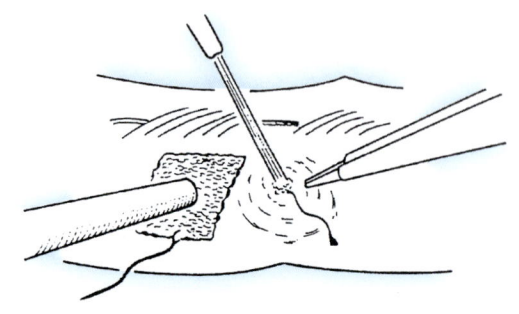

图4-2-3-12-3　脊髓表面止血操作示意图

(七)脊髓血管的观察

脊髓后静脉在脊髓背面蜿蜒走行,脊髓后动脉则沿后根走行。只凭色调很难鉴别动静脉,一般的说动脉较细,走行较直,静脉蜿蜒屈曲且合流。跨越静脉而交叉的是左右动脉的交通支。在小的不规则的交通静脉中能看到后沟静脉从后正中沟走出而成为一条线。血管系统是以薄的纤维束固定在外层软膜上。把脊髓后静脉一边向上方提起一边仔细地切断纤维束时就能把静脉游离出来。此时流入脊髓后静脉的交通支破裂,要加以凝固(图4-2-3-12-4)。一般认为脊髓后静脉系统的侧支循环很发达,即使将脊髓后静脉系统做广范围的凝固也不致引起神经症状。但是有时会看到从脊髓出现粗的交通支,如果将其凝固就有引起静脉梗阻的可能,因此要仔细检查静脉下面,如果发现有这种静脉,就不要加以凝固,需要保存其流出路径。脊髓前方的脊髓前动脉和静脉是被外层软膜覆盖着的。

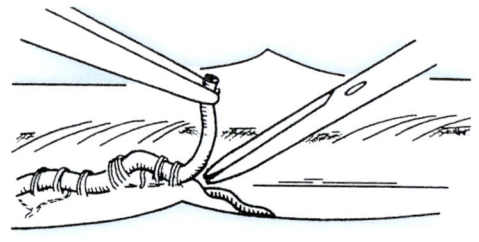

图4-2-3-12-4　脊髓后静脉切断示意图

(八)后根的观察

在观察左右后根时要判断其正中位置、脊髓的肿胀和扭曲程度等。为了准确了解后根髓节,可在硬膜放上夹子(clip)进行X线照相。

(九)齿状韧带的观察

从脊髓侧面的后根进入部再向腹侧进入时就看到白色的齿状韧带。齿状韧带是由软膜的外层构成的,位于脊髓侧方的中央或稍稍偏于腹侧。通过观察齿状韧带可以推测脊髓扭曲等。将

3~4个齿状韧带的硬膜附着部切断,并用针线牵引时,能将游离的脊髓提起一定程度。

(十)后正中沟的观察

脊髓的软膜是由内外两层构成,即外层软膜和内层软膜。内层软膜从脊髓的前方和后方进入脊髓,在前方构成前正中裂,在后方构成后正中沟,将脊髓分为左右两部分。后正中沟一直到达连合部,所以将后正中沟剥离展开时就能到达脊髓中央。因此后正中沟的观察对于进入脊髓内部是很重要的。外层软膜覆盖整个脊髓直到延髓下部,在前方进入前正中裂内形成前正中中隔。透过外层软膜就能看清形成一条沟的后正中沟,由于出现一条极细的后沟静脉,所以它可作为辨认后正中沟的指标。在正常脊髓很容易辨认出来,但在脊髓肿胀部位就不容易认出来。肿瘤在脊髓内偏居于左侧或右侧时,后正中沟就偏向对侧。根据左右后根的位置来判断正中部位,这样也可以找出后正中沟。如果后沟静脉作为肿瘤的血管而发达起来时,就能在外层软膜上看到蜷曲成团的血管网。

二、显微镜手术的临床应用

(一)神经鞘瘤的手术

硬膜内的神经鞘瘤多从后根发生。位于脊髓后方的手术较易。把粘连在肿瘤周围的蛛网膜和软膜仔细地剥离下去,很快就能把肿瘤从脊髓游离出来。充分地凝固神经根,加以切断就能切除肿瘤。由前根发生的肿瘤位于脊髓前方,因此切除椎弓时要把椎弓根充分削开。打开硬膜就在被拉长的齿状韧带的对侧看到肿瘤。即使由后根发生的肿瘤也有在齿状韧带前方发育的。将 2~3 个齿状韧带在硬膜附着部位切断,就能用针线将脊髓提起(图 4-2-3-12-5)。如果肿瘤小又无粘连就能把它拉出来,如果大,可用 CUSA 先减少肿瘤内压,然后再把它拉出来。此时的手术体位如为明显的前屈位,脊髓就被牵引而压向前方,脊髓的紧张度增强,所以这种体位并不可取。从神经剥离和切除肿瘤是很困难的,因此要在每个附着部位凝固神经并加以切断。通常在术后很少出现神经功能丧失的症状。肿瘤进入根囊部因而切除困难时,就再把硬膜横向切开,获得足够的视野后加以切除。硬膜缝合有困难时,为了避免发生皮下脑脊液漏,要充分缝好肌层。

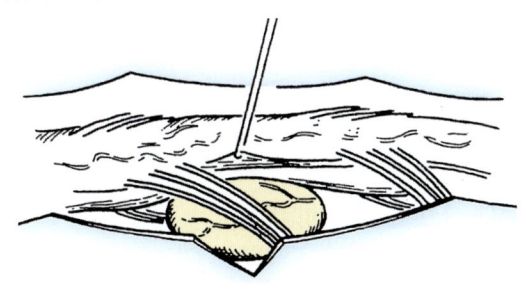

图4-2-3-12-5　肿瘤位于前方示意图
神经鞘瘤位于脊髓前方时,可将硬膜囊壁横形切开,切断齿状韧带、提起

(二)脑脊膜瘤的手术

基本上和神经鞘瘤的手术没有什么不同。由于是从硬膜发生的肿瘤,肯定是附着在硬膜上面的。有时出血很多,但是如果切断附着部,阻断营养动脉时,肿瘤就会陷于缺血而坏死。如果硬膜肥厚,应想到有硬膜内浸润的可能。如果附着部是在后方,就将附着部的正常硬膜切除 5mm 宽左右。肿瘤位于脊髓前方因而切除硬膜有困难时,就只将附着部的硬膜充分加以凝固,不过这种作法有复发的可能。硬膜的缺损部可用冷冻干燥硬膜修补。硬膜缝合有困难时,用干燥硬膜与周围的肌层一起缝合成覆盖硬膜囊的形态。此时特别要把背肌充分缝合好,以免脑脊液漏到皮下。

---

① CUSA 系超声波外科用吸引装置(Cavitron Ultrasonic Surgical Aspirator)。

(三)髓内肿瘤的手术

为了切除髓内的肿瘤必须凝固脊髓后面的静脉。一般认为这种凝固并不影响神经症状。但是 Mii 等把从脊髓内出现的粗的交通静脉凝固后,当时就发现脊髓电位急剧降低,认为这是由于发生了静脉性梗阻的缘故。注意观察脊髓后静脉,保存其粗的交通静脉,保持其流出经路是很必要的。进入脊髓内的方法可采用经后正中沟进入法,此法能准确地把后索分为两半,并把纵行纤维的切断限制在最小限度。

三、婴、幼儿时期脊椎脊髓疾病的显微外科

(一)疾病治疗的范围

1. 囊性脊柱裂
(1)脑脊膜膨出;
(2)脊髓脊膜膨出;

2. 隐性脊髓闭合不全
(1)脂肪(脊髓)脊膜膨出;
(2)皮肤窦道和与其连接的皮样囊肿;
(3)纤维带;
(4)脊髓纵裂;
(5)神经管原肠性囊肿;
(6)脊髓终丝囊肿。

3. 脊髓再拴系综合征
(1)脊髓脊膜膨出手术后;
(2)脂肪(脊髓)脊膜膨出手术后。

4. 脊髓空洞症
(1)与脊髓脊膜膨出并发;
(2)与脂肪(脊髓)脊膜膨出并发。

5. Chiari 畸形

6. 脊髓肿瘤　不包括成神经管细胞瘤和性原细胞瘤等的转移瘤。

7. 脊髓血管畸形　亦可酌情选择相应病例。

(二)术前准备

1. 手术器械　由于患儿年龄是从出生到青春期的幅度较大,所以要根据身长大小而设计手术台和手术器械。除了手术刀以外,剪刀、镊子、持针器、吸引管、止血钳子等,尤其是牵开器都要考虑到手术区而准备大小适宜的器械。电动外科用具能用于切开和止血,准备有高输出功率和低输出功率的电动外科用具各 1 台,分别用于以无需输血的手术为目标的硬膜内和硬膜外操作更为方便。椎板切开时,6 个月以内的婴儿可用 Metzenbaum 剪刀,1 岁左右可用解剖剪刀,椎弓切除钳子用 1mm 宽的可减少骨损伤,超声波刀或激光刀(CO_2,YaG)有时也很方便,但需了解其特点再使用。其他电刺激装置和各种术中监测仪器也很需要,根据不同的使用方法有时能起很大作用。

2. 体位　几乎全部病例都采用俯卧位,为了多少有点前屈位,在前胸和髂骨前上嵴处垫上折叠的或卷起的毛巾,在颜面、肩、膝和足部等处也垫上弹簧垫以便采取适宜的肢体位置来防止压疮。为了防止体温降低,用水袋保温,在其下面垫上毛巾或弹簧垫。

(三)术前检查

术前检查包括血尿常规检查、电解质、肝肾功能、心电图、胸部 X 线照相,泌尿科和骨科的系统检查。神经放射线学检查有脊椎 X 线平片、脊髓 MRI、脊髓造影和 CT 脊髓造影等。

(四)手术操作

1. 切口　通常是沿脊椎纵轴做正中切开,但在脊髓脊膜膨出时,为了保留在中央处露出的神经板来关闭切口,就要尽量保存其周围的正常皮肤而做纵纺锤状切开,然后再进行下一步操作。隐性脊髓闭合不全伴有皮下肿瘤、皮肤凹陷或血

管瘤等皮肤异常时,为了切除它们也要做相应的纵纺锤状切开。

2. 椎板切开术　Z字形或锯齿形切开椎板(Zig-Zag laminotomy),此为在做椎管内手术之前必行手术。为了防止发育期儿童将来的脊椎变形,应该做椎板切开而不做椎板切除。但是只做椎板切开也有在关闭创口后切开的椎板陷落而引起椎管狭窄的危险,因此用Z字形(或锯齿形)椎板切开术来防止这种可能。

3. 椎管内手术　上述各种疾病从此即进入显微外科手术,其要点为:

（1）脑脊膜膨出　通常不做显微外科手术。

（2）脊髓脊膜膨出　由于椎弓缺损不需做椎板切开术。切开皮肤之后就看到有如后正中沟裂开似的神经板,对其两外侧的蛛网膜和皮肤组织进行切除(此时如皮肤组织切除的不充分而有遗留时,日后将发生皮样囊肿)。然后缝合神经组织两外侧的蛛网膜和软膜,进行脊髓乃至脊髓圆锥的重建。以后的硬膜、脊柱旁肌肌膜和皮肤的缝合可在肉眼直观下进行。

（3）脂肪(脊髓)脊膜膨出　根据其膨出的类型而手术亦有难易之别。

① 背侧型:脂肪瘤仅在脊髓背侧浸润移行,而未将神经根牵连在内者;

② 背侧型:伴有终丝增厚者;

③ 过渡型:脂肪瘤的移行与背侧型相同,但已牵连神经根者;

④ 尾部型:脊髓圆锥和终丝之间的移行模糊不清,其内容为脂肪瘤,多存在于骶椎椎管内;

⑤ 尾部类似型:脂肪瘤以其原来的形态移行于脊髓圆锥,移行部存在于腰椎椎管内根据与移行部连接的脂肪瘤的形态分为丝状(fila)和狐尾状。

ⅰ 脂肪瘤与周围硬膜间的剥离　皮下脂肪瘤自其尾侧通过脊柱劈裂处进入椎管内,通常是被硬膜覆盖着而移行于脊髓的。但是尾部型也有在硬膜外上行2、3个椎体之后再进入硬膜内而移行于脊髓的,从这个移行部透过硬膜看到正常脊髓的部位开始向尾侧切开硬膜。一边将切开的硬膜缝在两侧的脊柱旁肌上,一边向尾侧切开,就达到脂肪瘤的茎部,把这个茎部左右的硬膜再向尾侧剥离,脂肪瘤就从四周完全游离出来。在这个操作中如果用锐器剥离是很危险的,尤其是过渡型不仅牵连神经根,而且也有脊柱旁的横纹肌牵连着神经根而进入脊髓背侧的情况。此时做电刺激可看到肌肉收缩,所以如果不利用手术显微镜扩大视野,就无法进行剥离。另一方面,即使对电刺激不起反应,也有牵连神经根的可能,所以应该避免用锐器剥离。

ⅱ 脂肪瘤与脊髓圆锥间的剥离　紧接着 ⅰ 的操作而进行脂肪瘤与脊髓圆锥之间的剥离,但由于境界模糊不清只能做到次全切除。这种处理只是解除栓系,脊髓向上移行数毫米到1cm,有的病例也向腹侧下陷数毫米。

ⅲ 脊髓圆锥末端的处理　在 ⅱ 的操作之后再切除脂肪瘤,但只能做到次全切除。切除范围是为了促使脊髓向上方做生理性移动,所以做到能形成脊髓圆锥的程度即可。

ⅳ 脊髓圆锥的形成　经过 ⅲ 的处理之后,脊髓圆锥呈半圆形或凹面,将两侧面外侧的软膜和蛛网膜拉近缝合时,断面就形成脊髓圆锥的原来形态。

（4）连接在皮肤窦道上的皮样囊肿　通常是皮肤异常地紧,下面直接附着在脊髓圆锥,或是经过椎管内的皮肤窦道到达皮样囊肿而附着在脊髓圆锥上。由于这个附着部的境界也模糊不清,只能做被膜的次全切除,但其内容物要全部切除。在感染且形成脓肿时,即使在高倍显微镜下操作,也不能避免伤及马尾神经而剥离囊肿的被膜,但脓液和角蛋白等内容物要彻底除掉。

（5）纤维带　在硬膜内从硬膜仅切掉带状物,这是一种解除栓系状态的方法。

（6）脊髓纵裂　其手术要点是切除骨嵴与形成腹侧和背侧的硬膜。

（7）神经管原肠性囊肿　囊肿与脊髓的移行部境界不清，所以只做次全切除即可。

（8）脊髓终丝囊肿　囊肿一般能全部切除，如剥离困难也可做次全切除。

（9）脊髓再栓系综合征　脊髓脊膜膨出和脂肪脊膜膨出术后患者，其硬膜内手术都是从头侧向尾侧进行，与脂肪脊膜膨出的术式相似，但粘连更为严重。脂肪瘤残留较多时需要做第2次手术切除，按上述iv的术式进行。

（10）脊髓空洞症　根据空洞的病理形态可施行后颅窝减压术、后颅窝－上部颈椎减压术、Gardner手术、空洞－蛛网膜下腔分流术、空洞－腹腔分流术以及脊髓终端中央管造口术（Terminal ventriculostomy）等手术。

（11）Chiari畸形　可做后颅窝－上部颈椎减压术、上部颈椎内小脑扁桃体切除术及第4脑室造口术＋脉络丛切除术等。

（12）脊髓肿瘤　对儿童病例的基本对策和成人是相同的。但是术后的放射线疗法能抑制儿童的生长发育，抗癌药物的辅助治疗应与儿科肿瘤专家协商。基本的治疗方针要参考下列项目和术中的快速病理诊断。

① 病理组织学改变是良性还是恶性，如为恶性要分出级别。

② 肿瘤是在硬膜外或硬膜内，如在硬膜内时需明确是在脊髓内或是在脊髓外。

③ 肿瘤是原发性还是转移性，原发性时常有颅内转移，转移性时是单发还是多发，以及是否有来自附近组织和脏器的浸润性肿瘤。

综合分析以上各项，良性者可做全切，恶性者做次全切除，术后做放射线疗法或用抗癌药。

（13）脊髓血管畸形　可行栓塞术及手术治疗，手术治疗前应和这方面的专家协商。

4.手术创口的缝合　通常在肉眼直观下操作。

（1）硬膜缝合　一定要做到不漏水的间断缝合。不用非溶解性尼龙丝的连续缝合，因为发育期儿童的硬膜也要向纵向延长，所以做连续缝合将限制硬膜的发育。为了防止将来硬膜和脊髓的粘连，还要做硬膜修补和吊起硬膜以扩大脑脊液腔。

（2）椎弓固定　要切实止住来自椎板切开断面和来自用气钻打开的椎弓固定用小孔的出血，两者都用骨蜡止血，但对椎弓小孔未能完全插入骨蜡时，有时就不能止住小孔内侧的出血。对于第二次手术也有人主张做椎弓成形术的。

（3）软组织缝合　肌层与皮下组织均做双重（二层）缝合。在脊柱裂的骶椎下部，有时不去掉脊柱旁肌就不能进行修补，可将脊柱旁肌和肌膜的内侧做成有茎底边，在两外侧切开使之翻转做合掌式缝合。或者将两侧的脊柱旁肌全层自基底剥离来覆盖中央的骨缺损部。

四、青少年脊髓疾病的显微外科

青少年期较为多见的是脊髓空洞症和脊髓动静脉畸形及脊髓肿瘤等。

（一）青少年手术的一般注意事项

一般说青少年的身体状态都很好，大多数患者也能承受长时间的手术，而且术后恢复力也强，因此，如果有手术适应证就应积极地进行手术治疗。象脊髓肿瘤这类进行性加重的疾病则另当别论，而象脊髓空洞症或动静脉畸形等的症状有时会暂时地停止发展，在这种情况下决定手术适应证就有一定困难，尤其在这一年龄段还有特殊的社会问题（比如高中、大学入学考试），常使临床医师很难决定手术的施行时间。有时会使医师感到对待家长要比对待患者更为重要，因此对于疾病的实情、自然经过的预后以及治疗方法等必须予以充分说明。

（二）不同疾病的显微外科适应证

1.脊髓空洞症　本病是以并发Chiari畸形或粘连性脊髓蛛网膜炎及脊髓损伤等各种疾病为

其病因而发生的。本病的经过一般是：

（1）有空洞但症状未发展；

（2）空洞在自然经过中萎陷而症状好转；

（3）空洞缓慢地扩大，症状也随之出现进行性加重；

（4）脊髓萎缩、空洞缩小并留有严重的症状。

患者总要经过上述的某一过程，因此，手术的适应证主要是上述（3），有时希望改善上述（4）的残留症状也做手术治疗。手术的方法，现在主要采用枕骨大孔部减压手术，或者空洞开放（造口）术。

① 枕骨大孔部减压术　仅做大孔部的外减压时，也许不需要在显微镜下进行操作。也就是仅做包括大孔部和后颅窝的约 1/2 与寰椎，有时再行枢椎后方组织的切除就能解除下垂之小脑扁桃体的压迫，进而能使空洞缩小，这完全可以在（肉眼）直观下操作。但现在一般所做的大孔部减压术是在上述的操作之外，再加上硬膜的造口（开放），有的医院还做第 4 脑室造口，在闩脑部（obex）用人工栓塞物质阻断与中央管通连的方法。像这种硬膜或硬膜内的手术操作需要在显微镜下进行。脑神经外科原则上不在硬膜内做大孔部减压术，其理由是分开扁桃体在第 4 脑室造口时，通常在手术显微镜下操作并不怎么危险，但是在并发 Chiari 畸形的空洞症病例有时存在着蛛网膜粘连或左右扁桃体的粘连，在剥离它们时就有可能损伤延髓实质和脑干部有关血管的危险，这是理由之一；其二是切开蛛网膜导致脑脊液流出，术后能引起脑膜炎，进而发生大孔部的蛛网膜粘连，就可能使空洞再次扩大。因此要在不损伤蛛网膜的状态下，大范围切开硬膜，用干燥的硬膜做硬膜成形。此时，要在显微镜下谨慎地切开硬膜，不可损伤蛛网膜，尤其后颅窝的硬膜很薄，更应注意。如能这样在蛛网膜外操作而结束手术，术后就不会出现与脑脊液有关的问题。

如果有大孔部的蛛网膜粘连而需要切开或剥离蛛网膜时，根据上述理由要在显微镜下慎重地进行操作，同时还要做蛛网膜成形术。用 9/0 或 8/0 的尼龙线缝合已切开的蛛网膜，或者将蛛网膜的切开端缝合固定在硬膜的切开端后施行硬膜成形术，这样就能减轻术后的蛛网膜粘连。

② 空洞 - 蛛网膜下腔分流术：这个手术方法需要切开脊髓实质，因此一定要采用显微外科技术。切开脊髓做空洞造口有两个部位，即脊髓后正中裂和外侧的后根进入部。在研究各个病例的病理形态和空洞形态的基础上来决定采用某一部位。脑神经外科是把后根进入部的切开作为首选部位，尤其对于伴有 Chiari 畸形的空洞症，最近几乎全部病例都做了经由后根进入部的空洞造口，这是因为在空洞存在范围中的某一水平（多数是下部颈椎水平），空洞常靠近左侧后角或靠近右侧后角，且最接近脊髓表面而存在着的缘故，正因如此，多数病例在术中能在后根进入部看到空洞，所以在这个部位切开就比较容易，而且还能把脊髓损伤限制在最低程度。

如果空洞不偏而存在于中央部，或者有蛛网膜粘连，在把粘连一直剥离到外侧可能有危险时，可选用脊髓后正中裂切开。此时一定要在显微镜下准确认出后正中裂，然后在不伤及后索的状态下慎重切开，再做空洞造口。

如上所述，由于切开部位的不同，空洞 - 蛛网膜下腔分流术就有两种方法，在后根进入部切开所做的分流术其显微外科的要点，首先最重要的是决定做分流术的部位（水平），因此在术前对 X 线检查所见要进行充分的探讨，尤其是 MRI 的中轴影像（axial image）最为有用。利用中轴影像能够明确查出空洞伸展到后角部以及能够安全地插入分流管的水平。但对于并发侧弯的病例也要考虑到分流术部位应该是对将来可能做脊柱矫形术不致引起障碍的水平。怀疑有蛛网膜粘连时不可能做这种分流术，就必须选用空洞 - 腹腔分流术，因此需要用脊髓造影证实蛛网膜下腔是开通着的才能做空洞 - 蛛网膜下腔分流术。

其次是在进行手术时从切除椎弓开始就在显微镜下操作则较为安全。切开后根进入部做分流术时,椎弓的切除范围不需要太大,将做分流术的1~2个椎弓的一侧切除就足够用,在用气钻或 Kelison 咬骨钳切除一侧椎弓时。如果在肉眼直观下操作,就有从硬膜外压迫和损伤脊髓的危险。因此应从切除椎弓开始就在显微镜下进行操作。Iwasaki 等切除一侧的椎弓时,先用气钻将椎弓削薄,再用微型 Kelison 咬骨钳开窗,骨窗的长度为2cm 即可。在骨窗的正中将硬膜切开约1.5cm,然后再同样地切开蛛网膜,将左右的蛛网膜切开端缝在硬膜切开端上。在露出的脊髓的外侧认准后根进入部,如能透视到空洞,就在此处做约5mm 的锐性切开以打开空洞。如果不能透视到空洞,就在邻接的头尾两侧的后根神经纤维束之间以45°的角度放进手术刀切开脊髓。分流管是用硅制薄的专用管,准确地放置在空洞内和蛛网膜下腔,在脊髓切开部位将分流管和软膜缝合固定。由于事先已经将蛛网膜和硬膜缝合固定,所以蛛网膜成形术就可在缝合硬膜的同时进行。

如上所述,后正中裂和后根进入部的确定和切开以及蛛网膜成形等如不在显微镜下操作,不仅困难而且还有危险。

2. 脊髓动静脉畸形 本病的手术治疗是对显微外科技术要求很高的疾病之一,但是从最近的趋势来看,并不是所有病例都适于手术治疗。相反,利用人工栓塞物质所做的栓塞术的治疗方法正在逐步形成主流。

(1)外科治疗病例的选择 脊髓动静脉畸形根据血管造影所见分为幼稚型、血管球型和单线圈型。但是最近有在血管造影所见上和单线圈型颇相类似的病变,其动静脉分流部位于硬膜上,因此命名为硬膜型以便与单线圈型相区别。以上各型动静脉畸形中以幼稚型的手术最为困难。此型的流入动脉主要来自脊髓前动脉且数目很多,病灶也在脊髓内与脊髓实质混同存在,很难保住流入动脉,而且病灶全切后不可能不加重神经症状。所以手术的适应证是一部分血管球形、单线圈型及硬膜型。所说的血管球型的一部分是只限于栓塞术有危险,病灶也类似血管母细胞瘤,而且能够整块地全部切除的病变。单线圈型和硬膜无论用手术或者栓塞术都能治疗,但是用栓塞术时出现再次开通的病例并不少见,所以有的医疗单位以手术治疗为首选方法。

(2)外科手术治疗的要点 对于可以作为手术适应证的动静脉畸形首先要做的重要处理就是要确保流入动脉,但实际上能够确保的流入动脉只有在一般经后路手术时来自脊髓后动脉的分支,而来自脊髓前动脉的流入动脉常常是不在充分剥离病灶之后就不能加以处理。其次是病灶的切除与脑病变时不同,要在脊髓实质与病灶之间进行准确的剥离,决不可使病灶带有一部分脊髓实质的状态下而加以切除。但是很明显这样操作就有在术中发生病灶破裂的危险,所以即便是在显微镜下操作也要给予最大限度的注意,要十分小心谨慎地进行操作。使切除病灶增加困难的因素还有在脊髓表面有很多屈曲扩张的流出静脉,这些静脉常妨碍髓内操作的进行,在流入动脉处理得还不够充分时就切断流出静脉是危险的,所以要在显微镜下谨慎地进行剥离,至少要在处理完流入动脉之前保存下最粗的流出静脉。单线圈型和硬膜型的处理是在用血管造影明确动静脉吻合部位之后将其切断即可。如果切除脊髓表面屈曲而行的静脉,则在术后有发生因静脉回流障碍引起的神经症状更为加重的危险。

3. 脊髓内肿瘤 切除髓内肿瘤必须使用手术用显微镜,尤其脊髓后正中裂的确定和剥离应在高倍视野下慎重操作。在后正中裂做脊髓切开术如果操作粗暴,几乎可以肯定要在术后出现后索症状。至于肿瘤本身的剥离,如果像室管膜瘤那样能够和脊髓组织明确区分开时,要在尽量不损伤脊髓的状态下,用神经剥离器慎重地将肿瘤剥离。如果肿瘤过大，要先做肿瘤内部减压，然后再将肿瘤与周围组织加以剥离。即使像星状细胞瘤只有一部分与周围组织境界不清，也不要勉强剥离，可以留下一部分肿瘤。如上所述，在切除肿瘤时最重要的是要把双极电凝的使用限制在最小限度内，充分注意不要使正常的髓内血管和组织受到凝固。使用吸引管时也应注意不要损伤正常组织，要尽可能地予以保护，这是手术操作的要点。

五、青壮年期脊椎脊髓疾病的显微外科

最早将显微镜引用于手术的是耳鼻喉科领域，其次是眼科、脑神经外科、整形外科、矫形外科。在脑神经外科普及手术用显微镜的功绩最大者是外科医生Yasargil，与手术用显微镜同时出现的是显微镜手术时必用的双极电凝，现在的神经外科是不能想象没有手术用显微镜和双极电凝的，这与脊椎脊髓外科的气钻的存在是同等重要的。

手术用显微镜的优点当然是手术视野被放大而且明亮，在深部也能得到照明以及双眼立体感。双极电凝的优点是即使在血液和水分的存在下也能做到可靠的凝固止血，而且能在对重要的中枢神经毫无不良影响的情况下进行电凝。气钻的优点是在脊椎脊髓手术时可安全地去除骨组织，并对非常脆弱的脊髓不产生任何影响，而高速旋转的气钻最为安全，尤其在骨组织变薄之后就更需要使用金刚石圆头钻。拟摘除的骨组织如较厚，则用钢钻快速手术，变薄后，则用金刚石钻，像抚摸骨表面将骨组织削得像纸一样薄。此时让助手用生理盐水进行充分冲洗并进行吸引。术者以双手把持气钻削除骨组织。

（一）肿瘤性疾病

硬膜外肿瘤大多为转移性瘤，成人多见硬膜内肿瘤。一般的说脊髓肿瘤约30%是神经鞘瘤，约25%是脑脊膜瘤，其次是神经胶质瘤、血管瘤。神经胶质瘤中以室管膜瘤多见，其次是星形细胞瘤，此二者占大多数，几乎都是良性瘤。

1. **神经鞘瘤**　发生在脊髓神经根的Schwann细胞，几乎都发生在后根，很少发生在前根。约有16%的肿瘤通过椎间孔到达硬膜外，形成所谓哑铃状肿瘤。由于肿瘤自后根发生，故位于脊髓的后外侧。偶尔也存在于脊髓前方，或发生在脊髓之内。因为大多数是髓外良性瘤，所以最适于显微外科治疗。发生肿瘤的后根已经死亡，但附着在肿瘤上的神经根则应在显微镜下予以剥离。

2. **脑脊膜瘤**　约占全部脊髓肿瘤的1/4，女性多见，是40~50岁左右多见的肿瘤。脊髓的脑脊膜瘤约有80%发生在胸椎脊髓的外侧或前外侧。虽然是髓外的良性瘤，但需要切除肿瘤所附着的硬膜部分，因此必须修复硬膜。尤其肿瘤位于脊髓前方时，手术操作上有一定困难。必须利用显微外科技术，以免摘除时影响脊髓。

3. **室管膜瘤**　在脊髓的神经胶质细胞瘤中发生频率最高的肿瘤，是多见于胸椎水平的髓内肿瘤，其次多见于脊髓圆锥。室管膜瘤与正常脊髓组织之间境界清楚，肿瘤可全部摘除，因此应努力运用显微外科技术予以全切。

4. **星形细胞瘤**　脊髓的星形细胞瘤多见于颈椎、胸椎水平，与室管膜瘤相比较，此瘤具有浸润性，与正常脊髓组织之间的境界也不清晰。但Sfein称成人病例半数左右境界清楚有全切的可能。一般属于低度者多，偶尔有恶性者，肿瘤与脊髓组织之间的境界不清，此时预后不良。

5. **血管母细胞瘤**　常常是视网膜血管瘤（Hippel-Lindau病）的部分病，且常为多发性。血管母细胞瘤多见于颈椎及胸椎，也有时发生在腰椎部。基本上是髓内肿瘤，但有时也附着于神经根而发生。在组织学上属于良性瘤，肿瘤很容易与正常脊髓组织相区别，因此此肿瘤是显微外科手术的适应证。

(二)脊髓动静脉畸形

近年由于 Djindjian 和 Dichiro 等神经放射医师们的努力,使选择性脊髓血管照相有了进步,脊髓动静脉畸形的诊断得到提高,并且由于显微外科技术的进步,它们的治疗也得到提高。又由于血管内手术的进步,治疗方针也发生了变化。脊髓动静脉畸形历来都是使用 Dichiro 等的分类,即分为单线圈型,血管球型和幼稚型三型。一般认为此 3 型的病灶均在脊髓之内。以后逐渐判明脊髓动静脉畸形中还有硬膜动静脉畸形。

Oldfield 和 Doppman 将脊髓动静脉畸形区别为硬膜动静脉瘘和硬膜内动静脉畸形,把硬膜内动静脉畸形分为幼稚型动静脉畸形、血管球型动静脉畸形和动静脉瘘。历来所说的单线圈型的大部分是硬膜动静脉瘘,它的病灶在神经根的硬膜,正好存在于根袖部位。所谓单线圈脉管(single coiled vessel)就是这种分支静脉,据称脊髓背侧单线圈的分支静脉淤血能引起脊髓病的发病。关于硬膜动静脉畸形的发生有先天性学说和以外伤为病因的后天性学说,现在都承认后天学说。关于硬膜内脊髓动静脉畸形的症状,有认为是因出血引起的,有的认为是因为病灶的侵占(steal)导致缺血或者因静脉系统瘀血所引起的脊髓病。关于硬膜动静脉畸形的治疗,有人认为可行血管内栓塞术,但是有重新开通的可能性。另外,根动脉对病灶和脊髓都有营养作用,所以栓塞术也伴有危险,需要通过手术来阻断输入动脉和切断输出静脉。存在于脊髓内的动静脉畸形的理想治疗方法是利用显微镜手术,在不阻断通往脊髓的血行的情况下切除病灶,但是即使运用显微外科技术,对幼稚型来讲,在技术上也是非常困难的。手术同时保存脊髓血行的栓塞术当然也是困难的。

(三)颈椎病

在颈椎发生的,以脊椎及其支撑组织的退行性病变为基础而形成的骨刺引起的疾病以及脊椎的椎间盘突出是脊椎脊髓外科最多见的疾病。骨刺发生在脊椎椎体的边缘、前方、侧方和后方。由于侧方和 Luschka 关节的骨刺压迫神经根而出现神经根症状,由于后方的骨刺压迫脊髓而出现脊髓病。利用神经病学的检查以及影像诊断明确查出病变时则需手术治疗。手术方式有经前路和经后路进入的方法,在选择上有许多争议。因为病变存在于脊髓前方,所以原则上是经前路进行手术。对于颈椎病的经前路手术是需要在手术用显微镜的窥视下运用确实和安全的气钻操作。在切除椎间盘和骨刺之后,要不要做自体骨的固定,是根据术者的经验和习惯来选择的。有时也需要做椎体切除。

(四)椎间盘突出

椎间盘的变性自 20 岁前后开始,随着年龄的增加,其变性程度也日益加重。椎间盘突出的发生方式大体上分为髓核自纤维环的裂孔突出而引发急性症状与髓核和纤维环同时发生变性,椎间盘整个膨出两种情况。前者在青年人比较多见,后者则多发生在中年以后。症状有脊髓或神经根或者二者同时存在的症状。

1. 颈椎椎间盘突出　症状急剧出现时多为强烈的外伤所诱发,此时有强烈的颈痛,颈部运动受限,尤其前后屈曲受限。症状慢性出现时,开始比较轻,随着症状的进展,多出现神经症状,尤以脊髓病的症状明显。治疗在轻症时可用保守疗法,如有显著的神经症状不见好转时需做手术治疗。不同术者的术式多少有些差别,但一般是在手术用显微镜下经前路进入,仔细地将突出的椎间盘切除。

2. 胸椎椎间盘突出　非常少见,即使现在,包括 MRI 在内的影像诊断虽有很大进步,也很少见到此病。但如作出诊断,其手术治疗对脊髓脊椎外科医生来说是很有意义的。有许多关于经椎弓根进入法、肋骨椎骨横突切除术和侧方脊柱切开术等经后侧路进入的报道,也有做开胸术经侧前路进入的方法。因为只做椎弓切除术来摘除脱出的椎间盘的危险性大,故现在已不做此术。

3. **腰椎椎间盘突出** 人类在进化过程中发达到能站立,仅在下肢荷重,据说人类因此有80%都经历过腰痛,但经过休息和保守治疗大都能好转。只有从腰痛发展到下肢痛、日常生活活动受到限制时才去仔细检查。其原因之一就是椎间盘突出,但是这种病也常常在静养和牵引等治疗过程中,膨出或突出的椎间盘的含水量减少,因而占位效应减轻,神经根绞窄症状也随之好转。对于保守治疗不见好转的病例则需手术治疗。手术方法基本上已经确定,经后路进入,如果在显微镜下使用所谓"Love法",就能把对关节面的影响限制在最小限度内。术后的标准典型经过应该是术后第二天开始走路,1~2周出院,1个月恢复工作。

(五)后纵韧带骨化

关于它的病理、临床表现、包括MR在内的各种神经放射线学检查所见以及治疗方法等的报道许多。最近欧美也有人报道此病,但它是在以日本为首的东南亚地区多见的疾病。出现在颈椎的最多,其次是胸椎,腰椎则少见。多在中年以后发病。出现明显神经症状的病例是必须手术的,但现在仍然在争论经后路进入脊髓减压法和经前路进入脊髓减压法两者的优劣。

颈椎后纵韧带骨化患者的病变位于椎管前方,因此是以经前路进入切除病变作脊髓减压为治疗方针。当然要运用显微外科技术,细心注意地用气钻将骨化的后纵韧带切除。如果是3个或3个半椎体,在C_2下部以下时,则施行经前路减压,自髂骨采取移植骨进行固定。如果是4个椎体以上,又波及C_2的OPLL时,则经后路做椎管扩大术来达到脊髓减压。另一方面胸椎后纵韧带骨化较为少见,其手术治疗在技术上也很困难。因为胸椎部分的脊柱有生理性后凸,所以经后路进入法,即切除椎弓来为脊髓减压是危险的,理想的方法是通过开胸术经前路减压。但此时必须是肺功能良好。如果肺功能没有问题,颈椎后纵韧带骨化同样能够运用显微外科技术安全地进行手术。

六、脊椎脊髓显微外科有关技术

(一)椎体、椎弓的显露

考虑到从皮肤到病灶的深度和术者手指的长度,脊椎脊髓外科的物镜焦点距离以300mm为适宜。此时皮肤与透镜下端之间的距离也就是能让手术器械出入的有效空间距离只有20cm左右,因此首先要解决的问题是清除皮肤表面上的障碍物。即使把止血钳整理束在一起,在手术器械出入时也要接触它们。再有对显微镜光源的杂乱反射使手术野看不清楚的情况也不少见。针对这种情况设计了许多以Yasargil的"鱼钩"(fishhook)为代表的那种用单个爪或数个爪的尖端挂在皮肤上,再用弹簧或胶皮带牵引的器械。

直达棘突的切开如果不是从项韧带正中间韧带里露出来就能减少出血。在到达棘突之后,最重要的是要剥离到骨膜下,最好是使用尖端呈针状稍为弯曲的电刀。历来所用的骨膜剥离器其幅度过宽,不适用于弯成锐角的棘突或椎弓的暴露,此时如果分别使用幅宽为3~4mm的推进剥离型和拉回剥离型骨膜剥离器则更为方便。

关于脊椎两旁的肌群,可向左右均等地分开,如半侧椎弓切除则仅分开病侧的肌群。历来所用的牵开器也考虑到这种情况,制成两侧有平片和一侧有平片而对侧有能插入棘突间的针的结构,但仅是平片的幅度可以变动。将脊椎旁的肌群剥离到骨膜下,如果肌膜的损伤极小,就不需要带有止血目的的宽幅平片。例如Casper牵开器其全周都是平片,用它做体腔的手术是很适合的,但它不适用于切口长的脊柱手术,为了适应这个目的,改良的 Gerben 牵开器是合理的,实用的观点是进入手术切口的部分要具有足够的长度和强度以便获得恰好暴露出椎弓所需要的幅度,对于较长的手术切口可连续安装数个而加以使用。对于较长的切口可以连续安装多个这样的牵开器。

(二)椎弓切除和硬膜外的处理

历来切除椎弓时常使用 Luer 咬骨钳做咬掉骨质的工作,但是自从 Busch、Staude 及 Raimondi 等人发表骨成形性椎板切开术以来,最近不仅儿童也有成人病例采用了这种技术。这个方法有能使后方组织在几个月后恢复其强度,并有效地减轻"颈性晕厥"等迟发性术后并发症等优点,手术操作也不很困难。其特点是把几个椎弓带着黄韧带一起整块切下,这是在有了优秀的气钻之后才能做到的方法。对于把手问题不大,但对磨钻钻头的选择必须慎重,从理论上讲磨钻的直径应该是越细越好,但是如果太细就看不到沟的深部。因此,开始时要用直径约为 1.5mm 钢磨钻头。磨钻头的形状如为球形则有过了最大直径后一下子钻得过深的危险,故以圆锥形最为安全。

切除椎弓后所剩下的残留部分可用宽 1~2mm 转换式角形咬骨钳切除。历来所用咬骨钳的夹钳,尤其前边部分较长,在通过物镜和手术切口之间的狭窄空隙时,有挂住牵开器等的危险。因此要短一些,以便术者能全部握在手中的程度。咬骨钳的齿要尽量地薄、圆滑没有棱角,还要制成能将削下的骨碎片自动吐出来的结构。

椎弓切除的幅度如果大,损伤硬膜外静脉丛的危险性也大,很好地控制静脉丛出血是脊椎脊髓外科的重要技术之一,使用双极电凝时,引起新的静脉损伤和出血的情况并不少见。图 4-2-3-12-6 所示是德国肝脏外科医生所用的凝固器,它是使双极前后离开 1mm 加以固定的双极凝固器,更换成镊子型使用时,非常适用于硬膜外静脉丛出血的止血。用法的要点是把静脉丛拉起,把凝固器放在骨组织上通电,在拿开时要加生理盐水。

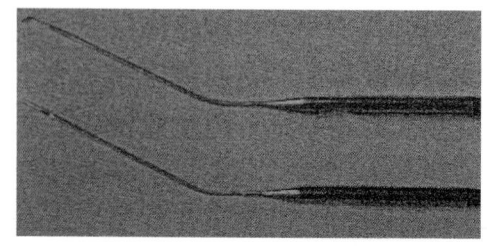

图4-2-3-12-6 双极电源
硬膜外静脉丛出血,用双极电凝固器止血

历来所用的椎间盘钳也有不少是齿的部分较厚,幅度也宽,齿的角度也不合适。因此,根据多数CT像考虑到能把整个纤维环内部都搔刮到,而且还能深入到后纵韧带下面角度的显微外科用髓核钳(图 4-2-3-12-7),这种钳子还有一处在图中看不到,就是在上齿的正中间开着一个小洞,便于取出塞在齿上的髓核。

(三)硬膜的切开和硬膜内操作

切开硬膜时,要用长柄尖刃刀向长轴方向浅切,然后两手持镊子沿纤维方向将其拉开最为安全,但此时要密切注意不可弄破蛛网膜。此时要放上大片的保护膜,每隔 10mm 将牵引硬膜的线挂在左右两侧,最好将硬膜逐步拉开到所需要的最小限度。规则放置牵引硬膜的线不仅便于术者观察,而且还能不断提醒术者在显微镜下是以什么程度大小的事物为对象而进行操作的。

肿瘤如果是脑脊膜瘤,在多数情况下不打开蛛网膜就能切除,只要血液不流进蛛网膜下腔,术后就能很快康复。透过蛛网膜的观察能诊断出是蛛网膜内肿瘤或是脊髓内病变时,就要打开蛛网膜并将其切缘固定在硬膜上。以前是用缝合进行固定,但是最近使用的银制小夹证明其适用性。

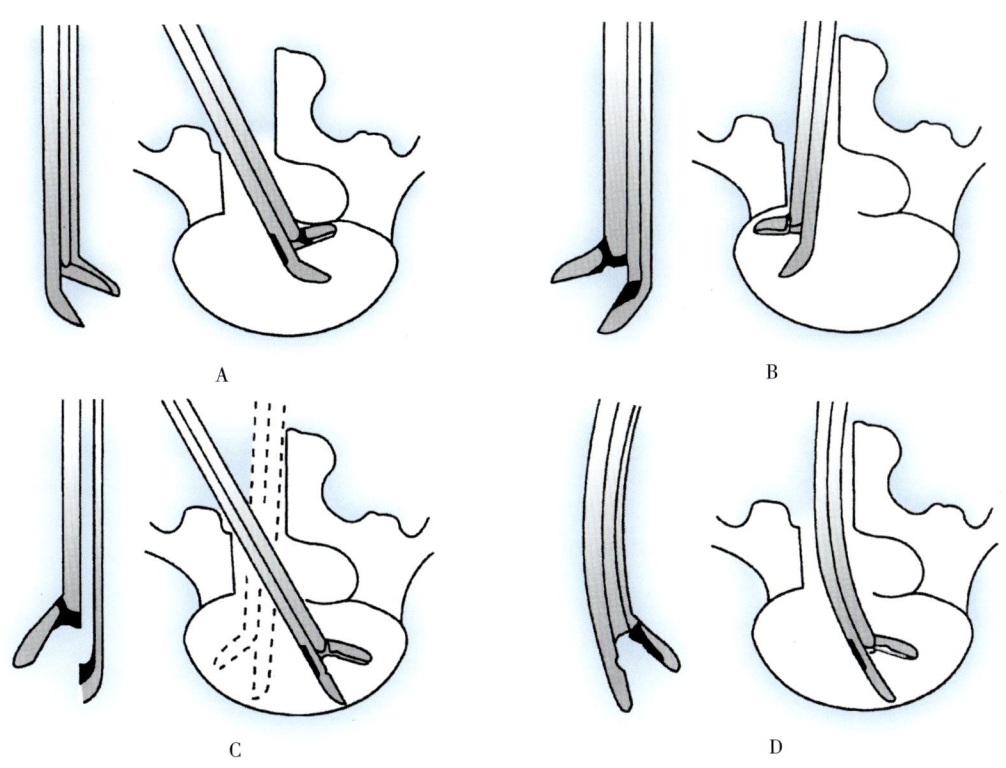

图4-2-3-12-7　显微外科用髓核钳示意图（A~D）
A.切除右后侧髓核；B.切除左后侧；C.切除左前侧，再转至对侧；D.切除右前侧髓核

神经鞘瘤等肿瘤位于硬膜内或蛛网膜内但在髓外时，首先用湿棉片覆盖脊髓，以免直接触碰脊髓或使之受热和干燥。神经鞘瘤多从感觉神经发生，所以位于脊髓后面，如用柄长17cm左右的深部脑血管吻合术用镊子，足能达到肿瘤部位。也有5%左右的神经鞘瘤是发生在运动神经的，用显微外科剪刀切断齿状韧带后，如果肿瘤内容是液体，就加以吸引。如为实质性，则将肿瘤被膜做小切开后，吸引除去其内容，肿瘤体积变小后就容易切除。

做脊髓切开术时要尽可能避开脊髓后动脉而在后正中沟进行，软膜的切开也和蛛网膜一样用锐利的尖刃刀。脑手术时脑掣子能起到分开和扩展脑的作用，可是脊髓不便使用掣子，所以Stein很早就介绍了把软膜吊起的技术，但是在不损伤后索的要求下做这种操作是要有相当熟练的技巧。因此就设计了使用Melosel的球牵开器（ball-retractor）。Melosel是类似海绵的原材料，用它做成直径3~5mm的球形，先将它压缩干燥，在它中间打开1个能通过线的小孔。用水浸泡时这个圆盘的体积就能扩大20倍。在脊髓的狭窄间隙中插入这种圆盘，由于脑脊液或生理盐水的浸泡，它就恢复成球形。利用它膨胀而产生的压力就把脊髓扩展开，也就是利用此球将脊髓向左右扩展开，使肿瘤与正常部分分开，这样就能在手术操作中保护正常部分。

由Hoff、Wilson、Tew以及Hankinson等人介绍了此法，除了对脊髓前面的肿瘤或血管畸形采用此法外，也是对颈椎的椎间盘突出和骨赘可以施行的显微外科技术。其中，Hoff等人认为，在颈椎X线平片的侧面像上，其前后径如在13mm以内，与患者发生神经症状有很大关系，如果有不能忍受的疼痛，进行性的神经功能丧失症状，以及明显的神经、脊髓单侧或两侧的压迫症状时，就应积极地进行减压。不能像以前那样固定椎体，等待神经组织的自然恢复，甚至等待骨赘的吸收，而是要求要有对神经根和脊髓能迅速地做到尽可能的减压。Hoff等人的方法是不仅要把椎管前面全部扩展开,而且还要去掉 Luschka 关节的肥厚,更进一步直观到椎间孔。因此椎体切除术的范围要比以前的方法有一定程度的扩大,但从手术入口向内部做较大范围的切削,必须同时解决减压和固定椎体两个相反问题的方法。前已介绍的尖端为半球形转换或角形咬骨钳是很适用,既不损伤硬膜,又能将神经组织充分减压。再有在颈椎椎间盘突出时,后纵韧带与硬膜之间存在游离碎片的情况并不少见,在有充分照明和扩大视野的情况下,观察有无后纵韧带的断裂和骨化等也与提高手术效果有关。

（周天健）

参 考 文 献

1. 陈德玉,贾连顺,袁文,肖建如,倪斌,戴力扬,沈强.颈椎前路带锁钢板临床应用的并发症及预防,中华骨科杂志,2001年21卷5期
2. 陈德玉,卢旭华,陈宇等.颈椎病合并颈椎后纵韧带骨化症的前路手术治疗［J］.中华外科杂志,2009, 47（8）
3. 陈德玉.颈椎伤病诊治新技术,北京：科学技术文献出版社,2003
4. 胡有谷.腰椎间盘突出症.第3版,北京:人民卫生出版社,2004：541-550
5. 林研,李增春,赵卫东等.直视下以"微创"技术治疗多节段严重型颈椎病［J］.中华外科杂志,2009, 47（16）
6. 刘保卫,王岩,刘郑生.髓核成形术治疗腰腿痛患者的选择.中国脊柱脊髓杂志, 2004, 14:93-95
7. 龙亨国,祝海炳,洪文跃,等.射频消融髓核成形术治疗腰椎间盘突出症.中国脊柱脊髓杂志, 2005, 15：154-156
8. 饶书诚,宋跃明.脊柱外科手术学（第三版）.北京：人民卫生出版社,2006
9. 芮永,吴德升,李志强.两种颈椎前路减压结构重建手术的疗效评价［J］.同济大学学报（医学版）, 2006, 27（4）
10. 王晓宁,侯树勋,吴闻文,等.射频消融髓核成形术治疗颈椎间盘突出症初步报告.中国脊柱脊髓杂志, 2004, 14:99-101
11. 王晓宁,侯树勋,吴闻文,等.髓核成形术治疗颈、腰椎间盘突出症的疗效分析.中国脊柱脊髓杂志, 2005, 15: 334-336
12. 王新伟,邓明高,陈德玉等.三种方法恢复颈椎生理曲度及椎间高度的比较［J］.颈腰痛杂志,2004,25（1）
13. 小山素磨.脊髓・神经根Microsugical. 東京：南江堂, 2000, 101
14. 叶秀云,董海欣,李也白.螺旋融合器治疗多节段颈椎间盘突出的长期疗效分析［J］.温州医学院学报,2008,38（2）
15. 袁文,张颖,王新伟等.保留椎体后壁的椎体次全切除术治疗多节段颈椎病的前瞻性研究［J］.中华外科杂志,2006,44（16）
16. 赵定麟,李增春,刘大雄,王新伟.骨科临床诊疗手册.上海、北京：世界图书出版公司, 2008
17. 赵定麟,王义生.疑难骨科学.北京：科学技术文献出版社, 2008
18. 赵定麟,赵杰.实用创伤骨科学及进展.上海科学技术文献出版社.2000
19. 赵定麟.对颈椎病前路减压及内固定术相关问题的认识［A］.第三届全国颈椎病专题学术会议论文集［C］.2008.
20. 赵定麟.现代骨科学,北京:科学出版社,2004
21. 赵定麟.现代脊柱外科学, 上海：上海世界图书出版社公司,2006
22. 赵定麟.关于颈椎病若干临床问题的经验与建议［J］.中华外科杂志, 2008, 46（5）
23. 赵定麟.认识脊髓前中央动脉征候群［A］.第三届全国颈椎病专题学术会议论文集［C］.2008.
24. 祝建光,汪波,常时新等.脊髓型颈椎病颈椎MR测量与前路次全切除减压疗效的关系［J］.上海交通大学学报（医学版）, 2006,26（9）
25. Ben Sassi S, El Euch G, Regaieg A.Man-in-the-barrel syndrome with combination of infarctions in the anterior spinal artery and posterior inferior cerebellar artery territories. Cerebrovasc Dis. 2009;27（2）:201-2. Epub 2009 Jan 20.
26. Chen Wang, Zhuo-Jing Luo.Three steps and one core" anesthesia strategy in the operation of cervical vertebra—spinal cord protection. SICOT Shanghai Congress 2007
27. Chen YC, Lee SH, Chen D. Intradiscal pressure study of percutaneous disc decompression with nucleoplasty in human cadavers. Spine, 2003, 28:661-665
28. Chen YC, Lee SH, Saenz Y, et al. Histologic findings of disc, end plate and neural elements after coblation of nucleus pulposus: an experimental nucleoplasty study. Spine J, 2003,

3:466-470

29. Chen Z, Lin L, Cao GH, Wu JM.[Treatment of cervical spondylotic myelopathy and radiculopathy by anterior subtotal vertebrectomy and decompression combined graft and internal fixation] Zhongguo Gu Shang. 2009 May; 22（5）: 394-5.

30. Chuan-Yi Bai, Kun-Zheng Wang, Xiao-Qian Dang. Comparison of solis and the titanium plate fixation in anterior cervical surgery. SICOT Shanghai Congress 2007.

31. Cohen SP, Williams S, Kurihara C, et al. Nucleoplasty with or without intradiscal electrothermal therapy（IDET）as a treatment for lumbar herniated disc.J Spinal Disord Tech, 2005, 18（Suppl）:119-124

32. De-Cheng Li, Gao Lei, Yang-Xue Zhao Clinical And Experimental Research In The Treatment Of Cervical Disc Hernation By Percutaneous Resection With Collagenase NucleolYsis. SICOT Shanghai Congress 2007.

33. De-Sheng Wu, Ding-Lin Zhao, Yan Lin.Long-term outcome of cervical disectomy and fusion with thread interbody fusion cage. SICOT Shanghai Congress 2007

34. Gao Lei, Yang-Xue Zhzo, De-Min Luo,ETAL.The treatment of cervical disc herniation by the plastic operation of intervertebral discs by per cutem plasma cutter. SICOT Shanghai Congress 2007

35. Hong-Hai Xu, Zhen-Qun Luo, Ming Ling,etal.Factors related to the poor results of the posterior approach for the treatment of spondylotic cervical myelopathy. SICOT Shanghai Congress 2007

36. Hong-Hai Xu, Zhen-Qun Luo, Ming Ling.Anterior Segmental Decompresion And Corpectomy In The Treatment Of Multi-level Cervical Spondylotic Myelopathy. SICOT Shanghai Congress 2007.

37. Hong-Wei Gao, Gao Lei, Yang-Xue Zhao.The comparision of two surgical therapy in cervical discectomy. SICOT Shanghai Congress 2007.

38. Hsieh JH, Wu CT, Lee ST.Cervical intradural disc herniation after spinal manipulation therapy in a patient with ossification of posterior longitudinal ligament: a case report and review of the literature.Spine（Phila Pa 1976）. 2010 Mar 1; 35（5）:E149-51.

39. Jian Wang, Yue Zhou, Tong-Wei Chu, et al.Comparative study on anterior cervical surgery by microendoscopic and open operation. SICOT Shanghai Congress 2007

40. Jian Wang, Yue Zhou, Tong-Wei Chu, et al.Comparative study on anterior cervical surgery by microendoscopic and open operation. SICOT Shanghai Congress 2007

41. Jian Zhang, Xi-Jing He, Hao-Peng Li,etal.Biomechanical evaluation of anterior cervical spine stabilization with step-cut grafting and absorbable screw fixation. SICOT Shanghai Congress 2007

42. Jie Zhao, Xiao-Feng Lian , Tie-Sheng Hou,etal.Two-staged surgical treatment with anterior and posterior approach for severe cervical spondylotic myelopathy. SICOT Shanghai Congress 2007

43. Jun-Jie Du, Zhuo-Jing Luo.use of Titanium mesh imparcted with local versus iliac autogenous bone grafting in anterior cervical reconstruction. SICOT Shanghai Congress 2007.

44. Kim PS. Nucleoplasty. Techniques in Regional Anesthesia and Pain Management. 2004, 8:46-52

45. Klineberg E.Cervical spondylotic myelopathy: a review of the evidence.Orthop Clin North Am. 2010 Apr; 41（2）: 193-202.

46. Koyama T.My Microsugical strategy for intramedullary Tumor. Spine & Spinal Cord，2003，16:657-666

47. Lei Xia, Yi-Sheng Wang, Li-Min Wang.A comparative study on maintenance of disc height by different anterior cervical fusion methods. SICOT Shanghai Congress 2007.

48. Liu Y, Yu KY, Hu JH.Hybrid decompression technique and two-level corpectomy are effective treatments for three-level cervical spondylotic myelopathy.J Zhejiang Univ Sci B. 2009 Sep; 10（9）: 696-701

49. Mummaneni PV, Kaiser MG, Matz PG,.Cervical surgical techniques for the treatment of cervical spondylotic myelopathy.Joint Section on Disorders of the Spine and Peripheral Nerves of the American Association of Neurological Surgeons and Congress of Neurological Surgeons.J Neurosurg Spine. 2009 Aug;11（2）:130-41.

50. Nardi PV, Cabezas D, Cesaroni A. Percutaneous cervical nucleoplasty using coblation technology. Clinical results in fifty consecutive cases. Acta Neurochir（Suppl）, 2005, 92:73-78

51. Powell MF, DiNobile D, Reddy AS.C-arm fluoroscopic cone beam CT for guidance of minimally invasive spine interventions.Pain Physician. 2010 Jan;13（1）:51-9.

52. Qiang Shen. Anterior cervical discectomy and SYN cage-assisted fusion for cervical radiculopathy and myelopathy. SICOT Shanghai Congress 2007

53. Scheer JK, Tang J, Eguizabal J.Optimal reconstruction technique after C-2 corpectomy and spondylectomy: a biomechanical analysis.J Neurosurg Spine. 2010 May; 12（5）:517-24.

54. Singh V. Scientific basis for nucleoplasty. Techniques in Regional Anesthesia and Pain Management. 2005, 9:13-24

55. Song KJ, Taghavi CE, Lee KB, Song JH, Eun JP.The efficacy of plate construct augmentation versus cage alone in anterior

cervical fusion.Spine（Phila Pa 1976）. 2009 Dec 15;34（26）:2886-92.
56. Tani S, Nagashima H, Isoshima A.A unique device, the disc space-fitted distraction device, for anterior cervical discectomy and fusion: early clinical and radiological evaluation.J Neurosurg Spine. 2010 Apr;12（4）:342-6.
57. Tie-Sheng Hou, Jie Zhao, Jing-Feng Li .Clinical Outcomes of Surgical Treatment for Cervical Spondylotic Myelopathy. SICOT Shanghai Congress 2007.
58. Tie-Sheng Hou, Ming Li, Jie Zhao.Anterior decompression and fusion with the secuplate for cervical spondylotic myelopathy. SICOT Shanghai Congress 2007.
59. Tsai YD, Liliang PC, Chen HJ.Anterior spinal artery syndrome following vertebroplasty: a case report.Spine（Phila Pa 1976）. 2010 Feb 15;35（4）:E134-6.
60. Wang W, Gao CJ, Ren LX.［The strategy of posterior decompression and re-establishing the insertion of extensor for ossification of posterior longitudinal ligament involved in C（2）］Zhonghua Wai Ke Za Zhi. 2008 Sep 15;46（18）:1419-23.
61. Wang XW, Gu T, Yuan W.［Treatment and mechanism of cervical spondylosis with sympathetic symptoms］Zhonghua Wai Ke Za Zhi. 2008 Sep 15;46（18）:1424-7.
62. Wei Ma, Xue-Yuan Wu.The outcome comparison between cervical spine stability reconstruction and vertebral artery adventitia decollement decompression in treating vertebral artery- type cervical spondylosis. SICOT Shanghai Congress 2007.
63. Wei Zhou, Jun Tan, Li-Jun Li.Lateral mass screw fixation of the subaxial cervical spine with minimal invasive technique. SICOT Shanghai Congress 2007
64. Wei-Hu Ma, Rong-Ming Xu, Shao-Hua Sun.One-stage operation of the combination of anterior and posterior approach to treat lower cervical disease. SICOT Shanghai Congress 2007.
65. Wen Yuan.Related problems on cervical spine surgery. SICOT Shanghai Congress 2007
66. Yang F, Tan MS, Yi P.［Alternatives of anterior and posterior approaches for cervical spondylotic myelopathy］Zhongguo Gu Shang. 2009 Aug;22（8）:612-4.
67. Yang HS, Chen DY, Lu XH.Choice of surgical approach for ossification of the posterior longitudinal ligament in combination with cervical disc hernia.Eur Spine J. 2010 Mar;19（3）:494-501.
68. Yu-Hua Hu, Chang-Feng Wang, Jia-Shun Li.A neurologic evaluation and curative effect facts of cervical spondylotic myelopathy anterior decompression and fusion. SICOT Shanghai Congress 2007.
69. Zhang GL, Ge BF.［Operative treatment of metastatic tumors of spine］Zhongguo Gu Shang. 2010 Jan;23（1）:73-5.
70. Zhuo-Jing Luo, Bing Lu, Ming-Quan Li,etal.Biomechanics of anterior decompression, bone grafting and instrumentation. SICOT Shanghai Congress 2007.

第四章　颈椎的融合与非融合技术

颈椎是人体诸关节中最为灵活、最为复杂和最为多样化的关节。正因如此，其患病率高，也更易外伤，一旦患病或外伤，为便于早日康复，既往多采用颈椎椎节融合术方式，或是将伤病椎节的致压物切除后再行融合。历史上也曾有过椎间盘切除后不融合之术式，终因疗效不佳而为大家所反对。

椎间融合后必然促使相邻节段的活动功能与应力增加而加剧其退变程度，多则 5~10 年，少则 1、2 年即可在邻节出现对神经致压性退变而不得不再次手术。在此前提下，颈椎椎体间人工关节和人工椎间盘也就应运而生。即在减压之同时，彻底切除椎节致压物后置入人工假体，既能维持椎节的高度及生理曲度，又保存或恢复了椎节的活动功能，从而直接减缓了相邻椎节的负荷与退变。

鉴于这一思路，我们早于 32 年前，即 1979 年前后就开展了颈椎人工关节及人工椎间盘的研究，包括材料选择、人工关节的设计和临床应用，施术者已达百余例。30 年后的今天，这些患者手术关节仍然保留其生理活动，也减缓了邻节的退变程度。

十余年后欧美各国也发现人工椎间盘具有此种可减缓相邻椎节的退变的优势而开展这方面的研究，目前处于积极发展中和推广。

但非融合技术在具有理想一面之同时，也仍有其不足之处，需深入认识。尤其是当今欧美各国医疗器械公司大力推广的人工椎间盘，并将目光瞄准年轻医师，由于其价格昂贵，使医疗费用呈几何数字上升，必然会引起保险行业的担忧和反对，在 2008、2009 年 AAOS 大会中充分反映出两种不同的声音和见解。

在 2008 年上海举办的"第三届全国颈椎病专题座谈会"的纪要中亦明确提出：关于颈椎病变椎体是选择融合技术还是非融合技术，是当前国内外颇具争议的前沿课题。本次会议对融合与非融合技术的临床意义、适应证、手术节段选择以及各自的优缺点进行了热烈讨论。

融合技术是颈椎外科传统技术，其有效性、安全性已得到充分证实。非融合技术应用于临床已有 30 年的历史，近年来呈现出快速发展的势头。专家们认为，非融合技术应用于颈椎病早期病例为佳，手术节段以 1~2 个椎节为宜，由于临床观察时间尚短，其远期疗效尚待观察和总结。讨论中，有专家对于非融合技术的减压范围有限、静态稳定性差、目前尚无模拟颈椎间盘的三维能力、黏弹性、抗压剪力、重新分配和衰减负荷等多种功能；并对高昂的费用提出了质疑。

本章主要从融合与非融合两大技术的临床现状加以阐述，本章共分七节，前三节为融合技术及其进展与现状，后三节则主要介绍非融合技术，最后一节为讨论。

第一节　颈椎前路传统之融合技术

所谓传统的颈椎前路融合技术是指已沿用五十多年的椎体间融合技术，手术方式较多，骨之来源各异，目前在临床应用中主要有以下几类。

一、取自体髂骨的颈椎融合术技术

（一）手术病例选择

1. **椎节需要撑开者**　椎节减压术对患者当然有效，但椎节如不撑开，必然塌陷使椎管重新受压，疗效当然欠佳，其病理解剖因素是由于椎节短缩使后纵韧带及黄韧带等突向椎管而形成新的致压因素。因此椎节撑开既可恢复椎节高度，又扩大了椎管矢状径而提高疗效。

2. **骨质缺损者**　因 OPLL、颈椎骨折脱位（尤以椎体碎裂者）、颈椎肿瘤或其他病变对椎骨进行广泛切除引起骨缺损者，多需从自体髂骨取骨植回椎节局部，此较之异体骨、钛网等既易于融合，又经济、方便。

3. **翻修术病例**　对植入骨滑出、内固定物折断等，以及因各种原因需将原融合器或人工椎间盘、钛网等取出后之空隙，亦可从髂骨取材修补。

（二）不适应病例

主因取骨局部有炎症、肿瘤等病变，或既往取骨较多使局部骨质大面积缺损者，或局部神经有嵌压症状怕引起加重者，或患者强烈要求选用代用品等病例，均不宜选择本术式。

（三）麻醉与体位

1. **麻醉**　多选用局部浸润麻醉；如在颈椎手术术中取骨，按原麻醉方式（全麻为多）施以切骨术即可。

2. **体位**　如与颈部手术无矛盾，患者多取自然平卧位，施术侧（取骨侧）略加垫高即可。

（四）手术步骤

1. **显露髂骨嵴**　沿髂嵴作一弧形切口（图4-2-4-1-1），长度视取骨多少决定，一般为3~5cm；切开皮肤、皮下和骨膜组织，并用锐性骨膜分离器将髂骨内、外板附着之肌肉剥离（图4-2-4-1-2），使髂骨嵴完全显露，并用纱条填塞止血。

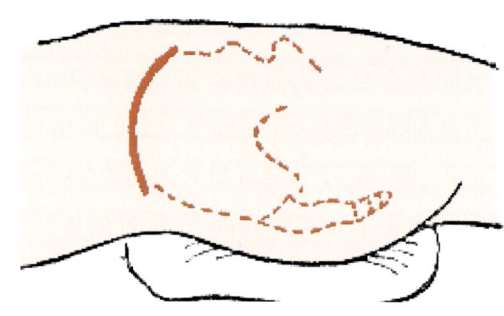

图4-2-4-1-1　髂骨取骨切口示意图

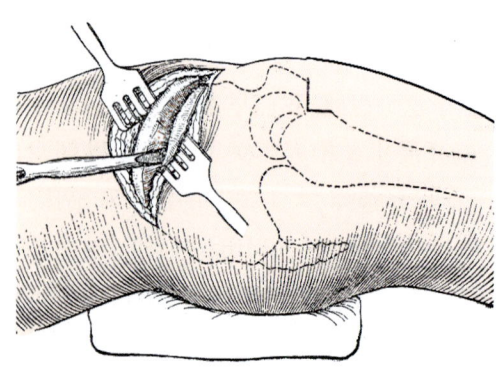

图4-2-4-1-2　显露髂骨示意图

仰卧位，取骨一侧的骨盆略垫高。沿髂嵴作切口，其长度视取骨多少而定。切开皮肤、皮下组织和骨膜，包括髂骨外侧肌同附着处。沿髂骨外板骨膜下将骨膜和所附着的肌肉一同剥离，用纱布填塞，压迫止血

2. 凿取骨块(条、片) 依据颈椎手术局部所需,切取同等大小(或略大一些)骨块,一般单椎节植骨所需骨块的宽×高×深(前后径)为 14mm×8mm×12mm,尽多地在皮质骨处切取以保证骨质的强度;如系多节段槽形减压术,则需条状取骨(图 4-2-4-1-3),长度取决于骨槽的长短,其宽×深(前后径)×高 = 12mm×11mm×25mm~12mm×12mm×60mm;对骨缺损者,其规格应与缺损处测量相一致,或略大。切取时应避开局部神经支,先在髂骨板上作标志,用平凿沿髂骨嵴切取,尽可能多地保留内板;青少年取骨则需保留骨骺线的完整(即在深部切取)。

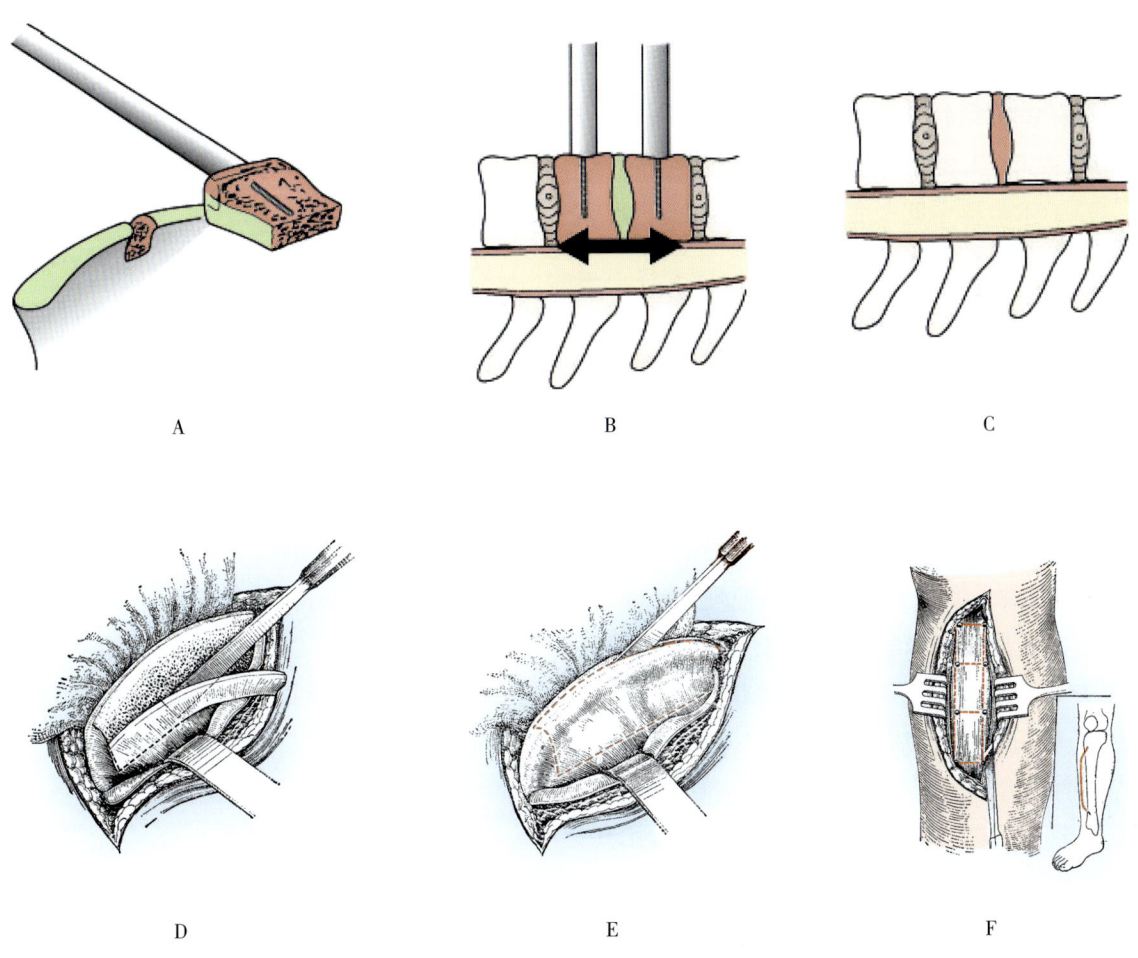

图4-2-4-1-3 取骨、植骨示意图(A~D)

A~C.根据植骨的需要,从髂骨取方形(扁方形)骨块植入椎节(可在牵引下植骨);D.亦可从外侧骨板上分次凿取条状的骨块;E.多用于多节段开槽减压病例及双椎体次全切除者,骨块要厚;F.亦可或自胫骨切取

3. 闭合切口 创面渗血可用明胶海绵压迫止血,出血不止者则用骨蜡,或用纱条填压止血。而后以冰盐水冲洗术野,清理异物和血块后依序缝合诸层,操作时应避开局部神经支。

二、自体胫骨或自体腓骨取骨用于颈椎融合术

(一)手术病例选择

其病例选择范围与前者基本相似,由于该

处骨质以密致骨为主、较坚硬,缩短概率小,既往二十年前曾被广泛用于颈椎手术(见图4-2-4-1-3D$_3$);但随访观察发现其撑开效果与髂骨骨块等并无显著优势,加之切骨较难和腓骨自身的生理功能等因素,目前已较少选用自体胫骨和腓骨;但对于髂骨不能取材之病例,此处取骨仍不失为一种选择。

(二)麻醉、体位及手术步骤

1. 麻醉及体位　同前,平卧位,肢体取自然体位即可,视术中需要,供肢亦可呈屈曲状以便操作;

2. 手术步骤　见本书第一卷第一篇第六章内容。

三、颈椎手术中局部骨块利用技术

(一)颈椎椎节局部旋转植骨术

为作者(赵定麟)1976年首创之颈椎前路根治性减压术,从第一例患者开始即选用椎节局部旋转植骨术融合切骨减压椎节,其原理是将施术椎节前方呈横长竖短状切骨,在减压术后,再将此骨块旋转90°,即呈竖长横短状植回原处,既可"弃物"利用,又可使病节撑开,且有利于椎体间关节骨性融合。

1. 特种器械　主为带刻度直角凿(亦可用其他工具代替),凿分为以下三部。

(1)直角凿体　长18cm,刃薄而锋利,呈直角状。刃边分别为0.9cm和1.1cm或1.1cm和1.3cm大小两种规格,分别用于体型大、小两类患者。自刃部向上2.5cm处为实体空心状。再向上至13.2cm处有一2.5cm长之带刻度的空心槽。每间隔0.1cm有一分划,以便术中观察进凿的深度。两把为一套。当两者并用时,于凿体碰合处(即于凿刃相对应的一角),分别有与凿体平行的长条状槽沟(阴凿)与隆突(阳凿),使两者可以嵌入并拢成一体。带隆突的凿体中央插有深度指示器,而另一凿则无(图4-2-4-1-4)。

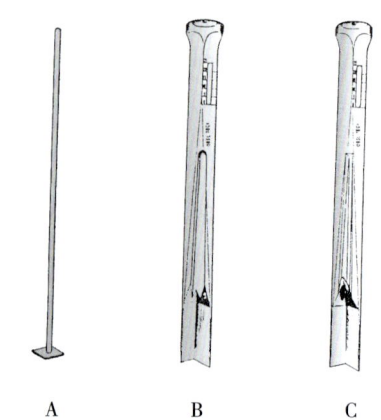

图4-2-4-1-4　带刻度直角凿(A~C)
A.深度指示器;B.直角凿体之一:阴凿;
C.另一直角凿体——阳凿

(2)深度指示器(即凿芯)　底部为0.7cm×0.6cm之平板,厚0.2cm,中央与一长柄相连。柄长13cm,用时插入凿体中心孔内。当凿刃与平板底部平行,柄的顶端恰好位于凿柄上之空心槽零点处。用其凿骨时,由于凿刃向骨质深部推进,而凿芯则受下方平板的阻挡仍停留骨外原处,柄的顶端在空心槽中的读数即为进凿的深度,如图4-2-4-1-4所示。

(3)嵌骨器　为一长方形实体,长17cm,一端稍大,其截断面为8.5mm×11mm,另端为11mm×12mm,用于植骨时嵌骨,见前图。

2. 局部旋转植骨手术步骤

(1)进凿　取带芯直角凿一把,呈横长竖短状置于病变椎间隙前方正中,凿刃的长边与椎间关节上方椎体下缘平行,距离3~4mm;而其短边则位于椎间隙左侧,在颈长肌内侧跨越椎间隙;用小锤轻轻叩击凿柄,使凿刃逐渐进入骨质,并根据深度指示器上端在空心槽内的刻度了解深度,一般达1.5cm(大骨骼者达1.7cm)。此后再将另一配套的直角凿(无凿芯),置于前者相对应的位置。即刃的长边在下一椎体的上缘0.25~0.35cm处;刃的短边则位于右侧颈长肌内缘,并跨越椎间隙。通过第一把凿的隆突与第二把凿的槽沟使两者呈嵌合状,并按前凿同一深度徐徐打入。此时前凿可能向外弹出，应稍许叩击以维持原深度（见图4-2-3-3-3、4）。

（2）取骨　确认两凿深度均达1.5cm（或1.7cm）后，术者将两凿稍许向外撬起，即可使凿下的长方形骨块取出（图4-2-4-1-5）。此骨块的体积：高×宽×深一般为0.9cm×1.1cm×1.5cm（大号凿者，各边多2mm），即包括上一椎体的下缘、椎间盘和下一椎体上缘，由前纵韧带将此三层联结在一起。骨块取出后，由于局部系松质骨，可有不同程度的渗血，以明胶海绵压迫止血。而后依据病情需要用刮匙或髓核钳等摘除椎间隙内残留或突出的髓核与骨质。

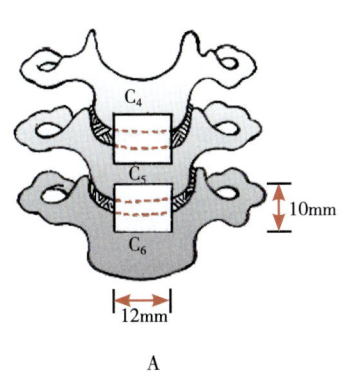 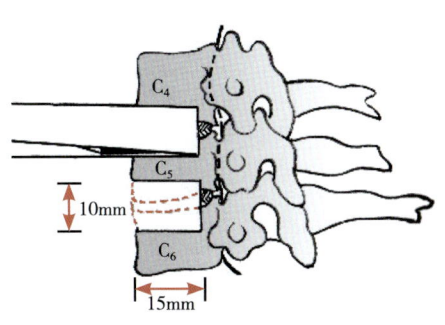

图4-2-4-1-5　进凿深度示意图（A、B）
A.正面观；B.侧方观

（3）旋转植骨　一般均在减压术毕进行，用撑开器或徒手牵引头足两端使椎间隙拉开，再将取出备用的骨块旋转90°，即横取竖放，并用嵌骨器垂直状叩击嵌进椎间隙的，其深度与椎体前缘平行或凹入0.1cm（见图4-2-3-3-6）。

（4）检查骨块的稳定性　非全麻者，可让患者活动颈部，观察植入骨块有无变位，对变位者应重新放置；必要时（如骨块碎裂等）则需取自体髂骨或选用椎间融合器。

本法优点是无需自身他处取骨，因此减少了另一次手术的痛苦与并发症。术式简单易行，且方形骨块不易滑出；因该骨块为手术区局部组织而易被利用、愈合快。如需对深部行切骨减压，因其呈长方形，对角线长，亦易进行。如骨块碎裂起不到支撑作用时，则需取髂骨或选用其他方式融合椎节。

（二）颈椎柱状骨条椎节植骨融合术

1. **术式简介**　即用环锯作椎节切骨减压时，可将取出之圆柱状骨条，按直径×长度=9mm×15mm（或11×17mm）将其修剪，再以条状平行植入椎间隙，或呈竖状（即高度剪成12~13mm），将椎节撑开（见图4-2-3-4-21），此项技术既可避免从身体另处取骨，又不浪费自身材料，且有利于局部愈合。

2. **操作步骤**

（1）环锯切骨减压　即对病节用环锯切骨减压，目前多选用第三代环锯，直径11mm，内径9mm，旋入深度15mm~18mm。操作时要细心，以防骨芯折断。当达预定深度时，可将圆柱状骨条自根部折断取出。

（2）修整柱状骨条　将圆柱状骨条自椎间隙取出后加以修整，切除多余之椎间盘，但连于上下椎骨的纤维环应尽量保留。依据植骨方式可将骨条修剪成相应大小及长度，椎节撑开植骨者，其规格为9mm×9mm×13mm。

（3）嵌入椎节　将预制之圆柱状骨条呈竖状嵌入已完成切骨减压之椎节内，多在牵引下进行，底部垫以明胶海绵。剪下之碎骨可放于椎节两侧。对椎节稳定性较差，患者又需早日下床活动者,可辅以颈椎前方钛板螺钉固定技术。

四、其他方式的椎节融合术

除前述临床上常用的自体髂骨、腓骨、胫骨和局部旋转植骨术外,尚有以下数种。

(一)同种异体冷藏骨

为经过处理、保存之尸骨,大多经灭菌、低温冷藏和其他各种方式处理,并制成相应规格,包括颈椎椎间植骨大小供应需方,在十多年前市场呈现供销两旺。但随着市场规范和法制完善等,由于材料来源十分困难,且涉及诸多风险与伦理学问题,致使供应渠道难以通畅,甚至中断,目前已少用。

(二)干燥骨

与前者相似,唯经脱水脱脂等处理,保存期较长;虽强度降低,货源较前者为多,目前临床仍在选用中,适用经济条件较差又不愿由自身他处取骨的病例。

(三)其他代用品

既往曾选择过多种代用融合材料,包括小牛骨及不锈钢等,由于有显而易见的缺陷,目前已少有问津者。

第二节　颈椎前路界面内固定融合术

骨与关节相邻的两个关节界面之间予以固定称为界面固定(interface fixation),为近20年来在临床上广泛开展的一项外科融合技术,它不仅用于四肢关节外科,且在脊柱伤患的手术治疗中,亦早已被视为具有独特作用的新技术,尤其是颈椎鸟笼式空心内固定器(TFC),在1995年问世,被笔者首次用于颈椎病后,各种新型设计不断涌现,其不仅具有对椎节实施有效地制动、固定、撑开及恢复椎节高度等功效,而且安全度高,其疗效明显优于传统的植骨融合术。

一、界面内固定用于脊柱外科的基本原理

用于脊柱外科的界面内固定技术,其基本原理主要是以下4个方面。

(一)撑开-压缩机制

通过Cage上螺纹(丝)的旋入而使小于螺纹外径的椎节开口逐渐撑开。因椎节周围肌肉、韧带及纤维环均处于张应力增加状态,以致形成椎节稳定的"撑开-压缩张力带"作用。此时植入物与周围骨质呈嵌合状紧密接触,不易滑出或滑入。螺纹愈深,其撑开作用愈大,握持力也愈强;但在操作时,千万不可超过各椎节组织的有效耐受度。

(二)恢复与增加椎节的高度

植入的Cage在使椎节获得撑开效果的同时,其高度亦可增加5%~10%。减去局部缺血坏死所致的高度丢失,至少仍可获得较其他植入物为优的疗效。尤其是螺纹较高的Cage,其作用愈明显。

(三)稳定椎节

植入的 Cage 对椎节上下椎骨具有较强的握持力,加之上下两端拱石(keystone)状结构的抗旋转作用,可使椎节处于高稳定状态及良好的抗剪力效应,术后早期即具有近似正常或高于病节的稳定性。

(四)与界面强度相关的因素

植入的 Cage 螺纹愈深,长度愈大,与骨组织接触面愈多。骨组织本身的密度愈高,其界面强度亦愈大,因而拉拔力亦随之增高。因此,其不易滑动,更难以滑出。

二、用于颈椎前路手术界面内固定的材料与形状

随着科技发展,新型材料和新颖设计的界面内固定物不断问世,尤其是材料的改进,使之更有利于患者。目前 CESPACE 已用于临床,其特点是在设计上具有表面凹槽和纯钛涂层,有利于骨性愈合,并可避免取骨植骨,从而有利于患者的恢复(图4-2-4-2-1)。其后又有聚醚醚酮(peek-optima)制成的 Cage 问世。此种医用材料是在航天及电子等高端领域广泛应用20年后方作为人体植入物进入临床,从1999至今已十余年,颇受大家重视。

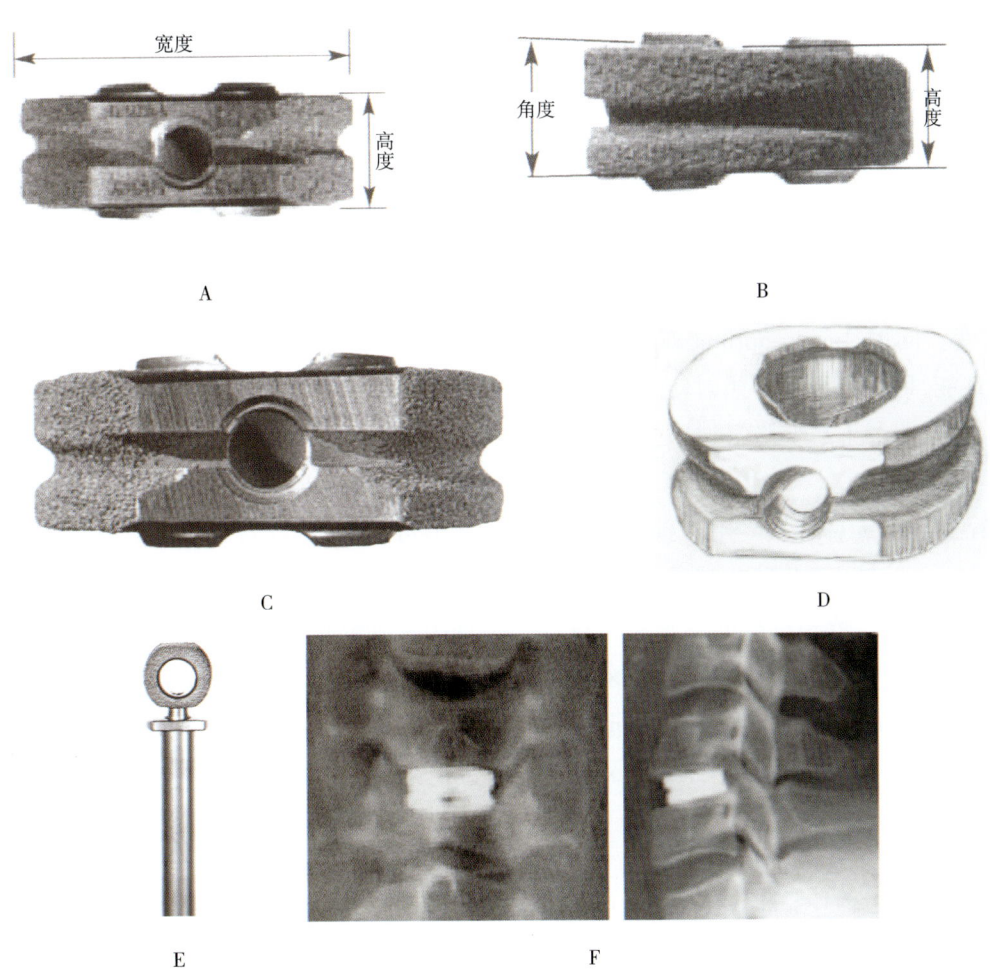

图4-2-4-2-1　CESPACE 椎间植入器(A~F)

A~E示意图:A. 正面观,高度分为4mm、5mm、6mm、7mm,宽度14mm及16mm;B. 同前,侧方观;前后向角度为5°;
C. 同A,放大观;D. 同前,立体观;E. 椎间器持钳;F. 临床病例　植入后X线正侧位观

现将聚醚醚酮材料与非聚醚醚酮材料加以对比,阐述于后。

(一)聚醚醚酮的特点

1. 聚醚醚酮材料优点

(1)弹性模量 与人体骨骼组织相匹配,因为皮质骨弹性模量为12GPa,而peek-optima为3~6GPa,在众多材料中两者最接近。

(2)抗磨损性与抗衰老性能 均优于其他同类材料。

(3)抗蠕变性能 测试显示在持续高压状态下,peek-optima不出现任何延展性改变,其抗蠕变模量为3.5GPa(23℃),较为理想。

(4)抗腐蚀性能 为peek-optima另一特点,其在无机酸、有机酸和醇类等不同腐蚀性溶剂中显示有较好的对抗性。

(5)生物相容性良好 经动物试验观察表明peek-optima无组织排异反应,无致畸、排异及基因突变等反应。

(6)其他 如抗水解作用,即高压水蒸气状态(高温灭菌消毒)无不良反应,各种机械性能均无改变。同时,peek-optima亦具有良好的抗辐射性能,即对各种粒子照射(包括用于消毒灭菌的γ射线),不易变脆,机械之稳定性保持正常。

2. 聚醚醚酮的元件形状
用于颈椎手术的元件形状设计主要有以下几种。

(1)扁方Cage 依颈椎椎间隙形态所设计之产品均为扁平状,规格为高度×宽度×长度=4mm×12mm×12mm~9mm×14mm×14mm 视高度不同又分成5~6种规格。同一种规格又有0°及5°之分(图4-2-4-2-2)。

(2)方形、长方形或叠加形人工椎体 其形态大小与Cage相似,唯其高度较Cage明显为高;视高度不同分为多种规格,其可为单一结构,亦可呈叠加状(图4-2-4-2-3)。

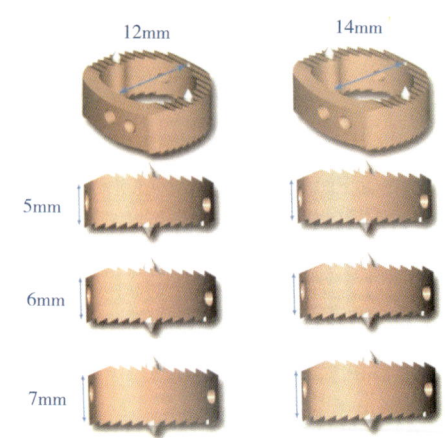

图4-2-4-2-2 扁形Cage(Peek材料)不同规格示意图

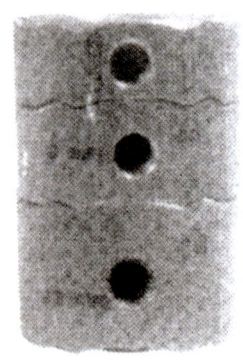

图4-2-4-2-3 3种规格的人工椎体,可叠加

(3)圆柱形 从螺钉式细长形到鸟笼式圆柱形可有多种规格,其使用范围除颈椎外,尚用于胸腰椎,但其强度次于钛合金,因此在对腰椎选用时应全面考虑。鉴于其弹性模量理想,亦有PEEK材料的腰椎椎节融合器问世。

(二)非聚醚醚酮材料

非聚醚醚酮材料种类较多,包括传统的骨组织(以髂骨为多,见前节内容)、医用不锈钢、钛合金、镍钛记忆合金及可降解的碳纤维等,各具优缺点,临床上以自体髂骨及钛合金应用较广,主因前者取材方便、经济实用,且融合效果佳,因此适合低收入人群。而钛合金类则因其无磁性、强度高，且可制成各种形状的元件，因而操作方便，颇受临床医师欢迎。而可降解碳纤维则因其副效应，目前已少用。

非聚醚醚酮材料制成的产品，其形状与前者相似，且大多为最早之原创者，本处不再赘述。

三、界面内固定的临床应用

（一）临床病例选择

1. 颈椎病　各型颈椎病，凡需行椎节融合术者均可选用此项技术，尤其是脊髓型、混合型及根型等，在对椎节切骨减压术后凡需恢复椎节的高度、生理曲度和稳定性者均可选用界面内固定材料制成之元件完成融合术。

2. 外伤及其他

（1）颈椎骨折脱位　包括急性颈椎间盘突出症，在切骨减压术后，有骨缺损者，亦可选用界面内固定技术修复缺损。但对伴有碎骨存留者应慎重，大多选择钛网＋钛板技术。

（2）其他　因肿瘤或其他疾患行椎节切除减压术后者，亦可酌情选用。

（二）手术步骤

1. 椎节减压

（1）麻醉、体位、切口、显露椎体前方及定位　均同一般颈前路手术。

（2）椎节减压　可采用椎节椎间盘切除术，单椎节潜式切骨减压术，或采用环锯切骨减压技术切除椎节致压骨质。总之，视病情不同选择其中某一术式即可，但务必清除作用于神经或血管上之致压物。

（3）扩大减压　除对椎节局部致压骨在直视下切除外，选用环锯减压者，可在环锯连同钻芯一并取出后，用弧形刮匙对椎体后缘作扩大性减压处理。

2. 攻丝或试模　视手术特点及产品设计及其要求不同酌情选用相应规格之丝锥对环形骨孔进行攻丝（主用于圆柱形 Cage），其深度控制在距后纵韧带 2~3 mm 以前位置，切勿过深，以防误伤深部组织（图 4-2-4-2-4）。但扁形 Cage 则需选用试模决定 Cage 之规格，从小号开始，逐级增大测试，包括高度、宽度和深度等；要求规格匹配，既能恢复椎节高度和曲度，又可保持椎节稳定，不会滑入或滑出。

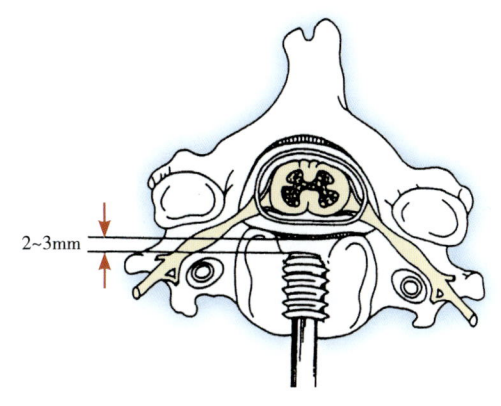

图 4-2-4-2-4　Cage 深度示意图
圆形 Cage 攻丝深度距后纵韧带 2~3mm 以内为准

3. 植入相应规格之界面内固定器及闭合切口

（1）圆柱形 Cage　一般身材者多选用直径 14mm、长 10 mm 之假体，先将从椎节局部刮除之骨赘等碎骨（泥）充填 Cage 之中，加盖后再旋入椎节。在操作时应注意深度，以与椎体前缘骨性表面同一水平为宜。由于上下椎节不在一个平面上，应以低的椎节为准（图 4-2-4-2-5、6）。

（2）扁形 Cage　一般多选用宽 × 高 × 深 ＝ 12mm × 4mm × 9mm~14mm × 9mm × 10mm 之规格，Cage 中部可放置碎骨块或人工骨。

（3）与其他椎节固定器并用　视手术种类不同，界面内固定器可与钛板、钛网（亦可单独使用或钛网加钛板，多用于病变较重需椎体切除者，见图 4-2-4-2-6）及髂骨植骨块等用于同类病例（图 4-2-4-2-7）。

A B

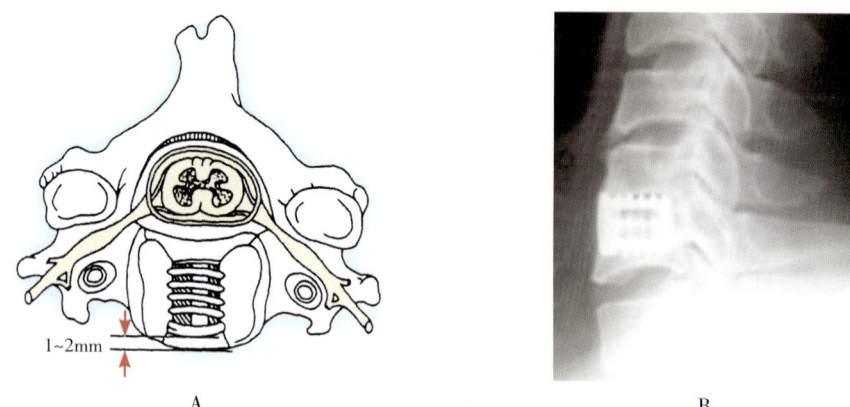

图4-2-4-2-5　圆柱形Cage植入部位示意图及临床病例（A、B）

A. CHTF植入深度，其前缘应与椎体前缘平行，或距椎体前缘平行线1~2mm以内，示意图；B. 临床病例

A B C D E F G H I J

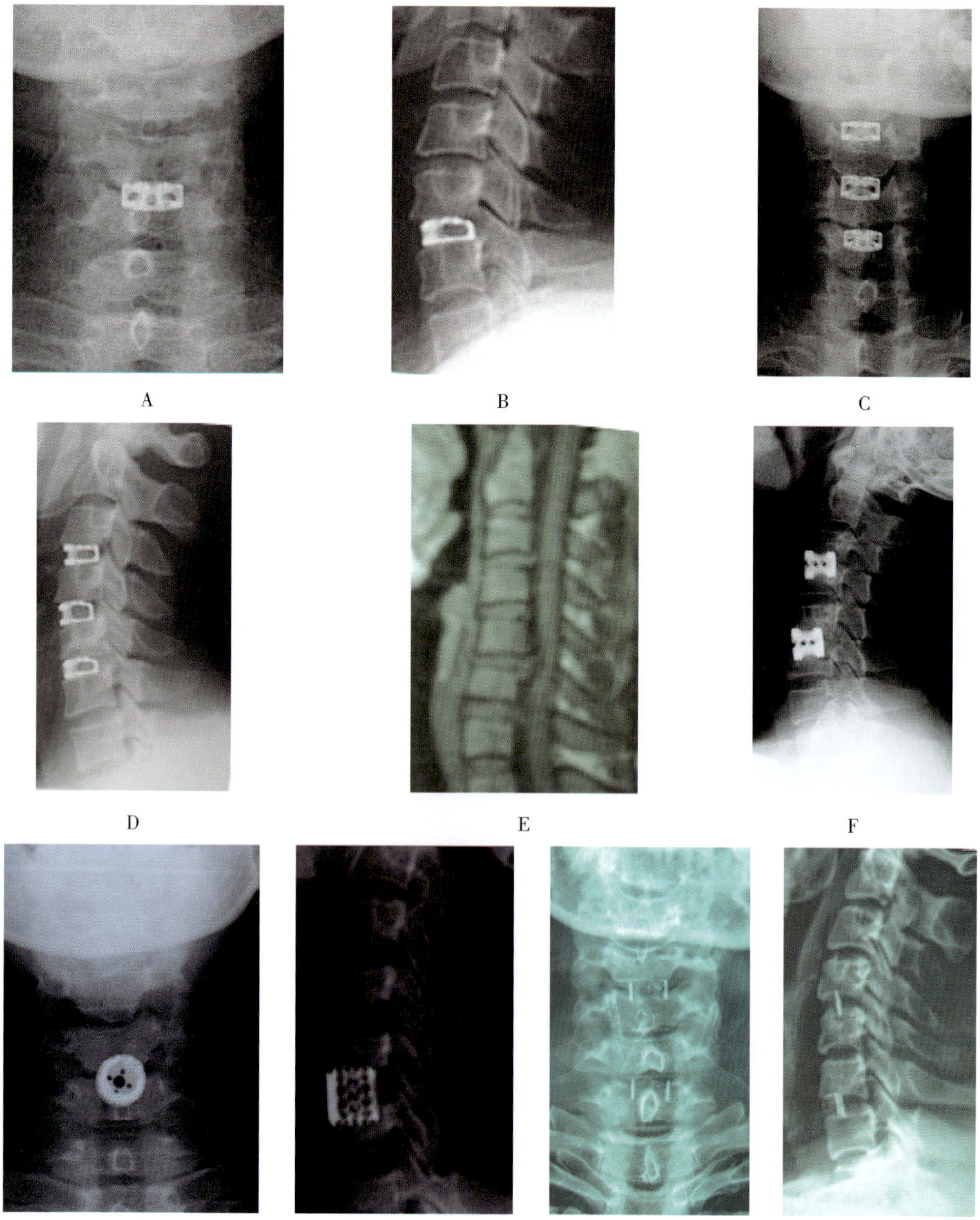

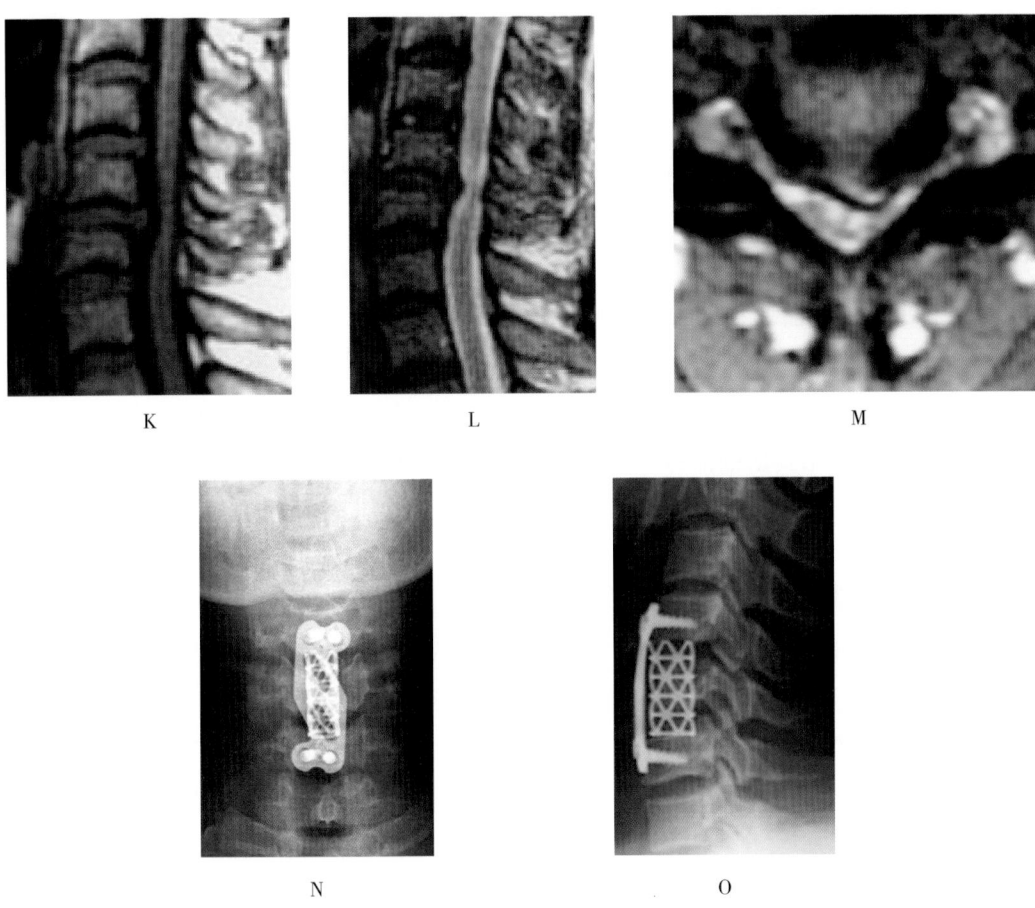

图4-2-4-2-6　各种融合器应用临床举例（A~O）

A.B. 单节Synth-cage 术后正侧位；C.D. 同前，3节植入；E. 跳跃型颈椎病术前MR表现；F. 鸟笼式Cage术后侧位；G.H. CHTF Cage正侧位片；I.J. SOLIS-Cage（Stryker）正侧位片；K.~O. 为严重脊髓型颈椎病行C_5椎体切除+钛网撑开+钛板固定（K.L. 为术前MRT_1、T_2加权；M.MR水平位观；N.O. C_5椎体切除、钛网置入+植骨+钛板固定）

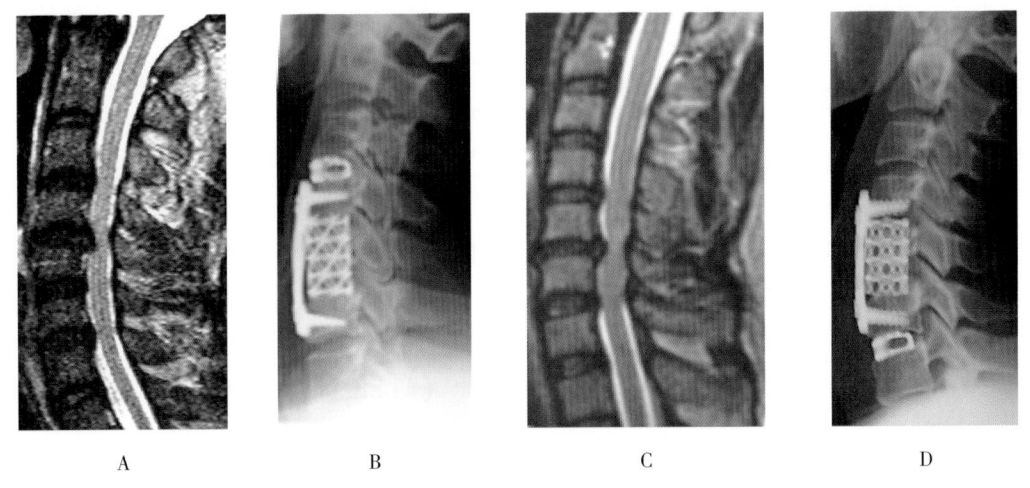

图4-2-4-2-7　Cage 与钛网及钛板并用临床举例（A~D）

病例1（A、B）　A. 术前MR矢状位，显示C_3~C_6 3节段退变；B. C_3~C_4减压后Cage植入，C_5椎体次全切除（C_4~C_5及C_5~C_6椎节同时减压）、钛网植入，再加钛板固定；病例2（C、D）与前例相似，MR矢状位显示C_4~C_7退变（C），行C_5椎体次全切除，钛网＋钛板固定，C_6~C_7椎节减压+Cage（D）

4.闭合切口　依序缝合切开诸层,留置皮片引流24h。

四、注意事项

(一)病例选择

此种技术主要用于对需要行颈椎前路减压术的病例,除颈椎病及急性颈椎间盘突出症外,陈旧性颈椎损伤伴有脊髓受压症状者亦可酌情选用。但对于急性损伤,尤其是椎体粉碎性骨折者,一般优先选用钛网+锁定钢板更为安全。

(二)应明确疗效主要取决于对椎节的减压

尽管此项技术可使椎节固定、恢复原有高度及撑开而获得疗效。但真正促使神经功能改善的先决条件,仍以切除骨性或软骨性、并对脊髓或神经根形成压迫的致压物为主。

(三)植入物规格的选择

以不超过椎体矢状径的3/5~4/5为宜,过长的植入物有伤及脊髓的危险。国人一般多选择长度10mm的规格,超14mm者,易伤及脊髓,尤其是在C_{2-3}及C_{3-4}椎节,此处椎间隙坡度较大,上下椎节前缘表面差距较多,甚至达5~6mm之巨。

(四)切忌植入物过深

依据颈椎前路之强度特点,植入物前缘与椎体前缘平齐为宜,尤其是圆形Cage,既有利于恢复椎节之生理曲度与高度,且可防止植入物向后方滑移和向椎体中部下沉。

(五)注意对椎节周壁骨质的保护

椎节周壁骨组织是构成植入物压应力的主要支撑面,因此,应注意千万不可在提升或用刮匙切骨减压时误将周壁骨质一并切除;尤应注意年龄较大、骨质疏松之病例,其中女性更为多见。选用扁形Cage者,应注意保护椎节上下两面的软骨终板。

五、界面内固定技术的特点

通过大量临床材料表明此项技术明显优于传统的植骨融合术,其主要特点如下。

(一)无需再取骨,避免了另一次手术损伤

从髂嵴处取骨常常显示有可能引起比原来伤病更为痛苦的症状,且其发生率在10%~30%之间。临床医师都在设法避免此种令人头痛的结局,界面固定则圆满地解决了这一难题。

(二)早期制动确实、可使患者早日下床及重返社会

绝大多数患者可于术后次日下床,并逐渐在室内外行走,减少了因长期卧床所引起的各种并发症与心理障碍。由于患者可早日下地活动,不仅颈椎局部及全身功能康复快,且可早日重返社会,从而提高了其生活质量与康复的信心,同时也减少了家人和亲友们的负担。

(三)材料新颖、安全

钛金属是当前与人体相容性最佳的植入材料,不仅无毒,无致畸及致癌作用,且无磁性或呈弱磁性状态,因此对当前临床上经常使用的MR检查及通过机场安检门时,将无明显影响。近十年来出现的PEEK(聚醚醚酮)材料更为优越。而在人体可降解的碳纤维多聚体材料制作的各种产品,近年来发现其降解产物有毒性而已停用。

(四)设计合理,可以恢复颈椎高度和生理曲度

空心、柱状、螺纹和多孔形态,完美地解决了颈椎施术椎节所需要的早期制动和后期的骨性融合这一基本要求。且稳定性明显优于其他任何方式。

在颈部仰伸位状态下将植入物旋入椎节的

同时，椎节亦随之被撑开。不仅恢复了椎节高度和扩大了椎管矢径，且可使退变的椎管内结构迅速恢复原有的张应力，从而对神经组织的康复创造了基本条件。

（五）界面内固定后植入物均可获得骨性融合

多年前，有些学者认为于椎节内放置金属内固定物，必然影响局部的正常骨性融合，但临床及实验材料表明，其骨性愈合的速度反比一般植骨术为快，且对维持椎节高度和生理曲度明显有效。作者近十余年来在临床上观察了大批病例，其中有80%以上患者在术后3个月即已出现骨性融合。当然目前所选用的Peek材料更为理想。

六、界面内固定的临床病例选择

每种界面内固定均有其优点，包括形状设计、材料选择、价格及使用要求等均不相同，但作为临床医师应本着对患者负责的态度全面加以考虑，根据我们数十年的临床实践，以下几种使用较多。

（一）圆柱状鸟笼式Cage

此种Cage种类较多，最早由我们（赵定麟、严力生）在1995年用于临床，至今已16年，包括CHTF、BAK等，其最大优点如下。

1. **可与环锯减压同步进行** 即在环锯钻孔减压+刮匙扩大切骨范围之后，选用直径大一号（2mm左右）之Cage旋入，既安全、方便，又稳定。由于环锯入口处较为固定，位于椎间正中处，且沿椎间隙垂直旋入，直达椎管前方，操作上较为简便；同时可辅以刮匙对深部增生之骨赘切（刮）除。

2. **手术时间较短** 选用第三代环锯，即有舌状定位装置便于沿椎间隙切骨，直达椎管前壁，加上选用不同角度刮匙可切除两侧骨赘，之后再旋入Cage，所需时间较短，每节约10余分钟，较其他术式节省一半时间。

3. **价格便宜** 因无需辅以钛板，而Cage每枚从2000~9000元（人民币），较之其他固定方式均低。可能由于价格较低，加之无需另加钛板，许多国外厂家已无供货，正如廉价药品一样。

4. **使用得当，不会下沉** Cage旋入过深，由于该处为松质骨，加上患者以老年人为多，因而甚易引起下沉，如将Cage前缘与椎体前缘平行，由于该处为皮质骨为主，因而则较稳定（图4-3-4-2-8）。但术后颈部不可过久、过多屈曲，例如每天8~10h打麻将（或桥牌等），则易引发Cage下沉，见下述临床举例例9（见图4-3-4-2-18）。

（二）IntroMed Cage

如图4-2-4-2-1~3所示可以看出，此种产品的优点主要有以下几方面。

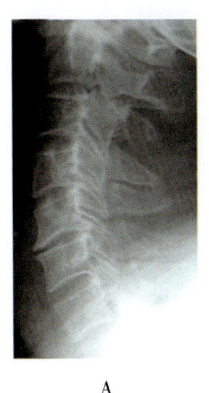 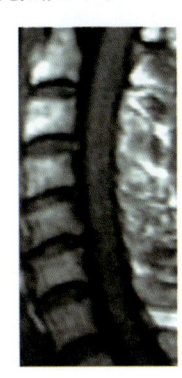 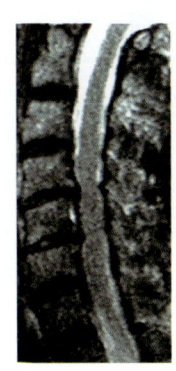 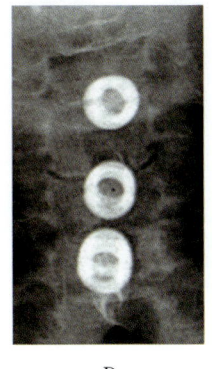 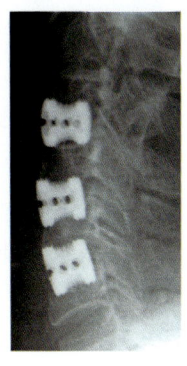

A　　　　　　　　B　　　　　　　　C　　　　　　　　D　　　　　　　　E

图4-2-4-2-8　颈椎病前方潜式减压+鸟笼式Cage植入（A~E）

A. 术前侧位X线片；B.C. 术前MR矢状位，显示C_3~C_4、C_4~C_5、C_5~C_6椎节后方有致压物；D.E. C_3~C_4、C_4~C_5、C_5~C_6行椎间盘切除+环锯潜式减压，置入鸟笼式Cage，Cage前缘与椎节前缘平行，一般不易下沉

1. **最早使用 Peek 材料** 由于 PEEK（聚醚醚酮）的弹性模量介于椎体皮质骨与松质骨之间，因此最适用于脊柱椎节的植入物，尤其是颈椎，可制成扁形、方形、长方形等 Cage（椎间融合器），临床使用较为方便。

2. **品种较多、便于选择** 除扁形 Cage 单独用于椎节融合外，也可叠加在一起，便于调节椎间隙撑开高度（间距），此对颈椎外伤、肿瘤和翻修性手术更具有优越性，可用于椎体次全切除或全切除者。

3. **安全度高，尤其对老年患者** 由于老年人，尤其是更年期后女性，骨质疏松者居多，且病变大多在 3 节或 4 节；如采用一般钛板，每节至少二枚螺钉，而 3~4 节则需 6~8 枚，不仅费用多，且增加对正常骨组织的损伤；而该产品设计除了上下缘各有两个螺孔外，位于钛板中间，有长形开槽，便于将中间 1~2 节 Cage 固定至钛板上，从而减少了对骨质的过多损伤。

4. **产品价格合理** 产品定价较为合理，尤其是钛板价格仅为其他产品价格的 1/2~2/5，对自费患者可减轻负担。

（三）Stryker Cage

我们选用较多的 Cage，主要有以下优点。

1. **有倒刺、可单独使用** 许多设计之 Cage 均需与钛板合用方较安全，如此则需患者加倍支出；而带倒刺之 Cage 则可单独使用，笔者曾使用数十例，约 200 余个椎节，至今尚未见滑出者。当然患者要求增加保险系数与钛板并用，我们亦不反对。

2. **其他**

（1）价格合理 此在众多扁形、Peek 材料系列的 Cage 中，Stryker Cage 的定价属于最低者；

（2）工具配套合理 包括撑开器，各种试模等设计均较实用、合理。

七、临床举例

［例1］图 4-2-4-2-9 男，55 岁，因屈颈时有全身电击感及 MR 发现脊髓有液化灶入院施术（A~J）。

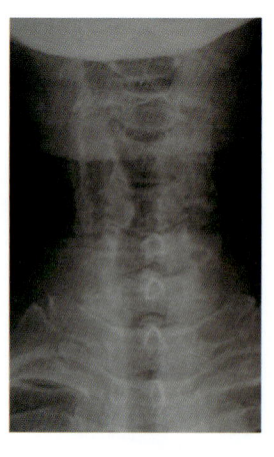
A

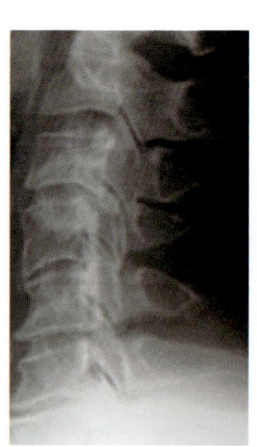
B

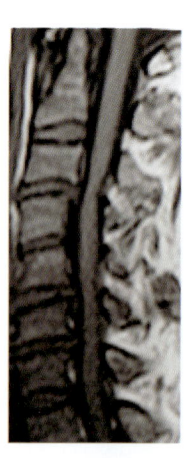
C

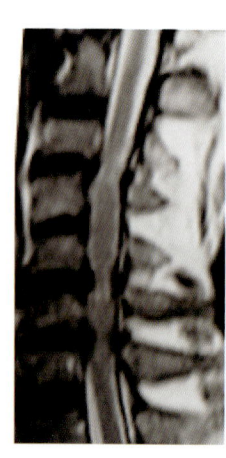
D

E　　F　　G

H　　I　　J

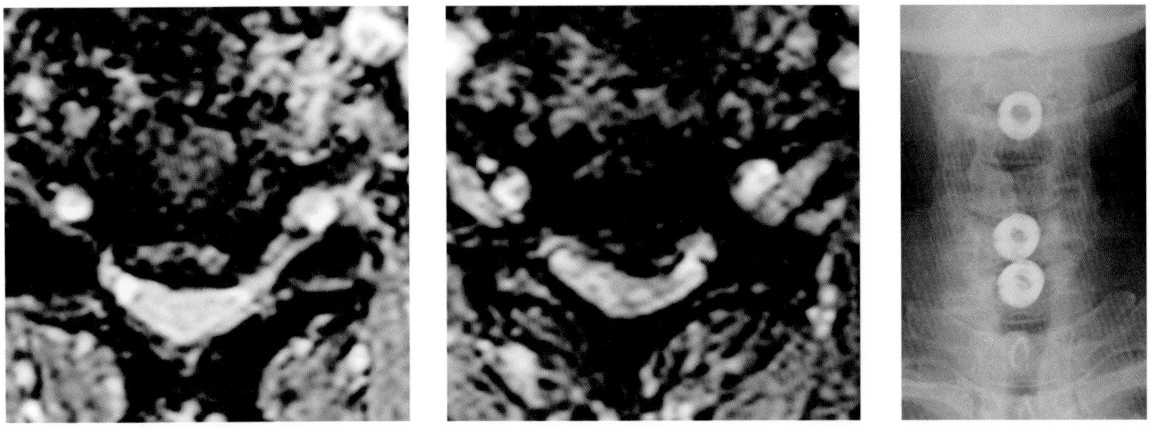

图4-2-4-2-9　临床举例　例1（A~J）

A.B. 术前X线正侧位片，显示$C_{4\sim5}$先天性融合畸形；C.D. MR矢状位显示$C_{3\sim4}$、$C_{5\sim6}$、$C_{6\sim7}$椎节不稳及髓核突出，C_3和C_4及C_5和C_6处脊髓有变性改变；E.F. 颈椎MR水平位显示颈髓明显受压征；G.H. $C_{3\sim4}$、$C_{5\sim6}$、$C_{6\sim7}$环锯减压+刮匙扩大减压，鸟笼式圆形Cage旋入，术后正侧位X线片；I.J. 术后6年随访显示颈椎外观曲度及高度正常

[例 2]图 4-2-4-2-10　男，65 岁，因脊髓型颈椎病入院（A~D）。

A　　B　　C　　D

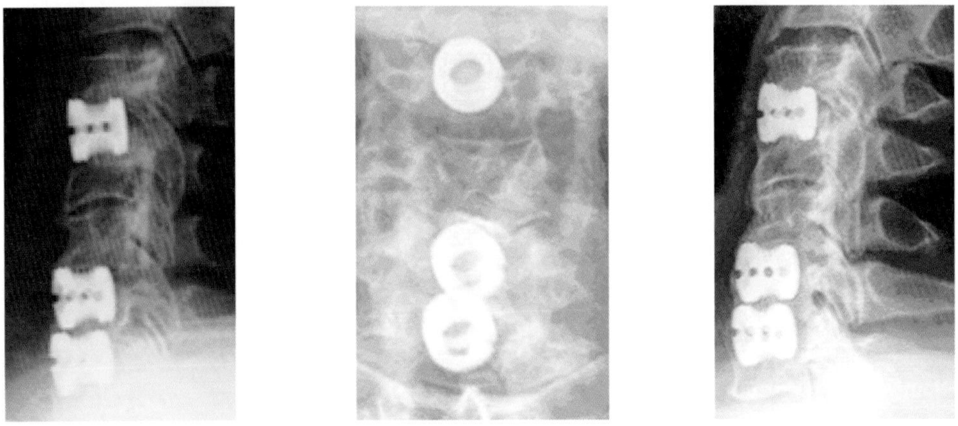

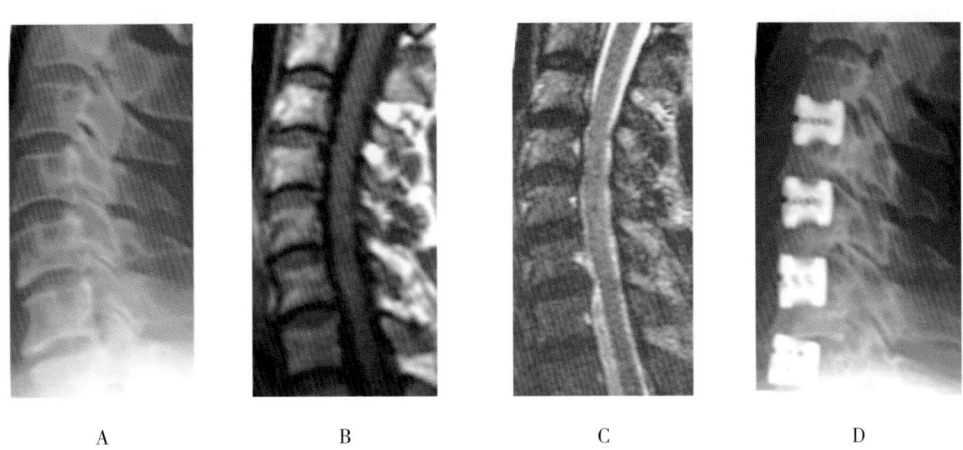

图4-2-4-2-10　临床举例　例2（A~D）

A. 术前X线侧位片；B.C.术前MR矢状位（T_1、T_2加权）；
D. $C_{3\sim4}$，$C_{4\sim5}$、$C_{5\sim6}$及$C_{6\sim7}$前路环锯切除减压及髓核摘除术，术后以鸟笼Cage固定，X线侧位片见椎节已撑开

[例3] 图4-2-4-2-11　女,51岁,混合型颈椎病入院(A~D)。

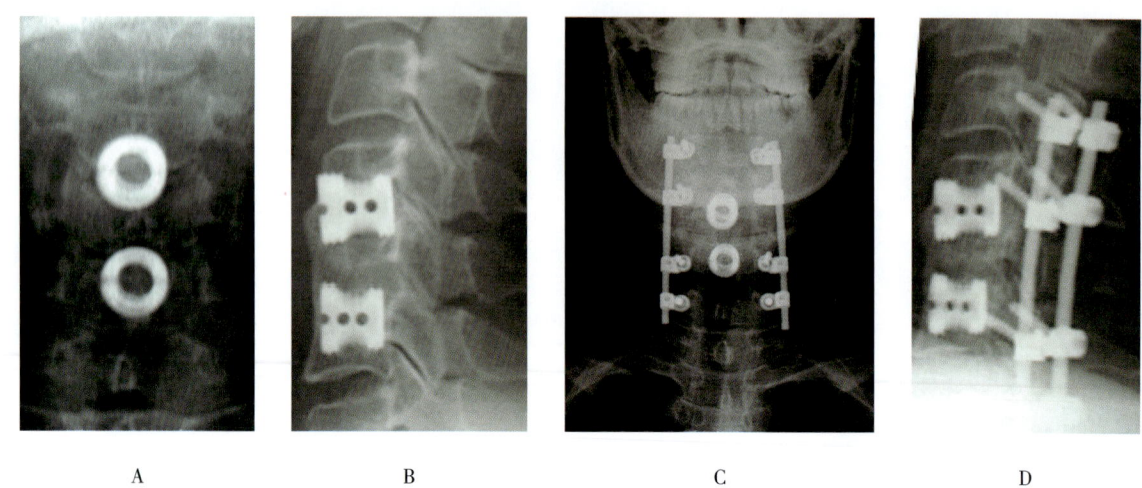

图4-2-4-2-11　临床举例　例3(A~D)

A.B. 因C_{4-5}、C_{5-6}椎节不稳先行前路鸟笼式Cage融合；C.D. 半年后因颈椎椎管狭窄症行颈后路减压及C_{3-6}侧块螺钉固定

[例4] 图4-2-4-2-12　男性,67岁,老年多节段颈椎病伴颈髓液化灶(A~D)。

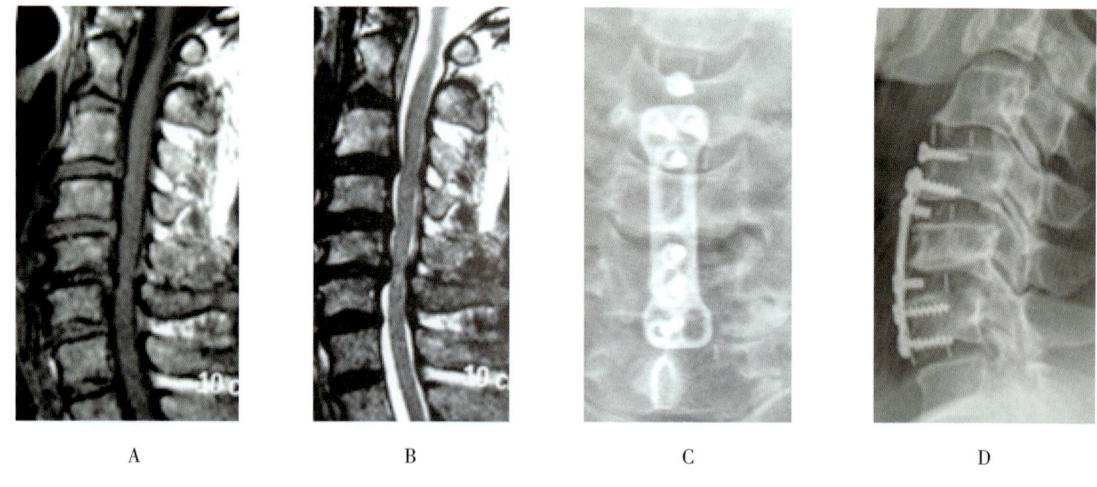

图4-2-4-2-12　临床举例　例4(A~D)

A.B. 术前MR矢状位观,显示C_{3-4}、C_{4-5}、C_{5-6}及C_{6-7}多节段退变,髓核后突及骨质增生,C_5、C_6段颈髓有液化灶；C.D. 因年龄较高,为减少对骨质的损伤,在颈前路减压及髓核摘除术后选用Intromed Cage将椎节撑开,恢复其高度及曲度,再以配套的钛板固定,仅用4枚螺钉固定钛板,C_3和C_4下缘螺钉起界面固定(Interface fixation)作用

[例5]图4-2-4-2-13　男性,70岁,因混合型(以脊髓型为主)颈椎病来院诊治(A~F)。

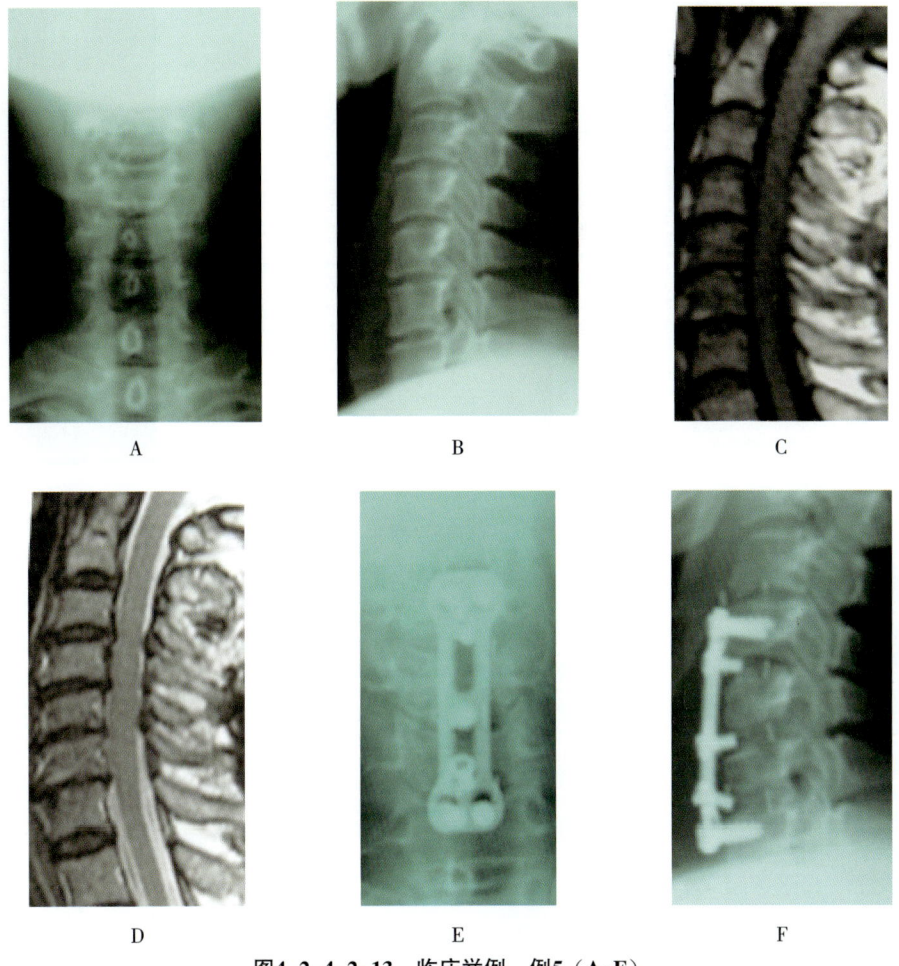

图4-2-4-2-13　临床举例　例5（A~F）

A.B. 术前正侧位X线片；C.D. MR矢状位观，显示C_3~C_7 4个节段退变；E.F. 因高龄、骨质较疏松，对病变椎节切骨减压后以Intromed Cage及钛板固定，仅4枚螺钉旋入骨质，颈椎正侧位X线片显示固定满意

[例6]图4-2-4-2-14　男性,71岁,脊髓型颈椎病因该患者高龄,为避免过多损伤正常骨组织,在切骨减压后选择Intromed Cage及钛板固定,仅用4枚粗螺纹椎体螺钉即固定C_3~C_7 4个椎节。

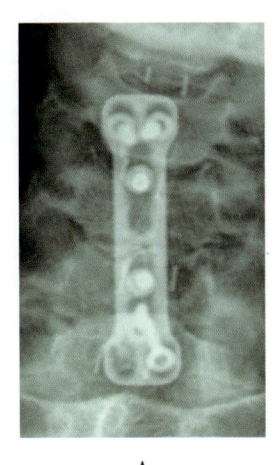

图4-2-4-2-14　临床举例　例6（A、B）

[例7]图4-2-4-2-15 男性,55岁,因脊髓型颈椎病及C_4椎体血管瘤入院(A~F)。

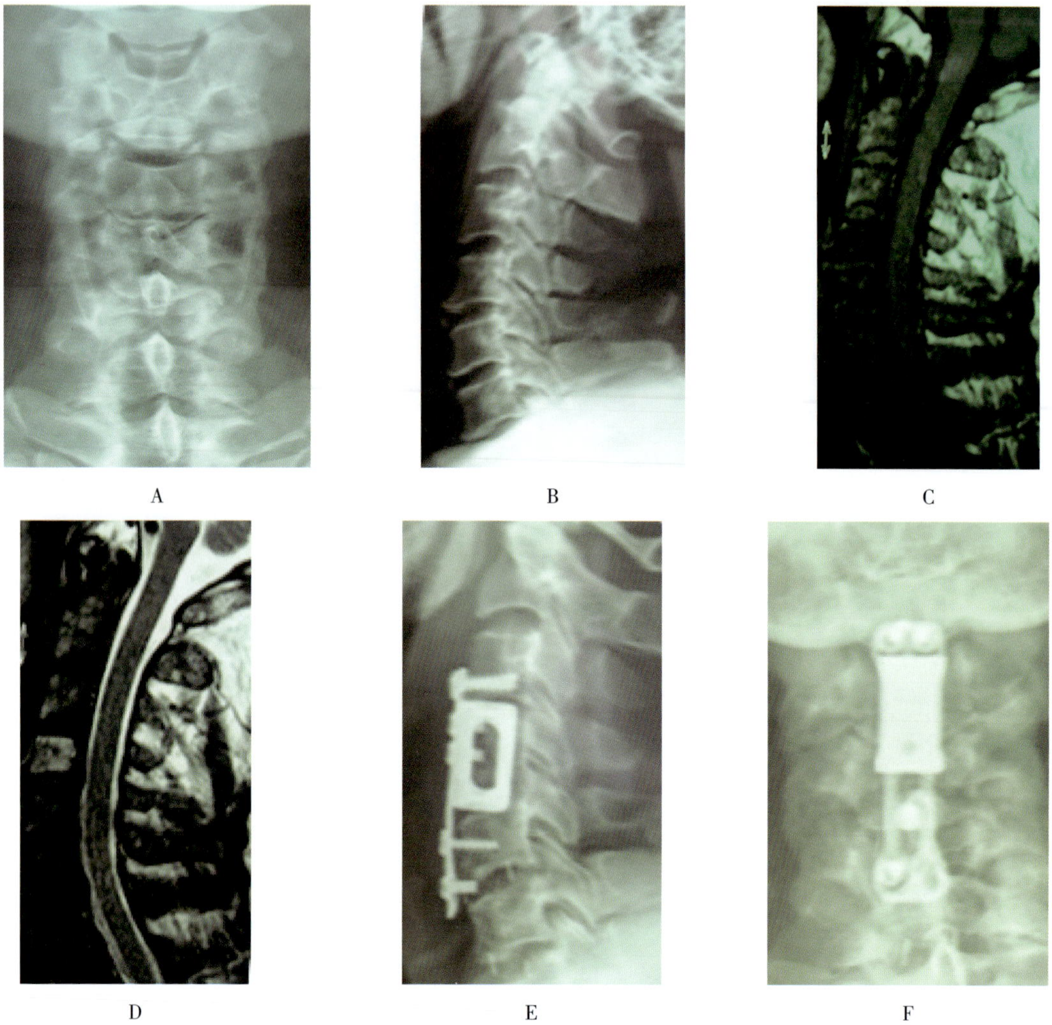

图4-2-4-2-15 临床举例 例7(A~F)
A.B. 术前X线正侧位片;C.D. MR矢状位观,显示C_4椎体血管瘤改变及下颈椎退变;
E.F. 对C_4椎体行全切除术,置入人工椎体,并对C_{5-6}、C_{6-7}椎节潜式减压+钛板固定,X线正侧位片显示固定状态

[例8]图4-2-4-2-16 女性,45岁,脊髓型颈椎病(A~D)。

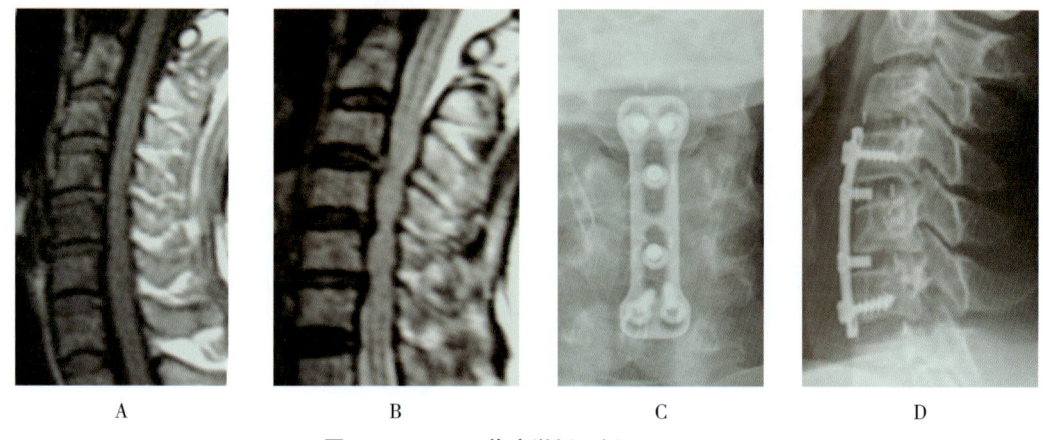

图4-2-4-2-16 临床举例 例8(A~D)
A.B. MR矢状位观,显示C_3~C_7四节段退变;C.D. 切骨减压,摘除髓核后用Intromed Cage及钛板固定,X线正侧位片显示固定满意

[例9]图4-2-4-2-17 女性,36岁,因脊髓型颈椎病行颈前路 $C_{3\sim4}$、$C_{4\sim5}$ 减压+Cage 植入术,术后症状消退,半年后复查时发现 Cage 下沉,追问病史,得悉该患者嗜好打麻将,每日超过6小时(A~C)。

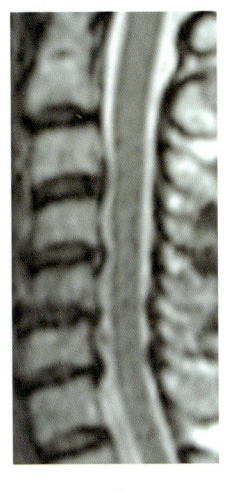
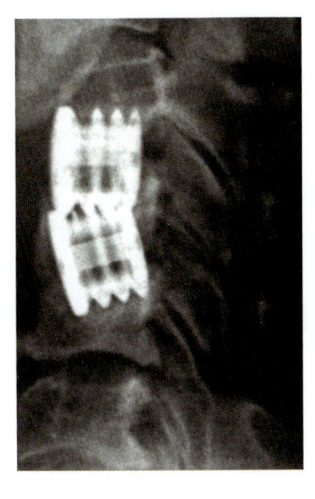
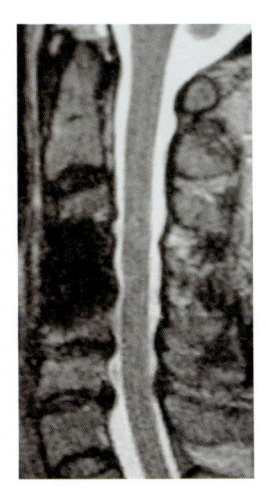

图4-2-4-2-17 临床举例 例9(A~C)
A. 术前 MR 矢状位,显示 $C_{3\sim4}$、$C_{4\sim5}$ 髓核后突,颈髓受压;B. 半年后 X 线侧位片显示 Cage 下沉;
C. 术后 MR 矢状位,显示 $C_{3\sim4}$、$C_{4\sim5}$ 颈椎节后方减压区无再受压征

第三节 颈椎人工椎体

前二节所涉及之颈椎融合技术主要用于一般性颈前路手术病例,但对颈椎骨质切除较多或骨质缺损范围较大者,既往多以植骨术取代,骨块多来自髂骨或胫腓骨。但如病变范围更为广泛,患者又不愿自体取骨,或是根性疼痛剧烈需要将颈椎椎节持续撑开者,势必求助于具有撑开功能的人工椎体。在此前提下,促使人工椎体的发展和更新换代,并逐渐受到临床医师的重视;此项技术的并发症一般较少,因而临床上受益病例逐年增多,尤以脊柱椎体肿瘤、椎体畸形等患者更受欢迎。在颈椎外科上,除肿瘤外,亦多用于颈椎病伴 OPLL 前方减压术后、各种翻修性手术或多节段颈椎病广泛减压术后等。

一、颈椎人工椎体的设计

当前人工椎体的设计有多种,包括美国专利产品"The Rezaian Spinal Fixator"等,构造精巧,但其材料为高强度不锈钢,术后妨碍 MR 检查。近年来欧美各国已有不同设计,但大多用于胸腰段病例,而专为颈椎所设计之产品则十分缺乏。国内所设计之高强度钛合金+中空式人工椎体,规格较为齐全,除用于胸、腰、骶段椎体外,颈椎亦有大小及型号不同之产品。为便于阐述,本节仅介绍颈段人工椎体。

1. 材料 为生物相容性佳,且对 MR 检查和通过安全检查门无影响的高强度钛合金,磁性微乎其微。

2. 形状设计　由以下两种两个部件构成，另配刀杆式调节器一枚（图4-2-4-3-1）。

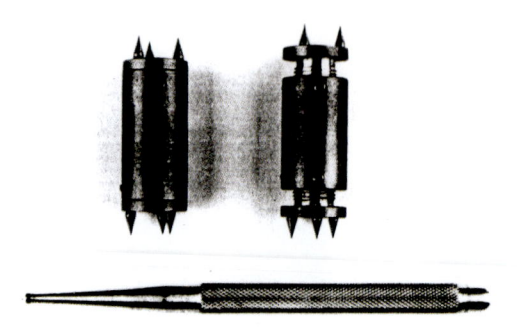

图4-2-4-3-1　人工椎体设计
可调式中空人工椎体（上左：初始状态；上右：撑开状态）及两用可调刀杆式调节器（下）

（1）人工椎体体部　为中空之柱状结构，周壁有3个条形开槽，其长度为体长的1/2。体部长度分为12mm，13mm和14mm 3种规格；体部直径为11mm，壁厚1.5mm；内腔直径为8mm，在内壁上有同向性螺母凹纹结构。于体部两端各有3个固定螺孔，每孔一枚螺钉，旋紧后对调节固定器起制动作用。

（2）人工椎体调节固定器　位于体部两端，远侧圆形平板上有3根锐刺（椎节固定刺），近端则为与体部内方螺母相配合的同向性螺丝，每端长度为体部长度的2/5，旋转后起撑开或缩紧作用。

二、病例选择

颈椎人工椎体主要用于以下情况。

1. 颈椎骨缺损者　主指颈椎前路手术（减压术为主）后骨质广泛缺损者，例如OPLL合并颈椎病需作椎体次全切除、椎体全切除、开槽减压、椎体粉碎骨折、骨块清除后残留骨缺损者，以及其他病例，如陈旧性损伤伴畸形，颈椎前路手术失败后需行翻修性手术伴骨缺损者等。此时如采用植骨术往往难以修复及保持椎节稳定，此时均可选用人工椎体。

2. 颈椎肿瘤　凡椎体肿瘤切除后引起骨缺损时，多选用人工椎体更为方便、有效，并可酌情附加植骨。

三、术前准备与手术步骤

（一）术前准备

1. 一般准备　对患者全身情况有一全面判定。由于颈椎人工椎体置换术的失血量多在400~800ml左右，术前需有充分的准备。

2. 人工椎体选择　术前根据X线片测量选择相配合之人工椎体一套，大、中、小3枚，术中测量后选用。

（二）手术步骤

1. 切除病变

（1）麻醉与体位　多为全身麻醉、切口及显露椎体等同前，为与颈椎皮纹一致的横切口，长度20~25mm即可。充分松解颈深筋膜后，自内脏鞘与血管神经鞘间隙钝性分离进入直达椎节前方。

（2）切除病变椎体（节）　显露病变椎节后，视病变范围大小及节段不同，应将其尽可能彻底地切除直达后纵韧带前方。在操作中应注意止血，并避免误伤脊髓及脊神经根或侧方的椎动脉。椎节两侧减压范围要略大于人工椎体直径，一般病例无需超过椎体外缘，但对范围广泛的椎体肿瘤术前难以精确判定，术中则需酌情处理，亦应注意，切勿伤及椎动脉。

2. 选择与准备人工椎体　根据椎节切除范围（主要是长度及椎节矢径），可用长度测量器测量椎节缺损长度。依此长度选择相应尺寸的人工椎节，用旋转调节杆按顺时针方向或反时针方向测试人工椎体的灵活性，并记住撑开时的旋转方向以便在撑开操作时无误。人工椎体的有效伸展长度不应大于人工椎体长度的50%,以防降低其牢度,与此同时,将可从椎节局部取下之碎骨片(粒)充填至中空的人工椎体内用作植骨材料。

3. 植入人工椎体、嵌紧(撑开)

(1)撑开椎节　先用椎节撑开器将施术椎节撑开2~3mm,切勿过度;

(2)先插入一端　将选择好内有碎骨的人工椎体之一端呈水平状放入椎节的一端切面上,并将此端之锥形固定刺插入椎节内、嵌紧,人工椎体表面(其外缘)比椎体前缘低1~2mm。

(3)再嵌入另一端　在一端稳定的基础上再将人工椎体另端用小锤叩击(可通过其他器械作为力点),使固定刺嵌入另端椎体切面内;人工椎体呈水平位处于施术椎节内,两端锥形固定刺亦与椎管呈平行状;

(4)调节位置　C-臂X线机透视后酌情调节人工椎体的位置、方向与深度,满意后用调节杆旋转调节孔将椎节撑开,达预定要求即可,切勿撑开过度(图4-2-4-3-2)。

(5)嵌紧人工椎体　当人工椎体撑开满意,无滑出可能时,需将体部上下三对固定螺丝中的一对至两对旋紧,使其呈固定状态,而后通过椎节撑开器反向操作使人工椎体在椎节内嵌紧。

附临床病例:

[例1]图4-2-4-3-3

[例2]图4-2-4-3-4

[例3]图4-2-4-3-5

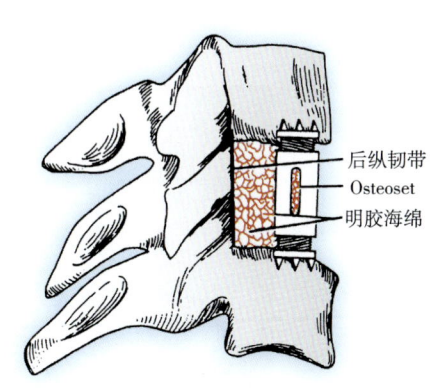

图4-2-4-3-2　人工椎体临床使用示意图
可调式中空人工椎体置入后可迅速恢复椎节高度

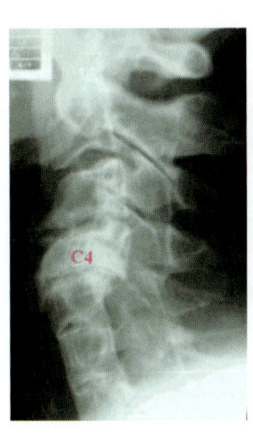 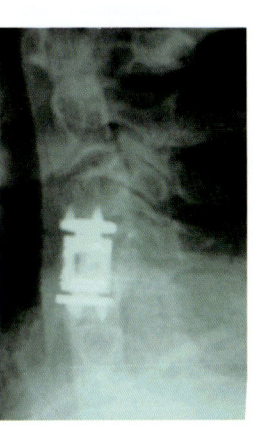

　　　A　　　　　　　　　B

图4-2-4-3-3　临床病例　例1(A、B)
男性,62岁,C_4~C_5先天性融合畸形伴脊髓型颈椎病行前路减压+人工椎体植入术,术后神经功能恢复满意　A.术前侧位X线片;B.同前,术后

4. 植骨或植入替代品
当人工椎体稳妥后,将可利用之碎骨置于人工椎体两侧,但病变骨切勿利用。亦可酌情植入替代物,包括国外已形成产品的BMP骨粒等,其均具有成骨及生骨效应。

5. 闭合切口
术毕清理术野,并以冰盐水反复冲洗,留置硅片(管)引流(24~48h),依序缝合切开诸层。

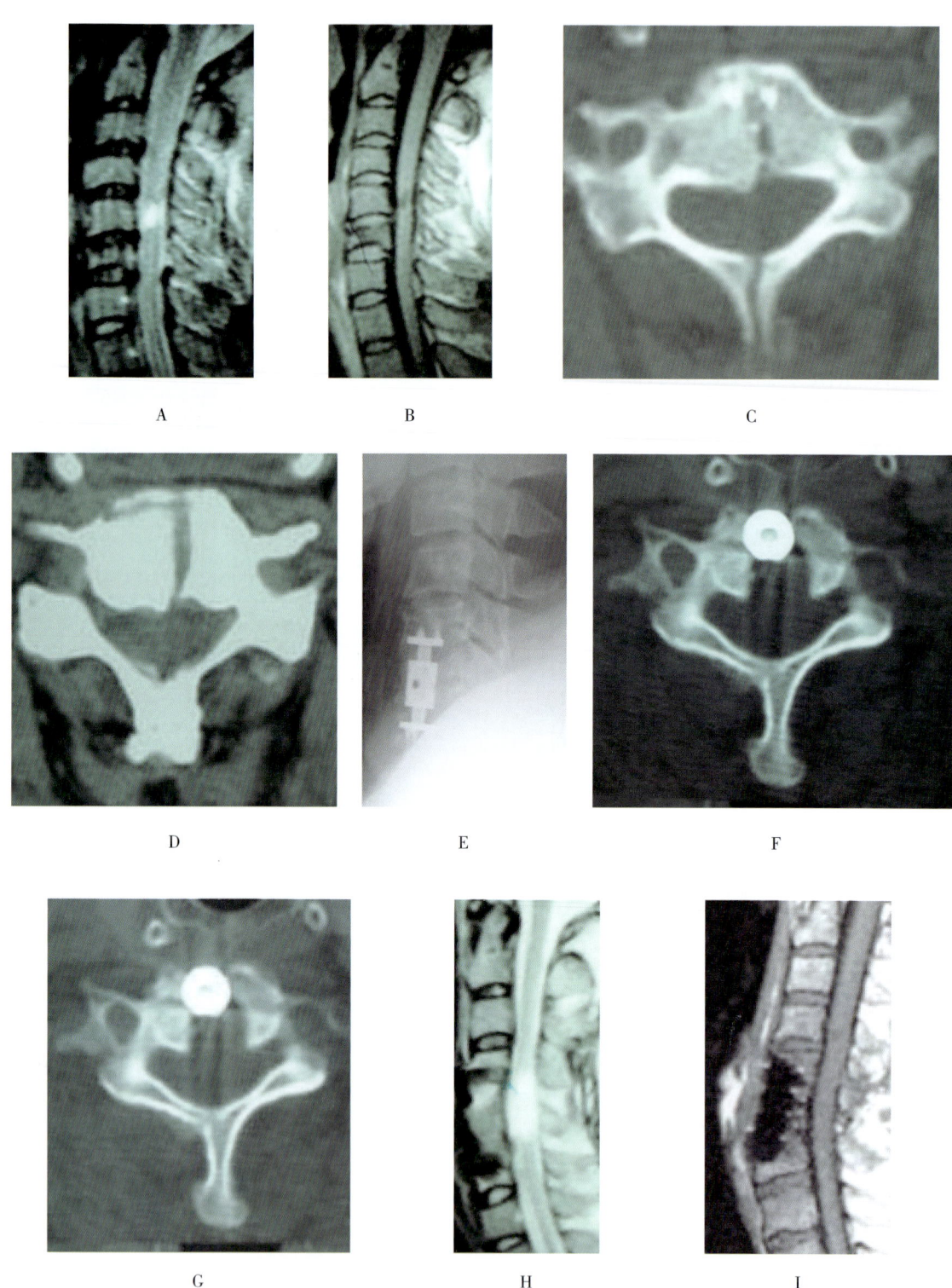

图4-2-4-3-4　临床病例　例2（A~I）

男性，45岁，C_4~C_5骨折脱位伴颈髓损伤　A.B. MR矢状位观（T_1、T_2加权）；C.D. C_6椎体CT水位观；E. C_6椎体次全切除后置入人工椎体，X线侧位显示已恢复椎节高度；F.G. CT水平位扫描，显示人工椎体位于椎节中央、偏前；H. 3个月后MR矢状位显示椎节高度及曲度均恢复正常；I. 一年后MR矢状位见脊髓内液化灶已基本消退

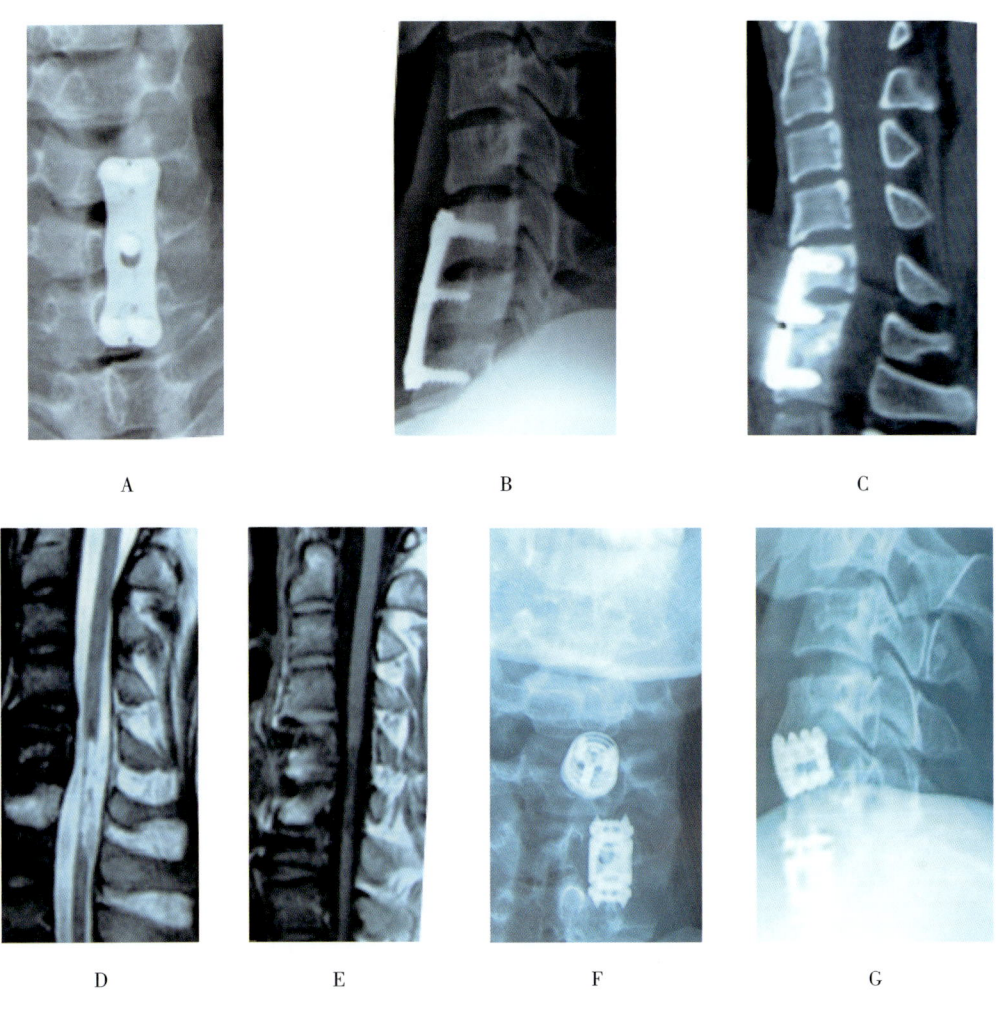

图4-2-4-3-5 临床病例 例3（A~G）

男性，21岁，颈椎外伤，减压、钛板固定术后，因C_4~C_5位移，症状加重要求行翻修术 A.B. 来院时正侧位X线片所见；C. CT矢状位扫描所见；D.E. MR矢状位显示C_4~C_5有致压征；F.G. 摘除钛板，C_4~C_5潜式减压，C_6椎体次全切除，并将人工椎体植入C_6椎体处，撑开，恢复椎节高度，C_4~C_5以CHTF Cage固定，术后X线正侧位片显示复位满意

四、术后处理

1. 同颈前路手术 按颈椎前路手术常规处理。

2. 注意颈部保护 术后早期戴颈围或颌-胸支具3~4周，颈椎不宜过多活动，以防引起人工假体滑出。

五、其他人工椎体设计

各大公司均有相应之人工椎体设计，但多为用于胸椎及腰椎的人工椎体设计，请参阅本书第二卷胸腰椎骨折章节。

第四节 颈椎椎节非融合技术之一 记忆合金、颈椎椎体间人工关节

近十年来风靡欧美各国的人工椎间盘逐渐向国内拓展；但我国早于20世纪70年代末、80年代初已用于临床，并已有近30年之久的长期随访观察病例，并积累了丰富的临床经验；现系统介绍于后。

一、材料选择

在20世纪70年代我们即认识到，正常人椎节的可动性保证了人体的生理功能，一旦因病变使颈椎椎体间关节失去活动，不仅患节失去正常的活动功能，而且促使相邻椎节的退变（图4-2-4-4-1）。在此前提下，如何将保持或是恢复病变椎节的生理活动将具有重要意义。因此促进了颈椎人工椎体间关节问世。

当年，我们可以利用的材料较为有限，通过对多种样品的挑选，在对比了各种材料性能之后，决定选用新颖的形状记忆合金。该材料由上海钢研所提供，型号为NT-2医用形状记忆合金，代号为47121；该种金属具有耐磨、耐蚀和耐疲劳特性，生物相容性优良，对组织无损害，适合在人体中长期存留；在4°~10°冷水中此种金属可自由变形，而在正常体温36°~37℃左右时则恢复原形（图4-2-4-4-2）。且该材料基本上无磁性，对MR检查和通过安检门无反应。其载荷为16.4kg/mm²（图4-2-4-4-3）；疲劳强度$\cong 2.5 \times 10^7$（图4-2-4-4-4）。当年（30多年前）根据上述特性我们认为其是适用于作为颈椎椎体间人工关节的最佳材料。

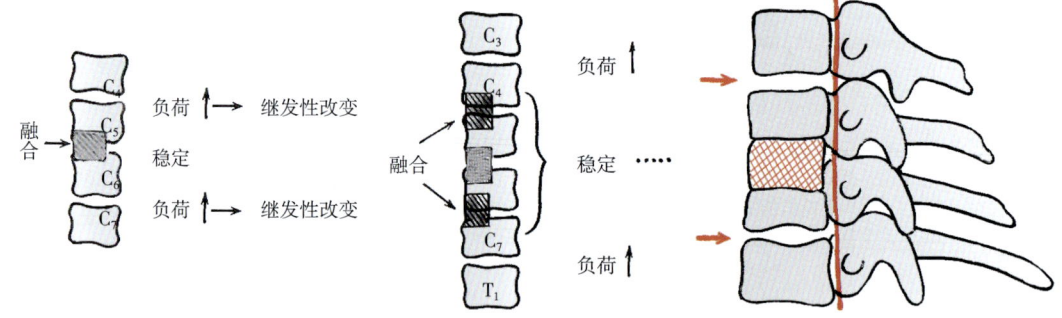

图4-2-4-4-1 椎间关节融合的作用与副作用示意图

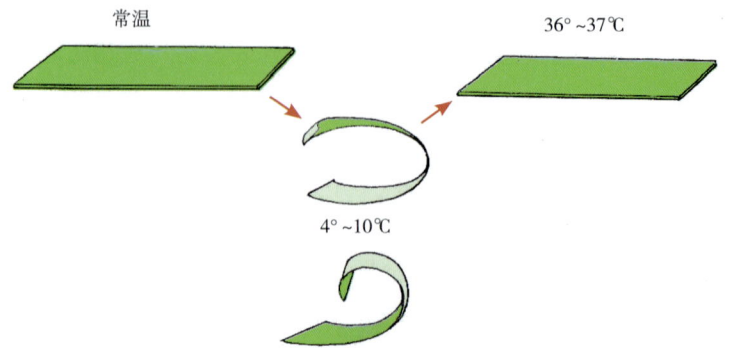

图4-2-4-4-2 记忆合金特性示意图
在体温状态下定形，4℃~0℃可自由变形，进入人体又恢复原型示意图

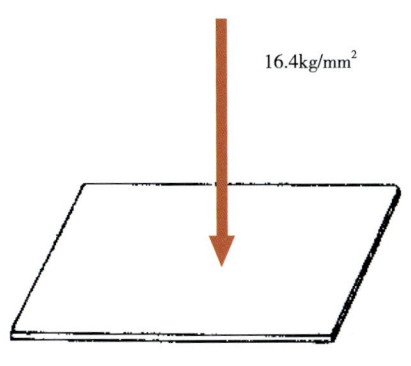

图4-2-4-4-3　负荷强度示意图

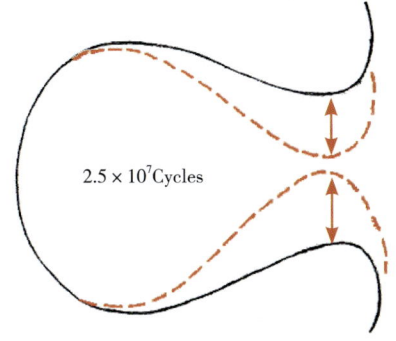

图4-2-4-4-4　疲劳强度2.5×10⁷Cycles示意图

二、形状设计

(一)基本要求

设计用于颈椎的人工关节除具有类似颈椎关节的活动(伸屈为主,伴侧向和旋转等)功能外,主要是该设计元件必须具有支撑强度,不能向前脱出伤及食道和气管,从事颈椎外科的医师都知道,伤及食道引起可以致命的食道瘘;伤及气管则会立即丧命。同样更不可向后滑移,如果元件滑至(入)椎管则会伤及脊髓而引起高位截瘫,其后果更为严重。

(二)形状设计——Ω形人工颈椎体间关节问世

取0.8mm×8mm(厚×宽)之钢片加工成Ω形。其双臂间最大距离分别为14mm、15mm和16mm 3种规格。上、下弓臂上各有一个2mm长且突向外前方之倒刺,防止元件向前滑出。两端尾部各有一垂直挡板,防止元件向后滑动进入椎管;此挡板长6mm,上下中央各有一缺口,以便于在使用时挟取。弓的内凹深度分别为16mm、17mm和18mm,小于颈椎椎体矢状径的平均值,以防元件植入椎间隙后及其后部进入椎管对脊髓造成压迫(图4-2-4-4-5)。

此种元件设计十分简便、实用,既具有伸屈功能,而且当头颈侧向或旋转活动时,由于上方弓板的弹性与支撑,亦可满意地完成;元件的压缩曲线见图4-2-4-4-6。

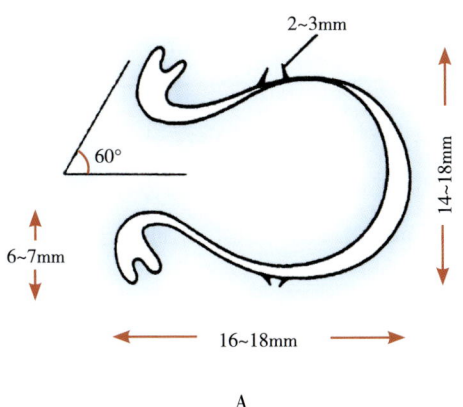

A

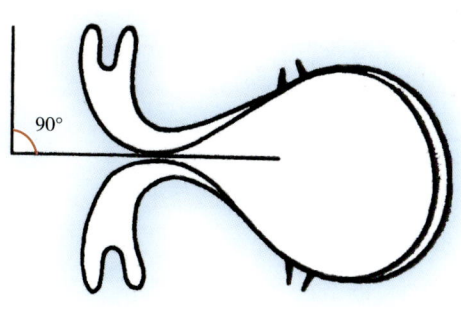

B

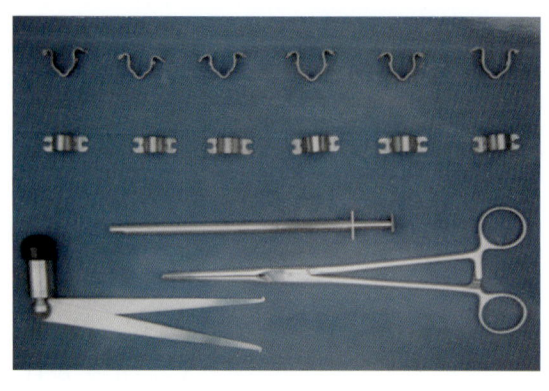

图4-2-4-4-5　形状设计、实物及工具（A~C）

颈椎椎体间人工关节的形状设计及其在正常温度下之外形示意图及实物照片　A. 自然状态；B. 温室下压缩后状态；C. 各种规格实物照片，上排侧方观；第二排为后方观，第三排为椎节深度测量器，下方为持钳，最下方为椎节高度测量器

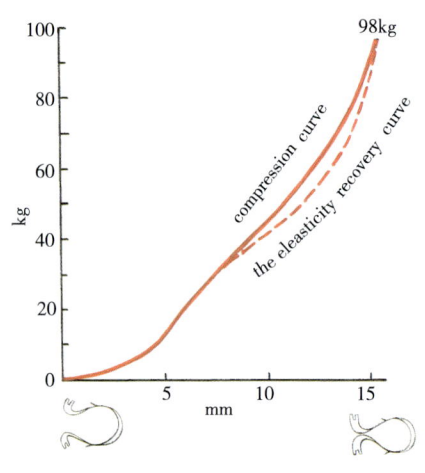

图4-2-4-4-6　Ω元件压缩曲线示意图

三、病例选择

（一）适用病例

主要用于需行颈椎椎节前路正中减压的病例。

1. 颈椎病　应选择颈椎病早期、中期及骨赘相对较少、椎节较为稳定之病例。一般多为一节或二节，超过三节者不宜选择，仍以融合术为主。

2. 颈椎损伤　主为稳定之陈旧性颈椎骨折脱位需行前路减压术者，1~2个椎节均可，切骨减压后可留置人工关节使其保留，恢复颈椎椎节原有功能。此组病例在临床上并非少见，约占1/3左右。

（二）不宜选用病例

1. 新鲜损伤颈椎不稳定者　对损伤早期病例，包括过伸性损伤及椎体骨折脱位不宜选用，即便是伴有急性椎间盘脱出者，亦不宜选择非融合技术，以免因颈部整体外伤而影响疗效；

2. 大重量牵引后　此种牵引后可引起椎节韧带撕裂或松弛，而易使植入的人工关节在术后滑出；

3. 患者病情不能合作者　凡因精神异常或伴有脑外伤、术后易躁动者均不应选用，以免术后植入物变位、滑出；

4. 减压术毕椎体前缘开口较大者　指术中前方切骨过多，以致椎节前方上下垂直径间隙超过15 mm，术后易引起滑出而使手术失败。

四、施术过程

（一）显露施术椎节

麻醉及体位均同一般颈椎前路手术，沿颈部横行皮纹作一不超过2.5cm长之横行切口，直达椎前筋膜，X线拍片或C-臂透视确定施术椎节（图4-2-4-4-7）。

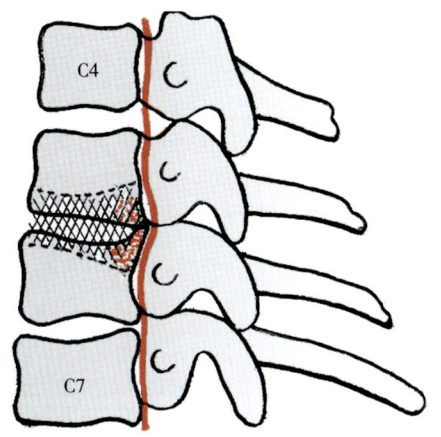

图4-2-4-4-7 病变椎节及切骨范围示意图

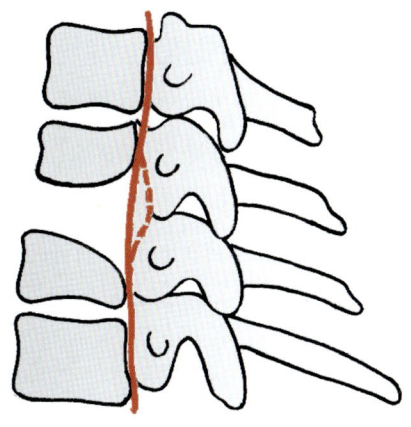

图4-2-4-4-8 完成切骨减压后示意图
彻底减压后底部之后纵韧带自然向前浮起

（二）切骨减压

于椎体前方凿骨开窗，或采取环锯切骨技术时，其上下切除骨质范围不应大于10mm~11mm，否则植入的人工关节易向外滑出。亦可选用直径（外径）在11mm~12mm以内的环锯切骨，之后对椎节后方骨赘或髓核切除；椎体中心处骨质稍许刮除，最深处不超过3mm。之后检查切骨后椎节前方直径，不可超13mm，否则，植入物易脱出。无论何种方式椎前开窗，其椎间隙内髓核、纤维环及软骨板均应清除干净，并切除椎体后缘骨赘等致压物；彻底减压后，底部之后纵韧带呈漂浮状态（图4-2-4-4-8）。

（三）选择人工关节

清除术野后，用冰盐水反复冲洗局部，并准确测量施术椎节椎体之矢状径及减压范围，同时参考患者的身材高低而选择相应大小的人工关节。人工关节矢状径切勿过长，以防突向椎管压迫脊髓；上下径不可过小，否则植入后会因松动、滑出而失败。

（四）人工关节植入前变形处理

先对其弹性、加工等再次进行检查，之后将其放至4℃~10℃水中；手术者用食指和拇指钳挟上下弓臂部，使其间隙变小到原来的1/3左右，如此形状则使其在植入时较容易地通过狭窄的椎间隙外口（图4-2-4-4-9）。

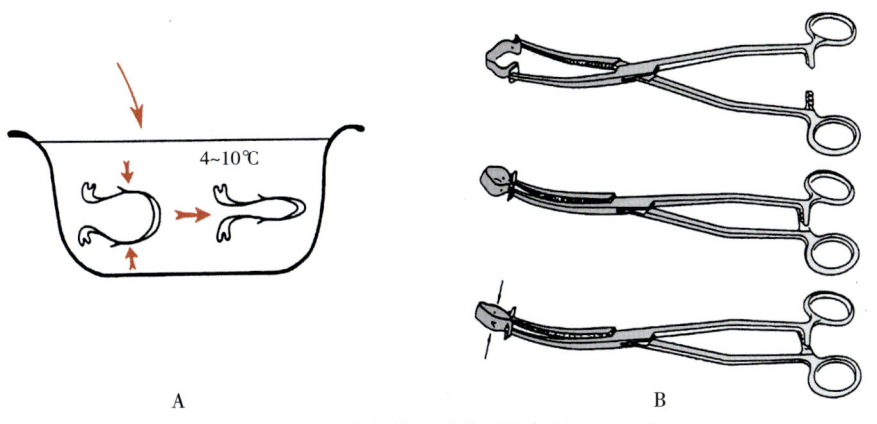

图4-2-4-4-9 植入前变形处理示意图（A、B）
A.冷水中变形；B.持出备用

（五）人工椎体间关节植入

用血管钳钳挟于人工关节挡板上、下缺口处，使开口呈闭合状，缓慢地将变扁的人工椎体间关节送入椎间隙深部，直至挡板恰巧位于椎体外方为止（图4-2-4-4-10）；于椎管前方应垫以明胶海绵起止血作用。

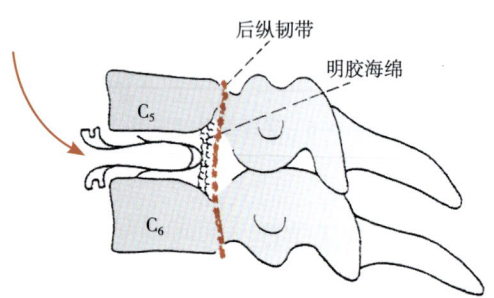

图4-2-4-4-10　将变形人工关节植入施术椎节（矢状观）示意图

（六）人工关节恢复原形

植入之人工关节因受人体体温作用而迅速恢复原形，因其双臂呈弧形，并具有倒刺，因此不仅具有使椎节撑开和支撑作用，且不易向外滑出。植入时切勿使其偏斜或扭曲（图4-2-4-4-11）。

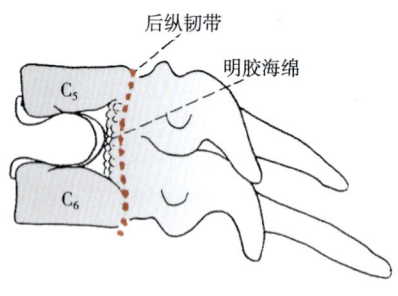

图4-2-4-4-11　受体温之作用，人工关节迅速恢复原形，两侧倒刺刺入椎体骨质中（矢状观）示意图

（七）植入术后

1. 观察颈部活动时人工关节之稳定性　使患者自主（颈丛麻醉者）或被动活动（全麻病例）颈部，观察施术椎节之运动度，人工关节有无滑出及变位现象（图4-2-4-4-12）。

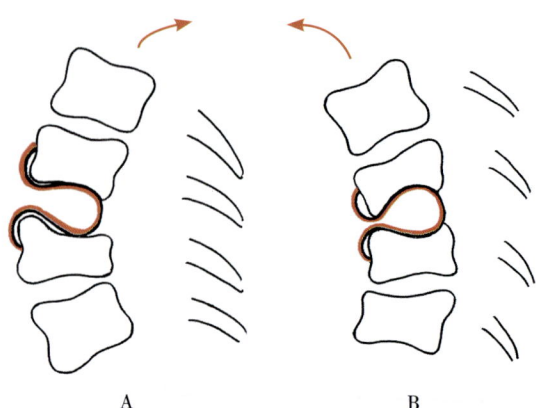

图4-2-4-4-12　检查人工关节稳定性示意图（A、B）

植入术后让患者自由伸屈活动，观察人工关节有无滑动
A. 头颈仰伸；B. 头颈前屈

2. 闭合切口　依序缝合颈部各层组织，留置橡皮片引流条一根，24~48h后拔出。

五、术后观察

（一）对植入物的稳定性的观察

术后1周及此后每3个月至半年拍颈椎正位与侧位（过伸与过屈）X线片，以观察植入物之稳定性。注意有无向外滑出征（图4-2-4-4-13）。

（二）对吞咽有无影响

可于术后5~7日，酌情口服钡餐透视或拍片，判定人工关节对食道有无刺激与压迫（图4-2-4-4-14）。

（三）活动度观察

早期屈伸活动度约为6°~10°，4~6年后基本维持于5°左右。26年后随访病例（图4-2-4-4-15）椎节呈保持活动状态，其活动度超过3°。

（四）金属疲劳断裂

一般不易断裂，但仍有少数病例可在应力最大的后方折曲处断裂。由于此时局部已为纤维组织或软骨样组织所包绕，故不会滑出，亦不影

A

B

C

D

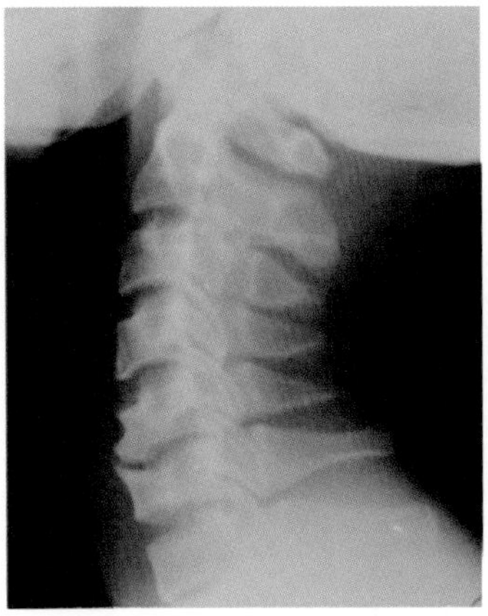

图4-2-4-4-13 临床举例 例1（A~D）

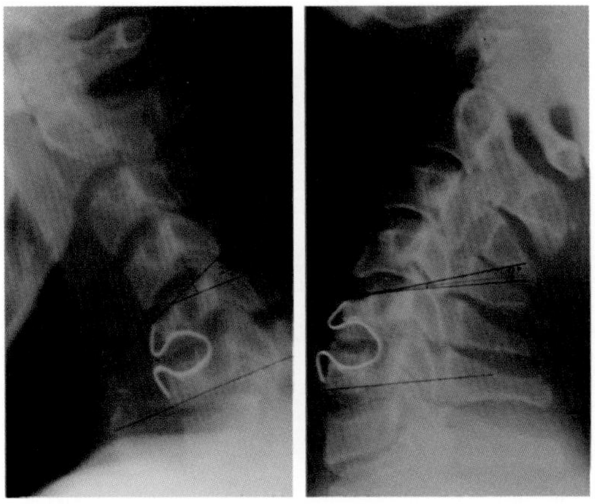

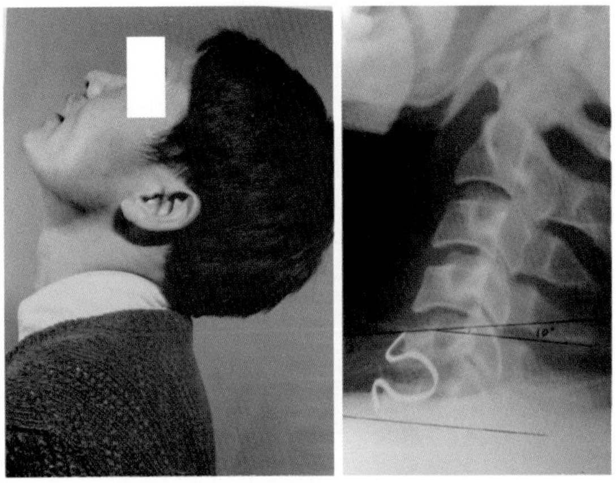

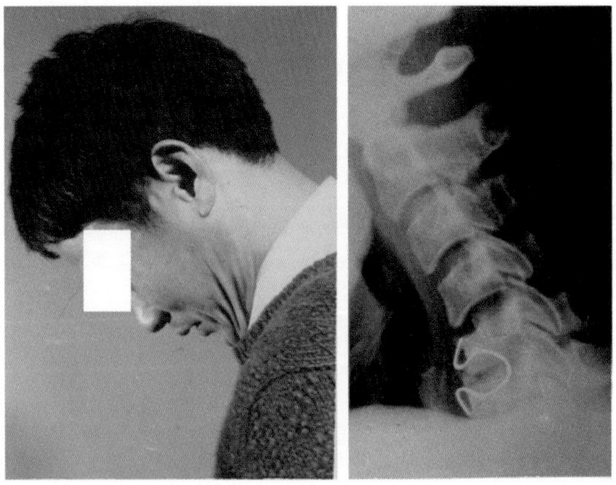

患者男性，35岁，外伤性颈椎病 A. 颈椎侧位X线片示C_5~C_6椎体骨赘增生明显；B. 术后颈椎伸、屈侧位X线片示人工关节固定良好；C.D. 两年后随访患者颈部活动正常，颈椎伸、屈侧位X线片示人工关节固定良好，无滑脱及断裂

A

B

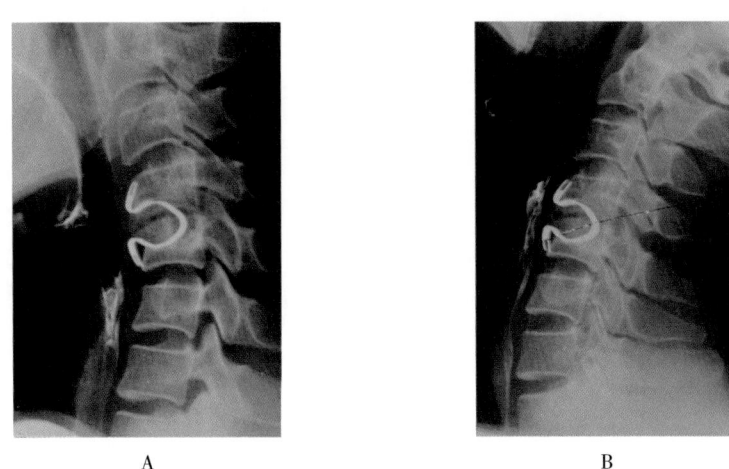

图4-2-4-4-14 钡餐透视（A、B）

口服钡餐在屈伸位观察人工关节对吞咽活动无影响 A. 屈颈位；B. 仰伸位

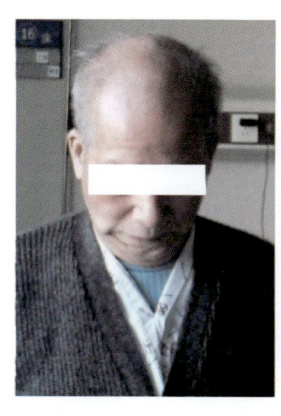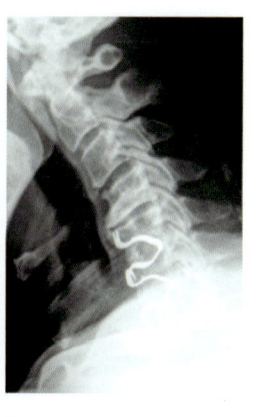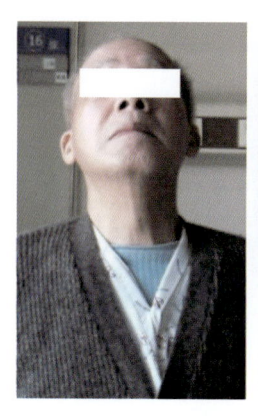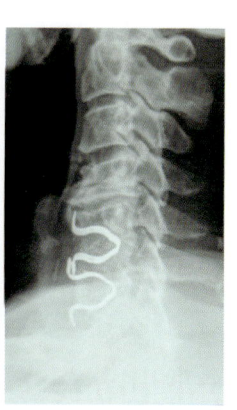

图4-2-4-4-15　临床举例　例2（A、B）

患者男性，26年前行C_5~C_6、C_6~C_7切骨减压+颈椎人工椎体间关节植入术，至今颈部活动良好
A.颈椎前屈位X线片侧位观及人体像；B.颈椎仰伸位X线侧位片及人体像

响减压术疗效，因而也勿需取出。

六、并发症

在下节（本章第五节）一并阐述。

七、本设计的特点

1. **无需从身体他处取骨**　既免除另次手术的痛苦与意外，又缩短了术时；

2. **保留了椎节的活动**　这完全符合医疗原则，减少了邻节过早地出现退变；

3. **具有一定的撑开作用**　不仅可防止椎节向前成角畸形，且可恢复或保持颈椎椎节的高度；

4. **对CT及MR检查无妨碍**　此种材料对CT及MR检查均无影响；

5. **失败后可补救**　本手术万一失败，仍可再行植骨融合术或界面固定术进行补救；

6. **新的元件设计**　新的设计其后方为铰链式，空心处为弹簧或丝状球（图4-2-4-4-16，国家专利局专利号为：ZL 2006 2 0039792.4，授权公告日为2007年5月30日），新型设计应较前者更为

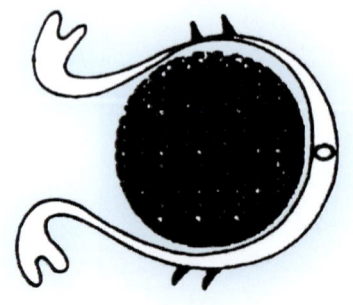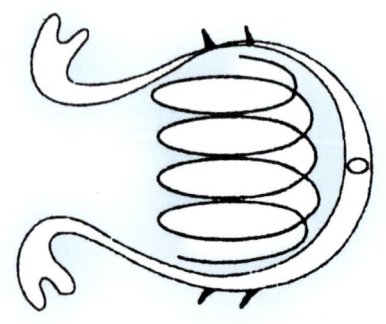

A　　　　　　　　　　　　B

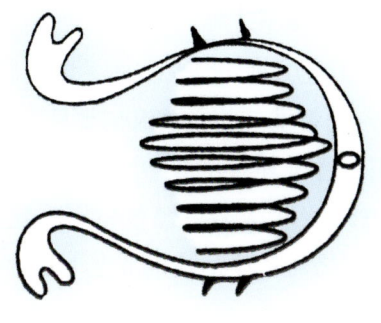
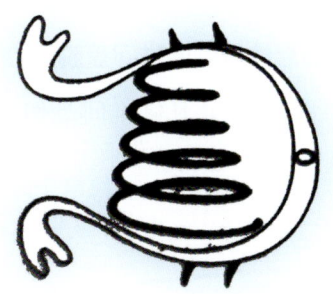

图4-2-4-4-16　新型颈椎椎体间人工关节设计示意图（A~D）

第五节　颈椎椎节非融和技术之二 记忆合金颈椎人工椎间盘

颈椎人工椎间盘主要用于单纯椎间盘切除术后或经椎间隙单椎节潜式切骨减压术术后之患者。此设计的目的与前者相似，主要是保留颈椎椎节的生理功能。

一、椎间盘的材料与设计

（一）材料

与前者基本同一材质，均选用 NT-2 医用形状记忆合金，代号 47121。

（二）形状设计

为与椎间盘外观相似的舌形元件，上方呈盘状，在中央处稍许隆突，呈半球形，元件长度分别为 14mm、15mm 和 16mm，宽度为 11.5mm、12mm 和 12.5mm，后面呈弧形与下方条片相连。下方条片宽度为 8mm，在中央偏前处两侧各有一个 3mm 长、基底 1.5mm 宽的倒刺（刺尖成 70° 角朝向前方），下方条片长度分别为 18mm、19mm 和 20mm。于条片之前方与一 5~6mm 长的挡板相连。如此，形成类似挂钩状结构，呈⌒形。上下间距分别为 2mm、3mm 和 4mm，使其具有相应之弹性。挡板可防止元件滑向椎节后方，下方斜刺则防止其向外滑出（图 4-2-4-5-1）。

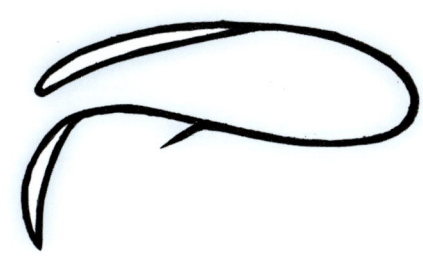

图4-2-4-5-1　新型记忆合金人工颈椎间盘示意图

二、病例选择

（一）椎节不稳症

包括各种类型之颈椎间盘突出、脱出症者均可，以单椎节病变者最佳，两个椎节亦可，但 3 个椎节以上者不宜。

(二) 伴有椎节后缘骨刺的椎间盘脱出症

无论引发何型颈椎病，凡需椎间盘切除，同时作潜行切骨减压术者，亦可在减压后酌情选用人工椎间盘技术。

(三) 其他型颈椎病

除前两者外，其他各型，包括脊髓型、根型等早期病例均可选用人工椎间盘技术，但其病变程度较人工椎间关节所选病例为轻，病程亦短，年龄多较年轻。

三、施术过程

(一) 麻醉与体位

同一般颈前路手术，全麻为宜，微创切口（less invasive），沿颈部横纹作 2.2~2.5cm 切口（图4-2-4-5-2）。

(二) 手术步骤

1. **切开椎节摘除髓核** 定位后确认需施术椎节，先将椎节前方前纵韧带呈口字形切除。显露下方纤维环，再将纤维环口形切除。分别用小号、中号及稍大号之髓核钳摘除髓核，至达清除为止。之后依序刮除椎节上下软骨板，但应注意保留骨性终板。

2. **切除椎节后方骨赘及脱出之髓核** 颈椎单纯性不稳症患者勿需此步操作，但椎节后方突出之髓核时，可通过髓核钳将其挟出。髓核脱出有粘连或是椎体边缘有骨刺形成者，则需用不同规格之角度刮匙将骨性或软骨板致压物刮出。其操作要领是先用小角度刮匙将骨赘头部刮除（图 4-2-4-5-3），再更换稍大角度刮匙刮除余下之骨赘，之后再依同法刮除另侧椎节后缘骨赘（图 4-2-4-5-4）。而后用碘剂造影，显示椎节后方减压范围（图 4-2-4-5-5），并用冰盐水反复冲洗术野，底部可垫半片明胶海绵。

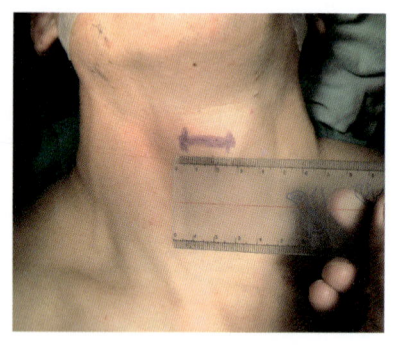

图4-2-4-5-2 微创切口
颈前路微创切口，沿皮纹，长度2~2.5cm

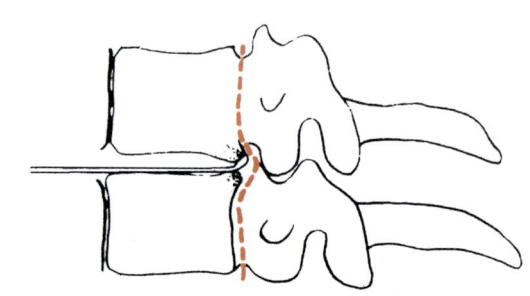

图4-2-4-5-3 切骨手法之一示意图
先用小角度刮匙切除椎间隙一侧边缘骨刺

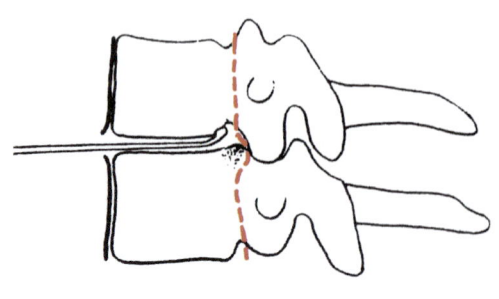

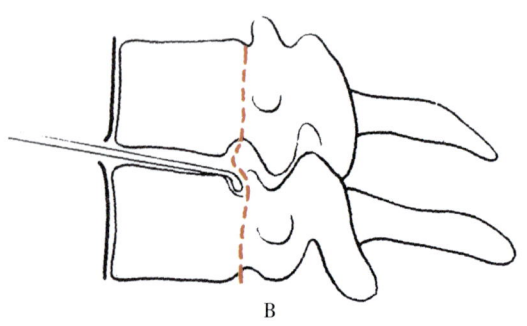

图4-2-4-5-4 切骨手法之二示意图（A、B）
A.再分别用各种角度刮匙扩大切骨范围，将一侧骨赘彻底切除；B.再切除另侧骨赘

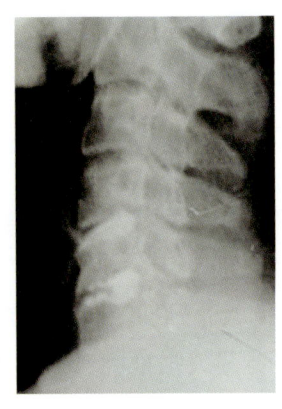
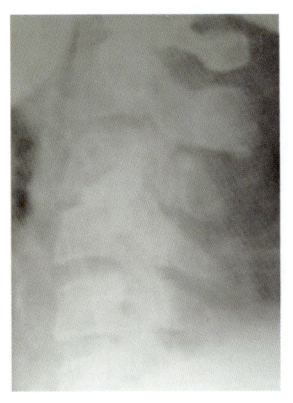

图4-2-4-5-5 术中检查（A、B）
施术椎间隙碘剂造影显示椎节后方减压范围　A.B.均为侧位X线观

3. **选择人工椎间盘**　根据身材，颈椎椎体大小等不同选择相应规格之人工椎间盘，置于4~10℃之生理盐水中，并加以检查后备用。

4. **人工椎间盘植入**　先将人工椎间盘下方倒刺压平，用挟钳持住人工椎间盘的前方，在台下助手将头颈持续牵引状态下缓慢植入（选用颈椎椎节牵开器亦可，唯易引起椎体中部钻孔出血），直达前方挡板紧贴于前纵韧带前方为止（图4-2-4-5-6）。停止牵引，让患者自由活动头颈并观察人工椎间盘有无向外滑动或滑入现象。

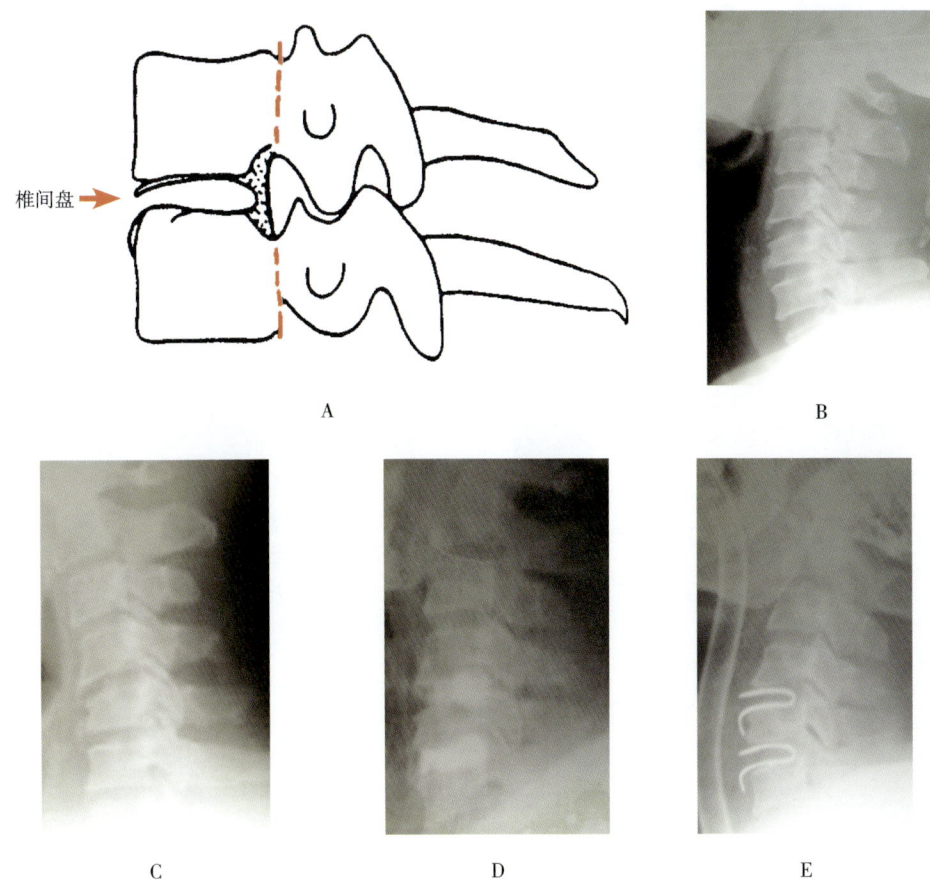

图4-2-4-5-6　临床举例（A~E）
人工椎间盘植入术　A.示意图；B.C.术前过伸过屈侧位X线片；D. C_4~C_5及C_5~C_6椎节后缘潜式减压术后碘剂造影显示椎节后缘骨赘已切除；E. C_4~C_5及C_5~C_6椎节植入人工椎间盘后术中拍片显示位置满意

5. **闭合切口** 检查人工椎间盘稳定、无滑出或滑入可能后,以冰盐水冲洗术野,按常规缝合诸层,并留置皮片或皮管引流一根,24~48h后拔出。

四、术后

与一般颈前路手术相似,此外应定期拍片观察人工椎间盘位置,注意有无异常。术后早期每3月复查一次,3年后改为半年,5年后可每年随访一次,至今最长病例已达27年(图4-2-4-5-7),功能良好。

五、并发症

除颈椎前路手术一并发症外,颈椎椎体间人工关节与人工椎间盘两组病例主要并发症为以下两大类:

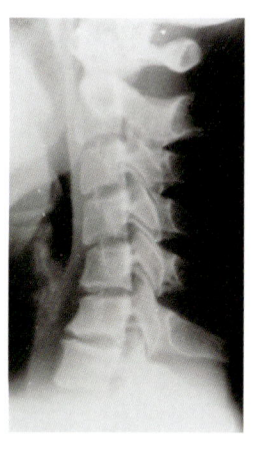

A

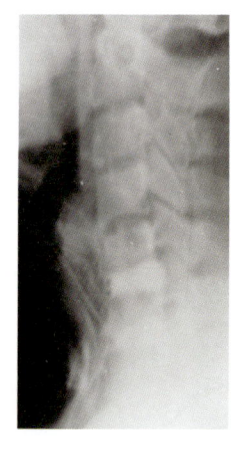

B

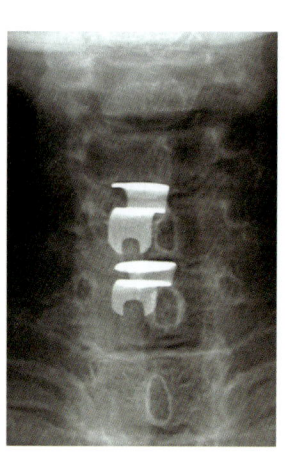

C

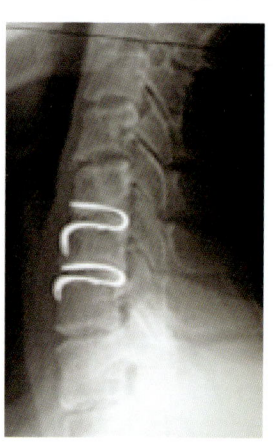

D

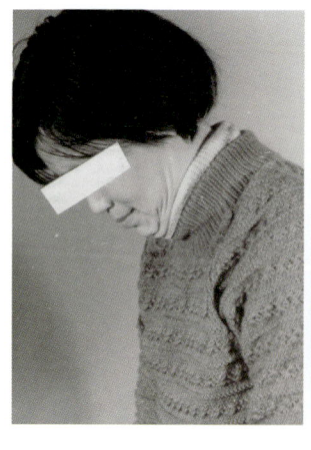

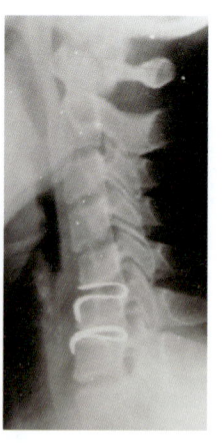

E

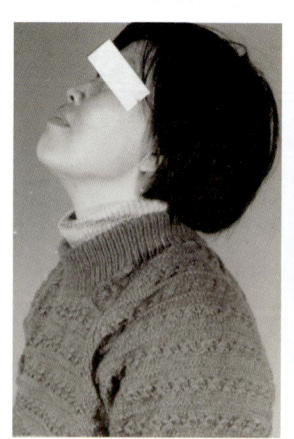

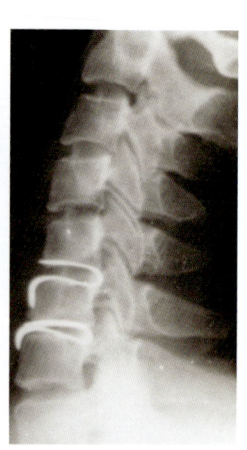

F

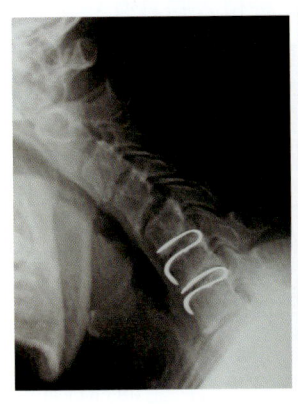
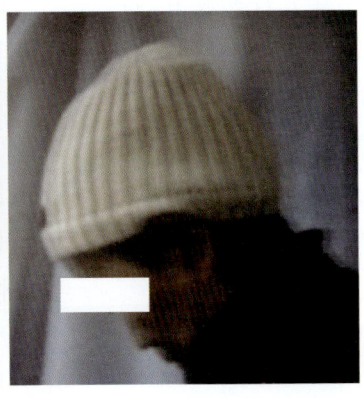

G

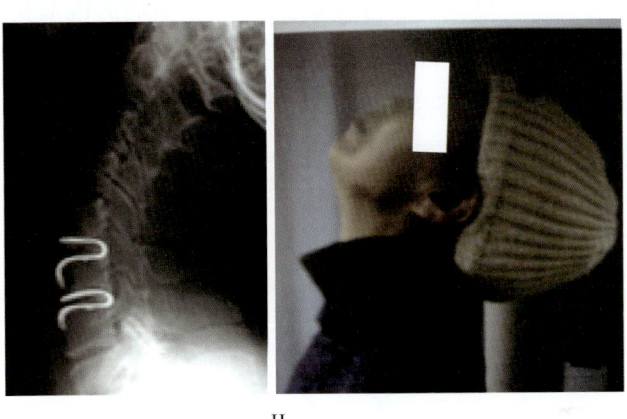

H

图4-2-4-5-7 临床举例（A~E）

C_5~C_6、C_6~C_7根型颈椎病，切骨减压及颈椎人工椎间盘植入术 A.术前显示C_5~C_6、C_6~C_7椎节不稳及骨刺形成；B.切骨减压术后碘剂造影侧位片，显示减压范围；C.D.术后3月正侧位X线片；E.F.术后半年随访颈椎前屈、仰伸侧位X线片及人体像；G.H. 24年后随访颈椎屈伸位X线片及人体像，显示相邻椎节尚无明显退变加剧征

（一）人工植入物滑出

本设计一般不易滑出，只有当存在以下情况时，再加上患者颈部过度仰伸，则有滑出之可能，人工椎间盘我们尚未遇到，椎体间关节曾有一例。

1. 椎节开口与人工间盘不匹配 如果术中椎间隙开窗过大，或是所选择的植入物过小时，则有可能发生；

2. 椎节松弛者 主要由于术前保守疗法时，曾行大重量牵引造成椎间韧带挫伤或松弛者（包括徒手牵引用力过大过猛者），本组一例滑出者即因此原因所致，再次手术取出人工关节，改用髂骨块植骨融合术；

3. 术后伴有剧烈恶心呕吐症状者 笔者发现镇痛泵之主要副作用之一为患者恶心、呕吐，因此笔者不赞成选用此种注射剂，尤其是颈前路手术，风险较大；

4. 颈部异常活动 如果颈部制动不确实或术后过多活动者亦易滑出；

5. 植入物取出 植入物向外滑出超过1/4长度时，即应考虑施术取出，以防误伤食管及气管，或更换较大一号再植入，或行椎节融合术。

（二）人工植入物断裂

根据设计要求人工间盘一般不易断裂。但人

工椎体间关节由于间距大,金属元件易疲劳,如果加工时金属材料有裂隙,或热处理不当时,则易发生金属疲劳断裂,此种情况多于术后3个月以后出现,椎体间关节曾发生5例。由于此时局部已被纤维组织包绕,无向外滑出之虑;且该种金属与人体组织相容性较佳,故无需特意取出。

六、讨论

随着外科技术的高选择和有限外科的发展,对各种植入物的设计与生产也提出了新的要求。处于生理状态下的颈椎间盘具有自身独特功能,一旦失去此种功能不仅对颈椎本身带来不良影响,且可波及头颅。因此,笔者设计了这一植入物,试图恢复或部分恢复颈椎间盘的生理作用。

此种植入物具有一定弹性,经测定其开口距离半量压应力为14kg,足以承受头颅之重量,对垂直方向的外力起到相应的缓冲作用。该间盘的上面为一盘状物,在下方关节面相对固定的情况下,可使上一椎体的下关节面在人工间盘盘状面上作屈伸、侧向及旋转式运动。此外,该植入物尚恢复了该椎间隙在病理状态下的最大间距,从而缓解了因椎管短缩而对脊髓及脊神经根的压力及因此而产生的各种症状。

尽管本设计具有满意的临床疗效,但涉及每个病例的椎节是融合好或是非融合好这一敏感课题,尚需进一步观察和判定。

新的设计如图4-2-4-5-8所示,国家专利局专利号为ZL 2006 2 003 9791 X(授权公告日:2007年11月7日),正在开发中。

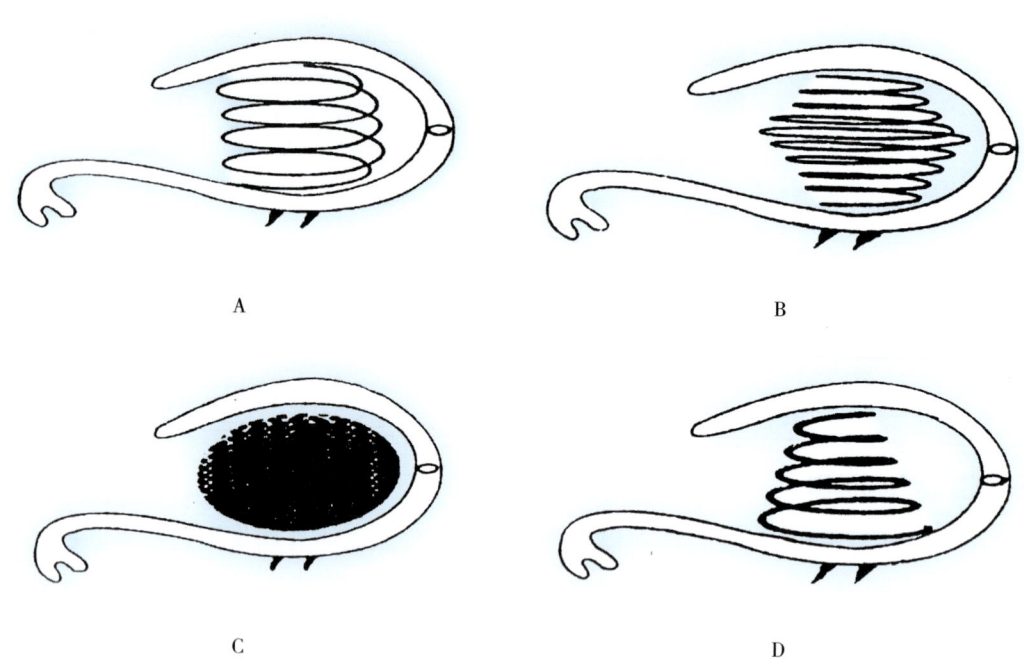

图4-2-4-5-8 新型人工颈椎间盘设计示意图(A~D)

(赵定麟 张文明 吕士才 张文林 万年宇 刘大雄 王义生 陈德玉 袁文 赵杰)

第六节 颈椎人工椎间盘现状

一、概述

目前世界各国均有颈椎人工椎间盘的设计和产品,且大致相似,以非限制型为多;为便于阐述,选择源自法国的 Mobi-C 人工椎间盘产品为例。从整体来看,该产品设计合理,疗效较佳,除在本国有 50% 以上的市场占有率,仅 2008 年在世界各国施术已有 8000 余例,也是美国 FDA 批准"双椎节段人工椎间盘置换术临床研用"的产品。我国北京、上海、杭州、沈阳、长沙等地亦在开展中。因各种产品大同小异,其他设计本节不再另行赘述。

由于国人的传统观念,大多不愿手术,加之经济负担、医保报销范围(欧美等大多数国家将植入物列入医疗保障范围内)等原因,早期要求施术者甚少,大多在病程后期方去医院,因此,当非做手术不可时,其病变已到致压骨十分广泛和明显的后期病例,患病椎节多在 3 节以上,少有 1、2 节者。由于这一原因,适应人工椎间盘置换术者的人选较发达国家明显为少。但由于我们是人口大国,比例再低,加起来其数量也仍然可观,因此应对当前世界科技进展有一全面了解和接轨,尽多地熟悉和掌握最新的理念、新的设计与临床现状,当然更应发展我国的民族产业。

同时本节对人工椎间盘相关的基本知识,包括手术病例选择、施术步骤、随访及并发症等一并阐述于后。

二、适用人工椎间盘的病例选择

(一)单节段髓核突出或脱出、伴有临床症状者

此组病例选用人工椎间盘最为理想,尤其是其临床表现以颈型、根型或椎动脉型为主的中青年患者。为进一步判定其临床疗效,可先予以徒手牵引(图 4-2-4-6-1),如症状立即减轻或消失,则为最佳手术适应证病例。

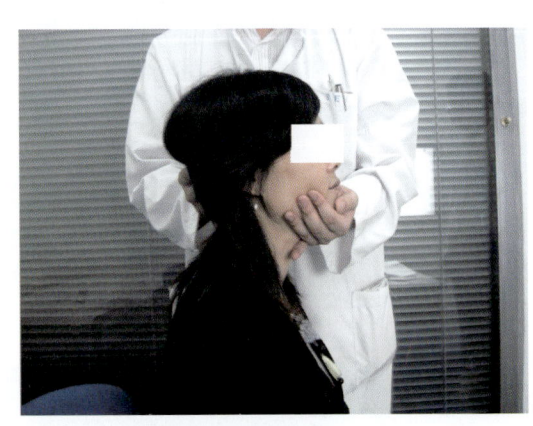

图 4-2-4-6-1 徒手牵引

(二)单节段椎节退变、椎体后缘骨赘形成,伴有脊髓前中央动脉症候群者

此组病例年龄多在 30~40 岁的中青年人群。MR 所见不如临床症状为重,对牵引有效。如图 4-2-4-6-2 所示一例 31 岁女性患者,其常规 X 线片及 MR 虽非十分严重,但行走已打飘,四肢发麻、无力,双腿发软,步行有踩棉花感,且双侧踝阵挛征为强阳性(图 4-2-4-6-3),属典型脊髓前中央动脉症

候群。其椎节不稳定范围虽广,但以 $C_5\sim C_6$、$C_6\sim C_7$ 两节为明显,且此段颈髓属颈膨大范围,$C_5\sim C_6$ 后方有明显骨性及软骨性致压物,因此选此两节行椎间盘及骨刺切除 + 人工椎间盘植入较为理想。

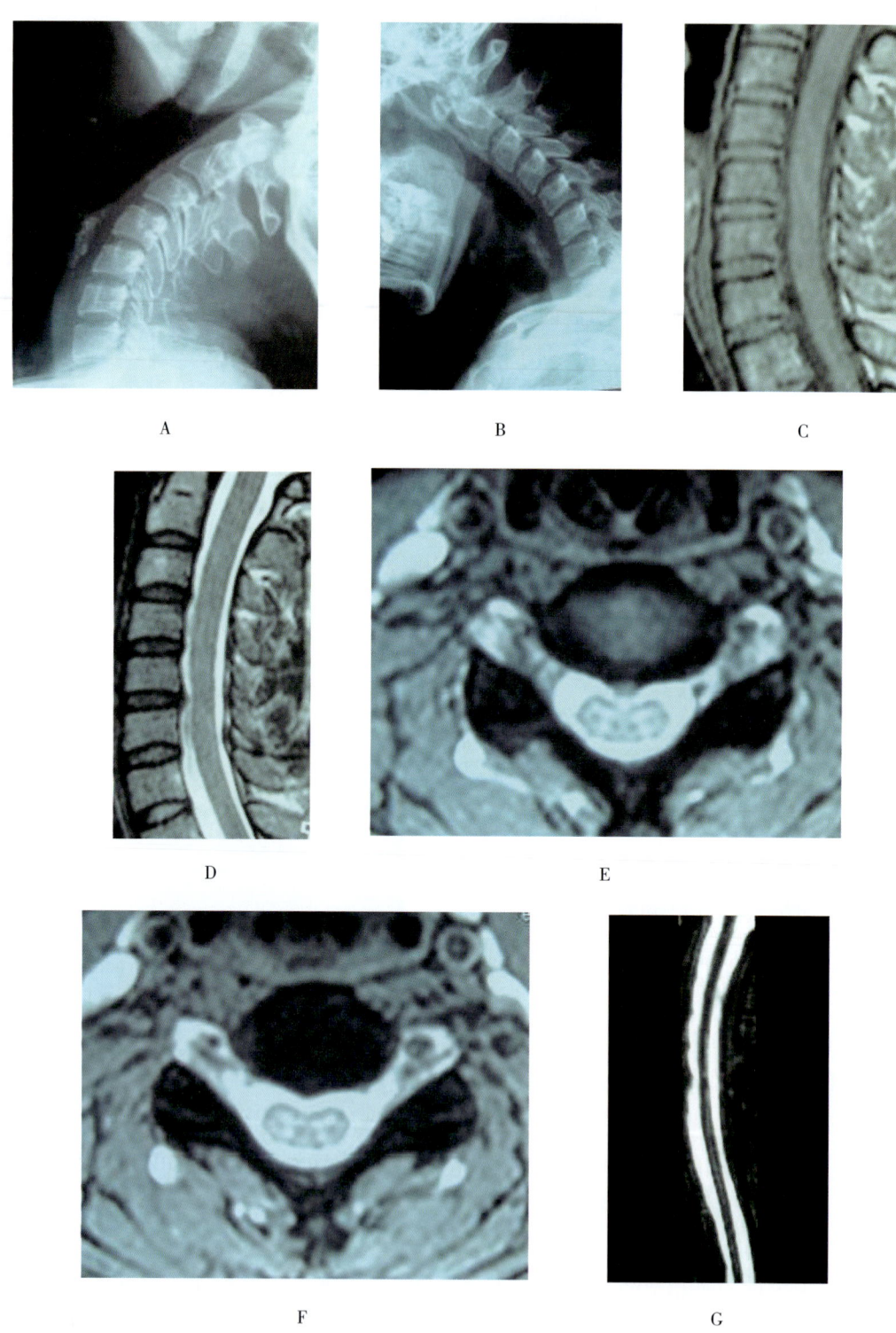

图4-2-4-6-2 临床举例（A~G）

女性,31岁,早期痉挛性瘫痪,踝阵挛阳性,临床诊断:脊髓前中央动脉综合征 A.B. 术前颈椎屈伸位X线侧位片,显示颈椎多节段不稳定；C.D. 术前MR侧位观,见硬膜囊受压,以 $C_5\sim C_6$ 为明显,且伴有软骨性突出物；E.F. 术前MR横断面观,见脊髓前中央动脉受压征；G. 术前颈髓水成像,显示多节段硬膜囊受压征,以 $C_5\sim C_6$ 为主

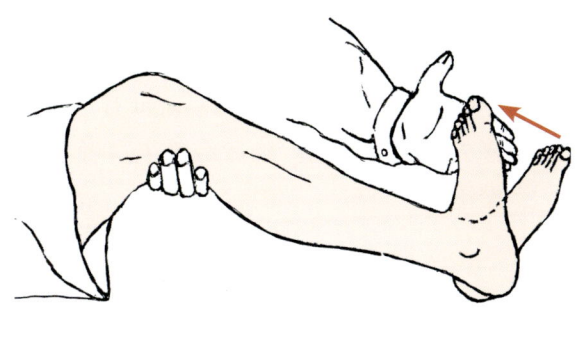 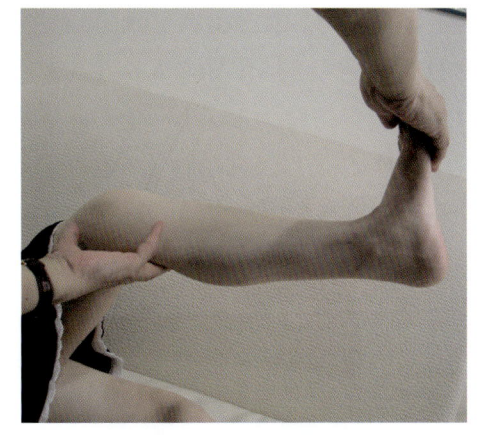

图4-2-4-6-3 踝阵挛检查（A、B）
A.示意图；B.临床病例检查

（三）其他病例

包括外伤性颈椎椎间盘突（脱）出症早期病例（不伴有骨折脱位之单、双节段者），3个节段病变者亦可对其中1、2节行关节置换术，单节段颈椎外伤病例后期、椎节咬合基本正常者亦可酌情选用。

三、不宜选择或需慎重选择者

（一）多节段病变者

一般超过4个椎节，表明其属于颈椎病后期，此时其关节、韧带等均处于硬化状态，非融合技术显然不宜。

（二）颈椎骨折脱位早期病例

亦不宜选择，即便是单节段骨折脱位，由于局部损伤多较严重，尤其是周围关节囊及韧带均伴有损伤，以致施术椎节处于松动状态，人工椎间盘植入后容易滑出。

（三）其他病例

包括精神状态欠佳不能合作者，术前曾行推拿或大重量牵引致使椎节松动者。由于韧带松弛而在术后易滑出者。

四、施术步骤

（一）麻醉与体位

与前者相似，颈椎自然仰伸位，颈后垫一沙袋，不可过度仰伸（图4-2-4-6-4）。为便于术中透视，可用宽胶布将双肩向下牵引。沿颈横纹作微创切口，长约2~2.5cm。

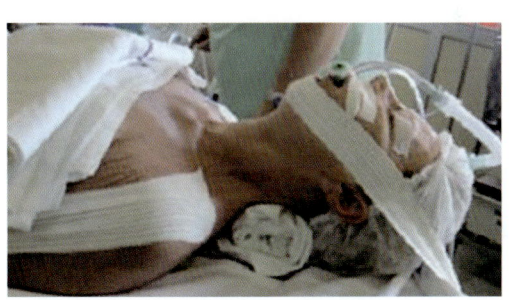

图4-2-4-6-4 术中体位

（二）切除椎间盘及骨赘

显露手术椎节后，按前述方法将病变之椎间盘切除，包括髓核、纤维环及软骨板，但应保留终板，切勿损伤。并酌情切除椎节后方骨赘，包括增生的钩椎关节和钩突，尽可能地使其松解，消除压迫，对骨赘出血可以明胶海绵填塞即可。

（三）放置人工椎间盘前的准备

1. 确定中线/测量宽度 首先确认患者在手

术台上体位正确。有经验者可目测,或将测宽器插入椎间隙进行测量(图4-2-4-6-5)。宽度应当以双侧钩突内缘为准,切不可骑跨至钩突上,更不可超越,以防伤及椎动脉。一旦确定了宽度,将测宽器放置在椎体中央,并可在中线位置上作记号。

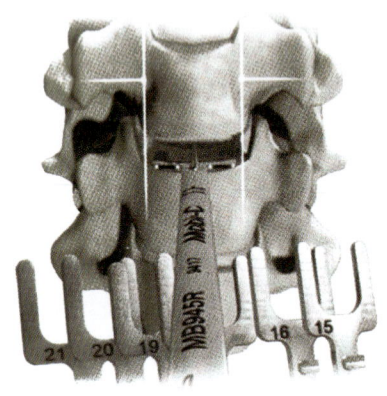

图4-2-4-6-5　测量椎节宽度模型图
用椎间隙宽度测量器测量其宽度

2. 中线定位　中位针可放置于距上椎体边缘上方5~7mm的椎体内(因人体差异可酌情调节,如相邻两节均施术时,可使其居中,或略向上移1~2mm),以此来确定中线位置。之后用X射线透视机确定中心点是否正确,随即拔除中位针(图4-2-4-6-6)。如局部渗血,可用明胶海绵或骨蜡封塞。

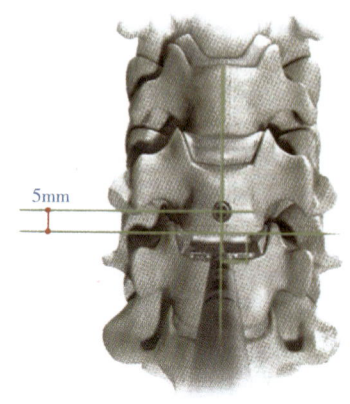

图4-2-4-6-6　确定中线模型图
放置中位针于上位椎体深部以明确中线位置

3. 用Caspar撑开器撑开椎节　Caspar针定位后,连接Caspar牵引器,将其逐渐撑开;无经验者可借助平行撑开钳将椎间隙撑开,撑开钳需平行插入,并将终板平行撑开。椎节一旦获得平行撑开(图4-2-4-6-7),将Caspar撑开器锁紧,再移去平行撑开钳。临床经验丰富者可省去此步操作。

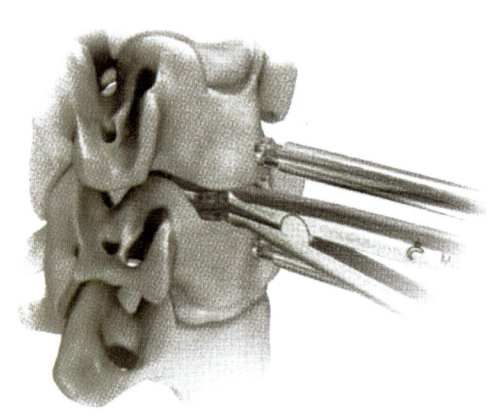

图4-2-4-6-7　放置平行撑开器模型图

4. 彻底切除椎间盘并测量深度　彻底切除椎间盘,同时注意切除所有骨赘。操作时先用小号髓核钳摘除髓核,再分别选用大号髓核钳摘除残余髓核。之后用神经剥离子探查底部,如有骨赘则用角度刮匙将其清除,对增生之钩突需小心切除其增生部分,切勿向外、向后扩大切除范围,以防伤及脊髓、脊神经根和血管。不建议使用磨钻,以防发生意外;对终板千万不要过度处理,以求保持终板应有的强度。之后测量深度,可用移动测深器(图4-2-4-6-8)插入椎间隙,向后直达后纵韧带其前壁,然后测定前后深度(图4-2-4-6-9)。

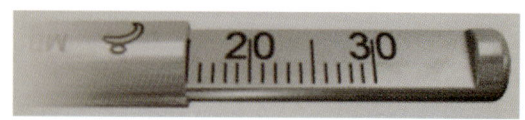

图4-2-4-6-8　移动式深度测量器头部用具拍照

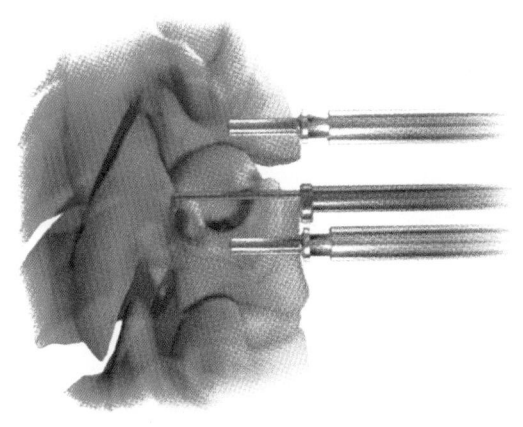

图4-2-4-6-9 用测深器测量深度模型图

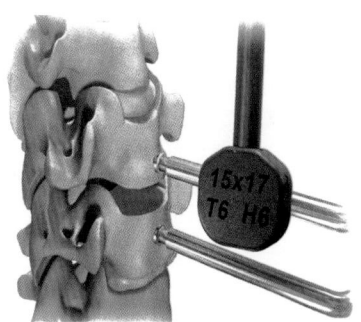

图4-2-4-6-10 选用试模模型图
选择相应规格试模准备插入椎间隙

5.选择与放置试模 根据之前测量的宽度和深度选取试模,其高度分为4种,即4.5mm、5mm、6mm和7mm。选用时从小号开始(图4-2-4-6-10)轻轻地将试模打入椎间隙,直到试模固定于相对于上下椎体的中心位置。C-臂X线透视显示位置满意后松开撑开器,判定张力和适合度。如果空间过于宽松,应更换型号稍大的试模再次进行测试,直达松紧适度,大小匹配为止。进口产品多为欧美人种设计,偏大,因此在宽度与深度选择时宜选用小规格的。

6.选择人工椎间盘

(1)植入器选择 内植物如图4-2-4-6-11所示。其植入器有两种不同设计,以滑动式内植物植入器为佳,因国人体格小,侧抓式所形成过宽间距易伤及两侧颈长肌而不建议选用(图4-2-4-6-12、13)。

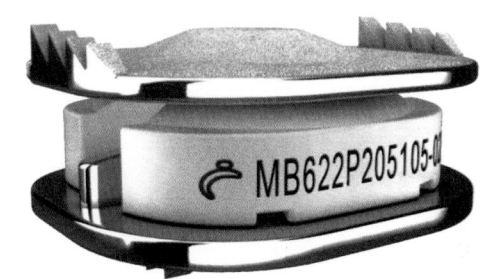

图4-2-4-6-11 元件设计图
Mobi-C非限制型颈椎人工椎间盘

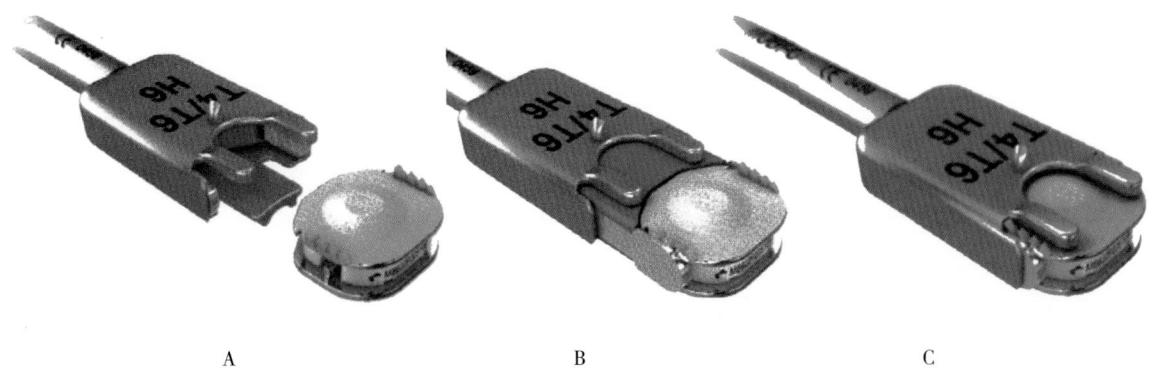

图4-2-4-6-12 滑动式植入器模型图(A~C)
A.分离状;B.组合状;C.使用状

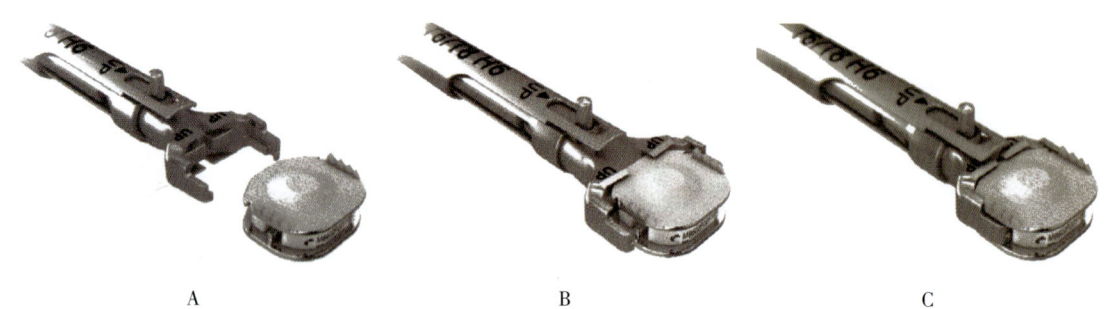

图4-2-4-6-13 倒抓式植入器模型图（A~C）
A.分离状；B.组合状；C.进入椎间隙前状态（使用状）

（2）组装内植物　按确定好的大小，拆开内植物的无菌包装，在特制的平台上组装。分解后呈三件状态（图4-2-4-6-14），将其放入内植物安装平台内，如图4-2-4-6-15所示，上、下终板的平坦部分朝向内植物安装平台中央。放置完毕后，确认3个组件前壁上的标记线均为可见。

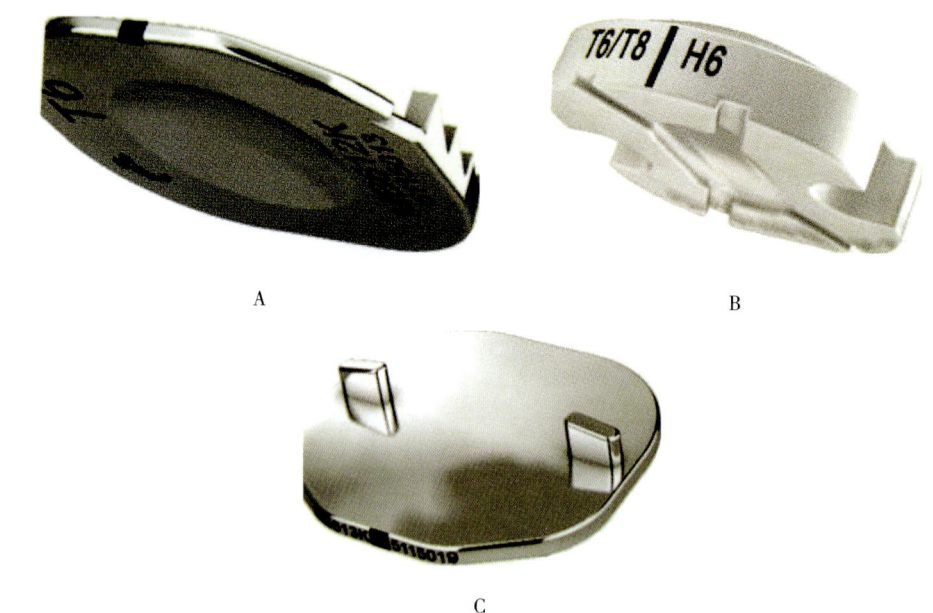

图4-2-4-6-14 元件分解模型图（A~C）
内植物（人工椎间盘）之分解状态　A.上终板（上盖）；B.人工髓核（衬里）；C.下终板（底座）

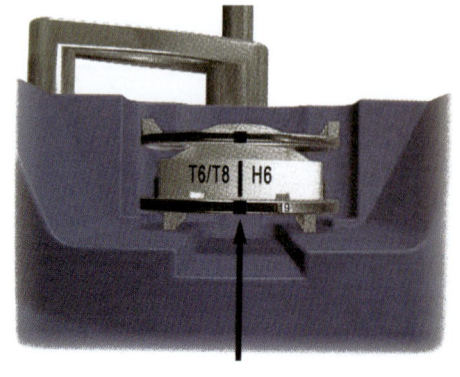

图4-2-4-6-15　检查标记线模型图
组装完成后，三部分组件前壁上的标记线均清晰可见

7. 内植物的置入　先将内植物放置在施术椎节前方中央，使之与终板平行，并与椎体前方表面保持接触，用木槌缓慢地轻敲将假体植入。其正确位置是前后位与中线一致。之后用C-臂X射线机检查验证内植物位置。确认植入物位置正确后即可放松撑开器，使其处于自然状态。当透视显示人工椎间盘位置良好，则需通过将撑开器反向操作，变成压缩器，将人工椎间盘两侧骨面压紧，使倒刺嵌入到椎体骨质内以求保持其稳定性（图4-2-4-6-16）。

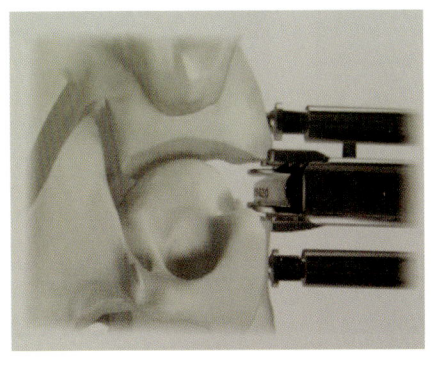 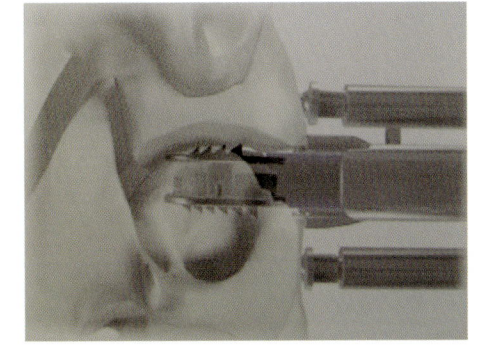

图4-2-4-6-16 人工椎间盘植入示意图（A、B）
A.进入椎节前；B.滑入椎节

8. 检查植入物之稳定性 用冰盐水冲洗术野，止血后可请台下麻醉师或助手将患者头颈作被动屈伸、侧向及旋转，如人工椎间盘位置正常，可在表面留置明胶海绵1~2片，否则需加以调整。凡位移的，大多因为型号较小，可选用增大一号元件（主要是高度）。

（四）闭合切口

依序缝合诸层，椎前留置橡皮片（管）一根，24~48h拔除，其他按颈前路手术术后常规处理即可。

五、定期随访观察

术后2~5天内拍颈椎伸屈片（图4-2-4-6-17、18）。有吞咽不畅时，可酌情钡餐吞服、透视或拍片观察人工椎间盘对食道有无影响（除非滑出，一般不会有影响）。之后定期随访，早期每间隔1~3月，两年后可适度延长，图4-2-4-6-19为术后观察两年余之病例，显示人工椎间盘功能正常。对三节段施术者，术后随访观察时间可适当缩短（图4-2-4-6-20~23）。

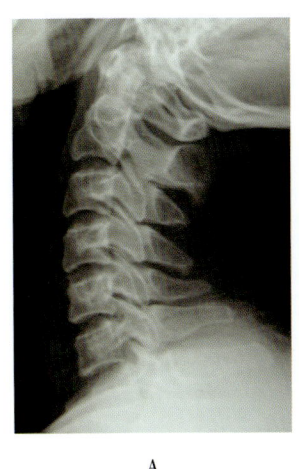 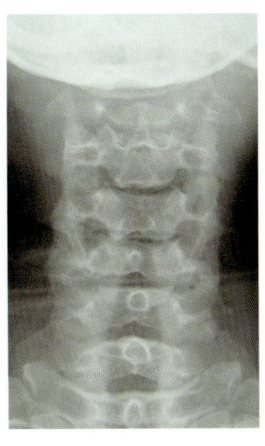 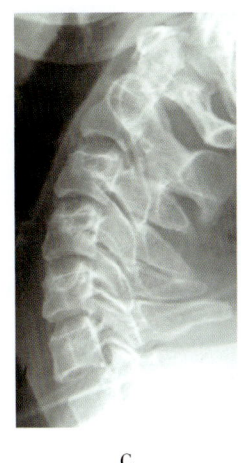 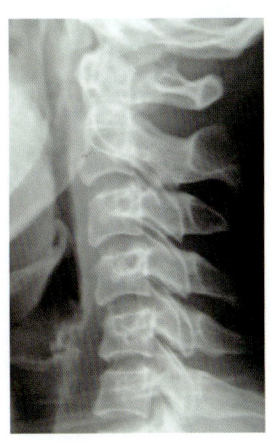

A　　　　　　B　　　　　　C　　　　　　D

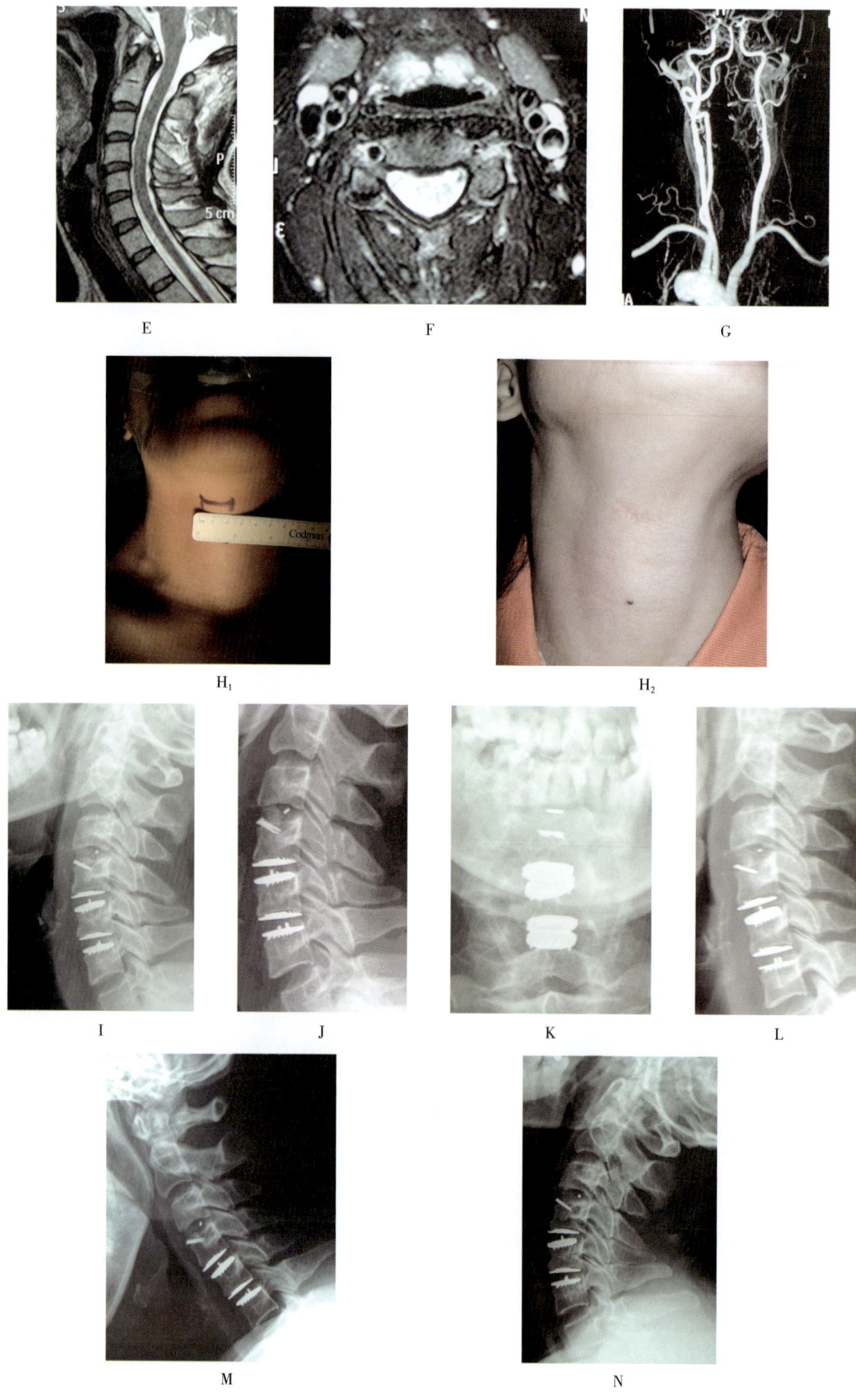

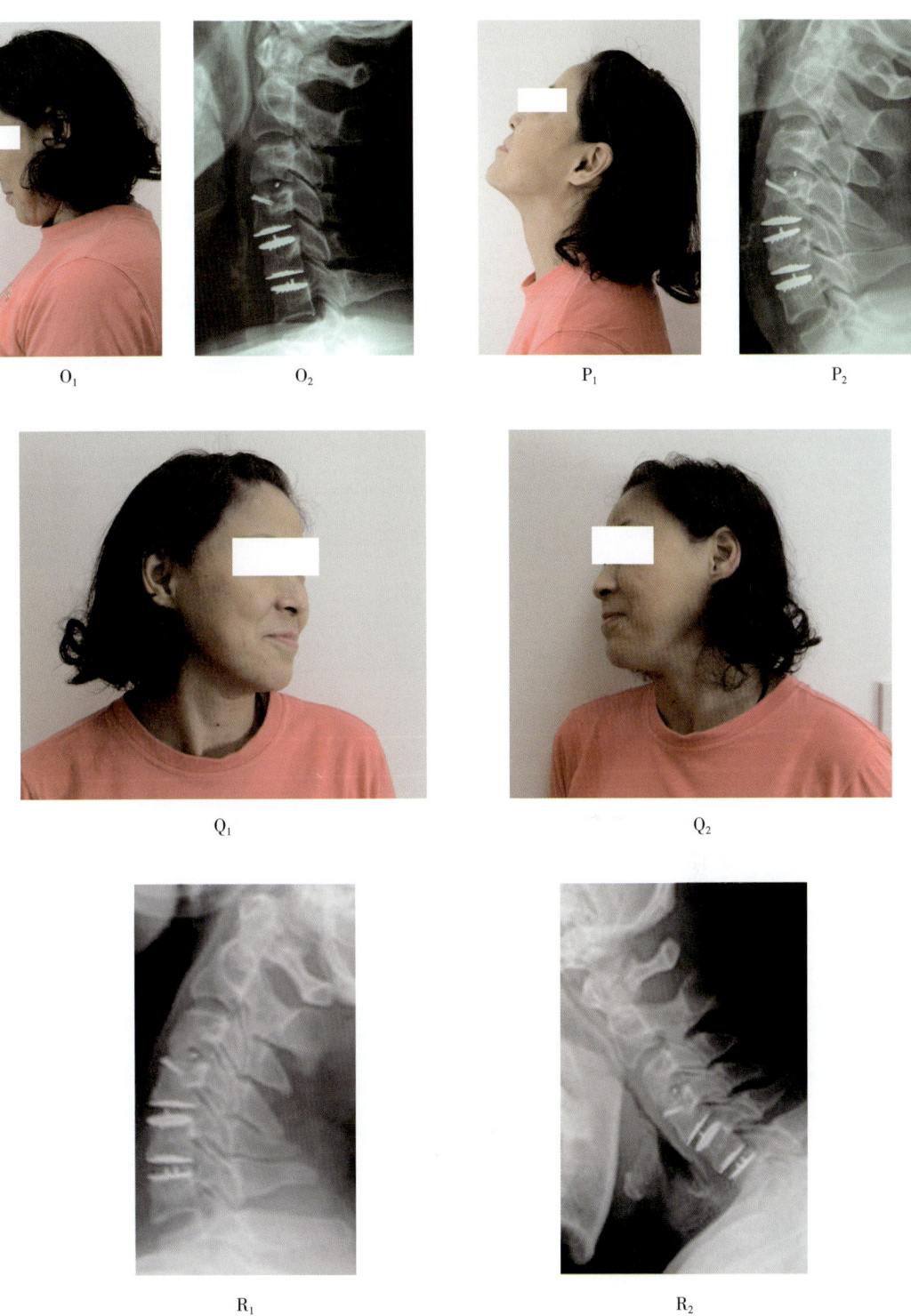

图4-2-4-6-17 临床举例 例1（A~R）

女性，51岁，混合型颈椎病，以头昏、眼花，左下肢跛行、无力及下肢静脉曲张为主，伴左侧踝阵挛（++） A.B. 术前正侧位X线片；C.D. 术前颈椎侧位动力片，显示C_3~C_4、C_4~C_5、C_5~C_6椎节不稳；E. 术前MR显示硬膜囊前、后受压征，符合颈椎侧位动力片所见；F. 显示硬膜囊中央处受压明显、并偏向左侧；右侧横突孔严重狭窄；G. MRA显示右侧椎动脉缺失；H. 微创切口（H_1为原切口，H_2为一年后随访时原切口已不显，基本消失）；I. J. 行颈前路减压术+C_{3-4}Peek 材料LDR Cage植入（下方带倒刺片），C_4~C_5和C_5~C_6行LDR人工椎间盘植入，术后原症状完全消失，下肢静脉曲张明显减轻，踝阵挛消失。X线正侧位片显示植入物位置满意；K.L. 术后一周伸屈正侧位X线片；M.N. 术后一月随访颈椎屈伸位X线片；O.P. 术后二月摄入体像与X线屈伸位；Q. 头颈部活动自如；R. 术后三年随访，颈部活动自如，颈椎侧位片显示伸屈功能满意

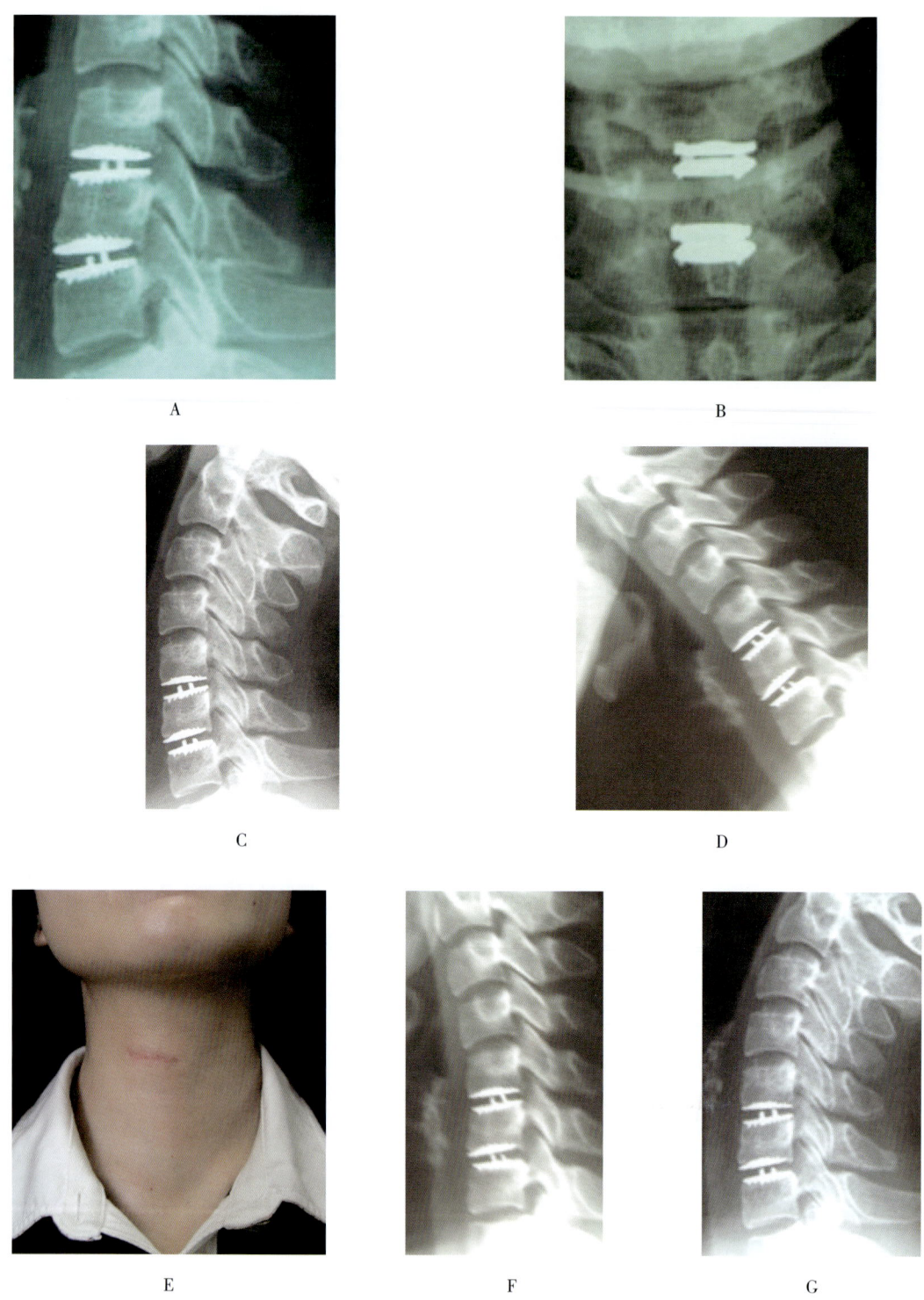

图4-2-4-6-18 临床举例 例2（A~G），为图4-2-4-6-2同一病例

已行C_5~C_6、C_6~C_7椎节减压及LDR型人工椎间盘植入术，术后次日原有症状消失，双上肢有力，无痛、麻，第三日下地，步态自然，已无打漂及踩棉花感，踝阵挛消失（A~G） A.B. 颈椎X线正侧位观，显示植入物位置理想、满意；C.D. 术后两个月颈椎伸屈活动满意，动力性侧位片显示椎间盘位置如常；E. 术后3个月切口淡化；F.G. 随访3年，生活工作正常，无不良主诉；X线正侧位片，显示屈伸活动满意（自严力生、梁 伟等）

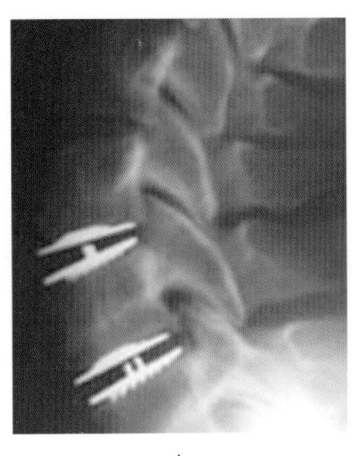
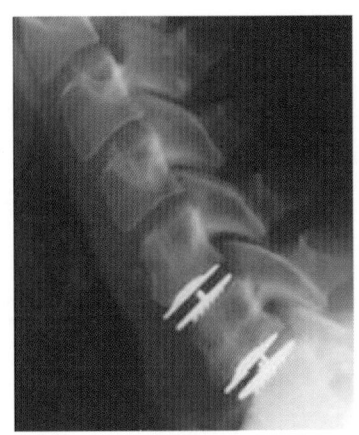

图4-2-4-6-19 术后3年病例
显示人工椎间盘稳定，伸（A）屈（B）功能正常

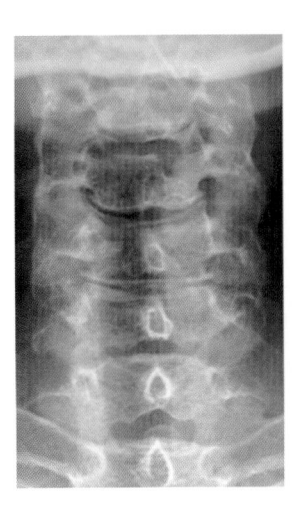
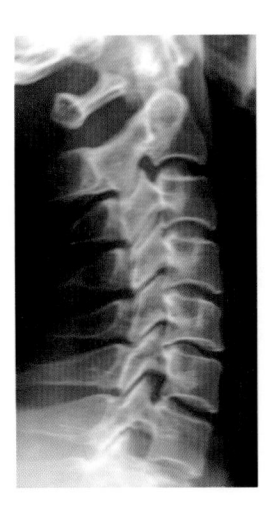
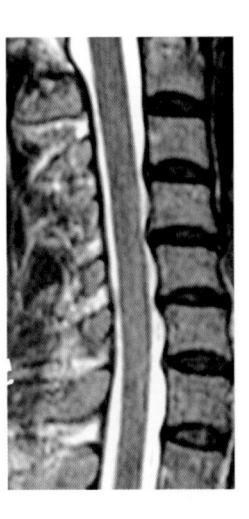
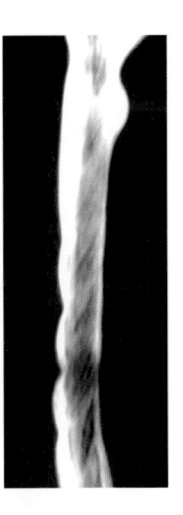

A　　　　　　　　B　　　　　　　　C　　　　　　　　D

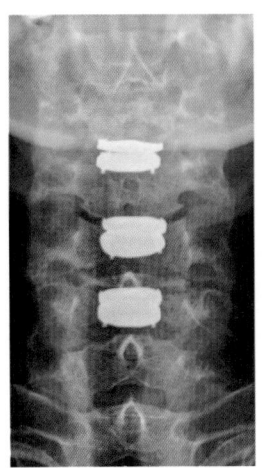
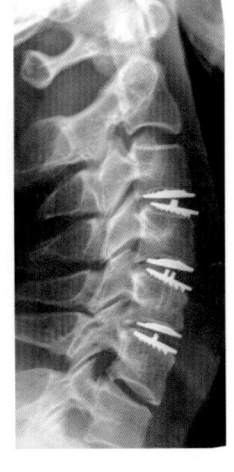

E　　　　　　　　F　　　　　　　　G

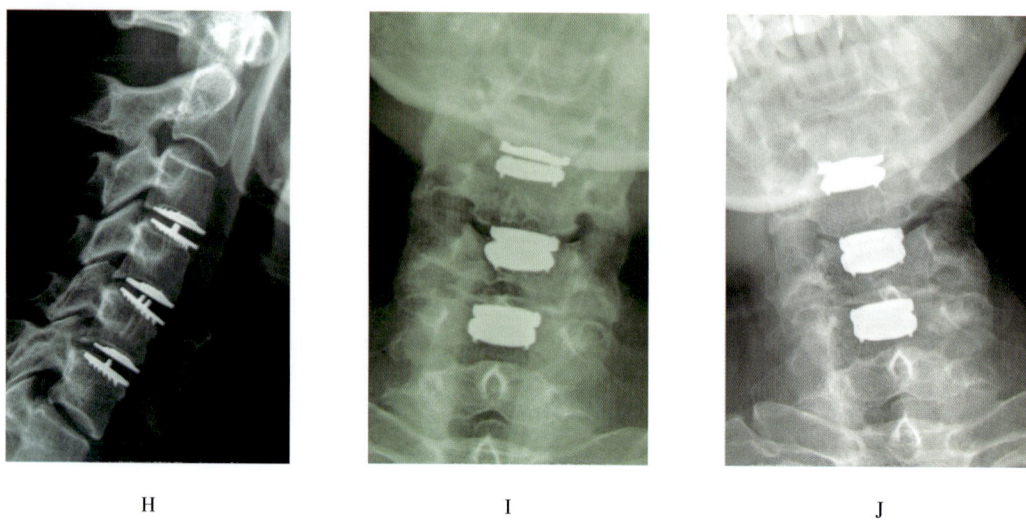

图4-2-4-6-20 临床举例 例3（A~J）

女性，45岁，因多节段颈椎病（混合型）施术 A.B. 术前正侧位X线片；C.D. 术前MR矢状位及水成像；E.F. 行 $C_{3-4、4-5、5-6}$ 三节段椎节潜式减压+人工椎间盘植入术后正侧位X线片；G.H. 术后年余随访疗效满意，无不良主诉，颈椎活动自如，X线侧位片观；I.J. X线正位片显示侧向活动良好

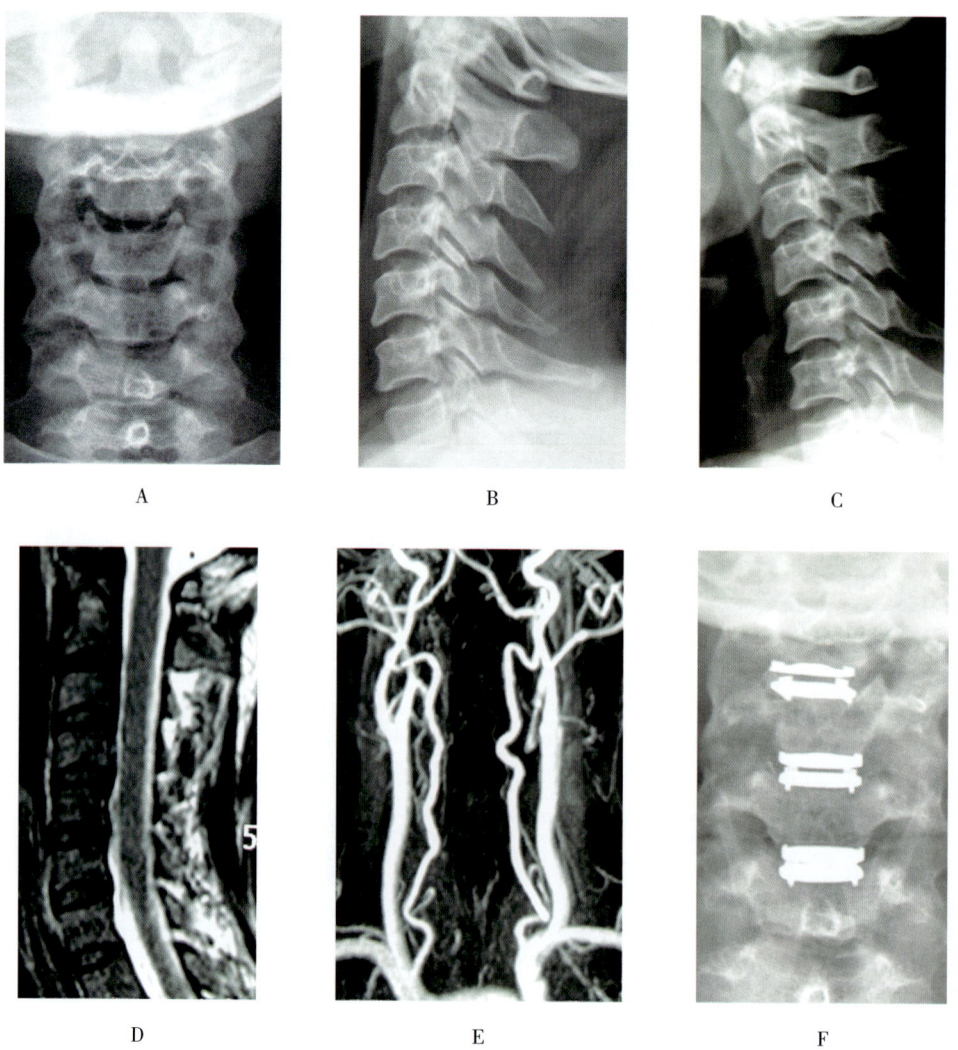

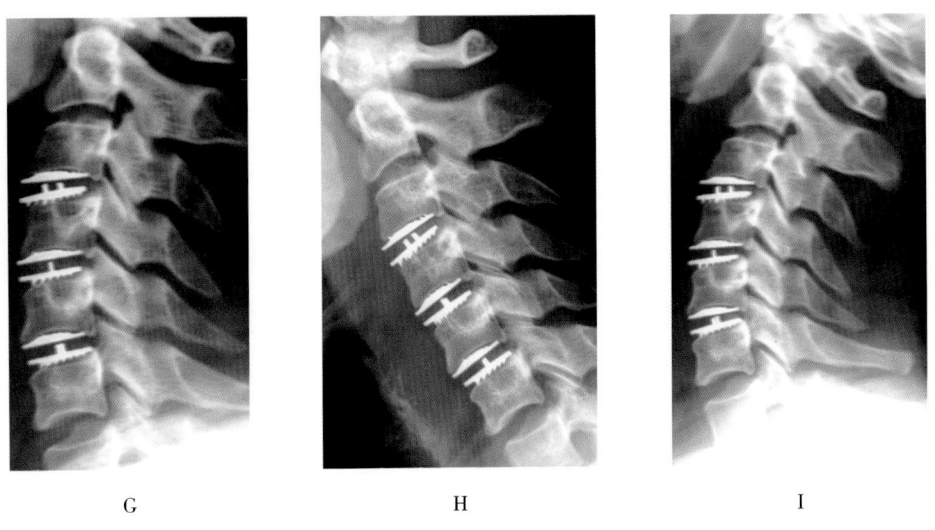

图4-2-4-6-21　临床举例　例4（A~I）

女性，49岁，因根性颈椎病入院诊治　A.B. 术前正侧位X线片；C. 术前屈颈位X线片，显示C_{3-4}、$_{4-5}$、$_{5-6}$三节松动、位移；D. MR矢状位，T_2加权；E. MRA显示双侧椎动脉折曲；F.G. 行C_{3-6}三节潜式切骨减压+人工椎间盘植入术后正侧位X线片；H.I. 术后一年复查，原症状消失，颈椎屈伸自如

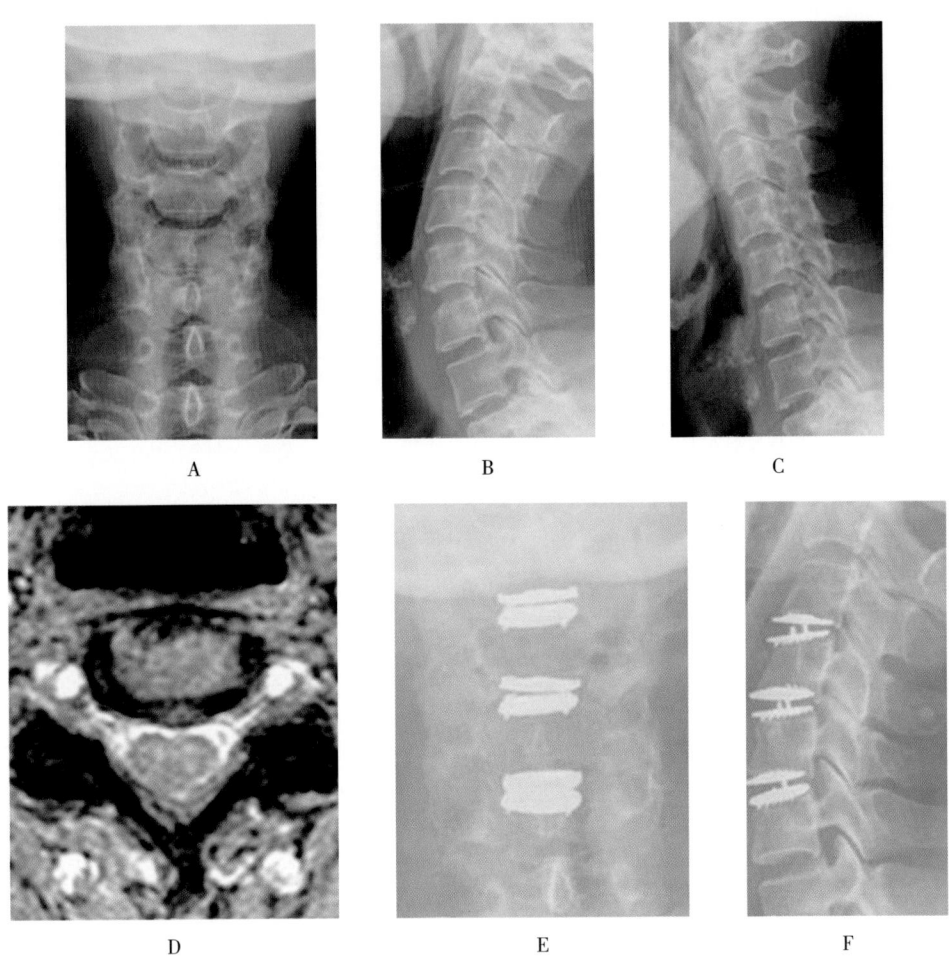

图4-2-4-6-22　临床举例　例5（A~F）

女性，69岁，因混合型颈椎病经正规非手术疗法好转十年，近一年来持续发作影响基本生活及工作，要求手术　A.B. 术前正侧位X线片；C. 术前屈颈位X线片，显示椎节不稳（C_{3-4}、$_{4-5}$、$_{5-6}$）；D. 术前MR水平位显示脊髓前中央动脉受压征；E.F. 行C_{3-6}多节段椎节潜式减压+人工椎间盘植入术后正侧位X线片，术后原症状明显改善，踝阵挛消失

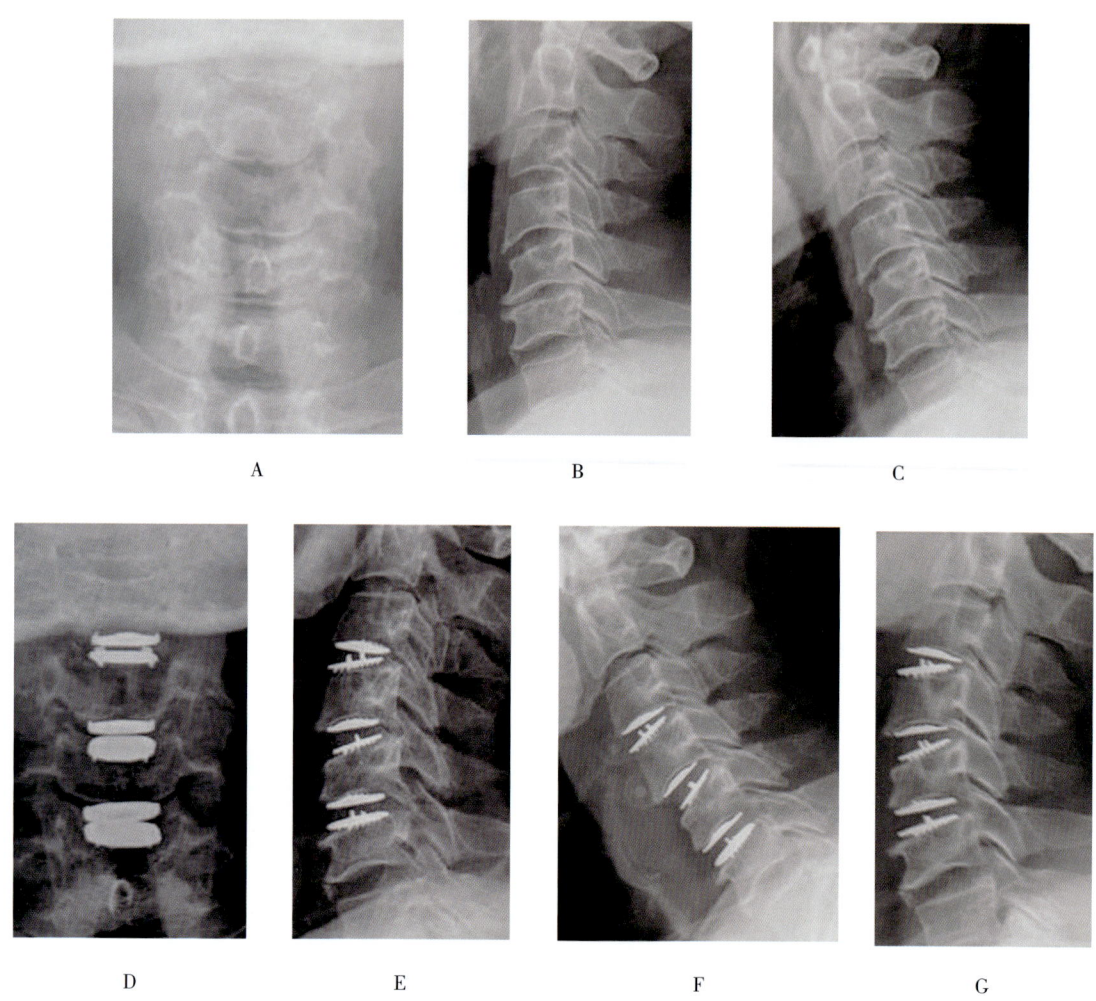

图4-2-4-6-23 临床举例 例6（A~G）

男性，58岁，因头晕4年，逐渐加重久治无效、伴双踝阵挛入院要求手术 A~C. 术前正侧位及过屈位X线片；D.E. 术后正侧位片显示人工关节位置满意；F.G. 颈椎屈伸自如，原症状及双踝阵挛消失

六、并发症

主要是术后人工椎间盘滑出，Mobi-C植入物设计在8000例中仅有两例，占0.025%，此两例均发生于个性十分活跃、好动之民族，可能与术后活动量过大过猛有关，当然也不否定与手术技术上的缺陷有关。

（赵定麟 严力生 林 研 陈天国
罗旭耀 张 振 刘忠汉）

第七节 对颈椎融合与非融合技术的认识

一、概述

前六节中的第1~3节,是对颈椎传统的融合技术、界面内固定及人工椎体等促使椎节融合、制动和固定技术加以阐述;后三节则是对非融合技术,包括30年前我国已开展的颈椎人工关节和人工椎间盘的研制与临床应用,以及近代欧美的产品,内容力求全面。但世界之大,发展之快,日新月异的更新速度必将不断带来新的设计,我们仍将拭目以待,期望有更多的发明与创新造福人类。

由于认识的角度不同,认识水平不同和临床经验的差别,近十年来,每次大型会议,包括国外的AAOS、JOA、SICOT等,融合与非融合这一课题始终是大家最感兴趣的临床课题,也是最热烈讨论的话题之一。因此,在当前脊柱外科发展到目前状态下应该如何认识和抉择?究竟是选择融合技术、还是选择非融合技术呢?

在本人带领下,早于20世纪70年代末上海长征医院即开始研究这一课题,并从1980年初即正式用于临床,有观察达三十年之久的手术病例,曾获国家发明奖、国家科技进步奖的颈椎人工关节和随后的人工椎间盘等均作了大量临床研究。因此,近年来国外热烈讨论的非融合技术实质是从我国最早开始的(至少比国外早10年),难怪在2009年12月11日在重庆举办的第二届非融合技术国际会议上,当笔者应邀报告《我国颈椎非融合技术三十年回顾与展望》专题时,一位外国学者开玩笑地称赞赵定麟教授:"You are grandfather。"可见我国的脊柱外科并不落后于国外,尤其是临床医学。本人曾在世界各地讲学及在国际会议上介绍相应专题(图4-2-4-7-1~50);鉴于既往所做工作,包括学术上和学会方面,在2010年SICOT/SIROT大会上(瑞典、哥德堡)被授予学术成就贡献奖(章)(图4-2-4-7-51~53)。之后又在太原脊柱功能重建学术会上介绍本专题,并于成都在COA-2010国际会议上获得优秀论文奖(图4-2-4-7-54~56)。

同样在既往的三十多年中,本人对椎节融合技术也作过大量的临床研究和设计,包括用于临床的椎节局部旋转植骨术、环锯骨芯变位植骨术、新型界面内固定物"CHTF"的研制(国家专利局证书号:ZL 99 2 44879-3)和可调式、空心钛制人工椎体的发明(国家专利局证书号:ZL 99 2 25869-3)。近年来对国外产品也直接接触并在临床上应用,并在近年AAOS会议(2007,2008,2009)有关这个专题的讨论和Poster内容均尽可能参与,发现大家对颈椎的融合与非融合技术有共识,更有争议,现分述于后。

二、共识的观念

非融合技术是在融合技术基础上发展而来,可以说是对前者的改进与发展,因此两者具用共同特点。

(一)手术适应证一致,但有所差别,均为治疗颈椎病的一种手段

无论是颈椎融合技术或是非融合技术,均属

治疗颈椎病的一种方法，其手术适应证基本一致，均为经非手术疗法久治无效、影响正常工作与生活者。但在具体病例选择上两者有所差异，非融合技术主要选择病程短、病变轻、年龄小和具用相应经济实力者，而其他不适合非融合技术大部分病例则为颈椎融合术的手术适应证。当然，非融合术者由于某种原因（例如经济条件不允许等）也可选择融合术。

（二）椎节融合后，相邻节段退变速度与程度必然加剧

在正常状态，各个椎节分担颈椎活动的全部功能，一旦其中一节或数节融合术后，这些椎节的活动功能必然转嫁至其他椎节，尤其是相邻椎节更为明显。过多的活动，超过该椎节原有负荷必然加速该椎节的退变速度与程度，并由于椎节的远达效应，非相邻椎节亦会波及，在一般情况下大多在3~5年以后。如患者长时间屈颈或经常遭遇头颈部外伤，包括猛刹车等，邻节的退变可提速到术后1~2年以内。

（三）非融合技术是在融合技术之后发展起来的新技术

经过半个世纪的颈椎融合技术的临床应用，表明非融合术具有治疗作用，同时，也使融合椎节的工作量转移到邻近椎节，并加剧其退变不得不再次手术。鉴于这一因素，一种新的术式，即在对患病椎节进行切骨减压之同时，免除融合而用人工椎体间关节或人工椎间盘取代。由于恢复和保留了椎节本身的活动功能，从而减慢相邻椎节的退变，这就是我们在三十年前研发颈椎椎体间人工关节和人工椎间盘的主导理念。

（四）非融合技术具有高选择性

对一般病例，融合术并无特别要求，但非融合技术是将患病椎节重新恢复其原有的活动功能，必然有其相应的要求。

1. 节段少　颈椎共有7个椎节，去除上颈椎约有5个椎节易引发退变性颈椎病，早期从1、2个椎节开始，此时病情也轻，适合于选择非融合技术，如超过3个椎节，表明已进入后期。

2. 病变轻　与前者类同，只有病变早期或中期，病情较轻，仅表现为髓核突出或脱出引起的椎节不稳症，此时虽有各种症状与体征，但骨赘较少，且多局限于椎节一侧或两侧后缘，其症状更多地来源于椎节不稳。由于骨赘小，手术也易于切除。

3. 配合佳　非融合技术在其具有活动功能之同时也必然带来稳定性差的缺点，因此要求患者精神状态正常，能够与医护人员配合，尤其在术后早期2~4周内，否则，易引起人工椎间盘滑移，甚至脱出椎节而失效。

4. 需有相应之经济实力　目前市场所供应的人工椎间盘大多需要4~6万元（人民币）左右，而且与国外不同，不列入医疗保险报销范畴，这就要求患者具有相应的支付能力，一节尚好，二节加倍可能难度较大。

（五）非融合技术一旦失败，仍可选用融合技术

此表明非融合技术留有后路，其早期后果并无明显差异，因此如在术前告知患者这一现状并获得同意，术后一旦失败，所引发的医疗纠纷相对较少。

三、争议的焦点

综观融合术与非融合术两种技术，对以下问题是形成争议的焦点。

（一）风险性，非融合技术较融合术为大

椎节融合技术既是传统术式，又因其手术方式简单、效果明确和损伤小而较为安全，无论是用髂骨或人造材料均有一套有效的防滑出措施。但非融合技术由于要恢复椎节的活动，无论何种

设计,均有滑出和滑入的风险,其概率约1%~4%,远大于融合技术。其次是元件的断裂和分解,当前的设计其发生概率虽低,但也较"骨块植入物"为多见。

(二)围手术期要求高

对病情相似的病例,融合术者术后3~6周椎节基本融合、愈合,病情十分稳定,8周后可按正常人生活、工作而无影响,但非融合者围手术期至少推延到3~4月以后,且在心理上需要长时间的自我照顾和呵护,此时患者怕滑出的心理障碍在术后相当长时间内难以克服,因此在日常生活上要求较多。

(三)经济负担差别大

当年笔者所研发的人工关节和人工椎间盘收费低廉,约10~20元,换算今日市值也不过500~1000元。但当前人工椎间盘由于是新产品,因此,研发费、市场推销开支和举办各种邀请年轻医师参加的workshop等而使产品价格数倍于融合技术费用,在多届AAOS会议上有人报告近5年来由于新技术开发,尤其是非融合技术产品的应用而使颈、腰椎手术费用上升了5~7倍,以致使得各医疗保险公司不堪重负,叫苦连天。

(四)远期效果如何?

从笔者三十年前开始的临床病例来看,其对减缓病变相邻椎节的退变肯定有效,无论是颈椎椎体间关节或人工间盘,至少能减轻退变的程度达50%以上,这无疑对患者其后的生活质量具有重要意义。即便是人工关节折断或有碎裂,由于元件周围有纤维及软骨组织包绕,人工关节或人工间盘仍然十分稳定。但此项笔者设计毕竟较新,应用例数尚少,对其十年以上疗效仍需继续观察。

四、笔者个人观点

(一)历史背景及结论

1. 非融合技术　　本人早于20世纪70年代末即开始研究颈椎的非融合技术,并于70年代末用于临床,于1985年获得国家发明奖及部级科技成果奖(国家发明奖及国家科技进步奖证书号码分别为:85-0600 24和85-2h-326-1)。颈椎椎体间人工关节先用于临床,两年后颈椎人工椎间盘推向临床,至今已有25年以上的随访病例。

此项技术曾先后在美国Oklahoma大学、华盛顿Georgetown大学、纽约州立大学(Syracuse)、New Jorsey医学院、Madison的Wisconsion医学院,在日本东京第62届JOA大会、名古屋大学、日本爱知大学、日本兵库大学、国立山梨医科大学、日本藤田学圆保健卫生大学、日本岛根Shjimane医学院、日本志贺Shiga大学、韩国第19届SICOT学术会议、欧洲Amsterdam第20届SICOT学术会议等作讲学、专题演讲等(图4-2-4-7-1~50)。

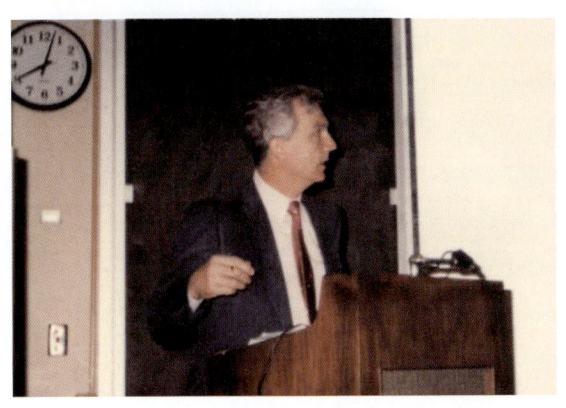

图4-2-4-7-1　在美国OKLAHOMA大学讲学
骨科学会主席Kopta教授致欢迎辞

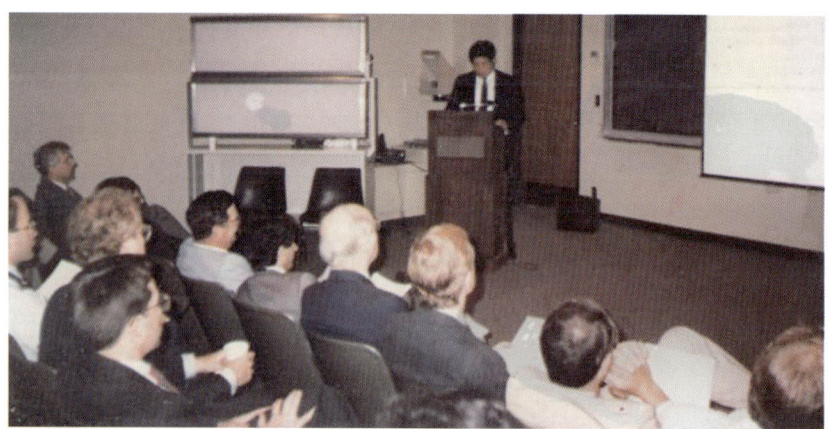

图4-2-4-7-2 同前，演讲中

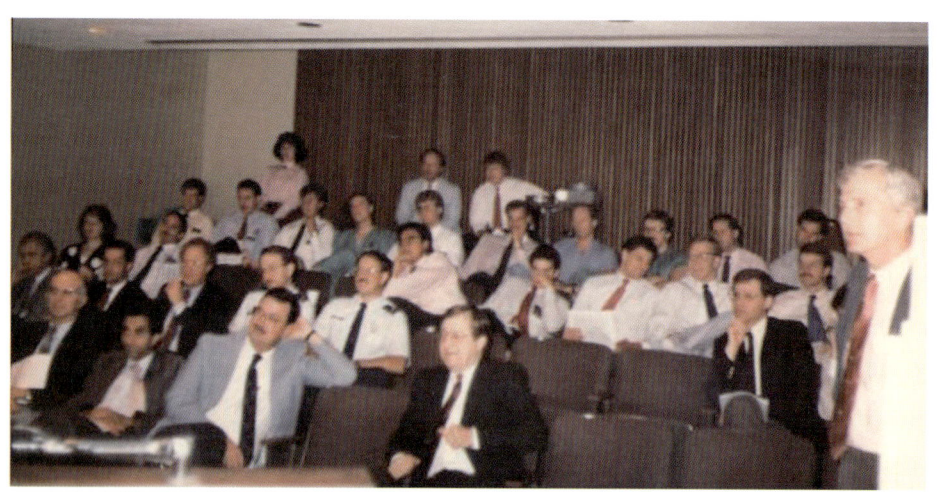

图4-2-4-7-3 同前，提问

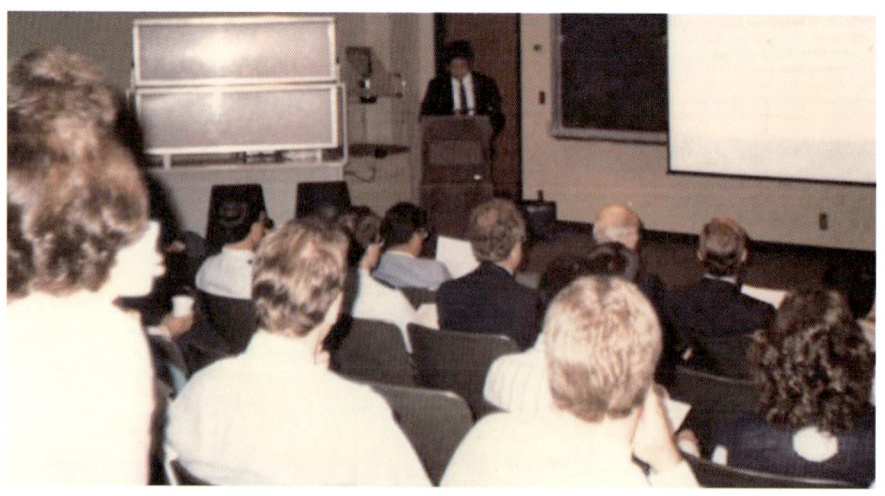

图4-2-4-7-4 同前，答疑

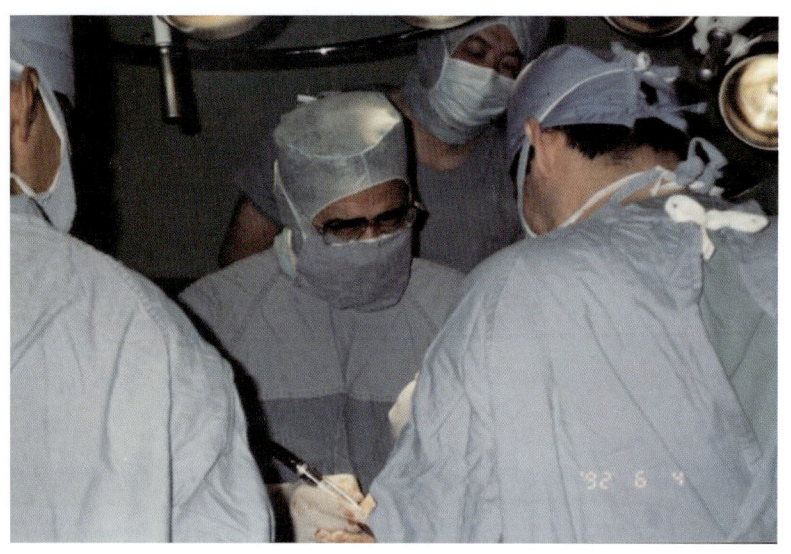

图4-2-4-7-5　在OKLAHOMA大学医院参与手术

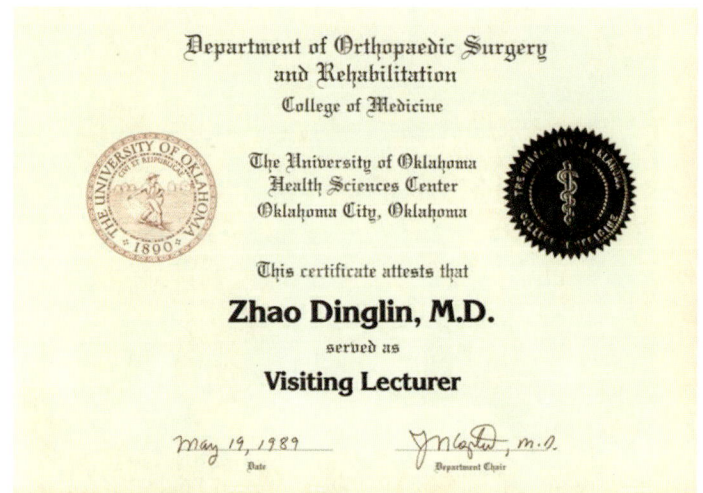

图4-2-4-7-6　OKLAHOMS大学讲学证书

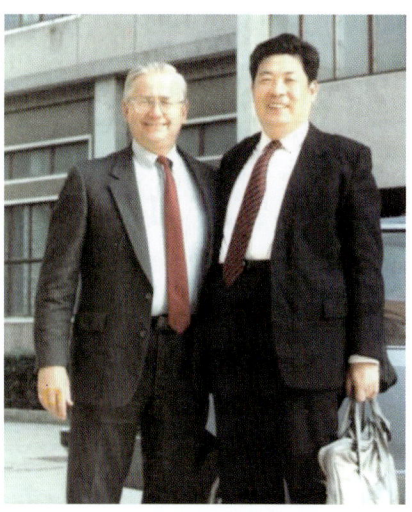

图4-2-4-7-7　在美国IOWA大学讲学

应邀前往IOWA大学讲学，Cooper教授亲自赴机场迎送

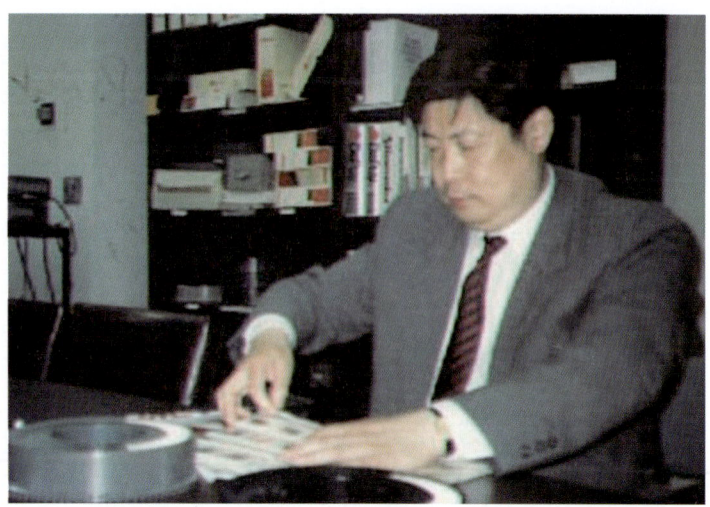

图4-2-4-7-8　当年无U盘，均选择双幻灯演讲，准备中

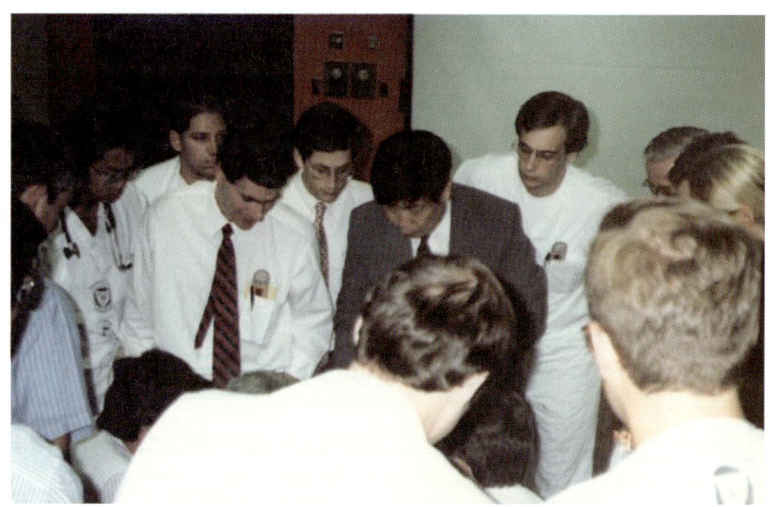

图4-2-4-7-9　演示记忆合金颈椎关节特性

图4-2-4-7-10　IOWA大学讲学证书

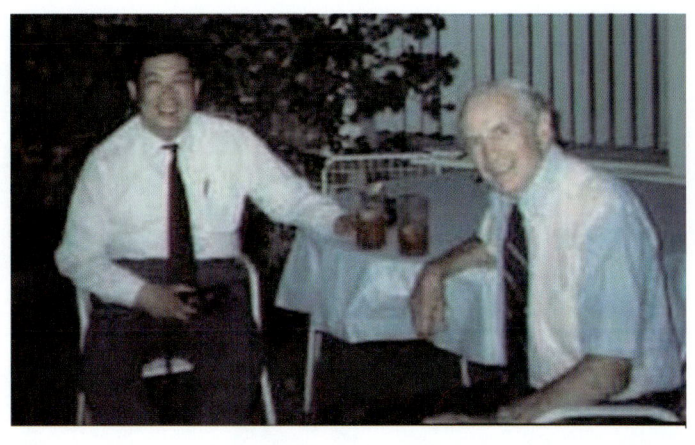

图4-2-4-7-11　至美国华盛顿Geogeton大学讲学

应世界骨科教育学会（WOC）主席Mckelvie教授邀请至华盛顿首府Geogetown大学专题演讲，接待中

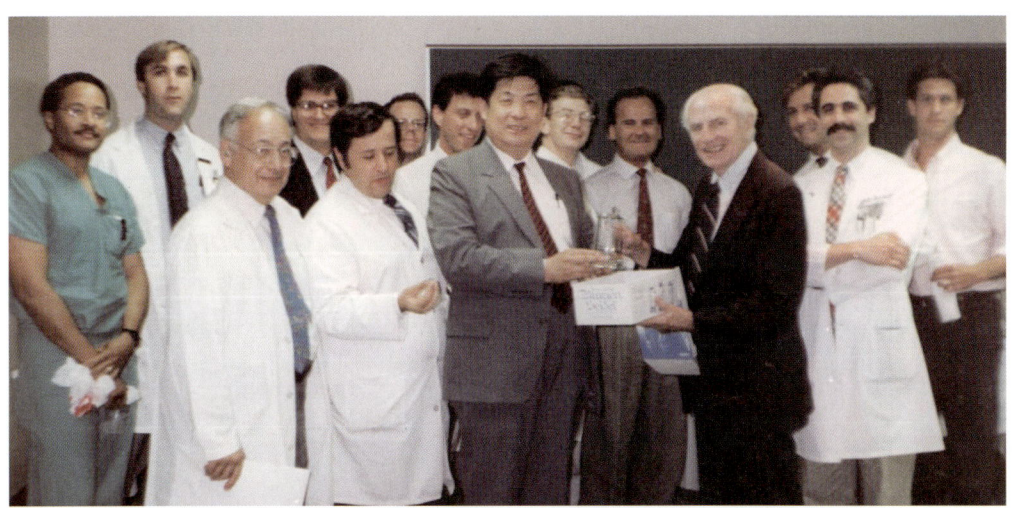

图4-2-4-7-12　讲学后与全科同仁合影，获赠建校二百周年纪念杯

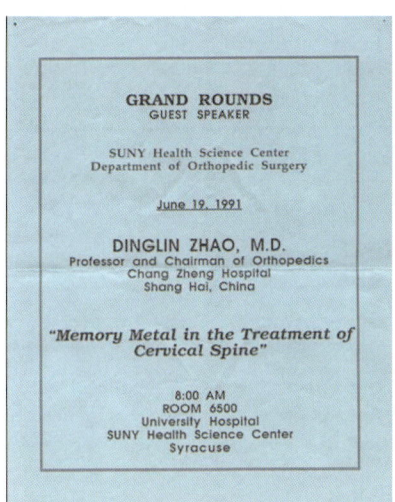

图4-2-4-7-13　至纽约州立大学讲学

应Hasen教授邀请，赴纽约州立大学讲学，图示外宾讲学通知

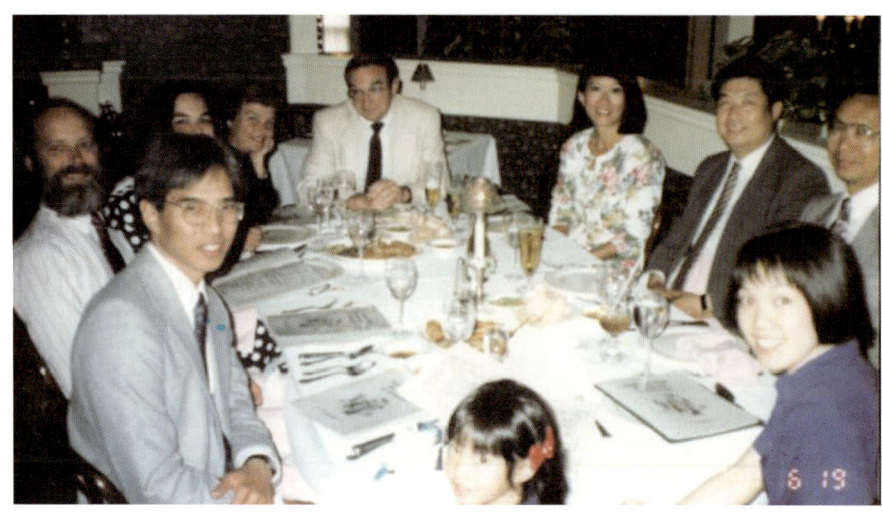

图4-2-4-7-14　讲学后 Hansen 教授夫妇设宴招待，并与同事共进午餐

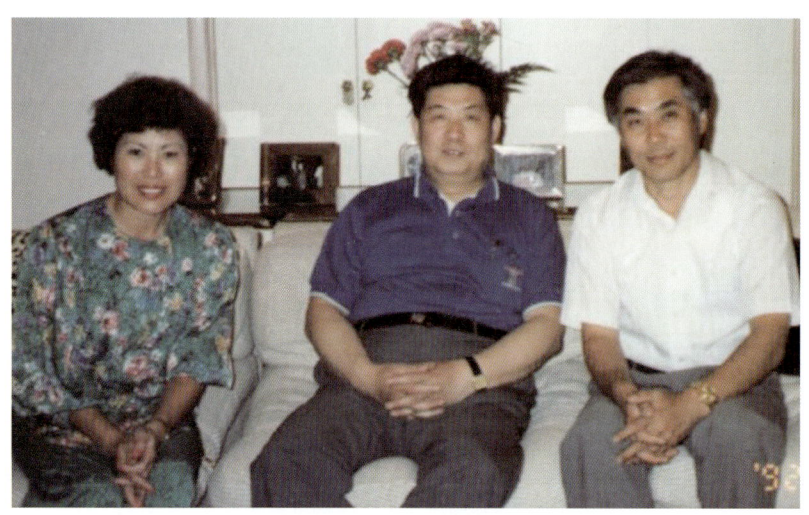

图4-2-4-7-15　至新泽西医学院讲学

应 New Jorsey 医学院 Casey 教授邀请前往美国新泽西大学讲学，并与 Casey 教授夫妇合影留念

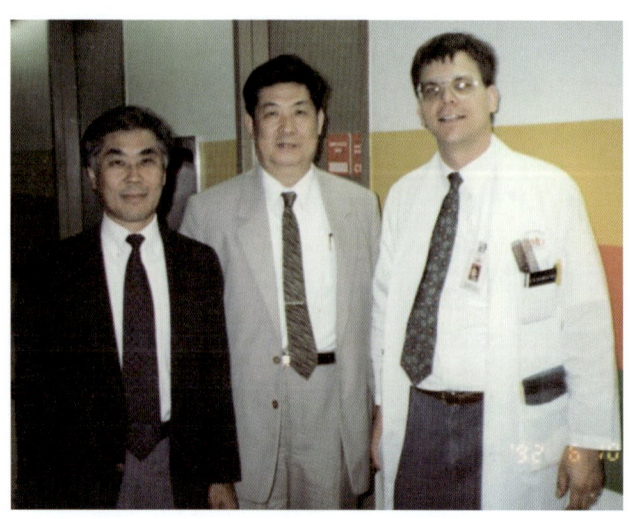

图4-2-4-7-16　讲学后与 Casey 教授及其助手合影

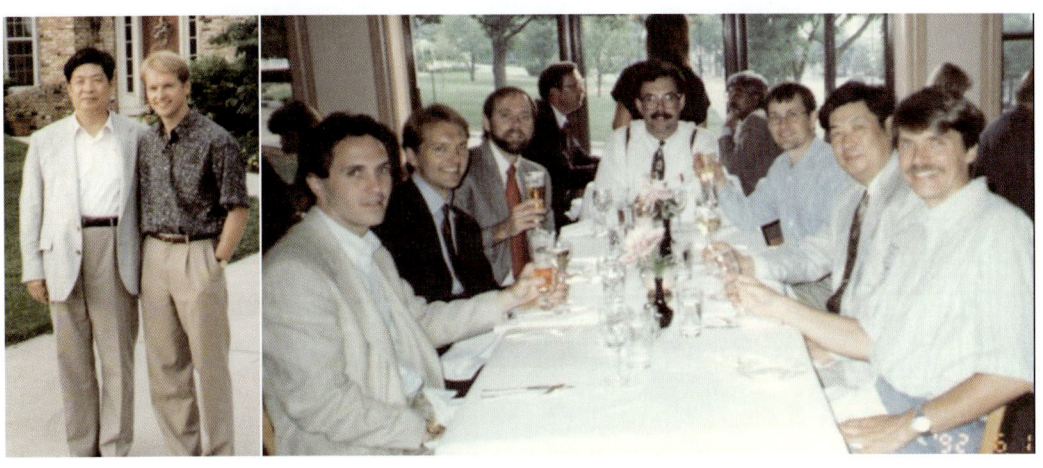

图4-2-4-7-17　至Madison大学讲学

应Zdeblick教授邀请在美国Madison大学讲学后合影,并与同事共进午餐

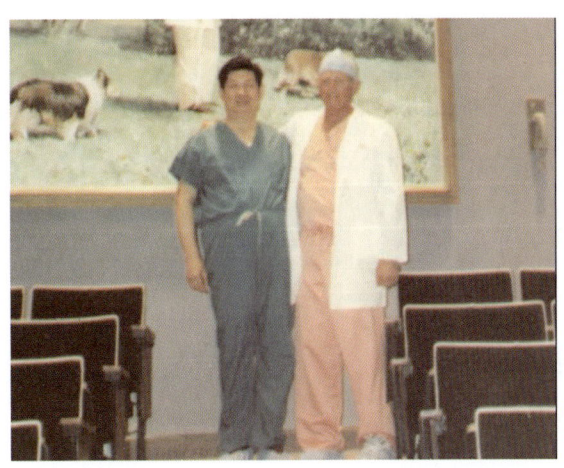

图4-2-4-7-18　应邀至Dallas脊柱外科中心讲学

同时参与颈椎手术,术前与Serby教授合影

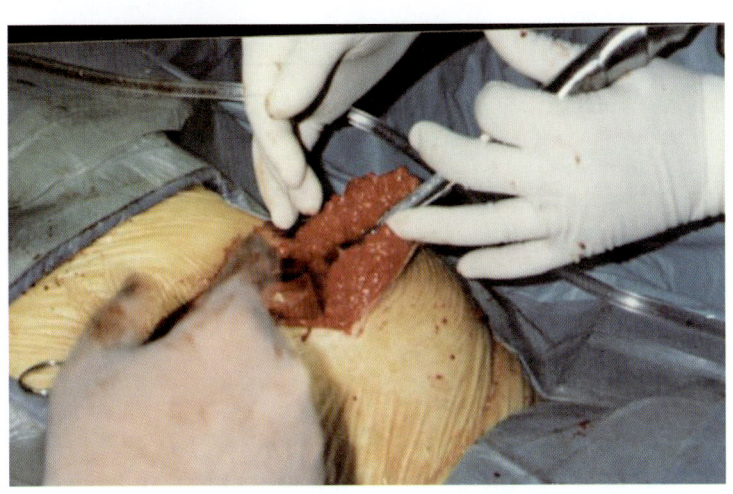

图4-2-4-7-19　术中,右上为笔者双手,已将颈部肿瘤顺利取出

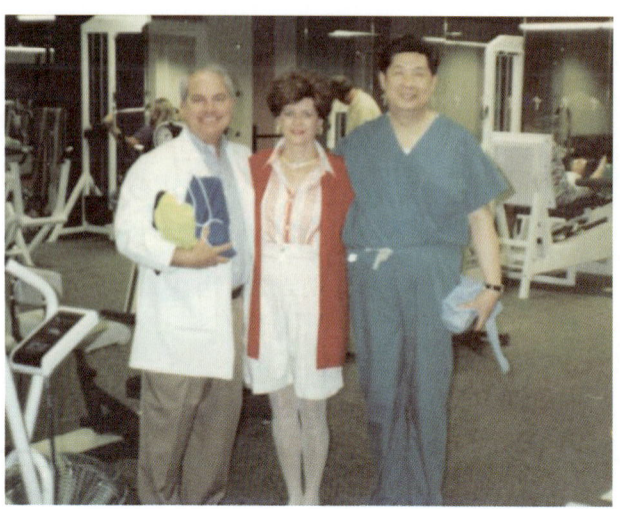

图4-2-4-7-20　在体疗室与McCoy博士夫妇合影

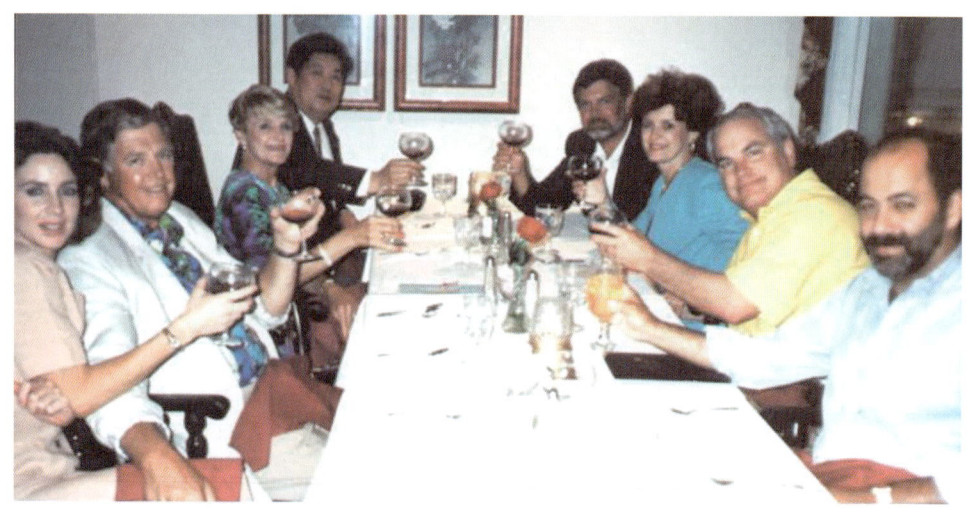

图4-2-4-7-21　告别宴会，与Dallas脊柱外科专家及夫人们共聚一堂

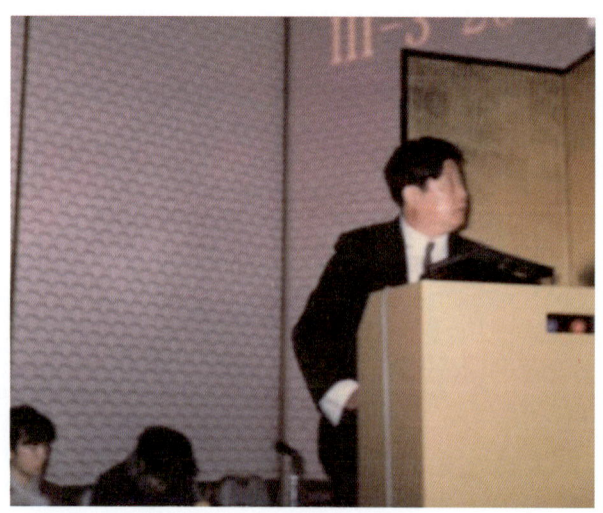

图4-2-4-7-22　在JOA大会作报告

应日本JOA主席邀请在日本62届全国骨科大会上作学术报告（两个专题）

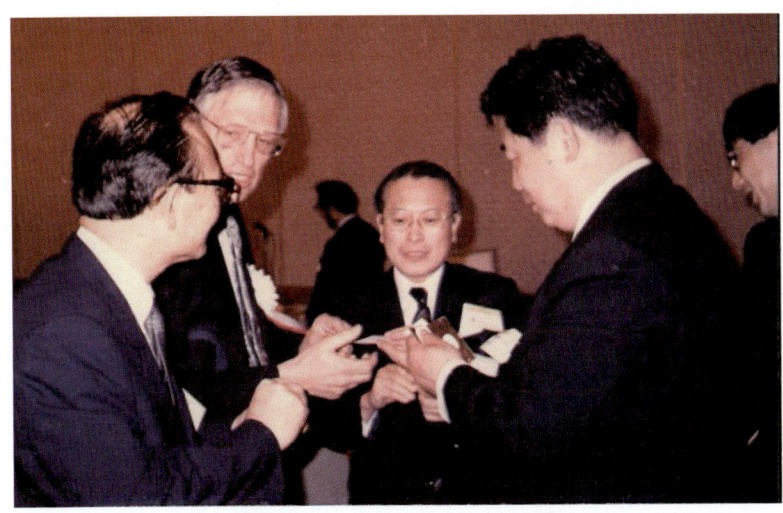

图4-2-4-7-23　演讲后台下交流

演讲后立即引起日本、美国及韩国教授们兴趣，现场答疑，正中为Kanada教授，左两位为美国及韩国教授

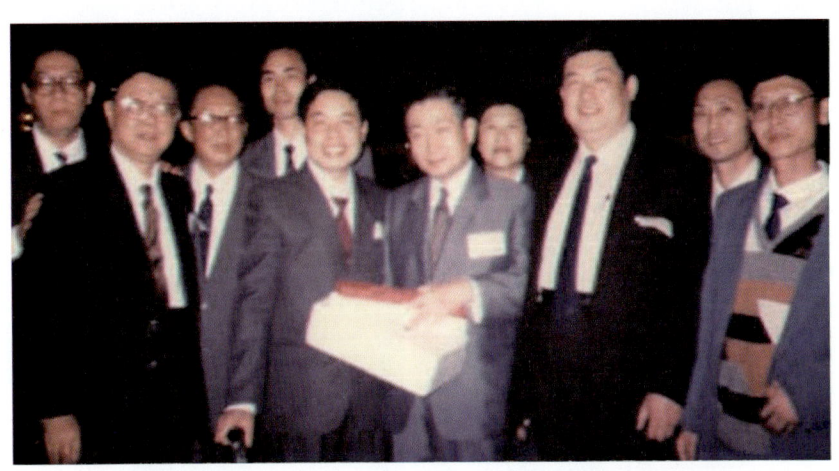

图4-2-4-7-24　与大会主席Toriyama教授（中立者）合影

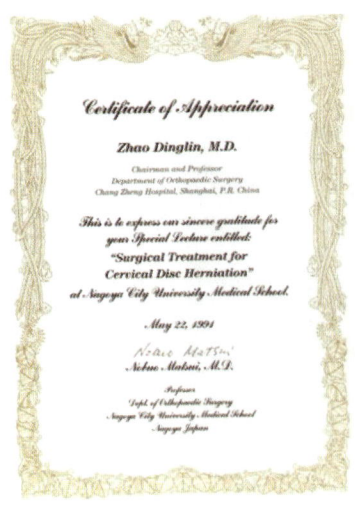

图4-2-4-7-25　"颈椎人工椎间盘"专题演讲证书

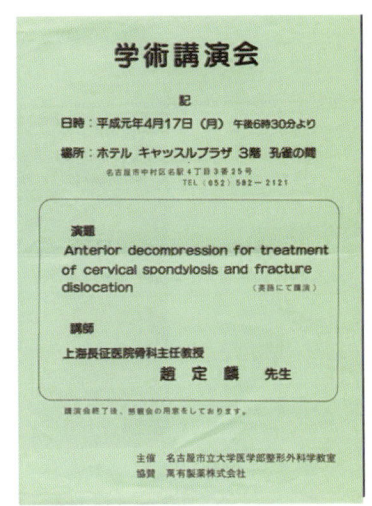

图4-2-4-7-26　日本名古屋大学外宾演讲会议通知告示

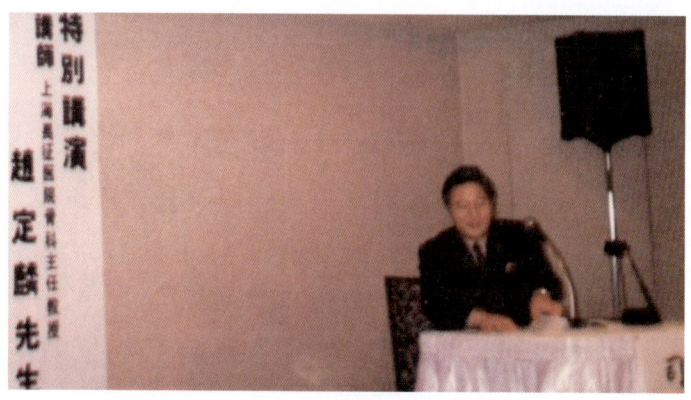

图4-2-4-7-27　大会主席Matsui教授致欢迎辞

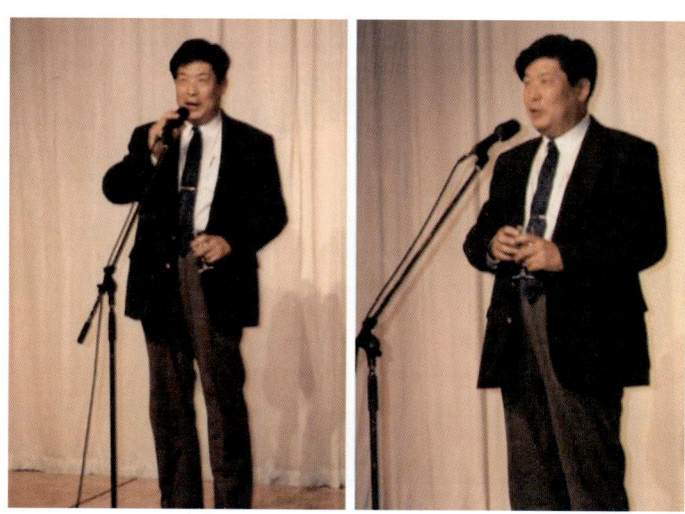

图4-2-4-7-28　演讲中

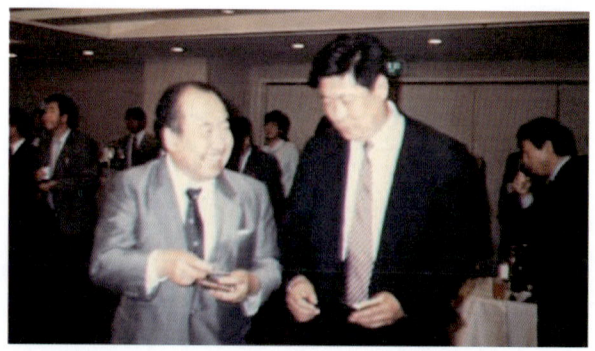

图4-2-4-7-29　应届全日本骨科学会主席三浦隆行教授到会交谈

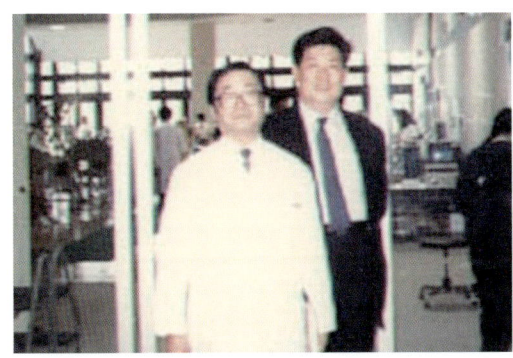

图4-2-4-7-30　在日本爱知大学演讲后与Niwa教授合影

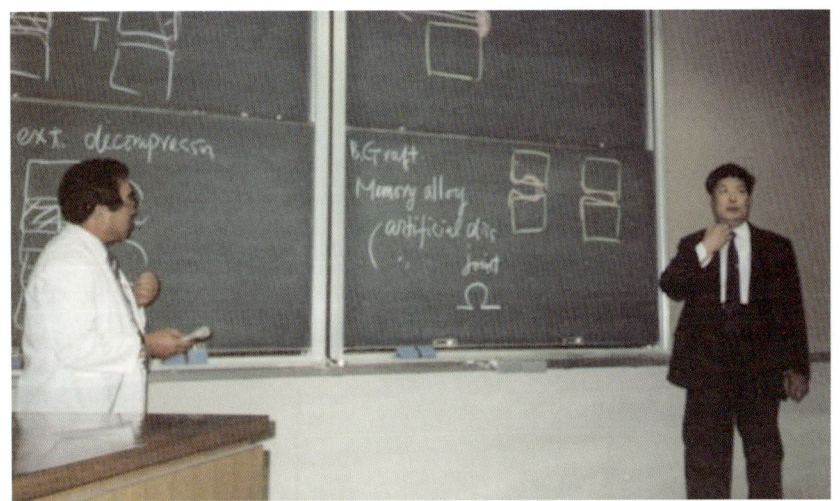

图4-2-4-7-31　在日本兵库大学演讲后，Maruo教授率先提问

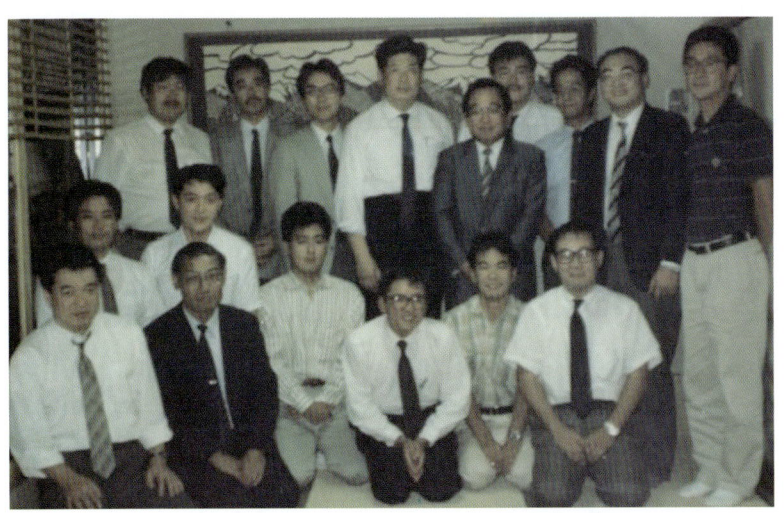

图4-2-4-7-32　讲学与查房后与全科医师合影

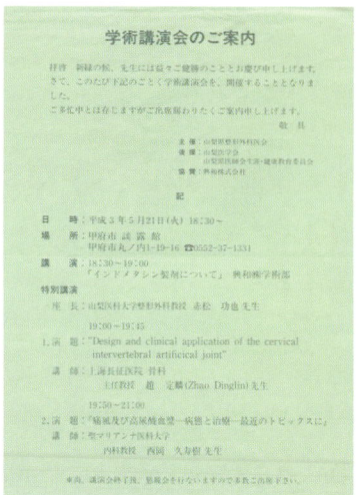

图4-2-4-7-33　在日本国立山梨大学讲学

应Akamatsu教授邀请赴日本国立山梨大学讲学，此系外宾学术演讲通知

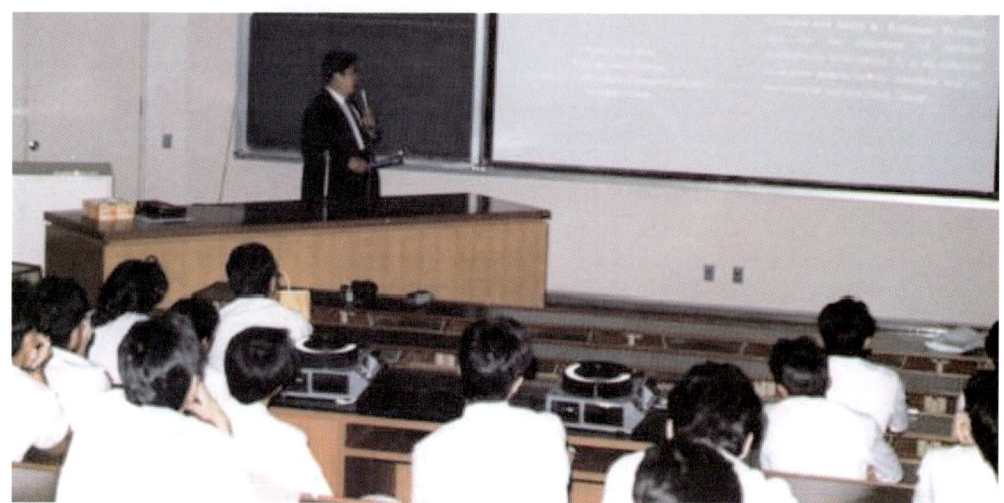

图4-2-4-7-34　演讲中

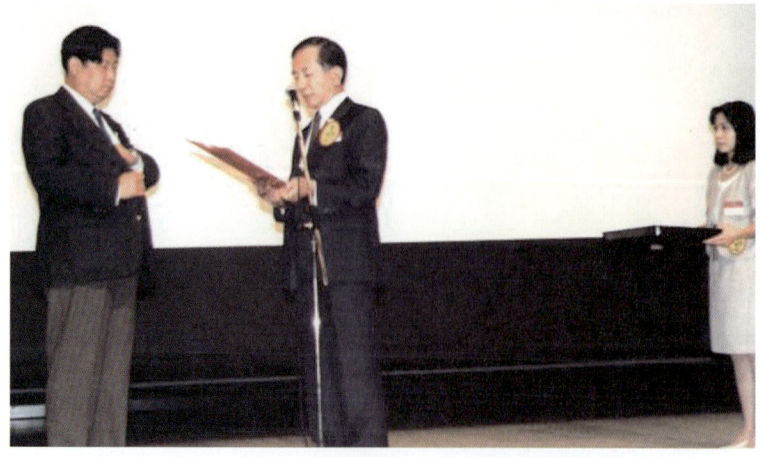

图4-2-4-7-35　Akamatsu教授授予演讲证书

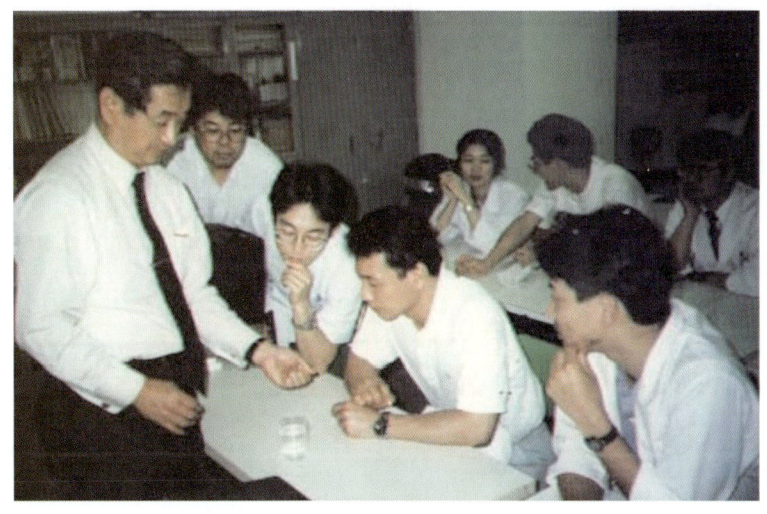

图4-2-4-7-36　在日本藤田大学讲学

在日本藤田大学讲学在日本藤田大学讲学后，Yoshizawa教授请年轻医师仔细观察在冰水中的颈椎人工关节变形特性

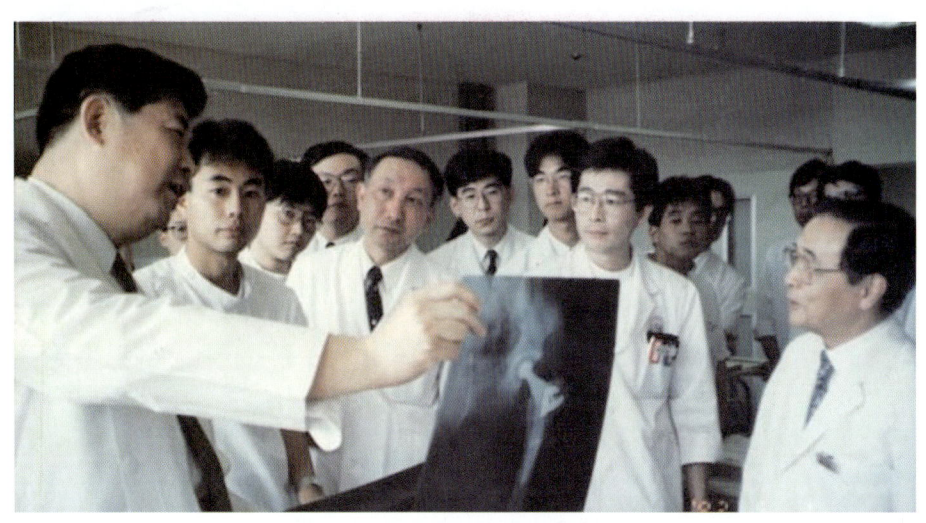

图4-2-4-7-37　啊！真奇怪，一冷一热会变形！

图4-2-4-7-38　在日本岛根大学医院讲学后查房，右一为Hirotani教授

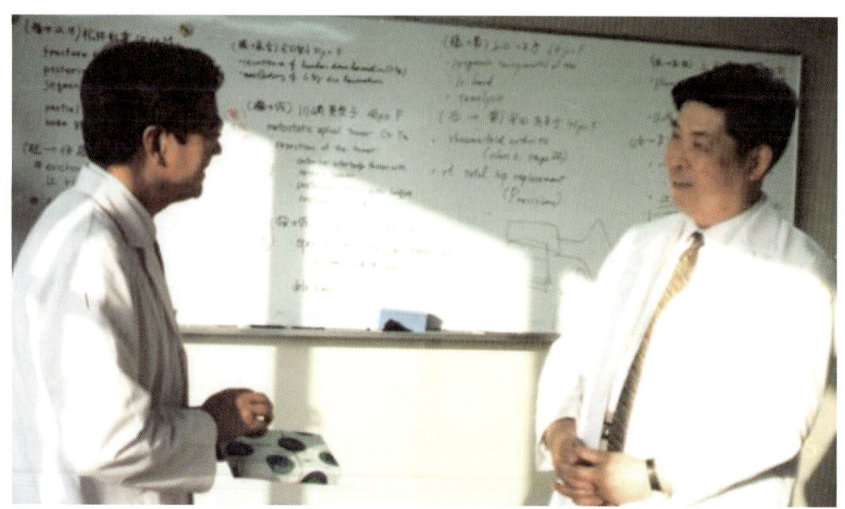

图4-2-4-7-39　在日本志贺大学演讲完毕，先由Fukuda教授提问

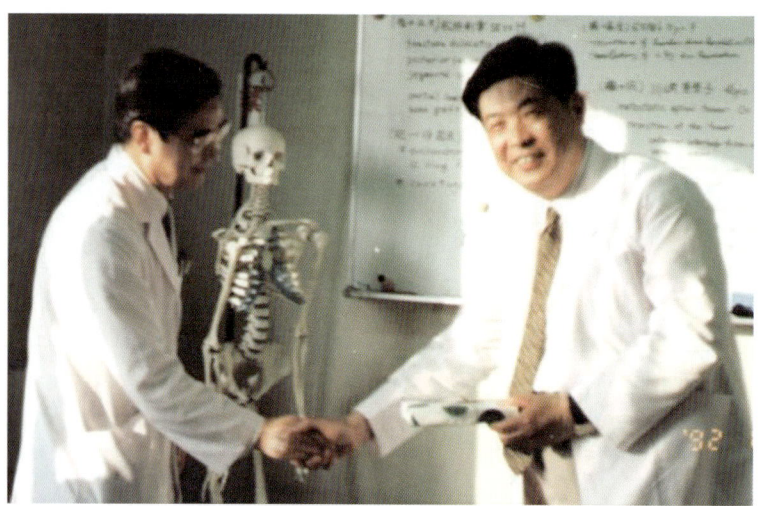

图4-2-4-7-40　致谢，奉上讲学证书

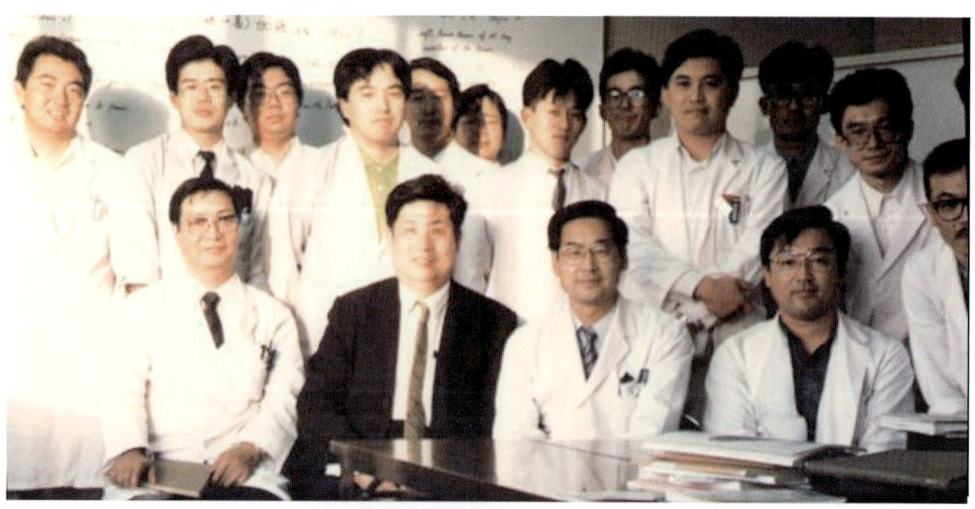

图4-2-4-7-41　与全科同仁合影

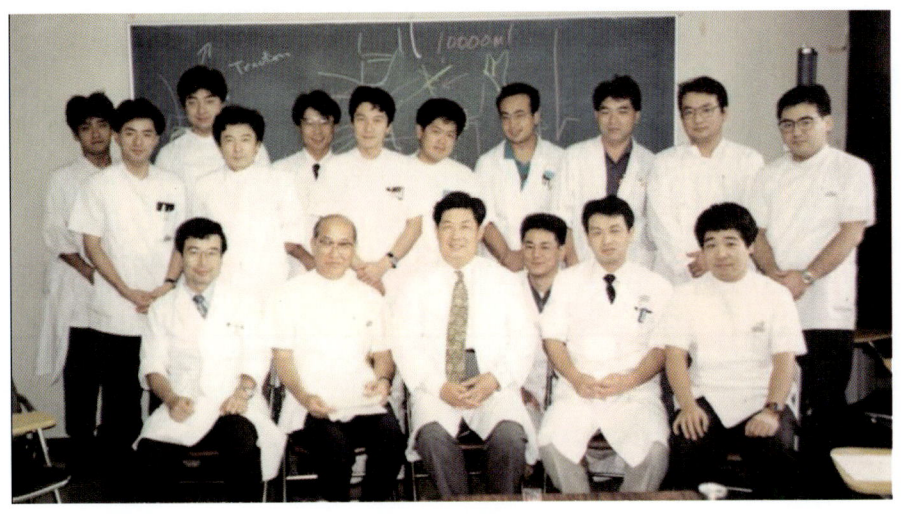

图4-2-4-7-42　在爱媛大学讲学

在日本爱媛大学讲学后与全科合影，前排左二为Shibata（柴田大清）教授

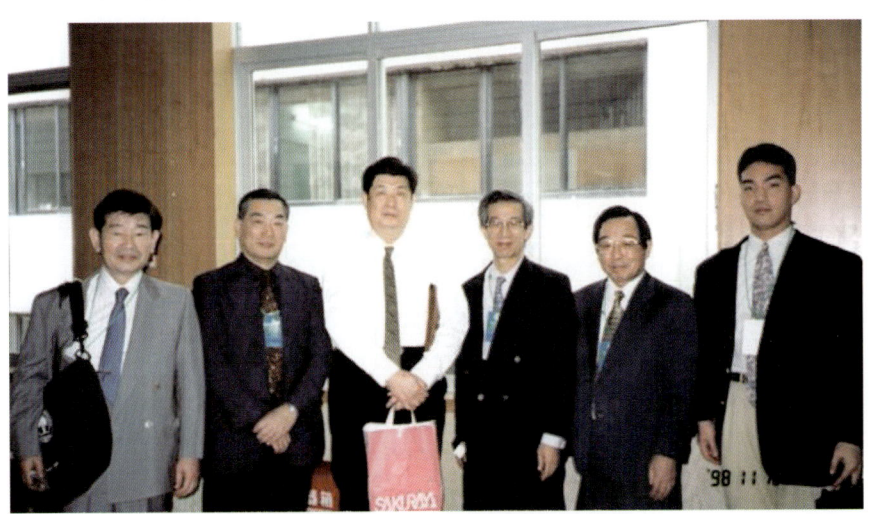

图4-2-4-7-43　在骨科年会作报告

应邀在日本第11届全国骨科大会作颈椎融合术（CHTF技术）学术报告后与日本朋友相会，左二为黄公怡教授

图4-2-4-7-44　讲学证书

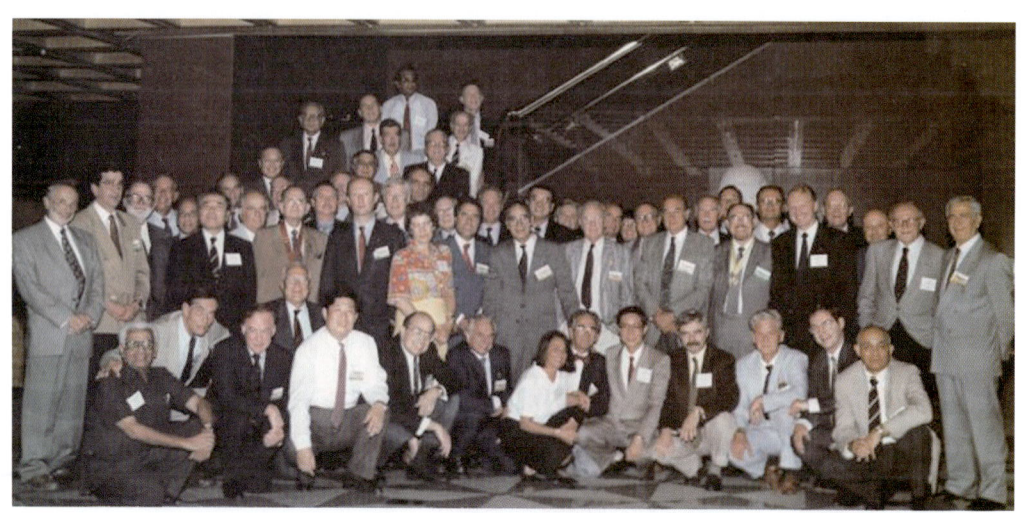

图4-2-4-7-45　SICOT各国分会主席合影
率团赴汉城出席19届SICOT大会时，各国代表团长合影（前排左第三人为本人）

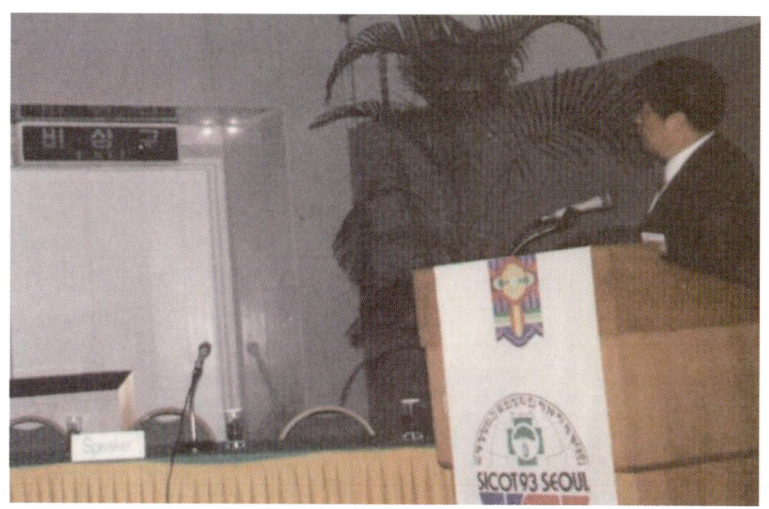

图4-2-4-7-46　在SICOT大会作颈椎人工关节的学术报告

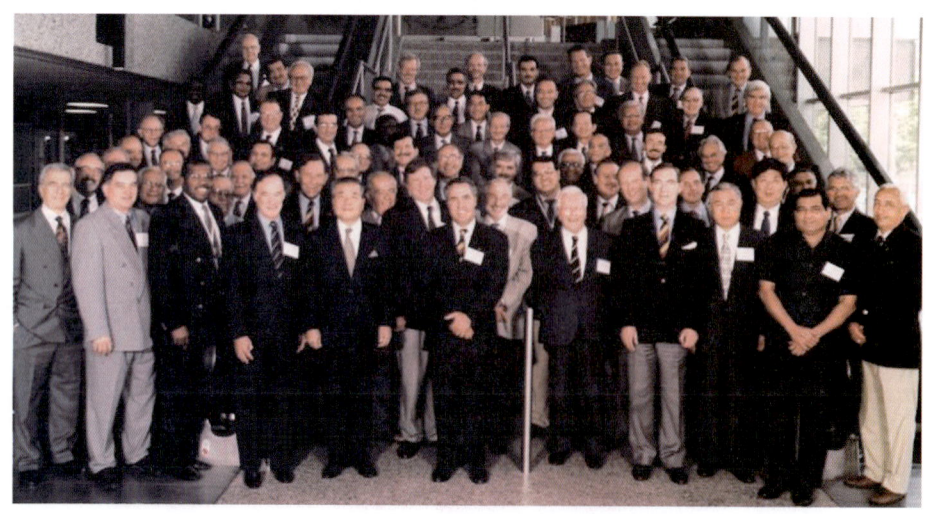

图4-2-4-7-47　SICOT荷兰大会各国主席合影
率团在荷兰阿姆斯特丹举行的第20届SICOT大会，全体理事会成员与各国代表团团长合影（第二排右二为本人）

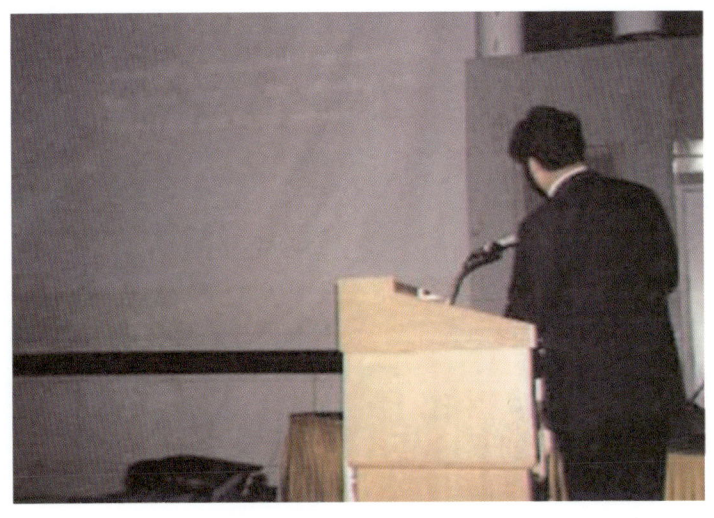

图4-2-4-7-48　在会上作颈椎非融合技术的学术报告

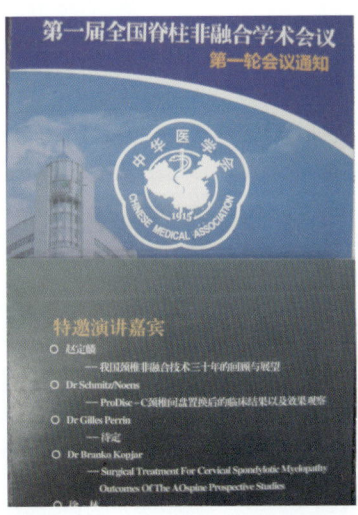

图4-2-4-7-49　全国第一届脊柱非融合技术学术会议通知及特邀嘉宾概况

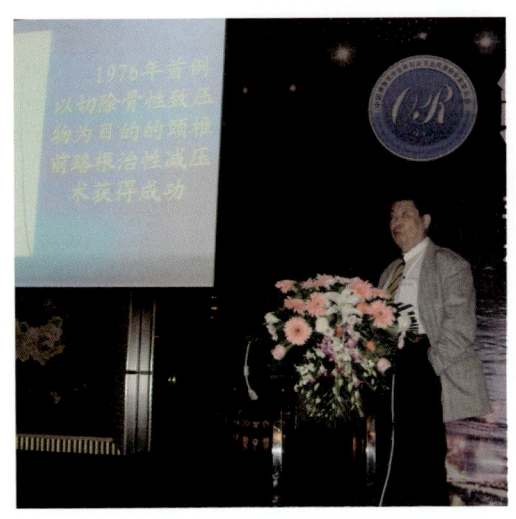 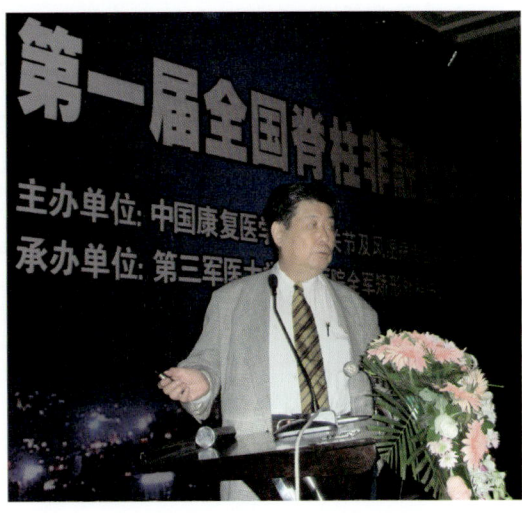

图4-2-4-7-50　2009.12.11在全国首届脊柱非融合技术学术会议（重庆）上作报告

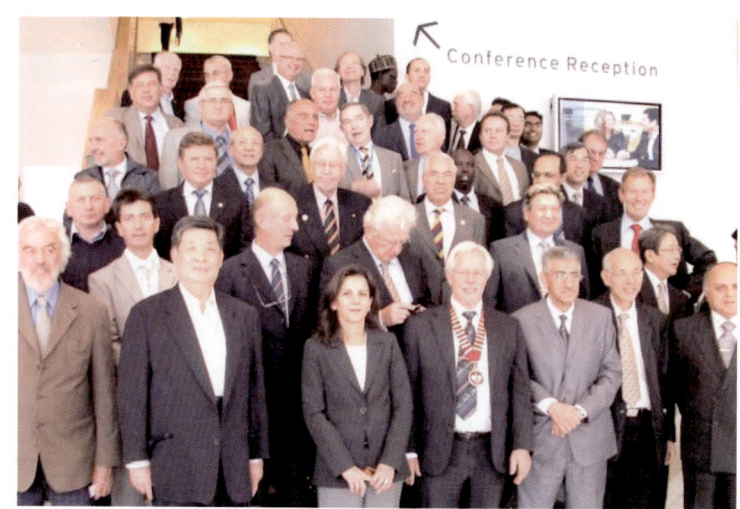

图 4-2-4-7-51　SICOT（2010）大会各国团长合影

2010年（8月29日~9月3日）出席在瑞典哥德堡举行的第五届SICOT/SIROT大会时与世界各国代表团团长合影

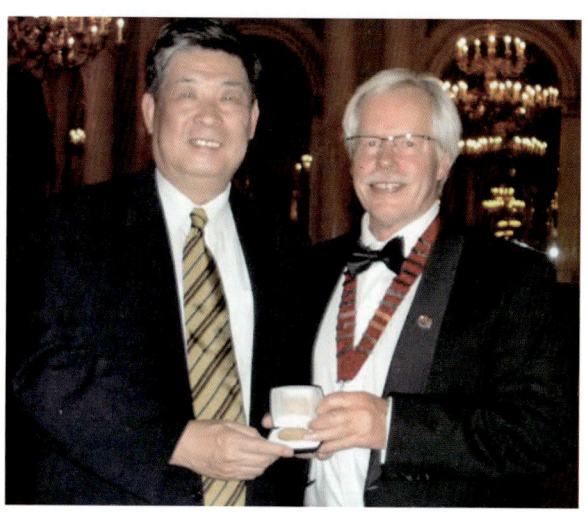

图 4-2-4-7-52　大会授予奖章

大会主席Bunger教授授予赵定麟教授学术成就与贡献奖章，表彰其在学术上的成就和为SICOT学会工作所作的贡献

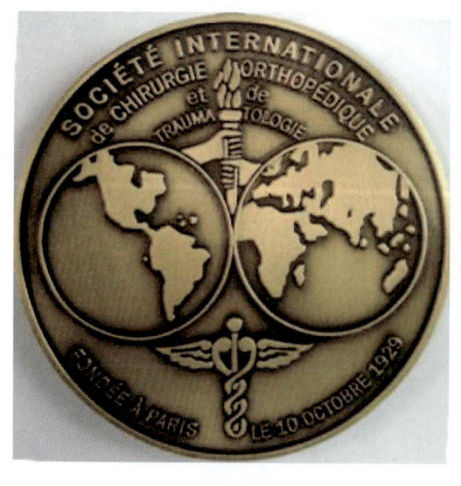

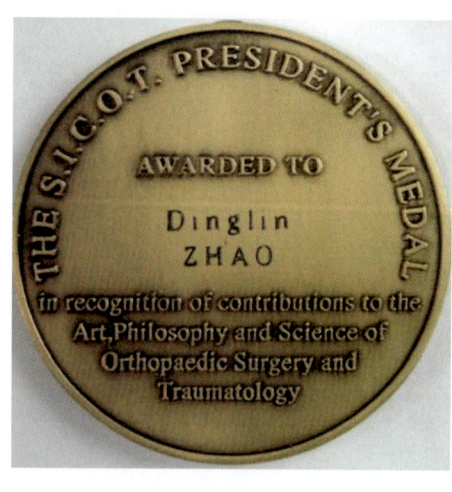

A面　　　　　　　　　　　　　　　　　　　　B面

图 4-2-4-7-53　奖章A、B面

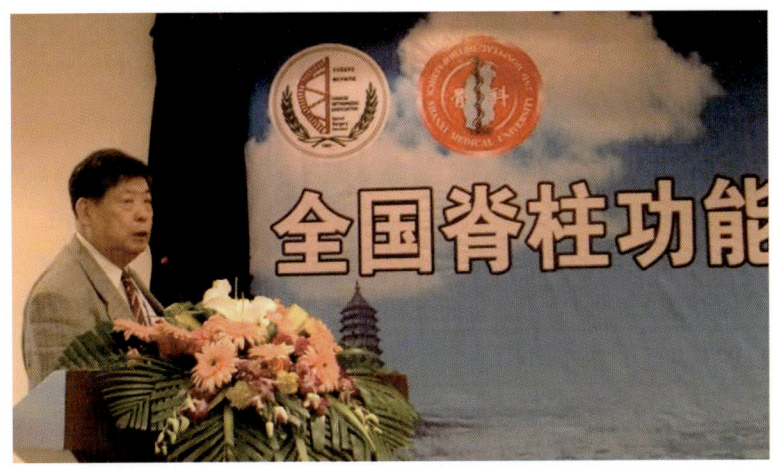

图 4-2-4-7-54　应邀在太原会议上演讲

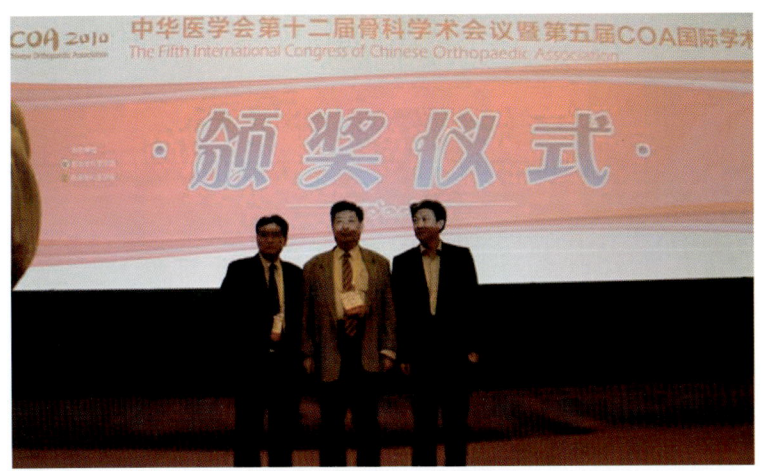

图 4-2-4-7-55　获COA-2010年国际学术交流优秀论文奖（右为王岩教授，左为邱勇教授）

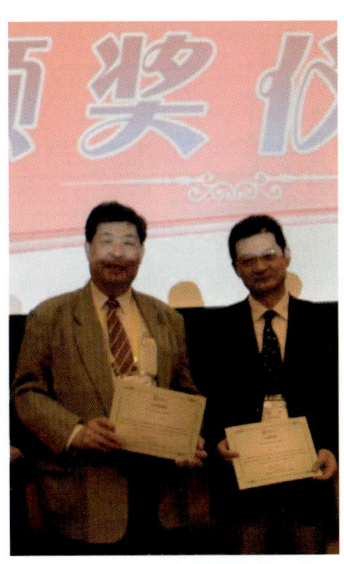

图 4-2-4-7-56　与幼子赵杰教授同台（时）领奖留影纪念

2. 融合技术 自1976年本人首例以切除致压骨为目的的"颈椎前路根治性减压术"及"局部旋转植骨术"获得成功后,推动了颈椎外科的发展。为此,先于1983年获得部级科技进步二等奖(证书号:2148),再于1991年及1992年分别获部级及国家级科技进步二等奖(证书号分别为:91-2-133-1和医-2-011-01)之后于1995年首次将鸟笼式Cage(BAK)用于颈椎椎节融合(欧美因FDA批文拖延,两年后方用于临床),1999年发明椎间隙平行插入式定向安全环锯(专利证书号:383665),之后又设计了用于颈椎融合的CHTF椎节融合器(获2000年部级科技进步二等奖,证书号:2000-2-68-1)和颈椎后路椎板夹(专利号ZL 99 2 25867 7),以及用于颈、胸、腰椎的空心可调式人工椎体等,均获专利。

3. 结论 鉴于上述背景,表明本人在颈椎的融合技术和非融合技术均作了一定工作,因此在讨论这一专题时,应该说最有发言权。

(二)对比与评价

鉴于上述背景,结合本人多年临床工作实践,在对比与评价融合与非融合技术方面仅发表以下几点。

1. 从学术上来看 两者各有优缺点,可用下表表示(表4-2-4-7-1)。

表4-2-4-7-1 颈椎融合与非融合技术对比

项目	融合技术	非融合技术
意 义	传统技术,已证实其有效性	开展已30年,近日加速,尤其国外,有多种设计推出
适 应 证	各型各期病例均可	以早期轻型病例为佳
手术节段	1至多个椎节均可	1、2个椎节为宜
技术成熟度	已基本成熟	从材料到元件设计均在改进中
优 点	椎节稳定,安全,风险低,价格低	椎节可适度活动,逐年减弱,邻节退变延缓
缺 点	椎节失去活动功能,邻节易退变	费用昂贵、风险较前者为大;有一定滑出概率
每节费用	数百至1万元人民币	4~6万人民币
其 他	一般培训,易开展推广	需重点培训,远期疗效有待观察

2. 从社会学角度评价 随着老龄化社会来临,人民生活水平与健康水平的提高,尽管医疗保险业迅速发展,但与人们的期望值仍有相当大的差距。用于人民医疗保健的开支明显低于欧美发达国家,当前连欧美诸国都难以承受的医疗开支,国人又如何负担得了,何况这些开支均由个人承担。因此在病例选择上必需更加严格,尽力杜绝对有可能失效、需再融合之病例施术,这既能保护患者利益,又能保障医生和医院的太平与安宁,除非患者对非融合技术有强烈要求而经济条件又允许者。因为在众多颈椎椎节中仅其中一个或两个节段微动,其作用远不如髋关节或膝关节活动功能那么重要,对生活质量的提高并无"立竿见影"之效,而费用付出却是昂贵的。因此每位医师均应沉思这一现实问题,并在决定手术前充分与患者沟通。

鉴于上述认识,从社会学角度考虑,在决策时务必具有国人习以为常的务实精神。

(三)最佳病例选择

根据上述分析,笔者认为在对融合技术或非融合技术选择时,应全面考虑,综合判定,下述选择标准可供参考。

1. 非融合技术　主要选择年轻（20~40岁）病例，1~2个节段，症状明显，有手术要求，影像学证明骨刺较轻，位于椎节后方中央或中央旁，椎节相对稳定，无过度牵拉及推拿病史，患者能合作，以个性较为文静、心理素质良好者最为理想，当然也应具有相应经济实力。平日活动过度活跃者不宜。选用人工椎体间关节置换术者，其病变范围、病情及年龄可较人工椎间盘适度放宽，因其切骨减压范围较大，操作上相对易于掌握。

2. 融合技术　主用于病程长、年龄大、病变范围广泛、症状复杂、影像学改变明显者，应选择融合技术并同时获得较为彻底减压，恢复椎节高度与曲度手术为宜。

（赵定麟）

参 考 文 献

1. 陈德玉,赵定麟,贾连顺,肖建如,叶晓健,沈强.三种人工椎体置换治疗脊柱肿瘤的临床比较,中国矫形外科杂志2001年8卷10期
2. 陈德玉.颈椎伤病诊治新技术,北京：科学技术文献出版社,2003
3. 郭永飞,陈德玉,刘岩等.可调控式颈椎融合固定器实验山羊模型的建立[J].第二军医大学学报,2008,29（3）
4. 梁磊,王新伟,袁文.颈椎人工椎间盘手术相关问题的共识与争议[J].中华外科杂志,2010,48（9）
5. 邱水强,吴德升.可吸收性颈椎椎间融合器的研究进展[J].上海交通大学学报（医学版）,2008,28（1）
6. 饶书诚,宋跃明.脊柱外科手术学（第三版）.北京：人民卫生出版社,2006
7. 沈强,贾连顺,赵定麟.颈椎间盘假体稳定性生物力学评价 中国临床康复2003年7卷17期
8. 宋鑫.颈椎人工椎间盘研究及临床应用进展[J].生物骨科材料与临床研究,2008,5（2）
9. 王新伟,陈德玉,赵定麟.椎体替代物的发展史及进展中国矫形外科杂志2001年8卷8期
10. 王新伟,赵定麟,陈德玉.可调式中空人工椎体治疗脊柱严重粉碎性骨折（附9例报告）骨与关节损伤杂志2002年17卷3期
11. 王新伟,赵定麟,陈德玉.可调式中空钛合金人工椎体动物实验研究第二军医大学学报2003年24卷9期
12. 王新伟,赵定麟,陈德玉.可调式中空钛合金人工椎体行椎体重建术的初步报告医学研究生学报2003年16卷1期
13. 王新伟,赵定麟,陈德玉.人工椎体植入位置的生物力学研究中华创伤杂志2004年20卷2期
14. 王新伟,邓明高,陈德玉等.三种方法恢复颈椎生理曲度及椎间高度的比较[J].颈腰痛杂志,2004,25（1）
15. 赵定麟,陈德玉,沈强.可调式中空人工椎体的研制与临床应用中华骨科杂志2001年21卷4期
16. 赵定麟.现代骨科学,北京：科学出版社,2004
17. 赵定麟.现代脊柱外科学,上海：上海世界图书出版社公司,2006
18. 赵定麟.对颈椎病前路减压及内固定术相关问题的认识[A].第三届全国颈椎病专题学术会议论文集[C].2008.
19. 赵定麟.关于颈椎病若干临床问题的经验与建议[J].中华外科杂志,2008,46（5）
20. Ahn PG, Kim KN, Moon SW, Kim KS.Changes in cervical range of motion and sagittal alignment in early and late phases after total disc replacement: radiographic follow-up exceeding 2 years.J Neurosurg Spine. 2009 Dec; 11（6）: 688-95.
21. Hsieh JH, Wu CT, Lee ST.Cervical intradural disc herniation after spinal manipulation therapy in a patient with ossification of posterior longitudinal ligament: a case report and review of the literature.Spine（Phila Pa 1976）. 2010 Mar 1;35（5）: E149-51.
22. Liu H, Shi R, Liu X, Zhao X.[Preliminary clinical outcome of three-level artificial disc replacement with PRESTIGE LP for cervical disc degenerative disease] Zhongguo Xiu Fu Chong Jian Wai Ke Za Zhi. 2009 Dec;23（12）:1413-7. Chinese.
23. Lotfinia I, Vahedi P, Tubbs RS.Neurological manifestations, imaging characteristics, and surgical outcome of intraspinal osteochondroma.J Neurosurg Spine. 2010 May;12（5）:474-89.
24. Madsen KB, Jurik AG.MRI grading method for active and chronic spinal changes in spondyloarthritis.Clin Radiol. 2010

Jan; 65（1）:6-14.
25. Ming-Zhong Niu, Gao Lei, De-Min Luo.Stability reconstruction with titanium mesh and plate after cervical corpectomy. SICOT Shanghai Congress 2007.
26. Pang CH, Leung HB, Yen CH.Laminoplasty after anterior spinal fusion for cervical spondylotic myelopathy.J Orthop Surg（Hong Kong）. 2009 Dec; 17（3）: 269-74.
27. Pastor D.Use of electrical stimulation and exercise to increase muscle strength in a patient after surgery for cervical spondylotic myelopathy.Physiother Theory Pract. 2010 Feb; 26（2）: 134-42.
28. Qin W, Quan Z, Ou Y, Jiang D, Liu Y, Tang K.［Transpedicle screw fixation in upper cervical spine for treating atlantoaxial instability and dislocation］Zhongguo Xiu Fu Chong Jian Wai Ke Za Zhi. 2010 Feb; 24（2）: 202-5..
29. Scheer JK, Tang J, Eguizabal J.Optimal reconstruction technique after C-2 corpectomy and spondylectomy: a biomechanical analysis.J Neurosurg Spine. 2010 May;12（5）: 517-24.
30. Subach BR, Copay AG, Martin.An unusual occurrence of chondromyxoid fibroma with secondary aneurysmal bone cyst in the cervical spine.Spine J. 2010 Feb; 10（2）: e5-9. Epub 2009 Dec 29.
31. Tani S, Nagashima H, Isoshima.A unique device, the disc space-fitted distraction device, for anterior cervical discectomy and fusion: early clinical and radiological evaluation.J Neurosurg Spine. 2010 Apr;12（4）: 342-6.
32. Thomas JA, Tredway T, Fessler RG.An alternate method for placement of C-1 screws.J Neurosurg Spine. 2010 Apr;12（4）: 337-41.
33. Wei-Hu Ma, Rong-Ming Xu, Lei Huang.The early report of Treatment of the Bryan Cervical Disc Prosthesis Replacement in the treatment of cervical spondylosis. SICOT Shanghai Congress 2007.
1. Yu Chen, De-Yu Chen, Li-Li Yang.Clinical Study of Using a Polyetheretherketone（PEEK）Cage in Cervical Spinal Surgery. SICOT Shanghai Congress 2007.
2. Yu Sun.The application of bryan artificial disc replacement and some relative issues. SICOT Shanghai Congress 2007.
3. Zhuo-Jing Luo, Bing Lu, Ming-Quan Li,etal.Biomechanics of anterior decompression, bone grafting and instrumentation. SICOT Shanghai Congress 2007.

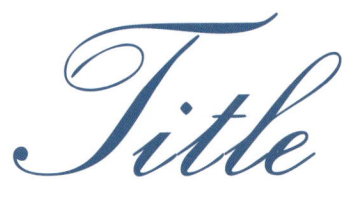

第三篇 胸腰椎退变性疾患

第一章　胸椎椎间盘突出症 /1914
　　第一节　胸椎椎间盘突出症的基本概念 /1914
　　第二节　胸椎椎间盘突出症的治疗 /1917
　　第三节　胸腔镜下VATS／EMI-VATS胸椎间盘摘除术 /1921

第二章　腰椎间盘突（脱）出症 /1928
　　第一节　腰椎间盘突（脱）出症的基本概念、病理与分型 /1928
　　第二节　腰椎间盘突出症的临床表现、诊断与鉴别诊断 /1938
　　第三节　腰椎间盘突（脱）出症之治疗 /1953
　　第四节　极外侧型腰椎间盘突出症 /1972
　　第五节　腰椎后路显微外科技术 /1977
　　第六节　脊髓镜的应用 /1985

第三章　椎间盘源性腰痛 /1989
　　第一节　椎间盘源性腰痛的基本概念 /1989
　　第二节　腰椎椎间盘源性腰痛的前路非融合手术治疗 /2004

　　第三节　腰椎经皮椎间盘内电热疗法 /2011
　　第四节　人工髓核置换术治疗腰椎间盘突出症及相关问题 /2014

第四章　退变性下腰椎不稳症及骶髂关节类 /2021
　　第一节　腰椎不稳症的基本概念 /2021
　　第二节　腰椎不稳症的治疗 /2027
　　第三节　腹腔镜下腰椎间融合技术 /2043
　　第四节　退变性骶髂关节炎 /2050

第五章　退变性腰椎峡部崩裂和脊椎滑脱 /2054
　　第一节　退变性腰椎峡部崩裂和脊椎滑脱之基本概念 /2054
　　第二节　腰椎退变性滑脱的治疗 /2058
　　第三节　临床病例举例 /2066

第六章　胸腰段经皮外科技术 /2074
　　第一节　经皮腰椎间盘髓核成形术 /2074
　　第二节　经皮激光腰椎间盘汽化减压术 /2079

第一章 胸椎椎间盘突出症

第一节 胸椎椎间盘突出症的基本概念

一、概述

自 Middiefon 于 1911 年在尸体上首次发现胸椎椎间盘突出症后，胸椎椎间盘突出症在临床上已逐渐报道，并日益增多和受人关注，但其发病率按不同学者的报道差异甚大，约占脊柱椎间盘突出症总例数的 0.12%~1.5% 不等。患者多为 40 岁左右的中年人，男女比例相近。文献报道，胸椎间盘突出的病例有 75% 发生在 T_8 以下。T_4 水平以上的胸间盘突出症被视为个案曾在医学文献上有过报道。Arseni 施行的 2544 例治疗椎间盘突出症之手术中，胸椎间盘突出者有 12 例，占 0.47%。既往胸椎间盘病变的统计资料是依靠用碘苯酯脊髓造影的诊断方法。随着安全无创伤性的更先进诊断技术 MR、CT 的出现，大家已对胸椎间盘突出的认识发生了改变。Awwad 及其同事在观察了 433 位患者脊髓造影后的 CTM 扫描，确诊 68 位患者患有无症状的胸椎间盘突出。Wood 及其同事报道了 40 岁以下无胸部疼痛症状的成年人 MR 影像检查结果，发现胸椎间盘退变达 55%；无症状者 37% 发生急性胸椎间盘突出，其中，40% 椎间盘突出者为一个节段以上的椎间盘突出。此外，在未加选择的 368 例尸体的尸检中发现有胸椎椎间盘突出者竟达 15.2%。由此可见，有许多人虽有胸椎间盘突出而无临床表现，这主要是由于这些患者其胸椎椎管矢状径较宽，以致突出的髓核组织尚不足以达到压迫脊髓的程度之故。

此外，从解剖学上来看，胸椎独特的解剖特点和其承受上方体重的特殊性，决定了胸椎椎间的活动性同颈椎和腰椎节段有所不同。胸椎节段运动的稳定性依靠胸廓的夹板样效应。小关节突关节的方向是主要决定可行运动的因素。胸椎的主要运动是少许扭转，和发生在腰椎的情况一样，当纤维环急性损伤时的屈曲和扭转负荷的结合力可致后部的髓核突出。基于这一观测结果加上胸廓夹板样效应以及胸椎间盘高度较腰椎间盘低，就可解释为什么胸间盘突出的发病率比腰椎间盘突出低。

二、病因

（一）慢性劳损或损伤

本病大多是由于慢性劳损或脊柱损伤所致，除姿势不正、被迫体位持续过久及弯腰过度等因素外，各种外伤，例如从高处坠下、摔倒、多次反复的脊柱扭伤等，均可引发本病。病程短者突出物多为弹性柔软的髓核组织；而病程长者，则突出的髓核大多随着纤维母细胞的包绕、收缩而变得坚硬，亦可呈钙化或骨化之硬结，并与后纵韧带粘连、固定于椎节后缘；这常常是造成此病引起广泛的脊髓节段性损害的原因之一。

（二）胸椎退行性变

尽管胸椎退行性变与年龄有关，且多见于中年以后，但本病之发病率并不与年龄成正比，因此椎节的退变是构成本病发病的病因之一。当椎间盘退行性变时髓核向后突，甚至破裂脱出，并在后期形成钙化。胸椎间盘突出症除自身的特点外，亦有与颈椎病或腰椎病相似的发病机理。脊柱椎间盘是人体器官中最早开始退行性变的一个，其退行性变从早期表现为间盘变性、间隙变窄、节段不稳、韧带松弛、髓核突出或脱出、骨质增生以及周围软组织钙化等一系列的病理过程。在此种情况下，如果再遇外伤，甚至轻微的外伤即可诱发本病。因此本病有时也可发生在年纪较轻、椎间盘退行性变并不十分明显的患者。至于明显外伤情况下所致发生的胸椎间盘破裂、髓核突出亦与其本身退变有关。根据统计材料，胸椎间盘突出症在下胸椎的发生率最高，亦表明椎节退变的作用。

（三）脊柱姿势的改变

统计材料表明，先天性或后天性的驼背的病例，在后凸畸形顶点部位的髓核易突出。当然，姿势不正常是引起椎节退变的原因之一。

三、分型

本病有多种分型方式，但常用的有三类，现分述于后。

（一）依据发病急缓分型

1. 急发型　指在数天甚至数小时以内急骤发病、并引起神经症状者，其中病情严重之病例，甚至可以出现瘫痪。其中半数患者有外伤史。

2. 缓发型　系慢性逐渐发病，大多因椎节退变所致，在不知不觉中出现症状，并逐渐加重，晚期亦可引起瘫痪。

（二）依据症状程度分型

可以分为以下3型：

1. 轻型　指影像显示胸椎椎间盘突出，但临床症状轻微，甚至仅有一般局部症状；

2. 中型　有明显之临床症状，除椎节局部疼痛及叩痛外，可有根性刺激症状或脊髓症状。磁共振（MR）可清晰地显示阳性所见；

3. 重型　主要表现为脊髓或圆锥受压症状，甚至出现完全性瘫痪，其中半数发病较急，尤以年轻患者。

（三）依据病理解剖分型

1. 侧型　因胸椎椎管狭小，因此髓核突（脱）出之方向易向压力较低的侧后方，因此在临床上侧型为多见。此型主要表现为单侧神经根受压，患者出现根性症状而无明显之脊髓症状。在胸段之脊神经根在椎管内经过的距离甚短，仅2~5mm，一旦受压，可因感觉神经支和交感神经支的受累而引起剧烈的疼痛。

2. 中央型　此型是椎间盘向正后方突出，以脊髓受压为主，并出现或轻或重的运动障碍以及疼痛与感觉异常，其产生机理主要是由于以下原因。

（1）脊髓直接遭受压迫　此是临床上最为多见的原因。

（2）脊髓血供障碍　主要是突出物直接压迫脊髓前中央动脉。因脊髓的血供属终末式，侧支循环甚少，一旦血供障碍即可招致急性截瘫。此时，脊髓多呈横贯性损害。

（3）当T_{11}~T_{12}椎间盘突出压迫脊髓圆锥和马尾时　患者除有胸椎疼痛及放射至下肢的疼痛外，括约肌功能亦同时紊乱。以致表现为感觉、运动障碍的同时，两便功能及性功能均受累。或是仅仅表现为马尾受压的症状。此型在临床上较为多见。

四、临床症状特点

(一)症状学基础及特点

胸椎椎间盘突出症所引起之症状,主要来源于以下3种因素。

1. 机械性因素　由于椎间盘突出及椎间关节紊乱,直接造成具有典型力学特点的局限性背部疼痛,例如卧床休息后疼痛减轻,活动后则加剧症状。在急性胸椎间盘突出时,可产生有胸膜炎症状特点的疼痛。

2. 神经因素

(1)根性受压　椎间盘突出可挤压根管神经出口处之脊神经根,以致可引起肋间肩胛带疼痛;高位胸椎间盘突出可引起Horner综合征;

(2)脊髓受压　当椎间盘组织直接压迫脊髓本身时,将产生广泛的症状,从轻微的疼痛和感觉异常到明显的瘫痪,可出现尿失禁和下肢无力,且病情发展迅速。

3. 内脏症状　胸椎间盘突出可有多种多样的表现,易与心脏、肺或腹部疾病相混淆。同时可有括约肌功能紊乱、大小便及性机能障碍。亦可出现神经营养障碍,下肢常有久治不愈的慢性溃疡等。有时,患者可被误诊为神经官能症或癔病而长期误治。

(二)胸椎局部一般症状

患者主要表现为椎旁肌紧张,严重者呈强直状,脊柱可有轻度侧弯及椎节局限性疼痛、压痛及叩痛。

(三)症状的差异性较大

视椎间盘突出之程度及椎管矢状径的大小不同,胸椎间盘突出症的体征存在很大差异。当对躯体进行仔细的浅感觉检查,可发现与受压节段相一致的明显感觉障碍平面。肌无力通常呈双侧性,且可伴有直肠括约肌张力降低、脊髓长束征(如阵挛或Babinski征阳性等)。病程时间越短,上述体征越常见。胸椎椎间盘硬膜内突出罕有发生,这些患者通常出现严重的神经症状,包括截瘫。脊髓后柱的功能(位置觉和振动觉)受累较轻,大多能保留,这是因为脊髓被挤压部位在脊髓前柱。但病变后期亦可同时受压而引起完全性瘫痪。

五、诊断

由于本病较为少见,且以局部一般症状或神经症状为主来诊,前者常被诊断为胸背部纤维织炎等一般性疾患,而在神经内科诊治,因我们发现本病之误诊率较高。为防止或减少这一现象发生,每位临床医师均应对本病有一较全面的认识。

在临床上对本病的诊断主要依据以下两点。

(一)临床病史与表现

1. 病史　可急性发病,亦可缓慢发生,且症状轻重不一,应全面了解,包括既往之检查及治疗概况等;

2. 临床表现　由于患者个体椎骨矢状径大小不一,其症状差异亦较大;从一般局部隐痛到下肢完全瘫痪均可发生,因此对此类患者均应注意认真检查,以求及早发现。

(二)影像学等检查

1. X线平片检查　胸椎常规的正位和侧位X线平片是首选的检查;据报道,20%~50%的胸椎间盘突出症在椎管内有钙化的椎间盘。

2. 脊髓造影　用大剂量的水溶性造影剂行脊髓造影术,其是一种更准确的优良诊断方法。如不先行脊髓造影,而直接用CT扫描检查,将会弄错受损脊髓的准确节段。但目前大多数学者均认为此种损伤检查应被MR取代。因为后者也是一种纵向观察估测整个胸椎椎管的方法。

3. CT 及 MR 检查 凡疑及本病者,均应及早行 MR 检查。笔者发现此是本病早期诊断及获取及时治疗最为有效的措施(图 4-3-1-1-1)。此外,脊髓造影及 CT 扫描等虽对本病的诊断亦有一定帮助,但由于其确诊率不如 MR,因此,切勿作为首选检查项目。目前已较少选用,或仅有参考意义。

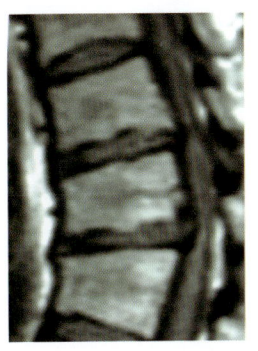
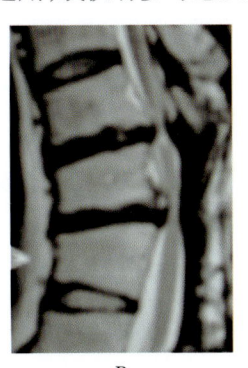

图 4-3-1-1-1 MR矢状位显示T_{10}~T_{11}及T_{11}~T_{12}椎间盘突出伴T_{12}陈旧性、压缩性骨折
A.T_1加权;B.T_2加权

4. 其他检查 包括肌电图和体感诱发电位等,对诊断胸椎间盘突出症多无帮助。

六、鉴别诊断

本病早期,在 MR 影像结果显示之前,除需要与胸腰椎各种疾患进行鉴别外,主要应与神经内科许多涉及胸段脊髓或脊神经根的疾患加以区别。笔者遇到多例在兄弟医院非骨科科室久治无效、最后发现是胸椎椎间盘突出的病例,甚至已引起脊髓完全损伤,失去有效治疗时机者。当然,其中绝大多数病例发生在 MR 出现以前的年代。为此,应当强调:全面认识本病,及早行 MR 检查;不仅是为了诊断,而且也是对本病进行鉴别诊断的最佳手段。

(罗卓荆)

第二节　胸椎椎间盘突出症的治疗

应该明确:早期诊断是本病获取最佳疗效的关键。根据病情不同,其治疗方法差别亦较大。轻者甚至勿需特别处理,而病情严重者则需要手术,但如果已引起完全瘫痪,手术干预不仅无效,甚至反而会加剧病情,而康复疗法与功能重建方是其最佳选择。

本病的治疗主要是非手术疗法与手术疗法,现分述于后。

一、非手术疗法

主要用于轻型病例,尤其是年迈体弱、髓核已经钙化或骨化无再移位发展可能者,其主要措施包括以下内容。

1. 休息 视病情而选绝对卧床休息,一般休息或限制活动量等。前者主要用于急性期患者,或是病情突然加剧者。

2. 胸部制动 因胸廓之作用,胸椎本身活动度甚微,但为安全起见,对活动型病例可辅加胸背支架予以固定,此对病情逆转或防止恶化将具有积极意义。

3. 对症处理 包括口服镇静剂,外敷止痛消炎药膏,理疗、活血化瘀类药物及其他有效之治疗措施等,均可酌情选用。

二、重视手术疗法

由于本病后果严重。因此,一经确诊,尤其是中年前后的活动型病例,应考虑选择积极的手术疗法,以防具有"定时炸弹"危险的髓核进一步后突而引起胸髓横断性损害。当然，无手术适应证者，亦不可任意施术，以防引起误伤反而加剧病情。

三、手术适应证

主要选择以下病例。

（一）诊断明确伴有神经症状者

为首选病例，凡身体状态无手术禁忌者均应考虑手术，即使是脊髓严重被压，只要仍保留少许感觉，甚至仅仅肛门周围有感觉即可施术。作者曾有多例在此种条件下使患者恢复正常生活的事例。

（二）病情进行性加重者应按急诊手术

由于胸椎椎管矢状径明显小于腰椎和颈椎，因此当髓核后突时，实质性的胸髓几乎无任何退缩的余地。此种质地柔软的脊髓实质一旦被硬度大于其本身的髓核挤压致损，可以立即形成横切性损害，以致失去手术时机。为此，笔者建议对此类病例应按急诊施术，我们发现过此种病例仅一、两天之差就会引起无法挽回的后果。

（三）轻型病例可酌情选择是否施术

一般轻型病例可采取非手术疗法，但对年青、活动量大、外勤较多，或属于文体工作者，亦应向患者说明情况，让其能够理解病情有发生意外之可能。如果患者自己无法避免加大活动量而要求手术者，亦应予以施术，包括简单的椎节融合术或难度较大的髓核摘除＋内固定术等。

四、术式选择

用于胸椎椎间盘切除及融合术的术式主要有以下3类。

（一）前路手术

即通过胸腔或胸腹联合切口抵达胸椎椎节前方，施术切除后突（脱）之髓核并同时予以内固定（融合）术者。此种术式较为安全、有效，且可使椎管取得理想减压的同时，也获得一个能够恢复椎节高度良好内固定。笔者曾施术多例，疗效颇佳。但此种入路对一位没有从事过普外或胸外科工作的医师难度较大。

（二）后路手术

此种传统之术式已沿用多年，大多数骨科或神经外科医师都熟悉这一手术途径，操作上也较容易。但对于企图切除胸椎椎管前方的髓核则相当困难，尤其是中央型病例，术者常难以绕过娇嫩的胸髓达到满意切除髓核或骨化物之目的，甚至在术中可能对胸髓引起误伤，且术中出血较多，主要是由于两侧根静脉丛处出血较多及止血困难之故。因此，大多数学者反对这一手术途径。

（三）侧后方手术

有两条途径可供选择。

1. **胸腰椎椎管次全环状减压术途径** 本术式在胸腰椎骨折一章中已阐述，可参阅。此种手术入路较易切除椎管前方致压物，且损伤小，基本上不影响椎节稳定性。但本术式难度较大，要求一定的手术技巧。作者已施术百余例，至今从未发生术后症状加重者。

2. **胸椎结核之手术途径** 即通过切除1~2根肋骨，沿肋骨头抵达胸椎椎体侧方之入路。此种途径不仅显露与操作上难度较大，且损伤亦大，但对具有丰富胸椎结核手术经验者，也许是最佳选择。

五、预后

本病预后差别较大,其后果主要取决于以下因素。

1. **病情严重程度** 病情处于轻、中度者,预后多较好。但严重型,尤其是已引起完全性瘫痪之病例则预后差。

2. **发病速度** 缓慢发病者,大多因单纯性退变所致,预后较好。反之,发病急骤者表明椎节不稳定,易因外伤等因素而加剧,因此预后较差。

3. **椎管矢状径** 凡胸椎椎管矢状径狭小者因其无缓冲余地,易因外伤或其他因素而发生意外,而椎管宽大者则因其代偿间隙宽畅,预后一般较佳。

4. **治疗恰当及时否** 治疗是否及时有效对本病的预后直接相关,应加以重视。千万不可由于经治医师对本病认识不足,延误治疗时机而加重病情。

此外,利用胸腔镜亦可行胸椎椎间盘切除术,且兼具椎节融合之功效,现列专章阐述于后。

六、临床举例

[例1]图 4-3-1-2-1 男性,73岁,T_7~T_8 椎间盘后突伴骨化行后路切除减压术(A~K)。

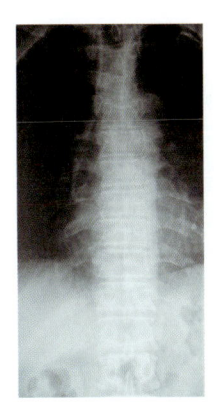 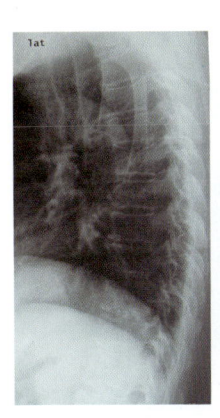 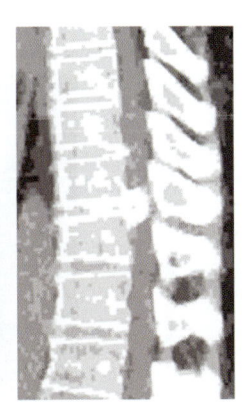 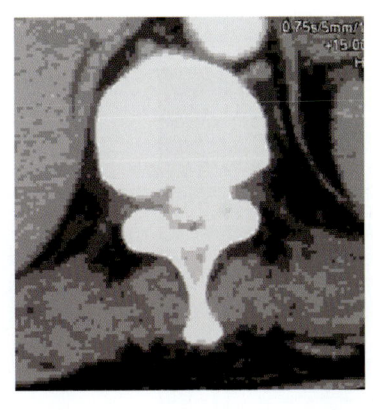

A   B   C   D

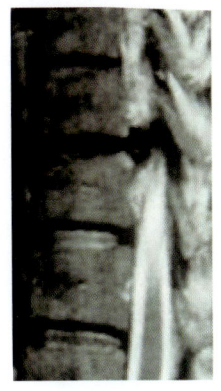 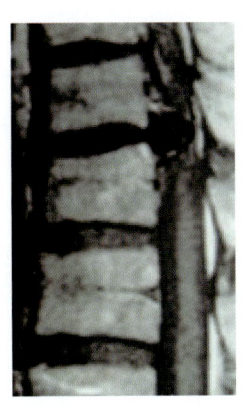 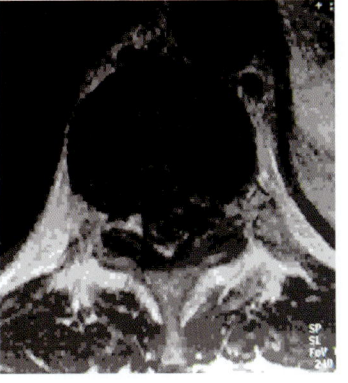 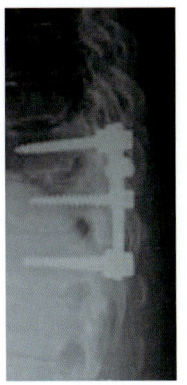

E   F   G   H

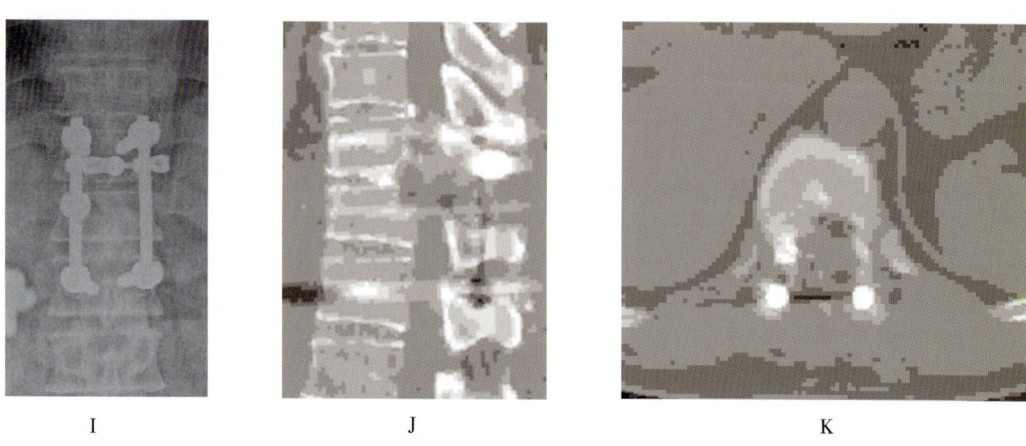

图4-3-1-2-1 临床举例 例1（A~K）

胸椎间盘突出伴钙化征：A.B. 术前正侧为X线片；C~G. 术前CT及MR水平位和矢状位所见；H.I. 后路侧前方减压切除钙化之髓核+椎弓根钉内固定后正侧位X线片；J.K. 术后MR矢状位及水平位显示致压物已消失（自陈德玉 陈宇）

［例2］图4-3-1-2-2 男性，39岁，因T_{2-3}椎间盘突出行前路减压术（A~I）。

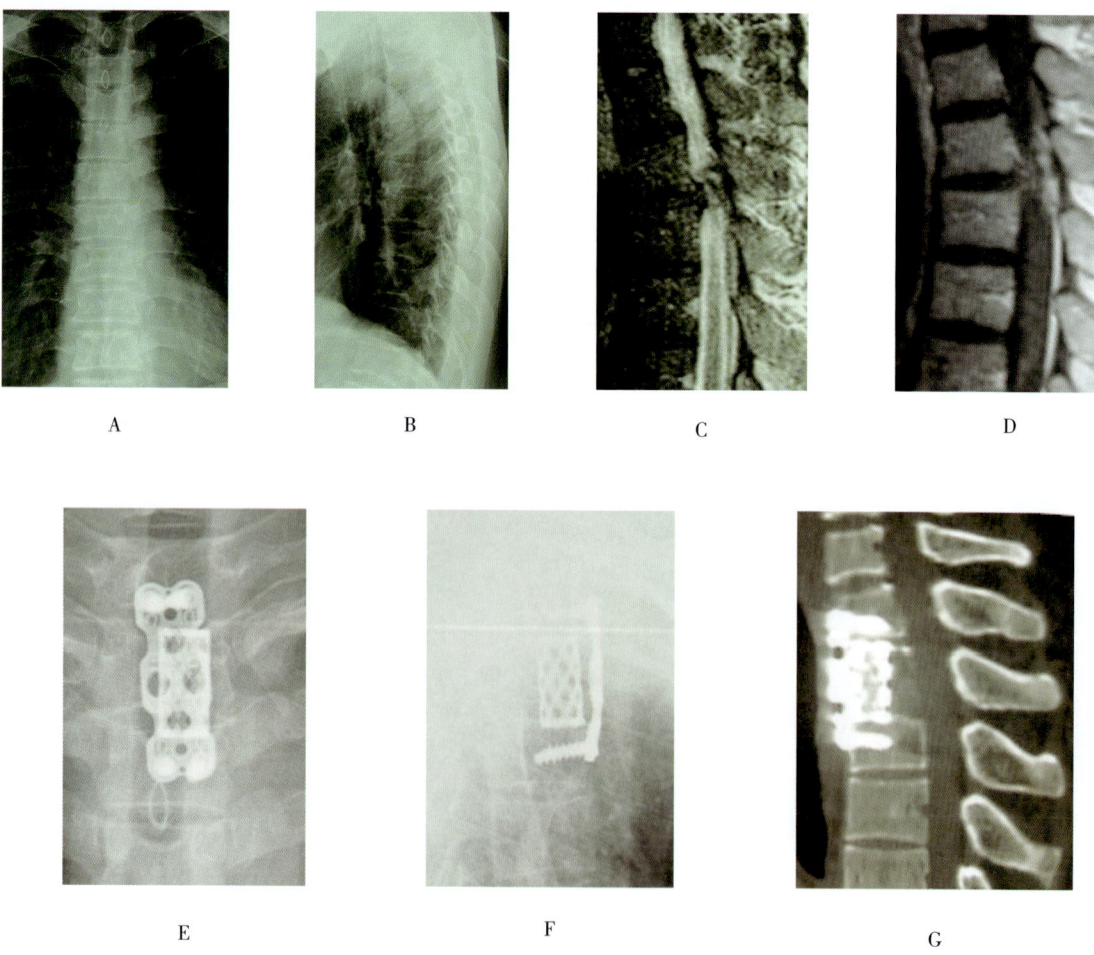

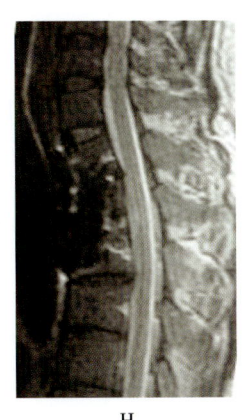
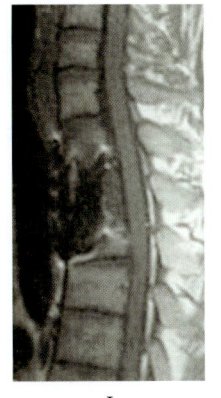

H　　　　　　　　　　I

图 4-3-1-2-2　临床举例　例2（A~I）

胸椎间盘突出伴钙化　A.B. 术前正侧位X线片；C.D. 术前MR矢状位观；
E.F. 前路减压+钛网植入+钛板固定术后正侧位片；G~I. 术后CT及MR随访显示减压满意（自陈德玉　陈宇）

（罗卓荆　陈德玉　陈宇　王良意　何志敏）

第三节　胸腔镜下 VATS/EMI-VATS 胸椎间盘摘除术

一、概述

胸椎间盘突出引起症状的发生率远低于颈椎间盘突出和腰椎间盘突出。胸椎间盘突出发生率 Arce 报道为每年人口的 1/100 万，仅占所有椎间盘突出的 0.25%~0.75%。采用 CT 扫描胸椎间盘突出发生率为每年人口的 1/10 万，而 MR 问世后，这一数字提高到 14.5%，从而证实胸椎间盘突出有相当高的发病率。

胸椎间盘突出以 40 岁左右发病率最高，男女相近。75% 发生在 T_8 以下，T_{11}~T_{12} 间隙最多见，T_4 以上较为少见。

胸椎间盘突出症的自然病史还不十分清楚，没有症状或轻微症状的患者中，胸椎间盘突出有相当高发病率，即使有明显症状，也很难将患者的症状归属于哪一种异常影像学发现所产生的结果，也很难将患者的症状与其他疾病引起的症状相区别。因此对胸椎间盘突出症的治疗是一项挑战性的工作。

1991 年 Lewis 首次报道电视辅助显像胸腔镜外科技术，1993 年 Mack 报道 VATS 技术行胸椎间盘髓核摘除手术。1994 年 Roges、Rosenthal，1995 年 Regan、MaAfee，1996 年 Dickman 和 Mican，相继报道了 VATS 技术下行胸椎间盘切除术。1997 年黄聪仁等、池永龙等采用 EMI-VATS 技术作胸椎间盘切除和髓核摘除术。1998 年 Rosenthal、Ikard、Fessler 等对各种术式术后并发症进行比较。1999 年 Chiu 报道经皮内镜椎间盘切除加激光热凝椎间盘成形术。

二、病例选择及术前准备

（一）手术适应证

1. 经保守治疗后，肌力、感觉和两便功能异常逐渐加重，影像检查显示同这些症状相一致者；

2. 出现脊髓病变进行性加重者；

3. 长期存在脊髓病变，脊髓病变感觉平面和胸椎间盘突出节段相一致者；

4. 根据疼痛和根性感觉异常与胸椎疼痛同时出现，非手术治疗无效者；

5. 单节段胸椎间盘突出或退变，机械性疼痛（mechanical pain）而没有神经损伤症状，经 6~12 个月的治疗仍有严重的残疾性疼痛，严重影响日常生活者。

（二）手术禁忌证

1. 影像学检查发现与临床症状和体征不符合者；
2. 不能耐受单肺通气者；
3. 严重或急性呼吸功能不良者；
4. 被动压力通气时气道高压者；
5. 严重胸膜粘连者。

（三）术前准备

1. 认真检查测定肺功能多项指标，有哮喘或肺气肿者，应先改善其肺功能；
2. 尽量选用左侧卧位，可避开心脏、食管、主动脉等重要结构，以减少并发症产生；
3. 术前应作脊髓血管造影，以避免损伤 Adamkiewicz 动脉（即大根动脉），引起脊髓供血障碍；
4. VATS/EMI-VATS 术前常规准备。

三、手术步骤

（一）麻醉、体位与定位

1. 麻醉及体位

（1）麻醉　双腔导管插管单肺通气麻醉。
（2）体位　左或右侧卧位，肋缘下垫软枕，以利于牵开手术侧肋间和椎间隙。

2. 定位

VATS 技术或 EMI-VATS 技术摘除胸椎间盘术前定位十分重要。术前在 CT 或 C-臂 X 线机监视下定位，尤其应在体表上正确画出椎间盘突出的间隙位置，应反复确定，以免错切

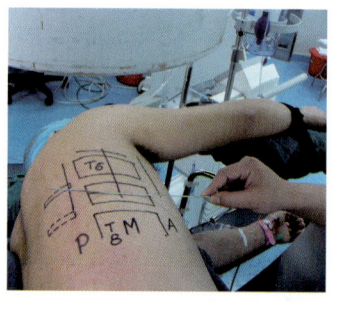
A

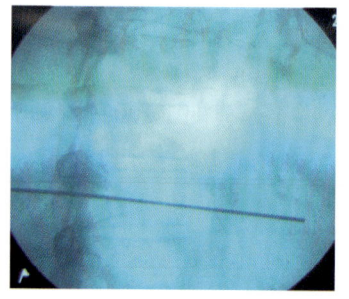
B

图 4-3-1-3-1　透视下椎间隙定位（A、B）
A. 体表定位标示；B. 透视下确认定位

间盘（图 4-3-1-3-1）。

（二）具体步骤

进入胸腔后将肺向前方牵开，显露脊柱、肋骨和胸壁。由右侧入路时危险的组织结构是奇静脉、交感干和肋间血管，腔静脉离脊柱较远一般不易损伤。必要时结扎肋间血管，多数情况下不需结扎肋间血管。显露清楚后，奇静脉和交感干充分剥离并柔软牵开。左侧入路时肋间血管，主动脉易于辨认，交感链确认后，分离并牵开，通常肋间血管不结扎，若阻挡手术操作时予以结扎。无论哪一侧入胸腔都需切开胸膜，切口达肋骨头及椎体，其长度应能暴露所有椎体和椎间隙（图 4-3-1-3-2）。然后 C-臂 X 线机准确定位暴露

手术椎体部位。如做多平面椎间盘摘除,血管分支需结扎,手动或电动器械可完成椎间盘摘除。用超声刀或混切电刀切开椎间纤维环以髓核钳摘除髓核(图4-3-1-3-3)。用刮匙及骨刀去除上、下终板软骨(图4-3-1-3-4),再取自体肋骨或髂骨或椎间融合器作椎间融合(图4-3-1-3-5)。

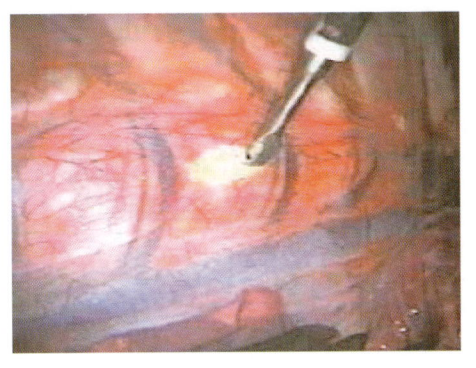 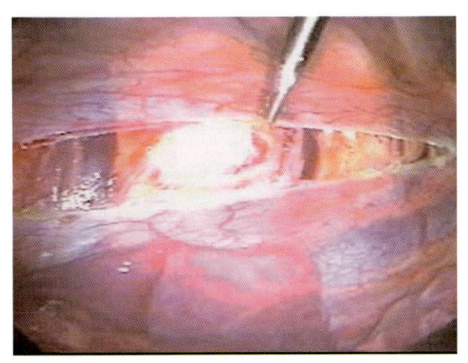

A　　　　　　　　　　　　　　　　　B

图4-3-1-3-2　切开胸膜暴露椎间盘(A、B)
A.切开胸膜；B.暴露椎间盘

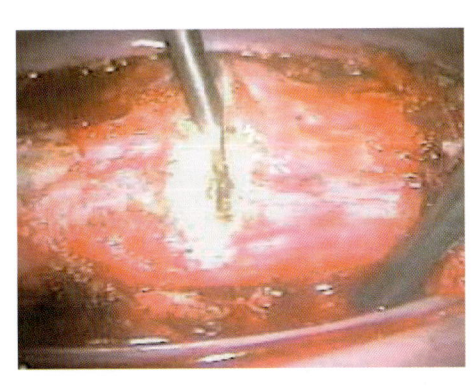 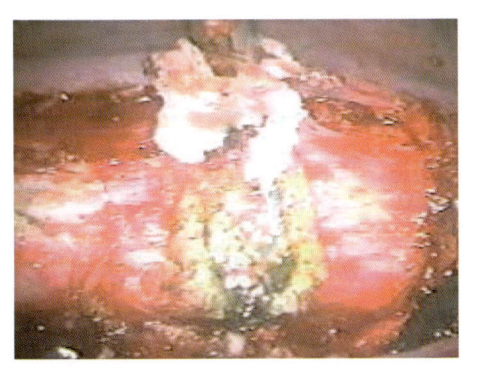

A　　　　　　　　　　　　　　　　　B

图4-3-1-3-3　切除椎间盘(A、B)
A.切开纤维环；B.摘除髓核

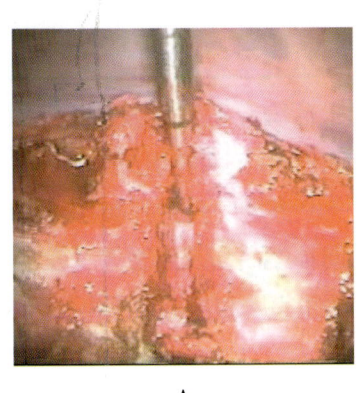 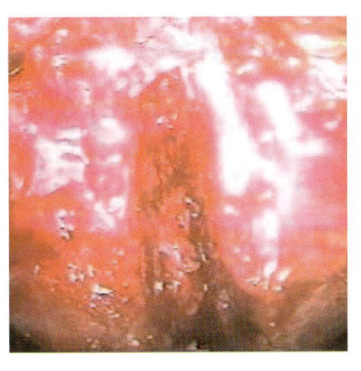

A　　　　　　　　　　　　　　　　　B

图4-3-1-3-4　切除椎间盘脊髓减压(A、B)
A.切除上下软骨终板；B.暴露后纵韧带

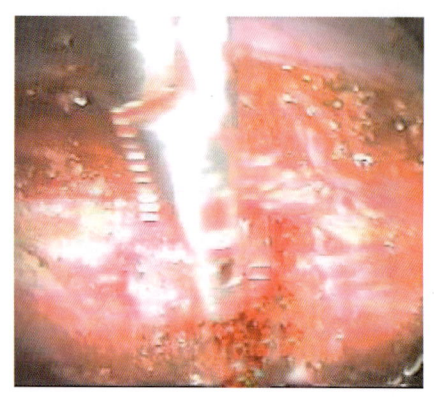
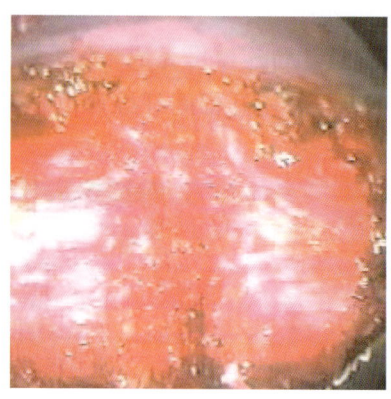

图4-3-1-3-5　椎间植骨融合（A、B）
A.椎间植骨；B.植骨完毕

四、操作注意事项

1. 根据不同位置胸椎间盘突出作不同位置的操作口、光源口和吸引口；
2. 套管插入无论位置如何，必须取在远离病变部位，以获得良好视野和操作空间；
3. 各通道之间距离不能太近，以防止器械操作相互干扰；
4. 胸椎间盘切除前必须作C-臂X线机正确定位，以免错切；
5. 注意保护靠近肋骨头的交感神经节，靠近椎体前方的主动脉、奇静脉、食管和胸导管；
6. 必要时可切除肋骨头，更清楚暴露椎间盘、脊髓、神经根，有利减压脊髓与神经根，摘除髓核；
7. 摘除髓核时千万要注意器械不能过深，钳夹时应有阻力感，以防损伤脊髓、神经根及对侧组织；
8. 椎间盘切除后，根据椎间隙具体情况，可植骨或植入椎间融合器。

五、术后处理

1. 严密观察生命体征；
2. 严密观察两肺呼吸音改变，气管排痰情况及血氧饱和度情况；
3. 严密观察胸腔负压引流瓶的引流量、颜色和水柱波动情况；
4. 严密观察有否出现神经症状和体征；
5. 严防术后椎间盘炎；
6. 加强术后功能锻炼。

六、并发症防治

1. 椎间隙定位错误　由于胸椎间隙没有特殊标志，所以定位较难确定，必须依靠C-臂X机监视或拍片定位；
2. 大根动脉（Adamkiewicz动脉）损伤　可以造成脊髓供应受障碍，产生脊髓神经损害症状。发生率较少；
3. 椎间隙感染　由于手术无菌操作不合格，或因患者有感染性病灶存在，或因术中污染，或因术后胸腔积液继发感染所致，一旦发生感染，应积极治疗，保持引流通畅，应用有效抗生素；
4. 其他　包括乳糜胸、气胸、肺不张、肺损伤、肋间神经损伤及出血等并发症时可发生，有经验的医生手术和规范化操作可以减少这些并发症。

七、临床举例

[例1]　患者陈某某，男性，55岁。胸背疼

痛伴肋间放射痛两个月,近月来疼痛加剧,且出现两下肢乏力,行走不稳,常跌倒。近2周不能行走于站立,以坐轮椅为步。排尿困难而入院。入院查体:生命体征平稳,脊柱无畸形,T_8棘突压痛、叩击痛,有肋间放射痛。右侧肋弓平面以下有感觉下降,腹壁反射存在。两下肢肌力Ⅲ~Ⅳ级,直腿抬高70° Laseque征(—),膝反射亢进,马鞍区感觉正常。辅助检查:胸椎MR与CT提示T_{7-8}椎间盘左侧突出,胸髓明显受压未见脊髓信号改变。择期施行胸腔镜下胸椎间盘摘除,椎间植骨融合术。术后第3日,肋间放射痛消失,右侧痛感觉逐渐恢复。术后两周,两下肢肌力明显改善,临床检查达Ⅳ~Ⅴ级。术后一年复查恢复原来工作(图4-3-1-3-6)。

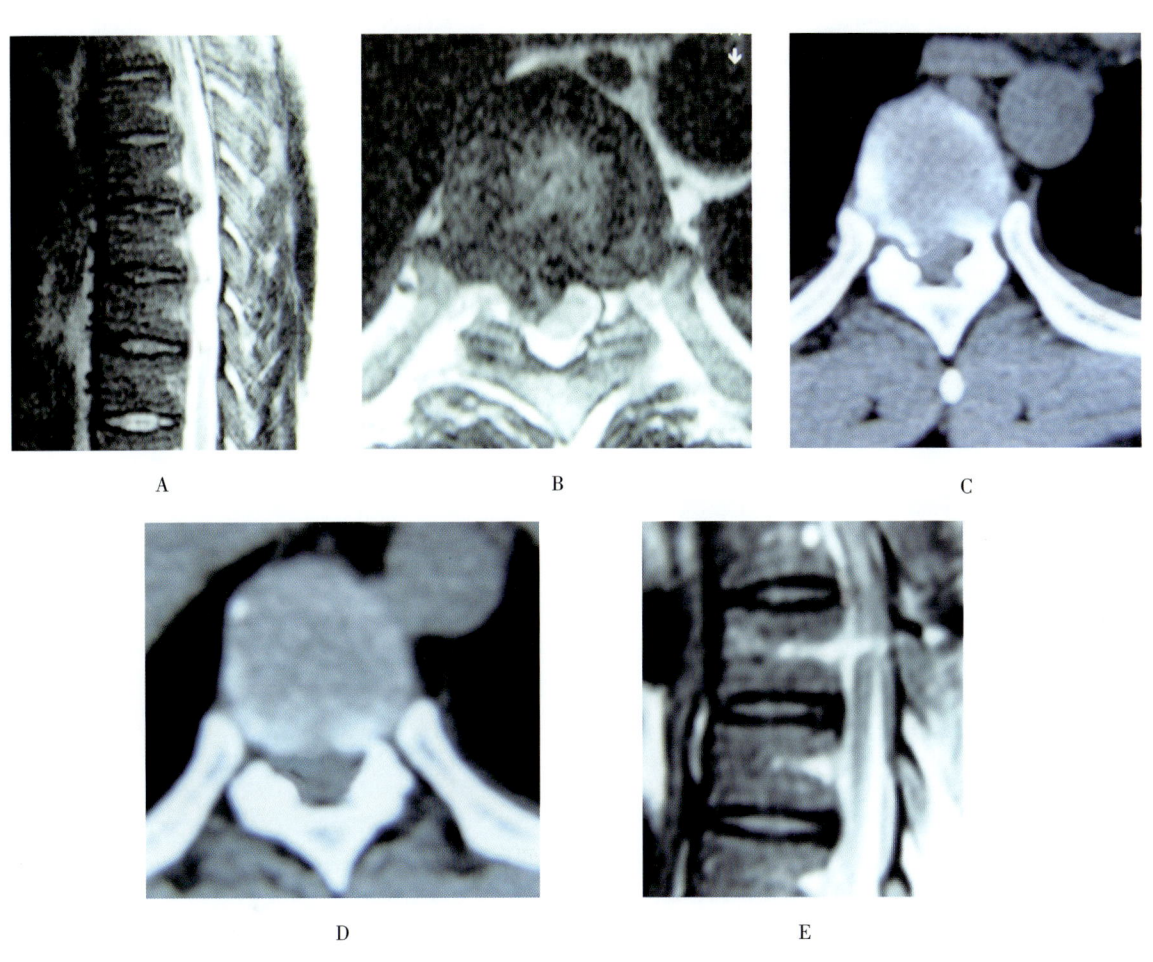

图4-3-1-3-6　临床举例　例1（A~E）
T_{7-8}椎间盘突出腔镜下摘除术　A.MR矢状位示T_{7-8}椎间盘突出脊髓受压；B.MR水平位示T_{7-8}椎间盘突出脊髓受压；
C.CT扫描示T_{7-8}椎间盘突出脊髓受压；D.术后CT扫描脊髓压迫消失；E.术后1年复查MR显示脊髓形态正常

［例2］　患者蒋某某,男性,30岁。举重运动后出现右侧乳头下肋间反射痛,并持续疼痛一周入院。入院检查:生命体征稳定,脊柱无畸形,T_{5-6}棘突压痛、叩击痛。棘旁叩击时,沿肋间放射痛。无明显痛温感障碍,腹壁反射良好,提睾反射存在。两下肢肌力Ⅴ级,腱反射正常,肛周感觉良好。辅助检查:胸椎MR提示T_{5-6}椎间盘突出,胸髓受压。择期行胸腔镜下胸椎间盘摘除,椎间植骨融合术。术后第3天肋间反射痛消失,咳嗽无反射痛。两个月随访,临床检查无异常,已参加工作及适量运动(图4-3-1-3-7)。

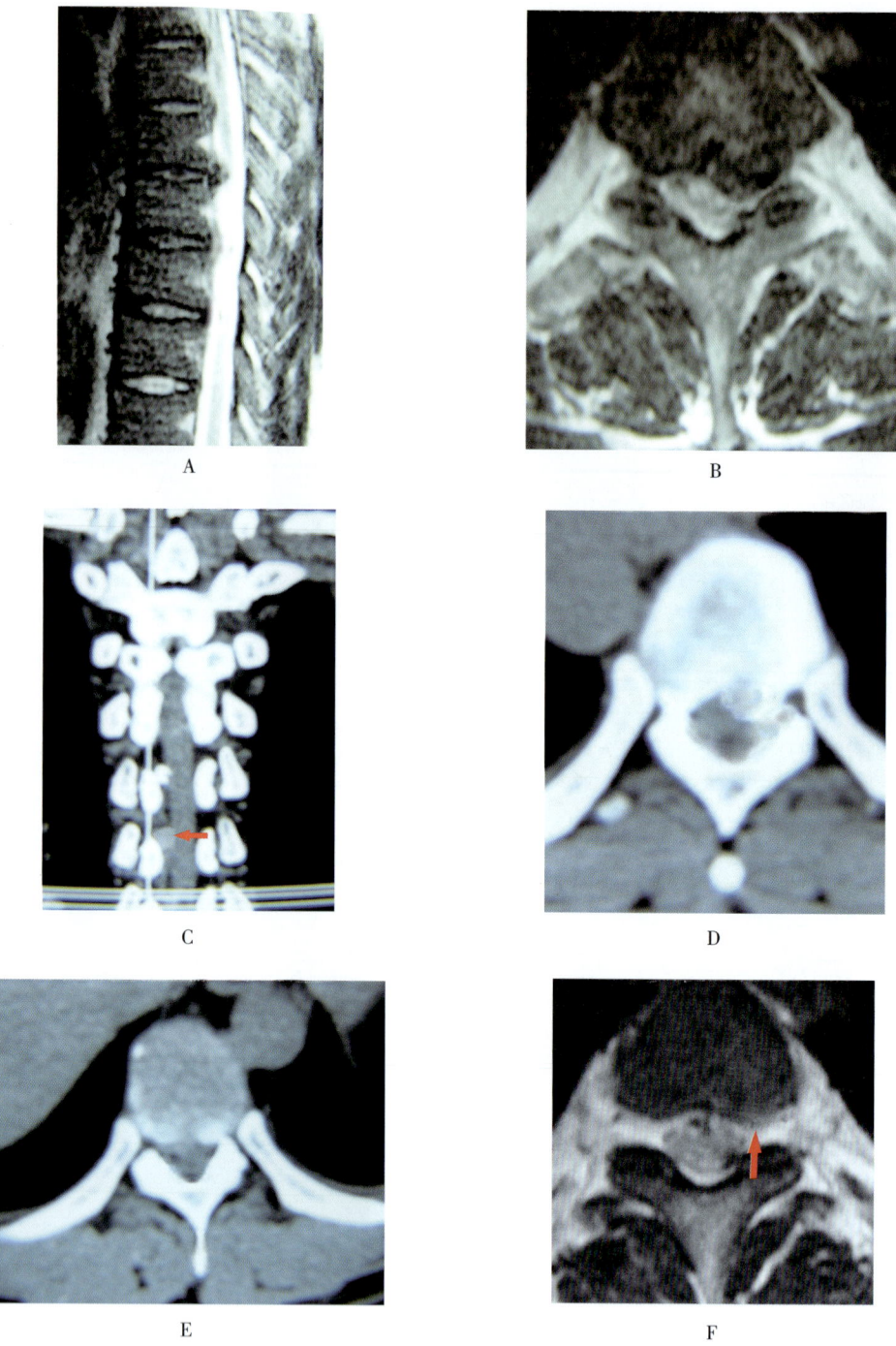

图4-3-1-3-7 临床举例 例2（A~F）

$T_{5\sim6}$椎间盘突出胸腔镜下摘除术 A. 术前MR矢状位示$T_{5\sim6}$椎间盘突出；B. 术前MR水平位示$T_{5\sim6}$椎间盘突出；C. 术前CT冠状位示$T_{5\sim6}$椎间盘突出；D. 术前CT水平位示$T_{5\sim6}$椎间盘突出；E. 术后2月CT复查脊髓受压改善；F. 术后2月MR示脊髓形态良好

（池永龙）

参 考 文 献

1. 池永龙. 脊柱微创外科学. 北京：人民军医出版社, 2006
2. 冯虎, 袁峰, 蒋允昌等. 经关节突入路手术治疗胸椎间盘突出症［J］. 徐州医学院学报, 2008, 28（10）
3. 饶书诚, 宋跃明. 脊柱外科手术学（第三版）. 北京：人民卫生出版社, 2006
4. 赵定麟, 王义生. 疑难骨科学. 北京：科学技术文献出版社, 2008
5. 赵定麟. 现代骨科学, 北京：科学出版社, 2004
6. 赵定麟. 现代脊柱外科学, 上海：上海世界图书出版社公司, 2006
7. Baranto A, Börjesson M, Danielsson B,.Acute chest pain in a top soccer player due to thoracic disc herniation.Spine（Phila Pa 1976）. 2009 May 1; 34（10）：E359–62.
8. Beluffi G, Fiori P, Sileo C Intervertebral disc calcifications in children.Radiol Med. 2009 Mar;114（2）：331–41. Epub 2009 Mar 4..
9. Bransford R, Zhang F, Bellabarba C.Early experience treating thoracic disc herniations using a modified transfacet pedicle–sparing decompression and fusion.J Neurosurg Spine. 2010 Feb; 12（2）：221–31.
10. Chao Zhang, Yue Zhou.Complication of thoracic vertebrae minimal invasive surgery ,and ccorresponding strategy. SICOT Shanghai Congress 2007
11. Cheng LM, Chen ZQ, Li ZR.［Study of spinal sagittal plane curve in patients with thoracolumbar intervertebral disc herniation］Zhonghua Yi Xue Za Zhi. 2009 Nov 24; 89（43）：3047–50. Chinese.
12. Jing–Tang Wang, Meng Li, Yin–Gang Zhang,etal.Diagnosis And Treatment Of Thoracic Spinal Stenosis Due To Bone Fluorosis. SICOT Shanghai Congress 2007
13. Kau T, Rabitsch E, Celedin S.Feasibility and potential value of flat–panel detector–based computed tomography in myelography after spinal surgery.J Neurosurg Spine. 2009 Jan;10（1）：66–72.
14. Kliskey K, Williams K, Yu J, Jackson D.The presence and absence of lymphatic vessels in the adult human intervertebral disc: relation to disc pathology.Skeletal Radiol. 2009 Dec; 38（12）：1169–73.
15. Kramer JL, Dvorak M, Curt A.Thoracic disc herniation in a patient with tethered cord and lumbar syringomyelia and diastematomyelia: magnetic resonance imaging and neurophysiological findings. Spine （Phila Pa 1976）. 2009 Jun 15; 34（14）：E484–7.
16. Pei Wang, Yuan Xue, Shi–Fu Guo.Per pedicel–ossified ligament flavum tunnel decompression for treatment thoracic spondylotic myelopathy. SICOT Shanghai Congress 2007
17. Qun Yang.Thoracoscopic anterrior decompression reconstruction for thoracolumbar spine diseases. SICOT Shanghai Congress 2007
18. Ulivieri S, Oliveri G, Petrini C.Transmanubrial osteomuscular sparing approach for T1–T2 thoracic disc herniation.Minerva Chir. 2008 Oct ;63（5）：421–3.
19. Xiao–Jian Ye, Hai–Long He,Wen Yuan.Application of video–assisted thoracoscopic surgery in thoracic spine. SICOT Shanghai Congress 2007

第二章 腰椎间盘突（脱）出症

既往在临床统计上认为门诊最为多见的疾患是腰椎间盘突（脱）出症，也是腰腿痛最为多见的原因。但后来发现有许多病患在当时的技术条件下都归到腰椎间盘突（脱）出症中，包括腰椎管狭窄症、腰椎间盘源性腰痛、退变性脊柱侧凸及骨质疏松症等。本章将对相关问题加以明确界定。

早在1543年Vesalius就叙述了椎间盘的外观。20世纪20年代德国Shmorl先后发表了11篇有关椎间盘解剖和病理的文章，对椎间盘作了较广泛的研究。1932年Joseph S. Barr首先提出腰椎间盘突出是腰腿痛可能的原因。其后Barr和Mixter首次提出了有关腰椎间盘突出症的概念与治疗方法。从此以后，对腰椎间盘突出症的基础研究也进行了深入的探讨，从而更提高了本病的临床诊断和治疗的效果。

近年来随着材料学、生物力学和各种创新技术的蓬勃发展，对腰椎间盘突（脱）出症的认识和治疗也开始了新的一页。

为了全面、深入探讨这一课题，本章将从腰椎间盘突（脱）出症的基本问题开始，较全面地对其诊断、鉴别诊断及治疗，尤其是当代治疗，将详加阐述。

第一节 腰椎间盘突（脱）出症的基本概念、病理与分型

一、定义

因腰椎间盘变性、破裂后髓核突（或脱）向后方或突至椎管内致使相邻组织遭受刺激或压迫而出现一系列临床症状者。

二、发病主要因素

（一）腰椎间盘退变

腰椎间盘在人体负荷与运动中承受强大的压应力，大约在18~20岁以后从颈椎到腰骶椎，几乎所有的椎间盘逐渐开始退变，并构成椎间盘突出症的基本病因。此种退变日益呈现年轻化，腰椎亦不例外。此外，腰椎间盘的退变尚与其他众多因素有关。

（二）体位与职业

体位包括日常体位和职业体位等，不仅对颈椎病的发病至关重要，而且对腰椎间盘突（脱）出症同样重要。生活中的不良体位持续时间相对为短，而职业体位大多带有强制性或半强制性，因此不良的职业体位对本病的发生更为重要。不同职

业与腰椎间盘脱出关系十分密切,例如汽车驾驶员、尤其是大型车、装甲车和拖拉机驾驶员等,由于长期处于坐位和颠簸状态,以致椎间盘内压力较高,可达 0.5kPa/cm² 以上,在踩离合器时压力可增加至 1kPa/cm²。其他从事重体力劳动和举重运动者因过度负荷更易造成椎间盘退变,在弯腰状态下,如果提 20kg 的重物,椎间盘内压力可增加到 30kPa/cm² 以上,其他如煤矿工人或建筑工人,因长期处于如此大的椎间盘内压,更容易造成腰椎间盘退变及突出。同样,在弯腰状态下操纵电脑、上网等亦产生同样后果。

(三) 外伤

亦是椎间盘突出的重要因素,特别是儿童与青少年的发病,与之密切相关。汽车业的发展和高速公路网的普及,此类外伤日益增多,尤其是猛刹车所引发的脊柱韧带及椎间盘损伤发生率与日俱增。在脊柱轻度负荷和快速旋转时,可引起纤维环的水平破裂,而压应力主要使软骨终板破裂。亦有人认为,外伤只是引起椎间盘突出的诱因,原始病变在于无痛的髓核突入内层纤维环,而外伤使髓核进一步突出到外面有神经支配的外层纤维环,从而引起疼痛。

(四) 遗传因素

腰椎间盘突出症有家族性发病的报道,在国内材料较少。笔者发现某些地区人群椎管狭窄发生率普遍较高,在此前提下,椎管狭窄的人群中其椎间盘脱出症的发病率明显为高。此外,统计数字表明,在印第安人、非洲黑人和爱斯基摩人发病率较其他民族的发病率明显为低,其原因有待进一步研究。

(五) 腰骶先天异常

腰骶段畸形可增加发病率,包括腰椎骶化、骶椎腰化、半椎体畸形、小关节畸形和关节突不对称等。因为上述因素可使下腰椎承受应力发生改变,从而构成椎间盘内压升高,构成引起退变和损伤的因素之一。

三、发病诱发因素

(一) 增加腹压

除上述各种原因、即椎间盘的退行性变及外伤等因素外,各种诱发因素亦具有重要作用,例如某些稍许增加腹压的因素,即可引发髓核突出。其原因主要是在椎间盘退行性变的基础上,某种可诱发椎间隙压力突然升高的因素致使呈游动(离)状态的髓核穿过已形成变性、变薄的纤维环进入椎骨后缘骨膜-后纵韧带间隙形成髓核突出,甚至穿过后纵韧带达硬膜囊前方构成髓核脱出,也许穿过椎板侵入椎体中部或边缘处。

临床观察表明,大约有 1/3 的病例于发病前有明确的增加腹压的因素,诸如剧烈的咳嗽、打喷嚏、屏气、大便秘结,甚至"虚恭"动作等,可使腹压突然升高而破坏了椎节内在环境及压应力与椎管之间的平衡状态。

(二) 腰姿改变

无论是睡眠时,或日常生活、工作中,当腰部处于屈曲位时,如突然旋转亦易诱发髓核突出。实际上在此体位时,椎间隙内的压力也较高或最高(在双手持重情况下),易促使髓核向后方突出。对女性而言,当其妊娠时,不仅腰椎前凸,力臂加长,耗能量增加,而且在整个妊娠期间韧带系统处于松弛状态,尤其是后纵韧带松弛,易促使椎间盘膨出,因此孕妇腰背痛的发生率明显高于正常人。

(三) 突然负重

一个训练有素者,在持重(或负重)前多先做准备活动,或从小重量开始负重(如举重、挑担等),以防引发腰部扭伤或椎间盘突出。否则,如果突然使腰部负荷增加,不仅有可能引起腰部扭伤,也易引起髓核突出。

综上所述，引起腰椎间盘突出症的诱发因素较多，也较为复杂，目前虽进行了各种试验，但由于动物实验的推论性，新鲜尸体标本的失真性，去脊柱周围组织生物力学测试的局限性等等缘由，目前尚未真正找出诱发本病的确切因素及其机制，尚有待今后进一步研讨。

四、病理改变

（一）一般病理改变

胎生期后椎间盘组织仅有少量血液供应，成年后几乎无血供，因此其营养极为有限而易引起退变。大约18岁前后即已经开始，25~30岁之间已有明显的退变，包括纤维环出现裂隙。随着年龄的增长，髓核脱水而逐渐缩小至中心部，周围纤维环亦增厚，髓核由蛋白多糖黏液样基质及纵横交错的胶原纤维网和透明软骨构成。由于蛋白多糖的膨胀性，使髓核具有弹力和膨胀的性能。又由于胶样髓核的蛋白多糖下降，胶原纤维增加，成人髓核的弹性下降，髓核与纤维环中出现不同宽度的过渡区，使髓核不能将压力转化为纤维环的切线应力。由于纤维环受力不均，成为纤维环破裂的组织病理学基础。

在前者基础上，变性、脱水之髓核穿过纤维环抵达后纵韧带前方所形成之突出样病变。如椎节内压力不再增加，或是后纵韧带完整、无"裂隙"可穿过，或是突出之髓核与周围组织（骨膜-韧带下间隙等）广泛粘连并形成体积较大之片状物时，则病变可以长时间地停留在"椎节不稳"这一病理解剖状态（阶段），甚至可以一直延续下去，尤其是当后纵韧带坚韧无法被位移之髓核穿破、椎节两侧之软骨面亦无隙可穿时，由于椎间盘内压增高而引发疼痛，此称之为椎间盘源性腰痛，在临床上并非少见，其发生率不低于腰椎退变病例的10%。

（二）镜下观

此时在显微镜下观察可以发现，先从纤维环的退变开始，随着病变的发展，纤维环磨损部分产生网状变性和玻璃样变性，失去原来较为清晰的层次及韧性，并出现裂隙，也可出现外周放射状撕裂，此常见于纤维环的前方。大多因创伤所致而非退变过程，其发生与髓核的退行性变无关。周围型裂隙在上4个椎间盘纤维环的前方与后方分布几乎相等，但在L_5~S_1之椎间盘中，几乎所有的放射状裂隙均在纤维环后方。光镜下所见，表明此种放射状裂隙与椎间盘髓核退变密切相关。

在退变过程中，髓核退变大多晚于纤维环，此时显示细胞排列数量减少，而且髓核形态的大小发生了较明显的变化，尤以功能性细胞更为明显，且每个细胞的活力亦降低，组织的再生能力亦较年轻人明显减退。退变细胞数量随年龄的增加而逐渐递增，其外形呈不规则状。中年之后，在椎间盘组织中常可发现裂隙与碎片。这些裂隙开始出现在椎间盘与软骨终板之间，大多与软骨终板平行。当裂隙增大，则可进一步趋于使椎间盘中央部分与周围组织孤立出来。亦可完全游离，并形成游离体。

（三）软骨板退变

与此同时，软骨终板亦随着年龄的增长而变薄，并逐渐变得不完整和钙化，亦可出现软骨囊性变及软骨细胞坏死，以致纤维环的附着点松弛。由于髓核脱水，软骨终板无神经供应。在中年以后，可经常发现软骨终板撕裂与裂隙。大多开始于软骨和软骨终板中央与椎体之间或软骨终板下方。软骨下裂纹可导致出血，但此种微观上改变不易被X线发现。由于软骨下出血、纤维环退变及椎体边缘骨赘增生而形成椎骨的继发性改变，并使软骨终板逐渐被软骨下松质骨所代替。此时，在X线片上可见软骨下硬化征，并突向椎体。

如果病理改变停留在此阶段并伴有腰痛主诉者，临床诊断为腰椎间盘源性腰痛，其治疗不同于腰椎间盘突(脱)出症,这将在另一章节中讨论。

(四)髓核的突出与脱出

但事实上,正常人椎间隙内压力是瞬息万变、时高时低,无法使其处于某一恒定的压应力状态。而于后纵韧带上之静脉丛通道也较容易使突出的髓核穿过而进入椎管,其可在任何时期,由任何诱因从单纯的椎节不稳状态,先形成局部膨隆、再穿越纤维环形成髓核突出,之后再穿过后纵韧带形成髓核脱出;突出或脱出之髓核如压迫脊神经根则出现下肢放射痛。此时突(脱)出物将有更大的活(移)动余地,并可脱离椎间隙而成为游离体(图4-3-2-1-1)。

突出的髓核是由胶原黏多糖、蛋白和碳水化合物三者组合而成之复合体。于脱出之早期,仍保持其原有的弹性与坚韧性,但随着含水量不断降低,则逐渐失去原有的弹性与韧性,并在椎管内形成扁平状致压物(图4-3-2-1-2)。

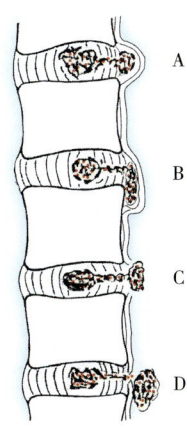

图 4-3-2-1-1　髓核退变形态矢状位观,示意图
A. 髓核突出;B. 髓核脱出;
C. 髓核游离;D. 游离体形成

脱出的髓核于早期仍有还纳或部分还纳的可能性,但如果其脱离中心部,或于其周围(包括后纵韧带裂隙及硬膜处)有粘连形成时,则无法还纳。且随着时间的延长,其粘连范围日益扩大,以致脱出物固定于椎管内成为持续性的致压物(图4-3-2-1-3)。

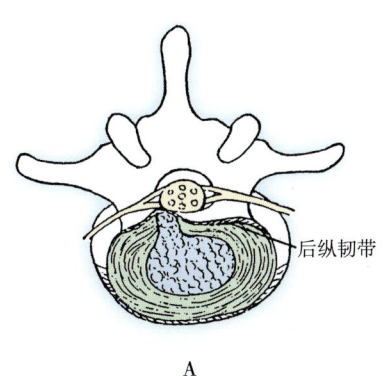 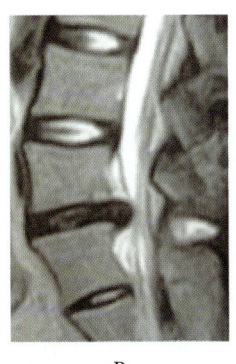 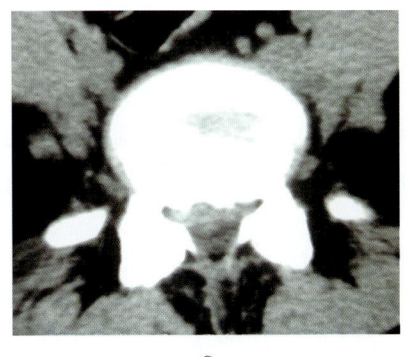

A　　　　　　　　　B　　　　　　　　　C

图4-3-2-1-2　腰椎椎间盘突出症(A~C)
A.示意图;B.临床病例MR矢状位观显示L_5~S_1髓核突出,严重型;C.同前,MR水平位观

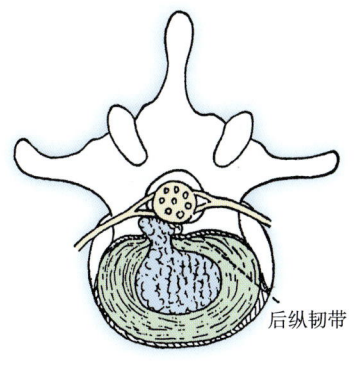 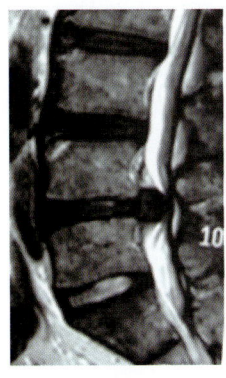 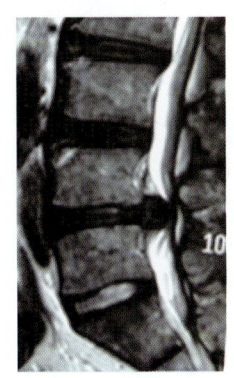

A　　　　　　　　　B　　　　　　　　　C

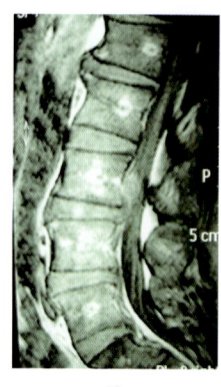 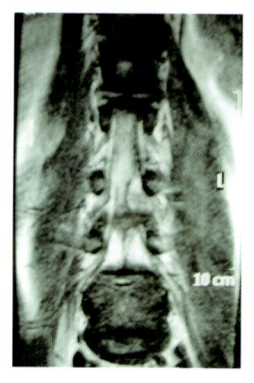

图4-3-2-1-3 椎间盘脱出症（A~E）
A.示意图；B~E.临床病例：B.C.腰椎MR矢状位，显示L_{4-5}髓核脱出（T_1、T_2加权）；
D.L_{4-5}髓核脱出另型，MR矢状位见髓核沿硬膜囊前壁上行，E.为同一病例的冠状面观

五、分型

根据髓核脱出的部位与方向不同，可将其分为以下两大型。

（一）椎体型

临床上较为少见，其病理解剖特点是指变性的髓核穿过椎节下方（多见）或上方（少见）纤维环、再穿过软骨板呈垂直状或斜向进入椎体中部或椎体边缘的髓核突出。既往认为此型罕见，实际上，如能对腰痛患者进行全面检查，此型发生率不低于10%；尸体解剖材料表明可高达35%。此型又可分为两型。

1. 前缘型 指髓核穿过椎体，继续前行进入椎体边缘者，此时在椎体的边缘处出现一个三角形骨块样外观，以致常在临床上误诊为椎体边缘骨折。本型临床上较多见，曲绵域在102位体操运动员型中发现有32例，占31.3%。较一般3%~9%的发生率为高，可能与此组运动员的训练方式及活动量等有关。其发生机转主要是腰背部后伸，椎间隙内压力增高，髓核易向前移位并突入椎体内（图4-3-2-1-4）。

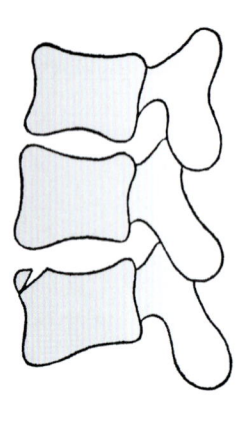 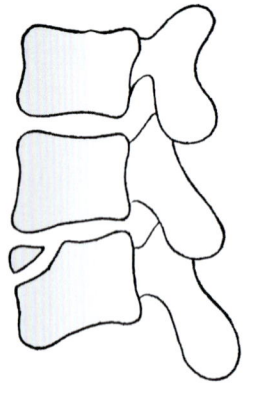 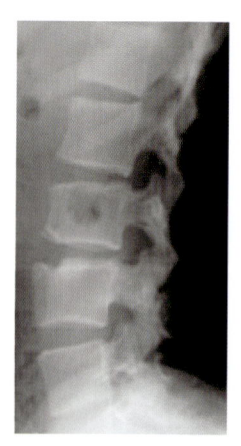 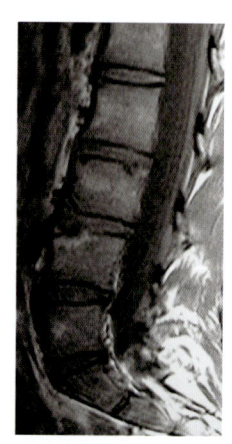

图4-3-2-1-4 腰椎间盘突出症前缘型（A~D）
A.B.示意图；C.D.临床病例：C.侧位X线片所见；D.MR矢状位所见

视脱出后的病程不同而呈现不同形态,后期可构成椎体边缘骨赘的一部分。

2. 正中型　指髓核垂直或近于垂直状向上或向下穿过软骨板进入椎体中,并形成休莫尔(Schmorl)结节样改变(图4-3-2-1-5)。因临床上症状轻微或无症状而不易被发现,亦难以诊断,尸检发现者约占15%~38%之间。

突出物可大可小,大者易被X线或CT、核磁共振所发现,小者则常被遗漏。在正常情况下,变性之髓核不易穿过软骨板上的小渗透孔,但如遇后天损害、软骨板变薄或恰巧穿至血管通道遗迹处,则可引起此型。

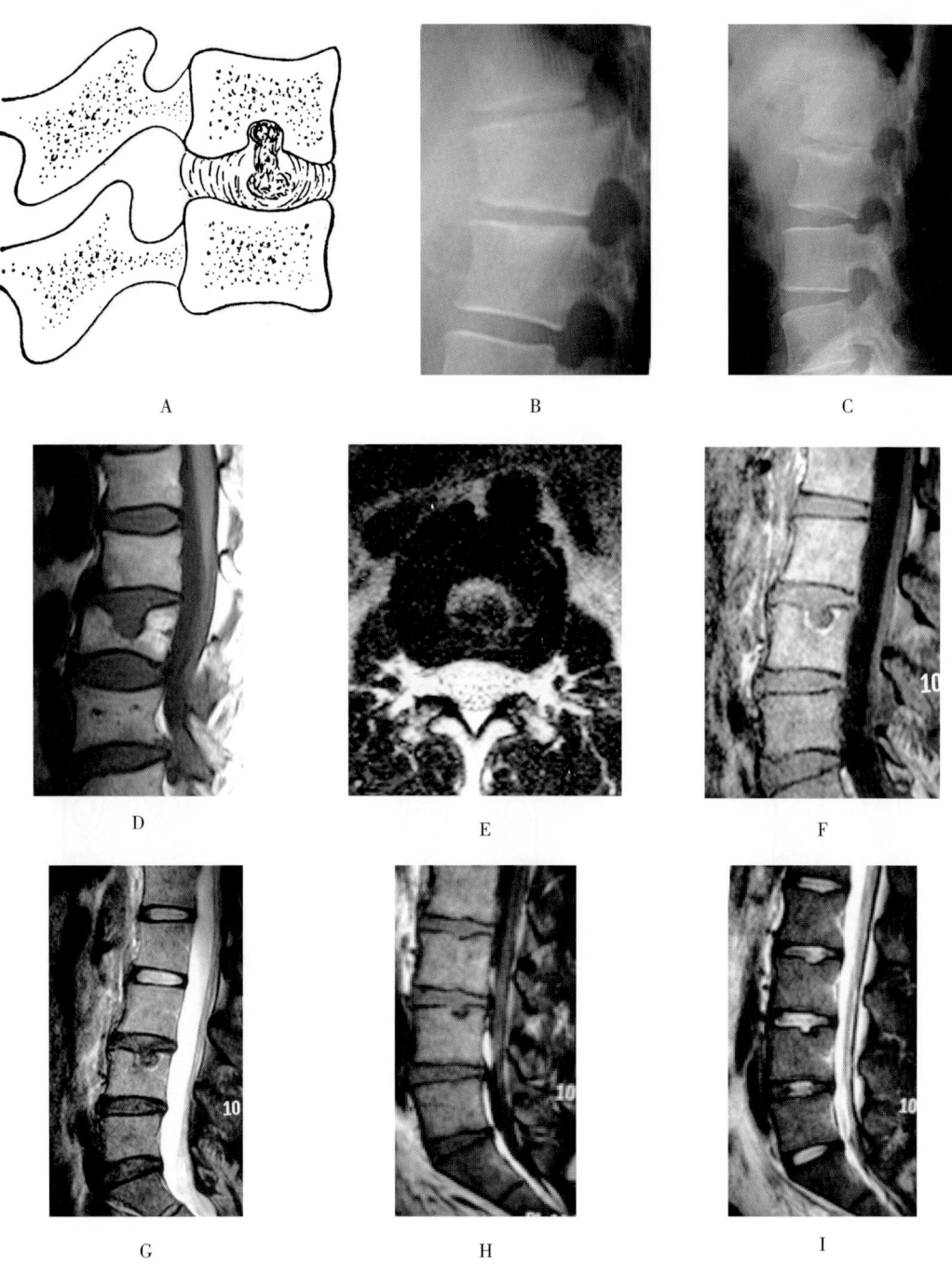

图4-3-2-1-5　临床举例(A~I)

腰椎间盘突出症中央型、形成Schmorl结节状　A.Schmor结节示意图;B.C. X线侧位片所见;D.E.为MR矢状位及水平位所见;F.G.另侧MR矢状位T_1、T_2加权影像所见;H.I.多节段病变者MR矢状位T_1、T_2加权像

（二）椎管型

或称为后型，指髓核穿过纤维环向椎管方向突出者，突出之髓核停于后纵韧带前方、即韧带-骨膜下间隙者，称之为"椎间盘突出"（图4-3-2-1-6）；从后纵韧带薄弱处穿出、抵达椎管内者，则称谓"椎间盘脱出"（图4-3-2-1-7）。

根据突（脱）出物所处解剖位置不同而又可分为以下5型（图4-3-2-1-8）。

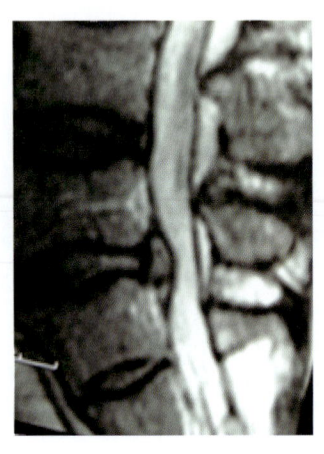

图4-3-2-1-6　L_5~S_1间盘突出症MR侧位观

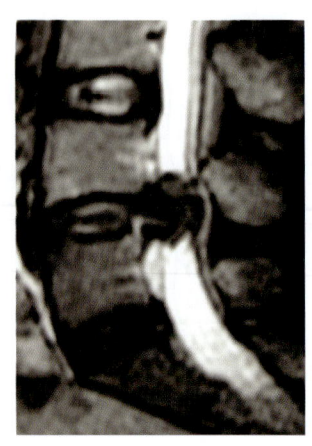

图4-3-2-1-7　椎间盘脱出症

$L_{4~5}$椎间盘脱出症伴L_5~S_1椎间盘源性腰痛影像学改变，MR侧位观

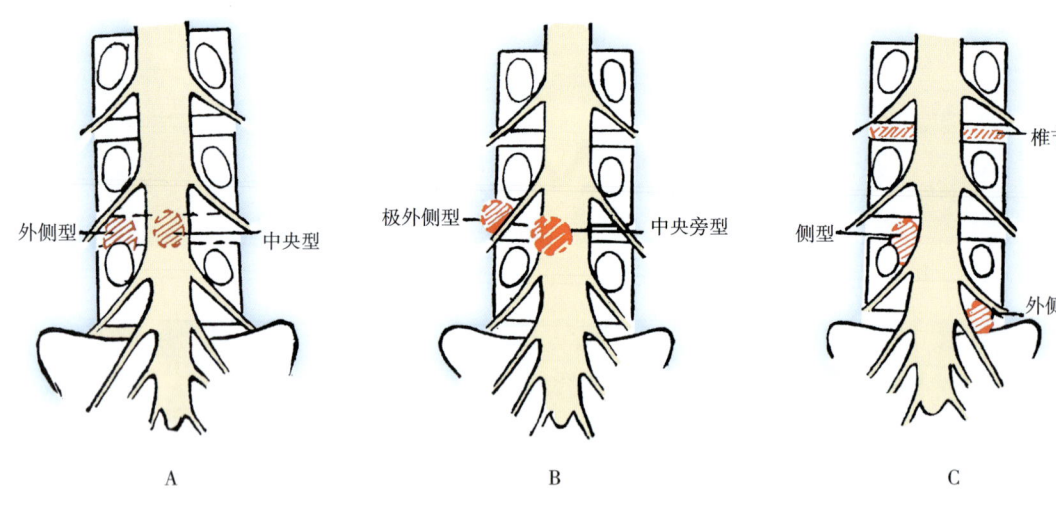

图4-3-2-1-8　腰椎椎间盘突出症分型示意图

1. 中央型　指突（脱）出物位于椎管前方正中央处者，主要引起对马尾神经的刺激或压迫；个别病例髓核可穿过硬膜囊壁进入蛛网膜下腔。本型在临床上主要表现为双侧下肢及膀胱直肠症状，其发生率约占5%左右（图4-3-2-1-9）。

2. 中央旁型　指突（脱）出物位于中央，但略偏向一侧者。临床上以马尾神经症状为主，同时可伴有根性刺激症状；上腰椎亦可出现圆锥受压症状。其发生率略高于前者，约占10%左右（图4-3-2-1-10）。

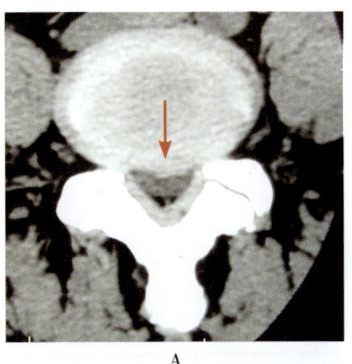 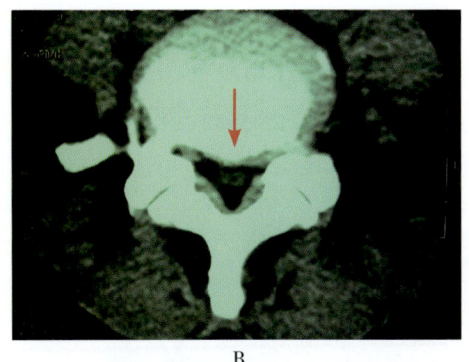

图4-3-2-1-9　腰椎间盘突出症中央型CT扫描所见（A、B）

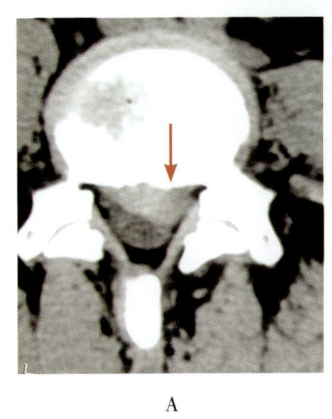 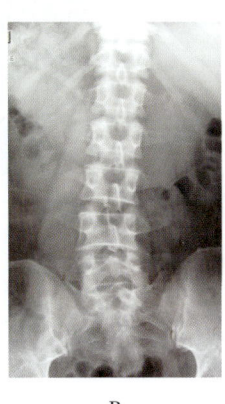 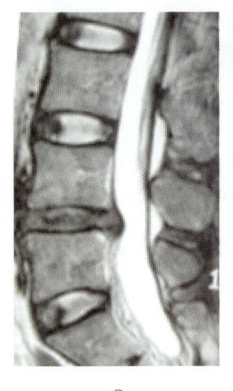 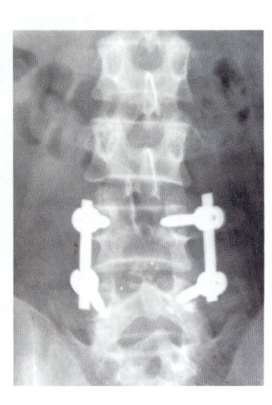

图4-3-2-1-10　临床举例（A~D）

腰椎中央旁型椎间盘突出症　A. CT水平扫描显示髓核中央并偏向后方左侧突出，即中央旁型；B. 正位X线片显示继发性脊柱侧弯；C. MR显示L_{4-5}髓核后突；D. 椎弓根撑开固定后单节段开窗减压及摘除髓核，正位X线片观

3. **侧型**　指突出物位于脊神经根前方中部者，可略有偏移。主要因为该处后纵韧带较薄，且有血管裂隙存在，因而易从此处突出或脱出，以引起根性刺激或压迫症状（图4-3-2-1-11），为临床上最为多见者，约占70%以上。故提及本病的症状、诊断及治疗等，大多按此型进行阐述。

4. **外侧型**　突出物位于脊神经根之外侧，多以"脱出"形式出现，因此不仅有可能压迫同节（内下方）脊神经根，髓核亦有机会沿椎管前壁上移而压迫上节脊神经根（图4-3-2-1-12）。因此，如行手术探查，应注意检查。临床上较少见，约占2%~5%左右。

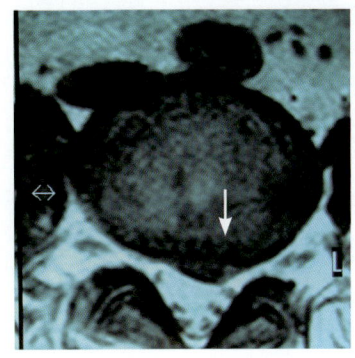 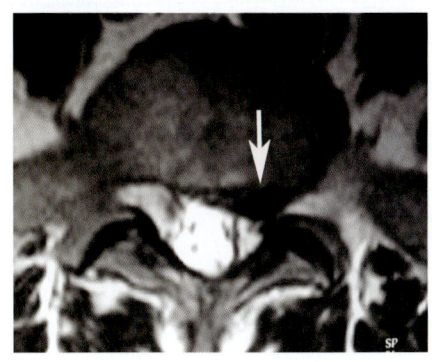

图4-3-2-1-11　侧型突出
腰椎侧型（右）髓核突出症MR水平位观

图4-3-2-1-12　外侧型突出
腰椎外侧型（右）髓核突出MR水平位观

5. **最（极）外侧型** 近年来发现此型并不少见，主要是 CT 和 MR 可以获得清晰的图象征（图 4-3-2-1-13）。此时脱出之髓核移行至椎管前侧方，甚至进入根管或椎管侧壁。如一旦形成粘连，甚易漏诊，甚至于术中检查时仍有可能被忽略。因其在诊断与治疗上有一定难度，故另列专节阐述（见本章第四节）。

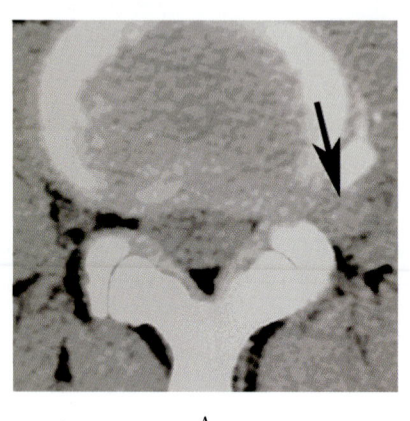
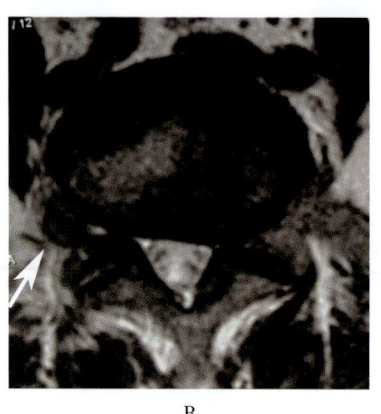

图4-3-2-1-13　极外侧型脱出（A、B）

腰椎极外侧型髓核脱出CT及MR所见　A.极外侧型CT水平位扫描所见（箭头所指处）；
B.另例极外侧型MR水平位所见（箭头所指处）

六、脱（突）出髓核之转归

脱出或突出的髓核可有以下转归。

（一）早期

从椎节退变早期椎节不稳开始，髓核逐渐位移，渐而髓核离开中心点向周边突出；在后方髓核可穿过后纵韧带形成脱出。数周后于突出或脱出髓核物的表面可有毛细血管渗入、包绕，逐渐呈现无菌性炎症改变。并随着纤维母细胞的侵入而纤维化。与此同时，突出物逐渐脱水而使其体积缩小至原体积的一半，甚至1/3以下。此种皱缩现象亦可视为机体自愈的防御性反射机能，其尤多见于椎间盘突出症时。

（二）中期

指病变持续存在一年左右，在突（脱）出组织表面为血管包绕、侵入，并产生炎症反应，最终导致突出组织的纤维化。之后，随着钙盐的沉积而钙化（图 4-3-2-1-14）。纤维化及钙化可延及纤维环，甚至已退变之髓核内部，钙化或骨化也可变成骨性结节。纤维化及钙化同样也可使突出物缩小。随着影像学的发展，临床上发现椎间盘钙化（或骨化）的病例日渐增多，其产生机制主要是在前两者基础上由于钙盐不断沉积所致，其主要化学成分为氢氧磷灰石。此外，游离型髓核此期亦可遇到，可有位移现象，此型罕见（图 4-3-2-1-15）。

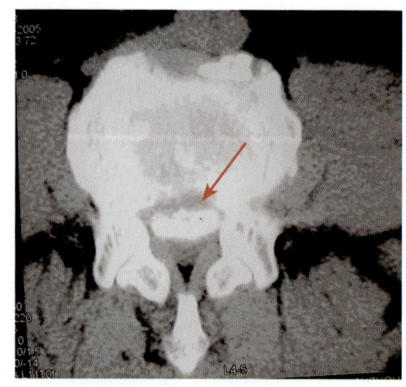

图4-3-2-1-14　脱出之髓核已钙化（箭头所指处）

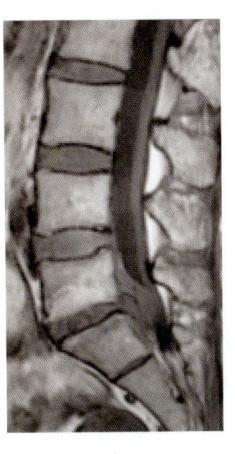 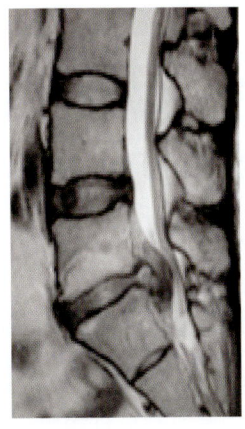

图4-3-2-1-15 L$_5$~S$_1$游离型髓核突出（A、B）
A.B. MR矢状位（T$_1$、T$_2$加权）

（三）后期

此期主要形成骨赘，即位于椎体边缘的髓核，最终可与边缘部，多为牵张性，也可呈鸟嘴状。此种改变多见于发病2~3年以后。此时致压物已从原来的髓核变成大小不同的骨赘（刺），因此当对此组病程较长患者施术时，应充分认识此种病理解剖学特点，并应在手术时采取相应手术措施。

七、髓核突出之形态

归纳临床大多数病例，椎间隙内之髓核大多先从膨隆（bulge）开始，渐而出现髓核突出（herniation），当椎节内压继续升高则可使突出的髓核穿过后纵韧带抵达椎管内形成髓核脱出（prolapsus）。当脱出之髓核脱离椎间隙母体时，则形成游离体活动于椎管内，个别情况下亦可进入蛛网膜下腔（图4-3-2-1-16）。

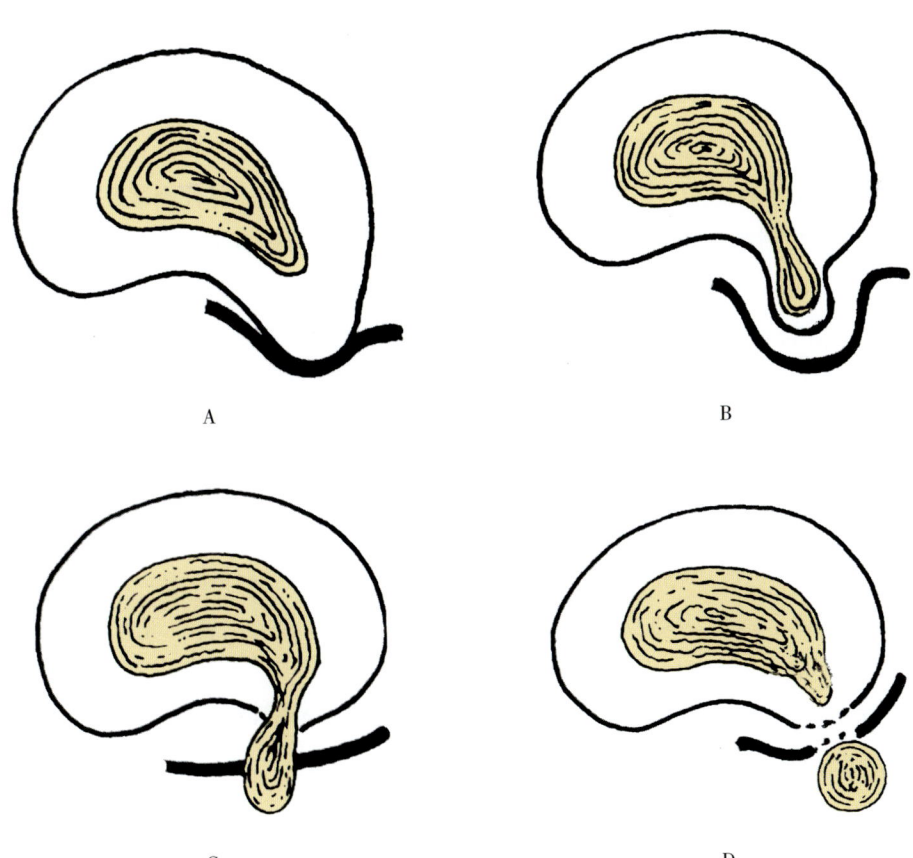

图4-3-2-1-16 髓核转归示意图（A~D）
A.椎间盘膨隆；B.髓核突出；C.髓核脱出；D.游离体形成

第二节 腰椎间盘突出症的临床表现、诊断与鉴别诊断

一、临床症状学特点

腰椎间盘突(脱)出症的症状学特点主要依据髓核突(脱)出的部位、大小、发生原因、椎管矢径、病理特点、机体状态及个体敏感性等不同,其症状差异悬殊。因此,对本病症状的认识与判定必须全面了解,并从其病理生理与病理解剖的角度加以推断。本病常见的症状如下。

(一)腰痛

临床材料证实,有80%以上的腰椎间盘突(脱)出症患者有此症状,包括椎体型者在内。

1. **发生机制** 主要是由于变性髓核进入椎体内或后纵韧带处对邻近组织(主为神经根及窦-椎神经)的机械性刺激与压迫,或是由于髓核内糖蛋白和β-蛋白溢出和组织胺("H"物质)释放而使相邻近的脊神经根或窦-椎神经等遭受刺激引起化学性和(或)机械性神经根炎之故。当然亦与病变局部的创伤反应性水肿、充血、渗出以及继发局部高压状态相关。

2. **临床表现** 临床上以持续性腰背部钝痛为多见,平卧位减轻,站立则加剧。在一般情况下可以忍受,并容许腰部适度活动及慢步行走,此主要是机械压迫所致。持续时间少则1~2周,长者可达数月,甚至数年之久。

另一类疼痛为腰部痉挛样剧痛,不仅发病急骤突然,且多难以忍受,非卧床休息不可,此主要是由于缺血性神经根炎之故,即髓核突然突出压迫神经根,致使根部血管同时受压而呈现缺血、瘀血、乏氧及水肿等一系列改变,并可持续数天至数周(而椎管狭窄者亦可出现此征,但持续时间甚短,仅数分钟),卧木板床、封闭疗法及各种脱水剂等均有早日缓解之功效。

(二)下肢放射痛

至少有70%以上病例出现此征,其中后型者达90%以上。

1. **发生机制** 与前者同一机理,主要是由于对脊神经根的机械性和(或)化学性刺激之故。此外,通过患节的窦-椎神经亦可出现反射性坐骨神经痛(或称谓"假性坐骨神经痛")。

2. **临床表现** 轻者表现为由腰部至大腿及小腿后侧的放射性刺痛或麻木感,直达足底部,一般可以忍受。重者则表现为由腰至足部的电击样剧痛,且多伴有麻木感。疼痛轻者虽仍可步行,但步态不稳,呈跛行;腰部多取前倾状或以手扶腰以缓解对坐骨神经的张应力。重者则卧床休息,并喜采取屈髋、屈膝、侧卧位。凡增加腹压的因素均使放射痛加剧。由于屈颈可通过对硬膜囊的牵拉使脊神经刺激加重(即屈颈试验),以致患者头颈多取仰伸位。

放射痛的肢体多为一侧性,仅少数中央型或中央旁型髓核突出者表现为双下肢症状。

(三)马尾神经症状

主要见于后中央型及中央旁型之髓核突(脱)出症者,因此临床上少见。其主要表现为会阴部麻木、刺痛,排便及排尿障碍,阳痿(男性)及双下肢坐骨神经受累症状。严重者可出现大、小便失控及双下肢不全性瘫痪等症状。

(四)其他

1. 肢体麻木　多与下肢放射痛伴发,单纯表现麻木而无痛者仅占5%左右。此主要是脊神经根内的本体感觉和触角纤维受刺激之故。其范围与部位取决于与受累神经根序列数。

2. 肢体冷感与皮温较低

(1)肢体冷感　仅少数病例,约占5%~10%,患者自觉肢体发冷、发凉,此主要由于椎管内的交感神经纤维受刺激之故。临床上常可发现手术后当日患者首先主诉肢体发热感,属同一机理。

(2)皮温降低　其与肢体冷感相似,亦因患肢疼痛,反射地引起交感神经性血管收缩。或是由于激惹了椎旁的交感神经纤维,引发坐骨神经痛并小腿及足趾皮温降低,尤以足趾为著。此种皮温减低的现象,在S_1神经根受压较L_5神经根受压更为明显。反之,髓核摘除术后,肢体即出现发热感,并逐渐恢复原状。

3. 间歇性跛行　其产生机理及临床表现与腰椎管狭窄者相似,主要原因是在髓核突出的情况下,可出现继发性腰椎椎管狭窄症的病理和生理学基础;对于伴有先天性发育性椎管矢径狭小者,突出与脱出的髓核会加重椎管狭窄的程度,以致更易诱发本症状。

4. 肌肉麻痹　因腰椎间盘突(脱)出症造成瘫痪者十分罕见,而多系根性受损致使所支配肌肉出现程度不同的麻痹征。轻者肌力减弱、下肢无力,重者该肌失去功能、影响步行。临床上以L_5脊神经所支配的胫前肌、腓骨长短肌、伸趾长肌及伸𧿹长肌等受累引起的足下垂症为多见。次为股四头肌(L_3~L_4脊神经支配)和腓肠肌(S_1脊神经支配)等。

5. 下腹部痛或大腿前侧痛　在高位腰椎间盘突出症,当L_{2-4}神经根受累时,则出现神经根支配区的下腹部腹股沟区或大腿前内侧疼痛。另外,也可出现腹股沟区或大腿前内侧疼痛,在L_{3-4}椎间盘突出者中,有1/3的患者有腹股沟区或大腿前内侧疼痛感。此种疼痛多为牵涉痛。

二、一般体征

(一)步态、腰椎曲度及侧弯方向

1. 步态与曲度

(1)步态　视急性发作期或恢复期等不同步态差别甚大,在急性期、或神经根受压明显者,患者可出现拒绝下地、跛行、一手扶腰,或患足怕负重及呈跳跃式步态等;而最轻型者可与常人无异。

(2)脊柱侧弯及腰椎曲度改变　一般病例均显示腰椎生理曲线消失,平腰或前凸减少。病程较久之病例可出现后凸及侧弯畸形,尤其合并腰椎管狭窄症及先天畸形者。

2. 侧弯方向　当脊神经根受压时则出现脊柱侧弯征,视髓核突出的部位与神经根之间的关系不同而表现脊柱是弯向健侧或弯向患侧。如髓核突出的部位位于脊神经根内侧,因脊柱向患侧弯曲(侧凸在健侧)可使脊神经根的张力减低,所以腰椎弯向患侧;反之,如突出物位于脊神经根外侧,则腰椎多向健侧弯曲,而侧凸则在患侧(图4-3-2-2-1)。实际上,此仅为一般规律,尚有其他诸多因素,包括脊神经的长度、椎管内创伤性炎症反应程度、突出物距脊神经根的距离以及其他各种原因均可改变脊柱侧弯的方向。

(二)压痛、叩痛及活动受限

1. 压痛及叩痛　压痛及叩痛的部位基本上与病变的椎节相一致,约80%~90%病例为阳性。叩痛以棘突处为明显,系振动病变部所致。压痛点大多位于椎旁、相当于骶棘肌处,大部病例伴有下肢放射痛,此主要由于脊神经根的背侧支受刺激之故。此外,叩击双侧足跟亦可引起传导性疼痛。合并腰椎椎管狭窄症时,棘突间隙部亦可有明显压痛及后伸痛。

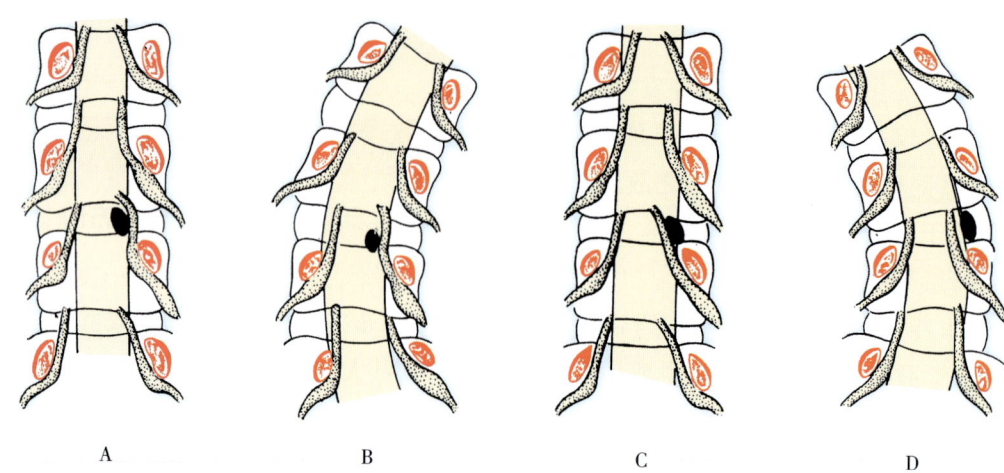

图4-3-2-2-1 侧弯机制示意图（A~D）

髓核突出部位与腰痛及侧弯（或侧凸）之关系　A. 椎间盘突出在神经根内侧；B. 神经根所受压力可因腰椎弯向患侧，即侧凸突向健侧而缓解；C. 椎间盘突出在神经根外侧；D. 与A.B.相反，神经根所受压力可因腰椎弯向健侧，即侧凸突向患侧而缓解

2. 腰部活动范围　根据是否急性期、病程长短等因素不同，腰部活动范围的受限程度差别亦较大。轻者可近于正常人，急性发作期腰部活动完全受限，甚至拒绝测试。一般病例主要是腰椎前屈、旋转及侧向活动受限，合并腰椎椎管狭窄症时后伸明显受限。

3. 下肢肌力减弱及肌萎缩　视受损之神经根部位不同，其所支配的肌肉可出现肌力减弱及肌萎缩征。临床上对此组病例均应常规行大腿及小腿周径测量和各组肌肉肌力测试，并与健侧对比观察、记录之。再于治疗后再加以对比。

（三）其他体征

1. 感觉障碍　其机理与前者一致，视受累脊神经根的部位不同而出现该神经支配区感觉异常，阳性率达80%以上，其中后型者达95%。早期多表现为皮肤过敏，渐而出现麻木、刺痛及感觉减退。感觉完全消失者并不多见，因受累神经根以单节单侧为多，故感觉障碍范围较小，但如果马尾神经受累（中央型及中央旁型者），则感觉障碍范围较广泛。

2. 反射改变　亦为本病易发生的典型体征之一。L_4脊神经受累时，可出现膝跳反射障碍；早期表现为活跃，之后迅速变为反射减退，临床上以后者多见。L_5脊神经受损时对反射多无影响。第一骶神经受累时则跟腱反射障碍。反射改变对受累神经的定位意义较大。

三、特殊体征

指各种特殊检查所获得的征象。临床上意义较大的主要有以下三类。

（一）直腿抬高试验

1. 患肢抬高试验　患者仰卧，使患膝在伸直状态下向上抬举，测量被动抬高的角度并与健侧对比，此称之为直腿抬高试验（图4-3-2-2-2）。本试验对愈是下方的神经根作用愈大，阳性率也愈高（抬举角度也愈小）。此外，突出物愈大，根袖处水肿及粘连愈广泛，则抬举角度愈小；其疼痛程度亦与受压范围成正比（图4-3-2-2-3）。

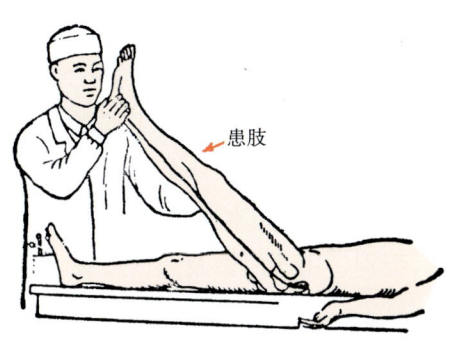

图4-3-2-2-2　直腿抬高试验示意图

在正常情况,下肢抬举可达90°以上,年龄大者,角度略下降。因此,抬举角度愈小其临床意义愈大,但必须与健侧对比;双侧者,一般以60°为正常和异常的分界线。

2. **健肢抬高试验**　又称之为Fajcrsztajn征、Bechterew征或Radzikowski征。健侧肢体直腿抬高时,健侧之神经根袖可牵拉硬膜囊向远端位移,从而使患侧的神经根也随之向下移动。当患侧椎间盘突出在神经根的腋部时,神经根向远端移动则受到限制引起疼痛(图4-3-2-2-4)。如突出的椎间盘在肩部时,则为阴性。检查时患者仰卧,当健侧直腿抬高时,患侧出现坐骨神经痛者为阳性(图4-3-2-2-5)。

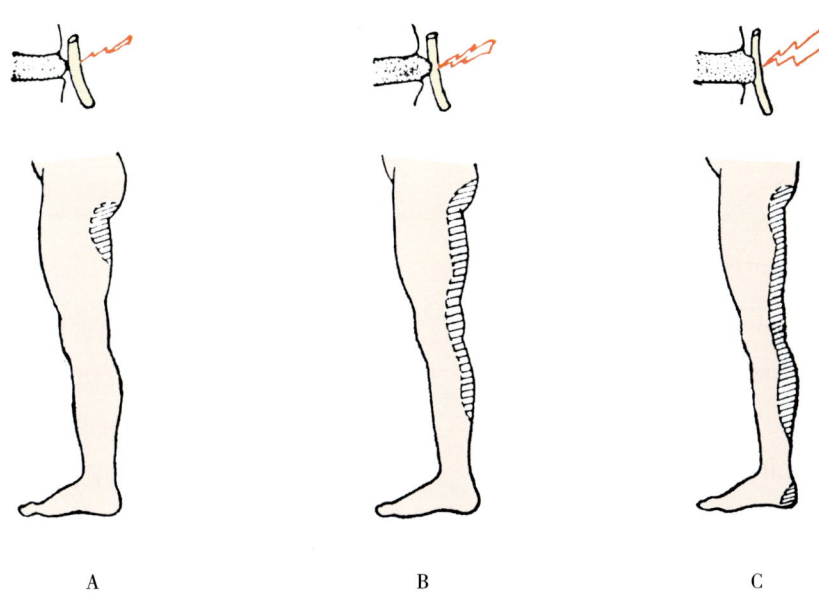

图4-3-2-2-3　根痛程度示意图（A~C）

神经根受压的范围愈大,其疼痛的范围亦愈广泛　A.轻度；B.中度；C.重度

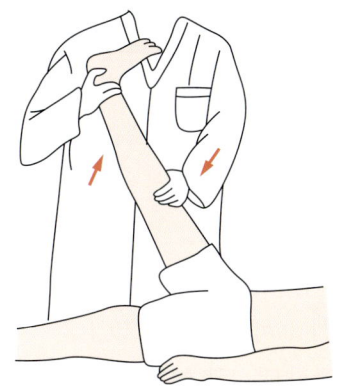

图4-3-2-2-4　健侧直腿抬高试验示意图

患侧椎间盘突出在神经根的腋部时,神经根向远端移动则受到限制引起疼痛,为阳性;如突出在肩部时,则无疼痛（阴性）

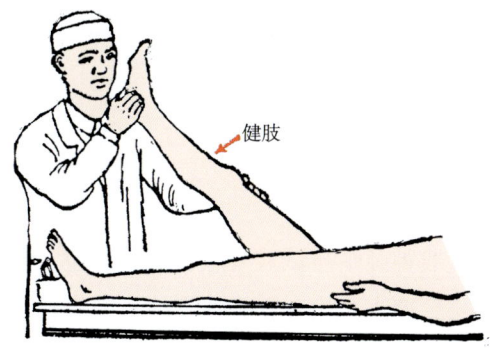

图4-3-2-2-5　健侧直腿抬高试验检查示意图

3. **Laseque 征** 有人将此征与前者合为一类，也有人主张分述之。此征阳性是在将髋关节与膝关节均置于屈曲 90° 状态下再将膝关节伸直到 180°，在此过程中如患者出现下肢后方放射性疼痛时，则为阳性。其发生机转主要是由于伸膝时使敏感的坐骨神经遭受刺激牵拉之故。

4. **直腿抬高加强试验（Bragard 征）** 即在操作直腿抬高试验达阳性角度时（以患者诉说肢体放射痛为准），再将患肢足部向背侧屈曲以加重对坐骨神经的牵拉。阳性者主诉坐骨神经放射痛加剧（图 4-3-2-2-6）。本试验目的主要是除外肌原性因素对直腿试验的影响。

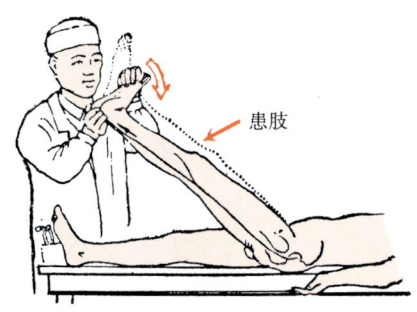

图 4-3-2-2-6 直腿抬高加强试验示意图

（二）屈颈试验（Linder）征

嘱患者站立、或仰卧、或端坐，检查者将手置于头顶，并使其前屈。如患侧下肢出现放射痛，则为阳性，反之为阴性。对椎管型者阳性率高达 95% 以上。其机理主要是由于屈颈的同时，硬脊膜随之向上位移，以致与突出物相接触的脊神经根遭受牵拉之故。本试验既简单、方便，又较为可靠，特别适用于门诊及急诊检查（图 4-3-2-2-7）。

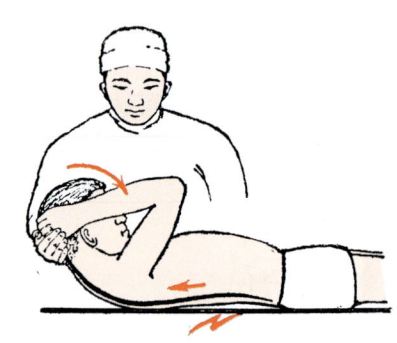

图 4-3-2-2-7 屈颈试验（阳性）示意图

（三）其他特殊体征

1. **仰卧挺腹试验** 患者取仰卧位，作挺腹抬臀的动作，使臀部和背部离开床面。此时，如果主诉患肢坐骨神经出现放射性疼痛者，则为阳性（图 4-3-2-2-8A）。亦可用腰部伸展加压试验取代（图 4-3-2-2-8B）。

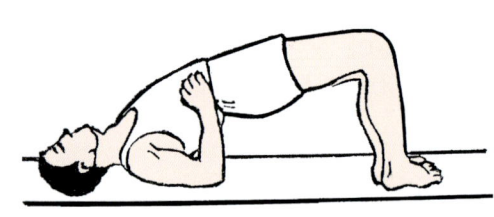

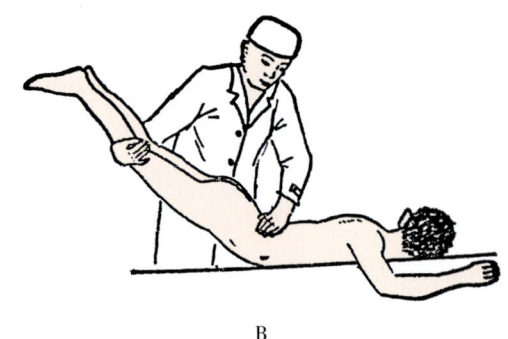

图 4-3-2-2-8 其他检查示意图（A、B）
A. 仰卧挺腹试验；B. 腰部伸展加压试验

2. **股神经牵拉试验** 患者取俯卧位，患肢膝关节完全伸直。检查者将伸直的下肢高抬，使髋关节处于过伸位；当过伸到一定程度出现大腿前方股神经分布区域疼痛时，则为阳性。此项试验主要用于检查 $L_2 \sim L_3$ 和 $L_3 \sim L_4$ 椎间盘突出的患者。但近年来亦有人用于检测 $L_4 \sim L_5$ 椎间盘突出症的病例，其阳性率可高达 85% 以上。

3. **其他试验** 诸如腘神经或腓总神经压迫试验、下肢旋转（内旋或外旋）试验等主要用于其他原因所引起的坐骨神经痛疾患，将在有关章节中讨论。

现将常见部位的腰椎间盘突出症具有定位意义的症状与体征列于表4-3-2-2-1。表4-3-2-2-2为中央型腰椎间盘突出症的临床表现。

表4-3-2-2-1 常见之腰椎间盘突出症之临床表现

突出部位	L_3~L_4	L_4~L_5	L_5~S_1
受累神经	L_4神经根	L_5神经根	S_1神经根
肌力改变	伸膝无力	踇趾背伸无力	足跖屈及屈踇无力
疼痛部位	骶髂部、髋部、大腿前外侧、小腿前侧	骶髂部、髋部、大腿和小腿后外侧	骶髂部、髋部、大腿、小腿足跟和足外侧
麻木部位	小腿前内侧	小腿外侧或足背,包括踇趾	小腿和足外侧包括外侧三足趾
反射改变	膝反射减弱或消失	无明显改变	踝反射减弱或消失

表4-3-2-2-2 中央型腰椎间盘突出症的临床表现

突出部位	多系L_{4-5}和L_5~S_1椎间隙
受累神经	马尾神经
疼痛部位	腰背部、双侧大及小腿后侧
麻木部位	双侧小腿、足跟后侧及会阴部
肌力改变	膀胱或肛门括约肌无力
反射改变	踝反射或肛门反射消失

四、影像学检查

近年来用于腰椎间盘疾患诊断的影像学进展较大,其中包括X线平片、椎间盘造影、CT扫描、超声波、核磁共振及脊髓造影等。在一般情况下,普通X线平片即可达诊断目的,困难者则需采用核磁共振(或参考超声波及CT扫描,但其确诊率较低)。非不得已,不轻易选用脊髓造影。

(一)腰椎平片

主要包括以下几种。

1.腰椎前后位片(正位) 多显示腰椎侧弯征,椎间隙宽度于病变早期多无改变,如病程较久,则显示间隙狭窄,并于椎体边缘有各种形态的骨刺出现。棘突的偏移虽较常见,但不一定有什么意义。

2.腰椎侧位片 其诊断价值较前者更为重要。

(1)多数病例腰椎生理曲线消失,尤其是急性发作期;

(2)椎体型中的前型可于侧位片上显示典型的三角形骨裂征等(图4-3-2-2-9);

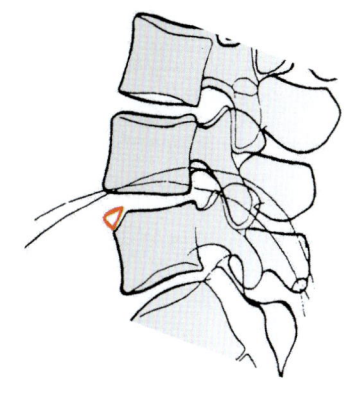

图4-3-2-2-9 前型三角骨块示意图

L_{4-5}椎间盘突出症前型,侧位X线片素描图,显示L_5椎体前方上缘有典型的三角形骨块(裂)征

（3）椎间隙狭窄及椎体边缘骨刺形成表明病程较长；

（4）椎间盘钙化（罕见）或脱出之髓核钙化（稍多见），主要在侧位片上显示。

3. 腰椎斜位片 主用于除外下腰椎椎弓断裂及腰骶（或骶髂）关节病变。而单纯椎间盘脱出症者多无特殊所见，因此，诊断明确者勿需摄此片。

（二）CT 检查

1. 常规 CT 扫描 应用 CT 检查脊椎与椎管内病变在临床上已广泛开展，分辨率相对为高的 CT 扫描图像，可较清楚地显示椎间盘突出的部位、大小、形态和神经根、硬脊膜囊受压移位的形象，同时可显示椎板及黄韧带肥厚、小关节增生肥大、椎管及侧隐窝狭窄等情况。并可以三维技术重建椎管与根管之立体形态。从影像学角度来看，本病在 CT 扫描图上主要注意（图4-3-2-2-10）椎间盘后缘变形，硬膜外脂肪消失，硬膜外间隙中的软组织密度增高、硬脊膜囊变形、神经根鞘的受压移位及突（脱）出髓核的钙化。

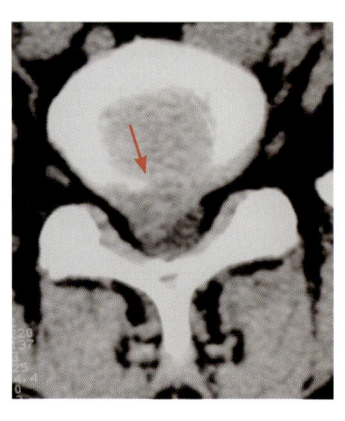 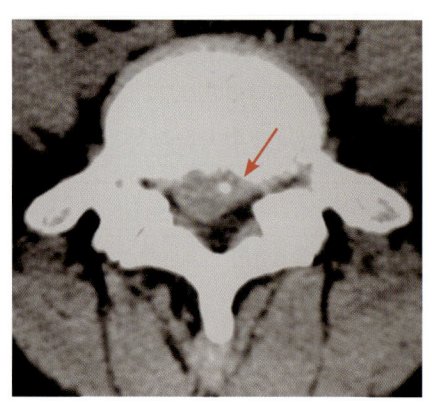

A   B

图4-3-2-2-10 腰椎间盘突出症CT扫描举例（A、B）
A. 中央旁型（左）CT水平扫描所见；B. 外侧型（左），伴同侧侧隐窝狭窄征

2. CTM 检查技术 CT 扫描技术对椎间盘突出诊断准确率为 80%~92%。由于 CT 检查对患者的 X 线照射量小，可列为基本无害的诊断手段。此外，将水溶性造影剂作脊髓造影与 CT 检查结合（CTM），能提高诊断的准确性。在 CTM 检查时，上述征象更为明显。大多数椎间盘突出症，受椎间盘压迫之神经根和硬膜囊在同一平面。游离型椎间盘脱出则可发生于椎管内的其他部位（图4-3-2-2-11）。

（三）核磁共振（MR）检查

MR 的出现，可以说是影像学中的重大进展，是非侵入性和无放射性损害中以往任何检查手段都无法相比拟的。其对人体组织结构的影像显示，较之 CT 扫描更为确切和真实感。

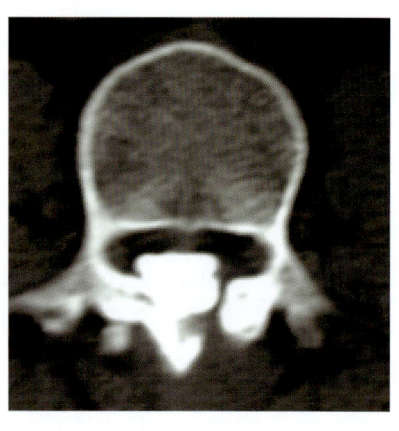

图4-3-2-2-11 游离型腰椎间盘脱出症CTM所见

从 MR 图像上所表现的信号，大体上分为高、中、低 3 种强度。通常在 T_1 加权条件下，骨皮质、韧带、软骨终板和纤维环为低信号强度，富有脂肪组织的椎体、棘突等松质骨则表现中等信号（由于含多量骨髓组织之故），椎间盘介于前两者之间。脂肪组织为高强度信号，脊髓和脑脊液次之。T_2 加权对椎间盘组织病变显示更明显，在 T_1 加权图像上显示较低信号，T_2 加权反而加强。由于 T_2 加权脑脊液信号强而发亮，致使椎间盘突出压迫硬膜囊时的显示更加清楚。

MR 对椎间盘突出症之诊断具有重要意义。通过不同层面的矢状面影像及所累及椎间盘的横切位影像，可以观察病变椎间盘突出的形态及其与硬膜囊、神经根等周围组织之关系（图 4-3-2-2-12、13）。此外，对硬膜囊（脊髓）的水成像（MRS）技术更加清晰判定其受压程度范围和部位（图 4-3-2-2-14）。

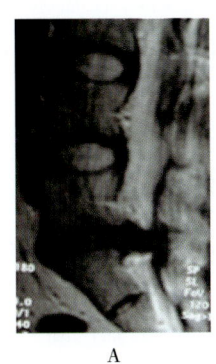 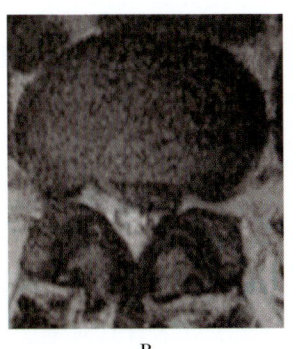

图4-3-2-2-12　腰骶椎椎间盘脱出症MR所见（A、B）
A. L_5~S_1髓核脱出MR侧方（矢状位）观；B. 同前，横断面观，显示髓核脱出部位、范围与方向

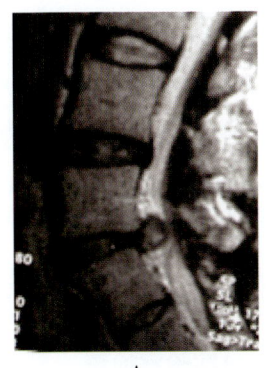 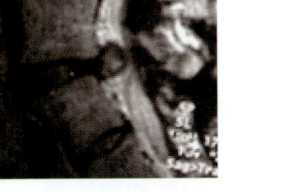

图4-3-2-2-13　另一侧L_5~S_1髓核脱出MR影像所见（A、B）
A. 矢状位显示L_5~S_1髓核向后脱出，伴L_4~L_5髓核突出；B. 同前，横切位显示髓核脱出

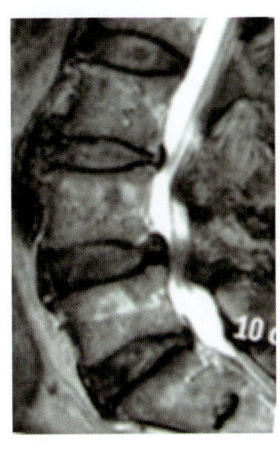 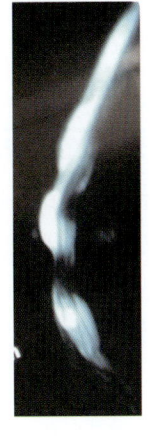

图4-3-2-2-14　腰段水成像（MRS）技术（A、B）
MRS可清晰显示硬膜囊受压范围、部位及程度　A. 下腰椎MR矢状位，T_2加权像；B. 下腰段水成像矢状位观

MR 除了可以获得三维影像用于诊断（阳性率可达 99% 以上），更为重要的是此项技术尚可用于定位及分辨"膨隆"、"突出"与"脱出"，从而有利于治疗方法和手术入路的选择；在临床上，对"脱出"者均应选择后路摘除术，而"突出"者从前路施术亦可。

（四）脊髓、椎间盘及硬膜外造影

1. 脊髓造影 自 CT 扫描、核磁共振及数字减影技术应用以来，已使脊髓造影在临床上的应用大量减少。尽管其对本病的诊断、鉴别诊断及病变定位帮助较大，但由于其副作用，当前均主张慎重选用；对非十分必要者切勿滥用，并应以选择非离子碘造影剂为前提（图 4-3-2-2-15）。

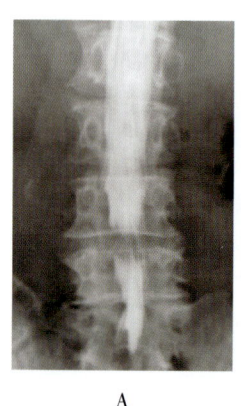 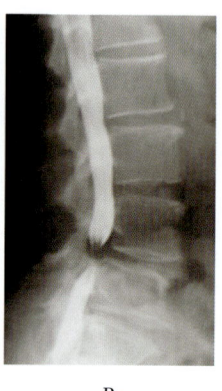

图4-3-2-2-15　脊髓造影（A、B）
腰椎间盘脱出症脊髓造影显示造影剂充盈缺损征
A. 前后位X线片，显示L₄~L₅椎节椎管狭窄及造影剂中断征；B. 同前，侧位观，显示L₄~L₅椎管造影剂充盈缺损（中断），且伴L₄~L₅ I° 滑脱

视髓核突（脱）出的部位不同，在影像学上可显示根袖缺如（侧型为多）、根袖尾部充盈不全（多为外侧型）、脊膜囊受压（中央型）或硬膜囊伴根袖受压（中央旁型）等形态。

2. 椎间盘造影 由于穿刺技术及药物对患者所带来的反应较大，且阳性率受多种因素影响而难以如实反映出病变的客观情况，因此目前已不再受临床医师欢迎（图 4-3-2-2-16）。

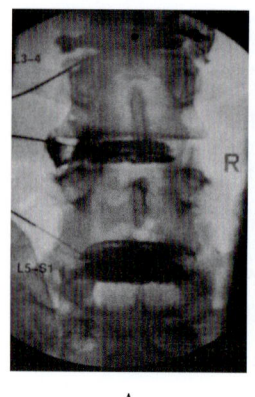 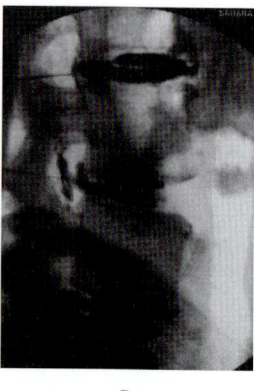

图4-3-2-2-16　椎间盘造影（A、B）
椎间盘造影显示L₄~L₅椎间盘突出及纤维环破裂
A. 正位X透视观；B. 侧位X线透视观

3. 硬脊膜外造影 分腰前路或腰后路两种途径将造影剂注至硬膜囊外观察，推断椎管矢径、硬膜囊及根袖受压情况等。其影像判定与脊髓造影相似，目前已很少应用。

4. 其他造影 如椎静脉造影、腰骶神经根造影及骶管造影等虽各有特点，但亦有其一定局限性或操作技术上困难而多处于探索阶段。

五、其他检查

（一）实验室检查

1. 脑脊液检查 除中央型引起椎管完全阻塞者可出现蛋白含量增高、潘氏试验及奎氏试验阳性外，通常均属正常；

2. 其他化验 诸如红细胞沉降率、康华氏反应、类风湿因子、胶状金试验等化验检查，主要用于对其他疾患的鉴别诊断。

（二）肌电图

一般无需此项检查，但对有马尾神经损害或两根以上受累者可选用。阳性率约为 80%~90%，略低于脊髓造影技术，尤其是表现对脊神经根定位诊断的可靠性较差。但如将两者合用，可使阳性率提高到 95% 以上。但仍未超过核磁共振

98%的阳性率,加之检查时的疼痛,故目前已不再为患者和临床医师们所欢迎。

(三)超声波技术

自20世纪70年代Porter先后两次报道了有关这方面的研究情况后,国内亦开展了此项研究。该技术是利用超声波测定腰椎管管径,而椎管管径的大小牵涉到是否产生根性症状。但在应用上有一定的局限性,对腰椎及腰骶部之三叶形椎管尚难以表现出来。目前MR及CT技术已普遍开展,少有再选用此项技术者。

(四)诱发电位的应用

为近年来开展较多的研究项目,主要依靠测定H波(Hoffmann波之简称)潜伏期是否延长(与健侧对比)及诱发电位幅度是否消失或低于正常来推断脊神经根是否受累。由于此项设备价格昂贵,且检测时受各种因素影响,因此临床上主要用于研究工作及对脊柱畸形纠正术的术中监护。而对腰椎间盘诊断上的实用价值,目前尚有争议。

六、诊断

对典型病例的诊断一般多无困难,尤其是在CT扫描与磁共振广泛应用的今天。但对于非典型者,或是椎体型、中央型等病例,则易于误诊、漏诊,应注意防止。

(一)一般病例的诊断

主要依据以下几方面:

1. 详细的病史;
2. 仔细而全面的体格检查,并应包括神经系统;
3. 腰部的一般症状;
4. 特殊体征;
5. 腰椎X线平片及其他拍片;
6. 酌情选用核磁共振、CT扫描、超声波检查及肌电图等;
7. 非不得已一般不宜选用脊髓造影。椎间盘髓核造影因易将诊断引入歧途,原则上不用。

(二)特殊类型椎间盘突(脱)出症的诊断

1. **中央型** 临床上并非少见,其易与马尾处脊髓肿瘤相混淆。其诊断要点除前述各项外,主要依据以下特点。

(1)多具有马尾神经受累症状 包括双下肢感觉、运动及膀胱直肠功能障碍;

(2)站立及白日症状明显 卧床及夜晚症状缓解,此与脊髓肿瘤相反;

(3)腰椎穿刺 显示奎氏试验多属通畅或不全性梗阻,脑脊液检查蛋白定量多在正常范围,而肿瘤则多呈现完全性梗阻及蛋白含量增高等;

(4)MR检查 一般多需行磁共振或CT扫描检查,均有阳性发现。

2. **椎体型及前缘型** 根据下述特点进行确诊。

(1)临床症状 与腰椎间盘源性腰痛相似,以腰背部酸痛为主,平卧消失。垂直加压有加重感,一般无根性症状;

(2)X线片显示典型所见 前型于侧位X线片上见椎体前缘有一三角形骨块,正中型则显示Schmorl结节样改变;

(3)CT扫描及核磁共振 其影像所见更有助于本型的确诊,应常规检查。

3. **高位型** 指L_3以上椎节,即$L_1 \sim L_2$和$L_2 \sim L_3$者,其发生率约占全部病例的2%~5%不等。对其诊断主要有以下依据。

(1)高位腰脊神经根受累症状 包括股四头肌无力、萎缩,大腿前方(达膝部)疼痛、麻木及膝跳反射障碍等,在所有病例中,此组症状约占60%~80%。

(2)腰部症状 80%以上病例出现明显之腰部症状。并于相应椎节之棘突处有叩击痛及传导痛。半数以上病例于椎旁有压痛。

（3）截瘫症状　并非少见，约10%病例可突然发生下肢截瘫症状。因其后果严重，必须重视，及早处理。

（4）坐骨神经症状　较少见，约20%病例出现，且不典型。主见于L_3~L_4椎节之脊神经受波及的患者。

（5）其他　一般多按常规行磁共振或CT扫描检查进行确诊，并应注意与脊髓肿瘤的鉴别。

4. 其他　指对多椎节椎间盘突（脱）出症、最外侧型突出症、青少年或高龄椎间盘突出等相鉴别。此在临床上，虽较少见，但如能认真检查，并按常规行磁共振或CT扫描等，一般均可确诊。

（三）定位诊断

病史与细致的体检不仅能作出腰椎间盘突（脱）出症的诊断，而且基本上能够作出定位诊断。这主要是根据不同神经根在受突出椎间盘组织压迫下所产生特有的定位症状和体征。由于95%以上腰椎间盘突出症发生在L_4~L_5或L_5至S_1椎间隙，压迫了L_5或S_1神经根，主要产生表现为坐骨神经痛的各种症状。另有1%~2%腰椎间盘突出发生在L_3~L_4椎间隙，压迫了L_4神经根，可出现股神经痛症状。

各主要神经受损后的临床表现请参阅本节前面内容，见表4-3-2-2-1和图4-3-2-2-17~19。

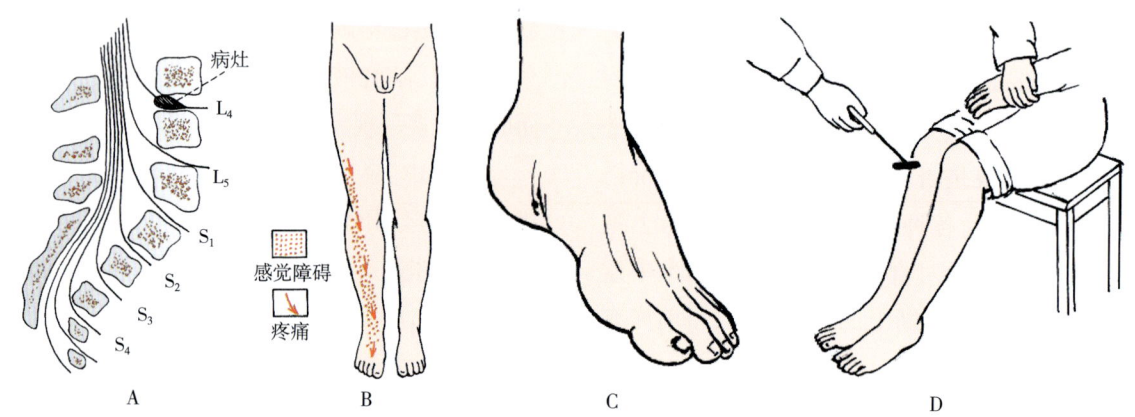

图4-3-2-2-17　第4腰脊神经根病变综合征示意图（A~D）
A. 解剖定位；B. 感觉障碍；C. 运动障碍；D. 反射

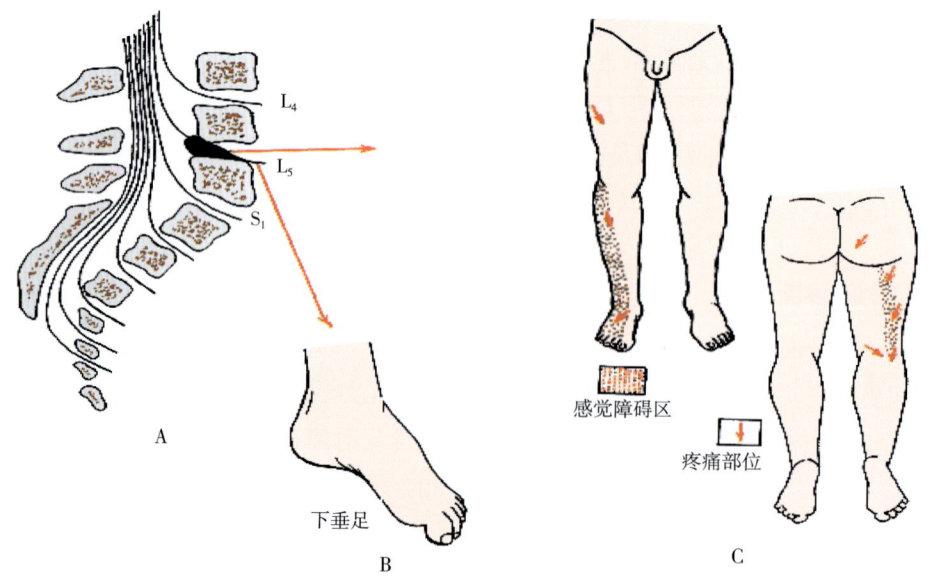

图4-3-2-2-18　第5腰脊神经根病变综合征示意图（A~C）
A. 解剖定位；B. 运动障碍；C. 感觉障碍

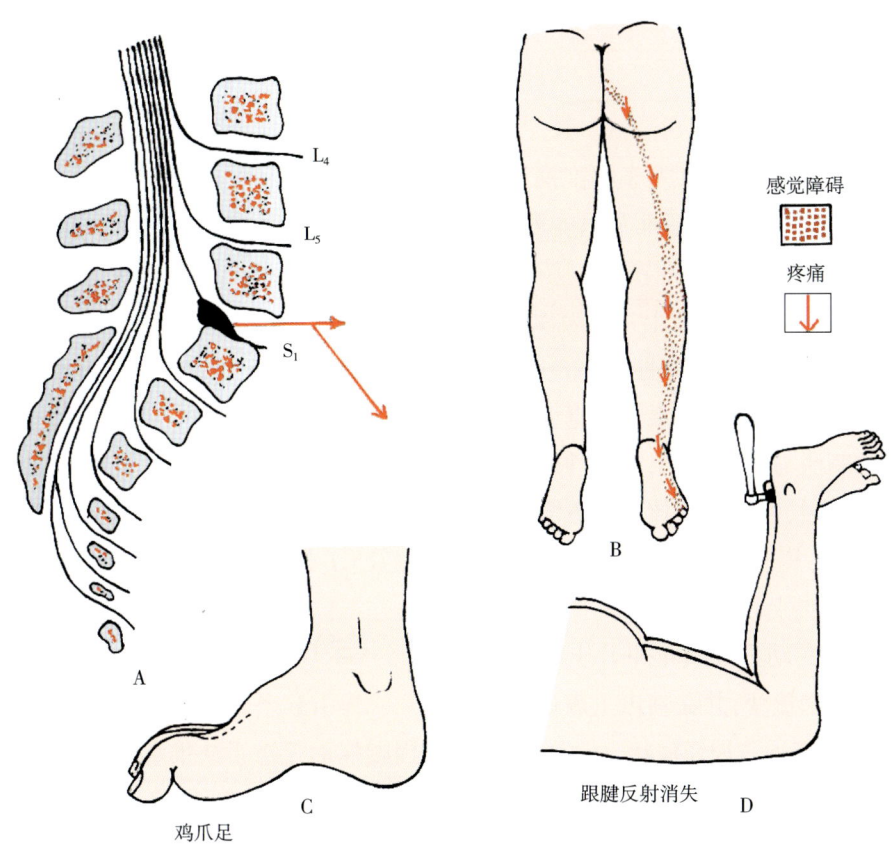

图4-3-2-2-19 第1骶脊神经根病变综合征示意图（A~D）
A.解剖定位；B.感觉障碍；C.运动障碍；D.反射

七、鉴别诊断基本要领

由于本病的分型较多，加之脱（突）出之髓核在椎管内的位置不同，其所引起之症状与体征差异较大，因此所需鉴别的疾患亦较多。根据笔者五十余年之临床经验，建议首先需要明确是腰痛、根性痛或是间歇性跛行。

（一）第一步

首先确定患者所表现出的临床特征以何者为主，尤其是要明确是腰痛或是下肢根性痛，腰椎间盘源性腰痛与先天发育性椎管狭窄症，均是以腰痛为主，而腰椎间盘突出症者则是以根性痛为主。当然干性痛或丛性痛属于另类。

（二）第二步

再根据患者疼痛特点，以腰痛为主之腰椎间盘源性疾患及发育性腰椎管狭窄症者，将在另章讨论。而根性痛者则属本节讨论内容，并对根性痛的性质、特点、部位及影响因素等加以认真分析、讨论，并注意与其他相似疾患进行鉴别。

如此则不至于将诊断引入歧途。当然对个别特殊类型者，再另作别论。

有关根性痛、干性痛与丛性痛三者的鉴别将在另节中讨论。掌握三者的鉴别是每位矫形外科和神经科医师的基本要求，均需重视。否则，盲目依靠高、精、尖等现代技术，势必反使诊断工作复杂化，此在临床上不乏先例。

现将临床上易与腰椎间盘突（脱）出症相混淆的疾患鉴别如下。

八、与各相关疾病鉴别

需要与腰椎间盘突出症相鉴别的疾患甚多，

主要有以下数种。

（一）腰椎椎间盘源性腰痛

近年来发现其并非少见,好发于腰椎椎管矢状径较宽之病例,其病理特点是椎节退变严重,具有椎节不稳及椎节间损伤性关节炎之特征,但少有刺激或压迫神经根者。临床上主要表现:

1. 腰痛　又称之为椎间盘源性腰痛,一般不伴有下肢坐骨神经症状,其机制系椎节退变后对局部窦椎神经的刺激与压迫所致,病理性代谢产物亦参与其中。碎裂、后突之髓核可随着腰部活动而使症状加剧,尤其过度前屈和仰伸时;垂直加压试验可使疼痛加剧。

2. 腰椎不稳　在动力性腰椎平片上可清晰地显示腰椎椎节的梯形变,并在临床上表现为腰部活动受限,但却少有下肢神经症状。

3. 影像学检查　主要显示腰椎椎节损伤性关节炎特征,尤以 CT 扫描及 MR 检查更为明显,早期 MR,T_2 加权像显示后纤维环有高信号区(high-intensity zone,HIZ)反应。但其椎管矢状径大多较宽,少有根性受压征。

4. 好发椎节　以 L_4~L_5 椎节最为多见,其次为 L_5~S_1,L_3~L_4 以上甚为少见。

（二）发育性腰椎管狭窄症

本病可与腰椎间盘突(脱)出症伴发(约占 50% 以上),亦为后者发病之病理解剖学基础。本病之基本症状虽与椎间盘突(脱)出症有相似之处,但主要特点是三大临床症状。

1. 间歇性跛行　即由于步行引起椎管内相应椎节缺血性神经根炎,以致出现明显的下肢跛行、疼痛及麻木等症状,稍许蹲下休息即可重新再行走,之后再次发作,又需再次休息方可继续行走。如此反复发作,并有间歇期,故称为"间歇性跛行"。腰椎间盘突出症休息后仅稍许缓解,而难以完全消失。

2. 主客观矛盾　指此类患者主诉很多,而在体检时由于检前候诊时的休息而使神经根缺血性神经根炎消失,以致无阳性发现。此与腰椎间盘突出时出现的持续性根性症状及体征明显不同。

3. 腰后伸受限,但可前屈　由于后伸时使腰椎椎管内有效间隙更加减少而加重症状,并引起疼痛。因此患者腰部后伸受限,并喜欢采取能使椎管内容积增大的前屈位。由于这一原因,患者可骑自行车,但难以步行。此与腰椎间盘突出症者明显不同。

以上几点一般足以鉴别,对个别不典型或是伴发者,可采用其他辅助检查手段,包括核磁共振及 CT 扫描等加以判定。

（三）坐骨神经盆腔出口狭窄症

为引起坐骨神经干性痛的常见病,且多见于因腰痛而行重手法推拿术后者,因此易与腰椎间盘突出症相混淆,需鉴别(但有时两者可伴存)。本病主要特点如下:

1. 压痛点　位于坐骨神经自盆腔穿出的部位,即"环跳"穴,并沿坐骨神经向下放射达足底部。有时"腘点"与"腓点"亦伴有压痛;

2. 下肢内旋试验　双下肢内旋时可使坐骨神经出口部肌群处于紧张状态以致该出口处狭窄加剧,而引起坐骨神经放射痛。腰椎间盘突出症时则无此现象;

3. 感觉障碍　本病时表现范围较广的多根性感觉异常,并多累及足底出现麻木感等。而椎间盘突出症时,则以单根性感觉障碍为主;

4. 其他　本病时屈颈试验阴性,腰部多无阳性体征。个别困难者可行其他特殊检查。

因梨状肌本身病变所致的"梨状肌症候群"较少见,且症状与本病相似,不另述。

（四）马尾部肿瘤

为临床上易与中央型相混淆之疾患,且后果严重,应注意鉴别。两者共同的症状特点是多根性或马尾神经损害,双下肢及膀胱直肠症状,腰部剧痛及活动障碍等。但马尾部肿瘤时的以下特点可与腰椎间盘突出症相鉴别。

1. 腰痛　呈持续性剧痛,夜间尤甚,甚至非用强止痛剂而不能使患者入眠。而椎间盘突出症者平卧休息后即缓解,夜间多明显减轻。

2. 病程　多为进行性,虽经各种治疗仍无法缓解或停止进展。

3. 腰穿　多显示蛛网膜下腔为完全性阻塞,脑脊液中蛋白含量增高,潘氏试验阳性等。

4. 其他　必要时可行磁共振或 CTM 等检查确诊及病变定位,有手术指征者,可行椎管探查术。

(五)下腰椎不稳症

为老年者多发病,尤以女性为多。本病特点如下:

1. 根性症状　虽常伴有,但多属根性刺激症状。站立及步行时出现,平卧或休息后即缓解或消失,体检时多无阳性体征发现;

2. 体型　以肥胖及瘦弱两类体型者多发;

3. X 线平片　动力性平片可显示椎节不稳及滑脱征(故本病又称为"假性脊柱滑脱");

4. 其他　屈颈试验、直腿抬高试验等多属阴性。

(六)盆腔疾患

1. 一般性盆腔疾患　为中年以上妇女常见病,包括附件炎、卵巢囊肿及子宫肌瘤等致使盆腔内压力增高,刺激或压迫盆腔内骶丛而出现多干性症状。其特点如下:90%以上病例见于女性,多在中年以后,系多个神经干受累症状,其中尤以坐骨神经干、股神经干及股外侧皮神经干为多见,阴部内神经及闭孔神经亦可累及。对女性患者应请妇产科进行内诊检查以确定有无妇产科疾患;X 线显示患者易伴发骶髂关节致密性骨炎等疾患,应注意观察。

2. 盆腔肿瘤　虽属于腹部外科疾患,但骨科亦常可遇到,尤其是压迫坐骨神经时易与本病混淆。其特点与前者相似。即以多干性神经症状为主,于盆腔内(肛门指诊等)可触及肿块。清洁灌肠后拍片或作钡剂灌肠检查以确定肿块部位,必要时行 B 型超声、CT 扫描或核磁共振等检查。

(七)其他疾患

1. 腰段继发性粘连性蛛网膜炎　由于腰椎穿刺、腰麻及脊髓造影的广泛应用,本病近年来已非少见。且其病变差别较大,可引起各种症状而易与多种腰部疾患相混淆。如粘连位于脊神经根处,则可引起与椎间盘突出症完全相似的症状,在鉴别时应注意本病以下特点:

(1) 病史　多有腰椎穿刺等病史;

(2) 疼痛　多为持续性,且逐渐加剧;

(3) 体征　屈颈试验多为阴性,直腿抬高试验可阳性,但抬举受限范围小;

(4) X 线平片　有碘油造影史者,可于 X 线平片上发现烛泪状阴影或囊性阴影。

本病可继发于椎间盘突出症后,尤以病程长者,应注意。

2. 腰椎增生性(肥大性)脊椎炎　亦属需鉴别的常见病之一。本病特点如下:

(1) 年龄　多系 55 岁以上的老年患者,而椎间盘突出症则以中青年者多见;

(2) 腰痛　晨起时出现,活动后即消失或减轻,劳累后又复现;

(3) 腰部活动　呈僵硬状,但仍可任意活动,无剧痛;

(4) X 线平片　显示典型退变性改变。

本病不难以鉴别,一般勿需特殊检查。

3. 腰部扭伤　一般病例易于鉴别,对伴有放射性坐骨神经痛者易混淆,其鉴别要点:

(1) 外伤史　较明确。但腰椎间盘突出症亦有可能见于腰部扭伤后,应注意;

(2) 压痛　多位于腰部肌肉附着点处,且较固定,并伴有活动受限;

(3) 封闭试验　对肌肉扭伤处封闭后,不仅局部疼痛缓解，且下肢放射痛亦消失；

（4）其他　屈颈试验、直腿抬高试验等均多阴性。

4. 腰肌筋膜炎　中年人发病最多。多因肌肉过度运用和活动，或因剧烈活动后出汗受凉而起病。亦可因直接受寒或上呼吸道感染之后而出现症状。患者主要感觉脊背疼痛，常见部位在附于髂嵴或髂后上棘的肌群，如骶棘肌和臀肌。其他部位的肌肉和肌筋膜、腱膜等也可受累。腰骶部纤维织炎时，窦椎神经受到刺激，可引起局部疼痛和下肢牵涉痛。疼痛常因寒冷和较长时间不活动而加重，亦可与天气变化和姿势有关。运动有助于减轻症状。因受累的肌肉疼痛使脊柱活动受限。此种腰背痛病程长短不一，短者几天，长者可数年，并且常在首次发病后反复发作。其主要表现为局限性弥漫性边界不清的疼痛，局限性软组织压痛点，以及软组织扪及结节或条索感。

5. 腰椎小关节紊乱　多为中年女性，无明显外伤史。多在正常活动时突然发病，患者常诉准备弯腰取物或转身取物，突然腰部剧痛，不敢活动，这种疼痛第1次发作后，可经常发作，一年或一月可发病数次，有腰部慢性劳损史或外伤史者发病较多，芭蕾舞演员、京剧演员等经常腰部练功者，常患腰部小关节紊乱。某些患者间歇性发作可持续多年，就诊时主诉反复"腰椎脱位"。

X线腰椎摄片示腰椎侧弯，腰椎或椎间盘退变等，但不能发现后关节半脱位、后关节间隙增宽等征象。CT检查可示小关节突有增生、骨赘、硬化，关节囊周围钙化和半脱位等改变。

6. 腰椎结核　脊柱是骨关节结核发病率最高的部位，据天津人民医院统计3587例骨关节结核中占47.28%，其中半数发生在腰椎。因此腰痛为其常见症状之一，低位腰椎结核还可产生腿痛。

腰椎结核的患者多有全身结核中毒症状，伴有较长期的腰部钝痛，多为持续疼痛。下肢痛因病灶部位而不同，L_5~S_1处结核可引起L_5~S_1神经根支配区痛，表现为一侧或两侧痛。

检查可见腰部保护性强直，所有活动受限，活动时痛重。后期椎骨楔形压缩，进而可出现后凸畸形。髂凹部或腰三角处能扪及寒性脓肿。有区域性感觉运动障碍，腱反射改变，肌萎缩，只影响一条神经根者很少。化验检查血沉增快。于X线平片显示：椎体相邻缘破坏，椎间隙变狭，腰大肌影增宽或边缘不清。鉴别困难者应行MR检查，均可确诊。

7. 腰椎椎弓崩裂与腰椎滑脱　除先天性病例外，因外伤或退行性变所引起之腰椎滑脱症，将随年龄而增加，男性多于女性。发病部位以L_4~L_5最常见，其次为L_5~S_1。本病主要为腰背痛、臀部痛或下肢痛。涉及下肢坐骨神经痛者占50%，间歇性跛行占20%。但在检查时腰痛部无明显畸形，腰椎前屈运动正常，后伸受限。根据X线平片及MR检查易于确诊。

8. 其他　各种先天畸形、化脓性脊椎炎、腰椎骨质疏松症、氟骨症、小关节损伤性关节炎、腰部脂肪脱垂伴神经支卡压症、第三腰椎横突过长畸形、棘间韧带损伤、棘上韧带损伤及全身各系统疾患的腰部症状等均应注意鉴别。

第三节 腰椎间盘突（脱）出症之治疗

腰椎间盘突出症治疗主要取决于该病的不同病理阶段和临床表现而采用相对应的治疗手段。手术和非手术疗法各有指征，多数腰椎间盘突出症能经非手术疗法治愈。视病变的病理生理与病理解剖进程不同，其症状对机体的影响及转归亦不同，并以此来决定治疗方法的选择。

一、非手术疗法病例选择

原则上，各组病例均应以非手术疗法为开端，此不仅免使患者遭受手术之苦，且可观察病程发展，以求获得修正诊治方案的依据。现将非手术疗法诸相关问题分述于后。

（一）首次发病者及症状较轻者

此类病例由于症状不重，又是刚刚发病，因此应先行以非手术疗法，大多可很快治愈。对病程持续时间较长者，如系髓核突出、而非脱出，仍应坚持非手术疗法，除非有明显之马尾损害症状时，一般均易治愈。

（二）诊断不清者

常因与多种疾患混淆难以早期明确诊断者，则需通过边非手术治疗、边观察、边采取相应检查措施予以明确诊断。

（三）全身或局部情况不适宜手术者

主指年迈、体弱的高龄患者，或施术局部有其他病变，以及有手术或麻醉禁忌证或患者拒绝手术者。

二、非手术疗法具体措施

非手术疗法的主要措施不外乎以下5点，并根据病情、职业、临床特点等不同而酌情选择相应的方法。

（一）休息

为任何伤病恢复的基本条件，尤其是对脊柱病变更为重要。可根据病情采取全身休息或局部休息，或两者兼有之，其具体措施包括以下内容。

1. 卧床休息　以木板床+软垫为宜，主要适用于病情较重、无法下床病例或急性发作期者。

2. 卧床加骨盆带牵引　此种方式最佳，不仅适用于重型，尤以髓核突出者或髓核脱出之急性期最为有效，而且对一般中型病例亦十分有效。

3. 腰围制动　用于轻型或恢复期者，其中以石膏腰围最佳，次为皮腰围或帆布腰围。目前有充气式腰围，兼具腰部制动及牵引作用而受患者欢迎。塑料腰围因透气性差而应少用，简易腰围作用不大。

（二）促进髓核还纳

除上述休息具有使髓核还纳作用外，其他有效的方式有以下几种。

1. 骨盆带牵引　以24h持续牵引最佳，有效率可达80%以上，尤以突出者。持续时间3~4周，之后更换石膏腰围、起床活动；

2. 机械牵引　即用各种牵引装置，包括机械或电动牵引床进行间歇性牵引，适用于急性突出者。大多用于运动员类型病例；

3. 手法推搬　术者徒手将患者腰椎置于牵

引(拉)状态下施以手法推搬,以使突出髓核还纳。其有效率视操作者而异,要求正规中医师或推拿师施术,禁止粗暴操作。

(三)消除局部反应性水肿

根袖处水肿不仅是引起剧烈根痛的主要原因之一,且易引起继发性蛛网膜粘连,因此,应设法使其早日消退。

1. 类固醇及甲基强的松龙注射疗法　一般采用的静脉滴注,目前多选用地塞米松 10~20mg 静注,1 次 / 日;持续 3~5 天后减半,再 2~3 天后停用。此外也可采用甲基强的松龙注射疗法,两者均用于急性发作期。

2. 利尿剂　一般口服双氢克脲塞 5mg/d,持续 5~7 天即可。

3. 局部按摩　通过手法按摩使局部肌肉解痉,改善局部状态,促进血循而达到消除根部水肿目的。

4. 理疗或药物外敷　作用与前者相似,各家医院均有不同的措施,可由理疗(康复)科医师选择。

(四)加强腰背肌锻炼、防止腰部肌肉萎缩和促进腰肌恢复

非急性期病例均应促使患者积极地进行腰背肌功能锻炼,包括在床上自我锻炼或在体疗室进行,以求增强骶棘肌肌力而有利于腰部功能的康复。并提倡游泳锻炼腰背部肌群,此法安全、有效(以蛙泳及仰泳为佳)。

(五)促进髓核溶解、吸收

这是近年来为部分临床学家所感兴趣的临床课题之一。虽有疗效,但褒贬不一。笔者认为,凡今后可能手术的病例不应选用。当前临床上常用的药物有下述两种。

1. 胶原蛋白酶　国内已生产并处于试用阶段。
2. 木瓜凝乳蛋白酶　国外多用此药,其副作用相对较少。

三、手术疗法病例选择

(一)手术适应证

1. 诊断明确,经正规非手术疗法无效,并影响工作和生活者,应及早施术,以防继发粘连性蛛网膜炎;

2. 以马尾神经受累症状为主,病情严重,已影响基本生活者;

3. 症状虽不严重,但非手术疗法久治无效或反复发作,已影响日常生活且难以步行者;

4. 有椎管探查手术适应证者,包括伴有椎管狭窄或继发性蛛网膜下腔粘连及椎管内肿瘤者(图 4-3-2-3-1)等病例。

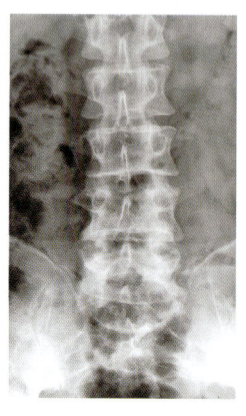
A

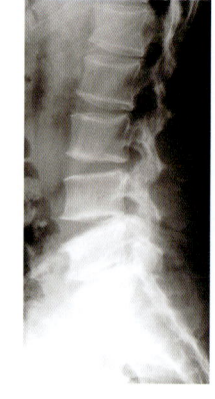
B

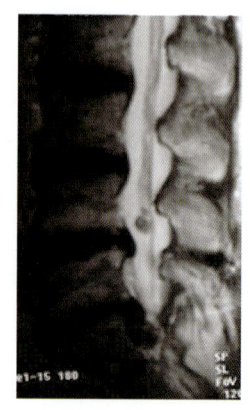
C

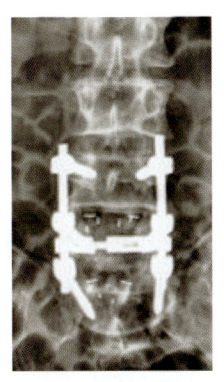
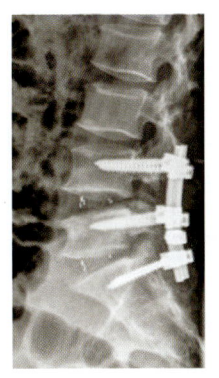

D　　　　　　　　　　E

图4-3-2-3-1　临床举例（A~E）

男性，43岁，L_4~L_5、L_5~S_1椎间盘突出合并L_5椎体水平椎管内肿瘤，手术切除+内固定
A.B. 术前正侧位X线片；C. 术前MR矢状位显示L_4~L_5及L_5~S_1髓核后突及L_5椎管内肿瘤；D.E. 先行L_4~S_1椎弓根钉固定，适度撑开后再行腰后路减压、髓核及肿瘤切除，术后正侧位X线片

5. 其他　如某些职业需要其腰椎活动正常或基本正常（运动员、飞行员、舞蹈演员及野外工作者等）或其他特殊情况者。

（二）非手术适应证

1. 诊断不明确、又无椎管探查指征者；
2. 有非手术疗法适应证者；
3. 有手术、麻醉禁忌证者；
4. 腰椎间盘突出兼有较广泛的纤维织炎、风湿等症状；
5. 临床疑为腰椎间盘突出症，但影像学及特殊检查未见有阳性征象者。

四、麻醉、体位与定位

（一）麻醉

临床上多选择全身麻醉及硬膜外神经阻滞麻醉，其次为腰椎麻醉、针刺麻醉、局部麻醉和复合麻醉等。

术者应明确，麻醉的基本目的是使患者在无痛和肌肉松弛状态下顺利完成手术。因此术者需要根据患者全身状态、术者本人的经验和手术的种类等选择有效的麻醉方法。

（二）体位

腰椎间盘突（脱）出症的手术体位选择主要依据为手术入路、术式要求和术者所好等，在临床上有数种体位可供选择，但目前常用的为前两种。

1. 俯卧位　为后路手术常规体位，患者俯卧于特制的气垫或支架上，以求避免腹部和胸部受压。此种体位适用于绝大多数椎间盘突（脱）出症者，包括伴有椎管狭窄症或其他硬膜囊内病变、需半椎板或全椎板切除、椎管开孔减压及硬膜囊内探查术等。

2. 仰卧位　适用于腰椎前路手术，即从前侧腹膜外或经腹入路，行腰椎椎间盘切除、人工椎间盘植入和椎体间融合术等。

3. 胸膝卧位　此种体位可使椎板间隙得到良好暴露，腔静脉压力也比其他体位低，并可降低硬膜外及椎静脉压力。因此其对于某些剧痛病例，需取跪位方可缓解疼痛者尤为合适。一般多选择局部浸润麻醉，如选择全麻则实施困难。

4. 侧卧位　患侧肢体在上之一般卧位，除椎节开孔减压术外，临床上少用。

5. 其他体位　如半俯卧位、半仰卧位等，或在术中视手术进程不同，或术中病情有变、需修正术式，或为计划性变换术式和体位等，均可酌情加以调整。

（三）定位

临床上椎间盘突出症部位以L_4~L_5或L_5~S_1最为常见，术前需要体表定位，其方法有4种：

1. 体表划线定位　两侧髂后上嵴连线为 L_4 与 L_5 椎间隙之间，手术时易于辨认。

2. 依据现有 X 线片定位　以两侧髂嵴连线通过腰背部中线，决定腰椎棘突。较常见的情况是此线通过 L_4~L_5 间隙或 L_4 棘突。较少在 L_3~L_4 间隙，一般不在 L_5~S_1 间隙。此外，L_{4-5} 与 L_5~S_1 间隙宽度亦非一致，此可作为参考。同时需注意腰椎先天变异，如 4 个腰椎或 6 个腰椎等（腰椎骶化、骶椎腰化或胸椎腰化等）。

3. 带针头注射亚甲蓝（美蓝）摄片定位　即术前或术中根据棘突或椎板上的亚甲蓝染色及与之平行放置的回形针标示定位。此法简便、准确，尤其适用于无 C- 臂 X 线机的条件下。

4. 术中 C- 臂 X 线机定位　目前最为多用，更为方便和精确。

五、腰椎后路手术

（一）腰后路手术适应证

腰椎后路手术为骨科传统的术式，临床选用率较高，其手术适应证如下。

1. 诊断明确之各型腰椎间盘突（脱）出症者　尤其是合并有腰椎管狭窄症、需同时后路减压者，可一次完成手术。

2. 病理解剖复杂、合并症状多者　除髓核突（脱）出者外，尚伴有椎体后缘骨赘形成或髓核骨化者外，或伴有腰椎椎节不稳者多选择后方入路施术。

3. 前路已施术仍有症状者　包括前路微创手术或其他手术，但症状仍存在可能伴有椎管内其他病变需进一步处理者。此属于翻修性手术，需小心操作。

4. 椎间盘源性腰痛　对单节段、多节段或伴发髓核后突及椎管狭窄者，宜选择后路减压切除髓核之同时施椎节固定融合术。

5. 诊断不清、有椎管探查适应证者　此种病例较多，尤其是合并有腰骶段蛛网膜下腔粘连需同时行蛛网膜下腔松解术者，大多需从后路探查及处理。

（二）麻醉及体位

以全麻及硬膜外麻醉为主，亦可采用局麻或腰麻。体位为俯卧位或侧俯卧位。

（三）传统术式

1. 定位　根据临床体征、术前 X 线片定位、并在患者体表处作上标记，以及术中 C- 臂 X 线透视定位，以免开错椎节。因定位错误而引起手术失败者并非少见，占再次手术患者的 20% 以上，因此必须引起高度重视。

2. 切口、显露椎板及椎节　多以病变为中心，作正中直线切口或 S 形切口，长度约 8~10cm，视病变范围不同暴露 1 至多椎节。切开皮肤、皮下及深筋膜后用梳式拉钩牵开切口，减少出血。之后自棘突、椎板锐性剥离骶棘肌，达两侧小关节处，并电凝止血。一般为 1~2 个椎间隙；除合并椎管狭窄者，一般少有超过 3 个节段者。

3. 椎弓根钉置入术　近十年来笔者发现在髓核摘除术前先行椎节椎弓根置入术，并将椎节适度撑开（每个椎节 2~3cm），不仅可使本来内陷（突）的后纵韧带、黄韧带和小关节囊性恢复原位，椎管径扩大；从而使术中操作空间增大，便于施术，且可使一般性髓核膨隆或突出还纳，解剖显露更加清晰，病变也易于判定和处理（见图 4-3-2-3-1）。注意！撑开长度切勿过大，以免术后引发轴性痛，此组症状有时可延续达数月之久。

4. 切开椎管、探寻病变　按常规切除棘突（或保留棘突）后再用椎板咬骨钳或刮匙切除椎板，显露椎管及硬膜囊；避免先入为主的观念，对椎管内需进行探查后方可施术。其步骤如下：

（1）用冰冷生理盐水冲洗术野　术野清除干净，并清拭手套后，术者用小指或食指顺硬膜囊背侧面由上向下滑动（切忌加压），以判定于椎管前方或侧前方有无突出物（位于椎间隙处的突出物 90% 以上系髓核，另有 5%~8% 为椎节后缘骨赘；而两个椎间隙之间处肿块以肿瘤或游离之髓核为多见）。

（2）显示突出物　用脑压板或神经剥离子将硬膜囊及脊神经根牵向一侧，在直视下观察该突出物是否为髓核、或其他病变。

（3）手指探查阴性者，则先从暴露脊神经根处开始进行探查　当手指尖末触及肿块时，为避免误伤神经根及周围的血管，一般先用条状脑棉将其保护，之后依序对其上、下、内、外等部位进行探查，以找出及判定有无髓核突（脱）出。如在根部周围无阳性发现时，再向其他部位探查。临床上遇到由于小关节肥大或内聚形成致压因素者并非少见，应注意分辨判定。

（4）注意髓核突出部位有无血管及小关节畸形，有无肿瘤　如硬膜囊前壁与脱出之髓核形成广泛粘连无法分离时，切勿勉强操作。同时应注意有无最外侧型的髓核脱出，根部四周有无血管畸形、小关节变异及肿瘤等，酌情作相应处理，对诊断明确的髓核突出，需将椎管侧后壁及侧壁切除，直达小关节内侧，并在直视下充分显示后突之髓核。

5. 摘除髓核

（1）直视下用髓核钳挟出髓核组织　此为临床常用方式，对已显露之髓核可在神经剥离子及脑棉保护下，用尖刀十字形切开后纵韧带，再沿切口将薄型髓核钳钳头呈闭合状插入深部，当髓核钳头部 2/3 以上进入后纵韧带下方时，可将髓核钳头部打开，并由浅及深（达椎间隙中部）将突出、变性之髓核摘除（图 4-3-2-3-2）。在牵出髓核时，如尾部较长，可在出口处加用一把髓核钳将变性之髓核拖出。之后再更换中号及大号髓核钳彻底摘除变性之髓核。笔者发现，当你认为已摘除干净的椎间隙，过 5~8min，再用髓核钳进入椎间隙仍能拖出相当体积的病变髓核。

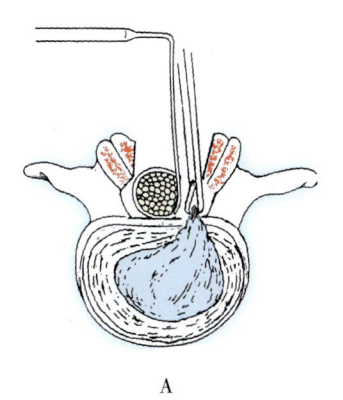 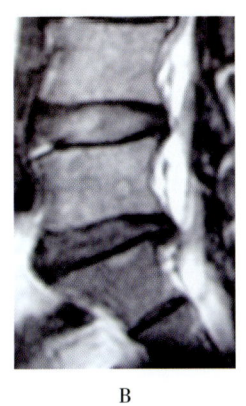 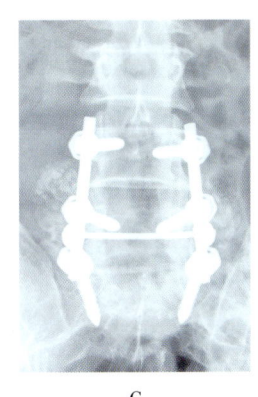 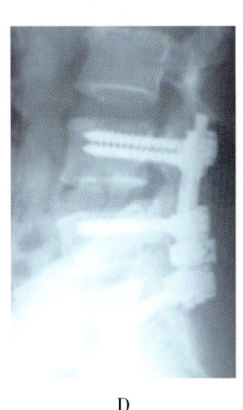

A　　　　　　　B　　　　　　　C　　　　　　　D

图 4-3-2-3-2　临床举例（A~D）

腰椎髓核摘除示意图及临床病例　A. 示意图；B. MR矢状位显示 L_4~L_5 椎节椎间盘突出，L_5~S_1 则为椎间盘源性病变+突出；C.D. L_4~L_5 及 L_5~S_1 先行椎弓根钉置入，适度撑开，之后再行后路减压及髓核切除术，并装横连结杆；术后X线正侧位片，显示外形良好，恢复满意

在深部操作时务必小心、细心，穿过椎节前纵韧带伤及大血管之病例时有发生，切记。

当椎间隙清除完毕并用冰盐水冲洗干净，之后将明胶海绵呈细条状插入椎间隙起止血、封口及保护作用。亦可选用椎节融合器一枚斜形插至椎间隙，并同时调节椎弓根钉、予以加压。但也有学者选用两枚椎间融合器，虽更牢固，但增加费用，且发生椎前血管损伤的概率明显增多，除非前路手术时选用。

椎间融合器各家产品不同，应按不同要求操作，包括用特殊工具清除椎节内容物、刮除软骨板、试模及撑开等程序。

术毕，检查局部无出血及异物存留后，用冰盐水冲洗术野，再进一步观察如无异常所见即完成手术,依序缝合诸层。

（2）严重粘连型 约5%~10%的髓核脱出者与硬膜囊形成十分牢固的粘连。如位于侧方或侧前方,应设法尽量分离松解,以不伤及硬膜囊为原则,必要时可锐性分离。对位于前方中央或中央旁者,则需先切开后方硬膜囊暴露蛛网膜下腔,进一步明确诊断后,用薄脑棉片将马尾神经分向两侧保护之（中央旁型者则牵向健侧）,随后再纵向切开腹侧硬膜囊（或＋后纵韧带）而显露脱（突）出之髓核,并用薄型髓核钳小心将其摘除。腹侧切口切勿过长,一般0.5~0.6cm。操作时务必掌控吸引器,要低压,并用脑棉遮盖头部,防止误将马尾神经吸入。摘除术毕,腹侧切口深部留置明胶海绵一小片（切勿进入椎管）,而后缝合硬膜囊背侧切开处。

（3）严重髓核脱出型 操作时需小心,此时务必仔细,先予以椎弓根钉撑开固定,再切开椎板,分离硬膜囊（图4-3-2-3-3、4）。

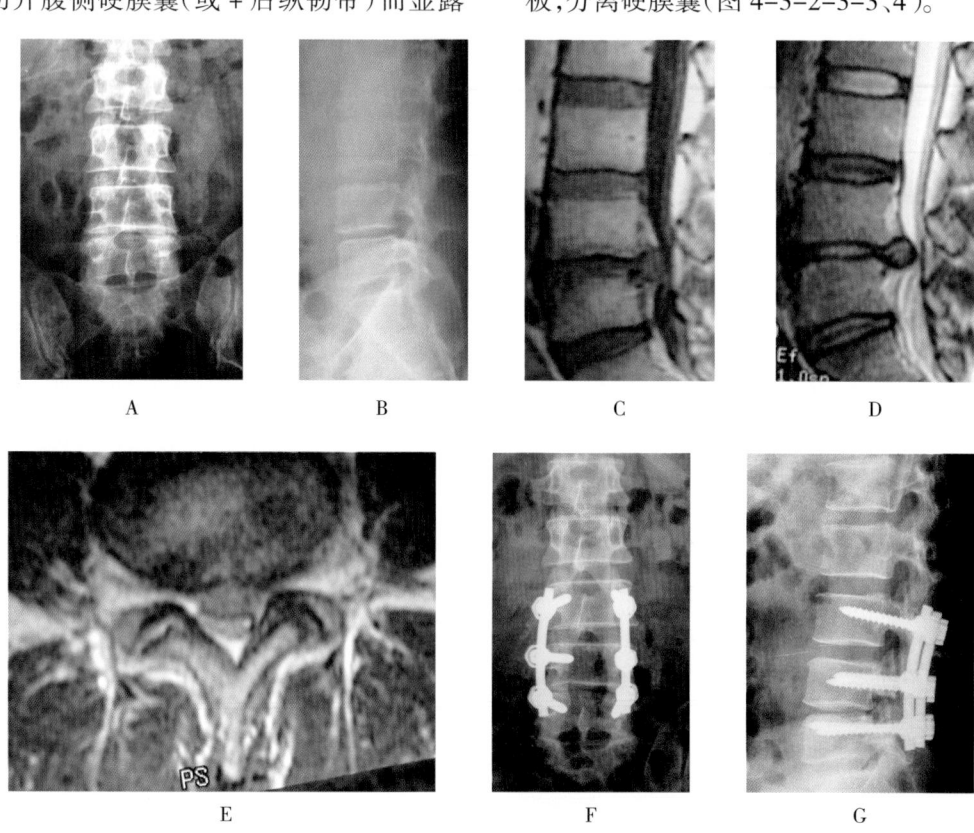

图4-3-2-3-3 临床举例（A~G）

男性,38岁,L_4~L_5髓核脱出 A.B. 术前正侧位X线片；C.D. 术前MR矢状位,见L_4~L_5髓核脱出,L_3~L_4髓核突出（T_1、T_2加权）；E. MR、L_4~L_5水平位扫描；F.G. 椎弓根固定、撑开、后路减压,摘除髓核,术后X线正侧位观

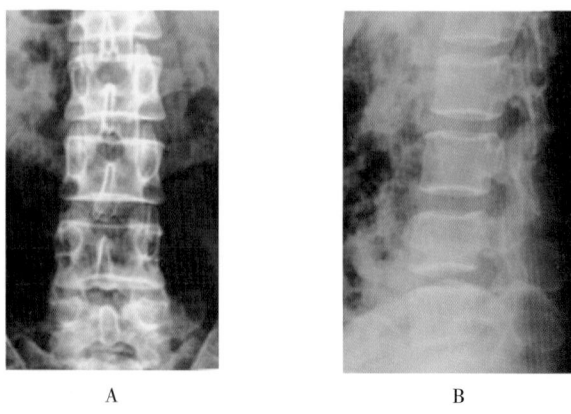

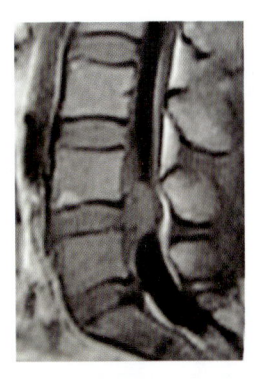 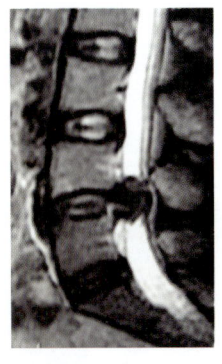 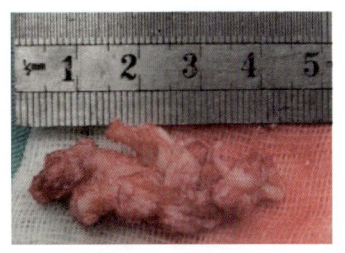

图4-3-2-3-4　临床举例（A~E）

后路椎板切除+髓核摘除　A.B. 术前正侧位X线片；C.D. MR矢状位观（T_1、T_2加权）显示L_4~L_5髓核脱出及L_5~S_1椎间盘源性腰痛征（低信号改变）；E. 自L_4~L_5椎节摘除髓核之标本

（4）髓核脱入硬膜囊内或根管内者　作者曾遇到多例髓核脱入硬膜囊内之病例，均需从后方切开硬膜囊将其摘除；一般无粘连者容易摘除，遇有粘连时，需耐心分离松解，实在困难者宁可放弃而不能误伤马尾神经。对脱入根管者大多可以从内口拖出，对伴有粘连而松解又感困难者，可将根管后壁凿开（或咬除、刮除），在直视下切除之，一般多无困难。

6. 处理其他致压物及致病因素

（1）对伴有椎间盘源性腰痛者　在判明两元性病变，不仅有髓核致压症状，且伴有椎节不稳、椎节高压及负重时腰痛感加剧的椎间盘源性症状者，可同时从后路施术，先以椎弓根钉撑开、固定，再减压及摘除髓核（见图4-3-2-3-3、4）。

（2）伴腰椎滑脱之椎间盘突（脱）出症　尽可能在手术时两者予以兼顾，在摘除髓核之同时将滑脱之椎节复位，以求恢复椎节原有高度及稳定性，一般多先行椎弓根钉撑开复位及内固定，之后施术操作更为方便、安全（图4-3-2-3-5）。

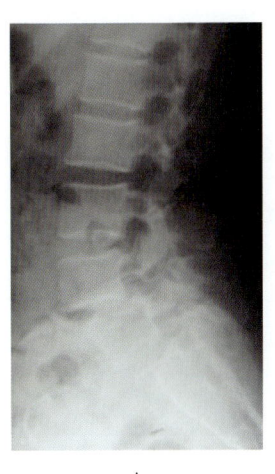 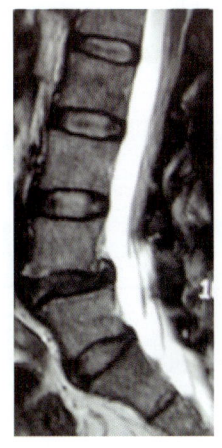 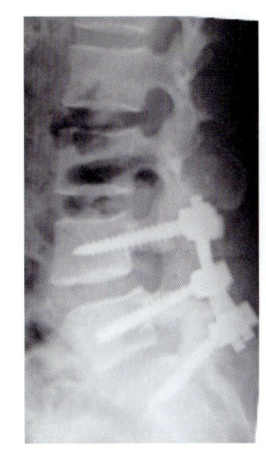

图4-3-2-3-5　临床举例（A~C）

L_4~L_5及L_5~S_1椎间盘突出伴L_4~L_5滑脱征　A. 术前侧位X线片；B. 术前MR矢状位所见；C. L_4~S_1椎弓根钉固定，先椎节撑开，再提升滑移之椎体，之后行后路减压及髓核切除术，术后侧位X线片

（3）多节段椎间盘突出症　对多节段病变应同时、一次手术处理。先以短节段椎弓根钉将施术椎节撑开固定，再按要求将各椎节突（脱）出之髓核摘除；在操作时需小心谨慎，因

为此组病例大多伴有椎管狭窄,且各个节段之髓核突(脱)出不尽相同,轻重不一;轻者,在术中椎弓根钉固定及撑开后,突出之髓核立即还纳,对此种病例无需进一步处理,但后纵韧带已破,髓核脱出者则需彻底摘除(图4-3-2-3-6)。

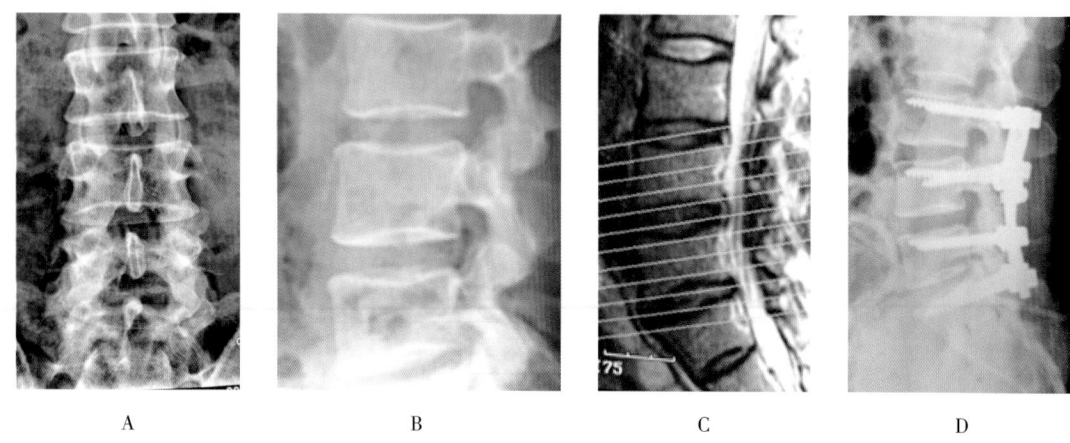

图4-3-2-3-6 临床举例(A~C)

多节段腰椎间盘突出及椎管狭窄症 A.B.术前X线正、侧位片,显示腰椎生理曲度消失,有向前屈曲倾向;C.术前MR矢状位,显示L_3~$S_1$3个节段椎间盘突出;D.先行L_3~S_1椎弓根钉固定、撑开,予以后路减压+髓核摘除,术后X线侧位片,显示腰椎曲度恢复正常

(4)伴腰椎管狭窄之腰椎髓核突出症者 应在术中先施以椎弓根钉固定技术,再扩大椎管减压及摘除髓核,要求彻底清除椎管前方及后方引起狭窄之病变(图4-3-2-3-7~9及图4-3-2-3-6)。由于椎管狭窄,在显露椎管及扩大减压时,需特别小心,此时常无硬膜囊常,下方即为蛛网膜,甚易引起脑脊液漏。因此在咬除椎板时,每前进一步,均需用神经剥离子予以松解后再行切除。有经验者多选用刮匙刮除椎板更为简便、安全,笔者依次法操作20余年,尚无发生意外者。

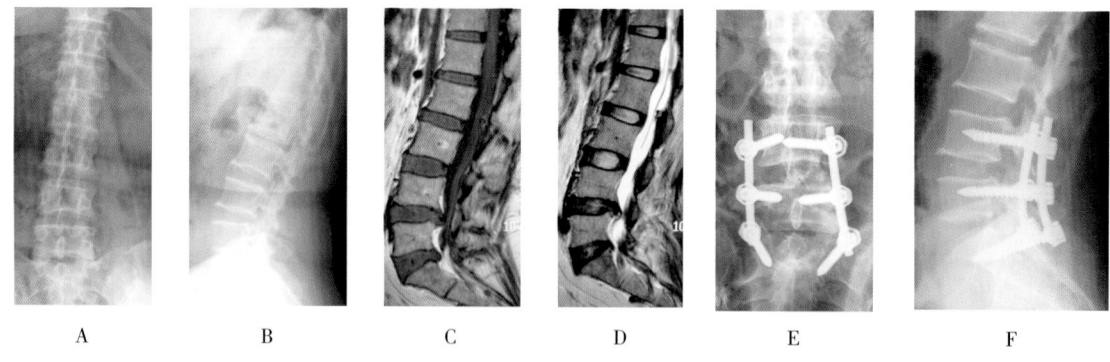

图4-3-2-3-7 临床举例(A~F)

合并椎管狭窄症之腰椎髓核突出者,术中可酌情一并处理 A.B.术前X线正侧位片,显示腰椎侧弯及代偿性腰椎前凸;C.D.术前MR矢状位观,显示L_4~L_5及L_5~S_1双节段髓核突出及下腰椎椎管狭窄;E.F.椎弓根钉内固定、椎节撑开后行椎管扩大减压及髓核摘除术,术后正侧位X线片显示腰椎生理曲度及椎节高度已恢复正常,原症状消失

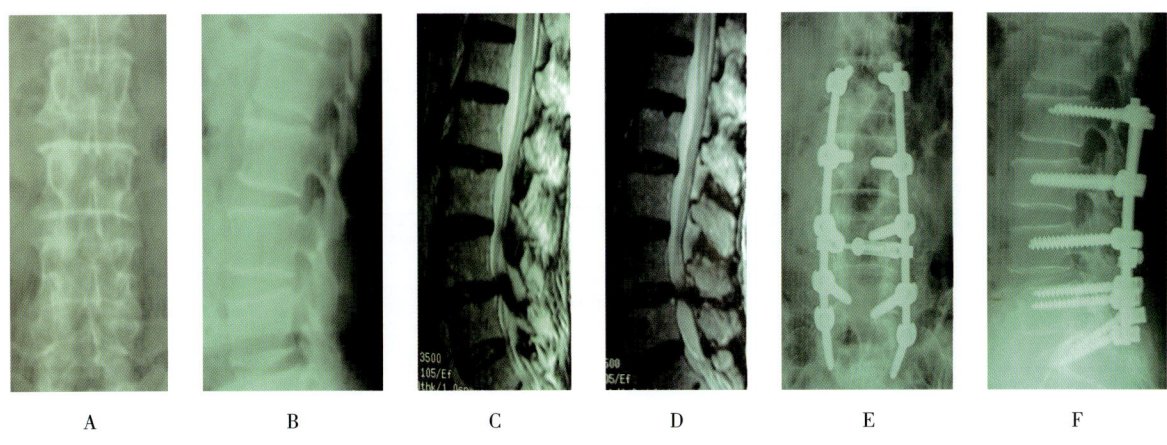

图4-3-2-3-8 临床举例（A~F）
多节段腰椎髓核突出症（L_2~L_5）伴下腰椎椎管狭窄症　A.B. 术前X线正侧位片；C.D. 术前MR矢状位观；E.F. 先行L_2~S_1椎弓根钉置入、撑开及固定，再行后路减压、摘除髓核及安装横连结杆；术后正侧位X线片观，显示椎节高度已恢复

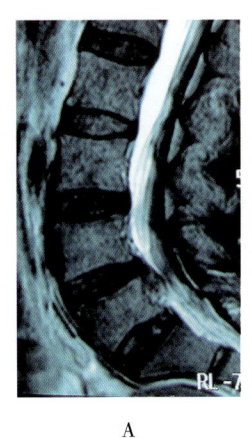
A

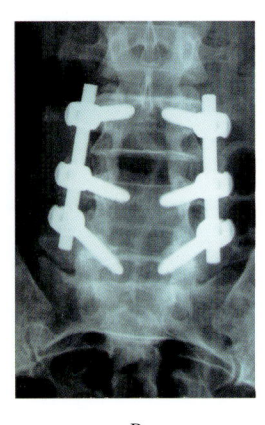
B

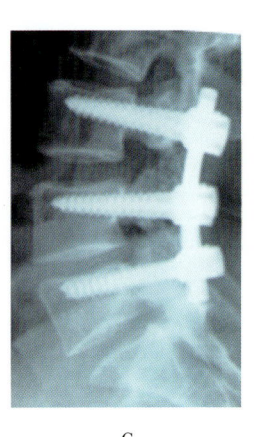
C

图4-3-2-3-9 临床举例（A~C）
腰骶椎椎节稳定，不伴有椎管狭窄症等病变者不应予以固定　A. 术前MR矢状位显示L_{3-5}髓核突出伴腰椎椎管狭窄，而L_5~S_1属于正常状态；B.C. 术后腰椎X线正侧位片，椎弓根钉固定范围为L_3~L_5；而L_5~S_1未行固定，也无需处理

（5）腰骶椎节无病变者　有些学者认为此椎节目前虽无手术固定之适应证，担心继发性改变而再次手术。因此对L_4~L_5节段及其上方有病变者常将L_5~S_1同时予以固定，但实际上并无此需要。笔者建议只需固定患病的上方椎节，而正常之L_5~S_1椎节不应同时予以内固定（图4-3-2-3-9~11）。

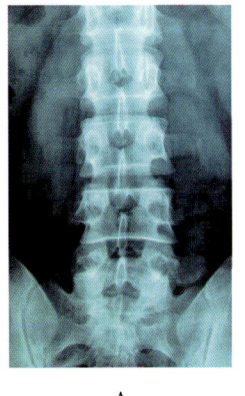
A

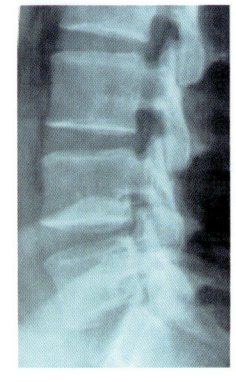
B

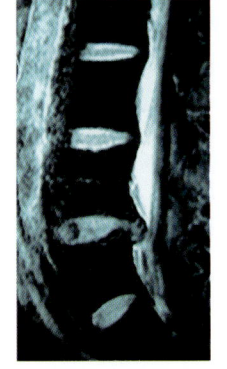
C

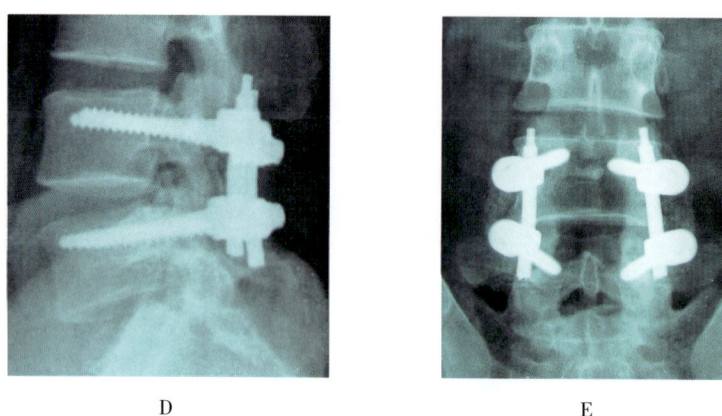

图4-3-2-3-10 临床举例（A~E）

单节段L_4~L_5椎间盘突出症　A.B. 术前X线正侧位片；C. MR矢状位观，显示L_4~L_5髓核脱出；D.E. L_4~L_5单节段椎弓根固定、撑开，髓核摘除术后正侧位X线片，术后原症状消失，L_5~S_1未行固定

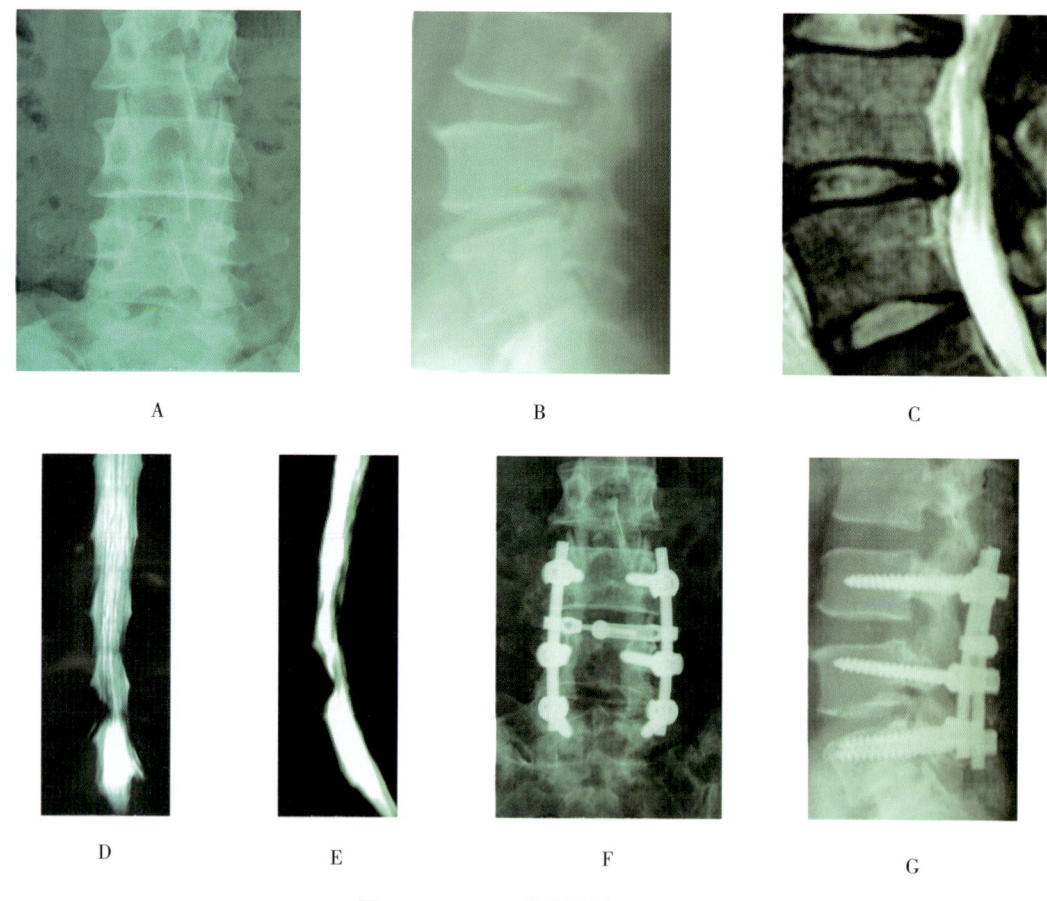

图4-3-2-3-11 临床举例（A~G）

L_3~L_4，L_4~L_5椎间盘突出　A.B. 术前X线正侧位片；C. MR矢状位观，显示L_3~L_4及L_4~L_5椎节髓核突出及椎管狭窄征，但L_5~S_1椎节正常；D.E. MR水成像正侧位观，显示硬膜囊受压部位及范围；F.G. 椎弓根钉置入，撑开后行后路减压+髓核摘除+横连接固定术后X线正侧位观，L_5~S_1未行固定

（6）合并椎体后缘骨刺者　如超过3mm时，可酌情凿除，如不超过3mm，或是位于非致压致病部位者，则无需特意手术切除，以防局部出血，且操作时易对硬膜囊引起误伤。

（7）合并腰椎椎节不稳者　单纯髓核突出病患者，其临床症状大多较为稳定，如从腰椎动力性侧位片上证实该病节同时伴有明显不稳者,其症状一般较重,且波动较大,尤以腰部活动时症状更为明显,对此组病例应及早手术,术中患者务必予以撑开、固定(图4-3-2-3-12)。

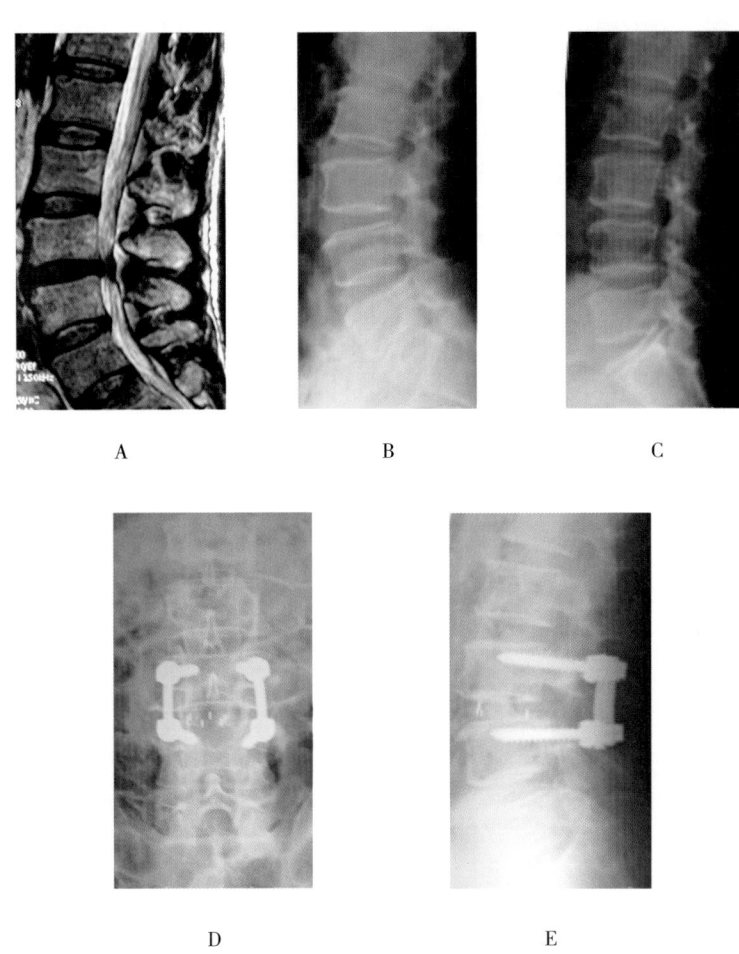

图4-3-2-3-12　临床举例(A~E)
L_3~L_4椎间盘突出伴腰椎不稳行后路椎弓根钉内固定及椎间融合术　A. 术前MR矢状位观；B.C. 术前腰椎动力侧位片提示L_3~L_4位移,呈现不稳征；D.E. 行L_3~L_4单节段椎弓根钉固定、撑开后减压+髓核摘除及椎间融合器植入术,术后正侧位X线片所见

(8)合并血管畸形者　应慎重处理,对形成血管瘤(海绵状为多)者,在结扎前应先设法阻断血供,在证明对脊髓供血无影响时,方可将其结扎,以防终末血管引起脊髓缺血软化。

(9)合并蛛网膜下腔粘连者　可酌情行粘连松解术(详见本书相关章节)。

7. 椎管探查　除切除患节髓核外,尚应对椎管进行全面探查,尤其是相邻近椎间隙(一般为L_{4-5}及L_5~S_1),约10%以上的病例表现为双节突出。

对多节段病变者,在对最上方一节施减压及髓核摘除术完毕后,可用最细之导尿管沿硬膜囊后壁向上插入,深度为10~12cm。如通畅无阻,则无需再减压；如上行受阻,则表明上节仍有致压因素,需继续向上减压,直达可顺利通过导尿管>10cm为止。

对硬膜腔内有造影剂残留者(碘苯酯等)应在术中将其抽除。术中切勿将脑棉、线头及碎骨片等残留椎管内。

8. 椎节固定以病变节段为限(主)　椎节固定应尽可能采取短节段原则,尤其是选择椎弓根钉术式时,凡短节段可解决问题者,切忌选用长节段,以防"固定过度"和增加患者经济负担(图4-3-2-3-13)。

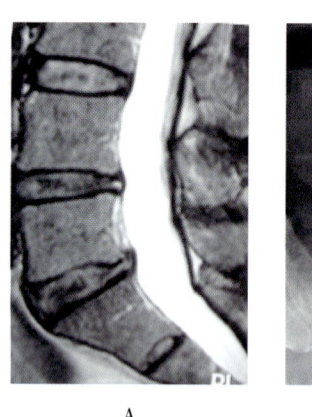 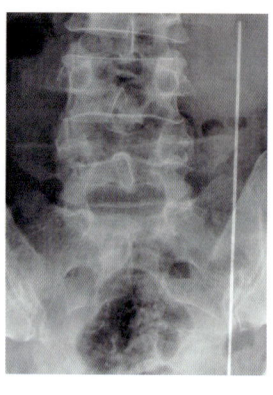 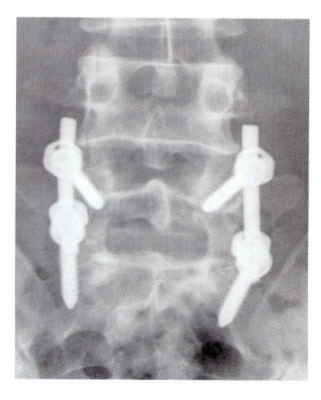 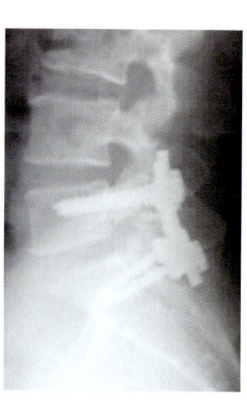

图4-3-2-3-13　临床举例（A~D）

L_5~S_1椎间盘突出症引发胸腰段侧凸　A. 术前MR矢状位观，显示L_5~S_1髓核突出；B. 术前胸腰段X线正位观，显示胸腰段侧凸征；C.D. 行L_5~S_1单片段椎弓根钉撑开、固定及L_5~S_1髓核摘除，术后X线正侧位片，显示侧凸及原症状均消失

9. **固定椎节以临床症状为主**　临床上常遇到病变范围广泛，MR显示多节段退变征，但其临床症状却仅为单椎节；尤以老年患者为多见。此时在向患者及家属说明情况下可仅对一个节段施术及固定，大多可取得满意疗效（图4-3-2-3-14）。

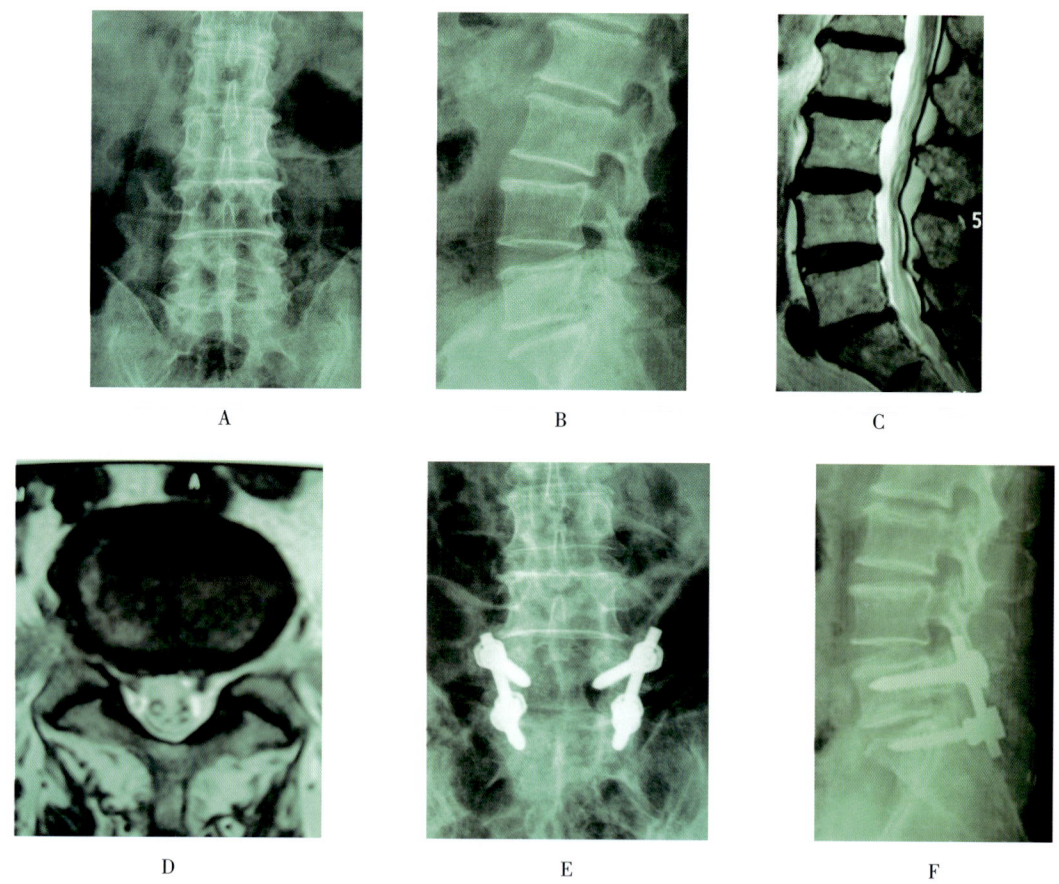

图4-3-2-3-14　临床举例（A~F）

男性，75岁，影像学呈现多节段病变而临床上表现为单椎节症状，此时在手术治疗上应以临床为主　A.B. 腰椎术前正侧位X线片；C. 术前MR矢状位显示多节段硬膜囊受压征；D. L_5~S_1MR水平位显示髓核后突；E.F. 以临床表现L_5~S_1右侧神经根部受压而行L_5~S_1椎板切除减压+髓核摘除及椎弓根钉撑开固定术，术后症状消失，正侧位X线片示椎节固定满意

10. **植骨融合及 Cage 植入** 对合并严重的下腰椎不稳症、又未行椎弓根钉技术者,一般可以行椎节间植骨融合术,尤其年龄较轻者。但传统之椎节后方植骨融合术有继发椎管狭窄症之风险,应注意,目前少有采用者。

椎节 Cage 植入术为近年来开展较多之术式,可从侧方斜向插入椎节,较安全有效,此已在前面提及(图 4-3-2-3-15~18)。

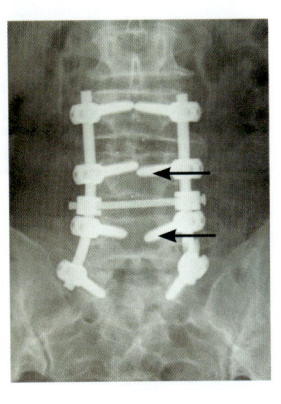 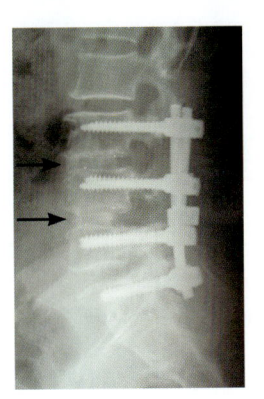

图4-3-2-3-15 临床举例(A、B)
女性,59岁,因多节段腰椎间盘突出伴L₃~L₄及L₄~L₅椎节不稳而行L₃~S₁椎弓根钉固定、撑开、后路减压、髓核摘除及L₃~L₄椎节融合器植入(箭头所指),术后正(A)侧(B)位X线观

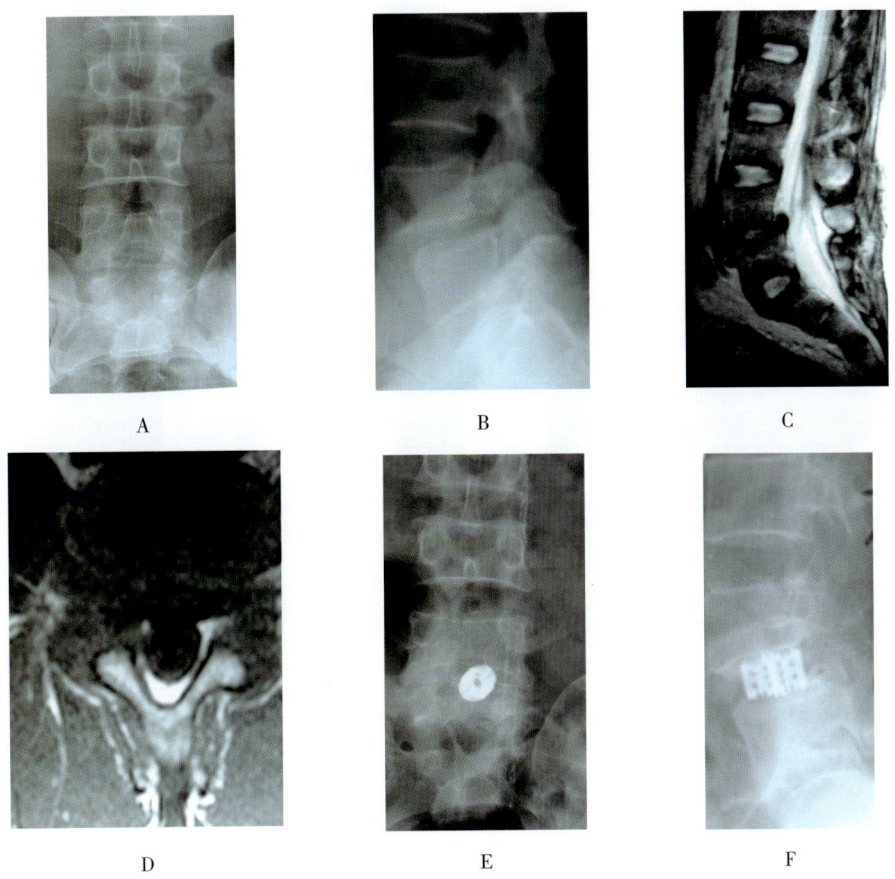

图4-3-2-3-16 临床举例(A~F)
腰椎间盘突出合并L₄椎弓崩裂、L₄₋₅滑脱,行单侧小关节突及半椎板切除减压,侧后方斜向植入椎节融合器
A.B. 术前正侧位X线片;C.D. 术前侧位及横切位MR影像所见;
E.F. L₄₋₅椎节减压+髓核摘除+椎节融合器植入术,术后正侧位X线片显示L₄~L₅椎节融合状态

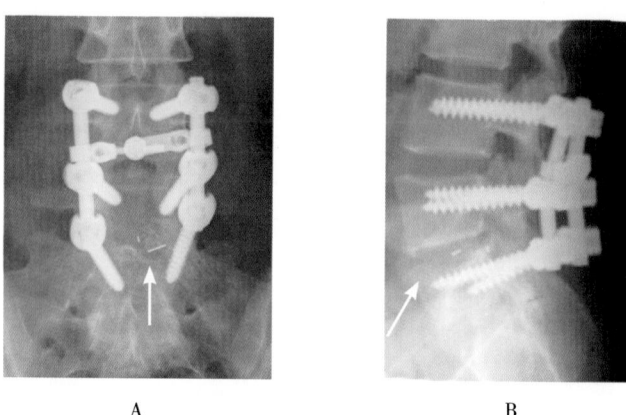

图4-3-2-3-17 临床举例（A、B）

女性，23岁，A.因L_4~S_1椎节髓核突出伴L_4~S_1椎管狭窄行L_4~S_1椎弓根钉固定、撑开、减压、L_3~S_1髓核摘除及椎间融合器植入术后正位X线片；B.同前，侧位片

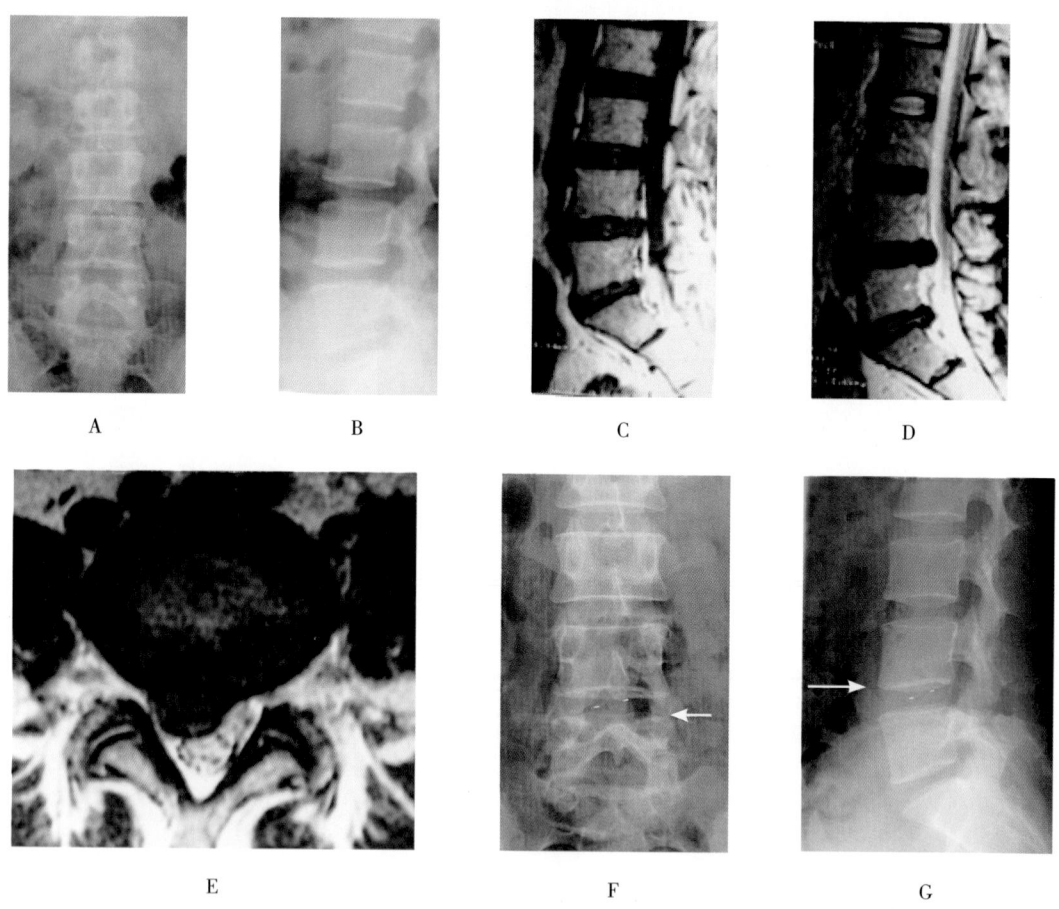

图4-3-2-3-18 临床举例（A~G）

L_4~L_5椎间盘突出症，行椎间融合器置入术 A.B.术前正侧位X线片；C.D.术前MR矢状位（T_1、T_2加权）；E.术前MR横断面；F.G.术后正侧位X线片，箭头所指为椎节融合器

11. 闭合切口 清理术野后依序缝合切开诸层，深部留置引流管（片、条）24~48h。

12. 术后处理 内固定确实者可早日下地，多在术后次日步行，并注意腰背肌功能锻炼。未行内固定者，可在拆线后上石膏腰围下床活动。

（四）腰椎高位椎间盘突（脱）出症

腰椎高位椎间盘突（脱）出症较为少见，约占全部病例的 1%~3%；所谓高位是指腰 L_{1-2} 和 L_{2-3} 髓核突（脱）出之病例。因该处为圆锥及脊髓终末端所在，不仅涉及下肢功能，更为重要的是波及此处的伤患易引起大小便及性功能障碍。依据临床检查及 MR 所见诊断易于确定。凡有临床症状者应尽早施术，摘除髓核，消除致压因素。

在技术操作上，应先予以定位，确认施术椎节，而后行椎弓根钉置入，适度撑开、固定。术中 C- 臂 X 线机透视确定椎弓根钉位置满意后，切开椎板行后方减压及髓核摘除术。操作时手法轻柔，切不可对硬膜囊加压，以防伤及圆锥引起不良后果（图 4-3-2-3-19）。

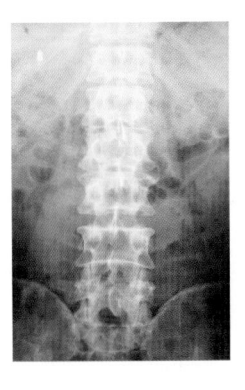

A

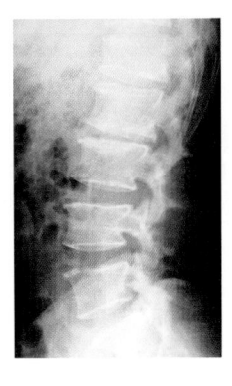

B

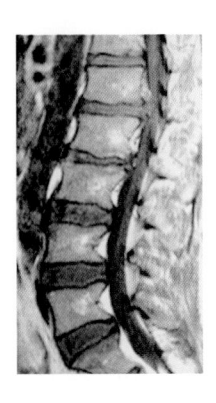

C

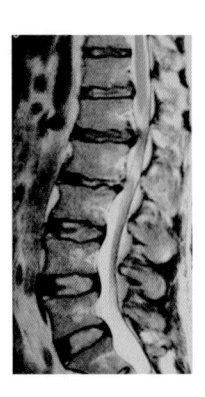

D

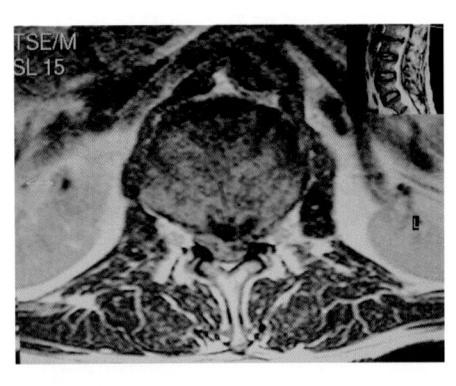

E

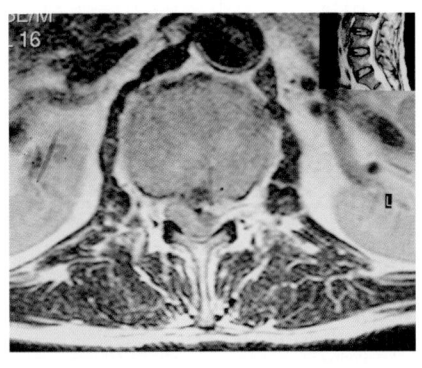

F

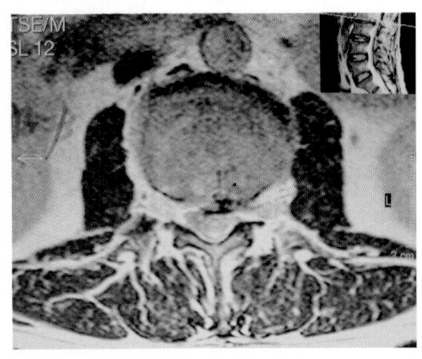

G

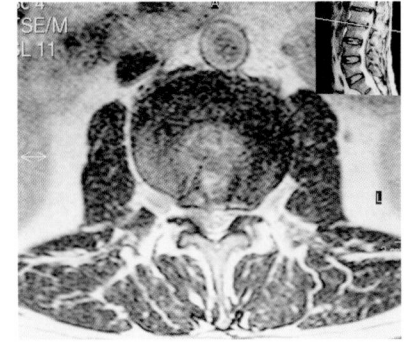

H

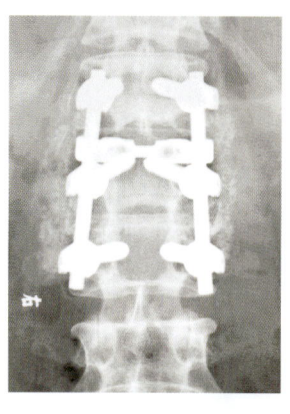
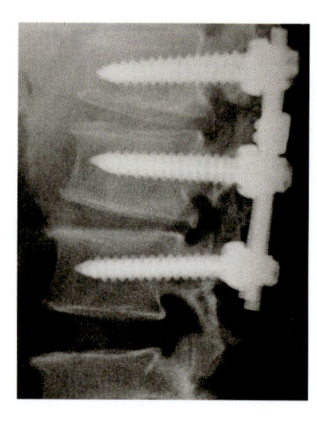

图4-3-2-3-19 临床举例（A~J）
腰椎高位椎间盘突出症　A.B. 术前正侧X线片；C.D. 术前MR矢状位，提示L_{1-2}及L_{2-3}椎间盘突出；E.F. 术前L_1~L_2横断面MR影像；G.H. 术前L_{2-3}横断面MR影像；I.J. L_{1-3}椎弓根固定、撑开后行后路减压+切除髓核+横连结安装，术后正侧位X线片

（五）环锯法（或经黄韧带）切除椎间盘

亦为近年来国内外已开展之术式，其优点是手术切口小，损伤轻，且有与前者相似之缺点，在选择时应酌情考虑。

1. 手术适应证、麻醉与体位

（1）手术适应证　主要是诊断明确的单节段或双节段腰椎间盘突（脱）出症，此外亦可作为椎管或根管探查的方式之一；

（2）麻醉与体位　一般多选择局部浸润麻醉，患者取俯卧位。

2. 手术步骤

（1）切口及暴露椎间隙　根据术前临床及X线片定位后，在患侧作一正中旁3~4cm长之纵形切口（探查两节以上者可酌情延长），向下分离，并锐性剥离患部骶棘肌，暴露椎板，再显露椎板间隙（图4-3-2-3-20）。

（2）放置环锯（或切除黄韧带）　用弧形拉钩（或内窥镜式自动拉钩）将切口撑开，取环锯（外口直径约1.2~1.5cm左右）放置于椎板间隙外侧处，并调整、控制环锯（或显露黄韧带，准备用尖刀切除）。

（3）暴露椎管　随着环锯向深部钻动，当控制环所显示之预定深度时即停止钻动（椎板厚度一般为4~4.5mm），取出环锯，用弧形凿或其他工具将钻穿之椎板取出即显露出硬膜囊（或对黄韧带采用尖刀切除），以保持视野清晰（图4-3-2-3-21）。

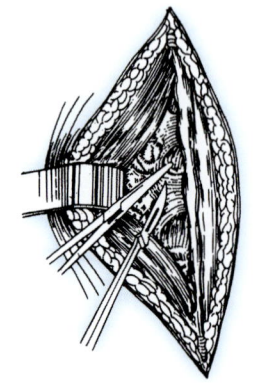

图4-3-2-3-20　显露单侧椎间隙示意图

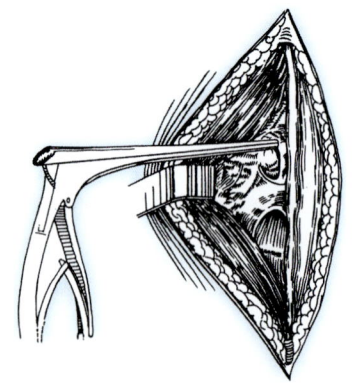

图4-3-2-3-21　显露椎管示意图
切除黄韧带及椎板、暴露椎管

（4）探查椎管侧、前壁　先用神经拉钩或小号脑压板轻轻将硬膜囊推（牵）向对侧，即显露脊

神经根部，以此为中心找寻致压性病变。并判定根管的内径及脊神经根受压情况。操作时注意勿伤及脊神经根周围的动、静脉血管支。

（5）切除髓核　明确显露于视野处脱出之髓核，可用髓核钳直接取出，对突出者，则需用尖刀切开后纵韧带，再将薄型髓核钳小心伸入韧带下方摘除髓核（图4-3-2-3-22）。为避免误伤周围组织，切忌急躁，一般可分数次摘除干净。对局部出血，可用冰盐水冲洗，或明胶海绵压迫之。

（6）酌情选择内固定或人工椎节融合器　前者主用于椎节不稳定者，以椎节融合器为多用，包括长条状Cage等。后者适用于青壮年、局部退变较轻之患者。

（7）依序缝合切开诸层　处理要求同前。

3.术后　早期作肢体功能锻炼，拆线后即可下地行走（或上一石膏腰围），并注意加强腰背肌锻炼。

（六）腰椎后路非融合术

此为近年来开展的新技术，其方式有多种，包括腰椎棘突间弹簧、椎节后方人工关节等各种设计（图4-3-2-3-23），目前已用于临床，主要是从后路切除致压物后选用撑开+活动之方式维持减压疗效和恢复椎节高度。但反对者认为腰椎后结构不同于椎体的高强度和支撑力，对更需要椎节稳定的腰椎来说，非融合技术所引发的问题更多；笔者曾参与处理术后纠纷事宜，因此建议大家持慎重态度。

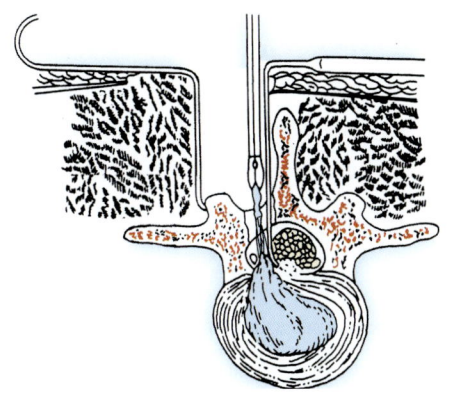

图4-3-2-3-22　牵开硬膜囊、摘除髓核示意图

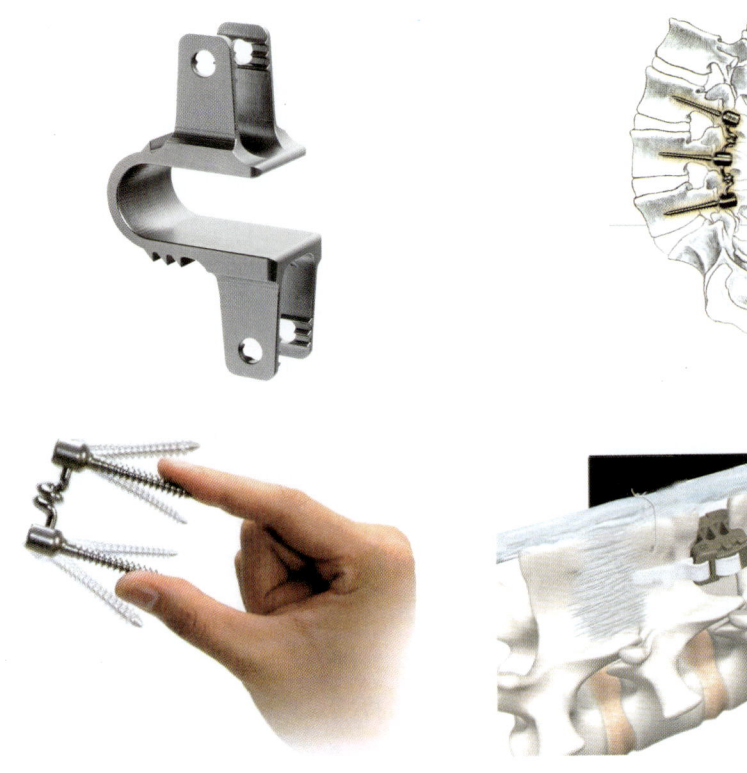

图4-3-2-3-23　腰椎后路非融合设计部分元件模型图

目前临床上使用较多的是：Dynesys（Zimmer）腰椎动态稳定系统（图4-3-2-3-24）。全球已施术者超过5万例，国内各地亦在开展中。该设计较为合理之处在于其具有维持椎节原有的高度和功能，可调节与中和椎节活动时所产生的过度应力，防止病理性活动，从而适用于腰椎中度退变性疾患和先天性腰椎椎管狭窄之病例。当腰椎后伸时，其坚固的间隔管（块）可限制其过度后仰范围，防止椎管狭窄和失稳；而前屈时，由于后方有多层聚酯纤维（PET）组成的绳索牵制和椎弓根固定作用，而仍可维持椎节的稳定性和活动范围。由于其与椎弓根固定系统相结合使用，从而更为临床医生乐意选用（图4-3-2-3-25、26），尤其是对防止邻节退变的中老年患者，更具优势。

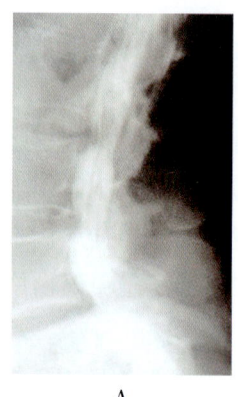
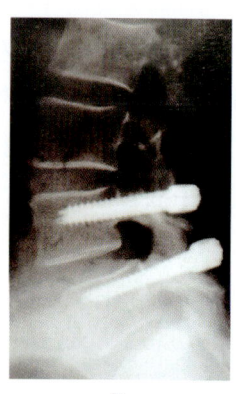

图4-3-2-3-26　Dynesys系统临床应用（A、B）
A. 术前MR矢状位片；B. 术后侧位X线片

六、腰椎前路手术

（一）经腹膜外前路腰椎间盘摘除术

1. 概述　由于后路椎间盘摘除术对椎节的损伤较大，且不易完全切除病变的椎间盘，加之手术部位出血、血肿易引起神经根粘连等问题。因而提出经前方入路行髓核摘除术，尤以具有普通外科临床经验者，认为前路手术更为方便和安全。

前路手术的优点在于能良好地暴露整个椎间隙，可同时处理L_4~L_5和L_5~S_1椎间盘，且便于在椎间盘摘除后植骨或放置椎间融合器以求恢复和保持椎间隙高度，并能及早下地及达到骨性融合目的等。但在术中操作时应注意避免伤及骶中神经和椎前大血管等。

2. 手术步骤

（1）体位与麻醉　仰卧位，全麻或硬膜外麻醉。

（2）显露病变椎节　下腹部旁正中切口，亦可用正中或右侧八字切口（图4-3-2-3-27~29），推开腹膜内脏组织，摇高手术台腰垫，呈半仰卧位以使腰椎过伸，椎间隙尽可能变宽，视野清晰；术者用手指紧贴腹腔后壁，钝性分离椎前组织及骶前交感神经纤维和静脉丛，并用腹腔拉钩或大S拉钩将其牵向一侧，如此即可清晰地显露L_4~L_5及L_5~S_1椎间隙。

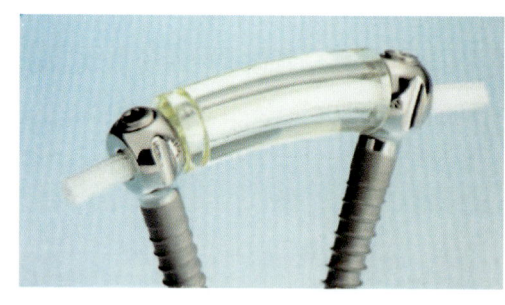

图4-3-2-3-24　Dynesys动态稳定系统模型图

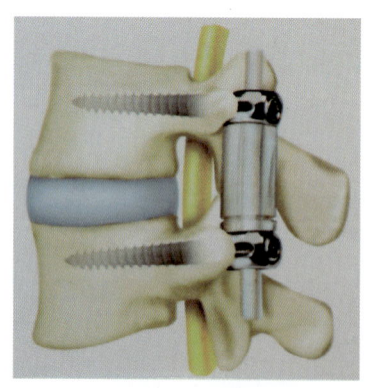

图4-3-2-3-25　使用中模型图
用于脊柱的动态稳定系统，居中的间隔管通过上下椎弓根钉的固定使施术椎节获得一个可控的运动范围

下方即为髓核组织。用大小不同之髓核钳及刮匙取出髓核（图 4-3-2-3-30~32）；对腰椎间盘源性腰痛到此即可。但对髓核突（脱）出者，则应在取出髓核后，探查纤维环后侧有无薄弱或破损处，有无髓核向后突入椎管内压迫神经，并酌情处理。

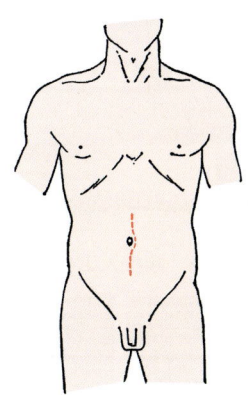

图4-3-2-3-27　前正中切口示意图

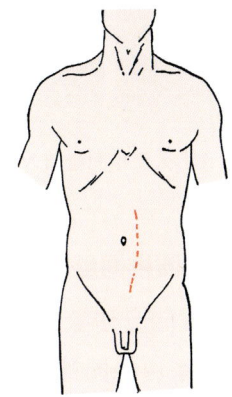

图4-3-2-3-28　前正中旁切口示意图

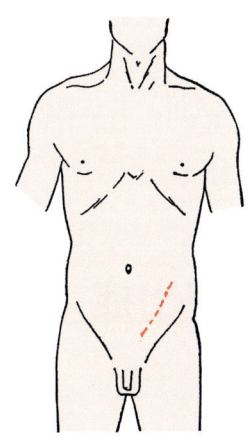

图4-3-2-3-29　倒八字切口示意图
前方下腹部倒八字左侧斜形切口

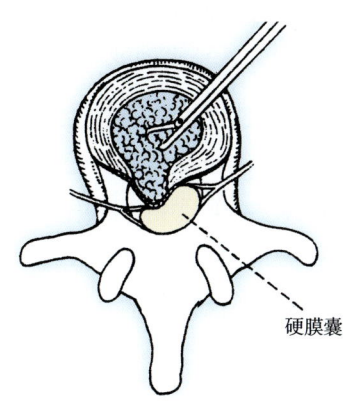

图4-3-2-3-30　由浅入深切除髓核示意图
自前方摘除髓核组织一般先自椎节中部开始，由浅入深

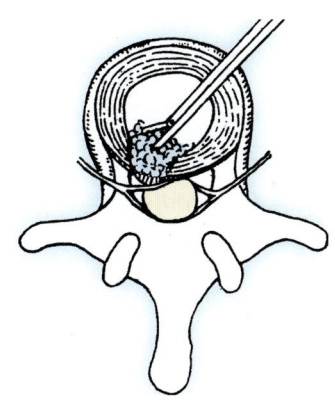

图4-3-2-3-31　依序摘除椎节后方之髓核示意图

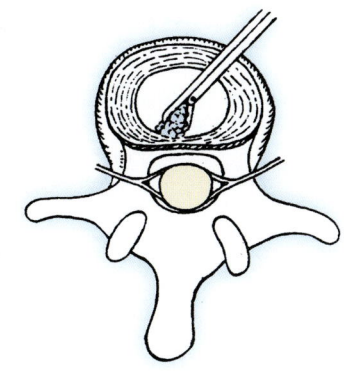

图4-3-2-3-32　切勿过深误伤示意图
最后摘除突向椎管之髓核，注意：切勿过深伤及硬膜囊

（3）摘除髓核　在椎间隙处呈口形、横行或"+"字形切开（除）前纵韧带，将韧带切除或翻下，即显露纤维环；再将纤维环呈口字形切除或切开，

除 L_4~L_5 及 L_5~S_1 外，L_3~L_4 椎节在直视下亦易于暴露及摘除髓核，多无困难；但需向上方分离，细心操作，切勿伤及腰横血管干（支）。

（4）椎节融合 椎节清理干净后取髂骨块植入椎节，或选用界面内固定器将椎节融合之，并酌情加用腰椎钛板。

3. 术后处理 椎节稳定者，术后次日可下床步行，尤以植骨+钛板或双条形椎间融合器+钛板、或螺旋式鸟笼Cage者均较为稳定。其他病例则需于术后卧床7~10天并按下腹部手术后处理。拆线后上石膏腰围固定2~3月，术后定期X线腰椎摄片复查，直到腰椎椎节融合为止。骨性融合的时间一般为3月左右。

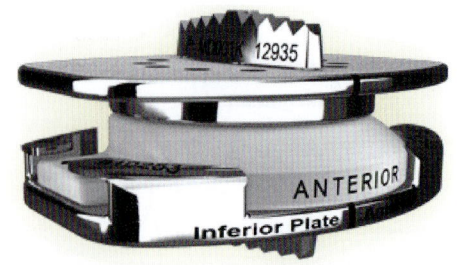

图4-3-2-3-33 腰椎人工椎间盘元件模型

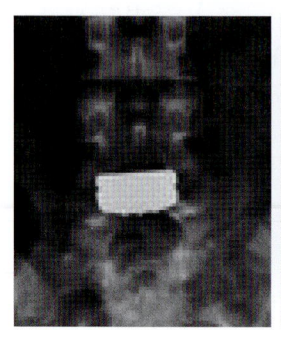 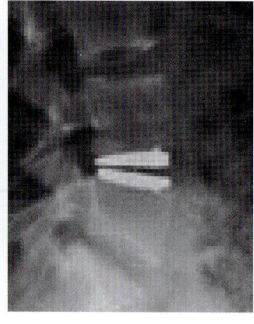

A　　　　　　　　B
图4-3-2-3-34 L_{4-5}人工椎间盘植入X线片（A、B）
A. 正位X线片；B. 侧位X线片

（二）经腹膜外腰椎椎节切除及人工椎间盘植入术

本手术主要用于引起椎间盘源性腰痛之退变性（损伤性）椎体间关节炎或椎体型（前缘型）椎间盘突出症等。

麻醉、切口、手术入路及术式与前述内容相似，术中要求将全椎节切除，之后植入人工腰椎间盘（图4-3-2-3-33、34）。见本篇第三章第二节内容。此种手术损伤相对为大，患者支出多，且术中出血较多，要求在病例选择上慎重。

（三）经皮穿刺腰椎间盘切除术

此项经皮腰椎间盘切除术（percutaneous lumbar discectomy）系由德国神经外科医师最早在临床上开展的新技术，正在国内推广。其最大的优点是通过内窥镜将髓核摘除，因此损伤小、失血少，经过训练后易于掌握，较为简便。但其病例选择较严格，并受设备限制，因其价格较贵，非一般医院所均能负担。本专题将另章讨论。

第四节　极外侧型腰椎间盘突出症

一、概述

极外侧型（又称最外侧型）腰椎间盘突出症（far lateral lumbar disc herniation 或 extreme lateral lumbar disc herniation），是腰椎间盘突出症的一种特殊类型，指椎间盘突出物压迫了自同一椎间隙水平发出的神经根。该症最早由 Abdullah 等于1974年首次报道，其发生率各家报道并不一致，大约占腰椎间盘突出症患者总数的1%~11.7%，自CT及MR检查技术问世后其发现率日益提高，目前平均为8%左右。以往对于这一特殊病症认识不足，故临床上常因漏诊、误诊而导致腰椎手术失败。当前由于影像诊断学（尤其是CT扫描、CTM和MR技术）的不断发展，对极外侧型腰椎间盘突出症的临床病例总结逐年增多，但仍有必要列为专节详细介绍，以引起大家重视。

二、临床解剖特点

椎间孔称为外侧椎弓根间室（lateral interpedicular compartment），是腰骶神经根穿出椎管的通道，当椎间孔的容积减小时极易造成神经根的卡压。椎间孔的大小因不同水平而异，由于腰脊神经越下方越粗，而由上下椎弓根所构成的椎间孔愈往下方愈狭小，尤以 L_5~S_1 处，因此其下方越易受压。

腰骶神经根一般在相应椎间孔的内上方由马尾神经发出，于椎管内走行一段距离后即进入神经根管内，然后由相应椎间孔穿出。椎间孔外侧有一间隙，称作极外侧间隙（far lateral space），该间隙的前方为椎体和椎间盘，约占腰椎横径的 30%~40%，表面有后纵韧带附着，后方为黄韧带，外侧为横突间韧带。神经根自椎间孔发出后即进入极外侧间隙，于椎间盘的后方横穿而过，在这一间隙中硬膜外脂肪和静脉均很丰富，神经根和后根神经节的背侧常由静脉所覆盖，再往外侧靠近横突间韧带处则可发现根动脉和根静脉。经解剖学研究发现，腰椎椎弓根由椎体的发出部位自 L_{1-5} 逐渐偏向前外侧，与此同时横突由椎弓根的发出部位亦逐渐趋向前方。由于腰椎椎弓根由上至下逐渐增粗并逐渐斜向外侧，椎弓根的宽度也随之增加。根据以往文献中记载，神经根在椎间盘后方穿出椎间孔系横向走行，但根据 Fournier 等的观察，神经根在神经根管内的走行实际上是由内上至外下斜行走行，其角度几乎达到垂直。相比较而言，第一至第三腰神经在神经根管内的走行角度更为垂直，在椎间孔外的走行路线则位于椎间盘的后外方，而第五腰神经在神经根管内的走行方向为斜行，行程也更长，其椎间孔外的走行位置恰好位于 L_5~S_1 椎间盘的外侧。这样当上位腰椎的椎间盘向椎间孔外突出时距离其后方的神经根较远，不易造成压迫，而在下腰椎神经根受压的机会显然要多得多。而骶骨翼的存在又使 L_5~S_1 极外侧间隙减小，无疑增加了 L_5 神经根受压的机会。

根据突出髓核所在位置可将极外侧型腰椎间盘突出症进一步分成两种类型，即椎间孔内（intraforaminal）突出型与椎间孔外（extraforaminal）突出型。由于髓核自纤维环内突出后即向外上方将发出椎间孔的神经根形成压迫，而神经根由于椎弓根和/或椎间孔韧带的限制移动余地很小，很容易受压而引起症状。与临床上最常见的后外侧型椎间盘突出有所不同的是，其压迫部位是在上一椎间隙神经根出椎间孔处或椎间孔外，即 L_{3-4} 椎间盘突出压迫 L_3 神经根，L_4~L_5 和 L_5~S_1 椎间盘突出分别压迫 L_4 和 L_5 神经根。另外其在各间隙的发生率亦有所差异，即 L_4~L_5 突出最为多见，其次为 L_3~L_4、L_5~S_1、L_2~L_3 和 L_{1-2}，其中发生在 L_{3-4} 者比例相对较高，而后外侧型椎间盘突出则绝大多数均发生于 L_4~L_5 和 L_5~S_1。极外侧型腰椎间盘突出一般不会累及骶神经根。

三、临床症状和体征

因其属于腰椎椎间盘脱出症诸型中一个较为特殊的类型，因此其必然具有腰椎间盘突出症的共性症状，可参阅前节内容。本型亦有其相对较为特有之症状，临床上主要是以下几点。

（一）诱发痛

Epstein 等报告多数患者在站立及行走时可诱发腰痛及下肢放射痛。Kanogi 和 Hasue 检查 26 例患者中有 22 例在腰椎后伸时诱发疼痛。Abdullah 等则发现脊柱向患侧弯曲时将诱发疼痛，并认为这一体征较为可靠。当上位腰神经受压时股神经牵拉试验多为阳性，但有笔者认为这一体征并非特异性的。此外，神经根的受压还产生相应的运动、感觉障碍和反射减弱。

（二）直腿抬高试验

阳性率各家报道不一。关于直腿抬高试验阳性率各家报道不一，Broom 报告 13 例，其中有 10 例为阳性。Jackson 和 Glah 报道 16 例中直腿抬高试验阳性者占 8 例。Epstein 统计 170 例极外侧型腰椎间盘突出，直腿抬高试验阳性者占 94%。而在 Abdullah 等治疗的一组 138 例中直腿抬高试验阴性者占 65%，如果将其余 35% 直腿抬高试验阳性者中合并椎管内椎间盘突出、严重椎管狭窄以及以往手术遗留瘢痕等影响因素考虑在内，则阴性率亦可达 85%~90%。

（三）腰痛和下肢放射痛

经常腰痛和下肢放射痛亦是最为常见的临床症状，由于后根神经节常与神经根同时受到卡压，其下肢放射痛程度可相当严重。当 L_{1-3} 神经根受累时将引起髋部、腹股沟区及大腿前侧的疼痛。部分患者还可出现股四头肌的萎缩。

伴有先天发育性腰椎椎管狭窄的病例不仅发病早，且症状明显为重。

四、影像学检查

由于本病的临床表现与上一间隙的后外侧型椎间盘突出基本相同，故诊断主要依据影像学检查。影像学检查还有助于排除引起类似症状的其他疾患，如侧隐窝狭窄、腹膜后血肿、腹膜后肿瘤、神经根畸形或肿瘤等。

（一）X 线检查

1. **X 线平片**　一般认为 X 线平片对于极外侧型椎间盘突出无诊断价值，除非陈旧已钙化及骨化之病例。

2. **造影**

（1）脊髓造影　由于蛛网膜下腔终止于后根神经节，脊髓造影很难显示极外侧型椎间盘突出，因而脊髓造影和 X 线平片一样，主要用来排除其他病变。因此当患者存在神经根卡压症状而脊髓造影结果为阴性或与临床表现不符合时，应高度怀疑椎间孔内、外的椎间盘突出。还有人主张行神经根造影，但临床应用较少。

（2）椎间盘造影　对于椎间盘造影的诊断价值一直存在不少争论。曾有一组 77 例椎间盘造影，诊断正确率为 92.2%，但不仅操作复杂，且患者剧痛，故未普遍应用。

（二）CT 及 CTM

CT 扫描，尤其是 CTM 三维重建影像能够清晰地显示椎间盘突出的位置和程度，因而随着这一影像学技术在临床上的广泛应用，有关极外侧型椎间盘突出的报道亦明显增多。呈软组织密度突出的椎间盘髓核与硬膜囊及硬膜外脂肪具有较好的对比度，但当突出物位于椎间孔内或椎间孔外时，其邻近的神经根和/或后根神经节与之密度大致相等，可能会给诊断带来一定困难，甚至误诊为肿瘤。再者，CT 扫描如未包括椎弓根下方层面也可能会导致诊断遗漏。因此，应采用包括上、下椎弓根在内的薄层扫描，以免遗漏，必要时还应行冠状面重建。CTM 更能进一步提高诊断的正确率，可酌情选用。尤其当 CT 扫描结果疑及为外侧型椎间盘突出而诊断又难以确定时，应行 CTM 检查，其阳性率可高达 90% 以上（图 4-3-2-4-1）。

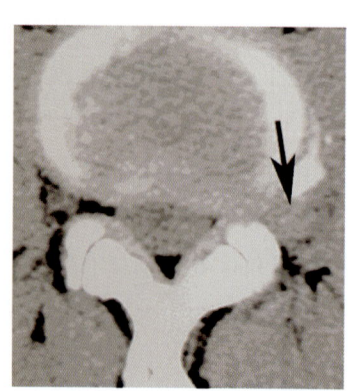

图 4-3-2-4-1　CT 扫描
腰椎极外侧型脱出症 CT 扫描水平位所见（箭头所指处）

(三) MR

多平面 MR 技术对椎间孔结构的显示更为理想,突出髓核与神经根之间的界线也比 CT 扫描图像更为明确(图 4-3-2-4-2、3)。从理论上讲 MR 对神经根受压部位及程度的显示应更为满意,但根据文献报道这一技术在极外侧型椎间盘突出诊断方面的应用远不及高分辨 CT 扫描普遍。其原因可能是 MR 矢状位图像常未包括椎间孔,扫描层厚也高于 CT 扫描之故。

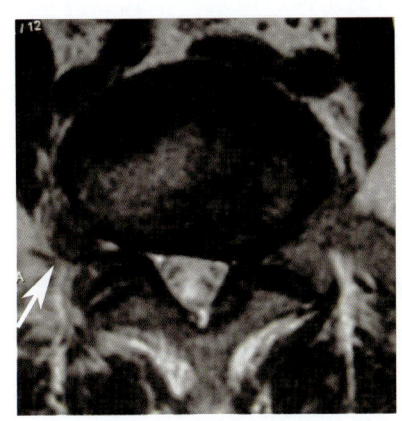

图4-3-2-4-2　MR所见
腰椎椎间盘及极外侧型脱出症MR横断面所见(箭头所指处)

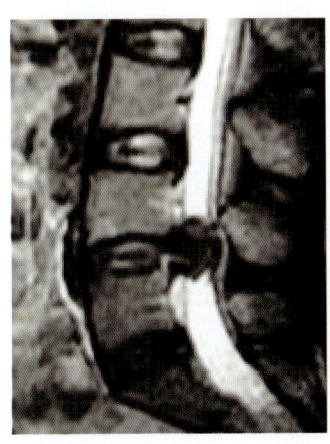

图4-3-2-4-3　腰椎间盘脱出症MR矢状位所见

五、诊断与鉴别诊断

根据临床特点与影像学所见,诊断较为明确。但本病需与多种疾患鉴别,基本上与前节相似,可参阅本章第二节内容。

六、非手术治疗

如患者症状轻微且无明显神经学体征,可采用非手术治疗,其主要方法包括卧床、制动、物理疗法及药物治疗等。但由于极外侧型腰椎间盘突出症临床症状多较严重,因此需行手术治疗的机会也更多。大约只有10%~20%的患者经4~6周正规保守治疗后可取得满意疗效。在诸多非手术疗法中,绝对卧床休息及牵引仍为最简便易行、疗效稳定的治疗手段。

七、手术治疗

关于极外侧型腰椎间盘突出症手术治疗方法各家意见不一,其疗效亦难以相互对比。一般公认应根据每个病例的病理解剖特点选用最为安全、较为直接和有效的术式。

(一) 麻醉、体位、切口、手术入路步骤等

均同前节,不赘述,仅将临床多用术式阐述于后。

(二) 开窗减压切除术

为微创类手术,切口小,直接通过切除椎板或牵开周围组织达到术野,临床上可供选用的手术方法有以下几种。

1. 椎板间开窗术　后方患侧正中旁或侧方1.5~2cm 长切口入路,在此基础上的行椎板间开窗摘除髓核,此法最为常用。

首先充分显露手术椎节患侧的上下椎板及同侧小关节,在切除椎板下缘的同时并将小关节内侧缘切除,尤其是下一椎体上关节突的内侧缘以及椎弓根的上缘均需切除。神经根在神经根

管由内上方向至外下方斜行走行,故向上便于显露位于神经根管内上方突出的髓核,向外则可显露位于神经根管外下方,甚至椎间孔外的突出髓核。其中 L_5~S_1 水平神经根管较少发生狭窄,椎弓根间距亦可,故采用此术式易使突出的髓核获得较好显露和摘除。

由于对椎间孔外的突出髓核显露不够理想,不应选用此术式,以免非直视下硬性摘除造成神经根的损伤。

2. 经峡部椎板间开窗术 系在通常施行椎板间开窗术间隙的上一间隙切除椎板上缘及椎弓峡部的一部分,但小关节仍予保留。即 L_4 神经根受压时,在 L_3~L_4 间隙施术, L_5 神经根受压时在 L_4~L_5 间隙施术。这一术式无法同时探查中央椎管及神经根管内口病变,仅适用于定位十分明确的单纯极外侧型突出症病例。

3. 外侧开窗手术 对突出髓核位于椎间孔内、稍偏外侧和(或)椎间孔外的病例可行外侧开窗手术,即切除椎弓峡部的外侧缘及小关节的上外侧缘。

这一术式的优越性在于最大限度地保留小关节的完整,减压时应同时切除横突间韧带的内侧部分和位于椎间孔外口的黄韧带。外侧开窗手术还可与切除内侧小关节的椎板间开窗或经峡部椎板间开窗手术联合应用,在最大限度保留腰椎稳定结构的基础上完成对神经根的充分显露。

从理论上讲,此种术式的优越性颇多,但在实际操作上经后正中切口入路显露椎间孔外病变难度较大,出血多,且视野欠佳,易误伤脊神经根,这无疑增加了手术的危险性,因此,临床上多不选用,除非在该解剖段合并肿瘤、畸形等病变时。

(三)小关节切除(开)术

此术式较前者为大,切口稍长对椎节稳定性有所影响,因此,多需同时行椎节内固定术。临床上常用的术式有以下两种。

1. 椎间孔切开术 当对神经根受压部位尚不十分明确时,可沿神经根走行方向切开椎间孔,以使神经根得到更好的显露。由于小关节切除范围较大,常需同时行腰椎融合术,因此,本术式仅适用于合并腰椎不稳、需通过一侧小关节行界面内固定之病例。

2. 全小关节切除术 当患者合并严重小关节畸形、变异及神经根管狭窄时则需将小关节全部切除,以求彻底减压及清晰地暴露整条脊神经根和神经节的走向。但这一术式容易导致手术后腰椎不稳,因此我们认为当合并退行性腰椎不稳或腰椎滑脱时,在施行全小关节切除术后行腰椎融合术方可选用。

临床经验表明,即使程度很轻的腰椎不稳也会对手术疗效造成不利影响,因此当小关节被全部切除后,无论患者是青年还是老年人均应行腰椎融合术。融合的方式除可采用传统的后外侧融合、后路椎体间融合及小关节融合等术式外,目前已开展的单枚斜向界面内固定器颇受大家欢迎,椎弓根钉技术也可酌情选用。

(四)正中旁切口入路手术

本术式适用于单纯极外侧型椎间盘突出。经正中旁切口,由多裂肌和最长肌之间进入,直达小关节和横突间韧带深面的最(极)外侧间隙,小心牵开神经根后即可发现突出于椎间孔外的髓核。

保证这一手术成功的关键在于熟悉局部解剖:后根神经节通常位于椎间孔内,在其远端前、后根会合成腰神经后立即发出后支和前支。前支紧贴椎弓根尾部的后外侧向腹尾侧斜向走行,并通过椎间隙表面;后支的走行方向则偏向后侧和背侧,分成内侧支、外侧支和肌支穿入极外侧间隙。在穿出椎间孔的神经根外侧尚有节段血管伴行,其中以与腰神经后支的外侧支伴行的节段动脉的终末支最为重要,伴行的静脉多有变异,常环绕神经根形成静脉丛。手术中应避免对上述结构的损伤。

当突出髓核位于 $L_5\sim S_1$ 水平时,切除髂骨翼上缘将有助于显露。但对于肥胖患者显露仍较困难,操作时应注意。

(五)椎管成形术

即经椎弓峡部行一侧或两侧椎板整块切断、掀开,行椎管内减压及椎间盘切除后再将椎板植回原位以重建和维持腰椎稳定。此术式的优点显而易见,但关键是注意对植回椎板的固定和稳定,以防意外。

(六)显微外科手术及经皮椎间盘切除术

既往认为经旁正中切口在显微镜下切除突出髓核的优点为视野清楚,但近年来发现此种操作技术误伤率高和疗效欠佳,因此目前已不再为大家选用。

经皮椎间盘切除术因适应证范围窄故临床应用较少,加之极外侧型突出并非经皮技术的手术指征,曾有人报道1例后外侧型突出行经皮手术3周后髓核又从椎间孔外穿刺孔处突出。

本术式将有专节阐述。

(赵 杰 谢幼专 杨建伟 赵长青 赵 鑫
朱海波 匡 勇 李 华 赵定麟)

第五节　腰椎后路显微外科技术

一、概述

显微外科技术治疗腰椎疾病兴起于20世纪80年代初期。1977年 Yasargil、Caspar 利用显微外科技术治疗腰椎间盘突出症,继后 Williamos、Wilson、Goald 等相继开展。1998年 McCulloch 开展显微入路将同侧椎板间扩大到对侧,并借助手术器械对侧隐窝进行减压,同时还做后路椎弓根器械固定术。腰椎后路显微外科技术具有对同侧椎旁肌损伤小,通过一侧入路可对两侧椎管进行减压等优点。显微外科椎管内部扩大完整地保留后部张力 banding 系统(棘上韧带、棘间韧带和棘突)及对侧椎旁肌。能安全分离瘢痕组织与硬膜外粘连,有限切除保护了椎板、小关节突、硬膜外脂肪、硬膜外静脉丛,最低限度干扰脊髓和神经根,有可能修复或重建纤维环和黄韧带。最终使患者术后创口疼痛轻微,出血少,早期下床活动和防止术后并发症(例如深静脉血栓、尿路感染、肺部感染)。但后路腰椎显微外科手术也存在着技术缺陷,除手术医师需进行培训外,因术野较小,易对神经血管造成损伤。

二、病例选择、术前准备、麻醉与体位

(一)手术适应证

1. 正中、正中旁、椎间孔内及椎间孔外椎间盘突出;
2. 退行性腰椎管狭窄;
3. 伴有无症状的神经根管/侧隐窝狭窄;
4. 腰椎骨折。

(二)术前准备

1. X线片　旁正中椎板间入路术前必须有比较清晰的前后位和侧位 X 线片,以反映腰椎弯曲程度、椎间隙高度、脊椎关节病变程度、椎间窗的大小和形状,由此预测是否有必要扩大椎板间

隙，确定术中选择合适的椎间融合器。

2. CT 扫描　CT 扫描可以明确了解椎间盘与椎管的骨性变化，椎管神经根管横截面上的变化，更能从骨窗像上了解椎体骨性变化确定选择不同大小的椎间融合器，同时可以三维或三维重建脊椎。

3. MR 扫描等

（1）MR 成像已成为腰椎间盘突出诊断的标准手段。MR 扫描可以明确反映椎间盘基础病变影像，突出椎间盘的大小、形态、部位；反映椎间小关节大小和形态，黄韧带厚度和形状，侧隐窝和椎管的容积，反映硬膜外脂肪、脊髓神经及硬膜外静脉系统的情况。

（2）其他　酌情行椎管造影术或椎间盘造影术。

（三）麻醉与体位

1. 麻醉　全麻或硬膜外麻。

2. 体位

（1）胸、膝俯卧位　髋关节和膝关节弯曲90°，保证下肢静脉回流，减少下肢深静脉血栓形成的几率。患者的支撑点在膝、臀和胸部，这些部位均需用凝胶软垫加以保护，以防压疮形成。适当倾斜手术台后部，减少或完全代偿腰椎前凸，这不仅可以扩大椎管体积，还可以张开椎间隙。患者腹部必须游离，避免受压，胸廓下垫软垫。头面前额部垫软圈，防止眼、鼻、下颌受压，以防失明和压迫性溃疡。两上臂外展、肘屈曲90°，以防臂丛损伤。

（2）俯卧位　患者前胸和髂嵴部垫凝胶软枕各一个，使腹部悬空，前胸软垫不可太靠前，以防压迫气管影响两肺通气。两髂嵴垫枕不能太靠中线，以防腹部压迫，影响静脉回流，增加术中出血。前额部垫软圈，注意颈部过旋转或后仰，防止眼、鼻及下颌受压而导致失明或压迫性溃疡。两前臂不得过于外展，以防臂丛损伤。手术台折刀位，以增加椎板间隙张开度，减少腰椎前凸。

三、手术步骤

（一）旁正中椎板间入路

1. 体表定位　在 C-臂 X 线机透视下确定将要进入的病变间隙反映在皮肤上的投影，并做好标记。皮肤消毒后，将穿刺针与棘突平行进入预定的椎间隙。穿刺针应插入手术入路的对侧，以避免皮下和肌肉血肿妨碍对手术显微外科分离（图 4-3-2-5-1）。

2. 切口　皮肤切口于中线外侧 5mm，病变间隙必须位于皮肤切口的中 1/3，这表明术者不仅需暴露病变的椎间隙，还要暴露此间隙头侧或尾侧的椎管，皮肤切口应随椎间盘突出范围的扩大而延长（图 4-3-2-5-2）。

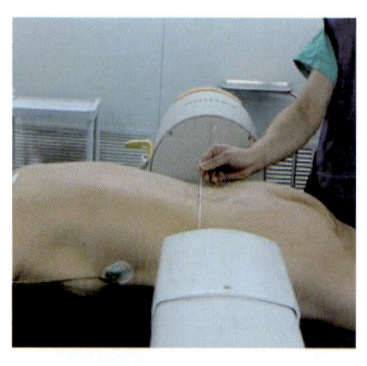 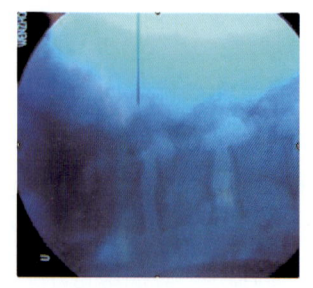

图 4-3-2-5-1　体位与定位（A、B）

A. 俯卧位，腹部悬空；B. C-臂 X 线机监透下定位针插入

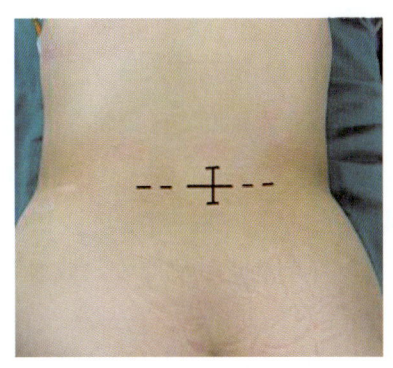 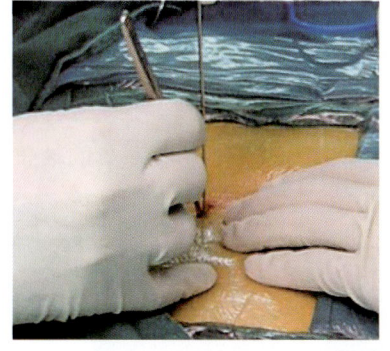

图4-3-2-5-2　皮肤切口与入路（A、B）
A.定位间隙皮肤切口；B.旁正中入路

3. 具体操作步骤

（1）沿中线将浅层和深层腰背筋膜切开，在相邻棘突间以半圆形分离筋膜，将中间部分筋膜轻轻提起并缝合固定。

（2）自棘间韧带和相邻椎板间牵开浅层椎旁肌层，在显微镜良好照明和放大条件下，双极电凝处理横越静脉。

（3）确认椎板间隙后，以花生拭子清理软组织，从外侧上位椎板和小关节囊锐性分离多裂肌群中回旋肌的附着点。

（4）插入扩张器牵开肌群，暴露椎板间隙、黄韧带，使上位椎板的下部处于手术视野的中央。

（5）用显微外科手术刀从椎板及其小关节突的附着点上剥离黄韧带，而中间部分被保留。中间部分的黄韧带可以向中线提起而不需切除，术毕，黄韧带可以简单地复位并覆盖椎管。

（6）首先确认手术野下方区域，即下位小关节的下方边界为脂肪垫，由此进入两层黄韧带之间，并摘除外层黄韧带的下外部分，这是进入椎管最安全途径。黄韧带外层被切除，内层被保留，一旦打开内层黄韧带即进入椎管。

（7）亦可将中型显微外科分离器沿头尾方向移动分离器，进入椎管用Kerrison咬骨钳切除黄韧带外1/3。如果黄韧带肥厚，至少潜行切除椎板或做椎板切除术，直到硬膜囊后外侧环状而减，尽量避免灼烧硬膜外脂肪，因术后这些脂肪组织会覆盖神经结构（图4-3-2-5-3）。

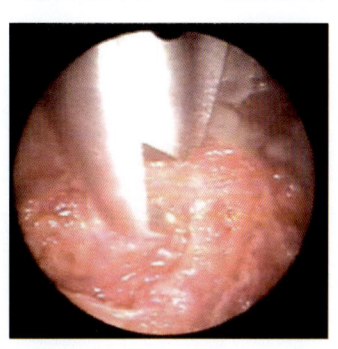

图4-3-2-5-3　用Kerrison咬骨钳切除黄韧带

（8）用高速磨钻将上位椎板的下缘及增生的小关节内侧部分磨除，即可暴露神经根，用探子确定下位椎弓根内侧缘，一旦确认，神经根可以全部暴露直至进入椎间孔，并可看到神经根外侧和尾侧，咬骨钳沿神经根走行平行使用，进行减压，确认神经根肩部及腋部，向中线推开神经根即可暴露椎间盘（图4-3-2-5-4）。

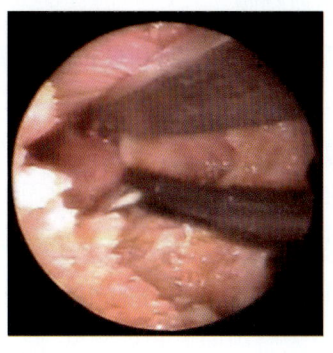

图4-3-2-5-4　向中线推开神经根暴露椎间盘

（9）仔细探查有无硬膜外游离椎间盘碎片，应轻柔游离并切除孔内椎间盘突出，并向椎间盘头侧或外侧扩张，必要时可做上位椎板的头侧或外侧广泛切除，但必须保留小关节的峡部（图4-3-2-5-5）。

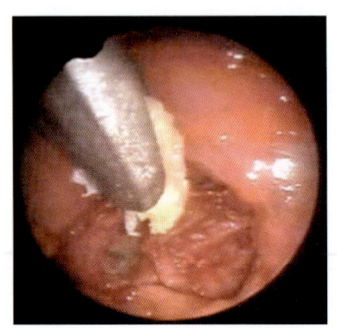

图4-3-2-5-5　摘除椎间盘

（二）外侧、椎孔外入路

术前准备、麻醉及体位同旁正中椎板间入路。

1. **体表定位**　在C-臂X线机透视下确定椎间隙体表投影定位。应在皮肤切口对侧进行标记，以防穿刺标记针刺穿硬膜或血管产生脑脊液漏和手术入口处血肿。在棘突外侧一横指、突出病变的椎间隙下缘垂直皮肤进针，在此水平画一水平线（A线），将C-臂X线机换成前后位，病变椎间盘上位横突的下缘做一水平线（B线），同时画两条垂线，即棘突连线（C线）和椎弓根外侧缘连线（D线），两条水平线之间距离（AB线）即是皮肤切口（图4-3-2-5-6）。

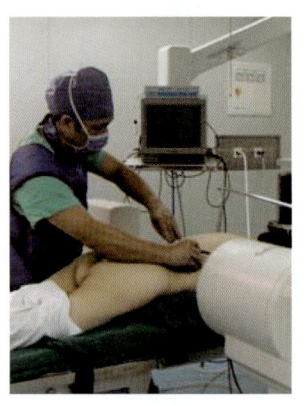

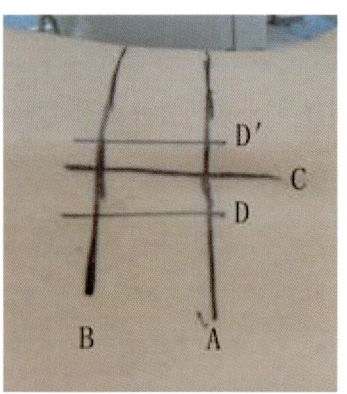

图4-3-2-5-6　定位与切口（A、B）
A.俯卧位C-臂X线机定位；B.皮肤切口定位线划分

2. **切口**　皮肤切口长3~4cm，位于旁正中线约4cm。

3. **具体操作步骤**

（1）切开皮下组织和腰背筋膜的后层，纵形行切开竖直肌腱膜。

（2）用示指沿多裂肌和最长肌之间钝性分离肌肉（图4-3-2-5-7）。

（3）暴露手术野　将扩张器-拉钩插入肌间牵开，将扩大器尖部支撑在横突上，从而暴露手术野上下界，即暴露上位横突下半部与下位横突上半部。而关节突间部分的外表面和横突末端分别代表手术野中间界和外侧界，此时可做侧位X线透视防止定位失实。

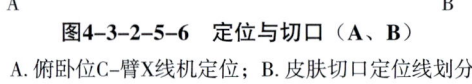

图4-3-2-5-7　用示指沿多裂肌与最长肌之间钝性分离

（4）显微减压　将手术床倾斜15°~20°离开术者，这样能更好地观察椎弓根的外侧区域（图4-3-2-5-8）。小关节有过度增生可以切除骨赘，切开横突间肌肉的中间部分，并将其牵向外侧，从而暴露横突间韧带,切开横突间韧带即可看到包绕神经根的脂肪。避免过度牵拉背根神经节,以免发生术后烧灼痛。

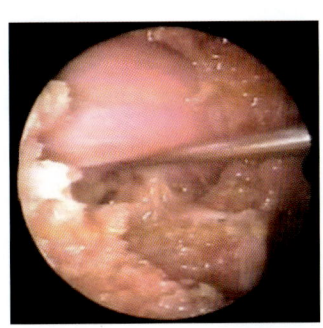

图4-3-2-5-8　显微镜下观察神经根处外侧区域

对腰动脉的分支应尽量保护并分离,如该分支血管有碍摘除椎间孔碎片,可以对其烧灼。

在显微镜下摘除椎间盘(图4-3-2-5-9),如遇到困难,应改为传统直视下手术。

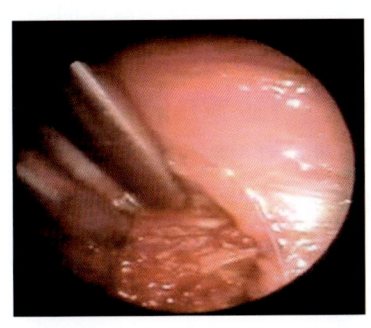

A

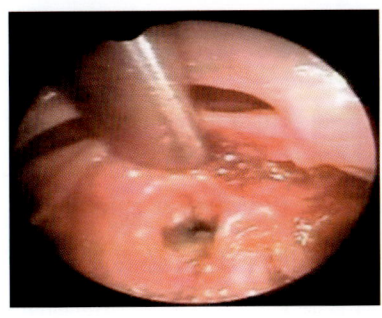

B

图4-3-2-5-9　暴露和切除椎间盘(A、B)
A.将神经根推向中线暴露椎间盘;
B.切除椎间盘后检查神经根周围情况

(5)创口缝合可以选择性放置引流,肌肉不需缝合,筋膜和腱膜可用吸收线缝合。

(三)操作注意事项

1.旁正中椎板间入路

(1)适当折刀位,倾斜手术台,以减少或完全代偿腰椎前凸,这样不仅可以扩大椎管体积,还可以张开椎板间隙,对运动节段柔软性差的患者更应这样做。

(2)定位穿刺针应插在非手术侧,以避免皮下和肌肉血肿妨碍手术入路显微分离,穿刺针不能过深和过偏外,以免误伤硬膜或血管和肠壁,导致脑脊液漏、血肿和感染。

(3)插入扩张器牵拉椎板间隙肌肉,应旋转90°朝向助手打开,注意不要过度牵拉,以避免皮肤坏死,并使椎板间窗、黄韧带和上位椎板的下部处于视野中央。

(4)常规显微外科手术均切除黄韧带,若保留黄韧带,显微外科手术刀从椎板及小关节囊上附着点剥离黄韧带,中间部分内层黄韧带保留,切除外1/3黄韧带时必须朝向尾侧方向直达下位椎板的上界。

(5)暴露神经根时,建议在6点位置开始暴露神经根,切除上位相邻椎骨的下关节突内侧部分,咬骨钳应始终保持与神经根走向平行使用,否则有硬膜撕破的可能。上位椎板的下缘和外侧缘可广泛切除,但不能切除小关节之间的峡部,如果上位椎板切除范围超过10mm,造成峡部区域破坏的危险性将增加。

(6)硬膜外瘢痕组织增生,是手术分离神经根最大障碍,瘢痕组织分离和切除必须从正常硬膜外处逐渐向上或向下仔细而小心分离,不可动作粗暴,以免损伤神经根或硬膜。

(7)遇上硬膜外静脉丛出血,严禁用单极电凝止血,也尽量减少双极电凝止血,最佳方法是注入冰盐水,暂时性应用明胶海绵和脑棉压迫止血,数分钟后硬膜外静脉丛出血均可凝住。在去除脑棉和明胶海绵时可导致再次出血,可持续性注入冰盐水,脑棉压迫出血,待止血成功后,移除脑棉,以生物蛋白胶喷涂凝固止血。

2. 外侧、椎孔外入路

(1)外侧、椎孔外入路适应证要严格掌握在椎间盘完全脱出到椎间孔外或至少达椎弓根外侧2/3,并且没有其他病变需要处理(如椎管狭窄、小关节突广泛增生、椎管内椎间盘突出)。

(2)手术台倾斜15°~20°离开手术者,可以更好地观察椎弓根的外侧区域。

(3)分离肌肉以钝性分离为主,必要时可以用双极电凝止血并分离。

(4)避免过度牵拉背根神经节,以免发生术后灼烧痛。

(5)对腰动脉分支应仔细分离,尽可能避免损伤,对并行的静脉如果妨碍椎间盘摘除时可以电凝结扎。

四、术后处理

1. 术后严密观察生命体征及两下肢运动、感觉和括约肌情况;

2. 术后第1天开始进行等长肌肉练习,指导患者随意自由活动,只要不引起或加重下腰部疼痛或坐骨神经痛,可以让患者起床活动;

3. 术后4周后可以从事一般正常活动;

4. 术后应用抗生素。

五、并发症防治

显微外科技术椎间盘切除术的并发症比传统手术摘除要低得多,最主要、最常见的并发症包括以下几种。

(一)术前并发症

术前定位错误:由于术前X线监透时,没有准确安置好体位或X线机位置,体表投影与切口不符合,导致间隙定位错误。所以要高度重视体表定位,尤其是L_5~S_1间隙,解剖结构常有变异,如腰椎骶化、骶椎腰化时,易引起定位错误。

(二)术中并发症

1. **神经根损伤** 特别在侧隐窝狭窄的扩大手术,在切除小关节突内侧骨赘时,采用枪式咬骨钳扩大,易导致神经根损伤。在黄韧带相当肥厚时做切除,易损伤神经根。我们建议做侧隐窝扩大,应采用薄骨刀切除或高速磨钻切除。

2. **硬膜撕裂** 椎管狭窄减压术中最常见的并发症为硬膜撕裂,导致假性脑膜炎或脑脊液漏,发生率达13%。硬膜撕裂主要原因是体位不正确,腹部受压,脑脊液压力增高,硬膜处于紧张饱满状态,插入咬骨钳可能导致硬膜内折,产生撕裂。一旦硬膜被撕破,减压完成后,在显微镜下进行修补,一般采用8~10/0无损伤缝线修补。

3. **硬膜外出血** 当脊髓减压时,有时产生脊膜外出血,难以止血。主要原因是腹部压力增高,硬膜外静脉丛瘀血,减压时易撕破静脉丛,或电凝后的硬膜外静脉电凝结痂脱落继之出血。由于硬膜外静脉丛壁薄,交通支无静脉瓣,出血量大,暂时性止血后易产生再出血。长时间俯卧位,手术干扰内环境,以及腹压增高,均可导致硬膜外出血。硬膜外出血以薄棉片压迫止血,适当应用明胶海绵或生物蛋白凝胶止血。

4. **腹膜后血管损伤** 导致腹膜后血管损伤,大多是由于髓核钳等工具插入椎间盘时,穿透前方或侧方纤维环及前纵韧带而将血管或肠管误认为髓核摘除,以致引发严重后果。一旦损伤,必须紧急仔细进行修补,必要时应施行传统切口,进行血管修复。对这种损伤的预防措施是在髓核钳插入椎间隙内的深度进行控制,或在髓核钳上刻有长度标志,或在C-臂机透视下确定髓核钳头的位置,钳夹时应防止粗暴撕拉。

(三)术后并发症

1. **深静脉血栓** 长时间牵拉或压迫髂血管,

术后可产生静脉血栓。血栓多发生于股静脉、髂股静脉或腘静脉，出现下肢肿胀、疼痛，伴有不明原因的发烧及白细胞计数增高，应疑有深静脉血栓。通过超声检查或 ^{125}I 纤维蛋白原扫描或肢体深静脉造影均可明确诊断。深静脉血栓重在预防，应经常测量肢体围径，观察有无肿胀，及时行血流动力学检查，平日应鼓励积极活动肢体，一旦血栓形成应禁止剧烈活动，以防血栓脱落引起肺梗塞而致猝死。肝素有预防血栓形成的作用。已有血栓形成，可应用尿激酶、双嘧达莫、阿司匹林或右旋糖酐静脉滴注，肢体肿胀可在 2~3 周消退。

2. **椎间隙炎** 在腰椎手术中，椎间隙炎是椎节深部的亚急性或慢性感染。椎间隙炎可发生于任何方式的腰椎间隙摘除手术中，也可发生于椎间盘造影，髓核化学溶解或经皮穿刺活检或椎间盘切削术。发生椎间隙炎的其临床症状表现为剧烈腰背痛和背肌痉挛。实验室检查有轻微白细胞总数升高或正常，但血沉增快明显。MRI 检查是最可靠的手段，其敏感性和特异性均在 90% 以上。并可在 C-臂 X 线机引导活检做抽吸和培养，尽管其培养的阳性率仅在 50% 以下，但阳性结果确诊及药物敏感试验具有重要作用，对培养为阴性者，也不能否定感染的存在。对椎间隙炎的治疗，首先为制动，任何刺激和活动均可增加疼痛。可以采用骨盆牵引，解除椎间隙压力，缓解疼痛。其次应用足量广谱或敏感抗生素。对上述非手术治疗无效者，可以切开冲洗椎间隙，置双管引流。

3. **脑脊液漏** 脑脊液漏可由多种原因所致，如锐利的骨片刺伤，手术操作时损伤，术中未观察到的硬膜损伤等。术后患者有恶心、呕吐、头晕和头痛，加之创口处有澄清脑脊液溢出，或引流管引流出澄清液体均可诊断为硬膜损伤之脑脊液漏。多数病员卧床休息，头低足高位，局部加压，2~3 天可停止漏液。如果仍有渗液，则需作创口外深缝合或拆开创口做深部组织缝合，通常能够解决问题。如果仍有脑脊液漏，则需做另处脊膜下穿刺置细软的引流管引流脑脊液，待创口漏液完全消失后，再拆除置放的引流管。

4. **马尾综合征** 马尾综合征主要表现为急性尿潴留伴有鞍区麻痹，严重坐骨神经痛，下肢无力，以及腿和足部的感觉障碍。检查生殖器官感觉和直肠括约肌的收缩功能对诊断马尾综合征患者具有重要意义。发生马尾综合征的原因诸多，如术后血肿，干扰止血药物应用（非甾体消炎药、阿司匹林、肝素等），电凝损伤马尾神经或脊髓血供，以及脊髓或马尾的术中牵拉损伤等。对马尾综合征应按急诊处理，一般均需在 24h 内进行手术探查。探查前需作 MR、脊髓造影等影像学诊断，同时可酌情选用大剂量皮质类固醇与脊髓损伤同等处理。

5. **继发性蛛网膜炎** 继发性蛛网膜炎是指覆盖脊髓或马尾表面的软脑膜炎症，产生炎症的主要原因是蛛网膜下腔出血、手术后的感染及脊髓造影等因素，多属医源性。轻微的蛛网膜炎没有临床症状，严重的可出现背疼和腿疼，个别病例可出现痉挛性瘫痪。MRI 检查、腰椎穿刺脑脊液检查对该病有诊断意义。继发性蛛网膜炎的治疗仍以保守疗法为主，如胎盘组织液、α 糜蛋白酶、胰蛋白酶应用可消除粘连物。椎管内推注消毒氧气 40~60ml，亦有一定疗效。消炎止痛药物及中草药治疗亦有效果。对非手术无效者，且症状加重可行手术治疗，其方法有根性减压、粘连松解等。该病预后一般较好，化脓性感染或全椎管蛛网膜下广泛粘连引起瘫痪可致死亡。

6. **相邻椎节不稳** 后路腰椎手术广泛切除椎板或破坏小关节突关节或对退变性滑椎进行减压而又没有进行有效的融合，术后相邻椎节或手术椎节相应产生生物力学上的不稳定，后关节及椎间关节受力不均匀，相邻椎节退变增快而产生不稳。所以手术时应尽量减少破坏椎板小关节突关节，对不稳的椎节摘除椎间盘后应做椎间融合，尽量避免多节段椎间融合。

六、临床举例

[例1] 患者李某某,女性,32岁。右侧腰腿痛2个月,右第一足趾不能背伸1周入院。入院查体:骨盆右侧倾斜,两腰肌稍紧张,$L_4\sim L_5$间隙偏右压痛。右侧直腿抬高30°,Laseque征(+),右第一足趾背伸肌Ⅲ级,右侧小腿外侧感觉迟钝。踝关节活动佳。X线片未见明显病变,MR扫描示$L_4\sim L_5$椎间盘变性后凸入椎间孔,脊髓神经根右侧明显受压。CT提示$L_4\sim L_5$椎间盘右外后方突出,神经根受压。择期在双人双目显微镜下施行髓核摘除术。术后两周疼痛症状消失,右小腿外侧感觉恢复正常。术后半年复查右第一足趾背伸肌力恢复,恢复原有工作(图4-3-2-5-10)。

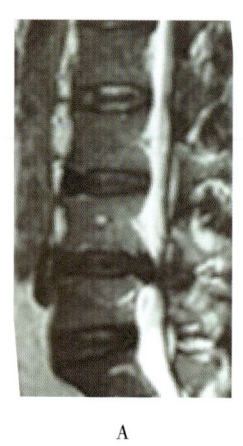 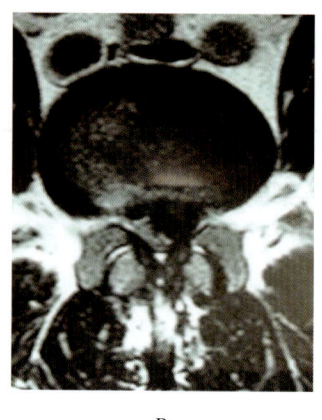 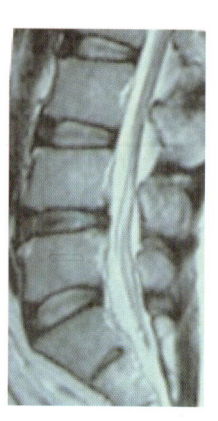

A　　　　　　　　　B　　　　　　　　　C

图4-3-2-5-10　临床举例　例1（A~C）
$L_4\sim L_5$椎间盘突出症后路显微摘除术　A.MR矢状面示$L_4\sim L_5$椎间盘变性,突出;
B.MR横断面示椎间盘后外侧型突出,压迫神经根;C.术后MR复查示椎间盘突出消失,压迫解除

[例2] 患者王某某,男性,40岁。右侧腰腿痛半年,疼痛加重1周。入院查体:脊柱无明显畸形,$L_5\sim S_1$间隙压痛,右侧直腿抬高30°,Laseque征(+),右第一足趾背伸肌Ⅴ级,右第一足趾跖屈肌力Ⅳ级,腱反射弧正常。MR扫描示$L_5\sim S_1$椎间盘突出,神经根受压。择期在双人双目显微镜下施行$L_5\sim S_1$椎间盘摘除术。术后半年复查,症状消失,功能完全恢复,参加原有工作(图4-3-2-5-11)。

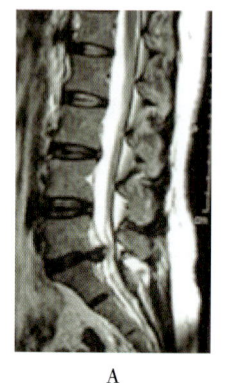 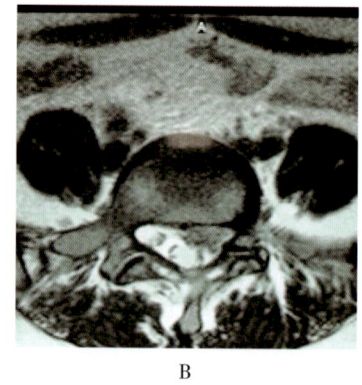 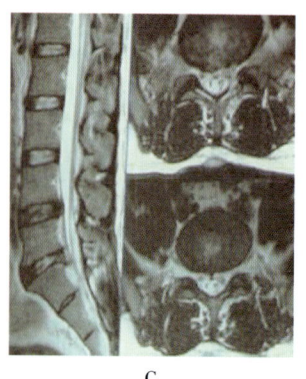

A　　　　　　　　　B　　　　　　　　　C

图4-3-2-5-11　临床举例　例2（A~C）
$L_5\sim S_1$椎间盘突出症后路显微摘除术　A.MR矢状面示$L_5\sim S_1$椎间盘变性突出;B.MR横断面示椎间盘后外侧型突出,压迫神经根;C.术后MR复查示椎间盘突出消失,压迫解除

第六节 脊髓镜的应用

一、概述

MR 的出现使脊髓脊椎疾病的影像诊断得到了飞跃的进步,但有时还有在脊髓血管病变的临床诊断上很难获得肯定的影像的病例,为此,有必要将此类病例所用的可屈性(fexible)脊髓内镜的适应证、使用范围及其最近的进展加以介绍。

二、脊髓镜检查的适应证

一般适用于经脊髓造影、脊髓血管造影、CT 和 MR 等其他方法未能确诊的病例,因此不包括用 MR 容易诊断的脊髓肿瘤以及椎间盘等的脊椎变性性疾病,也不包括用血管造影能清晰显现出来的脊髓动静脉畸形,而是怀疑为慢性脊髓变性性疾病以及脊髓血管障碍等病例。

以前临床上亦曾试用过脊髓镜,但因内镜的硬度与直径粗大而未能被广泛应用。现在使用的内镜要求外径为 0.75mm,并有一定程度的可屈性纤维导管,这些直径为 0.75mm 的导管内含有 3000 根成像用和光源用的极细的光学纤维与视频信息处理机系统(video processor system)相连接,所以在电视监测上能得到良好的影像。

三、检查方法与临床应用

检查方法是以一般的脊髓引流(spinal drainage)为基准,在局麻下用 17G 脊髓针自 $L_4 \sim L_5$ 的腰椎棘突间刺入,通过其内腔将内镜导入蛛网膜下腔内。在检查中几乎无任何阻力能将内镜自下部腰椎插入约 40cm,受检者也几乎无痛苦。在 X 线透视下施行内镜检查时,内镜在进入蛛网膜下腔后引导向上腹侧,至腹侧硬膜处将其翻转,穿过马尾之间,再从脊髓后面的蛛网膜旁正中部上行。由此可将硬膜内面、脊髓表面、马尾神经以及蛛网膜的小梁形成(trabe-culation)等脊髓蛛网膜下腔构成物质在脑脊液搏动下清晰地描绘出来。

四、临床应用时病变判定

如在脊髓后面查出扩张屈曲的血管群,则提示有脊髓动静脉畸形的内镜检查所见,此法可弥补脊髓血管造影和 MR 未能描绘出来的病变,特别是对部分血栓形成的脊膜脊神经根型的脊髓动静脉畸形,这也证实了内镜检查的可靠性。

用内镜能推测出脊髓动静脉畸形,是因为这些病例的大部分是以脊髓后静脉作为其流出静脉,是最容易用内镜检查出来的病变的缘故。但是像脊髓肿瘤这类占位病变也能引起脊髓静脉系统的扩张,所以不能因为用内镜看到了扩张屈曲的血管群就诊断为脊髓动静脉畸形,而应结合 MR 等其他检查所见综合地加以分析。当然,对于用血管造影查出的动静脉畸形就不需要再做脊髓内镜检查。

血管造影查不出病变的原因可以举出如部分脉管血栓形成,血流过缓以及患者年龄太大,不能全面评价脊髓血管系统的病例等。在这些病例的一部分中也包括亚急性坏死性脊髓炎综合征(foix-alajouanine syndrome)。脊髓动静脉畸形时,其症状的发生机制与血管异位及静脉瘀血有关，所以病变与症状的水平并不一定相符，在血管造影不能成像时诊断就很困难。利用 MR 诊断本病时主要是以血流缺失（flow void）为基准，对于血管造影描绘不出来的病变做诊断时，如果考虑到胸腰髓为本病的好发部位，就能有一定程度的界限。

他方法不能确诊的脊髓疾病作为脊髓内镜检查的适应证。

五、优点

脊髓造影是把阴影变成图像，与之相比较，内镜则是直接观察病变的实际影像本身，而且不需要像脊髓造影那样在考虑造影剂充盈的时间调整同时进行摄影，只要使内镜静止就能有充分时间反复观察，这些都是内镜的优点。目前脊髓内镜有以上的优点和问题，因此可以把其

六、存在的问题

脊髓镜临床应用目前所存在的问题是由于棘突的方向，只能将内镜从插入部位向上方推进，观察腰椎以上的脊髓后面，因此不适于观察脊髓的侧面和下部病变。还有就是视野角度限制在大约 53º，所以只能观察到脊髓的旁正中部，而不能诊断出脊髓侧方的病变，也就是内镜尚不具备能将其尖端向任意方向转动的功能，因此其可视范围受到限制，尚未能广泛地应用于临床诊断，今后应将内镜改进成为尖端能够弯曲转动的内镜。

（周天健）

参 考 文 献

1. 陈元贵，侯铁胜. 椎间盘退变的基因治疗进展［J］. 中国组织工程研究与临床康复，2008，12（42）
2. 陈志明，赵杰，金根洋等. 复发性腰椎间盘突出症的手术治疗［J］. 中华外科杂志，2007，45（16）
3. 陈志明，赵杰，连小峰等. 复发性腰椎间盘突出症的影像学分析及临床意义［J］. 中国脊柱脊髓杂志，2007，17（1）
4. 韩凯伟，贺石生，侯铁胜. 腰椎管狭窄症的微创手术治疗［J］. 中国矫形外科杂志，2006，14（17）
5. 黄师. 腰椎间盘退变性疾病中 Modic 改变的相关研究进展［J］. 中国脊柱脊髓杂志，2006，16（10）
6. 李忠海，马辉，赵杰等. 腰椎间盘突出症再手术治疗的临床分析［J］. 脊柱外科杂志，2010，8（1）
7. 孙风翔，张文祥，季祝永，等. 极外型腰椎间盘突出症发病机理及诊治探讨. 中国矫形外科杂志，2003，11：494-496
8. 田海军，陈德玉，卢旭华. 腰椎融合手术方式的比较研究［J］. 脊柱外科杂志，2008，6（2）
9. 严宁，侯铁胜，栗景峰. 腰椎间盘囊肿伴突出一例报告［J］. 中华骨科杂志，2008，28（8）
10. 叶伟胜，冯世庆，曹沛宏主译. 微创脊柱外科学. 天津：天津科学科技出版社，2003，74-94
11. 张海龙. 细胞移植治疗椎间盘退变的研究进展［J］. 中国脊柱脊髓杂志，2007，17（3）
12. 赵定麟，王义生. 疑难骨科学. 北京：科学技术文献出版社，2008
13. 赵定麟. 现代脊柱外科学，上海：上海世界图书出版社公司，2006
14. 赵新刚，石健，侯铁胜. 经腹膜后入路暴露新西兰大白兔腰椎间盘［J］. 中国组织工程研究与临床康复，2007，11（41）
15. 赵新刚，石健，侯铁胜. 兔腰椎间盘退行性病变模型的建立及影像学改变［J］. 中国组织工程研究与临床康复，2008，12（7）
16. 赵新刚，石健，侯铁胜. 腰椎间盘退变动物模型的建立及影像学改变［J］. 脊柱外科杂志，2008，6（5）
17. 赵鑫，张海龙，黄师等. 骨髓间充质干细胞复合藻酸盐凝胶支架修复兔退变椎间盘的效果［J］. 上海医学，2008，31（8）
18. 周跃，王建，张峡，等. 内窥镜下经横突间入路治疗椎间孔外侧型腰椎间盘突出症. 中国脊柱脊髓杂志，2004，14：86
19. Allen RT, Rihn JA, Glassman SD. An evidence-based

approach to spine surgery.Am J Med Qual. 2009 Nov–Dec;24（6 Suppl）: 15S–24S.
20. Atlas SJ, Tosteson TD, Blood EA.The impact of workers' compensation on outcomes of surgical and nonoperative therapy for patients with a lumbar disc herniation: SPORT. Spine（Phila Pa 1976）. 2010 Jan 1; 35（1）: 89–97.
21. Broetz D, Burkard S, Weller M.A prospective study of mechanical physiotherapy for lumbar disk prolapse: five year follow-up and final report.NeuroRehabilitation. 2010 Jan 1; 26（2）:155-8.
22. Chang CW, Lai PH, Yip CM, Hsu SS.Spontaneous regression of lumbar herniated disc.J Chin Med Assoc. 2009 Dec; 72（12）: 650-3.
23. Cheng LM, Chen ZQ, Li ZR.[Study of spinal sagittal plane curve in patients with thoracolumbar intervertebral disc herniation]Zhonghua Yi Xue Za Zhi. 2009 Nov 24;89（43）: 3047-50.
24. Fu C, Zhang GL, Yang CY. [Treatment of lumbar intervertebral disc herniation accompanying with lumbar instability with internal fixation and spinal fusion] Zhongguo Gu Shang. 2009 Oct; 22（10）: 755-6.
25. Gerszten PC, Smuck M, Rathmell JP, S.Plasma disc decompression compared with fluoroscopy-guided transforaminal epidural steroid injections for symptomatic contained lumbar disc herniation: a prospective, randomized, controlled trial.J Neurosurg Spine. 2010 Apr; 12（4）: 357-71.
26. Hai-Ping Qian, Li-Sheng Yan, Guo Li,etal.Comparative study of micro-operaion with headlamp and routine fenestration operation on lumbar disc protrusion. SICOT Shanghai Congress 2007
27. Hong-Xun Sang, Wei Lei, Zhuo-Jing Luo,etal.The preliminary report of a novel lumbar fusion instrument CAPSTONETM as first applied in china. SICOT Shanghai Congress 2007
28. Hong-Wei Gao, Gao Lei, De-Min Luo,etal.The application of b-twin under METRX posterior endoscope for treating lumbar intervertebral disc protrusion and vertebral instability. SICOT Shanghai Congress 2007
29. Huang-Yuan Huang, Xin Ma, Jian-Yuan Jiang.Application of 3D navigation system in the spine surgery. SICOT Shanghai Congress 2007
30. Jensen TS, Kjaer P, Korsholm L.Predictors of new vertebral endplate signal（Modic）changes in the general population. Eur Spine J. 2010 Jan;19（1）: 129-35.
31. Jian-Fei Wang, Zuo-Peng Wu, Long Guo,etal.Surgical treatment of large central intervetebaral disc herniation. SICOT Shanghai Congress 2007
32. Jian Wang, Yue Zhou, Tong-Wei Chu，etal.The cognition of the learning curve for microendoscopic discectomy（Med）. SICOT Shanghai Congress 2007
33. Jian Wang, Yue Zhou, Tong-Wei Chu, et al.Comparison between microendoscopic surgery and open surgery for far lateral lumbar disc herniation. SICOT Shanghai Congress 2007
34. Jian Wang, Yue Zhou, Tong-Wei Chu, et al.Primary study on predictive factor of outcome of lumbar disc herniation treated by microendoscopic discectomy. SICOT Shanghai Congress 2007
35. Jian Wang, Yue Zhou, Tong-Wei Chu, et al.Primary study on predictive factor of outcome of lumbar disc herniation treated by microendoscopic discectomy. SICOT Shanghai Congress 2007
36. Jin-Tang Wang, Xiao-Wei Zhang, Shu-Ming Li,etal.Upper lumbar disc herniation. SICOT Shanghai Congress 2007
37. Jun-Jie Du, Zuo-Jing Luo.Wide Lumbar Canal Fenestrtion Decompression Of Spinous Process Ligament Retained Complex. SICOT Shanghai Congress 2007
38. Jun Tan, Ning Xie, Xiong-Sheng Chen,etal.Anterior Lumbar Interbody Fusions（ALIF）Using the SynFrame System. SICOT Shanghai Congress 2007
39. Li-Jun Li, Wei Zhou, Qing-You Lu, etal.The early report of Minimally invasive transforaminal lumbar interbody fusion（TLIF）in treatment of lumbar diseases. SICOT Shanghai Congress 2007
40. Madhok R, Kanter AS..Extreme-lateral, minimally invasive, transpsoas approach for the treatment of far-lateral lumbar disc herniation.J Neurosurg Spine. 2010 Apr;12（4）: 347-50.
41. Min Wang, Yue Zhou, Jian Wang,etal.Clinical experience and results with lumber med procedure: a follow-up study of 5 years. SICOT Shanghai Congress 2007
42. Qun Xia.Biomechanical and clinical evaluation of stand-alone anterior lumbar interbody fusion（ALIF）. SICOT Shanghai Congress 2007
43. Se-Il Suk.Recent Research and Applications in Spinal Surgery. SICOT Shanghai Congress 2007
44. Shun-Wu Fan, Xiang-Qian Fang, Xing Zhao,etal.Preliminary report of minimally invasive posterior lumbar interbody fusion（plif）assistanted by x-tube system in the treatment of low back disorders. SICOT Shanghai Congress 2007
45. Shun-Wu Fan , Xiang-Qian Fang, Yue Huang,etal.Lower lumbar inter-body fusion and related problems. SICOT Shanghai Congress 2007

46. Van Tulder M, Peul W, Koes B.Sciatica: what the rheumatologist needs to know.Nat Rev Rheumatol. 2010 Mar;6（3）: 139-45.
47. Wang BG, Fu YH, Fu Q, Wang GB［Clinical analysis in treating lumbar intervertebral disc herniation with nucleus pulposus resection through small incision and lamina fenestration］Zhongguo Gu Shang. 2009 Oct; 22（10）: 744-6.
48. Xiang-Qian Fang, Shun-Wu Fan, Qiao-Wei Zhang. Radiologic evaluation of instrumented posterior lumbar interbody fusion. SICOT Shanghai Congress 2007
49. Ya-Dong Zhang, De-Liang Cao, Jia Wang,etal.Microsurgical lumbar intervertebral cage fusion by x-tube system. SICOT Shanghai Congress 2007
50. Yong Hao,Yue Zhou,Tong-Wei Chu,etal.Biomechanical test on degradable material（PDLLA）cage. SICOT Shanghai Congress 2007
51. Yue Zhou, Jian Wang, Tong-Wei Chu, etal. Clinical application of transforaminal lumbar decompression, interbody fusion and sextant percutaneous pedicle screw fixation under metrx system. SICOT Shanghai Congress 2007
52. Yue Zhou, Jian Wang, Tong-Wei Chu, etal.Endoscopic transforaminal lumbar decompression, interboy usion and pedicle screw fixation（mi-tlif）under x-tube system—report of 42 cases. SICOT Shanghai Congress 2007
53. Zhao J, Hai Y, Ordway NR, Park CK, Yuan HA. Posterior Lumbar Interbody Fusion Using Posterolateral Placement of a Single Cylindrical Threaded Cage. Spine, 2000; 25（4）: 425-430.

第三章 椎间盘源性腰痛

第一节 椎间盘源性腰痛的基本概念

一、概述

慢性腰痛是脊柱外科中最常见的疾病。引起腰痛的原因很多,其中常见原因之一是退行性腰椎椎间盘源性疾病(degenerative disc disease,DDD)。椎间盘源性痛指纤维环退变形成内裂症,退变的物质刺激位于软骨终板和最外层的纤维环中来自于窦椎神经末梢的伤害感受器,并使间盘间隙内压力增加而诱发疼痛。随着退变,周围的血管和感受伤害神经纤维长入纤维环的外层和上、下终板内,进一步导致病理性改变的加剧。椎间盘源性痛无神经根受损的症状和体征,以慢性腰骶部疼痛为主,坐位、尤以站立位时加重。

临床上本病多见于下腰椎,尤以L_{4-5},其次为$L_5\sim S_1$及L_{3-4},此与其解剖生理及生物力学特点等相关,将分节详述。

病变节段的间盘摘除和前路或后路融合术成为接受治疗该病的方法,但其术后疗效时有不佳,且可出现某些并发症,包括融合不良、邻近节段过度应力集中及骨供区部位疼痛等。因此,很多学者不断地尝试发展动态稳定的人工椎间盘假体,目的是使其更符合人体正常的腰椎活动模式,排除由于融合导致的一系列相关并发症,以进一步提高患者治疗后的生活质量。

二、下腰部的解剖与生理特点

为进一步深入了解本病的发生机理、症状特点及治疗方法选择等,首先应对其解剖生理特点有一全面了解。

(一)脊柱与下腰椎概况

脊柱共有33节,其中颈椎7节,胸椎12节,腰椎5节,骶椎5节和尾椎4节。由于后两者多呈融合状,故实际参与活动的仅26个椎骨。借助于周围丰富的肌群、韧带与关节囊而将此26节环环相扣,组成一个活动自如、并具有强大支撑力的链条状结构。其主要功能是保护脊髓和将头颈与躯干的负荷力传导至骨盆。在自然状态下,它的稳定是由外在的肌肉和内在符合生物力学的椎骨、椎间盘与韧带所构成。此种平衡状态保证了腰骶部的正常功能。两者平衡一旦失调,或是由于外来因素直接地或间接地破坏了此种平衡,则将引起功能障碍,轻者造成病痛,重者则丧失功能,甚至形成伤残。为此,需对其正常的生理与解剖特点有一较全面而深入的了解,以争取对此类患者获取正确的诊断,为选择理想的疗法打下基础。

以下内容就将腰椎局部解剖与生理特点加

以阐述。

下腰部位于脊柱的下端,其虽不像颈段灵活,也不像胸段稳定,但对颈胸椎而言,是两者灵活与稳定的基础。因此,对其在解剖、生理与生物力学方面的特点必须有一全面了解。

下腰部是指以腰骶关节为中心的解剖段。狭义的指 L_4 至骶骨这一范围;广义的尚应包括 L_2~L_3、双侧骶髂关节及其邻近组织。由于此处含有马尾和构成坐骨神经的脊神经根,故其症状范围除见于腰部外,尚涉及臀部和下肢,并易与该处本身疾患相混淆。

(二) 人体倒三角形力学结构

从生物力学的角度来看,人体共有 3 个倒三角形力学结构,即上三角、中三角和下三角。

上三角系指以头顶水平切线为底边,通过头颅两侧形成夹角,致使头颈部的负荷(自身重量及各种运动的负荷等)集中于下颈段,在一般情况下以 C_5~C_6 所受的压应力最大(见图 3-5-1-1-1)。

中三角指以双侧肩峰为底边,沿胸腹两侧将头、颈、躯干之负荷集中至腰骶椎的倒三角形力学结构。

下三角系则指以双侧髂嵴水平线为底边,并通过骨盆及髋部两侧将头颈、躯干及盆腔的负荷沿身体中部使力量向下传递的倒三角形力学结构。

以上三个倒三角形结构,从所承受负荷力强度来看,当然以下三角为最大,但实际上,由于此种作用力通过腰骶部,以双下肢所分别承受的分力形式而将其分散,以致下肢诸骨关节结构平均所承受的负荷不仅相对减少,而且为多关节所承担。而上三角与中三角由于负荷力集中到脊柱上某一椎节,因此从单一骨关节来讲,较下三角明显为大,临床上显示 C_{5-6}、L_{4-5} 及 L_5~S_1 最早出现退变,即证实这一点,尤其是腰骶段更为明显,这就是腰椎椎间盘源性腰痛多见于 L_{4-5} 及 L_5~S_1 之解剖学基础。

(三) 椎管形态的改变

在新生儿时,下腰椎椎管与颈、胸及腰上段相似,亦呈卵圆形,但随着后天的负荷、运动和劳动等,以致使腰骶部椎管逐渐演变成三角形或三叶草形。此种形态的椎管,虽然在生物力学上提高了局部负荷强度,可承受日益增加的体重与活动、劳动及运动的强度,但却造成椎管和神经根管的矢状径明显狭小,以致椎管与神经根管的有效间隙减少或消失,从而提高了椎管与神经根管的内压(图 4-3-3-1-1、2)。如再加上各种后天获得性因素,诸如椎间盘的膨隆、下腰椎的失稳、黄韧带的松弛与肥厚,以及凡是可减少椎管内容积病变,均可对马尾与脊神经根形成刺激与压迫,或是通过局部的窦 - 椎神经反射引起症状。在同样椎节病变状态下,椎管(尤其是根管)狭窄者,腰椎间盘突出症的发生率高,反之则易引发腰椎椎间盘源性腰痛。

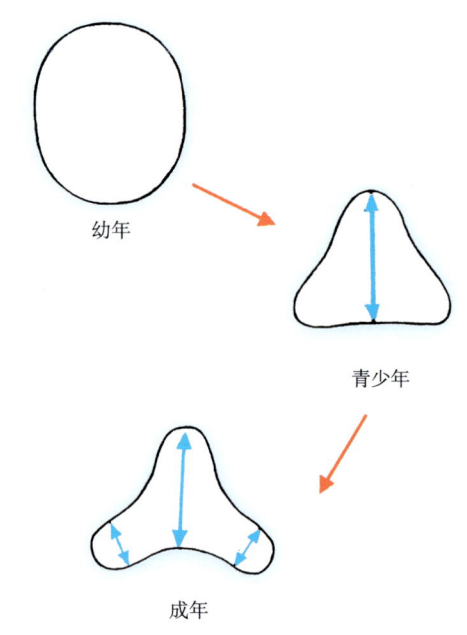

图 4-3-3-1-2　胎生后下腰椎管形态的演变示意图

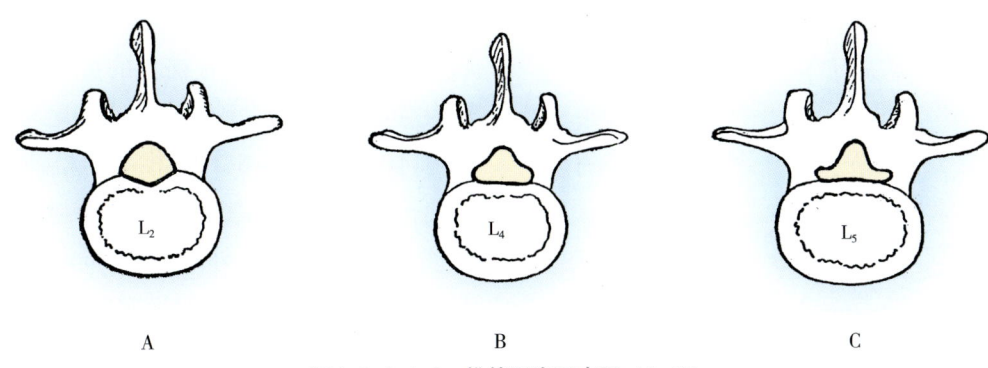

图4-3-3-1-2 椎管形态示意图（A~C）
成年人第三至第五腰椎椎管的常见形态 A.第三腰椎；B.第四腰椎；C.第五腰椎

（四）小关节面特点

由图4-3-3-1-3可以看出，颈椎的小关节面呈水平状，因此在活动时相当灵活，但在外伤时易引起脱位而造成对脊髓神经的压迫与损伤。胸椎的小关节面角度较大，与人体横切面约成60°角，由于其有两侧肋骨及前方胸骨所构成的胸廓的固定与制动作用，其活动度十分有限。但在腰椎，由于其小关节面近于矢状，尤以腰骶关节，而使局部的侧弯和旋转活动范围明显受限。然而其伸屈活动范围却较大，越是下方越大。有人测量腰部的活动量，发现在屈曲时从$L_{1~4}$这3个椎节的活动量为5%~10%，L_4~L_5为15%~20%，但L_5~S_1却达60%~75%。如此，不仅此处易引起退行性变，且也必然增加其外伤机会，从而构成腰椎退变好发部位的第二个解剖生理学基础。

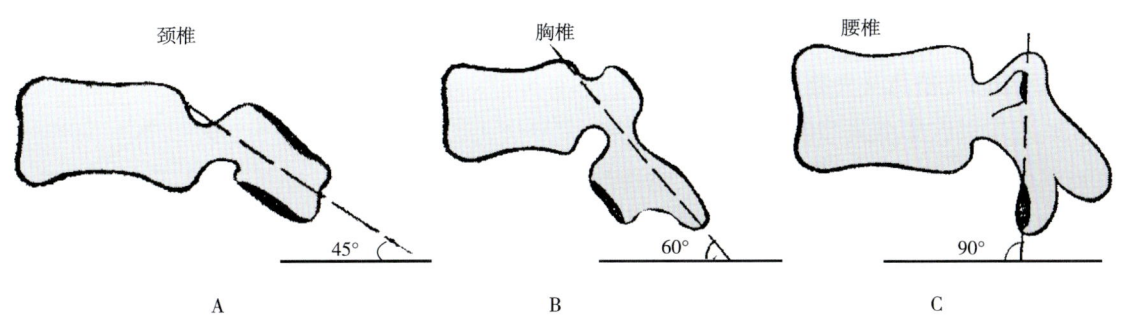

图4-3-3-1-4 颈椎、胸椎与腰椎小关节面角度示意图
A.颈椎；B.胸椎；C.腰椎

（五）小关节的旋转活动轨迹位于后方体外

由于椎体在水平位上前后均有关节存在，因此椎节在作左右旋转活动时，二者有其特定的运动轨迹，尤其是后方的小关节，视其轨迹中心点的差异，对病变的形成以及病理生理与病理解剖的演变提出相应的依据。

当颈椎做左右旋转活动时，椎节后方两侧小关节运动轨迹中点的垂直线相交于前方体外，胸椎位于椎节前方（体内），而腰椎的运动轨迹交叉于椎节后方体外（图4-3-3-1-5）。因此，只要腰椎小关节少许活动，即可引起椎体间关节的大幅度运动，以致椎体间关节较之后方小关节易于出现劳损、退行性变和损伤性关节炎，此为腰椎椎间盘易发生退变的又一解剖生理学基础。

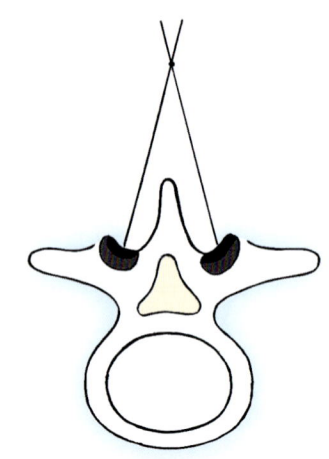

图4-3-3-1-5 腰椎小关节旋转运动轨迹中心交叉点示意图

(六)退变早

综上所述,可以发现,由于下腰部的负荷和活动量大,其退行性变的开始时间也较其他关节为早。髓核及纤维环退变多在20~30岁左右发生,棘间韧带30~40岁,黄韧带肥厚与松弛可见于各种年龄(其多与外伤及过多的超限活动有关)。在此基础上,L_{4-5}及$L_5\sim S_1$椎体间关节易出现狭窄、松动及失稳等征象,进而易于继发椎间关节和后方小关节的增生性变化与损伤性关节炎。因此,当在X线片上发现此种现象时,则意味着椎间盘与韧带的病变更早,更加广泛。

当胎儿初生时,纤维环及髓核的含水率分别为80%与90%;在髓核退变开始的早期,主要表现为含水量降低。当发育至成年时减少10%;之后随着退变的加剧而水分日渐减少,至35岁左右,纤维环降至65%,髓核则为75%~78%。由于失水,纤维环及髓核的体积相应减小,以致引起椎节的失稳、松动与狭窄等病理解剖变异,渐而形成腰椎椎间盘源性腰痛的病理解剖学基础,亦可演变成腰椎间盘突(脱)出症。

在正常状态下,由于椎间隙呈饱满状态而与椎管维持相应的比例关系,椎管内的马尾与神经根处于游离与松弛状态,一旦椎间隙变窄,椎体后方的后纵韧带与椎板前方的黄韧带必然突向较为空虚的椎管,以致神经根或马尾易受刺激或压迫(图4-3-3-1-6、7)。椎节的松动与失稳亦出现相似的病理解剖所见,其致压物除了后突的髓核、增厚的黄韧带外,主要为椎间关节或小关节的椎管侧骨缘(增生、管道变形及骨刺)。

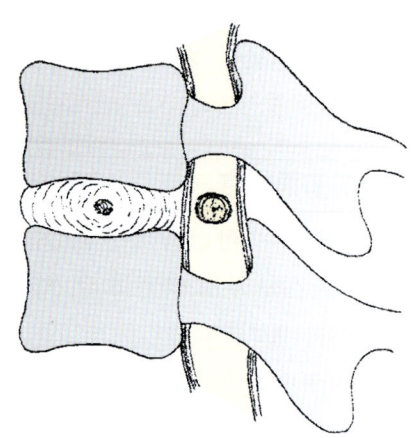

图4-3-3-1-6 正常状态示意图
椎间隙为饱满状态时,神经根呈游离状

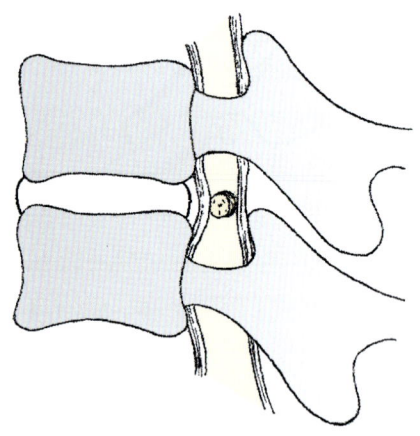

图4-3-3-1-7 病变状态示意图
椎间隙狭窄与松动,易刺激或压迫脊神经根

(七)其他特点

1. 椎间孔狭小 腰脊神经根越往下方越粗,但由上、下椎弓根切迹所构成的椎间孔却愈往下方愈狭小,尤以$L_4\sim L_5$及$L_5\sim S_1$处为明显。此种反比关系构成该处脊神经根更易受累的解剖学基础。

2. **椎间盘高度逐年减少** 于青少年时，椎间盘的高度随年龄的增加递增，但至成年后则逐年减少，尤于50岁以后，女性更年期后更为明显，不仅构成椎节病变的病理解剖学因素，而且致使脊柱本身原有的生理曲线产生变异及身材缩短，当然也使椎管内的有效间隙缩小。

3. **脊神经根的定位与命名** 其不同于颈段，由于自枕下及第一颈椎之间发出的脊神经命名为第一颈脊神经，以此类推，诸颈脊神经的命名是以颈椎关节的下一序列数定位命名的，即从 C_5~C_6 椎节发出的脊神经为第六颈脊神经，C_6~C_7 发出的为第七颈脊神经，而 C_7~T_1 发出的则为第八颈脊神经。因此于胸、腰椎椎节发出的脊神经，则按椎节的上一序列数定位命名（图 4-3-3-1-8）。

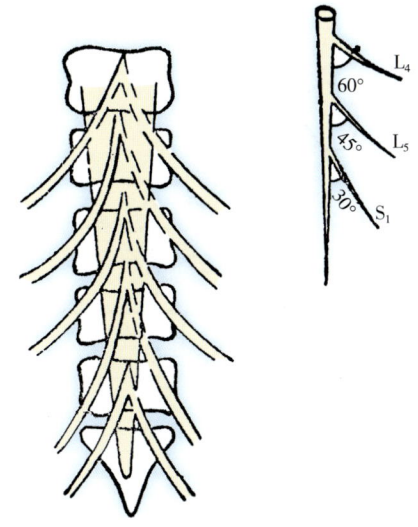

图4-3-3-1-9 腰脊神经走行角度示意图

5. **神经支分布** 腰椎的各组织内不仅有着丰富的血供，且其神经支的分布亦遍及每一部位（图 4-3-3-1-10、11）；其包括体神经与交感神经支，以及由两者所组成的窦椎神经。因此，其对疼痛的反应比较敏锐，且通过交感神经与内脏保持联系。当椎节病变时，则于相应的内脏区出现症状。但髓核组织的营养来源及与神经感受器之间的关系尚有待更进一步的研究。

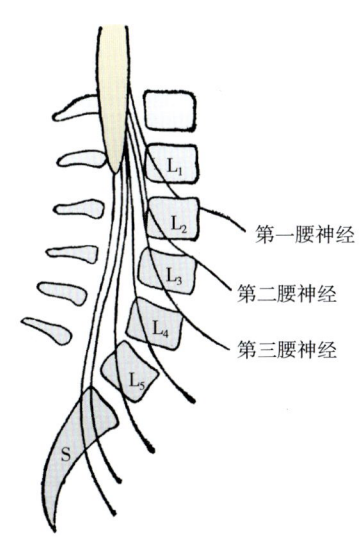

图4-3-3-1-8 腰脊神经命名示意图

4. **脊神经走行的角度** 颈脊神经由颈髓发出几乎呈水平状，胸髓则角度逐渐减少，于腰骶段则可达50°~60°状。此种角度的大小与腰椎间盘突（或脱）出所造成的根性受压定位具有一定关系（图4-3-3-1-9）。

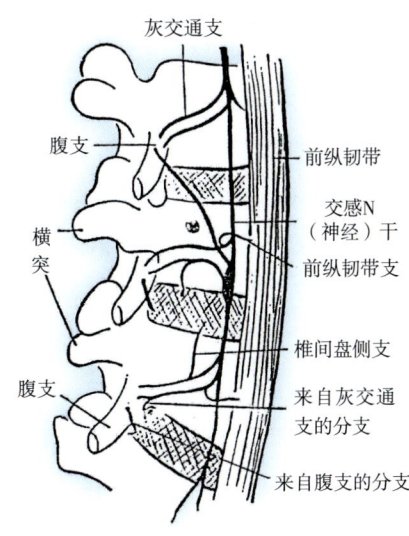

图4-3-3-1-10 腰椎前及侧方神经支配示意图

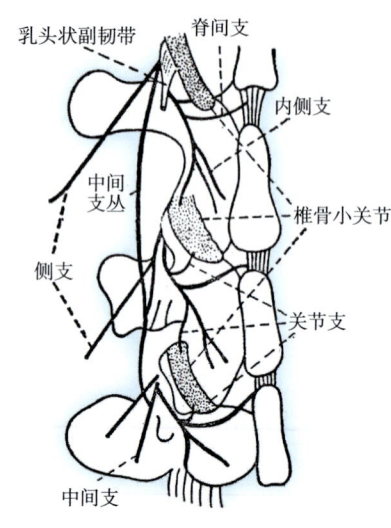

图4-3-3-1-11 腰椎背侧神经支配示意图

三、下腰部生物力学特点

脊柱为人体的中轴,除活动功能外,尚具有坚强的承重作用,因此,其亦属于负荷的结构。外部的负荷使椎体与椎间盘产生相应的应力和应变。由皮质骨与松质骨构成的椎体较之椎间盘具有更大的弹性模量,以致椎间盘更易产生应变。

(一) 脊柱自身的稳定

在静力状态下,脊柱主要表现出其特有的生理曲线。从侧方观,包括以下4个曲度,即颈椎前凸、胸椎后凸、腰椎前凸和骶椎后凸。此种生理曲度,在直立的灵长类中,是唯有人类方具有的特征(图4-3-3-1-12)。

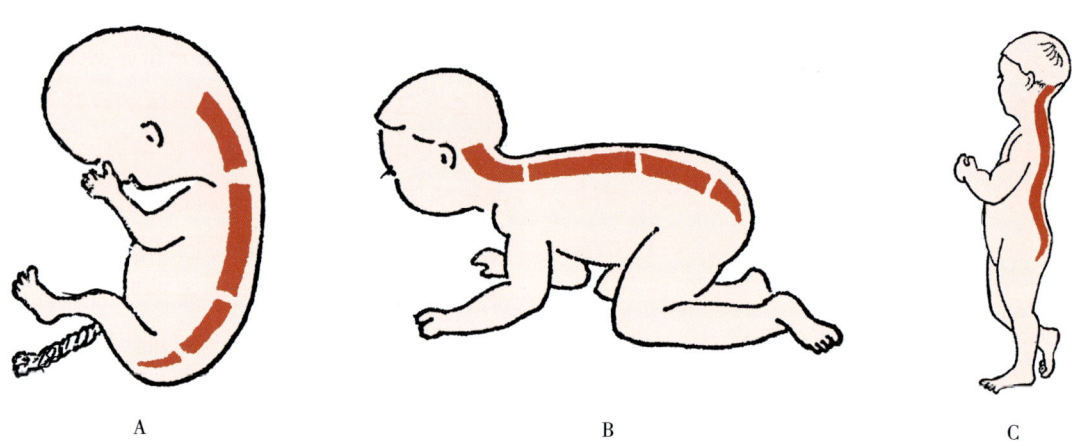

图4-3-3-1-12 人体生理曲线演变过程示意图(A~C)
A.胎内原始弯曲;B.胎生后继发弯曲;C.站立后生理弯曲

此种生理曲线的存在,表明脊柱自身的稳定,在正常直立位状态下,脊柱必然承受纵向的压应力、剪力、张应力以及弯曲和旋转的力量等。此种稳定性的存在与维持,主要依赖于内源性稳定因素与外源性稳定因素。前者主指髓核内在使两侧椎体分离的压应力与纤维环及周围韧带(前纵韧带、后纵韧带、黄韧带、棘间韧带及棘上韧带等)抗髓核分离的压应力之间的平衡;两者不同方向的综合力,是脊柱稳定性的重要保证。而外源性稳定因素则主指脊柱周围、髋部以及胸腹腔内外肌群内部的协调与平衡。从临床观察中发现,脊柱的外在因素较之内源性稳定因素更为重要,如将二者去其一,显示无内源性稳定因素时,脊柱异常改变较慢,而失去外源性稳定因素时(例如外伤性或炎性瘫痪时),脊柱则难以维持其正常外形与功能。

(二) 腰椎间盘的功能

腰椎间盘的功能 腰椎间盘与颈、胸段椎盘的结构及功能相似,均由软骨板、纤维环和髓核三部所组成。其主要功能包括以下诸方面:

1. **连结上下两椎体** 使两者构成椎间关节,

并具有关节的活动度。

2. **保持椎节高度** 由于椎间盘占有一定高度,因此从全局来讲,维持了脊柱(或人体)的高度,并随着生长发育而增长,也随着年龄的老化而缩小。在正常情况下,椎间盘占脊柱长度的1/5。

3. **维持脊柱的生理曲线** 此主要由于椎间盘前后部厚度不一所引起。腰段与颈椎相似,椎间盘在前方较厚,后方则较菲薄,因而呈现生理性前凸曲线。

4. **平均椎体表面的压应力** 尽管每一椎节倾斜度不一,但由于通过髓核本身的半液体状结构而保证使其表面承受相似的压应力。

5. **缓冲作用** 人体活动、运动及负荷时常会发生突然增加负荷的现象,尤其是在跳跃或高处跌下时,椎间盘本身的弹性结构,特别是通过髓核的变形作用而起到吸收震荡及逐渐减压的缓冲作用。

6. **维持椎间孔及小关节的大小与高度** 此主要由于椎间盘的厚度所作用,在生理情况下难以显示出其意义,一旦出现椎间关节变狭或失稳,不仅刺激周边的窦-椎神经产生神经症状,而且小关节也同时出现退变加速,椎间孔变狭,以致脊神经亦可受压(或遭受刺激)。

7. **保护与滋养功能** 前者主指软骨板对发育时期骺板的缓解压应力的作用,后者则为椎体与椎间盘之间营养液体的交换主要是通过软骨盘进行。

(三)腰椎间盘及椎骨内的压力测定

近年来已从活体上进行了大量研究。Nachemson将压力测定装置直接插至人体髓核内测定压力,表明不同姿势、不同负荷时椎间盘内压力具有明显差别(图4-3-3-1-13)。既往一般认为站立较坐位负荷为大,但事实上并非如此,此对下腰部伤患的治疗与预防具有重要意义。根据Nachemson等对第三腰椎间盘不同体位及活动状态下测量表明(表4-3-3-1-1),由于人体体位的差异和活动状态的不同,在椎间盘内压力悬殊甚大,甚至有高达10倍以上的差距。从表4-3-3-1-1中所显示出的数字,说明向前弯腰、伸膝伴负重时,椎间盘的负荷最大,而仰卧位(尤其是附加牵引),则最小。

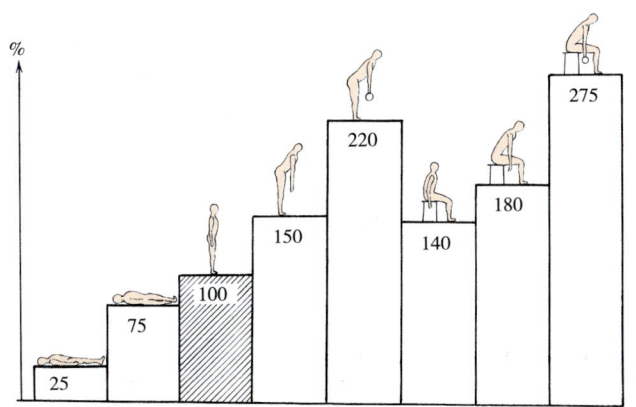

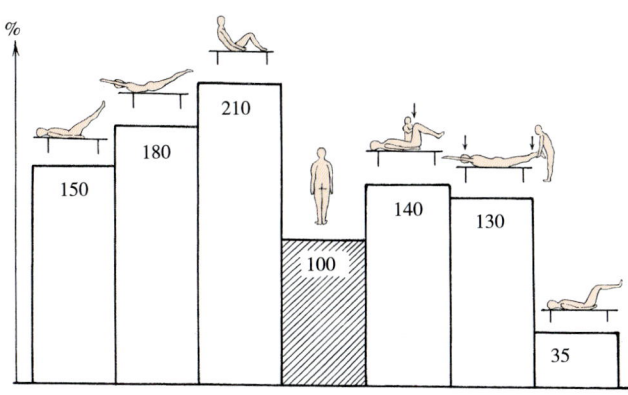

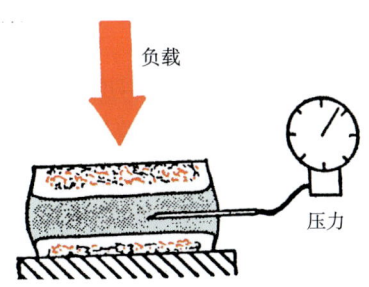

图4-3-3-1-13 不同活动与体位时第三腰椎间盘内压力,图中显示坐位时大于立位示意图(自Nachemson)

表4-3-3-1-1　第三腰椎椎间盘在不同活动情况时负荷量

活动情况	负荷（kgf）	活动情况	负荷（kgf）
仰卧位下牵引	10	伸背	120
仰卧位	30	大笑	120
站立	70	向前弯腰20°	120
行走	85	仰卧、双腿直腿抬高	120
扭身	90	仰卧、背部过伸活动	150
侧弯	95	伸膝、坐起锻炼	175
端坐（无依托）	100	屈膝、坐起锻炼	180
咳嗽	110	前弯20°双手各持重10kg	185
静止腹肌锻炼	110	屈膝、伸腰负重20kg	210
跳跃	110	伸膝、弯腰负重20kg	340

除椎间盘内化学物质刺激和高压状态引发腰痛外，腰椎椎骨内压的升高，也是腰痛的病理生理基础，Arnoldi对腰痛患者椎骨内压测试，发现在腰痛时其压力明显升高（图4-3-3-1-14）。

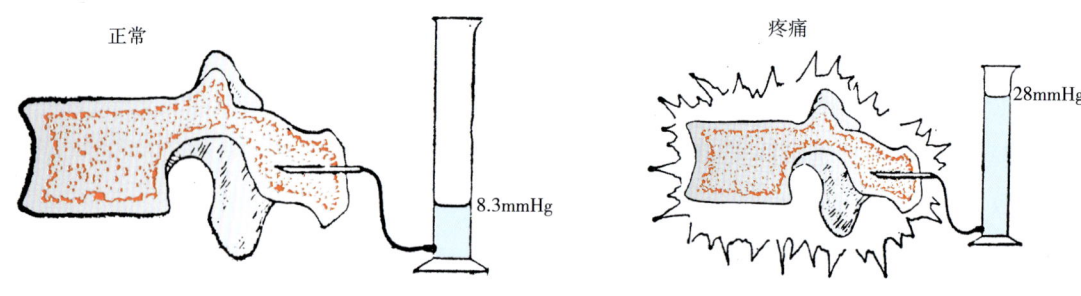

图4-3-3-1-14　腰痛患者椎骨内压力明显增高示意图（仿Arnoldi）
1mmHg=0.133kPa

1.腰椎的运动　腰椎的运动轴位于椎间盘中后1/3交界处，即诸腰椎间盘髓核的连线。由于此运动轴的存在保证了腰椎的屈伸、侧弯和旋转等活动，三者同时动作，称之为环行运动。由于解剖学上的特点，腰椎旋转运动范围甚小，每个椎节段约为2°~3°，整个腰椎的左右纵轴旋转活动仅15°左右，侧弯活动幅度亦较小。因此腰椎的主要运动方式是屈伸活动。

腰椎的前屈与颈椎相似，其是上一椎体下缘在下一椎体上缘表面向前滑动。此时髓核后移，以致椎间隙前窄后宽，并使后方纤维环及后纵韧带所受的压力增大。所幸后方的黄韧带、棘间韧带、棘上韧带，以及小关节囊和后纵韧带等出现相应的张应力而限制了腰椎的进一步前屈。腰椎的后伸运动与前者相反，为上一椎体下缘在下一椎体上缘向后方滑动，此时髓核前移，以致前纵韧带及前方纤维环处于紧张状态，并限制其更进一步后伸，而后纵韧带及各椎弓间韧带呈松弛状。此时后方后突的骨性结构由于相互抵撞，亦起限制后伸范围之作用。

腰椎的活动范围与年龄是成反比。以伸屈为例，在青少年时期为60°~70°，青壮年时降至40°左右，中年约为30°，老年仅20°左右，当然与平时锻炼亦有密切关系。

腰椎的活动与椎管内容积及硬膜囊之状态亦有密切关系。当腰椎前屈时，硬膜囊被相对拉长,马尾与脊神经根亦相应增长,此时椎管内有效间隙增加,对椎管狭窄症者起到缓解压力之作用,但此时硬膜囊后壁张力增加,并对椎管前方形成压应力,因此对椎间盘突出(或脱出)已对神经根形成压迫者则起到加压作用。而腰椎后伸,因硬膜囊出现手风琴式的皱褶样改变,以致马尾、脊神经根等相对增粗而使椎管内有效间隙减少和内压升高,并可使椎管狭窄症患者诱发或加剧症状,如再伴有黄韧带松弛与肥厚则症状更为明显。

2. 腰椎的负荷及其生物力学特点　脊柱在正常状态下的负荷是通过以椎间盘中点为连线这一负荷力线,但由于人体在发育体型及具体活动时的差异,其负荷力线易发生位移,以致引起腰部脊椎内外平衡的失调而出现各种症状。

四、诊断

腰椎间盘源性腰痛(DDD)的诊断并不困难,主要依据逐渐增重的腰痛,尤以站立时为甚,持物负重更甚,但坐位腰痛可减轻,躺下则完全或基本消失。一般病例均无下肢反射痛等脊神经根症状,个别病例可有轻微之下肢反射症状。

影像学检查主要是在 MR 片上显示明显之退变征,整个椎节呈低信号,即变"黑"(图 4-3-3-1-15),与正常椎节形成鲜明对比。

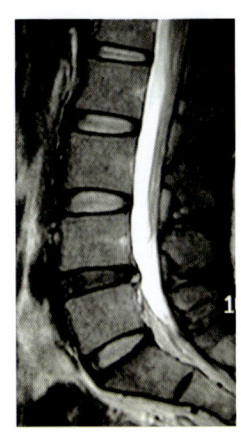

图4-3-3-1-15　MR所见
腰椎间盘源性腰痛(L$_4$~L$_5$)MR影像呈低信号表现

五、鉴别诊断

本病主要与腰椎间盘突出症、腰椎管狭窄症及单纯性腰椎不稳症相鉴别,详见本篇(第二章、第二节)相关内容。

六、非手术疗法

基本上与腰椎间盘突(脱)出症相同,请参阅本篇第二章内容。

七、预防

本病之发生与发展主要是腰椎椎间盘的退行性变,为防止退变应从预防做起,尤其是成年人,其要点包括以下内容。

(一)避免诱发因素

减肥　从图 4-3-3-1-16 可以看出,当人体前方的体积增大时(例如肥胖、妊娠等),由于增大部分所构成的重量增加及距椎间盘中央的力臂延长而使腰部负荷增大,并与前方增大部分的体积成正比。

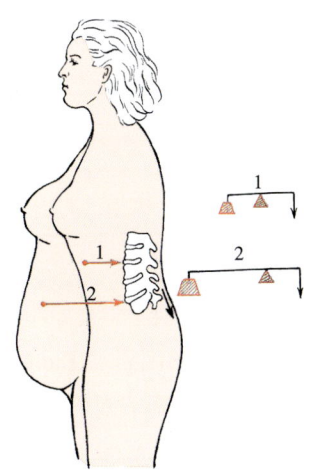

图4-3-3-1-16　体型与腰部肌肉负荷之关系示意图

(二)降低劳动强度

1. 选择省力的工作方式　根据人体活动的动

作不同，诸力学结构的作用与状态亦不同，例如对同一物体的移位是"牵"省力或是"推"省力，如从生物力学的角度加以分析很自然会得出正确结论。例如图4-3-3-1-17、18所示，当将手术床上的患者逆方向拉行，此时脊柱后方的纵向肌群必须对抗由于水平牵拉所引起的弯矩，而当顺方向向前推动时，则由腹部纵向肌群对抗因推力所产生的弯矩，由于腹部肌群较之椎旁肌群为强大，因此在推动时对椎间盘的负荷较之拉动时为小。这也是推车较之拉车（逆向）省力之原理。

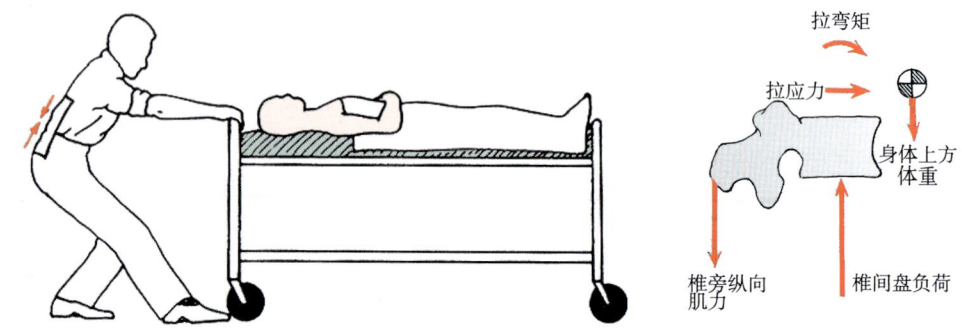

图4-3-3-1-17　拉车、费力示意图

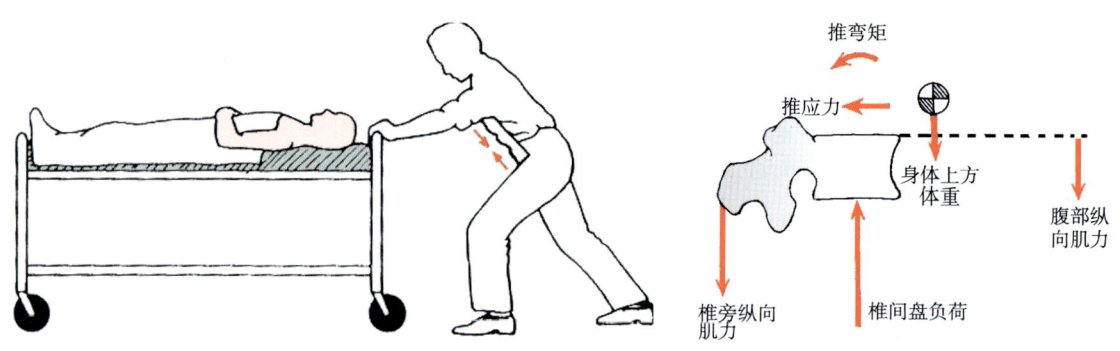

图4-3-3-1-18　推车省力示意图

2. 避免增加腹压的因素　Eie.N & Wehn.P的实验表明：腹内压力的调节对脊柱的支撑与负荷亦具有重要作用。图4-3-3-1-19表明，当运动员将一个130kg重的铁轮举起时，腹内压力可高达225mmHg。十分巧合的是，当人体作俯卧撑时（以双手手指及双足足趾为负重力点），腹内压也高达相似水平（图4-3-3-1-20）。

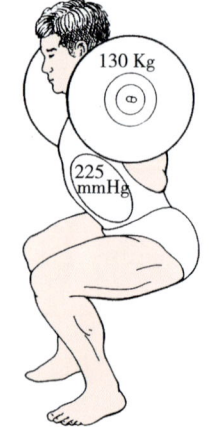

图4-3-3-1-19　举重时腹内压力示意图
当将130kg重物举起时，腹内压力可达29.9kPa（225mmHg）

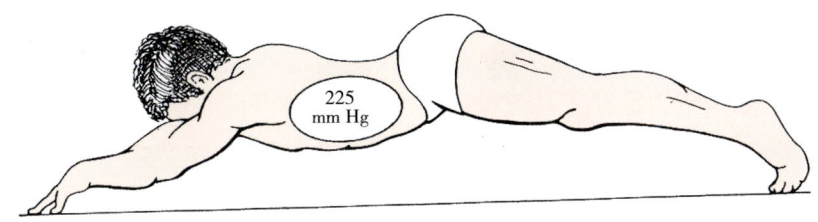

图4-3-3-1-20 俯卧撑时腹内压力示意图

作以双手及双足趾为着力点的俯卧撑时,腹肌及椎旁肌群均起到重要作用,此时腹内压力可达29.9kPa(225mmHg)

(三)改变劳动及休闲方式

1. 注意休闲时姿势 在相对静止状态下,人体的姿势和位置与腰部负荷亦有密切关系,Nachenson的研究证明,腰背部休息时的角度和腰部有无支撑物依托,对椎间盘内压力有着直接关系。图4-3-3-1-21 显示由直角状态的坐姿改变为向后倾斜达120°时,可使椎间盘内压力明显降低,此时如再于腰部加一3cm厚依托物,可使椎间盘内压力进一步降低,如将此支撑物加大至5cm厚,则椎间盘内压可降低至 −0.3kPa。

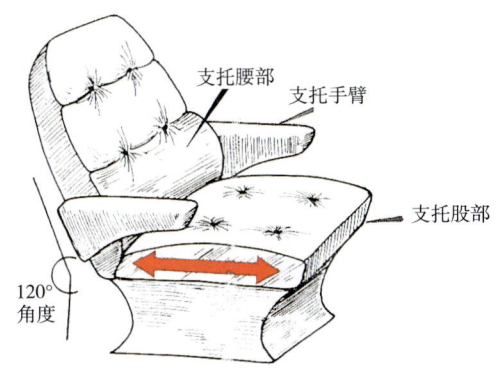

图4-3-3-1-21 设计合理用具示意图

设计一种舒适、合乎生物力学要求的保健座椅,具有合理的斜度,腰部、上臂及股部均有支撑物依托,且可调节体位(自Whife.A.A)

2. 注意劳动方式 同样,在负荷状态下,脊柱所承受的负荷基本上依据下列公式。即物体重量(或称负荷力,缩写为W)× 力臂(即物体中点距椎间盘中点之距离,以X为代表),等于腰骶部肌肉的承担力(以M代表)× 脊柱曲线距中央线的距离(以Y表示),即WM=MY(图4-3-3-1-22)。

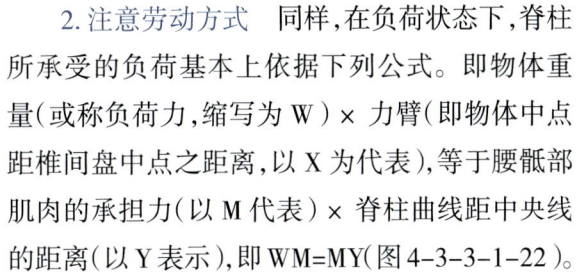

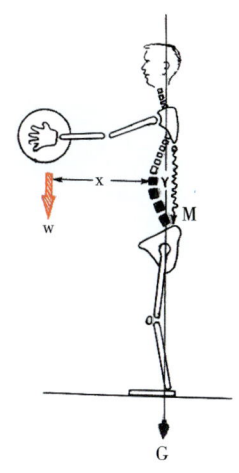

图4-3-3-1-22 脊柱的负荷示意图

当物体并不重,但其力臂过长,WX的乘积势必增大而使腰部的负荷增加(图 4-3-3-1-23)。此时如将力臂缩短,则腰部的负荷亦随之减少(图 4-3-3-1-24)。

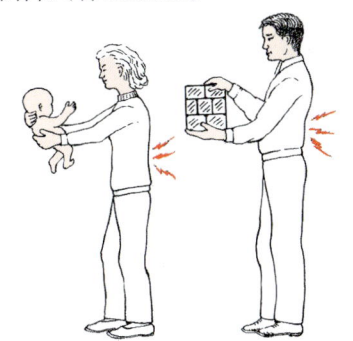

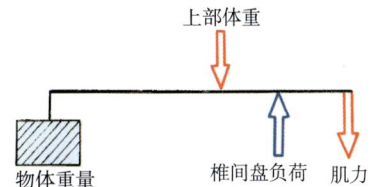

图4-3-3-1-23 力臂长费力示意图

当所持物体力臂较长时(距椎间盘中心较远)则腰部负荷增大,易劳损

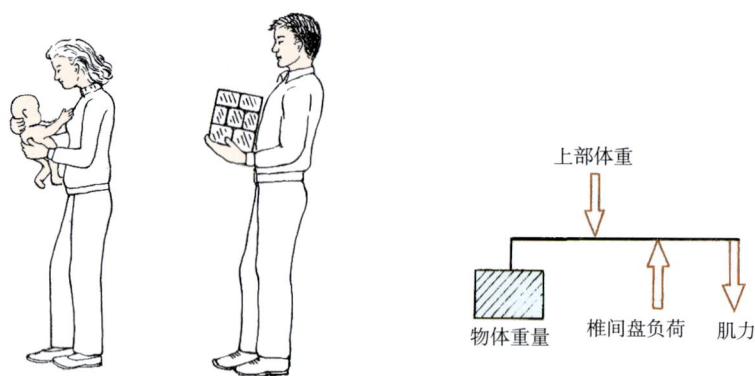

图4-3-3-1-24 力臂短省力示意图
当所持物体力臂较短时（距椎间盘中心较近）则腰部负荷较小

为避免腰部损伤的概率，日常生活中各种不良动作和姿势均应避免，例如提水桶的动作，如果突然直线提起（图4-3-3-1-25A），由于腰部肌群突然收缩而易扭伤；如采取图4-3-3-1-25B所示，在逐渐提升之同时，缩短力臂距离则腰肌受累概率则明显已降低。此外，平日生活中各种姿势及一般性动作均应正、错之分，应选择合乎腰部（椎）生物力学的姿势与动作，详见图4-3-3-1-26~38。

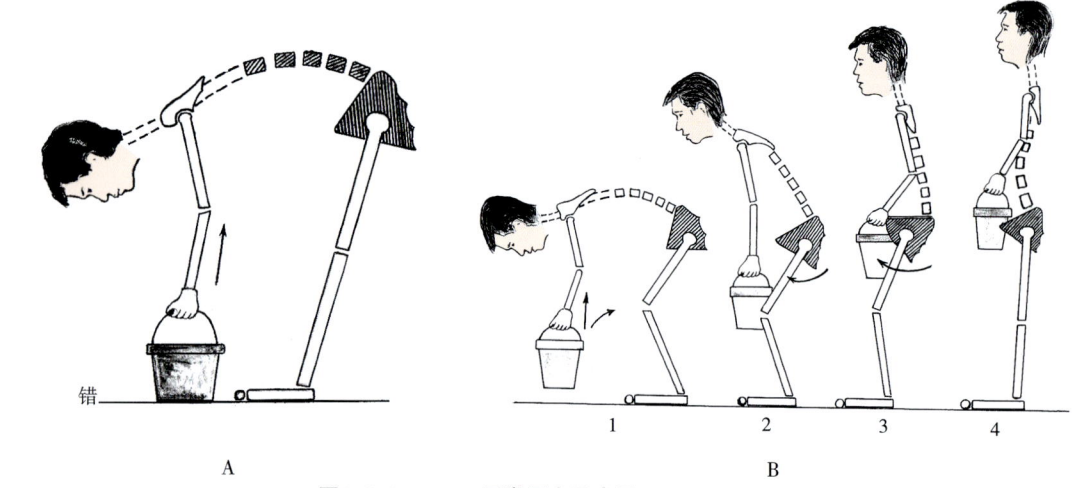

图4-3-3-1-25 正常用力示意图（A、B）
A.突然直线提升重物，腰肌易受损；如采取缩短力臂同时提升重物则较省力、安全

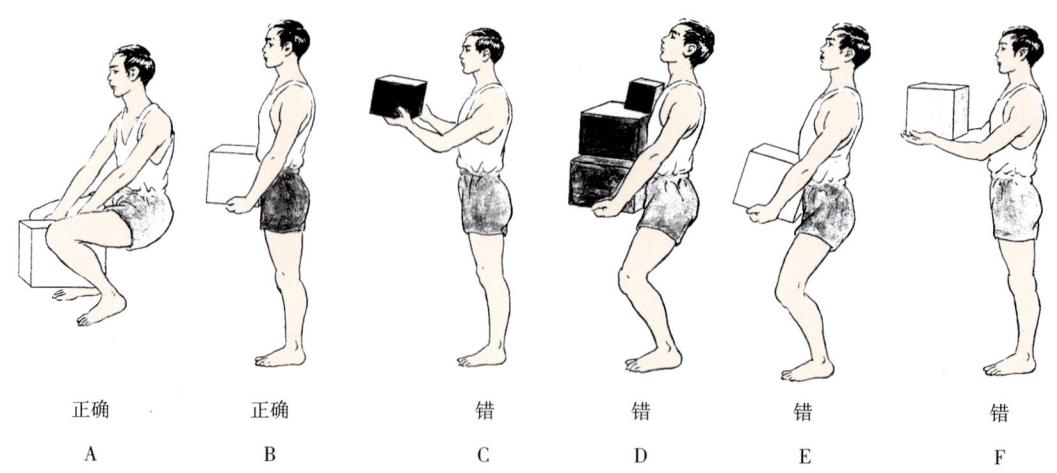

图4-3-3-1-26 搬物时的动作正误之分（A~F）示意图

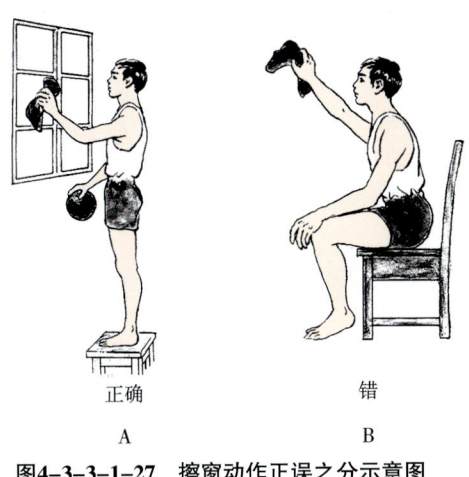

图4-3-3-1-27　擦窗动作正误之分示意图

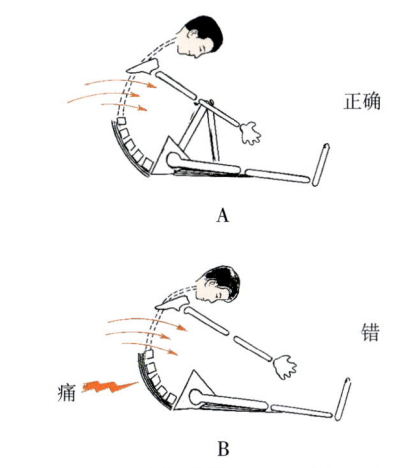

图4-3-3-1-28　坐起动作正（A）误（B）之分示意图

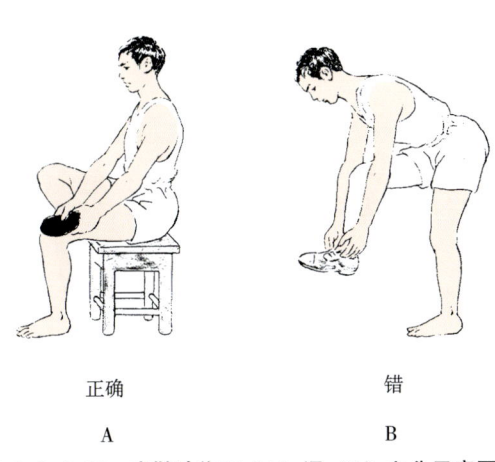

图4-3-3-1-29　穿鞋动作正（A）误（B）之分示意图

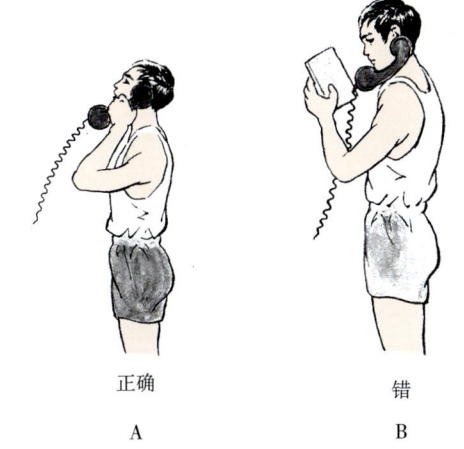

图4-3-3-1-30　打电话动作正（A）误（B）之分示意图

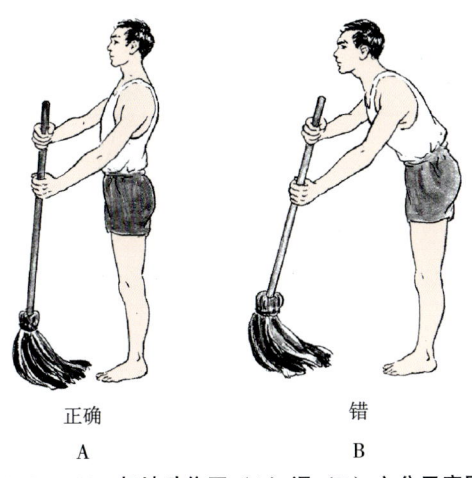

图4-3-3-1-31　扫地动作正（A）误（B）之分示意图

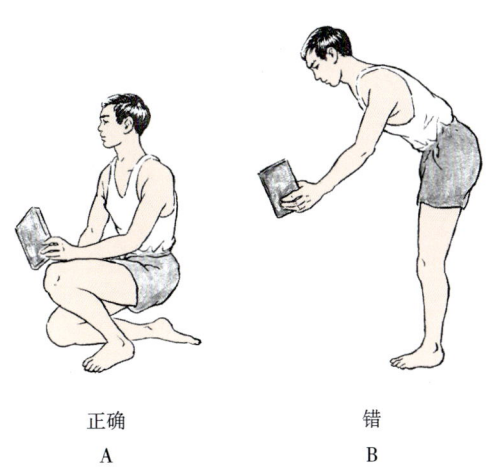

图4-3-3-1-32　放书动作正（A）误（B）示意图

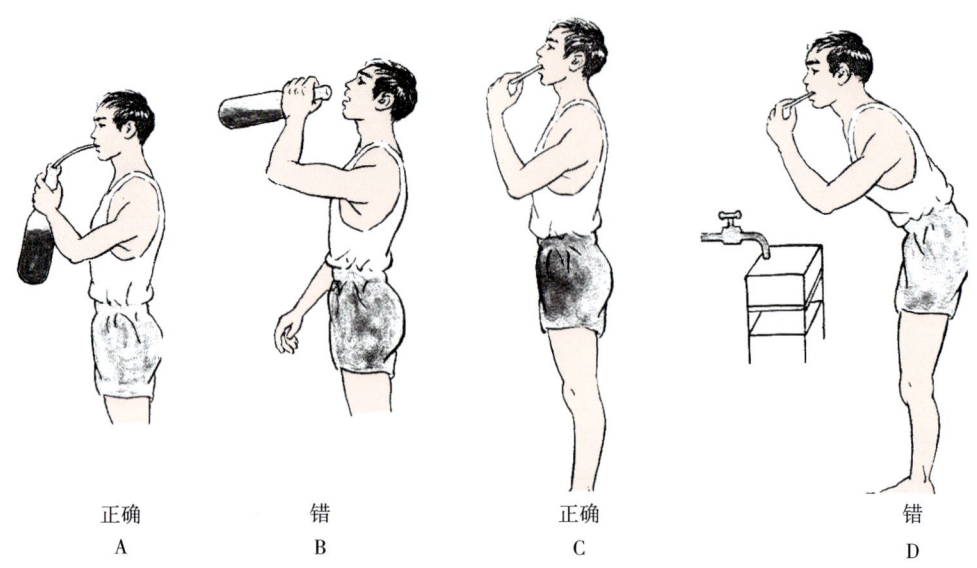

正确 A　　错 B　　正确 C　　错 D

图4-3-3-1-33　喝饮料、刷牙动作正（A、C）误（B、D）之分示意图

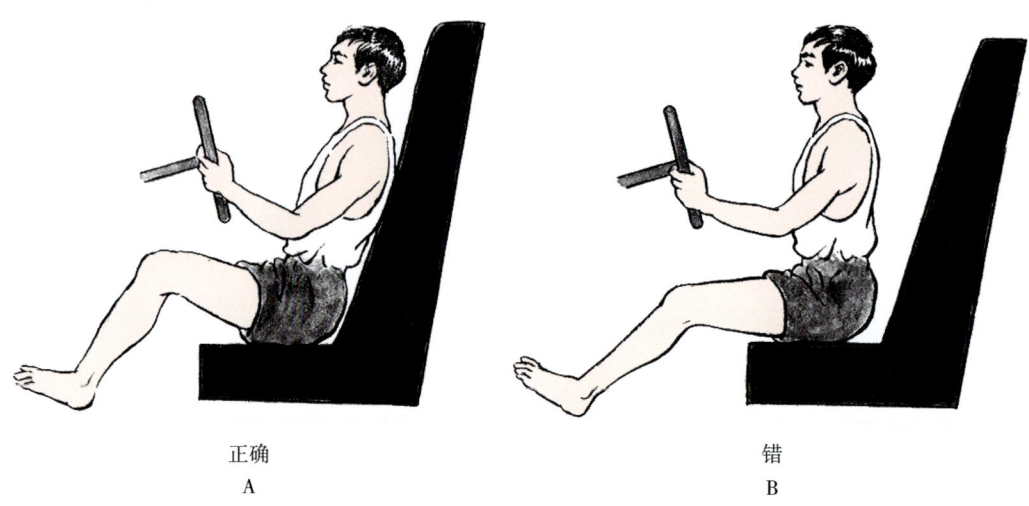

正确 A　　　　　　　错 B

图4-3-3-1-34　驾驶动作正（A）误（B）之分示意图

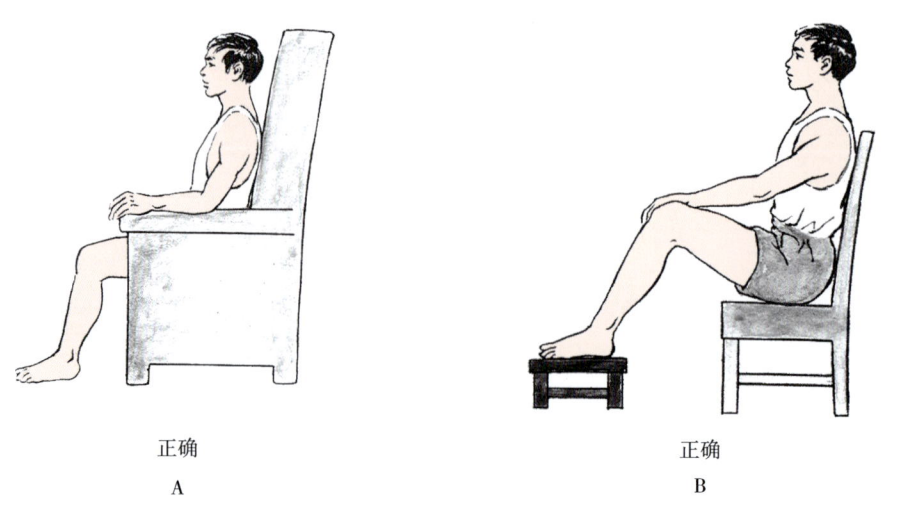

正确 A　　　　　　　正确 B

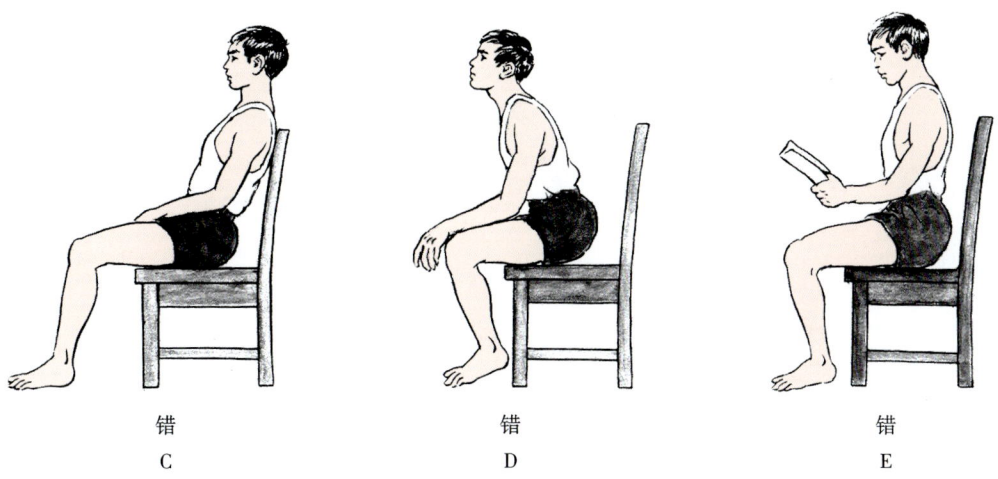

图4-3-3-1-35 坐姿正（A、B）误（C~E）之分示意图

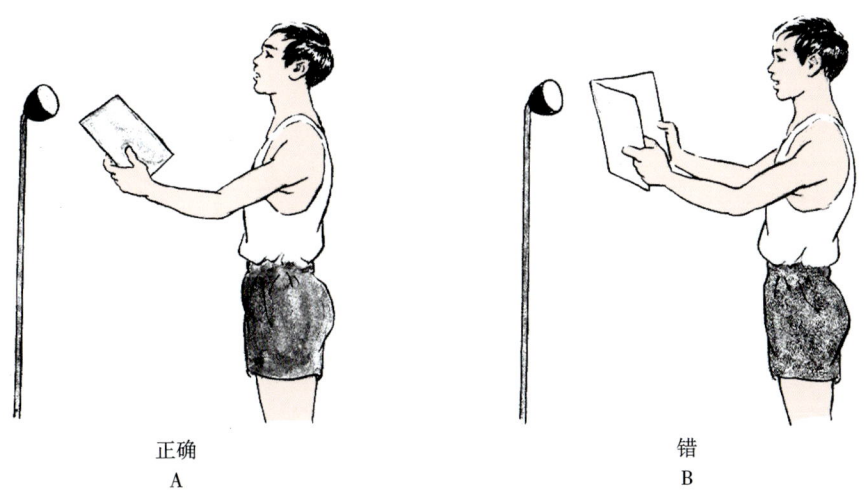

图4-3-3-1-36 演讲姿势正（A）误（B）之分示意图

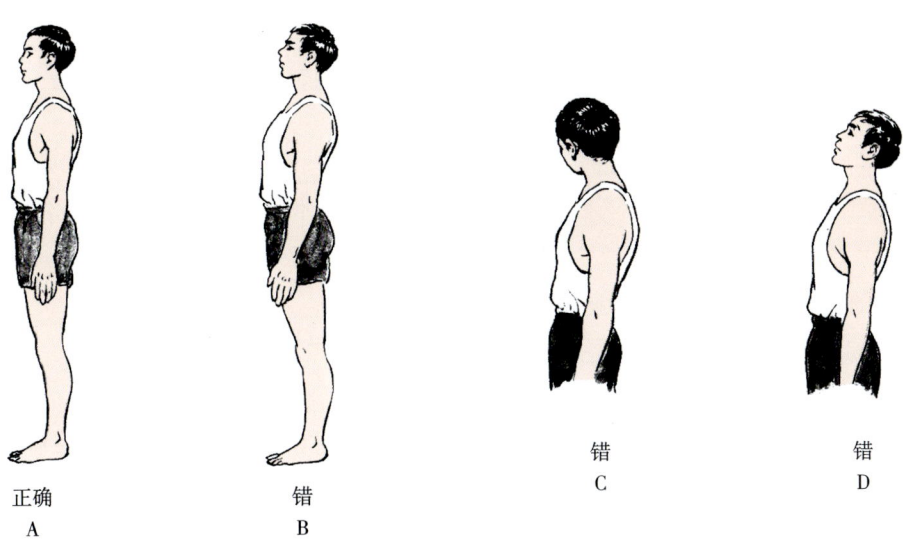

图4-3-3-1-37 站姿正（A）误（B~D）之分示意图

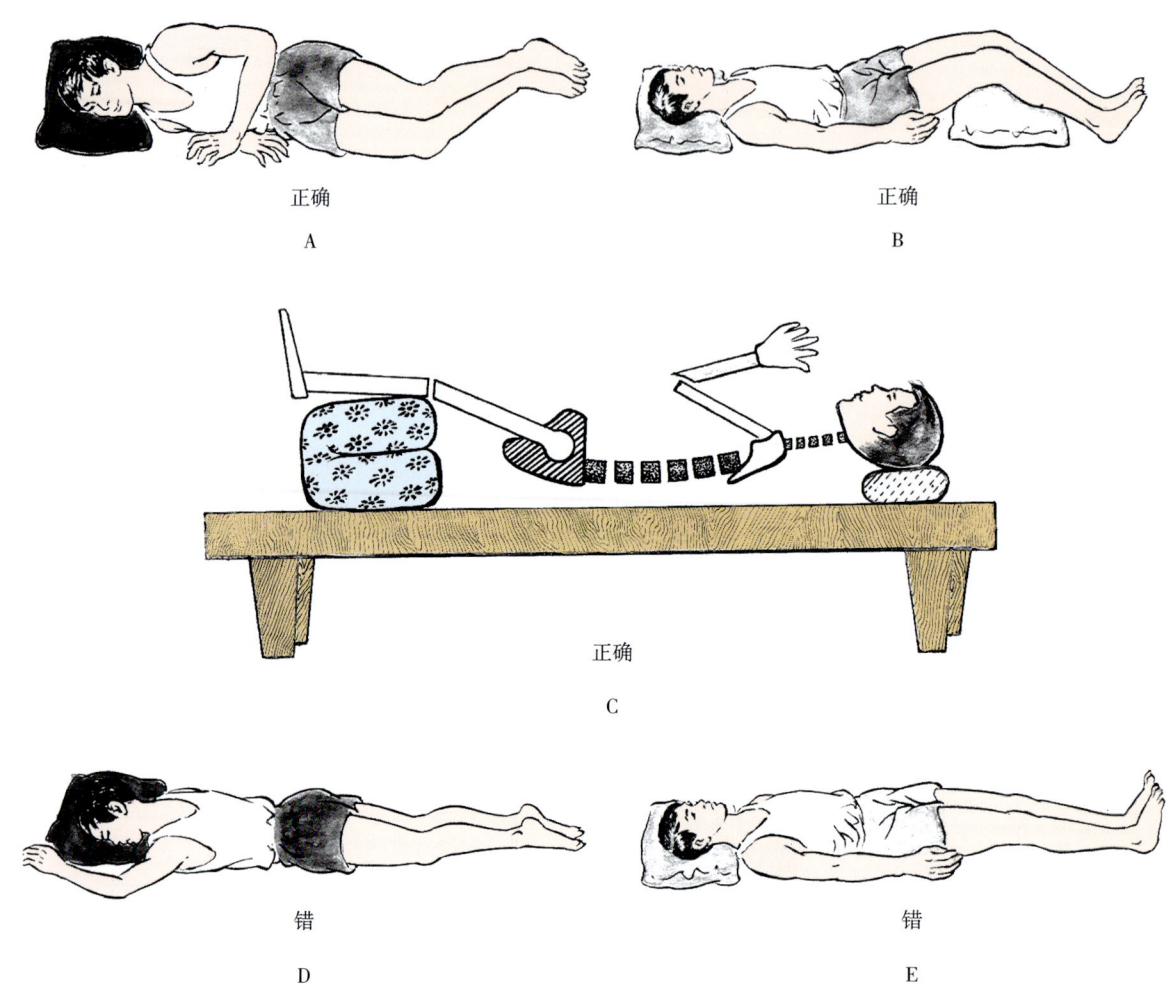

图4-3-3-1-38 睡姿正（A~C）误（D、E）之分示意图

第二节 腰椎椎间盘源性腰痛的前路非融合手术治疗

一、手术病例选择

目前，人们对腰椎人工间盘置换术（total lumbar disc replacement，TLDR）能是否象四肢关节假体置换一样可以作为常规手术开展，或者TLDR是否可以在某种程度上替代腰椎融合术仍在争论中，但临床病例表明只要手术适应证符合严格外科程序操作，疗效基本满意。现就本专题当前概况及相关技术阐述于后。本病的前路椎节融合技术和后路非融合技术将在腰椎间盘突（脱）出症一章中阐述。

（一）手术适应证

1. 临床状态要求

（1）一般情况 男、女性别无限制；年龄以18~60岁为宜，最佳年龄是小于50岁，精神状态评估正常。

（2）临床症状 临床表现主要为慢性腰椎间

盘退变引起的椎间盘源性腰痛,持续时间在1年以上者,多伴有放射性痛,可至腹股沟、臀部及大腿,前屈位坐姿及站立位时加重,仰伸则可缓解。

2. 影像学改变

（1）X线片 正位X线片提示无脊柱侧凸畸形,侧位X线片提示椎间高度丢失超过0.3 cm,前屈后伸位X线片显示无明显节段不稳定,并保持一定的活动范围。

（2）CT扫描 CT三维血管造影显示腹部血管无畸形及变异,无明显钙化及硬化。

（3）MR检查 MR T_2 加权影像显示退变间盘呈低信号,即"黑色椎间盘"影像,常伴有椎体的Modic Ⅰ度或Ⅱ度改变。有时伴椎体前缘或后缘骨赘形成。在多节段的置换中,亦可使用间盘造影以确定主要致痛间盘的客观依据。但我们认为,由于间盘造影具有假阳性率及主观性,且患者有难以忍受的剧痛,因此我们更倾向于依赖患者主诉、临床表现及MR检查。

3. 骨密度及体重

（1）骨密度测量 应在正常范围,对女性患者尤为重要,特别是个别孕后及卵巢切除术后的患者。

（2）体重 患者的体重及身体承重评估应在正常范围以内。

（二）手术禁忌证

1. 临床症状
明显的腰椎间盘突出,直腿抬高试验阳性,并出现膝以下放射痛,以及椎管狭窄所致的腰痛。伴有小关节突所诱发的疼痛者亦不宜选择。

2. 影像学检查
X线片提示有骨质病变,包括脊柱肿瘤、脊柱侧凸畸形、脊柱骨折或骨折术后、腰椎滑脱及腰椎后柱结构缺如等均不选择。退变椎节间隙高度低于0.3 cm,该节段无活动范围者游离型腰椎间盘突出及有中央椎管或神经根管狭窄者亦不可选择。其他如MR T_2 加权影像显示间盘源性退变的"黑间盘"影像,且伴有椎体的Modic Ⅲ度改变,或伴有巨大的椎体前缘或后缘骨赘及严重的腰椎小关节突关节退变者等均列为手术禁忌范围。

3. 其他

（1）骨量 骨量减少和骨质疏松症患者。

（2）过度肥胖及有腹部手术史者 应视为相对禁忌证,取决于术者在前路暴露、术中可能遇到之复杂情况和腹部血管的状态等具体条件。

（三）具体病例选择

可从理想状态及能接受状态两方面来考虑,在特殊情况下也可扩大施术者的范围。其基本条件主要是以下3点。其一,病变间盘间隙变窄,但残存间盘间隙高度大于3 mm。其二,MR T_2 加权出现黑间盘现象和Modic Ⅰ度或Ⅱ度改变。其三,患者经6个月保守治疗无效,并需排除单发的腰椎关节突疾病、腰椎中央管狭窄、骨质疏松、腰椎矢状面或冠状面畸形、腰椎后柱成分缺失及游离型腰椎间盘突出症等疾患亦可施术。

1. 理想（最佳）状态

（1）单节段的腰椎间盘源性退变,伴Modic Ⅰ度改变。

（2）伴有大的中央型间盘突出。

（3）腰椎间盘退变 间盘结构非均匀分布,中等强度灰信号,模糊的髓核和纤维环边界,椎间隙高度正常或轻度降低（即Pfirrmann MR分类的Ⅲ度）和/或呈现间盘结构非均匀分布,中等至低信号,髓核和纤维环边界消失,椎间隙高度正常至中等降低（即前者分类Ⅳ度）;腰部椎旁肌退变程度,即按Goutallier肌肉退变分类为Ⅰ度（即肌肉内无脂肪浸润）,关节突关节无明显退变（按Weishaupt分类为0度,即关节突间隙在2~4 mm之间）。

（4）无任何腰部及腹部手术史。

2. 可接受状态

（1）双节段的腰椎间盘源性退变,有或无椎间盘突出,Modic Ⅱ度改变。

（2）无椎板切除的单纯间盘摘除手术史并有

残留症状,无明显关节突关节的改变。

3. 扩大化的患者选择

（1）邻近节段融合术后,如 L_4~L_5 间盘源性退变伴有 L_5~S_1 的融合术后；

（2）轻度退行性脊柱侧弯,但 Cobb 角小于 15°；

（3）轻度的腰椎滑脱。

二、麻醉、体位与切口

（一）麻醉与体位

患者全麻,仰卧位,双腿并拢,腰部保持正常曲度（图 4-3-3-2-1）。术者站立于患者右侧,手术均经腹膜后入路。

（二）切口

取脐下斜形切口,切口长度根据移植节段数的不同,单节段 5~7 cm,双节段或多节段 6~12 cm（图 4-3-3-2-2）。为了避免下腹交感神经丛的副损伤,L_5~S_1 节段尽量采用右侧或腹部横切口,双节段或多节段患者均取下腹部左侧旁开脐约 2 cm,长约 10 cm 弧形切口,逐层切开皮肤及皮下组织,暴露病变椎间盘及上、下椎体（图 4-3-3-2-2、3）。

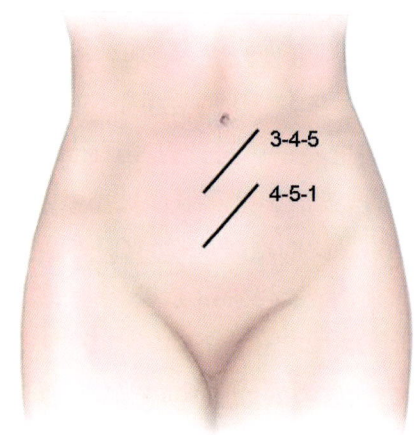

图 4-3-3-2-2　L_3~S_1 皮肤切口示意图

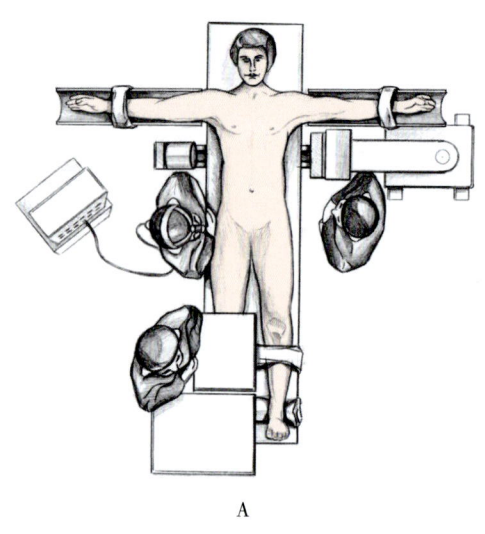

A

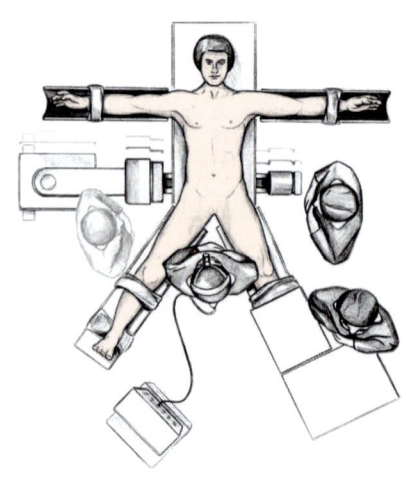

B

图 4-3-3-2-1　术者位位示意图

A. 患者体位及术者站立位置示意图；B. Da-Vinci 体位

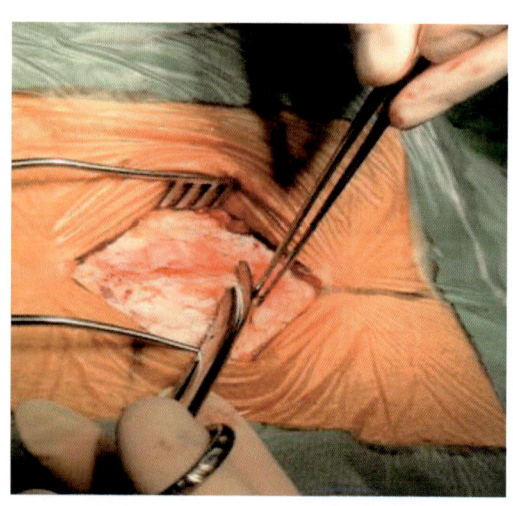

图 4-3-3-2-3　纵形切开腹直肌鞘

三、术野显露

(一)暴露腹直肌鞘

可用电刀游离腹直肌鞘周围脂肪及软组织,并纵向(头侧至尾侧)切开腹直肌鞘(见图4-3-3-2-3),长度等同皮肤切口。显露腹直肌后,助手上提左侧腹直肌鞘,使腹直肌与左侧腹直肌鞘处于高张力状态,充分暴露腹直肌与左侧腹直肌鞘之间的筋膜组织,小心保护进入腹直肌的血管神经束(图4-3-3-2-4),跳跃性地切断1~2束,以免术后可能并发的腹直肌瘫。暴露腹直肌后壁与内壁连接线,以此为标志,锐性切开腹直肌后壁与内壁,显露腹膜后间隙,可见腹膜后脂肪组织及内侧的腹膜。

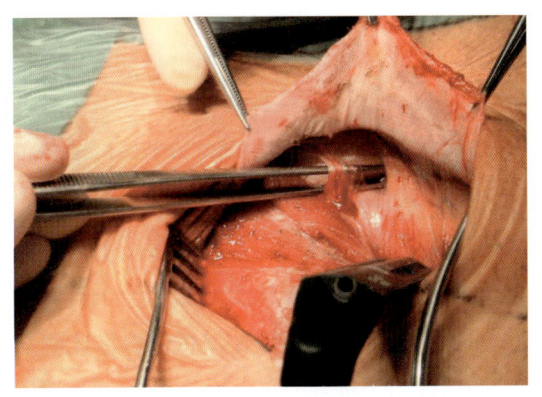

图4-3-3-2-4　显露保护腹直肌神经血管营养

(二)暴露术野

钝性分离腹膜后脂肪组织,显露左侧的腰大肌,直视下可见腰大肌外侧的腹股沟神经,腰大肌内侧的生殖股神经,腰大肌内侧依次为髂总动脉及向内侧走行的髂内动脉,向外侧走行的髂外动脉,及位于下方伴行的髂总静脉(图4-3-3-2-5)。同时显露腰大肌内侧的输尿道,L_5~S_1常位于血管分叉处下方,相对较易显露。L_{4-5}节段常位于血管分叉处上方,腰椎前路暴露最大的困难集中在L_4~L_5节段的血管处理。首先应仔细辨认下腔静脉在L_4~L_5节段处的腰升静脉走行的变异,用花生米大小棉纱球于腹主动脉与腰大肌之间钝性分离显露L_4~L_5间隙,此时可触及L_4及L_5椎体;花生米游离椎间隙左侧的脂肪组织,显露同侧的腰升静脉及左侧的L_4神经根。可用钛制血管夹或缝线阻断(结扎)腰升静脉自髂总静脉分出的近端及远端,剪刀剪断腰升静脉后继续用花生米钝性游离,充分暴露L_4~L_5间隙及L_4与L_5椎体。用双极电凝阻断椎体前侧的小静脉,直视下保护椎体左侧的交感神经链,将动脉及下腔静脉由左侧向右侧牵拉(图4-3-3-2-6)。再用花生米棉球向两侧充分剥离椎前筋膜,按顺时针方向依次放置专用定位拉钩保护血管、周围组织及腹膜。

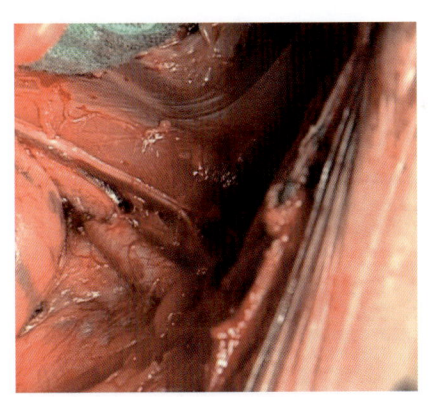

图4-3-3-2-5　暴露腰大肌旁侧的血管神经

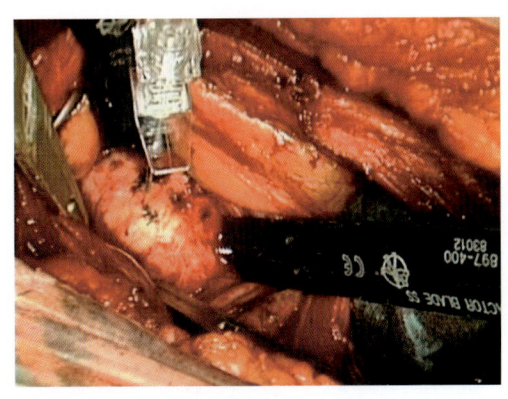

图4-3-3-2-6　用钝性拉钩将血管牵开、保护

四、退变间隙的处理——切除椎间隙组织

将病变间盘的前纤维环全部切除,再用锐性

骨膜剥离器切除上、下软骨终板,以求最大限度去除退变间盘的软骨终板,但应保存骨性终板的完整性(图4-3-3-2-7)。之后,用撑开钳适度撑开椎间隙(图4-3-3-2-8),再用髓核钳摘除残存的髓核组织(图4-3-3-2-9),并用Kerrson钳咬除椎体后缘骨刺,尽可能保护后纵韧带完整性。术中椎间隙应避免过度撑开,以防止神经根遭受过度牵拉及破坏骨性终板,甚至可造成术后移植物假体下沉。术中有限地对两侧的神经根管减压,并最大限度地保存神经根管的骨性结构和椎间隙撑开后的稳定性。

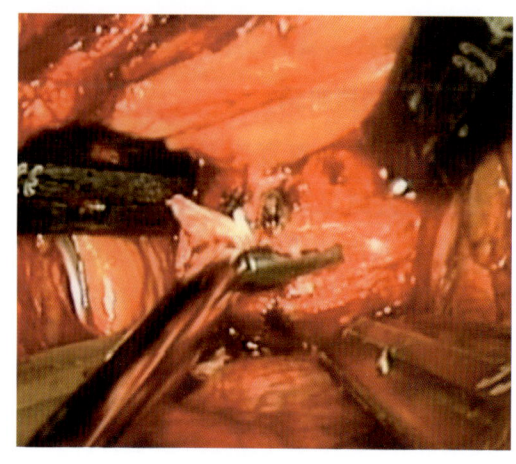

图4-3-3-2-9　用髓核钳摘除残存之间盘组织

五、人工假体的置放

在C-臂X线机监测下,将试模(假体模板)置入,放置的中点应位于上、下棘突的连线中点并与两侧椎弓根等距(图4-3-3-2-10)。依照模板尺寸并参照上、下椎体的大小、外部轮廓及该节段的前凸角选择最佳植入假体备用。再用骨刀在上、下椎体内沿中线凿取骨道,使假体稳妥地置于接近下位椎体的后缘,并最大限度重建该节段屈曲、伸直的旋转中心(图4-3-3-2-11)。在C-臂X线机侧位像监测下进行,以防假体穿至椎管内。术后放置引流管,逐层缝合伤口,无菌敷料包扎。

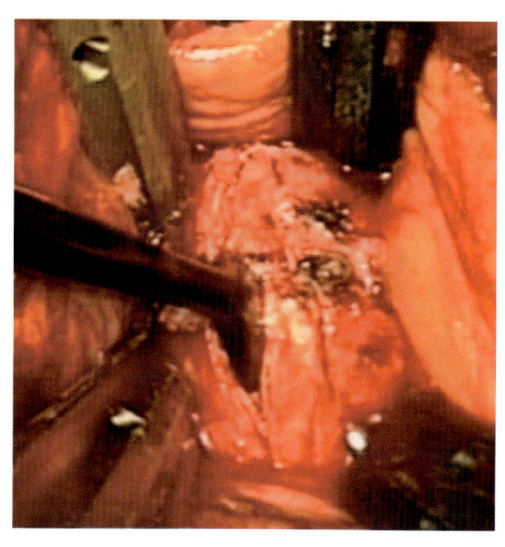

图4-3-3-2-7　保留终极
用钝性及锐性骨膜剥离器剥除全部软骨板,但应注意保留骨性终板的完整性

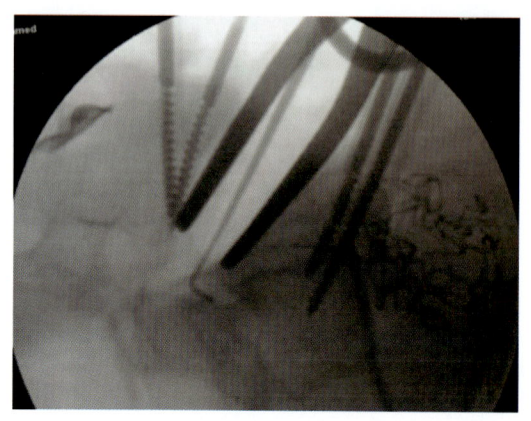

图4-3-3-2-8　术中用撑开钳撑开椎间隙

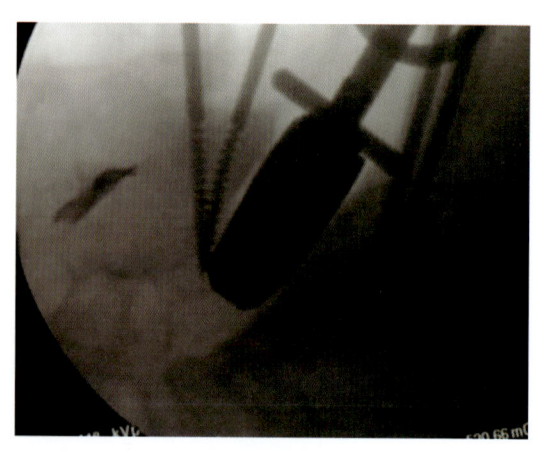

图4-3-3-2-10　C-臂X线透视机监控下插入试模

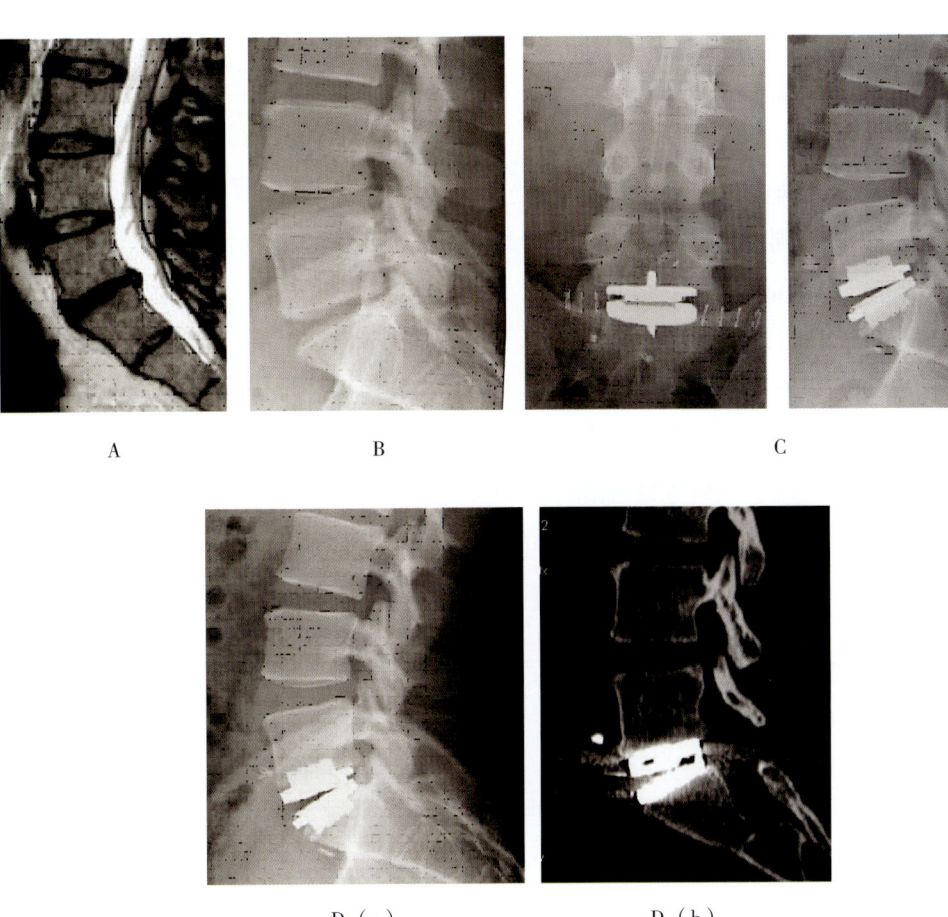

图4-3-3-2-11 临床举例（A~D）

男，35岁；腰痛伴放射至臀部疼痛1年，行单节段人工间盘置换术 A. 术前MR T_2加权像显示L_5~S1节段间盘呈水分丢失的低信号改变，提示典型间盘源性退变，诊断为L_5~S_1椎间盘源性腰痛，并拟行TLDR；B. 术前腰椎侧位X光片测量L_5~S_1节段间隙后高度为0.5mm，前高度为1.0cm；C. 术后即时测量L_5~S_1间隙后高度为1.3cm，中间高度为1.6cm，前高度为2.2cm；D.（a）术后52周，X线侧位显示椎间隙后高度为1.1cm，前高度为2.3cm；D.（b）同前，CT扫描显示椎体呈正常形态，移植假体周围无骨吸收，亦无下沉

六、术后处理

术后第1天，患者可不佩戴保护性腰围下地行走。两个月后方可跑步、跳跃、腰部承重、腰部旋转及侧屈。

七、并发症

（一）概况

虽然TLDR具有较好的临床效果和患者术后满意率，但仍存在较高的术后并发症。包括人工间盘假体下沉、下肢深静脉血栓、假体松脱和双下肢放射痛等，Van Ooij、Bertagnoli和Siepe等报道血管损伤及腹膜后血肿偶有发生。

（二）相关因素

根据术后观察，我们发现引起相关并发症的因素可归为以下4个方面。

1. **与患者相关的因素** 相对肥胖的患者加重前路暴露的难度，加剧假体在体内的耗损，个别患者生理与解剖结构的变异，可在假体植入后引发其生物相容性和精神状态产生异常反应；

2. **与术者相关的因素** 欧洲学者将大多数TLDR的医源性并发症归纳为较短的专业移植技

术学习曲线,包括错误的患者筛选及假体尺寸的选择,不熟练的前路入路和较差的操作技巧,不精确的或错误的假体置放所导致该节段神经根管继发性狭窄而并发背侧神经节和神经根的卡压,术中椎间隙过度的撑开则可导致神经根牵拉而引起下肢放射痛。

3. 与手术入路相关的因素　相对于其他前路入路,可能发生的并发症有伤口感染、腹膜后血肿、术后肠梗阻、尿道损伤及男性患者术后逆行射精,大血管损伤则属于最危险的术中并发症。

4. 与移植物相关的因素　该因素取决于假体的类型,置放技术的不同要求,假体金属终板在椎体上的早期固定及远期融合,在所有类型的人工间盘假体中,假体向前、后位移,间盘假体聚酯核脱落,早期或晚期假体下沉进入椎体内等均有报道。此外金属或聚酯物粒子在体内的释放,亦可引起假体力学性的研磨和体内生物学反应。虽然在体外的力学实验证明以上两种人工间盘假体的耗损率及生物相容性满意,但人体内特殊性等仍需长期大样本资料随访。

八、对腰椎椎间盘源性腰痛手术疗法的认识

(一)TLDR 治疗腰椎间盘源性退变的优势

目前,非融合技术在腰椎外科领域不断成熟,TLDR 成为非融合技术中的重要组成部分。相关文献陆续报道了 TLDR 初步令人满意的结果。本人选用 TLDR 治疗,其早期优良率可达 95.55%,其特点如下:

1. 术后迅速解除疼痛;

2. 避免由于融合不良而造成的假关节;

3. 避免腰椎融合术后长时间的制动,从理论上来讲,可以缓解邻近节段的退变;

4. 有效地恢复退变椎间隙及神经根管的高度,从而直接地解除了由于术前退变间隙变窄而产生对该节段神经根的直接压迫;

5. 保持了腰椎运动节段,并最大限度地模仿正常的生理运动模式,笔者曾有一例涉及三节段的人工间盘移植,术后 3 个节段均恢复正常腰椎活动范围,即 L_3~L_4 11.4°, L_4~L_5 17.6°, L_5~S_1 8.7°(图 4-3-3-2-12)。

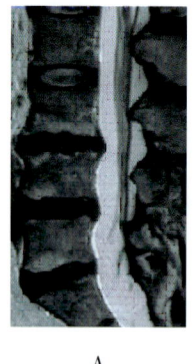
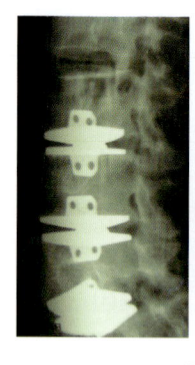
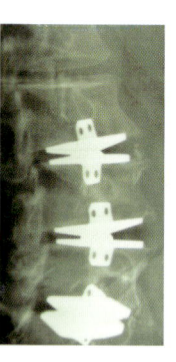
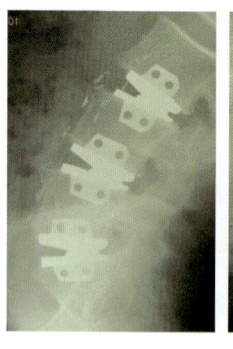
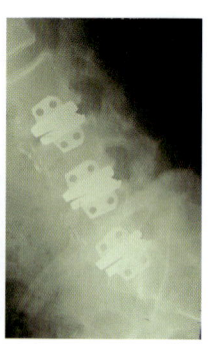

A　　　　　　　　　　　B　　　　　　　　　　C

图 4-3-3-2-12　临床举例(A~C)

男,38 岁,腰痛且放散痛至臀部两年,诊断为 L_3~L_4、L_4~L_5、L_5~S_1 腰椎间盘源性退变并行 3 个节段人工间盘移植:A. 术前 MR T_2 加权像显示 L_3~L_4、L_4~L_5、L_5~S_1 节段间盘成低信号改变,提示典型的间盘源性退变伴有 Modic Ⅱ°改变;B. 术后 12 个月后双斜位显示神经根管高度仍呈恢复状态;C. 前屈及后伸位显示正常腰椎活动范围 L_3~L_4 11.4°,L_4~L_5 17.6°,L_5~S_1 8.7°

(二)TLDR 和前路椎间融合术(ALIF)的对比

ALIF 长期以来较成熟的应用于治疗腰椎间盘源性的退变。直接比较 TLDR 和 ALIF 的效果非常困难。1997 年,Penta 和 Fraser 报告了 10 年的前路椎间融合的随访结果,103 例患者无一例

出现融合不良,78%的患者表示有明显的疼痛症状解除。这说明 ALIF 也具有较好的术后疗效。一般 ALIF 术后邻近节段发生退变常在融合术后的 5~10 年。由于本研究中有限的病例数和非随机性的研究方法,很难严格评定 TLDR 和 ALIF 这两种治疗手段的临床效果。TLDR 和 ALIF 这两种治疗手段的适应证存在一定的重叠,甚至可配合应用。两者均适用于腰椎间盘源性的退变,均能有效去除疼痛来源,恢复椎间隙和神经根管的高度,恢复腰椎正常的承重和稳定性。但在选择性应用哪种治疗方法时,应考虑术前的腰椎稳定性,椎间隙、椎旁肌及关节突关节退变程度。如果在术前的临床诊断及影像学检查中,发现病变节段间盘退变程度较重,且无有效椎间活动,即可归为前路融合的指征范围,其中最典型为退变间隙小于 0.3 cm,或伴有 Modic Ⅲ 度改变。若对此种病例仍采用 TLDR,则将明显增加术后自发性融合的发生率。在一部分术前腰椎稳定性较差的病例中,例如 L_5 后脱位,ALIF 是最好的选择。此外,患者可否负担治疗费用也必须考虑在内,尤其对于自费患者。

随着腰椎前路手术入路的微创化(less invasive),对于符合手术指征的腰椎间盘源性退变的患者,采用 TLDR 治疗是很好的选择,但前提是具有严格的患者筛选。通过现阶段的随访资料可以说明,应用 TLDR 治疗腰椎退行性间盘源性疾病可保持腰椎正常生物力学运动模式,迅速解除临床症状,恢复椎间隙和神经根管的高度,保留腰椎后柱结构的完整性和稳定性,缩短术后康复时间。

(三)如何避免潜在的术中及术后并发症的前提

1. 明确的间盘源性退行性病变的诊断;
2. 严格筛选患者及掌握手术适应证;
3. 术者熟练掌握前路腹膜后入路的手术操作及修复腹部血管损伤的能力;
4. 严格处理手术节段间盘终板,精确置放移植物假体。

(刘宝戈　Giovanni　Lue F.De Waele)

第三节　腰椎经皮椎间盘内电热疗法

一、概述

腰椎椎间盘源性腰痛患者并非少见,大多游离在骨科、神经内科、泌尿科和妇科之间,由于无明显的根性症状,往往会将其排除在腰椎间盘症之外。实际上此种以腰痛为主,尤其是活动后加剧、平卧休息即减轻的患,主要是因退变之椎间盘刺激周边窦椎神经而引发经常性腰痛,此种病例更感痛苦。因椎间盘内电热疗法具有治疗作用,尤为放射科和其他兄弟科室感兴趣,在选择病例时应严格手术适应证。

二、病例选择及器械

(一)手术适应证

治疗椎间盘源性下腰痛要同时符合以下几项。

1. 持续性腰痛 6 个月以上;
2. 保守治疗无效;
3. 神经系统体检无异常发现;
4. 直腿抬高试验阴性;
5. MR 检查无脊髓受压表现,并提示椎间盘内有高信号区(high-intensity zone,HIZ);

6.病变节段椎间盘造影能诱发典型的下腰痛,相邻节段诱痛实验阴性。

(二)手术禁忌证

1. 椎间盘感染;
2. 有脊柱手术史;
3. 严重椎管狭窄;
4. MR 提示脊髓或神经根受压;
5. 椎体滑脱;
6. 椎间盘高度小于正常的 50%;
7. 病变节段椎间盘造影不能诱发典型的下腰痛;
8. 出血倾向、严重心脑血管疾病;
9. 精神异常或心理障碍者。

(三)基本器械

美国 Oratec 公司生产的 SpineCath 椎间盘内电热疗仪(图 4-3-3-3-1、2)。

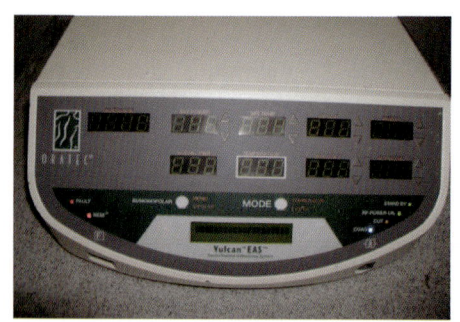

图4-3-3-3-1　SpineCath 椎间盘内电热疗仪

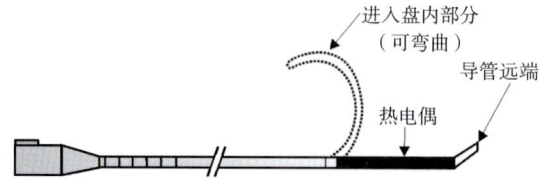

图4-3-3-3-2　SpineCath 导管结构示意图

三、手术步骤

(一)体位与麻醉

1. **体位**　俯卧位。

2. **麻醉**　2% 利多卡因 5ml 局麻。

(二)具体操作步骤

1. 透视下定位,病变椎间隙后正中线患侧旁开 8~12cm,L_5~S_1 椎间盘旁开 6~8cm 标记穿刺进针点。

2. 用穿刺针在 X 线透视或 CT 引导下取与躯干正矢状面 45°~60° 进针。

3. 穿刺针经后外侧入路自疼痛较轻侧刺入病变椎间盘,直达椎间盘髓核中央或纤维环内层与髓核交界处(图 4-3-3-3-3),引入具可屈性、可转向的带温控热阻线圈的导管,继续插入该导管至椎间盘前方纤维环内层,并沿其表面转向对侧纤维环的后外侧区(图 4-3-3-3-4、5)。

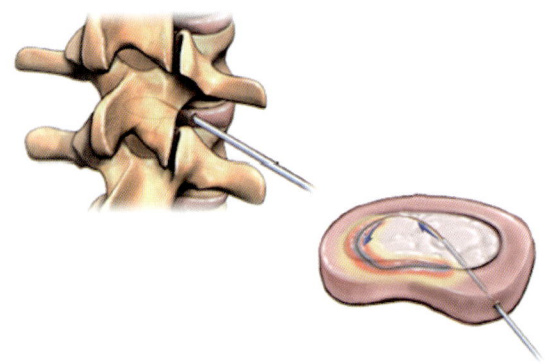

图4-3-3-3-3　术中穿刺进针模型图

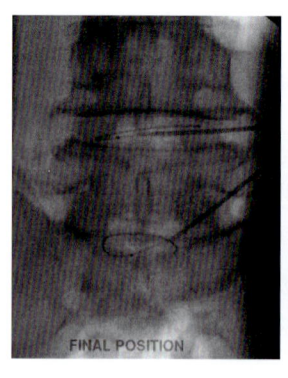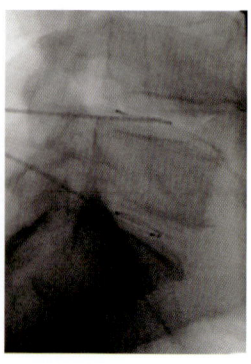

| A | B |

图4-3-3-3-4　透视观察(A、B)
X线正侧位片显示导管靠近纤维环行走
A.正位像;B.侧位像

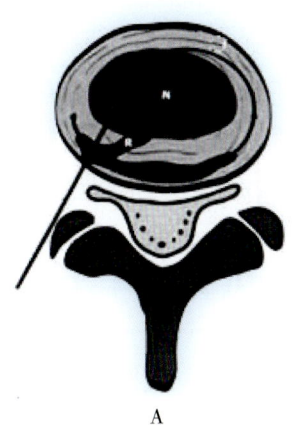 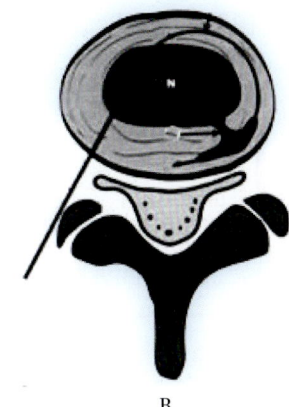

图4-3-3-3-5　导管靠近纤维环行走如"猪尾巴"状示意图（A、B）

4. 导管放置妥当后，在13~17min内加热至90℃，并持续4min左右。90℃的导管温度可在纤维环上产生60℃~65℃的温度。加热过程中患者可能会重现疼痛症状，若疼痛难以忍受，可适量使用镇痛药，若非常严重则降低导管温度至85℃。

5. 加热完毕后，撤出导管，通过导针注射10~20mg头孢唑啉预防术后椎间盘感染。

6. 退出导针，创可贴覆盖创口。

（三）操作注意事项

1. 术中治疗前要行椎间盘造影术，选择能成功复制出患者症状的病例进行治疗，以确保疗效。

2. 穿刺针宜从上、下椎板间置入椎间盘且应平行于间盘轴，避免损伤上下终板。

3. 大多导管盘曲较顺利，但可能碰倒准确置入较为困难的病例，原因可能是因为严重椎间盘退变，髓核组织严重脱水退变所致。

4. 全程应在C-臂X线机监视下操作，若患者突感剧烈疼痛或放电样麻木应立即停止操作，检查一切是否正常，以免损伤神经根。

5. 为充分加热纤维环，约40%患者需行双侧穿刺。

6. 安放位置满意后，线圈缓慢加热至90℃左右，此时如能重现典型下腰痛则提示线圈位置无误。如疼痛过于剧烈，可将温度下调至85℃左右，症状常能缓解。

四、术后处理

1. 卧床休息1~2天，3~5天出院，可根据患者情况而定；

2. 使用抗生素3天以预防感染；

3. 术后腰痛加重者予以止痛药或低频理疗治疗；

4. 术后3天开始腰背肌功能锻炼：术后3个月内应避免承重和进行剧烈运动，如弯腰、侧弯、旋转；半年内行加强腰部的适应性康复计划，避免重体力劳动和腰部的过度活动。

五、并发症防治

（一）神经根损伤

神经根直接和SpineCath导管接触可能造成神经受损。治疗过程中如患者出现剧烈腰腿痛等神经根症状或其他不适，应立即停止加热并检查导管位置是否准确，在重新定位并确保无其他不当操作的情况下方可继续治疗，必要时终止治疗。

（二）马尾综合征

主要原因是导管进入椎管造成。Hsiu报道1例56岁女性患者L_{4-5}和L_5~S_1椎间盘接受IDET治疗时，术中出现放射性左下肢烧灼样疼痛，透视发现导管置入椎管内，撤管后疼痛好转，但术后出现"马尾神经综合征"，随访6个月无好转。

(三)其他并发症(伤)

1. **导管破裂** Orr 报道一例因导管破裂进入椎管引起神经根性症状,移除后好转。

2. **椎体终板损伤** 一般不会引起严重后果,多由穿刺位置不当引起。在椎间隙穿刺针宜从上、下椎板间置入椎间盘且应平行于间盘轴避免损伤上下终板,引起坏死。

3. **椎间盘炎** 发生率极低,常由感染或化学因素引起。预防措施为严格执行无菌技术操作,术后常规预防用抗生素。一旦发生感染应予以制动、抗炎、止痛和肌松药治疗。必要时清除病灶,冲洗。

4. **术后椎间盘突出** 其机制目前尚不明确。该并发症同样由 Saal 报道 6 例,其中 2 例保守治疗无效,需进一步行椎间盘切除术。

5. **穿刺部位表皮灼伤** 根据 FDA 的报告,35000 人中共发生 8 例。

6. **椎体骨坏死** Djurasovic 等报道了 1 例 L_5~S_1IDET 术后发生椎体骨坏死的病例。

(王向阳)

第四节　人工髓核置换术治疗腰椎间盘突出症及相关问题

一、概述

腰椎间盘突出症是脊柱外科的常见病和多发病,髓核摘除术是腰椎间盘突出症外科治疗的主要术式。在严格非手术治疗无效的前提下,无论是传统开放式还是借助内窥镜的髓核摘除术都能获得良好的临床结果。但术后会导致一系列局部病理生理和解剖关系的变化,首先是椎间盘高度的丢失和后方关节突关节对合关系的错乱,从而引起运动节段内生物力学功能的紊乱,进而加速病变节段及邻近节段的退变。作为这一病理变化过程的结果包括椎间隙变窄、纤维环膨出、关节突关节骨关节炎、椎间孔变窄、椎间盘再突出等,也是导致术后腰痛及腿痛缓解不好或再复发的原因所在,因此,恢复或维持椎间隙高度和关节突关节正常对合关系对防止一系列退行性病理变化和保持运动节段正常生物力学功能非常重要。

近年来,致力于保持或重建腰椎运动节段功能的各种非融合技术研发备受关注。事实上,早在 20 世纪 60 年代就已开始了腰椎间盘假体的探索性研究。1966 年 Fernstrom 首先尝试了用不锈钢球替代摘除的髓核功能,术后 4~7 年仅 12% 尚维持椎间隙高度,这就是最早的第一代假体——预成型髓核假体。第二代假体是原位灌注成形髓核假体,其特点在于充填的材料成形后能与间盘内的腔隙紧密贴服、稳定而顺应性好,应力分布均匀,植入操作创伤小,但难以避免聚合物前体从纤维环切口或裂隙溢出,所用材料多方面的性能也难以达到要求,如硅胶、聚氨基甲酸乙酯等。第三代假体是半成形髓核假体,设计和所用材料日趋成熟,开始逐步应用于临床,一种为经脱水处理的半成形凝胶假体,可经体内水化膨胀,另一种是在可折叠囊袋中注入可原位凝固成半固态的高分子材料。理想的人工髓核假体应具备以下几方面特点,即具有液体泵的作用而为纤维环输送营养,维持纤维环的力学强度;良好的生物相容性、力学性能和抗疲劳性能;无需固定装置,在髓核空间中有良好的稳定性和顺应性;外形设计简单,便于微创手术和减少对纤维环完整性的破坏。

二、人工髓核的构造与型号

人工髓核是目前唯一在全球销售的髓核假体产品(图4-3-3-4-1),由水凝胶内核(图4-3-3-4-2)、聚酯纤维外套、铂铱合金标记构成,植入后吸收水分而膨胀,在生理载荷下含水分70%,在设计理念上注重模拟人体髓核的液态静力学功能,恢复病变节段椎间盘的解剖生理功能,降低椎间小关节和椎弓根的应力负荷和材料良好的生物相容性。为适应椎间隙不同形态和不同高度及角度,PDN的设置了各种型号,首先是Anterior型、Posterior型和PDN-SOLO型(图4-3-3-4-3),每种型号有依据不同角度和高度分出各种亚型(表4-3-3-4-1)。对于椎间宽大,需前后并列植入两枚者,可依据椎间隙形态将Anterior型和Posterior型组合应用。

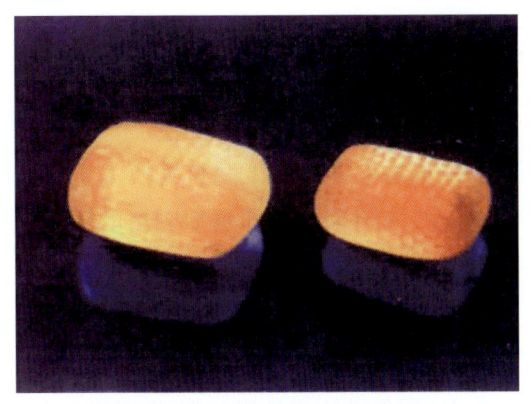

图4-3-3-4-2　PDN的水凝胶内核

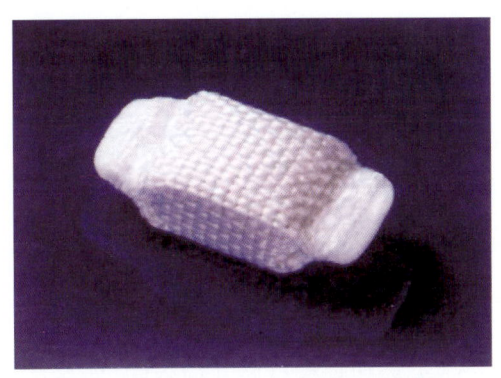

图4-3-3-4-1　PDN产品外观

图4-3-3-4-3　PDN产品的不同型号示意图

表4-3-3-4-1　PDN产品型号的高度、宽度及长度

	Central Disc Height	Wedge	Rectangle
Anterior	5–7 mm	AW525	AR525
	>7–9 mm	AW725	AR725
	>9 mm	AW925	AR925
Posterior	5–7 mm	AW525	AR525
	>7–9 mm	AW725	AR725
	>9 mm	AW925	AR925
PDN-SOLO™	5–7 mm		SOLO-5
	>7–9 mm		SOLO-7
	>9 mm		SOLO-9

三、人工髓核置换术的实施

(一)病例选择

1. 手术适应证 人工髓核置换术主要适用于需行髓核摘除术的后外侧型突出的腰椎间盘突出症,且脊柱相对稳定及椎间盘高度改变不大。同时需具备以下条件,即年满18岁以上;椎间盘退变处于早中期;有症状的L_2~S_1单阶段椎间盘突出;影像学检查结果与椎间盘源性异常的症状和体征一致;后纵韧带完整。

2. 手术的禁忌证

(1)严重的椎管、椎间孔和侧隐窝狭窄,腰椎滑脱超过I度或有峡部不连接者;

(2)关节突退变或关节突骨折者;

(3)病变节段椎间盘有明显的Schmorl结节和(或)明显的终板炎改变;

(4)纤维环无功能;

(5)椎间隙高度小于5mm;

(6)严重的骨质疏松和骨软化;

(7)脊柱、脊髓或相邻部位的肿瘤;

(8)全身或手术区局部感染;

(9)手术部位有骨折或创伤性神经功能丧失;

(10)手术部位有骨或脊髓畸形;

(11)病变在L_5~S_1节段,患者体重超过90kg;

(12)体重指数超过30;

(13)有更年期症状的女性患者。

由于PDN植入手术的并发症发生率较高,故应严格掌握手术适应证和手术技术。

(二)PDN植入手术的技术要点

1. 假体型号的术前选择 对于身材高大者,尤其在欧美人,因椎间隙宽大,多选用Anterior型和Posterior型各一枚组合前后平行植入。对于身材较小者,一个间隙多选用一枚植入,下面是以后者为例的型号选择方法。

(1)术前测量病变椎间隙高度,选择最适合高度的PDN(图4-3-3-4-4):

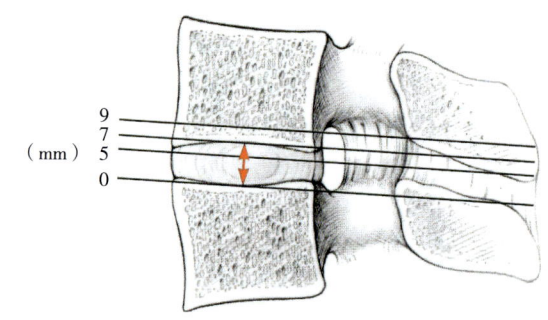

图4-3-3-4-4　PDN产品的不同高度型号选择示意图

椎间隙高度在5~7mm,采用525型号

椎间隙高度在7~9mm,采用725型号

椎间隙高度在9mm以上,采用925型号

(2)术前依据髓核腔几何空间,选择最适合类型的PDN(图4-3-3-4-5):

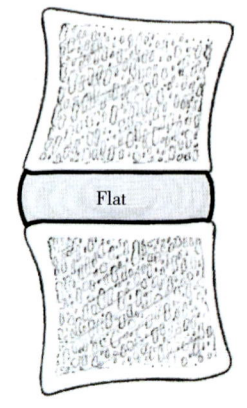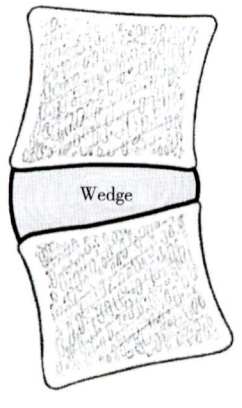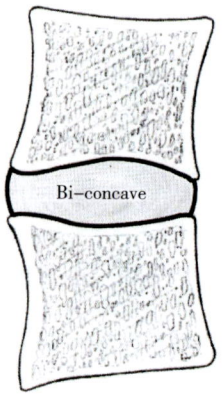

图4-3-3-4-5　PDN产品的不同几何空间型号选择示意图

终板上、下平行时,宜选择矩形 PDN
髓核腔形似楔形时,宜选择楔形 PDN
髓核腔呈双凹形时,宜选择 PDN-Solo
L_2~L_5 节段植入单个 PDN,后矩形为宜
L_5~S_1 节段植入单个 PDN,后楔形为宜

2. 手术步骤

（1）麻醉与体位　可选用硬膜外麻醉或全身麻醉,俯卧位,屈髋屈膝,腹部悬空。

（2）切口　C-型臂 X 线透视 A-P 位定位病灶椎间隙,取后正中切口。

（3）椎板间开窗显露突出的椎间盘　沿棘突切开椎旁肌止点,剥离肌肉显露椎板间隙,于椎板间隙开窗,并切除内侧 1/3 的椎间关节,摘除椎管内脱出游离的髓核组织,将神经根及硬膜囊牵向内侧显露椎间盘的突出部

（4）椎间隙的清理和植入床的准备　沿平行椎间隙方向切开椎间盘的突出部,切口以小为宜,祛除全部的髓核组织和破碎变性的纤维环（图 4-3-3-4-6）,松解神经根,椎管内充分减压。

（5）PDN 植入　用椎板撑开器适度撑开椎间隙,以试模确定 PDN 高度（如右图）,对于椎间空间宽大者可用两枚联合应用,对于东方人一般选用一枚,首先将引导器从纤维环开口置于椎间隙前壁,将七号线缝于 PDN 一端的外套打单结固定,以专用夹持钳持住外套的另一端,沿引导器将 PDN 的缝线端击入椎体间,再用击入器将其推入椎间隙,利用缝线将 PDN 旋转 90°（图 4-3-3-4-7）,取出引导器,在 C-型臂 X 线透视下将其调整为正确的位置（图 4-3-3-4-8）,剪断并取出缝线,以 10ml 生理盐水浸泡 10min,使 PDN 水化,取出椎板撑开器。

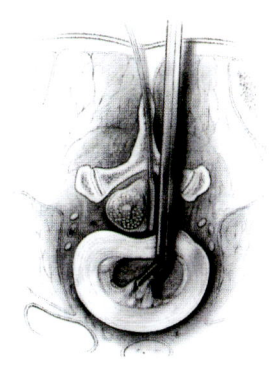

图4-3-3-4-6　清理椎间隙示意图
祛除全部的髓核组织和破碎变性的纤维环

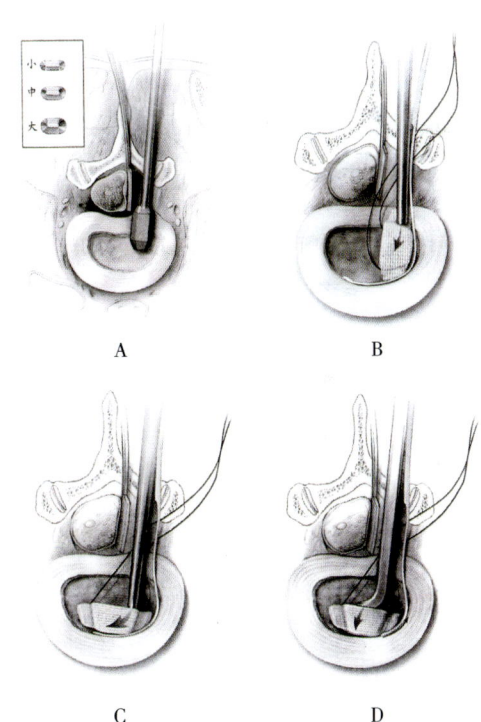

图4-3-3-4-7　PDN植入示意图（A~D）
A. B. 先用PDN试模决定型号；C. D. 再将PDN假体植入

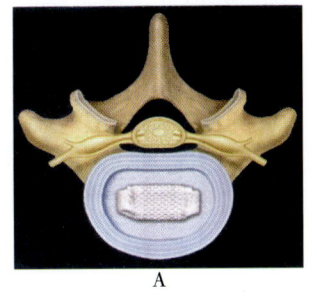
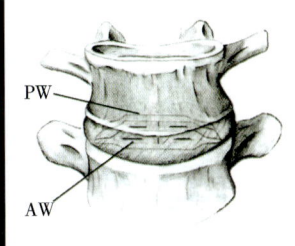
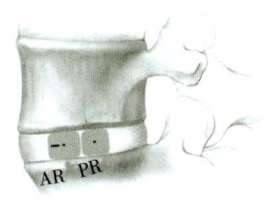
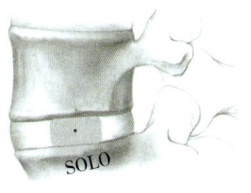

图4-3-3-4-8　PDN的正确位置示意图（A~D）
A. 垂直观；B. 前方观；C. D. 侧方观

（6）关闭伤口　彻底止血,逐层关闭伤口,视情况置放引流物,术毕应平行移动患者和滚动式翻身。

(三) 术后护理及康复

1. 术后平卧或侧卧,腰椎不可弯曲或扭转,且保持伸位,绝对卧床休息5天;

2. 术后3~5天可出现腰部胀痛,可给予消炎镇痛及肌松药治疗;

3. 手术5天后逐渐行腰背肌功能锻炼,并戴皮围腰下床活动,术后4周内避免长时间坐及开车、坐车,禁止性生活;

4. 术后4~6周避免长期坐软椅,腰过度屈伸扭转,举超过5kg的重物以及节制性生活,开坐车时间不能超过45min;

5. 术后6周内穿戴皮腰围,不可弯腰、左右扭转,6周后逐渐恢复腰椎屈伸活动。

人工髓核置换手术必须特别注意在以下几个方面:正确选择患者,选择合适型号的PDN,标准的手术操作技术,保持PDN在髓核腔内的中置位,术后严格的护理和康复训练。

四、预后及相关问题分析

(一) 一般概况

自2003年6月至今,我院收治人工髓核(PDN)置换技术患者多例,男女各半,年龄25~59岁,平均39.7岁,L_4~L_5占45%、L_5~$S_1$55%。所有患者均进行了5年以上随访。术后综合疗效评价,优60%,良好15%,可5%,差20%,总优良率为75%。有2例于术后1周出现假体脱出,再次手术取出;2例患者分别在术后1月和2月出现严重腰痛。

(二) 相关问题

人工髓核置换术有以下几方面的问题和并发症需要给予关注和更长期的随访。

1. 术后腰部酸胀不适　超过50%的病例于术后5~14天出现一过性的腰部酸胀痛或不适,后逐渐缓解。一般比较轻微,明显者可给予非甾体类抗炎药处理。主要原因可能是髓核假体水化膨胀及PDN型号选用偏大。

2. 无症状性的假体移位　超过70%的病例出现假体在椎间隙内的移位,多为旋转移位,有脱出趋势。一般发生于术后7天内,患者一般无特殊自觉症状,目前也未发现其危害性。主要原因可能是PDN型号选用偏小以及PDN对髓核摘除后残腔三维空间形态的顺应性改变。

3. 假体突出或脱出入椎管　假体突出或脱出入椎管是人工髓核置换术后严重并发症之一,直接导致腿痛复发,发生率在10%左右,一经证实应尽早实施手术取出。多发生于术后1~2周,一般在起床、行走或弯腰时出现,主要是由于PDN型号选择过小所致,与手术者的经验与操作技术有直接关系。

4. 术后严重腰痛　严重腰痛是人工髓核置换术后另一严重并发症,严重影响着患者的生活质量,发生率在10%~20%。多发生于术后1~2月,患者因腰痛导致僵硬,活动受限,起卧床、行走及站坐困难,X线摄片可显示手术椎间隙明显下降(图4-3-3-4-9),MR显示严重终板炎信号改变及人工髓核疝入终板(图4-3-3-4-10)。可以用非甾体类抗炎药或中枢镇痛药控制或部分控制症状,多数患者最终需行融合手术。导致严重腰痛发生的可能原因复杂而多样,首先是PDN型号选择过大,导致椎间载荷集中于假体与终板有限的界面上,而导致的一系列炎症反应和病理变化;其次,假体移位偏于一侧,引起应力分布不均,而导致应力集中;其三,术前病变椎间盘已存在明显的终板和(或)纤维环退变,而致使其生物力学性能严重不足或下降;其四,个体对材料的异物反应或材料的组织相容不足,导致局部炎症及骨质吸收;其五,存在椎间隙的感染可能。

胀痛不适（图4-3-3-4-11）。这一病理表现最起码代表了材料与终板间的界面炎症反应或（和）适应性的变化。因此，不能排除在长期随访过程中出现严重腰痛的可能，以及前述术后严重腰痛是这一病理变化按特定比例发生的临床表现。

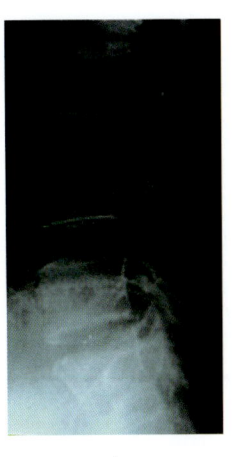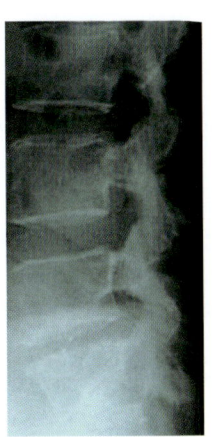

图4-3-3-4-9　术后观察（A、B）

术后X腰椎侧位X线摄片显示手术椎间隙（L_5~S_1）高度明显下降　A. 为术后1周；B. 术后2月

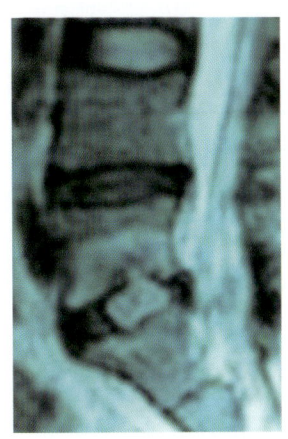

图4-3-3-4-11　远期随访

术后5年MR显示严重终板炎信号改变及人工髓核疝入终板，患者仅有轻度的腰部酸胀

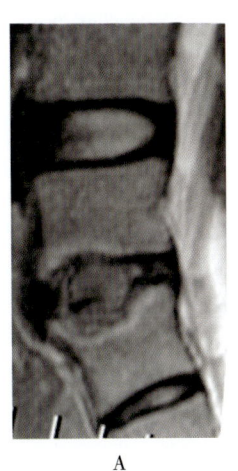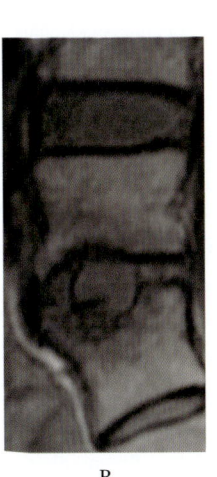

图4-3-3-4-10　术后观察（A、B）

术后2月MR显示严重终板炎信号改变及人工髓核疝入终板　A. MR T_2加权相；B. MR T_1加权相

5. 无症状的MR终板炎表现　几乎所有患者术后均有不同程度的终板炎的MR表现，随时间的延长呈加重趋势，但一般无症状，或仅有轻微

6. 结束语　人工髓核的设计理念充分体现了先进的仿生学原理，仍然是未来椎间盘假体研究的重要方向。虽然在材料科学和制作工艺等多方面尚存在着诸多的问题，正是需要在未来研究中加以解决，而不应该轻言放弃。同时，人工髓核置换术目前所存在的多种并发症及其高发生率，并不是依赖完美的手术技术都能解决。因此，人工髓核置换术应严格把握手术适应证，在充分认识其并发症等多方面问题的基础上慎重采用。

（周　进　徐建中）

参 考 文 献

1. 田海军, 陈德玉, 卢旭华等. 腰椎融合手术方式的比较研究［J］.脊柱外科杂志,2008,6（2）
2. 赵定麟. 现代脊柱外科学,上海:上海世界图书出版社公司, 2006
3. 赵定麟. 现代骨科学, 北京：科学出版社, 2004
4. Beyaz EA, Aky ü z G, Us O.The role of somatosensory evoked potentials in the diagnosis of lumbosacral radiculopathies. Electromyogr Clin Neurophysiol. 2009 May-Jun; 49（4）: 131-42.
5. Carvi y Nievas MN, Hoellerhage HG.Unusual sequestered disc fragments simulating spinal tumors and other space-occupying lesions. Clinical article.J Neurosurg Spine. 2009 Jul; 11（1）:42-8.
6. Chao Zhang, Yue Zhou, Tong-Wei Chu,etal.Clinical observation of traumatic responses following posterior lumbar microendoscopic discectomy. SICOT Shanghai Congress 2007
7. Da-Di Jin, Zhong-Min Zhang, Jian-Ting Chen,etal.The comparative investigation of strong fixation and dynamic fixation to treat lumber destabilization. SICOT Shanghai Congress 2007
8. Da-Di Jin, Liang Zhao, Dong-Bin Qu,etal.Artificial nucleus replacement: surgical and clinical experience. SICOT Shanghai Congress 2007
9. Fakouri B, Nnadi C, Boszczyk B.When is the appropriate time for surgical intervention of the herniated lumbar disc in the adolescent?, J Clin Neurosci. 2009 Sep;16（9）: 1153-6. Epub 2009 Jul 9.
10. Jun Tan, Ning Xie, Xiong-Sheng Chen,etal.Anterior Lumbar Interbody Fusions（ALIF）Using the SynFrame System. SICOT Shanghai Congress 2007
11. Kai-Wu Lu, Dong-Bin Qu, Shu-Fang Zhang,etal.Treatment of extreme-lateral lumbar disc herniation by selective discectomy under percutaneous endoscope. SICOT Shanghai Congress 2007
12. Kim JS, Lee SH, Moon KH, Lee HY.Surgical results of the oblique paraspinal approach in upper lumbar disc herniation and thoracolumbar junction.Neurosurgery. 2009 Jul; 65（1）: 95-9; discussion 99.
13. Krebs EE, Lurie JD, Fanciullo G.Predictors of long-term opioid use among patients with painful lumbar spine conditions.J Pain. 2010 Jan;11（1）: 44-52. Epub 2009 Jul 22.
14. Li-Xue Yang, Xiao-Qun Li, Zhi-Ping Sun,etal.treatment with radiofrequency hot congeal target puncture for lumbar intervertebral disc herniation. SICOT Shanghai Congress 2007
15. Pilet B, Salgado R, Van Havenbergh T, Parizel PM.Development of acute schmorl nodes after discography.J Comput Assist Tomogr. 2009 Jul-Aug; 33（4）: 597-600.
16. Sipko T, Chantsoulis M, Kuczy ń ski M.Postural control in patients with lumbar disc erniation in the early postoperative period.Eur Spine J. 2010 Mar;19（3）:409-14.
17. Sola S., Hebecker R., Mann S., Piek J.Clinical Evaluation of a new Lumbar Artificial Disc. SICOT Shanghai Congress 2007
18. Yang LY, Lu DJ, Li YH.［Observation on therapeutic effect of fire-needle therapy on lumbar intervertebral disc herniation］Zhongguo Zhen Jiu. 2009 Jun; 29（6）: 449-51.
19. Yildirim Y, Kara B, Arda MN..Evaluation of patients with spinal operation according to functional mobility. NeuroRehabilitation. 2009; 24（4）: 341-7.
20. Zhi-Ping Sun, Li-Xue Yang, Xiao-Qun Li,etal.treatment of lumbar disc herniation using radio frequency hot congeal. SICOT Shanghai Congress 2007
21. Zhi-Ping Sun, Li-Xue Yang, Xiao-Qun Li,etal.treatment of lumbar disc herniation using radio frequency hot congeal. SICOT Shanghai Congress 2007

第四章 退变性下腰椎不稳症及骶髂关节类

近年来大量的临床资料表明,下腰椎不稳症既是一个独立性疾患,又与各种疾患相关,甚至是许多疾患的病因及加速发展的主要因素。此外它也是许多腰椎伤患的一个症状,或称之为临床表现之一。此类伤患均有特定之病因和诊断,将在各相关章节中一并阐述。

第一节 腰椎不稳症的基本概念

一、概述

所谓不稳,系指结构处于不良的平衡状态。并被普遍认为是生物体结构的硬度下降,并失去最佳平衡的一种状态。而硬度是施加于某结构的负荷和所引起的位移的比率,即负荷偏移曲线的斜度。如图4-3-4-1-1所示,物体的硬度是L/d。在同样的负荷下,结构U的位移距离为结构S的1倍,因此,与结构S相比,结构U的硬度下降,U相对S是不稳定的。基于这个基本观点,可以认为,稳定性是反映载荷与其作用下所发生的位移之间的关系。在同样大小的载荷下,位移越小,稳定性就越强;反之,位移愈多,其稳定性就愈差。

单纯从力学概念来理解脊柱的稳定与否显然是不够的。众所周知,相邻椎体的正常情况下存在着屈伸、旋转、左侧屈和右侧屈,以及复合运动等,此属于正常的位移运动,并有一定的限度。超过生理限度的位移,则称之为不稳。腰椎不稳虽与腰椎过多活动相关,但并非腰椎过度活动的

同义词。腰椎不稳后患者出现经常性腰痛或腿痛等一系列临床症状和体征时,则称之为腰椎不稳症。

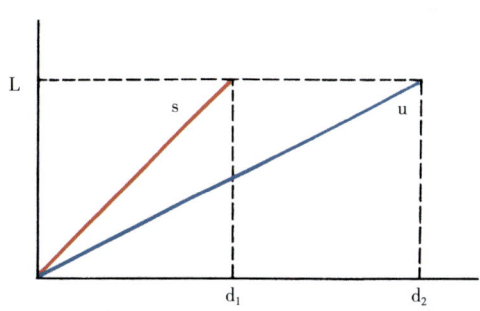

图4-3-4-1-1 物体的硬度示意图

二、腰椎退变、不稳与不稳症三者之关系

当腰椎退变后已经出现不稳,则会引起腰椎椎体及小关节之间的负荷及生理咬合发生异常,并由此产生一系列病理过程和临床表现。当腰椎不稳进一步发展至无法正常负荷,则会刺激窦椎神经而引起以腰痛等症状。此种过程,首先是

通过椎体边缘的韧带-骨膜下出血、血肿机化和后期的骨质增生，并以此增大接触面来减轻对负荷和增加刚度的反应；之后再通过恢复腰椎稳定性而影响骶棘肌的肌力，以求维持椎体在正常负荷下相互之间的关系。退变是普遍存在的，而不稳症只有在其中一部分人发生；约占成人的10%~15%。

需一再强调的是在临床上应当把退变、不稳和不稳症区别开来。尽管腰椎退变多见，但只有当退变发展到出现异常位移时才可以称为不稳，当腰椎不稳患者出现临床症状时方可诊断为腰椎不稳症。

人类能够从爬行到直立，脊柱及其稳定性起着主要的作用。人体可以看作三个倒立三角形结构（见图 4-3-3-1-1），脊柱为其轴心。这就需要脊柱结构有维持其自身的生理平衡机能。

三、发病机理与病理改变

胎生后髓核内含水率高达 90% 以上，使椎间盘具有良好的张力和弹性。但随着年龄的增长其含水率逐年减少，并使椎节体积下降而导致椎节不稳。一般认为，腰椎不稳是腰椎退行性改变的早期表现之一，并与外伤及劳损等具有密切关系。与此同时，小关节面、关节囊以及椎间盘的软骨盘最容易受到损伤，使软骨纤维化、厚度减小和骨质致密化。随着损伤程度的不同，可引起轻微的微细骨折（microfracture），且多见于软骨面下方。此时，周边滑膜亦可出现急性炎症反应，有液体渗出，渐而滑膜增厚，并可导致关节周围组织的纤维化。如损伤相对较轻，可通过组织修复而很快恢复。反复的损伤累积或较重的损伤可引起一系列变化。随着椎间盘高度减小，小关节的重叠程度加大，黄韧带可增厚或松弛，以致椎管与神经根管变窄。反复损伤将使腰椎不稳逐渐加重，并难以恢复原有的稳定性。

其病理解剖演变大多沿以下三期进行。

（一）早期、或称退变期

即本病的开始阶段，以动力性不稳为主，故也叫功能障碍期。此时小关节囊稍许松弛，关节软骨可呈现早期纤维化改变。此时如施加外力，可使椎体出现移位；此期一般临床症状较轻，多为可逆性，即使有急性发作也可很快恢复正常。

（二）中期、或称不稳定期

随着病变的加剧，促使小关节囊松弛度增加，关节软骨及椎间盘退变明显，并易出现各种临床症状，动力位摄片可见椎体异常移位。生物力学测试表明，在此阶段，不稳定节段最容易出现椎间盘突出，并产生一系列症状，其中以硬膜囊及脊神经根受压征为主，其发生机转以图 4-3-4-1-2 表示。

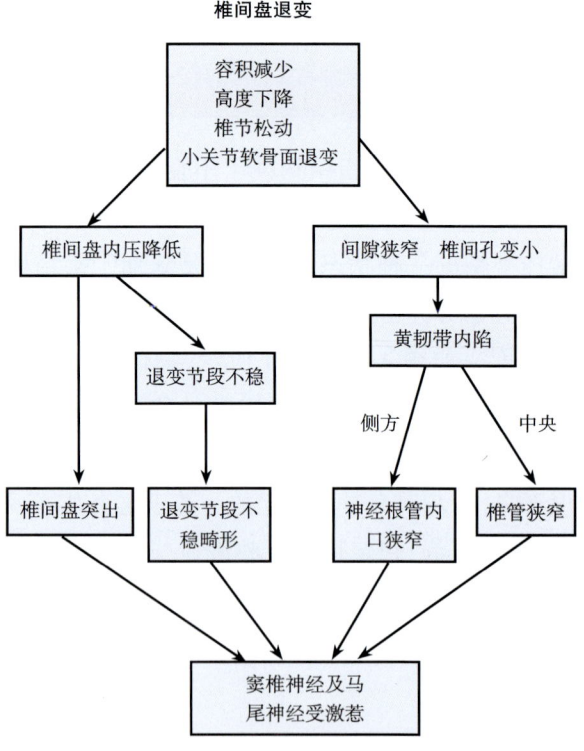

图 4-3-4-1-2　腰椎不稳发病机制示意图

（三）后期、或称畸形期

即随着病变的进一步发展，小关节及椎间盘周围骨赘的形成而使脊柱运动节段重新获得稳定,此时出现较为固定的畸形。病理检查可见小关节软骨退变已到晚期,纤维环与髓核中可有明显破裂与死骨,边缘可见骨刺。固定畸形及骨赘的过度增生常使椎管的口径及椎节曲度等发生改变。此时由于椎节不再松动,因此"椎节不稳"这一病理特征将被"继发性椎管狭窄"或"退变性脊柱侧凸"等病变所取代;少数病例可形成退变性椎弓根崩裂或椎节滑脱等。

四、临床表现

(一)临床症状

轻者症状多不明显,重者则呈现脊椎滑脱症,因其不伴椎弓峡部崩裂,故称之为"假性脊椎滑脱"。其中腰痛及坐骨神经痛是腰椎不稳的主要症状。其特点如下。

1. 一般症状

(1)腰部酸、胀及无力 除主诉下腰部酸、胀及无力外,患者感觉其腰部似"折断",尤以站立过久后更为明显;

(2)惧站立、喜依托或平卧 由于腰椎椎节间的松弛,多不愿长久站立,或是站立时将身体依靠在现场可以借用依托之处,以减轻腰部的负荷;

(3)可有急性发作 原来可有慢性腰痛史,发作时常有明显的外伤诱因,可有或无神经症状;

(4)拒负重 因腰椎不稳,且多伴有腰肌萎缩,因此患者不愿携带重物以减轻腰部负荷。

2. 疼痛

(1)一般性疼痛 轻重不一,持续时间短,经休息、制动及物理治疗后可在4~5天内缓解,但容易复发。

(2)根性疼痛症状 如果椎节的松动程度较大,则易使脊神经根易受牵拉而出现根性放射性疼痛症状,但平卧后症状立即消失或明显减轻。

(3)双侧性 疼痛常为两侧性,但两侧疼痛的程度可以不同。疼痛由下腰部和臀部向腹股沟及腿部放射,但很少波及膝以下。咳嗽及打喷嚏时腹压增高不会使疼痛加剧,但有时因椎体间的异常活动引起疼痛。

3. 交锁征

患者由于椎节松动及疼痛而不敢弯腰,且可在腰椎从前屈位转为伸直位时出现类似半月板时的"交锁"征而将腰椎固定在某一角度,需稍许活动方可"开锁"而恢复正常。

上述特点均较普遍存在每例腰椎不稳患者身上。此外,对诊断腰椎间盘突出症的患者,如腰痛反复发作加重,并伴有严重的坐骨神经痛,提示同时存在腰椎不稳症。

(二)体格检查

体格检查时要特别观察下列现象。

1. 骶棘肌的外形
如果站立时,骶棘肌紧张呈条索状,但俯卧时其硬度明显下降,说明退变节段不能正常负荷,只有通过随意肌的调节来支撑。当立位时,骶棘肌紧张,而卧位时则显松弛状态,这一体征对诊断有重要价值。

2. 观察腰部屈伸活动的整个过程
结合年龄、职业等因素进行分析,若表现为髋前屈或突然出现髋抖动,或活动突然停止等,均说明退变节段已变得十分软弱,松弛的韧带和后关节囊在腰部前屈活动中已不能起到正常的制约作用。

3. 其他
腰椎在不同体位其负荷是不等的,从坐、站立、行走到快步逐渐增大。对于一个硬度明显下降的节段,显然无法承受越来越大的负荷,临床上可以见到,患者在体位改变时,几乎都有疼痛感,且在短程奔跑后疼痛明显加剧。

总之,当一个正常椎节从开始退变至发展到不稳时,在临床检查中会发现其所特有的某些征象。

腰椎的退变、代偿及不稳的出现是一个漫长而复杂的过程,当腰痛反复发作等逐渐加重时,实际上这已经是组织损害的一种信号,退变性腰椎不稳症的患者几乎都有一个相同的主诉,即腰痛伴有含糊不清的臀部及大腿部酸胀、乏力,且体位改变或劳累后加重，由此证明退变节段已不能正常负重。

五、腰椎不稳症的影像学特点

X线对于腰椎不稳的诊断具有重要意义，尤以动力位摄片更具价值，可早于MR发现椎节不稳。常规摄片亦有一定的参考意义。

（一）常规腰椎平片

1. 一般所见　在腰椎椎节不稳情况下，其主要表现为小关节、棘突的不对称排列，小关节增生、肥大及半脱位等异常所见。

2. 牵引性骨刺（traction spur）　此种骨刺一般多位于椎体前方或侧方，呈水平方向突起，基底部距椎间盘外缘约1mm。这是由于腰椎不稳时相邻椎体出现异常活动，使椎间盘纤维环的外层纤维受到牵张性劳损所致。其临床意义也不同于常见的爪形骨刺。小的牵张性骨刺意味着有腰椎不稳存在，而大的牵张性骨刺仅提示该节段曾经有过不稳。当腰椎重新获得稳定后，牵张性骨刺可逐渐消失（图4-3-4-1-3）。

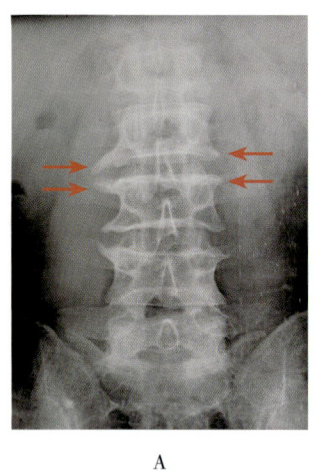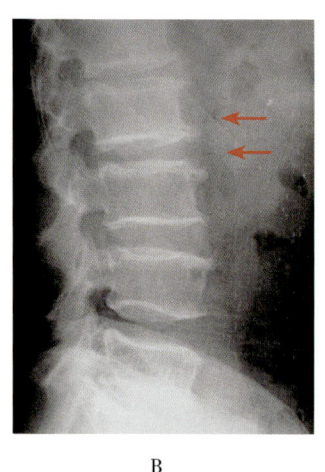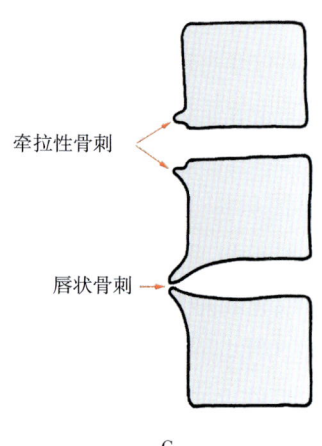

A　　　　　　　　　B　　　　　　　　　C

图4-3-4-1-3　牵引性骨刺（A~C）

A.B.正侧X线片显示下腰椎不稳引起的牵引骨刺（一般超过椎体边缘2mm）及唇状骨刺，箭头所指处；C.示意图

3. 椎间隙狭窄　椎间隙狭窄是腰椎疾患中常见的一种征象，是髓核脱位、位移及整个椎间盘退变的间接依据。小关节的改变常与椎间隙狭窄同时存在，因为椎间隙狭窄使小关节承受的压力增加，容易受到损伤和产生疼痛。

（二）动力位摄片

1. 概述　相邻椎体间的相对位移异常增加，是腰椎不稳的重要表现之一，也是腰椎不稳的实质所在。临床上对于怀疑腰椎不稳症的患者，医生总希望借助X线检查来发现腰椎不稳的可靠证据。但一般腰椎平片是在患者不作伸屈活动时的直立位拍摄的。由于骶棘肌的紧张及运动节段的静止，退变节段椎体间后缘相互位置的变化很难表现出来，此时须采用腰椎完全屈曲和伸展时的动力学观察。动力位X线摄影及测量技术的不断改进有助于腰椎不稳的诊断。

2. 摄片方法　首先在腰椎X片上确认Luscka's关节的遗迹（图4-3-4-1-4）。在正常运动节段上，Luscka's关节遗迹的位置在活动时是保持不变的（图4-3-4-1-5）。而当运动节段不稳时，它们相互之间的关系就会发生改变（图4-3-4-1-6）。其次需要有一适当高度和长度的拱型架，患者俯卧或仰卧其上面，病变间隙置于最高点，使腰肌在完全松弛的情况下能达到完全屈曲和完全伸展的目的。在拱型架上摄腰椎动力片时，由于髂骨与骶骨相重叠，故需控制好摄片条件。一般来说球管中心作水平测向，对准拱形支架最高点射入暗匣中心，投照距离为100cm，曝光条件为95kv，200mas。

3. **移位值的测量和计算** 在X线片上找出椎体间相互位置关系异常的节段，在下一椎体上，作后上缘和后下缘的连线A，再通过上一椎体的后上缘作A的平行线C。测量直线A、C之间的垂直距离，后移用RO表示，前移用AO表示，并测量上一椎体的矢状径W。移位值=RO（或AO）/W×100%，当仰卧位移位值>9%，或俯卧位移位值>6%时，可以辅助临床诊断为退变性腰椎不稳症（图4-3-4-1-7、8）。

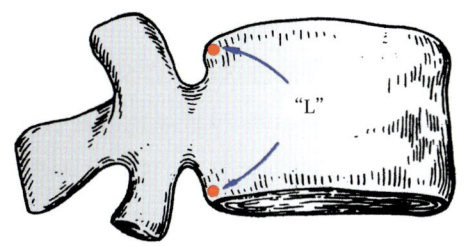

图4-3-4-1-4 Luschka's关节遗迹"L"示意图

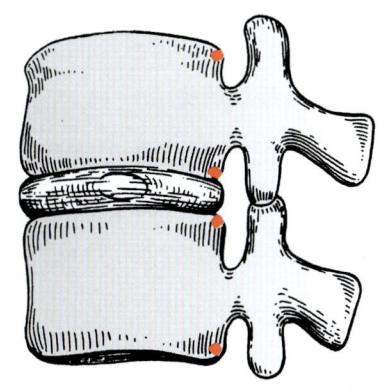

图4-3-4-1-5 正常时状态下Luschka's关节遗迹示意图

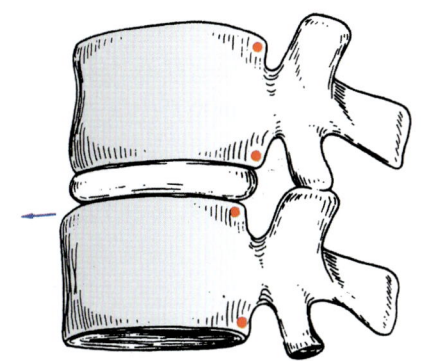

图4-3-4-1-6 不稳定状态下Luschka's关节遗迹示意图

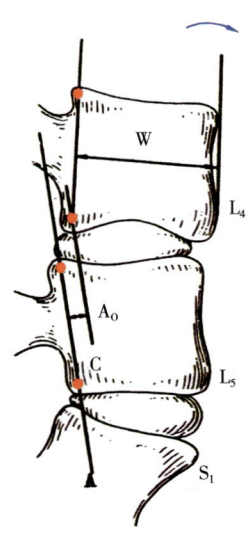

图4-3-4-1-7 退变性腰椎不稳（屈曲位）示意图

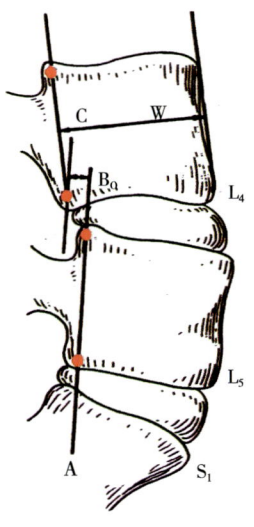

图4-3-4-1-8 退变性腰椎不稳（伸展位）示意图

当腰椎完全屈曲时，如果病变运动节段的Luscka's关节遗迹的位置破裂，上一椎体向前滑移，一般说明间盘只有轻度的退变；当腰椎完全伸展时，如果病变运动的Luscka's关节遗迹的位置破裂，上一椎体向后滑移，一般说明间盘有中度或严重的退变。Adams等提出"优势损伤"的概念。他们认为腰椎完全屈曲时，棘间和棘上韧带有最高的紧张度，而腰椎完全伸展时，前纵韧带有最高的紧张度。因此，当间盘发生中度以上退变时，前制约因素－前纵韧带松弛。如果此时使腰椎完全伸展，那么已经松弛的前纵韧带就无力限制运动节段的后移，也即前制约因素的优势损伤。

（二）CT扫描的诊断意义

由于X线平片只能反映所查部位的二维结构，CT能更详细地显示除平片所见到的退变征象外，还可清楚地显示一些与神经根和马尾神经压迫有关的改变，包括关节囊钙化，黄韧带肥厚，神经根管狭窄，侧隐窝狭窄，椎管变形或狭窄等改变，这些征象有助于解释临床症状和体征以及X线征象不符的问题。在创伤性腰椎不稳的诊断方面，CT检查能提供更优越的作用。因为，CT不但能显示椎旁血肿，而且能显示后部结构的损伤，还可以检查出微小的骨结构排列紊乱和小关节交锁。

（三）MR所见

主要显示早期退变征。早期不易发现，但在后期则显示：在T_1和T_2上，纤维环、后纵韧带、黄韧带均呈低信号。钙化也成低信号，因此在T2WI上较易明确其对椎管的压迫程度。椎体可部分压缩变形，但是边缘在T2WI上仍成低信号。许莫氏结节在MR矢状面或冠状面上显示为局限性的椎体边缘凹陷。在个别严重病例，脊髓受压可发生变形，受压局部脊髓出现片状长T_1、长T_2的异常影，一般T2WI上形态显示较佳。

六、诊断

本病的诊断标准意见不一，笔者认为以下几点具有重要意义。

（一）一般性腰痛症状及腰部交锁征

由于腰椎不稳症常与其他腰椎疾病同时存在，因此，临床症状比较复杂，且多无特异性，与其他原因引起的下腰痛较难区别，有时甚至毫无症状。当有反复急性发作且持续时间短暂的剧烈腰痛时，即应想到腰椎不稳的可能。但如有腰部不稳所致的"交锁"现象，对本病的诊断具有明显的意义，应重视。

（二）平卧后症状消失

当患者处于活动状态时出现症状，亦可有阳性所见；但平卧稍许休息后，则症状明显减轻或完全消失，则表明此种动力性改变具有诊断意义。

（三）动力位摄片阳性所见

在动力位摄片之同时，测量椎体间的相对位移，不仅可对腰椎不稳作出明确的诊断，还可对腰椎不稳的程度从量上进行评价，亦是诊断腰椎不稳的主要手段和依据。作者认为，腰椎椎体间相对水平位移在屈伸侧位片上大于3mm及在侧弯正位片上位移大于2mm者，即应认为属于不稳定的客观表现。对腰骶关节不稳的判定标准可增大1mm。

第二节　腰椎不稳症的治疗

一、非手术疗法

80%以上的病例可以通过非手术疗法治愈或好转，因此对于退变性腰椎不稳症，患者一旦发病，首先选择非手术疗法。

1. 腰部制动　以平卧休息为主，避免腰部活动，尤其是旋转活动，以减少对不稳节段的剪力。当下地活动时，可使用腰围以减少对不稳节段的压应力及剪切力，目前国内外已有带牵引作用的充气腰围问世，可酌情选用。

2. 减肥　防止过剩体重局限在腹部，以减少对脊柱前凸的拉力而引发或加剧腰椎不稳定。

3. 腰背肌锻炼　训练和鼓励患者持久地进行腰背肌功能练习，以求强而有力的腰背肌加速恢复不稳椎节的稳定性。

4. 对症处理　包括理疗、针灸、局部按摩及各种药物可酌情选用，但不应推拿或推搬。

如果非手术疗法不能奏效，则应考虑手术治疗。

二、手术疗法

（一）概述

腰椎稳定类手术有后路和前路之分，过去多作后路手术，如横突植骨融合术、小关节植骨融合术，H形骨块椎板植骨术等。但从解剖生理学和生物力学角度来看，以椎体间植骨融合术最为合适；它不但能解除腰椎屈伸方向的不稳，也能同时解除因屈伸方向不稳而产生的侧向不稳和旋转不稳。如果因腰椎不稳发展到畸形，并导致马尾或神经根受压时，则要在解除压迫的同时行稳定手术。此时如何选择术式，应视患者的情况及医师的习惯来考虑。

（二）腰椎椎节融合术的要求

理想的融合术应在对脊柱结构破坏、功能及活动度影响都尽可能小的前提下，达到以下目的。

1. 重建或恢复脊柱受累椎节的高度、曲度与稳定性；

2. 恢复椎管形态，矫正畸形或防止畸形的进一步发展；

3. 消除症状。

（三）术式

主要分为后路与前路两种手术入路，现分述于后。

三、腰椎后路手术

（一）手术入路

1. 麻醉　以全麻为宜，亦可选用局麻或硬膜外麻醉，但后两者对腰部肌肉放松的效果较差。

2. 体位　取俯卧位，酌情选用弓形架、U形棉卷或双条形棉卷等，主要是将腰部垫高，腹部悬空。亦可采用跪姿（膝胸位）施术（图4-3-4-2-1~4）。

3. 切口　切口视病变及手术种类而定，临床上多选用后路正中纵形切口、弧形切口、S形切口及水平位切口等，长度12~16cm（图4-3-4-2-5、6）。

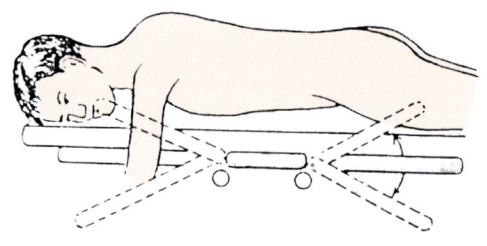

图4-3-4-2-1　常用后路体位示意图

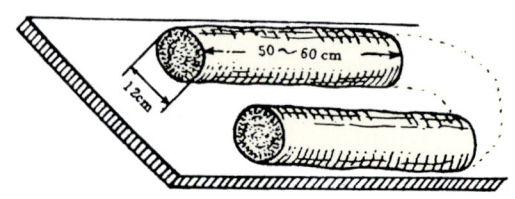

图4-3-4-2-2　棉卷示意图

胸、腹及骨盆部可垫以双条或U形棉卷

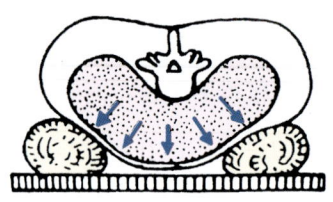

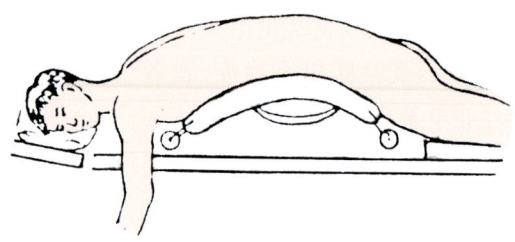

图4-3-4-2-3　胸腹部亦可选用弓形架示意图

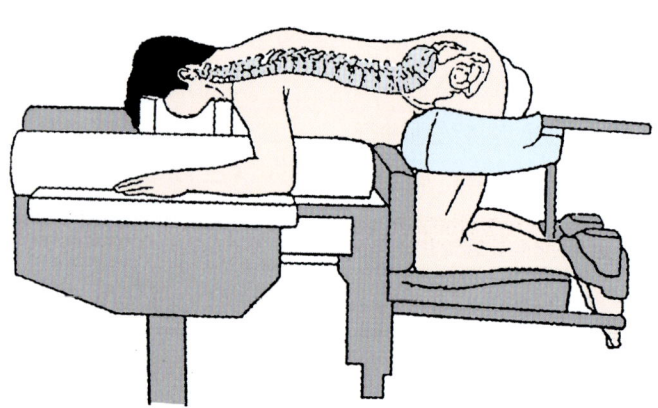

图4-3-4-2-4　跪姿施术体位示意图

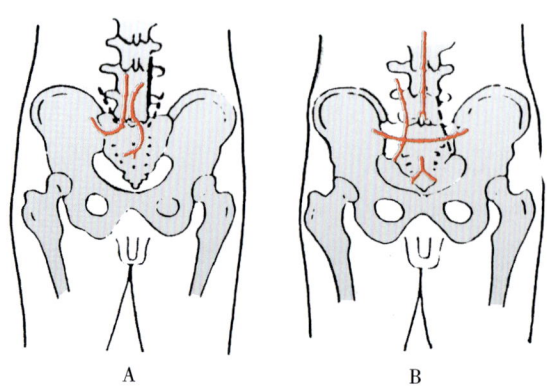

图4-3-4-2-5　腰骶部后路各种切口示意图（A、B）

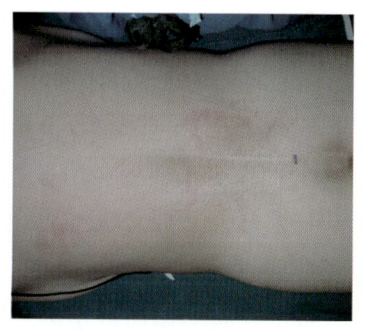

图4-3-4-2-6　后正中切口

4. **显露病变椎节** 依序切开诸层,分离双侧骶棘肌,显露棘突两侧椎板及椎板间隙,视手术需要可酌情切开棘上、棘间韧带,之后再决定是否切除黄韧带显露患节硬膜囊(图4-3-4-2-7~9)。在助手不足情况下亦可用横突拉钩及术者足部牵引显露病变椎节(见图4-3-4-2-9C)。

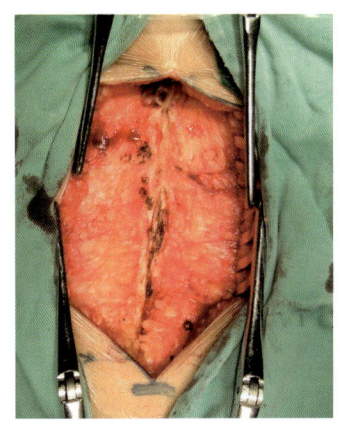

图4-3-4-2-7 显露棘突
切开皮肤、皮下组织,显露棘突及骶棘肌筋膜,并将其向两边分开示意图

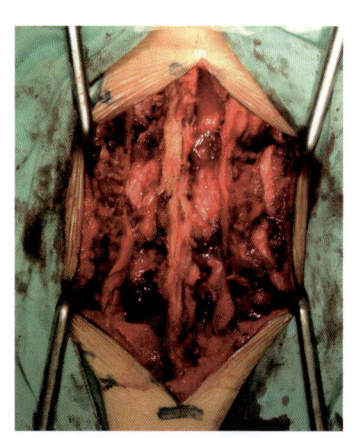

图4-3-4-2-8 显露椎板
显露双侧椎板,外侧达小关节处示意图

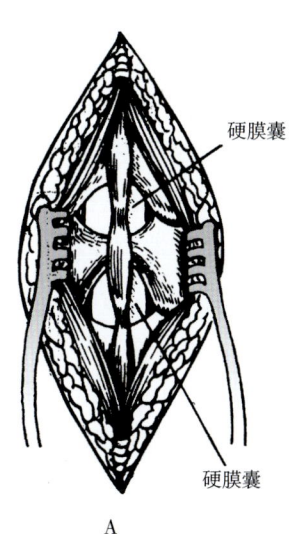

A

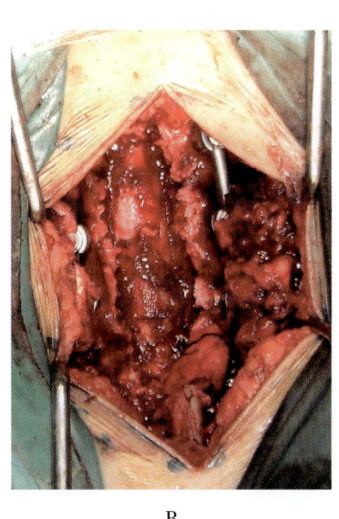

B

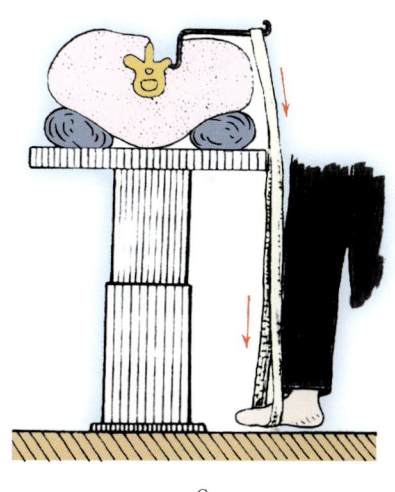

C

图4-3-4-2-9 显露施术椎节(A~C)
A.示意图;B.将黄韧带切除,显露硬膜囊,用梳式拉钩,或其他方式充分显露施术椎节;
C.示意图 利用横突拉钩,由术者或第一助手自行牵拉

(二)后路融合术

脊柱后路融合术术式较多,除固定棘突(即Albee法和双钢板固定棘突术等)和固定椎间小关节及椎板(即Hibbs法,改进Hibbs法,King小关节螺丝钉固定法)外,目前更多选用的为椎体间融合术及椎弓根钉技术等,现分别加以阐述。

1. 传统腰椎融合技术

(1)Hibbs脊柱后路融合术 后方正中切口,沿皮肤切开深筋膜和棘上韧带。依次自骨膜下剥离棘突、椎板及小关节突上凿起小骨片,翻在旁边,可相互部分重叠。之后在表面上植入适量自体骨以求促进融合,然后缝合切开诸层(图4-3-4-2-10、11)。

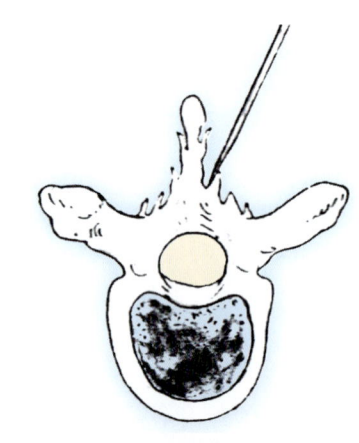

图4-3-4-2-10 棘突与椎板植骨融合区凿骨（鱼鳞状）示意图

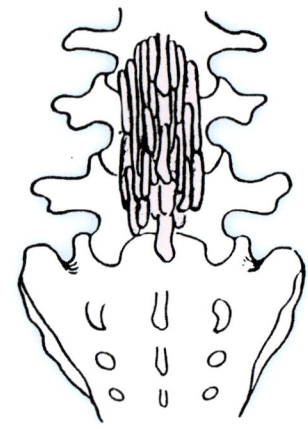

图4-3-4-2-11 棘突与椎板植骨融合术示意图

（2）H形植骨融合术 显露椎板同前。切除要融合的脊椎的棘突间的软组织。若融合三节脊椎，则切除中间之棘突。椎板以小凿凿成粗糙面。按融合范围，先在髂骨外板测量好植骨块长度和宽度，随即用骨刀取出该骨块。用咬骨钳将该骨块两头咬开使呈H形骨槽。下降手术台上下两端，融合处的上、下棘突即可自行分开些。放入修剪成形之植骨块，用手向椎板方向压迫植骨块，同时回升手术台上下端（图4-3-4-2-12），并在植骨块两侧植入小骨块（片）以促进愈合。

（3）横突间融合术

① 显露横突：在骶棘肌之外缘切开腰背筋膜，将骶棘肌推向中线，即可用手在切口之深部触及横突。沿横突背侧将附着于其上的肌肉韧带作骨膜下剥离，显露横突之背侧，用纱布压迫止血。继而再向内侧剥离并显露小关节突，用骨刀把关节突的软骨面削除，压迫止血。

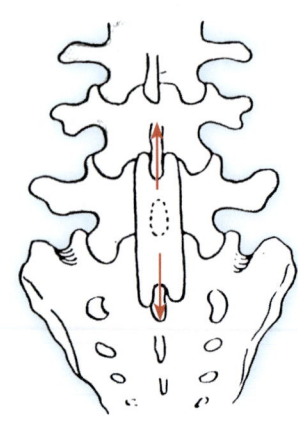

图4-3-4-2-12 H形植骨示意图
棘突间H形植骨融合术（具有椎节纵向撑开作用，即箭头所指方向）

② 放置骨块：用骨刀将附着于髂后上棘的肌肉作骨膜下剥离，显露髂后上嵴。根据所需融合的长度，用骨刀凿下一层髂骨皮质的骨块，并取许多碎骨片。将取下的大骨块纵行跨越所需融合的腰椎和骶椎，骨块的上端放在横突上，下端放在骶骨已凿成的粗糙面上。为防止骨块滑移，亦可在植骨块中部用一枚螺丝钉穿过植骨块和中间的一个横突，再把许多小碎骨片放在小关节间及其附近，压平，使之相互接触而无空隙（图4-3-4-2-13~15）。

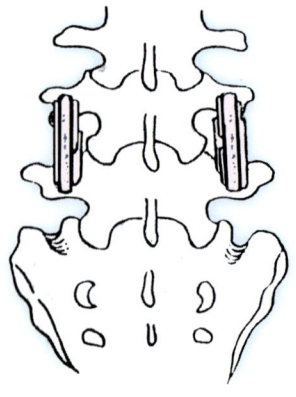

图4-3-4-2-13 $L_4 \sim L_5$横突间植骨融合术示意图

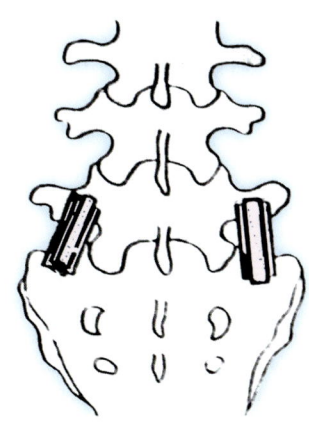

图4-3-4-2-14 腰骶椎横突间植骨融合术示意图

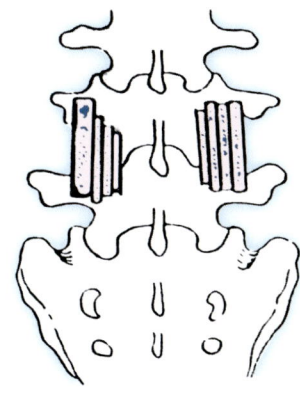

图4-3-4-2-15 横突间+小关节植骨融合术示意图

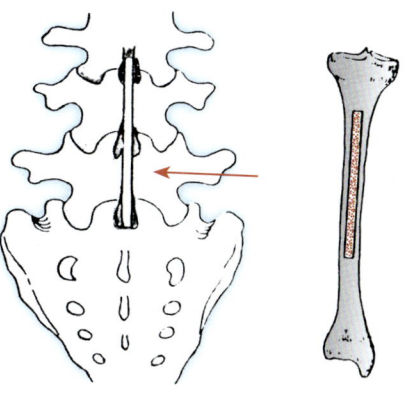

图4-3-4-2-16 棘突正中植骨示意图

棘突正中劈开、植骨融合术
（供骨可来自腓骨、胫骨或髂骨）

④ 小关节植骨融合术：主要用于椎节不稳及小关节损伤性关节炎病例，手术时先用锐凿（或刮匙）将双侧小关节面之软骨切除，直达骨质。而后切除邻近骨质（以棘突边缘或根部为方便），呈片状（或宽扁之条状）嵌于小关节间隙内即可（图4-3-4-2-17）。操作时应注意切勿将骨条刺入椎管内。术后腰部制动时间不少于3周。

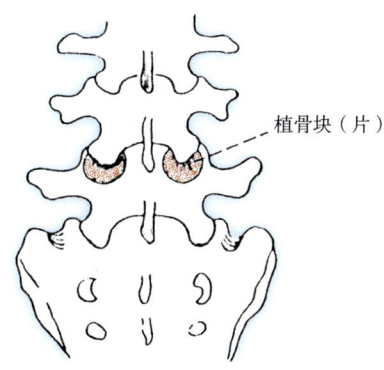

图4-3-4-2-17 后路小关节植骨融合术示意图

在临床上，后路融合术往往在腰椎管探查后进行。因此，无法行棘突间或椎板间植骨，横突间植骨有融合不牢固的担心，往往同时采用其他脊柱固定术。

③ 棘突正中劈开植骨融骨术：多用于下腰椎不稳，尤以伴有假性滑脱者，术式如下，先在自身他处取一条状骨片（髂骨或胫骨两端），之后将需要融合椎节的棘突（一般多在两个以上）正中部用电锯或骨凿（或薄形骨剪）将其切开，并稍许向两侧分离，将备用骨片嵌入（图4-3-4-2-16）。两侧再用碎骨条填塞加强。对植入骨片不稳者，可用细钛镜（钢丝）或10号线通过在棘突中部穿孔将骨片固定之。操作时应注意，尤其是劈开棘突时，切勿进入椎管。术后腰部制动时间不少于6周。

2. 后路髓核切除+椎体间植骨融骨术 对合并椎间盘突出之腰椎不稳病例，应按椎节减压及髓核切除术等入路暴露患节椎间隙，并将硬膜囊及脊神经根牵向一侧，以髓核钳摘除髓核，直达前纵韧带，但切勿过深伤及椎前大血管（图4-3-4-2-18）；之后再切除椎间隙两侧之软骨板，将预制好的髂骨骨块（或骨库骨）剪成与椎间隙相应垂直厚度大小、约0.8~1.2cm长方形骨块（宽度一般为1~1.2cm，纵向长度2~2.5cm）叩入椎间隙（图4-3-4-2-19A），亦可在牵引下插入椎间隙叩入,达椎节深部,骨块后缘在后纵韧带下方 1~2mm。为减少患者经济负担,也可与后者技术结合起来,即在椎间隙一侧放置椎节间融合器,另侧植入骨块,并可利用切下之棘突及椎板交界处骨质修剪成相应大小骨块植入(图 4-3-4-2-19B~G)。

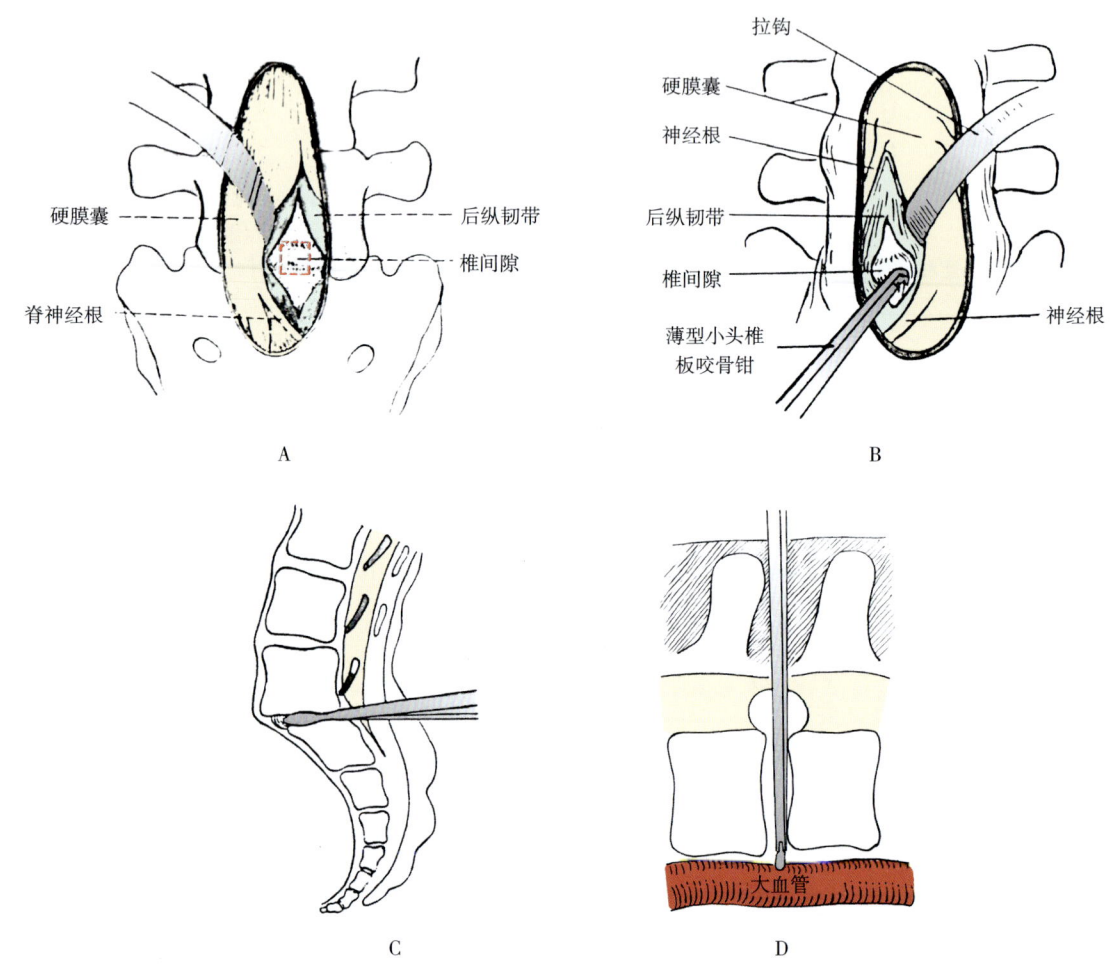

图 4-3-4-2-18　椎体间植骨融合术示意图（A~D）
A. 显露椎节后缘；B. 切除椎体边缘增生骨赘；C. 摘除髓核；D. 操作时髓核钳切勿过深,以防伤及椎前大血管而引发致命大出血

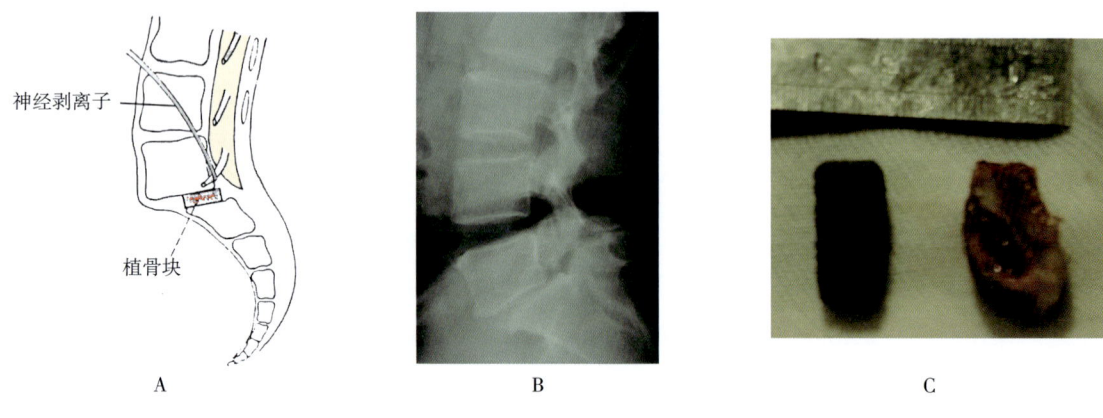

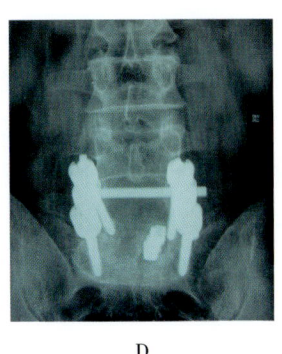 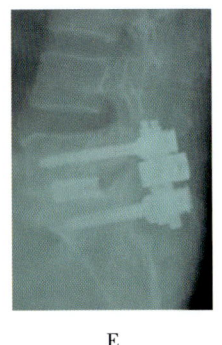 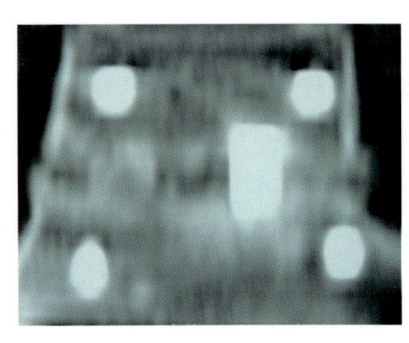

图4-3-4-2-19　临床举例（A~F）

将修整好之条形骨块嵌入椎间隙，尾部要低于椎管前壁1~2mm，及一侧植入Cage，另侧利用局部骨块植入椎间隙
A.示意图；B~F.临床病例：B. L_5~S_1滑脱术前侧位片；C.术中将取下之椎节棘突及椎板修剪成略大于Cage之骨块作植骨用；D.E.术后正侧位X线片；F.半年后CT扫描显示椎节融合满意（自严力生、钱海平、纽心刚等）

3. 椎间融合器（Cage）植入技术

（1）切开后纵韧带插入锯芯　先用尖刀将施术椎节后纵韧带横行（或十字形）切开，用髓核钳摘除内容物，再将直径9mm之第三代锯芯插入椎间隙，深度为15mm。亦可用各厂家配套工具进入椎间隙切除椎间盘组织，一般从侧后方插入较为安全，但需避开（或牵开）脊神经根。

（2）摘除椎节内组织　当环锯探至25~30mm时，应连同椎节内组织一并取出，包括椎节内之髓核、软骨板及其下方的骨质表层。术时应注意保护硬膜囊及脊神经根。为避免伤及两侧神经根及其周围血管，可选用相应型号之拉钩或垫以棉片加以保护。之后用髓核钳摘出椎节内之残留组织，并用冰盐水冲洗干净。

（3）用丝锥攻出椎节内螺纹阴槽　选用同型号之椎节内螺纹模具——丝锥，沿椎节环锯钻孔之方向，均匀用力向深处攻入（图4-3-4-2-20），深度约25~30mm。而后旋出，清除残留物，并冲洗干净。

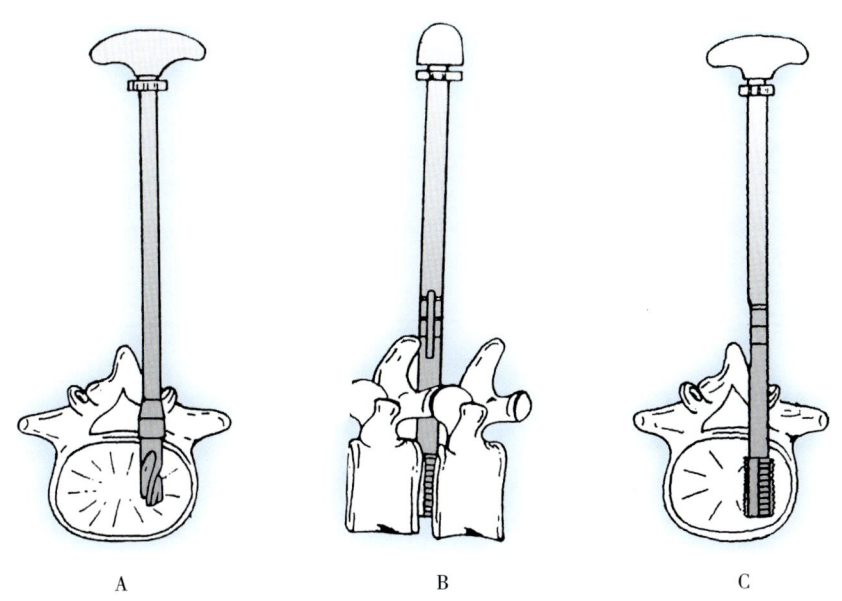

图4-3-4-2-20　用丝攻攻出阴槽示意图（A~C）
A.水平位观；B.侧方观；C.更换模具，旋出阴槽

(4) 植入 Cage　用 Cage 装入器将选好的界面植入物（腔内为碎骨块充填）按顺时针方向植入椎间隙内。其前后位置以距椎体前缘 3mm 为宜，上下方位置应呈对称状，使植入物上下两侧均匀地嵌入至上下椎体松质骨内，以便新骨长入。视椎节长短及 Cage 规格不同，可旋入一枚或两枚（图 4-3-4-2-21）。选用扁形 Cage 者，则借助持钳将 Cage 插入椎间隙，在牵引下轻轻叩入抵达理想位置（深度）。目前有不少学者主张斜向放置一枚 Cage，在保持有效性前提下，可减少一半开支（图 4-3-4-2-22）。之后将局部冲洗干净，术野留置明胶海绵 1~2 块。

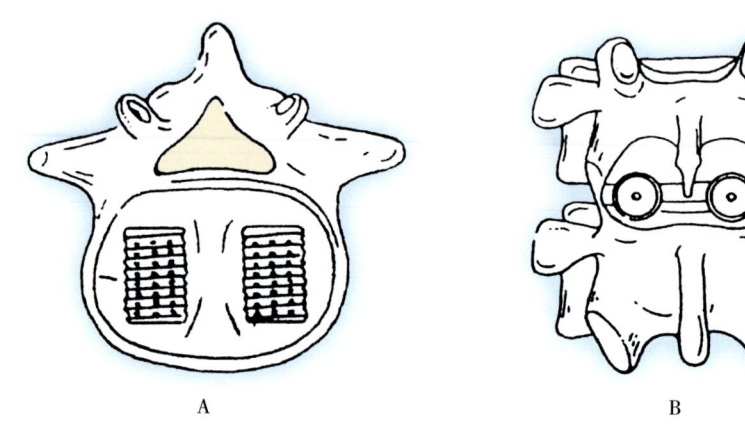

图 4-3-4-2-21　旋入 Cage 示意图（A、B）
A. 双 Cage 植入后横断面观；B. 同前，后面观

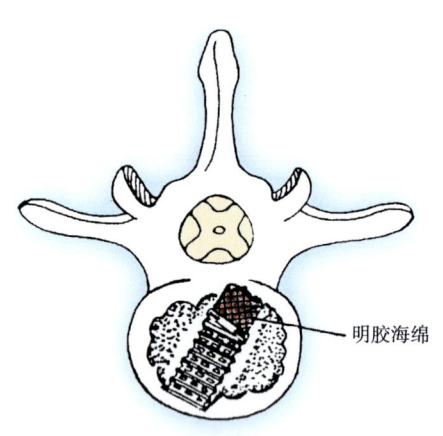

图 4-3-4-2-22　旋入单个 Cage 斜向植入，横断面观，示意图

(5) 依序缝合切开诸层　术毕检查局部无异物存留，再次冲洗后依序缝合切开诸层。

4. 椎弓根钉+植骨融合术　为近年来选择较多的新技术，其优点是采取三柱固定原理，因而不仅强度高，稳定性理想，而且患者可以及早下地恢复工作与正常生活，但费用较高。

植骨材料均取自椎节局部，包括棘突、小关节及骨赘等，骨质也较理想；如果自身植骨材料缺乏，或患者不愿另取髂骨，亦可选用人工骨，如 Osteoset 等取代自体骨。植骨片（块、条）置于椎节两侧横突间或小关节外侧，亦可同时加用椎间融合器以求增强其稳定性，但费用太高。

临床病例举例见（图 4-3-4-2-23、24）。

（三）后路非融合技术

对单节段及双节段者亦可选用非融合技术，将椎节撑开，恢复椎节高度及稳定性（图 4-3-4-2-25），但价格昂贵，远期疗效在观察中，非患者同意，应慎重选用。相关内容请参阅本书本卷相关章节内容。

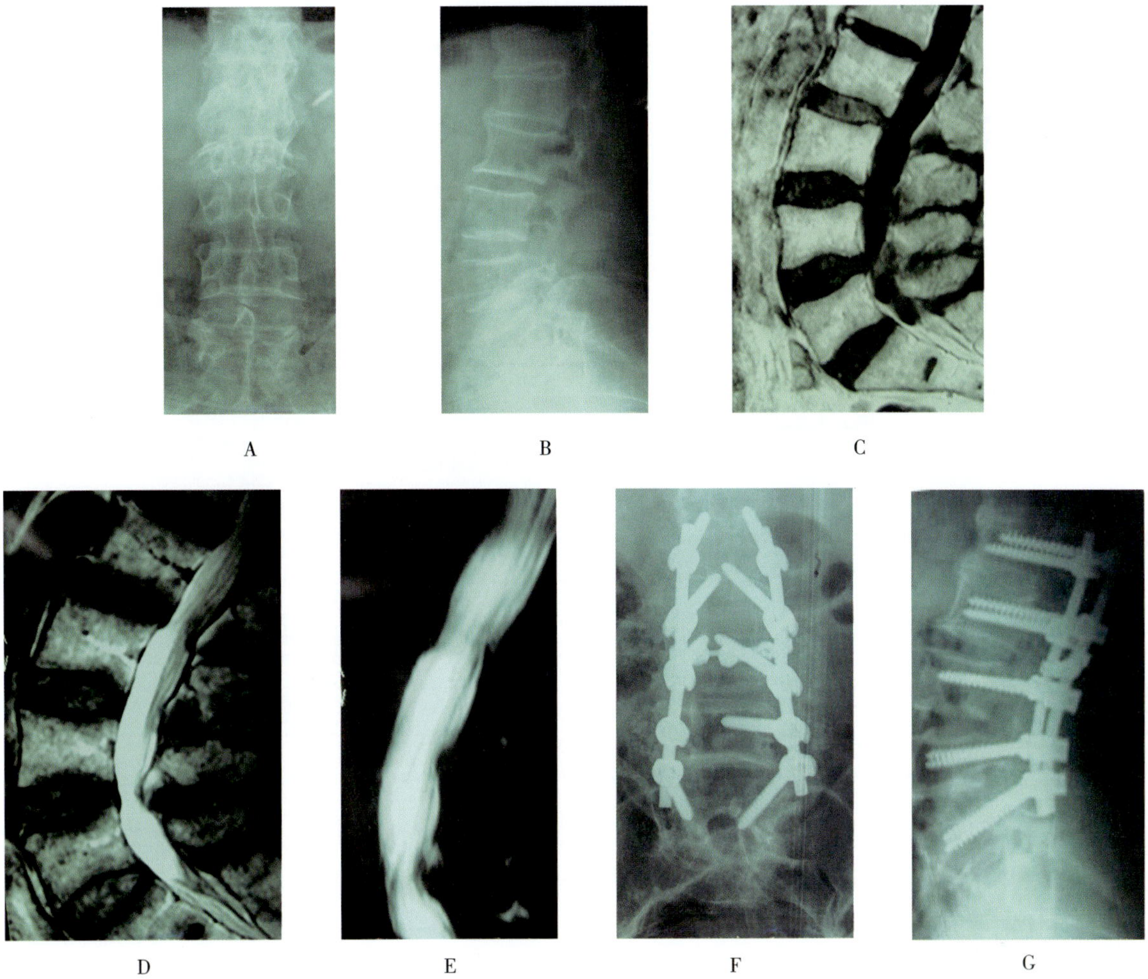

图4-3-4-2-23 临床举例 例1（A~G）

下腰椎不稳症手术治疗 A.B. 术前腰椎正侧位X线片；C.D. 术前MR矢状位，显示腰椎不稳及硬膜囊受压征；E. 脊髓水成像（MRS）所见；F.G. 椎弓根钉（L_1~L_5）+撑开固定+植骨，术后X线正侧位片显示腰椎稳定性明显改善

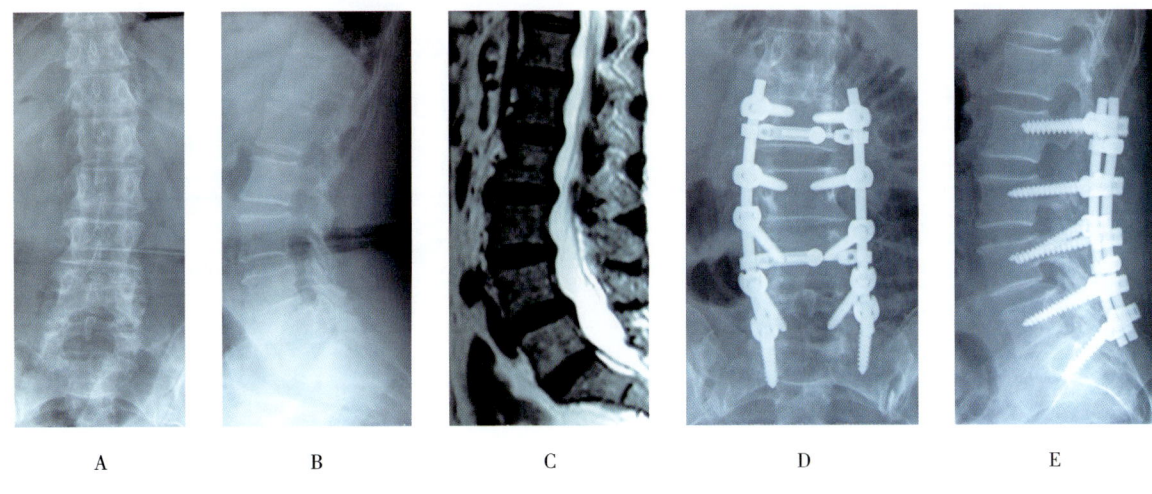

图4-3-4-2-24 临床举例 例2（A~E）

女性，68岁，腰椎退变性侧向不稳定 A.B. 腰椎X线正侧位片，显示腰椎不稳，以侧向不稳定为主；C. MR矢状位观，显示腰段硬膜囊受累征；D.E. 全麻下行L_2~S_1椎弓根钉固定，适度撑开，椎板切除减压+椎旁植骨，术后X线片显示椎节趋向稳定，临床症状消失

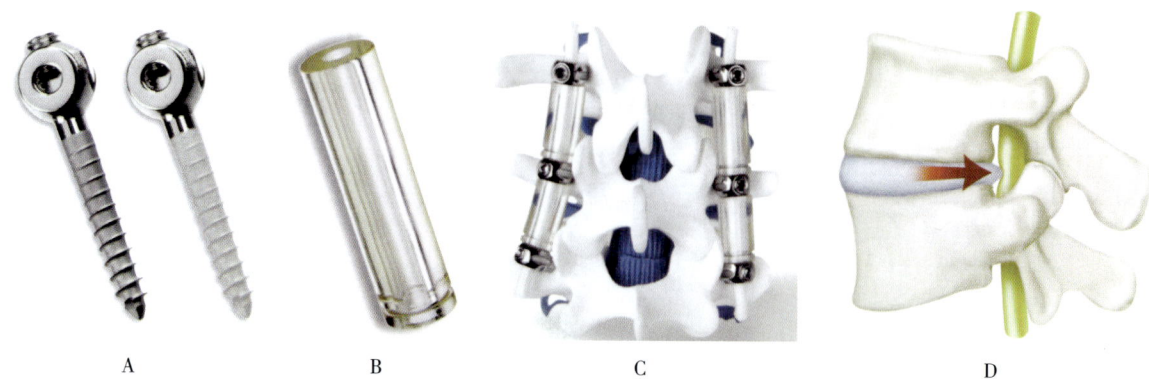

图4-3-4-2-25　腰后路非融合技术之一（Dynesys）（A~D）
A.B. 为主要部件，C. 组合状状；D. 临床使用模型图

四、腰椎前路手术

（一）手术入路

1. 麻醉与体位

（1）多选用全身麻醉或硬膜外持续麻醉。

（2）仰卧位，腰部略垫高，如图 4-3-4-2-26 所示。

2. 切口　根据病情及施术者习惯不同可酌情选择以下切口中之一种（图 4-3-4-2-27）。

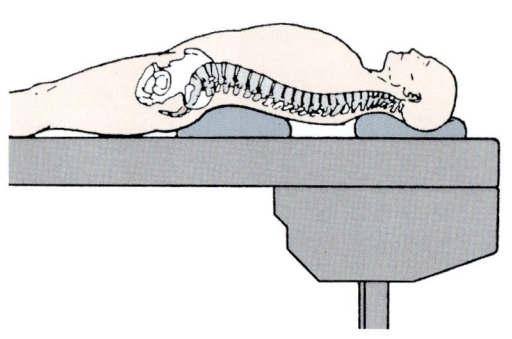

图4-3-4-2-26　患者体位示意图（腰部垫高）

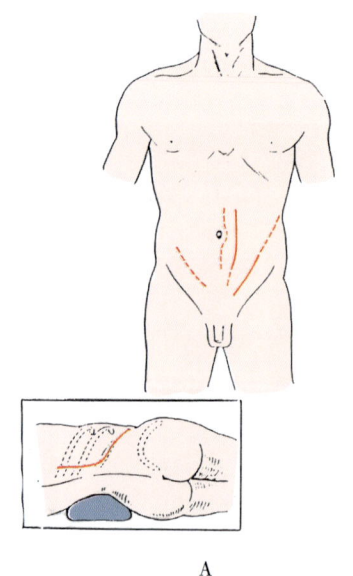
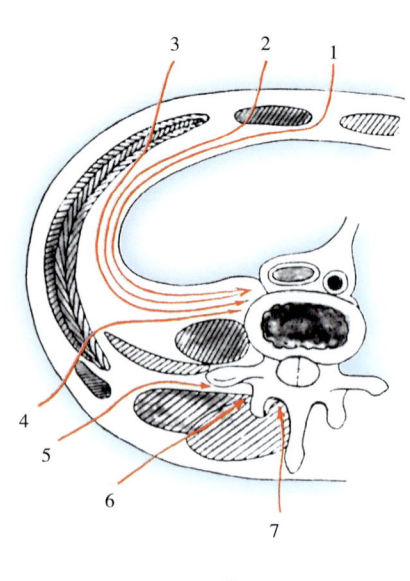

图4-3-4-2-27　下腰椎各种手术切口示意图（A、B）
A. 前、后方观；B. 水平剖面观
图注：1. 前正中切口；2. 前正中旁切口；3. 前斜形切口；4. 肾脏切口；5. 后外侧切口；6. 后正中旁切口；7. 后正中切口

（1）前正中旁切口 主要用于体形较瘦者。按常规消毒、铺单后，沿腹直肌鞘外缘（为避开下腹部大血管，多自左侧进入，但病变在右侧者仍以右侧进入为妥）切开皮肤、皮下组织，并用治疗巾缝合保护术野后，沿腹直肌鞘外侧缘内侧0.5~1.0cm处先纵向切开腹直肌前鞘，之后将腹直肌推向内侧，暴露腹直肌后鞘（其下方甚薄，在分离时应注意），将其纵向切开即达腹膜外。

（2）前正中切口 即沿中线切开，暴露腹膜外间隙，较前者少用。

（3）斜形切口 系常规之下腹部麦氏手术切口，俗称倒八字形切口。视施术椎节部位不同而使切口偏向上方或下方。切开皮肤和皮下组织，并用治疗巾缝合保护切口，剪开腹外斜肌鞘膜及分离肌纤维后，用直血管钳头部穿过手术野中部的腹内斜肌及腹横肌，并与助手相交替将肌肉向两侧分开达腹膜外方（切勿过深）。当可伸入手指时，术者一手持刀柄，另手用手指（食指和中指）将腹内斜肌及腹横肌深部两块肌肉向患者头侧分离，术者与助手各持一中弯血管钳在距裂口1.5cm处将该级肌肉对称钳夹、切断，并结扎缝合之。如此反复多次达切口长度而终止，之后用手指将腹膜及内脏推向右侧，用大S腹腔拉钩牵开（图4-3-4-2-28）。

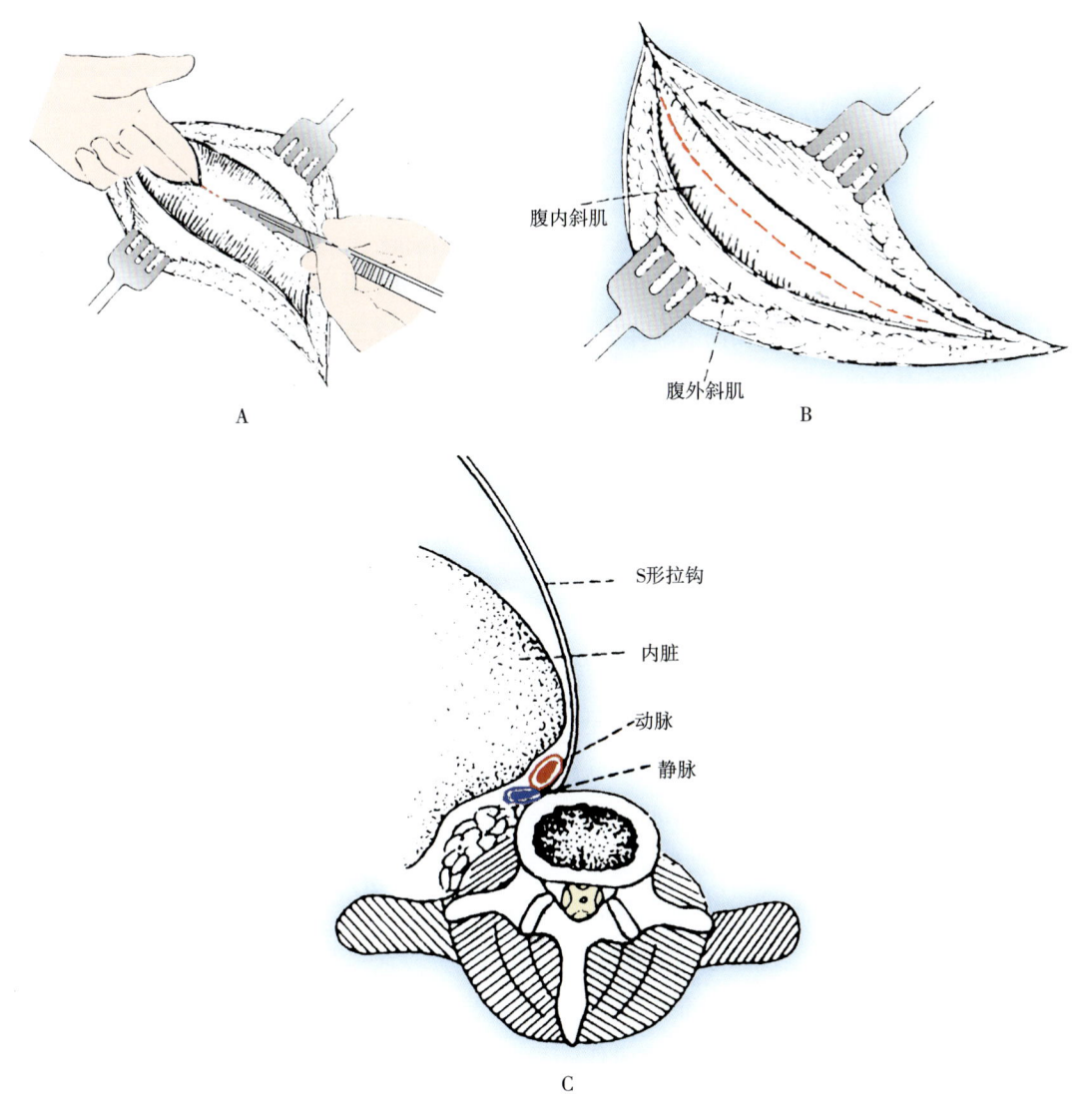

图4-3-4-2-28 逐层显露、达椎节前方示意图（A~C）

A.切开腹壁诸层，先斜形切口，切开腹外斜肌；B.再切开腹内斜肌及腹横肌，进入腹膜后；C.用大S腹腔拉钩牵开

下腰椎之定位一般多无困难,主要根据腰骶角这一较为明确的解剖特点。为避免错误,术中尚应摄片或 C- 臂 X 线机透视下定位。

3. **保护或结扎邻近血管** 提倡侧方(一般均系左侧)入路,因此无误伤对性功能起主导作用的骶中神经的机会。对侧方血管支应用带线的棉片加以保护;如果其腰动脉或静脉支(或其分支)妨碍手术操作时,则需在充分暴露的情况下,用长直角钳子将该血管游离后,贯穿中号结扎线作双重结扎(图 4-3-4-2-29)。当证明结扎确实后,将其剪断。之后用包以棉垫的大 S 拉钩,将椎体前方的大血管轻轻牵向对侧。并充分显露椎体侧方。

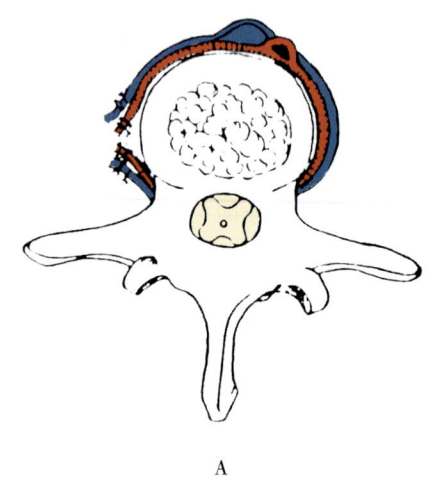 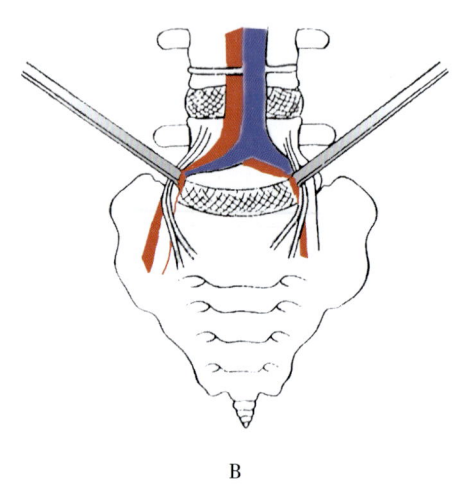

图 4-3-4-2-29　保护、结扎血管示意图(A、B)
A. 显露腰椎前方,术中如腰动静脉等妨碍操作非切断不可时,应双重结扎后剪断;
B. 如腰骶关节前方有大血管时,需将其向两侧松解、分离和牵开

术中应注意骶前静脉丛。当其远端受压后,由于静脉丛腔内空虚而塌陷呈闭合状,其外观与一般腹膜后组织无异,因此易在分离时将其撕破或切开(误认为前纵韧带等)而引起大出血。一般均可避免,万一发生,采用明胶海绵压迫即可达止血目的,并注意补充相应的血容量。

(二)腰椎前路减压术及融合术

1. **髓核摘除术** 对同时伴有髓核后突或早期脱出者,应在融合固定术前将病变之髓核摘除(无髓核病变者则勿需此步骤)。具体操作如下。

(1)切开前纵韧带　以病节椎间隙左侧为中点(相当椎体侧方中部),用长柄尖刀将前纵韧带作 Z 形或十字形切开,长度约 2 cm×2cm,并将其向四周剥离,以显露出纤维环外层之纤维。

(2)切开纤维环　再用尖刀将纤维环软骨作十字形切开,深度约 5~7mm。

(3)摘除髓核　多在牵引下操作。具体步骤如下:先用小号带刻度髓核钳按预定深度(L_5~S_1 及 S_4~S_5 处一般为 2.5~3.0cm)沿椎间隙边向深部插入,边使内容物向外缓慢拔出,一般多系留于椎间隙内之髓核组织;与此同时,突出至椎管内之髓核已呈碎裂状,应反复多次,并更换中、大号髓核钳尽可能彻底地将其摘除之。操作时应自浅部逐渐伸向深部(图 4-3-4-2-30)。

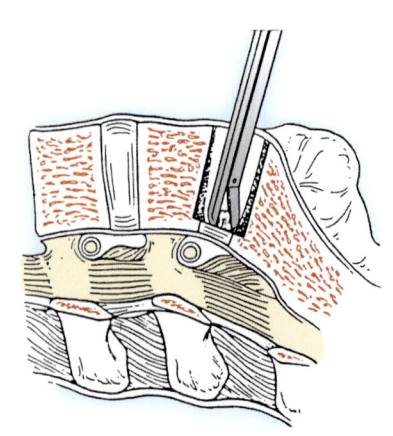

图 4-3-4-2-30　摘除髓核示意图
由浅及深,摘除髓核,并清除椎间组织

由于椎间隙为一中央厚、边缘薄之扁平状形态，当髓核钳达椎间隙后缘时可有阻力感，不易穿过(在非使用暴力情况下)，因此，较为安全。

对残留的小碎块，或椎间隙狭窄者，可选用特种薄型髓核钳摘除之。但操作时应注意切勿过深，一般将口径相当的一段导尿管套在髓核钳柄预计深度处以便于观察。

于 5min 后再次摘除残留之髓核。此系日本著名脊柱外科专家中野升院长提出的经验，此时多可取出残留的髓核组织，且其体积并不碎小。笔者亦在施术中证实这一现象，此可能系当大块髓核摘除后，椎间隙由于压力降低而将椎管内或椎间隙边缘处的碎块吸至中部之故。

（4）冰冷等渗氯化钠注射液冲洗局部　确认髓核摘除完毕后，用 5°~10℃ 之冰冷等渗氯化钠注射液反复冲洗椎间隙，以清除椎间隙内细小碎块。

（5）明胶海绵置入　将明胶海绵一小块分 2 次做成条状插至椎间隙后方之后纵韧带前方。之后根据具体病情及原设计方案予以椎节植骨块融合术，或 Cage 或人工关节植入术。

2. 自体局部凿骨及椎节植骨融合术　本术式主要用于一般性椎节不稳定病例，以中年病例为宜，对年迈及骨质疏松者不宜选用本术式，以防失血过多。

（1）凿取骨条　切开前纵韧带，显露施术椎节，确定取骨部位后，用带刻度直角凿(或用一般骨凿亦可，但需控制深度)，即带深度指示器的阳凿置于椎体暴露面，其方向由左前方斜向右后方(图 4-3-4-2-31)，与中线成 30°~45° 角。切勿朝向椎管方向而误伤脊神经。之后用骨锤叩击凿柄部，并从空心槽处观察进凿深度，当达到预定深度(一般 2.2~2.5cm)，再将阴性凿置于前凿相对应之位置上，使两者相互呈嵌合状，按同一深度打入。此时前凿可能向外弹出，应稍许叩击，以维持原深度，切勿过深。

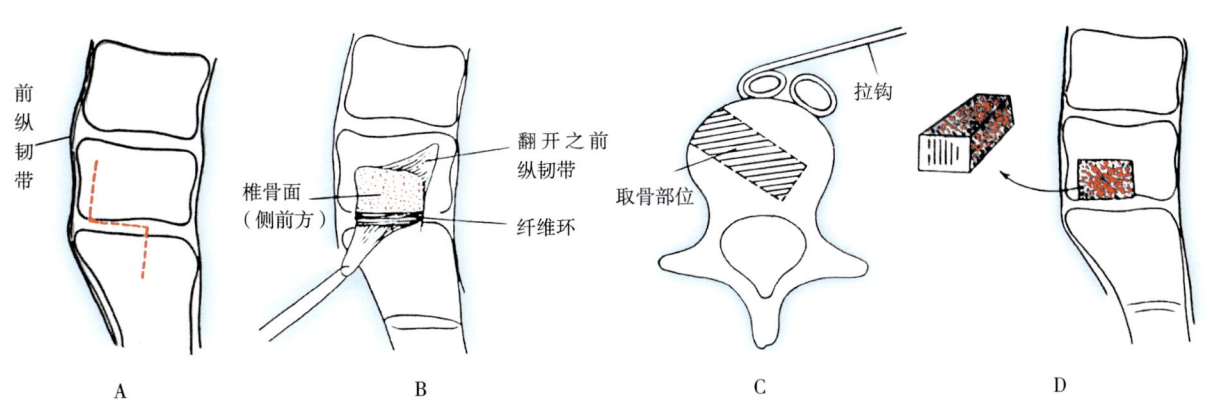

图 4-3-4-2-31　凿取骨块示意图（A~D）
A. Z 状切开前纵韧带；B. 翻开前纵韧带，暴露椎骨侧前方及纤维环；C. 取骨部位及方向；D. 取出骨块

当双凿打入预定深度后，术者双手将两凿柄稍许向外撬起，即可将凿之骨块取出，交台上护士留置备用。此骨块体积一般为 1.1cm × 1.3cm ×（2.2cm~2.5cm），以松质骨为主。当骨块取出后，取骨处可有骨髓腔渗血，用明胶海绵充填压迫即可(见图 4-3-4-2-31)。

（2）潜行切骨　通过骨外口向病节椎间隙方向用长柄角度刮匙挖开一 1.2cm × 1.2cm 之开口，而后用髓核钳、有齿钳等将椎间隙内碎裂之髓核及其他组织摘除。之后再用较大角度刮匙将远侧椎间关节面挖一同样大小之骨孔，并达对侧椎体中部或近侧 1/3 处，使其形成一个与植骨块大小相仿的空腔(图 4-3-4-2-32)。

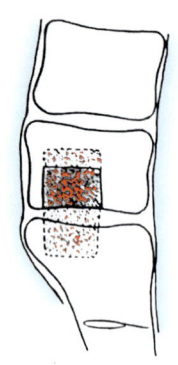

图4-3-4-2-32 向融合椎体潜行切骨范围示意图

在此过程中可用较窄之骨凿将开口周边部骨质呈片状凿下备用,刮匙刮下之骨质亦留下待用。

(3) 插入骨块行椎节融合术　先用冰盐水将潜形切骨部冲洗干净,将凿取的骨块改变方向,即从原来的水平向变为垂直向纵形插至患节椎间隙处,起植骨融合作用(图4-3-4-2-33)。再将碎骨片(块)充填至椎节空隙处,表面敷以明胶海绵,起止血保护作用。

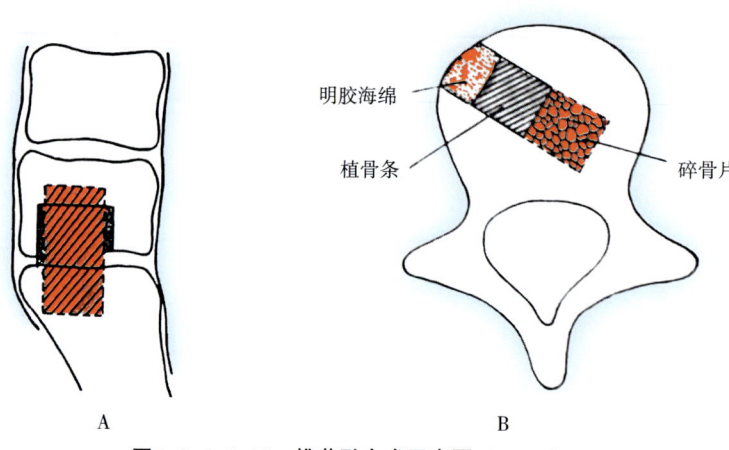

图4-3-4-2-33　椎节融合术示意图（A、B）

将切取之骨块穿过椎间隙插入融合椎节　A.侧方观；B.横断面观

(4) 缝合前纵韧带　之后缝合前纵韧带,检查深部无明显出血后,用7号缝线缝合切开的前纵韧带(图4-3-4-2-34)。

(5) 注意　在对椎节骨质切除时应避开前方横血管,一般紧贴纤维环边缘凿骨(图4-3-4-2-35A),或是确认横血管后在其上方凿骨(图4-3-4-2-35B)。

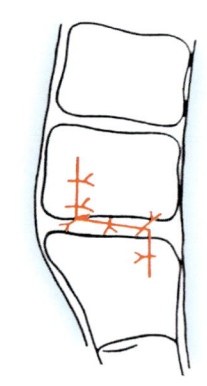

图4-3-4-2-34　缝合前纵韧带示意图

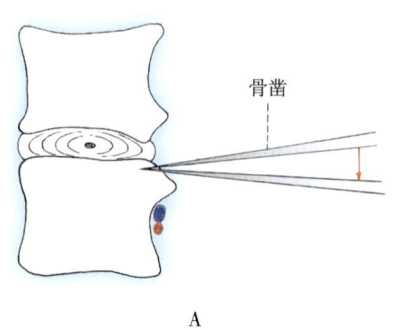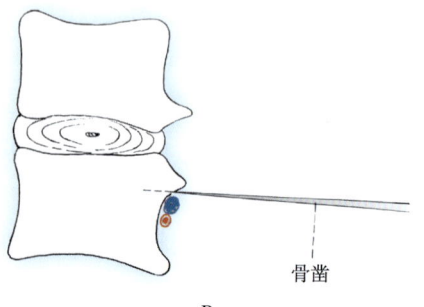

图4-3-4-2-35　椎节切除应避开血管示意图（A、B）

A.一般距纤维环1~1.5mm；B.或在横血管上方凿骨

3. 其他植骨方式 临床病例十分复杂，视病因不同，年龄差异，医师水平，经济条件及具体病情不同，术式差别较大。总之，术者应视具体状况而定。现列举3种术式分述于后。

（1）腰骶椎明显不稳或伴有滑脱者 多需自体髂骨块植入，可从髂前上嵴向后沿髂骨嵴切开皮肤、皮下组织，显露髂骨翼，作两侧骨膜下剥离。然后切取带有双层皮质的全厚髂骨块，使髂骨翼的上缘（即其嵴部）朝向前方，双层皮质骨对向两侧，略高于椎间盘的高度（上下径），将植骨块锤入椎间隙内。并在骨块前缘略低于椎体前缘平面。对 L_5 至 S_1 伴有滑脱者，可将手术台尾端降低。先在植骨块前中部拧一螺丝钉与椎体水平骨面垂直，螺钉长度以透过植骨块及 L_5 椎体中部为宜。将骨块嵌入该间隙，并用特制螺丝刀将螺钉拧紧（图4-3-4-2-36）。再摇平手术台，可使植骨块被压紧，并将多余部分咬除。此术式无需大量内固定材料，适用于基层地区。

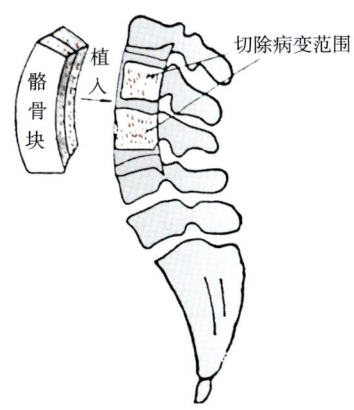

图4-3-4-2-37 条状骨块植骨示意图
前路病灶清除+减压+植骨融合术（L_{1-4}）

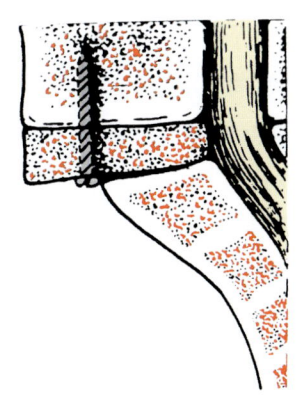

图4-3-4-2-36 植骨、固定示意图
植骨块嵌入间隙后用螺钉垂直固定

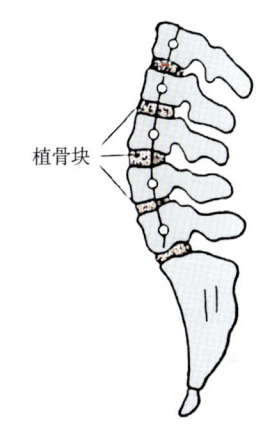

图4-3-4-2-38 椎间隙植骨示意图
前路椎间盘广泛切除+撑开植骨融合术

（2）伴椎体病变之多椎节不稳者 可在对椎体槽式切除减压后植入髂骨条状骨块（图4-3-4-2-37）；此术式适用于椎体伴有病变者，包括已稳定的脊柱结核及其他病变。

（3）椎节退变为主的多节段不稳定者 对多椎节椎间盘退变引发不稳定者可切除椎间盘+骨块植入，并用钛镙固定（图4-3-4-2-38）。

在操作中，如选择左侧切口对 L_3~L_4 及 L_4~L_5 间隙的显露，效果较好，既便于操作，也比较完全，伤及大血管概率最低。

4. 椎节融合器（Cage）技术 为近年广泛开展之技术，尤以欧美各国，为使患者尽早回复正常生活，常与后路椎弓根钉技术并用，术后2~3天即可下床活动。笔者于十余年前施术（1995年开始），大多于术后2~3周开始工作，经长期随访，至今仍维持满意疗效。

视选用植入物（融合器）不同，其程序与操作要领各异，现仍以圆柱形 Cage 为例加以阐述。前路与后路相比，较为简便，但应注意植入物之长度、位置及方向。具体操作步骤如下。

（1）环锯钻孔　取外方直径为11mm、13mm或15mm之环锯（前者为小号，后两者分别用于中号或大号植入物者），沿原切口于前纵韧带下方钻入椎节中部切取椎间隙组织及上下椎板和部分松质骨。而后将取出之组织进行观察，并将骨组织留作植骨用。

（2）旋出椎节内阴槽　选用与植入物大小相当的螺纹模具（丝锥）沿环锯钻孔方向均匀用力向深部钻入。椎节上下两侧呈对称状均匀旋入，达预定深度（25~30mm）后即旋出，并清理术野。

（3）旋入界面内固定装置　将相应型号的Cage植入物（腔内有碎骨块嵌入）套至装入器上，按顺时针方向钻至深部，使其恰巧卧于椎体中部，并注意上下、左右及前后方向的对称，或是取斜形插入亦可（图4-3-4-2-39、40）。

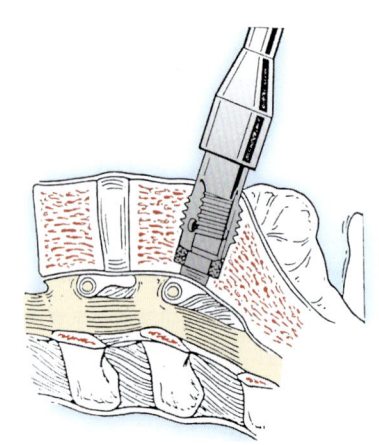

图4-3-4-2-39　用配套器械攻丝示意图

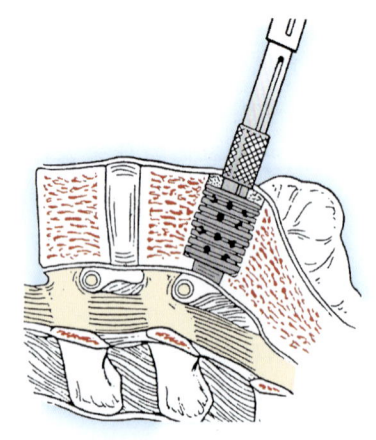

图4-3-4-2-40　旋入配套之Cage示意图
CHTF、BAK等均可

根据笔者意见，每个椎间隙置入一枚Cage即可，亦可以后路手术状分左右各置入一枚，也可采取斜形植入方式，视病情及医师习惯而定。但手术操作需将椎体前方血管牵向左侧，切开前纵韧带，自椎节前方锯骨、植入。其操作要领同后路手术。长条形Cage及扁形植入物视其设计不同，按要求操作。

（4）缝合切开之前纵韧带　局部用冰盐水反复冲洗后，留置明胶海绵，将切开之前纵韧带以粗丝线缝合之。

（5）术后处理　除按后路施术之要求定期观察外，应按下腹部手术术后处理，3~6周后带石膏腰围起床活动。

根据临床应用，发现用于腰椎的界面内固定器具有以下意义。

① 早期制动确实可使患者早日下床：绝大多数患者可于术后10~14天下床，并逐渐在室内外行走，减少了因长期卧床所引起的各种并发症与心理障碍。

② 无需另行切（取）骨植骨：术中利用切取或刮下之骨块，将其充填至内固定器腔中，通过周壁上的孔隙与施术椎节融合，从而避免了取骨所引起的并发症。

③ 可使患者早日重返社会：由于患者可早日下地活动，不仅腰椎局部及全身功能康复快，且可早日重返社会，从而提高了其生活质量与康复的信心。

从目前来说，上述认识表明Cage这项用于腰椎融合术的新技术无疑是具有科学性和先进性的，无论从早期椎节的稳定和后期的椎节骨性融合，均具有良好的疗效，因此值得推广。

（6）注意事项

① 严格手术适应证：任何手术均有其病例选择的标准，切不可过宽，更不可过滥，尤其是处于探索的早期阶段。

② 量力而行：界面内固定技术虽不十分困难，但亦要求具有相应之条件。除手术工

具及植入物外,术中的观察条件(X线透视或摄片),术者的临床技巧和经验等,均应全面考虑。

③ 严格手术操作程序:此项技术每一步骤操作均有其相应要求,在目前阶段,尤其是对于初次开展者,不应任意更改。

5. **人工椎间盘植入** 为目前较为成熟之技术,适用于单节段和双节段早期及早中期病例,详见本篇第三章内容。

6. **其他技术** 除上述各种前路椎节融合术外,近年来亦有人将用于腰椎骨折的钛网+钛板固定术用于本病,但损伤较大。人工椎体植入技术亦不适用于单纯椎节不稳之病例。

(三)术后处理

术后1~3天偶有腹胀,可行胃肠减压,待自行排气后即可停止。拔出胃肠减压管后即可停止输液,开始进食。术后2~3天摄腰椎侧位X线片观察骨块或内固定物(Cage等)位置。术后两周可用石膏腰围帮助固定,下地活动。采用Cage+椎弓根内固定者,可在术后24~48h开始步行。

(赵 杰　李 华　赵 鑫
谢幼专　赵长青　赵定麟)

第三节　腹腔镜下腰椎间融合技术

一、腹腔镜微创脊柱外科技术简介

1902年,德国外科医生Kelling首先将Nitze膀胱镜置入活体狗的腹腔内,这种技术后来被认为是现代腹腔镜的雏形。20世纪50年代初期由Hopkins、Kanaty和Fourestier发明的"冷光源"照明系统,通过引入Hopkins透镜设备大大改善了内镜的性能,使用石英和空气透镜产生更明亮、更清晰、更逼真的彩色图像。1963年Semm设计了气腹机用于维持气腹,随着技术上的不断改进,现代全自动气腹机成为腹腔镜手术中维持良好视野的必须设备。

1987年Dubois第1例腹腔镜胆囊切除术的成功,推动了现代腹腔镜外科技术的迅猛发展。1991年Obenchain年首先报道了1例腹腔镜下L_5~S_1椎间盘摘除术,随后又报道了15例,术后患者效果良好。Zuckerman等1995年首次报道了17例腹腔镜下前路L_4~L_5或L_5~S_1椎间BAK融合术。国内1998年吕国华等在动物实验的基础上,首先开展腹腔镜前路腰椎BAK融合术,并进行了下腰椎血管分布与腹腔镜腰椎外科前路手术入路选择的相关解剖学研究,随后也将该技术应用于椎间隙感染、腰椎结核病灶清除等手术。近年来,腹腔镜腰椎外科已由单一、简单病种的治疗走向多元、复杂病种的治疗,腹腔镜与小切口技术结合的微创手术弥补了早期闭合腹腔镜腰椎手术的不足及技术局限,进一步扩大了腹腔镜腰椎外科技术的应用范围。与传统开放手术比较,腹腔镜手术的器械操作手感和定位能力完全不同,并缺乏三维立体视觉效果,手术技术要求更高,所以需要一段较长的学习曲线才可达到熟练技术操作,具有一定的潜在风险。因此,选择腹腔镜腰椎前路手术时应谨慎,必须有经验丰富、操作熟练的医疗团队才能较好地完成该手术。

1993年Zdeblick和Mahvi完成首例腹腔镜前路BAK腰椎融合手术。随后,Zucherman等1995年报道了17例腹腔镜前路BAK腰椎融合术。初步研究结果表明,腹腔镜腰椎前路手术对腹腔内容物干扰少,创伤小,是一有效而可行的腰椎微创技术。

近十余年来,已有较多文献报道了腹腔镜腰椎手术及其有效性和安全性的相关研究。Regan等将开放式腰椎间融合术与腹腔镜腰椎间融合术的对比研究显示,腹腔镜组较开放组住院时间短、手术创伤小、复发率低、疼痛小、费用低,且手术并发症相当。Zdeblick等对25对腹腔镜和小切口L_4~L_5前路椎间融合术的对比研究显示,手术时间、失血量、住院时间统计学上无显著差别,仅在双节段融合手术中,腹腔镜手术组的时间花费较长,因此认为在L_4~L_5前路融合中,腹腔镜前路腰椎融合与腹腔镜辅助的小切口前路腰椎融合相比较,无显著优势。

二、腹腔镜前路腰椎融合术病例选择及术前准备

(一)概述

作为一项新型微创手术技术,可作为腰椎前路手术的技术补充。手术适应证、手术入路方式的正确选择,以及娴熟的腹腔镜手术技术是取得安全、有效、微小创伤的基本保证。由于腹腔镜前路腰椎手术开展时间较短,其远期疗效有待进一步观察,目前虽然存在许多不足,但仍显示出勃勃生机。特别是借助腹腔镜的小切口手术,它不需要太昂贵的设施,技术简单,适于推广。相信,随着腹腔镜技术设备的改进及手术技巧的进一步提高,腹腔镜腰椎前路手术一定可在脊柱外科微创技术领域享有一席之地。

(二)手术适应证

经腹腔镜脊柱融合术的适应证为有症状的退行性腰椎间盘病变、椎间盘向内破裂及假关节形成,对有假关节形成的患者可应用腹腔镜进行骨栓植入融合术,椎间融合器Cage主要用于一或两个水平的症状性椎间盘疼痛综合征。X线改变表现为单一椎间隙变窄、终板硬化的单节段椎间盘退变性疾病应用腹腔镜行腰椎融合术最合适。此症患者经3~4个月的康复训练后,若症状仍不缓解,则是经腹腔镜腰椎融合术的适应证。

(三)手术禁忌证

过度肥胖、慢性精神性腰痛或慢性多节段椎间盘退变,不适宜行腹腔镜腰椎融合术,骨质疏松或患者年龄超过65岁为相对禁忌证。经腹腔镜操作牵拉大血管时有栓塞或血栓形成的危险,故不宜选用年龄过大者。既往有肠梗阻手术而继发肠粘连者,腹腔镜下视野不清,可选用腹膜后入路。

(四)术前准备

术前仔细查阅患者X线片、CT、MR,了解椎间盘退变状况和椎体大小、椎间隙高度,以确定置入Cage的大小,并了解大血管分叉部位,以制定手术入路和方式。术前导尿和清洁灌肠。

三、手术方法之一——经腹腹腔镜腰椎体间BAK融合术(L_5~S_1)

(一)麻醉和体位

气管插管全麻。取Trendelenburg体位(头低脚高位)仰卧于可透视手术床,使腹腔内器官肠向头侧移位。腰骶部垫一厚度为8~10cm的圆枕使病变椎间隙的开放,以利椎间融合器的稳定置入(图4-3-4-3-1)。

(二)手术通道建立

首先在脐下缘做一10mm切口达腹腔,成功向腹腔充入CO_2气体后(压力维持于1.73~2kPa或13~15mmHg),经此插入腹腔镜,在电视腹腔镜监视下分别于腹壁右下象限、腹壁左下象限做一5mm入口,用于吸引器或牵开器进入和放

置组织分离器,进行组织分离切除。在脐-耻骨联合连线中点做一10mm切口,并经此将克氏针插入手术椎间盘,经C-臂X线机确定病变的椎间隙,该通道起初可作为牵引和分离通道,以后可扩大至18mm作为操作通道,完成椎体间的融合。

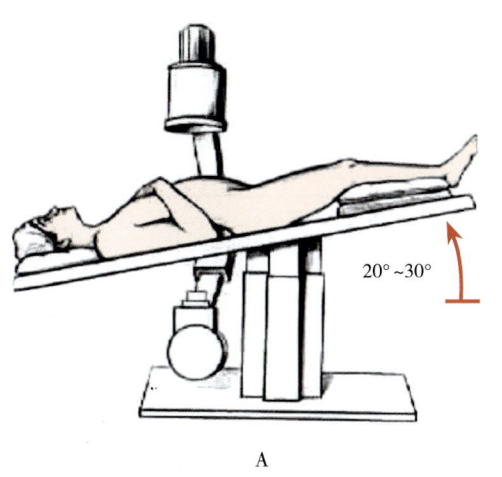

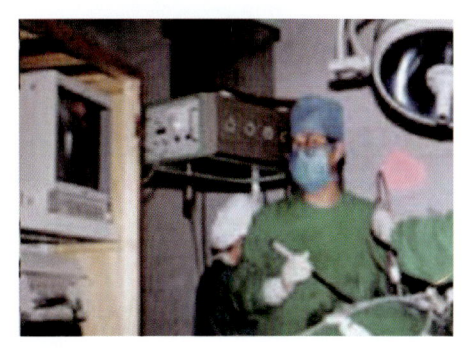

图4-3-4-3-1 体位与术者位置(A、B)
A.手术台位置,示意图;B.术者位置

(三)显露和椎间融合

进入腹腔后,辨认腹腔内结构,分清输尿管和髂总血管。将乙状结肠牵向左侧,用Kitner解剖器探查骶骨岬,在腹主动脉分叉远侧提起腹膜,并纵行切开。钝性分离牵开骶前神经丛,分离骶正中动、静脉,用钛夹在其远-近端结扎止血后切断,分离显露椎间盘。注意骶前分离勿用单极电凝或电铲,以免损伤骶前神经丛,而发生术后逆行射精并发症。在腹腔镜监视下经腹壁向已显露椎间盘插入一克氏针,术中电视C-臂X线机确定目标椎间盘。在椎间盘中线,将腹腔镜工作套筒放入并稳定于耻骨上的位置。术中将左、右髂总动静脉向两侧牵开。通过脐与耻骨联合间小切口插入18mm的工作套管,经工作通道插入椎间融合Cage定位器,标示中线左、右侧Cage置入的合适部位后。在血管分叉间椎间盘上下缘嵌入BAK融合的安全保护套管。经该套管用腹腔镜专用椎间盘切除器械和镜下BAK融合器械,分别进行左右两侧椎间盘摘除、椎间扩张、椎间软骨切除和BAK椎间置入。整个手术过程在电视C-臂X线机监视下进行,以确保椎间工作的安全深度和Cage放置于正确位置。每个Cage内植入取自髂骨的自体松质骨。解除气腹后,观察无活动出血,则依次缝合腹膜、肌肉、皮肤(图4-3-4-3-2)。

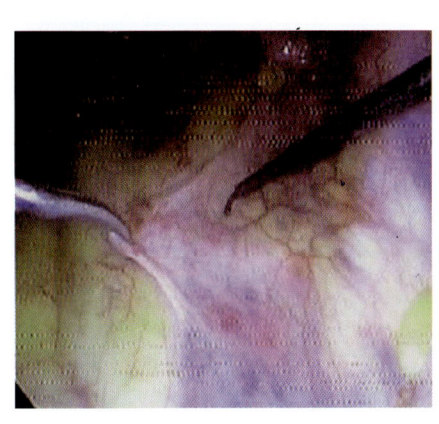

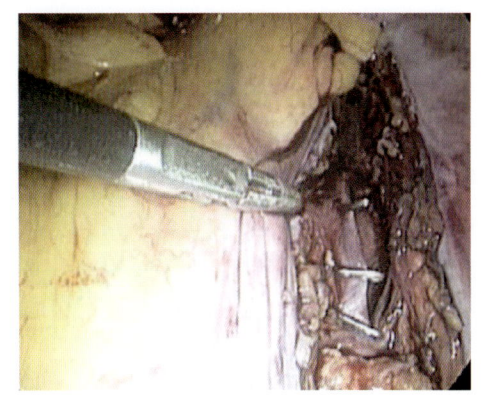

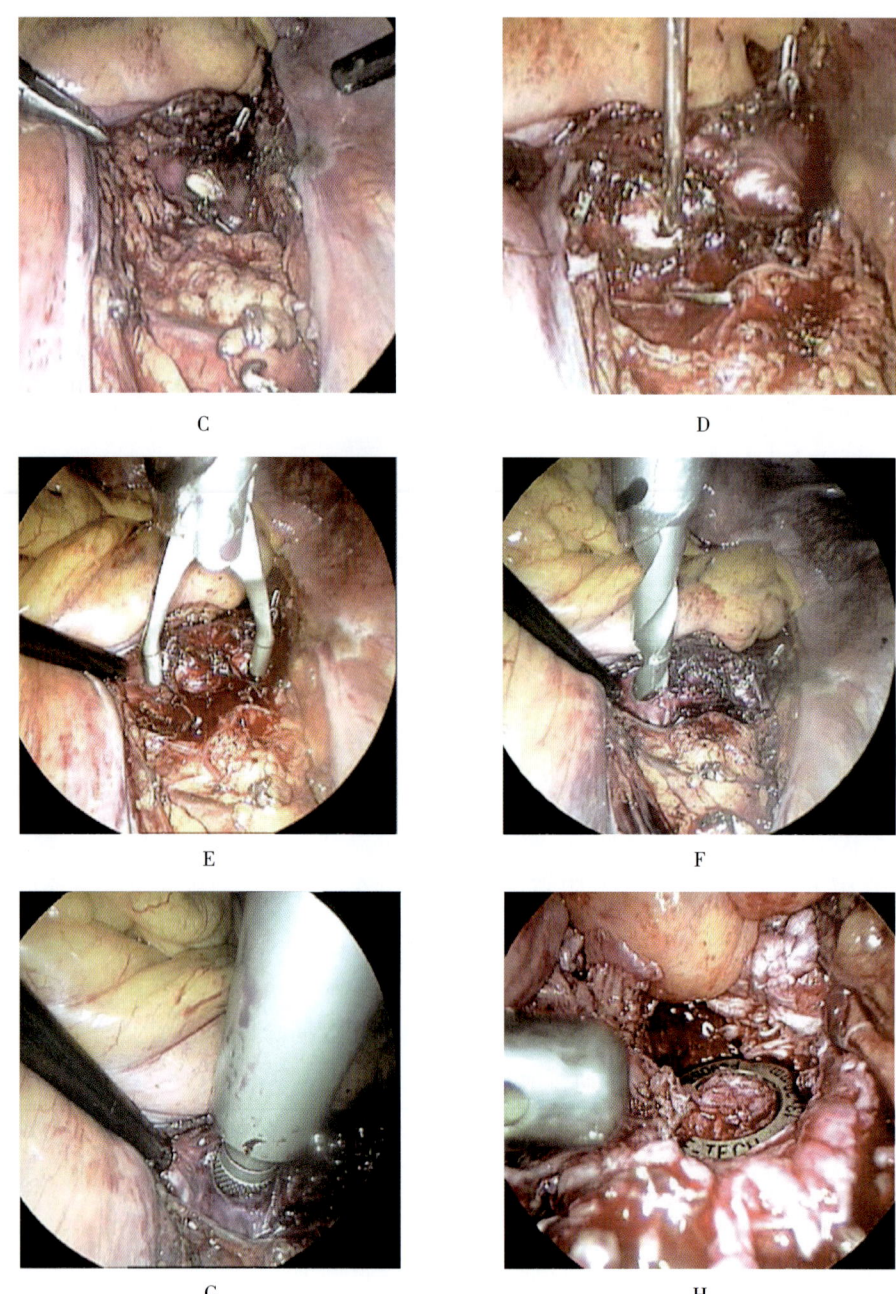

图4-3-4-3-2 临床举例（A~H）

经腹腹腔镜腰椎椎体间BAK融合术　A.提起后腹膜，纵形切开；B.暴露结扎骶正中血管；C.暴露L_5~S_1椎间盘；D.克氏针插入椎间隙定位；E.Cage定位器定位；F.摘除椎间盘；G.椎间隙撑开；H.植入BAK

四、手术方法之二——经腹膜后腹腔镜腰椎椎体间BAK融合术（L_4~L_5以上椎间隙）

（一）麻醉、体位及通道

1.麻醉和体位　气管插管全麻，右侧卧位。

2.手术通道建立　首先在左侧12肋尖下缘做一3cm切口，伸入手指钝性分离腹肌直达腹膜后间隙，将10mm带分离气囊套管放入腹膜后间隙，气囊内加压注水250ml钝性分开腹膜后间隙，经腹腔镜观察腹膜后间隙分离成功后，将气囊内水排空，并更换一普通10mm套管，充入CO_2形成腹膜后气腹(压力维持1.60kPa或12mmHg)。腹腔镜引导下分别在第一个切口水平腹侧腋前线处和髂嵴-腋前线交界处分别插入5mm和10mm套管,作为分离、牵开和椎间融合通道。

(二)显露和椎间融合

腹腔镜观察腰大肌、腹主动脉、下腔静脉,肾脏、输尿管、腹膜腔内容物。钝性分离腹膜后脂肪,在腰大肌和腹主动脉间的间隙进行分离达手术部位,保护好输尿管及从腰大肌内缘穿出的腰神经丛,向两侧牵开腰大肌和大血管,用钛夹结扎显露节段腰椎动脉并切断,显露椎体、椎间隙,将克氏针插入椎间盘,经电视C-臂X线机确定目标椎间盘。在手术椎间隙相应表面腹壁切口插入18mm的工作套管。腹腔镜监视下,在腰大肌与大血管间、椎体前左侧缘、椎间隙上下,嵌入BAK融合的安全保护套管。经该套管用腹腔镜专用椎间盘切除器械和镜下BAK融合器械,分别进行椎间盘摘除、椎间扩张、椎间软骨切除和BAK椎间置入。在腹腔镜和电视C-臂X线机监视下,BAK自左前外侧向右后外侧45°置入。Cage内植入取自髂骨的自体松质骨。观察无活动出血,则依次缝合腹膜、肌肉、皮肤(图4-3-4-3-3)。

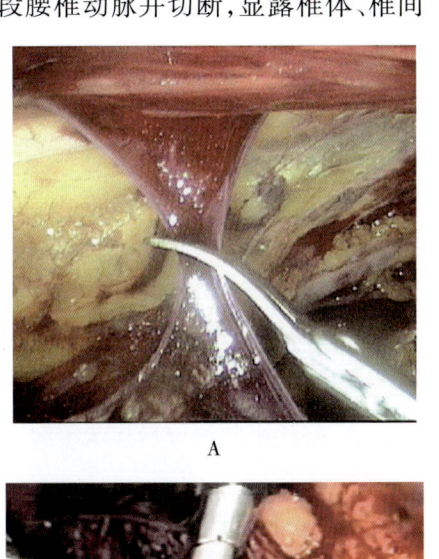
A

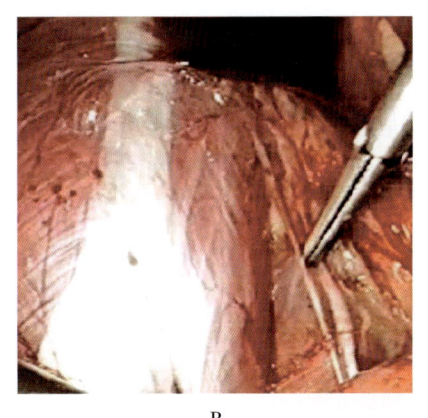
B

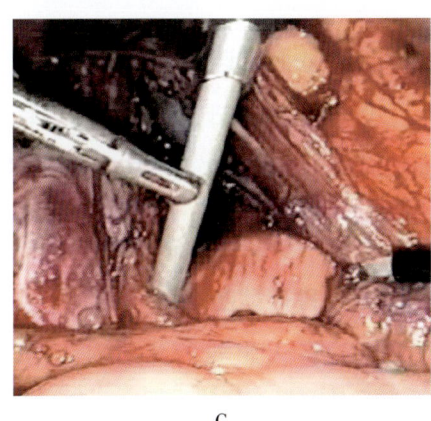
C

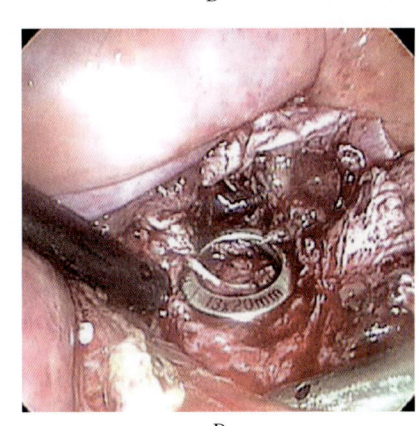
D

图4-3-4-3-3 临床举例(A~D)

经腹膜后腹腔镜腰椎椎体间BAK融合术 A.分离后腹膜粘连,暴露腰大肌;B.保护腰大肌内侧缘输尿管及神经丛;C.暴露$L_{4~5}$椎间盘;D.植入BAK融合$L_{4~5}$间隙

(三)操作注意事项

如何安全地暴露大血管和有效显露手术所需的范围,是腹腔镜下前路腰椎融合手术的关键。术者需要熟悉腰椎前方血管解剖。同时具备动物活体模型操作经验,以及能在镜下分辨解剖变异。解剖变异主要是指由腹主动、静脉分为双侧髂总动、静脉的分叉点位置。L_5~S_1操作时,由于椎间隙右侧为髂总动脉,先从此侧进入较为安

全。左侧静脉壁较薄,弹性小,紧贴椎体,术中牵开时尤其要小心,不能强行分离。同时椎间融合操作时要注意保护髂血管,以免误伤。L_4~L_5 腹膜后操作时,节段血管通常不予结扎,但部分病例髂总静脉或髂腰静脉位置较高,如造成操作间隙狭小,可以双重结扎髂腰血管,同时避免过度牵拉髂总静脉,以防止撕裂。

五、术后处理

手术后将患者平稳搬运到病床,注意勿使腰部过度前凸,以防内置入物脱出。术后禁食 1~2 天,待胃肠功能恢复后开始进食易消化食物。术后 1 周佩带腰围下床活动。腰围外固定 3 个月,在此期间避免腰部过伸、过屈活动,并避免重体力劳动。定期复查 X 线片和 CT(术后 3、6、12 个月),观察置入物稳定和融合情况。

六、并发症防治

(一)腹腔血管损伤

Zdeblick 报道的 100 余例腹腔镜腰椎融合术中,有 4 例因腹腔血管出血而改为行开腹手术。主要是使用器械不当引起髂静脉出血,其中一例因患者有 7 次腹腔手术史,腹腔粘连,视野不清所致。Regan 等报道的 215 例腹腔镜脊柱融合手术中,腹腔血管损伤发生率为 2.8%(6 例)。Lieberman 等的报道中也有骶前静脉损伤的情况。

(二)逆行射精

Zdeblick 报道的 68 例男性患者中有 4 例(6%)发生逆行射精,其中 3 例于术后 3~6 个月恢复,1 例为永久性损伤,可能是误伤副交感神经丛所致。Regan 等报道的发生率为 5.1%。

(三)输尿管损伤

发生率较低,多在术后两周,患者有肋腹部疼痛时才表现出来,可通过经皮置入输尿管树脂印模并导尿而逐渐恢复。

(四)置入物移位

Regan 等报道的 215 例患者中,仅有 1 例发生 BAK 装置移位。为 Cage 安装不当和 Cage 大小、型号选择错误所致。

(五)医源性神经根损伤

医源性神经根损伤常由于椎间盘突出或碎骨块突入椎管内造成,并非内镜技术本身的并发症。气腹式经腹腔入路手术的此类并发症发生率要稍高些。Regan 等报道 215 例患者中 6 例出现神经根损伤(2.8%),神经根减压再手术率为 2.3%。Escobar 等报道采用气腹式腹腔入路的 34 例患者中有 6 例发生了神经根损伤(18%)。这些患者均采用环锯切除椎间盘,置入螺纹椎间融合器进行椎间融合。其中 1 例出现急性椎间盘突出造成的急性马尾综合征,急症行后路减压术后该患者神经功能得以恢复。另外 4 例患者术后出现放射痛,经约半年治疗后症状缓解。

(六)腹腔粘连

Levrant 等统计的 124 例腹腔镜手术中,发生腹腔粘连 79 例,发生率为 64%,但无较大的不良后果。

(七)高碳酸血症

CO_2 注入腹腔的并发症,CO_2 在腹腔内的潴留,可以导致高碳酸血症,抑制膈肌的伸展,减小了肺顺应性。在手术过程中高压力的 CO_2 被吸入破裂的低压力静脉中形成的栓塞易导致心脏停搏、窦缓、心动过速、室速、纤颤、低血压等情况均有报道。由于腹腔 CO_2 压力致下肢静脉瘀滞导致手术后肺栓塞也是一个需要考虑的并发症。应用间断性腹腔压力可以减少此并发症。

其他并发症如切口感染、肺不张或肺部感染、血栓形成或血栓性静脉炎等也不能忽视。

七、临床举例

[例1] 患者,男性,46岁。腰腿痛两年,加重两个月。患者有外伤史,腰痛活动后加重,不能久坐,自感右小腿后侧胀痛,休息缓解。近两个月加重,出现跛行。体格检查:腰椎前凸增大,L_5~S_1右侧椎旁深压痛,右下肢直腿抬高实验(+),踝反射消失。影像学资料显示L_5双侧椎弓崩裂并L_5椎体Ⅱ度滑脱,椎间盘突出,诊断为L_5滑脱症。手术方式:后路L_5峡部瘢痕清除、神经根松解、RF复位,一期前路腹腔镜下L_5~S_1椎间盘摘除,椎间BAK融合术,术中和术后无并发症(图4-3-4-3-4)。

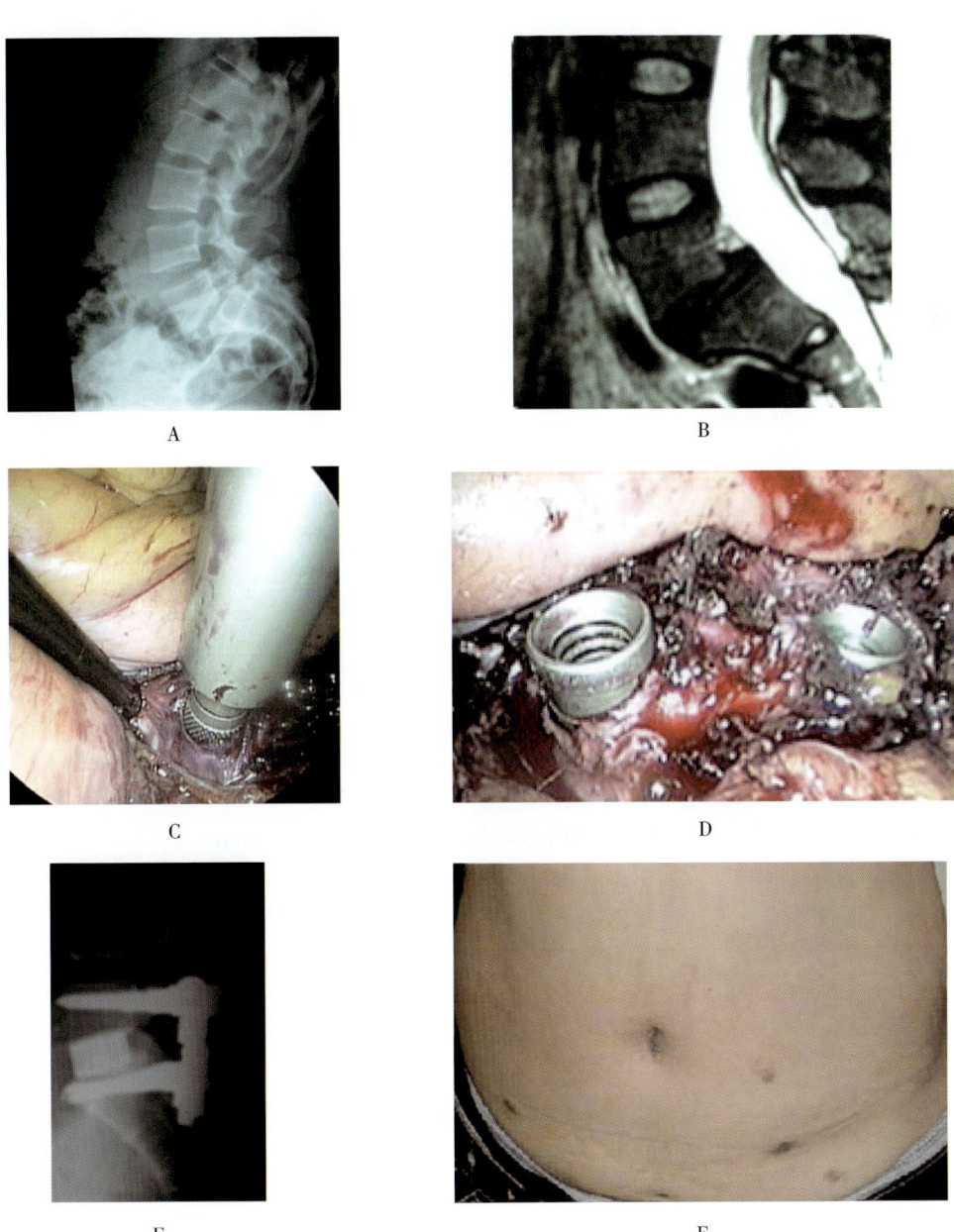

图4-3-4-3-4 临床举例 例1(A~F)

L_5~S_1滑移经腹腹腔镜下椎间融合后路椎弓螺钉内固定术 A. L_5峡部裂,椎体向前Ⅱ度滑移;B. MR显示L_5滑移,L_5~S_1间隙变窄,椎间盘突出;C. 撑开L_5~S_1椎间隙;D. 安装2枚BAK;E. 术后Cage与内固定位置良好;F. 术后腹部创口

[例2] 患者,女,45岁,腰腿痛3年,加重伴间歇性跛行3个月。患者无明显外伤史,腰痛活动后加重,不能久坐,休息缓解。近3个月加重,出现间歇性跛行。体格检查:腰椎前凸增大,L_4~L_5双侧椎旁深压痛,双下肢直腿抬高实验(+)影像学资料显示L_4双侧峡部裂并L_4椎体Ⅱ度滑脱,椎间隙狭窄,动力位片屈曲位时滑脱加重。诊断为L_4滑脱症。手术方式:后路L_4双侧峡部瘢痕清除、L_5神经根松解、USS复位,一期前路腹腔镜下腹膜后L_4~L_5椎间BAK植骨融合。术后出现全身皮下气肿,3天后消失,无其他并发症(图4-3-4-3-5)。

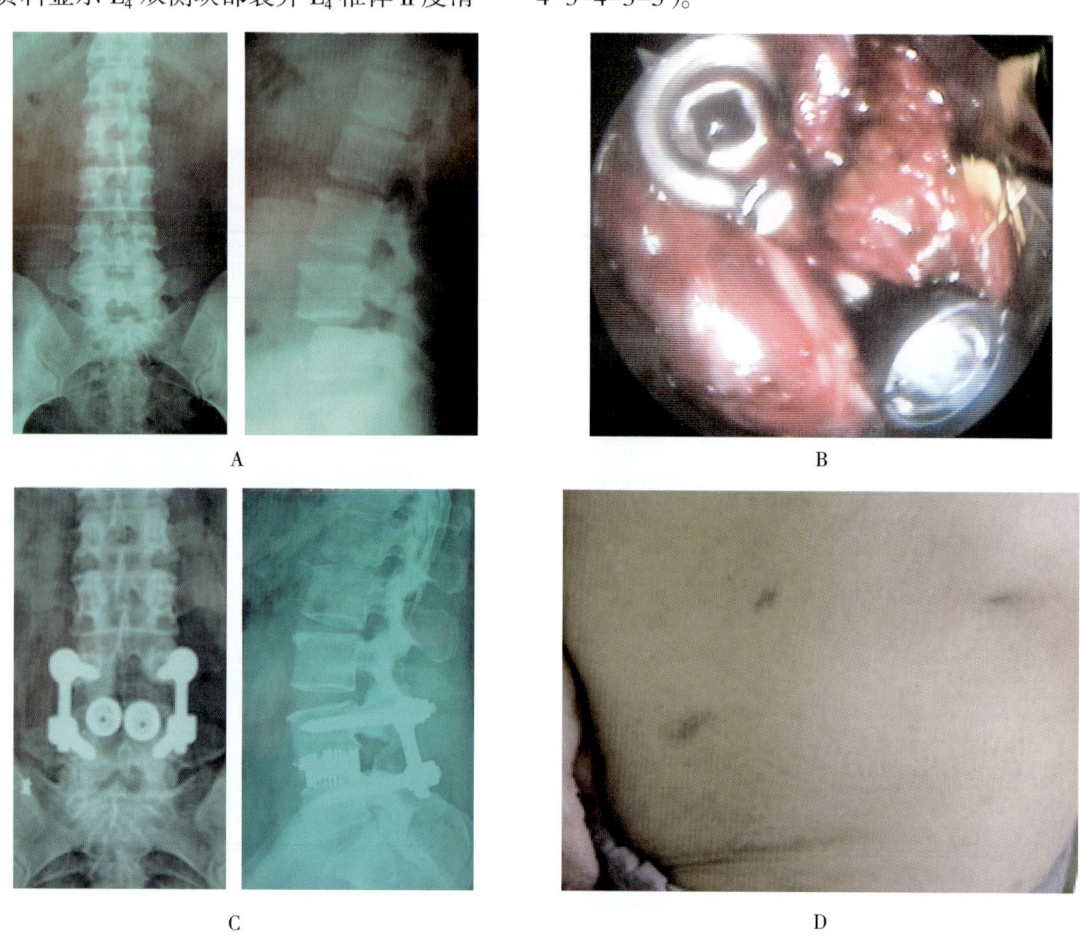

图4-3-4-3-5 临床举例 例2(A~D)
L_{4-5}椎体滑移经腹膜后腔镜下椎间融合后路内固定术
A. L_{4-5}峡部裂,椎体滑移;B. 镜下螺钉位置;C. 术后Cage与内固定位置良好;D. 术后腹部创口

(吕国华 王 冰)

第四节 退变性骶髂关节炎

一、概述

在正常情况下,骶髂关节具有稳定的耳状关节面(图4-3-4-4-1),在其周围又有坚强的韧带保护,尤其是后方的骶髂长韧带和骶髂短韧带十分坚强,一般外力不易发生损伤(图

4-3-4-4-2）。但随着人体的成熟与老化，如患者处于不良位置和肌肉处于不平衡的情况下，则易引起或加速骶髂关节的劳损与退行性变。因此，在中老年人，由于韧带的松弛、关节面的错位，更易发生退变，尤其多见于中年以后妇女。

在正常情况下，骶髂关节的关节面覆以透明软骨，有滑膜、关节间隙及滑液，活动相对减少。髂骨关节软骨面仅为骶骨关节软骨面1/3的厚度，

较小的一般性损伤即可引起骶髂关节炎。骶髂关节在30岁以前可保持其正常关节结构，以后由于重复的一般性外伤或超额负载而使透明软骨面变成纤维软骨面。此种退行性变过程可促使骶髂关节出现骨性关节炎样改变，严重者可发展至骨化强直。尤其是在老年人，其骶髂关节软骨下骨质可发生硬化性改变，并于关节下端有骨质增生，甚至骨刺形成，有时尚可发现小的囊样变区域。

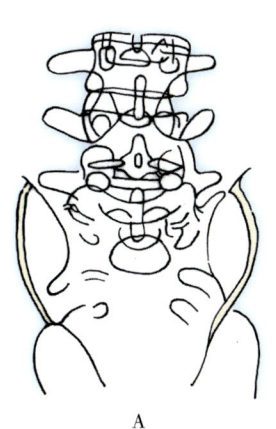
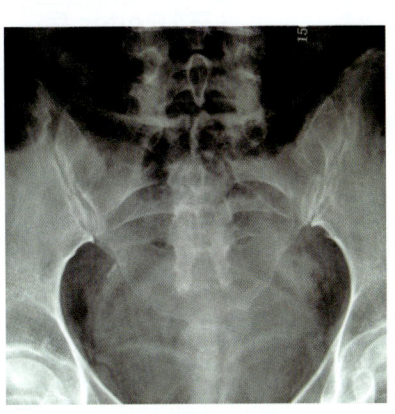

图4-3-4-4-1　耳状关节面（A、B）
A.似耳状的骶髂关节示意图；B.X线片观

图4-3-4-4-2　骶髂关节后方韧带示意图

在盆腔内，由于骶丛的腰骶干跨越骶髂关节前方下1/3处，且其间只有关节囊相隔；因此，当骶髂关节骨质增生或有肿瘤及炎症时，可刺激坐骨神经而引起下肢的放射痛。

二、临床表现

（一）一般表现

本病多见于中老年，尤以女性为多，主要表现为骶髂关节局部的疼痛及压痛，并随着神经末梢支的分布而向股骨大粗隆外侧及大腿上1/3方向传导。双足站立时，由于健肢负重，患侧可呈松弛状态，表现为屈曲姿势。步行时，由于患侧骶髂部疼痛而使臀部呈下垂状，且有跛行。坐位时，其疼痛程度及下肢受限程度比站立时为轻。

（二）特殊检查

1. Piedallu征　患者取坐位，检查者自后方观察其髂后上棘是不是在同一水平线上，一般情况下，患侧偏低，腰前屈时，则患侧位置升高程度超过健侧；

2. 骶髂关节加压试验　嘱患者患腿负重站立，检查者在双肩部向下加压，诉患处疼痛者为阳性（图4-3-4-4-3）；

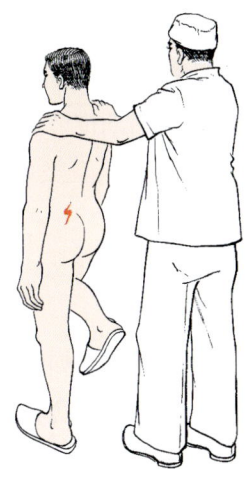

图4-3-4-4-3　骶髂关节加压试验，示意图

3. 对抗性髋外展试验 阳性。

三、诊断

本病诊断多无困难，主要依据以下要点。

1. 病史 中年后发病，以骶髂部疼痛为主，为双侧性，患者可有轻重不一的外伤史；

2. 临床表现 如前所述，以中老年高发，女性尤为多见。局部可有明显之压痛与叩痛；

3. 影像学所见 主要是在 X 线平片上显示退变征，视病程不同而出现各期退行性变表现，以增生及骨刺为主。

四、鉴别诊断

本病主要与各种引起骶髂及臀部疼痛的疾患进行鉴别。尤其是以下 4 种病变，应注意进行鉴别。

（一）强直性骶髂关节炎

本病较为多见，尤以青年患者发生率较高，但本病具有以下特点：

1. 疼痛 自骶髂关节开始，逐步向上方椎节，多呈进行性侵犯发展；

2. 双侧性 骶髂关节病变多为双侧对称性，并侵及全关节，关节间隙从模糊到破坏，最后关节间隙消失；

3. 脊柱同时受累 本病除骶髂关节外，脊柱椎体间关节亦受侵犯，后期椎节呈竹节样改变；

4. 其他 本病血沉快，且类风湿因子等项化验指标多为阳性。

（二）骶髂关节结核

临床上亦较多见，其特点如下。

1. 常为单侧性 其多侵犯单侧关节，病变主要位于关节下部；

2. 病变部位 结核病灶多发生在骶骨或髂骨之骨骺内，先为局部骨质破坏，之后波及关节，引起间隙变形，并形成死骨；

3. 寒性脓肿 骶髂关节结核时，如脓液聚集在髂腰韧带下，可沿腰大肌流至大腿，亦可由坐骨大孔穿出至臀大肌深处，由梨状肌下方沿坐骨神经下行至大腿后部或大转子处，少数情况下感染可蔓延至坐骨直肠窝。

（三）Reiter 病

本病少见，临床上多有三联征，即骶髂关节、膝关节及足部关节炎，尿道炎，结膜炎。一般尿道炎先发作，关节炎常为不对称性。X 线片上显示关节面破坏，四周骨质明显硬化。

（四）布鲁菌性骶髂关节炎

临床上有骶髂部及多发性关节痛、发热、肝脾淋巴结肿大及布鲁菌凝集试验阳性，X 线片多为不对称性双侧关节受累。开始时关节骨质疏松，以后软骨下骨质吸收，关节间隙狭窄以至硬化。

五、非手术治疗

对退行性骶髂关节炎，一般采用保守治疗，通过卧床休息，弹性紧身三角裤制动、服消炎止痛药物、理疗、封闭等对症治疗，绝大多数可缓解。在外伤及过量负重后可诱使急性发作，局部疼痛加剧，应嘱其卧床休息，并酌情上石膏裤后下床活动。

六、手术疗法

个别严重病例可考虑行骶髂关节融合术，尤其是中年多产之女性。

本术式相对稳定有效，对局部疼痛经久不愈，影响基本生活者可施术。有关手术术式及技术操作等相关问题请参阅本书第三卷第五篇第二章第一节内容。

（李国栋　严力生　罗旭耀　鲍宏伟）

参考文献

1. 陈剑锐，马迅.腹腔镜在腰椎疾患中的应用.实用骨科杂志，2004，10：420-422
2. 姜晓幸，张光健，等.腹腔镜下腰椎前路腰椎融合术.中华骨科杂志，2004，24：100-103
3. 李忠海,徐浩,赵杰等.Coflex装置防治腰椎退行性疾患的短期疗效分析［J］.实用骨科杂志,2010,16（4）
4. 卢旭华，陈德玉，郭永飞，何志敏，李郁松，袁文，赵定麟.伴有侧凸畸形的腰椎管狭窄症的外科治疗,脊柱外科杂志2005年3卷6期
5. 卢旭华，陈德玉，赵定麟.1例腰椎管狭窄症6次手术治疗的经验教训,中国矫形外科杂志2008年16卷19期
6. 卢旭华、陈德玉、袁文.退变性腰椎侧凸患者椎弓根解剖变化与椎弓根螺钉置入安全性观察［J］.中华外科杂志, 2008, 46（22）
7. 卢旭华，陈德玉，袁文等.腰椎退变性侧凸的治疗策略［J］.脊柱外科杂志, 2008, 6（1）
8. 吕国华，王冰，黎菲文.腹腔镜下腰椎前路手术入路的解剖学实验研究.中国脊柱脊髓杂志，2003，13：558-561
9. 吕国华，王冰，李启贤.腹腔镜微创技术在腰椎滑脱症前路椎间融合术中的应用.中国内镜杂志，2001，7：23-24
10. 田海军,陈德玉,卢旭华等.腰椎融合手术方式的比较研究［J］.脊柱外科杂志, 2008, 6（2）
11. 王冰，吕国华，马泽民，等.胸腹腔镜联合应用治疗胸腰段结核并腰大肌脓肿.中国脊柱脊髓杂志2002，12：314
12. Assietti R, Morosi M, Block JE..Intradiscal electrothermal therapy for symptomatic internal disc disruption: 24-month results and predictors of clinical success.J Neurosurg Spine. 2010 Mar; 12（3）: 320-6.
13. de Schepper EI, Damen J, van Meurs JB.The association between lumbar disc degeneration and low back pain: the influence of age, gender, and individual radiographic features., Spine（Phila Pa 1976）. 2010 Mar 1; 35（5）: 531-6.
14. Glassman SD, Carreon L, Dimar JR.Outcome of lumbar arthrodesis in patients sixty-five years of age or older. Surgical technique.J Bone Joint Surg Am. 2010 Mar; 92 Suppl 1 Pt 1: 77-84.
15. Hanley EN Jr, Herkowitz HN, Kirkpatrick JS.Debating the value of spine surgery.J Bone Joint Surg Am. 2010 May; 92（5）: 1293-304.
16. Li CD, Sun HL, Liu XY.［Retrospective study of application of interspinous implants for degenerative lumbar diseases］ Zhonghua Yi Xue Za Zhi. 2009 Dec 8; 89（45）: 3196-200.
17. Marshman LA, Metcalfe AV, Krishna M, Friesem T.Are high-intensity zones and Modic changes mutually exclusive in symptomatic lumbar degenerative discs?J Neurosurg Spine. 2010 Apr; 12（4）: 351-6.
18. Niu CC, Tsai TT, Fu TS.A comparison of posterolateral lumbar fusion comparing autograft, autogenous laminectomy bone with bone marrow aspirate, and calcium sulphate with bone marrow aspirate: a prospective randomized study.Spine（Phila Pa 1976）. 2009 Dec 1; 34（25）: 2715-9.
19. O'Shea FD, Boyle E, Salonen DC.Inflammatory and degenerative sacroiliac joint disease in a primary back pain cohort.Arthritis Care Res（Hoboken）. 2010 Apr; 62（4）: 447-54.
20. Park SW, Lim TJ, Park J.A biomechanical study of the instrumented and adjacent lumbar levels after In-Space interspinous spacer insertion.J Neurosurg Spine. 2010 May; 12（5）: 560-9.
21. Tian W, Qi H.Association between intervertebral disc degeneration and disturbances of blood supply to the vertebrae.Chin Med J（Engl）. 2010 Jan 20; 123（2）:239-43.

第五章 退变性腰椎峡部崩裂和脊椎滑脱

第一节 退变性腰椎峡部崩裂和脊椎滑脱之基本概念

一、概述与定义

腰椎峡部崩裂和脊椎滑脱是因退行性变、外伤或先天性因素等而使椎体与椎弓根或关节突（一侧或双侧）骨质连续性中断，称之腰椎峡部崩裂。椎骨出现变位致使连续性延长，以致上位椎节及椎弓根、横突和上关节突一共同在下位椎节上方向前位移者，称之腰椎峡部崩裂合并脊椎滑脱，或单纯性脊椎滑脱。

二、解剖学特征

从解剖上来看，腰椎峡部系指上、下关节突之间的狭窄部分，此处骨质结构相对薄弱。正常腰椎有生理前凸，骶椎呈生理后凸，腰、骶椎交界处成为转折点。上方腰椎向前倾斜，下方的骶骨则向后倾斜。因此，腰骶椎的负重力自然形成向前的分力，使L_5有向前滑移的倾向，但正常受到L_5下关节突和周围关节囊、韧带的限制，峡部正处于两种力量的交点。因此，峡部容易发生崩裂，也是L_5峡部崩裂最多的理由。脊椎崩裂分为先天性、退变性及外伤性三类，其中最为多见的是因退行性变所致者，约占全部脊椎崩裂之60%以上。

三、致病因素

腰椎峡部崩裂的真正原因仍不能肯定。多年来人们做了大量研究，发现慢性劳损和先天性发育缺陷或应力性损伤是两个可能的重要原因，一般认为以前者为主。

（一）退变性因素

当人体发育成熟后，由于各种负荷增加，特别是某些较超过常人的负荷，例如强度较大的翻砂工、搬运工、举重运动员及男芭蕾舞演员等，其所承担的重量最后都集中到下腰部，并再由此向双下肢传导。在此状态下，由于腰椎本身的生理前凸，L_4和L_5椎体向前下方倾斜。因此这两个椎节，尤其是第五腰椎的承载力最大。在此节段，由上方传递的压应力分为两个分力，如前所述，一个作用于椎间关节构成挤压分力，另一个则为作用于关节峡部的脱位分力，此时通过上一椎体下关节突（尖端）将压应力集中至下一椎体的峡部而形成剪力。尤其过屈过伸时，因受力点过于集中而引发损害（图4-3-5-1-1），如此易使体积较小的椎弓峡部反复遭受此种剪力而磨损，加之该处组织结构较薄弱，因而易引起断裂。本病易发生在劳动强度较大的中年以后人群。

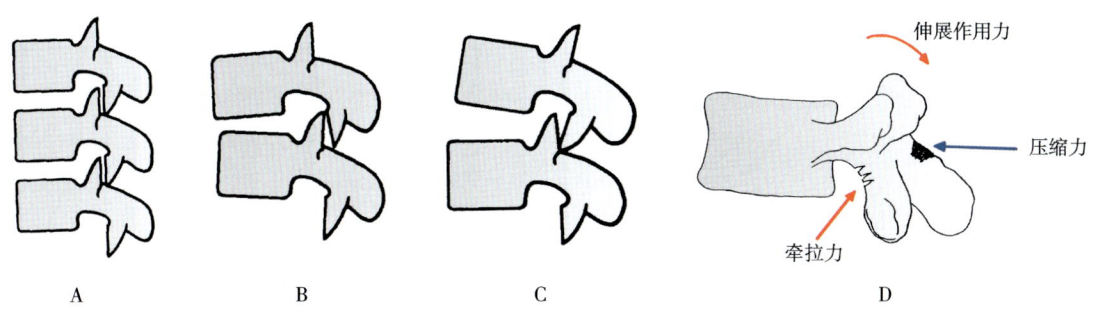

图4-3-5-1-1 椎节退变时腰椎峡部的剪力作用示意图（A~D）

A~C.为椎间盘退变早期阶段，后方小关节振幅逐渐增大；D.脊柱前屈时，抵抗力作用于棘突上，使关节突峡部下方承受压缩力，上方承受牵拉力；.脊柱后伸时，抵抗力作用于下关节突，峡部下方则承受牵张力，上方承受压缩力

（二）先天遗传性因素

腰椎胎生时有椎体及椎弓骨化中心，每侧椎弓有两个骨化中心，其中一个发育为上关节突和椎弓根；另一个发育为下关节突、椎板和棘突的一半。若两者之间发生不愈合，则形成先天性峡部崩裂（spondylolysis），又称为峡部不连，局部可形成假关节样改变。当开始行走以后，由于站立、负重等因素而可发生位移，尤其是双侧峡部崩裂者，可使上方的脊椎向前滑动，称为脊椎滑脱（spondylolisthesis）。此种病因多具遗传倾向。

（三）创伤性

较少见，多为急性外伤，尤其仰伸性外伤多发，患者可闻及骨折声，局部休克期过后出现剧痛及活动受限；以竞技运动或强劳力搬运工等易发，第四或第五腰椎多见。

（四）疲劳性或慢性劳损性因素

也有许多专家认为：大部分患者系慢性劳损或应力性损伤在腰椎峡部产生的疲劳性骨折之故。很显然，腰椎是极容易遭受损伤的部位，由于人在站立位置时，下腰椎承受体重的大部分。腰骶关节是躯干前屈后伸活动的枢纽，加上腰骶椎的生理弧度，使L_5处于转折点的交界处，所承受的力量最大，特别是某些体力劳动者、舞蹈演员及运动员等，每日必须承受较大的负荷，更增加了下腰部损伤的可能性。L_5承受的应力最大，其次是L_4，故临床上发病率以L_5及L_4多见。

四、病理学特征

其病理改变主要表现为椎弓断裂和其后继发的椎节滑脱。

（一）椎弓崩裂

椎弓崩裂以后，上关节突、横突、椎弓根、椎体作为上部，而下关节突、椎板、棘突作为下部，两者在峡部失去正常骨性联系，形成假关节，其间隙充填以纤维结缔组织和软骨样组织。腰骶部伸屈活动时崩裂处可出现异常活动。

（二）脊椎滑脱

大多在前者基础上发展而来，亦可单独发生。滑脱产生以后，躯干的重心发生改变，使腰部前凸增加，腰骶部过度后凸，更使向前滑移的力量加大。腰骶部滑脱是在病理改变基础上出现的一种征象，其病理解剖学因素可视为人体正常的骨钩滑脱之故，如图4-3-5-1-2、3所示。

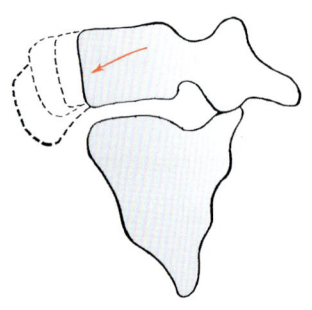

图4-3-5-1-2 骨钩结构示意图（A~C）
A.钩和锁扣；B.正常骨钩；C.发育不良骨钩；三者间承载状态不同（自Ronald）

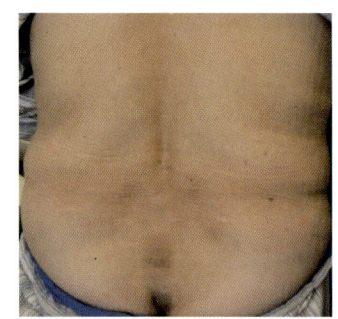

图4-3-5-1-3 滑脱轨迹，示意图

图4-3-5-1-4 腰椎滑脱患者短腰畸形外观

五、临床表现

（一）一般症状

主要是下腰部酸痛，较轻，在劳累以后加剧，也可因轻度外伤开始。初为间歇性，以后则可成持续性，严重者影响正常生活，休息亦不能缓解。

（二）体征

体征不多，单纯峡部崩裂而无滑脱者可无任何异常发现。体检时仅在棘突、棘间或棘突旁略有压痛。伴有脊椎滑脱者，可出现腰向前凸、臀向后凸、腹部下垂及腰部变短（图4-3-5-1-4）的特殊外观，此时病椎的棘突后突，而其上方的棘突移向前方，两者不在一个平面上。局部可有凹陷感，骶骨后突增加，腰部活动有不同程度受限。

（三）根性症状

大多数病例均有根性痛，主要由于局部椎节松动所致的根性刺激之故，或通过窦椎神经反射出现的假性根性症状。其特点是平卧后即消失或明显减轻。

六、影像学改变

（一）X线片表现

1. 正位片 按常规拍摄腰骶段正位片，滑脱明显者可见滑脱椎体重叠线，又称Brailsford弓形线，并有助于鉴别诊断。

2. 侧位片

（1）单纯崩裂者 于病节椎弓根后下方处显示一条由后上方斜向前下方的透明裂隙，或是峡部变得细长,先天性者则出现假关节样外观。

（2）伴滑脱者 除上述条状透明裂隙较宽（其宽度与滑脱的程度成正比）外,尚可发现其他异常,主要是椎节的位移及松动等,并可加以对比。根据滑脱的程度不同,分为4度（图4-3-5-1-5）。

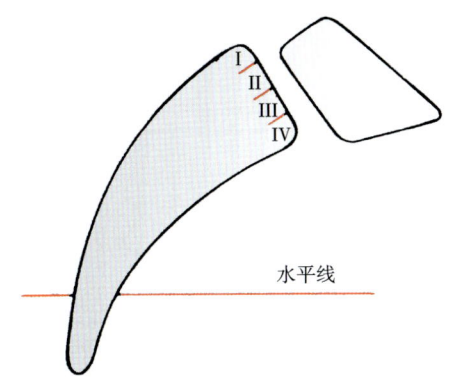

图4-3-5-1-5 腰椎滑脱分度法示意图

Ⅰ° 指椎体向前滑动不超过椎体中部矢状径1/4者；

Ⅱ° 超过1/4,但不超过2/4者；

Ⅲ° 超过2/4,不超过3/4者；

Ⅳ° 超过椎体矢状径3/4以上者。

此外,Newman提出脊柱滑脱分级来判定滑脱之程度,如图4-3-5-1-6所示,将第一骶椎上缘划分十个等分,之后按同等尺寸再在骶骨前方划出同样分划。其评判分级是依据上方腰椎椎体前缘所处的位置,例如Ⅰ=3+0,Ⅱ=8+6,Ⅲ=10+10。此种分级法定量较为精确。

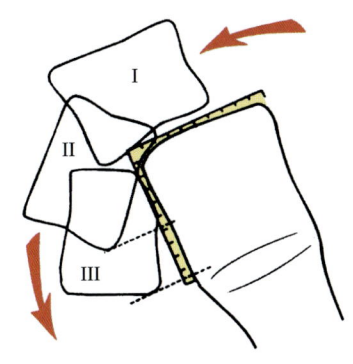

图4-3-5-1-6 Newman滑脱分度法示意图
滑脱程度用2个10位数读数相加来表示（一个沿骶骨终板划分,另个沿骶骨前缘划分,均为10份）；
Ⅰ=3+0,Ⅱ=8+6和Ⅲ=10+10

3. **斜位片** 对本病的判定临床意义最大。球管倾斜40°~45°拍片,可获得一幅清晰的椎弓峡部图像,并巧合形成一似哈巴狗样影像（图4-3-5-1-7）。现将该狗样影像各部所代表脊椎骨性解剖标志列举如下。

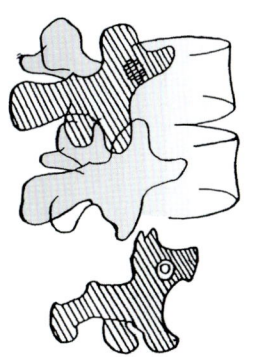

图4-3-5-1-7 正常腰椎斜位片示意图

狗嘴——代表同侧横突。

狗耳——上关节突。

眼睛——椎弓根纵断面。

狗颈——椎弓峡部或关节突间部。

身体——同侧椎板。

狗腿——前腿为同侧、后腿为对侧下关节突。

狗尾——对侧横突。

于椎弓崩裂时,峡部可出现一带状裂隙,酷似在狗颈上戴了一根项链（圈）,此"项链"愈宽,表示间距愈大,椎体滑脱的距离也愈多。甚至出现犹如狗头被"砍断"样外观（图4-3-5-1-8）。先天性者,裂隙两端骨质密度增加,表面光滑,多出现典型的假关节征。外伤性者于早期则显示清晰的骨折线,但于后期亦有部分病例形成假关节样外观。

4. **动力侧位片** 即拍摄侧位腰椎及腰骶椎过伸与过屈状态下平片,观察椎节的稳定性及椎节的松动度。

（二）CT扫描、磁共振（MR）及脊髓造影

一般并不需要,但对合并有神经症状或鉴别诊断时选用。

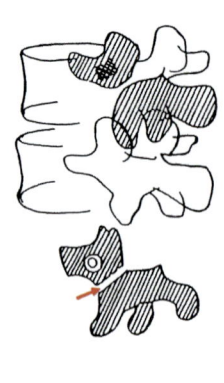 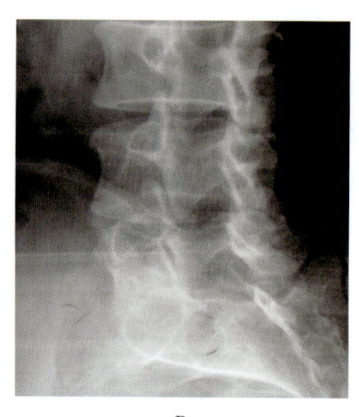

图4-3-5-1-8　腰椎椎弓崩裂示意图及X线片（A、B）

A.示意图；B.X线斜位片

七、诊断

本病易于诊断，主要根据临床症状、体征，正、侧及左右斜位X线片等即可确诊，个别病例可参考核磁共振、CT扫描及脊髓造影等检查。

第二节　腰椎退变性滑脱的治疗

一、非手术治疗

适用于单纯崩裂、无明显滑脱、临床症状较轻微者。主要措施包括以下内容。

1. 腰背肌锻炼　对增加腰椎的稳定性最为重要；

2. 腰部支架或腰围外用　除保护作用外，可增加腰部肌力；

3. 避免腰部外伤、重负荷及剧烈运动　有助于防止病变发展，尤其是伴有椎节滑脱者；

4. 对症处理　可采取腰部理疗、按摩（切勿推拿），给予解痉止痛类药物等。

二、对手术疗法的基本认识

（一）基本原则

目前大多数学者认为手术的基本原则是植骨融合加相应的内固定。随着各种脊椎内固定器的发展，使复位以后的稳定性增加，提高了植骨融合成功率，缩短了术后康复时间。因此，各种强而有力的新型内固定器的应用是近年来本症治疗的一大进展。但对年迈体弱、骨质严重疏松者不宜施术（图4-3-5-2-1）。

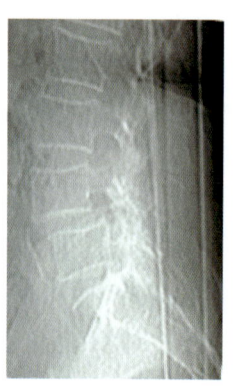

图4-3-5-2-1　女性，L_{4-5} Ⅱ°滑脱，因重度骨质疏松不宜施术，应先采取非手术疗法

(二)脊椎滑脱者需否复位

至今仍有争议,原则上争取复位,如不能完全复位,部分复位亦可。因为复位以后可以恢复腰骶部的生物力学性能,恢复脊柱的三柱结构连续性,解除椎管及椎间孔的狭窄,改善外观。但由于病程已久,脊椎骨间的椎间盘组织及周围的韧带结构已适应滑脱状态,因而欲求完全复位实非易事。加之病程已久,原有之解剖结构已改观,且产生新的排列组合关系,对此类病例则不必强求复位,即使勉强复位,术后亦有可能再滑脱,尤其是内固定物欠确实及手术技术不到位者。

三、后路复位减压及固定(融合)术

(一)病例选择与显露椎节

1. **病例选择** 为目前选用最多之术式,适用于各种原因所致的椎弓崩裂及伴有移位的病例。

2. **麻醉与体位** 多选择全身麻醉或持续硬膜外麻醉,但局麻不宜,以防因局麻效果不确实,致肌肉痉挛而复位困难。均取俯卧位,腰骶部垫高,双髋微屈,腹腔切勿受压。

3. **显露施术椎节** 按常规切开皮肤、皮下,分离双侧骶棘肌,用自动拉钩将其撑开,显露病变椎节,两侧应达关节突关节外侧缘。

(二)后路椎弓根钉固定及复位术

按常规行椎弓根钉固定术,装上连接杆后先行撑开复位,再对滑脱椎体用提拉钉向后方提升,并通过C-臂X线机在透视下加以判定及修正,无移位者则无需此次操作。之后,对有根性受压或合并椎管狭窄等病变者,应同时予以椎板切开减压及椎管探查术。对骶骨后上角压迫马尾神经形成马尾综合征者,则需将骶骨部分切除。

(三)椎板切除减压

视病情需要而定,其范围与受压节段一致。有关操作要领及相关事项可参阅椎管狭窄症等章节,不赘述。无椎管内神经受压症状者,则无需此操作。对合并椎间盘突出或脱出者,酌情予以切除。

(四)椎体间融合术

临床上多选用椎体间植骨或Cage植入术。先在前者基础上,将硬膜囊牵开(图4-3-5-2-2),切除椎节局部之软骨板及纤维环组织等,而后选择相应规格之植骨块(多取自患者髂后上嵴处)嵌入局部。为防止滑出,目前有多种椎节融合器设计可供选择,一般多采用充满碎骨粒之圆形或扁形Cage植入,或选用提拉钉技术+椎节融合术。

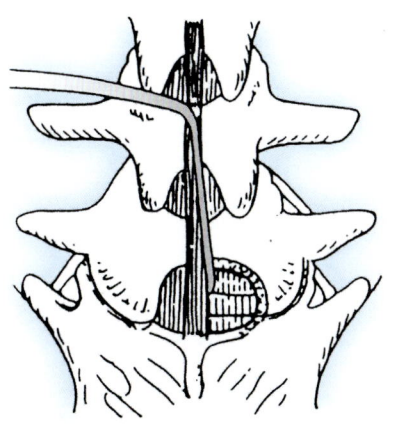

图4-3-5-2-2 牵开硬膜囊

对较轻的Ⅰ°、Ⅱ°峡部型或先天性腰椎滑脱症者,亦可选用单枚椎间融合器辅助下的后路椎体间融合术,尤其适用于伴有单侧下肢神经症状者。

此项技术是借助椎体间融合器的撑开-复位原理,即在椎体间正式放置融合器前须以撑开栓逐渐撑开塌陷滑移的椎间隙,如此可以使滑脱有限复位,并恢复较好的腰椎力线。其具体手术方法如图4-3-5-2-3所示,选择有下肢神经症状的一侧行小关节突切除术,彻底显露一侧的硬膜、预融合椎间隙及该间隙的上序号和下序号神经根。如患者伴有双侧下肢症状,可保留一侧的小关节突。行椎间盘摘除术(保留终板)后,用撑开器扩撑椎间隙(撑开时不强求恢复椎间隙原有高度),在避免过度牵拉神经根和硬膜囊的前提下尽可能地复位,此时用纵杆连结对侧的椎弓根螺钉以维持椎间隙撑开状态,然后植入合适的单枚椎间融合器。最后用纵杆连接固定融合器植入侧的椎弓根螺钉。如图4-3-5-2-4所示,在植入融合器之前,切除下来的椎板碎骨块先植入椎间隙,而融合器的中空部分事先取髂骨松质骨泥填塞。此种术式的优点:一是利用了撑开栓对椎间隙的撑开作用而使滑脱有限复位,所以较通过椎弓根螺钉的提吊复位更为安全,植于椎体间的融合器则同时起到了腰椎前柱支撑和植骨融合的双重作用。二是因为整个椎节的应力由融合器和椎弓根螺钉系统共同承担,故很少有断钉等并发症发生,且仅需选用适合原位固定的椎弓根螺钉系统即可。三是由于只需放置单枚融合器,故仅需牵拉一侧的神经根和硬膜囊,从而避免了对无症状侧神经根的骚扰。

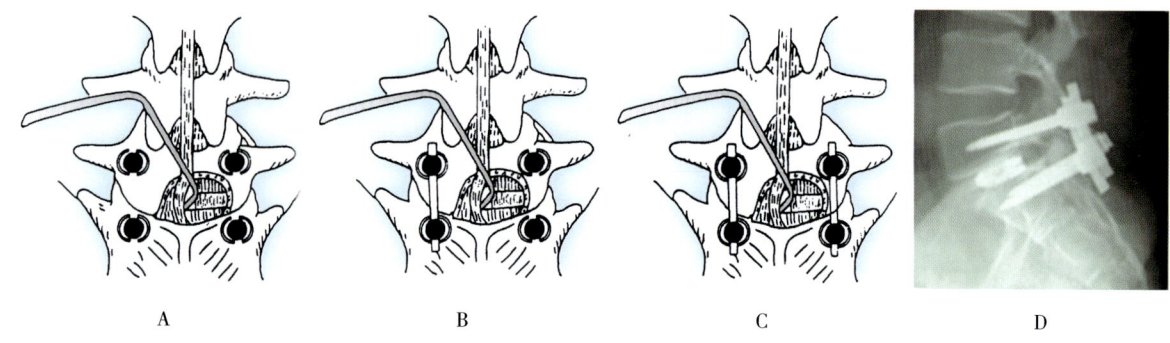

图4-3-5-2-3　椎体间融合术(A~D)
后路椎弓根技术行椎节复位及椎间融合术操作要领示意图(A~C)及临术实例(D)　A.椎弓根钉置入;
B.装上纵向连接棒;C.牵开及固定,再提升;D.放置空心条形椎间融合器至L_5~S_1椎间隙(单枚斜放)

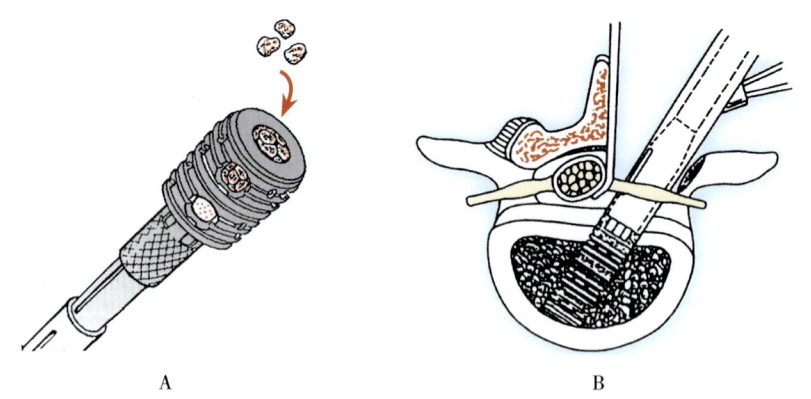

图4-3-5-2-4　融合前准备及植入示意图(A、B)
A.在植入融合器之前,将切除下来的椎板碎骨块置入融合器的中空处,
或取髂骨松质骨泥填塞亦可;B.而后将cage斜向植入椎间隙

对于滑脱严重、椎节明显不稳、术后要求尽早进行剧烈活动和高强度负重者(多为运动员及舞蹈演员),也可从硬膜囊左右两侧各放置一枚椎节融合器(图4-3-5-2-5)。

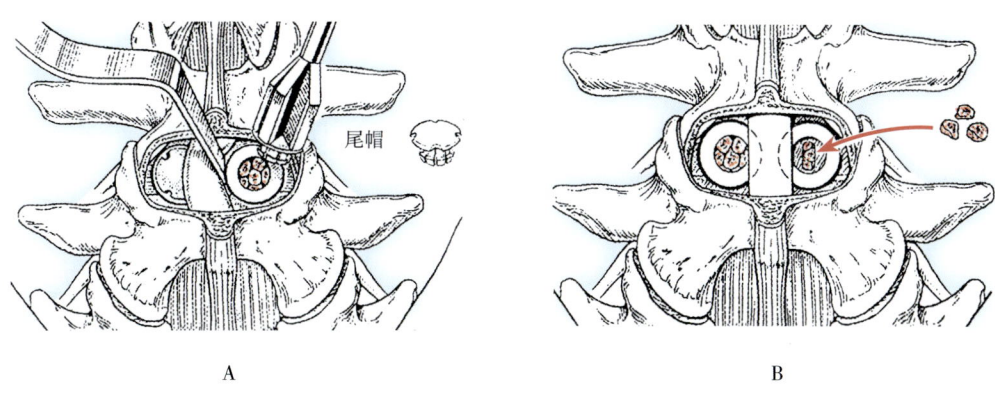

图4-3-5-2-5 放置二枚椎间融合器示意图（A、B）
A. 先放入一枚，将碎骨粒植入后旋紧螺帽；B. 按同法放入另枚

临床举例其所有图 4-3-5-2-6 L$_5$椎弓根崩裂伴 L$_5$~S$_1$ Ⅱ°滑脱，已行椎体及椎节间融合术（A~F）。

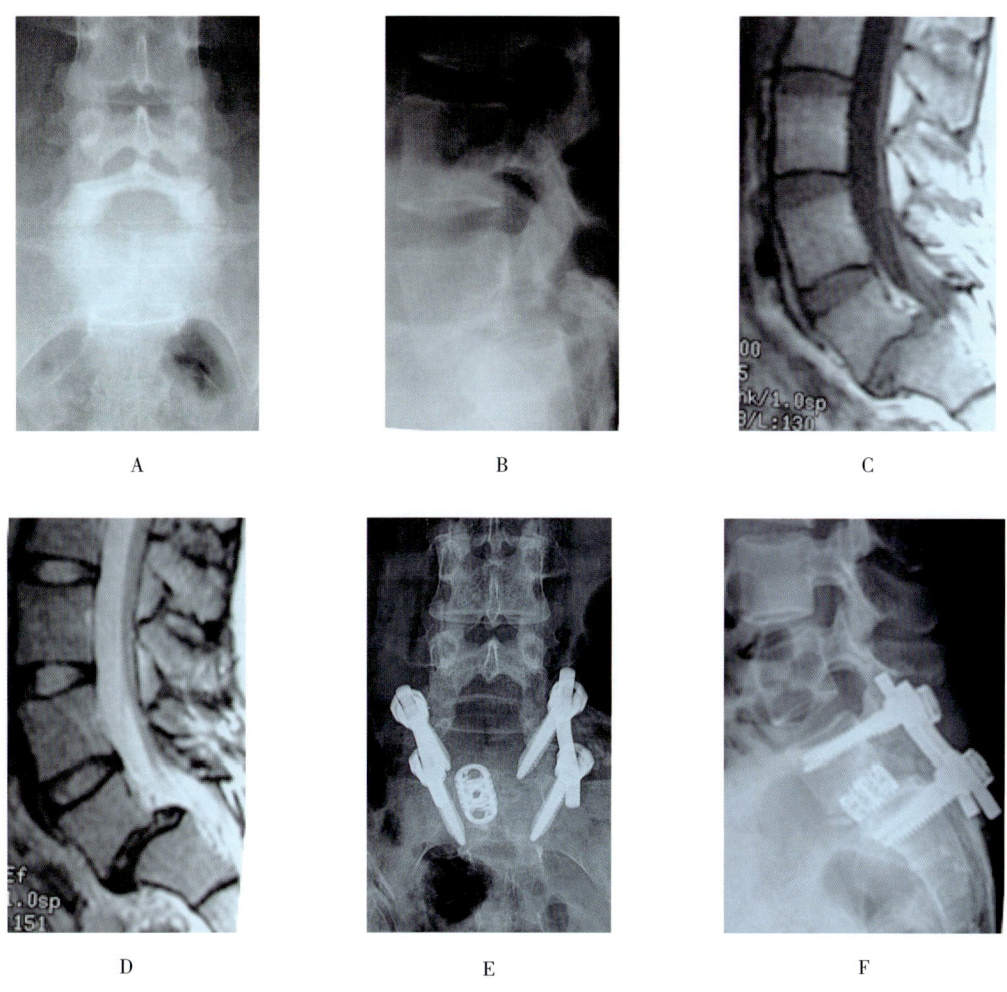

图4-3-5-2-6 临床举例
A.B. 术前正侧位X线片；C.D. 术前MR（T$_1$、T$_2$加权）矢状位观；E.F. 节段椎弓根钉植入，先撑开、复位、置入椎体间融合器，再加压固定。术后正侧位X线片，恢复满意

四、前路椎体间融合术

(一) 病例选择及显露术野

1. 病例选择 本术式主要适用于下列病例。

(1) 单纯性椎弓崩裂;

(2) 腰椎或腰骶椎滑脱已后路施术,为增强椎节稳定者;

(3) 因各种原因不适宜后路手术者。

2. 麻醉、体位及切口

(1) 麻醉 因需要腹肌松弛,多选用全麻或持续硬膜外麻醉;

(2) 体位 仰卧于手术台上,左腰、髋下方垫高;

(3) 切口 多选择左侧倒八字斜形切口或正中旁切口。如经腹腔入路,则取中线切口。

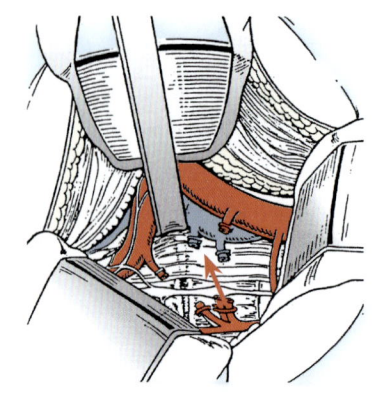

图4-3-5-2-8 清除椎前组织示意图
向上分离、结扎、切断椎节前方之血管分支,即显露$L_{4\sim5}$椎间隙(箭头所指处)

(二) 显露病变椎节

依序切开腹壁诸层,缝合结扎肌层。钝性分离将腹膜及腹腔内容推向右侧,保护深部血管,即显露病变椎节,主要是$L_4\sim L_5$和(或)$L_5\sim S_1$。在此过程中务必小心,尤其是对椎节前方及两侧之血管、神经、输尿管及肠管等注意保护,切勿误伤(图4-3-5-2-7、8)。

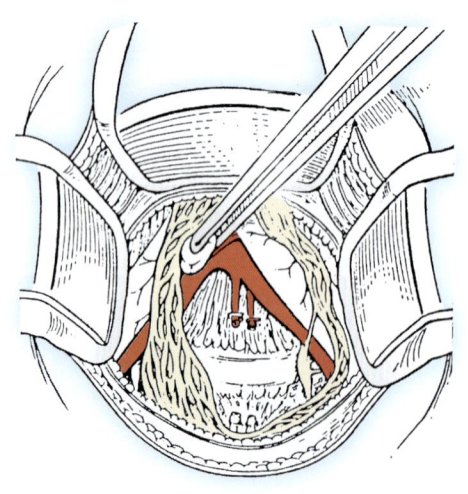

图4-3-5-2-7 显露$L_5\sim S_1$椎间隙示意图

(三) 切除椎间隙

可用骨刀在椎节软骨板下方将椎节内椎间盘及软骨板一并凿除,宽度2cm左右,深度2~2.2cm,切勿过深,以防误伤后方之硬膜囊。用冰盐水反复冲洗术野后,对局部作进一步检查,有髓核突出者,可从前方摘除,切勿超过后纵韧带。对髓核脱出者,可酌情处理,早期病例仍可从前方摘除,而已形成粘连之后期病例,不可勉强从事,仍以从后路切除为佳。

(四) 植骨融合或Cage植入

一般病例,可切取髂骨,呈1块状或2~3块状嵌入椎节局部,术中配合牵引椎节撑开1~3mm最佳。骨块不稳定者,可附加螺钉内固定。近年来大多数学者乐于采用中空式Cage植入,其既具有自动使椎节撑开之作用,又利于恢复椎节前方高度,且稳定性佳,空腔内充填之碎骨块可获得后期的骨性融合。笔者从1995年开始用于临床,疗效均满意,尚无失败病例(图4-3-5-2-9~15)。

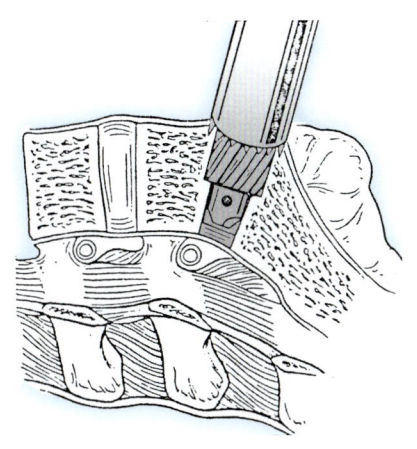

图4-3-5-2-9 插入刨刀示意图
将刨刀插至护套内、按预定深度旋向椎节深部

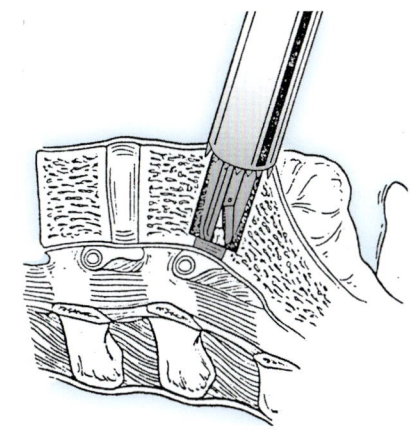

图4-3-5-2-10 清除椎间隙示意图
用长柄髓核钳清除椎节内残留组织

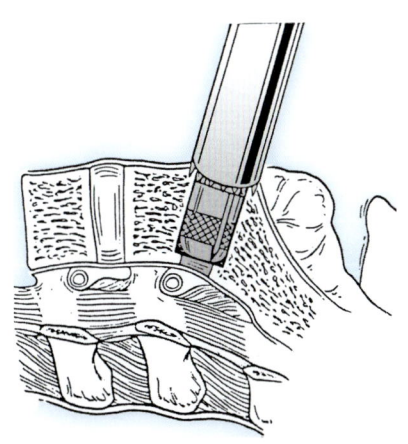

图4-3-5-2-11 放置试模示意图

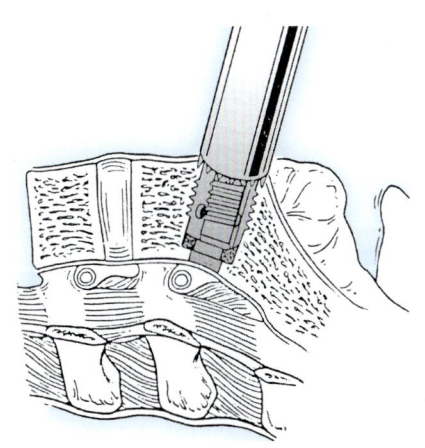

图4-3-5-2-12 相应型号攻丝旋入椎节示意图

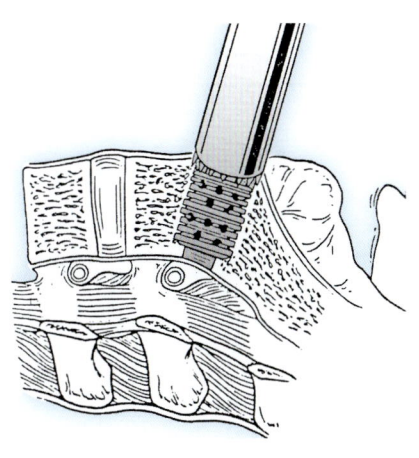

图4-3-5-2-13 植入椎间融合器,示意图

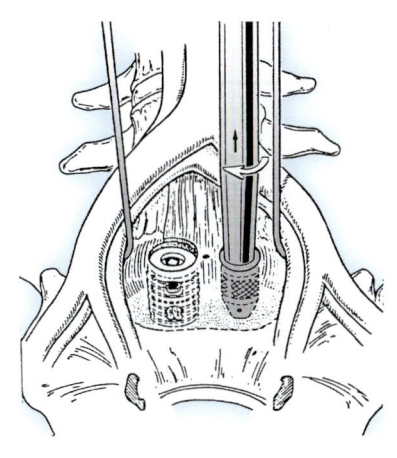

图4-3-5-2-14 放置Cage示意图
可放置一枚,或在左右两侧各放置一枚

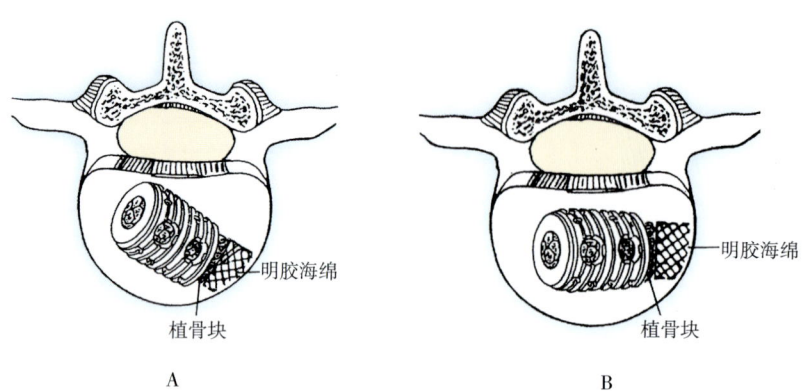

图4-3-5-2-15　横向植入示意图（A、B）

椎节融合器亦可横位植入或斜位植入；此多用于$L_{3\sim4}$及其以上节段，可避开椎前大血管　A.横斜向植入；B.横向植入

五、前后联合入路手术

前后联合入路即后路复位、减压及内固定，同时作前路椎体间融合术。适用于脊椎滑脱程度较重者，既可复位，又可作内固定，提高骨融合率，但手术创伤大，出血较多。作者曾施术多例，疗效均较满意。具体术式选择如下。

1. 后路椎弓根钉固定、复位及减压术　具体操作同前述。

2. 前路椎间盘切除+融合术　在麻醉下将患者由俯卧位改为仰卧位，切口侧（多为左侧）垫高。一般选左侧倒八字切口，钝、锐性分离肌层，牵开腹膜及保护腹腔内容物显露患椎椎节。先行椎间盘全切术，而后可行植骨融合术（多取自体髂骨），或是Cage植入术，或植骨+钛板植入术等（图4-3-5-2-16）。国外许多学者选用钛网植入，但反对者认为由于网状结构降低了局部的剪力而持反对态度（图4-3-5-2-17）。

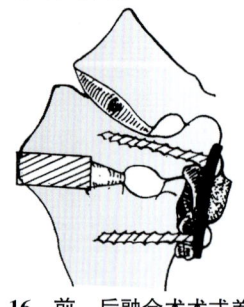

图4-3-5-2-16　前、后融合术式差异示意图

前后路联合融合固定术；前路多用髂骨块，后路多选择椎弓根钉技术

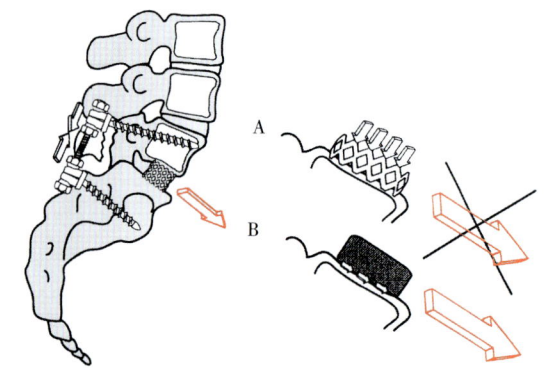

图4-3-5-2-17　钛网材料缺陷示意图

钛制椎间融合器加后路压缩固定可降低椎节局部剪力

图注：A.为钛网，B.为Peek材料

六、双节段椎弓根钉技术

其基本技术与前者相似，为获得更为确实的固定效果及使患部恢复脊柱前凸状态，在手术时可向尾端延伸（增加）一个固定节段，如图4-3-5-2-18所示。此种病例，术后次日即可下地活动，3周左右步入社会活动。前后路同时融合及固定技术更为理想。

七、其他技术

除上述椎弓根钉技术外，尚可选用Back技术、Scott技术、Schollner技术、加压螺钉技术及局部植骨技术等（图4-3-5-2-19~22）。均需酌情及视每位临床医师的经验不同而酌情选择。

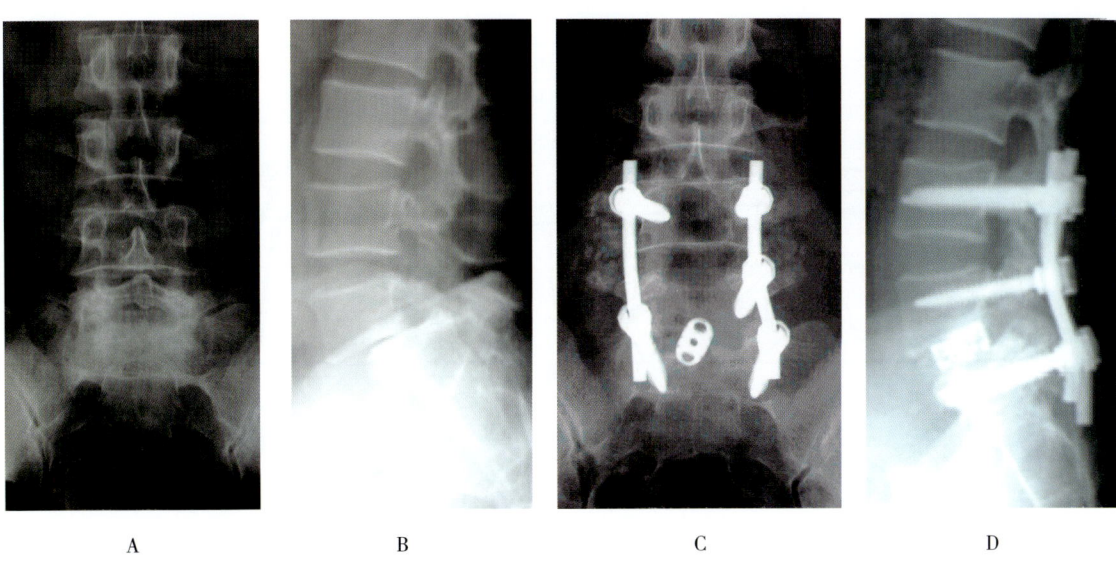

图4-3-5-2-18 临床举例（A~D）

双节段椎弓根钉技术治疗腰骶椎Ⅱ°滑脱及L_{4-5}不稳症 A.B.术前正侧位X线片，显示L_5椎弓根崩裂，伴L_5~S_1Ⅱ°滑脱；C.D. L_4~S_1双节段椎弓根钉固定、撑开、复位、Cage植入，加压固定

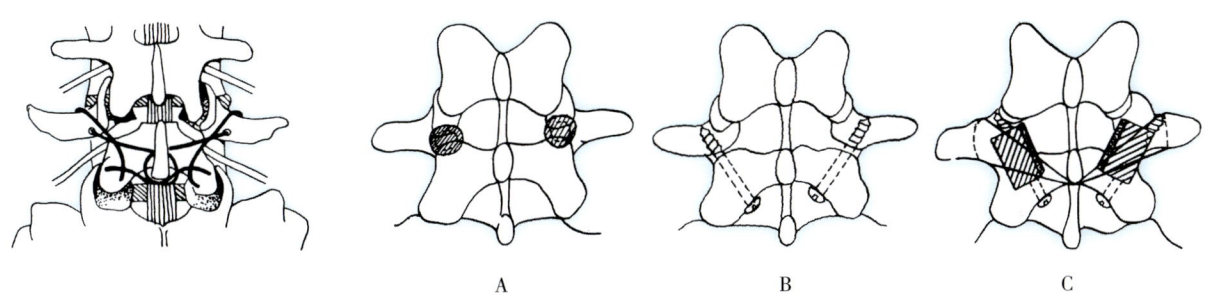

图4-3-5-2-19 Scott钢丝固定技术，示意图

图4-3-5-2-20 Buck、Scott技术联合应用，示意图（A~C）

A.咬除硬化骨；B.钻孔后拧入加压螺钉；C.植骨

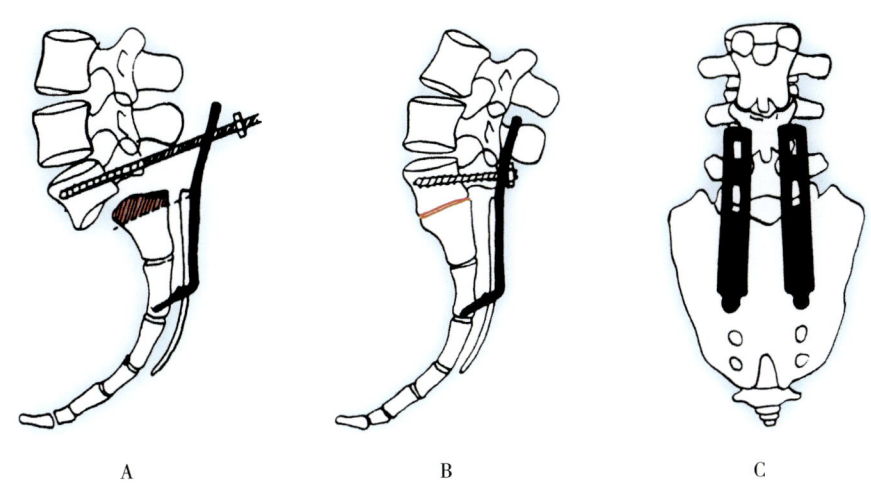

图4-3-5-2-21 Scholler技术示意图（A~C）

A.椎弓根钉固定+截骨；B.提升复位、融合；C.后方观

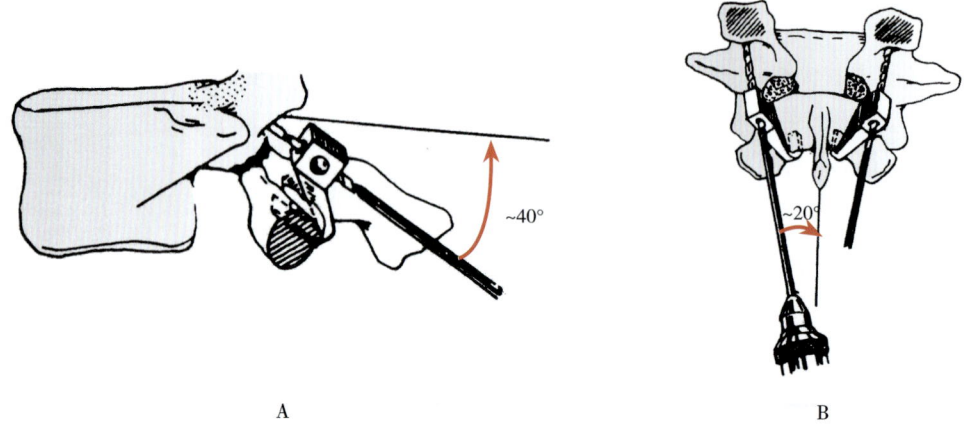

图4-3-5-2-22 加压钩钉植骨固定示意图（A、B）
A.侧位观；B.后方观

八、术后处理

视手术情况及内固物强度不同可让患者于术后次日至1周左右下床活动。并按腰椎前路或与后路手术常规处理。

第三节　临床病例举例

［例1］图4-3-5-3-1　男性，66岁，L_5~S_1 Ⅱ°滑脱伴下腰椎椎管狭窄行双节段固定复位术（A~F）。

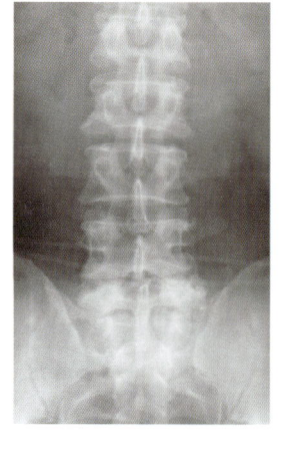
A

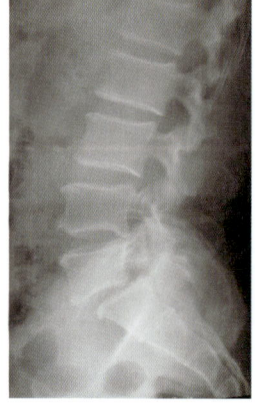
B

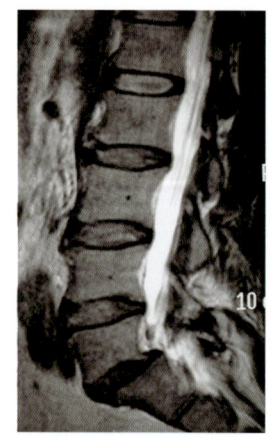
C

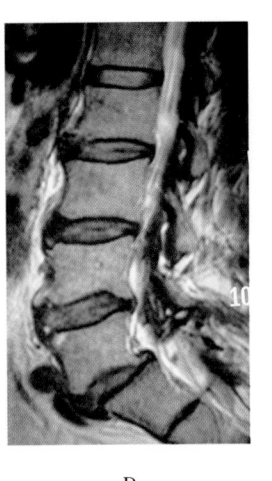 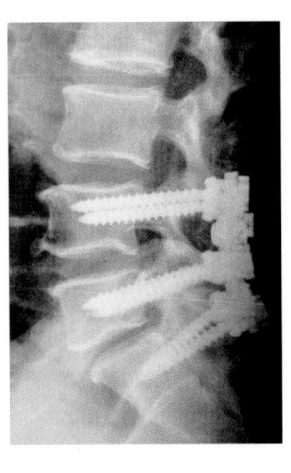 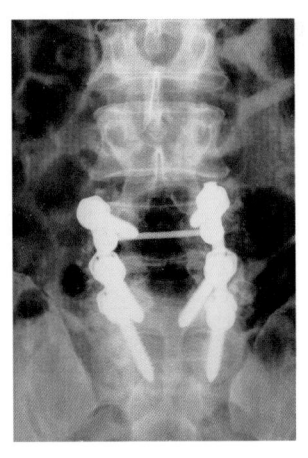

D　　　　　　　　　　　　E　　　　　　　　　　　　F

图4-3-5-3-1　临床举例　例1

A.B. 术前正侧位X线片；C.D. 术前MR矢状位观（T_2、T_1加权）；E.F. $L_4\sim S_1$两节段椎弓根钉固定、撑开、提升滑移椎，后路切骨减压及放置横联结杆，术后X线正侧位片显示复位满意

[例2]图4-3-5-3-2　男性，65岁，$L_4\sim L_5$ Ⅱ°滑脱伴节段性椎管狭窄行短节段复位固定术（A~F）。

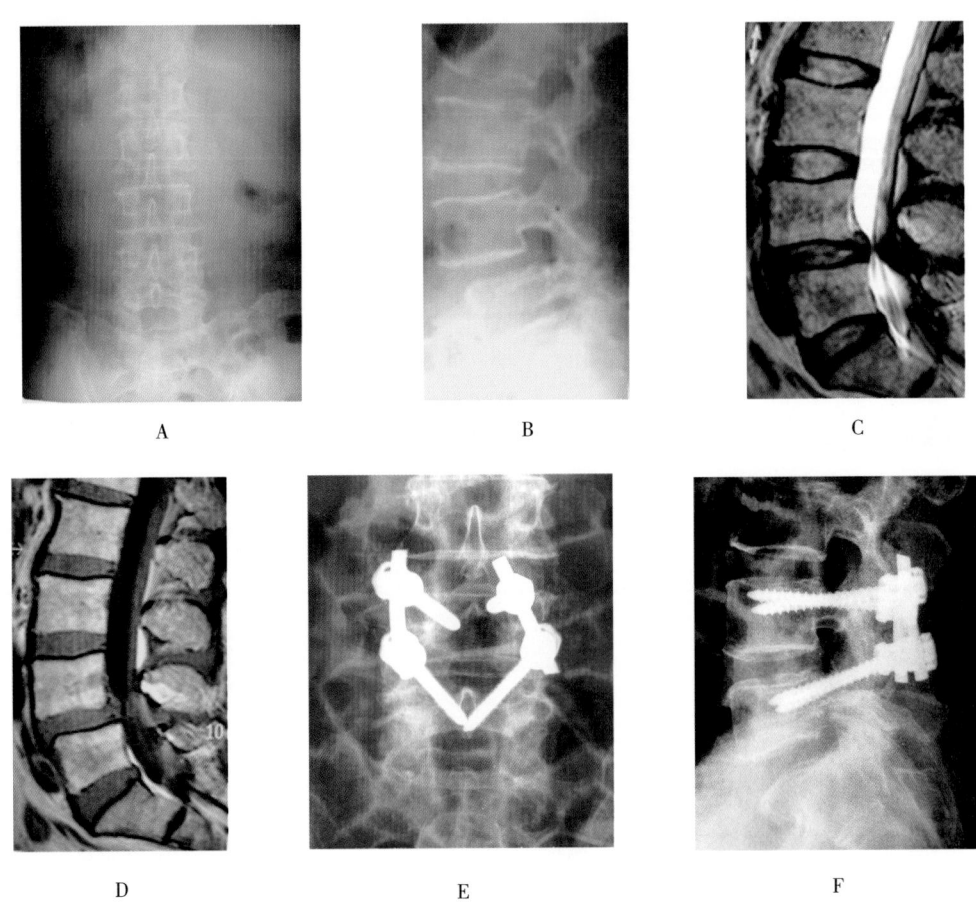

图4-3-5-3-2　临床举例　例2

A.B. 术前正侧位片；C.D. 术前MR矢状位所见（T_2、T_1加权），显示单节段病变；E.F. 椎弓根钉置入、撑开、提升滑移椎，固定，术后X线正侧位显示复位满意

[例3] 图4-3-5-3-3　女性,55岁,L₄~L₅ Ⅱ°滑脱,行复位固定术(A~F)。

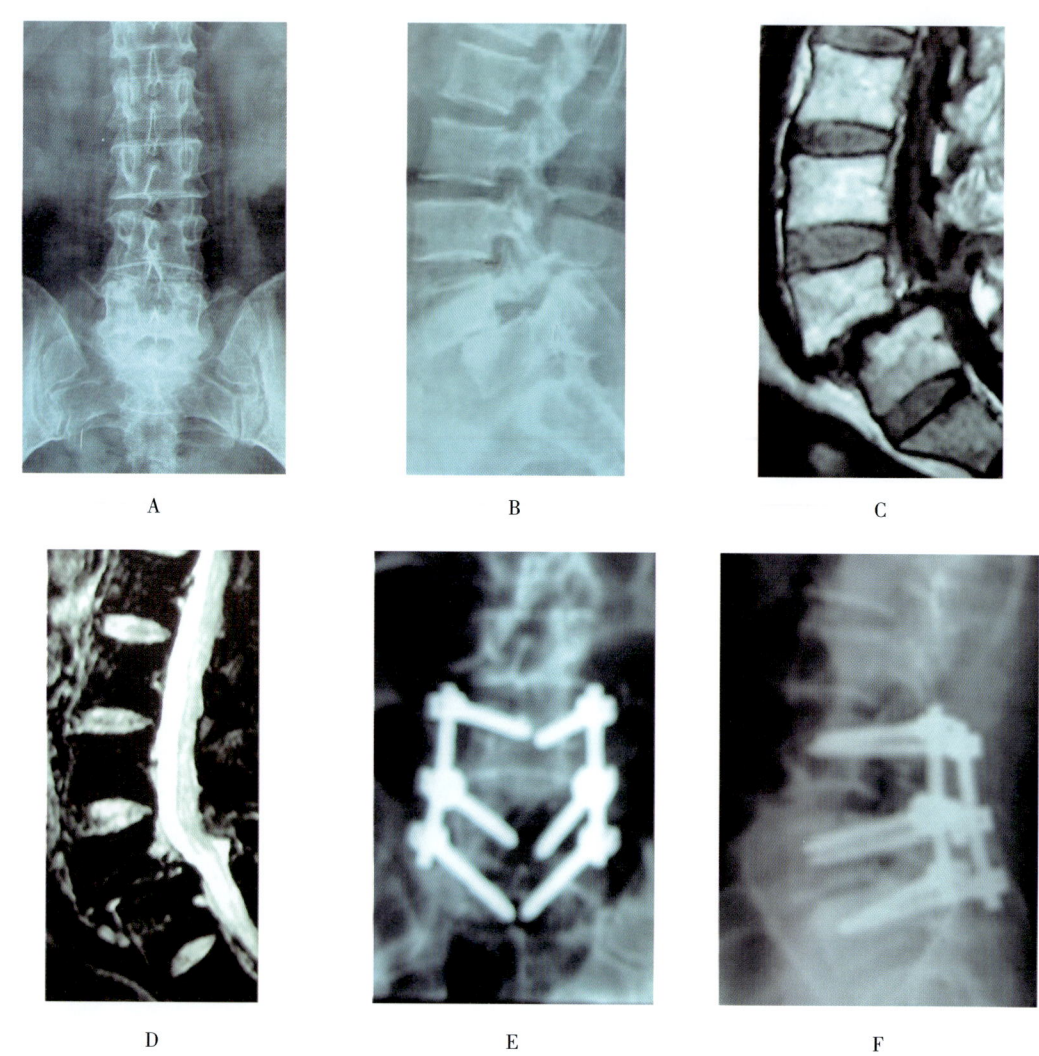

图4-3-5-3-3　临床举例　例3
A.B. 术前X线正侧位片,显示L₅~S₁ Ⅱ°滑脱;C.D. MR矢状位观(T₁、T₂加权);E.F. L₄~S₁椎弓根钉置入、撑开、提升滑移椎,固定,X线正侧位片显示复位满意

[例4] 图4-3-5-3-4　女性,45岁,L₄~L₅滑脱伴L₅~S₁椎间盘源性腰痛病变行椎节复位固定术(A~F)。

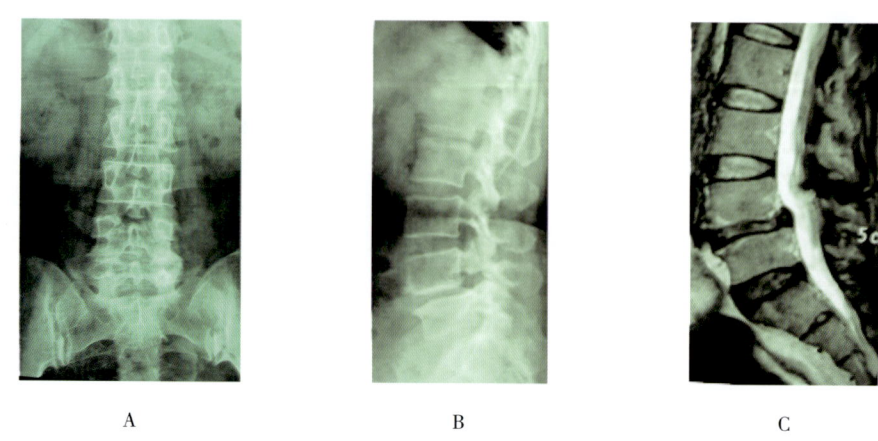

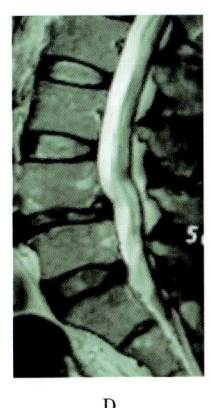 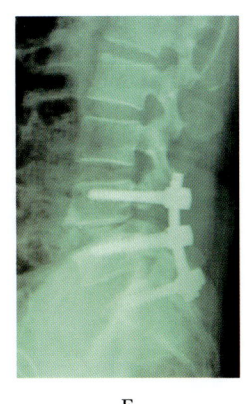 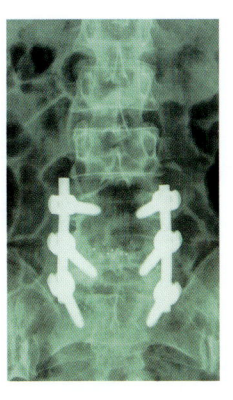

　　D　　　　　　　　　　　E　　　　　　　　　　　F

图4-3-5-3-4　临床举例　例4

A.B. 术前正侧位X线片；C.D. 术前MR矢状位观，显示L_4~L_5滑脱及髓核突出，L_5~S_1椎间盘源性病变征；
E.F. 椎弓根钉固定、撑开、复位后摘除髓核，术后X线正侧位片显示复位满意，两周后原症状消失

[例5] 图4-3-5-3-5　女性，70岁，L_4~L_5滑脱伴多节段髓核突出及继发性椎管狭窄行多节段切骨减压、复位及固定术（A~E）。

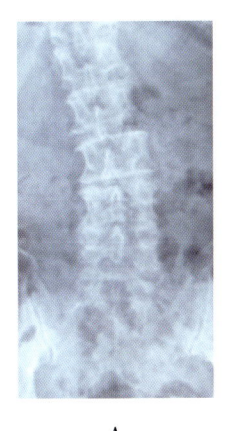 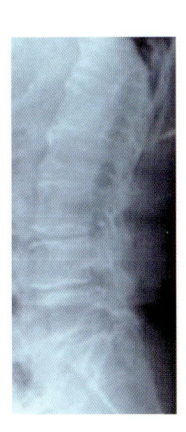 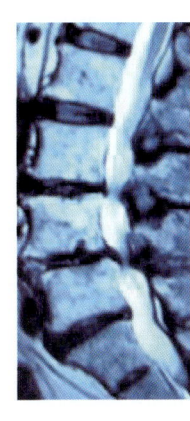 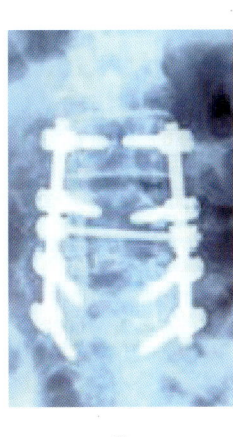 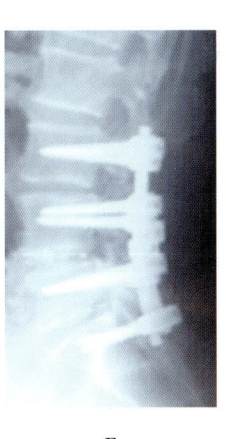

　　A　　　　　　B　　　　　　C　　　　　　D　　　　　　E

图4-3-5-3-5　临床病例　例5

A.B. 术前X线正侧位片显示L_4~L_5滑脱及下腰椎侧凸征；C. MR矢状位观，见L_4~L_5滑脱、多节段髓核突出及继发性椎管狭窄；
D.E. L_3~S_1椎弓根钉固定、撑开、提升滑移椎，L_4~L_5插入椎节融合器（箭头所指处）、并加压固定，装横联结杆；
术后X线正侧位片，显示复位满意，腰段曲度及高度恢复正常。

[例6] 图4-3-5-3-6　男性，63岁，L_5~S_1退变性滑脱Ⅰ°伴L_4~L_5髓核突出症（A~G）。

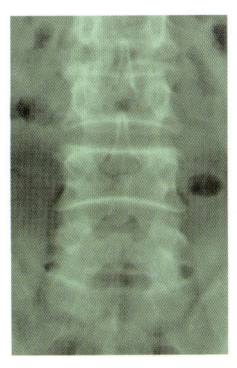 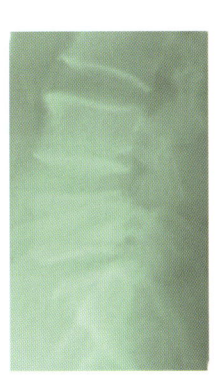 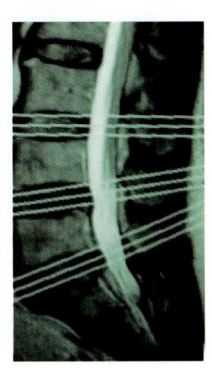 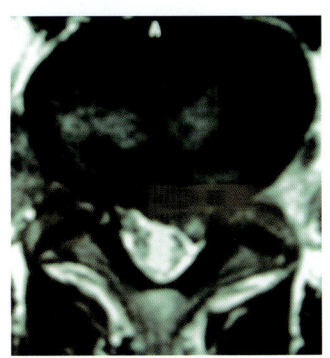

　　A　　　　　　　B　　　　　　　C　　　　　　　D

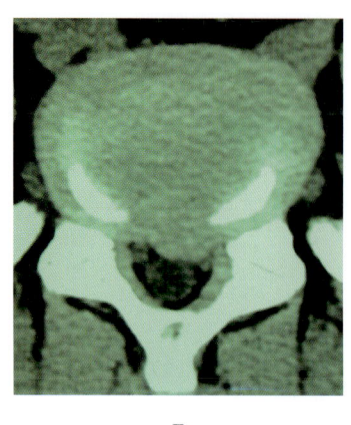
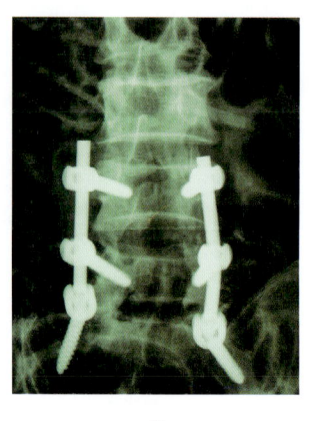
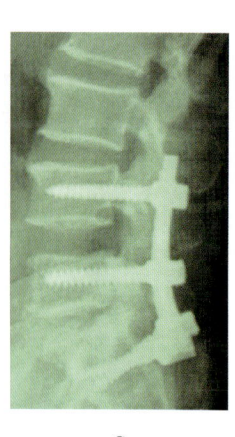

E　　　　　　　　　　F　　　　　　　　　G

图4-3-5-3-6　临床病例　例6

A.B. 术前X线正侧位片；C. MR矢状位观；D.E. L_4~L_5节段MR水平扫描显示髓核突出征；F.G. L_4~S_1椎弓根钉固定、撑开、复位、减压及髓核摘除，正侧位X线片显示对位满意，症状两周后消失

[例7] 图4-3-5-3-7　女性，64岁，L_4~L_5 滑脱及 L_5 骶化行后路椎弓根钉置入+撑开+提升复位术（A~C）。

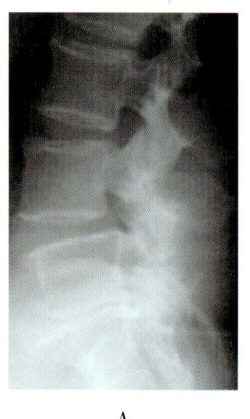
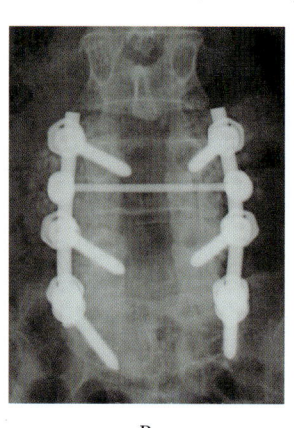
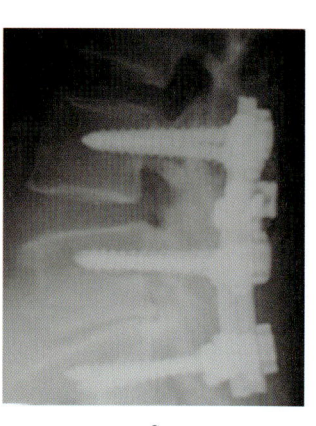

A　　　　　　　　　　B　　　　　　　　　C

图4-3-5-3-7　临床病例　例7

A. 术前侧位X线片；B.C. L_4~S_1椎弓根钉固定、撑开、提升滑椎，术后X线正侧位片显示复位满意

[例8] 图4-3-5-3-8　女性，58岁，L_2~L_3、L_3~L_4 退变性滑脱行后路减压椎弓根钉置入+撑开+提升复位术（A~F）。

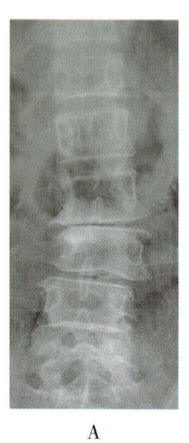
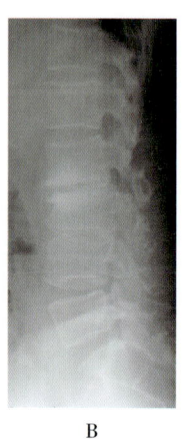
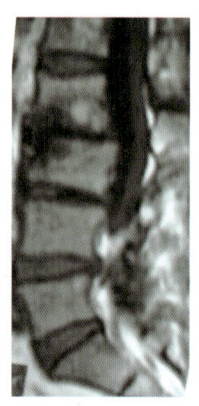

A　　　　　　　　　　B　　　　　　　　　C

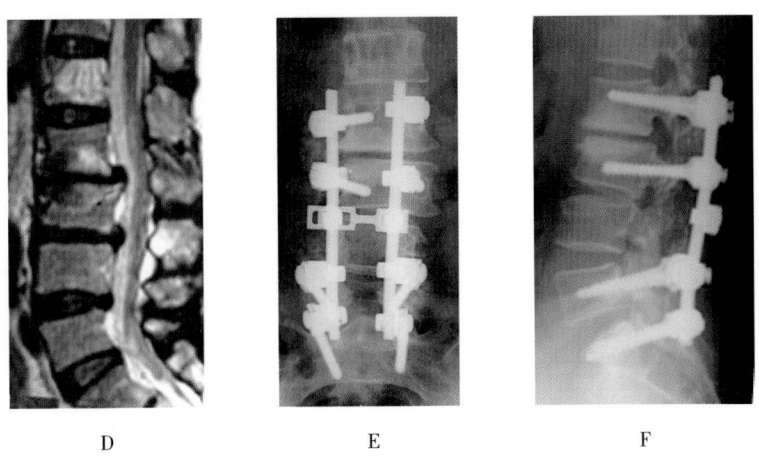

图4-3-5-3-8 临床病例 例8

A.B. 术前腰椎正侧位X线片，显示L_2~L_3及L_3~L_4侧前方滑脱；C.D. 术前MR矢状位，见滑脱段硬膜囊多节段受压征；E.F. L_2~S_1椎弓根钉置入、撑开、椎板切除减压+椎旁植骨，术后正侧位X线片显示椎节对位改善，已基本恢复腰椎生理曲度与高度

［例9］图 4-3-5-3-9　女性，50岁，L_5~S_1 Ⅱ°滑脱短节段椎弓根钉固定提升复位（A~F）。

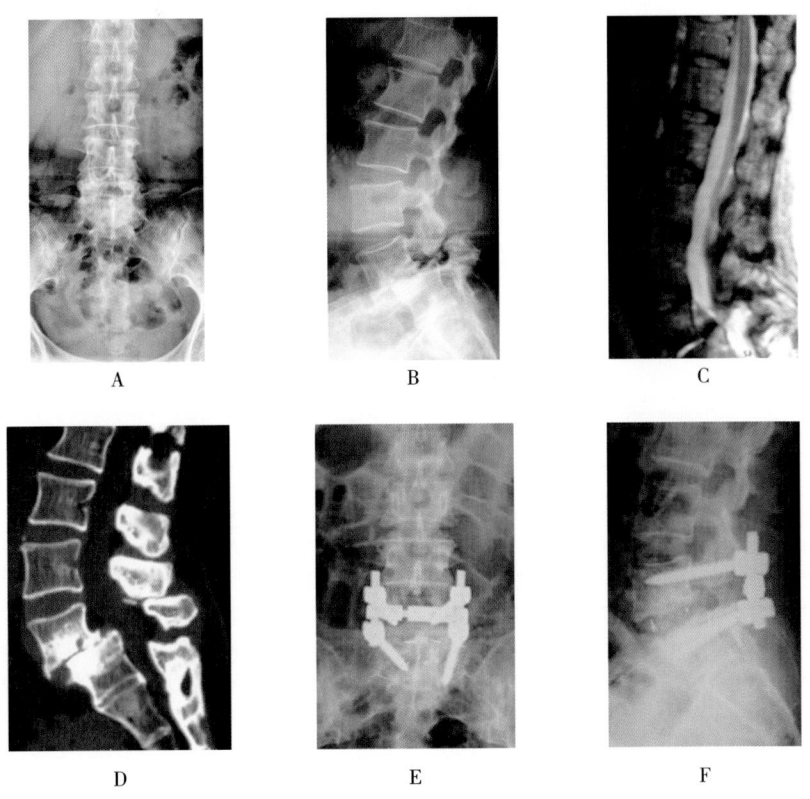

图4-3-5-3-9 临床病例 例9

A.B. 术前正侧位X线片；C.D. 术前CT及MR矢状位，显示L_5~S_1，Ⅱ°滑脱；E.F. 腰骶后路切口，短节段椎弓根钉固定+提升复位+横连接+植骨，术后正侧位X线片，显示复位满意

［例10］图 4-3-5-3-10　女性，54岁；L_4~L_5滑脱伴 L_3~L_4 及 L_4~L_5 椎管狭窄及双下肢放射痛入院手术（A~G）。

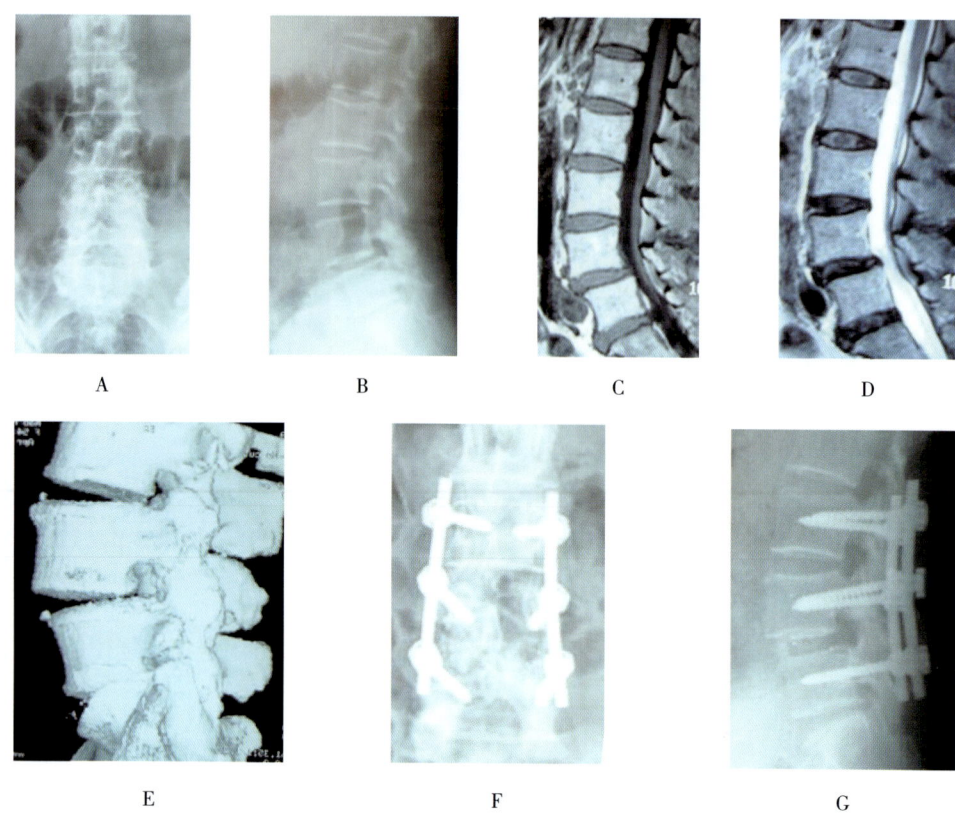

图4-3-5-3-10 临床病例 例10

A.B. 术前正侧位X线片；C.D. 术前MR矢状位T_1及T_2加权，显示L_4~L_5滑脱Ⅰ°，L_3~L_4及L_4~L_5椎管狭窄，但L_5~S_1椎节属正常状态，无临床症状；E. CT三维重建所见；F.G. 仅行L_3~L_5椎弓根钉短节段固定，术后原症状消失

（赵 杰 吴德升 陈德玉 林 研 谢幼专 严力生 张玉发 李玉钧 赵定麟）

参 考 文 献

1. 陈志明,马华松,赵杰等.椎弓根螺钉提拉复位与椎间隙撑开复位治疗峡部裂型腰椎滑脱症的临床效果观察[J].中国脊柱脊髓杂志,2010,20（2）
2. 范友兵,郑久生.椎弓根螺钉内固定治疗峡部裂伴腰椎骨脱症[J].颈腰痛杂志,2006,27（4）
3. 冯虎,袁峰,周冰.单枚cage联合cage前间隙打压植骨附加椎弓根钉固定治疗腰椎滑脱症[J].徐州医学院学报,2008,28（9）
4. 贾俊峰,赵杰,陈志明等.腰椎峡部裂型滑脱症矢状位参数分析[J].中国矫形外科杂志,2007,15（11）
5. 马辉,赵杰,连小峰等.腰椎滑脱后路不同融合术式的有限元研究[J].中华骨科杂志,2007,27（4）
6. 马辉,赵杰,侯铁胜等.腰椎滑脱后路融合术式有限元模型的建立[J].脊柱外科杂志,2008,6（3）
7. 田海军,陈德玉,卢旭华等.两种融合手术治疗腰椎滑脱症的影像学及临床疗效比较[J].中华骨科杂志,2009,29（5）
8. 田勇.单枚椎间融合器结合短节段椎弓根内固定系统治疗腰椎滑脱症[J].华北国防医药,2008,20（2）
9. 吴卫平,孙业青.胸腰椎椎弓根骨折分型及螺钉固定安全性研究[J].同济大学学报（医学版）,2010,31（1）
10. 严力生,钱海平,钮心刚等.三种PLIF手术治疗崩裂性腰椎滑脱症的疗效比较[J].颈腰痛杂志,2007,28（6）
11. 赵定麟.现代脊柱外科学,上海：上海世界图书出版社公司,2006
12. Abdu WA, Lurie JD, Spratt KF.Degenerative spondylolisthesis: does fusion method influence outcome? Four-year results of the spine patient outcomes research trial.Spine

（Phila Pa 1976）. 2009 Oct 1; 34（21）: 2351-60.
13. Alicioglu B, Sut N.Synovial cysts of the lumbar facet joints: a retrospective magnetic resonance imaging study investigating their relation with degenerative spondylolisthesis.Prague Med Rep. 2009;110（4）: 301-9.
14. Alyas F, Sutcliffe J, Connell D, Saifuddin A.Morphological change and development of high-intensity zones in the lumbar spine from neutral to extension positioning during upright MRI.Clin Radiol. 2010 Feb;65（2）: 176-80.
15. Chen NF, Smith ZA, Stiner E, Armin S, Sheikh H, Khoo LT.Symptomatic ectopic bone formation after off-label use of recombinant human bone morphogenetic protein-2 in transforaminal lumbar interbody fusion.J Neurosurg Spine. 2010 Jan; 12（1）: 40-6.
16. Chen YH, Xu D, Xu HZ, Chi YL. [Coflex interspinous dynamic internal fixation for the treatment of degenerative lumbar spinal stenosis] Zhongguo Gu Shang. 2009 Dec; 22（12）: 902-5.
17. Cho BY, Murovic JA, Park J.Imaging correlation of the degree of degenerative L4-5 spondylolisthesis with the corresponding amount of facet fluid.J Neurosurg Spine. 2009 Nov;11（5）:614-9.
18. Gregg CD, Dean S, Schneiders AG.Variables associated with active spondylolysis.Phys Ther Sport. 2009 Nov;10（4）:121-4. Epub 2009 Aug 29.
19. Hui Ma, Jie Zhao, Tie-Sheng Hou, et al. The reconstruction of posterior fusion surgery of the lumbar spondylolisthesis evaluated with three-dimensional finite element method. SICOT Shanghai Congress 2007
20. Kim KS, Chin DK, Park JY Herniated nucleus pulposus in isthmic spondylolisthesis: higher incidence of foraminal and extraforaminal types.Acta Neurochir（Wien）. 2009
21. Li-Sheng Yan, Hai-Ping Qian, Xin-Gang Niu ,etal. Comparison of clinical outcome of three plif surgical treatment for isthmic spondylolisthesis. SICOT Shanghai Congress 2007
22. Oishi Y, Murase M, Hayashi Y, Ogawa T, Hamawaki J..Smaller facet effusion in association with restabilization at the time of operation in Japanese patients with lumbar degenerative spondylolisthesis.J Neurosurg Spine. 2010 Jan; 12（1）: 88-95.
23. Pollintine P, van Tunen MS, Luo J.Time-dependent compressive deformation of the ageing spine: relevance to spinal stenosis.Spine（Phila Pa 1976）. 2010 Feb 15; 35（4）: 386-94.
24. Stojanovic MP, Sethee J, Mohiuddin M.MRI analysis of the lumbar spine: can it predict response to diagnostic and therapeutic facet procedures?Clin J Pain. 2010 Feb; 26（2）: 110-5.
25. Toyone T, Ozawa T, Kamikawa K.Facet joint orientation difference between cephalad and caudad portions: a possible cause of degenerative spondylolisthesis.Spine（Phila Pa 1976）. 2009 Oct 1; 34（21）: 2259-62.
26. Wei-Qing Kong, Jian-Guang Xu, Hai-Bo Zhu, etal.A comparative study of the anterior lumbar intervertebral fusion（alif）with posterior lumbar intervertebral fusion（plif）for lumbar spondylolisthesis. SICOT Shanghai Congress 2007
27. Xian- Hu Zhou, Shi-Qing Feng, Yong-Fa Zheng. Surgical treatment of degenerative lumbar spondylolisthesis. SICOT Shanghai Congress 2007
28. Xiao-Qian Dang, Kun-Zheng Wang, Chuan-Yi Bai, etal. Surgical treatment of degenerative lumbar spondylolisthesis. SICOT Shanghai Congress 2007
29. Zhao J, Hou T, Wang X, Ma S. Posterior lumbar interbody fusion using one diagonal fusion cage with transpedicular screw/rod fixation. Eur Spine, 2003;12:173-177.
30. Zhao J, Wang X, Hou T, He S. One versus Two BAK fusion cages in posterior lumbar interbody fusion to L4-L5 Degenerative Spondylolisthesis: A randomized, controlled prospective study in 25 patients with minimum two-year follow-up. Spine, 2002; 27（24）: 2753-2757.
31. Zhao Jie.Isthmic spondylolisthesis treated with modified jaslow method : minimum 4-year results. SICOT Shanghai Congress 2007
32. Zhong-Min Zhang, Da-Di Jin, Jian-Ting Chen,etal. The surgical treatment strategy for severe lumber sponydlolisthesis. SICOT Shanghai Congress 2007
33. Zhuo-Jin Luo, Ming-Quan Li, Jun-Jie Du, etal.The surgical strategy for adolescent lumbar spondylolysis. SICOT Shanghai Congress 2007

第六章 胸腰段经皮外科技术

第一节 经皮腰椎间盘髓核成形术

一、病例选择及基本器械

(一)手术适应证

经皮腰椎间盘髓核成形术可治疗腰椎间盘突出症和椎间盘源性下腰痛；治疗腰椎间盘突出症需同时符合以下几项：

1. 腰腿痛、跛行、感觉异常，且腿痛重于腰痛等临床症状明显；
2. 有脊神经受压的阳性体征，如直腿抬高试验、蹞趾伸屈试验等；
3. 包容型腰椎间盘突出 单纯性膨出，纤维环完整；
4. 临床症状和体征与CT、MR等影像学诊断相一致；
5. 经保守治疗3个月无效或反复发作。

治疗椎间盘源性下腰痛要同时符合以下几项：

1. 持续性腰痛6个月以上；
2. 保守治疗无效；
3. 神经系统体检无异常发现；
4. 直腿抬高试验阴性；
5. MR检查无脊髓受压表现，并提示椎间盘内有高信号区(high-intensity zone, HIZ)；
6. 病变节段椎间盘造影能诱发典型的下腰痛，相邻节段诱痛实验阴性。

(二)手术禁忌证

1. 突出的椎间盘已钙化；
2. 纤维环破裂，髓核组织脱出或游离于椎管内。
3. 合并腰椎管狭窄；
4. 椎间盘突出导致肌力下降，足下垂或膀胱直肠等功能障碍；
5. 有精神异常或心理障碍者；
6. 有出血倾向，严重心脑血管疾病者；
7. 病变节段椎间盘造影不能诱发典型的下腰痛者。

(三)基本器械

同经皮颈椎间盘髓核成形术。

二、手术步骤

(一)体位与麻醉

1. **体位** 取俯卧位。
2. **麻醉** 用2%利多卡因5ml局麻。

(二)具体操作步骤

1. **定位** 透视下定位，病变椎间隙后正中线患侧旁开8~12cm，L_5~S_1椎间盘旁开6~8cm标记穿刺进针点。

2. 穿刺　用穿刺针在 X 线透视或 CT 引导下取与躯干正矢状面 45°~60° 角进针,刺入病变椎间隙中心部,正位位于棘突附近,侧位位于椎间隙中央(图 4-3-6-1-1)。正侧位透视证实穿刺针位置准确后,退出穿刺针芯。

3. 沿套管插入工作棒　将与 Arthro Care 2000 组织气化仪连接的工作棒(直径 0.8mm)在 C-臂 X 线机监视下沿套管针进入椎间盘内,并按术前治疗方案,设置消融能量为 4 档(250Vrms),椎间盘内缓慢来回移动工作棒,对髓核组织进行汽化和固化各 1~1.5min(图 4-3-6-1-2、3)。

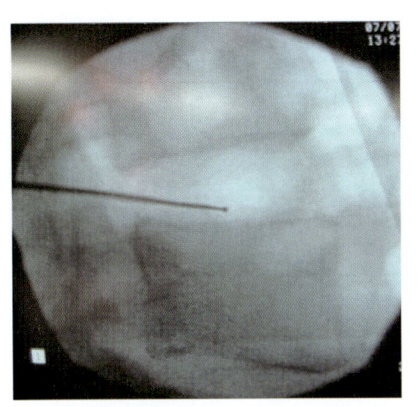

图 4-3-6-1-1　术中穿刺进针

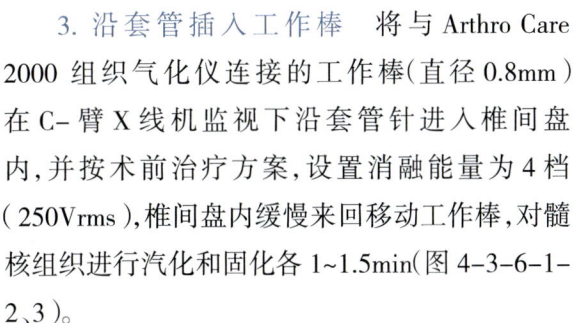

图 4-3-6-1-2　术中射频消融,示意图

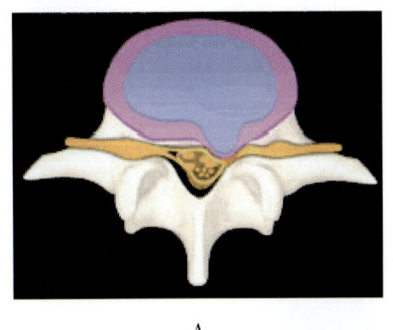
A

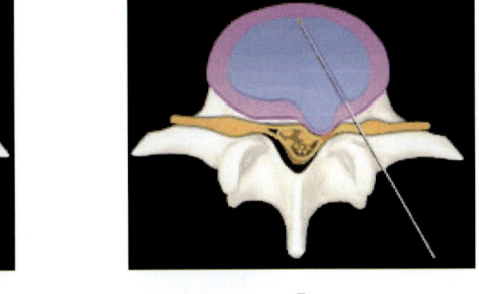
B

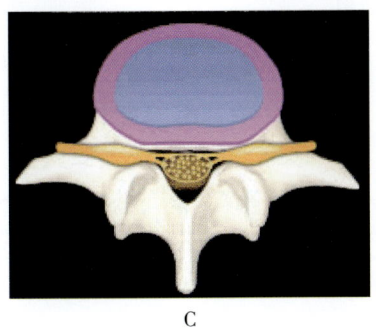
C

图 4-3-6-1-3　腰椎间盘突出髓核成形术前后模型图(A~C)
A. 术前椎间盘左后方突出;B. 髓核成形术;C. 术后椎间盘突出消失

4. 测压　在椎间盘内插入一根直径为 0.8mm 的克氏针,探测髓核腔内压力,感空虚无弹性时,说明椎间盘内已减压充分。

5. 闭合创口　退出工作棒及穿刺针,创可贴覆盖创口。

三、操作细节及程序

为便于初学者操作,现将操作细节以图解方式阐述于后。见图 4-3-6-1-4~17。

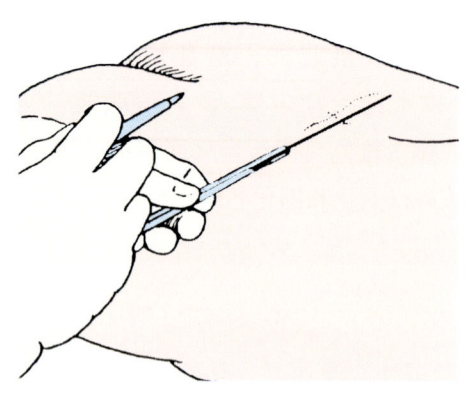

图4-3-6-1-4 经皮髓核摘除术定位示意图

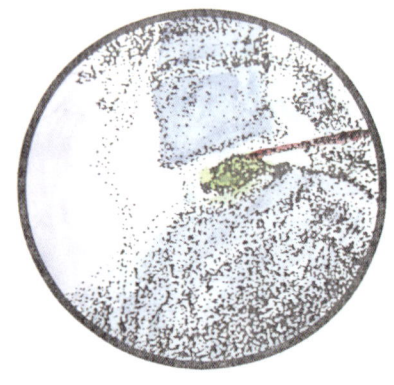

图4-3-6-1-7 髓核造影示意图

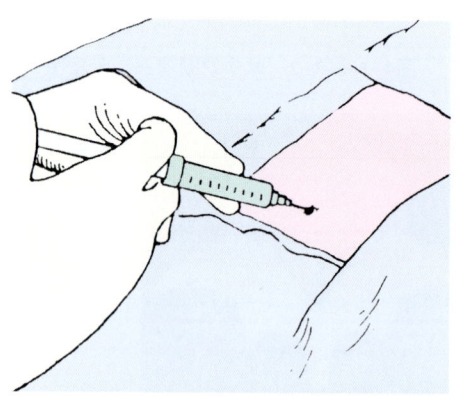

图4-3-6-1-5 局部麻醉示意图

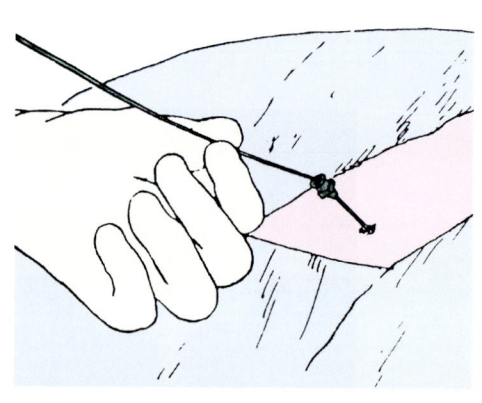

图4-3-6-1-8 引入扩张管示意图

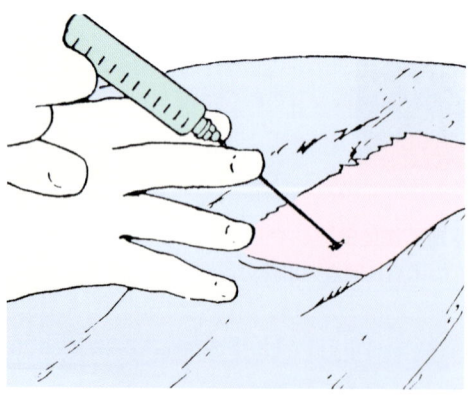

图4-3-6-1-6 穿刺示意图

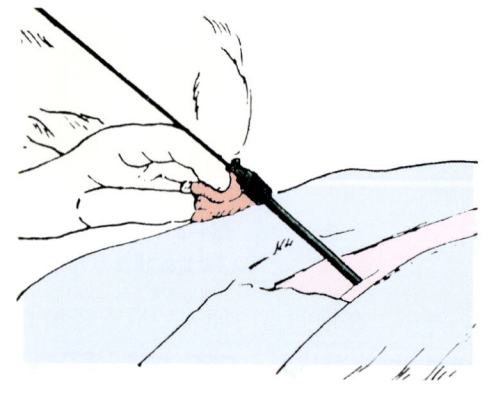

图4-3-6-1-9 导入扩张管示意图

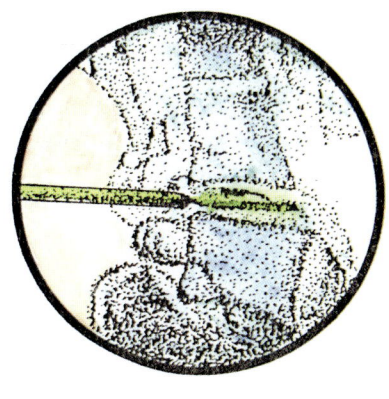

图4-3-6-1-10 X线透视下观察扩张管位置，示意图

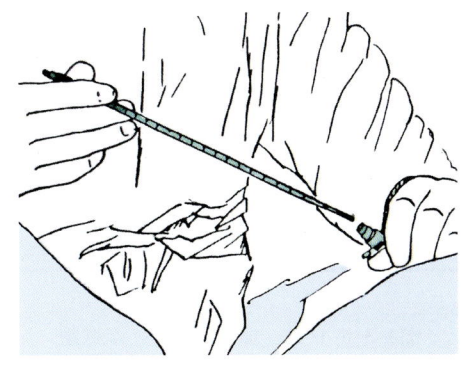

图4-3-6-1-13 导入环锯示意图

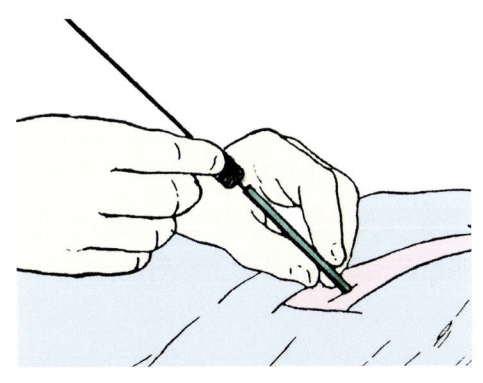

图4-3-6-1-11 取下扩张管接头，示意图

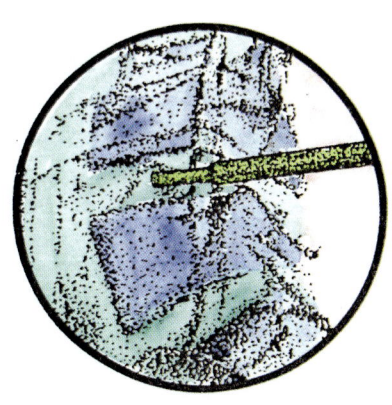

图4-3-6-1-14 锯穿纤维环示意图

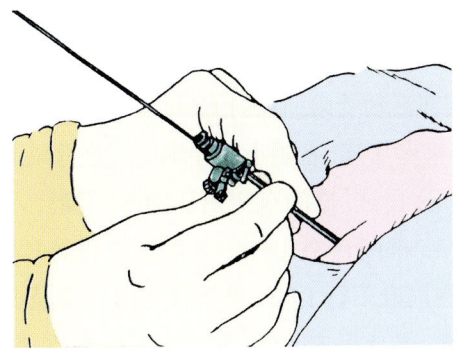

图4-3-6-1-12 导入环锯外套管，示意图

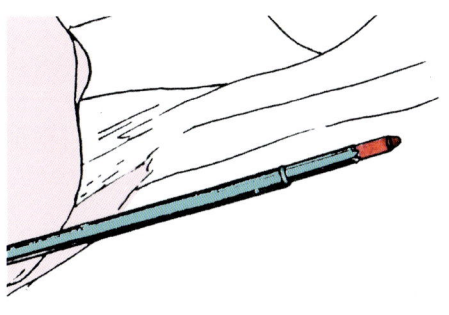

图4-3-6-1-15 锯取纤维环及部分髓核示意图

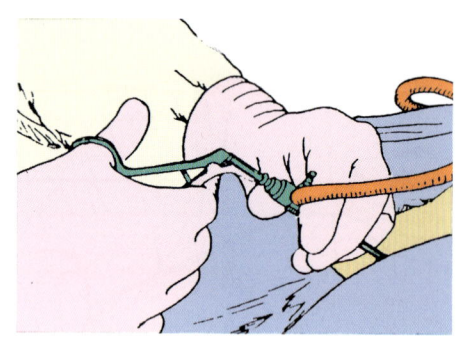

图4-3-6-1-16　插入髓核钳，示意图

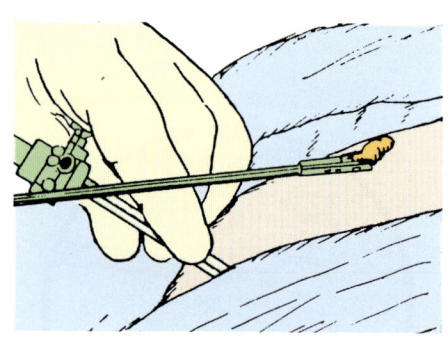

图4-3-6-1-17　摘除髓核，示意图

四、操作注意事项

同经皮颈椎间盘髓核成形术。

五、术后处理

1. 卧床休息1~2天，3~5天出院，可根据患者情况而定；
2. 使用抗生素3天以预防感染；
3. 明显腰痛者予以止痛药或低频理疗治疗；
4. 术后3个月内应避免承重和进行剧烈运动，如弯腰、侧弯、旋转，半年内加强腰部的适应性康复计划，避免重体力劳动和腰部的过度活动。

六、并发症防治

(一) 神经根损伤

神经根直接和汽化棒接触可能造成神经受损。若患者突感剧烈疼痛或放电样麻木，应立即停止消融，检查位置是否正确后继续操作。术前精确定位，术中缓慢穿刺，消融凝固过程中严密监视是预防这类并发症的有效措施。如有损伤，术后给予营养神经治疗。

(二) 椎体终板损伤

一般不会引起严重后果，多由穿刺位置不当引起。在椎间隙穿刺针宜从上、下椎板间置入椎间盘且应平行于椎间盘轴避免损伤上下终板。

(三) 椎间盘炎

常由感染或化学因素引起，发生率极低。预防措施为严格执行无菌技术操作，术后常规预防用抗生素。一旦发生感染应予以制动、抗炎、止痛和肌松药治疗。必要时清除病灶，冲洗。

七、临床举例

患者，男性，67岁，因"腰痛，继之伴右下肢放射痛半年，加重1周"入院。半年前出现腰痛，后又出现右下肢放射痛，劳累、久行、久立后疼痛加重，休息缓解，1周前上述症状加重。入院查体：腰部活动受限，直腿抬高试验左70°，右15°，L_4~L_5椎旁压痛，右侧小腿外侧皮肤感觉减退。腰椎CT示L_4~L_5椎间盘突出压迫硬膜囊。入院诊断L_4~L_5椎间盘突出症。入院后完善各项检查，择期在局麻下行L_4~L_5椎间盘突出经皮经皮髓核成形术，术后卧床1天，观察3天后出院，嘱下床活动时戴腰围固定。14天后右下肢放射痛明显缓解，但仍遗留腰痛，随访MR提示椎间盘部分回纳（图4-3-6-1-18）。

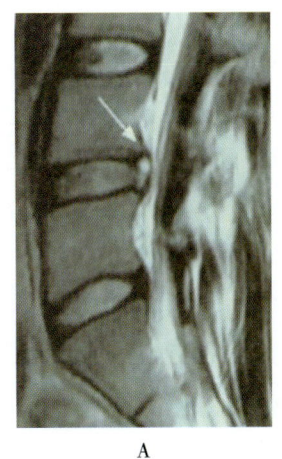
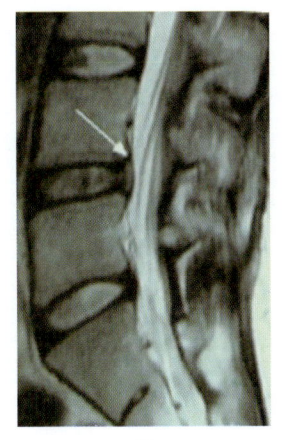

图4-3-6-1-18 临床举例（A、B）

L_4~L_5腰椎间盘突出经皮髓核成形术 A.术前示L_4~L_5椎间盘突出；B.术后6个月后椎间盘部分回纳

（王向阳 林炎）

第二节 经皮激光腰椎间盘汽化减压术

一、病例选择及器材

（一）手术适应证

需同时符合以下几项者方可施术。

1. 腰腿痛、跛行、感觉异常且腿痛重于腰痛等临床症状明显；
2. 有脊神经受压的阳性体征，如直腿抬高试验、蹞趾伸屈试验等；
3. 包容型腰椎间盘突出：单纯性膨出，纤维环完整；
4. 临床症状和体征与CT、MR等影像学诊断相一致；
5. 经保守治疗3个月无效或反复发作。

（二）手术禁忌证

1. 突出的椎间盘已钙化；
2. 纤维环破裂，髓核组织脱出或游离于椎管内；
3. 合并腰椎管狭窄；
4. 椎间盘突出导致肌力下降，足下垂或膀胱直肠等功能障碍；
5. 有精神异常或心理障碍者；
6. 有出血倾向，严重心脑血管疾病者。

（三）所需器材

同经皮激光颈椎间盘汽化减压术。

二、操作步骤

（一）体位及麻醉

1. 体位 患者俯卧或侧卧位；
2. 麻醉 2%利多卡因5ml经皮肤、皮下组织、肌筋膜直达三角工作区附近进行局部浸润麻醉。

（二）具体施术步骤

1. 检查与定位

（1）术前检查光纤 透视下定位，病变椎间隙后正中线患侧旁开8~12cm，L_5~S_1椎间盘旁开6~8cm标记穿刺进针点（图4-3-6-2-1）。

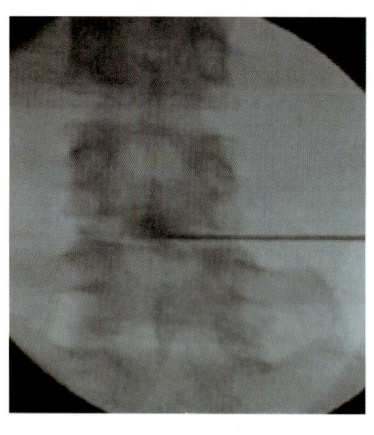 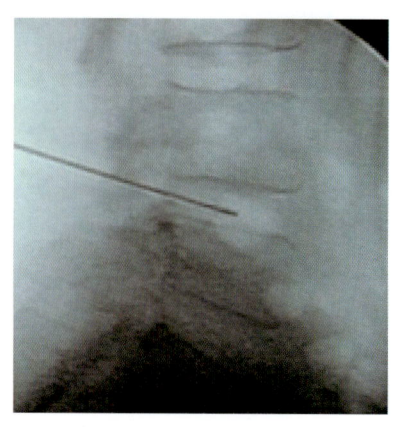

图4-3-6-2-1 透视下穿刺针的位置（A、B）

A.正位像；B.侧位像

（2）定位 用穿刺针在X线透视或CT引导下取与躯干正矢状面45°~60°进针,刺入病变椎间隙中心部,正位位于棘突附近,侧位位于椎间隙中央或中后1/3处。

2. 置入激光光纤 正侧位透证实穿刺针位置准确后,退出穿刺针芯,置入激光光纤,固定在穿刺针内。激光光导纤维经穿刺针腔置入到腰椎间盘髓核的适当位置。将光导纤维连接到激光器上,并打开和调试激光器的各参数。

3. 汽化髓核 以半导体激光器为例,将激光功率调至15W,脉冲持续时间1.0s,脉冲间隔时间2~10s。激光总能量可根据椎间盘突出的大小和变性程度控制在1200~1600J。

4. 扩大范围 汽化过程中要不断调整激光纤维的深度和角度,以便能在预设能量范围内扩大汽化腔,一般汽化腔直径1cm左右为宜,尤其要尽量使椎间盘后部的髓核汽化（图4-3-6-2-2）。

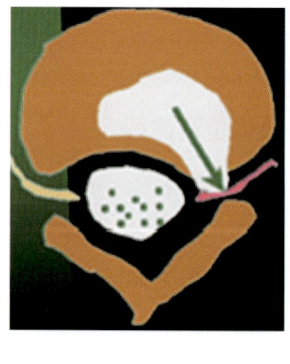 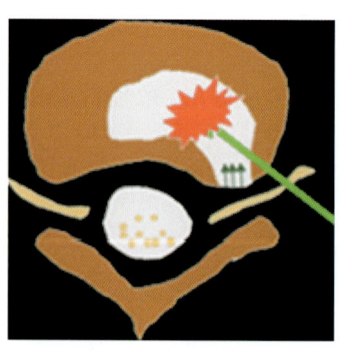

图4-3-6-2-2 激光汽化前后模型图（A、B）

A.汽化前椎间盘突出压迫神经根；B.汽化后椎间盘减压,神经根压迫减轻

5. 包敷局部 达到治疗能量后退出光纤和穿刺针，包敷穿刺口。

(三) 操作注意事项

同经皮激光颈椎间盘汽化减压术

三、术后处理

1. 卧床休息 1~2 天，3~5 天出院，可根据患者具体情况确定；
2. 使用抗生素 3 天以预防感染；
3. 明显腰痛者予以止痛药或低频理疗治疗；
4. 如有神经根症状，可静脉滴注七叶皂苷钠，共 3~5 天；
5. 半年内加强腰部的适应性康复训练，正确进行腰部动作，避免重体力劳动和腰部的过度活动。

四、并发症防治

(一) 术中腰部胀痛

术中腰痛发生率约为 56.9%，经抽吸减压后缓解，考虑为激光汽化产生的气体增加髓核压力所致，及时抽吸减压即可。术中抽吸能有效避免或减轻气体对椎间盘周围组织的损伤作用，其机制可能是由于负压的作用，术中 PLDD 汽化所产生的炽热气体能及时引流体外，减少热量在体内的聚集，更重要的是避免炽热气体向椎间盘周围潜在间隙中的弥散，有效防止热损伤的发生，同时也防止了蛋白质中的硫、氮等成分在汽化过程中产生的氧化产物给组织带来的可能损伤反应。

(二) 术后腰背痛

大约有 60% 的患者治疗后可出现腰背痛，多数程度较轻。其原因可能与热损伤引起椎间盘组织肿胀和水肿（即反应性椎间盘炎）有关，或与椎间盘内残留气体或穿刺创伤有关。一般不需特殊处理，数天后自行缓解。个别无菌性椎间盘炎引起的较剧烈的腰背痛，使用抗生素和止痛治疗后可消退。

(三) 腰部肿胀

常为反复穿刺损伤或出血所致。腰神经根周围的腰动脉脊支、腰升静脉和腰旁静脉丛结构是穿刺中易发生出血的解剖基础。因此要警惕对腰部血管的损伤，穿刺时尽量避开腰神经及周围血管结构。烧灼完毕，拔针前用力抽吸并在负压情况下拔穿刺针出椎间盘后，不需继续负压抽吸，以减少出血。

(四) 神经根损伤和交感神经反射消失

穿刺和激光的热损伤都可能造成神经根或交感神经的功能障碍，虽然发生率低，但有个别患者的神经损害是不易恢复的，应引起高度的重视。术前精确定位，术中缓慢穿刺，汽化过程中严密监视是预防这类并发症的有效措施。

(五) 椎间盘炎

PLDD 为高温环境，椎间盘突发生率极小。预防包括术中注意无菌操作，术前和术后抗生素预防感染。一旦发生，应绝对卧床休息，并予以止痛药、肌松药和大剂量抗生素，必要时清除病灶，冲洗。

五、临床举例

患者，女，50岁，因"腰痛 6 年，左下肢疼痛伴麻木半年"入院。6 年前因劳累后感腰痛，成进行性加重，休息及外敷膏药后症状有所缓解，时轻时重。近半年来又感左下肢疼痛伴麻木、咳嗽、打喷嚏时左下肢有传电般的放射性疼。曾在外院行推拿及激素注射治疗效果差。查体一般情况尚可，L_4~L_5 左侧椎旁压痛明显，直腿抬高试验左侧 35°、右侧 80°，双侧膝反射及跟腱反射均正常，左侧小腿外侧皮肤感觉减退，双下肢病理反射未引出。腰椎 CT 示 L_4~L_5 腰椎间盘突出并压迫左侧神经根。入院诊断 L_4~L_5 椎间盘突出症。入院后完善各项检查,择期在局麻下行 L_4~L_5 椎间盘突出经皮激光椎间盘汽化减压术,术后卧床 1 天,观察 3 天后出院,嘱下床活动时戴腰围固定。14 天后随访左下肢麻木症状消失,留有轻微疼痛感(图 4-3-6-2-3)。

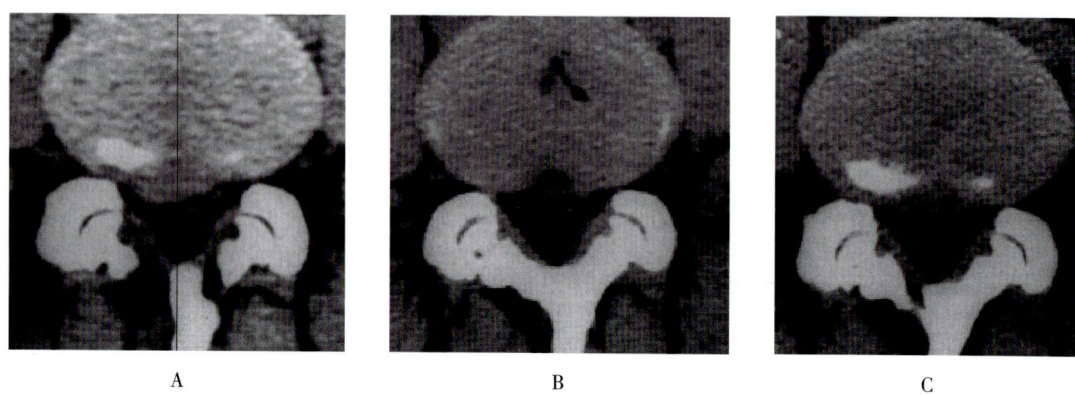

图 4-3-6-2-3 L_4~L_5 腰椎间盘突出症经皮激光椎间盘汽化减压术(A~C)

(王向阳 黄其衫)

参 考 文 献

1. 池永龙. 脊柱微创外科学. 北京:人民军医出版社,2006
2. An-Li Yang, Liang Liu, Meng-Wei Yao, etal. Clinical value on therapy OF lumbar disc herniation by plasma radiofrenquency ablation combined with ozone. SICOT Shanghai Congress 2007
3. Hong-Jian Liu, Yi-Sheng Wang. Ultrastructure evaluation of vertebral bodies after percutaneous vertebroplasty with three different filling materials: an experimental study on osteoporotic goats. SICOT Shanghai Congress 2007
4. Jian Wang, Yue Zhou, Tong-Wei Chu, et al.Comparison between microendoscopic surgery and open surgery for far lateral lumbar disc herniation. SICOT Shanghai Congress 2007
5. Jian Wang, Yue Zhou, Tong-Wei Chu, etal. The cognition of the learning curve for microendoscopic discectomy(Med). SICOT Shanghai Congress 2007
6. Joh JY, Choi G, Kong BJ, Park H.Comparative study of neck pain in relation to increase of cervical epidural pressure during percutaneous endoscopic lumbar discectomy.Spine (Phila Pa 1976). 2009 Sep 1; 34(19):2033-8.
7. Kai-Wu Lu, Dong-Bin Qu, Shu-Fang Zhang,etal. Treatment of extreme-lateral lumbar disc herniation by selective discectomy under percutaneous endoscope. SICOT Shanghai Congress 2007
8. Li-Jun Li, Wei Zhou, Qing-You Lu, etal.The early report of Minimally invasive transforaminal lumbar interbody fusion (TLIF) in treatment of lumbar diseases. SICOT Shanghai Congress 2007
9. Li-Xue Yang, Xiao-Qun Li, Zhi-Ping Sun,etal.treatment with radiofrequency hot congeal target puncture for lumbar intervertebral disc herniation. SICOT Shanghai Congress 2007
10. Manchikanti L, Derby R, Benyamin RM A systematic review of mechanical lumbar disc decompression with nucleoplasty. Pain Physician. 2009 May-Jun; 12(3):561-72.
11. Min Wang, Yue Zhou, Jian Wang,etal.Clinical experience and results with lumber med procedure: a follow-up study of 5 years. SICOT Shanghai Congress 2007
12. Oppenheimer JH, DeCastro I, McDonnell DE.Minimally invasive spine technology and minimally invasive spine surgery: a historical review.Neurosurg Focus. 2009 Sep; 27(3):E9.

13. Puentedura EJ, Brooksby CL, Wallmann HW, Landers MR.Rehabilitation following lumbosacral percutaneous nucleoplasty: a case report.J Orthop Sports Phys Ther. 2010 Apr; 40（4）: 214-24.
14. Shao-Keh Hsu.Percutaneous endoscopic lumbar spine surgery（surgical technique and outcome in 480 cases）. SICOT Shanghai Congress 2007
15. Singh V, Benyamin RM, Datta S.Systematic review of percutaneous lumbar mechanical disc decompression utilizing Dekompressor.Pain Physician. 2009 May-Jun;12（3）: 589-99.
16. Singh V, Manchikanti L, Benyamin RM. Percutaneous lumbar laser disc decompression : a systematic review of current evidence, Pain Physician. 2009 May-Jun; 12（3）: 573-88.
17. Wang J, Zhou Y, Li C, Zhang Z, Zhang N. [Percutaneous endoscopic lumbar discectomy for treatment of chronic discogenic low back pain] Zhongguo Xiu Fu Chong Jian Wai Ke Za Zhi. 2009 Apr; 23（4）: 400-3.
18. Yue-Zhou, Jian-Wang, Tong-Wei Chu, etal.Microsurgical strategies and options for far-lateral lumbar disc herniation. SICOT Shanghai Congress 2007
19. Zhi-Ping Sun, Li-Xue Yang, Xiao-Qun Li, etal. treatment of lumbar disc herniation using radio frequency hot congeal. SICOT Shanghai Congress 2007

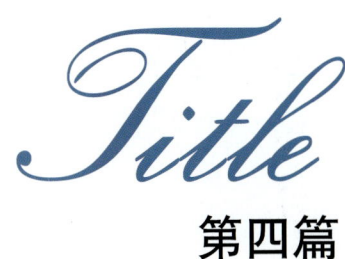

第四篇

颈胸段后纵韧带与黄韧带骨化症

第一章　颈段后纵韧带及黄韧带骨化症 /2086
   第一节　颈椎后纵韧带骨化症（OPLL）　/2086
   第二节　颈椎黄韧带骨化症　/2108

第二章　胸段后纵韧带及黄韧带骨化症 /2118
   第一节　胸椎后纵韧带骨化症　/2118
   第二节　胸椎黄韧带骨化症　/2123

第一章 颈段后纵韧带及黄韧带骨化症

第一节 颈椎后纵韧带骨化症（OPLL）

一、概述

颈椎后纵韧带骨化症（ossification posterior longitudinal ligament，缩写为 OPLL）又称颈椎后纵韧带钙化症，是指因颈椎的后纵韧带发生骨化（或钙化），从而压迫脊髓和神经根、产生手足及躯干的感觉异常、运动麻痹及膀胱直肠功能障碍等神经症状的疾患。早于 1938 年日本报告 1 例颈椎后纵韧带骨化的患者，一直未引起大家的注意。20 年后，即 1960 年，日本 Tsukimoto 又报道 1 例；此后，Suzuki（1961）、Koizum（1962）、Yokoi（1963）、Kambara（1964）等相继报导。因当时仅在日本人中发现，故被称为："日本人病"。于 1964 年由寺山等学者建议，才被正式命名为"颈椎后纵韧带骨化症"（ossification of the posterior longitudinal ligament，OPLL）。

由于病程为慢性进行性，治疗又较困难，故自 1980 年起，被日本的厚生省指定为日本的"特殊疾病"之一。目前还没有弄清骨化究竟是如何发生的，也有人认为这可能是全身各关节周围的韧带和椎体的前纵韧带骨化的表现形式之一。因为在日本人中，骨化症的发病率较高，故也有学者认为该病具有地域特殊性的见解，亦有"日本人病"之称。

近来，世界各国都有关于该病的报告，尤其是东亚国家中的发病率与发现率亦日益增多。由于其可以引起颈椎椎管的明显狭窄，并导致高位、进行性四肢瘫痪等严重后果，因此，近年来日益为临床学术所重视。在国内，于 70 年代末期已为大家所发现，80 年代初已有多篇论文报导，表明此种病患在国内亦较为多见，但欧美等国则较少发现。

二、一般特点

后纵韧带骨化通常发生在第二颈椎以下椎节，有局限于一个椎体的分节型，有累及数个椎体的连续型，也有前两者合并的混合型，以及骑跨于两个椎体的局限型。连续型与混合型的骨化清晰可见，容易诊断。而对分节型与局限型的症例，如果不是十分注意的话，就会误诊。症状有手足麻木，颈部疼痛，项背部疼痛，手足运动麻痹，膀胱、直肠障碍等，从非常轻微的症状起，到不能行走，甚至不能进食的重症患者，各式各样的都有。发病年龄一般在 40 岁以上，50~70 岁尤多。男多于女；病程一般进展缓慢，有的数年之后症状仍然轻微，但也有初起仅手足麻木，6 个月就发展成不能行走而达到严重瘫痪的程度。

三、发病率

颈椎后纵韧带骨化的发生率，视地区不同差异甚大。日本公共卫生部的一个专门机构，除对本国以外，前后曾对新加坡、菲律宾、朝鲜、美国、马来西亚、德国及中国的台湾和香港等国家和地区进行调查，显示亚洲各国（东亚）的颈椎后纵韧带骨化的发病率与日本人的发病率相似，但白人的发病率较低，仅0.16%。而在日本，后纵韧带骨化的发病率约为1.5%~2.0%之间。在中国，约在0.6%左右，不到日本人的一半。

依性别而论，男多于女，两者之比约为4∶1。发现年龄多在中年以后，以50~55岁前后居多，约占90%左右，其中少数病例可波及上胸椎，下胸椎则少见，但腰椎却较前者为多见。

四、病因学

总的看来，本病病因至今仍未明了，尽管日本厚生省组织大力多年研讨，至今仍停留在推测及学说阶段，目前主要有以下观点。

（一）椎间盘变性学说

日本学者铃木及寺山等人，认为当椎间盘变性后发生后突，椎间盘变性后后纵韧带所受应力增大，在其周围组织变性修复过程中，引起局部组织的增生、钙盐沉积而导致骨化。亦有学者如滨田等人认为连续性后纵韧带骨化的椎间盘变性程度较轻，而间断性者骨化的椎间盘变性则较重。因此，他认为连续性后纵韧带骨化系全身因素所致，与椎间盘变性无关，而间断型后纵韧带骨化则由椎间盘变性所致。

（二）全身骨质肥厚相关学说

许多学者发现，在颈椎后纵韧带骨化症的患者中，约占23.9%的病例合并有脊椎特发性弥漫性肥大性关节炎，6.8%合并黄韧带骨化，2%合并强直性脊柱炎。因此推测其与全身骨关节处肥厚性改变相关。

（三）糖代谢紊乱学说

我国有文献报道，颈椎后纵韧带骨化患者中有15.6%合并糖尿病。日本学者报道颈椎后纵韧带骨化合并糖尿病占12.4%，而糖耐量试验异常者达28.4%。糖尿病患者后纵韧带骨化的发生率也较正常人高。

（四）创伤学说

有人在临床观察中发现，在喜欢脊柱弯曲的患者易引起后纵韧带骨化，因而表明其与脊柱的动静力学的负荷有关。当颈椎活动量较大，易引起后纵韧带附着部的损伤而发生反应性骨化。尤其是当颈椎反复前屈动作时，由于反复使后纵韧带受到牵拉而引起后纵韧带损伤，并导致骨化的因素。

（五）其他学说

主要是钙代谢异常学说和遗传学说。前者有人发现在甲状旁腺机能低下和家族性血磷酸盐低下性佝偻病（familial hypophosphatemic rickets）患者中，常出现钙代谢异常及后纵韧带骨化现象，因此推测两者相关。后者主要是由于发现在后纵韧带骨化症患者的二级亲属中，本病的发生率高达30%，明显超过一般人群的发生率。

五、病理解剖特点

后纵韧带的骨化性改变后的病理解剖主要表现在以下几个方面。

（一）后纵韧带本身之病理改变

早期从正常后纵韧带到韧带完全骨化为一延续过程，但术中或尸检时所采取到的材料绝大

多数为病变后期,因此一般较定型,其特点是:

1. **后纵韧带宽而厚** 已骨化之后纵韧带显示较正常状态的后纵韧带明显为厚,且两侧均宽,以致使椎管矢状径变窄,对脊髓或神经根产生不同程度的刺激或压迫性改变,以致产生一系列症状。

2. **后纵韧带内可有异常骨化组织** 骨化为一延续过程,在跨越椎间盘水平处,此种骨化特征可出现中断,多由纤维性软骨组织所取代,但仍保持后纵韧带的延续性。

3. **骨化的后纵韧带可波及深部组织** 在后纵韧带骨化过程中,常与硬脊膜囊形成粘连,并渐而引起硬脊膜一并骨化,从而为手术疗法增加了难度及意外发生率。

(二)脊髓神经之病理改变

当增厚、变宽及骨化之后纵韧带长时间作用于脊髓,则其可因受压而变扁,或呈新月形。以致神经组织在体积减小的同时,神经组织的数量及前角细胞数量也减少,并在白质中出现脱髓鞘现象。由于脊髓对慢性压迫的耐受性较急性压迫的强。因此,颈椎后纵韧带骨化造成椎管严重狭窄及脊髓变形,可超过椎管矢状径的一半,甚至更多,但患者在临床上却无任何症状,步态亦正常。当然,发病较急者,则症状多较明显。骨化的后纵韧带也可先压迫脊髓前动脉,造成沟动脉供血不全,并引起脊髓的中央性损害,而首先出现上肢麻痹,如病变波及锥体束外侧部分时则出现下肢瘫痪症状。

(三)颈椎骨质及椎节所引起的改变

主要分为以下两种情况。

1. **后纵韧带骨化区** 在此段的颈椎节段呈现稳定状,并随着时间的推移而日益坚固。

2. **非骨化区** 骨化间断处的颈椎节段活动代偿性增强,产生节段性不稳,退行性改变发生早而明显。由于后纵韧带骨化使数节颈椎融合,当头颈部受到外力作用时(包括颈部外伤及重手法按摩),如果作用力集中于骨化区两端与非骨化区邻接的节段,容易使该椎节和颈髓受损而出现严重后果。

六、临床症状特点

(一)一般概况

颈椎后纵韧带骨化症的发生与发展一般均较缓慢,因此患者早期可不出现任何临床症状,但当骨化块增厚增宽到一定程度引起颈椎椎管狭窄或是病变进程较快及遇有外伤时,或后纵韧带骨化虽不严重但伴有发育性椎管狭窄症时,则可造成对脊髓或脊髓血管的压迫,患者多在中年以后出现症状。

(二)颈部症状

病变早期颈部可无痛渐而可逐渐出现轻度酸痛及不适,颈椎活动大多正常或轻度受限,以头颈后伸受限为明显,当被动活动超出其正常活动范围时,可引起颈痛或酸胀感。

(三)神经症状

主要是脊髓压迫症状,其特点是不同程度的、可有间歇期的、慢性进行性痉挛型四肢瘫痪,一般先从下肢开始,渐而出现上肢症状,少数病例亦可先出现上肢症状,或四肢同时发病。

1. **上肢症状** 主要是一侧或双侧手部或臂部肌力减弱,并出现麻木、无力及手部活动灵活性减退,严重者不能拿笔、持筷或捏取细小物品。握力大多减退,肌肉呈中度或轻度萎缩,尤以大小鱼际为明显,检查可发现有痛觉障碍,霍夫曼征多为阳性。

2. **下肢症状** 主要表现为双下肢无力,抬举困难,拖地而行或步态颤抖不稳,有踩棉花感。内收肌痉挛明显者,行路呈剪式步态。同时可有双下肢麻木、无力及痉挛,严重者不能自行起坐及翻身，完全瘫于床上。下肢肌张力增高，腱反射亢进或活跃，髌、踝阵挛阳性，病理反射多为阳性，可有深感觉及浅感觉减退。

3.**其他症状** 主要是尿道括约肌功能障碍，表现为排尿困难或小便失禁。排便功能亦多低下，每3~5天一次，常有便秘及腹胀。胸腹部可有束带感。并易于查出痛觉障碍平面，腹壁反射及提睾反射减弱或消失。

七、分型

脊髓及脊神经根受累的程度不一，甚至可毫无改变者。临床上一般是根据神经组织受累的程度不同而分为以下五型（图4-4-1-1-1）。

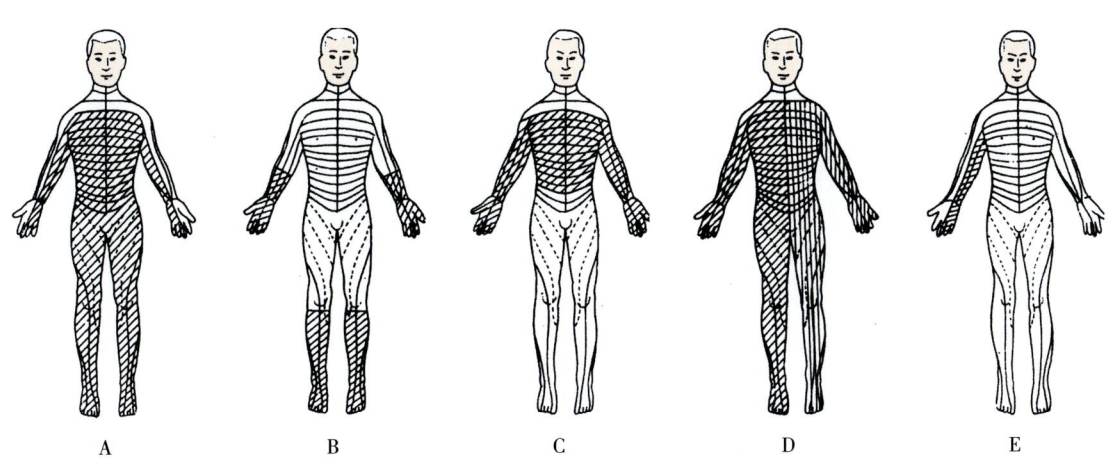

图4-4-1-1-1 脊髓受损分型示意图（A~E）
A.脊髓横断性瘫痪；B.Glove-Stocking瘫痪；C.脊髓中央管性损伤；D.Brown-Sequard瘫痪；E.根性损害

（一）脊髓横断瘫痪型

指脊髓受累水平以下运动及感觉呈横断性障碍，这是后纵韧带骨化症中常见也是较为严重之类型。其症状包括四肢麻木、运动障碍、手指精巧活动受限、步行困难及排尿失控等表现。

（二）布郎（Brown-Sequard）征

表现为一侧运动麻痹而对侧感觉障碍，此在后纵韧带骨化症中较为常见。但在临床上所遇到的典型病例较少，大多为症状互相交叉发展，并逐渐过渡到症状日益明显的典型型。

（三）袜套样麻痹型

手指趾与足趾部感觉异常（麻木、异物感），并伴有手足的运动障碍等，呈袜套状。此乃由于脊髓的外周部分受到自外向内的压迫时所致，亦是临床上常见的类型。

（四）脊髓中央管型

后纵韧带骨化症患者在受到外伤时，比普通正常人更容易引起瘫痪。其中包括脊髓中央管损伤，表现为手部严重瘫痪，而足部却几乎没有症状，或轻度运动障碍。

（五）神经根型

严格地说，该类患者在临床上很少遇到。如有颈项部疼痛或一侧上肢疼痛的话，则需考虑为神经根的损害。

八、诊断

根据上述临床神经学检查、X线平片及其他影像学所见，包括一般X线平片及断层摄影、CT

与 MR 等。

(一)单纯 X 线平片及断层摄影

颈椎的侧位片上,能见到椎体后方有异常阴影,白色棍棒状的大片骨化阴影为连续骨化型,大片散在的骨化影为混合型,诊断容易。但是细小的骨化影(如分节型、局限型等),单凭 X 线平片就会造成误诊。此时常需要作颈椎的侧方断层摄影。在断层片上,可拍摄到比椎体更浓密的白色棒状凸出物,黏附在椎体后方(图 4-4-1-1-2)。

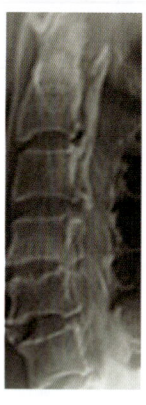

图 4-4-1-1-2　断层摄影显示骨化之后纵韧带

1. 骨化形态的分类　主要为分节型、连续型、混合型和局限型,共 4 个类型(图 4-4-1-1-3)。

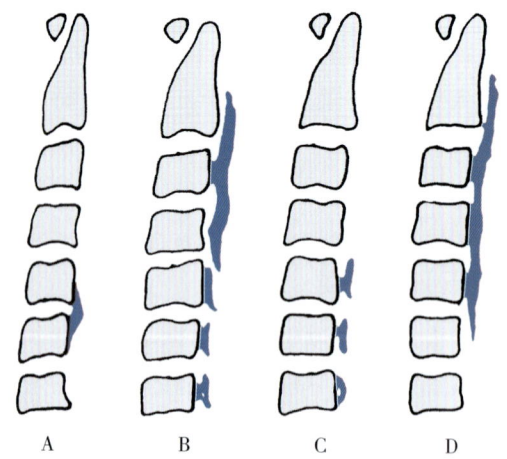

图 4-4-1-1-3　骨化后纵韧带之分型示意图(A~D)
A.局限型；B.混合型；C.分节型；D.连续型

(1)分节型　1 个或 2 个椎体后方有骨化物存在,但不连续,是早期的骨化类型,但在临床上可以表现出重度的症状与体征。

(2)连续型　自高位椎体后缘起,可见骨化物连续于几个椎体后方。与骨化阴影的大小相比,其临床症状并不十分严重(图 4-4-1-1-4)。

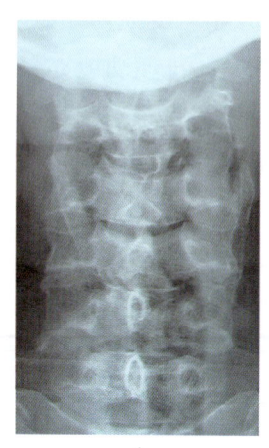 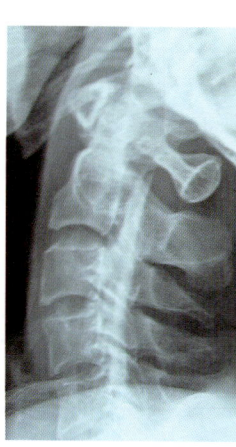

　　A　　　　　　　　B
图 4-4-1-1-4　临床举例(A、B)
连续型 OPLL 临床病例　A. X 线正位片难以确定；B. X 线侧位片可清晰显示自 C_{2-5} 连续性 OPLL 征

(3)混合型　为分节型与连续型两者的结合,其在 OPLL(后纵韧带骨化症)中最为多见,症状也大多属重度。

(4)局限型　骑跨于两个椎体后缘上方及下方,在临床症状方面大多较为严重。

2. 颈椎椎管狭窄率　取侧位 X 线平片或侧位断层片,测量并计算因椎管骨化而致的狭窄程度,如狭窄率超过 40%,则大多伴有脊髓症状(图 4-4-1-1-5)。

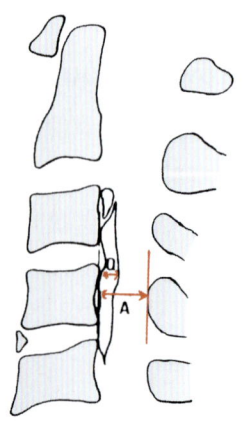

图 4-4-1-1-5　颈椎椎管狭窄率之测量
O/A×100%

(二)CT 扫描

能够获得颈椎横断面状态的CT扫描,对于诊断本症是极其有用的。大体说来,如在一个椎体的范围内分三层进行扫描摄影时,就可明显地显示出椎管内突出的骨化物(OPLL)。骨化物的形态不一,有广基型的,也有小而尖的。另外,从CT指数也可看出骨化的成熟程度;此对治疗方法的选择,尤其是手术操作程序的进行至关重要(图4-4-1-1-6)。

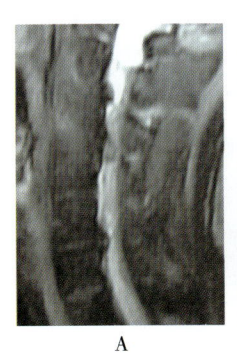 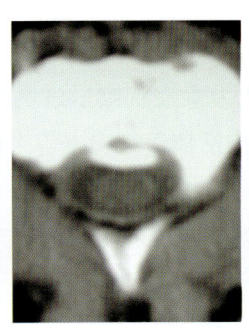 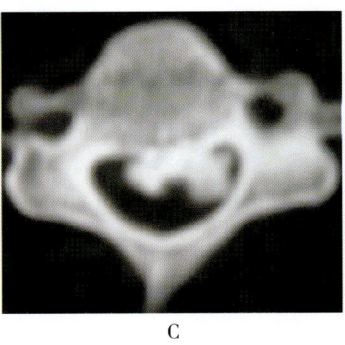 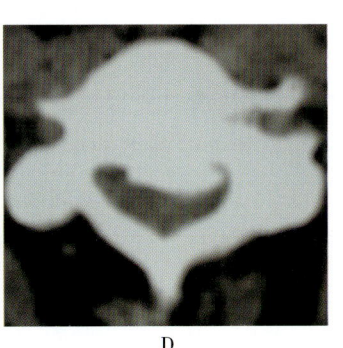

A　　　　　　　B　　　　　　　C　　　　　　　D

图4-4-1-1-6　CT所见（A~D）
CT扫描时显示骨化之后纵韧带　A.矢状位观；B~D.横切面观

(三)MR 检查

近年来,MR已普遍应用于对颈椎及颈髓的诊断,对于椎间盘病变与脊髓病变尤为重要。但对于本病来说,其特异性并不太高,因为骨化阴影在MR图像上表现为低信号,很难与其四周的硬膜外组织、正常的后纵韧带等相区别,但可以看到因为骨化部的压迫而变细的脊髓形态。此外,对于颈椎病性脊髓病变、颈椎椎间盘突出、脊髓肿瘤等的鉴别诊断也具有重要意义(图4-4-1-1-7)。

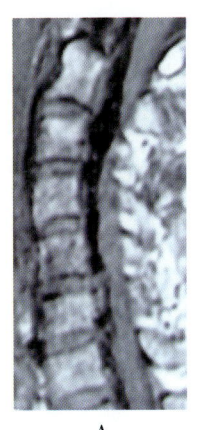 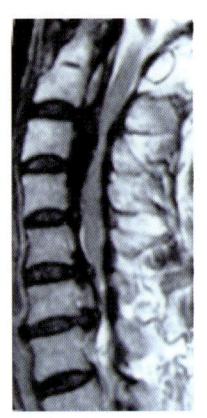

A　　　　　　B

图4-4-1-1-7　MR所见（A、B）
颈椎后纵韧带骨化MR矢状位所见
A.连续型；B.分节状（T_1、T_2加权）

(四)其他

1. 脊髓造影　在决定手术部位时常需要选用脊髓造影来加以判定。下行性造影用小脑延髓池侧方穿刺法,上行性则用腰椎穿刺法。从摄片所见的狭窄、阻塞征象等来决定手术部位。亦可同时作CT（CTM）检查,从脊髓造影的CT横断面上了解狭窄的情况。

2. 椎间盘造影　如能确定颈椎后纵韧带骨化症是其主因,并能否定椎间盘病变,就不必作椎间盘造影。但有时椎间盘突出可能是主要致病因素而又缺少MR检查技术时,则需行椎间盘造影术,以了解椎间盘变化及观察检查时有无诱发痛出现。

3. EMG检查　肌电图检查对诊断神经症状的程度与范围亦有其意义,可酌情选用。

九、鉴别诊断

颈椎的所有疾患都应是本病需要鉴别的对象,如脊髓型颈椎病、颈椎椎间盘突出症、颈髓肿瘤和脊髓变性性疾患等。

(一)脊髓型颈椎病

颈椎后纵韧带骨化症首先要与脊髓型颈椎病鉴别,两者的发病年龄也相仿,不能不予充分注意。在颈椎病病例中,于X线平片上常可见有两个以上椎间隙的狭窄,尤其是在C_4~C_5、C_5~C_6及C_6~C_7水平处更显明显。另外,下位颈椎椎管的矢状径也常不小于1.2cm。在颈椎屈、伸时,可经常见到上位椎体的后缘对于下位椎体椎弓根之间有向前及向后滑动的倾向(梯形变)。当然也应注意是否同时伴有OPLL的存在。当椎管狭窄与OPLL并存,并伴有脊髓病变时,两者之间几乎无法鉴别。从临床症状看,颈椎病的进展更为缓慢,疼痛较轻,患者的患病意识也很轻微。

(二)颈椎间盘突出症

这是由于椎间盘病变所引起脊髓与神经根症状的疾病,通常因剧烈的身体活动、急速的颈椎屈曲以及打喷嚏而诱发,也有的是由于飞机的迅速下降而发病的。好发年龄较OPLL为轻,大多在30~50岁之间。不少患者因剧烈疼痛而夜间不能入睡。如在MR图像上见到髓核突出,诊断就很容易了。

(三)颈椎肿瘤

颈髓肿瘤可见于各个年龄组,包括50~60岁者也常可发生,故对其鉴别也很重要。颈段硬膜下脊髓外肿瘤的特点是慢性进行性的双侧上下肢瘫痪,亦可伴有手部及躯干部疼痛。X线平片上可见两侧椎弓间距离增大,椎弓本身也给人一种脆弱的感觉。从CT片上看,颈髓肿瘤患者的椎弓菲薄化征也不少见。造影与MR可以明确地显示出肿瘤的形态。在60岁以上的患者中,脊髓硬膜外肿瘤大多是转移性瘤,故伴有剧烈的颈部疼痛。在X线平片与CT扫描上均显示骨质破坏。此外,在作骨核素扫描检查的同时,尚需请其他科室共同寻找肿瘤的原发灶。

(四)脊髓变性性疾病

脊髓变性的病例也可有某种程度的颈椎增生及部分OPLL存在,但其具有双侧上下肢肌力明显低下等特点,肌萎缩性侧索硬化症的早期即有此种表现。此外,脊髓变性性疾患一般没有感觉障碍,即使有感觉障碍也非常轻微,但肌肉萎缩、肌无力等症状则呈进展状。此时应辅以肌电图及肌肉活体组织检查等来确定病变的部位。

十、治疗

(一)概况

颈椎后纵韧带骨化症的治疗远较颈椎病的难度为大,且持续时间长,手术风险大,预后多欠理想。因此,在OPLL患者制订治疗方案时,需全面地加以考虑,认真对待,尤其是椎管狭窄明显、伴有颈椎病(脊髓型者为多)的分节型与混合型者,特别是决定选择手术疗法时,需对其全身状态、颈椎椎管局部的病理解剖特点及脊髓受损的程度等,全面予以判定,而后再决定治疗及手术方法的选择。现按非手术疗法及手术疗法分述于后。

(二)非手术疗法

对于颈项部疼痛、颈部活动受限等局限性症状,以及具有轻度神经症状者,例如仅双手手指麻木等病例,应选择保守治疗。保守治疗的方法包括口服药物、膏药外敷、温热理疗、支具疗法和注射药物等。口服药物常用的有止痛解痉、消炎镇痛剂和肌肉松弛剂等。此外,为了改善神经症状也可用维生素B_{12}制剂。膏药外敷可缓解局部疼痛,凡具有温热效应与清凉效应的膏药都可收效。温热法是理疗的手段之一,如石蜡疗法等,对相应的病例都很有效。支具疗法的目的是保持颈椎安静,矫正颈椎的不良位置与姿势及防止颈椎的非生理性运动。有软型与硬型两种可供选用，支具制动 2~3 个月后症状多获缓解。但是颈椎的间歇性牵引法与推拿疗法，因有引起症状加重病例的报道，不应选用。用于注射的药物有消炎止痛剂、维生素 B_{12} 制剂等常规药剂，也确有一定疗效，近来亦用于临床，显示其确有镇痛效果。此外，前列腺素制剂也被用来改善脊髓的血流，对于手足麻木者具有疗效。

（三）手术治疗基本原则

手术治疗的基本原则是解除骨化的后纵韧带对脊髓及神经根的压迫，但在具体要求与操作上一定要细心、耐心和精心，否则易造成手术疗法的失败。

（四）手术方法

手术方法有以下两种减压法，即自前方显露、刨削切除椎体，刨削切开骨化的后纵韧带，将漂浮的后纵韧带拉向前方，再于椎体刨削部植骨固定的前路法和自后方入路，切除椎板，扩大椎管以期对脊髓减压的后路法。两种方法现均较定型，现分别叙述如下。

1. 前方切骨减压、椎管扩大成形术

（1）病例选择 骨化范围（或脊髓受压的长度范围）为 3 个椎体以下，适用前路法。因为前方减压融合术适应证是骨化范围较小，最多是 4 个椎体者，在某些情况下 5 个椎体也能施行。

（2）术前准备 对重症病例，术前先对患者采取 Halo 支架或颅骨牵引。

（3）手术步骤 以脊髓造影片所示的充盈缺损处为中心，切除 2~3 个椎间盘，再用咬骨钳将椎体部分咬去，并用气磨钻磨削切除椎体的后缘。随着椎体后缘的切除，使黄白色骨化的后纵韧带逐渐显露于术野。骨化物的四周，即其与椎体相延续的部分应完全削开，以使骨化物游离。

上述操作应在显微镜下进行，为避免对脊髓的异常压迫，切勿随意牵拉骨化物，待到确认骨化物四周均已软化时即暂停操作，并让骨化物逐渐地自行向前方浮升。

对切骨之椎节可选用髂骨骨块、钛网或人工椎体及钛板等充填、撑开及固定，达到恢复椎节高度及稳定之目的。

（4）术后处理 术后 2~3 周以 CT 扫描观察，此时显示骨化物大多都向前方移动。被削除椎体处植入髂骨块者，可于术后一周左右允许在 Halo 支架支持下开始步行。症状改善的时间因病例而异。病变早期施术者可立即改善，晚期施术者则要在术后 2~3 个月方才恢复，也有因减压的刺激而引起暂时性上肢瘫痪者，大多在术后 1~2 个月恢复。

2. 后方减压法、椎管扩大成形术 即椎板切除术，或称椎管扩大术。适用于多个椎体后纵韧带骨化者，该手术由桐田开始应用，现已得到推广。椎板切除的范围为脊髓造影所见阻塞部分再加上下各一个椎体。先将诸棘突切除，再用咬骨钳咬薄椎板，然后用气钻将椎板继续磨削到硬膜也能隐约可见的菲薄程度，此时用剪刀将菲薄的椎板自正中线处切开，并向左右扩延，使硬膜囊逐渐膨隆而获得减压效果。与普通的椎板切除术相比，此种椎板切除术可以免除硬膜囊与脊髓的部分性膨隆，从而开创了一下子就将脊髓全段性减压的先例。此外，也探索了多少还保留一些椎管形态的椎管扩大术。如今已有将椎管中间敞开两侧保留的岩崎法，正中切开加植骨的黑川法，只切开单侧椎板的平林法等。这些方法各有其优缺点。我们选用较方便的岩崎法。即用咬骨钳将椎板咬薄，其正中部用气磨钻磨削到几乎穿透硬膜的程度，然后再在椎板的两侧刨掘出两条沟槽，以便翻开并扩大椎管。

在对后路切骨减压之同时或之前，可辅以椎板侧块螺钉固定并适度撑开。

（五）术后处理

术后一般卧床两周，并逐渐利用支具进行站立位及步行训练，酌情出院。

十一、手术并发症

(一)前路手术并发症

在前路法有因气管食道被拉钩长时间牵拉所致的暂时性咽喉痛。有因声门水肿而造成的呼吸困难,也会引起前面提及过的脊髓刺激症及暂时性根性障碍,甚至有单侧上肢瘫痪的病例。上述症状经观察后一般在数月中消失。手术操作上,有前路法的移植骨片位移、滑脱及植骨片插入过深等问题。植骨片滑动多因骨块过大所致,因而需留心将大小合适的骨块插至恰当的位置。如骨片移动度过大,有必要再重新手术,放妥骨块。手术后 2~3 天起症状渐渐恶化,甚至造成四肢瘫痪者,应用 X 线平片、CT 等手段确认骨块的位置。如按放过深,应从前方再次手术纠正,如骨块位置正好而瘫痪情况严重,则可从后方行椎板减压术。总之,千万不能错过再手术的最佳时机。手术操作的又一问题是损伤了骨化物旁的硬膜并造成脑脊液漏出,虽可用纤维蛋白予以修补,但仍会产生脑脊液瘘,此时不应放置引流过久,应拔去引流条,并对局部皮肤外方加压,一般均能自愈。

(二)后路并发症

后入路手术操作的并发症主要是在行椎板减压时,如果损伤侧方的硬膜,也可引起脑脊液瘘。采用纤维蛋白糊进行修补一般均能愈合。如硬膜再次损伤则只能用人工硬膜片修补,此时务必注意防止感染。

十二、疗效及预后

根据不同的病例,分别进行了前路和后路法手术,效果均属良好,尤其是起病后发展迅速及病程较短者,以及年纪较轻病例,而老年患者及外伤后致病者则疗效较差。这可能是由于老年病例中不少是多次发作,病情不断恶化,以致脊髓病变已成不可逆改变者。而外伤性病例,主要是因为受骨化物压迫,已处于病理状态的脊髓,如再受外伤势必容易招致不可逆变化。此外,尚有其他问题,包括后路有行多节段椎板切除术后不稳定的问题,以及前路减压术椎管长度受限制的问题等。因此,欲获得良好的疗效,应对具有脊髓症状者尽早施术。

十三、临床举例

[例1]图 4-4-1-1-8 男性,43 岁,严重型后纵韧带骨化症、伴不全性瘫痪,前后路施以减压及内固定术(A~F)。

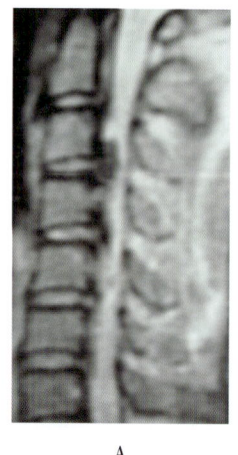

A

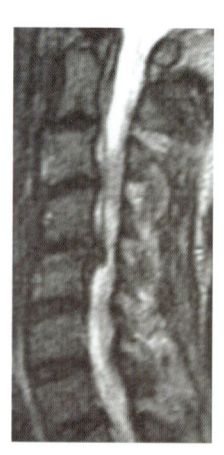

B

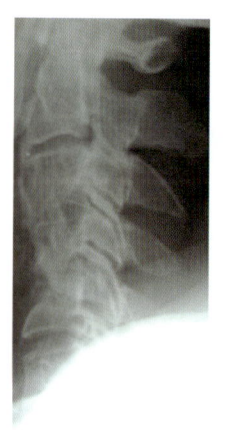

C

D　　　　E　　　　F

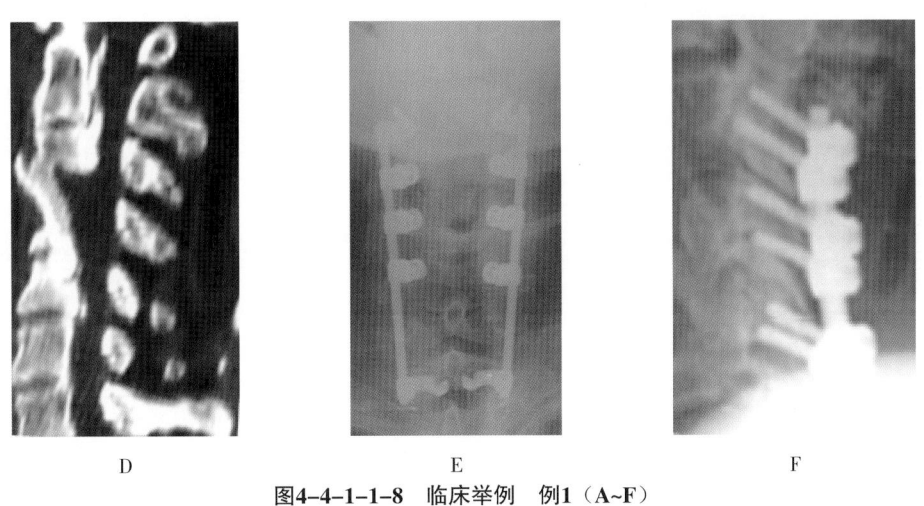

图4-4-1-1-8　临床举例　例1（A~F）

A.B. 术前MR矢状位观，T_1、T_2加权；C. 颈前路切骨减压术后X线侧位片；D. 同前，CT扫描矢状位观；E.F. 又行颈后路C_3~T_1椎板切除、减压+侧块螺钉固定术，术后正侧位X线片；术后症状明显改善

［例 2］图 4-4-1-1-9　男性，60 岁，颈椎 OPLL（$C_{3\sim6}$ 节段），行前路切骨减压术（A~Q）。

A　　　　B　　　　C

D　　　　E　　　　F

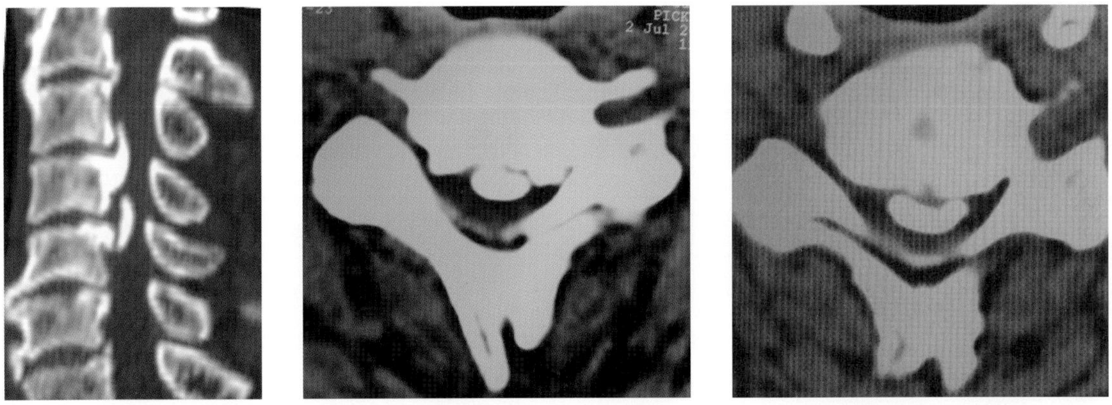

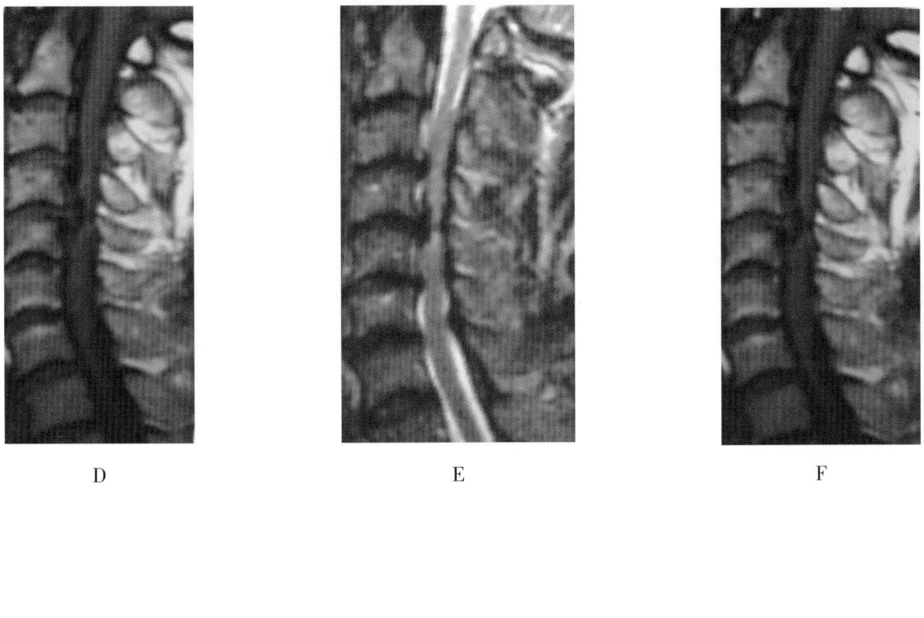

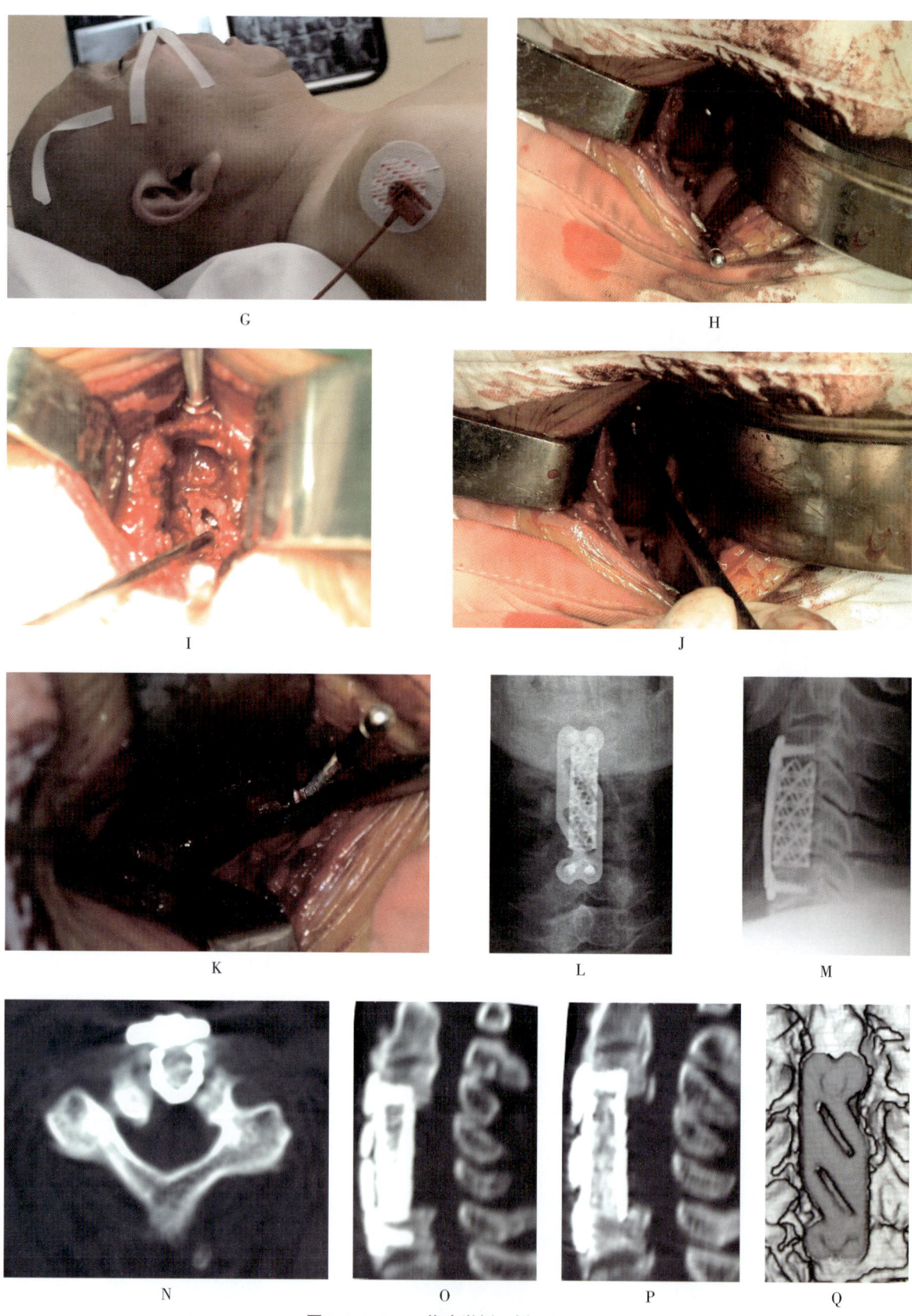

图4-4-1-1-9 临床举例 例2（A~Q）

A. 术前CT扫描矢状位观；B.C. 同前，水平位观；D~F. 术前MR矢状位观；G. 手术体位；H~K. 术中，左前横切口；L.M. 前路切骨减压+钛网、植骨及钛板螺钉内固定术后正侧位X线片；N. 术后CT水平位观；O.P. 同前，矢状位观；Q. CT重建

[例3]图4-4-1-1-10 男性,51岁,后纵韧带骨化(OPLL)(A~I)。

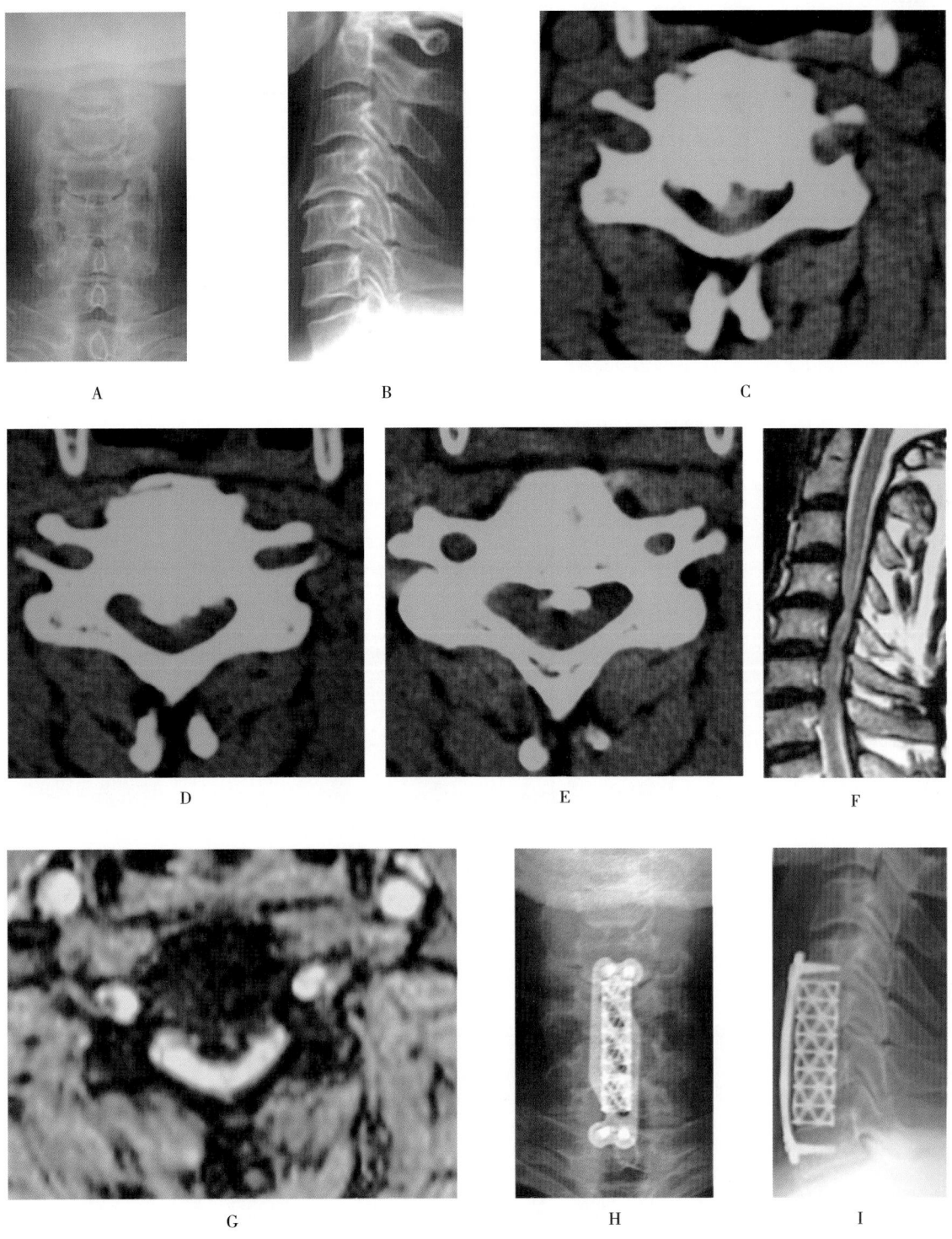

图4-4-1-1-10 临床举例 例3（A~I）
A.B. 术前X线；C.D.E. 术前CT横断面；F.G. 术前MR矢状位及水平位；
H.I. 颈前路切骨减压（C_5~C_6椎体次全切除）+钛网植骨+钛板螺钉固定术后正侧位X线片

[例4]图4-4-1-1-11　男性,45岁,经椎间隙减压治疗局限型后纵韧带骨化症(A~E)。

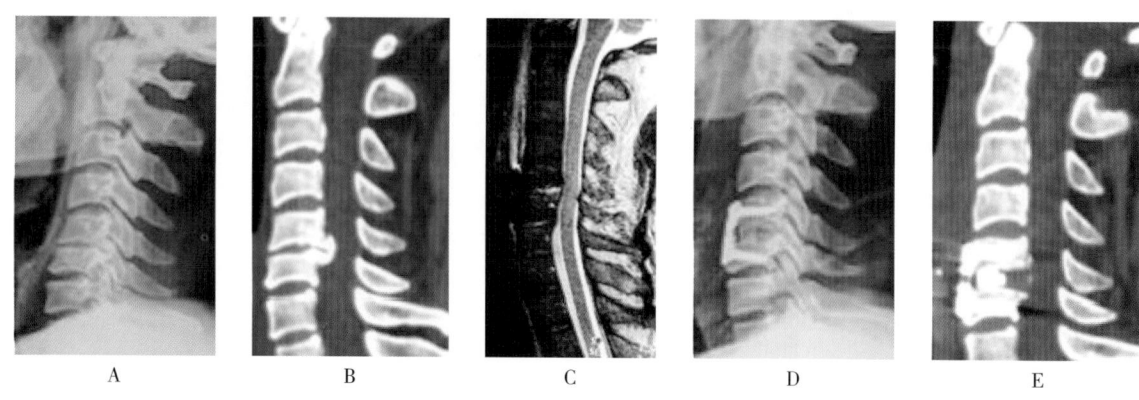

图4-4-1-1-11　临床举例　例4(A~E)
A.术前侧位X线片；B.C.术前CT及MR矢状位,显示C_5~C_6后缘骨化灶；
D.前路骨化灶切除+椎体钛板螺钉撑开固定后X线侧位片；E.CT扫描显示骨化灶已切除

[例5]图4-4-1-1-12　男性,46岁,经椎间隙前路减压治疗早期后纵韧带骨化症(A~E)。

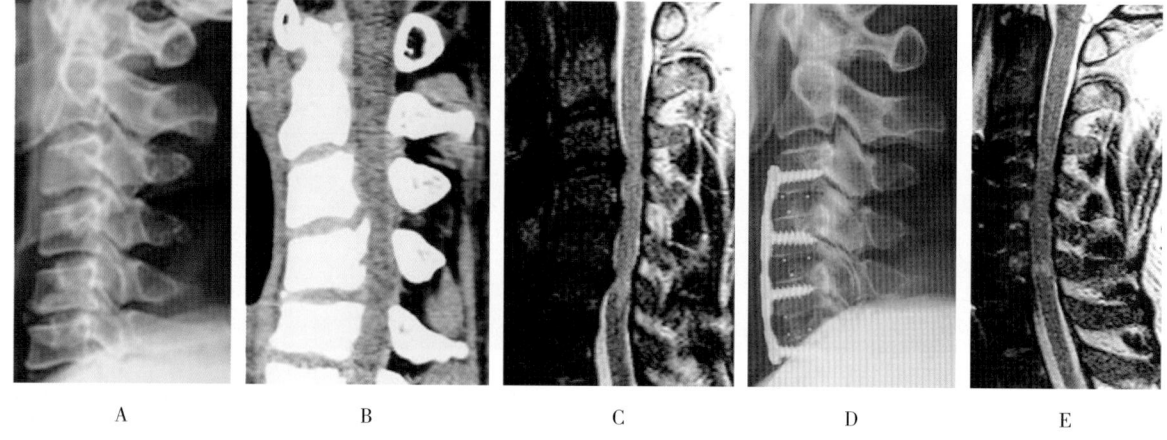

图4-4-1-1-12　临床举例　例5(A~E)
A.术前侧位X线片；B.C.术前CT及MR矢状位,显示$C_{3~6}$多节段OPLL,硬膜囊受压明显；
D.前路切除OPLL+Cage植入+钛板固定后X线侧位片；E.术后MR矢状位显示切骨减压满意

[例6]图4-4-1-1-13　男性,71岁,行前路减压治疗严重后纵韧带骨化症(A~G)。

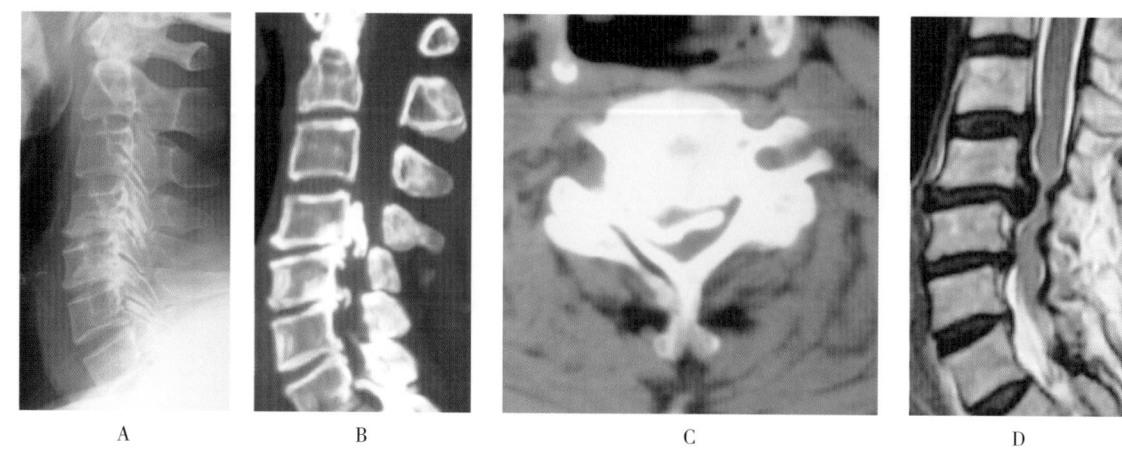

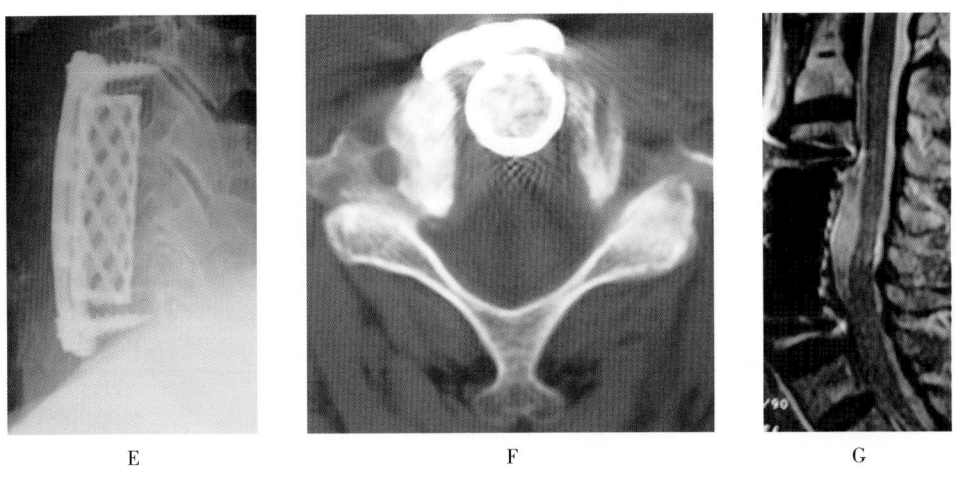

图4-4-1-1-13　临床举例　例6（A~G）

A. 术前侧位X线片；B.C. 术前CT矢状位及水平位显示C_4~C_5椎体后缘骨化明显；D. MR矢状位见硬膜囊严重受挤压，脊髓已有液化灶；E. 前路切骨减压+钛网（植骨）+钛板撑开固定术后X线侧位片；F. 术后CT水平位见切骨减压彻底；G. MR矢状位，显示硬膜囊前方已恢复原状

[例7] 图4-4-1-1-14　男性，60岁，以前路减压治疗严重后纵韧带骨化症（A~F）。

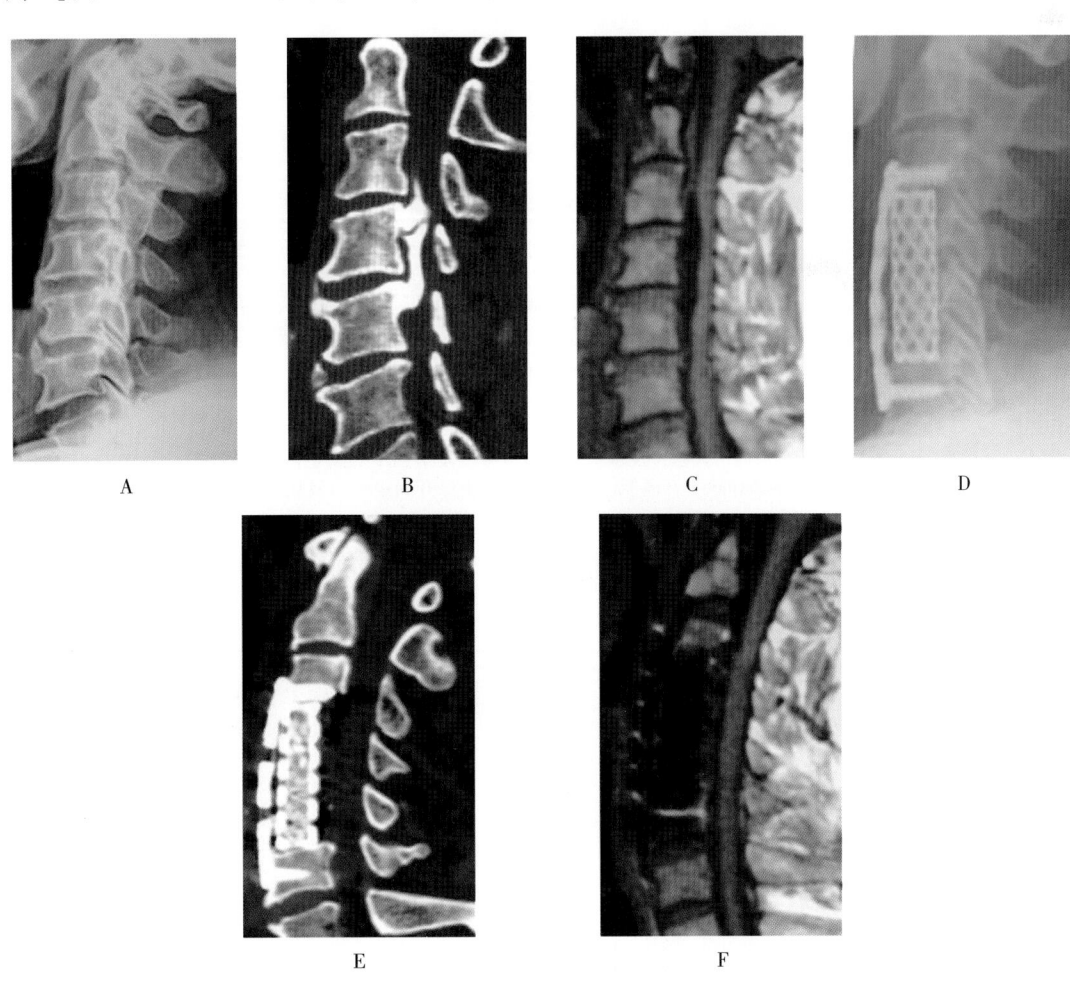

图4-4-1-1-14　临床举例　例7（A~F）

A. 术前X线侧位片；B.C. 术前CT及MR矢状位显示C_3下方至C_5上缘OPLL及骨刺致硬膜囊受压明显；
D. 颈前路切骨减压+钛网+植骨+钛板撑开固定术后X线侧位片；E.F. 术后CT及MR显示椎管已恢复原状

[例8]图4-4-1-1-15　女性,49岁,已行前路减压治疗连续型严重后纵韧带骨化症(连续型)(A~F)。

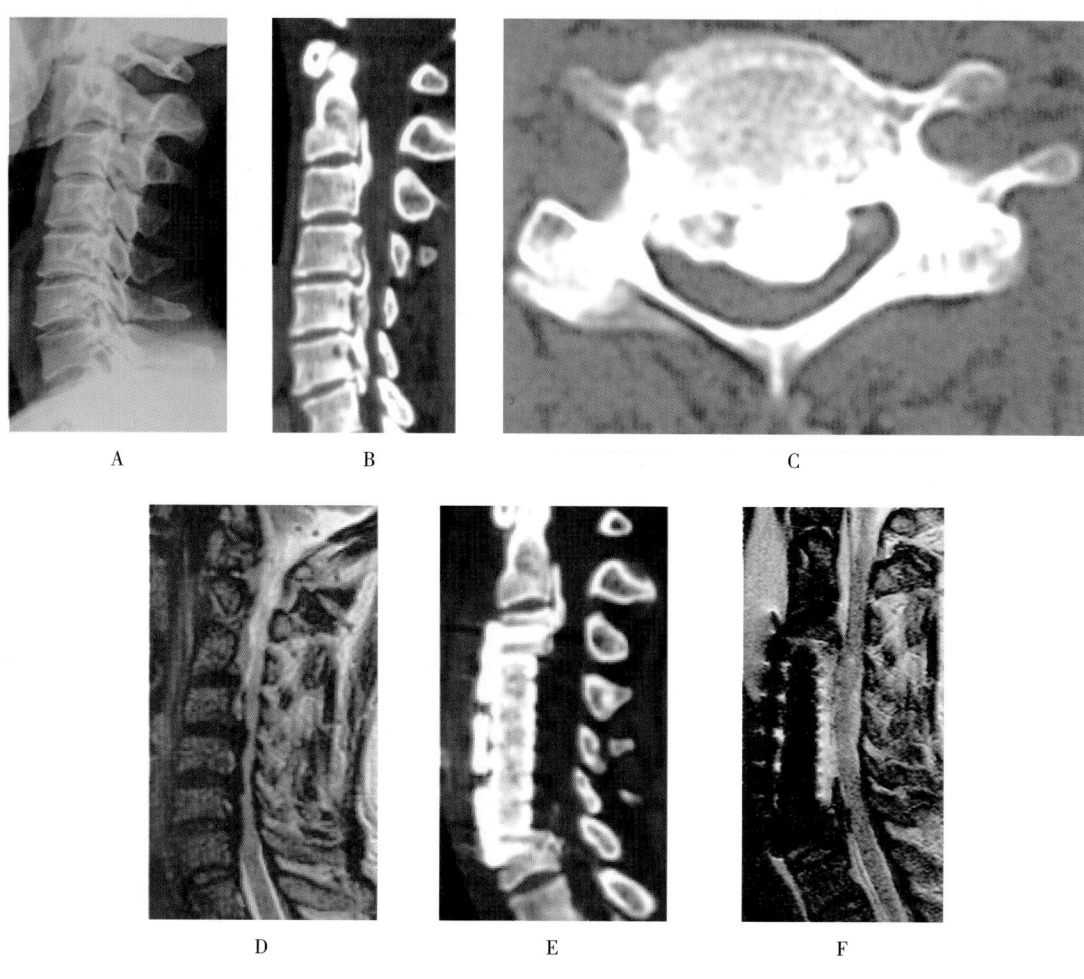

图4-4-1-1-15　临床举例　例8（A~F）
A. 术前侧位X线片；B.C. 术前CT扫描，矢状位及水平位，显示多节段OPLL，椎管已减少1/2左右；D. MR矢状位观；
E.F. 行前路$C_{4~6}$多节段椎体切除（开槽）+钛网+植骨+钛板撑开固定，CT及MR矢状位显示减压满意

[例9]图4-4-1-1-16　女性,52岁,行前路减压治疗混合型严重后纵韧带骨化合并硬膜囊骨化症(A~H)。

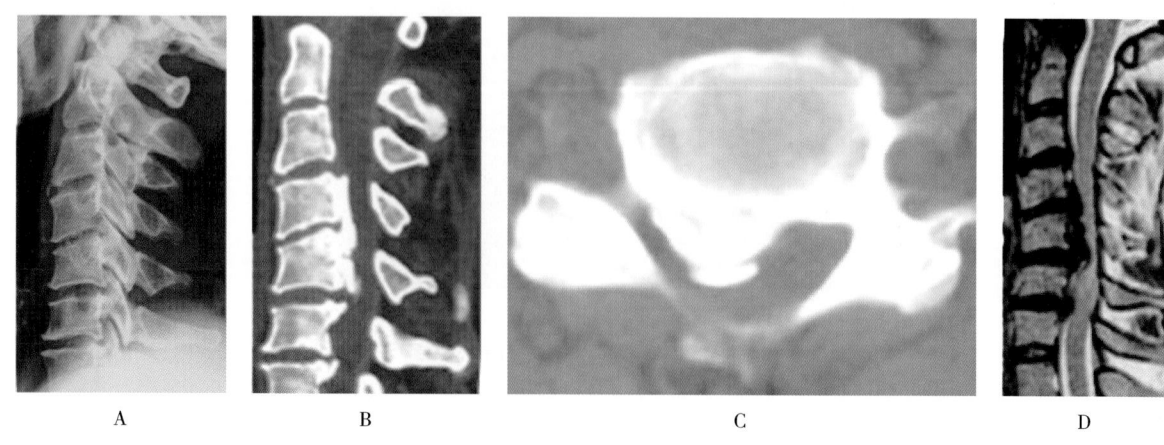

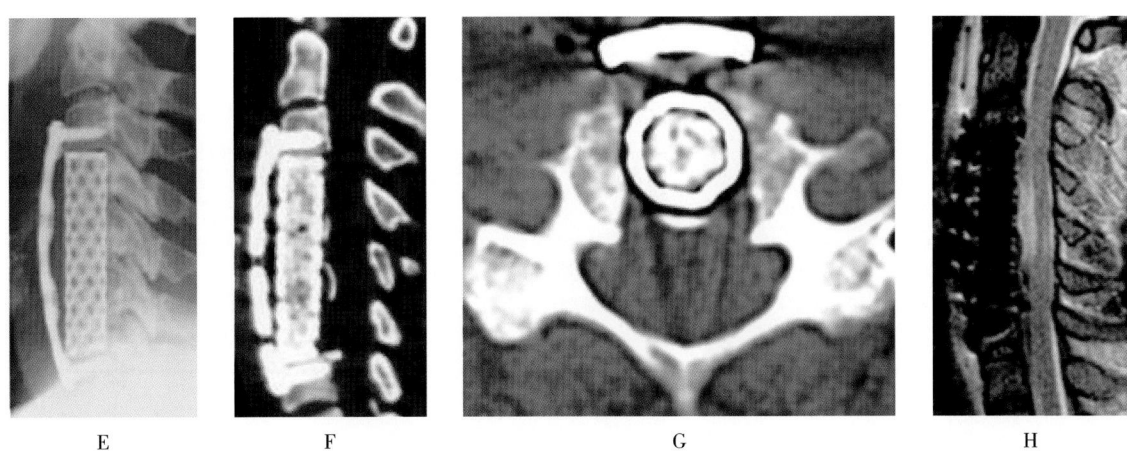

图4-4-1-1-16 临床举例 例9（A~H）
A. 术前X线侧位片；B.C. 术前CT扫描，矢状位及水平位显示骨化范围及程度；D. 术前MR矢状位观；
E. $C_{4~6}$椎体次全切除+钛网+植骨+钛板撑开固定后X线侧位片观；F~H. 术后CT及MR复查显示减压效果满意

［例10］图 4-4-1-1-17　男性，51岁，初次手术为后路椎管成形术（单开门术），第二次行颈前路减压术（A~E）。

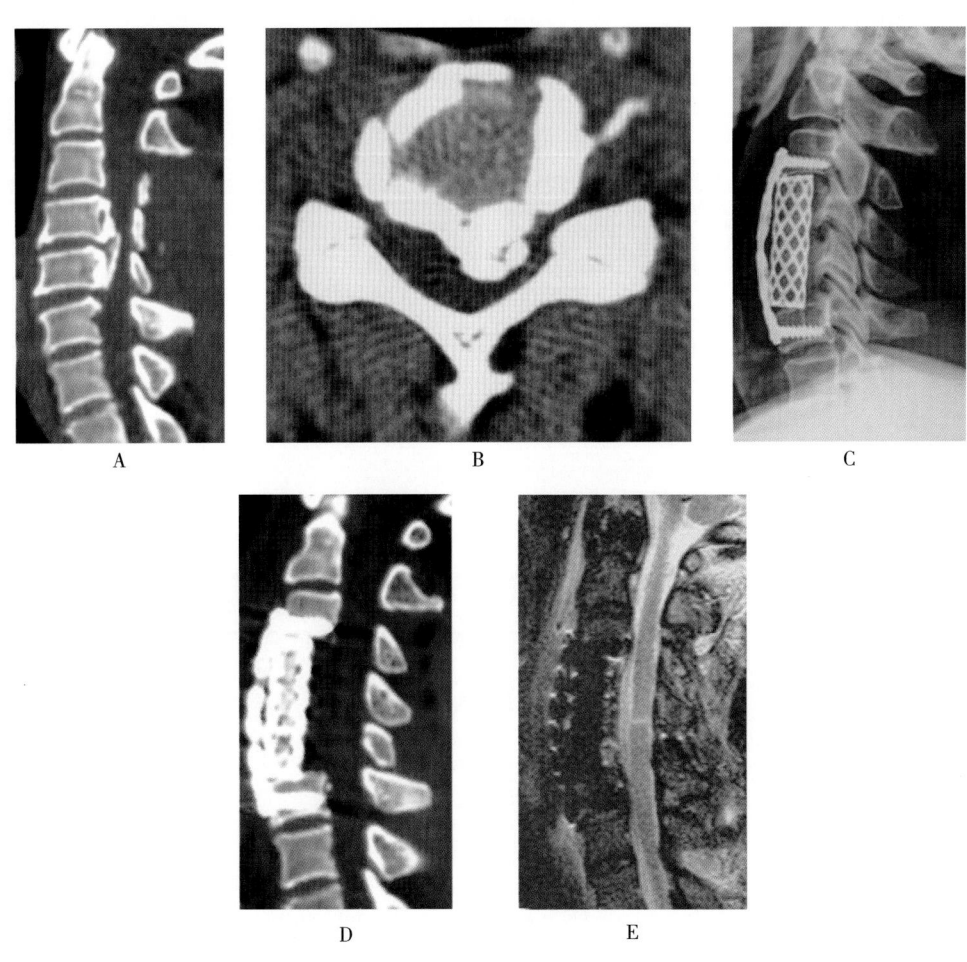

图4-4-1-1-17 临床举例 例10（A~E）
A.B. 术前矢状位及水平位CT扫描所见；C. 行前路C_4~C_5椎体次全切除减压+钛网+植骨+钛板撑开固定术后X线侧位片；
D.E. 术后CT及MR矢状位观，显示减压满意

［例 11］图 4-4-1-1-18　OPLL 后路减压 + 内固定术（A~G）。

A　B　C　D

E　F　G

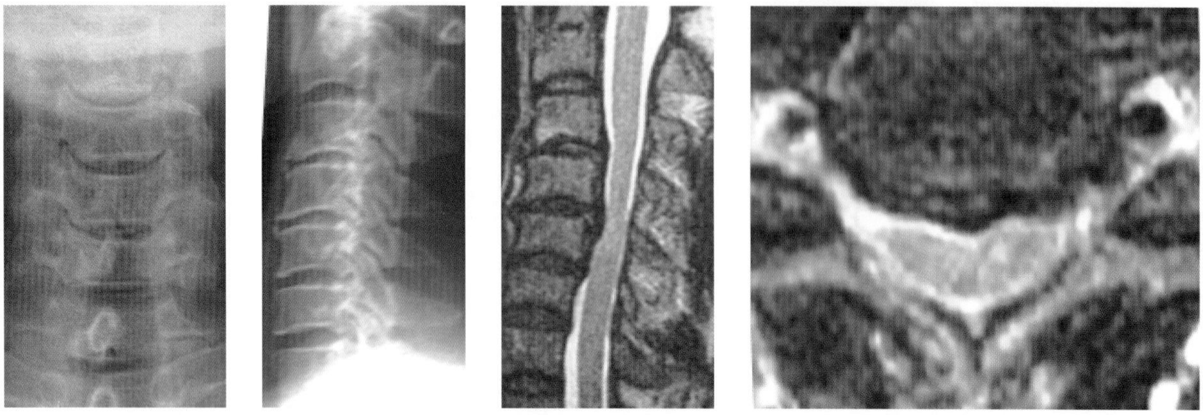

图4-4-1-1-18　临床举例　例11（A~G）

A.B. 术前正侧位X线片；C.D. MR矢状位及横断面所见；E.术前CT横断面观；
F.G. $C_{3\sim6}$后路椎板切除减压+侧块螺钉固定，术后正侧位X线所见

［例 12］图 4-4-1-1-19　OPLL 后路减压 + 内固定术（A~G）。

A　B　C　D

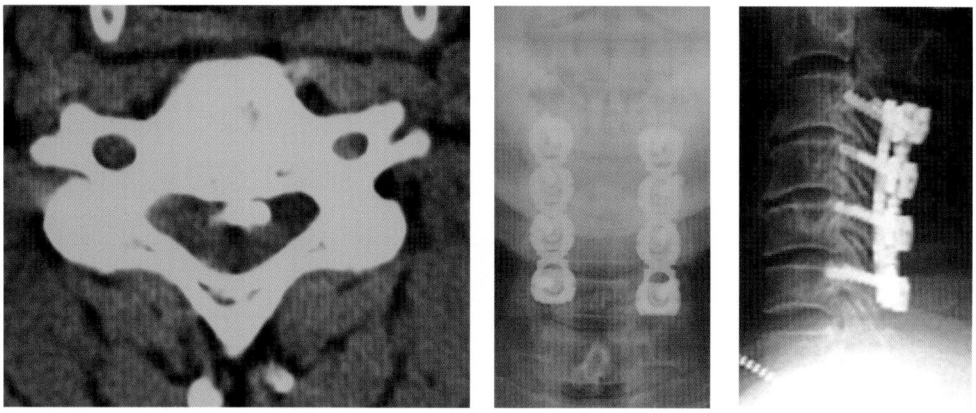

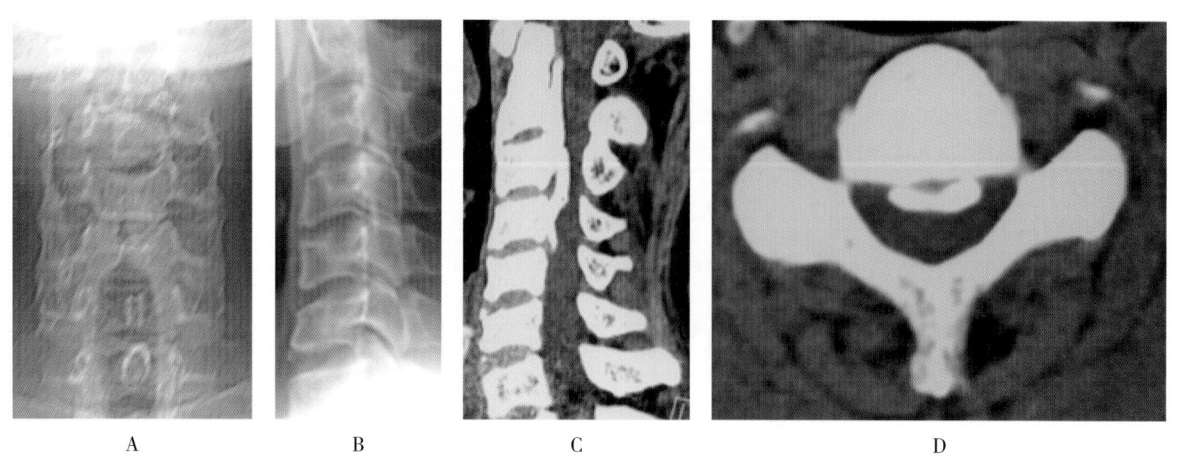

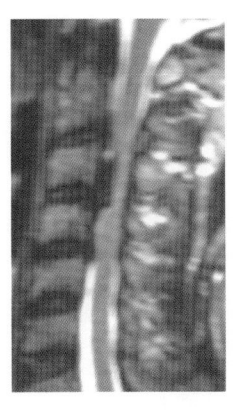 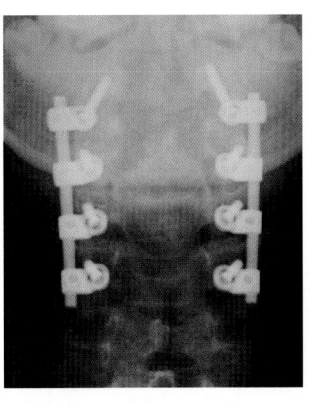 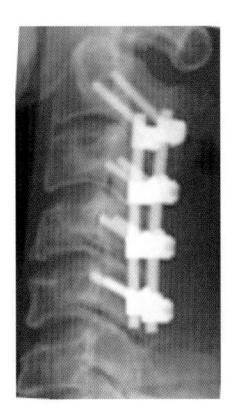

E　　　　　　　　　F　　　　　　　　　G

图4-4-1-1-19　临床举例　例12（A~G）
A.B. 术前正侧位X线片；C.D. 术前CT扫描矢状位及横切面观；E. 术前MR矢状位观；
F.G. 颈后路椎板切除减压+侧块螺钉内固定术后正侧位X线片

［例13］图4-4-1-1-20　女性，68岁，OPLL后路减压＋内固定术（A~F）。

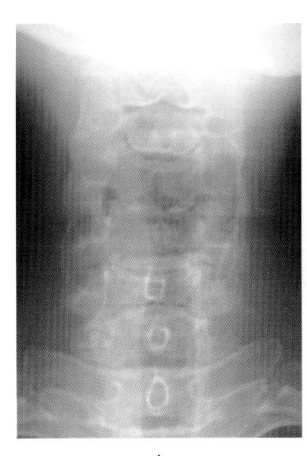 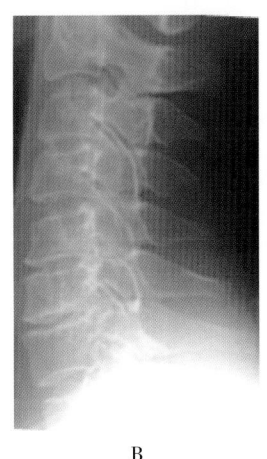 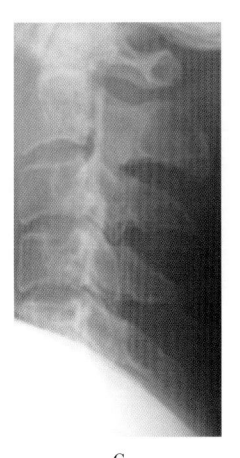

A　　　　　　　　　B　　　　　　　　　C

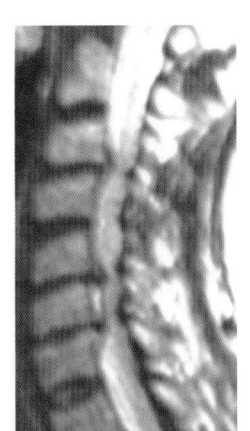 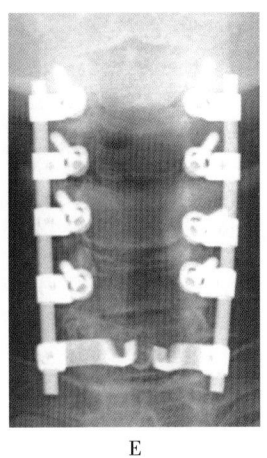 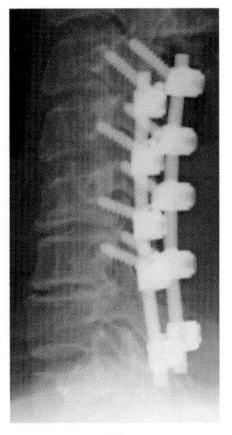

D　　　　　　　　　E　　　　　　　　　F

图4-4-1-1-20　临床举例　例13（A~F）
A.B. 术前正侧位X线片；C. 术前X线断层片；D. 术前MR矢状位；
E.F. 颈后路$C_{3\sim7}$椎板切除减压+侧块螺钉内固定术后正侧位X线片

[例14]图4-4-1-1-21　男性,43岁,多发性OPLL(A~G)。

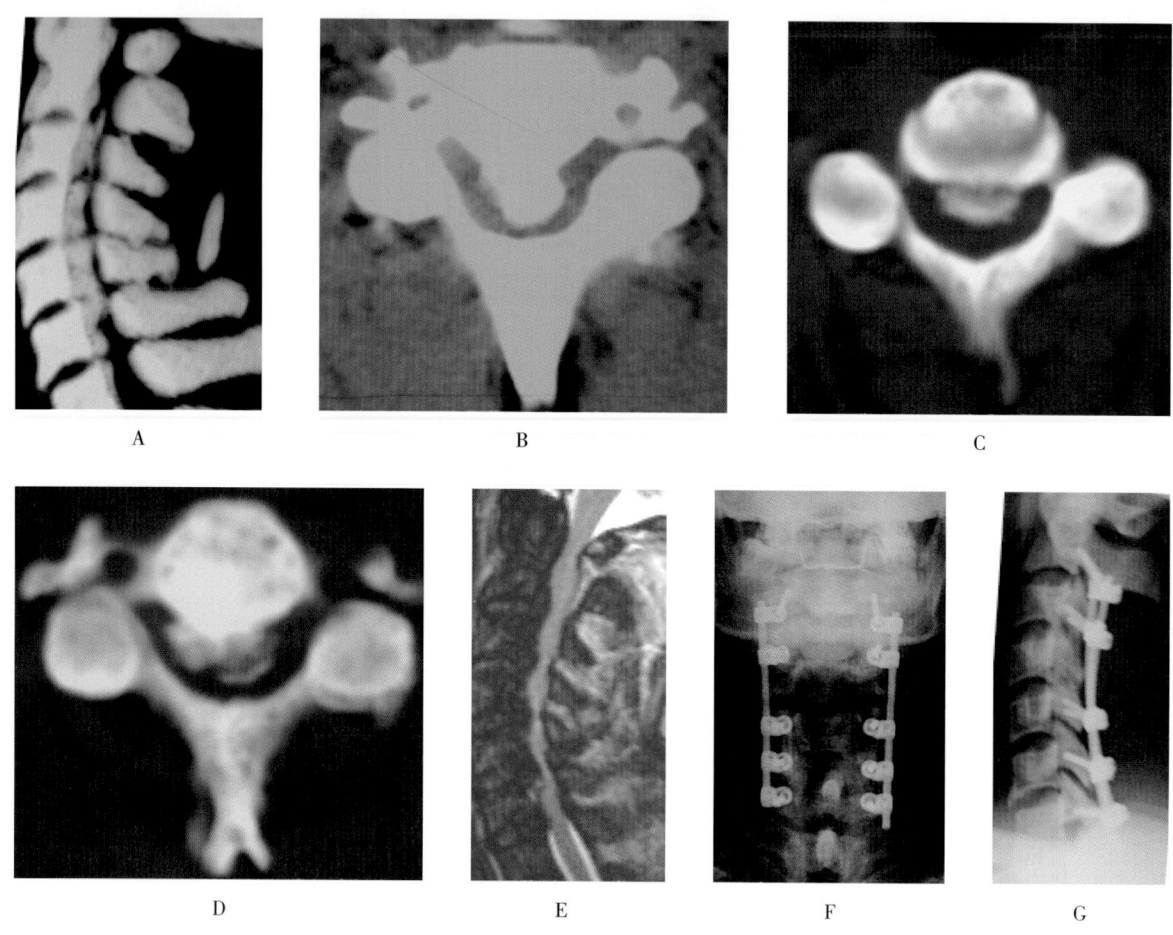

图4-4-1-1-21　临床举例　例14(A~G)
A. 术前CT矢状位；B~D. 术前CT横断面观；E. 术前MR矢状位观；
F.G. C_2~C_7后路减压+侧块螺钉内固定术后X线正侧位片

[例15]图4-4-1-1-22　男性,48岁,OPLL弥漫型行后路减压＋内固定术(A~F)。

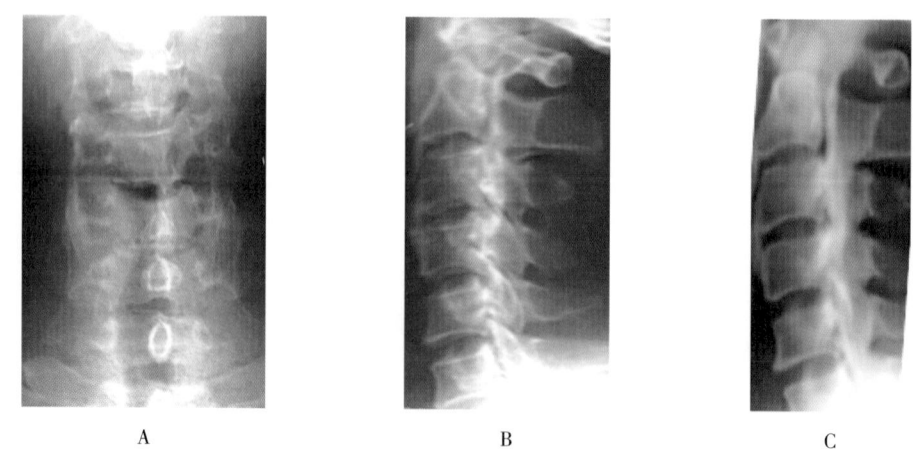

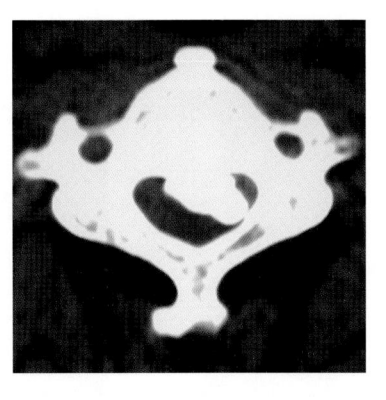 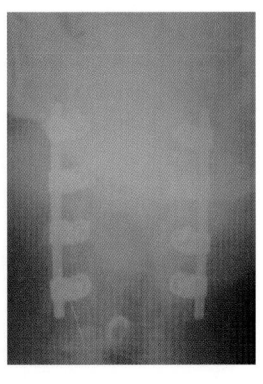 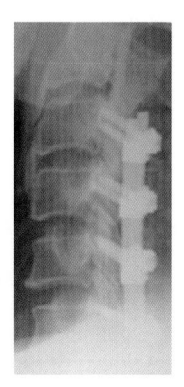

图4-4-1-1-22 临床举例 例15（A~F）

A.B. 术前正侧位X线片；C.D. 术前CT扫描矢状位及横切位；E.F. 颈后路C_2下缘至C_6椎板切除减压+侧块螺钉内固定术

[例16] 图4-4-1-1-23 女性,52岁,颈椎后纵韧带骨化(OPLL)致不全性瘫痪半年余行颈后路减压内固定术(A~F)。

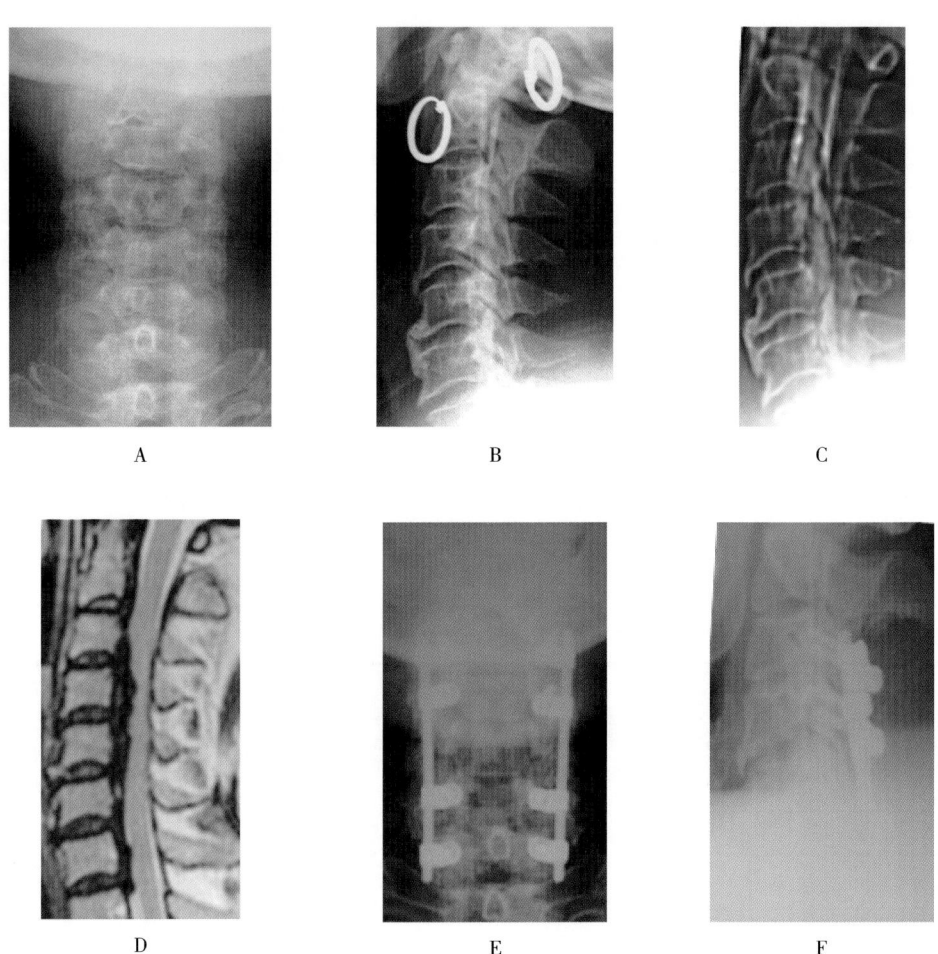

图4-4-1-1-23 临床举例 例16（A~F）

A.B. 术前X线正侧位片；C. 术前CT矢状位扫描；D. 术前MR矢状位，显示颈椎椎管严重狭窄；
E.F. 颈椎后路侧块螺钉固定+扩大减压术，X线正侧位所见，术后症状明显改善

[例17] 图 4-4-1-1-24　女性,58岁,因 OPLL 来院治疗(A~G)。

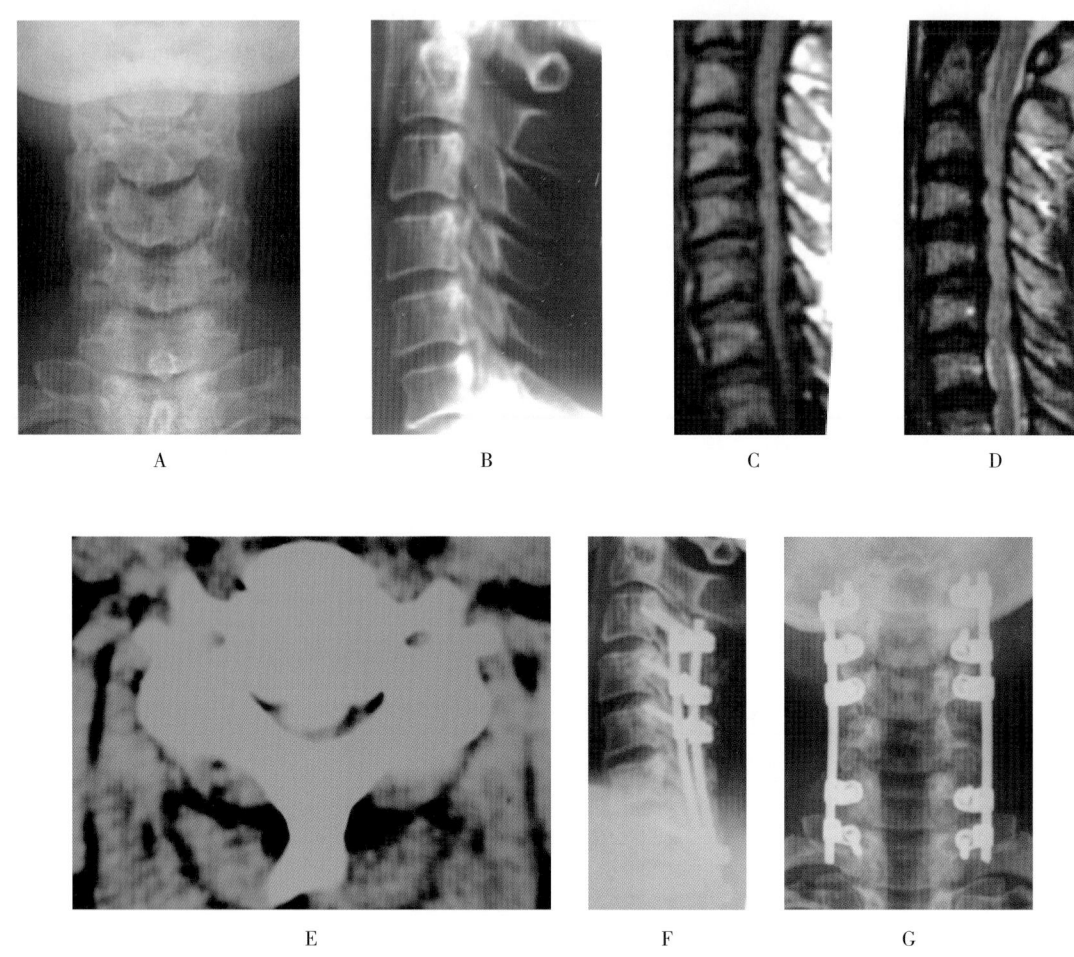

图4-4-1-1-24　临床举例　例17（A~G）
A.B. 术前X线正侧位片；C.D. 术前MR矢状位所见（T_1、T_2加权）；E. 颈椎MR水平位见骨化物占据椎管2/3空间；
F.G. 颈椎后路侧块螺钉固定后行椎管扩大减压术,正侧位X线片显示固定与减压范围

[例18] 图 4-4-1-1-25　女性,70岁,因双手麻木及步态不稳两年,拟诊后纵韧带骨化症入院施术(A~G)。

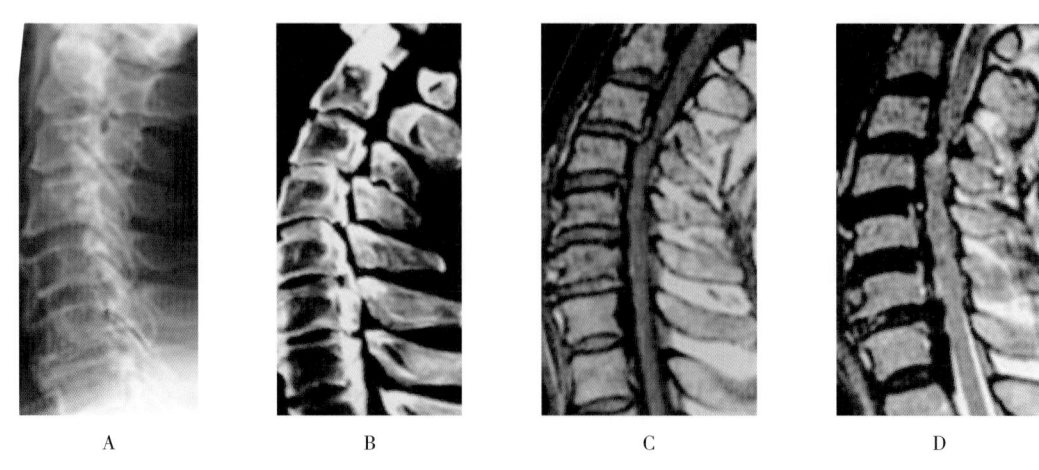

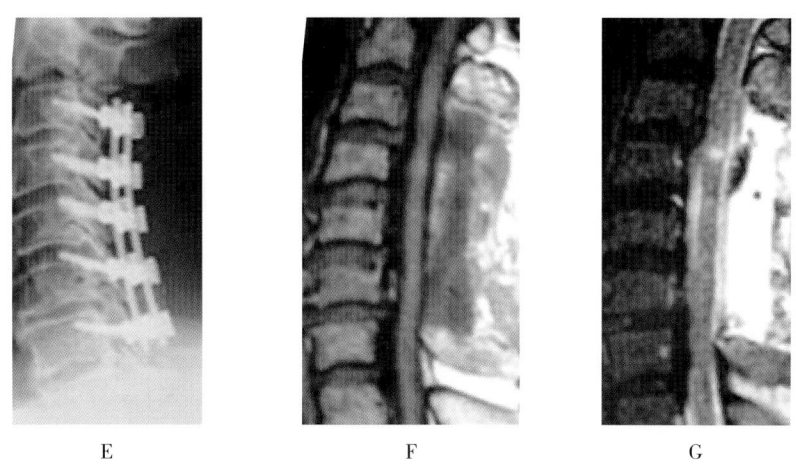

图4-4-1-1-25　临床举例　例18（A~G）
A. 术前侧位X线片；B. 术前CT矢状位扫描；C.D. 术前MR矢状位，T_1、T_2加权；
E. 后路切骨减压+侧块螺钉固定后X线侧位片；F.G. 术后MR矢状位，T_1、T_2加权，显示椎管已获减压

［例19］图4-4-1-1-26　男性，62岁，颈肩痛10年，四肢麻木2月，诊断后纵韧带骨化症行后路减压+mini钛板固定（A~H）。

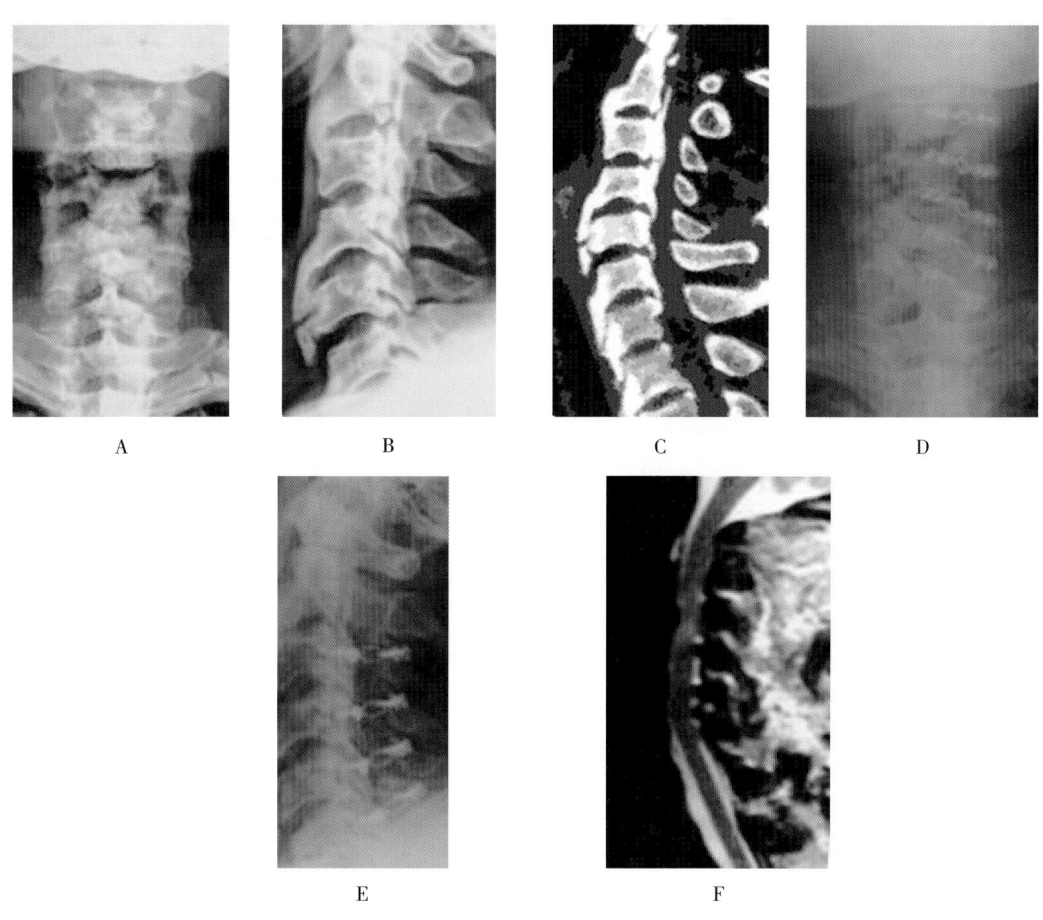

图4-4-1-1-26　临床举例　例19（A~F）
A.B. 术前正侧位X线片；C. 术前CT矢状位扫描，显示C_{2-7}后纵韧带连续性骨化症；D.E. 颈后路椎管成形术+钛板固定；F. 术后MR矢状位显示椎管矢径扩大，硬膜囊向后漂移

第二节 颈椎黄韧带骨化症

一、概述

颈椎黄韧带骨化症（ossification of ligamentum flavum, OLF）是继 Elsberg 首次报道黄韧带增生之后，又有许多关于黄韧带皱褶突入椎管及黄韧带增厚的文献报道，从此人们开始对椎管内各韧带异常造成的椎管狭窄逐渐引起重视。1912年，Le Double 率先描述了黄韧带骨化现象，1920年 Polgar 又首次报道了黄韧带骨化的 X 线表现，以后 Schmorl、Shore、山口、小泉等陆续有报道。至 20 世纪 70 年代以后，众多学者，特别是日本学者对此进行了大量而深入的研究。随着脊髓造影、CT 扫描及 MR 检查的不断发展，黄韧带骨化症已被公认为一种独立的临床性疾病，并正在引起人们的关注。

黄韧带骨化症为一老年性疾病，以男性发病居多，男女之比为 2:1，50~60 岁年龄组比例较高，并有随着年龄的增加发病率增高的趋势。对于黄韧带骨化的发病率，各家报道相差较大，作了 333 例 X 线调查，结果 25% 有黄韧带骨化现象。

黄韧带骨化在颈、胸、腰椎均可发病，但颈椎较少见，而以胸椎和腰椎居多并且此类患者伴有另外一些脊柱韧带骨化，如前纵韧带、后纵韧带和棘上韧带骨化等。

黄韧带的骨化常见于中、下颈椎，以 C_5~C_6 最多，其次为 C_4~C_5 与 C_6~C_7，病变范围多为 1、2 个椎节，多节段黄韧带骨化十分少见，而在同一节段内，两侧病灶与单侧病灶的发生率相近。单侧病灶中，以左侧为多见。

二、解剖与生理功能

韧带是连接脊柱邻位椎板的韧带，在人体所有韧带中弹力纤维含量最高，外观呈黄色而得名。黄韧带起自第二颈椎下缘，止于第一骶椎上缘，参与椎管后壁组成。其下缘附着于下一椎板的上缘和后上表面以及上关节突的前内侧，上缘则附着于上一椎板的下缘和前下表面以及下关节突的前内侧，再加上椎板上缘略微向前倾斜，使得椎管后壁非常光滑（图 4-4-1-2-1）。从后面观，黄韧带分为左右对称的两半，在中线与棘间韧带相互融合，外侧一直扩展到椎间孔并构成后壁，在椎间孔的外侧与小关节囊融合。一般将黄韧带分为两部分，椎板间部及关节囊部，在黄韧带的中线处，几乎每一水平都有小静脉穿过。

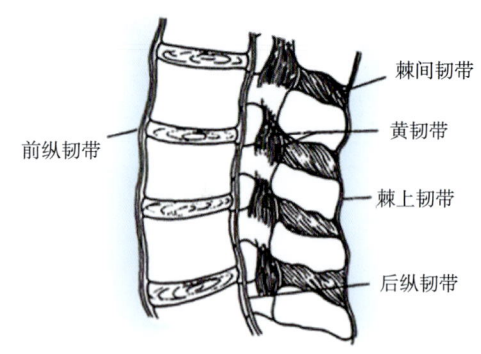

图 4-4-1-2-1　脊柱韧带示意图

黄韧带中弹力纤维含量高达 60%~80%，颈椎段弹力纤维呈纵向排列。当脊椎处于最大屈曲位时比中立位拉长 35%~45%，而最大伸展位时，黄韧带则增厚并缩短 10%。正常情况下由于韧带预张力作用，脊椎过伸时不致发生皱褶或弯折

（buckle）而凸于椎管。生物力学研究表明黄韧带被拉长70%才被破坏,这样黄韧带一方面可保证脊柱在正常范围内自如活动,另一方面又可在外力过大时将能量吸收,而稳定脊柱并保护脊髓。

三、病因

黄韧带骨化的发病原因尚不清楚。一般认为与局部力学因素、代谢异常、家族遗传等众多因素关系密切。各种使黄韧带的骨附着部负荷异常增强的因素都有可能造成韧带损伤,而反复的损伤累及和反应性修复过程将导致韧带的骨化。

与后纵韧带骨化发病情况一样,黄韧带骨化症在日本、东南亚等以食稻谷这些含糖量较高食物为主的地区及患有糖尿患者人群中多发,可见黄韧带骨化与糖代谢等全身情况有关。许多学者提出黄韧带骨化实际上属于脊柱韧带骨化症的一部分,也有人提出该病与遗传因素,如HLA抗原系统、种族差异均有关,曾有一例同卵双生儿同时患有黄韧带骨化并发后纵韧带骨化的报道。

四、病理

黄韧带骨化多开始于其在椎板上缘附着处和上关节突的内侧,并逐渐向上方、前方和中线方向发展,向前发展还可以引起所谓椎弓根肥厚（hyperostosis of pedicle）。病理组织学研究表明,黄韧带骨化方式主要是软骨内成骨。在病变早期,纤维结构排列紊乱,胶原纤维显著增生,弹力纤维极度减少。在肿胀的胶原纤维中,有许多纤维软骨细胞及大量岛状骨化灶,骨化灶中有骨小梁及骨髓腔及哈佛氏管,正常情况下黄韧带的营养血管存在于椎板边缘的中线部及上关节突的前部,当骨化灶正在形成时,可在其边缘发现大量血管组织伴随。

曾有学者发现黄韧带钙化灶中有软骨化生及软骨内骨化,因而考虑黄韧带的钙化和骨化属同一病理过程中的不同阶段,但绝大多数人认为黄韧带钙化和骨化是两个截然不同的病理过程。黄韧带钙化时厚度明显增加,并含有骨砂样或石灰乳样结节,光镜检查为钙盐沉着于纤维或软骨基质中,钙化灶周围有较多的多核巨细胞、组织细胞、淋巴细胞浸润,呈肉芽肿样异物反应,与以骨小梁、骨髓结构为特征的黄韧带骨化是完全不同的。对钙化物进行X射线衍射分析,发现其为羟基磷灰石、焦磷酸钙、磷酸钙等矿物质结晶体。

颈椎黄韧带骨化形成结节突起,造成由韧带病变引起的骨性椎管狭窄。据黄韧带椎板间部及关节囊部的骨化部位不同,分别造成椎管中央部或神经根管部狭窄,及椎管中央部和神经根管部同时都有狭窄,压迫局部颈髓及神经根,脊髓神经出现神经充血、水肿、直径变细、脱髓鞘等病理改变。神经系统的损害,除局部反复受到的轻微压迫外,还与长期存在的轻度微循环障碍有关。

五、临床表现

颈椎黄韧带骨化症在临床上表现为颈椎管狭窄引起的脊髓压迫症状,患者大多以肢体疼痛。麻木起病尤以上肢及手指麻木居多,症状加重,出现肿胀、乏力、僵硬、肢体不灵活,伴有颈部疼痛、僵直、活动受限、酸胀等症状,部分患者可有胸部束带感,下肢肌力不同程度减退,出现行走不稳,患者描述行走有踩棉花样感觉,严重者出现大小便功能和性功能障碍,脊髓受压明显时,出现锥体束症状,腱反射亢进,肌张力增高,髌踝阵挛阳性,病理反射阳性等。感觉障碍表现不尽相同,可出现脊髓节段平面性感觉障碍,神经根分布的区域性感觉障碍和脊髓半侧损伤（Brown-Sequard）综合征。

六、影像学检查

由于本病临床表现常与颈椎病、颈椎管狭窄

症等相同,不具特征性,故诊断主要依靠影像学检查。

(一) X 线平片

X 线平片黄韧带骨化阴影常与椎体影像重叠而难以辨别。在侧位片上,可见椎板腹侧或椎板之间有密度增高之骨化块阴影,下缘位于下一椎板上缘,上缘终止于该椎板中 1/2 处,其形状常为三角形,如骨化灶较小或辨认有困难的,可摄断层片以进一步明确诊断。

值得提出的是X线片上还常可观察到其他不同部位、不同韧带的骨化现象,有文献表明,在颈椎黄韧带骨化患者中,有近一半发生脊柱不同部位韧带骨化,如胸椎黄韧带骨化、颈椎后纵韧带骨化等。除此之外,尚可观察到其他颈椎疾病,如颈椎退行性改变、发育性椎管狭窄以及先天性颈椎畸形等。

脊髓造影表现为与骨化水平相一致的完全性梗阻或不完全性梗阻,在X线片上常可见不完全梗阻的压迫源来自于硬膜囊的后方。

(二) CT 扫描

CT 扫描可清晰地显示位于颈椎椎板腹侧的团块状骨化灶,并向椎管内突出,压迫颈髓,其 CT 值与骨相同(图 4-4-1-2-2),如做 CT 脊髓造影检查,可见颈髓硬膜囊受压移位情况,进一步判定其受压程度。

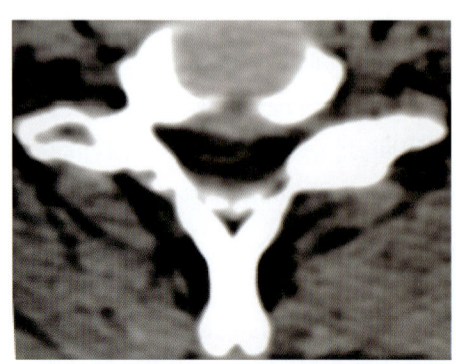

图4-4-1-2-2　CT扫描所见
颈椎黄韧带骨化症CT扫描（水平位）所见

(三) MR 检查

MR 检查在 MR 的 T_1 及 T_2 加权矢状面图像上增厚。骨化的黄韧带常成低信号影凸向椎管,造成颈椎背侧硬膜囊压迫。颈椎黄韧带退变增厚时,在 T_1、T_2 加权时也成等信号或低信号突向椎管,但两者在形态上常不尽相同,黄韧带退变时常为多节段、半圆形阴影,而骨化灶则为单节段三角形影,而且压迫程度更为严重(图 4-4-1-2-3)。

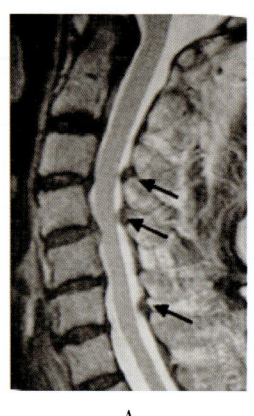 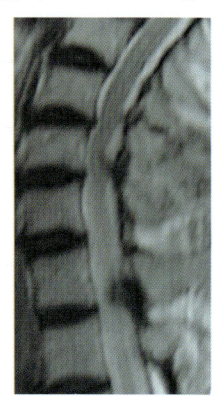

A　　　　　　　　B
图4-4-1-2-3　MR所见（A、B）
颈椎黄韧带骨化（A）及另一例（B）MR矢状位图像

有学者指出,黄韧带骨化灶与其他骨组织一样含有骨髓及脂肪组织,在 T_1 加权上也可成高信号影,并有人对在 MR 图像上成不同信号程度的黄韧带骨化组织进行相应的病理及免疫组化研究,发现 MR 上是等信号强度区域为肥厚之韧带中增生的小血管,标志着骨化进展期的开始。

尽管在横断面图像上,MR 显示颈椎黄韧带骨化不及 CT 扫描清晰,但其可直接进行矢状面成像,除显示骨化灶对脊髓压迫程度之外,还可反映出脊髓受压后的信号变化情况,判断疾病预后。

七、鉴别诊断

与颈椎黄韧带骨化相比,颈椎黄韧带钙化更为常见,两者在临床与影像学表现较为相似,应注意两者鉴别,现将鉴别要点列于表 4-4-1-2-1

表4-4-1-2-1 黄韧带骨化症与黄韧带钙化症鉴别要点

鉴别项目	黄韧带骨化症	黄韧带钙化症
性别	男性多见	女性多见
病变水平	全脊椎均有，下胸椎多见	仅见于下颈段
病变部位	椎板附着部	椎板间
病变形态	棘状、板状或结节状	圆或椭圆形
与椎板关系	连续，不随姿势变化移动	不连续
与硬膜关系	常粘连或融合	不粘连
合并全身其他部位钙化	无	多见

八、治疗原则

（一）非手术治疗

对症状较轻者，可采用非手术治疗，包括颈部制动，颈托固定，理疗，药物治疗等，早期病例大多有效。但中、后期病例疗效往往不佳。

（二）手术治疗

1. **概况** 凡脊髓或神经根已有受压症状者，应考虑手术，尤其是中后期症状明显时，应及早行颈椎后路手术，彻底切除骨化增厚的黄韧带，这是解除压迫、恢复脊髓功能的有效措施。

2. **手术方式** 包括单纯椎板切除术和椎管成形术。由于黄韧带骨化灶常与椎板缘连续且与硬膜囊粘连，故在手术操作时要十分仔细，防止脊髓损伤及脑脊液瘘的发生，有硬膜囊破损时，应该进行手术修补。

九、具体手术步骤

（一）体位与麻醉

1. **体位** 俯卧位，为便于切口暴露，力争消除颈背交界处皱折，双肩用宽胶布呈交叉状斜向牵引至下方，患者最好卧于术前预制好之石膏床上更为安全，且对术后翻身及搬运也较方便（图4-4-1-2-4）。

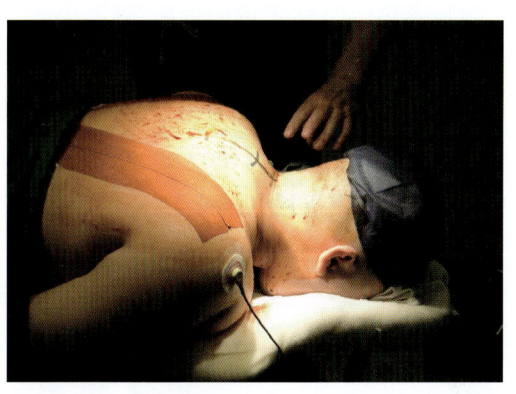

图4-4-1-2-4 体位
下颈段黄韧带骨化症施术卧于石膏床上最为安全，双肩用宽胶布交叉固定，后正中切口

2. **麻醉** 多选气管插管全身麻醉；局部浸润麻醉亦有效，可视患者全身状态酌情选用。

（二）显露术野

按常规颈后路正中切口（见图4-4-1-2-4），切开皮肤、皮下及深筋膜，锐性分离骶棘肌，显露施术之棘突、椎板及两侧小关节。冰盐水及电凝止血后，清除术野异物。

（三）侧块螺钉+棒（板）撑开及固定

根据施术椎节范围先行侧块螺钉固定及适度撑开，如此操作可避免在减压术中椎节位移所引起的损伤,且有利于减压及切除钙(骨)化之黄韧带。

(四)切除椎管后结构及病变之黄韧带

此为手术之关键,由于硬膜囊处于临界状态,甚易受损,因此在切除两侧椎板时,尽可能不要椎板咬骨钳,以免增加椎管内压力。笔者习惯采用锐性刮匙,按水平位方向刮(切)除椎板,既安全又有效。亦可采用三关节咬骨钳成水平位在椎板两侧边缘处将其咬断,如椎板较宽,三关节开口不足以咬住时,亦可用薄型椎板咬骨钳或刮匙先将椎板上下缘部分切除后再用三关节咬骨钳水平位切骨,一般先切除外板,再切除内板。

当显露钙(骨)化之黄韧带后,则需小心将其切除,为安全起见,可用神经拉钩在边缘处将黄韧带钩住,轻轻抬起,并用神经剥离子从边缘到深部逐渐松解,直达显露硬膜囊,再分段将病变黄韧带切除,依序逐段切除全部病变之黄韧带,此时受压之硬膜囊会逐渐膨起,恢复原有的形态和搏动。

(五)放置侧块固定横连接,闭合切口

减压术毕,冰盐水冲洗术野,清除凝血块等异物后用明胶海绵保护术野。按节段多少放置1或2根横连接,以加强侧块螺钉的稳定性。之后依此缝合诸层,并在深部留置引流管(条、片),24~48小时后拔除。

(六)术后处理

同一般颈后路手术。有关手术细节,请参阅本书第六卷第四篇第一章第一节内容。

十、临床举例

[例1]图4-4-1-2-5　女,19岁,突发右上肢无力、麻木感,确诊为颈胸段黄韧带骨化(A~J)。

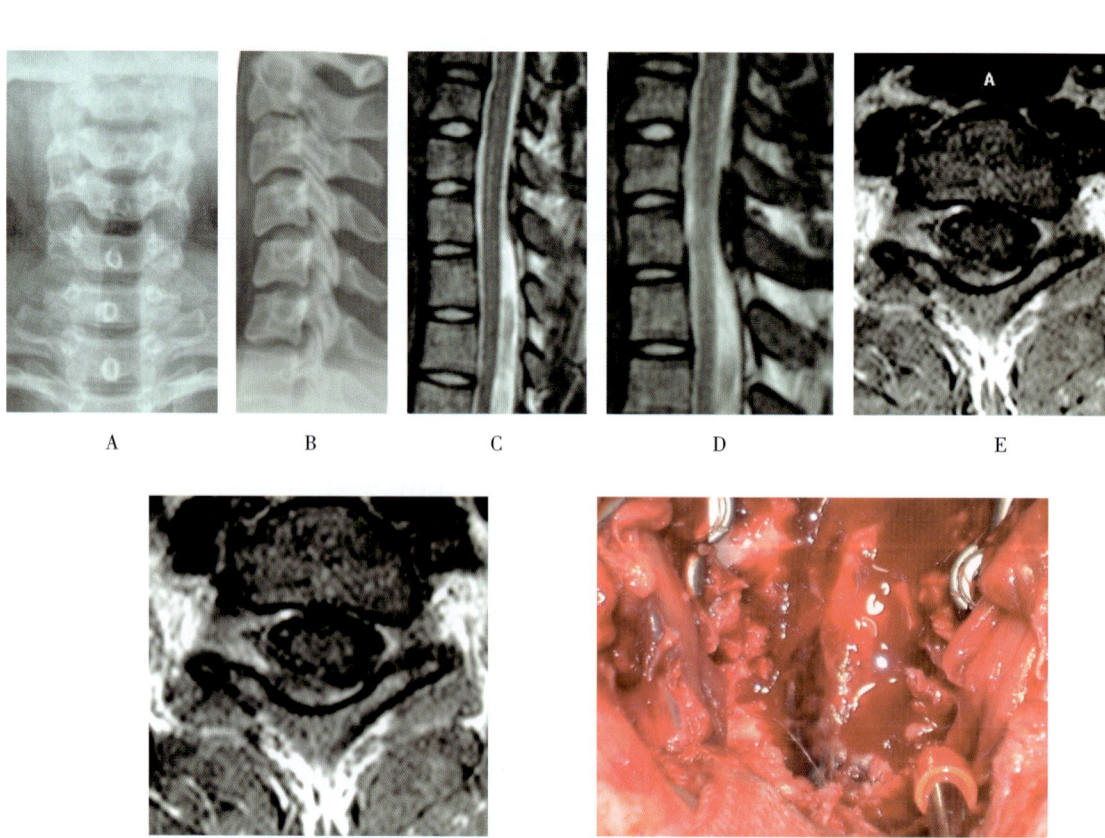

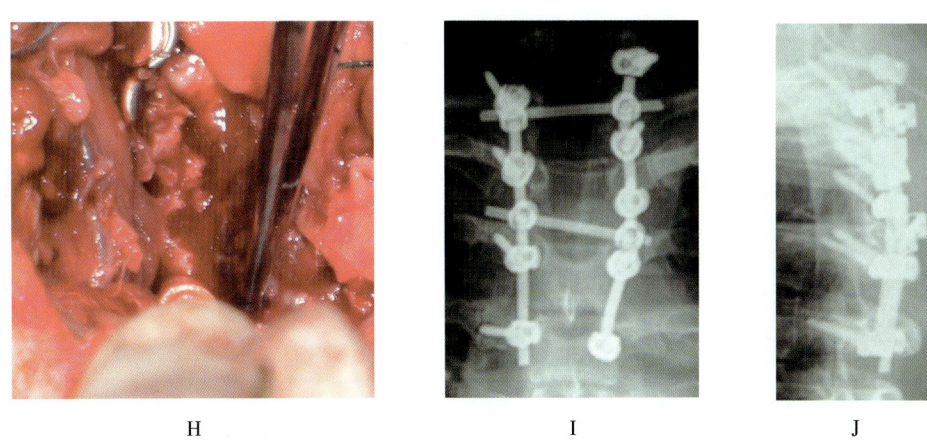

图4-4-1-2-5 临床举例 例1（A~J）

A.B. 术前正侧位X线片；C.D. MR矢状位观，显示下颈段至T_1黄韧带钙化征；E.F. MR颈胸段水平位观，见黄韧带（偏左）钙化灶（箭头所指处）；G. 术中，先行侧块螺钉固定，适度撑开后再后路减压；H. 先用骨神经剥离子轻轻钩起，再用刮匙刮除骨化之黄韧带，显露硬膜囊；I.J. 减压完成后放置横连接杆，术后摄X线正侧位片

［例2］图4-4-1-2-6 男性，65岁，因颈椎黄韧带骨化症来院治疗（A~F）。

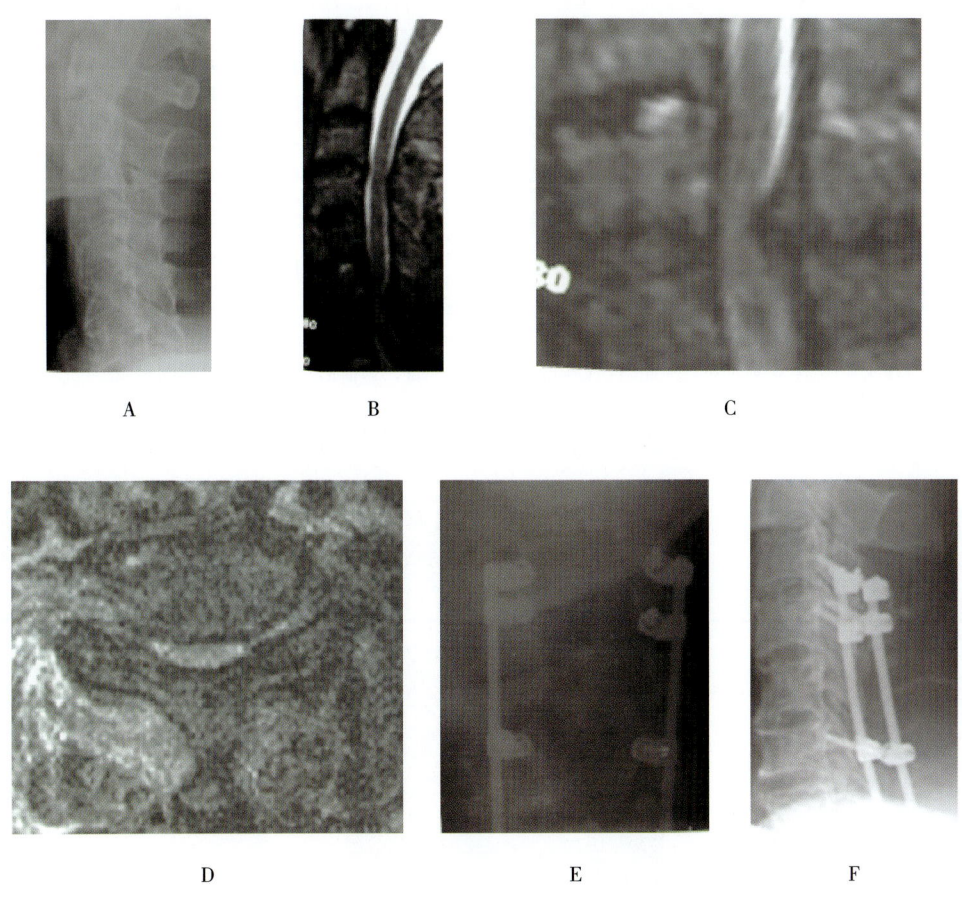

图4-4-1-2-6 临床举例 例2（A~F）

A. 术前X线侧位片，显示颈椎发育性椎管狭窄；B. MR矢状位显示C_6~C_7处黄韧带骨化；C. MR矢状位，骨化处放大观；D. 同前，MR水平位观；E.F. 颈后路侧块螺钉固定后行颈后路切骨减压，并切除骨化之黄韧带，X线正侧位观

[例3]图4-4-1-2-7 男性,55岁,颈椎黄韧带骨化症(A~F)。

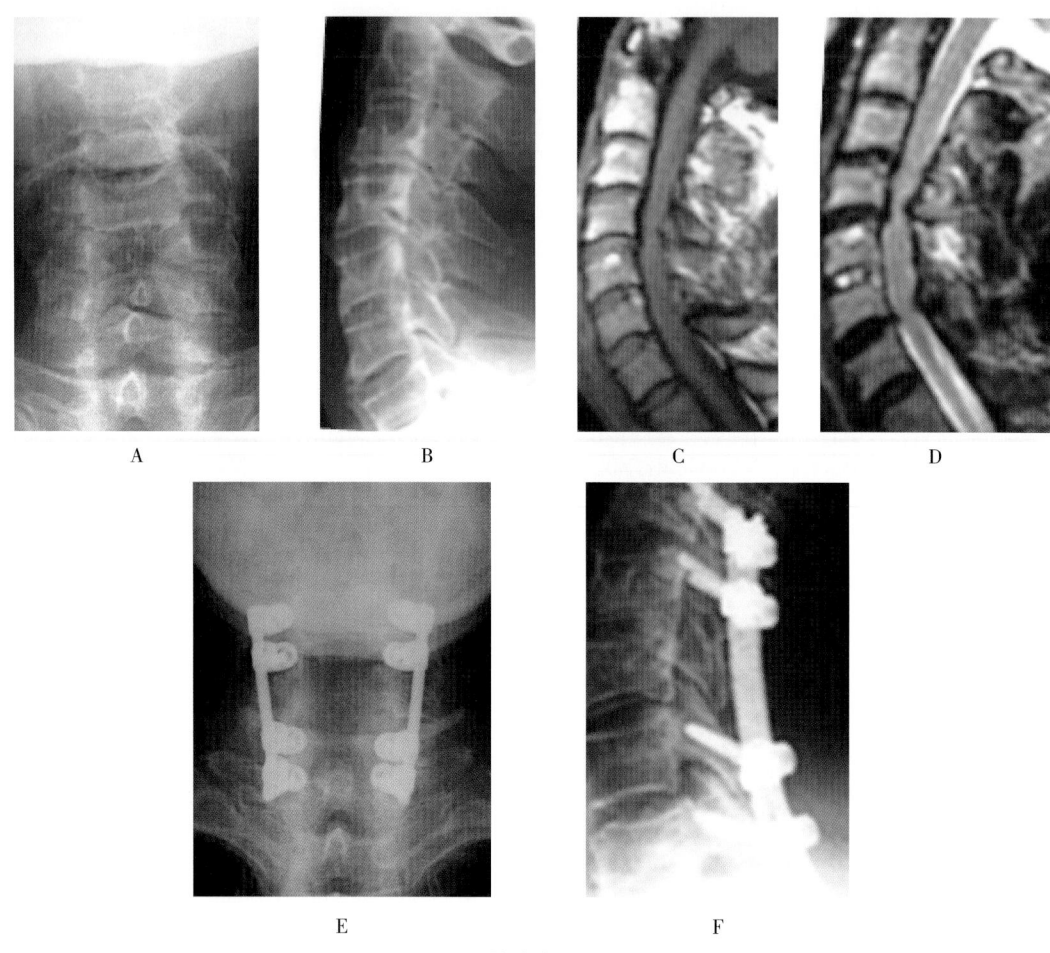

图4-4-1-2-7 临床举例 例3（A~F）
A.B. 术前X线正侧位片；C.D. MR矢状位观（T_1、T_2加权），显示C_4~C_5及C_6~C_7处黄韧带骨化症；
E.F. C_4~T_1侧块螺钉固定，后路减压，切除骨化之黄韧带，颈椎正侧位X线片显示固定减压范围

[例4]图4-4-1-2-8 后纵韧带骨化合并黄韧带骨化行后路切骨减压+侧块螺钉固定（A~C）。

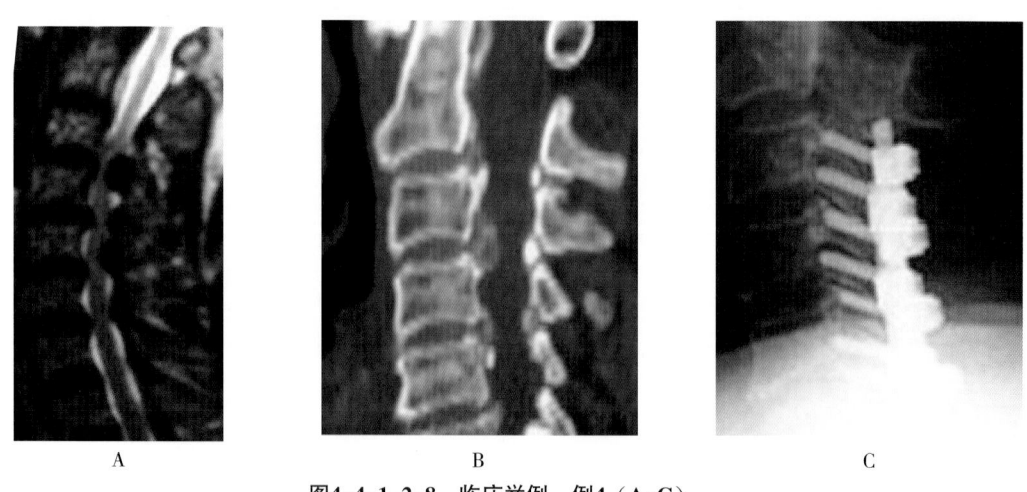

图4-4-1-2-8 临床举例 例4（A~C）
A. 术前MR矢状位（T_2加权），显示C_3~C_4、C_4~C_5、C_5~C_6及C_6~C_7硬膜囊前后均受压，以后方为剧；
B. 术前CT矢状位扫描；C. 后路切骨减压+侧块螺钉固定术后X线侧位片

[例5]图4-4-1-2-9　女性,74岁,C_3~C_4黄韧带骨化伴颈椎病行后路手术+侧块螺钉固定(A~G)。

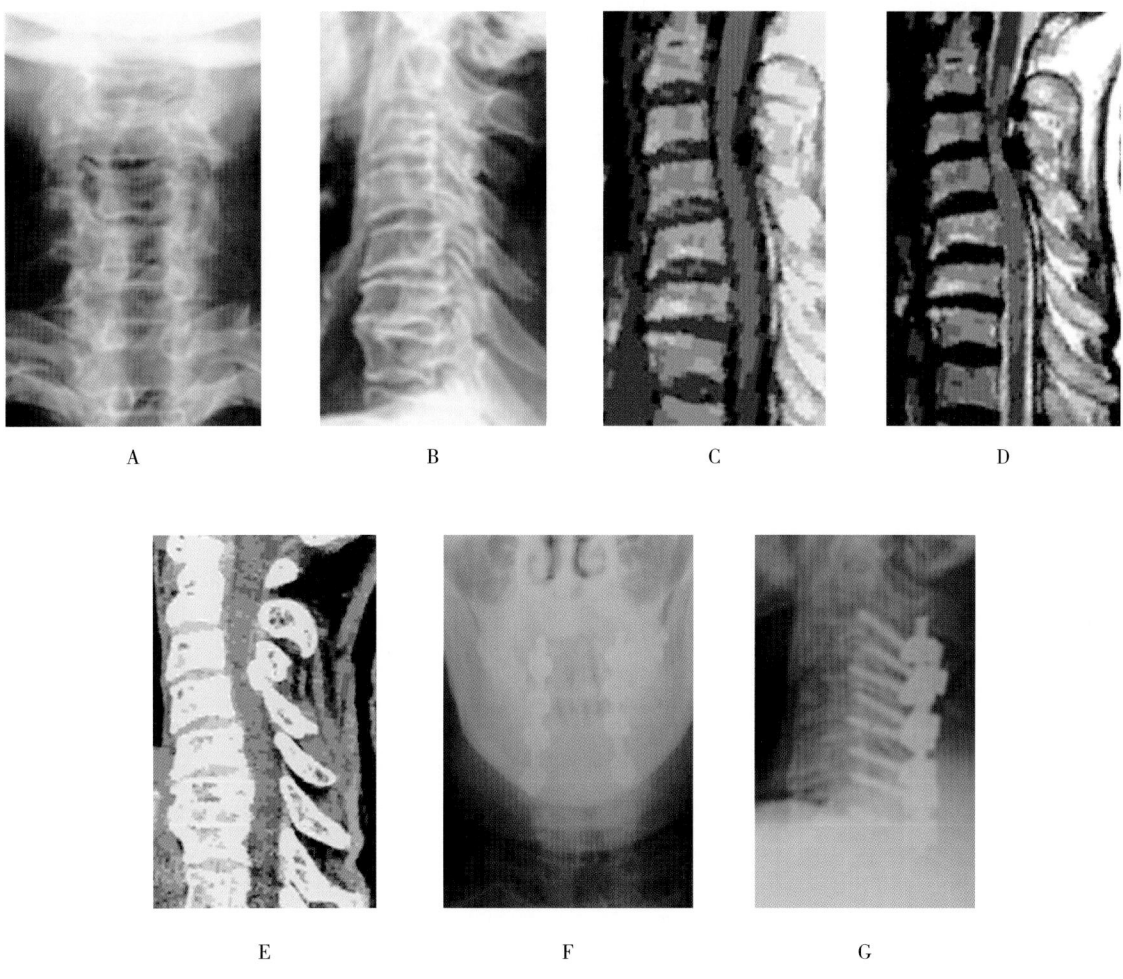

图4-4-1-2-9　临床举例　例5(A~G)
A.B. 术前X线正侧位片；C.D. 术前MR矢状位观；E. 术前CT扫描、矢状位，显示C_3~C_4黄韧带骨化症；
F.G. 后路减压，切除钙化物，予以侧块螺钉固定后正侧位X线片

[例6]图4-4-1-2-10　女性,65岁,颈椎黄韧带骨化行后路切骨减压+侧块螺钉固定(A~G)。

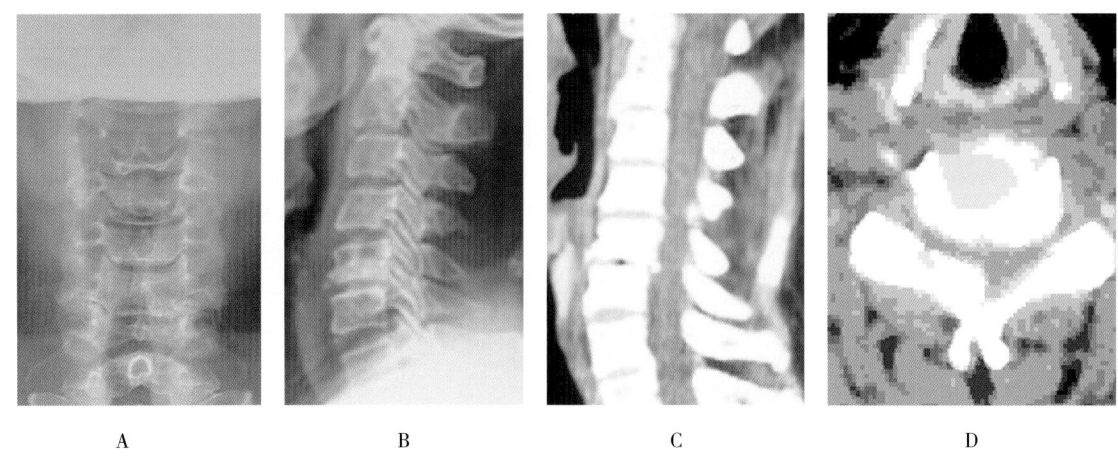

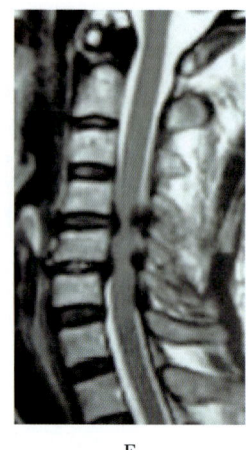
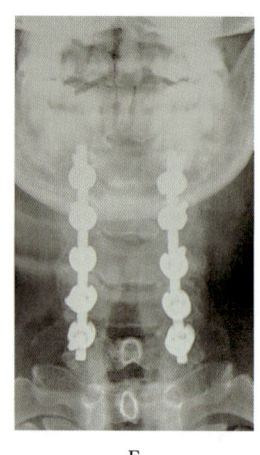
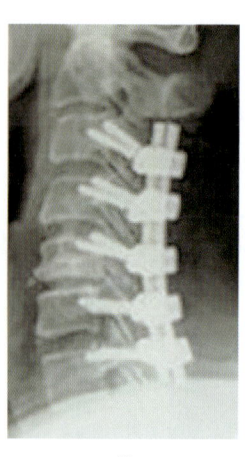

E　　　　　　　　　　　　F　　　　　　　　　　　　G

图4-4-1-2-10　临床举例　例6（A~G）

A.B. 术前X线正侧位片；C~E. 术前CT及MR所见，矢状位及水平位，显示黄韧带骨化范围及部位；
F.G. 后路切骨减压+侧块螺钉固定后正侧位X线片。

（陈德玉　倪　斌　沈　强　赵定麟）

参 考 文 献

1. 陈德玉, 陈宇, 卢旭华等. 颈椎后纵韧带骨化症合并硬膜囊骨化的前路手术治疗［J］. 中华骨科杂志, 2009, 29（9）
2. 陈德玉, 陈宇, 王新伟等. 后纵韧带钩辅助下颈椎后纵韧带骨化物切除减压术［J］. 中华骨科杂志, 2007, 27（6）
3. 陈德玉, 何志敏, 陈华江等. 伴颈椎后纵韧带骨化的颈脊髓损伤临床特点与疗效［J］. 中华外科杂志, 2007, 45（6）
4. 陈德玉, 卢旭华, 陈宇等. 颈椎病合并颈椎后纵韧带骨化症的前路手术治疗［J］. 中华外科杂志, 2009, 47（8）
5. 陈德玉. 颈椎伤病诊治新技术, 北京：科学技术文献出版社, 2003
6. 陈德玉. 颈椎后纵韧带骨化症的非手术治疗及手术治疗［J］. 脊柱外科杂志, 2009, 7（5）
7. 陈德玉. 颈椎后纵韧带骨化症的治疗现状［J］. 中国脊柱脊髓杂志, 2010, 20（3）
8. 陈宇, 陈德玉, 王新伟等. 后路椎板切除联合钉棒系统固定治疗颈椎后纵韧带骨化症的疗效分析［J］. 脊柱外科杂志, 2009, 7（1）
9. 陈宇, 陈德玉, 王新伟等. 颈椎后纵韧带骨化术后C_5神经根麻痹［J］. 中华骨科杂志, 2007, 27（8）
10. 陈宇, 陈德玉, 王新伟等. 严重颈椎后纵韧带骨化症前路和后路手术比较［J］. 中华骨科杂志, 2008, 28（9）
11. 黄平, 陈德玉, 卢旭华. 颈椎后纵韧带骨化症手术时机的初步探讨［J］. 中国矫形外科杂志, 2009, 17（19）
12. 卢旭华, 陈德玉, 袁文等. 颈椎间盘纤维环组织的成骨潜能［J］. 中国组织工程研究与临床康复, 2008, 12（37）
13. 王成才, 陈德玉. 颈椎后纵韧带骨化症经前路减压植骨融合术的麻醉处理［J］. 临床军医杂志, 2009, 37（6）
14. 王新伟 陈德玉 袁文 倪斌 徐建伟 贾连顺 赵定麟. 后纵韧带切除在颈前路减压中的作用第二军医大学学报 2004年25卷3期
15. 王新伟 陈德玉 赵定麟. 切除与不切除后纵韧带颈椎减压术后的MR观察中国脊柱脊髓杂志 2003年13卷10期
16. 王新伟, 袁文, 陈德玉等. 前路根治性减压治疗严重颈椎后纵韧带骨化症［J］. 中华外科杂志, 2008, 46（4）
17. 吴李勇, 彭锦芸, 刘成招等. 前路多椎体次全切除植骨融合治疗多节段颈椎后纵韧带骨化症［J］. 疑难病杂志, 2008, 7（9）
18. 杨海松, 陈德玉, 史建刚. 伴颈椎后纵韧带骨化的颈椎间盘突出症手术治疗［J］. 中华骨科杂志, 2010, 30（1）
19. 叶添文, 贾连顺, 陈德玉等. 脊髓型颈椎病的后纵韧带病理分型及其临床意义［J］. 中国矫形外科杂志, 2008, 16

(19)

20. 赵定麟.关于颈椎病若干临床问题的经验与建议［J］.中华外科杂志,2008,46（5）
21. 赵定麟,王义生.疑难骨科学.北京：科学技术文献出版社,2008
22. 赵定麟.现代脊柱外科学,上海:上海世界图书出版社公司,2006
23. Baptiste DC, Fehlings MG.Pathophysiology of cervical myelopathy.Spine J. 2006 Nov-Dec; 6（6 Suppl）:190S-197S.
24. Bin Ni, et al. Anterior decompression and fusion for cervical myeloradiculopathy secondary to ossification of the posterior ligament. SICOT Shanghai Congress 2007
25. Chiba K, Ogawa Y, Ishii K, T.Long-term results of expansive open-door laminoplasty for cervical myelopathy--average 14-year follow-up study.Spine（Phila Pa 1976）. 2006 Dec 15; 31（26）: 2998-3005.
26. De-Yu Chen, Yu Chen, Xin-Wei Wang,etal.Removal of opll in cervical spine with assistance of posterior longitudinal ligament hook for anterior decompression. SICOT Shanghai Congress 2007
27. Hong-Jian Liu.Preliminary application of ultrasound scalpel in the posterior cervicothoracic surgery. SICOT Shanghai Congress 2007
28. Ikenaga M, Shikata J, Tanaka C.Long-term results over 10 years of anterior corpectomy and fusion for multilevel cervical myelopathy.Spine（Phila Pa 1976）. 2006 Jun 15; 31（14）: 1568-74; discussion 1575.
29. Kenji Hanai, Osamu Ogikubo, Tokuo Miiyashita.Long-term follow-up of the patients with opll. SICOT Shanghai Congress 2007
30. Ozer AF, Oktenoglu T, Cosar M.Long-term follow-up after open-window corpectomy in patients with advanced cervical spondylosis and/or ossification of the posterior longitudinal ligament.J Spinal Disord Tech. 2009 Feb; 22（1）: 14-20.
31. Wei Zhou, Jun Tan, Li-Jun Li.Lateral mass screw fixation of the subaxial cervical spine with minimal invasive technique. SICOT Shanghai Congress 2007
32. Xin-Wei Wang, De-Yu Chen, Wen Yuan, etal.Treatment of massive copll with anterior extirpated decompression. SICOT Shanghai Congress 2007
33. Yu Chen, De-Yu Chen, Xin-Wei Wang,etal.The study of the c5 nerve root palsy after posterior surgery of cervical ossification of posterior longitudinal ligament. SICOT Shanghai Congress 2007
34. Yu Chen, De-Yu Chen, Wen Yuan, etal.Associated deural ossification in ossification of posterior longitudinal ligament of cervical spine.

第二章 胸段后纵韧带及黄韧带骨化症

第一节 胸椎后纵韧带骨化症

一、概述

随着对颈椎OPLL的重视与深入研讨,近年来发现胸椎后纵韧带骨化症亦非少见。加之胸椎后纵韧带骨化症在病理及治疗上都有其独特之处,故而本书将其作为一个单独的疾病予以论述。

后纵韧带骨化症在全球范围内并非一个常见病,但在远东一些国家,因后纵韧带骨化导致肢体瘫痪而到医院就诊者则并不少见。Kenji Hannai 等人在1982年首次报道颈椎后纵韧带骨化引起的颈脊髓压迫症,此后颈椎后纵韧带骨化的手术治疗得以开展。胸椎后纵韧带骨化的发病,即便是在日本也十分罕见,有时可在颈椎 OPLL 患者行全脊柱拍片检查时发现,但也有患者仅出现胸脊髓病变而不伴有颈脊髓病变。

二、发病机理

同其他部位后纵韧带骨化一样,胸椎 OPLL 的发病机制尚未明了。一般认为其为软骨细胞的异位骨化所致,但亦有学者认为其与纤维软骨及膜内化骨有关,还有学者认为退变的椎间盘可影响后纵韧带骨化的形成。

三、临床表现

(一) 背部疼痛

OPLL 引起的胸髓病变从开始发病到完全性瘫痪可以仅经过很短的时间。但也有患者到医院就诊时仅主诉有持续性背部模糊痛,其病史可持续数月至数年。日本学者 Kenji Hannai 报道的12例前路手术治疗的患者中,均主诉有持续性胸部疼痛或模糊的背部疼痛。

(二) 下肢瘫痪

可自轻度的运动无力至重度的下肢完全瘫痪,并可伴有不同程度的感觉障碍。患者瘫痪症状多成进行性加重。

(三) 其他

1. 小便功能异常　视病变程度不同,可有大小便无力,亦可出现二便失禁;

2. 行走不稳　双下肢行走无力,有踏空感或足踩棉花感,患者常易跌倒。

四、诊断

胸椎 OPLL 的诊断主要依据:

1. 临床表现　主要是背部的模糊痛及下肢

瘫痪症状。

2.影像学检查

(1) X线片 胸椎侧位或断层X片常可发现骨化的后纵韧带成高密度影,可成连续型或孤立型。

(2) 脊髓造影 可显示骨化物范围,对减压范围确定有很大的意义。

(3) CT检查具有明确诊断意义,并可测量椎管狭窄率(图4-4-2-1-1),CT三维重建既可显示骨化物的范围、形态,亦可显示脊髓压迫的程度。

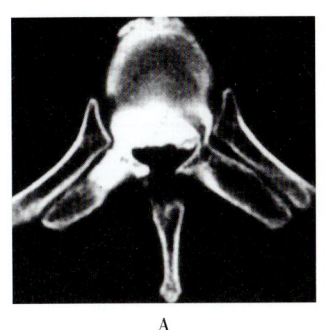 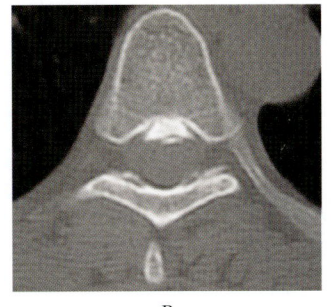 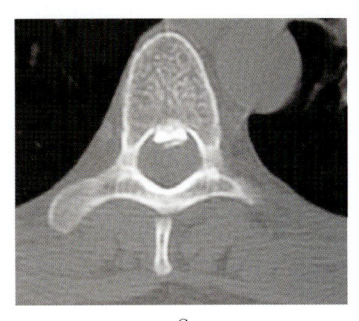

图4-4-2-1-1　TOPLL的CT表现(A~C)

A.严重型；B.中型；C.轻型

(4) MR检查 可显示脊髓受压的程度、范围等(图4-4-2-1-2)。

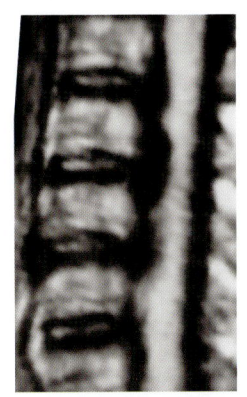

图4-4-2-1-2　TOPLL的MR表现

五、治疗原则

胸椎OPLL一经诊断一般均需手术治疗,但对于一些初期症状者,亦可试行保守疗法,包括休息、制动、理疗、口服消炎镇痛及神经营养类药物等。胸椎OPLL的常用手术方法包括椎板切除术、椎板成形术、前路或后路骨化韧带切除并植骨融合术等。

六、后路手术

包括后路椎管减压术及椎管成形术(见上节内容),后路椎管减压术可扩大椎管容积,使脊髓后移,达到间接减压目的(图4-4-2-1-3),但Kenji Hannai等认为后路椎板切除减压的效果欠理想。其可能有两个原因,一是在胸段脊柱存在的生理后突,使得传统的椎板切除术对脊髓的减压有限。另外上胸段脊髓的血供非常浅在,极易损伤。

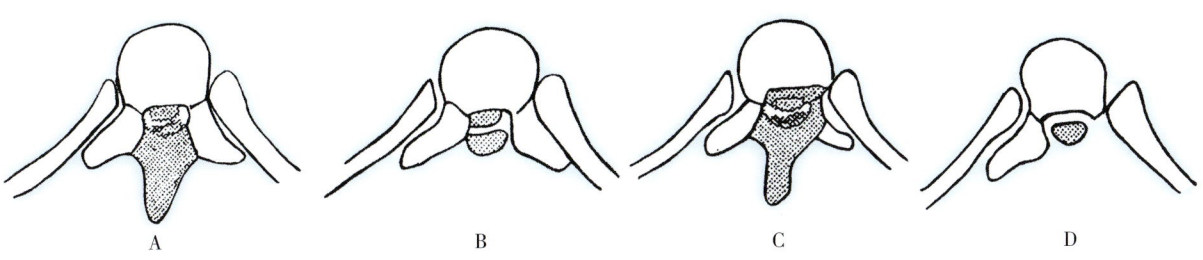

图4-4-2-1-3　TOPLL后路手术示意图(A~D)

A.后路椎板切除减压术范围；B.减压后脊髓后移但骨化的后纵韧带并未切除；
C.后路椎管减压OPLL切除术切除范围包括后纵韧带；D.术后脊髓后移,椎管矢状径扩大

七、前路手术

(一)概述

直接施行前路减压治疗OPLL引起的胸髓压迫症,除可直接切除骨化物减压外,且可能减少椎板切除术所可能引起的脊髓损伤(图4-4-2-1-4)。

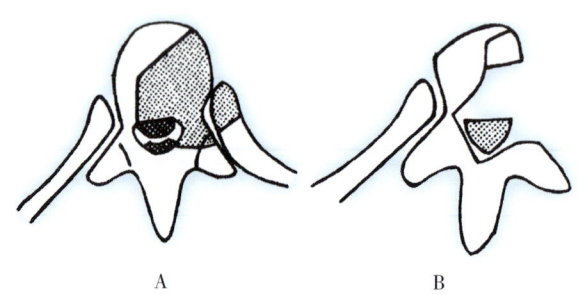

图4-4-2-1-4　TOPLL前路手术切除范围示意图
A.术前；B.术后

在Kenji Hannai报道的12例胸椎OPLL行前路手术的患者中,男性4例,女性8例,年龄38~72岁,平均53.8岁。8例入院时已不能工作,骨化范围从T_3~T_{11},5例在T_4范围有大的骨化区。行前路骨化物切除植骨融合术,8例患者全部切除骨化的后纵韧带,4例患者仍发现有残留的骨化韧带。术前JOA评分4~7分,平均5.3 ± 0.4分,术后3月JOA评分为1~8分,平均为6.9 ± 0.5分,术后1年JOA评分为1~10分,平均7.2 ± 0.6分,在最后1次随访中评分为1~10分,平均为6.9 ± 0.5分。

(二)手术步骤要点

1. 减压范围确定　减压范围取决于术前脊髓造影,脊髓造影上造影剂上行或下行时的阻碍区即为手术范围；

2. 术前准备　术前一天,将两个电极插入硬膜外间隙内,用以术中监测脊髓功能,此点对手术至关重要；

3. 切口　病变位于T_4以上者,应选择掀起肩胛骨显露途径(图4-4-2-1-5),T_4~T_9者选用经胸入路,T_{10}~T_{12}者选用胸腹联合切口。

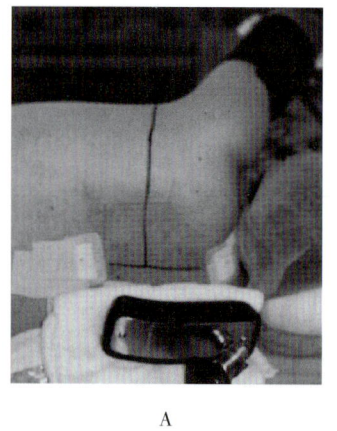
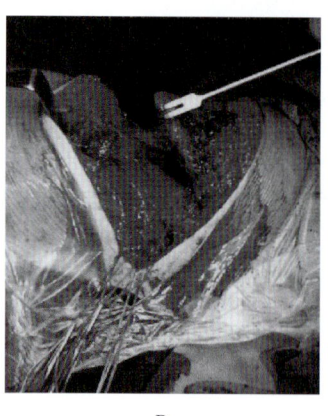

图4-4-2-1-5　肩胛骨入路手术（A~B）
A.手术切口；B.术中掀起肩胛骨

4. 减压　处理节段血管后,切除拟减压范围内椎节的椎间盘,并切除椎体,显露至椎体后壁时,使用薄型枪钳或磨钻小心切除后纵韧带。骨化韧带尽量切除彻底。

5. 植骨固定　切取髂骨块植入减压槽内,亦可选择钛网或人工椎体植入,并酌情辅以钢板固定。

八、注意事项

1. 在上胸段施行OPLL的手术治疗相当困难,操作时应格外小心。

2. 不撕破硬膜而行完全的OPLL切除相当困难，因而最好在腰段硬膜内预置管以防止术后脑脊液漏入胸腔。

3. 后纵韧带切除的完全性影响手术的效果，手术效果的不理想可能是由于减压不彻底导致（图4-4-2-1-6）。

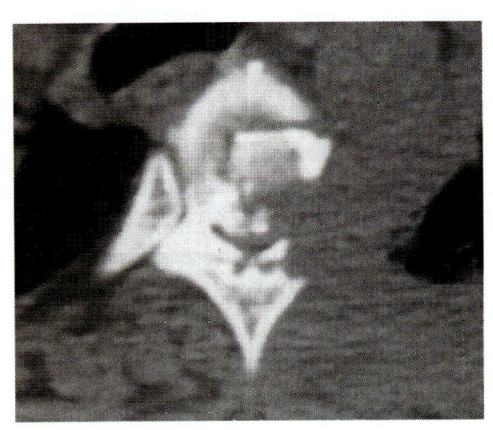

图4-4-2-1-6　手术减压不彻底举例（A、B）
A. 术前CT所见；B. 术后CT显示椎管内仍有致压物，需再次手术

九、临床举例

[例1]图4-4-2-1-7　59岁，女性，双下肢不全瘫痪（A~F）。

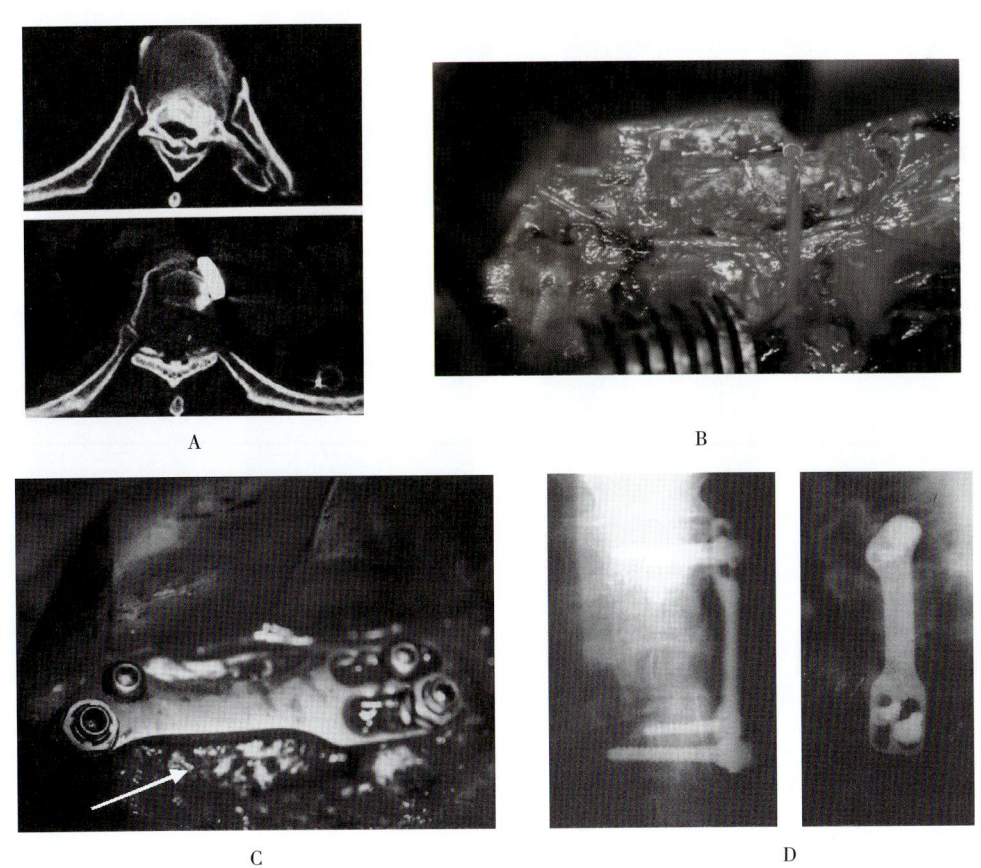

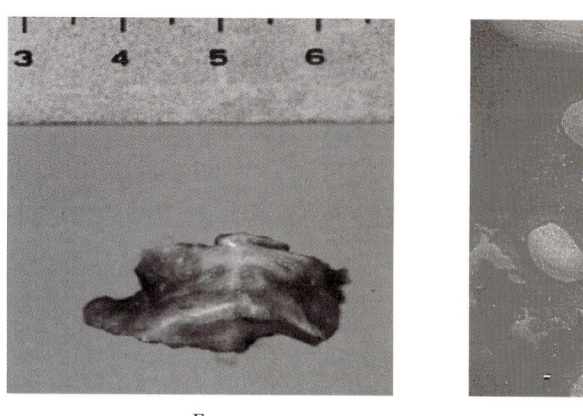 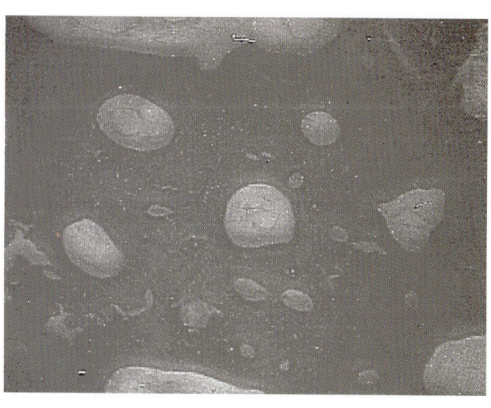

图4-4-2-1-7　临床举例　例1（A~F）

A.术前CT；B.术中切除后纵韧带；C.术中植骨钛板固定；D.术后X线片显示固定良好；
E.手术切除的骨化后纵韧带；F.病理切片显示后纵韧带骨化特征。

［例2］图4-4-2-1-8　48岁,男性,因胸椎OPLL双下肢不全瘫入院,术前JOA评分5分,第1次手术减压不彻底,术后JOA评分3分。再次行前路减压(A~G)。

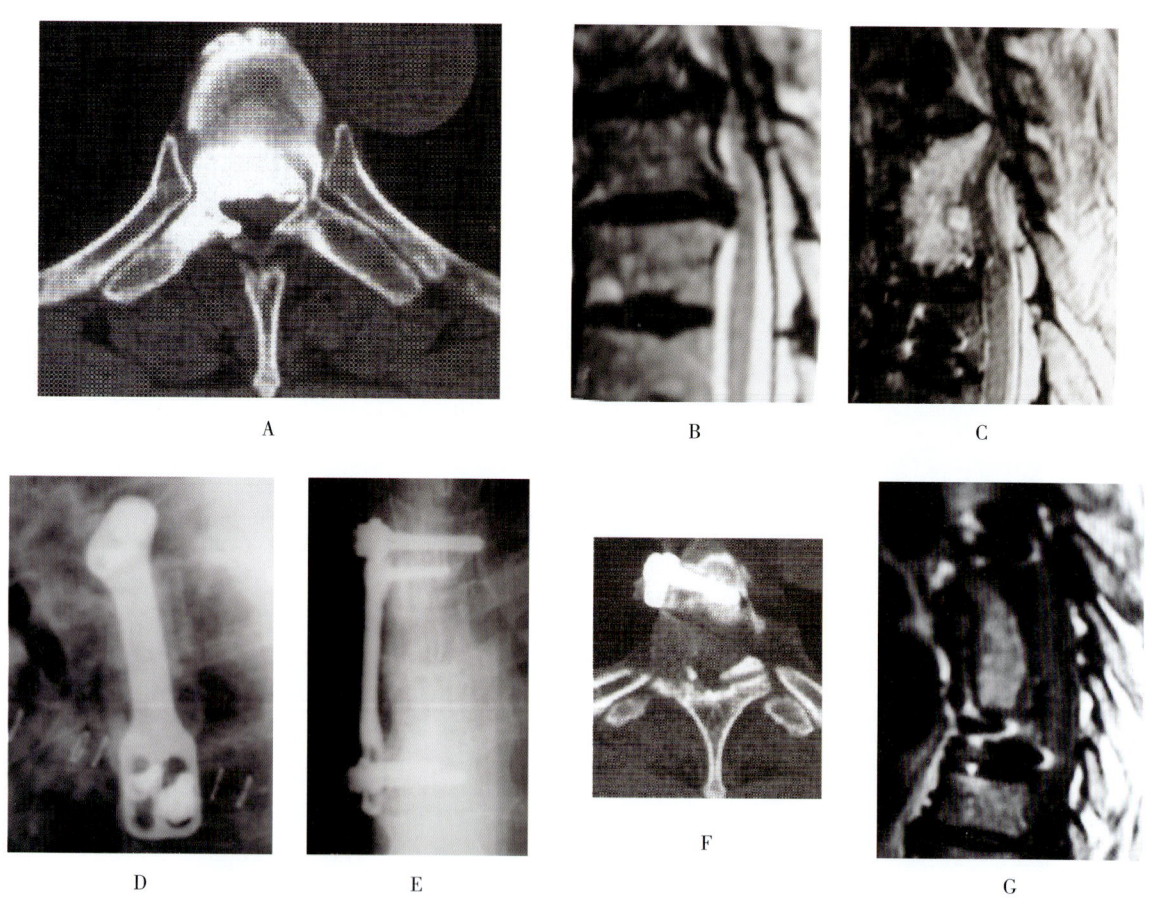

图4-4-2-1-8　临床举例　例2（A~G）

A.B.术前CT及MR所见；C.第一次手术不彻底,仍有致压物；D.E. Z-Plate钢板内固定；
F.G.术后CT及MR显示减压彻底,JOA评分10分

[例3]图4-4-2-1-9　30岁,女性,胸椎后纵韧带骨化症(A~D)。

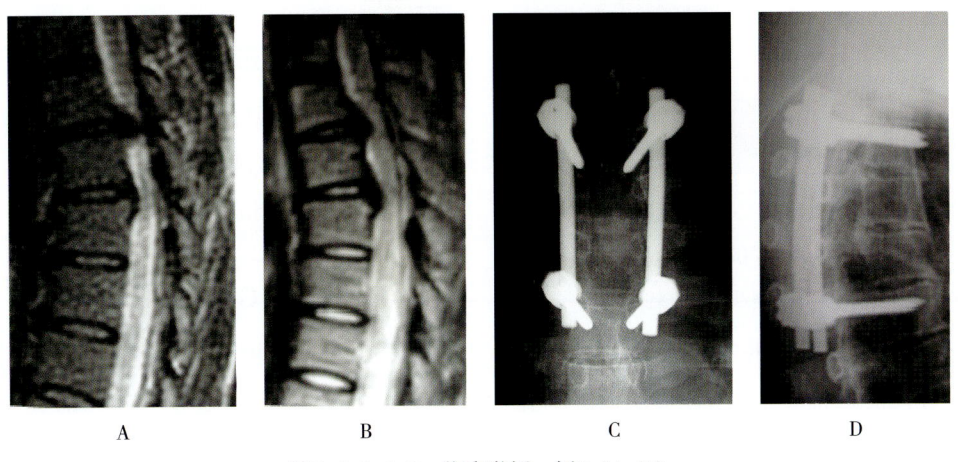

图4-4-2-1-9　临床举例　例3（A~D）
A.B. MR矢状位，T_1、T_2加权；C.D. 次环状减压术+椎弓根钉（T_1~T_4）固定术后X线正侧位片

第二节　胸椎黄韧带骨化症

一、概述

尽管胸椎黄韧带骨化症(ossification of ligamenta flava, OLF)，在临床上十分少见，但由于其临床症状复杂易因误诊而延误治疗时机，以致使长期、持续受压的脊髓出现不可逆性损害。但近年来随着MR、CT及CTM等检测手段在临床上广泛应用，胸椎黄韧带骨化症的早期诊断已变得较为容易；早诊早治，其后果将明显改观。本病男女之比为2:1，大多在中年以后发病。本病多见于亚州人种，尤其是日本人及中国人，而白种人罕见。

二、发病机制

目前对OLF的病因和发病机制尚不清楚，大多数学者认为其可能与慢性损伤、退变、炎症及代谢等因素有关。因此，本病易在长期从事重体力工作者中发生。且本病主要发生于中下胸椎，此与中下胸椎的活动量大有关，以致黄韧带在这些部位所受的应力较大而易引起骨化现象。

三、临床表现

（一）发病缓慢

本病起病缓慢、隐匿，病程多呈渐进性发展，且持续时间较长。如遇某种诱因，包括轻微外伤或过劳而可发病，甚至可使病情迅速恶化。

（二）主要症状

患者多发症状为下肢麻木及感觉异常（两者约占70%），单侧或双下肢无力，步行困难(约占60%以上)，50%患者行走时可有踩棉花感，40%的患者有胸腹部束带感或其他症状，如下肢放射痛、背痛等。

（三）体征

主要表现为单侧或双下肢的肌力减退、胸髓受损节段平面以下感觉减弱或消失，且可伴有浅反射减弱、锥体束征阳性及括约肌功能障碍等。

四、影像学检查

（一）X线检查

除显示脊柱有不同程度的增生及退变外,于正位片上可发现椎板间隙消失或模糊不清,密度增高,侧位片显示基底位于椎板及关节突的骨化块突向椎管方向。因椎弓根的遮挡,仅在椎间孔投影处显示指向椎间隙的高密度阴影。骨化灶以中下胸椎为多见,病变范围以多节段为多（4~5个节段）,亦可单发或长达8个节段者。从骨化的形态来看,约50%病例为鸟嘴型,最为多见,其次为线型、结节型和钩状型。

（二）脊髓造影

造影显示胸椎相应病变水平可有完全梗阻和不完全梗阻征,梗阻大多发生于骨化位置最低且最为严重的部位。

（三）CT和CTM扫描

CT及CTM可充分反映脊髓的形态变化,并能显示骨化灶与脊髓等结构间的关系。两侧椎板前方骨化块可突入椎管（图4-4-2-2-1）。通常骨化在椎间孔、椎间盘或小关节平面处较为显著。按骨化位置及形态可分为：弥漫型（最多见）、侧方型（次多见）和结节型。

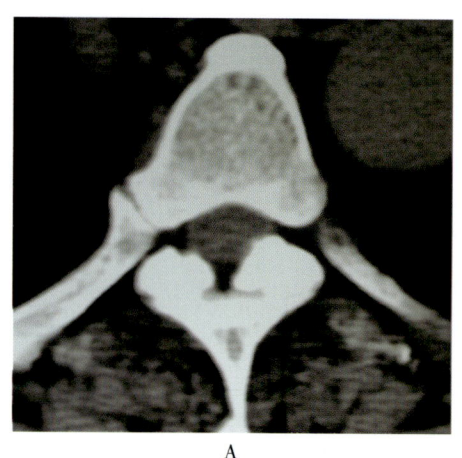
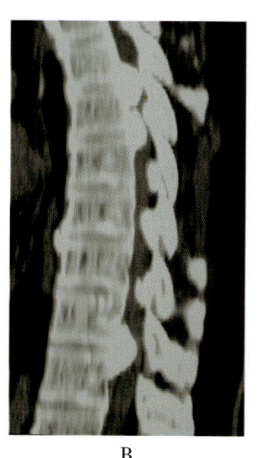
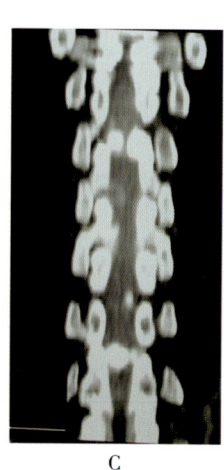

图4-4-2-2-1　CT扫描所见（A~C）
胸椎黄韧带骨化症CT扫描　A.横断面观；B.矢状位观；C.三维重建

（四）MR检查

MR检查主要观察骨化之黄韧带与脊髓之关系,一般列为常规检查,尤其是拟行手术的病例（图4-4-2-2-2）。如患者症状严重,定位范围较广者,应扩大影像学检查范围,图4-4-2-2-3即为上胸椎黄韧带骨化者,因症状波及下胸段,在对胸腰椎复查时,证实下胸椎亦有TOPLL病变。

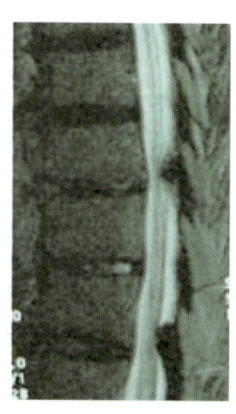

图4-4-2-2-2　胸椎黄韧带骨化MR检查

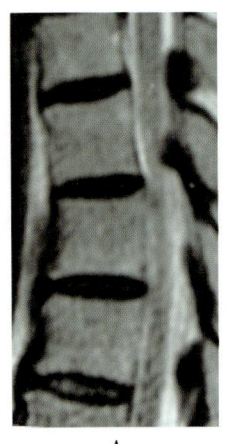
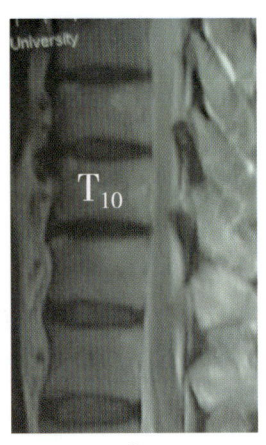

图4-4-2-2-3 MR所见（A、B）
A. 上胸段MR矢状位见T_3~T_6段呈多发性TOPLL征；B. 同一病例，因症状广泛，复查胸腰段亦见下胸段TOPLL征

五、病理学检查

骨化之黄韧带仍位于其本来之解剖位置，厚度大约在4~20mm之间不等，平均10mm，骨化的黄韧带约半数与硬脊膜形成粘连。已骨化的黄韧带完全失去弹性，形成质地坚硬似象牙状坚硬之骨质。显微镜下早期显示黄韧带弹力纤维减少，排列紊乱，部分骨化的胶原纤维及软骨细胞增生活跃。后期则完全骨化，伴大量钙盐沉积。

六、诊断

本病诊断主要依据其临床特点、影像学所见及手术探查。

（一）临床特点

本病可见于胸椎的各个节段，起病呈隐匿状，临床表现大多较为复杂而易误诊，尤其是在CT扫描及MR出现以前的年代里。

患者早期主要表现为下肢肢体的麻木与无力、并有其他感觉异常、胸腹束带感及肢体发紧等。病变位于胸椎中上段者，可有明显的上运动神经元损伤体征，查体时显示痉挛步态、肌张力增高及病理征阳性。此时可结合胸髓感觉障碍平面及上肢检查结果来确定病变水平。如病变发生于下胸椎，由于骨化发生率高、程度严重且往往合并T_{12}和L_1，甚至以下水平的韧带骨化或下腰椎疾患，亦可同时累及胸腰段处脊髓及神经根。此时在临床上主要表现为上、下运动神经元同时损伤的混合性瘫或软瘫症状，何者为重主要取决于压迫的部位和程度。在临床上应与颈腰综合征及胸腰椎其他病变相鉴别。

（二）影像学所见

影像学检查对本病的确诊具有重要作用。

1. X线平片 凡疑有本病者，均应常规进行X线平片检查，并以此作出初步诊断，同时应排除其他骨关节病变的可能性。X线平片上多能发现胸椎黄韧带骨化灶，应注意观察。

2. 脊髓造影 单纯椎管造影只能提示椎管的梗阻性病变及程度，但不能定性及全面反映病变的部位。

3. CT扫描 CT对本病的诊断最为理想，不仅可以显示OLF的部位、形态、大小和继发性椎管狭窄的程度，尤其对细微的小关节骨化、增生性病变等更为敏感，而且对椎管内结构的观察也较为细致。

4. CTM 更能够反映脊髓的形态变化及程度，但与造影剂影像重叠，有时难以反映致压物的部位、形态及大小，尤其对骨化程度及对神经组织的观察仍欠满意。

5. MR检查 具有更大的优越性，既可对矢状面大范围进行观察，又便于发现病变及排除椎管内可能存在的其他疾患，尤其是可以同时发现伴有胸椎间盘突出之病例，后者在临床上并非多见，在手术时应对两者兼顾（图4-4-2-2-4）。但对骨化之韧带横断面显示欠佳，且对早期、较小或偏侧性病变容易漏诊。

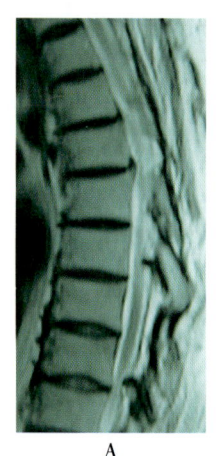 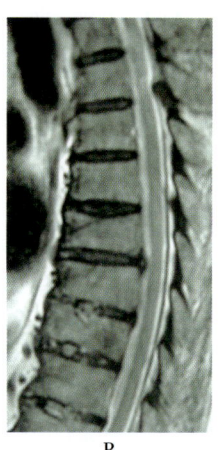

图4-4-2-2-4　TOPLL伴椎间盘突出（A、B）
A. 例1 胸椎间盘突出（T_4~T_5）伴下方椎节黄韧带骨化；
B. 例2 T_7~T_8椎间盘突出伴上方多节段椎节黄韧带骨化

综上所述，就诊断准确率而言，MR与CT（或CTM）扫描两者结合是诊断本病的最佳选择。

七、鉴别诊断

本病应与多种疾患进行鉴别，其中尤应注意除外脊髓型颈椎病、椎管内占位性病变、脊髓空洞积水症和运动神经元疾患等。

八、治疗

（一）非手术疗法

主用于早期轻型病例，有外科手术禁忌证，或是脊髓受损已形成完全瘫痪的晚期病例。

（二）手术疗法

1. 麻醉与体位

（1）麻醉　目前多选用气管插管、全麻，病情危重者则考虑局部浸润麻醉；

（2）体位　以俯卧位卧于石膏床上最为安全。

2. 基本原则与要求　手术治疗的关键是力争早期、准确、彻底清除位于脊髓后方的致压物，同时应避免误伤脊髓。既往由于缺乏精细的手术工具而使手术疗效多不尽如人意。近年来由于器械的改进、经验的积累及技术水平的提高，目前已取得了满意的疗效，尤其对连续多节段OLF患者疗效更佳，术中应配合诱发电位监护，以使整个手术过程中获得监护。对非全麻病例，应密切观察局部与肢体反应，保证手术的安全和避免损伤。

手术方法包括单纯椎板切除术、椎板漂浮减压术、保留小关节之扩大减压术等均可酌情选择。无论何种术式，均应注意切骨范围应超过肉眼所见病骨的2~3mm，以减少复发率及术后创伤反应所引起的症状加重，并酌情选择相应之内固定技术。

九、手术并发症

（一）硬脊膜破损

此类病例硬脊膜多变得薄而脆，易在分离时引起硬膜破损，且破口多较大而不规则，可达2~3个间隙水平。对破损的硬脊膜应予以修补，以防发生脑脊液漏或切口不愈合。对局部小而硬膜质量较好的缺损，可在筋膜修复后用生物胶进一步封闭破损区，而对修复困难的病例，用生物胶或明胶海绵等代用品直接封闭破损区，术后以橡皮片引流并密切观察引流物的量及性状。

（二）深静脉血栓

发生率较前者为少，主要与年龄较大、过度肥胖、术前活动少、手术时间较长、在俯卧位易使下肢血液瘀滞、回流不畅等诸因素有关。此外，手术创伤性应激反应导致血小板反应变异，以致易形成血液高凝状态。

（三）脊髓神经功能恶化

发生原因可能为脊髓长期受压，术中操作时稍许震动、手术器械引起的内压增加、手术操作不慎及脊髓突然减压后发生再灌注，并对脊髓造成充血与水肿所致。因此在手术过程中，操作务必准确和精细,以免造成不良后果。对于晚期病例,除要求减压范围彻底、以求避免术后复发外,同时应注意患者其他椎间隙是否存在新的骨化灶,并在术时一并处理。

十、临床举例

[例1]图4-4-2-2-5 男性,47岁,胸椎黄韧带骨化症(OLF)(A~J)。

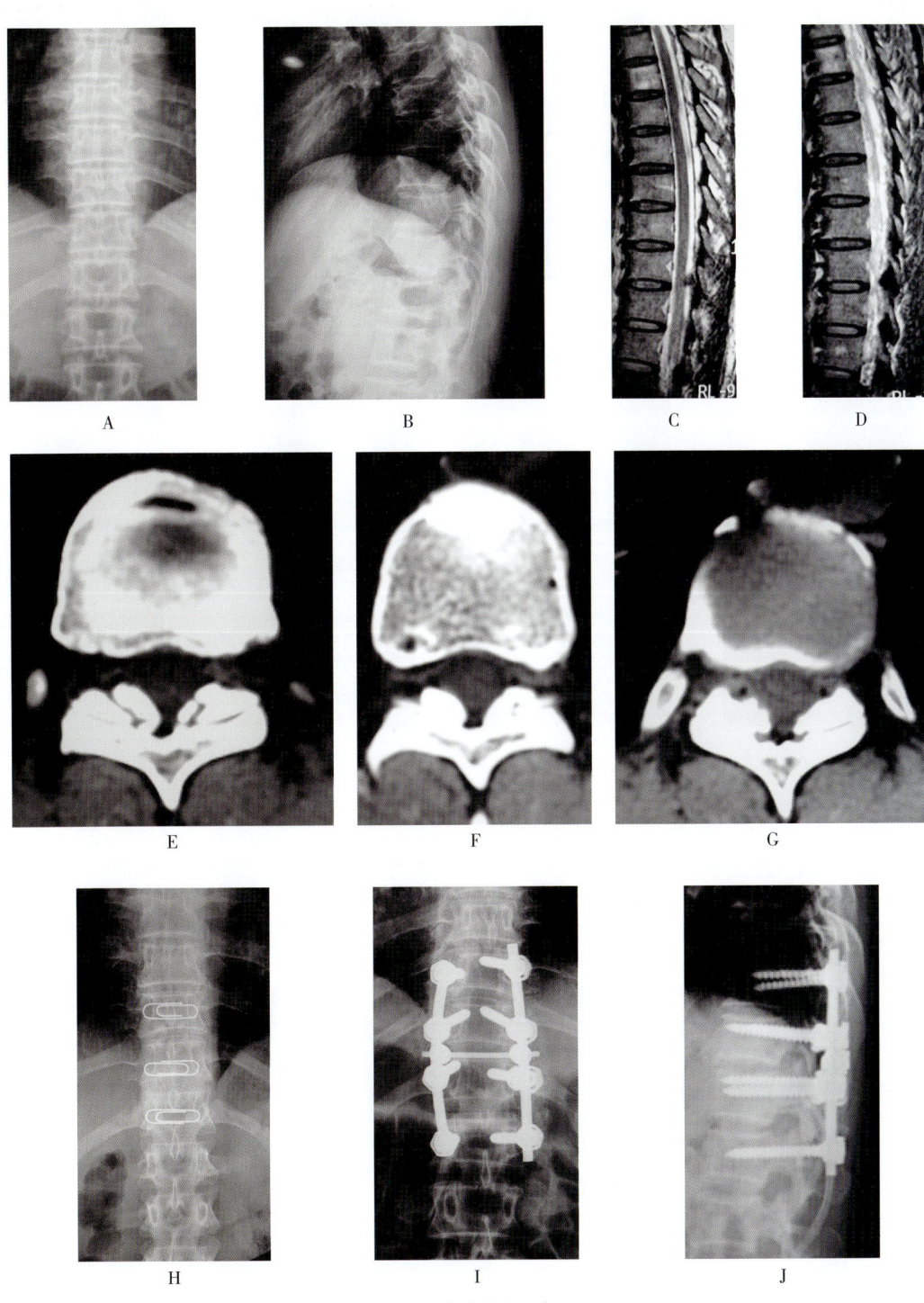

图4-4-2-2-5 临床举例 例1(A~J)

A.B. 术前正侧位X线片;C.D. MR矢状位,T_1、T_2加权,显示T_9~T_{12}段黄韧带骨化征;
E~G. MR水平显示黄韧带骨化之部位与程度;H. 术前定位片;
I.J. T_{10}~L_1椎弓根钉固定后,后路减压、切除骨化之黄韧带,见硬膜囊膨隆,恢复搏动后安装横连接,摄X线正侧位片

[例 2]图 4-4-2-2-6 女性,43 岁,下胸椎黄韧带骨化症(A~H)。

A B C D

E F G H

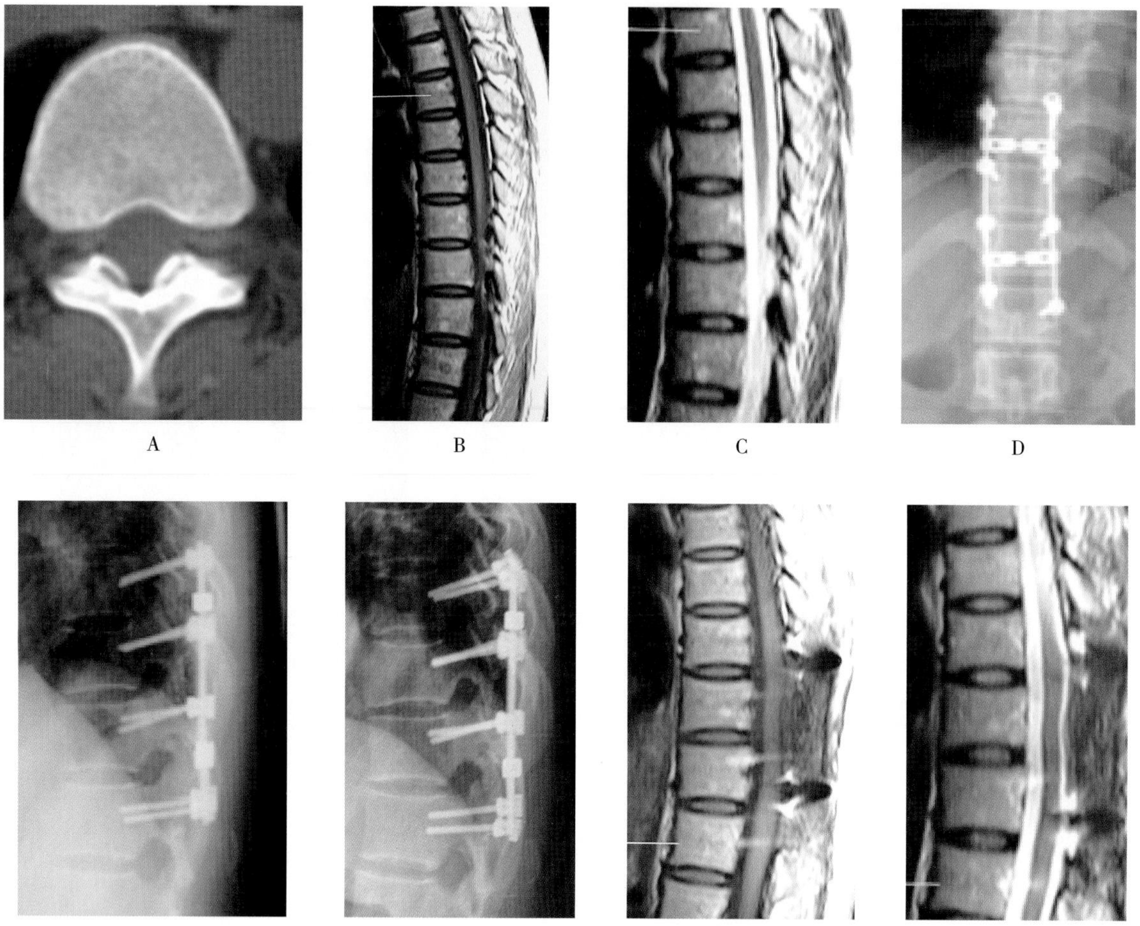

图4-4-2-2-6 临床举例 例2(A~H)

A. 术前CT水平位扫描显示黄韧带骨化征；B.C. 术前MR矢状位显示；D.E. 行胸椎后路减压内固定术后正侧位片；F~H. 术后5年随访X线侧位片及MR矢状位观，T_1、T_2加权相，显示无复发征，无异常主诉

[例 3]图 4-4-2-2-7 女性,47 岁,T_{10}、T_{11} 黄韧带骨化症伴严重型不全瘫(A~H)。

A B

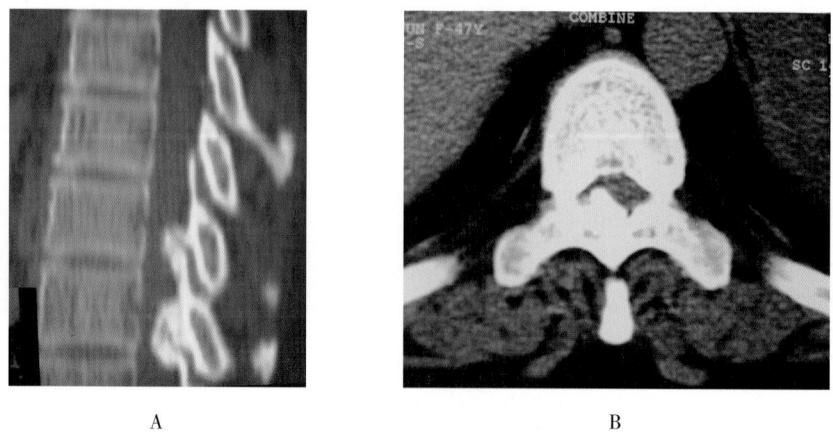

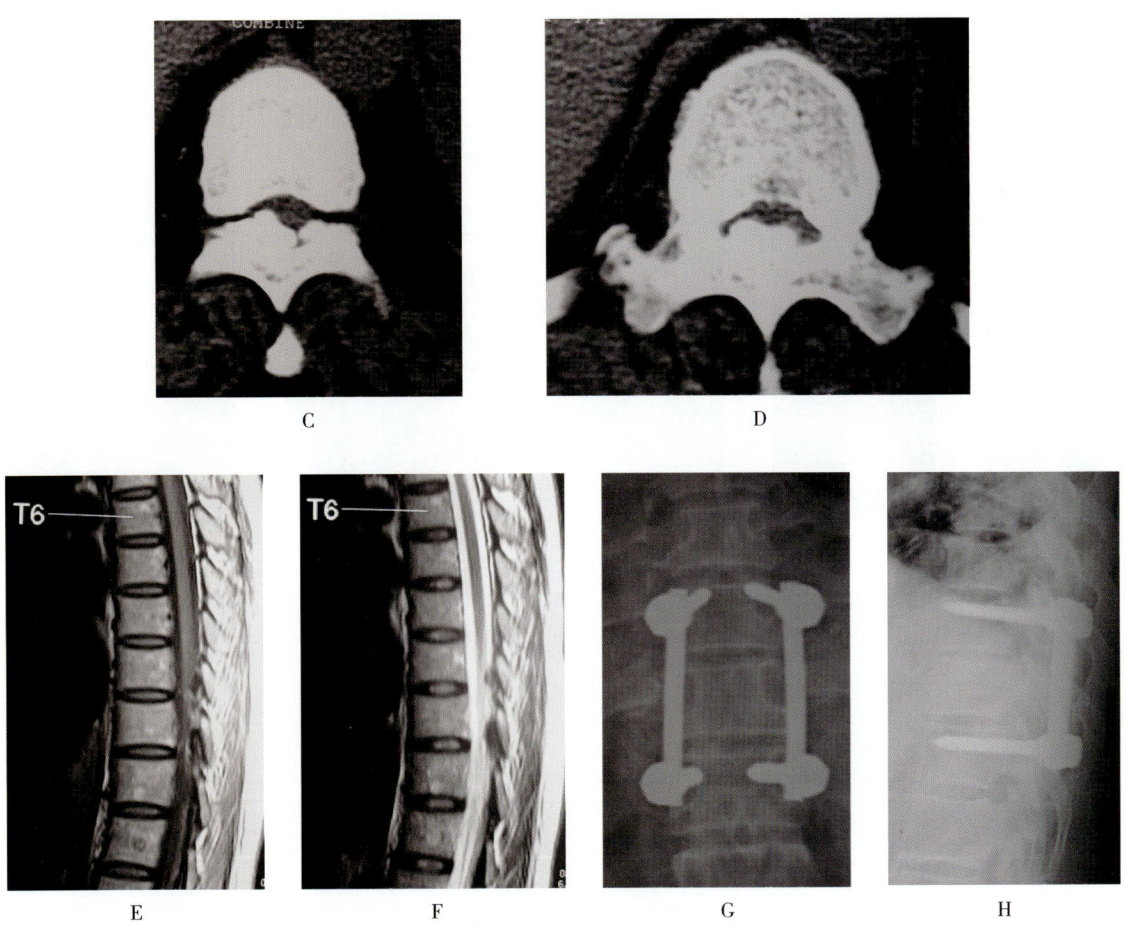

图4-4-2-2-7 临床举例 例3（A~H）
A. 术前CT矢状位扫描；B~D. 不同层面CT水平扫描所见；E.F. 术前MR矢状位（T_1、T_2加权）；
G.H. 椎弓根钉置入固定后行后路切骨减压，并切除骨化之黄韧带，X线正侧位观

［例4］图4-4-2-2-8 男性，49岁，胸椎广泛性黄韧带骨化症（A~E）。

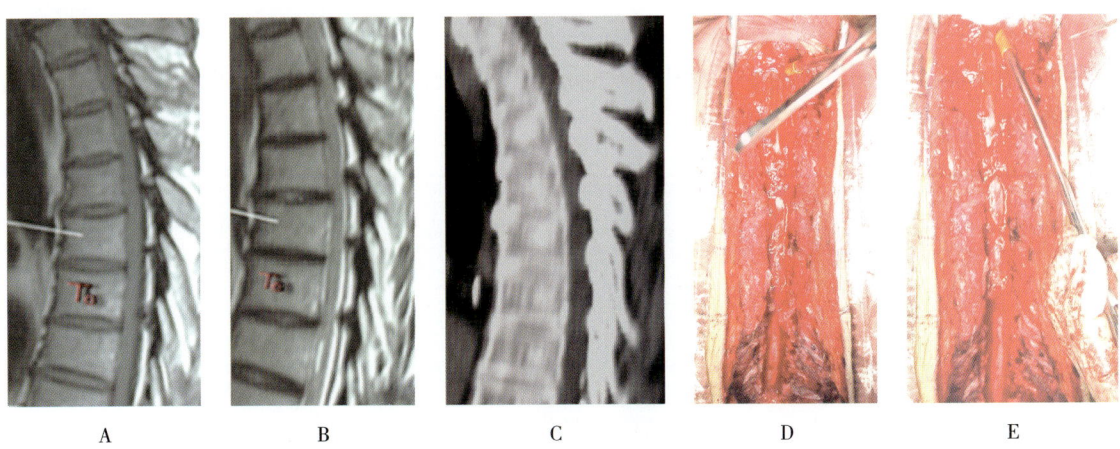

图4-4-2-2-8 临床举例 例4（A~E）
A.B. 术前MR矢状位；C. 术前CT矢状位扫描，显示胸段多节段黄韧带骨化征（T_{2-6}）；
D.E. 术中减压及吸引；注意吸引器与椎管平行，头部与硬膜囊壁呈平行状为安全

[例5] 图4-4-2-2-9　女性,58岁,颈椎OPLL+胸椎黄韧带钙化手术疗法(A~I)。

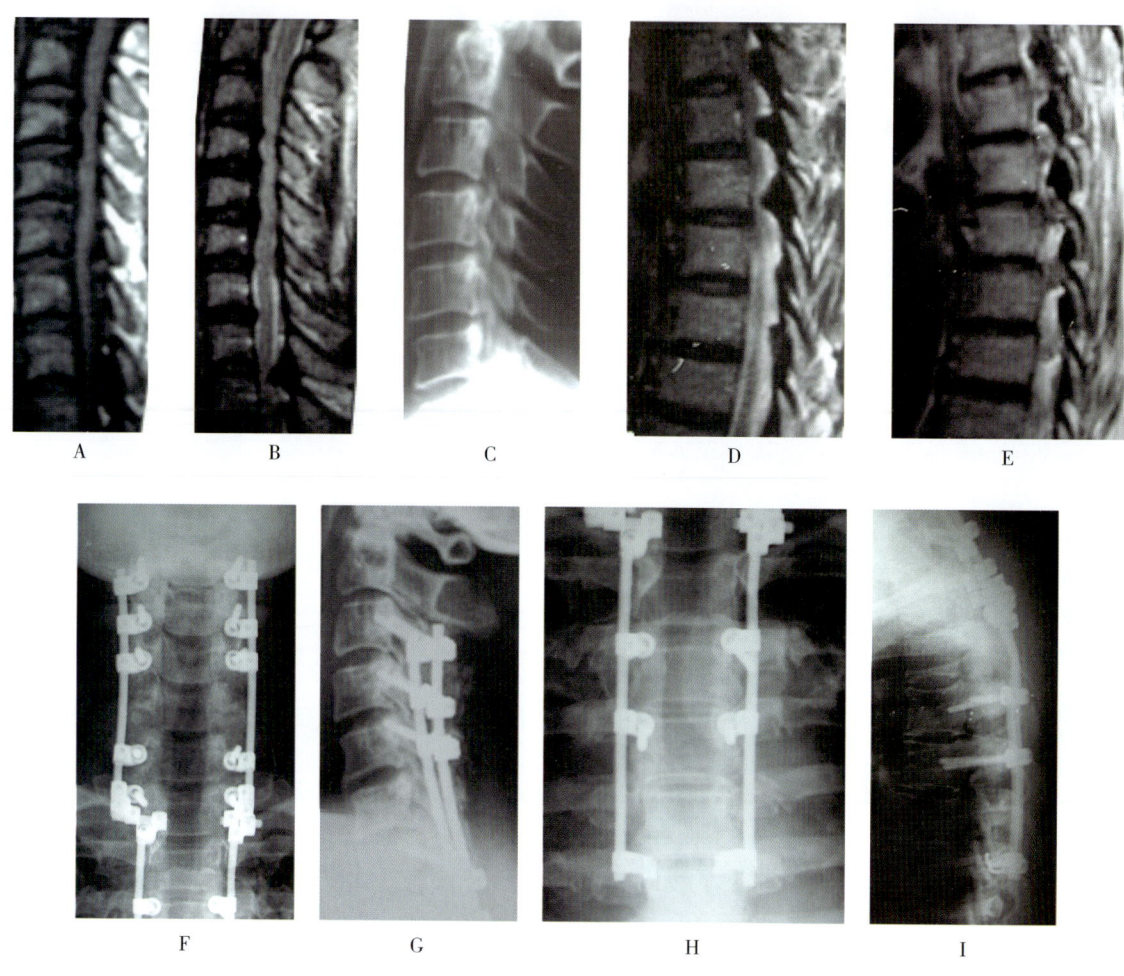

图4-4-2-2-9　临床举例　例5（A~I）
A~C. 颈椎MR及CT扫描矢状位显示C_4~T_6后纵韧带骨化及上胸段黄韧带钙化；D.E. 胸椎MR矢状位显示上胸段多发黄韧带骨化症；
F~I. 先行颈段后路减压及侧块螺钉固定,再行上胸段后路减压,钙化之黄韧带切除+侧块螺钉固定,术后正侧位X线片观

[例6] 图4-4-2-2-10　男性,54岁,因颈椎OPLL先行颈后路减压固定术,后发现C_6~T_2黄韧带骨化而再次手术(A~G)。

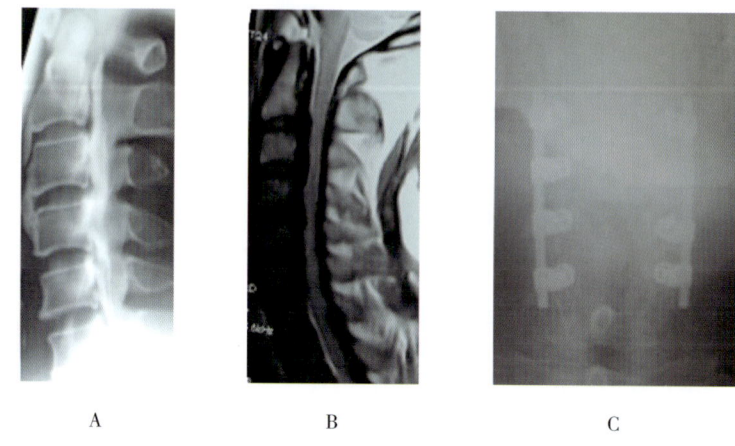

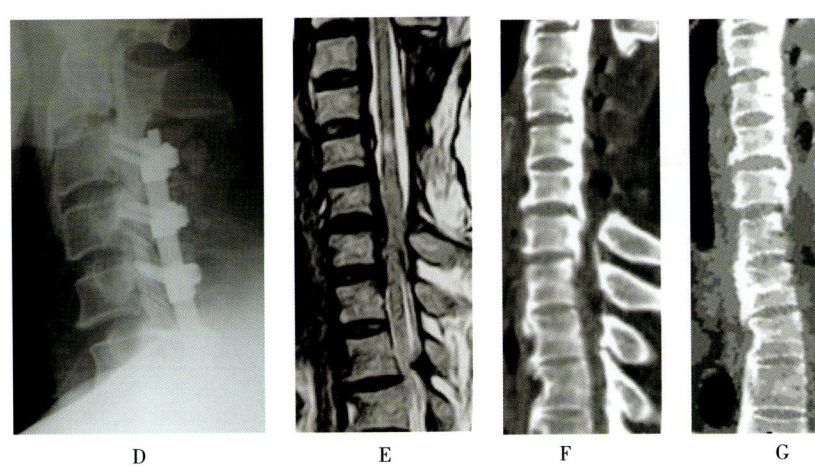

图4-4-2-2-10 临床举例 例6（A~G）
A.B. 第一次术前X线及MR矢状观；C.D. 第一次术后正侧位X线片；E.F. 术后MR及CT显示C_6~T_2黄韧带骨化；
G. C_6~T_2后路减压术后MR矢状位观，显示C_6~T_2椎管已扩大

（Kenji Hanai 沈 强 侯铁胜 陈德玉 赵 杰 赵定麟）

参 考 文 献

1. 陈德玉. 颈椎伤病诊治新技术, 北京：科学技术文献出版社, 2003
2. 卢旭华, 陈德玉, 袁文等. 胸椎黄韧带骨化症外科治疗56例功能恢复相关分析[J]. 中国临床康复, 2006, 10（24）
3. 卢旭华, 陈德玉, 赵定麟等. 胸椎黄韧带骨化症的外科治疗[J]. 脊柱外科杂志, 2004, 2（2）
4. 王仁, 李玉虹, 侯铁胜. 多节段胸椎黄韧带骨化症并硬脊膜骨化1例[J]. 实用医学杂志, 2007, 23（4）
5. 赵定麟, 王义生. 疑难骨科学. 北京：科学技术文献出版社, 2008
6. 赵定麟. 现代骨科学, 北京：科学出版社, 2004
7. 赵定麟. 现代脊柱外科学, 上海：上海世界图书出版社公司, 2006
8. Hong-Jian Liu.Preliminary application of ultrasound scalpel in the posterior cervicothoracic surgery. SICOT Shanghai Congress 2007
9. Kong MH, Morishita Y, He W.Lumbar segmental mobility according to the grade of the disc, the facet joint, the muscle, and the ligament pathology by using kinetic magnetic resonance imaging.Spine（Phila Pa 1976）. 2009 Nov 1; 34（23）：2537-44.
10. Matsuyama Y, Yoshihara H, Tsuji T, Sakai Y, Yukawa Y, Nakamura H, Ito K, Ishiguro N. Surgical outcome of ossification of the posterior longitudinal ligament（OPLL）of the thoracic spine: implication of the type of ossification and surgical options. J Spinal Disord Tech. 2005 Dec;18（6）：492-7; discussion 498.
11. Pei Wang , Yuan Xue, Shi-Fu Guo.CTVE applied in operative treatment of OLF in thoracic spine. SICOT Shanghai Congress 2007
12. Song J, Mizuno J, Hashizume Y, Nakagawa H..Immunohistochemistry of symptomatic hypertrophy of the posterior longitudinal ligament with special reference to ligamentous ossification.Spinal Cord. 2006 Sep; 44（9）：576-81. Epub 2005 Nov 29.
13. Xu-Hua Lu,De-Yu Chen, Wen Yuan, etal.Experience of surgery for ossification of ligametum flavum. SICOT Shanghai Congress 2007
14. Yamazaki M, Mochizuki M, Ikeda Y, Sodeyama T, Okawa A, Koda M, Moriya H. Clinical results of surgery for thoracic myelopathy caused by ossification of the posterior longitudinal ligament: operative indication of posterior decompression with instrumented fusion. Spine（Phila Pa 1976）. 2006 Jun 1; 31（13）：1452-60.
15. Zuo-Lun Zhang, Ze-Nong Yuan, Jian-Min Sun,etal.The surgical treatment of the ossification of the yellow ligament of thoracic spine. SICOT Shanghai Congress 2007

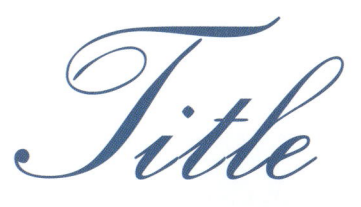

第五篇

脊椎手术并发症与翻修术

第一章　颈椎前路手术并发症及处理 /2134
　第一节　颈椎前路手术术前及手术暴露过程中并发症（伤）及防治 /2134
　第二节　颈前路减压清除病变及内固定时的并发症（伤）及其防治 /2139
　第三节　颈椎前路手术后早期并发症及其防治 /2147
　第四节　颈椎前路手术后后（晚）期并发症 /2152
　第五节　颈椎前路手术疗效不佳和变坏原因分析及处理对策 /2161

第二章　颈椎病术后病例翻修术 /2167
　第一节　颈椎病翻修术之基本概念 /2167
　第二节　颈椎病翻修术的原因、指征、术前准备及处理原则 /2168
　第三节　颈椎病翻修术术式选择与相关问题 /2172

第三章　腰椎手术并发症 /2181
　第一节　腰椎手术并发症基本概况 /2181
　第二节　腰椎手术过程中所致并发症及预防 /2182
　第三节　腰椎手术术后并发症 /2184

第四章　腰椎翻修术 /2191
　第一节　腰椎翻修术基本概况 /2191
　第二节　翻修手术方案选择及并发症处理 /2193
　第三节　腰椎间盘疾患及腰椎管狭窄症再手术病例临床举例 /2194
　第四节　腰椎退行性疾患术后翻修手术 /2202
　第五节　腰椎畸形和（或）滑脱症术后病例翻修手术 /2212

第五章　脊柱脊髓手术术中与术后各种反应和并发症及其防治 /2223
　第一节　颈椎手术后常见的咽喉部水肿、出血和声音嘶哑及其预防 /2223
　第二节　颈椎前路手术并发食管损伤 /2226
　第三节　脊椎手术后脑脊液漏及其治疗 /2229
　第四节　胸椎手术术后并发气胸和乳糜胸及其预防 /2233
　第五节　术中血管、神经并发症及其对策 /2236
　第六节　术后深部静脉血栓并发症的防治 /2240
　第七节　脊椎固定术对相邻椎节的不良影响 /2242
　第八节　髂骨取骨部位并发长期疼痛的病因及防治 /2244
　第九节　腰椎退行性病变器械内固定并发症的防治 /2247
　第十节　脊柱术后消化及呼吸系统并发症及其防治 /2251
　第十一节　脊柱术后泌尿系统并发症及其对策 /2253
　第十二节　术后精神并发症的处理 /2254
　第十三节　脊柱脊髓手术后的术后感染及其对策 /2256
　第十四节　术后并发肺栓塞及早期治疗 /2265
　第十五节　脊椎固定术后并发症及其防治对策（移植骨和内固定置入物的滑脱与位移）/2267
　第十六节　脊髓动静脉畸形及髓内肿瘤的手术并发症 /2269
　第十七节　头-盆牵引的并发症 /2271
　第十八节　颈椎手术后C_5神经麻痹 /2275
　第十九节　脊柱脊髓手术体位的并发症及其对策 /2277

第一章　颈椎前路手术并发症及处理

第一节　颈椎前路手术术前及手术暴露过程中并发症(伤)及防治

一、概述

近年来随着颈椎外科的蓬勃发展和先进技术的广泛应用,既往多见的手术并发症大有被形式各异的翻修术取代之趋势。尽管如此,作为外科医师都明白,任何一种手术都有其各种并发症,加之颈段手术属于集高风险、高难度和高科技于一体的术式。因此,一旦出现意外,其并发症也多较严重,甚至引起瘫痪及死亡。但根据笔者近30年来对数千手术病例的观察,发现颈椎前路手术的并发症,其发生率不仅低于颈椎后路手术,且其严重性亦较颈椎后路术式为轻,疗效不佳及变坏之病例亦少。问题的关键是施术者对手术的重视程度,包括充分的术前准备,每次手术都视为第一次手术的仔细操作及密切的术后观察等,这些是预防并发症及提高手术疗效的最佳措施。

本节主要对手术施术前、麻醉及暴露过程中的损伤进行阐述。

二、颈椎手术前损伤概况及防治措施

(一)发生概况

所谓术前并发症是指手术病例当日已正式启动接送程序,从手术室推车抵达病房床边开始到手术者正式切皮之前所发生的意外;包括从病房床上抬到手术室推车上,再搬运至手术台上其间所发生的损伤和意外,均属此范围。例如从推床上滚下,床单撕裂使患者摔下,同样麻醉诱导期,尤其是颈椎仰伸插管时所引发之颈椎过伸性损伤等。其发生概率虽低,但并非罕见,且影响手术的正常运转,甚至造成手术中止而引发各种纠纷。

(二)致伤原因与损伤种类

1. **推床上跌伤**　手术室接送患者之推床大多较窄,如患者体胖,或推床重心太高,或患者未用固定带扎牢,或运送员缺乏经验等因素,均有可能使患者从推床上滚下,尤其是在走廊过道拐弯处及上下电梯时发生的机会更多。伤情视现场情况而定,以软组织挫伤为多,亦可能有头部血肿或脑震荡发生。

2. **床单撕裂患者坠落伤**　目前不少医院利用大床单将患者从一个床上搬至另一床上,此时如患者太重、或床单年限太久(加上多次高温高压消毒使其脆性增加)则有可能引发床单撕裂,患者从裂隙中摔至地下,从而引起或加剧腰椎伤患。笔者曾收治一位外院转来的此种重型

病例。此种损伤大多臀部先着地,因此以局部挫伤为多见。

3. **头颈部过度屈伸** 此可见于以下两种情况。

(1)接送患者时 由于现场人手不够,如接送患者的护理员缺乏培训和经验则有可能直接将头颈部作为支点抬来抬去,强度的屈伸易引起颈椎、甚至颈髓损伤,尤其患者本身就是颈椎损伤,或椎管内有致压物,或椎管狭窄者,则更易引起或加重伤患。

(2)全身麻醉插管时头颈过仰 在全麻插管时允许颈部适度仰伸,但如果麻醉者无经验时,为了便于气管导管的插入而将患者头颈过度仰伸,此时由于颈椎病者多伴有椎管狭窄,前方有占位性致压物,后方再有肥厚的黄韧带,可因椎管内代偿间隙已经消失而招致脊髓过伸性损伤,重者由于脊髓的腹背两侧同时受压而出现瘫痪。其中高位者可因膈神经受累而死亡,国内外均有此类病例发生。

(3)搬动患者时头颈位置过伸 头颈体位应该由术者或第一助手搬放,并根据术前测得患者仰颈耐受限度放置体位及枕颈后方的沙袋。但如果由其他医师代放体位,则有可能头颈过仰而引起过伸性损伤。

4. **牵引重量过大所致脊髓或脊神经根损伤** 其致伤原因是牵引重量过重(超过7kg)所致过度牵引,多见于以下伤情。

(1)椎节严重不稳定者 指在颈椎病的基础上再伴有颈部外伤,尤其是前纵韧带及椎节已有撕裂者,术中如牵引力量过大,则易使脊髓被牵拉致伤。

(2)颈椎骨折脱位者 指椎节稳定性受损之完全性损伤病例,其发生率最高,尤其牵引重量过大者,此时由于椎节完整性遭受破坏后颈椎失去原有张力和保护之故(图4-5-1-1-1)。

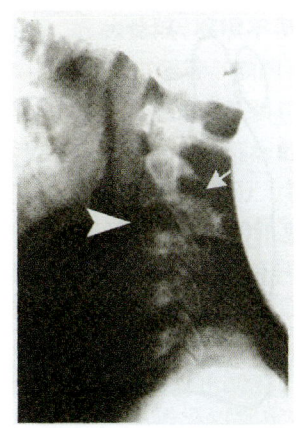

图4-5-1-1-1 过度牵引
大重量牵引后出现椎体间关节纵向脱位侧位X线片,
伴脊髓严重不全性四肢瘫

三、术前损伤的防治措施

(一)加强对基层护理人员的培训

凡承担搬运患者的护理员均应经过专业培训,持证安全上岗,尤应教育对重症患者和其他部位伤患应加以小心,包括颈椎、胸腰椎等易引发意外的伤患。

(二)加强与麻醉医师之间的沟通

为防止麻醉插管发生意外,手术医师在术前一日务必请麻醉医师共同检测患者仰伸的耐受度,尤其是选用全身麻醉者,以便术中掌握,切勿超限仰伸。对椎管狭窄且骨赘明显者,特别是在MR影像检查时脊髓已出现液化灶者,应在手术申请单上注明,请执行麻醉者务必小心。对重症患者不应让进修、实习麻醉师单独操作,以防意外。

(三)检查搬运工具及床单的性能与强度

手术室护士长应督促护理班长,或亲自参与检查接送患者的推车及固定带等用具是否到位,并及时更换或补充新的用具,切不可因小失大。

（四）防止牵引过度致伤

主要有以下两方面。

1. 明确患者颈部病理解剖状态 术者术前应明确患者颈部的病理解剖状态，尤其是伴有颈椎外伤的颈椎病者，稍许加大牵引重量，就可加剧脊髓的病理生理改变，此种特点已被体感诱发电位所验证。

2. 术中切忌过重牵引 笔者一贯主张轻重量牵引，除非椎节脱位复位需要，一般1~2kg重量足够维持颈椎的稳定，包括颈椎减压性手术术中。

四、颈椎手术暴露过程中损伤概况

颈椎前方解剖复杂，不仅许多脏器密集，而且血管神经丰富以致既往被视为手术禁区。因此，在手术操作过程中切勿伤及局部重要器官、神经和血管。任何一步操作需小心。现将临床上常见的损伤分段、专题分述于后。

（一）喉返神经损伤

1. 概述

近年来喉返神经损伤仍较多见，该神经主要支配环甲肌以外的喉部肌肉，损伤后引起声带麻痹而出现发音障碍，多为暂时性，伤后1~3月恢复。如被完全切断或是严重挫灭伤，则可遗留永久性症状，约占手术病例1%左右。

2. 致伤原因

大多见于以下3种情况。

（1）牵拉性损伤 因为喉返神经十分敏感，稍许牵拉，甚至在手术暴露时稍加分离，即可引起局部水肿、渗出及充血等创伤性反应而出现声音嘶哑。因此术中避免牵拉，实际上也无暴露的必要。

（2）电烧伤或切割伤 多因术中误将喉返神经切断或电凝器烧伤所致，事实上在手术时，当切断颈阔肌，将二腹肌及胸锁乳突肌牵开后，其下方为十分疏松的结缔组织，用手指稍许分离即达椎体前方，无需采用锐性分离或电凝止血。

（3）自动牵开器长时间的压迫 在使用颈椎自动牵开器时，如持续牵拉时间过长、过久，且在此过程中为了更充分地暴露椎体与深部视野而增大牵拉力度时，易将该神经及周围组织一并受挤压致伤（包括食管等）。

3. 防治措施

针对上述原因，应采取以下措施加以预防。

（1）重视术前对气管食道的推移训练 在术前让患者充分地将气管食道推过中线，既可减轻术中对喉返神经的压力，又可预防食道气管损伤。但目前有一种倾向，认为全麻情况下术前无需此训练；其实并非如此。

（2）术中勿需有意显露喉返神经 喉返神经较为深在，根本勿需特意显露这根娇嫩的神经。笔者在第1例术中仅仅显露、保护喉返神经，术后却出现声音嘶哑，数周后方才恢复。从此以后30余年间，经历千例以上手术，从未再显露该神经，也未再遇到此并发症发生。切口侧别的选择与喉返神经损伤率并无明显差别。

（3）注意术中牵引（拉）

① 颈椎拉钩徒手牵引时间不宜过久：术中在对气管食道牵引过程中，每次持续时间不应超过20~30分钟，以防对喉返神经形成持续性压迫。

② 避免使用锐性牵开器及自动拉钩：标准的S形或直角颈椎拉钩前方两端均为钝圆形，切不可选用带刺或锐角状拉钩，以防对各种组织误伤，包括喉返神经。因为手术时间较长及压力较大等原因，亦不应选用自动拉钩。

（4）慎用电刀及电凝器 术中除对较粗的甲状腺下动脉及甲状腺中静脉进行结扎处理外，一般出血点采取钳夹止血方式即可达到目的。由于电凝易对周围神经血管造成误伤，因此不提倡使用。

（二）食道损伤

1. 概述

食道在显露过程中亦易引起误伤，应尽早发

现,及时处理,否则一旦形成食道瘘,易引发纵膈感染,后果将不堪设想。临床上有因此种并发症引起死亡病例,应高度重视。

2. 致伤原因

手术暴露过程中的食道损伤主要是在操作中的误伤。常见于下述情况。

(1)误将食管当成椎体前筋膜切伤　在显露椎体前方切开椎体前筋膜时,如果助手未将食道与气管一并拉开,且牵拉下之食道外观与椎体前筋膜相似。如术者未作进一步详查,则易将食道视为筋膜切开,大多见于自动拉钩情况下。

(2)牵拉刺伤所致　主因使用锐性拉钩或自动拉钩牵拉过度所致,其早期可无症状,仅表现为食道壁挫伤性改变,但于术后进食时因局部刺激或压力突然增大而形成裂口。

(3)牵拉时用力过度　术前对气管食道推移训练不够,术中为了良好的显露椎体,助手就拼命用力牵拉,以致将食道拉破,尤其是食道本身有炎症及水肿时。

3. 防治措施

主要根据前述不同原因采取以下相应措施。

(1)术中应细心耐心　在施术操作中切不可操之过急,术者及助手均应仔细辨认各种组织,尤其是拟行切开的组织。椎体前筋膜为一层薄膜,用镊子提起,证明与食道壁完全不同时方可剪开。

(2)其他

① 术前加强训练:术前气管食道推移训练一定要到位,尤其是短颈者。

② 避免锐性拉钩及牵引过度:仍应强调避免使用锐性拉钩,包括边角较锐之S形拉钩。同时助手在牵引过程中用力适度,并有节奏地定时放松拉钩。

③ 立即修补:一旦食道损伤,应在术中立即缝合,闭合裂口,并加大抗生素用量及局部引流,必要时可请胸外科或耳鼻咽喉科医师协助处理。

(三)气管损伤

1. 概述

气管损伤的机会较前者为少,主要因其有环状软骨而易于辨认。

2. 致伤原因

与前者相似,过度牵拉所致者更为多见,尤多见于颈椎节段较高之手术时。

(1)过度牵拉及刺伤　是引起气管损伤的主要原因,使用锐性拉钩,牵引过度及拉钩下缘偏浅并触及气管时,则易使气管损伤。

(2)手术操作过程中误切伤　甚为少见,主要是在显露椎体前方过程中误切,应注意避免。

3. 防治措施

以预防为主,一旦发生,应立即缝合,并注意局部出血及血液流向,避免血液吸入肺部,并请麻醉师协助处理。

(四)颈部血管损伤

1. 概述

颈前路手术时,除两侧向头面部供血的颈动、颈静脉外,最易误伤的是甲状腺下动脉和甲状腺中静脉;椎动脉损伤更多见于减压手术时,因此将在下节中讨论。

2. 致伤原因

常见的原因是误伤,多见于下列情况。

(1)误伤

① 分离颈深筋膜时误伤:为显露椎体前方需锐性分离颈深筋膜及钝性松解内脏鞘与血管神经鞘间隙,在此过程中容易误将牵拉后变形(扁)的甲状腺下动脉或甲状腺中静脉当作筋膜剪开或撕断。

② 电刀误伤:但在切割软组织时,稍不注意即可误伤甲状腺的下动脉及中静脉等。

(2)其他

① 结扎线头脱落:以甲状腺下动脉及甲状腺中静脉为多见,大多发生于结扎线过粗时。

② 牵拉时刺伤：多见，包括较粗的颈动脉与颈静脉，多因锐性拉钩所致，或因刀尖误伤。

③ 在对横突孔显露时误伤椎动脉：主为颈前路侧前方减压术时，如果分离颈长肌过程中偏向后下方，则易误伤该血管。

3. 防治措施

除前述避免使用电刀和锐性拉钩外，尚应注意以下方面。

（1）熟悉颈部解剖　应注意主要神经血管的正常位置、相邻关系及变异情况等，尤其是临床入门不久者，更应注意手术入路及暴露过程中各种组织的关系与界限等，做到术前心中有数。

（2）对切断之血管进行双重结扎　在对甲状腺下动脉或甲状腺中静脉等切断时，两侧断端均需行双重结扎，结扎线不应过粗，以防滑脱，结扎处距断端至少2mm。

（3）按解剖程序操作　任何手术均需按程序操作，尤其是风险大的部位，涉及椎动脉处的手术是最为险要的部位之一。因此，在处理颈长肌时，应牢记椎动脉的走行及其进入横突孔的部位，并注意其变异（术前常规做MRA）。

（五）喉上神经、舌下神经及迷走神经损伤

此三者损伤较少发生，偶尔可遇到，亦应注意。

1. 喉上神经损伤

喉上神经主要支配咽、喉和会咽部黏膜及杓状软骨肌、环甲肌、下缩肌。损伤后主要引起发音疲劳感、声音嘶哑及误吸。该神经一旦损伤，主要是对于从事舞台、音乐等与发音有关的工作者带来较多影响。

2. 舌下神经损伤

舌下神经系第十二对颅神经，当切口波及高位咽后部时，舌下神经像一根较粗的血管，横过切口下方。易误作血管而将其结扎，此将影响吞咽功能。

3. 迷走神经损伤

较为少见，因其位于颈动脉鞘内走行，除非损伤波及颈动脉时，否则不易伤及该神经。损伤后的主要症状是声音改变等。

（六）胸膜损伤

1. 概述

见于下颈椎手术时，尤以 $C_7 \sim T_1$ 施术时为易。

2. 致伤原因

主要见于以下情况。

（1）牵拉时误伤　对短颈者下颈段或颈胸段施术时，如拉钩方向偏下，则有可能伤及胸膜。

（2）器械误伤　除手术刀、剪刀外，在使用刮匙时如果用力方向不当，或用力过猛，尤其是从椎节深部向外提升刮匙时，如突然朝向肺尖方向，则易伤及胸膜。

（3）病变波及上胸椎　主为下颈段及颈胸段之炎症或肿瘤等病变波及颈胸交接处，如术前对其估计不足，或操作时对切口显露不充分则更易发生。

3. 防治措施

（1）调整麻醉　全麻者无需另改用其他麻醉，颈丛麻醉或其他麻醉者则需立即行气管插管，并施以全身麻醉以求控制呼吸及对胸膜的处理。

（2）立即闭合裂口　在直视下缝合一般易于操作，对显露不佳者应扩大切口；对裂口大无法缝合者，可行局部转移肌修补。术后胸腔闭式引流，并按胸部手术术后处理。

（3）预防感染　加大抗生素用量，以广谱者为宜，以防引起后果严重的脓胸或纵隔炎。

（七）霍纳氏综合征（Horner's syndrome）

1. 概述

Horner's综合征为上睑下垂、瞳孔变小及无汗三联症；其发生率较高，约占颈前路手术的1%~3%不等，多为暂时性。

2. 致伤原因

主因对颈长肌行分离牵拉时对外侧的颈交感神经干牵拉过度或误伤所致。尤其是在 $C_2 \sim C_3$

至 $C_6 \sim C_7$ 处，交感神经干在横突前方走行。

3. 防治措施

主要是减轻对颈长肌的压迫及损伤，避免使用锐性拉钩及对颈长肌的电灼等。一旦发生，多为暂时性，术后 5~7 天内逐渐恢复。

（八）其他损伤

（1）甲状旁腺或甲状腺损伤　术中发生大出血时则容易误伤，尤其腺体变位（异位症）时，应注意。

（2）颈丛或臂丛损伤　在拉钩向中线牵拉时，如果拉钩边缘太锐或放置过深，则有可能误伤颈丛或臂丛上部。一旦误伤，则视受损情况予以相应的处理。对撕裂伤者应立即修复。

（3）淋巴管损伤　在松解椎旁软组织时多见，应避免。

（4）奇静脉损伤　较罕见，亦因深部拉钩牵拉所致，应注意避免。

第二节　颈前路减压清除病变及内固定时的并发症（伤）及其防治

一、概述

由于颈椎前路手术的主要目的是对椎管或神经根管或横突孔内病变组织的切除与对脊髓、脊神经根和椎动脉进行减压，而且有时是数种手术同时进行。在此过程中，如果减压不彻底，疗效必受影响。而要彻底，由于椎管、根管、横突孔的保留间隙已等于或接近于零。因此，不要说是操作上的失手，就是由于体位上的改变，手术器械的介入等均会使神经组织，尤其是脊髓因压力改变而出现损伤，其中某些损伤可能是无法逆转的，以致最后造成永久性后遗症。这一点应使每个参加手术的医护人员、患者本人及其家属均应有所了解，以求相互配合，使其发生率降低到最低限度。

二、减压过程中引起损伤的概况

颈前路手术的难度，不仅是病变部位深在，手术困难，而且具体操作时例如在牵开或实施切除致压物时，由于直接挫伤、牵拉、血管损伤均可波及脊髓而造成脊髓损伤。其中，器械致伤占据重要地位，临床学家对此见解不一。国外在开展此项手术的早期，将大量出现的神经损伤都归罪于环锯技术，之后又认为高速钻头亦是罪魁祸首，但事实上各种器械均有其利弊之处。现将各常用技术及其器械的损伤情况阐述于后。

（一）高速磨钻技术所致误伤

1. 概况

随着医疗条件的改善，高速磨钻已普及到地市医院，因此，目前已成为临床上较常用的切骨技术。因其在使用上较为方便，四肢矫形外科手术更为多用。

在脊柱外科方面，磨钻多被选用于对椎管壁切除减压及对椎节骨赘的切除，在操作时可因钻头的突然滑动而失手，并造成脊髓意外损伤。因此，有的操作者已从椎节中央入路切除骨赘改为从椎间隙外侧，即在骨赘较薄弱处进入椎管。这样虽减少了脊髓的损伤，但却增加了神经根损伤的机会，并易引起硬膜囊撕裂而出现脑脊液瘘，但磨钻引起椎动脉损伤者十分罕见。因此在脊柱外科手术时，尤其是涉及椎管处用磨钻切骨减压时，务必慎重。

2. 致伤原因

主要有以下原因。

（1）操作经验不足　高速电钻在经验丰富者手中，可以运用自如，如果操作经验不足，则易失手；尤其是骨赘将被切除的瞬间最容易突然"落空"而误伤深部组织，特别是脆弱的脊髓及脊神经根首当其冲。

（2）判断失误　主要是对深部组织的性质判断不当，特别是在头颈倾斜情况下。如果按原设想判断定位，并向深部切骨，则容易造成失误。

（3）其他

① 工具质量问题：高速钻有电动与气动两种，高品位的价格较高（约数万美元），某些医院就用一般牙科钻取代，如此在操作上易出现各种问题。

② 病变特点：某些病变本身手术难度较大，例如，伴有 OPLL 的颈椎病，由于骨化的后纵韧带之厚度及形态多呈不规则状，以致手术时难以掌握。

3. 防治措施

（1）慎重选择　术者必须明确认识此项技术的风险性及在向深部钻骨时，一旦失手所引起之后果；之后再权衡是选用此项技术或是改用其他术式。尤其是初学者，不宜将其作为初次尝试的选择。

（2）注意手技与质量

① 注意手上功夫的训练：从事颈椎外科者必须注意自己手上功夫的养成，其不仅要求细巧，更要求稳准，一下是一下，没有再重复一次的机会，务必小心。

② 注意磨钻的质量与性能：不同公司生产的高速磨钻均有其相应的标准及要求，术前应认真核对与检查。对不熟悉的工具不要轻易选用。

（3）采用补救措施　术中一旦失手引起神经损伤，除立即予以脱水疗法、局部冰盐水冷敷及加大地塞米松用量外，尚需考虑进一步减压措施。在有条件的情况下，应请富有经验的医师协助处理。

（二）环锯技术所致误伤

1. 概况

在当前，环锯技术仍为临床上使用较多的切骨减压用具，因其操作方便，可以一次锯穿椎间隙抵达椎管，具有同时局部减压作用，但其并发症亦较多，易引起意外。

2. 常见的并发伤种类及其原因

主要有以下几项。

（1）误伤脊髓　较易引起，除在操作时环锯钻入较深外（临床上曾有深达 4.7cm 的记录），大多系锯芯偏斜之故（图 4-5-1-2-1），以致环锯头部一侧抵达硬膜囊壁外，另一侧仍在椎骨内，当后者也抵达硬膜囊处时，则前者可能已刺伤脊髓。

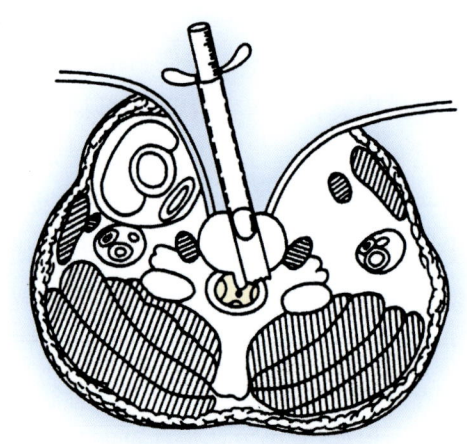

图 4-5-1-2-1　误伤示意图之一
如环锯偏向侧方时，易误伤脊髓和（或）神经根等

（2）其他误伤

① 误伤脊神经根：主要是环锯斜向侧方所致，除与手术者操作技术的掌握熟练程度有关外，术中如果患者头颈倾向一侧时更易发生，应引起注意。

② 将后纵韧带切除：如后纵韧带与骨赘等组织粘连，环切时则易将对脊髓起保护作用的后纵韧带一并切除，随之形成硬膜外血肿而影响疗效。

③ 伤及硬膜囊引发脑脊液瘘：如环锯再向深部旋入时将硬膜囊切破，则出现脑脊液瘘；此时术野的鲜血可进入蛛网膜下腔而引起继发性蛛网膜粘连不良后果。

④ 椎动脉损伤：罕见，主要是其位于侧前方，环锯一般性偏斜难以对椎动脉构成威胁，但如对椎节定位判定失误则亦有可能发生。

3. 防治措施

针对以上并发症（伤）其主要预防措施包括以下4项。

（1）消除错觉，用第三代环锯。

① 消除在认识上的错觉：消除认为环锯是绝对安全技术的错觉，临床材料表明，越是简便的术式，越容易出现轻敌念头，以致出现误伤。

② 选用新一代环锯保持环锯沿椎间隙方向切骨：既往短刃式锯芯难以使环锯保持预定方向，而第三代环锯之锯芯为长舌状，可以插至椎间隙深部，使环锯沿着椎间隙内，可以较准确地等分切除两侧软骨板及其下方的骨质，经数百余例试用，无一例偏斜者。

（2）按要领操作　术前确定环锯切取深度（一般为2~2.5cm），当环锯向椎节深部旋入时，1.5~1.8cm属安全段，超过时应小心操作，尤其是超过2cm时，术者一定要细心操作，并随时检查锯芯有无转动，一旦发现锯芯转动，或是患者突然有痛感，则表示椎节已被钻穿。应小心将锯下的骨芯取出。

（3）宁断勿过　当环锯达预定深度，锯芯仍未随环锯旋转时，首先判定原来的深度预测是否准确，需否修正，如果决定不了，可在此水平上将其折断，取出骨芯。对因后纵韧带与前方骨赘或髓核粘连者当属理想。对底部仍有骨性致压物者，术者可以采用刮匙将其切除。

（三）冲击式椎板咬骨钳误伤

1. 概述

在颈前路手术中用此技术切除椎节后方骨块时，因需将钳头插至椎管前壁与后纵韧带之间，必然增加对硬膜囊（脊髓）和神经根压力（图4-5-1-2-2）而引起误伤，因此，目前已很少选用此项技术切除椎管前方致压骨赘，除非椎管较宽畅时。

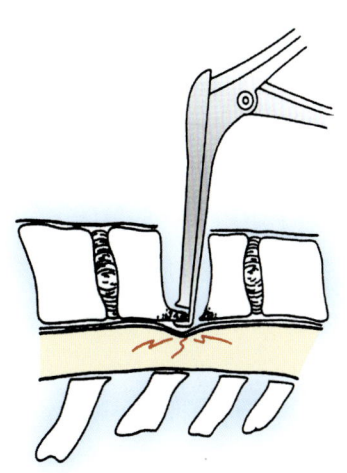

图4-5-1-2-2　误伤示意图之二
冲击式咬骨如使用不当，易对颈髓引起误伤，尤以椎管狭窄及钳头较厚者

2. 致伤原因

主要由于以下原因。

（1）工具设计或选用不当　凡是需要从前路减压者，其椎管内有效间隙几乎为零，因此，如果使用钳头厚度1.2mm以上的冲击式咬骨钳时，由于操作时需插至椎体后缘与硬膜囊之间，这样就在无形中对脊髓增加了1.2mm以上的压应力，钳头的水平面积愈大，压力也愈高。

（2）深、角度不当

① 向深部用力过大：颈前路手术遇有意外术野不清时，当向深部放置咬骨钳，如果用力较重，即易对脊髓造成损伤。

② 钳头角度选择不当：骨赘的形态各异，咬骨钳的钳头有直角、锐角及钝角3种。如果所选择角度与骨赘的形态不相吻合，则必然增加局部压力而伤及脊髓。

（3）钳头断裂遗留　术中将冲击式咬骨钳钳头咬断残留在骨赘与硬膜囊之间时需立即取出，在此过程中如果急躁，则易伤及深部神经组织。

3. 防治措施

（1）严格病例选择　建议尽量不选用此种技术切除椎管周壁处致压骨，但如习惯此类技术者，应选择以根性症状为主、椎管矢状径较宽畅者，对病程久、年龄大及椎管矢状径明显狭窄者绝对不应选用。

（2）挑选适用器械　应选用薄型、头部较窄之椎板咬骨钳。钳头有直角（90°）、锐角（60°~70°）及钝角（120°~140°）之分。此种器械较为理想。

（3）保持术野清晰　这是避免误伤的重要条件之一，遇有鲜血不断涌出时，可采取明胶海绵充填＋冰盐水冷敷数分钟的方式，一般多可以止血。

（4）切骨前先行韧带下松解分离　在切除椎管前壁前，应用一细圆头神经剥离子通过底部开口处，将骨赘与后纵韧带进行松解后再用薄型椎板咬骨钳将其切除。在松解时，如出现神经受压或刺激症状，表明脊髓已处于临界状态，应停止使用此项技术，改用角度刮匙为佳。

（5）一旦发生损伤时的处理　伤后早期大多表现为脊髓休克或脊神经根损伤症状，除应按原计划更换最佳方式完成手术外，应按脊髓伤常规处理。

（四）刮匙技术所致误伤

1. 概述

刮匙为颈前路切骨减压手术最为多用的器械，其规格甚多，除刮匙的口径外，刮匙之角度，以及柄的材质、长短等亦不相同，仅用于颈椎的刮匙不下四、五十种之多，因此，如果使用得当，其是切除椎管前壁最为安全而有效的工具，如操作失误则可造成无法挽回的后果。笔者多年来一直将此技术用于最难以减压之部位，包括第六、第七颈椎、胸椎和腰椎翻修性手术病例，减压效果均感满意、有效。

2. 致伤原因

临床上常见的致伤原因包括以下内容。

（1）刮匙头部滑向椎管　这是最为常见的致伤原因，如果操作者持匙不稳，则易使刮匙头部在用力刮除骨赘时突然滑向椎管深部而引起脊髓或脊神经根损伤。

（2）刮匙头反弹　被施术患者骨骼的硬度相差甚大，强体力劳动的壮年男性骨赘可如象牙般坚硬，在刮除时可将患者整体提起，此时术者稍一松手，刮匙头部可能从拟刮除部突然朝相反的方向反弹而伤及脊髓。

（3）判断失误　主要是在对所刮除组织判断不清的前提下，误将深部后纵韧带或硬膜囊当成骨赘进行刮切所致。

（4）术中患者突然骚动　如果全麻不够到位，或是颈丛麻醉，当切骨抵达椎节后缘，刮匙触后纵韧带刺激窦椎神经末梢时，患者可出现痛感而将头颈突然前伸或朝其他方向骚动；此时，刮匙头部在狭小的切口内必然撞击后方硬膜囊及深部组织而出现神经受损症状。

3. 防治措施

（1）加强手上功夫的训练　颈椎外科是高风险、高技巧、高科技和富有挑战色彩的一门专业，在平日除了在理论上需要刻苦钻研，对其病理生理及病理解剖有一全面而深入的认识外，还必须注意手上功夫（hand work）的训练，就像是足球运动员重视足上功夫（foot work）的培训一样。在对椎节后方骨赘或是骨化的后纵韧带切除时，需以轻柔的手法，精巧的技术，准确的定位来操作。选择规格、大小及角度适合的刮匙，并利用旋转手法，分片（块）地将压迫骨撬除。这样既安全，又彻底，但要求精湛的手上功夫。

（2）利用杠杆力学的原理操作刮匙去切除骨赘　当用刮匙对颈椎椎节深部骨赘切除时，不是将刮匙悬空直接用刮匙头部对骨赘的切刮，而是利用杠杆力学原理，即将刮匙头部置于骨赘边缘。术者双手持住刮匙柄，将椎体前方开口处椎节边缘作为支点。当术者双手用力，刮匙头部向骨赘处产生平行向的作用力，并使骨赘呈小块状

(或片状)被切除。如骨赘过硬,可将刮匙略加旋转(小于90°)。依此法向不同方向操作,直到骨赘全部切除。

(3)术中保持头颈部的稳定与固定 无论是何种麻醉,患者头颈部均应置于固定状态。非全麻者,对在刮骨时需要有人扶持,使头颈保持固定状态,尤其是在切除椎管前方骨赘时更应得到麻醉者的相应配合。对清醒状态下的患者应反复告诫患者切勿随意转动或抬起头颈部,以防引起严重后果。

(4)切除骨化之后纵韧带时应慎之又慎 对OPLL者施术时更需小心,一旦决定切除,首先判定切除范围,再分段对OPLL的骨质切除。对连续型者,一般将其开一长槽,以扩大视野。由于骨化之OPLL在椎管前壁内侧面处呈不平整状态,采用环锯技术亦不敢将其切穿,以防误伤脊髓。在此前提下,一般多选择长柄、小头角度刮匙将其刮除。首先选择突破点,以椎间隙处最为理想,对连续型后纵韧带骨化症者,应从骨化最轻的椎节开始,并逐渐向骨化明显的节段逐块前进。其操作要领如前所述,一定要在不增加椎管内压力的情况下切除致压物。

(5)双手平稳持匙 术者在对深部骨赘切除时,当将匙头放准位置后,即应双手持住匙柄,右力者应以右手为主。左手在持住匙柄的同时应紧贴患者胸部,在右手用力时万一患者骚动,双手及刮匙则可随着患者身体的活动而移动,如此则可以减轻受损的程度及机会。

(五)其他手术用具或操作误伤

1. 吸引器头对脊髓的损伤

并非少见,主要是术中当椎节深部已获减压,助手在对椎节深部吸引时,由于用力过重、过深或是吸引力过大而伤及深部的硬膜囊,尤其是吸引器头部对准硬膜囊直接吸引,则可引起脊髓或脊神经根误伤,应注意避免(图4-5-1-2-3)。

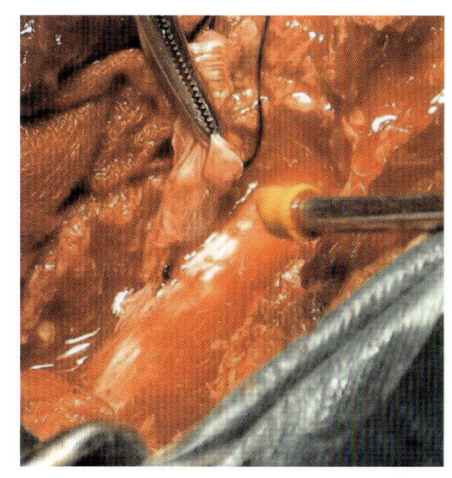

图4-5-1-2-3 误伤之三
吸引器头部对准硬模囊直接吸引,易引起脊髓或脊神经根误伤

(1)选用细长的神经外科吸引器头 手术室护士长应该明确,脊柱外科手术的精细度应与脑外科同等对待,不应将用于普通外科的吸引器拿上手术台。每次手术至少准备两根以备管道堵塞时随时更换。

(2)吸引器头端套上导尿管 目前国内使用的吸引器大多为金属材料,头部较硬。因此应在头部套以橡皮管以使其富有弹性,且较为安全。

(3)术中吸引器应由第一助手在可视下操作 第一助手不仅视野清楚,对手术进度明确,且临床经验丰富,并对手术的风险性了解较多,安全性相对为高。

(4)采用低压吸引 神经外科吸引器侧壁上一般均有一个调压孔,操作时,为避免对术野下方引起高压,尤其是在后纵韧带或硬膜显露的情况下,应将侧壁上调节孔呈放开状,以减轻因吸引力过强对深部组织所造成的损害。

(5)手不离胸 即持吸引器的右手(或左手)尺侧掌面始终贴放于患者胸壁处,如此可增加持吸引器手的稳定性。

(6)吸引器头远离硬膜壁 无论什么情况下,吸引器头均不可直接贴靠于硬膜壁上,长条形吸引器始终保持与硬膜囊纵轴呈平行状,可略有角度(<40°);如此既达到吸引目的,又不

会触及硬膜及其下方的神经组织；当硬膜被切开时，在开口处应放置脑棉，并在脑棉上方低压吸引。

2. 器械坠入椎间隙误伤脊髓

这是一种罕见的意外情况，手术时，小器械台置于患者头部上方。在操作过程中，万一器械从台上落下则有可能坠入椎间隙术野，此种"无巧不成书"的事并非罕见（笔者亲历一位整形外科老医生在装H形切皮刀刀片时，该刀片突然落下，将术者足背几根伸趾肌腱切断，不得不中止手术进行肌腱缝合术），尤其是长条状器械，例如骨膜剥离器、神经剥离子、骨凿及长镊子（爱狄森氏镊）等，重的一端常在下方而使深部组织（包括脊髓）突然受到冲击性损伤。其预防措施如下。

（1）用过的器械及时归位 小器械台上原则上不应有多余的器械。

（2）器械放置要注意稳妥 对常用的器械，如果需要放在术者顺手的小器械台上以备随时取用时，每次放回一定要将其放在台子的中部，切勿随手一丢。

3. 冲洗时压力过大所致的脊髓损伤

更为少见，在后纵韧带被切除情况下，如果用冲洗器将冰水向椎节深部冲洗时用力过猛，水流压力过高则易伤及硬膜囊内的脊髓神经，尤其是在蛛网膜下方有效间隙消失的情况下。其预防要领主要如下。

（1）保持后纵韧带完整 应尽量避免将具有安全保护作用的后纵韧带切除。

（2）冲水时切勿压力过高 应避免高压快速冲洗，以防起高压水龙头作用。

（六）内固定或植骨块误伤

1. 植骨块对脊髓的损伤

此种损伤并非少见，尤其是在椎体间关节植骨融合时或其他植入物置入时，如果突然出现神经症状，则表明脊髓或脊神经根有误伤。

（1）致伤原因

① 植骨块或植入物过长：最为多见，尤以高位颈椎施术者，因颈段椎节曲度较大，植骨块易超过下位椎体后缘（图4-5-1-2-4）。

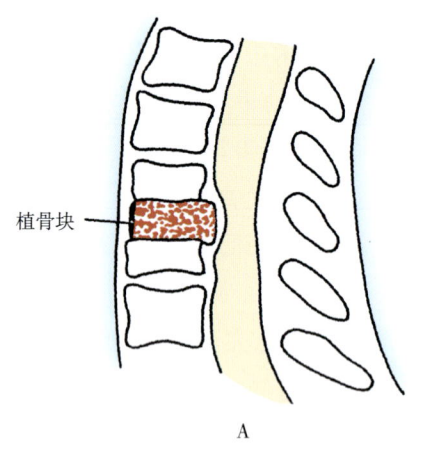 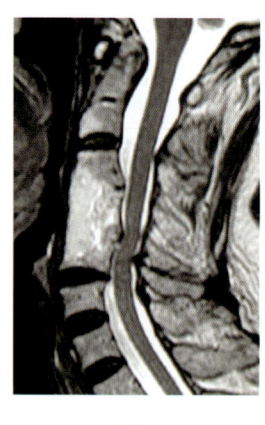

图4-5-1-2-4 误伤之四（A、B）
植骨块误伤 A.示意图：植骨块过长，甚易伤及脊髓；B.临床实例MR矢状位T₂加权相所见

② 叩击过重：对植骨块叩击过重，则易使其嵌入过深而压迫脊髓或血管而出现脊髓前中央动脉症候群症状。

③ 椎管前方有碎骨片残留者：更易引起脊髓损伤，主要是判断失误，仍按原深度植入骨块或替代物，以致引起脊髓或脊髓前中央动脉损伤。

④ 植入物旋入过深或碎骨块坠落：如果对界面固定物旋入过深，或是选用没有后盖的植入物，其中碎骨块则有落出之可能，临床上有类似

情况发生。

(2) 防治措施

① 减压术毕清除椎节内碎骨片及髓核碎片：减压术毕即用冰盐水反复冲洗术野，并在直视下用髓核钳及刮匙清除术野残留之凝血块、碎骨片及残留的髓核组织等，为植入物的置入做好准备。

② 植入物长短适度：各种植入物均应长短相宜，植骨块最长不应超过15mm，体格瘦小者应在13mm以内。界面内固定器由于其强度较大，支撑性能良好，一般选择长度9~11mm规格；超过14mm者切勿使用，因为植入物旋入椎节时上下缘不在同一水平面上，其差距可达2~5mm，尤其是C_3、C_4以上，斜度更大。

③ 植骨块嵌入时注意安全操作：由于植骨块较小，术野深在，置入植骨块时多采用嵌骨器叩击的方式。先用嵌骨器大头，呈垂直状向下叩击。当植骨块尾部达到与椎节前缘平行时，再改用小于外口的另一头将骨块稍许叩向深部，一般低于椎体前缘1~2mm即可，切勿过深，否则甚易滑至深部。

2. 界面内固定时攻丝或植入物旋入过深所致的脊髓损伤

在放置植入物之前用攻丝旋进椎节深部作准备时，如果攻丝过深，或下旋时失手，或是Cage旋入过深等均可伤及脊髓。从临床角度来看，这些低级错误完全可以避免，只要注意深度，在操作时避免过深即可。

由于施术椎节前方表面均有一定斜度，以致植入物旋入时在上、下椎体内有一定差距，尤其是上颈椎差距更大，可达5mm之多。因此，不仅所选择的植入物长度不应超过11mm，其深度应以植入物尾部（留在椎体表面之"头"部）与椎节上缘表面平行，或略低1~2mm，切勿过深，同时不应选用无后盖的界面内固定器。

3. 其他植入物过深伤及脊髓

临床上可以遇到的有以下情况。

(1) 人工椎间盘植入过深 此较少见，但如所选元件型号较小，或切骨过多有可能使元件滑入深部而发生意外。

(2) 人工椎体倾斜或滑入椎管 亦十分罕见，除非在植入时已发生倾斜，且植入角度超过40°者。

(3) 钛网滑入椎管 罕见，主因钛网较短，易在椎节撑开时发生（用钛网者应该压缩，或放置钛网椎节先行压缩）。

(七) 对椎动脉的误伤

误伤波及椎动脉者国内外均有报道，失血量可高达10000ml以上。因此，手术操作时必须小心。一旦误伤，则有可能出现瓦伦贝尔格综合征（Wallenberg's syndrome）。

1. 致伤原因

(1) 分离颈长肌时误伤 在颈前路侧前方减压术锐性剥离颈长肌时，如果尖刀、骨膜剥离器或薄型神经剥离子等误刺入上下两个椎节横突间时，则易伤及椎动脉。

(2) 切除横突孔前壁时误伤 在切除横突孔前壁时，如果先行松解，则有可能因椎动脉与横突孔前壁骨质粘连而被误伤。

(3) 椎体次全切或全切时误伤 椎体次全切除+钛网植入术，目前较多采用，但无论何种切骨器械，一旦偏向或超过侧方，就有可能误伤椎动脉，尤其是血管变异者。

(4) 其他原因 包括下颈椎或颈胸段施术时对椎动脉第一段的过度牵拉，植骨块等偏斜时伤及椎动脉，颈椎钛板+螺钉固定偏向外侧时亦易刺伤椎动脉。

2. 防治措施

椎动脉损伤是致命性的术中并发症，必须重视，强调以预防为主，主要措施如下。

(1) 严格手术程序 此最为重要，特别是在拟行颈前路侧前方减压术时，每一步均应严格地按程序进行，尤其是锐性器械切勿随意触及横突孔。牢记，临近心脏的动脉压力甚高，一旦误伤，喷射而出的大出血是很难控制的，尽管笔者开展颈前路手术30余年，有千例以上临床经验，但从未遇到过此种意外，不过失血万余毫升的个案教训曾有所闻，并不断提醒自己。

（2）椎体次全切除术时切骨范围不应过宽　此种病例，两侧切骨宽度一般控制在16~18mm，以15mm以下为宜。身高低于1.65m者，酌情递减。同时应注意对两侧皮质骨及钩突的保留，切勿超过，尤其是在行人工椎间盘置放术前，一定要保持距离。

（3）处理横突孔前壁时应先行松解　因椎动脉变异较多，钩椎关节增生时，横突孔变得狭小，并使横突孔与椎动脉之间原有的有效间隙消失。此时可用钝头、细扁之神经剥离子依序从下到上向横突后壁与椎动脉之间进行分离，并从手感中感觉到椎动脉的存在。

（4）其他防治措施

① 对椎动脉减压及牵拉过程中应小心操作　在对横突孔前壁及钩椎关节的切除时的每一步骤均要认真，一般用橡皮条或细纱条牵引，保护椎动脉，在牵拉时切勿用力过猛。

② 采用钛（钢）板内固定时：应注意螺钉方向，一般斜向椎体中部，如遇椎节畸形，钉头亦不应超过椎体内侧边缘2mm。

③ 预先控制椎动脉：对于术中有可能引起椎动脉误伤的肿瘤病例等，可事先控制椎动脉，即在椎动脉第一段处游离并加以控制，必要时可咬开C_6横突孔。

（5）一旦误伤应予以缝合，非万不得已切勿结扎　术中一旦误伤椎动脉，在对C_6横突孔下方采取指压止血的前提下，先将上下横突孔前壁切除，使该部椎动脉呈游离状态。对小的刺伤或裂口可用无损伤针缝合，撕裂较长缝合困难者则需静脉移植。由于施术部位深在、狭窄，操作十分困难，必要时应邀请显微外科医师协助。个别失血较多，缝合修补及静脉移植均感困难、甚至无法进行者，为挽救生命，只好将其结扎，此时应注意颅脑缺血所引起的症状。

（八）对颈脊神经根损伤

较前者多见，主要发生于通过椎间隙减压时，在对侧方骨赘刮除过程中误伤，或是侧前方减压术时器械波及根管前壁所致的损伤。伤后主要引起颈脊神经根症状，预后视损伤程度不同差别较大。

1. 致伤原因

（1）椎节深部减压时误伤　较为多见，在前路减压术最后步骤是对椎管前方施以扩大减压，此有利于患者的康复，但在操作时如患者头颈偏斜，或是操作刮匙时失手，或是椎板咬骨钳切除范围过宽等，均易误伤脊神经根。

（2）前、侧方误伤

① 处理前结节时误伤：颈椎侧前方减压时一般勿需暴露横突前结节，但某些术式提倡从脊神经出口处插入腰穿针头判定切骨方向，如此则易伤及脊神经根。

② 侧前方减压时误伤：侧前方减压术切除钩突时，最易伤及脊神经；因此务必注意凿骨方向及深度，必要时可改用小刮匙切骨更为安全。

2. 防治要领

（1）应掌握扩大性减压术的切骨限度　在对颈前路扩大性减压术中，其两侧不应超过根管内口，如已超过，或磨钻、刮匙等工具滑至根管，应立即停止；尤其是在操作时手感告诉你磨钻或刮匙已向前方滑动，即应中止操作。

（2）勿需通过神经根管逆行插入引导针　笔者早于20多年前，已在论文及专著中提出此种定位术式只有造成脊髓及脊神经根更多的损伤机会，不应采用。

（3）处理颈长肌时切勿超过横突前结节　在颈前路手术时，除非肿瘤侵及此处，一般都不应向侧方做过多的剥离颈长肌，以防伤及此处的脊神经根及其血管丛。

(九)硬膜破裂及脑脊液瘘

在有后纵韧带保护的情况下,除非骨赘已与硬膜形成粘连,此种损伤在前路术中并不多见。选用环钻开窗时有可能将后纵韧带切除而发生硬膜破裂。

遇有破裂、脑脊液外溢时,可先将其吸净,并用一小块明胶海绵覆盖。裂口较大者当时虽可被封闭,但术后多因某种原因致使蛛网膜下腔压力升高而出现脑脊液瘘。经局部加压数天后,大多数病例可以自行停止,笔者尚未遇到超过十天未愈者。

(十)椎静脉损伤

椎静脉损伤较为多见,在 C_5 以上椎静脉呈丛状、C_5 以下为两根静脉与椎动脉伴行。由于椎静脉壁菲薄,弹性差,因而易破裂,尤其是在行椎动脉减压时,稍许牵拉即会破裂,因此应特别小心。万一椎静脉破裂,可用明胶海绵压迫止血即可。

(十一)睡眠性窒息

此为一种十分容易造成严重后果的并发症。可见于术中及术后,以 C_3、C_4 以上节段施术时多发,颈椎后路手术多于前路手术。主要症状为体位性低血压、心动过缓和呼吸机能不稳定。如能及早发现,减少手术与药物刺激,大多可以恢复,否则易引起死亡。

第三节　颈椎前路手术后早期并发症及其防治

术后并发症是 30 年前阻碍颈椎前路手术发展的一大障碍。但随着此项技术的不断开展及在操作上的正规化规范化。术后并发症的发生率已日益降低。尽管如此,其仍有 2%~3% 的比例,应注意处理,尤应注意预防。

手术后并发症有早期与后(晚)期之分,早期并发症主指喉头痉挛、颈深部血肿等易于术后早期发生者,常对患者生命构成危险;而后期并发症为术后经过一段时间发生者,相对较为安全,但亦可突变而危及生命。早期与晚期并发症多呈现延续过程,常难以截然分开。本节将对术后早期并发症阐述于后。

一、喉头痉挛

(一)概况

为颈椎前路手术术后最严重之并发症,可在术后即可,或数小时内,或当夜发生,其发生原因主要是由于术中的牵拉及全麻时插管的刺激等因素。术后所有病例咽喉部多有疼痛与吞咽困难,大多在 3~5 天后消逝。严重的喉头痉挛发生概率虽低,但可因窒息而死亡,尤其是术后 24h 以内发生率最高。此时如处理得当则完全可以避免,否则后果不堪设想。

(二)致发原因

1. **术前未训练或训练不够**　一般在术前 3~5 天时即应开始气管推移训练,短颈者更早些。但是如果重视不够,或是只推皮而不推气管,这当然达不到目的,以致术中只好强行牵拉而术后引起反应、甚至气管裂伤。

2. **全麻时反复插管**　如遇新手在全麻气管插管时,因插不进而反复插管,以致喉头遭受刺激或损伤而呈现水肿及过敏状态。

3. **术中拉钩牵拉过久**　手术中气管受拉钩牵拉时间愈长,术后也愈加重创伤反应而引起喉头水肿与痉挛,尤其是手术时间超过3h以上者;短颈者发生概率更高。

4. 异常气味刺激喉头 这亦是引起喉头痉挛的原因之一,不吸烟的患者当闻到烟味,可以反射性地引起喉头痉挛而出现窒息。其他刺激性气味,包括洗洁精、炒菜时油烟味、漂白粉及福尔马林等病房中常有的气味,均易使处于敏感状态的喉头痉挛。

5. 其他因素 包括病房内陪客太多以致引起缺氧环境,鲜花过多(花粉过敏者并不少见)及冷空气的侵袭等均可刺激咽喉部而引起意外。

(三)防治措施

1. 术前充分的气管推移训练 术前的气管推移训练不仅对预防术中损伤关系密切,而且对防止术后喉头痉挛等并发症亦至关重要,应认真对待。

2. 术中牵拉应适度 术中对气管的牵引时间不应过久,一般以2h以内为宜,如手术复杂,超过3h以上时,在术中应每过15min放松休息一次。

3. 注意病房环境卫生 包括病房内的空气流通,室温适度,术后24h以内应谢绝探视,并避免各种异常气味飘入病房,尤其是烟味,其刺激性较大。

4. 急救处理 先判定患者呼吸困难是喉头痉挛或是颈部血肿所致。因喉头痉挛引起者,一般无颈部肿胀征,而颈部血肿所致者,颈部明显增粗。一旦明确因喉头部痉挛所致,应立即静脉推注或静滴地塞米松5~10mg,多可缓解,如呼吸困难仍未缓解,已有严重呼吸困难,则需立即气管切开(视病情不同在病房或手术室进行)。

二、颈深部血肿

(一)概述

这是术后24h以内最容易发生、也相对较为多见的并发症,尤其是术后当晚;轻者影响疗效,重者则可能引起死亡,因此必须严加防范。其特点是呼吸困难+颈粗明显,多发于术后当晚,因此手术医师在术后当日,或是睡在病房值班室,或是与病房保持密切联系,以便随叫随到,予以及时处理。

(二)致发原因

1. 结扎血管的线头脱落 较为多见,术中在对甲状腺下动脉、中静脉以及椎前横血管处理过程中,如结扎线头欠牢或结扎线较粗则易发生。

2. 骨骼创面渗血 亦较多见,尤其是骨骼创面较大的多节段减压术,由于椎节松质骨创面占60%以上,常难以止血,因此局部渗血大多较多,如引流不畅则可有血肿形成,压迫气管引起窒息、死亡。

3. 颈长肌创面渗血或出血 颈长肌处血管丰富,术中如果牵伤、切开或剥离后处理不当则易发生,尤其是术中血压较低,创面无明显渗血可见,但术后血压恢复正常则引发创面渗血或出血。

(三)防治措施

应强调预防为主的理念,一旦发生必须尽早确诊,因其症状常与术后创伤性反应相混淆,尤其是在夜晚易被忽视,以致出现呼吸困难、口唇紫绀与鼻翼煽动等严重症状时才被发现。在此种情况下,分秒的延误都可造成无法挽回的后果。

1. 术中注意止血 术中每一步骤,特别是对血管及创面的处理,由于颈深部的压力较高,稍许渗血即可造成严重后果。因此术中对可见出血点应采取结扎或双极电凝止血。对骨创面渗血,可取冰盐水冲洗+明胶海绵压迫,或涂以骨蜡等多可达到止血目的。

2. 闭合切口前再次检查颈深部术野 闭合切口前需再次检查创口深部及切口两侧有无出血点,并予以处理,同时需清除异物,并用冰盐水反复冲洗创面,吸干后再次检查,确认无出血点后方可依序缝合诸层。

3. 术后加强护理及观察 由于此种并发症

常难以预料,因此早期发现按急诊处理就显得更为重要。首先,要求气管切开包床边备用,并注意加强护理,密切观察病情,包括定时测量血压、脉搏及观察呼吸情况,尤其是熄灯以后的夜晚至次日凌晨,是意外情况发生的高发时间,必须把握住时机,以免血肿压迫气管引起窒息死亡。

4. 24h后方可戴颈围 为防止植骨块滑落,术者常常在术后立即戴上颈围。其实这对颈深部血肿的及早发现不利,因此术后24h以内,不应戴颈围,尤其是界面内固定者,施术椎骨大多比较稳定,更无必要。

5. 紧急情况下可就地处理 在观察中一旦发生此种情况应按急诊处理,如果病情允许,立即送至手术室。情况紧急者(表现为鼻翼煽动、口唇发绀及呼吸困难)则可在病床上就地处理,包括立即拆开缝线及放出积血(块),待病情稳定后再送至手术室作进一步处理。

三、食道瘘

(一)概述

是一种少见但后果严重的术后并发症,已在前节中谈及,大多因术中误伤或器械压迫所致,亦可见于术后因内固定物滑脱(以钉板为多,次为骨条)刺伤,一旦发生,可因化脓性纵膈炎等严重并发症而引起死亡,因此必须高度重视。

(二)致发原因

1. 术中食道损伤未被发现 术中如果由于锐性拉钩,或自动拉钩时间过久(图4-5-1-3-1),或刀尖对食道壁刺伤未被及时发现和处理,则于术后进食(水)而出现此处并发症。

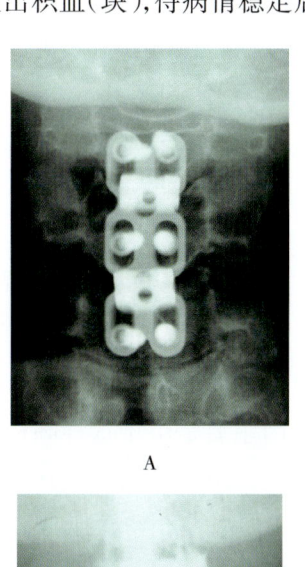
A

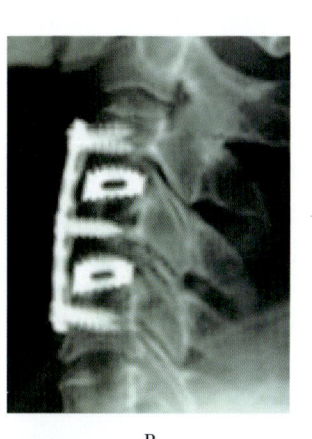
B

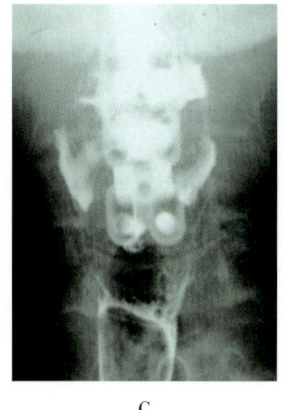
C

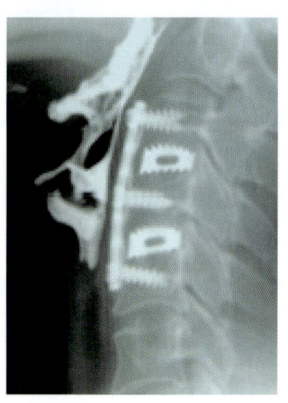
D

图4-5-1-3-1 临床举例（A~D）
颈椎病前路减压+Cage+钛板固定术后第十天发现食道瘘,经钡餐吞咽(服)验证:A.B. 术后X线正侧位片;
C.D. 术后十天发现食道瘘,行钡餐检查摄正侧位X线片,显示钡剂外溢;可能与术中自动拉钩牵拉有关

2. 内固定物刺伤 如果内固定物出现滑脱，首先波及食道，可因刺伤（螺钉或锐刺）、切割或单纯的压迫致使食道被侵蚀、溃破并继发感染（图4-5-1-3-2）。

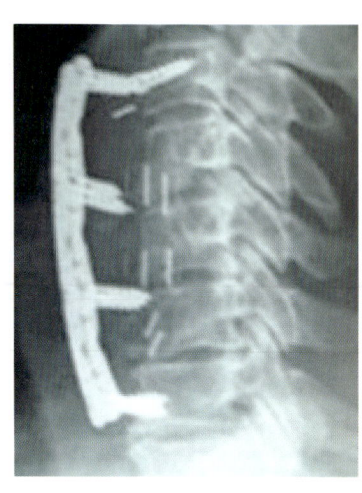

图4-5-1-3-2 临床举例

老年患者颈前路减压术后疗效佳，拒戴颈托，且颈部随意活动而致钛板滑移，并压迫食道致管壁水肿及坏死；虽将钛板取出，仍引发食道瘘；经清创、鼻饲及换药而愈

3. 植骨块刺伤 较为多见，指植骨块过大或是边缘较锐，例如肋骨断端（曾有实例滑出椎节，刺伤食道引发食道瘘，继发纵隔炎并导致死亡）等均可刺伤食道而继发纵隔感染等一系列不良后果。

（三）防治措施

1. 预防为主 术中避免引起误伤食道，见前节。

2. 按病因处理 视致发原因不同将其消除，包括取出或更换内固定物等。

3. 防治纵隔感染 应酌情予以切开引流，并增大抗生素的应用剂量。

4. 稳定椎节及善后处理 可通过颈部牵引稳定椎节，酌情对患节进行清创术，争取保留植骨块，或是取出骨块，待病情稳定后再行前柱支撑植骨。

5. 禁食及胃管鼻饲 已证明有食道瘘形成者，除对创口换药及引流外，应采取胃管+鼻饲方式让食道休息，使其处于"无食可漏"状态。在创（瘘）口愈合后1~2周再停止鼻饲，食道钡餐透视及拍片无特殊发现后再试以口服流质，继续观察数日无漏后拔出胃管。

6. 食道修补或空肠吻合术 对创口不愈且有恶化可能者，可行手术探查、瘘口修补术外，亦可选用空肠-食道吻合术，因食道瘘的部位靠近咽部，此手术一般由耳鼻喉科实施。

四、植骨块滑脱或植入过深

（一）概述

植骨块滑脱较为多见，是一个令手术者常感头痛的问题。除了影响疗效及假关节形成外，后期可出现颈椎成角畸形而加重病情。滑出的骨块直接影响吞咽，甚至可因粘连而造成食道憩室，也有植骨块从食道咳出的个案报道。其发生率除与手术操作技术相关外，亦与植骨块的形态有关，因此，本节先按植骨块形态及其滑脱情况加以讨论。

（二）常见的植骨块形态

1. 圆柱状植骨块 一般用环锯切取的骨块呈圆柱状，其滑脱率较高，占2%~10%不等。其原因主要是由于这种圆柱状结构自身具有旋转特点，易随着椎间隙的活动而转动，以致滑出。

2. 长条状植骨块 多用于开槽式减压术，由于减压的范围多超过两个椎节。因此当上、下椎节不同步活动时，易使骨块的一端先向外滑出，并随着此种不平衡活动的延续，另端亦可部分或全部滑出，最后失去植骨融合固定的作用（图4-5-1-3-3）。

此外取自身肋骨的条状骨块滑出概率亦高，因其四周皮质骨光滑，界面阻力小，椎节活动时易将其带出，并可造成周围软组织损伤。长条状骨块的厚度不应超过1.2cm，否则易因向后滑动或后方增生而形成新的致压物（图4-5-1-3-4）。

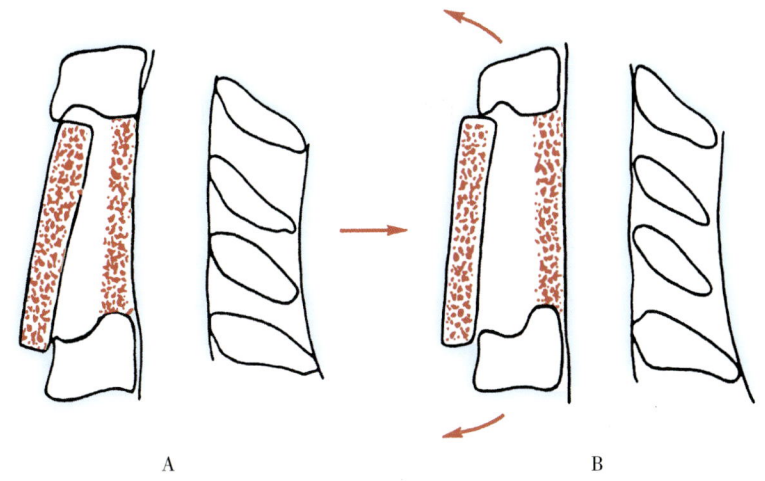

图4-5-1-3-3　条形骨块易滑出示意图（A、B）

如植骨块跨越两节以上，易因上下椎节的不同步运动而易使条状骨块先是一头松动、滑出，接着另端亦随之脱出

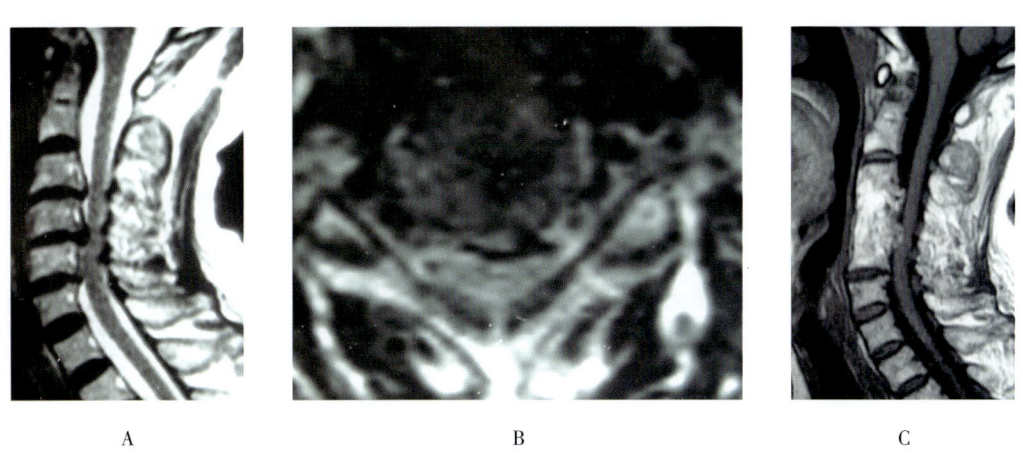

图4-5-1-3-4　临床举例（A~C）

条形骨块厚度过多，以致以脊髓形成新的致压物　A.B. 术前MR矢状位及水平位所见；
C. 术后半年余MR显示骨块过厚而形成局部受压状态

3. 方形植骨块　较前两者为优，滑出率低，因其与椎节切骨面接触较多、阻力大之故，尤其是拱心石状植骨块更难以滑出，但其切取及嵌入技术上难度较大。

4. 局部旋转植骨块　即在手术时，将椎节中央的骨块（用环锯时为圆柱状，用直角凿者呈方块状）转换方向后植于局部。由于取材自椎节局部，骨质易被利用与取代。但在取骨过程中需精心计算，细心操作，对需大块植骨者本法不适用。

（三）骨块滑出后所造成之影响

视骨块大小不同、滑出的程度不同、有无锐面（刺）及骨质不同，其所引起之副作用亦不尽同。对于一般滑出之骨块，除非压迫食道、气管、并影响吞咽与呼吸时，一般无需手术取出，后期多被吸收，但应加强外固定，以防颈椎成角畸形。如已完全滑出，则需将其取出。临床上最为可怕的是锐性骨块，例如肋骨条状纵向插入者，术后如向外滑出，则有刺伤食道、引起食道瘘之可能，并可继发严重的纵隔炎，亦有引起死亡后果的病例。骨块滑脱的远期影响是引起植骨不愈合与颈椎成角畸形。

（四）如何防治植骨块滑脱

1. 选用界面内固定替代植骨　由于各种原

因，椎节间界面固定技术已成为当前颈椎前路减压术后常用的术式之一。其兼具恢复椎节高度、早期稳定和后期骨性融合3种效应，且避免了自体取骨所引发的许多问题。

2. 锁定钛板稳定植骨块（或 cage 或钛网） 尤多用于外伤病例，因其与植骨块同时伴用，因此既具有植骨的优点又不易滑出，但此法仍需从患者自身取骨。而钛网及扁形（或方形）Cage 因融合效果不如自体髂骨而有待改进。

3. 植骨块上下径应大于椎间隙切骨高度 此种撑开-压缩之张力带作用是减少植骨块滑出最为简便而有效的办法，在操作时需用椎节撑开器。

4. 植骨块边缘附加骨钉 即在嵌入椎节间植骨块的四周（一般为上下缘）各旋入1或2枚螺纹状骨钉，亦起界面固定作用，可以防止骨块滑脱。

5. 术后颈部有效的制动 对骨块欠稳妥者，术后早期应让患者绝对卧床休息，拆线后可辅以颌-胸石膏固定，待临床愈合后方可去除外固定。

五、植骨块骨折

（一）致发原因

超过2cm以上之条状骨块有可能折断，其发生率与长度成正比，尤其是跨越2~3节段以上者，其不仅容易滑出，亦易折断，此主因为上下椎节不同步运动所致，髂骨植骨块骨折的发生率高于腓骨，外伤为诱发因素。

（二）防治措施

1. 选择支撑强度较高之骨条 除胫、腓骨骨条外，如取髂骨嵴骨条时，应选择三面皮质骨的髂嵴，至少有两面需有完整的骨皮质。

2. 用强度不够的骨条时应附加外固定 由于各种原因当用于支撑椎节的骨条强度不足以对抗颈部压应力时，在手术后应辅以颌-颈石膏等加以保护。

3. 一旦折断应酌情处理 对无位移者可用石膏外固定保护，但不宜牵引。伴有骨条脱出者，可酌情处理（见前节），必要时可在后期行修正性手术。

六、脑脊液漏

于颈后路手术时较为多见，而颈前路手术时由于硬膜囊破裂的机会甚少，因此术后发生脑脊液瘘的机会更少，但近年来由于椎体次全切除术的开展以及某些医师过分强调切除后纵韧带之作用，殊不知严重骨化之后纵韧带与蛛网膜常融（黏）合在一起，甚易被同时切除而引起此种并发症。其处理原则与颈后路手术一致，以局部加压为主（用半斤重沙袋加压即可）。

第四节 颈椎前路手术后后（晚）期并发症

所谓颈椎前路手术后、后期（或晚期）并发症，是指术后1~3周以后所引起的并发症，尽管其应急要求不如前者，但仍需认真对待，积极处理，以防病情加剧及恶化。

一、概述

随着高科技的发展，新型设计、新材料的金属内固定器不断地用于颈椎外科，在取得疗效的同时,亦出现某些新的问题,其中包括位置不良、植入物折断、位移或松动等并发症,以及由此而增加的感染风险等。特别是在伴有骨质疏松症的骨骼上施术,器械植入后的失败率更高,每位术者均应全面认识与考虑。此类情况虽可在术后早期发生,但大多见于术后 5~7 天当患者开始增加活动量时发生,因此将其列在术后后期并发症范畴。

先将各种常用颈椎前路内固定器并发症分述于后。

二、颈椎前路钛(钢)板的松动、断裂与滑脱

(一)临床概况

钛板技术多用于颈椎外伤前路减压术后,亦可用于颈椎病,并配合植骨块及 Cage 等。亦可同时与钛网+碎骨块并用。其并发症除了前述之螺钉偏斜伤及脊髓或脊神经根外,术后并发症有螺钉松动、折断而引起钛板的脱落,并可继发食道或气管刺伤,以致形成纵隔炎而引起死亡。

(二)致伤原因

1. 钛(钢)板选择不当　在急诊情况下,手术医师临时将普通钛(钢)板用于颈前路者并非罕见,但此种一般性钛(钢)板螺钉的滑脱率明显高于特制的颈椎锁定钛(钢)板。其次是钛板的长度,由于国人手术大多在颈椎病的后期施术,以致手术的节段偏多;此时所用钛板大多偏短而易引起上下两端椎节内植物滑动,并波及钛板的稳定性。

2. 螺钉未进入颈椎椎体内　由于颈前路手术视野较小,因此在选择螺钉进入点时,尤其是第二组进入点,易偏斜而刺入椎间隙,或是偏至颈长肌处,这当然起不到有效的固定作用。

3. 钛(钢)板与螺钉不配套　新型锁定钛(钢)板系配套产品,并在临床上视病情需要加以选择。但在患者较多,消耗品种补充跟不上时,亦可能出现采取代用品或代用规格,以致螺钉容易松动,并随咽喉部活动而有可能向外旋出,临床上有螺钉穿过食道、进入气管,并在咳嗽时将螺钉咳出的实例。

4. 术后颈部活动过多或金属疲劳断裂

(1)螺钉等滑出　术后早期如果颈部活动过多,或遇有外伤(包括急刹车等),均易引起螺钉与骨质间的嵌合关系发生位移,尤其是嗜烟者,发生率更高(图 4-5-1-4-1、2)。

(2)金属疲劳断裂　多发生于晚期,如钉板螺钉超过两年,其根部则易折断(图 4-5-1-4-3)。

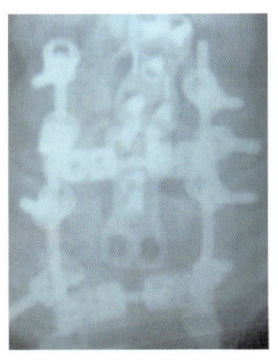
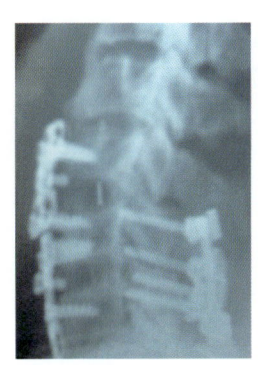
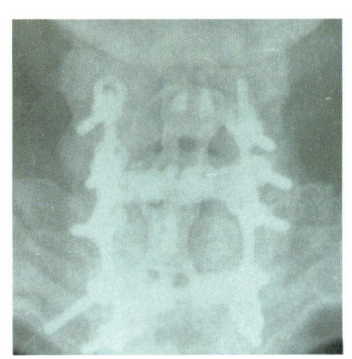

A　　　　　　　B　　　　　　　C

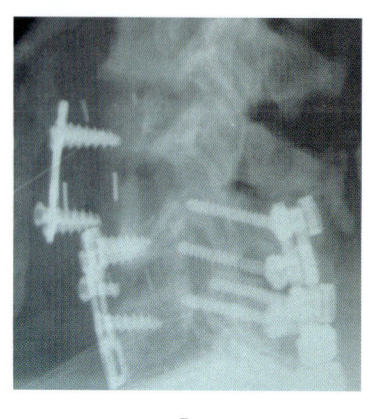 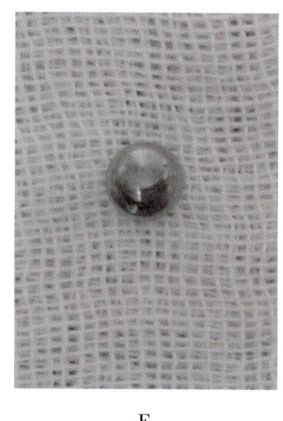 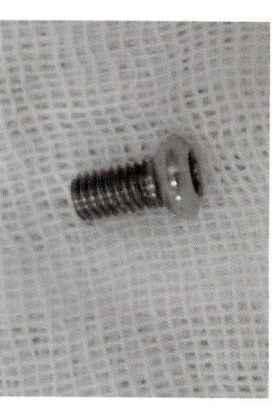

D　　　　　　　　　　　　　E　　　　　　　　　　　　F

图4-5-1-4-1　临床举例（A~F）

男性，52岁，因颈胸段OPLL及椎管狭窄伴严重型不全瘫而于4年前行颈胸段前后路减压+钛板及侧块螺钉固定术，术后半年功能恢复，但于两周前咳血，并有螺钉咳出，X片显示C₅、C₆前方钛板滑出，未见食道瘘征。A.B. 4年前术后X线正侧位片；C.D. 4年后颈椎正侧位片；E.F. 咳出之螺钉系Cage固定钉

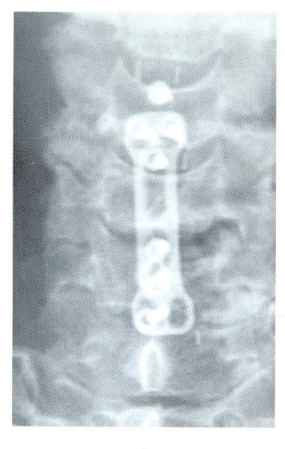 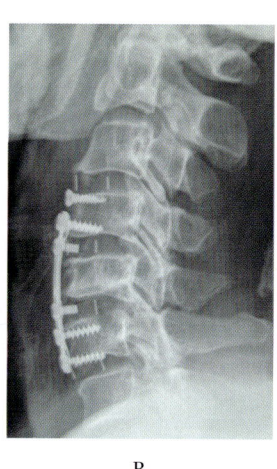 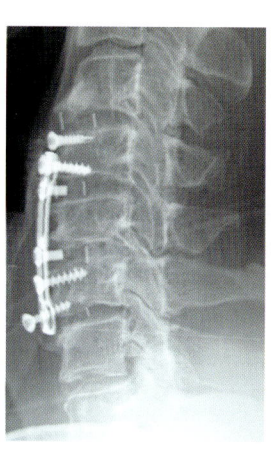 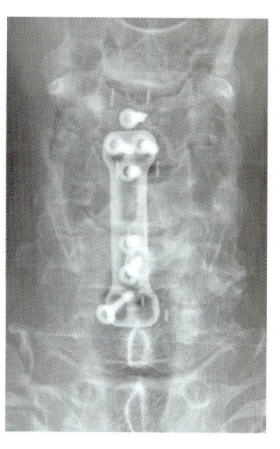

A　　　　　　　　　B　　　　　　　　　C　　　　　　　　　D

图4-5-1-4-2　临床举例（A~D）

男性，67岁，因颈椎病行颈前路C₃₋₇四个节段椎间盘切除，潜式减压及Peek Cage+钛板植入，术后症状明显改善。A.B. 术后正侧位X线片显示内固定满意；C.D. 21月后下端螺钉向前滑移，因无症状患者不同意取出，嘱密切观察

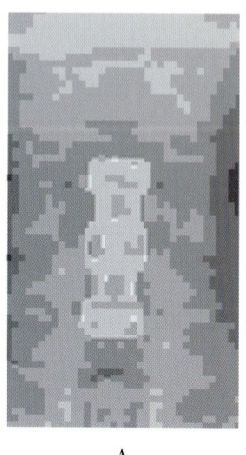 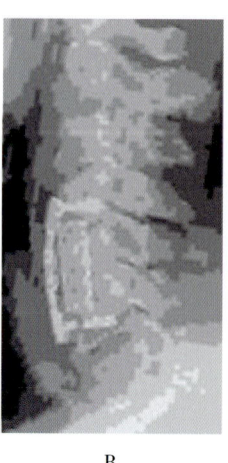 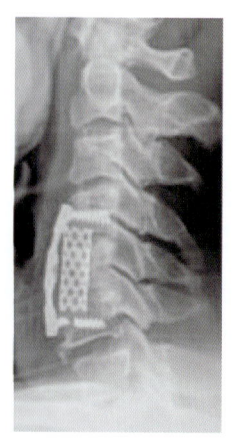 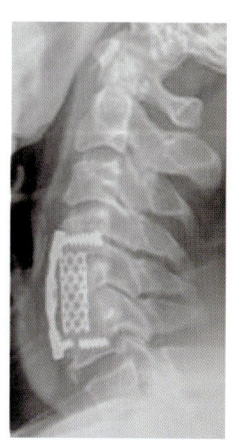

A　　　　　　　　　B　　　　　　　　　C　　　　　　　　　D

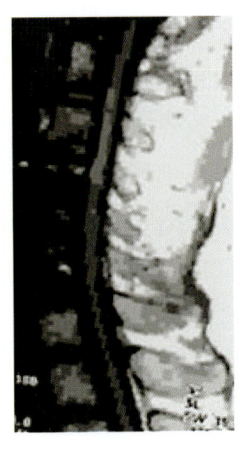 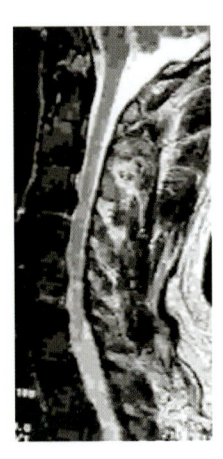 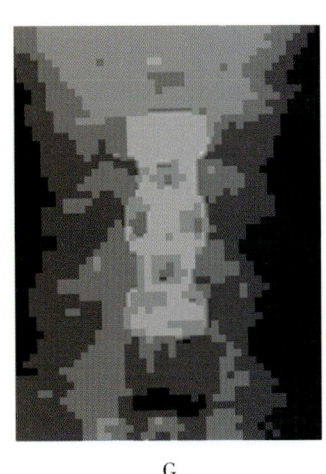 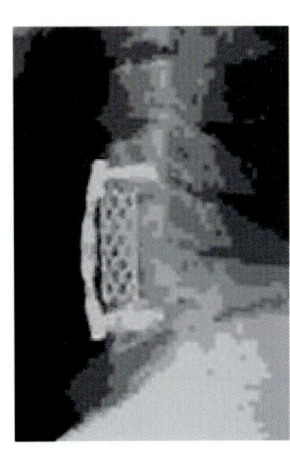

图4-5-1-4-3 临床举例（A~H）

男性，50岁，因颈椎病行前路椎体次全切除+钛网+植骨+钛板固定术，术后三年复查时发现螺钉断裂而行翻修术。
A.B. 正侧位X线片，显示下方螺钉折断；C.D. 颈椎动力位片见植骨已融合，无位移；
E.F. MR矢状位，椎节显示颈髓无明显受压征；G.H. 更换钛板螺钉术后X线正侧位片

5. 防治措施

（1）正规操作　主要要求按手术程序及各种颈椎钛（钢）板的适应证及操作要求进行。一般情况下不应选用代用品，术后避免外伤，尤其是早期。

（2）安全第一　对钻透椎体前后缘骨皮质进行钛（钢）板螺钉固定的术式，虽然有效，但其使脊髓处于危险状态，因此作者持反对态度。

（3）配套使用　临床上常遇到由于经济原因而选择廉价产品，甚至将两者重新组合降低总价；但所引发的并发症也接踵而来，笔者曾遇实例，深感遗憾！

三、界面内固定器所致并发症

（一）概述

自20世纪90年代中期欧美各国在腰椎广泛应用的界面内固定后，并在国内多家医院开展。但用于颈椎外科方面，我国自1995年首例用于治疗颈椎病后，近数年来已在全国广为应用。其最大优点是可以有效地恢复颈椎高度，立即获得颈椎稳定，使患者早日康复，避免了另一次取骨手术及其并发症，从而受到患者的欢迎。其主要并发症是植入物旋入过深、滑出及植骨块的脱落等。

（二）致伤种类与原因

1. 旋入过深　如果在操作过程中在攻丝时或是将植入物旋得太深，不仅易造成对脊髓的压迫，且可造成Cage下沉。所选植入物过长亦可出现此种情况。

2. 植入物滑出　除非植入的界面内固定器型号过小，或切除椎节骨质太多（多因技术欠熟练所致），一般难以滑出，笔者在数百例中从未遇到。

3. 植骨块落出　指嵌入空心界面内固定器中的碎骨块落至椎节深部，并有可能伤及脊髓者，主要见于没有后盖的界面内固定器（产品设计上的缺陷），十年前笔者曾收治两例。

（三）防治措施

1. 按操作要领施术　按照患者椎节矢径选择相应规格植入物，其长度不超过椎节矢径的1/2，尤其是C_3、C_4以上。并注意攻丝旋入的分寸，切勿过头。

2. 掌握椎节减压术操作技术　各种界面内固定设计，在技术上均有相应的切骨工具。无论何种

技术,施术椎节均有周径与植入物相配合的通道,该通道不仅便于对椎管前壁的扩大减压,也是界面内固定物的支撑框架。因此,在操作时一定要保持该通道的"原型"与完整,如不小心将周壁骨质切除过多,则必然会造成植入物松动、甚至脱出。遇此情况应改用大一号的植入物或改作植骨融合术。

3. 切忌选用无后盖之融合器　除非有安全措施,一般不宜选用无后盖之界面内固定器,早期问世的 TFC 现在已将原型改为锥状,这可能也是因素之一。

四、人工椎体所致并发症

(一)概述

颈椎人工椎体主要用于颈椎肿瘤及畸形病例,而在颈椎病者,除非其他手术失败引起骨缺损需要采用补救性措施者,临床上十分少见。

(二)致伤类型及原因

1. 椎体过度撑开　视每种椎体设计不同,其撑开范围从椎体长度的 5% 到 60% 不等。如果撑开过度,则有可能引起脊髓的过伸性损伤。

2. 人工椎体折断　大多因术后外伤或压应力过大所致,亦与材料质量选择或设计欠理想有关。多在固定螺丝与体部的结合部发生折断(或螺丝脱开)。

3. 人工椎体压迫硬膜囊　如果人工椎体植入部位太深,尤其是颈段及上胸段,当假体的直径超过 15mm 时,则在安装时易压迫脊髓。

4. 人工椎体滑脱　除病例选择不当及病变本身术后有进一步发展造成植入物松动外,大多因安装时深度不够,撑开距离过短及偏斜等所致。

(三)防治措施

主要要求以下几方面。

1. 严格手术适应证　颈部人工椎体主要用于颈椎短节段(1 或 2 个椎体或椎间隙)骨缺损者,其相邻椎节骨质应属正常或基本正常,可以保证人工椎体两端稳定者。一般颈椎病患者无需使用,仅作为其他手术失败后补救措施之一。

2. 人工椎体的选择不当　理想的假体应是能与植骨并用的钛制空心可调式人工椎体,但从强度上来讲,医用不锈钢可能更为坚固,但后者由于磁性关系影响 MR 检查而不为临床医师欢迎。不过笔者以为在真正需要高强度情况下,医用不锈钢的人工椎体也不失一种选择。主要用于腰椎,市场上有些产品其撑开作用不足 1/10,植入后易松动及滑出,不宜选用。

3. 严格手术操作程序　从人工椎体的型号、尺寸及材料等到植入椎节后的观测与处理均应按要求进行操作,尤其是在安装人工椎体的过程要掌握深度、注意上下两端插入钉的位置选择得当,而后再按椎节需要将人工椎体适度撑开。

4. 植入后立即确认　人工椎体植入椎节后应立即行 X 光线检查,以确认其正位与侧位所处位置及其与椎管关系。如发现植入物位置偏离原计划、侵及椎管、一端倾斜太多或撑开不够等,应立即予以纠正,以免造成术后处理上的困难。

5. 手术纠正　术后如发现假体压迫或刺激硬膜囊、无支撑作用及刺伤周围组织时,应尽早施术予以纠正,并酌情更换其他规格或型号,或修正术式。

五、人工椎间盘滑出

此组手术病例逐年增加,滑出概率低于 5%,约 1%~3%。与病例选择、人工椎间盘之设计及操作技术相关。详见本篇第四章第六节内容。

六、骨愈合不良、假关节形成及成角畸形

(一)致发原因

1. 椎间隙骨缺损　主要是在椎节切除减压

术后于椎节局部未行植骨或替代物植入者。除非是椎节周围韧带完全骨化,患节较为稳定者。

2. **植骨块滑出** 骨块外移或滑出均影响椎节的愈合,并可引起成角畸形,尤其是骨块完全滑出者,如果滑出骨块被吸收,则成角程度更为明显。

3. **植骨块被吸收** 除滑出之骨块易被吸收外,人工骨或是异体骨更易被吸收,骨块体积较小者尤甚。吸收开始的时间愈早,对颈椎成角畸形影响也愈大。

4. **钛(钢)板松脱** 传统的颈椎钛(钢)板,目前已较少用于临床,而新型的锁定钛(钢)板虽较完全,但如果螺钉锁定不到位,或是螺钉旋入到椎间隙处,不仅起不到应有的固定目的,反会引起椎节松动与成角畸形,也是引起食道损伤的主因之一。

5. **骨质疏松** 骨质疏松者对植入刚度较大的植入物(界面内固定器及密质骨等),因应力遮挡作用,局部椎节可进一步萎缩、疏松、塌陷及成角畸形。

6. **其他因素** 包括术后制动时间不够、颈部外伤、吸烟、椎体终板未切除、植骨块位置偏前、儿童前路融合术、原有后凸畸形及全身性疾患均可引起或加剧假关节形成、椎节不稳及成角畸形。

(二)防治措施

1. **纠正骨质疏松** 更年期后女性或其他原因所致骨质疏松者术前应先予以矫正,既可减少术中失血量,又对预防颈椎成角畸形等并发症有重要意义。

2. **避免椎间隙骨缺损** 对被切除之椎节处,尤其是超过椎节横径2/3者,务必选用适当的植骨块或替代物植入的方式进行修复,以求在避免颈椎成角畸形的同时,也恢复颈椎(前部)的高度,此对提高疗效关系密切。

3. **选择有利于患者的椎节植入物** 各家意见不一,从近期与远期两方面效果来看,以同时具有早期固定与后期植骨融合作用的界面内固定植入物最为理想,既可让患者早日起床活动,后期又可确保恢复颈椎正常高度与颈椎的稳定。三面皮质骨的髂骨植骨疗效虽佳,但需另开一刀取骨和卧床及颈部外固定时间较长,目前已被前者所取代。颈椎钛(钢)板+植骨术式更适用于颈椎外伤。

4. **操作到位** 各种术式在操作上均有其相应的要求,尤其是容易滑脱的钛(钢)板,一定要将固定螺钉旋入椎体骨内,并将锁定螺丝旋紧,否则,螺钉一旦滑出,不仅引起颈椎畸形,纵隔感染等致命危险亦可发生。

5. **补救性手术** 视具体情况不同而决定进一步处理措施。

(1)植入物完全滑出者 早期发生者应将其取出,更换较为确实的植入物。

(2)植入物不全性滑脱者 视植入物对吞咽影响程度及潜在性危险而决定进一步治疗。食道明显受阻及锐性植入物已松动,有继续滑出倾向者,需尽早再次手术,而对吞咽影响不明显的非锐性植入物以观察为主,病情有变再行手术。

(3)颈椎成角畸形超过15°者 以尽早纠正为妥,术后早期椎节尚未融合者较易矫正,以防对脊髓形成压迫。对已骨性融合之病例,静观其变化,一旦出现脊髓受损症状或是进行性加剧者,则需立即施以局部减压及畸形矫正术。

(4)植入物失去固定作用者 主指颈椎钛(钢)板等,当椎节已经融合,内固定物已无作用,一般可不取出,但患者有心理障碍或显示有松动时,可将其摘除。

(5)假关节已形成者 如有神经及颈部症状时,可行融合术,疗效大多较好。

七、颈部切口感染

(一)概述

由于颈部血循环丰富,其感染发生率低于

1%,浅在的感染易被控制,而深在的,尤其是波及椎管的炎症,则需将植骨块取出。蛛网膜下腔炎症,应按化脓性脑脊膜炎积极治疗。本病关键在于预防及早期诊断,尤其是术后高烧者,应及早确诊。

(二)致发原因

由多种因素所致,除各种共性原因外,颈部感染主要有以下相关因素。

1. 颔颈部毛囊炎　以男性患者为多见,大多在下颌处,术前如不注意检查,可因胡须遮挡而被忽视,以致手术时方才发现,从而为局部感染提供了致病菌来源。

2. 局部消毒不彻底　包括术前卫生处理不到位,手术皮肤消毒时范围不够及漏遗等,手术后的局部污染,如进食、饮水等亦直接相关。

3. 手术时围观者太多　在手术时如果前来观摩手术者较多,此时,如果不按要求戴口罩、帽子,或是参观者碰及术者无菌衣(尤其是双肘部)等均易引起切口感染。

4. 其他原因　较多,包括身体他处有炎性病灶,手术无菌技术未按要求,误伤食道和(或)气管,透视时对切口污染等均可。

(三)防治措施

1. 严格外科无菌技术原则与要求　在操作时既要大处着眼,更需细节着手,包括对手术患者的消毒与铺单,均应严格,以防有所疏漏。

2. 术前仔细检查手术区皮肤　手术前日应再次仔细检查患者头颈部皮肤等处有无炎性反应,以防皮肤消毒时才发现切口区内有疖肿存在的尴尬局面。

3. 认真消毒铺单　笔者发现有些手术者对术野消毒与铺无菌单巾缺乏应有的重视,包括消毒范围、铺巾及固定吸引器管等方面欠正规。例如用手巾钳去固定吸引管,这无疑可通过手巾钳头使无菌区与有菌区直接交通了,又如台上敷料被水浸透等。试想,一位不重视无菌技术的医生会严格手术操作程序吗。

4. 减少术中污染机会　包括缩短手术时间,减少外伤刺激,限制入室观摩手术人数及空气过滤装置的应用等均有助于避免或减少术后感染的发生率。

5. 注意引流　任何手术都是一种创伤,而创伤必然会出现渗血、分泌物以及由于体内留置物刺激所引起的渗出物等均需要引流。因此,术后置放引流条是必要的常规,并视局部情况选用橡皮片、半管或负压吸引等不同方式。

6. 抗生素的合理使用　视病情需要酌情决定是否使用抗生素及其品种和剂量。原则上使用预防量、广谱品种,遇有炎症可能时方需加大剂量或更换高效品种。

7. 炎症早期及时处理　早期可拆除1~2针缝线引流,浅在的皮下感染,引流后大多较好,深在之感染则需扩大引流,并酌情对深部作探查及相应处理。

8. 高度重视深部感染　对深部感染需高度重视,因其与纵隔间隙相交通,一旦引起纵隔炎时则后果严重。此时除选用敏感抗生素加大用量及支持疗法外,主要是对颈前部进行引流,并视术野具体情况而采取摘除植骨块、植入物及其他异物等相应处理。预后大多较好,但亦有致死之病例。

八、髂嵴取骨部残留痛

(一)概述

其所造成的后果,从小小的不适到患者认为比原发病还要痛苦相差甚大,其原因是多方面的。由于这令人头痛的后遗症,以致有些外科医生宁愿放弃局部植骨融合,而另选其他髂骨来源,目前提倡的钛金属内固定及局部旋转植骨术等也是为了这一目的。

(二)致发原因

1. 局部血肿　因髂骨本身渗血较多,切取骨块后的空隙正好形成血清肿,并因压力不断升高而引起疼痛,后期血肿机化而出现牵拉痛,较为多见。

2. **股外侧皮神经受累** 亦多发,主因股外侧皮神经刚好从髂嵴前上方经过,在切取骨块时易受累,亦可在骨盆内受损而引起大腿前、外侧的麻木或疼痛,尤以活动时,患者常难以忍受而影响生活质量。多于术后数月减轻或消失。

3. **髂骨骨折** 切骨时如超过取骨范围,或用力过猛引起髂骨骨折,其为术后早期疼痛的主要原因,后期随着骨折的愈合则疼痛逐渐减轻或消失。

4. **局部感染** 少见,以肥胖者为多发。视炎症程度不同其疼痛的轻重不一。局部跳痛伴高热者表示有引起髂骨骨髓炎的可能,应尽早处理。

5. **瘢痕收缩** 创口局部的瘢痕组织收缩为后期疼痛的主因,无论是血肿、炎症或其他创伤,其后期均有瘢痕组织形成,并出现挛缩性反应,以致对局部的末梢神经支造成压迫或牵拉。其是患者手术后期难以忍受痛苦的主要原因。

（三）防治措施

1. **避免取骨** 此为上策,可以采用局部旋转植骨、人工骨、钛合金植入物或其他代用品充填椎间隙,尤其是对老年、椎节周围已钙化或骨化患者。

2. **按要求切骨** 从切皮、分离骨膜及凿骨均应避开股外侧皮神经及其分支,注意止血,缝合时消除死腔。凿髂骨时最好采用电锯或锐利之薄形凿按要求切取,防止出现骨折现象。切骨创面需用骨蜡封住,放置明胶海绵并留置引流条。

3. **术后及时处理意外情况** 术后手术区出现血肿时应拆开缝线 1~2 针将其放出,有炎性反应者需注意引流及加大抗生素用量,对引流不畅者应扩大引流。

九、邻近椎节的退变问题

施术椎节的上方或下方椎节都可能同时进行着退变过程,尽管此时尚未构成需要手术处理的严重状态,但随着手术椎节的融合与骨化,以及局部生物力学特性的改变,将会引起迟发性病理改变。生物力学研究表明,已被融合椎节的活动将被均匀地分配到余下的椎间隙,相邻椎节的活动幅度也有可能稍大于其他椎节,因此在数年后,约有 10%~15% 的病例其相邻椎节出现新的问题,包括椎节不稳、椎间盘突出或骨赘形成,此时再根据病情决定采取何种疗法（图 4-5-1-4-4、5）。根据笔者数千例的临床经验,真正需要再次颈前路手术减压者不足 5%。但由于此类患者多伴有颈椎椎管狭窄,因此,需行颈后路减压者却占有相当大的比例。

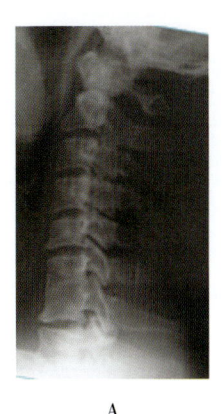 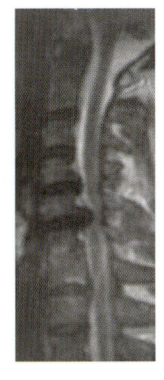 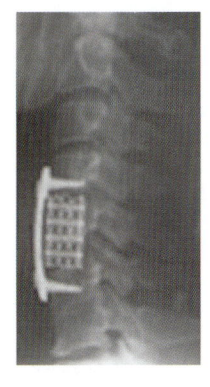

A　　　　　　　B　　　　　　　C

图4-5-1-4-4　临床举例（A~C）

患者,女,50岁,颈前路自体髂骨融合术后3年临近节段椎间盘退变加剧,伴神经症状而再次行前路减压植骨融合内固定术:
A. 术前X线侧位片;B. 术前MR示C_{4-5}及C_{5-6}椎节致压明显;C. C_5椎体切除压+钛网+植骨+钛板固定术后X线侧位片

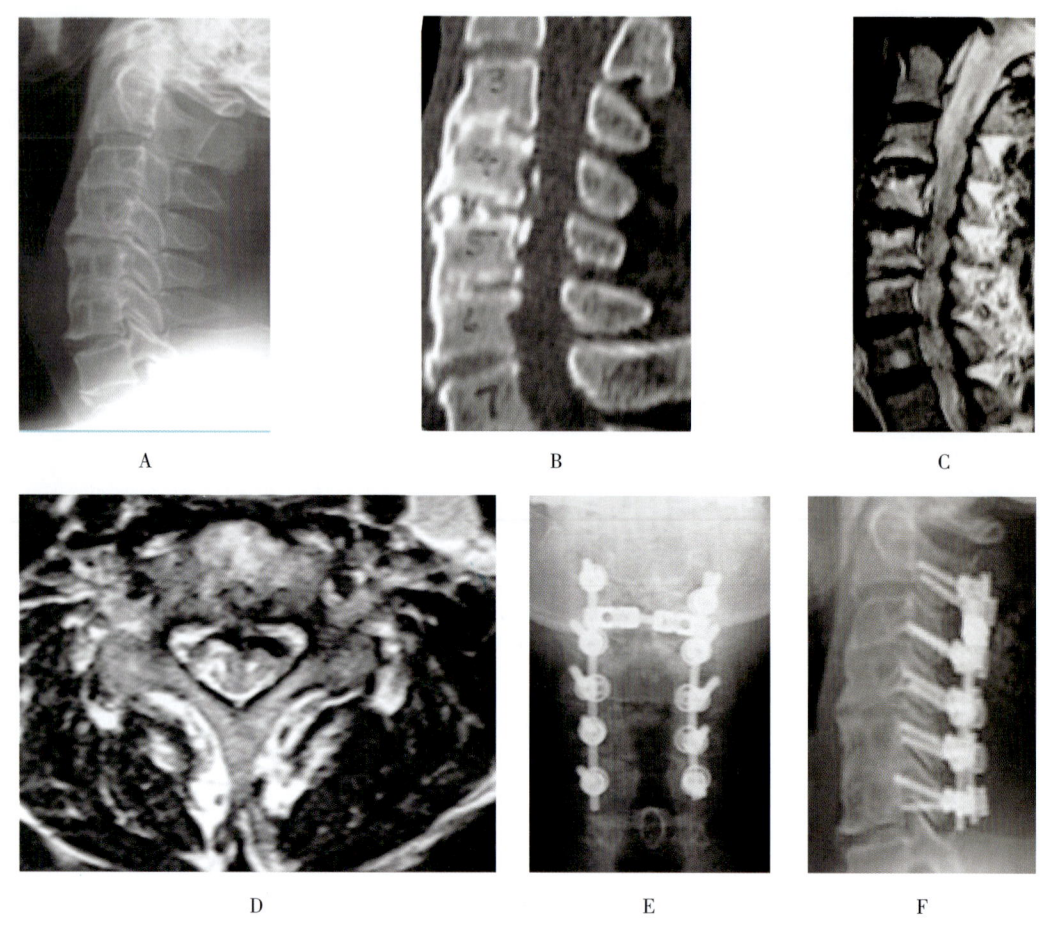

图4-5-1-4-5 临床举例（A~F）

男，45岁，因C_3~C_4、C_4~C_5、C_5~C_6椎间盘突出在外院行颈前路减压植骨融合术 A.第一次术后颈椎侧位片；B.术后CT矢状位重建示前方减压不充分，椎管内仍有致压物；C.MR矢状位示椎节后方存在压迫；D.同前，MR横断面；E.行颈后路减压内固定术后正位片；F.同前，侧位片，神经功能恢复满意

十、颈前部皮肤疤痕直线性挛缩

主见于长形纵向(或斜向)切口病例(图4-5-1-4-6)，如切口长度超过7cm，术中感觉方便，但术后部分发生疤痕挛缩，可能影响美观和颈部仰伸活动。笔者之所以提倡横行切口和对颈深筋膜充分松解，其主要目的也在于此。外科医师在技术上均应精益求精，以"雕刻13层象牙透孔球之技艺"来要求自己苦练技术，方能造福于患者。对严重疤痕挛缩者，可以采用Z字皮瓣成形术处理。

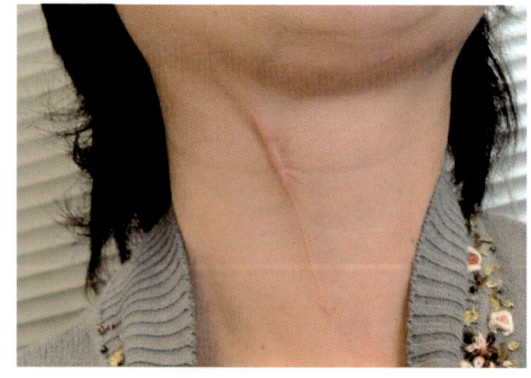

图4-5-1-4-6 颈前斜行切口疤痕直线性挛缩，仰颈已受限

第五节　颈椎前路手术疗效不佳和变坏原因分析及处理对策

在临床上,常可遇到颈椎手术后疗效不佳的病例,或是恢复到一定程度后即转入平台期者(plateau)。此时,大部分病例维持原状,而病情变坏者亦非少见;术后1~2年时约占颈前路手术病例10%~15%,其中约1~2成反而恶化,或称之为"疗效变坏"(deterioration)。随访10年以上者,可有20%~25%的恶化率。其原因十分复杂,尤其是术后改善一段时间原症状又复发,甚至加剧者。归纳其常见原因,从诊断、手术到手术后各种因素均有密切关系,现选择其中最为重要的几类分段讨论之。

一、诊断因素

主要是在诊断上判断不当所致。

(一)诊断错误

临床上亦有发生,主要是误将非颈椎病的其他伤患,例如侧索硬化症、脊髓空洞症及脊髓痨等误以为颈椎病进行颈前路减压术,特别是伴有椎节后缘有骨赘之病例。轻者手术无效或加重,重者可在术中突然死亡。

(二)诊断上主次判定不当

颈椎椎管狭窄与颈椎病两者经常伴发,前者以感觉障碍为主。如果对原发性椎管狭窄症者先行前路手术,后果当然常难以满意,而且在症状短暂改善后容易再现或加重,反之,颈椎病患者先行后路手术,亦难获得疗效。

二、手术入路与术式选择不当

(一)手术入路选择不当

如前所述,对致压因素来自椎管后方者行前路手术,疗效当然不尽如人意,尤其是严重椎管狭窄者。由于手术创伤性反应及其他因素反会加重病情。在临床上更多是椎管前方有致压物,或是多节段病变,包括OPLL等,因怕前路施术损伤太大,易发生意外而选择后路减压。岂不知手术入路方向搞错难以奏效,甚至发生严重意外,包括四肢全瘫者已不是个例,笔者近十年内会诊及处理此类病情不少于5例。

(二)术式选择不当

每位术者均应明确各种术式的适应证及病例选择上的要求。对椎动脉型者,仅仅选择前路手术减压而未行侧前方钩椎关节切除术,其疗效必受影响,甚至可于术后数月原症状复现。又如对以颈椎椎节不稳为主的病例,仅行椎间盘摘除而未行椎节固定融合术,亦未恢复椎节原有高度者。术后早期由于卧床休息及局部的减压作用而获得一定疗效,但患者一旦起床恢复正常生活,则可能由于椎节不稳和短缩的再现而使手术疗效逆转,因为在摘除髓核后椎节可能更加松动,症状也随之加重。因此在术前,必须对患者病情及其病理解剖与病理生理实质有一正确的判定。在此基础上再决定术式方可避免不良后果。

三、手术因素

其为诸原因之首，错综复杂，难以全面阐述，仅将其中主要的因素分述于后：

(一) 致压骨残留

此是最为常见的原因，除定位判断错误外，主要是由于：

1. 体位偏斜　除非患者体位明显偏斜，当头颈部一般性偏斜时，术者常难以发现，尤其是在全麻情况下。尽管可以从肩部的体位状态加以判定，但稍许偏斜也会"差之毫厘，失之千里"。笔者曾发现多例，以致术后作 CT 扫描或 MR 时方才发现。

2. 拉钩牵拉时失衡　当在牵引时，如经验不足或体力不济时，拉钩可能时松时紧，以致减压范围容易偏向术者一侧（右侧居多），尤其在下颈椎两侧颈长肌间距较大时。

3. 切骨范围不够　由多种因素构成，术中患者躁动，麻醉不合要求，环锯太细，手上刮匙功夫欠佳，出血多及病情发生意外等，均易使术者出现"见好就收"的念头而影响扩大切骨范围。

(二) 椎节定位错误

虽不多见，但后果严重，患者等于白开一刀。其原因如下。

1. 术者过于自信，术中未行拍片定位　我们曾发现多例术中未行影像学定位，而仅凭个人术中判定，以致术后才发现开错了椎节，不得不开第二刀，甚至开第三刀者，笔者曾处理过此类患者。

2. 定位针头变位　术中一般多选用注射针头插入椎节拍侧位片定位，但在等待过程中，由于局部肌肉收缩，针头很容易移位。等 X 线平片洗出确认针头位置时，常判断不准，如果又未再次拍片，则易将相邻椎节施行手术，此种情况虽较少见，但仍时有发生者。

3. 仅以骨刺部位来确定施术椎节　施术椎节的判定应以临床症状及神经学定位为主，但如仅依据 X 线平片所见，认为骨刺严重的椎节一定是脊髓受压的主要椎节。其实则不然，如果和 MR 图征对比，至少有 10% 以上的误差。因此术者如果经验不足，不妨作 MR 检查并和 X 线片加以对比，即可确定。

(三) 术中对施术椎节未行融合固定

国外有学者主张前路颈椎间盘摘除后不采取植骨融合，同样可以取得疗效，且避免自体他处取骨、植骨及供骨区的各种并发症，但在此种情况下椎间隙通常会出现塌陷样改变，以致约有 50% 的病例椎间隙自行融合，这样不仅丢失了椎间隙的高度，而且由于可以形成后凸畸形及椎间活动的存在将会促进颈椎退变，所以，只有在不合并椎管狭窄、颈椎稳定性良好和生理前凸正常的单节段椎间盘摘除才可考虑此种不植骨的术式，否则，均应植骨融合，因为只有植骨或界面内固定等方可重建椎间隙和椎间孔的高度，消除后纵韧带及黄韧带皱褶形成等致病因素。

(四) 植入物变位

由多种因素引发植入物（骨块、Cage、钛网、钛板、人工椎间盘等）变位、滑移，甚至滑出者，轻者影响疗效，重者可形成并发症而加剧病情，不得不再次手术。因此凡选用植入物之病例，不仅在操作时要十分小心，且术后亦应密切观察，防止变位。

(五) 术式操作不到位

此亦为临床上较为常见的因素之一，毕竟颈椎前路手术属于高难度、高风险与高技巧的手术，因此某些术者在决定手术时，抱着"不求其优，但愿无过"的思路，以致在选择术式时，仅仅"安全第一"，而不一定要求彻底切除致压骨，甚至不切除骨赘，只行"植骨融合术"，这当然影响疗效。在致压物残留的状态下,即便是施以椎节融合术,消除了椎节不稳的动力性致压因素,但静力性致压物仍然存在,以致病情有可能持续,或稍许改善后再加剧。因为固定后骨性致压物的吸收过程十分缓慢,甚至骨刺尚未减少,而脊髓却已出现变性,这是一个令人遗憾的结果。

四、术后因素

(一)假关节形成

这是植骨融合术最为多见的并发症,尤其是选用异种或异体骨者。术后 3 月,在 X 线片上,如果发现植骨块与椎体间存在透亮间隙,缺少或没有骨小梁通过,或是在过伸过屈的侧位片上,融合节段棘突间活动度超过 2mm 时,即可初步从影像学上诊断为假关节。亦有少数病例于术后 3~6 个月时显示局部似乎已坚强融合,但以后仍有可能出现假关节。在多节段椎体间融合时,最下方节段发生假关节率最高。此外,吸烟者发生率更高。融合术后单节段者假关节发生率大约 10% 左右,而多节段是前者 5 倍,可高达 50%。尽管有症状者比例较低,但其明显影响疗效及椎节的稳定性。

(二)施术椎节相邻节段退变的加剧

与手术椎节相邻、未行融合的节段,在术后,由于负荷转移,尤其是直接与融合椎节相邻的节段更易出现退变,以致引起失稳、椎间盘突出与脱出等。此种称为"术后邻节退变病",特点如下。

1. 融合椎节愈多,发生率愈高 单节段融合术后,邻节退变发生率甚低,一年后之发生率仅 5% 左右,而 2~3 节以上者,则高达 18%~20%。其原因是由于 2~3 节融合后的负荷是前者的 1~2 倍以上,由于应力过于集中,以致生物力学紊乱,最后造成椎节失稳。融合的椎节愈多,邻节退变发生率愈高。

2. 愈邻近融合节段愈易发生 相邻节段各椎节均可发生退变,但直接与融合椎节相邻之椎节发生率更高,占 70% 以上,尤其是两个融合椎节之间未施术者,约半数病例在手术后一年出现退变,且较为严重,并可波及椎管后方硬膜囊。此主要是由于来自上下两个方向的应力集中到一点,以致不堪重负之故。

3. 术后活动与发生率高低成正相关 术后注意对头颈部保护制动者,其发生率低,且轻;而频频活动头颈部者,由于应力反复增加,易引起椎节韧带—骨膜下撕裂损伤。因此,退变发生率不仅明显增高,且症状出现率亦两倍于前者,有外伤病史者尤甚。

(三)融合椎节骨质增生

一般认为植骨融合后,可使椎节稳定并有利于骨刺吸收,同时也可防止新的骨质增生。但当减压不彻底时,减压融合区出现骨质增生,并招致椎管狭窄者并非少见,且易使脊髓或神经根受累,也是构成再次手术的原因之一。骨质增生与植骨处假关节两者互为因果。

(四)椎节植骨融合处骨块塌陷与下沉

这也是术后效果不佳的原因之一,尤多发于老年(女性更好)多椎节施术者;如骨块或 Cage 放置位置偏向松质骨处(椎体中央区)则更易发生,并可因此而出现以下后果。

1. 椎节高度丢失 由于椎节之间骨质塌陷,首先引起椎节高度丢失,以致椎间孔变狭,椎节间韧带出现皱褶,并向内隆凸,而使椎管矢径减少,增加椎管内压。

2. 椎节成角畸形 多见,其与塌陷程度呈正比,好发于椎节前方塌陷较多之病例。成角畸形必然对椎节后方组织形成刺激或压迫,严重者可出现颈髓受压症状。

3. 加速椎节退变 由于椎节骨质塌陷所形成的向后成角畸形而使颈椎处于前屈状态,从而在无形中增加了未施术椎节内压力,以致引起椎节后方韧带-骨膜下间隙出血、机化和钙化等一系列退行性变,并随着成角畸形的加剧而加速这一进程。

五、其他因素

(一) 外伤

术后外伤,即使是轻微的"地上一坐"式的跌倒,也可以引起颈部一系列创伤性反应,包括瘫痪,个别情况下亦可能死亡。笔者曾遇到术后恢复满意,但遇外力作用引起症状复发或是出现四肢瘫,甚至突然停止呼吸的病例(发生于其妻帮其洗脚时将下肢向头顶方向一推的情况下)。

(二) 术后头颈部劳损及不良体位

头颈部急性与慢性劳损,以及各种不良的工作和生活体位不仅是颈椎病发病的重要因素,而且也是手术后疗效降低的原因之一,尤其是超强度的劳损及持续性屈颈位,既影响手术椎节疗效的巩固和进一步康复,而且也是邻近退变或是使原有退变加剧的重要原因。因此,对手术后患者应反复告诫其注意保护颈部。在正常情况下,头颈部活动以生活上基本需要为限,工作时亦应避免不合乎生理要求的体位与剧烈活动,包括长时间的低头打麻将、玩桥牌等,笔者曾发现多例因此种因素而恶化者。

(三) 脊髓本身继发性改变

凡属外伤类病例,或是在手术前于硬膜囊内蛛网膜下腔已有继发性、粘连性改变时,即便是减压彻底,也难以使全部病例原有的脊髓外伤性损伤或粘连性蛛网膜下腔炎症完全控制,尤其是病情处于中后期者。由于结缔组织的收缩除直接引起神经组织的损害,更可引起向脊髓或脊神经根供血之微细血管的变形与阻塞等一系列病理改变,从而成为病情变坏及康复不佳的另一原因。此种情况虽较少见,但预后不佳。这也是许多临床医师不愿对病情严重者施术的一个主要原因,不仅手术风险大,而且术后短暂地恢复后可能又重新出现症状,甚至加剧的后果。此外,脊髓型颈椎病者如合并有脊髓血管变异、梗阻,甚至栓塞时,亦可由于继发性脊髓缺血而使疗效变坏。

(四) 发育性椎管狭窄因素

临床观察表明,先天发育性椎管狭窄者在行颈前路减压术后,其变坏率是无椎管狭窄者的10~20倍,且占所有变坏病例的半数以上,尤其是在手术节段局部有椎管狭窄之病例,继发性椎管狭窄亦起相同作用。其原因除了局部病理解剖状态降低了其他各种因素致病的阈值而易使疗效变坏外,亦与前面提及的诊断及手术入路选择不当等密切相关。

(五) 病变节段数量因素

病变节段愈多,行前路减压及融合术术后局部愈合率愈低,且出现压缩、塌陷及后凸畸形的机会亦多,并易使邻近椎节加速退变。以上多种因素相加则是构成术后疗效变坏的另一多发因素。为此有的学者认为病变超过3节以上者,应选择后路手术。实际上关键问题并不是前路与后路,而是在确认何种诊断在前(椎管狭窄或颈椎病)的前提下,选择有效的术式,较彻底地切除致压骨,同样可获得良好疗效。

(六) 吸烟的影响

大量的研究已表明,烟中的尼古丁可引起椎管内血管的收缩以致血供量减少,脊髓神经又对缺血十分敏感,其反应程度与吸烟的数量成正比。因此,术后应劝患者戒烟,否则将直接影响疗效。

(七) 嗜酒的影响

少量饮酒(葡萄酒1~2盎司以内)可使血管扩张而有利于病情的恢复,但嗜酒过量者,反使血管收缩,其后果与前者一样,亦直接影响对椎管内组织,尤其是脊髓组织的血供。因此,应告诫患者术后切勿饮酒过量,更不可酗酒。

(八)年龄因素

随着年龄的增加,尤其是60~70岁以后,由于人体自然老化的规律也必然反映在脊髓及颈椎椎节本身。因此,术后早期所取得的疗效,很容易被老年患者规律性变化而抵消,甚至加剧。此种情况下,预防衰老及扩张血管的药物将有助于病情改善,笔者发现国产的"凯时"(注射用)疗效较佳,尤其是术后病例更为明显。

六、处理对策

术后出现疗效不佳或症状复现及恶化者,首先应判明原因,而后再视具体原因酌情处理。其中属于器质性因素者,则应考虑需否手术,再根据患者全身情况决定手术入路及术式。属于动力性因素者,则应在各种防治措施下采取积极的非手术疗法。现将具体内容分述于后。

(一)手术疗法

1. 病例选择　主要用于以下4种情况。

(1)开错椎节之病例　由于本来需要手术之椎节并未将致压骨切除,疗效当然不佳,甚至恶化,在此种情况下只有再手术方可解决致病因素。

(2)未切除致压骨者　目前仍可遇到此类病例,但较少见。此时对仍有神经症状者应再次手术切除致压骨,除压迫时间过久者外,疗效均较佳。

(3)减压不彻底者　主指切骨范围偏向一侧或偏离椎节中线者,或是术中仅行颈前路减压。而未对引起椎动脉与脊神经受压之钩椎切除者。

(4)因诊断主次颠倒者　主指以发育性颈椎管狭窄为主,而颈椎病为次者,此种情况下颈前路手术当然难以奏效,应选颈后路减压方为上策。

2. 手术种类　应根据病情而定,但其基本原则应该是:

(1)减压彻底　凡是对脊髓或脊神经根或是椎动脉各个致压的部位,均应将致压物切除。但在病例选择及术式操作上,一定要认真、细心,尤其是椎节半侧或大半侧已有植骨块或界面内固定物愈合者,在切除时十分困难,风险极大,尤其是青壮年患者。笔者曾有多例经验,在技术要求上绝对不同于初次手术病例,必须认真对待。

(2)恢复颈椎椎节的高度和稳定性　减压术毕应通过采取椎节固定的同时,恢复颈椎椎节原有的高度,此对修复椎管的生理状态至关重要,并可直接消除椎管内的某些软性致压物(内突的黄韧带与后纵韧带等)及增大椎管矢径。

(3)避免过多过大的手术损伤　在对术式的选择上应尽可能保证前两项要求的基础上,最大限度地减少对椎节的损伤程度。但对致压病变广泛者,仍应强调以切骨减压为主,并辅以内固定物。

3. 术式　酌情选择相应术式,可参阅本书第十二至十四章内容。但某些修复、返修及重建性手术大多为不定型术式,需根据每例具体情况而定。

(二)非手术疗法

1. 意义　非手术疗法并非消极的"保守"疗法,而是通过让患者颈部制动(包括牵引、颈围及支具等),纠正不良体位及各种保健措施等促使颈椎本身的自我修复的代偿机制,从而达到使病变恢复、停止或延缓发展的作用。

2. 病例与方法选择

(1)病例选择　前述各种病例均为非手术疗法适应证,除动力性因素致病者,尚包括拟行手术病例的手术前后;

(2)方法选择　基本上按照本书颈椎病非手术疗法内容进行,不赘述。

(赵定麟　沈强　陈德玉　倪斌　赵杰　谢幼专)

参 考 文 献

1. 陈德玉. 颈椎伤病诊治新技术, 北京：科学技术文献出版社, 2003
2. 陈宇, 陈德玉, 王新伟等. 颈椎后纵韧带骨化术后C_5神经根麻痹[J]. 中华骨科杂志, 2007, 27（8）
3. 池永龙. 脊柱微创外科学. 北京：人民军医出版社, 2006
4. 李明豹, 卢旭华, 吴强. 脊柱外科手术并发脑脊液漏的相关因素分析及防治措施[J]. 脊柱外科杂志, 2009, 7（6）
5. 饶书诚, 宋跃明. 脊柱外科手术学（第三版）. 北京：人民卫生出版社，2006
6. 王新伟, 袁文, 陈德玉等. 颈椎病术后早期神经功能严重恶化原因分析[J]. 中华骨科杂志, 2009, 29（12）
7. 赵定麟, 王义生. 疑难骨科学. 北京：科学技术文献出版社, 2008
8. Asgari S, Bassiouni H, Massoud N. Decompressive laminoplasty in multisegmental cervical spondylotic myelopathy : bilateral cutting versus open-door technique. Acta Neurochir（Wien）. 2009 Jul; 151（7）: 739-49; discussion 749.
9. Bonaldi G, Baruzzi F, Facchinetti A. Plasma radiofrequency-based diskectomy for treatment of cervical herniated nucleus pulposus : feasibility, safety, and preliminary clinical results. AJNR Am J Neuroradiol. 2006 Nov-Dec; 27（10）: 2104-11.
10. Chen Y, Chen D, Wang X, Lu X, Guo Y, He Z, Tian H. Anterior corpectomy and fusion for severe ossification of posterior longitudinal ligament in the cervical spine. Int Orthop. 2009 Apr; 33（2）: 477-82.
11. Ikenaga M, Shikata J, Tanaka C. Anterior corpectomy and fusion with fibular strut grafts for multilevel cervical myelopathy. J Neurosurg Spine. 2005 Aug; 3（2）: 79-85.
12. Li K, Qin H, Chen J. [Clinical application of percutaneous laser disc decompression in the treatment of cervical disc herniation] Zhongguo Xiu Fu Chong Jian Wai Ke Za Zhi. 2007 May; 21（5）: 465-7.
13. Min JH, Jung BJ, Jang JS. Spinal cord herniation after multilevel anterior cervical corpectomy and fusion for ossification of the posterior longitudinal ligament of the cervical spine. J Neurosurg Spine. 2009 Mar; 10（3）: 240-3.
14. Neo M, Fujibayashi S, Miyata M. Vertebral artery injury during cervical spine surgery: a survey of more than 5600 operations. Spine（Phila Pa 1976）. 2008 Apr 1; 33（7）: 779-85.
15. Ning X, Wen Y, Xiao-Jian Y. Anterior cervical locking plate-related complications; prevention and treatment recommendations. Int Orthop. 2008 Oct; 32（5）: 649-55.
16. Sekhon LH, Ball JR. Artificial cervical disc replacement: principles, types and techniques. Neurol India. 2005 Dec;53（4）: 445-50.
17. Song X, Wang K, Zhang G, Hu G.[Flavectomy of cervical vertebrae in treating cervical spinal canal stenosis] Zhongguo Xiu Fu Chong Jian Wai Ke Za Zhi. 2010 Feb;24（2）:197-201.
18. Thavarajah D, De Lacy P, Hussain R, Redfern RM. Postoperative cervical cord compression induced by hydrogel（DuraSeal）: a possible complication. Spine（Phila Pa 1976）. 2010 Jan 1; 35（1）: E25-6.
19. White BD, Buxton N, Fitzgerald JJ. Anterior cervical foramenotomy for cervical radiculopathy. Br J Neurosurg. 2007 Aug;21（4）: 370-4.
20. Yang C, Bi Z, Yuan S, Fu C, Cao Y, Shao M. [A comparative study of anterior decompression approach by using cervical retractor systems and traditional surgical approach to treat cervical spondylosis] Zhongguo Xiu Fu Chong Jian Wai Ke Za Zhi. 2008 Apr; 22（4）: 394-8.
21. Yong-Fei Guo, De-Yu Chen, Yu Chen,etal. Influence of the titanium mesh subsidence to cervical curvature and surgical effect after anterior cervical corpectomy reconstructed with titanium mesh and bone graft. SICOT Shanghai Congress 2007
22. Yong-Fei Guo, De-Yu Chen, Xin-Wei Wang .Subsidence of titanium mesh after anterior cervical corpectomy reconstruction with titanium mesh and bone grafT SICOT Shanghai Congress 2007
23. Yukawa Y, Kato F, Ito K. Anterior cervical pedicle screw and plate fixation using fluoroscope-assisted pedicle axis view imaging: a preliminary report of a new cervical reconstruction technique. Eur Spine J. 2009 Jun;18（6）: 911-6.

第二章　颈椎病术后病例翻修术

第一节　颈椎病翻修术之基本概念

一、概述

颈椎病手术后再手术的主要目的是矫正或解除原手术遗留的或引起畸形、不稳和内固定失败及脊髓功能障碍。由于颈椎前路手术的广泛开展及内植物的使用增多,这种再手术患者近年来有逐渐上升的趋势。然而,颈椎病前路减压术后再手术难度较大,治疗效果与初次手术亦不尽相同,个体差异大,受影响的因素多,包括患者的心理因素等。因此,再手术必须慎重对待,除认真分析病史和详尽的体格检查外,还应常规颈椎伸屈动态位摄片、CT 或 MR 检查,明确原手术效果不佳的原因,特别是神经根和脊髓的受压部位及程度,有针对性的彻底减压并重建施术节段稳定性,方能获得良好疗效。

二、影响颈椎病前路手术疗效诸因素概况

影响颈椎病手术治疗的因素很多,诸如病程、病变范围、神经受压程度、手术方法的选择及时机等。上述单一或多个因素均可导致颈椎病手术治疗效果不佳,部分患者需要再次手术,甚至三、四次手术治疗,包括前路或后路之减压、恢复椎节高度、扩大椎管矢径和稳定椎节。在诸因素中,残留神经根和脊髓受压占主导地位,除诊断、手术入路的选择等原因外,还与操作技术及手术方法的选择等有关。

三、减压不充分为主要原因

（一）骨赘切除不彻底

在对多椎节开长槽或椎体次全切除减压时,如对上位椎体下缘和下位椎体上缘骨赘切除不彻底,尤其是下位椎体上缘骨赘常因技术操作不便,遗留较多,从而构成减压不充分的原因。

（二）减压区域边缘处理欠佳

由于减压区域边缘,尤其是上、下缘处致压物咬除不彻底或骨面修剪坡度陡直,致使脊髓和硬膜囊在开槽与残留骨赘处形成折点,形成一种新的致压因素,从而妨碍神经功能的恢复。

（三）多种致压因素合并

部分患者除骨赘致压外还可合并髓核脱出和后纵韧带增生肥厚,单纯切骨开槽不能达到彻底减压目的。在行椎体开槽减压时如发现后纵韧带增厚,尤其在椎间盘水平,或影像学检查有髓核脱出到后纵韧带之下征象者,应切除增厚之后纵韧带并取出脱出的髓核,以达到彻底减压目的。

（四）环锯切骨减压时潜式减压范围不够

对骨赘范围较大者采用环锯法减压时，因所用环锯直径相对偏小，视野有限，加之潜行扩大不够，尤其环锯钻芯定位偏上或偏下，则不易完全切除致压物而导致减压不彻底。

四、植骨块位移或不融合

（一）植骨块移位

植骨移位引起脊髓受压大多为环锯法减压后植骨块偏小，加之术后固定不确切，以致骨块进入椎管所致。而长条状植骨时，可因骨块形态不良、嵌压不紧而发生移位。

（二）植骨不融合

颈椎前路减压植骨不融合或假关节形成者，常因融合节段多、植骨床准备不良，或植骨材料选择不当，以及缺乏有效固定所造成。受累节段表现有不稳、骨刺形成，并对脊髓和神经根产生刺激和压迫，诱发或加重神经症状。

五、Cage 技术使用不当为另一原因

Cage 椎体间融合后再手术除因使用环锯直径（12mm）较小，减压不易彻底外，还与其设计本身有关，诸如 BAK 等无盖，植骨块填塞不紧时，碎骨块可落入椎管并形成新的致压物，圆柱形 Cage 如放置过深则容易塌陷。

六、其他原因

除前述诸因素外，尚有许多意外情况发生，包括术后外伤，人工椎间盘位置不当或滑移，术后颈椎长时间体位不当（例如打麻将、低头上网等）及吸烟等，均可影响术后病情的恢复。

第二节　颈椎病翻修术的原因、指征、术前准备及处理原则

一、术后翻修原因

颈椎病再手术以脊髓型和混合型颈椎病多见，而单纯神经根型颈椎病较少。原因主要包括以下方面。

（一）首次手术减压不彻底

遗留脊髓或神经根受压，患者表现为神经功能改善不明显，或无变化，甚至原有症状不同程度加重。如例 1（见图 4-5-2-2-1）首次术后 MR 所示，残留致压物为脱出之髓核组织，位于上位椎体的后下缘，同时有钢板和螺钉滑出，患者主诉症状加重并伴明显吞咽不适，再次手术取出钢板螺钉扩大减压，证明脱出之髓核位于增厚的后纵韧带下方，切除后纵韧带并取出其后方的髓核组织，脊髓受压消除。

（二）与植骨有关

包括植骨块移位、塌陷及不融合。植骨移位多发生在术后早期，对向后有压迫脊髓征象或向前有刺伤食道危险者，要及时手术矫正之。植骨塌陷与植骨选择及固定方式有关，常合并有成角畸形。而植骨不融合主要发生在椎体开长槽减压植骨上下极，与终板骨床准备不良有关，一旦有假关节形成，并伴有明显症状时，则要再手术治疗。内固定使用不当而致的松动或脱出有刺

伤食道等重要结构时应考虑再手术治疗。

(三) 邻近节段退变

患者术后症状消失相当长时间后又复发,而施术椎节融合固定良好者,应考虑相邻节段病变可能。其原因主要为施术节段植骨融合后,颈椎的载荷分布发生改变,而原有的机械性压力持续存在,从而使融合之相邻节段退变加速。早期表现为椎节不稳及间盘突出,渐而骨赘形成,产生脊髓和神经根的压迫症状如例2(见图4-5-2-2-2)。然而,其发病情况个体差异较大,且有关相邻节段退变的确切发生率和发生时间的文献亦报道很少。Satomi 报道颈椎融合后相邻节段发生退变的时间在4~18年不等,平均10年,而且与手术融合节段多少有关,融合节段越多,发生几率越高。术后6年的发生率可达8%。我们也发现,相邻椎节病变者的固定融合节段均为2个节段以上,且以3节段融合者为多。其发生时间在术后4~10年,平均6年。患者均在出现明显临床表现时方来就诊,故使其实际发生率难以推断。

二、翻修术指征

颈椎病前路减压术后再次手术的指征主要为残留或新形成的脊髓和神经根机械性受压,致压因素位于椎管前壁且较局限者。对病变椎节多、合并明显椎管狭窄者则应行后路手术减压。由于原来手术使组织结构发生改变,加之瘢痕明显,以致再次手术时难度较大。因此,术前必须认真分析临床症状、体征和影像学检查结果,去伪存真,以求选择合适的术式。

(一) 需进一步减压者

对首次手术减压不够彻底、并有致压物残留者,以及原有症状和体征无改善或加重者,经临床观察3个月后无恢复,影像学检查,尤其 MR 成像显示有明确脊髓受压,应再次手术减压。

(二) 内植入物移位者

对合并有内固定物或植骨块移位引起的神经压迫及有损伤食道等邻近结构危险者,则应及早手术。

(三) 邻近节段退变明显者

相邻节段病变通常在首次手术后改善相当长时间后脊髓受压或神经根损害再度出现,并与影像学表现相一致,脊髓受压以前方为主者则应再次前路减压。

(四) 植骨不愈合者

对植骨不愈合则根据实际情况,当患者有明显颈部症状或因假关节形成,因不稳刺激神经根或脊髓,使其功能障碍恶化者,则要行翻修手术,使其融合。

三、翻修术术前准备

(一) 详细病史及体检

除询问原手术前病史外,着重了解前次手术后症状改善情况,同时要做一系统的体格检查,包括神经系统的检查,并与原手术前记录加以比较。如果患者神经症状,尤其是疼痛、脊髓功能障碍手术后立即加重,往往与手术刺激或损伤有关。如术后一段时间内虽无加重,亦无改善,情况有两种。其一是脊髓或神经根压迫较久,神经功能恢复较慢或较困难。另一种情况则是减压不彻底,脊髓功能障碍及神经根性症状无法改善。如患者术后症状有明显改善,或已消除,经过相当长的一段时间后又出现类似症状,则有可能为相邻椎节新的病变所致。而诊断错误者,则患者病情会随原发病病情发展而变化。因此要详细收集病史,认真分析,并结合体格检查,排除诸如椎管内肿瘤、胸廓出口狭窄症及肩周炎等疾患。此外,翻修术前还应多与患者交流，了解患者的心理状态，综合分析，明确手术效果不佳的原因，以便做出正确处理。

（二）影像学检查

对颈椎病前路减压固定融合患者应定期拍摄颈椎 X 线平片，对需翻修术者均应行颈椎正位、屈伸动态侧位 X 线平片及 CT 或 MR 检查。影像学上可见原施术椎体后缘有骨赘残留，椎节高度变小、不稳，植骨塌陷和成角畸形，以及内植物的位置改变等，MR 检查可发现脊髓和神经根受压征象、性质和位置，以及脊髓的信号变化。部分患者在原手术椎节相邻节段有明显退变并骨赘形成、椎节不稳或椎间盘突出。影像学改变对明确病因和再手术方式的选择十分重要，然而，其必须与患者的症状和体征有内在的联系方具诊断意义。

四、再手术病例处理的基本原则

（一）根据不同病因进行处理

凡术后症状加重者，首先应明确原因，除因植骨块移位或内固定失误等造成医源性脊髓或神经根受压，需尽早手术矫正者外，原则上均应先行非手术疗法，其中无效者方可考虑再次施术。

（二）根据致压部位选择手术入路

凡因前路手术失效者，残留的致压因素仍以前方为主者，而无原发性椎管狭窄症等者，一般多采用颈前入路，且其中大多于同侧入路施术，仅少数病例需对侧入路。如合并有椎管狭窄，或病变超过 3 个节段者，宜采用后入路手术。

（三）合理制订手术范围

再手术一般多选择手术范围超过原手术之术式，因此笔者建议以扩大性减压术、潜式减压术或椎体次全切除术为主，并选择有效之内固定技术。

（四）彻底减压

再手术疗效主要取决于脊髓和神经根功能的改善情况、程度及时间，其与多种因素相关。凡减压彻底，椎节高度恢复至病前正常状态及椎节稳定性良好者，多可获得一定疗效。反之，则治疗效果往往不佳。

五、临床举例

［例1］图 4-5-2-2-1　颈椎病前路减压不彻底，残留物致颈髓受压行翻修手术（A~F）。

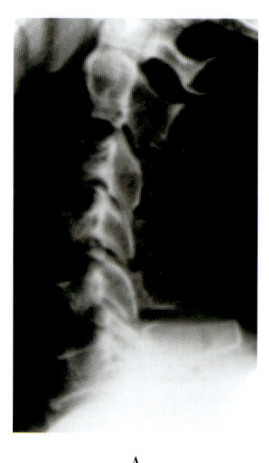
A

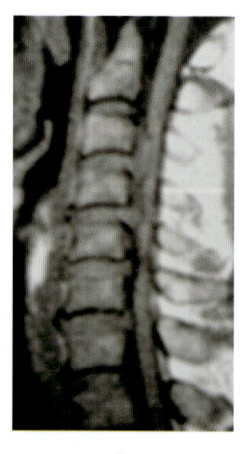
B

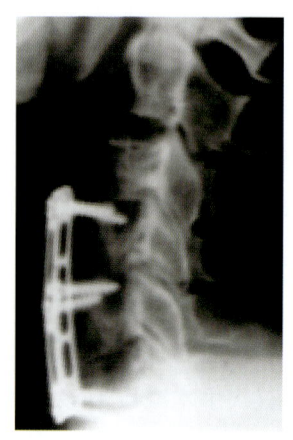
C

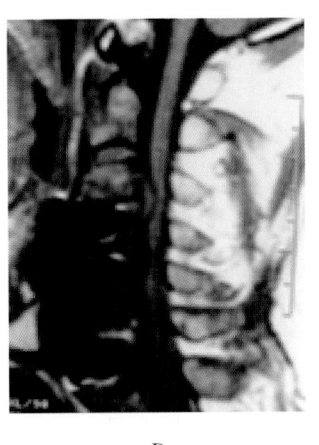 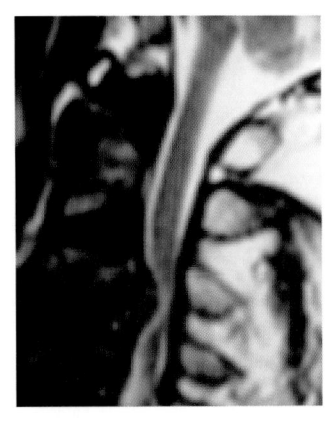 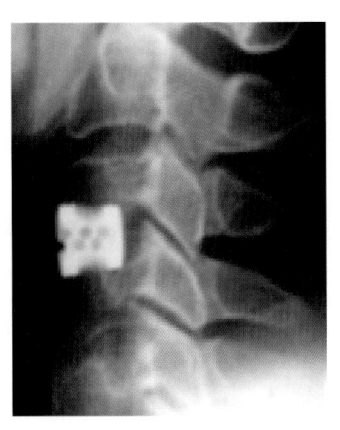

D　　　　　　　　　　　　E　　　　　　　　　　　　F

图4-5-2-2-1　临床举例　例1（A~F）

A.术前颈椎侧位X线片，颈椎退变明显；B.术前颈椎MR T_1加权显示脊髓受压；C.第一次手术后，前路钢板、螺钉松动；
D.E.第一次手术后，颈椎MR T_1 T_2加权像显示C_{3-4}的髓核残留，脊髓未获减压；
F.翻修手术：取出钛板、螺钉，清除C_{3-4}残留髓核+潜式减压+Cage固定融合，术后症状消失

[例2]图4-5-2-2-2　颈椎前路融合术后对相邻节段的影响（A~D）。

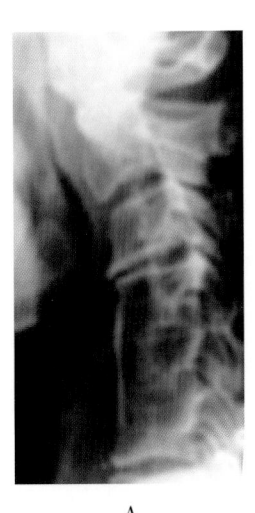 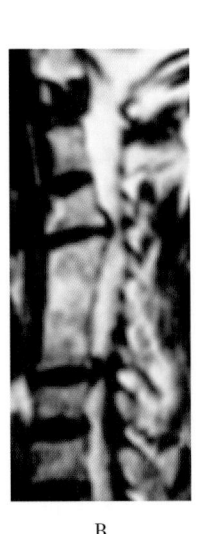 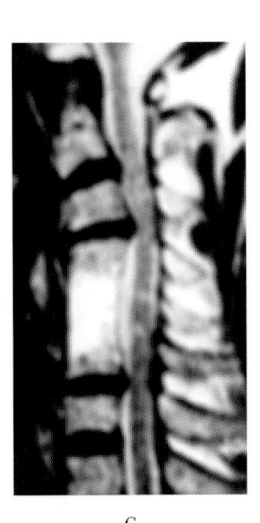 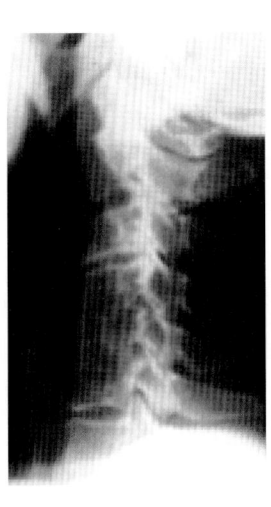

A　　　　　　　　B　　　　　　　　C　　　　　　　　D

图4-5-2-2-2　临床举例　例2（A~D）

A.为20年前病例，术后6年颈椎屈曲侧位X线片显示相邻椎节退变伴椎节不稳；B.C. MR矢状位T_1、T_2加权像显示融合相邻节段退变伴脊髓明显受压；D.入院后行上、下椎节潜式减压+局部旋转植骨，颈椎力线改善，原症状消失

第三节 颈椎病翻修术术式选择与相关问题

颈椎病术后前路翻修入路通常采用同侧，如瘢痕严重，可选对侧。手术操作务必仔细，从较健康部位进入，避免食道等重要结构损伤。尤其在取钢板螺钉等内固定时更易发生，应予重视。翻修时应针对每一例患者的具体情况采取不同措施。

一、脊髓或神经根受残留组织压迫

颈椎病手术后脊髓或神经根性症状持续，或加重，或复发，其原因是多方面的。

（一）术后早期症状加重者

在术后早期出现的持续根性痛或脊髓功能障碍加重，可能为手术刺激，或骨性压迫减压不充分，有时为脱出之髓核未去除所致，也有植骨移位者，针对这些情况，应行影像学检查以明确诊断，决定是否进行翻修手术，见例1（图4-5-2-3-1）。如果仅仅前路植骨块的轻度移位，可立即行确切的外固定治疗。如果植骨块明显移位或内植物进入椎管，要尽快手术取出植骨块或内固定物，重新植骨固定，见例2（图4-5-2-3-2）。

（二）术后症状无缓解者

术后患者脊髓功能障碍及神经根性疼痛无变化或变化不明显，而诊断和术式选择无误，则可能由减压不彻底所致。对残留骨赘局限者，可采用较大直径环锯开窗减压，见例3（图4-5-2-3-3）。骨赘范围较大者，同时有前柱高度降低及颈椎生理变小或消失者，开长槽减压后在撑开状态下植骨，尽可能重建颈椎前柱高度和生理曲度。酌情选用颈椎前路钢板螺钉固定，可增加施术节段的稳定性，提高融合率，见例4（图4-5-2-3-4）。Cage椎体间融合后需再手术时需充分认识，由于Cage与周围骨质融合较牢，取出时难度很大，需将Cage周围骨质开槽达椎体后缘方可将其撬出。经过这一操作，其减压范围已够，切取自体髂骨植骨，或用钛网加切取之碎骨植骨，酌情钢板螺钉固定，见例5（图4-5-2-3-5）。

（三）残留神经根症状患者翻修术的注意事项

除这些特定情况外，椎体次全切除减压对解除脊髓和神经根残留压迫，具有手术野较大，能够快捷而安全地完成相对较为彻底的减压，即可保留后纵韧带，亦可根据有无韧带下致压物将其切除。另外，切除的碎骨块可以作为自体骨来源应用于下一步的重建术，碎骨块可以填充于钛网中，再植入椎间，这种植骨方法与自体髂骨植骨法具有相同的融合效果，还可避免切取髂骨之并发症。通常情况下减压的宽度为16~18mm，或达两侧颈长肌内侧缘，以获得彻底减压目的，但不可过宽，只要见到硬膜囊两侧弧形转折处即已切骨足够，过宽除出血较多外，容易造成损伤。植骨块与骨槽侧面的密切接触方能增加重建后的生物力学稳定性，无论采用整块三面皮质骨块或网状植入物（内填充碎骨块），均要保证达到其与上、下端面和侧面之间有良好接触，除获得即刻稳定外，随着骨质的相互融合、桥接后，形成局部的内在稳定，这种重建方能获得永久稳固。如果椎体切除过多，留有较大空隙，而仅仅采用腓骨块植骨方法，不能完全填充遗留空间，则由于其融合仅位于头尾端面,两侧面由于空隙较大不能有效融合固定,使得重建后的颈椎抗扭转和剪切力下降,只能借助于终板与植骨块之间的稳定及头、尾端钢板螺钉的机械作用来维持,较易发生固定融合失效。这种情况下应辅以适当的外固定,防止骨性融合前发生钢板螺钉的松动或变位。

为了使颈椎恢复自然曲度,术中可采用撑开器撑开方法恢复颈椎高度和生理前凸,在维持正常颈椎高度和前凸的同时可最大限度撑开神经孔,恢复黄韧带的张力,减少其向椎管内的皱折,达到间接减压的目的。

二、假关节形成

(一)植骨方式选择与假关节形成

应用Smith-Robinson技术行椎体间融合的假关节发生率约3%~26%,当行多节段椎体间融合时,假关节的发生率会增高。有文献报道单间隙椎体间融合失败率为11%,两个节段以上的椎体间自体髂骨植骨融合的失败率则高达27%。虽然同种异体冻干髂骨移植和自体髂骨移植在单间隙的融合失败率基本一致,但在与多节段的融合失败率比较中,同种异体骨组(62%)明显高于自体骨组。有学者指出,在颈前路多节段减压、椎体间植骨融合的手术中矫正颈椎畸形和术后维持生理前凸有助于减少融合失败率。前路治疗脊髓型颈椎病多节段、椎体次全切除后应用自体腓骨植骨的融合失败率比采用自体髂骨明显增高,应用异体腓骨的融合失败率可达41%。如能辅助后路固定、松质骨植骨或外固定,则能提高植骨融合率。判断椎体间植骨是否融合的X线标准包括椎体间隙有骨小梁通过,植骨交界面无X线可透亮区,相邻棘突间距在伸屈位X线片上相差不超过2mm。柱状植骨融合的X线标准和椎体间植骨相似,注意观察植骨块是否已重新塑形。多数患者需要两年以上的随访后才能判断是否完全融合。

(二)假关节形成的表现

长期随访的研究表明假关节形成和前路手术效果不佳有关系。Bohlman观察了122例前路颈椎间盘切除、植骨融合的患者,随访2~15年,发现植骨不融合与术后颈肩痛关系密切,认为假关节所处部位形成的不稳、运动,及该处骨质增生所造成的压迫是产生神经症状的原因。Phillips分析了颈前路椎间盘切除、自体髂骨植骨术后融合失败患者的自然史和治疗情况,14年间共有48例患者发生了假关节形成,1/3患者平均在术后5年因植骨融合失败而出现轻微的神经症状,2/3患者因假关节形成而出现明显的神经症状,有16例患者再次行手术治疗。在植骨融合失败、假关节形成的病例中,有1/3患者尽管X线片证实植骨融合失败,但在初次手术后有持续的症状缓解期,神经症状再次加重多为继发的一次外伤后,可能破坏了已有的椎体间纤维连接。术后患者在未获得可靠的融合效果前神经症状会持续存在,而在获得可靠的融合效果后神经症状明显改善。

(三)假关节形成翻修术的手术方式及选择

多种手术方式可以解决颈前路术后假关节形成的问题,Brodsky比较了颈椎前路翻修手术和后路钢丝、钛缆固定的手术效果,后路手术的融合率为94%,前路手术为79%,因而认为后路手术效果优于前路。Farey等报道了一组前路术后假关节形成并伴神经根症状的患者,行后路神经根减压、植骨融合、三重钢丝固定的成功率为100%。我们认为只要熟练掌握植骨融合技术和有效的固定,颈前路减压融合失败的病例无论前路、后路翻修手术均能取得良好的疗效。

植骨融合失败患者并伴有后凸畸形的可采取前路邻近椎体的半椎体切除、充分减压,自体髂骨移植,钢板固定。如果伴有明显的后凸、脊髓压迫或相邻节段的假关节形成需要行椎体次全切除,彻底减压。在1~2个椎体被切除后应用髂骨块植骨,而当切除两个以上椎体时,可用腓骨植骨融合。必要时要前后路联合,后路根据情况,如有压迫因素,亦要减压,减压后可采用自体植骨融合关节突关节,并用侧块钢板螺钉固定。前后路联合翻修手术中前路主要使用同种异体骨植骨,而后路使用自体骨植骨,几乎所有病例均能获得可靠的融合。无论是前路,还是后路,或是前后路联合,关键在于确切有效之植骨,植骨时要将植骨床刮至点状出血,植骨面保证平整,以提供最大的接触面积,而植骨床要有足够强度,以自体骨首选,同时有良好的固定,方能提高融合率。

(四)前路手术术后假关节形成翻修手术的治疗原则

根据文献报道和我们的经验,颈前路椎体间植骨融合失败的翻修手术,根据不同病情,一般采用以下治疗原则。

1. 单节段的融合失败伴颈部疼痛、神经根症状 采用前路翻修,假关节及椎体次全切除,充分减压,自体髂骨植骨,前路钛板固定,或后路翻修,椎间孔减压,自体髂骨植骨,钢丝或侧块螺钉固定。如果伴有后凸畸形、脊髓压迫症,或相邻多节段需要减压,可行前路椎体次全切除,自体骨植骨,前路钢板固定。

2. 前路固定、融合失败且固定装置无松动 可行后路钢丝、钛缆或侧块钛板螺钉固定,并行自体骨植骨。如果前路固定装置松动,存在食道、气管损伤的危险,应立即行翻修手术,去除固定物,两次植骨后再行颈后路植骨、内固定术。

3. 需要行多节段椎体次全切、柱条状植骨者 我们的经验是选择前后路联合手术,前路植骨后根据情况决定是否先行钛板内固定,再行后路植骨、钢板内固定。长节段植骨后单纯前路钛板固定显然是不够的,不能提供整个节段的稳定,可能会发生螺钉断裂或邻近椎体的骨折。必要时宜行前、后路联合手术。

三、相邻节段的退变

(一)相邻节段退变的原因和临床表现

术后患者如果在手术相邻节段出现退变如节段性不稳,骨性狭窄,椎间盘突出,小关节或韧带肥厚增生等,则可能出现神经症状,需要再手术治疗。临床表现有颈部疼痛、根性痛或脊髓压迫症状。如果有相邻节段的退变致颈椎不稳,X线平片检查显示融合部位之相邻椎节不稳、骨赘形成或椎间隙高度下降,MR 或 CT 检查可明确脊髓或神经根受压情况。单纯的颈部疼痛的病因诊断则较困难,采用 CT、MR 扫描,小关节封闭以及椎间盘造影等有助于判断疼痛的原因。

(二)相邻节段退变翻修术基本原则

一旦诊断为邻近节段退变并伴有相应神经根或脊髓压迫征象,决定翻修手术,则要遵循以下基本原则。

1. 节段性不稳 如相邻节段的单纯不稳,一般选择前路融合、固定,也可选择后路,如合并有神经压迫,则应根据具体情况决定如何减压,见下述例6(图4-5-2-3-6)。

2. 相邻节段的椎间盘突出 选择前路减压(椎间隙或椎体次全切除)、植骨融合、钛板内固定,见例7(图4-5-2-3-7)。

3. 相邻节段的椎管狭窄或小关节病变 行后路扩大减压植骨融合并应用内固定系统。

4. 相邻节段不稳并伴后凸畸形、脊柱后部结构缺失 可行前后路联合植骨融合固定,并根据具体情况决定是否减压。

手术一般包括延长、扩大上次手术的骨性融合范围,因为上次融合节段会产生杠杆作用而使上下节段应力集中,受力增强,因此必须使用内固定。是否需要神经减压要根据术前的诊断。选择前后路手术的途径要决定于病变的位置和性质。

四、术后不稳或后凸畸形

（一）术后不稳和畸形的原因及临床表现

在颈椎前部或后部结构的完整性被破坏后可能会出现持续性的疼痛、畸形、神经压迫症状。疼痛产生的原因可能为颈椎前部承重能力的减弱，例如前路植骨块的塌陷，椎板的切除所致的平移或成角不稳。后凸畸形可能存在于单节段或整个颈椎，神经症状产生的原因既可能是来自脊髓前部的直接压迫，又可能是因为后凸畸形使供应脊髓的血管张力过大，影响血供而造成脊髓功能障碍。如果成人患者术前存在颈椎后凸畸形或不稳，那么术后发生畸形的可能性大大增加。一旦后凸畸形形成，颈椎后部肌肉组织要持续紧张对抗因头部重量前移产生的屈曲动作而加速退变。没有生理前凸，脊髓被紧贴在椎体后缘，持续受压而造成脊髓缺血和脊髓变性。根据后凸畸形形成后的稳定性，通常区分为活动型和僵硬型两种，其再手术治疗可行前路、后路或前后路联合手术。决定手术方式的因素除包括畸形是否活动和僵硬程度外，还包括有无神经压迫症状，颈椎骨的质量，上次手术后供骨区情况，以及每个患者不同的个体情况。

（二）活动型后凸畸形的翻修术

若患者的后凸畸形有一定的活动度，且没有或仅有轻微的神经压迫症状，翻修手术目的是纠正畸形，防止畸形进一步加重，解除相关的疼痛。畸形矫正后可选择后路植骨融合，融合范围应包括前次手术椎板切除的上位完整的棘突和下位完整的棘突，术前颈椎牵引有助于复位和畸形矫正。前路多节段椎体间植骨最好结合后路植骨以达到可靠的融合。内固定的目的是提高颈椎的稳定性，防止畸形复发，提高融合率。肋骨、髂骨块结合钢丝固定在小关节上，或者将小关节固定在金属棒上，起到内夹板作用。侧块螺钉钢板固定可以避免术后使用外固定，目前应用较多。如果活动的后凸畸形有明显的神经压迫症状，患者应行牵引、椎管影像学检查，以决定在畸形复位后能否解除神经压迫。如果畸形矫正后神经压迫症状能够解除，单纯行后路固定、融合手术即可。如果颈椎畸形矫正后持续存在脊髓受压，则先要行前路减压、复位、固定。

（三）僵硬型后凸畸形的翻修手术

治疗椎板切除术后僵硬的后凸畸形，单纯的后路减压是不够的，手术既要解决脊髓压迫，又要矫正畸形。紧贴于椎体后凸畸形顶点处的脊髓容易受压、变性，单纯椎间盘切除是不够的，不能充分去除后凸区域的椎体后正中骨赘，因此多节段的椎体次全切除十分必要。当前路减压后，行术中牵引复位并柱状植骨支撑、融合，如果柱状植骨要跨越2个或3个椎间隙，则应用带三面皮质骨的髂骨块。如果需要植骨的范围是3个椎间隙或以上，宜选用比髂骨更坚强的腓骨来支撑，当然同种异体植骨也可应用。而椎体次全切除时取下的骨质要保留，辅助腓骨、髂骨植骨以提高融合率，特别在应用同种异体骨时，可结合使用。也可用钛网加自体髂骨植骨或椎体切除的松质骨植骨。钛网的优点在于可根据需要长度切剪，能够灵活适应椎体切除后所需的植骨长度，减少供骨区的并发症，比髂骨或腓骨植骨的强度更好。钛网提高了整个植骨体的抗扭转强度，上下缘锐利的齿增强了抗剪力作用。

对于多节段椎体切除，前后路联合手术比前路植骨、钢板内固定有更高的融合率。根据笔者的经验，对于椎板切除术后畸形的病例，最好行前路椎体切除减压，自体骨植骨或钛网支撑，后路选用钉棒系统固定，C_{3-6}可用侧块螺钉技术，C_2、C_7或上胸椎用椎弓根螺钉固定。新的颈后路固定系统可允许在颈椎应用侧块螺钉，而在胸椎应用椎板或椎弓根钩棒。颈胸交界处的椎弓根固定对经验较少的脊柱外科医师来说比较困难，在上胸椎部位也可将螺钉经关节突固定于肋骨头位置。

五、临床举例

[例1]图4-5-2-3-1 颈前路环锯减压后植骨块移位,脊髓受压,行翻修手术(A~C)。

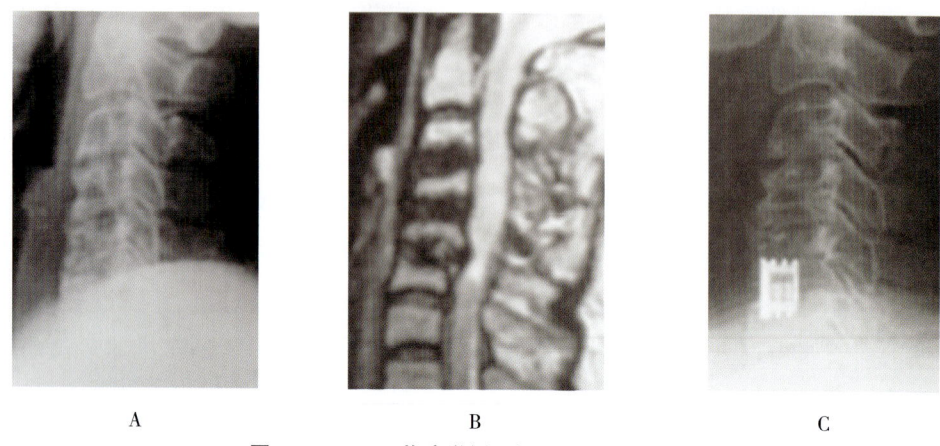

图4-5-2-3-1 临床举例 例1(A~C)

A.前路环锯减压术后侧位X线片;B.MR矢状位检查见C_5~C_6植骨块进入椎管压迫脊髓;
C.再次手术,切除致压骨,Cage融合,术后症状消失

[例2]图4-5-2-3-2 颈椎病前路减压+植骨+钛板固定,螺钉进入椎管压迫脊髓行翻修术(A~F)。

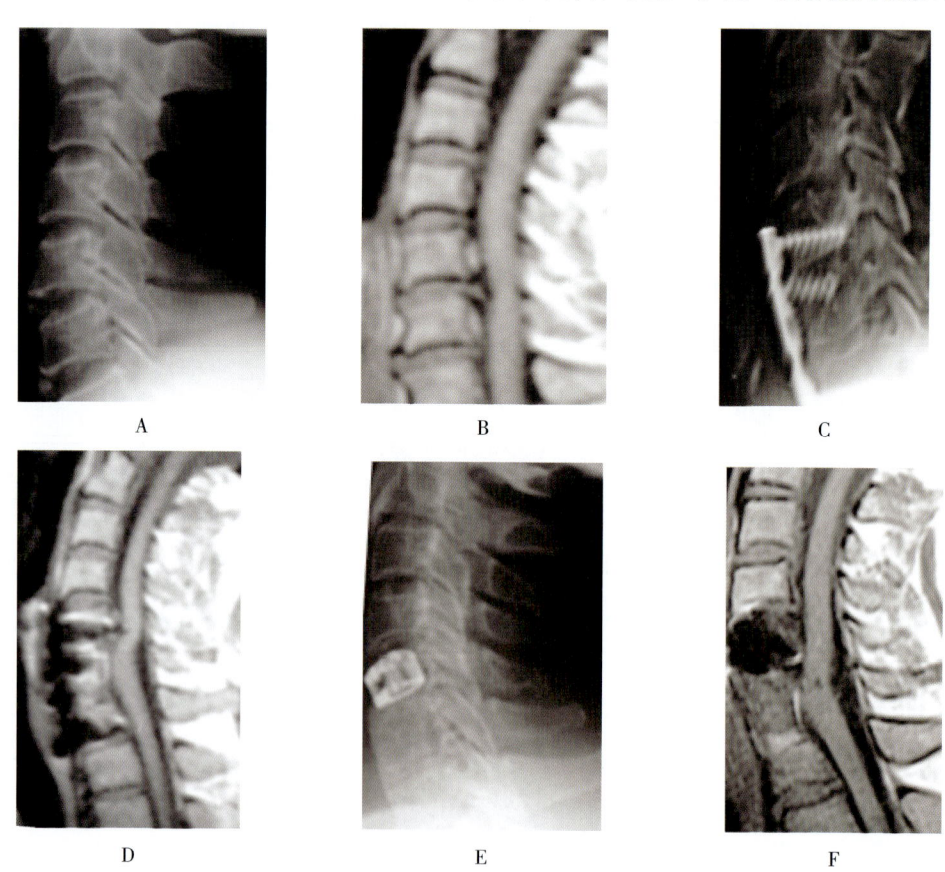

图4-5-2-3-2 临床举例 例2(A~F)

A.第一次手术前X线侧位片;B.第一次手术前MR检查示硬膜及脊髓受压征;C.C_6椎体开槽减压+植骨+钛板固定,上位螺钉较长;
D.术后MR检查显示上位螺钉进入椎管压迫脊髓,患者症状较术前加重;
E.再次手术翻修,取出钛板、螺钉,局部减压及Syncage植入融合;F.翻修术后MR检查见局部脊髓受压解除,临床症状消失

［例3］图4-5-2-3-3 颈前路减压术后骨赘残留,伴钛板螺钉松动退出行翻修术（A~D）。

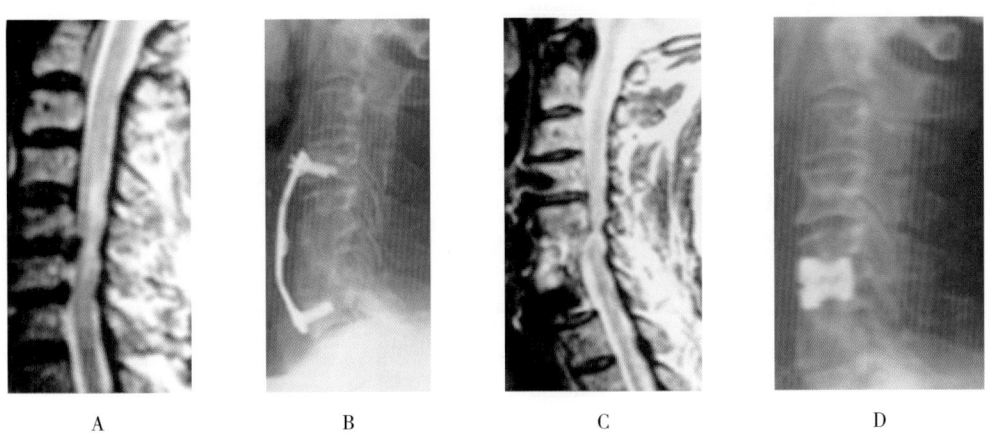

图4-5-2-3-3 临床举例 例3（A~D）

A. 第一次手术前MR矢状位检查见C_5~C_6、C_6~C_7脊髓受压；B. 前路减压、植骨及钛板固定后，颈椎侧位X线片显示骨赘残留，钛板、螺钉松动退出，脊髓压迫症状无缓解；C. 第一次手术后MR矢状位检查显示骨赘残留，脊髓受压；D. 前路翻修取出钛板及螺钉，环锯法减压去除残留骨赘，Interfix融合

［例4］图4-5-2-3-4 颈前路环锯法减压不彻底,再次手术翻修（A~E）。

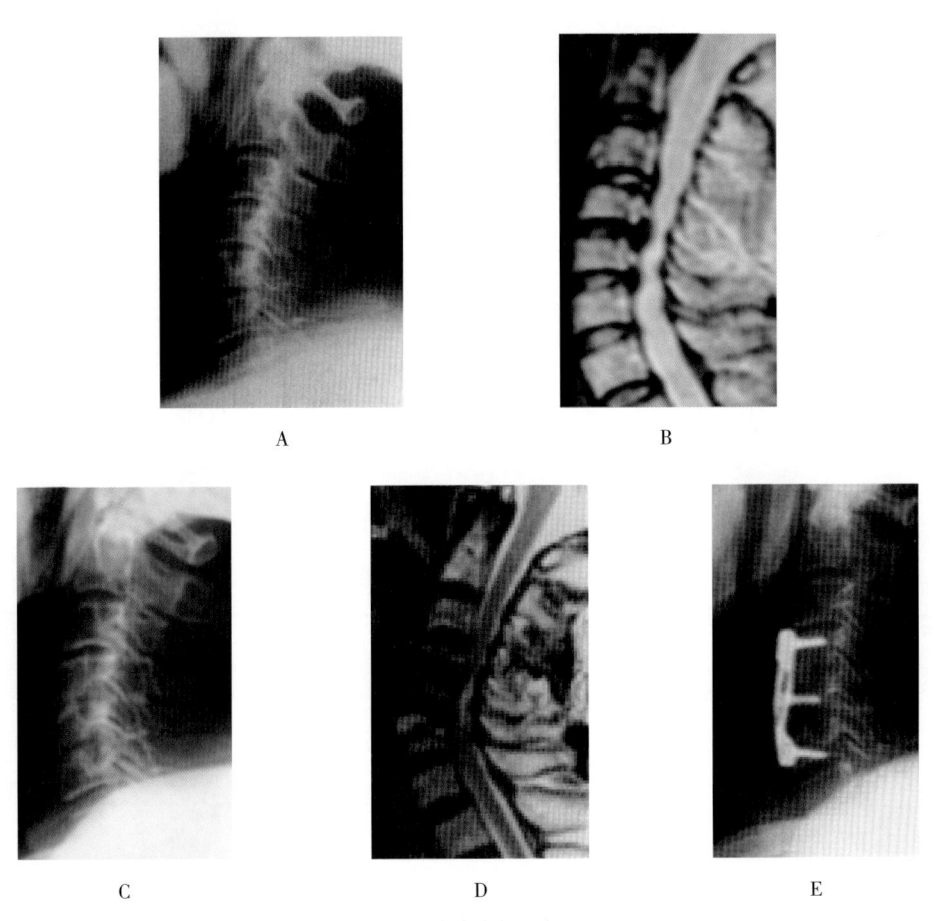

图4-5-2-3-4 临床举例 例4（A~E）

A. 第一次手术前X线侧位片；B. 第一次手术前MR矢状位示脊髓型颈椎病；C. 环锯法减压植骨术后X线侧位片；
D. 环锯法减压植骨术后，MR示脊髓并未获得减压，患者症状无改善；
E. 再次手术翻修，C_5椎体次全切除减压+植骨+钛板螺钉固定，术后功能恢复正常

[例5]图4-5-2-3-5 颈椎前路减压BAK融合术后塌陷,因脊髓受压再次手术(A~F)。

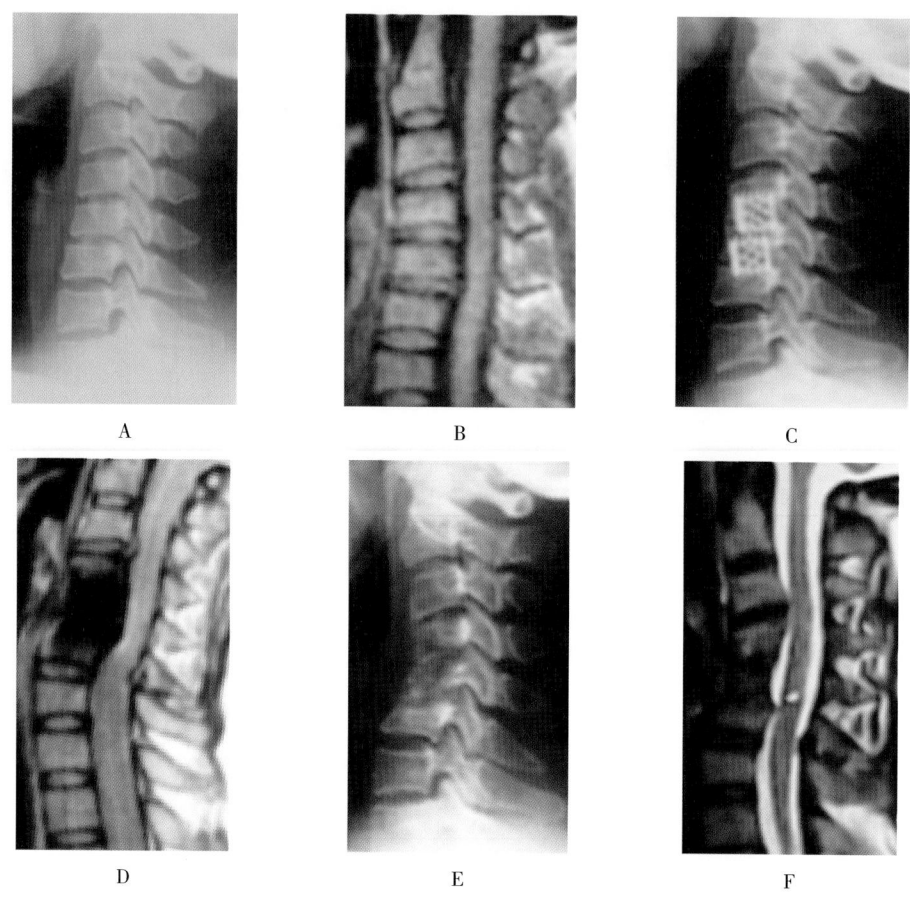

图4-5-2-3-5 临床举例 例5（A~F）
A.第一次手术前颈椎侧位片；B.第一次手术前MR矢状位检查所见；C.前路减压BAK融合后X线侧位片，显示Cage下沉征；
D.BAK融合术后MR矢状位检查示脊髓有受压征；E.前路翻修术，取出BAK+植骨融合；
F.翻修术后MR矢状位检查示脊髓受压征已基本解除

[例6]见图4-5-2-3-6 颈椎多节段融合后上端相邻节段退变,再次手术减压(A~C)。

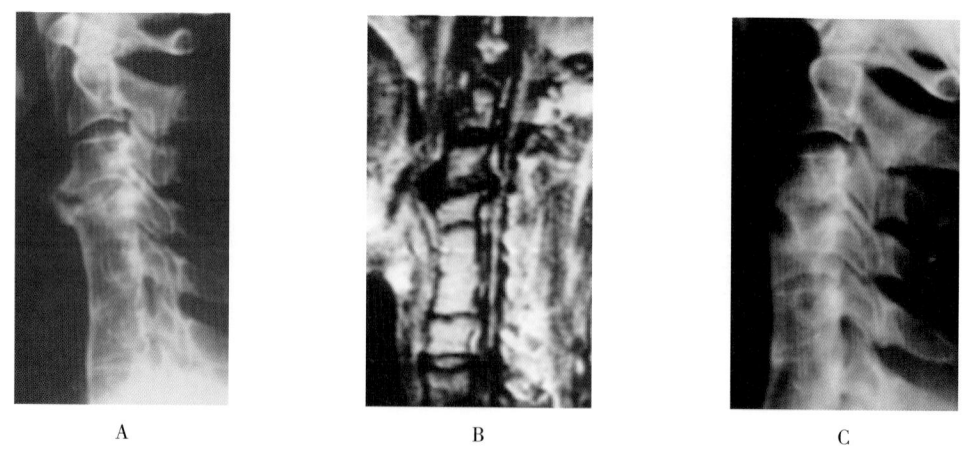

图4-5-2-3-6 临床举例 例6（A~C）
A.男性，56岁，颈前路融合术后10年，颈椎侧位片X线示融合上位椎节退变伴骨赘；
B.MR矢状位检查示上位相邻节段退变，骨赘突向椎管，压迫脊髓，患者行走困难；
C.前路再手术，环锯切除椎节前方骨赘+植骨融合，术后X线侧位片，显示椎节前后骨赘消失，功能恢复满意

[例7]图4-5-2-3-7 颈椎前路融合后相邻节段椎间盘突出,再次手术减压(A~E)。

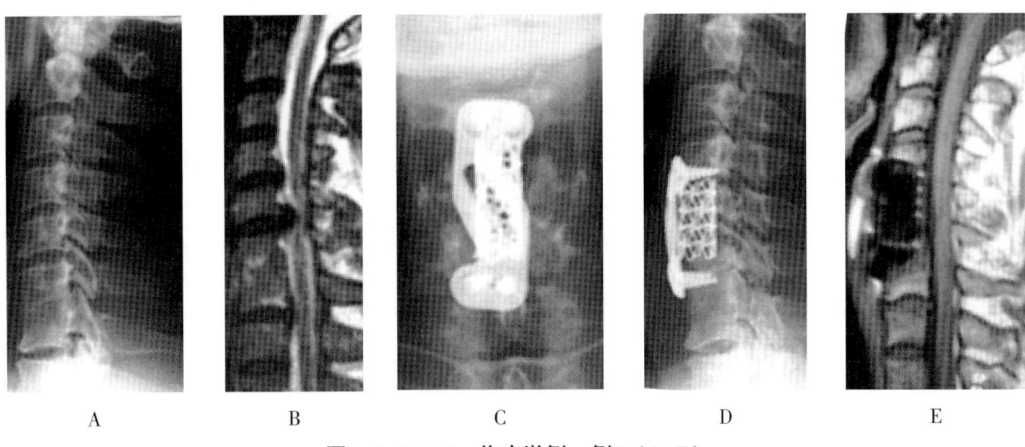

图4-5-2-3-7 临床举例 例7(A~E)

A. 患者男性,46岁,C_6~C_7椎间盘突出行前路减压植骨融合术后7年X线侧位片;B. 前路融合术后7年MR检查显示C_4~C_5、C_5~C_6椎间盘突出;C.D. 再手术,C_5椎体次全切除减压,钛网植骨+钛板固定术后X线正、侧位片;E. 再手术后MR矢状位检查示脊髓受压征已被解除

[例8]图4-5-2-3-8 颈椎前后路切骨减压术后翻修术(A~F)。

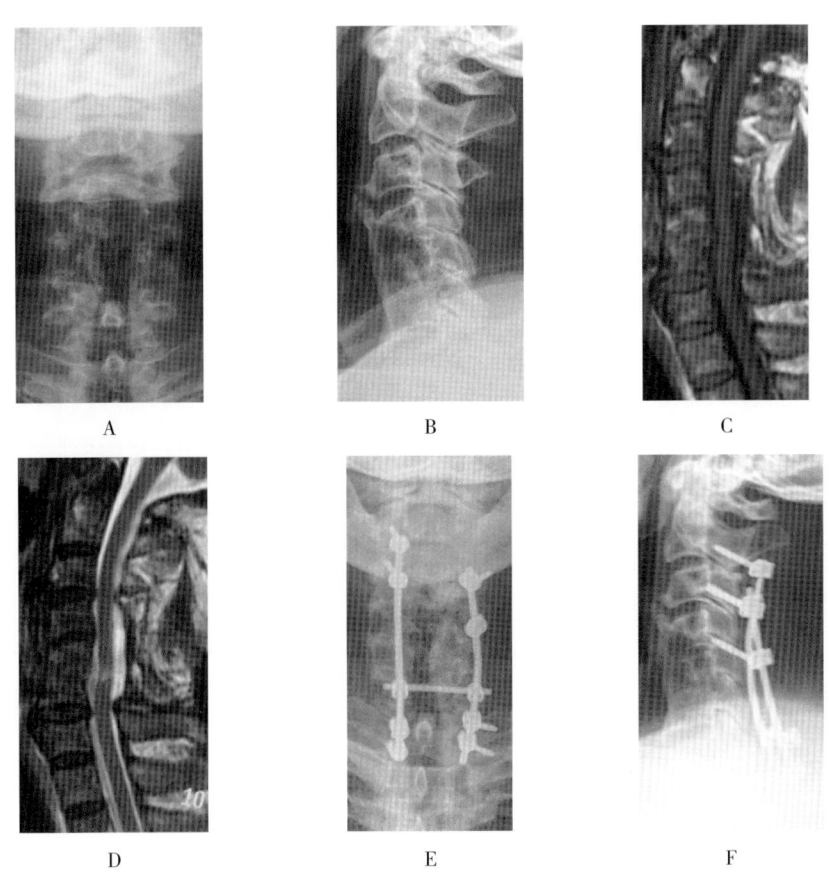

图4-5-2-3-8 临床举例 例8(A~F)

A.B. 男性,74岁,正侧位X线片显示颈椎前后路均施减压术,C_4~C_6椎节前方已融合状;C.D. MR矢状位T_1、T_2加权显示C_3~C_4及C_6~C_7前后方均有致压物,且C_5~C_6脊髓已有变性改变;E.F. 全麻下行颈椎后路C_2~T_1侧块螺钉固定及C_2下缘至C_7椎板切除减压术,术后正侧位X线片

(陈德玉 赵杰 沈强 赵定麟)

参 考 文 献

1. 陈德玉, 陈宇, 卢旭华等. 颈椎后纵韧带骨化症合并硬膜囊骨化的前路手术治疗［J］. 中华骨科杂志, 2009, 29 (9)
2. 陈德玉. 颈椎伤病诊治新技术, 北京: 科学技术文献出版社, 2003
3. 黄平, 陈德玉. 颈前路减压术后颈椎重建的研究进展［J］. 中国矫形外科杂志, 2009, 17 (11)
4. 缪锦浩. 颈椎退行性疾病术后翻修的原因及方法［J］. 中国脊柱脊髓杂志, 2009, 19 (7)
5. 赵定麟, 王义生. 疑难骨科学. 北京: 科学技术文献出版社, 2008
6. 赵定麟. 关于颈椎病若干临床问题的经验与建议［J］. 中华外科杂志, 2008, 46 (5)
7. Boakye M, Patil CG, Santarelli J, Ho C, Tian W, Lad SP. Cervical spondylotic myelopathy: complications and outcomes after spinal fusion. Neurosurgery. 2008 Feb; 62 (2): 455-61; discussion 461-2.
8. Gok B, Sciubba DM, McLoughlin GS, McGirt M, Ayhan S, Wolinsky JP, Bydon A, Gokaslan ZL, Witham TF. Revision surgery for cervical spondylotic myelopathy: surgical results and outcome. Neurosurgery. 2008 Aug; 63 (2): 292-8; discussion 298.
9. Guigui P, Benoist M, Deburge A. Spinal deformity and instability after multilevel cervical laminectomy for spondylotic myelopathy. Spine (Phila Pa 1976). 1998 Feb 15; 23 (4): 440-7.
10. Ji-Dong Zhang, Qing-Rong Xu, Guang-Yu Hu, etal. Analysis on the causes of postoperative pedicle screw breakage and loosening. SICOT Shanghai Congress 2007
11. Kaiser MG, Mummaneni PV, Matz PG. Management of anterior cervical pseudarthrosis.the Spine and Peripheral Nerves of the American Association of Neurological Surgeons and Congress of Neurological Surgeons.J Neurosurg Spine. 2009 Aug; 11 (2): 228-37.
12. King JT Jr, Abbed KM, Gould GC.Cervical spine reoperation rates and hospital resource utilization after initial surgery for degenerative cervical spine disease in 12,338 patients in Washington State.Neurosurgery. 2009 Dec; 65 (6): 1011-22; discussion 1022-3.
13. Liu G, Buchowski JM, Bunmaprasert T.Revision surgery following cervical laminoplasty: etiology and treatment strategies.Spine (Phila Pa 1976). 2009 Dec 1;34 (25): 2760-8.
14. Lowery GL, Swank ML, McDonough RF. Surgical revision for failed anterior cervical fusions. Articular pillar plating or anterior revision? Spine (Phila Pa 1976). 1995 Nov 15;20 (22): 2436-41.
15. Wang MY, Green BA. Laminoplasty for the treatment of failed anterior cervical spine surgery. Neurosurg Focus. 2003 Sep 15; 15 (3): E7.
16. Yong-Fei Guo, De-Yu Chen, Yu Chen,etal.Influence of the titanium mesh subsidence to cervical curvature and surgical effect after anterior cervical corpectomy reconstructed with titanium mesh and bone graft. SICOT Shanghai Congress 2007

第三章 腰椎手术并发症

第一节 腰椎手术并发症基本概况

一、概述

由于脊柱外科的高速发展,材料学的进步及植入器械的不断创新,使腰椎各种伤患的手术适应证逐渐扩大,手术病例日益增多,此不仅提高了疗效,且明显地缩短了患者卧床时间,促使其可以早日重返社会;术后3周即可步行及开始工作的病例已成为现实,由于这一原因,对外科医师也提出了新的要求,各级医师不仅需要通过继续教育培训或临床进修,而且由于手术数量的成倍增加和手术范围扩大,以致术中意外损伤的潜在可能性也就更多了。脊柱外科操作已经变得越来越复杂和困难,而且施术节段的范围与难度增大,这就更增加了施术的风险。

脊柱外科的并发症大多数导致手术失败,并直接影响患者的康复。以致最终出现慢性腰背痛、神经损害及需要再次或多次手术。补救性手术失败率更高,以致有的学者提出失败的后路椎体间(融合)术,我们难以提出任何成功的救助性手术。此种论点未免过于悲观,但从另一角度来看也说明其难度。

每位术者均应明确脊柱外科手术的某些并发症可以导致永久性的损伤,使患者术后状态变得比手术前更差。包括术后神经内和神经周围纤维化所引起难以治疗的疼痛性神经根病。因此,有人提出,除了癌症的化疗外,没有什么比脊柱外科手术风险中的危险与受益之比更近于相等(零)了。因此,每位施术医师和患者均应共同认识脊柱疾患手术的风险性。

第一 要对并发症的客观性和可能发生的频率有一全面的了解;

第二 手术医师必须避免急于采用那些新的和自己并不熟悉的手术方法;

第三 每位外科医师都必须接受训练和继续教育,应一丝不苟地使用新的外科治疗手术,以求对患者的危险性降低到最低限度。

二、发生率

Ramirez和Thisted等学者曾对腰椎手术有关发病率和死亡率的流行病学进行了系统研究。他们提出椎间盘源性神经根病行椎板切除术的主要急性并发症这一基本概念。20世纪80年代,美国一组对众多医院共28395例腰椎手术进行的调查表明所有患者,即在1、2节椎节行椎板切除及椎间盘切除术者,包括未行椎节融合术之病例,其死亡率为0.06%,主要死于脓毒血症、心肌梗死和肺动脉栓塞等。总并发症发生率1.57%(表4-5-3-1-1)。

表4-5-3-1-1　腰椎间盘切除术后1~2节并发症的发生率

并发症	发生率（%）
死亡	0.06
感染	0.61
神经并发症	0.30
马尾综合征	0.08
神经根撕伤	0.02
卒中	0.02
心血管	0.19
肺动脉栓塞	0.11
心肌梗死	0.06
脑脊液漏	0.11
腹侧穿透	0.02
合计	1.57

此后，Deyo等人又对在1986~1988年期间在华盛顿州各个医院出院登记中查出18122例在住院期间行腰椎手术的病例。其中84%是腰椎间盘突出和腰椎管狭窄症者。统计材料表明：并发症的发生率随患者年龄增大而增多，在74岁以上的患者中可高达18%。以病种而论，显示腰椎椎管狭窄症行手术的患者，其并发症之发生率最高。而且，视手术的类型不同亦有所差异。首次术后的再手术率从零到20%，平均值在10%以下；硬脊膜撕裂的发生率为5%~27%；伤口表浅感染发生率为2.3%，深部感染为1.08%。在使用哈氏棒作内固定的一组病例中，其伤口感染发生率可高达7%以上，甚至可达20%。深静脉血栓发生率为2.74%。所有并发症在5%~15%范围以内，平均为12%左右。

尽管国外文献报道脊柱外科的伤口感染率有所增加，但作者的经验，只要在术前及术中使用预防量的广谱抗生素，可将感染发生率降低。当然，感染率的高低亦与手术难度、手术时间长短、损伤情况及内固定物状态等密切相关。高难度之复杂性手术，其发生率将明显增加。例如前后路联合脊柱减压、稳定及融合术之并发症可高达15%左右，国外文献有50%以上的报导。当然，大多为一般性并发症，其中严重的并发症亦可遇到。Anda及同事在其报告的2300例椎间盘切除术中有4例血管损伤，虽然这是相当低的发生率，但其后果严重；此种并发症的死亡率高达60%以上。

第二节　腰椎手术过程中所致并发症及预防

一、定位错误

这是临床上十分常见的错误，笔者曾收治已两次施术无效之椎间盘突出症者，第一次手术在病节的下一椎节，当术后发现错误后又第二次手术，结果又高了一个椎节，最后送到笔者所在医院总算为患者解决了痛苦。此种少见的错误虽不多见，但如不重视术前及术中之定位，则难以杜绝。因此，一位成熟的骨科医师应高度重视定位。除术前摄定位片外，对节段的命名应特别慎重，否则，定错节段的错误仍有可能。MR更易误诊，当有部分或完全骶化时，在MR上椎间盘的痕迹易被确定为L_5~S_1，而在放射线片上被认为是S_1~S_2。术中对定位有怀疑时，应立即行放射线定位确认。

二、术中神经根的损伤

（一）一般性致伤原因

此种并发症并非少见，且后果严重，其经常导致永久性的损害和肢体的顽固性疼痛。手术中对椎管内组织过度的牵拉、撕裂或者热灼伤等都可导致神经根的损伤。此外,腋下型椎间盘突出,根管狭窄,对伴有大量瘢痕(包括因反复硬膜外注射引起的瘢痕),椎体滑脱复位,特别是在成年人,由远端向近端对神经根减压,用力向内侧牵拉受到阻力的神经根,巨大型或者中央型腰椎间盘突出,出血时显露不当使视线模糊,以及使用单极电凝等,均易发生神经根的损伤。此种并发症的关键是预防。临床上具有重要意义的原因及预防措施等将在以下内容中阐述。

(二)腋部椎间盘

腋部椎间盘突出易使人迷惑,尤其是临床经验较少者,当看到髓核碎片时,如果没有意识到被挤出视野以外的神经根,则有可能在用椎间盘钳夹取突出的髓核碎片时,将侧方之神经根一并钳挟致伤。因此,术中应保持硬膜外间隙清晰,在辨别出神经根后对其加以保护后,方可使用椎间盘钳。否则,不应在椎管内使用此种器械,可用一个神经钩将髓核碎片拨出来。

(三)根管狭窄

在根管严重狭窄的情况下,由于上关节突的肥大而易使神经根被完全包裹。此时,手术医师如果没有认识到此种解剖变异,则有可能伤及神经根。我们在手术时,大多使用刮匙或安全骨刀先切除内侧1/3的下关节突,之后,确定上关节突内缘,此时可以看到神经根在上关节突近端的内侧下面潜行。在确认神经根的位置后,再用刮匙刮除,或用安全骨刀小心凿除上关节突内侧缘,但不要凿断,以防误伤下方的神经根。对凿下之骨块可用髓核钳或咬骨钳将其折断取下,之后再从近端向远端松解神经根,显露神经根的腋下,并从此处摘除髓核。

(四)复发性或再次施术者

对于复发性腰椎间盘突出或因复发性椎间盘突出及椎管狭窄等原因进行再次手术之病例,术中更易出现并发症。在椎板已被切除的情况下,尤应注意避免硬膜囊及神经根损伤。其关键是从正常椎节,或是从剩余椎板的下缘开始施术。在操作时,首先应刮除椎板下缘的瘢痕,并从椎板上剥下,当达足够的范围后,再用薄型椎板钳切除残留的椎板和关节突。此时,原椎间盘切除部位及与神经根粘连的瘢痕即可显示,应将其全部切除。

(五)电凝伤

由于电凝可以产生热量,在接近神经根和脊髓处应该避免使用单极电凝。双极电凝产生的热量较少,相对地较为安全。但无论如何,必须小心避免触及或伤及硬膜囊与神经根。

三、脊髓或马尾伤

缺乏临床经验或责任心欠佳者,难免在术中判断失误,将一般粘连性病变下方的脊髓或神经根错认为肿瘤等异常组织将其切除而造成严重后果。笔者曾接诊过此类病例。此外,当牵拉用力过度亦可累及脊髓或马尾,其受损几率更高,因为脊髓的耐受性远不如神经根。因此,在操作时应注意。显微外科技术和轻柔的外科操作手法是避免神经损伤的最好办法。

四、血管脏器伤

血管或脏器损伤的发生率在腰椎间盘切除术中大约是0.2%,大多是由于髓核钳等工具在插入椎间盘时,穿透了前方或侧方的纤维环及前纵韧带而将血管或肠管误为髓核挟除,以致引起严重后果。此在临床上几乎每年都有所闻。笔者认为通过控制髓核钳插入椎间隙内的深度是预防这种并发症的主要措施。对髓核钳在操作上应依序进行,先是闭合状进入椎间隙,达髓核处再张开钳口,并依序向病变区推进,再闭合钳口,挟住碎裂的髓核后退出椎间隙。在手术时应避免在椎间隙内过多地使用刮匙,术中应随时用 C- 臂 X 光机透视髓核钳头之位置,以防过深引起误伤。

五、硬膜损伤

硬膜损伤的发生率约 4%~5%,也有高达 13% 的报道。但再次手术及病程较久的病例其发生率明显为高,一般达 20% 左右。如再合并椎管严重狭窄时,其发生率还要高,可达 30%~40%。在试图放置椎弓根螺钉时也有可能发生硬膜撕裂,尤其是向内角度较大或椎体出现旋转变形时。

在硬膜撕裂情况下,切勿使吸引器头部进入裂口内,以防吸引时造成马尾的损害。一般是先用棉片覆盖裂口处,再用吸引器低压吸引。待看清楚撕裂口后,予以间断缝合。在大多数情况下,选用细的缝合线在原位将其闭合,之后用一片明胶海绵盖在缝合口处。操作时一定要小心,切勿将神经根缝住,以致使一个一般性并发症转变成一个严重的并发症。如某些硬膜囊的撕裂因裂口太大或有缺损不适合做原位闭合时,可用一小片氧化纤维素和粘合剂进行修补(选用由凝血酶、氯化钙和新鲜冷冻沉淀物做成的粘合剂)。大的撕裂口则需采用筋膜移植或人工材料进行修补。

另外需注意隐性硬膜囊伤,即由于病变因素(硬膜与钙化的后纵韧带及黄韧带呈融合状)或操作之原因,硬膜已有缺损,而蛛网膜仍保持完整,此时在术中多无脑脊液溢出,但在术后由于腹压骤增等因素可引起迟发性脑脊液漏。对此类病例尽可能采用明胶海绵或肌瓣保护,术后如形成脑脊液瘘,则按此并发症处理,一般予以加压即可。

六、压迫疮与褥疮

所有患者均需防止褥疮,包括术中与术后各期。特别是术中,对手术时间长的患者,尤应注意最危险的部位,包括眼睛、眼眶、尺神经、髂骨嵴、乳腺和男性生殖器等。此外,在周围神经,包括臂丛、尺神经和股外侧皮神经等也需加以保护。

七、体位性失血(休克)

患者的体位当否对于减少手术时血液的丢失也是十分重要的,甚至引发体位性休克,其中减轻对腹部的压力是关键。当患者的腹部无压力时,硬膜外静脉的血压亦低,如此不仅出血少,且止血也较容易。反之,台下护士如对未将腹部悬空,则在增加腹压的同时,创口出血亦明显增加,因此每位术者均应注意这一容易忽视的问题。

第三节 腰椎手术术后并发症

一、内固定失败

脊柱外科手术中,是否选择腰椎融合术式仍有争论。由于会增加风险及后期大多需要取出,因而是否使用,术前必须慎重考虑后决定。一般估计,至少有 10% 的患者未到期就要取出内固定或进行更换。其次是与固定器械有关的并发症,包括内固定术本身将增加手术时间而导致失血量的增加和感染发生率升高,固定器械断裂和松动,试图对滑脱进行复位、用力过猛时可引起神经根牵拉损伤,对椎管狭窄病例施术时如操作不当,亦可加重椎管病变的程度,包括神经根嵌压、硬膜撕裂及血管损伤等。

此外,在选用椎弓根螺钉固定之病例,螺钉折断及滑脱等操作失败亦是常见的并发症,可高达20%。其原因包括设计不当,螺钉与钛板的质量不佳,以及操作失误等因素,均可引起此种技术的失败(图4-5-3-3-1)。

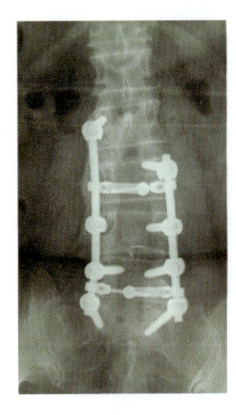
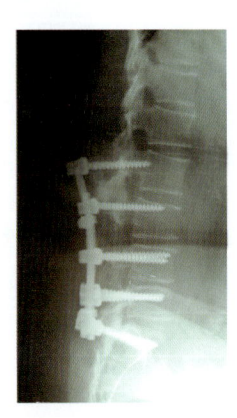

A B

图4-5-3-3-1　临床举例(A、B)
女性,48岁,因腰椎退变性椎节不稳及椎管狭窄施术,疗效满意,但术后一年发现上端螺钉滑动,腰椎前屈时滑出,X线正侧位片观

二、髂骨取骨所致并发症

切取髂骨用于椎节植骨是腰椎融合术成功的条件之一,但在切取髂骨过程中可能伤及血管,主要是位于坐骨切迹下方的臀上动脉。大多由于剥离时锐性骨膜剥离器误入坐骨切迹下方伤及此血管,或者是企图过多地切取仍与肌肉附着的髂骨片时所致。为保证安全,切记不要在髂骨嵴远端至髂后上嵴近端2cm处切取供骨块,以保证安全。如果误伤此根动脉并出现撕裂时,在大出血的情况下盲目地在深部钳夹及缝线结扎时,则有可能伤及坐骨神经。如此动脉一旦退缩回盆腔,则需立即从前方腹膜外入路结扎。任何的延误都会引起致命的后果,临床上已有沉痛的教训。后方的臀上神经和前方的股外侧皮神经亦易误伤,其与臀上动脉遭受危险的方式相似。取骨部位的疼痛更易发生,可因髂骨骨折或其他各种原因所致。

三、发热反应及感染

腰椎自体髂骨植骨术后之发热反应在早期是较为常见的临床症状。体温大多在38℃左右,属中等程度,一般不超过5天。这可能与手术局部吸收热、肺膨胀不全或外科创伤反应有关。如果发热超过38.5℃,或者不能降至其基础水平时,就要考虑寻找发热的其他原因,包括肺不张、继发炎症、伤口感染、静脉炎、尿路感染和药物反应等,并加以区别。其中切口下血肿易继发感染,甚至形成脓疡、窦道(图4-5-3-3-2),而影响内固定的稳定性及继发深部感染,以致使整个或数个椎节感染,因此应注意防治。一旦发生,应尽早予以切开引流,或再次手术(图4-5-3-3-3)。对经久不愈之窦道则需行切除及皮瓣转移术。

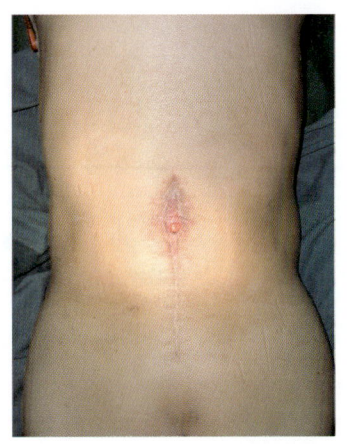

图4-5-3-3-2　临床举例
男性,64岁,腰椎手术后局部感染及窦道形成

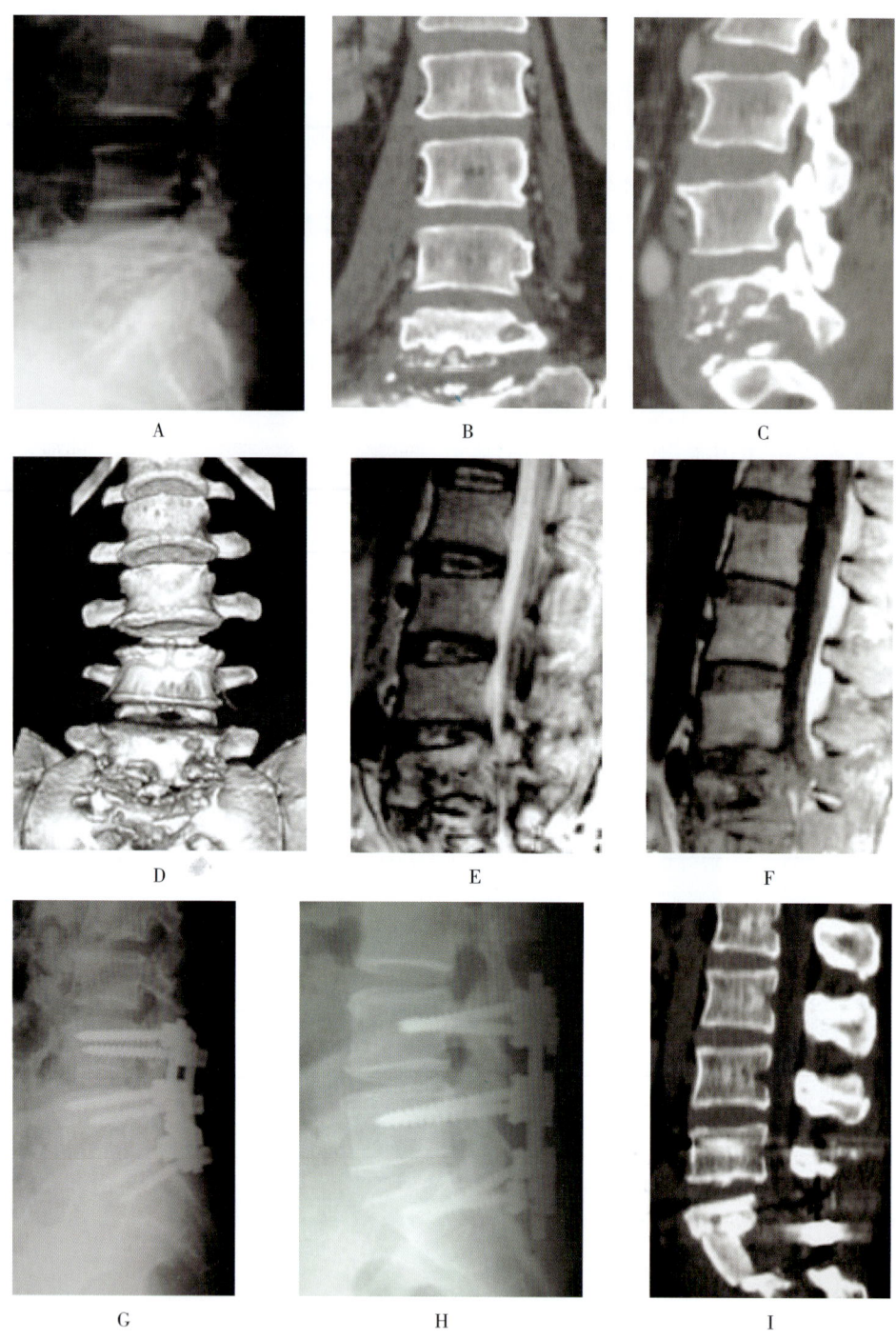

图4-5-3-3-3 临床举例（A~I）

女性，58岁，L_5~S_1椎节椎间盘切除术后感染（TB）而再次手术 A. 初次术后X线侧位片；B~D. 术后CT所见；E.F. 术后MR矢状位，T_1、T_2加权，显示L_5~S_1椎节广泛性炎症及破坏征；G.H. 病灶清除术+L_4~S_1椎弓根钉撑开固定；I. 再次术后CT矢状位扫描观，炎症已消失

四、椎间盘炎

在腰椎手术中，椎间盘炎是椎节深部的亚急性或慢性感染。此种相对少见的椎间盘炎除可见于任何术式的椎间盘切除术外，椎间盘造影、髓核化学溶解或经皮椎间盘切除术后背部出现疼痛和肌肉痉挛的患者，都要认真地加以考虑。MR是最可靠的检查手段，其敏感性和特异性均在90%以上。在MR上主要表现为相邻椎体骨髓在T_1加权成低信号，且低信号区有强化。椎间隙上方和

下方水平带状均一性强化,而平扫 T_2 加权征像则不可靠。此外,亦可酌情在 C- 臂透视下引导活检针对该椎间盘进行抽吸和培养,尽管其阳性率少于 50%,但阳性者对确诊及药敏试验具有重要作用。培养阴性也不能否定感染存在。采用抗生素治疗,可迅速获得恢复。一般不需要行融合术或清创术,仅个别病例需行病变椎节切除术。

五、肠梗阻

经腹腔(多为窥镜下手术)及腹膜外之前方腰椎减压融合术,术后经常继发不全性肠梗阻,并出现相应的临床表现。对这一常见并发症在处理上,脊柱外科与普通外科是一样的。首先拍 X 线腹部平片,以除外广泛盲肠扩张综合征(olgelvie syndrome)。这时需要减压,包括经鼻插管持续胃肠减压,同时予以禁食及静脉输液直到肠鸣音恢复正常或近于正常,一般约需 3~4 天。但一旦出现完全性肠梗阻时,则需由普外科医师专业处理。但此种情况十分罕见,笔者施术千例以上,尚未遇见此种并发症。

六、脑脊液漏及囊肿形成

(一)脑脊液漏

术后有可能发生脑脊液漏。这可因多种原因所致,锐利的骨刺,病程过久致使硬膜与椎管后壁粘连愈着,甚至骨化,仅留一层蛛网膜(术中即使未破,术后亦易因腹压增加而引发脑脊液漏),手术时未察觉到的硬膜损伤。术后诊断并无困难,依据临床症状,如恶心、呕吐和头痛(特别与姿势有关)等,加之于切口处有脑脊液流出,即应考虑硬膜的损伤。对比脊髓造影可能有助诊断,其治疗措施以非手术疗法为主,包括卧床休息并使头部保持低位,并对局部加压(可用小沙袋)。如果在 2~3 天内不能使脑脊液漏停止,可将外口做较深的缝合,如此通常能够解决问题。如果脑脊液漏仍持续存在,则需要探查伤口,并酌情对裂口缝合或修补硬膜。

(二)脑脊液囊肿形成

此种病例甚为少见,一般性积液术后 3~6 月内被吸收,仅个别病例残留、并形成囊肿,多无临床症状(图 4-5-3-3-4)。

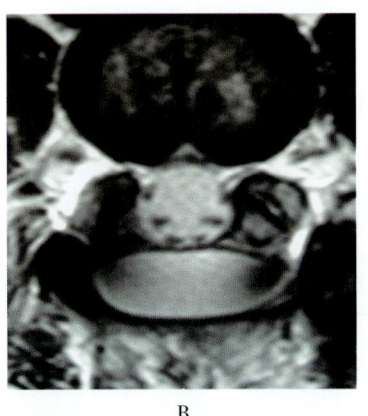

图 4-5-3-3-4　临床举例(A、B)
下腰部脑脊液囊肿术后两年 MR 所见,无临床症状　A. MR 矢状位观;B. MR 水平位观

七、马尾综合征

马尾综合征在腰椎外科手术中不常见,约占 0.2%。本征主要表现为急性尿潴留伴有鞍区麻痹,严重的坐骨神经痛,下肢无力以及腿和足部(包括足底)的感觉障碍。检查生殖器感觉和直肠括约肌的收缩功能对疑有马尾综合征的患者具有重要意义。多种原因引起本征,其中最常见的

是手术后的血肿。此外也与其他多种因素有关，例如使用干扰止血的药物，如非甾体类抗炎药物（NSAIDs），包括阿司匹林。此外，术中止血良好与否也具有重要意义。其他因素包括术中误伤、遗漏较大的髓核碎块等均可导致马尾综合征。下方大根动脉负责下段脊髓的血供，术中如果牵拉或电凝均有损伤该动脉的潜在可能。对马尾综合征，应按急诊处理，一般均需争取在 24h 以内进行伤口探查。探查前应常规 MR 或脊髓造影等影像学检查，以求在探查前对病情有一较全面的了解，包括除外硬膜内血肿等因素，同时可酌情选用大剂量的皮质类固醇，与脊髓损伤处理等同。

八、继发性蛛网膜炎

继发性蛛网膜炎是指覆盖脊髓或马尾表面的软脑脊膜—蛛网膜的一种炎症，其产生原因主要是由于蛛网膜下腔出血、手术后的感染及脊髓造影等因素，大多属于医源性。轻微的蛛网膜炎可以没有症状，但严重的病例则可出现背疼和腿疼，个别病例表现为痉挛性瘫痪。MR 检查可做出诊断。

九、椎节不稳

此种具有"医源性"意义的腰椎不稳症，常见于椎板广泛切除后引起椎节的滑移。在手术时，如果对退变性滑椎进行减压而又没有获得有效的融合，必然引起更进一步的椎节滑移。因此，在减压前即使有一点滑移迹象，也应该考虑同时行原位融合手术。同时，当椎管狭窄进行广泛减压需要切除较多的关节突，则对该节段需要进行有效的融合。因为生物力学的研究证实，两侧小关节切除超过 50% 或一侧小关节完全切除，将会导致该节段的力学稳定性丧失。如果同时进行了椎间盘切除，稳定性将进一步降低。

十、异物反应

近年来由于材料学之进步，内固定所致异物反应逐年减少。但笔者发现个别内固定物异物反应十分明显，尤其是在翻修手术时，偶尔发现植入之钛板、椎弓根钉等，不仅组织相容性不佳，且呈现明显之异物反应，在植入物表面及深部周围组织（包括骨组织内）出现黑褐色肉芽组织，图 4-5-3-3-5 为一例多年前施术病例，X 线及 MR 随访复查时，发现钉道周围骨质疏松反应，MR 上伪影超常反应，在行翻修术时发现 L_5、S_1 钉道表层及深部，包括椎弓根钉深部均为黑褐色肉芽组织（图 4-5-3-3-6）。虽为国际名牌产品，难免有移花接木之嫌，国内代理商私下找不规范小厂代加工之事例时有所闻，望同道们共同监督。

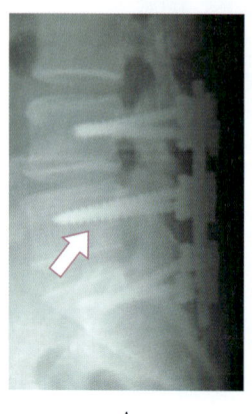
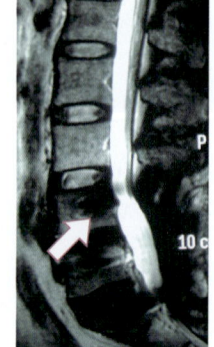
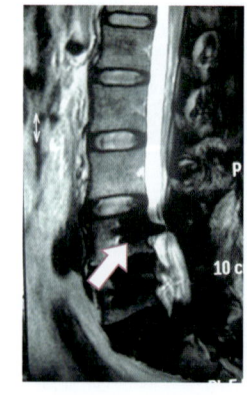
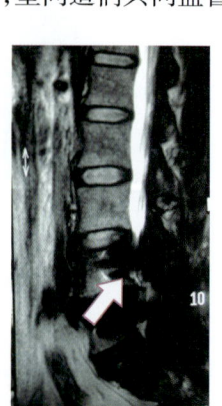

图 4-5-3-3-5　异物反应临床影像学所见（A~D）

A. 因下腰椎椎管狭窄于 6 年前施术，腰椎 X 线平片复查所见；B~D. MR 矢状位均显示异物反应征（箭头所指处）

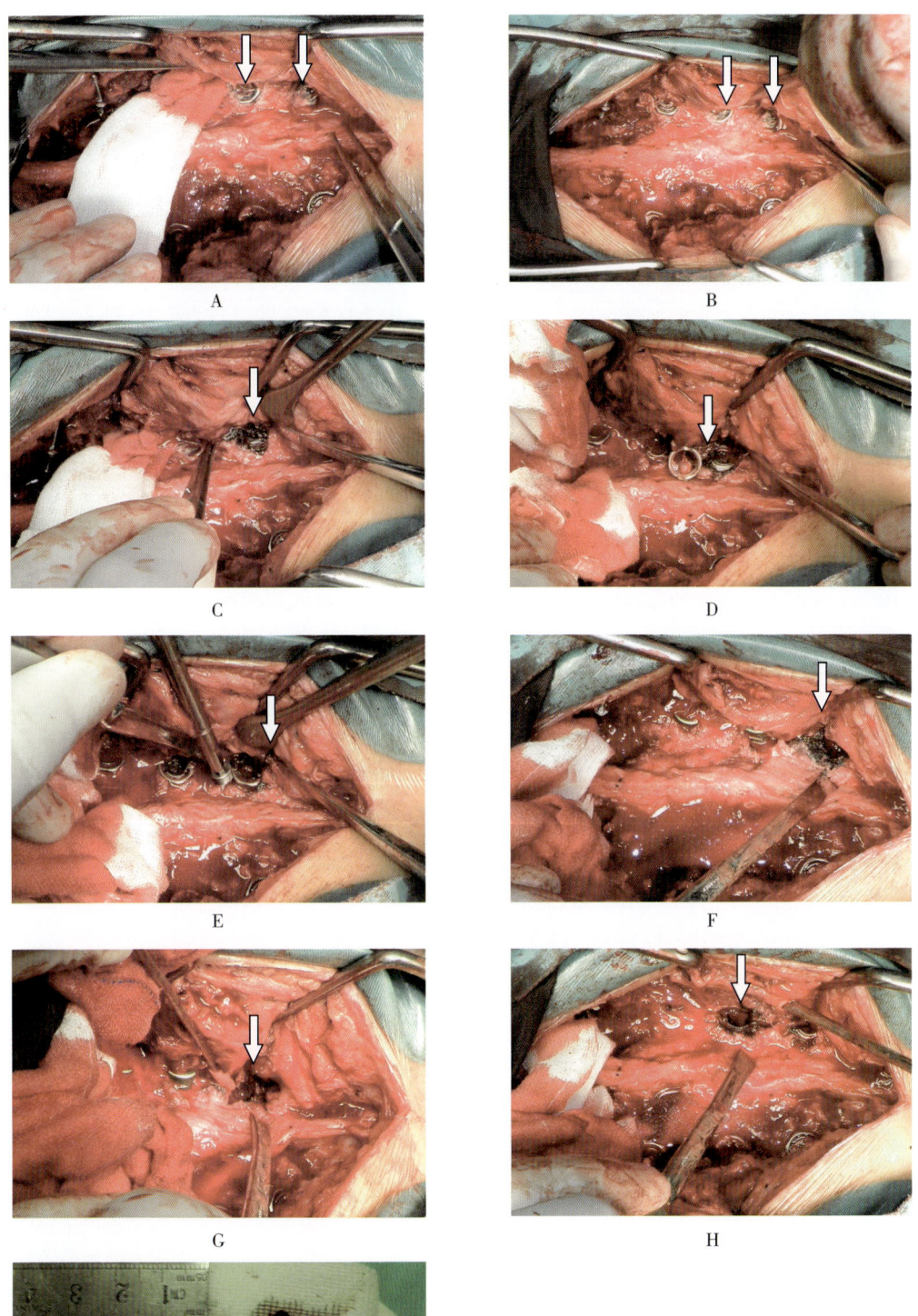

图4-5-3-3-6 异物反应临床手术病例（A~I）

A. 右侧L_5~S_1椎弓根表层肉芽组织呈黑褐色状；B. 边缘切开显示椎弓根钉；C. 清除表面褐色肉芽组织后露出钉尾；D.E. 依序旋出内螺钉及外螺母，下方亦为黑褐色肉芽组织；F.~H. 分别取出S_1及L_5螺钉，深部仍为黑褐色肉芽组织；I.部分肉芽组织

（赵 杰 沈 强 谢幼专 赵 鑫
杨建伟 赵长青 李 华 赵定麟）

参 考 文 献

1. 李明豹, 卢旭华, 吴强. 脊柱外科手术并发脑脊液漏的相关因素分析及防治措施[J]. 脊柱外科杂志, 2009, 7 (6)
2. 倪斌. 腰椎后路手术致脑脊液漏的病因分析及其处理, 中国现代手术学杂志 2008年10卷12期
3. 饶书诚，宋跃明. 脊柱外科手术学（第三版）. 北京：人民卫生出版社，2006
4. 赵定麟, 李增春, 刘大雄, 王新伟. 骨科临床诊疗手册. 上海, 北京：世界图书出版公司，2008
5. 赵定麟. 现代脊柱外科学. 上海：上海世界图书出版公司，2006
6. Cloyd JM, Acosta FL Jr, Cloyd C, Ames CP.Effects of age on perioperative complications of extensive multilevel thoracolumbar spinal fusion surgery.J Neurosurg Spine. 2010 Apr;12（4）：402-8.
7. Crandall DG, Revella J.Transforaminal lumbar interbody fusion versus anterior lumbar interbody fusion as an adjunct to posterior instrumented correction of degenerative lumbar scoliosis: three year clinical and radiographic outcomes.Spine（Phila Pa 1976）. 2009 Sep 15; 34（20）: 2126-33.
8. Crocker M, Jones TL, Rich P.The clinical value of early postoperative MRI after lumbar spine surgery.Br J Neurosurg. 2010 Feb; 24（1）: 46-50.
9. Ha KY, Kwon SE, Kim KW, Oh IS, Lee YM.Vertebral compression fracture in the middle of fused segments without a history of injury: a case report.Spine（Phila Pa 1976）. 2010 Feb 15; 35（4）: E137-9.
10. Kocak T, Cakir B, Reichel H, Mattes T.Screw loosening after posterior dynamic stabilization--review of the literature.Acta Chir Orthop Traumatol Cech. 2010 Apr; 77（2）: 134-9.
11. Lotfinia I, Vahedi P, Tubbs RS.Neurological manifestations, imaging characteristics, and surgical outcome of intraspinal osteochondroma.J Neurosurg Spine. 2010 May; 12（5）:474-89.
12. Nian-Yu Wan, Qing-Lei Xu, Yan-Hu Gong.The reason analysis of revision operation for lumbar disc herniation resection. SICOT Shanghai Congress 2007
13. O'Leary PT, Bridwell KH, Lenke LG.Risk factors and outcomes for catastrophic failures at the top of long pedicle screw constructs: a matched cohort analysis performed at a single center.Spine (Phila Pa 1976). 2009 Sep 15; 34（20）: 2134-9.

第四章 腰椎翻修术

近年来,随着脊柱外科新技术的广泛开展,尤其内植物的使用增多,伴随而来的腰椎翻修手术病例亦逐渐增加。这种翻修手术的主要目的是矫正或解除原手术遗留或引起的畸形、不稳、内固定失败及脊髓神经功能障碍等,有些病例则属于邻近节段椎体或椎间盘退变加剧,或者肿瘤、炎症所引起的组织结构持续性破坏,需要再次手术修复与重建。腰椎翻修手术难度较大,治疗效果与初次手术不尽相同,个体差异大,受影响的因素较多患者的心理因素等。因此,再次手术必须慎重对待,仔细的综合评价和慎密的手术方案,应贯穿于术前、术中及术后整个过程,以提高腰椎翻修手术的治疗效果。本章将分五节分别对腰椎翻修术的基本概况、方案选择及各类伤患翻修术的特点等分节加以阐述。

第一节 腰椎翻修术基本概况

一、概述

临床实践中发现,引起原腰椎手术效果不佳或失败的原因很多,如疾病本身的发展、手术方式的选择以及手术操作技巧等。作为患者本人及家属往往都会对翻修手术存有顾虑,有些牵涉到医疗纠纷,从而对再手术要求较高,而那种不切实际地认为什么样的腰椎伤病都可以通过手术而治愈的期望会给医生带来很大压力。施行翻修手术前,手术医生要与患者进行交流,并收集详细的病史和病情,从体格检查至影像学分析全面考虑,并向患者及家属交代病情,使患者及家属了解再手术的目的、预期效果、可能出现的问题。外科医生应牢记对腰椎翻修患者应从术前、术中及术后多方位、多角度做好围手术期处理。

二、术前需详细询问病史

需要进行翻修的腰椎伤患之病史常比较复杂,外科医生应清楚患者前次手术后短时间内的效果和长期效果,重点了解术后症状缓解或消失的时间,以及脊髓功能障碍的情况。如果患者术后短期症状无明显改善,那就要考虑诊断是否正确及手术操作是否恰当,术后数周、数月患者症状有明显缓解,而后出现反复或不同的症状,要注意新的病变或并发症;如果术后症状缓解的时间较长,有数月、数年之久,新的病变、假关节形成,或手术邻近节段继发退变的可能性较大。要分析患者腰部疼痛和下肢痛在全部症状中的关系,分清患者的症状主要是干性疼痛、根性疼痛、脊髓压迫症或是这些症状的综合表现。如果存在神经损伤症状,那么此次手术能否解决、能解决多少,以及加重之可能性均应考虑。最好能获得原手术记录等第一手资料,在对患者做解释工作时,要注意患者现在的心理状态、工作环境以及对治疗的期望值,抱着科学、客观的态度,切忌不负责任地评论原手术,以避免引起不必要的医疗纠纷。

三、术前全面体格检查

体格检查应包括下肢和全身的详细体检,并强调细致、全面的神经系统检查,以排除下肢的神经症状是否由其他神经及脊髓本身的病变引起。整个下肢的感觉、运动及反射应仔细检查,注意有无病理反射,如果出现某些肌群的萎缩,往往可预测治疗效果,应加以注意并详细记录。另外,要注意排除脊髓本身之病损,如仅有运动障碍而感觉正常,应警惕是否同时合并有运动神经元性疾病。常规检查腰椎的活动度,后伸范围的减少往往提示椎管或椎间孔的狭窄。

四、术前针对性影像学检查

(一)X 线检查

除常规腰椎正侧位片外,还应拍腰椎动力侧位片,尤其是考虑有不稳或植骨不愈合可能时,腰椎过伸过屈位片具有重要意义。测量融合节段棘突间距离有助于判断融合是否完全,未完全融合节段在过伸过屈位棘突间距的增减变化常大于 2mm。此外,尚需结合患者现在的临床症状重新阅读以前的 X 线片,并加以比较,了解上次手术的范围、节段、类型,诸如椎板切除范围、融合程度、内固定类型、脊柱畸形、手术邻近节段的退变程度等情况。

(二)MR 检查

可根据患者的临床表现、内固定情况,以及神经功能变化等酌情选择 MR 检查及水成像技术。其对于显示脊髓信号的变化有优越性,能显示相关的骨和软组织变化。脊髓肿瘤、水肿和空洞等病变可导致脊髓形状的增大,而脊髓萎缩、脊髓软化等病变则常会导致脊髓形状的减小。脊髓信号的改变往往是脊髓内在的变性,提醒手术医师再次手术后发生神经并发症的可能性较大,术后神经功能恢复的可能性也降低。此外,对原手术残留的致压物位置、程度及性质亦可清楚显示,对明确病因和翻修手术方案的选择十分重要。然而所有影像学改变必须与患者的症状和体征有内在的联系,方具诊断意义。

(三)CT 扫描

则对腰椎骨性结构和内植物的了解优于 MR,尤其是三维重建,能准确反映出骨性结构病理变化情况,可酌情选择。

五、判定手术失败原因

根据详细病史,系统体格检查,结合以往影像学资料及目前影像学检查结果可对患者原手术失败的原因做出初步判定。

常见的原因有手术病例选择不当、诊断失误、手术适应证不当以及一些手术技巧问题。也有个别患者则是潜在疾病的发展,要予以鉴别。如果原因是错误的手术思路或不熟练的手术操作技巧,那么再次手术结果可能会比较好。如果原因为诊断或手术适应证选择错误,则再次手术效果难以满意。

第二节 翻修手术方案选择及并发症处理

一、手术指征

腰椎翻修手术复杂，影响因素较多，为取得满意疗效必须严格掌握适应证。

1. 首次手术不彻底 指手术后患者仍然存在神经压迫症状或逐渐发展，即有残留致压因素需彻底减压者；

2. 畸形 当患者存在不能接受的后凸畸形，以及畸形进行性发展并伴有神经损害逐渐加重需要恢复腰椎生理曲度者；

3. 椎节节段性不稳 当腰椎伴有明显腰部症状，或由于腰椎载荷能力的异常变化引起神经功能损害，则应行稳定性手术；

4. 融合及内固定失效 指植骨不愈合或有假关节形成及畸形时，则易引发神经功能损害，尤其是伴有内固定失败并引起并发者。

二、手术入路的选择

后路翻修手术，可以从原切口进入。如首次手术采用腰后入路，再次手术需用腰椎前路时，可根据需要选择切口部位。然而，手术入路选择没有统一的标准，应根据需要作相应调整，即可采用首次手术的切口，必要时将原切口适当延长，也可从新鲜组织进入。从原切口进入时手术操作务必仔细，从正常部位进入，骨膜下剥离，以避免损伤相邻的主要结构。前路翻修术理论上来讲损伤血管、神经的危险性增加，但实际手术中并非如此。

三、术中应遵循的原则

腰椎翻修术式多样，因受原手术的影响，个体差异较大，病情变化较多而且复杂，因此，有些基本原则应当遵循。

1. 对手术难度做出充分估计，并制定周密方案；

2. 有些畸形不能单凭术中纠正，有指征者可术前牵引，以最大限度矫正畸形；

3. 手术入路要因人而异，结合术者经验和能力，有时需前、后路联合手术；

4. 充分脊髓和神经根减压，是神经功能恢复的关键；

5. 注意恢复和重建腰椎前柱高度和腰椎生理性前凸；

6. 植骨材料以自体骨首选；

7. 充分可靠的内固定，提高骨愈合率，减少术后外固定，方便护理与康复。

此外，为提高翻修手术的安全性，术中必须使用 C 臂 X 线透视机正确定位，以防定位错误。对脊柱有显著畸形需要矫正时，可考虑术中进行脊髓诱发电位监测。如有严重的脊髓压迫症时，可考虑预防性应用皮质激素。怀疑感染时，必须有针对性应用抗生素。

四、并发症处理

（一）脑脊液漏

由于原手术瘢痕粘连，再次手术减压时较易损伤硬脊膜而并发脑脊液漏，尤其是后路翻修。因此，在行翻修手术时，必须从正常硬膜处向瘢痕硬膜处进行分离，严防手术范围已误入蛛网膜下腔时还认为尚在硬膜外。术中一旦发生脑脊液漏，必须扩大术野，修补硬膜。修补方法同一般手术。如术后出现脑脊液漏，多经适当加压处理自行停止，但要及时更换浸湿之敷料，适当使用抗生素，防止逆行感染。对切口愈合慢，脑脊液漏出量较大，或者有低蛋白血症者可酌情补充白蛋白，纠正低蛋白血症，并促进切口愈合。

(二)植骨不愈合或内固定失败

翻修时因受瘢痕影响，植骨床准备较差，加之应力及承载较大等，较易发生植骨延迟愈合或不愈合。预防的关键是认真准备植骨床，以自体骨为骨源，必要时辅以内固定。对有些畸形明显，矫正后植骨承载较大，或植骨不确切、估计融合有困难者，尽管使用内固定，有时还要行前后路联合手术，尤其是存在有脊髓前后两个方向均受压迫者，一方面可获得确切稳定性，另一方面也可降低内固定失败的几率。此外，熟悉各种内固定系统的特点，根据不同术式进行选择，加上准确操作及有效植骨，内固定失败基本可以避免。

(三)神经功能恶化

同初次手术一样，翻修手术仍有神经功能恶化可能。虽然未见有比较两者发生率的文献报道，但再次手术时神经功能障碍恶化的可能性要比原手术可能性为大。在临床实践中发现，翻修术出现神经功能障碍加重的几率并不高，主要是在思想上要予以重视，翻修计划周密，操作仔细，这种并发症在很大程度上可以避免。

(四)重要结构损伤

前路翻修时，尤其合并有内固定松脱者，如操作不仔细，易损伤周围大血管，术中务必小心。术中一旦损伤可造成难以挽回的后果，故前路翻修手术时，有条件者最好请血管外科医生显露。后路翻修时易损伤硬膜囊及神经根，如同侧瘢痕严重，可从对侧进入，术中切勿故意显露硬膜囊和神经根。

第三节　腰椎间盘疾患及腰椎管狭窄症再手术病例临床举例

腰椎间盘突出症及椎管狭窄症均为临床多发病，手术率亦高，而由于各种因素需再手术者亦不在少数，本节仅对其中有代表意义者，举例阐述于后。

一、再发性椎间盘突出症

腰椎术后再发腰椎间盘突出是需要再手术的一个常见原因，且在临床上占较高比例。椎间盘突出的节段可以是原突出和手术部位，也可以出现在其他节段。同一节段的椎间盘突出多由于首次手术髓核摘除不彻底所致，作者曾协助处理过连续两次再次手术的实例，尤其是青少年型椎间盘突出，首次手术往往难以彻底。因此笔者建议，在髓核摘除术后，不要立即关闭切口，应休息5~8分钟再次从原入口向深部摘取残留髓核1~2次。再发的椎间盘突出可以与前次手术同侧，也可以是对侧。

临床举例如下：

［例1］　图4-5-4-3-1　34岁，男性，在22岁(12年前)时因L_4~L_5椎间盘突出症行开窗髓核摘除术。12年后再发腰痛及左下肢放射痛，放射痛定位为L_5神经根。再次MR检查，发现L_4~L_5间有巨大椎间盘突出。因患者剧痛，且年轻，仍选择L_4~L_5扩大开窗髓核摘除术(A~C)。

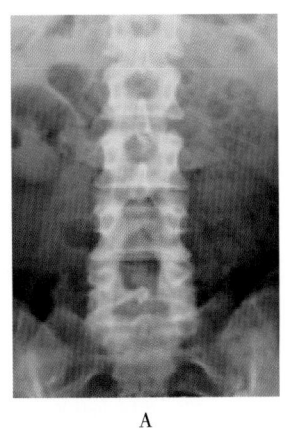 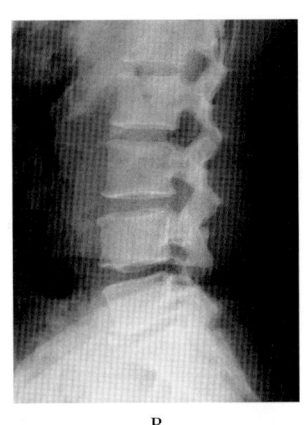 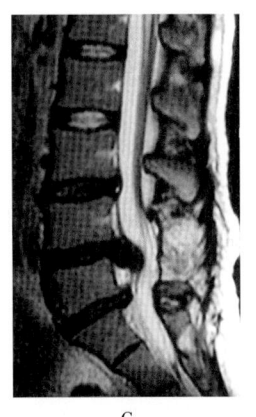

图4-5-4-3-1 临床举例 例1（A~C）
A.B. 12年前行L_4~L_5开窗髓核摘除术，术后X线正侧位片；
C. 当前MR检查，矢状位示L_4~L_5椎间盘再次脱出并伴有L_{3-4}及L_5~S_1间椎间盘突出，再次行髓核摘除术

青壮年首次髓核摘除术后症状缓解期长短不一，如患者同时存在邻近部位椎间盘的退变，过早地施行融合手术，可能会加重邻近节段退变的进程。如果患者不存在明显的不稳，亦可考虑行再次扩大开窗、髓核摘除术，以保留病变椎节的活动度，减缓邻近节段病变的时间，最好予以非融合技术，但价格昂贵，多数患者难以承受。

[例2] 图4-5-4-3-2 女性，47岁，L_4、L_5腰椎间盘突出症，第一次手术行开窗髓核摘除术，术后下肢疼痛症状改善，一年后症状再发，复查MR示L_4~L_5再次椎间盘突出，L_3~L_4、L_5~S_1椎间盘信号降低，仍行L_4~L_5开窗髓核摘除术（A~F）。

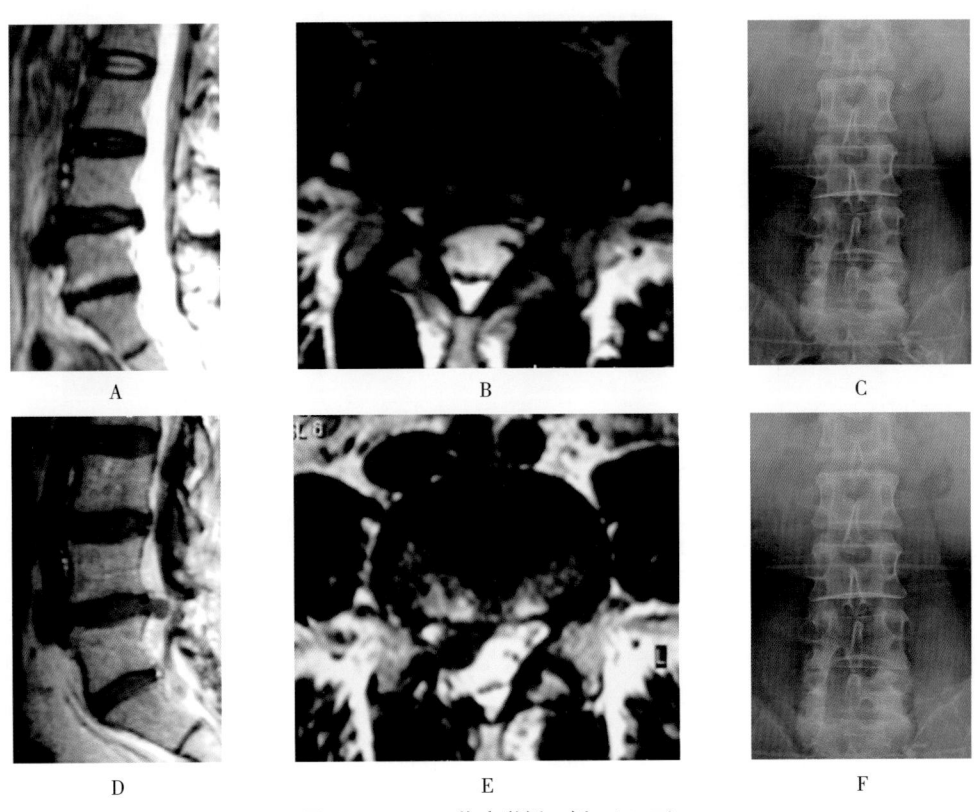

图4-5-4-3-2 临床举例 例2（A~F）
A.B. 二次术前MR矢状位及水平位观；C. 术后X线正位片；D.E. 一年后复发，MR矢状位及水平位，显示L_4~L_5髓核脱出征，L_3~L_4及L_5~S_1亦有髓核突出；F. 因具体条件所限，再次手术仅行髓核摘除术；术后X线正位片观

二、邻节退变加剧而引发类同病变

邻近节段的椎间盘突出也并非少见，一般发生在术后较长时间后再次出现症状，尤其在前次手术时，邻近节段已开始出现椎间盘退变者间隔时间则较短。对于再发的椎间盘突出合并不稳或椎管狭窄、年龄55岁以上及腰椎退变明显者，应在减压的同时辅以椎弓根钉内固定，甚至可以考虑辅加椎体间融合术。

［例3］ 图4-5-4-3-3 为一位在35岁时行腰椎髓核摘除术，20年后再次发作腰痛及下肢放射痛者，影像学检查显示 L_4~L_5 巨大椎间盘脱出。再次手术行后路全椎板减压、椎体间融合及椎弓根螺钉内固定术（A~E）。

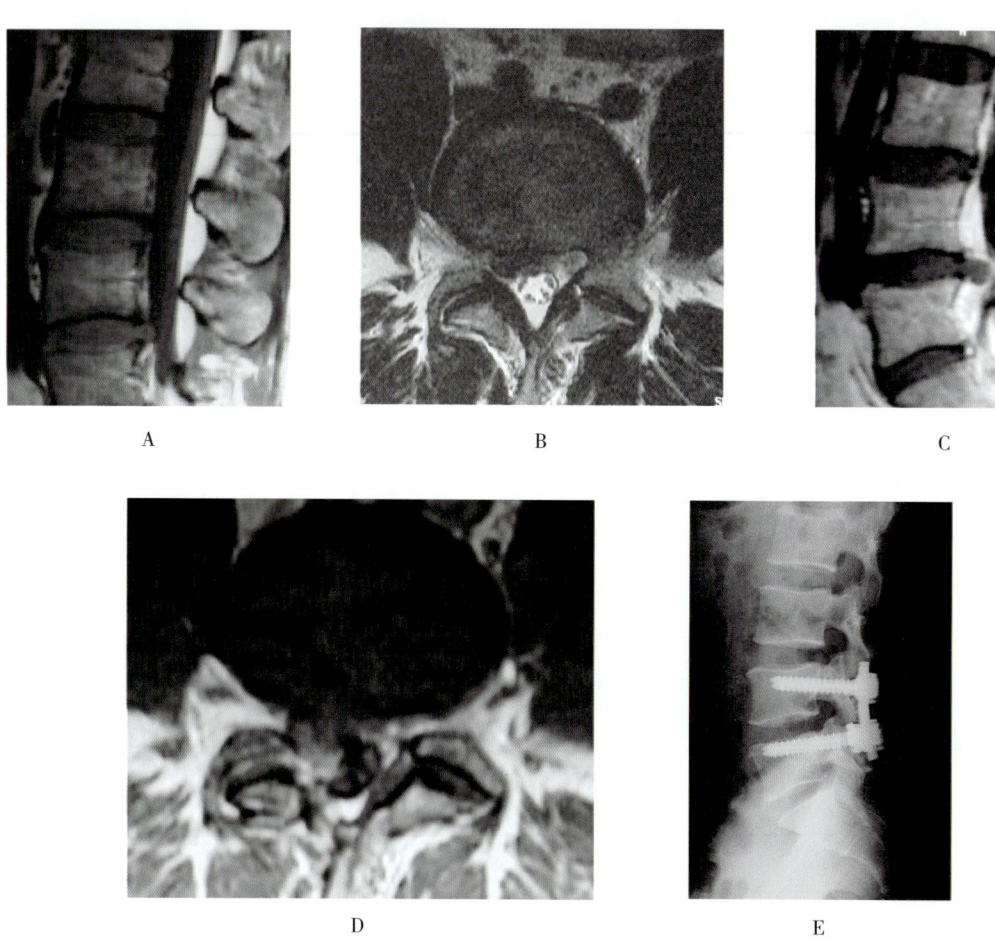

图4-5-4-3-3 临床举例 例3（A~E）
A.B. 男性，55岁，20年前因"L_4~L_5椎间盘突出"，给予开窗减压及髓核摘除术，此为当时MR矢状位及水平位片；目前因"腰痛伴右下肢放射痛"来诊；C.D. MR示L_4~L_5再次出现椎间盘脱出；E. 二次手术减压（摘除髓核）后予以椎弓根钉撑开内固定

三、溶核手术后复发者

微创手术，以经皮溶核手术为多见，如患者症状改善不满意，甚至加重的，多因椎间盘突出引起，术中除彻底减压外，还应仔细探查神经根，明确是否前次手术时有损伤，以便对预后作出判断。

［例4］ 图4-5-4-3-4 男性，35岁（A~D）。

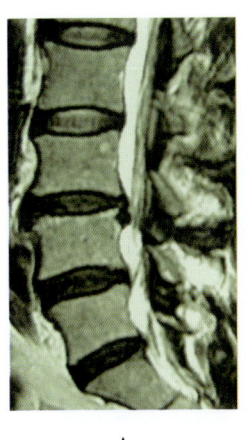 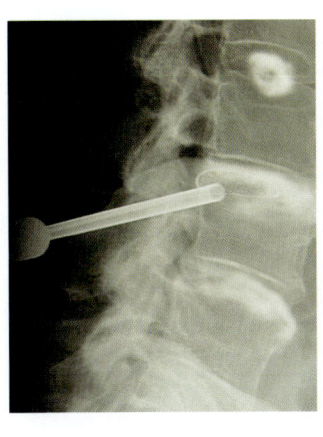 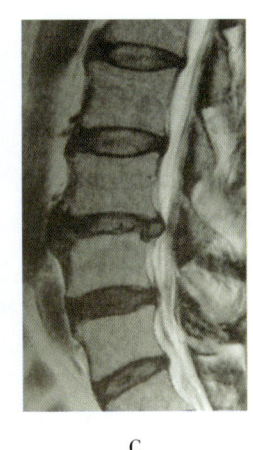 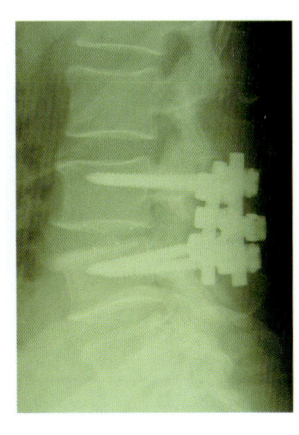

图4-5-4-3-4　临床举例　例4（A~D）

A. 术前MR矢状位示L_3~L_4腰椎间盘突出；B. 外院给予L_3~L_4、L_4~L_5节段的PLDD微创手术治疗，术后症状无缓解；C. 复查腰椎MR示L_3~L_4节段仍有椎间盘突出压迫硬膜囊；D. 再次手术给予后路减压及椎间植骨融合内固定术，术后症状消失

四、植骨及内植物操作不当致失败的翻修

（一）椎弓根钉伤及或刺激腰大肌

植骨块如果发生移位、塌陷、不融合及内植物使用不当，则可引发椎体间植骨融合或固定无效。一旦有假关节形成，并伴有明显症状时，则需要再次手术治疗。内固定使用不当而致的松动、脱出或断钉，尤其是椎弓根螺钉误入椎管引起神经损害时，应及时再手术。同样，椎弓根钉过深或偏外进入腰大肌时，亦可因刺激腰大肌而引发疼痛、屈髋及托马斯征（Thomas sign）阳性。

[例5]　图4-5-4-3-5　女性，58岁，因腰椎椎管狭窄入院行后路椎弓根钉+减压术，术后腿痛减轻，但出现屈腰征，Thomas征阳性，逐行翻修术（A~F）。

（二）椎弓根钉进入根管

腰椎后路减压固定术后，原无神经根症状的一侧出现症状，或原有神经根痛者症状加重等，则应考虑椎弓根螺钉有无刺破椎弓根内侧壁或下壁而损伤或刺激相应椎节之神经根的可能。此种情况在S_1螺钉更易发生，尤其在进钉点偏内、腰骶角角度较大者，对此种怀疑行CT横断扫描可明确之。

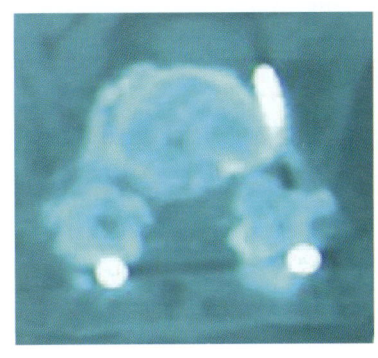 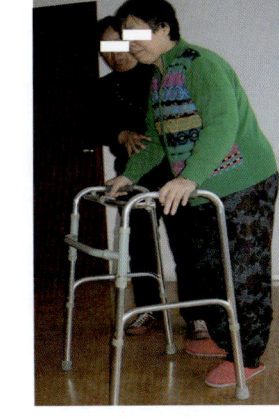

A　　　　　　　　　　B

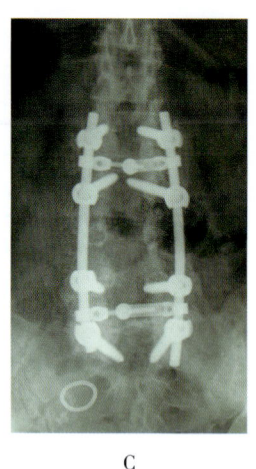 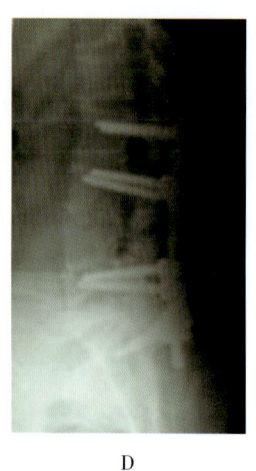 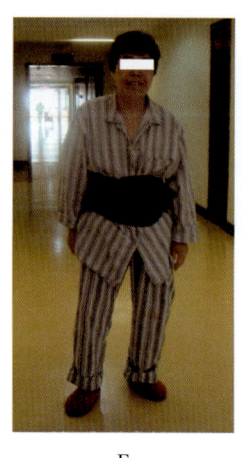 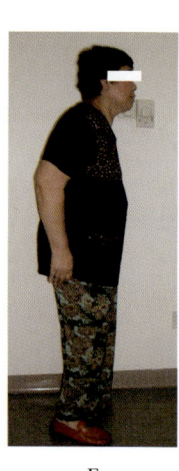

图4-5-4-3-5 临床举例 例5（A~F）

A. 第一次术后CT水平位见椎弓根钉进入腰大肌；B. 第二次术前患者只能扶助行器慢行；C.D. 第二次术后腰椎正侧位X线片；
E. 第二次翻修术后次日患者佩戴腰围，直立腰部并独立行走；F. 三月后随访恢复良好，二年后随访，日常功能已恢复正常

[例6] 图4-5-4-3-6 男性患者，L_4滑脱，伴L_{3-5}节段椎管狭窄，行L_{3-5}节段全椎板切除减压、植骨及内固定术；术后出现右下肢疼痛症状，经卧床休息、药物治疗3月未见明显好转。CT检查发现L_5螺钉穿透内侧椎弓根，损伤L_5神经根，再次翻修手术取出L_5螺钉，症状逐渐消除（A~C）。

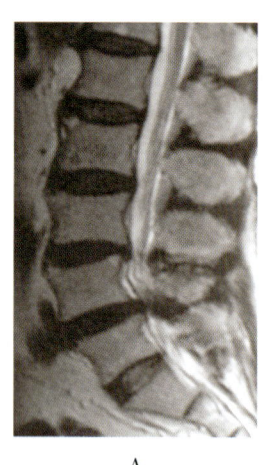 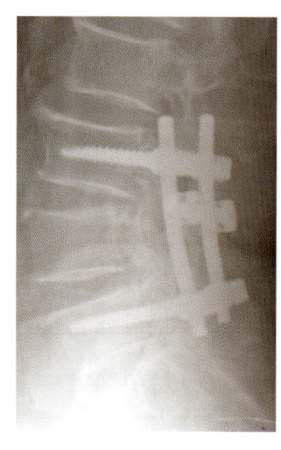 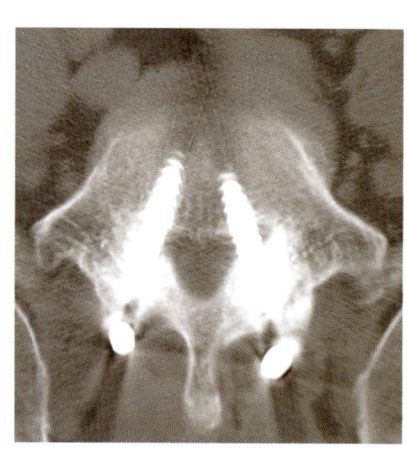

图4-5-4-3-6 临床举例 例6（A~C）

A. 术前MR显示L_4滑脱合并L_{3-5}节段椎管狭窄；B. 已行L_{3-5}节段全椎板减压+植骨及内固定术，术后X线侧位片所见；
C. 术后CT发现L_5双侧螺钉穿透椎弓根内侧皮质，右侧甚至完全进入椎管（不在椎弓根内）

五、因继发性不稳症的翻修

继发性不稳症在腰椎后路手术中较为常见。主要原因是首次手术后解剖结构的破坏而又未行融合固定术所致。在全椎板切除后更易发生；因为在对椎板两侧切除时，有意或无意地切除了整个或大部分关节突，以致术后发生继发性不稳。

对于继发性不稳合并椎管狭窄或椎间盘突出者，减压之后宜选择椎弓根螺钉固定或同时辅以椎体间融合。

[例7] 图4-5-4-3-7 为一例因L_4~L_5椎间盘突出行开窗减压10年，10年后出现腰部酸痛，间歇性跛行等症状，影像学检查显示L_4~L_5不稳、椎间盘突出，再次手术除了施行减压之外，针对不稳的椎节应同时行椎体间植骨融合，以椎弓根钉固定为多用（A~D）。

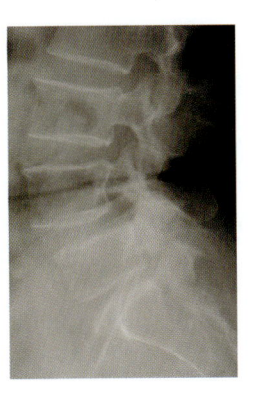 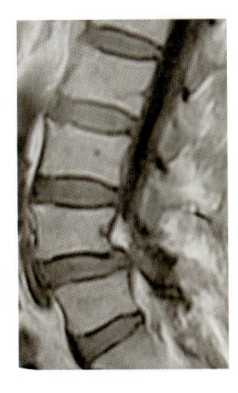 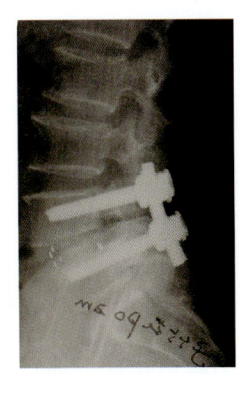 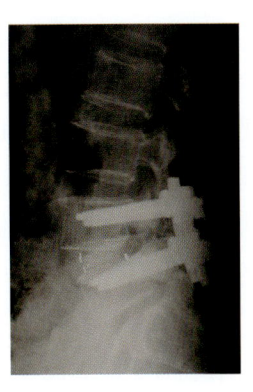

图4-5-4-3-7　临床举例　例7（A~D）
A.B.第二次术前X线侧位片和MR矢状位所见，显示L₄~L₅滑脱；
C.复位及椎弓根钉固定术后X线侧位片；D.术后两个月随访X线侧位片

如果患者仅有不稳引起的腹部症状而无明显神经根压迫症状，影像学检查无明显椎间盘突出及椎管狭窄，亦可采用不减压的椎板间植骨融合术，笔者更倾向于切除病变椎节的棘突以作植骨之用，如此可减少再次切取髂骨的创伤。如采用后外侧植骨融合，应充分显露横突，仔细处理植骨床，以提高植骨融合率。

六、术后血肿或碎骨块致压的翻修

在术后早期即出现的持续性根性痛或马尾功能障碍加重，可能为手术刺激或血肿压迫所致，如果神经症状逐渐加重，应行探查术，亦有可能为植骨块脱落压迫马尾神经或神经根，去除致压物，即可获得缓解。

[例8]　图4-5-4-3-8　女性，28岁（A~D）。

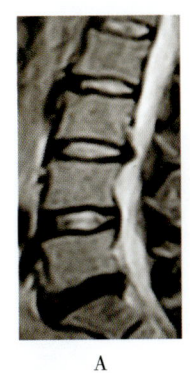 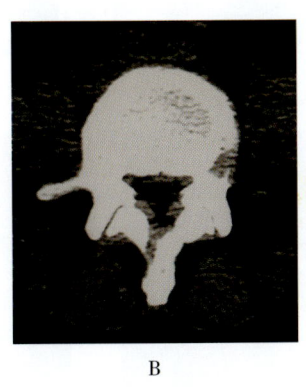 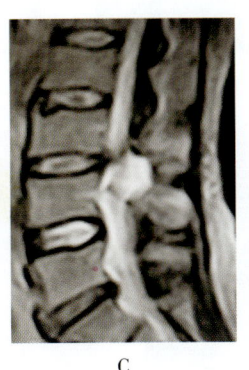 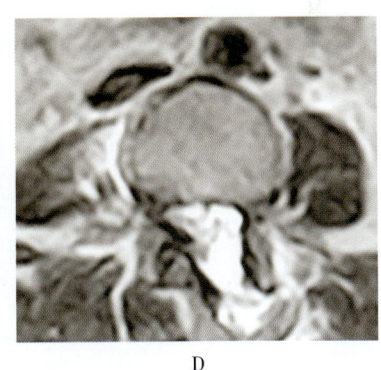

图4-5-4-3-8　临床举例　例8（A~D）
A.B. MR矢状位及水平位显示L₃~L₄腰椎间盘突出症，行腰椎后路开窗髓核摘除，术后出现双侧下肢不完全性瘫痪；
C.D. MR检查示手术部位存在压迫马尾神经的高信号阴影，后经再次手术清除血肿后症状缓解

七、腰椎人工髓核植入术后再手术

腰椎人工髓核（PDN）手术的目的是取代传统的植骨融合的概念而保留椎间节本身的活动度。近年来，随着新一代水化核PDN的出现，其应用又有流行趋势。但该操作技术看似简单，实际上要求较高。如操作不精确，则有可能导致髓核脱出而需重新手术。

引起人工髓核脱出的原因除适应证选择不当外，主要与操作有关，包括PDN型号过小，

PDN植入时歪斜，不在椎体的中部，从而导致术后滑出。另外，患者过早负重可能也是导致PDN脱出的原因之一。一旦PDN脱出，患者多有临床症状，故应尽早再次手术。术前准备与一般的腰椎再手术类似，要明确前次手术的侧别，PDN放入的方向，摄腰椎伸屈位片明确是否存在腰椎不稳。

临床举例9即属此类病例，翻修术前应通过拍片及MR检查确认神经受压方可施术。手术时可取原切口入路，但显露范围要大于原手术。PDN术后再手术均需采用全椎板切除术，必要时行植入侧的部分小关节切除。由于PDN水化的因素，其体积膨胀、增大，因而取出并非易事，术前应有充足的思想准备，准备好精良耐用的手术器械。充分暴露PDN，将其周围的瘢痕及纤维环尽量分离，以髓核钳甚至尖嘴的鹰嘴咬骨钳方能将其取出。不能连同水化核一起取出时，只有先取出其周围的纤维环，之后再取出水化核。人工髓核取出后，反复冲洗创口。由于此类患者椎间隙明显松动，加之后路椎板切除范围较大，建议同时行后路固定、植骨融合术。如不行内固定，应嘱其不要过早下地，以免引起腰椎不稳。

[例9] 图4-5-4-3-9 男性患者，因L_4~L_5椎间盘突出来院拟行人工髓核置入术（A~F）。

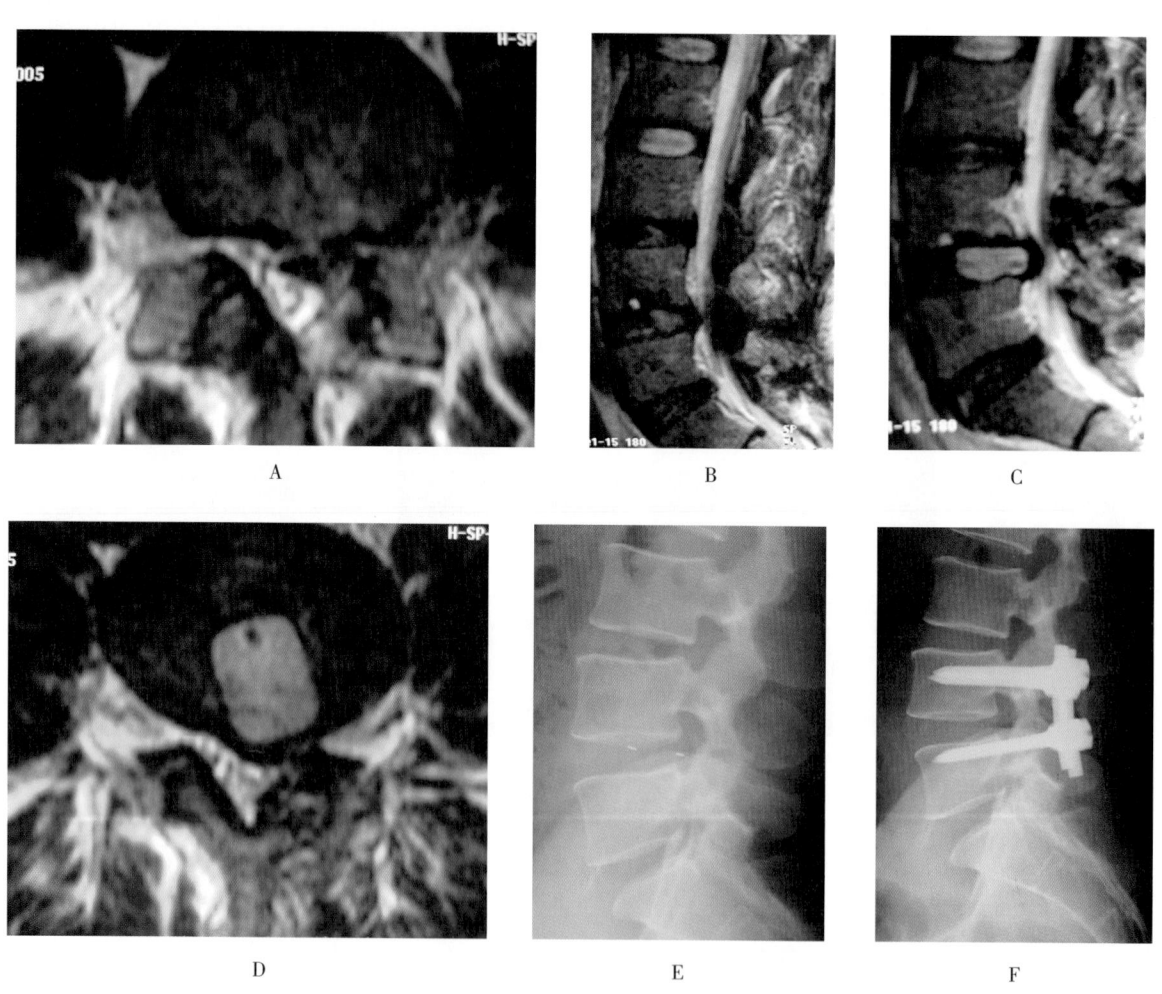

图4-5-4-3-9 临床举例 例9（A~F）
A.B. 术前MR水平位及矢状位所见；C.D. 术后MR显示人工髓核后移，假体压迫神经根导致症状复发；
E.F. 二次手术取出脱落的人工髓核假体，并给予椎弓根钉内固定术

八、腰椎椎管狭窄症再手术病例

腰椎管狭窄术后效果不佳或失败的原因比较复杂,但较为多见的仍为减压不彻底、内固定失败以及邻近节段退变。疾病本身的发展、手术方式的选择失误以及手术操作技巧缺陷等,也是术后效果不佳的原因。有些患者可以通过再手术缓解症状,但有些患者即便是再次手术,其症状的改善也是有限的,认为腰椎伤病都可以通过手术治愈是不切实际的。因而术前应充分向患者交代病情,以期达到良好的效果。

(一)减压区边缘切除不够

椎管狭窄常表现为多节段病变,减压时如果在减压区的边缘处切骨不够彻底,或者未经修剪而形成锐利的折角,从而在减压区与非减压区间形成新的卡压,常会导致症状改善不理想,甚至加重。此种现象在L_5水平较常见,L_5椎板斜角较陡者,行椎板切除减压,而未对L_5椎板上部或下部行切骨处理而致继发马尾受压加重,其他椎节亦可发生。

[例10] 图4-5-4-3-10 男性,50岁,因腰椎椎管狭窄症第一次术后X线正侧位片,其临床症状无明显改善(A~D)。

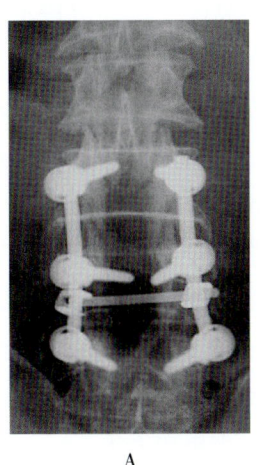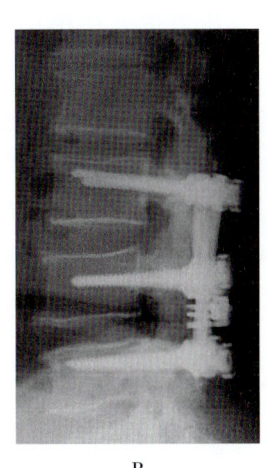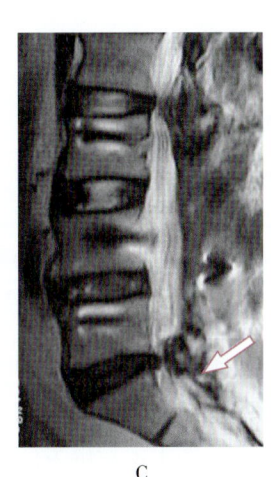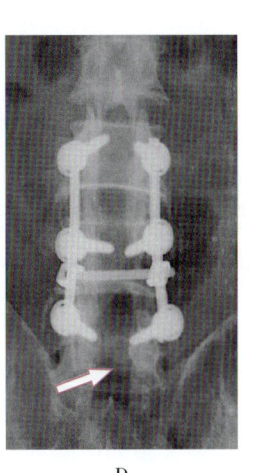

A   B   C   D

图4-5-4-3-10 临床举例 例10(A~D)
A.B.二次术前X线正侧位片;C. MR检查示在L_5~S_1处后方残留骨性致压物形成压迫(箭头所指处);
D.二次手术扩大减压后症状改善(正位X线片所见,箭头所指处为L_5~S_1,已减压)

(二)椎管减压后继发后突畸形

椎管狭窄患者一般病变范围较大,因而减压比较广泛。早期在行椎管多节段椎管减压之后,由于未辅助使用内固定,加之术后外固定不确实,可出现后凸畸形。主要是由于过多去除后部结构后,后结构张力带作用削弱所导致。后凸畸形严重者,其本身可造成顽固性腰痛之外,前方结构(椎间盘)向后挤压形成的弓弦效应,还可造成神经压迫症状。患者症状明显时,则需要手术矫正。

(三)植骨和内植入物失败

内植物失败包括植骨块移位、塌陷、不融合及内植物使用不当。植骨移位多发生在前路椎体间植骨融合而无有效固定,加之固定不确实而引起。而植骨不融合主要与植骨床准备不良、植骨材料选择不当或固定不确实有关,一旦有假关节形成,并伴有明显症状时,则要再手术治疗。内固定使用不当而致的松动、脱出或断钉时应考虑再手术治疗。尤其是椎弓根螺钉误置进入椎管引起神经损害,应及时再手术。临床上可见腰椎后路减压固定术后,原无神经根痛,一侧出现症状,或原有神经根痛加重等神经根症状和体征,应考虑到椎弓根螺钉有无打破椎弓根内侧或下壁有损伤或刺激相应水平神经根之可能。尤其在进钉点偏内,而角度内倾较大者,CT横断扫描可明确之,一旦确诊,则应尽早再手术进行翻修。

有些术者主张在行椎管减压的同时,使用椎间融合器行椎体间融合,椎间融合器的应用,可提高融合率和即刻稳定性。但同样也可能出现因融合器使用不当而引起的并发症。当 Cage 放置位置不佳及型号(大小)选择不当时,可造成 Cage 移位压迫神经,常需要再手术矫正。

因采用后路椎间融合器而导致的神经根和马尾神经过度牵拉所致的神经功能损害表现,术后影像学检查确定融合器和椎弓根螺钉位置均佳者,则不需再手术,应予以保守治疗。

(四)继发性不稳

继发性不稳在腰椎管狭窄患者中较为常见。主要原因是首次手术后解剖结构破坏所致。此种情况在前次行全椎板切除,尤其是多节段全椎板切除而未使用内固定者更易发生。在行全椎板切除时,在彻底减压的基础上,尽量保留关节突关节的完整性,以保留椎节的稳定性。关节突关节切除 50% 以上则可明显降低椎节的稳定性。术后发生继发性不稳的可能性更大。前次手术后继发邻近节段不稳也是引起翻修的一个原因。术后临近节段继发不稳的情况在既往有退变的患者中更易出现。术中损伤了临近节端关节突关节完整性,也容易导致不稳发生几率增高。临近节端不稳,患者症状明显时,亦需要再次施行翻修手术。

(五)邻近节段退变

患者术后症状消失相当长时间后又复发,而施术椎节融合固定良好者,应考虑相邻节段病变可能。其原因主要为施术节段植骨融合及固定后,腰椎的载荷分布发生改变,而原有的机械性压力持续存在,从而使融合之相邻节段退变加速。这种情况在长节段椎管减压、内固定后更易出现。早期表现为椎节不稳及椎间盘突出,渐而骨赘形成,造成椎管狭窄产生马尾和神经根的压迫症状。然而,其发病情况个体差异较大,且有关相邻节段退变的确切发生率和发生时间的文献报道亦很少。一般认为,相邻节段退变与手术融合节段多少有关,融合节段越多,发生几率越高。邻近节段退变,多数患者可不出现或仅出现轻微症状,症状明显者则应考虑再次手术。

第四节　腰椎退行性疾患术后翻修手术

腰椎退行性疾病术后再手术的主要目的是矫正或解除原手术遗留的或引起的畸形、不稳,以及内固定失败及脊髓功能障碍。由于腰椎手术的广泛开展及内植物的使用增多,这种再手术患者近年来有逐渐上升趋势。然而,腰椎术后再手术难度较大,治疗效果与初次手术亦不尽相同,个体差异大,受影响的因素多,包括患者的心理因素等。因此,再手术必须慎重对待,除认真分析病史和详尽的体格检查外,还应常规腰椎正侧位摄片、动力位摄片、CT 或 MR 检查,明确原手术效果不佳的原因,特别是神经根和脊髓受压部位及程度,有针对性彻底减压并重建施术节段稳定性,方能获得良好疗效。

一、影响因素

影响腰椎退行性疾患手术治疗的因素很多,诸如病程、病变范围、神经受压程度、手术方法的选择及时机等。上述单一或多个因素均可导致腰椎手术治疗效果不佳,部分患者需要再次手术,甚至三次、四次手术治疗,包括再次减压、恢复椎节高度、扩大椎管矢径和稳定椎节。在诸因素中,残留神经根和脊髓受压占主导地位,除诊断、手术入路的选择等原因外,还与操作技术及手术方法的选择等有关。

(一)手术不当

1. 骨赘切除不彻底或减压范围不够　在对多节段或椎体次全切除减压时,如因小关节突影响或对上位椎体下缘和下位椎体上缘骨赘切除不彻底,尤其是对神经根管进行减压,因技术操作不便,减压常不充分。对多椎节病变仅施术1~2节,必然引发疗效不佳或复发之后果。

2. 减压区域边缘处理欠佳　由于减压区域边缘,尤其是神经根管周围致压物咬除不彻底,致使脊髓和神经根受压,从而妨碍神经功能的恢复。

3. 多种致压因素合并　部分患者除骨赘致压外还可合并髓核脱出和后纵韧带增生肥厚,单纯椎板减压难以达到彻底减压目的。在行椎板减压时如发现椎间盘突出、后纵韧带增厚,或影像学检查有髓核脱出到后纵韧带之下征象者,应切除增厚之后纵韧带并取出突出髓核,以达到彻底减压之目的。

4. 诊断不全　临床上最为多见的是将"颈腰综合征"仅诊断为"腰椎病变"施术,术后由于疗效不佳或无效才发现颈椎退变性疾患而不得不再次手术,笔者曾遇多例。

(二)植入物位移等

1. 植骨块移位　植骨移位引起脊髓受压大多为前路锥体次全切除术后,主要是由于植骨块偏小,加之术后固定不确切,以致骨块进入椎管所致。

2. 内植物使用并发症　椎弓根螺钉及Cage的使用,可能会出现融合器移位和螺钉松动、退出、断钉等并发症,此可能与其设计本身有关。诸如BAK等无盖,植骨块填塞不紧时,碎骨块可落入椎管并形成新的致压物。

(三)植骨不融合

腰椎前路或后路减压植骨不融合或假关节形成者,常因融合节段多、植骨床准备不良或植骨材料选择不当及缺乏有效固定所造成。受累节段表现有不稳、骨刺形成,并对脊髓和神经根产生刺激和压迫,诱发或加重神经症状。

二、翻修原因

腰椎退行性疾病再手术的原因主要包括以下病情。

(一)首次手术减压不彻底

患者表现为神经功能改善不明显或无变化,甚至原有症状不同程度加重(见临床举例1及图4-5-4-4-1)。首次术后MR所示,残留致压物为脱出之髓核组织,患者主诉症状加重,再次手术摘除脱出之髓核,脊髓受压消除。

(二)与植骨和内植物有关

包括植骨块移位、塌陷、不融合及内植物使用不当。植骨移位多发生在术后早期,对向后有压迫脊髓征象或神经根者,要及时手术矫正之。植骨塌陷与植骨选择及固定方式有关,常合并有成角畸形。而植骨不融合主要与终板骨床准备不良或固定不确实有关,一旦有假关节形成,并伴有明显症状时,则要再手术治疗。内固定使用不当而致的松动、脱出或断钉时应考虑再手术治疗。

(三)邻近节段退变

患者术后症状消失相当长时间后又复发,而施术椎节融合固定良好者,应考虑相邻节段病变可能。其原因主要为施术节段植骨融合后,腰椎的载荷分布发生改变,而原有的机械性压力持续存在，从而使融合之相邻节段退变加速。早期表现为椎节不稳及间盘突出，渐而骨赘形成，产生脊髓和神经根的压迫症状（见临床举例2及图4-5-4-4-2）。然而，其发病情况个体差异较大，且有关相邻节段退变的确切发生率和发生时间的文献亦报道很少。一般认为，相邻节段退变与手术融合节段多少有关，融合节段越多，发生几率越高。

（四）未恢复椎节的稳定性

腰椎的稳定性至关重要，任何手术均有可能影响椎节的稳定性，尤以切骨减压及髓核摘除术等，为此术后均需植骨融合，或选择椎弓根钉撑开置入术，既可瞬间恢复椎节的稳定，又可恢复椎节的曲度与高度。

三、术前准备

（一）详细病史及体检

除询问原手术前病史外，着重了解前次手术后症状改善情况，同时要做一系统的体格检查，包括神经系统的检查，并与原手术前记录加以比较。如果患者神经症状，尤其是疼痛、脊髓功能障碍手术后立即加重，往往与手术刺激或损伤有关。如术后一段时间虽无加重，亦无改善，情况有两种。其一是脊髓或神经根压迫较久，神经功能恢复较慢或较困难。另一种情况则是减压不彻底，脊髓功能障碍及神经根性症状无法改善。如患者术后症状有明显改善或已消除，经过相当长的一段时间后又出现类似症状，则有可能为相邻椎节新的病变所致。而诊断错误者，患者病情会随原发病病情发展而变化。因此要详细收集病史，认真分析，并结合体格检查，排除诸如椎管内肿瘤、椎体占位等其他疾患。此外，翻修术前还应多与患者交流，了解患者的心理状态，综合分析，明确手术效果不佳的原因，以便做出正确处理。

（二）影像学检查

对腰椎疾患行减压固定融合之患者，应定期拍摄腰椎X线平片，对需翻修术者均应行腰椎正侧位、过伸过屈动力侧位X线平片及CT或MR检查。影像学上可见原施术节段脊髓或神经根受压征象，以及脊髓的信号变化。部分患者在原手术椎节相邻节段有明显退变并骨赘形成、椎节不稳或椎间盘突出。影像学改变对明确病因和再手术方式的选择十分重要，然而，其必须与患者症状和体征有内在联系方具诊断意义。

四、处理的基本原则

（一）根据不同病因进行处理

凡术后症状加重者，首先应明确原因，除因植骨块移位或内固定失误等造成医源性脊髓或神经根受压，需尽早手术矫正外，原则上均应先行非手术治疗，无效时方可考虑再次施术。

（二）根据致压因素选择手术入路

凡因后路手术失效者，残留的致压因素仍以后方为主者，一般仍采用后入路，仅少数病例需从前方入路。合并颈椎或胸椎病变者，可酌情选择颈前路或胸后路手术入路为妥。

（三）合理制订手术范围

再次手术者，其手术范围一般多超过前次手术，因此笔者建议行扩大性减压术、潜式减压术，必要时切除双侧小关节突，并选择有效之内固定技术。

（四）彻底减压

再手术之疗效主要取决于脊髓和神经根功能的改善情况、程度及时间，其与多种因素相关。凡减压彻底、椎管或神经根管充分敞开、椎间隙高度恢复至病前正常状态及椎节稳定性良好者，多可获得一定疗效。反之，则治疗效果往往不佳。

（五）恢复椎节的高度、曲度与稳定性至关重要

任何腰椎手术在减压术后均需在恢复椎节稳定性的基础上同时恢复椎节的高度与曲度，此是获得长期疗效的基本要求。

五、手术指征

腰椎后路或前路减压术后再次手术的指征主要是仍然残留或形成新的脊髓和神经根致压因素。致压因素多位于椎管后壁，故仍以后路手术为主。由于原来手术使组织结构发生改变，加之瘢痕明显，以致再次手术时难度较大。因此，术前必须认真分析临床症状、体征和影像学检查结果，去伪存真，以求选择合适的病例。

（一）减压不彻底

对首次手术减压不够彻底、并有致压物残留者，原有症状和体征无改善或加重者，经临床观察30日至6个月后无恢复，影像学检查，尤其MR成像显示有明确脊髓受压，应再次手术减压。

（二）内植物移位

对合并有内固定物或植骨块移位引起的神经压迫及有损伤邻近结构危险者，应尽早手术（见临床举例3及图4-5-4-4-3）。

（三）邻近阶段病变

相邻节段病变通常发生在前次手术后相当长时间，此时脊髓受压或神经根损害再度出现，并与影像学表现相一致。

（四）植骨不愈合

对植骨不愈合者应根据实际情况，当患者出现明显腰部症状或因假关节形成，因不稳刺激神经根或脊髓，使其功能障碍恶化时，则要行翻修手术，使其融合。

六、术式选择

腰椎后路翻修术通常采用原切口进入，手术操作务必仔细，靠近硬膜囊时应先从较健康部位进入，避免硬膜囊、脊髓或神经根等重要结构损伤。尤其在取螺钉等内固定时更易发生，应予重视。翻修时应针对每一例患者的具体情况采取不同措施。

（一）脊髓或神经根的残余压迫或远隔部位有致压物者

腰椎疾患手术后脊髓或神经根性症状持续存在，或加重，或复发，其原因是多方面的。

1. 术后早期症状加重　在术后早期出现的持续根性痛或脊髓功能障碍加重，可能为手术刺激，或骨性压迫减压不充分，有时为脱出髓核未去除所致。有植骨移位者，应行影像学检查以明确诊断，决定是否进行翻修手术。如果植骨块仅轻度移位，可立即行确切的外固定治疗。如果植骨块明显移位或内植物进入椎管，要尽快手术取出植骨块或内固定物，重新植骨固定（见临床举例4、5及图4-5-4-4-4、5）。

2. 术后症状无缓解　术后患者脊髓功能障碍及神经根性疼痛无变化或变化不明显者，首先检查颈、胸段有无病变，在确认诊断和术式选择无误，则可能由减压不彻底所致。经影像学检查，证实仍残留压迫者，并与临床症状、体征相符合，可采用后路翻修，但需注意的是应尽可能重建腰椎生理曲度，酌情选用椎弓根螺钉固定，以增加施术节段的稳定性，提高融合率（见临床举例6及图4-5-4-4-6）。Cage椎体间融合后需再手术时，必须充分认识，由于Cage与周围骨质融合较牢，取出时难度很大，需将Cage周围骨质开槽方可将其撬出。远隔部位有病变者，可在翻修术时一并处理（见例7图4-5-4-4-7）。

3. 残留神经根症状　全椎板切除减压，手术术野大，能够快捷而安全地完成相对较为彻底的

减压,对解除脊髓和神经根压迫具有重要作用,但由于受小关节突的影响,神经根管减压可能不充分,这样术后患者可能会残留神经根症状。这种情况下需结合患者神经定位体征及腰椎 MR 检查,确定需再次手术减压之神经根。

(二)融合失败

1. 对植骨融合失败并伴有后凸畸形的患者 可采取前路椎体次全切除减压,自体髂骨移植、钢板固定。如椎管后壁有压迫因素,亦要后路减压,减压后需用自体骨植骨融合关节突关节,必要时加用椎弓根螺钉固定。前后路联合翻修手术中前路主要使用自体髂骨植骨,后路椎弓根螺钉固定,几乎所有病例均能获得可靠的融合。无论是前路、后路,或是前后路联合,关键在于确切有效的植骨,植骨时要将植骨床刮至点状出血,植骨床保证平整,以提供最大的接触面积,而植骨要有足够强度,以自体髂骨首选,同时有良好的固定方能提高融合率。

2. 腰椎椎体间植骨融合失败的翻修手术 根据不同病情,一般采用以下治疗原则。

(1)后路融合失败伴腰部疼痛、神经根症状者 采用前路翻修,假关节及椎体次全切充分减压,自体髂骨植骨,前路钢板固定。或后路翻修,椎间孔减压,自体髂骨植骨,椎弓根螺钉固定。如果伴有后凸畸形、脊髓压迫症,或相邻节段需要减压,可行前路椎体次全切除,自体骨植骨,前路钢板固定。

(2)前路固定、融合失败 如果前路固定装置松动,存在周围血管、神经损伤的危险,应立即行翻修手术,去除固定并二次植骨后再行腰后路植骨、内固定术。

(三)相邻节段的退变

1. 相邻节段退变的原因和临床表现 术后患者如果在手术相邻节段出现退变,如节段性不稳、骨性狭窄、椎间盘突出、小关节或韧带肥厚增生等,则可能出现神经症状,需要再手术治疗。临床表现腰颈部疼痛、根性痛或脊髓压迫症状。如果有相邻节段的退变致腰椎不稳,X 线平片检查显示融合部位之相邻椎节不稳、骨赘形成或椎间隙高度下降,MR 或 CT 检查可明确脊髓或神经根受压情况。单纯的腰部疼痛的病因诊断则较困难,采用 CT、MR 扫描,小关节封闭以及椎间盘造影等有助于判断疼痛的原因。

2. 相邻节段退变翻修术基本原则 一旦诊断为邻近节段退变并伴有相应神经根或脊髓压迫征象,决定翻修手术,则要遵循以下基本原则。

(1)节段性不稳如相邻节段的单纯不稳,一般选择后路融合、固定,如合并有神经压迫,则应根据具体情况决定如何减压。

(2)相邻节段的椎间盘突出 选择后路椎间盘摘除术,一般不需植骨融合、椎弓根螺钉内固定。

(3)相邻节段的椎管狭窄或小关节病变行后路扩大减压植骨融合并应用内固定系统。

(4)相邻节段不稳并伴后凸畸形、脊柱后部结构缺失可行前后路联合植骨融合固定,并根据具体情况进行减压。

(四)术后不稳或后凸畸形

1. 术后不稳和畸形的原因及临床表现 在腰椎前部或后部结构的完整性被破坏后会出现持续性的疼痛、畸形、神经压迫症状。腰部疼痛产生的原因可能为腰椎不稳、腰椎后凸畸形等,也可能是由于神经压迫产生。再手术治疗可行前路、后路或前后路联合手术。决定手术方式的因素除包括畸形是否活动和僵硬程度外,还包括有无神经压迫症状、腰椎骨的质量、上次手术后供骨区情况及每个患者不同的个体情况。

2. 活动型后凸畸形的翻修术 若患者的后凸畸形有一定的活动度,且没有或仅有轻微的神经压迫症状,翻修手术目的是纠正畸形,防止畸形进一步加重,解除相关的疼痛。畸形矫正后可选择后路植骨融合,融合范围应包括前次手术椎板切除的上位和下位完整的棘突，术前腰椎牵引有助于复位和畸形矫正。内固定的目的是提高腰椎的稳定性，防止畸形复发，提高融合率。如果活动的后凸畸形有明显的神经压迫症状，患者应行牵引、椎管影像学检查以决定在畸形复位后能否解除神经压迫，如果畸形矫正后神经压迫症状能够解除，单纯行后路固定、融合手术即可。如果腰椎畸形矫正后持续存在脊髓受压，则要同时行后路减压、固定。

3. **僵硬型后凸畸形的翻修手术**　治疗椎板切除术后僵硬的后凸畸形，单纯的后路减压是不够的，手术既要解决脊髓压迫，又要矫正畸形。紧贴于椎体后凸畸形顶点处的脊髓容易受压、变性，单纯椎间盘切除，不能充分去除后凸区域的椎体后正中骨赘，因此前路减压十分必要。当前路减压后，行术中撑开复位，应用带三面皮质骨的髂骨块，行柱状植骨支撑、融合。也可用钛网加自体髂骨植骨或椎体切除的松质骨植骨。钛网的优点在于可根据需要之长度切剪，能够灵活适应椎体切除后所需的植骨长度，减少供骨区的并发症，比髂骨或腓骨植骨的强度更好。钛网提高了整个植骨体的抗扭转强度，上下缘锐利的齿增强了抗剪力作用。缺点是费用较高，对上下位椎体可能有切割作用致椎间隙塌陷。

七、临床举例

［例1］　见图4-5-4-4-1　腰椎间盘突出症开窗髓核摘除术后症状改善不明显，二次手术行全椎板切除减压加内固定术（A~F）。

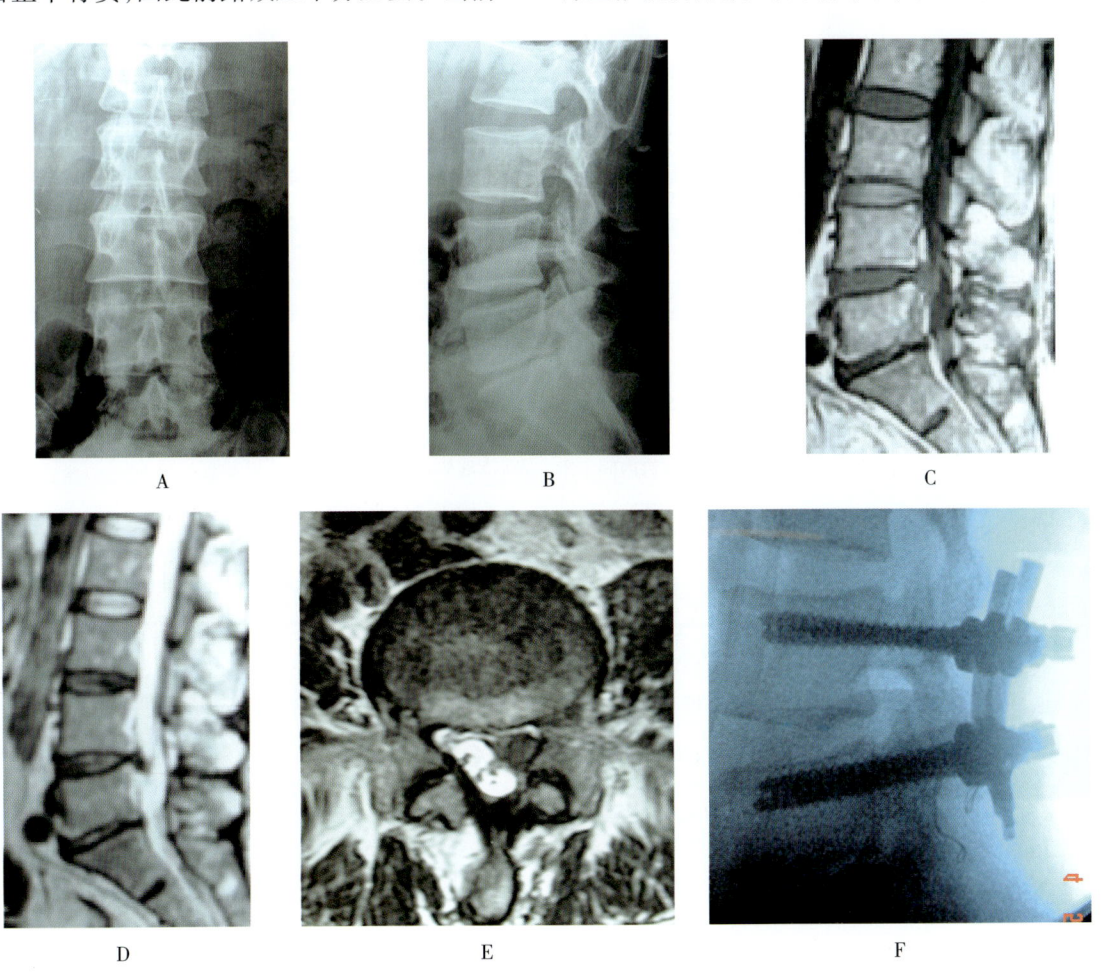

图4-5-4-4-1　临床举例　例1（A~F）
A.B.第一次手术后X线正侧位片；C~E.第一次手术后MR检查示残留髓核组织压迫硬膜囊；
F.第二次手术切除残留髓核，椎管扩大减压及椎弓根钉固定后侧位片观

[例2] 见图4-5-4-4-2 腰椎管狭窄单纯减压术后(A~C)。

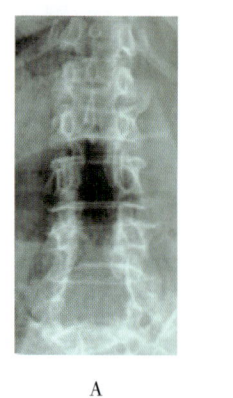
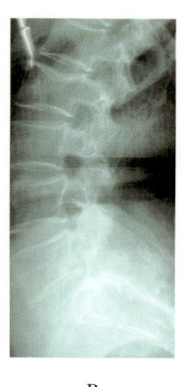
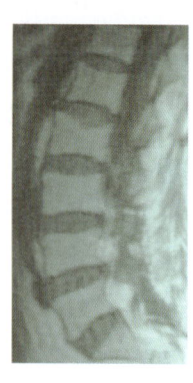

图4-5-4-4-2 临床举例 例2（A~C）
A.B. X线正侧片显示腰椎退变加速；C. MR矢状位见减压节段及邻近节段椎间盘后突压迫硬膜囊，待进一步处理

[例3] 见图4-5-4-4-3 L_1压缩性骨折后方入路内固定手术后内固定物螺帽松动脱落，再手术时取出内固定物，行椎节侧前方固定术(A~D)。

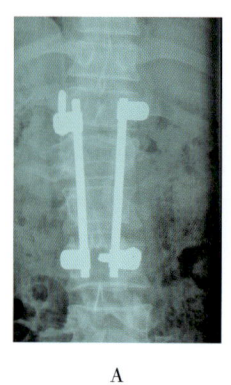
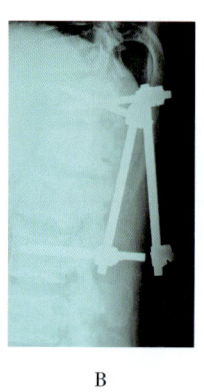
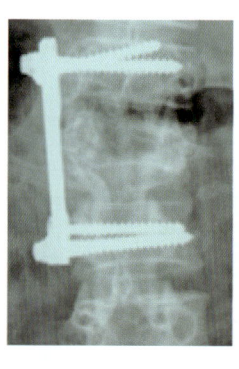
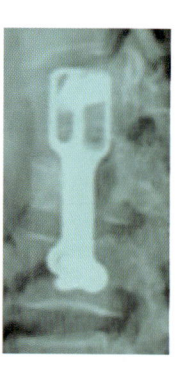

图4-5-4-4-3 临床举例 例3（A~D）
A.B. 术前X线检查示内固定物松脱；C. 再次手术时，先取出椎弓根钉；
D. 再行侧前方钛板螺钉内固定术，术后X线侧位片示内固定物位置满意

[例4] 见图4-5-4-4-4 患者行椎间融合术后症状加重(A~D)。

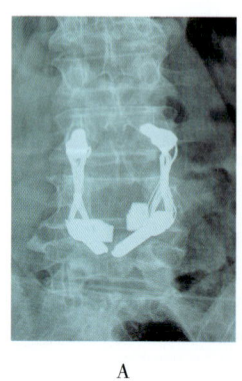
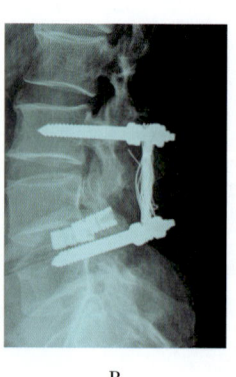
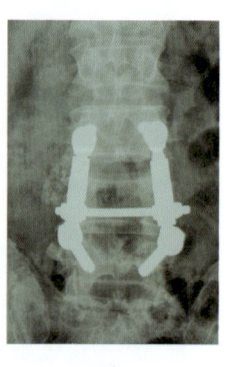
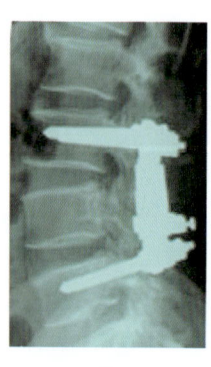

图4-5-4-4-4 临床举例 例4（A~D）
A.B. X线正侧位片示椎间融合器向后移位滑入椎管；
C.D. 翻修术时取出椎间融合器，调整椎弓根钉，并辅以横连结装置，并予以植骨，术后正侧位X线检查见椎节位置良好

[例5] 见图4-5-4-4-5 患者行单纯椎间融合术,术后X线拍片检查示融合器轻度向椎管内移位,行后路植骨融合内固定术(A~E)。

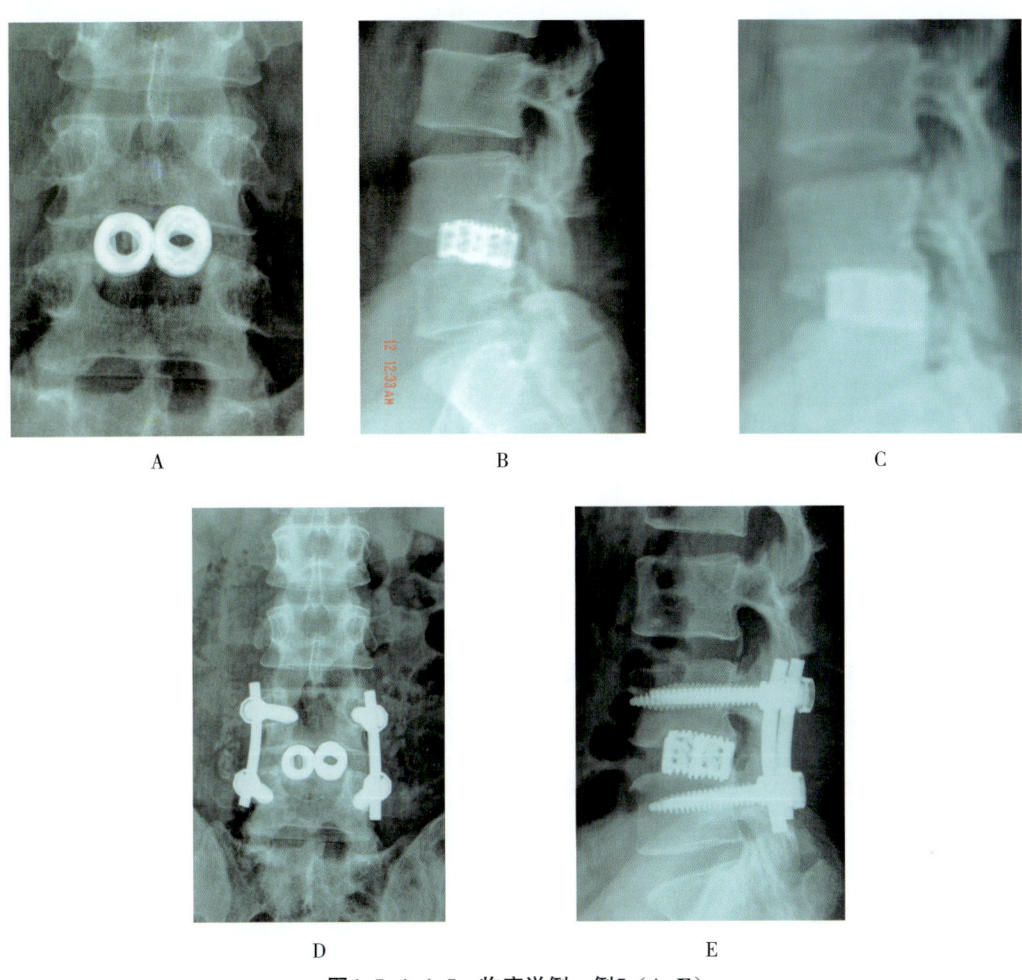

图4-5-4-4-5 临床举例 例5(A~E)
A. 术后X线正位片;B.C. 术后X线伸、屈位片,显示椎节融合器后移;
D.E. 第二次手术(向深部旋入椎节内固定器,辅加椎弓根钉加压固定)后X线正侧位片

[例6] 见图4-5-4-4-6 选用椎弓根钉系统行后路翻修手术,重建腰椎生理曲度(A~F)。

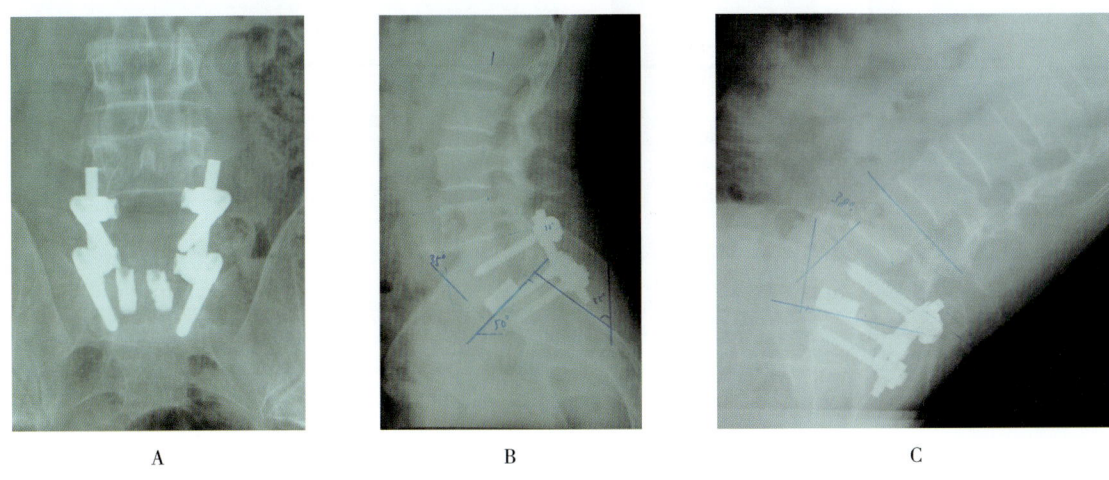

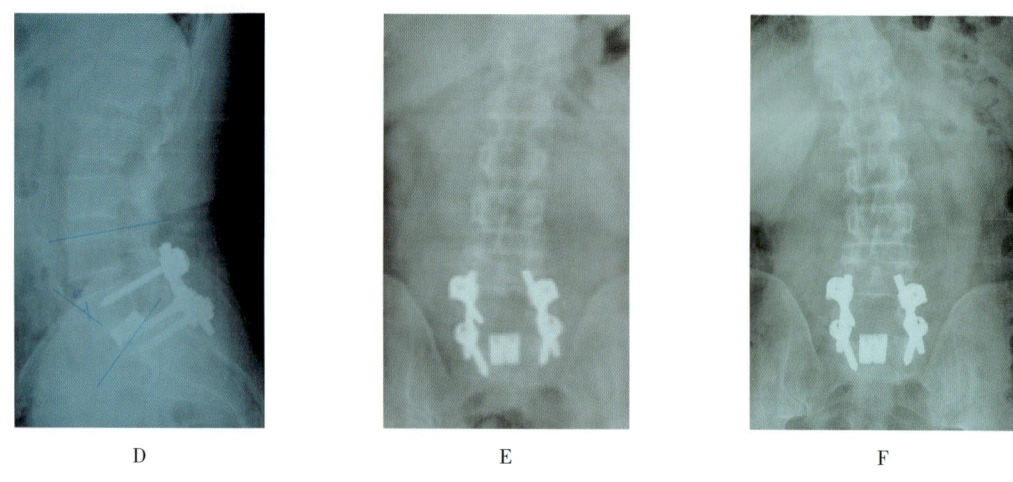

图4-5-4-4-6 临床举例 例6（A~F）
A.B.第一次术后正侧位X线片；C.D.第一次术后腰椎侧位伸、屈位X线片；E.F.第二次术后左右侧屈位X线片

［例7］ 见图4-5-4-4-7 67岁，男性，患者于3年前因腰椎退变伴腰痛及手麻等在外院施术，术后无效长期呈俯卧位卧床不起，全身无力及四肢瘫痪状入院行翻修术（A~S）。

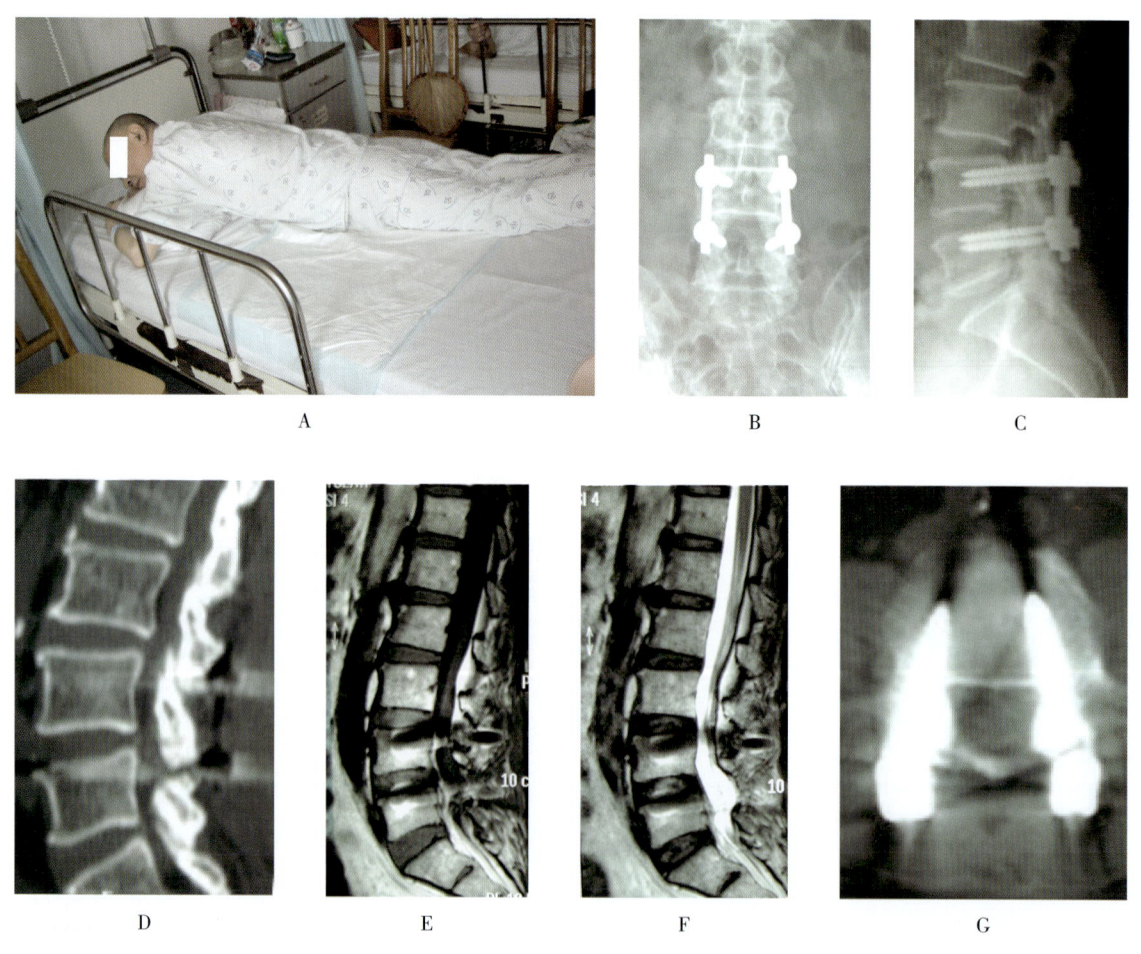

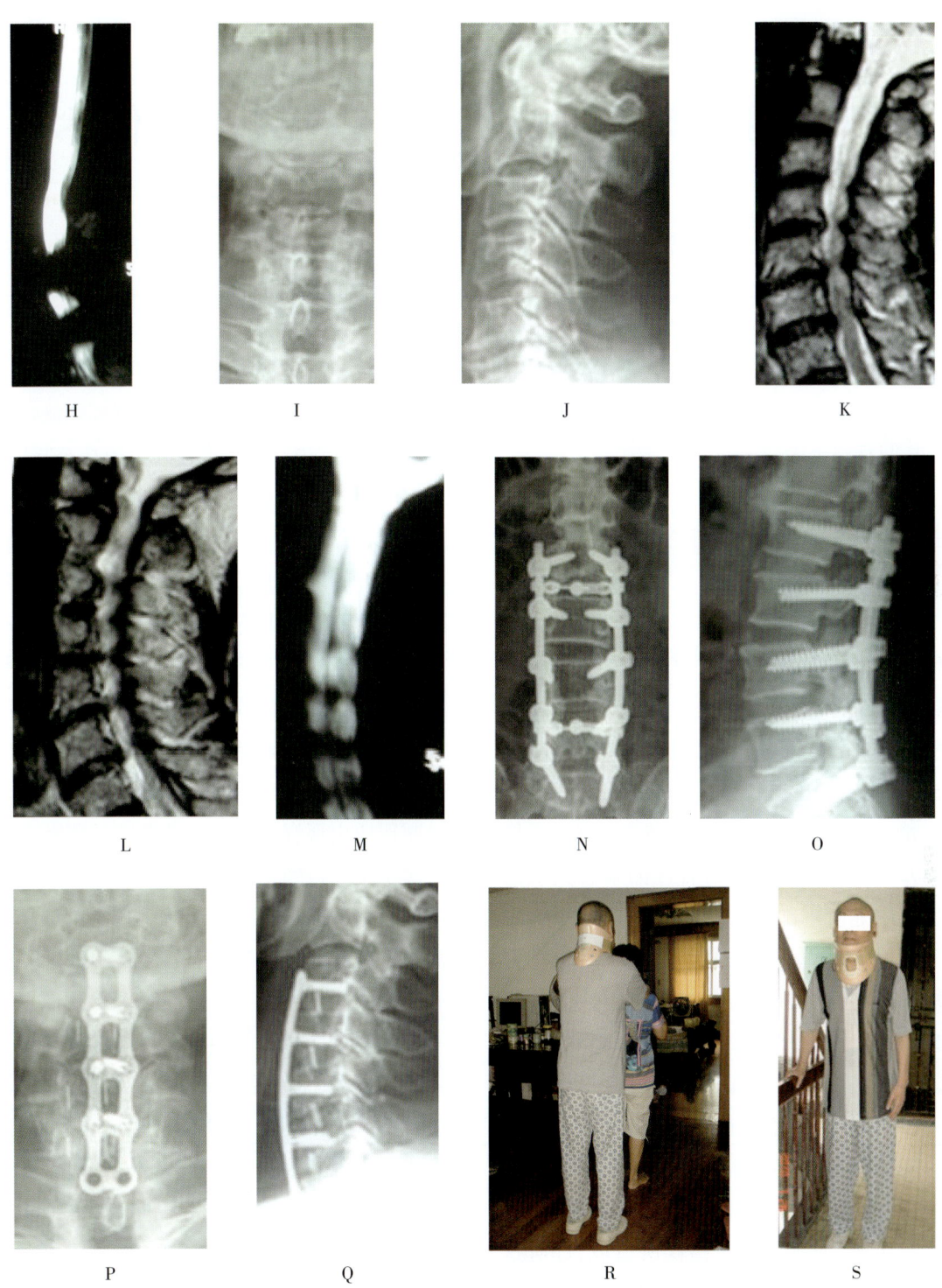

图4-5-4-4-7 临床举例 例7（A~S）

A. 术前卧床、跪行已近3年；B.C. 外院术后正侧位X线片；D~F. 第一次术后CT扫描及MR矢状位（T_1、T_2加权）显示第一次手术减压部位及范围，表明减压及固定范围小于病变范围；G. MR水平位显示椎弓根钉方向偏内，尤以右侧；H. 腰段水成像矢状位观；I.J. 入院时颈椎正侧位X线片；K.L. 来院时颈椎MR显示退变范围广泛，硬膜囊呈串珠状；M. 颈髓水成像所见；N.O. 先行腰椎翻修术，直视下对椎管彻底减压+L_2~S_1椎弓根钉撑开固定；P.Q. 同次行颈椎前路$C_{3~7}$椎节潜式切骨减压+Cage+钛板术后正侧位片；R. 术后一周已可在搀扶下步行；S. 术后两周可上下楼梯

第五节　腰椎畸形和（或）滑脱症术后病例翻修手术

腰椎畸形（滑脱症）治疗，除减压外，一般都同时辅以内固定。首次手术后，许多患者由于症状复发、持续存在或内固定失败，往往需要再次手术治疗。翻修手术指征主要根据术后残留症状、内固定失败情况，按出现时间可以分为早期翻修和晚期翻修手术。

一、早期翻修术指征

（一）持续根性症状

对于具有明确手术指征，已行后路减压手术，但术后症状未能解除者应进行再次影像学检查以明确原因。除常规腰椎 X 线片检查外，应首选核磁共振（MR）检查，后者常能明确病因，但有些情况下还必须进行脊髓造影后 CT 成像（CTIVI），尤其要明确是否与骨性因素有关或需要矢状位重建者。随着腰椎后路内固定系统应用的不断增多，由于技术因素，腰椎椎弓根螺钉进入椎管亦有发生，此时，CT 检查亦可明确（图 4-5-4-5-1）。发生此种情况时，如螺钉占据椎管较少，可没有症状，然而部分患者可有根性刺激症状，这种医源性神经压迫需要翻修纠正。有些患者的持续根性症状原因比较复杂，则需认真分析，方能找出原因。这些残留症状可能是手术未能切除致压源，或手术节段错误所造成，针对这些情况，翻修效果较好。如果诊断和治疗均正确，但症状仍持续存在，此种情况则不属翻修之范围，应查找其可能的原因。另外，手术操作时如发生定位错误，应进行翻修手术。如果手术操作节段正确，但减压不充分而根性症状持续，且较明显，亦需要进行翻修。若操作正确，减压充分，但术后仍不能有效缓解症状者，应对患者进行解释并行非手术治疗，不宜进行翻修手术。

（二）脊髓功能障碍症状持续存在

对腰后路手术减压后，患者脊髓功能障碍表现无改善者，则应行 MR 检查以明确是否减压彻底，同时采用过伸过屈侧位像以明确腰椎是否稳定。有些患者脊髓压迫性因素与脊髓本身之变性并存，手术只能解除压迫，但对变性、囊性改变之脊髓帮助甚微，后者使神经功能障碍难以改善。Epstein 报道脊髓病变的减压手术有效率最高只能达到 75%，因此在术前一定要向患者解释清楚，并强调手术目的是解除神经压迫，改善患者生存质量，有时则仅能阻止疾病进展。如果首次手术未得到充分减压或出现脊柱不稳应考虑进行翻修手术。第一次手术已得到充分减压而症状仍持续存在不能缓解者，则症状主要由于脊髓软化引起，即使翻修后患者症状也不会得到有效改善，不宜再次手术。

（三）神经功能恶化

如果术后患者症状在 24~48h 内出现恶化，应急诊行 MR 检查，以明确是否减压不彻底、血肿形成或出现其他致压因素。

1. **血肿形成**　如果术后神经功能恶化较快，并迅速加重，首先应该考虑的是局部血肿压迫可能。早期手术探查可沿原手术入路，如有血肿，应予清除，并仔细止血。术中应慎用明胶海绵，我们曾遇到硬膜外使用明胶海绵后出现粘连并产生压迫的病例。

2. **内植物失败**　如果术者对内固定操作不熟练，或固定不确切时，较易发生内植物置放不准确或移位,尤其是术中透视影像不清晰条件下,加之经验不足,则更易发生。因此对术后较早出现神经功能恶化,还应考虑内植物移位,一旦明确诊断,应及时给予翻修。

3. **术后早期感染** 术后早期出现神经功能症状恶化还应排除感染,这种情况需积极处理。患者在使用激素期间,早期症状可能被掩盖,应严密观察,密切注意切口变化及患者全身情况,以便尽早作出诊断。患者伤口出现分泌物,局部疼痛,伴发热,应进一步检查排除感染的可能。在白细胞计数正常时,应注意白细胞分类及C反应蛋白是否升高。感染早期翻修手术的关键是清除坏死和感染组织,充分引流。感染坏死组织在应用抗生素前作细菌培养。口服抗生素往往效果不理想,在培养及药物敏感试验结果未到前,应根据临床经验,静脉足量给予抗生素,待细菌培养和药敏结果出来后,有针对性选用敏感抗生素。是否取出或更换植入物应综合患者具体情况而定,包括患者的免疫力、牵涉到的组织及手术治疗的时间。处理原则是在治愈感染以后再行重建手术。如果植入物未直接与脓性组接触,可以考虑大量生理盐水(4~6L)脉冲灌洗,仍保留植入物,放置引流后关闭伤口。必要时在2~3天后再次开放伤口进行清创,并根据培养结果静脉使用敏感抗生素。对可疑伤口感染者,则应加强观察,除加强抗感染措施外,必要时也可尽早手术探查。

二、晚期翻修手术指征

(一)复发或出现新的症状

腰椎椎间盘突出的晚期复发比较多见,如果出现发生在同一节段及同侧,则表明第一次手术不彻底,有残留物。在这种情况下应再次手术解除神经根受压。如果在不同部位同侧或对侧出现压迫,则应作为一个新的独立问题行半椎板切除加关节突部分切除,摘除脱出的髓核。另外,很少见的是同一节段对侧出现压迫症状,此时,除行半椎板切除和关节突部分切除减压外,必须同时进行后路融合,以免产生腰椎不稳症。

(二)脊髓功能障碍症状进展

如果脊髓病变症状进展,术者首先应该确定首次手术是否彻底减压。如果影像上显示减压不充分并与患者症状体征相符合,则应再次进行充分减压手术。症状复发则可能由于持续进展的后凸畸形或相邻节段的病变所引起,虽同样需要翻修手术,但其术式则有所不同,在减压同时,应行稳定性手术。有时,脊髓病变症状进展是由于椎板切除减压上下极处理不佳所致,随着硬膜囊减压后膨胀和脊髓后移,在椎板切除之上下极形成折点,产生继发性压迫,症状明显者亦要翻修。

(三)椎板切除术后不稳

有些患者术后早期症状得到缓解,但随后症状复发,如果早期后路手术后逐渐出现脊髓病变症状,则应详细检查,尤其需要注意腰椎矢状位序列。X线检查除包括常规腰椎正侧位片外,必要时拍摄动力位腰椎过屈、过伸侧位片,以排除迟发性腰椎不稳。对于因腰椎不稳引起症状者,应考虑再次手术以稳定之。

(四)腰椎正常生理弧度消失或出现后凸畸形

腰椎生理曲度是否得到有效恢复对腰椎后路减压术后效果有明显影响。尽管腰椎具有很大的活动度,但后凸畸形会牵拉脊髓,尽管行椎板切除或者椎管扩大成形术,脊髓也难以向后漂移获得减压,而且椎板切除后,腰椎稳定性下降,易产生额外的运动,尤其在屈曲位时,椎体后缘会对脊髓产生压迫。后凸畸形不仅压迫脊髓,更重要的是会压迫脊髓的血管,使脊髓血运障碍,而产生相应的临床表现。有时后者受压产生的脊髓功能障碍更明显、更广泛,而单纯后路减压并不能改变脊髓前方的压迫,除非随之进行前方的骨切除或在矢状位进行重建固定,纠正这种畸形,方能免除脊髓受到这种继发性损害。

(五)后路固定融合失败

椎板切除术后椎间融合和(或)内固定出现断裂很少见,一旦出现椎间融合或内固定断裂,并有不稳趋势或患者有明显症状时,则可考虑行翻修术。我们曾碰到过3例,均发生在椎弓根螺钉断裂,但椎间融合良好,患者无不适主诉,随访X线片检查,亦无不稳征象,其中1例要求拔除内固定,另两例未作处理。

(六)术后迟发感染

如果为迟发性感染,治疗主要根据感染的定位,应尽早积极处理,原则与早期感染相同。由于距前次手术时间长,往往植入骨融合不佳或坏死,而宿主骨缺乏。最好的办法是移除疏松的植骨及内固定,然后清除坏死组织,并用新鲜自体骨植骨并加用内固定重建,前提必须是彻底清创,否则会再次失败。

由于血肿引起晚期感染少见,处理主要是彻底清创并估测稳定性,如果仍稳定可保留内固定,并不一定非要取出。如有松动,内固定物应考虑取出。所有钉道应刮除,并清除膜性及坏死组织。如果需要重建,则必须在遵循彻底清创、有效抗感染、充分引流的情况下实施,植骨应选择自体新鲜骨,提高植骨存活率。

三、翻修术前重视影像学检查

(一)X线片

翻修手术前动力位屈伸侧位X线必不可少,此既有助于判断腰椎稳定性,又可预测翻修术后腰椎前凸恢复。

(二)CT扫描

为很好鉴别脊髓、蛛网膜下腔、硬膜及骨组织之间的相互关系,可采用脊髓造影后CT成像。这种CT图像能很好地区别骨性边缘、小关节切除范围及神经根位置等,而小关节间隙与椎间隙情况有助于判断前次手术是否已融合。

(三)MR检查

MR可以明确脊髓受压状况,而增强MR具有椎间盘碎片不能增强而组织可以得到增强的优点,从而得到很好鉴别。

对所有腰椎畸形或腰椎滑脱已行后路手术后而需要翻修的患者,均应行完善的影像学检查,以明确前次手术是否减压充分以及腰椎的稳定性

四、翻修术前准备

由于翻修手术往往较首次手术复杂,因此务必做好充分术前准备。明显的矫形应行脊髓监护。对于腰椎严重不稳或需要作长节段融合,估计手术时间较长者,术前必须进行足够时间的俯卧位训练。对年龄偏大者,还需进行心肺功能检查,了解其代偿能力,并做相应处理。

术前,术者应仔细阅读X线片,明确骨性标记有助于安全显露。为减少手术创伤,应准备术中透视。CT检查有助于确定固定物位置及是否伴有解剖异常,这些因素不仅影响手术操作,还可能影响术后减压和融合效果。

除严重脊髓病变,预防性应用激素务必慎重。如果怀疑感染,应坚持静脉使用抗生素,直到有明确的培养结果。

五、后路翻修手术的手术技巧

手术入路的设计应遵照脊髓和神经根充分减压并进行稳定的原则,尽量采用原切口,从正常解剖组织向原手术操作区域显露,利用骨性标记作为手术操作起始区,尽可能术中摄片以保证

定位准确。如果不需要减压,尽量减少瘢痕组织内操作。对需要融合的区域则应尽量从骨组织上去除瘢痕,以准备充分良好的植骨床。需要减压者,手术要尽量显露硬膜,以确保减压充分及安全(对于瘢痕粘连者应注意不要损伤硬膜囊)。

腰后路翻修手术方法很多,对于单节段者,通常可采用经关节突入路摘除突出髓核,减压神经根。传统植骨方法采用横突间植骨和椎间融合,目前在施行椎板切除术后或涉及多个减压节段时,多采用椎弓根螺钉或椎板钩内固定的方法,以获得即刻稳定,术后无需使用外固定。

观察植骨块或融合器与上下椎体是否已融合,有无假关节形成。如为 Cage 植骨融合,应注意 Cage 有无外露,Cage 内是否有骨长入。根据术前应评价并结合术中观察,决定是否需要取出植骨块或 Cage。在某些翻修情况下,如植骨块或 Cage 已获牢固融合而临床症状确由相邻节段的继发性退变引起者,则无需取出。未获骨性融合的植骨块较易取出,但应注意轻柔操作,切忌向椎管方向提拉,以防损伤脊髓或神经根。Cage 的取出则十分困难,即使未获牢固骨性融合,其增生的纤维、瘢痕组织仍然坚韧,应充分松解 Cage 周围组织后方能将其完整取出。这需要术者经验丰富,术野暴露充分,操作视野清晰,同时要备有精巧而耐用的手术器械。

六、后路翻修手术的并发症

(一)脑脊液漏

任何翻修手术,显露应从正常硬膜向瘢痕粘连区域,这样可以预防手术医师突然进入硬膜外区域操作而不能发现。如果一旦发现脑脊液漏,则应术中立即进行修补。修补方法同一般手术。

(二)神经功能恶化

腰椎后路翻修手术难度较大,尤其需要扩大减压者,即使手术指征正确,术后仍可能出现神经功能恶化。有学者报道,即使治疗方法妥当,术后症状恶化率也在 4.5%,必须引起高度重视。

(三)内固定或移植骨断裂伴不稳

术中必须仔细操作,使内植入物固定确切,同时充分有效植骨,达到远期融合之目的,以将内固定和植骨失败率降低到最低程度。

七、临床举例

[例1] 图 4-5-4-5-1 L_1 压缩性骨折行后路椎弓根钉内固定,术后出现根性疼痛症状,CT 检查示椎弓根钉进入椎管内,翻修术时取出内固定物,更换椎节侧前方固定(A~G)。

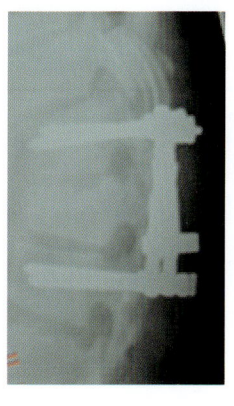
A

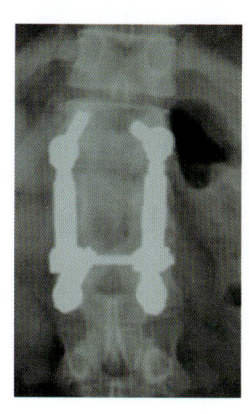
B

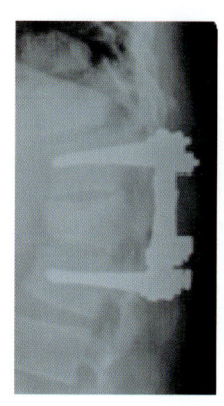
C

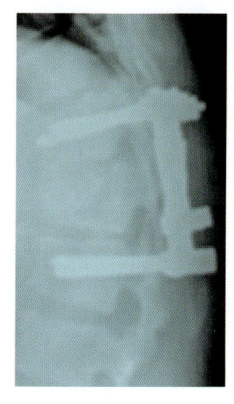
D

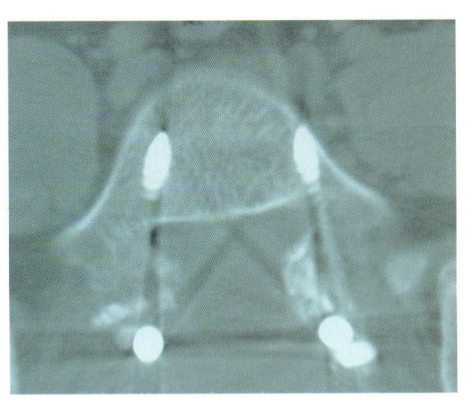
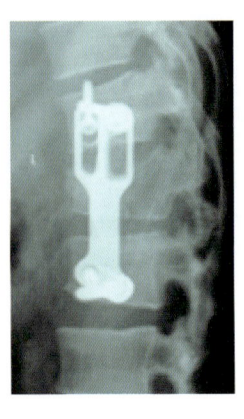
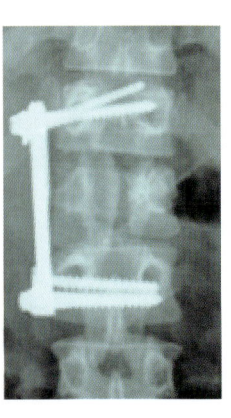

E   F   G

图4-5-4-5-1 临床举例 例1（A~G）
A.B. 第一次术后正侧位片；C.D. 第一次术后伸屈位片；E. 第一次术后CT扫描；
F.G. 拆除椎弓根钉，行椎节侧前方固定，术后正侧位X线片，原症状消失

[例2] 图4-5-4-5-2 女性，53岁，因腰痛伴双下肢间歇性跛行4年，近日加重、伴大小便无力3月入院。术前X线片示L_5双侧峡部裂，向前Ⅰ度滑脱。行腰椎后路减压＋椎间Cage植骨融合术。术后症状无缓解并逐渐加重，行CT及MR检查，发现Cage脱入椎管，致马尾神经受压。半年后二次手术，术中见Cage脱入椎管，周围瘢痕组织粘连，硬膜囊受压。行扩大减压，小心取出融合器，更换大一型号的Cage，并以椎弓根螺钉固定，锁紧螺钉前两连接棒轻度加压，卡紧融合器并恢复腰椎前凸。二次术后3月症状缓解（A~I）。

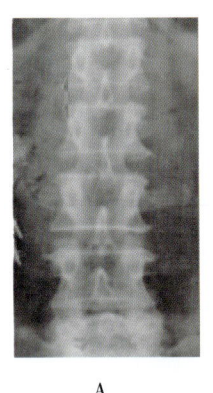
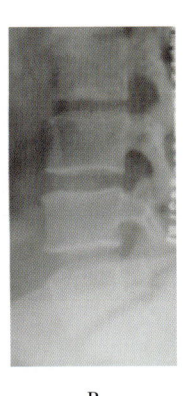
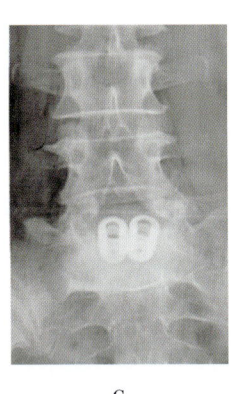
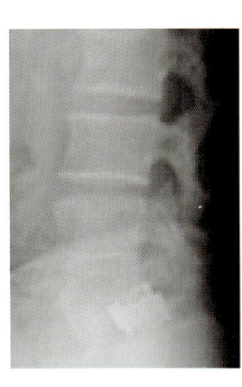

A   B   C   D

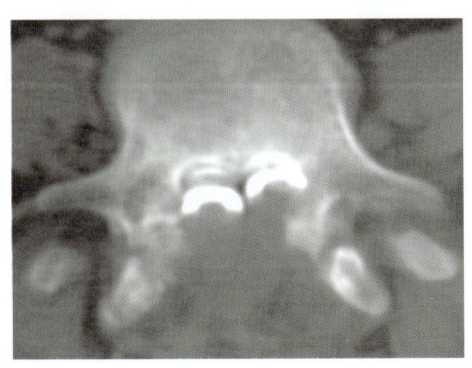

E   F

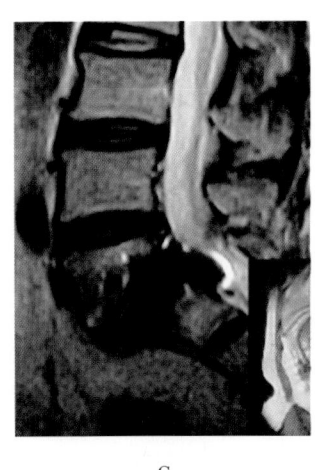 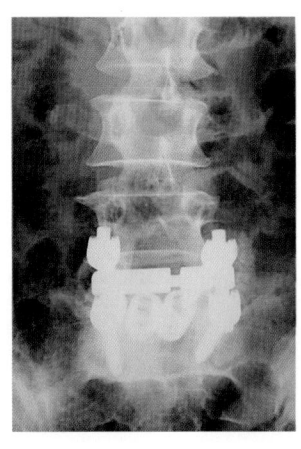 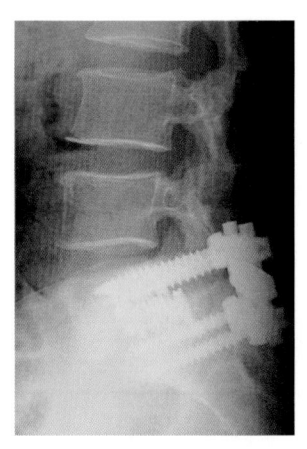

图4-5-4-5-2 临床举例 例2（A~I）

A.B. 第一次手术前正侧位X线；C.D. 第一次术后正侧位X线片；E.F. 第一次术后CT矢状位及横断面片；
G. 第一次术后MR矢状位T_1加权像；H.I. 第二次术后正侧位X线片

[例3] 图4-5-4-5-3 男性，43岁，因腰背部酸痛3年，诊断为L_5~S_1滑脱症行腰椎后路复位及内固定术。术后患者出现右下肢疼痛，经激素脱水等治疗略见好转，3月后行CT扫描发现右侧L_5螺钉进入椎管。因患者椎板间植骨已基本融合，再次手术时取出椎弓根螺钉，见L_5~S_1间隙稳定性尚可，术后症状消除（A~E）。

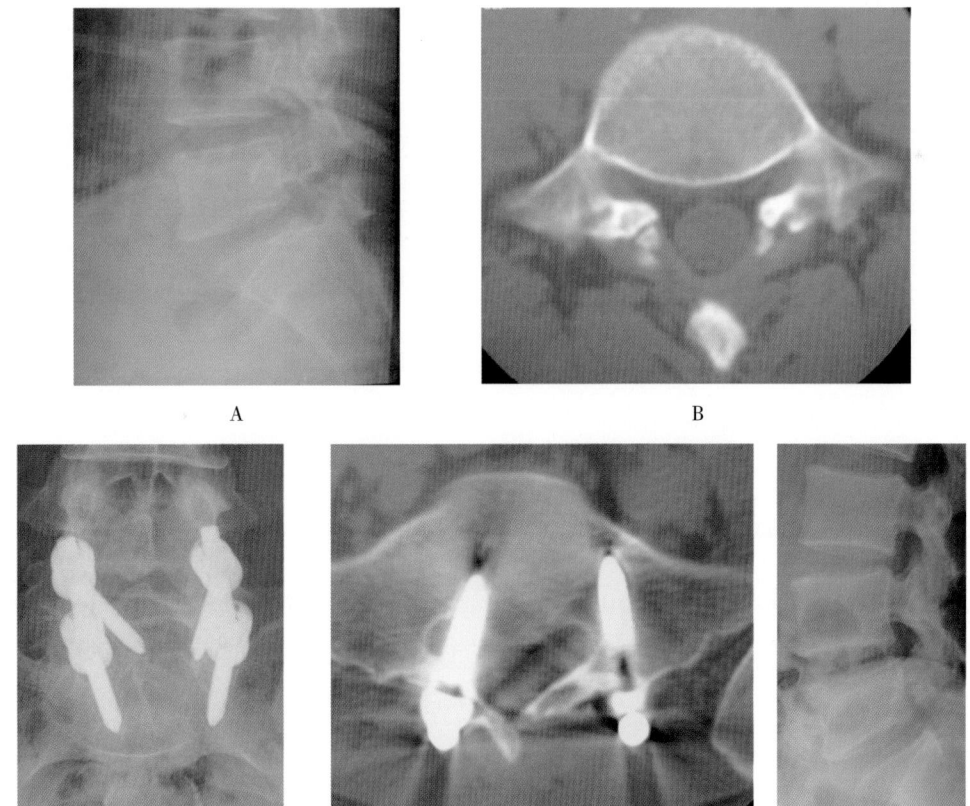

图4-5-4-5-3 临床举例 例3（A~E）

A. X线片显示L_5~S_1轻度滑移，L_5椎弓根峡部断裂；B. CT扫描水平位片显示椎管内未见明显占位；C.D. 行椎弓根螺钉固定，术后CT片显示L_5椎弓根螺钉偏内，并进入椎管；E. 二次手术取出内固定（术后片显示植骨已融合）

[例4] 图4-5-4-5-4 女性,43岁,因腰痛伴双下肢疼痛就诊,经影像学检查诊断为 L_5 椎弓峡部断裂。首次手术行减压、椎弓根螺钉内固定术,术后患者症状改善满意;但7年后再次出现腰痛及双下肢跛行症状并逐渐加重,术后X线片显示 L_5 再次滑移,连接棒断裂。再次手术更换内固定并行椎体间Cage融合术(A~G)。

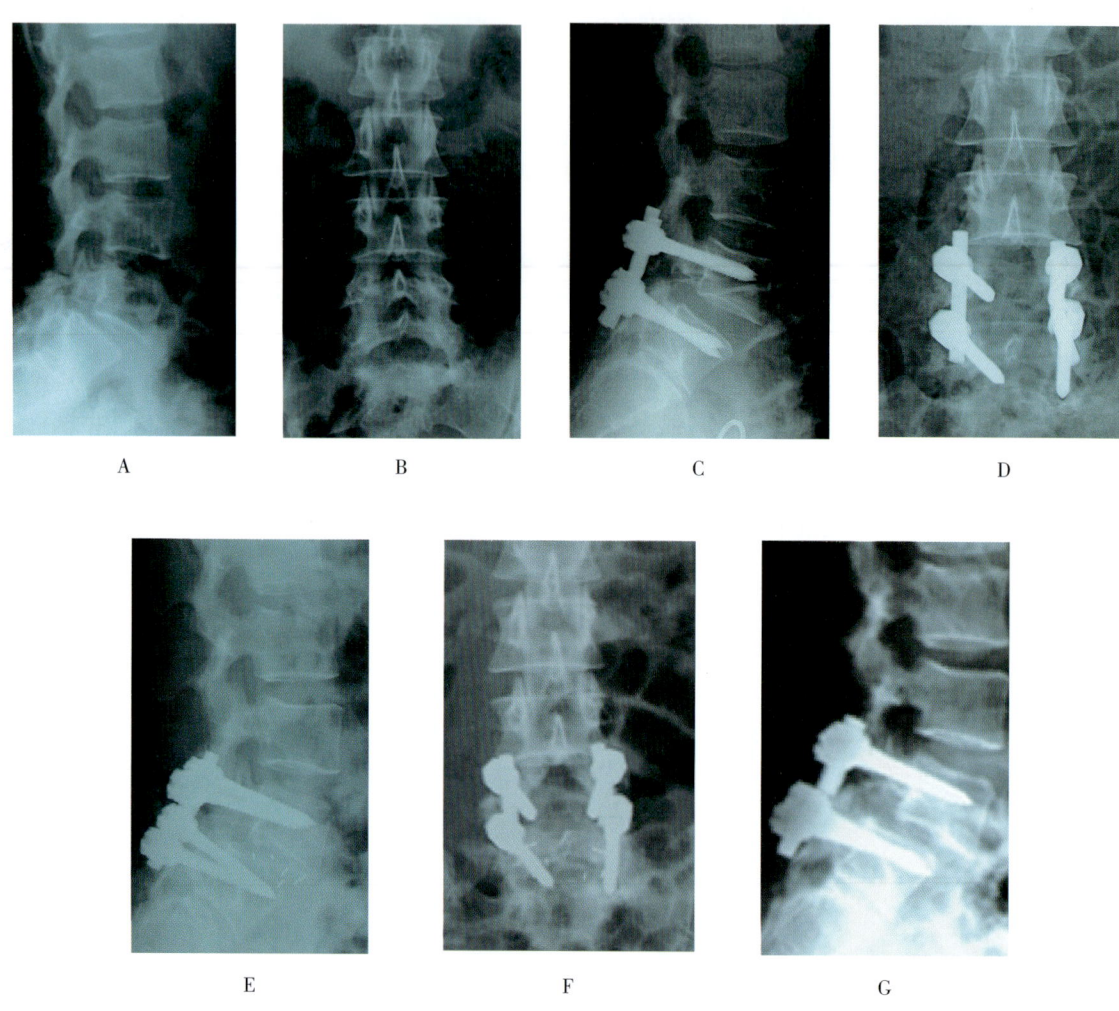

图4-5-4-5-4 临床举例 例4(A~G)
A.B.第一次术前X线正侧位片;C.D.第一次术后X线正侧位片示滑脱复位;
E.第二次术前X线侧位片示连接棒断裂,滑脱进一步加重;F.G.第二次术后X线正侧位片

[例5] 图4-5-4-5-5 女性,50岁,因"腰椎滑脱症术后腰背部酸痛10年,加重伴间隙性跛性4年"而入院。缘于10年前无明显原因出现腰背部酸痛,在当地医院拍片示 L_3~L_4、L_4~L_5 滑脱症,予以后路减压,自体髂骨植骨融合,国产Steffee钢板螺钉内固定术。术后1年取出内固定,腰背部酸痛症状有所缓解。近4年来,腰背部酸痛逐渐加重,并出现间歇性跛行,X线示 L_3~L_4、L_4~L_5 滑脱明显加重,腰椎呈后凸畸形,因而再次入院行翻修手术。术中见右 L_4 椎弓根断裂,予以重新减压,暴露椎弓根,解除神经根压迫,L_3~S_1 椎弓根螺钉固定,基本恢复腰椎力线。减压后用大量骨粒植于双侧横突间(A~E)。

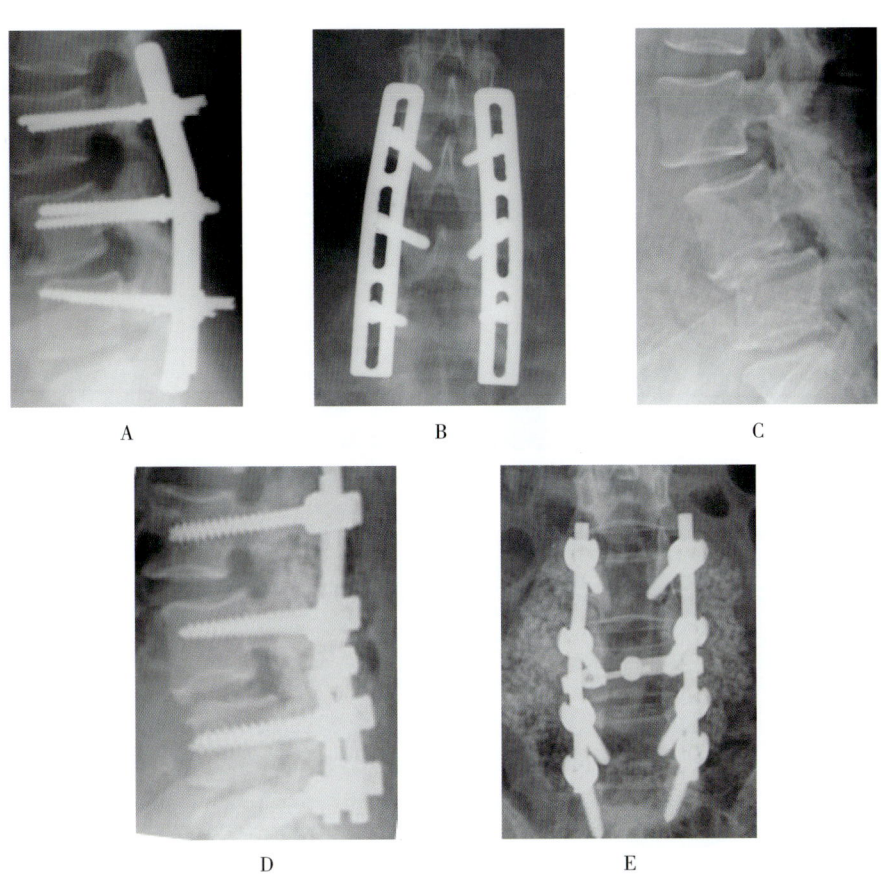

图4-5-4-5-5 临床举例 例5（A~E）
A.B.第一次术后正侧位片；C.第二次手术取出内固定后侧位片；
D.E.第三次手术行长节段椎弓根螺钉固定+横突间植骨融合术

[例6] 图4-5-4-5-6 女性,52岁,因"腰椎滑脱症术后9年,腰痛伴左下肢酸胀疼痛、间歇性跛性半年"而入院。患者于9年前无明显原因出现左下肢放射痛,弯腰受限,不能搬重物,在当地医院CT检查示L_4~L_5滑脱症,予以前路经腹膜外L_4~L_5椎间自体髂骨植骨融合术,术后卧床3月后下地活动,无腰腿酸痛、麻木症状。近半年来,患者行走后感觉腰部酸痛逐渐加重,并出现左下肢疼痛、麻木。X线示L_4~L_5滑脱明显加重、椎间隙变窄,腰椎MR示L_4~L_5椎管狭窄。因而再次入院行翻修手术,行后路椎弓根螺钉复位、减压、固定椎间融合术。术后患者症状改善明显（A~I）。

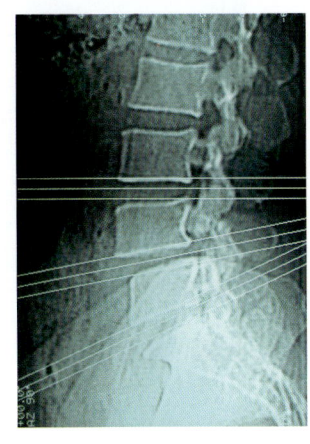
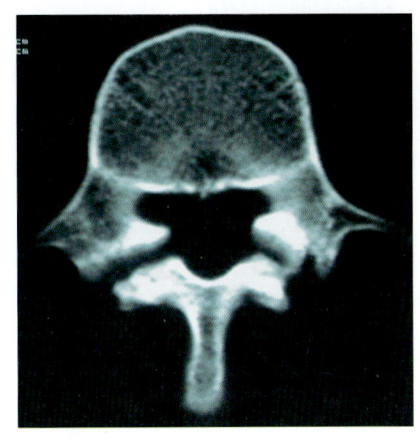
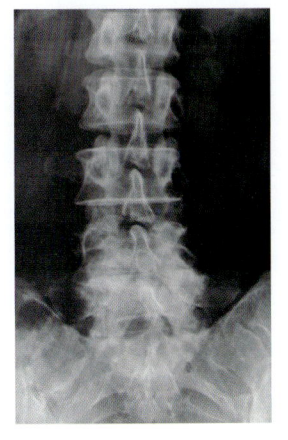

A　　　　　　　　　　B　　　　　　　　　C

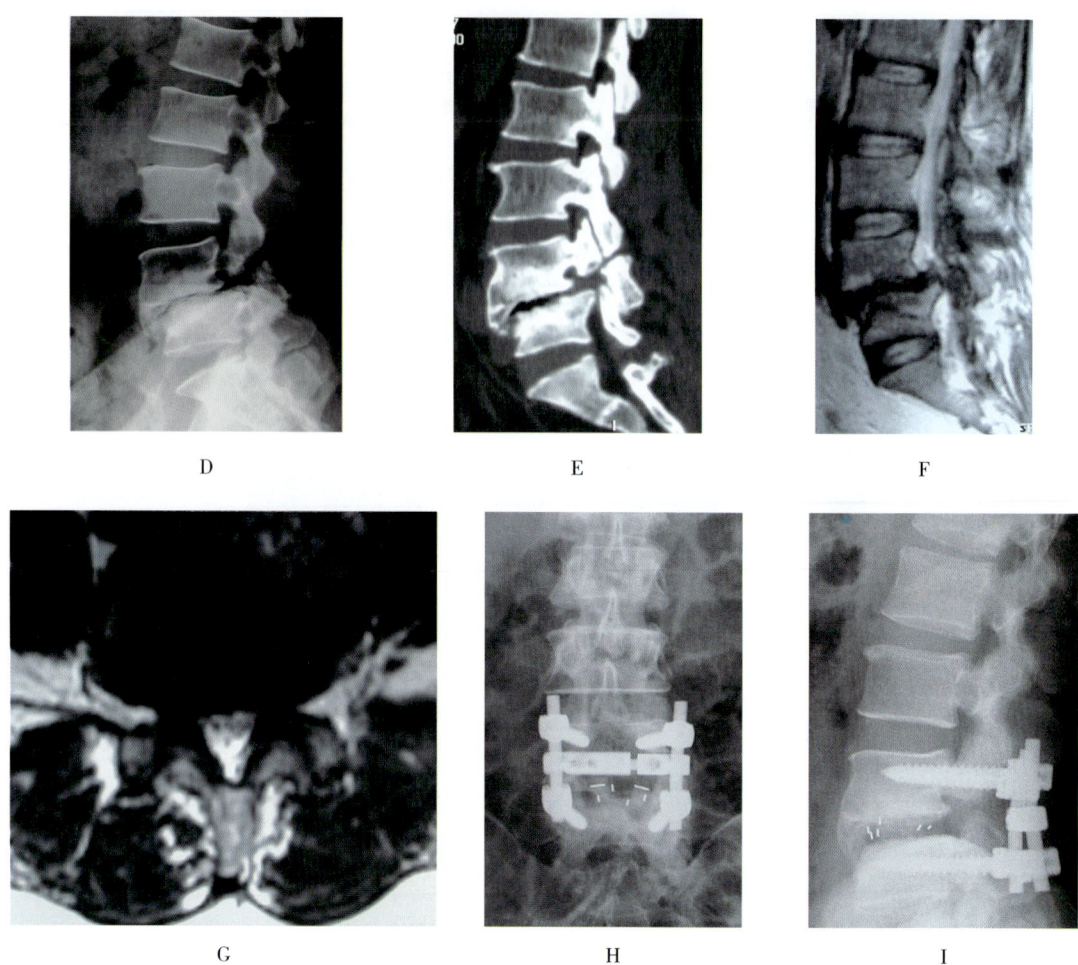

图4-5-4-5-6 临床举例 例6（A~I）

A. 初次手术前腰椎CT定位片示L_4~L_5轻度滑脱；B. 腰椎CT示L_4双侧峡部裂；C.D. 翻修术前腰椎正侧位片；E. 翻修术前腰椎CT三维重建示L_4~L_5椎间隙变窄，椎间植骨失败，L_4双侧峡部裂；F.G. 翻修术前腰椎MR矢状位及水平位片；H.I. 翻修术后腰椎正侧位片

[例7] 图4-5-4-5-7 女性，38岁，L_5~S_1滑脱术后断棒再次行翻修术（A~J）。

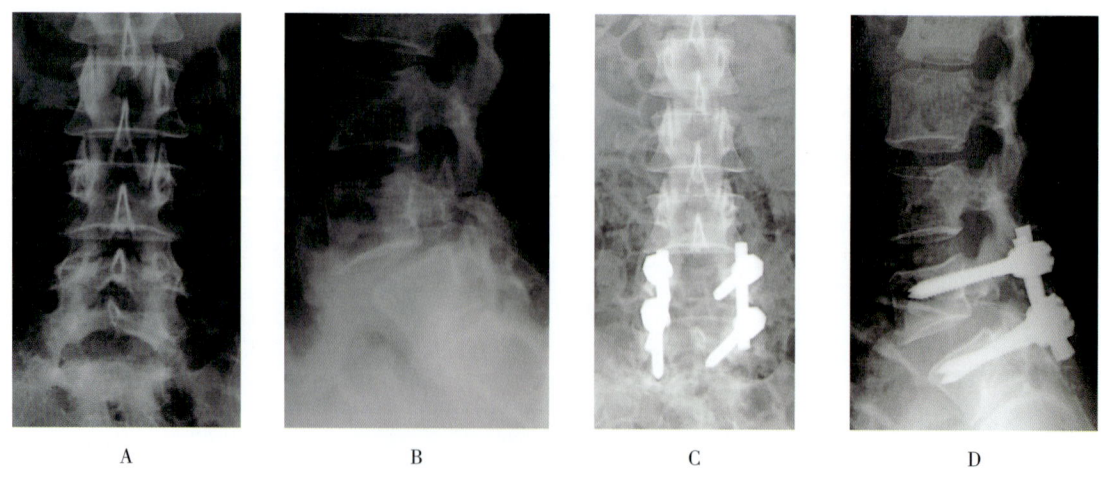

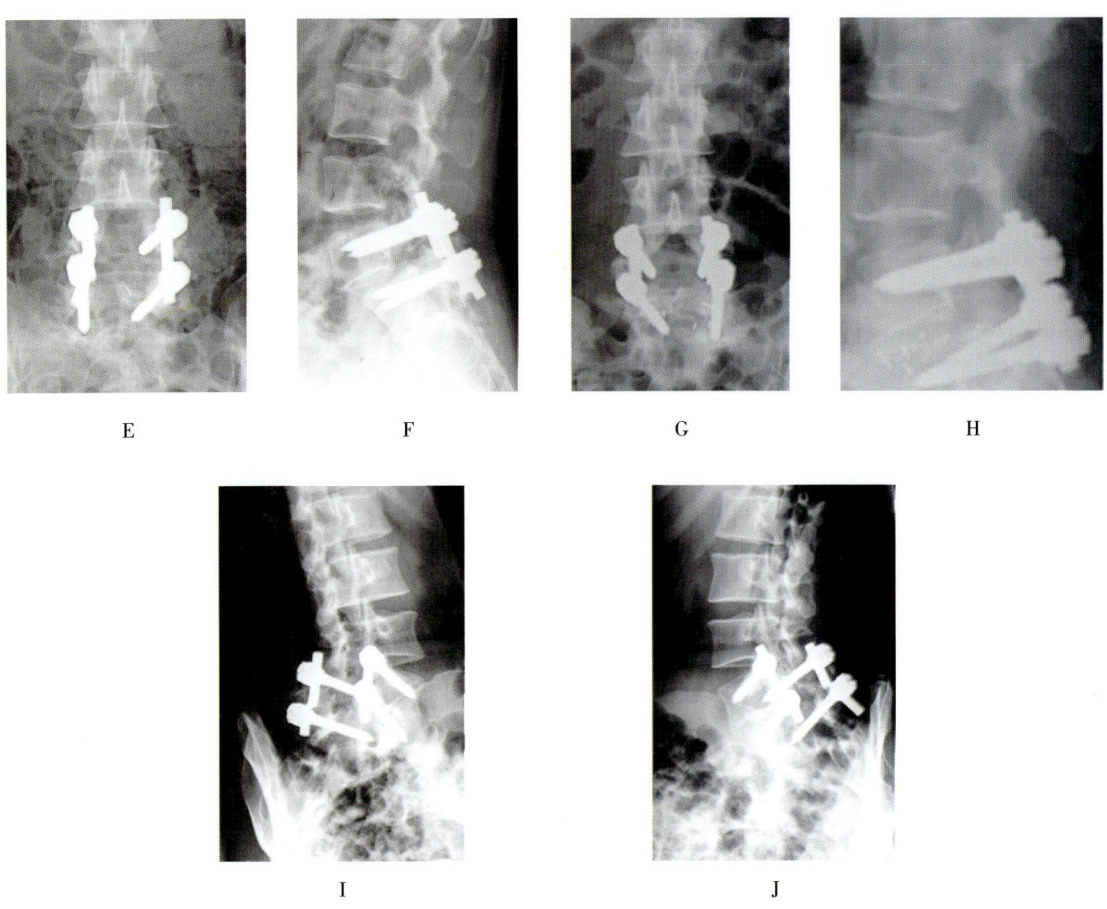

图4-5-4-5-7 临床举例 例7（A~J）
A.B. 第一次术前正侧位X线片；C.D. 首次开放复位固定后，显示复位满意；
E.F. 一年后发现连接棒从下方断裂，L_5向前滑移；G~J. 再次手术，更换内固定后正侧位及左右斜位X线片

（赵 杰　陈德玉　袁 文　倪 斌　谢幼专　赵 鑫　赵长青　杨建伟　李 华　赵定麟）

参 考 文 献

1. 陈志明, 赵杰, 金根洋等. 复发性腰椎间盘突出症的手术治疗[J]. 中华外科杂志, 2007, 45（16）
2. 陈志明, 赵杰, 连小峰等. 复发性腰椎间盘突出症的影像学分析及临床意义[J]. 中国脊柱脊髓杂志, 007, 17（1）
3. 倪斌. 钛网在脊柱外科的应用及钛网下陷的诊治, 脊柱外科杂志 2008年6卷6期
4. 饶书诚, 宋跃明. 脊柱外科手术学（第三版）. 北京：人民卫生出版社, 2006
5. 赵定麟. 现代骨科学. 北京：科学出版社, 2004
6. 赵定麟. 现代脊柱外科学. 上海：上海世界图书出版公司, 2006
7. 宗军, 吴建新, 叶晓健等. 经椎间孔椎间融合术治疗腰椎间盘再突出[J]. 脊柱外科杂志, 2009, 07（2）
8. Bostan B, Esenkaya I, Gunes T.[A biomechanical comparison of polymethylmethacrylate-reinforced and expansive pedicle screws in pedicle-screw revisions]Acta Orthop Traumatol Turc. 2009 May-Jul;43（3）：272-6.
9. Chen Z, Zhao J, Xu H, Liu A, Yuan J, Wang C. Technical factors related to the incidence of adjacent superior segment facet joint violation after transpedicular instrumentation in the

lumbar spine. Eur Spine J. 2008;17（11）: 1476-80.
10. Gahr P, Tschöke SK, Haschtmann D, Heyde CE.Multiple revisions of a L2 burst fracture in a suicide jumper: a retrospective analysis of what went wrong.Eur Spine J. 2009 Jul; 18（7）:927-34; discussion 935-7.
11. Jun Shu, Wei-Qiang Li, Bo Pu,etal.Treatment of severe degenerative scoliosis with combined anterior and posterior operation. SICOT Shanghai Congress 2007
12. Lattig F.Bone cement augmentation in the prevention of adjacent segment failure after multilevel adult deformity fusion.J Spinal Disord Tech. 2009 Aug; 22（6）: 439-43.
13. Lee SH, Kang BU, Jeon SH, Park JD, Maeng DH, Choi YG, Choi WC. Revision surgery of the lumbar spine: anterior lumbar interbody fusion followed by percutaneous pedicle screw fixation. J Neurosurg Spine. 2006 Sep; 5（3）: 228-33.
14. Nian-Yu Wan, Qing-Lei Xu, Yan-Hu Gong.The reason analysis of revision operation for lumbar disc herniation resection. SICOT Shanghai Congress 2007
15. Ploumis A, Wu C, Mehbod A, Fischer G, Faundez A, Wu W, Transfeldt E. Revision of transforaminal lumbar interbody fusion using anterior lumbar interbody fusion: a biomechanical study in nonosteoporotic bone. J Neurosurg Spine. 2010 Jan;12（1）: 82-7.
16. Selznick LA, Shamji MF, Isaacs RE. Minimally invasive interbody fusion for revision lumbar surgery: technical feasibility and safety. J Spinal Disord Tech. 2009 May;22（3）: 207-13.
17. Waits C, Burton D, McIff T.Cement augmentation of pedicle screw fixation using novel cannulated cement insertion device.Spine（Phila Pa 1976）. 2009 Jun 15; 34（14）: E478-83.

第五章　脊柱脊髓手术术中与术后各种反应和并发症及其防治

在老龄化社会中,脊柱脊髓疾患在上升,成为重大社会问题,颈椎病致脊髓受压,在美国65岁以上的普通人口中占26%。成长性椎管狭窄在日本普通人口中占11.8%,后纵韧带骨化为3.2%。腰椎中无症状人口(60岁以上)的21%有狭窄,36%有髓核突出,对狭窄病的手术按每年11.5/10万人口在增长。

正确选择适应证并安全手术可确实改善运动功能和步行,患者多能达到疼痛消失,相反,令人担心的并发症如四肢瘫,会造成神经与骨骼、肌肉系统长期的功能障碍,不仅给患者造成最大的痛苦,而且社会影响也大。从宏观医疗经济观点来看,产生1例四肢瘫,治疗费、护理费等所造成的经济损失会给家庭、社会造成极大的负担,因此承担脊柱脊髓手术的骨科、神经外科医师,必须有这种危急意识。日本对过去8年手术登记中经统计已达9000例各种类型的并发症,为此对手术并发症必须提高警惕,防止万一,以预防为主,尽量杜绝和减少并发症的发生。

第一节　颈椎手术后常见的咽喉部水肿、出血和声音嘶哑及其预防

脊髓和脊柱疾病的大部分手术可以说实际上是功能性手术,不应该在术后引起新的神经症状。现就具有代表性的颈椎手术时术中容易出现的潜在危险(或易犯的错误)为中心,说明应该如何注意避免损伤脊髓和神经根。

一、颈椎病颈前路减压固定术

颈椎病是日常最多见的疾病之一,其外科治疗大致分为经前路减压固定术和经后路减压术两种,其中以前路施术较多。

颈前路手术时取仰卧位,在肩下放入枕头,使颈部呈轻度后伸位进行手术,但要注意过度后伸将加重对脊髓的压迫。皮肤切开主张沿右胸锁乳突肌前缘做斜切开。在接近椎体时最应注意的是不可引起喉返神经的麻痹。喉返神经在胸腔内始自迷走神经,右侧者在锁骨下动脉之前,左侧者在主动脉弓之前彼此分开,分别通过各自的动脉下方而转向后方,两者均沿食管与气管之间的沟而上行,通过咽下缩肌下缘的深层在环甲关节的紧后方进入喉头(图4-5-5-1-1)。因此,不必要地暴露颈内动脉的周围,或者从肩胛舌骨肌的下方去接近椎体等,这些都能成为引起声音嘶哑的原因。还有,在暴露椎体时牵开器的锐缘伤及食管等也是非常危险的,必须严加注意。用锐匙或髓核钳在目视下将椎间盘切除2/3左右,再在显微

镜下清理椎间盘和切除骨刺。切除骨刺时可用气钻（钢钻头或金刚钻头）及锐匙慎重而充分地刮除到侧方（图4-5-5-1-2）。此时，必须注意防止因钻的摩擦生热或压迫而损伤神经根。用气钻切削时要留下骨刺的最后一层骨皮质，用薄刃锐匙刮除最后的薄骨皮质是较为安全的方法。锐匙可根据需要使用各种不同大小的直形、微弯形和弯形等，通常可使用10余种不同类型的锐匙。

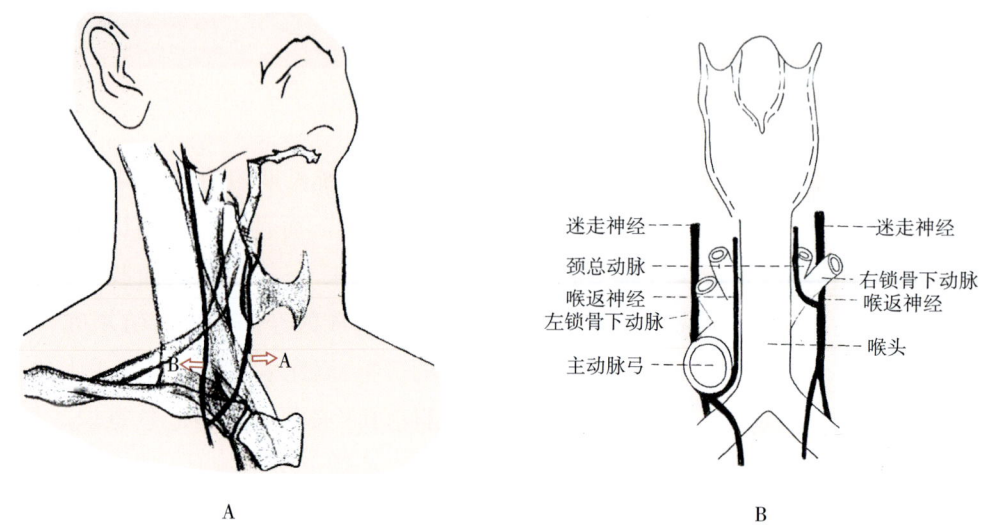

图4-5-5-1-1　喉返神经走行及周围解剖示意图（A、B）
A.大体解剖，注：A.喉返神经，B.迷走神经；B.周边关系

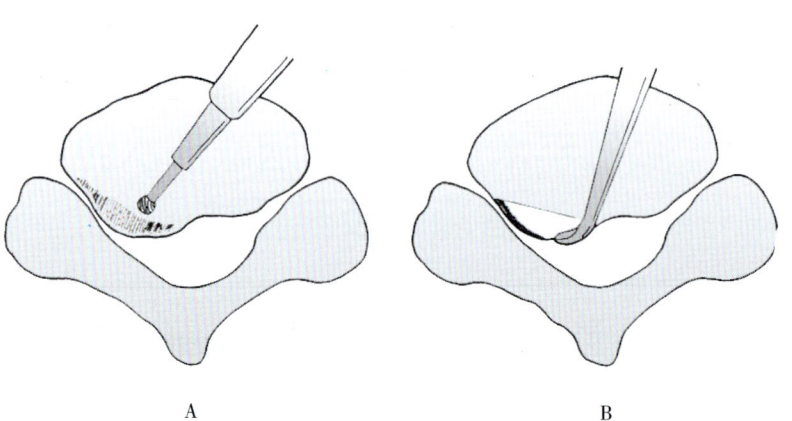

图4-5-5-1-2　前路磨钻削骨减压式示意图（A、B）
A.用磨钻削薄骨刺；B.用锐刮匙将骨刺刮除最后薄层

二、伴椎管狭窄之颈椎病则行颈后路减压术

一般行椎弓切除术和椎管扩大术，都采取俯卧位，在中间位（直位）或稍呈前屈位下做正中切开。通常是用整块的、广范围的椎板切除术切除椎弓，椎管扩张术是使用后路开窗式的扩大性椎板成形术。在暴露棘突和椎弓之后，用棘突剪刀剪掉棘突，然后用钢钻或金刚石钻钻椎弓的正中间，露出黄韧带。用钻将两侧椎间关节同时钻薄之后，用锐匙同时向左右两侧做钝性推开以扩大椎弓。拉开的椎弓固定在肌肉上，但为了促进骨的融合，此时可将剪下的棘突作为植骨之用（图4-5-5-1-3）。

经后路减压的原则是绝对避免在术中操作时对硬膜施加压迫。要充分注意不可使Lexell钳、

Glisson 钳及气钻等触碰到硬膜。为了丝毫不损伤脊髓，在钻之前要静注甘露醇 300ml 和甲基强的松龙 250mg。在经后路减压时还有一个必须注意事项，就是脊髓减压后向后方移动，使神经根受到牵拉而栓系或者向残存的椎间关节骨缘的接触。因此，一定要在由术前 CT 判定骨刺最显著的部位做椎间孔扩大术（图 4-5-5-1-4）。椎弓切除或椎管扩大术完成后出现硬膜搏动时，说明脊髓减压已经成功。如硬膜搏动不充分，应补做上位及下位椎弓的切除。

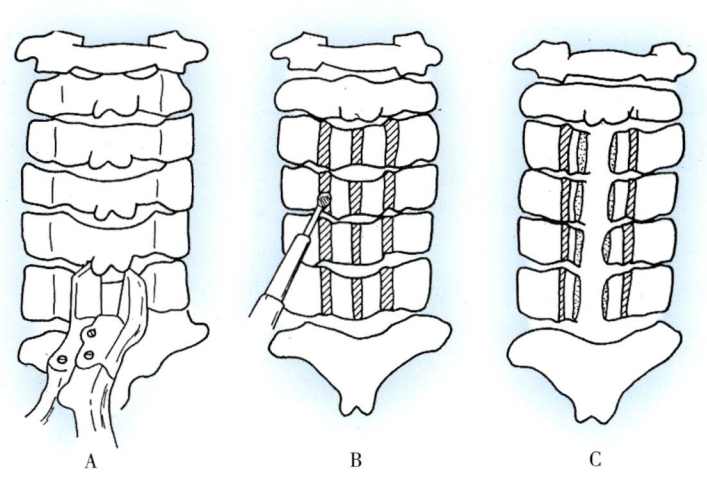

图4-5-5-1-3　椎管扩大术示意图（A~C）
颈椎病时的椎管扩大术：A. 用棘突剪切除棘突；B. 在椎弓正中及两侧椎间关节内侧用钻做沟槽；C. 将椎弓向两侧拉开，固定于肌肉

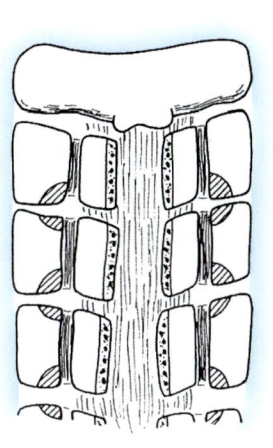

图4-5-5-1-4　切除骨刺示意图
用磨钻切削骨刺突出部位的上下椎间关节示意图

三、后纵韧带骨化

一般多以直接切除病灶为第一目标，所以尽可能做经前路进入的减压术。在到达椎体前面过程中的注意事项与颈椎病中所述相同。在充分暴露出拟手术的椎体的椎体前面之后。用正方形钻（四角形钻，Square burr）切削椎体。切削幅度要大，最低应为 15mm，切削方向不可偏于左右任何一方。此手术时也要常规使用甘露醇和甲基强的松龙静注。在切削椎体后露出骨化灶的同时，可自侧方的椎内静脉丛或后纵韧带出血，可用双极电凝、明胶海绵（gelfoam）和止血海绵（avidin）等止血。用钻将骨化灶尽量切削菲薄之后，再用锐匙或微型 Glisson 钳一边将其自硬膜剥离，一边切除之（图 4-5-5-1-5）。骨化灶与硬膜有粘连时能引起硬膜破裂，但蛛网膜如未损伤则问题不大。损伤蛛网膜时可用明胶海绵、肌膜和纤维蛋白凝胶等封闭蛛网膜损伤部以防形成脑脊液漏。在骨缺损部插入移植骨以结束手术。后纵韧带骨化的手术时间较长，有时发生气管肿胀，因此术后拔管要慎重。有时也用鼻导管观察经过，术后第二天拔掉。螺旋导管过硬，易引起气管肿胀，不宜使用。

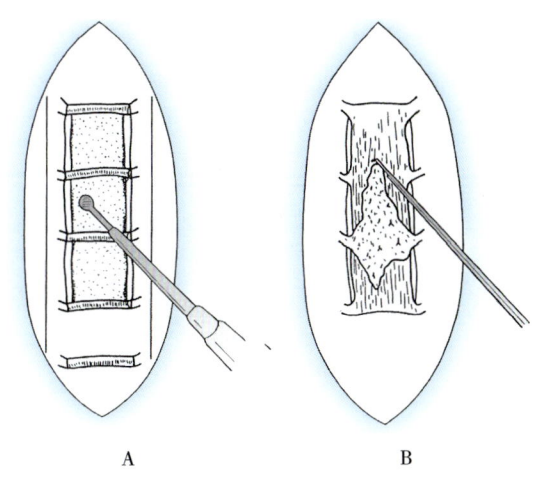

图4-5-5-1-5　后纵韧带骨化切除术（A、B）
后纵韧带骨化灶切除术：A. 用磨钻切削；
B. 用Glission钳剥离残留致压骨

四、寰枢椎脱位

寰枢椎脱位有先天性、外伤性和风湿性等各种原因,其外科治疗分为经前路和经后路的两种手术入路,但无论哪种术式,都要注意不可采取过度的伸展位和前屈位施行插管。

经后路进入时取俯卧位,此时如取前屈位有损伤脑干和高位颈髓的可能,因此列为禁忌。中间位(直位)和轻后屈位最为合适,以X线确定此位置后进行手术。经后路固定术时必须注意的是椎板下穿过不锈钢钢丝的操作。此操作的关键是用锐匙剥离椎板下的黄韧带,将钢丝折成两根的袢(loop),再适当地折弯后通过椎板下(图4-5-5-1-6)。最近已有现成的折为两根的钢丝,用起来很方便。漫不经心的操作有时着力于硬膜,从而有压迫和损伤脊髓的可能,必须小心施术。

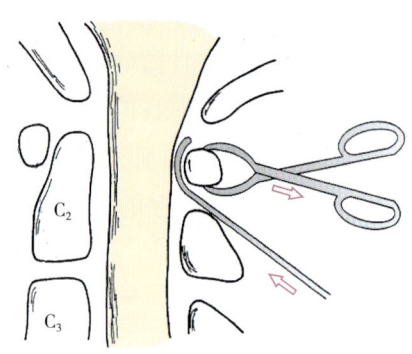

图4-5-5-1-6　导入钢丝示意图

寰枢椎半脱位的后路固定法,在椎板下穿钢丝时,关键是先用锐匙剥离椎板下黄韧带,将钢丝适当折弯穿过椎板下方

经前路进入时,纵切咽后壁,剥离黏膜下层和肌膜后就暴露出寰椎前弓,枕骨大孔前缘乃至C_2椎体。用气钻切除齿突时,要将骨皮质均匀地薄薄地留下一层,然后用微型Glisson钳和薄刃的锐匙等细心地将此薄层切除。

第二节　颈椎前路手术并发食管损伤

一、食管损伤的基本概念

颈椎前路手术的适应证范围较广,包括颈椎外伤骨折脱位、颈椎病、颈椎后纵韧带骨化、颈椎间盘突出等,由于颈部解剖上存有很多对维持生命不可缺少的血管及神经,因此前路手术时有许多不可损伤的组织,要求术者要有充分的解剖学基础,颈椎前路手术并发症较多(表4-5-5-2-1),术前即要对可能发生的并发症有充分的认识并注意防止。前路手术食管损伤(食管瘘)的发生率为0.25%~0.7%,一旦发生则无法经口进食,由瘘导致植骨及内置物感染,致使手术失败。

表4-5-5-2-1　颈椎前路手术常见的并发症

不严重的并发症	严重的并发症
咽头痛	颈动脉,颈静脉,椎动脉损伤
声音嘶哑	食管损伤,气管损伤,气胸,胸导管损伤
咽下困难	喉返神经损伤,脊髓损伤,神经根损伤
取骨部血肿	血肿,脑脊液漏,手术创感染,髓膜炎,椎间盘炎
	植骨片脱落,植骨片骨折,颈椎变形
	Horner综合征,金属内置物不适合
	假关节,取骨部痛,股外侧皮神经痛,外固定器引起的并发症

注:颈椎前路手术并发症如Zeidman所述,由数日至数周自然消失的不严重并发症及严重的并发症两类,而Graham则分为术中并发症、术后并发症及Halo架引起的并发症,也有按软组织、神经组织、骨组织并发症分类的。

二、常见的致伤原因

食管损伤常见的原因有以下 5 种：
1. 骨折片、骨嵴、脱位椎体直接挫裂损伤；
2. 椎体分离移位致前纵韧带撕裂，使食管后壁伸展过度或被夹住；
3. 气管内插管及经鼻胃管插入时损伤；
4. 手术操作中损伤；
5. 植骨边缘，金属内置物钢板螺钉松动而逐渐引起的损伤。

三、发生机制

Newhouse 等统计，损伤约有半数于术中发现，另一半于术后数日至数月方能明确，手术器械引起者为 1/3，但几乎均为医源性所致。术中使用的气钻或 Cloward 有齿牵开器，可引起损伤，特别是食管周围软组织粘连的剥离，损伤食管的危险性最大，一旦发现，术中应立即修补，有可能安然无事，否则延迟诊断的病例则治疗困难，常引起某种病态，亦有引起脓毒血症、脑脊膜炎、纵隔炎而致死者。

四、防治措施

（一）术中应加强预防措施、尽早发现

预防食管损伤要特别慎重地选择手术器械及细心地操作，特别是对牵开器的使用要特别小心，避免对气管、食管的长时间压迫及牵拉，对于大的后纵韧带骨化多椎体切除以及脊髓型颈椎病多椎体减压植骨内固定术时，要避免对食管的强力压迫或牵拉。如术中有损伤可能性时，要注意观察，以便早期发现。如有损伤应立即修复，不再植骨或放置内置物。上部食管壁薄，修复困难，要请专科医师支援，至修复部愈前要留置经鼻胃管，进行经胃管营养及静脉滴注高营养液，给予抗生素。

（二）术后一旦发现即应积极处理

术后数周至数月方发现者，治疗更加困难，诊断要行食管造影及瘘道造影，如原因为植骨或内置物时要尽早除掉。

当炎症被控制后，身体状态较好时进行食管重建及瘘道闭锁，需要前方固定者要考虑带血管蒂的自体骨移植。食管损伤虽属少见的并发症，但治疗困难，术中、术后均要铭记发生此种并发症可能，可疑食管损伤时要积极早期诊断及早期治疗。

五、食管瘘的锁骨骨膜及胸锁乳突肌肌瓣修补术

（一）适应证及时期

发生食管瘘主要有两个原因，其各自发生的时期有所不同。

1. **早期食管瘘**　术中发生咽、食管损伤，几乎均由拉钩所致，术中发现可直接缝合闭锁，为此，在手术结束时要仔细观察有无食管瘘，如有可疑，可从口腔注入甲蓝确认有无存在。

术后 24h 内发现（有在术后次日行食管造影时发现）时，若瘘道小可用禁食、局部压迫、使用抗生素等待其闭合。如由食管造影从瘘道处有造影剂明确向周围扩散时，必须手术治疗。此时由术中所见，判定是一次缝合还是用肌瓣覆盖。

术后 24h 以上发现食管瘘时，周围组织多已脆弱，仅直接缝合多不能闭合，此时应采用血流丰富的肌瓣覆盖瘘孔闭锁法。

2. **迟发性食管瘘**　植入骨片脱落前移，钢板及螺丝钉突出慢性压迫咽、食管一段时间后发生食管瘘，也有的患者术后从床上跌落，使植骨片扭曲移动而产生的，因此术中注意钢板螺丝钉不可突出，并用头长肌将其覆盖，术中及术后定期检查骨片亦很重要。一旦发生瘘孔，由于慢性刺激及瘘孔炎症使其周围组织变得更加脆弱，一期缝合是不可能的，要用血流好的肌瓣来闭合，此

时采取肌肉放入突出部与食管之间，既达到充填瘘道，又起到了保护垫的作用。

（二）器械准备

剥离锁骨骨膜器械及甲状腺手术器械。

（三）手术方法

此骨膜肌瓣手术原本用于咽喉及气管损伤闭锁，由 Friedman、Tovie 和 Gittot 等报道，此法较单纯胸锁乳突肌肌瓣优越，因有坚固的结缔组织骨膜，能很好地充填并闭合瘘道。

首先显露瘘道存在侧的胸锁乳突肌，然后尽可能在前下端（头侧为12点，大致为4点）水平切开胸锁乳突肌锁骨部的锁骨骨膜，从锁骨上剥离（图4-5-5-2-1）。此时内侧不露出胸锁关节，外侧到该肌锁骨部的外侧端，沿锁骨剥离骨膜到锁骨的内侧，在紧靠下限（约7点位）水平切断骨膜，注意勿伤其下面静脉。

锁骨骨膜沿锁骨剥离至锁骨头内侧，提起肌瓣可抵达瘘孔部时，上提该肌瓣的锁骨头，使肌瓣穿过胸骨头的内侧并到达瘘孔部，用锁骨骨膜覆盖瘘孔部，以可吸收缝线先将骨膜与瘘孔周边缝合，进而使骨膜与食管间无空隙而将骨膜外缘缝于食管（图4-5-5-2-2）。此时从口腔注入甲蓝，确认从瘘口部无漏出。为术后管理，在缝合肌瓣前，预先经鼻插入留置胃管。用生理盐水冲洗创部，留置持续吸引，闭合手术创。一周后用水溶性造影剂行食管造影，确认瘘道闭合，则开始经口摄入流汁。

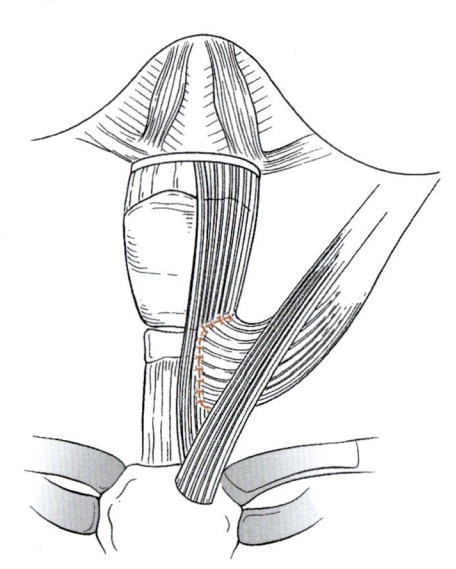

图4-5-5-2-2　修补食道瘘术式之二示意图
锁骨骨膜及胸锁乳突肌瓣将食道瘘闭锁；食道瘘部用骨膜缝合，其外侧周围组织在骨膜的边缘缝合

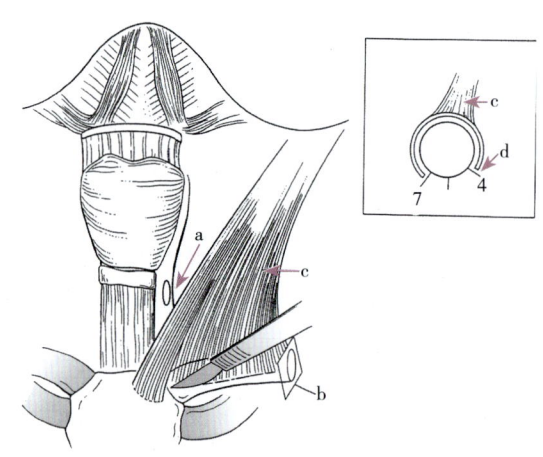

图4-5-5-2-1　修补食道瘘术式之一示意图
锁骨骨膜及胸锁乳突肌肌瓣 a.食管；b.锁骨；c.胸锁乳突肌；d.骨膜切开起止点；7点处；4点处

因假牙致食管穿孔的病例曾用两侧肌瓣治愈，在浸润到气管的甲状腺癌合并气管切除时，采用此法亦获得满意的结果。在进行这一手术时能与耳鼻喉科、头颈外科，共同协商为最佳，总之，预防及早期发现最为重要。

第三节 脊椎手术后脑脊液漏及其治疗

一、概述

1950年Winkler等报道了腰椎椎弓切除术后的两例假性脑脊膜膨出，Pagni等认为本病作为术后的并发症并不少见，而称之为假性脑脊膜膨出（meningocele spurius）。Miller等则称之为外科手术后脑脊膜假性囊肿（post surgical meningeal pseudocysts），并且指出腰椎椎弓切除术后，如果并发假性脑脊膜膨出，则腰痛得不到改善且出现头痛，因此术中如出现脑脊液的漏出，就应仔细地封闭硬膜来预防假性脑脊膜膨出的发生。脑脊液漏（CSF-fistula）是在脊髓的蛛网膜下腔与硬膜外腔、肌层和皮下组织之间产生通道，并在这些腔内有脑脊液积留（图4-5-5-3-1），从而引起占位病变效应（mass effect），或者皮肤缝口裂开，漏出脑脊液，一旦感染就很可能并发致命性的脑脊髓膜炎的这一严重并发症。

二、发生率

Eismont等报道在220例脊椎手术后有5例（2.3%）发生脑脊液漏需要做第二次手术。Kato等在过去10年中做了脊椎脊髓手术323例，其中有5例（1.5%）因发生脑脊液漏而需要做第二次手术，都是并发于经后路入路的手术患者（表4-5-5-3-1）。其中，在术中做硬膜切开的共41例，发生术后脑脊液漏的为2例（4.9%），这是Chiari畸形和脊髓空洞症患者，术后自硬膜缝合处漏出脑脊液。有282例虽然未做硬膜切开，但术后也有3例（1.1%）发生了脑脊液漏，这3例都是由于钻（drill）损伤了硬膜而发生的。这5例经第二次打开手术创口，在目视下封闭漏口而治愈。

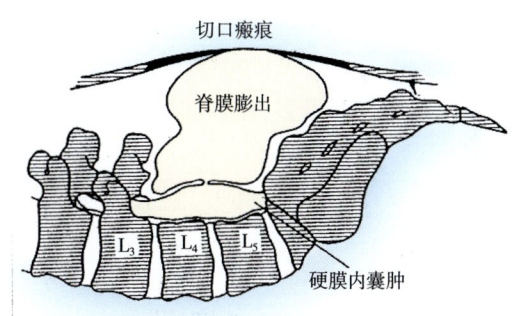

图4-5-5-3-1　术后脊膜膨出示意图

表4-5-5-3-1　脊椎脊髓手术与脑脊液漏的发生率（Kato统计）

手术部位	前路手术		后路手术		小计
	切开硬膜	未切开硬膜	切开硬膜	未切开硬膜	
颅颈椎段	0	3	11（1）	0	14（1）
颈椎	0	131	7	59（1）	197（1）
胸椎	0	3	12（1）	20	35（1）
胸腰椎段	0	1	8	1（1）	10（1）
腰椎	0	1	3	14（1）	18（1）
腰骶椎	0	0	0	49	49
合计	0	139	41（2）	143（3）	323（5）

注：括号内数字为脑脊液漏病例数。

三、局部解剖复习

脊椎脊髓手术时，如果只在脊椎上操作，则不需要打开硬膜，但有时由于钻或凿子等的错误操作而损伤硬膜。脊髓肿瘤等硬膜内病变时，则需要切开硬膜进行手术操作。因此，熟习脊髓硬膜的解剖特点对做手术是非常重要的。

脊髓是被其周围的软膜、蛛网膜和硬膜覆盖着，脊髓的硬膜是起始于枕骨大孔而伸展到S_2，它与脑的硬膜不同，脑的硬膜除了存在于静脉窦的部分以外，均由内外两层紧紧贴在一起的膜所形成的，而脊髓硬膜的两层是完全分开的，外层附在椎管的内面形成骨膜，内层则包围着脊髓，两层之间构成硬膜外腔，属于淋巴腔，内中充满疏松的结缔组织、静脉丛和少数动脉。内层与蛛网膜之间形成硬膜下腔，其中仅有很少的静脉和细的结缔组织。包绕着通过椎间孔的神经根的硬膜略为膨胀，形成脑脊膜袖（meningeal sleeve），它是内层的延续。在硬膜外腔的外围，其腹侧有后纵韧带，其背侧有黄韧带覆盖，其周围的脂肪组织覆盖在腹部者量多，在颈部者量最少。

四、容易并发脑脊液漏的手术操作及其预防措施

如上所述，脊髓的硬膜要比脑的硬膜为薄，容易发生撕裂（tear），所以在使用钻或凿子等时必须十分小心。尤其是颈部硬膜上面的脂肪组织少，包围着神经根的脑脊膜袖的硬膜周围又没有后纵韧带和黄韧带，所以在这个部位的手术操作更要慎重，例如在使用高速旋转钻接近硬膜旁的骨皮质时，要迅速地把钻的尖端由钢棒（steel bar）换成金刚石棒（diamond bar）则较为安全。为了防止术后发生脑脊液漏，最重要的是要把术中出血限制在最小量，要经常保持术野干燥。尤其要对硬膜外腔的静脉丛使用明胶海绵和氧化纤维素（oxycel）等仔细地止血。要使用放大镜或手术用显微镜准确地把光源射入术野，努力做到即使发生硬膜撕裂也能确认其缺损部位。病变在硬膜内，需要切开硬膜时，蛛网膜的切开要在正中位用锐器进行，关闭切口时也用9/0尼龙丝缝合蛛网膜，对防止脑脊液漏非常有用，这与脑神经外科做颅后窝手术时关闭颅腔是相同的。尤其在颅颈段经后路手术时应尽力做到缝合蛛网膜。当然要对硬膜做细密的连续缝合，这种手技有连续性紧密硬膜缝合术和单纯性缝合加用一片脂肪移植片等方法（图4-5-5-3-2）。硬膜缝合完后，可用倒转的特伦德伦伯格位（reverse Trendelenburg position，垂头仰卧位）和瓦尔萨尔瓦手法（Valsalva maneuver）确定有无脑脊液漏。在硬膜外操作中如果发生硬膜撕裂，简单地仅用明胶海绵或纤维蛋白凝胶等覆盖硬膜缺损处，得不到预防脑脊液漏的效果。缝合关闭硬膜撕裂部分是预防脑脊液漏的原则，但有时由于术野的关系并不一定都能缝合。如果在神经根附近的外侧硬膜发生破损，就必须施行使用肌肉片或脂肪片从硬膜内侧进行封闭的方法（图4-5-5-3-3）。

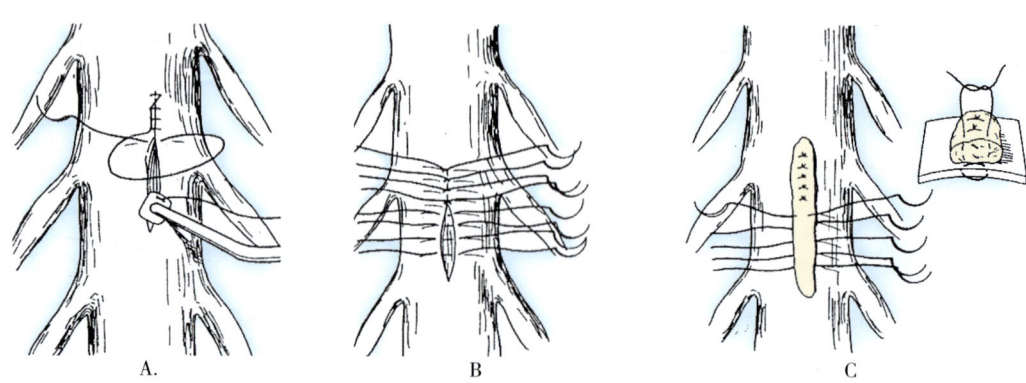

图4-5-5-3-2　硬膜切开部的各种缝合方法（A～C）
A.连续紧密缝合；B.间断缝合；C.打结时加一片脂肪片

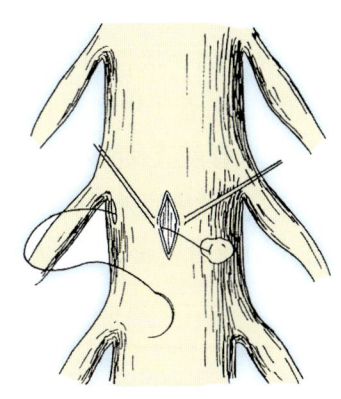

图4-5-5-3-3　用肌瓣等闭合硬膜示意图
神经根附近硬膜破损用肌肉片或
脂肪片从硬膜内封闭之方式

最容易引起脑脊液漏的手术操作是通过口腔的经前路手术法，采用此法时手术野不仅窄而且深，不易缝合硬膜，但使用肌膜封闭硬膜缺损部再加以缝合，同时兼用脊髓引流（spinal drainage），这对预防脑脊液漏有效，运用在深部的血管吻合技术，使用肌膜等将硬膜缺损暂时缝合关闭也绝不是不可能的。

五、术后的早期诊断及治疗

通过术后对手术部位的严密观察，脑脊液漏（假性脑脊膜膨出）的诊断还是容易做出的。但是在早期只根据手术部位的情况是不易做出诊断的，如果患者述说术前未曾有过的神经根性疼痛，就应怀疑该神经根近旁有脑脊液漏，应使用CT扫描、MR、脊髓造影等进行检查，一般能够确诊。

脊椎手术后并发的早期假性脑脊膜膨出的治疗曾试用许多方法，但都没有肯定的效果。也有反复经皮穿刺排液，同时压迫手术创口的方法，但感染的危险性很大，并不值得推广。自手术切口漏出脑脊液时，即使再次缝合皮下组织和皮肤，只要不封闭漏孔，脑脊液就会反复积留。一般最常用的方法是脑脊液引流。手术中切开硬膜或者钻等刺破了硬膜时，用前述方法修复破损部分后，手术后立即从腰部向蛛网膜下腔插入导管，持续引流脑脊液。导管留置期间要卧床休息，理想的脑脊液流出量为每天100~200ml，留置时间一般定为5~10天。在拔出导管的前一两天先封闭导管，肯定脑脊液漏已被封闭后再拔出导管。引流时脑脊液流出过多，则出现头痛、恶心、呕吐和神经根激惹症状等，此时可调整排液袋的高度减少排液量，或者拔出导管就能改善症状。引流一周左右症状仍无改善的征兆时，不可徒劳地延长引流时间，要再次切开、缝合和关闭漏孔。形成假性脑脊膜膨出时，打开囊肿就能比较容易地查出漏孔，如硬膜缺损部分是一般的刺破，可把周边的结缔组织包括在内进行缝合。但是，如缺损较大，则采用周围的肌膜或股四头肌肌膜做肌膜瓣闭锁，基本上可以治愈脑脊液漏。如术中能完全缝合关闭硬膜，则不留置引流管，只对封闭不够理想而又未查出漏孔部位的患者施行脊髓引流。也有报道使用硅制导管要比使用聚四氟乙烯和聚乙烯制导管（由于碎屑或纽结等）引起的故障少。

术后脑脊液漏是重要的并发症，尽管如此，却有受到忽视的倾向。只要是参加过脊椎脊髓手术的外科医生，都会有一些痛苦的经验。一旦并发本病就要推迟下床活动，甚至需要再做手术，给患者精神上和肉体上带来很大痛苦，并且大大延长康复过程，因此在手术过程中要最大限度地预防此并发症的发生，一旦发生就要尽快地给予处理。

六、术后脊液漏经皮蛛网膜下腔引流术的病例选择

（一）概述

术后脊髓漏是脊膜炎及创口感染的原因，也是术后危险的并发症，关键在于预防，但无论怎样注意有时也是不可避免的。现就其处置的方法之一——经皮蛛网膜下腔引流做一介绍。

经皮蛛网膜下腔引流是将硬膜外引流管经皮插入腰椎部蛛网膜下腔,持续排出脑脊液,使从伤口部脊髓液漏出减少,以利于创口部软组织的修复。

(二)手术适应证及时机

1. 术后早期

(1)脊椎后路手术 术后持续吸引引流拔除后,从创口持续有脑脊液漏出,且漏出量多时,颈椎、胸椎部以及腰椎部、腰骶部手术时则由上位腰椎部施行本法。

(2)脊椎前路手术 颈、腰椎手术时较少有些脊液漏,临床上很少成为问题,不适宜使用本法。胸椎的开胸手术中,由胸椎引流同时,可在腰椎部并用本法,以减少由胸腔引流中脊髓液的排出量。胸腔引流拔去后留置3~4天蛛网膜下腔引流,使胸腔内脊髓液储留在最小限度。

2. 合并脊膜炎
多次的棉布交换(换药)与预防性使用抗生素。在脊液漏的保守治疗中会发生脊膜炎,此时创口部仍持续有脑脊液漏出时适宜本法,并进而追加抗生素的脊髓腔内使用。由脊膜炎发病致脊液漏停止时,不行经皮蛛网膜下腔引流而行腰椎穿刺脊髓腔内注入抗生素的办法。

3. 术后创口修复后的假性脊膜瘤
创口愈合后脑脊液仍持续贮留,形成假性脊膜瘤时多数情况下可等待其自然消退,穿刺排液无效时,也可等待其自然消退。但有时假性脊膜瘤在术后瘫痪加重或出现新的神经障碍时则应行外科修复。

4. 术后发生脊液漏高危病例的预防
在硬膜内脊髓肿瘤的多次手术及硬膜修复时,对术后易发生脊液漏的高危病例要采取预防措施。

(三)必须的物品及器具

为预防逆行性感染,一定要使用一次性制品

1. 一次性17号Tuohy针(硬膜外穿刺针);
2. 一次性持续硬膜外插管;
3. 一次性脑室吸引装置 脑室引流装置,完全密闭式,由已灭菌的一次性包与管构成,与持续硬膜外吸引管连接,管子中间有一处逆流防止瓣,管子中间有采取脊髓液及注入用三通活塞;
4. 小缝合包 持续硬膜外导管固定于皮肤;
5. 一次性小引流管 密闭持续硬膜外引流管。

七、经皮蛛网膜下腔引流术实际操作技术

(一)Tuohy针的蛛网膜下腔穿刺

颈、胸椎部手术中由腰椎部,腰骶椎部手术中由上位腰椎部棘突间,用Tuohy针穿刺蛛网膜下腔,穿刺与普通的腰穿同。

(二)持续硬膜外引流管插入蛛网膜下腔

穿刺Tuohy针确认脑脊液流出通畅后,将持续硬膜外引流管插入蛛网膜下腔。由插入长度减去Tuohy长度值即为进入蛛网膜下腔内的长度。常要进入蛛网膜下腔5cm以上。引流管插入与手术创部相反的头尾侧方向。

(三)持续硬膜外引流管的皮肤固定

用细线将持续硬膜外引流管固定于皮肤,在引流管穿刺部位与皮肤固定部位将一次性小引流管固定住,用棉纱盖上保护。

(四)持续硬膜外引流管及脑室引流套装的管与引流袋相连接

引流袋放在床下,以便重力吸引,故床要尽可能高,以引流袋高度来调节引流量。

(五)脊髓液排液量的调节与引流留置时间

第一天排液量的目标为300~350ml,第二天以后每日量为100~200ml。低颅压致头痛、呕吐持续时,提高袋的高度以减少排液量。脑脊液每一小时排液量变动不大,每6h对排液量进行调

节。引流留置期间到第 4 天仍安全，第 5 天以后则发生逆行性的感染率增高。Tokuhashi 病例则以两周为最长，原则上以 5 天为准。引流留置期间卧床安静，可侧卧及将床抬高至 60°，引流期间每日补液量为 500~1000ml，尤以低颅压致头痛、呕吐时可补 5% 葡萄糖液，从引流日起预防性静脉点滴抗生素 2~3 天。同时连续每天或隔日查血常规、血沉、电解质、脑脊液中细胞数、蛋白及细菌培养。一旦出现逆行感染症状，要尽早脊髓腔内使用抗生素并拔去引流管，如仍需引流则从别的部位重新插入。

通常在行本引流术后第 2 天起创口部脊液漏出停止，如引流 2~3 天后创口部脑脊液漏出仍不停止或硬膜修复仍不充分，应考虑直接追加硬膜修补，在直接硬膜修补术后 3~4 天仍需持续蛛网膜下腔引流。

（六）蛛网膜下腔引流的拔除

拔除引流后覆盖上厚纱布，如拔除后出现低颅压致头痛、呕吐时，可每天输入 5% 葡萄糖 500~1000ml。

（七）并发脊膜炎时

行蛛网膜下腔引流及脊膜腔内抗生素注入时，要考虑致病菌的敏感性及神经组织的毒性，故耐药性及神经毒性小的硫酸庆大霉素较常使用。将硫酸庆大霉素 4~5mg 溶于盐水 2~5ml，由脑室引流套装的三通活塞缓慢注入。使用次数重症时每天 1~2 次，连续 3 天，症状减轻后隔日 1 次使用 2~3 天，重症者同时使用免疫球蛋白。必要时行气管内插管进行生命管理，连日检查血常规、血沉、电解质、脑脊液细胞数、蛋白及细菌培养。

（八）疗效

经皮蛛网膜下腔引流术，不论术后脑脊液漏的病情如何以及时间的长短，都是有效的，但要充分注意逆行感染的危险性，因而要慎重进行。酌情投予广谱抗生素，亦可配合高压氧疗法。

第四节　胸椎手术术后并发气胸和乳糜胸及其预防

胸椎椎体本身具有病因的疾病是经前路直接手术的适应证，为了达到手术的目的，一般常用开胸法通过胸廓入路。但是胸椎被胸腔内重要脏器和组织所包围，所以伴有术后发生严重的并发症的危险。在胸椎前方做手术时，必须熟知其局部解剖，手术操作要小心谨慎，以防止并发症的发生。一旦发生就要迅速作出诊断，并给予适当的处理。

一、气胸的病理形态

胸膜腔是由胸膜的壁层和脏层构成的密闭腔，其内压正常时为负压。气胸是指胸膜腔内有空气积留的状态。根据其发生原因大体上分为自发性气胸和外伤性气胸。手术后气胸属于外伤性，空气是由胸膜的脏层或壁层两种入路进去的。在胸椎前方手术时常常是由于损伤了壁层胸膜而使外界的空气进入胸膜腔内。损伤脏层胸膜后由肺进来空气所形成的术后气胸，是因损伤了肺组织而发生的。脊椎结核和脊椎肿瘤如与肺组织有高度粘连，其病灶清除和根治手术则可引起术后气胸。麻醉中肺部的压迫损伤也能成为病因。偶尔也有老年人或并发肺内病变者发生的术后气胸。

二、气胸的症状与判定

（一）临床症状

由于肺萎陷的程度不同，有的没有症状，有的有胸痛和呼吸困难，严重的则出现呼吸循环障碍、紫绀，甚至休克。

（二）诊断

诊断术后气胸时X线照相是必不可少的，在X线照片上可看到肺萎陷和胸膜腔内的空气影像。典型的是相当于萎陷肺外缘的弓状胸膜影与其周围缺少肺纹理的无血管区，彼此间界限分明。肺萎陷程度轻时常没有症状，仅靠听诊和叩诊不易诊断出来。有进行性呼吸循环障碍时，确诊有无张力性气胸是左右生死的关键。张力性气胸时病侧肺完全萎陷，纵隔明显地向对侧移位。

三、气胸的治疗

气胸的治疗原则是将胸膜腔内压转为负压，使萎陷的肺脏能再次膨胀。术后气胸的肺萎陷程度多较轻，保持安静、留置胸膜腔导管引流等保守疗法就能使之改善。对胸椎病变采取开胸手术经胸膜外进入法治疗时，即使没发现有胸膜损伤，术后也要放置胸膜腔引流管进行排气，并利用胸部X线照片确认肺的膨胀，这点非常重要。发现有肺组织损伤时要放置胸膜腔引流管，利用水瓶密封或负压进行持续性吸引，以待穿孔处自然闭锁。虽然使用胸膜腔持续引流，但空气漏出连续一周以上，肺脏仍然得不到充分膨胀，或者是血气胸持续出血等时，应开胸缝合，关闭空气漏出和出血部位。

四、乳糜胸相关解剖和生理

胸导管是始于L_1乃至L_2高处的乳糜池，自腹主动脉的背侧稍稍偏右而上行。穿过横膈的主动脉裂孔进入胸腔，夹在胸主动脉和奇静脉之间自胸椎前右方上行，在气管分支稍下方的T_5高处向左侧交叉，通过主动脉弓的背侧自食管的左侧上行，到达T_1乃至C_7之后，自左锁骨下动脉和左颈总动脉之间向腹侧转回，在左颈内静脉和左锁骨下静脉的分支处开口于静脉（图4-5-5-4-1）。但是在胸导管起始的乳糜池到其终端的形态和走行上也有不少异型和重复型。

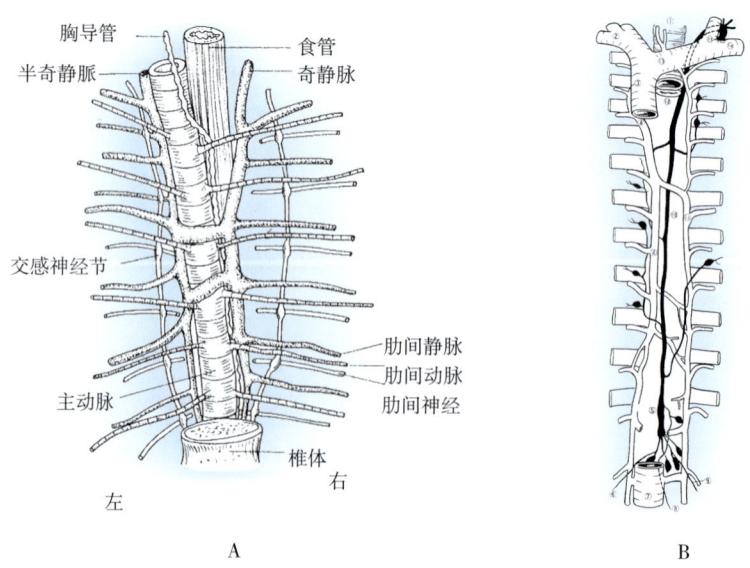

图4-5-5-4-1　胸导管及胸椎前血管走行（A、B）

胸导管壁肌每隔 10~15s 收缩 1 次，这是乳糜流动的最重要的动力，另外如肠管运动、腹压与胸腔内压差等也与乳糜流动有关。胸导管的内压一般是 0.98~1.96kPa（10~20cmH$_2$O），在闭塞时可达 4.9kPa 50cmH$_2$O。乳糜的流量可因摄取食物和水分而增加。人的乳糜流量是 14~110ml/h，24h 可达 2500ml。胸导管损伤时每天能吸引出 2~3L 的乳糜液。乳糜的性状呈乳白色外观，加入乙醚后变为透明。乳糜含有 0.4~6g/dL 的脂肪，食入脂肪的 60%~70% 都通过胸导管。乳糜还含有蛋白、糖、尿素氮、电解质和酶等。淋巴细胞数为 400~6800/ml。

五、乳糜胸的病理特点

乳糜胸是指乳糜自胸导管流入胸膜腔而积留的状态。乳糜胸根据其发生原因可分为外伤性及非外伤性者，但以外伤性为多见。多发生在食管、心脏、大血管和肺等的开胸手术之后，也有并发于胸部外伤和胸椎外伤的。随着胸椎外科开胸手术的增加，术后乳糜胸的发生也时有报道。Fujimura 在胸椎开胸手术 320 例中有 1 例术后乳糜胸，在胸椎损伤 91 例中发现 2 例外伤性乳糜胸，中国康复研究中于胸椎损伤病例中曾发生一例。从胸导管的走行来讲，在低位胸导管损伤时乳糜胸多发生在右侧，高位胸导管损伤时多发左侧，但因有异型走行，故不能一概而论。

六、乳糜胸的症状与诊断

（一）临床症状

乳糜胸多在术后 1 周左右发病，其症状与胸腔积液时相同。乳糜漏出快而有大量积留时，则引起呼吸急促、心动过速和呼吸困难等症状，如拖延治疗，则将发生反常呼吸、紫绀和休克等。大量积液的症状是由肺膨胀不全、纵隔偏移和体循环血量减少等引起的，乳糜漏出如长期持续则将发生营养障碍。

（二）诊断

早期发病时根据胸膜腔引流排出液体的性状能比较容易地做出诊断，但是如果不是经常想到乳糜胸就可能延误诊断。X 线照片有胸水积留影像及胸腔穿刺液体证明为乳糜就可确诊。乳糜呈乳白色或为乳白红褐色，无臭，在显微镜下可查出淋巴细胞和苏丹（Sudan）Ⅳ染色阳性的大量脂肪细胞，加入乙醚则变为透明。乳糜中的脂肪多为中性脂肪，要比血中的中性脂肪值高，用胸导管造影能查出乳糜溢出部位。

七、乳糜胸的治疗

乳糜胸的治疗原则是使肺再次膨胀，制止乳糜漏出及改善因丢失乳糜所引起的营养障碍。术后乳糜胸的治疗方针是首先用保守治疗以期乳糜漏出部位的修复，但对于保守治疗无治愈倾向、全身状态有恶化倾向者，以及肺膨胀不全无改善等病例应考虑手术治疗。保守疗法基本上是排除胸膜腔内积留的乳糜和消除乳糜丢失对营养的影响。在胸膜腔留置引流管，用 –0.98~–1.47kPa（–10~–15cmH$_2$O）负压进行持续性吸引，以期通过肺重新膨胀来关闭死腔，通过胸膜的粘连来修复胸导管的漏液部位。导管引流使胸膜腔变为负压，这会增加乳糜的漏出量，但是为使肺重新膨胀，还是要坚持低压持续吸引。为了利用胸膜粘连来促进乳糜漏出部位的修复，可将四环素、Broncasma Berna 等溶于生理盐水，自引流管注入胸膜腔内。由于乳糜的漏出能丢失很多蛋白、脂肪、糖和电解质等而发生营养不良，所以调整营养是必不可少的。食入脂肪时能加大乳糜的流量，为了减少乳糜流量，应以低脂肪、高蛋白和高碳水化合物的饮食为主。中链甘油三酯乳能不经胸导管而直接被门脉系统所吸收，故能减少乳糜的流量，而口服又能达到补给热量和脂肪的目的,应推荐给乳幼儿使用。但目前一般都避免进食而广泛地采用中心静脉营养法。如果乳糜漏出部位得到修复,排液量就很快减少。如 X 线照片上出现肺膨胀且不再排出液体时可拔掉引流管。

手术治疗时应慎重选择适应证和术式。Selle 等将以下情况定为手术适应证,即成人排出乳糜液在 1500ml/日以上和小儿在 100ml×年龄/日以上,并持续排出 5 天以上、乳糜排出两周以上而排出量不见减少者及营养障碍明显者。Robinson 则认为乳糜排出在成人为 500ml/日,在小儿为 100ml×年龄/日,且持续排出 2~3 周以上时应做手术,如乳糜胸为多房性或乳糜中含有纤维蛋白凝块时应早期手术。术式则采用开胸手术,如能查出乳糜漏出部位,则将其结扎,如不能查出时,则在横膈上面将胸导管结扎。

八、胸导管损伤致乳糜胸典型病例介绍

男性,50 岁,工人。于 1990 年 2 月 4 日因交通事故致 T_9、T_{10} 骨折脱位,右第 8~10 肋骨骨折,血胸,T_{10} 脊髓损伤(完全性),伤后 6 天转入中国康复研究中心,检查见 T_{10}、T_{11} 以下温、痛、触觉消失,双下肢肌力 0 级,下腹部肌肉及腰方肌 0 级,下腹壁反射消失,双足下垂,球海绵体反射及肛门反射阳性,膝腱及跟腱反射消失,Babinski 征阴性。CT 为 T_{10} 爆裂骨折及椎板、右肋椎关节、右椎弓根与横突骨折,椎管内骨折块压迫脊髓。入院后连续 5 天胸腔穿刺共抽出 1660ml 血性液体,于入院后第 9 日行 T_9、T_{10} 椎板切除减压,脊髓探查,Luque 棒固定。术后 14 天胸片见右侧胸腔大量积液,B 超发现胸腔积液已包裹并分隔,4、5 肋间腋后线距胸壁 6cm 处有液腔。胸穿液乳糜试验阳性,被确诊为右 T_9、T_{10} 胸导管损伤,乳糜胸,两天内又抽出 1080ml 乳糜胸水。

4 月 7 日(伤后两个月)全麻下行右侧开胸,术中吸出乳糜胸水 500ml,于 T_8~T_{10} 之间有一张力较高的囊肿(10cm×4cm×4cm),切开囊肿,找到破裂之胸导管,将其双重结扎并以荷包缝合两次,同时行 T_9、T_{10} 椎间植骨。术后右肺膨胀良好。术后两周已能坐轮椅离床活动。

第五节　术中血管、神经并发症及其对策

一、概述

近年来由于影像诊断技术的进步和电生理检查的临床应用,使脊柱外科领域能更加准确严密地选出手术适应证,再加上内固定器械的改进及手术操作的飞速进步,使术后效果得到很大提高。但是虽然严格选出适应证,又使用了正确的手术方法,术中仍然会出现神经和血管的并发症,这是个很大的问题。

引起术中并发症的原因有以下情况。

①疾病本身的特殊性;②患者的个体情况;③手术操作中的问题;④术者的注意力度不够等。

二、脊柱畸形后路内置物手术的术中并发症

后路器械内固定时出现的术中并发症大致可分为两类,即放置内置物时发生的和矫正脊柱畸形时发生的。对于后者所用的系统究竟是以

位置不正、移位以及"扭转位"中的何者为主要原因进行矫正，这就有注意点上的差别。但是，通用的预防方法是术前充分掌握骨结构和神经方面的状态，并在术中矫正畸形时掌握脊髓的功能状态。例如，在诊断为原发性侧弯者中，有时利用CT、脊髓造影和MRI等查出有先天性骨发育异常和脊髓空洞症等神经异常，可以说术前准确的诊断是预防并发症的最好方法。矫正脊柱畸形时仅用脊髓监测法就能掌握脊髓功能。虽然在现阶段还有假阳性和假阴性的情况，需要进行慎重的评价，但是可以说它是在矫正畸形时就能了解神经功能的唯一方法。唤醒试验（wakeup test）并不能作为出现麻痹的预报。

另一方面，在放置矫正器械时也能发生各种神经障碍。在使用Harringtom系统时，使上位钩对准椎弓根的方向是非常重要的。看准下一位椎体的上关节突软骨面的左右幅度，注意避免使钩冲向椎管侧或关节外侧。在插入时如不注意，引起下关节突骨折，使钩向内方滑脱移位而进入椎管。下关节突较薄时，其下缘的切除幅度可稍稍大一些，将锐钩打入能碰到椎弓根的程度是很重要的。使用带有翼（flange）的钩也是一法。

在椎弓间使用下位钩时要注意保存该椎间的棘间韧带正中部。钩不易插入时常将该部切除，但是在伸延时将此椎间过度开大，有时会损伤神经根，引起疼痛、麻木感和肌力降低，在这一点上却是使用Cotrel-Dubousset和ISOLA系统较好，因为用多椎弓根钉能分散矫正畸形时所带来的外力，但是这与兼用椎弓切除的操作技术不同，必须全部插入螺钉，因此，要在X线控制下慎重地进行操作。Luque SSI的问题是椎板下拴结术（Sublaminar wiring）能引起神经损伤，但是对于一部分成人僵直性侧弯和麻痹性侧弯还是适用的，Harrington加节段性椎板下拴结术现在仍然常作为简便的矫正固定法而使用，更在侧弯以外的脊椎肿瘤及类风湿病引起的上部颈椎不稳定等较大范围内应用，因此应该学会更安全的钢丝插入法。

椎板下拴结术对脊髓来说在拉出时要比插入时更为危险。椎管在椎弓的上缘处最窄，为了顺利地通过此处，在切除棘突间的黄韧带时，事先把椎弓上缘正中部咬掉是很重要的。在插入钢丝后的其他手术过程中，有时因钢丝袢被推动而压迫脊髓，有时需要将钢丝短时间地暂停。如果一两次插入钢丝时出现下肢刺激症状，就应放弃椎弓下拴结术，换用Drummond钢丝等的棘突拴结术则较为安全。在CD法和ISOLA法钩的使用上，其注意点基本上与Harrington法相同。

在使用这些内固定器械后路手术时，为防止错误地把电通到神经组织上，特别要注意电刀的使用，努力做到将充分吸引后的部位加以凝固后再切开。给椎弓、关节突和横突做皮质剥离（脱）术（decortication）时，要注意已有脊柱畸形的解剖学结构上的变化，例如在胸椎的顶椎凸侧如果横突间开大，其韧带的保持能力就减弱，因而胸膜容易破裂，如出现这种情况则需开胸处理。在顶椎凹侧，脊髓明显地向椎弓根偏位，皮质剥除术时的骨碎片嵌入椎管内就容易引起脊髓损伤，应予充分注意。

三、脊柱先天性侧弯矫正术术中并发症

在给幼儿和少年的先天性侧弯做经后路手术时，术前常不能充分掌握椎弓缺损的情况，有因使用骨膜剥离子和电刀而引起神经损伤的可能性。计算机放射照相术（computed radiography）所照射的剂量少，也能得到与历来的断层照相相同的信息，但是为了手术的安全，还是要利用CT进行详细的分析。对于术野内骨性连接的不清晰部分不可用骨膜剥离子，代以尖端较钝的剪刀，将骨膜下切开暴露也是一种方法。先天性侧弯经前路手术时，与骨结构异常（骨发育异常）的同时也常看到肋间动静脉走行异常，自左侧暴露T_9~T_{12}时，阻断流向脊髓血循环中枢侧的可能性很大，应予特别注意。

四、颈椎手术前路进入术中并发症

在沿胸锁乳突肌前缘进行暴露时，如能将在其深层横走的血管处理得当，就能很容易地到达椎体前面。但是颈静脉的走行和粗细是各式各样的，而且在颈椎外伤时出现明显的曲张。要把分支出来的小静脉仔细结扎而止血。颈静脉损伤虽然少见，但损伤时要用血管夹将其上下夹住，仔细地做好连续缝合。颈动脉鞘受到长时间压迫时能引起脑血栓和脑缺血，术中松开一两次牵开器就不会出现问题。将牵开器的平片放在两侧颈长肌的下面来暴露椎体前面，要选用尖端钝的牵开器，多齿型牵开器的钩易损伤食管、咽部和气管等。

将颈长肌下面过多地向外侧暴露时，有时能损伤位于其前外侧的交感神经干，严重时能引起Horner综合征。向椎体外侧部扩展暴露时也会发生同样情况。颈长肌下面有椎前静脉丛，是非常容易出血的部位，在可视范围内用电刀止血，不充分时可用氧化纤维素绵或用止血用粉末（氧化纤维素）进行压迫止血，这样可以预防损伤交感神经干。经前路进行脊髓彻底减压的病例在不断增多，有的甚至需要咬除最大幅度达2cm才会露出侧方的椎动脉。术前利用CT大体上可以知道椎动脉在脊柱内的位置，但在术中利用X线照片确认正在切除的外侧缘也能预防损伤，如在这个位置损伤了椎动脉，其缝合是极为困难的。通常椎动脉是在C_6水平进入颈椎横突孔，再通过肋横突孔而上行，但在颈椎下部其走行常有例外。在展露前外侧部时，如不注意操作，就有损伤此椎动脉的可能。为了防止因椎动脉例外型可能招致的损伤，可以利用椎动脉造影，但是最近利用MRI的前额断面像能简便地得到所需资料，可说是有效的辅助诊断方法。使用金刚石钻头能在接近脊髓的位置切除骨刺和后纵韧带骨化，但不能忽视因高速旋转引起的发热问题，这对神经组织有不良影响。为了预防，要避免在一个部位进行长时间持续性钻进，也可使用转动次数少的电钻。

为了防止术后的肉芽组织形成而增加粘连，可在插入移植骨之前将术中放在硬膜表面的氧化纤维素和止血海绵充分冲洗掉。如果自后纵韧带或硬膜表面持续出血，可用双极电凝进行充分止血。将氧化纤维素或止血海绵做成栓剂对椎管侧的出血进行压迫止血，可能出现出血和血肿重新压迫脊髓的情况，因此不应使用此法。

关闭手术切口时，如果仍有颈长肌下层的出血，可将两侧颈长肌的3、4个地方轻轻拉近加以缝合，这有压迫止血的效果，一定要使用吸引引流管。Mochida曾经验一例由于咽后壁发生术后血肿而引起呼吸道堵塞，而且在去掉Halo-Vest时又费了不少事，所以患者就陷入了严重的呼吸障碍。即使是使用引流管，也必须再次强调，关闭手术创口之前一定要进行充分的止血。在展露上部颈椎的前面时，迷走神经的分支喉上神经与甲状腺上动脉并行，且比较细，容易受到损伤，这将成为声音嘶哑和发声障碍的原因，因此要将甲状腺上动脉充分剥离后再行结扎。

五、颈椎后侧入路术中并发症

在做各种椎管扩大术时，制作两侧沟槽的部位非常重要，过多偏在外侧则增加出血，而且对神经根也有危险。自椎弓向关节部移行处的椎弓下缘上有一中间变细（蜂腰状）的部分，这是很好的指标。用金刚石钻头来完成椎弓内板的切开，但是粘连显著时有划破硬膜的危险，因此要小心地进行操作。在与硬膜粘连显著的病例，开大椎弓时有时能把硬膜囊本身向后方牵拉，这是很危险的。要用神经剥离器或小玻璃棒一点一点地剥离的同时进行扩大。硬膜的破损部要在水密封中进行缝合，为了预防脑脊液漏，要仔细地缝合肌层和皮下组织，这是基本的要求。在外侧部不易缝合，或者硬膜很薄容易再破损时，用纤维蛋白糊覆盖，再用人工硬膜或软组织片覆盖。

六、腰椎后方入路手术术中并发症

（一）Love 法

术中并发症首先是对神经根的直接损伤。用"面朝上"的 Glisson 钳切除肥大的黄韧带时，会拉掉粘连在黄韧带下面的神经根，原则上应该在沿着神经根走行的方向，朝向尾侧使用 Glisson 钳。在"面朝上"使用 Glisson 钳时，必须事先充分肯定黄韧带与神经根和硬膜囊没有粘连。

由于影像诊断的进步，已使术野的展露更有选择性。但是椎间盘突出向椎管内的病例，或者突出较大时，就要切除必要的部分椎弓以确保有足够的视野。椎管的左右幅度狭窄时，如果要将神经根拉向内侧就有神经根拉钩损伤神经的可能。

细心地切除椎管外侧部的黄韧带，使神经孔变得宽松些甚为重要。

一般认为利用脊髓造影可在腰骶部发现有 0.4% 到 4% 概率的神经根畸形。这种神经根畸形有时用 CT 脊髓造影也能作出诊断，但是硬膜囊过粗时即使使用 MRI 也不易判断出来，如果不做前额断层或斜位断层照相，也不易判断清楚。因此对于有腰骶椎骨性异常的病例一定要做 MRI 和 CT 脊髓造影。

用 Love 法时，如果只切除突出部分的髓核的方法，则不易发生椎体前方的血管损害，但是如果有吸引器不能控制的出血，应怀疑有椎间盘前方的主动脉和静脉的损伤，如伴有急剧的血压下降，要在充分充填压迫椎间的基础上，立即开腹手术，用血管夹夹住上下两端，将损伤部彻底缝合。

（二）椎弓切除术（退行性狭窄）

基本注意事项与 Love 法同，狭窄显著时，要小心仔细地处理硬膜和神经根。特别是在外侧型狭窄有神经根与周围组织粘连时，要用金刚石钻头将周围的骨削薄，最后用 Glisson 钳像削纸那样削骨则较安全。对于粘连显著的老年病例不要以获得神经根的可动性为目标，只要做到相对的减压即可，这样能防止出现新的病痛。

（三）后路腰椎椎间固定术（posterior lumbar interbody fusion, PLIF）

在 PLIF 操作中，尤其在插入植骨块时容易损伤这些椎间头侧的神经根。为了插入骨块，有时将尾侧的神经根和硬膜囊向内侧牵拉过度，因而引起头侧的神经根与硬膜囊的分支处断裂，这在向椎间的侧方显露不足时容易发生，如果将上关节突切除到椎弓根位置的附近，一直切除到椎间盘的外侧部，就能防止插入骨块时将硬膜囊向内侧牵拉过度。为了使移植骨融合，需要充分切除软骨终板，使用长柄骨剥离器和锐匙用手切除，在几乎所有的病例都能达到目的。尽可能不使用凿子和锤，以免损伤血管。

（四）关于椎弓根钉固定

用骨钳将椎弓根后方的骨皮质做锐性穿孔，然后将探针慢慢插入内腔的松质骨，用钻等锐性器械插入是危险的。在椎弓根内插入标记，并用双方向 X 线照片加以肯定。此时在椎弓根后方的骨皮质使用能准确认出的标记，就能防止误刺到内侧和外侧。神经根是通过椎弓根的尾侧内方，因此螺钉的刺入部位不应在椎弓根内的下方，在侧面则以水平方向或稍稍向上刺入较为安全。在 S_1 的椎弓根处，如果 L_5~S_1 关节的退行性变化显著，就会有稍向尾侧刺入的倾向，这容易损伤 S_1 神经根。L_5 椎体的横断面形状多种多样，尤其在有变移椎体（过渡椎体）的倾向时，甚至有椎体前后径短的病例，这种病例由于穿通前方骨皮质引起血管损伤的危险性很大，螺钉的长度和刺入方向要利用 CT 测定来决定。对于退行性滑脱移位或分离性滑脱移位利用椎弓根钉系统进行复位时，有时因椎体后方的骨刺夹住神经根而引起新的神经损伤。要在充分研究术野中的神经根与骨性成分的关系之后再决定是否适合做复位手术。

七、胸椎前路固定术术中并发症

一般是从左侧腹膜外进入向椎体前外侧展露术野，通常是不会切断输尿管的，但是也有被牵开器的尖端夹住而受到损伤的。如确认纵走的索状物且有蠕动时即可判定它是输尿管。术中突然出现血尿时，要松开牵开钩，检查腹膜后面的输尿管，这种暴露术野的方法有损伤左髂总静脉的可能。此静脉常自 L_4~L_5 椎间的前方左侧斜走，将它拉向内下方展露术野时，此静脉就形成锐角而走行，容易发生损伤。多次在同一部位使用剥离用的纱布推挤也容易损伤静脉的外层，椎体前面的骨刺过大时与静脉的粘连也显著，这些都应充分注意。L_4~L_5 前方骨刺显著时，剥离时可以引起髂总静脉撕裂，为了防止这种形式的静脉损伤，应从更末梢的部位开始细心地剥离和显露，注意避免使拉向内侧的髂总静脉变成锐角走行，这对防止血栓性静脉炎也很重要。如果损伤了静脉，要进行充分的压迫止血，血止不住时，用血管夹夹住损伤部位的两端，在充分剥离上下两侧之后进行缝合。在静脉的可动性不良的状态下进行缝合，就更容易发生静脉撕裂。在展露 L_4~L_5 椎间时，由于交感神经节在椎体前面的外侧纵向走行，所以要避免在此部位使用电刀，应做钝性剥离。在展露 L_5~S_1 椎间时，有时会损伤椎体前面的腹下神经丛，据说这是导致射精功能障碍的原因。在结扎骶中动静脉之后，要用钝器显露椎体前面的软组织，不可使用电刀。用骨剥离器和锐匙细心地削除软骨终板。为了防止后方的硬膜损伤以及削除椎体过多可能发生的移植骨融合不良，除了在椎体上下面出现骨硬化的病例以外，不得使用骨凿。在做经腹膜外进入时很少引起肠管损伤，重要的是要防止发生术后麻痹性肠梗阻，可在术中松开牵开钩 1~2 次以及给予肠管蠕动促进剂等。

八、胸腰段脊柱前路手术的术中并发症

基本的方法是避开膈肌附着部，经胸膜外而接近脊椎的手术操作。虽然是开胸手术，术后的处理却比较容易，尤其胸膜薄时做开胸法是合理的。在爆裂骨折经前路减压时，自前侧方处理脊髓，对脊髓来说还是安全的。在使用刺入椎体的螺钉时，根据椎间盘的充分切除和显露能够决定防止对侧血管损伤的最合适的螺钉长度。

每个手术病例都有它不同的"形象"，这种认识是非常重要的。器械装置的操作技术最近有了长足的进步，不够熟练的术者会使术中损伤有所增加，对此应该加强对专科医生的培养。

第六节 术后深部静脉血栓并发症的防治

一、概述及发生率

在髂总静脉乃至股静脉所发生的下肢深部静脉血栓（DVT）有引起致命性肺栓塞的危险，而且也能遗留慢性下肢静脉循环障碍，是手术后严重的并发症之一。

本病的发生率可因手术部位、手术方法、术后疗法以及诊断方法的不同而有差异。Tubiana 等报道在整个脊椎的各种手术中发生频率为 4.4%，佐佐木等报道腰椎手术时为 3.3%，Kostuik 等报道成人侧凸手术时为 2.8%。Takahata 等调查脊椎各部位手术整个为 0.8%，腰椎手术时为 1%。

二、发生 DVT 的危险因素

关于 DVT 的发病原因在 19 世纪中期已由 Virchow 提出以下 3 点：

1. 血行瘀滞；
2. 血管内壁的损伤；
3. 血液性状的变化。

其后也大都集中上述 3 点上。根据此观点来讲，在脊椎外科中，俯卧位使用支架（frame）时对静脉的压迫，仰卧位时在术中对深部静脉的压挤操作，以及术后卧床休息等都能成为发生 DVT 的诱因。

DVT 多发生在左侧，这种左右之差的原因有人作如下解释（图 4-5-5-6-1）。1965 年 Coekett 等人根据静脉造影所见指出左髂总静脉受到右髂总动脉的压迫，称之为髂部压迫综合征（iliac compression syndrome,ICS）。Takahata 等在腰椎前方固定术前所做的静脉造影中，也发现约有半数病例出现 ICS。在静脉造影上可以认为 ICS 是发生 DVT 的危险因素。

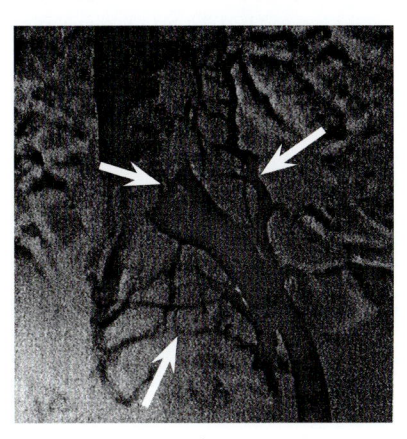
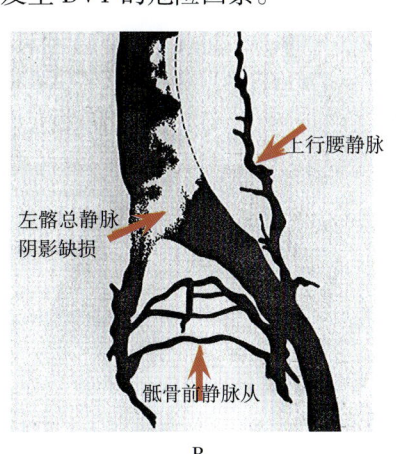

图 4-5-5-6-1　髂部压迫综合征（A、B）
A. 髂部压迫综合征（Iliac compression syndrome,ICS）静脉造影显示被右髂总动脉所压迫的左髂总静脉出现缺损影和扁平化引起横径扩大；B. 腰升静脉和骶前静脉丛等侧支循环显影

根据 Coon 的流行病学调查，DVT 发生的危险程度在有血栓病史者增高 3~4 倍，有心脏病的并发症者增高 3.5 倍，有恶性肿瘤者增高 2~3 倍，有静脉曲张者增高 2 倍，肥胖患者则增高 1.5~2 倍。老年人的危险程度也要增高。

三、诊断

DVT 的临床症状一般是在术后第二至三周出现，伴有肿胀的下肢胀满感和疲劳感及自腹股沟到大腿上部的疼痛等，同时也有体温升高的。

临床检查有 Hohman 征[（伸直病肢、将踝关节背屈时出现腓肠肌（小腿肚）疼痛]和 Lowenberg 征（在小腿肚缠上血压计，升至 100~150mmHg 时出现疼痛）等，但一般认为临床症状和临床检查出现假阳性和假阴性很多，其 50% 以上是不可靠的。现在所用的最灵敏的方法是 ^{125}I- 纤维蛋白原吸收试验，是损伤较少的良好诊断法。但如是底数（backgrownd）计数高的组织，即主动脉、膀胱、水肿和血肿等时就出现假阳性，这是其缺点。另一方面，静脉造影是个可靠的检查方法，但是损伤较大，很难用于全部病例，而且碘过敏患者又不能使用。实际上出现临床症状的患者用静脉造影是能确定诊断的。

四、DVT 的预防方法

作为物理方法最重要的是在术中要尽可能地防止对深部静脉的损伤和血流瘀滞，因此要把暴露部位限制在最小限度，而且要在较短时间内完成保护性操作。术后要尽量防止静脉瘀血,首先是要尽力做到早期下床活动,使用内固定器械者可以早期离床活动。穿弹力长袜或用弹力绷带,在床上进行下肢的主动运动,尤其要做左下肢主动运动(因此,原则上要自右髂骨取骨)。注意避免在下肢静滴。

利用药物预防时可给予抗凝血药(肝素、华法林)低分子右旋糖酐、抗血小板凝聚药(aspirin、ticlopidine 或 cilostasol 等),但是在临床上还没有肯定的给药方法。抗凝血药有加大术后出血量以及诱发出血性疾病等危险,故以抗血小板凝集药为首选药物,对于 DVT 高危险率的患者再给予抗凝血药。

五、治疗

为了防止血栓的发展,可给予抗凝血药和抗血小板凝集药。如果在症状发生后两天以内,可试用纤维蛋白溶解药尿激酶。血管外科的手术有血栓切除术和分流术(架桥术、分流术)等。对于下肢的处理和预防方法一样,要使用弹力绷带或弹力长袜,训练下肢的主动运动等都很重要。要经常想到有发生肺栓塞的危险,进行胸部 X 线检查、血液气体分析、心电图以及肺闪烁扫描等,可疑时要利用肺动脉造影进行诊断。

第七节 脊椎固定术对相邻椎节的不良影响

一、概述

众所周知,脊椎固定是广泛应用于颈椎和腰椎疾病治疗的方法之一,特别是经前路减压兼固定术是经常用于治疗颈椎病和颈间盘突出症等颈椎疾病的手术方法。最近也常用椎弓根螺钉的固定术治疗腰椎退行性疾病。但是在使用脊椎固定术时,从长期来看,一直让人担心的是对固定椎体的邻接椎体的不良影响以及成为某些症状的原因。但是关于这些情况的报道却意外地少。

二、颈椎固定术后对邻接椎体的影响

Satomi 等报道了 6 例患者,他们在做了经前路颈椎固定术后,由于固定的椎体对邻接椎体的影响而成为新的病因,又做了第二次手术。这种病例在庆应大学医院 22 年间所做的经前路颈椎减压兼固定术(ASF)216 例中发生 3 例,其发生频率为 1.4%,另外 3 例是在其他医院做的第一次手术,迄今所经历的 6 例,其中男 4 名,女 2 名,初次手术时的年龄是 36~50 岁,平均为 43 岁,较为年轻。初次手术前的神经症状是神经根病 1 例和脊髓病 5 例,术前颈髓病的 JOA score(日本整形外科学会治疗成绩评分标准)是 4~14 分,平均为 9 分。术前的影像诊断是颈椎病 3 例,颈间盘脱出 3 例。各个病例的椎管都变窄,椎管前后径在 12mm 以下者有 3 例。

由于当时对椎管狭窄的概念薄弱,所以第一次手术时全部病例做的都是经前路颈椎减压兼固定术(ASF),固定 1 个椎间隙者 2 例、两个椎间隙 3 例、3 个椎间隙者 1 例。初次手术后的症状改善为 33%~82%,平均改善率为 60%。但是以后经过 4~17 年,平均 10 年间,症状再次恶化,遂第二次住院。此时的 JOA score 为 8~12 分,平均为 9 分。影像诊断查出的病变部位是第一次 ASF 的邻接椎间,即固定 C_5~C_6 和 C_6~C_7 的 2

例的上一椎间隙 C_4~C_5、固定 C_4~C_5 和 C_5~C_6 1 例的下一椎间隙 C_6~C_7，固定 C_2~C_3、C_3~C_4 和 C_4~C_5 的 1 例的下 2 个椎间隙 C_5~C_6 和 C_6~C_7 以及固定 C_5~C_6 2 例的上一椎间隙 C_4~C_5 和下一椎间隙 C_6~C_7，此 2 例中的 1 例 C_7~T_1 也有病变，计 3 个椎间隙。各个病例都标记有椎间狭窄、后方骨刺或椎间盘向后方膨出。第二次手术时又都做了 ASF。第 2 次手术后的症状改善率为平均 66.7%。比较第二次手术后和初次手术前的症状时，症状改善率只停留在 55.5%，但是考虑到经过时间平均为 13 年这一事实，也就不能否定长年的影响。

测定各个病例的第二次手术前各椎间的移动范围时，发现固定 2 个椎间以上的病例，其上或下的某一椎间的移动以及固定 1 个椎间隙的病例，其上下两椎间的移动都比其他椎间为大。其中 3 例在椎间盘造影上看到造影剂流到硬膜外，遂诊断为椎间盘突出。另有 2 例在初次手术后仍继续来门诊看病，经过定期 X 线照相检查发现，1 例固定椎体的上一椎间的移动范围和另 1 例固定椎体下一椎间的移动范围都明确地看出逐渐增大，显示出这种增大与这些椎间的新的病因之间有着密切关联。

三、腰椎固定术后对邻接椎体的影响

对青壮年人的椎间盘突出等做腰椎固定术后，在 X 线照片上出现固定椎体的邻接椎体椎间隙变窄，发生骨刺，不稳定性加大，以及出现滑脱移位等变化，是问题的所在。对年龄较大的患者做椎体滑脱移位等的固定术时，发生椎管狭窄是主要问题。但是很少因为这些病需要做第二次手术。

Satomi 等经历过 2 例在固定椎间的上一位椎间发生了滑脱移位和 3 例发生了椎管狭窄。其中有 3 例是退行性滑脱移位和 1 例是分离性滑脱移位。从第一次手术到第二次手术的经过时间是 12~22 年，平均为 15 年，经过的时间是非常之长。

四、发生机制及处理对策

随着手术器械、麻醉以及手术操作等的进步，近年来广泛地开展了脊椎手术。但是手术后症状完全没有好转，或者一时得到改善而后又恶化，都不得不再次手术的情况并不少见。这些手术效果不良的原因可以是经前路颈椎手术时有由于移植骨滑脱移位等手术操作引起的术后早期并发症，或是因为不重视椎管狭窄导致症状改善不够充分的病例等。经后路颈椎手术时，由于手术中的 C_5 或 C_6 神经根障碍引起的肩胛带肌力降低等手术后的神经并发症，以及颈椎后凸加大引起的长期术后症状恶化等。

腰椎手术后的问题有看错手术部位，突出的椎间盘没有切净而有残留以及发生静脉血栓等术后的早期问题。此外还有突出的复发、椎间盘病的进展以及发生椎管狭窄等术后的长期问题。

颈椎和腰椎的固定术都能对邻接椎体有不良影响。Satomi 等所报道的 6 例经前路颈椎固定后引起邻接椎体的新退变，但是一般认为颈椎的椎间固定术后，其上下椎间的移动范围增加是一种生理性代偿作用。大熊根据颈椎病 67 例的 X 线测量认为固定 1 个椎间隙者其邻接椎间不出现移动范围的增加，但是在固定 2 个或 3 个椎间隙的病例中，固定上一位颈椎者在其下一位椎间，固定下一位颈椎者则在其上一位椎间出现移动范围加大。Satomi 所报道的病例特点是固定 1 个椎体者，其上下多数椎间出现移动范围加大，固定 2 个椎间以上者，其上下的某一邻接椎间出现移动范围逐渐加大的情况。因此在预防上，对于已做完固定术症状有所改善的患者，也要让他们定期来院检查，每隔 1~2 年照一次 X 线相片，检查有无移动范围突然增大的椎间隙，如有这样的椎间隙，可暂时安装颈部支具观察经过，固定椎体的邻接椎间移动范围加大而成为颈髓病的新病因，常常是椎管狭窄的患者。因此椎管横径在13mm以下的患者即使病变在前方，也要认真研究经前路颈椎减压兼固定术（ASF）是否合适。尤其是椎管横径在12mm以下者，应该选用经后路和经前路分两个阶段的减压术。从这一点来看，并发椎管狭窄的病例做了减压兼固定很担心以后会不会出现由椎管狭窄而引起的症状再次恶化。

关于经前路颈椎固定后的邻接椎间的特殊问题，松本等人曾报道做了C_5~C_6的ASF之后9年，患者感觉在吞咽时咽喉有不适感，这是由于邻节椎间前方出现骨肥厚（hyperosfosis）所引起的所谓Forestier病。

腰椎固定术后由于对邻接椎间的影响而需要再次手术的病例报道较为少见。在欧美各国不同的报道间有很大差异，也有像Brodsky所报道的那样，在固定术后发生较多的是椎管狭窄。但是要想到这可能与1980年以前的初次手术的患者在脊髓造影时所用的油剂造影剂有关。

在日本做椎间盘的固定术很少发生上述问题，宫本报道了对手术时平均年龄为30岁的腰椎椎间盘突出手术后30年后的随访，发现L_4~L_5固定的邻节椎间L_3~L_4和L_5~S_1椎间的全腰椎可动范围的比例增大，并举出观察经过中症状恶化的原因有X线查出的固定椎体的上一位椎间隙变窄、向后方滑脱移位以及前后不稳定等，而且还发现2例在固定椎体的下一位椎间发生新的椎间盘突出。但是饮岛等人报道72例术后平均3年2个月的短期观察和藤井等人报道26例术后平均11年的长期观察，均称邻接椎间的变窄以及椎间可动范围的增大对以后的手术效果无何影响。给青壮年做腰椎固定时，与颈椎同样不可避免地要发生固定椎的邻接椎间的活动范围增大，但是这种增大很少成为症状再次恶化的直接原因。初次手术经过长时间以后的腰椎退行性变化的进行，也就是固定椎的邻接椎间的椎弓、黄韧带和椎间关节的所引起的椎管狭窄是今后值得注意的问题，为了预防椎管狭窄的发生，和颈椎手术时同样要慎重地选择初次手术的适应证与决定固定的范围，同时还要进行术后的长期观察经过。

第八节　髂骨取骨部位并发长期疼痛的病因及防治

一、概述

在各种脊椎疾病时，患病脊柱的不稳定性常常成为疼痛和神经障碍的原因。对此广泛使用的手术疗法是脊椎固定术。在这种脊椎固定术中原则上是要使用移植骨的，一般是使用自体骨。自体骨的采用部位有髂骨、腓骨和肋骨等，但是经前路固定脊椎时多自髂骨的前方部位取骨，而经后（侧）路固定时多自髂骨的后方部分取骨。有关髂骨取骨后的并发症中，以取骨处的疼痛最为多见，据称术后持续3个月以上的采骨处疼痛者多达15%~30%。

二、髂骨前部取骨后取骨部位的疼痛概况及原因

（一）概况

经前路脊椎固定术所用的支撑性移植骨要有较大的力学强度，因此，一般都使用自髂前嵴采取的全层骨片。再有胸椎和腰椎的外伤或退行性疾病做经前路神经减压之后，或者切除脊椎肿瘤之后经前路再建脊柱时缺损较大，需要大量的移植骨，而且要从髂前上嵴采取较大的全层骨片。

（二）原因

自髂骨前部分取骨后疼痛的原因大致有二，即由手术操作引起的和取骨本身的结果。

1. 手术操作引起的取骨部位疼痛的原因
（1）有痛性瘢痕；
（2）神经损伤：股外侧皮神经和髂腹股沟神经等的损伤；
（3）臀中、小肌的功能不全等。

2. 取骨本身引起的取骨部位疼痛的原因
（1）骨缺损引起的术后变形；
（2）残存的髂嵴（尤其是髂前上嵴）发生骨折，主要是在采取全层骨片时发生问题。

三、取骨处疼痛的预防和治疗

术后取骨处疼痛的对策以预防其发生最为重要。运用正确的操作进行取骨就能防止因手术操作引起的术后取骨部位的疼痛。其关键是第一要在髂嵴下两横指处与髂嵴平行做皮肤切开。手术书所写是在髂嵴上做皮肤切开，这样的皮肤切开能形成术后疼痛性瘢痕，由于与衣服和床等的摩擦而容易产生疼痛，因此，应避免使用这种皮肤切开。其次是应注意髂嵴的暴露范围，即不要暴露髂前上嵴3cm以内的部位，这是因为在髂前上嵴附近取骨能发生直接损伤或瘢痕引起的绞窄，从而导致发生股外侧皮神经麻痹的危险，此神经自L_2及L_3神经根分出后，即沿腰大肌外侧缘下行，通过髂肌的表面，通常是在髂前上嵴的内侧通过腹股沟韧带下面（图4-5-5-8-1）。必须经常想到此神经约有10%的走行异常，即在髂前上嵴约2cm侧方横穿髂嵴之上。第三是为暴露髂嵴而剥离臀小肌和腹肌群时，必须在骨膜下进行。这在防止出血和血肿形成上很重要。在剥离后进行暴露时，必须注意不可用力牵引肌肉，以免引起因压迫导致的神经损伤。最后是关闭手术创时要严密缝合肌层和筋膜。肌层如不能充分覆盖残存的髂嵴时，容易残留术后压痛。如果肌层的缝合不够充分，术后会发生臀中、小肌功能障碍，因而引起步行时疼痛。为了正确地再缝合肌层，也需要在骨膜下进行剥离。

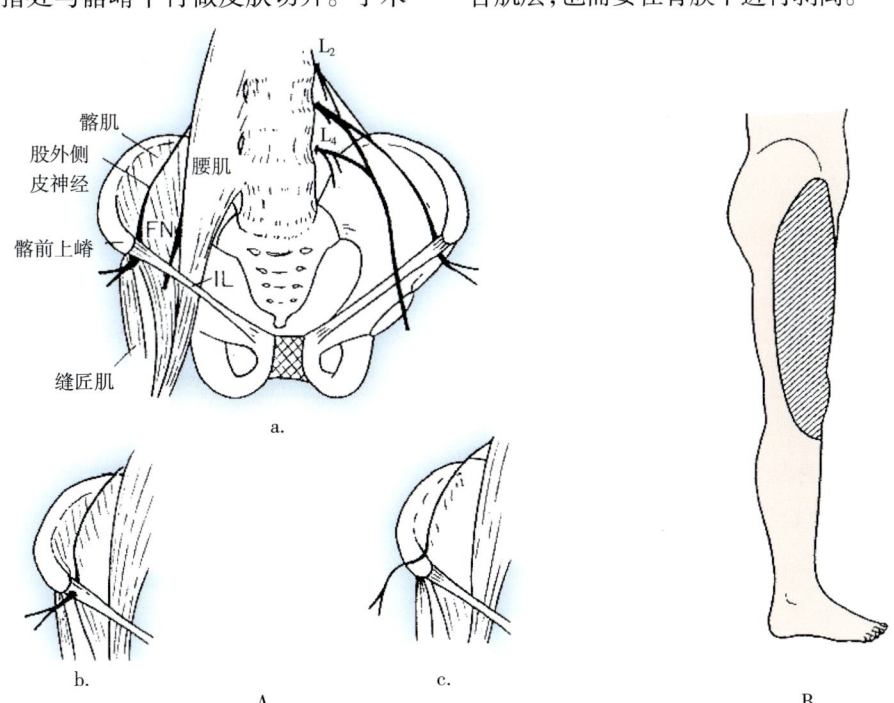

图4-5-5-8-1　股外侧皮神经示意图（A、B）
A. 股外侧皮神经正常走行及其变异：a. 正常走行；b. 走行于腹股沟韧带内；c. 走行于髂骨翼上；
B. 股外侧皮神经感觉支支配区

股外侧皮神经损伤症状——感觉异常性股痛,其疼痛、麻木感和刺痛样(火辣辣的)感觉异常不需要特殊治疗,一般多在3个月内自然缓解。在髂前上嵴附近的压痛部位注射局麻药或类固醇也有效。偶尔也有严重的症状持久不愈,此时则需要做股外侧皮神经的神经剥离或神经瘤切除。

取骨本身引起的取骨部位疼痛主要发生在采取全层骨片之后。残存髂嵴的骨折是由缝匠肌和阔筋膜张肌的牵引力所引起的疲劳骨折。如前所述,如能在髂前上嵴3cm以外的髂嵴部位取骨,就能防止这种骨折的发生。如果有骨缺损引起的术后变形,就会经常出现压痛和不适感,也常遗留下步行时疼痛以及穿衣卧床等引起的疼痛。因此要做骨黏合剂的充填,以及利用人工骨再建骨缺损部分。在再建髂嵴骨缺损部分时可使用含有磷灰石和硅灰石的玻璃烤瓷所制成的人工骨。这是具有机体活性的烤瓷,有着良好的机体亲和性,它比羟基磷灰石能更快、更牢固地与骨直接结合。而且还有骨传导性能,在其周围发生旺盛的骨质新生。它比人的皮质骨具有更大的机械性强度。这种人工骨在许多单位的临床试用中都收到极为良好的近期效果。Asarlo等术后观察两年以上的50例中有96%获得良好髂骨重建的外观,没有自发痛。90%的患者没有压痛,94%的患者没有异物感。有压痛及异物感的患者其程度也很轻,且不影响日常生活。X线检查时只有2%的病例在人工骨与髂骨之间有1mm以上的透明带。相反,在96%的病例可以看到人工骨周围有中等程度以上的骨质新生。未发生人工骨的移动和脱位,完全没有出现人工骨引起的局部红热等并发症。髂骨人工骨对于防止取骨处疼痛以及髂嵴缺损的再建是有良好效果的。

四、髂骨后部取骨后的疼痛概况与原因

(一)概况

一般在俯卧位下经后路进行脊椎固定时,为了得到足够量的移植用松质骨,常在髂嵴的后部分取骨,主要是采取半层骨片和松质骨,取骨本身很少引起取骨部位疼痛,其最主要的原因是臀上皮神经的损伤。

(二)原因

因手术操作引起取骨部位疼痛的原因有两方面。

1. 疼痛性瘢痕;
2. 臀上皮神经损伤。

与髂骨的前部取骨时相比较,疼痛性瘢痕较为少见,但有时在术后的外固定(着装支具或支架)期间发生疼痛。臀上皮神经是L_{1-3}神经后支的外侧支,分布在臀部上方的皮肤。因此在损伤此神经时就在臀部上方发生广范的疼痛或感觉异常。取骨本身引起的取骨部位疼痛的原因有骶髂关节损伤等。

五、髂骨后部取骨后疼痛的预防和治疗

与髂骨前部取骨相同,预防术后取骨部位疼痛是最好的对策。与髂骨前部相比,虽然发生频率较低,但为了防止疼痛性瘢痕的发生,也应该把皮肤切开放在后部髂嵴的稍下方进行。为了避免损伤臀上皮神经,不可把皮肤切开,自髂后上嵴向侧方延伸到8cm以上(图4-5-5-8-2)。必须在骨膜下自髂嵴剥离臀大肌,这不仅是为了防止出血以及能够牢固地再缝合臀大肌,也是为了防止损伤臀上皮神经。对于臀上皮神经损伤引起的疼痛和感觉异常,局部注射局麻药和类固醇制剂有效,对于无效的病例有时需要切除神经瘤。取骨时如过度波及内侧或远位,则有损伤骶髂关节和坐骨切迹的危险。这就会引起骨盆不稳定,继发骶髂关节的变性、耻骨的疲劳骨折以及耻骨联合的半脱位,从而成为发生疼痛的原因。在暴露骶髂关节时特别要注意避免损伤长、短骶髂韧带,保守疗法无效时可做骶髂关节固定术。

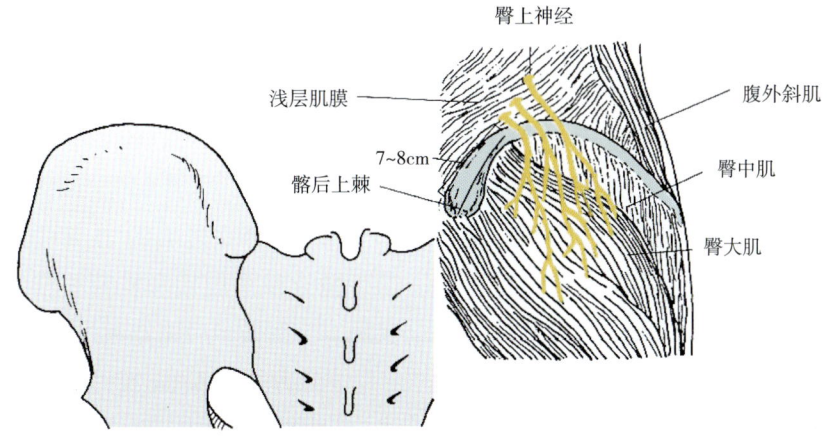

图4-5-5-8-2 臀上神经示意图
臀上神经的走行，切皮延至髂后上棘外侧7~8cm处有损伤臀上神经的危险

无论是从髂骨的前部或后部取骨,都要掌握其正确的解剖结构,并运用准确的手术操作进行取骨。从髂骨的前部取骨时要注意不可损伤股外侧皮神经,从髂骨后部取骨时不可损伤臀上皮神经。从髂嵴的前部采取全层骨片后进行骨缺损部再建时,从防止取骨处疼痛等来说,使用人工骨是有效的。

第九节 腰椎退行性病变器械内固定并发症的防治

一、概述

脊柱外科由于采用器械内固定而提高手术的效果,但是由于手术操作复杂,对患者的损伤也大,手术并发症比以往增多,这是应该认真对待的。详细掌握术前的患者状态和在充分考虑器械内固定优缺点的基础上决定手术的适应证,这应该是防止并发症发生的起点。进一步要注意的是手术操作要熟练、术中要谨慎准确地进行操作,术后要细心观察患者,不可漏掉任何细微的异常现象,一旦发现某些异常,就要迅速做出诊断和妥善处理。对待术后并发症最好的方法是,从开始就要把这种症状的原因想成是最严重的病因来进行诊断。

二、并发症的分类

(一)术中并发症

马尾神经和神经根的损伤、硬膜损伤、血管损伤、大量出血、椎弓骨折、螺钉滑脱、植入骨的折损。

(二)术后并发症

1. **早期(术后未满3周)** 呼吸系统并发症、神经根痛、肠麻痹、瘫痪、胃溃疡、深部静脉血栓、手术创口感染、尿路感染、痴呆、植骨脱落或移动。

2. **后期(术后3周以上)** 手术创口感染、假关节、输血性肝炎、腰部紧迫感、植骨骨折、植骨脱落或移位。

三、并发症之发生率

由美国脊柱有关学会代表成立的委员会从文献调查开始,对使用椎弓根钉脊椎固定术的可行性和实用性进行了彻底的调查,并发表了有关报道,可以说这分是目前可靠性最大的报道,它在文献调查中选用了1984年以后有关椎弓根钉的论文101篇,分为回顾性研究66篇,预期性研究25篇和其他论文10篇。

对于并发症的回顾性调查,探讨了Davne等人使用椎弓根钉的486例,其中感染发生率为2.6%、神经并发症1.1%,螺钉插入困难8.1%、螺钉断裂4.3%等并发症。Esses等人列举了美国脊柱学会会员所做的椎弓根钉617例,术中并发症有螺钉滑脱5.2%,椎弓骨折2.3%,术后并发感染发生率为4.2%,螺钉断裂2.9%,一过性神经症状2.4%,持续性神经功能丧失2.3%等并发症。同时报道了初次手术的并发症发生率为7.8%,而多次手术的发生率为44.7%,两者差别很大。

对于并发症的预期性调查,Steffee等人报道了使用VSP system的250例患者,并发症有感染4.0%,螺钉断裂2.5%,血肿1.2%,下肢疼痛和肌力降低1.2%等。在各种疾病之中,腰椎手术失败综合征的手术成绩优良者为80.2%,骨融合者为91.5%,比以往文献调查结果显著地良好得多。

调查了在1990年1月至1991年12月两年间所做的使用椎弓根钉的脊椎固定术患者,调查对象是退行性脊椎滑脱症2633例(其中使用椎弓根钉组2177例,非使用组456例),脊椎骨折807例(其中椎弓根钉使用组586例,非使用组221例)。滑脱症的骨融合率在椎弓根钉使用组为89.1%,非使用组为70.4%,有显著性差异。临床检查各项目结果也是椎弓根钉使用组良好,并发症有3.5%的一过性神经症状和2.6%的感染,非使用组的并发症分别为2.7%和2.4%,和使用组无大差别。由植骨引起的螺钉断裂和松动分别为2.6%和2.8%,对临床检查结果几乎没有影响。

这个调查结论的值得注目之处是椎弓根钉法的优点超过其缺点。

四、并发症与术式之相关性

Suzuki等在过去的21年中,对腰椎不稳定、退行性脊椎滑脱症和椎管狭窄等腰椎的退行性疾病177例做了后路器械内固定术。

术式分别为Zielke椎弓螺钉法43例、Galveston法16例和VSP Steffee法118例。其并发症发生的情况如下。

(一)Galveston法

术后随访期间为2~12年,平均为5.2年。全部病例(16例)都做了3个椎间隙以上的固定术。手术的平均时间为4h,平均出血量为1479ml。平均改善率为66.2%。并发症有钢丝断裂4例,肝炎、假关节各1例。

(二)Zielke椎弓根钉法

术后随访期间为2~8年,平均为5.1年。全部病例(43例)都使用了PLIF,1个椎间隙固定者19例,2个椎间隙固定者8例,3个椎间以上固定者为16例。2个椎间以下的手术时间平均为195min,平均出血量为399ml。3个椎间以上的手术时间平均为315min,平均出血量为1132ml。平均改善率为88.1%。并发症有神经根激惹2例,连接杆断裂6例,椎弓根钉折断1例,假关节和感染各1例。

(三)VSP Steffee法

术后随访时间为1年6个月到6年4个月,平均为3年6个月。施行固定的椎间数是1个椎间63例,2个椎间34例,3个椎间11例,4个椎间为10例。全部患者都做了PLIF,对91例的椎体间衬垫使用了羟磷灰石块或者使用了Brantigan 1/F支架的PLIF夹层法,改善率为

92.9%。并发症有感染 8 例,假关节 3 例,神经根激惹症状 3 例(术中发现 2 例),丙型肝炎 1 例,腰椎前弯减少者 1 例,肺梗死 1 例,取骨部位疼痛 1 例。

五、并发症的预防对策之一——明确手术适应证

预防并发症首先要从准确地决定手术适应证开始。手术并发症起因于患者本身并不少见,重要的是要充分掌握详细的术前病情和患者状态。尤其是老年人常在多个椎间发生变性疾病,其固定范围广手术损伤也大,所以决定手术适应证更要多加思索。对于患有呼吸循环系统疾病、糖尿病、恶性肿瘤等病史的患者,术前要充分评估骨质疏松的程度、日常活动能力以及社会和精神因素等,在充分研究后再做出手术的决定。

六、并发症预防对策之二——明确引发术中并发症的诸因素

(一)与插入椎弓根钉有关问题

椎弓根钉插入位置和方向不够准确,在插入螺钉当时就能多少看出一些来,但是只要熟知椎弓根的解剖位置,开始就不会搞错插入部位。在插入螺钉前一定要用探针(feeler)确认在整个椎弓根周围都保留有骨皮质是很重要的。为了预防椎弓骨折,一定要避免使用粗螺钉强行插入。一般在 L_4~L_5 椎根使用 5.5mm 直径的螺钉就已够用,不会发生固定上的问题。给骨质疏松患者插入螺钉仍然发生松动而得不到固定力时,可将羟磷灰石碎片用纤维蛋白糊浆连成念珠状,从椎弓根充填之后再用螺钉固定,能得到良好的椎弓根钉固定。

(二)预防神经损伤

神经损伤的发生,如果椎弓根钉的插入没有问题,几乎都是在制作 PLIF 的移植骨槽或插入植骨块时所引起。在防止损伤神经根上,Suzuki 等用圆形神经根牵开器非常有用。神经根牵开器的使用关键是要使角的部分不触碰神经根而准确地插进去,还要定期地放松其紧张程度。损伤了硬膜而漏出脑脊液时要缝合硬膜,为了防止脑脊液再漏出,可用纤维蛋白糊浆将粉末明胶片贴在缝合部位上。

(三)防止大量出血

对软组织徐徐流出的血液及椎弓根部和取骨部的小动脉出血置之不顾,最终将导致大量出血。要用骨蜡及压迫止血,要确定出血部位后再进行彻底止血。

(四)其他

手术体位不当可致失明和股神经麻痹等,因此要充分注意手术时的体位。术者在术中不能看清患者头部的位置,而且又是复杂的手术,不能不专心手术,因此就必须时刻提醒麻醉医师请他协助认清患者的头位。使用体位支架时如果髋关节为屈曲位,在成人可因腹股沟的压迫而有发生股神经麻痹的可能,因此手术时的体位应该是在下肢放一个大的枕头,使髋关节保持伸展位。

七、积极防治术后各种并发症

(一)呼吸道并发症

由于腰椎退行性疾病,患者很多都是老年人,首先要想到呼吸和循环系统的疾病。要注意全麻后发生的肺不张和肺炎。要尽早开始转换患者的体位,训练患者做深呼吸,要设法促进排痰。肺梗死的发生率虽然很低,但是一旦发病就很严重,观察患者时要经常想到这个病,突然出现的胸痛或呼吸困难首先要想到这个问题,并尽快检查和处理。

(二)手术创口感染

多为60岁以上的老年人,原有糖尿病者,固定2个椎间以上者,这些都是感染的危险因素。因之有人主张对60岁以上的糖尿病患者做手术时应规定只限做1个椎节的固定,使用器械装置的多椎节固定是禁止的。感染的病原菌对多种药物会有抗药性,引起术后感染的患者本身因素很大,在充分掌握病情和病史的基础上,认真探讨手术的适应证和术式可以说是预防感染的第一步。手术时要保持植骨绝对无菌,尽量缩短手术时间,减少出血量,做好术中的冲洗,更要使手术组人员了解和掌握每年感染的发生率,一般的说不应超过2%,如果增加到2%以上,要彻底查明原因。

感染的早期诊断是很重要的,其早期症状常有疼痛、发热和身体倦怠等。尤应注意术后6天以后的发热和疼痛,要仔细检查手术创面的情况和有无腰部压痛等。CRP(C反应蛋白)应在刚做完手术和术后第4天、第6天进行检查,以后则每周检查1次。CRP在术后1周内呈高值,这对诊断无何意义,一般在2周以后逐渐降低,至术后3周恢复正常。因此如果有38℃以上的弛张热,一度降低的CRP值复又升高,就应怀疑发生了术后感染,要查清上述症状。手术创面外表像似干燥,但如有一部分湿润,再有发热和CRP值升高,最好立即打开手术创口。怀疑有脊椎器械装置固定的感染时,千万不要只使用抗生素,因为一直使用抗生素无效才发生感染,要记住搔刮、灌流等显效较慢,使病情稳定需要一定时间。

感染可能性大时要立即清创,如果有脓,要迅速镜检,并做细菌培养和药物敏感性检查,同时要持续灌流,此方法的要点是要密封不漏入空气、滤过器要不断地更换,以防碎屑堵塞,通路如果堵塞,要换为体内用硅制导管。灌流液要用含1%~2%的聚烯吡酮碘(povidon iodine)的溶液。查明病原菌时要用强力的抗生素开始化学疗法,CRP转为阴性后还要继续治疗2~3周。原则上应以杀菌性抗生素作为首选药物,但是对于抗药性金葡菌(MRSA)要防止轻率地使用万古霉素。

(三)假关节和螺钉断裂

椎间植骨仅用自体骨时,有时发生移植骨被压破的现象。为防止假关节的发生,Suzuki使用自体骨的同时又使用了兼有椎体间垫片(spacer)的PLIF夹层法,在采用本法之前假关节的发生率为6%(3/50例)。在采用本法之后,其发生率仅为0.9%(1/111例),其他病例的骨融合均良好。如老年人和多椎间固定时移植骨似稍嫌不够,在施行PLF(腰椎后侧方固定)时使用自体骨的同时兼用羟磷灰石碎片。

(四)椎体间移植骨及Cage等滑脱和移位

PLIF(后侧方腰椎内固定)的移植骨向椎管方向脱落或移位,这是很严重的问题。其对策是要使移植骨槽有足够的深度,并一直做到椎体前缘,移植骨的长度一般规定为20mm,尽可能插入足够的深度。用在椎体间Brantigan椎间置入物(Cage),其对椎体的接触面呈锯齿状,这对防止脱落和移动极为有用。最近市售的致密体的羟磷灰石块,其接触面为沟状,这只是增加了接触面积,但不一定实用。

(五)输血并发症

输血后感染丙型肝炎和亲人类T-淋巴细胞病毒Ⅲ型(HTL Ⅴ~Ⅲ型)的检出率约为85%,应该尽可能地避免输异体血。估计一下术中和术后的可能出血量,充分利用患者自身的储存血,必要时可使用术中出血回收装置和术后出血回收装置。

(六)其他

术后出现麻痹性肠梗阻的并不少见,有的也许受了止疼用吗啡的影响。要经常变换体位和早日下床活动,同时给予前列腺素。

八、注意其他并发症

为了防止深部静脉血栓要做下肢运动和下肢的弹性绷带压迫。可能时早期拔掉导尿管以防发生尿路感染。早期起床活动当然是必要的,一般术后让患者卧床休息 2~3 周,之后开始训练起立和步行。出现老年性痴呆症状时立即使用斜床开始训练起立达到 30°,就容易解决问题。不宜移动患者时可在早晨给予安定(diazepam)2mg、盐酸异丙嗪(promethazine hydrochloride)25mg 和硝基安定(nitrazepam)10mg 口服,睡前用 1 个小时静脉滴入氟哌啶醇(haloperidol)5mg,这样给药 1 周左右,就能保持术后安静并能早期转换为斜床训练。

不仅使用器械装置(instrumentation)的手术,任何手术要想完全不发生并发症几乎是不可能的,严密观察术前和术后的患者病情变化就可能作出并发症的早期诊断,进而提高手术的效果。

腰椎退行性疾病的病情很复杂,患者年龄也是从青少年到老年,范围很大,治疗的目的就是要把并发症的危险降低到最小程度,合理地去掉症状的病因,以期获得长期稳定的症状改善。不需要做器械装置的病例固然不少,但是事实上也存在着不使用器械装置就得不到较好效果的疾病。器械装置的手术操作很复杂,要求有较高的知识和技术,为了使用器械装置能获得较好疗效,必须再次强调,掌握术前的症状及手术适应证的决定和术前术后的管理,要精通器械装置的优点和存在的问题,处理每个病例都应该下大工夫并有所创新,要熟知可能发生的并发症等。

第十节　脊柱术后消化及呼吸系统并发症及其防治

一、概述

在骨科领域中,脊椎脊髓外科是较大的外科(major surgery)之一,其手术损伤也大,近年由于麻醉学和手术技术的进步,老年人和高危险率(poor risk)的患者也在积极地进行手术治疗,因此遇到各种术后并发症的机会也随之增多。

二、消化道并发症

(一)肠梗阻

在做腰椎前方固定术,使用经侧方进入法时本病虽然少见,但如使用正中切开经下部腰椎或经腰骶椎进入时,虽在腹膜外,但由于长时间压迫肠管,就有发生术后麻痹性肠梗阻的可能,应予注意。在腰椎前方固定术后到出现排气前应禁食,持续静脉点滴,并预防性地给予新斯的明、前列腺素 F_{2a}(dinoprost)等肠管蠕动促进药,对于腰椎前方固定术以外的腰椎手术患者,如长期被迫卧床也要充分予以注意。有阑尾炎、肠梗阻等病史的患者,其术后治疗常发生困难,甚至需要插入肠梗阻导管(ileus tube)。因此,有腹部手术病史者应予注意。本病的治疗几乎都可利用禁食,静脉点滴给予肠管蠕动促进药,插入胃管,灌肠以及肛门插管等保守疗法可以改善。

(二)肝炎及肝功能障碍

预防输血后肝炎当然要避免输血,因此,在推测有出血可能时要积极准备输患者自体血,同时把术中出血量控制在最小限度,并采用低血压麻醉。肝功能障碍可能是由于对麻醉或手术的应激反应以及药物等所引起。在大多数情况下，通过停止使用病因性药物、保持安静，并给予保肝药等可以得到解决。

（三）胃十二指肠溃疡

在做脊椎脊髓手术时，为了预防术后发生脊髓水肿常给予类固醇类药物，因此原则上要预防性地给予抗溃疡药。为了早期发现溃疡病，要检查大便隐血试验。怀疑有溃疡病时，只要没有其他问题，就要做胃镜检查，尽力作出正确诊断。在内镜下确定有出血时，应经胃管给予止血药和抗溃疡药，并进行静脉点滴。

（四）腹壁疝

经正中切开做腰椎前方固定术后，经过较长时间有发生腹壁疝的可能。牢固地缝合腹直肌前鞘能预防本病，从这个意义上讲，也需尽可能完全缝合后叶，进行重建。在治疗上，由于肌肉缩短，致缝合困难，有时要做整形外科修补术。

三、呼吸道并发症

（一）肺不张、支气管炎和肺炎

老年人并发呼吸道疾病时，重症病例有转变为多脏器病变的危险，因此要注意预防。要经常考虑到通过术前、术中和术后对呼吸道内的清理（toiletting），肺部的物理疗法以纤维支气管镜下排除呼吸道内浓稠分泌物等为重。术后卧床时间不仅与出现精神障碍有关，也与发生呼吸道并发症有关，所以在术后早期就要变换体位、早期练习起坐等。

（二）血胸、气胸

施行胸椎和胸腰段经前路固定术时，必须检查肺功能和有无肺部疾病，大谷提倡肺功能低下者（肺活量在正常值的40%以下，PaO_2 在正常值的60%以下）应在术前积极地进行呼吸功能的物理疗法。术中要多次充气，使肺膨胀，关闭胸腔时的止血、胸膜腔冲洗和留置持续性吸引管等都很重要。拔掉吸引管后，要进行胸部听诊、胸部X线片照相和血液气体检查以及检查肺脏的膨胀情况和有无渗出物积留等也很重要。还要进行术后的呼吸运动指导。

（三）肺栓塞

是严重的术后并发症之一，曾有过脊椎手术后因肺栓塞而死亡的病例报道。这与预防深部静脉血栓相同，从术中开始就使用外科用弹力长袜（surgical stocking）和抗小板疗法（给予阿司匹林等药），术后早期开始下肢运动。有人认为手术体位支架使腹压升高以及对股静脉的压迫等也能引起下肢血栓，应予注意。最近有报道称根据侧弯手术后凝血因子的探讨，认为在术后第十天常规进行血小板计数和纤维蛋白原的检查及血液气体分析是很有意义，如果发现异常，应怀疑有肺栓塞，并进一步做细致的检查。

Asatsuma 行脊柱脊髓手术919例中，其中需要治疗的消化道并发症38例，呼吸道并发症9例，计47例（5.1%）。其中男性37例，女性10例，平均年龄为52.5岁，65岁以上的老年人为15例。消化道并发症有肝功能障碍14例，肠梗阻11例、胃肠炎5例，输血后肝炎3例，胃十二指肠溃疡4例和胆囊炎1例。呼吸道并发症有支气管炎和肺炎6例，肺梗死2例和肺不张1例。

全部病例均用保守治疗。11例肠梗阻患者中，8例发生在腰椎手术后，但只有2例是发生在经腹膜外的经前路腰椎固定术之后，其中1例过去曾发生数次肠梗阻，另1例则有阑尾炎病史，9例是经禁食、静脉点滴和给予肠管蠕动促进药而得到好转，另2例使用了梗阻导管。

14例的肝功能障碍可能是由于对手术的应激反应和使用抗生素等药物所引起的，在停止使用病因性药物和给予保肝药之后，都得到了改善。4例发生胃十二指肠溃疡,可能都是由应激反应引起的,其中1例有胃溃疡病史。

并发支气管炎和肺炎的6例中发生在颈椎手术后竟有4例之多,其中1例死亡。1例肺不张是发生在经前路胸椎固定术之后,经过再次插入胸膜腔导管而得到改善。2例肺栓塞患者经给氧和肝素疗法也没发生大的问题。

在919例手术患者中发生了消化道并发症38例(4.1%)和呼吸道并发症9例(1.0%)。为了防止这些并发症的发生,术前要研究病史并进行充分的术前检查,术中和术后正确的预防性措施是极为重要的。

第十一节　脊柱术后泌尿系统并发症及其对策

一、与留置导尿管有关的问题

外伤性脊髓损伤的急性期出现脊髓休克性膀胱,需要做无菌性尿引流,应该施行无菌性间歇性导尿或者封闭式无菌性导尿等方法。但是在脊柱外科手术适应证中,并发神经源性膀胱障碍的病例并不少见,轻易地长期留置导尿管不仅能成为难治性尿路感染的契机,也容易诱发带有感觉障碍的尿道皮肤瘘等尿道损伤以及前列腺炎和附睾炎等输精系统的逆行性感染。清洗导尿管虽然有助于排除沉淀物和解除堵塞,但也常成为尿路感染的契机,不能轻易地施行。总之应尽可能地早期拔掉导尿管。

二、排尿障碍及其对策

外伤性脊髓损伤和非外伤性脊柱脊髓疾病都能引起排尿障碍。安藤等人在研究1417例患者中查出脊髓疾病的58%有尿路症状以及53%有膀胱功能异常。脊柱疾病的17%有尿路症状以及16%有膀胱功能异常。Shinno等对非外伤性脊柱脊髓疾病的119名患者研究,发现92%有某些尿路症状以及66%有排尿困难。另外在做过尿动力学检查的患者中,患脊髓疾病者有58%、患脊柱疾病者有48%出现某些异常变化。另一方面也有报道称在分析并发于腰椎疾病的神经源性膀胱功能障碍时,发现术后有过半数的患者直到术后3个月排尿参数才正常化,但是术后早期拔掉导尿管时出现膀胱功能障碍的病例并不少见,高压排尿和膀胱过度伸展都能与膀胱壁血行障碍以及膀胱壁的神经损伤和易感染性等连接起来,因而引起去神经性和低顺应性(Compliance)膀胱,发生尿路废用的危险。在这一点上,间歇性自我导尿的低压排尿和排除残尿作用,能防止尿路感染并促进膀胱功能的恢复,是个很好的方法。

三、尿失禁及其对策

神经源性膀胱功能障碍引起尿失禁者并不少见,Shinno等发现在非外伤性脊柱脊髓病例中有19%出现尿失禁。尿失禁的机制并不尽同,有因排尿肌的无抑制性收缩引起的,有因低顺应性膀胱引起的,也有因尿道括约肌功能障碍引起的及因残尿过多引起的溢出性尿失禁等。应在尿动力学检查的基础上,进行适宜的药物疗法和间歇性导尿。

四、尿路结石

脊髓损伤或脊柱手术后卧床休息导致骨脱

钙,从而容易引起高钙血症和高钙尿,再并发神经源性膀胱障碍,以及伴有膀胱输尿管反流的残尿和尿潴留、尿路感染,这些有形成尿路结石的危险。Bibai Rousai 医院在1989年以静脉肾盂造影(IVP)为主所做的定期检查脊髓损伤273例中,有尿路结石病史者58例,查出结石63次。按损伤部位来分,颈髓病例的31.8%、胸髓病例的19.7%、腰骶髓病例的21.1%有结石病史,虽无明显差异,但以颈髓病例有结石病史为多。这可能与卧床的程度以及留置导尿管的病例多少有关。受伤后的时间与结石部位有关,伤后未满1年者以膀胱结石多见,且以感染性结石为主,硫酸铵镁结石多见,但肾输尿管结石中也有少数钙结石。另一方面,在病程长的病例肾输尿管结石增多,并发膀胱输尿管反流的病例也增加,结石成分也几乎都是感染性结石。根据这些事实,必须对早期的高钙尿和整个病程中的尿路感染及尿潴留加以妥善处理,对后者则以间歇性导尿为重点,对高钙尿可给予噻嗪类利尿药,并限制钠的摄入。

妥善的尿路管理可以减少许多泌尿系症状,但应与泌尿科医生密切合作。

第十二节 术后精神并发症的处理

一、概述

脊髓损伤患者由于突然发生悲剧性病变以及重返社会工作的困难,从急性期开始直到康复训练时期,出现各种各样的精神症状。术后精神症状是急性期精神症状的一部分,其中由于手术损伤以及手术对患者的心理影响,很容易出现精神症状。

二、术后精神紊乱的分类

在急救现场所看到的精神症状(表4-5-5-12-1),是任何疾病所共有的,脊髓损伤患者在急性期出现的精神症状也属于这些症状,但在不同时期,其精神症状则略有所不同(表4-5-5-12-2),这对脊髓损伤的精神管理和监护颇为重要。

表4-5-5-12-1 急救时所看到的精神症状

急 救 时 所 看 到 的 精 神 症 状
A. 收容住院前既有精神症状的病例
1. 收容住院的动机是因有精神症状
2. 收容住院的动机并非由于有精神症状
B. 收容住院后出现精神症状的病例
1. 急性期 不安状态、异常行动
2. 恢复期
精神因素内因 不安状态、抑郁状态、躁狂状态、疑病(hypochondria)、衰退状态、异常行动、幻觉妄想状态、潜在性精神病表面化(CCU 依赖综合征)等
精神因素外因 痴呆状态、谵妄状态、脱瘾综合征、治疗药物引起的精神症状、ICU 综合征等

表4-5-5-12-2　不同时期出现的精神症状

时期	精神状态	情况因素
入院	神经官能症状态 潜在性精神障碍的表面化 夜间谵妄 脱瘾综合征	自觉症状、环境的变化、经济问题、老年人、酒精依赖及其他
即将手术前	神经官能症样状态	手术、手术失败、对死的恐怖、羞耻心及其他
出院	神经官能症样状态 潜在的精神病表面化 术后精神障碍的遗留	手术评价上的差异、对重返社会感到不安及其他

（一）谵妄

是以轻度意识障碍为基础引起的意识的变态，加上不安、兴奋、幻觉和妄想等而出现的杂乱无章的行动和自言自语的状态。多在住院后2~3天到数周间发生。一旦出现谵妄，患者就不能与治疗合作，也不能保持安静，非常妨碍治疗。脊髓损伤患者由于受伤引起的疼痛和感觉异常，以及随之而来的失眠，由于颈部不能转动使视野受到极大限制，以及由于重症监护病室（ICU）的管理阻断了感觉来源，以及对突然受伤和瘫痪的精神上的不安等都是容易发生谵妄的状态，此外，发热、感染和电解质失衡等也能成为谵妄的原因。如表4-5-5-12-3所示，脱瘾症状也能引起谵妄，因此在患者住院时要问清有关饮酒和常用药物的病史。

表4-5-5-12-3　术后精神紊乱的鉴别表

表现	发病因素	发病时期	症状	意识水平
ICU综合征	主要是环境因素和身体因素	经过收容住院后的2~3日	主要是谵妄状态	降低
		意识清晰期之后		
脱瘾之症状	术前的药物成瘾	如为酒瘾，戒酒后2~3日后发病	主要为谵妄状态和某些体征（如自主神经症状等）	降低
精神性反应	精神因素（环境因素、社会因素、疼痛等）	对麻醉觉醒后的周围情况和将来有了把握之后	主要是神经官能症样状态	清楚
潜在的精神障碍表面化	内因衰老	同上，或者是在麻醉刚醒过来就发病	精神分裂症 躁狂抑郁型精神病 痴呆	清楚

（二）抑郁状态

抑郁状态的出现要比谵妄稍晚，是在患者本身对自己的状况有一定程度的认识的阶段出现的。其症状有失眠、食欲不振、情绪抑郁和烦躁不安等，有时诉说许多症状，有时又完全没有任何症状。患者一陷入抑郁状态就失去对治疗的愿望，或者给康复训练带来困难，或者出现压疮。

三、精神症状的处理

在急救现场对精神方面的处理分以下几个阶段。第一阶段：进行"尽心的护理"；第二阶段：进行"更为尽心的护理，有时给予安眠药"；第三阶段："给予精神增强剂"；第四阶段："与精神科医生协商"。

"尽心的护理"并不只限于对脊髓损伤患者，是对任何患者都应该做到的。是以治疗患者的心理的心情来进行的，要倾听患者所说的一切，并耐心地加以说明。尤其是脊髓损伤患者由于突然发生的四肢瘫痪及其带来的异常感觉以及住在公共监护室（CCU）治疗，迄今毫无这类经验，因此引起极为强烈的不安，这就需要"更为尽心的护理和照顾"。术前应对患者详细说明手术的目的和方法，以免患者对手术期望过高或有不安心理。

患有抑郁状态和谵妄的患者较为常见，需要使用精神增强药的情况也较多。所用药物以苯二氮䓬类较为安全，尤其对于不安和抑郁以三唑安定更为适宜。强安定药（major tranqnilizer）和抗忧郁药（antidepressant）所具有的抗胆碱作用是使脊髓损伤并发的神经源性膀胱障碍恶化的原因之一，对于未留置膀胱导管的患者要特别注意。这些药物具有 α-肾上腺素能神经的阻断作用，对有交感神经障碍的患者能引起严重的低血压，所以尤应注意。使用氟哌啶醇治疗谵妄是比较安全的。在抗抑郁药物中，据说去甲丙咪嗪的抗胆碱作用较弱，去甲丙咪嗪和去甲替林的 α-肾上腺素能神经的阻断作用较弱。

一般应注意上述各点对脊髓损伤患者的精神方面进行管理，如果仍然得不到较好的处理，应该与精神专科医生进行协商。

第十三节　脊柱脊髓手术后的术后感染及其对策

一、概述

脊柱脊髓手术的术后感染并发症，除特定的疾病和手术方法之外，发生率较低，约在1%左右，但近年来由于内置物手术的增加则为1%~2.8%。一旦发生感染，还要考虑脊柱的稳定性和支持功能，因而增加了治疗的难度。又因出现了MRSA及对标准的抗生素均有抵抗的抗万古霉素肠球菌（VREF）等，因而感染仍然是难以解决的并发症之一。

脊柱手术时期其手术创口深且接近重要的神经系统，因此术后感染的发现常常较晚，而且还有陷入严重状态的危险。要经常想到感染的可能性，从术前和术中开始就注意其预防处理。防患于未然最为重要。万一术后怀疑有感染的可能，就要迅速而准确地作出诊断，并进行有效治疗。为此有必要掌握其术后感染的特点。

二、术后感染的发生率

脊柱手术时，由于术者充分认识到术后感染的危险性，事先就采取了充分清洗手术创口和给予抗生素等必要的预防措施，因此，脊柱手术的术后感染较为少见，大约是0.9%~1.0%左右。但是由于患者的全身状态和原有疾病使感染率受到很大影响，金属内置物的使用则更增加了感染率。患有风湿性疾病时，其基础就是免疫异常，再使用类固醇等免疫抑制药，以及全身状态不佳等时,很容易感染,而且一旦感染就给治疗增加很大困难。此外,老年人以及有营养不良、免疫缺陷、呼吸功能不全、肾功能不全、肝功能不全和恶性肿瘤等并发症时,术后感染的发生率也高,正因如此,就要求要有从术前到术后的妥善对策和管理(表4-5-5-13-1)。

表4-5-5-13-1　助长感染的因素

患者方面的因素	手术方面的因素
年龄大(老年),营养不良,肥胖,风湿病,糖尿病,免疫缺陷,激素类治疗,呼吸、肝、肾功能不全,恶性肿瘤,脊髓损伤,其他部位的感染,酒精中毒,压疮,长期的术前住院等	无菌操作出现漏洞 使用内置物、发生血肿或死腔、 手术室的空调有问题 带菌的辅助人员频繁出入手术室

众所周知,使用内置物也是术后感染一个很大的因素。最近有报道称未使用内置物的颈椎和腰椎经后路减压术(椎弓切除术和椎弓成形术)的感染率极低,为0.0%~0.7%,未使用内置物的脊椎固定术的感染率也低,约为0.9%~4.6%(平均2%),但使用内置物的病例则高至1.3%~12.0%(平均7%),由于使用异物使术后感染率明显增高。也有报道称使用骨黏固剂甲基丙烯酸甲酯能使多形核粒细胞的游走作用和吞噬作用明显降低,对其使用要充分注意。

颈椎前方固定的感染率为0.3%~3%,Ohata等行颈椎病前路固定术526例中有2例(0.4%)。腰间盘切除术的感染率在行预防性抗生素的情况下为0.7%~0.8%,间盘显微外科切除时较标准的间盘切除的感染率高,Leung报道为5%,Stolke为1.4%(同系列的标准间盘切除时为0.5%),显微外科切除时需防止残留间盘的感染。椎间盘切除后的骨移植使感染率增高,Wright称约为2.5倍,而Horwitz等称为10倍。关于给予抗生素预防感染的效果,Horwitz等称由术前开始者有效率为0.6%,未给予者为9.3%,因此,预防性抗生素的给予是绝对不可少的。

脊柱侧弯未使用内置物者感染率为0.9%~4.6%,而使用内置物者为6%~12.9%,Lonstein等人报道,侧弯经后路固定术后的感染率在轻症组(Cobb角平均为72°)为2%,而在较重组(Cobb角平均为95°)则为8%,侧弯越重感染率也越高。Swanks等人报道麻痹性侧弯的术后感染率为25%。这也可能由于脊髓损伤患者并发压疮或尿路感染等,从而成为术后感染的门户。Hansebout等报道,用甲基丙烯酸树脂于转移性脊柱肿瘤等手术时,感染率约为0.1%。

关于营养状态Jensen等认为,体重减少10磅以上,血清白蛋白在3.4g/dl以下,末梢淋巴细胞1.500/mm³以下者,其感染更大。转铁蛋白150mg/dl以下,皮肤试验过敏,上肢周径为正常80%以下的任何一种情况,应延期手术,要进行中心静脉营养或肠道营养。

肥胖患者要进行适当减肥及体疗,体重减少能降低对脊柱的负荷,症状有时亦可改善。脂肪组织血运不佳,在过剩的皮下脂肪部位手术时要避免感染,并仔细闭合创口。糖尿病如血糖控制良好,并不是使感染增大的因素,但控制不佳,尤其糖尿病性酮症酸中毒是感染的危险因素,要待正常化后再手术。

其他部位的感染要在术前事前治疗,Nelson等发现7例术后感染的4例术前有尿路感染,其中3例尿路的致病菌与感染部致病菌一致。盆腔与脊柱旁静脉丛无静脉瓣,由Batson静脉丛相通,因而血行性细菌播散易呈双向性。其他部位的感染未治愈情况下手术时要预防性使用该致病菌敏感的抗生素。

已知术前的住院期间与手术创感染率有关，据 Cruse 等称，手术头一天入院者的感染率为 1.1%，每延长 1 周增加 1 倍。有报道在 ICU 住上 2 周以内即会带有院内细菌，即在术前已保持有抗抗生素的细菌，具有感染危险因素的病例应尽量缩短术前住院时间。

放疗、肾上腺皮质功能低下及合并恶性肿瘤者都会使术后感染发生率增加。放疗能延迟创口的愈合，所以要在术后 2~3 周之后再进行。术前已照射者，切口应避开照射术野或等 6~12 周后再手术，如不能等候时要使患者及家属充分理解感染这一并发症之后再行手术，并采取整形外科的方法。

三、术后感染的分类

（一）浅表感染

是皮肤和皮下组织的感染，未超越肌膜的深部。根据发热的同时出现以手术创为中心的局部红、肿、热、疼乃至排脓，能够比较容易地作出诊断。偶尔也有发展为深部感染的，但浅表感染对抗生素反应良好，在临床上很少成为严重的问题。

（二）深部感染

深部感染是肌膜以下的感染，在临床上是个很大的问题。脊柱手术时可能发生下列感染：

脑脊膜炎；
脓肿、脓毒血症；
骨髓炎、椎间盘炎；
食管瘘、纵隔炎等；

尿路感染，或者因术后肺不张以及排痰困难引起的肺炎等，远隔部位的感染也能发生。

1. 脑脊膜炎 急性化脓性脑脊膜炎的预后极为严重，需要紧急治疗。20 世纪 70 年代前半期的死亡率高达 26%，由于化学疗法的进步已降至 8%~10%，但是仍有 10%~30% 的脑神经障碍和脑积水等后遗症。本病有剧烈头痛并伴有 39℃ 以上高热，出现意识不清以及颈项强直、Kernig 征阳性等脑膜刺激症状。腰椎穿刺时要防止发生脑疝，在肯定没有乳头水肿和脑占位症状后再采取脑脊液，进行细菌培养等检查。要选用敏感的抗生素，大剂量地静脉给药，在病原菌未明确时应使用广谱抗生素。

在施行经口腔的上部颈椎手术进路时，要在术前服用双氯双胍己烷锭剂，用聚烯吡酮碘含漱治疗龋齿和鼻窦炎，重要的是专心致志地预防感染。

在鉴别诊断上可有其他原因引起的脑膜炎，但要注意与原田病相鉴别。一般认为原田病是亲黑素细胞（melanocyte）性自身免疫性疾病，出现脑膜炎的病例很多，Fuchigami 报道 1 例 49 岁的男性患者，经前路颈椎固定术后，有 38°~39℃ 的发热，抗生素无效，出现颈项强直、头痛等脑膜刺激症状，持续 1 个多月。患者在手术前 1 年多就有毛发的脱落和变白，并有白斑，但因无眼葡萄膜炎，未能确诊为原田病。此次以手术损伤为契机而以自身免疫性脑膜炎发病，深感此病在鉴别诊断上的重要性。

2. 脓肿和脓毒血症 出现伴有恶寒战的发热，注意局部炎症症状的同时还要注意颈前部的肿胀或髂腰肌的肿胀等。做血培养鉴定病原菌，但不能检出者并不少见。在使用内置物的病例发生术后感染时，要尽快地进行手术创口的清洗和持续引流。只要未发生骨髓炎就不需要取出植入物。与炎症症状的同时出现神经根疼、肌力降低以及麻痹等时，要考虑到硬膜外脓肿，尽快地利用 MR、CT 等进行诊断，并做减压、清洗等处理。如果麻痹完全出现，预后极为不良，因此要在神经功能障碍较轻期间（发病后 36h 以内）进行手术治疗。

3. 骨髓炎和椎间盘炎 腰椎椎弓切除后发生椎间盘炎者甚少，但是如果在术后 2 周以后，出现轻度发热且有逐渐加重的腰痛时，必须考虑本病。大部分病例能以保守疗法治愈，但发展为骨髓炎时要做经前路固定术。

4. 食管瘘和纵隔炎　不充分注意使用开创钩（牵开钩）或气钻会损伤食管，因此要慎重操作。爱护性地使用尖端钝的牵开钩，避免漫不经心的压迫是能够防止食管瘘和纵隔炎的。第二次手术的患者由于粘连容易损伤食管，一旦发生食管瘘和纵隔炎，给予抗生素的同时要禁食1个月左右。

脊柱术后感染的病原菌以金葡菌最多见，其他则有皮肤葡萄球菌、链球菌、大肠杆菌以及铜绿假单胞菌等。近年来随着抗生素的发展，主要病原菌也发生了变化，一般认为对甲氧苄青霉素有抗药性的金葡菌（CMRSA）最为难治。

四、诊断

（一）术后到发病的间隔时间

一般在术后1周仍有发热时就应考虑有感染存在。脊柱手术后有37.5℃以上高热和有未满37.5℃的低热，血沉值58mm/h以上，CRP 2.1mg/dl以上，白细胞数7200/mm^{3}以上时，应考虑已有感染，要结合查体所见，仔细地观察临床经过。回顾过去的文献报道多在术后两周内发病，也有术后感染是在术后数年才发病的，有着种种不同的间隔时间。

（二）临床症状

发热和手术创疼痛是必发症状。发热多为38℃以上的弛张热，但也有持续在37℃左右低热的。疼痛也是有剧烈的和轻微的。特别是腰椎的椎间盘炎时常常是一接触病床就要跳起来那样的剧烈疼痛，体动时疼痛和夜间疼痛明显。内固定兼用手术后所看到的固定范围内的椎间盘炎，其疼痛是轻微的。较多的病例常缺少局部症状，但是也有手术创口肿胀、发红和排脓的。有报道称由于脓肿压迫神经组织使神经症状恶化并出现脊髓症状的，亦有因脓毒血症引起肾功衰竭的病例。

（三）检验所见

一般认为脊椎手术时，血沉值是在术后第4天达最高值，两周时接近正常值，C-反应蛋白值是在术后2~3天达最高值，术后两周降至正常值。术后感染的病例其血沉值明显加快，C-反应蛋白（CRP）值也明显增加，也常有白细胞增多。但是血沉值也有在两周以上不恢复正常的病例，所以它不适于作为感染的指标，而2周以后的高CRP值却可以作为术后感染的参考指标。

（四）X线检查所见

椎间盘炎时常在第两周出现椎间腔狭窄，第6周出现椎体边缘不整。兼用器械装置的病例容易发生器械松动，兼用椎弓根钉的椎体炎容易在它的周围出现骨质溶解现象。

（五）其他影像诊断

X线断层照相容易发现轻微的变化，它能早期发现椎骨破坏和椎体边缘不整等。MR的T_1加权像为低信号，T_2加权像为高信号，显示出均等的影像，对于了解脓肿范围和压迫硬膜等情况很有用处。但是兼用金属内置物时影像诊断有一定困难，CT也是如此。

五、预防

（一）术前预防措施

术后感染的危险因素有老年人、营养不良、肥胖、糖尿病、免疫异常、类固醇治疗、尿路感染以及长期疗养者等。对于这类患者要从术前开始保持手术部位的清洁，以减少感染机会。术前给予抗生素，术中维持能抑制细菌的最小浓度。术后感染的病原菌以金葡菌多见，故应使用第一代或第二代的向骨髓渗透性较好的头孢菌素类及环孢菌素类。

预防性抗生素的投与，即术前开始使用抗生素，Horwitz 等报道，腰椎间盘突出椎弓切除的感染率，术前投予者为 0.6%，术后开始投予者为 2.7%，Keller 等报道，放置内置物术前投予者为零，术后投予者为 6%。几乎所有抗生素均能向骨移行，但向椎间盘的移行尚不清楚，因此，椎间盘内的操作时，术中以抗生素冲洗是必要的。

（二）术中预防措施

术后感染的途径有术中感染和血源性感染。前者是手术室中漂浮的细菌、手术器械的污染以及术者的污染等，后者是尿路感染通过 Batson 静脉丛传播来的感染和来自上呼吸道的感染等。预防术中感染就要完成术野的充分消毒，缩短手术时间，术中彻底的止血、清洗，以及基本的无菌操作。要避免手术室中人数过多，以免增加落下来的细菌。在器械装置等异物上面形成生物膜时能降低抗生素的渗透和白细胞的吞噬作用及杀菌活性，所以细菌感染的危险性也加大，要充分防止器械装置的污染。

（三）术后预防措施

术后给药以不超过 48h 为准。长期给予抗生素不仅有药物本身的副作用，且可产生耐药菌，要严格选择适应证。选择抗生素时要多考虑术前的住院期间及有否其他部位的感染。一般的脊椎手术时，CRP 值在术后两周恢复正常，因此必须在术后两周进行血液检查。如 CRP 为高值应怀疑有感染存在，也要充分注意手术伤口有无发红和渗出液等。

对于术后感染最重要的是早期发现和妥善的处理，对于深部感染清创术和持续灌洗极为有效。但是作为常识来说是没有比预防更好的良药。预防性地给予抗生素有明显的抑制术后感染的作用，要在术前和术中使用，仅在术后给予抗生素没有多大预防意义。要考虑抗生素的敏感性和细菌的抗药性，一定要避免轻率地在术后长期使用抗生素。

脊椎手术的术后感染率虽低，但是一旦发生深部感染，就很难治愈，就可能像脑膜炎那样留下后遗症，对预后影响很大。预防性地给予抗生素，对预防术后感染虽然十分有效，但自出现抗药性金葡菌（MRSA）等对多种抗生素有抗药性的细菌以来，问题就比较严重。MRSA 感染对米诺霉素、氟氮呃唑、头孢菌素 V 和万古霉素（VCM）等有敏感性，值得联合使用。目前临床分离出的 MRSA 中尚未出现对 VCM 的耐药菌，所以一般认为 VCM 是重症 MRSA 感染时的救命药物。感染的预防最为重要，要充分掌握患者术前的全身状态，治疗尿路感染、呼吸道感染和龋齿等。通过术中电灼等充分止血和无菌手术巾的使用，术中的充分清洗，以及严格的无菌操作来抑制术后感染。万一发生术后感染，要尽快地作出诊断、检出病原菌。病原菌未确定时使用广谱抗生素，已确定时要用敏感性高的药物，要不失时机地对应做的手术后治疗做出正确判断。

脊椎手术的术后感染率虽然低为 1% 左右，但是一旦发生感染就有陷入危险状态的可能，因此应该慎重对待。

六、治疗

怀疑有术后感染时尽快让患者卧床休息并开始静滴抗生素。一般活检也常常不能判定病原菌，此时最好使用金葡菌敏感的广谱抗生素。对于给药时间尚有不同意见，有主张静脉给药直到 CRP 阴性，然后继续口服 4 周。以后，X 线检查出现骨硬化和骨新生时就可以用支架背心，并允许起床步行。

手术的适应证是在保守治疗无效、神经症状加重、形成脓肿以及有糖尿病和类固醇治疗史等危险因素的病例。椎间盘炎时利用活检环钻进行椎间盘的活检和冲洗是有效的方法。也有报道经前路进行椎间盘搔刮和骨移植的病例。对于经后路固定术后的脓肿要进行充分的切开、清创和冲洗术，并安放持续性灌洗，此时要彻底切除腐骨和坏死组织、移植骨不足时要补做骨移植。兼用金属内置物时除了骨已愈合之外，不应拔掉，否则就出现需要矫正的变形，和加大不稳定性，使病情较术前加重，将引起严重后果。持续灌洗的冲洗液量和使用方法有各种报道，一般规定每天量为3000ml，并将氨基糖苷类抗生素溶于冲洗液内使用。灌流时间定为直到冲洗液细菌培养阴性为止，约为2~3周。

深部感染要开创清除感染灶，硬膜如被脂肪组织或止血海绵等覆盖时要予以除掉，移植骨不一定要除掉，但在脓汁中的骨片、腐骨，以及对脊柱固定无作用的骨要除掉。病灶清除后，一次性闭锁。此时要留置吸引及洗涤用管两支，或各层置大的吸引管。

金属内固定器械如对脊柱支撑有重要作用者，最好不去掉。留置金属制内固定物不动而感染治愈的报道亦不少。

七、脊柱术后感染时的高压氧疗法

（一）概述

高压氧疗法作为骨干骨髓炎的一种治疗方法已被应用于临床，而脊柱手术后感染几乎均为椎体的感染，呈骨髓炎状态。

高压氧是一种损伤非常低的治疗方法，适应于间盘术后及激光术后感染，高压氧疗法与抗生素并用可使感染平稳下来，但使用内置物且有MRSA感染时，本法则处于其他疗法的辅助位置，一般多采用灌洗并去掉内置物，行外固定等。

（二）作用机制

提高低氧状态感染局部组织的氧分压，增加活性氧的生成，使妨碍细菌活性的自由基增加，并提高抗生素的活性。特别是对术后的MRSA感染，使用高压氧和利用纯氧的环境可使其增殖受到抑制。

（三）方法

大致有两种，一种为一人用治疗装置，第二种为多人用治疗装置。第一种是用纯氧加压，患者直接吸入纯氧，而第二种是用空气加压，患者通过面罩吸入纯氧。对疑似感染的患者，尽早制定本法的治疗计划，并取得患者的同意，本法副作用少，但亦需签署同意书。一般采取每天1次，20~30天为一疗程。用15min缓慢加压，到两个气压时可维持60min，用20min减压，操作在医师指导下由技师观察，共95min结束。

（四）安全标准及管理

要求按高压氧环境医学会制定的安全标准进行管理，已有高压氧治疗引发火灾的报道，要多次确认未带火柴及打火机。

（五）疗效

脊柱术后感染病况多种多样，且多延误诊断，尤其在并用金属内置物时影像学上难以及时判断，骨扫描亦难以确定诊断，CT能确认脓肿，MR只能对钛制内置物的病况作出判断。据Konishi报道，对12例脊柱术后感染病例行高压氧疗法有效，其中有2例MRSA感染及激光间盘汽化、金属内置物感染等病例。

八、脊柱金属内置物术后感染的持续灌洗术

脊柱金属内置物手术在坚强内固定与矫正畸形方面具有其独特的优越性，因而近年来被广泛应用于临床。由于其手术复杂则增加了术后感染的危险性。无论怎样严密注意也难免以糖尿病为代表的患者方面出现的危险因素及其感

染。一旦发生术后感染,则需早期开始确切治疗,延迟治疗则治愈困难。

(一)适应证

为能在术后早期发现早期诊断,严密观察患者极为重要,患者精神不振、倦怠、无食欲,或极少自觉症状也是诊断的要点,尤其术后第6天以后的发热,手术创部位的疼痛重新出现,均要注意。出现38℃以上弛张热时首先要疑为感染,然后检查确认手术创口的状态,周围压痛及肿胀等。术后1周内血液检查CRP(C-反应蛋白)、白细胞计数均为高值,以后下降至正常值则无助于诊断,但暂时下降后又重新上升时则应疑为感染。

C-反应蛋白、白细胞增高而无手术创口异常所见,亦无疼痛和肿胀时可用22号针穿刺确认有否渗出液潴留,采到的少许渗出液要立即送检确认有无细菌,以确定诊断。

疑为金属内置物术后感染时,不应乱用抗生素,反而要停止正在使用的抗生素,说明其已无效而发病,要确认热型及创口状态,如疑为重症感染时可立即在手术室局麻下开创检查。术前用药为度冷丁50~70mg,基本上局麻即可手术,如见有脓,则迅速镜检确定细菌,查药敏,同时行病灶清除,持续灌洗术。一旦感染明确,感染灶范围广泛时则施行全麻。

(二)必要的物品、器具

1. Nelaton 导尿管(20、24F)　将持续灌洗的管用较硬的Nelaton导尿管,使用时切开两端,管子间连接之差为4F,分别将外径与内径相连接。硅管的管壁弱易屈曲,加上负压时内腔易闭锁,故不适宜做灌洗之用。感染灶深而广时用24F Nelaton管,浅而窄时用20F管。

2. 带有3个活塞的点滴调节器　灌洗管堵塞时可从侧方加压,因此必须有3个活塞。

3. 输血调节器　将流出侧管子与输血调节器的过滤部作为灌洗用过滤部来使用,由此可使碎屑停留于滤过器内而使管子不易堵塞。

4. 气球囊　在闭锁腔内持续灌洗,排出液回收于气球囊内。

(三)实际操作

1. 彻底清除感染灶　展开手术创时必须明确到达感染灶的深度,但亦必须避免将浅层感染扩展到深部,首先检查浅层如发现肌层缝合不全,有肌肉变性时说明已有深层感染时再向深层展开。

要彻底清除感染灶,不仅是贮脓的周围软组织,已变性的肌肉组织也会成为日后的感染灶,亦应尽可能切除,暴露在脓汁里的骨片也要全部摘出。

金属内置物周围清除不充分时,要用小刮匙等尽可能将其清除,或用纱布从钩、棒、钢丝下通过搔刮周围的软组织等,应彻底清除感染组织。

2. 灌洗管的放置(图4-5-5-13-1)　深层感染则用24F Nelaton管置于肌层下,浅层则于皮下置20F管。创口内放置的灌洗管用咬骨钳剪成螺旋状的大孔。一般采取左右两根管,两管间的距离应尽量分开,如两管间距太近则灌洗液的流动易偏于单侧,为使不发生灌洗液停滞,则要按图样式平行放置。灌洗管流入侧用24F Nelaton管,在管腔内插入20F管,将其与点滴管的三通相接。流出侧将24F管与20F管相接,24F管作为连接管与灌洗用过滤器相接。并且输血调节器的管子切断后与灌洗用滤过器相接,再与气囊袋相接。若有碎屑贮留,则仅交换过滤器即可。一旦管子连接完毕,即可闭合创口,以生理盐水充满,创口内完全是一闭锁腔确认空气密闭。

通常深层每管每日以生理盐水量为3000ml冲洗,浅层则为2000ml,将抗生素加入灌洗液中无效,而加入5%~10%聚烯吡酚碘液内则有效。

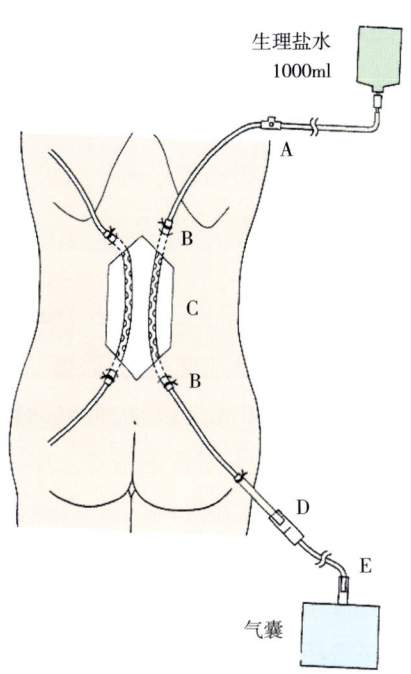

图4-5-5-13-1 灌洗设置的模式图
注解：A.将其与三向管相接；B.在灌洗管内插入20F管；
C.灌洗管剪成螺旋状大孔；D.24F管与过滤器相接；
E.输血调节器管与滤过器相接再与气囊袋相接

3. 灌洗管的交换 施行长期持续灌洗后，常有碎屑堵塞管子，产生灌流液漏，这不仅达不到实际的灌洗，也有合并其他细胞感染的危险，故应一周一次在床边进行身体内部灌洗管的交换。

患者取俯卧位，用带孔的四角巾覆盖于灌洗管的出入部，事前备好相同口径的Nelaton管，用咬骨钳开孔，将体内灌洗管流入侧里于创口内的一部分拔出，用止血钳固定后，将新准备的新管子与断端之间缝合两针。然后从流出侧拔出旧管，则灌洗管的交换易于完成。

4. 持续灌洗时的注意事项 为取得良好的持续灌洗效果，在灌洗管内要常常充满灌洗液并提高其密闭性。将两管放置在同一层内，灌洗液流动仅偏于一侧时，约每2小时交替将流出侧的管子用止血钳夹住，可向一个方向冲洗。

总之，灌洗液应呈流动状态，管子周围堵塞出现漏时，应尽早进行灌洗管的交换。

5. 判定拔管的时间 每周做2次C-反应蛋白变化的检查及灌洗液培养，长期灌洗有可能混入其他细菌，故要定期检查。灌洗液培养一周以上阴性，CRP正常时可拔除灌洗管，在充分吸引使创口内无灌洗液的情况下，从流出侧将管拔掉。

有效抗生素在C-反应蛋白正常后使用2周是必要的。

Tezuka等从1993年9月至2000年12月行脊柱金属内置物手术159例中有3例(1.9%)发生术后感染，其中MRSA、表皮葡萄球菌、大肠菌各1例，非金属内置物手术21例中2例(0.8%)，从外院转来术后迟发性感染者4例，MRSA 2例，腰椎硬膜外脓肿2例，共13例，用上述持续灌洗法而治愈，全部金属内置物手术例均未将内置物除掉，这是因为致病菌不是多药耐药菌，如致病菌为多药耐药菌时不除去内植物则病灶不会平静。

在行脊柱金属内置物手术时，术后感染是不可避免的，致病菌不是多药耐药菌时，应早期发现并确切的进行持续灌洗，不去掉金属内置物而能治愈。

九、腰椎后方金属内置物术后创口感染的开放砂糖疗法

(一)概况

近来，针对金属内置物术后创口感染的密闭式持续灌洗疗法的高成功率已成为治疗的第一选择，但存有灌洗管易堵塞、出血量增加及移动受限等缺点。

历史上(公元前)埃及在创口治疗中曾使用蜂蜜，1980年Herszage等报道对胸部外科感染120例使用砂糖疗法，99.2%成功。以后有些国家的学者对其进行了跟踪尝试。针对脊柱金属内置物术后创口感染，1997年Nicolakis等对其进行了首次报道。有关砂糖(蔗糖)对感染创口的作用，由Chirife及Ambrose等进行研究并明确其机制为：①砂糖浆具有高渗透压性，通过降低细

菌增殖中所必须的水活性环境的降低,而阻止了细菌的发育;②创口在高渗透压环境下炎性水肿减轻,而使成纤维细胞激活,促进创口治愈。

(二)适应证及适应期

砂糖疗法的优点在于简洁,不需特殊器具,患者不受拘束。病例应是10天内早期感染的病例,但术后感染的早期诊断并不太容易,术后发热的热型、血沉值、CRP值作为参考,但最终需治疗者的临床判断。术后早期感染对策的关键在于外科处置,一旦疑似为感染,即行穿刺抽吸并做细菌培养。

(三)感染创口的处理

在手术室无菌条件下打开创口,术后早期感染不可去除金属内固定物及植骨,早期去掉金属内固定物会招致更糟的结果。在移植骨母床与植骨之间可有良好的肉芽组织形成,去掉碎屑有阻止细菌发育的作用。首先要判断感染灶是否已被及到肌膜上浅层或肌膜下深层,如疑有肌膜下感染,则应立即去除肌膜缝线,全部创口拆线,去除所有坏死组织,大量生理盐水或酸性水冲洗,在开创状态下充填砂糖,术后5天内开放砂糖疗法非常有效,可在3周内期待二期愈合。

开放砂糖疗法的最佳时期应是术后5天内早期感染的病例。过5天后,闭创则要2~3个月,故在5天以后病例选择密闭式持续灌洗疗法。但在持续密闭灌洗疗法失败及坏死组织广泛创口闭合困难时,则为植皮术的适应证。开放砂糖疗法不成功时,可再度清创而行密闭持续灌洗法。治疗中如金属内固定物已覆盖肉芽组织,确认为无菌创口可予以闭创缝合。

(四)注意事项

1. 使用的砂糖应是纯度高的,冰糖的纯度更高,创口大时砂糖立即成为糖浆,可将冰糖打碎与砂糖混用。对砂糖不需特别消毒。实际上市场上出售的冰糖用起来方便。

2. 处置时用生理盐水或酸性水将感染创口冲洗干净,切除坏死组织及不良肉芽组织后填充砂糖。1天可换药3次。

3. 冲洗创口时不可用碘剂及抗生素,但全身使用敏感性的抗生素还是必要的。

4. 深部感染病例至少要使用6周抗生素。Furuse等使用砂糖疗法治疗7例腰椎金属内置物术后感染病例,1例为MRSA感染,余为表皮葡萄球菌,浅层2例,深层5例。

5. 浅层2例及术后5天的2例均于4周内创口闭合治愈,7~10天开始治疗的3例,治愈时间为60~90天,全部病例均未去掉金属内置物。

6. 脊柱金属内置物术后感染的砂糖疗法简便安全,可不去掉金属内固定物,是控制感染的有效手段之一,感染的早期诊断与彻底清创是保证本法成功的关键。

第十四节 术后并发肺栓塞及早期治疗

一、概述

骨科术后肺栓塞的发生率及其危险因素已相当明确,尽管有各种预防对策,仍会致死,因此是一种严重的术后并发症。

一旦术后产生可疑时,在确定诊断之前应优先进行抗凝剂及溶栓剂的早期治疗,这对预后是极为重要的。

二、急性肺血栓栓塞的治疗方法分类

治疗分为:

1. 低氧血症、右心衰、休克等呼吸循环动态的改善;
2. 血栓溶解及去除为目的的抗凝法及溶栓法,导管的血栓吸引破碎疗法,外科血栓摘出术;
3. 下腔大静脉滤过器等预防复发。

骨科应以 1 与 2 为中心的早期治疗,药物治疗的有关知识见表 4-5-5-14-1。

表4-5-5-14-1 急性肺血栓栓塞的药物治疗

血压低下及休克时	抗 凝 疗 法	血 栓 溶 解 疗 法
• 多巴酚丁胺 1~5μg/kg/min 持续静滴 • 多巴胺 1~5μg/kg/min 持续静滴	• 肝素 5000~10000U 溶于 20ml 生理盐水中静滴,确诊后 10000~20000U/d 持续静滴(约1周)。然后用华法林 1~4mg,每日 1~2 次内服(3 个月以上)	• 人的尿激酶或组织培养的尿激酶,24~96 万 U/d 持续静滴或每天 1 次,4~6h 静滴(3~7d) • 阿替普酶29~43.5 万 U/kg 或组织型纤维蛋白溶酶原激活剂 Tisokinasel 440 万 U 的总量,将总量的 10% 用 1~2min 静推,余下 90% 用 1h 静点滴

三、呼吸循环的管理

血压下降或休克时用多巴胺或多巴酚丁胺 1~5μg/(kg.min)持续静滴,维持血压。多巴酚丁胺有肺血管扩张作用,为首选药。对于要成为急性肺心病时使用洋地黄及利尿剂是必要的。呼吸处于过换气状态,$PaCO_2$ 不增加时行氧充分吸入。

四、抗凝疗法

(一)目的

1. 阻止肺动脉内继发血栓的增长。
2. 血栓游离使肺血管及支气管挛缩并引起神经液性因子分泌的抑制。
3. 阻止栓塞源深静脉血栓的进展及新血栓的形成。

(二)肝素

是阻止形成血栓主因的凝固因素活化的优秀抗凝剂,不论轻重首选未分馏肝素(unfractionated heparin, UFH),疑为本病只要不是禁忌,将 0.5~1 万 U 肝素溶于 20ml 盐水,静推。以后 1 天用 1~2 万 U,1 周后改为华法林。使用肝素时应调整 APTT(活性化部分凝血致活酶时间)至对照值的 1.5~2 倍。肝素血中半衰期为 1~2 小时,副作用的出血及 APTT 出现异常延长时停药。紧急时使用中和肝素的硫酸鱼精蛋白(肝素 1000U 用 1.0~1.5ml,一次不超过 5ml,用 10 分钟静滴)。

(三)低分子肝素(LMWH)

欧美有关低分子肝素对本病有效的报道不少,LMWH 比 UFH 的半衰期约长 2 倍,出血危险少,凝血时间及 APTT 延长作用弱,用药时不需监测凝血功能,将 8200~18400 U 以 1 天 1 次皮下注射,可获得与肝素同样效果,问题是医疗费用大。但在脊柱术后早期并发本病时,对避免出血及血肿所致的神经瘫很有作用。

(四)华法林

其抗凝作用是由 Vit K 的拮抗作用而妨碍在肝中维生素 K 依赖性凝固因素(Ⅱ、Ⅶ、Ⅸ、Ⅹ)蛋白的合成,并使凝固因素浓度下降。在这一点上与阻止血栓形成主因的凝固因素的活性化肝素不同。用 1 周左右肝素然后改用华法林,1 天内分 1~2 次口服 1~4mg,调节凝血酶原时间 20%~35% 及凝血酶活动度测定试剂 10%~25% 来决定维持量。最低 3 个月内存有复发因素的病例可继续几年或较长期服用,但合并用药可使华法林作用增强或减弱,应予以注意。副作用与肝素同样为出血。华法林半衰期长达 35~45h,停药后 48~72h 方可达到安全范围,出血时可静注维生素 K_1 10~20mg。

五、溶栓疗法

(一)概述

目的是溶解肺动脉血栓,急性期可收到改善血运动态的效果,副作用为出血,美国食品、药品管理局已提示尿激酶、t-PA 的合适用量,但是全部药剂在颅内或脊髓术后 2 个月内为禁忌。本病依其重症程度与手术侵袭范围可与内科医师协商并慎重用药。

(二)尿激酶(UK)

主要是使血流中的纤维蛋白溶酶原活化而溶解血栓,人的尿激酶与组织培养的尿激酶有同样效果,通常为 24~96 万 U/d,每 4~6h 1 次静滴,持续 3~7 天,重症患者增量要与内科医师合作,用药期间每天要测定血中的纤维蛋白原,注意出血倾向。

(三)t-PA(组织型血浆蛋白溶酶原活化剂)

t-PA 与纤维有亲和力,直接作用于血栓,将血栓形成过程中摄入的纤维蛋白溶酶原活化后溶解血栓。对急性心肌梗死用 alteplase 29~43.5 万 U/kg,tisokinase 总量为 1440 万 U,将使用量的 10% 在 1~2 分钟内静推,余下的 90% 用 1h 静滴,与 UK 一样,颅内及脊髓术后 2 个月内禁用,骨科医师不应单独使用。

在作用机制上,t-PA 有比 UK 更好的血栓溶解能力,减少血浆纤维蛋白原的作用小,与 UK 相比,出血少,但如加量,亦可使出血倾向加重。

六、下腔静脉支架

确切抗凝可预防大部分病例的复发,为防急性期复发,应尽早进行下肢深静脉血栓的检查,在下肢深静脉及下腔静脉有游离浮动型血栓时,抗凝疗法应禁忌,预料抗凝会复发及复发后会致死的病例则为下腔静脉插入支架的适应证,尤其在行血栓溶解疗法时,有促进深静脉血栓游离的危险,要特别注意。

近年来为防止病后的复发,支架使用的适应证在扩大,对术前有高危因素的病例行预防性使用。永久性支架在慢性期中有深静脉血栓复发、支架移动及下腔静脉血栓等并发症的可能,因而临时性下腔静脉支架的使用正在增加。

血栓摘出术后肺的溶纤系统活跃,因此用抗凝疗法及溶栓疗法非常有效,用这些药物治疗约 90% 可以救命,但临床症状及血运动态的改善则需几个小时,在此期间,循环明显恶化的病例可行导管血栓摘出术。

第十五节 脊椎固定术后并发症及其防治对策（移植骨和内固定置入物的滑脱与位移）

一、概述

近年来在脊椎外科领域有着广泛而惊人的进步，手术效果也有显著的提高。但是不可能完全消灭并发症的发生，因此对其预防和处理应予足够的关心。一般的说在脊椎固定术后的并发症中发生移植骨或内固定器械的滑脱与移位并不少见，一般认为发生移植骨滑脱移位既有患者术后保持安静的问题，也有外固定方法上的问题。在发生内固定器械滑脱移位的原因上，除上述两点外，手术操作上的问题也是很重要的原因。

二、移植骨的滑脱移位概况

目前最常用的脊椎固定法是椎体的固定和腰椎后侧方固定。在后侧方固定时只要注意不使移植的小骨片落进椎管内，就不会在移植骨滑脱移动上出现大的问题，但是在椎体固定术时，不仅发生移植骨的滑脱移动的可能性大，而且很严重，所以其处理办法也是极为重要的。

三、颈椎前路固定术

颈椎的活动性大，在预防移植骨的脱位上最重要的是保持术后的安静和做好外固定。在中下部颈椎固定时极少出现移植骨的完全滑脱移位，但是也有不少病例出现或多或少的脱位倾向。一般固定一个椎间时基本上是不出现滑脱移位的，但是固定两个椎间以上时，固定的椎间越多，就越容易出现滑脱移位，所以要充分注意其预防。

（一）术中的对策

移植骨的骨槽（骨床）要有足够的深度。移植骨应使用能预防被压坏的有三面骨皮质的骨块。有人提倡为了预防滑脱移位可将移植骨制成后方长的台形，但是制作技术繁杂，而且还有容易发生后凸畸形的缺点。不过这种方法对于利用腓骨作3个椎间以上的固定时很是实用。Suzuki将移植骨制成长方体，深度为10mm，插得不浅也不深，插入后将颈长肌充分缝合。

（二）保持术后安静

中下部颈椎固定时，颈椎的旋转运动不会引起多大问题，但是颈椎的前后屈（尤其后屈）时，容易诱发移植骨的滑脱移位。术后护理为了确保呼吸道通畅，常采取不用枕头的后屈位，对此应予充分注意。最好在术后用毛巾做成薄矮的枕头，以免颈椎过度伸展。在保持术后安静上患者方面的问题较多，对于不能保持安静的患者不仅要装用 Halo-Vest，也可以考虑使用颈椎内固定。如果老年患者在术后出现一过性痴呆而不能保持安静时，最好在术后5~6天内使用足够的安定剂，并在早期开始使用斜床将身体抬起至20°左右的斜位。

（三）外固定

做两个椎间以内的固定术时只用带有颌托的聚乙烯围领即可。自手术后第2天开始允许在不戴支具的情况下将身体抬起斜位至20°，1周后允许戴着用支具的情况下将身体抬起斜位至30°。4

周后允许起坐、站立和步行。吃饭时要拿掉围领，因为戴着围领咀嚼时头部形成过度伸展位。在做3个椎间以上的固定时为了早期离床活动，应安装Halo-Vest。如果患者能严格遵守术后安静的指示和戴用支具，那么上述方法是能奏效的。

四、经前路腰椎固定术概况

腰椎的活动性小，一般不出现在下部腰段移植骨的滑脱移位，但是在胸腰段和上部腰椎固定时就要充分注意移植骨的滑脱移位，尤其对外伤时的椎体固定，别说从前方减压固定两个椎间，就是固定1个椎间时也要防止移植骨向椎管内滑脱移位。

对腰椎退行性疾病经前路固定时假关节的形成要比滑脱移位更成问题，对它的处理也能起到预防滑脱的作用。井上曾报道，不遵守术后保持安静指示的患者在术后第13天突然起立行走而引起移植骨向前方滑脱移位。这种患者并不少见，术前就要考虑患者是否能保持安静的问题，对于可能不会保持安静的患者事先就要想出恰如其分的对策，但仍然是有一定的限度。

五、腰前路施术术中对策

如众所周知，为了获得良好的骨融合，重要的是要熟习移植骨槽的制作、移植骨的形状以及插入方法等的技术操作。移植骨槽要有足够的深度。外伤患者在做经前路减压和两个椎间固定时，要做成移植骨槽以防移植骨向椎管内滑脱移位。

在做正中切开经前路腰椎固定术时，移植骨要深入26mm，插到移植骨前面距离椎体前壁5mm以上为止。在做L_5~S_1椎间固定时，为了适合腰骶角将移植骨做成其前面比后面长的台形，就能得到良好的骨融合。为了预防假关节形成和移植骨滑脱移位以及早期下床，有人主张使用AO螺钉固定。

六、腰前路手术术后处理与外固定

腰椎与颈椎不同，卧床中变换体位时就出现旋转，因此一定要注意不可扭转身体。使用器械内固定的目的是为了让患者早日下床活动，但固定两个以内的椎间时，即使是外伤患者也不需要器械内固定，但其前提是要在术后做好石膏固定。很多是在立位做腰围式石膏固定，但它几乎没有什么固定能力，而且在L_5~S_1固定时形成假关节的危险性很大。在术后10天着用特氟纶制成的腰围就能很快地站立和步行，从而能早日下床活动。外伤病例如果是前柱和中柱两柱损伤时，使用上述的骨移植法和这种外固定，可以不用器械内固定，如果是三柱损伤则需要用某些器械内固定。没有特氟纶制成的腰围只在立位做石膏固定时，就要制成能充分包住臀部并充分勒紧腰部的石膏腰围。对脊椎分离及脊椎滑脱做L_5~S_1椎间固定时要增加固定到一侧的大腿中部。这种作法要比使用器械内固定的手术略好一些。

七、腰椎经后路进入的椎体固定术（PLIF）

与前方固定相比，做PLIF术时移植骨容易放置浅，滑脱移位的可能性加大，而且是向椎管内滑脱移动，所以问题就比较严重。其对策是移植骨槽（床）要有足够的深度，并将骨槽做到椎体前缘，移植骨的长度做成20mm，并要尽量深地插进去。不兼用器械内固定时，要做上述的石膏固定。至于椎间衬垫（Spacer）可使用碳素纤维制的椎间内置物（Cage），它和椎体的接触面要做成锯齿状，这对预防滑脱移位极为有用，应予推广。

八、内固定器械的滑脱移位

（一）概况

随便乱动的患者不管使用具有多大固定能力的内固定器械也会发生滑脱移位或断裂。但是器械内固定的失败可以说几乎都是由于手术操作上有问题而发生的。必须熟悉各种内固定器械的原理、原则和操作方法。

(二)上部钩的滑脱移位

使用 Harrington 装置时术后如果取过大的前屈位就会发生上部钩的滑脱移位,因此要做外固定。并用椎板下钢丝固定术时可不做石膏固定,但是为了加强手术的效果,术后 4 个月应使用支具保护。不合理的伸延力或者未使用连杆而过度后凸时就会发生椎弓骨折和关节突骨折,因而常引起钩的滑脱移位。再有连杆上部处于易向外方偏位的弯曲时,如果从下位开始向上方做椎板下钢丝固定,会引起钩的向外转位。做椎板下钢丝固定时最好是先拴结下一位椎弓,然后再从上往下逐次拴结,或者是上下交替拴结。为了防止钩的外侧转位,最好是把拴结棘突的钢丝拴结在钩上,在做 ISOLA 法时也完全可以这样做。在 CD 法时出现钩的滑脱移位几乎都是由于椎弓钩的安装不良所引起的。椎弓钩的安装和 Harrington 钩的安装时的感觉完全不同。安装要按照椎弓螺钉法的要领,确认椎弓的位置,用色素做上记号,下关节突的切除范围要比 Harrington 安装时做得大些,要深切体会放置双叉钩时所产生的"咯嗒"一下的感觉。

(三)下位钩的滑脱移位

在制作钩的安装部位时,如果用 Glisson 钳将关节突间部分咬掉过多,术后会发生骨折并能引起下位钩的滑脱移位。所以要严加注意以避免过多地咬掉关节突间部分。

(四)连杆的滑脱移位

给外伤或肿瘤患者做 Harrington 器械固定时常发生连杆的滑脱移位,这很明显是技术上的失败。不仅要用伸延连杆(dishouction rod),同时还要用压缩装置。使用椎弓下钢丝固定法虽然能解决滑脱移位的问题,但是必须记住针对外伤的矫正原理是利用伸延连杆和给予压缩力,这个方法即使是在能使用爪(claw)的 ISOLA 法时也应同样使用此法。

移植骨的滑脱移位是由于:骨移植的技术操作、保持术后的安静及外固定法的处理不当而发生的。在不使用器械内固定时,术后最容易发生的就是对保持安静理解不够的缘故。另一方面医师对上述 3 点的熟习程度如何对手术成绩也有很大影响。内固定器械的滑脱移位第一来自手术操作,第二来自患者方面,其失败几乎都是由于技术操作不当,而内固定器械本身的问题较小。无论具有多么强的固定能力的内固定器械,也有时由于并发症的影响不得不拔掉的情况。此时则需要做到严格的石膏固定。因此要强调脊椎固定术的最基本的手术技术要领是要熟知术后的石膏固定的重要意义。

第十六节　脊髓动静脉畸形及髓内肿瘤的手术并发症

一、概述

脊柱脊髓疾患与颅内疾患相比大多数并非是致死性的,因此外科治疗也称为功能性手术,手术及其他处置不应该引起新的症状。但脊髓的功能密度高,对术中操作所致外伤的耐受性较差,且因属中枢神经系,所以手术以及其他各种治疗易引起症状加重或出现新症状,而其改善也颇为困难,这对术者是个极大的挑战,尤其在脊髓动静脉畸形及髓内肿瘤时,对脊髓本身要进行必要的操作,脊髓出现某些障碍亦是必然的,因此,一旦出现并发症,其障碍程度较为明显,症状亦颇为严重。

手术时应尽量排除可预想到的并发症,并向患者做好术前说明,要用简明的语言说清楚不治疗的预后如何,说明手术的必要性、术后可能出现的并发症以及有些并发症是不可避免的等。

二、脊髓动静脉畸形的并发症概况

脊髓动静脉畸形因诊断技术的进步,对其疾病的表现已很明确,并在治疗上已有新的进展,诸如栓塞技术、血管内手术技术以及显微外科手术技术等方面的进步等,使治疗的效果明显提高,但有关治疗方法的选择尚有不同的认识,因属少见的疾病,治疗经验有限,目前仍属治疗困难的疾病。

在进行脊髓动静脉畸形治疗时,必须首先明确其进入和流出病灶的血管及畸形的类型,然后方可作出最佳治疗方案,这一点非常重要,但同时也要想到有可能引起的并发症。

三、人工栓塞的并发症

(一) AVM 破裂引起的出血

有时因操作中导管穿破畸形血管团的薄壁而引起,有时因注入栓塞物质时的压力而引起。

(二) 静脉灌流障碍

流入血管虽按计划用栓塞物质闭塞,但少数情况下由于脊髓静脉流动环境的突然改变而引起静脉灌流的障碍。

(三) 栓塞物质误入正常灌流脊髓的血管中

使流入畸形血管团动脉的近端闭塞(流入动脉多为脊髓前动脉),或栓塞物质逆向流出静脉的远端(多见于动静脉瘘)。

(四) 畸形血管团闭塞后的进行性动脉血栓化

因闭塞而血流停滞,使流入动脉逐渐血栓化而闭塞范围扩大。

四、脊髓血管畸形术中并发症

1. 手术操作引起的脊髓损伤,尤其在想摘出髓内畸形血管团的操作时可损伤正常的脊髓。

2. 脊髓营养血管闭塞引起脊髓缺血,凝固超过一定范围或错误地误认流入血管而将正常的脊髓软膜血管凝固。

3. 其他:与人工栓塞术一样,术中操作也可引起 AVM 的破裂及流出血管闭塞,从而引起梗死及出血。

五、髓内肿瘤的并发症概况与术前诊断

(一) 概况

髓内肿瘤自 MR 诊断普及以来,手术治疗的病例明显增加,但必须预先知道切开脊髓时,因直接操作脊髓,很可能要引起症状或使症状加重。为使手术安全,要有正确的术前诊断及肿瘤摘出程度的术中正确判断。

髓内肿瘤的组织学分类中,神经胶质起源的肿瘤占一半以上,成人中以室管膜瘤为最多,手术全部摘出是可能的,但星形细胞瘤时与颅内一样,多为浸润性,全部摘出基本上是困难的。此外,高分化的脊髓星形细胞瘤(退行发育的星形细胞瘤、恶性胶质瘤)时患者的生命预后极差。组织学诊断当然很重要,但髓内肿瘤有时不能取得足够量的标本,尤其是术中的冷冻快速切片时,因切片少及厚、细胞排列破坏等而有时不能得到正确的诊断,对此应加以注意。

(二) 术前诊断

除各种检查外,MR 的鉴别诊断具有重要意

义。此时呈现脊髓肿大的疾病不仅有髓内肿瘤，尚有炎症性病变、脱髓病变、血管病变（脊髓梗死、髓内出）等。这些病变 Gd（钆）元素有时可使肿大的脊髓被增强。发病的方式及轴位像上的增强部位等都是鉴别的要点。

六、髓内肿瘤手术并发症

（一）手术中并发症

1. 后索症状加重 大部分髓内肿瘤可通过脊髓后正中切开而能摘出，脊髓后面的粗静脉不得已而广泛范围凝固时或肿瘤偏于一侧而正中结构偏位时易出现后索症状的恶化。

2. 伴随肿瘤摘出而出现的瘫痪加重 多数为肿瘤剥离操作中直接损伤侧索所致。肿瘤与正常脊髓白质难以区别时，应将该部分留下采用摘出方法的操作。髓内血管瘤仅将其进入肿瘤内的部分凝固、切断。

（二）术后并发症

1. 术后的脊柱变形 椎弓切除引起颈椎后凸畸形及鹅颈畸形多见于青少年。胸椎以下者多见于胸腰椎移行部。青少年在术后3个月要行颈部围领固定，椎弓成形术者亦应予颈部围领固定，并注意观察经过。

2. 术后放疗的并发症 对星形细胞瘤术后残留肿瘤多行放疗，但脊髓的耐受量为45~50Gy，较低，为防止迟发性放射性坏死的发生，照射量要慎重决定，放疗可使术后的脊柱畸形加重。

3. 脊髓性疼痛 术后，有时于一侧上肢或下肢出现持续性疼痛，尤其见于肿瘤偏在及损伤脊髓后角时。脊髓后部出现广范围静脉灌流障碍时，障碍水平以下可出现剧烈的麻木感及感觉障碍。

第十七节　头－盆牵引的并发症

一、概述

1958年Hodgson AR报道头－骨盆牵引后，翌年Perr、Nickel对颈椎不稳定病例施行了"Halo"头环牵引，以后对脊柱疾患广泛利用了头－骨盆牵引，至今头－骨盆牵引在治疗高度、使脊柱畸形以及不稳定脊柱变为稳定脊柱已成为强而有力的有效装置，同时在安装、维持管理以及护理上的并发症，亦需予以重视。

二、头－盆牵引的优点及其适应证

僵直性脊柱畸形时，使用头－盆（Halo-Pelvic）牵引装置可以获得坚强的脊柱外固定，其对脊柱的直接牵引力可使畸形缓慢得到矫正并维持其疗效。

（一）可下地行走

患者可在安装Halo-Pelvic情况下步行，在清醒状态下的术前、术中、脊椎固定后的畸形矫正，在头盆牵引过程中可矫正骨盆倾斜及躯干与骨盆偏离重心线，对呼吸功能障碍者，可避免术后卧床及躯干石膏对胸部扩张的限制。

（二）矫正畸形

是维持矫正畸形的装置和对结核性龟背的治疗，特别适应于下位胸椎及胸腰椎移行部，亦适应于先天性后凸、高度后侧弯、神经纤维瘤的高度后侧弯畸形的矫正，高度脊柱滑脱及脊椎骨折脱位的复位及固定，多椎间椎板切除，椎体恶性肿瘤脊柱不稳定的矫正与维持。

三、头－盆牵引器械脊柱牵引的并发症

(一)神经受损

主要有：

1. 臂神经丛麻痹（C_5、C_6、T_1）；
2. 脑神经麻痹（Ⅵ、Ⅸ、Ⅻ）。

以上两种并发症为牵引中的严重并发症，脊柱急速的伸长力使脊髓被纵向伸展力所牵拉对脊髓造成危险，特别是全麻下施以强力矫正力是危险和禁忌的，是造成截瘫的重要因素。术前脊髓造影观察脊髓实质有否异常，特别是后凸病例及先天性疾病病例要明确脊髓的受压部位，特别是脊椎结核临床上尚不明其上位神经障碍是否系脊髓造影的狭窄部位压迫、而采取缓慢牵引是必要的和安全的。在缓慢牵引过程中，注意患者每日的神经学检查和疼痛等的耐受情况是很重要的。在脊髓受到强力牵引下进行手术，有发生截瘫的高度危险，手术中必须将2根或4根拉杆同时缓慢地延长。

Hodgson 对3例高度后凸畸形牵引中1例产生神经症状，数日后引起 $C_5\sim C_7$ 运动瘫（感觉正常），当延伸棒缩短4周后运动瘫完全恢复。2例颈胸部后弯病例出现右侧喉返神经麻痹，延伸棒缩回13mm数周后缓慢恢复。3例外展神经麻痹引起斜视，牵引终止后10周恢复。

Nickel报道1例牵引致 $C_7\sim C_8\sim T_1$ 运动瘫病例，一年后手功能完全恢复。脊柱牵引可造成脑神经损伤及截瘫并发症，因此在牵引过程中必须每天进行神经学检查与记录（表4-5-5-17-1）。

表4-5-5-17-1　头盆牵引中的临床检查项目

检查项目	异常发现
长径路征（long trect sign）的检查	1. 下肢的肌力低下 2. 踝或膝阵挛的出现 3. 感觉障碍的出现
脑神经检查	1. 眼球运动的障碍（外展神经麻痹） 2. 腭反射的障碍（舌咽神经） 3. 爆发性咳嗽发作（迷走神经） 4. 语言障碍（舌咽神经及迷走神经） 5. 舌运动障碍（舌下神经麻痹，舌不能向前直伸）
臂丛神经检查	1. 肩外展障碍（C_4、C_5） 2. 屈肘障碍（C_5、C_6） 3. 握力低下（C_7、C_8、T_1） 4. 指尖端感觉障碍（C_6、C_{7-8}）
头颅及骨盆固定部钉的检查	1. 感染 2. 钉松动 3. 疼痛（头痛、腹痛、腹肌紧张、钉局部痛，下肢痛等）
所谓牵引综合征的检查	1. 恶心及呕吐 2. 腹部膨胀及腹痛 3. 频脉及呼吸加快
其他并发症的检查	寰枢椎半脱位或齿突的缺血坏死（项部疼痛）

何种程度的畸形矫正力会出现神经症状，这点很重要。采取长时间缓慢的矫正力，柔软性伸长，出现功能异常的程度会最小。一次大力量的延伸，由于急剧超越神经延伸的界限会引起 Saunderland 神经障碍，Ⅵ、Ⅸ、Ⅹ、Ⅻ脑神经，臂丛 C_5、C_6 神经及其他神经根易受损。Rozario 报道 Ⅴ、Ⅸ、Ⅹ 脑神经障碍系急速延伸所致，其原因为延伸时引起神经的血液供给障碍，结果引起一过性麻痹，早期终止牵引，一般于 8~10 周即可得到改善，由此得出脑神经及脊髓神经的牵引障碍如能早期发现并早期处理，其恢复预后可以是良好的，一般麻痹的肌肉可在 6 周内恢复，Saunderland 麻痹有报道持续 17~60 天。Seddon 报道轻度伸延引起的障碍临床上与神经功能麻痹（neurapraxia）难以区别。运动神经完全麻痹而感觉障碍轻者恢复快，并能完全恢复。

麻痹持续期间的不同，与障碍的程度及原因有关，要进行详细的神经学评价并强调对患者管理的重要性，截瘫持续者要考虑脊髓前动脉综合征，Kitahara 报道 1 例牵引中一过性下肢痉挛性不全瘫，1 例左侧外展神经不全麻痹引起斜视，1 例臂丛麻痹，1 例高度后凸者行顶椎楔形截骨术后持续牵引中出现左外展神经麻痹，将伸长棒缩短 4mm，3 个月后完全恢复。2 例高度强硬双弯的病例，牵引开始后左外展神经麻痹出现斜视，放松牵引则症状缓解，在此位置行 Harrington 手术，术后轻度左眼球外展受限，1 个月后完全消失。臂丛麻痹例，颈胸椎移行部高度先天性侧弯牵引后凹侧，上肢运动全部不全瘫，感觉正常，伸长棒缩短 4mm，数月后完全恢复。另 1 例女性，15 岁，130° 后凸病例，外院 Halo-Pelvic 牵引中出现躯干披肩式感觉分离，下肢腱反射亢进，去掉牵引装置行脊髓造影，迟延性 CT 脊髓造影中发现下部颈髓有一小的瘘管，椎动脉造影 PICA 走行异常。系 Arnord-chiari 畸形伴脊髓空洞症，行后头下减压再度安装 Halo-Pelvic 牵引后症状加重，楔形切骨后牵引，Cobb 角矫正 60°，最后以 Harrington 栓结术神经症状加重。

最近影像学诊断，MR 术前包括头颈移行部脊髓的详细检索是必须的，如此可避免一些少数的神经并发症，矫正的限界和神经并发症的发生要早期检查，这极为重要，为此医师要每天进行上下肢腱反射、感觉的检查及肌力的测定，项部疼痛病例颈椎 X 线有否牵引性半脱位的检查也是必要的（见表 4-5-5-17-1），Halo-Pelvic 牵引中患者按表 4-5-5-17-2，每天早晚自己按表格进行检查，护理人员及家属亦要对并发症的预防进行检查。

表4-5-5-17-2　头盆牵引患者自己检查记录表

提　问	回　答
1. 脚能动吗？	
2. 脚的感觉有减退吗？	
3. 大小便时有什么改变吗？	
4. 看到的物体是两个吗？ （眼上下左右能动吗？看到的物体重叠吗？）	
5. 有没有喝水时不顺畅？	
6. 舌的动作是否和往常一样？ （说话、吃食物有无不便？）	
7. 张嘴动作如何？	
8. 手、腕、肘、肩能否活动？	
9. 手有没有感觉减退？	
10. 力量有无改变？	
11. 钉刺入部有无隐痛？ （1）脚活动时痛吗？ （2）躯体活动时痛吗？ （3）头痛否？	
12. 有无腹痛？	

注：接受骨盆牵引的患者每日早、晚按照上表所问自行检查记录，如发现异常则与医生、护士联系

(三)颈椎的变化（C_1、C_2齿突关节面）

O'Brien 1973年报道100例颈椎出现的问题，生理前弯减少，寰枢椎间加大，后头骨与C_2下端间距加大，3例寰枢椎半脱位。颈椎变性样变化，特别是颈椎后方的关节面，当Halo-Pelvic去掉3年半后50%还可见到，3个月以上长时间强力牵引严重僵直的高龄组最为多见。1975年Tredwell报道齿状突上端无菌性坏死94例中有13例，为14%，4例活动受限，与牵引有关，其原因为尖韧带、翼韧带因过度牵引造成血行障碍而损伤。牵引中项部疼痛考虑为寰枢半脱位者两例，停止牵引后减轻，其他病例亦有去掉牵引装置后短期内出现项部痛者，保守治疗多在2周内减轻。Halo-Pelvic牵引3个月以上者，去掉后经过3年随访约30例颈椎无变化，此系香港组病例，可能与年龄低、安装时间短有关。

(四)肠系膜上动脉综合征

侧弯矫正中伴随消化道并发症，Evarts于腰椎强烈前凸病例发生急性十二指肠梗阻3例，日本佐佐木报道13例，后者11例中4例为Hale-Pelvic安装后引起的，诱因为体重轻瘦型者脊柱牵引腰椎前凸、腹壁弱、主动脉与肠系膜上动脉分支部角度小，十二指肠狭窄闭塞引起症状持续的嗳气、呕吐、腹部胀满感，心窝部压痛，早期发现、早期治疗最为重要。治疗包括放松牵引，禁食，鼻腔吸引，洗胃，输液，纠正电解质，频繁变换体位极为重要。对瘦型体质、内脏下垂、食后呕吐等既往史者，腰椎前凸加大，顶椎T_9~T_{12}的胸椎弯曲，胸腰椎弯曲的病例，安装Halo-Pelvic时要有能引起SMA综合征的可能，特别是在其后的侧弯矫正时要十分注意。

(五)骨质疏松

O'Brien报道，安装Halo-Pelvic后，头与骨盆X线上发现穿针部出现骨质缺损，而日本千叶大学采用3~4枚短螺钉在髂骨翼上直角刺入则无此并发症，截瘫患者要注意其骨盆及脊柱的骨质疏松问题。

四、骨盆钉与头颅钉的并发症

肠管、腹膜损伤系骨盆环固定时使用骨盆针所致，在伊利诺伊州大学曾发生少数病例。肠管损伤及髂腰肌痉挛亦有报道，骨盆倾斜强的病例及以前腹部脏器做过手术等病例穿针时要慎重，千叶大学的螺钉则无此危险。

螺钉缓慢的局部感染及螺钉刺入部化脓者发生较多，螺钉刺入部更换部位是必要的，穿钉部尚无发生骨髓炎例，正确安装颅骨骨钉后，每天要观察局部，消毒、清洁、缓慢检查螺钉，经常注意患者主诉，螺钉感染和变松使局部疼痛及皮肤硬结、肿胀，此时有必要再检查，必要时更换部位，螺旋再固定，做细菌培养和药敏感试验，局部及全身应用抗生素。

五、其他并发症

O'Brien报道因呼吸不全、肺炎、肠梗阻等4例Halo-Pelvic安装后死亡病例，提示全身处理的重要性。

高度驼背畸形病例：有皮切部坏死可能，特别是头颅—股骨牵引情况下强制仰卧位，驼背大的情况下要特别注意应频繁变换体位，以预防并发症。

精神、心理问题：事前向患者及家属说明，护理服务上的配合以及精神心理方面的支持，这对长时间头盆牵引者是不可缺少的。

第十八节 颈椎手术后 C_5 神经麻痹

一、概述

颈椎外科领域最常发生的神经并发症为 C_5 神经根的单独损伤,在 CT 广泛应用于临床之前的年代,颈椎后纵韧带骨化前方减压、脊髓型颈椎病椎体次全切除减压椎体间固定术后、颈椎间盘突出术后以及椎板切除或椎管扩大成形术后,有些病例不但未收到预期疗效,反而出现三角肌及肱二头肌髓节性肌力下降或长期残留疼痛,或出现上肢髓节症状较术前恶化,包括单开门或双开门椎管扩大成形术后,其发生率可达 3%~4%,甚至 10%。C_5 神经根麻痹的预后一般来说是良好的,但约有半数则残留肌力减弱。

二、临床症状

这一并发症的主要症状为上肢近端肌肉无力致使上肢不能上举,肌力低下的程度与损伤的程度相一致,包括三角肌中部纤维、三角肌前部纤维、肱二头肌、冈上下肌、肱桡肌等。发病后 5~7 周开始出现恢复的倾向。C_5 感觉区域在上臂近端外侧的范围较窄,故感觉异常及疼痛仅局限于该部。

三、前方手术 C_5 神经根损伤的机制

大致原因有三方面。

(一)C_4、C_5 椎间孔入口部致压

椎间孔内人为造成狭窄化而压迫神经根,根本的问题在于固定技术的拙劣,有的是椎间固定术中或术后立即出现麻痹,有的是术后迟发性 C_4、C_5 间因旋转造成不稳定而向侧方滑移,多在植骨术后侧方倾斜时发生。

(二)减压范围不当所致

椎体切除范围不够,且偏向一侧,加之脊髓前移使前根与椎体及骨刺切除缘相碰撞,特别是由于 OPLL 减压的宽度不够而引起。

(三)浮骨块所致

OPLL 前方减压术后骨化块的前外侧浮起及旋转,骨化块的外端对其附近的神经根及前根产生一种牵引力(图 4-5-5-18-1),而硬膜骨化及增生的纤维组织则妨碍神经根的移动,骨化及上关节突形成对神经根的夹击状态。骨化块及脊髓前移缓慢则成为迟发性麻痹的成因。

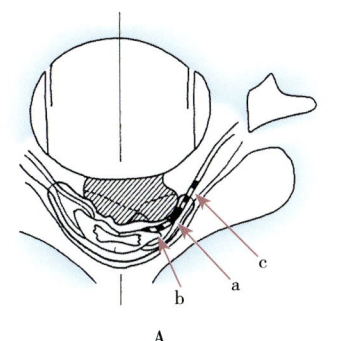 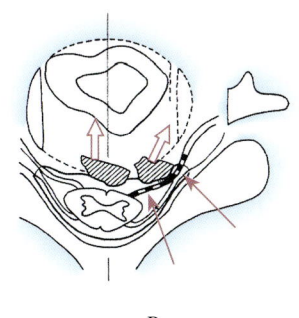

图4-5-5-18-1 C_5神经麻痹病因之一示意图(A、B)

OPLL 前方减压术后骨化块上浮时前根麻痹:A. 术前 a. 此处前根受硬膜骨化与OPLL呈挤压栓系状态,b. 该处受牵引力作用而呈悬挂状态,c. 外侧神经根处于松弛状态;B. 术后OPLL骨化块前部切除,中间断开后一侧移向外侧而可损伤前根

四、后方减压术 C_5 神经根损伤的机制

(一)椎板切除术后

切除缘对神经根及后根的碰撞,曾被指责与 C_5 损伤有关。行椎管成形术时,掀起椎板内缘与后根接触的危险性增高,可引起后根的刺激症状,如出现单开门的关门或椎管扩大成形部塌落于椎管内,会造成前、后根的损伤。

(二)后方减压使脊髓向后方移动

颈椎前弯其顶点位置恰好使 C_5 神经根紧张。椎板切除使脊髓向后移动的程度以 C_4、C_5 为最大,后方减压后发生神经根损伤者多为脊髓后方移动大的病例,这种牵引力,疑为麻痹的主因,亦有认为上关节突前方突出程度大者易于发生根损伤,上关节突起的位置与椎管的前后径有关,椎管狭窄有脊髓症状的病例易发生。钩椎关节切除的病例,其压迫因素为周边的纤维增生及硬膜骨化产生了某种程度的栓系效应,对此应予以注意。

五、症状特点

(一)三角肌、肱二头肌的支配神经

问题是 C_5 麻痹频发的部位位于何处,教科书上 C_5 神经根单独支配的肌肉几乎没有,诸如三角肌、肱二头肌及肱桡肌由 C_5 及 C_6 神经根支配,而冈上、冈下肌是由 C_4、C_5 及 C_6 神经根支配,因此属于重复支配,但 C_5 神经根占大部分。

(二)C_5 神经根的易损性

支配三角肌及肱二头肌的 C_5 神经根易遭受损伤的解剖学特点如下。

1. 神经根走行　神经根从脊髓出来进入长的根袖内,靠上方走行的神经根短,当其走行接近水平并向前时,给神经根增加的牵引力则使其单位的长度被拉紧,特别是愈靠上方的神经根,被牵拉的强度愈大。

2. 钩突的作用　C_4 及 C_5 神经根,特别是 C_5 前根,其进入椎间孔的入孔部恰是钩椎关节的背侧,C_6 以下的神经根依个体情况不同,多由钩椎关节的头侧通过,C_4、C_5 钩椎关节排列稍有紊乱,则椎间孔起始部的神经根就愈加紧张,C_5 上关节突起内侧端之间的压迫率比 C_6 以下的大,加之椎间盘切除及椎板扩大成形术时骨槽骨沟制作时物理损伤危险性都是很高的。

六、预防

(一)主要预防措施

颈椎病前路手术减压麻痹预防方法,理论上明确为以下 4 点:

1. 术中避免损伤神经;
2. 确保减压幅度不偏于一侧;
3. 骨移植时不要破坏颈椎排列的对位对线;
4. 后续疗法适当。

3 个椎间以上固定时要注意植骨的形态及支持性,而腓骨侧方移位的危险性小,严格遵照上述 4 点可避免并发症的发生。并用 Sapphire 螺钉内固定可防止术后颈椎的不稳定。

OPLL 前方减压术目的是使骨化块整块上浮,如将骨化块断开,上浮后对神经根的应力则较术前增加的可能性并不减少,在行骨化块部分切除或切断时要选好神经根走行的部位,以避免损伤。

骨化块偏于一侧时,将骨化块切开上浮则出现左右不均的技术问题,窄小的椎间孔内增生的纤维组织会将骨块拉向优势的一侧而硬膜骨化亦使神经根的活动性减少,遇到神经根固定状态时,神经根周围的硬性组织要在显微镜下切除。

(二)椎管扩大术注意要点

各种椎管扩大成形术都要注意到以下情况。

1. 术后避免神经损伤。
2. 确保恰当的减压幅度。

3. 防止单开门的关门及双开门的塌落，由于栓系而使脊髓向后移动的程度事先都要有所预测，前角前方的狭窄率达 40% 以上时，颈椎后凸则成为危险的因素，椎间孔起始部周围的骨化、韧带增厚、纤维组织增生的存在亦是最危险的因素。

七、治疗

前方减压后上臂外侧出现疼痛时，行颈椎牵引以保持颈椎排列的对线，疼痛持续数日则为麻痹的前驱症状，轻度麻痹则采取术后的后疗法，以阻止其进一步发展。

后方减压后脊髓向后移动引起的麻痹处理较为困难，颈椎牵引时要减少前凸。

术后出现麻痹时是否追加手术，要判断其发生的原因及肌力低下的程度，有无椎管扩大成形的植骨脱落或移位及椎间孔入孔部狭窄，对肌力试验不够 3 级的病例，有必要行再次固定或椎间孔开大术，其手术效果较等待要好。

亦有 OPLL 前方减压外侧骨化灶因神经根牵引而上浮缓慢者，骨化灶完全分离上浮，一般需要 6 周。

第十九节　脊柱脊髓手术体位的并发症及其对策

一、概述

近年来脊柱外科和脊髓外科有了飞跃的发展，自 MRI 应用于临床及显微外科手术技术的进步，以及术中电生理学的监控，使严重的脊柱畸形，外伤后的脊柱不稳定以及髓内肿瘤病变等手术的安全性增加，加之手术技巧的纯熟和医疗器械的进步，可以使脊柱脊髓疾患的诊断与手术成功率大为提高，但脊柱脊髓外科的手术不同于其他外科手术，手术时间长，手术体位变化多（俯卧位、侧卧位、仰卧位），往往术中要变换体位，对此稍不注意，即发生并发症。

二、手术体位及其并发症基本概况

脊柱脊髓手术进路的位置有高有低，差异很大，由于手术分前路、后路以及左右侧路等，因而手术体位不同，但必须遵守以原则。

1. 手术体位要确保手术的顺利进行；

2. 手术野展开容易；

3. 体位不应增加术者及助手术中的负担；

4. 对患者呼吸、循环系统影响小，便于术中管理，急剧变化时体位可相应变化；

5. 对胸、腹部压迫小的体位，以减少椎静脉丛血流增加及因硬膜外静脉丛怒张而引起的术中出血；

6. 不产生术后并发症的体位（血流障碍、神经麻痹等）；

7. 术中 X 线摄影方便；

8. 颈椎、腰椎后路手术时减少脊柱的前凸，以便于手术的展开与操作。

三、颈椎后路手术

（一）手术体位

适用于肿瘤摘除、空洞症的引流、风湿和外伤、寰枢椎脱位等后方固定，后纵韧带骨化及脊髓型颈椎病的椎管扩大成形，外伤及肿瘤的内固定术等,采取 Scoville 坐位手术为最佳,坐位时颈部的静脉压下降,脑外科比骨科医师更喜爱这种手术体位(图 4-5-5-19-1)。

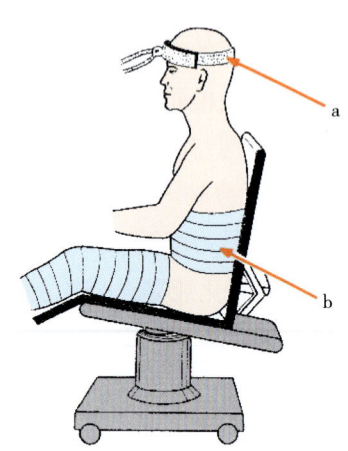

图 4-5-5-19-1　Scoville 体位示意图
颈椎后路手术 Scoville 坐位的手术体位
图注:a. 头颅固定器;b. 弹性绷带

骨科患者一般采取俯卧位,为减少颈椎前弯而使头部前屈,为避免胸部受压则用海绵及毛巾、卷状枕等置于躯干下方两侧,膝直角屈曲制动器固定,以防止脱落。

头部用 U 形海绵垫起并用 Mayfield 型头固定器固定,即稳定又能避免对颜面的压迫。

(二)并发症

坐位与空气栓塞:坐位手术出血少,静脉压低,有术中空气栓塞的危险性,要有应对急剧血压下降的措施,空气栓塞的预防要早期发现,食管内放置听诊器以听取心音,测定气管内 CO_2 浓度,中心静脉压测定并留置导管,以及在胸腔内压持续增高、输液量增加、换气时呼气终末压增高等情况时予以注意。两下肢及腹部弹性绷带包扎以防止上半身静脉压下降。

头部固定以减少颈椎前弯,长时间头部重量对颜面,特别是对眼球的直接压迫有造成失明的危险,要特别予以注意,以 U 形海绵垫保护,术中麻醉师要及时检查避免颊部及突出的颌骨部出现压迫性皮肤坏死,在使用 Mayfield 型头颅固定器固定时可伤及颞动脉,对小儿亦可造成颅骨骨折及颅内出血。

四、颈椎前路手术

(一)手术体位

前路适合于间盘突出、颈椎病、脊椎肿瘤、颈椎爆裂骨折及骨折脱位、结核及脊椎炎症等。取仰卧位,为使手术部位稳定于项下置以 1~2kg 的沙袋,保持颈部在中间位至稍后伸位,头部稍向手术侧或对侧旋转。C_2~C_3、C_3~C_5 的上中部颈椎手术时下颚部对手术的展开稍有不便,此时肩下毛巾垫高以增强颈部后屈,向头侧牵引,手术台的头侧稍高,足侧稍低,以减少静脉系统的血液,两上肢置躯干两侧、肘关节伸展位固定。

(二)并发症

过伸位脊髓麻痹:脊髓型颈椎病患者在颈椎过伸位时则压迫加重,因此术前影像学上有严重压迫及有脊髓症状的病例,术中必须注意体位,此时应取中间位,对短颈患者在牵引下颚的情况下可轻度伸展。

五、胸椎后路手术

(一)手术体位

适于后纵韧带、黄韧带骨化,脊髓肿瘤及空洞症,侧弯及外伤等,硬膜内及脊髓减压,脊柱矫形的器械内固定等手术。

患者取腹卧位,为了不妨碍呼吸及静脉反流将其置于 Hall 架及海绵卷上,以减轻对胸部、腹部的压迫,两上肢置于前方,避免因压迫而发生上肢血流及周围神经的障碍。

(二)并发症

呼吸障碍:仰卧位较俯卧位对胸廓运动的抑

制轻,对高龄者要特别注意,不同的手术体位架对肺活量及氧的消耗量有所不同,要选择3点及4点支撑躯干的体位架,Hall架对胸廓运动影响小,较为适用。

压迫性损害:手术台及手放置处的压迫可造成周围神经的损害,在有压迫的部位垫以柔软的海绵进行保护,特别是肘部的尺神经、上臂的桡神经以及腋窝部腋神经,以防止上肢的血行障碍及神经麻痹。髂骨外侧部压迫,可引起股外侧皮神经的麻木及烧灼痛、感觉障碍等,由于股外侧皮神经走行常有变异,因而发生率亦高。

六、胸椎前路手术

(一)手术体位

适于间盘突出、脊髓型胸椎病、脊椎肿瘤、脊椎结核等炎症性病变、爆裂骨折等脊椎外伤和重度脊柱侧弯等。

患者侧卧位,上、中部胸椎($T_{4\sim 6}$)手术侧上肢及肩胛骨充分向前上方上举,下部胸椎($T_{10\sim 12}$)手术侧上肢举向前方,手术对侧躯干下至腋窝边缘垫以软枕,为展开术野,同高部位下方置入大枕,折叠式手术台向手术侧弯起。

(二)并发症

1. **侧卧位产生的肺不张** 长时间侧卧位手术,手术侧及无侵袭的对侧都可有肺不张的变化,这多是麻醉科中管理的问题,此乃因左右肺野换气不均,以及痰的闭塞而引起肺不张,加之手术侧出血浸润到对侧等亦有关,术后多在数日内即能改善,但要加强呼吸训练以及咳痰、吸痰、吸氧等,频繁血气及胸片检查是必要的。

2. **腋窝部血管、神经的压迫** 长时间靠下侧的腋窝部受到身体重量的压迫可产生血流障碍及神经损害,该部要以软枕垫起以减轻压迫。

脊柱侧弯手术侧为凸侧时要注意调整手术台以避免造成医源性侧弯。

七、腰椎后路手术

(一)手术体位

适用于间盘突出、间盘病变、脊椎滑脱、椎管狭窄、马尾肿瘤、脊椎肿瘤、脊椎外伤、侧弯等减压、切除、矫形器械内固定等。适合于腰椎后路手术时使用体位架的种类最多,目前以Hall架为主流,特别是椎间盘的后路手术。

适合于腰椎后路手术的体位支架(图4-5-5-19-2)有以下几种。

1. 棉卷海绵卷支架体位(Roll sponge-frame);
2. Mackay架体位(Mackay,1956);
3. Tuck体位(Ecker,1949);
4. Mohammedan祈祷体位(Lipton,1950);
5. Georgia-俯伏位(Smith,1961);
6. Hastings架体位(Hastings,1969);
7. Hall架体位(Hall及Relton研制),适用于脊柱侧弯手术,躯干以4点支持,可去除腹压并减少对呼吸的影响,是目前脊柱后路手术使用最广的体位,它可减少脊柱旁肌肉的紧张,适宜于长时间的手术,但由于腰椎的前弯减少不利于椎弓间的开大,对间盘手术有些影响。

(二)并发症

腹压性术中出血:脊椎静脉系统血管壁薄,没有瓣膜,安静时低压状态下血液可以流动,对腹压升高极为敏感而影响下腔静脉的回流而使硬膜外静脉丛怒张,使手术的出血量加大,特别是器械内固定手术时间长,充分减轻腹压以减少出血量最为关键。

屈曲位的血流障碍:膝与髋关节强力屈曲多可产生下肢麻木,长时间在这一体位手术,屈曲部由于压迫而血流障碍,小腿肌肉缺氧、缺血,有因释放肌红蛋白而发生急性肾功能不全的报道,这种体位要严格选择,只适宜于短时间手术的病例。

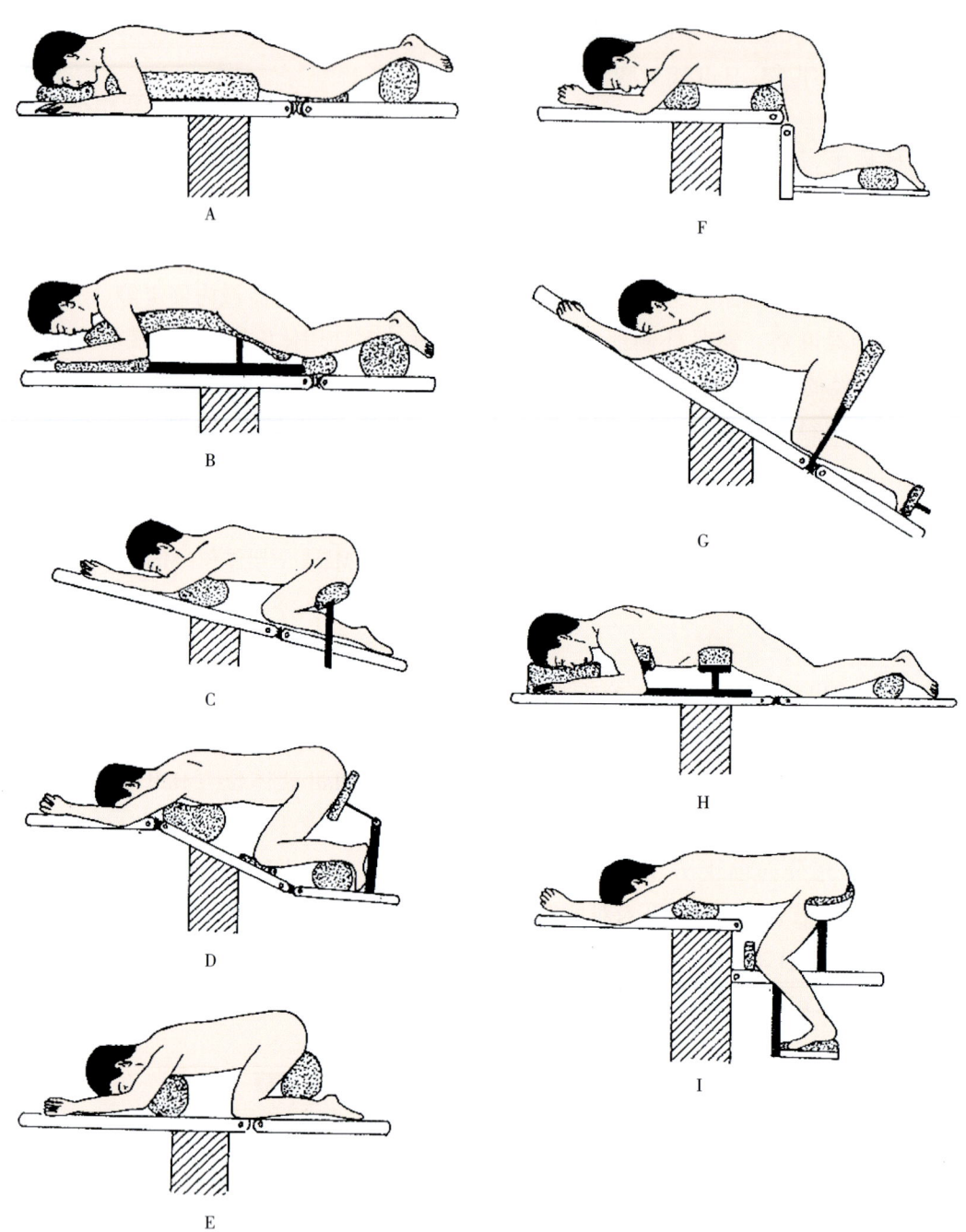

图4-5-5-19-2　腰椎后路手术体位架示意图（A～I）

A. Roll sponge-frame体位；B. Mackay-frame体位；C. Tuck体位；D. Mohammedan-praying体位；E. Knee-chest体位；F. Georgia-Prone体位；G. Hastings-frame体位；H. Hall-frame体位；I. 浜野式手术体位

手术体位引起神经根紧张：腰前屈，髋关节屈曲的Mohammedan祈祷位因牵拉坐骨神经而造成神经根紧张，对间盘突出展开与牵动神经时应特别注意。

八、腰椎前路手术

（一）手术体位

适用于椎间盘突出、脊椎滑脱、脊椎结核及

炎症性疾患、脊椎肿瘤、脊椎外伤等。仰卧行脊椎滑脱手术时要减少腰骶部的前凸,膝下垫枕保持膝轻度屈曲位,两上肢置于躯干两侧。

(二)并发症

膝屈曲位腘窝部压迫致腓神经麻痹,膝下垫以软垫。脊柱脊髓外科可因手术体位而产生并发症,而手术体位对手术野的展开和出血量,手术时间以及最终的手术结果都将产生影响,因此手术体位与手术适应证及手术技术同样重要。

(周天健　李建军)

参 考 文 献

1. 陈德玉.颈椎伤病诊治新技术,北京:科学技术文献出版社,2003
2. 饶书诚,宋跃明.脊柱外科手术学(第三版).北京:人民卫生出版社,2006
3. 赵定麟,王义生.疑难骨科学.北京:科学技术文献出版社,2008
4. 赵定麟.现代脊柱外科学,上海:上海世界图书出版社公司,2006
5. 赵定麟.关于颈椎病若干临床问题的经验与建议[J].中华外科杂志,2008,46(5)
6. Bowen RE, Gardner S, Scaduto AA.Efficacy of intraoperative cell salvage systems in pediatric idiopathic scoliosis patients undergoing posterior spinal fusion with segmental spinal instrumentation.Spine(Phila Pa 1976). 2010 Jan 15;35(2):246-51.
7. Cagli S, Isik HS, Zileli M.Cervical screw missing secondary to delayed esophageal fistula: case report.Turk Neurosurg. 2009 Oct;19(4):437-40.
8. Cahill KS, Dunn I, Gunnarsson T, Proctor MR.Lumbar microdiscectomy in pediatric patients: a large single-institution series.J Neurosurg Spine. 2010 Feb; 12(2):165-70.
9. Cloyd JM, Acosta FL Jr, Cloyd C, Ames CP.Effects of age on perioperative complications of extensive multilevel thoracolumbar spinal fusion surgery.J Neurosurg Spine. 2010 Apr; 12(4):402-8.
10. Crocker M, Jones TL, Rich P.The clinical value of early postoperative MRI after lumbar spine surgery.Br J Neurosurg. 2010 Feb; 24(1):46-50.
11. Dean Q, Jiefu S, Jie W, Yunxing S.Minimally invasive technique of triple anterior screw fixation for an acute combination atlas-axis fracture: case report and literature review.Spinal Cord. 2010 Feb; 48(2):174-7. Epub 2009 Aug 25.
12. Emery SE, Akhavan S, Miller.Steroids and risk factors for airway compromise in multilevel cervical corpectomy patients: a prospective, randomized, double-blind study. Spine(Phila Pa 1976). 2009 Feb 1; 34(3):229-32.
13. Etame AB, Wang AC, Than KD, La Marca F, Park P.Outcomes after surgery for cervical spine deformity: review of the literature.Neurosurg Focus. 2010 Mar; 28(3):E14. Review.
14. Fu KM, Smith JS, Polly DW Jr.Morbidity and mortality in the surgical treatment of 10,329 adults with degenerative lumbar stenosis.J Neurosurg Spine. 2010 May;12(5):443-6.
15. Gan M, Yang H, Zhou F, Zou J.Kyphoplasty for the treatment of painful osteoporotic thoracolumbar burst fractures. Orthopedics. 2010 Feb 1; 33(2):88-92. doi: 10.3928/01477447-20100104-17.
16. Heary RF, Karimi RJ.Correction of lumbar coronal plane deformity using unilateral cage placement.Neurosurg Focus. 2010 Mar; 28(3):E10.
17. Hwang JH, Modi HN, Yang JH, Kim SJ, Lee SH.Short segment pedicle screw fixation for unstable T11-L2 fractures: with or without fusion? A three-year follow-up study.Acta Orthop Belg. 2009 Dec; 75(6):822-7.
18. Jun Shu, Wei-Qiang Li, Bo Pu,etal.Treatment of severe degenerative scoliosis with combined anterior and posterior operation. SICOT Shanghai Congress 2007
19. Kamerlink JR, Errico T, Xavier S.Major intraoperative neurologic monitoring deficits in consecutive pediatric and adult spinal deformity patients at one institution.Spine(Phila Pa 1976). 2010 Jan 15; 35(2):240-5.
20. Kau RL, Kim N, Hinni ML, Patel NP.Repair of esophageal perforation due to anterior cervical spine instrumentation. Laryngoscope. 2010 Apr; 120(4):739-42.
21. Kelly MP, Mok JM, Berven S.Dynamic constructs for spinal

fusion: an evidence-based review.Orthop Clin North Am. 2010 Apr;41（2）:203-15. Review.
22. Kim KH, Lee SH, Lee DY.Anterior bone cement augmentation in anterior lumbar interbody fusion and percutaneous pedicle screw fixation in patients with osteoporosis.J Neurosurg Spine. 2010 May;12（5）:525-32.
23. Lakicević G, Ostojić L, Splavski B.Comparative outcome analyses of differently surgical approaches to lumbar disc herniation.Coll Antropol. 2009 Dec;33 Suppl 2:79-84.
24. Liao X, Yang Q, Zhang J, Shen C.[Anterolateral approach for treatment of thoracolumbar disc protrusion], Zhongguo Xiu Fu Chong Jian Wai Ke Za Zhi. 2009 Dec;23（12）:1418-21.
25. Nataraj A.Admission and acute complication rate for outpatient lumbar microdiscectomy.Can J Neurol Sci. 2010 Jan;37（1）:1.
26. Puentedura EJ, Brooksby CL, Wallmann HW, Landers MR.Rehabilitation following lumbosacral percutaneous nucleoplasty: a case report.J Orthop Sports Phys Ther. 2010 Apr;40（4）:214-24.
27. Qin W, Quan Z, Ou Y, Jiang D.[Transpedicle screw fixation in upper cervical spine for treating atlantoaxial instability and dislocation]Zhongguo Xiu Fu Chong Jian Wai Ke Za Zhi. 2010 Feb;24（2）:202-5.
28. Sansur CA, Early S, Reibel J, Arlet V.Pharyngocutaneous fistula after anterior cervical spine surgery.Eur Spine J. 2009 May;18（5）:586-91. Epub 2009 Mar 28.
29. Sasani M, Sasani H, Ozer AF.Bilateral late remote cerebellar hemorrhage as a complication of a lumbo-peritoneal shunt applied after spinal arteriovenous malformation surgery.J Spinal Cord Med. 2010;33（1）:77-9.
30. Song X, Wang K, Zhang G.[Flavectomy of cervical vertebrae in treating cervical spinal canal stenosis]Zhongguo Xiu Fu Chong Jian Wai Ke Za Zhi. 2010 Feb;24（2）:197-201.
31. Tani S, Homma T, Uchikado H.New surgical technique to secure the bone strut during anterior cervical corpectomy and fusion: kusabi fixation technique--technical note.Neurol Med Chir（Tokyo）. 2010 Jan;50（1）:83-6; discussion 86.
32. Upadhyaya CD, Berven S, Mumaneni PV.Spondylolisthesis following a pedicle subtraction osteotomy. Case report. Neurosurg Focus. 2010 Mar;28（3）:E16.
33. Vander Have KL, Caird MS.Burst fractures of the thoracic and lumbar spine in children and adolescents.J Pediatr Orthop. 2009 Oct-Nov;29（7）:713-9.
34. Wang MY, Mummaneni PV.Minimally invasive surgery for thoracolumbar spinal deformity: initial clinical experience with clinical and radiographic outcomes.Neurosurg Focus. 2010
35. Xu RM, Zhu YZ, Ma WH, Wu JM.[The prevention and treatment of cerebrospinal fluid leakage following cervical spine surgery]Zhongguo Gu Shang. 2010 Jan;23（1）:20-2.
36. Zhang XS, Wang Y, Zhang YG.[Modified posterior closing wedge osteotomy in patients of posttraumatic thoracic lumbar kyphosis]Zhonghua Wai Ke Za Zhi. 2009 Sep 15;47（18）:1383-6.
37. Zhuo-Jing Luo.Degeneraive lumbar scoliosis. SICOT Shanghai Congress 2007

索引
Index

A

A（airway气道） 1491
AAOS 1839
Abbott 2672
Abdullah 1972, 1974
Abumi 1451
ACL重建手术 010
Adamkiewicz 1922, 2364, 2510
Adamkiewicz大根动脉 1539
Adamkiewicz动脉 1924, 2853
Adamson 1816
Adams病 3049
adolescent idiopathic scoliosis，AIS 2832
Adson征 1667
Adulkasem 3093
AF 1306
Agility假体 1023
Agnes Hunt 007
Aiello 3296
AIS-ISS评分 306
AIS分型 2833
Akamatsu 300, 409
Albee 088
Albee手术 2592
Albers Schonberg 3193
Albert 1020
Alberto Leardinini 1025
Albert Schmidt 013
Albrecht Von Hailer 005
Alemen 916
Alexander 1432
Alexander R.Vaccaro 1423
Alexis Carrel 008
Allen 015
Allgower. R. Schneider 010
Allg"wer 730
Allis 2580
Allis法 605
Allis复位法 605
Allis征 2578
Alvine假体 1023
Amarante 3557
Ambroise Pare 004, 238
Ambroisepare 2575
Ambrose 2263
Ambrose Pare 012, 238
Amipaque 3143
Amstutz 017, 018
Anatomia Porci 004
Anda 2182
Anderson 1025, 1443, 3234, 3243
Andrew 1316
Andrews 313
Andry.N 238
AntoniA型 2432, 2433
AntoniB型 2432
AO 010, 818
AO技术 818
AO理论 818
AO钛板 1293
AO系统 1306
AO胸腰椎钛板 1295
AO学派 010, 818
AO张力带钢丝技术 667
Apley研磨试验 686
Apofix及Halifix椎板夹 1140
Aramburo 1515
Arey 2549
Armstrong钛板 1295
Arnold 1544
Arnoldi 1996, 927
Arnord-chiari畸形 2273
Arseni 1914
ArthroCare 2000 射频消融仪 1815
Arthroscopy 315, 316
Arthur Steindler 014
AS 3109
ASA病情估计分级 113
ASIF 010
Aspirin 3655
Astley Cooper 2316
Austin T.Moorehe 2317
A.van LeeuwenhOek 005
Awwad 1914
AXIS法 122
阿芬太尼（Alfentanyl） 106
阿库溴铵 145
阿-罗（Argyll-Robertson）瞳孔 1678
阿霉素 2331
阿片类镇痛药物 186
阿片受体激动-拮抗药 106
阿片受体激动药 106
阿片受体拮抗剂 1472
阿片受体拮抗药 106
阿曲库铵（Atracurine） 110
阿曲库铵（卡肌宁） 109
阿斯匹林 160, 1585
阿托品 136, 144
埃斯马（Esmarch Tourniquet） 062
艾布赖特综合征（Albright's syndrome） 2302
安定 189
安定镇静类 108
安氟醚（Enflurane） 102, 145
安全带 1722
安全带型损伤 1228
安全角（F） 1433
安息香酊 259
安装光源 1354
安装横向连接器 2847
氨基葡萄糖（Glycosaminoglycan） 3588
按骨折部位分类 615
按骨折机制复位法 413
按骨折线走向分型 615
按骨折移位程度分类 615
按畸形血管所处的部位不同区分 2699
按脊髓受损的程度分类 1233
按人名命名的踝关节骨折分类 750
按照病理组织学分类 2699
按肿瘤病理特点分类 2417
凹陷骨折 402

B

B1型开书样骨折 1501
Babinski 1673
Babinski征 1268, 1916
Backer方法 1632
Back技术 2064
Bailey 009, 2785
BAK 1298
Baker 307
Bankart 3591
Bankart手术 470, 468
Bankart损伤 468
Barclay 3506
Barlow试验 2583
Barlow征阳性 2578
Barnes 1544
Barr 1928
Barraque 2672

Batchelor 3514
Bateman 017
Bath and Wessex假体 1023
Batson脊椎静脉丛 3104
Bauer 2832
Baumcartl 1622
Baumcartl 氏髌骨形态分型 1622
B（bleeding出血） 1491
Beadle 3135
Beals 731
Bechterew征 1941
Beck 3035
Beckwith-Wiedemann综合征 2954
Behari 2677
Bence Jones蛋白质 2334
Benging位X线片 2853
Benjamin 3367
Bennet 1544, 3655
Bennett骨折 554
Bennett 骨折撬拨复位骨折固定术 897
Bennett 骨折脱位 555
Bentzon 2618
Berck Plague 015
Berger Hangensen 2316
Berna 2235
Bernhard Langenbeck 2316
Bernoulli原理 3608
Bertelli 3540, 3541, 3548
Beta 2848
Bhler 1443, 902
Bhler角变小的横形骨折 794
Biagiane 2515
Biaginc 2514
Biaxial全腕人工关节 991
Bigelow 023
Bigelow复位法 606
biological osteosynthesis, BO 818
Biological Response Modifier 2317
Bjerkreim 2575, 2840
Blackburne-Peel法 1627
Blackwood 1544
Blair手术 783
Blount 238, 2841, 3050
Blount病 2952, 3050
Blount接骨板 2599
Blumensaat法 1627
Blunt 040
BO 010, 818
BO（Biological Osteosynthesis）学派 010
Bohler 1246
Böhler体操 1248
Bohlman 017, 2173
Bohm 2611

Boons 2317
Bora 3355
Borges 1373
Boron 018
Boston 250, 1372, 2841
Boston 支具 013, 250, 2841
Bostwick 3528
Bosworth 771
Bosworth 骨折 751, 771
Bosworth手术 2592, 3046
Bosworth损伤 744
Bowen 3504
BOX假体 1025
Boyd 2605
Boyd手术 2607
Boyer 019, 2316
Boythev 1614
Brackett 013
Brackett手术 2600
Bradbury 1275
Bradford 013
Bradford & Garcia 3135
Brailsford弓形线 2056
Brainard 076
Braudly 3356
Breig 1213
Brien 2582
Briethaupt 913
Briffl 1560
Bright 2715
Brindley 1381
Brisbane 1274
Bristow 1614, 473
Brode 3357
Brodie 3003
Brodie脓肿 3003
Broncasma 2235
Brooke 3589
Brooks 1138, 1423
Brook手术 1083
Broom 1974
Brown-Sequard sydrome 1263
Brown-Sequard瘫痪 2089
Bruck 313
Brunnelli 3354
Brushart 3372
Bryant 三角 603
Bryant悬吊牵引 641
Buckminster Brown 007
Buechel 1024
Buechel-Pappas假体 1023
Buengner 3363, 3366
Bungner带 3374
Bungner细胞索 3375
Bunnell 009, 2841

Burke 1538, 1539
Burkitt淋巴肉瘤 149
Burman 1105, 313, 851
Burnet 2317
Burrous 916
Burton 667
Busch 1834
Button 845
B细胞淋巴瘤 2391
八纲辨证 3701
八卦学 021
巴顿（Barton）骨折 405, 357, 523, 530
芭蕾舞演员 708
芭蕾舞演员双侧胫骨应力骨折 916
拔管后呼吸抑制 133
拔管期间的监测 156
拔牙 006
白芨粉 2365
白介素（interleukin，IL） 1273
柏油样便 373
败血症 006
扳机点排尿 1374, 1376
搬动患者时头颈位置过伸 2135
瘢痕收缩 2159
瘢痕体质 1407
板股后韧带（posterior meniscal femoral ligment, PMFL） 328
办公用房 033
半髌腱移位术 664
半导体激光治疗系统 1813
半膈穿透损伤 2874
半骨盆或髋关节离断体位 2400
半骨盆截除术 140, 1518, 2398
半骨盆切除、计算机辅助人工半骨盆及全髋关节置换术 2405
半骨盆切除术与髋关节离断术 3225
半合成衍生物 105
半环形外固定架 738
半腱肌重建髌腱 674
半节状排列交替脊柱侧凸 2918
半髋关节置换术 1049
半髋或全髋关节置换术 1036
半髋（人工股骨头置换）术后感染 631
半奇静脉 1462
半体重量牵引 1712
半限制型全肘关节假体 986
半限制型肘关节假体 986
半圆柱状植骨 091
半月板边缘撕裂缝合术 691
半月板的功能 684
半月板的功能解剖 684
半月板缝合术 691

半月板股骨后韧带 328
半月板后角蓝钳 321
半月板解剖 328
半月板刨削刀（meniscus cutter）323
半月板切除术 687
半月板切除术后并发症 690
半月板撕裂常见的类型 685
半月板撕裂的处理 687
半月板撕裂的创伤机制 684
半月板撕裂局部切除术 690
半月板损伤 333
半月板损伤的分类 685
半月板损伤的诊断 685
半月板移植术 692
半月板与盘状软骨损伤 684
半制约型 978
半制约型全肩关节置换术 982
半制约性 982
半椎板切除椎管成形术 2743
半椎体畸形 2681, 2687
半椎体切除术 2920
半坐位 195
伴齿突骨折的寰枢椎后脱位 1092
伴齿状突骨折的寰枢椎前脱位 1087
伴随营养血管（concomitant vasa nervorum）3539
伴随肿瘤摘出而出现的瘫痪加重 2271
伴有侧向暴力所致骨折脱位型 1227
伴有肩关节脱位的大结节骨折 452
伴有距骨体后脱位的距骨颈骨折 782
伴有中央管症候群 1167
伴有椎间盘源性腰痛者 1959
伴有椎节后缘骨刺的椎间盘脱出症 1870
伴有椎体压缩的爆裂性骨折 1387
伴椎板骨折的椎体爆裂性骨折 1252
膀胱逼尿肌 1267
膀胱成形术 1374
膀胱刺激器 1382
膀胱结石 1270
膀胱前间隙引流术 1518
膀胱容量 1379
膀胱神经支配 1267
膀胱抬高扩大术 1374
膀胱压 1379
膀胱注水试验 1491
棒-钢丝（钛缆）结构 1135
棒球投手肘 3049
包含皮神经营养血管（丛）的筋膜皮瓣（fasciocutaneous neurovascular flap）3542
包含皮神经营养血管（丛）的筋膜皮下组织瓣（adipofascial neurovascular flap）3542
包含皮神经营养血管（丛）的皮下组织瓣（subcutaneous neurovascular flap）3542
包容型腰椎间盘突出 2074, 2079
包尚恕 024
饱胃患者 151
保持反牵引力量 272
保持后纵韧带完整 1777, 2144
保持呼吸道通畅 1173, 931
保持良好的固定 588
保持良好的睡眠体位 1720
保持术野清晰 2142
保持头颈部的稳定 2143
保持正确的体位 195
保持椎节韧带的完整 1192
保持坐位姿势的训练 3678
保护骨隆突处 223
保护交感神经链 1356
保护肋间动静脉及神经 1462
保护与滋养功能 1995
保留骨骺的保肢手术 2345
保留滑车 577
保留棘突之胸腰椎后路常规椎板切除减压术 1311
保留内板的髂骨骨块 092
保守治疗 829
保肢手术（limb salvage）2320, 2326
保肢治疗的进展 2345
报警及提示 1712
暴力分型 1220
暴露骶髂关节 1527
暴露腹直肌鞘 2007
暴露膈肌 1352
暴露寰椎前弓 1108
暴露距骨和距下关节 787
暴露伤（病）节椎体 1292
暴露枕骨粗隆 1061
暴露椎板 1190
暴露椎管 1756
爆裂骨折 1150
爆裂型骨折 404, 1226, 1386
爆裂性骨折Denis分型 1226
爆裂性骨折经腹膜后腹腔镜前路切除 1469
杯状髋臼 600
北美关节镜协会（Arthroscopy association of the north ameracan, AANA）315
北洋医学堂 005
备急千金方 022
备血 135
背侧入路 541
背侧张力带 565
背侧阻挡夹板（dorsal block splint）3616
背景音乐和通讯系统 034
背靠架 257
背靠墙半蹲式的训练 3607
钡餐检查 374
被动运动（Passive movement）1719, 3592
被动运动的意义 3589
被动运动对修复的疗效 3590
被迫体位 1079, 1165
本草纲目 023, 040
本体刺激感受（Proprioception）3633
本体感神经肌肉促进技术（proprioceptive neuromuscular facilitory technique）3609
本-周（凝溶）氏蛋白 2334
苯并吗啡烷 105
苯二氮卓类（Benzodiazepines）108
苯基哌啶 105
苯乃特（Bennett）骨折 405
苯扎溴铵 043
笨拙手 1264
绷带 259
逼尿肌成形术（detrusor myoplasty）1374
逼尿肌压 1379
鼻出血 930
鼻饲 379, 1582
鼻烟壶处压痛 553
比赛和训练前的准备活动 912
闭合插钉 647
闭合复位 413, 605
闭合复位经皮穿针技术 821
闭合复位内固定 616
闭合复位髓内钉技术 821
闭合复位外固定 537
闭合腹部切口 1302
闭合髓内钉固定的切口 645
闭合髓内钉固定技术 009
闭合性骨折 405, 937
闭合性和开放性颈部损伤的处理原则 1580
闭环动力链训练（closed kinetic chain exercise）3611
闭孔部脱位 604
闭孔神经阻滞 124
闭式灌洗 2998
闭式胸腔负压引流管 1467

避开臂上血管 1526
避开喉返神经 1735
避免被迫体位 1721
避免不良的睡眠体位 1720
避免不良之非手术疗法 1705
避免潮湿环境 1721
避免潮湿及寒冷 1721
避免过多过大的手术损伤 2165
避免淋巴管损伤 2890
避免偏向一侧 1754
避免牵拉硬膜囊 1174
避免锐性拉钩 2137
避免使用锐性牵开器 2136
避免损伤腓总神经 260
避免误伤侧方的脊神经根 1754
避免误伤输尿管 2890
避免腰部损伤的概率 2000
避免腰部外伤 2058
避免有害的工作体位 1706
避免远达效应 1390
避免增加腹压的因素 1998
避免椎间隙骨缺损 2157
臂丛麻醉 1032, 1046
臂丛神经受累 1667
臂丛神经损伤 384, 1210
臂丛神经损伤及其功能重建术后康复 3645
臂丛神经阻滞 147
臂丛神经阻滞+L3~4连续硬膜外阻滞 125
臂丛神经阻滞麻醉 121, 569, 987
臂丛损伤 028
臂丛损伤的功能重建 3647
臂丛损伤功能重建术后康复 3648
臂下支具（TLSOs） 250
臂坠症（droparm sign） 1594
边缝边向外抽出 1315
边距 348
边抗休克边麻醉诱导 150
边缘磨损 1025
砭镰 021
扁平骨骨折者 404
扁平颅底 2629
扁形cage 1194
变形（deformation） 2546
便秘 133, 204, 273
便携式X线摄片机 083
辨证施治原则 3703
标记 221
标志 224
标注 220
标准角 1433
表层 344
表层皮片 340, 342
表里 3701

表面处理 224
表皮 339
表皮层 339
表皮下脓肿 3013
表皮样囊肿 2719
表皮样囊肿和皮样囊肿 2445
表浅感染发生率 2182
憋气试验分级 117
别嘌呤醇(allupurinol) 3208
"蹩脚"效果 1027
髌股关节 1621
髌股关节并发症 1006
髌股关节不稳定 925
髌股关节的载荷传导 1624
髌股关节反应力（patellofemoral joint reaction force） 3608
髌股关节骨关节炎 1633
髌股关节劳损 925
髌股关节黏膏支持带或护具 926
髌股关节软骨损伤 923
髌-股关节软骨损伤 924
髌骨 1621
髌骨半脱位 662, 1632
髌骨不稳定（unstable patella） 1621
髌骨不稳定的生物力学 1625
髌骨的功能 1622
髌骨的滑动 1623
髌骨的活动 1623
髌骨缝合术 667
髌骨骨软骨病 3047
髌骨骨折 401, 666, 667
髌骨骨折常用手术途径 668
髌骨骨折关节镜下施术 861
髌骨骨折经皮空心螺纹钉固 859
髌骨骨折克氏针+钛缆张力带固定 669
髌骨骨折形状 666
髌骨关节面 1622
髌骨冠状面的旋转活动 1624
髌骨厚度 1006
髌骨畸形 1624
髌骨截骨 1006, 1008
髌骨截骨术 927
髌骨磨压痛 925
髌骨内侧紧缩术及外侧松解术 664
髌骨偏移 1625
髌骨偏移或半脱位的生物力学 1625
髌骨牵引 673
髌骨切除术 667, 927
髌骨倾斜 925
髌骨倾斜的生物力学 1625
髌骨倾斜角 1629
髌骨软骨病 924

髌骨软骨软化症 924
髌骨矢状面位移 1623
髌骨脱位 662
髌骨外侧高压综合征 924
髌骨外移度 1629
髌骨外移度增加或关节松弛（laxity） 1626
髌骨完全性脱位 663
髌骨下极粉碎骨折 671
髌骨下极撕脱 671
髌骨"斜视"（squinting knee） 1626
髌骨运动轨迹异常 1624
髌骨重排列手术 926
髌骨纵形骨折 666
髌腱断裂 673, 674
髌腱在髌骨下极的断裂 673
髌韧带重建后十字韧带 680
髌下脂肪垫 1012
髌下脂肪垫损伤 334
髌下皱襞（infrapatellar fold） 330
髌阵挛 1673
髌周指压痛 925
冰冷等渗氯化钠注射液冲洗局部 2039
冰冷生理盐水冲洗术野 1956
冰水降温保护脊髓 1174
冰盐水冲洗 1314
兵站医院 009
丙泊酚 189
并发脊膜炎 2233
并发症 066, 140, 171, 969
并发症处理 2193
并趾症（congenital syndactyly） 2623
病变节段数量因素 2164
病毒导向酶解药物 2349
病毒性神经炎 3312
病理反射 1268
病理干扰相 391
病理骨折 219
病理性爆裂型骨折 1400
病理性骨折 400, 402
病理学 006
病情差异 130
病情估计分级 113
病情观察 202
病人知情同意书 1452
病原菌 006
病灶内切除 2320
病灶清除术 024, 2967
波及关节的骨折 950
波及关节跟骨面骨折的治疗 794
波及脊椎之感染 1556
波及椎管的骨折 408
波士顿支具（Boston Brace） 238

波提斯（Pott's）骨折 406
波形变异 386
剥离肌群 987
剥离肩峰软组织 1031
剥离子 069
剥脱性骨软骨病 3044
剥脱性骨软骨炎（osteochondritis dissecans） 3059
播散性凝集性骨病 3198
播散性纤维性骨炎 2302
勃郎氏牵引架 256
勃朗牵引支架 1050
勃朗氏架 219, 256
搏动性血肿 938
补充钙 1565
补充凝血因子 168
补充葡萄糖液 147
补充血容量 125, 167
补充有效循环血量 1581
补救性手术 2157
不波及跟骨关节面骨折的治疗 794
不波及跟距关节的骨折 793
不带锁膝铰链 249
不等渗液试验 1178
不对称式梳式切口牵开器 1362
不对称梳式拉钩 1362
不负重活动 626
不可吸收性固体栓塞剂 2512
不连接的胫骨结节切除术 3047
不能合作小儿 144
不能随便改变牵引重量 272
不全骨折 615
不全性脊髓损伤 1127
不全性损伤 1259
不同部位伤的手术次序 310
不同角度刮匙对椎节底部扩大减压 1753
不同平面的对冲性暴力 1222
不同平面神经损伤时的膀胱功能障碍特点 1237
不同手柄及工作角度的篮钳 321
不完全性骨折 402, 915
不完全性脊髓伤 1068
不完全性脊髓损伤 1233
不完全性截瘫 1234, 1235
不完全性圆锥损伤 1237
不卫生的夹板 007
不稳定型 706, 1101
不稳定型骨折 1230
不稳定型脊柱骨折的分度 1230
不稳定型胸腰椎损伤 1251
不稳定性骨折 404
不宜颈前路施术病例 1192
不愈合 485, 739, 943, 944
不愈合和畸形愈合 621

布比卡因（Bupivacaine） 104, 146, 187
布克氏筋膜 1519
布郎（Brown-Sequard）征 2089
布朗牵引架 621
布鲁菌性骶髂关节炎 2052
布洛芬 160
布托啡诺（Butorphanol） 107
步态 1939
步行锻炼 204
步行器 208
步行训练 3686
部分肠内与部分肠外营养（Partial Parenteral Nutrition, PPN） 182
部分骨间韧带撕裂 762
部位麻醉 146

C

C_1、C_2关节突螺钉固定 1423
C_1侧块结核经皮螺钉固定 1114
C_{2-3}急性椎间盘突出症 1148
C_{2-3}椎体间融合术 1103
C_2椎弓根螺钉固定 1103
C_2椎体骨折经皮后路侧块螺钉内固定 1431
C_{3-4}脱位 1160
C_3椎体次全切除 1151
C_3椎体后缘横形骨折 1151
C_4、C_5骨折脱位 1154
C_4、C_5小关节半脱位 1149
$C_4 \sim C_5$椎节完全性脱位伴小关节交锁 1149
C_4椎体爆裂性骨折 1160
C_5爆裂骨折 1196
C_5神经麻痹 2275
C_5瘫痪症 1551
C_5椎体次全切除 1211
C_5椎体次全切除减压+髂骨块植骨+钛板内固定术 1155
C_5椎体粉碎性骨折 1211
C_5椎体压缩及爆裂性骨折 1155
C_6椎体爆裂性骨折 1160
C_6椎体屈曲爆裂性骨折 1196
$C_7 \sim T_1 + L_{3-4}$连续硬膜外阻滞 125
CAD/CAM 019
Cage技术使用不当 2168
Cage融合技术 1164
Cage植入 1194, 2062
Cahill 3320
Calderon 3518
Calnan-Nicolle式 992
Calve 3044
Calve病 3044
Campbell 088
Campbell髌骨内侧紧缩术 664

Campbell法 1632
Camurati-Engelmann病 2945
Canadell 2345
Carl Manchot 3507
Carnesale 605
Carrel-Dakin 008
Carroll法 583
Carson 314
Carter 2576
Caspar 1977, 2672
Caspar撑开 1878
Caspar牵开器 1214
Casper 1833
Casscells 313
Catel病 2952
Catterall 3040, 3047
Catterall分型 3040
Cave 007
C（CNS中枢神经系统） 1491
CDH 016
CD-Horizon 2844
CD器械 1305
center sacral vertical line 2836
cervical spondylosis 1650
Cervifix固定 1136
CESPACE 1845
CESPACE椎间植入器 1845
Chamberlain线 1677, 2633
Chamberland 040
Champion 307
Championniere 3589
Chanberland 040
Chance骨折 1224, 1228, 1253
Chang 3517
Chaput结节 734
Charleston 013
Charleston支具 013
Charnley 017
Charnly 999
Cheng 2839
Cheshir 1538
Cheshire 1539
Chiari畸形 1094, 1826, 1828, 2229
Chirife 2263
Chirugische 1514
Chiu 1921, 3363, 3366
Chopart关节 1635
Chrisman 924
CHTF 1103, 1298
CHTF固定术 1103
CHTF植入深度 1848
Clack 3589
Clarke 2582
Clement 916
Clodius 3534

Cloward & Bucy 3135
Cloward有齿牵开器 2227
CO_2激光 324
CO 818
Cobb 2840
Cobot 1316
Codivilla 3240
Codman 1596, 2292
Codman三角 2294, 2325
Coekett 2241
Coester 1020
Coleman 3240
Coley 019, 2317
Colles骨折的餐叉畸形 524
Colles骨折关节受累型 525
community orthopedics 030
Conaxial (Beck-Stefee) 假体 1023
concept arthroscope system 318
Cone 1097
congenital constriction band 2955
congenital talipes valgus 2615
Conradi 2951
Conradi病 2951
constriction band syndrome 2955
Converse 3533
Convery 3590
cooke骨穿刺针 1095
Coon 2241
Coonrad-Morrey假体系统 986
Cormack 3506, 3508, 3514, 3516, 3520
Corpus Hippocrates 004
Correl 016
Corry 905
Cortes 2317
Cotrel 2843, 2903
Cotton骨折 751
Coventry 019, 2610
CPM (continuous passive motion) 964, 3595
CPM对骨折愈合的影响 3590
CPM对软骨修复的影响 3590
CPM在骨科康复中的应用 3595
CPM作用机制 3595
Crai支架 2584
Cramer 1544
Crawford Long 006
Crede手法 1374
Cristofaro 2515
CSEP 137
CT 025
CTLSO (cervscothoracic lumbarsacral orthosis) 238
CTM 025, 938
CT的导航系统 1010

CT二维和三维透视影像 877
CT三维重建 1069
CT扫描 609
CT扫描后三维影像重建 609
CT扫描检查 2424
Cushing 2437
cybex机 3594
C.臂 969
C-臂X线机透视 071, 082, 325, 842, 1736
擦颈按摩 1719
材料学 995
残疾 (Disability) 1716
残疾人训练 007
残留腰椎畸形 1406
残损 (Impairment) 1716
残障 (Handicap) 1716, 3666
残肢的压迫包扎 3628
残株型 (Stump type) 骨折 794
侧壁减压 1365
侧方间距变异 1080
侧方间距不对称状 1080
侧方直向不稳定 678
侧副韧带 568
侧副韧带解剖 329
侧腱束融合 578
侧腱束修复法 581
侧块 1066
侧块钉棒技术 1157
侧块钢板螺钉技术 1155
侧块关节发育异常 1094
侧块螺钉 1084
侧块螺钉固定 1371
侧块钛板螺钉技术 1156
侧前方减压 1730
侧前方减压时误伤 2146
侧屈暴力 1221
侧身抬腿练习 213
侧身抬腿运动 213
侧索硬化症 1676
侧凸的程度 2840, 2890
侧凸类型 2840
侧弯方向 1939
侧卧位 059, 171, 195, 1189
侧卧位产生的肺不张 2279
侧卧位手术体位 1307
侧向弯曲暴力引起椎体侧方损伤 1221
侧向移位 254
侧向坐姿 1722
侧型 1935
测量距骨的覆盖率 768
测量内外踝长度 768
测量中心静脉压 359
测深器测量深度 1879

测试脊髓诱发电位 1110
测压间隔 155
层流除菌 041
层流手术室 997
插管方式 139
插管时颈椎过伸所致脊髓损伤 1550
插入导针 646
插入电位 389, 390
插入骨块行椎节融合术 2040
插入气管导管 363
拆除石膏 234
产前诊断 (prenatal diagnosis) 2550
产褥热 006, 042
产伤学说 2656
产生特异性的机制 3372
长春新碱 2331
长骨感染 352
长骨骨干结核 2978
长骨骨干结核的治疗 2979
长骨结核 2965
长管骨 005
长管状骨骨折的骨外固定架应用概 355
长距离行走 914
长跑运动员的胫骨中段应力骨折 916
长束征 1264
长滩 (Long Beach) 1372
长条状及马蹄形 092
肠部枪伤 009
肠梗阻 2187, 2251
肠内营养 380
肠系膜上动脉综合征 221, 2274
常规颈后路开放复位、椎管探查术 1199
常规颈椎椎板切除减压术 1155
常规胸腰椎椎板切除术切骨范围 1313
常规椎板切除减压 1313
常见周围神经损伤及其矫形器的应用 3645
常用皮瓣设计要点 3578
超迟抗原Very late antigens 3591
超短波理疗 928
超高分子聚乙烯 017
超级皮瓣 (super flap) 3506
超声波骨刀 1551
超声波技术 1947
超声波诱痛试验 914
超声诊断法 1605
超声治疗法 1718
超限活动量训练 1257
巢元方 022

车祸 1539
彻底的小关节融合 015
彻底清创术 348
彻底清洗术 1328
彻底松解髋关节周围的软组织 2591
陈德松 3290
陈德玉 2761
陈景云 024
陈旧神经端 3349
陈旧性髌腱断裂的手术 673
陈旧性病例 460
陈旧性齿突骨折 1094
陈旧性齿突骨折伴寰椎脱位颈后外侧显微手术 1120
陈旧性锤状指肌腱修复法 578
陈旧性股骨颈骨折 619
陈旧性股骨颈头下骨折 619
陈旧性股四头肌腱断裂 672
陈旧性骨折手术疗法 1327
陈旧性横韧带损伤伴寰椎前脱位 1134
陈旧性踝关节骨折脱位 776
陈旧性寰枢椎脱位 1125, 1126
陈旧性肩关节脱位的复位法 466
陈旧性颈椎骨折脱位 1743
陈旧性拇长伸肌腱损伤 585
陈旧性外侧韧带损伤 771
陈旧性月骨脱位 548
陈旧性跖跗关节脱位的治疗 802
陈旧性舟骨骨折 554
陈正形 1451
陈中伟 027, 978, 2672
撑开减压 1790
撑开肋间隙 1285
撑开-压缩机制 1844
撑开-压缩张力带 1844
撑开植骨 1195
成本-效益（cost-effect） 834
成长性椎管狭窄 2223
成骨不全（osteogenesis imperfecta） 2942
成骨功能指标 1564, 1565
成骨因子 089
成角畸形 456, 741, 949
成角螺钉 831
成角移位 254
成人呼吸窘迫综合征（ARDS） 151, 933
成人脊柱后凸畸形矫正术 2880
成软骨细胞瘤 2291, 2294
成软骨细胞瘤(Chondroblastoma) 2291
成纤维细胞生长因子（fibroblast growth factor） 3370

池永龙 1105, 1451, 1921, 2866
池永龙定位法 1472
池永龙胸椎椎弓根钻孔定位法 1473
弛缓性膀胱 1373, 3665
弛缓性瘫 1263
迟发性尺神经炎 508
迟发性颈髓损伤 1182
迟发性食管瘘 2227
迟发性圆锥损害 1400
迟发性症状 1548
迟来病例 1270
迟来跟骨横行骨折保守治疗 796
迟延一期缝合 009
持钩（tenacnlum） 871
持骨器 070
持物钳 321
持续被动运动（continual passive movement，CPM） 215
持续被动运动期间关节滑膜的更新 3589
持续导尿 1374
持续根性症状 2212
持续灌流 125
持续气道正压（continuous positive airway pressure, CPAP） 180
持续牵引 1082
持续吸氧 204
持续性正压呼吸（CPPB） 1543
持续硬膜外麻醉 1036, 1038, 1046
持续硬膜外引流 2232
持针器 347
尺（Guyon）管 3383
尺侧副韧带 487, 990
尺侧和桡侧滑囊炎 3017
尺侧滑囊炎手术 3017
尺侧偏斜拍片及拍片角度 553
尺侧腕屈肌腱转移术 3168
尺侧柱 542
尺动脉逆行岛状皮瓣 592
尺动脉腕上穿支筋膜皮瓣 3552
尺骨棒状手 2560
尺骨单折、稳定型， 518
尺骨的滑车切迹 486
尺骨干骨折 518
尺骨干骨折开放复位钛板螺钉内固定 516
尺骨干骨折钛板螺钉内固定临床病例 518
尺骨冠状突骨折 501
尺骨茎突骨折 523, 534
尺骨茎突切除术 528
尺骨切迹 1047
尺骨鹰嘴骨折 401, 499
尺骨鹰嘴骨折开放复位 500
尺骨鹰嘴骨折类型 500

尺骨鹰嘴骨质增生 923
尺骨鹰嘴克氏针牵引技术 263
尺骨鹰嘴牵引 492
尺骨鹰嘴切迹 1047
尺偏角 535
尺、桡侧腕屈肌腱转移术 3169
尺桡骨复位器 415
尺桡骨骨干骨折 516
尺桡骨骨干双骨折 518
尺桡骨上端骨折 512
尺桡骨双骨折不稳定型钛板内固定术 522
尺桡骨双折髓内钉内固定 521
尺桡骨凸形髂骨块植入术 946
尺桡骨远端粉碎性骨折 357
尺桡骨远端骨折 523
尺桡关节 984
尺桡上关节 512
尺桡下关节 512
尺神经 939
尺神经管症候群 1665
尺神经狭窄性神经炎好发部位 3307
尺神经炎 948, 1664
尺神经阻滞 122
尺中神经前臂部缺损 3383
尺中神经上臂部缺损 3383
尺中神经腕掌部缺损 3383
尺中神经肘部缺损 3383
齿尖韧带 1080
齿突不连 1072
齿突发育不全寰枢椎脱位 1432
齿突骨折单螺钉内固定术 1073
齿突骨折双螺钉内固定术 1074
齿突畸形伴寰枢椎脱位 1135
齿突尖韧带 1071, 1087
齿突螺钉固定失败的翻修手术 1138
齿突内螺钉折断 1090
齿状韧带 1824
齿状韧带张力过大时 1316
齿状突 1124
齿状突不连的判定 1072
齿状突发育不良 2637
齿状突发育畸形分型 1079
齿状突分离 2630
齿状突骨骺分离 1088
齿状突骨折伴寰枢前脱位 1091
齿状突骨折分型 1071
齿状突骨折致环枢后脱位 1092
齿状突螺钉内固定 1089
齿状突内固定术 2644
齿状突缺如 2630
耻骨部脱位 604
耻骨联合 1487
耻骨联合轻度分离 1493

耻骨上膀胱造瘘 1374, 1518
耻骨上膀胱造瘘术 1518
耻骨上引流 1522
耻骨炎（osteitis pubis） 3153, 3154
耻骨直肠肌 1268
耻、坐骨部分切除术 2396
赤津 3670
赤松功也背提椎复位法 606
充分暴露下腰椎侧前方 1291
充分暴露椎板 1191
充分的术前准备 1133
充分复苏 1498
充分减压脊髓 1109
充分显露硬脊膜囊 1314
充分植骨 015
充气式压力止血带 063
冲击式咬骨钳 1214, 1313
冲击式椎板咬骨钳误伤 2141
冲水时切勿压力过高 2144
冲洗管腔 348
冲洗清创术 283
冲洗时压力过大所致的脊髓损伤 2144
虫蚀状的溶骨性破坏 2330
抽屉试验 746
抽吸髓腔内容物 1016
出口撞击征（oulet impingement syndrome） 1602
出生前诊断（antenatal diagnosis） 2550
出现新的症状 2213
出血倾向 081
出血性休克 140
初次全膝关节置换术 1004
初次手术减压范围不够 2808
初期牵引重量 270
杵臼关节 1591
杵臼截骨术 740, 949
杵臼状关节 1188
处理骶髂关节间隙 1527
处理横突孔前壁 2146
处理颈长肌 2146
处理颈前肌 1108
处理髋臼 1049
处理前结节时误伤 2146
触电 1674
触电事故 1548
触电性脊髓损伤 1548
穿刺部位表皮灼伤 2014
穿刺患节椎间隙 1742
穿刺器械 320
穿刺套管导向器 1444
穿刺性损伤 3283
穿刺针位置（投影观） 1345
穿刺椎弓定位 1472

穿孔骨折 402
传导叩痛 408, 445, 944
传导速度减慢 393
传统开放前路后凸矫形手术 2849
传统之后路术式 1361
床边摄片 616
床边试验（Palrick征） 1525
床边透视或摄片 1165
床单撕裂患者坠落伤 2134
床垫 068
床桥 1288
床上大、小便训练 201
床上功能锻炼 272
床上股四头肌运动 209
床上牵引下功能锻炼 1246
床上肢体功能锻炼 201
创口的延期缝合 287
创口感染的开放砂糖疗法 2263
创口扩大器 1354
创口污染极为严重者 301
创面局部处理 301
创腔圆柱体（woud cylinder） 3517
创伤骨科 030
创伤关节炎 1032
创伤后急性呼吸衰竭 198
创伤后颈脑综合征 1178
创伤抢救 026
创伤性髌骨滑脱 1531
创伤性骨关节炎 948
创伤性骨缺损 097
创伤性骨髓炎 3001
创伤性关节炎 200, 607, 611, 784, 803, 873
创伤性寰枢椎旋转半脱位 1432
创伤性肩关节后脱位 467
创伤性肩关节前脱位 461
创伤性颈脑综合征 1177
创伤性无菌炎症 429
创伤性膝关节脱位 659
创伤性休克 929
创伤性休克的救治 309
创伤性肘关节炎 510
创伤严重性的判断 306
创伤指数 306
垂腕征 1666
垂直暴力 1150, 1158, 1220
垂直分布型 3568
垂直+前屈暴力 1158
垂直压缩暴引起胸椎爆裂骨 1221
垂直压缩骨折 747, 760
垂直压缩型骨折Ashhurst分类 747
锤状指 579
锤状指的手术治疗 579
锤状指畸形 578
锤子 070

唇缘钻孔 469
唇状骨刺 2024
醇类消毒剂 042
磁共振 029
磁疗法 1718
雌激素 1565
次全环状减压术 1360
次全脊柱截骨术 3122
次亚氯酸钠溶液 008
刺激电极 136
刺激窦－椎神经 1698
刺激具有双重分化能力的细胞向关节软骨转化 3595
刺激期 2434
从血管造影到肿瘤栓塞 2364
粗暴操作 944
粗隆下骨折并发症 635
粗隆下骨折的髓内固定形式 632
粗隆下骨折分类（型） 632
粗隆（转子）下骨折 632
粗螺纹 1789
粗型螺纹钉 617
促进神经、肌肉和关节运动功能 1717
促进神经元自身再生能力 1272, 1410
促进髓核溶解 1954
促神经轴索生长因子 3370, 3371
挫灭液化脊髓组织 1316
锉平（光）髋臼 1049
错构瘤 2290
错构学说 2432

D

Daentzer 1447
Dandy-Walker畸形 2635
Daniel 3516, 3519
Danis-Weber分类 749
Danzig 3589
Darrach手术 2564
David 1272
David L. Macintosh 009
Da-Vinci体位 2006
Davne 2248
Dawbarn 2511
DBM 096
DCP钛板 1293
D（digestive消化系统） 1491
DeBastiani 3248
Dee假体 985
degenerative cervical spine 1650
degenerative disc disease 1650
Dellon 3301
Denis 1508, 1511, 1515

Denis Browne支架 2584
Denis分类 1223, 1228
Denis分型 1511
Denis 脊椎骨折合并脱位的分类 1231
Denis 屈曲-牵张损伤分类 1229
Denis屈曲压缩性骨折分类 1225
Denis三柱分类 1223
Denis 三柱概念 1223
Denny-brown 3356
Deseze 1591
De Smet 017
Desormanx 313
DeWald 015
Dewar技术 1155
Deyo 2182
D. Grob 切除钩椎之术式 1770
Dichiro 1832
Dick 026, 1320
Dickman 1921
Dickson 015, 2908
Discovery 985
Discovery肘关节系统 985
dissertation on the best form of shoes 005
Djindjian 1832
Djurasovic 2014
DO 818
Dockerty 019
Donald Munro 1372
Donnelly 1373
Doppman 1832
Dorland's词典 173
Downes 040
Down氏综合征 1137
Drummond 016, 2909
DSA 1125
Dubois 2043
Dubousset 016, 2843, 2901, 2903
Duchateau 3656
Duchenne 2619
Duchenne症 149
Dunlap 2580
Dunlop 牵引 261
Dunn分级 2577
Dunn型钛板 1295
Dupont 2946
Dupuytren骨折 750
duraendothelioma 2437
Duran 3616, 3617
Duraswami 2611
Durfacher 3340
Dwyer 015, 2860, 2866
Dwyer-Hall 1297
Dwyer-Hall系统 1298

Dwyer手术 2614
D-二聚体（D-dimer） 191
达·芬奇（Leonardo da Vinci） 005
打包固定 345
打包线 345
打磨机 242
打压嵌入植骨（impaction bone grafting，IBG） 970
大便潜血试验 378
大粗隆截骨 999
大粗隆下移术 1050
大根动脉 1259, 1391, 1922, 1924
大骨节病 3034
大剂量广谱抗生素的应用 1581
大结节撕脱者 460
大静脉出血 1579
大理石骨病（marble bone disease） 3193
大量全身使用广谱抗生素 3008
大量输血（massive blood transfusion） 167
大面积剥脱伤的特点 299
大面积剥脱性损伤 299
大面积撕脱伤的全身处理 300
大脑强直 933
大脑性瘫痪 007
大批伤员时 301
大腿骨折 007
大腿固定器 325
大腿截肢术 3224
大腿损伤固定方法 931
大小粗隆骨折 632
大小鱼际、蚓状肌萎缩 1675
大、小坐骨切迹 600
大血管损伤 2010
大重量器械牵引 1259
大重量牵引 1104, 1712, 2135
代偿性劳损 948
代偿性弯曲 1390
代替的肌腱延长术 3163
代谢反应 159
代谢性酸中毒 144, 378, 930, 931
带刺之Stryker Cage内固定， 1791
带蒂骨块 945
带蒂横纹肌移植术 1374
带蒂肌瓣填充术 3000
带蒂静脉皮瓣（pedicled venous flap） 3514
带蒂植皮术 339
带腓肠神经的筋膜皮瓣 3545
带刻度直角凿 1743, 1744, 1842
带皮静脉营养血管的近端蒂岛状筋膜皮瓣（proximally based venovascular fasciocutaneous island flap） 3548

带皮神经和皮静脉营养血管的远端蒂筋膜皮下组织瓣（distally based neurovenovascular adipofascial flap） 3548
带皮神经营养血管（丛）的皮瓣 3539
带皮神经营养血管（丛）的组织瓣（flap with cutaneous neurovascular plexus） 3514
带皮神经营养血管的远端蒂岛状筋膜皮瓣（distally based neurovascular fasciocutaneous island flap） 3548
带前臂内侧皮神经的筋膜皮瓣 3544
带深度指示器的直角凿 1744
带锁髓内钉 880
带锁膝踝足支具 248
带血管蒂的岛状皮瓣 588
带血管蒂的逆行血流岛状皮瓣 [reverse-flow（retrograde-flow）island flap] 3524
带血管蒂皮瓣及肌皮瓣选择 3577
带血管蒂组织瓣移位术 3566
带隐神经的筋膜皮瓣 3545
带真皮皮下组织的全层皮片 340
丹毒 006
担架搬运 1554
单边外固定架 737
单侧耻骨上下支骨折 1493
单（侧方）开门式椎管成形术 2748
单侧固定不牢固者 1203
单侧皮质骨贴附移植 090
单侧脱位 1165
单侧小关节损伤致旋转性脱位 1148
单侧椎动脉结扎 1125
单纯的钢丝（或钛缆）结扎固定术 1159
单纯骨结核 2965
单纯骨栓固定 657
单纯滑膜结核 2965
单纯踝关节后脱位 765
单纯克氏针固定 444
单纯切骨减压 1753
单纯桡骨骨折髓内钉固定 517
单纯剩余半椎体 2681
单纯楔形半椎体 2681
单纯性侧前方减压术者 1770
单纯性骨结核 2964
单纯性骨囊肿 019, 2305
单纯性骨折 405
单纯性滑膜结核 2964
单纯性颈椎不稳症 1743

单纯性双侧脱位 1165
单纯性髓核摘除术 1730
单纯性腰骶关节脱位 1532
单次给药剂量（blous dose） 162
单钉固定 616
单发脊柱转移 2453
单肺通气 156
单杆拉钩 1362, 1363
单个运动单位电位 389
单个主胸弯 2832
单个主腰弯 2832
单骨型骨纤维组织异常增殖症 2302
单关节间置换术 019
单基因病 2551
单极针电极 388
单开门术 1201
单髁置换 1018
单髁置换模板技术 1009
单髁置换术 1008
单克隆抗体治疗 2350
单克隆免疫球蛋白 2334
单平面损伤穿越骨折 1229
单平面损伤穿越韧带及椎间盘 1229
单平面型 351
单球面 982
单手用止血带 063
单腿半蹲试验 925
单纤维针电极 388
单线圈脉管（single coiled vessel） 1832
单血管蒂型 3567
单一的耻骨支骨折 1493
单翼固定假体 1024
单针三定点间断缝合法 293
单针四定点间断缝合法 292
单支型肌肉蒂肌皮瓣 3569
弹簧韧带 1637
弹响肩 1615
弹响肩胛（snopping scapula） 1615
弹响髋（snapping hip） 1620
弹性模量 1846
弹性橡皮带式止血带 063
蛋白细胞分离现象 2421
蛋黄玫瑰油 004
"蛋壳"手术 1327
氮芥 020
氮气 325
氮质血症 373
当机立断 1582
党耕町 024
刀剪割切伤 3284
刀片徒手切取法 341

导管破裂 2014
导管头部或引导器断入血管 3285
导管折断 163
导航 876
导航技术 1010
导航手术 883
导入输液管 358
导向器械使用 1007
导向手柄 839
导引练功 021
导针插入颈椎间隙 1818
导针逆行打入 647
导针损伤内脏或大血管 1477
导致变形的机械压抑因素 2547
岛状筋膜（皮下组织）瓣较筋膜皮瓣的优缺点 3556
倒置皮瓣的缝回 301
倒置皮瓣清创的基本要求 301
倒抓式植入器 1880
等长收缩 3593
等长性收缩（isometric contraction）与等长运动训练（isometric exercise） 3593
等长训练 3606
等离子消毒灭菌器 041
等速练习（isokinetic exercise） 3644
等速收缩 3594
等速性收缩（isokenitic contracti） 3594
等速性运动训练（isokenitic exercise） 3594
等速训练 3608
等速运动训练 3594
等张性收缩（isotonic contraction）与等张运动训练（isotomic exercise） 3594
低度恶性肿瘤 026, 987
低度危险性物品 044
低分子肝素（LMWH） 1356, 2266
低分子右旋糖酐 1583
低接触压学说 925
低颅压综合征 1557
低顺应性（Compliance）膀胱 2253
低体温 168
低温麻醉 140
低形合关节面 1022
低血钙 932
低血钾 932
低血容量性休克 1488
低血压 112, 163
低血压所致脊髓损害 1550
低压报警 064
低压水平（Plow） 180
低压吸引 2143

低氧血症 112
低转换型OP 1563
滴漏 1382
骶部神经根逃逸 1267
骶股弓 1487
骶骨棒 1498, 1513
骶骨骨折 1528
骶骨骨折Denis分区 1529
骶骨骨折合并神经损伤 1511
骶骨骨折类型 1511
骶骨上段横行骨折 1531
骶骨中垂线 2836
骶骨肿瘤 2363
骶骨肿瘤的切除术 139, 2363, 2369
骶骨肿瘤手术出血凶猛 2363
骶管封闭 1534
骶管阻滞 147
骶结节韧带等 1487
骶髂部肿瘤 1526
骶髂关节 1487
骶髂关节半脱位 1494, 1524
骶髂关节不稳症 1526
骶髂关节后方韧带 2051
骶髂关节加压试验 2051
骶髂关节结核 1526, 2052
骶髂关节扭伤 1524
骶髂关节融合术 1494
骶髂关节损伤 1524
骶髂关节脱位 1532
骶髂关节稳定性和骶骨重建 2410
骶髂关节应用解剖 1524
骶髂关节致密性骨炎 1951
骶髂关节周围主要韧带 1487
骶髂后韧带 1487
骶髂间韧带 1487
骶髂拉力螺钉 1506, 1508
骶髂螺钉的进针点 1509
骶髂螺钉技术 1508
骶髂前韧带 1487
骶神经（sacral nerve） 1381
骶神经根定位 1375
骶神经根切断的数量 1376
骶神经前根电刺激排尿术 1381
骶髓反射中枢 1265, 1267
骶尾部骨肿瘤 2408
骶椎2~3以下的横断骨折 1493
骶椎发育不良 2694
骶椎结核 3068
骶坐弓 1487
地氟醚（Desflurane） 103, 145
地塞米松 1549
地西泮（Diazepam） 108
帝王世纪 021
第1颈椎咬骨钳 1064
第1秒用力呼气容积（FEV1） 177

第2代髓内钉 011
第3代人工全踝关节 965
第4脑室造口 1829
第二次世界大战 007
第二代骨水泥 1001
第二代骨水泥技术 017
第二代环锯 1299
第二代脊柱内固定物 2909
第二代脊柱内固定系统 016
第二代模型化型 964
第二代全踝关节置换假体 1023
第二跟骨 1636
第二肩关节（肩峰下结构） 1591
第二届颈椎病座谈会 024
第二跖骨头骨折 813
第六颈椎椎体爆裂状骨折 1196
第七颈椎横突骨折 1180
第七颈椎棘突骨折 1180
第三代骨水泥技术 017, 1001
第三代环锯 1299, 1746, 1747, 1851
第三代脊柱内固定系统 016
第三代解剖型（anatomical）假体 964
第三代髓内钉 011
第三段椎动脉 1080
第三届全国颈椎病研讨会 1239
第三届全国颈椎病专题座谈会 1839
第三届全国颈椎病专题座谈会纪要 1657
第三腰椎横突过长畸形 1952
第三跖骨应力骨折 915
第五跖骨基底部骨折 812, 814
第五跖骨应力骨折 913
第Ⅰ型脊髓血管畸形 2703
第Ⅱ、Ⅲ型脊髓血管畸形 2705
第Ⅳ型脊髓血管畸形 2707
第一部关节镜图谱 313
第一次全国关节镜学习班 314
第一次世界大战 007
第一代TAR假体 1022
第一代骨水泥技术 1001
第一代脊柱内固定系统 015
第一代整体型 964
第一肩关节 1590
第一秒用力呼气量（FEV1） 1106
第一所骨科医院 007
第一腰椎Chance骨折 1254
第一掌骨背侧 579
第一掌骨基部骨折脱位 897
第一掌骨基底部骨折克氏针固定 556
第一掌骨基底部骨折脱位 554
第一跖骨头下杵臼截骨术 1642
第一跖趾关节 806

第一跖趾关节成形术 1051
第一跖趾关节构造 807
第一跖趾关节稳定性测试 808
癫痫 388
典型的类风湿性关节炎 3055
点接触固定器（PC-Fix） 830
点状皮片切取技术 342
碘伏 041, 042, 087
碘过敏试验 746, 1605
碘剂 1041
电刺激疗法 945
电刺激治疗 3644
电动刨削系统 322
电动气压止血带 062
电动牵引床 256
电动石膏锯 234
电动式及气动式取皮机取皮法 344
电动外科关节镜系统（Electrosurgical Arthroscopy, ESA） 324
电动止血带 064
电击感 1150
电疗 1718
电流直接流入脊髓 1548
电脑辅助手术 883
电凝伤 2183
电切割 322
电烧伤或切割伤 2136
电视辅助的胸腔镜手术 1350
电视—胸腔镜下（VATS/EMI-VATS）胸椎侧弯松解、矫正及内固定术 2866
电位波幅降低 393
电熨 1718
电灼剥离 1108
电子止血带主机 064
垫圈 868
垫入牙垫 1434, 1444
垫上动作训练 3673
垫上移动训练 3668
垫塑颈托支具 1215
淀粉样变 3111
叠加功能 136
碟形切骨 2997
碟形切骨术 009
碟形手术 2999
蝶形骨折 403
丁氨卡那霉素 2967
丁卡因（Dicaine） 104
丁酰苯类（Butyrophenones） 109
钉板结构 1135
钉棒固定物 1297
钉-棒技术 1064
钉道控制 012
钉钩钳（S-T钳） 2846
定期改变头颈部体位 1710

定期远视 1710
定容型通气 178
定位 1191
定位错误 1462, 2182
定位器 840
定位针头变位 2162
定压型通气 178
定制型假体重建 2370
动静脉畸形 2699
动静脉瘘 095, 1582
动力侧位片 2057
动力工具 071
动力接骨术（dynamic osteosynthesis） 819
动力髋螺钉（DHS） 821
动力切削系统 323
动力位摄片 2024
动力型 628
动力性MR成像技术 1674
动力性侧位片 1674
动力性结构 1637
动力性髋关节螺钉 627
动力性因素 1671, 1684, 1802
动力因素 924, 1624
动脉灌注不足（皮瓣饥饿） 3524
动脉瘤样骨囊肿（aneurysmal bone cyst） 2306
动脉输血 360
动脉输血装置 361
动脉栓塞 066
动脉血供类型 3524
动脉血管网（vascular network） 3525
动脉血流受阻 940
动脉硬化性改变 1685
动脉造影 1580
动态2点识别觉（moving 2PD） 3650
动态触觉（moving touch） 3649
动物麻醉 006
动物实验 005, 348
冻干骨 2370
冻结肩（frozen shoulder） 1590, 1592
斗殴 400
窦道 2964
窦道形成 2185
窦-椎神经 1177, 1652
窦椎神经 2021
窦-椎神经受激惹 1726
窦椎神经之组成 1657
杜冷丁 379
杜杞 022
端侧缝合法 298
端侧吻合 349

端-端吻合 349
短粗针 1766
短促等长练习（brief isometric exercise） 3643
短促最大负荷练习 3643
短骨骨干结核 2979
短骨骨干结核的治疗 2980
短骨结核 2965
短节段Luque固定术 1201
短缩畸形 949
短缩截骨术 3357
短缩移位 254
短腰畸形 1257, 2687
断蒂 589
断端间滴注法 3368
断肢（或断指、趾） 124
断指再植 027
断指、趾 124
对氨基水杨酸钠 2967
对伴有多发伤者的治疗 309
对侧带血管蒂的尺神经干移植 3359
对称性感觉障碍 1678
对称性运动障碍 1678
对称性植物神经功能障碍 1678
对端吻合术 1583
对封闭疗法反应 1659
对肩试验（Duga's征） 462
对颈深筋膜的松解 1786
对抗旋转 617
对皮下潜形剥离的处理 302
对器官功能的监测 187
对牵引的反应 270
对牵引试验反应 1659
对牵引肢体的观察与测量 271
对前臂正中神经长段缺损处理 3359
对全身各位出血检查 300
对神经减压要彻底 1133
对特殊组织的清创 284
对血管伤手术的要求 290
对症处理 935
对重危伤员的初步观察 306
对椎动脉的误伤 2145
对椎动脉减压及牵拉过程中 2146
对椎管内神经造成压迫与刺激的诸因素 1656
钝角S形拉钩 1735
钝性骨膜剥离器 1735
多髌骨畸形 2603
多次复发、多次翻修的严重型腰椎管狭窄症 2808
多次心肌梗塞 116
多钉固定 617
多发骨转移 2453

多发伤 1486
多发伤的检查与诊断 306
多发伤的临床特点 304
多发伤的手术后监测 311
多发伤的手术治疗 309
多发伤的院前急救 304
多发伤患者 607
多发生骨骺发育不良（multiple epiphysial dysplasia） 2952
多发性半椎体 2681
多发性创伤的临床特点 303
多发性骨髓瘤（multiple myeloma, MM） 2334
多发性肌间隔综合征 941
多发性慢性少年期关节炎 3025
多发性血管瘤 2286
多发性硬化 386, 387
多发性硬化症 1677
多发性掌骨骨折克氏针固定； 560
多方向截骨 3122
多个互补性脊柱侧 2833
多根克氏针交叉内固定 457
多功能骨科手术床 068
多功能颈椎支具 250
多功能无影灯 034
多功能现役止血带 064
多钩固定系统 016
多基因病 2551
多节段广泛减压者 1770
多节段颈段脊髓液化灶 1655
多节段开槽减压术 1751
多节段椎弓楔形截骨术 3120
多节段椎间盘突出症 1959
多平面固定 353
多普勒超声检查 1578
多器官功能衰竭（MOF） 151, 166
多碎片骨折（multi-fragmentary fractures） 836
多形性型横纹肌肉瘤 2335
多用插座 324
多趾症（congenital polydactyly） 2622
多种致压因素合并 2167
多椎节开槽减压术 1763

E

Earnest Bors 1372
Eclipse中空螺钉 2870
E.D.Churchill 009
Eden-Hybbinette 1614
Edwin Smith 1272
E（excretory排泄） 1491
Ehrlich 2317
Eie.N 1998

Eilert 866
Eismont 2229
Ellis 2950
Ellis Van Creveld综合征 2950
Elsberg-Dyke曲线 2423
EMI-VATS 1350
EMI-VATS技术 1353
Ender钉 423, 628, 821
Ender钉技术 651
Ennecking 2318
Enneking 2320
Enneking 骨盆肿瘤分区 2394
Enneking 外科分期 2359
epiphyseal closure(fusion) with bonegrafting 3237
Epstein 1544, 1546, 1974, 2766
Eric C. 2350
Erich Lexer 2316
Ernest A. Codman 2317
Escobar 2048
Esmareh 006
Esser 3504
Esses 2248
ETCO2监测 156
Etienne Destot 730
Eulenberg 2554
Evans第二类型粗隆部骨折的治疗 629
Evans第一类型骨折的治疗 625
Evans分类法 624
Evans股骨粗隆间骨折分类 624
Evarts 2274
Ewald 3296
Ewing 019, 2316, 2329
Ewing's sarcoma 2317
experiment in the formation of bone 005
E-石膏固定 030
鹅足 681
鹅足成形术 681
恶心 133
恶心与呕吐 163
恶性高热（malignant hyperthermia, MH） 135, 149
恶性骨肿瘤的外科分级 2318
恶性骨肿瘤的治疗 2320
恶性骨肿瘤节段切除保留肢体 020
恶性黑色素瘤 2338, 2339
恶性畸胎瘤 2391
恶性淋巴瘤 020, 2339
儿麻后期综合征post polio syndrome 3654
儿麻后期综合征的临床表现 3654
儿麻后遗症 1030
儿麻矫治的术后康复 3654

儿童爆裂型骨折 1398
儿童的畸形处理 949
儿童骨骺板结构 904
儿童骨骺损伤 949
儿童骨折 904
儿童胫腓骨分离 764
儿童胫腓联合损伤、骨间膜破裂 764
儿童胫骨和腓骨远端骨骺线 764
儿童末节指骨骨骺骨折 567
耳出血 930
耳聋 2944
耳状关节面 2050
二苯甲烷 105
二次世界大战 006
二次污染 035
二腹肌沟线（Metzger线） 2634
二期缝合 288
二期愈合 011
二头肌之间 979
二维、三维及多维图像 877
二酰基甘油 372
二氧化碳 325
二乙酰吗啡 105

F

Fajcrsztajn征 1941
Fang 1118, 1514
Farey 2173
(far lateral lumbar disc herniation 1972
Farmer手术 2615
Fasano 3182
Fasciocutaneous Flaps 3506
Fedmon 2515
Feil 2651
Feined 3306
Feldman 2512
Ferciot 3047
Ferciot-Thomson手术 3047
Ferguson 3590
Ferguson的三柱概念 1223, 1224
Ferguson手术 2585
Fergusson 018
Fernandes 765
Fernstrom 2014
Ferretti 3296
Fessler 1921
F（fracture骨折） 1491
Fieberg病 3341
Finsbury 1025
Fischer 1515
Fisher手术 2602
Flatt（ 2565

Forestier病 2244, 3114
Fortund 2719
Fourestier 2043
Fournier 1973
Fractures and Dislocations 005
Fraenke 2785
Francois Levacher 013
Frank Alvine 1023
Frank Eismont 2849
Frankel 1239, 1373
Frankel分类 1545
Fraser 2010
Frederic J Cotton 751
Frederick Buechel 1027
Fred H. Albee 2316
Freeman 212
Freer起子 870
Fridman 1558
Friedman 2228
Friedreich共济失调症 1677
Frohse弓 3311
Fujimura 2235
Fujino 3524
Fukada 429
Furuse 2264
Furuya 017
F波 394, 1132
F波的测定 394
发病诱发因素 1929
发热反应 079, 2185
发生肩部撞击的病因 1602
发音障碍 1676
发育性脊柱畸形 2900
发育性+继发性颈腰综合征 2813
发育性颈椎椎管狭窄 1653
发育性髋关节脱位的治疗 2581
发育性椎管狭窄因素 2164
发育异常（dysplasia） 2546
法国战场 007
翻身 934
翻身不慎引发患髋脱位 623
翻修融合术 1134
翻修手术 1405
翻修手术病例选择 2381
翻修手术的要点 1133
翻修手术方案选择 2193
翻修术 649, 990, 1752
翻修术前重视影像学检查 2214
翻修术前准备 2214
翻转皮下筋膜瓣 3571
反冲（recoil）说 1544
反复超负荷外力 614
反复交锁 928
反复手法 944
反弓状刮匙 1363

反馈机制 429
反馈疗法 3644
反流和误吸 152
反牵引力的要求 271
反射性膀胱 1265
反射性交感神经性骨萎缩 543
反射性尿失禁 1263, 1373
反射中枢 1269
反向弥散 371
反义核苷酸 2348
反义核苷酸治疗 2348
反应性改变 2434
反张膝 947
反置式 018
返祖现象 2620
范国声 024
方法 911
方肩 461
方肩畸形 462, 2968
方先之 024
方贤 022
防X射线手术室门 083
防兽 037
防止关节挛缩 3645
防止关节强直及肌肉萎缩 273
防止假关节 1390
防止内翻 625
防止牵引过度致伤 2136
防止褥疮 273
防止腰部肌肉萎缩 1954
防止足下垂 273
防治低血压 176
防治血栓 1585
防治植骨块滑脱 2151
仿真模型 878
放回骨瓣 1527
放入球囊 1346
放射疗法 2308
放射性核素骨显像 2383
放射性坏死 979
放射性粒子植入治疗 2327
放松运动 912
放置背衬与血管夹 348
放置近端锁钉 646
放置人工椎间盘前的准备 1877
放置人工椎体，撑开 1161
放置石膏托 223
放置钛板 1293
放置引流 1328
放置止血带 143
放置中位 1878
非阿片类中枢性镇痛药 187
非常近端中的段粉碎性骨折（very proximal medial comminution） 836
非出口部位撞击综合征（non out-

非骨化区 2088
非骨化性纤维瘤（nonossifying fibroma） 2308
非骨水泥型的钴铬髋关节表面置换术 017
非麻醉性镇痛药 160
非去极化肌松药 109, 150
非融合技术 1194, 1891
非融合技术的应用 2800
非融合技术具有高选择性 1890
非融合技术是在融合技术之后发展起来的新技术 1890
非手术疗法 615, 1252
非手术疗法的基本概念 1704
非锁定接骨板 717
非稳定型长管骨骨折 425
非限制型全肘关节假体 986
非限制型膝关节假体 955
非药物治疗 187
非甾体抗炎药（NSAIDs） 370
非甾体类抗炎镇痛药（NSAIDs） 187
非制约式人工全肩关节置换术 018
非制约型 978, 981
肥大细胞的浸润 429
肥大性脊柱炎 1212
肥大性（增生性）脊椎炎 3128
肥胖 911
腓侧副韧带 1634
腓肠筋膜皮瓣（calf fasciocutaneous flap） 3560
腓肠浅动脉（superficial sural artery） 3561
腓肠神经 3362
腓肠神经卡压 3346
腓骨 703
腓骨长短肌腱 1021
腓骨长肌腱转移术 3173
腓骨骨折部位与胫腓下联合的关系 757
腓骨骨折移位交锁（Bosworth）骨折 772
腓骨肌肌腱 902
腓骨肌腱粘连 797
腓骨截骨加压融合术 777
腓骨截骨融合术 777
腓骨近端骨折 773
腓骨颈骨折 939
腓骨螺旋形骨折骨折 749
腓骨取骨术切口 093
腓骨撕脱骨折 772
腓骨向后脱位（Bosworth骨折） 745
腓骨远端垂直骨折类型 750

腓浅神经（superfical peroneal nerve） 3345
腓浅神经卡压 3345
腓深神经卡压 3345
腓总神经卡压 3324
腓总神经损伤 939, 3385
肺癌 2355
肺不张 135, 1357, 2252
肺部的脂肪栓塞 933
肺动脉高压 135
肺动脉栓塞 2181
肺动脉楔嵌压（PCWP） 177
肺活量（VC） 135, 177
肺泡最低有效浓度（minimum alveolar concentration, MAC） 102
肺栓塞（pulmonary embolism, PE） 190, 111, 127, 214, 1341, 2240
肺水肿 1576, 375
肺小动脉压（PAWP） 111
肺循环及门脉系统 2340
分别引入金属和橡皮导尿管 1522
分级指数（GRIN）系统 316
分离暴力 1222
分离骨膜 1041
分离颈长肌时误伤 2145
分离麻醉 100
分离内脏鞘与血管神经鞘间隙 1734
分离椎旁肌 1190
分裂（cleft） 2546
分裂髌骨（patella bipartite） 1624
分期（开放性）截肢 3214
分区骨盆重建术 2402
分水岭梗死 1561
分子刀 1273
芬太尼（Fentanyl） 161, 186, 106
芬太尼类药物 106
吩噻嗪类（Phenothiazines） 108
酚 006
酚类 042
粉笔样骨（chalky bone） 3193
粉碎骨折 403
粉碎骨折型 625
粉碎型 513
粉碎型（Crush type）骨折 794
粉碎型骨折 1529
粉碎性髌骨骨折 668
粉碎性肱骨头骨折开放复位 459
风湿性肌纤维组织炎 1659
封闭 941
封闭疗法 938
封闭伤口 339
封闭石膏 234
封闭试验 1668
封顶效应 107

峰波 137
冯传汉 023
缝合部的张力 3356
缝合法 349
缝合法血管吻合术 291
缝合膈肌 1354
缝合固定 868
缝合固定植皮法 344, 345
缝合关节囊 008
缝合口张力 348
缝合离体血管 348
缝合线 347
缝合心包 366
缝合针、线规格 347
缝匠肌起点 898
缝线缝合＋黏合剂封闭法 3368
缝线通过器 868
跗骨窦 1638
跗骨窦综合征（sinus tarsi syndrome） 1638
跗骨管 1638
跗骨间关节 965
跗骨与周围关节结核 2977
跗管 1637
跗管综合征(tarsal tunnel syndrome) 902, 1638, 3337
跗横关节 1635
跗中关节 803
跗中关节手术疗法 805
跗中关节脱位 803
跗中关节脱位类型 804
跗-舟骨骨软骨病 3043
敷盖消毒液敷料 008
敷料更换 588
弗洛因（Froin）综合征 2421
氟吡汀（Flupitine） 108
氟骨症（fluorosis） 1952, 3188
氟马西尼（Flumazenil） 100
氟烷-咖啡因骨骼肌体外收缩试验 149
浮髌 1532
浮棘 2690
浮棘症者 2691
俯、侧中间位 195
俯卧 1306
俯卧位 059, 171
俯卧位手术 1509
俯卧位卧床训练 201
俯卧于预制石膏床上 1189
辅助控制通气 179
辅助器械 204
辅助通气（assisted ventilation, AV） 179
辅助主动运动（assistive active） 3592

负荷剂量 162
负荷强度 1863
负压式接受腔的配戴法 3637
负压引流管 214,1410
负载荷锻炼 992
附件型 3068
附件炎 1951
附着端病（enthesopathy） 3109
复发性髌骨脱位 662
复发性髌骨脱位的成因 663
复发性髌骨脱位的治疗 664
复发性肩关节后脱位 473
复发性（习惯性）肩关节前脱位 468
复方化学消毒剂 043
复合材料 250
复合式固定 426
复合型关节骨折固定 882
复合性肌肉动作电位（CMAP） 392
复位并固定大小结节 980
复位不佳 1210
复位的10条基本原则 412
复位方法的分类 413
复杂关节内骨折 842
复杂性创伤 151,152
复杂性创伤患者的监测 153
复杂性骨折 405
复杂性胫腓骨骨干骨折 716
复杂性损伤 829
复杂性与复合性创伤 151
副侧副韧带 568
副腓骨 1636
副（附）小骨 1636
副（附）舟骨 1636
副交感神经 377
副韧带 1080
副神经(spinal accessory nerve) 3319
副神经损伤与卡压 3319
傅一山 1451
腹白线 1288
腹壁反射 1268,1539,1672
腹壁反射-脊髓-膀胱人工发射 1378
腹壁反射-脊髓-膀胱人工发射弧重建术 1379
腹壁疝 2252
腹部各种皮瓣移植设计 594
腹部、骨盆创伤搬运固定方法 932
腹膜刺激症状 1488
腹膜后血管损伤 1982
腹膜后血肿 2010
腹膜下腔 1488
腹内斜肌及腹横肌 1290
腹内脏器伤 1490

腹腔动脉 374
腹腔镜 1465
腹腔镜辅助下前路减压 1469
腹腔镜辅助下小切口 1465
腹腔镜前路腰椎融合术 2044
腹腔镜下前路脊髓充分减压 1469
腹腔镜下腰椎骨折手术技术 1464
腹腔镜下腰椎间融合技术 2043
腹腔镜下腰椎结核前路手术技术 3093
腹腔血管损伤 2048
腹腔粘连 2048
腹外斜肌鞘膜 1290
腹压 1379
腹直肌后鞘 1289
腹直肌前鞘 1289
腹主动脉硅胶管临时套扎 2365
腹主动脉撕裂 3120

G

Galen 005,012,237
Galibert 1567
Gallie 1138,1423
Gallie手术 1084,1156
Galveston 2370
Galveston法 2248
Gamma 629
Gamma钉 423,628,631,821
Ganz骨盆C形钳 1498
Ganz抗休克骨盆钳 1497,1517
Garcin 2637
Garden分类法 615
Garden分型 615
Garrel-Dakin 008
Garré's osteomyelitis 3004
Gatse 040
Gaucher病 3052
Gavriil Abramovich Ilizarov 009
Gelberman 3590
Gelpi 1362
Gelsson 238
Gene Morell 239
George 2710
George W. Van Gorder 023
Georgia-俯伏位 2279
Gerard 017
Gerben牵开器 1834
Gerdy's结节 1008
Giacobetti 1558
Gibbons 1511,1512,1515
Giebel 613
Giebel分类法 613
Gilbert 1515
Gilles 3504

Gill手术 2592
Gittot 2228
Glah 1974
Glison 1180
Glisson 005,1173
Glisson带 1069,1088,1712
Glisson牵引 2635
Glisson钳 2225,2239
Glisson氏带牵引 1712
Glove-Stocking瘫痪 2089
Gluck 016
Goald 1977
Goldman心脏高危因素 174
Golfinos 1118
Goller 2560
Gomes 2515
Gonzales 2672
Goodfellow 019
GordonArmstrong 239
Gore 1651
Gosain 3518
Graf 2843
Graham 2226
Greaney 914,917
Green 2557,3234
Greulich 3234
Grosse-Kempf交锁髓内钉 011
Grossi 2854
GSB（Gschwend-Scheier-Bahler）假体 985
Guerit 2854
GUEPAR铰链式假体 018
Guillain 3309
Gulielmus de Saliceto 004
Gumener 3534
Gunst 010
Gunstonm 212
Gunterberg 2410
Gunyon管 3318
Gurd诊断标准 933
Guttmann 3667
Guy de chauliac 005
Guyon's管综合征 3309
Gylling 1500
改良Boyd分类 625
改良Elmslie-Trillat手术 665
改良Galveston技术 2410
改良Mayo手术 1640
改良McBride手术 1641
改良Watson-John入路 999
改良的Dewar技术 1156
改良的Gallie术式 1084
改良的Galveston技术 2370
改良哈氏棒技术 1298
改良式Dewar融合术 1156

改良张力带 669
改善工作条件 1721
改善心肌缺血和心肌顺应性 177
改善远端蒂皮瓣静脉回流的方法 3533
改善装备 917
改造躯体 010
钙离子通道阻滞剂 1472
钙-磷代谢 428
钙通道阻滞剂 116, 136
盖伦（Galen） 004
盖氏（Galeazzi）骨折 523
干骨折术后感染骨不连 849
干骺部 005
干骺端骨折 404
干骺端纤维缺损（metaphyseal fibrous defect） 2308
干骺端纤维性骨皮质缺陷病 2308
干细胞移植 1275
干燥骨 1844
肝癌 2355
肝素 1585, 2265
肝炎及肝功能障碍 2251
肝脏疾病 118
感觉倒错（dysesthesia） 3650
感觉分离 1172, 1259
感觉分离性障碍 1676
感觉过敏（hyperaesthesia） 3651
感觉恢复的顺序 3649
感觉神经传导速度测定 392, 393
感觉神经电位 393
感觉异常（Paraesthesia） 491
感觉异常（Paresthesia） 941, 3650, 3651
感觉再教育 sensory re-education 3649
感觉再教育程序 3651
感觉再教育的机制 3652
感觉指数 3364
感染 162, 199, 205, 211, 214, 610, 941, 970, 1141, 1463
感染后蛛网膜囊肿 2716
感染性关节疾病时CPM的效果 3590
感染性椎间盘炎 3022, 3104
冈上肌的推移修复法 1599
冈上肌腱 1591
冈上肌腱钙化 1609
冈上肌腱炎（tendinitis of supraspinatus） 1593, 1594
冈上肌推进修复法 1600
冈上肌推进修复法示意图 1600
冈上窝 440
冈下窝 440
刚体原则 883

肛门反射（anal wink） 1268, 1259
肛门反射出现 1235
肛门反射消失 1237
肛门口感觉残留 1235
肛门内括约肌 1268
肛门外括约肌 1268
肛门指诊 1533
肛门周围感觉 1235
肛诊 1530
钢板下坏死骨 010
钢板应力遮挡作用 010
钢棒（steel bar） 2230
钢架式牵引床 256
钢丝抽出缝合法 297
钢丝断裂 1159
钢丝圈 2365
钢针固定肱骨大结节 888
钢针撬抬复位 886
杠杆法操作 886
杠杆力学 1757
杠杆原理 1391
杠杆作用 897
高度危险物品 044
高度重视深部感染 2158
高分子聚乙烯材料组配 986
高弓足（talipes cavus） 2618
高钾血症 081, 149
高交联聚乙烯 969
高接触压学说 925
高净化度 326, 997
高龄脊柱脊髓损伤者特点 1540
高龄者脊髓损伤 1540
高锰酸钾 043
高能量损伤 906
高频点灼 376
高频电刀 323, 324
高清摄录系统 319
高球蛋白血症 2334
高渗（或低渗）液静脉内注射试验 1178
高渗盐水 008
高速创伤 1386
高速公路 400, 654
高速磨钻 1353
高速磨钻技术所致误伤 2139
高碳酸血症 2048
高位髌骨 926, 1627
高位或低位髌骨 925
高位脊髓神经损伤 1127
高位截瘫 1215
高位颈椎脊髓火器伤 1554
高位腰围 1369
高位正中神经卡压症 3299
高信号（high intensity） 1540
高信号区（high-intensity zone,

HIZ） 1950
高形合度 1022
高学书 1782
高血钾 135, 168
高血压 115
高血压患者的术前准备 115
高压脉冲水枪 1002
高压灭菌器 040
高压时间（Tinsp） 180
高压水平（Phigh） 180
高压水枪 1002
高压氧 1556
高压氧疗法 945, 2261
高雨仁 1451
高转换型OP 1563
高足症截骨融合术 1042
格氏带 1179
葛洪 022
葛竟 027
葛双雷 376
隔离养护教育 3664
膈肌 1461
膈肌呼吸 1260
膈肌切开位置 1461
膈下引流 1354
个人生活自理 203
个体化 031
各部位骨折失血量评估 929
各种光学镜子 071
各种神经损伤的鉴别 1240
各种血管夹 070
铬制肠线 1051
根动脉 1365
根管处肿瘤 1668
根管处蛛网膜最易引起粘连 3144
根管减压术 1155
根据顶椎的位置分类 2832
根据棘突特点定位 1191
根据脊髓肿瘤起源分类 2417
根据脊柱侧凸发病时的年龄分类 2832
根据血管来源的解剖部位不同区分 2699
根型颈椎病 1737
根性刺激症状 1678
根性放射部位 1238
根性肌力障碍 1662
根性损害 2089
根治性大块脊椎切除 2520
根治性切除（radical resection） 2320
根最大动脉（adamkiesicz动脉） 1800
跟腓韧带 765, 771
跟腓韧带撕裂 746

跟骨的解剖特点 792
跟骨复位器 416
跟骨高压症 1634
跟骨骨骺骨软骨病 3049
跟骨骨折 791
跟骨骨折并发症 796
跟骨骨折的诊断 792
跟骨骨折的治疗 794
跟骨骨折复位后螺钉内固定 795
跟骨骨折撬拔复位 902, 903
跟骨后方骨折内固定 794
跟骨（后）结节骨折 793
跟骨角（Böhler角） 792
跟骨牵引术进针点 264
跟骨前结节骨折 793
跟骨手术常用切口 795
跟骨楔形截骨术 2614
跟骨载距突骨折 793
跟骨纵行骨折双螺钉内固定 794
跟腱断裂 771, 775
跟腱断裂后局部凹陷征 775
跟腱断裂跖屈受限 775
跟腱反射消失 1949
跟腱钙（骨）化症 3059
跟腱钙化症 3059
跟腱延长术 1647, 1025, 2614, 3165
跟腱愈合 006
跟距关节 965
跟距关节创伤性关节炎 796
跟距关节窦 1041
跟距关节融合术 783
跟距、距舟和跟骰三关节 1042
跟距、距舟和跟骰三关节旋转植骨融合术 797
跟骰关节 804
跟舟跖侧韧带 1637
跟踪器 879
更生霉素 2331
工间操 1721
工矿业 400
弓形韧带 675
弓形足 1645
功能不全 1716
功能独立性评定 1240
功能锻炼 197, 202, 435
功能锻炼的基本方法 436
功能锻炼的基本要求 436
功能锻炼的目的 435
功能锻炼失当 944
功能康复 1133
功能位 417, 1036
功能位融合固定 1031
功能性电刺激（Functional electric stimulation 3622
功能性上肢支具 245

功能性手术 2269
功能性撞击征 1602
功能与外观并重 2552
功能障碍（impairment） 3666
攻丝 1847
供皮 341
供皮区创面 344
供皮区消毒 343
供区 341
肱尺关节 984, 1616
肱动脉 940
肱动脉切口 360
肱动脉上段损伤 3274
肱动脉损伤 937, 3273
肱动脉中段损伤 3274
肱二头肌长头 1591
肱二头肌长头肌腱断裂的手术修补 1614
肱二头肌长头腱 1592
肱二头肌长头腱的滑动机制 1592
肱二头肌长头腱的滑动结构 1592
肱二头肌长头腱的正常解剖 1592
肱二头肌长头腱滑动结构病变（bicipital mechanism） 1590
肱二头肌长头腱炎 1592
肱二头肌长头腱炎和腱鞘炎（Biceps tenosynovifis） 1593
肱二头肌肥厚 3302
肱二头肌腱膜激发试验 3303
肱二头肌腱延长术 3164
肱骨柄 978
肱骨大结节 1591
肱骨大结节骨折 452, 888
肱骨大结节骨折常用内固定方法 453
肱骨大结节骨折分型 452
肱骨大结节硬化 1605
肱骨干骨折 357, 401, 475, 479
肱骨干骨折延迟愈合 485
肱骨干螺旋型骨折钛板螺钉固定术 484
肱骨干投掷骨折 918
肱骨干下1/3螺旋形投掷骨折 919
肱骨干中段粉碎性骨折钛板螺钉固定 484
肱骨骨骺分离畸形愈合 455
肱骨骨折 979
肱骨解剖 475
肱骨近端锁定钛板（LPHP） 821
肱骨颈粉碎性骨折 458
肱骨颈骨折合并大结节撕脱 460
肱骨髁间粉碎性骨折双张力带内固定术 505
肱骨髁间骨折 492
肱骨髁间骨折Riseborough分度 492

肱骨髁上骨折 219, 490, 937
肱骨髁上骨折悬吊牵引 491
肱骨髁上屈曲骨折型 490
肱骨髁上伸展型骨折 490
肱骨内髁骨折 495
肱骨内髁骨折及分型 495
肱骨内上髁骨骺撕脱骨折 892
肱骨内上髁骨软骨病 3049
肱骨内上髁骨折 496, 886, 892, 893
肱骨内上髁骨折及分型 496
肱骨内上髁炎 1618
肱骨膨胀钉技术 483
肱骨缺损 006
肱骨上端 440
肱骨上端骨骺分离 454
肱骨上端骨折 452
肱骨上端软骨粘液纤维瘤 2294
肱骨上端正常骨骺 454
肱骨上端截骨矫正术 460
肱骨髓内钉 481
肱骨髓腔内植骨 945
肱骨钛（钢）板内固定 483
肱骨头 978
肱骨头的上滑动结构病变（suprahumeral gliding mechanism） 1590
肱骨头粉碎性骨折 459
肱骨头骨折 453
肱骨头坏死 979
肱骨头假体 978, 982
肱骨外科颈粉碎性骨折 458
肱骨外科颈骨折 455, 888
肱骨外科颈骨折内收型 456
肱骨外科颈骨折外展型 456
肱骨外髁骨折 493
肱骨外髁骨折及分型 493
肱骨外髁骨折开放复位 494
肱骨外上髁骨 495
肱骨外上髁骨折 494
肱骨外上髁肌腱松解术 1618
肱骨外上髁炎 1617
肱骨外上髁炎的手法治疗 1618
肱骨外上髁炎之临床表现 1617
肱骨小结节撕脱骨折 453
肱骨小头部分型骨折 891
肱骨小头骨软骨病 3038
肱骨小头骨折 497, 891
肱骨小头骨折类型 498
肱骨小头骨折撬拔复位 892
肱骨小头完全型骨折 891
肱骨远端 486
肱骨远端全骨骺分离 498, 499
肱骨肿瘤 978
肱桡关节 984, 1616
肱桡关节（人工桡骨小头） 965

肱三头肌 1665
肱盂关节 978
肱盂关节解剖 440
宫颈癌 2355
宫内胎位学说 2656
拱桥状 1637
拱石(keystone) 1845
共济失调 1678
共济失调症 1677
共济失调症状 1678
沟角 1628
钩的选择和放置 2912
钩突切除术 1768
钩突为颈椎退变最早发生的部位 1684
钩椎关节变形 1179
钩椎关节病 1766
钩椎关节孔扩大术 1768
钩椎关节松动 1661
狗颈部带项圈 1257
狗腿再植 348
狗项圈征 1257
枸橼酸钠中毒反应 081
枸橼酸盐中毒 168
孤立性骨囊肿 2305
箍环型 1361
谷酰胺（glutamine） 3205
股动脉 3277
股动脉切口 361
股动脉损伤 3277
股动脉再通 3278
股二头肌弹响 1621
股二头肌肌腱髌骨悬吊术 681
股二头肌腱和半腱肌腱转移术 3171
股骨半膝关节假体 018
股骨粗隆部骨折并发症 630
股骨粗隆部骨折全身并发症 630
股骨粗隆间杵臼截骨术 622
股骨粗隆间骨折 624, 631
股骨粗隆间骨折内固定术后钉子滑出 630
股骨粗隆间横形（水平位）截骨术 621
股骨粗隆间三角形截骨术 622
股骨粗隆间斜形截骨术 622
股骨粗隆下骨折 634
股骨粗隆下斜行截骨术 2600
股骨粗隆（转子）间骨折 623
股骨大转子骨软骨病 3048
股骨单髁骨折 656, 657, 899
股骨的大、小粗隆骨折 635
股骨干的解剖范围 637
股骨干骨折 355, 637, 641
股骨干骨折的非手术治疗 641

股骨干骨折动力型固定 643
股骨干骨折静力型固定 644
股骨干骨折伤及股动脉 937
股骨干骨折外固定架 355
股骨干骨折致伤机制 639
股骨干横形骨折 404
股骨干骺端截骨延长术(femoral lengthening by metaphyseal osteotomy) 3251
股骨干上1/3骨折移位情况 639
股骨干缩短术 3238
股骨干下1/3骨折 640
股骨干延长术(diaphseal lengthening of the femur) 3250
股骨干应力骨折 917
股骨干中1/3骨折 640
股骨干中1/3骨折伴同侧粗隆间骨折临床病例 649
股骨干中下1/3骨折临床病例 649
股骨干滋养孔 638
股骨各解剖段区分 614
股骨骨折钛板螺钉技术 650
股骨近端的骨小梁分布 601
股骨颈骨折 614, 970, 995
股骨颈骨折Garden分型 615
股骨颈骨折采用滑动式钉板固定 617
股骨颈骨折加压螺丝钉固定 617
股骨颈骨折经侧后方手术入路 618
股骨颈骨折经皮套管钉固定 880
股骨颈骨折内收型 619
股骨颈骨折全髋置换术 619
股骨颈前倾角 2580, 2601
股骨颈三翼钉固定 616
股骨矩 617
股骨髁（femoral condylars） 327
股骨髁部T型骨折 657, 658
股骨髁部粉碎型骨折 657, 847
股骨髁部粉碎性骨折内固定 658
股骨髁部骨折 654, 656
股骨髁的缺血坏死 1015
股骨髁发育异常 925
股骨髁高度 837
股骨髁骨软骨病 926
股骨髁骨折 864
股骨髁关节内骨折 864
股骨髁间骨折 887
股骨髁进行交叉固定 899
股骨髁宽度 837
股骨髁上骨折 654, 655, 835, 865, 937
股骨髁上骨折钉板固定 659
股骨髁上骨折非手术疗法 655
股骨髁上骨折内固定 656
股骨髁上骨折手术疗法 655

股骨髁上骨折手术适应证 655
股骨髁上骨折移位特点 655
股骨内侧骨皮质粉碎骨折 645
股骨内髁骨折 656
股骨内外髁骨折 886
股骨扭转畸形 2601
股骨上端 600
股骨上端短缩截骨 2591
股骨上端劈裂骨折 631
股骨上端凿骨插入取代术 1050
股骨双髁（V型）骨折 657
股骨双髁骨折 656
股骨髓内交锁钉固定 880
股骨髓腔准备 1000
股骨缩短术(shortening of the femur) 3238
股骨头骨骺骨软骨病 3039
股骨头骨折 611, 995
股骨头骨折类型 612
股骨头骨折内固定 613
股骨头坏死 619
股骨头缺血坏死 605, 607, 621, 955, 957, 961, 966, 973
股骨头钽棒技术 964
股骨头外侧柱分型 3041
股骨头血供 602
股骨头血供缺陷 3039
股骨外髁骨折镜 865
股骨下端骨软骨瘤 2290
股骨下段应力骨折 917
股骨延长术 3249
股骨延长术(femoral lengthening) 3249
股骨远端微创稳固系统（LISS-DF） 837
股骨之解剖特点 637
股骨轴线 642
股骨转子间骨折 626
股骨转子下缩短术 3238
股骨滋养动脉 602
股骨滋养血管 638
股内侧肌前置术 1631
股神经卡压征（femoral nerve entrapment syndrome） 3342
股神经牵拉试验 1942
股神经阻滞 124
股四头肌等长收缩 3593
股四头肌肌腱断裂 674
股四头肌及其扩张 1624
股四头肌腱断裂 672
股四头肌角（Q角） 664
股四头肌扩张部经皮修复术 860
股四头肌练习 926, 1630
股四头肌萎缩 925, 1626
股外侧皮神经 091

股外侧皮神经卡压综合征（lateral cutaneous nerve of thigh entrapment syndrome）3343
股外侧皮神经受累 2159
股直肌腱延长术 3164
骨斑点症 3198
骨板滑槽植骨 945
骨瓣 3572
骨瓣的类型 3572
骨不连 739
骨槽 1037, 1391, 1599
骨成形性椎板切开术 1834
骨传导音 408
骨刺形成 1674
骨锉 069
骨刀或骨凿 069
骨的电能 429
骨的恶性淋巴瘤 2332
骨钉（条形骨块）融合技术 1039
骨端动脉 3572
骨端钻孔 1047
骨恶性肿瘤的保肢率 2345
骨肥厚（hyperosfosis）2244
骨干骨折 404
骨干结核 2978
骨骼成熟程度 2839
骨骼创面渗血 2148
骨骼的血供 3572
骨骼肌松弛药 109
骨骼解剖（Osteographia-the anotamy of the bones）005
骨骼疲劳 402
骨骼牵引 258, 262
骨骼生长功能障碍 905
骨钩 069
骨-骨水泥界面的结合 1002
骨-骨水泥界面的应力 1002
骨关节病（osteoarthrosis）3129
骨关节感染 024
骨关节畸形 024
骨关节结核 007
骨关节外科 006
骨关节雅司 3059, 3060
骨关节炎 621, 3129
骨关节肿瘤 019
骨骺 005
骨骺板挤压性损伤 405
骨骺处忌用内固定 532
骨骺点状发育不良（dysplasia epiphysialis punctata）2951
骨骺钉阻止骨骺生长术(arrest of epiphyseal growth by stapling) 3235
骨骺分离 404, 454
骨骺分离伴干骺端骨折 404
骨骺复位 949

骨骺骨折 404
骨骺和干骺端骨折 405
骨骺牵拉延长术 905
骨骺牵伸小腿延长术 3245
骨骺牵伸延长肢体(epiphyseal distraction for leg lengthening) 3245
骨骺损伤 404, 904, 949
骨骺炎 3037
骨骺植骨封闭（融合）术 3237
骨化的后纵韧带可波及深部组织 2088
骨化后纵韧带之分型 2090
骨化纤维瘤 2304
骨化性肌炎 950, 951, 987, 1270
骨化灶摘出顺序错误 1550
骨化症 951
骨坏死（osteonecrosis）944, 3051
骨及软组织恶性肿瘤的外科分期 2318
骨痂形成过多 1552
骨间背侧动脉逆行岛状皮瓣 592
骨间背侧动脉逆行岛状皮瓣修复手背皮肤缺损 592
骨间后神经卡压综合征 3312
骨间膜 704
骨间膜损伤严重者 522
骨间韧带完全撕裂 762
骨筋膜室综合征 198
骨巨细胞瘤(Giant cell tumor of bone, GCTB) 2292, 2294, 2298
骨科创伤患者的围手术期护理 194
骨科辅助室 034
骨科感染治疗性用药 185
骨科关节镜外科技术 313
骨科患者的代谢特点 181
骨科康复的基本知识 3592
骨科康复的生物学基础 3587
骨科麻醉 111
骨科铺单基本要求 048
骨科器械的消毒 044
骨科牵引术 254
骨科手术床 067, 645
骨科手术器械 069
骨科术前营养支持 182
骨科微创技术 819
骨科围手术期PE的发病特点 191
骨科围手术期的补液 183
骨科围手术期镇痛 186
骨科消毒剂 041
骨科学 004
骨科医师与康复 3586
骨科医院 005
骨科应急性（类）手术 358
骨科预防性用药 184
骨科植骨术 088

骨科植皮术 339
骨科植入材料 095
骨科专用拉钩（牵开器）069
骨壳 2996
骨库材料 1039
骨块滑出后所造成之影响 2151
骨量的X线及超声检测 1564
骨量的检测 1564
骨淋巴瘤 2332
骨密度 Courtois 2839
骨面的摩擦力 830
骨膜 005
骨膜瓣 3572
骨膜剥离 951
骨膜剥离器 1190, 1310
骨膜动脉 3572
骨膜反应 915, 2325
骨膜迷生 951
骨膜嵌入 887
骨膜—韧带下间隙 1930
骨膜三角 2325
骨膜下成骨 914
骨膜下（皮质旁）软骨瘤 2286
骨膜下型 3068
骨膜移植 090, 683
骨膜增生 914
骨摩擦音 408
骨母细胞瘤（Osteoblastoma）2300
骨囊肿 2305
骨内膜成骨 431
骨内皮细胞瘤 2316
骨黏合剂并发症 170
骨黏合剂（骨水泥）112, 170
骨盆C形钳 1498
骨盆边缘撕脱骨折 1492
骨盆不稳 095
骨盆出口位片 1490
骨盆创伤死亡率 1486
骨盆带牵引 1953
骨盆的功能 1486
骨盆的骨性结构 1487
骨盆的生物力学 1487
骨盆吊带牵引 269
骨盆兜带悬吊牵引 1531
骨盆分离 1494
骨盆分离试验 1525
骨盆骨折 1486
骨盆骨折Hoffmann外固定器临床使用 1495
骨盆骨折的外固定支架治疗技术 1499
骨盆骨折的影像学检查 1490
骨盆骨折的治疗要点 1491
骨盆骨折分离型 1495

骨盆骨折合并伤的判定 1490
骨盆骨折压缩型 1495
骨盆骨折之合并伤 1516
骨盆环 1486, 2390
骨盆环解剖学特点 2390
骨盆环肿瘤切除及重建术 2395
骨盆疾病 139
骨盆挤压试验 1525
骨盆内闭孔神经切断术 3660
骨盆内部大出血 1500
骨盆内移截骨术 Chiari 截骨术 2594
骨盆前后位X线片 1490
骨盆腔容积增大 1499
骨盆倾斜 2600
骨盆入口位片 1490
骨盆三骨联合截骨术 Steel 2593
骨盆伤患 139
骨盆手术 139
骨盆手术及麻醉的特点 139
骨盆损伤 140
骨盆外固定支架常见固定形式 1503
骨盆外固定支架治疗的适应证 1500
骨盆悬吊牵引 269
骨盆正位X线片 608
骨盆肿瘤 2390
骨盆肿瘤切除后骨融合术 2403
骨盆重建常用方法 2402
骨皮质 005
骨皮质断裂 914
骨（皮质）外固定 424
骨片间压缩固定 754
骨片植骨术 009
骨破坏 915
骨破坏与骨修复同时进行 915
骨牵引 655
骨缺损 088, 943, 970
骨溶解 969
骨肉瘤（osteosarcoma） 2320, 2323, 2331
骨肉瘤的 019
骨软骨病 3037
骨软骨骨折 662
骨软骨瘤（Osteochondroma） 2289
骨软骨肉瘤 2289
骨扫描检查 1407
骨是一个生活着的器官 1563
骨嗜酸性肉芽肿（eosinophilic granuloma） 2310
骨栓钉 426
骨栓+钢板螺丝钉固定 657
骨栓（闩）融合技术 1038
骨栓植骨 090
骨水泥 954

骨水泥柄人工全髋关节二期翻修术 973
骨水泥充填过多 1348
骨水泥从椎体后缘静脉丛（孔隙）渗漏至椎管 1342
骨水泥固定 978, 980, 1001, 1018
骨水泥灌注技术 1570
骨水泥缓慢推入椎体的空腔内 1346
骨水泥强化渗漏类型 1479
骨水泥渗漏 1341, 1347, 1479
骨水泥渗漏至周围软组织 1479
骨水泥渗漏至椎管 1479
骨水泥渗漏至椎管后壁 1479
骨水泥渗漏至椎管内 1480
骨水泥渗漏至椎管前方 1342
骨水泥渗漏至椎间孔 1479
骨水泥渗漏至椎体前缘 1479
骨水泥渗入椎间隙 1348
骨水泥外漏 1341
骨水泥沿椎弓根渗漏； 1347
骨水泥椎体前方渗漏 1348
骨水泥综合征 170
骨松质 094
骨松质复合植骨块 094
骨松质植骨 094
骨髓 006
骨髓刺激征象 373
骨髓浆细胞瘤 2334
骨髓瘤 2355
骨（髓）内固定 422
骨髓内脂肪 933
骨髓炎 915, 3019
骨外固定 1517
骨外固定不足之处 354
骨外固定架 479
骨外固定架的并发症 353
骨外固定架的应用范围 352
骨外固定架的组成 351
骨外固定架主要优点 354
骨外固定支架 651, 820
骨外膜成骨 431
骨纤维结构不良（osteofibrous dysplasia） 2302
骨纤维异样增值症 019, 2302
骨性包壳 2990
骨性标志 487
骨性关节炎 965
骨性愈合 433, 1038
骨性愈合期 431
骨样骨瘤(Osteoid osteoma) 2295
骨鹰嘴牵引 219
骨与关节结核 2964
骨愈合不良 2156
骨原发性网织细胞肉瘤 2331

骨折 400
骨折并发症 929
骨折并发症及预防 198
骨折不愈合 943
骨折的定义 400
骨折的分类 402
骨折的固定 417
骨折的基本概念 400
骨折的临床特点 407
骨折的愈合 428
骨折的治疗 412
骨折的致伤机制 400
骨折端插入取代术 1050
骨折端的解剖复位 010
骨折断端的清创 284
骨折断端髓腔消失 424
骨折复位 941
骨折复位和固定 838
骨折复位及制动 938
骨折固定 931
骨折关节外无移位型 525
骨折畸形愈 948
骨折畸形愈合 004
骨折畸形愈合 946, 948
骨折及骨科手术后诱发影响应激性溃疡出血发生的主要因素 369
骨折减压和固定 1461
骨折节段的血供 485
骨折解剖学的重建 010
骨折螺钉内固定 754
骨折脱位 1197
骨折脱位型损伤 1227
骨折完全错位 615
骨折修复活动 429
骨折血肿内麻醉法 525
骨折延迟愈合 943
骨折愈合 430
骨折愈合标准 432
骨折真心带共伤型 1229
骨折之基本概念 400
骨折治疗的基本原则 412
骨指甲发育不全（osteoonychodysostosis） 2958
骨质缺损者 522
骨质疏松 010, 1009, 2157
骨质疏松和骨的脆性增加 2944
骨质疏松性骨折 1348
骨质疏松性脊柱压缩性骨折 1566
骨质疏松症（Osteoporosis, OP） 1334, 1563, 1952, 2375
骨质塌陷 949
骨质吸收和沉积 006
骨肿瘤 026, 097, 915
骨肿瘤分类 019
骨肿瘤截除术 996

骨肿瘤"围手术期"辨证分型论治 3708
骨赘切除不彻底 2167, 2203
钴铬钼 978
钴铬钼合金（Vital-lium） 009
钴铬钼合金材料 017
鼓式切皮机取皮法 343
鼓式取皮机切取法 342
鼓式取皮机外形 343
固定棒植入 1474
固定不当 944
固定不确实 944, 947
固定部件 1470
固定导尿管 1521
固定的分类 418
固定的十条基本原则 417
固定的稳定性 3241
固定范围不够 944, 947
固定方式 1390
固定杆断裂 1320
固定牵引复位 006
固定确实 417
固定时间不足（够） 944
固定时未注意肢体力线 947
固定套管 363
固定外踝 753
固定性寰枢椎半脱位 1137
固定性肘支具 245
固定移植肌腱远端 575
固定以病变节段为限 1963
固定引流管 1301
固定针折断 354
固定椎节以临床症状为主 1964
固态图像传感器（charge coupled device，CCD） 319
固有侧副韧带 568
固有筋膜（proper fascia） 3508
顾玉东 027, 028
刮匙 069, 870, 1313
刮匙技术所致误伤 2142
刮匙头部滑向椎管 2142
刮匙头反弹 2142
刮除椎管前方骨块 1161
胍类消毒剂 042
拐杖 208
关闭肋骨切口 1300
关节被动活动 203
关节不稳定 992
关节成形术 993, 1046
关节穿刺术 274
关节穿刺术基本概念 274
关节穿刺术适应证 274
关节复位 1047
关节感染 334
关节功能位 222

关节滑膜 927
关节活动范围（ROM）的训练 3677
关节积液 2966
关节僵硬（stiffness of joint） 200, 215, 435, 950
关节镜 313, 853, 1630
关节镜的禁忌证 332
关节镜的视向、视角与视野 317
关节镜及专用手术器械的消毒 326
关节镜技术 026, 819, 851
关节镜监视下复位和内固定（arthrocopic assisted reduction and internal fixation，ARIF） 857
关节镜镜头 318
关节镜镜头基本结构 317
关节镜切除器 870
关节镜施术的器械 320
关节镜手工器械 854
关节镜手术的配套设施 324
关节镜手术的特点 332
关节镜手术的特殊设备 325
关节镜手术适应证 331
关节镜术的并发症 333
关节镜外科 313
关节镜外科历史 313
关节镜外科学组 315
关节镜下半月板 329
关节镜下半月板手术 687
关节镜下复位 870
关节扩张灌注系统 324
关节劳损 948
关节挛缩（contracture of joint） 214, 950, 1597
关节面比值（facet ratio） 1622
关节面软骨骨折性游离体 683
关节面形合度 1022
关节磨削系列（arthroscopy burrs） 323
关节磨削系统 323
关节囊和韧带松解术 2614
关节囊清创 285
关节囊撕裂 443
关节囊修复术 449
关节囊移位 1052
关节囊增厚 923
关节囊重叠法 472
关节囊周围髂骨截骨术（Pemberton手术） 2590
关节囊周围髂骨截骨术（the pericapsular innominate osteotomy） 2590
关节内骨痂 950
关节内骨折 404, 408, 683, 838, 865, 949

关节内骨折的复位 839
关节内骨折的关节镜下处理技术 854
关节内骨折治疗的具体操作 853
关节内积血 950
关节内刨削切割系列（shaver blades） 323
关节内游离 928
关节内游离体 923
关节内组织损伤 333
关节腔灌洗 3008
关节腔积液 923
关节腔内高压 3039
关节腔内注射 926
关节腔内注射抗生素 3008
关节强直（ankylosis） 950
关节强直性跛行 2973
关节切除置换术 985
关节切开引流 3009
关节融合术 782, 993, 1030, 2614
关节柔软性 912
关节软骨表层 923
关节软骨钙化症（chondrocalcinosis） 3207
关节软骨面损伤 333
关节软骨损伤 923
关节受累型 529
关节松解术 951
关节突骨 1181
关节外骨折 838
关节外科 026
关节外型 529
关节外组织损伤 333
关节下陷骨折 864
关节血肿 852
关节液渗出 252
关节造影 1630
关节粘连 982
关节粘连松解术 951
关节战伤 008
关节制动 950
关节置换术 086, 126
关节置换术的麻醉 126
关节周围组织的粘连 950
关于手术入路选择的基本认识 1729
观察生命体征变化 1582
冠心病 116
冠状动脉粥样硬化性心脏病 116
冠状位骨折 899
管畸形的SAE治疗 2514
管减压术 1155
管型石膏固定 866
贯通伤 1553
灌注液外渗 335

光疗 1718
光学系统 345
光源系统 853
广泛疤痕形成 2808
广泛软组织松解术 026
广泛软组织损伤 932
广泛污染边缘 2320
广泛性脆性骨质硬化症（osteosclerosis generalisata fragilis） 3193
广泛性切除 2320
广谱抗生素 087
硅胶垫 085
硅胶管内黏合法 3368
硅橡胶桡骨头假体 988
轨迹试验 1626
鬼遗方 022
滚动手法 220
滚轴式取皮刀切取法 342
郭狄平 026
郭友仁 1373
国产椎弓根钉的创新 1318
国际关节镜协会（International Arthroscopy Association, IAA） 315
国际截瘫医学会（international medical society of paraplegia, IMSOP） 1372
国际内固定研究学会（AO/ASIF） 821
国际膝关节协会 315
国际运动医学联合会 315
国人椎弓根的宽度与高度 1316
腘动脉 704
腘动脉痉挛 940
腘动脉损伤 937, 3279
腘肌腱取代后十字韧带 680
腘肌裂孔（popliteal hiatus） 328
腘窝 704
腘窝内侧皮动脉 3561
腘窝外侧皮动脉 3561
过邦辅 024
过度牵拉及刺伤 2137
过度牵引 1104
过度生长（overgrowth） 905
过度使用性损伤（overuse injury） 911, 913
过劳损伤 911
过劳致肌力下降 3655
过滤式自体输血技术 076
过敏反应 080
过敏性抗体 080
过伸剪力骨折 1228
过伸颈部可使四肢瘫加重 1549
过伸牵（拉）引 1544
过伸位脊髓麻痹 2278
过氧化物 041

过氧乙酸 041

H

H_2受体拮抗剂 377
H_2受体拮抗剂（H2RA） 380
H_2受体拮抗剂（H2RAs） 375
H_2受体阻滞剂 380
H^+ 371
Halo（颅骨）-Vest牵引装置 1060
Halo头环-骨盆固定装置 1081
Haboush 017
Haertsch 3506, 3509, 3516
Haglund 3049
Haglund病 3049
Hahn-Steinthal骨折 498
Hakstian 3353, 3354
Halblov 004
Halifax 1423
Hallock 3506, 3523
Hall-Relton脊柱手术架 2894
Hall改良 016
Hall技术 2898
Hall架体位 2279
Halm 2863
Halo-Pelvic 2271, 2273
Halo-Vest 2238
Halo-vest架 1113, 1442
Halo-Vest架外固定 1094, 1097
Halo-股骨系统 015
Halo-骨盆 015
Halo环 1215
Halo环颅骨牵引 1094
Halo-轮椅 015
"Halo"头环牵引 2271
Halo系统 015
Halo支具 1127
Halo装置 1714
Ham 3539
Hams 2866
Hams钢板 1106
Hangman骨折 1100, 1170, 1451
Hangman骨折发生机转 1102
Hangman骨折分型 1101
Hankinson 1835
Hansebout 2257
Hans Willenegger 010
Harinaut 3656
Harington 426
Harkey 1423, 1432
Harlaching 2672
Harmon 017
Harms钛网 2937
Harold R.Bohlman 2317
Harri-Luque技术 2843

Harrington 026, 2378, 2908
Harrington棒 1311, 1398
Harrington撑开系统 015
Harrington内固定系统 2843
Harrington系统 015
Harris-Benedict公式 181
Harris评分 996
Hartwell 3504
Harvey 005
Hasegawa 3543
Hashimoto 3352
Hastings架体位 2279
Hasue 1973
Haughton 3143
Hauser法 1633
Hauser手术 664
Havers 005
Hecquer 2843
Heksте 2512
Hekster 2514, 2515
Hendersen 751
Henry DrysdaloDakin 008
Henry Gray 005
Henry切口 3313
Henry血管袢 3311
Herbert Barker 023
Herbert-Whipple空心钉 858
Herbert钉较 554
Herbert螺钉 858
Herbert螺钉固定 554
Herbert术式； 554
Hernandez 2580
Herszage 2263
Herter 3367
Heyman手术 2620
Hibbs 014
Hibbs脊柱融合法 014
Hickman 006
Highet 3357
Hijika 1105
Hilal 2515
Hilgenreiner 2582
Hill-Sachs损伤 468
Hippocrates 012, 1372, 237, 2656
Hippocratic's法（又名足蹬法） 462
HLA-B27 3112
Hodgson 015, 2271, 2272
Hoff 1835
Hoffmann征 1268, 1673
Hoffman外固定器 1517
Hofman（体内逐渐失效） 110
Hogen 2575
Hohmann拉钩 999
Holland 2677

Holmgren 2672
Homma 1551
Hopkins 2043
Hopkins棒状透镜系统（Hopkins Rod Lens System） 316
Horace Wells 006
Horner征 1688, 1689
Horner综合征 1578, 1916, 2238
Horwitz 2257, 2260
Houghton 013
Howard A.Rusk 029
Howington 1451
Howorth 014
H/Q比值（quadriceps/hamstrings ration） 3611
Hughens 1546
Hugh Owen Thomas 006
Hughston手术 665
Humphrey韧带 328
Humphry Davy 006
Hun 007
Hunt 007
Huvos 019
Hvid 1022
H波 395
H-反射 395
H-反射潜伏期 395
H形骨块撑开植骨术 1202
H形植骨块撑开植骨 1155, 1200
哈佛Clopton Havers 005
哈佛氏（haversian）管系统 010, 2942
海洛因 105
含水硫酸钙 218
寒热 3702
寒热兼施 021
寒性脓肿 2052, 2966
合并齿突尖部骨折的寰枢脱位 1423
合并齿突尖部骨折寰枢脱位 1432
合并大结节撕裂之脱位复位法 465
合并骶骨骨折之双侧骶髂关节脱位 1532
合并钩椎关节损伤者 1158
合并脊髓损伤的胸腰椎骨折 1258
合并髋臼骨折的外固定支架治疗 1505
合并伤 942
合并脱位的齿状突骨折 1088
合并腰骶关节脱位的骶骨横骨折 1531
合并椎间盘突出之爆裂性骨折 1402
合成的麻醉性镇痛药 105
合理的术后管理 1133

合理的外固定 1133
合掌式缝合 1828
何天麒 024
核素肺通气/灌注扫描（V/Q） 191
核素骨扫描 914, 2374
核素扫描 965, 2342
核素扫描仪 966
核运动 429
颌骨肥大症 2304
颌颈部毛囊炎 2158
颌–颈石膏（石膏围领） 227
颌胸充气颈托 1153
颌–胸石膏 1180, 1715, 1742
颌–胸支具 1751
黑洞 3373
黑粪 373
黑色素瘤 2317
黑色素瘤病 2337
亨特 006
恒温水箱 241
横断骨折 401
横弓 1637
横连接 1314
横切峙 1621
横切口 1731
横韧带 600
横韧带断裂 1078
横锁螺钉 724
横突的肌肉 1558
横突钩的安置 2845
横突骨折 401, 1249
横突孔扩大术 1179
横突孔显露时误伤椎动脉 2138
横位诊断 2429
横纹肌肉瘤 2335
横向暴力 1145
横向筋膜皮下组织瓣的设计 3536
横+斜形切口 1732
横形骨折 403
横形掌骨骨折 559
横型骨折 1528
烘 221
红外线热成像 914
喉返神经 1581
喉返神经及迷走神经 1163
喉返神经损伤 2136
喉返神经走行 1185, 2224
喉和气管损伤 1578
喉上神经损伤 2138
喉头痉挛 203, 2147
骺板内骨桥切除脂肪填塞术 905
骺生骨软骨瘤 2289
后方不稳定 680
后方减压术C5神经根损伤的机制 2276

后方旋转不稳定 679
后方医院 009
后踝骨折 869, 871
后踝骨折关节镜下手术 872
后脊髓损伤 1234
后交叉韧带（PCL） 329
后路 1308
后路常规椎板切除减压术 1311
后路翻修手术的并发症 2215
后路翻修手术的手术技巧 2214
后路固定融合失败 2214
后路刮除椎体骨性致压物 1669
后路减压植骨内固定 131
后路器械矫形融合 2919
后路去旋转矫正 2846
后路手术 1730
后路手术内固定植入物 1305
后路钛缆+髂骨块融合固定术 1085
后路腰椎椎间固定术 2239
后路枕颈CD内固定 1126
后路枕颈Cervifix内固定植骨融合术 1125
后路正中旁切口 1364
后路正中切口 1307
后路椎弓根钉固定及复位术 2059
后尿道损伤修补术 1521
后期辨别及触觉感悟的训练 3652
后期并发症 199, 1393
后期骨痂 939
后期维持重量 270
后期稳定 1390
后十字韧带 675
后十字韧带断裂 680
后十字韧带损伤 677
后十字韧带重建术 680
后天性平底足 1646
后凸 012
后凸畸形 1210, 1230, 1388
后凸畸形矫正术的生物力学原则 3137
后斜韧带 675
后遗症 506
后直向不稳定 679
后纵韧带断裂 1419
后纵韧带骨化 134, 1833, 2225
后纵韧带骨化区 2088
后纵韧带骨化症（OPLL） 1726, 1752, 2118
后纵韧带立即向前方膨出 1162
后纵韧带是安全带 1761
后纵韧带向前浮 1776
后纵韧带引起断裂 1228
呼吸道梗阻 1577
呼吸道护理 1128
呼吸道受压 1577

呼吸功能 152, 177
呼吸功能监测 155
呼吸过度 930
呼吸机能不全 1167
呼吸急促（Pulmonary deficiency）930
呼吸衰竭 178
呼吸系统 152
呼吸系统并发症 117, 171
呼吸系统创伤 152
呼吸系统疾病患者的术前准备 117
呼吸系统支持疗法 934
呼吸抑制 163
弧形（L形）切口 1307
弧形等切口 1308
弧形位移（circular displace-ment）1623
弧形锥 879
胡兰生 023
胡有谷 024
琥珀胆碱 109, 145
琥珀胆碱（Succinylcholine） 109
护理 212, 378
花生烯酸 924
华法林 2266
华佗 021

滑槽植骨（sliding bone graft） 739, 945, 1033, 1034, 1040
滑车 006, 573
滑车面角（sulcus angle，SA）1628
滑动感 2580
滑动式钉板固定 617
滑动式植入器 1879
滑轮吊绳装置 980
滑膜、滑膜皱襞与滑膜囊 330
滑膜瘘 335
滑膜疝 335
滑膜皱襞（Plica） 331
滑雪拇指 568
化脓性骶髂关节炎 1526
化脓性关节炎 185, 3006
化脓性关节炎的鉴别诊断 3007
化脓性脊柱炎 3020, 3100
化脓性脊柱炎与腰椎结核的鉴别要点 3073
化脓性脊椎炎 1952
踝背屈 1260
踝部的肌组 1634
踝部退行性骨关节炎 1635
踝沟 1020
踝关节 1022
踝关节Kofood评分 1027
踝关节成形术 778

踝关节穿刺 278
踝关节的检查 744
踝关节骨折 751, 869, 901
踝关节骨折脱位 764, 767
踝关节固定 1040
踝关节固定支具 247
踝关节假体设计 1022
踝关节结核 2976
踝关节结核病灶清除术 2986
踝关节镜 869
踝关节某些特殊损伤 771
踝关节内侧的稳定结构 765
踝关节内侧稳定装置 765
踝关节切开排脓术 3011
踝关节人工关节 965
踝关节融合术 771, 777
踝关节融合术 965, 1020, 1022, 1023, 1040
踝关节融合术常用术式 777
踝关节软骨伤 927, 928
踝关节软骨损伤 927
踝关节三角韧带 769
踝关节损伤 744
踝关节损伤Danis-Weber分类 750
踝关节脱位 764
踝关节外侧韧带损伤 745
踝关节外侧脱位 766
踝关节外侧稳定装置 765
踝关节稳定术 3175
踝关节运动 209
踝关节置 965
踝关节撞击性骨疣 927
踝管 1637
踝管综合征 3337
踝穴 764
踝穴摄片 745
踝阵挛 1268, 1673, 1877
踝阵挛征 1875
踝足支具 246
坏死 006
坏死组织 942
还纳 1278
环甲膜穿刺 1579
环甲膜切开术 364, 1579
环锯 1743
环锯法（或经黄韧带）切除椎间盘 1968
环锯法减压术 1753
环锯骨芯变位植骨术 1889
环锯连续钻孔法 1763
环锯连续钻孔开槽术 1764
环锯偏向侧方时，易误伤脊髓 2140
环锯切骨 1746
环锯切骨减压 1843

环锯切骨减压法 1753
环锯切骨减压时潜式减压范围不够 2168
环磷酰胺 2331
环磷腺苷（cyclic adenosine monophosphate，cAMP） 1273
环形结扎固定 670
环形切开 219
环形外固定架（Circular external fixator,CEF） 351
环（斩）断截肢 009
环指背侧皮瓣修复 590
环指近侧指间关节向脱位 562
环指近节指间关节侧方脱位 562
环状刮匙 870
环状韧带 487
环状外固定器 009
寰齿关节间隙 1079
寰齿间距 1080
寰齿间隙 1080
寰枢关节疤痕切 1109
寰枢关节的左右不对称 2629
寰枢关节融合失败的原因 1137
寰-枢关节先天发育性畸形 2637
寰枢前弓及齿突切除钢板内固定 1093
寰枢椎侧位测量安全角 1433
寰枢椎翻修融合术 1137
寰枢椎翻修手术的术前评价 1137
寰枢椎骨折 1124
寰枢椎后路融合翻修术式 1138
寰枢椎后脱位 1092
寰枢椎活动度 1137
寰枢椎内固定方式的选择 1138
寰-枢椎前路融合术 2644
寰枢椎前路植骨融合术 1087
寰枢椎融合Brooks法 1140
寰枢椎融合Gallie法固定 1139
寰枢椎融合失败的发生率 1137
寰枢椎融合术融合失败的原因 1137
寰枢椎脱位 1078, 2226
寰枢椎旋转固定性脱位 1094
寰枢椎正位测量安全角 1432
寰枢椎椎侧块螺钉内固定 1094
寰枢椎椎弓根后路进钉点 1070
寰枕不稳定 1069
寰枕融合 1094
寰枕失稳 1059
寰枕脱位分型 1059
寰椎复位钛缆（或钢丝）固定 1082
寰椎沟环畸形 2647
寰椎骨折 1066, 1069
寰椎骨折好发部位 1067

寰椎横韧带 1080, 1423
寰椎横韧带断裂 1068, 1083
寰椎横韧带，翼状韧带撕裂 1432
寰椎后弓 1116
寰椎后弓切除加枕颈融合术 1064
寰椎后弓切除术 1137
寰椎前后弓双骨折（Jefferson F）
　　1423, 1432
寰椎前后径增宽 1068
寰椎前脱位 1078, 1094
缓解肌肉痉挛 1717
缓解疼痛 1717
幻觉 133
换气次数 035
唤醒试验（wakeup test） 100, 135,
　　136, 148, 1184, 2237, 2847,
患者的消毒 045
患者示踪装置 878
患者知情同意书 1433
患者自我评估 1406
患肢抬高试验 1940
患肢延长术(lengthening operations
　　on disabled limb) 3232, 3240
患足鞋跟外侧垫高 771
黄昌林 913, 916, 918
黄聪仁 1921
黄恭康 024
黄韧带 2108
黄韧带肥厚 1173
黄韧带钙（骨）化症 1199
黄韧带骨化 1540, 2108
黄韧带嵌压 1280
黄韧带向椎管内突出说 1544
黄韧带椎管成形术 2752
黄色坏死组织 2339
黄体酮（progeterone） 2576
磺胺制剂 009
磺吡唑酮（苯磺唑酮，sulfinphra-
　　zone） 3208
磺脲类 119
挥鞭性损伤 1169
挥发性吸入麻醉药 102
恢复和保持脊柱原有解剖列线
　　1390
恢复颈椎椎节的高度和稳定性
　　2165
恢复伤节高度及列线 1410
恢复与增加椎节的高度 1844
恢复椎管形态 1270
恢复椎管原有形态 1390
恢复椎节的高度与曲度 1783
恢复椎节原有高度 1195
恢复椎节正常解剖状态 1390
回归社会 1540
回收式自体输血 076

会阴部骑跨伤 1519
喙肩韧带切断 1606
喙锁韧带断裂 448
喙突 979, 1591
喙突骨折 444
喙突切除 444
喙突撕脱性骨折 444
喙突炎（coracoidifis） 1594
昏迷和脑死亡 388
昏迷或有窒息危险伤员搬运时体位
　　931
混合感染 2966
混合外固定架（Hybrid external
　　fixator,HEF） 351
混合型 2374
混合型骨折 899
混合型颈椎病 1692, 1752
混合型颈椎病的诊断标准（2008）
　　1694
混合型颈椎病的治疗特点 1696
活动手腕 1260
活动性出血 1462
活动性肘支具 245
活骨移植 3572
活磷脂酶D 372
活性氧 372
活血类药物 1549
活字版 005
火器伤 005
火器损伤 427
钬激光外科操作系统（Holmium:
　　YAG Laser surgical system） 324
霍纳氏综合征（Horner's syndrome）
　　2138

I

ICU 188
ICU病房 1504
ICU病房的心电监护 176
ICU镇静管理 188
Idelborger 2575
IgM 2958
Ignas P.Semmelweis 006
II区骨盆肿瘤切除后重建 2402
Ikard 1921
Ilizarov 3240, 3245, 3248, 820
Ilizarov技术 3249
Ilizarov支架 009
Insall 018, 212
Insall和Salvati法 1627
Insall全髁膝关节 212
IntroMed 1789, 1806, 1809
Intromed Cage 1851, 1855
IntroMed钛板 1790

Isola 2844
Isola Moss 016
ISOLA钉棒系统固定 2370
ItO 015
I区骨盆肿瘤切除后重建 2402
I形钛板 1293

J

Jackson 313, 851, 1654, 1974
Jackson 征 1663
Jacobs 010
Jacobson 2672
Jaffe 2291, 2293, 2305, 2317
James Ewing 2317
James Syme 006
James Young Simpson 006
Jan Stephen Kalkar 005
Jean-Andre Venel 013
Jeanneret 1451
Jefferson骨折 1066
Jefferson骨折经皮后路侧块螺钉内
　　固定 1431
Jefferson 骨折经皮前路侧块螺钉内
　　固定 1441
Joel Goldthwait 007
Johansson 3047
John Abernethy 2316
John Charnley 954
John Cobb 014
John O'Connor 1025
John Regan 2849
Johnson 011, 313, 914, 2610
Johnson and Johnson 040
Johnston 2863
Jones 007, 016, 023
Joseph Lister 006
Joseph Risser 014
Joseph S 1928
Jowett 804
Judet 017
Judet双极人工组合型桡骨头假体
　　989
Jules Emile Pean 018
Jules Guerin 013
Juls Pean 978
"J"形切口 808
机动车创伤 1486
机器人 824
机器人系统 1010
机械导航框架 877
机械牵引 1953
机械通气 178
机械通气的指征 178
机械性不稳定 1230

机械性因素 1671, 1684
机械压迫 940
肌瓣填塞 2997
肌瓣移植 024
肌病性运动单位电位 391
肌蒂或血管蒂骨瓣移植 617
肌电图 136, 388, 1132, 1662
肌电图的募集状态 389
肌电图改变 3332
肌电图检查 939
肌骨瓣 3572
肌或肌腱移植术 3167
肌间隔综合征 940
肌间沟阻滞 121
肌间隙（隔）皮血管（septocuta-neous vessels） 3508
肌间隙筋膜穿血管类 3525
肌腱瓣绕过侧副韧带后缝合 583
肌腱出口撞击征（outlet impinge-ment syndrome）和非出口部撞击征（non outlet impingement syn-drome） 1596
肌腱、筋膜切断及延长术 3163
肌腱伤的清创及手术治疗 297
肌腱损伤部挛缩的处理对策 3619
肌腱移植拇指掌指关节侧副韧带重建 570
肌腱移植术 3167
肌腱与肌肉连接缝合法 298
肌腱粘连松解术 577
肌腱植入关节成形术 548
肌腱组织清创 285
肌力低下 1678
肌力减弱 1603
肌力增强训练 3678
肌皮瓣 3567
肌皮瓣大小 3570
肌皮瓣类型 3568
肌皮穿动脉（musculo-cutaneous perforator） 3512
肌皮动脉 3566
肌皮动脉的走行与分布 3512
肌皮神经 979
肌皮神经（musculocutaneous nerve） 3322
肌皮神经损伤与卡压 3322
肌皮血管穿支 3512
肌强直发放 390
肌强直样发放 390
肌肉大于皮肤 3570
肌肉的血供类型 3567
肌肉蒂肌皮瓣 3569
肌肉夹板 921
肌肉痉挛 441, 1659
肌肉拉力 401

肌肉麻痹 1939
肌肉皮肤蒂肌皮瓣 3569
肌肉皮肤血供的多梯性 3568
肌肉皮下组织蒂肌皮瓣 3569
肌肉韧带撕脱暴力 444
肌肉完全麻痹 1032
肌肉萎缩 435, 951, 1597
肌肉小于皮肤 3570
肌肉训练 203
肌肉移位性手术 451
肌肉与皮肤等大 3570
肌肉转移术 450
肌松药 135, 149
肌松药监测 157
肌松药诱导插管 153
肌萎缩 1675
肌萎缩型脊髓侧索硬化症 1675
肌源性动脉 3572
鸡冠 006
鸡眼 1640
鸡爪 006
鸡爪足 1949
积极预防各种并发症 271
基本功 347
基本光学系统 317
基本监测 111
基本麻醉的监测项目 111
基丙烯酸异丁酯（Isobutgl-2-cy-anoacry-late） 2513
基础麻醉加气管内麻醉 144
基底型 615
基膜粘连蛋白（Laminin） 3376
基因治疗 2327, 2551
基准电位 137
畸形（malformation） 408, 2546
畸形学（teratology） 2546
畸形血管团闭塞 2270
畸形愈合 460, 740, 946, 979
激光操作系 322
激光疗法 3644
激光指示器 824
激酶拮抗剂（cethrin） 1274
激素 127
激素药物 370
激素因素 2437
及时调整固定 417
及时矫正节段性后凸畸形 1390
极外侧间隙（far lateral space） 1973
极外侧型腰椎间盘突出症 1972
即刻性症状 1548
急救、复位、固定及功能锻炼 412
急救医院 007
急救站 007
急性髌骨脱位的治疗 663

急性创伤性髌骨脱位 662
急性创伤性腰骶椎节滑脱 1532
急性多发性神经根炎（即Guillain-Barre症候群） 1678
急性肺血栓栓塞的治疗 2265
急性骨髓炎 185
急性骨萎缩 200
急性呼吸窘迫综合征（ARDS） 1491
急性化脓性骨髓炎 2988
急性脊髓损伤（ASCI） 377
急性马尾综合征 2048
急性期的床边康复 3668
急性期肌力增强训练 3678
急性损伤 911
急性、外伤性颈椎间盘突（脱）出症 1148
急性胃黏膜病变 368
急性咽喉水肿 1111
急性应激性溃疡的诊断 374
急性椎间盘突出症 1147
急性椎间盘脱出症 1173
急诊石膏剖开 233
急诊室抢救 305
急症手术 176
棘间韧带损伤 1952
棘上韧带损伤 1952
棘突打孔钳 1310
棘突的表现标志 1238
棘突钢丝（钛缆）结扎技术 1158
棘突根部结扎+棒固定术 1201
棘突骨折 1250
棘突漂浮（悬吊式） 2752
棘突平面骨折 1149
棘突钛板（钢板）螺钉固定 1311
棘突钛板螺钉 1084
棘突钛缆（钢丝）结扎 1311
棘突咬骨钳 1312
棘突、椎体与脊髓节段的关系 1238
挤压暴力 904
挤压试验 1494
挤压心脏 364
挤压综合征 199, 940
脊膜脊髓膨出型 2689
脊膜瘤 2414
脊膜瘤（Meningioma） 2437, 2465
脊膜膨出 1826
脊神经根的定位 1993
脊神经根节段 1239
脊神经根受累时根性痛的放射部位 1238
脊神经根与椎动脉已松解 1769
脊神经沟 1557
脊神经走行 1993

脊髓半侧损伤 1234
脊髓半侧损伤（brown-sequard）综合征 2109
脊髓半侧损伤综合征 1263
脊髓半切损害 1234
脊髓本身继发性改变 2164
脊髓变性性疾病 2092
脊髓变压者手术治疗 2923
脊髓不全性损伤 1263
脊髓不全性损伤之治疗 1270
脊髓部分受压期 2434, 2438
脊髓侧索损伤 1234
脊髓侧索硬化症 2818
脊髓肠源性囊肿（spinal enterogenous cyst） 2719
脊髓刺激症状 1148
脊髓的"钳式"压迫 1097
脊髓电位 137
脊髓动静脉畸形 1830, 1832, 1985, 2269
脊髓动静脉畸形的并发症 2270
脊髓反射功能的鉴别 1243
脊髓各脊神经根支配的主要肌肉 1239
脊髓梗死 1560
脊髓梗死MR所见 1561
脊髓梗死的治疗 1561
脊髓功能的监测 136
脊髓功能监测 136, 137, 1184, 1452, 1472
脊髓功能障碍症状持续存在 2212, 2766
脊髓功能障碍症状进展 2213
脊髓海绵状血管畸形（瘤） 2708
脊髓横断性瘫痪 2089
脊髓后部损伤综合征 1263
脊髓后根及后角损害 1234
脊髓后束 137
脊髓后索损害 1234
脊髓灰质炎（poliomyelitis） 024, 3158, 3653
脊髓灰质炎后遗症术后康复 3653
脊髓火器伤中完全截瘫多 1553
脊髓或马尾伤 2183
脊髓或神经根受残留组织压迫 2172
脊髓积水（hydromyelia） 2722
脊髓脊膜膨出 1826, 1827
脊髓继发损伤的药物应用 1472
脊髓减压 1355
脊髓胶质瘤 2443
脊髓镜 1985
脊髓镜临床应用目前所存在的问题 1986
脊髓空洞症 1094, 1172, 1676, 1826, 1828, 2229, 2273, 2722, 2818
脊髓瘘 1678
脊髓免疫细胞疗法（ProCord） 1273
脊髓内病变 385
脊髓内窥镜检查 1105
脊髓内血管畸形 2699
脊髓内液化灶 1160
脊髓内肿瘤 2416, 2424
脊髓牵拉伤 1171
脊髓牵拉性断裂 1104
脊髓牵引说 1544
脊髓前部损伤综合征 1263
脊髓前角灰质炎 3158
脊髓前角灰质炎后遗症 3158, 3163
脊髓前角及侧索损害 1234
脊髓前角及前根损害 1234
脊髓前中央动脉的血供范围 1800
脊髓前中央动脉受压 1726
脊髓前中央动脉受压型 1698, 1699, 1701
脊髓前中央动脉症候群 1104, 1152, 1172, 1173
脊髓前中央动脉症候群 1800
脊髓前中央动脉症候群与过伸性损伤鉴别 1680
脊髓前中央动脉之解剖 1800
脊髓前中央动脉综合征 1876
脊髓嵌卡 1551
脊髓丘脑束 1673
脊髓缺血再灌注损伤 1551
脊髓、神经根损伤 1456
脊髓神经功能 111
脊髓神经损伤 937, 1111, 1357, 1448, 1816
脊髓神经损伤的分类 1233
脊髓神经之感觉平面 1238
脊髓受牵拉 1152
脊髓受损平面的临床判定 1238
脊髓受损者均应尽早处理 1270
脊髓受压而引起变性 1792
脊髓栓系综合征术后康复 3667
脊髓水成像技术（MRS） 1675
脊髓损伤 136, 1280, 1372, 1440, 1468
脊髓损伤（spine cord injury，SCI） 1272
脊髓损伤的神经功能分级 1239
脊髓损伤的术后康复 3667
脊髓损伤的治疗原则 1270
脊髓损伤发生平面及脊柱的体位标志 1261
脊髓损伤功能恢复训练中的物理治疗 3667
脊髓损伤功能恢复训练中的作业治疗 3674
脊髓损伤功能训练中的动作训练 3677
脊髓损伤后囊性变 1211
脊髓损伤之基本概念 1258
脊髓体感诱发电位，SSEP 136
脊髓通道功能状态 137
脊髓外翻型 2689
脊髓外硬脊膜内肿瘤 2424, 2426
脊髓完全受压期 2434, 2438
脊髓完全性损伤之治疗 1270
脊髓显微外科 1823
脊髓型颈椎病 1671, 1683
脊髓型颈椎病与肌萎缩型侧索硬化症之鉴别 1676
脊髓型颈椎病与脊髓空洞症之鉴别 1677
脊髓性瘫痪期临床表现 2421
脊髓性疼痛 2271
脊髓休克 1259, 1373
脊髓休克定义 1259
脊髓休克期 1263, 1265
脊髓休克性膀胱 2253
脊髓血供障碍 1915
脊髓血管畸形 1826, 1828, 2698
脊髓血管畸形基本概念 2700
脊髓血管畸形术中并发症 2270
脊髓血管瘤 1679
脊髓血管母细胞瘤 2445
脊髓延髓空洞症 2722
脊髓液排液量的调节 2232
脊髓引流（spinal drainage） 1985, 2231
脊髓硬膜动静脉血管畸形 2703
脊髓有效间隙（SAC） 1092
脊髓诱发电位 1132, 1463
脊髓诱发电位仪 1184
脊髓圆椎损伤 1378
脊髓圆锥 1264
脊髓圆锥病变综合征 1237
脊髓圆锥的形成 1827
脊髓圆锥末端的处理 1827
脊髓圆锥牵拉症 2710
脊髓圆锥栓系综合征 2710
脊髓圆锥损伤 1373
脊髓再生 1272
脊髓再栓系综合征 1828
脊髓造影 025, 1539, 1540, 1916, 1943, 1946
脊髓造影梗阻 1539
脊髓造影后CT成像（CTIVI） 2212
脊髓造影术 1549
脊髓震荡 1233

脊髓直接遭受压迫 1915
脊髓中央管损害 1234
脊髓中央管型 2089
脊髓中央管性损伤 2089
脊髓中央管症候群 1167, 1169, 1170
脊髓中央损管伤综合征 1263
脊髓终丝囊肿 1826, 1828
脊髓肿瘤 1538, 1826, 1828, 2414
脊髓肿瘤的分布 2414
脊髓肿瘤的影像学检查 2422
脊髓肿瘤的诊断 2427
脊髓蛛网膜囊肿（spinal arachnoid cyst） 2715
脊髓主要根动脉 1801
脊髓纵裂 1826, 1827
脊髓综合征 1182
脊索瘤 1334, 1335, 2355
脊液漏 1280
脊柱 1278
脊柱病围手术期治疗 3704
脊柱侧凸（scoliosis） 012, 135, 238
脊柱侧凸的病理 2900
脊柱侧凸的非手术治疗 012
脊柱侧凸的后路手术 2842
脊柱侧凸的三维畸形 2901
脊柱侧凸的手术治疗 013
脊柱侧凸弧度 014
脊柱侧凸患者普查与登记制度 016
脊柱侧凸前后路联合松解矫形术 2894
脊柱侧凸前路矫形技术 2843
脊柱侧凸前路松解术 2880
脊柱侧凸手术病例选择 2907
脊柱侧弯及腰椎曲度改变 1939
脊柱创伤经皮微创内固定技术 1421
脊柱的体外标志 1262
脊柱感染 1341
脊柱骨软骨病 2436
脊柱骨折后的稳定与否主要因素 1230
脊柱骨折临床简易实用分型 1232
脊柱骨折脱位 1220
脊柱化脓性感染 3019
脊柱畸形 135
脊柱脊髓火器伤 1552
脊柱脊髓清创术 1555
脊柱脊髓伤治疗的进展 1272
脊柱脊髓神经损伤 1233
脊柱脊髓手术体位的并发症 2277
脊柱结核 3066
脊柱结核的基本治疗 3073
脊柱麻醉 130

脊柱前凸 238
脊柱融合 014
脊柱手术患者围手术期护理 200
脊柱术后泌尿系统并发症 2253
脊柱术后消化及呼吸系统并发症 2251
脊柱术野铺单 057
脊柱损伤力学原理 1220
脊柱损伤时的错误搬运法 1246
脊柱损伤时的四人搬运法 1245
脊柱先天性侧弯 2237
脊柱压缩骨折 004
脊柱原发恶性肿瘤的治疗原则 2357
脊柱支具 249
脊柱肿瘤的手术分期 2359
脊柱肿瘤的治疗原则 2356
脊柱转移癌的外科手术疗法 2377
脊柱转移瘤的诊断 2375
脊柱转移瘤的治疗原则 2357
脊柱转移瘤分型 2374
脊柱转移肿瘤 2372, 2450, 2499
脊柱椎节前路病灶清除术 3076
脊柱椎节与脊髓及脊神经根节段之关系 1239
脊柱自身的稳定 1994
脊椎 1538
脊椎固定术后并发症 2267
脊椎滑脱 2054
脊椎滑脱（spondylolisthesis） 2055
脊椎及脊髓平面的关系 1260
脊椎脊髓手术与脑脊液漏的发生率 2229
脊椎静脉系统 2340
脊椎裂（Spina bifida） 2688, 3664
脊椎裂儿童的教育康复 3666
脊椎裂及脊髓拴系术后康复 3664
脊椎裂术后康复概况 3664
脊椎"钳"的实现 2845
脊椎血管瘤 2447
脊椎肿瘤翻修手术的基本原则与要求 2381
脊椎椎节衰竭 3129
脊椎自动拉钩 1308
计划性石膏 233
计算机放射照相术（computed radiography） 2237
计算机辅助导航 1010
计算机辅助骨科手术（computer assisted orthopedic surgery, CAOS） 823, 955
计算机辅助矫形外科 876
计算机辅助手术（CAS） 823
计算机辅助外科技术 876
计算机辅助远程 823

计算机体层摄影 029
记录电极 391
记忆合金 1862
记忆合金颈椎人工椎间盘 1869
记忆合金聚髌器 670
季铵盐类 043
继发创伤性关节炎 454
继发感染 2964
继发骨肉瘤 2323
继发损伤性关节炎 443
继发性不稳 2202
继发性不稳症 2198
继发性高血压 116
继发性骨关节病 3029
继发性脊髓肿瘤 2417
继发性颈椎椎管狭窄症 2730
继发性神经炎 948
继发性胸椎椎管狭窄症 2774
继发性粘连性蛛网膜炎 1678, 1951, 2818, 3141
继发性蛛网膜下腔粘连 1315
继发性蛛网膜炎 1199, 1983, 2188
继发性椎管狭窄 2023
加莱滋（Galeazzi）骨折 405
加强前壁及关节囊紧缩术 1614
加强手上功夫的训练 2142
加强腰背肌锻炼 1954
加强与麻醉医师之间的沟通 2135
加强肢体功能锻炼 1034
加速关节软骨和关节周组织（肌腱、韧带）的损伤修复 3595
加压 218
加压钢板 010
加压疗法 945
加压螺钉 880
加压螺钉技术 2064
加压排尿 1374
加压钛（钢）板 425
加重损伤 887
夹板固定 023
夹板悬吊固定 478
家庭环境准备 207
家务动作训练 3676
家务劳动训练 203
家族性神经纤维瘤病 2530
家族性血磷酸盐低下性佝偻病（familial hypophosphatemic rickets） 2087
甲沟炎 3014
甲基丙烯酸-2-羟基乙酯（2-hydroxyethylmethacrylate，简称 HEMA） 2513
甲基强的松龙 1472
甲基强的松龙注射疗法 1954
甲强龙（MP） 1556

甲醛 043
甲下骨疣 2289
甲状旁腺功能亢进性骨质疏松症 3201
甲状旁腺或甲状腺损伤 2139
甲状腺癌 2355
甲状腺功能亢进 2304
钾、钠的异常代谢 183
驾驶汽车的训练 3677
假关节 423, 943, 1393
假关节形成 943, 1210, 2163, 2173
假关节已形成者 2157
假体 018, 964
假体安装 981
假体的类型 978
假体-骨水泥-骨一体化固定 1002
假体松动 621, 969, 992
假体松动及断裂 2407
假体植入关节置换术 985
假体周围骨折 969
假性动脉瘤 095, 1558, 1582
假性动脉瘤样骨囊肿 2294
假性脊柱滑脱 1951, 2023
假性肩袖损伤 441
假性脑脊膜膨出（meningocele spurius） 1513, 2229
假性脑瘤 386
假性嵌顿（pseudolocking） 1626
假性手足徐动症 1264
假性坐骨神经痛 1938
坚强固定 , 829
间接暴力 400, 706
间接复位+有效固定 819
间接减压 1389
间接叩痛 1245
间接手指加压试验 553
间接征象 2434
间隙性导尿 1379
间歇被动运动对肌腱修复的影响 3590
间歇性跛行 1939, 1950, 2815
间歇性导尿 2253
间歇指令通气（IMV） 178
间置式膝关节成形术 018
肩部 049
肩部垫高后颈椎呈现自然仰伸位 1730
肩部关节囊和韧带 440
肩部肌肉解剖（表层） 439
肩部肌肉解剖（深层） 439
肩部解剖 439
肩部前方钝痛 1603
肩部撞击试验 1603
肩峰反复碰撞（impingement） 1594
肩峰骨折 443

肩峰骨折切开复位张力带内固定 444
肩峰-喙突间联结 1590
肩峰切除术 1607
肩峰下关节 1603
肩峰下关节组成 1603
肩峰下滑囊切除术 1608
肩峰下滑囊炎 1591
肩峰下滑液囊 1591
肩峰下结构（第二肩关节） 1590
肩峰下撞击征 1602
肩峰撞击综合征（impingement syndrome） 922, 1591
肩肱关节（第一肩关节） 1590
肩-肱协同 2555
肩关节不稳定 1611
肩关节不稳定伴发半脱位或脱位 982
肩关节穿刺术 275
肩关节复合体（shoulder complex） 1590
肩关节固定融合 1030
肩关节后侧途径穿刺 276
肩关节后脱位 467
肩关节后脱位合并外科骨折 468
肩关节结核 2968
肩关节离断术 3220
肩关节前侧途径穿刺 276
肩关节前脱位Duga's征阳性 462
肩关节前脱位分型 462
肩关节前脱位桌缘下垂复位 464
肩关节前下脱位 465
肩关节切开排脓术 3009
肩关节融合术 1030
肩关节上方脱位 473
肩关节脱位 461
肩关节脱位Putti-Platt手术 472
肩关节脱位手法复位 449
肩关节外展活动时疼痛弧 1603
肩关节习惯性脱位 470
肩关节下脱位 473
肩关节置换 018
肩关节周围炎 1590, 1659, 1668
肩胛背神经 3290
肩胛背神经卡压症 3290
肩胛带 439
肩胛带肌肉止点 919
肩胛冈 440
肩胛冈骨折 444
肩胛骨 440
肩胛骨的血供 439
肩胛骨骨折 439, 441
肩胛骨骨折分类 441
肩胛骨解剖 440
肩胛颈骨折 442

肩胛肋骨征 1615
肩胛肋综合征 1615
肩胛上神经卡压症 3296
肩胛上神经卡压（suprascapular nerve entrapment,SNE）综合征 3296
肩胛体部骨折 444
肩胛体骨折 441
肩胛下滑囊 1609
肩胛下肌 979
肩胛下肌肌瓣上移术 1599
肩胛下肌转移修复术 1600
肩胛下间隙内封闭方法 1606
肩胛-胸壁间联结 1590
肩胛盂 440
肩胛盂粉碎骨折 443
肩胛盂骨折 442
肩胛盂后下方骨刺形成 923
肩胛盂假体 982
肩胛盂缘切骨下移术 1608
肩肋综合征 1615
肩肋综合征（scapulocostal syndrome） 1615
肩人字形石膏 460, 1031, 1594
肩锁关节 440, 441, 1590
肩锁关节病变（disorder of the acronio-clavicular） 1594
肩锁关节成形术 451
肩锁关节解剖 441
肩锁关节切除术 1608
肩锁关节损伤 448
肩锁关节疼痛弧（A-C pain arc） 1594
肩锁关节脱位 448
肩锁关节脱位分型 448
肩锁关节完全脱位 448
肩锁韧带断裂 448
肩抬法 889
肩外展固定性支具 245
肩外展支具 246
肩腕吊带悬吊 888
肩胸关节 441
肩胸石膏 449
肩袖（rotator cuff） 441, 978, 1595
肩袖不全性损伤 1596
肩袖的解剖 1595
肩袖间隙分裂（tear of the rotator interval） 1595, 1601, 1612
肩袖损伤 441, 919, 1595, 1613
肩袖损伤的非手术疗法 1598
肩袖损伤的手术疗法 1598
肩袖完全损伤 1597
肩袖之功能 1595
肩袖止点（enthesis） 1596
肩盂后下截骨术 1614

肩盂后张角（posterior opering angle） 1613
肩盂假体 978
肩盂倾斜角（glenoid tilting angle） 1613
肩支具 245
肩-肘-胸石膏固定 444
肩撞击征（impingement syndrome of the shoulder） 1596，1602
肩坠落试验 1597
监测 147
监测肺动脉压 156
监测通气功能 156
兼具牵引作用 1712
剪刀 346
剪断肋骨 1284
剪开椎体前筋膜 1736
剪力型 1227
剪切损伤 1231
减少呼吸道死腔 361
减少活动 932
减少术中污染机会 2158
减少体位性不适 271
减压不充分为主要原因 2167
减压彻底 1785
减压彻底、稳妥固定 1270
减压范围应充分 1754
减压方式与要求 1389
减压区边缘切除不够 2201
减压区域边缘处理欠佳 2167，2203
减压术毕清除椎节内碎骨片 2145
减压性骨坏死（dysbaric osteonecrosis） 3052
减压愈早愈好 1389
减张缝线 1303
简单的四型分类 1231
建筑业 400
健侧脚踏箱 257
健侧直腿抬高试验 1941
健康教育 200
健腿的训练 3610
健肢缩短术(shortening operations on unaffected limb) 3232
健肢抬高试验 1941
舰船医院 038
渐进抗阻练习（progressive resistive exercise） 3643
渐进性抗阻训练（progressive resistance） 3607
腱刀 007
腱对骨修复 672
腱对腱修复 672
腱反射受累分布 1662
腱划 1289
腱帽 583

鉴别爆裂型骨折与压缩型骨折 1386
将气管和食管推向对侧 131
降低后负荷 177
降低劳动强度 1997
降低生存寿命 1373
降低生活质量 1372
降低纤维结缔组织张力 1717
降低血黏度 125
降钙素 1565
交瓣式缝合法 298
交叉穿针固定 895
交叉固定 888
交叉配血试验 080
交叉韧带 329
交叉韧带解剖 329
交叉韧带与周边肌腱损伤 334
交叉污染 033
交叉学科 031
交代石膏固定后注意事项 235
交感神经节后纤维 1177
交感神经型颈椎病 1737
交感神经性关节炎 1005
交感-肾上腺髓质系统 369
交感型颈椎病 1697
交互式影像导向 823
交锁螺钉 944
交锁髓内钉 481，821
交锁征 2023
交通事故 400，941
交通意外 1244
交通支（communicating branch） 3529
胶布准备 259
胶原蛋白酶 1954
胶质纤维酸性蛋白 2433
焦距 346
焦磷酸性关节病（pyrophosphate arthropathy） 3207
角膜反射 1268
角状暴力 1145
铰链式关节（incongruent or modified hinge joint） 328
绞死 1575
绞刑架骨折 1100
绞刑架骨折之治疗 1102
铰链式人工膝关节 018
矫形器（Orthosis） 237，3645
矫形外科学 004
矫形支具 239
矫正成角畸形 1162
脚蹬箱 257
搅拌骨水泥 1568
较大联系（macrovenous connections） 3529

教学用房 033
阶段（梯）治疗（Phased Treatment） 009
接触棘突畸形 2694
接骨板螺钉内固定术 649
接口关节镜（vedio arthroscopes） 318
节段上反应 158
节段性撑开和加压 2912
节段性撑开和压缩 2846
节段性加压扩张术 1585
节段性血管蒂型 3567
节段性源动脉（segmental source artery） 3520
拮抗药 106
结肠造口术 1518
结缔组织松弛 2943
结核 1004
结核病 3066
结核病灶清除 1462
结核杆菌到达椎体的途径 3066
结核性瘘管 1727
结扎固定输液管 359
结扎线头脱落 2137
结扎血管的线头脱落 2148
结扎椎横血管 1354，1461
睫状神经营养因子（cliliary neurotrophic factor） 3370
截除桡骨小头 1047
截断、牵开棘突 1311
截骨矫形术 004，528
截石位 171
截瘫 951，1464
截瘫常规护理 1270
截瘫的支具 251
截瘫的作业治疗 3676
截瘫行走器 246
截肢 009，1518
截肢后的基础教育 3624
截肢率 009
截肢平面 3215
截肢前有关康复的准备 3624
截肢术（amputation） 2308，2320，2326，3214
截肢术的基本概念 3214
截肢术后的康复训练 3628
截肢术后康复 3624
解除喉源性呼吸困难 361
解剖复位（anatomy osteosynthesis） 819
"解剖复位+坚强固定" 819
解剖家 004
解剖型LCP 721
解剖型假体 986
介导治疗微创颈椎外科技术 1812

介入放射学（interventional radiology） 2512
介入治疗 2308, 2342
戒断症状 190
界面固定（interface fixation） 1197, 1298, 1844
界面固定融合术 1749
界面固定植入物的应用 1298
界面内固定器所致并发症 2155
界面内固定时攻丝或植入物旋入过深 2145
界面内固定用于脊柱外科的基本原理 1844
今井 1546
金标准 011
金箔关节成形术 016
金疮秘方书 023
金刚磨钻 997
金刚石棒（diamond bar） 2230
金属（vitallium） 986, 988
金属踝足支具 246
金属疲劳断裂 2153
金属膝支具 247
筋膜 703
筋膜瓣 fascial flap 3534
筋膜瓣移位 3572
筋膜的结构 3508
筋膜隔（fascia septum） 3509
筋膜骨瓣 3572
筋膜间室 703
筋膜间室内压力测定 941
筋膜间室综合征 1517
筋膜减压术 938
筋膜皮瓣（fasciocutaneous flap） 3504, 3505, 3570
筋膜皮瓣的定义 3506
筋膜皮瓣的动脉血供 3509
筋膜皮瓣的动脉血管网（丛） 3513
筋膜皮瓣的发现 3504
筋膜皮瓣的发展 3505
筋膜皮瓣的分类 3519
筋膜皮瓣的解剖学 3507
筋膜皮瓣的静脉回流 3515
筋膜皮瓣的实验研究 3516
筋膜皮瓣的血管解剖学分类 3520
筋膜皮瓣类型 3570
筋膜皮瓣实验动物的筛选 3516
筋膜皮瓣血供能力的实验研究 3517
筋膜皮瓣移位术 3504
筋膜皮下组织瓣（adipofascial flap） 3534
筋膜皮下组织瓣的设计 3536
筋膜皮下组织瓣的手术方法 3537
筋膜皮血管（fasciocutaneous vessels） 3508
筋膜血管网（丛）的方向性 3514
仅以骨刺部位来确定施术椎节 2162
紧急的开放截肢 3217
紧急气管切开术 363, 364
紧急情况下的重点检查 306
紧急情况下可就地处理 2149
紧缩缝合关节囊 1643
紧缩关节囊 1051, 1052
紧压配合型肱骨假体 982
尽可能多地保留正常骨质 1192
进钉点及角度 1201
进入椎体前方 1285
进食状况 370
进行性骨干发育不良（progressive diaphyseal dysplasia） 2945
进行性骨化肌炎 951
进行性脊肌萎缩症 1676
进行性脊髓损害 1280, 1304
进针点 645, 1425
近侧桡尺关节 1616
近侧指间关节置换术 993
近端蒂筋膜皮瓣的静脉回流 3526
近端股骨钉 821
近端交锁 482
近干骺端骨折 425
近虎口处背侧皮瓣切取与转移 591
近节指骨基底部关节内骨折分类 563
近排腕骨切除术 551
浸泡石膏卷 222
禁区突破了 1781
禁用电凝 1315
经鼻盲探气管插管 138
经侧后方切口达胸椎前方之结核病灶清除术 3080
经骶髂关节拉力螺钉固定骨盆后环 1506
经典薄片状透镜系统 316
经典神经移植（conventional nerve grafts） 3363
经腹腹腔镜腰椎体间BAK融合术 2044
经腹膜后腹腔镜腰椎椎体间BAK融合术 2046
经腹膜外前路腰椎间盘摘除术 1970
经腹膜外腰椎椎节切除 1972
经腹手术切口 1288
经骨型chance骨折 1229
经关节骨折的复位 886
经关节突间隙侧块螺钉固定 1138
经后方C_1、C_2侧块螺钉固定 1118
经棘上、棘间韧带、再波及椎间盘的韧带椎节型 1254
经甲状—舌骨间前方入路病灶清除术 3079
经颈型 615
经口腔或切开下颌骨的上颈椎前路手术 2644
经口腔入路寰枢关节前方复位 1093
经口腔途径病灶清除术 3076
经口腔行齿状突切除术 2644
经口腔枕颈部显微技术 2672
经口切口 1732
经皮成形术的手术方法 1339
经皮齿状突螺钉内固定术 1443
经皮穿刺 886
经皮穿刺寰枢椎侧块关节植骨融合术 1094
经皮穿刺技术 1423
经皮穿刺腰椎间盘切除术 1972
经皮穿针撬拨技术 886
经皮穿针术 538
经皮固定骶髂关节 881
经皮后路C_1、C_2关节突螺钉内固定术 1423
经皮激光颈椎间盘汽化减压术 1812
经皮激光腰椎间盘汽化减压术 2079
经皮颈椎间盘切除术操作程序 1742
经皮颈椎椎弓根螺钉内固定术 1451
经皮空心螺钉 879
经皮空心螺钉固定 873
经皮器械准备 1424
经皮前路C_1、C_2关节突螺钉内固定术 1432
经皮撬拨法 887
经皮撬拨复位 888, 895, 896
经皮撬拨复位固定治疗髂前上棘骨折 898
经皮撬拨复位治疗经舟骨月骨周围后脱位 896
经皮撬拨复位治疗桡骨头骨折 893
经皮撬拨复位治疗月骨前脱位 897
经皮撬拨固定技术 892
经皮撬拨技术 886, 888, 892
经皮撬拨技术结合外支架固定治疗粉碎性骨折 906
经皮撬拨治疗股骨大粗隆骨折 899
经皮撬拨治疗股骨髁冠状位骨折 899
经皮撬拨治疗股骨髁矢状位骨折 899
经皮撬拨治疗后踝骨折 902

经皮撬拨治疗胫骨结节撕脱骨折 900
经皮撬拨治疗胫骨平台骨折 901
经皮撬拨治疗胫骨下端前外侧撕脱骨折 902
经皮撬拨治疗内踝撕脱骨折 901
经皮髓核成形术（Nucleoplasty）1812
经皮钛板接骨术 821
经皮套管钉 879
经皮胸腰椎骨折椎弓根螺钉内固定术 1470
经皮选择性动脉栓塞（selective arterial embolization, SAE）2510
经皮腰椎间盘切除术（percutaneous lumbar discectomy）1972
经皮椎弓根螺钉内固定器 1470
经皮椎弓根螺钉内固定器配套器械 1471
经皮椎间盘内电热疗术（intradiscal electrothermal annuloplasty, IDET）1812
经皮椎间盘摘除术 134
经皮椎体成形术（percutaneous vertebroplasty）822
经皮椎体后凸成形术（PKP）1567
经锁骨上横切口病灶清除术 3076
经峡部椎间开窗术 1976
经下颌骨切口 1732
经胸前路病灶清除术 3084
经胸入路后外侧切口 1283
经胸手术操作步骤 1283
经胸锁乳突肌斜形切口病灶清除术 3076
经胸外后侧切口 1283
经血液途径播散 3104
经腋下第一肋骨切除术 2667
经一个椎节同时行双椎节或三椎节的潜式减压术 1773
经舟骨月骨周围脱位 549, 550, 896
经椎弓根穿刺入路 1568
经椎弓根的椎弓椎体楔形脊柱截骨术 3121
经椎间孔的楔形脊柱截骨术 3120
经椎间隙潜行切骨减压术 1770
经椎体横向劈裂型 1254
精确补液 147
精确修整植骨块 1215, 1410
精确选择进钉点 1070
精神压力 948
颈部穿透伤 1574
颈部创伤密切观察下的非手术疗法 1581

颈部创伤手术指征 1580
颈部创伤术前准备 1580
颈部的固定 1711
颈部的固定与制动 1711
颈部的先天性畸形 2628
颈部的制动 1711
颈部各组织器官损伤的处理 1581
颈部过伸性损伤发生机制 1169
颈部畸形 2651
颈部静脉损伤 1584
颈部局部解剖 1163
颈部剧痛 1165
颈部切口感染 2157
颈部软组织损伤 1573
颈部神经损伤 1578
颈部石膏 1714
颈部损伤 152
颈部索沟 1576
颈部腺体损伤的处理 1581
颈部血管损伤 2137
颈部血管造影 1578
颈长肌创面渗血 2148
颈长肌缝扎、切断 1767
颈丛封闭麻醉 1728
颈丛或臂丛损伤 2139
颈动静脉瘘 1584
颈动脉穿刺伤 1439
颈动脉结 1558
颈动脉鞘 1213
颈段脊膜瘤 2439
颈段人工椎体 1857
颈段食管损伤 1578
颈段髓内与髓外损害的临床鉴别 1679
颈封 938
颈后路髂骨块嵌入植骨术 1091
颈后路正中切口 1189
颈后路椎弓根钛板加螺钉内固定术 1156, 1201
颈肌痉挛 1165
颈脊神经根张力试验阳性 1663
颈脊神经受累不同椎节疼痛分布区 1662
颈脊髓病 1094
颈肩腰腿痛 024
颈静脉移植术 1583
颈肋 1667
颈肋畸形 2660
颈肋切除 2664
颈内动脉结扎 1583
颈内颈外动脉端端吻合术 1583
颈前部皮肤疤痕直线性挛缩 2160
颈前路第六颈椎椎体次全切除 1196

颈前路减压清除病变及内固定时的并发症（伤）2139
颈前路开放复位+内固定术 1166
颈前路扩大减压 024
颈前路螺丝钉内固定术误伤 1126
颈前路切骨手术技巧 2761
颈前路切口 1187
颈前路手术病例的选择 1191
颈前路手术消毒范围 1186
颈前路术后CT三维重建 1211
颈深部迷走神经 1185
颈深部血管分支及走行 1185
颈深部血肿 202, 2148
颈神经深、浅丛阻滞 132
颈髓功能的保护 152
颈髓过伸性损伤 1680
颈髓挥鞭性损伤 1182
颈髓受压 1078
颈髓损伤的作业治疗 3675
颈髓损伤功能重建术后的功能性电刺激 3622
颈髓损伤上肢与手功能重建后的康复 3620
颈髓损伤时手部功能的特点 3620
颈髓损伤引发变性及液化灶 1792
颈托 249
颈托支具 1215
颈外动脉 1583
颈腕带悬吊 988
颈围 249
颈型颈椎病 1657, 1737
颈型颈椎病与落枕的鉴别 1659
颈性心绞痛 1560
颈性心绞痛的诊断 1561
颈性心绞痛的治疗 1561, 1584
颈性心绞痛基本概念 1561
颈性晕厥 1834
颈胸段主侧凸 2832
颈胸切口 1732
颈腰综合征 2813
颈腰综合征的手术疗法 2819
颈腰综合征的诊断 2817
颈源性眼球震颤试验 1178
颈椎S拉钩 1188
颈椎按摩 1717
颈椎半椎板切除术 2741
颈椎半椎体 2669
颈椎半椎体畸形 2670
颈椎爆裂性骨折 1147, 1191
颈椎病 1650
颈椎病的病因学 1651
颈椎病的定义 1650
颈椎病的康复疗法 1716
颈椎病的预防 1720
颈椎病的自然转归史 1650

颈椎病翻修术 2167
颈椎病翻修术的原因 2168
颈椎病翻修术式选择 2172
颈椎病分型 1726
颈椎病可治愈 1723
颈椎病手术疗法 1725
颈椎病手术疗法的基本原则 1726
颈椎病术后病例翻修术 2167
颈椎病灶清除术 3076
颈椎不可过度仰伸 1729
颈椎不稳 1068
颈椎不稳定（失稳）型 1698, 1701
颈椎不稳症 1737
颈椎侧块螺钉 1202
颈椎侧位动力位片 1796
颈椎常规双侧椎板切除（减压）探查术 2744
颈椎常见暴力 1145
颈椎成角畸形 2157
颈椎带刺聚醚醚酮椎间融合器 1194
颈椎的融合与非融合技术 1839
颈椎的退行性变 1651
颈椎的先天性畸形 1654
颈椎电动牵引床 256
颈椎非融合技术 024
颈椎根部或胸廓处的血管伤 1584
颈椎骨折 152
颈椎骨折伴椎体间脱位 1191
颈椎骨折脱位 1726, 2135
颈椎过伸性损伤 1169, 1173, 1175, 1180
颈椎过伸性损伤伴不全性瘫痪 1174
颈椎横突骨折 1180
颈椎后侧入路术中并发症 2238
颈椎后方韧带-椎间盘间隙形成 1652
颈椎后方入路 1188
颈椎后方小关节成45° 1164
颈椎后路Z字成形术 2751
颈椎后路侧块螺钉 1202
颈椎后路翻修术 2766
颈椎后路钢丝内固定 1159
颈椎后路减压、复位固定术 1198
颈椎后路扩大性椎板切除术 2747
颈椎后路手术 1198
颈椎后凸畸形的治疗 2924
颈椎后脱位 1170
颈椎后纵韧带骨化症（OPLL）2086, 2108
颈椎黄韧带骨化症CT扫描 2110
颈椎黄韧带骨化症（ossification of ligamentum flavum, OLF）2108
颈椎急性椎间盘突（脱）出者 1192

颈椎棘突骨折 1180
颈椎间盘切除术 1737
颈椎结核 1727
颈椎截骨术 3123
颈椎前方半脱位 1163
颈椎前方入路 1185
颈椎前后路同时减压 1202
颈椎前路侧前方减压术 1766
颈椎前路传统之融合技术 1840
颈椎前路第五颈椎次全切除减压 1196
颈椎前路鸟笼式植骨融合器 1103
颈椎前路潜式切骨减压术 1770
颈椎前路手术 1191
颈椎前路手术并发食管损伤 2226
颈椎前路手术后后（晚）期并发症 2152
颈椎前路手术界面内固定的材料 1845
颈椎前路手术疗效不佳 2161
颈椎前路手术铺巾 057, 058
颈椎前路手术施术要求及术中对各种技术难题处理 1782
颈椎前路手术术前及手术暴露过程中并发症 2134
颈椎前路钛板螺钉内固定术示意图 1103
颈椎前路钛（钢）板的松动、断裂与滑脱 2153
颈椎前路钛网+锁定钛板 1154
颈椎前路直视下切骨减压术 1751
颈椎前、中、后三柱同时受累者 1202
颈椎屈颈试验 1674
颈椎屈曲 1150
颈椎屈曲性损伤 1153
颈椎全离断伤 1171
颈椎人工椎间盘 1869
颈椎人工椎间盘现状 1875
颈椎人工椎体 1857
颈椎三柱中的中柱 1151
颈椎伤病的围手术期护理 200
颈椎伤病围手术期护理 200
颈椎失稳型 1698
颈椎手术 057, 131
颈椎手术暴露过程中损伤 2136
颈椎手术常见术后并发症 202
颈椎手术麻醉 131
颈椎手术前损伤 2134
颈椎手术中局部骨块利用 1842
颈椎损伤搬运方法 932
颈椎钛板螺钉固定 1103
颈椎徒手牵引 1713
颈椎徒手牵引时间不宜过久 2136

颈椎退变 1650
颈椎外伤翻修术 1212
颈椎完全性损伤 1165
颈椎先天融合（短颈）畸形 2651
颈椎先天性融合 2651
颈椎幸运骨折脱位 1182
颈椎、胸椎与腰椎小关节面角度 1991
颈椎予以牵引 932
颈椎肿瘤 1752
颈椎肿瘤翻修术 2384
颈椎柱状骨条椎节植骨融合术 1843
颈椎椎板骨折 1180, 1198
颈椎椎管狭窄率 2090
颈椎椎管狭窄率之测量 2090
颈椎椎管狭窄症手术疗法 2738
颈椎椎间盘突出 1832
颈椎椎间盘退行性变 1651
颈椎椎节不稳定 1154
颈椎椎节局部旋转植骨术 1842
颈椎椎体次全切除术 1195
颈椎椎体骨折、脱位 1752
颈椎椎体间关节融合术 1743
颈椎椎体间人工关节 1862
颈椎椎体结核 3068
颈椎椎体全切术 1197
颈椎椎体楔形、压缩性骨折 1152
颈椎椎体压缩性骨折 1152
颈椎椎体严重楔形压缩 1152
颈椎自我牵引 1713
颈椎综合征（the cervical syndrom）1654
颈总动脉和颈内动脉损伤 1583
净度要求 036
胫侧副韧带 1634
胫腓骨的外形 703
胫腓骨多段骨折 848
胫腓骨骨干骨折 703
胫腓骨骨干骨折的治疗 709
胫腓骨骨折 355, 703
胫腓骨融合术 739
胫腓骨凸形髂骨块植骨术 946
胫腓骨远端粉碎性骨折 761
胫腓韧带联合 1634
胫腓下关节脱位 751
胫腓下联合分离 744, 746
胫腓下联合间隙 744
胫腓下联合前部分离 761
胫腓下联合前方损伤 762
胫腓下联合韧带 1021
胫腓下联合韧带断裂 746
胫腓下联合完全分离 763
胫跟融合术 783
胫骨 703

胫骨半膝关节假体 018
胫骨创伤后骨髓炎 3002
胫骨的营养血管 704
胫骨干骺端截骨延长术(tibial lengthening by metaphyseal osteotomy) 3247
胫骨骨不连滑槽植骨术 739
胫骨骨不连时腓骨带蒂植骨 740
胫骨后唇骨折 751,758
胫骨后缘骨折 902
胫骨后缘撕脱 762
胫骨或腓骨单骨折 709
胫骨肌无力说 2618
胫骨畸形性骨软骨病 3050
胫骨加压钛板植骨术 946
胫骨结节骨钉插入术 3046
胫骨结节骨骺炎 3044
胫骨结节骨软骨病 3044
胫骨结节骨折（the fractured tibial tubercle）836,900
胫骨结节经皮钻孔术 3046
胫骨结节内移、前置术 1633
胫骨结节牵引术 263
胫骨结节史氏钉骨牵引 647
胫骨结节撕脱 673
胫骨结节移位手术 664
胫骨截骨 1007
胫骨截骨术 1008
胫骨近端骨折 836,848
胫骨近端微创稳固系统（LISS-PLT）841
胫骨髁间棘的骨折的分类（型）866
胫骨髁间棘骨折的复位 867
胫骨髁间嵴骨折 865
胫骨内髁骨软骨病 3050
胫骨平台的后倾角 695
胫骨平台骨折 693,861,864,886,900
胫骨平台骨折Hohl分型 694
胫骨平台骨折Roberts分型 693
胫骨平台骨折处理 695
胫骨平台骨折治疗 695
胫骨平台后倾角度 1014
胫骨平台Ⅳ型骨折镜下手术 863
胫骨前唇骨折 760
胫骨前结节 744
胫骨前结节骨折不同角度摄片结果 750
胫骨前结节撕脱 762
胫骨前外缘骨折 871
胫骨上部骨髓炎 2994
胫骨上干骺端截骨延长术 3247
胫骨上下干骺端联合截骨延长术 3248

胫骨下端Pilon骨折 730
胫骨下端爆裂骨折 760
胫骨下端顶部复杂骨折（pilon折）872
胫骨下端前外侧撕脱骨折 901
胫骨下方关节面 873
胫骨下干骺端截骨延长术 3247
胫骨下关节面骨折 902
胫骨旋转畸形 925
胫骨延长术(operation for tibial lengthening) 3243
胫骨应力骨折 916
胫骨远端Pilon骨折 882
胫骨远端爆裂骨折切开复位内固定 760
胫骨远端骨骺损伤正位X线片 905
胫骨远端前缘骨折 872
胫骨植骨 093
胫后动脉肌间隔穿支筋膜皮瓣 3554
胫后肌腱和腓骨长肌腱转移术 3174
胫后肌腱转移术 3172
胫后浅筋膜间室 704
胫后深筋膜间室 704
胫后神经损伤 3385
胫前肌腱外移术 2614
胫前肌腱转移术 3173
胫前筋膜间室 704
胫神经比目鱼肌腱弓处卡压 3345
痉挛期 1263
痉挛瘫 1263
痉挛性膀胱 1373,1383,3665
痉挛性平底足 1646
痉挛性瘫痪 1672
静电吸附除菌 041
静力型 628
静力性固定 632
静力性结构 1637
静力因素 924,1624
静脉瓣膜（venous valve）3529
静脉复合麻醉维 135
静脉灌流障碍 2270
静脉回流不畅（皮瓣饱胀）3524
静脉留置针 136
静脉麻醉 100,136
静脉皮瓣（venous flap）3524
静脉切开切口 358
静脉切开术 358
静脉全身麻醉 100
静脉栓塞 067,934
静脉通路的建立 153
静脉型 2448
静脉性血管曲张畸形 2699
静脉血栓 111
静脉血栓CT所见 935
静脉血栓形成 935

静脉炎 360
静脉周围血管丛（perivenous plexus）3513
静态触觉（constant touch）3650
静吸复合麻醉 135
静息电位 389
纠正骨质疏松 2157
纠正过大的股骨颈前倾角 2591
纠正髋臼上部的骨性病变 2591
纠正与改变工作中的不良体位 1709
纠正在日常生活与家务劳动中的不良体位 1710
酒 006
酒精中毒 388
局部按摩 1954
局部并发症 937
局部的制动与固定是其痊愈的基本条件 254
局部感染 631
局部感染蔓延所致 3104
局部浸润 146
局部浸润麻醉 131,1061,1729
局部麻醉药 160
局部蔓延 3066
局部脓肿的判定 2991
局部推进皮瓣 589
局部消毒不彻底 2158
局部旋转皮瓣 589
局部旋转皮瓣设计 591
局部旋转植骨 1754,1758
局部旋转植骨术 1889
局部瘀血 1533
局部凿骨及椎节植骨融合术 2039
局部制动 201
局部转移皮瓣 588
局部阻滞麻醉 103
局麻药 161
局限性骨脓肿 3003
局限性骨质增生症 3198
局限性软骨切除加钻孔术 926
局限性压痛 686
菊地臣 376
矩形弹性髓内钉 423
巨型骨样骨瘤 2297
巨趾症（macrodactyly）2623
剧痛（Pain）491
距腓后韧带 765,1021
距腓前韧带 765,1021
距腓前韧带损伤 744,746
距腓韧带 771
距骨 1021
距骨剥脱性骨软骨炎 3057
距骨附着点撕裂修补 754
距骨骨折 780,869,874

距骨骨折的治疗 782
距骨骨折复位 874
距骨骨折脱位 780
距骨骨折、脱位的并发症 784
距骨后突骨折 780
距骨后突骨折内固定 782
距骨颈粉碎性骨折伴距下关节脱位 781
距骨颈骨折 780, 782
距骨倾斜角（talar tilt angle） 770
距骨全脱位 783, 785
距骨全脱位的手术治疗 788
距骨全脱位手术入路 789
距骨缺血性坏死 784
距骨软骨骨折 781
距骨体骨折 780
距骨体骨折螺钉内固定 782
距骨头骨折 780
距骨脱位 783
距骨周围脱位 784
距上骨 1636
距下关节的外侧脱位 786
距下关节内侧脱位 785
距下关节手术疗法 786
距下关节脱位 785
距下关节脱位的手术入路 787
距下关节脱位概况 785
距下关节应用解剖 785
距舟关节 804, 1041
锯齿状切口 573
聚氨酯绷带（Durolite） 235
聚（抱）髌器 671
聚甲基丙烯酸甲酯 1001
聚醚醚酮（peek-optima） 1845
聚乙烯衬 1018
聚乙烯醇 2365
聚乙烯醇泡沫（Polyvingl alcohol PVA/Ivalon） 2512
聚乙烯内衬 1000
瞿东滨 1451
绝对禁忌证 1026
绝对手术适应证 1184
绝对卧床 1127
军事训练 910
军事训练伤 910
均衡的膳食 008
菌栓 2989

K

Kambara 2086
Kambin 1105
Kamimura 2848
Kanaty 2043
Kaneda 2866, 2908

Kaneda钛板 1293
Kanogi 1973
Kapandji技术 538, 894
Karnovsky 3353
Kaschin 3035
Kaschin-Beck 3035
Kato 2229
Kawamura 3240, 3248
Kcefer 3588
Keck 3337
Keiller1925 2316
Keiper 1118
Keller 2260
Keller手术 1641
Kelling 2043
Kemohan 2432
Kenji Hannai 2118, 2119
Kernig征 2258
Kerrison 咬骨钳 1353, 1979
Kevin 3290
Key hole（钥匙孔）手术 1669
Key孔手术 1201
Khler 3043
Khler-Freiberg 3038
Khler病 3043
Kidner手术 2622
Kienbock病 3043
Kiloh 3304
King 1316, 2523
King-Steelquist半骨盆切除术 2398, 2399
King分型 2833
KingⅠ型 2903
KingⅡ型 2904
Kinkaldy-Willis 2786
Kinyoun 040
Kirkpatrick 306
Kite 2620
Klaus Schafer 3507
Klaus Zeike 2860, 015
Kleinert 3616, 3617
Klippel 2651, 2954
Klippel-Feil综合征 2637, 2651
Knecht 1023
Kümmell 1339
Küntscher 011, 424
Küntscher钉 423, 646
Kocher-Langenbeck入路 610, 611
Kocher-Lorenz骨折 498
Kocher法 463
Kocher 钳 1300
Kofoed评分 1026
Koizum 2086
Kojimoto 3249
Kokubun 2539

Kolanczyk 2527, 2539
Konig 3044
Konishi 2261
Kopell 3296
Kostuik 2240
kostuik-Harrington 钉棒系统 1298
Kostuik-Harrington技术 1298
Krause 3047
Krenger 018
krettek 725
Krueger 3309
Kuderna 3367, 3368
Kuklo 2848
Kuntscher 642
Kuntschner 007
Kurt Polmin 2576
Kurze 3353
Kyle-Gustilo 625
卡氮芥等 2331
卡芬太尼（Canfentanyl） 106
卡式止血带 062, 063
开槽撑开与植骨 1044
开窗 232
开窗后再分段全部切除 1162
开窗减压切除术 1975
开窗取骨 1755
开放插钉 643
开放创伤的救治 008
开放复位 416
开放复位固定术 1309
开放骨折 006
开放截肢术 3228
开放伤口 008
开放性骨折 400, 405, 425, 937
开放性骨折应通过清创术将其变成闭合性骨折 287
开放性环形截肢术 3228
开放性胫腓骨骨折的处理 715
开放性皮瓣截肢术 3229
开放性伤口 087
开放性伤口的分区 280
开放性损伤严重者 522
开放性血管伤 938
开环动力链训练（open kinetic chain exercise） 3611
开口尖锥 880
开口位 1068
开门状翻开 1526
开书样骨折的外固定支架治疗 1504
凯时 1179
康复 008, 203, 428, 435
康复的生物学基础 3586
康复锻炼 980
康复医学 029

康复医院 007
康复治疗 865
康华氏反应 1678
抗辐射性能 1846
抗腐蚀性能 1846
抗高血压药 175
抗高血压药物 115
抗结核药物 2967
抗菌素应用的基本原则 184
抗磨损性 1846
抗凝治疗 192, 370, 1559, 2265
抗蠕变性能 1846
抗生素 006
抗生素的合理使用 2158
抗生素-骨水泥珠链填塞和二期植骨 2998
抗水解作用 1846
抗酸剂 377
抗体IN-1 1273
抗休克 1580
抗休克裤 1517
抗休克治疗 153
抗血小板凝集 1559
抗氧化作用 378
抗忧郁药（antidepressant） 2256
抗阻力自主运动（resisitive active movement） 3592
抗阻运动 1719
科利斯（Colles）骨折 405, 523, 524
科普教育 1723
科学安排训练 917
颗粒性滑膜炎 993
髁假体（CCK） 019
髁间切迹（intercondylar notch, ICN） 327
髁间窝 330
壳聚糖绷带 064
可穿透射线 831
可待因 105
可的松局部封闭法 1610
可调刀杆式调节器 1858
可调节假体 2346
可调节式系统 978
可调式脊柱钛板系统 1305
可调式、空心钛制人工椎体 1889
可调式人工椎体 2156
可屈性（fexible） 1985
可视韩国人计划（Visible Korean Human, VKH） 824
可视人计划（visible human project, VHP） 824, 825
可塑性 218, 1275
可吸收1号缝线 841
可吸收螺钉 613

可吸收性固体栓塞剂 2512
可延长假体 2346
可用宽胶带将双肩牵向下方 1730
可折弯刀具 323
克莱氏筋膜 1519
克雷氏骨折 009
克氏（Kirschner's）针 070, 262
克氏针交叉固定 455, 566, 899
克氏针牵引器械包 262
空洞-腹腔分流术 1829
空洞开放（造口）术 1829
空洞-蛛网膜下腔分流术 1829
空气栓塞 081, 171, 1577, 1582
空腔 914
空腔形成 914
空心钉 879
空心加压螺纹钉 617
孔令震 027
恐惧征（apprehension sign） 1626
控制 915
控制出血 931
控制高血压 176
控制通气（controlled ventilation, CV） 179
控制小便 1270
控制性低血压 156
控制性低血压麻醉 1391
控制性降压 135, 136
控制旋转 628
控制运动强度 915
口径不一 939
口径较大的静脉干交通支 3526
口径较小的穿静脉 3516, 3526
口径修整术 939
口述分级评分法 164
口咽部净化处理 1127
口字形切开 1738
叩击过重 2144
叩痛 1939
扣眼状畸形 578
快传纤维 3182
快速撑开 1190
快速静脉通路 150
宽胶布 259
髋部、大腿中上段手术铺巾方法 053
髋部骨骼解剖特点 600
髋部肌肉 601
髋部损伤 600
髋部损伤因素 602
髋部血液供应 602
髋发育不良 2574
髋关节杯 1049
髋关节表面置换术 017
髋关节成形术 1049

髋关节穿刺术 277
髋关节骨关节病的康复治疗 3599
髋关节骨关节炎 995
髋关节过伸试验（Yeoman征） 1525, 2973
髋关节后面观 601
髋关节后脱位 603, 604
髋关节后脱位（Thompson法）分型 604
髋关节结核 2972, 2983
髋关节结核病灶清除术 2983
髋关节囊 601
髋关节前方入路切开复位术 2586
髋关节前脱位 604
髋关节强直畸形 962
髋关节切开排脓术 3010
髋关节融合术 1036
髋关节术后康复 3599
髋关节损伤并发症 607
髋关节脱位 210, 600, 603
髋关节脱位治疗 605
髋关节支具 246
髋关节中心脱位合并髋臼底部骨折 605
髋臼 600
髋臼部髂骨切除范围 2395
髋臼部肿瘤切除股骨头旷置术 2403
髋臼成形术（acetabuloplasty） 2592
髋臼单纯骨折 609
髋臼的正常标志 608
髋臼复合骨折 609
髋臼骨折 608
髋臼骨折的Letournel分类 609
髋臼骨折的并发症 610
髋臼骨折的非手术治疗 609
髋臼骨折的分类 609
髋臼骨折的经皮固定 882
髋臼骨折的手术治疗 609
髋臼后上唇粉碎骨折 604
髋臼角 2579
髋臼截骨术 2587
髋臼内植骨 961
髋臼前柱与后柱 600
髋臼脱位骨折 612
髋臼造顶术（shelf operation） 2592
髋臼植骨 975, 996
髋臼指数 2579
髋臼重建性全髋翻修术 975
髋内翻 619
髋内翻畸形 630
髋人字石臂固定 2589
髋人字形石膏 220, 231, 621, 905, 1036, 1037

髋、膝、足部屈曲挛缩畸形手术顺
　　序的评估 3659
框架固定 426
溃疡穿孔 376
昆布氨酸 3591
扩创 009
扩创术（wound debridement） 009
扩大减压 1753
扩大减压范围示意图 1757
扩大减压术 1757
扩大髋臼 1049
扩大髓腔 646, 647, 1001
扩大髓腔插钉术 648
扩大性颈椎椎板切除减压术 1155
扩大性椎板切除减压术 1314
扩大椎管的塌陷 1551
扩散及转移 2441
扩髓 643
扩髓的髓内钉 723
扩张板 259
扩张气囊 1522
括约肌 1260
括约肌肌电图 1379
阔筋膜包绕关节端 1048
阔筋膜修补陈旧性髌腱断裂 673
阔筋膜移植修复（替代）指深屈肌
　　腱术 3170
阔筋膜张肌 449

L

$L_{4、5}$棘突骨折 1250
L_4椎弓根崩裂伴椎体滑脱 1258
Labelle和Laurin法 1627
Lablle-Laurin法 1627
Lachman检查 868
La Grande Chirurgie 005
Lamberty 3506
laminine 3591
Lamy 2946
Lancet 006
Lane 088
Lanfanchi 005
Lang 3509
Lange 2621
Langenskiold 2599
Langenskiold截骨术 2599
Langley 3352
Lanny Johnson 322, 334
Larsen 011, 3047
Laseque征 1942
Lauge-Hansen 747
LCP钢板 737
LCP（锁定加压钛板） 1514
LCP系统 1514

LDR 1320
Leach 730
learning curve 2672
Leasque征 1925
lebert 2316
Lecat 2432
Le Double 2108
Legg-Calve-Perthes 3039
Leggon 1514
Lejars 3539
Lemmomas 2432
Lenke 2848
Lenke分型 2833, 2906
Leonard Bounell 322
Leonard F. Bush 2317
Letournel分类 609
Leu 1105
Leung 2257
Levacher 238
Levine & Edwards 1101
Levrant 2048
Lewis 1921
Lewis Sayre 007, 013
Lhermitte征 1264
Liberson 3622
Lichtenstein 019, 2291, 2305
Lieberman 2048
Lievre 2522
Linarte 1515
Lindskog 020
Linton角 615
Linton角分型 615
Lisfrance关节 1635
LISS-DF 835
LISS-DF（distal femoral） 833
LISS（limited invasive stability system） 719
LISS-PLT 836
LISS-PLT（proximal lateral tibia） 833
LISS-PLT钛板的置入 842
LISSS微创骨科中的具体实施 837
LISS操作过程 844
LISS的适应证 834
LISS的主要部件 833
LISS固定失败 845
LISS技术 830
LISS接骨板 839, 843
LISS接骨板的插入 839
LISS锁定螺钉 830
LISS钛板成角螺钉 831
LISS特殊的角度设计 831
List 2629
Lister 006, 008, 040
Lister结节 542, 578

Liu 1516
Loebke 3357
London 3506
Lonstein 013, 2257, 2839, 2841
Lord 1022
Lorenz 023
L'Orthopedic 005
Lotter钉 423
Louis Pasteur 006
Lovett 007
Love法 1833
Lowenberg征 2241
Lowery 1470
Ludwig Guttmann 1372
Ludwigshafen 3506
Luer咬骨钳 1834
Lugue棒 1311, 1398
Luque 016, 026, 426, 2843
Luque棍系统 016
Luschka 1832
Luschka's关节遗迹 1836, 2024, 2025, 2026
Lynch 3047
L形减压 1778
L形钛板 658
L型（Moore式）钢板 658
拉斐尔Rapheal 005
拉钩牵拉时失衡 2162
拉力螺钉（Gamma 钉） 613, 838, 880, 1498
拉力螺钉固定 657, 868
拉手 257
拉张力 919
喇叭形 1515
来自脊髓后动脉血供的血管畸形 2699
来自脊髓前动脉血供的血管畸形 2699
来自脊髓前后动脉混合供血的血管畸形 2699
蓝巩膜 2943, 2944
篮钳 870
劳累性筋膜间室综合征（exertional compartment syndrome） 3301
牢固地缝合关节囊 2591
老龄化社会 1542
老年骨质疏松的预防 1564
老年骨质疏松症 1563
老年胸腰椎骨折患者 1281
勒死 1575
肋膈窦 1461
肋骨骨折胸骨牵引术 266
肋骨牵开器 1285
肋骨收紧器 1301
肋骨头 1308

肋间臂神经(intercostobrachial nerve) 3320
肋间臂神经卡压 3320
肋间肌的呼吸 1260
肋间切口减张 1302
肋间神经及血管位置 1285
肋间血管及肋间神经起源 1285
肋锁综合征 1667
泪滴状阴影 770
类风湿和强直性脊柱炎 995
类风湿性关节炎 958, 962, 985, 987, 1004, 1009, 3054
冷冻疗法 2308
冷干骨段 2370
（冷）光源 688
冷光源技术 318
冷汗（Perspiration） 930
冷脓肿 2975
冷性脓肿 2966
离床活动 625
离床期肌力增强训练 3678
离床期康复 3668
离心收缩训练 3607
离心性等张运动 3594
离心性纤维 1266
梨状肌切断（除）术 3336
梨状肌症候群 1950
李东垣 022
李贵存 024
李国平 914
李鸿章 005
李良寿 913
李起鸿 028
李时珍 023
李祖国 913, 918
立即缩颈 1722
立位减重式步行训练 3692
利多卡因（Lidocaine） 104, 146
利福平 2967
利尿剂 1954
利尿药 115, 175
利物浦大学 007
利用杠杆力撬拨整复 887
利用杠杆力学的原理 2142
砾轧音 1604
连带阔筋膜张肌的骨块 1037
连接棒折断 1478
连接部件 1471
连接性神经瘤的修整 3350
连续被动运动（continuous passive motion，CPM） 3605
连续硬膜外麻醉 123
连续硬膜外阻滞 128
连衣挽具（Pavlik harness） 2582
联合肌腱松解 979

联合基因治疗 2348, 2349
联结弓 1487
联系静脉（connecting veins） 3529
镰状细胞梗死 979
链霉素 2967
链球菌 006
链式（link-pattern） 3542
链式吻合（chain-linked anastomosis） 3540
链式吻合血管丛（chain-linked longitudinal vascular plexus） 3514
链型筋膜皮瓣 3522
链型皮瓣（link-pattern flap） 3546
良好的睡眠休息体位 1706
良好的体位 1706
良性骨动脉瘤 2306
良性骨肿瘤 2286
良性软骨母细胞瘤 2291, 2293
两便功能 1240
两部分骨折 890
两侧大腿截肢 3640
两端骨骺在长度发育中所起的作用 3234
两个主胸弯 2832
疗效变坏（deterioration） 2161
疗效评价 988
裂缝骨折 402
邻节退变加剧而引发类同病变 2196
邻近节段退变 2159, 2202
邻指皮瓣设计（A、B） 590
邻指皮瓣转移术 589
临床表现与诊断 1249
临床输血技术规范 081
临床愈合标准 432
临时固定 844
淋巴管损伤 2139
淋巴瘤 2332
淋巴路 3066
磷酸核糖焦磷酸（phosphoribosyl pyrophosphate） 3205
鳞状上皮癌 2996
蔺道人 022
零度位（zero position） 1594
零危害 031
领袖式上肢吊带 007
刘春生 024
刘大雄 916, 918
刘广杰 3232
刘完素 022
刘希胜 562, 563
刘忠汉 562
刘忠军 1816
留延伸空间 048
留置导尿管 2253

留置引流皮条 1520, 1521
流行病学 368
硫喷妥钠（Thiopental） 101, 145
硫酸钙 095
硫酸肝素蛋白多糖 3376
硫酸软骨素 924
硫酸软骨素蛋白聚糖（chondroitin sulfate proteoglycans，CSPG） 1274
硫酸十四（烷）基钠（sodium tetradecyl sulfate） 2515
硫糖铝 380
瘤段切除并远端肢体再植 026
瘤骨形成 2325
柳拐子病 3035
柳枝骨折 402, 403
龙虾足（lobster foot） 2621
隆起型 900
隆椎 1191
瘘管 2964
漏斗形 1515
漏压自动补偿功能 064
颅3点固定器 1823
颅底凹陷 1094, 2629, 2637
颅底凹陷症 1677, 2632
颅底骨 1058
颅骨骨折 004
颅骨牵引 1069, 1088, 1424, 1713
颅骨牵引术 266
颅脑伤 942
颅内肿瘤 1690
颅前凹骨折 930
颅中凹和颅后凹损伤 930
颅椎连接部（Craniovertebral Junction） 2628
卤素类消毒剂 042
鲁开化 3528
鲁氏棒技术枕颈融合固定 1064
陆裕朴 1782
录像、拍照等遥控操作 319
滤网罩技术 935
吕国华 1105, 2043, 2866
吕士才 1782
铝陶瓷制 017
氯胺酮 144, 145
氯仿 006
氯羟安定 189
氯乙定（洗必泰） 042
卵巢囊肿 1951
卵圆蓝钳 321
轮椅的操作训练 3669
轮椅的使用 204
轮椅动作 3673
轮椅各部件的操作 3673

轮椅上的减压动作 3673
轮椅上支撑动作训练 3669
轮椅上坐位平衡训练 3673
轮椅训练 3669
轮椅与床之间的横向转移 3683
罗芬太尼（Lofentanyl） 106
罗哌卡因（Ropivacaine） 104,187
螺钉穿破椎弓根内壁 1477
螺钉的握持力 831
螺钉等滑出 2153
螺钉定位错误 1357,2874
螺钉交叉固定 899
螺钉进入椎动脉管CT水平位观 1429
螺钉进入椎动脉孔 1456
螺钉进入椎管 1216,1457
螺钉帽（screw hold insert） 833
螺钉内固定 453,457
螺钉松脱 1478
螺钉+钛板固定系统 1305
螺钉-钛缆复位固定术 450
螺钉未进入颈椎椎体内 2153
螺钉置入的理想位置 1506
螺丝钉 425
螺纹孔洞钛板 830
螺旋形不稳定骨折 919
螺旋形骨折 403

M

M1受体阻滞剂 380
MaAfee 1921
Macenen 2316
MacEwen 2574
Mac Gowan 3135
Mack 1921,2850,2866,2874
Mackay架体位 2279
Mackinnon 3301
Macry & Fletcher 997
Madelung 2563
Madelung畸形 540
Maffucci综合征 019,2286
Mager 2522
Magerl 1316,1423,1432,1443,1470
Magerl法 1084
Magic微导管系列 2512
Mahvi 2043
Main 804
Maisonneuve骨折 750,762
Malgaigne 2563
Manchot 3507
Mandahl 020
Mandl 3048
Maquet手术 1633
Maquet装置 997

Marie-strümpell病 3109
Markhashov 2510
Marmor 019
Maroteaux 2946
Marotte 1022
Marray 3135
Martin-Gurber吻合 3305
Marty 3534
Masquelet 3540
Mathews 1105,1470
Matras 3367
Maudsley 3309
Maurice E 010
Mayer 1460,3089
Mayo假体 1023
Mayo手术 1640
McAfee 3093
McClain 3317
McClennan 866
McCoy伸指肌腱帽修复法 584
McCraw 3504,3516
McCune-Albright综合征 2303
McDonald 1275
McElvenny 2605,2615
McGinty 313,851
Mc Gowen 1544
Mc-Gregor 3504
McGregor线 2634
McGuire 1423,1432
McKay临床评定标准 2596
Mckee 017
McKeever 019,866
Mckusick 2945
Mclaughlin术式 1599
Mclennant 866
Mcmaster 3122
McMurray试验 686
McMurtry 1491,1496
MDA 372
Meade 2840
Medawar 3367
Melaughlin修复法 1594
Melone分类 855
Melosel 1835
Melzak 1539
meningioma 2437
Mepoil 917
MEP监测时 137
Merland 2512
Mermelstein 1470
Mesweeney 2601
Metastatic tumors of bone 2340
Metcalf 337
Metrx 1817
METRX镜 1106

Metzenbaum剪刀 1826
Meuli球臼式全腕人工关节 991
Meuli球臼式全腕人工关节置换术 992
Meyers 866
Miami 016
Miani支具 238
Michael Mack 2849
Michael Pappas 1027
Michele 3309
Michel Salmon 3507
Middiefon 1914
MIIG 096
Milgrom 917
Miller 2229
Miller手术 1646
Miller手术方法 1647
Millesi 3355
Millesti 3358
Milwaukee支具 013,250
Mil-waukee支具 2923
Milwaukee支具架 2841
Mindell 2408
MINIT 012
MIPO技术 843
Mirra 2305
Mitchell截骨术 1641
Mixter 1928
Mizuno 3297
Müller 010,516,731
Müller分类 477
Moberg's拾物试验 3651
Mobi-C 1875
Mobi-C非限制型颈椎人工椎间盘 1879
Mochida 2238
Moe技术 2898
Moffroid 3594
Mohammedan祈祷体位 2279
Monney 2863
Monteggia 514
Mooney 3590
Moore 017
Morton 3340
Morton's病 3340
Morton跖头痛 3340
Morton足 1639
Mose 040
Moss-Miami 2844,2866
motor evoked potential,MEP 137
MR 025
MRA 025,029,938,1178,1179,1684
MRS 025,029
MR片显示三角纤维软骨损伤情况 537

Mucha 1499
Mueller 017
Mustard 3665
Mylen 2672
M蛋白 2334
麻痹（Paralysis） 941
麻痹性髋关节脱位 3665
麻木（Paralysis） 491
麻省总医院 006
麻醉 113, 143, 144, 147
麻醉插管时头颈过仰 2135
麻醉处理 153
麻醉过程中脊髓损伤 1550
麻醉期间监测 147
麻醉前访视 114
麻醉前检查 113
麻醉前评估 151
麻醉前全身准备 115
麻醉前用药 153
麻醉深度 111
麻醉时机 113
麻醉时术中各项指标 154
麻醉维持 153
麻醉性镇痛药 105, 160
麻醉选择 135
麻醉药物 113
麻醉诱导 150
马鞍区感觉障碍 1530
马鞍形假体置换 2403
马承宣三型分类法 3041
马丁橡胶膜带 062
马敏 562
马赛克软骨移植术 927
马赛克样镶嵌移植 927
马蹄内翻足（talipes equinovarus） 2611
马蹄外翻足（congenital talipes equinovalgus） 2614
马尾 1264
马尾部肿瘤 1950
马尾神经 1263
马尾神经根 1243
马尾神经损伤 1237
马尾神经损伤综合征 1237
马尾损伤 1555
马尾移植 1555
马尾综合征 1512, 1983, 2187
吗啡（Morphine） 105, 106, 144, 161
吗啡南 105
麦滋林-S 375
脉搏动消失（Pulselessness） 491
脉搏减弱或消失（Pulselessness） 941
脉搏率与血压的比值 930

脉搏微弱（Pulselessness） 930
脉率氧饱和度（SpO2） 156
脉率氧饱和度监测 156
曼德隆（Madelung）样畸形 532
曼德隆（Madelung） 528
曼陀罗 006
慢性创伤 924
慢性骨髓 009
慢性骨髓炎 185
慢性颈部软组织损伤 1575
慢性劳损 1914
慢性劳损性颈背部筋膜纤维织炎 3150
慢性劳损性因素 2055
慢性血源性骨髓炎 2996
慢性压应力 402
慢性阻塞性肺疾患（COPD） 118
盲肠扩张综合征（olgelvie syndrome） 2187
盲管伤 1553
毛细血管thoroughfare 3514
毛细血管扩张 2699
毛细血管型 2448
梅毒性骨感染 3005
梅毒性骨膜炎及骨髓炎 3005
梅毒性骨软骨炎 3005
梅花型髓内钉 628
美国第一所骨科医院 007
美国第一位骨科教授 007
美国急救卫生勤务系统（emergency medical service system, EMSS） 304
美国脊髓损伤学会（ASIA）分级 1239
美国麻醉学会（ASA） 113
猛刹车 1244
孟氏（Monteggia）骨折 514
孟特杰（Monteggia）骨折 405
咪唑安定 145, 189
咪唑安定（Midazolam） 100, 108
弥漫型颈椎病 1766
弥散性血管内凝血（DIC） 1491
迷宫式途径 3530
迷路症状 1687
米开朗基罗Michelangelo 005
米库溴铵（美维松） 109
米山 1546
泌尿系感染及结石 273
泌尿系结石和感染 199
泌尿系损伤 141
密尔沃基（1940）支具 238
密尔沃基支具 238
密切观察全身情况的变化 588
棉卷海绵卷支架体位（Roll sponge-frame） 2279

棉絮状瘤骨 2325
免负荷式踝足支具 247
免负荷式膝踝足支具 249
免疫调节 1273
免疫机制 159
免疫基因治疗 2348
免疫治疗 2327, 2350
免疫组化 2339
面部不对称 2657
面颌部手术 361
面角（facet angle） 1622
灭菌 006
灭菌法 044
灭菌方式 044
明朝前封建社会 021
明胶海绵 2365
明胶海绵充填 1739
明清时代 023
模拟治疗技术 016
（膜部）损伤 1491
膜内成骨 005
膜内化骨 428
膜脂质过氧化 372
摩擦力 830
磨除C_2齿状突 1117
磨除骨折块 1466
磨钻 870, 1313
磨钻减压术 1759
末节指骨骨折内固定 566
末节指骨撕脱性骨折 563
末梢血管栓塞 932
拇长伸肌腱 948, 991
拇长伸肌腱损伤的修复 585
拇、食指对掌（捏握）试验 3305
拇指近节指骨背侧 579
拇指伸肌腱的5区分区法 579
拇指腕区 579
拇指掌指关节 579
拇指掌指关节侧副韧带损伤 568
拇指掌指关节侧副韧带损伤的类型 568
拇指掌指关节侧副韧带损伤的手术修复 569
拇指掌指关节侧副韧带损伤的治疗方法 568
拇指掌指关节侧副韧带修复术操作步 569
拇指掌指关节脱位 556
拇指掌指关节脱位切开复位 558
拇指指间关节背侧 579
木村 1546
木瓜凝乳蛋白酶 1954
木架式牵引床 255
木制牵引支架 255
木质标准骨科牵引床 255

目镜 346
目镜接口关节镜（eyecup arthroscopes） 318
募集状态 389

N

Nachemson 1995
Nachenson 1999
Nagate 2516
Nakanishi 1443
Nathan 2832
N⁺的功能 371
Nd-YAG激光 324
Neer 018
NeerⅡ 1596, 1602
Neer 978
Neer评分 841
Neer手术 922
Nelaton 019
Nelson 041
Nelton线 603
Nerolemmoma 2432
Neurinoma 2432
neurotrophy factor-3，NTF-3 1272
neurotrophy factor-4，NTF-4 1272
Nevin 3304
Newhouse 2227
Newington 238
New Jersey 1023
Newman 滑脱分度法 2057
Newton假体 1023
Nicholas Andry 012
Nickel 2271, 2272
Nicola 1614, 2514
Nicolakis 2263
Nicolas Andry 004, 005
Nicola术式 470, 471
Niebauer式 992
Nieder 2403
Nillsonne 2597
Nitrous Oxide 006
Nittner 2432
Nitze 313, 2043
NJCR（new jersey cylindrical replacement） 1022
NMDA受体拮抗剂 1472
NOGO-A 1273
Nola 3519
Nork 1512
Noyes 3591
NT-2医用形状记忆合金 1862
N-甲四氢罂粟碱 110
纳布啡（Nalbuphine） 107
纳洛酮（Naloxone） 107

纳美芬（Naimefene） 108
纳曲酮（Naltroxone） 107
耐药性 186
男芭蕾舞演员 2054
南京鼓楼医院 2850
难复性寰枢关节脱位 2641
难经 022
难治性距下关节 965
囊性脊柱裂 1826
囊肿形成 2187
脑电图 1178
脑干损伤 1058
脑干听觉诱发电位 387, 388
脑干听觉诱发电位临床应用 387
脑干肿瘤 387
脑梗塞 387
脑积水的治疗与康复 3666
脑脊膜假性囊肿（post surgical meningeal pseudocysts） 2229
脑脊膜瘤 1825, 1831
脑脊膜膨出 1826, 1827
脑脊膜袖（meningeal sleeve） 2230
脑脊膜炎 2258
脑脊液动力学 2421
脑脊液动力学检查 2434
脑脊液检查 1946, 2434
脑脊液瘘 2152
脑脊液漏（CSF-fistula） 203, 205, 1126, 1127, 1141, 1448, 1557, 1983, 2187, 2193, 2215, 2229
脑脊液囊肿形成 2187
脑棉 1314
脑膜炎 388
脑瘫的类型 3659
脑瘫的术后康复 3659
脑瘫患儿的手术前康复 3659
脑外伤后遗症 1177, 1178
脑源性神经营养因子（brain derived neurotrophy factor，BDNF） 1272, 3370
脑卒中等 1582
内侧腓肠浅动脉（medial superficial sural artery） 3561
内侧副韧带 330
内侧副韧带复合体 984
内侧平台塌陷骨折时的经皮撬拨技术 900
内侧三角韧带损伤 763
内侧纵弓 1637
内侧纵弓的丧失 1646
内翻应力试验 770
内翻足畸形 1043
内分流 1583
内分泌反应 158
内分泌疗法 945

内分泌治疗 2342
内骨痂 431
内固定 421
内固定或移植骨断裂伴不稳 2215
内固定或植骨块误伤 2144
内固定失败 1468, 2184
内固定物刺伤 2150
内固定物强度不够 947
内固定物松脱 1357, 1463
内固定物选择不当 944
内固定物折断 1478
内固定治疗原则 829
内踝附着点撕裂修补 754
内踝骨折 869, 871, 887
内踝骨折不连接 777
内踝骨折螺钉内固定 755
内踝及外踝骨折畸形愈合 776
内踝上后内侧筋膜皮瓣（posteromedial supramalleolar fasciocutaneous flap） 3564
内踝撕脱骨折 773, 901
内踝损伤的治疗 751
内踝损伤类型 751
内环境 369
内交锁髓内钉 643
内经 021
内镜检查 374
内镜微创技术 1105
内镜下治疗 376
内镜消毒 041
内镜消毒剂 041
内窥镜检查 1578
内皮瘤（endothelioma） 2437
内皮粘连素 3376
内生软骨瘤 2292
内生软骨瘤病 2286
内收肌挛缩 622
内收内旋肌群 919
内收型 456, 615
内收型脱位 804
内收型中跗关节脱位伴骰骨撕脱骨折 804
内外踝畸形愈合时截骨术 776
内外兼治 021
内脏器官损伤 199
内脏鞘 1213, 1735
内脏鞘与血管神经鞘间隙 1735
内脏血管扩张剂 377
内支架（internal-external fixation） 830, 831
内植入物失败 2201
内植物操作不当致失败 2197
内植物和植骨块断裂、移位 1141
内植物失败 2212
内植物使用并发症 2203

内植物松动 1210
内转（分）流术 1583
能够合作小儿 144
能力障碍（disability） 3666
倪国坛 027
逆行插钉 647
逆行岛状皮瓣［reversed（retrograde）island flap］ 3523,3524
逆行岛状皮瓣的旋转轴点 3533
逆行岛状皮瓣中静脉血的"二次逆流" 3532
逆行切取 3574
逆行射精 2010,2045,2048
逆行性健忘 1178
逆置式 018,978
年龄 910
年龄因素 2165
年迈者 1248
年轻脊髓损伤者 1542
黏蛋白 1651
黏合剂修复神经损伤的方法 3368
黏膜保护剂 380
黏膜屏障受损 375
黏膜缺血 375
黏膜韧带 330
黏贴取皮双须胶纸 343
鸟苷三磷酸酶（guanosine triphosphatase, GTPase） 1274
鸟笼式空心内固定器（TFC） 1844
鸟嘴状 1692
尿道会师术 1518,1520
尿道及膀胱伤 1491
尿道损伤 1517,2010
尿道损伤修补术与尿道会师术 1518
尿道外括约肌切开术 1374
尿道压力检测 1378
尿道支架扩张术 1374
尿道直肠伤 942
尿激酶（UK） 2266
尿量 930
尿流动力学检测 1377
尿流动力学压力流率图 1379
尿流率 1379
尿路感染 204,937,1060,1270
尿路结石 937
尿失禁 1373,2253
尿潴留 133,163,1494
凝血机制 159
凝血酶 374,376
凝血异常 167
牛惠生 023
牛皮胶 007
扭曲力 919

扭转（Twister） 3663
钮扣法 566
浓缩血小板 168
脓的形成 006
脓毒感染病 987
脓毒血症 941,2181,2258
脓性指头炎 3015
脓肿 006,2258
脓肿、死骨与窦道形成 2989
脓肿形成 2966,2989

O

Obenchain 2043
Oberlin 2332
O'Brien 2274
O'Conner 019
O'Corner 313
O'corner 851
Odom 2720
O'Donghe三联症 678
Ogden 661,3047
Ohata 2257
Oldfield 1832
Ollier病 019
Omnipaque 3143
O'Oriscoll 3589
OPLL 1540
Oregen假体 1023
O'Reilly 2515
Orr 2014
Orthopaedy 004
Orthopedic 004
Orthos 004
Ortolani 2575
Ortolani试验 2578,2583
Osborne 3306
Osgood 3044
Osgood—Schlatter病 3044
ossification of the posterior longitudinal ligament, OPLL 2086
Osteologia Nova 005
osteoporotic vertebral compression fracture, OVCF 1566
OsteoSet 095,096
osteoset 1037
Otto 2623
Oudard 1614
Ovadia 731
Oxford膝关节假体 019
欧利（Ollier）病 2286
欧席范五脏图 022
欧洲运动创伤、膝关节外科及关节镜外科协会 315
呕吐 133

呕血 373

P

Pacque乳糜池 1462,3091
Paget 2316,3313
Paget病 2304
Pagni 2229
Paidios 004
Pakiam 3534
Palazzi 3367
Palmar 010,2946
Pannal 1489
Panner 3038
Papovaviruses 2437
Pappas 1022,1024
Paris石膏 013
Parker 2785,3093,3588
Parks weber 2954
Parsonage 3296
Pasadena支具 238
Pasteur 006
Paterson 2580
Patterson 2955
Paul 004
Pauwels 2599
Pauwels Y形截骨术 2599
PCA可能发生的问题 163
PCA设置 161
Peabody 2621
Peacok 3589
Pearson附加装置牵引 269
Pecina 2840
Pedowotz 3301
Peek材料 1194
Pemberton 2590
Pening 1544
Penta 2010
Pepper 041
percutaneous vertebroplasty, PVP 1566
Perdriotle 2840
Perkin象限 2579
Perr 2271
Perren 010
Perther病 3039
Perthes病 2952
peter camper 005
Peterson 2839
PFN 628
Phemister 2316
Philip Bozzini 313
Phillips 2173
Phillip Wiles 017
Phillip Wiles假体 017

Picard 2512
Picetti 2850，2853，2856，2866
Piedallu征 2051
Pierre Stagnara 015
Pilon 906
Pilon 骨折 730
pilon骨折镜下复位及内固定 873
Pimenta 1816
Pipkin分类法 612
P.I.Tikhov 2316
PMMA 1001，1339
PMMA复合物 1340
Pohlemann 1512
Poiseuille 3514
Polgar 2108
Pollock 2854
Ponten 3504，3516，3533，3534
Ponten筋膜皮瓣 3560
Portal 238，2785
Potts 024
Pott's 3067
Pott's病 015
Pott's骨折 005，750
proteoglosis（蛋白多糖） 1651
Providence 013
Providence支具 013
proximal femoral nail，PFN 821
psammoma 2437
Pullicino 1561
Putti–Platt手术 472
Putti手术 2609
PVP 1339
PVP手术 1342
Pyle 3234
拍打胸背部 934
排便的神经支配 1268
排便排尿功能障碍 1673
排尿量 1379
哌替啶（杜冷丁） 106，144，186
盘状软骨成形术 693
盘状软骨的损伤机制 692
盘状软骨改型 692
盘状软骨切除术 693
盘状软骨损伤 692
判定切骨深度 1759
判定切口高低 1187
泮库溴铵（Pancuronine） 109，145
旁路侧支（bypassing branch） 3529
胚胎神经移植修复脊髓 1274
胚胎型横纹肌肉瘤 2335
配体 1273
盆腹膜腔 1488
盆腹膜下腔 1488
盆筋膜 1488
盆皮下腔 1488

盆腔疾患 1951
盆腔内血管 1488
盆腔脏器 1488
盆腔肿瘤 1951
棚架（Shelf） 331
膨 1937
膨胀髓内钉 483
批量伤员 151
批量伤员的麻醉特点 151
批量性病例 1244
劈开大结节 1030
皮瓣 339，936
皮瓣的长宽比例 594
皮瓣的类型 3567
皮瓣的内在血供（intrinsic blood supply） 3524
皮瓣的设计 3215
皮瓣弧形切口的长度 588
皮瓣交叉 3575
皮瓣设计 3541
皮瓣推进 3575
皮瓣旋转 3575
皮瓣移位 3575
皮瓣移植术 588
皮瓣转移 1329
皮层体感诱发电位CSEP 136，137
皮层诱发电位 1662
皮肤癌 006
皮肤苍白（Pallor） 491，930
皮肤穿血管（fascio-cutaneous perforator） 3510
皮肤穿支血管（septo-fascio-cutaneous perforator） 3511
皮肤的血供 3566
皮肤窦道 1826
皮肤恶变 2996
皮肤固定型（fixed-skinned） 3516
皮肤、肌肉及骨瓣转移术 739
皮肤-脊髓中枢-膀胱 1376
皮肤牵引 258
皮肤牵引的牵引重量 270
皮肤牵引禁忌证 258
皮肤牵引适应证 258
皮肤缺损的修复 286
皮肤瘙痒 163
皮肤松弛型（loose-skinned） 3516
皮肤移植 339
皮肤移植及固定 587
皮肤异常 2951
皮肤直接缝合术 586
皮肤灼伤 067
皮内镜下空肠造口术（percutaneous endoscopic jejunostomy，PEJ） 182
皮内镜下胃造口（percutaneous en-

doscopic gastrostomy，PEG） 182
皮片 340
皮片固定 344
皮片切开 301
皮片切取 587
皮片切取技术 341
皮片修剪 587
皮片与创缘缝合 587
皮片置于创面上、缝合包扎 587
皮牵引 621
皮神经的血供形式 3540
皮神经营养血管 3541
皮温较低 1939
皮下气肿 1582
皮下潜行植入钛板 1515
皮下疏松组织（subcutaneous adipose tissue） 3508
皮下瘀斑 937，852
皮下脂肪（subcutaneous fat） 3508
皮下脂肪微静脉网 3526
皮下组织瓣（subcutaneous tissue flap） 3534
皮样囊肿 1826，2719
皮质剥离（脱）术（decortication） 2237
皮质部分断裂 914
皮质骨切开小腿延长术 3248
皮质骨切开小腿延长术(lower leg lengthening by corticotomy) 3248
皮质脊髓束 1545
皮质类醇药物 376
皮质明显增厚 914
疲劳骨折 614，913
疲劳强度 1863
疲劳性骨折 400，2055
片状取皮操作技术 341
偏距 980
偏面（odd facet） 1623
偏头痛 1687
胼胝 1640
漂浮半盆 1500
嘌呤在合成与代谢 3205
贫血 373
平底足 797，1644，1645
平地跌倒 1244
平衡技术 1016
平滑肌移植术 1374
平面诊断 2428
平齐胫腓联合的腓骨骨折 773
平卧翻身搬动法 932
平卧位 195
平行暴力 1222
平行撑开器 1878
平凿 1363
平足症（tarsoptosis） 2621

破骨细胞 708
破骨细胞功能指标 1564
破伤风抗毒素 087, 1584
破伤风症 008
葡萄球菌 006
普鲁卡因（Procaine） 104, 146
普通钛板 1297
普通针尖针刺法 3649

Q

Queckenstedt试验 2434
Quenu 3539
Quetelet 3600
Q角（Quadriceps-angle） 662, 663, 665, 924, 1624
Q角测量方法 924
Q角异常 1627
七氟醚（Sevoflurane） 103
齐民要术 040
其他类型颈椎病 1697
其他牵引 258
奇静脉 1462
奇静脉损伤 2139
骑缝钉 457
骑跨伤 1491
骑跨式髌骨 663
气道 152
气道阻塞 1582
气动取皮机 344
气管插管困难 112, 126
气管插管全身麻醉 134, 1728
气管导管 136, 145
气管内插管 1579
气管内插管全身麻醉 132
气管内麻醉 125, 135, 144
气管切开 178, 362
气管切开切口 362
气管切开术 361, 1579
气管、食管推移训练 201
气管损伤 2137
气管推移训练 1106, 1817
气流的合理流向 036
气囊加压输血 361
气囊式支具 1713
气囊式止血带 676, 1032, 1040, 1041
气栓 1574
气性坏疽 008
气性坏疽杆菌 008
气血的生理功能 3699
气血同病 3700
气钻杆前端的损伤 1550
气钻杆前端脱落 1551
起病速度快 1675

起坐动作训练 3680
器械断裂 334, 852
器械放置要注意稳妥 2144
器械复位 415
器械松动 1393
器械直接损伤 1550
器械坠入椎间隙误伤脊髓 2144
恰佛（Ghauffeur）骨折 534
恰佛骨折分型 534
髂部压迫综合征（iliac compression syndrome,ICS） 2241
髂耻线 608
髂骨各断面的厚度 091
髂骨骨瓣放归原位 1527
髂骨骨片取骨术 1062
髂骨骨折 2159
髂骨截骨延长术(transiliac ostectomy for lengthening of lower limb) 3252
髂骨块植骨融合术 1103
髂骨皮质的致密影（ICD） 1506
髂骨皮质致密影（ICD） 1507
髂骨取骨切口 1840
髂骨取骨所致并发症 2185
髂骨翼骨折 1492, 1498
髂骨植骨 091, 1754
髂骨致密性骨炎 3153
髂骨致密性髂骨炎（osteitis condensans ilii） 3153
髂后棘 1508
髂嵴取骨部残留痛 2158
髂胫束 1620
髂胫束加强外侧副韧带术 681
髂胫束重建前十字韧带 680
髂内动脉栓塞 134
髂前上嵴骨折 401
髂前上嵴撕脱骨折 898
髂前下嵴骨折 401
髂腰肌腱弹响 1621
髂翼骨折固定 881
髂坐线 608
千金要方 022
牵开椎动脉 1768
牵拉刺伤 2137
牵拉时用力过度 2137
牵拉性损伤 2136
牵拉肘（Pulled elbow） 489
牵涉痛 1939
牵伸胫骨上端骨骺穿针法 3246
牵伸胫骨下端骨骺穿针法 3246
牵引 941
牵引出现脊髓病征 1429
牵引床基本结构 255
牵引的护理 196
牵引复位 416
牵引固定 419

牵引过度 944
牵引和外固定支架的护理 196
牵引滑轮 257
牵引患者的观察 270
牵引胶布 007
牵引力线 270, 642
牵引力线的掌握 270
牵引力与床脚升高之关系 271
牵引力与反牵引力必须平衡 271
牵引疗法 1712
牵引疗法的原理 254
牵引疗法注意事项 260
牵引器 724
牵引前的准备 259
牵引绳 258
牵引时间的掌握 271
牵引双肩 1186
牵引下施术 1192
牵引下植入骨块 1740, 1749
牵引下植入骨芯骨块 1754
牵引性骨刺（traction spur） 2024
牵引与制动疗法 1706
牵引支架 256
牵引重量 258, 641
牵引重量的掌握 270
牵引重量过大 1429, 2135
牵张反射 1269
牵张型 1227
前臂背侧石膏托 576
前臂动脉 3275
前臂动脉损伤 3275
前臂骨折 512
前臂骨折旋肌牵拉移位 513
前臂截肢术 3221
前臂内侧皮神经(medial antebrachial cutaneous nerve) 3322
前臂内侧皮神经的上臂段 3361
前臂内侧皮神经卡压 3322
前臂逆行岛状皮瓣 592
前臂皮瓣 593
前臂桡侧筋膜蒂岛状皮瓣 3550
前臂桡侧筋膜皮下组织瓣 3551
前臂石膏 220, 224, 1034
前臂损伤固定法 931
前臂远端桡侧弧形切口 573
前臂之骨间膜 512
前臂中下段、腕部手术铺巾 052
前抽屉试验 770
前端刨削刀（end cutter） 323
前方滑槽植骨踝关节融合术 777
前方入路 1362
前方手术C_5神经根损伤的机制 2275
前方旋转不稳定 679
前骨骺型 900

前骨间神经卡压综合征（anterior interosseous nerve syndrome） 3304
前、后联合入路 1730
前后联合入路手术 2064
前后联合施术 1147
前后路联合融合术 2923
前后路联合手术 1199
前后路联合重建 2370
前后路同时手术 1391
前后直向不稳定 678
前滑槽植骨踝关节融合术 777
前脊髓损伤 1234
前肩峰成形术 1599, 1600, 1607
前交叉韧带（ACL） 329
前列腺 1488
前列腺癌 2355
前列腺素E2 375, 924
前列腺素（PGs） 371, 951
前路侧块螺钉固定 1110
前路翻修术 1210
前路腹膜外手术入路 1288
前路脊椎加压固定系统 015
前路减压术实施中的要点 1192
前路减压数年后对椎管后方致压病变的影响 1793
前路减压植骨内固定 131
前路经腹膜外入路麻醉 1287
前路经皮颈椎椎间盘切除术 1742
前路经胸腔手术入路 1283
前路切骨减压+人工椎体植入 1419
前路直接减压 1730
前路重建 1465
前路椎间融合术（ALIF） 2010
前路椎体间融合术 2062
前倾角 1000
前屈暴力，主要引起椎体压缩性骨折 1221
前十字韧带 675
前十字韧带重建术 679
前凸 012
前外侧L形钢板螺钉固定 737
前线急救 009
前斜角肌症候群 1667
前缘型 1932
前正中旁切口 1289
前中央血管型（又称四肢型） 1672
前纵韧带断裂 1170
前纵韧带撕裂 1148
钱允庆 027
钳夹（Pincer） 1549
钳夹（Pincer）机制 1550
潜伏期 137
潜伏期测量 392

潜式减压术 1730
潜行切除邻节骨性致压物 1776
潜行切除邻节骨赘前组织 1774, 1775
潜行切除邻近之骨性致压物 1775
潜行切骨 2039
浅表感染 2258
浅层的Camper筋膜 3508
浅反射 1268
浅感觉障碍 1236
浅筋膜（superficial fascia） 3508
浅筋膜血管网 3514
浅-深静脉系统的交通吻合 3526
茜草 005
嵌顿器 616
嵌顿型 513
嵌骨器 1842
嵌紧人工椎体 1859
嵌入椎节 1843
嵌阻 949
强安定药（major tranqnilizer） 2256
强大安全的电源系统 034
强度 911
强度过屈暴力 1224
强直性骶髂关节炎 2052
强直性脊柱炎 1004, 1212, 2087
强直性脊柱炎（ankylosing spondylitis） 3109
强直性脊柱炎合并颈椎骨折 1182
强直性平底足 1646
乔若愚 1749
桥梁骨痂 431
撬拨法 887
撬拨复位 895
撬拨复位固定治疗肱骨外科颈骨折 889
撬拨技术 886
切除病变关节囊 987
切除病变之关节面滑膜 1527
切除病变组织 1332, 1819
切除创口皮缘 282
切除股骨头 1049
切除骨化之后纵韧带时应慎之又慎 2143
切除骨性致压物 1162
切除骨质 987
切除骨赘前骨质及椎间盘 1755
切除关节滑膜 1527
切除横突孔前壁时误伤 2145
切除脊髓前方骨刺为目的的颈前路扩大减压术 1725
切除两侧小关节内侧壁 1314
切除另侧骨赘 1772
切除桡骨小头 1047
切除软骨面 1038

切除损伤肌腱 574
切除损伤屈指肌腱 574
切除相邻椎节边缘致压骨 1760
切除鹰嘴骨质 1047
切除舟状骨 991
切除椎管侧前方骨质 1292
切除椎间隙 2062
切除椎节后方致压骨 1760
切除椎体 1195
切除椎体底部骨质 1760
切除椎体后缘骨赘 1771, 1772
切除椎体后缘致压骨 1195
切除椎体前2/3骨质 1760
切除椎体前部 1195
切断C_1前结节颈长肌 1108
切断背阔肌和前锯肌 1283
切断或切除病变之梨状肌 3336
切断颈长肌 1766
切断内收肌腱 622
切断外旋肌腱 619
切断椎横血管 1356
切断籽骨间韧带 558
切割器械 320
切骨范围不够 2162
切骨减压术 1292
切骨前先行韧带下松解分离 2142
切忌高枕 1720
切忌选用无后盖之融合器 2156
切忌植入物过深 1850
切开臂中肌 618
切开骶棘肌筋膜 1364
切开复位 528, 607
切开复位内固定手术 829
切开膈肌脚 1354
切开横突孔前壁 1767
切开环甲膜 364
切开筋膜 008
切开颈阔肌 1187
切开静脉 358
切开排脓 2967
切开皮肤皮下诸层后 1308
切开皮肤、皮下组织和颈阔肌 1732
切开气管软骨 363
切开前纵韧带 1291, 1738
切开心包 365
切开胸壁 364
切开引流 008
切开椎旁筋膜 1190
切口感 203
切口感染 252, 1127
切口微创化 1786
切取关节囊瓣 1052
切取髂骨条 1061
切取移植肌腱 574

切取枕骨骨瓣 1065
切勿随意结扎股动脉 3278
青霉素 009
青少年环（arcus juvenilis） 2943
青少年脊髓疾病 1828
青少年特发性脊柱侧凸 2832
青少年特发性脊柱侧凸后路矫形术 2843
青枝骨折 402
轻度距骨体压缩性骨折 782
轻型过伸性损伤 1148
轻重量牵引 1712
清除病灶 2997
清除骨屑 1049
清除髋臼内的病变组织 2591
清除上下椎间隙 1759
清除深部失活组织 283
清除异物 942
清创的时机 281
清创术 280
清创术毕处理 285
清创术的实施 282
清创术的术前准备 281
清创术概述 280
清洁工具 841
清洁性间歇导尿（clean intermittent catheterization, CIC） 1373, 1374
清理刨削刀（whisker） 323
清洗消毒液 041
邱贵兴 026
邱勇 2866
秋千式拉手 273
秋水仙碱 3208
蚯蚓状畸形 2699
球海绵体反射 1235
球囊导管置入一过性腹主动脉血流阻断术 2366
球囊加压 1568
球囊扩张中 1346
球囊扩张椎体后凸成形技术 1344
球囊阻断的时间 2366
球囊阻断的位置 2366
球牵开器（ball-retractor） 1835
球窝关节 978
球-窝假体 982
球形被动反射 883
Ⅲ区骨盆肿瘤切除后重建 2402
区域特异性 3372
曲马多（Tramadol） 108
曲线锯 242
曲旋转型 1227
驱动轮椅 3673
驱血带 062, 065
屈侧线圈支架（flexion coil brace） 3617
屈肌腱损伤 3616
屈颈试验（Lindner）征 1673, 1942
屈颈位牵引 1173
屈髋90°拔伸法 605
屈髋训练 210
屈曲暴力 1149, 1221
屈曲暴力情况下引发之腰₁椎体后缘骨折 1225
屈曲、垂直及水平暴力 1150
屈曲—分离暴力可引起典型之安全带损伤 1222
屈曲加水平暴力 1150
屈曲牵张型损伤 1229
屈曲牵张性骨折 1253
屈曲型损伤 1149
屈曲旋转损伤 1231
屈曲压缩型骨折 1224
屈腕试验（Phalen征） 3315
屈戌关节 901
屈膝半脱位强直畸形 1005
屈膝挛缩畸形 1005
屈膝强直畸形 1005
屈指肌腱的分区 570
屈指肌腱固定术 572
屈指肌腱损伤 577
屈指肌腱粘连松解术 577
躯干感觉节段性标志 1262
躯干与下肢运动功能 1239
躯体感觉诱发电位 382
取骨范围 088
取皮鼓 343
取自体髂骨的颈椎融合术 1840
龋齿样酸痛 925
去极化肌松药 109
去脓化腐 008
去上皮的（de-epithelialized）翻转皮下组织皮瓣 3534
去上皮化（de-epithelialization） 3534
去旋转程度 014
去旋转矫形 2912
去氧核糖核酸病毒（DNA Viruses） 2437
全半径刨削刀（Full-Radius resector） 323
全髌骨切除术 949
全长游离肋骨 1284
全关节结核 2964
全关节型结核 2965
全国第三届颈椎病研讨会 024
全国结核感染率 3066
全厚皮片 340
全厚皮片供区 344
全厚皮片切取 587
全踝关节置换术 1020, 1026
全踝关节置换术（total ankle replacement, TAR） 1020
全踝关节置换术后护理 1026
全脊柱截骨术 3122
全脊椎（体）切除术 2359
全肩关节置换术 981
全抗原致敏 080
全髁型膝关节 018
全空气系统 035
全髋关节置换术（THA） 623, 954, 995
全髋置换术的病例选择 618
全髋置换术后脱位 623
全髋置换术后外侧入路 619
全麻 1032, 1036, 1038, 1040, 1046
全面的术前准备 1133
全身常用供皮区 343
全身感染 151
全身麻醉 006, 123, 127, 128, 145
全身情况危重者 301
全身支持疗法 2335
全腕人工关节置换术 991
全膝关节成形术（total knee arthroplasty, TKA） 212
全膝关节置换（TKR） 835, 1007, 1009
全膝关节置换术的力学平衡原则 1006
全膝关节置换术后并发症 214
全膝关节置换术后护理 213
全膝关节置换术术前护理 213
全小关节切除术 1976
全自动止血带 063
醛类 041
缺乏"同时减压"的概念 1550
缺陷 1022
缺血型（ischemic form） 2789
缺血性骨坏死 200
缺血性坏死 171, 979
缺血性肌挛缩 200, 491
缺血性挛缩（Volkmann）征 938, 940
缺氧 932
确定假体长轴 1016
确定气管导管位置 156
确定受损椎节 1188
确定椎弓根进钉点 2844
确认施术椎节 1188

R

Raco 2514
Radzikowski征 1941
Raimondi 1834

R. Allen 1272
Ramirez 2181
Ramon y Cajal 1272
Ramsey 2574
Randolph 2582
RBK 096
Rb基因 2323
Rüedi 730
Regan 1921, 2044, 2048
Reiter病 2052
Reiter综合征 3113
relay 3540
Rengachary 2715
reticulin纤维 2433
RF 1306
RHO（rashomologue）拮抗剂 1274
Richard 018, 851
Richard O'Corner 313
Riemer 1500
Riemertal 1500
Riffaud 2433
Rijnds 925
Ring 3245
Riseborough根据骨折的移位程度 492
Risser 014
Risser征 014, 2839
Ritter 040
Rizzoli 1025
R.Koch 006
Rober 851
Robert Brissette 322
Robert Jackson 313, 315
Robert Jones 007
Robert Nisbitt 005
Robertones 3587
Robert Osgood 007
Robert Salter 2588
Robert Wartenbery 3321
Robinson 1097, 1591, 1725, 2236
Roger 004
Roges 1921
Roles 3309
Romberg征 1264
Ronald 2056
Ronald Blackman 2849
Rontgen 2317
Rookwood手术 922
Roots 3353
Rosen 2317
Rosenthal 1921
Roser 2576
Rossi 2514, 2515
Rotgen 1544
Routt 1507

Roux-Goldthwait法 1633
Roy-Camille 1316, 1320, 1511, 2522, 2523
Ruedi—Allgower 906
Rumpel Leede试验 2943
Rush-Sheffield髓内钉 2944
Rusk 029
Russell Albee 014
Russell Hibbs 014
Russell-Taylor钉 633
Russell牵引 261
Russell小体 2334
R.W.Smith 529
染色体病 2551
饶书城 1297, 1532
桡侧长度 535
桡侧副韧带 487, 533
桡侧滑囊炎手术 3017
桡侧倾斜角 535
桡侧旋前肌综合征(radial pronator syndrome) 3309
桡侧柱 542
桡动脉茎突部穿支筋膜皮瓣 3549
桡动脉逆行岛状皮瓣 592
桡动脉切口 360
桡骨棒状手 2559
桡骨干骨折 516
桡骨干骨折之移位 517
桡骨茎突骨折 523, 532
桡骨颈骨折 513
桡骨颈骨折后撬拨复位 894
桡骨颈骨折开放复位螺钉内固定 514
桡骨颈骨折之分型 514
桡骨头粉碎性骨折 503
桡骨头骨骺分离 504
桡骨头骨折 501, 893
桡骨头骨折及分型 502
桡骨头骨折开放复位内固定术 503
桡骨头切除关节置换 985
桡骨头切除术 502
桡骨小头 486
桡骨（小）头半脱位 489
桡骨头脱位 489
桡骨远端粉碎性骨折 357, 1033
桡骨远端骨骺分离 523, 531
桡骨远端骨骺分离分型 531
桡骨远端骨折 535, 855, 857, 895
桡骨远端骨折关节镜下复位 856
桡骨远端骨折合并舟月韧带撕裂伤 856
桡骨远端骨折掌侧钛板 527
桡骨远端关节内骨折 854, 855
桡骨远端关节内骨折的Melone分类（Ⅰ型）855

桡骨远端关节内骨折镜下手术 857
桡骨远端畸形愈合 528
桡骨远端接骨板 541
桡骨远端面骨骺分离开放复位及内固定 532
桡骨远端之关节面正常角度 526
桡管 3310
桡管构成 3310
桡管神经卡压征 1618
桡管压迫试验 3312
桡管综合征(radial tunnel syndrome) 3309, 3310
桡管综合征与肱骨外上髁炎的鉴别要点 3312
桡神经 939
桡神经感觉支卡压 3321
桡神经沟 475
桡神经前臂部缺损 3384
桡神经浅支 3361
桡神经浅支激发试验 3321
桡神经上臂部缺损 3384
桡神经受损 1666
桡神经损伤 484, 922, 3384
桡神经与第八脊神经受累时鉴别 1666
桡神经肘部缺损 3384
桡神经阻滞 123
热塑性材料 241
热休克蛋白诱导剂 380
人工膀胱反射弧重建术 1376
人工髌股关节置换术 1633
人工肱骨头置换手术 979, 980
人工股骨柄 973
人工股骨头及全髋关节置换术 618
人工股骨头置换术 621, 975
人工股骨头置换术的病例选择 618
人工股骨头置入 618
人工骨 089
人工关节 026
人工关节植入 1758
人工关节植入术 1798
人工关节置换技术 964
人工关节置换术 954, 969
人工关节置换术的围手术期护理 206
人工踝关节STAR型设计 1024
人工踝关节置入术 1041
人工肩关节 964
人工肩关节置换 891
人工肩关节置换术 978
人工髋关节 016
人工全髋关节置换 961, 973
人工全髋关节置换术 207
人工全髋关节置换术的术后护理 208

人工全髋关节置换术的术前护理 207
人工全髋关节置换术后常见并发症 210
人工全髋关节置换术后康复 211
人工全膝关节置换术（Total knee replacement, TKR） 212, 955
人工桡骨头置换术 988
人工栓塞的并发症 2270
人工髓核的构造 2015
人工膝关节置换 212
人工硬脊膜囊 1275
人工掌指关节置换术 993
人工照明 033
人工支持结构 1274
人工植入物断裂 1873
人工植入物滑出 1873
人工智能技术 016
人工肘关节置换术 984, 987
人工椎间盘 024, 1739, 1839
人工椎间盘的病例选择 1875
人工椎间盘滑出 2156
人工椎间盘植入 1194
人工椎间盘植入过深 2145
人工椎体 1159, 1197, 1335
人工椎体撑开 1332
人工椎体调节固定器 1858
人工椎体构造 1331
人工椎体滑脱 2156
人工椎体间关节 1754
人工椎体间关节植入术 1758
人工椎体倾斜 2145
人工椎体手术方法 1332
人工椎体所致并发症 2156
人工椎体体部 1858
人工椎体型号 1332
人工椎体压迫硬膜囊 2156
人工椎体折断 2156
人工椎体植入术 1154, 1331, 1332
人类基因治疗（human gene therapy） 2551
人类基因组计划 826
人体倒三角形力学结构 1990
人体骨骼发生学（Human Osteogeny） 005
人体脊髓组织移植 1275
人体尿酸 3206
人体生理曲线演变过程 1994
人为控制性排尿 1376
人造骨 1061
认真消毒铺单 2158
任廷桂 023
韧带骨赘（syndesmophyte） 3109
韧带和肌腱损伤 333
韧带-椎间盘间隙的出现 1652

日本人病 2086
日光射线 2325
日照 038
容量辅助-控制通气（V-ACV） 178
容量控制SIMV 179
容量控制通气（VCV） 178
容量预置型通气（volume preset ventilation, VPV） 178
溶骨型 2374
溶核手术后复发者 2196
溶栓疗法 2266
溶栓治疗 192
溶血反应 080
融合技术 1839, 1910
融合失败 1393
融合术内固定方式的选择 1134
融合椎节骨质增生 2163
肉瘤 2316
肉脂膜层（panniculus carnosus） 3516
乳糜流出 1581
乳糜胸 1357, 2234, 2235
乳头下微静脉网 3525
乳突连线（Fischgold线） 2634
乳腺癌 2355
乳幼儿的脊髓完全损伤 1539
入侵关节 2989
入侵式感染 3104
褥疮 199, 204, 934, 935, 1060, 1163, 1173, 1270
褥式两定点连续缝合法 291
褥式四定点连续褥式缝合术 292
软骨板 1651
软骨板钻孔 873
软骨瓣 870
软骨成骨 005
软骨挫伤 682
软骨发育不良 2950
软骨发育不全（achondroplasia） 2948
软骨骨折 405
软骨划伤（割伤） 682
软骨裂伤（软骨骨折）与软骨缺损 683
软骨瘤（chondroma） 2286
软骨面损伤 852
软骨母细胞瘤 2294
软骨黏液样纤维瘤(Chondromyxiod fibroma) 2293
软骨肉瘤 2292, 2327
软骨素酶ABC 1273
软骨外胚层发育不全（chondroectodermal dysplasia） 2950
软骨下床 870

软骨移植 683
软骨营养障碍性侏儒（chondrodystrophic dwarfism） 2948
软化瘢痕 1717
软脊膜下血管畸形 2699
软脊膜炎期 3143
软膜细胞起源学说 2433
"软腿"（giving way） 1625
软性颈围 1215
软组织的评估 716
软组织松解术 2602
锐性切开、分离皮下组织 1733
锐性梳式拉钩 1308
瑞芬太尼（Remifentanyl） 106, 186

S

Saal 2014
Saliceto 005
Salmon 3507, 3539
Salter 2581, 2588, 3590
Salter-Harris 493
Salter和Harris的分型 904
Salter截骨术 2588
Salto 1025
Samaritan医院 007
Samii 3367, 3368
Samsa 1542
Santa Casa撑开器 2923
Sarondo-Ferre半骨盆切除术 2399
Sarondo-Ferre 前侧组半骨盆切除术 2400
Satomi 2243
Saunderland麻痹 2273
Saunderland神经障碍 2273
Scandinavian total ankle replacement （STAR，北欧型全踝假体） 1024
Scarpa筋膜 3517
Schafer 3504, 3507
Schafer 深筋膜血供 3508
Schajowicz 019
Schatzker 836
Schatzker 胫骨平台骨折分类（型） 862
Scheuermann 3135
Scheuermann病 2436, 3051
Schilden 632
Schlatter 3044
Schmidt 2841
Schmorl 2108, 3135
Schmorl结节 1933, 3136
Schneider 1274
Schneider钉 423

Schollner技术 2064, 2065
Schreiben 1105
Schwab 1273
Schwannomas（雪旺细胞瘤） 2432
Schwann细胞 1831
Scott钢丝固定技术 2065
Scott技术 2064
Scoville坐位 2278
Scully 917
Seddon 2273, 3357
Seldinger 2511
Seldinger插管造影技术 2511
Seldinger技术 2513
Selle 2236
Semmelweis 042
Semmes-Weinsein单纤维感觉试验 3651
Settegast 1628
Sever 3049
Severin的X线检查评定标准 2596
Sever病 3049
Seyffarth 3302
Shatzker 2785
Shea 3317
Shenton线 2579
Sherrington 3182
Shinno 2253
Shlesinger 2785
Shmorl 1928
Shore 2108
Shufflebarger 2843
（Sillence）分型 2943
simple bone cyst 2305
Sinding 3047
Sinding-Larsen病 3047
S. L. Guttmann 1272
Sloff 2432
Slooff 2447
Slot撑开器 2923
Smahel 3367, 3368
Smith 1725, 2576, 3038, 3353, 3524
Smith-Petersen 016, 3118
Smith-petersen切口 2406
Smith-Robinson 1214, 2173
Smith骨折 357
Smith假体 1023
Sobel E 3059
Sofield手术 2607
Sohmiat 238
solitary bone cyst 2305
Song 2838
Souter-Strathclyde型全人工关节肘置换术 986
SPECT 965, 966
Speed 988

SpineCath导管 2012
SpineCath椎间盘内电热疗仪 2012
Spinner 3311
SpO2监测仪 154
Sprengel 2554
Spurling征 1663
Square burr 2225
Stagnara 015
Staheli截骨术 2595
Staheli手术 2594
Starkman 2715, 2716
STAR（Waldemar-Link，Hamburg）假体 1020, 1024
Staude 1834
Stechow 913
Steeg 020
Steffee 2248, 2522
Stener 2408, 2522, 2523
Stenzl 1374
Stevenson 2676
Stewart 2612
S Theoleyre 2350
Stills 3590
Still氏病 3025
Stimson重力复位法 606, 607
Stock 3528
Stoke-Mandeville脊柱脊髓中心 1272
Stolke 2257
Stoll 1105
Stout 2432
Strachm 2677
Strange 3359
Stratford 3306
Strauch 3366
Strauch十分试验 3364
Streeter's畸形 2955
Struthers 3300
Struthers弓 3300
Struthers韧带 3300, 3302
Stryker 1320, 1789
Stryker Cage 1787, 1806, 1852
SU 379
Suerez 2672
Sumito 2785
Sundavesan 2522
Sunderesan 2523
Sunderland 3297, 3310, 3353, 3356, 3358
Sunderland针刺痛觉测定器 3649
sun-ray 2325
Surgical grade calcium sulphate 096
Susrula 040
Suzuki 2086, 2248, 2267
Swanks 2257

Swanson 2565, 985
SwanSon硅胶全腕人工关节 991
SwanSon硅胶全腕人工关节置换术 991
Swanson式 992
Swonson 212
system 2248
S形切口 1033, 1038, 1044
三叉戟手（trident hand） 2949
三点固定原理 013
三点或四点矫正规律 250
三点接触界面 725
三高度床脚垫 257
三关节尖头咬骨钳 1064
三关节融合 1041
三关节融合术 806, 1646, 1647
三踝骨折 758, 774, 776
三踝骨折内固定 774
三级梯 257
三间室置换术 1008
三角复位枕 2581
三角骨 1636
三角骨的近侧部分 991
三角肌瘫 1030
三角肌下滑囊 1609
三角肌胸大肌间沟 979
三角木 1043
三角韧带 746, 765, 1634
三角韧带浅层 765
三角韧带深层 765
三角韧带深层修补 754
三角韧带撕裂 744, 855
三角韧带损伤的临床表现 769
三角韧带损伤的治疗 769
三角韧带损伤机制 769
三角纤维软骨复合体（TFCC） 536, 542
三角纤维软骨复合体撕裂伤 856
三角纤维软骨复合体损伤 855
三角纤维软骨损伤 537
三角形骨块 402, 1943
三角形骨折 904
三角形骨折块 556
三角形骨折块固定 556
三角形皮瓣 573
三角形外固定架 737
三面皮质骨骨块 092
三区二通道 033
三维C臂（3D） 966
三维X线影像 884
三维矫形 016
三维矫形三维固定 016
三维模式优化介入治疗 823
三维图像 823
三维型肩关节假体 978

三翼钉 616
三柱都需要获得稳定 542
三柱固定 1280
三柱理论 542
色努式支具 238
砂纸检查 3650
山口 2108
山丘型 1360
闪电样疼痛 1678
伤寒性骨髓炎（typhoid osteomyelitis） 3005
伤寒杂病论 022
伤后3月以上者为晚期病例 1176
伤后时间较长者 301
伤及硬膜囊引发脑脊液瘘 2141
伤口感染 006
伤口切除术（Wound excision） 009
伤气 3699
伤情稳定后的系统检查 306
伤血 3699
伤与脏腑的病机 3700
伤椎可否进钉 1321
伤椎强化 1476
上臂 049
上臂截肢术 3221
上臂皮瓣 593
上臂损伤固定法 931
上臂与股部的逆行岛状皮瓣 3533
上臂中下段、肘部和前臂中上段铺巾方法 051
上端椎 015
上颌骨恶性肿瘤 2302
上颈椎 1130
上颈椎侧前方入路 1093
上颈椎翻修手术并发症 1141
上颈椎翻修术的要求 1132
上颈椎翻修术原因 1131
上颈椎骨折 1058
上颈椎前路经皮侧块固定 1110
上颈椎前路颈动脉三角区 1105
上颈椎手术 1124
上颈椎手术后并发症 1127
上颈椎微创手术 1100
上胫腓骨关节脱位方向 662
上胫腓关节脱位 659, 710
上胫腓关节脱位与半脱位 661
上皮瘤（epithelioma） 2437
上崎法 1632
上神经元性瘫痪 1234
上神经元与下神经元所致瘫痪的鉴别 1240, 1241
上消化道出血 368, 373
上消化道运动功能障碍 372
上行性颈椎病 1177, 1684

上肢吊带 246
上肢骨折 904
上肢关节成形术 1046
上肢关节周围损伤 888
上肢过度外展 171
上肢结核 2968
上肢截肢术 3220
上肢截肢者的康复训练 3635
上肢零度位（zero position）牵引 1598
上肢螺旋牵引器 416
上肢躯体感觉诱发电位 382
上肢石膏 220, 224
上肢手术麻醉 121
上肢术野铺单 049
上肢外展架 231, 232
上肢外展架固定 982
上肢与躯干感觉分布 1261
上肢运动功能 1239
上肢支具 244
上肢周围神经卡压症 3290
上肢周围神经缺损的治疗 3382
少年期椎体骺板骨软骨病 3051
少突胶质细胞瘤 2414
少突胶质细胞髓鞘糖蛋白（oligodendrocyte myelin glycoprotein, OMP） 1273
舌损伤 2677
舌苔 3702
舌下神经损伤 2138
舌形部型 900
舌型（Tongue type）骨折 793
舌诊 3701, 3702
舌质 3702
舌状肌瓣延长术 3163
社会上的不利（handicap） 3666
社区骨科 030
射雌酮（estrogen） 2576
摄像机 853
伸肌腱 1034
伸肌腱帽损伤 582
伸肌腱帽损伤所致手指畸形 583
伸肌腱帽损伤修复法 583
伸肌腱帽直接缝合法 583
伸肌腱帽自身进行修复 584
伸肌腱损伤 578
伸肌装置（extensor apparatus） 327
伸缩部件 1471
伸膝装置 1621
伸膝装置损伤 666
伸膝装置损伤好发部位 666
伸展型骨折 1253
伸展型骨折脱位 1148
伸指肌腱5区分区法 579

伸指肌腱瓣翻转伸指肌腱帽修复法 583
伸指肌腱帽联合腱修复法 584
伸指肌腱损伤 579
伸指支具 245
伸肘训练 3621
身高与体重 910
深部感染 2182, 2258
深部腱反射 1269
深部静脉血栓 1542, 2240
深部血栓形成 1270
深层的Scarpa筋膜 3508
深度指示器（即凿芯） 1743, 1842
深度指数（depth index） 1629
深反射 1268
深呼吸活动 934
深呼吸、有效咳嗽、咳痰的训练 201
深及椎管内之感染 1556
深筋膜（deep fascia） 3508
深筋膜的血供 3570
深筋膜上血管网 3514
深筋膜微静脉网 3526
深筋膜下血管网 3513
深筋膜血管网 3513
深静脉栓塞 1163
深静脉血栓（deep venous thrombus, DVT） 127, 211, 1982
深静脉血栓（DVT） 252
深静脉血栓发生率 2182
深静脉血栓形成（deep venous thrombosis, DVT） 190
深在创口的处理 286
神经变性期 3143
神经传导时间 391
神经传导速度（CV） 391, 392
神经传导速度测定 391
神经传导速度异常 393
神经丛学说 2432
神经淡漠（Prostration） 930
神经的弹性 3356
神经地西泮类药 160
神经电生理检查 382
神经断端的修整 3349
神经改道 3381
神经干挤压 1513
神经根病变 385
神经根或脊髓损伤 1463
神经根绞窄症状 1833
神经根损伤 1119, 1477, 1982
神经根型 2089
神经根型颈椎病 1660, 1752
神经根序数 1238
神经功能恶化 1141, 2194, 2212, 2215, 2766

神经功能恢复停滞不前者 1304
神经功能监测 112, 148
神经功能麻痹（neurapraxia） 2273
神经管原肠性囊肿 1826, 1828
神经-肌肉群组投掷反射 919
神经胶质瘤 2442, 2443, 2446
神经节苷脂 1472
神经-静脉皮瓣（neuro-venous flap） 3548
神经卡压综合征 911
神经瘤 688
神经麻痹 335
神经膜瘤 2432
神经-内分泌失调 370
神经内松解术 3350
神经内血管网（intraneural vascular plexus） 3540
神经黏合剂修复神经损伤 3366
神经旁血管（paraneural vessels） 3541
神经旁血管丛（paraneural plexus） 3513
神经旁血管网（paraneural vascular plexus） 3540
神经皮瓣（neurocutaneous flap） 3514, 3540
神经皮肤穿支（neurocutaneous perforator） 3542
神经鞘瘤 1831, 2414, 2432
神经鞘瘤的手术 1825
神经清创 284
神经伤的清创及手术治疗 295
神经上皮瘤（neuroepithelioma） 2437
神经生长因子（nerve growth factor, NGF） 1272, 3370
神经束(fasciculus) 3352
神经束的定向 3353
神经束的修复 3352
神经束缝合 940
神经束缝合技术 3354
神经束间导向缝合 3354
神经束膜缝合 3355
神经束膜撕裂 1513
神经松解术 3350
神经损伤 067, 333, 939
神经损伤后雪旺细胞的反应 3375
神经索(funiculus) 3352
神经肽 370
神经探查术 940
神经外膜（epineurium） 3352
神经外膜的修复 3347
神经外膜血肿 1513
神经系膜（mesoneurium） 3355
神经系统病变的体感诱发电位 384

神经细胞体和靶细胞之间的关系 3369
神经纤维瘤 2414
神经纤维瘤病（neurofibromatosis, NF） 2304, 2432, 2526, 2538
神经纤维瘤病性颈椎后凸畸形 2538
神经性膀胱 3665
神经性病变的运动单位电位 391
神经性不稳定 1230
神经性关节病 979, 3033
神经性关节病变 987
神经修复的时机 3347
神经修复术 295
神经血管损伤 610, 742
神经移植 3358
神经移植术 296
神经营养因子-3 1272
神经营养因子（neurotrophic factors） 1472, 3369, 3370, 3371
神经营养与神经诱向（trophism vs tropism） 3370
神经再生的特异性 3371
神经再生过程中的神经营养 3369
神经支卡压症 1952
神经滋养剂 1549
神经阻滞麻醉 144
神农本草经 022
沈祖尧 027
肾癌 2355
肾功能不良 118
肾脂肪囊封闭 938
渗血和血肿 205
慎用电刀及电凝器 2136
升高的座便器 208
生长锥 3371
生成基底膜 3376
生骨节（sclerotome） 2628
生化标志物 2374
生活护理 196
生活能力之分类 1240
生理及药理特点 143
生理前凸 2173
生理人计划（the physiome project） 825
生理学 006
生命支持（Advanced trauma life support, ATLS） 138
生物材料间置关节置换术 985
生物工程学 995
生物降解骨水泥 096
生物力学 984
生物力学固定 010
生物力学特点 1021
生物力学特性 400

生物膜 1315
生物钛板 846
生物相容性 1846
生物学固定（biomechanical osteo-synthesis, BO） 010, 017, 818, 846
生物椎间盘移植术 1730
声音嘶哑 133, 1576
失败因素 622
失代偿 2849
失血程度的分级 166
失血程度分级 166
失血量估计 929
失血是引起死亡的主要原因 2363
失血性休克 373
施卡巴筋膜 1519
施术过程中所致并发症 2182
施术椎节定位 1736
施术椎节相邻节段退变的加剧 2163
施万（雪旺）细胞 1274
湿敷 008, 1585
湿扩 283
石膏背心 220, 228, 1246, 1388
石膏背心固定后行腰背肌锻炼 1247
石膏绷带的一般包扎方法 222
石膏绷带技术 218
石膏拆除 234
石膏撑开器 234
石膏床 220, 229, 1716
石膏短裤固定 1531
石膏分开及取出 234
石膏固定 224, 418
石膏固定范围和固定时间 221
石膏固定后注意事项 236
石膏固定患者的护理 222
石膏管型 220, 940
石膏管型剖开 220
石膏技术实施 224
石膏剪 234
石膏颈围 1715
石膏锯 234
石膏裤 220
石膏剖开 232
石膏钳 234
石膏术的临床疗效 218
石膏塑形不当 936
石膏托 220, 940
石膏压迫 221
石膏压迫疮 935
石膏注意事项 236
石骨症（osteopetrosis） 3193
识别因子 3371
实时导航 823

实时影像导航技术 823
实验外科学家 008
实验诊断用房 033
实则泻 021
拾物试验 3069
食道癌 1694
食道瘘 2149
食道损伤 1126，2136
食道损伤，应在术中立即缝合 2137
食道压迫型颈椎病 1692
食道压迫型颈椎病诊断标准（2008） 1692
食道炎 1693
食管穿刺伤 1439，1447
食管瘘 2259
食管受压型颈椎病 1700
食管损伤 2226
食管造影 1578
食指背侧岛状皮瓣 591
史密斯（Smith）骨折 523，529
史氏（Steinman's）钉 262
史氏钉牵引器械包 262
矢状位骨折 899
矢状应力试验 770
使骨折愈合的原则 007
使用过度的应力骨折 913
示指背侧岛状皮瓣 589
示指固有伸肌腱移位修复法 585
示指固有伸肌腱转位 585
示踪工具 878
世医得效方 022
试模 1847
试装人工关节 987
视觉模拟评分法（Visual analogue scale；VAS） 164
视觉诱发电位 385，386
视觉诱发电位异常的临床意义 386
视觉追踪器 883
视频内窥镜 1352
视频信息处理机系统（video processor system） 1985
视神经炎 386
视网膜母细胞瘤基因 2323
视网膜血管瘤（Hippel-Lindau病） 1831
适合角（Congruence angle，CA） 1628
适应器（fitter） 3609
室管膜瘤 1831，2425，2443
嗜酒的影响 2164
嗜酸性肉芽肿 1334，2304，3073
收集瓶 325
收容 008
手背S形切口 554

手背逆行岛状皮瓣 591
手不离胸 2143
手部带血管蒂的岛状皮瓣 589
手部感染的手术 3012
手部感染的特点 3012
手部感染的治疗原则 3013
手部骨折 780
手部肌腱损伤 570
手部间隙感染 3017
手部康复 3616
手部皮肤损伤 586
手部伸肌腱 579
手部伸指肌腱损伤的修复 585
手部套脱伤时将患手先埋入腹部（或胸部）皮下 597
手部小关节 965
手动空气止血带 062
手法操作（manipulation） 1544
手法复位 449
手法矫正畸形 1043
手法轻柔 1167
手法推拿 1259
手和手指手术铺巾 053
手上功夫（hand work） 1192，1773，2142
手术成败的关键 1754
手术导航仪 072
手术的体位 144
手术的有限化、微创化和智能化 1422
手术辅助用房 033
手术后适应性锻炼 195
手术机器人 823
手术技巧欠佳 1405
手术进行中的无菌原则 048
手术纠正 2156
手术流程 878
手术铺单 048
手术铺单的基本要求 048
手术器具所致的脊髓损伤 1550
手术前患肢骨牵引 2591
手术入路选择 1184
手术入路选择不当 2161
手术时围观者太多 2158
手术适应证（2008） 1697，421，979
手术室 033，047
手术室的消毒隔离 047
手术室环境和器械无菌要求 047
手术室内的X线应用 082
手术室无菌要求 047
手术损伤 944
手术体位 112，130
手术显微镜 347
手术显微外科 345

手术用房 033
手术者辐射防护 1424
手术组颈椎椎管矢状径平均值 1656
手外科 027
手腕部骨折脱位 546
手腕部外伤 546
手、腕及前臂伸肌腱损伤的修复 584
手腕中部加压试验（叩击脑管）阳性 1667
手袖疾病（hand-cuff disease） 3321
手摇钻 617
手支具 244
手指固定性支具 244
手指活动性支具 244
手指拇指化（pollicization） 2566
手指石膏夹板 226
手指铁丝夹板 558
手指掌侧推移皮瓣 597
首次手术减压不彻底 2203
首届全国颈椎病座谈会 024
首例颈椎前路扩大性减压术是怎样开展起来的（禁区是怎么突破的） 1779
首席骨科军医 007
受累神经组织分型 2378
受区 341
受损血管的修复与重建 3271
受体增加 150
β受体阻滞剂 115
β受体阻滞药和钙通道阻滞药 175
枢椎齿状突骨折 1070
枢椎椎弓根骨折 1100
枢椎椎弓根后路进钉点方向与角度 1070
枢椎椎体前下缘骨折 1105
梳式拉钩 1308
舒尔曼（休门、Scheuermann）氏病 3135
舒芬太尼（Sufentanyl） 106，186
疏松脂肪组织（adipose tissue） 3534
疏通血气 021
输精管壶腹 1488
输精管盆部 1488
输尿管损伤 2048
输送途中的抢救 305
输血 006，135，938
输血传染的疾病 081
输血反应 079
输血管理 147
熟石膏 095
术后并发肺栓塞 2265
术后并发症 133，1329

术后肠梗阻 2010
术后迟发感染 2214
术后的脊柱变形 2271
术后发生的脊髓损伤 1551
术后放疗的并发症 2271
术后感染 989
术后护理 195, 201
术后急性疼痛的治疗 159
术后精神并发症 2254
术后精神失常 1542
术后精神紊乱 2254
术后精神紊乱的鉴别 2255
术后颈部活动过多或金属疲劳断裂 2153
术后颈部有效的制动 2152
术后失明 133
术后栓塞 2514
术后苏醒 154
术后疼痛 158, 159
术后疼痛对机体的危害 158
术后疼痛对心理的影响 159
术后头颈部劳损及不良体位 2164
术后血肿 2199
术后血肿形成 2808
术后硬膜外血肿 1761
术后早期感染 2213, 2767
术后镇痛的并发症 162
术后镇痛效果 164
术后椎节失稳 2808
术前备皮 045
术前病情告知 1424
术前采血 074
术前充分的气管推移训练 2148
术前对气管食道的推移训练 2136
术前呼吸功能的检测 177
术前护理 194
术前评估 117
术前评价 1406
术前气管切开 1128
术前心功能 173
术前训练 201, 204
术前医嘱 115
术前预防性抗生素 997
术前整复 1473
术前准备 045, 195
术前仔细检查手术区皮肤 2158
术式操作不到位 2162
术式选择不当 2161
术式选择错误 1405
术者过于自信，术中未行拍片定位 2162
术中C-臂X线机透视定位 1737
术中X线拍片定位 1188
术中并发症 1124, 1393
术中采血的技术 075

术中大量输血 167
术中骶神经的保护 2411
术中骶神经根定位 1375
术中对施术椎节未行融合固定 2162
术中发生脊髓损伤 1550
术中呼吸功能的维持 177
术中护理 201
术中患者突然骚动 2142
术中及术后骨折 631
术中监护 1392
术中颈椎过伸 1550
术中拉钩牵拉过久 2147
术中麻醉 370
术中牵拉应适度 2148
术中切忌过重牵引 2136
术中切勿仰伸 1174
术中球囊阻断 2366
术中三维透视图像 884
术中神经根的损伤 2182
术中食道损伤未被发现 2149
术中栓塞 2514
术中胃/空肠造口或经肠瘘口 182
术中勿需有意显露喉返神经 2136
术中吸引器应由第一助手在可视下操作 2143
术中消毒 086
术中心功能的维持 176
术中血管、神经并发症 2236
术中知晓 133
术中钻头位置（投影观）1346
束颤电位 390
束间与束间的导向缝合 3354
束膜（perineurium）3352
数字工作站 034
数字化虚拟 824
数字化虚拟人体的发展和应用 825
数字化虚拟人体技术 824
数字化虚拟人体若干关键技术 825
数字化虚拟人体研究 826
数字化虚拟中国人的数据集构建与海量数据库系统 825
数字减影技术 1179
数字减影血管造影（digital subtraction angiography, DSA）2512
数字减影血管造影术 029
数字减影椎动脉造影 1684
数字卡盘调节式膝关节支具 247
闩脑部（obex）1829
栓塞剂 2365
栓塞物质误入正常灌流脊髓的血管中 2270
双边影 1345
双髋型假体 019
双侧C_{1-2}椎间关节植骨融合及螺钉内固定 1090
双侧横突孔大小不对称 1656
双侧颈内静脉都损伤 1584
双侧颈椎小关节交锁 1164
双侧髋关节发育不良 958
双侧桡骨远端骨折 527
双侧石膏裤 1494
双侧输尿道误伤 1291
双侧贴附植骨 090
双侧小关节脱位型 1231
双侧性Madelung畸形 2564
双肺充气 1301
双根条形棉卷 1306
双骨钉（条）交叉固定 1039
双胍类 119
双管闭式冲洗吸引 024
双踝骨折 773, 776
双踝骨折时螺钉、钛板及U形钉固定 774
双极电凝 1766
双极人工股骨头 017
双肩对比摄片 449
双肩用宽胶布交叉固定 2111
双节段椎体切除 1163
双节式人工椎体 1333
双开门术 1201
双克氏针交叉固定 560
双磷酸盐 1565
双磷酸盐化合物 2304
双目护镜 084
双能X线测量法（Dual X-ray Absorptiometry, DXA）1564
双平面单支架半针固定式 356
双平面损伤，骨折线穿越韧带及椎间盘 1229
双平面损伤，骨折线穿越中柱 1229
双平面型 351
双氢可待因 105
双上肢持重牵引拍片 449
双手滑轮牵拉活动锻炼 1616
双手平稳持匙 2143
双手托升法 463
双手心脏按摩法 366
双水平气道正压通气（biphasic positive airway pressure, BIPAP）180
双香豆素 1585
双向性静脉（bi-directional vein）3526
双血管蒂型 3567
双氧水 087
双（正中）开门式椎管成形术 2750
双直角缝合法 297

双轴关节形式 991
水、电解质平衡 181
水封瓶 1301
水疗法 3644
水泡 233
水泡形成 936
水平暴力 1222
水平二支型 3568
水平二支型肌蒂肌皮瓣 3569
水平及纵向克氏针交叉固定 560
水平浅一支型 3568
水平深一支型 3568
水平位牵引 1153
水平位旋转手法切骨 1771
水平轴向吻合支 3549
睡眠瘫 3308
睡眠性窒息 203, 1128, 2147
顺式阿曲库铵（赛肌宁） 110
顺行切取 3574
顺置式 018, 978
丝攻 070
斯密史（Smith）骨折 405
撕脱暴力 635
撕脱骨折 401, 403
撕脱性骨折 443, 1529
死骨 1462, 2996
死骨的转归 2990
死骨摘除术 2998
死腔 1462, 2990
死亡概率 1150
死亡率 007, 009, 1079, 1092
四边孔综合征（quadrilateral space syndrome） 3320
四部分骨折 890
四关节尖嘴咬骨钳 1313
四（狮）口钳 1309
四头带 1712
四项基本原则 010
四肢长管骨畸形愈合 948
四肢创伤 028
四肢感染性疾患 2963
四肢骨、关节结核病灶清除术 2981
四肢骨与关节结核 2964
四肢骨折 939
四肢骨折并发症 943
四肢畸形 2951
四肢及躯干感觉 1240
四肢瘫（Tetraplegia, quadriplegia） 1058, 1059, 1259, 1551
四肢瘫患者作业治疗的渐进方式 3675
四肢瘫痪率 1092
四肢血管损伤 409
四肢血管损伤的诊断 3269

四肢主要关节穿刺途径 275
四种皮片 340
寺山 2086
似耳状的骶髂关节 2051
松弛肌肉 007
松弛性跖痛症 1639
松动 990
松节油 004
松解到位 1786
松解颈深筋膜 1733
松解粘连 1717
松解椎体前筋膜 1735
松毛虫 3061
松毛虫病 3061
松毛虫性骨关节炎 3061
松质骨结核 2965
松质骨螺钉 450
耸肩 1260
宋慈 022
宋献文 026
苏醒延迟 133
塑料踝足支具 246
塑料夹板固定 562
塑料膝支具 247
塑形良好的石膏固定 015
塑形期 431
酸碱失衡 168
酸中毒 932
随意神经 1266
随意型筋膜皮瓣 3522, 3570
随意型皮瓣 3567
随意自主运动（free active movement） 3592
髓核的突出 1931
髓核后突钙化者 1737
髓核后突形成钙化、体积较大者 1752
髓核后突型 1360
髓核急性脱出 1792
髓核钳 069
髓核突出（herniation） 1937
髓核脱出（prolapsus） 1937
髓核脱入硬膜囊内 1959
髓核摘除 1798
髓节征 1264
髓磷脂生长抑制物 1273
髓内钉 007, 011
髓内钉的种类 423
髓内钉固定 650, 722
髓内钉固定术 642
髓内钉+植骨术 739
髓内定位 1007
髓内孔位于髁间窝上方 1016
髓内拉钩 1017
髓内植骨 090

髓内肿瘤 1679, 1826, 2269, 2418
髓内肿瘤的并发症 2270
髓内肿瘤手术并发症 2271
髓前中央动脉受压症候群 1167
髓前中央动脉症候群 1726
髓腔闭塞症 944
髓腔封闭 943
髓腔内植骨术（medullary bone graft） 945
髓鞘碱性 2433
髓鞘相关糖蛋白（MAG） 1273
髓外定位 1007
髓外硬膜下肿瘤 2418
髓外肿瘤 1679
髓周网（perimedullary mesh） 2716
碎骨块致压 2199
碎骨块坠落 2144
碎骨片如与断裂之后纵韧带相连 1159
碎片间拉力螺钉 718
碎片植骨 090
孙思邈 022
孙宇 1451
损伤后气血的病机 3699
损伤后蛛网膜囊肿 2716
损伤类型权重表 308
损伤性骨化 200
损伤性关节炎 948
损伤学说 2433
羧苯磺胺（丙磺舒，probenecid） 3208
缩肛反射 1235, 1269
所支配的主要肌肉 1239
锁定加压钛板（LCP） 821
锁定接骨板 541
锁定接骨板LCP（locking compression plate） 719
锁定接骨板固定 719
锁定螺钉（locking head screws, LHS） 720, 830
锁定时间（lockout time；LT） 162
锁定钛板稳定植骨块 2152
锁骨 439
锁骨骨膜及胸锁乳突肌瓣将食道瘘闭锁 2228
锁骨骨折 444
锁骨骨折的典型移位 445
锁骨-喙突固定术 450
锁骨-喙突螺钉内固定术 451
锁骨解剖 439
锁骨上阻滞 122
锁骨钛板螺钉固定 451
锁骨外侧端切除术 451
锁骨下动脉的预后 3273

锁骨下动脉损伤 1583, 3272
锁紧螺母 2847
锁孔技术 1352

T

T₁₁椎体爆裂性骨折 1387
Tagaki 851
Takagi 313
Takahata 2240
Tanaka 3524
Tarlar 3367
Taylor 1544, 2582, 3508, 3526, 3534, 3539
tethered cord syndrome 2710
Tew 1835
Texas Scottish Rite Instrumentation系统 1305
Tezuka 2263
TFC 1298
Thatte 3534
THA术后假体松动 622
THA术后引发脱位 623
Theador Schwann 3374
the finger 012
Theophilus Gluck 954
The Rezaian Spinal Fixator 1857
Thisted 2181
Thomas 667, 2317
Thomas Annandale 006
Thomasen 3122
Thomas.H.O 238
Thomas Jones 007
Thomas征 2197
Thompson 017, 3047, 3296, 3517
Thomson手术 2620
thoracolumbarsacral orthosis 238
Ti-A16-V4材料 017
Tien 2574
Tikhoff-Linberg肢体段截术 2326
Tile 1489, 1500
Tile骨盆骨折分类法 1489
Tillaux骨折 745, 750, 872
Tillaux损伤 871
Timmons 3531
Tinel 3321
Tinel's 1664
Tiroza Tanara 3040
Titian 005
TKA的基本原则 1006
TLSO 238
TNK 1025
Tolhurst 3506, 3517
TOPLL后路手术 2119
TOPLL前路手术切除范围 2120

Topter 2447
Townely 017
Townly 212
t-PA（组织型血浆蛋白溶酶原活化剂） 2266
Tracker导管 2512
Tracker微导管 2512
Traetatas 005
Treacy 018
Tredwell 2274
Trenaunay 2954
Trendelenburg 3048
Trendelenburg体位 2044
Trendelenburg征阳性 2598
TRISS评分 307
Trurta 3039
TSRH 016, 2844
Tsukimoto 2086
Tsung-Jen Huang 3093
Tubiana 2240
Tuck体位 2279
Tuite 2677
Tumbuckle石膏 014
Tumer-Kister综合征 2958
tumor albus 005
Turnbuckle 014
Turnbuckle石膏 014
Turner 3296
turnover 3533
T形减压 1778
T型 403
T型骨折 656
调节焦距 346
调整光源 346
调整目镜 346
调整前负荷 177
调整心血管用药 175
调整桌面（或工作台）高度与倾斜度 1710
调制骨水泥将其灌入骨水泥推入管 1346
塌方 1486
塌陷骨折 864
胎儿医学 031
胎生后下腰椎管形态的演变 1991
胎生性（inborn） 2548
抬高患肢 588
抬起前方小脚轮动作 3684
抬头远视 1710
钛板拔出困难 845
钛板长度的选择 843
钛板+骨栓内固定 658
钛板螺钉固定技术 713
钛板螺钉技术亦应重视肢体的生理曲线 714

钛板螺钉内固定 447
钛（钢）板 425, 944
钛（钢）板松脱 2157
钛（钢）板选择不当 2153
钛（钢）板与螺钉不配套 2153
钛合金中空可调式人工椎体植入术 1197
钛缆 426
钛缆固定 1310
钛缆-螺钉肩锁关节固定术 450
钛网滑入椎管 2145
钛网加钛板螺钉固定 1154
钛网+碎骨块及钛板螺钉固定 1391
瘫痪（麻痹）平面 1259
谭军 1451
钽棒技术 965
钽棒植入 969
钽棒植入疗法 965
探查出口处解剖状态 3334
探查梨状肌 3336
探针（feeler） 320, 2249
探子 070
唐山地震 1244
糖蛋白板层素（laminin） 3370
糖尿病 118, 175, 370, 388, 996
糖皮质激素 144, 377
陶瓷 969
陶瓷关节 969
陶弘景 022
套管 617
套管吻合法 349
套接法血管吻合术 293
套上髋臼杯 1050
套式封闭 938
套于颈部的绳索 1100
特发性骨坏死 3052
特发性脊柱侧凸 026, 135, 148, 2832, 2900
特发性脊柱侧凸的PUMC（协和）分型 2837
特发性脊柱侧凸的治疗 2841
特发性脊柱侧凸的自然史 2838
特发性肩松动症（loose shoulder） 1613
特发性弥漫性肥大性关节炎 2087
特伦德伦伯格位（reverse Trendelenburg position,垂头仰卧位） 2230
特殊的皮肤牵引 260
特殊疾病的听觉诱发电位的改变 387
特殊类型的肩胛上神经卡压症 3299
特殊类型椎体爆裂性骨折 1397
特殊螺钉 833

特殊面貌 2951
特殊清创术创口的处理 286
特殊形态钛（钢）板 425
特异性的类型 3372
特种薄型髓核钳 1193
特种手术器械 070
疼痛（Pain） 940
疼痛的护理 196
疼痛弧征 1603
疼痛弧综合征（pain arch syndrome） 1597,1591
疼痛性跛行 2973
藤网手指牵引 267
梯形铲 1363
梯形凿 1363
提肛肌 1268
提睾反射 1268,1269,1672
提拉装置（pulling device） 832
提升（出）骨块减压 1192
体被组织（integument） 3509
体被组织的静力构筑 3525
体被组织的静脉回流 3516
体被组织的浅-深静脉交通吻合 3515
体表标志 1352
体表划线定位 1956
体操类运动伤 1228
体感诱发电位 136,1132,1510
体感诱发电位（somatosensory evoked poential,SEP） 136
体内接收器 1382
体能差 116
体位 085,171,1061,1928
体位搬运 201
体位改变 171
体位偏斜 2162
体位性失血（休克） 2184
体温过低 932
体温监测 157
体温升高 407
体形消失 2943
体型与腰部肌肉负荷之关系 1997
体液因子 372
体液治疗 147
体育 910
体育课训练 910
体重 911
体重指数 911
天然阿片生物碱 105
天然石膏 218
天性异常（congenital anormaly） 2546
填充骨水泥 1568
填塞加压止血法 1579
挑选适用器械 2142

条形钛（钢）板 483
条状骨块 092
条状切骨开槽减压术 1764
跳跃 914
跳跃式胸腰段爆裂骨折 1401
跳跃式致压病变 1790
铁马 645
铁丝夹板固定 563
铁制背心（iron corset） 012
听神经瘤 387
停止球囊扩张指标 1570
通道扩张器 1106
通路电动气压止血带 065
通气不良 932
同步间歇指令通气（synchronized intermittent mandatory ventilation, SIMV） 178,179
同时减压概念 1551
同时扩张两侧球囊 1346
同位素骨扫描 2326
同向性跖跗关节脱位 799
同芯针电极 388
同种异体骨移植 089
同种异体冷藏骨 1844
痛点局封 928
痛风的外科处理 3205
痛风石（tophus） 3206
头部垫圈压迫眼部 171
头部吊带牵引 268
头部固定 1817
头部横向骨折 612
头部叩击试验 1663
头部纵向骨折 612
头环-骨盆（或肩胸部）牵引 1714
头-环技术 227
头畸形 2943
头架 068
头颈部粉碎骨折 612
头颈部过度屈伸 2135
头颈部双折 612
头颈固定架 1061
头颈型 615
头-颈-胸 1173
头颈胸石膏 1063,1153,1197
头-颈-胸石膏固定 227,1069,1088,1102,1127,1715
头颈自我徒手牵引 1712
头静脉 979
头颅牵引下经鼻支气管镜下气管内插管 1434
头-盆（Halo-Pelvic）牵引装置 2271
头-盆牵引的并发症 2271
头盆牵引患者自己检查记录表 2273

头盆牵引中的临床检查项目 2272
头下型 615
头-胸支具 1197
头状骨 991
投照角度 876
投掷 918
投掷骨折 919
投掷损伤 919
投掷运动 918
投掷运动分解 918
投掷肘 923
透视导航系统 876,877
透视导航下的Gamma钉固定 880
透视导航下骶髂骨折脱位经皮套管钉固定术 881
透视导航下髂骨骨折经皮套管钉固定术 881
透视图像手术导航系统 884
凸侧骨骺阻滞术 2920
凸侧胸廓成形术 2847
突然负重 1929
图像记录设备 325
徒手按压伤椎施行整复 1473
徒手复位 413
徒手牵引（复位法） 413,1659
徒手切取游离皮 342
屠开元 024,027,1725
土星（Saturn）环 2943
兔耳缝合 348
推髌抗阻痛 925
推床上跌伤 2134
推挤法 887
推挤复位 899
推进皮瓣 589
推移式X线机 083
腿骨折髓内定固定术式 712
腿支架 1015
退变后期 1795
退变间隙的处理 2007
退变性骶髂关节炎 2050
退变性踝部疾患 1634
退变性脊柱侧凸 2023
退变性下腰椎不稳症及骶髂关节炎 2021
退变性腰椎峡部崩裂 2054
退变性椎间盘症 1650
退变性足部疾患 1635
退变早期椎节呈现轻度不稳 1794
退变中期-椎节明显失稳 1794
退化性关节炎 3129
吞噬作用 3376
吞咽困难 133,1576
吞咽障碍 1692
臀部变形 2579
臀部着地 1244

臀上动、静脉及神经 1527
臀上皮神经 091
臀中肌和臀小肌作用力 602
托马氏架 007,257
托马氏牵引支架 256
托马斯（Thomas） 2973
托马斯征（Thomas sign） 007,1329
脱出的髓核 1931
脱出股骨头 619
脱钩 015
脱离与电源接触 1549
脱敏（desensitization） 3651
脱敏和保护阶段 3651
脱水剂的应用 1721
脱水疗法 1173
脱水硫酸钙 218
脱髓鞘疾病 385
脱（突）出髓核之转归 1936
脱位骨折 403,405
脱位月骨的复位 548
唾液腺损伤 1581

U

Ueta 1544
UNIVERS 3-D 965
USS 2844
USS内固定 1469
U形钉 665
U 形钉技术 1297
U形骨折 1511
U形切口 674
U形凿 1743
U形凿法 1749

V

Vabn de Greaf辐射源 040
Vaccaro 1423,1432,1558
Valls 017
Van Creveld 2950
Van Landingham 3135
Van Savage 1374
VATS/EMI-VATS 1921
VATS技术 1351,1921
VATS手术 1350
Venable 088
Venel 238
Ventrofix 1468
Verbiest 2785
Vermont植入物 1305
Verneuil 018
Vernon nikcl（1953） 237
Verocag 2432
Verocay体 2433
Vesalius 1928
video- assisted thoracoscopic surgery, VATS 1350
Virchow 2305
Virchow-Robin间隙 2432
Volkman 014
Volkmann 2316
Volkmann's contracture 940
Volz半环式全腕人工关节 991
Volz半环式全腕人工关节置换术 992
Von Bechterew病 3109
Von Hippel-Lindau's病 2425
Von Recklinghausen 2432
Von-Rosen 2578
Von Rosen支架 2584
VSP Steffee法 2248
V形钉 423
V型钉强斜度固定术 626
V型骨折 403
V型固定 356
V型胶原等 3376

W

Wagner 017,3240,3243,3249
Wagsaffe fragment 735
Wagstaffe（Lefort）骨折 750
Wallenberg综合征 1558
Waller变性 1512
Walsh 3047
Walter Blount 013
Wantanabe 315
Ward 2539
Ward三角 600
Warkany 2948
Wartenbery 3321
Watanabe 317,851
Watanable 313
Watson-Jones 997
Waugh假体 1023
WBB手术分期 2359
WBB外科分期 2359
W.B.Cannon 006
Weinstein 2838,2840,2841
Weiss 3030
Weitbrecht孔 1590
Wellls 040
Werner Spalteholz 3507
Wheeldon法 584
Whife.A.A 1999
White 3234
Whiteside 1012
Whitessides测定组织压法 742
Whitman 2832
WHO骨肿瘤分类 2324
Wiberg 1621,1622
Wiechselbaum's 3588
Wilberg手术 2592
Wiley 2841
WilhelmK.Roentgen 006
Wiliam Harvey 3507
Wilkins 2720
Wilkinson 2576
William Cheselden 005
William Harvey 3529
William Hey 2316
William Macewen 006
Williamos 1977
Williams 3047,3516
Wilmington塑料背心 250
Wilmington支具 013
Wilson 1470,1835,1977,2548
Wilson手术 2592
Wiltberger 1725
Winkler 2229
Winter 013,2841
Wisconsin系统 016,2909
Wiseman 005
Wladimir Tomsa 3507
Wolter三级四等份分类法 1230
Woo 010
Woodward 2557
Wretblad 3135
Wright 2257
Wrisberg韧带 328
W.T.G.Morton 006
Wyburn-Mason 2698
Wynne Davies 2575
Wynne-Pavis 2611
Wynn Parry 3649
蛙式石膏 229
蛙式卧位 1531
蛙形先髋矫形器 251
瓦尔萨尔瓦手法（Valsalva maneu-ver） 2230
瓦勒氏变性 3375
袜套样麻痹型 2089
歪戴帽型 513
歪戴帽压缩骨折 893
外侧半月板切除术 690
外侧髁股角 1628
外侧腓肠浅动脉（lateral superficial sural artery） 3561
外侧副韧带复合体 984
外侧副韧带加强术 681
外侧副韧带损伤的分类 770
外侧副韧带损伤的治疗 771
外侧过度压力综合（excessive lateral-pressure）征 1628

外侧肩峰成形术 1607
外侧筋膜间室 704
外侧开窗手术 1976
外侧平台的中部塌陷骨折时的经皮撬拨技术 900
外侧韧带 1021, 1026
外侧韧带撕裂 770
外侧韧带损伤机制 770
外侧松解，内侧紧缩术 1631
外侧型 1935
外侧椎弓根间室（lateral interpedicular compartment） 1973
外侧纵弓 1637
外翻 1640
外翻或内翻应力位摄片 745
外翻畸形 1010
外翻嵌插骨折 615
外翻外旋型损伤 776
外翻位 1043
外翻应力位摄片 745
外骨痂 431
外固定 418
外固定架 351
外固定架的护理 197
外固定器械的应用 353
外固定物选择不当 944
外固定支架 539, 728, 820
外固定支架固定术 651
外固定支架治疗骨盆骨折的原理 1500
外踝骨折张力带固定 752
外踝后上动脉（postero-lateral supramalleolar artery） 3557
外踝或腓骨功能不全 775
外踝螺旋形骨折 744
外踝（前）上动脉（lateral supramalleolar artery） 3558
外踝上后外侧筋膜皮瓣（posterolateral supramalleolar fasciocutaneous flap） 3564
外踝上筋膜皮瓣（lateral supramalleolar fasci-ocutaneous flap） 3557
外踝上前外侧筋膜皮瓣（anterolateral supramelleolar fasciocutaneous flap） 3565
外踝撕脱骨折 774
外踝撞击症 902
外科 006
外科导航 877
外科分期系统 020
外科感染 006
外科级医用硫酸钙 096
外科界限（surgical margin） 2390
外科颈 440
外科颈处行截骨术 460

外科学 006
外科医用硫酸钙 095
外科引流 009
外科治疗技巧 719
外力作用 400
外膜剥离 1585
外尿道括约肌 1267
外胚层组织发育不良 2950
外伤 2164
外伤后颈椎骨折脱位常见类型 1145
外伤后致腰5峡部骨折 1228
外伤性钩椎关节病 1177
外伤性骨折 402
外伤性气胸 2233
外伤性斜颈 1575
外伤性血气胸的急救 1580
外伤性椎动脉型颈椎病 1177
外伤性椎间盘突出合并颈椎不稳 1154
外生骨疣 2289
外台秘要 022
外旋骨折 746
外旋型骨折Ashhurst分类 746
外展骨折 746
外展架 460
外展架固定 479
外展架外固定 457
外展外旋肌群 919
外展型 455, 615
外展型骨折Ashhurst分类 747
外展型脱位 804
外展型中跗关节脱位伴舟状骨和骰骨骨折 804
外展中立位 209
外支架撑开固定 896
外支架撑开固定加撬拨复位术 896
外支架+经皮撬拨复位固定 907
外周神经卡压症 1131
外周血管 009
弯锯 346
弯凿 1363
弯折（buckle） 2108
完全肠外营养支持（total parenteral nutrition, TPN） 182
完全骨折 403
完全骨折部分移位 615
完全骨折无移位 615
完全横断性损伤 1263
完全募集 389
完全去传入手术 1383
完全损伤 1149
完全限制型全肘关节假体 985
完全性脊髓损伤 1068, 1210, 1304, 1259, 1280, 1159

完全性屈曲型损伤 1149
完全性圆锥损伤 1237
完整型颈肋 2660
顽固性呃逆 379
烷基化剂 041
烷基化气体 041
晚二期缝合 288
晚期并发症 929
晚期病例 1162, 1167, 1270
晚期翻修手术 2213
晚期翻修术 2767
腕背侧横韧带 1034
腕背侧伸肌支持带 991
腕背屈试验阳性 1668
腕部经舟骨月骨周围脱位 886
腕部叩击试验（Tinel征） 3315
腕部力学传导 542
腕关节穿刺术 277
腕关节创伤性关节炎 1033
腕关节骨折脱位 550
腕关节结核 1033, 2970
腕关节结核病灶清除术 2982
腕关节内紊乱征 543
腕关节切口排脓 3010
腕关节桡背侧穿刺 277
腕关节融合术 1033
腕关节以上的上肢截肢 3216
腕关节月骨脱位 886
腕管横断面解剖 3313
腕管叩击试验阳性 1668
腕管症候群 1667
腕管综合征（carpal tunnel syndrome） 3313
腕护具 245
腕手固定性支具 244
腕手活动性支具 244
腕手支具 244
腕月骨骨软骨病 3043
腕运动中心 991
腕舟骨骨折 009, 858
汪机 023
汪良能 1782
王东来 1451
王桂生 024
王湑寰 027
王炜 2565, 3528
网球肘（tennis elbow） 1617
网织红细胞 373
网状层微静脉网 3526
网状型 2432
望远镜（telescoping） 2580
危险区（critical zone） 363, 1595, 1596
危险因素 174
危亦林 022

危重骨科病例麻醉 150
危重患者 150
微波灭菌 045
微创（less invasive）横切口 1732
微创（MIPPO）技术 737
微创单髁置换术 1015
微创的基本理念 818
微创化（less invasive） 031, 2011
微创技术 819, 823, 1012
微创可注射型植骨材料 096
微创切口 1786
微创全膝置换术 1012
微创手术 824, 954
微创髓内钉 012
微创稳定固定系统 829
微创稳固系统（less invasive stabilization system，LISS） 821, 830, 833
微创注入 097
微弹簧血管内栓塞 2512
微动脉（arteriole） 3514
微断裂（microtear） 1595
微交锁 1001
微静脉（venule） 3514
微聚物和肺微栓塞 168
微生物杀灭率 044
微细骨折（microfracture） 2022
微纤维胶元（Microfibrillar collagen，简称MFC） 2513
微小入路 1012
微循环改善剂 377, 380
韦萨留斯Andreas Vesalius 005
围手术期（perioperative period） 173
围手术期的护理 194
围手术期的水、电解质平衡 183
围手术期抗生素的应用 184
围手术期深静脉血栓 190
围手术期营养支持 181
围手术期重症患者的营养支持 182
围术期高血压治疗 115
桅杆式（Jurymast）支具 013
维持颈椎前凸和椎间高度 1213
维持时间 146
维持椎间孔 1995
维库溴铵（Vecuronine） 109, 110, 145
维廉·哈维William Harvey 005
维萨利骨（ossa Vesalianum） 1636
维生素A 375
维生素B_{12}缺乏 388
维生素D的补充 1565
卫生通过用房 033
未分馏肝素(unfractionated heparin，UFH) 2265
伪影 1211
尾部痛 1533
尾骶关节脱位 1533
尾骨骨折 1533
尾骨骨折与脱位 1532
尾骨切除术 1534
尾骨切除术切口 1534
尾骨切除术体位 1534
尾骨神经节 1264
尾痛症（coccygodynia） 1535
胃癌 2355
胃肠道内营养 380
胃管 377, 379
胃管鼻饲 2150
胃管护理 379
胃泌素 377
胃黏膜保护剂 375
胃黏膜微循环障碍 370
胃黏液-碳酸氢根屏障 371
胃排空延迟 380
胃十二指肠溃疡 2252
胃酸分泌升高 375
胃左动脉造影 374
萎缩型 945
温热疗法 1718, 3644
温湿度要求 036
吻合血管的腓肠神经移植 3361
吻合血管的游离皮瓣 595
吻合血管的游离神经移植 3360
吻合血管的植骨 945
吻合血管的足背肌腱皮瓣 596
吻棘型 2690
吻棘症 2691
稳定区（stable zone）原理 015
稳定区域 2910
稳定型 615, 706, 1101
稳定型骨折 1230
稳定型骨折的治疗 709
稳定型胸腰椎骨折各种支具固定 1250
稳定型胸腰椎骨折上石膏背心后进行腰背肌锻炼 1247
稳定型胸腰椎损伤 1244
稳定型者 626
稳定性骨折 219, 404
稳定椎节 1845
稳压电源 324
我国的脊柱外科并不落后于国外 1889
我国的先天发育性髋关节脱位发病率 2575
卧床翻身训练 3668
卧床休息 1953
握持部件 1470
握手指 1260
污染 941
污物收集分类系统 035
无衬垫石膏 219, 220
无创动脉压（NIBP）监测 155
无创监测 154
无创伤技术 348
无创外科操作技术 010
无创血压监测 155
无缝合植皮 344
无感觉障碍 1675
无骨损伤的颈髓损伤 1543
无骨折脱位型颈髓损伤 1543
无关节 982
无活力组织 008
无接触技术 989
无紧张性膀胱 1265
无菌套 084
无菌性坏死 1049
无名动脉 1581
无名指指浅屈肌腱转移术 3170
无明显骨折脱位的脊髓损伤 1181
无人区 570
无神经损伤的爆裂型骨折 1397
无损伤缝合针 347
无痛的活动 010
无需再取骨 1850
无血管区 1595
无移位的舟骨骨折 858
无移位型 513
吴之康 026
吴祖尧 1725
五禽戏 021
五十肩 1590
五行理论 021
五行学说 3698
武威汉代医简 022
舞动性牵引（ballistic stretching） 3609
勿需通过神经根管逆行插入引导针 2146
戊二醛 041
物理刺激对组织修复的影响 3591
物理疗法（physical therapy） 3644
物体识别 3650
误将食管当成椎体前筋膜切伤 2137
误伤脊神经根 2140
误伤脊髓 2140
误伤脊髓、脊神经根或马尾 1329
误伤血管 1329
误伤腰大肌或髂腰肌 1329
误吸 1577

雾化吸入 1582

X

X线 006
X线导航 876
X线导航技术 879
X线定位 1191
X线防护屏 084
X线防护铅衣 084
X线平片与MR对比检查 537
X线摄片定位法 1736
X线透视技术 876
X线影像增强仪 823, 829
西医骨科 004
吸入麻醉 100, 136
吸入性全身麻醉 102
吸烟的影响 2164
吸引器头端套上导尿管 2143
吸引器头对脊髓的损伤 2143
吸引器头远离硬膜壁 2143
希波克拉底 004
烯丙吗啡（Nalorphine） 107
膝Q角异常 925
膝部衬垫 085
膝部创伤 654
膝部韧带、软骨及半月板损伤 674
膝顶法 889
膝反屈畸形 663
膝关节不稳定 661, 678
膝关节不稳定的分类 678
膝关节不稳定的判定 679
膝关节不稳定的原因 678
膝关节穿刺 278
膝关节穿刺术 277
膝关节创伤 654
膝关节大体解剖 687
膝关节的构成 327
膝关节的滑膜皱襞综合征（Plica syndrome） 926
膝关节多自由度活动 328
膝关节骨关节炎 1004
膝关节骨软骨损伤 682
膝关节骨折脱位 659
膝关节后十字韧带 677
膝关节滑膜腔 330, 331
膝关节积液征 925
膝关节加压融合术 2976
膝关节加压摄片 675
膝关节结核 2974
膝关节结核病灶清除术 2985
膝关节镜外科的基本知识 327
膝关节力线异常 1624
膝关节内翻畸形 964
膝关节前、后十字韧带及内外侧副韧带一次性重建术 681
膝关节前交叉韧带撕裂的手术 009
膝关节前十字韧带 676
膝关节切除成形术 018
膝关节切开排脓术 3011
膝关节全关节置换术后的康复 3610
膝关节韧带的大体解剖 674
膝关节韧带损伤 674
膝关节韧带损伤术后的康复治疗 3611
膝关节融合术 1038
膝关节三联症 678
膝关节术后康复 3603
膝关节退行性骨关节病 964
膝关节脱位 659
膝关节脱位的分类 659, 660
膝关节脱位的治疗 661
膝关节置换 018, 1012
膝关节周围骨折 829
膝踝足支具 246, 248
膝内侧副韧带 675
膝内侧副韧带加强（重建）术 681
膝内侧副韧带损伤 675
膝内侧隐神经血管束皮瓣 3545
膝内翻 947, 1005
膝全伸位 1018
膝外侧副韧带 675, 676
膝外翻 947, 1005
膝下垫软枕 932
膝阵 1268
膝支具 246, 247
洗涤式自体输血技术 077
洗冤集录 022
细胞凋亡基因 020
细胞黏附分子（intercellular cell adhesion molecule, ICAM） 1273
细菌的药敏试验 1518
细菌毒素 2317
细菌培养 941
细菌培养基 008
细菌软骨素酶ABC（chondroitinase ABC, ChABC） 1274
细菌污染反应 081
细小吻合交通（microvenous connections） 3529
峡部崩裂（spondylolysis） 2055
狭窄环综合征 2955
下1/4截除（hindquarter amputation） 2390
下尺桡关节不稳 855
下尺桡关节脱位 988
下床前准备 201
下端椎 015
下方蒂皮瓣（inferior-based flap） 3523
下腹部方形皮瓣设计 594
下颌下腺损伤 1581
下颈段黄韧带骨化症施术卧于石膏床上 2111
下颈椎不稳症 1794
下颈椎创伤 1210
下颈椎各型骨折脱位 1152
下颈椎骨折之分型 1144
下颈椎融合的Dewar技术 1156
下颈椎损伤的手术疗法 1184
下颈椎损伤的诊断 1150
下颈椎形态 1145
下颈椎压缩性骨折时的牵引体 1153
下颈椎椎弓根骨折 1170
下颈椎椎体爆裂骨折晚期病例 1162
下腔静脉损伤 1467
下腔静脉支架 2266
下丘脑-垂体-肾上腺糖皮质激素系统 369
下神经元性瘫痪 1234
下腰部脑脊液囊肿 2187
下腰部生物力学特点 1994
下腰段脊髓（圆锥上） 1243
下腰椎不稳症 1951, 2021
下腋部弧形皮瓣 594
下肢不等长 3232
下肢持续被动活动（CPM）装置 325
下肢恶性黑色素瘤 2337
下肢骨折 904
下肢关节成形术 1046
下肢关节周围损伤 898
下肢横纹肌肉瘤 2335
下肢结核 2972
下肢截肢时 3217
下肢截肢术 3224
下肢髋人字形石膏 231
下肢螺旋牵引器 416
下肢其他神经卡压症 3342
下肢躯体感觉诱发电位 383
下肢上下石膏托 232
下肢深部静脉血栓（DVT） 214, 2240
下肢深静脉血栓形成 199
下肢深静脉状况 996
下肢石膏 220, 226, 1039
下肢石膏固定 655
下肢石膏管型 220
下肢石膏筒（管形） 226
下肢术野铺单 053
下肢双石膏托 233
下肢旋转试验 3332

下肢血管损伤 3277
下肢支具 246
下肢周围神经卡压症 3324
仙传外科验方 023
仙授理伤续断秘方 022
先后天畸形 007
先切除一侧椎间关节后缘骨质 1778
先试以非手术疗法 1271
先天发育性尺骨缺如 2560
先天发育性尺桡骨性连接 2562
先天发育性垂直距骨（congenital vertical talus）2617
先天发育性多发性关节挛缩症 2623
先天发育性腓骨缺如 2610
先天发育性副舟骨（congenital accessory navicular bone）2622
先天发育性高位肩胛骨 2554
先天发育性畸形 2546
先天发育性脊椎椎管狭窄症 2774
先天发育性颈椎椎管狭窄 2730
先天发育性胫骨假关节 2605
先天发育性胫骨缺如 2609
先天发育性胫骨弯曲 2608
先天发育性胫骨形成不良 2605
先天发育性髋关节脱位 2574
先天发育性髋关节脱位的病理 2577
先天发育性髋关节外展挛缩 2600
先天发育性髋内翻 2597
先天发育性马蹄内翻足 2611
先天发育性内翻足（congenital talipes varus）2614
先天发育性上肢畸形的Swanson分类 2565
先天发育性手部畸形 2565
先天发育性锁骨假关节 2558
先天发育性外翻足 2615
先天发育性膝关节过伸 2603
先天发育性膝关节脱位 2602
先天发育性与继发性颈腰综合征 2813
先天发育性远端尺桡关节半脱位 2563
先天畸形 1952
先天性半侧肥大（congenital hemihypertrophy）2954
先天性变形（deformation）2550
先天性尺桡骨性连接 2562
先天性齿突不连 1094
先天性发育性腰椎椎管狭窄症 2694
先天性分裂足（congenital cleft foot）2621

先天性骨硬化症（congenital osteosclerosis）3193
先天性环状挛缩带 2955
先天性环状束带 2955
先天性肌缺如（congenital absence of muscles）2957
先天性畸形（congenital malformation）219, 2546
先天性畸形（malformation）2550
先天性脊柱崩裂、滑脱 2687
先天性脊柱侧凸 012
先天性脊柱侧弯 250
先天性脊柱后凸畸形 2922
先天性肩关节脱位 2558
先天性结构畸形 2551
先天性颈椎融合病 1059
先天性髋关节脱位 229, 996
先天性平底足 1646
先天性斜颈 2651, 2655
先天性因素 1671
先天性枕骨寰椎融合 2629
先天性跖骨内收畸形（congenital metatarsus adductus）2620
先天性蛛网膜囊肿 2716
先天性椎体融合 2687
先天遗传性因素 2055
纤颤电位 390
纤维蛋白绷带 064
纤维结构不良 2294
纤维连接蛋白（fibronectin）3370
纤维胃镜的 368
纤维性囊性骨炎(osteitis fibrosa cystica) 3202
纤维粘连蛋白Fibroneetin 3376
纤维支气管镜 139
显露大粗隆 616
显露股骨颈 618
显露骨折断端 647
显露寰椎后弓 1064
显露肋骨及肋间组织并切断 1284
显露气管 362, 363
显露髂骨嵴 1840
显露施术椎节 1309, 1332
显露、松解颈深筋膜（ 1734
显露胸腔 365
显露血管 348
显露椎动脉 1559
显露椎节前方程序 1735
显露椎体前方 1732
显示脊神经根和椎动脉呈游离状 1769
显示甲状腺中静脉与甲状腺下动脉 1735
显微骨折 614
显微镜手术 1825

显微镜下经颈椎前路手术（microsurgery of the cervical spine）1816
显微外科 027, 345
显微外科的基本器械 345
显微外科技术的训练 347
显微微创外科技术 852
显微血管修复术 348
显微椎间盘摘除术 134
显性脊椎裂 2688
现场急救 305
现代脊髓损伤之父 1372
现代康复医学之父 029
现代人工关节之父 017
现代战争外科 009
现代支具技术 237
限制区的划分与布局 034
限制型假体 955
限制性通气障 135
线性关系（linear relationship）1651
线样及层状骨膜反应 2325
腺苷脱氨酶（ADA）2551
相对禁忌证 1026
相对手术适应证 1184
相邻椎节不稳 1983
镶嵌植骨 090
向前翻卷（roll over）3534
向心性等张运动 3594
向心性纤维 1266
项部正中切口 1061
象牙质样瘤骨 2325
橡胶假体 978
橡皮带驱血、止血 006
橡皮管止血带 062, 063
消除局部反应性水肿 1954
消除黏合面 259
消除顽固性休克的病因 932
消毒（disinfection）040, 087
消毒范围 086
消毒供应用房 033
《消毒技术规范》 041
消毒剂 008
消毒史 040
消化道应激性溃疡 368
消灭创面 936
消灭死腔 2997
消炎、消肿与止痛 1716
小儿髌骨高位测定法 1628
小儿长管骨 402
小儿的解剖 143
小儿骨科 143
小儿骨科麻醉特点 143
小儿脊麻药物浓度 146
小儿脊髓疾患 1538

小儿脊髓损伤 1538
小儿脊髓损伤的特征 1538
小儿脊髓损伤发生机制 1538
小儿脊柱伤患麻醉 148
小儿解剖 143
小儿麻痹 007
小儿麻痹后遗症 004
小儿麻痹后遗症的支具 251
小儿麻痹后遗症足下垂 3326
小儿麻痹症 3653
小儿气管插管 145
小儿气管导管选择 145
小儿术前禁食时间 144
小儿双下肢悬吊牵引术 260
小儿四肢伤患 144
小儿四肢伤患手术 144
小儿四肢手术 143
小儿蛙式石膏 230
小儿下肢悬吊牵引 260
小儿肘部骨折 947
小儿足畸形 007
小关节单侧或双侧交锁 1199
小关节的旋转活动轨迹 1991
小关节交锁 1149，1309，2026
小关节交锁复位失败者 1310
小关节内植骨融合 2898
小关节切除（开）术 1976
小关节切开减压 1669
小关节融合技术 014，016
小关节损伤 1280
小关节损伤性关节炎 1952
小关节突骨折 1148
小夹板 238
小夹板包扎过紧 936
小夹板技术 234，421
小平凿 1766
小切口 954
小切口减压 1476
小切口开胸入路 1460
小切口胸椎侧凸前路矫形术 2859
小泉 2108
小腿创伤的并发症 738
小腿单平面单支架半针固定 355
小腿单平面、双平面单支架半针固定式 355
小腿单平面双支架全针固定 355
小腿单平面双支架全针固定式 355
小腿动脉损伤 3280
小腿后侧筋膜皮瓣 3560
小腿后侧近端蒂筋膜皮瓣 3563
小腿后侧远端蒂筋膜皮瓣 3564
小腿后外侧筋膜皮瓣（lateral calf fasciocutaneous flap） 3563
小腿截肢 3640
小腿截肢术 3226

小腿筋膜间室（隙） 704
小腿牵引 259
小腿深筋膜的纤维结构 3509
小腿十字韧带 1041
小腿石膏 220，225
小腿石膏楔形切开 711
小腿损伤固定方法 931
小腿应用解剖 703
小腿中下段、踝部手术铺巾 053
小型血管夹 347
小血管移植术 350
小血管止血夹 347
小鱼际间隙感染 3019
小指近节指骨骨折移位 563
小指近节指骨中段骨折 563
小指掌侧皮肤缺损 590
小椎管者 1795
校正装置 879
笑气 006
楔骨及骰骨骨折 811
楔石 1513
楔石样作用 1513
楔形骨凸切除 024
楔形骨折 402
楔形截骨术 3118
楔形切除 1062
楔形切开 219，233，711
楔形切开矫正术 233
楔型骨折 863
协调练习 3644
协调性同步性 919
斜角肌切断 2664
斜台立位保持训练 3669
斜向对侧骨盆处进行牵引 1186
斜形单折双针水平位固定 560
斜形骨折 403
斜形切口 1290，1732
携物角 985
写字动作的训练 3693
心包内按摩 365
心包填塞 932
心搏骤停 112，135，364
心电图（ECG） 155，173
心动过缓 163
心肺功能 135
心肺功能检查 135
心肺耐力训练 3610
心功能 081，173，176
心肌梗死 932，2181
心理护理 200，204，209
心理压力 378
心理治疗 203，1719
心理准备 913
心力衰竭 116，375
心律失常的治疗 177

心室纤颤 135
心室纤维颤动 364
心输出量 009
心输出量（CO） 111
心血管高危因素 174
心脏除颤 366
心脏挫伤 932
心脏功能的支持 177
心脏患者 175
心脏指数 116
锌氧胶膏牵引 261
新辅助化疗 2317，2346
新骨形成 914
新生儿股骨干骨折 641
新生骨 005
新生骨"爬行替代" 1097
新斯的明 136
新鲜冻干血浆 1516
新鲜股四头肌腱断裂 672
新鲜经舟骨月骨周围脱位 550
新鲜神经端 3349
新鲜血小板 168
新鲜血液 168
新鲜月骨脱位 548
新型界面内固定物"CHTF" 1889
新型颈椎椎体间人工关节设计 1869
新型人工颈椎间盘设计示意图 1874
新型石膏 235
信息传递通道 1269
星形细胞瘤 1831
星形细胞瘤 2414
星状骨折 403
邢台地震 1244
行军骨折 814，913
行军所致胫骨近段应力骨折 916
行为疼痛测定法 164
Ω形人工颈椎体间关节 1863
形态测量仪 030
型号不符 252
Ⅳ型胶原（Collagen Ⅳ） 3376
Ⅰ型 原发性OP 1563
Ⅱ型 原发性OP 1563
幸运骨折 1397，1543
幸运损伤 1149
幸运性颈椎损伤 1181
幸运者骨折（损伤） 1058
性别 910
胸部肌群侧面观 1283
胸部切口闭合 1300
胸长神经卡压症 3294
胸大肌 979
胸带（chest binder） 012
胸导管 1462，2234

胸导管损伤 1581, 2849
胸段脊膜瘤 2440
胸段脊柱的解剖特点 2850
胸肺顺应性降 135
胸腹联合切口 1286
胸腹联合切口常用体位 1286
胸腹联合切口局部解剖关系 1287
胸腹前路手术 1292
胸后部局部解剖 1308
胸膜损伤 2138
胸内心脏按摩术 364
胸内心脏按压体位 365
胸腔闭式引流 135
胸腔出口局部体征 1667
胸腔出口狭窄综合征（thoracic outlet syndrome，TOS） 2660, 2651
胸腔出口综合征（TOS） 1667
胸腔镜下 1921
胸腔镜下器械 1352
胸腔镜下胸椎侧凸前路矫形术 2849
胸腔引流管 1300, 1355
胸髓段受损综合征 1236
胸锁关节 441, 1590
胸锁关节脱位 444, 451
胸腰部脊椎损伤3、4人平卧翻身搬运方法 932
胸腰部脊椎损伤放稳后的固定方法 932
胸腰骶支具（thoracolumbosacral orthosis） 2949
胸腰段创伤经皮微创技术 1460
胸腰段创伤前路微创外科技术 1460
胸腰段和腰椎侧凸前路矫形手术要点 2861
胸腰段后凸畸形 1335
胸腰段脊柱损伤 1242
胸腰段前路显微外科技术 3089
胸腰段石膏 1369
胸腰段椎体结核 3068
胸腰段椎体结核病灶清除术 3084
胸腰和腰段侧凸前路矫形手术的优缺点 2862
胸腰后路手术之特点 1304
胸腰髓段受损综合征 1236
胸腰髓反射中枢 1267
胸腰髓损伤 1235
胸腰椎爆裂骨折前路病椎切除钛钛网植骨重建+钛板螺钉内固定 1391
胸腰椎爆裂型骨折的处理 1386
胸腰椎病理性骨折 1331
胸腰椎病理性骨折的治疗 1335
胸腰椎病理性骨折之病因 1334

胸腰椎侧后方椎管次环状减压术 1328
胸腰椎侧凸和腰椎侧凸 2916
胸腰椎创伤最常发生于胸腰段 1405
胸腰椎骨折后人体力线 1282
胸腰椎骨折脱位 1278
胸腰椎骨折脱位之手术疗法 1278
胸腰椎和腰椎侧凸的前路矫形术 2860
胸腰椎脊柱侧凸前路松解术 2891
胸腰椎前路手术的特点 1278
胸腰椎前路手术入路 1283
胸腰椎伤患后方入路 1304
胸腰椎伸展型骨折 1253
胸腰椎手术 059
胸腰椎双主侧凸 2916
胸腰椎损伤 1219
胸腰椎损伤后路常用术式及入路 1309
胸腰椎损伤机制 1220
胸腰椎损伤术后并发症 1405
胸腰椎损伤晚期病例 1360
胸腰椎稳定型骨折 1244
胸腰椎悬吊牵引 268
胸腰椎/腰椎侧凸 2843
胸腰椎主侧凸 2832
胸腰椎椎体单纯性、楔形压缩性骨折 1244
胸椎OPLL 2118
胸椎次全环状减压 1371
胸椎和腰椎两个主侧凸 2832
胸椎后路松解融合术 2898
胸椎后纵韧带骨化（thoracic ossification of posterior longitudinal ligament 2775
胸椎后纵韧带骨化症 2118
胸椎黄韧带骨化症CT扫描 2124
胸椎黄韧带骨化症（ossification of ligamenta flava, OLF） 2123
胸椎脊柱侧凸前路松解术 2885
胸椎间盘突出症 1921
胸椎间盘摘除术 1921
胸椎结核 3068
胸椎前血管走行 2234
胸椎矢状序列修正型 2907
胸椎手术麻醉 134
胸椎退行性变 1915
胸椎椎管狭窄症之诊断 2777
胸椎椎间盘突出 1832
胸椎椎间盘突出症 1914, 1917
熊猫眼 930, 1440
休克 066, 198, 407, 610, 929
休莫尔（Schmorl）结节 1933
修复创面的术式 596

修复三角韧带 753
修复手术 009
修复轴突细胞膜 1273
修剪血管外膜 348
修削石膏 229
修整第一跖骨头跖趾关节成形术 1052
修整肱骨远端 1047
修整刨削刀（trimmer） 323
修整石膏 224
修整柱状骨条 1843
修正创伤评分（RTS） 307
袖口征 2325
虚拟人 824
虚拟人创新计划（the Virtual human project inititative） 824
虚拟生理人 825
虚拟透视 877
虚拟物理人 825
虚拟智能人 825
虚拟中国人女性1号（virtual Chinese human-female numberl, VCH-F1） 825
虚实 3702
虚则补之 021
需及早手术减压 1225
需氧及厌氧细菌 008
徐莘香 029
徐印坎 1749
许莫氏结节 2026
叙论 023
酗酒 932
续监测肺通气功能 1110
嗅鞘细胞（olfactory ensheathing cells, OECs） 1274
悬垂石膏 478
悬垂石膏固定 920
悬垂石膏固定复位疗法 920
悬垂石膏治疗的肱骨投掷骨折 922
悬吊复位 229, 1252
悬吊复位器 229
悬吊石膏管型 009
悬吊效应 3297
旋后（内翻）背屈损伤 749
旋后（内翻）内收损伤 751
旋后（内翻）外旋损伤 752
旋后（内翻）外旋损伤分度 748
旋后外旋型骨折 744
旋颈试验 1178
旋扭加压式注射器 1339
旋前（外翻）外旋骨折分度 748
旋前（外翻）外旋损伤 748, 755
旋前（外翻）外展损伤 749, 756
旋前圆肌激发试验 3303
旋前圆肌纤维束带 3302

旋前圆肌综合征（pronator syndrome） 3302
旋转暴力 1145, 1221
旋转暴力所致胫腓骨不稳定型骨折 713
旋转不稳定 679
旋转成形术(Campanacci) 2320
旋转复位 899
旋转畸形 254, 740, 949
旋转式塔吊 035
旋转试验 799
旋转移位 886
旋转植骨 1754, 1843
选用界面内固定替代植骨 2151
选用细长的神经外科吸引器头 2143
选择穿针（钉）部位及定位 263
选择防滑设计产品 1787
选择省力的工作方式 1997
选择外固定架的合理性 1499
选择相应规格试模 1879
选择相应型号和规格的人工椎体 1332
选择性骶神经根切断术 1374
选择性动脉栓塞技术 2510
选择性动脉造影栓塞术 2364
选择性脊神经后根切断术 3660
选择性脊神经后根切断术（Selective Posterior Rhizotomy, SPR） 3182
选择性脊髓动脉造影检 2424
选择有利于患者的椎节植入物 2157
选择有效的手术方式 1133
选择运动场地 917
薛己 023
学习曲线 1020
雪帽征（snow cap shadow） 1613
雪旺氏瘤 2432
雪旺细胞的正常生理功能 3375
雪旺细胞在神经再生中的作用 3376
雪旺细胞在周围神经再生中的作用 3374
血窦型 2448
血供中断 943
血管壁瓣状切开端侧吻合 349
血管壁开孔端侧吻合 349, 350
血管壁切开端-侧吻合 349
血管壁小穿孔伤 289
血管变异 1685
血管大部离断或完全离断者 290
血管大部离断缺损较多者 290
血管的狭长裂伤 289
血管动力学异常 1685

血管畸形 2651
血管介入放射技 2364
血管紧张素Ⅱ 372
血管紧张素转化酶抑制剂 116
血管痉挛 940, 1584
血管扩张性肢体肥大症（hemangiectatic hypertrophy） 2954
血管扩张药 116
血管瘤 2414
血管母细胞瘤 1831
血管内栓塞技术 2511
血管内止血带 063
血管平滑肌扩张药 136
血管破裂或缺损 289
血管清创 284
血管伤处理的基本原则 289
血管伤修复的手术方式 289
血管神经蒂岛状肌皮瓣 3570
血管神经鞘 1735
血管神经损伤 354
血管数字减影技术（DSA） 938
血管栓塞 026, 944, 1125
血管损伤 333, 485, 937, 1447, 2182
血管损伤概率高达50% 661
血管探查 938
血管网（network） 3513
血管网（丛）的交通吻合 3514
血管网（丛）类 3525
血管网型 3540
血管网织细胞瘤 2425
血管吻合方式 349
血管误被结扎 3284
血管修复 348
血管修复的基本原则 348
血管修复术 938
血管移植 938
血管因素 1671, 1685
血管在主要分支部位断裂 290
血管脏器伤 2183
血管造影 935
血钾增高 150
血碱性磷酸酶 2326
血流动力学 153
血流动力学不稳定 174
血流动力学监测 155
血路传播 3066
血脉灌通 021
血气分析 931, 933, 1576
血气胸 932, 1582
血容量不足 932
血容量减少 009
血栓形成 171, 360, 370
血栓性静脉炎 273, 421, 1270, 2049
血小板 1516
血循不良 221

血压调控 176
血压监测 154
血压下降 171
血液系统疾病 119
血友病 996
血友病性骨关节病 3031
血友病性关节病 1004
血运受阻学说 2656
血肿内注射 938
血肿形成 1551, 2212, 2767
血肿型 1360
循环负荷过重 081
循环功能监测 154
循环系统并发症 171
循环血量不足 210
循环血容量 153
循环阻闭 009
训练前的准备 918
迅速静脉输液 931
蕈状型 1361

Y

Yamaguchi 2565
Yasargil 1831, 1977, 2672
Yasuda 429
Yergason试验 1593
Yokoi 2086
Yoshizawa 1801
you are grandfather 1889
Young 3367
Yuan Syracus 1293
Yves Colrel 015
Y形截骨术 2599
Y形潜式切骨减压术 1778
Y型 403
Y型管 359, 361
压颈试验（Quelkenstedt's sign） 2421
压力分部不均学说 925
压力辅助控制通气（P-ACV） 179
压力控制SIMV 179
压力控制通气（PCV） 179
压力控制-同步间歇指令通气（PC-SIMV） 179
压力预置型通气（pressure preset ventilation, PPV） 179
压力支持通气（pressure support ventilation, PSV） 179, 180
压迫疮 218
压迫疮与褥疮 2184
压迫肱动脉 938
压迫股动脉 938
压迫脊髓圆锥 1915
压迫锁骨下动脉 938

压迫性病变 385
压迫性跖痛症 1639
压缩暴力 1220
压缩型（Compression type）骨折 403, 793
压腿运动 213
鸦片 006
鸭嘴蓝钳 321
牙齿损伤和脱落 152
牙质形成不全（dentinogenesis imperfecta） 2944
哑铃型肿瘤 2415
雅司螺旋体（Spirochaeta pertenuis） 3060
亚急性坏死性脊髓炎综合征（foix-alajouanine syndrome） 1985
亚麻子油酚溶剂 006
氩激光（Argon） 376
咽喉壁损伤 1111
咽喉部炎症 1795
咽后部慢性炎症 1079
咽升动脉 1125
延长部位 3241
延长固定时间 945
延长速度 3241
延长消毒时间 048
延长与压缩 028
延迟固定（delayed fixation） 836
延迟延长（delayed lengthening） 3241
延迟愈合 485, 621, 738, 943, 1141
延期缝合 287
闫德强 1451
严格清创 715
严格手术操作程序 2156
严格术野消毒 060
严格外科无菌技术原则 2158
严格制动 1081
严密观察创口 1462
严重（不稳定型）压缩性骨折 1146
严重创伤的分类 306
严重复杂脊柱侧凸之手术治疗 2927
严重贫血（Fanconi综合征） 2559
严重平底足 1043
严重髓核脱出型 1958
严重型颈腰综合征 1319
严重移位的肩胛盂骨折 443
严重粘连型 1958
炎症早期及时处理 2158
沿肋骨中线纵长切开肋骨骨膜 1284
盐水棉片 1315
颜面部征象 1576
眼部异常 2951

眼科刀 007
眼球震颤试验 1178
眼源性眩晕 1690
厌氧 破伤风杆菌 008
阳凿 1842
杨操 2866
杨东岳 027, 2672
杨果凡 028, 3528
杨克勤 024, 1725
杨清叟 023
杨用道 022
疡医 021
洋地黄 175
仰颈体位 362
仰伸位牵引 1153
仰卧挺腹试验 1942
仰卧位 057, 059, 171
仰卧位手术 1509
氧供（DO2） 153
氧耗（VO2） 153
氧化铝陶瓷 969
氧化纤维素（oxycel） 2230
氧化亚氮（Nitrous oxide） 102
氧自由基 372
腰$_1$椎体爆裂性骨折 1387
腰背部施术体位 085
腰背肌的训练 205
腰背肌锻炼 205, 1246, 2058
腰背肌功能锻炼 229
腰部变短 2056
腰部后伸受限及疼痛 2815
腰部扭伤 1951
腰部伸展加压试验 1942
腰部支架 2058
腰部脂肪脱垂 1952
腰骶部多毛症 2711
腰骶部脂肪疝 3153, 3154
腰骶部肿瘤 134
腰骶膨大脊髓段受损综合征 1236
腰骶神经根作为动力神经建立膀胱人工反射弧 1380
腰骶先天异常 1929
腰骶椎不发育 2694
腰骶椎节脱位 1532
腰段骨折合并马尾损伤 1271
腰后伸受限 1950
腰肌筋膜炎 1952
腰脊神经走行角度 1993
腰痛患者椎骨内压力明显增高 1996
腰弯柔韧度 014
腰围 206
腰围的佩戴和使用 206
腰围制动 1953
腰椎背侧神经支配 1994

腰椎不稳发病机制 2022
腰椎不稳症 2021
腰椎不稳症的治疗 2027
腰椎侧型（右）髓核突出症 1935
腰椎穿刺 2422
腰椎的负荷 1997
腰椎的运动 1996
腰椎电动牵引床 256
腰椎翻修术 2191
腰椎骨折后经皮椎体成形 1338
腰椎管狭窄 134
腰椎管狭窄症的非手术疗法 2794
腰椎管狭窄症再手术病例 2194
腰椎后方入路手术术中并发症 2239
腰椎后路非融合术 1969
腰椎后路手术 2027
腰椎后路手术之特点 1280
腰椎滑脱 134, 1952
腰椎滑脱分度法 2057
腰椎畸形 2212
腰椎极外侧型髓核脱出 1936
腰椎脊柱侧凸前路松解术 2889
腰椎间盘突出与脊柱结核的鉴别 3072
腰椎间盘突出症 134
腰椎间盘突出症前缘型 1932
腰椎间盘突出症中央型 1933, 1935
腰椎间盘突（脱）出症 1928
腰椎间盘突（脱）出症的症状学 1938
腰椎间盘退变 1928
腰椎间盘纤维骨化时的处理 3119
腰椎结核 1952, 3068
腰椎结核病灶清除术 3084
腰椎经皮椎间盘内电热疗法 2011
腰椎前及侧方神经支配 1993
腰椎前路减压术 2038
腰椎前路手术患者术前饮食管理 204
腰椎人工间盘置换术（total lumbar disc replacement，TLDR） 2004
腰椎人工髓核植入术后再手术 2199
腰椎伤病的康复 205
腰椎伤病的围手术期护理 204
腰椎手术并发症 2181
腰椎手术麻醉 134
腰椎手术术后并发症 2184
腰椎退变性滑脱 2058
腰椎退行性病变器械内固定并发症 2247
腰椎峡部 2054
腰椎峡部的剪力 2055
腰椎小关节紊乱 1952

腰椎小关节旋转运动时轨迹 1992
腰椎悬吊牵引 268
腰椎增生性（肥大性）脊椎炎 1951
腰椎正常生理弧度消失 2213
腰椎中央旁型椎间盘突出症 1935
腰椎椎弓崩裂 1952, 2058
腰椎椎管狭窄症 2785
腰椎椎管狭窄症的手术 2795
腰椎椎管狭窄症再手术 2201
腰椎椎间盘突出 1833
腰椎椎间盘突（脱）出症后方突出之分型 1934
腰椎椎间盘源性腰痛 1992
腰椎椎间盘源性腰痛的前路非融合手术治疗 2004
腰椎椎节融合术 2027
腰姿改变 1929
摇摆步态 1237
咬除枕骨大孔后缘 1117
咬骨钳或剪 069
咬肌痉挛 149
药理 143
药敏试验 941
药物浓度 162
药物依赖 190
药物预防 380
药物预防应激性溃疡的热点 380
要素饮食 379
叶启彬 026
叶衍庆 023
液性栓塞剂 2513
液压式电动系统 069
腋动脉 3273
腋动脉损伤 3273
腋动脉损伤的预后 3273
腋路阻滞 122
腋神经 979
腋神经损伤 1030
腋窝部血管、神经的压迫 2279
腋窝位 443
腋下三角支撑架 245
一般性感染 1556
一侧大腿截肢合并对侧小腿截肢 3641
一侧性偏头痛 1178
一侧性小关节脱位 1164
一次性截肢 3214
一次性消毒敷料包 060
一过性发热和疼痛 1341
一期实施3种手术治疗重度僵直性脊柱侧后凸成角畸形 2936
一期愈合 006, 010, 011
一氧化氮（NO） 006, 372
医疗机器人系统 824

医疗水平和医疗条件 1130
医疗体育疗法 1716
医学Meta分析研究 846
医学影像设备 826
医源性并发症 738
医源性不稳 1726
医源性肺炎 380
医源性脊髓损伤 1259, 1549
医源性神经根损伤 2048
医源性血管损伤 3283
医院病 006
医宗金鉴正骨心法要旨 023
依次切除骨赘前骨质 1756
依托咪酯（Etomidate） 101
胰岛素 119
移动式深度测量器 1878
移动与转移动作 3682
移位型 616
移行（脊）椎 2685
移植骨插入过深 1550
移植骨的滑脱移位 2267
移植骨来源 088
移植肌腱远端固定法 576
移植皮片坏死 588
移植神经的存活 3359
移植神经的选择与切取 3361
移植外科实验 006
遗传性多发性外生骨疣 2289
遗传性骨指甲发育异常（hereditary osteo-onycho-dysplasia） 2958
遗传咨询（genetic consulting） 2550
乙胺丁醇 2967
乙肝指标阳性 048
乙醚 006
乙酰胆碱 377
乙酰胆碱酯酶 3376
乙状切迹 542
已感染伤口的处理 286
已形成挛缩的治疗 3619
以二头肌腱为解剖标志 980
以防伤及椎前大血管 2032
异丙酚（Propofol） 102, 145
异常活动 944
异常肌电图 390
异常交通支 3301
异常募集状态 391
异常气味刺激喉头 2148
异常运动单位电位 391
异氟醚（Isoflurane） 103, 145
异体采血 074
异体蛋白 080
异体骨重建 2370
异位骨化 011, 610, 611
异物的清除 1581
异物反应 2188

异形髌骨 1624
异烟肼 2967
抑癌基因 020, 2349
抑癌基因相关治疗 2348
抑酸剂 377, 380
抑酸治疗 375
抑郁状态 2255
溢出性尿失禁 2253
翼状肩胛 2556
翼状韧带（alar fold, alar ligament） 330, 1080
翼状韧带撕裂 1423
翼状韧带撕脱 1071
翼状皱襞 330
阴部神经 1266, 1267
阴茎海绵体反射（BCK） 1259
阴阳 3702
阴阳、五行理论 3698
阴阳学 021
阴阳学说 3698
阴阳与五行的关系 3698
阴凿 1842
引入金属导尿管 1522
引入内镜 1108
引入橡胶导尿管 1522
引体向上运动 934
饮食动作训练 3693
饮食护理 196, 202, 379
蚓状肌 576
隐神经 688
隐性脊髓闭合不全 1826
隐性脊椎裂 2629, 2689
应激反应 136
应激性溃疡 368, 373
应激性溃疡(stress ulcer，SU) 368
应激性溃疡出血的临床特点 373
应激性溃疡出血的预防 380
应激性溃疡的发病机制 370
应激性溃疡的发病因 369
应激性溃疡的早期诊断 377
应激性溃疡黏膜病 374
应激性黏膜病变(stress-related mucosal disease，SRMD) 368
应急性手术 358
应力分布 918
应力骨折 707, 910, 913, 915
应力骨折及预防 915
应力位摄片 745
应力性骨膜炎 916
应力性骨折 400, 402
应力遮挡效应 830
应在颅骨牵引下搬运 1189
应掌握扩大性减压术的切骨限度 2146
婴儿骨皮质增生症（infantile corti-

cal hyperostosis） 2945
婴幼儿骨骺损伤 949
婴、幼儿时期脊椎脊髓疾病 1826
鹰爪 1675
鹰嘴滑囊炎 1618
鹰嘴克氏针牵引 458
鹰嘴牵引 479
营养（trophic）因子 3370
营养不良 944
营养性障碍 1676
营养支持 181
影响髌骨稳定性的因素 1624
影响骨折愈合诸因素 431
影响颈椎病前路手术疗效诸因素 2167
影响拇指掌指关节脱位复位的因素 557
影响雪旺细胞分裂增殖的因素 3375
影像导航技术 823
影像学改变 1664
影像学显示颈椎退变而无临床症状者型 1701
硬度 2021
硬度下降 2021
硬化型 944, 2374
硬化性骨髓炎（sclerosing osteomyelitis） 3004
硬脊膜内和硬脊膜外肿瘤的鉴别 2429
硬脊膜破损 2126
硬脊膜前方减压 1466
硬脊膜外囊肿 2719
硬脊膜外血管畸形 2699
硬脊膜外造影 1946
硬脊膜外肿瘤 2415, 2424, 2427
硬脊膜下水瘤 2715
硬膜成形术 1829
硬膜囊及神经根疝出 1252
硬膜囊疝出 1252
硬膜囊受压征 1166
硬膜破裂及脑脊液瘘 2147
硬膜撕裂 1126, 1982
硬膜撕裂伤 1357
硬膜损伤 2184
硬膜外持续麻醉 1040
硬膜外出血 1982
硬膜外静脉丛的止血 1823
硬膜外腔操作 1549
硬膜外粘连 163
硬膜外肿瘤 2418
硬膜外阻滞 146
永久性关节不稳 010
用不可吸收缝线修补撕裂的肩袖 980
用刀片刮除 284

用第三代环锯 2141
用高速磨钻磨除寰椎前弓 1108
用过的器械及时归位 2144
用缓慢延伸法治疗前臂短缩畸形 3255
用手指尖钝性分离 1291
用丝锥攻出椎节内螺纹阴槽 2033
用脱刀对挫伤之皮缘切除 283
用细钩提起硬膜 1823
用药方式 186
用跖肌腱重建距腓前韧带及跟腓韧带 771
优势手多发 3311
尤文肉瘤有效的药物 2331
尤文氏肉瘤（Ewing's sarcoma） 2316, 2329
由轮椅向等高床位移动 3684
邮票式或点状植皮 345
游离并切断肩胛下肌 472
游离尺神经 987
游离腓骨移植术 2607
游离肌腱移植术 573
游离肌腱移植术后固定法 577
游离皮瓣转移 936
游离皮肤移植术 586
游离神经移植的缝合技术 3362
游离神经移植概述 3361
游离神经移植后的二期神经松解术 3362
游离、松解椎动脉 1768
游离植皮术 339
有衬垫 219
有衬垫石膏 220
有创动脉测压（ABP） 111, 154, 155
有创动脉压监测 155
有创监测动脉压 154
有倒刺、可单独使用 1852
有骨擦音 005
有限接触动力加压钛板（limited contacted dynamic compressing plate, LC-DCP） 830
有限内固定 356
有线形外固定架（Linear external fixator, LEF） 351
有效的固定与制动 1390
有效康复措施 1270
右侧横切口 1187
右手按摩法 365
右旋糖酐 1516, 1585
幼儿发育性髋关节脱位开放复位 2587
幼儿脊髓损伤 1182
幼年椎体骨软骨病 3044
诱发Lisfranc关节疼痛 799
诱发电位 382, 1947

诱发电位的临床应用 384
诱发电位监测 157, 1424
诱发骨肉瘤 2323
诱发试验 799
诱发痛 1973
诱向（tropic） 3370
于仲嘉 027
余剩面（odd facet） 1621
盂唇撕脱（Bankart lesion） 1613
盂肱关节 440
盂肱关节内摩擦音 1597
盂肱关节造影 1598
盂继懋 023
鱼际间隙感染 3018
鱼口式缝合法 298
与环锯减压同步进行 1851
与脊柱骨折相关的应激性溃疡 376
与外伤有直接关系 1654
预防爆裂型骨折侧凸畸形的进一步发展 1390
预防恶性高热 149
预防感染 008
预防各种并发症 1270
预防工作中的不良体位 1721
预防骨感染 353
预防挛缩 3619
预防球囊破裂 1570
预防性用药的适应证 184
预防性用药的选择 184
预防应用抗生素 185
预见性护理 379
预弯 2846
预弯（钛）板 1215
预先控制椎动脉 2146
预知气道困难患者的插管处理 128
预制的石膏床 1189
愈合不良 1071
愈合延迟 945
原癌基因 020
原地慢跑 912
原发恶性骨肿瘤 2354, 2355
原发恶性肿瘤 2372
原发骨肉瘤 2323
原发良性骨肿瘤 2354
原发性侧索硬化症 1676
原发性恶性骨肉瘤 2323
原发性高血压病 115
原发性骨恶性淋巴瘤 2332
原发性骨关节病 3029
原发性骨淋巴瘤（primary lymphoma of bone, PLB） 2332
原发性脊髓肿瘤 2417
原发性脊柱肿瘤 2354
原发性髋臼发育不良 2576
原发性软骨肉瘤 2327

原发性痛风 3205
原发性椎体肿瘤 2476
原切口入路 1213
原始骨痂 431
原田病 2258
原位融合 2919
原纤维型 2432
原型二水硫酸钙 095
圆韧带动脉 602
圆柱形Cage 1847
圆柱状鸟笼式Cage 1851
圆锥 1243
圆锥和马尾肿瘤的鉴别要点 2428
圆锥损伤 1237
"猿手"畸形 1665
远侧指间关节屈曲畸形 578
远侧指间关节融合术 580
远端蒂筋膜皮瓣 3523,3524
远端蒂皮瓣distally-pedicled flap 3523
远端蒂皮瓣的应用 3532
远端粉碎性骨折外固定架固定 528
远端交锁 483,880
远端潜伏期延长 393
远端缺血征 937
远端锁钉 646
远端向外旋转（tibia torsion） 1020
远古及奴隶社会 021
远节指骨骨折的Kaplan氏分类 566
远眺 1710
远位交叉皮瓣 593
院内评分 306
约翰·亨特（John Hunter） 005
月骨 991
月骨复位方法 548
月骨坏死分度 549
月骨脱位 546,550
月骨脱位切开复位 547
月骨摘除术 548
月骨周围脱位 549
月骨周围脱位复位 897
月三角不稳定 855
月状骨脱位 546
月状骨旋转 546
钥匙捏术后康复训练 3621
云手 921
允许性低热卡喂养 182
孕妇和哺乳期妇女 184
运动 910
运动单位电位 389
运动功能障碍 1238
运动或感觉功能特异性 3372
运动疗法（Kinesiotherapy, exercise therapy） 1717, 3592, 3643
运动神经传导速度 392

运动神经传导速度测定 391
运动神经元疾病 2442
运动生物力学 924
运动医学 654
运动诱发电位 136,137
运动与训练损伤 910
运动障碍 938
运送 008

Z

Zalhiri 2582
Zaricznyj 866
Zdeblick 1213, 2043, 2048
Zea 2844
Zeidman 2226
Zickel 628,632
Zickel钉临床应用 633
Zielke 2866
Zielke系统 015
Zielke椎弓螺钉 2248
Zollinger-Ellison综合征 3202
Z-plate 1295
Zuckerman 2043
Z形切口 547
Z字形切断肌腱延长术 3163
Z字形切口 1738
再次钛缆或钢丝固定融合术 1138
再发性椎间盘突出症 2194
再骨折 010
再骨折（refracture） 830
再关门 1551
再灌注性损伤 1551
再生相关基因（regeneration association gene, RAG） 1272
再手术的目的 1407
在牵引下植入骨块融合 1194
在医疗条件不稳定情况下 301
暂缓手术病例 1184
暂时性滑膜炎 2973,3042
暂时性肋间神经痛 1357
暂时性下肢轻瘫 2874
脏腑的生理功能 3700
凿除关节软骨面 1040
凿除后方钩椎关 1768
凿骨开槽 1038
凿骨开窗 1162, 1312, 1774
凿刮法扩大减压术 1755
凿取带骨膜瓣之枕骨骨片 1061
凿取骨块（条、片） 1841
凿取骨片 1032,1040
凿取骨条 2039
凿取髂骨嵴 091
早二期缝合 288

早期并发症 929
早期彻底清创 1557
早期触辨觉及定位学习 3652
早期翻修术 2212
早期进食 377
早期食管瘘 2227
早期稳定 1390
早期制动确实 1850
早期坐起 625
早熟性耳硬化（premature otoclerosis） 2944
造影剂误入 1549
增加腹压 1929
增加关节软骨的营养和代谢活动 3595
增加柔软度的训练 3608
增加植入物的稳定性 1787
增龄性脊椎病变 1540
增强肌力的训练 3606
增强抗弯与抗压能力 617
增强心肌收缩力 177
增生性骨关节病 3028
增生性体质 1407
轧音（retropatellar crepitation） 1626
摘除髓核 1739
粘连束带 1316
粘连性脊髓蛛网膜炎 1828
粘连性束带 435
粘连性蛛网膜炎 1366,1769
粘连性蛛网膜炎期 3143
谵妄 2255
谵妄的治疗 190
谵妄状态 190
战后急救网络 007
战伤 400
战伤外科 654
战伤与批量手术时铺单要求 060
战现场手术室 037
战现场手术室营地的选择 037
张凤书 3035
张宏 2866
张莉 918
张力带方式 565
张力带钢丝钛缆固定 669
张力带固定 426,450
张力带内固定 453
张力缝线 3357
张力较大切口 1329
张力缺乏性膀胱 3665
张力性气胸 150, 932, 2234
张连生 913,918
张文林 1782
张文明 024,1780
张仲景 022

掌背部皮瓣设计与皮瓣切取 591
掌背动脉蒂 591
掌侧皮肤缺损的修复 589
掌侧入路 541
掌长肌腱切取法 574
掌长肌跖腱切取法 575
掌骨骨折 558
掌骨骨折内固定方法 560
掌骨颈骨折复位 561
掌骨双骨折克氏针固定 560
掌骨与桡骨轴线 535
掌骨中段横形骨折交叉克氏针+钛缆（钢丝）固定 565
掌颏反射 1673
掌倾角 535, 895
掌压法 888
掌中间隙感染 3019
赵定麟 024, 027, 1642, 1725, 1749, 1780
照明系统 346
折叠式饭桌 258
折角复位法 414
针刺麻醉 1729
针道感染 1504
针的松动 1504
针距 348
针孔处骨折 354
针孔感染 353
针孔骨髓炎 354
针筒动脉输血 360
针吸活检 019
针状瘤骨 2325
诊断标准（2008） 1660
诊断错误 1405
诊断上主次判定不当 2161
诊断性神经阻滞 3321
诊断因素 2161
枕齿间距测量 1059
枕大孔区（高颈段）脊膜瘤 2439
枕大神经 1066
枕大神经痛 1070
枕骨瓣凿取范围 1062
枕骨大孔部减压手术 1829
枕骨-寰椎先天性融合 2637
枕骨髁骨折 1059
枕骨髁骨折征 1059
枕骨-枢椎融合术+寰椎后弓切除术 1138
枕寰急性脱位 1058
枕颈CD内固定系统 1134
枕颈部骨折脱位 1058
枕颈部畸形 1124, 2628
枕颈（寰）关节损伤 1065
枕颈鲁氏棒内固定术 1064
枕颈内固定系统 1064

枕颈融合（减压）术 1133
枕颈融合术 1069, 1093, 1137, 2635
枕颈脱位 1124
枕头过高 1708
枕外隆突 1116
枕芯充填物 1708
枕椎 2629
真空灭菌 040
真空行走踝支具 247
真皮 339
真皮层 339
真正吻合（true anastomosis） 3540
振动锯 242
振动觉 3650
震荡区 280
震荡性静脉（oscillating vein） 3526
镇静药物 188
镇静药物的负荷剂量 189, 190
镇痛方法 160
镇痛药 105
镇痛药物 160
镇痛药物的副作用及预防 163
镇痛药物治疗 186
整骨移植 091
整容动作的训练 3693
正常踝关节 744
正常肌电图 389
正常人体力（中）线 1282
正常视觉诱发电位波形 386
正常组颈椎椎管矢状径平均值 1655
正方形钻（四角形钻） 2225
正骨并金镞科 022
正骨科 023
正规的非手术疗法 1705
正确掌握拔管时机 132
正体类要 023
正相波 390
正置式 018
正中旁切口入路手术 1976
正中神经 939
正中神经返支卡压 3322
正中神经激发试验 3303
正中神经及分支卡压 3301
正中神经解剖关系 3314
正中神经前臂部缺损 3383
正中神经上臂段缺损 3382
正中神经受损 1665
正中神经损伤时的"猿手"畸形 1666
正中神经腕掌部缺损 3383
正中神经肘部缺损 3383
正中神经阻滞 122
正中型 1933
郑燕平 1816

郑祖根 026
症状性盘状软骨 692
支撑动作 3681
支持带动脉 602
支持疗法 935, 1557
支架（frame） 2241
支架固定 1388
支架式牵引 1713
支架系统 346
支具（brace） 237
支具车间 007
支具处方 243
支具的分类 239
支具的基本概念 237
支具的基本作用 239
支具的历史 237
支具的命名 239, 240
支具故障 252
支具技师 243
支具矫形治疗中心 239
支具设计制作者Orthopedist 238
支具室的基本设施 240
支具制作室 241
支具治疗 1630
支具治疗的疗效 2841
支具治疗适应证 2841
支具治疗原理 2841
支配健存下肢运动功能的神经根 1380
支气管损伤 152
肢体的重建 2321
肢体短缩 905
肢体功能锻炼 1039
肢体功能训练 205
肢体骨骺发育异常 2602
肢体挤压伤 007
肢体冷感 1939
肢体麻木 1673
肢体缺血性挛缩 067
肢体缩短术(limb shortening) 3233
肢体型神经纤维瘤 2530
肢体延长术 905
肢体止血带 006
脂肪瓣（dermo-fat） 3534
脂肪垫 330
脂肪（脊髓）脊膜膨出 1826, 1827
脂肪瘤 2425
脂肪栓塞 067, 929
脂肪栓塞综合征（FES） 198, 932, 1491
脂质过氧化反应 378
直肠癌 2355
直肠伤 1491
直肠损伤 1518
直尺试验 461

直尺试验阳性 462
直接按摩 365
直接按压心脏 365
直接暴力 400, 705
直接暴力所致尺桡骨双折 519
直接挤压输血 361
直接+间接减压 1389
直接减压 1389
直接叩痛 1245
直接皮动脉（direct cutaneous artery） 3510, 3566
直接皮肤血管 3510
直接皮肤血管类 3525
直接征象 2434
直镊 346
直视下复位 1309
直腿抬高+踝部背屈加强试验 1942
直腿抬高加强试验（Bragard征） 1942
直腿抬高类训练 3607
直腿抬高试验 1941, 1974, 3332
直腿抬高运动 213
直向不稳定 678
职业 1928
职业训练 204
职业治疗 007
植骨 088, 1048
植骨不融合 1210, 2168, 2203
植骨不愈合 1141
植骨不愈合或内固定失败 2194
植骨的适应证 088
植骨块被吸收 2157
植骨块边缘附加骨钉 2152
植骨块刺伤 2150
植骨块骨折 2152
植骨块过深 1216
植骨块滑出 2157
植骨块滑脱 203, 205, 2150
植骨块或植入物过长 2144
植骨块落出 2155
植骨块嵌入间隙后用螺钉垂直固定 2041
植骨块嵌入时注意安全操作 2145
植骨块上下径应大于椎间隙切骨高度 2152
植骨块位移 2168
植骨块移位 2203
植骨融合 2062
植骨融合术 2847
植骨填充死腔 024
植骨吸收 1468
植骨修复 009
植皮术 339
植皮术分类 339
植入后立即确认 2156

植入人工股骨头 1050
植入人工椎体、嵌紧（撑开） 1859
植入物变位 2162
植入物长短适度 2145
植入物滑出 2155
植入物失去固定作用者 2157
植入物位移等 2203
植入物旋入过深 2144
植物人状态 1576
植物神经症状 1673, 1675
跖短及跖长韧带 1637
跖跗关节（Lisfranc关节） 797
跖跗关节骨折脱位Myerson 分型 798
跖跗关节融合术 802
跖跗关节脱位 797
跖跗关节脱位CT三维重建 800
跖骨干骨折 812, 814
跖骨骨间神经瘤(inter metatarsal neuroma) 1639
跖骨骨折 811
跖骨基底部骨折 812
跖骨截骨术 1641
跖骨颈骨折 812
跖骨头骨软骨病 3038, 3341
跖骨头骨折 812
跖骨行军骨折 813
跖骨应力骨折 915
跖管综合征（tarsal tunnel syndrome） 3337
跖肌腱切取法 574, 575
跖腱膜 1637
跖腱膜切断术 2614
跖趾关节模式 807
跖趾关节脱位 803
跖趾关节脱位手术疗法 807
跖、趾及籽骨骨折 811
止血带 062, 112, 127, 938
止血带并发症 169
止血带的使用 169, 3214
止血带坏死 169
止血带麻醉 169
止血带试验 3315
止血带疼痛 169
止血带休克 169
止血粉 064
指端缺损V形皮瓣转移术 597
指端缺损游离植皮 597
指骨骨端撕脱骨折钢丝环扎 567
指骨骨折及指间关节脱位 561
指骨骨折移位 561
指骨横形骨折内固定 565
指骨基底部撕脱骨折张力带固定 566
指骨结核 2971

指骨中段骨折 563
指甲髌骨综合征（Nail-Patella Syndrome） 2958
指间关节假体 954
指间关节脱位 562
指令动作 136
指蹼间隙感染 3018
指浅屈肌腱弓激发试验 3303
指浅屈肌腱形成的浅腱弓 3302
指神经卡压 3323
指神经麻醉 597
指神经阻滞 123
指数 930
指压止血法 1579
指（趾）甲牵引 267
指总伸肌腱 991
趾长伸肌腱切取法 575
趾骨骨折 814
趾骨伸肌腱切取法 576
趾关节成形术 1051
趾间关节脱位 815
趾神经瘤切除术 1640
制动对各组织的影响 3587
制动引起的生化学改变 3588
制式弓形架 1306
制式皮肤阻力牵引带 260
制约式人工全肩关节 018
制约型 978
制约型全肩关节置换术 982
质子泵抑制剂 377, 380
质子泵抑制剂（PPIs） 375, 380
治疗胫腓下联合后韧带损伤 754
治疗胫腓下联合失稳 754
治疗理念的转变 1248
治疗小组（team work） 3667
治疗性血管造影（therapeutic angiography） 2512
治疗咽喉部炎症 1723
致病细菌 006
致病因素 2054
致残性骨折 009
致畸原（teratogen） 2548
致密性骨发育障碍（pycnodysostosis） 2946
致死性肺栓塞 190
致压骨残留 2162
致压物厚度 1185
窒息 374
置入物移位 2048
置入正式产品 987
中长跑 914
中长跑运动员 708
中度危险物品 044
中国接骨术（chinese osteosynthesis） 819

中国桐油 007
中厚皮片 340, 342
中厚皮片供区 344
中间腓肠浅动脉（median superficial sural artery） 3561
中间位 517
中间型 615
中间柱 542
中空穿刺针 1423
中空拉力螺钉 1423
中空螺钉折断 1448
中空松质骨螺钉 1498
中立位持续牵引 458
中立椎-中立椎 014
中胚层缺陷 2950
中世纪 007
中枢神经损害 1576
中枢神经系统疾病 385
中枢神经系统损伤 1490
中枢性乏氧 930
中枢性瘫 1236
中枢性镇痛药 108
中西医结合治疗骨折 028
中心静脉 182
中心静脉压（CVP） 081, 111, 177, 374, 930
中心静脉压（CVP）监测 155
中心区 280
中心型软骨肉 2328
中央管处脊髓变性 1792
中央腱束断裂缝合法 581
中央腱束损伤侧腱束修复法 582
中央腱束损伤的晚期修复方法 581
中央腱束损伤的修复 581
中央旁型 1934
中央型 1934
中央型脊髓损伤 1234
中央型（又称上肢型） 1672
中央置位术 2560
中药电熨疗法 1718
中药熏蒸疗法 1718
中医骨伤科三期分治 3703
中医药在骨科围手术期的应用 3697
中指近节指间关节后方脱位 562
中指伸指试验 3312
中轴影像（axial image） 1829
终末伸肌腱 578
终末小骨（ossiculum terminale） 2629
钟摆式锻炼 980
钟世镇 028
肿瘤 019, 386
肿瘤标志物 2374
肿瘤播散 1341
肿瘤的彻底切除 2321

肿瘤的切除原则 2321
肿瘤翻修术的实施 2383
肿瘤分区 2394
肿瘤免疫治疗 2317
肿瘤切除 1462
肿瘤染色 2514
肿瘤性骨破坏 2325
肿瘤性软骨破坏 2325
肿瘤疫苗 2350
肿胀 435
重病监护 934
重叠缝合 470
重度黄疸；379
重复麻醉 112
重建 537
重建滑车 573
重建及成形手术 009
重建颈椎生理曲度 1214
重建术后康复训练程序 3649
重建腰椎生理曲度 1410
重建中柱之生物力学结构 1279
重量持续牵引 005
重视对残留之脊髓功能的保护 1557
重视手术疗法 1917
重视小腿肌间隔症候群的预防 3280
重视枕头 1707
重危 150
重位和应力位X线片 798
重型颈椎损伤 1058
重要结构损伤 2194
舟骨背侧缘撕脱骨折 810, 811
舟骨的血供 858
舟骨骨折 552
舟骨骨折手术疗法 554
舟骨结节撕脱 811
舟骨结节撕脱骨折 810
舟骨体骨折 810, 811
舟骨腰部横形骨折镜下复位及空心螺钉内固定 859
舟楔关节融合术 1043
舟—楔植骨固定融合术 1044
舟月不稳定 855
舟月韧带 855
舟状骨临床检查 553
周边区 280
周秉文 024
周径增加 1387
周围神经病变 384
周围神经刺激器 136
周围神经缺损处理的基本原则 3379
周围神经缺损的基本闭合方法 3379

周围神经损伤 409
周围神经损伤的各种修复术式 3347
周围神经损伤术后的康复治疗 3643
周围神经炎 1678, 2818
周围神经阻滞麻醉 122, 124
周围型（又称下肢型） 1672
周围性排尿障碍 1237
周围性瘫 1236, 1237
周围血管伤 3264
周围血管伤院前急救 3265
周围血管伤之分类 3266
周围循环衰竭 373
周跃 1816
轴旁性桡侧半肢畸形 2559
轴向挤压痛 915
轴向痛 1195
轴型筋膜皮瓣 3523, 3571
轴型皮瓣 3567
肘部骨折 490
肘部关节脱位 486
肘部畸形 948
肘部桡骨近端骨折 893
肘关节 965
肘关节成形术 984, 1046
肘关节创伤性骨关节炎 919
肘关节复杂性骨折 504
肘关节骨化性肌炎 509
肘关节后侧穿刺 276
肘关节后脱位 489
肘关节畸形 987
肘关节结核 1032, 2969
肘关节结核病灶清除术 2981
肘关节解剖 486
肘关节囊及其周围韧带 487
肘关节强直 509, 1046
肘关节切口排脓术 3009
肘关节脱位 487
肘关节外侧穿刺 276
肘关节紊乱 1616
肘关节系统 985
肘管症候群好发部位 3307
肘管综合征（cubital tunnel syndrome） 3306
肘S形切口 1032
肘后备急方 022
肘后尺神经沟压痛 1664
肘后三角 487
肘后卒救方 022
肘内翻 1618
肘内翻畸形 506, 949
肘内翻畸形杵臼截骨矫正术 507
肘内翻畸形楔形截骨矫正术 506
肘内翻畸形楔形截骨术 507

肘提携角 486
肘外翻 508, 1618
肘外翻畸形 508
肘支具 245
皱褶 2108
朱诚 024, 1725
朱丹溪 022
朱家恺 028
朱建良 368
朱履中 023
朱通伯 024
侏儒畸形 2949
侏儒畸形外观 3036
诸病源候论 022
诸型肩关节周围炎 1592
猪尾巴 2013
蛛网膜成形术 1829
蛛网膜下憩室 2715
蛛网膜下腔切开探查术 1314
蛛网膜下腔探查术 1201, 2781
蛛网膜下腔引流 2233
蛛网膜下腔阻滞 128
蛛网膜下腔阻滞麻醉 123, 146
蛛网膜下血管畸形 2699
蛛网膜粘连 1183
逐渐下地负重 1039
主动及抗阻的ROM训练 3605
主动脉造影术 1584
主动免疫预防注射 008
主动运动（active movement） 1719, 3592
主妇膝（housemaid's knee） 331
主客观矛盾 1950
主诉与客观检查的矛盾 2815
主要动脉型 3540
主要血管加次要血管蒂型 3567
主要血管加节段性血管蒂型 3567
助长感染的因素 2257
助力运动 1719
注入骨水泥 1340
注射试验 1604
注意保护及避开坐骨神经 618
注意备血 1279
注意病房环境卫生 2148
注意劳动方式 1999
注意日常生活体位 1720
注意术中牵引（拉） 2136
注意体位 931
注意休闲时姿势 1999
注意引流 2158
注意枕头的位置 1720
注意止血 1754
柱状植骨法 1746
柱状植骨块 1748
抓取钳（grasper） 870

爪形手 1664, 1665
爪形足 2618
转移动作 3673
转移瘤 2354, 2355
转移抑制因子 020
转运拖延 941
转子间骨折的髓内固定 880
装备与场地 911
装配后训练程序 3637
装配假肢前后的训练 3634
装配临时性假肢后的康复训练 3635
装配永久性假肢后的康复训练 3636
装足底扩张板 259
状骨或月状骨无菌性坏死 1033
撞击试验 1597, 1603
撞击征的病理学分期 1604
撞击症分为三期 1605
撞击综合征 1591
撞击综合征（impigement syndrome） 1591
追踪器 878
椎板钩的安置 2845
椎板骨折 1252, 1280
椎板畸形 2694
椎板夹复位固定法 1084
椎板夹技术 1202
椎板间开窗术 1975
椎板减压术 1310
椎板扩大减压 1155
椎板扩大减压+根管减压术 1200
椎板扩大切除减压 1155
椎板切除减压 2059
椎板切除术 004
椎板切除术后不稳 2213
椎板—椎板钳（L-L钳） 2846
椎动脉闭塞试验 1559
椎动脉病变者 1179
椎动脉侧前方减压术 1179
椎动脉Ⅲ段 1064
椎动脉发育不全 1686
椎动脉分段 1177
椎动脉供血不全症状 1795
椎动脉缺如 1685
椎动脉损伤 1118, 1125, 1429, 1439, 1456, 1557, 2141
椎动脉损伤致脑缺血的治疗 1559
椎动脉型颈椎病 1737
椎动脉型颈椎病典型 1691
椎动脉型颈椎病诊断标准（2008） 1683
椎动脉与钩椎关节之关系 1178
椎动脉造影 1179
椎动脉周围的静脉丛出血 1559

椎弓成形术 1828
椎弓根崩裂 1257
椎弓根的变形 2422
椎弓根钉 1069, 1201, 2249
椎弓根钉棒（板）技术 1317
椎弓根钉复位原理 1392
椎弓根钉技术 1069
椎弓根钉技术不足之处 1319
椎弓根钉技术的实施 1321
椎弓根钉误入椎管 1319
椎弓根钉误入椎间隙 1329
椎弓根钉选择 1320
椎弓根钉置入术 1956
椎弓根肥厚（hyperostosis of pedicle） 2109
椎弓根钩的安置 2844
椎弓根骨折经皮椎弓根螺钉内固定 1458
椎弓根—横突钳（P-T钳） 2845
椎弓根技术 1280
椎弓根间距离增宽 2422
椎弓根螺钉固定系统 1305
椎弓根螺钉内固定技术 1451
椎弓根螺钉松脱 1477
椎弓根螺钉折断 1478
椎弓根内固定技术 1311
椎弓根峡部骨折 1257
椎弓根相关数据测量 1316
椎弓根—椎板钳（P-L钳） 2846
椎弓骨折 004
椎弓螺钉植入 1474
椎弓峡部 2054
椎骨融合畸形 2694
椎骨损伤平面与脊髓受累节段之平面对比 1261
椎管成形术 1200, 1201, 1726, 1977
椎管次全环状减压 1365
椎管锉刀 1364
椎管减压后继发后突畸形 2201
椎管扩大术 2093
椎管内肠源性囊肿 2719
椎管内给药 161
椎管内麻醉 123, 127, 128
椎管内麻醉期间通气 156
椎管内肿瘤的发生率 2414
椎管前方骨性致压物厚度测量 1186
椎管前方减压 1292
椎管前方有碎骨片残留者 2144
椎管前后方均有致压物者 1203
椎管矢状径大多小于正常 1674
椎管探查术 136
椎管狭窄症（vertebral canal stenosis） 2785
椎管形态 1155

椎管形态的改变 1990
椎管型 1934
椎管造影术 1978
椎-基动脉供血不全症状 1687
椎间孔内(intraforaminal)突出型 1973
椎间孔切开术 1976
椎间孔外(extraforaminal)突出型 1973
椎间孔狭小 1992
椎间盘病变切除 1462
椎间盘高度逐年减少 1993
椎间盘切除+植骨融合术 1730
椎间盘损伤说 1544
椎间盘突出 1934
椎间盘脱出 1934
椎间盘炎 1816, 2078, 2081, 2186, 2258
椎间盘源性疾病（degenerative disc disease, DDD） 1989
椎间盘源性疼痛（discogenic pain, DP） 1812
椎间盘源性下腰痛 2074
椎间盘源性腰痛 1989
椎间盘造影 1946, 2091
椎间盘造影术 1978
椎间融合器（Cage） 2033
椎间隙定位错误 1924
椎间隙感染 1737, 1924
椎间隙骨缺损 2156
椎间隙宽度测量器 1878
椎间隙炎 1983
椎间隙增宽 1172
椎节半脱位 1149
椎节不稳 1551, 2188
椎节不稳症 1869
椎节撑开减压术 1730
椎节撑开融合术 1179, 1797
椎节成角畸形 2163
椎节定位错误 2162
椎节高度丢失 2163
椎节高度均匀地缩短 1387
椎节骨刺增生 1179
椎节骨折脱位 1255
椎节极度不稳者 1156
椎节局部旋转植骨 1745
椎节潜式减压术 1772
椎节全脱位 1388
椎节韧带及关节囊完全撕裂 1149
椎节融合器 1749
椎节融合器（Cage）技术 2041
椎节深部减压时误伤 2146
椎节失稳后恢复 1795
椎节梯形变 1674
椎节（体）植骨融合术 1293

椎节脱位 1149
椎节严重不稳 1167
椎节严重不稳定者 2135
椎节与脊髓平面之关系 1238
椎节植骨融合处骨块塌陷与下沉 2163
椎静脉损伤 2147
椎旁阻滞 124
椎前阴影增宽 1172
椎人工关节 024
椎体爆裂骨折之手术疗法 1389
椎体爆裂性（粉碎性）骨折 1147, 1158, 1160
椎体爆裂性骨折致伤机制 1158
椎体爆（炸）裂性骨折 1251
椎体边缘骨刺形成 1653
椎体边缘型结核 3067
椎体撑开器 1214
椎体成形术（vertebroplasty） 822, 1566
椎体次全切除减压+钛网植骨+钛板固定术 1154
椎体次全切除术 1668, 1730, 1751, 1759
椎体次全切除术时切骨范围不应过宽 2146
椎体次全切或全切时误伤 2145
椎体的旋转 2840
椎体的压缩性骨折 404
椎体复位 1467
椎体复位球囊扩张技术 1570
椎体骨坏死 2014
椎体骨折 1104
椎体过度撑开 2156
椎体后壁破坏 1386
椎体后方脱位 1544
椎体后凸成形术（percutaneous kyphoplasty, PKP） 822, 1566, 1571
椎体后缘撑开器 1214
椎体间U型内固定钉 1297
椎体间关节融合后的作用与副作用 1862
椎体间关节脱位 1255
椎体间融合器 1750
椎体间融合术 1214, 2059
椎体间植骨 1467
椎体结核 2375, 3066
椎体劈裂的椎体骨裂型 1254
椎体劈裂或螺钉脱出 2874
椎体前部劈裂 1447
椎体前方软组织阴影 1539
椎体前列腺癌骨转移 2355
椎体前外侧缘切除术 1768
椎体前型 3068

椎体切除减压 1465
椎体切除时大出血 1468
椎体全切术 1763, 2518
椎体束功能定位 1264
椎体稳定性重建 1462
椎体楔形压缩愈严重，颈椎成角愈大 1147
椎体型 1932
椎体压缩性骨折 1146
椎体压缩性骨折经皮椎弓根螺钉内固定 1481
椎体严重楔形压缩骨折 1251
椎体中心型结核 3067
椎体肿瘤 134, 1334, 2476
椎体肿瘤与腰椎结核（中心型）的鉴别要点 3073
椎体纵裂畸形 2684
椎缘型 1360
锥体束征 1672
坠积性肺炎 199, 273, 934, 1060, 1163, 1173, 1270
准备运动 912
酌情对深筋膜 283
酌情结扎甲状腺下动脉 1767
酌情修复损伤的马尾神经 1271
酌情选用内固定 284
着力 887
姿势型（Postural form） 2789
姿势性平底足 1646
滋养动脉 3572
子宫肌瘤 1951
子宫颈 1488
籽骨骨折 815, 949
籽骨卡住 558
紫外线 040
自动调光系统（auto light system） 318
自动牵开器长时间的压迫 2136
自动物流传输系统 035
自发电位活动 390
自发性肌腱断裂 948
自发性气胸 2233
自攻—自钻—自锁螺钉（SD/ST LHS） 832
自控镇痛（Patient controlled analgesia, PCA） 159, 161
自控镇痛泵（patient control analgesia, PCA） 196
自控止痛（patient control anaesthesia, PCA） 209
自钻（self-drilling） 846
自律性膀胱 1265, 1375
自杀 1576
自杀基因导入治疗 2348
自杀基因治疗 2349

自身缝合成一腱环（McCoy法） 584
自身塑形 949
自锁螺钉 841
自锁型人工股骨头 017
自体采血 074
自体腓骨取骨 1841
自体骨–骨膜移植修复关节凹缺损 684
自体骨软骨块蜂窝状移植 927
自体骨移植 088
自体胫骨 1841
自体静脉套管（autogenous venous conduit） 3363
自体静脉套接修复神经缺损 3363
自体静脉移植术 294
自体髂骨植骨 1194, 1748, 1758
自体软骨细胞移植 927
自体输血 076
自体输血的概况 076
自体输血的优势 075
自体输血技术 076
自体输血仪 076
自体输血原理 076
自体移植骨块的来源 088
自刎 1582
自行拆除支具 252
自由变形 1862
自主神经症状 1688
自椎间盘中央处开窗 1756
自钻螺钉 843
纵隔炎 2259
纵位诊断 2428
纵向暴力 1145
纵向撑开恢复椎节高度 1392
纵向交织血管网（longitudinal interlacing plexus） 3540
纵向筋膜皮下组织瓣的设计 3536
纵向切口 1032, 1732
纵形骨折 403
纵形切开腹直肌鞘 2006
纵形全层剖开（一丝不留） 233
纵型骨折 1528
总体反射（mass reflex） 1263
总体反射期 1263
足背皮神经卡压 3345
足背纵形或S形切口 1040
足部动脉损伤 3282
足部复杂性骨折 815
足部截趾 3216
足部类风湿性关节炎 3340
足部三关节融合术 1041
足部损伤 780
足部痛风性关节炎 3340
足的神经 1638

足的血供 1638
足底的横弓 225
足底的纵弓 225
足底反射出现 1235
足底痛 797
足底跖痛 1639
足顶角 1645
足跟增宽 797
足弓的构成 1636
足弓的检测 1645
足弓的形态 1644
足弓垫的应用 803
足弓形态的维持 1644
足弓指数 1645
足踝部的运动及运动肌 1634
足内侧骨性突起切除术 803
足内翻或外翻畸形 1042
足内翻畸形 1043
足内收畸形 1043
足内收畸形者 1042
足内在肌失调 2619
足球踝 927
足外翻或下垂 1041
足外展矫形鞋 252
足下垂畸形 1042
足印检查 1645
足与足趾手术铺巾 056
足跖腱膜切断延长术 3166
足趾移植再造拇指术 125
足舟骨骨折 810
足舟状骨骨折内固定 810
阻挡钉 725
阻挡钉（blocking screw） 723
阻挡钉的使用 725
阻挡螺钉 011
阻断轴突生长的抑制分子 1273
阻塞性吻合（choked anastomosis） 3540
组织胺发红反射试验 3647
组织瓣的选择原则 3573
组织瓣的血供特点 3566
组织瓣切取 3574
组织瓣移位术的一般原则 3573
组织瓣移位术注意事项 3576
组织瓣转移 3575
组织切片 008
组织损伤 199
组织特异性 3372
组织相容性 089
组织液压测定 3332
组装骨外固定器 3246
钻床和钻头 242
钻头 070
钻头法 1749

钻透骨皮质 645
最大呼气流速率（MEFR） 177
最大通气量（MVV） 177, 1106
最大限度、合理的骨融合 1133
最（极）外侧型 1936
最佳术式的选择 1133
最外侧型)腰椎间盘突出症 1972
尊重躯体 010
左侧入路较右侧安全 2890
左股骨颈骨折 956
左髋臼骨折 961
左手按摩法 366
左锁骨下动脉 3272
作业疗法（Occupational therapy） 3644, 3674
作用于脊柱上暴力方式 1145
坐骨神经盆腔出口的结构 3326
坐骨神经盆腔出口狭窄症及梨状肌症候群 3326
坐骨神经损伤 607, 3385
坐骨神经阻滞 124
坐位保持训练 3668
坐位平衡训练 3672
做石膏条 223

数学索引

16岁以下儿童骨折 709
2008关于"颈椎病非手术治疗问题" 1707
20世纪 023
24h后方可戴颈围 2149
2点识别觉（Two- discrimination，2PD） 3650
α成纤维细胞生长因子（aFGF） 1274
α_2肾上腺素能受体激动药 160
α_2受体激动剂 190
3D造影式导航系统 069
3点加压纠正骨折畸 218
3周固定法 3619
4点支撑台 1823
4岁以下小儿 641
4字（Feber征）试验 1494, 1525
5P征（症） 491, 930
5年生存率 2345
^{60}钴消毒 040
6-氨基己酸（EACA） 168
8形韧带成形术 568
8字形穿孔缝合术 449
8字形缝合 771
8字形缝合修复法 297
8字形石膏固定 446
8字形张力带固定 755